Clínica
Psiquiátrica

VOLUME 1
Os fundamentos da psiquiatria

Clínica Psiquiátrica

VOLUME 1
Os fundamentos da psiquiatria

2ª EDIÇÃO
ampliada e atualizada

EDITORES

Euripedes Constantino Miguel
Beny Lafer
Helio Elkis
Orestes Vicente Forlenza

EDITORES DE ÁREA

Andre Russowsky Brunoni
Antonio de Pádua Serafim
Daniel Martins de Barros
Eduardo de Castro Humes
Francisco Lotufo Neto
Guilherme Vanoni Polanczyk
Gustavo Bonini Castellana
Helena Brentani
Hermano Tavares
Inah Carolina Galatro Faria Proença
José Gallucci Neto
Marco de Tubino Scanavino
Paulo Clemente Sallet
Renato Luiz Marchetti
Táki Athanássios Cordás

COORDENADOR EDITORIAL

Flávio Guimarães-Fernandes

Copyright © Editora Manole Ltda., 2021, por meio de contrato com a Fundação Faculdade de Medicina da Universidade de São Paulo (FMUSP).

"A edição desta obra foi financiada com recursos da Editora Manole Ltda., um projeto de iniciativa da Fundação Faculdade de Medicina em conjunto e com a anuência da Faculdade de Medicina da Universidade de São Paulo – FMUSP."

Logotipos *Copyright* © Faculdade de Medicina da Universidade de São Paulo
　　　　　Copyright © Hospital das Clínicas – FMUSP
　　　　　Copyright © Instituto de Psiquiatria do HCFMUSP

Editor gestor: Walter Luiz Coutinho
Editora: Juliana Waku
Editora de arte: Anna Yue
Projeto gráfico: Departamento de Arte da Editora Manole
Editoração eletrônica: Elisabeth Miyuki Fucuda, Formato Editoração, HiDesign Estúdio, Luargraf Serviços Gráficos, Triall
　　　　　Editorial
Ilustrações: Elisabeth Miyuki Fucuda, Freepik, Formato Editoração, HiDesign Estúdio, Luargraf Serviços Gráficos, Triall
　　　　　Editorial
Capa: Ricardo Yoshiaki Nitta Rodrigues
Imagem da capa: Sirio José Braz Cançado

CIP-BRASIL. CATALOGAÇÃO NA PUBLICAÇÃO
SINDICATO NACIONAL DOS EDITORES DE LIVROS, RJ

C572
2. ed.
v. 1

Clínica psiquiátrica : os fundamentos da psiquiatria, volume 1 / editores Euripedes Constantino Miguel ... [et al.] ; editores de área Andre Russowsky Brunoni ... [et al.]. - 2. ed., ampl. e atual. - Barueri [SP] : Manole, 2021.
　　　; 28 cm.

ISBN 978-65-5576-252-5

　　1. Psicologia clínica. 2. Psiquiatria. I. Miguel, Euripedes Constantino. II. Brunoni, Andre Russowsky.

20-66691

CDD: 616.89
CDU: 616.89

Meri Gleice Rodrigues de Souza - Bibliotecária - CRB-7/6439

Todos os direitos reservados.
Nenhuma parte deste livro poderá ser reproduzida, por qualquer processo, sem a permissão expressa dos editores.
É proibida a reprodução por xerox.

1ª edição – 2011
2ª edição – 2021

Editora Manole Ltda.
Avenida Ceci, 672 – Tamboré
06460-120 – Barueri – SP – Brasil
Tel.: (11) 4196-6000
www.manole.com.br | https://atendimento.manole.com.br

Impresso no Brasil | *Printed in Brazil*

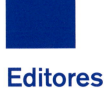

Editores

Euripedes Constantino Miguel
Professor Titular do Departamento de Psiquiatria da Faculdade de Medicina da Universidade de São Paulo. Professor Associado Adjunto da Faculdade de Medicina da Universidade de Yale.

Beny Lafer
Professor Associado III da Faculdade de Medicina da Universidade de São Paulo. Professor Associado Adjunto da Faculdade de Medicina da Universidade de Toronto.

Helio Elkis
Professor Associado III do Departamento de Psiquiatria da Faculdade de Medicina da Universidade de São Paulo.

Orestes Vicente Forlenza
Professor Associado, Livre-Docente e Chefe do Departamento de Psiquiatria da Faculdade de Medicina da Universidade de São Paulo.

Coordenador editorial

Flávio Guimarães-Fernandes
Médico formado pela Faculdade de Medicina da Universidade de São Paulo (FMUSP). Psiquiatra pelo Instituto de Psiquiatria do Hospital das Clínicas da Faculdade de Medicina da Universidade de São Paulo (IPq-HCFMUSP). Docente em Psicopatologia Fenomenológica pela Faculdade de Ciências Médicas da Santa Casa de São Paulo. Médico voluntário do Hospital Dia e da Enfermaria de Agudos do IPq-HCFMUSP. Editor-chefe da *Revista Psicopatologia Fenomenológica-Contemporânea*.

Editores de área

Andre Russowsky Brunoni
Professor Associado da Faculdade de Medicina da Universidade de São Paulo (FMUSP). Professor Visitante da Universidade Ludwig-Maximilians de Munique. Livre-Docente pelo Departamento de Psiquiatria da FMUSP. Doutor em Neurociências e Comportamento pelo Instituto de Psicologia da USP, com Doutorado-Sanduíche na Harvard Medical School. Psiquiatra graduado pela FMUSP.

Antonio de Pádua Serafim
Diretor Técnico de Saúde do Serviço de Psicologia e Neuropsicologia e do Núcleo Forense do Instituto de Psiquiatria do Hospital das Clínicas da Faculdade de Medicina da Universidade de São Paulo (IPq-HCFMUSP). Professor Colaborador do Departamento de Psiquiatria da FMUSP. Professor do Programa de Neurociências e Comportamento do Instituto de Psicologia da Universidade de São Paulo (IPUSP). Professor do Programa de Pós-graduação em Psicologia da Saúde da Universidade Metodista de São Paulo (UMESP).

Daniel Martins de Barros
Psiquiatra. Professor Colaborador do Departamento de Psiquiatria da Faculdade de Medicina da Universidade de São Paulo. Doutor em Ciências e Bacharel em Filosofia.

Eduardo de Castro Humes
Psiquiatra com doutorado pelo Departamento de Psiquiatria da Faculdade de Medicina da Universidade de São Paulo (FMUSP). Chefe do Ambulatório de Psiquiatria do Hospital Universitário da USP (HU-USP) e coordenador médico do Grupo de Apoio Psicológico ao Aluno FMUSP (GRAPAL). Membro do Comitê Executivo do Fórum de Serviços de Apoio aos Estudantes de Medicina (FORSA) e representante internacional da Association for College Psychiatry (AfCP).

Francisco Lotufo Neto
Professor Associado da Faculdade de Medicina e do Instituto de Psicologia da Universidade de São Paulo.

Guilherme Vanoni Polanczyk
Professor Associado Livre-Docente da Disciplina de Psiquiatria da Infância e Adolescência do Departamento de Psiquiatria da Faculdade de Medicina da Universidade de São Paulo (FMUSP). Coordenador do Programa de Diagnóstico e Intervenções Precoces e da Unidade de Internação do Serviço de Psiquiatria da Infância e Adolescência do Instituto de Psiquiatria do Hospital das Clínicas da FMUSP (IPq-HCFMUSP).

Gustavo Bonini Castellana
Psiquiatra com especialização em Psiquiatria Forense pela Faculdade de Medicina da Universidade de São Paulo (FMUSP). Mestre e Doutor em Ciências pela FMUSP. Coordenador da Pós-graduação em Psiquiatria Forense da FMUSP.

Helena Brentani
Psiquiatra. Professora Doutora do Departamento de Psiquiatria da Faculdade de Medicina da Universidade de São Paulo (FMUSP).

Hermano Tavares
Professor-Associado do Departamento de Psiquiatria da Faculdade de Medicina da Universidade de São Paulo (FMUSP). Coordenador do Programa Ambulatorial Integrado dos Transtornos do Impulso do Instituto de Psiquiatria do Hospital das Clínicas da FMUSP (IPq-HCFMUSP).

Inah Carolina Galatro Faria Proença
Médica formada pela Universidade de Taubaté. Residência médica pelo Hospital Dr. Fernando Mauro Pires da Rocha (Secretaria Municipal de São Paulo). Mestre em Psiquiatria pela Universidade de São Paulo. Médica colaboradora do PROJEPSI do Instituto de Psiquiatria do Hospital das Clínicas da Faculdade de Medicina da Universidade de São Paulo (IPq-HCFMUSP).

José Gallucci Neto

Mestre em Psiquiatria pela Faculdade de Medicina da Universidade de São Paulo (FMUSP). Chefe da Unidade Metabólica do Instituto de Psiquiatria do Hospital das Clínicas da FMUSP (IPq-HCFMUSP). Diretor dos Serviços de ECT e Vídeo-EEG do IPq-HCFMUSP. Supervisor do Programa de Neuropsiquiatria do IPq-HCFMUSP. *International Fellow* da American Psychiatric Association. *Fellow* em ECT pela Columbia University – City of New York.

Marco de Tubino Scanavino

Médico pela Universidade Federal de Ciências da Saúde de Porto Alegre (UFCSPA). Mestre e Doutor em Ciências da Saúde, na Área de Concentração da Psiquiatria. Colaborador do Programa Ambulatorial Integrado dos Transtornos do Impulso (ProAMITI) do Instituto de Psiquiatria do Hospital das Clínicas da Faculdade de Medicina da Universidade de São Paulo (IPq-HCFMUSP). Pós-Doutor na área de concentração das Moléstias Infecciosas e Parasitárias, pela FMUSP. Médico assistente do IPq-HCFMUSP no Centro de Reabilitação e Hospital-Dia (CRHD). Fundador e Coordenador do Ambulatório de Impulso Sexual Excessivo e de Prevenção aos Desfechos Negativos associados ao Comportamento Sexual (AISEP-IPq-HCFMUSP). Professor do Departamento de Psiquiatria da FMUSP e Orientador Pleno da Pós-graduação em Fisiopatologia Experimental da FMUSP.

Paulo Clemente Sallet

Doutor em Psiquiatria pela Faculdade de Medicina da Universidade de São Paulo (FMUSP). Professor Colaborador do Departamento de Psiquiatria da FMUSP. Coordenador do Programa de Residência Médica em Psiquiatria da FMUSP. Coordenador da Unidade de Agudos do Instituto de Psiquiatria do Hospital das Clínicas da FMUSP.

Renato Luiz Marchetti

Psiquiatra. Doutor em Psiquiatria pela Faculdade de Medicina da Universidade de São Paulo (FMUSP). Médico assistente do Instituto de Psiquiatria do Hospital das Clínicas da FMUSP (IPq-HCFMUSP). Coordenador do PROJEPSI do IPq-HCFMUSP.

Táki Athanássios Cordás

Coordenador da Assistência Clínica do Instituto de Psiquiatria do Hospital das Clínicas da Faculdade de Medicina da Universidade de São Paulo (IPq-HCFMUSP). Coordenador do Programa de Transtornos Alimentares (AMBULIM) do IPq-HCFMUSP. Professor dos Programas de Pós-graduação do Departamento de Psiquiatria da FMUSP, do Programa de Neurociências e Comportamento do Instituto de Psicologia da USP e do Programa de Fisiopatologia Experimental da FMUSP.

Revisores científicos

Alan Campos Luciano
Psiquiatra. Residência de Psiquiatria pela Faculdade de Medicina da Universidade de São Paulo (FMUSP). Doutorando em Ciências Médicas pela FMUSP. Médico Assistente do Hospital das Clínicas da FMUSP (HCFMUSP). Psiquiatra e docente do Programa de Ansiedade (AMBAN) do Instituto de Psiquiatria do HCFMUSP (IPq-HCFMUSP).

Aline Jimi Myung Cho
Psiquiatra da Infância e Adolescência, graduada na Faculdade de Medicina da Universidade de São Paulo (FMUSP), com residência de Psiquiatria e subespecialidade em Psiquiatria da Infância e Adolescência no Instituto de Psiquiatria do Hospital das Clínicas da FMUSP (IPq-HCFMUSP). Preceptora da Disciplina de Psiquiatria da Infância e Adolescência do IPq-HCFMUSP.

André Henrique Oliveira Gonçalves
Psiquiatra formado na Universidade Federal da Bahia. Residente em Psiquiatria da Infância e Adolescência pela Faculdade de Medicina da Universidade de São Paulo.

Camila Truzzi Penteado
Médica e Psiquiatra pela Faculdade de Ciências Médicas da Universidade Estadual de Campinas (UNICAMP). Psicogeriatra pelo Instituto de Psiquiatria do Hospital das Clínicas da Faculdade de Medicina da Universidade de São Paulo (IPq-HCFMUSP).

Flávio Guimarães-Fernandes
Médico formado pela Faculdade de Medicina da Universidade de São Paulo (FMUSP). Psiquiatra pelo Instituto de Psiquiatria do Hospital das Clínicas da Faculdade de Medicina da Universidade de São Paulo (IPq-HCFMUSP). Docente em Psicopatologia Fenomenológica pela Faculdade de Ciências Médicas da Santa Casa de São Paulo. Médico voluntário do Hospital Dia e da Enfermaria de Agudos do IPq-HCFMUSP. Editor-chefe da *Revista Psicopatologia Fenomenológica-Contemporânea*.

Gabriel Henrique Beraldi
Psiquiatra pelo Instituto de Psiquiatria do Hospital das Clínicas da Faculdade de Medicina da Universidade de São Paulo (IPq-HCFMUSP). Preceptor do Departamento de Psiquiatria da FMUSP. Membro do Programa Esquizofrenia (PROJESQ) do IPq-HCFMUSP.

Guilherme Braga Cliquet
Graduado em Medicina pela Faculdade de Medicina da Universidade de São Paulo (FMUSP). Residente de Psiquiatria pelo Instituto de Psiquiatria do Hospital das Clínicas da FMUSP.

Isabella D'Andrea Garcia da Cruz
Médica graduada pela Faculdade de Medicina da Universidade de São Paulo (FMUSP). Residente médica em Psiquiatria pelo Instituto de Psiquiatria do Hospital das Clínicas da FMUSP.

Liana Silva Tortato
Graduada em Medicina pela Faculdade de Medicina da Universidade de São Paulo (FMUSP). Formada em Psiquiatria pelo Instituto de Psiquiatria do Hospital das Clínicas da FMUSP. Atualmente trabalhando como preceptora da graduação da FMUSP na disciplina de Psiquiatria.

Lucas Tokeshi
Graduação em Medicina pela Faculdade de Medicina da Universidade de São Paulo (FMUSP). Residência em Psiquiatria pelo Instituto de Psiquiatria do Hospital das Clínicas da FMUSP (IPq-HCFMUSP). Psiquiatra do Grupo de Apoio Psicológico ao Aluno FMUSP (GRAPAL).

Natália L. Saldanha
Psiquiatra da Infância e Adolescência, com residência no Instituto Bairral de Psiquiatria e subespecialização no Instituto de Psiquiatria do Hospital das Clínicas da Faculdade de Medicina da Universidade de São Paulo (IPq-HCFMUSP). Preceptora da disciplina de Psiquiatria da Infância e Adolescência do IPq-HCFMUSP.

Pedro Fukuti

Graduação e Residência na Faculdade de Medicina da Universidade de São Paulo (FMUSP). Psiquiatra preceptor da graduação (2019-2020) e da residência médica (2020-2021) no Instituto de Psiquiatria do Hospital das Clínicas da FMUSP.

Rodolfo Furlan Damiano

Médico Residente de Psiquiatria pelo Hospital das Clínicas da Faculdade de Medicina da Universidade de São Paulo (HCFMUSP). Membro do Programa de Saúde, Espiritualidade e Religiosidade (Pro-SER) do HCFMUSP, do Grupo de Pesquisa em Educação Médica da Universidade Federal de Juiz de Fora (UFJF) e atualmente mentor Jr. do Programa de Mentoria da FMUSP. Co-organizador dos livros: *Uma nova medicina para um novo milênio: a humanização do ensino médico*, *Cartas ao Dr. Bezerra de Menezes* e *Spirituality, religiousness and health, from research to clinical practice*, publicado este ano pela editora Springer-EUA. Coautor do livro *O problema do ser, do destino e da dor: 100 anos depois* e revisor técnico da terceira edição do livro *Espiritualidade no cuidado com o paciente*, do prof. Harold Koenig.

Rodrigo Darouche Gimenez

Psiquiatra com graduação e residência médica pela Faculdade de Medicina da Universidade de São Paulo (FMUSP). Colaborador do Programa de Saúde Mental da Mulher (ProMulher) do Instituto de Psiquiatria do Hospital das Clínicas da FMUSP.

Thiago Viegas Gomes Lins

Psiquiatra pelo Instituto de Psiquiatria do Hospital das Clínicas da Faculdade de Medicina da Universidade de São Paulo (IPq-HCFMUSP). Pós-graduado em Psicopatologia Fenomenológica pela Faculdade de Ciências Médicas da Santa Casa de São Paulo (FCMSCSP). Psiquiatra da Universidade Federal da Paraíba (UFPB). Psiquiatra do Instituto Federal da Paraíba (IFPB).

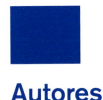

Autores

Adriana Dias Barbosa Vizzotto
Doutora e Mestre em Ciências da Saúde pela Faculdade de Medicina da Universidade de São Paulo (FMUSP). Diretora Técnica de Saúde do Serviço de Terapia Ocupacional. Terapeuta Ocupacional do Hospital Dia/Unidade de Internação Infantil. Colaboradora do Programa Esquizofrenia (PROJESQ) do Instituto de Psiquiatria do Hospital das Clínicas da FMUSP.

Adriana Trejger Kachani
Mestre e Doutora em Ciências pela Faculdade de Medicina da Universidade de São Paulo (FMUSP). Graduada em Nutrição pelo Centro Universitário São Camilo e em Relações Públicas pela Escola de Comunicações e Artes da USP. Especialista em Fitoterapia (FAIARA). Coordenadora da Equipe de Nutrição do Programa da Mulher Dependente Química do Instituto de Psiquiatria do Hospital das Clínicas da FMUSP (Promud-IPq-HCFMUSP).

Alan Campos Luciano
Psiquiatra. Residência de Psiquiatria pela Faculdade de Medicina da Universidade de São Paulo (FMUSP). Doutorando em Ciências Médicas pela FMUSP. Médico Assistente do Hospital das Clínicas da FMUSP (HCFMUSP). Psiquiatra e docente do Programa de Ansiedade (AMBAN) do Instituto de Psiquiatria do HCFMUSP (IPq-HCFMUSP).

Alan Cristian Rodrigues Jorge
Enfermeiro (UFSM), Sanitarista, com Residência em Psiquiatria (UFRGS). Mestre em Enfermagem Psiquiátrica pela Universidade Federal de Ciência da Saúde de Porto Alegre (UFCSPA). Doutorando pelo Programa de Pós-Graduação em Psiquiatria e Ciências do Comportamento (UFRGS). Pesquisador do Laboratório de Psiquiatria Molecular do HCPA/UFRGS e do grupo Alliance (Artificial Intelligence in Neuroscience). Já atuou como Preceptor de Saúde Mental nas Residências Multiprofissionais da Escola de Saúde Pública do estado do Rio Grande do Sul (ESP-RS) e do Hospital de Clínicas de Porto Alegre (HCPA). Coordenou a área de Saúde Mental na Residência Multiprofissional do HCPA. Consultor de Enfermagem Psiquiátrica (HCPA). Trabalha na Unidade de Internação Psiquiátrica do Hospital de Clínicas de Porto Alegre. Membro Titular da Câmara Técnica de Saúde Mental do Conselho Regional de Enfermagem do estado do Rio Grande do Sul.

Alana Caroline Costa
Bacharel em Biomedicina pela FMU. Mestre e Doutoranda em Ciências pela Faculdade de Medicina da Universidade de São Paulo (FMUSP). Pesquisadora do Laboratório de Neurociências (LIM-27), Departamento e Instituto de Psiquiatria do Hospital das Clínicas da FMUSP.

Alexandra Martini de Oliveira
Graduação em Terapia Ocupacional pela Universidade de São Paulo (USP). Mestrado e Doutorado pela Faculdade de Medicina da USP (FMUSP). Especialista no Método TAP (*Tailored Activity Program*) para treinamento de cuidadores de pessoas com demência, pelo Johns Hopkins University School (Baltimore, EUA). Especialista em Reabilitação Cognitiva-Funcional em Neuropsiquiatria e Saúde Mental. Terapeuta Ocupacional do Serviço de Terapia Ocupacional do Instituto de Psiquiatria do Hospital das Clínicas da FMUSP (IPq-HCFMUSP) e pesquisadora e colaboradora do Laboratório de Neurociências (LIM-27) do IPq-HCFMUSP.

Alexandre Andrade Loch
Coordenador e Docente do Ambulatório de Psicoses, Laboratório de Neurociências (LIM-27), Instituto de Psiquiatria do Hospital das Clínicas da Faculdade de Medicina da Universidade de São Paulo (IPq-HCFMUSP). Doutor em Ciências pelo IPq-HCFMUSP. Global Award 2019, Schizophrenia International Research Society. Bacharel em Filosofia pela Faculdade de Filosofia, Letras e Ciências Humanas (FFLCH-USP).

Alicia Matijasevich

Pediatra pela Universidade de La República (Uruguai). Mestre e doutora em Epidemiologia pela Universidade Federal de Pelotas (UFPel). Estágio de pós-doutorado no Departamento de Medicina Social da Universidade de Bristol (Inglaterra). Professora Associada do Departamento de Medicina Preventiva da Faculdade de Medicina da Universidade de São Paulo (FMUSP).

Alina Zoqui de Freitas Cayres

Psicóloga. Doutoranda da Faculdade de Saúde Pública da Universidade de São Paulo. Assessora técnica da Secretaria Estadual de Saúde de São Paulo.

Aline Jimi Myung Cho

Psiquiatra da Infância e Adolescência, graduada na Faculdade de Medicina da Universidade de São Paulo (FMUSP), com residência de Psiquiatria e subespecialidade em Psiquiatria da Infância e Adolescência no Instituto de Psiquiatria do Hospital das Clínicas da FMUSP (IPq-HCFMUSP). Preceptora da Disciplina de Psiquiatria da Infância e Adolescência do IPq-HCFMUSP.

Aline Zimerman

Estudante de Psicologia, Universidade Federal do Rio Grande do Sul.

Álvaro Pentagna

Médico neurologista responsável pelo Ambulatório de Sono no Adulto da Divisão de Clínica Neurológica do Hospital das Clínicas da Faculdade de Medicina da Universidade de São Paulo. Coordenador da equipe de Neurologia Clínica do Hospital e Maternidade Rede D'Or São Luiz – Unidade Itaim.

Ana Carolina Tahira

Pesquisadora do Laboratório de Expressão Gênica em Eucariotos, Instituto Butantan.

Ana Cristina de Oliveira Solis

Aluna de pós-doutorado do Programa de Psiquiatria da Faculdade de Medicina da Universidade de São Paulo (FMUSP). Mestre e doutora em Periodontia pela Faculdade de Odontologia da Universidade de São Paulo (FOUSP).

Ana Laura Alcantara Alves

Graduada em Terapia Ocupacional pela Universidade de São Paulo (USP-Ribeirão Preto). Terapeuta ocupacional do Centro de Reabilitação e Hospital Dia, da Enfermaria de Pacientes Agudos do Instituto de Psiquiatria do Hospital das Clínicas da Faculdade de Medicina da Universidade de São Paulo (IPq-HCFMUSP). Especialista pelo Método Terapia Ocupacional Dinâmica (MTOD-CETO). Pós-graduada em Psicopatologia Fenomenológica pela Faculdade de Ciências Médicas da Santa Casa de São Paulo. Aprimoramento em Saúde Mental pelo Hospital das Clínicas de Ribeirão Preto da USP.

André Augusto Anderson Seixas

Mestre em Ciências pelo Departamento de Psiquiatria da Faculdade de Medicina da Universidade de São Paulo. Professor de Psiquiatria da Uninove.

André Mota

Coordenador do Museu Histórico Prof. Carlos da Silva Lacaz – Faculdade de Medicina da Universidade de São Paulo (FMUSP). Professor de pós-graduação do Departamento de Medicina Preventiva da FMUSP. Doutor em História pelo Departamento de História da Faculdade de Filosofia, Letras e Ciências Humanas da Universidade de São Paulo (FFLCH-USP). Pós-Doutor em História das Práticas Médicas pelo Departamento de Medicina Preventiva da FMUSP.

Andre Russowsky Brunoni

Professor Associado da Faculdade de Medicina da Universidade de São Paulo (FMUSP). Professor Visitante da Universidade Ludwig-Maximilians de Munique. Livre-Docente pelo Departamento de Psiquiatria da FMUSP. Doutor em Neurociências e Comportamento pelo Instituto de Psicologia da USP, com Doutorado-Sanduíche na Harvard Medical School. Psiquiatra graduado pela FMUSP.

Andrés Eduardo Aguirre Antúnez

Vice-Diretor do Instituto de Psicologia da Universidade de São Paulo (IPUSP) (2017-2020). Coordenador do Escritório de Saúde Mental da Pró-Reitoria de Pós-graduação da USP. Professor Livre-Docente pelo Departamento de Psicologia Clínica do IPUSP. Coordenador do Programa de Pós-graduação em Psicologia Clínica por duas gestões. Especialista em Psicologia da Saúde. Mestre em Saúde Mental. Doutor em Ciências e Pós-doutorado pelo Departamento de Psiquiatria e Psicologia Médica da Escola Paulista de Medicina da Universidade Federal de São Paulo.

Anna Laura Di Carvalho Gedda

Graduação em Medicina pela Universidada de Marília. Clínica Médica pela Faculdade de Ciências Médicas da Santa Casa de São Paulo. Geriatria pelo Hospital das Clínicas da Faculdade de Medicina da Universidade de São Paulo. Pós-graduação em Atendimento Primário e Prevenção à Saúde do Idoso. Título de Geriatria pela Sociedade Brasileira de Geriatria (SBGG).

Antonio de Pádua Serafim

Diretor Técnico de Saúde do Serviço de Psicologia e Neuropsicologia e do Núcleo Forense do Instituto de Psiquiatria do Hospital das Clínicas da Faculdade de Medicina da Universidade de São Paulo (IPq-HCFMUSP). Professor Colaborador do Departamento de Psiquiatria da FMUSP. Professor do Programa de Neurociências e Comportamento do Instituto de Psicologia da Universidade de São Paulo (IPUSP). Professor do Programa de Pós-graduação em Psicologia da Saúde da Universidade Metodista de São Paulo (UMESP).

Antonio Lucio Teixeira
Neurologista e Psiquiatra. Mestre e Doutor em Biologia Celular, Universidade Federal de Minas Gerais (UFMG). Professor Titular da Santa Casa BH Ensino e Pesquisa e do Neuropsychiatry Program, Department of Psychiatry and Behavioral Sciences, The University of Texas Health Science Center, Houston, EUA.

Antonio Reis de Sá Jr.
Psiquiatra. Mestre e Doutor pelo Departamento de Psiquiatria da Faculdade de Medicina da Universidade de São Paulo (FMUSP). Professor do Departamento de Ciências da Saúde da Universidade Federal de Santa Catarina (UFSC).

Ariella Hasegawa Galvão dos Santos
Psiquiatra pelo Instituto de Assistência Médica ao Servidor Público Estadual de São Paulo (IAMSPE). MBA Gestão em Saúde pelo Instituto de Ensino e Pesquisa (Insper). Diretora Técnica do Ambulatório Médico de Especialidades (AME) Psiquiatria Dra. Jandira Masur.

Arthur Guerra de Andrade
Coordenador do Programa Redenção da Prefeitura Municipal de São Paulo. Professor Titular de Psicologia Médica e Psiquiatria da Faculdade de Medicina do ABC. Professor Associado do Departamento de Psiquiatria da Faculdade de Medicina da Universidade de São Paulo (FMUSP). Coordenador do Programa do Grupo Interdisciplinar de Estudos de Álcool e Drogas (GREA) do Instituto de Psiquiatria do Hospital das Clínicas da FMUSP. Presidente Executivo do Centro de Informações sobre Saúde e Álcool (CISA). Foi Presidente do International Council on Alcohol and Addictions (ICAA). Livre-Docente pelo Departamento de Psiquiatria da FMUSP. Pós-doutorado na School of Public Health, Johns Hopkins University (EUA), Fullbright Commission. Doutorado em Psiquiatria pela FMUSP. Graduado em Medicina pela Faculdade de Medicina do ABC.

Barbara Tietbohl Martins Quadros dos Santos
Laboratório de Psiquiatria Molecular, Centro de Pesquisa Experimental (CPE) e Centro de Pesquisa Clínica (CPC), Hospital de Clínicas de Porto Alegre (HCPA). Programa de Pós-graduação em Psiquiatria e Ciências do Comportamento, Departamento de Psiquiatria e Medicina Legal, Faculdade de Medicina da Universidade Federal do Rio Grande do Sul (FAMED UFRGS).

Beny Lafer
Professor Associado III do Departamento de Psiquiatria da Faculdade de Medicina da Universidade de São Paulo (FMUSP). Coordenador do Programa de Transtorno Bipolar (PROMAN) do Instituto de Psiquiatria do Hospital das Clínicas da FMUSP. Professor Associado Adjunto do Departamento de Psiquiatria da Faculdade de Medicina da Universidade de Toronto, Canadá.

Bianca Brunelli Eduardo
Graduação em Medicina pela Faculdade de Medicina da Universidade de São Paulo (FMUSP). Residência em Psiquiatria pelo Instituto de Psiquiatria do Hospital das Clínicas da FMUSP (IPq-HCFMUSP). Psiquiatra do Grupo de Apoio Psicológico ao Aluno FMUSP (GRAPAL).

Breno Diniz
Psiquiatra. Professor Assistente, Departamento de Psiquiatria, Faculdade de Medicina, Universidade de Toronto.

Bruno Mendonça Coêlho
Psiquiatra da infância e adolescência e de adultos. Pesquisador do Núcleo de Epidemiologia Psiquiátrica do Instituto de Psiquiatria do Hospital das Clínicas da Faculdade de Medicina da Universidade de São Paulo (IPq-FMUSP). Doutor em Ciências pela USP.

Byron Ramirez-Hamouz
Department of Psychiatry, Icahn School of Medicine at Mount Sinai, New York, NY 10029, USA.

Camila Nascimento
Bióloga Neurocientista, Pesquisadora do Programa de Transtorno Bipolar (PROMAN) do Instituto de Psiquiatria do Hospital das Clínicas da Faculdade de Medicina da Universidade de São Paulo (IPq-HCFMUSP). Mestre em Biologia Celular e Tecidual pelo Instituto de Ciências Biomédicas da Universidade de São Paulo. Doutora em Ciências pela Fisiopatologia Experimental da FMUSP. Pós-doutora em Psiquiatria pela McGill University.

Camila Truzzi Penteado
Médica e Psiquiatra pela Faculdade de Ciências Médicas da Universidade Estadual de Campinas (UNICAMP). Psicogeriatra pelo Instituto de Psiquiatria do Hospital das Clínicas da Faculdade de Medicina da Universidade de São Paulo (IPq-HCFMUSP).

Carla Satie Kamitsuji
Psiquiatra, trabalhou na ONG Médicos Sem Fronteiras (MSF) em Uganda, Iraque e nos Territórios Palestinos Ocupados. Atuou também junto ao Comitê Internacional da Cruz Vermelha (CICV) no sul da Rússia (Chechênia). Trabalhou nove anos no SUS: atenção básica (Núcleo de Apoio à Saúde da Família - NASF), pronto-socorro psiquiátrico, Ambulatório Transcultural do IPq-HCFMUSP, Programa Melhor em Casa, Programa Equilíbrio, CAPS Adulto Itapeva e CAPS Adulto Perus. Atualmente está trabalhando na sede do CICV como assessora em saúde mental e apoio psicossocial.

Carlos Alberto de Bragança Pereira
Foi Professor Titular do Departamento de Estatística do Instituto de Matemática e Estatística da Universidade de São Paulo, após aposentadoria (em 10/2016) tornou-se Professor

Sênior. No período de junho de 1918 a maio de 2020 esteve como pesquisador visitante da Universidade Federal do Mato Grosso do Sul (UFMS).

Carmen Lúcia Albuquerque de Santana
Psiquiatra pela Faculdade de Medicina da Universidade de São Paulo (FMUSP), Mestrado em Medicina (Saúde Mental) e Doutorado em Ciências pela FMUSP. Especialista e Mestre no programa "International Master in Mental Health Policies & Services" pela Universidade Nova de Lisboa/Organização Mundial da Saúde. Professora associada visitante no Departamento de Saúde Coletiva da Escola Paulista de Enfermagem da Universidade Federal de São Paulo (UNIFESP), professora do curso de especialização em Saúde Mental, Imigração e Interculturalidade (UNIFESP) e Orientadora de Aprendizagem na Educação a Distância da Escola Nacional de Saúde Pública, FIOCRUZ, RJ. Coordena o Projeto A Cor da Rua (parceria IPq-HCFMUSP e EPE-UNIFESP).

Carolina Cappi
Instituto de Psiquiatria do Hospital das Clínicas da Faculdade de Medicina da Universidade de São Paulo (IPq-HCFMUSP). Department of Psychiatry, Icahn School of Medicine at Mount Sinai, New York, NY 10029, USA.

Carolina Ribeiro Colombo
Médica pela Faculdade de Medicina da Universidade de São Paulo (FMUSP). Psiquiatra pelo Instituto de Psiquiatria do Hospital das Clínicas da FMUSP (IPq-HCFMUSP). Pós-graduada em Psicopatologia Fenomenológica da Faculdade de Medicina da Santa Casa. Membro da Sociedade Brasileira de Psicopatologia Fenômeno-Estrutural (SBPFE). Colaboradora do The Collaborating Centre for Values-based Practice – St Catherine's College, Oxford.

Caroline Lopes Nogueira
Psicóloga. Especialização em Terapia Cognitivo-Comportamental em Saúde Mental pelo Instituto de Psiquiatria do Hospital das Clínicas da Faculdade de Medicina da Universidade de São Paulo (IPq-HCFMUSP). Psicóloga do Grupo de Apoio Psicológico ao Aluno FMUSP (GRAPAL).

Catarina dos Santos Gomes
Graduanda em Ciências Biomédicas - Faculdade de Medicina de Ribeirão Preto da Universidade de São Paulo.

Ceres Alves de Araujo
Psicóloga. Mestre em Psicologia Clínica pela Pontifícia Universidade Católica de São Paulo (PUC-SP). Doutora em Distúrbios da Comunicação Humana pela Universidade Federal de São Paulo (UNIFESP). Ex-professora e pesquisadora do Programa de Estudos Pós-graduados em Psicologia Clínica da Pontifícia Universidade Católica de São Paulo (PUC-SP). Professora do Curso de Formação de Analistas e Coordenadora do Núcleo de Estudos sobre o Desenvolvimento Humano da Sociedade

Brasileira de Psicologia Analítica (SBPA). Membro da Academia Paulista de Psicologia (Cadeira 39).

Chao Lung Wen
Professor Associado da Universidade de São Paulo e Chefe da Disciplina de Telemedicina do Departamento de Patologia da Faculdade de Medicina da Universidade de São Paulo (FMUSP).

Chei Tung Teng
Coordenador do Serviço de Interconsultas e Pronto-Socorro do Instituto de Psiquiatria do Hospital das Clínicas da Faculdade de Medicina da Universidade de São Paulo (IPq-HCFMUSP). Professor Colaborador do Departamento de Psiquiatria da FMUSP. Médico Supervisor do HCFMUSP. Membro da Associação Brasileira de Familiares, Amigos e Portadores de Transtornos Afetivos (ABRATA). Membro da Comissão de Emergência Psiquiátrica da Associação Brasileira de Psiquiatria (ABP). Doutorado pela FMUSP.

Christian Kieling
Médico Psiquiatra, Psiquiatra da Infância e da Adolescência pelo Hospital de Clínicas de Porto Alegre. Doutor em Ciências Médicas: Psiquiatria pela Universidade Federal do Rio Grande do Sul. Professor Adjunto do Departamento de Psiquiatria e Medicina Legal da Faculdade de Medicina, Universidade Federal do Rio Grande do Sul. Diretor do Programa de Depressão na Infância e na Adolescência do Hospital de Clínicas de Porto Alegre.

Christina Fornazari Ubiali Guimarães
Psiquiatra especialista em Psiquiatria Forense pelo Instituto de Psiquiatria do Hospital das Clínicas da Faculdade de Medicina da Universidade de São Paulo (IPq-HCFMUSP). Colaboradora do Núcleo de Estudos e Pesquisas em Psiquiatria Forense e Psicologia Jurídica (NUFOR). Supervisora da pós-graduação *lato sensu* em Psiquiatria Forense do IPq-HCFMUSP. Psiquiatra do Ministério Público do Estado de São Paulo e Perita no Tribunal de Justiça de São Paulo. Mestranda pela Universidade Federal de São Paulo (UNIFESP) e pelas Universidades de Girona e Gênova.

Clarice Gorenstein
Professora Associada do Departamento de Farmacologia, Instituto de Ciências Biomédicas da Universidade de São Paulo. Pesquisadora do LIM-23, Laboratório de Psicofarmacologia, Hospital das Clínicas da Faculdade de Medicina da Universidade de São Paulo.

Claudio Cohen
Psiquiatra e Psicanalista. Mestre e Doutor em Psicologia Social pelo Instituto de Psicologia da Universidade de São Paulo (USP). Livre-Docente em Ética Médica pela Faculdade de Medicina da USP (FMUSP). Professor Associado da FMUSP, coordenador do CEARAS-USP (Centro de Estudos e Atendimento Relativos ao Abuso Sexual), responsável pelas disciplinas da graduação

de Bioética e Bioética Clínica na FMUSP e da pós-graduação Bioética Saúde e Justiça. Ex-Presidente da Academia de Medicina de São Paulo (1995-96) e Ex-Presidente da Comissão de Bioética do Hospital das Clínicas da FMUSP. Recebeu o prêmio Jabuti, pelo livro *Bioética* (EDUSP) como organizador, e como coautor do *Livro Bioética, Direito e Medicina* (Manole).

Cleiton Figueiredo Osório da Silva
Licenciado em Ciências Biológicas.

Cristiana Beatrice Lykouropoulos
Fonoaudióloga. Especialista em Saúde Coletiva. Mestrado em Educação, História, Política e Sociedade pela Pontifícia Universidade Católica de São Paulo (PUC-SP). Coordenadora do GT Saúde Mental do Departamento de Saúde Coletiva/SBFa, gestora e supervisora clínico-institucional na área de saúde mental.

Cristiana Castanho de Almeida Rocca
Psicóloga Supervisora do Serviço de Psicologia e Neuropsicologia, e em atuação no Hospital Dia Infantil do Instituto de Psiquiatria do Hospital das Clínicas da Faculdade de Medicina da Universidade de São Paulo (IPq-HCFMUSP). Mestre e Doutora em Ciências pela FMUSP. Professora Colaboradora na FMUSP e Professora nos cursos de Neuropsicologia do IPq-HCFMUSP.

Daniel Augusto Mori Gagliotti
Médico graduado pela Faculdade de Medicina da Universidade de São Paulo (FMUSP). Residência em Psiquiatria pelo Instituto de Psiquiatria do Hospital das Clínicas da FMUSP (IPq-HCFMUSP). Psiquiatra do Ambulatório Transdisciplinar de Identidade de Gênero e Orientação Sexual (AMTIGOS) do IPq-HCFMUSP e do Grupo de Apoio Psicológico ao Aluno FMUSP (GRAPAL). Atua também em consultório privado. É membro da World Professional Association for Transgender Health (WPATH), Associação Brasileira de Psiquiatria (ABP) e American Psychiatric Association (APA).

Daniel Guilherme Suzuki Borges
Psiquiatra especialista em Medicina do Sono. Médico Assistente junto ao Laboratório do Sono e Ambulatório do Sono (ASONO) do Instituto de Psiquiatria do Hospital das Clínicas da Faculdade de Medicina da Universidade de São Paulo.

Daniel Lucas da Conceição Costa
Psiquiatra. Doutor em Ciências pelo Departamento de Psiquiatria da FMUSP. Pesquisador do Programa Transtornos do Espectro Obsessivo-Compulsivo (PROTOC) do Instituto de Psiquiatria do Hospital das Clínicas da Faculdade de Medicina da Universidade de São Paulo.

Daniel Martins de Barros
Psiquiatra. Professor Colaborador do Departamento de Psiquiatria da Faculdade de Medicina da Universidade de São Paulo. Doutor em Ciências e Bacharel em Filosofia.

Daniela Ceron-Litvoc
Médica formada pela Faculdade de Medicina da Universidade de São Paulo (FMUSP). Psiquiatra pelo Instituto de Psiquiatria do Hospital das Clínicas da FMUSP (IPq-HCFMUSP). Docente do curso de Pós-graduação em Psicopatologia Fenomenológica pela Faculdade de Ciências Médicas da Santa Casa de São Paulo. Doutorado em Ciências Médicas pela Faculdade de Ciências Médicas da Santa Casa de São Paulo. Presidente da Sociedade Brasileira de Psicopatologia Fenômeno-Estrutural (SBPFE). Editora-Chefe da *Revista de Psicopatologia Fenomenológica Contemporânea*.

David Ross
Professor Associado de Psiquiatria, Departamento de Psiquiatria, Yale Medical School, Yale University. Diretor Associado do Programa de Residência em Psiquiatria de Adultos, Co-presidente da National Neuroscience Curriculum Initiative. Professor Visitante do Departamento de Psiquiatria da Faculdade de Medicina da Universidade de São Paulo.

Débora Pastore Bassitt
Doutora em Psiquiatria pela Faculdade de Medicina da Universidade de São Paulo (FMUSP). Professora colaboradora do Departamento de Psiquiatria da FMUSP. Coordenadora da Enfermaria de Psicogeriatria do Instituto de Psiquiatria do Hospital das Clínicas da FMUSP (IPq-HCFMUSP).

Denise Amino
Graduação em Medicina pela Universidade Federal de São Paulo (UNIFESP). Residência Médica em Psiquiatria e Psicoterapia pela UNIFESP. Título de Especialista em Psiquiatria pela Associação Médica Brasileira e Associação Brasileira de Psiquiatria. Gerente Médica do Ambulatório Médico de Especialidades (AME) Psiquiatria Dra. Jandira Masur.

Denise Razzouk
Psiquiatra. Doutorado pela Universidade Federal de São Paulo (UNIFESP). Pós-doutorado em Economia da Saúde, King's College, London. Professora Afiliada ao Departamento do Psiquiatria da UNIFESP. Coordenadora do Centro de Economia da Saúde Mental, UNIFESP.

Edith Lauridsen-Ribeiro
Pediatra pela Faculdade de Medicina da Universidade de São Paulo (FMUSP). Especialista em Saúde Mental de Crianças e Adolescentes (GEPPPI). Doutorado em Saúde Pública pela Faculdade de Saúde Pública da USP (FSP-USP).

Eduardo de Castro Humes
Psiquiatra com doutorado pelo Departamento de Psiquiatria da Faculdade de Medicina da Universidade de São Paulo (FMUSP). Chefe do Ambulatório de Psiquiatria do Hospital Universitário da USP (HU-USP) e coordenador médico do Grupo de Apoio Psicológico ao Aluno FMUSP (GRAPAL). Membro do Comitê Executivo do Fórum de Serviços de Apoio

aos Estudantes de Medicina (FORSA) e representante internacional da Association for College Psychiatry (AfCP).

Eduardo Genaro Mutarelli

Membro titular da Academia Brasileira de Neurologia. Professor Doutor do Departamento de Neurologia da Faculdade de Medicina da Universidade de São Paulo (FMUSP). Presidente do conselho de administração da Clínica DFVNeuro. Coordenador do Núcleo de Neurociências do Hospital Sírio-Libanês. Colaborador do Ambulatório de Transtornos Somatoformes do Instituto de Psiquiatria do Hospital das Clínicas da FMUSP. *Fellow* da American Academy of Neurology.

Eduardo Martinho Jr.

Doutor em Psiquiatria pelo Departamento de Psiquiatria da Faculdade de Medicina da Universidade de São Paulo (FMUSP). Um dos fundadores e coordenador do ADRE (Ambulatório para o Desenvolvimento dos Relacionamentos e das Emoções) do Serviço de Psiquiatria da Infância e Adolescência do Instituto de Psiquiatria do Hospital das Clínicas da FMUSP (SEPIA-IPq-HCFMUSP). Colaborador de pesquisa do Hospital McLean da Harvard Medical School. Treinador Oficial de Good Psychiatric Management pelo Gunderson Personality Disorders Institute do McLean Hospital (Harvard Medical School). Mentor em DBT pela Behavior Tech. Treinamento Avançado no Tratamento Baseado na Mentalização pelo Gunderson Personality Disorders Institute.

Eduardo Wagner Aratangy

Psiquiatra. Médico Supervisor da Enfermaria de Comportamento Alimentar (ECAL) do Instituto de Psiquiatria do Hospital das Clínicas da Faculdade de Medicina da Universidade de São Paulo.

Egberto Ribeiro Turato

Médico (Universidade Estadual de Campinas – UNICAMP). Especialista pela Associação Brasileira de Psiquiatria (ABP). Pós-doutor no Setor de Psicologia Médica da Universidade dos Estudos de Pádua/Itália. Livre-Docente, Professor Titular em Prática de Ciências (UNICAMP), concursado pelo Departamento de Psicologia Médica e Psiquiatria, da Faculdade de Ciências Médicas da UNICAMP. Líder do Laboratório de Pesquisa Clínico-Qualitativa (LPCQ), credenciado pelo Conselho Nacional de Desenvolvimento Científico e Tecnológico (CNPq). Autor do *Tratado da metodologia da pesquisa cínico-qualitativa: construção teórico-epistemológica, discussão comparada e aplicação nas áreas da saúde e humanas*, 6ª ed, Editora Vozes. Autor do *hot paper* "Qualitative and quantitative methods in health: definitions, differences and research subjects".

Elaine Henna

Psiquiatra formada pela Faculdade de Ciências Médicas e da Saúde da Pontifícia Universidade Católica de São Paulo (FCMS-PUCSP). Mestrado e Doutorado pelo Departamento de Psiquiatria da Faculdade de Medicina da Universidade de São Paulo. Professora de Psiquiatria do Departamento de Saúde Coletiva e de Saúde Mental da FCMS-PUCSP.

Ênio Roberto de Andrade

Mestrado em Psiquiatria. Diretor do Serviço de Psiquiatria da Infância e da Adolescência do Instituto de Psiquiatria do Hospital das Clínicas da Faculdade de Medicina da Universidade de São Paulo (IPq-HCFMUSP). Psiquiatra da infância e da adolescência.

Erika Rodrigues Colombo

Doutoranda em Psicologia Clínica no Instituto de Psicologia da Universidade de São Paulo (IPUSP). Mestre em Psicologia Clínica pelo IPUSP. Graduada em Psicologia pelo IPUSP. Membro do Núcleo de Pesquisa e Laboratório Prosopon, do Grupo de Pesquisa Internacional Círculo Fenomenológico da Vida e da Clínica e do Grupo de Trabalho Fenomenologia, Saúde e Processos Psicológicos, da ANPEPP. Psicóloga colaboradora do Escritório de Saúde Mental da USP. Bolsista FAPESP.

Fabiana Saffi

Doutoranda e Mestre em Ciências pela Universidade de São Paulo (USP). Especialista em Psicologia Jurídica pelo Conselho Federal de Psicologia. Especialista em Avaliação Psicológica e Neuropsicológica pelo Serviço de Psicologia do Instituto de Psiquiatria do Hospital das Clínicas da Faculdade de Medicina da USP (IPq-HCFMUSP). Psicóloga perita do Programa de Psiquiatria Forense e Psicologia Jurídica (NUFOR) do IPq-HCFMUSP. Coordenadora do Ambulatório NUFOR – Unidade Pericial.

Fábio Moreira Vargas

Formado em Filosofia (bacharelado e licenciatura) pela Faculdade de Filosofia, Letras e Ciências Humanas da Universidade de São Paulo. Mestrando em Filosofia da Psicologia pelo Instituto de Psicologia da Universidade de São Paulo, pesquisando as relações histórico-filosóficas entre a filosofia do trágico, no idealismo alemão, e a psicanálise freudiana. Professor de Filosofia e Sociologia em instituições públicas e privadas.

Felipe Corchs

Professor Colaborador Médico do Departamento de Psiquiatria da Faculdade de Medicina da Universidade de São Paulo (FMUSP). Médico Assistente do Instituto de Psiquiatria do Hospital das Clínicas da FMUSP (IPq-HCFMUSP). Coordenador do Grupo de Trauma e do Núcleo de Análise do Comportamento do Serviço de Psicoterapia do IPq-HCFMUSP.

Fernanda Gaspar do Amaral

Professora Adjunta do Laboratório de Neurobiologia da Pineal, Departamento de Fisiologia da Universidade Federal de São Paulo.

Flávia Cardoso

Médica formada pela Faculdade de Medicina da Universidade de São Paulo (FMUSP). Residência em Psiquiatria pelo Instituto de Psiquiatria do Hospital das Clínicas da FMUSP (IPq-HCFMUSP). Preceptora na residência médica em rede em Psiquiatria da Secretaria Municipal de Saúde de SP e Psiquiatra do CAPS II Perdizes em São Paulo. Ex-preceptora da graduação da FMUSP. Psiquiatra voluntária do Programa da Mulher Dependente Química (PROMUD) do IPq-HCFMUSP.

Flávio Guimarães-Fernandes

Médico formado pela Faculdade de Medicina da Universidade de São Paulo (FMUSP). Psiquiatra pelo Instituto de Psiquiatria do Hospital das Clínicas da Faculdade de Medicina da Universidade de São Paulo (IPq-HCFMUSP). Docente em Psicopatologia Fenomenológica pela Faculdade de Ciências Médicas da Santa Casa de São Paulo. Médico voluntário do Hospital Dia e da Enfermaria de Agudos do IPq-HCFMUSP. Editor-chefe da *Revista Psicopatologia Fenomenológica-Contemporânea*.

Francisco Lotufo Neto

Professor Associado da Faculdade de Medicina e do Instituto de Psicologia da Universidade de São Paulo.

Gabriel B. Polho

Médico Residente da Clínica Médica do Hospital das Clínicas da Faculdade de Medicina da Universidade de São Paulo.

Geilson Lima Santana

Graduado em Medicina pela Universidade Federal da Bahia e em Comunicação Social pela Universidade Católica do Salvador. Residência médica em Psiquiatria no Instituto de Psiquiatria do Hospital das Clínicas da USP. Doutorado em Ciências pela Faculdade de Medicina da Universidade de São Paulo (FMUSP).

Giancarlo M. Cardillo

Doutorando do Departamento de Neurociências da Escola Paulista de Medicina da Universidade Federal de São Paulo (EPM-UNIFESP).

Graça Maria Ramos de Oliveira

Psicóloga Especialista em Psicologia Hospitalar pelo Conselho Federal de Psicologia (CFP). Especialista em Psicoterapia Psicodinâmica – Intervenção Institucional e Clínica de Adultos do Instituto Sedes Sapientiae. Psicóloga Supervisora do Serviço de Psicologia e Neuropsicologia do Instituto de Psiquiatria do Hospital das Clínicas da Faculdade de Medicina da Universidade de São Paulo (IPq-HCFMUSP). Psicóloga Responsável pela Enfermaria Agudos e Psicóloga Colaboradora junto ao Projeto de Esquizofrenia (PROJESQ) no IPq-HCFMUSP.

Guilherme Ludovice Funaro

Psiquiatra formado pela Universidade de São Paulo (USP). Bacharel em Filosofia pela USP. Membro da Sociedade Brasileira de Psicopatologia Fenômeno-estrutural.

Guilherme Spadini dos Santos

Médico Psiquiatra pela Faculdade de Medicina da Universidade de São Paulo (FMUSP). Mestrado em Ciências pela FMUSP. Médico do Grupo de Apoio Psicológico ao Aluno FMUSP (GRAPAL). Professor e Coordenador de Psicoterapia na The School of Life Brasil – Escola de Filosofia.

Guilherme Trevizan Kortas

Membro da Equipe Técnica do Programa Redenção na Prefeitura de São Paulo. Médico voluntário do Programa Interdisciplinar de Estudos de Álcool e Drogas (GREA) no Instituto de Psiquiatria do Hospital das Clínicas da Faculdade de Medicina da Universidade de São Paulo (IPq-HCFMUSP). Especializado em Psiquiatria pelo Programa de Residência Médica da Faculdade de Medicina do ABC. Graduado em Medicina pela Pontifícia Universidade Católica de São Paulo (PUC-SP).

Gustavo Bonini Castellana

Psiquiatra com especialização em Psiquiatria Forense pela Faculdade de Medicina da Universidade de São Paulo (FMUSP). Mestre e Doutor em Ciências pela FMUSP. Coordenador da Pós-graduação em Psiquiatria Forense da FMUSP.

Helena Bonadia Buonfiglio

Graduação em Medicina pela Faculdade de Medicina da Universidade de São Paulo (FMUSP). Residência médica em psiquiatria e em psiquiatria da infância e adolescência pelo Instituto de Psiquiatria do Hospital das Clínicas da FMUSP (IPq-HCFMUSP). Psiquiatra do CAPS II Perdizes em São Paulo e psiquiatra infantil do CAPS infantojuvenil de Barueri.

Helena Brentani

Psiquiatra. Professora Doutora do Departamento de Psiquiatria da Faculdade de Medicina da Universidade de São Paulo (FMUSP).

Helena Passarelli Giroud Joaquim

Bacharel em Biotecnologia pela Universidade Estadual Paulista (UNESP). Mestre e Doutora em Ciências pela Faculdade de Medicina da Universidade de São Paulo (FMUSP). Pós-doutoranda em Sistema Endocanabinoido – Laboratório de Neurociências (LIM-27), Departamento e Instituto de Psiquiatria do Hospital das Clínicas da FMUSP.

Helio Elkis

Professor Associado III do Departamento de Psiquiatria da Faculdade de Medicina da Universidade de São Paulo (FMUSP). Coordenador do Programa de Esquizofrenia (PROJESQ) do Instituto de Psiquiatria do Hospital das Clínicas da FMUSP. Membro do International Psychopharmacology Algorithm Project (IPAP) e do Treatment Response and Resistance in Psychosis (TRRIP) Working Group.

Henrique Soares Paiva
Psiquiatra Forense formado pelo Instituto de Psiquiatria do Hospital das Clínicas da Faculdade de Medicina da USP (IPq-HCFMUSP). Membro do Núcleo de Psiquiatria Forense e Psicologia Jurídica (NUFOR) do IPq-HCFMUSP. Coordenador da Residência Médica em Psiquiatria da Secretaria Municipal de Saúde de São Bernardo do Campo.

Hermano Tavares
Professor-Associado do Departamento de Psiquiatria da Faculdade de Medicina da Universidade de São Paulo (FMUSP). Coordenador do Programa Ambulatorial Integrado dos Transtornos do Impulso do Instituto de Psiquiatria do Hospital das Clínicas da FMUSP (IPq-HCFMUSP).

Inah Carolina Galatro Faria Proença
Médica formada pela Universidade de Taubaté. Residência médica pelo Hospital Dr. Fernando Mauro Pires da Rocha (Secretaria Municipal de São Paulo). Mestre em Psiquiatria pela Universidade de São Paulo. Médica colaboradora do PROJEPSI do Instituto de Psiquiatria do Hospital das Clínicas da Faculdade de Medicina da Universidade de São Paulo (IPq-HCFMUSP).

Isabel Bernardes Ferreira
Assistente Social do Grupo Interdisciplinar de Estudos de Álcool e Drogas (GREA) do Instituto de Psiquiatria do Hospital das Clínicas da Faculdade de Medicina da Universidade de São Paulo (IPq-HCFMUSP). Tutora da Residência Multiprofissional em Saúde Mental com Ênfase na Dependência Química pela USP. Especialista em Dependência Química pelo HCFMUSP. Mestre em Psicologia Clínica pela Pontifícia Universidade Católica de São Paulo (PUC-SP). Doutoranda em Psicologia Clínica pela PUC-SP.

Isabela Lima
Psicóloga. Mestre e Doutora em Medicina Molecular pela Universidade Federal de Minas Gerais.

Isabela Martins Benseñor
Formada pela Faculdade de Medicina da Universidade de São Paulo (FMUSP). Residência em Clínica Médica no Hospital das Clínicas da FMUSP. Especialização em Saúde Pública. Doutorado pela FMUSP. Pós-Doutorado no Brigham and Women's Hospital, Harvard Medical School. Professora Associada da FMUSP.

Ives Cavalcante Passos
Psiquiatra. Professor do Departamento de Psiquiatria e Medicina Legal da Faculdade de Medicina da Universidade Federal do Rio Grande do Sul (UFRGS). Professor Permanente do Programa de Pós-graduação em Psiquiatria e Ciências do Comportamento da UFRGS (Capes 7). Pós-doutor pela University of Texas Health Science Center at Houston (UTHealth), EUA. Ocupa os postos de Young Physician Leader pela The

Interacademy Medical Panel; Jovem Líder Médico pela Academia Nacional de Medicina e Novo talento pela Academia Rio-Grandense de Medicina. Supervisor do Programa de Residência Médica em Psiquiatria do Hospital de Clínicas de Porto Alegre (HCPA). Pesquisador do Laboratório de Psiquiatria Molecular do HCPA-UFRGS. Coordenador do grupo Alliance (Artificial Intelligence in Neuroscience).

Jacqueline Michelle Segre
Psiquiatra com especialização em Psiquiatria Forense pela Faculdade de Medicina da Universidade de São Paulo (FMUSP). Vice-coordenadora da Pós-graduação em Psiquiatria Forense da FMUSP.

Jessica Mayumi Maruyama
Farmacêutica e bioquímica pela Faculdade de Ciências Farmacêuticas da Universidade de São Paulo (FCF-USP). Aluna de doutorado em Saúde Coletiva pelo Departamento de Medicina Preventiva da Faculdade de Medicina da USP (FMUSP).

Jessyka Maria de França Bram
Bacharel em Gerontologia pela Universidade Federal de São Carlos (UFSCar). Especialista em Reabilitação Cognitiva pelo Centro de Estudos de Neurologia Professor Antônio Branco Lefèvre. Mestre e Doutoranda em Ciências pela Faculdade de Medicina da Universidade de São Paulo (FMUSP). Pesquisadora do Laboratório de Neurociências (LIM-27), Departamento e Instituto de Psiquiatria da FMUSP.

João Miguel Marques
Psicólogo clínico. Mestrado em andamento em Fisiopatologia Experimental do Hospital das Clínicas da Faculdade de Medicina da Universidade de São Paulo (HCFMUSP). Especialização em Sexologia Aplicada pelo Instituto Paulista de Sexualidade. Formação em Terapias Comportamentais Contextuais, Formação em Acompanhamento Terapêutico pelo Núcleo Paradigma Análise do Comportamento. Facilitador do Programa de Qualidade na Interação Familiar (PQIF). Educação de pais para Cuidados Infantis pela Yale University e Psicologia Clínica infantil e Adolescente pela University of Edinburgh. Membro do Ambulatório de Impulso Sexual Excessivo e de Prevenção aos Desfechos Negativos associados ao Comportamento Sexual do Instituto de Psiquiatria do Hospital das Clínicas da Faculdade de Medicina da Universidade de São Paulo (AISEP-IPq-HCFMUSP).

João Ricardo Sato
Professor Associado do Centro de Matemática, Computação e Cognição, Universidade Federal do ABC. Bacharel, Mestre e Doutor em Estatística pelo Instituto de Matemática e Estatística da Universidade de São Paulo.

Jorge Augusto Alves Silveira
Graduado pela Universidade Federal de Mato Grosso (UFMT). Psiquiatra e Psicogeriatra pelo Instituto de Psiquiatria do Hos-

pital das Clínicas da Faculdade de Medicina da Universidade de São Paulo (IPq-HCFMUSP). Colaborador do Programa Terceira Idade (PROTER).

José Alceu da Silva Lopes
Psiquiatra pela Faculdade de Medicina da Universidade de São Paulo.

José Cipolla-Neto
Departamento de Fisiologia e Biofísica, Instituto de Ciências Biomédicas, Universidade de São Paulo.

José Gallucci Neto
Mestre em Psiquiatria pela Faculdade de Medicina da Universidade do São Paulo (FMUSP), Chefe da Unidade Metabólica do Instituto de Psiquiatria do Hospital das Clínicas da FMUSP (IPq-HCFMUSP). Diretor dos Serviços de ECT e Vídeo-EEG do IPq-HCFMUSP. Supervisor do Programa de Neuropsiquiatria do IPq-HCFMUSP. *International Fellow* da American Psychiatric Association. *Fellow* em ECT pela Columbia University – City of New York.

José Gilberto Prates
Doutor em Ciências da Saúde pela Escola de Enfermagem da Universidade de São Paulo (EEUSP). Mestrado em Enfermagem Psiquiátrica pela EEUSP. Especialista em Saúde Mental e Enfermagem Psiquiátrica pela Faculdade de Enfermagem Israelita Albert Einstein. Especialista em Terapia Comportamental Cognitiva pela Faculdade de Medicina da Universidade de São Paulo (FMUSP). Enfermeiro do Hospital das Clínicas da FMUSP (HCFMUSP). Coordenador do Departamento de Educação Permanente da Divisão de Enfermagem do Instituto de Psiquiatria do HCFMUSP (IPq-HCFMUSP). Supervisor do Programa de Aprimoramento em Enfermagem Psiquiátrica do IPq-HCFMUSP. Coordenador Técnico do Programa de Residência Uniprofissional em Enfermagem Psiquiátrica e Saúde Mental do IPq-HCFMUSP. Professor convidado do CEEN (Centro de Especialização em Enfermagem e Nutrição) PUC-Goiânia, GO. Membro do Grupo de Estudo em Álcool e outras Drogas (GEAD) da EEUSP

Jouce Gabriela de Almeida
Graduada em Psicologia pela Universidade Paulista e em Enfermagem e Obstetrícia pela Escola de Enfermagem e Obstetrícia da Universidade de São Paulo (USP). Especialização em Terapia Cognitivo-Comportamental. Especializacão pela Sociedade Brasileira de Especialistas em Psiquiatria e Saúde Mental. Especialização em Educação Profissional na Área de Saúde: Enfermagem Fiocruz. Mestre pela Escola de Enfermagem da USP. Diretora Técnica de Serviços de Saúde (2007-2012). Enfermeira Chefe do Laboratório de Neurociências do IPq-HCFMUSP LIM-27 (2012-2018). Diretora Técnica de Saúde II – Divisão de Enfermagem do IPq-HCFMUSP.

Juliana Belo Diniz
Psiquiatra e pesquisadora pelo Programa Transtornos do Espectro Obsessivo-Compulsivo do Instituto de Psiquiatria do Hospital das Clínicas da Faculdade de Medicina da Universidade de São Paulo.

Juliana de Oliveira Barros
Doutora em Ciências da Reabilitação pela Faculdade de Medicina da Universidade de São Paulo (FMUSP). Terapeuta Ocupacional e Pesquisadora no Laboratório de Investigação e Intervenção em Saúde e Trabalho (LIIST) do Departamento de Fisioterapia, Fonoaudiologia e Terapia Ocupacional da FMUSP. Membro ativo da Associação Internacional de Especialistas em Psicodinâmica do Trabalho (LAISPDT - L'Association Internationale des Spécialistes en Psychodynamique du Travail).

Juliana Hangai Vaz Guimarães Nogueira
Psiquiatra com pós-graduação em Psicopatologia Fenomenológica e colaboradora do PROJEPSI do Instituto de Psiquiatria do Hospital das Clínicas da Faculdade de Medicina da Universidade de São Paulo.

Juliana Souza
Graduação em Psicologia pela Universidade Presbiteriana Mackenzie. Pós-graduação em Terapia Cognitiva Narrativa com Foco em Compaixão no Instituto de Psiquiatria do Hospital das Clínicas da Faculdade de Medicina da Universidade de São Paulo (IPq-HCFMUSP). Especialização Muldisciplinar em Psiquiatria da Infância e Adolescência (IPq-HCFMUSP). Formação em Psicologia Clínica – Terapia Cognitivo-Comportamental (MD – FBTC) – Cursando.

Katia Branco Domingues Valente
Médica pela Universidade do Estado do Rio de Janeiro (UERJ). Titulo de Especialista em Psiquiatria. Titulo de Especialista em Anestesiologia. Médica Colaboradora do Programa Ambulatorial Integrado dos Transtornos do Impulso do Instituto de Psiquiatria do Hospital das Clínicas da Faculdade de Medicina da Universidade de São Paulo.

Kátia Cristina de Oliveira
Biomédica Neurocientista. Professora Visitante da Universidade Federal do ABC. Doutora em Ciências pelo Departamento de Patologia da Faculdade de Medicina da Universidade de São Paulo (FMUSP). Pós-Doutora em Ciência pelo Instituto de Psiquiatria do Hospital das Clínicas da FMUSP.

Kette Dualibi Ramos Valente
Neurologista da Infância e Adolscência e Neurofisiologista. Professora Livre-Docente em Neurologia Infantil pela Faculdade de Medicina da Universidade de São Paulo (FMUSP). Diretora do Laboratório de Neurofisiologia Clínica do Instituto de Psiquiatria do Hospital das Clínicas da FMUSP.

Laiss Bertola

Psicóloga e Neuropsicóloga. Mestre e Doutora pela Universidade Federal de Minas Gerais. Pós-Doutorado pela Universidade de São Paulo.

Laura Helena Silveira Guerra de Andrade

Psiquiatra pela Faculdade de Medicina da Universidade de São Paulo (FMUSP). Doutora em Psiquiatria pela FMUSP. Pós-doutorado pela Johns Hopkins University, School of Public Health. Coordenadora do Núcleo de Epidemiologia Psiquiátrica do Instituto de Psiquiatria do Hospital das Clínicas da FMUSP (IPq-HCFMUSP).

Leandro da Costa Lane Valiengo

Médico graduado pela Faculdade de Medicina da Universidade de São Paulo (FMUSP). Residência em Psiquiatria pelo Hospital das Clínicas da FMUSP. Doutor em Ciências Médicas pela FMUSP (HCFMUSP). Coordenador do Ambulatório de Psicogeriatria e do Serviço Interdisciplinar do Instituto de Psiquiatria do HCFMUSP. Professor da pós-graduação do Programa de Fisiopatologia Experimental da FMUSP.

Leda Leme Talib

Bacharel em Farmácia e Bioquímica pela UNIARARAS. Mestre e Doutora em Ciências pela Faculdade de Medicina da Universidade de São Paulo (FMUSP). Pós-doutoranda e Pesquisadora no Laboratório de Neurociências (LIM-27), Departamento e Instituto de Psiquiatria do Hospital das Clínicas da FMUSP.

Leonardo Cardoso Saraiva

Laboratório de Psicopatologia e Terapêutica Psiquiátrica, Hospital das Clínicas da Faculdade de Medicina da Universidade de São Paulo.

Leticia Baltieri D'Angelo

Médica formada pela Faculdade de Medicina da Universidade de São Paulo. Residência em Psiquiatria pelo Hospital das Clínicas da Faculdade de Medicina da Universidade de São Paulo. Supervisora do Programa de Psiquiatria e Saúde Mental Comunitária (PRO-PSICOM).

Lia Arno Fiore

Médica do Instituto de Psiquiatria do Hospital das Clínicas da Faculdade de Medicina da Universidade de São Paulo (IPq-HCFMUSP). Laboratório de Neuroimagem em Psiquiatria do HCFMUSP (LIM-21).

Liana Silva Tortato

Graduada em Medicina pela Faculdade de Medicina da Universidade de São Paulo (FMUSP). Formada em Psiquiatria pelo Instituto de Psiquiatria do Hospital das Clínicas da FMUSP. Atualmente trabalhando como preceptora da graduação da FMUSP na disciplina de Psiquiatria.

Liliana Marchetti

Psicóloga Clínica e Hospitalar. Terapeuta Familiar e Comunitária. Coordenadora do TCendo-SP Ensino e Desenvolvimento. Psicóloga do Projeto de Epilepsia e Psiquiatria (PROJEPSI) do Instituto de Psiquiatria do Hospital das Clínicas da Faculdade de Medicina da Universidade de São Paulo.

Lucas de Oliveira Serra Hortêncio

Médico formado pela Faculdade de Medicina da Universidade de São Paulo (FMUSP). Residência em Psiquiatria pelo Instituto de Psiquiatria do Hospital das Clínicas da FMUSP (IPq-HCFMUSP). Preceptor na residência médica em rede em Psiquiatria da Secretaria Municipal de Saúde de SP e Psiquiatra do CAPS II Perdizes em São Paulo. Ex-preceptor da graduação da FMUSP.

Lucas Tokeshi

Graduação em Medicina pela Faculdade de Medicina da Universidade de São Paulo (FMUSP). Residência em Psiquiatria pelo Instituto de Psiquiatria do Hospital das Clínicas da FMUSP (IPq-HCFMUSP). Psiquiatra do Grupo de Apoio Psicológico ao Aluno FMUSP (GRAPAL).

Luciana Carvalho

Mestre em Ciências pela Faculdade de Medicina da Universidade de São Paulo (FMUSP). Psicóloga Colaboradora do Projeto Déficit de Atenção/Hiperatividade em Adultos (PRODATH) e do Projeto Esquizofrenia (PROJESQ) do Instituto de Psiquiatria do Hospital das Clínicas da FMUSP.

Luciana Lima de Siqueira

Formada em Medicina pela Faculdade de Medicina da Universidade de São Paulo (FMUSP). Residência Médica em Psiquiatria pelo Insituto de Psiquiatria do Hospital das Clínicas da FMUSP (IPq-HCFMUSP). Psiquiatra assistente da Divisão Médica do IPq-HCFMUSP pela Fundação Faculdade de Medicina (FFM). Atualmente nos comitês de crise do IPq-HCFMUSP para pandemia Covid-19. Psiquiatra do Hospital-dia de Hepatites Virais do CRT-DST/Aids, concursada e efetiva. Psiquiatra e chefe de equipe da Retaguarda de Psiquiatria do Einstein. Psiquiatra voluntária do Núcleo de Saúde Mental da Cruz Vermelha – SP. Em capacitação para atendimento em emergências, desastres e crises humanitárias. Psiquiatra da Clínica Einstein e Programa Cuidar para Saúde Mental – elaboração de protocolos.

Lucio Huebra Pimentel Filho

Neurologista com área de atuação em medicina do sono. Mestre em Ciências pela Universidade Federal de São Paulo (EPM-UNIFESP). Membro titular da Academia Brasileira de Neurologia, Associação Brasileira de Sono e European Sleep Research Society.

Luis Antonio Bozutti

Psiquiatra com pós-graduação em Psicopatologia Fenomeno-lógica, membro da Sociedade Brasileira de Psicopatologia Fenômeno-estrutural e colaborador do PROJEPSI do Instituto de Psiquiatria do Hospital das Clínicas da Faculdade de Medicina da Universidade de São Paulo (IPq-HCFMUSP).

Luiz Gustavo Vala Zoldan

Gestor do Cuidado em Saúde Mental das Clínicas Einstein do Hospital Israelita Albert Einstein. Diretor Clínico e Coordenador Médico do Centro de Referência de Álcool, Tabaco e Outras Drogas (CRATOD) de 2017 a 2019. MBA em Gestão de Saúde Insper-Einstein. Pós-graduado em Dependência Química pela Universidade Federal de São Paulo (UNIFESP). Especializado em Psiquiatria pelo Programa de Residência do Instituto de Psiquiatria do Hospital das Clínicas da Faculdade de Medicina da Universidade de São Paulo (IPq-HCFMUSP). Graduado em Medicina pela Universidade Estadual de Campinas (UNICAMP).

Madeline Cheshire

Department of Psychiatry, Icahn School of Medicine at Mount Sinai, New York, NY 10029, USA.

Marcelle B. C. Engel

Doutoranda do Programa de Pós-graduação em Saúde Baseada em Evidências, da Universidade Federal de São Paulo. Pesquisadora e Psicóloga Cognitivo-Comportamental.

Marcelo Camargo Batistuzzo

Professor do Departamento de Métodos e Técnicas do Curso de Psicologia da Faculdade de Ciências Humanas e da Saúde da Pontifícia Universidade Católica de São Paulo (PUC-SP). Graduado em Psicologia pela PUC-SP e Doutor em Ciências Médicas pela Departamento de Neurologia da Faculdade de Medicina da Universidade de São Paulo (FMUSP). Pós-Doutorado no Departamento de Psiquiatria da FMUSP. Especialista em Neuropsicologia pelo Conselho Federal de Psicologia (CFP).

Marcelo José Abduch Adas Brañas

Médico e psiquiatra pela Faculdade de Medicina da Universidade de São Paulo (FMUSP). Supervisor e cofundador do ADRE (Ambulatório para o Desenvolvimento dos Relacionamentos e das Emoções) do Serviço de Psiquiatria da Infância e Adolescência do Instituto de Psiquiatria do Hospital das Clínicas da FMUSP (SEPIA-IPq-HCFMUSP). *Research Fellowship* no Mclean Hospital, Harvard University. Treinador Oficial de *Good Psychiatric Management* pelo Gunderson Personality Disorders Institute do McLean Hospital (Harvard Medical School). Treinamento em DBT pela Behavior Tech e em Tratamento Baseado na Mentalização pelo Gunderson Personality Disorders Institute.

Marcelo Queiroz Hoexter

Vice-coordenador do Programa Transtornos do Espectro Obsessivo-Compulsivo (PROTOC) e orientador do Programa de Pós-graduação do Departamento de Psiquiatria da Faculdade de Medicina da Universidade de São Paulo (FMUSP). Graduação em Medicina pela Universidade Federal de São Paulo (UNIFESP), doutorado em Psiquiatria e Psicologia Médica pela UNIFESP. Pós-Doutorado pelo Departamento de Radiologia e pelo Departamento de Psiquiatria da FMUSP.

Marco de Tubino Scanavino

Médico pela Universidade Federal de Ciências da Saúde de Porto Alegre (UFCSPA). Mestre e Doutor em Ciências da Saúde, na Área de Concentração da Psiquiatria. Colaborador do Programa Ambulatorial Integrado dos Transtornos do Impulso (ProAMITI) do Instituto de Psiquiatria do Hospital das Clínicas da Faculdade de Medicina da Universidade de São Paulo (IPq-HCFMUSP). Pós-Doutor na área de concentração das Moléstias Infecciosas e Parasitárias pela FMUSP. Médico assistente do IPq-HCFMUSP no Centro de Reabilitação e Hospital-Dia (CRHD). Fundador e Coordenador do Ambulatório de Impulso Sexual Excessivo e de Prevenção aos Desfechos Negativos associados ao Comportamento Sexual (AISEP-IPq--HCFMUSP). Professor do Departamento de Psiquiatria da FMUSP e Orientador Pleno da Pós-graduação em Fisiopatologia Experimental da FMUSP.

Marcos Signoretti Croci

Médico e psiquiatra pela Faculdade de Medicina da Universidade de São Paulo (FMUSP). Supervisor e cofundador do ADRE (Ambulatório para o Desenvolvimento dos Relacionamentos e das Emoções) do Serviço de Psiquiatria da Infância e Adolescência do Instituto de Psiquiatria do Hospital das Clínicas da FMUSP (SEPIA-IPq-HCFMUSP). *Research Fellowship* no Mclean Hospital, Harvard University. Treinador Oficial de *Good Psychiatric Management* pelo Gunderson Personality Disorders Institute do McLean Hospital (Harvard Medical School). Treinamento em DBT pela Behavior Tech e em Tratamento Baseado na Mentalização pelo Gunderson Personality Disorders Institute.

Marcos Vasconcelos Pais

Psiquiatra. Graduado pela Faculdade de Medicina da Universidade de Brasília. Residência Médica em Psiquiatria pelo Instituto de Assistência Médica ao Servidor Público Estadual em São Paulo (IAMSPE). Pesquisador do Laboratório de Neurociências (LIM-27) do Hospital das Clínicas da Faculdade de Medicina da Universidade de São Paulo.

Maria Beatriz Martins Linhares

Professora Associada (Sênior) do Departamento de Neurociências e Ciências do Comportamento da Faculdade de Medicina de Ribeirão Preto, Universidade de São Paulo. Coordenadora do LAPREDES - Laboratório de Pesquisa em

Prevenção de Problemas de Desenvolvimento e Comportamento da Criança. Bolsista de Produtividade CNPq - nível 1-A.

Maria Carmen Viana
Psiquiatra formada pela Escola Paulista de Medicina da Universidade Federal de São Paulo (UNIFESP). PhD em Psiquiatria pela London University, Pós-Doutorado pelo Departamento de Psiquiatria da Faculdade de Medicina da Universidade de São Paulo (FMUSP). Professora do Departamento de Medicina Social e do Programa de Pós-graduação em Saúde Coletiva da Universidade Federal do Espírito Santo (UFES).

Maria Concepción García Otaduy
Vice-coordenadora do Laboratório de Ressonância Magnética em Neurorradiologia do Hospital das Clínicas da Faculdade de Medicina da Universidade de São Paulo (HCFMUSP). Graduada em Química pela Universidade de Tübingen (Alemanha) e Doutora em Física pela Universidade de Kent em Canterbury (Reino Unido). Pós-doutorada em Radiologia pela FMUSP.

Mariana Maschietto
Pesquisadora do Centro de Pesquisa, Centro Infantil Boldrini.

Marina Aranha Fondello
Médica pela Pontifícia Universidade Católica de Campinas (PUC-Campinas). Psiquiatra pelo Hospital das Clínicas da Faculdade de Medicina de Ribeirão Preto da Universidade de São Paulo (HC-FMRP-USP). Psiquiatra da Infância e Adolescência pelo Instituto de Psiquiatria do Hospital das Clínicas da Faculdade de Medicina da Universidade de São Paulo (IPq-HCFMUSP).

Marina Flaborea Mazzoco
Médica psiquiatra graduada pela Faculdade de Medicina da Universidade de São Paulo (FMUSP) com pós-graduação em Psicopatologia Fenomenológica. Preceptora da residência em Psiquiatria do Instituto de Psiquiatria do Hospital das Clínicas da FMUSP (IPq-HCFMUSP) e colaboradora do ambulatório PROJEPSI do IPq-HCFMUSP.

Marli Novaes Silva
Enfermeira Especialista em Gerenciamento em Enfermagem. Enfermeira Chefe da Enfermaria Centro de Diagnóstico e Tratamento de Epilepsia do Instituto de Psiquiatria do Hospital das Clínicas da Faculdade de Medicina da Universidade de São Paulo.

Mary Ann von Bismark
Médica Assistente do Centro de Reabilitação e Hospital Dia (CRHD) do Instituto de Psiquiatria do Hospital das Clínicas da Faculdade de Medicina da Universidade de São Paulo (IPq-HCFMUSP). Mestre em Ciências da Saúde – área de Psiquiatria IPq, especializada em Neuropsiquiatria e psicodramatista.

Matheus Cheibub David Marin
Membro da Equipe Técnica do Programa Redenção na Prefeitura de São Paulo. Epecializado em Psiquiatria pelo Programa de Residência Médica na Faculdade de Medicina do ABC e Especialização em Dependência Química no Programa Interdisciplinar de Estudos de Álcool e Drogas (GREA) no Instituto de Psiquiatria do Hospital das Clínicas da Faculdade de Medicina da Universidade de São Paulo (IPq-HCFMUSP). Graduado em Medicina pela Escola Superior de Ciências da Santa Casa de Misericórdia de Vitória.

Mauro Aranha de Lima
Psiquiatra. Mestre em Psiquiatria pela Faculdade de Medicina da Universidade de São Paulo. Mestre em Filosofia pela Faculdade de Filosofia do Mosteiro de São Bento de São Paulo. Ex-presidente do Conselho Estadual sobre Drogas (CONED) 2010/12. Ex-presidente do Conselho Regional de Medicina do Estado de São Paulo (CREMESP) 2016/17.

Meimei Maria Murgolo Marcelino
Diretora do Serviço Social do Instituto de Psiquiatria do Hospital das Clínicas da Faculdade de Medicina da Universidade de São Paulo (IPq-HCFMUSP). Especialista em Dependência Química pelo HCFMUSP. Especialista em Gestão da Educação Pública pela Universidade Federal de São Paulo.

Melissa Garcia Tamelini
Psiquiatra. Médica Assistente do Instituto de Psiquiatria do Hospital das Clínicas da Faculdade de Medicina da Universidade de São Paulo (IPq-HCFMUSP). Membro fundador da Sociedade Brasileira de Psicopatologia Fenômeno-Estrutural (SBPFE).

Melissa Goulart
Psicóloga graduada pela Universidade São Judas Tadeu. Especialista em Terapia Cognitivo-Comportamental pelo Centro de Estudos em Terapia Cognitivo-Comportamental (CETCC). Formação em Terapia Cognitivo-Narrativa focada na Compaixão pelo Ambulatório de Ansiedade (AMBAN) do Instituto de Psiquiatria do Hospital das Clínicas da Faculdade de Medicina da Universidade de São Paulo (IPq-HCFMUSP). Psicóloga clínica no Grupo de Apoio Psicológico ao Aluno (GRAPAL) da FMUSP.

Miguel Angelo Boarati
Médico Psiquiatra da Infância e Adolescência. Formado pela Faculdade de Medicina de Ribeirão Preto da Universidade de São Paulo (FMRP-USP). Especialização em Psiquiatria da Infância e Adolescência pelo Instituto de Psiquiatria do Hospital das Clínicas da Faculdade de Medicina da Universidade de São Paulo (IPq-HCFMUSP). Supervisor de Médicos Residentes em Psiquiatria Geral e Psiquiatria da Infância e Adolescência no IPq-HCFMUSP de 2006 a 2016. Colaborador do Programa de Transtornos Afetivos da Infância e Adolescência (PRATA) do IPq-HCFMUSP. Professor do curso de Pós-

-graduação em Suicidologia da USCS. Professor do Instituto Ânima de Psicologia Analítica de Ribeirão Preto.

Moisés Evandro Bauer
Biólogo. Doutor em Neuroimunologia, University of Bristol (Reino Unido) e Pós-Doutorado pela Université de Paris V (França). Professor Titular de Imunologia, Escola de Ciências da Saúde e da Vida, Pontifícia Universidade Católica do Rio Grande do Sul (PUCRS). Coordenador do Laboratório de Imunobiologia, PUCRS. Pesquisador do Instituto Nacional de Ciência e Tecnologia (INCT) em Neuroimunomodulação.

Natalia Pessoa Rocha
Farmacêutica. Mestre em Neurociências e Doutora em Farmacologia pela Universidade Federal de Minas Gerais (UFMG). Professora Assistente no Mitchell Center for Alzheimer's Disease and Related Brain Disorders, Department of Neurology, The University of Texas Health Science Center, Houston, EUA.

Natascha Cardoso da Fonseca
Graduada em Medicina pela Escola Bahiana de Medicina e Saúde Pública. Residência Médica em Pediatria no HCFMUSP em Ribeirão Preto. Complementação Especializada em Neurologia Infantil no Hospital das Clínicas da Faculdade de Medicina da Universidade de São Paulo (HCFMUSP) e Neurofisiologia Clínica no Instituto de Psiquiatria do HCFMUSP. Doutora em Ciências pelo IPq-HCFMUSP.

Octávio Gonçalves Ribeiro
Médico Geriatra. Graduação pela Faculdade de Medicina da Universidade de São Paulo (FMUSP). Residência em Clínica Médica e Geriatria pelo Hospital das Clínicas da FMUSP (HCFMUSP). Pós-graduação em Cuidados Paliativos pelo IEP-Sírio-Libanês. Médico colaborador do ambulatório de Psiquiatra Geriátrica LIM-27 do Instituto de Psiquiatria do HCFMUSP (IPq-HCFMUSP). Médico geriatra do Ambulatório de Envelhecimento em Síndrome de Down LIM-27 do IPq-HCFMUSP.

Orestes Vicente Forlenza
Professor Associado, Livre-Docente e Chefe do Departamento de Psiquiatria da Faculdade de Medicina da Universidade de São Paulo (FMUSP). Coordenador do Programa de Psiquiatria Geriátrica do LIM-27 (Laboratório de Neurociências), Instituto de Psiquiatria do Hospital das Clínicas da FMUSP.

Patrícia do Espírito Santo Gonçalves
Psicóloga. Mestranda pelo Departamento de Fisiopatologia Experimental do Hospital das Clínicas da Faculdade de Medicina da Universidade de São Paulo (HCFMUSP). Pós-graduanda em Sexologia pela FMABC. Especialista em Psicologia Jurídica. Psicóloga voluntária assistencial e pesquisadora do Ambulatório de Impulso Sexual Excessivo e de Prevenção aos Desfechos Negativos associados ao Comportamento Sexual (AISEP) do Instituto de Psiquiatria do HCFMUSP (IPq-HCFMUSP). Coordenadora do Curso Saúde Sexual: "Desfechos Negativos associados ao Comportamento Sexual" (AISEP-IPq-HCFMUSP).

Paula Costa Teixeira
Doutora em Neurociências e Comportamento pelo Instituto de Psicologia da Universidade de São Paulo. Profissional de Educação Física Colaboradora do Programa de Transtornos Alimentares (AMBULIM) do Instituto de Psiquiatria do Hospital das Clínicas da Faculdade de Medicina da Universidade de São Paulo (IPq-HCFMUSP).

Paulo Clemente Sallet
Doutor em Psiquiatria pela Faculdade de Medicina da Universidade de São Paulo (FMUSP). Professor Colaborador do Departamento de Psiquiatria da FMUSP. Coordenador do Programa de Residência Médica em Psiquiatria da FMUSP. Coordenador da Unidade de Agudos do Instituto de Psiquiatria do Hospital das Clínicas da FMUSP.

Paulo Jannuzzi Cunha
Doutor pela Faculdade de Medicina da Universidade de São Paulo (FMUSP). Especialista em Avaliação Psicológica e Neuropsicológica pelo Serviço de Psicologia e Neuropsicologia do Instituto de Psiquiatria do Hospital das Clínicas da FMUSP (IPq-HCFMUSP). Pós-Doutorando pelo Laboratório de Investigação Médica LIM-21 (Neuroimagem em Psiquiatria) do HCFMUSP.

Paulo Menezes
Psiquiatra e epidemiologista. Professor Titular de Medicina Preventiva da Faculdade de Medicina da Universidade de São Paulo. Coordenador da Coordenadoria de Controle de Doenças da Secretaria Estadual de Saúde de São Paulo.

Pedro Fukuti
Graduação e Residência na Faculdade de Medicina da Universidade de São Paulo (FMUSP). Psiquiatra preceptor da graduação (2019-2020) e da residência médica (2020-2021) no Instituto de Psiquiatria do Hospital das Clínicas da FMUSP.

Pedro Gomes Penteado Rosa
Psiquiatra pelo Departamento e Instituto de Psiquiatria da Faculdade de Medicina da Universidade de São Paulo (FMUSP). Doutor em Ciências pela USP. Pesquisador do Laboratório de Neuroimagem em Psiquiatria (LIM-21) da FMUSP. Médico do corpo clínico do Hospital Sírio-Libanês e do Hospital Israelita Albert Einstein.

Pedro Kallas Curiati
Doutorado em Ciências Médicas pela Faculdade de Medicina da Universidade de São Paulo (FMUSP). Residência Médica em Geriatria pelo Hospital das Clínicas da FMUSP (HCFMUSP). Residência Médica em Clínica Médica pelo HCFMUSP. Graduação em Medicina pela FMUSP. Doutorado em Ciências Médicas pela FMUSP. Residência Médica em Geriatria pelo

HCFMUSP. Residência Médica em Clínica Médica pelo HC-FMUSP. Graduação em Medicina pela FMUSP.

Pedro Mario Pan
Psiquiatra. Professor Adjunto do Departamento de Psiquiatria da Escola Paulista de Medicina da Universidade Federal de São Paulo.

Rafael Dias Lopes
Médico Psiquiatra pela Universidade Estadual de Campinas. Pós-graduado em Psiquiatria Forense pela Universidade de São Paulo. Mestrando pela Escola Paulista de Medicina. Membro do Conselho Penitenciário do Estado de São Paulo e perito em Psiquiatria no Juizado Especial Federal de São Paulo.

Rafael Natel Freire
Psiquiatra. Professor e Assistente do Núcleo de Estudos e Pesquisas em Psiquiatria Forense e Psicologia Jurídica (NUFOR) e do Ambulatório Integrado dos Transtornos do Impulso (PROA-MITI) do Instituto de Psiquiatria do Hospital das Clínicas da Faculdade de Medicina da Universidade de São Paulo (IPq--HCFMUSP). Preceptor de saúde mental do curso de Medicina da Faculdade das Américas. Perito credenciado pelo Tribunal de Justiça do Estado de São Paulo e pelo Tribunal Regional do Trabalho. Especialista em Psiquiatria Forense pelo NUFOR-IPq-HCFMUSP, certificado pela ABP.

Rafael Teixeira de Sousa
Médico formado pela Faculdade de Medicina da Universidade de São Paulo (FMUSP). Residência em Psiquiatria pelo Instituto de Psiquiatria do Hospital das Clínicas da FMUSP (IPq--HCFMUSP). Doutorado em Psiquiatria pelo Departamento de Psiquiatria da FMUSP. Pós-doutorado no National Institutes of Health, Bethesda, EUA. Coordenador do Grupo de Transtorno do Humor do LIM-27 do IPq-HCFMUSP. Professor Colaborador do Departamento de Psiquiatria da FMUSP.

Rafael Themoteo
Iniciação Científica e Estudante de Medicina da Faculdade de Medicina da Universidade de São Paulo.

Rafaela Guilherme Monte Cassiano
Psicóloga, Doutora em Ciências (Saúde Mental) pela Faculdade de Medicina de Ribeirão Preto-USP, Mestre em Psicologia pela Faculdade de Filosofia, Ciências e Letras de Ribeirão Preto da Universidade de São Paulo, ex-bolsista de Mestrado e Doutorado da FAPESP; estágio de Doutorado-Sanduíche no Exterior no 0-3 Center for the at-Risk Infant, Scientific Institute IRCCS Eugenio Medea, Itália, na área de epigenética e prematuridade, especialista em Psicologia Hospitalar pela UNICAMP.

Renato Del Sant
Diretor do Hospital Dia de Adultos do Instituto de Psiquiatria do Hospital das Clínicas da Faculdade de Medicina da Universidade de São Paulo (IPq-HCFMUSP).

Renato Luiz Marchetti
Psiquiatra. Doutor em Psiquiatria pela Faculdade de Medicina da Universidade de São Paulo (FMUSP). Médico assistente do Instituto de Psiquiatria do Hospital das Clínicas da FMUSP (IPq-HCFMUSP). Coordenador do PROJEPSI do IPq-HCFMUSP.

Renério Fráguas Júnior
Professor Associado, Departamento e Instituto de Psiquiatria do Hospital das Clínicas da Faculdade de Medicina da Universidade de São Paulo (IPq-HCFMUSP). Diretor da Divisão de Psiquiatria e Psicologia do Hospital Universitário (HU) – USP. Coordenador do Grupo de Pesquisa em Depressão na Interface da Psiquiatria com outras Especialidades. Laboratório de Investigação Médica, LIM-21.

Ricardo Silva dos Santos Durães
Neuropsicólogo. Doutorando em Psicologia da Saúde pelo Programa de Pós-graduação em Psicologia da Saúde da Coordenadoria de Pós-graduação e Pesquisa da Universidade Metodista de São Paulo (UMESP)/Estágio Sanduíche no Sunnybrook Health Sciences Centre, Department of Psychiatry, Frederick W. Thompson Anxiety Disorders Centre, University of Toronto, Canadá (U of T). Mestre em Psicologia da Saúde pelo Programa de Pós-graduação em Psicologia da Saúde – UMESP. Graduado em Teologia pela Escola de Teologia da UMESP. Graduado em Psicologia pela Escola de Ciências Médicas e da Saúde da UMESP. Especializado em Neuropsicologia e Saúde Mental pelo Instituto de Psiquiatria do Hospital das Clínicas da Faculdade de Medicina da Universidade de São Paulo (IPq-HCFMUSP). Professor de Psicologia – UMESP. Colaborador do Serviço de Psicologia e Neuropsicologia do IPq-HCFMUSP. Vice-Presidente da Associação Brasileira de Psicologia da Saúde (ABPSA) – biênio 2019-2021. Membro de GT da Associação Nacional de Pesquisa e Pós-Graduação em Psicologia (ANPEPP).

Rodrigo Darouche Gimenez
Psiquiatra com graduação e residência médica pela Faculdade de Medicina da Universidade de São Paulo (FMUSP). Colaborador do Programa de Saúde Mental da Mulher (ProMulher) do Instituto de Psiquiatria do Hospital das Clínicas da FMUSP.

Rodrigo Fonseca Martins Leite
Diretor de Relações Institucionais do Instituto de Psiquiatria do Hospital das Clínicas da Faculdade de Medicina da Universidade de São Paulo (IPq-HCFMUSP).

Rodrigo Machado-Vieira
Psiquiatra especialista pela ABP. Mestre em Bioquímica e Doutorado em Psiquiatria pela Universidade de São Paulo. Pós-Doutorado em Neurociências pelo LMP, National Institute of Mental Health, NIH, EUA, onde tambem foi Diretor do Translational Research Clinic in Mood Disorders NIMH, NIH, EUA. Professor Titular do Departamento de Psiquiatria da Universidade do Texas, onde tambem é Diretor do Experimental The-

rapeutics and Molecular Pathophysiology Program, UTHealth, Houston, Texas, EUA.

Rogerio Lerner

Professor Associado II (Livre-Docente) e orientador de pós-graduação do Programa Psicologia Escolar e do Desenvolvimento Humano do Instituto de Psicologia e docente subsidiário junto ao Departamento de Psiquiatria da Faculdade de Medicina da Universidade de São Paulo. Editor associado da *Revista Psicologia USP*. Membro do Comitê Científico do Núcleo Ciência pela Infância (FMUSP/Harvard/FMCSV/FBVL). Membro do Comitê Científico da Associação Internacional de Psicanálise e da Federação Psicanalítica da América Latina. Membro filiado à Sociedade Brasileira de Psicanálise de São Paulo. Ganhador dos prêmios Psychoanalytic Research Exceptional Contribution Award da IPA de 2019, Prêmio Monográfico Cesar Ades do CFP de 2013 e Prêmio Comunidade e Cultura da FEPAL de 2012. Pós-doutorado feito na Universidade Paris 6 - Pierre et Marie Curie com bolsa CAPES. Pesquisador Principal no Centro Brasileiro para o Desenvolvimento na Primeira Infância (FAPESP/FMCSV).

Ronaldo Ramos Laranjeira

Professor Titular de Psiquiatria da Universidade Federal de São Paulo (UNIFESP). PhD em Psiquiatria pela Universidade de Londres. Professor orientador do programa de Pós-graduação do Departamento de Psiquiatria da UNIFESP. Coordenador da Unidade de Pesquisa em Álcool e Drogas – UNIAD. Diretor Presidente da Associação Paulista para o Desenvolvimento da Medicina – SPDM. Recebeu o prêmio Griffith Edwards, premiação da International Society of Addiction Journal Editors, em reconhecimento pela atuação como clínico, educador e implementador de políticas públicas sobre álcool e drogas.

Rosa Hasan

Neurologista especialista em Medicina do Sono. Coordenadora do Laboratório do Sono e Ambulatório do Sono (ASONO) do Instituto de Psiquiatria do Hospital das Clínicas da Faculdade de Medicina da Universidade de São Paulo.

Rosangela Elias

Fonoaudióloga. Especialista em Gestão de Serviços de Saúde. Coordenadora da Assessoria Técnica de Saúde Mental da Secretaria Estadual de Saúde de São Paulo.

Sandra Scivoletto

Psiquiatra. Doutorado em Psiquiatria pela Faculdade de Medicina da Universidade de São Paulo (FMUSP). Professora de Psiquiatria da Infância e Adolescência do Departamento de Psiquiatria da FMUSP. Chefe do Serviço de Psiquiatria da Infância e Adolescência do Instituto de Psiquiatria do Hospital das Clínicas da FMUSP (IPq-HCFMUSP). Coordenadora do Programa de Residência em Psiquiatria da Infância e Adolescência do IPq-HCFMUSP. Coordenadora do Programa Equilíbrio e Chefe do Ambulatório de Adolescentes do IPq-HCFMUSP.

Saulo Vito Ciasca

Psiquiatra com graduação e residência pela Universidade de São Paulo. Formação em Psicoterapia Psicodinâmica Breve pelo Instituto de Psiquiatria do Hospital das Clínicas da Faculdade de Medicina da Universidade de São Paulo (IPq-HCFMUSP) e Psicodrama pelo Instituto Sedes Sapientiae. Coordenador de Saúde da Aliança Nacional LGBTI+. Professor da disciplina de saúde LGBTQIA+ na graduação em Medicina pela UNINOVE. Pesquisador e colaborador do Ambulatório Transdisciplinar de Identidade de Gênero e Orientação Sexual (AMTIGOS) do IPq-HCFMUSP. Membro da Comissão de Diversidade Sexual e Gênero da OAB. Membro da World Professional Association for Transgender Health (WPATH).

Selma Lancman

Professora Titular da Faculdade de Medicina da Universidade de São Paulo (FMUSP). Doutora em Saúde Mental pela Universidade Estadual de Campinas e Pós-doutora em Psicologia do Trabalho pelo Conservatorie National des Arts et Métiers (CNAM) – França. Coordenadora do Laboratório de Investigação e Intervenção em Saúde e Trabalho (LIIST) do Departamento de Fisioterapia, Fonoaudiologia e Terapia Ocupacional da FMUSP. Membro fundador e titular da Associação Internacional de Especialistas em Psicodinâmica do Trabalho (LAISPDT - L'Association Internationale des Spécialistes en Psychodynamique du Travail).

Sérgio Henrique Magalhães Saraiva

Psiquiatra.

Sergio Rachman

Médico psiquiatra pela Faculdade de Medicina da Universidade de São Paulo (USP). Advogado pela Faculdade de Direito da Universidade de São Paulo (USP). Mestre em Psiquiatria pela Faculdade de Medicina da Universidade de São Paulo (USP). Responsável pela Disciplina de Psiquiatria Forense do Departamento de Psiquiatria da Universidade Federal de São Paulo (UNIFESP).

Sigride Thome-Souza

Pediatra, Neurologista Infantil e neurofisiologista clínica, com especialização em epilepsia. Mestre e Doutora pela Universidade de São Paulo. Supervisora do Laboratório de Neurofisiologia Clínica do Hospital das Clínicas da Faculdade de Medicina da Universidade de São Paulo. Pós-doutorado pelo Boston Children's Hospital (Harvard Medical School).

Silvana Chiavegatto

Professora Doutora II do Departamento de Farmacologia, Instituto de Ciências Biomédicas da Universidade de São Paulo (ICB-USP). Coordenadora do Laboratório de Neurociência Comportamental e Molecular do ICB-USP. Coordenadora da Comissão de Apoio à Comunidade ICB (CAC-ICB). Professora subsidiária do Departamento de Psiquiatria, do Instituto de

Psiquiatria do Hospital das Clínicas da Faculdade de Medicina da Universidade de São Paulo (IPq-HCFMUSP).

Sílvia de Vincentiis
Médica Neurologista e Neurofisiologista Clínica. Doutora em Ciências pela Faculdade de Medicina da Universidade de São Paulo (FMUSP). Médica Assistente do Laboratório de Neurofisiologia Clínica do Instituto de Psiquiatria do Hospital das Clínicas da FMUSP (IPq-HCFMUSP).

Sofia Barbieri de Senço
Residência em Psiquiatria no Instituto de Psiquiatria do Hospital das Clínicas da Faculdade de Medicina da Universidade de São Paulo (IPq-HCFMUSP). Foi preceptora da Graduação e da Residência Médica em Psiquiatria no IPq-HCFMUSP. Ex-psiquiatra do Grupo de Apoio Psicológico ao Aluno FMUSP (GRAPAL).

Táki Athanássios Cordás
Coordenador da Assistência Clínica do Instituto de Psiquiatria do Hospital das Clínicas da Faculdade de Medicina da Universidade de São Paulo (IPq-HCFMUSP). Coordenador do Programa de Transtornos Alimentares (AMBULIM) do IPq-HCFMUSP. Professor dos Programas de Pós-graduação do Departamento de Psiquiatria da FMUSP, do Programa de Neurociências e Comportamento do Instituto de Psicologia da USP e do Programa de Fisiopatologia Experimental da FMUSP.

Tamara Melnik
Pós-Doutorado em Medicina Interna e Terapêutica na Universidade Federal de São Paulo (EPM-UNIFESP). Doutorado em Psicologia pela Universidade de São Paulo em parceria com Cochrane Prostatic and Urologic Diseases e Centro Cochrane do Brasil e Mestrado em Psicologia pela Universidade de São Paulo. Professora Afiliada da disciplina de Saúde Baseada em Evidências da UNIFESP. Professora orientadora (mestrado e doutorado) do Programa de Pós-graduação em Saúde Baseada em Evidências da EPM-UNIFESP. Pesquisadora do Centro Cochrane do Brasil. Professora Visitante da Penn University. Membro da 12 Division of American Psychological Association. Professora do curso de Especialização em Terapia Cognitivo-Comportamental em Saúde Mental do AMBAN HC-IP. Revisora de periódicos internacionais: *British Medical Jornal*, *Cochrane Library* entre outros e nacionais. Idealizou e ministrou na Universidade de São Paulo a primeira disciplina no Brasil sobre a Prática da Psicologia Baseada em Evidências. Membro do corpo editorial do *World Journal of Meta-Analysis*. Consultora científica atuando na elaboração de delineamentos experimentais na área da saúde. Professora convidada do Instituto de Psicologia da Universidade de São Paulo.

Tamires Alves Sarno
Bacharel em Biomedicina pela UNILUS. Mestre e Doutoranda em Ciências pela Faculdade de Medicina da Universidade de São Paulo (FMUSP). Pesquisadora do Laboratório de Neuro-

ciências (LIM-27), Departamento e Instituto de Psiquiatria do Hospital das Clínicas da FMUSP.

Tânia Corrêa de Toledo Ferraz Alves
Psiquiatra, especialista em psicogeriatria. Diretora das Unidades de Internação do Instituto de Psiquiatria do Hospital das Clínicas da Faculdade de Medicina da Universidade de São Paulo (IPq-HCFMUSP). Doutorado pelo Departamento de Psiquiatria da FMUSP.

Thiago Fernando da Silva
Médico formado pela Faculdade de Medicina da Universidade de São Paulo (FMUSP). Residência em Psiquiatria Geral e Psiquiatria Forense pelo Instituto de Psiquiatria do Hospital das Clínicas da FMUSP (IPq-HCFMUSP). Membro do Corpo Clínico do Hospital Sírio-Libanês e Hospital Israelita Albert Einstein. Membro do Núcleo de Psiquiatria Forense e Psicologia Jurídica (NUFOR) do IPq-HCFMUSP.

Thiago Henrique Roza
Médico (UFPR), com período sanduíche de formação em Neurociência na University of British Columbia, Vancouver, Canadá. Residente em Psiquiatria no Hospital de Clínicas de Porto Alegre (HCPA/UFRGS). Pesquisador do Laboratório de Psiquiatria Molecular do HCPA/UFRGS e no grupo de pesquisa Alliance (Artificial Intelligence in Neuroscience) da UFRGS.

Thiago Viegas Gomes Lins
Psiquiatra pelo Instituto de Psiquiatria do Hospital das Clínicas da Faculdade de Medicina da Universidade de São Paulo (IPq-HCFMUSP). Pós-graduado em Psicopatologia Fenomenológica pela Faculdade de Ciências Médicas da Santa Casa de São Paulo (FCMSCSP). Psiquiatra da Universidade Federal da Paraíba (UFPB). Psiquiatra do Instituto Federal da Paraíba (IFPB).

Thyago Antonelli Salgado
Graduação em Medicina pela Universidade Federal de Goiás (UFG). Residência em Psiquiatra pelo Hospital de Clínicas da Universidade Federal do Rio Grande do Sul (UFRGS). Especialista em Psicoterapia de Orientação Analítica pelo Centro de Estudos Luís Guedes (CELG). Mestrando em Psiquiatria e Ciências do Comportamento pela UFRGS. Pesquisador do Laboratório de Psiquiatria Molecular do HCPA/UFRGS e do grupo Alliance (Artificial Intelligence in Neuroscience).

Valentim Gentil Filho
Médico (Faculdade de Medicina da Universidade de São Paulo – FMUSP). Residência em Psiquiatria (Instituto de Psiquiatria do Hospital das Clínicas da FMUSP – IPq-HCFMUSP). Ph.D. (Institute of Psychiatry, Londres). Livre-Docente em Psiquiatria (FMUSP). Ex-Professor Associado do Departamento de Farmacologia do Instituto de Ciências Biológicas da USP (ICBUSP). Ex-Professor Titular, Chefe do Departamento e

Presidente do Conselho Diretor do IPq-HCFMUSP. Professor Emérito da FMUSP.

Vanessa de Jesus Rodrigues de Paula
Professora Colaboradora e pós-doutoranda do Departamento e Instituto de Psiquiatria do Hospital das Clínicas da Faculdade de Medicina da Universidade de São Paulo.

Vicente Sarubbi Júnior
Psicólogo, Mestre, Doutor em Ciências pela Faculdade de Saúde Pública da Universidade de São Paulo (FSPUSP). Docente do Curso de Medicina da Universidade Estadual de Mato Grosso do Sul (UEMS). Ministra curso na Fundação Carlos Chagas em abordagens teórico-metodológicas na abordagem qualitativa e o uso de ferramentas tecnológicas computacionais para o auxílio das análises de dados qualitativos e de estudos mistos.

Vinícius Alves Ribeiro
Psicólogo Clínico, formado pela Universidade São Judas Tadeu. Ouvidor da Área da Saúde, Certificado pela Associação Brasileira de Ouvidores/Ombdusman. Ouvidor do Instituto de Psiquiatria do Hospital das Clínicas da Faculdade de Medicina da Universidade de São Paulo (IPq-HCFMUSP).

Viviane Neri de Souza Reis
Doutora em Ciências pelo Instituto de Psiquiatria da Faculdade de Medicina, Universidade de São Paulo e Bacharel em Biologia pelo Instituto de Biociências, Universidade de São Paulo.

Yuan-Pang Wang
Psiquiatra formado pela Faculdade de Medicina da Universidade de São Paulo (FMUSP). Mestrado e Doutorado pelo Departamento de Psiquiatria da FMUSP. Orientador do Programa de Pós-graduação do Departamento de Psiquiatria da FMUSP. Médico assistente do Instituto de Psiquiatria do Hospital das Clínicas da FMUSP (IPq-HCFMUSP).

Yuri Tebelskis Nunes Dias
Médico formado pela Faculdade de Medicina da Universidade de São Paulo.

Zacaria Borge Ali Ramadam
Doutor e Livre-Docente de Clínica Psiquiátrica pela Faculdade de Medicina da Universidade de São Paulo (FMUSP). Professor Associado do Departamento de Psiquiatria da FMUSP.

Zenon Lotufo Júnior
Doutor em Ciências da Religião pela Pontifícia Universidade Católica de São Paulo.

Sumário

Apresentação XLIII

Prefácio XLV
Prof. Dr. Tarcisio Eloy Pessoa de Barros Filho

Prefácio XLVII
Prof. Dr. Valentim Gentil Filho

Prefácio: Uma visão pessoal sobre o desenvolvimento
do Departamento e Instituto de Psiquiatria do
Hospital das Clínicas da FMUSP XLIX
Sir Robin Murray

Prefácio: A personal view on the development
of the Departamento and Instituto de Psiquiatria
do Hospital das Clínicas da FMUSP LI
Sir Robin Murray

Prefácio: O futuro da psiquiatria LIII
John H. Krystal, M.D

Prefácio: The future of psychiatry LVII
John H. Krystal, M.D

Seçao 1 – A psiquiatria: limites e interfaces

Editor de área: Táki Athanássios Cordás

1 História da Psiquiatria 2
Táki Athanássios Cordás, André Augusto Anderson Seixas,
Eduardo Wagner Aratangy, André Mota

2 Reforma psiquiátrica 20
Valentim Gentil Filho

3 A evolução dos conceitos em psiquiatria . . . 28
Alexandre Andrade Loch, Yuan-Pang Wang

4 Psiquiatria e seus limites 42
Yuan-Pang Wang, Zacaria Borge Ali Ramadam

5 Telemedicina e telepsiquiatria: método de
cuidados médicos não presenciais por
teletecnologias assistenciais 55
Chao Lung Wen

6 Psiquiatria e neurociências 63
Felipe Corchs, Paulo Clemente Sallet, David Ross

7 Psiquiatria e psicologia 69
Antonio de Pádua Serafim, Ricardo Silva dos Santos Durães,
Francisco Lotufo Neto

8 Psiquiatria, sociologia, antropologia
e filosofia 74
Zacaria Borge Ali Ramadam, Paulo Clemente Sallet

9 Influência da cultura sobre a psiquiatria 82
Luciana Carvalho, Yuan-Pang Wang, Carmen Lúcia
Albuquerque de Santana, Liliana Marchetti, Francisco Lotufo
Neto

10 Psiquiatria, religião e espiritualidade 98
Zenon Lotufo Júnior, Francisco Lotufo Neto

11 Psiquiatria e enfermagem 107
José Gilberto Prates, Jouce Gabriela de Almeida

12 Psiquiatria e serviço social 114
Isabel Bernardes Ferreira, Meimei Maria Murgolo Marcelino

13 Terapia ocupacional em saúde mental:
da antiguidade à prática clínica baseada
em evidências 120
Adriana Dias Barbosa Vizzotto, Alexandra Martini de Oliveira

14 Psiquiatria e nutrição 130
Adriana Trejger Kachani, Táki Athanássios Cordás

15 Psiquiatria e educação física 136
Paula Costa Teixeira, Táki Athanássios Cordás

16 Psiquiatria e outras áreas da medicina 146
Renério Fráguas Júnior

17 Psiquiatria baseada em valores 151
Carolina Ribeiro Colombo, Gustavo Bonini Castellana

18 A nova psiquiatria frente à ética médica
e à bioética 155
Claudio Cohen, Mauro Aranha de Lima

Seção 2 – Psicopatologia

Editores de área: Renato Luiz Marchetti, José Gallucci
Neto, Inah Carolina Galatro Faria Proença

1 Introdução à psicopatologia 166
Lucas Tokeshi, Gustavo Bonini Castellana, José Gallucci
Neto

2 Psicopatologia metodológica
de Karl Jaspers. 172
Renato Del Sant, Renato Luiz Marchetti

3 Consciência e atenção 181
Juliana Hangai Vaz Guimarães Nogueira, Marina Flaborea
Mazzoco, Yuri Tebelskis Nunes Dias, José Gallucci Neto,
Renato Luiz Marchetti

4 Memória 199
Mary Ann von Bismark, Pedro Gomes Penteado Rosa

5 Inteligência 208
Marcos Signoretti Croci, Marcelo José Abduch Adas Brañas,
Eduardo Martinho Jr.

6 Alterações da sensopercepção 217
Saulo Vito Ciasca, Renato Del Sant, Inah Carolina Galatro
Faria Proença

7 Pensamento, linguagem e fala 227
Flávio Guimarães-Fernandes, Eduardo Wagner Aratangy

8 Juízo. 235
Guilherme Ludovice Funaro, Renato Del Sant

9 Afetividade 242
Luis Antonio Bozutti, Melissa Garcia Tamelini

10 Conação 250
Alan Campos Luciano, Hermano Tavares

11 Alterações da psicomotricidade. 259
Paulo Clemente Sallet, Thiago Viegas Gomes Lins

Seção 3 – Conceitos e investigação diagnóstica em psiquiatria

Editor de área: Paulo Clemente Sallet

1 O conceito de transtorno mental 272
Flávio Guimarães-Fernandes, Fábio Moreira Vargas, Gustavo
Bonini Castellana

2 Diagnóstico em psiquiatria: desde os primórdios
até as classificações contemporâneas 281
Yuan-Pang Wang, Geilson Lima Santana, Bruno Mendonça
Coêlho, Laura Helena Silveira Guerra de Andrade

3 RDoC: aplicações em pesquisa
e na prática clínica 291
Paulo Clemente Sallet, Felipe Corchs

4 Anamnese psiquiátrica na infância
e adolescência 308
Ênio Roberto de Andrade, Marina Aranha Fondello, Miguel
Angelo Boarati

5 Anamnese psiquiátrica no adulto 316
Renato Del Sant, Renato Luiz Marchetti

6 Anamnese psiquiátrica no idoso. 330
Débora Pastore Bassitt, Camila Truzzi Penteado, Jorge
Augusto Alves Silveira

7 Formulação biopsicossocial 338
Liana Silva Tortato, Paulo Clemente Sallet

8 Avaliação neuropsicológica
ao longo da vida. 349
Antonio de Pádua Serafim, Cristiana Castanho de Almeida
Rocca

9 Avaliação da personalidade: testes projetivos,
escalas e inventários 361
Antonio de Pádua Serafim, Cristiana Castanho de Almeida
Rocca, Juliana Souza

10 Exame físico em psiquiatria. 371
Octávio Gonçalves Ribeiro, Leandro da Costa Lane Valiengo

11 O exame neurológico para psiquiatras 383
Lucio Huebra Pimentel Filho, Eduardo Genaro Mutarelli

12 Exames laboratoriais, marcadores genéticos
e biomarcadores humorais 390
Leda Leme Talib, Marcos Vasconcelos Pais, Breno Diniz,
Jessyka Maria de França Bram, Helena Passarelli Giroud
Joaquim, Alana Caroline Costa, Orestes Vicente Forlenza

13 Exames de imagem cerebral ao longo
da vida. 400
Anna Laura Di Carvalho Gedda, Pedro Kallas Curiati, Paulo
Jannuzzi Cunha, Tânia Corrêa de Toledo Ferraz Alves

14 Aplicabilidade da eletroencefalografia na clínica
psiquiátrica 416
Sílvia de Vincentiis, Kette Dualibi Ramos Valente

15 Videoeletroencefalograma
na prática psiquiátrica 426
Lia Arno Fiore, Sigride Thome-Souza, Marli Novaes Silva

16 Avaliação do sono 434
Daniel Guilherme Suzuki Borges, Rosa Hasan

Seção 4 – Modelos de assistência em psiquiatria e saúde mental

Editor de área: Hermano Tavares

1 A estrutura de acesso à saúde mental no Sistema Único de Saúde do estado de São Paulo... 444
Paulo Menezes, Rosangela Elias, Alina Zoqui de Freitas Cayres

2 Psiquiatria na comunidade (atenção primária) 458
Leticia Baltieri D'Angelo, Hermano Tavares

3 Pronto-socorro em psiquiatria............ 466
Chei Tung Teng, Yuan-Pang Wang

4 Centros de Atenção Psicossocial (CAPS) .. 475
Lucas de Oliveira Serra Hortêncio, Flávia Cardoso, Helena Bonadia Buonfiglio

5 Residências terapêuticas 483
Denise Razzouk

6 Psiquiatria nos ambulatórios de especialidades (secundária) 488
Denise Amino, Ronaldo Ramos Laranjeira, Katia Branco Domingues Valente, Ariella Hasegawa Galvão dos Santos

7 Políticas, serviços e ações voltados para o atendimento de crianças e adolescentes: aspectos jurídicos, articulação com a rede de proteção à criança e educação 498
Edith Lauridsen-Ribeiro, Aline Jimi Myung Cho, Cristiana Beatrice Lykouropoulos, Sandra Scivoletto

8 Serviços voltados para o tratamento da dependência química e integração com políticas gerais 511
Luiz Gustavo Vala Zoldan, Guilherme Trevizan Kortas, Matheus Cheibub David Marin, Arthur Guerra de Andrade

9 Saúde mental no trabalho............. 525
Selma Lancman, Juliana de Oliveira Barros

10 Saúde mental do profissional e do estudante de saúde............................ 536
Daniel Augusto Mori Gagliotti, Lucas Tokeshi, Bianca Brunelli Eduardo, Caroline Lopes Nogueira, Melissa Goulart, Sofia Barbieri de Senço, Guilherme Spadini dos Santos, Eduardo de Castro Humes

11 O ambulatório terciário em saúde mental ... 541
Rodrigo Fonseca Martins Leite

12 A importância do hospital-dia na atenção terciária................................ 544
Flávio Guimarães-Fernandes, Ana Laura Alcantara Alves

13 Atenção terciária em psiquiatria: enfermaria........................... 550
Tânia Corrêa de Toledo Ferraz Alves, Táki Athanássios Cordás

14 Mediação de conflitos em uma ouvidoria no hospital psiquiátrico 554
Vinícius Alves Ribeiro

15 Saúde mental e apoio psicossocial em emergências humanitárias. 557
Antonio de Pádua Serafim, Carla Satie Kamitsuji, Felipe Corchs, Luciana Lima de Siqueira, Graça Maria Ramos de Oliveira

Seção 5 – Ensino em psiquiatria

Editores de área: Francisco Lotufo Neto, Marco de Tubino Scanavino, Eduardo de Castro Humes

1 Ensino da Psiquiatria na graduação........ 566
Eduardo de Castro Humes, Marco de Tubino Scanavino, Alan Campos Luciano, Francisco Lotufo Neto

2 A formação do psiquiatra: residência médica 575
Pedro Fukuti, Rodrigo Darouche Gimenez, Alan Campos Luciano, Eduardo de Castro Humes, Paulo Clemente Sallet

3 Pós-graduação em Psiquiatria 594
Beny Lafer

4 Pós-graduação em psicologia clínica 601
Andrés Eduardo Aguirre Antúnez, Erika Rodrigues Colombo

Seção 6 – Pesquisa em psiquiatria

Editor de área: Andre Russowsky Brunoni

1 Aspectos éticos da pesquisa clínica na psiquiatria 610
Helio Elkis

2 Psiquiatria baseada em evidências 618
Ana Cristina de Oliveira Solis, Helio Elkis

3 Desenho de estudos observacionais....... 630
Isabela Martins Benseñor

4 Desenhos clínicos experimentais em psiquiatria.......................... 638
Juliana Belo Diniz, Daniel Lucas da Conceição Costa

5 Pesquisa translacional em psiquiatria 648
Rafael Teixeira de Sousa, Rodrigo Machado-Vieira

6 Pesquisa qualitativa................... 654
Flávio Guimarães-Fernandes, Daniela Ceron-Litvoc, Egberto Ribeiro Turato

7 Ensaios clínicos não farmacológicos........ 664
Marco de Tubino Scanavino, João Miguel Marques, Rogerio Lerner

8 Estudos em animais experimentais 672
Silvana Chiavegatto

9 Estudos em cadáveres 682
Camila Nascimento, Kátia Cristina de Oliveira

10 Métodos em estudos genéticos e epigenéticos 690
Leonardo Cardoso Saraiva, Madeline Cheshire, Sérgio Henrique Magalhães Saraiva, Byron Ramirez-Hamouz, Carolina Cappi

11 Proteômica e neuroquímica 704
Helena Passarelli Giroud Joaquim, Alana Caroline Costa, Tamires Alves Sarno, Leda Leme Talib

12 Métodos na avaliação em neurofisiologia ... 715
Álvaro Pentagna, Natascha Cardoso da Fonseca, Sílvia de Vincentiis, Kette Dualibi Ramos Valente

13 Métodos na investigação neurocognitiva ... 725
Laiss Bertola, Isabela Lima

14 Métodos de investigação em neuroimagem 735
Marcelo Camargo Batistuzzo, Maria Concepción García Otaduy, Marcelo Queiroz Hoexter, João Ricardo Sato

15 Uso de tecnologia e inovação na avaliação diagnóstica, prognóstica e terapêutica 747
Aline Zimerman, Ives Cavalcante Passos, Christian Kieling, Pedro Mario Pan

16 Instrumentos de mensuração em psiquiatria......................... 754
Yuan-Pang Wang, Elaine Henna, Antonio Reis de Sá Jr., Clarice Gorenstein

17 Avaliação crítica da evidência e inferência bayesiana 761
Juliana Belo Diniz, Carlos Alberto de Bragança Pereira

18 Análise de dados com apoio de *softwares* em pesquisa qualitativa................ 771
Vicente Sarubbi Júnior, Patrícia do Espírito Santo Gonçalves, Marco de Tubino Scanavino

19 Psiquiatria de precisão, *big data* e *machine learning* 780
Thiago Henrique Roza, Thyago Antonelli Salgado, Barbara Tietbohl Martins Quadros dos Santos, Alan Cristian Rodrigues Jorge, Ives Cavalcante Passos

20 Análise de dados secundários: revisões sistemáticas e metanálises 794
Tamara Melnik, Marcelle B. C. Engel, Andre Russowsky Brunoni, Helio Elkis

Seção 7 – Bases etiológicas em psiquiatria

Editores de área: Guilherme Vanoni Polanczyk, Helena Brentani

1 Epidemiologia dos transtornos mentais na população geral adulta 808
Yuan-Pang Wang, Maria Carmen Viana, Laura Helena Silveira Guerra de Andrade

2 Fatores de risco e proteção dos transtornos mentais................................. 823
Jessica Mayumi Maruyama, Alicia Matijasevich

3 Neuroanatomia funcional: circuitos cerebrais................................. 831
Marcelo Queiroz Hoexter

4 Bases fisiológicas da sinalização sináptica 838
José Cipolla-Neto, Fernanda Gaspar do Amaral

5 Genética dos transtornos psiquiátricos: variações comuns e raras 842
Viviane Neri de Souza Reis, Cleiton Figueiredo Osório da Silva, Catarina dos Santos Gomes, Helena Brentani

6 Epigenética e transcriptoma.............. 855
Ana Carolina Tahira, Mariana Maschietto, Helena Brentani

7 Aspectos imunes na patogênese dos transtornos mentais 872
Moisés Evandro Bauer, Natalia Pessoa Rocha, Antonio Lucio Teixeira

8 Desenvolvimento cerebral nas diversas fases da vida............................... 881
Kette Dualibi Ramos Valente

9 Desenvolvimento cognitivo nas diversas fases da vida............................... 891
Ceres Alves de Araujo

10 Compreendendo as relações entre temperamento e desenvolvimento infantil 898
Maria Beatriz Martins Linhares, Rafaela Guilherme Monte Cassiano

11 Envelhecimento celular e telômeros........ 906
Giancarlo M. Cardillo, Rafael Themoteo, Gabriel B. Polho, Vanessa de Jesus Rodrigues de Paula

Seção 8 – Ética e psiquiatria forense

Editores de área: Daniel Martins de Barros, Gustavo Bonini Castellana, Antonio de Pádua Serafim

1 Dilemas éticos em psiquiatria............. 916
José Alceu da Silva Lopes, Gustavo Bonini Castellana

2 Internações involuntárias e compulsórias ... 922
Christina Fornazari Ubiali Guimarães, Gustavo Bonini Castellana

3 Transtornos mentais e comportamentos violentos ... 932
Rafael Natel Freire

4 A perícia em psiquiatria ... 941
Jacqueline Michelle Segre, Gustavo Bonini Castellana

5 Avaliação multidisciplinar em psiquiatria forense ... 948
Antonio de Pádua Serafim, Fabiana Saffi, Henrique Soares Paiva, Daniel Martins de Barros

6 Psiquiatria forense nos extremos da vida ... 957
Thiago Fernando da Silva

7 Impacto forense dos transtornos mentais ... 966
Rafael Dias Lopes, Sergio Rachman

Índice remissivo ... 973

Clínica Psiquiátrica – volumes 2 e 3

VOLUME 2

Seção 1 – As grandes síndromes psiquiátricas na infância e adolescência

1 Desenvolvimento na infância normal
2 Desenvolvimento na adolescência normal
3 Deficiência intelectual
4 Transtornos da comunicação
5 Transtorno específico da aprendizagem
6 Transtorno do espectro autista
7 Transtorno de déficit de atenção/hiperatividade
8 Tiques e síndrome de Tourette
9 Esquizofrenia e outras psicoses na infância e adolescência
10 Transtornos de humor bipolares em crianças e adolescentes
11 Depressão na infância e na adolescência
12 Transtornos de ansiedade na infância e adolescência
13 Transtorno de estresse pós-traumático na infância e adolescência
14 Transtorno obsessivo-compulsivo na infância e adolescência
15 Somatização e dissociação na infância e adolescência
16 Transtorno factício imposto a outro
17 Transtornos alimentares na infância e na adolescência
18 Transtornos de eliminação
19 Transtornos do sono na infância e adolescência
20 Disforia de gênero na infância e na adolescência
21 Emergências psiquiátricas na infância e na adolescência
22 Transtornos disruptivos do comportamento
23 Transtornos relacionados ao uso de substâncias e comportamentos aditivos na infância e adolescência
24 Abuso, negligência e maus-tratos na infância
25 Autolesão na infância e adolescência
26 Transtornos mentais nos cuidadores de crianças e adolescentes

Seção 2 – As grandes síndromes psiquiátricas no adulto

1 Deficiência intelectual no adulto
2 Transtorno do espectro autista no adulto
3 Transtorno de déficit de atenção/hiperatividade em adultos
4 Esquizofrenia
5 Transtornos psicóticos breves e agudos transitórios
6 Transtorno esquizoafetivo
7 Transtorno delirante
8 Pródromos da esquizofrenia
9 Transtorno bipolar
10 Transtorno depressivo e distimia
11 Transtornos de ansiedade e transtorno de ansiedade generalizada
12 Transtorno do pânico e agorafobia
13 Transtorno de ansiedade social
14 Fobias específicas
15 Transtorno de ansiedade de separação no adulto
16 Transtorno obsessivo-compulsivo
17 Transtorno dismórfico corporal
18 Transtorno de acumulação
19 Tricotilomania e transtorno de escoriação (*skin-picking*)

20 Transtorno de estresse pós-traumático e transtorno de estresse pós-traumático complexo

21 Transtorno de estresse agudo e transtorno de ajustamento

22 Transtorno do luto complexo persistente (luto complicado)

23 Transtorno dissociativo

24 Transtorno de sintomas somáticos e transtornos relacionados

25 Transtornos alimentares

26 Transtornos do sono

27 Transtorno disfórico pré-menstrual

28 Transtornos mentais na gestação e no puerpério

29 Transtornos mentais e menopausa

30 Disfunções sexuais

31 Identidade de gênero, variações de gênero e incongruência de gênero

32 Transtornos relacionados ao uso de substâncias psicoativas

33 Transtornos relacionados ao uso de álcool

34 Transtornos relacionados ao uso de cocaína/crack

35 Transtornos relacionados ao uso de maconha

36 Transtornos relacionados ao uso de sedativos/hipnóticos e alucinógenos

37 Transtornos relacionados ao uso de tabaco

38 Transtornos relacionados a abuso e dependência de drogas e fármacos na mulher

39 Impulsividade e transtornos do controle do impulso

40 Transtorno do jogo

41 Transtorno do comportamento sexual compulsivo

42 Parafilias e transtornos parafílicos

43 Transtornos de personalidade

44 Emergências psiquiátricas

45 Suicídio

46 Manifestações psiquiátricas no contexto das pandemias: Covid-19

Seção 3 – As grandes síndromes psiquiátricas no idoso

1 Saúde mental do idoso

2 Envelhecimento normal e patológico: impacto das comorbidades

3 Avaliação cognitiva e funcional na população idosa brasileira

4 *Delirium*

5 Comprometimento cognitivo leve

6 Doença de Alzheimer

7 Comprometimento cognitivo e demência vascular

8 Demência com corpos de Lewy e demência na doença de Parkinson

9 Demência frontotemporal

10 Demências potencialmente reversíveis

11 Sintomas comportamentais associados às demências

12 Transtornos cognitivos e comportamentais relacionados ao envelhecimento da pessoa com síndrome de Down

13 Transtornos mentais e cognitivos relacionados a doenças clínicas no idoso

14 Transtorno depressivo no idoso

15 Transtorno bipolar no idoso

16 Transtornos de ansiedade no idoso

17 Transtornos psicóticos no idoso

18 Abuso e negligência no idoso

19 Transtornos mentais nos cuidadores de idosos

Seção 4 – Neuropsiquiatria

1 Introdução à neuropsiquiatria e neurologia do comportamento

2 Síndromes mentais orgânicas

3 Amnésia global

4 Catatonia

5 Doença de Parkinson e outros transtornos do movimento

6 Neuropsiquiatria das encefalites

7 Neuropsiquiatria da esclerose múltipla

8 Neuropsiquiatria da epilepsia

9 Neuropsiquiatria da enxaqueca e outras cefaleias

10 Neuropsiquiatria na AIDS, sífilis e hepatite C

11 Síndromes psiquiátricas e trauma cranioencefálico

12 Neuropsiquiatria dos tumores cerebrais

13 Neuropsiquiatria dos transtornos psicogênicos

14 Neuropsiquiatria da dor

Seção 5 – Interconsulta em psiquiatria

1 Interconsulta psiquiátrica: conceitos

2 Interconsulta psiquiátrica: funções, limites e dificuldades

3 Emergências psiquiátricas no hospital geral

4 Interconsulta no paciente com risco de suicídio

5 Interconsulta em unidade de terapia intensiva

6 Interconsulta no paciente com transtorno factício e transtornos somáticos

7 Interconsulta no paciente com dor

8 Interconsulta em doenças neurológicas

9 Interconsulta psiquiátrica em cuidados paliativos

10 Interconsulta em cardiologia

11 Interconsulta em infectologia

12 Interconsulta em doenças respiratórias

13 Interconsulta em doenças do sistema gastrointestinal

14 Interconsulta em oncologia

15 Interconsulta em doenças do sistema endocrinológico

16 Interconsulta em doenças reumatológicas e musculoesqueléticas

17 Interconsulta em transplante

18 Interconsulta em unidades de queimados

19 Interconsulta em dermatologia

20 Interconsulta psiquiátrica no paciente idoso

21 Interconsulta em crianças e adolescentes

VOLUME 3

Seção 1 – Aspectos gerais do tratamento psicofarmacológico

1 História e novas perspectivas da psicofarmacologia

2 Nomenclatura baseada em neurociência (NbN): nova classificação de psicotrópicos com orientação farmacológica

3 Bases fisiológicas da psicofarmacologia

4 Serotonina

5 Dopamina

6 Noradrenalina

7 Glutamato

8 Ácido gama-aminobutírico (GABA)

9 Lítio

10 Acetilcolina

11 Histamina

12 Melatonina, orexinas e opioides

13 Farmacogenômica aplicada à psiquiatria

14 Interação medicamentosa

15 Guia de manejo de outros efeitos colaterais dos psicofármacos

16 Manejo dos transtornos do movimento induzidos por drogas

Seção 2 – Psicoterapias na infância e adolescência

1 Psicoterapia psicodinâmica na infância e na adolescência

2 Psicoterapia breve na infância e na adolescência

3 Terapia cognitivo-comportamental na infância e na adolescência

4 Análise do comportamento na infância e na adolescência

5 Psicoterapia de grupo com crianças: uma revisão da literatura

6 Terapia familiar sistêmica na infância e na adolescência

7 Orientação parental na infância e na adolescência

Seção 3 – Psicoterapias no adulto

1 Psicoterapias: conceitos e aspectos comuns às diferentes abordagens

2 Psicanálise e psicoterapias de orientação psicanalítica

3 Psicodrama

4 Psicologia analítica

5 A psicoterapia pela perspectiva analítico-comportamental

6 Terapia comportamental dialética

7 Terapia cognitivo-comportamental

8 Psicoterapia dinâmica breve

9 Psicoterapia de grupo

10 Psicoterapia familiar e de casal

11 Psicoterapia de orientação fenomenológica

12 Psicoterapia interpessoal

13 Psiquiatria e psicologia positiva

Seção 4 – Tratamentos com neuromodulação e neurocirurgia

1 Neuromodulação invasiva e não invasiva e convulsoterapias: história, técnicas e mecanismos de ação

2 Neuromodulação não invasiva na depressão: estimulação magnética transcraniana e estimulação transcraniana por corrente contínua

3 Neuromodulação não invasiva em outros transtornos mentais

4 Neuromodulação não invasiva na neurologia e neurocirurgia

5 Eletroconvulsoterapia na depressão

6 Eletroconvulsoterapia em outros transtornos mentais

7 Tratamentos neurocirúrgicos para transtornos psiquiátricos

Seção 5 – Reabilitação psiquiátrica ao longo da vida

1 Introdução à reabilitação psiquiátrica ao longo da vida

2 Classificação Internacional de Funcionalidade (CIF) e o diagnóstico de disfunção

3 Hospital-dia adulto

4 Hospital-dia infantil

5   Hospital-dia do idoso

6   Equipe multi/transdisciplinar e plano terapêutico

7   Terapia ocupacional no adulto

8   Terapia ocupacional na infância e adolescência

9   Terapia ocupacional no idoso

10 Fonoaudiologia ao longo da vida

11 Fisioterapia ao longo da vida

12 Reabilitação neuropsicológica

13 Reabilitação socioprofissional

14 Reabilitação psicossocial

15 Intervenções psicossociais para pessoas em situação de rua

16 Acompanhamento terapêutico

17 Cuidados complementares e integrativos

18 Novas modalidades de intervenção: atividade física

19 Novas modalidades de intervenção: terapia assistida por animais

20 Residências terapêuticas

21 O atendimento às famílias na atenção psicossocial

22 Tecnologia em reabilitação

Seção 6 – Medicina do estilo de vida aplicada à psiquiatria

1   Por que uma seção de medicina do estilo de vida em um tratado de psiquiatria?

2   Psiquiatria nutricional: estado da arte e prática clínica

3   Exercício físico e promoção de saúde mental

4   *Mindfulness* e yoga: manejo do estresse como ferramenta terapêutica nos transtornos mentais

5   Isolamento social, solidão: intervenções para a construção de uma rede de relacionamentos saudáveis

Seção 7 – Abordagem terapêutica específica na infância e adolescência

1   Psicofarmacoterapia na infância e adolescência

2   Tratamento do transtorno do espectro autista

3   Tratamento do transtorno de déficit de atenção/hiperatividade

4   Tratamento de tiques e da síndrome de Tourette

5   Tratamento dos transtornos psicóticos na infância e adolescência

6   Tratamento do transtorno de humor bipolar na infância e adolescência

7   Tratamento da depressão na infância e na adolescência

8   Tratamentos dos transtornos de ansiedade em crianças e adolescentes

9   Tratamento dos transtornos de estresse pós-traumático na infância e adolescência

10 Tratamento do transtorno obsessivo-compulsivo na infância e adolescência

11 Tratamento dos transtornos alimentares da infância e adolescência

12 Tratamento dos transtornos disruptivos do comportamento na infância e adolescência

Seção 8 – Abordagem terapêutica das principais síndromes psiquiátricas no adulto

1   Tratamento do transtorno de déficit de atenção/hiperatividade em adultos

2   Tratamento da esquizofrenia

3   Tratamento do transtorno esquizoafetivo

4   Tratamento do transtorno bipolar e transtornos relacionados

5   Tratamento dos transtornos depressivos

6   Tratamento do transtorno de ansiedade generalizada

7   Tratamento do transtorno de pânico e agorafobia

8   Tratamento do transtorno de ansiedade social

9   Tratamento das fobias específicas

10 Tratamento do transtorno de ansiedade de separação

11 Tratamento do transtorno obsessivo-compulsivo

12 Tratamento do transtorno dismórfico corporal

13 Tratamento do transtorno de acumulação

14 Tratamento da tricotilomania e transtorno de escoriação (*skin-picking*)

15 Tratamento do transtorno de estresse pós-traumático e do transtorno de estresse pós-traumático complexo

16 Intervenções na fase aguda do pós-trauma, tratamento do transtorno de estresse agudo e do transtorno de ajustamento

17 Tratamento dos transtornos dissociativos, somáticos e relacionados

18 Tratamento dos transtornos alimentares

19 Tratamento dos transtornos psiquiátricos na gestação

20 Tratamento dos transtornos psiquiátricos no puerpério

21 Tratamento dos transtornos por uso de substâncias

22 Tratamento dos transtornos do controle de impulsos e dependências comportamentais

23 Tratamento dos transtornos de personalidade

24 Tratamento dos transtornos do sono

25 Tratamento farmacológico das emergências psiquiátricas

26 Suicídio: aspectos gerais do tratamento psicofarmacológico

Seção 9 – Abordagem terapêutica específica do idoso

1 Particularidades no tratamento farmacológico do idoso
2 Tratamento dos transtornos neurocognitivos: comprometimento cognitivo leve e doença de Alzheimer
3 Tratamento dos transtornos neurocognitivos e outros sintomas associados às demências: demência na doença de Parkinson, demência com corpos de Lewy, degeneração lobar frontotemporal e demência vascular
4 Tratamento dos sintomas neuropsiquiátricos nas demências
5 Tratamento dos transtornos do humor no idoso
6 Tratamento dos transtornos de ansiedade no idoso
7 Tratamento dos transtornos psicóticos no idoso
8 Cuidados paliativos em idosos

Seção 10 – Abordagem terapêutica das manifestações psiquiátricas na interface com outras especialidades

1 Princípios da abordagem terapêutica em interconsulta
2 Impacto psiquiátrico de terapêuticas farmacológicas clínicas
3 Impacto cardiológico de terapêuticas farmacológicas psiquiátricas e seu manejo
4 Impacto metabólico de terapêuticas farmacológicas psiquiátricas e seu manejo
5 Impacto neurológico de terapêuticas farmacológicas psiquiátricas e seu manejo
6 Intervenções psicológicas e formação de terapeutas no contexto do hospital geral: o papel das linhas analítico-comportamental, cognitiva e psicodinâmica
7 Intervenções psicossociais no hospital geral

Apresentação

Nós, editores da segunda edição do tratado *Clínica Psiquiátrica*, temos o orgulho de apresentar esta mais recente obra realizada em conjunto pelo Departamento de Psiquiatria da Faculdade de Medicina da Universidade de São Paulo (FMUSP), pelo Instituto de Psiquiatria do Hospital das Clínicas da FMUSP e pela Editora Manole. Nove anos após o lançamento da primeira edição, vencedora do Prêmio Jabuti na área de Ciências da Saúde em 2012, apresentamos esta nova edição, reformulada e ampliada. Esta publicação, como não poderia deixar de ser, acompanha o que há de mais atual e se apoia nas melhores evidências científicas no campo da psiquiatria.

Conquanto os terríveis efeitos que a pandemia da Covid-19 causou em nossa sociedade por sua repercussão na saúde e na economia, podemos afirmar que esse evento decretou, apesar do crescente movimento já em andamento, a entrada da psiquiatria como área fundamental da medicina no século XXI. Esse movimento pode ser analisado em nosso primeiro volume, a respeito das bases teóricas e científicas que sustentam a nossa prática clínica. Além disso, ele promoveu alterações na forma de como exercer a profissão, sendo um exemplo a telemedicina, abordada neste livro, ou mesmo um capítulo específico sobre os efeitos da pandemia na saúde mental.

Temos também a publicação do DSM-5 e perspectivas a respeito da iminente publicação da CID-11, que modificaram alguns conceitos e formas de abordagem dos critérios diagnósticos envolvendo a especialidade e que merecem uma atualização cuidadosa como a aqui presente – alterações essas em parte provocadas pelos recentes avanços em pesquisas científicas nos campos das neurociências, da prática clínica, da farmacologia e da psicopatologia. Nosso tratado aborda em detalhes a metodologia dos mais diversos tipos de estudo em psiquiatria e suas aplicações no cotidiano do psiquiatra. Dessa forma, a obra se alinha aos objetivos de ensino, pesquisa e extensão do Departamento de Psiquiatria da FMUSP e, desta feita, cumpre com a nossa missão de investir na formação de recursos humanos qualificados, realizar pesquisa de ponta, com relevância social e voltada a orientar políticas públicas e de buscar excelência na assistência psiquiátrica para melhor atender às novas demandas da população.

Esta obra foi realizada primariamente pelos profissionais do Departamento & Instituto de Psiquiatria bem como de outras instituições ligadas a eles, dentre as quais podemos destacar o Hospital Universitário da USP e o Centro de Saúde Escola "Samuel Barnsley Pessoa".

São 582 autores das mais diversas especialidades, a saber: médicos, psicólogos, enfermeiros, terapeutas ocupacionais, fonoaudiólogos, fisioterapeutas, educadores físicos, ouvidores, advogados..., o que denota uma importante característica da multidisciplinaridade em psiquiatria que perpassa os 3 volumes desta edição. Além de multi, o tratado é transdisciplinar e detém os valores que comportem a ética profissional, o respeito ao paciente e seus familiares e o trabalho em equipe. Entendemos que os conhecimentos aqui gerados são universais e, para disseminá-los, investimos em inúmeras atividades de extensão como, por exemplo cursos de educação continuada e o Congresso Clínica Psiquiátrica. Incentivamos o convívio com diferentes vertentes do conhecimento, sempre buscando evidências científicas que possam aumentar nosso arsenal terapêutico para o alívio do sofrimento dos nossos pacientes. Foram contempladas, pois, diferentes visões acerca da prática psiquiátrica da instituição, uma marca da sua riqueza e de seu valor universitário. Dessa forma, este tratado está inserido nas diretrizes estabelecidas pela nossa instituição desde 2019, ou seja o de: "Promover saúde mental e melhorar a vida das pessoas e famílias afetadas por transtornos mentais".

Assim como nos grandes compêndios internacionais em psiquiatria, focamos em aspectos formais da prática médica, incluindo as bases conceituais do diagnóstico, realizadas em nosso volume 1, e em questões relacionadas à caracterização das síndromes psiquiátricas e seus diferenciais em relação às outras especialidades médicas, abordadas em nosso volume 2. Destacamos, no entanto, uma característica distinta em nosso tratado: o volume 3 é eminentemente prático para os desafios do tratamento realizado pelo psiquiatra. Além dos já consagrados tratamentos medicamentosos e psicoterapêuticos, realizamos uma investigação detalhada do que há de mais atual nos procedimentos em psiquiatria, na reabilitação psicossocial e nas recentes descobertas em relação à nova área de medicina do estilo de vida e seu impacto na saúde mental.

Enfim, oferecemos aos nossos leitores um conteúdo informativo atualizado e abrangente sobre saúde mental, que busca contemplar de forma multi e transdisciplinar o conhecimento contemporâneo aplicado à prática clínica, elaborado com a visão crítica dos nossos colaboradores e baseado nas melhores evidências científicas.

Esperamos que todos tenham uma ótima leitura!

Os Editores

Prefácio

Prof. Dr. Tarcisio Eloy Pessoa de Barros Filho

Inicialmente, nosso agradecimento ao Departamento de Psiquiatria da Faculdade de Medicina da Universidade de São Paulo (FMUSP) e ao Instituto de Psiquiatria do Hospital das Clínicas da FMUSP (IPq-HCFMUSP), pelo honroso convite para prefaciar este tratado de psiquiatria, representado pela obra *Clínica Psiquiátrica*, em sua 2ª edição, em três volumes, digna representante dessa Escola de Psiquiatria.

A obra é abrangente e plural; reflete o estado da arte atual do conhecimento e da prática psiquiátrica. Não se propõe a ser polêmica. Os editores, aliados aos profissionais dos numerosos grupos autônomos existentes, cada um com sua característica e especificidade de conhecimentos e ações, em constante interação complementar, definiram um projeto acadêmico no qual, do conjunto, emerge uma propriedade essencial, no caso, a atenção integral à saúde do ser humano, na situação de saúde ou de enfermidade. Assumiram, conscientemente, o conceito holístico de que o ser humano é uma unidade biopsicossocial indivisível, portanto, multidimensional, cujas dimensões físico-biológicas, mentais e sociais estão em contínua interação e interdependência. Nessa visão sistêmica do ser humano, a enfermidade, necessariamente biopsicossocial, ora incide com predomínio do componente físico-biológico, ora com predomínio do componente psíquico ou com predomínio do componente social (patologias sociais), como nos crimes, agressões físicas e/ou psicológicas, abuso de drogas etc.

A fim de dar maior concretude ao que relatamos, explicitamos, a seguir, em linhas gerais, o conteúdo temático dos três volumes:

Volume 1: aborda os limites e interfaces da Psiquiatria; descreve sua história e a evolução dos conceitos; estabelece suas interfaces com as Neurociências, a Psicologia, a Sociologia, a Antropologia, a Filosofia, a cultura, a espiritualidade e a religião; destaca sua interface com os enfoques multiprofissionais; com os valores, com a ética médica e biomédica; enfoca questões da psicopatologia e em noções abstratas sobre consciência, atenção, memória, inteligência, sensopercepção, pensamento, linguagem e fala, juízo, afetividade e conação; comenta sobre os diferentes modelos de assistência psiquiátrica; sobre a Saúde Mental no SUS (nos 3 níveis de atenção à saúde – primária, secundária e terciária); relata sobre o ensino da Psiquiatria na graduação, residência e pós-graduação *estrito senso* e psicologia clínica; descreve a pesquisa quantitativa e qualitativa e suas diferentes modalidades; aponta para as bases etiológicas em Psiquiatria – epidemiologia dos transtornos mentais e descreve os conceitos e a investigação diagnóstica em Psiquiatria.

Volume 2: descreve a anamnese na infância e na adolescência, no adulto e no idoso; destaca a formulação biopsicossocial, as avaliações neurológicas e da personalidade; descreve o exame físico e neurológico, os exames laboratoriais, os marcadores genéticos e biomarcadores, os exames de imagem, de eletroencefalografia e a avaliação do sono; descreve as grandes síndromes psiquiátricas na infância e adolescência, no adulto e no idoso; e relata sobre a neuropsiquiatria e a interconsulta em psiquiatria.

Volume 3: aborda os aspectos gerais do tratamento psicofarmacológico; as modalidades de psicoterapias na infância, na adolescência e no adulto; os tratamentos com neuromodulação não invasiva e neurocirúrgica, a reabilitação psiquiátrica ao longo da vida; a medicina do estilo de vida aplicada à psiquiatria; a abordagem terapêutica específica na infância e na adolescência; a abordagem terapêutica das principais síndromes psiquiátricas no adulto e no idoso; a abordagem terapêutica das manifestações psiquiátricas na interface com outras especificidades médicas.

Esse voo panorâmico pelos três volumes da obra mostra, claramente, que a intenção dos editores e dos profissionais dos diferentes grupos que participaram desta empreitada foi de produzir um texto que, no conjunto, reflete a atenção integral à saúde do ser humano. Cremos que atingiram plenamente esse objetivo.

Prof. Dr. Tarcisio Eloy Pessoa de Barros Filho
Diretor da Faculdade de Medicina
da Universidade de São Paulo

Prefácio

Prof. Dr. Valentim Gentil Filho

Clínica Psiquiátrica, na 2ª edição – em apenas dez anos, é um compêndio de proporções enciclopédicas, que encerra sínteses e recortes atuais das principais áreas de interesse, investigação e atuação do Departamento & Instituto de Psiquiatria do Hospital das Clínicas da Faculdade de Medicina da Universidade de São Paulo (IPq-HCFMUSP). São 351 capítulos escritos por profissionais especializados que trabalham no IPq e em outros serviços e instituições do país e do exterior, com os quais há importante interação e frutífera colaboração. Parabéns aos autores e, em particular, aos editores gerais e editores de áreas, que conseguiram reunir temas tão relevantes para a formação, a educação continuada e o desenvolvimento da Arte de Curar e de promoção da Saúde Mental.

O nome deste livro remete à tradição dessa Instituição. Há 100 anos, a Faculdade de Medicina e Cirurgia de São Paulo (FM-SP) contratou Franco da Rocha para lecionar "clínica psiquiátrica". Em 1935, Pacheco e Silva ganhou o concurso e assumiu a Cadeira de "Clínica Psiquiátrica". Uma das suas mais importantes contribuições foi a criação de uma unidade psiquiátrica no Hospital das Clínicas da Faculdade de Medicina da Universidade de São Paulo (FMUSP), a que denominou Hospital de Clínica Psiquiátrica (HCP). Parcialmente inaugurado em 1952 e concluído alguns anos depois, desde 1990 o HCP foi redefinido como "Instituto de Psiquiatria Antônio Carlos Pacheco e Silva" (IPq). Tive o privilégio de nele me formar e o prazer de participar da modernização do IPq, um projeto de dez anos consistentemente apoiado pela FMUSP, pelo HC, pelo Governo do Estado e conduzido com brilhantismo pelo Professor Geraldo Serra e sua equipe, com base nas observações e demandas dos profissionais que aqui exercem, muitos como trabalho voluntário, as atividades de assistência, ensino, pesquisa e serviços técnicos descritos ou relacionados com os fundamentos descritos neste livro.

As publicações científicas e a memória dos primeiros 100 anos da Clínica Psiquiátrica da FM e HC revelam uma história coerente de perseverança e capacidade de adaptação diante das demandas, dos desafios, das ameaças e dos progressos do campo da saúde mental. A identidade médica da psiquiatria foi fortalecida na segunda metade do século XX graças, em grande parte, à descoberta de medicamentos com eficácia diferencial, exigindo maior acuidade de diagnóstico e classificação nosológica, numa época em que algumas correntes propunham a dissolução dos diagnósticos e o abandono do modelo médico, ou, até mesmo, a desconstrução da psiquiatria, por considerarem que os problemas psiquiátricos eram fruto exclusivo de fatores intrapsíquicos e socioambientais, ou que a doença mental era um mito. A partir daí, a interação dos psiquiatras com as ciências básicas e do comportamento e com as demais áreas da Medicina se adensou e passou a exigir formação ampla e educação continuada para o exercício da clínica psiquiátrica.

Além dos aspectos teóricos e práticos fundamentais, a familiaridade com a metodologia científica tornou-se indispensável para quem pretende participar ou mesmo apenas entender os resultados das investigações sobre etiopatogenia, fisiopatologia e abordagens terapêuticas. Isso tornou-se ainda mais necessário desde que a geração de dados ficou volumosa demais e de difícil avaliação quanto à sua qualidade e relevância. Livros como este têm o objetivo de auxiliar seus leitores a identificar informações fidedignas e relevantes, apontando as que já foram refutadas. Certamente, além dos conhecimentos recentes, é importante reconhecer o valor do que resistiu ao teste do tempo, mesmo que ainda não tenha recebido validação científica. Faltam evidências que comprovem várias observações consagradas do nosso ofício milenar. Daqui a dez anos, na já esperada 3ª edição deste livro, será possível saber o quanto de hoje sobreviveu e o que de novo surgiu, nessa permanente busca da prevenção e superação dos males que tanto nos desafiam.

Prof. Dr. Valentim Gentil Filho
Professor Emérito da FMUSP

Prefácio

Uma visão pessoal sobre o desenvolvimento do Departamento e Instituto de Psiquiatria do Hospital das Clínicas da FMUSP

Sir Robin Murray

Em 1984, fui convidado pelo Conselho Britânico a visitar o Departamento de Psiquiatria na Faculdade de Medicina da Universidade de São Paulo, para aconselhar sobre pós-graduação e pesquisa em psiquiatria. Eu não era a primeira escolha do Departamento. Eles haviam indicado o Professor Michael Shepherd, um ilustre epidemiologista inglês, mas ele não aceitou o convite e eu fui como seu substituto. Fui recebido pelo Professor Fortes, então Chefe do Departamento, que foi muito cortês e gentil comigo, mas estava um tanto perplexo com a minha visita, concatenada pelo Dr. Valentim Gentil, que não fazia parte do Departamento naquela época. O Departamento realizava pouca atividade de pesquisa e sua vida acadêmica parecia dominada por discussões entre os fenomenologistas que seguiam a escola francesa de antes da guerra e os que seguiam a escola alemã. Eu não acompanhava nenhuma delas. De qualquer forma, eu tive uma boa experiência, apreciando a maravilhosa cozinha e hospitalidade de São Paulo e procurando entusiasmar os jovens psiquiatras em relação aos novos horizontes que se abriam nas neurociências e nas ciências sociais.

Para minha surpresa, logo fui contatado pelo Valentim Gentil, que me informou estar tentando convencer o Conselho Britânico e a FAPESP a financiar uma colaboração entre o nosso Instituto de Psiquiatria de Londres e o Instituto de Psiquiatria em São Paulo. Mais surpreendentemente, eles aceitaram e foi estabelecido um programa de Visitas de Professores de Londres a São Paulo e de psiquiatras e psicólogos em treinamento ao Instituto de Londres, para desenvolver trabalhos de doutorado.

Voltei à USP para ver o início das mudanças. O Dr. Gentil tinha conseguido uma sala no Departamento, próxima ao banheiro e à saída, e o trabalho de pós-graduação foi se tornando mais sistemático. Cada professor visitante de Londres foi encarregado de iniciar treinamento em pesquisa ou novas técnicas clínicas e o Departamento ficou cada vez mais embasado em ciências. No Instituto de Psiquiatria de Londres, os orientadores começaram a se dar conta de que os estagiários brasileiros eram de nível muito elevado e, consequentemente, passaram a competir para ter esses alunos de PhD em seus grupos de pesquisa.

Nós, é claro, estávamos (arrogantemente) familiarizados com o conceito do pesquisador "autômato", cujas habilidades acadêmicas são aperfeiçoadas pela experiência de um PhD em centros dos Estados Unidos ou da Europa, mas gradualmente as abandonam quando voltam aos seus países de origem. Surpreendentemente, isso não aconteceu na USP, pois os que retornavam se inseriam em um ambiente que os encorajava a continuar em pesquisa. Um fluxo constante de publicações conjuntas de colegas dos dois Institutos passou a chegar às revistas científicas. Cada vez que eu voltava para visitar, mais impressionado eu ficava com a evolução fomentada pelo Valentim Gentil, agora Professor Titular e Chefe do Departamento. Pessoalmente, eu desenvolvi pesquisas colaborativas muito produtivas com vários colegas brasileiros competentes, particularmente com Homero Vallada, Paulo Menezes, Geraldo Busatto e Osvaldo Almeida, em genética, epidemiologia, imagem em esquizofrenia e psiquiatria geriátrica, respectivamente. Para surpresa de outras especialidades da USP, supostamente mais prestigiosas, o montante das verbas de pesquisa obtidas pelo Instituto de Psiquiatria começou a superar o de outros departamentos médicos.

Mais ainda, outros Departamentos de Psiquiatria no Brasil começaram a se tornar mais orientados para a pesquisa, particularmente na Universidade Federal de São Paulo, onde a pesquisa foi impulsionada pelo Professor Jair Mari. A consequência foi que, no início do século XXI, uma avaliação quinquenal dos periódicos psiquiátricos internacionais de alta qualidade revelou que, no seu conjunto, os artigos do Brasil superaram os da França em termos de citações e impacto – um feito impressionante!

Os Chefes de Departamento que se seguiram – Wagner Gattaz, Zacaria Ramadan, Helio Elkis, Euripedes Miguel, Francisco Lotufo e agora Orestes Forlenza – continuaram a fomentar essa visão acadêmica e o Departamento da USP floresceu. Também surpreendentemente, uma grande verba foi conseguida e um novo e maravilhoso Instituto de Psiquiatria surgiu com enfermarias muito melhores e instalações especialmente concebidas para pesquisa, ensino e assistência. O resultado disso tudo é que o Departamento é hoje o mais conceituado da América do Sul e suas pesquisas, ensino e cuidados clínicos continuam florescendo. Um dos principais objetivos do Departamento é proporcionar educação da mais alta qualidade no campo da psiquiatria para formar jovens psiquiatras e psicólogos bem preparados para a prática clínica. A alta qualidade deste livro é testemunho do sucesso do Departamento!

Sir Robin Murray
Professor de Pesquisa Psiquiátrica
Instituto de Psiquiatria, Psicologia e Neurociências
King's College, Londres

Tradução: Professores Helio Elkis e Valentim Gentil Filho

Prefácio

A personal view on the development of the Departamento and Instituto de Psiquiatria do Hospital das Clínicas da FMUSP

Sir Robin Murray

In 1984 I was invited to visit the Department of Psychiatry at the University of São Paulo and advise on postgraduate education and research in psychiatry. I was not the Department's first choice. They had asked a distinguished English epidemiologist, Professor Michael Shepherd, but he declined the invitation so I came as a substitute. I was met by the Professor Fortes, then Head of the Department. He was very gracious and kind to me but somewhat mystified by my arrival which had been negotiated by Dr Valentim Gentil who wasn't actually based in the Department at that time. The Department did little research, and academic life appeared to be dominated by arguments between those phenomenologists who followed the pre-war French school and those who followed the German school. I could follow neither. Anyway, I had a great time enjoying the wonderful São Paulo food and hospitality, and tried to enthuse young psychiatrists about the new vistas that were opening up in neuroscience and social science.

To my surprise I was shortly contacted by Valentim Gentil who told me he was trying to persuade the British Council to fund a collaboration between my Institute of Psychiatry in London and the Institute in São Paulo. Even more surprisingly, the British Council agreed and a programme of Visits of London Professors to São Paulo was established with trainee psychiatrists and psychologists going the other way to get PhD's at the London Institute.

So, I arrived back in USP to see the beginning of change. Firstly, Dr Gentil had managed to secure a room in the Department next to the toilet and the way out, and postgraduate training was becoming more systematic. Each visiting academic from London was tasked with initiating training in research or new clinical techniques and the Department became steadily more science based. In the London Institute of Psychiatry, academics began to realise that the Brazilian trainees who were coming were of a very high standard and consequently our Institute academics competed to have such PhD students in their research groups.

Of course, we were (arrogantly) familiar with the concept of the "clockwork" researcher whose academic skills would be wound up by his PhD experience in a centre in the USA or Europe but would then gradually wind down when he returned to his own country. Strikingly this did not happen in USP, as returning trainees with their PhDs fitted into an atmosphere which encouraged then to continue in research, and a steady stream of joint publications between colleagues in our two Institutes began hitting the journals. Each time I visited I was more impressed by the developments, fostered by Valentim Gentil, now Professor and Head of Department. I myself had very productive research collaborations with many able colleagues but especially Homero Vallada, Paulo Menezes, Geraldo Busatto and Osvaldo Almeida, in the genetics, epidemiology, imaging of schizophrenia and geriatric psychiatry, respectively. To the surprise of other supposedly more prestigious specialties in USP, the research income of the Institute of Psychiatry began to overtake that of other medical departments.

In addition, other Psychiatric Departments in Brazil started to become more research orientated particularly the Universidade Federal de São Paulo, where research was driven by Professor Jair Mari. The consequence was that by the beginning of the 21st century a 5 years audit of high quality international journals of psychiatry revealed that, overall, articles from Brazil outranked those from France in their citations and impact – an impressive achievement!

Succeeding Heads of Department, Wagner Gattaz, Zacaria Ramadan, Helio Elkis, Euripedes Miguel, Francisco Lotufo and now Orestes Forlenza continued to foster academia and the USP Department flourished. Amazingly a huge amount of money was raised and a wonderful new Institute built with much improved wards and tailor-made research and teaching facilities. The result has been that the Department is the most prestigious in South America and its teaching, research, and clinical care are flourishing. One of the major goals of the Department is to provide education of the highest quality in the field of psychiatry in order to develop young psychiatrists and psychologists well prepared for clinical practice. This high quality of this book is testament to the Department's success!

Sir Robin Murray
Professor of Psychiatric Research
Institute of Psychiatry, Psychology and Neuroscience
King's College, London

Prefácio

O futuro da psiquiatria

John H. Krystal, M.D

Não somos muito bons em prever o futuro. O programa de televisão e a série de filmes *Star Trek*, por exemplo, previram que as espaçonaves viajariam mais rápido que a velocidade da luz e que a matéria seria transportada através do espaço. Por outro lado, também previram que desenvolveríamos comunicadores portáteis e computadores ativados por voz que poderiam monitorar o que dizíamos e responder às nossas perguntas. Algumas previsões exageradas serão impossíveis, enquanto outras poderão se concretizar mais rápido do que se espera. Ah, se pudéssemos prever o que vai acontecer de fato!

Também não somos muito bons em prever o futuro da psiquiatria. Nossas tecnologias são espetaculares. Mas com exceção da avaliação da demência, ainda não conseguimos dar o primeiro passo, que é a validação de um teste diagnóstico ou prognóstico. Na década de 1960, parecia que a descoberta da desregulação da monoamina nos transtornos psiquiátricos anunciava o rápido surgimento de uma psiquiatria científica fundamentada na neurociência. Na década de 1980, o teste de supressão de dexametasona e os estudos de provocação farmacológica fizeram com que acreditássemos que os biomarcadores auxiliares no diagnóstico e que caracterizam a fisiopatologia estavam ao nosso alcance. Na década de 1990, o surgimento da genética molecular, da ressonância magnética e da tomografia por emissão de pósitrons fez com que estudássemos mais diretamente o cérebro. Desde então, vieram à tona análises do cérebro e de outros tecidos graças ao uso da transcriptômica, epigenômica, proteômica e de outras tecnologias, bem como de novas plataformas, como os modelos celulares baseados em neurônios e em outros tipos de células derivadas de células-tronco pluripotentes. Assim, estamos adquirindo uma visão cada vez mais profunda sobre a biologia dos transtornos psiquiátricos.

Atualmente, temos ciência na psiquiatria, mas não temos psiquiatria científica. Nossos diagnósticos se fundamentam exclusivamente em sintomas e comportamentos. Em nossos diagnósticos, não entendemos a heterogeneidade dos pacientes nem compreendemos os limites diagnósticos atribuíveis aos mecanismos genômicos transdiagnósticos ou a mecanismos ambientais ou fisiopatológicos. Nossos tratamentos são paliativos, ineficazes para muitos de nossos pacientes e, basicamente, são os mesmos que já estavam disponíveis há 50 anos.

E por que deveríamos esperar por outro panorama? Fica claro que, basicamente, subestimamos a complexidade de nossa tarefa. É provável que o cérebro seja o órgão mais complexo em todo universo. As nossas expectativas de obter soluções rápidas para problemas científicos de inimaginável complexidade eram meras expressões de uma esperança ingênua. Diante das limitações da neurociência na década de 1950, é incrível que os tratamentos modernos, em sua maioria, tenham sido descobertos ou desenvolvidos naquela época: lítio, eletroconvulsoterapia, inibidores da monoamina oxidase, antagonistas do transportador de monoamina e antipsicóticos bloqueadores do receptor D2 da dopamina. Mas as histórias por trás dessas descobertas são testemunhos de um misto de ousadia e sorte – não são triunfos da própria ciência.

No entanto, vêm ocorrendo mudanças fundamentais sobre a natureza do conhecimento científico em psiquiatria. Finalmente estão sendo estabelecidas as bases para a biologia dos transtornos psiquiátricos. Depois de transcorridas décadas de investimento, a genética está começando a dar seus frutos. Com isso, quero dizer que ocorreram descobertas reprodutíveis que implicam variantes genéticas raras e comuns específicas no risco da ocorrência de transtornos psiquiátricos. Mais recentemente, ficou claro que estamos no limiar de descobertas reprodutíveis relacionadas à transcriptômica ligada a transtornos, ou seja, os padrões de expressão gênica no cérebro, e à epigenômica, isto é, os padrões de mudanças nos mecanismos que regulam a expressão gênica. Estamos aprendendo que a biologia dos transtornos psiquiátricos é a biologia de células cerebrais individuais; não apenas neurônios, mas também as células da glia. Estão sendo enfrentados dois desafios fundamentais que provavelmente não serão resolvidos pela minha geração de cientistas. O primeiro desafio: nossos transtornos psiquiátricos comuns são altamente poligênicos, com envolvimento de centenas de genes. Ainda não sabemos como estudar a biologia de padrões tão complexos de processos biológicos convergentes e divergentes. Em segundo lugar, ficou evidenciado que, a partir da genômica e da transcriptômica, os mecanismos biológicos implicados nos transtornos psiquiátricos não são singulares. Ocorre sobreposição de genes implicados em vários transtornos psiquiátricos. Essa descoberta sugere que transtornos psiquiátricos distintos podem estar incorporados em populações de pacientes que, na aparência, são clinicamente semelhantes. E também sugere que o próprio sistema diagnóstico deva talvez ser alterado, de modo a refletir a inter-relação genômica dos distúrbios. O que torna a solução desse problema tão espinhosamente difícil é que estamos tentando lançar mão da biologia (genética, epigenética, metabolômica, microbioma etc.) para ajudar a esclarecer a estrutura dos diagnósticos psiquiátricos, ao mesmo tempo em que usamos nosso sistema diagnóstico com o objetivo de estruturar nossos estudos de risco genômico. É mais ou menos como construir um avião enquanto ele está sendo pilotado. Para lidar com essas questões transdiagnósticas, são necessárias amostras enormes, da ordem talvez de milhões de participantes. No entanto, a pesquisa aceitou esse desafio.

Ao mesmo tempo, estamos apenas começando a entender as propriedades dos circuitos cerebrais, e isso leva à geração de conhecimentos sobre a natureza dos sintomas. Quando em seus primórdios, a neurociência cognitiva psiquiátrica se concentrava na regulação de "centros" cerebrais, ou seja, um centro do prazer (*nucleus accumbens*), um centro do medo (amígdala), entre outros. No entanto, em um grau sem comparação em qualquer outra parte do corpo, o cérebro é um órgão de conexão – e o comportamento é uma propriedade emergente de sua comunicação interna. Existem algumas implicações fundamentais a partir dessa perspectiva. Em primeiro lugar, tal perspectiva sugere uma mudança na maneira como os psiquiatras consideram os transtornos. Houve um tempo em que os psiquiatras tentavam diferenciar entre distúrbios "funcionais" e "orgânicos". No entanto, todos os distúrbios e, na verdade, todo o comportamento humano são atualmente considerados "orgânicos" (por envolverem a estrutura e a química dos neurônios inseridos em circuitos) e também "funcionais" (por envolverem a atividade dos circuitos).

Essa perspectiva também está subjacente ao potencial da unidade, no âmbito da psiquiatria, de pacientes da "mente" (comportamentos, atividade de circuito) e do "cérebro" (estrutura, propriedades biológicas). Embora hoje em dia tenhamos apenas um entendimento limitado de como a biologia define as propriedades dos circuitos e provoca patologias comportamentais, essa unidade é essencial, pois nos possibilita compreender os efeitos convergentes de tratamentos que produzem resultados clínicos semelhantes mediante a manipulação de circuitos (psicoterapia, reabilitação cognitiva, neuroestimulação) e da química (farmacoterapia, terapia genética). Esse "cruzamento de linhas" fica ilustrado com o uso da cetamina, um agente antidepressivo de ação rápida. Esse agente farmacológico ativa os circuitos corticais e desencadeia o ressurgimento da conectividade sináptica, permitindo que os circuitos cerebrais envolvidos na regulação da emoção funcionem de forma mais adaptativa. Podemos aliviar a mente consertando o cérebro. Esse ponto também fica ilustrado pelo impacto da psicoterapia nos circuitos cerebrais. Com o envolvimento da mente, é possível sintonizar o cérebro.

À medida que os mecanismos moleculares que governam o desenvolvimento do cérebro vão sendo mapeados e concomitantemente vão sendo identificadas as principais variantes gênicas patológicas que contribuem para o risco de ocorrência de transtornos psiquiátricos, surgem oportunidades para intervenções preventivas precoces que podem envolver o uso de pequenas moléculas e de terapias genéticas. O resgate de pacientes com atrofia muscular espinhal (um distúrbio letal do neurodesenvolvimento), tanto com o tratamento com oligonucleotídeos *anti-sense* como com a terapia genética, é um triunfo para a neurociência clínica. Mas, e quanto aos transtornos psiquiátricos mais comuns? Com o advento dos avanços na detecção genômica de indivíduos de alto risco com a maior brevidade possível, além do direcionamento específico para os mecanismos patológicos, o enriquecimento ambiental também pode desempenhar uma função moderadora em termos da redução do risco de ocorrência de transtornos psicóticos e também do humor.

Outra fronteira se situa em entender o cérebro como o órgão do comportamento social – o que, por sua vez, é fundamental para a patologia psiquiátrica. Sabemos relativamente pouco sobre a neurociência subjacente à maioria dos processos sociais fundamentais. Qual é a neurociência dos relacionamentos românticos, parentais, familiares e entre pares? Qual é a neurociência da patologia nesses domínios sociais? Os distúrbios nesses mecanismos neurais subjacentes à cognição social em nível individual estão relacionados à patologia expressa em comunidades mais amplas, por exemplo, sexismo, racismo, crime e guerra?

A revolução científica que se aproxima também está associada ao surgimento da "psiquiatria computacional", com envolvimento de novos parceiros importantes, os cientistas da computação. São duas as funções principais desses cientistas computacionais: informática/análise e modelagem. Nossas tecnologias transformadoras se baseiam em canais informáticos e em abordagens computacionais atualmente em acelerada evolução, de modo a permitir o acesso e a manipulação de volumes extraordinários de dados. As abordagens de inteligência artificial, por exemplo, possibilitam a identificação de biomarcadores informativos com base na análise do tipo de dados clínicos coletados rotineiramente em estudos clínicos. A modelagem computacional da química do cérebro, dos circuitos cerebrais e dos comportamentos nos propicia uma teoria rigorosa, que serve para orientar a interpretação entre níveis de análise e também para que possamos testar o impacto dos tratamentos potenciais.

Sessenta anos após o surgimento da "psiquiatria biológica", estamos nos preparando para o surgimento da psiquiatria científica. Até agora, as descobertas da neurociência relacionadas à psiquiatria constituíam novas instâncias que raramente podiam ser integradas de forma significativa no tecido do conhecimento básico do campo. Por conhecimento básico, quero dizer as informações que, supomos, todos os psiquiatras precisariam aprender em seu treinamento para que possam ter um desempenho de excelência em suas áreas. Certamente a expansão do conhecimento da neurociência, no âmbito do conhecimento essencial de nosso campo, será intimidante para alguns. Já tomamos conhecimento de artigos que questionam se a psiquiatria "enlouqueceu" nessa busca por fundamentos na neurociência. Da mesma forma, outros sugeriram que a neurociência é, de alguma forma, intrinsecamente "inacessível". Além disso, ainda outros acham que o enfoque nos fundamentos científicos da psiquiatria desvaloriza o enfoque humanístico do campo. Embora essas colocações críticas possam ser objeto de discussão, fica claro que, para que possamos estabelecer as bases científicas emergentes de nosso campo, será preciso enfrentar o desafio de educar os psiquiatras e a sociedade com respeito a essas mudanças.

Mas a transformação da psiquiatria também virá de outros avanços na área. Acima de tudo, os psiquiatras, as instituições médicas, as empresas seguradoras e os sistemas nacionais de saúde devem ser responsabilizados pelos resultados, bem como pelos processos terapêuticos. São pouquíssimos os programas de psiquiatria que medem sistematicamente os desfechos clínicos de seus pacientes, e isso faz com que seja impossível responsabilizar o sistema geral de saúde pelos resultados em qualquer nível considerado. Para que essa transformação seja viável, haverá necessidade de avanços que promovam uma coleta eficiente de dados de resultados confiáveis e válidos e sua inclusão no prontuário eletrônico (PE). Provavelmente esses avanços incluirão autoavaliações do paciente e dados coletados passivamente com o uso de telefones celulares e outros meios que possam ser baixados diretamente para o PE. Esses dados forneceriam aos médicos informações confiáveis sobre as trajetórias de longo prazo de seus pacientes. Além disso, também proporcionariam um incrível recurso nacional em apoio ao desenvolvimento de biomarcadores.

A falta de prestação de contas pelos resultados pode contribuir para um suporte profundamente inadequado para as intervenções psicossociais e para a existência de percentuais relativamente baixos de utilização de muitos dos nossos tratamentos farmacológicos mais eficazes, como clozapina, terapia eletroconvulsiva e cetamina. Apesar do progresso, ainda são profundas as disparidades nos níveis de atendimento que oferecemos aos pacientes com transtornos psiquiátricos, em comparação com pacientes portadores de outras enfermidades. Além disso, no âmbito da psiquiatria, são observadas disparidades igualmente graves no acesso ao tratamento e nos resultados terapêuticos obtidos. Os reais impactos dessas disparidades são invisíveis, por não serem medidos e também porque os resultados do tratamento não são publicamente relatados. Por outro lado, a falta de responsabilidade pelos resultados da psiquiatria também faz com que a sociedade ignore os determinantes sociais de saúde (raça, idade etc.) que influenciam o acesso aos recursos (moradia, dieta saudável, prática de exercícios, acesso aos serviços de saúde, segurança pública, proteção contra exposição ao chumbo e a outras toxinas etc.), que exercem enorme impacto na saúde mental.

Estamos nos aproximando do fim do começo do campo da psiquiatria. Até agora, a psiquiatria podia contar apenas com a relação médico-paciente para informar o diagnóstico e o tratamento. Embora reconfortante, essa confiança acabou gerando um sistema de diagnósticos que suspeitamos ser enganoso, além de promover disparidades no acesso ao tratamento; além disso, resultou em tratamentos ineficazes para muitos pacientes. Estamos acumulando o conhecimento e as tecnologias de que precisamos para que possamos superar essa situação. Ainda não é possível prever quando os biomarcadores diagnósticos, prognósticos ou terapêuticos passarão a fazer parte da prática da psiquiatria, orientando a promoção de tratamentos clínicos personalizados. Nesse ponto, posso apenas postular que esses biomarcadores serão uma consequência da transformação científica de nosso campo e de sua confiança cada vez maior nos dados empíricos. Talvez ainda mais complicados do que a ciência, são os desafios para lidar com os determinantes sociais da saúde e com as barreiras ao acesso aos biomarcadores e tratamentos. Mesmo assim, acredito que esse processo seja inevitável; que ele é estimulante e inspirador; e que nos permitirá atender melhor nossos pacientes.

Agradecimentos: O autor agradece H.L. Krystal, E. Nestler, D. Ross e R. Rohrbaugh pelas opiniões e comentários sobre o esboço anterior deste prefácio.

John H. Krystal, M.D.
Robert L. McNeil, Jr. Professor of Translational Research and Professor of Psychiatry and of Neuroscience; Co-Director, Yale Center for Clinical Investigation; Chair, Department of Psychiatry; Chief of Psychiatry, Yale-New Haven Hospital; Director: NIAAA Center for the Translational Neuroscience of Alcoholism; Director, Clinical Neuroscience Division, VA National Center for PTSD.

Prefácio

The future of psychiatry

John H. Krystal, M.D

We are not very good at predicting the future. For example, the television show and movie series "Star Trek" predicted that spaceships would travel faster than the speed of light and that matter would be transported across space. Yet this show also predicted that we would develop portable communicators and voice-activated computers that could monitor what we were saying and answer our questions. Some far-fetched predictions may be impossible, while others attainable faster than can be expected. If only we could predict which was which!

We are also not very good at predicting the future of psychiatry. Our technologies are spectacular. However, with the exception of the evaluation of dementia, we have not achieved the first step, i.e., the validation of a diagnostic or prognostic test. In the 1960s, the discovery of monoamine dysregulation in psychiatric disorders seemed to portend the rapid emergence of a scientific psychiatry founded in neuroscience. In the 1980's, the dexamethasone suppression test and pharmacologic challenge studies created the belief that biomarkers aiding diagnosis and characterizing pathophysiology were within our grasp. In the 1990's, the emergence of molecular genetics, magnetic resonance imaging, and positron emission tomography brought us to study the brain more directly. Since then, analyses of brain and other tissues using transcriptomics, epigenomics, proteomics, and other technologies as well as new platforms, such as cellular models based on neurons and other cell types derived from pluripotent stem cells, have emerged to generate increasingly deep insights into the biology of psychiatric disorders.

Today, we have science in psychiatry, but not scientific psychiatry. Our diagnoses are based purely on symptoms and behavior. We do not understand the heterogeneity of patients within our diagnoses and we do not understand the diagnostic boundaries attributable to transdiagnostic genomic or environmental etiologic or pathophysiologic mechanisms. Our treatments are palliative, they are ineffective for too many, and they are basically the same treatments as were available 50 years ago.

What should we have expected? It is apparent that we fundamentally underestimated the complexity of our task. The brain may be the most complex organ in the universe. The expectations for rapid solutions to scientific problems of unimaginable complexity were expressions of naïve hope. Given the limitations of neuroscience in the 1950s, it is amazing that most modern treatments were discovered or developed in this era: lithium, electroconvulsive therapy, monoamine oxidase inhibitors, monoamine transporter antagonists, and dopamine-2 receptor blocking antipsychotics. However, the stories behind these discoveries are testimonies to boldness and luck, not triumphs of the science itself.

Yet, something fundamental is changing about the nature of scientific knowledge in psychiatry. We are finally laying a foundation for the biology of psychiatric disorders. After decades of investment, genetics is starting to pay off. By this I mean that there are replicable findings implicating specific rare and common gene variants in the risk for psychiatric disorders. More recently, we appear to be on the verge of replicable findings regarding disorder-related transcriptomics, i.e., the patterns of gene expression in the brain, and epigenomics, i.e., the patterns of changes in mechanisms regulating gene expression. We are learning that the biology of psychiatric disorders is the biology of individual brain cells; not only neurons but glia as well. We are encountering two fundamental challenges that are not likely to be solved by my generation of scientists. First, our common psychiatric disorders are highly polygenic, involving hundreds of genes. We do not yet know how to study the biology of such complex patterns of converging and diverging biological processes. Second, it is clear from genomics and transcriptomics that the biological mechanisms implicated in psychiatric disorders are not unique. There is overlap in genes implicated in various psychiatric disorders. This suggests that different psychiatric disorders may be embedded in populations of patients who appear similar clinically. It also suggests that the diagnostic system, itself, might need to change to reflect the genomic inter-relatedness of disorders. What makes solving this problem so daunting is that we are trying to use biology (genetics, epigenetics, metabolomics, microbiome, etc.)

to shed light on the structure of psychiatric diagnoses at the same time that we are using our diagnostic system to structure our studies of genomic risk. It is a bit like building an airplane while you are flying it. To tackle these transdiagnostic questions requires enormously large samples, perhaps millions of participants. Nonetheless, research has accepted this challenge.

At the same time, we are just beginning to understand properties of brain circuits, generating knowledge about the nature of symptoms. Psychiatric cognitive neuroscience, when in its infancy, focused on the regulation of brain "centers", i.e., a pleasure center (nucleus accumbens), a fear center (amygdala), among others. Yet, to a degree unmatched elsewhere in the body, the brain is an organ of connection and behavior is an emergent property of its internal communication. There are some fundamental implications of this perspective. First it suggests a shift in the way that psychiatrists think about disorders. There was a time when psychiatrists tried to distinguish "functional" and "organic" disorders. Yet all disorders, in fact all of human behavior, are now seen as both "organic" (involving structure and chemistry of neurons embedded in circuits) and "functional" (involving activity of circuits).

This perspective also underlies the potential for unity within psychiatry of people of the "mind" (behaviors, circuit activity) and "brain" (structure, biological properties). Although we have only limited understanding of how biology defines the properties of circuits and produces behavioral pathology, this unity is essential for enabling us to understand the convergent effects of treatments that produce similar clinical outcomes by manipulating circuits (psychotherapy, cognitive rehabilitation, neurostimulation) and chemistry (pharmacotherapy, gene therapy).This cross-talk is illustrated by the rapidly-acting antidepressant, ketamine. This drug activates cortical circuits and triggers the regrowth of synaptic connectivity that enables brain circuits involved in the regulation of emotion to function more adaptively. We can ease the mind by fixing the brain. It is also illustrated by the impact of psychotherapy on brain circuits. We can tune the brain by engaging the mind.

As we map the molecular mechanisms governing the development of the brain and identify the key pathological gene variants contributing to the risk for psychiatric disorders, opportunities for early preventative interventions arise that may include small molecules and gene therapies. The rescue of spinal muscular atrophy patients, a lethal neurodevelopmental disorder, with both anti-sense oligonucleotide and gene therapy is a triumph for clinical neuroscience. But what about more common psychiatric disorders? By using advances in genomic detection of individuals at high risk as early as possible, in addition to specifically targeting pathological mechanisms, environmental enrichment may also play a moderating role in reducing the risk for both psychotic and mood disorders.

Another frontier is understanding the brain as the organ of social behavior which, in turn, is central to psychiatric pathology. We understand relatively little about the neuroscience underlying most fundamental social processes. What is the neuroscience of romantic, parental, familial, and peer rela-

tionships? What is the neuroscience of pathology in these social domains? Are disturbances in these neural mechanisms underlying social cognition within individuals related to pathology expressed in broader communities, i.e., sexism, racism, crime, and war?

The coming scientific revolution is also associated with the emergence of "computational psychiatry" and engages important new partners, computational scientists. There are two key roles for these computational scientists, informatics/analytics and modeling. Our transformative technologies build on rapidly evolving informatic pipelines and computational approaches to enable access to and manipulation of extraordinary amounts of data. Artificial intelligence approaches, for example, enable the identification of informative biomarkers based on analysis of the type of clinical data collected routinely in clinical trials. Computational modeling of brain chemistry, brain circuits and behaviors provide rigorous theory to guide translation across levels of analysis and to test the impact of potential treatments.

Sixty years after the emergence of "biological psychiatry," we are getting ready for the emergence of scientific psychiatry. Until this point, neuroscience discoveries related to psychiatry were novel instances that rarely could be woven meaningfully into the fabric of the foundational knowledge of the field. By foundational knowledge, I mean the information that we would expect that all psychiatrists would need to learn in their training to function at the top of their field. The expansion of neuroscience knowledge within the core knowledge of our field will be threatening to some. Already we have seen articles questioning whether psychiatry has "lost its mind" in searching for foundations in neuroscience. Similarly, others have suggested that neuroscience is somehow intrinsically "inaccessible." Further, some have felt that a focus on the scientific foundations of psychiatry detracts from the humanistic focus of the field. While these critical assertions may be debated, it is clear that in order to establish the emerging scientific foundations of our field, we will need to grapple with the challenge of educating psychiatrists and society about these changes.

The transformation of psychiatry, however, also will come from other advances in the field. First and foremost, psychiatrists, institutions, insurance companies, and national healthcare systems must be held responsible for the outcomes as well as the processes of treatment. Very few psychiatry programs measure the clinical outcomes of their patients systematically, making it impossible to hold the overall healthcare system accountable for outcomes at any level. To enable this transformation, we will need advances that promote the efficient collection of reliable and valid outcome data and its inclusion in the electronic health record (EHR). These advances will likely include patient self-ratings and data passively collected from mobile phones and other sources that can be uploaded directly into the HER. These data would provide clinicians with reliable information about the long-term trajectories for their patients. It would also provide an incredible national resource to support biomarker development.

The lack of accountability for outcomes may contribute to the profoundly inadequate support for psychosocial interventions and the relatively low rates of utilization of many of our most effective pharmacologic treatments, including clozapine, electroconvulsive therapy, and ketamine. Despite progress, there are profound disparities in the levels of care that we provide to patients with psychiatric disorders relative to patients with other illnesses. Further, within psychiatry, there are similarly serious disparities in access to treatment and the outcomes of treatment. The true impacts of these disparities are invisible because we do not measure and publicly report treatment outcomes. Further, lack of accountability for psychiatry outcomes also enables society to ignore social determines of health (race, age, etc.) that influence access to resources (housing, healthy diet, exercise, access to healthcare, public safety, protection from exposure to lead and other toxins, etc.) that have an enormous impact on mental health.

We are approaching the end of the beginning of the field of psychiatry. Until now, psychiatry could rely only on the doctor-patient relationship to inform diagnosis and treatment. While heartwarming, this reliance has produced a diagnostic system that we suspect is misleading, disparities in the access to treatments, and treatments that are inadequately effective for many. We are garnering the knowledge and technologies that we need to move beyond this situation. We cannot yet say when diagnostic, prognostic, or therapeutic biomarkers will become part of the practice of psychiatry, guiding the delivery of personalized medical treatments. Here, I posit only that these biomarkers will be the outgrowth of the scientific transformation of our field and its increasing reliance on empirical data. Perhaps even more vexing that the science are the challenges to addressing the social determinants of health and the barriers to access to biomarkers and to treatments. Nonetheless, I believe that this process is inevitable; that it is exciting and inspiring; and that it will enable us to better serve our patients.

Acknowledgements: The author thanks H.L. Krystal, E. Nestler, D. Ross, and R. Rohrbaugh for feedback on an earlier draft of this preface.

John H. Krystal, M.D.
Robert L. McNeil, Jr. Professor of Translational Research and Professor of Psychiatry and of Neuroscience; Co-Director, Yale Center for Clinical Investigation; Chair, Department of Psychiatry; Chief of Psychiatry, Yale-New Haven Hospital; Director: NIAAA Center for the Translational Neuroscience of Alcoholism; Director, Clinical Neuroscience Division, VA National Center for PTSD.

A Medicina é uma área do conhecimento em constante evolução. Os protocolos de segurança devem ser seguidos, porém novas pesquisas e testes clínicos podem merecer análises e revisões, inclusive de regulação, normas técnicas e regras do órgão de classe, como códigos de ética, aplicáveis à matéria. Alterações em tratamentos medicamentosos ou decorrentes de procedimentos tornam-se necessárias e adequadas. Os leitores, profissionais da saúde que se sirvam desta obra como apoio ao conhecimento, são aconselhados a conferir as informações fornecidas pelo fabricante de cada medicamento a ser administrado, verificando as condições clínicas e de saúde do paciente, dose recomendada, o modo e a duração da administração, bem como as contraindicações e os efeitos adversos. Da mesma forma, são aconselhados a verificar também as informações fornecidas sobre a utilização de equipamentos médicos e/ou a interpretação de seus resultados em respectivos manuais do fabricante. É responsabilidade do médico, com base na sua experiência e na avaliação clínica do paciente e de suas condições de saúde e de eventuais comorbidades, determinar as dosagens e o melhor tratamento aplicável a cada situação. As linhas de pesquisa ou de argumentação do autor, assim como suas opiniões, não são necessariamente as da Editora.

Esta obra serve apenas de apoio complementar a estudantes e à prática médica, mas não substitui a avaliação clínica e de saúde de pacientes, sendo do leitor – estudante ou profissional da saúde – a responsabilidade pelo uso da obra como instrumento complementar à sua experiência e ao seu conhecimento próprio e individual.

Do mesmo modo, foram empregados todos os esforços para garantir a proteção dos direitos de autor envolvidos na obra, inclusive quanto às obras de terceiros e imagens e ilustrações aqui reproduzidas. Caso algum autor se sinta prejudicado, favor entrar em contato com a Editora.

Finalmente, cabe orientar o leitor que a citação de passagens desta obra com o objetivo de debate ou exemplificação ou ainda a reprodução de pequenos trechos desta obra para uso privado, sem intuito comercial e desde que não prejudique a normal exploração da obra, são, por um lado, permitidas pela Lei de Direitos Autorais, art. 46, incisos II e III. Por outro, a mesma Lei de Direitos Autorais, no art. 29, incisos I, VI e VII, proíbe a reprodução parcial ou integral desta obra, sem prévia autorização, para uso coletivo, bem como o compartilhamento indiscriminado de cópias não autorizadas, inclusive em grupos de grande audiência em redes sociais e aplicativos de mensagens instantâneas. Essa prática prejudica a normal exploração da obra pelo seu autor, ameaçando a edição técnica e universitária de livros científicos e didáticos e a produção de novas obras de qualquer autor.

Seção

1

A psiquiatria: limites e interfaces

Editor de área

Táki Athanássios Cordás

1
História da Psiquiatria

Táki Athanássios Cordás
André Augusto Anderson Seixas
Eduardo Wagner Aratangy
André Mota

Sumário

Antiguidade
Das prédicas medievais à modernidade: religião e "desencantamento" da loucura
Renascimento
Nascimento da medicina moderna e práticas psiquiátricas nos séculos XVII e XVIII
Frenologia de Gall
Psiquiatria francesa e tratamento moral
Teoria da degeneração
Psiquiatria alemã
    Emil Wilhelm Magnus Georg Kraepelin (1856-1926)
    Escola de Wernicke-Kleist
    Forma e conteúdo: Jaspers e Schneider
Terapias biológicas
Antipsiquiatria
Psicoterapias
Psiquiatria no Brasil: introdução
    Origens da especialidade médica: planos da Clínica Psiquiátrica da Faculdade de Medicina da Universidade de São Paulo
Histórico moderno dos critérios diagnósticos em psiquiatria
    A Classificação Internacional de Doenças da Organização Mundial da Saúde (CID-OMS)
    O Manual diagnóstico e estatístico de transtornos mentais da Associação Norte-americana de Psiquiatria
Referências bibliográficas

Pontos-chave

- A psiquiatria no Ocidente nasce na Grécia clássica na ruptura com o pensamento mágico.
- Passando pela Idade Média e durante o renascimento, a psiquiatria se afasta das ideias religiosas e busca causas naturais.
- O excesso de localizacionismo leva à frenologia.
- As psiquiatrias francesa e alemã despontam como as grandes escolas psiquiátricas no final do século XIX e até a metade do século XX.
- Os diferentes aspectos biológicos e psicoterápicos são apontados.
- Psiquiatria no Brasil e na Faculdade de Medicina da Universidade de São Paulo.

Como aponta Berrios em seu capítulo introdutório de *The history of mental symptoms*, há várias formas de entender e abordar a história da psiquiatria, devendo-se obrigatoriamente definir alguns conceitos.

Pode-se entender a história da evolução da psiquiatria como o desenvolvimento, dentro da medicina, da especialidade, que nasceu no final do século XVIII[1].

Pode-se traçar a história dos termos psiquiátricos (obsessão, delírio, mania etc.) ou dos conceitos fundamentais da especialidade (teorias sobre anorexia nervosa, esquizofrenia, depressão etc.) no que se convencionou chamar de história conceitual.

Berrios salienta, por exemplo, que o estudo da história do termo melancolia não explica necessariamente por que certos sintomas são chamados melancólicos segundo os padrões atuais (despertar precoce, retardo motor).

Certamente, mais do que com qualquer outra especialidade médica, o estudo de muitos conceitos psiquiátricos, como as oposições "endógeno" e "exógeno", "neurose" e "psicose", "forma" e "conteúdo", não pode ser entendido sem o conhecimento das ideias que permearam histórica e filosoficamente as discussões sobre mente e cérebro, entre outras questões epistemológicas.

Mais possibilidades de estudar o tema incluiriam o estudo por meio da história dos termos equivalentes em diferentes sociedades e línguas (etimologia histórica e comparativa) ou dos comportamentos e das alterações cerebrais envolvidas (paleontologia comportamental).

Parte da história da psiquiatria também pode ser contada pelo estudo de algumas de suas disciplinas, pelo desenvolvimento histórico da psicofarmacologia, pela história da psicopatologia, das correntes psicoterápicas etc.

Pode-se igualmente abrir mão de qualquer perspectiva biográfica ou antológica e descrever a evolução das instituições psiquiátricas, tal qual se descreve, por exemplo, a história do homem com base na história dos jardins ou dos meios de transporte.

Não é, em função das limitações de espaço, do escopo deste capítulo aprofundar especificamente algum dos diferentes aspectos específicos citados.

ANTIGUIDADE

A história das primeiras descrições de quadros clínicos tratados atualmente pela psiquiatria ocidental pode começar a ser contada pelas visões mágicas que a doença mental assumia entre assírios, babilônios, egípcios e pela primitiva noção de punição por um deus irado.

O Velho Testamento é pródigo em figuras possuídas pelo demônio e relata como o Senhor puniu Nabucodonosor, reduzindo-o à figura de um animal (lobo) que rastejava em seu palácio.

Apenas a partir dos gregos a pergunta "que deus ofendi ou que entidade me pune e pelo quê?" será substituída pela busca do órgão acometido, pela base física da doença.

As crenças no sobrenatural e nas possessões como causa das doenças mentais passam a ser confrontadas na medicina grega, como no seminal trabalho "Sobre a doença sagrada" de Hipócrates, que aborda a epilepsia como doença do cérebro e não um mal no qual o sobrenatural esteja presente.

Com Hipócrates e seus seguidores, a assim chamada escola hipocrática, o cérebro foi eleito como o centro das funções mentais e de suas alterações, superando a postura cardiocêntrica de Aristóteles, que considerava o coração o centro das emoções humanas.

As teorias da escola hipocrática incorporavam aspectos anatômicos, fisiológicos e de temperamento na gênese das doenças. Pertence a Hipócrates a ideia de que a histeria afetaria apenas as mulheres, resultado do deslocamento eventual do útero pelos diversos órgãos, incluindo o cérebro, e que poderia ser curada ou prevenida pelo casamento. Trata-se de forma bastante criativa a primeira ideia que manifesta a ligação entre a vida sexual, sua frustração e os sintomas mentais.

A escola hipocrática, além da epilepsia e da histeria, descreveu com invejável precisão os quadros de *delirium*, as psicoses puerperais, as fobias entre outros.

O termo frenite foi utilizado para referir-se a um processo inflamatório que causaria sintomas físicos e psíquicos, mas nunca foi anatomicamente localizado. No século XIX, foi substituído por *delirium*, confusão mental e turvação da consciência[2].

Ainda se pode atribuir aos hipocráticos o desenvolvimento de métodos psicoterápicos, pela indução do sono e interpretação dos sonhos ou com os rudimentos da psicoeducação.

O século XX a.C. marca a ascensão do poder romano e a submissão total das cidades gregas. Apesar da franca helenofilia romana pelos diferentes aspectos da cultura grega, o interesse pela medicina entre eles pode ser avaliado pela frase do xenófobo Catão: "a medicina, como a tragédia, é uma arte grega".

Desse modo é possível destacar uma verdadeira legião de médicos gregos bem-sucedidos no Império Romano, como Asclepíades de Bitinia (120 a.C.-30 a.C.), Artemidoro de Éfeso, Areteus da Capadócia (o primeiro a falar da diferença entre a melancolia, doença, e a reação depressiva psicologicamente compreensível) até chegar a Galeno.

Galeno (128 d.C.-201 d.C.) nasceu em Pérgamo e faleceu em Roma. Dissecou macacos freneticamente para conhecer o sistema cardiovascular e a anatomia do sistema nervoso periférico, reconheceu os nervos espinhais e sete dos doze pares cranianos, chegando ao estudo dos ventrículos cerebrais. Deve igualmente ter dissecado alguns cadáveres, mas seus erros nas descrições anatômicas mostram que estava muito mais familiarizado com símios que com humanos.

Galeno, pela primeira vez, descreveu o delírio dos alcoolistas e a simulação das doenças, a qual chamou de patomímia[3]. Propôs, igualmente, a existência de três tipos de melancolia, assim como formas diferentes de psicoses.

Profundo conhecedor dos textos hipocráticos, reafirmou a exatidão da descrição da melancolia e realçou que, embora os pacientes pudessem ser uns diferentes dos outros, todos apresentavam medo e falta de ânimo como sintomas cardinais.

A teoria humoral da bile negra é extensivamente desenvolvida e influenciará a medicina de maneira mais ou menos intensa pelos próximos mil anos. Uma visão esquemática de sua teoria dos humores está representada na Figura 1 e na Tabela I.

Segundo a teoria hipocrática da doença, o diagnóstico – olhar e ver através – é feito pela observação dos quatro humores, baseado no conceito dos quatro fluidos essenciais: bile, fleugma, sangue e bile negra, correspondendo aos quatro elementos naturais, fogo, água, ar, terra, respectivamente. Entendia-se que, em proporções adequadas, esses fluidos ditariam a saúde humana, enquanto na doença ocorreria o desequilíbrio entre eles. Os quatro elementos regulariam as emoções e, por fim, todo o caráter, "colorindo" os indivíduos, segundo a pre-

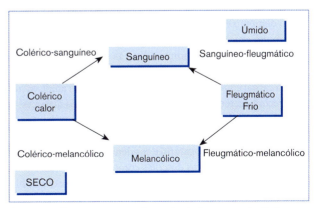

Figura 1 Representação da teoria de humores de Galeno.

Tabela 1 Teoria dos humores de Galeno

Humor	Qualidades	Elemento	Personalidade
Sanguíneo	Quente, úmido	Ar	Otimista, falante, irresponsável, gordo
Colérico	Quente, seco	Fogo	Explosivo, ambicioso, magro
Fleugmático	Frio, úmido	Água	Lento, corpulento, preguiçoso
Melancólico	Frio, seco	Terra	Introspectivo, pessimista, magro

dominância de um ou outro dos fluidos em coléricos, fleugmáticos, sanguíneos e melancólicos, respectivamente[4].

DAS PRÉDICAS MEDIEVAIS À MODERNIDADE: RELIGIÃO E "DESENCANTAMENTO" DA LOUCURA

A atenção dada aos fenômenos sócio-históricos no período denominado como medieval, ou seja, da queda do Império Romano em 476 até o ano 1000, Alta Idade Média, e de 1300 até a queda de Constantinopla em 1453, Baixa Idade Média[5,6], pode ser resumida (ao contrário dos gregos) na frase de Tertulio: "*Credo quia absurdum*" (creio porque é absurdo).

A doença e a saúde são representadas, na Idade Média, como uma feroz batalha entre Deus e sua legião de anjos, arcanjos e santos contra Satanás e suas hostes. A alma humana frágil estaria à mercê do resultado dessas batalhas, e sua sanidade mental dependia da vitória das forças benignas. Rezas, rituais e trepanações deveriam servir para tentar libertar o corpo dos demônios que possuíam o pobre indivíduo.

Em 1486 o abandono do pensamento racional sofreu mais um duro golpe com a publicação do *Malleus Maleficarum* (*Martelo das bruxas*) pelos teólogos dominicanos Heinrich Kramer e Iacobus Sprenger. Embora a data de publicação didaticamente esteja inserida nos séculos do Renascimento, trata-se de obra tipicamente medieval.

Baseado na bula *Summis desiderantes* de Inocêncio VIII de 1448, o *Malleus Maleficarum* é uma espécie de manual com critérios diagnósticos para o reconhecimento de bruxas e bruxarias dividido em três partes. A primeira seção reafirmava a existência do demônio e sua ação principalmente em casos de sexualidade muito exacerbada. Como a mulher era considerada muito mais erotizada do que o homem, lá se assestava o perigo, nelas estava aberta a possibilidade da transformação em bruxa e conjunção carnal com o demônio. Essa seção ensinava ainda os juízes a reconhecerem as feiticeiras em seus múltiplos disfarces. A segunda seção descrevia as formas de malefício resultantes da ação do demônio. E a terceira parte dedicava-se ao ensinamento das formas de interrogatório e condenação[7].

Muitas das mulheres descritas como bruxas apresentavam comportamentos que, atualmente, poderiam ser chamados de histéricos ou psicóticos, o que levou à condenação e morte por parte da Inquisição de milhares de mulheres por cerca de 150 anos.

Merece destaque o trabalho de Paracelsus (1493-1541), famoso médico suíço que rejeitava a teoria humoral, propondo que o ser humano possuía uma alma divina que habitava um corpo animal e que os transtornos psiquiátricos surgiriam quando os instintos suplantavam o espírito. Paracelsus também pode ser considerado precursor da psicossomática ao propor que emoções pudessem causar doenças corporais[2].

RENASCIMENTO

O Renascimento é um período da história europeia não rigidamente demarcado em termos temporais, mas que compreende um conjunto de profundas modificações ocorridas entre os séculos XIV e XVI. Esse poderoso movimento social, cultural e intelectual marca uma diversidade e uma inovação de ideias não vistas até então.

Entre 1530 e 1546, o médico italiano Girolamo Fracastoro publica relatos de uma nova doença, com características desfigurantes, graves sintomas mentais e alta mortalidade. Ele a chamou de *syphilis* e propôs que seria causada por contato sexual. Nos próximos séculos, a sífilis crônica seria a principal causa de demência na Europa.

O Humanismo renascentista, livre para pensar, tenta abandonar a antiga postura maniqueísta da mente dividida na constante batalha entre Deus e o diabo e olha com mais atenção não apenas o orgânico, mas a perspectiva filosófica e psicológica do homem que sofre.

Isso não significa, porém, que milagrosamente o homem renascentista para de temer as bruxas e os demônios e se torna um ser científico, nem que a medicina dos séculos XV e XVI tenha sofrido grande renovação em relação à Idade Média. Pelo contrário, algumas das ideias renascentistas sobre a insanidade são profundamente irracionais, sem conexão com as ideias greco-latinas tão caras aos autores e artistas da renascença. E, por vezes, profundamente marcadas pelas prédicas religiosas.

Esse panorama pode ser visto claramente na obra máxima de Robert Burton (1557-1640), *A anatomia da melancolia*. Burton assume uma postura médica bastante ambígua, quase dicotômica. É a loucura um problema espiritual ou médico? Lista o autor, entre as causas da melancolia, além da idade avançada, o temperamento, a hereditariedade e até a possibilidade de ser causada secundariamente por afecções de outras partes do corpo, agindo no cérebro (um grande avanço, sem dúvida). Mas, ainda herdeiro do homem medieval, inclui também explicações etiológicas baseadas em causas sobrenaturais, como Deus, diabo, mágicos, bruxas e questões astrológicas entre as possibilidades etiológicas.

A anatomia da melancolia foi primariamente publicada em 1621, um pantagruélico livro de 900 páginas, que Burton passou a vida revisando e ampliando até chegar a mais de 1.300 páginas na 5ª edição, a última publicada durante a vida do autor. Inúmeras outras edições se seguiram até que o livro ficasse quase um século sem ser reeditado, até voltar a sê-lo recentemente, em 2001.

Reza a tradição que Burton escreveu seu tratado também como uma forma de lidar com sua própria depressão (ou dis-

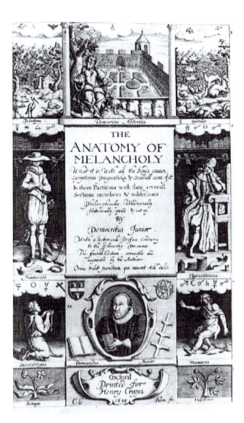

Figura 2 *A anatomia da melancolia*, de Robert Burton.

timia, como querem alguns). Trata-se de um livro que exige verdadeiro *tour de force* para a leitura: um único parágrafo chega a durar sete páginas, o prefácio, mais de cem; é prolixo e carregado de citações de Homero, Virgílio, Heródoto, Santo Agostinho, da Bíblia e até de Shakespeare, além de centenas de outros autores.

Contudo, a compreensão da racionalidade humana ligada ao esclarecimento do pensamento passa a ganhar força e a tomar corpo nos discursos em torno da loucura e do louco, afinal o que conhece não pode estar louco, assim como o eu que não pensa não existe. Excluída pelo sujeito que duvida, a loucura é a condição de impossibilidade do pensamento. Ou seja, com base no racionalismo moderno, sabedoria e loucura serão cindidas pelas ameaças que a denominada loucura traria no estabelecimento entre os sujeitos e suas verdades. Rapidamente, o louco ganharia um lugar diferente do vivido por ele em sua comunidade, sendo esquadrinhado não mais como desviante, mas como doente a ser reconduzido ao seu "equilíbrio" físico e mental.

NASCIMENTO DA MEDICINA MODERNA E PRÁTICAS PSIQUIÁTRICAS NOS SÉCULOS XVII E XVIII

O século XVII e, particularmente, o XVIII marcam a definitiva (ou quase) superação e o declínio do dogmatismo religioso e a ascensão do racionalismo. Frequentemente denominado de século do Iluminismo (*Aufklaring*), é caracterizado pelo sentimento cosmopolita e secularista, além do respeito pela dignidade do homem (tentou-se, ao menos) e da convicção de que o conhecimento e a cultura levariam a um mundo melhor.

Os intelectuais da Inglaterra, da França, da Holanda e da Alemanha ridicularizavam o pecado original e o pensamento dos clérigos de que a vida era um mar de lágrimas. A ciência e a tecnologia, pensavam, levariam o homem a controlar as forças naturais, ao progresso social, à prosperidade, ao controle e à cura de todas as doenças e, talvez, à imortalidade[8]. Com essas expectativas gigantescas não é de se admirar que os resultados tenham sido tão modestos; mas se não se chegou ao espaço, subiu-se uma respeitável montanha.

No começo do século XVII, a experimentação é a ordem do dia, substituindo a tradição, a fé e a abstração dedutiva de gabinete.

Os séculos XVII e XVIII, na medicina, mostram o conhecimento cada vez mais desenvolvido da anatomia humana, continuando a linha apresentada por Andreas Vesalius no século XVI. Os anatomistas da época mostram-se excelentes artistas e, capitalizando os avanços da imprensa, elaboram esplêndidos atlas de anatomia.

Thomas Willis (1621-1675) realizou autópsias em diversos pacientes, reconhecendo a diferença entre pacientes acometidos por quadros orgânicos, em que o cérebro apresentava alterações perceptíveis, e quadros mentais sem patologia aparente à autópsia. Descreveu estruturas cerebrais e ficou imortalizado pela descrição do polígono vascular nomeado por ele na base do cérebro[9].

Outro importante médico inglês foi Thomas Sydenham (1624-1689), precursor das tentativas de construção "ateórica" para a classificação dos quadros mentais. Procurou incorporar os conhecimentos psicológico e fisiológico da época numa visão mais sistemática da insanidade.

Sydenham também procurou criar um modelo compreensivo dos transtornos mentais, atribuindo causas "externas" (quadros reacionais), "internas" (distúrbios dos "espíritos animais") e "antecedentes" (predisposições inatas)[2]. Ele também observou que os sintomas da histeria poderiam acometer também os homens. Curiosamente, o médico inglês é mais conhecido por suas descrições neurológicas, como a da coreia que leva seu nome.

Os trabalhos dos grandes anatomistas Malpighi e do holandês Herman Boerhaave passam a exibir um corpo que opera por meio de um sistema integrado de válvulas que controlam a pressão dos fluidos, um sistema que substitui a teoria dos humores por um sistema de entendimento mecânico e hidráulico do corpo (frequentemente chamado de "homem mecânico").

Segundo Friedrich Hoffmann, médico e químico alemão, "medicina é a arte de adequadamente utilizar os princípios físico-mecânicos para preservar a saúde do homem e restaurá-la quando ela se perdeu". Entendia a doença como o desequilíbrio do tônus corporal. Um fenômeno físico, mas que dependia de outro elemento denominado de força vital – *anima*. Tais proposições levaram à concepção do vitalismo, segundo o qual os fenômenos eram físicos, mas apresentavam determinada força vital agindo sobre eles[10].

A partir da segunda metade do século XVIII, as ideias psiquiátricas são profundamente influenciadas pela filosofia empirista de John Locke (1632 -1704) e de seu seguidor Etienne Condillac (1715-1780). John Locke, um dos mais influentes, senão o mais influente entre os filósofos ingleses do século XVIII, recebeu treinamento em ciência, filosofia e medicina. Opondo-se ao modelo das ideias inatas de Descartes, identifica apenas as experiências como fontes de conhecimento. O cérebro, afirma, ao nascer é uma tábula rasa, em que o mundo das experiências imprime, gradualmente, suas impressões. O cérebro organizaria ativamente as experiências mediante associação de ideias, chegando ao resultado final, o conhecimento[11].

Locke sugere, em seu *Essay concerning human understanding* (1600), que a loucura seria resultante de uma falha na associação das informações recebidas pelos processos sensoriais, que deveriam ser transformadas em conhecimento[12]. As ideias de Locke influenciaram profundamente William Cullen (1710 -1790), professor da Universidade de Edinburgo.

William Cullen foi o maior professor de medicina da Grã-Bretanha no século XVIII. Com sólida formação filosófica, amigo de Adam Smith e David Hume, nascido na Escócia, desenvolveu a maior parte de seu trabalho inicialmente em Glasgow, onde se tornou professor de medicina e, posteriormente, em Edimburgo, para onde se mudou em 1755 e usou pela primeira vez o termo "placebo" em seu sentido atual.

Embora Cullen tenha escrito sobre uma série de assuntos diversos, como química, filosofia, geologia e medicina, sua importância na história da psiquiatria advém do fato de ter cunhado o termo neurose. Acreditava Cullen que excessos ou deficiências locais ou generalizadas da "energia dos nervos" seriam responsáveis por um grande número de doenças, e, na publicação de sua nosologia em 1769, as neuroses eram uma das categorias mórbidas. Embora as neuroses de Cullen abarcassem quadros tão diversos como doenças reumáticas, diabetes, cólera, quadros psicóticos, convulsões, vesania (antigo termo romano para insanidade), entre outros, o termo se manteve por todo o século XIX. Neurose era o nome dado para definir quadros neuróticos, como histeria, hipocondria e neurastenia, até ser definitivamente imortalizado por Freud no começo do século XX.

FRENOLOGIA DE GALL

Franz Joseph Gall (1758 -1828), médico alemão, anatomista e fisiologista, considerava que o cérebro continha diferentes órgãos que ocupavam determinadas áreas. A configuração individual de tais órgãos poderia ser mapeada na superfície do crânio, revelando características da personalidade conforme forma, tamanho e proporção de estruturas faciais e cranianas. O método ficou conhecido como frenologia e permaneceu popular até meados do século XIX. A frenologia exerceu influência em várias áreas das ciências, desde medicina e psicologia até as nascentes antropologia e sociologia, com repercussões importantes na sociedade da época[13].

Na Itália, por meio do direito criminal, surgiu a maior associação com a nascente antropologia e a medicina. O médico Cesare Lombroso (1835-1909) e os juristas Rafaelle Garofalo e Enrico Ferri criaram a antropologia criminal, que se caracterizava por um discurso médico-científico que patologizava o ato antissocial (criminoso), assim; buscavam estigmas morfológicos que pudessem evidenciar um tipo humano destinado ao crime. Orelhas afastadas, cabelos abundantes, protuberâncias frontais e maxilares enormes, queixo quadrado, entre outros sinais, ,seriam para Lombroso o retrato ideal do criminoso.

Lombroso, formado em medicina e influenciado desde cedo por teorias materialistas, positivistas e evolucionistas, tornou-se famoso por defender a teoria que ficou conhecida como a do criminoso nato, termo que na realidade foi criado por Ferri. Com base no pressuposto de que os comportamentos são biologicamente determinados e ao basear suas afirmações em grande quantidade de dados antropométricos, Lombroso construiu uma teoria evolucionista, na qual os criminosos aparecem como tipos atávicos, ou seja, como indivíduos que reproduzem física e mentalmente características primitivas do homem. Sendo o atavismo tanto físico como mental, poder-se-ia identificar, valendo-se de sinais anatômicos, os indivíduos que estariam hereditariamente destinados ao crime[14]. Assim sendo, os indícios do mal e do crime se revelavam na aparência congênita, daí o chamado criminoso nato. Dessa forma, o delinquente seria um doente; o crime, um sintoma; a pena ideal, um tratamento.

PSIQUIATRIA FRANCESA E TRATAMENTO MORAL

Da França partiram os primeiros raios da construção da ciência psiquiátrica, a partir do final do século XVIII e início do século XIX, com Pinel, Esquirol, Morel, Magnan Falret, Moreau de Tours, Clérambault e muitos outros.

O final do século XVIII marca o início da busca por condições mais humanitárias, em virtude dos escandalosos maus-tratos que os doentes sofriam nas instituições asilares.

Na Inglaterra, William Tuke, um filantropo quacker comerciante de chá e café, fundou em York em 1796 o asilo de Retreat para oferecer tratamento mais humano aos doentes mentais. Na Itália, o médico florentino Vicenzo Chiarugi publica em 1793 *Della pazzia*, propondo que a mente adoece em função dos estímulos dos sentidos e do sistema nervoso. Desenvolve ideias sobre a não restrição e contrárias ao aprisionamento dos doentes mentais, oferecendo-lhes condições mais dignas e propondo a eficácia do chamado tratamento moral. Essas ideias, embora antecedessem as de Pinel, foram menos valorizadas pela ausência de discípulos e por serem escritas em italiano em vez do francês, que era a língua universal da época.

Assim, sem dúvida, o trabalho que mereceu maior divulgação ocorreu na França com Philippe Pinel (1745- 1826), considerado por muitos o fundador da moderna psiquiatria. Nascido no sul da França, iniciou seus estudos médicos em Toulouse, onde apresentou sua tese em 1773, e os completou em Montpellier. Em 1778, mudou-se para Paris, onde não conseguiu clinicar, pois segundo as regras do Antigo Regime, apenas os formados na própria cidade podem clinicar, passando a dedicar-se

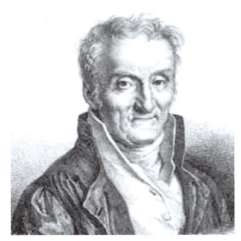

Figura 3 Pinel.

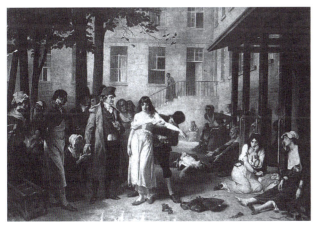

Figura 4 Pinel in the courtyard of the sapetreire.

ao jornalismo médico. No meio da Revolução Francesa, inspirado em seus ideais de liberdade, igualdade e fraternidade, e após convencer o triunvirato Robespierre, St. Just e Couthon, implanta a partir de 1793 (quatro anos após a revolução) reformas humanitárias em Bicetre e, posteriormente, na Salpetriere, abolindo o uso de correntes e algemas.

O tratamento moral de Pinel repudiava a utilidade dos métodos físicos (embora pudesse usá-los se houvesse um intuito terapêutico ulterior) e a restrição dos manicômios e duvidava da insistência na busca de fatores orgânicos e do amplo uso de drogas terapêuticas da época. Acreditava o francês que "o controle moral", uma teoria baseada em métodos psicológicos, pudesse, por meio da atitude médica firme, exemplar (misto de doçura e autoridade), curar o doente. "As bases filosóficas do tratamento" parecem estar relacionadas com a "incorruptibilidade moral" de Robespierre e sua intenção era devolver ao paciente "sua responsabilidade moral", convencê-lo de seu "erro" (como as ideias delirantes) e propiciar retorno às suas identidades individual e social anteriores.

Pinel nunca definiu exatamente as técnicas do que constituía o "tratamento moral", talvez por isso haja tanta confusão e incerteza na literatura.

Outro fator é o entendimento incorreto do termo moral, como algo que se relaciona com a ética ou com a adequação dos costumes; seu uso significava a oposição a métodos físicos e podia ser traduzido puramente por "psicológico". Talvez o melhor fosse dizer psicoterapia ou uma forma dela[15].

"Em geral se conseguem piores resultados com medicamentos do que com remédios morais, sobretudo, mediante uma atividade física e mental que possa oferecer uma distração aos melancólicos envolvidos em seus tristes pensamentos e que, inclusive, modifique sua viciosa circularidade", diz Pinel[16].

TEORIA DA DEGENERAÇÃO

Influenciados pela obra de Prosper Lucas, *Tratado filosófico e fisiológico da hereditariedade natural*, dois dos mais eminentes psiquiatras da história da psiquiatria francesa, Morel (1809-1873) e, posteriormente, Magnan (1835-1916), propõem a teoria da degeneração.

De inspiração darwinista, a teoria da degeneração considera que uma variedade de quadros psiquiátricos conhecidos, incluindo obsessões e compulsões, seria hereditária ou precocemente adquirida e transmitida por gerações, podendo eclodir a qualquer momento da vida ativada por eventos externos dos mais díspares, como doenças médicas, sífilis, traumatismos cranianos, alcoolismo, alimentação deficiente, conduta sexual desregrada, avareza e outros.

A conduta sexual anômala de um membro da família será transmitida para seu filho e desse para seus descendentes em progressivas piora e gravidade.

Essa teoria aproximava a moral da biologia, uma vez que os indivíduos degenerados apresentavam não apenas progressivo decréscimo orgânico, mas também de comportamento e escolhas pessoais[17]. A teoria influenciou importantes obras de pelo menos dois autores, o desenvolvimento das ideias sobre sexualidade de Krafft-Ebing (1840-1902) e do psiquiatra italiano Cesare Lombroso (1836-1909) sobre o criminoso nato.

A principal obra de Lombroso, *L'uomo delinquente* (*O homem delinquente*, de 1876), que iria influenciar por muitos anos o estudo do direito e a criminologia, propunha o diagnóstico da degeneração de um indivíduo com base em estigmas fisionômicos, como testa excessivamente curta, tatuagens, sobrancelhas muito grossas e outros. No Brasil, a teoria da degeneração ou degenerescência foi muito influente no meio médico brasileiro na segunda metade do século XIX e no início do século XX, com grande relevância para a medicina legal.

PSIQUIATRIA ALEMÃ

Emil Wilhelm Magnus Georg Kraepelin (1856-1926)

A dicotomia kraepeliniana da demência precoce de um lado e da loucura (ou insanidade) maníaco-depressiva de outro, proposta no final do século XIX, é ainda o mais forte conceito taxonômico (e certamente o mais antigo) ainda vigente na psiquiatria. Suas ideias passaram sobre as demais propostas classificatórias como um *panzer* passaria sobre um gato e ainda, com raras exceções, serve de balizamento para pesquisas neuroquímicas, clínicas e genéticas. É possível dizer que psiquiatras ainda vivem em um mundo kraepeliniano[18].

Emil Kraepelin cursou medicina em Wurzburg e em Leipzig, onde estudou com Wilhelm Max Wundt (1832-1920). Ainda estudante, decidiu tornar-se psiquiatra – Irrenarzt – e ganhou um prêmio da Universidade de Wurzburg por seu trabalho na área psiquiátrica, sendo, posteriormente com 21 anos, assistente de Franz von Rinecker.

Após ser aprovado em concurso na Universidade de Wurzburg, em 1878, sucedeu Aguste Henri Forel (1848-1931) como assistente de Johann Aloys von Gudden (1824-1886), em Munique, trabalhando por quatro anos. Johann von Gudden é, atualmente, uma personalidade esquecida, mas foi um dos mais renomados psiquiatras da época, muito interessado em psiquiatria biológica; como diretor do Oberbayerische Kreis – Irrenanstalt, em Munique, tornando-se professor de psiquiatria nessa universidade.

Em seu laboratório, além de Kraepelin e Forel, trabalharam Oskar Panizza e Franz Nissl, que tornaram o laboratório a primeira célula do futuro Instituto de Pesquisa em Psiquiatria de Munique, fundado mais tarde pelo próprio Emil Kraepelin.

Designado médico da família real, von Gudden tentou tratar do famoso rei Ludwig II da Baviera, com quem em situações misteriosas morreu afogado em 13 de julho de 1886, no lago Starnberg, perto do castelo de Berg[19].

Trabalhando com Gudden no Munchen Kreisirrenanstalt, mas precisando de dinheiro para casar-se, aceitou a posição de médico-chefe na Silésia; em 1885, novamente retornou a Dresden e, em 1886, estabelece-se como professor de psiquiatria na Universidade de Dorpat, atual Tortu, na Estônia, sucedendo Hermann Emminghaus.

Em 1891, Kraepelin foi indicado para a referida cátedra, de onde saiu para, em 1903, tornar-se professor de psiquiatria clínica na Universidade de Ludwig-Maximilians em Munique.

Alois Alzheimer estava em Heidelberg há apenas um ano e, a convite de Kraepelin, acompanhou-o para um laboratório maior e com mais recursos em Munique. Em 1906, em um encontro da Sociedade de Alienistas do Sudoeste, Alzheimer apresenta os achados neuropatológicos de uma mulher falecida aos 51 anos em Munique: "*eine eigenartige Erkrankung der Hirnrinde*" (uma doença peculiar do córtex cerebral), o primeiro relato da doença que viria a ter o seu nome.

Kraepelin foi igualmente um dos pioneiros no que se convencionou chamar de psiquiatria transcultural, tendo viajado para Índia, Java, Estados Unidos e México, morrendo em 1926 quando se preparava para uma viagem ao Ceilão (atual Sri Lanka).

Esse homem brilhante gostava e entendia muito de artes plásticas, gostava de poesia e era um bom poeta romântico. Chegou a escrever uma biografia de Bismarck, em que compara seus próprios aspectos psicológicos com os do grande "Chanceler de Ferro" da Alemanha[18].

Quando Kraepelin, em 1899, na sexta edição de seu tratado, propôs a sua dicotomia, isso se contrapunha à ideia dominante na psiquiatria alemã da psicose única.

A teoria da psicose única (*Einheitspsychose*), de Wilhelm Griesinger (1817-1868), grande psiquiatra alemão falecido então há cerca de trinta anos, propunha que a melancolia era o estágio inicial de uma única doença que, progressivamente, passaria por outros estágios até desembocar na insanidade. A ideia influenciaria grandes nomes da psiquiatria, como Karl Kahlbaum (1828-1899), na Alemanha, e Henry Maudsley (1835-1918), na Inglaterra[20].

Embora em oposição às ideias de Kahlbaum, Kraepelin foi influenciado pelo grande psiquiatra de Gorlits, ao adotar o conceito de catatonia (anexando-o como uma das formas de sua demência precoce) e ao acompanhar o paciente em seu diagnóstico sincrônico (ou transversal) e diacrônico (ou longitudinal), o que não merecia especial atenção da psiquiatria na época[21].

As diferentes edições de seu tratado mostram as ideias de Kraepelin em constante evolução; por exemplo, o conceito e o status nosológico da melancolia involutiva. Na sétima edição de seu tratado, ele descreve a melancolia involutiva como uma depressão agitada que ocorria pela primeira vez após os 40 anos de idade, sendo uma entidade separada da insanidade maníaco-depressiva. Já na oitava edição, confrontando um trabalho de Dreyfus com sua própria experiência clínica, Kraepelin abandonou a ideia de entidade independente e volta a inseri-la no contexto da insanidade maníaco-depressiva. Dreyfus, reexaminando boa parte dos pacientes descritos por Kraepelin como apresentando a doença, apontou para o fato de que a maioria exibia episódios prévios e que o prognóstico era melhor do que o proposto anteriormente.

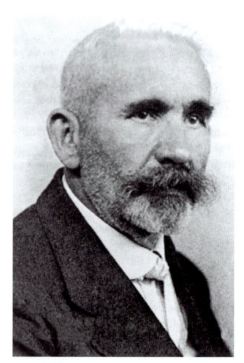

Figura 5 Emil Kraepelin.

Outro exemplo de seu espírito crítico é o refinamento contínuo do conceito de estado misto, introduzido na quinta edição, burilado na sexta e aperfeiçoado após o trabalho junto a seu assistente, Weygandt, para a sétima edição.

Kraepelin usou a denominação estado misto para descrever quadros caracterizados pela ocorrência simultânea de sintomas opostos da psicose maníaco-depressiva: dois tipos na sexta edição, seis na sétima edição (mania depressiva ou ansiosa, depressão excitada, mania com pobreza do pensamento, estupor maníaco, depressão com fuga de ideias e mania inibida)[22].

Dando continuidade à fenda aberta por Kraepelin, o psiquiatra suíço Eugen Bleuler (1857-1939), em sua obra principal *Demência precoce ou o grupo das esquizofrenias* (1911), cunha o termo esquizofrenia, diferenciando tal quadro das demências. Bleuler introduz conceitos como autismo e ambivalência, alteração das associações de ideias, além de descrever a personalidade esquizoide, baseando o diagnóstico de esquizofrenia nos complexos sintomáticos e não priorizando a importância dada por Kraepelin à evolução.

Escola de Wernicke-Kleist

A unificação de todos os transtornos do humor sob um mesmo conceito, o kraepeliniano, de loucura maníaco-depressiva e da demência precoce, englobando quadros muito diferentes descritos por vários autores (Kahlbaum, Hacker), causou grande rejeição em alguns círculos psiquiátricos, não apenas fora da Alemanha (Inglaterra, França, Escandinávia), mas dentro do próprio país[23], onde existia a tendência hostil à descrição extremamente compartimentalizada de categorias, apenas três, no caso: esquizofrenia, paranoia e loucura maníaco-depressiva[24].

Carl Wernicke (1848-1905), em Breslau e posteriormente em Halle, contemporâneo de Kraepelin, tentou construir um ambicioso sistema de significados entre sintomas psiquiátricos e áreas cerebrais específicas. O tempo consagrou, no entanto, muito mais seus achados neurológicos (área e afasia de Wernicke).

Sua morte prematura (ao andar de bicicleta foi atropelado por um caminhão) e, provavelmente, sua classificação muito complicada (que seu discípulo Kleist aperfeiçoou ainda mais) fizeram com que as ideias dessa escola fossem marginalizadas e tivessem poucos seguidores; Jaspers, por exemplo, chamou suas ideias de "mitologia cerebral".

Lastimavelmente, isso talvez tenha postergado em demasia o reconhecimento da proposição que Karl Kleist (1879-1960) e sua aluna, Edda Neele, já haviam feito na primeira metade do século XX, a de dividir os quadros afetivos em unipolar (*einpolig*) e bipolar (*zweipolig*). Kleist definiu também um subgrupo de psicoses, as psicoses cicloides que, na classificação de Kraepelin, faziam parte da esquizofrenia e das doenças afetivas[25].

Apenas com a revalorização dos trabalhos de Karl Leonhard (1904-1988), aluno desde 1936 e sucessor de Kleist, em Berlim, nas décadas de 1950 e 1960, adotou-se a divisão entre a depressão unipolar e a depressão bipolar.

Forma e conteúdo: Jaspers e Schneider

A fenomenologia de Jaspers se fundamentou na compreensão e na distinção entre o processo mórbido e o desenvolvimento psicológico, único compreensível. A diferenciação entre forma (forma do grego *morphe*) e conteúdo, aspecto essencial na fenomenologia e no desenvolvimento psicopatológico, surgiu no século XIX, mas ela remete à filosofia grega e, em particular, às ideias de Platão e Aristóteles. A forma designaria, inicialmente, a configuração exterior, a figura, a estrutura visível de um corpo. Porém, associada a esse sentido, está vinculada uma segunda acepção. A forma, o *eidos* aristotélico, referia-se à "essência ou caráter comum de um objeto".

A forma representaria o imutável, o que tem caráter universal, o que define o objeto em sua essência independentemente de variações individuais. Em psicopatologia, os aspectos formais do pensamento, da sensopercepção, dos estados afetivos, entre outros.

O conteúdo seria, em psicopatologia, o colorido individual sociocultural que o fenômeno assume; a variação individual, o mutável, o particular. A forma corresponderia ao conceito de patogênico, ligado diretamente ao *pathos*, e o conteúdo seria o patoplástico, o que o colore e caracteriza sua individualidade. Na psiquiatria, essa contraposição foi introduzida por Kahlbaum em 1863, opondo a essência da doença às suas apresentações mutáveis.

A noção de forma e conteúdo é uma das mais importantes contribuições de Karl Jaspers. Karl Jaspers trabalhou na Clínica Psiquiátrica de Heidelberg de 1908 a 1915. Em 1911, foi convidado a escrever uma *Psicopatologia geral* (*Allgemeine Psychopathologie*), cuja primeira edição apareceu em 1913. Inspirou-se na fenomenologia de Husserl como método científico. Clínico experiente, Jaspers utiliza-se do modelo descritivo para conhecer e reportar os fenômenos de consciência, as vivências de seus pacientes. Da mesma maneira, é possível observar a inspiração de Jaspers pelas ideias de Dilthey, contrapondo "a psicologia explicativa, ainda baseada em modelos pouco heurísticos, à psicologia compreensiva". A diferenciação entre explicar, compre-

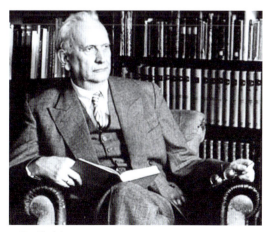

Figura 6 Karl Jaspers.

ender e interpretar passa a ser um importante bastião epistemológico.

Da mesma Universidade de Heidelberg merece grande destaque o trabalho de Kurt Schneider, com um dos mais importantes livros psiquiátricos da história, o *Psicopatologia clínica* (*Klinische Psychopathologie*) primeiramente editado em 1946. Na verdade, o contínuo trabalho para a elaboração deste livro começou com várias publicações do autor a partir de 1935 e continuou sendo acrescido de novos capítulos a partir da segunda edição de 1948.

Seus seminais conceitos e discussões sobre personalidades psicopáticas, sistematização da psicopatologia clínica, a descrição dos sintomas de primeira ordem na esquizofrenia e muitos outros ainda influenciam as classificações atuais.

TERAPIAS BIOLÓGICAS

Dietas, terapias corporais e psicofármacos rudimentares são utilizados como métodos terapêuticos para quadros psíquicos desde o início das práticas curandeiristas. Entretanto, situa-se o início dos tratamentos biológicos no começo do século XX, com a observação de que crises epilépticas podiam atenuar sintomas psicóticos e com o uso da febre no combate à "paralisia geral" (sífilis terciária).

Em 1917, o psiquiatra austríaco Julius von Wagner-Jeuregg (1857-1940) conseguiu a remissão de quadros de "paralisia geral" da neurossífilis com febre induzida por malária artificialmente inoculada em seus pacientes. Wagner-Jauregg tornou-se o primeiro psiquiatra a receber o Prêmio Nobel. Seu tratamento perdurou até o advento da penicilina, nos anos de 1940[26].

Nas décadas de 1920 e 1930 do século XX, o psiquiatra húngaro Ladislas Meduna (1896-1964) utilizou o metrazol (cardiazol) para induzir crises epilépticas, assim como Manfred Sake (1900-1957), na Áustria, utilizou o choque insulínico para provocar crises hipoglicêmicas em pacientes esquizofrênicos, gerando remissão de sintomas psicóticos. Tais métodos eram extremamente arriscados e agressivos, mas eficientes quando o paciente sobrevivia.

Em 1938 os psiquiatras italianos Ugo Cerletti (1877-1963) e Lucio Bini (1908-1964) utilizaram eletricidade para induzir crises epilépticas controladas, fundando a eletroconvulsoterapia (ECT), que substituiria os choques insulínico e cardiazólico. Ao longo das décadas de 1940 e 1950, a ECT também mostrou-se eficaz no tratamento dos quadros de humor. Ainda hoje, apesar das modernas medicações psiquiátricas, a ECT se mantém como tratamento de escolha em diversas situações.

A descoberta das vitaminas foi outro marco na história da psiquiatria. A pelagra, doença causada pela deficiência de niacina, era a maior causa de demência no sul dos Estados Unidos. Entre 1912 e 1937, foi erradicada desse país em virtude da campanha de suplementação da vitamina do complexo B à alimentação. Ao longo da história das grandes explorações humanas e dos períodos de privação alimentar, são conhecidos os quadros psicorgânicos causados por deficiências específicas. Escorbuto, síndrome de Wernicke (neurite por deficiência de tiamina), beribéri e outras formas de desnutrição foram sendo tratadas historicamente de forma empírica[26,27].

A psicocirurgia permaneceu controversa e polêmica. Entre 1940 e 1950, o neurologista português Egas Moniz (1874-1955) propôs o tratamento de quadros psicóticos e obsessivo-compulsivos intratáveis por meio da lobotomia. O procedimento consistia na destruição da substância branca dos lobos frontais. Alguns pacientes apresentavam melhoras, mas outros tinham complicações cirúrgicas graves e alterações definitivas da personalidade. Moniz recebe o Prêmio Nobel em 1949. A psicocirurgia decaiu após o advento dos psicofármacos, mas recentemente tem sido utilizada com sucesso por meio de técnicas precisas e minimamente invasivas.

A era dos psicofármacos teve início em 1952, quando a clorpromazina foi utilizada com sucesso pelos psiquiatras franceses Jean Delay (1907-1987) e Pierre Deniker (1917-1999) para a tranquilização de pacientes com esquizofrenia crônica. Em pouco tempo, diversos estudos com esse antipsicótico foram realizados, e a droga passou a ser chamada de neuroléptico, por reduzir sem paralisar a atividade nervosa. Logo, o tempo de hospitalização, assim como a gravidade de quadros psicóticos, passou a decair com o uso dos neurolépticos. Em 1961, o haloperidol foi utilizado com sucesso no tratamento de um caso de síndrome de Tourette, o que ampliou o espectro do uso dos neurolépticos. Surgem, também, os efeitos colaterais: parkinsonismo, discinesia tardia, acatisia e distonia aguda. Nas décadas seguintes, ocorreu o desenvolvimento de diversos antipsicóticos da chamada primeira geração. A partir do fim da década de 1980, os antipsicóticos atípicos, ou de segunda geração, passaram a ser utilizados clinicamente, com menores efeitos colaterais e eficácia teórica também contra sintomas negativos da esquizofrenia. A clozapina havia sido desenvolvida nos anos de 1970, mas, em razão do risco de agranulocitose, ficou fora do mercado americano até 1989[26].

O lítio foi descrito como eficaz no controle da mania, em 1949, pelo psiquiatra australiano John Cade (1912-1980). Até os anos 1970, houve muita discussão sobre a efetividade do lítio como estabilizador de humor. A partir da década de 1980, anticonvulsivantes também foram utilizados como estabilizadores de humor.

Entre 1960 e 1963, foram lançados os primeiros benzodiazepínicos, o clordiazepóxido e o diazepam, que seriam utilizados contra a ansiedade em pacientes não psicóticos. Ao longo dos anos seguintes, surgiram novas indicações para essas medicações, assim como uma profusão de compostos dessa classe, por exemplo, clonazepam em 1975, lorazepam em 1977 e alprazolam em 1981[26].

Os antidepressivos passaram a ser utilizados depois de 1957, quando o psiquiatra suíço Roland Kuhn (1912-2005) relatou o uso do tricíclico imipramina no tratamento de quadros depressivos. No mesmo ano, também surgiu o primeiro relato de um inibidor da monoamino-oxidase (iMAO), a iproniazida, como "energizante psíquico". Nos anos seguintes, os antidepressivos tricíclicos passaram a ser utilizados largamente. Os iMAO foram relacionados a graves crises hipertensivas, e, até que se descobrisse que o consumo de tais fármacos com alimentos ricos em tiramina era o problema, seu uso foi evitado.

Tricíclicos e iMAOs prosperaram e tiveram seu uso difundido em outros transtornos psíquicos até o fim dos anos de 1980, com o surgimento de uma nova classe de antidepressivos. Os inibidores seletivos da recaptação da serotonina (ISRS) surgiram a partir de 1988 com o resultado de pesquisas de laboratórios farmacêuticos. Fluoxetina, paroxetina, sertralina e citalopram foram os primeiros a serem comercializados e revolucionaram o tratamento psiquiátrico, pois tornaram o uso de psicofármacos mais acessível. Os ISRS mostraram melhor tolerabilidade e segurança em relação aos tricíclicos e iMAOS, com boas respostas terapêuticas. Em poucos anos, seu uso foi adotado para o tratamento de diversos transtornos psiquiátricos[26,27].

Na década de 1990, começou o desenvolvimento de medicações antidepressivas que atuam em outros sistemas de neurotransmissão, em especial noradrenérgicos, dopaminérgicos e, mais recentemente, melatoninérgicos.

Os psicoestimulantes têm uma história mais longa e controversa. O uso de cafeína, cocaína e outros alcaloides como estimulantes é antigo. Em 1937, o pediatra americano Charles Bradley (1902-1979) relatou o uso de um anfetamínico (benzedrina) no tratamento de crianças com "transtornos comportamentais". O uso de estimulantes oscilaria nas próximas décadas, sendo empregado para diversos propósitos até que, na década de 1980, com o desenvolvimento do diagnóstico de transtorno do déficit de atenção e hiperatividade, seu benefício encontrou uma finalidade[26,27].

ANTIPSIQUIATRIA

Uma visão superestimada das potencialidades biológicas de tratamento para a época, aliada a uma série de outros fatores, marca o início do movimento antipsiquiátrico na década de 1960. O termo antipsiquiatria foi utilizado, pela primeira vez, pelo psiquiatra David Cooper, em 1967, com o livro *Psychiatry and antipsychiatry*, caracterizando o movimento que desafiava as práticas fundamentais da psiquiatria ortodoxa.

Tal movimento encontrou terreno fértil no período de contracultura da época, em que havia franco desafio às autoridades políticas, acadêmicas e médicas, oferecendo, assim, parâmetros de cultura para ideias de desconstrução do modelo médico de doença psiquiátrica.

Essa visão da psiquiatria como construção social e política marcou as obras de Michel Foucault (*Loucura e civilização*), Thomas Szasz (*O mito da doença mental*), Ronald Laing (*O eu dividido*) e Goffman (*Asilo*).

Contudo, questões em torno das propostas da antipsiquiatria tratam da negação de certas postulações do saber psiquiátrico, consolidado, até então, como o diagnóstico até a psicofarmacologia. Também é colocada em discussão a hegemonia médica diante do seu conhecimento das dimensões sociais do doente.

PSICOTERAPIAS

Em 1896, Freud introduziu o termo "psicanálise" a uma prática que sendo mais do que um novo método de terapia, exibia a nova teoria do psiquismo. Na sua prática do método de livre associação de ideias, em que os pacientes com frequência mencionavam o conteúdo de seus sonhos, os conteúdos foram férteis para a construção do principal conceito da psicanálise, o inconsciente. Em 1900 (na verdade publicado em 1899, mas com data posterior para estender os direitos autorais), publicou "*Interpretação dos sonhos*".

Freud também colocou a sexualidade e seus conflitos em discussão; o conceito de complexo de Édipo, entre outros, demonstra a importância das questões sempre ocultas entre pais e filhos.

A prática psicanalítica busca o entendimento dos porquês das escolhas e oferece uma leitura de nossas vidas inexplorada até então. Autores como Abraham, René Spitz, Melanie Klein, Jacobson, Arietti, Lacan, entre outros, desenvolveram as ideias de Freud, além de difundi-las e explorar seus aspectos particulares.

Embora a psicanálise tenha oferecido, nos últimos cem anos, importantes construtos teóricos sobre os transtornos psiquiátricos, as suas proposições carecem ainda de valor heurístico, até pela incapacidade de partilhar a mesma terminologia com a psiquiatria e iniciar protocolos de pesquisa conjuntos.

A década de 1950 foi importantíssima na história da terapia comportamental. Foi durante esse período que essa forma de tratamento emerge como clinicamente útil no tratamento dos transtornos psiquiátricos com base em pesquisas experimentais sobre as teorias de aprendizado.

Esse período abriga a emergência das primeiras grandes insatisfações com a teoria e a prática psicanalítica amplamen-

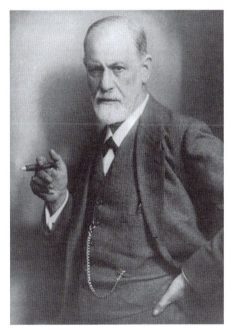

Figura 7 Freud.

te predominante no mundo inteiro. Em 1952, surgiu a mais influente crítica à psicanálise até então publicada, o livro *Os efeitos da psicoterapia*, de Hans J. Eysenck, professor de psicologia da London University. Eysenck examinou os resultados publicados e concluiu que a resposta ao tratamento psicanalítico era semelhante aos índices encontrados de remissão espontânea para doenças neuróticas. Embora os resultados possam ser, e foram, objeto de acalorada discussão, o trabalho de Eysenck abriu a questão da avaliação dos resultados da psicoterapia e estimulou o progresso da incipiente terapia comportamental. Eysenck foi fortemente influenciado pelos trabalhos de seu antecessor russo, Ivan Sechenov, que, em 1866, publicou o trabalho *Reflexos do cérebro*, no qual postulou que os processos mentais superiores podem ser analisados em termos do conceito de esquemas reflexos.

Pavlov, em 1928, publicou, pela primeira vez, seus trabalhos sobre reflexos incondicionados e condicionados. O condicionamento clássico, ou pavloviano, e os princípios da "generalização" (estímulos similares aos estímulos condicionados produzem a mesma resposta condicionada) e "diferenciação" (uma resposta condicionada pode ser eliciada por apenas um estímulo particular e não por estímulos similares) foram estabelecidos pelo cientista russo.

O trabalho de Pavlov teve profunda influência em diferentes centros fora do seu país. Ele foi o primeiro a utilizar métodos objetivos de pesquisa para interpretar o comportamento, e seus princípios de trabalho – objetividade, avaliação de resultados, além de aplicação e mensuração dos princípios das ciências biológicas sobre o comportamento – são válidos até hoje[28].

Os trabalhos do russo marcaram definitivamente as ideias do psicólogo americano John B. Watson (1878-1958), que, de fato, é o introdutor do conceito de behaviorismo. Em 1913, Watson lançou uma espécie de manifesto chamado "A psicologia tal como vê um behaviorista", no qual não propõe uma nova ciência, mas redefine que a psicologia deveria ser definida como estudo do comportamento.

Sem dúvida, porém, o grande nome e maior organizador das ideias do behaviorismo foi o psicólogo americano de Harvard, B. F. Skinner, por meio de seus estudos de condicionamento operante desenvolvidos mediante a relação entre comportamento e reforçamento. São clássicos e válidos, até hoje, seus conceitos de reforço positivo, reforço negativo e condicionamento aversivo. Feroz defensor de suas ideias, Skinner abre seu livro *Sobre o behaviorismo* refutando energicamente vinte ideias comumente ditas sobre o behaviorismo que afirma serem falsas.

A abordagem cognitiva teve início por volta de 1956, quando Skinner começou a incluir o comportamento verbal como tema de seus estudos. Isso revelava que os behavioristas começavam a reconhecer a necessidade de compreender os "processos internos" que governam o comportamento. A famosa "caixa preta" de Skinner passava a despertar o interesse dos pesquisadores sobre seus conteúdos.

Em 1958, Wolpe introduzia a técnica da dessensibilização sistemática, na qual mostrava que era possível modificar uma resposta de ansiedade com procedimentos apenas cognitivos: treinava-se o paciente para relaxar enquanto ele imaginava situações geradoras de ansiedades de modo a inibi-las[29.]

Foi a primeira forma de terapia verbal alternativa à psicanálise e estava baseada nos modelos de aprendizagem com grande utilidade nos quadros fóbicos. Percebia-se não ser mais suficiente modificar o contexto de modo a reforçar, positiva ou negativamente, uma resposta que precisava ser modificada; era necessário considerar também a maneira como o indivíduo percebia esse contexto.

São essas, exatamente, as ideias de Beck, em 1963, quando começou a publicar estudos sobre a relação entre o pensamento e a depressão. Alguns anos mais tarde, por volta de 1970, juntamente com Mahoney, ambos influenciados pelo avanço dos estudos na área das ciências cognitivas, deram início à revolução propriamente dita[29]. Até hoje, a terapia cognitiva tem como pressuposto a ideia de que os sentimentos e os comportamentos do indivíduo são determinados pelo modo como ele estrutura e interpreta o mundo por meio de seus pensamentos e suas crenças.

A terapia cognitiva comportamental vem sendo aplicada no tratamento dos quadros psiquiátricos, particularmente os transtornos de ansiedade e depressão, primeiro mediante terapia individual e, depois, terapia em grupo.

As abordagens comportamentais e cognitivas na busca da maior aproximação com a clínica, tentando utilizar parâmetros científicos de eficácia terapêutica, passaram a interessar-se pelo comportamento depressivo. Em 1963, quando o psicólogo americano Aaron Beck começou a publicar estudos sobre a relação entre o pensamento e a depressão, iniciou-se o que, por volta de 1970, considerou-se a revolução cognitiva na psicoterapia. Até hoje, a terapia cognitiva de Beck baseia-se na visão teórica de que os sentimentos e os comportamentos do indivíduo são determinados pelo modo como ele estrutura e interpreta o mundo por meio dos seus pensamentos e crenças.

PSIQUIATRIA NO BRASIL: INTRODUÇÃO

O primeiro estabelecimento de saúde destinado exclusivamente para tratamento dos insanos, no Brasil, data de 1852, com a inauguração do Hospício Dom Pedro II, sendo um prédio anexo da Santa Casa de Misericórdia do Rio de Janeiro. Durante o período colonial, do descobrimento até o século XIX, não se cuidou de forma efetiva da saúde dos indivíduos acometidos de qualquer transtorno mental. Eles continuavam entregues à sua própria sorte, reclusos e submetidos aos aparelhos de contenção, dos mais primitivos e bárbaros até castigos físicos, porque predominava, ainda naquela época, ideais de possessão demoníaca por parte do adoecido.

No primeiro regulamento do Hospício Dom Pedro II, lia-se que o estabelecimento se destinava exclusivamente para asilo, tratamento e curativo dos alienados de ambos os sexos de todo o Império, sem distinções de condições, naturalidade ou religião. Nos primórdios do seu funcionamento, a laborterapia foi introduzida como método terapêutico, por meio de oficinas de sapataria e alfaiataria. Mas, tão logo o hospício começou a funcionar, não tardou a ficar lotado, por consequência do grande número de pessoas que estavam desassistidas. Durante as primeiras décadas de funcionamento, o hospício foi dirigido por diversos médicos, contudo, somente em 1887 a direção do estabelecimento passou a ser feita por um especialista, o Professor Teixeira Brandão, já então alienista do hospício.

Durante o Império, as províncias foram progressivamente criando seus próprios estabelecimentos para cuidar de seus doentes mentais. São Paulo, desde 1852, recolhia os doentes em casarões até o advento do Hospital do Juqueri; Bahia com o Asilo São João de Deus (1874); Rio Grande do Sul com o Hospital São Pedro (1879); e Pernambuco com o Hospício da Tamarineira (1883)[30,31]. Proclamada a República, o Hospício Dom Pedro II foi desanexado da Santa Casa de Misericórdia e passou a ser denominado Hospital Nacional de Alienados, além de ser ampliado, com a construção do pavilhão de observação, para melhor atender os doentes. No mesmo pavilhão eram, também, ministradas as aulas de "Clínica de Doenças Nervosas e Mentais" da Faculdade de Medicina do Rio de Janeiro que, junto com a Faculdade de Medicina da Bahia, formaram os primeiros alienistas no Brasil[32].

Em fins de 1902, o Professor Juliano Moreira da Faculdade de Medicina da Bahia foi nomeado o novo diretor do Hospital Nacional dos Alienados. O novo diretor, que se destacou em Salvador como especialista renomado, havia visitado, pouco antes, vários hospitais e instituições especializadas, em diferentes países da Europa, por isso não tardou em propor diversas reformas na estrutura do hospital. Criou uma colônia exclusiva ao tratamento de pacientes epilépticos e outra para os alcoólatras, tornando, assim, mais conveniente o tratamento dos doentes separados por patologias.

No campo legislativo, em dezembro de 1852, surgiu a primeira lei brasileira regulamentando a assistência de doentes mentais, porém, somente a partir de 1903, passou a vigorar a primeira lei brasileira de proteção aos alienados. Os artigos principais versavam sobre: "internação do indivíduo para sua proteção e de terceiros em estabelecimento apropriado e somente após comprovada a alienação" (art. 1º), "o enfermo poderá ser tratado em sua residência caso sejam administrados os cuidados necessários" (art. 3º); "proibição de manter enfermos em cadeias públicas ou entre criminosos" (art. 10). Outros artigos da lei versam também sobre as adequações dos estabelecimentos de saúde mental, e o adequado tratamento médico. Após 1925, o projeto de Lei n. 218, do médico Afrânio Peixoto, outro grande alienista da época, reorganizou a assistência aos doentes mentais no Brasil. Com a nova lei foram criados os primeiros serviços abertos para os doentes mentais. A Lei de 1925 foi revisada e ampliada em 1934, sendo as principais mudanças relacionadas à profilaxia metal. Nesse período, o movimento de higiene mental tornou-se mais influente e sólido com a criação das Ligas de Higiene Mental[33].

Em São Paulo, no ano de 1926, fundava-se a Liga Paulista de Higiene Mental, com sede no Juqueri, tendo à frente os médicos Pacheco e Silva, Geraldo de Paula Souza, Enjolras Vampré, Marcondes Vieira, Cantídio de Moura Campos, Fausto Guerner e Ferraz Alvim. A liga nunca recebeu recursos do Estado para a realização de suas atividades, tendo perfil profissionalizante, ligado particularmente à psiquiatria e a propostas de higiene mental e eugenização social; reformular os dispositivos institucionais, adaptando-os aos novos propósitos da "eugenização" constituiu um dos objetivos visados pelos psiquiatras entrincheirados nas Ligas de Higiene Mental[34].

Outro ponto a ser salientado é o intercâmbio de médicos brasileiros que estagiaram em instituições francesas, por meio do Instituto Franco-Brasileiro de Alta Cultura e das revistas médicas alemãs, que passaram a ser publicadas em português, como a *Revista Médica de Hamburgo*, além de correspondências entre médicos brasileiros e alemães, como se deu entre Juliano Moreira e Emil Kraepelin nos anos de 1905 e 1906[35,36]. Em 1907, Juliano Moreira, junto com os médicos Afrânio Peixoto, Antonio Austregésilo, Henrique Roxo e Ulysses Viana fundou a Sociedade Brasileira de Neurologia, Psychiatria e Medicina Legal, que, mais tarde, transferiu sua tradição e seu patrimônio histórico para a nova Associação Brasileira de Psiquiatria.

No ano seguinte, na Fundação da Sociedade Brasileira de Neurologia, Psychiatria e Medicina Legal, compõe-se uma comissão com a finalidade de apresentar um projeto brasileiro de classificação das doenças mentais, sendo que a classificação de Kraepelin teve forte adesão de Juliano Moreira[36]. Data, também, dessa primeira década do século XX o início da primeira publicação dedicada especificamente à psiquiatria, o *Archivos Brasileiros de Psychiatria, Neurologia e Medicina Legal*, fundado em 1905, por Juliano Moreira e Afrânio Peixoto[37]. Por fim, devem-se destacar nomes de importantes médicos que, ao longo dos séculos XIX e XX, contribuíram, de forma extraordinária, para o desenvolvimento da psiquiatria brasileira: Nina Rodrigues, na Bahia, Ulysses Pernambucano, em Pernambuco, e José Leme Lopes, no Rio de Janeiro.

É importante destacar a influência de Juliano Moreira durante as próximas décadas, já que ao tratar da dimensão físico-orgânica das doenças mentais no país, de maneira inovadora procurou trabalhar a ideia da igualdade racial, incorporando os miscigenados:

> [...] dessa forma, eram combatidas as diferenças irredutíveis, presentes apenas na dimensão físico-orgânica dos indivíduos. Tratava-se do projeto de uma sociedade igualitária frente às possíveis diferenças físico-orgânicas individuais que, apesar de poderem atingir uma parcela da população, eram comprovadamente independentes do clima e da constituição racial[38].

Ao assumir o cargo de diretor do Serviço Nacional de Doenças Mentais entre 1941 e 1954, Adauto Botelho, discípulo de Juliano Moreira, tentou redefinir o recém-criado órgão com base no caráter científico da psiquiatria, expandindo hospitais e convênios com esferas estaduais, ao mesmo tempo em que a psiquiatria se firmava como especialidade médica. Com a crise hospitalar dos anos de 1960 a 1970, abriu-se espaço para que diversos hospitais privados fossem inaugurados, muitos deles sem administração compatível para os serviços voltados aos doentes mentais. Dentro desse quadro, os anos de 1970 permitiram que novas correntes do pensamento psiquiátrico, vindas da Europa e Estados Unidos, ganhassem espaço, caso exemplar da chamada psiquiatria preventivista. Tal marcação pode ser acompanhada no 1º Congresso Brasileiro de Psiquiatria ocorrido na cidade de São Paulo em 1970, no qual houve discussões sobre o direito à assistência, recursos, prevenção, formação de pessoal, serviços, pesquisa e hospitais comunitários[39].

Origens da especialidade médica: planos da Clínica Psiquiátrica da Faculdade de Medicina da Universidade de São Paulo

No estado de São Paulo, data de 1852 o primeiro estabelecimento para tratamento dos doentes mentais, considerado um "asilo provisório". Em 1864, mudou-se esse estabelecimento de saúde para a ladeira Tabatinguera, recebendo a designação popular de "Hospício da Várzea do Carmo". Mas é somente na virada do século, mais precisamente em 1898, que as instalações de saúde para tratamento dos doentes mentais em São Paulo receberam a devida atenção. Iniciaram-se, assim, as atividades no Hospital Central do Juqueri, tendo como seu primeiro diretor o eminente psiquiatra paulista, formado na Faculdade de Medicina do Rio de Janeiro sob orientação do Professor Teixeira Brandão, Francisco Franco da Rocha[31]. Em 1918, foi inaugurado o curso de psiquiatria, ministrado à primeira turma da nova escola criada, a Faculdade de Medicina e Cirurgia de São Paulo (1912). Nesse período, a cadeira de neuropsiquiatria era regida pelo Dr. Francisco Franco da Rocha. Em virtude da inexistência de instalações apropriadas, as aulas eram dadas no Hospital de Juqueri. Em outubro de 1923, o Professor Franco da Rocha solicitou exoneração da cadeira que ocupava, tendo sido assumida mediante contrato pelo Dr. Enjolras Vampré. Na Faculdade de Medicina da Universidade de São Paulo (FMUSP), a cadeira denominada Clínica Psiquiátrica e Neuriátrica foi dividida, em 1935, em duas outras: a psiquiátrica e a neurológica. Para a primeira foi aprovado o médico Enjolras Vampré, único candidato; para a segunda disputaram a vaga os médicos Durval Marcondes e Antonio Carlos Pacheco e Silva, sendo escolhido este último. Em suas origens, o ensino médico da psiquiatria em São Paulo estava ligado ao próprio surgimento da Faculdade de Medicina e Cirurgia de São Paulo, entre 1912 e 1913. A convite de Arnaldo Vieira de Carvalho, o médico Franco da Rocha assumiu a cátedra de Psiquiatria, com o curso sendo realizado no Hospício do Juqueri, tendo como assistentes Francisco Vieira de Moraes e Antonio Carlos Pacheco e Silva, que assumiria a cadeira em 1923, quando Franco da Rocha se exonerou do cargo. Durante seu período de trabalho, procurou desenvolver as concepções de Morel, por meio da laborterapia. Mais tarde, Pacheco e Silva buscaria, dentro e fora do país, tecnologias que se pudessem aplicar ao ensino e à pesquisa, utilizando-se largamente do Hospital do Juqueri como campo de experimentação. Articulado ao momento político vivido em São Paulo, como em outubro de 1930, foi estabelecido o Gover-

no Provisório de Getúlio Vargas, resultando no progressivo afastamento das lideranças paulistas do núcleo central do poder federal. O crescente isolamento político paulista levaria, dois anos mais tarde, à cisão efetiva com a deflagração da Revolução Constitucionalista, que mobilizou as forças paulistas em oposição ao Exército nacional, afetando a vida da Faculdade de Medicina de São Paulo, quer pela sua participação nos fatos políticos, quer em sua incorporação à Universidade de São Paulo no ano de 1934[40].

No plano do ensino da psiquiatria na Faculdade de Medicina, em sua aula inaugural do curso de Clínica Psiquiátrica em 1936, Pacheco e Silva falou sobre a importância da disciplina para as especialidades médicas, pois era o médico o profissional habilitado e autorizado a aprofundar esses estudos. De acordo com o Professor, era possível apreciar os fenômenos mórbidos e conhecer os meios capazes de devassar o espírito humano, penetrando em seus meandros e fazendo uma "limpeza":

> [...] a patologia do espírito integra cada vez mais dentro da medicina geral. Para se fazer tal demonstração, é o bastante recordar que mais de 50% dos casos de alienação mental se originam de afecções localizadas fora do cérebro e que, em tais casos, os distúrbios psíquicos não passam de epifenômenos. Daí a orientação moderna, que preconiza a criação de clínicas especializadas, laboratórios bem providos, gabinetes dentários e outros recursos para se proceder, no dizer dos alienistas alemães – à limpeza orgânica dos doentes[41].

Por essa perspectiva, existiriam doenças nervosas hereditárias, o que mereceria da psiquiatria o estudo da constituição dos indivíduos, pois:

> [...] como demonstrou Kretschmer, revivendo a doutrina dos temperamentos e das constituições, existe uma relação somatopsíquica, isto é, uma relação entre a constituição corpórea do indivíduo e seu temperamento, na qual existe a predisposição para esta ou aquela doença mental. Destacavam-se: (1) o afastamento dos "elementos degenerados", (2) sua segregação, "com o objetivo de evitar a procriação dos indivíduos fadados a uma prole degenerada", (3) a esterilização de procriadores "com defeitos físicos e mentais, a grande massa de tarados e inválidos que superlotam os hospitais e estabelecimentos de assistência", (4) a educação, que deveria estar ligada à formação do cidadão e a sua responsabilidade sobre a raça, e, finalmente, (5) a supressão, que, mesmo sendo considerada uma posição de "autores radicais", foi apresentada "como a supressão pura e simples dos indesejáveis. Com o fito eugênico e humano, acreditando poder dessa forma encerrar o sofrimento dos seres degenerados, aos quais está reservada uma vida de miséria e sofrimento[41].

Pacheco e Silva tentou incluir na Constituição de 1934 uma proposta de eugenização social, como também aliar à higiene mental debates como o cinema e a higiene mental, higiene mental na educação familiar, higiene mental na escola e na universidade, higiene mental e orientação profissional, herança e constituição, esterilização de anormais, tráfego e higiene mental e imigração e higiene mental. Em carta recebida em 22 de fevereiro de 1934, Pacheco e Silva era parabenizado por seu primo, Aristides Amaral, pelas emendas e pelos pareceres da chamada Comissão dos 26, responsável por introduzir um projeto nacional eugenista de controle imigratório: "aceite os meus vivos parabéns pelo belo discurso sustentando a emenda paulista que obriga os poderes públicos a cuidar da educação eugênica e social. Só assim o Brasil deixará de receber o despejo da escória de todos os países"[42,43].

Em 1936, após concurso público o Professor A. C. Pacheco e Silva assumiu definitivamente a direção da clínica. As aulas eram então ministradas no Hospital de Juqueri e nos ambulatórios da Diretoria Geral da Assistência aos Psicopatas. Somente em 1952, as atividades da psiquiatria foram transferidas para edifício próprio junto ao Hospital das Clínicas, no então recém-inaugurado Instituto de Psiquiatria (IPq). O período que antecedeu a elaboração dos planos da construção do IPq também foi marcado por grandes transformações no cenário político nacional, com mudanças da centralização do poder, enfraquecimento da influência paulista no âmbito federal e mudanças no campo da educação com a reforma do ensino superior.

Em 1939, diante das dificuldades com que se deparava para ministrar o ensino de psiquiatria, o Professor A. C. Pacheco e Silva enviou uma representação ao Conselho Técnico e à Congregação da Faculdade de Medicina, expondo a necessidade premente de instalações adequadas e modernas para o ensino da especialidade. Expôs que após sua exoneração da Diretoria da Assistência aos Psicopatas não dispunha mais do vasto material clínico utilizado para ilustrar o ensino da psiquiatria até então. Ressaltou, ainda, que a Cadeira de Psiquiatria não dispunha, a esse tempo, de verba no orçamento da Faculdade de Medicina, o que obrigava o catedrático a pagar, do seu próprio bolso, pequenas despesas imprescindíveis.

Ao longo dessa representação, dirigida ao Conselho Técnico e à Congregação da Faculdade, o Professor A. C. Pacheco e Silva reforçou a importância crescente do ensino da psiquiatria e a necessidade social da formação de um corpo de médicos especializados em doenças mentais:

> [...] O ensino da Clínica Psiquiátrica deve, hoje, fazer parte das clínicas denominadas fundamentais do curso médico, de caráter formativo, e não constituir uma simples cadeira de especialização, obrigatória, apenas para os médicos candidatos a cargos técnicos de assistência psiquiátrica.

Adiante, reforçou os motivos da necessidade da construção de instalações adequadas à Clínica Psiquiátrica para:

> [...] manter o nosso ensino médico à altura das suas gloriosas tradições [...][33].

> [...] Eis porque é, com a mais profunda preocupação, senhores Membros do Conselho Técnico-Administrativo, que vemos a Faculdade de Medicina da Universidade de São Paulo completa-

mente desaparelhada para propiciar aos alunos, sequer, conhecimentos elementares de Clínica Psiquiátrica [...]. Se não dispõe de uma única enfermaria, de um só leito, onde possa internar e observar doentes, quanto mais produzir trabalhos à altura do renome da Faculdade [...][33].

Buscou ainda justificativa para o projeto do instituto, nas mais diversas faculdades de medicina do mundo. Descreveu o programa de psiquiatria da Universidade de Cornell, em Nova York, com extenso curso em saúde mental, que vai do primeiro ao quarto ano do curso de medicina. Cita, também, a Escola Médica de Harvard, onde o curso de psiquiatria já era obrigatório para todos os estudantes de medicina àquela época, e o exemplo da Universidade de Yale, onde já se ensinava psiquiatria em hospital universitário.

> [...] O ensino da Clínica Psiquiátrica, antigamente feito nos asilos públicos, é hoje realizado nas clínicas psiquiátricas universitárias, colocadas nos mesmos edifícios dos hospitais de clínica ou em anexos [...][33].

Nesse mesmo período, mais precisamente em 1938, foram retomadas as obras da construção do Hospital das Clínicas concluídas em 1944, que permitiram à Faculdade ampliar e consolidar suas atividades de ensino, que até aquele momento eram realizadas na Santa Casa de Misericórdia de São Paulo. Data dos planos iniciais do Hospital das Clínicas, elaborados pelos Professores Rezende Puech e Souza Campos, que a Clínica Psiquiátrica seria construída em edifício separado do Instituto Central. Fato justificado pela natureza dos doentes a serem tratados na clínica.

Nesse contexto histórico, surgiu a elaboração e a concretização do projeto de construção de um instituto de psiquiatria pertencente, mas anexo, ao Hospital das Clínicas para melhor adequação do ensino, assistência e pesquisa da Clínica Psiquiátrica da FMUSP. A efetivação da construção do edifício destinado à Clínica Psiquiátrica deu-se por meio dos esforços dos Professores Jorge Americano e Benedito Montenegro, naquela época, Reitor da Universidade e Diretor da Faculdade de Medicina, respectivamente, os quais, atendendo os reiterados apelos do Professor Pacheco e Silva, despertaram a devida atenção das autoridades do governo estadual.

Foi por meio do Decreto-Lei n. 14.456, de 11 de janeiro de 1945, que teve início a construção do atual prédio do Instituto de Psiquiatria, inaugurado em 1952. Porém, somente em 1963 foi posta em funcionamento a sexta e última enfermaria do Instituto, totalizando 272 leitos para assistência de pacientes internados[33]. Contudo, antes de dar início às atividades da Clínica Psiquiátrica no atual prédio, é montado, a título precário e por tempo indeterminado, um ambulatório de saúde mental, instalado no 4º andar do prédio central do Hospital das Clínicas, na enfermaria de Moléstias Infecciosas, espaço este cedido pelo Professor Celestino Bourroul, após solicitação do Professor Pacheco e Silva à superintendência do hospital (despacho de 24 de setembro de 1947).

À época do início de sua construção, o Instituto foi concebido para receber unicamente casos agudos. Planejado muitos anos antes e construído vagarosamente, quando foi inaugurado, contava ainda com salas destinadas à balneoterapia, algo já ultrapassado como recurso terapêutico para a época, sendo assim retiradas as banheiras para ampliar o espaço das enfermarias. Consta desse mesmo período a ideia de um pronto-socorro psiquiátrico no Instituto, que nunca foi concretizada em razão de problemas administrativos e do receio do IPq tornar-se depositário de todo e qualquer caso psiquiátrico do Estado de São Paulo e até mesmo de outros Estados (Ata n. 798, item 1º, de 10 de outubro de 1962)[44].

Apesar da lentidão para finalização da construção, o Instituto, já na década de 1950, correspondia às expectativas e às diretrizes da Organização Mundial da Saúde (OMS), que recomendava a internação de doentes mentais em hospitais menores, de 100 a 300 leitos visando a desospitalização ou desinstitucionalização. Do ponto de vista científico, o Instituto também apresentava orientação que visava acompanhar as inovações da época. Em 1952, sediou o 1º Congresso Panamericano de Criminologia. Nesse mesmo ano, com a descoberta da clorpromazina, os psicofármacos passaram a ser usados no tratamento dos pacientes atendimentos na Clínica Psiquiátrica, proporcionando, assim, uma revolução na evolução e no prognóstico dos enfermos. Em 1953, o Instituto recebe o Professor Hugo Cerletti (Itália), com recursos provenientes da Faculdade de Medicina e do Itamaraty, para ministrar palestra sobre as descobertas relacionadas à eletroconvulsoterapia (ECT), que já era utilizada (Ata n. 326, de 12 de março de 1953).

Desde o início de suas atividades assistenciais, o Instituto possui um departamento de Serviço Social estruturado para o estudo de casos sob o ponto de vista do diagnóstico social e intervenção junto aos familiares. Já o setor de terapia ocupacional teve início, posteriormente, na década de 1960, enfocando o tratamento por meio da reabilitação social e ocupacional. O Serviço de Psicologia do IPq-HCFMUSP, como entidade oficialmente institucionalizada, iniciou suas atividades em 1977. Contudo, atividades assistenciais de psicoterapia, bem como seu ensino, já existiam desde a década de 1960[33,44].

A construção do IPq no complexo hospitalar do Hospital das Clínicas representou para São Paulo um acontecimento de excepcional relevo e imprimiu novos rumos à assistência, ao ensino e à pesquisa. Atendimentos ambulatoriais e nas enfermarias, utilização de valioso material para as aulas práticas, estudos minuciosos de casos enriquecidos com a disponibilidade de preciosos recursos subsidiários criaram, desde cedo, condições objetivas para a realização de pesquisas e a publicação de trabalhos, monografias e teses, que foram aparecendo naturalmente nos anos que se seguiram. Ao longo das décadas seguintes, o Instituto foi se modernizando e se atualizando, acompanhando a evolução dos tratamentos aos enfermos e tornando o ensino em saúde mental uma referência brasileira.

HISTÓRICO MODERNO DOS CRITÉRIOS DIAGNÓSTICOS EM PSIQUIATRIA

Os sistemas de classificação diagnóstica em psiquiatria seguiram, ao longo dos anos, as visões etiológicas dominantes em cada época. Na década de 1870, com as descrições histopatológicas de algumas doenças neuropsiquiátricas, surgem os primeiros esforços para a sistematização científica dos transtornos mentais. Este esforço, entretanto, foi limitado pela dificuldade de estabelecimento etiológico da maior parte dos transtornos mentais, deixando lacunas importantes na visão biológica de tais patologias. A organização nosográfica dos diagnósticos psiquiátricos seguiu, então, pela descrição sistemática

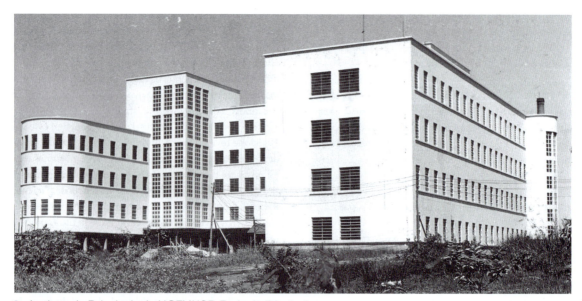

Figura 8 Instituto de Psiquiatria do HCFMUSP. Fachada Principal.
Fonte: Museu Histórico "Prof. Carlos da Silva Lacaz" da Faculdade de Medicina da Universidade de São Paulo.

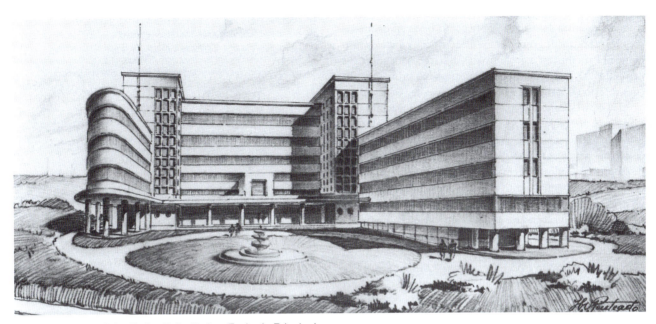

Figura 9 Hospital de Clínica Psiquiátrica. Fachada Principal.
Fonte: Museu Histórico "Prof. Carlos da Silva Lacaz" da Faculdade de Medicina da Universidade de São Paulo.

de padrões dos transtornos, incluindo as características sintomáticas, o curso das doenças e o desfecho entre os pacientes. Em meados do século XX as primeiras edições da Classificação Internacional das Doenças (CID), da Organização Mundial da Saúde (OMS) e do *Manual diagnóstico e estatístico de transtornos mentais* (DSM, da Associação Americana de Psiquiatria) apresentavam os principais grupos diagnósticos em saúde mental com forte influência da teoria e nomenclatura psicanalítica[45,46].

A Classificação Internacional de Doenças da Organização Mundial da Saúde (CID-OMS)

A primeira Classificação Internacional de Doenças foi criada em 1893 pelo Instituto Internacional de Estatística e foi conhecida como Lista Internacional de Causas de Morte. Tal lista foi revista e em 1948, a cargo da OMS, passou a incluir morbidades. Em 1967, os estados membros da OMS regulamentaram o uso desta classificação para o registro de morbidades e causas de mortalidade em suas estatísticas. A série de revisões que se seguiu refletiu os avanços dos conhecimentos médico e epidemiológico nas décadas seguintes[45].

A décima edição (CID-10), atualmente em uso na maior parte dos países, foi aprovada em 1990 durante a 43ª Assembleia Mundial de Saúde e é citada em mais de 20.000 artigos científicos[45].

A partir de janeiro de 2022, os países signatários adotarão a décima primeira edição (CID-11), que se encontra pronta para implementação e incorpora o conhecimento mais atualizado sobre epidemiologia, etiologia e nosografia dos transtornos mentais[45].

O *Manual diagnóstico e estatístico de transtornos mentais* da Associação Norte-americana de Psiquiatria

A primeira edição do DSM, de 1952, tinha como finalidade principal o recolhimento de dados estatísticos sobre os transtornos mentais nos Estados Unidos e não permitia, por exemplo, a catalogação de comorbidades. Tanto a primeira quanto a segunda edição do DSM (1968) foram pautadas em casos clínicos prototípicos e consensos entre os psiquiatras. Na segunda edição houve o acréscimo de transtornos mentais da infância e adolescência e a primeira tentativa de aproximar os critérios diagnósticos daqueles propostos pela OMS na CID[47-49].

A partir de 1970, com os estudos transnacionais e o aprimoramento das técnicas de investigação biológicas, evidenciou-se a necessidade de sistematização dos critérios diagnósticos, dada sua baixa confiabilidade[48]. Um exemplo histórico que demonstrou a fragilidade dos sistemas de classificação diagnóstica desta época é o estudo coordenado por Gurland, que evidenciou enormes discrepâncias no diagnóstico de pacientes analisados por médicos americanos e britânicos[48,50]. A partir de sua 3ª edição, houve uma mudança de paradigma no DSM, com foco em validade dos diagnósticos e confiabilidade das informações, direcionando seu uso para pesquisas. A mudança nosográfica mais importante do DSV-III foi o estabelecimento de critérios diagnósticos ateóricos, de base empírica. Esta mudança de rumo do DSM é considerada uma retomada da visão médica por parte dos psiquiatras, cunhando o termo "neo-kraepeliniano" para o enfoque biologicista neste período[49,50]. A revisão desta edição (DSM-III-R) foi realizada para favorecer a utilidade clínica do sistema. Neste ponto, havia aproximadamente uma dúzia de grupamentos diagnósticos validados pelo manual. Para ilustrar a evolução das descrições diagnósticas neste manual, constavam 106 diagnósticos nas primeiras edições, 292 no DSM-III-R e 298 na edição vigente (DSM-5)[49].

O DSM-IV contou com o modelo de eixos que tentava integrar aspectos biológicos, psicológicos e sociais, além de uma escala de funcionamento global, mas isso foi abandonado na 5ª edição do manual. O DSM-IV incorporou também o conceito de espectros diagnósticos em detrimento de critérios diagnósticos excessivamente restritivos, retomando a busca por uma visão etiológica das patologias[47,49].

Na última edição, houve nova tentativa de mudança de paradigma. O foco do DSM-5 se concentrou em incorporar aspectos etiológicos e neurobiológicos nos critérios diagnósticos. Mantiveram-se a visão espectral de alguns transtornos mentais e a maior parte do que se mostrou útil do ponto de vista clínico ou para produção de dados científicos das edições anteriores. A ambição do grupo de trabalho que construiu o DSM-5 era incorporar dados laboratoriais, de neuroimagem e marcadores biológicos ao sistema diagnóstico, mas isso se mostrou impraticável até o presente momento[47,49].

Cabe ressaltar que, a despeito de sua utilidade clínica, houve grande influência da indústria farmacêutica e companhias de seguros em sua elaboração, assim como da natureza judicial da medicina norte-americana contemporânea[51].

Para aprofundamento

- Livro: Cordás T, Schumaker M. História da melancolia. Porto Alegre: Artmed; 2017.
- Livro: German B. The history of mental symptoms. Cambridge: Cambridge University Press; 1996.
- Artigo: Garrabe J. Nosography and classification of mental diseases in the history of psychiatry. L´evolution Psychiatrique.2019;84(31e-44e).

REFERÊNCIAS BIBLIOGRÁFICAS

1. Berrios GE. The history of mental symptoms. Cambridge: Cambridge University Press, 1996.
2. Alexander FG, Selsnick ST. The history of psychiatry. New York: Harper & Row, 1966.
3. Pélicier Y. Histoire de la psychiatric. Paris: Presse Universitaires de France, 1971.
4. Cairus HF, Ribeiro Jr WA (eds.). Textos hipocráticos: o doente, o médico e a doença. Rio de Janeiro: Fiocruz, 2005.
5. Ariés P. História da morte no ocidente. São Paulo: Ediouro, 2003.
6. Loyn HR (ed.). Dicionário da Idade Média. Rio de Janeiro: Zahar, 1997.
7. Kieckhefer R. Magic in the Middle Ages. Cambridge: Cambridge University Press, 2000.
8. Porter R. The greatest benefit to mankind – a medical history of humanity. New York: Norton, 1997.
9. Colp JR. History of psychiatry. In: Sadock BJ, Sadock VA (eds.). Kaplan & Sadock's comprehensive textbook of psychiatry. 8th ed. Philadelphia: Lippincott, Williams & Wilkins, 2005. p.4013-46.
10. Normandin S. Claude Bernard and an introduction to the study of experimental medicine: "physical vitalism", dialetic, and epistemology. Journal of the History of Medicine and Allied Sciences. 2007;62(4):495-528.
11. Rohmann C. A world of ideas. New York: Ballantine Books, 1999.
12. Porter R. Madness: a brief history. Oxford University Press, 2002.
13. Aldana LL, Moreno LR, Sanmiguel OS. F.J. Gall and the phrenological movement. Am J Psychiatry. 2007;164(3):414.
14. Alvarez MC. Bacharéis, criminologistas e juristas: saber jurídico e Nova Escola Penal no Brasil. São Paulo: IBCCRIM, 2003.
15. Riese W. The legacy of Philippe Pinel – an inquiry into thought on mental alienation. New York: Springer, 1969.
16. Leuret F. El tratamiento moral de la locura . Madri: Associatión Espanõla de Neuropsiquiatria, 2001.
17. Huertas R. Madness and degeneration, Part I. From 'fallen angel' to mentally ill. History of Psychiatry. 1992:391-411.
18. Berrios GE, Hauser R. The early development of Kraepelin's ideas on classication: a conceptual history. Psychological medicine. 1988;18:813-21.
19. Muller JL. Johann Bernhard Aloys von Gudden, 1824-1886. American Journal of Psychiatry. 2002;159(3):379.
20. Turner T. Henry Maudsley – psychiatrit, philosopher and entrepreneur. Psychological Medicine. 1988;18:551-74.
21. Lanteri-Laura G. La psichiatrie phénoménologique. Paris: PUF, 1957.
22. Maggini C, Salvatore P, Gerhard A et al. Psychopathology of stable unstable mixed states – a historical view. Comprehensive Psychiatry. 2000; 41(2):77-82.
23. Angst J, Marneros A. Bipolarity from ancient to modern times: conception, birth and rebirth. Journal of Affective Disorders. 2001;67:3-19.
24. Pichot P. The birth of the bipolar disorder. European Psychiatry. 1995; 10:1-10.
25. Sallet PC, Gattaz WF. Classificação das psicoses endógenas de Karl Leonhard. Rev Psiq Clín. 1998;25(1):22-5.
26. Berrios G, Porter R. A history of clinical psychiatry. The origin and history of psychiatric disorders. Londres: Athlone Press, 1995.
27. Beauchesne H. História da psicopatologia. São Paulo: Martins Fontes, 1989.
28. O'Dwier AM. Behavior therapy. In: Freeman H (eds.). A Century of Psychiatry. London: Mosby, 2001.
29. Abreu CN, Roso M. Psicoterapias cognitivas e construtivistas. Novas fronteiras na prática clínica. Porto Alegre: ArtMed, 2003.
30. Uchôa DM. Organização da psiquiatria no Brasil. São Paulo: Sarvier, 1981. p.29-72.
31. Oda AMGR, Dalgalarrondo P. História das primeiras instituições para alienados no Brasil. História, Ciências, Saúde – Manguinhos. 2005;12 (3):983-1010.
32. Pacheco e Silva AC. A proteção aos insanos no Segundo Reinado. Rev Psiq Clín. 2009;36(5):208-15.
33. Pacheco e Silva AC. Memória histórica sobre a psiquiatria brasileira particularmente em São Paulo. Obra premiada pela "Associação dos antigos alunos da Faculdade de Medicina da Universidade de São Paulo" – História da Medicina, 1976.
34. Costa JF. História da psiquiatria no Brasil: um corte ideológico. Rio de Janeiro: Garamond, 2007.
35. Dalgalarrondo P. Civilização e loucura: uma introdução à história da etnopsiquiatria. São Paulo: Lemos, 1996.
36. Oliveira CFA, Dalgalarrondo P, Nogueira AB. Evolução das classificações psiquiátricas no Brasil: um esboço histórico. Jornal Brasileiro de Psiquiatria. 2003;52(6):433-46.
37. Machado R, Loureiro A, Luz R, Muricy K. Danação da norma: medicina social e constituição da psiquiatria no Brasil. Rio de Janeiro: Edições Graal, 1978.
38. Venancio AT. As faces de Juliano Moreira: luzes e sombras sobre seu acervo pessoal e publicações. Estudos Históricos. 2005;36:59-73.
39. Paulin LF, Turato ER. Antecedentes da reforma psiquiátrica no Brasil: as contradições dos anos 1970. História, Ciências, Saúde – Manguinhos. 2004;11:241-58.

40. Marinho MGMSC. Trajetória da Faculdade de Medicina da Universidade de São Paulo: aspectos históricos da "Casa de Arnaldo". São Paulo: FMUSP, 2006.

41. Pacheco e Silva AC. Aula inaugural do curso de Clínica Psiquiátrica da Faculdade de Medicina da Universidade de São Paulo. Arquivos da Assistência Geral a Psicopatas do Estado de São Paulo. São Paulo, 1936.

42. Mota A. Quem é bom já nasce feito: sanitarismo e eugenia no Brasil. Rio de Janeiro: DP&A, 2003.

43. Barbosa LHS, Pereira LMF (eds.). Psiquiatria, loucura e arte: fragmentos da história brasileira. São Paulo: Edusp, 2002.

44. Amaro JWF. A História do Instituto de Psiquiatria do Hospital das Clínicas e do Departamento de Psiquiatria da Faculdade de Medicina da Universidade de São Paulo. Rev Psiq Clín. 2003;30(2):44-71.

45. World Health Organization. History of the development of the ICD. http://www.who.int/classifications/icd/en/HistoryOfICD.pdf. Acessado em 04/04/2020

46. Hirsch JA, Nicola G, McGinty G, Liu RW, Barr RM, Chittle MD, et al. ICD-10: history and context. Am J Neuroradiol. 2016;37(4):596-99.

47. North CS, Surís AM. Advances in psychiatric diagnosis: past, present, and future. Behav Sci (Basel). 2017;7(2):27.

48. Gurland BJ, Fleiss JL, Cooper JE, Sharpe L, Kendell RE, Roberts P. Cross-national study of diagnosis of mental disorders: hospital diagnoses and hospital patients in New York and London. Compr Psychiatry. 1970;11(1):18-25.

49. Fischer BA. A review of american psychiatry through its diagnoses: the history and development of the Diagnostic and Statistical Manual of Mental Disorders. J Nerv Ment Dis. 2012;200:1022–30.

50. Mayes R, Horwitz AV. DSM-III and the revolution in the classification of mental illness. J. Hist. Behav. Sci. 2005;41:249-67.

51. Pilecki BC, Clegg JW, McKay D. The influence of corporate and political interests on models of illness in the evolution of the DSM. Eur Psychiatry. 2011;26:194-200.

2
Reforma psiquiátrica

Valentim Gentil Filho

Sumário

Introdução
   Origens do movimento basagliano
   As Conferências de Saúde Mental
   O Projeto de Lei n. 3.657 e as Leis Estaduais
   Um modelo basagliano centrado nos CAPS
   Nova Política Nacional de Saúde Mental
Referências bibliográficas

Pontos-chave

- Em 1978, foi promulgada na Itália a Lei 180, conhecida como Lei Basaglia, que vetou não apenas os hospitais psiquiátricos, mas também as unidades psiquiátricas em hospitais gerais.
- Atribuir o atendimento de crises a prontos-socorros foi mais um erro importante desse modelo. Lotados, eles não têm para onde encaminhar pacientes precisando de tratamento psiquiátrico hospitalar.
- A eficácia dos tratamentos psiquiátricos tornou possível reduzir a frequência e a duração das internações e a expansão do atendimento ambulatorial e comunitário.
- Quatro décadas depois da importação de uma ideologia antipsiquiátrica para o Brasil, está se iniciando uma reforma mais psiquiátrica do modelo de atenção à saúde mental.

INTRODUÇÃO

Não se reforma uma especialidade médica. Essa alcunha é uma referência à Reforma Sanitária – um conjunto de propostas formuladas a partir do século XIX, para promover alterações estruturais e melhorar condições de saneamento e qualidade dos serviços de saúde. O que pode ser reformado, reformulado, atualizado é o Modelo de Atenção e a Política de Saúde Mental. O movimento político conhecido como Reforma Psiquiátrica foi descrito como um "questionamento do modelo asilar com o objetivo de promover a cidadania de pessoas tradicionalmente tuteladas... construir um novo estatuto social para o indivíduo em sofrimento psíquico... resgatar sua capacidade de participar das trocas sociais de bens, palavras e afetos... incluindo seus direitos e deveres como cidadão". A princípio, um reparo seria a confusão entre transtornos mentais e sofrimento psíquico. A Psiquiatria cuida de pessoas em sofrimento psíquico decorrente de doenças ou transtornos mentais e do comportamento. Desrespeitar esse limite gera desperdício e desassistência.

Até 1950 sabíamos pouco sobre as causas e não havia quase nenhum tratamento eficaz. O modelo de atenção privilegiava internações e a vida e o trabalho nos hospitais eram ruins. O sofrimento podia ser maior do que os benefícios. Nos anos 1960, uma corrente ganhou força e influenciou profissionais de saúde mental – a "Antipsiquiatria". Sua premissa é que "doença mental" não existe e é um artifício para catalogar formas divergentes de existir. A Psiquiatria poderia ser substituída por outras práticas e saberes, que ofereceriam melhores alternativas de compreensão. Para seus proponentes, "os loucos" não são doentes e devem viver livremente sua "experiência limite".

Na era Kennedy, os Estados Unidos fecharam dezenas de milhares de leitos psiquiátricos abruptamente, antes de criarem uma rede adequada de centros comunitários de saúde mental e promulgarem leis libertárias. Disso resultou desassistência e graves problemas para os pacientes, suas famílias e toda a sociedade. Em 2003, havia quase um milhão de doentes mentais no sistema penal americano – 284 mil presos com esquizofrenia e transtorno bipolar, outros 550 mil em liberdade condicional, além de 200 mil "loucos pelas ruas" (como disse Franco Rotelli, líder basagliano, em sua visita ao Brasil em 1979). Psicóticos não podem ser tratados involuntariamente, a não ser que ofereçam perigo para si mesmos ou para outros. Mas podem ser presos, se entendem as consequências dos seus atos. A enfermeira Andrea Yates foi condenada, no Texas, a prisão perpétua por ter afogado seus cinco filhos pequenos durante uma psicose pós-parto, e Mike foi preso na Flórida, por invadir uma casa em episódio maníaco[1]. O sistema penal passou a ter mais doentes mentais do que os hospitais psiquiátricos. A "desinstitucionalização" foi considerada o "experimento social mais fracassado do Século XX"[2]. Mais recentemente, isso foi parcialmente revertido pela modernização de antigos asilos e construção de novos hospitais.

Em geral, os grandes asilos do passado viraram manicômios – uma instituição total, misto de hospital, asilo e prisão. Muitos dos ataques aos hospitais-asilares ignoram suas origens e contribuições. John Wing, eminente professor de Psiquiatria Social da Inglaterra, afirmou que não se deve confundir uma estrutura com sua função e destacou a importância da função de asilo: "Muitas das funções dos grandes hospitais psiquiátricos eram as de asilo. Quando a estrutura dos serviços mudou e o papel dos grandes hospitais diminuiu, a necessidade de continuar a cobrir suas funções tendeu a ser negligenciada... as funções de asilo sempre foram de refúgio e de recuperação"[3]. A eficácia dos novos tratamentos e os avanços nos conhecimentos científicos possibilitaram melhorias no atendimento e no prognóstico dos pacientes e favoreceram a retomada do modelo médico. No Brasil, as instituições e serviços continuaram desatualizados. Isso favoreceu a importação, nos anos 1970, de uma ideologia já então anacrônica e um modelo ineficiente de atenção em psiquiatria e saúde mental.

ORIGENS DO MOVIMENTO BASAGLIANO

Em 1978, foi promulgada na Itália a Lei 180, conhecida como Lei Basaglia. Franco Basaglia (1924-1980), líder da chamada Psiquiatria Democrática, na década anterior coordenara experiências de desospitalização em instituições manicomiais. Segundo o artigo 7 dessa lei, "É proibido construir novos hospitais psiquiátricos, utilizar os atualmente existentes como divisões especializadas de Psiquiatria dos hospitais gerais, criar divisões ou seções psiquiátricas em hospitais gerais e utilizar como tais as divisões ou seções neurológicas ou neuropsiquiátricas". Portanto, a Lei Basaglia vetou não apenas os hospitais psiquiátricos, mas também as unidades psiquiátricas em hospitais gerais (UPHG).

"A contribuição de Basaglia foi basicamente ideológica, derivada do pensamento de Laing, Cooper, Marcuse, Sartre, Heidegger e outros... Ela foi também muito política — uma abordagem euromarxista baseada na crença de que os pacientes em um hospital psiquiátrico eram sujeitos à opressão capitalista e que qualquer forma de trabalho em que participassem era uma exploração"[4]. Entretanto, os países denunciados pelos mais flagrantes abusos em instituições psiquiátricas foram a União Soviética e a China[5].

Para os basaglianos é preciso "negar a Psiquiatria". "Desde o lançamento do Manifesto do Movimento da Psiquiatria Democrática, na Bolonha, em 8 de outubro de 1973, pode-se de-

tectar o objetivo fundamental desse movimento, que era a desconstrução do aparato manicomial... mesmo as propostas mais ousadas de transformação do espaço manicomial não eram mais que contemporizações... A instituição a ser negada era o conjunto de aparatos científicos, legislativos, administrativos, de códigos de referência cultural e de relações de poder... o paradigma clínico foi o verdadeiro objeto do projeto de desinstitucionalização... Inspirados ora na Antipsiquiatria, ora em... Marx, Gramsci, Sartre, Husserl, Foucault, Castel e Goffman, dentre outros, Basaglia e os demais operadores construíram uma negação objetiva não da doença mental, mas do imperialismo da dimensão médico-clínica sobre o fenômeno loucura"[6].

Graças ao sistema político e administrativo italiano, a Lei 180 foi implementada apenas nas regiões que optaram por isso. Suas propostas foram exitosas quando muito subsidiadas, como no sul da cidade de Verona e em Trieste, mas a Itália não fechou todos os serviços hospitalares. Em 2006, para uma população de 56 milhões de habitantes, havia 8.975 leitos para casos agudos (3.498 em hospitais gerais, 399 em clínicas universitárias, 98 em centros comunitários de 24 h, 118 em outros serviços públicos e 4.862 em hospitais privados). Além deles, o país dispunha de 17.138 vagas para moradia extra-hospitalar, 309 hospitais-dia e 707 centros comunitários de saúde mental, entre outros equipamentos[7]. Trinta anos após a aprovação da Lei 180, a rede de saúde mental na Itália era diversificada e balanceada.

As ideias de Basaglia encontraram terreno fértil na América Latina. A sociedade atribuíra a hospitais-asilares a responsabilidade pelos doentes, sem lhes dar os necessários recursos. Eles se tornaram inviáveis e iatrogênicos, com falta de pessoal, maus tratos e péssimas instalações. O "Asilo de Alienados do Juqueri", criado por Franco da Rocha em 1898 como instituição modelar e um centro de pesquisas renomado internacionalmente, passou a receber mais pacientes do que tinha condições de cuidar. Em 1907 o Juqueri tinha 900 internos; em 1923 tinha 1.800; em 1958 tinha mais de quatorze mil doentes, muitos deles incuráveis, lesionados organicamente, ou com graves sequelas de esquizofrenia. O mesmo ocorreu em muitos países. Durante o regime militar de 1964 a 1985, o Instituto Nacional de Assistência Médica da Previdência Social (INAMPS) tentou remediar a situação através de convênios com hospitais privados. Mal remunerados e não supervisionados adequadamente, eles também deterioraram.

Inconformados com essas instituições, muitos profissionais foram para a clínica particular. Os que ficaram nos serviços públicos passaram a se organizar politicamente. No ano da promulgação da Lei 180, Franco Basaglia, Felix Guattari, Roberto Castel, Ervin Golfman, Thomas Szasz e outros líderes da antipsiquiatria foram trazidos ao Rio de Janeiro para o 1º congresso do Instituto Brasileiro de Psicanálise, Grupos e Instituições. Cinco anos depois, o IBRAPSI encerrou suas atividades, mas deixou sua marca. Em 1978, "quase duzentos profissionais e estagiários foram literalmente expulsos dos hospitais psiquiátricos federais do Rio de Janeiro por terem denunciado as condições de trabalho e o tratamento dados aos pacientes"[8]. Esses profissionais criaram o Movimento de Trabalhadores em Saúde Mental (MTSM) e seus integrantes foram assumindo postos-chave em organismos governamentais como a Coordenação de Saúde Mental do Ministério da Saúde (CORSAM/MS), responsável pela condução das políticas públicas federais.

A década de 1980 foi marcada pela abertura do regime e pela Constituição de 1988. Os Direitos Humanos foram uma das principais bandeiras políticas e as instituições psiquiátricas refletiam o descaso com a saúde mental. A Comissão Teotônio Vilela de Direitos Humanos da Câmara dos Deputados visitou o Hospital de Franco da Rocha. Seu relatório na Folha de São Paulo (1984) foi dramático: "ausência de atendimento médico, poucos funcionários, 927 mulheres do pavilhão, duas funcionárias fazendo a ronda noturna, a escuridão, o medo, a angústia, a ansiedade, e as lutas, deixam as mulheres mais desesperadas à noite, a comida de má qualidade, ficam 14 horas sem alimentação entre o jantar e o desjejum, falta sabão para o banho, falta escova de dente, faltam roupas íntimas... roupas e calçados... quando não estão nuas, estão cobertas de camisão", Nesse ano, São Paulo dispunha de 19 ambulatórios de saúde mental, equipes de saúde mental em Centros de Saúde e pretendia-se levar essas equipes para as unidades básicas de saúde. Um novo Programa Ambulatorial de Intensidade Máxima deveria atender pacientes recém-saídos dos hospitais.

Em 1984, seis anos após a promulgação da Lei Basaglia e cinco depois de uma sangrenta guerra civil na Nicarágua, Benedetto Saraceno, ligado à Unidade de Psiquiatria do Instituto de Pesquisas Farmacológicas Mario Negri de Milão, apoiado pela Organização Pan-americana da Saúde (OPAS), estabeleceu cooperação com o governo sandinista. Lá havia um antigo hospital psiquiátrico e sete centros comunitários. "Quando a hospitalização é necessária, isso se dá no 'centro de atendimento psicossocial' e no hospital geral, dependendo da disponibilidade". Uma análise de 342 pacientes em 1 mês, confirmou (sic) que o modelo parecia "eficiente e de boa qualidade, com poucos investimentos" e Saraceno resolveu estendê-lo a todo o continente[9].

Anna Maria Pitta, diretora da Divisão de Ambulatórios do Estado de São Paulo, foi à Nicarágua e trouxe o conceito de centro de atenção psicossocial (CAPS): "uma denominação encontrada na Manágua revolucionária de 1986 onde, a despeito de todas as dificuldades materiais, de uma economia de guerra, se cuidava com responsabilidade de pessoas com problemas psiquiátricos importantes, utilizando-se de líderes comunitários, profissionais, materiais improvisados e sucatas, para desenvolver uma criativa experiência de reabilitar ou habilitar pessoas excluídas dos circuitos habituais da sociedade, por portar algum transtorno mental"[10]. Em março de 1987 ela inaugurou o "CAPS Professor Luiz da Rocha Cerqueira" – o CAPS Itapeva.

AS CONFERÊNCIAS DE SAÚDE MENTAL

A Assembleia Nacional Constituinte foi instalada em fevereiro de 1987. A VIII Conferência Nacional de Saúde, que formulou o SUS, havia sido realizada no ano anterior. Em junho seguinte, o Relatório da I Conferência Nacional de Saúde

Mental – I CNSM[11] mostra o embate político da época: "os trabalhadores de saúde mental podem se constituir em instrumentos de dominação do povo brasileiro... É urgente, pois, o reconhecimento da função de dominação dos trabalhadores de saúde mental e a sua revisão crítica, redefinindo o seu papel, reorientando a sua prática e configurando a sua identidade ao lado das classes exploradas... (com) reversão da tendência hospitalocêntrica e psiquiatrocêntrica, dando prioridade ao sistema extra-hospitalar e multiprofissional como referência assistencial ao paciente, inserindo-se na estratégia de desospitalização". A seguir, consta o mandado basagliano: "A partir desta Conferência, o setor público não credenciará nem instalará novos leitos psiquiátricos em unidades psiquiátricas hospitalares tradicionais, reduzindo, progressivamente, os leitos existentes nesse último tipo de serviço e substituindo-os por leitos psiquiátricos em hospitais gerais públicos ou por serviços inovadores alternativos à internação psiquiátrica... Será proibida a construção de novos hospitais psiquiátricos tradicionais... Em regiões onde houver necessidade de novos leitos psiquiátricos, estes deverão estar necessariamente localizados em hospitais gerais".

Em dezembro de 1987 o MTSM se transformara no Movimento Nacional da Luta Antimanicomial (MNLA), com participação de pacientes e familiares e vinculando a assistência hospitalar à injustiça social: "O manicômio é expressão de uma estrutura, presente nos diversos mecanismos de opressão desse tipo de sociedade. A opressão nas fábricas, nas instituições de adolescentes, nos cárceres, a discriminação contra negros, homossexuais, índios, mulheres. Lutar pelos direitos de cidadania dos doentes mentais significa incorporar-se à luta de todos os trabalhadores por seus direitos mínimos à saúde, justiça e melhores condições de vida.".

Libertando identidades: da reabilitação psicossocial à cidadania possível[9], livro muito utilizado em cursos promovidos pela CORSAM/MS-MNLA para milhares de profissionais de saúde mental e do direito e incluído entre os temas de concursos públicos para seleção para a rede pública, traz afirmações como: "A hipótese deste livro é que a psiquiatria clínica e a terapêutica psiquiátrica constituem um conjunto de pleonasmos (entretenimentos) ou danosos ou indiferentes, raramente úteis". Ele propõe a substituição da abordagem psiquiátrica por reabilitação psicossocial. Nas suas referências bibliográficas consta o artigo "Il progetto dell'Istituto Mario Negri 'Salute Mentale in America Latina'"[12] no qual é contada a história da Declaração de Caracas, tida como marco do movimento basagliano.

Em 1990, o Projeto Saraceno-Mario Negri foi apresentado, em Caracas, a 200 convidados para uma Conferência Regional para a Reestruturação da Atenção Psiquiátrica na América Latina no Contexto dos Sistemas Locais de Saúde (SILOS), organizada sob os auspícios da OPAS, "com apoio técnico e financeiro do Instituto Mario Negri".

Consta que a Declaração de Caracas foi adotada por aclamação, em novembro de 1990, por participantes de onze países latino-americanos. Os Anais dessa reunião[13] mostram que os convidados foram vários políticos, alguns psiquiatras, poucos sanitaristas, funcionários da OPAS/OMS, o presidente da Associação Mundial de Psiquiatria (depois Diretor de Saúde Mental da OMS) e Saraceno (então Assessor Temporário da OPAS e, depois, Diretor de Saúde Mental e Abuso de Substâncias da OMS). Não houve representação oficial de nenhum país.

Com formato semelhante ao da Declaração de Alma-Ata de Cuidados Primários na Saúde[14] a reunião de Caracas terminou conclamando "Os Ministérios da Saúde e da Justiça, os Parlamentos, a Previdência Social e outros prestadores de serviços, as organizações profissionais, as associações de usuários, as universidades e outros centros de formação, e os meios de comunicação a apoiar a reestruturação da atenção psiquiátrica de forma a assegurar o sucesso do seu desenvolvimento em benefício das populações da região". A exemplo de um documento da Assembleia Geral da ONU, "Princípios para a Proteção de Pessoas Acometidas de Transtorno Mental e para a Melhoria da Assistência à Saúde Mental"[15], a Declaração de Caracas não menciona fechamento, proibição de construção ou de financiamento de leitos hospitalares. O uso que se fez dela, porém, foi indevido: a Declaração de Caracas foi citada como se fosse um documento oficial da OPAS e "assinada pelo Brasil", para justificar propostas basaglianas.

O PROJETO DE LEI N. 3.657 E AS LEIS ESTADUAIS

Um dos convidados para a reunião de Caracas foi Paulo Delgado, então deputado federal pelo Partido dos Trabalhadores de Minas Gerais. Em 1989, ele submetera o PL 3.657, com a Ementa: "dispõe sobre a extinção progressiva dos manicômios e sua substituição por outros recursos assistenciais e regulamenta a internação psiquiátrica compulsória". Seu artigo 1 foi uma tradução da Lei Basaglia conforme expressa no Relatório da I CNSM: "Fica proibida em todo território nacional a construção de novos hospitais psiquiátricos públicos e a contratação ou financiamento, pelo setor governamental, de novos leitos em hospital psiquiátrico". Inicialmente bem recebido, esse PL foi aprovado na Câmara dos Deputados em dezembro de 1990, por acordo de lideranças, mas ficou quase 10 anos em tramitação no Senado Federal. Um Substitutivo, sem a exigência de proibir hospitais psiquiátricos (daí não ser uma "Lei Paulo Delgado"), foi promulgado como a Lei n. 10.216, de 2001[16]. Uma análise desse processo foi publicada em número especial da Revista USP[17].

Para tentar apressar a tramitação do PL Delgado, os dirigentes da CORSAM asseguravam que o processo seria gradual, cauteloso, não causaria desassistência e respeitaria os direitos civis. Paralelamente, para tentar concretizar a desospitalização, dez projetos idênticos ao PL Delgado foram submetidos pelo PT a Assembleias Legislativas estaduais, a partir de 1991. Sete tornaram-se leis: no Rio Grande do Sul, Distrito Federal, Ceará, Pernambuco, Paraná, Minas Gerais e Rio Grande do Norte. O PL submetido à AL-RS, em maio de 1991, dizia: "Fica vedada a construção e ampliação de hospitais psi-

quiátricos, públicos ou privados, e a contratação e financiamento pelo setor público, de novos leitos nesses hospitais. No prazo de cinco anos, contados da publicação desta Lei, serão reavaliados todos os hospitais psiquiátricos... como requisito para a renovação da licença de funcionamento".

Em São Paulo, o PL era mais radical: "Ficam proibidas, no território do Estado de São Paulo, a construção e ampliação de hospitais psiquiátricos e similares, públicos ou privados, e a contratação e financiamento pelo setor público de novos leitos nesses estabelecimentos... Ficam desautorizados a funcionar no território estadual todos os Hospitais Psiquiátricos ou similares existentes, após cinco anos da data da promulgação desta Lei"[18]. Se executada, essa Lei resultaria na extinção de todas as clínicas e hospitais psiquiátricos no estado de São Paulo. O Departamento de Psiquiatria da FMUSP posicionou-se frontalmente contra o PL 366 e suas versões de outros Estados: "Im pedir o investimento na construção ou reformulação de hospitais especializados... não atenderá os objetivos de melhorar, mas deixará sem atendimento adequado uma expressiva parcela da população com transtornos e doenças mentais que deles necessitam, atingindo, sobretudo, as pessoas de baixa renda" (Conselho do Departamento de Psiquiatria, 1993). O PL-SP 366 jamais foi colocado em votação.

A Lei n. 10.216 "Dispõe sobre a proteção e os direitos dos portadores de transtornos mentais e redireciona o modelo assistencial de saúde mental". Seu artigo 2º afirma ser direito de a pessoa portadora de transtorno mental "ter acesso ao melhor tratamento do sistema de saúde consentâneo às suas necessidades". Entretanto, o modelo adotado no Brasil não favoreceu isso. A CORSAM/MS descuidou-se da prevenção primária e secundária e se concentrou no fechamento de leitos e ambulatórios e abertura de CAPS. O vídeo "Omissão de socorro" de Olívio Tavares de Araújo (2001) documentou o sofrimento perpetuado pela inépcia desse modelo.

UM MODELO BASAGLIANO CENTRADO NOS CAPS

Quinze anos depois da Conferência de Caracas e quatro desde a Lei 10.216, a rede implantada no Brasil era desequilibrada (Figura 1). Nela faltavam, entre outros serviços, o hospital e o ambulatório de saúde mental. Verbas para centros comunitários, centros de convivência, instituições de defesa dos Direitos Humanos e para o projeto "De volta para casa", programas esses de natureza social ou intersetorial, deveriam ser originárias das áreas de habitação, educação, trabalho, justiça, cultura e bem-estar social e não consumir os limitados recursos da saúde.

O SUS passou a descredenciar leitos após cada desocupação por morte, transferência, ou alta hospitalar. Na "justificação" do PL Delgado no Diário do Congresso Nacional consta que, em 1989, o Brasil tinha "quase 100 mil leitos remunerados pelo setor público e 20 mil leitos estatais". Se esses dados forem verdadeiros, em 2020 temos 90 mil leitos psiquiátricos a menos do que em 1989. Trinta anos depois de Caracas, o SUS ofe-

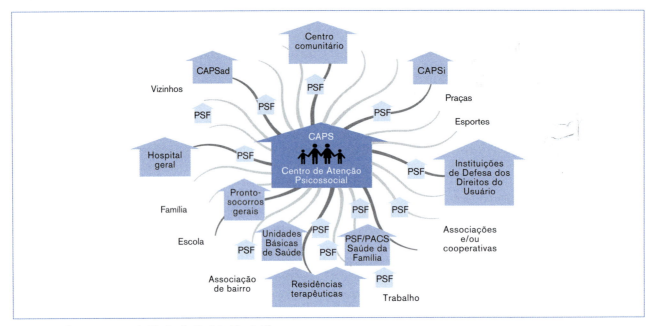

Figura 1   A concepção da Rede de Saúde Mental[19].

rece menos de 30 mil leitos psiquiátricos[20] para quase 211 milhões de pessoas, de acordo com o IBGE. A maior parte desses leitos estão ocupados por pacientes sem condições de alta hospitalar, limitando drasticamente o acesso de casos agudos. Para fazer isso, foram usadas as Leis Estaduais, o "Programa Nacional de Avaliação do Sistema Hospitalar – Psiquiatria" – o PNASH e as pressões financeiras. Poucos hospitais de boa qualidade restaram no Brasil, a maioria dos quais geralmente financiado por iniciativas filantrópicas.

O PNASH foi usado para reduzir a remuneração e descredenciar hospitais. Por exemplo, o Instituto de Psiquiatria do Hospital das Clínicas da Faculdade de Medicina da Universidade de São Paulo (IPq-HCFMUSP) foi classificado no mesmo nível de um precário hospital manicomial da periferia de São Paulo, porque pacientes em agitação psicomotora e requerendo sedação poderiam receber contenção física temporária, e também porque no IPq há um serviço para eletroconvulsoterapia (ECT) seguindo normas internacionais reconhecidas pelo CFM. A posição explícita da CORSAM/MS na época era que, apesar de eficaz, a ECT não era disponibilizada "porque há um vínculo grande com a história da tortura". Em julho de 2020, a ECT ainda não é remunerada pelo SUS.

A eficácia dos tratamentos psiquiátricos tornou possível reduzir a frequência e a duração das internações e a proporção entre gastos hospitalares e extra-hospitalares tende a se inverter. Porém, a simples mudança de rubrica para "serviços extra-hospitalares" ou "comunitários" não indica progresso: a utilização de recursos deve ser justificada com base na relação custo-efetividade da assistência prestada. Os relatórios da COR-SAM-MS mostram uma significativa inversão entre 2002 e 2009, com 75% dos 620 milhões de Reais disponibilizados para a Saúde Mental em 2002 (R$ 466 milhões) destinados a "Programas e Ações Hospitalares", enquanto que em 2009 essa rubrica baixou para 33% do total de quase 1,5 bilhões de reais gastos em saúde mental (R$ 483 milhões). Isso poderia significar um grande avanço na rede extra-hospitalar de saúde mental, mas dados disponibilizados pelo Instituto de Direito Sanitário Aplicado mostram graves distorções na utilização dos recursos extra-hospitalares (Tabela l). Por exemplo, em 2007, os CAPS receberam menos que os medicamentos, enquanto mais de cinco milhões de consultas psiquiátricas custaram tanto quanto as psicoterapias de grupo e individuais e menos da metade do que o acompanhamento de deficiência mental e autismo.

Tabela 1   Distribuição dos gastos com ações extra-hospitalares de saúde mental em 2007

Itens	R$MI	%
Medicamentos excepcionais	209	27,46
Medicamentos essenciais	46	6,08
Psicodiagnóstico	3	0,37
Consulta em psiquiatria	43	5,63
Terapias em grupo	21	2,73
Terapias individuais	26	3,46
Hospital-dia	16	2,08
Oficinas terapêuticas	11	1,41
Residências terapêuticas	13	1,66
Centros de atenção psicossocial	252	33,19
Incentivos: CAPS-SRT-IS	8	1,07
Programa de volta para casa	8	1,02
Convênios e eventos	0	0,02
Acomp. deficiência mental ou autismo	105	13,83
Total Extra-hospitalar	760	100,00

Fonte: Gilson Carvalho, www.idisa.org.br.

Na virada do século XX, dez anos depois do Encontro de Caracas, o Brasil tinha "cerca de 2.000 leitos para assistência à saúde mental em hospitais gerais" (sic) (Portaria GM/MS 799, de 19/7/2000). Pouquíssimos hospitais gerais dispunham de enfermarias especializadas dedicadas a transtornos mentais e do comportamento (UPHG). Esse número não aumentou significativamente até 2010. A Lei Basaglia e os textos basaglianos são contra isso: "a proliferação dos serviços psiquiátricos nos hospitais gerais, ou a territorialização dos ambulatórios psiquiátricos (muitas vezes vendida como psiquiatria comunitária), tem representado o álibi para abandonar o front da transformação do hospital psiquiátrico"[9]. Eles são custosos, não geram os procedimentos que equilibram as finanças dos HG e não dão conta dos casos de evolução protraída, que requerem os serviços de um hospital psiquiátrico moderno.

Atribuir o atendimento de crises a prontos-socorros foi mais um erro importante desse modelo. Lotados, eles não têm para onde encaminhar pacientes precisando de tratamento psiquiátrico hospitalar. Em 2005, mais de 40% dos pedidos de internação não podiam ser atendidos no município de São Paulo por falta de leitos. Para completar, dezenas de milhares de doentes mentais estão no sistema prisional[21] e precisam de tratamento imediato e depois do cumprimento de suas penas, mas os serviços de Psiquiatria e Saúde Mental, quando existem, são precários.

Para quem nega as doenças e transtornos mentais e acha que os tratamentos psiquiátricos são ineficazes, o ambulatório não seria mesmo necessário. A exclusão dos ambulatórios foi justificada por argumentos como: "o modelo hospitalocêntrico (e também o dos ambulatórios de especialidades), por ser concentrador de recursos e de baixa cobertura, é incompatível com a garantia da acessibilidade"[19]; ou: "em geral (o ambulatório) tem baixa resolutividade e um funcionamento pouco articulado à rede de atenção à saúde mental"[22]. Para inviabilizar os ambulatórios, foi usado o arrocho financeiro. Uma consulta no SUS em 2010 valia R$ 10,00 e continuou com esse valor, pelo menos até julho de 2020 – o equivalente a 2,4 hemogramas. Os municípios não têm como sustentar esse serviço. A responsabilidade pelo atendimento ambulatorial foi atribuída aos CAPS e às unidades básicas de saúde, supostamente apoiados por "matriciamento", mas eles não têm formação ou estrutura para isso. Ambulatórios estaduais, sobrecarregados e deficitários técnica e fisicamente, foram sendo fechados. Um deles, na Rua Prates, em São Paulo, tinha 18 mil pacientes. Em vez de reorganizá-lo, a opção foi transformar em CAPS. Não se divulgou o destino desses pacientes.

A maior parte das consultas psiquiátricas ambulatoriais no Brasil é hoje realizada por serviços universitários. Eles demonstram que prevenção secundária efetiva é a melhor forma de evitar internações e consequências das doenças e transtornos mentais. Para testar a possibilidade de levar a eficiência dos ambulatórios universitários para a rede SUS, a Sociedade Paulista para o Desenvolvimento da Medicina (SPDM), ligada à Universidade Federal de São Paulo, em parceria com a Secretaria da Saúde do Estado, criou, em 2010, um ambulatório médico de especialidades para psiquiatria na Vila Maria, um bairro de classe média na zona norte da capital. Suas equipes multidisciplinares atendem pacientes com transtornos mentais de maior prevalência com protocolos dedicados a cada tipo de problema. Os resultados desse trabalho estão sendo preparados para publicação em 2020.

Quase vinte anos depois da Conferência de Caracas, Saraceno reconheceu que "investimentos em cuidados primários ou nos cuidados terciários já existentes (p. ex., melhorias nas condições dos hospitais psiquiátricos) são vitais e devem ser simultâneos, com o desenvolvimento de serviços comunitários de saúde mental"[23]. Ele apenas constatou o óbvio: "o planejamento em saúde mental deve ser cuidadoso e acompanhado por uma sequência racional de eventos para evitar o fechamento dos leitos hospitalares antes que os serviços de cuidados comunitários estejam solidamente instalados. Nenhum sistema de saúde mental pode funcionar sem o provimento de um número suficiente de leitos em enfermarias de agudos para atender pessoas em crise"[24].

As críticas ao modelo apontavam a necessidade de urgentes mudanças e a criação de uma rede abrangente e diversificada[25,26]. A Associação Brasileira de Psiquiatria constituiu uma comissão para formular propostas de reformulação, publicadas como *Diretrizes para uma rede de atenção integral à saúde mental*[27]. Essas Diretrizes foram referendadas pelo Conselho Federal de Medicina[28].

NOVA POLÍTICA NACIONAL DE SAÚDE MENTAL

Mudanças no Ministério da Saúde começaram a ocorrer no fim do Governo Lula. Os leitos de psiquiatria em HG passaram a ser mais bem remunerados "como parte do Plano Emergencial para a Atenção Integral a Usuários de Álcool e Outras Drogas no SUS"[29]. A pressão social em relação ao problema do crack, às vésperas de uma eleição, superou o bloqueio ideológico. Mas foi no Governo Temer que o Brasil começou a reformular o modelo basagliano, que já durava 30 anos.

Em 21 de dezembro de 2017, a Portaria MS 3.588 determinou uma ampliação significativa da Rede de Atenção Psicossocial (RAPS), conforme decisão da Comissão Tripartite (CIT) do SUS. Segundo Quirino Cordeiro Junior, coordenador geral de Saúde Mental, Álcool e Outras Drogas do Ministério da Saúde (2017-2019) "o objetivo foi tornar o acesso a tratamento mais efetivo... em todas as modalidades de tratamento... seguindo o estabelecido pela Lei n. 10.216"[30].

A RAPS passou a incluir CAPS-IV para dependentes de álcool e drogas, residência terapêutica (SRT), unidade de acolhimento (UA) para dependentes de álcool e drogas, UPHG com equipes multiprofissionais com psiquiatra, hospital psiquiátrico, hospital-dia, atenção básica, urgência e emergência, comunidades terapêuticas para dependentes de álcool e drogas, ambulatório multiprofissional e unidades ambulatoriais especializadas. Segundo o DATASUS-CNES, em junho de 2020 o número de leitos em HG havia subido para 5.417, principal-

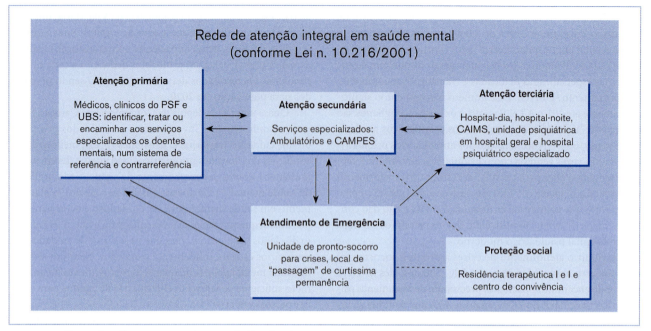

Figura 2 Ciente das dimensões continentes do Brasil e de suas diferenças socioeconômicas e culturais locais e regionais, a Associação Brasileira de Psiquiatria apresenta as diretrizes para um Modelo de Assistência Integral em Saúde Mental. Leva em conta a realidade do país, as necessidades da população e observa o que preceitua a Lei n. 10.216/2001, que contempla a integralidade na assistência em saúde mental. Não propõe um modelo rígido, mas diretrizes para um modelo de assistência integral que possa ser aperfeiçoado continuamente.

mente nas regiões Sul e Sudeste. Os pacientes em condição de alta hospitalar após internações breves e os doentes mentais em situação de vulnerabilidade social, como os que estão pelas ruas, passam a ter acesso aos SRT, antes destinados apenas a fechar leitos hospitalares. Aparelhos para ECT passaram a constar da lista do "Sistema de Informação e Gerenciamento de Equipamentos e Materiais" do Fundo Nacional de Saúde[31].

Quatro décadas depois da promulgação da Lei Basaglia e 30 anos desde sua exportação para a América Latina, o Brasil tenta fazer uma reforma mais psiquiátrica do modelo de atenção à saúde mental. Resta saber se isso se consolidará e se, agora, o direito constitucional à saúde será respeitado para quem tem transtornos mentais.

 REFERÊNCIAS BIBLIOGRÁFICAS

1. Earley P. Loucura: a busca de um pai no insano sistema de saúde. Porto Alegre: Artmed; 2009.
2. Fuller-Torrey E. Jails and prisons: America's new mental hospitals. Am J Public Health. 1995;85(12):1611-3.
3. Wing JK. The functions of asylum. Br J Psychiatry. 1990;157:822-827.
4. Jones Wilkinson G, Craig TKJ. The 1978 Italian Mental Health law – A Personal Evaluation: A Review. Br J Psychiatry. 1991;159:556-561.
5. Bonnie RJ. Political Abuse of Psychiatry in the Soviet Union and in China: Complexities and Controversies. J Am Acad Psychiatry Law. 2002;30:136-44.
6. Amarante P. Desinstitucionalização. Saúde em Debate. 1990;29:77-80.
7. De Girolamo G, Bassi M, Neri G, Ruggeri M, Santone G, Picardi A. The current state of mental health care in Italy: problems, perspectives, and lessons to learn. Eur Arch Psychiatry Clin Neurosci. 2007;257:83-91.
8. Delgado PGG. Os determinantes de 1968 para as políticas públicas de saúde mental. In: 1968 e a saúde mental. Silva Filho JF, org. Coleções IPUB, Rio de Janeiro; 2008.
9. Saraceno B. Libertando identidades: da reabilitação psicossocial à cidadania possível. Rio de Janeiro: Instituto Franco Basaglia; 1999.
10. Pitta AMF. Os centros de atenção psicossocial: espaços de reabilitação? J Bras Psiquiatr. 1994;43(12):647-54.
11. Relatório Final da I Conferência Nacional de Saúde Mental. Brasília: Centro de Documentação do Ministério da Saúde; 1988.
12. Saraceno B. Il progetto dell'Istituto Mario Negri: salute mentale in America Latina. Epidemiol Psichiatr Soc. 1994;3:49-58.
13. Organização Mundial da Saúde. Organização Panamericana de Saúde. Anais da Conferência Regional para a Reestruturação da Atenção Psiquiátrica na América Latina no Contexto dos Sistemas Locais de Saúde (SILOS); 14 nov. 1990; Caracas: OMS/OPAS; 1990.
14. Alma-Ata. URSS, ONU/UNICEF, 12.9.1978.
15. Organização das Nações Unidas. Assembleia Geral n. A/46/49: A proteção de pessoas acometidas de transtorno mental e a melhoria da assistência à saúde mental; 1991. Disponível em: http://www.mp.ap.gov.br/arquivos/IForum/arquivos/protecaopessoatm.pdf.
16. Lei n. 10.216, de 06 de abril de 2001. Dispõe sobre a proteção e os direitos das pessoas portadoras de transtornos mentais e redireciona o modelo assistencial em saúde mental. Diário Oficial da União. 9 abr. 2001; Seção 1(69-E):2.
17. Gentil V. Uma leitura anotada sobre o projeto brasileiro de reforma psiquiátrica. Revista USP. 1999;43:6-23.
18. Projeto de Lei n. 366, de 1992. São Paulo; 1992.
19. CORSAM/MS. Reforma psiquiátrica e política de saúde mental no Brasil Documento apresentado à 'Conferência Regional de Reforma dos Serviços de Saúde Mental: 15 anos depois de Caracas. OPAS. Ministério da Saúde, Secretaria de Atenção à Saúde. Brasília; 2005.
20. DATASUS – MS – CNES: Leitos de internação – Psiquiatria por Estados – junho de 2020.
21. Andreoli SB, dos Santos MM, Quintana MI, Ribeiro WS, Blay SL, Taborda JGV, Mari, J. Prevalence of Mental Disorders among Prisoners in the State of Sao Paulo, Brazil. 2014;PLoS ONE 9(2):e88836.

22. Ministério da Saúde. Saúde mental em dados – 7 Informativo Eletrônico. 2010;5(7).
23. Saraceno B, van Ommeren M, Batniji R, Cohen A, Gureje O, Mahoney J, et al. Barriers to improvement of mental health services in low-income and middle-income countries. Lancet. 2007;370(9593):1164-74.
24. Mari J de J, Thornicroft G. Principles that should guide mental health policies in low-and middle-income countries. Rev Bras Psiquiatr. 2010;32(3):210-211.
25. Gentil V. Uma visão crítica da política brasileira de saúde mental. In: Miguel EC, Gentil V, Gattaz WF. Clínica psiquiátrica. São Paulo: Manole; 2011.
26. Gentil V, Taborda JGV, Abdalla-Filho E. Reforma psiquiátrica no Brasil. In: Elias Abdalla-Filho, Miguel Chalub & Lisieux E. B. Telles, eds. Psiquiatria Forense de Taborda, 3. ed. Artmed; 2015. p. 654-676.
27. ABP. Diretrizes para um modelo de assistência integral em saúde mental no Brasil. Associação Brasileira de Psiquiatria, Rio de Janeiro. 2006.
28. Resolução n. 1.952, de 19 de agosto de 2010 Conselho Federal de Medicina. Adota as diretrizes para um modelo de assistência integral em saúde mental no Brasil. Diário Oficial da União. 7 jul. 2010; Seção 1:37.
29. Portaria n. 2.629, de 28 de outubro de 2009, Ministério da Saúde. Disponível em: http://bvsms.saude.gov.br/bvs/saudelegis/gm/2009/prt2629_28_10_2009.html.
30. Portaria MS 3.588/2017. Resolução SUS – CIT 32/2017.
31. Cordeiro Jr Q. Esclarecimentos sobre as mudanças na Política Nacional de Saúde Mental e nas Diretrizes da Política Nacional sobre Drogas. Nota técnica n. 11/2019-cgmad/dapes/sas/ms.
32. Manifestação sobre as Propostas de Reformulação da Política de Saúde Mental. Revista de Psiquiatria Clínica. 1993;20:33-42.

3

A evolução dos conceitos em psiquiatria

Alexandre Andrade Loch
Yuan-Pang Wang

Sumário

Introdução
O mundo antes da psiquiatria
    A loucura – disfunção corpórea ou espiritual
    O surgimento da psiquiatria: Descartes e o dualismo mente-corpo
Os primeiros passos da psiquiatria – dogmatismos
    A Modernidade e os conceitos iniciais da psiquiatria
    Antimodernismo
    O ecletismo e a proposta de pacificação
Uma luz no fim do túnel – o pluralismo
Uma solução – o integracionismo
    A ponte para o integracionismo: o conceito de endofenótipo
Comentários finais
Para aprofundamento

Pontos-chave

- O conceito rudimentar da loucura era utilizado na era pré-psiquiátrica.
- O dualismo corpo-mente cartesiano predominou nos principais movimentos conceituais psiquiátricos.
- Os "biologismos" e os "psicologismos" foram as principais correntes antagônicas e dogmáticas.
- Algumas propostas conceituais conciliadoras foram o ecletismo, o pluralismo e o integracionismo.
- As neurociências e suas implicações influenciaram profundamente a filosofia da mente e seus conceitos.
- A neuroimagem contribuiu na formação de conceitos na psiquiatria.

INTRODUÇÃO

A história da psiquiatria foi abordada no capítulo precedente. Todavia cabe aqui a questão: do ponto de vista conceitual, como ela se organiza e como esses conceitos progrediram ao longo do tempo?

Antes de discorrer sobre a evolução dos conceitos em psiquiatria é necessário que se façam duas considerações sobre o termo "conceito", para preparar o terreno das discussões que seguirão neste capítulo e vislumbrar as dificuldades na elaboração de conceitos em psiquiatria.

O que é um conceito? O conceito é "em geral, todo o processo que possibilite a descrição, a classificação e a previsão dos objetos cognoscíveis"[1]. Assim sendo, qualquer conceito possui dois componentes. O primeiro deles diz respeito aos objetos que são acessíveis ao conhecimento humano. Estes objetos em geral pertencem ao mundo real e nos são acessíveis pela experiência sensorial como visão, tato, olfato; tais objetos originariam conceitos empíricos. Os outros objetos do conhecimento, oriundos de operações mentais (a imaginação, p. ex.), gerariam em contraste os conceitos puros[2]. O segundo componente do conceito diz respeito a uma ideia ligada a estes objetos. Segundo os gregos, o processo de ligar objetos a ideias para a construção de conceitos seria veiculado pela essência destes objetos[3]. De maneira simplificada então, conceitos são ideias que exprimem as essências de objetos do conhecimento humano. Em grego, ideia e conceito eram expressos pela mesma palavra, logos. Uma vez que o logos engloba duas definições bastante próximas, os termos ideia e conceito serão utilizados de maneira intercambiável neste capítulo.

Qual é a função de um conceito? Podemos enumerar 4 funções do conceito: a) descrever os objetos da experiência para possibilitar que os conheçamos; b) uma função econômica ao classificar as coisas da natureza; quando nos referimos a um certo processo que observamos na natureza, ao invés de sempre descrevermos ele, por exemplo, podemos utilizar um conceito para evocar a ideia do processo e assim abreviar, "pular" a descrição; c) organizar dados da experiência, pois é através do conceito que estabelecemos nexos lógicos da experiência observada e arranjamos ele dentro de nosso entendimento; e d) função de previsão; de posse de conceitos a ciência pode utilizá-los "para predizer a experiência futura à luz da experiência passada"[4].

Enunciados significado e função dos conceitos, entrevemos que eles operam basicamente com a díade conhecimento – objeto do conhecimento, de maneira a clarear e operacionalizar a ambos. A elaboração de conceitos, entretanto, é particularmente difícil na psiquiatria justamente por tratar desta díade aplicada ao conhecimento da mente. Como podemos alcançar a mente, torná-la objeto de estudo, se esta não é visível ou palpável? Como medir as qualidades da mente?

Esta dificuldade fica patente quando observamos a história do desenvolvimento dos conceitos em psiquiatria: importantes avanços estão ao lado de grandes retrocessos em uma evolução pendular, descontínua e truncada. Em algumas épocas, alguns posicionamentos radicais estiveram simultaneamente ao lado de posturas mais parcimoniosas e racionais. Como veremos, a falta de um arcabouço conceitual unificado e homogêneo hoje é, em boa parte, a herança desta evolução conceitual em constante movimento.

Este capítulo abordará inicialmente alguns conceitos na era pré-psiquiátrica. Sem a pretensão de descrever uma história da psiquiatria, objetiva-se tão somente mostrar que ideias sobre a doença da mente já existiam muito antes do advento da disciplina. A seguir, passaremos para a descrição do ambiente intelectual que permitiu o nascimento da psiquiatria, e logo após discorreremos sobre a miríade de conceitos que surgiram após a inauguração desta, com seus pontos favoráveis e seus pontos adversos. Nas sessões finais apresentaremos as propostas mais atuais, que são resultado de um amadurecimento de todos os conceitos até então elaborados para a psiquiatria, associados aos grandes avanços científico-tecnológicos que se observou nos últimos 50 anos.

O MUNDO ANTES DA PSIQUIATRIA

A loucura – disfunção corpórea ou espiritual

Alguns autores sugerem que a doença mental não existia nos primórdios da civilização e que ela, portanto, seria uma fabricação do homem, e não uma doença ou distúrbio de saúde propriamente dito. Negam qualquer aspecto patológico de um hipotético distúrbio mental, tirando-o da medicina e colocando-o como mera sequela de movimentos sociais. A loucura, como era designado o distúrbio da mente na era pré-psiquiátrica, seria uma criação da Idade Moderna (1453-1789 d.C.), uma consequência do capitalismo[5]. Ou seja, advogam que a doença mental não existiria antes desta época, e que seria uma invenção do homem moderno e um reflexo do avanço da civilização. Neste mesmo âmbito teórico outros, por exemplo, aventam que a distinção entre uma psique normal e patológica seria uma farsa[6], uma criação arbitrária do ser humano com o objetivo de instrumentalizar formas de poder[7]. Não obstan-

te, tais premissas não são verdadeiras; a doença mental sempre existiu independentemente dos sistemas econômicos e das tensões sociais. Prova disso é que muito antes da psiquiatria, séculos antes da Idade Moderna e da Revolução Industrial* já se elaboravam rudimentarmente conceitos sobre as disfunções da mente.

Fazendo referência à pré-história, arqueólogos descreveram a descoberta de crânios humanos com vestígios de trepanações – pequenos buracos realizados com instrumentos manufaturados para tal – que datam da época de 5.000 a.C. Havia aí uma ideia de que a mente de uma pessoa pudesse estar alterada; pensava-se possivelmente que o sujeito estivesse possuído por demônios e que os buracos pudessem permitir a saída dos mesmos em rituais[8]. Por que alguém interviria em uma mente sã? Apenas uma mente concebida como alterada seria objeto de qualquer tipo de intervenção.

Na época que se segue à pré-história, a Antiguidade, encontramos novamente o conceito de doença mental na Grécia em seu período áureo; a teoria dos humores já estava presente em épocas remotas do Egito[9] e da Mesopotâmia[10], mas foi com Hipócrates de Cós que ela ganhou aplicação na medicina. Nela descrevem-se os temperamentos dos homens como sendo resultantes do equilíbrio entre quatro humores; a bile negra, a bile amarela, o sangue e a fleuma[11-13]. Aqui a mente e o corpo teriam uma correlação estreita através dos humores. A preponderância de um ou de outro humor por si só não seria vista como algo anormal, mas o excesso destes mesmos causaria doenças; Aristóteles questiona-se em seus escritos[14] por que motivos aqueles que se tornam eminentes na filosofia, política ou poesia teriam uma preponderância da bile negra, gerando um temperamento melancólico. Entretanto este temperamento seria funcional e produtivo, já que prevalece em pessoas eminentes, mas seria patológico, geraria doença, caso ultrapassasse determinado limiar, como foi o caso de Heráclito. A melancolia excessiva se expressaria por comportamentos disruptivos e também por "feridas na pele", quando em estados avançados[14].

Neste que é um dos primeiros esboços teóricos sobre os distúrbios mentais, mente e corpo são concebidos como tendo continuidade entre um e outro. O conceito aqui é o de que mente e corpo seriam uma coisa só; em termos filosóficos, dizemos que é um conceito monista**, a doença de um afeta o outro por contingência. Um conceito de doença da mente, de insanidade, já existe e é algo de caráter quantitativo, inserido neste *continuum*, e não qualitativo.

Passando para outras épocas da História que precederam a existência da psiquiatria observa-se também a presença de conceitos de distúrbios da mente. Entretanto, nem sempre ela foi vista como tendo origem no corpo: na Alemanha da Idade Média, por exemplo, a insanidade não era concebida como problema médico (ou seja, orgânico), mas como sendo um desvio

---

* A Revolução Industrial iniciou-se na Inglaterra, em meados do século XVIII e foi a responsável por concretizar o capitalismo como sistema econômico mundialmente.

** De mono, um só, único; contrapõe-se ao dualismo e ao pluralismo, por exemplo.

moral (responsabilizando o indivíduo) ou tendo causa sobrenatural (desresponsabilizando o indivíduo)[15]. Os distúrbios mentais daquela época eram negligenciados pelos médicos e não recebiam estatuto acadêmico ainda, sendo muitas vezes relegados à teologia como questões espirituais, e sendo tratados através de herbalismo empírico. *Berivica jugrien* e *gagatis* eram ervas prescritas pelo médico Johann Tolat, em meados de 1500, como eficazes para acalmar os demônios e bruxas que perturbavam aqueles com distúrbios mentais. Observa-se que há uma ideia nebulosa de que existe uma doença mental, pois tratam-se tais afecções por ervas terapêuticas prescritas por médicos, mas paradoxalmente atribui-se a causa de tais alterações ao livre-arbítrio da pessoa ou a fatores externos ao corpo, como espíritos ruins. Ainda; como aqui o corpo está separado da mente, já que espíritos geram alterações na mente mas não no corpo, falamos de uma maneira dualista de conceituar a mente: mente é uma coisa, corpo é outra.

Foi apenas após o Renascimento que a loucura voltou a ter uma etiologia orgânica com o resgate das teorias gregas sobre os humores e seus desequilíbrios[15]. Entretanto, mesmo após esta retomada dos conceitos da Grécia Antiga, as causas espirituais para a insanidade nunca deixaram de ser aventadas; de fato, com o fortalecimento da Igreja e com o movimento da Inquisição, os historiadores da medicina descrevem diversos casos onde o surgimento de quadros psicóticos eram considerados indícios de possessões demoníacas, cujos indivíduos assim acometidos deveriam ser levados à fogueira[16]. O conceito monista da Antiguidade (mente e corpo unificados) e o conceito dualista da Igreja (corpo separado de mente, afetada por espíritos) convivendo simultaneamente.

Enfim, inúmeros outros relatos históricos de indivíduos sofrendo de alterações da mente poderiam ser citados. O que todos eles nos revelam é que, em um passado no qual a psiquiatria ainda não existia, o distúrbio mental já se fazia presente, sendo apreendido pela sociedade que elaborava conceitos vagos e polimórficos de uma "insanidade". Vê-se definitivamente que, ao contrário do que alguns autores pregam, a doença mental não é uma invenção recente, de exclusividade das sociedades modernas[5,7]; sempre existiu.

Em segundo lugar, o que os relatos pré-psiquiátricos nos contam é que havia, em geral, uma única doença mental, a loucura. Esse conceito era impreciso, inconstante e de contornos não nítidos; ora era monista, ora dualista; ora falavam-se em causas orgânicas, ora em causas espirituais; ora intervinham médicos, ora padres; o indivíduo era o culpado de seu distúrbio, outras vezes era vítima. O conceito de doença mental abarcava diversos distúrbios que eram cunhados simplesmente de loucura, insanidade, alienação. Havia um certo senso de que poderia haver distúrbios nos comportamentos, nos pensamentos de uma pessoa, no que hoje chamamos de psiquismo; entretanto, esse conceito não estava desenvolvido, era rudimentar e englobava uma gama heterogênea de alterações.

Esta vagueza inerente à ideia de loucura justifica-se em parte devido ao pouco desenvolvimento do conceito de mente da época pré-psiquiatria. Não havia ainda uma proposta mais detalhada de uma ontologia*** da mente; esta surgiu apenas na Idade Moderna****, a partir do século XVII. Como poderíamos estudar os distúrbios da mente se ainda não temos uma ideia do que é a mente? De fato, sem um conceito bem delineado sobre a mente resta-nos atribuirmos as alterações mentais ou ao corpo ou a espíritos.

Entretanto, René Descartes (1596-1650) proporcionou-nos uma grande mudança de paradigma ao consolidar um conceito de mente; ao enaltecer a reflexão (flexão sobre si própria), defende a primazia da mente sobre as demais coisas.

O surgimento da psiquiatria: Descartes e o dualismo mente-corpo

Como era o cenário conceitual dos distúrbios da mente na época do surgimento da psiquiatria? A psiquiatria nasceu no final do século XVIII, início do século XIX. Pouco antes de seu aparecimento, os diagnósticos que são abarcados atualmente pela disciplina estavam separados em dois grandes grupos; o primeiro grupo é o cunhado pela "insanidade" ou "loucura". Simplificadamente, as alterações que consistiam em perda de contato com a realidade eram incluídas neste grupo. Possivelmente grande parte das pessoas com quadros de comportamento alterado (depois agrupados como psicose, esquizofrenia, delírios persistentes e outros), aquelas com retardo mental e as com epilepsia faziam parte deste contingente de "alienados". Nesta época, não havia intervenções eficazes para estas pessoas. Conforme relata Edward Shorter[17], grande parte das pessoas que sofriam de insanidade eram isoladas do convívio social; trancadas em quartos escuros, em celeiros, ou então, confinadas em pequenos cubículos onde recebiam alimento e, frequentemente, permaneciam acorrentadas. Em alguns casos, quando a loucura era "pacífica", a pessoa era deixada a esmo nas cidades. Mas mesmo após a organização de asilos em alguns países europeus, a sua função era apenas custodial, sem avanços significativos no seu tratamento. As casas de saúde, asilos e manicômios, a maioria deles dirigidos por religiosos e filantropos, atendiam a critério e necessidade social de conter e afastar os insanos do convívio com a comunidade, para que estes não fizessem mal a eles próprios nem a outros. Os conceitos herdados da Idade Média perduravam e a ideia de insanidade continuava associada a um defeito moral ou espiritual, sem receber a devida atenção da medicina[17].

O outro grande grupo consistia nas "doenças nervosas" ou "doença dos nervos"; este grupo incluía o que chamamos hoje de neuroses, termo ainda oriundo do conceito daquela época de que tais doenças teriam origem em distúrbios nos nervos. As doenças psiquiátricas menores, como a histeria, os distúr-

---

*** Ontologia vem do grego ontos, e logoi, conhecimento do ser. De maneira simplificada, na ontologia estuda-se a existência de algo e como este algo foi gerado, como ele se constitui.

**** Pelo exposto conclui-se, entretanto, que isso que não quer dizer que a doença mental surgiu apenas com o estudo mais aprofundado da mente, mas é muito anterior a ela; erro comum no qual alguns autores antipsiquiátricos incorrem.

bios ansiosos e somatoformes, assim como também as depressões eram incluídas nesta categoria[18]. Acreditava-se que pessoas que sofriam de patologias deste grupo não apresentavam qualquer grau de loucura, mas sim alguma alteração física, de caráter orgânico, nos próprios nervos. Tais alterações, portanto, eram passíveis de intervenção e acabavam sendo tratadas por médicos de família ou por "doutores especializados em nervos". O tratamento consistia em geral em repouso, ou em banhos com sais e aromas que eram realizados em spas para onde os pacientes eram mandados. A ideia de alienação, já carregada de estigma, passava longe destes pacientes e dos médicos que tratavam deles.

Em suma, permanecia a inespecificidade de um conceito único de doença mental. Este conceito mantinha ainda forte caráter não orgânico (distúrbio espiritual ou moral), e não era passível de intervenção. Ao lado dele, outros distúrbios mentais menores como quadros ansiosos, por exemplo, não eram vistos como disfunções da mente e eram propriedade de outras especialidades médicas, que procuravam afastá-la o máximo possível da loucura.

A partir deste cenário conceitual, como surgiria a psiquiatria?

Um dos fatores fundamentais que contribuiu para o nascimento da psiquiatria foi o desenvolvimento do conceito de mente, o aprimoramento de uma ontologia e de uma filosofia da mente; isso possibilitou seu posicionamento como objeto de ação terapêutica médica. Tal conceito foi impulsionado pelo racionalismo***** e amplamente influenciado por René Descartes, autor inaugural do pensamento moderno. Em uma de suas obras mais centrais, as "Meditações metafísicas"[19], Descartes instaura a dúvida como método filosófico. Passo a passo coloca em xeque todos os objetos de conhecimento do ser humano, todas as certezas, afirmando que não se pode obter verdades delas. No desenvolvimento lógico de suas ideias acaba por isolar o ser humano na única coisa da qual ele pode ter certeza: de seu próprio pensamento. *Cogito ergo sum* validaria o ser humano pela única coisa que poderia ser de fato verdadeira, que seria seu pensamento.

Além de firmar uma ontologia da mente mais robusta e de difícil refutação filosófica na época, Descartes fundamenta uma divisão mente-corpo e fortalece a mente como unidade autônoma, separada do mundo material. Dois mundos seriam conceituados: a *res cogitans* é a realidade produzida pela mente, e a *res extensa* é a realidade material. Define que mente e corpo seriam duas substâncias diferentes, marcando aí uma cisão que ainda hoje se tenta desfazer[20,21]. Cria-se então um conceito de mente e, além disso, ontologicamente atribui-se uma autonomia à mente.

Outro fator de suma importância, que forneceu o bojo de ideias que viabilizou o surgimento da psiquiatria como disciplina foi o movimento intelectual do Iluminismo (transição do século XVII para o século XVIII). Ideais como o questionamen-

to do poder, a libertação da humanidade da tirania de condições sociais desfavoráveis, a ascensão dos métodos empíricos na ciência e na tecnologia, o comprometimento com o racionalismo e com o acesso à verdade fizeram parte desta época. O movimento filosófico iluminista, liderado por nomes como David Hume, Ethienne Condillac, Voltaire e Jean-Jacques Rousseau, precedeu a Revolução Francesa e preparou o ideário social para que a rigidez das formas de poder vigentes, do Absolutismo e da Monarquia, caísse. Com tais ideias humanistas em alta, o homem estava agora no centro das atenções, e a razão e a liberdade humana, o livre-arbítrio, eram exaltados.

Neste contexto as ciências ganharam grande propulsão e a medicina em especial teve importante desenvolvimento, ajudada por uma enorme autoconfiança terapêutica que a ideologia Iluminista pôde fomentar. Tendo como esteio esta perspectiva positiva e a exaltação do homem e da razão, a percepção de que os asilos para doentes mentais poderiam ter um efeito benéfico e terapêutico para eles, a ideia de que até os insanos, por se tratarem de seres humanos, teriam solução, foi um dos fatores-chave que possibilitou o nascimento da psiquiatria como disciplina[17]. Isto é, o otimismo terapêutico, a concepção de que se podia agir sobre o distúrbio mental, e o enaltecimento da liberdade e da racionalidade do homem permitiram que a doença mental se tornasse agora objeto de intervenção médica e tema de uma especialidade médica.

A concepção de asilos terapêuticos para os doentes mentais passava a ser norteada agora por duas ideias principais; a primeira era a de que os asilos poderiam fazer bem aos doentes pela implementação de disciplina. Um local calmo com horários bem definidos para atividades, para refeições, para acordar e para dormir poderia de alguma maneira domar a insanidade[22]. A outra ideia principal era a utilização de psicoterapia, o uso da relação médico-paciente para recuperar os doentes. Doentes realizariam suas refeições na mesma mesa do psiquiatra e de sua família, e o contato diário com a equipe, constituída por pessoas "perspicazes, com talento para a observação, inteligentes, bem-intencionadas, pacientes, experientes e com uma psique imponente" fariam parte do tratamento das doenças mentais. Dessa forma, as condições designadas sob a insígnia de insanidade, que antes não mereciam atenção e que não eram passíveis de intervenção, se tornavam agora alvo de investimento médico.

Diz Johann Reil, médico alemão, em 1803: "Os médicos da Inglaterra, da França e da Alemanha estão todos dando grandes passos para a melhora dos insanos". Mais tarde, Reil cunharia como *Die Psychiatrie* esta nova disciplina[23]. Mesmo assim, a psiquiatria continuava sendo vista à margem da medicina, ainda caminhando a passos lentos naquela época. Mas agora pelo menos a insanidade se tornava objeto de investimento médico e a medicina ganha uma disciplina, a psiquiatria.

É neste cenário conceitual que a psiquiatria nasce, em meio a um otimismo terapêutico das ciências médicas e ao desenvolvimento e fortalecimento do conceito de mente, possibilitando que ela se torne objeto de intervenção científica. Essas tendências, ambas contribuindo para o nascimento de uma ciência

---

***** Corrente filosófica que privilegia o raciocínio como a principal operação mental a ser desenvolvida e enaltecida no ser humano.

que cuide da mente, não obstante são paradoxais: por um lado há uma forte tendência de englobar a psiquiatria como ciência médica e sediar a mente no orgânico, retornando ao monismo grego. Por outro lado há um custo no fortalecimento do conceito de mente: a divisão em mente e corpo. Abrir mão do materialismo e afastar a mente do mundo concreto, do corpo, dando autonomia a ela como o fez Descartes. Ela recebe então estatuto de substância diferente do mundo real, palpável; é a sedimentação do dualismo******.

Examinando este paradoxo: naquela época a mente só podia existir como objeto de estudo quando foi conceituada por Descartes como separada do corpo; como tratar suas alterações? Como englobá-la na medicina, que cuida do corpo? Em decorrência deste conflito surgem então os partidários de ambos os lados; dos "biologismos" (é uma reação monista, reduz a mente ao orgânico, fortalece união corpo-mente) e dos "psicologismos" (legitima a posição dualista cartesiana de autonomia da mente sobre o corpo), filiações que ainda hoje se fazem presentes, apesar de poucos terem consciência disso.

OS PRIMEIROS PASSOS DA PSIQUIATRIA – DOGMATISMOS

Quando questionamos um profissional de saúde sobre o que ele faz em sua prática, como eles a classificam? Basicamente eles fazem duas coisas; a primeira delas pode ser designada como psicoterapia. Esta modalidade terapêutica consiste em encontros formais, usualmente semanais e com duração em média de uma hora; em geral os encontros são realizados ao longo de vários meses ou anos. Em tais encontros presume-se que haja conversa e escuta, mas esta conversa e esta escuta são realizadas por técnicas específicas, sejam elas psicanalíticas, existenciais, comportamentais etc. Estas técnicas produzem efeito terapêutico no paciente, que pode ser observado gradualmente ao longo do tratamento.

A outra parte importante da prática são os tratamentos biológicos, sendo a psicofarmacologia o principal deles. Antigamente diversas intervenções físicas com pretexto terapêutico eram realizadas, como os banhos alternados em águas geladas e quentes, a insulinoterapia (choque insulínico), as sangrias; mas, desde a descoberta de medicamentos que agem na mente, tais procedimentos foram abandonados. A prescrição de um psiquiatra pode ser agressiva, com vários tipos de medicações usados para funções diferentes, como pode também ser cautelosa; analogamente também o psicofarmacologista pode acreditar que as medicações têm papel central na psiquiatria, como pode igualmente acreditar que elas são apenas coadjuvantes e que o trabalho pesado é feito mesmo pela psicoterapia. Em geral os adeptos da psicofarmacologia tendem a ter um pensamento mais baseado em evidências e tendem a focar mais em sinais e sintomas, enquanto os psicoterapeutas procuram pro-

cessos mentais muitas vezes não aparentes por sinais e sintomas (estes seriam então inespecíficos).

A prática é dividida assim basicamente entre psicoterapia e psicofarmacologia; entretanto, o que não se percebe é que muitas vezes estas práticas são levadas a cabo como ideologias. Tanto na ideologia psicoterápica como na ideologia psicofarmacológica estas práticas são vistas então como solução quase exclusiva para os distúrbios mentais. É um paralelo atualizado dos conflitos entre monistas e dualistas (vide tópico anterior) que caracterizaram o surgimento da disciplina.

Voltando à história dos conceitos: nos seus primeiros passos da psiquiatria esta divisão ideológica aflorou com grande radicalismo, criando partidarismos quase que religiosos de ambos os lados. Em outros termos, logo após o surgimento da Psiquiatria surgiram aqueles que advogavam que a doença mental era fruto exclusivo de alterações de uma mente eminentemente psicológica, e aqueles que acreditavam que a doença mental era consequência exclusiva de alterações orgânicas. Caricaturalmente, o dogmatismo psicológico pensaria um quadro de mania ou *delirium* como tendo base essencialmente psicológica e investiria somente na psicoterapia como tratamento, enquanto o dogmatismo biológico pensaria a histeria conversiva como alteração sumamente orgânica, investindo exclusivamente em tratamentos biológicos*******.

Este posicionamento conceitual foi chamado por Nassir Ghaemi[24] de dogmatismo; dogma traduz um ponto fundamental e indiscutível de uma crença. Dogmas em geral envolvem opiniões rígidas e extremadas, e, na psiquiatria, pecam pela adesão intransigente a um ou a outro pensamento sobre a doença mental. Pessoas que aderem a este dogmatismo acreditam erradamente em etiologia de natureza única para as doenças mentais e acabam não reconhecendo os limites e o caráter parcial de tal posicionamento.

Vejamos como surgiram e quais foram os principais conceitos dogmáticos na psiquiatria.

A Modernidade e os conceitos iniciais da psiquiatria

Por Modernidade entende-se o período histórico pós-medieval que consolida o capitalismo como sistema econômico (Modernidade clássica: 1789-1900, segundo Eric Hobsbawm). É caracterizado, entre outras coisas, pela divisão do trabalho e pela produção em série, pela especialização e aumento de comunicação e de troca de capital e de bens entre segmentos da sociedade. A Modernidade relaciona-se conceitualmente com o Modernismo (movimento cultural) e com a exaltação do sistema capitalista e da Revolução Industrial que ficou patente no final do século XIX. Para entendermos o primeiro dogmatismo conceitual psiquiátrico que se constitui nesta época, preci-

---

****** Que se mantém até os dias de hoje. Mais adiante veremos que só agora, com o avanço das ciências, estamos retomando o monismo.

******* Evidentemente tal afirmação, ainda que com a licença de ser "caricata", incomoda os radicais biológicos e os radicais psicológicos que tendem a se autojustificar com o "radicalmente neutro", o ecletismo, ou o politicamente correto; isso será visto pouco mais adiante.

samos analisar como os conceitos evoluíram ao longo da Modernidade desde a criação da psiquiatria.

Como o nascimento da psiquiatria se deu no contexto da Revolução Francesa e do movimento iluminista, os "alienistas" franceses foram os mais influenciados por estas ideias. Dessa forma, Philippe Pinel, um dos nomes mais citados deste período, aderiu a tais pensamentos e trouxe reformas humanísticas ao modo como os pacientes com distúrbios mentais eram tratados. Pinel acreditava que pessoas com distúrbios mentais, os psicóticos, os delirantes, aqueles com retardo mental etc., sofriam de processos naturais – de doenças – e não de desvios morais ou de causas sobrenaturais. Sinais e sintomas passaram a ser reconhecidos como fazendo parte de doenças da mente, mas como tendo relação também com as funções normais da mente.

Seguindo o mesmo conceito organicista de Pinel, Emil Kraepelin e Eugen Bleuler adotavam o mesmo princípio: observar e diferenciar os diversos tipos de anormalidades de comportamento e classificá-los como doença mental. Aqui se fortalece o esforço taxonômico, tanto pela escola alemã (com Kraepelin enfatizando mais o curso da doença) como pela escola francesa (nosologistas franceses), e a loucura de outrora é dividida em demência precoce e psicose maníaco-depressiva. Os diagnósticos que antes pertenciam à neurologia são abarcados pela nova ciência e os sistemas classificatórios se desenvolvem tendo como alicerce o pensamento moderno. Em suma, no conceito moderno, a doença mental é pensada como tendo etiologia orgânica, ganha um sistema classificatório com base no observável (caráter empírico) e é passível de intervenção, de tratamento. O reflexo atual da Modernidade na maneira de elaborar conceitos na psiquiatria são os manuais diagnósticos, DSM-III e DSM-IV.

Estes manuais são ditos "neokraepelinianos" justamente por aderirem ao conceito de que a doença mental pode ser apreendida pela observação de seus sinais e sintomas, que surgem em *clusters* e justamente por isso podem ser agrupados. Avanços tecnológicos, no entanto, mostraram que havia fatores biológicos comuns a variadas doenças mentais, questionando a validade das categorias diagnósticas. Os organizadores do DSM-IV argumentam que este fato não era desconhecido quando elaboraram os manuais, e que estavam buscando confiabilidade de uma categoria diagnóstica[25]. Dessa forma, os diversos profissionais de saúde mental poderiam se comunicar utilizando-se do instrumental do diagnóstico; um indivíduo com esquizofrenia na América do Sul apresentaria sinais e sintomas semelhante a um indivíduo com esquizofrenia na Ásia, e assim por diante. Além de facilitar a comunicação os manuais possibilitariam a pesquisa. Outro argumento que sustentam seria o de que a confiabilidade do diagnóstico, garantindo sua estabilidade e reprodutibilidade, seria um primeiro passo para buscar a validade; apenas com indivíduos possuindo manifestações mais ou menos homogêneas poder-se-ia supor um validador biológico comum e então seria possível a sua pesquisa.

Enfim, o pensamento moderno pode operacionalizar o conceito de alteração mental com base em um conceito de doen-

ça. Ou seja, na premissa de que sinais e sintomas observáveis se agrupariam e constituiriam entidades diagnósticas. Tais entidades seriam um passo inicial na busca por elos entre a mente e o corpo – tais diagnósticos estariam associados a alterações biológicas ainda a serem descobertas. Com as classificações facilitou-se a melhor comunicação entre os povos.

Constitui-se um dogma por preconizar uma visão radicalista, excessivamente biológica da doença mental. Um "biologismo" que encerra um monismo reducionista. A mente está irrevogavelmente baseada no corpo (monismo), mas de uma maneira "simplificada", onde os significados mais complexos das atitudes e da existência são ignorados ou reduzidos a meras reações bioquímicas (reducionista).

Quadro 1   Crenças da perspectiva neo-kraepelineana

- A psiquiatria é um ramo da medicina
- A psiquiatria deve usar métodos científicos modernos e basear sua prática em conhecimento científico
- A psiquiatria trata pessoas que estão doentes e que necessitam de tratamento para doenças mentais
- Existe uma fronteira entre pessoas normais e doentes
- A doença mental não é um mito; há diversas doenças mentais. É o papel da psiquiatria científica investigar as causas, o diagnóstico e o tratamento destas doenças mentais.
- O foco de médicos psiquiatras deve ser o aspecto biológico das doenças mentais
- Deve haver um interesse explícito e intencional pelo diagnóstico e pelas classificações
- Os critérios diagnósticos devem ser codificados, e uma área de pesquisa legítima e valorosa deve validar tais critérios por várias técnicas. Os departamentos psiquiátricos nas escolas médicas devem ensinar tais critérios e não os menosprezar, como foi o caso por diversos anos
- Técnicas estatísticas devem ser usadas na pesquisa direcionadas a melhorar a confiabilidade e validade dos diagnósticos e classificações

Fonte: adaptado de Klerman, 1978[26].

Pós-modernismo e psiquiatria

A concepção pós-moderna surge como uma contraposição ao modernismo. O pensamento pós-moderno pode ser teorizado como um modernismo que questionou seus próprios princípios. É uma filosofia de idealismo romântico que conta com importantes autores (fenomenologistas) alemães como Kant, por exemplo. De importância para a psiquiatria, um componente crítico que a viabilizou foi a introdução de uma fenomenologia específica, com seu principal defensor sendo Friedrich Nietzsche; uma fenomenologia particularmente menos impressionada pelos fundamentos culturais da sociedade e, em contraposição ao modernismo, menos interessada em sinais, sintomas e diagnóstico psiquiátrico.

Nietzsche acreditava que o ser humano era em grande parte tomado por paixões, que seriam forças ocultas que justificariam seus comportamentos e guiariam suas ações. Seu conceito de morte de Deus é uma metáfora para a dissolução da fé religiosa, e também para as ideias modernistas que estavam em andamento como a perfectibilidade do homem, o destino histórico, e a moralidade universal.

O primeiro psiquiatra pós-modernista a praticar tais ideias foi Sigmund Freud. O psicanalista Freud também acreditava em uma fenomenologia das paixões e julgava as classificações de Kraepelin como uma "psiquiatria descritiva" superficial que desviava a atenção da fonte real dos problemas humanos: paixões em conflito. Sinais e sintomas descritos por Kraepelin seriam meramente epifenômenos.

Freud aderiu à ideia pós-moderna de que desonestidades e racionalizações estariam cegando as pessoas para o que elas estariam pensando de verdade. Os distúrbios mentais – assim como outros fenômenos mentais como os sonhos, as piadas, os chistes – não seriam questões de forma, tendo de ser classificadas em algum catálogo de patologias ou de eventos humanos, mas sim representariam o funcionamento da mente humana quando esta tenta administrar os conflitos entre suas paixões e as expectativas da sociedade. Freud proporcionou grande avanço à psiquiatria da época, que pensava as doenças mentais como sendo eventos naturais, explicáveis mas impessoais, que deveriam ser identificados através de sinais e sintomas estereotipados.

Assim Freud deu força à ideia de que os distúrbios mentais – assim como a solução deles – são funções da pessoa e não uma entidade de doença; isso ocorreria desde os transtornos psiquiátricos menores até as psicoses. Conforme diz: "A formação delirante, que nós tomamos como um produto patológico, na verdade é uma tentativa de recuperação, um processo de reconstrução"[27].

Se o pensamento moderno pecava pelo "biologismo" excessivo aqui o radicalismo adota outro mote: o excessivo "psicologismo" é transformado em um rígido dogmatismo que afirma que nada é orgânico, tudo tem sua origem no psicológico, nos conflitos das paixões humanas. Aqui está o ponto principal de divergência entre os modernos e os pós-modernos. Ou, para falar em termos atuais, entre os psiquiatras biológicos e os dinâmicos. Os primeiros falam em estados e condições mentais observáveis e enfatizam a descrição de sintomas e sinais. Os outros usam termos que remetem à relação entre funções psíquicas; falam em processos, conflitos, defesas e conteúdos latentes ou manifestos.

Quando uma pessoa usa um ou outro termo, mostra já desde o começo sua filiação dentro destas duas polaridades. Como raramente a pessoa reconhece esta filiação, o resultado é um mistificador conflito sobre a natureza das condições psiquiátricas[24].

Antimodernismo

O radicalismo antimodernista desenhou-se no início dos anos 1960 e via o modernismo e o pós-modernismo como movimentos que corroeram a sociedade. Apontavam para uma corrupção das pessoas que teriam sucumbido ao consumismo ou que seriam orientadas exclusivamente pelo dinheiro. Criti-

cavam veementemente a imoralidade em se considerar as pessoas como coisas (modernismo, Kraepelin) ou supor que suas escolhas eram impostas por forças libidinais que elas não podiam controlar (pós-modernismo, Freud). Pregavam a liberdade do ser humano e sua capacidade de decidir o próprio destino. Acreditavam, portanto, que tanto o modernismo como o pós-modernismo aprisionavam as pessoas, assim como as instituições psiquiátricas (e não a doença psiquiátrica em si) aprisionavam os doentes mentais em locais fechados [(28)].

Thomas Szasz se inclui como partidário desta ideologia. Através de sua obra *The Myth of Mental Illness*[6] questiona grande parte dos conceitos da psiquiatria, elaborando o rascunho de uma antipsiquiatria. Acreditava que o ser humano é livre para escolher a vida que quer, e que maneiras alteradas de se viver a vida deviam ser encaradas como escolhas e suportadas por uma sociedade justa. Incluía na ordem de escolhas humanas comportamentos patológicos como o uso doentio de álcool e o suicídio. "De quem é a vida, afinal?", costumavam perguntar estes psiquiatras.

A liberdade como valor máximo e absoluto (fundamentalismo) é a ideia principal do antimodernismo. Este movimento se recusa a enxergar que doenças mentais possam limitar a liberdade individual das pessoas, como havia descrito há muito tempo Pinel. Recusa-se também a acreditar que o avanço e sucesso da psicofarmacologia nos tratamentos tenham revelado efeitos biológicos de substâncias químicas que possivelmente estivessem alteradas no organismo. De maneira dogmática, é uma negação de todo o pensamento sobre o distúrbio mental que se desenvolveu desde a Antiguidade.

Podemos delimitar com precisão os períodos históricos nos quais os três dogmatismos aconteceram? Apesar de um parecer uma reação ao outro, não há uma relação temporal bem definida entre os três; na verdade, ao descrever estes dogmatismos (o biologismo, o psicologismo e a antipsiquiatria) percebemos que ainda podemos observá-los com grande frequência nos dias de hoje. Quem nunca se deparou, na prática clínica, com ideias biologistas, psicologistas ou antipsiquiátricas? A medicação excessiva de dinâmicas psicológicas e a superinterpretação ou super-significação de alterações mentais orgânicas. Ou a atitude completamente rebelde ao advogar uma antipsiquiatria, negando a existência de qualquer distúrbio mental e dizendo que são resultados de forças sociais subliminares. Opiniões extremadas que, como citado anteriormente, pecam pela obediência cega a uma doutrina exagerada, unilateral e rígida.

Qual seria a resposta aos dogmatismos?

O ecletismo e a proposta de pacificação

Em reação aos excessos dos dogmatismos surge o ecletismo, uma tentativa de amainar o grande conflito entre ideologias sumamente biológicas e sumamente psicológicas sobre a mente e seus distúrbios; é neste momento que surge o conceito de um modelo biopsicossocial para a psiquiatria.

O modelo biopsicossocial origina-se em dois momentos na psiquiatria. O primeiro deles é com Adolf Meyer e sua "psicobiologia"[29]. Meyer foi influenciado pela escola de pensamento pragmático dos Estados Unidos, cujas premissas foram fundamentais para a formulação do DSM-II, que contém basicamente suas ideias sobre a doença mental. Meyer contrapunha-se a Kraepelin, insatisfeito com a abordagem excessivamente biológica dos alemães. O pessimismo biológico de Kraepelin, que ignorava fatores psicossociais, estaria oferecendo um "niilismo terapêutico" com seus conceitos, nos termos deste autor norte-americano.

Na prática, Meyer creditava algum componente biológico às doenças mentais, mas estava mais interessado nos aspectos psicossociais que pudessem estar alterados. Pensava as doenças mentais como reações a eventos sociais e eventos de vida, apesar de não descartar a importância do biológico na psiquiatria, seguindo conceitos da época.

Quadro 2   Premissas do modelo biopsicossocial de Meyer

- Os limites entre os mentalmente saudáveis e os mentalmente doentes são fluidos porque pessoas normais podem se tornar doentes se expostas a traumas suficientemente graves.
- A doença mental deve ser concebida ao longo de um *continuum* de gravidade da neurose através de condições *borderlines* até a psicose
- Uma mistura de ambiente nocivo e conflitos psíquicos causa a doença mental
- Os mecanismos através dos quais a doença mental emerge em um indivíduo são mediados psicologicamente
- A pós-modernidade proporciona aos médicos uma oportunidade de redefinir seus papéis e responsabilidades

Fonte: adaptado de Wilson, 1993[30].

Outro impulsionador do modelo biopsicossocial foi George Engel[31]. Engel recebeu influência do instituto Franz Alexander, um centro do movimento psicossomático nos Estados Unidos. Alexander e Engel foram os primeiros a tentar implementar ideias psicanalíticas na medicina. Sem grande sucesso nessa empreitada, Engel sentiu-se então compelido a formular um modelo biopsicossocial que se opusesse ao reducionismo biomédico, já que em 1970 a psiquiatria biológica fortalecia-se enquanto as influências da psicanálise na medicina e na psiquiatria perdiam terreno. Primeiro os psiquiatras ansiavam por uma resolução do conflito psiquiatria biológica *versus* psiquiatria dinâmica. Em segundo lugar, a escola biológica, apesar de resgatar as ideias de Kraepelin com os primeiros esboços do DSM-III, na transição para os anos 1980, queria fugir a uma conceituação excessivamente biológica da psiquiatria (a tentativa de montar uma classificação diagnóstica dita "ateórica"). Os kraepelinianos e os neo-kraepelineanos se diferenciariam por este critério; Emil Kraepelin não negava uma etiologia estritamente biológica das doenças mentais, enquanto seus seguidores atuais são um pouco mais ecléticos. Assim o modelo biopsicossocial teve generosa recepção.

A princípio este modelo evita dogmatismo; escapa ao reducionismo biológico e também nega a exclusividade psicanalítica. Qual seria o problema do modelo biopsicossocial?

Ghaemi[24] exemplifica os problemas que tal modelo poderia suscitar utilizando doenças da medicina; tome-se o diabe-

tes como ilustração. Alguém tem uma predisposição genética (biológico) que produz a doença quando associada com ganho de peso excessivo, que por sua vez tem suas raízes psicológicas (ansiedade, depressão) ou ambientais (acesso a *junk food*, hábitos alimentares). Entretanto, quando se analisa outra doença, como a doença de Tay-Sachs, pouco pode ser dito sobre sua etiologia além do infeliz acaso de herdar uma doença genética dos genitores. Além disso, o modelo biopsicossocial apenas cita os ingredientes da receita, sem mostrar como se faz o bolo. Ou seja, apenas menciona os fatores que contribuem para a doença, sem descrever como estes fatores interagem e geram as alterações nas redes neurais que vão causar a doença psíquica.

Os primeiros a criticarem o modelo biopsicossocial foram McHugh e Slavney[32]; para eles o modelo é excessivamente amplo e sem limites. Abarca todas as explicações e com isso não sugere nenhuma. É como fazer um bolo e só ter os ingredientes, sem ter a receita; não se sabe ao certo o que fazer com os ingredientes, qual medida colocar de cada um e a que momento; não é sabida qual a implicação do biológico e do psicossocial na geração dos distúrbios. Assim o modelo biopsicossocial apenas lista aspectos importantes na psiquiatria e não proporciona um guia verdadeiro para clínicos e pesquisadores. Como consequência, acaba tornando-se ecletismo onde o clínico essencialmente pode fazer o que quiser[33], pois tudo está contemplado e justificado.

Um modelo "politicamente correto" que atinge audiência por ser consensual, já que aparentemente tudo tem um componente biológico, um componente psicológico e um componente social. Decorre daí que todo mundo recebe medicação e todo mundo recebe psicoterapia, já que todo mundo é biológico e psicológico. Mantém-se, pois, a nebulosidade do conceito de doença mental, já que ele pode acolher tanto uma teoria como outra; se você optar por medicação, está certo, se optar por terapia, também está certo, afinal, está tudo justificado no amplo, confortável mas amorfo conceito do biopsicossocial.

Resultado: permanece a confusão conceitual na psiquiatria. Afinal, quantas condutas diferentes você conhece para um mesmo diagnóstico psiquiátrico? A conduta varia muito de acordo com a "filiação" de cada profissional; mas todas são válidas e corretas. Em outras áreas da medicina tal heterogeneidade não existe; o motivo é que os conceitos são mais firmes e bem definidos, ao contrário do ecletismo na psiquiatria, preocupado em não perder adeptos ao se comprometer com alguma explicação mais vigorosa.

UMA LUZ NO FIM DO TÚNEL – O PLURALISMO

Se por um lado o ecletismo propicia os ingredientes e não a receita, o conceito pluralista dos distúrbios da mente visa justamente fazer hipóteses sobre a receita. O pluralismo prega que deve haver conceitos diversos sobre a doença mental, cada um em consonância com a dimensão específica de alteração que está ocorrendo. Ao contrário do dogmatismo (que propõe uma explicação única para tudo) e do ecletismo (que propõe todas as explicações para tudo), o pluralismo delimita quais conceitos devem ser usados para esta ou aquela situação na psiquiatria.

O primeiro autor a propor um pluralismo conceitual no entendimento do adoecer psíquico foi Leston Havens. Havens organiza quatro diferentes abordagens ao sofrimento humano; organiza estas abordagens através de seus métodos e não pelos seus conteúdos, o que ameniza grande parte dos conflitos existentes entre estas teorias. A primeira grande escola conceitual seria a objetivo-descritiva, com base no método científico tradicional empírico de observação e análise estatística. Esta abordagem teria como ícone Emil Kraepelin e todo o arcabouço conceitual descrito anteriormente; de que as doenças psiquiátricas seriam captadas pelo agrupamento de sinais e sintomas e estariam sediadas no biológico. Assim, seriam tratadas "somaticamente" com medicações e outros tratamentos físicos. Foi com este pensamento que Alois Alzheimer, aluno de Kraepelin, conseguiu determinar uma alteração patológica *post-mortem* em uma amostra de pessoas que sofriam de demência. O próprio Kraepelin observou que muitas pessoas com psicose na realidade sofriam de infecções sifilíticas; tais fatos influenciaram bastante o pensamento da época, fazendo com que os psiquiatras procurassem causas orgânicas para as alterações que observavam. O conteúdo da escola objetivo-descritiva pode variar, porém a forma é sempre a mesma: a metodologia empírica de observação e descrição como no modelo médico tradicional.

A segunda escola de pensamento é a psicanálise e as suas ramificações posteriores. Segundo Havens[34], à parte das diversas escolas psicanalíticas (freudiana, lacaniana, kleiniana), o que todas elas têm em comum é a utilização da livre-associação como método. O psicanalista não persegue sinais ou sintomas, mas deixa que o paciente fale e escuta-o de uma posição neutra e imparcial, elaborando opiniões apenas *a posteriori*. Acredita que há uma lógica oculta entre os conteúdos daquilo que o paciente diz e que esta lógica poderia ser descoberta pelas livres-associações que o paciente faria. Somente assim teríamos acesso ao inconsciente.

A terceira escola é a existencial, representada principalmente por Ludwig Binswanger e Ronald Laing[35]. O método principal desta escola é a empatia, através do qual o psiquiatra se coloca no lugar da outra pessoa. Como na psicanálise, de onde deriva, o terapeuta coloca-se em uma posição de escuta neutra e imparcial. Entretanto, ao contrário da primeira, não há um movimento de teorizar sobre aquilo que o paciente fala, a necessidade de organizar todo o conteúdo do que vem sendo dito em uma teoria. Pelo contrário, o paciente deve ser simplesmente entendido. Aqui não há uma relação paciente-curador, não há uma relação objeto-descritor (como na primeira escola), esta relação é anulada e substituída por uma relação igualitária onde o movimento do terapeuta para o paciente e o do paciente para o terapeuta são similares.

Ainda segundo Havens, a última escola seria a interpessoal, ou a também chamada por ele de escola de psiquiatria social. Ela é melhor representada por Harry Stack Sullivan, Erich Fromm, Erik Erikson, Carol Gilligan e outros. A metodologia destes teorizadores envolve a "limpeza do campo interpessoal". Acreditavam que na interação entre duas pessoas ocorrem reações interpessoais que podem influenciar os fenômenos psicológicos observados. Tais fenômenos tenderiam a distorcer o campo interpessoal; isso ocorreria na psicose, por exemplo, em decorrência da paranoia. Este fenômeno é denominado de transferência pela psicanálise; na época tais pessoas estavam insatisfeitas com o conceito de transferência e por isso combatiam ativamente as distorções geradas por ela.

Igualmente pluralista é a proposta baseada no livro *Perspectives in Psychiatry*[32], de McHugh e Slavney. Os autores descrevem quatro maneiras através das quais se deve entender os fenômenos mentais:

- Doença: o que o paciente tem. O tratamento visa à cura, e esta visão está de acordo com a escola objetivo-descritiva de Havens. Uma pessoa tem ou não tem uma doença. Segundo os autores, entre os distúrbios desta esfera poderíamos citar a demência de Alzheimer e a afasia (onde já se detectou a alteração anatômica) e o transtorno bipolar e a esquizofrenia (não se sabe ainda qual seria a alteração somática).

- Dimensão: o que o paciente é. Aqui o objetivo do tratamento é o aconselhamento e aproxima-se bastante da escola existencial de Havens. Não há categorias de doenças, mas sim dimensões, ou seja, comportamentos dentro da normalidade atingiriam um distúrbio pelo seu desvio da média, dentro da dimensão. Assim o modelo dimensional se aplica a aspectos psicológicos que todos teriam (traços de personalidade, p. ex.) e que diferem entre os indivíduos em quantidade. Aqui entrariam a ansiedade, o QI, os temperamentos, por exemplo.

- Comportamento: o que o paciente faz. Tratamento nesta categoria visa à reeducação, através da qual o indivíduo aprenderia métodos para controlar ou alterar seus comportamentos. Este é o método que rege as bem conhecidas terapias comportamentais para o transtorno obsessivo-compulsivo e para a depressão, por exemplo. A histeria e a bulimia nervosa seriam incluídas nesta esfera.

- História de vida: o que o paciente quer. Esta perspectiva foca os objetivos futuros do paciente. Em vez de apenas entender o que o paciente é, ou o que ele foi, como na escola existencialista, foca-se também o que o paciente pode vir a ser. O tratamento visa estabelecer novos objetivos, ou alterar os já estabelecidos de uma maneira mais saudável.

Após o surgimento da psiquiatria, os conceitos inicialmente foram elaborados de maneira radical; eram mais assemelhados a dogmas, quase uma religião a ser fielmente seguida. Ao se dar conta disso a psiquiatria fez surgir o modelo ecletista, destinado a apaziguar os ânimos e legitimar todos os dogmas em uma só teoria, amorfa e que mais aceita e pouco explica.

Surge então uma proposta diferente, a do pluralismo; nela diferentes conceitos coexistem, mas cada um tem o seu papel bem delineado.

Apresentaremos agora o integracionismo, uma proposta madura e em linha com os recentes avanços científicos no estudo do cérebro.

UMA SOLUÇÃO – O INTEGRACIONISMO

Até recentemente a filosofia da mente nos mostrou que a maioria dos conceitos envolvendo a ontologia da mente, e por extensão também os conceitos envolvendo distúrbios desta, eram dualistas. Ou seja, tinham como premissa uma separação entre mente e corpo. Entretanto, a filosofia contemporânea tende a pensar a mente de uma maneira monista, advogando que não há mente sem cérebro, e que portanto fariam parte da mesma substância. O pensamento filosófico atual é em grande parte influenciado pelos avanços científicos, e estes parecem ter causado sérias avarias ao pensamento dualista. Primeiramente com Darwin, depois com Einstein, provou-se que crenças aparentemente oriundas de uma outra dimensão de existência (o divino) poderiam ser explicadas por leis da natureza. De maneira semelhante, as neurociências gradualmente estenderam o mesmo tipo de explicações para o cérebro.

Apesar de o monismo ser a opção mais coerente do ponto de vista filosófico, na prática muitas pessoas permanecem atreladas ao dualismo. Inicialmente por ainda pensarem desta maneira, muitas vezes de maneira até inconsciente. Em segundo lugar pelo fato de o monismo ter recebido muitas críticas. Um monismo fundamentalista e radical implicaria uma redução de todos os fenômenos mentais ao cérebro. Isso traz o problema do reducionismo materialista.

Nele a mente seria reduzida ao funcionamento cerebral, o que parece não ocorrer. Exemplificando: quando se junta condutores, parafusos, placas, *chips* e componentes de plástico forma-se um computador. Entretanto, quando utilizamos o seu *software* percebemos que o computador não é apenas a soma de todos os seus componentes, mas que aquilo resultou em alguma coisa a mais; este algo mais é o software, por exemplo (que de maneira alguma é uma somatória dos componentes físicos do computador). Há um nível de tradução entre a máquina, entre as marcas magnéticas que estão no disco rígido ou no *chip*, e o software que operamos. Este algo a mais que se agrega à soma dos componentes para gerar uma coisa nova chamar-se-ia *qualia*, em termos filosóficos. Advogam, portanto, que o mesmo aconteceria com a mente, que não seria então um amontoado de neurônios, tampouco a simples somatória dos mesmos. Reduzir cada pensamento a uma ligação axonal seria um reducionismo biológico, seria como dizer que o *software* do computador é a soma de seus componentes físicos.

Uma alternativa para escapar a um dualismo e a um materialismo reducionista seria o integracionismo, cujo representante principal é Eric Kandel, vencedor do prêmio Nobel de Medicina em 2000.

Kandel iniciou sua carreira com forte viés psicanalítico, desviando-se depois para o estudo das ciências básicas. Seu trabalho veio à tona principalmente através de dois artigos publicados pouco antes de ganhar o prêmio Nobel; o primeiro deles chama-se *A New Intellectual Framework for Psychiatry*"[36] e o segundo *Biology and the Future of Psychoanalysis*"[37], ambos publicados no *American Journal of Psychiatry*. Em ambos ele descreve 5 princípios pelos quais as ciências da mente deviam se basear:

- Todos os processos mentais, até os mais complexos processos biológicos, têm a sede do cérebro. Dessa forma, distúrbios comportamentais que caracterizam o transtorno psiquiátrico são distúrbios da função cerebral, até mesmo casos em que as causas do distúrbio são de origem claramente ambiental.
- Os genes são importantes determinantes do padrão de interconexão entre os neurônios. Assim, um componente que contribui para o desenvolvimento de grandes transtornos mentais é genético.
- Da mesma forma que os genes contribuem para o comportamento, assim também o comportamento e fatores sociais exercem ações no cérebro ao retroalimentá-lo modificando a expressão de genes e consequentemente a função das células nervosas. O aprendizado, por exemplo, produz mudanças na expressão genética.
- Alterações genéticas produzidas pelo aprendizado geram mudanças no padrão de conexões neuronais. Essas mudanças não apenas contribuem para a base biológica da individualidade como também presumivelmente são responsáveis por iniciar e manter anormalidades do comportamento que são induzidas por contingências sociais.
- Da mesma maneira que a psicoterapia e o aconselhamento psicológico são eficazes e produzem mudanças a longo prazo no comportamento, presumivelmente eles o fazem através do aprendizado, ao produzir mudanças na expressão gênica que alteram a força das conexões sinápticas e mudanças estruturais que alteram o padrão anatômico das interconexões entre células nervosas no cérebro. Conforme a resolução das técnicas de imagem cerebral forem melhorando, elas devem eventualmente permitir uma avaliação quantitativa do resultado da psicoterapia.

Este é, rapidamente, o modelo de psiquiatria defendido por Kandel. O primeiro princípio trata do materialismo não reducionista: a mente depende do cérebro. O segundo e o terceiro argumentos nos dizem que o ambiente e os genes contribuem na formação da mente. Se conectarmos os três primeiros princípios obteremos o seguinte argumento lógico:

A mente é dependente do cérebro (1º) → O cérebro depende em parte dos genes (2º) → Portanto a mente depende em parte dos genes (2º) → Também, fenômenos mentais anormais dependem dos genes (2º).

O cérebro dependente em parte do ambiente social (3º) → Portanto a mente depende em parte do ambiente social (3º) →

Também, fenômenos mentais anormais dependem em parte do ambiente social (3º).

Estas premissas não são originais, este pensamento já data de certo tempo; o que Kandel traz de novo está contido na premissa 3ª e 4ª. Elas dizem que o cérebro pode ser influenciado diretamente pelo ambiente por meio do conceito de neuroplasticidade. Através de neuroplasticidade poderia se estabelecer um elo entre o ambiente e a mente, elo este que estaria sediado no cérebro.

Kandel admite que a conexão entre o psicológico e o cérebro ainda não está bem elucidada, mas acredita que isso seja apenas uma questão de tempo. Para exemplificar sua teoria cita dois exemplos em seu artigo. O primeiro deles é sobre a *Aplysia*; Kandel verificou que o número de sinapses era o dobro em animais que foram submetidos a condicionamento para aprendizagem de longo prazo em comparação com aqueles que não eram. Ou seja, o ambiente estava agindo diretamente no sistema nervoso central e modificando-o. Lembrar alterava o cérebro, não a memória de curto prazo, mas a memória de longo prazo. O segundo experimento diz respeito a macacos; um grupo de macacos foi estimulado a obter alimentos usando três dedos da mão ao invés dos outros dois. Após milhares de tentativas observou-se que a área cortical destinada a estes três dedos havia aumentado em comparação ao ponto inicial. O aprendizado participa ativamente na modelagem e no crescimento cerebral.

Evidentemente Kandel não explanou de que maneira o ambiente age sobre o cérebro, mas enunciou um princípio, o de que o cérebro seria um órgão plástico e que seria literalmente moldado pelo ambiente. A ideia é de que, em algum nível, fenômenos mentais e fenômenos cerebrais se traduzem um no outro. A questão seria em que nível.

A ponte para o integracionismo: o conceito de endofenótipo

Um conceito que tem sido muito falado (e também muito criticado) na psiquiatria é o conceito de endofenótipo[38]. Cabe também realizarmos algumas considerações sobre este conceito.

Atualmente faz pouco mais de 50 anos da descoberta da estrutura do DNA por Watson, Crick e Wilkin; desde então conseguimos acessar o genótipo de uma pessoa através de técnicas de biologia molecular como o PCR (*polymerase chain reaction*), por exemplo. O fenótipo, por outro lado, representa as características observáveis do indivíduo e resulta de influências tanto do genótipo quanto do ambiente. Em doenças com padrão de herança genética mendeliano o fenótipo geralmente expressa o genótipo. Entretanto, quando passamos para padrões genéticos complexos e doenças influenciadas por múltiplos genes essa certeza desaparece. A probabilística genética pode dar conta de um número limitado de fatores, porém, quando se somam incontáveis fatores com pesos diferentes, a chance de erro aumenta vertiginosamente. Fora isso, falta ainda determinar quais dos muitos fatores ambientais e descobrir quais fatores epigenéticos fazem parte da geração do distúrbio.

É para tal função que surge o endofenótipo; este conceito começou a ser usado há cerca de 40 anos, por Gottesman e Shieds[39]. O endofenótipo foi descrito como um fenótipo interno que seria detectável por testes bioquímicos ou exame microscópico. O termo teria sido adaptado de um artigo de John e Lewis de 1966[40], no qual foi utilizado para explicar conceitos de evolução e da biologia dos insetos. Segundo eles, a dispersão geográfica de gafanhotos seria uma função de algum fator não aparente em seu exofenótipo mas sim de um endofenótipo; não claramente externo e visível mas interno e acessível apenas microscopicamente.

O que o conceito de endofenótipo operacionaliza na psiquiatria? Desde o surgimento do conceito começou-se a questionar a validade das síndromes psiquiátricas, baseadas apenas no exterior observável. Supunha-se, e ainda se supõe, que tais síndromes são um apanhado de alterações heterogêneas reunidas inadequadamente sob entidades homogêneas; seriam entretanto homogêneas apenas no observável, encarado como epifenômeno, mas sem validador biológico.

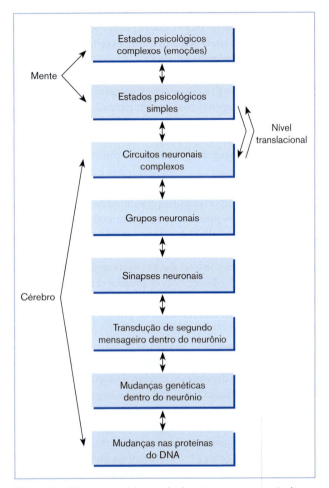

Figura 1 Abordagem integracionista à mente e ao cérebro.
Fonte: Adaptado de Ghaemi, 2007[24].

A ideia de endofenótipo surge para estabelecer uma ponte entre o genético e o observável e para facilitar a descoberta de fatores geradores de suscetibilidade. Tomando-se os endofenótipos propostos para a esquizofrenia como exemplo: ao nível do genótipo, já há evidências de vários genes candidatos para a esquizofrenia; portanto genes confeririam alterações para o receptor da serotonina (13q32-34), alterações na COMT (22q11), na disbindina (DTNBP1) etc.[41,42]. Alguns destes múltiplos genes relacionados à esquizofrenia se combinariam para gerar distúrbios na função oculomotora, outros para alterar a memória de trabalho, e assim por diante; este nível seria o do endofenótipo. Esse endofenótipo conferiria suscetibilidade à doença; o indivíduo, quando sob determinadas circunstâncias ambientais, desenvolveria o fenótipo da esquizofrenia[38].

A utilização de fenótipos intermediários (os endofenótipos) representa o meio do caminho entre o biológico e o comportamento observável. Se por um lado para alguns esse conceito possibilita a elaboração de classificações diagnósticas mais válidas, baseadas em aspectos biológicos que comporiam metaestruturas[43], muitas críticas têm sido feitas ao conceito. Uma delas é a de que o endofenótipo não simplifica a pesquisa genética, apenas renomeia as dificuldades que já se encontram nela[44]. Outra crítica seria a de que estaríamos observando a expressão dos genes, o fenótipo em si, e de que este conceito seria tautológico. Ainda são necessárias mais pesquisas sobre as bases biológicas do transtorno mental para elucidar a real importância do conceito de endofenótipo.

COMENTÁRIOS FINAIS

Neste capítulo abordamos como os conceitos da psiquiatria evoluíram ao longo do tempo; inicialmente vimos que uma ideia de distúrbio da mente sempre existiu, desde tempos remotos. Esta evoluiu de um conceito vago e polimórfico, que reunia alterações mentais heterogêneas sob o símbolo único da loucura, para classificações diagnósticas sólidas, confiáveis e reprodutíveis como os manuais CID-11 e DSM-5.

Se na era pré-psiquiátrica observava-se esta vagueza e indefinição, com a disciplina o conflito entre monismo e dualismo gerou diversos dogmatismos. Pouco mais tarde a resposta veio com o ecletismo; entretanto, por ser muito amplo, acabava não dizendo qual o papel de cada componente na geração do distúrbio mental. Houve uma abertura dos conceitos; estes passavam dos dogmatismos, rígidos e estreitos, para conceitos por demais amplos e imparciais. Surgem então propostas mais robustas, as pluralistas, que olham o ser humano sob diversas perspectivas. Ao contrário do ecletismo, pronuncia-se sobre a contribuição de cada fator para a doença mental e enuncia maneiras através das quais devemos olhar o ser humano em cada distúrbio da mente. O conceito ganha corpo e abarca agora diferentes explicações (não comunicantes?), mas define papéis para cada componente. A psiquiatria dá um salto então com o advento das neurociências: o conflito monismo *versus* dualismo, com o qual a psiquiatria e a filosofia da mente sempre trabalharam, começa a dar lugar a um monismo não reducionista. O

elo entre mente e corpo começa a ser elucidado e percebe-se que fazem parte de uma substância única; "não há mente sem cérebro". O integracionismo propõe uma continuidade entre mente e corpo, uma ontologia única para ambos. Sedia, então, os fenômenos mentais no cérebro, de maneira não reducionista, não ignorando os significados e a riqueza da existência e das paixões humanas.

Observando o tortuoso caminho que os conceitos percorreram até o presente momento, há duas grandes questões a serem aprendidas aqui.

A primeira delas captamos quando retornamos a questão da definição da palavra "conceito", colocada na introdução deste capítulo: como é difícil elaborar conceitos em psiquiatria. E por que é tão difícil? Por que os conceitos oscilaram entre posições radicais e imponderadas para propostas mais racionais e unificadoras? Oscilaram por causa do objeto que tentamos conhecer e alcançar com tais conceitos: o que de fato é a mente? Seria a mente corpo ou é alguma outra substância, espírito, por exemplo? Pode a mente ser conhecida?

A mente não pode ser observada diretamente, ou medida. É subjetiva, e não objetiva. O acesso a ela é indireto, através da psicopatologia, como sugeria Jaspers[24,45]; não se pode confiar na superficialidade de sinais e sintomas observáveis, deve-se alcançar os processos mentais por trás de tais epifenômenos. Entretanto, esse método passa ainda por diversos vieses, desde a linguagem até o tipo de entrevistador e qual sorte de contato ele estabelece com o examinado. Por tais motivos foi tão difícil constituir a mente como objeto de conhecimento, definir sua essência.

Tendo-se este enorme obstáculo à frente, todas as funções do conceito ficam comprometidas; descrever, classificar, organizar e prever os fenômenos complexos da mente torna-se tarefa difícil e etérea. Descrições podem ser feitas das mais diferentes perspectivas (sintoma observável ou sintoma psicológico?), as classificações tornam-se múltiplas (psicose segundo Freud, critérios de demência precoce de Kraepelin, critérios de esquizofrenia segundo Bleuler etc.) e organizar toda esta miríade de denominações e teorias é tarefa impossível. O resultado disso é uma sensação de confusão, indefinição e impalpabilidade do objeto que desejamos apreender, a mente e suas alterações, que acaba por evaporar e escapar de nossas mãos.

Em reação a esta impalpabilidade, a frouxidão conceitual permite então uma enorme variabilidade teórica; desde a filiação a conceitos radicalizados, até a filiação a conceitos abrangentes e polimórficos. Às classificações diagnósticas, para que alcancem seu objetivo de instrumentalizar o diálogo em diferentes culturas e a pesquisa científica, não resta outra alternativa senão a utilização de critérios observáveis na sua elaboração.

A segunda grande questão a ser observada é a de como a evolução dos conceitos na psiquiatria é inconstante. Ao elaborar o capítulo, para que o texto pudesse ficar mais fluido e não tão truncado, tentamos achar um "fio condutor" pelo qual pudéssemos conduzir o capítulo. Percebemos através da extensa revisão de literatura que, em se tratando da evolução destes conceitos, não há fio condutor. A história dos conceitos em psiquiatria é inconstante, pendular. Cheia de avanços e retrocessos, de conceitos contrários coexistindo em um mesmo período histórico.

Podemos dizer que todos os ambientes conceituais aqui apresentados não têm uma delimitação histórica exata. Constituíram-se os dogmatismos, os ecletismos e os pluralismos; mas eles foram movimentos encadeados logicamente, historicamente com começo, meio e fim? Não; é fácil perceber que ainda hoje vemos a prática profissional dividida em todas estas posições conceituais. Dependendo até de um certo "modismo" vigente, observamos a presença maior ou menor de uma ou outra corrente conceitual. Mas é fato que todas coexistem na atualidade.

Mas uma mudança de paradigma está se desenhando; as neurociências estão revolucionando a psiquiatria. Em primeiro lugar, o conceito de neuroplasticidade provou que a mente está situada no cérebro, isto é, fatores ambientais e psicológicos têm efeito na organização neuronal. Isso acabou com a visão dualista da mente e estabeleceu de forma científica, e não apenas especulativa, a essência desta. Em segundo lugar o grande avanço das técnicas de neuroimagem possibilitou um maior acesso aos fenômenos da mente. Quando se prova através de ressonância magnética funcional que em uma pessoa com alucinações visuais ou auditivas as respectivas áreas do cérebro responsáveis por processar estímulos auditivos e visuais são ativadas, não se pode mais falar em fenômenos mentais que não tenham como base o cérebro para a sua ocorrência[46,47]. Hoje a ciência nos permite que discutamos as bases orgânicas (em termos de circuitos neuronais) de funcionamentos complexos como os da teoria da mente[48], por exemplo. Aliam-se a esses dois fatores a grande evolução da pesquisa das bases moleculares da expressão gênica e do funcionamento cerebral[49]. Ainda resta muito por fazer neste aspecto, mas passos muito importantes já foram dados. Tendo-se determinado a essência da mente e podendo-se observá-la com menor número de intermediários geradores de viés a elaboração de conceitos para a doença mental fica mais clara.

Todavia, seria o integracionismo realmente a solução? Ou será apenas outro movimento a ser adicionado à caótica evolução dos conceitos em psiquiatria? Até onde podemos explicar o comportamento humano através das neurociências? Até onde as alterações que observamos através destas sofisticadas técnicas podem ser qualificadas como doença ou como decorrências normais do desenvolvimento da mente-cérebro sob determinadas circunstâncias? Isto é: até onde é doença/distúrbio/transtorno e até onde é normal? Diante das neurociências, o que é doença e o que é normalidade em psiquiatria, e até onde vai a nossa ação como profissionais de saúde mental?

Para aprofundamento

- McHugh PR, Slavney PR. The perspectives in psychiatry. Baltimore: The Johns Hopkins University Press; 1998.
  - Nesta obra fundamental, os autores enfatizam os conceitos unificadores da psiquiatria e, ao mesmo tempo, acomodam a sua diversidade. Não há, pois, uma teoria única e abrangente nos fundamentos e na prática de toda a psiquiatria. O livro destila a prática psiquiátrica em quatro métodos explicativos: doenças, dimensões da personalidade, comportamentos direcionados a objetivos e histórias de vida. Representa, assim, uma introdução concisa e coerente que estrutura a disciplina fragmentada e amorfa da clínica psiquiátrica.
- Kendler KS. Toward a philosophical structure for psychiatry. Am J Psychiatry. 2005;162:433-440.
  - Este artigo esboça uma estrutura conceitual e filosófica coerente para a psiquiatria, confrontando duas questões principais: como a mente e o cérebro se interrelacionam e como podemos integrar as múltiplas perspectivas explicativas da doença psiquiátrica? Kendler propõe e defende oito proposições essenciais da psiquiatria.
- Kandel ER. Biology and the future of psychoanalysis: a new intellectual framework for psychiatry revisited. Am J Psychiatry. 1999;156:505-524.
  - Ganhador de prêmio Nobel em Medicina, o neurocientista Kandel escreveu este artigo em uma tentativa de descrever a importância da biologia para o futuro da psicanálise. Este autor acredita que a integração da psiquiatria com a biologia molecular trará uma compreensão mais completa da mente humana e estratégias terapêuticas mais eficazes.

REFERÊNCIAS BIBLIOGRÁFICAS

1. Abbagnano N. Dicionário de filosofia. São Paulo: Martins Fontes; 2007.
2. Kant I. Prolegomenos a toda a metafísica futura. Lisboa, Portugal: Edições 70; 2008.
3. Aristóteles. Ética a nicômaco, 4. ed. São Paulo: Nova Cultural; 1991.
4. Quine WV. From a logical point of view: nine logico-philosophical essays, 2. ed. Cambridge: Harvard University Press; 1980.
5. Deleuze G, Guattarri F. O anti-Édipo. Lisboa: Assírio & Alvim; 2004.
6. Szasz, T. The myth of mental illness. s.l.: Harper Perennial, 1984.
7. Foucault M. A história da loucura na idade clássica. São Paulo: Perspectiva; 2002.
8. Porter R. Madness, a brief history. Oxford: Oxford University Press; 2002.
9. van Sertima I. The golden age of moor. s.l.: Transaction Publishers; 1992.
10. Sudhoff K. Essays in the history of medicine. New York: Medical Life Press, 1926.
11. Hippocrates. Affections, diseases. Cambridge: Harvard University Press, 1989. Vol. 5.
12. Stelmack RM, Stalikas A. Galen and the humour theory of temperament. Personality and Individual Differences. 1991;12:3.
13. Cairus HF, Ribeiro Jr. WA. Textos hipocráticos: o doente, o médico e a doença. Rio de Janeiro: Fiocruz; 2005.
14. Aristotle. The works of Aristotle; volume VII – Problematta. [trad.] Ross WD. s.l.: Oxford at the Clarendon Press, 1927.
15. Kaplan SL. Understanding popular culture – europe from the middle ages to the nineteenth century. New York: s.n., 1984.
16. Lea HC. A history of the inquisition of the middle ages, vol. III. New York: Cosimo, 2005.
17. **Shorter E. A history ofpsychiatry – from the era of the asylum to the age of prozac. Phiadelphia: John Wiley & Sons; 1997.**

> ➪ **A história de psiquiatria foi revisada utilizando os aspectos conceituais da prática psiquiátrica, desde a época asilar até os modernos psicofármacos.**

18. Doig A. William Cullen and the eighteenth century medical world. Edinburgh: Edinburgh University Press; 1993.

19. Descartes R. Meditações metafísicas. São Paulo: WMF Martins Fontes; 2005.

20. Kendler KS. Toward aphilosophical structure for psychiatry. Am J Psychiatry. 2005;162:433-440.

21. Ryle G. The concept of mind. Chicago: University of Chicago Press; 2002.

22. Ferriar J. Medical histories and reflections. Gale Ecco; 2018.

23. Mechler A. Das wort ‚Psychiaterie': historische anmerkungen. Nervenarzt. 1963;34.

24. **Ghaemi N. The concepts of psychiatry. Baltimore: The Johns Hopkins University Press; 2007.**

> ➪ **Nesta obra, Ghaemi incorpora uma discussão filosófica mais explícita dos pontos fortes de um modelo pluralista e das fraquezas de outras abordagens, como teorias biológicas ou psicanalíticas, modelo biopsicossocial ou ecletismo.**

25. **Kendell R, Jablensky A. Distinguishing between the validity and utility of psychiatric Diagnoses. Am J Psychiatry. 2003;160:4-12.**

> ➪ **Fundamental para a discussão dos construtos utilizados em psiquiatria, os autores descrevem a validade e a utilidade de conceitos utilizados para diagnóstico em psiquiatria.**

26. Klerman GL. The evolution of a scientific nosology. [A. do livro] Shershow JC. Schizophrenia: science and practice. Cambridge: Harvard University Press; 1978.

27. Freud S. Psychoanalytic notes on an autobiographical account of a case of paranoia (dementia paranoides). [A. do livro] J. Stratchey. The standard edition of the complete psychological works of Sigmund Freud. London: Hogarth Press, 1957.

28. Goffman E. Manicômios, prisões e contentos. s.l.: Perspectiva; 2003.

29. Meyer A. The commonsense psychiatry of Dr. Adolf Meyer. New York: McGraw-Hill; 1948.

30. Wilson M. DSM-III and the transformation of American psychiatry: a history. Am J Psychiatry. 1993;150:399-410.

31. Engel GL. The clinical application of the biopsychosocial model. Am J Psychiatry. 1980;137:535-44.

32. McHugh PR, Slavney PR. The perspectives in psychiatry. Baltimore, USA: The Johns Hopkins University Press; 1998.

33. McLaren N. A critical review of the biopsychosocial model. Australia and New Zealand Journal of Psychiatry. 1998;32:86-92.

34. Havens LL. Participant observation: the psychotherapy schools in action. Northvale, USA: Jason Aronson; 1983.

35. Laing RD. O eu dividido. Petrópolis: Vozes; 1973.

36. Kandel E. A new intellectual framework for psychiatry. Am J Psychiatry. 1998;155(4):457-69.

37. Kandel ER. Biology and the future of psychoanalysis: a new intellectual framework for psychiatry revisited. Am J Psychiatry. 1999;156:505-24.

38. Gottesman II, Gould TD. The endophenotype concept in psychiatry: etymology and strategic intentions. Am J Psychiatry. 2003;160:636-45.

39. Gottesman II, Shields J. Schizophrenia and genetics: a twin study vantage point. New York: Academic Press; 1972.

40. John B, Lewis KR. Chromosome variability and geographical distribution in insects: chromosome rather than gene variation provide the key differences among populations. Science. 1966;152:711-721.

41. Craddock N, O'Donovan Owen MJ. The genetics of schizophrenia and bipolar disorder: dissecting psychosis. J Med Genet. 2005;42:193-204.

42. Craddock N, O'Donovan MC, Owen MJ. Genes for schizophrenia and bipolar disorder? Implications for psychiatric nosology. Schiz Bull. 2006;32:9-16.

43. Andrews G, Goldberg DP, Krueger RF, Carpenter WT, Hyman SE, Sachdev P, et al. Exploring the feasibility of a meta-structure for DSM-V and ICD-11: could it improve utility and validity? Psychol Med. 2009;39:1993-2000.

44. Flint J, Munafó MR. The endophenotype concept in psychiatric genetics. Psychol Med. 2007;37:163-80.

45. Jaspers K. Psicopatologia geral. São Paulo: Atheneu; 2000.

46. Ford JM, Roach BJ, Jorgensen KW, Turner JA, Brown GG, Notestine R, et al. Tuning in to the voices: a multisite fmri study of auditory hallucinations. Schizophrenia Bulletin. 2008;35:58-66.

47. Oertel V, Rotarska-Jagiela A, van de Ven V, Haenschel C, Maurer K, Linden DEJ. Visual hallucinations in schizophrenia investigated with functional magnetic resonance imaging. Psychiatry Research: Neuroimaging. 2007;156:269-273.

48. Carrington SJ, Bailey AJ. Are there theory of mind regions in the brain? A review of the neuroimaging literature. Human Brain Mapping. 2009;30:2313-2335.

49. **Dick DM, Riley B, Kendler, K.S. Nature and nurture in neuropsychiatric genetics: where do we stand? Dialogues Clin Neurosci. 2010;12:7-23.**

> ➪ **Uma interessante revisão e discussão sobre como os fatores de risco genéticos e não genéticos, bem como interações e correlações entre eles, contribuem para a etiologia dos fenótipos psiquiátricos e comportamentais.**

4

Psiquiatria e seus limites

Yuan-Pang Wang
Zacaria Borge Ali Ramadam

Sumário

Introdução
Psiquiatria no contexto da medicina
Divergências diagnósticas
Aspectos conceituais e influência da psicanálise
O advento da psiquiatria biológica
Pressões legais e socioeconômicas
Troca das escolas pelas escalas
A revolução terapêutica
Experiência de uma boa prática clínica
A reformulação das reformas de saúde mental
Profissão psiquiatra: médico, filósofo ou neurocientista?
Considerações finais
Para aprofundamento
Referências bibliográficas

Pontos-chave

- Compreender o alcance da psiquiatria como solução para problemas de saúde mental.
- Entender a legitimidade de intervenções psiquiátricas para problemas pessoais e sociais.
- Discutir a expansão do modelo biomédico na psiquiatria.
- Discernir os limites do diagnóstico psiquiátrico e a avaliação clínica por meio de instrumentos psicométricos.
- Avaliar as abordagens terapêuticas com medicamentos e psicoterapias como a panaceia para os múltiplos problemas psiquiátricos.
- Focar as incertezas da prática psiquiátrica em relação ao paciente como o centro da atenção em saúde mental.

INTRODUÇÃO

Pode parecer estranho um capítulo sobre os limites da psiquiatria. Durante décadas, a imprecisão diagnóstica e a insuficiência de recursos terapêuticos – presentes em muitas áreas da medicina – serviram de pretexto e fizeram da psiquiatria o alvo principal de críticas contundentes, inclusive dos próprios médicos.

Em virtude de sua abrangência, posto que seu principal foco de interesse envolve a diversidade dos comportamentos humanos, com suas particularidades e suas desordens, quantitativas e qualitativas, no decurso do tempo o campo da psiquiatria sempre esteve sujeito a expansões e inflexões, tornando seus contornos mal definidos e inseguros.

Além disso, é justificável e compreensível que os transtornos mentais e a psiquiatria tenham sido, desde sempre, objeto de interesse de tantos filósofos e artistas, ao contrário de outras especialidades médicas: é que na sua esfera situam-se autonomia individual, capacidade de discernimento, consciência, inconsciente, livre-arbítrio, perversões sexuais e homicidas, suicídio, fanatismos, enfim, a multiplicidade das chamadas "paixões humanas", estendendo-se desde as liberdades individuais até as coletivas, no plano político.

Tudo isso faz da psiquiatria um campo aberto a especulações de toda ordem, leigas, religiosas, artísticas, filosóficas e políticas, com seus contornos até hoje ainda permeáveis. Cabe registrar que Philippe Pinel, um dos maiores ícones da psiquiatria, intitulou sua obra principal como *Tratado médico-filosófico sobre a alienação mental ou a mania*, publicada no início do século XIX[1].

Em contrapartida, Karl Jaspers, o maior psicopatologista moderno, tornou-se um bem-sucedido professor de filosofia em Heidelberg e, posteriormente, em Basileia[2]. Retomado repetidamente pelos pensadores da psiquiatria e partidários da filosofia da subjetividade dos doentes mentais[3], o seu livro *Psicopatologia geral*[4] ainda é leitura obrigatória.

PSIQUIATRIA NO CONTEXTO DA MEDICINA

Filósofos de grande prestígio deram contribuições significativas ao estudo da psicologia, das emoções e da alienação mental, dentre eles Descartes, La Bruyère, Kant, Kierkegaard, Nietzsche, Schopenhauer, Bergson, W. James, Husserl, Sartre e Merleau-Ponty.

Contudo, a psiquiatria sempre foi um ramo da medicina, isto é, uma prática científica, baseada em conhecimentos procedentes de vários campos da ciência, tais como biologia, fisiologia, bioquímica, genética, psicologia, psicopatologia, sociologia, etc.

Johann Christian Reil, o médico alemão que cunhou o termo psiquiatria há mais de dois séculos, almejava que essa nova disciplina de medicina fosse criada para cuidar dos indivíduos que sofriam de doença mental, pois estes deveriam ser tratados por médicos e não por outros profissionais. Recomendava que apenas os melhores médicos deveriam se tornar psiquiatras (*apud* Marneros)[5], uma vez que, por princípio, há uma continuidade entre a parte somática e a psíquica, sendo a psiquiatria inseparável da medicina. De acordo com Reil, as causas das doenças humanas não podem ser divididas em puramente mentais, químicas ou físicas, mas seriam uma interação essencial entre esses três domínios. Elegendo a Psiquiatria como um dos ramos maiores da medicina, Reil enfatizava a universalidade das doenças mentais e propunha princípios de tratamento humanizado e meios de atingi-los por meio da psiquiatria (Quadro 1).

Assim sendo, tanto quanto as outras especialidades médicas, sua efetividade depende de todas essas fontes que concorrem para o seu exercício e corpo de conhecimentos, apresentando consistências e fragilidades similares e equivalentes às dos demais ramos da medicina.

Sabe-se que toda investigação científica consiste em identificar padrões e/ou particularidades nos fenômenos observados e descobrir maneiras e meios de interferir neles. Isso vale tanto para ciências exatas (matemática, física, astronomia) como para ciências humanas (psicologia, antropologia ou sociologia). Foi esse preceito que inspirou, no século XIX, a notável obra de Claude Bernard[6], pioneiro da medicina científica baseada em evidências.

Entretanto, numerosas áreas de interesse e objetos de estudo apresentam padrões menos evidentes e mais frequentes particularidades, com elevado índice aleatório, como se observa na física quântica e em partículas subatômicas, impondo-se o uso da estatística para se atingir alguns padrões, muitas vezes meras aproximações inconclusivas.

Outro exemplo igualmente característico é a meteorologia, nos seus esforços para a previsão do tempo e da temperatura. Essas e outras áreas de estudo, baseadas em probabilidades mais do que certezas, foram designadas por Abraham Moles como "ciências do impreciso"[7].

Indiscutivelmente, a grande massa dos conhecimentos médicos situa-se nessa condição: basta observar que mais de 90% dos artigos publicados nas milhares de revistas médicas de todo o mundo apresentam cálculos estatísticos bastante sofisticados

Quadro 1 Pontos-chave de Johann Christian Reil sobre a psiquiatria

Doença mental
a) As doenças mentais são universais. Todas as pessoas podem ser acometidas por elas.
b) Deve-se examinar se a responsabilidade criminal de pessoas com doença mental está rebaixada ou inexistente durante a doença.
c) Uma campanha antiestigma é necessária e o humanismo deve ser primário no tratamento do doente mental.

Tratamento e cuidado
a) Instituições mentais humanas são as bases de cuidado de alta qualidade.
b) Asilos para lunáticos devem ser transformados em hospitais mentais.
c) Prevenção em intervalos "lúcidos": medidas de suporte e evitação de "altas emoções expressas" e de hiper ou subestímulo.
d) Psicoterapia ("terapia psíquica") é um método terapêutico equivalente – ao lado de cirurgia e farmacoterapia – tanto para as doenças mentais como para as somáticas.
e) Os problemas mentais podem causar transtornos somáticos (transtornos psicossomáticos).

Psiquiatria
a) A psiquiatria é uma especialidade médica pura. Filósofos e psicólogos não devem participar desta "incorporação".
b) Somente os melhores médicos devem se tornar psiquiatras.
c) Uma psicologia médica específica às necessidades do médico deve ser fundamental ao treinamento médico.
d) Psiquiatria, psicossomática e psicologia médica são intimamente relacionadas.

Fonte: Marneros, 2008.

a respeito da pesquisa em questão. Até mesmo parâmetros fisiológicos básicos, como pressão arterial, glicemia, colesterolemia, etc., sofrem variações substanciais, dependendo da região, da população estudada, dos hábitos alimentares, etc., resultando em variações do que se pode ou não considerar patologia.

Não é demais lembrar que, até há pouco tempo, o diagnóstico de morte era feito pela parada da atividade cardíaca; apenas recentemente, estabeleceu-se um novo conceito, por meio do silêncio da atividade cerebral.

Segue-se que os fenômenos incertos e imprecisos – a vida e seus dinamismos – constituem o vasto campo de interesses da medicina e suas especialidades, dentre elas a psiquiatria. Observa-se, pois, que nenhum dos ramos da medicina se acha imune às fragilidades habitualmente atribuídas à psiquiatria.

Não obstante, o psiquiatra americano Paul Haun escreveu:

A experiência forjou para o clínico geral um padrão, que de regra lhe faculta aplicá-lo às desordens médicas com resultados diagnósticos positivos. O índice é flexível, podendo dilatar-se ou contrair-se dentro de certos limites, de modo a abranger o atípico e o aberrante: é, porém, um mau médico quem confunde uma escarlatina com uma fratura de fêmur, e de nenhum modo é um psiquiatra inepto aquele que confundir uma psicose maníaco--depressiva com uma esquizofrenia. Um internista poderá dizer seguramente se um marciano sofre ou não de tuberculose, mas o psiquiatra será incapaz de decidir se ele é um psicótico, um gênio ou um espécime médio de extraterrestre[8].

Comentários dessa natureza, e outros mais contundentes, alertaram a comunidade psiquiátrica mundial.

DIVERGÊNCIAS DIAGNÓSTICAS

Um fato relevante foi a constatação de que entre os países europeus e os Estados Unidos havia uma discrepância substancial na frequência dos diagnósticos de esquizofrenia: nos Estados Unidos, o número de pacientes diagnosticados como esquizofrênicos era consideravelmente maior, o que não ocorria com doenças clínicas não psiquiátricas[9]. Ainda hoje, ao perguntar a diferentes psiquiatras sobre o diagnóstico de um mesmo paciente, facilmente se obtém opiniões diversas sobre o diagnóstico provável.

Sob a liderança de J. K. Wing e N. Sartorius, com patrocínio da Organização Mundial de Saúde, foi desenvolvido, na década de 1960, um projeto multinacional com propostas que visavam a unificar os critérios diagnósticos e corrigir as aberrações observadas[10].

Na mesma década, Thomas Szasz, professor de psiquiatria de uma universidade de Nova Iorque, ganhava notoriedade mundial, ao publicar o livro *O mito da doença mental*[11], no qual sustentava que comportamentos diagnosticados como enfermidades mentais eram apenas alterações resultantes de condições sociais adversas; intelectuais desinformados e até muitos psiquiatras encamparam as ideias de Szasz, reforçados ainda pelas obras de Laing e Cooper, resultando no movimento denominado de "antipsiquiatria". Tais ideias, adotadas pelo psiquiatra italiano Franco Basaglia e temperadas com a ideologia marxista na época da Guerra Fria (entre os EUA e a extinta URSS), produziram inicialmente as utópicas "comunidades terapêuticas" na região de Trieste. Essas ideias atingiram também outros países, inclusive o Brasil, com resultados insatisfatórios e muitas vezes danosos para os pacientes e suas famílias.

Cabe lembrar, a título de curiosidade, a experiência conduzida pelo Dr. David Rosenhan, da Universidade de Stanford (Califórnia), relatada na revista *Science*[12], que recebeu ampla divulgação internacional: oito pseudopacientes, quatro psicólogos, um psiquiatra, um pediatra, um pintor e uma dona de casa, com identidades falsas, compareceram a um hospital psiquiátrico dizendo que estavam "ouvindo vozes"; não modificaram nenhum outro dado de sua biografia real. Foram internados com o diagnóstico de esquizofrênicos; causou perplexidade o fato de que os pacientes internados (verdadeiramente doentes) os reconheceram como indivíduos normais, ao contrário da equipe hospitalar, que só lhes deu alta como "esquizofrênicos em remissão"[13]. A subjetividade do diagnós-

tico psiquiátrico foi duramente criticada e ironizada entre os próprios psiquiatras, mas também entre o público em geral.

Além desses fatos fartamente divulgados com ampla repercussão internacional, a psiquiatria apresentava algumas fragilidades conceituais, tais como a distinção entre psicoses e neuroses; a caracterização dos quadros clínicos, como enfermidades propriamente ditas ou transtornos, posto que o vocábulo "enfermidade" seria privativo dos quadros com etiologia e fisiopatologia reconhecidos ou claramente suspeitados.

Os nosologistas de psiquiatria ainda se esforçam para dissolver as suas próprias contradições[14]. Céticos, como Assen Jablensky[15], acreditam que a classificação dos transtornos mentais pouco avançou desde a nosografia psiquiátrica proposta por Emil Kraepelin: os psiquiatras continuam invocando e utilizando os conceitos do discurso clínico formulados no século XIX. Diferente da medicina, em que as doenças podem ser organizadas de acordo com a sua etiologia, os psiquiatras não conseguem estabelecer ainda a relação entre a atividade mental e o cérebro, sede subjacente de vontade, cognição, afeto e pensamento. A constatação de que o rim produz urina ou o fígado, a bile, não pode ser equiparada em psiquiatria – a atividade mental não pode ser resumida como meras reações químicas que transcorrem no cérebro. A maioria dos psicoterapeutas acredita que, diferente da urina, a mente humana é capaz de moldar ou dissolver problemas provenientes de várias fontes. Todavia, uma classificação que forneça uma infraestrutura para descrever e sintetizar as afecções psíquicas é obstruída pela nossa ignorância sobre as inter-relações entre o cérebro e a mente.

A expansão de categorias diagnósticas é um fenômeno paralelo à disponibilidade de terapêuticas supostamente eficazes. O processo de classificação sofre a influência de comercialização de novos remédios. A expansão do diagnóstico do transtorno bipolar e a sua extensão à população pediátrica é um exemplo deste fenômeno[16]. Observando a crescente prescrição de psicoestimulantes para crianças e adolescentes, críticos da excessiva medicalização da infância veem com preocupação a rotulação de transtorno de déficit de atenção e hiperatividade (TDAH) como um diagnóstico que integra os sistemas atuais de classificação[17]. O contexto social desse transtorno é destacado por Sami Tamimi: vivemos atualmente num mundo impaciente com as crianças "inconvenientes". Os psiquiatras capitaneiam esse "moderno" sintoma de intolerância, com a tácita aceitação dos pais, ao rotular os seus filhos com TDAH e lhes prescrever medicamentos nem sempre necessários. Em seguida, esse transtorno foi estabelecido como um dos transtornos crônicos em adultos mais subdiagnosticados no mundo moderno de competição e excessos[18], causando mais protestos dos psiquiatras sobre a sua validade[19]. Aliado ao aumento exponencial da prescrição de Ritalina, o psiquiatra infantil Leon Eisenberg, considerado o criador científico de TDAH, teria dito na sua última entrevista com a idade de 87: "O TDAH é um excelente exemplo de uma doença fictícia".

Dois outros transtornos ilustram também esse processo de medicalização do diagnóstico psiquiátrico. Primeiramente, o transtorno de ansiedade social – a fobia social – é considerado o terceiro transtorno mental mais frequente nos EUA, atrás de depressão e alcoolismo, a partir da revisão de Liebowitz et al.[20]. Os autores consideram que este transtorno, esquecido na nosografia, seria caracterizado por medo intenso e persistente em situações sociais ou de desempenho. A timidez "patológica" estaria presente em 13,3% da população norte-americana, a qual representa um problema de saúde pública[21]. Contudo, os limites da síndrome de timidez e fobia social não podem ser claramente demarcados, reforçando também a dúvida sobre os benefícios de seu tratamento medicamentoso.

Igualmente problemático é o construto do transtorno do estresse pós-traumático (TEPT), um diagnóstico particularmente relevante aos norte-americanos. O TEPT foi incorporado à nosografia a partir da necessidade ideológica e política de acomodar os traumas de combate que atingiam os veteranos da guerra de Vietnã[22]. Subsequentemente, o TEPT também foi imprecisamente associado a outros traumas humanos de menor intensidade, cuja consequência comum resultava em compensações financeiras por danos emocionais do seu portador. Os eventos traumáticos do sofrimento humano ultrapassavam as questões sociais. Há, portanto, um diagnóstico psiquiátrico para dar conta da necessidade de reduzir danos de guerras e desastres.

Novos transtornos são propostos ano após ano. Em 1952, a Associação Psiquiátrica Americana reconhecia 106 doenças mentais na sua primeira edição de DSM (Manual de Diagnóstico e Estatística de Transtornos Mentais). Hoje em dia, a DSM-IV, em uso desde 1994[23], reconhece 357 transtornos mentais, sob a alegação de tentativas de conferir maior concordância aos diagnósticos psiquiátricos a partir do DSM-III. Tomando os exemplos de fobia social e TEPT pode-se afirmar que houve uma reificação maciça de condições psicológicas. Qual a utilidade de rebatizar (medicalizar) as características básicas da existência humana com um jargão utilitário desprovido de maiores significados teóricos? A gradativa fragmentação e expansão de múltiplos diagnósticos não construiu um mundo mais feliz.

Fato ou ficção? Isto é, houve um crescimento real dos transtornos mentais ou "pseudoepidemias" estão sendo criadas pelos próprios psiquiatras?

Diagnóstico não é igual a doença. Frente à falta de validade da maioria das síndromes descritas nos sistemas de classificação, o professor de filosofia e psiquiatria, Fulford[24] diria que esse trabalho de rotulação é inescapável à atribuição de valor, muitas vezes construído socialmente como o resultado de uma determinada cultura. A nosografia psiquiátrica atual ainda peca por não possuir um sistema coerente de classificação e se esforça para atingir essa integração[14].

ASPECTOS CONCEITUAIS E INFLUÊNCIA DA PSICANÁLISE

Neurose ou psicose? Doença ou transtorno mental? Essas e outras interrogações permeavam o campo da psiquiatria. Provavelmente, o conceito de doença mental é fundamentalmente falho, por isso, nunca pode dar origem a um conjunto válido de categorias e, muito menos, a uma ciência válida.

Por outro lado, durante os primeiros cinquenta anos do século XX, a psiquiatria, sobretudo a norte-americana, esteve impregnada com os conceitos psicanalíticos (em sua versão ianque, rejeitada pelos psicanalistas ortodoxos), sobretudo graças à influência de discípulos de Freud, emigrantes, como Franz Alexander, Erich Fromm e Karen Horney. A metodologia psicanalítica contrapõe-se aos métodos da pesquisa médica habitual, posto que seus conceitos privilegiam as particularidades e a experiência individual; por outro lado, a medicina segue o modelo tradicional da investigação científica, ou seja, procura identificar regularidades e padrões gerais dos fenômenos observados.

É verdade que a psicanálise, baseada na observação exaustiva de casos solitários, trouxe contribuições importantes para a compreensão de numerosos processos psicopatológicos, sobretudo nas chamadas neuroses e perversões. Alguns autores veem a psicanálise dotada de uma linguagem privada, de construções de difícil verificação, inviabilizando espaço para uma teoria sólida[25].

Apesar disso, os conceitos de inconsciente e mecanismos de defesa, desenvolvidos por Freud, constituem, até hoje, instrumentos indispensáveis para entender essas doenças, bem como as psicoterapias em geral. Esses conceitos, oriundos da observação de casos particulares, individuais, foram transformados num arcabouço doutrinário, extrapolando o campo da psicopatologia.

O próprio Freud desencadeou esse movimento, com suas obras *Interpretação dos sonhos, Psicopatologia da vida cotidiana, Totem e tabu, O futuro de uma ilusão*, entre outras[26]. A obra de Freud propiciou também amplo debate sobre a sexualidade, até então reprimida pelos preconceitos da Era Vitoriana (homossexualismo era punido com prisão, como foi o caso do escritor Oscar Wilde, na Inglaterra; ainda hoje, em alguns países do Oriente Médio, persiste a pena de prisão ou sentença de morte para esses casos). Até meados do século passado, homossexualismo constava na classificação das doenças mentais.

O caráter revolucionário da obra de Freud, sobretudo no campo da sexualidade, conquistou simpatias de intelectuais e artistas, reforçando, em consequência, o prestígio da doutrina psicanalítica no ocidente, tanto entre o público leigo quanto entre os profissionais da psiquiatria.

Nos Estados Unidos, discípulos de Freud que haviam fugido do nazismo ocuparam importantes postos de ensino em instituições universitárias, contribuindo para a divulgação da psicanálise que se tornou, até os anos de 1950, praticamente sinônimo de psiquiatria no imaginário popular. Obras literárias e cinematográficas contribuíram sensivelmente para isso, tais como "Spellbound" e "Psicose", do grande diretor Alfred Hitchcock. Todavia, raramente os tratamentos psiquiátricos foram retratados de forma positiva no cinema[27].

Nesse contexto de adversidades, simpatias e hostilidades, aqui sumariamente descrito, não faltavam ataques à psiquiatria tradicional, que cuidava de pacientes psicóticos graves, auto e heteroagressivos, a pretexto de que as internações hospitalares eram "medidas repressivas das elites" contra discordantes das regras sociais do *establishment*.

Argumentava-se também que a eletroterapia cerebral (impropriamente chamada de "eletrochoque") seria um castigo aplicado aos pacientes mais rebeldes.

O filme "Um estranho no ninho", estrelado por Jack Nicholson, foi lapidar na divulgação dessas ideias equivocadas.

Embora a psiquiatria norte-americana tenha se desenvolvido como um legado psicobiológico de Adolph Meyer, as explicações psicológicas e psicodinâmicas de transtorno mental foram influenciadas pela psicanálise. Assim como muitos psiquiatras de sua época, Meyer foi neurologista e entendeu que os processos cerebrais apresentam um papel nas manifestações de transtorno mental. Tentando escapar ao reducionismo biológico, Meyer se opôs às distinções clínicas "biologizantes" de Kraepelin sobre os transtornos mentais. Ainda que incorporasse conceitos psicanalíticos, ele foi cético em relação ao determinismo psíquico de Freud dos fenômenos mentais[28]. A "psicobiologia" de Meyer almejava, pois, uma espécie de conceituação eclética, na tentativa de fornecer uma teoria unificadora, sem que haja um explícito compromisso com múltiplas explicações. Esta abordagem centrada na compreensão da pessoa atraiu e influenciou a psiquiatria na primeira metade do século XX, pois o teórico estaria livre para explorar outras possibilidades em meio às críticas.

Assim, o jogo de interesses e a contaminação político-ideológica comprometeram sobremaneira a delimitação do campo da psiquiatria e suas raízes na medicina clássica, desde as primeiras lições de Hipócrates a respeito da epilepsia, da melancolia, da histeria e de outros transtornos. A clínica em psiquiatria dos Estados Unidos teve que readquirir o equilíbrio, complementando com a visão biológica, para se incorporar à compreensão psicológica e social das incertezas deste ofício[29].

O ADVENTO DA PSIQUIATRIA BIOLÓGICA

Tais controvérsias e a vulgarização, que atingiu níveis grotescos e anedóticos, alertaram a nova geração de psiquiatras, mais críticos e céticos em relação à psicanálise e mais preocupados com os aspectos neuroquímicos e neurofisiológicos dos transtornos mentais, porém guiados por um paradigma positivista.

Entretanto, os esforços desses profissionais – rotulados como "organicistas" – não trouxeram resultados animadores. As pesquisas de H. Selye, na área de neuroendocrinologia[30], e de W. Penfield, em neurofisiologia[31], trouxeram perspectivas importantes, porém não consistentes, já que até hoje, décadas depois, não foi possível identificar nenhum marcador biológico para os transtornos mentais.

Naquela época, há mais de 40 anos, Penfield escreveu:

Há então o problema da esquizofrenia. Aqui observamos um distúrbio da mente com pontos característicos [...] que certamente possuem bases orgânicas, embora ainda nenhuma tenha sido

descoberta. O fator genético nesta doença é de importância relevante. A ausência de qualquer patologia estrutural sugere um distúrbio bioquímico – talvez um problema enzimático.

[...] Pode-se argumentar que na esquizofrenia, somente o órgão da mente é considerado doente, porém, um julgamento introspectivo, derivado da observação de vários casos, leva-me à convicção de que há envolvimento tanto de quem pensa como de seus pensamentos[31].

O pesquisador insinuava, então, a ideia amplamente aceita, hoje, de que a esquizofrenia e outros transtornos mentais têm etiologia multifatorial. Obviamente, a multifatorialidade é um campo fértil para controvérsias e posições doutrinárias sectárias. A crença de que há importantes mecanismos causais por descobrir em relação à (neuro)biologia dos transtornos mentais continua influente sobre a direção tomada pelas pesquisas, prática clínica e atitudes públicas. Contudo, o seu efeito pode ser nocivo[32], ao obstruir os avanços na prática clínica, no manejo dos pacientes e na desestigmatização dos transtornos mentais.

Disso resultava, na prática, que não apenas entre americanos e europeus, mas no território dos Estados Unidos, em diferentes instituições médicas e universitárias, dependendo da escola doutrinária mais influente, os critérios diagnósticos eram divergentes e, não raramente, conflitantes, chegando a uma situação quase caótica até o início da década de 1950.

PRESSÕES LEGAIS E SOCIOECONÔMICAS

Nesse estado de coisas, um fator importante contribuiu para modificar o panorama confuso: os seguros-saúde e as instituições do estado para a concessão de pensões para doentes mentais, sobretudo veteranos de guerra acometidos de transtorno de estresse pós-traumático.

Além disso, nos EUA, fato que ainda não ocorre no Brasil, os médicos estão sujeitos a pagar custosas indenizações por erros diagnósticos, razão pela qual a atividade médica é onerosa, impondo aos profissionais o pagamento de um seguro sobre os riscos de sua atividade, sujeita a eventuais deslizes ou imperícias.

Tornou-se, assim, indispensável estabelecer critérios uniformes, consensuais, que pudessem respaldar laudos e atestados psiquiátricos, ao abrigo de sanções legais e pecuniárias.

Admitir a importância de tais pressões socioeconômicas (e, de resto, sobre a medicina em geral) não é nenhum demérito para a psiquiatria norte-americana: a análise histórica, mesmo singela, permite verificar que o conhecimento psiquiátrico só se desenvolveu e ganhou consistência a partir dos séculos XVIII e XIX, quando questões jurídicas e criminais – no advento da Revolução Industrial – cobravam pareceres seguros sobre capacidade de discernimento e laborativa, responsabilidade civil e criminal. Nos regimes monárquicos e antes do advento do proletariado industrial e dos direitos civis, eram irrelevantes; nas sociedades rurais, como até hoje, no interior de muitos países, o doente mental era tolerado pela comunidade, folcloricamente, ou recolhido, para não criar problemas. A ascensão da burguesia e a alta concentração populacional das metrópoles mudaram esse panorama[33].

A importância das questões jurídicas na elaboração do saber psiquiátrico é confirmada pelo fato de que todos os grandes mestres da psiquiatria, desde o século XVIII, publicaram obras sobre questões forenses e médico-legais. Não é estranho, portanto, que a psiquiatria norte-americana tenha sofrido influências dessa natureza.

TROCA DAS ESCOLAS PELAS ESCALAS

A divergência entre os critérios diagnósticos adotados pela diversas escolas doutrinárias (americana, inglesa, alemã e francesa), alguns mais restritivos, outros mais flexíveis, havia produzido uma desconfiança difusa e até ceticismo em relação aos diagnósticos e pareceres psiquiátricos, o que não ocorria com outras áreas da medicina, sustentadas, primordialmente, na concretude dos marcadores biológicos.

A psiquiatria, entretanto, limitava-se à observação de sintomas e comportamentos sujeitos a interpretações diversas.

Por conseguinte, tornava-se imperioso estabelecer uma linguagem comum entre os profissionais, bem como critérios diagnósticos mais uniformes, com um mínimo de consistência, que permitissem restaurar a credibilidade dessa área.

Com esse propósito, a partir dos anos de 1980, a Associação Psiquiátrica Americana designou algumas comissões (*task forces*) destinadas a harmonizar critérios, não apenas nos EUA, mas em outros países, despojando-os de interpretações doutrinárias e objetivando maior grau de confiabilidade entre os profissionais que os utilizavam. Ou seja, de acordo com seus proponentes, como Robert Spitzer, tratava-se de estabelecer uma classificação de diagnósticos isenta de interpretações subjetivas com critérios operacionais (ou aqueles que prevaleciam comumente na prática clínica).

Disso resultaram o apelo maior aos procedimentos estatísticos e a valorização das escalas de sintomas-chave para caracterizar os quadros clínicos.

Esse trabalho, com o apoio da Organização Mundial da Saúde (OMS), sacramentou a troca das escolas doutrinárias pelas escalas de sintomas na elaboração dos diagnósticos e, sobretudo, deu ênfase aos critérios estatísticos (DSM) – Manual Diagnóstico e Estatístico de Transtornos Mentais –, do que resultou a CID-10 – Classificação Internacional de Doenças[23,24].

Os DSM (em inglês: *Diagnostic and Statistical Manual of Mental Disorders*) já tiveram, nos últimos vinte anos, numerosas e sucessivas edições, revistas e reformuladas, com inclusão e exclusão de diversos quadros clínicos[23].

Os quadros clínicos passaram a ser identificados por uma lista de critérios operacionais ou sintomas estabelecidos – por convenção – pelas comissões encarregadas de estudá-los.

Disso resultou a criação de escalas e inventários para rastrear tais sintomas: para ansiedade, depressão, esquizofrenia, mania, dependência de drogas, etc. Mas também escalas para qualidade de vida, relações familiares, transtornos alimentares, temperamento e caráter, enfim, o modelo operacional, ateórico ampliou sensivelmente o número de síndromes e quadros clínicos[15], chegando a muitas dezenas na CID-10 e no DSM-IV, originando também o conceito de "comorbidades", quer dizer, um mesmo paciente pode sofrer, ao mesmo tempo, em decorrência de várias entidades clínicas descritas na Classificação Internacional (CID-10) ou no sistema DSM-IV[23,24]. O atual DSM-5 e a vindoura CID-11 correm o perigo de naufragar no seu anunciado objetivo de prover uma maior "utilidade" à prática clínica, na medida em que não houve nenhuma mudança paradigmática que validasse os construtos propostos.

Por outro lado, para a identificação adequada de tantas entidades nosográficas e respectivas comorbidades, foram criadas centenas de escalas, utilizadas por pesquisadores em todos os países[35].

Obviamente, os criadores desses "instrumentos de avaliação" sempre cobram direitos autorais dos pesquisadores que os utilizam. Ressalta-se que nenhuma revista científica de grande prestígio aceita publicar trabalho científico que não tenha utilizado uma dessas escalas de maior prestígio e os correspondentes cálculos estatísticos. Esse é o modelo corrente da "medicina baseada em evidências" que, talvez mais do que o modelo doutrinário precedente, vem produzindo sérias distorções na prática psiquiátrica.

Versiani, eminente professor de psiquiatria, escreveu:

> As escalas de avaliação psiquiátricas foram introduzidas em diferentes tipos de pesquisas na década de 60, com enorme expectativa inicial [...].
>
> Imaginou-se uma mina de ouro de dados clínicos. [...] Pensou-se que, por meio desses fatores, seria possível gerar uma tipologia dos transtornos psiquiátricos cientificamente baseada em conjunto de dados muito representativos, com grande potencial de conclusões, como melhor previsão das respostas aos diversos tratamentos. As expectativas iniciais de grandes resultados com a utilização das escalas de avaliação psiquiátrica não se concretizaram. Muito pouco *insight* clínico foi gerado com o enorme conjunto de informações coletadas em incontáveis estudos com as várias escalas. As escalas de avaliação psiquiátricas não são instrumentos de fácil utilização. São muito diferentes do termômetro ou do aparelho de pressão. [...] Existe muito ruído, muita variação nos resultados da aplicação de escalas de avaliação psiquiátricas, o que dificulta a captação de perfis clínicos válidos, correspondentes com sintomas dos quais os pacientes realmente sofrem[36].

E mais, o psicólogo Stanley Stevens, autor da influente teoria dos níveis de mensuração utilizada pelos estatísticos, já alertava nos idos anos de 1940 sobre os limites de mensuração, que

> Any particular scale, sensory or physical, may be objected to on the grounds of bias, low precision, restricted generality, and other

factors, but the objector should remember that these are relative and practical matters and that no scale used by mortals is perfectly free of their taint[37].

A REVOLUÇÃO TERAPÊUTICA

O deus da medicina na mitologia grega, Asclépio, teve duas filhas, Hygeia e Panaceia. Enquanto Hygeia personificava a saúde ou sanidade, Panaceia era considerada a "cura de todos os males". Contudo, essa díade saúde/doença nem sempre foi uma prática equilibrada na medicina. Enquanto a figura da Hygeia foi associada poeticamente à perpetuação da saúde (felicidade) e prevenção de doenças, Panaceia proporcionava a cura prosaica de sofrimento e infelicidade que a doença e a morte atingiam todos os seres humanos. As distorções na terapêutica psiquiátrica são alegorias para uma prática médica vista cada vez mais com desconfiança.

Embora numerosos quadros psiquiátricos ainda apresentem limites imprecisos sem validade demonstrada, os recursos terapêuticos se desenvolveram, paradoxalmente, de maneira extraordinária.

A grande revolução psiquiátrica iniciou-se na década de 1950, quando Delay, Deniker e Harl utilizaram a clorpromazina em pacientes esquizofrênicos e maníacos, com resultados surpreendentes[38]. A seguir, os antidepressivos (IMAO) e os ansiolíticos (benzodiazepínicos) propiciaram uma transformação significativa no panorama da terapêutica psiquiátrica.

Psicóticos graves, que permaneciam décadas internados em asilos, evoluindo para quadros demenciais, hoje são recuperados e restituídos ao convívio familiar e social. A reintrodução de clozapina no arsenal terapêutico de psicose no final dos anos 1980 representa um advento de inegável benefício[39]. A demonstração de efeitos estabilizadores de humor dos sais de lítio também alterou o curso dos pacientes portadores de doença maníaco-depressiva[40].

Pode-se constatar que, no campo terapêutico, nos últimos 50 anos, a psiquiatria foi uma das especialidades médicas que mais se desenvolveram. A psiquiatria foi transformada em um empreendimento médico – haja vista as indústrias farmacêuticas, a partir 1950 e 1960, com a introdução de medicamentos específicos para diversas doenças. Novos antipsicóticos, antidepressivos e ansiolíticos tiveram a sua eficácia e o perfil de efeitos colaterais determinados, subsequentemente, nem sempre por meio de ensaios clínicos controlados. Para Moncrieff[41] anseios sociais impulsionaram a criação do conceito de antidepressivo. Entre as maiores pressões sociais incluem o desejo dos profissionais de psiquiatria em se integrar com a medicina em geral para melhorar o seu status social e afastar-se dos asilos inefetivos. As intervenções físicas e os tratamentos com medicamentos ajudaram a impulsionar suas credenciais médicas e os medicamentos antidepressivos como uma forma conveniente de tratamento médico para uma aflição da comunidade. Os antidepressivos também ajudaram a combater os furiosos ataques do movimento antipsiquiátrico. Assim, a indústria farmacêutica ajudou a criar e disseminar a visão de antidepressivos como o tratamento de doenças específicas, a fim de distingui-las das drogas não específicas.

Entretanto, John K. Wing alerta:

> Verifica-se um expansionismo médico que tira partido da disposição do paciente de sentir-se melhor simplesmente porque se aplicou um rótulo ou se fez alguma coisa. [...] Qualquer queixa humana pode ser conciliada dentro de certas teorias psicológicas; as contradições são tão bem recebidas quanto às confirmações. [...] Grande parte da crítica da Psiquiatria foi a reação à tendência médica, rigorosamente reconhecida, mas supergeneralizada pelos críticos, a ir demasiado longe[42].

Juntamente com a catalogação de "novos" transtornos mentais em sucessivas edições de classificação de diagnóstico psiquiátrico, outros autores mais céticos também observam uma expansão da Psiquiatria baseada no modelo biomédico e questionam a legitimidade de intervenções psiquiátricas em problemas pessoais e sociais corriqueiros[29].

A epidemia de portadores de "infelicidade" é declarada no globo, a partir da era dos consumidores de inibidores seletivos de recaptura de serotonina (ISRS)[43]. Iniciando com a fluoxetina, o uso de outros antidepressivos ISRS foi equiparada a um estilo de vida na era do Prozac®. Testado inicialmente para tratamento de hipertensão arterial, esta "pílula da felicidade" foi extensivamente utilizada para domesticar as diversas formas de sofrimento e infelicidade humana. A aprovação de paroxetina para tantos transtornos como a depressão, a ansiedade generalizada, o transtorno do pânico, o transtorno obsessivo-compulsivo, a fobia social e o transtorno de estresse pós-traumático qualifica esse ISRS como uma poção mágica recomendável para uma multiplicidade de problemas do homem moderno.

Passados mais de 20 anos desde o lançamento da fluoxetina, muito ainda precisa ser provado. Contestações vêm, primeiro, dos próprios acadêmicos e, posteriormente, também dos consumidores desta medicação. David Healy em *Let them eat Prozac*[44] considera a teoria do "desequilíbrio químico" demasiadamente simplista, após passar uma década estudando o neurotransmissor serotonina em deprimidos e sem encontrar boas evidências que sustentem esta teoria. Complementaria Malcolm Lader, professor de Psicofarmacologia Clínica no Instituto de Psiquiatria de Londres, que: "a ideia de que foi um grande avanço a fluoxetina selecionar apenas a serotonina é uma mera hipótese"[45], outros fatores importantes que contribuem para a depressão incluem a experiência de vida, o histórico familiar, os hormônios e a dieta. Apesar disso, a teoria do "desequilíbrio químico" foi repetida e promovida nos programas de televisão, revistas de divulgação, portais de internet de companhias farmacêuticas e na publicidade. A ideia de que algumas drogas têm uma ação específica sobre a neuroquímica da depressão disseminou-se rapidamente e foi extensamente divulgada nos anos 1960, antes de qualquer evidência apoiar esta visão[41].

Para muitos pacientes é conveniente ouvir que há alguma "coisa" neles que está em nível muito baixo: para que seja "consertada" e retomada a felicidade, basta tomar uma pílula. A atriz norte-americana Brooke Shields declarou que foi muito "reconfortante" descobrir que a sua depressão puerperal estava "diretamente ligada a uma alteração bioquímica". O modismo em consumir antidepressivos pelas celebridades ajudou a eliminar o estigma da depressão.

Rapidamente, o consumo da medicação se expandiu na população geral na mesma década. Nos Estados Unidos, as crianças de 5 anos ou menos foram o segmento de maior crescimento no uso de antidepressivos na população não adulta. Por exemplo, o mutismo seletivo é um problema comum em pré-escolares, que tem sido tratado com a fluoxetina. A sua prescrição atingiu níveis sem precedentes, inclusive para animais silvestres (ursos) e domésticos (papagaios, gatos e cães). Tão rápido quanto a sua expansão, os antidepressivos foram citados pelos tribunais, por seus efeitos colaterais e eventos adversos inesperados. Ironizado em seriados televisivos, como *Sex and the city*, alguns pacientes alegam que a medicação os ajudou a curar e acalmar pânico e depressão, contudo, a sua ingestão também lhes induziu a um estado de indiferença sexual. Alterações de peso, disfunção sexual e até casos de suicídio (em cerca de 1 em cada 500 consumidores) foram associados ao consumo de antidepressivos.

O sucesso dos antidepressivos estimula ainda uma dúvida recorrente: a felicidade humana é um estado de espírito ou a combinação de elementos químicos no cérebro? Tristeza e angústia fazem parte da vida. Algumas grandes crises ao longo da vida são reações homeostáticas essenciais para o indivíduo, argumentariam os psicanalistas. Atravessá-las e sair delas nos engrandece. Esses mecanismos homeostáticos não devem ser eliminados do equilíbrio do ser humano.

Se é verdade que nos últimos 20 anos, não surgiu nada mais revolucionário do que a fluoxetina, também é fato que, no mesmo período, aumentou significativamente o número de pessoas diagnosticadas com depressão. No mundo atual, valoriza-se a euforia e a alegria constante. Ao mesmo tempo, os momentos de recolhimento e tristeza, antes considerados normais, passaram a ser desprezados e até condenados. Estar bem todos os dias tornou-se quase que uma obrigação. Os mais tristes passaram a ser os "depressivos". Paralelos ao avanço da fluoxetina chegam também os riscos da simplificação do diagnóstico e generalização da terapêutica. Por provocar menos efeitos colaterais, os antidepressivos modernos deixaram de ser prescritos exclusivamente por psiquiatras ou neurologistas. Coincidentemente, a OMS alerta nos seus relatórios sobre a "carga global de doenças", resultante do aumento da frequência da depressão[46].

O entusiasmo suscitado pelos tratamentos farmacológicos tende a reproduzir os abusos da fase áurea da psicanálise. Tal qual a simbologia mítica de Asclépio, que detinha um enorme poder terapêutico revelado pela serpente sagrada, a utilização "nem sempre nobre" da prática médica teria provocado a ira sobre o médico grego. O castigo imposto por Zeus era uma lição para todos os médicos, traídos pela ambição do poder, da fama, da glória e do dinheiro, um pecado de usurpação dos poderes divinos (*hybris*), ao perturbar a ordem natural das coisas

e a harmonia universal, de que a doença, a dor, o sofrimento e a morte dos humanos faziam parte integrante.

EXPERIÊNCIA DE UMA BOA PRÁTICA CLÍNICA

Ao longo da história da Psiquiatria, encontram-se facilmente exemplos anedóticos de práticas danosas ao paciente mental. Por exemplo, a prática de leucotomia pré-frontal preconizada por Egas Moniz foi abandonada rapidamente após a constatação de lesões irreversíveis naqueles pacientes que se submeteram a esse procedimento. Ignorâncias à parte, esses trechos da história atestam a pressão que os psiquiatras recebiam para encontrar intervenções para alguns problemas de difícil solução, não sem as suas implicações sociopolíticas, dados os procedimentos disponíveis à época em que tais práticas eram comuns. Provavelmente, a maioria das intervenções eficazes foi descoberta na base de tentativa e erro e não inventada ou desenvolvida por meio de um modelo compreensivo do funcionamento da mente humana. Encontramos facilmente no passado, dados os limites da resolutividade destes casos, muitos outros exemplos de abuso e má prática.

Parece que a Psiquiatria tende a progredir em modismos. Uma vez encontrado o ingrediente inicial de sucesso terapêutico de determinados casos difíceis, essas intervenções estão propensas a serem aclamadas como a panaceia dos males. Abrem-se caminhos para o seu uso indiscriminado, abuso incontrolado e, subsequentemente, coercitivo. A utilidade da eletroconvulsoterapia é um contundente exemplo desta prática. Hoje em dia, a indicação restritiva desta modalidade terapêutica tem servido de freio para os excessos cometidos no passado pelos próprios psiquiatras.

Vivemos uma época de medicina baseada em evidências[47]. O empirismo terapêutico deve sobrepujar os erros do passado, agregando evidências de metanálises e revisões sistemáticas que selecionam cuidosamente os estudos qualitativa e metodologicamente superiores. Esta prática contém, portanto, uma crescente desconfiança do conjunto de conhecimentos disponíveis para a terapêutica. Diretrizes prescritivas e consensos clínicos são propostos por organizações (p. ex., Food and Drug Administration) e associações acadêmicas de especialistas (p. ex., National Institute for Health and Clinical Excellence – NICE; American Psychiatric Association Guidelines; Texas Medical Algorithm Project – TMAP) para monitorar os excessos e dissolver os impasses terapêuticos. Tudo isso em prol do benefício e alegações de medidas de proteção dos pacientes. Entretanto, nem tudo que reluz é ouro...

Um alvoroço na mídia ocorreu em 2008, quando um estudo metanalítico[48] anunciou, entre as suas conclusões, que os medicamentos antidepressivos não seriam superiores ao placebo para o tratamento de depressão leve e moderada. Os autores precipitaram discussões no meio acadêmico[48], pois entre os trabalhos selecionados também figuravam estudos "negativos" e não publicados – porém submetidos ao FDA. Esse viés de publicação dos antidepressivos[50], a maior aceitação de estudos demonstrando resultados benéficos de serem aceitos num periódico, parece ser igualmente comum em outras áreas médicas. Parte da razão do sucesso do modelo biomédico é por haver uma aparência de "fazer algo"[42]. Uma das maiores crises científicas dos últimos anos envolveu uma disputa interna do Instituto Cochrane, em que os resultados publicados foram acusados de estarem enviesados em prol das indústrias farmacêuticas.

Ao lado disso, a exigência de ensaios clínicos controlados, randomizados e duplo-cegos em pesquisa de psicofarmacologia é desafiada e criticada por outro paradigma. Quando vários tipos de antipsicóticos foram testados em estudos "realistas" e "pragmáticos" com pacientes atendidos em diversos centros clínicos, como o estudo *Clinical Antipsychotic Trials of Intervention Effectiveness* (CATIE)[51], os novos antipsicóticos não foram superiores aos de primeira geração. A efetividade dos novos e caros antipsicóticos é fortemente atacada. Independentemente da pressão da indústria farmacêutica e dos efeitos de marketing, esse tipo de estudo só serviu para fortalecer as incertezas e a descrença em relação aos psiquiatras clínicos.

A necessidade de evidenciar a eficácia com amostras homogêneas de participantes leva a um problema intrínseco e contraditório nos ensaios clínicos controlados. Ao selecionar pacientes representativos, com determinadas características, a validade interna deste tipo de estudo é artificialmente impedida de ser generalizada para o mundo real, com pacientes heterogêneos. Para piorar, a polifarmacoterapia é uma prática comum em muitos pacientes do dia a dia, enquanto as evidências dos ensaios clínicos se referem geralmente a monoterapia. Um efeito colateral deste tipo de estudo é a incapacidade de relativizar esse viés metodológico inescapável. Por fim, os conflitos de interesse que emergem da relação entre os médicos e a indústria adicionam dúvidas compreensíveis entre os clínicos.

Igualmente criticável é a preferência de psicoterapia[52], cujos métodos centrados na figura do paciente individual não tem a sua eficácia e segurança demonstrada. O principal argumento é a ausência, quase que total, de avaliações sistemáticas dos seus efeitos colaterais. Portanto, a suposta benignidade deste tipo de intervenção baseada em "conversar" não pode ser assumida. Os riscos de piora e recaída sintomática, eliciação de "falsas memórias", dependência-abstinência ao processo psicoterapêutico, abuso de pacientes pelos psicoterapeutas são apontados como pontos relevantes que devem ser monitorados. As particularidades e os fundamentos teóricos desta modalidade terapêutica desqualificam a sua efetiva comparação com a farmacoterapia.

Todos esses pontos destacam fatos que corroboram a desconfiança dos próprios psiquiatras, pacientes e o público em geral na adequação e legitimidade da intervenção psiquiátrica.

O potencial de abuso das intervenções de psiquiatria parece ter raízes antigas, visto que são facilmente impostas como a solução de diversos problemas inerentes à cultura e a existência dos agrupamentos humanos. Sua crescente medicalização nas últimas décadas não trouxe critérios mais claros, tampouco respostas inequívocas para essas dificuldades. Críticos e céticos da Psiquiatria reclamam do alcance das intervenções terapêuticas, incitando debates sobre as fronteiras desta disciplina e propondo reformas do sistema de saúde mental em diversos países. Muitos deles, vistos como inconvenientes ou fanáticos, foram banidos e marginalizados das poderosas sociedades científicas e associações acadêmicas.

A REFORMULAÇÃO DAS REFORMAS DE SAÚDE MENTAL

Durante as décadas de 1970 e 1980, quando se noticiou o encarceramento de diversos membros dissidentes em asilos destinados para tratamento de doenças mentais pelas autoridades da extinta União Soviética[53], o papel e os excessos da psiquiatria causaram justificadas preocupações no Ocidente sobre o alcance desta prática como um instrumento de coerção e controle social. A forma indolente (*sluggish*) de esquizofrenia origina do conceito de que pessoas que se opunham ao regime soviético eram mentalmente doentes, pois não há nenhuma outra explicação lógica possível sobre o motivo de recusar o melhor sistema sociopolítico do mundo[54]. Igualmente inadequado é o uso persistente de Psiquiatria como meio de repressão estatal na China[55], a despeito dos protestos das organizações internacionais de direitos humanos. A semelhança entre o diagnóstico psiquiátrico e os padrões comportamentais socialmente inaceitáveis qualifica a prática psiquiátrica como uma forma de "legislar" e "normalizar" os desvios da multiplicidade do existir humano.

Mais complexa ainda é a organização dos serviços de tratamento psiquiátrico. Da inexistência de locais adequados na antiguidade, passando por tentativas de exclusão e confinamento prisional em grandes manicômios, muita coisa mudou. Asilos e manicômios eram lugares sociais, muitas vezes coercitivos, para pessoas "inconvenientes". Mas em essência, a redução de leitos psiquiátricos que assistimos em muitos países não tem provocado evidentes efeitos benéficos para o paciente e a sociedade como um todo. À guisa de "psiquiatrização" dos transtornos mentais, que eram reclusos em grandes instituições asilares, a extinção dos ditos "leitos hospitalares" forçou a saída de doentes mentais para seus lares, ou então ao convívio da sociedade.

Em muitos países, as pessoas com doenças mentais graves já não passam anos das suas vidas em instituições psiquiátricas. No entanto, embora, isso significa que as pessoas com doença mental não estejam limitadas, não há garantias de que eles sejam totalmente integrados nas suas comunidades. As barreiras à cidadania plena são em parte devidas à deficiência produzida por suas doenças e em parte pela estigmatização e por atitudes discriminatórias do público[56]. Avaliando a situação global da saúde mental, a OMS considerou que "a mais importante barreira a ser sobrepujada na comunidade é o estigma e a discriminação associada aos portadores de transtornos mentais e do comportamento"[57,58].

Se o confinamento custodial dos pacientes deve ser visto como inefetivo, a prescrição indiscriminada de medicamentos também não pode ser suficiente para todos os pacientes. A inadequação de instituições assistenciais ultrapassadas não pode ser combatida simplesmente pela sua extinção. Infelizmente, os médicos são treinados na escola médica para encontrar um único remédio para males de origens múltiplas. Contudo, o deslocamento forçado de todo um contingente de pacientes graves para instalações extra-hospitalares, igualmente sem preparo para recebê-los, também não pode obter o êxito esperado. As modalidades terapêuticas devem ser múltiplas para os usuários da saúde mental. Todo o clínico sabe que para cada estágio de doença há uma indicação adequada, seja do setting terapêutico, modalidade de intervenção ou medicamento. Os leitos hospitalares, hospitais-dias, centro de atenção psicossocial (CAPS) e ambulatórios são apropriados para cada estágio de doença. Ao privilegiar apenas certas modalidades terapêuticas, como a solução para muitas dificuldades de cuidado dos pacientes, por exemplo, pode não surtir efeito para os diferentes pacientes que necessitam de uma internação hospitalar ou já estão estabilizados. Essa observação é válida para psicóticos, usuários de álcool e substâncias, suicidas, bipolares etc., os quais nem sempre têm as suas necessidades de serviço satisfeitas. Persistir no paradigma de que os pacientes esquizofrênicos ainda representam os clientes centrais da Psiquiatria tem impedido a desestigmatização e ampliação das intervenções necessárias em psiquiatria[59].

Em um estudo realizado na Inglaterra[60], a proporção de prisioneiros com transtorno mental crescia à medida que havia uma redução dos leitos psiquiátricos. Alguns autores chegaram a sugerir que as cadeias estavam substituindo os hospitais psiquiátricos[61]. Os defensores da extinção dos estabelecimentos especializados de reclusão e tratamento integral de indivíduos com transtornos mentais argumentam que ocorreu, na verdade, uma "psiquiatrização" da criminalidade ou, alternativamente, houve um maior reconhecimento de doenças mentais entre os prisioneiros, cujo diagnóstico não era feito antes de seu aprisionamento. Independente desses argumentos, uma indagação permanece: qual é o limite e a relação entre a criminalidade e doença mental? Os indivíduos portadores de transtornos mentais praticariam mais atos criminosos ou a reclusão em instituições prisionais favoreceram o surgimento de transtornos mentais?[62]

De sobra, uma questão de responsabilidade institucional ainda deve ser discutida: quem seriam as autoridades capazes de custodiar esses indivíduos criminosos e doentes? Como relatam as páginas da história da psiquiatria: medicalizar esses indivíduos para o domínio da Psiquiatria ou custodiá-los por autoridades policiais?[33] Este debate continua.

Outro fenômeno ligado ao sistema de saúde, nem sempre demonstrado nos estudos descritivos, é o crescente número de moradores de rua nas sociedades urbanas do mundo moderno[63]. Muitos deles são portadores de transtornos mentais. Essa constatação não está livre de interpretações divergentes. A reintegração da cidadania destes indivíduos e a forma assistencial apropriada para esta população crescente são tópicos que esbarram nos limites do modelo de serviços oferecidos aos pacientes psiquiátricos.

Talvez os problemas de assistência psiquiátrica e o processo de coerção devem ser vistos separadamente. Aceita-se que existem casos em que a sociedade pode, justificadamente, restringir a liberdade de uma pessoa em virtude de perturbação mental. O problema é que a sociedade não pode fazer isso aleatoriamente: deve justificar e autorizar os agentes a agir em seu nome. Como alternativa, a Psiquiatria acabou por exercer esta coerção legalizada, muitas vezes na forma restritiva de um controle médico. Juntamente com os desafios conceituais apresentadas pela crítica de Szasz[11], a coerção legal continua sendo um problema fundamental para a psiquiatria.

PROFISSÃO PSIQUIATRA: MÉDICO, FILÓSOFO OU NEUROCIENTISTA?

A psiquiatria moderna tem suas origens no Iluminismo, cujos pensadores pregavam que a razão resolveria os problemas da humanidade e desvendaria os mistérios da mente humana. Ao longo da história, os pacientes já foram "cuidados" por curandeiros, autoridades religiosas, policiais, enfermeiros, médicos, assistentes sociais, psicoterapeutas, laborterapeutas etc.[38] Os governantes, os legisladores, os políticos, a indústria farmacêutica e os meios de comunicação exercem influência substancial sobre a forma de tratar, reduzir, controlar e prevenir as doenças. Associações de famílias e grupos de autoajuda também começam a se mobilizar em relação à saúde mental. Esta multiplicidade de agentes ativos que intervêm sobre os pacientes psiquiátricos indica, similarmente, a vasta gama de modalidades terapêuticas disponíveis no mercado atual. Mas, para além disso, parece que perpetua uma mensagem sobre a visão atual da doença mental: uma complexa condição humana sem uma intervenção única e adequada.

Médicos não são cientistas; eles são profissionais da saúde. Eles não tratam doenças, eles tratam as pessoas. O cenário contrário também pode ser afirmado: os cientistas descobrem doenças, as suas causas e formas de controlá-las. Nem por isso precisam ser médicos. No entanto, os médicos se alimentam da ciência para que as informações sejam transformadas em práticas clínicas. Os cientistas, em contrapartida, investigam questões clínicas que tenham relevância médica. Esta dependência necessária entre as duas profissões não é simétrica. Mesmo nos casos em que as doenças podem ser claramente demonstradas o médico não vai agir como um cientista, mas como um profissional de saúde que deve responder a uma necessidade expressa do enfermo, e não simplesmente a um estado de doença.

As bases filosóficas da psiquiatria têm permanecido quiescentes[4]. Heidegger, Foucault e Wittgenstein enxergariam a Psiquiatria ortodoxa atual como uma consequência "degenerada" do Iluminismo europeu, carregando as limitações da Idade da Razão. Pois, passado mais de dois séculos, desde a proposta unificadora de Reil, observa-se uma aplicação inapropriada de tecnologias científicas à "loucura" e o sofrimento humano. Esta abordagem tem negligenciado fatores como o significado, a valoração e o contexto social da doença mental[4,29,64]. Para alcançar uma compreensão apropriada dos seres humanos, é necessário um equilíbrio entre uma interpretação "hermenêutica" e o "reducionismo biológico"[64]. A comunidade psiquiátrica precisar iniciar o difícil processo de desconstrução das falhas do atual modelo biomédico e de reconstrução de uma alternativa viável que restabelece o equilíbrio entre o médico e o seu paciente.

O médico psiquiatra não pode ser desinteressado, deve estar fundamentado em um compromisso positivo com o humanismo, os ideais liberais, contrário a teorias conceitualmente falhas e práticas opressivas. A coerção das práticas errôneas não desaparece com protesto, mas tampouco deve ser aceito como algo inevitável. Se existe algo a ser aprendido a partir do modelo biomédico que domina a visão acadêmica atual é a certeza de que a psiquiatria não deve ser uma simplificação caricatural dos complexos problemas humanos. Para evitar os excessos da antipsiquiatria, o praticante da psiquiatria terá que ocupar uma posição crítica de meio-termo, entre a rejeição total da noção de doença mental e os conhecimentos neurobiológicos acumulados.

A crescente divisão entre psiquiatras clínicos e aqueles que estão ligados à universidade é notável: uns atendem pacientes enquanto outros exercem a atividade de pesquisa. Em qualquer área dos cuidados de saúde ou de prática social há uma grande diversidade de interesses, em nível individual, social e político. As estratégias de marketing das empresas farmacêuticas, as práticas de ensino das escolas médicas, ou o papel das universidades na manutenção da especialização e hegemonia biomédica têm exercido controle sobre o papel da psiquiatria no século XXI. Ressalta-se, ainda, o impacto da indústria farmacêutica sobre a academia, que se ruma gradativamente a uma estreita agenda neurobiológica para excluir os fatores sociais e psicológicos.

Muitos psiquiatras parecem se afastar das origens da medicina e do seu papel social, confundindo-se perigosamente na sombra que eles próprios criaram. Evitar a arrogância, relações de poder, ou a exploração dos clientes são alguns ingredientes básicos de uma boa prática médica. Entrincheirar-se nos modelos biomédicos pode ter deteriorado a preciosa relação médico-paciente defendido hipocraticamente há milênios. Os "consumidores" da Psiquiatria devem receber o máximo de benefício, extraído a partir de habilidades médicas dos psiquiatras com amplo treinamento[65]. Os psiquiatras, por sua vez, devem utilizar o seu conhecimento médico e biológico, munidos de habilidade diagnóstica efetiva, para apreciar os fatores psicossociais no contexto do paciente e escolher a melhor modalidade de tratamento.

CONSIDERAÇÕES FINAIS

Este capítulo explicita uma reflexão "pública e provocativa" dos autores sobre os caminhos tomados pela Psiquiatria, um "templo" em que tantas visões divergentes se acomodam e lutam por seu lugar no panteão das especialidades médicas.

Tendo em vista os recentes desenvolvimentos da psiquiatria, o entusiasmo e a expectativa de obter soluções para os principais problemas de saúde mental continuam inexoravelmente

crescentes[66,67]. Contudo, nem todos os praticantes de Psiquiatria estão de acordo. A Associação Psiquiátrica Mundial se preocupa com o futuro da disciplina, estabelecendo metas para o início do século[21,68] temendo o progressivo desfiguramento da profissão do psiquiatra[69]. O desprestígio da carreira, a imagem negativa do psiquiatra na mídia, o litígio com os pacientes, a persistência da estigmatização da doença mental e a competição com outros profissionais que atendem os pacientes psiquiátricos têm atraído, de forma pronunciada, menos jovens profissionais interessados em praticar psiquiatria em alguns países[68-70]. O clima de pessimismo e ceticismo chega a questionar o futuro da psiquiatria, principalmente entre os médicos europeus, sugerindo um cenário de "crise"[29,64,65,69,70]. A fragmentação da disciplina psiquiátrica, com especializações biomédicas como neurologia, neurociência, neurobiologia, neuropsicologia, neuroimagem, genética molecular etc., parece anunciar a dificuldade desta prática médica em se manter integrada e coesa. Essas questões discutidas indicam, pois, a hora da comunidade psiquiátrica reavaliar as suas direções. A psiquiatria caminha para um abismo, ameaçada de se tornar uma especialidade que desenha caricatura de seres humanos "felizes e sem sofrimento", porém, reféns de tecnologia, abstrações numéricas e pílulas fabricadas.

Provavelmente, delimitar as fronteiras da psiquiatria será sempre uma tarefa difícil, senão impossível, posto que esbarra em algumas questões insolúveis:

- O complexo problema das relações mente-corpo, objeto de interesse de todos os filósofos e neurofisiologistas. Há poucos anos, Karl Popper e John Eccles empreenderam um exaustivo debate a respeito[71,72] sem conclusões satisfatórias.
- Relações entre livre-arbítrio e determinismo, das quais resulta, para os religiosos, como Santo Agostinho e Tomás de Aquino[73,74], a noção de culpa e pecado ou, para os pensadores leigos, a responsabilidade civil ou criminal perante os homens, além de outras questões de natureza ética.
- A relatividade dos conceitos de normal e patológico, sujeitos aos valores geográficos e culturais (por exemplo, o homossexualismo, já citado, ou o canhotismo já foram catalogados como doenças; já a gula e o jogo, antes considerados vícios, tornaram-se enfermidades como transtorno alimentar e jogo patológico; quadros alucinatórios, em numerosas culturas, são considerados manifestações espirituais e reverenciados).

Tais problemas, inerentes ao campo da psiquiatria, não atingem, de maneira significativa, as outras especialidades médicas que, isentas de contaminação especulativa, trabalham voltadas exclusivamente para os transtornos somáticos e sofrimentos do corpo.

Na psiquiatria, a convergência dessas questões que envolvem o próprio sentido da existência frequentemente leva alguns profissionais a extrapolar sua área de competência e invadir a esfera da taumaturgia. A expansão da disciplina psiquiátrica nas últimas décadas, fundamentada sobre o modelo biomédico, tem incentivado os tratamentos medicamentosos como uma panaceia de múltiplos problemas. Não se trata de ignorar e abandonar todos os avanços científicos alcançados na Psiquiatria, mas, certamente, é necessário não omitir e esquecer os princípios mais elevados que guiaram por séculos a prática da medicina.

Somente o bom senso e a boa formação médica podem estabelecer limites adequados à onipotência e à tentação ingênua de tudo explicar e tudo resolver, livre de suposições e crenças desprovidas de sustentação científica. Os desvios da psiquiatria atual devem ser retificados sob o risco de deteriorar a essência desta prática médica. Muitos dos princípios propostos por Johann Reil continuam válidos até hoje. É mister, pois, uma ponderação contínua dos psiquiatras sobre os limites deste ofício, para evitar os perigos da coerção, arrogância, abuso e busca de poder. Esse equilíbrio pode ser atingido quando os praticantes da psiquiatria não se esquecerem de eleger os pacientes como a figura central das incertezas da existência humana.

Para aprofundamento

- Maj M. Why the clinical utility of diagnostic categories in psychiatry is intrinsically limited and how we can use new approaches to complement them. World Psychiatry. 2018;17(2):121-2.
  - ⇨ Este editorial do Professor Maj discute os limites do diagnóstico psiquiátrico para determinar a terapêutica clínica, que é insuficiente e necessita complementação com modalidades alternativas. Crítica a nosografia atual em direção à esperada "utilidade clínica" do DSM-5 e CID-11.
- Gøtzsche PC. Deadly Psychiatry and Organized Denial. Copenhagen: People's Press; 2015. pp. 372.
  - ⇨ Esta obra desafia a eficácia dos tratamentos psiquiátricos a partir do ponto de vista de evidências sobre os paradigmas adotados na prática clínica. As críticas ferozes do Gøtzsche sobre a indústria farmacêutica suscitaram polêmicas indissolúveis e abalou profundamente a estrutura do Instituto Cochrane, onde era um dos membros fundadores.
- Rose N. The politics of life itself: biomedicine, power and subjectivity in twenty-first century. Princeton: University Princeton Press; 2006. pp. 352.
  - ⇨ O sociólogo Rose analisa os principais resultados de uma década de pesquisa e descreve um projeto de trabalho para os próximos anos sobre empoderamento da vida individual. Esta síntese argumenta que o nosso presente está testemunhando o advento de um novo modo de vida, cuja principal característica é a formação de uma neobiopolítica que pouco ou quase nada tem a ver com o velho: emerge uma etopolítica caracterizada pelo surgimento de uma responsabilidade biológica que cobre todas as práticas mínimas de nossa vida diária. Em resumo, o triunfo de uma medicina em transformação é anunciado com a instalação de um vitalismo com limites diversos e próximos da modernização da saúde que a medicina oferece.

REFERÊNCIAS BIBLIOGRÁFICAS

1. Pinel P. Tratado médico-filosófico sobre a alienação mental ou a mania. Trad. Joice Armani Galli. Porto Alegre: UFRGS; 2007.
2. Schilpp PA. The philosophy of Karl Jaspers. New York: Tudor; 1957.
3. **Fulford KWM, Thorton T, Graham G. Oxford textbook of philosophy and psychiatry. Oxford: Oxford University Press; 2006. 872 pp.**
    - ⇨ Este tratado sobre a filosofia e psiquiatria é uma obra indispensável para debater os rumos da Psiquiatria atual, abordando questões indissolúveis da prática clínica e raciocínio científico.
4. Jaspers K. Psicopatologia geral. Rio de Janeiro: Atheneu; 1987.
5. Marneros A. Psychiatry's 200th birthday. Br J Psychiatry. 2008;193: 1-3.
6. Bernard C. Introdução à medicina experimental. Tradução de Maria J. Marinho. Lisboa: Guimarães & Cia; 1978.
7. Moles AA. As ciências do impreciso. Tradução de Glória C. Lins. Rio de Janeiro: Civilização Brasileira, 1955.
8. Haun P. Orientation to the army psychiatrist. In: Leme-Lopes J. As dimensões do diagnóstico psiquiátrico (contribuições para sua sistematização). Rio de Janeiro: Agir; 1954.
9. Cooper JE, Kendell RE, Gurland BJ, Sartorius N, Farkas T. Cross-national study of diagnosis of the mental disorders: some results from the first comparative investigation. Am J Psychiatry. 1969;10 suppl:21-9.
10. **Wing JK, Cooper E, Sartorius N. Measurements and classification of psychiatric symptoms. Cambridge: Cambridge University Press; 1974.**
    - ⇨ Este livro foi publicado como um guia para um método de padronização da avaliação do estado mental de um sujeito com o objetivo de alcançar maior comparabilidade entre examinadores diferentes. A base da técnica é um glossário de definições de sintomas firmemente fundamentado na escola europeia de psiquiatria, com sua longa tradição de observação clínica e ênfase na importância de ouvir a descrição de experiências incomuns de um paciente. As definições estabelecem claramente as experiências que constituem os sintomas psiquiátricos.
11. Szasz TS. El mito de la enfermedad mental (1.ed. 1961). Tradução de Jorge A. Zarza. Buenos Aires: Amorrortu; 1973.
12. Rosenhan DL. On being sane in insane places. Science. 1973;179: 250-8.
13. Uma aventura no outro mundo. Revista Visão, pp. 84-91. São Paulo, 28/05/1973.
14. **McHugh P. Striving for coherence. Psychiatry's efforts over classification. JAMA. 2005;293(20):2526-8.**
    - ⇨ Este artigo do professor McHugh indica que o modo de classificar os transtornos poderá afetar os indivíduos que receberão serviços de saúde mental e como se devem organizar estes serviços. Esta formulação interessa tanto aos médicos como aos trabalhos de saúde mental.
15. Jablensky A. The nature of psychiatric classification: issues beyond ICD-10 and DSM-IV. Austr NZ J Psychiatry. 1999;33:137-44.
16. Healy D. The latest mania: selling bipolar disorder. PLoS Med. 2006; 3(4):e185.
17. Timimi S. Pathological child psychiatry and the medicalization of childhood. Hove:Brunner-Routledge; 2002.
18. Wender PH. Attention-deficit hyperactivity disorder in adults. Psychiatr Clin North Am. 1998;21(4):761-74.
19. Moncrieff J, Timimi S. Is ADHD a valid diagnosis in adults? No. BMJ. 2010;340:c547
20. Liebowitz MR, Gorman JM, Fyer AJ, Klein DF. Social phobia. Review of a neglected anxiety disorder. Arch Gen Psychiatry. 1985;42(7):729-36.
21. Kessler RC, McGonagle KA, Zhao S, Nelson CB, Hughes M, Eshleman S, et al. Lifetime and 12-month prevalence of DSM-III-R psychiatric disorders in the United States. Results from the National Comorbidity Survey. Arch Gen Psychiatry. 1994;51(1):8-19.
22. Bracken PJ, Petty C. Rethinking the trauma of war. London: Free Association; 1998.

23. American Psychiatric Association. Diagnostic and statistical manual of mental disorders, 4. ed. Washington: American Psychiatric Association; 1994.
24. Fulford KWM, Broome M, Stanghellini G, Thornton T. Looking with both eyes open: fact and value in psychiatric diagnosis? World Psychiatry. 2005;4:78-86.
25. Heaton JM. Wittgenstein and psychoanalysis. New York: Totem books; 2000.
26. Freud S. Obras completas. Edições standard. Rio de Janeiro: Imago; 1976.
27. Byrne P. Why should psychiatrists watch films (or what has cinema ever done for psychiatry?). Adv Psychiat Treatment. 2009;15:286-96.
28. Burnham JC. Psychoanalysis and american medicine, 1894-1917: medicine, science, and culture. New York: International Universities Press; 1967.
29. Double D. The limits of psychiatry. BMJ. 2002; 324: 900-4.
30. Selye H. Stress: a tensão da vida. Trad. Frederico Branco. São Paulo: Ibrasa; 1965.
31. Penfield W. O mistério da mente: um estudo crítico da consciência e do cérebro humano. Tradução de Sonia Fantauzzil. São Paulo: Atheneu/Edusp, 1983.
32. **Kingdon D, Young A. Research into putative biological mechanisms of mental disorders has been of no value to clinical psychiatry. Br J Psychiatry. 2007;191:285-90.**
    ⇨ **A crença de que ainda há causas biológicas importantes e mas desconhecidas para os transtornos mentais continua a exercer uma grande influência na direção da pesquisa, da prática e da educação pública. Este artigo discute se esta premissa nos ajudou a entender a etiologia, melhorar o tratamento ou desestigmatizar os transtornos mentais.**
33. Ramadam ZBA. Aspectos históricos e relevância da psiquiatria forense. Temas. 2009;36(70-71):28-37.
34. Organização Mundial de Saúde. Classificação de transtornos mentais e de comportamento da CID-10. Tradução de Dorgival Caetano. Porto Alegre: Artes Médicas, 1993.
35. Gorenstein C, Wang YP, Hungerbuhler I. Instrumentos de avaliação em saúde mental. Porto Alegre: Artmed; 2015.
36. Versiani M. Prefácio. In: Gorenstein C, Andrade LHSG, Zuardi AW. Escalas de avaliação clínica em psiquiatria e psicofarmacologia. São Paulo: Lemos; 2000. p.11-2.
37. Stevens SS. On the theory of scales of measurement. Science. 1946;103: 677-80.
38. Pichot P. Um sièle de psychiatrie. Paris: Editions Roger Dacosta; 1983.
39. Kane J, Honigfeld G, Singer J, Meltzer H. Clozapine for the treatment-resistant schizophrenic. A double-blind comparison with chlorpromazine. Arch Gen Psychiatry. 1988;45(9):789-96.
40. Schou M, Juel-Nielsen N, Stromgren E, Voldby H. The treatment of manic psychoses by the administration of lithium salts. J Neurol Neurosurg Psychiatry. 1954;17(4):250-60.
41. Moncrieff J. The creation of the concept of an antidepressant: an historical analysis.Soc Sci Med. 2008;66(11):2346-55.
42. Wing JK. Reflexões sobre a loucura. Tradução de Nathanael Carneiro: Rio de Janeiro: Zahar; 1979.
43. Charlton BG. Psychopharmacology and the human conditions. J R Soc Med 1998;91:699-701.
44. Healy D. Let them eat Prozac: the unhealthy relationship between the pharmaceutical industry and depression. New York: New York University Press; 2004.
45. Lader M. Quality of treatment: what do new antidepressants offer? Int Clin Psychopharmacol. 1995;10(Suppl 1):5-9.
46. **Lopez AD, Mathers CD, Ezzati M, Jamison DT, Murray CJL. Global burden of disease and risk factors. Washington: Oxford University Press and World Bank; 2006.**
    ⇨ **Este projeto estima a carga global das doenças com dados oficiais e resultados de pesquisas locais. Os resultados são relatados em indicadores anualizados de incapacitação. É uma fonte indispensável para formulação de políticas de saúde pública.**
47. Sackett D, Rosenberg WMC, Muir Gray JA, Haynes RB, Richardson WS. Evidence based medicine: what it is and what it isn't. BMJ. 1996; 312:71-2.
48. Kirsch I, Deacon BJ, Huedo-Medina TB et al. Initial severity and antidepressant benefits: a meta-analysis of data submitted to the Food and Drug Administration. PLoS Med. 2008;5:260-8.
49. Turner EH, Matthews AM, Linardatos E, Tell RA, Rosen- thal R. Selective publication of antidepressant trials and its influence on apparent efficacy. N Engl J Med. 2008;358:252-60.
50. Mathew EJ, Charney DS. Publication bias and the efficacy of antidepressants. Am J Psychiatry. 2009;166:140-5.
51. Lieberman JA, Stroup TS, McEvoy JP, Swartz MS, Rosenheck RA, Perkins DO, et al. Effectiveness of antipsychotic drugs in patients with chronic schizophrenia. N Engl J Med. 2005; 353:1209-32.
52. Nutt DJ, Sharpe M. Uncritical positive regard? Issues in the efficacy and safety of psychotherapy. J Psychopharm. 2008;22(1):3-6.
53. van Voren R. Political abuse of psychiatry: an historical overview. Schizophr Bull. 2010;36(1):33-5.
54. Munro R. Judicial psychiatry in China and its political abuses. Amsterdam, The Netherlands: GIP, 2001.
55. Wilkinson G. Political dissent and "sluggish" schizophrenia in the Soviet Union. BMJ. 1986;293(6548):641-2.
56. Leff J, Warner R. Social inclusion of people with mental illness. Cambridge: Cambridge University Press, 2006.
57. Kadri N, Sartorius N. The global fight against the stigma of schizophrenia. PLoS Med 2005; 2(7): e136.
58. World Health Organization. The World Health Report 2001. Mental health: new understanding, new hope. Geneva: World Health Organization; 2001.
59. Goodwin GM, Geddes JR. What is the heartland of psychiatry? Br J Psychiatry. 2007;191:189-91.
60. Singleton N, Meltzer H, Gatward R, Coid J, Deasy D. Psychiatric morbidity among prisoners in England and Wales. Survey by the Social Survey Division of ONS on behalf of the Department of Health. London: Stationery Office; 1998.
61. Greenberg GA, Rosenheck RA. Jail Incarceration, Homelessness, and Mental Health: A National Study. Psychiatr Serv. 2008;59(2):170-7.
62. Lamb HR, Weinberger LE. Persons with severe mental illness in jails and prisons: a review. Psychiatr Serv. 1998;49(4):483-92.
63. Fazel S, Khosla V, Doll H, Geddes J. The prevalence of mental disorders among the homeless in western countries: systematic review and meta-regression analysis. PLoS Med. 2008;5(12):e225.
64. Bracken P, Thomas P. Postpsychiatry: a new direction for mental health. BMJ. 2001;322:724-7.
65. Craddock N, Craddock B. Patients must be able to derive maximum benefit from a psychiatrist's medical skills and broad training. World Psychiatry. 2010;9(1):30-1.
66. Kendell RE. The next 25 years*. Br J Psychiatry. 2000;176:6-9.
67. Reynolds CF, Lewis DA, Detre T, Schatzberg AF, Kupfer DJ. The future of psychiatry as clinical neurosciences. Acad Med. 2009;84(4):446-50.
68. Maj M. The WPA action plan 2008-2011. World Psychiatry. 2008;7:129-30.
69. Katschnig H. Are psychiatrists an endangered species? Observations on internal and external challenges to the profession. World Psychiatry. 2010;9(1):21-8.
70. Craddock N, Antebi D, Attenburrow MJ, Bailey A, Carson A, Cowen P et al. Wake-up call for British psychiatry. Br J Psychiatry. 2008; 193: 6-9.
71. Popper KR, Eccles JC . O eu e seu cérebro. Campinas, SP: Papirus/Brasília: UNB, 1991.
72. Popper KR, Eccles JC. O cérebro e o pensamento. Campinas: Papirus/Brasília: UNB; 1992.
73. Santo Agostinho. Confissões. Tradução de Frederico O. P. Barros. Rio de Janeiro: Edições de Ouro; 1968.
74. Chenn MD. Santo Tomás de Aquino e a teologia. Tradução de Gerardo D. Barreto. Rio de Janeiro: Agir; 1967.

5

Telemedicina e telepsiquiatria: método de cuidados médicos não presenciais por teletecnologias assistenciais

Chao Lung Wen

> **Sumário**
>
> Breve histórico da telemedicina no mundo, no Brasil e na telepsiquiatria
> Telemedicina: agora e no futuro da saúde
> O que é teleconsulta dentro do conjunto da telemedicina?
> Telemedicina em psiquiatria
> Lei, portaria, normas e resoluções
> Pilares que formam a teleconsulta
> Referências bibliográficas

> **Pontos-chave**
>
> - A telemedicina iniciou-se nas décadas de 1950 e 1960 e começou com experiência em Telepsiquiatria (1959).
> - As primeiras ações estruturantes de telemedicina no Brasil foram universitárias, com a criação da primeira Disciplina de Telemedicina do Brasil, na Faculdade de Medicina da Universidade de São Paulo, em 1997, e governamentais, como o Projeto de Telemedicina do Programa Institutos do Milênio CNPq/MCTI (2005), RUTE (2006) e Programa Telessaúde Brasil Redes (2007).
> - Em período de pandemia por Covid-19, a regulamentação de telemedicina no Brasil é vinculada com Lei Federal (n. 13.989/2020), Portaria do Ministério da Saúde (467 – 20/03/2020), Ofício do CFM (1.756 – 19/03/2020) e Normas Técnicas 6 e 7 da ANS.
> - Para a realização de atividades de telemedicina, são necessários recursos tecnológicos com segurança digital e que atendam a LGPD.
> - A teleconsulta médica deve seguir as regras mínimas para sua caracterização como ato médico.
> - Além de estar familiarizado com as tecnologias de comunicação e plataformas para atendimento à distância, o médico precisa de conhecimentos que envolvam aspectos éticos específicos a esse tipo de consulta.

BREVE HISTÓRICO DA TELEMEDICINA NO MUNDO, NO BRASIL E NA TELEPSIQUIATRIA

A definição do início à telemedicina (TM) é muito imprecisa, pois depende muito da referência utilizada para descrever como sendo a primeira experiência em medicina a distância. Alguns relatam que o primeiro uso da TM ocorreu na Idade Média, na Europa, durante as pragas que assolaram o continente. Devido ao elevado risco de contaminação, um médico isolou-se na margem oposta do rio que banhava seu povoado e, de lá, comunicava-se verbalmente com um agente comunitário in loco, o qual auxiliava a população. O agente descrevia os sintomas e a evolução da doença ao médico e desse recebia orientações acerca da conduta a ser tomada. Outros citam que o primeiro exemplo de TM foi a invenção do estetoscópio pelo médico francês René Laënnec, em 1816, utilizando um tubo de papel enrolado para canalizar o som proveniente do peito do paciente para o seu ouvido. Foi ele quem criou o nome "estetoscópio" a partir de duas palavras gregas: *stethos* (peito) e *skopein* (ver), chamando de "auscultação", palavra derivada do latim "*auscultare*" (ouvir), ao seu método de utilização do estetoscópio. Esse método é considerado como um exemplo de distanciamento físico do médico com o paciente no provimento de um serviço de saúde, uma vez que a prática na época era ausculta direta.

Em meados do século XIX, a invenção do telégrafo e da telegrafia impulsionou o uso da medicina à distância, sendo empregada, entre outros, para transmitir o laudo de exames de radiografia entre diferentes lugares. Um episódio marcante descreve o uso do telégrafo por um médico para instruir um carteiro a realizar uma incisão perineal e, subsequentemente, uma colecistotomia suprapúbica de urgência em um paciente com grave trauma pélvico que se encontrava em uma região de difícil acesso do noroeste da Austrália.

Em 1905, na Holanda, tivemos a primeira experiência da junção entre equipamento médico e meio de telecomunicação, quando Einthoven conectou o eletrocardiógrafo (na época pesava 270 kg) entre o hospital escola de Leyden e seu laboratório na Universidade de Leyden, separados pela distância de aproximadamente uma milha. O equipamento foi conectado na linha telefônica para transmissão dos impulsos elétricos de pacientes internados no hospital para o laboratório, sendo este considerado o primeiro experimento de tele-eletrocardiograma. Em 1910, S. G. Brown, relata no artigo "A Telephone Relay", publicado no *Journal of the Institution of Electrical Engineers*, o desenvolvimento de repetidores, amplificadores e receptores que permitiu transmitir sinais de estetoscópio por cerca de 50 milhas. É o primeiro relato da junção entre o estetoscópio com amplificadores e receptores para transmissão de sinais a longa distância.

A comunicação por meio de rádio foi possível apenas no final do século XIX, primeiramente através do código Morse e, posteriormente, através da voz. Esse invento também contribuiu para a expansão da medicina a distância e está registrado que, no ano de 1946, durante a 2ª guerra mundial, o rádio foi utilizado para conectar os médicos das estações costeiras ou frentes de batalhas aos médicos dos hospitais de retaguarda ou dos navios, em busca de apoio e suporte.

Entre o fim dos anos 1950 e início de 1960, cientistas e engenheiros da National Aeronautics and Space Administration dos Estados Unidos da América (NASA) iniciaram o monitoramento da pressão sanguínea, da temperatura e de ritmos respiratório e cardíaco dos astronautas, por médicos localizados na base. Com o desenvolvimento da tecnologia, além da medição de funções fisiológicas, o sistema foi aprimorado para recursos de diagnóstico e tratamento de emergência, resultando em completo sistema de assistência médica. A tecnologia de videoconferência desenvolveu-se posteriormente tendo, nos anos 1960, um grande impulso com o advento dos voos espaciais, que proporcionaram as primeiras aplicações médicas com o uso de vídeo, através dos experimentos da NASA. Em 1969, o homem chegou à lua. A TM ajudou a garantir a assistência à saúde dos astronautas em órbita, entre outros, por meio do envio de seus sinais fisiológicos – eletrocardiogramas, pressão arterial, temperatura, ritmo respiratório – para os centros espaciais da Terra, a milhares de quilômetros de distância, onde puderam ser monitorados pelos médicos da NASA. O programa de voos espaciais impulsionou o desenvolvimento de sofisticadas tecnologias de telemetria biomédica, sensores remotos e comunicações espaciais.

No final dos anos 1950, sistemas de circuito fechado de televisão foram usados para proporcionar serviços de saúde mental, através de consultas entre médicos do Hospital Estadual de Norfolk e especialistas de um Centro Médico Universitário, o Instituto Psiquiátrico de Nebraska, em Omaha, e ainda entre esses médicos e aqueles pacientes.

O primeiro sistema completo e interativo foi instalado em Boston, no ano de 1967. Esse sistema fechado de televisão foi utilizado para a avaliação de saúde de viajantes que estavam no posto médico do Aeroporto Internacional de Logan, para oferta de serviços de atenção primária e de emergências, realizadas por médicos situados no Hospital Geral de Massachusetts.

Na Europa, a transmissão de dados para diagnósticos apareceu na década de 1970. Especificamente na Itália e na Inglaterra, redes interligavam pequenas cidades a grandes centros universitários. Uma iniciativa de destaque é a conexão da Groenlândia com a Dinamarca para obtenção de serviços de saúde. Nesses países, devido ao inverno rigoroso, existe um sério problema de locomoção, abrindo caminho à aplicação da TM na saúde pública. Com o aumento da longevidade nos países europeus, a TM pode ser de grande ajuda, principalmente no monitoramento de pacientes idosos, facilitando o "*homecare*" e o socorro em emergências, o que leva à redução aumento de acesso, melhora de eficiência e redução de desperdícios na área de previdência.

Até o período antes de 1990, não se tem registro da existência de entidades ou de publicações dedicadas especificamente à telemedicina. Foi somente a partir 1993, com a criação da American Telemedicine Association (ATA), sediada em Washington, DC, que o cenário começou a se alterar. A entidade se tornou responsável pela publicação *Telemedicine Journal and e-Health* e promove eventos frequentes sobre telemedicina, além de congresso anual para todos os seus membros. Na Inglaterra, a telemedicina foi impulsionada pela Royal Society of Medicine, que patrocina o *Journal of Telemedicine and Telecare*, cujo primeiro exemplar foi publicado em 1995.

No Brasil, em novembro de 2002, foi criado o Conselho Brasileiro de Telemedicina e Telessaúde (CBTms, liderados pelo Prof. Dr. György Miklós Böhm e Prof. Dr. Chao Lung Wen) que teve por objetivo a consolidação da telemedicina e a telessaúde no país, por meio do estímulo à participação de pesquisadores, grupos acadêmicos, representantes de entidades e órgãos governamentais, e promoção de eventos nacionais e internacionais. Em 2003 foi realizado o primeiro congresso do CBTms, e em 2005 o 2º Congresso do CBTms e 10º Congresso Internacional do ISfTH, todos realizados na Faculdade de Medicina da USP. Em 2015, o CBTms mudou de nome para ABTms (Associação Brasileira de Telemedicina e Telessaúde).

Com o início da internet no Brasil, em meados da década de 1980, o Ministério da Ciência e Tecnologia (MCT) constituiu um grupo com participação do Conselho Nacional de Desenvolvimento Científico e Tecnológico (CNPq), da Financiadora de Estudos e Projetos (FINEP) e das Fundações de Amparo à Pesquisa de São Paulo, Rio de Janeiro e Rio Grande do Sul (FAPESP, FAPERJ e FAPERGS) e propôs a criação da Rede Nacional de Ensino e Pesquisa (RNP), lançada em 1989 e no ano de 1991. Ela teve sua montagem iniciada e uma linha internacional foi conectada à FAPESP para fins de liberação do acesso à internet para as instituições educacionais, fundações e pesquisa, assim como para entidades sem fins lucrativos e órgãos governamentais, que passaram a acessar bancos de dados nacionais e internacionais.

Outra ação importante do MCT foi o lançamento do edital Programa Institutos do Milênio, por meio do CNPq, em 2005. Este edital convocou interessados a elaborarem propostas para serem financiadas pelo ministério em qualquer área do conhecimento científico. Houve como objetivo promover pesquisas de qualidade que pudessem ser competitivas e integradas ao cenário internacional, assim como estimular a criação de redes entre os centros de pesquisa. Uma das áreas induzidas neste edital foi a telemedicina. Entre os projetos vencedores estava a Estação Médica Digital, da Faculdade de Medicina da Universidade de São Paulo, que envolveu nove instituições universitárias e buscou ampliar e estabelecer os fundamentos para a telemedicina no país e foi a base para a formulação do Projeto de Telemática em Apoio à Atenção Primária no Brasil, organizado pelo DEGES/SGTES (Departamento de Gestão da Educação, Secretaria de Gestão do Trabalho e da Educação na Saúde) e que futuramente se tornaria o Programa Nacional Telessaúde Brasil Redes. O desenho inicial do projeto do Ministério da Saúde ocorreu no período de dezembro de 2005 a novembro de 2006. Foram convidadas nove instituições universitárias para formarem núcleos técnicos científicos e criarem 900 pontos de serviços em atenção básica. Quatro eram as instituições que participavam do Projeto de Telemedicina do Milênio (USP, UFMG, UEA e HC-PA/UFRGS), aprovado pelo edital Institutos do Milênio.

Reconhecendo a necessidade de dar enfoque à telemedicina, a RNP desenvolveu o projeto Rede Universitária de Telemedicina (RUTE), no primeiro semestre de 2006. O MCT, com o apoio da Associação Brasileira de Hospitais Universitários (Abrahue), definiu a RUTE para fomentar e integrar as atividades isoladas que vinham surgindo no país. A RUTE se estabeleceu como apoiadora da melhoria de projetos em telemedicina em andamento no país, e também visou proporcionar a criação de novos trabalhos interinstitucionais. Os primeiros Núcleos de Telemedicina implantados pela rede foram os de São Paulo (SP), Florianópolis (SC), Manaus (AM), Rio de Janeiro (RJ) e Recife (PE). Ao longo do tempo, a RUTE e o projeto de telemática do MS fizeram cooperação e se tornaram projetos complementares.

TELEMEDICINA: AGORA E NO FUTURO DA SAÚDE

De forma geral, podemos dizer que a moderna TM é o uso das tecnologias interativas, de informação e de telecomunicação, aliado a sistemas computacionais, telemetria e biossensores (teletecnologias assistenciais) para fornecer serviços de médicos de qualidade, na modalidade não presencial. Embora a TM aumente o acesso a serviços de saúde, facilite o intercâmbio sobre dados e informações de pacientes entre os diferentes níveis de atenção à saúde (primária, secundária e terciária) e permita otimizar os recursos disponíveis na rede assistencial, os sistemas utilizados devem ter obrigatoriamente uma série de características digitais, como segurança contra invasão, garantia de confidencialidade, privacidade, integridade, autenticidade, irrefutabilidade, entre outros.

Os pacientes que usam esses serviços médicos podem receber avaliação, diagnóstico, tratamento, consulta e educação sobre sua condição. Nos últimos anos, tem havido uma população cada vez maior de pacientes que se beneficiariam da TM para serviços médicos domiciliares. São pacientes que geralmente têm doenças crônicas (como asma, problemas cardiovasculares, diabetes, distúrbios psicológicos etc.). A TM é um recurso com grande potencial para agregar novas soluções em saúde e muitos dos procedimentos e atendimentos presenciais poderão ser substituídos por interações intermediadas por tecnologias, porém é importante destacar que não é possível esperar que se torne um remédio para todos os problemas de assistência à saúde. A TM será uma solução de aceleração dos processos, desde que seja aplicada de forma estratégica para integrar os diversos serviços de saúde, de forma a aumentar a logística para resolução de problemas com redução de conflitos, e para implementar um conjunto de serviços que evitem que as pessoas venham a adoecer. A TM não precisa ser obrigatoriamente completa por si só e pode ser parte de cuidados híbridos. Se o médico não se sente seguro para tomar uma conduta após uma avaliação a distância, ele deve chamar o paciente para um exame complementar presencial.

No Brasil, a telemedicina é considerada "o exercício da medicina mediado por tecnologias interativas para fins de assistência, pesquisa, prevenção de doenças e lesões e promoção de saúde", conforme artigo 3º da Lei Federal n. 13.989/20. No artigo 5º, é considerada equivalente ao ato médico presencial e, portanto, deve seguir o Código de Ética Médica. O Ofício CFM n. 1756/2020 – Cojur, de 19 de março de 2020, reconhece três procedimentos que podem ser realizados pelo médico por meio da TM, e a Portaria n. 467, do Ministério da Saúde, de 20/03/2020, reconhece a possibilidade e a eticidade da utilização da TM em caráter de excepcionalidade e enquanto durarem as medidas de enfrentamento ao coronavírus (Covid-19). Portanto, a TM é considerada prática ética e pode ser realizada no Brasil nos limites do que determinam a Resolução do CFM, o Ofício do CFM, a Portaria Ministerial e a Lei n. 13.989/ 2020. Diferentemente do que se entendia, a TM não é uma ferramenta. É um método de realização de serviços médicos mediando tecnologias, ratificada pelo parágrafo 1º do artigo 37 do Código de Ética Médica (CFM) e pelo para artigo 5º da Lei 13.989/2020.

Apesar de a TM estar autorizada legalmente, temos que tomar cuidado em relação à escolha e utilização recursos de digitais de comunicação. Um dos critérios técnicos para a escolha de ferramentas digitais para fins de TM seria verificar se elas são HIPPA Compliance (Health Insurance Portability and Accountability Act).

A Lei de Portabilidade e Responsabilidade de Provedores de Saúde (*Health Insurance Portability and Accountability Act – HIPAA*), de 1996 (EUA), consiste em regras de segurança e contém padrões de qualidade que devem ser aplicados para salvaguardar e proteger os ePHI (*Protected Health Information*). É um conjunto de conformidades que organizações de saúde devem seguir para proteger suas informações digitais internas. Essas regras de segurança se aplicam a qualquer pessoa ou sistema que tenha acesso a dados confidenciais do paciente. "Ter acesso" significa poder ler, escrever, modificar ou comunicar o *ePHI* ou qualquer tipo de identificação que revele a identidade do paciente. As quatro principais áreas definidas para proteger os dados sensíveis de saúde são as salvaguardas técnicas, físicas, administrativas e comportamentais. As regras da HIPPA foram ampliadas em 2009 com a Lei de Tecnologia da Informação para Saúde Econômica e Clínica (*Health Information Technology for Economic and Clinical Health Act – HITECH*).

O QUE É TELECONSULTA DENTRO DO CONJUNTO DA TELEMEDICINA?

O mundo vem caminhando por um processo de regulamentação, com aprovação de leis, que penalizam instituições ou indivíduos que provocam prejuízos para outras pessoas. Apesar de ser amplamente utilizada em países como Portugal, Inglaterra, Alemanha, Holanda, Dinamarca, Estados Unidos, entre outros, por aqui, o uso da teleconsulta ainda é visto com receio por parte da classe médica. A realização de uma teleconsulta começa com o cadastramento do paciente e se desenvolve em uma série de etapas que incluem a aceitação dos termos de consentimento informado, teleavaliação investigativa, preenchimento de prontuário médico e o envio de relatório resumo da teleconsulta aos pacientes. São esses passos que fazem com que a teleconsulta médica seja mais do que apenas uma simples videochamada. Como ocorre nas consultas presenciais, mesmo facilitando o contato entre pacientes e profissionais da saúde, a TM pode trazer prejuízos para ambas as partes, caso não seja realizada com sistemática adequada. Dentre os riscos mais comuns para os pacientes estão a exposição de dados confidenciais e a interação com falsos médicos ou profissionais com registro suspenso. Para os médicos, o risco principal envolve o uso mal intencionado da teleconsulta, por parte de falsos pacientes, que podem aproveitar o método para iniciar demandas jurídicas contra profissionais de saúde.

Nos atendimentos por videoconferência, o médico pode, além de fazer a investigação semiológica, realizar exame físico de observação, avaliação geral dos aspectos comportamentais do paciente, eventualmente pedir a ele que realize manobras propedêuticas de forma supervisionada e/ou uso de aparelhos para medição de parâmetros do corpo, como forma de complemento para a consulta a distância. Além de estar familiarizado com as tecnologias de comunicação e plataformas para atendimento a distância, o médico precisa de conhecimentos que envolvem aspectos éticos específicos a esse tipo de consulta, sobre guarda de dados digitais, registro em prontuário médico e envio de ficha sumário de atendimento aos pacientes, bem como conhecer as características da TM nas diversas regiões do país e suas infraestruturas tecnológicas. Assim, é necessária a formação médica para que possam atuar nessa área. Um curso com carga programática equivalente a 12 a 15 horas envolvendo temas como Ética e Responsabilidade Digital, Segurança Digital e critérios para escolha de plataformas digitais, modalidade de serviços de teleassistência, técnicas de telepropedêutica, *media training* digital em saúde para realização de teleatendimentos,

fundamentos da teleconsulta e telemedicina como ato médico seria suficiente para oferecer uma familiarização.

As novas técnicas abordadas pela TM já têm sido objeto de discussão diante das inovações que possibilita. Temas como telepropedêutica, sigilo médico, remuneração pelo serviço, uso de ferramentas apropriadas, entre outros, têm sido focos de atenção dos especialistas que buscam normativas para regimentar essa forma de serviço, a fim de garantir qualidade para o atendimento, evitando-se a TM mercantilista, corporativista e irresponsável, que se torna uma ameaça para o próprio exercício.

Propedêutica vem do grego "ensinar previamente", ou seja, é a base para o conhecimento. A propedêutica clínica compreende as técnicas de obtenção de dados clínicos (sem a utilização de exames complementares) a partir da qual o médico construirá seu raciocínio diagnóstico. Os princípios metódicos de Hipócrates persistem como base da propedêutica clínica até os dias de hoje e devem ser explorados tanto nas interações presenciais com pacientes como na TM. São esses princípios: anamnese, do grego trazer de volta (ana) à memória (mnese), ou seja, estimular a lembrança dos sintomas vividos pelo paciente; investigar a história – fazer perguntas aprofundar o entendimento; observar – princípio que culminou no que conhecemos hoje por exame físico, quando coletamos sinais por meio de técnicas como inspeção, palpação, percussão e ausculta ou mesmo utilização de aparelhos de apoio ao diagnóstico.

A telepropedêutica é um processo desafiador no que tange à prestação de serviços de saúde em TM e pode significar coletar dados do paciente a distância, sejam dados provenientes tanto da anamnese como do exame físico. Por meio de videochamadas, a anamnese será realizada de forma muito próxima ao habitual, porém com alguns cuidados especiais, podendo realizar a propedêutica de observação quando complementar a análise dos sintomas com a avaliação de alguns sinais de forma visual.

TELEMEDICINA EM PSIQUIATRIA

A TM originou-se pela primeira vez no campo da psiquiatria e tem sido amplamente utilizada nesse campo há anos. O uso da videoconferência em psiquiatria começou durante a década de 1950: Em 1959, o Instituto Psiquiátrico de Nebraska estava usando videoconferência precoce para fornecer terapia de grupo, terapia de longo prazo, psiquiatria de ligação e treinamento para estudantes de medicina no hospital estadual de Nebraska em Norfolk. Em 1969, o Massachusetts General Hospital (MGH) forneceu consultas psiquiátricas de adultos e crianças em uma clínica de saúde do Aeroporto Internacional de Logan. Durante os anos 1970 e 1980, tornou-se cada vez mais comum, expandindo-se para a maioria das interações diagnósticas e terapêuticas. Na década de 1990, espalhou-se ainda mais pelo mundo, especialmente na Austrália, e começaram as pesquisas sobre sua capacidade de facilitar o acesso aos cuidados, superar obstáculos geográficos e compará-los aos cuidados pessoais.

A TM com foco no atendimento psiquiátrico tem grande potencialidade na área da saúde, pois pode proporcionar maior acesso aos pacientes, porém cabe destacar que o teleatendimento não precisa obrigatoriamente significar grandes distâncias geográficas. Entre os exemplos, poderíamos citar as escolas e unidades de atenção básica que poderiam usar serviços de aconselhamento para crianças em idade escolar. Estima-se que cerca de 15% das crianças em idade escolar sofrem de algum problema de ordem emocional ou mental e se beneficiariam de serviços de telessaúde mental. Nesse caso, a telepsiquiatria tem o potencial de ser econômico e estruturalmente eficiente devido aos seus baixos custos fixos de manutenção e reduzidas necessidades de infraestrutura para o funcionamento diário. O monitoramento remoto de pacientes permite que os médicos acompanhem seus pacientes com mais frequência.

A teleconsulta psiquiátrica é equivalente ao atendimento presencial em precisão diagnóstica, eficácia do tratamento e satisfação do paciente. Frequentemente economiza tempo, dinheiro e outros recursos, o que facilita a reorganização do sistema de saúde (p. ex., cuidado centrado no paciente e cuidado integrado). Estudo indica que 83% dos pacientes atendidos foram diagnosticados corretamente, quando se usou o Manual Diagnóstico e Estatístico de Transtornos Mentais (DSM-IV) como critério e foi mostrada a concordância diagnóstica da telepsiquiatria com a presencial. Os autores esperam que com os avanços tecnológicos seja possível aumentar a precisão diagnóstica.

Outros estudos têm apoiado o uso da telepsiquiatria para abordagem em saúde mental. Os ensaios clínicos randomizados têm evidenciado o impacto da telepsiquiatria na qualidade do atendimento, mostrando sua eficácia quando comparado com o presencial, para tratamento psiquiátrico, reforçando a perspectiva de que a telepsiquiatria poderá ser considerada como equivalente à abordagem presencial. Ela tem se mostrado eficaz na manutenção da qualidade do atendimento em diversos segmentos populacionais, como uma opção de tratamento eficaz com crianças e adolescentes. Rabinowitz et al. encontraram evidências de que a telepsiquiatria poderia ser usada para impactar positivamente a qualidade do cuidado para a população de lares de idosos[31]. Outros estudos apoiaram o uso da telepsiquiatria para fornecer cuidados de saúde comportamental de qualidade para estudantes universitários, residentes rurais, imigrantes e presidiários. A telepsiquiatria pode envolver a interação direta entre um psiquiatra e o paciente ou em interconsultas, em que psiquiatras apoiam médicos e profissionais de atenção primárias.

A telepsiquiatria baseada em vídeoatendimento ajuda a atender às necessidades dos pacientes por serviços de saúde mental e pode beneficiar os pacientes de várias maneiras, como:

- Aumento do acesso a cuidados especializados em saúde mental que comumente não teriam acesso.
- Possibilitar integrar cuidados de saúde mental em cuidados primários, levando a melhores resultados.
- Redução de idas desnecessárias a pronto-atendimentos psiquiátrico ou emergências.
- Redução absenteísmo de pacientes nas consultas.

- Melhoraria na continuidade dos seguimentos clínicos e adesão ao tratamento.
- Redução das inconveniências com deslocamentos, necessidade de obtenção de licença no trabalho etc. para poder comparecer a atendimentos de simples acompanhamento.

Embora algumas pessoas possam ficar resistentes ou se sentirem estranhas ao falar com alguém a partir de uma tela, os estudos têm mostrado que uma grande parte das pessoas se sente confortável com isso. Algumas pessoas podem até estar mais relaxadas e dispostas a se abrir no conforto de suas casas ou em um local conveniente e será provavelmente menos problemático à medida que as pessoas se familiarizarem e se sentirem mais à vontade com a comunicação por vídeo na vida cotidiana. Existem evidências que mostram que a satisfação é alta entre pacientes, psiquiatras e outros profissionais. Pesquisas também indicaram que as experiências gerais entre todas as faixas etárias foram positivas. Existem até pessoas para as quais a TM pode ser preferível ao atendimento pessoal, por exemplo, pessoas com autismo ou transtornos de ansiedade graves e pacientes com limitações físicas podem achar o tratamento remoto particularmente útil.

Na telepsiquiatria é possível ensinar técnicas terapêuticas aos pacientes, de forma supervisionada, para superar as dificuldades psicológicas, como estresse, ansiedade e depressão. Embora a telepsiquiatria tenha se mostrado benéfica, esse recurso tem também suas restrições inerentes. Aspectos relacionados com reembolso, autorização, privacidade, segurança do paciente e segurança e interoperabilidade de dados são questões que devem resolvidas para se oferecer atendimentos mais seguros e eficazes aos pacientes. Apesar da história surpreendentemente longa da telepsiquiatria, seu potencial e impacto ainda estão nos estágios relativamente iniciais. Com os custos decrescentes das teletecnologias assistenciais e a maior disponibilidade de recursos digitais seguras, psiquiatras e pacientes podem achar esse modo de serviço mais aceitável. As redes IP confiáveis de alta velocidade que formarão a espinha dorsal tecnológica da telepsiquiatria precisarão em futuro próximo ampliar os seus alcances, ultrapassando as áreas urbanas e suburbanas para áreas rurais e geograficamente distantes para que a telepsiquiatria possa beneficiar mais pessoas.

LEI, PORTARIA, NORMAS E RESOLUÇÕES

A telemedicina no Brasil pode ser entendida como "o exercício da medicina mediado por tecnologias para fins de assistência, pesquisa, prevenção de doenças e lesões e promoção de saúde", conforme artigo 3º da Lei Federal 13.989/20 ou eventualmente de forma ampliada como definida na Resolução do Conselho Federal de Medicina (CFM) n. 2.227/2018 (fevereiro de 2019) e revogada em 06/03/2019, no seu artigo 1º que definia a "telemedicina como o exercício da medicina mediado por tecnologias para fins de assistência, educação, pesquisa, prevenção de doenças e lesões e promoção de saúde" e tinha como pressuposto:

- A telemedicina e a teleassistência médica, em tempo real on-line (síncrona) ou *off-line* (assíncrona), por multimeios em tecnologia, é permitida dentro do território nacional.
- Uso deve ser necessário, justificado e aplicado àqueles que precisem.
- Ter consentimento (escrito e assinado ou gravado) do paciente autorizando a modalidade de atendimento com transmissão de imagens e dados, dando ciência de que suas informações podem ser compartilhadas e que é seu direito negar permissão.
- Necessidade de garantia da segurança da informação e adoção do nível de segurança 2 e com uso de Certificado Digital padrão ICP-Brasil.
- Registro dos dados de atendimento e eventualmente armazenamento das imagens, texto e/ou áudio entre médicos, médico e paciente, médico e profissional de saúde como parte integrante de prontuário médico.

As modalidades de serviços de telemedicina não se restringem à teleconsulta médica. Elas são mais amplas, e cada uma tem as suas características. São elas:

- Teleconsulta: definida como consulta médica remota, em que médico e paciente estão localizados em diferentes espaços geográficos.
- Teleinterconsulta: troca de informações e opiniões entre médicos, com ou sem a presença do paciente, para auxílio diagnóstico, terapêutico, clínico ou cirúrgico.
- Telediagnóstico: ato médico a distância com a transmissão de gráficos, imagens e dados, em forma digital, para emissão de laudo ou parecer por médico na área relacionada ao procedimento.
- Telecirurgia: realização de procedimento cirúrgico remoto com médico executor e equipamento robótico em espaços físicos distintos.
- Teleconferência de ato cirúrgico: conferência realizada a distância para fins de ensino ou treinamento supervisionado, desde que não acarretasse prejuízo aos cuidados com o paciente.
- Teletriagem médica: ato médico a distância, com avaliação dos sintomas para definição e direcionamento do paciente ao tipo adequado de assistência que necessita ou a um especialista.
- Telemonitoramento/televigilância: ato realizado sob orientação e supervisão médica para monitoramento ou vigilância a distância de parâmetros de saúde e/ou doença.
- Teleorientação médica: ato médico realizado para orientação de pacientes e responsáveis no sentido de promover saúde, prevenção de riscos, melhoria de adesão terapêutica e acompanhamento de recuperação.
- Teleconsultoria: é o ato de consultoria entre médicos, gestores e profissionais de saúde com a finalidade de prestar

esclarecimentos de procedimentos administrativos, e questões relativas ao processo de trabalho em saúde.

As questões éticas que podem ser encontradas no atendimento pessoal estão presentes na TM. Se os médicos se concentrarem em manter uma boa relação médico-paciente, proteger a privacidade do paciente, promover a equidade no acesso e no tratamento e buscar os melhores resultados possíveis, ela pode melhorar a prática médica e os cuidados aos pacientes, desde que se evite a banalização dos recursos e serviços. São exemplos de sua banalização associá-la ao simples uso de um computador e câmera de videoconferência, uso de Whatsapp® ou suporte exclusivamente a pacientes por telefone (*call center*). Essa noção é perigosa, pois demonstra a superficialidade do entendimento sobre TM, e o total desconhecimento dos perigos e a banalização no uso de recursos digitais.

PILARES QUE FORMAM A TELECONSULTA

No caso de uma teleconsulta, deve-se seguir uma sistemática mínima para que ela possa ser caracterizada como equivalente a uma consulta médica e basicamente precisa se apoiar em cinco pilares:

- Um Termo de Consentimento Informado (TCI) e/ou Livre e Esclarecido (TCLE), que o paciente e/ou responsável deverão ler, entender e concordar, por escrito antes de iniciar a realização da teleconsulta. Caso não seja possível, pode-se pedir o consentimento expresso verbal ao iniciar o atendimento, explicando todas as características da teleconsulta. Pode-se fazer a gravação do trecho de consentimento e registrar no prontuário o procedimento utilizado para a coleta do consentimento do paciente. Para tornar o processo mais ágil, é possível solicitar ao paciente um termo de consentimento válido, com antecedência, por determinado período de tempo quando existe a necessidade de cuidados contínuos por um período mais extenso, como acompanhamento evolutivo de pacientes com doenças crônicas.
- Os pacientes devem preencher e enviar um formulário contendo alguns aspectos relacionados com o motivo da solicitação de consulta.
- Realização do teleatendimento por meio de avaliação estruturada para investigação diagnóstica, baseada na ficha de solicitação de consulta enviado pelo paciente.
- Encerramento da entrevista estruturada, com prescrição de medicamento, se necessário, e preenchimento do prontuário médico com dados do teleatendimento. As receitas de medicamentos, emissão de atestados e pedidos de exames podem ser feitos por diversas plataformas, entre elas a plataforma lançada recentemente pelo CFM, CFF e ITI, com validação eletrônica por meio de assinatura digital. Considerando a teleconsulta médica como ato médico, é obrigatório o registro dos dados do atendimento em prontuário, seja em forma textual (convencional) ou eletrônica. Devem ser anotadas todas as informações que

seriam registradas em uma consulta presencial, como dados clínicos do paciente. O profissional responsável pelo atendimento deve se identificar, colocando nome completo, número de inscrição no CRM e o Estado em que está inscrito.

- Envio de Sumário de teleatendimento com informações com a data, duração, recurso utilizado para o teleatendimento, motivo da teleconsulta, resumo e conduta médica.

Os dados clínicos digitais gerados em cada teleconsulta que forem fazer parte do prontuário do paciente devem ser guardados pelo prazo legal de 20 anos a partir do último registro feito no prontuário, devendo-se perguntar ao paciente, logo no início da consulta, se ele permite a gravação. Essa gravação, se realizada, deverá ser exclusivamente para ser integrante do prontuário do paciente e deverá ser guardada, de forma segura e criptografada, pelo tempo indicado na legislação.

A emissão de receita a distância será válida pelo meio eletrônico quando for utilizada assinatura eletrônica através de certificado e chaves emitidos pela Infraestrutura de Chaves Públicas Brasileira (ICP-Brasil), gerando um documento assinado eletronicamente com todas as garantias de segurança da ICP-Brasil – autenticidade, integridade, confidencialidade e não repúdio.

A teleconsulta é um ato profissional e, como tal, deve ser remunerada. Se a teleconsulta for realizada em formato de atendimento particular, o paciente (ou seu responsável) é quem deverá pagar pelo serviço prestado. Para evitar erros de entendimento, antes de iniciar a teleconsulta, o médico deve informar ao paciente que se trata de uma consulta médica a distância, que a teleconsulta é cobrada, informar o valor, bem como que a prática está autorizada. Sobre a cobrança da teleconsulta em si, cabe ao médico decidir o valor. Nos casos de atendimento via saúde suplementar (planos de saúde), o paciente precisa ser orientado no sentido de que ele deverá pagar o valor da consulta, caso o plano de saúde não autorize esse tipo de atendimento.

Para aprofundamento

- Código de Ética Médica do CFM (Resolução CFM n. 2.217 de 27/9/2018).
  ⇨ Para entendimento dos principais princípios que a telemedicina deve seguir, incluindo as questões de sigilo de dados, TCLE e responsabilidade, considerando que o artigo 5° da Lei Federal n. 13.989/2020, indica que a telemedicina deverá seguir a ética normativa do atendimento presencial.

REFERÊNCIAS BIBLIOGRÁFICAS

1. Chao LW. Telemedicina e telessaúde. Clínica médica – Medicina USP/HCFMUSP. Barueri: Manole; 2009. Volume (2) 811-813.
2. Wen CL. Segunda opinião especializada educacional. Clínica médica. Barueri: Manole; 2009. Volume 6. p. 777-9.
   ⇨ Caracteriza a segunda opinião especializada educacional, uma modalidade de interconsulta.
3. Dias R, Marques AH, Diniz JB, Silva AMT, Cofiel L, et al. Telemental health in Brazil: past, present and integration into primary care. Revista de Psiquiatria Clínica (São Paulo. Impresso). 2015;42;41:44.
4. **Wen CL. Telemedicine, eHealth and remote care system. Global health informatics: how information technology can change our lives in a globalized world, 1. ed. Philadelphia: Elsevier; 2016. p. 168-94.**
   ⇨ Aborda os recursos de teletecnologias assistenciais para fins de telemonitoramento domiciliar e uso de recursos interativos e computação gráfica 3D para fins de promoção de saúde.
5. ANS – Nota Técnica n. 6/2020/GGRAS/DIRAD-DIPRO/DIPRO. Disponível em: <https://www.ans.gov.br/images/stories/noticias/pdf/covid_19/nota-tecnica-6-2020-dirad-dides-dides.pdf>. Acesso em: 5 set. 2020.
6. ANS – Nota Técnica n. 7/2020/GGRAS/DIRAD-DIPRO/DIPRO. Disponível em: http://www.ans.gov.br/images/stories/noticias/pdf/NOTA_T%C3%89CNICA_7_DIPRO.pdf. Acesso em: 5 set. 2020.
7. BRASIL. Lei n. 13.787, de 27 de dezembro de 2018. Dispõe sobre a digitalização e a utilização de sistemas informatizados para a guarda, o armazenamento e o manuseio de prontuário de paciente. Brasília, DF. Dez. 2018. Disponível em http://www.planalto.gov.br/ccivil_03/_ato2015-2018/2018/lei/L13787.htm. Acesso em: 5 set. 2020.
8. BRASIL. Lei n. 13.709, de 14 de agosto de 2018. Lei Geral de Proteção de Dados Pessoais (LGPD). Brasília, DF. Ago. 2018. Disponível em: http://www.planalto.gov.br/ccivil_03/_ato2015-2018/2018/lei/L13709.htm. Acesso em: 5 set. 2020.
9. **BRASIL. Ministério da Saúde. Portaria n. 467 de 20 de março de 2020.** Dispõe, em caráter excepcional e temporário, sobre as ações de Telemedicina, com o objetivo de regulamentar e operacionalizar as medidas de enfrentamento da emergência de saúde pública de importância internacional previstas no art. 3° da Lei n. 13.979, de 6 de fevereiro de 2020, decorrente da epidemia de Covid-19. Disponível em: http://www.in.gov.br/en/web/dou/-/portaria-n-467-de-20-de-marco-de-2020-249312996. Acesso em: 20 de ago. 2020.
   ⇨ Portaria do Ministério da Saúde com autorização para teleconsulta médica com detalhamento dos aspectos técnicos e de segurança digitais para realização do ato médico.
10. U.S. Department of Health & Human Services. Health Insurance Portability and Accountability Act (HIPPA). Disponível em: https://www.hhs.gov/sites/default/files/ocr/privacy/hipaa/understanding/summary/privacysummary.pdf. Acesso em: 5 set. 2020.
    ⇨ Para entendimentos dos eixos das Diretrizes HIPAA que regulam conjunto de critérios técnicos, comportamentais e funcionais para uso de sistemas digitais, visando a preservar a confidencialidade de dados sensíveis.
11. Leonard S. The Development and Evaluation of a Telepsychiatry Service for Prisoners. Journal of Psychiatric and Mental Health Nursing. 2004;11:461-68.
12. Grady B, Singleton M. Telepsychiatry "Coverage" to a Rural Inpatient Psychiatric Unit. Telemedicine and e Health. 2011;17(8):603-8.
13. De Las Cuevas C, Arrendondo MT, Cabrera MF, Sulzenbacher H, Meise U. Randomized Clinical Trial of Telepsychiatry through Videoconferencing versus Face-to-Face Conventional Psychiatric Treatment. Telemedicine and e-Health. 2006;12(3):341-50.
14. Matusitz J, Breen G. Telemedicine: Its Effects on Health Communication. Health Communication. 2007;21(1): 73-83.
15. Garcia-Lizana F, Munoz-Mayorga I. What about Telepsychiatry? A Systematic Review. Primary Care Companion to the Journal of Clinical Psychiatry. 2010;12(2).
16. Egede LE, Frueh CB, Richardson LK, Acierno R, Mauldin PD, Knapp RG. Rationale and Design: Telepsychology Service Delivery for Depressed Elderly Veterans. Trials. 2009;10(22):1-14.
17. Paing WW, Weller RA, Welsh B, Foster T, Birnkrant JM, Weller EB. Telemedicine in Children and Adolescents. Current Psychiatry Report. 2009;11(2):114-19.
18. **Myers KM, Valentine JM, Melzer SM. Child and adolescent telepsychiatry: utilization and satisfaction. Telemedicine and e-Health. 2008;14(2):131-37.**

⇨ **Avalia os indicadores de utilização e satisfação no uso de serviço de telepsiquiatria por crianças e adolescentes.**

19. Rabinowitz T, Murphy KM, Amour JL, Ricci MA, Caputo MP, Newhouse PA. Benefits of a Telepsychiatry Consultation Service for Rural Nursing Home Residents. Telemedicine and e-Health. 2010;16(1):34-40.

20. Khasanshina EV, Wolfe WL, Emerson EN, Stachura ME. Counseling Center-based Telemental Health for Students at a Rural University. Telemedicine and e-Health. 2008;14(1):35-41.

21. Modai I, Jabarin M, Kurs R, Barak P, Hanan I, Kitain L. Cost Effectiveness, Safety, and Satisfaction with Video Telepsychiatry versus Face-to-Face Care in Ambulatory Settings. Telemedicine and e-Health. 2006;12(5):515-20.

22. Norman S. The Use of Telemedicine in Psychiatry. J Psychiatric and Mental Health Nursing. 2006;13(1):771-77.

23. Frueh BC, Monnier J, Yim E, Grubaugh AL, Hamner MB, Knapp RG. A Randomized Trial of Telepsychiatry for Post-Traumatic Stress Disorder. J Telemedicine and Telecare 13, n. 3 (2007): 142-47.

24. Mucic D. International telepsychiatry: a study of patient acceptability. Journal of Telemedicine and Telecare 14, no. 5 (2008): 241-43.

25. Mucic D. Transcultural Telepsychiatry and Its Impact on Patient Satisfaction. Journal of Telemedicine and Telecare 16, no. 5 (2010): 237-42.

26. Ruskin PE, Silver-Aylaian M, Kling MA, Reed AS, Bradham DD, Hebel JR, et al. Treatment outcomes in depression: comparison of remote treatment through telepsychiatry to in-person treatment. Am J Psychiatry. 2004;161(8):1471-76.

6

Psiquiatria e neurociências

Felipe Corchs
Paulo Clemente Sallet
David Ross

Sumário

Introdução
Implicações práticas do conhecimento da neurociência na psiquiatria clínica
Além dos tratamentos orgânicos – relevância para a psicoterapia
Discussão e considerações finais
Para aprofundamento
Referências bibliográficas

Pontos-chave

- O problema mente-corpo não foi ainda equacionado e as perspectivas dominantes talvez não facilitem uma inclusão abrangente da neurociência no âmbito psiquiátrico.
- Observou-se o envolvimento, em todos os fenômenos psicológicos, de um componente orgânico sobre o qual existe a oportunidade de intervenções com fins terapêuticos. O exemplo mais comum é a psicofarmacoterapia.
- É aconselhável que o psiquiatra use esses recursos com consciência dos efeitos de suas condutas orgânicas sobre o organismo, e isso exige que o profissional compreenda tais componentes envolvidos nos transtornos aos seus cuidados, bem como os recursos que utiliza para essa finalidade.
- É evidente que essa área está em seu início, mas já estão disponíveis muitas implicações práticas.

"Em vez de diferenciar entre transtornos mentais segundo linhas biológicas e não biológicas, pode ser mais apropriado que nos perguntemos, diante de cada tipo de doença mental, em que grau esse processo biológico é determinado por fatores genéticos e evolutivos, em que grau o processo decorre de agentes infecciosos ou tóxicos, e em que grau é ele socialmente determinado. Qualquer que seja o caso, mesmo na enfermidade neurótica mais socialmente determinada, o resultado final é biológico... Espero que o arraigado dualismo que outrora fez com que a psiquiatria e a neurobiologia se dividissem em atitudes intransigentes e inconsistentes venha a ser apenas um interlúdio transitório na história da psiquiatria." Kandel, 2001[1] (p. 299)

INTRODUÇÃO

A citação acima sintetiza uma solução possível para uma das principais barreiras para uma abordagem integrada do objeto psicológico. A tradição dualista, que separa corpo e mente em duas naturezas distintas, cada uma delas composta por diferentes substâncias e "leis", tem catalisado uma disputa entre as abordagens organicista e mentalista aos fenômenos psicológicos. Em linhas gerais, os organicistas propõem que o fenômeno psicológico é um produto do cérebro, enquanto os mentalistas defendem que a mente é a origem de toda vida psicológica. Considerando que a primeira posição tem sido vista como uma forma de monismo (aliás, merecedora de críticas; p. ex., Bennett e Hacker[2]) e a segunda como uma abordagem filosófica dualística, é importante enfatizar que este não é o tipo de solução aqui proposta. Em vez disso, propõe-se uma perspectiva histórica, na qual tanto a mente quanto o cérebro são produtos de uma história evolutiva ontofilogenética e sociocultural, sendo ambos partes da mesma natureza.

As "alternativas organicistas *versus* mentalistas" apresentadas acima têm sido objeto de discussões acaloradas entre profissionais da área de saúde mental. Alguns desses profissionais não só abraçam enfaticamente um desses lados mas também rejeitam ferozmente a outra opção em uma atitude que, em certos casos, se assemelha às disputas políticas ou às competições esportivas. Na opinião dos autores, esse tem sido um enorme obstáculo ao desenvolvimento da psicologia e das áreas afins, como a psiquiatria. Embora fragilidades epistemológicas possam, de várias maneiras, enfraquecer o valor preditivo e resolutivo de determinada ciência, o foco do presente capítulo recai em seu impacto sobre a integração da neurociência e do conhecimento relacionado com o restante da psiquiatria.

Outra consequência derivada dessas abordagens filosóficas do assunto situa-se na própria definição de psiquiatria e de neurologia, bem como nos seus pontos de convergência e de divergência. No caso de uma abordagem dualística, por exemplo, a solução parece simples: a neurologia pode ser vista como a especialidade médica responsável pelo cérebro, enquanto a psiquiatria é responsável pela mente. Há muito tempo essa definição vem sendo empregada, mas ela parece ser bastante ingênua e simplista diante do estado atual de evidências sobre o envolvimento do organismo em praticamente todos os processos psicológicos. Dos reflexos básicos até a mais complexa experiência subjetiva. Do normal ao patológico.

Por essas razões, os estudiosos têm procurado por perspectivas filosóficas alternativas. Uma dessas abordagens consiste na simples adição aritmética da neurologia e da psiquiatria sob o termo "neuropsiquiatria". O termo pode ser usado de duas maneiras diferentes, mas não mutuamente exclusivas. Uma delas é simplesmente a combinação do conhecimento e dos recursos tecnológicos criados por essas duas especialidades, com o fim de atender aos problemas que se situam na interface entre elas, como epilepsia e demências. Essa abordagem tem seu foco nos recursos disponíveis, não necessariamente nas partições epistemológicas e, portanto, não pretende ser uma solução para as implicações do problema mente-corpo para a área médica. Contudo, alguns estudiosos também propuseram a abordagem da neuropsiquiatria como uma solução para o problema acima mencionado, assumindo a mente e o corpo como duas entidades distintas, somando-as sob o termo em questão. Essa solução ainda faz diferença entre as linhas orgânica e funcional dos transtornos mentais referidos por Kandel[1], entre outros, e, assim, mantém os problemas que a acompanham.

A discussão esboçada anteriormente pode parecer desnecessariamente meticulosa, mas tem implicações práticas importantes; escolhem-se duas delas para a discussão que se segue. A primeira é o fato de que, se ela não fizer sentido para psiquiatras e residentes de psiquiatria, esses profissionais não entenderão por que deveriam estudá-la e também por que tal tópico faz parte de seu currículo. A segunda implicação é que esse raciocínio orientará suas decisões terapêuticas: se o problema estiver no cérebro, um tratamento somático deve ser escolhido; se estiver na mente, recorra à psicoterapia. No entanto, vêm se acumulando as evidências contrárias a essa perspectiva – atualmente sabe-se que as psicoterapias afetam o cérebro e tratam supostos transtornos orgânicos[3] e vice-versa (ver mais sobre esse tópico abaixo, em "Além dos tratamentos orgânicos – relevância para a psicoterapia"). Apesar dessas evidências, frequentemente psiquiatras são vistos cometendo esse "erro" na prática.

Para lidar adequadamente com os problemas apresentados acima, parece ser necessária uma ampla reformulação conceitual, teórica e filosófica dos objetos envolvidos no tópico (p. ex., referências 2, 4). Dois problemas fundamentais, bem como possíveis soluções, serão discutidos no presente capítulo: (i) a própria conceituação da neurociência clínica, e também (ii) a seleção e organização de tópicos relevantes para uso do psiquiatra clínico com base no vasto corpo de informações amplamente interdisciplinares que atualmente compõem a neurociência[5].

Uma solução para o primeiro problema, o da conceituação da neurociência clínica, baseia-se na epistemologia acima descrita. Na citação de abertura deste capítulo, Kandel[1], em seu artigo sobre a neurobiologia das psicoterapias, propõe que todos os aspectos possíveis que sabidamente influenciam a psicologia normal e patológica (organizados em grupos de variáveis ontofilogenéticas e socioculturais) nos moldam da forma que somos como um todo, tanto nossas características neurais quanto psicológicas. Nessa perspectiva, embora o cérebro seja material, palpável, e os processos psicológicos não o sejam, eles fariam, ambos, parte dos mesmos grupos de fenômenos e da mesma natureza, não sendo coisas distintas que operam de forma independente e, ocasionalmente, apresentam algum nível de influência mútua e sobreposição (neuropsiquiatria). Esses detalhes também conduzem a uma sutileza subjacente, a saber, o fato de que a perspectiva proposta não equivale a ignorar os processos mentais, na suposição da exclusiva existência do cérebro material. Embora alguns autores monistas possam ter proposto essa perspectiva radicalmente organicista (p.ex., ref. 6), que pode provocar alguma confusão entre monismo e organicismo, preservam-se todos os processos psicológicos como partes importantes dos seres humanos e tão reais quanto o cérebro, simplesmente assume-se que eles são partes da mesma natureza e respondem às leis naturais. Nenhum deles é causa do outro, e ambos são produtos dos mesmos processos evolutivos ontofilogenéticos e socioculturais. Finalmente, para a psiquiatria e a psicologia, eles são interdependentes ou, talvez ainda mais precisamente, constituem apenas duas partes do mesmo objeto – os fenômenos psicológicos simplesmente não existem separados de um organismo vivo e, na ausência dos fenômenos psicológicos, o cérebro deixa de ser importante para a psiquiatria e a psicologia. Em um paralelo simplista, é como ocorre com a visão e o olho – a visão não existe sem um ser vivo com um aparelho visual, e um aparelho visual sem visão não teria importância para esse nível de estudo. De acordo com essa perspectiva, todo fenômeno psicológico tem um componente orgânico, sendo ambos pertinentes à neurociência clínica.

Com relação ao segundo problema – sobre como organizar e selecionar tópicos relevantes para o psiquiatra clínico em meio a incontáveis possibilidades e propostas taxonômicas e epistemológicas e ao enorme corpo de informações amplamente interdisciplinares que atualmente compõem a neurociência –, presume-se que, em certo sentido, esse desafio é o mesmo confrontado pela iniciativa *Research Domain Criteria* (RDoC) do National Institute of Mental Health (NIMH) dos Estados Unidos[7] e as bases epistemológicas. Apesar de não necessariamente idênticas às dos autores, permitem uma a adoção temporária da organização e seleção que vem sendo desenvolvida pela força tarefa. Como exemplo, embora o cérebro possa ser organizado com base em experiências subjetivas, como no caso dos circuitos de medo e prazer, alguns autores discordam e propõem que o cérebro evoluiu para facilitar a sobrevivência e não para ter medo e prazer, e, assim, os sistemas estariam mais bem organizados em termos de funções de sobrevivência, como defesa e alimentação[4,8]. Deve ficar bem claro que, atualmente, a RDoC não tem uso clínico, e não se está propondo seu uso direto nessa esfera aplicada. Contudo, ao invés de concentrar esforços na tentativa de definir a melhor forma de organizar a neurociência clínica para um currículo psiquiátrico, opta-se por aproveitar o empenho de alguns dos mais destacados pesquisadores dessa área em sua busca por uma solução desse problema. Nesse contexto é que o Instituto e o Departamento de Psiquiatria da Faculdade de Medicina da Universidade de São Paulo (FMUSP) têm utilizado os domínios da RDoC como o pilar do currículo de residência em neurociência.

O programa desenvolvido pelos autores tenta introduzir a neurociência nos cursos de psiquiatria clínica e psicopatologia/exame do estado mental de forma que o conteúdo seja clinicamente significativo. Exemplificando, os sistemas de valência negativa são apresentados antes dos transtornos relacionados à ansiedade e ao estresse, pois se supõe que este seja o principal sistema primariamente envolvido nessas condições[9]. Em seguida, os residentes aprendem os sistemas de valência positiva e, subsequentemente, os transtornos em que ocorra envolvimento mais direto desses sistemas, a saber, os transtornos de impulso e os relacionados ao uso de drogas[10]. O próximo passo consiste em abordar alguns sistemas cognitivos, de forma que os residentes tenham contato com esses sistemas, bem como os sistemas de valência positiva e negativa, imediatamente antes que aprendam sobre os transtornos de humor, supostamente envolvidos nesses três domínios[11], o próximo passo a ser ensinado. Paralelamente, os residentes aprendem sobre volição e impulso no curso de psicopatologia e de exame do estado mental, ao aprenderem sobre sistemas de valência positiva, e assim por diante.

Então, em termos práticos, por que os psiquiatras deveriam aprender neurociência? Em uma única frase: tendo em vista que os psiquiatras devem ser algo mais do que meros prescritores e seguidores de algoritmos, devem ser criteriosos com relação à sua prática. Cada vez que um psiquiatra prescreve um medicamento, ele está alterando a química, a função e até a estrutura do cérebro; assim, espera-se que ele saiba o que está fazendo. Além disso, isso é o mais perto que se pode chegar da medicina personalizada, pelo menos hoje em dia, no que se refere a tratamentos orgânicos. Não importa quantos estudos clínicos tenham sido publicados para testar os efeitos de determinado tratamento padronizado para determinada enfermidade, tais estudos jamais abrangerão todos os cenários clínicos possíveis. Assim, sempre haverá casos que exigirão um tratamento personalizado, fundamentado nos mecanismos subjacentes, tanto dos tratamentos (orgânicos, no caso de tratamentos orgânicos) como do transtorno. Quanto mais atípico e complexo for o caso, maior será a exigência desse conhecimento e mais a responsabilidade recai sobre especialistas em psiquiatria. Na próxima seção, serão apresentados alguns exemplos importantes e úteis das implicações práticas da neurociência para a psi-

quiatria prática. Cada um desses exemplos enfocará um aspecto considerado fundamental na neurociência aplicada para o psiquiatra geral. Na seção subsequente, serão esquematizadas as relações entre neurociência e psicoterapia, com o objetivo de exercitar a abordagem epistemológica defendida neste texto.

IMPLICAÇÕES PRÁTICAS DO CONHECIMENTO DA NEUROCIÊNCIA NA PSIQUIATRIA CLÍNICA

No presente capítulo, será exemplificada como é a formulação clínica com o uso da neurociência mediante a abordagem dos três domínios RDoC: os sistemas de valência negativa, os sistemas de valência positiva e o sistema cognitivo.

Em linhas gerais, os sistemas de valência positiva englobam os mecanismos biológicos envolvidos na interação com partes do mundo que o ser humano precisa adquirir para a sobrevivência, por exemplo, nutrientes e água, e que são geralmente agrupados sob os termos "recompensas" ou "estímulos apetitivos", enquanto os sistemas de valência negativos envolvem a defesa contra ameaças. Contudo, esses sistemas estão altamente interconectados e, enquanto os três primeiros construtos dos sistemas de valência negativa, por exemplo, são funções diretamente defensivas, os dois últimos estão de fato relacionados à ausência de outra necessidade de sobrevivência, como a privação de alimento (ver descrição do RDoC no capítulo "RDoC: aplicações em pesquisa e na prática clínica", no Volume 2 desta obra).

Muito se sabe sobre esses sistemas e, embora sua descrição esteja além das finalidades deste capítulo, foram publicadas muitas compilações fascinantes para o leitor mais interessado[9,12,13]. Tendo em vista a importância das drogas monoaminérgicas na prática clínica, a exploração do papel desses neurotransmissores nos sistemas de valência positiva e negativa parece ser um bom exemplo prático.

A ligação entre a serotonina (5-HT) e a defesa contra ameaças já foi devidamente estabelecida e provavelmente subjaz ao efeito terapêutico das drogas 5-HT. Mais especificamente, foi demonstrado que 5-HT modula as respostas a ameaças em outros animais[14,15] além dos seres humanos[16]; e alguns autores chegam a propor que, na verdade, os efeitos antidepressivos e ansiolíticos das drogas 5-HT são secundários à sub-regulação da sensibilidade à ameaça[17,18], que, conforme se supõe, fica aumentada em alguns transtornos, como depressão, ansiedade e transtornos relacionados ao trauma e ao estresse[19]. Essa diminuição na sensibilidade às ameaças precede e até mesmo prognostica a melhora da depressão[20], sugerindo que este seja um mecanismo envolvido nos efeitos terapêuticos dos agentes 5-HT[21,22].

Por outro lado, constatou-se que a sensibilidade apetitiva fica diminuída em casos de anedonia, baixa motivação, entre outros sintomas observados nos "transtornos relacionados a ameaças"[19,23]. Embora as drogas 5-HT pareçam desempenhar certo papel nessa sensibilidade[24], parece haver um envolvimento mais direto da dopamina[23] e da noradrenalina[17,18] na modulação da estimulação apetitiva. Alguns autores chegaram mesmo a propor que os efeitos dos antidepressivos 5-HT sobre a sensibilidade apetitiva ocorreriam graças a um envolvimento indireto do sistema dopaminérgico[25]. Com efeito, não raramente depara-se com casos em que os sintomas que supostamente envolvem mais diretamente o sistema 5-HT, como ansiedade, medo, culpa e irritabilidade, realmente melhoram de forma substancial; mas sintomas como anedonia, baixa motivação, tidos como primariamente mais ligados ao sistema dopaminérgico, responderão em alguns casos a agentes dopaminérgicos. Embora essa tese não tenha um apoio robusto em ensaios clínicos, evidências indiretas, principalmente provenientes da literatura neurocientífica, levaram alguns autores a propor que essa linha de raciocínio pode orientar a conduta em casos que não respondam à prática habitual[17,26,27].

Também deve ficar claro que esses sistemas não são específicos para ansiedade, medo, trauma e depressão, respectivamente, mas também desempenharão algum papel em outros transtornos e também em processos psicológicos normais, dependendo de outras variáveis, como a forma específica de funcionamento desse sistema e suas interações com outros sistemas. Como exemplo, a hipersensibilidade a ameaças também foi observada na depressão bipolar[28] e na esquizofrenia[29], enquanto os sistemas de valência positivos parecem estar fundamentalmente implicados em transtornos relacionados ao uso do álcool e de outras drogas[28], sintomas negativos na esquizofrenia[29] e transtorno de déficit de atenção e hiperatividade[30], deixando claro que essas são características transdiagnósticas.

Outro ponto que merece uma atenção maior é a interação entre os sistemas. Exemplificando, em um estudo foi demonstrado que a correção da tendência negativa promovida pelos agentes 5-HT em pacientes deprimidos servia como preditor de melhora clínica somente em pacientes com bom apoio social[33]. Esse achado sugere uma interação importante entre valência negativa e sistemas sociais[34,35]. Há necessidade de maior compreensão dessas relações, mas elas também chamam a atenção para os efeitos sinérgicos de tratamentos tipicamente considerados como biológicos e psicossociais – um ponto que será explorado com mais detalhes a seguir, na seção sobre neurociência e psicoterapia.

Por essas razões, alguns grupos propuseram uma reformulação da nomenclatura dos agentes neuropsicofarmacológicos com base na neurociência, para que linhas de raciocínio como as descritas em parágrafos anteriores possam ser mais facilmente empregadas. Essa iniciativa também foi implementada no programa de residência dos autores, com base na *Neuroscience Based Nomenclature* (nbn2r; https://nbn2r.com).

A organização conceitual do domínio cognitivo também possibilita a investigação de diferentes síndromes em diferentes condições clínicas com envolvimento da linguagem, pensamento e percepção sensorial.

Como exemplo, com base nas descobertas de Broca e Wernicke, mudanças na produção e no processamento da linguagem talvez representem os primeiros construtos neurobiológicos na compreensão do cérebro humano. Os transtornos do espectro esquizofrênico exibem vários sintomas relacionados à produção (p. ex., alogia), diminuição da variação (p. ex., embotamento afetivo), recepção e processamento da linguagem (p. ex., pensamento concreto e alterações formais do pensamento).

As alterações formais do pensamento envolvem a participação de diferentes construtos cognitivos (memórias operacional e declarativa e atenção), bem como o domínio social e a regulação afetiva[36]. A diversidade de mecanismos envolvidos requer coordenação na investigação específica de sua participação na gênese dos sintomas, de modo a permitir que sejam testadas diferentes teorias psicolinguísticas (p. ex., ativação por espalhamento e redes associativas semânticas), ampliando assim a compreensão dessas alterações. Mudanças no conteúdo do pensamento (delírios) foram investigadas por uma heurística semelhante, com a aplicação de modelos neurocognitivos que envolvem saliência aberrante e erro de previsão. O modelo de saliência aberrante propõe uma estrutura unitária ligando neurobiologia (cérebro), experiência fenomenal (mente) e aspectos farmacológicos que envolvem a função dopaminérgica, adicionando dados importantes à compreensão da construção delirante e de sua relação com medicamentos antipsicóticos na prática clínica[37].

Outra perspectiva sobre a gênese dos delírios segue o modelo do erro de previsão. Com base em teorias de aprendizagem, o modelo propõe que o aprendizado é mediado pela resposta de neurônios dopaminérgicos a estímulos preditivos de recompensa, um mecanismo que ocorre em circuitos frontoestriados, investigado por meio de estudos de ressonância magnética funcional (fMRI, do inglês *functional magnetic ressonance imaging*)[38]. O modelo foi aprimorado por achados que implicam a ação da cetamina no sistema glutamatérgico, resultando em heurísticas translacionais passíveis de ser testadas em diferentes níveis do paradigma RDoC. Contudo, a transposição desses achados para o uso clínico ainda se encontra em fase experimental[39].

ALÉM DOS TRATAMENTOS ORGÂNICOS – RELEVÂNCIA PARA A PSICOTERAPIA

Embora os raciocínios acima se concentrem principalmente em tratamentos orgânicos, eles também podem se aplicar, até certo ponto, às intervenções psicológicas. Diante do evidente impacto dessas modalidades terapêuticas sobre o cérebro[40,41] e mesmo na expressão gênica[42], a opção por uma intervenção psicológica baseada no efeito que essa intervenção tem no cérebro é uma perspectiva interessante. Por exemplo, foi demonstrado que a terapia de ativação melhorou o funcionamento em estruturas relacionadas à recompensa[43], de modo que tal tratamento teria lugar em casos que envolvam sintomas sugestivos de diminuição da sensibilidade a estímulos apetitivos. Além disso, tendo em vista que os tratamentos psicológico e orgânico não operam em realidades distintas, eles interagirão de uma forma que não é a simples soma aritmética de seus efeitos isolados. Um exemplo típico é a combinação de benzodiazepínicos e terapias baseadas em extinção para transtornos de ansiedade, como terapias de exposição e dessensibilização. Essas duas terapias são utilizadas no tratamento de transtornos de ansiedade, mas, quando combinados, a primeira terapia anula o efeito terapêutico da segunda, em vez de terem seus efeitos terapêuticos somados[44].

Outro fascinante exemplo envolve o papel do córtex pré-frontal ventromedial na extinção de respostas a estímulos relacionados ao trauma, mediante a regulação da expressão de estruturas límbicas subcorticais[43], o que levou Isserles et al.[46] a conduzirem um estudo no qual os autores verificaram que a terapia de exposição durante a estimulação magnética do córtex pré-frontal medial superou a soma desses dois tratamentos ministrados isoladamente. Por outro lado, esse conhecimento poderia fazer com que o médico talvez percebesse uma dificuldade maior nos pacientes portadores de lesões em estruturas necessárias à extinção, como uma lesão do lobo frontal, em demonstrar uma boa resposta aos tratamentos baseados em extinção, conforme foi sugerido em estudos em animais[47], mas não foram publicados estudos clínicos que apoiem essa interpretação. São incontáveis os casos em que esse tipo de interação pode ocorrer, mas essas linhas de raciocínio sugerem que mesmo um psicoterapeuta poderia ser beneficiado com o conhecimento da neurociência.

Entretanto, deve-se ter em vista que, no presente texto, não está sendo proposto que essas colocações devam substituir as estratégias usadas por outros profissionais na orientação de suas decisões psicoterapêuticas, mas não há razões para que tais colocações não possam servir como recurso adicional. Na verdade, rejeitar informações orgânicas para tratamentos psicológicos só faria sentido na perspectiva dualística mencionada no início deste capítulo. Esse é também um ponto que merece ser levado em consideração.

DISCUSSÃO E CONSIDERAÇÕES FINAIS

O exercício de incluir o cérebro ou, melhor ainda, todo o corpo da pessoa com o fenômeno psicológico e que esteja sob os cuidados de um psiquiatra é um passo necessário para uma abordagem mais holística da prática psiquiátrica. Embora isso pareça evidente à luz do atual conhecimento nessa área, essa discussão ainda é motivo de intensa controvérsia em psiquiatria. Alguns argumentam que está em curso uma guerra entre psiquiatria e neurociência[51], mas não há consenso nem mesmo sobre isso, quando se trata desse tópico[52]. Uma revisão publicada em 2014[5] sugere que, nos Estados Unidos, poucos programas de residência em psiquiatria têm um currículo estruturado de neurociências devidamente estabelecido. E atualmente, a situação melhorou um pouco? Não há dados sobre a situação no Brasil, mas até onde se sabe, o programa de residência em Psiquiatria da FMUSP é o único que inclui formalmente a neurociência em seu currículo. O texto apresentado nos parágrafos precedentes fundamenta-se vigorosamente em uma organização conceitual do tema, exatamente por se acreditar ser este um passo necessário para uma implementação bem-sucedida da iniciativa em um currículo de residência em psiquiatria. Se simplesmente a neurociência for introduzida no currículo e seu papel e função não fizerem sentido para o residente (assim como para o psiquiatra já formado), essa será uma medida inútil, gerando mesmo resistência contra ela. De fato, é o que mostra a história contemporânea e recente dessas tentativas. Os autores acreditam na necessidade de reflexões mais profundas sobre a filosofia da mente, bem como sobre o papel do cérebro nesse tópico, para que a neurociência faça sentido tanto para os residentes quanto para os psiquiatras mais calejados. No presente capítulo, foi proposta uma maneira de examinar o tema que faz sentido para os autores, mas que não é, necessariamente, a abordagem melhor, ou a mais correta. Mais importante ainda, o objetivo foi estimular a incorporação desse assunto nos esforços de inclusão da neurociência na psiquiatria.

Para aprofundamento

- LeDoux JE. Anxious: using the brain to understand and treat fear and anxiety. New York: Viking; 2015.
  - ↪ Revisão agradável sobre ansiedade, medo, função defensiva de sobrevivência e transtornos relacionados.
- Ross DA, Arbuckle MR, Travis MJ, Dwyer JB, van Schalkwyk GI, Ressler KJ. An integrated neuroscience perspective on formulation and treatment planning for posttraumatic stress disorder: an educational review. JAMA Psychiatry. 2017;74(4):407-15.
  - ↪ Autores apresentam uma formulação muito boa de caso de transtorno de estresse pós-traumático neurocientificamente orientada, publicada separadamente.
- Cabaniss DL. Teaching neuroscience: a primer for psychotherapists. Frontiers in Behavioral Neuroscience. 2018;12(307).
  - ↪ Revisão atual sobre conhecimentos neurocientíficos com implicação na prática para psicoterapeutas.
- Nurnberger JI, Jr., Austin J, Berrettini WH, Besterman AD, DeLisi LE, Grice DE, et al. What should a psychiatrist know about genetics? Review and recommendations from the Residency Education Committee of the International Society of Psychiatric Genetics. J Clin Psychiatry. 2018;80(1).
  - ↪ Síntese da literatura no âmbito da genética psiquiátrica identificando conhecimentos importantes à formação dos residentes em psiquiatria.
- Strauss GP, Cohen AS. A transdiagnostic review of negative symptom phenomenology and etiology. Schizophrenia Bull. 2017;43:712-29.
  - ↪ Revisão propõe uma nova conceitualização dos sintomas negativos em esquizofrenia, implicando principalmente os domínios de valência positiva (motivação) e sistemas cognitivos do RDoC.

REFERÊNCIAS BIBLIOGRÁFICAS

1. Kandel ER. Psychotherapy and the single synapse: the impact of psychiatric thought on neurobiological research. 1979. J Neuropsychiatry Clin Neurosci. 2001;13(2):290-300; discussion 289.
2. Bennett MR, Hacker PMS. Philosophical foundations of neuroscience. Malden, MA: Blackwell Pub.; 2003. xvi, 461 p.
3. Miller CWT, Ross DA, Novick AM. "Not dead yet!" – Confronting the legacy of dualism in modern psychiatry. Biological Psychiatry. 2020;87:15-7.
4. LeDoux JE, Pine DS. Using neuroscience to help understand fear and anxiety: a two-system framework. Am J Psychiatry. 2016:appiajp201616030353.

5. Coverdale J, Balon R, Beresin EV, Louie AK, Tait GR, Goldsmith M, et al. Teaching clinical neuroscience to psychiatry residents: model curricula. Acad Psychiatry. 2014;38(2):111-5.

6. Churchland P. The engine of reason, The seat of the soul: a philosophical journey into the brain. Cambridge, MA: MIT Press; 1995.

7. National Institute of Mental Health. Research Domain Criteria (RDoC). Disponível em: https://www.nimh.nih.gov/research/research-funded-by--nimh/rdoc/index.shtml.

8. LeDoux J. Rethinking the emotional brain. Neuron. 2012;73(4):653-76.

9. Perusini JN, Fanselow MS. Neurobehavioral perspectives on the distinction between fear and anxiety. Learn Mem. 2015;22(9):417-25.

10. Baskin-Sommers AR, Foti D. Abnormal reward functioning across substance use disorders and major depressive disorder: considering reward as a transdiagnostic mechanism. International Journal of Psychophysiology. 2015;98(2, Part 2):227-39.

11. Jalbrzikowski M, Larsen B, Hallquist MN, Foran W, Calabro F, Luna B. Development of white matter microstructure and intrinsic functional connectivity between the amygdala and ventromedial prefrontal cortex: associations with anxiety and depression. Biol Psychiatry. 2017;82(7):511-21.

12. LeDoux JE. Anxious: using the brain to understand and treat fear and anxiety. New York: Viking; 2015. xiv, 466 p.

13. Gray JA, McNaughton N. The neuropsychology of anxiety: an enquiry into the functions of septo-hippocampal system. 2. ed. Oxford: Oxford University Press; 2000.

14. Graeff FG. On serotonin and experimental anxiety. Psychopharmacology (Berl). 2002;163(3-4):467-76.

15. Deakin J. The origins of '5-HT and mechanisms of defence' by Deakin and Graeff: a personal perspective. J Psychopharmacol. 2013;27(12):1084-9.

16. Graeff FG, Parente A, Del-Ben CM, Guimaraes FS. Pharmacology of human experimental anxiety. Braz J Med Biol Res. 2003;36(4):421-32.

17. Godlewska BR, Harmer CJ. Cognitive neuropsychological theory of antidepressant action: a modern-day approach to depression and its treatment. Psychopharmacology (Berl). 2020.

18. Harmer CJ, Duman RS, Cowen PJ. How do antidepressants work? New perspectives for refining future treatment approaches. The Lancet Psychiatry. 2017;4(5):409-18.

19. Corchs F, Schiller D. Threat-related disorders as persistent motivational states of defense. Current Opinion in Behavioral Sciences. 2019;26:62-8.

20. Dawson GR, Dourish C, Kingslake J, Harmer C, Goodwin G, Browning M. A precision medicine approach to antidepressant treatment in depression. European Neuropsychopharmacology. 2015;25:S441.

21. Corchs F, Nutt DJ, Hood S, Bernik M. Serotonin and sensitivity to trauma-related exposure in selective serotonin reuptake inhibitors-recovered posttraumatic stress disorder. Biol Psychiatry. 2009;66(1):17-24.

22. Corchs F, Nutt DJ, Hince DA, Davies SJ, Bernik M, Hood SD. Evidence for serotonin function as a neurochemical difference between fear and anxiety disorders in humans? J Psychopharmacol. 2015;29(10):1061-9.

23. Dillon DG, Rosso IM, Pechtel P, Killgore WD, Rauch SL, Pizzagalli DA. Peril and pleasure: an RDoC-inspired examination of threat responses and reward processing in anxiety and depression. Depress Anxiety. 2014;31(3):233-49.

24. Scholl J, Kolling N, Nelissen N, Browning M, Rushworth MFS, Harmer CJ. Beyond negative valence: 2-week administration of a serotonergic antidepressant enhances both reward and effort learning signals. PLOS Biology. 2017;15(2):e2000756.

25. Willner P, Hale AS, Argyropoulos S. Dopaminergic mechanism of antidepressant action in depressed patients. J Affect Disord. 2005;86(1):37-45.

26. Nutt D, Demyttenaere K, Janka Z, Aarre T, Bourin M, Canonico PL, et al. The other face of depression, reduced positive affect: the role of catecholamines in causation and cure. J Psychopharmacol. 2007;21(5):461-71.

27. Pringle A, Harmer CJ. The effects of drugs on human models of emotional processing: an account of antidepressant drug treatment. Dialogues Clin Neurosci. 2015;17(4):477-87.

28. Nusslock R, Alloy LB. Reward processing and mood-related symptoms: an RDoC and translational neuroscience perspective. J Affect Disord. 2017;216:3-16.

29. Potvin S, Tikasz A, Mendrek A. Emotionally neutral stimuli are not neutral in schizophrenia: a mini review of functional neuroimaging studies. Frontiers in Psychiatry. 2016;7:115.

30. Brooks SJ, Lochner C, Shoptaw S, Stein DJ. Using the research domain criteria (RDoC) to conceptualize impulsivity and compulsivity in relation to addiction. Prog Brain Res. 2017;235:177-218.

31. Strauss GP, Cohen AS. A transdiagnostic review of negative symptom phenomenology and etiology. Schizophrenia Bulletin. 2017;43(4):712-9.

32. Newman E, Jernigan TL, Lisdahl KM, Tamm L, Tapert SF, Potkin SG, et al. Go/No Go task performance predicts cortical thickness in the caudal inferior frontal gyrus in young adults with and without ADHD. Brain Imaging Behav. 2016;10(3):880-92.

33. Shiroma PR, Thuras P, Johns B, Lim KO. Emotion recognition processing as early predictor of response to 8-week citalopram treatment in late-life depression. Int J Geriatr Psychiatry. 2014;29(11):1132-9.

34. Feldman R. The neurobiology of human attachments. Trends in Cognitive Sciences. 2017;21(2):80-99.

35. Redcay E, Schilbach L. Using second-person neuroscience to elucidate the mechanisms of social interaction. Nat Rev Neurosci. 2019;20(8):495-505.

36. Cohen AS, Le TP, Fedechko TL, Elvevåg B. Can RDoC help find order in thought disorder? Schizophr Bull. 2017;43(3):503-8.

37. Winton-Brown TT, Fusar-Poli P, Ungless MA, Howes OD. Dopaminergic basis of salience dysregulation in psychosis. Trends in Neurosciences. 2014;37(2):85-94.

38. Corlett PR, Taylor JR, Wang XJ, Fletcher PC, Krystal JH. Toward a neurobiology of delusions. Prog Neurobiol. 2010;92(3):345-69.

39. Corlett PR, Honey GD, Fletcher PC. Prediction error, ketamine and psychosis: an updated model. J Psychopharmacol. 2016;30(11):1145-55.

40. Weingarten CP, Strauman TJ. Neuroimaging for psychotherapy research: current trends. Psychotherapy Research. 2015;25(2):185-213.

41. Marwood L, Wise T, Perkins AM, Cleare AJ. Meta-analyses of the neural mechanisms and predictors of response to psychotherapy in depression and anxiety. Neuroscience & Biobehavioral Reviews. 2018;95:61-72.

42. Yehuda R, Daskalakis NP, Desarnaud F, Makotkine I, Lehrner AL, Koch E, et al. Epigenetic biomarkers as predictors and correlates of symptom improvement following psychotherapy in combat veterans with PTSD. Frontiers in Psychiatry. 2013;4:118.

43. Dichter GS, Felder JN, Petty C, Bizzell J, Ernst M, Smoski MJ. The effects of psychotherapy on neural responses to rewards in major depression. Biological Psychiatry. 2009;66(9):886-97.

44. Singewald N, Schmuckermair C, Whittle N, Holmes A, Ressler KJ. Pharmacology of cognitive enhancers for exposure-based therapy of fear, anxiety and trauma-related disorders. Pharmacology & Therapeutics. 2015;149:150-90.

45. Ross DA, Arbuckle MR, Travis MJ, Dwyer JB, van Schalkwyk GI, Ressler KJ. An integrated neuroscience perspective on formulation and treatment planning for posttraumatic stress disorder: an educational review. JAMA Psychiatry. 2017;74(4):407-15.

46. Isserles M, Shalev AY, Roth Y, Peri T, Kutz I, Zlotnick E, et al. Effectiveness of deep transcranial magnetic stimulation combined with a brief exposure procedure in post-traumatic stress disorder: a pilot study. Brain Stimulation. 2013;6(3):377-83.

47. Morgan MA, Schulkin J, LeDoux JE. Ventral medial prefrontal cortex and emotional perseveration: the memory for prior extinction training. Behavioural Brain Research. 2003;146(1-2):121-30.

48. Ross DA, Travis MJ, Arbuckle MR. Posttraumatic stress disorder in a young adult military veteran. JAMA Psychiatry. 2017;74(4):417-8.

49. Cabaniss DL. Teaching neuroscience: a primer for psychotherapists. Frontiers in Behavioral Neuroscience. 2018;12(307).

50. Nurnberger JI, Jr., Austin J, Berrettini WH, Besterman AD, DeLisi LE, Grice DE, et al. What should a psychiatrist know about genetics? Review and recommendations from the Residency Education Committee of the International Society of Psychiatric Genetics. J Clin Psychiatry. 2018;80(1).

51. Barron D. Why psychiatry needs neuroscience. Scientif American. 2017 [acesso em 23 set 2020]. Disponível em: https://blogs.scientificamerican.com/guest-blog/why-psychiatry-needs-neuroscience/.

52. Neuroskeptic. The fake "war between neuroscience and psychiatry". Discover. 2017 [acesso em 23 set 2020]. Disponível em: https://www.discovermagazine.com/mind/the-fake-war-between-neuroscience-and--psychiatry#.XZUCGi2ZMcg.

7

Psiquiatria e psicologia

Antonio de Pádua Serafim
Ricardo Silva dos Santos Durães
Francisco Lotufo Neto

Sumário

Introdução
Interface Psiquiatria e Psicologia
    Psicodinâmica
    Abordagens humanistas
    Gestalt
    Fenomenológica existencial
    Análise do comportamento
    Terapia cognitivo-comportamental
    Neuropsicologia
Considerações finais
Referências bibliográficas

Pontos-chave

- O papel de cada área no tratamento do transtorno mental.
- Os fundamentos para compreensão integrada do transtorno mental.
- Interfaces.

INTRODUÇÃO

A crescente complexidade das relações sociais perpassa a fronteira dos limites que governam a conduta humana no escopo do que se considera normalidade ou anormalidade psíquica. Assim, desde a antiguidade, compreender as relações entre cérebro, comportamento, cognição e emoção é uma questão que mobiliza as ciências. E neste seguimento, traçar as ações de compreensão e programar as intervenções quando necessárias, de forma integrada compreende um papel tangencial da Psiquiatria quanto da Psicologia.

A psiquiatria se insere no escopo da medicina, cujo papel ao longo do tempo foi se definindo em diferentes contextos históricos e culturais que deu base para o delineamento de construção do saber nos termos da identificação etiológica, dos critérios diagnósticos e do tratamento voltado à pessoa psiquicamente enferma.

Os conhecimentos alcançados pela Psiquiatria permitiram critérios diagnósticos melhores, partindo do levantamento da história de vida do paciente à realização do exame das funções psíquicas, com base nos manuais de diagnóstico, como a Classificação Internacional de Doenças (CID) e os Manuais Diagnóstico e Estatístico de Transtornos Mentais (DSM). Além disso, o aperfeiçoamento dos exames clínicos, neurofisiológicos, de neuroimagem e da psicofarmacologia se tornaram cada vez mais eficazes e contribuíram substancialmente para que serviços de atenção à saúde mental (internações e ambulatoriais) fossem estruturados e implantados. Além dos tratamentos combinados com medicação psiquiátrica e psicoterapia[1,2].

Já a Psicologia foi se consolidando como uma ciência que busca compreender o funcionamento mental a partir do comportamento, considerando variáveis ambientais, sociais, culturais, biológicas e genéticas. Com base em seus métodos de estudos é possível explicar como uma pessoa percebe, sente, analisa e decide a ação. O eixo que fundamenta este estudo, deriva do fato de que o psiquismo se constitui de dois importantes sistemas. O cognitivo, que envolve funções como atenção, memória, planejamento, percepção, compreensão, abstração, raciocínio, linguagem, por exemplo. E o emocional, que vai modular a expressão e o manejo das emoções e sentimentos e impulsos[3].

INTERFACE PSIQUIATRIA E PSICOLOGIA

No escopo da relação entre a Psiquiatria e a Psicologia consta que desde o século XIX já havia interesses da medicina pela presença da psicologia na instituição. No que diz respeito à inserção do profissional da psicologia à instituição de saúde pública e psiquiátrica no Brasil, isto foi possível devido a reforma psiquiátrica e desinstitucionalização da doença mental no final da década de 1970 e, assim, a criação de leitos psiquiátricos em hospitais gerais e Centros de Atenção Psicossocial (CAPS)[4,5].

A/O psicóloga/o tem ampla atuação na saúde mental e investigação dos transtornos mentais. A psicologia da saúde objetiva promover e manter a saúde e o bem-estar, prevenir e/ou minimizar os prejuízos decorrentes de determinada evolução de sinais e sintomas de doenças. Além disso, é importante perceber que, ainda que o indivíduo esteja com uma determinada doença ou transtorno, ainda assim, pode ter saúde, bem-estar e qualidade de vida[6].

A psicologia da saúde também se utiliza de técnicas, conhecimentos e métodos científicos nas diversas áreas da saúde, inclusive em hospitais psiquiátricos, entretanto, a atuação hospitalar está determinada por limites institucionais, como, por exemplo, regras e condutas específicas. Além disso, o papel da/o psicóloga/o atua juntamente com equipes de atendimento (psiquiatras, médicos clínicos, enfermeiros, assistentes sociais, técnicos e auxiliares, nutricionistas, terapeutas ocupacionais etc.). Essa atuação deve ser pautada no respeito, acolhimento e escuta especializada, foco nos processos psicológicos, exame psíquico e/ou estado mental, como, por exemplo, aspecto geral do paciente, consciência, atenção, memória, linguagem, humor, psicomotricidade, personalidade[1].

Outra área que impulsionou ainda mais a interface entre a Psicologia e a Psiquiatria foi o desenvolvimento da neuropsicologia como uma área de estudo das funções e alterações cognitivas e comportamentais associadas às lesões ou disfunções cerebrais. Assim, a avaliação neuropsicológica pode fornecer um perfil "neurocognitivo" de um indivíduo, identificar pontos fortes e fracos no desempenho cognitivo, déficits ou preservação dos processos cognitivos, gerando informações que subsidiam a atuação do psiquiatra[7,8], além dos programas de reabilitação neuropsicológica[9].

A ação da/o psicóloga/o na instituição de saúde pode ser para avaliação psicológica, intervenção com psicoterapia, reabilitação neuropsicológica e treinos cognitivos. As internações psiquiátricas têm evoluído e, atualmente estão voltadas para técnicas de tratamento emergenciais as quais obtenham um período curto, no entanto, com eficácia[5]. Na Tabela 1 estão expressas as principais áreas de atuação da Psicologia de interface com a Psiquiatria.

Tabela 1 Principais áreas de atuação da Psicologia em interface com prática médica geral e psiquiátrica

Área	Atividade
Psicologia clínica	Estudo e aplicação da psicologia para entender, prevenir e aliviar sofrimento ou disfunção consequente ao estresse e promover bem-estar e desenvolvimento pessoal. Psicoterapias. Aconselhamento.

(continua)

Tabela 1 Principais áreas de atuação da Psicologia em interface com prática médica geral e psiquiátrica *(continuação)*

Área	Atividade
Psicologia geral	Estuda as funções psíquicas, memória, percepção, pensamento, motivação, vontade, emoções etc.
Psicologia comparada	Estudo científico do comportamento e processos mentais de animais não humanos. História filogenética, adaptação, desenvolvimento.
Etologia	Estudo do comportamento animal no seu ambiente natural.
Psicologia do Desenvolvimento	Estuda o comportamento humano do nascimento à morte. Estuda aspectos cognitivos, afetivos, morais, sociais, neurais em diversas épocas da vida.
Psicologia educacional ou escolar	Como aprendemos no ambiente educacional, efetividade das intervenções educacionais, psicologia do ensino, dificuldades no aprendizado, criação de métodos de ensino e práticas educacionais, facilitação do aprendizado de crianças e da socialização.
Psicologia organizacional	Aplica conceitos e métodos psicológicos para otimizar o potencial humano no local de trabalho: recursos humanos, seleção de pessoal, efeitos do ambiente de trabalho e estilo de gerência sobre a saúde e satisfação no trabalho e produtividade, motivação, comportamento do consumidor.
Psicologia da personalidade	Estudo de padrões duradouros de comportamentos, pensamento e emoções. Teorias psicodinâmicas e de traços obtidos por análise fatorial. Extroversão, introversão, neuroticismo, psicoticismo
Psicologia social	Como humanos pensam uns sobre os outros e como se relacionam uns com os outros. Conformidade, persuasão, atitudes, formação de crenças, estereótipos. Estudo da dinâmica dos grupos. Liderança, comunicação, mediação, sociedade humana influenciando os transtornos mentais, papel social, papel de doente, classe social, eventos da vida, cultura, imigração, instituições sociais e total.
Psicologia positiva	Estuda os fatores que contribuem para a felicidade humana, melhoria do bem-estar, a pessoa bem-sucedida, espiritualidade.
Psicometria	Ensino e pesquisa na área de desenvolvimento de instrumentos de medidas de constructos como personalidade, memória, atenção, humor, inteligência, entre outros.
Psicologia da religião	Entender o papel da religião na vida e como usar isto para ajudar nos problemas que as pessoas enfrentam. Entender as motivações, cognições, emoções e comportamentos relacionados à religião.

(continua)

Tabela 1 Principais áreas de atuação da Psicologia em interface com prática médica geral e psiquiátrica *(continuação)*

Neuropsicologia	Avaliar os déficits cognitivos consequentes à lesão ou disfunção cerebral de quadros neuropsiquiátricos, e desenvolver programas de reabilitação e treinos cognitivos
Psicologia Médica	Estuda o comportamento da pessoa enferma e a relação médico-paciente.
Psicopatologia	Estuda o adoecer psíquico, os sintomas e sinais que indicam que a pessoa apresenta um transtorno mental e qual impacto nos processos cognitivos, emocionais e comportamentais
Psicologia da Saúde	Desenvolve estudos referentes aos processos psicológicos e comportamentais que possam estar associados à doença e saúde nas comunidades
Pesquisas	Desenvolvimento de projetos de avaliação diagnóstica em psicologia, programas de intervenções e medida de efetividade.

E nesse contexto se inserem as várias linhas psicoterapêuticas que propiciam diferentes formas de intervenção, tanto para pessoas com transtornos mentais ou não, conduzidas tanto por psicólogos quanto por psiquiatras, a saber:

Psicodinâmica

O tratamento psicodinâmico pode ser eficaz em pacientes comórbidos complexos que são resistentes ao tratamento, e leva em consideração toda uma maneira de entender os pacientes, com o que eles lutam, qual pode ser o significado inconsciente ou oculto de suas lutas e sintomas, incluindo o significado da própria resistência ao tratamento[10, 11]. Intervenções com uma equipe de tratamento que utiliza o modelo psicodinâmico podem ser muito importantes para integrar a compreensão de como a resistência ao tratamento pode ter significado central, por exemplo, uma repetição de experiências de vida e/ou uma solução para outros problemas do cotidiano. Embora as terapias psicodinâmicas sejam influenciadas pela psicanálise de Freud, estas foram desenvolvidas em diferentes escolas independentes e, tradicionalmente, são conhecidas como intervenções de longo prazo. Contudo, após sistemáticas revisões, foram desenvolvidas terapias psicodinâmicas de curto prazo (p. ex., psicoterapia focada na transferência) para tratar diferentes psicopatologias, como, por exemplo, transtornos de ansiedade, depressivos, distúrbios de comportamento e alguns transtornos de personalidade. Estes modelos podem variar na duração do tratamento, mas, em geral duram entre 12 e 24 sessões[11].

Abordagens humanistas

Na abordagem humanista, os indicadores de avaliação psicológica do paciente incluem sentimentos de vitalidade, energia e autoavaliações de saúde. Com relação à avaliação subjeti-

va do bem-estar psicológico são considerados a satisfação com a vida, relatos de sentimentos, autoeficácia percebida, autoestima, domínio, percepção de controle, espiritualidade, significado dado às situações enfrentadas no cotidiano, engajamento com o tratamento etc. A conexão mente-corpo é um ponto importante na compreensão do bem-estar físico e psicológico. Além disso, há a ênfase nos conjuntos de valores e virtudes e a relação com a própria experiência e o contexto do indivíduo[12].

Gestalt

Em tratamento de fenômenos marcados como psicopatológicos, os terapeutas da Gestalt enfatizam o contexto do relacionamento e seu significado subjetivo para o paciente. Da perspectiva contextual, o terapeuta vê o cliente como um membro de um sistema e observa os papéis que ele assume dentro deste (p. ex., familiar ou terapeuta/paciente) e, explora a função da fenomenologia do paciente em um contexto mais amplo.

A perspectiva psicopatológica do diagnóstico descreve as características disfuncionais do paciente. Então, o terapeuta discrimina e identifica as dificuldades do paciente, como elas apareceram e como são mantidas em diante. O foco está na pessoa e nos sintomas dos distúrbios apresentados, procurando, à distância, o que não funciona saudavelmente[13,14].

Fenomenológica existencial

Visa desenvolver uma experiência compartilhada da significância do contexto e das comunicações dos pacientes sem premissas *a priori*, e leva em conta os aspectos da interpretação construída a partir da experiência de vida. As questões existenciais são observadas como as principais no sofrimento psicológico. O objetivo não é buscar a cura ou explicá-la, mas explorar, descrever e esclarecer os processos e permitir que o paciente vivencie as tensões da vida. O profissional se preocupa com uma visão de mundo em uma perspectiva inter-relacional que o paciente tem e a mudança é secundária. Em paciente com psicose, por exemplo, uma perspectiva existencial poderia ser aplicada abordando as maneiras pelas quais o paciente entende sua condição pessoal e social[15,16].

Análise do comportamento

Aqui o psicoterapeuta busca identificar contingências de reforço em uma avaliação funcional e realizar um planejamento para o tratamento do paciente. Por exemplo, se um comportamento-problema é reforçado pela atenção social, então a extinção e o reforço social devem compor o tratamento. Dessa forma, o tratamento pode ser utilizado na determinação de reforçadores a serem mantidos ou a instalação de concorrentes mais efetivos, ou serem extintos a fim de alcançar o comportamento desejado, além de determinar a relação funcional entre estímulos ambientais e comportamentos-alvo[17]. A análise funcional do comportamento pode auxiliar no manejo dos comportamentos de esquiva e na promoção de respostas de enfrentamento. Técnicas comportamentais como a exposição com prevenção de respostas, dessensibilização sistemática e treino de habilidades sociais são estratégias de tratamento que podem ser utilizadas para transtornos ansiosos, por exemplo[18].

A terapia comportamental pode ser indicada para tratamento de transtorno obsessivo-compulsivo e transtorno do espectro autista, fobias específicas, transtornos alimentares, dependência química e estresse pós-traumático. Também é eficaz para respostas de esquiva fóbica e redução de comportamentos indesejados, na qual o paciente pode conseguir alívio dos sintomas de ansiedade evitando a situação fóbica[17,19].

Terapia cognitivo-comportamental

É focada no problema, em formato de curto prazo, com exceção de pacientes com condições de comorbidades ou sintomas crônicos ou resistentes a tratamento[20-22]. O modelo cognitivo-comportamental enfatiza a investigação das distorções cognitivas (a partir da solicitação e concedimento de *feedback*), principalmente para transtornos psiquiátricos e estrutura da personalidade[20]. As conceitualizações cognitivo-comportamentais têm sido sistematizadas, principalmente para estes casos[20,23].

Cada vez mais tem crescido o número de desenvolvimento de protocolos para tratamentos cognitivo-comportamentais indicados para problemas específicos, por exemplo, para diversos transtornos do Manual de Diagnóstico e Estatístico de Transtornos Mentais – 5ª edição (DSM-5). No entanto, também há sobreposições de protocolos e excesso de manuais cognitivo-comportamentais, o que pode dificultar a escolha destes por parte dos profissionais clínicos[24,25].

A TCC tem desenvolvido protocolos de tratamento de curto prazo, geralmente com duração entre 12 e 20 sessões, para uma variedade de transtornos psiquiátricos comuns, como transtornos depressivos, de ansiedade, transtorno obsessivo-compulsivo, transtornos de personalidade, transtornos alimentares, estresse crônico e traumas. Diferentes durações da TCC também estão disponíveis para o tratamento da esquizofrenia[26].

Neuropsicologia

A neuropsicologia também estuda a relação entre a estrutura e a função cerebral. As tecnologias são importantes nessa investigação de determinados funcionamentos de processos psicológicos, como, por exemplo, as técnicas de neuroimagem, as quais podem oferecer subsídios para hipóteses diagnósticas complexas[7,9]. A avaliação neuropsicológica pode fornecer um perfil "neurocognitivo" de um indivíduo, identificar pontos fortes e fracos no desempenho cognitivo, déficits ou preservação dos processos cognitivos. Além disso, permite ao avaliador um nível de observação entre os biomarcadores psicofisiológicos e o funcionamento cerebral[9]. Os testes podem verificar diferentes aspectos da função cognitiva, como inteligência, atenção, memória, linguagem, funções executivas, funcionamento visuoespacial, praxias construtivas, comprometimentos específicos[7-9,27]. Além disso, é importante o uso de testes que demonstrem fortes relações com o funcionamento do dia a dia do paciente. O comportamento e o funcionamento também devem ser observados e avaliados[9,28].

CONSIDERAÇÕES FINAIS

Ainda que o reconhecimento do desenvolvimento e relevância da prática psiquiátrica e psicológica para as sociedades seja sólido, é de convergência na literatura a existência de um número considerável de pessoas com transtornos mentais no mundo sem uma adequada assistência. Os problemas de saúde mental estão entre os que mais contribuem para o aumento de incapacidades em todo o mundo, com maior repercussão em países de baixa renda. Os transtornos psiquiátricos ocasionam ainda um impacto no indivíduo e podem levar ao isolamento, à improdutividade nas atividades da vida adulta e a questões de implicações jurídicas e à violência, principalmente quando há falhas na assistência integral a esta população[3,29]. Dados da Organização Mundial de Saúde[30] demonstram que a maioria dos programas de desenvolvimento e da luta contra a pobreza não atinge as pessoas com problemas mentais ou psicológicos em torno de 75% desta população.

Com base nesse cenário, compreendemos quão necessárias se tornam as ações integradas entre Psiquiatria e Psicologia, além de outras práticas profissionais, fundamentadas em uma compreensão biopsicossossocial das pessoas com transtorno mental. Tais constatações impõem tanto à Psiquiatria quanto à Psicologia a necessidade urgente da elevação do número de pesquisas que possam subsidiar uma capacitação de profissionais para um diagnóstico mais rápido e eficaz e, consequentemente, intervenções também mais rápidas, além de estudos voltados à prevenção ou redução dos casos de transtornos mentais na população geral.

Para aprofundamento

- Juul S, Poulsen S, Lunn S, Sørensen P, Jakobsen JC, Simonsen S. Short-term versus long-term psychotherapy for adult psychiatric disorders: a protocol for a systematic review with meta-analysis and trial sequential analysis. Systematic Reviews. 2019;8(169):2-13.
  ⇨ Esta revisão avalia os efeitos da psicoterapia de curto prazo em comparação com a psicoterapia de longo prazo no tratamento da saúde mental.
- Khouzam HR. The 21st century psychiatrists need to reestablish their identity as healers of the human psyche and not just pill pushers. Contemp Behav Health Care. 2016;2(1):44-47.
  ⇨ O livro revisa alguns dos fatores que influenciaram psiquiatras a limitar-se à prescrição de psicofármacos.
- Enache-Tonoiu A. Psychiatry and psychotherapy: a troubled relationship. Eur J Psychol. 2013;9(4):664-70.
  ⇨ O texto discute a integração entre psicoterapia e psiquiatria como fundamental para a obtenção de melhores resultados no tratamento da doença mental.

REFERÊNCIAS BIBLIOGRÁFICAS

1. **Serafim AP, Felicio JL. Psicologia e clínica psiquiátrica: interfaces. In: Serafim AP, Rocca CCA, Saffi F, Yokomizo JE, orgs. Psicologia hospitalar em psiquiatria. São Paulo: Vetor; 2017. p. 17-34.**
    ⇨ Este texto discute a atuação da/o psicóloga/o no contexto hospitalar, fundamentada na compreensão biopsicossocial de intervenção.
2. Shorter E. History of psychiatry. Curr Opin Psychiatry. 2008;21(6):593-597.
3. Serafim AP, Saffi F. Psicologia e práticas forenses. 3ª ed. Barueri: Manole, 2019. 329p.
4. Sztanfater S. Saúde mental e a inserção do psicólogo: Uma perspectiva histórica. In: Savoia MG, org. A interface entre psicologia e psiquiatria, 2ª ed. São Paulo: Roca; 2011. p. 73-86.
5. Savoia MG, Sztanfater S. Abordagem interdisciplinar no atendimento institucional: o papel do psicólogo. In: Savoia MG, org. A interface entre psicologia e psiquiatria, 2ª ed. São Paulo: Roca; 2011. p. 1-15
6. Gleitman H, Gross J, Reisberg D. Psychology, 8th ed. London; Norton & Company; 2010.
7. Rocha AFP, Serafim AP, Baldivia B, Fuad PF, Fiore LA, Souza MST. Avaliação neuropsicológica e psicológica nos quadros neuropsiquiátricos. In: Serafim AP, Rocca CCA, Saffi F, Yokomizo JE, orgs. Psicologia hospitalar em psiquiatria. São Paulo: Vetor; 2017.
8. **Lezak MD, Howieson DB, Loring DW. Neuropsychological assessment. Nueva York: Oxford University Press; 2004.**
    ⇨ O livro fornece descrições das principais síndromes e informações atualizadas sobre técnicas de avaliação e tratamento.
9. **Tuokko HA, Smart CM. Neuropsychology of cognitive decline: a developmental approach to assessment and intervention. New York: The Guilford Press; 2018.**
    ⇨ Este livro se baseia em pesquisas e experiência clínica e apresenta abordagem integrativa entrelaçando o conhecimento neuropsicológico e desenvolvimento humano.
10. Ribeiro A, Ribeiro J P, von Doellinger O. Depression and psychodynamic psychotherapy. Brazilian Journal of Psychiatry. 2018;40:105-109.
11. Plakun E. Treatment resistance and psychodynamic psychiatry: concepts psychiatry needs from psychoanalysis. Psychodynamic Psychiatry. 2012;40(2):183-210.
12. Duff J, Rubenstein C, Prilleltensky I. Wellness and fairness: two core values for humanistic psychology. The Humanistic Psychologist. 2016;44(2):127-141.
13. Roubal J. The three perspectives diagnostic model (how can diagnostics be used in the gestalt approach and in psychiatry without an unproductive competition). Gestalt J Australia and New Zealand. 2012;8(2):21-53.
14. Lobb MS. Aesthetic relational knowledge of the field: a revised concept of awareness in Gestalt therapy and contemporary psychiatry. Gestalt Review. 2018;22(1):50-68.
15. Huguelet P. The contribution of existential phenomenology in the recovery-oriented care of patients with severe mental disorders. J Med Philosophy. 2014;39:346-67.
16. Brencio F. World, Time and Anxiety. Heidegger's existential analytic and psychiatry. Folia Medica. 2014;56(4):297-304.
17. Miranda E, Britto IAGS. Aplicação dos princípios analítico-comportamentais para alterar o comportamento de uma esquizofrênica. Psicologia: Teoria e Pesquisa. 2011;27(3):327-336.
18. Harvey MT, Luiselli JK, Wong SE. Application of applied behavior analysis to mental health issues. Psychological Services. 2009;6(3):212-222.
19. Osório FL, Silva UCA, Mendes AIF, Pavan-Cândido CC. Psicoterapias: conceitos introdutórios para estudantes da área da saúde. Medicina (Ribeirão Preto). 2017;50(Supl. 1):3-21.
20. Kuyken W, Padesky CA, Dudley R. Collaborative case conceptualization: Working effectively with clients in cognitive-behavioral therapy. New York: Guilford Press; 2009.
21. Dobson D, Dobson, KS. Evidence-based practice of cognitive-behavioral therapy, 2nd ed. London: Guilford Press; 2017.
22. Wright JH, Brown GK, Thase ME, Basco MR. Learning Cognitive-behavior Therapy; An Illustrated Guide. 2nd ed. Arlington: American Psychiatric Association Publishing; 2017.
23. Beck AT, Rush AJ, Shaw BF, Emery G. cognitive therapy of depression. New York: Guilford Press; 1979.
24. Hofmann SG. Bridging the theory-practice gap by getting even bolder with the boulder model. Behavior Therapy. 2013;44(4):603-608.
25. **Rector NA, Man V, Lerman B. The expanding cognitive-behavioural therapy treatment umbrella for the anxiety disorders: disorder-specific and transdiagnostic approaches. Can J Psychiatry. 2014;59(6):301-309.**
    ⇨ O texto sugere que abordagens transdiagnósticas da terapia cognitivo-comportamental no tratamento de transtorno de ansiedade primário levam à redução da comorbidade.
26. Morrison AK. Cognitive behavior therapy for people with schizophrenia. Psychiatry (Edgmont). 2009;6(12):32-9.
27. Gil G. Contribuições da neuropsicologia à instituição de saúde mental. In: Savoia MG. (Org.). A interface entre psicologia e psiquiatria, 2ª ed. São Paulo: Roca; 2011. p. 17-32.
    ⇨ O texto apresenta teoria e prática do atendimento psicológico em instituições de saúde mental integrado com outras disciplinas.
28. Orndorff-Plunkett F, Singh F, Aragón OR, Pineda JA. Assessing the effectiveness of neurofeedback training in the context of clinical and social neuroscience. Brain Sciences. 2017;(7)95:1-22.
29. West ML, Vayshenker B, Rotter M, Yanos PT. The influence of mental illness and criminality self-stigmas and racial self-concept on outcomes in a forensic psychiatric sample. Psychiatric Rehab J. 2015;38(2):150-157.
30. World Health Organization (WHO). People with mental disabilities cannot be forgotten. Disponível em: http://www.who.int/mediacentre/news/releases/2010/mental_disabilities_20100916/en/index.html.

8

Psiquiatria, sociologia, antropologia e filosofia

Zacaria Borge Ali Ramadam
Paulo Clemente Sallet

Sumário

Introdução
Fatores sociais na psiquiatria
Contribuições da sociologia
Abrangência e contribuições da antropologia
Normal vs. patológico
Filosofia e psiquiatria
Considerações finais
Para aprofundamento
Referências bibliográficas

Pontos-chave

- Ilustrar as contribuições da sociologia, da antropologia e da filosofia para a psiquiatria.
- Discorrer sobre as influências dos fatores socioculturais no estudo e na prática da psiquiatria.
- Definir as especialidades da filosofia de maior relevância à teoria e à prática da psiquiatria.
- Citar diversos estudiosos e seus estudos nas ciências humanas.

INTRODUÇÃO

O psiquiatra deve ter sólidos conhecimentos de clínica médica, neurologia, psicopatologia, psicologia e terapêutica, que são matérias necessárias e indispensáveis, porém não suficientes. Ele será um profissional mais completo e com mais clara visão do seu campo de trabalho se, em sua formação, houver agregado o conhecimento das ciências humanas, especialmente sociologia, antropologia e filosofia.

Ao longo da história, a psiquiatria (como algumas outras especialidades médicas) vem sofrendo exaustivo processo de decantação e depuração, sobretudo no que concerne aos limites entre o normal e o patológico.

Esses limites, como se verifica por meio das sucessivas edições dos DSM norte-americanos[1] e CID[2], nunca foram solidamente estabelecidos, em grande parte restando controvérsias entre o que se pode considerar transtorno mental ou simplesmente desvio das normas sociais. A título de ilustração, citam-se alguns exemplos da clínica médica. Dubos[3] descreveu uma tribo sul-americana em que:

> a espiroquetose discrômica, caracterizada por manchas multicores na pele, era tão comum que a pessoa que não a tivesse era considerada anormal e impedida de se casar. A espiroquetose discrômica

é uma doença grave, identificável de pronto por qualquer especialista, mas achava-se que só quem tinha essa doença era sadio.

De modo semelhante, E. H. Ackerknecht (*apud* Wing[4]) mostrou que, no início do século XIX, a malária era tão comum no vale superior do Mississipi que suas manifestações eram consideradas normais e nenhum esforço se fez para desenvolver métodos de prevenção e tratamento, já que não era tida como doença.

Outro exemplo significativo citado por Wing[4]:

> A existência do odor axilar é considerada entre os japoneses como uma doença, a osmidrose da axila, que costumava garantir isenção do serviço militar. Certos médicos especializam-se no tratamento dela, e os portadores da doença são geralmente internados em hospital.

FATORES SOCIAIS NA PSIQUIATRIA

Problemas dessa ordem, observados na clínica médica, foram (e são) mais complexos na esfera da psiquiatria, na qual comportamentos anômalos são frequentemente avaliados pelo prisma da ética e dos costumes vigentes.

Por exemplo, muitas vezes é difícil distinguir alguns quadros melancólicos (depressão patológica) da tristeza profunda provocada por situações de luto, separação e perda de pessoas ou objetos queridos. O significado afetivo é muito variável entre as pessoas, influindo na intensidade e na duração da tristeza.

Em um curto poema, Carlos Drummond de Andrade[5] expressou o problema:

> Era uma vez um czar naturalista
> que caçava homens.
> Quando lhe disseram que também
> se caçam borboletas e andorinhas
> ficou muito espantado
> e achou uma barbaridade.

Ou seja, para os seres humanos, muitas vezes, a perda de um animal de estimação ou de uma joia de uso pessoal pode ser mais dolorosa do que a perda de um parente próximo; trata-se de um complexo universo de significados.

A distinção entre luto (tristeza "normal") e melancolia (patológica) foi tema de um clássico trabalho de Freud (1856-1939)[6]; não obstante, embora se tenha delineado alguns critérios fundamentais para o diagnóstico diferencial, até hoje persistem as dificuldades para se decidir quando é pertinente prescrever antidepressivos. Mesmo os critérios operacionais adotados pelo DSM-5 e pela CID-11 não lograram cabal elucidação do problema, resultando em numerosos casos de "depressões resistentes" avessos a qualquer intervenção terapêutica. Ressalte-se que a condição de luto e sua duração (bem como rituais correlatos) são bastante variáveis conforme as culturas dos povos e de seus subgrupos sociais.

Outro exemplo de dificuldade diagnóstica contaminada por valores sociais vigentes são os quadros de dependência: etilismo, tabagismo, jogo, transtornos alimentares e sexualidade.

Cada povo, conforme a cultura, atribui diferentes valores (de qualidade e intensidade) aos comportamentos dessa natureza. O diagnóstico de embriaguez e de etilismo é variável em diversos países, conforme o grau de tolerância. Na esfera da sexualidade, os valores sociais influem de maneira ainda mais contundente. Já indivíduos em processo demencial são vistos, em numerosas culturas, como "caducos" normais em razão da idade, tolerados pelos familiares sem recorrer à intervenção médica. No entanto, um dos maiores desafios diagnósticos da psiquiatria, em conexão com os valores sociais, refere-se aos transtornos da personalidade. A caracterização desses transtornos, intentada de forma magistral por Kurt Schneider[7], permanece inacabada e é permeável aos valores locais e culturais.

Ilustrativo dessa condição foi o caso de Pierre Riviere, que exterminou sua família no século XIX e foi estudado por Michel Foucault[8]. Examinado pelos maiores psiquiatras da época, nenhuma anomalia foi encontrada, salvo sua insensibilidade em relação ao crime praticado. Crimes similares (assassinato de pais e outros parentes próximos) têm sido observados recentemente em São Paulo; em Roma, sob o império de Calígula, ao que se sabe, eram considerados disputas de poder e não se questionava a saúde mental dos homicidas.

Todos esses exemplos remetem, obviamente, à falta de marcadores biológicos na área da psiquiatria, tornando impossível adotar as diretrizes de Claude Bernard (1813-1878)[9] para a medicina baseada em evidências.

O estudo dos comportamentos com modelos animais é precário, considerando-se que se pode apenas reproduzir comportamentos simples e rudimentares, sem a participação de valores afetivos, significados sociais e culturais.

CONTRIBUIÇÕES DA SOCIOLOGIA

Torna-se, pois, indispensável recorrer à sociologia, à antropologia e à filosofia para que seja obtido melhor desempenho da atividade psiquiátrica, depurada de vieses mais grosseiros. Isso porque tais disciplinas, destinadas ao estudo do ser humano, embora sob diferentes perspectivas, têm trazido notáveis contribuições ao campo da psiquiatria, da qual se servem, também, para suas pesquisas e elaboração de seus conhecimentos.

Essa situação foi claramente observada por Jaspers (1883-1969)[10] que, em sua obra *Psicopatologia geral*, dedicou extensos capítulos e comentários à interface dessas áreas. Ressalta que "os métodos que se utilizam das pesquisas sociológicas e históricas são os mesmos que servem à psicopatologia em geral". Acrescenta que "o método importante é o comparativo: comparação de povos, formas culturais, grupos populacionais diversos; este é o campo especial da estatística". Nessa obra, escrita há um século, assinalou: "Os métodos estatísticos gozam, presentemente, de grande favor. Todavia, são difíceis de manejar e só podem ser usados, quando se espera que venham a fornecer dados confiáveis, com grande prudência e espírito crítico". Jaspers adverte ainda que:

> constatações estatísticas possibilitam estabelecer correlações, mas *per si* não significam um conhecimento causal. São indicações de possibilidades que requerem interpretação. Mesmo tratando-se de números comparativos simples, há o perigo de erros de interpretação, muitas vezes difíceis de constatar. Justamente a impressão dos números quase sempre vigorosa não deve fazer esquecer a advertência, que de uma forma exagerada, lembra: com números pode-se provar tudo.[10]

Criada por Augusto Comte (1798-1857), a sociologia se propõe a estudar as sociedades e as leis gerais que regem as relações entre seus grupos, instituições, costumes, tradições, economia, linguagem etc. O sociólogo busca sempre encontrar nos fatos sociais aquilo que é mais geral e, ao mesmo tempo, aquilo que é característico[11].

Com efeito, por meio do estudo das populações e de seus subgrupos (etários, religiosos, profissionais, econômicos etc.), a sociologia permite caracterizar o contexto em que se insere o indivíduo, bem como identificar os principais fatores capazes de contribuir – ou não – para a origem e o desenvolvimento de numerosos quadros patológicos.

Isso é bem evidente em quase todos os projetos de pesquisa médica, quando se estabelecem critérios de inclusão e de exclusão dos sujeitos da pesquisa, considerando-se região de procedência, idade, profissão, situação familiar, grau de instrução e numerosos outros parâmetros, cuja importância já tenha sido previamente reconhecida por meio de estudos sociais. Por exemplo, o estudo dos hábitos alimentares das populações nipônicas e daquelas de origem europeia permite explicar as diferentes incidências de câncer colorretal nesses povos. De modo semelhante, o conhecimento da chamada "dieta mediterrânea" trouxe importantes contribuições para o estudo das patologias cardiovasculares.

No campo da psiquiatria, as contribuições da sociologia são maiores e mais significativas. Por exemplo, na distinção entre luto e melancolia, as diferenças entre orientais e ocidentais são enormes, tanto em relação ao culto dos mortos e ao período de tristeza "normal" como aos sinais exteriores dessa condição. São também importantes os fatores religiosos, dificultando, frequentemente, o diagnóstico diferencial com quadros patológicos. Ainda no âmbito religioso, é bem sabido que numerosas manifestações e comportamentos bizarros assimilados por certos grupos sociais são considerados expressões legítimas de entidades espirituais, embora, à primeira vista, sejam sugestivos de manifestações psicóticas. Nessa área, merece destaque o notável trabalho de Dalgalarrondo[12], que investigou exaustivamente as questões envolvendo religião e psicopatologia.

O suicídio e suas tentativas, que constituem outro problema de grande relevância para a psiquiatria, receberam da sociologia contribuições fundamentais por meio da obra magistral de Emile Durkheim (1858-1917)[13]. Em fins do século XIX, época em que os dados estatísticos ainda eram precários, esse discípulo de Comte, fundador da sociologia moderna, conseguiu estabelecer correlações significativas entre o comportamento suicida e numerosos fatores sociais, como estrutura familiar, atividade profissional, grau de instrução, religião etc., evidenciando os principais fatores de risco determinantes desse comportamento, independentes de transtornos psicopatológicos propriamente ditos. Tais fatores, identificados por Durkheim há mais de cem anos, são até hoje confirmados por todas as pesquisas e constituem elementos importantes para a avaliação dos quadros melancólicos e concorrentes para as tentativas de autoextermínio.

Dentre as mais notáveis contribuições da sociologia para a psicologia e a psicopatologia, cabe destacar os trabalhos de Gustave Le Bon[14], demonstrando as sensíveis diferenças entre os comportamentos dos indivíduos isolados ou quando se encontram em grupos ou multidões. Ele mostrou que, nessa segunda condição, o pensamento racional se dilui, prevalecendo, sobretudo, fatores emocionais e inconscientes na determinação do comportamento[14,15]. Ele assinalou que:

> O fato mais importante apresentado por uma turba psicológica é o seguinte: quaisquer que sejam os indivíduos que a compõem, por muito semelhantes ou diferentes que possam ser o seu gênero de vida, as suas ocupações, o seu caráter ou sua inteligência, só o fato de serem transformados em multidão dota-os de uma espécie de alma coletiva.
>
> Essa alma os faz sentir, pensar e proceder de uma maneira diferente daquela pela qual sentiria, pensaria e procederia cada um deles isoladamente. Certas ideias, certos sentimentos só surgem ou se transformam em atos nos indivíduos em multidão.
>
> A turba psicológica é um ser provisório, composto de elementos heterogêneos, que por um instante se unem, inteiramente como as células de um corpo vivo, que formam pela sua reunião um ente novo o qual manifesta caracteres mui diferentes daqueles que cada umas dessas células possui.

Um trabalho de Freud a respeito da psicologia das massas foi baseado nas ideias de Le Bon.

A sociologia permitiu melhor compreensão das dinâmicas grupais, resultando na obra de Jacob L. Moreno (sociometria e psicoterapia psicodramática), assim como as técnicas de interpretação grupal preconizadas por W. Bion.

Por outro lado, o estudo dos rituais de iniciação em povos primitivos, bem como nas "tribos" de adolescentes urbanos, com generoso consumo de drogas, tem trazido importantes subsídios para a compreensão desses fenômenos e a implementação de políticas para a prevenção dos abusos e das dependências químicas.

Seria exaustivo prosseguir no registro das imensas contribuições da sociologia para a psiquiatria; cabe notar, porém, que tais estudos se estendem e se confundem, com frequência, com o campo da antropologia, bem mais amplo e de objetivos mais ambiciosos.

ABRANGÊNCIA E CONTRIBUIÇÕES DA ANTROPOLOGIA

Com efeito, a antropologia comporta um vasto campo de interesses, e não há, no elenco das ciências humanas, nenhuma tão abrangente. Ela é definida como "ciência do homem no sentido mais lato, que engloba origens, evolução, desenvolvimentos físico, material e cultural, fisiologia, psicologia, características raciais, costumes sociais, crenças, etc. Subdivide-se em cultural, física, social e urbana"[16]. Antropólogos assinalam que:

> como ciência da humanidade, ela se preocupa em conhecer cientificamente o ser humano em sua totalidade, o que lhe confere um tríplice aspecto:
>
> a) ciência social: propõe conhecer o homem enquanto elemento integrante de grupos organizados;
>
> b) ciência humana: volta-se especificamente para o homem como um todo: sua história, suas crenças, usos e costumes, filosofia, linguagem, etc.;
>
> c) ciência natural: interessa-se pelo conhecimento psicossomático do homem e sua evolução.[17]

Tais autores observam que a antropologia tem dimensões biológicas, socioculturais e filosóficas quando se empenha em responder a indagação: o que é o homem? E prosseguem:

Na idade clássica, foram os gregos que mais reuniram informações sobre povos diferentes, deixando substanciosos registros e relatos dessas culturas. Nasce, assim, a antropologia, no século V a.C., com a figura de Heródoto (484-425 AC), que descreveu minuciosamente as culturas circundantes. É considerado o "pai da antropologia". Chineses e romanos também deixaram descrições de povos diferentes.[17]

Heródoto, portanto, considerado "o pai da História", teria gerado outra filha, a totipotente antropologia que, assim considerada, abrange todas as ciências humanas, conforme segue:

A partir de meados do século XVIII, a antropologia adquire a categoria de ciência, quando Linneu, ao classificar os animais, relaciona o homem entre os primatas. Foi um dos primeiros a descrever as raças humanas.

No século XIX, à medida que os fósseis humanos foram descobertos, a antropologia progrediu cada vez mais. Na década de 1840, o investigador francês Boucher de Perthes, pela primeira vez, refere-se ao homem pré-histórico, baseado em seus achados (utensílios de pedra) de idade bastante recuada. John Lubock recompilou dados existentes sobre a cultura da idade da pedra e estabeleceu as diferentes culturas do paleolítico e do neolítico.

A antropologia sistematiza-se como ciência após Darwin ter trazido à luz a teoria evolucionista, com a publicação de suas obras: *Origem das espécies* (1859) e *A descendência do homem* (1871). A antropologia física tem, a partir daí, grande impulso, e surgem os primeiros teóricos da nova ciência: Tylor, Morgan, Bachofen, Maine, Bastian.

O progresso da antropologia, no século XX, é o resultado das descobertas anteriores relativas ao homem. Seus especialistas passam a desenvolver constantes pesquisas de campo, de caráter científico, incentivadas a partir dos trabalhos de Franz Boas, que é considerado o pai da antropologia moderna.[17]

Eis, sucintamente, um esboço do campo da antropologia, cuja abrangência torna irrelevantes quaisquer considerações. Não cabe questionar sua objetividade, já que todas as suas pesquisas e seu corpo de conhecimentos são embasados em metodologias rigorosas, inerentes a cada disciplina conexa. É, portanto, um campo imenso de informações e pesquisas, tangenciando todo o universo das ciências humanas, incluindo a psicologia, a psicopatologia e a psiquiatria.

NORMAL *VERSUS* PATOLÓGICO

Nesse contexto, ressalta-se a questão do que é normal e o que é patológico. Como assinalado anteriormente em alguns exemplos, fatores culturais e até ideológicos interferem na avaliação. Na época da Guerra Fria (EUA *vs.* URSS), na União Soviética, numerosos dissidentes do regime foram diagnosticados como doentes mentais e internados em hospitais psiquiátricos.

No Ocidente, ao contrário, prosélitos da chamada "antipsiquiatria" proclamavam a inexistência das doenças mentais, argumentando que seriam apenas "desvios das normas repressoras" impostas pelas classes dominantes[18]. Entretanto, mesmo fora do plano político-ideológico, no âmbito das ciências biológicas, diferentes teorias e interpretações dos fenômenos digladiavam entre si[19,20].

Na esteira desses problemas, visando a estabelecer modelos para as concepções de doença e de saúde, faculdades de medicina na França e nos Estados Unidos, com o estímulo da Organização Mundial da Saúde, já incluem estudos de antropologia em seus cursos de graduação[21].

É inegável que, abrangendo áreas tão múltiplas de conhecimento e pesquisa (a totalidade do homem), a antropologia compreende um número imenso de disciplinas e informações oriundas de diferentes metodologias de investigação. Também é indubitável que tal abrangência acarreta algumas confusões, no que concerne à delimitação de cada área. Por exemplo, Kant (1724-1804), que praticamente nunca saiu de sua cidade natal, produziu, no século XVIII, obras notáveis de antropologia a respeito de caráter, temperamento e costumes. Suas observações a respeito da psicologia e da psicopatologia humanas influenciaram, sobremaneira, a obra de K. Jaspers[22-24].

Observa-se que o vocábulo "antropologia" envolve estudos bastante diversificados, incluindo pesquisas arqueológicas, etnogeográficas, sociológicas, psicológicas, enfim, tudo o que se refira à totalidade do ser humano. Isso não desmerece a vasta gama de conhecimentos acumulados, embora possa causar desconforto aos pensadores mais cartesianos.

No século XX, os estudos antropológicos se desenvolveram sobremaneira, destacando-se os trabalhos de Malinowski[25], Lévi-Strauss[26] e Bastide[27], com notáveis contribuições para a compreensão das formas rudimentares de pensamento e de psicologia primitiva. Igualmente relevantes foram os trabalhos de Bateson[28] sobre as estruturas dos processos mentais e os relacionamentos familiares.

Graças ao seu amplo espectro de interesse, especialistas de outras disciplinas produziram excelentes trabalhos de antropologia, com significativas repercussões na área da psicologia e da psicopatologia. Por exemplo, o biólogo von Uexküll[29,30] e seus estudos comparativos sobre os mecanismos da percepção dos homens e dos animais. O biólogo Edward O. Wilson[31] desenvolveu notáveis estudos a respeito das raízes biológicas dos comportamentos mais complexos, estabelecendo os fundamentos da sociobiologia. Já K. Goldstein[32,33], com base em quadros clínicos neurológicos, produziu uma importante obra de antropologia que influenciou as notáveis obras de Merleau-Ponty[34,35] sobre a fenomenologia da percepção e a estrutura do comportamento.

No conjunto de tantas e incontáveis obras publicadas no século XX, observa-se a interface, ou melhor, a clara intersecção entre a psiquiatria, a antropologia e a filosofia, entrelaçando seus conhecimentos e enriquecendo-se mutuamente. É ilustrativo o exemplo de von Gebsattel, que foi professor de psicologia e psicoterapia e, a seguir, de antropologia na Universidade de Wurzburg, cujas obras *Antropologia médica*[36] e *Imago hominis*[37] enriqueceram não apenas o campo da psiquiatria como da antropologia, por meio do estudo das estruturas básicas dos quadros psicopatológicos. Sobressai, também, a obra do psiquiatra E. Minkowski, sobre vivência do tempo subjetivo e percepção do mundo[38,39].

FILOSOFIA E PSIQUIATRIA

Ao longo da história, a contribuição dos filósofos franceses, desde Descartes (1596-1650), foi prodigiosa[40]. A importância de Descartes está em confrontar a unidade metafísica da substância essencial, um dogma existente desde a Grécia antiga, baseado no chamado hilomorfismo de Aristóteles (384-322 a.C.) – o *ser* é unidade indivisível entre corpo (matéria) e alma (forma) – e resgatado por Tomás de Aquino (1224-1275) na Idade Média. Descartes reformula o problema mente-corpo, que passa a ser debatido por diversas correntes teóricas da época, cujos desdobramentos ecoam nas tendências atuais envolvendo a mesma questão mente-corpo. De certa forma, ao separar a alma do corpo, rompendo com a unidade substancial medieval, Descartes circunscreve o psiquismo à alma e à religião (o que certamente o poupou dos incômodos da Inquisição) e deixa o corpo destituído de mente para ser estudado pela análise mecanicista emergente.

No século XX, além da extraordinária obra de Merleau-Ponty, já citado, cabe lembrar H. Bergson (1859-1941)[41], Sartre[42,43] e Foucault[44-46].

Não foi menor, porém, a contribuição dos filósofos alemães, cuja matéria-prima de reflexão consistiu, sempre, na essência do humano e sua inserção no mundo. Desde Kant, no século XVIII[22-24], a produção filosófica alemã se revelou extremamente rica no que concerne às questões sobre percepção do mundo, matéria e espírito, subjetividade, mente, pensamento e corporeidade.

Merecem destaque as obras de Schopenhauer (1788-1960)[47] e de Nietzsche (1844-1900)[48] que, segundo alguns críticos, teriam influenciado a obra de Freud. Esses autores produziram textos notáveis a respeito do sujeito e de suas relações com o mundo, analisando exaustivamente questões relativas ao comportamento, aos costumes e às regras morais.

É importante destacar, sobretudo, os trabalhos de Husserl (1859-1938), que influenciaram sobremaneira a obra de Jaspers, o maior psicopatologista do século XX[10,49]. Esses pensadores desenvolveram a fenomenologia, um sistema criado por Husserl, que tenta superar a divisão entre sujeito e objeto (entre o mental e o material) examinando a consciência e o objeto da consciência simultaneamente. A consciência é intencional, ou seja, todos os estados de consciência devem ser compreendidos como voltados para algo ou dirigidos para um objeto. Husserl tentou criar um sistema filosófico em perspectiva às posições do idealismo (que circunscreve o material ao mental, p. ex., as coisas do mundo tal como vemos são produto da atividade mental) e do materialismo (que entende o mental como um subproduto da matéria, p. ex., o cérebro condiciona ideias e percepções). A existência precede a essência, diriam os seguidores da fenomenologia. E o método de estudar a consciência em seu modo intencional de operação seria por meio da suspensão (*epoché*) de todas as pressuposições e conceitos sobre o sujeito que investiga e o objeto investigado, de modo que a operação da consciência possa ser analisada fenomenologicamente.

A perspectiva fenomenológica permitiu que pensadores com Jaspers (1883-1969) e Binswanger (1881-1966) a utilizassem como método de exploração dos fenômenos mentais.

A obra de Heidegger (1889-1976), discípulo de Husserl, também teve grande repercussão na psiquiatria, por meio dos trabalhos de Binswanger, com notáveis investigações psicopatológicas e o desenvolvimento da analítica existencial[50].

A questão de subjetividade *vs.* materialidade, mente *vs.* corpo, *ser no mundo*, desde a época dos gregos, sempre esteve entre as principais indagações filosóficas, estendendo-se para a biologia, a psicologia, a sociologia e a antropologia. Filósofos como Heráclito, Platão, Sócrates, Aristóteles e dezenas de grandes pensadores dedicaram-se à investigação desses problemas, sem conclusão satisfatória. Mais recentemente, grandes neurologistas, como Penfield[51] ou J. Eccles, em colaboração com o filósofo K. Popper[52,53], tentaram elucidar essas questões. Modelos animais, como os utilizados por Kandel[54] com a *Aplysia*, descortinaram importantes mecanismos da neurotransmissão que, no entanto, não ultrapassam alguns aspectos mais rudimentares do comportamento humano. Essas pesquisas, ao longo dos séculos, refletem fielmente o pensamento de Hipócrates, que procurou descartar as influências espirituais e sobrenaturais na produção de enfermidades. Mesmo assim, imensas populações humanas, na África e na Ásia, prosseguem influenciadas por ideologias e crenças religiosas para explicar não apenas transtornos mentais, como também doenças somáticas.

Nos últimos anos, tem havido enorme interesse na interface entre psiquiatria e filosofia, repercutindo na criação de diversas organizações internacionais (p. ex., *Royal College of Psychiatrists Philosophy* [https://www.rcpsych.ac.uk/members/special-interest-groups/philosophy] e *Association for the Advancement of Philosophy and Psychiatry* [https://philosophyandpsychiatry.org]) e nacionais (p. ex., Sociedade Brasileira de Psicopatologia Fenômeno-Estrutural [http://www.fenomenoestrutural.com.br]) e no grande número de publicações voltadas para o tema[55].

De forma resumida, a potencial contribuição da filosofia para a psiquiatria pode ser descrita em três áreas: epistemologia, ética e ontologia[56].

Epistemologia ou teoria do conhecimento é uma disciplina da filosofia com enorme relevância para a psiquiatria. A teoria da ciência, uma de suas subdivisões, estuda a natureza, as condições e os limites do conhecimento humano.

Teóricos da ciência discutem os métodos de conhecimento desde a segunda metade do século XIX, quando Windelband (1848-1915) diferenciou as ciências da natureza (*Naturwissenschaften*) das ciências do espírito (*Geisteswissenschaften* – Humanidades) por meio de um critério de conhecimento objetivo confiável. As ciências da natureza procedem nomotecnicamente, ou seja, a partir da observação de fenômenos e acontecimentos naturais podem ser derivadas leis e regras gerais válidas. Por outro lado, as ciências do espírito procedem idiograficamente, ou seja, partem de uma descrição exata de fenômenos ou eventos que nunca se repetem, mas são observados como casos individuais únicos[57].

Precisamente por estudar mente e cérebro, a psiquiatria encontra-se na interface entre ciências da natureza e ciências humanas, movendo-se no âmbito de ambos os paradigmas e profundamente influenciada pelos seus conceitos e métodos, aparentemente inconciliáveis. O dualismo mente-cérebro, tema caro à epistemologia, representa um dos maiores desafios à psiquiatria atual. Inclinações teóricas que ignorem a pertinência uma da outra, seja psicologia ou neurobiologia, podem levar a modelos reducionistas de uma mente sem cérebro ou de um cérebro sem mente. Dualismo, materialismo eliminativo e funcionalismo, com suas premissas, desafios e problemas, são algumas das tendências de maior apelo atual[58]. Aqui a filosofia torna-se imprescindível à psiquiatria, considerada "a mais humana das ciências e a mais científica das Humanidades"[59]. Nesse sentido, como eloquentemente atestam alguns célebres bordões, "ninguém pode fazer psiquiatria sem um *background* filosófico, muito frequentemente de maneira mais implícita do que explícita"[60] ou:

> [o psiquiatra] professa comportamentalmente uma visão de mundo e código moral, conceito de personalidade e noções sobre investigação e prática profissionalmente competentes. A escolha não está entre ter ou não uma filosofia da psiquiatria, mas entre tê-la criticamente ou não, entre dominá-la ou ser dominado por ela.[61]

Ética é uma disciplina prática da filosofia. Lida com questões morais que orientam a ação, cuja tradição remonta à Grécia antiga, com Platão e Aristóteles. Não apenas a psiquiatria, mas a medicina como um todo está envolvida em questões morais de enorme relevância. Alguns exemplos de conflito moral na psiquiatria: paternalismo (tomada de decisões como internação psiquiátrica involuntária do paciente, sob o preceito da beneficência, de estar fazendo o melhor para ele) *versus* autonomia (o paciente tem o direito à autodeterminação; mesmo psicótico, precisa ser respeitado); deontologia (as ações devem se basear no respeito às normas vinculadas) *versus* utilitarismo (a ação moral deve se pautar pelo maior benefício possível ao indivíduo e à coletividade); decisões práticas envolvendo contingências econômicas e relação custo-benefício de um lado *versus* direitos do indivíduo de outro etc.

O princípio da beneficência em psiquiatria é um imperativo moral na medida em que esteja em equilíbrio com o respeito à autonomia do paciente. Como se sabe, é imprescindível que os currículos acadêmicos não apenas veiculem conhecimentos técnicos essenciais e contemplem o treinamento das habilidades em aplicá-los, mas também fomentem atitudes e posturas pautadas em bons princípios éticos.

A medicina baseada em evidências tem enorme importância, não apenas para minimizar os riscos de vieses nas decisões clínicas, mas também como estímulo à educação continuada e à busca de literatura médica para melhor cuidado do paciente. Contudo, não é totalmente isenta de vieses (p. ex., ausência de evidência não implica ausência de efeito, associações estatísticas não implicam em causalidade etc.).

Em analogia ao conceito de evidência, Fulford[62] formulou princípios para uma psiquiatria baseada em valores operando em quatro níveis:

1. Prática psiquiátrica centrada no paciente (a principal fonte de informação sobre valores para as decisões são o paciente e seus familiares) e multidisciplinar (os valores da equipe envolvida permitem decisões mais equilibradas).
2. Habilidades clínicas baseadas em consciência (dos diversos valores envolvidos no processo de decisão), capacidade de raciocínio (na apreciação desses valores), conhecimento (evidências baseadas em pesquisa e na literatura) e habilidades de comunicação (compreender as pessoas e resolver conflitos).
3. As práticas baseadas em evidência e em valores andam juntas, as decisões envolvem fatos e valores, atenção aos conflitos (em geral, decorrem de valores negligenciados) e princípio da "ciência condutora" (novos conhecimentos trazem novas escolhas de intervenção e com elas estão os valores).
4. Em organizações, a prática baseada em valores depende da parceria entre os atores quanto à tomada de decisões relativas ao cuidado da saúde.

Esse modelo foi implementado na Inglaterra, envolvendo o departamento de filosofia da Universidade de Warwick e unidades de saúde regionais. Disciplinas consideradas abstratas, como análise linguística, fenomenologia e hermenêutica, foram utilizadas no treinamento das habilidades necessárias às intervenções em saúde mental, o que resultou em um manual que passou a ser utilizado em todo o país.

Ontologia é definida como o estudo filosófico do ser em geral, ou do que se aplica de maneira neutra a tudo o que é real. É também chamada de metafísica porque lida com objetos que transcendem os princípios de causalidade físico-química a que os médicos estão acostumados (imanência, propriedades desse mesmo objeto). Sobre o tema, inúmeros livros foram escritos e alguns dramáticos embates acadêmicos acabaram na fogueira da Inquisição, mas o foco aqui é lembrar que a apreensão conceitual do objeto de estudo (ontologia, p. ex., mente ou cérebro) vai determinar o método utilizado na sua investigação (epistemologia, p. ex., fenomenologia ou neurobiologia); e os resultados obtidos com tais métodos, por sua vez, hão de lapidar retroativamente os respectivos modos de apreensão conceitual do objeto em questão. Por exemplo, as manifestações psíquicas pelas quais a mente pode ser investigada reforçam o modelo psicológico (ciência social; ver, p. ex., a teoria da mãe "esquizofrenogênica" na década de 1970). Do mesmo modo, os resultados das investigações neurocientíficas reforçam o modelo neurobiológico (ciências naturais; ver, p. ex., a suposta superação do dualismo nos textos materialistas eliminativos ou reducionistas)[63]. Em psiquiatria, ambas as ontologias terão consequências na ação terapêutica sobre os padecimentos humanos. Se qualquer uma das posições for negligenciada, pode-se chegar ao reducionismo e seus perigos, a menos que a ontologia seja lembrada em seus pressupostos e limites.

CONSIDERAÇÕES FINAIS

Muitos educadores acreditam que o ensino das Humanidades em psiquiatria seja a forma mais eficaz de despertar conexões empáticas entre psiquiatras aprendizes e seus pacientes. Outros argumentam que a pletora de conhecimentos fisiopatológicos e clínicos adquiridos nas últimas décadas deva ter precedência nos já concorridos programas de residência médica. Ou seja, a importância dos conhecimentos técnicos necessários à boa formação profissional tem um peso comparativamente maior do que o ensino das Humanidades, principalmente se forem considerados as limitações de tempo e o investimento humano no longo processo de aprendizagem.

Por outro lado, Schlozman[64] afirma que agora, mais do que nunca, o ensino das ciências sociais em psiquiatria é de vital importância. Argumenta que os índices de *burnout* e o senso de perda de propósito entre os residentes vêm crescendo em uma escala sem precedentes, o que, em grande medida, se deve ao estranhamento existente entre o conhecimento técnico e as dimensões humanas de si próprios, seus pares e seus pacientes. De fato, há evidências demonstrando que o paradigma tecnocrático de ensino entre os estudantes de medicina falha em promover o sentido de integração entre o *self* e o mundo. As Humanidades, enquanto expressão do esforço humano em trazer sentido e significado aos fatos da vida, podem ajudar na integração do *self* e melhorar a conexão do estudante com seus colegas, pacientes e o mundo[65].

Enumerando uma série de argumentos favoráveis ao ensino das ciências sociais nos programas de psiquiatria, Schlozman os resume em duas assertivas: (1) mais do que em qualquer outro campo da medicina, a psiquiatria encontra-se na interface entre o subjetivo e o objetivo, e o caminho mais seguro para acessar essa subjetividade é via Humanidades; (2) pelo fato das Humanidades focarem em como os humanos, ao longo de milênios, vêm compreendendo o que é ser humano, parece não haver melhor forma de estimular a capacidade de empatia dos residentes do que percorrer esse caminho[64].

Embora fundamentais, o conhecimento biomédico e as habilidades técnicas não são suficientes para a atuação do psiquiatra. Se o objetivo é formar profissionais com cultura acadêmica, solidários, colaborativos e capazes de liderar, essas qualidades e atitudes precisam ser ensinadas no currículo e ter sua aquisição avaliada[66].

Percebe-se, portanto, que a interface da psiquiatria com as ciências humanas, envolvendo sociologia, antropologia, filosofia e áreas afins, revela a fragilidade dos conhecimentos a respeito da essência da natureza humana e os esforços para obter respostas, que talvez jamais serão encontradas.

Para aprofundamento

- Schlozman SC. Why psychiatric education needs the humanities. Acad Psychiatry. 2017;41(6):703-6.
  ⇨ De forma simples e profunda, o professor de psiquiatria do MGH-Harvard apresenta argumentos de variada natureza justificando a necessidade do ensino de ciências humanas na formação psiquiátrica.
- Fulford KWN, Stanghellini G, Broome M. What can philosophy do for psychiatry? World Psychiatry. 2004;3(3):130-5.
  ⇨ Os autores, conceituados representantes da tradição fenomenológica na psiquiatria, descrevem o impacto da filosofia em aspectos importantes da psiquiatria: prática centrada no paciente, novos modelos de serviço, neurociências e educação psiquiátrica.
- Kuper A, Veinot P, Leavitt J, Levitt S, Li A, Goguen J, et al. Epistemology, culture, justice and power: non-bioscientific knowledge for medical training. Medical Education. 2017;51(2):158-73.
  ⇨ Os autores entrevistaram cientistas sociais de diversos centros acadêmicos canadenses sobre o que julgam importante na formação de psiquiatras e compararam com objetivos do programa de residência em psiquiatria. Concluem pela importância de o currículo médico incluir competências apropriadas para o entendimento de questões epistemológicas, culturais e éticas, questões que não são contempladas pelo ensino biomédico. Os médicos precisam aprender a se comunicar adequadamente, a tornar sua ação profissional sensível às circunstâncias socioculturais de pacientes e colegas de trabalho não médicos e estar conscientes das contingências histórico-ideológicas operantes na prática profissional.

REFERÊNCIAS BIBLIOGRÁFICAS

1. American Psychiatric Association (APA). Diagnostic and statistical manual of mental disorders (DSM-5). 5. ed. Arlington: American Psychiatric Publishing; 2013.
2. World Health Organization (WHO). International classification of diseases for mortality and morbidity statistics 11. Rev – ICD-11. Genebra: WHO; 2018. Disponível em: https://icd.who.int/browse11/l-m/en.
3. Dubos R. Man adapting. New Haven (Yale University Press), 1965. In: Wing JK. Reflexões sobre a loucura. Trad. Nathanael C. Caixeiro. Rio de Janeiro: Zahar; 1979.
4. Wing JK. Reasoning about madness. New York: Routledge; 2017.
5. Andrade CD. Anedota búlgara: alguma poesia. Reunião: 10 livros de poesia. Rio de Janeiro: Livraria José Olympio; 1969.
6. Freud S. Luto e melancolia. Edição standard brasileira das obras psicológicas completas de S. Freud. Trad. Jayme Salomão. v.XIV. Rio de Janeiro: Imago; 1969. p.271-91.
7. Schneider K. Psicopatologia clínica. Trad. Emanuel Carneiro Leão. São Paulo: Mestre Jou; 1979.
8. Foucault M. Eu, Pierre Rivière, que degolei minha mãe, minha irmã e meu irmão. Trad. Denize L. de Almeida. Rio de Janeiro: Graal; 1977.
9. Bernard C. Introdução à medicina experimental. Trad. Maria J. Marinho. Lisboa: Guimarães & Cia; 1978.
10. Jaspers K. Psicopatologia geral. Trad. Samuel Penna Reis. São Paulo: Atheneu; 2000.
11. Mauss M. Ensaios de sociologia. Trad. Luiz J. Gaio e J. Guinsburg. São Paulo: Perspectiva; 2009.
12. Dalgalarrondo P. Religião, psicopatologia e saúde mental. Porto Alegre: Artmed; 2008.
13. Durkheim E. O suicídio. Trad. Nathanael C. Caixeiro. Rio de Janeiro: Zahar; 1982.
14. Le Bon G. Psicologia das multidões. Rio de Janeiro: F. Briguiet & Cia; 1954.
15. Le Bon G. As opiniões e as crenças. Trad. Antonio R. Bertelli. São Paulo: Ícone; 2002.

16. Houaiss A, Villar MS. Dicionário Houaiss da língua portuguesa. Rio de Janeiro: Objetiva; 2001.
17. Marconi MA, Presotto ZMN. Antropologia: uma introdução. São Paulo: Atlas; 2009.
18. Zsasz T. El mito de la enfermedad mental. Trad. Jorge A. Zarza: Buenos Aires: Amorrortu; 1973.
19. Canguilhem G. La connaissance de la vie. Paris: Librairie Philosophique J. Vrin; 1971.
20. Canguilhem G. O normal e o patológico. Trad. Maria T. R. Barrocas. Rio de Janeiro: Forense Universitária; 2006.
21. Laplantine F. Antropologia da doença. Trad. Valter L. Siqueira. São Paulo: Martins Fontes; 2004.
22. Kant I. Antropologia práctica. Trad. Roberto R. Aramayo. Madrid: Tecnos; 1990.
23. Kant I. Antropologia em sentido pragmático. Trad. José Gaos. Madrid: Aliança Editorial; 1991.
24. Kant E. Antropologie du point de vue pragmatique. Trad. Alain Renaut. Paris: Flammarion; 1993.
25. Malinowski B. Estudios de psicologia primitiva. El complejo de Edipo. Buenos Aires: Paidós; 1963.
26. Lévi-Strauss C. O pensamento selvagem. Trad. Maria Celeste C. Souza e Almiro O Aguiar. São Paulo: Cia. Editora Nacional/Edusp; 1970.
27. Bastide R. El sueño, el trance y la locura. Buenos Aires: Amorrortu; 2001.
28. Bateson G. Mente e natureza. Trad. Claudia Gerpe. Rio de Janeiro: Francisco Alves; 1986.
29. Uexküll J. Dos animais e dos homens. Digressões pelos seus mundos próprios. Doutrina do significado. Lisboa: Livros do Brasil; s/data.
30. Uexküll J. Ideas para una concepción biologica del mundo. Trad. R. M. Teureiro. Buenos Aires, México: Espasa-Calpe Argentina; 1945.
31. Wilson EO. Da natureza humana. Trad. Geraldo Florsheim e Eduardo D'Ambrosio. São Paulo: Edusp; 1981.
32. Goldstein K. La naturaleza humana a la luz de la psicopatologia. Trad. Eva de Dietrich. Buenos Aires: Paidós; 1961.
33. Goldstein K. La structure de l'organisme. Introduction à la biologie à partir de la pathologie humaine. Trad. E. Burkhardt et Jean Kuntz. Paris: Gallimard; 1983.
34. Merleau-Ponty M. Fenomenologia da percepção. Trad. Reginaldo di Piero. Rio de Janeiro, São Paulo: Freitas Bastos; 1971.
35. Merleau-Ponty M. A estrutura do comportamento. Trad. José A. Côrrea. Belo Horizonte: Interlivros; 1975.
36. Gebsattel VEF. Antropologia médica. Madrid: Rialp; 1966.
37. Gebsattel VEF. Imago hominis. Contribuicionis a una antropologia de la personalidad. Trad. Beatriz Romero. Madrid: Gredos; 1969.
38. Minkowski E. Vers une cosmologie. Fragments philosophiques. Paris: Aubier-Montaigne; 1967.
39. Minkowski E. Le temps vécu. Études phénomenologiques et psychopathologiques. Neuchatel/Suisse: Delachaux et Niestlé; 1968.
40. Descartes R. Discurso do método. As paixões da alma. Trad. Newton de Macedo. Lisboa: Sá da Costa; 1988.
41. Nicola U. Antologia ilustrada de filosofia: das origens à idade moderna. Trad. Maria M. De Luca. São Paulo: Globo; 2005.
42. Sartre JP. A imaginação. Trad. Paulo Neves. Porto Alegre: L&PM; 2008.
43. Sartre JP. Esboço para uma teoria das emoções. Trad. Paulo Neves. Porto Alegre: L&PM; 2008.
44. Foucault M. O nascimento da clínica. Trad. Roberto Machado. Rio de Janeiro: Forense Universitária; 1963.
45. Foucault M. As palavras e as coisas. Uma arqueologia das ciências humanas. Trad. Antonio R. Rosa. Lisboa: Portugália; São Paulo: Martins Fontes; 1966.

46. Foucault M. A arqueologia do saber. Trad. Luiz F. Baeta Neves. Petrópolis: Vozes − Centro do Livro Brasileiro; 1972.
47. Schopenhauer A. O mundo como vontade e representação. Trad. Heraldo Barbuy. Rio de Janeiro: Edições de Ouro; 1966.
48. Blackham HJ. Seis pensadores existencialistas. Trad. Ricardo Jordana. Barcelona: Ediciones de Occidente; 1964.
49. Nobre de Melo AL. Psiquiatria. Rio de Janeiro: Civilização Brasileira/Fename; 1979.
50. Binswanger L. Artículos y conferencias escogidas. Trad. Mariano M. Casero. Madrid: Gredos; 1973.
51. Penfield W. O mistério da mente: um estudo crítico da consciência e do cérebro humano. Trad. Sonia Fantauzill. São Paulo: Atheneu/Edusp; 1983.
52. Popper K, Eccles JC. O eu e o seu cérebro. Trad. Silvio M. Garcia, Helena C. Arantes, Aurélio O. C. Oliveira. Campinas: Papirus; Brasília: UNB; 1991.
53. Popper KR, Eccles JC. O cérebro e o pensamento. Trad. Silvio M. Garcia, Helena C. Arantes, Aurélio O. C. Oliveira. Campinas: Papirus; Brasília: UNB; 1992.
54. Kandel ER. Em busca da memória. O nascimento de uma nova ciência da mente. Trad. Rejane Rubino. São Paulo: Companhia das Letras; 2009.
55. Fulford KWN, Stanghellini G, Broome M. What can philosophy do for psychiatry? World Psychiatry. 2004;3(3):130-5.
56. Portwich P, Demling JH. Philosophische Themen der Psychiatrie. Schweiz Arch Neurol Psychiatr. 2000;151:30-6.
57. Windelband W. Geschichte und Natur wissenschaft. In: Windelband W, Hrsg. Präludien. Tübingen: Mohr; 1911. p.136-60.
58. Kendler KS. A psychiatric dialogue on the mind-body problem. Am J Psychiatry. 2001;158(7):989-1000.
59. Cawley RH. Psychiatry is more than a science. Br J Psychiatry. 1993;162:154-60.
60. Lewis A. Dilemmas in psychiatry. Psychol Med. 1991;21:581-5.
61. Wallace E, Radden J, Sadler JZ. The philosophy of psychiatry: who needs it? J Nerv Ment Dis. 1997;185(2):67-73.
62. Fulford KWM. Ten principles of values-based medicine. In: Rad-den J (ed.). The philosophy of psychiatry: a companion. New York: Oxford University Press; 2004. p.205-34.
63. **Moreira-Almeida A, Araujo SF, Cloninger CR. The presentation of the mind-brain problem in leading psychiatry journals. Rev Brasil Psiq. 2018;40(3):335-42.**
    ⇨ *Autores brasileiros investigam artigos científicos publicados em 3 prestigiosos periódicos de psiquiatria (American Journal, British Journal e Archives of Gereneral Psychiatry) referindo-se ao problema mente-cérebro. Encontraram que o dualismo mente-cérebro é apresentado como resolvido, como uma ideia ultrapassada, deixando o fisicalismo como única opção racional e empiricamente fundada. Os autores concluem que o problema mente-cérebro foi citado por poucos artigos, que, por sua vez, foram bastante citados, mas carecem de maior embasamento teórico e apresentam forte viés contra o dualismo.*
64. Schlozman SC. Why psychiatric education needs the humanities. Acad Psychiatry. 2017;41(6):703-6.
65. Jennings ML. Medical student burnout: interdisciplinary exploration and analysis. J Med Humanit. 2009;30(4):253-69.
66. Kuper A, Veinot P, Leavitt J, Levitt S, Li A, Goguen J, et al. Epistemology, culture, justice and power: non-bioscientific knowledge for medical training. Medical Education. 2017;51(2):158-73.

9

Influência da cultura sobre a psiquiatria

Luciana Carvalho
Yuan-Pang Wang
Carmen Lúcia Albuquerque de Santana
Liliana Marchetti
Francisco Lotufo Neto

Sumário

Introdução
Cultura e conhecimento psiquiátrico
Cultura e personalidade
Formas culturais de expressão emocional
Os sintomas como forma de comunicação de sofrimento
O etnocentrismo
Influência dos fatores culturais sobre o diagnóstico, prognóstico e tratamento
Princípios gerais de prática clínica transcultural
    Avaliação: exame do estado mental
    Linguagem
    Consultores culturais
    Avaliação do estado mental,
    Aparência e comportamento
    Relação com o avaliador
    Psicomotricidade, linguagem e pensamento
    Afetividade
    Avaliação: entrevista
    Conceitos culturais de sofrimento
Terapias com influência religiosa praticadas no Brasil
Uma terapia sensível à cultura: a terapia comunitária
Referências bibliográficas

Pontos-chave

- Discutir aspectos históricos da psiquiatria transcultural ou cultural.
- Citar cinco áreas de interesse da relação cultura – psiquiatria.
- Descrever a importância de conhecer formas culturais de expressão emocional.
- Dizer quais os limites da relação cultura e personalidade.
- Dar exemplos da influência da cultura sobre o diagnóstico a partir dos conceitos culturais de sofrimento.
- Abordar questões culturais presentes na avaliação psiquiátrica e apresentar a entrevista de formulação cultural.
- Apresentar psicoterapias com influência religiosa e caracterizar a terapia comunitária.

INTRODUÇÃO

Os psiquiatras clínicos, particularmente aqueles que atuam profissionalmente em grandes centros urbanos, são cada vez mais requisitados para avaliar e tratar pacientes de muitos grupos culturais e linguísticos diferentes, que compõem a sociedade multicultural atual. Entre nós, é grande o número de pessoas, vindas de outros estados do Brasil e de outros países que buscam melhores condições econômicas ou segurança. É difícil fornecer o melhor cuidado psiquiátrico e psicológico a pacientes que falam línguas diferentes e conservam crenças divergentes da cultura dominante. Hoje é cada vez mais necessário serviços culturalmente sensíveis.

A psiquiatria transcultural ou cultural nasceu como uma disciplina científica paralela ao crescimento da moderna psiquiatria clínica, que é um produto essencialmente ocidental. O primeiros relatos do que viria a ser chamado de psiquiatria transcultural vêm de Emil Kraepelin, numa expedição a Java para estudar os transtornos mentais em diferentes comunidades e, buscando entender a universalidade desses quadros, observou menor taxa de transtorno bipolar entre os pacientes javaneses e a menor incidência de "sentimento de culpa" nos nativos depressivos, ainda no início de século XX[1,2]. Entende-se que Kraepelin realizava uma psiquiatria comparativa. Eugen Bleuler, por sua vez, percebeu rapidamente que a expressão psicopatológica de pacientes ingleses e irlandeses apresenta várias diferenças culturalmente geradas[3]. Sendo assim, a importante influência que aspectos culturais têm sobre apresentações psicopatológicas e prevalência de transtornos mentais é conhecida há muitas décadas. A construção do conhecimento em medicina e em psiquiatria tem uma dominância europeia e norte-americana, o que faz com que suas bases estejam ligadas a grupos populacionais, valores e formas de pensar ditos ocidentais.

Nos anos 1970, o psiquiatra e antropólogo norte-americano Arthur Kleinman começou a realizar publicações que marcam o que foi chamado de "a nova psiquiatria transcultural" ou simplesmente "psiquiatria cultural", em oposição à postura comparativa anterior[4]. Kleinman coloca que todas as categorias diagnósticas são, em certa medida, construções culturais, então tentar ajustar uma única categoria a diferentes contextos seria extremamente simplista, levaria a erros e perda de uma visão complexa e sistêmica dos quadros. Ele chama isso de "falácia categórica" (*category fallacy*)[5].

Entende-se que também existe uma cultura na saúde. Leigos e profissionais de saúde (independente de seu referencial cultural) terão visões diversas sobre processos de saúde e doença, assim como percepções sobre o que é um tratamento adequado ou não. Dessa forma, o profissional de saúde tem uma cultura própria (diretamente influenciada pelo local onde faz sua formação e as experiências de vida) sobre o fazer saúde e compreender doenças, que aparece na forma como lida com o conhecimento científico que acessa e estabelece as relações de cuidado. Por exemplo, existem muitas variações entre países das taxas de mastectomia profilática, o que é explicado parcialmente pelas atitudes dos médicos em relação ao tratamento[6], a mesma questão é observada em relação a taxas de partos normais ou cesária[7].

CULTURA E CONHECIMENTO PSIQUIÁTRICO

A definição de cultura é sempre marcada por muita discussão, pois é difícil estabelecer uma boa definição que consiga abranger toda sua complexidade, na Antropologia atual evita-se buscar uma definição. Porém, podemos utilizar algumas formas de definir cultura com o intuito de instrumentalizar um trabalho em saúde que necessita desta categoria. Cultura denota um padrão de significados transmitidos historicamente, de geração a geração, incorporados simbolicamente, por meio dos quais os homens que compartilham a mesma identidade se comunicam, e desenvolvem atividades e hábitos do seu cotidiano. A construção de significados ou mecanismos sociais de controle do comportamento decorrentes da cultura vão influenciar a vida de determinada população. A expressão "cultura" deve ser entendida como características e aspectos não biológicos de um certo agrupamento humano, como a prática de criação, sistemas de crença, hábitos de diagnóstico e prescrição etc.[8].

O relacionamento entre a medicina, especialmente a psiquiatria, e a cultura gera interesse pelas influências culturais sobre a etiologia, frequência e natureza das doenças e o cuidado e seguimento de pacientes dentro de uma determinada unidade cultural. Preocupa-se com o relacionamento entre os transtornos e a matriz criada pelo jogo entre sociedade, cultura e ambiente. O Quadro 1 resume as principais áreas de interesse[9-15].

Quadro 1 Influências da cultura sobre a psiquiatria – áreas de interesse

Em que medida a doença é influenciada pela cultura do paciente?
Um determinado transtorno se apresenta da mesma forma em todo o mundo?
Os sintomas são os mesmos, ou são expressos de forma diferente?
A frequência e a gravidade dos transtornos sofrem influência da cultura?
De que forma o tratamento varia em diferentes culturas?
O prognóstico sofre influência do meio cultural?
Como fazer estudos multicêntricos em países com língua, costumes e tradições diferentes?
Como tratar um paciente de cultura, gênero ou etnia diferentes do profissional?
Existem quadros clínicos específicos para determinadas culturas?
A frequência total e relativa dos transtornos em diferentes culturas apresenta correlação com fatores culturais estressantes?
Diferenças no diagnóstico e na natureza dos sintomas.
Estudos comparativos do processo diagnóstico.
Modos diversos de expressar os sintomas, particularmente a dor e os psiquiátricos.
Instrumentos transculturais para diagnóstico e avaliação.
Relacionamento de fatores culturais com transtornos específicos.
Relacionamento dos transtornos com gênero e etnia em determinados contextos.
Síndromes e tratamentos ligados à cultura.
O cuidado do paciente, formas e eficácia dos tratamentos em diferentes culturas.
A evolução e o curso dos transtornos em diferentes culturas.
As atitudes da comunidade em relação àquele transtorno ou sintoma.
A relação da medicina com outras disciplinas: epidemiologia, antropologia, sociologia, psicologia, história, artes e teologia.
A saúde de populações indígenas (aborígenes), minorias etnoculturais, imigrantes e refugiados.
Crítica cultural das teorias, formas de diagnóstico e práticas médicas.

Na psiquiatria, a abordagem comparativa entre os quadros psiquiátricos ainda é muito presente e útil para o desenvolvimento do conhecimento nesta área.

A comparação procura, por meio do estudo de semelhanças e diferenças, descobrir regularidades universais na forma e no processo, compreendendo as relações funcionais básicas entre variáveis biopsicossociais e socioculturais nas doenças. Por exemplo, a esquizofrenia nuclear composta pelos sintomas de primeira ordem de Schneider tem prevalência semelhante em diferentes culturas, enquanto outros sintomas variam muito em frequência.

A sociologia psiquiátrica pode também estudar a influência de variáveis sociais e culturais (classe, mudança social, práticas de socialização, marginalidade, atitudes grupais) na etiologia, apresentação e evolução das doenças. Outro ponto de interesse é examinar as consequências da doença sobre a sociedade e os aspectos sociais dos serviços e profissões ligadas à saúde[8,17,18].

A etnomedicina estuda a inter-relação entre o comportamento e a cultura de origem do paciente e de seu terapeuta. Assim sabe-se que diferenças étnicas e de gênero influenciam o diagnóstico e a conduta médica. Nos Estados Unidos, por exemplo, pacientes afro-americanos ou do sexo feminino com dor torácica recebem, com menor frequência, diagnóstico de infarto e são menos encaminhados à unidades de terapia intensiva[19-25].

A etnofarmacologia procura estudar a influência étnica sobre o uso e efeito das medicações[26-31]. Os fármacos são largamente utilizados em diversas culturas e um consenso da eficácia destes nas diversas etnias acompanhou descrições de variações nas doses, efeitos colaterais e resposta a praticamente todas as classes de medicamentos. Os mecanismos responsáveis por estas diferentes respostas são a farmacocinética, a farmacodinâmica e os fatores não biológicos.

As enzimas metabolizadoras de drogas no processo de biotransformação sofrem influência genética e apresentam diferenças interétnicas. Por exemplo, asiáticos e caucasianos diferem em termos farmacocinéticos e farmacodinâmicos na sua resposta ao haloperidol. Os primeiros têm concentração plasmática 50% maior. Japoneses e asiáticos podem eventualmente se beneficiar de doses menores de lítio. O metabolismo dos benzodiazepínicos é mais lento nos asiáticos.

Os fatores não biológicos exercem influência significativa na resposta ao tratamento medicamentoso. Estes incluem a aderência ao tratamento, efeito placebo, estresse, suporte social, personalidade do paciente, crenças do paciente, expectativas, bem como a maneira como a medicação é prescrita. Consumo de diversos alimentos ou drogas como *grapefruit*, ervas medicinais, cafeína, tabaco, carne grelhada em carvão vegetal podem inibir ou induzir enzimas do citocromo P450.

A percepção e descrição dos efeitos colaterais são fortemente influenciadas pelas crenças e expectativas determinadas pela cultura. Elas determinam sua atitude, comportamento e aderência ao tratamento. Discrepância nas crenças sobre a medicação entre clínicos e pacientes aliada a problemas de comunicação são as maiores razões para dificuldades na adesão ao tratamento.

CULTURA E PERSONALIDADE

A Escola Culturalista ou de Cultura e Personalidade, nos Estados Unidos, a partir de 1930, foi representada, entre outros, por M. Mead, R. Benedict, R. Linton e A. Kardiner, que desenvolveram diversos conceitos importantes e polêmicos. Um deles foi o de caráter nacional, que sugere que cada cultura está associada a uma estrutura de personalidade comum. Segundo esta escola, a heterogeneidade de comportamento observado nas diversas culturas permitiria formar tipologias culturais. Os trabalhos deste período foram criticados como reducionistas por atribuírem à cultura um papel causal e não complementar na formação da personalidade[32].

As descrições do culturalismo americano e conceitos como o de caráter nacional ainda influenciam o médico brasileiro.

Não é raro ouvirmos em nosso meio citações sobre a "latinidade", o comportamento do paulista, do carioca ou do nordestino ou a "negritude" ou "o brasileiro é assim". Precisamos estar atentos pois as generalizações sobre o caráter nacional podem ser utilizadas para embasar atitudes políticas, ideológicas ou discriminatórias. Laplantine[33] alerta: "Proveniente de um procedimento empírico, tende a efetuar uma redução dos comportamentos humanos a tipos e a esboçar tipologias que devem muito mais à intuição e à própria personalidade do pesquisador do que a uma rigorosa construção de um objeto científico"[33].

O consenso atual é de que um diagnóstico ou prognóstico significativo da personalidade de uma pessoa não deve ser feito somente com base na sua nacionalidade, mas existem particularidades em cada cultura a partir das quais os diferentes processos patológicos se elaboram.

FORMAS CULTURAIS DE EXPRESSÃO EMOCIONAL

Assim como cada cultura apresenta o seu modo peculiar de expressar ideias e conceitos, a expressão das emoções também pode ser culturalmente idiossincrática. Este fato pode gerar confusão na comunicação, perplexidade e mesmo animosidade entre pessoas de culturas diferentes, quando as reações não são conforme as expectativas. Por exemplo, o discurso fleumático dos anglo-saxões, a fala inflamada dos latinos, a exasperação apaixonada dos franceses e a impassividade dos orientais.

Mesmo na expressão de uma sensação fundamental como a dor, sabemos que a resposta de diferentes grupos étnicos pode ser muito diferente[34-37].

Klineberg estudou textos da literatura clássica chinesa e mostrou como os chineses percebem e expressam os seus sentimentos, usando várias partes do corpo – olhos, língua, mãos etc. – para mostrar estados emocionais de modo essencialmente diferente do ocidente. Hindus conversam balançando a cabeça de um lado a outro, para expressar concordância. Um ocidental desavisado pode interpretar tal gesto como discordância[23].

Leff apontou que, muitas vezes, as diferentes gradações emocionais descritas por uma cultura estão na dependência de palavras ou expressões idiomáticas disponíveis para cada estado afetivo. Algumas línguas têm um rico repertório de palavras para descrever os diferentes estados de sentimento. Quanto maior este vocabulário, maiores as diferenças em sintomatologia e em transtornos específicos para aquela cultura[23].

A cultura ocidental muitas vezes privilegia o psicológico. Para o diagnóstico de depressão espera-se que estejam presentes, anedonia, desesperança, sentimentos de culpa. Entretanto, para a maior parte da população a depressão é manifestação somática, com queixas de cansaço, dor, formigamentos, vazio, palpitações, etc. Algumas culturas não possuem palavras para definir depressão ou ansiedade, sendo estas descritas por expressões somatoformes do tipo "meu coração está cansado" ou "meu coração bate depressa demais"[23,38].

OS SINTOMAS COMO FORMA DE COMUNICAÇÃO DE SOFRIMENTO

Os sintomas podem ter um significado para as pessoas próximas do paciente, isto é, são forma de comunicação de sofrimento e provavelmente expressam a psicodinâmica de um relacionamento. Um exemplo foi dado por Teoh & Tan, descrevendo um surto de histeria epidêmica entre adolescentes da Malásia. Tais comportamentos pareciam ser a única forma de comunicação permitida para mulheres adolescentes dentro de uma sociedade altamente repressiva, paternalista, machista e hierárquica[39].

No interior do Brasil, onde o acesso aos serviços de saúde é muito difícil e trabalhoso, os médicos valorizam as "crises histéricas", pois pode ser o único modo de chamar atenção da família e ser levado a tratamento por mal-estar ou dor. A expressão dramática de dor ou sofrimento indica a presença de algum problema sério de saúde. Um dos autores presenciou há poucos dias, em cidade da região amazônica, um familiar queixando-se dos médicos de um pronto-socorro local e protestando em anúncios veiculados pelos autofalantes de um veículo em movimento percorrendo a cidade. Sua esposa havia falecido pois seu comportamento havia sido interpretado como "piti", pois chorava e gritava intensamente. Na verdade, estava sofrendo um infarto do miocárdio.

O mesmo ocorre na Índia setentrional, onde uma grande proporção de pacientes diagnosticados e tratados com depressão apresentou inicialmente sintomas físicos. Os autores postularam que estes pacientes poderiam queixar inicialmente de sintomas somáticos, para tentar estabelecer a necessidade de consultar um médico. Justificam sua solicitação por meio de uma série de queixas universalmente reconhecidas como do domínio dos médicos especializados[23].

Dessa forma, um sintoma expresso deve ser considerado dentro de um contexto, pois a forma de expressão dificilmente é voluntária e consciente. A cultura molda os sintomas, pois um bom sintoma, isto é, uma boa forma de expressar sofrimento é aquela que recebe o cuidado que está precisando. Uma boa análise do contexto em que sintomas aparecem, trazendo uma compreensão sobre as diferentes manifestações e desfechos individuais e sociais é apresentada por Arthur Kleinman em seus trabalhos, realizados nos anos 1960 e 1970, sobre neurastenia na China e depressão nos Estados Unidos. De forma resumida, havia uma predominância de queixas somáticas na China e queixas de tristeza e culpa (psicológicas) nos Estados Unidos. Kleinman realiza uma aproximação dos quadros e faz uma lon-

ga análise para compreender a forma como quadros semelhantes ao que americanos chamavam de depressão apareciam na China, levando em conta o contexto político e econômico chinês, assim como valores, crenças e atitudes. Porém, ele conclui que se deve ter muito cuidado ao realizar uma espécie de equivalência dos quadros, nomeando o que era observado na China como "depressão em chineses", ele defende que categorias locais devem ser levadas em conta para que seus contextos não sejam invisibilizados e que categorias diagnósticas em psiquiatria são sejam reificadas como uma verdade única[40].

Muitas vezes, certas formas de expressar ou comunicar sofrimento se tornam categorias nativas que são nomeadas e têm significados locais compartilhados, neste caso, chamamos de "idioma cultural de sofrimento", conceito que será explorado mais adiante.

Não podemos esquecer que o comportamento frente à doença é fortemente influenciado pela cultura. Por exemplo, um etíope que se sinta doente deve demonstrar abundantemente sua doença. Deve ser levado carregado por parentes ao consultório médico mesmo que possa andar normalmente. O médico em nossa cultura pode facilmente considerar este comportamento exagerado e teatral diagnosticando-o como comportamento histriônico[38].

O ETNOCENTRISMO

O profissional da saúde geralmente vai se comunicar dentro do modelo saúde/doença aprendido. O paciente, por outro lado, nem sempre compartilha este modelo. Quanto maior a diferença cultural entre o médico e o paciente, maiores as chances de erros de comunicação que podem dificultar ainda mais a avaliação diagnóstica e a terapêutica.

A importância de considerar os fatores culturais ao entrevistar os pacientes e ao fazer o diagnóstico tem como maior objetivo fugir do etnocentrismo. Este é um fenômeno bem conhecido em todas as culturas.

É aquela convicção, geralmente inconsciente, de que as aquisições e valores da própria cultura são os melhores, os únicos corretos, e que qualquer diferença é considerada "primitiva". Se o modelo do paciente não for levado em consideração, não haverá bom relacionamento médico-paciente, a comunicação será falha e não compreendida, e será grande a probabilidade de a orientação não ser seguida.

Um cuidado maior é necessário no atendimento de pessoas de outra etnia ou língua. É mais difícil para o médico interpretar o significado das queixas e discernir sua pertinência e gravidade. A crença do médico sobre como determinada etnia reage pode influenciar a quantidade de medicação que é prescrito aos pacientes.

Estudos sobre diferenças étnicas entre médico e paciente mostram que nos Estados Unidos um paciente afro-americano tem maior probabilidade de receber um diagnóstico de esquizofrenia. Além de receber diagnósticos psiquiátricos mais graves, são tratados com neurolépticos mais frequentemente e em doses mais elevadas, e recebem mais medicação de depósito.

Pacientes de origem africana foram mais contidos em seus leitos durante uma internação que os de outras etnias. Isto pode ter causa no racismo, na experiência clínica de falta de aderência e nas dificuldades de diagnóstico decorrentes de modelos diferentes de comunicação.

Na Inglaterra do século XVIII, doentes mentais eram trancados nus em celas úmidas, por médicos que achavam que eles não sentiam dor. No século XIX, médicos americanos faziam cirurgias em mulheres afro-americanas sem anestesia, com a mesma justificativa. Crianças foram operadas no século XX sem anestesia, pela crença de que não sentiam dor por não terem seu sistema nervoso plenamente desenvolvido.

Gênero é outra fonte de viés. Estudos sobre gênero e diagnóstico psiquiátrico demonstram que uma mulher tem maior probabilidade de receber um diagnóstico de histeria e um homem com comportamento semelhante o de personalidade antissocial[41-44].

INFLUÊNCIA DOS FATORES CULTURAIS SOBRE O DIAGNÓSTICO, PROGNÓSTICO E TRATAMENTO

Como descrevemos anteriormente, as manifestações clínicas são resultantes da interação de um sistema complexo que envolve fatores biológicos, psicológicos e socioculturais. Ao elaborarmos uma proposta terapêutica devemos, portanto, contemplar todas estas instâncias.

No Brasil, alguns diagnósticos carregam significado especial. É muito comum entre nós culpar a "pressão" como a origem de múltiplos males. O médico irá ouvir diariamente que a pressão está alta ou que abaixou demais. O fígado é fruto de outras tantas queixas, determinados alimentos fazem mal a ele, e o elevado consumo de hepatoprotetores. As professoras recomendam aos pais que o filho faça um eletroencefalograma, pois seu comportamento sugere "disritmia". Detemos o recorde mundial de consumo de anfetaminas e seus derivados, graças às fórmulas para emagrecer, que tratam excesso de peso em mulheres com índice de massa corpórea de 20 a 25. São maneiras de expressar por meio de queixas físicas, problemas sociais e psicológicos, e estresse.

Na Inquisição, procurava-se a marca do diabo espetando agulhas em busca de uma área insensível a dor. Isto era uma evidência infalível de bruxaria. No século XVIII a dor era um sentimento, uma emoção, portanto sua realidade não era questionada. No século XIX, positivista, dor era fruto de uma lesão do sistema nervoso. No caso da mulher se seus sintomas não estivessem de acordo com o conhecimento da época, era histeria, ou imaginação. O tratamento preconizado era o descanso. A paciente permanecia na cama, isolada de amigos e família, sua dieta era gordurosa e ingerida a cada hora. Qualquer atividade era proibida, inclusive ler e costurar. Ouvia palestras edificantes sobre os deveres e obrigações morais da mulher em casa. Após algumas semanas deste tratamento, qualquer uma voltava melhor à sua rotina de vida, por mais insatisfatória que ela fosse. As instruções finais eram: "Viva uma vida mais do-

méstica possível. Tenha as crianças perto de você o tempo todo, deite-se uma hora após as refeições, tenha só duas horas de atividade intelectual por dia, nunca toque uma caneta, pincel ou lápis até o final de sua vida."[45]

Na Inglaterra dos séculos XVIII e XIX, a gota chegou a ser classificada entre as neuroses, consequência de falha moral, sinal de vida devassa e preguiçosa. Assim como doença venérea ou alcoolismo entre nós hoje.

No Brasil, México, Costa Rica, Argentina e Espanha a probabilidade de um paciente com câncer receber morfina é muito pequena, se comparado com um paciente da Inglaterra, Canadá ou Estados Unidos. O problema não é o custo, mas a associação feita entre uso de morfina e dependência de drogas ilícitas[37].

A burocracia envolvida no processo de receitar certos analgésicos, receituário especial e pagamento para obtê-lo, medicação trancada e de acesso rotineiro difícil, dificultam e diminuem a probabilidade de prescrição. Estas restrições são fruto de crenças estabelecidas pela cultura, que dão origem a legislação e rotinas inadequadas, despertam medo no profissional, fazem com que o médico nem considere esta possibilidade como alternativa, impedindo-o de prescrever adequadamente.

No Brasil, a frequência de uso de álcool e drogas entre pacientes psiquiátricos é menor que em outras culturas, talvez pelos pacientes morarem com a família, ou pela crença de que álcool ou drogas "tiram o efeito dos remédios."

PRINCÍPIOS GERAIS DE PRÁTICA CLÍNICA TRANSCULTURAL

Avaliação: exame do estado mental

As chances de erro diagnóstico, superestimar ou subestimar a psicopatologia são comuns na avaliação diagnóstica de pacientes com barreira linguística. Um diagnóstico errado é consequência comum. Por exemplo, Marcos et al. demonstraram que os pacientes esquizofrênicos de origem hispânica tenderam a exibir mais psicopatologia em entrevistas feitas em outra língua do que em seu espanhol nativo. Os clínicos transculturais que trabalham com refugiados, por exemplo, advertem que não se deve rotular erroneamente como psicopatologia do eixo I quando os refugiados do sudeste asiático relatam histórias vívidas e nítidas de ter testemunhado massacres e torturas antes ou durante o seu processo de imigração[46].

Linguagem

Marcos[29,46] estabeleceu a importância de avaliar a proficiência linguística do paciente bem como a sua independência linguística. As pessoas bilíngues podem apresentar acesso desigual às emoções profundas. O clínico que entrevista um paciente usando a sua segunda língua deve também perceber que esta é menos eficiente para evocar e expressar emoções complexas. Isto pode resultar numa história psiquiátrica mais limitada e menos acurada. A perda de sutilezas comunicativas pode levar o clínico a subestimar a capacidade adaptativa do paciente para funções cognitivas superiores como o humor e ironia. O uso da segunda língua reduz a habilidade do paciente em estabelecer uma relação de apoio e comunicação emocional com os terapeutas.

Avaliação do estado mental

A avaliação do estado mental está sujeita a muitas distorções quando conduzida com barreiras linguísticas e culturais. O processo central da avaliação do estado mental envolve a observação e a interpretação da aparência, do comportamento e da linguagem do paciente. As atividades mentais, tanto espontâneas como estimuladas pelas perguntas do entrevistador, são de suma importância. Ao interpretar a aparência, o comportamento, a linguagem e o conteúdo do pensamento do paciente, o entrevistador deve estar atento a um erro típico chamado falácia categorial. Isto é, o observador tende ou se esforça em adequar todas as condições e observações, independente do seu contexto cultural, para o modelo diagnóstico ocidental, sem valorizar o modelo diagnóstico da cultura local. A resposta do paciente para itens mentais específicos é afetada pela sua cultura de origem, nível educacional, grau de alfabetização, proficiência linguística e nível de aculturação. Os seguintes pontos do exame do estado mental são os mais vulneráveis a erro de interpretação[12,47-50].

Aparência e comportamento

Muitas das anotações em observações clínicas psiquiátricas estão repletas de expressões como normal, apropriado, adequado etc., que apresentam variações culturais significativas e devem ser cuidadosamente avaliadas pelo clínico.

Relação com o avaliador

A avaliação da atitude e o relacionamento do paciente com o psiquiatra pode ser afetada por muitas variáveis psicossociais, por exemplo, se a entrevista é voluntária ou a situação clínica é urgente. Manutenção ou esquiva de contato visual, deferência, reserva, polidez, proximidade física, e contato físico são sujeitos à influência cultural que o clínico deve se empenhar a decodificar.

Psicomotricidade, linguagem e pensamento

Um paciente que se comunica na sua segunda língua não dominante tende a utilizar atividade não verbal adicional para facilitar a comunicação através da barreira linguística. Este esforço extra deve ser avaliado cuidadosamente e não ser atribuído a tensão, hiperatividade, distúrbio do pensamento ou outras formas de psicopatologia.

Os entrevistadores devem estar atentos para este erro, repetindo as perguntas mais importantes, introduzindo redundâncias para facilitar a comunicação, além de identificar os sinais paralinguísticos que podem obscurecer a sua avaliação de humor e expressão emocional. Na dúvida, um tradutor treinado ou consultor cultural deve ser solicitado para validar a entrevista[51-53].

Afetividade

Ao avaliar o humor, a ressonância afetiva e a tonalidade afetiva de um paciente é necessário reconhecer que tanto as expressões afetivas espontâneas como as estimuladas são profundamente moldadas por normas culturais e expectativas. A impassividade culturalmente sancionada não deve ser interpretada erroneamente como embotamento afetivo, nem o entusiasmo observado em indivíduos de origem mediterrânea deve significar intensidade excessiva de afeto. Os entrevistadores devem ser sensíveis ao significado dos fatores linguísticos que podem obscurecer a interpretação do afeto[54,55].

Avaliação: entrevista

A regra de ouro para avaliação cultural continua sendo a mesma para qualquer processo diagnóstico usual na psiquiatria clínica, que é estabelecer empatia durante a entrevista clínica. Para isso ocorrer o entrevistador deve estar ciente do estilo de comunicação preferido nessa diversidade cultural. Imigrantes de primeira geração, como asiáticos e latino-americanos, podem favorecer um estilo comunicacional menos expressivo, principalmente quando estão falando com figuras de autoridade e sobre conteúdos que carregam algum estigma. Para superar este desconforto e negação inicial o clínico sensato usará sensibilidade e tato, principalmente quando se discutem temas sexuais, agressão e suicídio. Muitas culturas tradicionais esperam deferência e respeito aos idosos e chefes de família. Os seus membros podem responder com aborrecimento ou contenção emocional frente à abordagem igualitária e informal que predomina na cultura médica ocidental[40].

Existem algumas entrevistas abertas padronizadas que tem o objetivo de auxiliar o profissional em sua avaliação. A ideia principal que está na base das perguntas é entender a visão do paciente sobre seu quadro (causas, tratamentos adequados, compreensão por pares, expectativas), que é moldada culturalmente. Arthur Kleinman entendia que estas entrevistas tentavam explorar o que ele chamava de "modelo explicativo", compreendendo que médico e paciente terão modelos diferentes e, a partir da entrevista, poderia começar uma negociação de saberes. Nesta negociação, o médico deve estar aberto a rever seus conceitos também, o objetivo não é impor um modelo ao paciente, pois esta seria uma prática etnocêntrica[40].

Kleinman criou uma lista de 8 perguntas que auxiliam na exploração dos modelos explicativos (Quadro 2)[12].

Quadro 2 Questões para identificar o modelo explicativo

> Como (o que) é esse problema?
> Como ele afeta o seu corpo?
> O que poderá acontecer em seguida?
> O que acontece se a doença durar muito tempo?
> O que você mais teme nesta doença?
> Qual é o tratamento mais apropriado?
> O que dá mais medo no tratamento?
> Quais as explicações que sua família e amigos dão a esta doença?

Fonte: adaptado de Kaplan et al., 1997[12].

No DSM-5, existe uma versão mais longa e detalhada destas perguntas chamada de Entrevista de Formulação Cultural (Quadro 3)[57], que explora de forma mais abrangente a experiência do paciente com seu transtorno, seu contexto social e cultural, formas de busca por cuidado, medos e expectativas. Desde o lançamento desta ferramenta no DSM-5, muitos estudos foram realizados para entender sua utilidade e possíveis problemas. A Entrevista de Formulação Cultural, quando aplicada adequadamente e quando seus princípios básicos foram incorporados pelo avaliador, tem o potencial de mudar a forma do médico avaliar e se relacionar com o paciente, pois traz ao primeiro plano questões que normalmente são colocadas como acessórias ou desimportantes[58].

No DSM-IV-TR havia uma "proposta para a formulação cultural" ("*outline for cultural formulation*"), que foi aplicada a pacientes brasileiros por Nucci, que realizou uma extensa discussão sobre o instrumento e desenvolveu um ótimo roteiro de entrevista para uma abordagem em profundidade[4].

Quadro 3 Entrevista de Formulação Cultural (EFC)

> **Definição cultural do problema (modelo explicativo, nível de funcionamento)**
> 1. O que traz você aqui hoje?
> As pessoas frequentemente entendem seus problemas da sua própria maneira, que pode ser semelhante ou diferente de como os médicos os descrevem. Como você descreveria o seu problema?
> 2. Às vezes, as pessoas têm formas diferentes de descrever seu problema para sua família, amigos ou outras pessoas na sua comunidade. Como você descreveria o seu problema para eles?
> 3. O que mais o incomoda em relação ao seu problema?
>
> **Percepções culturais de causa, contexto e apoio**
> CAUSAS (modelo explicativo, rede social, adultos mais velhos)
> 4. Por que você acha que isso está acontecendo com você? O que você acha que são as causas do seu [problema]?
> Algumas pessoas podem explicar os seus problemas como resultado de coisas ruins que acontecem na sua vida, problemas com os outros, uma doença física, uma razão espiritual ou muitas outras causas.
> 5. O que outras pessoas na sua família, seus amigos ou outras pessoas na sua comunidade acham que está causando o seu [problema]?

(continua)

Quadro 3 Entrevista de Formulação Cultural (EFC)
(continuação)

> ESTRESSORES E APOIOS (rede social, cuidadores, estressores psicossociais, religião e espiritualidade, imigrantes e refugiados, identidade cultural, adultos mais velhos, capacidade de lidar com situações difíceis (*coping*) e busca de ajuda)
> 6. Existe algum tipo de apoio que melhora o seu [problema], como o apoio da família, amigos ou outros?
> 7. Existe algum tipo de estresse que piora o seu [problema], como dificuldades financeiras ou problemas familiares?
> PAPEL DA IDENTIDADE CULTURAL (identidade cultural, estressores psicossociais, religião e espiritualidade, imigrantes e refugiados, adultos mais velhos, crianças e adolescentes)
> Às vezes, aspectos da origem ou da identidade das pessoas podem melhorar ou piorar seu [problema]. Por origem ou identidade, eu quero dizer, por exemplo, as comunidades às quais você pertence, as línguas que você fala, de onde você ou sua família são, seu gênero ou orientação sexual ou sua fé ou religião.
> 8. Para você, quais são os aspectos mais importantes da sua origem ou identidade?
> 9. Existem aspectos da sua origem ou identidade que fazem diferença para o seu [problema]?
> 10. Existem aspectos da sua origem ou identidade que estão causando outras preocupações ou dificuldades para você?
>
> **Fatores culturais que afetam a capacidade de lidar com situações difíceis (*self-coping*) e a busca de ajuda no passado**
> CAPACIDADE DE LIDAR COM SITUAÇÕES DIFÍCEIS (*SELF-COPING*) (capacidade de lidar com situações difíceis (*self-coping*) e busca de ajuda, religião e espiritualidade, adultos mais velhos, cuidadores, estressores psicossociais)
> 11. Às vezes, as pessoas têm formas variadas de lidar com problemas como [problema]. O que você fez por sua conta para enfrentar o seu [problema]?
> BUSCA DE AJUDA NO PASSADO (capacidade de lidar com situações difíceis (*coping*) e busca de ajuda, religião e espiritualidade, adultos mais velhos, cuidadores, estressores psicossociais, imigrantes e refugiados, rede social, relacionamento clínico-paciente)
> 12. Frequentemente, as pessoas procuram ajuda em muitas fontes distintas, incluindo diferentes tipos de médicos, pessoas que ajudam ou curandeiros. No passado, que tipos de tratamento, ajuda, aconselhamento ou meio de cura você procurou para o seu [problema]?
> Que tipos de ajuda ou tratamento foram mais úteis? E não úteis?
> BARREIRAS (capacidade de lidar com situações difíceis (*coping*) e busca de ajuda, religião e espiritualidade, adultos mais velhos, estressores psicossociais, imigrantes e refugiados, rede social, relacionamento clínico-paciente)
> 13. Alguma coisa o impediu de obter a ajuda de que você precisava?
> Por exemplo, dinheiro, compromissos profissionais ou familiares, estigma ou discriminação ou ausência de serviços que entendam sua língua ou origem?
>
> **Fatores culturais que afetam a busca de ajuda atual**
> PREFERÊNCIAS (rede social, cuidadores, religião e espiritualidade, adultos mais velhos, capacidade de lidar com situações difíceis (*coping*) e busca de ajuda)
> Agora, vamos falar mais um pouco sobre a ajuda de que você precisa.

(continua)

Quadro 3 Entrevista de Formulação Cultural (EFC) *(continuação)*

> 14. Que tipos de ajuda você acha que seriam mais úteis para você neste momento para o seu [problema]?
> 15. Existem outros tipos de ajuda que sua família, amigos ou outras pessoas sugeriram que seriam úteis para você agora?
> RELACIONAMENTO CLÍNICO-PACIENTE (relacionamento clínico-paciente, adultos mais velhos)
> Às vezes, médicos e pacientes entendem-se mal por que provêm de origens diferentes ou têm expectativas diferentes.
> 16. Você se preocupou com isso e existe alguma coisa que possamos fazer para lhe prestar o atendimento de que você precisa?

Conceitos culturais de sofrimento

O DSM-III, manual estatístico e diagnóstico de transtornos psiquiátrico da sociedade americana de Psiquiatria, foi lançado em 1980 e ganhou grande popularidade, passando a ser usado como referência para pesquisa e como ferramenta diagnóstica em diversos países do mundo. A questão cultural foi colocada em evidência ao se tentar encaixar todos os quadros observados na listagem de diagnósticos do manual. A menção a questões culturais e sua relação com diagnósticos apareceu no DSM-IV-TR por meio da lista de "síndromes ligadas à cultura". Nesta lista havia 25 síndromes, a ideia é que elas seriam específicas de determinados contextos culturais e grupos populacionais. Porém, especialistas na área da psiquiatria cultural e de outras disciplinas questionaram a validade das categorias e o significado de apresentar esta lista, que se assemelhava à uma espécie de gabinetes de curiosidades, em que um "outro" era visto como "exótico"[59].

Assim, no DSM-5[57] esta seção foi revista e seus conceitos reformulados, preferindo-se utilizar "conceitos culturais de sofrimento", que são definidos como: "formas como os grupos culturais vivenciam, entendem e comunicam sofrimento, problemas comportamentais ou emoções e pensamentos incômodos." Existem três tipos de conceitos culturais de sofrimento:

- Idioma cultural de sofrimento: "formas de expressar sofrimento que podem não envolver síndromes ou sintomas específicos, mas que proporcionam formas coletivas e compartilhadas de experimentar e falar sobre preocupações pessoais ou sociais"[57]. No Brasil, é muito comum ancorar os sentimentos com um sintoma físico, por exemplo, "dor de cotovelo", "coração partido", "gastura" entre outros[4,60]. Kufungisisa é um idioma de sofrimento do povo Shona do Zimbábue e significa "pensar demais"[61].
- Explicações culturais ou causas percebidas: "rótulos, atribuições ou características de um modelo explicativo que indicam um significado ou etiologia culturalmente reconhecida para sintomas, doença ou sofrimento". Como exemplo, temos o "*mal de ojo*" ou "mal olhado", uma forma de explicar que algo ruim está acontecendo a alguém por in-

veja de outro, ligadas a grupos de origem latina. Porém, muitas categorias que são explicações também podem ser idiomas de sofrimentos, como o próprio mal olhado e o kufungisisa citado anteriormente, que descreve um quadro cuja causa é normalmente reconhecida como proveniente de feitiço[61,62].

- Síndrome cultural: "grupos de sintomas e atribuições que tendem a ocorrer de forma concomitante entre indivíduos em grupos, comunidades ou contextos culturais específicos e que são reconhecidos localmente como padrões coerentes de experiência".

No DSM-5, há uma lista de 9 conceitos culturais de sofrimento e não mais de síndromes, apresentadas na Tabela 1[57]. Já existe um corpo de literatura descrevendo e discutindo estas síndromes, assim, esta lista é considerada muito mais consistente que aquela da versão anterior do DSM. No contexto brasileiro, vale mencionar o glossário elaborado por Paulo Dalgalarrondo[43] com denominações populares relacionadas à psicopatologia, entre as quais encontram-se também várias formas de síndromes específicas do contexto brasileiro e de expressões de sofrimento recolhidas em diversas regiões do Brasil[63].

Mesmo havendo uma lista descrevendo estados diversos e específicos de certos grupos, eles devem ser sempre compreendidos dentro de um contexto. Por exemplo, o *taijin kyofusho*, uma síndrome prevalente no Japão, por exemplo, os indivíduos que dela sofrem apresentam uma preocupação intensa que seu corpo possa ser ofensivo aos outros (pelo olhar, aparência, odor corporal ou qualquer outra característica). Ela é melhor entendida pela intensa valorização dos japoneses do comportar-se de forma socialmente apropriada, e pela vergonha de transgredir regras da tradição cultural[64].

No entanto, vale a pena ressaltar que não são apenas as síndromes listadas que devem ser vistas e compreendidas desta forma abrangente que valoriza o contexto. Todo diagnóstico em psiquiatria deve levar em conta o contexto, todo atendimento em saúde tem questões culturais em jogo, independentemente da origem do médico e do paciente. O próprio DSM 5 reconhece que "todas as formas de sofrimento são moldadas localmente, incluindo os transtornos do DSM" (p. 002)[57].

INTÉRPRETES MÉDICOS E MEDIADORES CULTURAIS

Mesmo com um grande preparo, conhecimento, sensibilidade e habilidade em lidar com questões culturais na prática clínica, um profissional sempre vai se deparar com um limite ligado a barreiras linguísticas e/ou culturais. Para auxiliar o profissional de saúde em tais situações, existem duas categorias profissionais que muitas vezes se sobrepõem: intérpretes médicos e mediadores culturais. Estas profissões são mais conhecidas e desenvolvidas no exterior, havendo bastante referências na literatura de língua inglesa.

Tabela 1 Conceitos culturais de sofrimento

Nome	Grupo/local em que se manifesta	Tipo de conceito cultural	Descrição	Condições relacionadas a outros contextos culturais
Ataque de nervios	Latinos	Síndrome Idioma de sofrimento	Sintomas de perturbação emocional intensa, incluindo ansiedade aguda, raiva ou sofrimento; gritos e berros descontrolados; ataques de choro; tremores; calor no tórax irradiando-se para a cabeça; agressividade física e verbal. Experiências dissociativas (ex.: despersonalização, desrealização, amnésia), episódios de desmaio ou semelhantes a convulsões, além de gestos suicidas, são proeminentes em alguns ataques, porém ausentes em outros. Um dos aspectos centrais do ataque de nervios é uma sensação de descontrole. Os ataques ocorrem frequentemente como resultado direto de um evento estressante relacionado à família, como mortes e conflitos. Às vezes ocorrem sem desencadeante, mas como resultado de experiência acumulada de sofrimento. Alguns ataques representam expressões normais de sofrimento agudo (ex: em um funeral) sem sequelas clínicas. O termo *ataque de nervios* pode se referir também a um idioma de sofrimento.	Indisposição no Haiti "Apagão" no sul dos Estados Unidos Desavença nas Antilhas.
Síndrome de *Dhat*	Sul da Ásia (Índia)	Idioma de sofrimento Explicação cultural	Designa apresentações clínicas comuns de pacientes jovens do sexo masculino que atribuíam seus sintomas diversos à perda de sêmen. A despeito do nome, não se trata de uma síndrome bem definida, e sim de uma explicação cultural de sofrimento para pacientes com queixas de sintomas diversos, tais como ansiedade, fadiga, fraqueza, perda de peso, impotência, outras múltiplas queixas somáticas e humor depressivo. O aspecto central é ansiedade e sofrimento relacionados à perda de *dhat* na ausência de qualquer disfunção fisiológica identificável. O *dhat* foi identificado por pacientes como uma secreção esbranquiçada observada na defecação ou na micção. As ideias a respeito dessa substância estão relacionadas ao conceito de *dhatu* (sêmen), descrito no sistema de medicina hindu, Ayurveda, como um dos sete fluidos corporais essenciais cujo equilíbrio é necessário para manter a saúde. Embora a síndrome de *dhat* tenha sido formulada como um guia cultural para a prática clínica local, foram observadas ideias correlatas acerca dos efeitos nocivos da perda de sêmen na população em geral, sugerindo uma disposição cultural para explicar problemas de saúde e sintomas por meio da referência à síndrome de *dhat*. Preocupações semelhantes acerca de secreções vaginais esbranquiçadas (leucorreia) também foram associadas a uma variante do conceito em mulheres.	*Koro* no sudoeste da Ásia, particularmente em Cingapura *Shen-k'uei* ("deficiência renal") na China.
Khyâl cap	Cambojanos	Síndrome Explicação cultural	"Ataques de *khyâl*" (*khyâl cap*) ou "ataques de vento". Os sintomas comuns se assemelham aos de ataques de pânico, como tontura, palpitações, falta de ar e extremidades frias, bem como outros sintomas de ansiedade e excitação autonômica (ex: zumbido e dor no pescoço). Ataques de *khyâl* incluem cognições catastróficas centradas na preocupação de que *khyâl* (uma substância similar ao vento) possa surgir no corpo – em conjunto com o sangue – e desencadear uma série de efeitos graves (ex: comprimir os pulmões, causando falta de ar e asfixia; penetrar no crânio, causando zumbido, tontura, visão borrada e uma síncope fatal). Podem ocorrer subitamente, mas com frequência são desencadeados por preocupações, pelo ato de levantar-se (i.e. hipotensão ortostática), por odores específicos com associações negativas e por situações agorafóbicas. Normalmente satisfazem os critérios de ataques de pânico e podem assemelhar-se à experiência de outros transtornos de ansiedade e relacionados a trauma e a estressores.	*Pen lom* no Laos *Srog rlung gi nad* no Tibete *Vata* no Sri Lanka *Hwa byung* na Coreia

(continua)

9 • INFLUÊNCIA DA CULTURA SOBRE A PSIQUIATRIA | 91

Tabela 1 Conceitos culturais de sofrimento *(continuação)*

Nome	Grupo/local em que se manifesta	Tipo de conceito cultural	Descrição	Condições relacionadas a outros contextos culturais
Kufungisisa	povo Shona do Zimbábue	Idioma de sofrimento Explicação cultural	Significa "pensar demais" em Shona. Como explicação cultural, é considerado causador de ansiedade, depressão e problemas somáticos (ex: "meu coração está doendo porque penso demais"). Como idioma de sofrimento psicossocial, é indicativo de dificuldades interpessoais e sociais (ex: problemas conjugais, não ter dinheiro para cuidar dos filhos). Envolve ruminação de pensamentos angustiantes, particularmente preocupações. Está associado a uma série de psicopatologias, incluindo sintomas de ansiedade, preocupação excessiva, ataques de pânico, sintomas depressivos e irritabilidade. Em muitas culturas, "pensar demais" é considerado prejudicial à mente e ao corpo, podendo causar sintomas específicos, como cefaleia e tontura. "Pensar demais" também pode ser um componente-chave de síndromes culturais, como "fadiga mental", na Nigéria. No caso da fadiga mental, "pensar demais" é atribuído principalmente ao estudo excessivo, considerado prejudicial particularmente ao cérebro, com sintomas que incluem sensações de calor ou formigamento na cabeça.	"Pensar demais" é um idioma de sofrimento e uma explicação cultural comum em muitos países e grupos étnicos. Foi descrito na África, no Caribe e na América Latina, bem como entre grupos do leste asiático e americanos nativos.
Maladi moun	Haitianos	Explicação cultural	Significa, literalmente, "doença causada por humano", também conhecida como "doença enviada". É uma explicação cultural em que inveja e maldade interpessoais fazem as pessoas atingirem seus inimigos enviando doenças como psicose, depressão, insucesso acadêmico ou social e incapacidade de cumprir as atividades da vida diária. O modelo etiológico considera que a doença pode ser causada por inveja e ódio alheios, provocados pelo sucesso econômico da vítima em virtude de um emprego novo ou uma aquisição cara. Presume-se que o ganho de uma pessoa cause perda para outra, de maneira que o sucesso ostensivo torna uma pessoa vulnerável ao ataque. Atribuir o rótulo de "doença enviada" depende mais do modo de início do quadro e do status social do que dos sintomas apresentados. O início agudo de novos sintomas ou uma mudança comportamental abrupta levantam suspeitas de um ataque espiritual. Uma pessoa atraente, inteligente ou rica é percebida como especialmente vulnerável, e até mesmo crianças pequenas e saudáveis encontram-se em risco.	Preocupações a respeito de doenças (em geral doenças físicas) causadas por inveja ou conflitos sociais são comuns entre culturas e com frequência expressas na forma de "mau-olhado", *mal de ojo* (espanhol) e *mal'occhiu* (italiano).
Nervios	Latinos	Idioma de sofrimento	Estado geral de vulnerabilidade a experiências de vida estressantes e a circunstâncias difíceis. O termo *nervios* inclui uma ampla gama de sintomas de sofrimento emocional, perturbação somática e incapacidade funcional. Os sintomas mais comumente atribuídos a *nervios* incluem cefaleias e "dores no cérebro" (tensão cervical occipital), irritabilidade, perturbações estomacais, dificuldades de sono, nervosismo, choro fácil, incapacidade de concentrar-se, tremores, sensações de formigamento e *mareos* (marejamento, tontura com exacerbações ocasionais do tipo vertigem). É um idioma de sofrimento amplo que abrange uma faixa de gravidade desde casos sem nenhum transtorno mental até apresentações que se assemelham a transtornos de adaptação, de ansiedade, depressivos, dissociativos, de sintomas somáticos ou psicóticos. "Ser nervoso desde a infância" parece ser um traço e pode preceder transtorno de ansiedade social, enquanto "estar doente dos nervos" está mais relacionado do que outras formas de *nervios* a problemas psiquiátricos, especialmente dissociação e depressão.	*Nevra* entre gregos na América do Norte *Nierbi* entre sicilianos na América do Norte *Nerves* entre brancos nos Apalaches norte-americanos e Newfoundland (Terra Nova, uma grande ilha canadense).

(continua)

Tabela 1 Conceitos culturais de sofrimento *(continuação)*

Nome	Grupo/local em que se manifesta	Tipo de conceito cultural	Descrição	Condições relacionadas a outros contextos culturais
Shenjing shuairuo	Chineses	Síndrome	Significa "fraqueza do sistema nervoso" em Mandarim Chinês é uma síndrome cultural que integra categorias conceituais da medicina tradicional chinesa com o diagnóstico ocidental de neurastenia. Na 2ª. edição revisada do Chinese Classification of Mental Disorders (Classificação Chinesa de Transtornos Mentais [CCMD-2-R]), *shenjing shuairuo* é definido como uma síndrome composta por três dentre cinco grupos de sintomas não hierárquicos: fraqueza, emoções, excitação, dor nervosa e sono. *Fan nao* (sentir-se contrariado) é uma forma de irritabilidade misturada a aflição e sofrimento acerca de pensamentos conflitantes e desejos não satisfeitos. A 3ª. edição do CCMD mantém *shenjing shuairuo* como um diagnóstico somatoforme de exclusão. Os principais desencadeantes incluem estressores relacionados ao trabalho ou à família, perda de prestígio (*mianzi, lianzi*) e uma sensação aguda de fracasso (como no desempenho acadêmico. Está associado a conceitos tradicionais de fraqueza (*xu*) e a desequilíbrios de saúde relacionados a deficiências de uma essência vital (ex: a depleção de *qi* [energia vital] subsequente à sobrecarga ou à estagnação de *qi* em virtude de preocupações excessivas). Na interpretação tradicional, *shenjing shuairuo* resulta quando os canais corporais (*jing*) que conduzem as forças vitais (*shen*) tornam-se desregulados em virtude de diversos estressores sociais e interpessoais, tais como a incapacidade de mudar uma situação crônica de frustração ou angústia. Vários transtornos psiquiátricos estão associados a *shenjing shuairuo*, principalmente transtornos do humor, de ansiedade e de sintomas somáticos. Entretanto, em clínicas médicas na China, até 45% dos pacientes com *shenjing shuairuo* não satisfazem os critérios de nenhum transtorno do DSM-IV.	Idiomas e síndromes do espectro da Neurastenia: *Ashaktapanna* na Índia *Shinkei-suijaku* no Japão Outras condições: síndrome da fadiga mental, síndrome de esgotamento e síndrome da fadiga crônica
Susto	Latinos	Explicação cultural	Explicação cultural para sofrimento e azar prevalente entre alguns latinos nos Estados Unidos e entre pessoas no México, na América Central e na América do Sul. Não é reconhecido como uma categoria de doença entre latinos no Caribe. *Susto* é um mal atribuído a um evento assustador que faz a alma deixar o corpo e resulta em infelicidade e doença, bem como em dificuldades de funcionamento em papéis sociais importantes. Os sintomas podem surgir a qualquer momento, desde dias até anos depois da experiência de susto. Em casos extremos, pode resultar em morte. Não existem sintomas definidores específicos; entretanto, sintomas relatados com frequência incluem perturbações do apetite, sono inadequado ou excessivo, sono ou sonhos agitados, sentimentos de tristeza, desvalia ou sujeira, sensibilidade interpessoal e falta de motivação para fazer as coisas. Sintomas somáticos que acompanham susto podem incluir mialgias e dores, frio nas extremidades, palidez, cefaleia, dor de estômago e diarreia. Os eventos desencadeantes são diversos e incluem fenômenos naturais, animais, situações interpessoais e agentes sobrenaturais, entre outros.	Conceitos etiológicos e configurações sintomáticas similares são encontrados em todo o mundo. Na região andina, é conhecido como *espanto*.

(continua)

Tabela 1 Conceitos culturais de sofrimento *(continuação)*

Nome	Grupo/local em que se manifesta	Tipo de conceito cultural	Descrição	Condições relacionadas a outros contextos culturais
Taijin kyofusho	Japoneses	Síndrome	Significa "transtorno do medo interpessoal" em japonês. Síndrome caracterizada por ansiedade e evitação de situações interpessoais em razão de pensamento, sentimento ou convicção de que a aparência pessoal e as próprias atitudes nas interações sociais são inadequadas ou ofensivas aos outros. Nos Estados Unidos, a variante *jikoshu-kyofu* envolve ter um odor corporal ofensivo também chamada de síndrome de referência olfativa. Indivíduos tendem a se concentrar no impacto de seus sintomas e comportamentos nos outros. Variantes incluem preocupações importantes acerca do rubor facial (eritrofobia), ter um odor corporal ofensivo (síndrome de referência olfativa), fixar os olhos nas outras pessoas de forma inapropriada (demasiado ou muito pouco contato visual), expressão facial ou movimentos corporais rígidos ou estranhos (ex.: rigidez, tremores) ou deformidade corporal. É um conceito mais amplo do que o transtorno de ansiedade social no DSM-5. Além de ansiedade de desempenho, inclui duas formas relacionadas à cultura: um "tipo sensível", com sensibilidade e ansiedade social extremas acerca de interações interpessoais, e um "tipo ofensivo", no qual a principal preocupação é ofender os outros. Dessa forma, como uma categoria, *taijin kyofusho* inclui síndromes com aspectos de transtorno dismórfico corporal, bem como transtorno delirante. As preocupações podem ter um caráter delirante, sendo refratárias a medidas simples de tranquilização e contraexemplos. Os sintomas típicos ocorrem em contextos culturais específicos e, até certo ponto, com ansiedade social mais grave pelas culturas. Síndromes semelhantes são encontradas na Coreia e em outras sociedades que enfatizam fortemente a manutenção autoconsciente de um comportamento social apropriado em relações interpessoais hierárquicas. Sintomas similares também foram descritos em outros contextos culturais, incluindo Estados Unidos, Austrália e Nova Zelândia.	*Taein kong po* na Coreia.

O intérprete médico é alguém que recebe um treinamento específico para atuar na tradução verbal nos contextos de saúde, havendo um subespecialização em saúde mental. A interpretação não é uma tradução simples, abarca não somente o significado literal das sentenças proferidas pelo paciente (significado denotativo), mas também as ricas nuances de afeto e significado que acompanham aquela expressão (significado conotativo). Existe uma Associação Internacional de Intérpretes Médicos com código de ética. Também existem diversos manuais a profissionais de saúde sobre como trabalhar adequadamente com um intérprete e delimitar os papéis, pois a relação deve ser estabelecida entre profissional e paciente, tendo o intérprete funcionando apenas como um canal de comunicação[65].

Muitos autores descreveram as armadilhas de avaliar pacientes monolíngues por meio de uma tradução inadequada. Quando os parentes ou outros tradutores não treinados são utilizados, as chances de comunicação errônea são expandidas pelo processo de transferência e contratransferência que ocorre entre o paciente e o tradutor, destruindo a confidencialidade esperada para a entrevista clínica. Estes fatores favorecem o uso de tradutores treinados em certas circunstâncias, ou integrados à equipe clínica multidisciplinar[66,67].

Muitos intérpretes acabam fazendo as vezes de mediadores culturais, pois acabam explicando ao profissional determinados significados e contextos, quando tem mais conhecimento sobre a cultura de origem do paciente. Porém, existem momentos em que a barreira linguística é transposta, mas não necessariamente a barreira cultural, afinal muitos países falam as mesmas línguas [65]. Por exemplo, um intérprete de francês pode auxiliar consultas de haitianos, senegaleses, congoleses, franceses, marroquinos etc.; sendo que cada uma dessas nacionalidades representa universos muito diferentes. O mediador cultural é normalmente alguém que tem conhecimento e consciência da cultura em saúde do paciente e do médico, conseguindo promover algum diálogo e trazer compreensão sobre possíveis pontos em que esteja havendo desentendimento.

TERAPIAS COM INFLUÊNCIA RELIGIOSA PRATICADAS NO BRASIL

Todas as psicoterapias sofrem influência cultural. As comumente aceitas pelo meio acadêmico como "científicas" têm origem no ocidente e surgem quando o individualismo passa a ser o modo de ser dominante. O cadinho religioso que é o Brasil reflete-se na prática médica. Diversas são as terapias com influência religiosa, algumas aqui criadas, outras importadas, mas com grande penetração; algumas praticadas por profissionais, outras por leigos. Alguns exemplos estão na Tabela 2[68-71].

Tabela 2 Psicoterapias com influência religiosa praticadas no Brasil

Linha terapêutica	Descrição dos principais métodos
Terapia noossofrológica Criador: Frei Albino Aresi da Clínica Mens Sana	Associa métodos psiquiátricos e psicológicos convencionais e poderes paranormais para diagnóstico e cura. Após uma triagem e entrevista, o paciente pode ser encaminhado a vários serviços: 1) Psicorelax: aparelho que produz vibrações suaves, onde o paciente recebe sugestões, musicoterapia e cromoterapia; 2) Psicotron: colchão vibratório operado por pessoa paranormal, chamada de sensitiva, que detecta fatos do inconsciente. Um relatório é encaminhado ao psicoterapeuta, o que abreviaria o processo terapêutico, tornando-o mais eficiente. Outras técnicas: pulsotron, regressão de idade, fisioterapia, massagem, medicamentos, terapia religiosa, cursos psicoprofiláticos[72].
Trilogia analítica ou "psicanálise integral" Criador: Norberto Keppe	Pretende reunir ciência, filosofia e espiritualidade (trilogia) analisando todas as partes ou fatos, para corrigir os erros de cada campo e promover o desenvolvimento de uma ciência mais completa (analítica). Segundo Keppe, a psicoterapia trilógica é o processo de conscientização da dialética errônea e a recuperação e desenvolvimento da humanidade dependem dessa percepção. A terapia adota o método dialético, a união do sentimento verdadeiro (amor) com o pensamento verdadeiro, chegando à consciência que possibilitará o agir correto. Leva à unificação da ciência, filosofia e teologia; do senimento, pensamento e ação; visando à unificação dos homens, raças e nações[73,74].
Psicotranse Criador: Dr. Eliezer Mendes	Propõe a cura do equilíbrio energético utilizando os processos mediúnicos. Utiliza do manancial incalculável das religiões mediúnicas na psicoterapia. Esquizofrenia e epilepsia são vistas como fenômenos parapsicológicos, ocasionado por desequilíbrios na captação de energias estranhas subconscientes ou do exterior. Acomete indivíduos em viagens por universos paralelos. Adaptou técnicas de hipnose, parapsicologia, terapia reichiana, regressão de memórias e a vidas passadas e terapia primal. Tem forte influência da umbanda, usando técnicas de indução de transe. Os terapeutas sensitivos captam a loucura do paciente (energias que perturbam o paciente) através da transidentificação (os pensamentos e sentimentos da pessoa viva ou morta detectados pelo sensitivo) e transmutação (o sensitivo passa a expressar o que sente, capta e transforma simultaneamente os distúrbios que recebeu em algo que não lhe deixará resquícios energéticos)[75].
Terpsicore-transe-terapia Criador: David Akestein	Terpsicore, a deusa mitológica da dança, foi o motivo da denominação. Usa de técnicas de indução de transe e musicoterapia, integrando-as no tratamento que é eminentemente não verbal[70]. Por meio do transe cinético, formulado a partir do fenômeno de transe dos cultos afro-brasileiros, ocorre a liberação emocional e pela dessensibilização, uma restruturação da personalidade e harmonização biopsicossocial. Não usa o aspecto místico ou religioso[76].
Nova Era movimentos gnósticos	Propõe o abandono de uma visão materialista e a vivência de uma nova era de consciência. Esta pode ser adquirida ou desenvolvida por meio da meditação, artes marciais, hipnose, drogas, trabalhos corporais etc. O sobrenatural é herdado e pode ser detectado ou utilizado através de telepatia, percepção extrassensorial, transmigração de almas, profecias, cura pela fé, energias, vibrações, toques terapêuticos, astrologia, tarô, búzios etc. As relíquias e objetos sagrados tem grande importância, colecionando-se amuletos, pirâmides, cristais etc.[70,71].
Terapia de Vidas Passadas Origem: Estados Unidos	Através de indução hipnótica processa-se a regressão no tempo à procura de momentos nos quais traumas ocorreram. O material não é interpretado, mas descarregado. Pesquisa não só as memórias da vida atual, mas também as reminiscências da vida intrauterina e de vidas pregressas. Nessas memórias surgiriam causas e porquês dos sintomas e patologias. O paciente é induzido a repetir a emoção sentida nos momentos dramáticos da regressão até que a angústia desapareça. Traumas podem ter ocorrido em diversas vidas, e memórias traumáticas podem ser reavivadas por acontecimentos perinatais, devendo tudo isto ser explorado e trabalhado. As principais indicações seriam as fobias, histeria e sintomas psicossomáticos[77].
Cura Interior Criador: Ruth Carter Stapleton Origem: Estados Unidos	Tem grande penetração no meio evangélico, mas principalmente no carismático católico. Enfatiza o papel da oração e da influência do Espírito Santo e a importância da cura para a comunidade cristã. Usa de algumas ideias freudianas, como as experiências da infância influenciando o comportamento e pensamento adulto e de Missildine, como ajudar as pessoas a identificar, compreender, respeitar, aprender a lidar com a criança do passado.
Aconselhamento Noutético Criador: Jay Adams Origem: Estados Unidos	Tem grande penetração entre os pastores evangélicos brasileiros, que adotam suas ideias e métodos para realizar aconselhamento. O objetivo do tratamento é mudar o modo como as pessoas vivem suas vidas, e o padrão para mudança é a Bíblia. Se a pessoa vive de modo inconsistente com o padrão bíblico, ela precisa mudar (noutesia). O terapeuta deve confrontá-la em amor[78].
Cientologia Criador: L. Ron Hubbard Origem: Estados Unidos	Iniciou-se como técnica de tratamento, denominada dianética – a ciência moderna da saúde mental –, mas passou, para evitar a pressão do FDA, a ser um movimento religioso. As clínicas se tornaram templos e os terapeutas em sacerdotes. As pessoas devem passar por uma auditoria, inicialmente um questionário, depois um aparelho, denominado e-meter. A infelicidade seria derivada de aberrações mentais (engramas) provocadas por traumas precoces. Humanos seriam constituídos por espíritos (thetans) expulsos da terra há 75 milhões de anos por um governante galáctico chamado Xenu. O aconselhamento através do e-meter pode quebrar os engramas, melhorando a inteligência e a aparência.

Como este sincretismo terapia e religião deve ser avaliado? Os seguintes critérios devem ser adotados[79-81]:

- Critério científico (avaliação dos resultados e do processo): descrição do tratamento se possível com um manual, especificar os fatores clínicos que serão afetados. Se o tratamento funciona, usando desenhos de pesquisa adequados? Como o tratamento compara com os outros? Quais são os ingredientes clínicos fundamentais? Como interage com variáveis do tipo qualidades do terapeuta, condições interpessoais? Qual a população alvo? Como medir as mudanças? Etc.
- Critério epistemológico: se a terapia está aberta a críticas e evolução, se dialoga com as neurociências e a psicologia, se a análise teórica é baseada nos conhecimentos médicos e psicológicos.
- Critério ético: se há controle dos terapeutas, se é possível averiguar fatos apregoados, se o tratamento é patenteado, se está envolvido em problemas legais, se funciona como culto totalitário, se explora pacientes e terapeutas.
- Critério administrativo e organizacional: preparo e formação dos terapeutas, financiamento.
- Critério psicopatológico: sistema teórico paranoide, explicações delirantes sobre o grupo, saúde mental de liderança).
- Critério cultural: sensibilidade cultural, não elitista, respeito ao conceito de "*self*" da comunidade, linguagem simbólica adequada, cuidados com o popularesco.
- Critério teológico: insere-se numa tradição teológica.

Nenhuma dessas práticas passa incólume por estes crivos. Entretanto, as práticas psicoterápicas convencionais aceitas pelas academias e conselhos regionais e federais também não passam. São aceitas como científicas porque a cultura acadêmica assim o determinou.

UMA TERAPIA SENSÍVEL À CULTURA: A TERAPIA COMUNITÁRIA[82]

A terapia comunitária é uma técnica simples de trabalho em grupo, solidamente ancorada na teoria sistêmica, teoria da comunicação e antropologia cultural. Foi desenvolvida pelo Prof. Dr. Adalberto Barreto, docente de Medicina Social da Universidade Federal do Ceará, que trabalha no tema desde 1987, reconhecido internacionalmente e divulgador da técnica por vários estados brasileiros. A terapia comunitária surgiu da necessidade de atendimento a grandes grupos de pessoas com transtornos mentais, problemas e sofrimento. Trata-se de um procedimento terapêutico de caráter preventivo em saúde mental (atenção primária), fomentador de cidadania e que permite a construção de redes solidárias. Vem sendo utilizada em comunidades carentes e em contextos de precariedades fundamentais, por meio de equipes institucionais públicas, privadas e/ou voluntárias.

Trata-se de uma técnica inovadora e de fácil aplicação, que atinge um grande número de pessoas, tornando-se desta forma uma ferramenta de promoção de saúde. É um instrumento valioso para se diagnosticar e atender as carências, lacunas de conhecimento e problemas emergentes específicos de grupos nos mais diferentes lugares. Mostra-se também um procedimento privilegiado para a divulgação de informações e para uma efetiva comunicação com a população. A terapia possui a seguinte estrutura:

- Acolhimento: ambientar o grupo, definir a terapia comunitária e as regras para o funcionamento do grupo. Passar a direção ao diretor do dia.
- Aquecimento: aquecer o grupo para trabalhar, dando-se algum exercício, brincadeira etc.
- Escolha do tema: levantar todos os temas, anotar e resumir para que o grupo possa fazer a escolha do que será discutido. O grupo escolhe o tema a ser discutido, que será apresentado pelo protagonista do problema.
- Contextualização: este é o momento de entender o problema da pessoa. Ela vai explicar, contar seu problema e todos podem fazer perguntas que a ajudem a esclarecer a dor dessa pessoa. Preparam-se pelo menos dois motes (perguntas-chave que permitem a reflexão do grupo sobre o sentido do comportamento na situação problema, para facilitar e tornar consciente o que a pessoa está querendo comunicar). Somente quando os motes estiverem prontos passa-se para a próxima etapa. Níveis possíveis de mote: individual, familiar, comunitário e social mais amplo.
- Problematização: neste momento o protagonista ouve, fica de lado aguardando. Coloca-se o mote para motivar as pessoas do grupo a trazerem experiências, vivências e principalmente as resoluções criativas das suas situações-problema.
- Término: ritual de agregação e conotação positiva. Terapeuta pede ao grupo para ficar de pé. A pessoa que está aguardando vai receber uma palavra positiva do terapeuta que em seguida convida o grupo fazer o mesmo. Para finalizar o grupo é chamado a dizer o que levará para casa daquela sessão e o que aprendeu.

REFERÊNCIAS BIBLIOGRÁFICAS

1. Kraepelin E. Comparative psychiatry. In: Hirsch BA, Shepherd M (eds.). Themes and variations in European psychiatry: an anthology. Bristol: John Wright & Sons; 1974.
2. Kraepelin E. Psychiatric, I, ed 8. Leizpig: Barth; 1909.
3. Bleuler E. Dementia praecox or the group of schizophrenics. New York: International University Press; 1950.
4. Nucci MG. Formulação cultural do caso em saúde mental: Uma experiência num centro primário de saúde na cidade de Campinas, SP. Dissertação de Mestrado, Universidade de Campinas; 2002.
5. Kleinman, A. Culture and illness: a question of models. Culture, Medicine and Psychiatry. 1977;1:229-31.
6. Den Heijer M, van Asperen CJ, Harris H, Nippert I, Schmidtke J, Bouhnik AD, et al. International variation in physicians' attitudes towards pro-

phylactic mastectomy: comparison between France, Germany, the Netherlands and the United Kingdom. Eur J Cancer. 2013:49(13).

7. Patah LEM, Malik AM. Modelos de assistência ao parto e taxa de cesárea em diferentes países. Rev Saúde Pública. 2011;45(1).

8. Geertz C. A interpretação das culturas. Rio de Janeiro: Zahar; 1978

9. Kleinman A. Rethinking psychiatry: from cultural category to personal experience. New York: Free Press; 1988.

10. Kleinman A. Social origins of distress and disease. New Haven: Yale University Press; 1993.

11. Gaw A. Culture, ethnicity, and mental health. Washington: American Psychiatric Press; 1993.

12. Kaplan H, Sadock G, Grebb J. Compêndio de psiquiatria. 7. ed.. Porto Alegre: Artes Médicas; 1997.

13. Kortmann F. Cultural variations and psychiatry. In: Seva A. (ed.) The European handbook of psychiatry and mental health, v.l. Barcelona: Antrhopos; 1991. p. 232-239.

14. Laplantine S. Aprender etnopsiquiatria. São Paulo: Brasiliense; 1998.

15. Ruiz P. Cross-cultural psychiatry. In: Oldham J, Riba M (ed.). Annual review of psychiatry. v. 14. Washington: American Psychiatric Press; 1995

16. Pike KL. Language in relation to a unified theory of structure of human behavior. The Hague: Mouton; 1967.

17. Leff J. Psychiatry around the globe. London: Gaskell; 1988.

18. Montagu A. Culture and mental illness. Am J Psychiatry. 1961;118:15-23.

19. Cooper R, David R. The biological concept of race and its application to public health and epidemiology. Journal of Health Politics Policy and Law. 1986;11:97-116.

20. Engel GL. The need for a new medical model: A challenge for biomedicine. Science. 1977;196:127-36.

21. Good BJ. Medicine, rationality and experience: an anthropologic perspective. Cambridge: Cambridge University Press; 1994.

22. Hughes CC. Custom-made: Introductory readings for cultural anthropology. Chicago: Rand McNally; 1976.

23. Leff JP. Culture and the differentiation of emotional states. British Journal of Psychiatry. 1973;123:299-304.

24. Murdock GP. The common denominator of cultures. In: Linton R (ed.) The science of man in the world crisis. New York: Columbia University Press; 1945.

25. Mcgoldrick M, Giordano J, Pearce JK. Ethnicity and family therapy. New York: Guilford; 1996.

26. Kalow W. Pharmacogenetics past and future. Life Science. 1990;47:1385-97.

27. Lin K-M, Anderson D, Poland RE. Ethnicity and psychopharmacology. Psychiatric Clinics of North America – Cultural Psychiatry. 1995;18(3):635-47.

28. Lin K-M, Poland RE, Nakasaki G. Introduction: psychopharmcology, psychobiology, and ethnicity. In: Lin K-M, Poland RE, Nakasaki G. (eds.) Psychopharmacology and psychobiology of ethnicity. Washington: American Psychiatric Press; 1993.

29. Marcos LR, Cancro R. Pharmacotherapy of Hispanic depressed patients: clinical observations. American Journal of Psychotherapy. 1982;36:505-12.

30. Potkin Sg, Sheu Y, Pardes H. Haloperidol concentrations elevated in chinese patients. Psychiatry Research. 1984;12:167-72.

31. Smith M, Lin K-M, Mendoza R. "Nonbiological" issues affecting psychopharmacotherapy: cultural considerations. In: in Lin K-M, Poland RE, Nakasaki G (eds.) Psychopharmacology and psychobiology of ethnicity. Washington: American Psychiatric Press; 1993.

32. Manson WC. The psychodynamics of culture: Abram Kardiner and neo-freudian anthropology. New York: Greenwood Press; 1988.

33. Laplantine S. Aprender etnopsiquiatria. São Paulo: Brasiliense; 1998.

34. Forrest M, Hermann N G, Andersen B. Assessment of pain: a comparison between patients and doctors. Acta Anaesthesiology Scandinavica. 1989;33(3):255-6.

35. Bates MS, Edwards WT. Ethnic variations in the chronic pain experience. Ethnicity & Disease. 1992;2:63-83.

36. Weber SE. Cultural aspects of pain in childbearing women. Journal of Obstetric, Gynecology, and Neonatal Nursing. 1996;25(1):67-72.

37. Ramer L, Richardson Jl, Cohen Mz, Bedney C, Danley Kl, Judge EA. Multimeasure pain assessment in an ethnically diverse group of patients with cancer. Journal of Transcultural Nursing. 1999;10(2):94-101.

38. Leff J. Psychiatry around the globe. London: Gaskell; 1988

39. Teoh JI, Tan E-S. An outbreak of epidemic hysteria in West Malaysia. In: Lebra WP (ed.) Culture-bound syndromes, ethnotherapy and alternative therapies. Honolulu: University Press of Hawaii; 1976.

40. Kleinman A. Patients and Healers in the context of Culture: an exploration of the borderline between Anthropology, Medicine and Psychiatry. Los Angeles: University of California Press, 1980.

41. Sue DW, Sue D. Barrier to effective cross-cultural counseling. Journal of Counseling Psychology. 1977;24(5):420-9.

42. Sue S. Ethnicity and culture in psychological research and practice. In: Goodchilds JD (ed.). Psychological perspectives on human diversity in America. Washington: American Psychological Association; 1991.

43. Lu FG, Russell FL, Mezzich JE. Issues in the assessment and diagnosis of culturally diverse individuals. In: Oldham J, Riba M (ed.). Annual Review of Psychiatry. Vol. 14. Washington: American Psychiatric Press; 1995.

44. Figueiró JAB, Angelotti G, Pimenta CAM. Dor e saúde mental. Rio de Janeiro: Atheneu; 2005.

45. Gilman CP. The yellow wallpaper. The New England Magazine. 1892; 11(5). Disponível em: http:/em.wikipedia.org acessado em 8 de novembro de 2010.

46. Marcos LR, Alpert M, Urcuyo L. The effect of interview language on the evaluation of psychopathology in spanish-american schizophrenic patients. Am J Psychiatry. 1973;130:549-53.

47. Dalgalarrondo P. Psicopatologia e semiologia dos transtornos mentais. Porto Alegre: Artmed; 2000.

48. Kirmayer LJ, Young A. Culture and somatization: clinical, epidemiological, and ethnographic perspectives. Psychosomatic Medicine. 1998; 60:420-30.

49. Baker FM, Bell CC. Issues in the psychiatric treatment of african americans. Psychiatry Service. 1999;50:362-8.

50. Bluestone H, Vela RM. Transcultural aspects in the psychotherapy of the Puerto Rican poor in New York City. Journal of American Academy of Psychoanalysis. 1982;10(2):269-83.

51. Marcos LR, Trujillo M. Culture, language and communicative behavior: the psychiatric examination of spanish-americans. In: Duran RP (ed.) Latino language and communicative behavior. Norwood: Ablex; 1981.

52. Marcos LR. Linguistic dimensions in the bilingual patient. Am J Psychoanalysis. 1976;36:347-54.

53. Wang YP, Gorenstein C, Andrade L. Patterns of psychopathological manifestations among ethnic Chinese living in Brazil. European Archives of Psychiatry and Clinical Neurosciences. 2004;254(1):36-42.

54. Baskauskas L. The Lithuanian refugee experience and grief. International Migration Review. 1981;15:10-3.

55. Muñoz L. Exile as bereavement: socio-psychological manifestations of chilean exiles in Great Britain. British Journal of Medical Psychology. 1980;53:227-32.

56. Shea SC. Psychiatric interviewing: the art of understanding. Philadelphia: WB Saunders; 1988.

57. American Psychiatric Association. Diagnostic and statistical manual of mental disorders, 5.ed (DSM 5). Washington: American Psychiatric Press; 2013.

58. Lewis-Fernnadez R, Aggarwal NK, Kirmayer LJ. The Cultural Formulation Interview: progress to date and future directions. Transcultural Psychiatry. 2020;57(4):487-96.

59. Hughes CC. The glossary of "culture-bound syndromes" in DSM-IV: a critique. Transcultural Psychiatry. 1998.

60. Wang YP, Gorenstein C, Andrade L. Patterns of psychopathological manifestations among ethnic Chinese living in Brazil. European Archives of Psychiatry and Clinical Neurosciences. 2004;254(1):36-42.

61. Patel V, Simunyu E, Gwanzura F. Kufungisisa (thinking too much): a shona idiom for non-psychotic mental illness. Central African Journal of Medicine. 1995;41(7):209-15.

62. Newman NK. "It's just one of those things that happens". Fam Syst Health. 2015;33(4):422-5.

63. Dalgalarrondo P. Psicopatologia e semiologia dos transtornos mentais. Porto Alegre: Artmed; 2000.

64. Kirmayer LJ. The place of culture in psychiatric nosology: Taijin kyofusho and DSM-III-R.
65. Kirmayer LJ, Narasiah L, Munoz M, Rashid M, Ryder AG, Guzder J, Hassan G, Rousseau C, Pottie K. Common mental health problems in immigrants and refugees: general approach in primary care. Can Med Assoc J. 2011;183(12).
66. Eisenbruch M. The cultural bereavement interview: a new clinical research approach for refugees. In: Wesner RB, Winokur G (eds.). Anxiety and depression as secondary phenomena. Psychiatric Clinics of North America. Philadelphia: WB Saunders; 1990. p.715-35.
67. Eisenbruch M. The mental health of refugee children and their cultural development. International Migration Review. 1988;22:282-300.
68. Johnson DR, Westermeyer J. Psychiatric therapies influenced by religious movements. In Boehnlein JK (ed.). Psychiatry and religion: the convergence of mind and spirit. Washington: American Psychiatric Press; 2010.
69. Lotufo Neto F. Religious influences on psychotherapy in Brazil. In: Ellens JH. The healing power of spirituality. How faith helps human thrive, vol. 3 Psychodynamics. Santa Barbara: ABC Clio; 2010.
70. Luz D. Roteiro mágico de Brasília II. Brasília: Cultura; 1989.
71. Luz D. Roteiro mágico de Brasília. Brasília: Codeplan; 1986.
72. Aresi A. Método de terapia noossofrológica das clínicas Frei Albino. São Paulo: Mens Sana, 1984.
73. Pacheco CB. ABC da trilogia analítica. Psicanálise integral. São Paulo: Proton; 1988.
74. Pacheco CB. Dossier América. Nova São Paulo: Linha Editorial; 1994.
75. Mendes EC. O universo paralelo da loucura. São Paulo: Ground; 1987.
76. Akstein D. Un voyage à travers la transe. Paris: Éditions Sand; 1994.
77. Pincherle LT. Terapia de vidas passadas. São Paulo: Summus; 1990.
78. Adams J. Conselheiro capaz. São Paulo: Vida; 1980.
79. Larson DB, Larson SS. The forgotten factor in physical and mental health: what does the research show? An independent study seminar. Washington: John Templeton Foundation; 1994.
80. Pruyser PW. The minister as diagnostician. New York: Scribners; 1968.
81. Lotufo Neto F, Lotufo Jr. Z, Martins JC. Influências da religião sobre a saúde mental. Santo André: Esetec; 2009.
82. Barreto AP. Terapia comunitária: passo a passo. 3. ed. revisada e ampliada. Fortaleza: LCR; 2008.

10

Psiquiatria, religião e espiritualidade

Zenon Lotufo Júnior
Francisco Lotufo Neto

Sumário

Introdução
Conceito de religião e espiritualidade
Relação da psicologia e da psiquiatria com a religião
Competência espiritual e religiosa como forma de competência multicultural
Religião madura e saudável
O que os estudos científicos mostram
    Religiosidade intrínseca e compromisso religioso
Mecanismos de ação
    Comportamento e estilo de vida
    Apoio social
    Sistema de crenças
    Rituais religiosos
    Oração
    Meditação
    Confissão
    Perdão
    Conversão
    Exorcismo
    Liturgia
    Benção
    Direção espiritual
    Idioma para expressar e promover ajustamento pessoal
Psicoterapia que integra a espiritualidade
Considerações finais
Para aprofundamento
Referências bibliográficas

Pontos-chave

- Detalhamento dos argumentos que discutem os prejuízos ou benefícios da religião sobre a saúde.
- Conhecimento das características de uma religião madura e saudável.
- Conhecimento de algumas evidências científicas sobre a influência da religião sobre a saúde.
- Conhecimento de alguns mecanismos por meio dos quais a religião influencia a saúde.
- Saber como integrar espiritualidade à psicoterapia.

INTRODUÇÃO

Religião é um sistema organizado de crenças, práticas e simbolismos que busca aproximar a pessoa ao sagrado. Ela envolve comportamentos, doutrinas, regras a serem cumpridas, maneiras de cultuar compartilhados por um grupo. Espiritualidade é uma busca pessoal que se volta para o transcendente ou para aquilo que é sagrado. Ela preocupa-se com o sentido último da vida, com o pressuposto de que há algo além do que vemos ou podemos compreender. Ela pode, ou não, levar ao desenvolvimento de práticas religiosas ou formação de comunidades religiosas[1]. O psiquiatra George Vaillant[2] define espiritualidade como o amálgama das emoções positivas que nos une aos outros seres humanos e à nossa experiência com o divino como quer que o concebamos. A espiritualidade é sensação de proximidade ou unidade com algo considerado sagrado, especial. Este objeto pode ser: religioso (Deus ou deidade, humanista), conexão com a humanidade, naturalista (conexão com o ambiente ou natureza) e cósmico (proximidade com toda a criação).

O termo "sagrado" não se limita a vários nomes para Deus. Ele vai além desse núcleo divino para incluir um mais amplo anel de aspectos da vida que também podem tornar-se sagrados quando vistos como contendo qualidades divinas. Assim objetos, lugares, relacionamentos, pessoas podem se tornar sagradas.

RELAÇÃO DA PSICOLOGIA E DA PSIQUIATRIA COM A RELIGIÃO

Psiquiatria e psicologia são ciências novas, praticamente nascidas no século XIX. Seu relacionamento com a religião tem sido conturbado, com desconfianças e hostilidades de ambos os lados. No lado dos opositores temos Freud, pai da psicanálise, que considerava a religião uma ilusão e um transtorno obsessivo-compulsivo da humanidade. Albert Ellis[3], criador da terapia racional emotiva, no seu estilo contundente, afirmou ser a religião causadora de patologia e neuroses. Mais tarde, mudou de opinião diante das evidências em contrário apresentadas por Malony[4], que estudou pacientes da própria clínica de Ellis e mostrou que os religiosos apresentavam maior progresso e saúde.

COMPETÊNCIA ESPIRITUAL E RELIGIOSA COMO FORMA DE COMPETÊNCIA MULTICULTURAL

A competência espiritual foi definida como "uma forma de competência cultural que trata da espiritualidade e da religião, especificamente as visões de mundo espirituais construídas individualmente[5].

Dois pioneiros suíços, Oskar Pfister[6], pastor e psicanalista, e Paul Tournier[7], médico, deram importante contribuição para mudar este clima de animosidade. Oskar Pfister teve sua correspondência com Freud publicada em português e os livros de divulgação de Paul Tournier têm tido grande aceitação. Desta forma, uma colaboração inestimável tem sido prestada à prática médica, psiquiátrica, psicológica e teológica.

Oskar Pfister, amigo íntimo de Freud, permitiu-nos conhecer a visão freudiana da espiritualidade. Paul Tournier foi um dos pioneiros da aplicação da fé cristã na prática médica e na psicoterapia, sendo seu trabalho considerado praticamente sinônimo de aconselhamento cristão. Seus livros tocam ainda o coração de muitos, ajudando, despertando o crescimento pessoal e espiritual, aprimorando o conhecimento do si mesmo e permitindo uma vida mais plena na comunhão com Deus. Uriel Heckert, Professor aposentado de psiquiatria da Universidade Federal de Juiz de Fora, estudou sua obra em Dissertação de Mestrado, introduzindo entre nós a reflexão sobre o considerado "Pai da Medicina da Pessoa"[8].

Estas primeiras tentativas de integração da saúde mental e religião trouxeram frutos, uma contínua diminuição dos preconceitos contra a religião nos meios psicológico e psiquiátrico. A religião e sua influência sobre a saúde tornaram-se objeto de estudo científico.

Estes estudos mantêm a polarização e ambiguidade que a religião sempre trás; alguns acham que ela é prejudicial à saúde mental, outros defendem seus benefícios.

Estes são os principais argumentos dos dois lados em conflito:

- Para os que afirmam ser a religião prejudicial:
  - » Gera níveis patológicos de culpa.
  - » Promove o autodepreciação e diminui a autoestima, por meio de crenças que desvalorizam nossa natureza fundamental.
  - » Estabelece a base para a repressão da raiva.
  - » Cria ansiedade e medo por meio de crenças punitivas (p. ex.: inferno, pecado original, etc.)

  - » Impede a autodeterminação e a sensação de controle interno, sendo um obstáculo para o crescimento pessoal e funcionamento autônomo.
  - » Favorece a dependência, conformismo e sugestionabilidade, com o desenvolvimento da confiança em forças exteriores.
  - » Inibe a expressão de sensações sexuais e abre caminho para o desajuste sexual.
  - » Encoraja a visão de que o mundo é dividido entre "santos" e "pecadores", o que aumenta a intolerância e a hostilidade em relação "aos de fora".
  - » Cria paranoia com a ideia de que forças malévolas ameaçam nossa integridade moral.
  - » Interfere no pensamento racional e crítico.

- Para os que acham que a religião tem um impacto positivo sobre a saúde:
  - » Reduz a ansiedade existencial ao oferecer uma estrutura cognitiva que ordena e explica um mundo que parece caótico.
  - » Oferece esperança, sentido, significado e sensação de bem-estar emocional.
  - » Ajuda as pessoas a enfrentarem melhor a dor e o sofrimento, por meio de um fatalismo reassegurador.
  - » Fornece soluções para uma grande variedade de conflitos emocionais e situacionais.
  - » Soluciona o problema perturbador da morte, por meio da crença na continuidade da vida.
  - » Dá às pessoas uma sensação de poder e controle, pela associação com uma força onipotente.
  - » Estabelece orientação moral que suprime práticas e estilos de vida autodestrutivos.
  - » Promove coesão social.
  - » Fornece identidade, satisfazendo a necessidade de pertencer, ao unir as pessoas em torno de uma compreensão comum.
  - » Fornece as bases para um ritual catártico coletivo.

RELIGIÃO MADURA E SAUDÁVEL

Para Pruyser[9], psicólogo da Clínica Mayo, os componentes de uma teologia são idealizados para formar um plano de vida que, se praticado, pode trazer alegria e satisfação ao que crê. Toda religião contém estes elementos e sua integração a um estilo de vida é o determinante da relação positiva entre religião e saúde mental. Estes elementos são multidimensionais, mais complexos que o simples frequentar um serviço religioso e se conformar a certas crenças. Malony[10], numa perspectiva cristã, denominou-os "teologia funcional":

- Consciência de Deus: o grau em que a pessoa experimenta uma sensação de deslumbramento e a sensação de ser uma criatura no relacionamento com o divino (i. e. reverência *versus* idolatria).

- Aceitação da graça e amor incondicional de Deus: o grau em que a pessoa vivencia e compreende o amor e benevolência de Deus (i. e. confiança e sensação da presença da providência divina *versus* independência e desesperança exagerados).
- Arrepender-se e ser responsável: o grau em que a pessoa assume responsabilidade pelos seus próprios sentimentos e comportamentos (i. e. redenção, justificação, perdão e mudança *versus* falta de consciência, irresponsabilidade, amargura e vingança).
- Conhecer a liderança e a direção de Deus: o grau em que a pessoa confia, espera e vive a direção de Deus em sua vida (i. e. fé *versus* desespero).
- Envolvimento com a religião organizada: o grau quantitativo, qualitativo e motivacional em que a pessoa está envolvida com a igreja (i.e. compromisso, participação e associação *versus* isolamento e solidão).
- Vivenciar comunhão: o grau em que a pessoa se relaciona e tem uma noção de identidade interpessoal (comunhão com outros *versus* estar centrado em si mesmo e orgulho).
- Ser ético: o grau em que a pessoa é flexível e compromissada à aplicação de princípios éticos na sua vida diária (i. e. noção de vocação e do viver os valores da vida *versus* perda de sentido e perda do sentimento de dever).

Malony acrescentou uma oitava categoria, pois a pessoa madura do ponto de vista religioso deve ser tolerante e não pré-julgadora: o grau em que a pessoa está crescendo, elaborando e aberta a novidades em sua fé (i. e. humildade e interesse por mudanças *versus* mente fechada e autoritarismo)[10].

Cabe observar que crescente número de estudos psicológicos tem evidenciado o papel da imagem de Deus na qualidade da religião do indivíduo. Esses trabalhos propõem que se distinga o conceito de Deus da imagem de Deus. Aquela tem características mormente intelectuais e tem a ver como que se pode aprender de textos e aulas de religião; a outra é predominantemente inconsciente e se relaciona ao conjunto de sentimentos que a pessoa nutre com relação à divindade.[35] Sua formação é fortemente influenciada pelo tipo de relacionamento que se vivenciou com os pais. É de notar, aliás, que a imagem de Deus que o indivíduo porta guarda estreita relação com sua autoestima, o que não é de estranhar tendo em vista que ambos os construtos são formados, em grande medida, a partir das mesmas influências. Consequência desse paralelismo é que, se ocorre mudança em um deles (pela psicoterapia ou outros eventos) modifica-se também o outro, na mesma direção.

O QUE OS ESTUDOS CIENTÍFICOS MOSTRAM

Quando se estuda o assunto, as evidências são favoráveis à valorização da religião no trabalho médico, psicoterápico e psiquiátrico.

Procurando deixar os preconceitos de lado diversos pesquisadores procuraram avaliar a influência da religião sobre a saúde mental. Os resultados são interessantes: religiosidade está associada a bem-estar, saúde física, diminuição da mortalidade, melhor controle da pressão arterial, maior capacidade de enfrentar o estresse, maior satisfação conjugal e sexual. Em relação à saúde mental notou-se maior ajustamento pessoal e menos dias de internação em clínicas psiquiátricas.

Koenig et al.[11,12], Gartner et al.[13] e Moreira-Almeida[14] revisaram extensamente os trabalhos que relacionam saúde e religião, uma relação positiva com saúde física, bem-estar, prognóstico de doenças, diminuição da mortalidade, menores índices de suicídio, menor uso de álcool e drogas, menos delinquência, menor taxa de divórcio e maior satisfação com o casamento. Uma área em que a religião é importante é o tratamento da dependência de álcool e drogas.

Duas são as explicações para o efeito da religião sobre a supressão do uso de substâncias: a função de controle social que a religião exerce, desencorajando desvios, delinquência, e comportamentos autodestrutivos e o desenvolvimento de recursos pessoais (sucesso acadêmico, valores pró-sociais, competência social) e ambientais positivos (harmonia familiar, comunicação pais-filhos, apoio dos pais, apoio de outros adultos). O papel da religião contra o uso de substâncias relaciona-se também ao grau em que estas normas se sobrepõem, ou são contrárias às normas culturais. Ou seja, a religião tem maior efeito quando há diferentes opiniões na sociedade sobre o uso da substância em questão; e menor efeito, se houver acordo com outros mecanismos de controle social desencorajando o uso. Não se sabe como a religião promove os recursos pessoais e sociais que agem na prevenção.

O exemplo mais bem-sucedido do papel da religião é o movimento internacional dos Alcoolistas Anônimos (AA) que surgiu inspirado por uma reunião de reavivamento, nela se baseando para estruturar sua organização e princípios.

Os AA e outros grupos de autoajuda com frequência iniciam ou encerram suas reuniões com a bela oração de Reinhold Niebuhr:

> "Senhor, dê-me a serenidade
> de aceitar as coisas que não posso mudar,
> A coragem de mudar aquilo que posso,
> e a sabedoria para saber a diferença."

O décimo-primeiro passo dos AA diz: "Procuramos através da oração e meditação melhorar nosso contato consciente com Deus, como quer que o entendamos, orando somente pelo conhecimento da sua vontade para nós e pelo poder de levá-la adiante."

Os outros princípios procuram ajudar a pessoa na sua grande luta espiritual para sobrepujar a força do alcoolismo e outros vícios.

Importante é que, apesar da extensa literatura disponível acerca do papel da religião no uso de substâncias, estes trabalhos não estão presentes nas principais revisões sobre o assunto, tendo, portanto, pouca influência no estabelecimento de políticas sociais, planejamento comunitário ou desenvolvimento de programas[14-18].

Em "Field analysis of the literature on religion, spirituality, and health", revisão da literatura na pesquisa do campo saúde, espiritualidade e religiosidade (SER) realizada em 2005, Sloan[19] observa que, apesar de ter ocorrido progressos em relação a sua revisão de 1999, ainda há muito a ser realizado. Ao elencar os problemas atuais da pesquisa no campo Sloan, enumera: insuficiência de provas; heterogeneidade nos resultados; resultados imprecisos; variáveis independentes e resultados variáveis. No entanto, apesar das críticas a dimensão da espiritualidade e da religiosidade, apesar de serem amplamente conhecidas como agentes que interferem na saúde, continuam sendo negligenciadas por falta de um modelo normativo que organize e sistematize suas práticas.

A maior parte dos estudos a que temos acesso tem origem em países ocidentais, principalmente anglo-saxões. Entretanto, em árabe e farsi há grande quantidade de escritos e trabalhos científicos sobre saúde e religião islâmica. Estes mostram resultados semelhantes aos observados na tradição judaico-cristã[20]. Padecem também dos mesmos problemas. Nas duas tradições é necessário separar trabalhos com finalidade proselitista, e há muitos com metodologia inadequada.

Religiosidade intrínseca e compromisso religioso

Allport[21] estudou dois tipos de religiosidade, a intrínseca e a extrínseca. Na religiosidade intrínseca a pessoa realmente acredita e procura viver sua fé. Ela é o princípio motor de sua vida. Na extrínseca, a religião é um meio para atingir outros fins. Por exemplo, uma conversão com finalidade de casamento, frequentar o serviço religioso por status e porque é bom para os negócios. Batson e Ventis[22] acrescentaram um terceiro tipo, que é a religião do tipo busca. A religiosidade intrínseca correlaciona sistematicamente com saúde e saúde mental. A religiosidade extrínseca é aquela que dá um mau nome à religião, pois está relacionada a intolerância e preconceito. Uma medida indireta boa da religiosidade intrínseca é o compromisso religioso, a frequência com que a pessoa pratica os rituais de sua religião (oração, serviços religiosos, literatura, hora devocional, etc.).

Gartner et al.[13] afirmam: "À primeira vista, fica-se confuso com a pesquisa sobre o relacionamento entre religião e saúde mental, pois os resultados são mistos e contraditórios". Pode haver uma relação ambígua ou complexa com ansiedade, psicoses, autoestima, transtornos sexuais, preconceito, inteligência e educação. Uma associação positiva com autoritarismo, dogmatismo, intolerância à ambiguidade, rigidez, sugestionabilidade, dependência, autorrealização e epilepsia do lobo temporal.

A maioria dos estudos que encontraram uma relação positiva entre religião e saúde mental avalia saúde mental por meio de eventos da vida real, que podem ser observados diretamente, com confiabilidade e validade inquestionáveis: saúde física, mortalidade, suicídio, uso de drogas, abuso de álcool, delinquência e divórcio. Os estudos que encontraram uma relação de religiosidade com aspectos psicológicos negativos eram em geral trabalhos de "papel e lápis" utilizando questionários com viés em que a resposta "sim" sobre experiência religiosa já contava ponto para uma associação com falta de saúde mental.

MECANISMOS DE AÇÃO

As constatações do benefício da religião levaram os cientistas a tentar a entender por que a religião assim age sobre a saúde. Diversos mecanismos por meio dos quais a religião pode influenciar a saúde física e mental foram encontrados e estão descritos a seguir.

Comportamento e estilo de vida

As prescrições bíblicas de 3.000 anos atrás sobre dieta, circuncisão, preparo da alimentação, limpeza, sexualidade foram importantes para prevenir infecções, doenças sexualmente transmissíveis e câncer, num período em que o conhecimento científico e a medicina preventiva não estavam desenvolvidos.

Outra recomendação médica frequente é componente da prática espiritual – o dia semanal de descanso – relaxar o corpo e a mente, refrescar e restaurar, adorar a Deus, comunhão com a família e outros fiéis.

Hoje outras doenças são prioritárias, muitas delas relacionadas aos estilos de vida contemporâneos (estresse, dependência de substâncias, alimentação excessiva, comportamento sexual). Estes podem ser vistos como violações de leis e práticas espirituais, pois estas prescrevem moderação no comportamento sexual e alimentar, advertem contra o beber excessivo, contra o perseguir incessante do dinheiro e poder, a competição, as emoções negativas (hostilidade, raiva, ressentimento e culpa), narcisismo e incapacidade de amar. Há um apelo claro à moderação, com implicações importantes para a saúde.

Um exemplo da aplicação de princípios semelhantes ou claramente religiosos à prática médica é o programa de Thoresen et al.[23,24] para ensinar pessoas com doença coronariana a modificar seu comportamento. Este programa reduziu muito a mortalidade dos seus participantes. Vejamos o que ele propunha:

- Aprender a dar e receber amor diariamente.
- A ver o mundo como um lugar não hostil que precisa ser combatido, mas um lugar que pode ser amoroso, cooperativo, pacífico e feliz.
- Oração (que os pacientes acharam ser a parte mais valiosa do programa).
- Desenvolver humildade e paciência (entrar na fila mais comprida e lenta do supermercado, aprendendo a tolerar e ter prazer na espera).
- Modelação do comportamento de amar e aceitar (treino em sorrir).
- Deixar de brincar de deus (aprender a deixar de controlar o ambiente e a aceitar suas limitações pessoais).

Neste programa, o conceito de "graça", tão caro a Paul Tournier, foi introduzido de maneira secular: que é sábio e desejável receber as coisas maravilhosas que a vida oferece, que estas não precisam ser ganhas (amor, serenidade, descanso, riso, alegria, divertimento, família, crianças, animais, plantas, beleza, vida); encorajamento da vida simples e abundante, por meio de uma postura de paciência e aceitação com humildade, amor, alegria, serviço desinteressado a outros e obediência suave aos preceitos espirituais , recebendo em troca as bênçãos decorrentes.

Este projeto após 4 anos de acompanhamento demonstrou 50% de redução na morbidade e mortalidade coronariana, melhora que não ocorreu no grupo controle.

Apoio social

Pertencer e participar de um grupo religioso pode trazer consequências psicossociais saudáveis que influenciam positivamente a saúde. A religião promove coesão social, sensação de pertencer, incorporar e participar, sanciona continuidade dos relacionamentos, padrões familiares e outros sistemas de apoio. Por meio do desenvolvimento de comunhão e companheirismo provê apoio social, modera o estresse e a raiva, e enfatiza estilos mais reflexivos de lidar com as situações e se adaptar aos problemas.

O apoio social correlaciona com saúde e pode atuar de diversas maneiras:

- Favorecendo a aderência a programas promotores de saúde.
- A comunhão regular com outros é característica importante de muitos sistemas religiosos e são muito importantes em momentos de solidão, depressão e morte de pessoa próxima.
- O processamento cognitivo e crenças influenciam o lidar com o estresse. As crenças da pessoa e suas interpretações em relação ao sofrimento e a vida são críticos para como lidar com as dificuldades.
- Talvez por vias psiconeuroendocrinológicas a experiência religiosa e o companheirismo sirvam para bloquear ou inibir o impacto de emoções deletérias como a ansiedade e a anomia.

Apesar do apoio social ser reconhecido como uma consequência importante da religião, parece não ser o principal meio pelo qual ela exerce sua ação sobre a saúde. Estudo comparando religião com frequentadores de clubes que também oferecem apoio social mostrou que mesmo assim a religião era superior. Algo mais existe nela...

Sistema de crenças

As crenças religiosas podem gerar paz, autoconfiança e sensação de propósito na vida, ou o oposto, culpa, depressão e dúvidas. O efeito benéfico da religião pode advir do indivíduo perdoar a si mesmo e aos outros, desenvolver autoconceitos emocionais mais saudáveis e dar-se de modo não egoísta.

Historicamente, a religião é benéfica à saúde mental, por fornecer cognições fora do ordinário. Mais e mais pessoas abandonam a religião organizada quando ela perde a sua utilidade como instrumento explicativo.

Rituais religiosos

Evidências empíricas da psiquiatria e da medicina de cuidados primários mostram ser os rituais invariavelmente associados com benefício.

Os rituais religiosos públicos e privados são métodos poderosos para manter a saúde mental e para prevenir o início, ou progressão de distúrbios psicológicos. Ajudam a pessoa a enfrentar o terror, ansiedade, medo, culpa, raiva, frustração, incerteza, trauma e alienação, a lidar com emoções e ameaças universais oferecendo um mecanismo para delas se distanciar. Reduzem a tensão pessoal e do grupo, a agressividade, moderam a solidão, a depressão, a anomia, a sensação de não ter saída, e a inferioridade.

Schumaler[25] diz que a ausência de religião priva a pessoa dos benefícios produzidos pelos rituais encenados pela maioria, caminhos antiquíssimos para a saúde psicológica, pois incorporam cognições, filiação social, ação coletiva e catarse.

Oração

A oração é uma das formas mais antigas de intervenção terapêutica e continua sendo frequentemente utilizada, inclusive pelos médicos (dois terços de uma amostra de 126 médicos relataram rezar pelos seus pacientes).

Byrd[26] acompanhou por 10 meses 393 pacientes admitidos em unidade coronariana, dividindo-os em dois grupos. Os nomes dos pacientes de um dos grupos foram fornecidos a participantes de um grupo que se reunia sistematicamente para interceder por meio da oração. Em síntese, um grupo de cristãos fora do hospital orou sobre as pessoas de um dos grupos. Os que receberam oração apresentaram menos edema pulmonar, foram entubados com menor frequência, necessitaram de menos antibióticos.

Dossey[27] 16 conclui que não orar pelos pacientes é o mesmo que evitar ministrar uma droga ou um procedimento cirúrgico eficaz. Recomenda que se siga a tradição da medicina, indo ao cerne dos dados obtidos cientificamente sem contorná-los, não importando o quão desconfortável isto possa ser, pois as evidências a favor da eficácia da oração não podem ser ignoradas.

Meditação

Um dos principais objetivos de muitos sistemas de prática espiritual é propiciar a vivência de paz interior, no seu sentido mais profundo e amplo. A meditação age como ferramenta de contato com a dimensão espiritual individual do paciente, objetivando desenvolver uma busca saudável da espiritualidade, de modo que esta possa colaborar como técnica complementar nos processos terapêutico, como por exemplo, capacidade de autorregulação. A literatura sobre os benefícios da meditação é muito extensa e seus benefícios já são reconhecidos por todos[28].

Confissão

"É somente com ajuda da confissão que sou capaz de me atirar nos braços da humanidade, livre finalmente do fardo do exílio moral." Esta frase de Jung mostra a importância da confissão para a saúde. A confissão reduz a raiva, aumenta a simpatia e reduz as repercussões negativas do ato e a culpa, tendo um valor catalítico e um efeito positivo no enfrentar os problemas com sucesso e no ajustamento e na evolução terapêutica[29].

Perdão

Está relacionado com a culpa, a vergonha e a reconciliação, mas principalmente com a segunda. A vergonha é a realização de que os outros nos estão vendo como realmente somos, e não como gostaríamos que nos vissem. O perdão é o reconhecimento de que na verdade somos mais parecidos com quem nos ofendeu do que diferentes.

Conversão

A conversão religiosa e experiências religiosas intensas parecem ter um efeito benéfico, reduzindo sintomas patológicos. Nas igrejas todos já presenciaram mudanças intensas na vida de pessoas após a experiência de conversão.

Exorcismo

O invocar o nome de Deus para expulsar um espírito maligno que se crê habitar ou possuir uma pessoa, local ou objeto.

Sem levar em consideração a dimensão espiritual, são os seguintes os mecanismos psicológicos do exorcismo:

- A eficácia apoia-se sobre o efeito placebo: funciona porque as pessoas acham que vai funcionar.
- O resultado é influenciado por fatores e processos psicológicos (percepção, crença, expectativa, motivação, dramatização, e reforço).
- a doença recebe um nome (p. ex. possessão), o rotulo é manipulado e um novo nome é usado (curado, exorcizado, expulso).
- Quando o tratamento não funciona imediatamente, a falta de cura não é atribuída ao sistema terapêutico, mas ao curandeiro ou ao remédio).
- Relação terapeuta-cliente: o vínculo é importantíssimo. Na prática clínica tem sido demonstrado que calor humano, empatia, e terapeuta genuíno produzem melhores resultados. No meio mágico, a onipotência e carisma do curandeiro (a autoapresentação com poderoso, autoconfiante, onipotente e energia autoritária).
- Remissão espontânea de sintomas psicológicos.
- Abreação; por meio dele vivencia-se novamente intensa experiência emocional na tentativa de solucionar um problema psicológico e liberar as emoções acumuladas por meio de uma descarga catártica

Liturgia

Envolve a participação ativa e consciente da assembleia por meio da leitura de textos sagrados, louvor por meio de hinos, salmos e cânticos, oração silenciosa e em grupo, e celebração de sacramentos (na religião cristã o batismo, a confirmação e a eucaristia, a reconciliação e as devoções).

A liturgia apropriada ao momento de vida da congregação ou da família facilita muito a catarse emocional. O ministro religioso é treinado a planejá-la de acordo com períodos de celebração ou contrição e seguindo os ritos de passagem (no ocidente o nascimento, o aprender a ler, o início da adolescência ou vida adulta, a entrada na universidade ou no mercado de trabalho, o casamento, a separação, a aposentadoria, a saída dos filhos de casa, a morte, as lembranças dos entes queridos).

Benção

A benção, passes, imposição de mãos, unção dos enfermos são práticas presentes em diversas religiões desde a antiguidade. São formas, atos ou palavras para comunicar poder às pessoas em nome de Deus, ou uma expressão de confiança entre as pessoas. Fazem parte do trabalho pastoral e a intenção é transmitir a promessa de força que será encontrada, não em quem a expressa, mas em Deus. Em nome de quem as palavras estão sendo ditas.

O benzer é uma das práticas mais presentes na nossa medicina folclórica. É um ato de súplica, de imploração, de pedido insistente aos deuses para que eles se tornem mais presentes, para que tragam boas novas e benefícios. É um instrumento para produzir solidariedade, um elemento que aglutina as pessoas, que repara a tragédia, a dor, a aflição e o sofrimento.

Direção espiritual

É descrita como um relacionamento que tem por objetivo o desenvolvimento do "*self*" espiritual. Isto inclui a construção de um forte relacionamento com Deus e o desenvolvimento de uma vida pessoal plena de sentido. Toma diferentes formas dependendo das crenças religiosas, mas o diretor espiritual tem em seu repertório de comportamentos o uso de encorajamento, apoio e confronto, visando criar um clima de confiança que conduza o orientando a correr riscos e a crescer.

O alvo da direção espiritual é o aprofundar o relacionamento de uma pessoa com Deus. Ajudar a pessoa a prestar atenção a comunicação pessoal de Deus, e a responder, crescendo em intimidade com Ele e vivendo as consequências deste relacionamento. O foco da direção espiritual é em temas espirituais, oração, a leitura das escrituras e literatura religiosa, exercícios de visualização, escrever um diário e outras práticas religiosas usadas para aumentar a consciência da presença de Deus e o relacionamento com ele.

Idioma para expressar o estresse e promover ajustamento pessoal

A religião pode ser utilizada como um idioma para expressar o sofrimento em momentos de desorganização social e insatisfação, por meio de comportamentos que a psiquiatria pode interpretar como dissociativos.

Outros mecanismos como técnicas de alteração de consciência, experiências místicas, experiências de proximidade com a morte, influências superempíricas e sobrenaturais são descritas também. Um poder ativo que transcende ou existe independentemente do mundo natural, que escolhe quando e porque abençoar ou dotar indivíduos ou grupos de pessoas com saúde. Esta visão de mundo é enfatizada dentro das tradições judaico-cristã e islâmica. Enfatiza a transcendência de Deus e a sua presença e poder atuando na natureza e na história. Este poder divino está acima das leis naturais e não pode ser objeto de escrutínio científico e experimentação.

PSICOTERAPIA QUE INTEGRA A ESPIRITUALIDADE

Harold Koenig[30] define a psicoterapia espiritualmente integrada como aquela que envolve o uso das crenças espirituais ou religiosas dos clientes como recursos para ajudar a alcançar os objetivos da terapia. Segundo Carrie Doehring[31] a psicoterapia integrada explora as maneiras pelas quais os valores, crenças e práticas espirituais (sistemas de orientação espiritual) podem exacerbar suas lutas e/ou ser um recurso para alcançar seus objetivos para a terapia. Para a integração é preciso cultivar a espiritualidade, ter atitude de respeito, conhecer diferentes formas de ser religioso e de desenvolvimento da espiritualidade,

Exemplos das atitudes que são importantes para esta integração incluem: demonstrar respeito, empatia e apreço por clientes de diversas origens espirituais e religiosas; apreciar a diversidade religiosa e espiritual; conhecer a literatura sobre psicologia e espiritualidade; ter consciência da própria formação espiritual ou religiosa e sua influência na prática clínica; conhecer os recursos espirituais e as virtudes e valores espirituais.

A base de conhecimento é fundamental: informação, conhecer fatos, conceitos e as pesquisas: as semelhanças e diferenças entre espiritualidade e religião; como determinar a diferença entre espiritualidade e psicopatologia; como e por que a espiritualidade pode ser um recurso; como e por que a espiritualidade pode ser prejudicial.

É preciso também que o psicoterapeuta saiba utilizar estes conhecimentos em suas intervenções e trabalho clínico: avaliar a religião e/ou espiritualidade em referência à saúde mental; ajudar a acessar e mobilizar recursos espirituais e/ou religiosos; ajudar a identificar e resolver problemas espirituais e religiosos que afetam sua saúde mental; reconhecer limites, e saber como e quando encaminhar a sacerdotes e conselheiros pastorais.

Existem muitos recursos religiosos e espirituais que afirmam a vida e que podem apoiar o bem-estar psicológico dos clientes. Esses podem ser divididos em quatro categorias principais: recursos comunitários espirituais, práticas espirituais, sistemas espirituais de crença e virtudes e valores psicoespirituais[32].

RECURSOS TERAPÊUTICOS ORIGINADOS DA ESPIRITUALIDADE

A associação de elementos espirituais tem sido pesquisada e mostra evidência científica no alívio de diversos sintomas psiquiátricos. A Associação de Psicologia e a Associação de Psiquiatria norte-americanas tem publicado muitos títulos estimulantes sobre a associação destas duas áreas. A Associação Mundial de Psiquiatria tem um capítulo dedicado a promoção desses estudos. Os recursos mais usados têm sido estímulo e promoção de emoções positivas como compaixão, empatia, gratidão, perdão, humildade, etc. Plante (2009) cita treze ferramentas espirituais que deve fazer parte da terapêutica psicológica: oração, meditação ou *mindfulness*, Sentido e missão na vida, biblioterapia, frequentar serviços religiosos ou praticar rituais religiosos, trabalho voluntário, valores e comportamentos éticos, prática da gratidão e do perdão, justiça social, aprender de modelos espirituais, aceitação de si e dos outros, ser parte de algo maior que si mesmo, apreciar os aspectos sagrados da vida.

Além disso é importante conhecer os recursos espirituais da comunidade. Esses são recursos existentes em um grupo de pessoas ou em comunidades que compartilham crenças e práticas semelhantes:

- Apoio social da comunidade religiosa, como compartilhar uma refeição ou ter alguém com quem conversar.
- Oportunidades de voluntariado, envolvimento cívico e participação em mudanças sociais.
- Serviços religiosos (por exemplo, oração, adoração, estudo, retiros etc.).
- Aconselhamento religioso e orientação espiritual.
- Modelos de comunidades religiosas e espirituais (outros membros, amigos e figuras da literatura e história religiosa, como Jesus, Muhammad, Buda, Madre Teresa, Gandhi, Martin Luther King, Dalai Lama; etc.).
- Atividades com outras pessoas (por exemplo, bingo, costura, seminários).
- Apoio como refeições, roupas e suporte financeiro aos necessitados.

CONSIDERAÇÕES FINAIS

Práticas espirituais são comportamentos, tradições, crenças ou rituais que geralmente têm uma longa história de uso entre grupos religiosos ou espirituais específicos[33]. A maioria pode ser feita sozinha, algumas em grupo. Quais recursos espirituais são relevantes e apropriados para um cliente dependerão de seu sistema de crenças e do interesse em usá-lo: oração, devoções, meditação/atenção plena; rituais, leitura das escrituras sagradas, dança sagradas, visitas a um espaço sagrado; diário com reflexões; confissão, peregrinação, etc.

Uma terceira categoria de recursos é o sistema espiritual de crenças. A religião e a espiritualidade proporcionam às pessoas um senso de significado e um objetivo final para suas vidas e o incentivo a buscar esses fins sagrados. Os terapeutas podem ajudar os clientes a buscar seus próprios sistemas espirituais de crenças para abordar várias questões que causam sofrimento, ou como uma maneira de melhorar seu bem-estar e senso de propósito e buscar sabedoria espiritual para tomar decisões[32]. As formas espirituais de criação de significado também afetam os domínios de identidade, esperança, moralidade e conexão com a autoridade suprema.

Quase todas as tradições religiosas e espirituais têm um conjunto de ensinamentos escritos e/ou orais. Estes são frequentemente registrados na forma de escrituras sagradas ou escritos inspirados, que podem fornecer a base para o sistema de crenças e práticas dos adeptos. Podemos explorar como esses ensinamentos e crenças se relacionam e informam o bem-estar ou problema de uma pessoa. Também podemos discutir várias histórias, metáforas e parábolas para ajudar a entender e normalizar seu sofrimento psicológico, além de fornecer estratégias sobre como lidar efetivamente com o sofrimento.

Recorrer a virtudes e valores espirituais pode cultivar e mobilizar recursos espirituais na terapia: Amor, perdão, gratidão, humildade, esperança, atenção plena e altruísmo são comuns em muitas das principais religiões e tradições espirituais do mundo e fazem parte dos sistemas de valores de muitas pessoas.

A gratidão pode ser uma maneira de mudar o pensamento e o comportamento. A gratidão pode ser expressa em relação a outras pessoas ou a Deus por meio de atividades como escrever uma carta de agradecimento ou fazer uma oração de agradecimento. Pessoas agradecidas tendem a ser menos deprimidas, ansiosas, zangadas e focadas em si mesmas e com maior probabilidade de serem felizes, otimistas, mais satisfeitas com a vida e com melhores relacionamentos[33].

O altruísmo (ou ajudar os outros) é um comportamento que surge do cultivo de um estado interno de compaixão. Fornecer ajuda e apoio a outras pessoas está associado a menos depressão, desesperança e estresse. Algumas pesquisas mostram que pessoas que ajudam outras pessoas têm melhor saúde mental do que aquelas que recebem ajuda, mesmo depois de controlar outros fatores que podem ter ajudado a explicar essas associações[34].

> **Para aprofundamento**
>
> Sugestões de leitura para biblioterapia e ajudar a desenvolver a espiritualidade:
> - *O poder do pensamento positivo*, de Norman Vincent Peale.
> - *Para viver em paz: o milagre da mente aberta*, de Thich Nhat Hanh.
> - *Ao encontro de Deus e de corpo e alma*, de Richard Carlson e Benjamin Shield
> - *Culpa e graça*, de Paul Tournier.
> - *Em busca de sentido*, de Victor Frankl.
>
> Página de interesse na internet:
>
> Comunidade Mundial para a Meditação Cristã.
>
> Textos de John Main e Laurence Freeman (wccm.com.br).

REFERÊNCIAS BIBLIOGRÁFICAS

1. Castro Filho ED, Oliveira JAC, Schwalm FD. Espiritualidade e saúde. Capítulo 95. In: Tratado de medicina de família e comunidade: princípios, formação e prática. Porto Alegre: Artmed; 2019.
2. Vaillant GE. Fé: evidências científicas. Barueri: Manole; 2010.
3. Ellis A. The case against religion: a psychotherapist's view. New York: Institute for Rational Living; 1976 (apud Malony; 1994).
4. Malony HN (ed.). Current perspectives in the psychology of religion. Grand Rapids: Eerdmans; 1977.
5. Hodge DR. Spiritual competence: what it is, why it is necessary, and how to develop it. Journal of Ethnic & Cultural Diversity in Social Work. 2018;27(2):124-39.
6. Freud S, Pfister O. Cartas entre Freud e Pfister. Viçosa: Ultimato; 1998.
7. Tournier P. Culpa e graça. Viçosa: Ultimato; 2015.
8. Heckert U. Paul Tournier e a medicina da pessoa. Informação Psiquiátrica. 1990;9(1):17-21.
9. Pruyser PW. The minister as diagnostician. New York: Scribners; 1968.
10. Malony HN, Spilka B, eds. Religion in psychodynamic perspective. the contributions of Paul W. Pruyser. New York: Oxford University Press; 1991.
11. Koenig HG. Religion and mental health in later life. In Schumaker JF (ed.) Religion and Mental Health. New York: Oxford University Press; 1992.
12. Koenig HG, MC Cullough M, Larson DB. Handbook of religion and health. New York: Oxford University Press; 2001.
13. Gartner J, Larson DB, Allen G. Religious commitment and mental health: a review of the empirical literature. Journal of Psychology and Theology. 1991;19:6-25.
14. Moreira-Almeida A, Lotufo Neto F, Koenig HG. Religiousness and mental health: a review. Rev Bras Psiquiatr. 2006;28(3):242-50.
15. Larson DB. The faith factor. Volume two: an annotated bibliography of systematic reviews and clinical research on spiritual subjects. Washington: National Institute for Healthcare Research, John Templeton Foundation; 1994.
16. Larson DB, Pattison EM, Blazer DG, Omran AR, Kaplan BH. Systematic analysis of research on religious variables in four major psychiatric journals, 1978-1982. Am J Psychiatry. 1986;143:329-34.
17. Lotufo Neto F, Lotufo Junior Z, Martins JC. Influências da religião sobre a saúde Mental. Santo André: Esetec; 2009.
18. Dalgalarrondo P. Religião, psicopatologia e saúde mental. Porto Alegre, Artmed; 2008.
19. Sloan RP. Field analysis of the literature on religion, spirituality, and health. Columbia University. Disponível em: http://www.templetonadvancedresearchprogram.com/pdf/TARP-Sloan.pdf
20. Vahabzadeh A. First International Congress on Religion and Mental Health. Teerã; 2001.
21. Allport, G.W. The individual and his religion. New York: Mac Millan; 1950.
22. Batson, C.D. & Ventis, W.L. The religious experience. New York: Oxford University Press; 1982.
23. Thoresen CE, Friedman M, Powell LH, Gill JJ, Ulmer D. Altering the type A behavior pattern in post-infarction patients. J Cardiopulmonary Rehab. 1985;5:258-66 (apud Martin e Carlson; 1988).
24. Martin JE, Carlson CR. Spiritual dimensions of health psychology. In: Miller WR, Martin JE (eds.) Behavior therapy and religion - integrating spiritual and behavioral approaches to change. Newbury Park: Sage; 1988.
25. Schumaker JF (ed.) Religion and mental health. New York: Oxford; 1992.
26. Byrd RC. Positive therapeutic effects of intercessory prayer in a coronary care unit population. Circulation. 1984;70(suppl. 2):212 (apud Martin e Carlson; 1988).
27. Dossey L. Healing words: the power of prayer and the practice of medicine. San Francisco, New York: Harper; 1993.
28. Benson H. The relaxation response. New York: Morrow; 1975.
29. Jung CG. Modern man in search of a soul. New York, Harvest Books; 1933.
30. Koenig HG. Medicina, religião e saúde: o encontro da ciência e da espiritualidade. Porto Alegre: L&PM; 2012.
31. Doehring C, Clarke A, Pargament KI, Hayes A, Hammer D, Nikolas M, et al. Percebendo a sacralidade na vida: correlaciona-se e preditores. Arquivos para a Psicologia da Religião. 2009;31:55-73.

32. Pargament KI. Spiritually integrated psychotherapy: understanding and addressing the sacred. New York, Guilford Press; 2007.

33. McCullough ME, Kimeldorf MB, Cohen AD. An adaptation for altruism: the social causes, social effects, and social evolution of gratitude. Current Directions in Psychological Science. 2008;17(4):281-5.

34. Schwartz C, Meisenhelder JB, Ma Y, Reed G. Altruistic social interest behaviors are associated with better mental health. Psychosomatic Medicine. 2003;65:778-85.

35. Lotufo Jr. Z. Cruel God, kind God: how images of God shape belief, attitude, and outlook. Santa Barbara: Praeger; 2012.

11

Psiquiatria e enfermagem

José Gilberto Prates
Jouce Gabriela de Almeida

Sumário

Introdução
O enfermeiro na equipe de saúde mental/psiquiátrica
Assistência de enfermagem em saúde mental/psiquiátrica
O ensino de enfermagem em saúde mental/psiquiátrica
Gestão em enfermagem na saúde mental/psiquiátrica
    Protocolo do time de resposta rápida
    Protocolo de atendimento a pacientes com agitação psicomotora
    Cuidados específicos na contenção física
    Tentativa de suicídio
    Autolesão
Gestão de leitos pela enfermagem psiquiátrica
Para aprofundamento
Referências bibliográficas

Pontos-chave

- O enfermeiro em saúde mental/psiquiátrica nas três áreas: assistência, gestão e ensino.
- Gerenciar a assistência de enfermagem nos vários cenários de prática.
- Implementar a educação permanente.
- No mundo contemporâneo, o enfermeiro deve evidenciar a sua prática através da pesquisa.

INTRODUÇÃO

O papel da enfermagem no contexto da psiquiatria sempre foi de extrema relevância na equipe interdisciplinar, uma vez que seus profissionais (enfermeiros/técnicos e auxiliares) permanecem todo o tempo com o paciente nas situações de tratamento intensivo, independentemente do cenário de prática. Sendo assim, configuram-se como profissionais que permeiam o fortalecimento emocional do paciente/família e comunidade, ao oferecer uma assistência de enfermagem que tem como princípio o vínculo terapêutico durante o atendimento.

As ações do enfermeiro diante da assistência ao paciente, família e comunidade são sempre embasadas cientificamente, nas instituições hospitalares ou nos atendimentos da rede de atenção psicossocial (RAPS), e são divididas em três pilares:

- Atividades assistenciais.
- Atividades gerenciais.
- Atividades educacionais.

A trajetória da enfermagem brasileira no campo da saúde mental e psiquiátrica ganhou expressiva notoriedade com a disseminação do conhecimento da especialidade, principalmente no final do século XX[1]. No Brasil, somente após a década de 1970 é que a enfermagem começou um novo paradigma de atenção e cuidado, em consonância com vários trabalhadores da saúde mental, que se articulavam para a construção da reforma psiquiátrica no país[2].

A reforma teve como marco as três Conferências Nacionais de Saúde Mental, com a participação de todos os trabalhadores em saúde, familiares e usuários, realizadas em 1987, 1992 e 2001. Em 6 de abril de 2001, a reforma psiquiátrica brasileira foi sancionada por meio da Lei n. 10.216, que "dispõe sobre a proteção e os direitos das pessoas portadoras de transtornos mentais e redireciona o modelo assistencial em saúde mental"[3].

De acordo com os pressupostos da reforma psiquiátrica brasileira, a enfermagem passa a ter um outro papel na execução de suas atividades, um olhar mais reflexivo no cuidar das pessoas. Com esse novo olhar, as universidades responsáveis pela formação do enfermeiro passam a ter um novo paradigma para a aprendizagem dos seus alunos, propondo, além do conhecimento técnico-científico, um saber baseado em evidências para a assistência de enfermagem segura e de qualidade.

A pesquisa começa a ter predominância nas escolas de enfermagem, e o enfermeiro passa a reconhecer o relacionamento terapêutico como um dos pilares para o sucesso do seu atendimento. As pesquisas em evidências começam a integrar o trabalho da enfermagem e direcionar estratégias como:

- Conhecimento especializado em saúde mental/psiquiátrica.
- Gerenciamento da assistência de enfermagem psiquiátrica.
- Educação permanente à equipe de assistência, ao usuário do serviço, família e comunidade.
- Construção de projetos coletivo e multidisciplinar, valorizando as parcerias entre diferentes saberes dos usuários, familiares, profissionais e comunidade.

Assim, a enfermagem psiquiátrica tem construído, no decorrer dos últimos 40 anos, um conhecimento especializado, que consiste em uma modalidade de trabalho coletivo a transpor-se ao modo isolado como trabalhava antes, em que bastava o cuidado da higienização, alimentação, hidratação e repouso[4].

Na perspectiva da enfermagem em saúde mental/psiquiátrica moderna, a atenção psicossocial no cuidado do paciente é ponto de partida no atendimento de qualquer transtorno psiquiátrico, fazendo-se necessária a integração das demais profissões envolvidas no cuidado[5].

Também é esperado dos profissionais de enfermagem, em especial o enfermeiro, maior envolvimento com as políticas sociais e de saúde, pois a construção de um cenário favorável de aplicabilidade de recursos financeiros advindos do governo sempre dependerá da capacitação dos profissionais envolvidos nos projetos de assistência à população.

O enfermeiro deve trazer, na sua aprendizagem de cuidar em saúde mental/psiquiátrica, o redirecionamento para uma assistência com criticidade sobre os direitos humanos, questões éticas e, acima de tudo, a desconstrução do modelo discriminação e preconceito, ainda existente no universo dos transtornos mentais. As evidências têm mostrado a importância da Enfermagem no contexto de assistir em saúde mental/psiquiátrica, tanto na assistência direta ao paciente como na contribuição de projetos para avanços em pesquisa e gestão de qualidade no cuidado[6]. A seguir, apresentamos os elementos que consideramos importantes na assistência de enfermagem em saúde mental/psiquiátrica.

O ENFERMEIRO NA EQUIPE DE SAÚDE MENTAL/PSIQUIÁTRICA

Dentre os vários papéis do enfermeiro na equipe de saúde mental, destacamos a liderança como o maior de seus desafios, pois tem como função principal o gerenciamento da assistência de enfermagem. Independentemente do local de atuação, o enfermeiro deve criar e manter o ambiente favorável às terapias empregadas, atuar como profissional significativo e ter como prática a educação permanente a pacientes, familiares e comunidade[6] – não se esquecendo do cuidado com sua equipe, seus pares, a equipe interdisciplinar, aplicando o relacionamento terapêutico e participando das ações de saúde mental na RAPS no território[7].

Também é esperada do profissional enfermeiro a participação na elaboração de políticas de saúde mental no país, assim como sua disseminação para a sociedade. O trabalho do enfermeiro no campo da saúde mental/psiquiátrica exige muito compromisso e dedicação, pois transcende ao simples cuidado com o paciente adoecido; é preciso sólido conhecimento da área para atuar nos diversos serviços da RAPS.

Seja na atenção primária, secundária ou terciária, o enfermeiro sempre fará parte da equipe interdisciplinar no atendimento em saúde mental/psiquiátrica. Sendo assim, é esperado que ele obtenha capacitação tanto na esfera clínica quanto na educação para a saúde no campo das políticas ético-legais do cuidado das pessoas em sofrimento mental/transtornos psiquiátricos[6].

Outras áreas de atuação são o ensino e a pesquisa. A enfermagem baseada em evidências tem buscado índices eficazes para o cuidado das pessoas, com menor custo para as instituições e sem prejuízo clínico ao paciente durante o tratamento. O ensino da Enfermagem em suas diversas áreas tem passado por diversas várias modificações ao longo do seu desenvolvimento. Na enfermagem em saúde mental/psiquiátrica, também percebemos o reflexo do contexto histórico e social em seu desenvolvimento de formação dos novos enfermeiros.

ASSISTÊNCIA DE ENFERMAGEM EM SAÚDE MENTAL/PSIQUIÁTRICA

A equipe de enfermagem é composta por enfermeiros, técnicos e auxiliares de enfermagem, que atendem nos diversos cenários da RAPS no território: atenção básica, centro de atenção psicossocial, ambulatório de especialidades, consultório na rua, pronto-socorro do hospital geral e especializado e enfermarias especializadas.

Para a garantia do serviço de enfermagem, é obrigatória a presença de um enfermeiro responsável técnico pelo planejamento, organização, direção, coordenação, execução e avaliação dos serviços de enfermagem da instituição onde estes são executados[8]

A distribuição da equipe está embasada na Resolução Cofen n. 543/2017, sobre o dimensionamento de pessoal de enfermagem, que deverá, obrigatoriamente, medir o quantitativo de profissionais das diferentes categorias de enfermagem para os serviços/locais em que são feitas as atividades de enfermagem[9].

Para manter uma assistência segura e de qualidade, a equipe segue um processo de trabalho regulamentado e aprovado pelo conselho de classe. Esse processo é chamado de SAE (Sistematização da Assistência de Enfermagem), baseado no cuidado individualizado, seguido de metas e protocolos de segurança específicos na área. É exigida pelo Cofen a implementação da SAE em qualquer instituição em que ocorram cuidados de enfermagem[10,11].

O processo da SAE é de responsabilidade do enfermeiro e se inicia no primeiro contato com o atendimento do paciente, por meio de história/anamnese de enfermagem (entrevista detalhada e exame físico), diagnóstico de enfermagem (levantamento de problemas), prescrição dos cuidados e evolução de enfermagem.

A anamnese de enfermagem tem como finalidade uma breve história do paciente, dados pessoais, hábitos, experiência anterior, relato dos sinais e sintomas atuais que indicam o atendimento. Às vezes não é possível a coleta de informações com o próprio paciente, então se elege um cuidador ou familiares para a entrevista. Seguindo o protocolo de atendimento, é feito um exame físico/mental do paciente, para verificar a presença de queixas de sinais e sintomas, história pregressa, informações relevantes de comorbidades clínicas.

Os diagnósticos de enfermagem analisam os dados colhidos na anamnese, identificando as intervenções terapêuticas voltadas às necessidades biopsicossociais e espirituais de cada usuário/paciente, como também o grau de dependência e a gravidade do quadro.

A prescrição de enfermagem, por sua vez, direciona a execução dos cuidados, tais como higiene, alimentação, sono, repouso, protocolos de segurança e atividades individuais ou em grupo, além de cuidados individuais relacionados àquele paciente. Já a evolução de enfermagem avalia os resultados dos registros realizados pelos enfermeiros, técnicos e auxiliares, com o objetivo de planejar a assistência a ser prestada e avaliar o resultado das condutas anteriores.

Em todo esse processo, o técnico e/ou auxiliar de enfermagem executa o cuidado prescrito pelo enfermeiro, participa dos cuidados pessoais, da administração de medicamentos, alimentação, hidratação e atividades propostas na assistência.

Além da sistematização da enfermagem, na saúde mental/psiquiátrica é essencial uma comunicação entre o paciente/usuário, família, comunidade e equipe interdisciplinar. Para isso, foi criado o plano terapêutico singular (PTS), no qual o paciente/família também deve participar da elaboração do seu cuidado.

O PTS é uma estratégia alternativa no trabalho das equipes de saúde, pois busca proporcionar uma experiência singular de analisar, discutir e construir uma nova realidade para os pacientes. Essa estratégia de cuidado articula um conjunto de ações resultantes da discussão e construção coletiva de uma equipe multidisciplinar e leva em conta as necessidades, as expectativas, as crenças e o contexto social da pessoa ou do coletivo de pacientes e familiares[12].

A noção de singularidade advém da especificidade irreprodutível da situação sobre a qual o PTS atua, relacionada ao problema de uma determinada pessoa, uma família, um grupo ou um coletivo.

A utilização do PTS como dispositivo de intervenção desafia a Enfermagem, em especial o enfermeiro de saúde mental/psiquiátrica, a organizar o processo de assistência em saúde. E a construção desse projeto pressupõe a necessidade de maior articulação interprofissional e a utilização das reuniões de equipe como espaço coletivo sistemático de encontro, reflexão, discussão, compartilhamento e corresponsabilização das ações, além da horizontalização dos poderes e conhecimentos entre os envolvidos no processo do cuidar.

Embora o PTS possa ser utilizado como analisador qualitativo e ser divulgado para todos os usuários dos serviços estratégicos de saúde mental, como os CAPS, na atenção básica e em hospitais especializados é importante estabelecer critérios no momento da construção de um PTS.

Não é viável nem necessário elaborar um PTS a todas as pessoas atendidas em um serviço de saúde mental/psiquiátrica. Casos mais difíceis, com maior gravidade e complexidade, devem ser priorizados[13], e para isso o enfermeiro deve considerar a extensão e/ou intensidade de problemas apresentados pelo usuário, família, grupo ou coletivo, e avaliar quão diversas dimensões estão afetadas, durante a anamnésia do enfermeiro.

Outras estratégias de assistência de enfermagem que o enfermeiro deve programar na saúde mental/psiquiátrica são a comunicação e as medidas terapêuticas. Os desafios à comunicação terapêutica são fatores que podem impedir, limitar ou retardar o desenvolvimento do processo da comunicação entre as pessoas, profissionais e pacientes[6].

Essa comunicação terapêutica é composta por técnicas específicas: a expressão, a clarificação e a validação. Na expressão, o enfermeiro usa da empatia e testa a técnica que melhor se encaixa, como permanecer em silêncio, ouvir atentamente e de forma tranquila, usar frases curtas e objetivas, com uma linguagem clara e simples, fazendo uma pergunta por vez e aguardar a resposta. A técnica de clarificação é indicada para esclarecer se a informação foi entendida pelo paciente/familiar sobre o tratamento, a alta, encaminhamento, condutas, fazendo comparações e esclarecendo termos incomuns e técnicos utilizados por profissionais. A validação, por sua vez, compreende a verificação, a checagem da informação dada em relação ao entendimento do paciente e/ou familiar.

Já as medidas terapêuticas usadas pela equipe de enfermagem são:

- Oferecimento de apoio.
- Valorização das características positivas, ressaltando os progressos e sucessos do paciente.
- Demonstração de interesse pelo problema apresentado pelo usuário/paciente.
- Disponibilidade para ajudá-lo e estabelecer o vínculo paciente-família-enfermagem.

Por fim, a colocação de limites é uma medida terapêutica empregada para quem utiliza manipulações, testes, transgressões de normas e regras durante a assistência, independentemente do *setting* terapêutico.

O ENSINO DE ENFERMAGEM EM SAÚDE MENTAL/PSIQUIÁTRICA

Também são áreas de atuação do enfermeiro o ensino e a pesquisa. A enfermagem baseada em evidências tem buscado índices melhores para o cuidado das pessoas, com menor custo às instituições e sem prejuízo clínico durante o tratamento.

Uma das propostas da prática baseada em evidências (PBE) é estimular o enfermeiro de educação permanente a lançar mão dos resultados de pesquisa durante a assistência de enfermagem na saúde mental/psiquiátrica, reforçando a importância da pesquisa na prática da assistência nos três níveis de atendimento: primário, secundário e terciário[14].

As mudanças na sociedade contemporânea e no setor de saúde mental/psiquiátrica levam as instituições prestadoras de serviço a exigirem um profissional enfermeiro especialista com maior habilidade e mais competências de atuação. É com esse olhar reflexivo que o Ministério da Saúde, em 2005, implantou as residências multiprofissionais e uniprofissionais na área da saúde.

As residências multiprofissionais foram criadas a partir da promulgação da Lei n. 11.129/2005 e são orientadas pelos princípios e diretrizes do Sistema Único de Saúde (SUS), a partir das necessidades e realidades locais e regionais[15]. Segundo a Resolução CNS n. 287/1998, as residências multiprofissionais e em área da saúde abrangem as seguintes profissões: biomedicina, ciências biológicas, educação física, enfermagem, farmácia, fisioterapia, fonoaudiologia, medicina veterinária, nutrição, odontologia, psicologia, serviço social e terapia ocupacional[16].

A residência em área profissional da saúde é definida, no art. 13 da Lei n. 11.129/2005, como uma modalidade de ensino de pós-graduação *lato sensu*, voltada à formação de profissionais de saúde, que se materializa por meio do exercício profissional supervisionado, realizado nos serviços em funcionamento e favoráveis à rotina da aprendizagem. O objetivo também é preparar jovens profissionais para integrarem o mercado de trabalho em saúde, com conhecimento das prioridades e necessidades do sistema em todo o território nacional. O regime é de dedicação exclusiva, com duração de dois anos, 60 horas/semanais, e as ações pedagógicas devem ser realizadas sob a supervisão do docente assistencial, cuja responsabilidade recai sobre uma parceria entre instituições de saúde e educação.

Além desse programa, várias secretarias de saúde em níveis municipal e estadual têm implantado aprimoramentos e especializações, com o intuito de contemplar os eixos norteadores do SUS, utilizando os cenários de educação em serviço de saúde representativos da realidade socioepidemiológica brasileira[17].

Assim, deve-se adotar uma concepção ampliada de saúde que abarque as diversidades, das várias regiões do país, valendo-se de abordagens pedagógicas que considerem os atores envolvidos como sujeitos sociais ativamente implicados no processo de ensino-aprendizagem na saúde[17].

Refletir sobre a formação do enfermeiro é uma exigência da sociedade aos educadores, ficando evidente a necessidade de uma nova proposta para o ensino técnico, de graduação e pós-graduação em Enfermagem nas diversas áreas, principalmente na saúde mental/psiquiátrica.

Precisamos formar profissionais aptos a atender às demandas do SUS, preconizando a RAPS como um dos pilares no cuidado da saúde mental dos usuários, familiares e comunidades, com capacidade de articular conhecimentos teóricos com a prática, sem prescindir do conhecimento científico da enfermagem.

A prática docente é determinante para a formação dos novos profissionais de enfermagem, em nível técnico, de graduação ou pós-graduação, porque a demanda da sociedade tem au-

mentado e o grande desafio, principalmente na área de saúde mental/psiquiátrica, está na formação de bons profissionais com conhecimento técnico-científico, aptos a prestarem uma assistência de qualidade e humanizada. São profissionais preparados para identificar um transtorno mental, estabelecer prioridades no atendimento – na atenção primária, secundária ou terciária –, atender em equipe interdisciplinar, não se esquecendo da especificidade de ser enfermeiro e da subjetividade do adoecimento mental.

GESTÃO EM ENFERMAGEM NA SAÚDE MENTAL/PSIQUIÁTRICA

A gestão em enfermagem, no contexto geral, busca a melhoria dos serviços de atendimento, pela aplicação de processos gerenciais e assistenciais, com base nas metas internacionais de segurança do paciente. Tais processos são desenvolvidos por meio de equipes para discussão, disseminação e gerenciamento dos protocolos, voltados ao gerenciamento de risco, proporcionando auditorias internas e interações de processos entre as áreas e envolvendo a equipe de enfermagem e seus pares.

As estratégias gerenciais são desenhadas por uma ferramenta utilizada para mapear todos os processos, da entrada até a saída do paciente na instituição. Assim, todas as áreas são envolvidas, incluindo a Enfermagem, e, dentro desse processo, utiliza-se um método para prevenir falhas e analisar os riscos, por meio da identificação de causas e efeitos, visando à qualidade, segurança e a um melhor atendimento aos usuários internos e externos do serviço de saúde mental/psiquiátrica.

Para a avaliação dos processos e protocolos, são realizadas auditorias voltadas à qualidade de assistência à saúde do paciente, garantindo o desenvolvimento da equipe por meio da valorização e do reconhecimento de suas ações, colaborando para a excelência do cuidado.

O Ministério da Saúde preconizou seis metas internacionais de segurança: identificar o paciente corretamente; melhorar a eficácia da comunicação entre os profissionais da saúde; melhorar a segurança na prescrição, no uso e na administração dos medicamentos; assegurar cirurgia com local de intervenção, procedimento e paciente corretos; higienizar as mãos, para reduzir o risco de infecções associadas a cuidados de saúde; reduzir o risco de danos ao paciente, decorrente de quedas e úlceras por pressão[18]. Ainda são padronizados os protocolos para atendimentos de urgências e emergências, códigos azul, amarelo e agitação psicomotora nos quadros agudos da saúde mental/psiquiátrica – lembrando sempre que há uma preocupação com a disseminação da cultura de segurança do paciente e da notificação de eventos adversos por todos os profissionais de saúde, que ainda hoje estão concentradas na enfermagem.

Dos protocolos assistenciais gerais, temos o de queda e o time de resposta rápida. O protocolo de queda visa avaliar o risco de queda, identificando os fatores predisponentes e classificando-os de acordo com uma escala própria, chamada escala de Morse, seguindo o processo da admissão até a saída do paciente. São estabelecidas metas e avaliadas anualmente, seguindo uma série histórica para alteração. A definição do indicador é a relação entre o número de incidência de queda do paciente e o número de pacientes/dia, multiplicado por 1.000.

Uma vez que tais indicadores são avaliados, é feita a revisão das falhas de barreiras e uma análise sobre a ocorrência, reforçando cada etapa do protocolo, elaborando planos de ação e ciclo de melhorias. Como barreiras para a identificação do risco, coloca-se uma pulseira de coloração específica para o risco (cor amarela) no paciente, conforme o resultado da aplicação da escala de Morse (risco alto); uso de placas de identificação na parede do quarto, como também no quadro onde está a identificação do paciente, além do prontuário e das pranchetas de anotação de enfermagem.

Além disso, uma comunicação efetiva deve ser feita entre profissionais e serviços sobre o risco de queda e risco de dano de queda nas passagens de plantão, bem como sobre as medidas de prevenção implantadas e a adequação dos horários dos medicamentos que possam causar sonolência; orientação ao paciente a levantar-se progressivamente (elevar a cabeceira a 30°, sentar-se no leito com os pés apoiados no chão por 5 minutos), antes de sair da cama com a ajuda de um profissional da equipe de cuidado. Também são barreiras a acomodação de pacientes com quadro de confusão mental em cama baixa e próxima ao posto de enfermagem e a viabilização de um ambiente seguro para os indivíduos: pisos antiderrapantes, mobiliário e iluminação adequados e corredores livres de obstáculos.

Deve-se avaliar, ainda, a necessidade de protetores e grades para fechar as aberturas, de acompanhante 24 horas/dia, principalmente se o paciente tem mais de 65 anos e/ou quando apresenta quadro de confusão mental e/ou agitação psicomotora[19].

Protocolo do time de resposta rápida

No time de resposta rápida, temos os códigos amarelo, azul e o SWAT (protocolo de agitação psicomotora), conforme a Tabela 1.

Protocolo de atendimento a pacientes com agitação psicomotora

O objetivo deste protocolo é prevenir e controlar a auto e heteroagressividade verbal e física do paciente, em situação de urgência e emergência psiquiátrica, com segurança e qualidade, visto que a restrição de movimentos é o último recurso para controlar condutas violentas – ameaçadoras e de alto risco para o paciente e a terceiros. Os aspectos técnicos da contenção envolvem o número necessário de pessoas para conter um paciente – cinco pessoas devidamente treinadas –, jogos de faixas de contenção seguras e cama baixa em quarto privativo[20].

Cuidados específicos na contenção física

É preciso manter a observação contínua, verificar os sinais vitais, hidratar rigorosamente, verificar a perfusão periférica, higienizar sempre que necessário e manter cuidado com a for-

Tabela 1 Protocolo de atendimento de urgências/emergências

Amarelo	É o atendimento em urgência e emergência, para os critérios de atendimento: presença aguda do rebaixamento do nível de consciência; localização neurológica: paresia ou plegia em membros presenciada de forma aguda; cefaleia de difícil controle, convulsão, visão dupla; frequência cardíaca < 50 bpm ou > 120 bpm; pressão arterial sistólica < 90 mmHg ou > 180 mmHg; frequência respiratória > 30 irpm; temperatura axilar < 34°C ou > 39°C; dor torácica retroesternal ou precordial, de caráter opressivo, agudo (< 20 minutos), com irradiação para o membro superior esquerdo ou pescoço e glicemia: se dextro > 500 mg/dL ou < 50 mg/dL.
Azul	É o atendimento imediato ao indivíduo com suspeita e/ou em parada cardiorrespiratória com o objetivo de aumentar a chance de sobrevida.
SWAT	Para a área de saúde mental/psiquiátrica, foram elaborados os critérios de agitação psicomotora (contenção mecânica). Todos são acionados pelo rádio e uma equipe de enfermagem treinada entra em ação.

ça no manejo da contenção, pela probabilidade de fraturas e escoriações da pele. Além dos protocolos, o treinamento, bem como a atualização da equipe de enfermagem, é de suma importância para a segurança da equipe e do paciente.

Alguns assuntos a serem abordados na enfermagem em saúde mental/psiquiátrica são: o conceito de urgência/emergência psiquiátrica; a avaliação e a entrevista psiquiátrica; a abordagem terapêutica frente a vários comportamentos apresentados, como transtorno mental orgânico/confusão mental, quadro violento, personalidade, riscos de auto e heteroagressão etc.

O enfermeiro deve ter um cuidado humanizado, e os portadores de transtornos mentais precisam ser assistidos de forma individualizada e integral, pois cada pessoa tem suas particularidades e necessidades. As atuações do enfermeiro no campo da saúde mental/psiquiátrica devem estar embasadas em acolhimento, interdisciplinaridade, responsabilidade e vínculo.

Além dos protocolos anteriores, de suma importância na área são o de tentativa de suicídio e o de autolesão, este ainda em implantação.

Tentativa de suicídio

Para a aplicação do protocolo de risco de suicídio, é necessária a participação de todos os membros da equipe desde o início do processo de atendimento ao paciente, a fim de avaliar as tentativas de suicídio.

Deve-se aplicar a escala de avaliação de risco de suicídio "TASR" (*The Tool for Assessment of Suicide Risk*) na admissão e reaplicação semanal e sempre que houver alteração no quadro do paciente, por parte do médico/equipe interdisciplinar. O enfermeiro deverá prosseguir com a SAE e o PTS, baseado na escala.

Para a sinalização no quadro de leitos, os pacientes com risco de suicídio estarão identificados com adesivos de formato redondo e as cores correspondentes ao nível de risco: baixo (amarelo), médio (laranja) e alto (vermelho). A equipe deve manter o ambiente o mais terapêutico e seguro possível, com observação direta e constante, mantendo o paciente acolhido e usando as técnicas de manejo, como adotar uma comunicação assertiva, ouvir reflexivamente, demonstrar preocupação pela ideação e encaminhar para atividades de interesse.

Quanto às fórmulas para os cálculos dos indicadores: o número de pacientes com risco de suicídio sobre o número de pacientes internados, multiplicados por 100, e o número de tentativas de suicídio sobre o número de pacientes com risco de suicídio, multiplicados por 100.

Autolesão

A necessidade da criação do protocolo de autolesão surge com o aumento de pacientes que têm apresentado risco. Muitos deles relatam e demonstram instabilidade nas relações interpessoais e distorção da autoimagem, bem como instabilidade dos afetos e um quadro de impulsividade.

Para evitar que um paciente provoque a autolesão durante a internação, os acordos e manejos terapêuticos devem ser estabelecidos e mantidos por toda a equipe, como conduta uniforme e única, melhorando a qualidade de vida desses indivíduos nas relações pessoais, profissionais e sociais.

Algumas condutas devem ser mantidas entre a equipe, como realizar manobras de enfrentamento em situação de crise; disponibilizar um profissional como referência para oferecer cuidados e apoio direto; determinar acordos durante a reunião de equipe sobre abordagens e condutas diante dos sinais e sintomas que o paciente possa apresentar; administrar medicamento de resgate para situações de crise, após abordagens terapêuticas sem sucesso, sob prescrição médica.

GESTÃO DE LEITOS PELA ENFERMAGEM PSIQUIÁTRICA

Além dos protocolos, a enfermagem faz a gestão de leitos de internação, com critérios bem definidos para admissão. A internação deve ser o último recurso e de curta duração, para estabilizar a crise, evitando riscos de auto e heteroagressividade, ideação e tentativas de suicídio, ajustamento do tratamento psicofarmacológico, agitação psicomotora, não aderência/adequação de tratamento ambulatorial, ordem judicial ou elucidação diagnóstica. Para tanto, são gerenciados indicadores de taxa de ocupação, média de permanência, bloqueios de leitos e tempo médio de espera entre a solicitação da vaga e a internação.

Outro indicador que auxilia as ações de enfermagem em saúde mental/psiquiátrica é o dos dados da ouvidoria, em que são relatados as queixas e os elogios da equipe pela pesquisa de satisfação e, diretamente, dos pacientes e familiares e da comunidade. Esse indicador é analisado pelo grupo responsável e repassado como *feedback* para toda a equipe envolvida.

A gestão da enfermagem em saúde mental/psiquiátrica participa do planejamento estratégico da instituição, buscando a melhoria de indicadores estratégicos e operacionais envolvidos nos processos, bem como uma assistência segura e de qualidade aos pacientes, familiares e cuidadores e aos colaboradores envolvidos nesse atendimento.

Considerando a relevância e a multidimensionalidade do cuidado em enfermagem, a proposição do capítulo é oferecer uma reflexão sobre as práticas no campo da política de assistir o usuário do serviço de saúde mental, quer seja na atenção primária, secundária ou terciária. Para além de refletir sobre as possibilidades de abordagem e encaminhamentos entre as diversas particularidades dos indivíduos e das famílias, necessitados de assistência de enfermagem, busca-se pautar a universalidade, integralidade e equidade como o eixo norteador das práticas profissionais da enfermagem em saúde mental/psiquiátrica.

Para aprofundamento

- Prates JG, Vargas D. Abordagem frente à agitação psicomotora em pacientes na emergência psiquiátrica. In: Yang P, organizador. Pronto-socorro. 1. ed. Barueri: Manole; 2008.
  ⇨ A maior ferramenta que o enfermeiro tem à sua disposição para assistir na Saúde Mental é a abordagem terapêutica, principalmente em situações de urgência e emergência.
- Silva EP, Melo FABP, Sousa MM, Gouveia RA, Tenório AA, Cabral AFF, et al. Projeto terapêutico singular como estratégia de prática da multiprofissionalidade nas ações de saúde. Rev Bras Ci Saúde. 2013;17(2):197-202.
  ⇨ Um dos avanços da equipe de enfermagem na Saúde Mental é o trabalho interdisciplinar, e uma estratégia para esse trabalho é o projeto terapêutico singular.
- Stefanelli MC, Fukuda IMK, Arantes EC, organizadores. Enfermagem psiquiátrica em suas dimensões assistenciais. Barueri: Manole; 2017.
  ⇨ Tudo começa com um bom embasamento teórico. Sendo assim, não poderíamos deixar de referenciar este rico material didático.

REFERÊNCIAS BIBLIOGRÁFICAS

1. Desviat M. A reforma psiquiátrica. Rio de Janeiro: Fiocruz; 1999.
2. Amarante P. Sobre duas proposições relacionadas à Clínica e à Reforma Psiquiátrica. In: Amarante P. Psicanálise e Psiquiatria: controvérsias e convergências. Rio de Janeiro: Rios Ambiciosos; 2001. p. 103-10.
3. Brasil. Lei n. 10.216, de 06 de abril de 2001. Dispõe sobre a proteção e os direitos das pessoas portadoras de transtornos mentais e redireciona o modelo assistencial em saúde mental. Diário Oficial da União, Brasília, DF; 2001. [acesso em 20 de agosto de 2020]. Disponível em: http://www.planalto.gov.br/ccivil_03/leis/LEIS_2001/L10216.htm
4. Melo IM. Humanização da assistência hospitalar no Brasil: conhecimentos básicos para estudantes e profissionais. 1. ed. São Paulo: Atheneu; 2009.
   ⇨ Analisar o papel dos profissionais no atendimento da área de saúde e a necessidade de implantar em hospitais públicos e

privados políticas de humanização e investir na formação dos profissionais.

5. Crevelim MA, Peduzzi M. Participação da comunidade na equipe de saúde da família: é possível estabelecer um projeto comum entre trabalhadores e usuários?. Cien Saude Colet. 2005;10(2):323-31.

6. **Stefanelli MC, Fukuda IMK, Arantes EC, organizadores. Enfermagem psiquiátrica em suas dimensões assistenciais. Barueri: Manole; 2017.**
   ⇨ **Este livro é o referencial teórico para assistência de enfermagem em saúde mental e psiquiátrica, demonstrando os processos específicos do cuidar em enfermagem.**

7. **Santana CLA, Rosa AS, organizadores. Saúde mental das pessoas em situação de rua: conceitos e práticas para profissionais da assistência social. São Paulo: Epidaurus Medicina e Arte; 2016.**
   ⇨ **Este livro fornece informações qualificadas para que os profissionais de diferentes áreas possam identificar e compreender os processos relacionados a questões de Saúde Mental e à vulnerabilidade na rua.**

8. Conselho Federal de Enfermagem. Resolução 509/2016. [acesso em 27 de agosto de 2020]. Disponível em: http:/http://www.cofen.gov.br/resolucao-cofen-no-05092016-2_39205.html

9. Conselho Federal de Enfermagem. Resolução 543/2017. [acesso em 27 de agosto de 2020]. Disponível em: http://www.cofen.gov.br/resolucao-cofen-5432017_51440.html

10. Conselho Federal de Enfermagem. Resolução 358/2009. Dispõe sobre a Sistematização da Assistência de Enfermagem e a implementação do Processo de Enfermagem em ambientes, públicos ou privados, em que ocorre o cuidado profissional de Enfermagem, e dá outras providências. [acesso em 27 de agosto de 2020]. Disponível em: http://www.cofen.gov.br/resoluo-cofen-3582009_4384.html

11. Conselho Regional de Enfermagem. Decisão COREN-SP-DIR/008/1999. Dispõe sobre a Sistematização da Assistência de Enfermagem – SAE – nas instituições do Estado de São Paulo.

12. **Silva EP, Melo FABP, Sousa MM, Gouveia RA, Tenório AA, Cabral AFF, et al. Projeto terapêutico singular como estratégia de prática da multiprofissionalidade nas ações de saúde. Rev Bras Ci Saúde. 2013;17(2):197-202.**

⇨ **Este artigo relata a importância de adotar o projeto terapêutico singular como prática a ser incorporada na rotina dos serviços de saúde no âmbito do Sistema Único de Saúde, por parte dos gestores, profissionais de saúde, bem como pesquisadores, a partir de uma reflexão teórica do tema.**

13. Brasil. Ministério da Saúde. Núcleo Técnico da Política Nacional de Humanização. Clínica ampliada, equipe de referência e projeto terapêutico singular. 2. ed. Brasília, DF; 2008.

14. Vargas D. Trajetórias de Educação Permanente no Sistema Único de Assistência Social. Projeto de pesquisa; 2008.

15. Brasil. Lei n. 11.129, de 30 de junho de 2005. Institui a Residência em Área Profissional de Saúde e cria a Comissão Nacional de Residência Multiprofissional em Saúde - CNRMS. Diário Oficial da União, Brasília, DF; 2005. [acesso em 27 de agosto de 2020]. Disponível em: http://www.planalto.gov.br/ccivil_03/_Ato2004-2006/2005/Lei/L11129.htm.

16. Brasil. Ministério da Saúde. Conselho Nacional de Saúde. Resolução n. 287, de 08 de outubro de 1998. [acesso em 27 de agosto de 2020]. Disponível em: https://bvsms.saude.gov.br/bvs/saudelegis/cns/1998/res0287_08_10_1998.html.

17. Ferreira L, Barbosa JSA, Esposti CDD, Cruz MM. Educação Permanente em Saúde na atenção primária: uma revisão integrativa da literatura. Saúde debate. 2019;43(120):223-39.

18. Brasil. Agência Nacional de Vigilância Sanitária. Resolução – RDC n. 36, de 25 de julho de 2013. Institui ações para a segurança do paciente em serviços de saúde e dá outras providências. [acesso em 27 de agosto de 2020]. Disponível em: https://bvsms.saude.gov.br/bvs/saudelegis/anvisa/2013/rdc0036_25_07_2013.html.

19. Núcleo de Apoio à Gestão Hospitalar. Manual de indicadores de enfermagem. São Paulo: APM/CREMESP; 2012.

20. **Prates JG, Vargas D. Abordagem frente à agitação psicomotora em pacientes na emergência psiquiátrica. In: Yang P, organizador. Pronto-socorro. 1. ed. Barueri: Manole; 2008.**
    ⇨ **Este capítulo busca elucidar a prevenção e o controle da auto e heteroagressividade verbal e física do paciente, em situação de urgência e emergência psiquiátrica com segurança e qualidade.**

12

Psiquiatria e serviço social

Isabel Bernardes Ferreira
Meimei Maria Murgolo Marcelino

Sumário

Introdução
O serviço social na psiquiatria
    Ações socioeducativas
    Ações socioassistenciais
    Ações de apoio socioinstitucional
    Ações socioterapêuticas
Considerações finais
Para aprofundamento
Referências bibliográficas

Pontos-chave

- O serviço social tem como objeto de intervenção, em qualquer espaço ocupacional, a questão social e seus reflexos na vida da população. Para tanto, busca garantir o acesso aos direitos sociais previstos em lei, a fim de diminuir as desigualdades sociais, injustiças e situações de pobreza e vulnerabilidade social.
- Na área da saúde mental, o assistente social faz a análise das incidências dos aspectos sociais, culturais, econômicos e políticos no processo de adoecimento e, assim, faz encaminhamentos, orientações e pareceres garantindo o acesso a direitos e melhoria da qualidade de vida, especialmente de grupos de pessoas que vivem o processo de exclusão social.
- O assistente social realiza triagens socioeconômicas para validar a inclusão dos usuários em programas especiais e ações socioeducativas e assistenciais, em grupo ou individualmente.
- A intervenção do serviço social na psiquiatria pode ser dividida em quatro tipos: ações socioeducativas, socioassistenciais, socioinstitucionais e socioterapêuticas, caracterizando-se por seu aspecto emancipador, colocando os pacientes como sujeitos da decisão e ofertando acesso aos serviços e políticas de proteção social, a fim de promover condições reais para a efetivação da reabilitação psicossocial e da reinserção social.

INTRODUÇÃO

O serviço social, como profissão inserida na divisão sociotécnica do trabalho, surge em meados de 1930, no período de industrialização do país, e sua atividade se destinou a apaziguar as questões sociais advindas do progresso econômico que caminhava em descompasso com o desenvolvimento e a implementação de políticas de proteção social. Na época, as assistentes sociais atuavam a partir de valores cristãos, como a caridade e a benemerência e com importante influência das escolas europeias e norte-americana de serviço social[1]. A profissão foi regulamentada pela lei em 1957 e, depois, com o Decreto n. 994, de 15 de maio de 1962[2].

A partir de 1965, ainda direcionando suas atividades para manter a harmonia social, a categoria profissional começa a romper com os conceitos alinhados à tradição norte-americana, cujo método de trabalho era centrado no desenvolvimento de habilidades individuais para o enfrentamento de problemas que, então, passaram a ser compreendidos a partir de uma perspectiva macrossocial e do materialismo histórico-dialético. Assim, o serviço social passou por um processo de reconceituação, alterando suas bases teórico-metodológica, ético-política e técnico-operativa, buscando um projeto profissional coletivo e hegemônico alinhado à defesa intransigente dos direitos humanos, da liberdade, da justiça e da equidade social. É essa nova concepção da profissão que está expressa no atual Código de Ética da Profissão, na lei de regularização de 1993 e nas diretrizes curriculares da Associação Brasileira de Ensino e Pesquisa em Serviço Social (ABESPSS).

Com a aprovação da Constituição Federal de 1988, que instaura a Seguridade Social[3], os assistentes sociais passam a atender a população com vistas a oferecer condições mínimas para a reprodução social através da garantia dos direitos previstos em lei e reduzir as desigualdades sociais[4].

Capítulo II

Da Seguridade Social

Art. 194. A seguridade social compreende um conjunto integrado de ações de iniciativa dos poderes públicos e da sociedade, destinadas a assegurar os direitos relativos à saúde, à previdência e à assistência social.

Parágrafo único. Compete ao poder público, nos termos da lei, organizar a seguridade social, com base nos seguintes objetivos:

I - universalidade da cobertura e do atendimento;

II - uniformidade e equivalência dos benefícios e serviços às populações urbanas e rurais;

III - seletividade e distributividade na prestação dos benefícios e serviços;

IV - irredutibilidade do valor dos benefícios;

V - equidade na forma de participação no custeio;

VI - diversidade da base de financiamento;

VII - caráter democrático e descentralizado da administração, mediante gestão quadripartite, com participação dos trabalhadores, dos empregadores, dos aposentados e do governo nos órgãos colegiados.

Na saúde, o serviço social alinha a sua atuação profissional com as reivindicações feitas nos movimentos de reforma sanitária e psiquiátrica[5,6] e, portanto, trabalha na ampliação do acesso da população aos serviços públicos, promovendo ações coletivas que visem à apropriação dos pacientes de seu papel como cidadão, prestando um atendimento humanizado, criando estratégias de interação da instituição de saúde com a realidade, visando eliminar todas as formas de preconceito, buscando a interdisciplinaridade e a ênfase nas abordagens grupais[7].

Tanto o modelo sanitarista quanto o de reabilitação psicossocial propuseram a presença de equipes multiprofissionais nos serviços de saúde para a articulação dos recursos sociais, comunitários, familiares e individuais na promoção e reabilitação do paciente e retorno ao seu contexto social, e o assistente social torna-se um ator importante nesse processo[8].

O SERVIÇO SOCIAL NA PSIQUIATRIA

O trabalho do assistente social pode ser classificado em quatro tipos, segundo Mioto[9]:

- Ações socioeducativas: em grupo ou individual, compartilham-se informações e sensibilizam-se os usuários quanto à problemática vivida.
- Ações socioassistenciais: relacionam-se a toda ação para acesso a benefício, direito ou assistência material.
- Ações de apoio socioinstitucional: articulação de recursos através da ativação, integração e modificação da rede de serviços – dentro e fora da instituição.
- Ações socioterapêuticas: estabelecimento de vínculo afetivo com o usuário, trabalho com famílias e auxílio na (re)construção da rede de apoio.

As ações descritas compõem o trabalho do assistente social nos vários espaços ocupacionais em que atua, inclusive na Psiquiatria e nos seus diversos serviços de cuidado ao paciente: enfermarias, ambulatórios, centros especializados e hospitais-dia.

Ações socioeducativas

As ações socioeducativas consistem em práticas de educação em saúde e orientações acerca de direitos sociais previstos em lei. Em grupo ou individualmente, o assistente social esclarece dúvidas com os usuários e familiares do serviço de psiquiatria sobre deveres e direitos durante um tratamento de saúde; benefícios trabalhistas e previdenciários; medidas que garantam o acesso e a permanência nos serviços de atenção à saúde; e, ainda, compartilham informações que garantem a segurança, a saúde e o bem-estar em seu cotidiano. Temas como autocuidado, violência doméstica, negligência, responsabilidade, preconceito e discriminação são recorrentes durante os grupos de cidadania ou atendimento em um plantão social, por exemplo.

Contribuir para que o sujeito em sofrimento psíquico e seus familiares se apropriem de informações e direitos acerca do tratamento e do processo de adoecimento colabora não só para a garantia do acesso ao tratamento digno e de qualidade, mas também para um olhar coletivo frente a vivências que muitas vezes são individualizadas. Ao compreender as implicações do adoecimento no contexto social, atribui-se uma dimensão coletiva ao sofrimento, o que pode levar à construção de vínculos de solidariedade, empatia e respeito, construindo e ampliando a rede de suporte social e fortalecendo as relações de apoio, mitigando o isolamento social e o estigma característicos dos quadros de adoecimento mental[10].

Ainda no eixo das ações socioeducativas, o assistente social contribui com o engajamento da população no controle social. O dispositivo do controle social está previsto em nossa Constituição Federal e determina que todo cidadão acompanhe a elaboração e execução de políticas públicas de um determinado setor. Assim, sugere-se que cada serviço de saúde organize espaços participativos para que isso aconteça; portanto, as assembleias de pacientes, as conferências de saúde, os conselhos gestores e as ouvidorias são exemplos de organização para esse fim, comumente conduzidos por assistentes sociais e com importante participação da população usuária dos serviços. Para Feuerwerker e Costa[11]:

> [...] a articulação entre sujeitos de setores sociais diversos e, portanto, de saberes, poderes e vontades diversos, para enfrentar problemas complexos. É uma nova forma de trabalhar, de governar e de construir políticas públicas que pretende possibilitar a superação da fragmentação dos conhecimentos e das estruturas sociais para produzir efeitos mais significativos na saúde da população.

Essa forma de inserção social atribui novos sentidos ao sofrimento psíquico, fortalecendo o paciente no seu papel de cidadão e lhe conferindo senso de pertencimento a grupos e espaços coletivos[12-14].

Ações socioassistenciais

As ações socioassistenciais são reflexos da necessidade de suporte material e financeiro que encontramos entre os usuários de saúde. A pobreza, a desigualdade social e o desemprego ainda atingem níveis significativos na população brasileira e, especialmente, entre aqueles com diagnóstico de algum transtorno mental que, em decorrência do adoecimento, por vezes se tornam incapazes para a vida independente e para o trabalho ou não são considerados produtivos para o mercado formal de emprego.

Diante dessa condição de não poder prover o próprio sustento, conforme previsto em lei, é responsabilidade da família e do Estado garantir os mínimos sociais para essas pessoas. A intervenção estatal materializa-se através da inserção em programas de transferência de renda, empregos assistidos, núcleos de economia solidária e cooperativas profissionais, assistência alimentar e gratuidade nos transportes públicos. Os assistentes sociais nos serviços de saúde são os agentes intermediários para o ingresso dos usuários nos referidos programas e políticas. Esse profissional tem de conhecer a fundo as leis, os programas específicos para a população atendida, os fluxos de encaminhamento entre os sistemas de proteção social, estabelecer uma rede de contatos e efetivar a inserção da população nos locais onde terão suas necessidades assistidas.

São feitos encaminhamentos para os serviços da política de assistência social, como o Centro de Referência de Assistência Social (CRAS), pelo qual, a partir da realização do Cadastro Único o usuário torna-se beneficiário de programas como o Bolsa Família, De Volta para Casa e Benefício de Prestação Continuada, sendo inserido em cursos profissionalizantes e, porventura, podendo receber cesta básica e outros suprimentos alimentares.

Cabe ressaltar, todavia, que, diante do desinvestimento econômico dos governos em políticas públicas das áreas da educação, saúde e assistência social, os programas oficiais, muitas vezes, são precarizados e não comportam a demanda, de modo que o assistente social tem de articular redes informais como organizações não governamentais e igrejas na busca de assistência material e financeira para seus usuários. Essa alternativa é uma medida paliativa, uma vez que não assegura os direitos previstos na legislação do país.

Ações de apoio socioinstitucional

O cuidado em saúde mental é determinado por evidências médicas e científicas, por paradigmas de atenção reconhecidos pela Organização Mundial da Saúde (OMS) e pelas diretrizes do Sistema Único de Saúde (SUS). Uma das diretrizes que organizam a assistência em saúde pelo SUS é a de atenção integral à saúde, que diz respeito a assistir todas as necessidades do usuário da saúde, garantindo-lhes bem-estar físico e mental e qualidade de vida[15].

Para tanto, se faz necessária a articulação intersetorial de programas e serviços. Assim, as ações de apoio socioinstitucional, realizadas pelo assistente social, visam ampliar e fortalecer a rede de suporte social formal e informal dos usuários de um serviço, a fim de atingir o cuidado de todas as suas necessidades e promover a promoção, prevenção, tratamento e reabilitação da saúde[16].

O serviço social tem acúmulo teórico-operativo para realizar um estudo social do território onde estão localizados os serviços de saúde e a residência do usuário atendido, bem como fazer um mapeamento e articulação com as tradições culturais locais, lideranças e equipamentos comunitários, serviços públicos e profissionais das áreas do judiciário, da assistência social, educação, saúde e previdência social. Ao trabalhar com o usuário a sua reinserção no mundo do trabalho, a retomada de habilidades sociais, redescobertas culturais e desenvolvimento educacional, ele poderá retornar de forma mais produtiva, saudável e satisfatória ao seu convívio social[17]. As articulações socioinstitucionais visam minimizar as dificuldades interpessoais, prevenindo processos de exclusão social.

O enfrentamento da questão social para a reinserção social e reabilitação psicossocial exige mediações que extrapolam os muros da instituição de saúde, além de demandarem tempo, conhecimento e compromisso ético na garantia dos direitos do usuário atendido. Muitas vezes, esses posicionamentos tensionam as relações institucionais.

Ações socioterapêuticas

Por fim, mas não menos importante, estão as ações socioterapêuticas. Tal conduta consiste na realização de atendimentos sociais que garantem um espaço de escuta, diálogo, reflexão, acolhimento e orientação que tem sua base no vínculo e no comprometimento com o sujeito em sofrimento psíquico e seus familiares.

O Serviço Social, ao se aproximar do sujeito atendido e sua história de vida, identificará as expressões da questão social que impactam sua vida cotidiana, acolhendo-as, problematizando-as e tomando providências. O acolhimento e o vínculo são elementos fundamentais no cuidado em saúde mental, pois são a ponte que permite ao usuário se deixar ser cuidado e, posteriormente, aprender a se cuidar também, criando autorresponsabilização e desenvolvendo autonomia, autoconfiança e autoestima[18].

O acolhimento e a escuta qualificada permitem que o usuário se sinta confortável para falar de seus problemas e sofrimentos, pense a respeito da situação vivida e ganhe autonomia para decidir como resolvê-los. Vale ressaltar que o respeito ao usuário é elemento ético primordial, e não cabe ao assistente social estabelecer uma postura de aconselhamento, mas sim de compartilhamento de informações úteis, que contribuam para a tomada de decisão do paciente ou seu familiar.

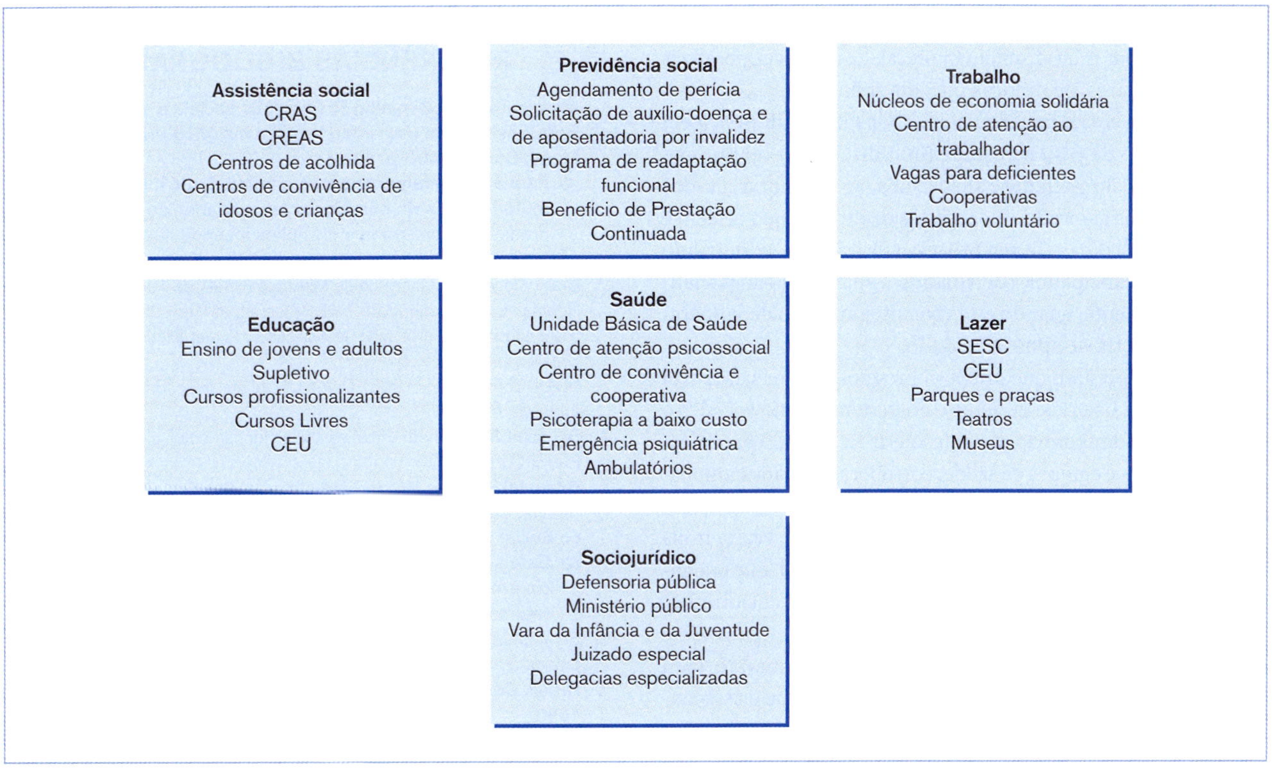

Assistência social	Previdência social	Trabalho
CRAS CREAS Centros de acolhida Centros de convivência de idosos e crianças	Agendamento de perícia Solicitação de auxílio-doença e de aposentadoria por invalidez Programa de readaptação funcional Benefício de Prestação Continuada	Núcleos de economia solidária Centro de atenção ao trabalhador Vagas para deficientes Cooperativas Trabalho voluntário
Educação	**Saúde**	**Lazer**
Ensino de jovens e adultos Supletivo Cursos profissionalizantes Cursos Livres CEU	Unidade Básica de Saúde Centro de atenção psicossocial Centro de convivência e cooperativa Psicoterapia a baixo custo Emergência psiquiátrica Ambulatórios	SESC CEU Parques e praças Teatros Museus

Sociojurídico
Defensoria pública
Ministério público
Vara da Infância e da Juventude
Juizado especial
Delegacias especializadas

Figura 1 Articulações socioinstitucionais.

Na psiquiatria, tradicionalmente, os assistentes sociais realizam grupos de orientação e acolhimento familiar. O núcleo familiar é importante, uma vez que é fonte de socialização primária dos indivíduos e pode trazer dados da história e do adoecimento; outrossim, deve ser alvo de cuidado e atenção, pois, geralmente, os membros da família são os cuidadores principais dos pacientes e sofrem de estresse e sobrecarga objetiva e subjetiva. Percebe-se necessário dar orientações para as famílias sobre como cuidar e encaminhar para programas especializados. Ao cuidar da família e do núcleo que convive com o paciente, o assistente social está fortalecendo os vínculos socioafetivos e a rede de suporte social.

A rede de suporte social pode ser organizada por seu tamanho e densidade, nível de proximidade e qualidade das relações e dos serviços prestados. Consiste na existência ou disponibilidade de pessoas em quem se pode confiar e em relações interpessoais que protegem os indivíduos dos efeitos do estresse e das situações de crise, inibindo o desenvolvimento de doenças.

Estudos[19-21] apontam que, quanto maior a rede de suporte social de um usuário da saúde, maiores suas chances de recuperação e reabilitação. A própria falta ou perda de suporte social é geradora de estresse e adoecimento mental. Portanto, fortalecer e restabelecer vínculos familiares, de amizade e proximidade com a comunidade são tarefa primordial no trabalho do assistente social na psiquiatria.

Esse conjunto de ações permeiam o projeto terapêutico singular construído com o usuário do serviço de Psiquiatria e contribui para a promoção da saúde e recuperação da condição de doença. Ou seja, a partir do trabalho do assistente social

e da articulação dos aspectos que compõem as condições objetivas de vida do sujeito atendido, os aspectos de saúde mental (de ordem emocional e psicológica) podem ser restabelecidos e reorganizados de forma interligada.

CONSIDERAÇÕES FINAIS

O serviço social tem como objeto de intervenção, em qualquer espaço ocupacional, a questão social e seus reflexos na vida da população. Para tanto, busca garantir o acesso aos direitos sociais previstos em lei, a fim de diminuir as desigualdades sociais, injustiças e situações de pobreza e vulnerabilidade social.

Na área da saúde mental, o assistente social faz a análise das incidências dos aspectos sociais, culturais, econômicos e políticos no processo de adoecimento e, assim, faz encaminhamentos, orientações e pareceres, garantindo o acesso a direitos e melhoria da qualidade de vida, especialmente de grupos de pessoas que vivem o processo de exclusão social. Realiza triagens socioeconômicas para validar a inclusão dos usuários em programas especiais e ações socioeducativas e assistenciais, em grupo ou individualmente.

A intervenção do serviço social na psiquiatria pode ter um caráter emancipador, colocando os pacientes como sujeitos da decisão e ofertando acesso aos serviços e políticas de proteção social, a fim de promover condições reais para a efetivação da reabilitação psicossocial e da reinserção social.

Nesse sentido, podemos afirmar que a objetivação do trabalho do assistente social é determinada tanto pela concepção de saúde prevalecente no SUS, como pelas condições objetivas da população usuária dos serviços, o que faz esse profissional ocupar um lugar multidisciplinar, plural, de ações cooperativas e complementares, de práticas interdisciplinares.

O serviço social na psiquiatria pode fazer a diferença em uma discussão de caso na equipe multidisciplinar ou durante o atendimento ao paciente e sua família, ao relembrar a todos que os usuários atendidos são sujeitos de direitos que podem e devem fazer escolhas em seu processo de cuidado, adquirindo um caráter emancipador, reafirmando a autonomia do paciente e, especialmente, quando este vive um momento de vulnerabilidade e precisa de apoio e cuidado.

Estudos apontam que um bom prognóstico em saúde está atrelado a uma boa rede de apoio e ao pertencimento social. Ao ampliar a rede de apoio do paciente, oferta-se cuidado para além das instituições e equipes de saúde, corroborando para a ampliação de seus repertórios relacionais e de atividades de vida diária.

Todavia, o contexto político e econômico, por vezes, mina as possibilidades de intervenção do assistente social, que encontra limitações importantes nas articulações e nos encaminhamentos para outros serviços e programas. O caráter paliativo e seletivo das políticas sociais e o desemprego estrutural tornam a prática profissional fragmentada e fazem com o que o assistente social encontre barreiras para efetivar as articulações intersetoriais. Confundem-se, por vezes, as barreiras encontradas nos encaminhamentos para os programas e as políticas públicas com baixo empenho do assistente social nos casos atendidos.

Com os direitos sociais garantidos em lei, porém ausentes na realidade da população, torna-se mais difícil a tarefa de fazer a reabilitação psicossocial e alcançar uma cidadania efetiva[22]. A prática profissional do assistente social deve ter por finalidade sua eficiência operativa com o compromisso ético de transformação social.

Para aprofundamento

- Brasil. Parâmetros de atuação do assistente social na saúde. Brasília, DF: CFESS; 2010. [acesso em 17 de setembro de 2020]. Disponível em: http://www.cfess.org.br/arquivos/Parametros_para_a_Atuacao_de_Assistentes_Sociais_na_Saude.pdf.
    - ⇨ Escala interessante para identificar a satisfação do paciente com sua rede de suporte social. Traz definições sobre suporte social e a distinção entre suporte social existente *versus* percebido.
- Ribeiro JLP. O estudo de validação da escala de satisfação com o suporte social (ESSS). Análise Psicológica. 1999;3(17):547-58.
- *Uma lição de amor* (2001; direção Jessie Nelson).
    - ⇨ O filme conta a história de Sam Dawson, um homem com deficiência mental e pai de Lucy, que, ao completar 7 anos, começa a ultrapassá-lo intelectualmente. Uma assistente social quer tirar a guarda e destituir Sam do poder familiar, encaminhando a menina para o acolhimento institucional. A situação se transforma em uma briga jurídica, em que se discute o papel do pai e da paternagem entre pessoas com limitações intelectuais como Sam.

REFERÊNCIAS BIBLIOGRÁFICAS

1. Iamamoto MLC, Carvalho R. Relações sociais e serviço social no Brasil: esboço de uma interpretação histórico-metodológica. São Paulo: Cortez; 2003. p. 306-11.
    - ⇨ Para aprofundamento sobre o fundamento histórico, teórico e metodológico do serviço social, reconhecido como categoria profissional da saúde e disciplina inserida nas ciências sociais aplicadas.
2. Brasil. Decreto do Conselho de Ministros n. 994, de 15 de maio de 1962. Regulamenta a Lei nº 3.252, de 27 de agosto de 1957, que dispõe sobre o exercício da profissão de Assistente Social. Diário Oficial da União, Brasília, DF; 1962.
3. Brasil. Constituição (1988). Diário Oficial da União, Brasília, DF, 5 de outubro de 1988.
4. Behring ER, Boschetti I. Política social: fundamentos e história. 3. ed. São Paulo: Cortez; 2007.
5. Bravo MIS, Matos MC. Projeto ético-político do serviço social e sua relação com a reforma sanitária: elementos para o debate. Serviço Social e Saúde: Formação e Trabalho Profissional. 2003:1-22.
    - ⇨ Este artigo foi elaborado por dois acadêmicos com experiência profissional na área e apresenta importante revisão de literatura sobre o tema "serviço social na área da saúde".
6. Bisneto JA. Serviço social e saúde mental: uma análise institucional da prática. 2. ed. São Paulo: Cortez; 2009.
7. Brasil. Código de Ética do/a Assistente Social. Brasília: CFESS; 1993.
    - ⇨ O Código de Ética do/a Assistente social é um documento norteador de sua prática profissional, através do qual é possível identificar aspectos éticos, teóricos e metodológicos que devem estar presentes na atuação do assistente social e no cuidado ao usuário dos serviços de saúde.
8. Campos GWS, Domitti AC. Apoio matricial e equipe de referência: uma metodologia para gestão do trabalho interdisciplinar em saúde. Cad. Saúde de Pública. 2007;23(2):399-407.
9. Mioto RC. Trabalho com famílias: um desafio para os assistentes sociais. Revista Virtual Textos & Contextos. 2004;3:1-15.
    - ⇨ Este artigo norteia, de forma clara e objetiva, o trabalho dos assistentes sociais com família, mas também com qualquer usuário que demande sua intervenção, a partir de uma descrição do fazer profissional de forma didática.
10. Nunes CRM, Machado GSM, Belinni MIB. A qualificação e a contribuição do processo de trabalho dos Assistentes Sociais no campo da saúde mental. Revista Virtual Textos & Contextos. 2003;2:225-39.
11. Feuerwerker LM, Costa H. Intersetorialidade na rede UNIDA. Saúde em Debate. 2000;22:25-35.
12. Martinelli ML. O serviço social na transição para o próximo milênio: desafios e perspectivas. Serviço Social e Saúde: Formação e Trabalho Profissional. 1999;57.
13. Martinelli ML. Serviço social na área da saúde: uma relação histórica. Intervenção Social. 2003;28: 9-18.
14. Matos MC. Considerações sobre atribuições e competências profissionais de assistentes sociais na atualidade. Serviço Social e Sociedade: Formação e Trabalho Profissional. 2015;124:678-98.
15. Cecilio LCO, Merhy EE. A integralidade do cuidado como eixo da gestão hospitalar. 2003.
    - ⇨ Este artigo apresenta conceitos importantes para o exercício profissional das equipes de saúde mental, como integralidade e tecnologias de cuidado.
16. Junqueira LAP, Inojosa RM, Komatsu S. Descentralização e intersetorialidade na gestão pública municipal no Brasil: a experiência de Fortaleza. Caracas: UNESCO/CLAD; 1998.
17. Costa MDH. O trabalho nos serviços de saúde e a inserção dos(as) assistentes sociais. 2003.
18. Singer JE, Lord D. The role of social support in coping with chronic or life-threatening illness. In: Baum A, Taylor S, Singer J, editores. Handbook of psychology and health. v. 4. Nova Jersey: Lawrence Erlbaum Associates; 1984. p. 269-78.

19. Schwarzer R, Leppin A. Social support and health: a meta-analysis. Health Psychol. 2018;37(8):787-98.
20. Ridder D, Schreurs K. Coping, social support and chronic disease: a research agenda. Psychol Health Med. 2007;1:71-82.
21. Bravo MIS. Política de Saúde no Brasil. Serviço Social e Saúde: Formação e Trabalho Profissional. 2004:1-24.
22. Carvalho MIL. Reflexões sobre a profissão do Serviço Social em contexto hospitalar. Intervenção Social. 2003;28:29-55.
23. Brasil. Serviço social na área da saúde no Brasil. Brasília, DF: CFESS; 1995.
24. Brasil. Resolução CNAS n. 145. Aprova a Política Nacional de Assistência Social. Brasília, DF: Senado Federal; 2004.
25. Brasil. Lei n. 10.216, de 6 de abril de 2001. Dispõe sobre a proteção e os direitos das pessoas portadoras de transtornos mentais e redirecio-
na o modelo assistencial em saúde mental. Diário Oficial da União, Brasília, DF; 2001. [acesso em 20 de agosto de 2020]. Disponível em: http://www.planalto.gov.br/ccivil_03/leis/LEIS_2001/L10216.htm
26. Brasil. Ministério da Saúde. Secretaria de Vigilância em Saúde. Secretaria de Atenção à Saúde. Política Nacional de Promoção da Saúde: revisão da Portaria MS/GM n. 687, de 30 de março de 2006. Brasília: Ministério da Saúde; 2015.
27. Brasil. Ministério da Saúde. HumanizaSUS: documento base para gestores e trabalhadores do SUS. 2. ed. Brasília: Ministério da Saúde; 2004.
28. Brasil. Ministério da Saúde. Carta dos Direitos dos Usuários da Saúde. Brasília; 2006.

13

Terapia ocupacional em saúde mental: da antiguidade à prática clínica baseada em evidências

Adriana Dias Barbosa Vizzotto
Alexandra Martini de Oliveira

Sumário

Introdução
    O processo histórico da terapia ocupacional
    O uso de atividades na Antiguidade
Tratamento moral
A origem da profissão "terapia ocupacional"
    O nascimento da profissão no Brasil
    O uso de atividades e a terapia ocupacional em saúde mental no Brasil
    O surgimento da clínica baseada em evidências no Brasil
Considerações finais
Referências bibliográficas

Pontos-chave

- Em terapia ocupacional (TO), o termo "ocupação" refere-se às atividades cotidianas do indivíduo, que está relacionado a todas as "ações intencionais" executadas pelo ser humano. O envolvimento do indivíduo com a ocupação é o objetivo principal da TO, que também considera os aspectos subjetivos (emocionais e psicológicos) e objetivos (fisicamente observáveis) durante a intervenção.
- A TO em saúde mental, depois de um século de existência, tem passado por inúmeras mudanças de paradigmas relacionadas aos conceitos e às práticas, mas esteve sempre de acordo com os contextos político e histórico vigentes.
- A clínica da TO em saúde mental ainda necessita de mais estudos de efetividade que deve se basear em métodos e técnicas de intervenções, respaldados em evidências científicas, que incluam diferentes tipos de abordagens, tais como reabilitação cognitiva e funcional, treinamento de habilidades, educação e treinamento de habilidades sociais para incentivar a inclusão e a participação do indivíduo no seu cotidiano.

INTRODUÇÃO

A World Federation of Occupational Therapists (WFOT) define a terapia ocupacional (TO) como uma profissão que apoia a saúde e a participação na vida por meio do envolvimento das pessoas nas ocupações[1]. O termo "ocupação" em TO refere-se às atividades cotidianas que as pessoas fazem como indivíduos na família e na comunidade para ocupar o tempo e trazer significado e propósito à vida[2].

A ocupação sempre foi um conceito central na TO que está relacionado a todas as "ações intencionais" executadas pelo ser humano[3]. Em TO, o envolvimento do indivíduo com a ocupação é o objetivo principal da intervenção, considerando aspectos subjetivos (emocionais e psicológicos) e objetivos (fisicamente observáveis)[1].

Em 1985, em seu livro *Occupational therapy for psychiatric diseases: measurement and management of cognitive disabilities* (Terapia ocupacional para transtornos psiquiátricos: avaliação e manejo das incapacidades cognitivas), Claudia Allen, ao aproximar a TO dos avanços da neurociência, fala do impacto das doenças físicas ou mentais, no indivíduo, considerando as incapacidades como consequências das doenças que influenciam diretamente o processo "saúde-doença"[4].

Depois de um século de existência, a TO em saúde mental tem passado por inúmeras mudanças de paradigmas relacionadas aos conceitos e às práticas, mas esteve sempre de acordo com os contextos político e histórico vigentes.

Mais recentemente, a Classificação Internacional de Funcionalidade, Incapacidade e Saúde (CIF) trouxe para a TO um novo conceito de saúde, passando a considerar a funcionalidade como foco central do terapeuta ocupacional, bem como de outros profissionais da área da reabilitação[5]. De acordo com a CIF, saúde é definida como "um estado completo de bem-estar físico, mental e social, e não consiste apenas na ausência de doença ou enfermidade". Assim, a funcionalidade de um indivíduo está relacionada à interação entre a condição de saúde e o contexto desse indivíduo: fatores ambientais e pessoais[5].

Mais recentemente, com o advento desses novos conceitos, os terapeutas ocupacionais que atuam em serviços de saúde mental passaram a ter como objetivo principal melhorar ou manter a funcionalidade e promover a participação e o engajamento das pessoas na vida cotidiana. No entanto, para que isso ocorra, a prática clínica do terapeuta ocupacional deve basear-se em métodos e técnicas de intervenções, respaldados em evidências científicas, que incluam diferentes tipos de abordagens, como reabilitação cognitiva e funcional, treinamento de habilidades, educação, treinamento de habilidades sociais para incentivar a inclusão e a participação do indivíduo na comunidade, entre outras[6].

Sendo assim, o presente capítulo tem como objetivo descrever o percurso da profissão no campo da saúde mental, incluindo as influências advindas da Antiguidade até os dias atuais, com a prática clínica baseada em evidências.

O processo histórico da terapia ocupacional

A prática clínica da TO é marcada por diferentes modelos e técnicas de intervenção modificados ao longo de sua história, em decorrência das diferentes concepções de homem, saúde, doença e atividades, assumidas pelas ciências[7]. Como profissão formal, a clínica da TO é recente, com um pouco mais de um século de existência (1917). São apenas 50 anos como profissão regulamentada no Brasil (1969), comparada com as demais profissões da saúde.

O uso de atividades na Antiguidade

O uso de atividades como forma de tratamento remonta desde a Antiguidade. Os egípcios (2000 a.C.) e os gregos (420 a.C) prescreviam a diversão e a recreação como forma de tratamento. Hipócrates (359 a.C.) e Galeno (200 a.C.) recomendavam que seus pacientes se exercitassem para recuperar-se das doenças[8], além de usarem os exercícios, as artes e os jogos para "curar" aqueles que estivessem possuídos pelo demônio[9]. Na Antiguidade, as doenças mentais e físicas estavam associadas indistintamente aos "males do espírito". A desrazão era tida como possessão maligna, fruto da ação de forças sobrenaturais.

Foi na Escola Metodista que houve a sistematização do uso de atividades para os doentes mentais. Nos achados de Sorano d'Éphise (93-139 d.C.), médico metodista, são descritas observações feitas enquanto os doentes faziam atividades. Acreditava-se que elas fossem capazes de promover o retorno da consciência, senão definitivamente, pelo menos temporariamente. Galeno (131-200 d.C.), importante médico metodista, foi autor do *slogan* "A ocupação é o grande médico da natureza"[10].

TRATAMENTO MORAL

No final do século XVIII e no início do século XIX, as ideias humanistas do médico francês Philippe Pinel (1745-1822) visavam combater a degradante concepção que a sociedade tinha das doenças mentais. Influenciado pelas ideias de Hipócrates, de que as manifestações das doenças mentais eram reações do organismo, e que as doenças tendiam à cura naturalmente, Pinel propôs o tratamento moral, o qual transformava os asilos em locais semelhantes às escolas, onde se tinha acesso a atividades amenas e recreativas e o tratamento se baseava no uso de diversas "terapias ocupacionais"[11].

O uso do trabalho vinha em contraponto ao ócio desorganizador e era um meio de manutenção do ambiente asilar, ou seja, o trabalho dos internos era utilizado como fonte orçamentária para a instituição, juntamente com o objetivo de ocupação, recreação e disciplina. Acreditava-se que "o trabalho constante modifica a cadeia de pensamentos mórbidos, fixa às faculdades do entendimento do doente, dando-lhes exercícios e por si só mantém a ordem dos alienados"[12].

Ações similares eram desenvolvidas por Vincenzo Chiarugi na Itália, pelos irmãos Tuke (William e Samuel) na Inglaterra e Joahann Christian Reil na Alemanha. O tratamento moral viria também a ser difundido pelos Estados Unidos da América, tendo sido Benjamin Rush o primeiro médico a utilizar o conceito de tratamento moral na América[11].

Para Benetton, a Escola do Tratamento Moral, proposta pelo movimento alienista, foi na verdade a escola precursora da TO, pois o trabalho como terapêutica médica, prescrito e orientado pelos médicos, núcleo central do tratamento moral, determinou a estreita relação, conservada até hoje, entre psiquiatras e terapeutas ocupacionais[10].

Com o advento da Filosofia Positivista no século XIX, passou a predominar a concepção organicista da doença, explicada por conceitos anatômicos, bioquímicos e endócrinos e por teorias sobre lesões cerebrais como causa das doenças mentais. Assim, Griesinger, na Alemanha, e Maudsley, na Inglaterra, desenvolveram teorias que relacionavam os quadros clínicos com achados anatomopatológicos e bioquímicos. No entanto, as medidas terapêuticas dos seus antecessores e métodos humanitários de tratamento foram mantidas, incluindo a terapia pelo trabalho[13].

Porém, com o fortalecimento das teorias organicistas sobre o adoecimento psíquico, estudiosos passaram a investigar o funcionamento cerebral, e o século XIX ficou marcado pelo obscurantismo no uso das ocupações como tratamento[9].

Em 1896, Emil Kreapelin (1856-1926) classificou várias entidades clínicas, com base no comportamento manifesto, e reuniu os quadros de catatonia, hebefrenia e *dementia paranoides* sob a designação de *dementia praecox*, que se caracterizava pelo início na segunda década da vida e acarretava uma deterioração da personalidade do paciente[14]. Em relação ao seu tratamento, Kraepelin não acreditava que a ocupação pelo trabalho pudesse ser considerada um agente terapêutico, mas sim suporte para evitar a extinção de poucos modestos resíduos de autonomia e de vida psíquica do paciente[15].

Em 1908, o psiquiatra acadêmico Eugen Bleuler (1857-1939) estudava, compreendia e tratava psicologicamente os doentes mentais, embora considerasse o adoecimento psíquico basicamente como um processo orgânico e não subestimava a importância da pesquisa cerebral. Foi Bleuler, a partir das classificações de Kraepelin, que sugeriu a criação do termo "esquizofrenia" (do grego *schizo* [cindido] e *phrén* [mente]) e classificou os sintomas da doença[14]. Quanto ao seu tratamento, Bleuler acreditava que deveriam ser considerados os aspectos psicológicos do doente, e a tarefa de tratar consistia em reeducá-lo no sentido de restabelecer os contatos com a realidade, combatendo o isolamento. Para Bleuler, a TO representava o melhor meio para exercitar as funções psíquicas normais, proporcionando o contato com a realidade, e deveria, inclusive, ser utilizada nos estados agudos da doença[13].

Em meados de 1905, o psiquiatra alemão Herman Simon, influenciado pelas concepções de Bleuler, sistematizou o uso de atividades em sua "terapia ativa", descrita em sua obra *Tratamento ocupacional dos enfermos mentais*[16]. A "terapia Ativa" de Simon propunha a ocupação em grau escalonado de dificuldades e todas as ocupações eram prescritas pelo médico, sendo exercidas por enfermeiros e assistentes sociais. Por volta de 1930, na Clínica Psiquiátrica de Heidelberg, Karl Schneider sistematizou o uso de determinadas atividades para tipos específicos de sintomas. Esse programa ficou conhecido por "ocupação biológica" e propunha o uso de atividades em oposição aos sintomas. Karl Schneider postulava que, no exercício das atividades, tanto o somático como o psíquico estariam simultaneamente envolvidos, ou seja, "a totalidade do ser humano". Para Schneider, as atividades favoreceriam a descarga de processos psíquicos patológicos, que na ausência destas seriam descarregados sob a forma de excitação motora[13].

Nos Estados Unidos, no início do século XX, Adolph Meyer, fundador do departamento de Psiquiatria do Johns Hopkins Hospital, um dos pais do movimento de higiene mental, e defensor de "uma psiquiatria de bom senso", desenvolveu a "teoria da psicobiologia", propondo a compreensão do homem como um ser "psicológico e biológico em interação social". Como alternativa à visão organicista, Meyer buscava estudar os mecanismos de "organização do comportamento e estilo de vida", e o foco do tratamento era a organização do comportamento e do papel social por meio da divisão adequada do tempo, dividido entre trabalho, repouso, lazer e sono[9,17].

Segundo Benetton, os programas terapêuticos ocupacionais desenvolvidos pelos médicos Simon, Schneider e Meyer foram projetos que consolidaram o uso das atividades como técnica médica e são considerados os primeiros métodos, no sentido da investigação empírica, para a construção de conhecimento em TO, pois enfatizavam o caráter do uso da ocupação na Medicina e a importância deles no auxílio ao tratamento[10].

A ORIGEM DA PROFISSÃO "TERAPIA OCUPACIONAL"

O desenvolvimento econômico e o Movimento Higienista, no início do século XX, nos Estados Unidos, permitiram a ampliação do mercado de trabalho e o surgimento de novas profissões. Naquela época, muitas profissões da área da saúde

foram criadas, com base nos avanços tecnológicos e na participação das mulheres no mercado de trabalho[17]. A Primeira Guerra Mundial também auxiliou nesse processo, na medida em que provocou um aumento significativo de incapacitados físicos e neuróticos de guerra. Naquele período, calcado nos princípios da Psicobiologia, surgiram o movimento denominado "reabilitação" e um reconhecimento maior do tratamento através da ocupação, pois o mundo precisava de pessoas capacitadas e produtivas para a reconstrução social no período pós-guerra[9].

Entre 1913 e 1914, Eleanor Clarke Slagle desenvolveu o que é considerada a primeira técnica de TO, chamada treinamento de hábitos, que objetivava treinar novos hábitos em pacientes com alterações emocionais e físicas[18]. Slagle foi para a Phillipps Psychiatric Clinic, em Baltimore, e ministrou cursos de ocupação e da técnica de treinamento de hábitos para grupos de enfermeiras do Johns Hopkins. Esses cursos orientaram, por 25 anos, a assistência e o ensino de Slagle nos institutos e nas escolas da recém-criada profissão – terapia ocupacional[19].

Foi em 1914, em um encontro de trabalhadores hospitalares do Movimento Higienista, em Boston, que George Edwards Barton sugeriu o termo "*therapy of occupation*" e depois alterou-se para "*occupational therapy*", nome dado ao conjunto de técnicas terapêuticas ocupacionais desenvolvidos por Slagle. Entretanto, a profissão "terapia ocupacional" foi criada, oficialmente, apenas em 1917, pela National Society for the Promotion of Occupational Therapy Association, posteriormente chamada de American Occupational Therapy Association (AOTA). Em 1918, foi criada a primeira escola de TO em Boston[17].

Vale lembrar que, até 1914, o uso da ocupação com fins assistenciais era prescrito por médicos e praticado por enfermeiros e assistentes sociais e recebia diferentes nomeações: tratamento moral, tratamento do trabalho, terapia do trabalho, tratamento da ocupação, reeducação ocupacional, praxiterapia, laborterapia e ergoterapia.

Na Europa, a profissão foi reconhecida apenas em 1948, e em 1951 foi criada a World Federation of Occupational Therapists, que contribuiu significativamente para o desenvolvimento da profissão no âmbito mundial, universalizando o programa educativo e propondo padrões básicos para a formação dos terapeutas ocupacionais[19].

De acordo com a literatura, nos anos 1930, a TO enfatizava a função, a aquisição de técnicas e a implementação de programas de atendimento, com a convicção de que a ocupação ajudava a retornar ao mundo da atividade normal e contribuía para que os pacientes melhorassem suas incapacidades. Foi a partir dos anos 1940 que a psicanálise foi ocupando espaço nos hospitais psiquiátricos americanos, privilegiando o trabalho interpretativo que visava atuar sobre os conflitos psíquicos do indivíduo. Sendo assim, na tentativa de aproximar a TO da teoria psicanalítica, terapeutas ocupacionais (nos anos 1950 no Canadá e nos anos 1960 nos Estados Unidos) desenvolveram uma teoria da TO baseada na psicanálise, denominada abordagem psicodinâmica[20].

No final da década de 1960, também surgiu nos estados unidos o Modelo de Incapacidade Cognitiva, desenvolvido pela terapeuta ocupacional Claudia Allen no campo da Psiquiatria[4]. Allen, terapeuta ocupacional e pesquisadora do Instituto Psiquiátrico da Filadélfia, desenvolveu um método de avaliação sistematizado para medir a capacidade cognitiva global de pessoas com transtornos mentais. Naquela época, acompanhando os avanços da neurociência no campo da psiquiatria, Allen iniciou diversos estudos sobre a neurociência da ocupação, a partir da observação de ações sensório-motoras, e concluiu que o cérebro de indivíduos com déficits cognitivos produz limitações observáveis e mensuráveis no comportamento de tarefas rotineiras[4].

Nesse contexto, em seu livro *Occupational therapy for psychiatric diseases*, publicado em 1985, Allen trouxe um importante questionamento: por conta das descobertas em neurociências, já não fazia sentido para os terapeutas ocupacionais dividir o campo da psiquiatria (que tratava apenas de questões psicológicas, sendo o funcionamento mental separado do cérebro) do campo da neurologia (que tratava apenas das questões orgânicas do cérebro).

Allen propôs, no campo da psiquiatria, a necessidade de uma mudança com relação ao papel do terapeuta ocupacional no tratamento de indivíduos com transtornos mentais, pois colocou em xeque o que até então era frequentemente realizado nos atendimentos de TO nos hospitais psiquiátricos: a observação, interpretação psicanalítica e conversas com pacientes durante a execução de uma atividade artística. Na realidade, Allen colocou em dúvida a eficácia da prática do terapeuta ocupacional, pois com frequência pacientes com transtornos mentais apresentavam dificuldades significativas no desempenho ocupacional em atividades cotidianas, embora tais dificuldades não aparecessem no contexto de uma conversa ou de uma atividade artística com o terapeuta ocupacional. Assim, a simples execução de atividades expressivas, sem uma proposta ou objetivo específico, não impactaria nos aspectos cognitivos e ocupacionais, tão necessários e importantes para a reabilitação desses pacientes.

Allen também sugeriu que a TO deveria se aproximar da neurociência, que seria esta a base da realização de atividades significativas e da ocupação humana, devendo ser o foco principal da TO[4]. Apesar de ter desenvolvido um modelo bastante moderno para a época e ser amplamente utilizado por terapeutas ocupacionais até os dias atuais, nenhum livro de sua autoria e nenhum material da pesquisadora foi traduzido ou inserido nos currículos dos cursos de graduação de TO brasileiros para uso no campo da Psiquiatria. O modelo de incapacidade de Allen chegou ao Brasil apenas nos anos 2010, trazido pela Profª Noomi Katz, terapeuta ocupacional e pesquisadora da Universidade de Haifa, Israel, quando, em uma de suas vindas ao país, apresentou escalas de avaliação e métodos de intervenção baseados no referido modelo, traduzidos e validados para uso no contexto brasileiro[21-23].

O nascimento da profissão no Brasil

O Movimento Internacional de Reabilitação influenciou a criação da profissão no Brasil na década de 1950. A preocu-

pação com os incapacitados físicos, portadores de tuberculose, de deficiência e de doenças mentais e ocupacionais fez com que a Organização Mundial da Saúde (OMS), a Organização Internacional do Trabalho (OIT) e a Organização das Nações Unidas para a Educação, a Ciência e a Cultura (Unesco) encaminhassem, em 1951, profissionais para implantar um centro de reabilitação na América Latina, e o Hospital das Clínicas da Faculdade de Medicina da Universidade de São Paulo (HC-FMUSP) foi o local escolhido, por ser reconhecido internacionalmente.

Em 1956, foi criado no Brasil o Instituto Nacional de Reabilitação (IR) pela ONU, atual Instituto de Ortopedia e Traumatologia do HCFMUSP, local escolhido para o primeiro curso técnico de TO, de dois anos, ministrado por Neyde Tosetti Hauck, brasileira formada nos Estados Unidos e no Canadá. Ela também criou alguns serviços assistenciais de TO, incluindo o Serviço de TO do Instituto de Ortopedia e Traumatologia do HC-FMUSP[9]. Contudo, somente em 1969, quando foram definidas as atribuições do fisioterapeuta e terapeuta ocupacional, é que a profissão foi oficialmente reconhecida como de nível superior, ficando o Ministério da Saúde incumbido da fiscalização do exercício profissional, naquela ocasião. Em 1970, o curso de TO foi transferido para a Faculdade de Medicina da USP[9,10,24,25].

O uso de atividades e a terapia ocupacional em saúde mental no Brasil

A primeira instituição brasileira para "alienados mentais" (como eram chamados), foi o "Hospício D. Pedro II", no Rio de Janeiro, em 1854, que oferecia atividades por meio de oficinas de marcenaria, sapataria e desfiação de estopa, cuja finalidade estava ligada à profissionalização[16,24].

Em 1898, a "praxiterapia" foi utilizada no Hospital de Juqueri (próximo à cidade de São Paulo, na cidade de Franco da Rocha) e introduzida pelos médicos Franco da Rocha e Pacheco e Silva, baseada em atividades agrárias. Os produtos agrícolas provenientes dessas atividades supriam as necessidades do hospital e eram também comercializados[9].

No Brasil, os principais precursores da TO no Brasil foram:

- Henrique de Oliveira Mattos (1929), que redigiu sua dissertação *Labortherapia nas affecções mentaes* na FMUSP. Em sua concepção, o ocupação terapêutica permite eliminar, corrigir e formar hábitos, propiciando a recuperação e a manutenção da saúde[10].
- Ulisses Pernambucano (1931), neuro-higienista que inaugurou a ocupação terapêutica no Nordeste brasileiro. Sua ação, baseada na obra de Simon, propunha integração do tratamento preventivo, curativo e da reabilitação, em contextos intra e extra-hospitalar[26].
- Nise da Silveira (1946-1966), no Hospital Público de Engenho de Dentro, no Rio de Janeiro, que passou a utilizar a atividade como forma de expressão de desejos do paciente, de sua relação com o mundo externo e sua readaptação (reorganização do comportamento). Sua prática terapêu-

tica ocupacional estava relacionada à teoria analítica de Carl Jung[10].

- Jayme Gonçalves (1974), que realizou sua tese de livre-docência *Do asilo à comunidade terapêutica* na FMUSP, defendendo a utilização de técnicas não verbais[27].
- Francisco Greco (1981), psiquiatra, que, em sua dissertação de mestrado na FMUSP mostrou a efetividade da TO em pacientes com esquizofrenia paranoide durante a hospitalização[13].
- Luis Cerqueira (1989), psiquiatra, que defendia a atuação da TO em regime de internação, semi-internação e ambulatorial. A proposta era suprir a deficiência dos medicamentos, que só tratariam sintomas, mas não recuperariam o indivíduo. Ele já visualizava que os dois tratamentos se potencializam reciprocamente. Tinha como proposta a utilização de técnicas psicoterápicas, socioterápicas e terapêuticas ocupacionais para pacientes psicóticos em pequenas unidades hospitalares e enfatizava o tratamento extra-hospitalar[26].

Com o surgimento dos neurolépticos, na década de 1950, os pacientes psiquiátricos começaram a ter seus sintomas mais controlados, e as atividades oferecidas aos pacientes internados tornaram-se mais esporádicas ou apenas subsistituíram aquelas relativas à manutenção do hospital.

O declínio do tratamento moral no Brasil deu-se a partir da Psiquiatria organicista, que direcionou o tratamento dos doentes mentais às novas intervenções medicamentosas, a aplicação da convulsoterapia e o eletrochoque. Algumas ideias dos precursores citados mantiveram-se, mas a maioria delas foi substituída por novos modelos de intervenção da própria TO, redesenhada com o surgimento da equipe multidisciplinar nos principais hospitais-escolas[18,24,25].

No fim da década de 1970, o médico psiquiatra ainda fazia prescrições de determinadas atividades para agir sobre sintomas, impedindo que os terapeutas ocupacionais exercessem sua prática com autonomia[18]. Além disso, quando os terapeutas ocupacionais começaram a atuar nas instituições, encontraram práticas e concepções do uso de atividades já determinadas. Em muitos hospitais de característica asilar, as atividades estavam associadas a uma "ocupação" esvaziada de significado e distanciada das necessidades reais dos pacientes.

Com o surgimento do Movimento da Luta Antimanicomial, por volta da década de 1970, no Brasil, a prática clínica da TO em saúde mental acabou percorrendo dois caminhos, um caminho de característica mais clínica, em que se tem como principal referência o trabalho desenvolvido por Benetton (1994)[28], e outro de característica sociopolítica, influenciado pelas ações da Reforma Psiquiátrica Brasileira, cuja prática do terapeuta ocupacional, desde o início desse movimento, vem sendo construída a partir do cotidiano dos profissionais com os pacientes/usuários e realizada no contexto de serviços extra-hospitalares, tais como os centros de atenção psicossociais (CAPS)[29].

Influenciada pela teoria psicodinâmica norte-americana, Benetton (1994) desenvolveu, no ínicio da década de 1970, enunciados teóricos, procedimentos e técnicas específicas que deram origem ao método de TO dinâmica, único método de TO genuinamente brasileiro no campo da saúde mental[28]. Em seu método, Benetton propõe que as atividades sejam integrantes da relação triádica terapeuta-paciente-atividades, e o uso de atividades é dos elementos centralizadores do processo terapêutico ocupacional[30].

O método de TO dinâmica sustenta-se na investigação da prática clínica e vem produzindo um arcabouço teórico-metodológico amplamente utilizado como referencial em TO, no campo da saúde mental, por muitos terapeutas ocupacionais brasileiros.

De acordo com a literatura, há mais de trinta publicações sobre o método de TO dinâmica, entretanto a maioria desses estudos é na maioria de característica qualitativa, com relatos de caso, descrição de experiências didáticas, clínicas e/ou institucionais[31]. No entanto, é importante ressaltar que, embora a pesquisa qualitativa tenha a sua importância na descrição dos métodos e de casos clínicos, seus resultados produzem menor evidência científica quando comparados a estudos controlados; são estudos restritos a um contexto específico e dizem pouco sobre a sua efetividade e reprodutibilidade[32,33].

O outro caminho percorrido pela TO brasileira, no campo da saúde mental, foi o sociopolítico, que a partir dos anos 1980 se integrou ao Movimento da Luta Antimanicomial. Nele, a TO passou a ser fundamentada a partir de pesquisas e investigações filosóficas, de cunho ideológico, com alusões aos movimentos políticos da época, que ainda hoje fazem inúmeras críticas à Psiquiatria e aos hospitais psiquiátricos, como possibilidade de tratamento. Nessa linha de ação, a TO se aliou ao movimento da Antipsiquiatria. Nesse contexto, o indivíduo com transtorno mental deixa de ser visto como quem apresenta um problema de saúde mental e necessita de tratamento médico e passa a ser visto como um indivíduo apenas com problemáticas de ordem social. A Antipsiquiatria é um movimento que esteve na base da Reforma Psiquiátrica Brasileira e nas políticas públicas de saúde mental, até o final de 2017, e se mantém nos discursos de muitos profissionais. Com a Reforma Psiquiátrica, a Antipsiquiatria passou a questionar a Psiquiatria como metodologia de tratamento da pessoa com doença mental. Nesse sentido, a loucura deixou de existir como um tipo de doença e passou a ser vista como uma "expressão subjetiva" do indivíduo, não sendo possível ser tratada especificamente com abordagens médicas. Ou seja, o movimento reformista, além de negligenciar a doença mental, passou a criticar e eliminar as condutas médicas nas práticas de políticas públicas, que visassem utilizar condutas farmacológicas ou não farmacológicas para o tratamento da doença e dos sintomas[34,35].

A TO, nesse contexto, produziu um vasto material acadêmico e científico, com influência de pensadores de movimentos políticos como Marx, Engels, Foucault, dentre outros, distanciando a prática clínica da TO de suas origens, como podemos observar em diversos artigos publicados na literatura brasileira nas últimas três décadas.

Nessa vertente, a TO apresenta-se claramente contra as práticas psiquiátricas que prescrevem medicamentos e internação em hospitais psiquiátricos. Tais premissas de fato faziam sentido nas décadas de 1970 e 1980, início da Reforma Psiquiátrica no Brasil, quando inúmeras instituições asilares violavam os direitos humanos de milhares de pacientes[36]. A partir dos anos 1980, vários terapeutas ocupacionais se desligaram das instituições asilares para exercer sua prática em serviços extra-hospitalares, como os CAPS[37]. Nesse processo, a prática da TO passou a ter como objetivo a reabilitação psicossocial e como foco a inserção social de pacientes psiquiátricos por meio dae oficinas terapêuticas e cooperativas sociais[38-40]. No entanto, os estudos publicados sobre a prática clínica da TO no âmbito da Reforma Psiquiátrica brasileira mostram a heterogeneidade das práticas e recursos dos terapeutas ocupacionais no campo da saúde mental[39,41].

É possível observar, na literatura, diversos estudos qualitativos que denotam uma ausência de preocupaçao com a padronização ou sistematização da prática clínica da TO, bem como uma ausência de estudos que demonstrem alguma eficácia sobre essas práticas, não havendo, portanto, evidências científicas sobre suas práticas.

Diversos modelos, como o Modelo de Ocupação Humana ou o Modelo de Incapacidade Cognitiva de Allen, não tiveram boa aceitação no país durante muitas décadas[42]. Assim, durante mais de três décadas, a TO no Brasil ficou isolada do que vinha sendo feito mundo afora.

De acordo com Cruz, o uso de modelos é bastante interessante, pois fornece ao terapeuta ocupacional subsídios teóricos para descrever a prática clínica e instrumentos para avaliar indivíuos e organiza os procedimentos de maneira sistematizada e padronizada, possibilitando que estudos quantitativos sobre sua eficácia sejam realizados[42].

Inúmeros modelos norte-americanos foram desenvolvidos, devido à necessidade do desenvolvimento de uma cientificidade e identidade profissional. Tais modelos internacionais tiveram um papel fundamental na organização de práticas e no desenvolvimento de uma linguagem única para possibilitar a demonstração dos resultados da TO, com fins de inserção nos serviços de saúde públicos ou privados para ganhar cobertura à sua assistência[42]. Na Tabela 1, apresentamos alguns modelos de TO desenvolvidos no mundo desde o surgimento da profissão.

O surgimento da clínica baseada em evidências no Brasil

Desde as mudanças traçadas pela Reforma Psiquiátrica Brasileira, que teve início no final da década de 1970 e foi até o final dos anos 1990, a prática da TO nos hospitais psiquiátricos foi abandonada por muitos terapeutas ocupacionais clínicos e pesquisadores, que passaram a se voltar exclusivamente para a atuação da TO em serviços extra-hospitalares[50].

A rede de atenção psicossocial (RAPS) foi criada para dar mais potência ao cuidado de pessoas com transtornos mentais no país, passando a incluir diversas modalidades de serviços de atenção à saúde, como unidades básicas de saúde, centros de convivência (CeCCOS), centros de atenção psicossocial (CAPS),

serviços de urgência e emergência, unidade de pronto atendimento 24 horas, residências terapêuticas e enfermarias especializadas em hospitais gerais. Entretanto, por questões políticas e ideológicas, não incluía os hospitais psiquiátricos, serviços ambulatoriais e hospitais-dia.

No entanto, a desinstitucionalização de moradores de manicômios no Brasil não significou o fechamento de todos os hospitais psiquiátricos. Muitos deles acompanharam a modernização da Psiquiatria e passaram a oferecer tratamentos de qualidade, de maneira humanizada, com internações de curta duração, tendo em vista a real necessidade de leitos para internações de pacientes com quadro clínico grave, conforme preconiza a OMS[35].

Atualmente, inúmeros terapeutas ocupacionais atuam em hospitais psiquiátricos brasileiros, como o Instituto de Psiquiatria do HC, na cidade de São Paulo, o Instituto Bairral de Psiquiatria, localizado na cidade de Itapira, interior do estado de São Paulo, a Unidade de Internação do Centro de Atenção Integrada à Saúde Mental (CAISM) da Vila Mariana, também na capital paulista, a Clínica Maia, em Taboão da Serra (SP), o Hospital Santa Mônica e o Hospital Severino Lopes, em Natal (RN), dentre outras localidades.

E foi justamente no contexto hospitalar, no campo da Psiquiatria, que um movimento de terapeutas ocupacionais brasileiros, preocupados com o embasamento teórico e científico de sua prática e percebendo a necessidade de comprovação da eficácia da TO, deu origem ao primeiro estudo clínico científico, dando início a um terceiro caminho percorrido pela TO brasileira: a TO baseada em evidências[51,52].

Esse estudo, realizado em 1999, foi o primeiro ensaio clínico de TO em saúde mental no Brasil, intitulado *A intervenção da terapia ocupacional em pacientes esquizofrênicos refratários ao tratamento psicofarmacológico*. A pesquisa foi coordenada pelas terapeutas ocupacionais Patricia Cardoso Buchain e Adriana Dias Barbosa Vizzotto, sob a orientação do psiquiatra Prof. Dr. Helio Elkis. O estudo comparou um grupo experimental (que recebeu tratamento psicofarmacológico com clozapina e sessões de TO) e um grupo controle (que recebeu apenas clozapina). A duração do estudo foi de seis meses, e os resultados mostraram que a intervenção de TO foi eficaz durante todo o período de intervenção[51].

Esse terceiro caminho da TO surgiu visando ao afastamento da TO do paradigma sociopolítico em saúde mental, bem como do modelo psicodinâmico, para dar início a uma prática da TO baseada em evidências, pautada principalmente pelo paradigma da ocupação (vista aqui no sentido de funcionalidade)[5,21].

Foi somente em 2009 que, acompanhando as mudanças ocorridas na psiquiatria brasileira, com forte influência das neurociências, a clínica da TO passou a se aproximar da neurociência cognitiva e da Neuropsicologia, e a utilizar instrumentos de avaliação padronizados e métodos de intervenção baseados em evidências científicas. Esse caminho tem sido percorrido por diversos colegas terapeutas ocupacionais de hospitais psiquiátricos e de serviços de base comunitária, que realizaram cursos, treinamentos e estágios junto ao Serviço de TO do IPq--HC-FMUSP.

Entre 2017 e 2018, foram publicadas mudanças importantes nas políticas públicas de cuidado às pessoas com transtornos mentais no Brasil. A Nova Política Nacional de Saúde Mental (Resolução CIT n. 32/2017 e Portaria MS n. 3.588/2017) e a Nova Política Nacional sobre Drogas têm o objetivo de tornar o tratamento mais acessível, eficaz, resolutivo e humanizado por meio, de uma assistência integral, considerando as diferentes demandas. Houve ampliação da RAPS, que a partir desse momento incluiu os hospitais psiquiátricos, hospitais-dia, ambulatórios de saúde mental, fortalecendo ainda mais o trabalho dos terapeutas ocupacionais atuantes nesses locais[53,54].

Nas duas novas políticas, também se passou a preconizar o uso de abordagens e condutas baseadas em evidências científicas, vindo ao encontro das novas práticas da TO realizadas no IPq-HC-FMUSP.

A partir de 2018, as pesquisas clínicas sobre métodos de intervenção e instrumentos de avaliação deram origem a teses de doutorado e dissertações de mestrado que trouxeram importan-

Tabela 1 Principais modelos a influenciar a terapia ocupacional em saúde mental no Brasil e no mundo

Modelos	Principais autores
Método psicodinâmico: baseia-se em princípios da Psicanálise. O "fazer humano" é constituído por conteúdos simbólicos, e a ação (atividades na TO) serve para expressar e comunicar sentimentos, atitudes e idealizações em vez da palavra. Três aspectos são observados na TO: a ação em si, os objetos usados na ação e o que resultam a ação. A relação terapeuta-atividades-paciente (tríade) é considerada elemento fundamental na TO dinâmica.	Wittkower e Azima (1961); Fidler e Fidler (1963) (apud Benetton, 1999, 2006)[10,18]
TO comportamental/ciência ocupacional: inclui a ocupação, o cerne do comportamento ocupacional. É fundamentado em quatro conceitos: adaptação ao trabalho e lazer, motivação para a ocupação, adaptação no tempo e papéis ocupacionais.	Reilly (1969)[43]
Modelo de ocupação humana: baseou-se no modelo do comportamento ocupacional. Considera a pessoa um sistema aberto que interage com o ambiente. O sistema é organizado por subsistemas: volição (guia às escolhas da ação a partir dos motivos pessoais, objetivos e interesses); hábito (hábitos e papéis da pessoa); desempenho (produzir ações por meio de atividades físicas, sociais e cognitivas). Enfoca as áreas ocupacionais de trabalho, lazer e autocuidado.	Kielhofner, Burke, 1980[44]
Modelo canadense de desempenho ocupacional: considera a ocupação, a pessoa, o ambiente, a saúde e a prática baseada na pessoa. As ocupações classificadas por lazer, produtividade e autocuidado são de fundamental importância para os indivíduos. A avaliação é feita por meio da Canadian Occupational Performance Measure (COMP), que identifica as áreas problemáticas de desempenho que são de interesse pessoal.	Canadian Association of Occupational Therapists, Department of National Health and Welfare (1997) (apud Sumsion, 2003)[45]
Modelo de incapacidades cognitivas: a autora definiu a incapacidade cognitiva como uma restrição da ação motora voluntária que se origina nas estruturas químicas ou físicas do cérebro e produz limitações visíveis no comportamento de uma tarefa de rotina. O constructo central do modelo é conhecido atualmente por cognição funcional. Usa-se nesse modelo a Escala de Níveis Cognitivos de Allen, classificados de forma hierárquica em 6 níveis: 1 - Ações automáticas; 2 - Ações posturais; 3 - Ações manuais; 4 - Ações direcionadas para a meta; 5 - Ações exploratórias; 6 - Ações planejadas.	Allen (1985)[4]
Modelos de reabilitação neuropsicológica/cognitiva funcional: atualmente utilizada para a reabilitação cognitiva e funcional em pacientes com transtornos psiquiátricos, utilizando abordagens cognitivas compensatórias e abordagens ambientais funcionais.	Toglia, Giles, Josman, Baum, Katz (2005) (apud Katz, 2014)[21]
Modelo do desempenho humano ecológico: a Ecologia do Desempenho Humano é um modelo de TO que serve como estrutura para considerar o efeito do contexto no indivíduo e no desempenho ocupacional de um indivíduo. A inter-relação da pessoa e o contexto determinam as capacidades de desempenho da pessoa.	Dunn, Brown, McGuigan (1994)[46]
Modelo da prática de adaptação ocupacional: reflete a singularidade da TO e integra a prática histórica da profissão com intervenções e métodos. Os ambientes ocupacionais do paciente (influenciados por propriedades físicas, sociais e culturais) são tão importantes quanto a sensibilização sensorial, motora, cognitiva e psicossocial/psicológica do paciente e a experiência deste em relação às limitações e potenciais.	Schultz, Schkade (1992)[47]
Modelo pessoa-ambiente-ocupação-desempenho (PEOP): integra e organiza informações da ciência ocupacional e descreve como o discurso e as crenças do indivíduo influenciam o desempenho ocupacional, a participação e o bem-estar. Fatores pessoais, ambientais e ocupacionais dão suporte para o desempenho.	Baum, Christiansen, Bass (2015)[48]
Modelo de desempenho ocupacional (Austrália): é um dos vários modelos de ocupação humana e desempenho ocupacional desenvolvidos em todo o mundo pelos teóricos da TO. Foi conceitualizado pela primeira vez em 1986, pela Dra. Christine Chapparo e pela Dra. Judy Ranka na Universidade de Sydney, Austrália, para ilustrar a complexa rede de fatores envolvidos no desempenho ocupacional humano e o domínio de preocupação da TO. A inclusão de "Austrália" no nome do modelo reflete o fato de que esse modelo se originou e foi desenvolvido naquele país.	Chapparo, Ranka (2008)[49]

tes evidências sobre instrumentos de avaliação e métodos de intervenção para a clínica da TO em saúde mental brasileira.

Vizzotto realizou um ensaio clínico para avaliar a eficácia do método de TO, o *Occupational Goal Intervention* (OGI), na reabilitação de pacientes com esquizofrenia que apresentavam importantes déficits cognitivos, principalmente em funções executivas com impacto na funcionalidade, impossibilitando uma vida independente[55]. O método OGI mostrou-se eficaz na melhora da maioria das funções executivas relacionadas a planejamento, resolução de problemas e flexibilidade mental entre os que receberam intervenção de TO, quando comparado ao grupo placebo, melhora mantida com 6 meses de seguimento.

Oliveira realizou outro ensaio clínico baseado em um método americano, denominado *Tailored Activity Program* (TAP), para o treinamento de cuidadores de indivíduos com demência moderada que apresentavam sintomas neuropsiquiátricos, no intuito de ensinar o manejo desses sintomas[56]. Os resultados mostraram que o uso de atividades prescritas pelo terapeuta ocupacional, de maneira personalizada, aliada ao treinamento do cuidador, pode ser uma abordagem clinicamente eficaz na redução de sintomas neuropsiquiátricos e da sobrecarga de cuidadores de indivíduos com demência.

Além de métodos de intervenção, alguns instrumentos de avaliação foram validados por terapeutas ocupacionais que passaram a colaborar para a padronização e objetivação da clínica da TO no campo da Psiquiatria. Na Tabela 2 são descritos alguns instrumentos de avaliação e métodos de intervenção, de TO, disponíveis na literatura, para uso em saúde mental no contexto brasileiro.

CONSIDERAÇÕES FINAIS

Apesar de a clínica da TO em saúde mental ser uma prática bastante antiga, ainda necessita de mais estudos de efetividade (se funciona em condições do "mundo real"), segurança (se o método de intervenção tem efeitos confiáveis que tornam improvável de algum efeito indesejável para o paciente) bem como de custo, principalmente para as práticas realizadas em serviços públicos de saúde. Os estudos recentes sobre a eficácia da TO mostrou a importância da atuação do terapeuta ocupacional junto às equipes multiprofissionais, para auxiliar pacientes com transtornos psiquiátricos, no contexto de reabilitação. A TO baseada em evidências, no Brasil, é um processo que, apesar de não ser um conjunto de verdades, tem um papel fundamental para auxiliar na tomada de decisões dos terapeutas ocupacionais e fornecer subsídios para uma prática clínica de qualidade em saúde mental.

Tabela 2 Instrumentos de avaliação disponíveis para uso no Brasil

Instrumentos de avaliação	Autores
Adequação e estudo de validade e fidedignidade da Escala Interativa de Observação de Pacientes Psiquiátricos Internados às Situações de Terapia Ocupacional.	Oliveira, 1995[57]
Validação da Lista de Identificação de Papéis Ocupacionais em pacientes portadores de doença pulmonar obstrutiva crônica (DPOC) no Brasil.	Cordeiro, 2005[58]
Adaptação transcultural, confiabilidade e validação da Escala de Avaliação Direta do Status Funcional, versão revisada (DAFS-R) em uma amostra de idosos brasileiros.	Pereira et al., 2010[59]
Tradução e validação para o português brasileiro da Escala de Autoavaliação do Funcionamento Global.	Tedesco, 2010[60]
Tradução e adaptação transcultural da Avaliação Cognitiva Dinâmica de Terapia Ocupacional Loewenstein (LOTCA-D) para uso na população brasileira.	Schlecht, 2011[61]
Estudo da confiabilidade e da validade da Medida Canadense de Desempenho Ocupacional (COPM) em idosos com Comprometimento Cognitivo Leve (CCL).	Pereira, 2012[62]
Adaptação cultural, validade e confiabilidade da versão brasileira do Inventário de Habilidades de Vida Independente: versão do paciente (ILSS-BR/P), na esquizofrenia.	Martini, 2012[63]
Desempenho de pacientes com degeneração lobar frontotemporal em um protocolo de arte: um estudo piloto.	Anauate et al., 2014[64]
Adaptação transcultural da bateria DLOTCA-G (*Dynamic Lowenstein Occupational Therapy Cognitive Assessment – for Geriatric Population*) para a língua portuguesa.	Novelli et al., 2015[65]
Influência de um *Serious Game* na Autopercepção de Crianças e Adolescentes com Epilepsia.	Zanni, 2015[66]
Adaptação Transcultural do LIFE-H 3.1: um instrumento de avaliação da participação social.	Assumpção et al., 2016[67]
Adaptação transcultural para a língua portuguesa da Avaliação Cognitiva Dinâmica de Terapia Ocupacional para Crianças (DOTCA-Ch).	Uchôa-Figueiredo et al., 2017[68]
Funcionalidade e Função Executiva em idosos saudáveis e portadores de demência na doença de Alzheimer: estudo de validação do *Executive Function Performance* Test-Br.	Buchain, 2018[69]
Tradução, adaptação transcultural e validação do Inventário das Tarefas Rotineiras - estendido (RTI-E) em idosos com doença de Alzheimer.	Homem de Mello, 2018[22]

Para aprofundamento

- Kirsh B, Martin L, Hultqvist J, Eklund M. Occupational Therapy Interventions in Mental Health: A Literature Review in Search of Evidence. Occupational Therapy in Mental Health. 2019;109:56.
  ⇨ Revisão da literatura que concentrou 50 estudos baseados em evidências de TO na área da saude mental.
- Foruzandeh N, Parvin N. Occupational therapy for inpatients with chronic schizophrenia: a pilot randomized controlled trial. Jpn J Nurs Sci. 2013;10(1):136-41.
  ⇨ Ensaio clínico que avalia os efeitos da TO nos sintomas de pacientes com esquizofrenia. Os resultados deste estudo indicaram que a TO combinada com a medicação melhora os sintomas da esquizofrenia.
- Katz N. Neurociência, reabilitação cognitiva e modelos de intervenção em terapia ocupacional. 3. ed. São Paulo: Santos; 2014.
  ⇨ Livro traduzido para o português que descreve a importância da avaliação cognitiva funcional e modelos de intervenção em TO. Referência na área da reabilitação cognitiva/neuropsicológica no Brasil.

REFERÊNCIAS BIBLIOGRÁFICAS

1. Carleto DGS, Souza ACA, Silva M, Cruz DMC, Andrade VS. Estrutura da prática da terapia ocupacional: domínio e processo, 2. edição. Occupational therapy practice framework: domain & process. 2nd. Triângulo. 2010.
2. World Federation Occupational Therapy. About Occupational Therapy. [acesso em 2 de março de 2020]. Disponível em: https://www.wfot.org/about-occupational-therapy
3. Haglund L, Henriksson C. Concepts in occupational therapy in relation to the ICF. Occup Ther Int. 2003;10(4):253-68.
4. Allen CK. Occupational therapy for psychiatric diseases: measurement and management of cognitive disabilities. Boston: Little Brown and Company; 1985.
5. **Organização Mundial da Saúde. CIF: Classificação Internacional de Funcionalidade, Incapacidade e Saúde. Tradução do Centro Colaborador da Organização Mundial da Saúde para a Família de Classificações Internacionais. São Paulo: EDUSP; 2003.**
   ⇨ A autora aproximou a TO da neurociências e da importância da reabilitacão cognitiva em quadros psiquiátricos graves.
6. World Federation Occupational. Position statement. Occupational therapy and mental health. [acesso em 2 de março de 2020]. Disponível em: https://www.wfot.org/resources/occupational-therapy-and-mental-health
7. Medeiros MHR. Terapia ocupacional: um enfoque epistemológico e social. São Carlos: EdUFSCar; 2010.
8. Hopkins HL, Smith H. Uma perspectiva histórica em terapia ocupacional. In: Hopkins HL, Smith HD. Willard & Spackman's occupational therapy, 6. ed. Filadélfia: J. B. Lippincot; 1984.
9. De Carlo MMRP, Bartalotti CC. Caminhos da terapia ocupacional. In: _____, organizadores. Terapia ocupacional no Brasil: fundamentos e perspectivas. São Paulo: Plexus; 2011. p. 19-40.
10. Benetton MJ. Trilhas associativas: ampliando recursos na clínica da terapia ocupacional. 2. ed. São Paulo: Diagrama & Texto; 1999.
11. Benetton MJ, Ducros F, Goubert JP. Discursos e representações da prática da ergothérapie psiquiátrica na França. Revista do C.E.T.O. 2002;7.
12. Santos O. Terapêutica ocupacional: métodos de investigação. J Bras Psiquiatr. 1962;11(1):67-91.
13. Greco F. Aspectos da terapia ocupacional em hospitais psiquiátricos: contribuição ao estudo terapêutico de esquizofrênicos paranóides hospitalizados. São Paulo. Dissertação [Mestrado] – Faculdade de Medicina da Universidade de São Paulo; 1981.
14. Louzã Neto MR, Elkis H. Esquizofrenia. In: Louzã Neto MR, Elkis H, et al. Psiquiatria básica. 2. ed. Porto Alegre: Artmed; 2007. p. 235-63.
15. Alexander FG, Selesnick ST. História da psiquiatria. 2. ed. São Paulo: Ibrasa; 1980.
16. Finger JAO. Terapia ocupacional. 1. ed. São Paulo: Sarvier; 1986.
17. Vogel B, Benetton MJ, Goubert JP. Terapia ocupacional: história de uma profissão feminina. Revista do C.E.T.O. 2002;7.
18. Benetton MJ. Trilhas associativas: ampliando subsídios metodológicos à clínica da terapia ocupacional. Campinas: Arte Brasil Editora/UNISALESIANO; 2006.
19. Benetton MJ, Varela RCB. Eleanor Clarke Slagle. Revista do C.E.T.O. 2001;6:32-5.
20. Guglielmo, Maria Florencia. Terapia ocupacional e psicanálise: desdobramentos. São Paulo. Dissertação [Mestrado em Psicologia] – Instituto de Psicologia da Universidade de São Paulo; 2014.
21. Katz N, Baum CM, Maeir A. Introdução à intervenção cognitiva e à avaliação cognitiva funcional. In: Katz N. Neurociência, reabilitação cognitiva e modelos de intervenção em Terapia Ocupacional. 3. ed. São Paulo: Santos; 2014. p. 6.
22. **Homem de Mello PC. Tradução, adaptação transcultural e validação do inventário das tarefas rotineiras - estendido (RTI-E) em idosos com doença de Alzheimer. São Paulo. Dissertação [Mestrado em Ciências] – Faculdade de Medicina da Universidade de São Paulo; 2018.**
    ⇨ O inventário das tarefas rotineiras (RTI-E) avalia o desempenho em atividades básicas e instrumentais de vida diária, comunicação e preparo para o trabalho a partir da perspectiva do paciente, do cuidador e do terapeuta.
23. **Oliveira AM, Radanovic M, Homem de Mello PC, Buchain PC, Vizzotto AD, Harder J, et al. An intervention to reduce neuropsychiatric symptoms and caregiver burden in dementia: Preliminary results from a randomized trial of the tailored activity program–outpatient version. Int J Geriatr Psychiatry. 2019;34(9):1301-7.**
    ⇨ Ensaio clínico que avalia a eficácia do Tailored Activity Program for Outpatients e a redução dos sintomas neuropsiquátricos em pacientes com demência e carga de cuidadores em comparação com um grupo controle (intervenção em psicoeducação).
24. Soares LBT. História da terapia ocupacional. In: Cavalcanti A, Galvão C, organizadores. Terapia ocupacional: fundamentação & prática. Rio de Janeiro: Guanabara Koogan; 2007. p. 3-10.
25. Vizzotto ADB. Terapia ocupacional em saúde mental. In: Louzã Neto MR, Elkis H, et al. Psiquiatria básica. 2. ed. Porto Alegre: Artmed; 2007. p. 691-9.
26. Cerqueira L. Psiquiatria social: problemas brasileiros de saúde mental. Rio de Janeiro: Atheneu; 1989.
27. Gonçalves J. Do asilo à comunidade terapêutica: contribuição para o estudo da terapêutica ocupacional em esquizofrênicos. São Paulo. Tese [Livre-docência] – Faculdade de Medicina da Universidade de São Paulo; 1974.
28. Benetton MJ. A terapia ocupacional como instrumento nas ações de Saúde Mental. Campinas. Tese [Doutorado] – Faculdade de Ciências Médicas da Universidade de Campinas; 1994.
29. Brasil. Ministério da Saúde. Secretaria de Atenção à Saúde. Departamento de Ações Programáticas Estratégicas. Saúde Mental no SUS: os centros de atenção psicossocial. Brasília, DF: Ministério da Saúde; 2004.
30. Marcolino T, Fantinatti E. A transformação na utilização e conceituação de atividades na obra de Jô Benetton. Rev Ter Ocup Univ São Paulo. 2014;25(2):142-50.
31. Lima E, Pastore M, Okuma D. As atividades no campo da Terapia Ocupacional: mapeamento da produção científica dos terapeutas ocupacionais brasileiros de 1990 a 2008. Rev Ter Ocup Univ São Paulo. 2011;22(1):68-5.
32. Ollaik LG, Ziller HM. Concepções de validade em pesquisas qualitativas. Educ Pesqui. 2012;38(1)229-42.

33. Melnik T, Fernandes de Souza W, Carvalho MR. A importância da prática da psicologia baseada em evidências: aspectos conceituais, níveis de evidência, mitos e resistências. Revista Costarricense de Psicología. 2014;33(2):79-92.

34. Vizeu F. A instituição psiquiátrica moderna sob a perspectiva organizacional. Hist Cienc Saude-Manguinhos. 2005;12(1):33-49.

35. Gentil V. A ética e os custos sociais da "reforma psiquiátrica". Revista de Direito Sanitário. 2004;5(1):55-66.

36. Lobosque AM. Foucault e a luta antimanicomial brasileira: uma intensa presença. Psicol Rev. 2018;24(1):324-36.

37. Mangia EF, Nicácio F. Terapia ocupacional em saúde mental: tendências e desafios contemporâneos. In: De Carlo MMRP, Bartalotti CC. Terapia ocupacional no Brasil: fundamentos e perspectivas. São Paulo: Plexus; 2011.

38. Valladares ACA, Lappann-Botti NC, Mello R, Kantorski LP, Scatena MCM. Reabilitação psicossocial através das oficinas terapêuticas e/ou cooperativas sociais. Revista Eletrônica de Enfermagem. 2003;5(1):4-9.

39. Almeida DT, Trevisan ER. Estratégias de intervenção da Terapia Ocupacional em consonância com as transformações da assistência em saúde mental no Brasil. Interface (Botucatu). 2011;15(36):299-308.

40. Silva MC, Araujo MKV. Terapia ocupacional em saúde mental; evidências baseadas nas portarias do SUS. Revista Baiana de Terapia Ocupacional. 2013;2(1):41-52.

41. Ballarin MLG, Carvalho FB. Considerações acerca da reabilitação psicossocial: aspectos históricos, perspectivas e experiências. In: Cavalcanti A, Galvão C, organizadores. Terapia ocupacional: fundamentação & prática. Rio de Janeiro: Guanabara Koogan; 2007.

42. Cruz DMC. Os modelos de terapia ocupacional e as possibilidades para a prática e pesquisa no Brasil. Rev Interinst Bras Ter Ocup. 2018;2(3):504-18.

43. Reilly M. The educational process. Am J Occup Ther. 1969;23(4):299-307.

44. Kielhofner G, Burke J, Igi CA. A model of human occupation, part IV: assessment and intervention. Am J Occup Ther. 1980;34:777-88.

45. Sumsion T. Prática baseada no cliente na terapia ocupacional: guia para a implementação. São Paulo: Roca; 2003.

46. Dunn W, Brown C, McGuigan A. The Ecology of Human Performance: A Framework for Considering the Effect of Context. Am J Occup Ther. 1994;48(7):595-607.

47. Schultz S, Schkade JK. Occupational adaptation: toward a holistic approach for contemporary practice, part 2. Am J Occup Ther. 1992;46(10):917-25.

48. Baum C, Christiansen C, Bass J. Person-Environment-Occupational Performance (PEOP) Model. In: _____. Occupational therapy: performance, participation, and well-being. 4. ed. Thorofare: Slack; 2005.

49. Chapparo C, Ranka J. Clinical reasoning in occupational therapy. In: Higgs J, Jones MA, Loftus S, Christensen N, editores. Clinical Reasoning in the Health Professions. Oxford: Butterworth Heineman; 2008.

50. Shimoguiri AFDT, Costa-Rosa A. From moral treatment to the psychosocial care: occupational therapy in the aftermath of Brazilian psychiatric reform. Interface (Botucatu). 2017;21(63):845-56.

51. Buchain PC, Vizzotto AD, Henna Neto J, Elkis H. Randomized controlled trial of occupational therapy in patients with treatment-resistant schizophrenia. Braz J Psychiatry. 2003;25(1):26-30.

52. **Vizzotto AD, Celestino DL, Buchain PC, Oliveira AM, Oliveira GMR, Sarno ESD. A pilot randomized controlled trial of the Occupational Goal Intervention method for the improvement of executive functioning in patients with treatment-resistant schizophrenia. Psychiatry Res. 2016;245:148-56.**

⇨ Ensaio clínico que mostra a efetividade do Occupational Goal Intervention (método OGI) para a melhora de funções executivas e da funcionalidade em pacientes com esquizofrenia.

53. Brasil. Ministério da Saúde. Resolução n. 32, de 14 de dezembro de 2017. Estabelece as Diretrizes para o Fortalecimento da Rede de Atenção Psicossocial (RAPS). Diário Oficial da União, Brasília; 2017.

54. Brasil. Ministério da Saúde. Portaria 3.588, de 22 de dezembro de 2017. Altera as Portarias de Consolidação n. 3 e n. 6, de 28 de setembro de 2017, para dispor sobre a Rede de Atenção Psicossocial, e dá outras providências. Diário Oficial da União, Brasília, DF; 2017.

55. Vizzotto ADB. Estudo randomizado e controlado para avaliar a eficácia da terapia ocupacional na reabilitação de funções executivas em pacientes com esquizofrenia resistente ao tratamento. São Paulo. Tese [Doutorado em Ciências] – Faculdade de Medicina da Universidade de São Paulo; 2018.

56. Oliveira AM. Ensaio clínico randomizado e controlado para avaliar a versão brasileira ambulatorial do método TAP (*Tailored Activity Program* - Programa Personalizado de Atividades) no tratamento de sintomas neuropsiquiátricos em indivíduos com demência. São Paulo. Tese [Doutorado em Ciências] – Faculdade de Medicina da Universidade de São Paulo; 2018.

57. Oliveira AS. Adequação e estudo de validade e fidedignidade da Escala Interativa de Observação de Pacientes Psiquiátricos Internados às Situações de Terapia Ocupacional. Ribeirão Preto. Dissertação [Mestrado em Saúde Mental] – Faculdade de Medicina de Ribeirão Preto; 1995.

58. Cordeiro JJR. Validação da Lista de Identificação de Papéis Ocupacionais em pacientes portadores de doença pulmonar obstrutiva crônica (DPOC) no Brasil. São Paulo. Dissertação [Mestrado em Ciências da Saúde] – Universidade Federal de São Paulo; 2005.

59. Pereira FS, Oliveira AM, Diniz BS, Forlenza OV, Yassuda MS. Cross-cultural adaptation, reliability and validity of the DAFS-R in a sample of Brazilian older adults. Arch Clin Neuropsychol. 2010;25(4):335-43.

60. Tedesco SA, Citero, VA. Tradução e validação para o português brasileiro da Escala de Autoavaliação do Funcionamento Global. O mundo da Saúde. 2010;34(2):230-7.

61. Schlecht BBG. Tradução e adaptação transcultural da Avaliação Cognitiva Dinâmica de Terapia Ocupacional Loewenstein (LOTCA-D) para uso na população brasileira. São Paulo. Dissertação [Mestrado em Ciências] – Escola Paulista de Medicina da Universidade Federal de São Paulo; 2011.

62. Pereira GFC. Estudo da confiabilidade e da validade da Medida Canadense de Desempenho Ocupacional (COPM) em idosos com Comprometimento Cognitivo Leve (CCL). São Paulo. Dissertação [Mestrado em Ciências] – Faculdade de Medicina da Universidade de São Paulo; 2012.

63. Martini LC, Attux C, Bressan RA, Mari JJ. Adaptação cultural, validade e confiabilidade da versão brasileira do Inventário de Habilidades de Vida Independente: versão do paciente (ILSS-BR/P), na esquizofrenia. Rev Psiquiatr Clín. 2012;39(1):12-8.

64. Anauate MC, Bahia VS, Nitrini R, Radanovic M. Performance of patients with frontotemporal lobar degeneration on artistic tasks: a pilot study. Dement Neuropsychol. 2014;8(1):72-8.

65. Novelli MMPC, Marques NCF, Matteuci M, Mendes RS, Medeiros AS, Kuga J, et al. Adaptação transcultural da bateria DLOTCA-G (Dynamic Lowenstein Occupational Therapy Cognitive Assessment – for Geriatric Population) para a língua portuguesa. Cad Ter Ocup UFSCar. 2015;23(2):251-60.

66. Zanni KP. Influência de um serious game na autopercepção de crianças e adolescentes com epilepsia. Ribeirão Preto. Tese [Doutorado em Ciências] – Faculdade de Medicina de Ribeirão Preto; 2015.

67. Assumpção FSN, Faria-Fortini I, Basílio ML, Magalhães LC, Carvalho AC, Teixeira-Salmela LF. Adaptação transcultural do LIFE-H 3.1: um instrumento de avaliação da participação social. Cad. Saúde Pública. 2016;32(6):e00061015.

68. Uchôa-Figueiredo LR, Lima FF, Mendes RS, Marques NCF, Matteuci M, Almada HS, et al. Adaptação transcultural para a língua portuguesa da Avaliação Cognitiva Dinâmica de Terapia Ocupacional para Crianças (DOTCA-Ch)/Cross-cultural adaptation into portuguese of the Dynamic Occupational Therapy Cognitive Assessment for Children (DOTCA-Ch). Cad Bras Ter Ocup. 2017;25(2):287-96.

69. **Neubern PCB. Funcionalidade e função executiva em idosos saudáveis e portadores de demência na doença de Alzheimer: estudo de validação do Executive Function Performance Test-Br. São Paulo. Tese [Doutorado em Ciências] – Faculdade de Medicina da Universidade de São Paulo; 2018.**

⇨ O Executive Function Performance Test (EFPT) fornece informações consistentes para auxiliar a compreensão do desempenho de pacientes com doença de Alzheimer na realização de atividades de vida diária com mais autonomia e segurança.

14

Psiquiatria e nutrição

Adriana Trejger Kachani
Táki Athanássios Cordás

Sumário

Introdução
Nutrição e psiquiatria
Medicação e ganho de peso
Tratamento nutricional
Abordagem comportamental
Suplemento alimentar x alimentação
Considerações finais
Para aprofundamento
Referências bibliográficas

Pontos-chave

- Reconhecimento da importância da nutrição no desenvolvimento de doenças psiquiátricas.
- Como a nutrição pode influenciar o aparecimento de doenças psiquiátricas.
- Medicação e ganho de peso.
- Como é feito o tratamento nutricional.
- A suplementação alimentar e a discussão da pertinência de suplementar o paciente psiquiátrico.

INTRODUÇÃO

A importância da alimentação na Medicina já era reconhecida desde o século V a.C. por Hipócrates de Cós, considerado "o pai da Medicina", em seu trabalho hoje conhecido como *Corpus Hippocraticum*. Embora seja muitas vezes citado incorretamente, fazendo parecer que pregava o alimento como remédio, a importância da alimentação para o doente era salientada em seus textos[1].

Especificamente na área da saúde mental, há alguns anos não se falava em nutrição em Psiquiatria sem sair do âmbito dos transtornos alimentares. Aos poucos, o assunto foi tomando espaço em novos livros[2-4] e mesmo em ambulatórios especializados[5]. Sabe-se hoje que certos padrões nutricionais podem repercutir em inflamação, estresse oxidativo, no eixo intestino-cérebro, neurogênese e epigenética, os quais, por sua vez, estão relacionados a doenças mentais[6]. Muito ainda é necessário para comprovar que nutrientes específicos podem ajudar na melhora de quadros psiquiátricos. Por outro lado, a ciência da nutrição – afora os transtornos alimentares – é hoje importante coadjuvante para o controle de efeitos adversos à psicofarmacologia, como o ganho de peso e dislipidemias induzidas pela medicação[7], oferta de conforto aos pacientes e melhora da sua autoestima[5].

Paralelamente, comer bem é um autocuidado importante. Olhar para si, se cuidar e fazer atividades prazerosas está entre os hábitos esperados na melhora dos pacientes psiquiátricos, e se comer faz parte dela o nutricionista passa a ser profissional relevante no tratamento. O atendimento nutricional pode ser individual ou grupal, mas o importante é o estímulo oferecido ao paciente para melhorar a alimentação do dia a dia[6].

NUTRIÇÃO E PSIQUIATRIA

Tem-se tido como hipótese que certas doenças mentais são parcialmente decorrentes da deficiência ou do excesso de nutrientes relacionados ao bom funcionamento cerebral. Muitos podem ser os motivos dessa desregulação nutricional: a transição nutricional, responsável pelas transformações históricas do padrão alimentar, erros inatos do metabolismo, efeitos da repercussão da alimentação pré-natal no cérebro, deficiências no processo de metilação, alterações da expressão gênica, disfunções mitocondriais, estresse oxidativo, inflamação sistêmica, depleção de cortisol, entre outros[8].

O cérebro humano opera a uma taxa metabólica altíssima e usa uma proporção substancial da energia, vitaminas e minerais consumidos diariamente. Sua estrutura e seu funcionamento celular (incluindo intracelular e intercelular) são dependentes de aminoácidos, gorduras, vitaminas e minerais. Paralelamente, bons hábitos alimentares, ricos em antioxidantes e fitoquímicos modulam o sistema imune, o qual protege contra o risco de doenças mentais como a depressão. Por fim, a neuroplasticidade e seus mecanismos de reparação também dependem de fatores nutricionais[9-11].

Sabe-se hoje que uma dieta rica em alimentos integrais, frescos, in natura, carnes magras e oleaginosas, pela qual se evitam alimentos processados, oferece nutrientes que podem aumentar a resiliência à patogênese de transtornos mentais[11]. O impacto nutricional nas doenças mentais é hoje tema de grande entusiasmo entre alguns autores, que julgam antever em um futuro próximo doenças mentais e nutricionais como comórbidas[12].

MEDICAÇÃO E GANHO DE PESO

O ganho de peso com causas ainda não totalmente elucidadas é um dos motivos de maior falta de adesão aos tratamentos com psicofármacos. Dentre as possíveis explicações etiológicas estariam o aumento de compulsões alimentares com predileção por carboidratos, a melhora do apetite durante o tratamento em função da melhora do quadro clínico ou alterações metabólicas.

Alguns mecanismos de ação das drogas podem estar envolvidos no ganho de peso dos pacientes psiquiátricos: bloqueio de receptores H1 histamínicos, 5HT2c serotoninérgicos, N3 colinérgicos e alfa-1 adrenérgicos; alterações do metabolismo de glicose; disfunção hipotalâmica[13]; alterações no metabolismo basal[14,15]. No caso dos antipsicóticos, uma variação genética em função do polimorfismo da leptina e de seus receptores[16], bem como variações genéticas do fator neurotrófico derivado do cérebro (BDNF)[17], parecem estar envolvidos. A repercussão no peso vai depender do mecanismo de ação do medicamento, da predisposição individual do paciente, de dieta e atividade física.

Acredita-se que, dentro das diferentes classes de antidepressivos, os inibidores seletivos da recaptação de serotonina (ISRS) seriam aqueles que como grupo apresentariam menor risco relativo de ganho de peso. Aparentemente, algumas drogas dessa classe (como a fluoxetina) poderiam diminuir o consumo alimentar e promover uma perda de peso transitória durante a fase aguda do tratamento. Porém, na fase de manutenção, mais de 30% das pacientes têm relatado discreto aumento de peso, principalmente com a utilização de paroxetina, descrita como estimulador do apetite, mas também com o uso de fluoxetina, sertralina, citalopram e escitalopram[14]. Himmerich et al. demonstraram, em trabalho que acompanhou 24 pacientes durante as seis primeiras semanas de uso de antidepressivos, que o ganho de peso no início do tratamento pode prognosticar uma tendência de aumento de peso durante o tratamento medicamentoso[18]. Em estudo recente, esse achado foi corroborado por Asmar et al., no acompanhamento de 280 pacientes com transtorno depressivo maior, demonstrando que o ganho de peso no primeiro mês seria o melhor preditivo para ganho ao longo do tratamento[19]. Outras drogas, com pouca ou nenhuma repercussão sobre o peso, incluiriam a bupropiona, agomelatina e cartioxetina.

Com relação aos inibidores de monoaminoxidase (IMAO), poucos estudos foram realizados de forma sistemática. Já se sugeriu que o ganho de peso fosse semelhante àquele conferido ao uso de antidepressivos tricíclicos. Hoje se sabe que IMAO reversíveis (como moclobemida) parecem conferir menor ganho de peso do que IMAO irreversíveis (a exemplo de fenelzina e tranilcipromina)[20].

Os antipsicóticos atípicos constituíram um grande avanço terapêutico, bem como uma importante redução de efeitos colaterais da esfera neurológica em relação aos antipsicóticos típicos. No entanto, um de seus principais efeitos colaterais é o ganho de peso por mecanismos igualmente não de todo conhecidos, mas com certeza diferentes daqueles relacionados aos dos antidepressivos. O efeito iatrogênico do ganho de peso relacionado a essa classe de medicamentos pode repercutir também no desenvolvimento de síndrome metabólica, bem como em importante risco cardiovascular[15]. A clozapina e a olanzapina, embora sejam muito eficazes, são as drogas que demonstram aumentar mais o peso, enquanto a risperidona, a quetiapina, o aripiprazol e a ziprasidona parecem apresentar menor risco[21].

Katzman et al. afirmam que o ganho de peso oriundo do uso de antipsicóticos atípicos pode acontecer já nas primeiras semanas, causando estresse psicológico relacionado com a autoestima. Dislipidemias, doenças cardiovasculares e diabetes tipo 2 são alguns dos possíveis efeitos adversos desses medicamentos, além de diminuição da qualidade de vida e desconforto psicológico[14,18,22,23].

Assim como com os antidepressivos e antipsicóticos, os principais estabilizadores de humor podem levar a aumento de peso – caso da carbamazepina, do lítio e do ácido valproico[24]. Particularmente estes dois últimos podem promover o ganho de peso alterando o metabolismo de carboidratos e gorduras, aumentando o apetite por doces e carboidratos e produzindo mudanças endócrinas, em particular o hipotireoidismo[14]. Tais complicações não estão relacionadas ao gênero, mas à dose e ao tempo de tratamento. O uso de estimulantes no tratamento de pacientes com comorbidade entre transtorno bipolar e transtorno do déficit de atenção exige muito cuidado, além do uso obrigatório de um estabilizador (ou mais) associado. Esses achados favorecem tentativas do uso de lisdexanfetamina quando da presença de episódios de compulsão alimentar, sempre com o cauteloso controle do quadro de base[25].

Pensando no efeito adverso de ganho de peso dos psicofármacos, Nyboe et al. alertam que um programa de acompanhamento nutricional é fundamental para usuários de tais medicamentos[26]. Em 2004, o Food and Drug Administration (FDA) determinou que todo paciente em uso de antipsicóticos atípicos seja monitorado quanto ao efeito metabólico dessa classe de medicamentos[24]. Todo paciente em início de tratamento com um psicofármaco deve ser orientado sobre esses efeitos colaterais e receber acompanhamento nutricional. Em uma revisão sistemática atual, foi verificado que atividade física e orientações práticas de alimentação e culinária são muito efetivas para diminuir o ganho de peso em indivíduos usuários de medicação psiquiátrica[26].

TRATAMENTO NUTRICIONAL

Antes de qualquer conduta, o nutricionista deve avaliar se o paciente tem deficiências nutricionais, possibilitando uma intervenção adequada para auxiliar na recuperação e/ou manutenção do estado de saúde. É importante observar a ingestão de nutrientes e energia consumidos e compará-los com as necessidades do paciente. O objetivo do nutricionista é manter um equilíbrio entre esses dois componentes[27,28].

Como um parâmetro isolado não caracteriza a condição nutricional geral do indivíduo, é preciso empregar uma associação de indicadores para melhorar a precisão do diagnóstico. Assim, dados da ingestão de nutrientes, estados clínico, familiar e social, história médica, exames bioquímicos e dados da composição corpórea devem ser avaliados a fim de diagnosticar e monitorar o estado nutricional dos indivíduos[28-30].

A avaliação antropométrica é importante, pois a relação entre peso e altura, conhecida como índice de massa corpórea (IMC), determina o estado nutricional, classificando-o em intervalos de valores. Porém, certas doenças e/ou medicações psiquiátricas podem levar a modificações na composição corpórea. Investigar a composição corporal quando o IMC estiver fora dos padrões considerados normais é aconselhável[29,31]. A mensuração de marcadores bioquímicos do estado nutricional fornece medidas objetivas de possíveis alterações metabólicas e cardiovasculares (mesmo que precoces), com a vantagem de possibilitar o monitoramento durante o tratamento[32]. A história clínica adequada, por sua vez, visa buscar informações relacionadas a queixas, doenças presentes e passadas; perda ou ganho de peso recente, uso de medicamentos, alergias, problemas dentários que impeçam a boa mastigação, cirurgias, funcionamento intestinal, gestações, menarca e menopausa, capacidade física e mental etc. Aspectos culturais, familiares, socioeconômicos e atividades desenvolvidas também podem e devem ser questionados, pois têm influência direta nos hábitos alimentares[30].

A avaliação dietética, muitas vezes subestimada, é um valioso instrumento para identificar pacientes com risco nutricional e é função exclusiva dos nutricionistas. Além de fornecer dados quanto à ingestão calórico-proteica, de vitaminas e minerais atual do paciente, permite ao profissional identificar inadequações alimentares que possam repercutir em risco nutricional[33]. Além do inquérito de frequência alimentar, convém realizar uma história alimentar detalhada, para conhecer aspectos sobre hábitos alimentares atuais e passados, número de refeições diárias, apetite, uso de suplementos alimentares, dietas já realizadas, entre outras. Informações adicionais podem ainda ser obtidas, como tabagismo e atividade física[34].

A reeducação alimentar e a recuperação da eutrofia são os principais objetivos no atendimento nutricional ambulatorial, não só para que se tenham uma boa saúde física e qualidade de vida, bem como a melhora da autoestima (em alguns casos, prevenindo a recaída), como também para que se previnam os comportamentos alimentares inadequados[35]. Assim, o nutricionista deve ajudar o paciente a entender suas necessidades nutricionais e iniciar uma escolha alimentar apropriada, aumentando a variedade na dieta e restabelecendo comportamentos alimentares apropriados.

ABORDAGEM COMPORTAMENTAL

Num contexto atual em que a medicalização da alimentação e a maior preocupação com nutrientes do que com a alimentação são imperativos, a orientação nutricional com abordagem comportamental tem se preocupado mais com "o que" e "por que" o paciente come e com a relação entre seus sentimentos e valores dos alimentos consumidos[36]. O intuito é que o paciente aprenda a mudar seu relacionamento com o alimento e seu comportamento alimentar, podendo fazer suas próprias escolhas alimentares como modo de promover sua saúde.

Ao se deparar muitas vezes com pacientes desmotivados em função de sua doença psiquiátrica, o profissional precisa de habilidades para fazê-los retomar hábitos que repercutiam positivamente em sua saúde e que muitas vezes podem auxiliá-lo a sair da desorganização de vida em que se encontra por falta de horários, mudanças no sono e desmotivação com o autocuidado.

Na abordagem comportamental, é recomendado o preenchimento de um diário alimentar, uma vez que esse é um instrumento comportamental de automonitorização, que possibilita ao paciente perceber e melhorar sua relação com o alimento, além de controlar sua ingestão diária. Na prática clínica, tem-se usado um diário alimentar baseado no "manual de prevenção da recaída"[37]. Sendo assim, o diário alimentar possui componentes da terapia cognitivo-comportamental, o que permite ao paciente que ele observe o caos alimentar no qual está situado: a falta de horários para refeições, o baixo valor nutricional e o alto valor energético das refeições, grandes quantidades de alimentação com baixa pontuação de fome, ambientes propícios para compulsões, bem como relações de culpa por estar comendo. Técnicas de *coaching* também são usadas, sobretudo com o uso de metas para trabalhar a mudança de comportamento. Técnicas de comer intuitivo, como o reconhecimento de níveis de fome e saciedade, também têm tido impacto positivo entre pacientes psiquiátricos[38].

SUPLEMENTO ALIMENTAR X ALIMENTAÇÃO

Suplementos alimentares e fitoterápicos podem ser aliados no tratamento psiquiátrico. A International Society for Nutritional Psychiatry Research (ISNPR) propõe nutrientes fundamentais para pacientes psiquiátricos que, muitas vezes, não obtidos de fontes alimentares, devem ser suplementados, seja para maximizarem o potencial medicamentoso, seja para corrigirem deficiências nutricionais decorrentes ou não do uso da medicação psiquiátrica. É o caso do ômega-3, zinco, magnésio, vitaminas do complexo B, vitamina D, S-adenosina metionina (SAMe), probióticos, entre outros detalhados na Tabela 1[5,11,39].

A legislação para suplementos alimentares no Brasil é fragmentada e complexa, e a definição de suplementos não é clara, com diferentes abordagens, regulação e diversas possibilidades de enquadramento[40]. A categoria existe, mas inclui uma gama enorme de produtos que vão desde medicamentos fitoterápicos, alimentos para atletas, probióticos até vitaminas e minerais, todos passíveis de prescrição por nutricionistas. É importante apenas considerar que o Ministério da Saúde propõe que suplementos sejam incluídos em casos nos quais a ingestão, a partir da alimentação, é insuficiente ou quando algum fator externo requer suplementação. Devem conter um mínimo de 25% e no máximo 100% da ingestão diária recomendada (IDR) de vitaminas e ou minerais, na porção diária indicada pelo fabricante, não podendo substituir os alimentos nem ser considerados como dieta exclusiva[41]. Doses maiores do que as IDR são consideradas medicamento e somente podem ser prescritas por médico.

Considerando o aumento no comércio nacional e internacional desses produtos, bem como seu forte apelo publicitário, a venda tem crescido notavelmente nos últimos anos[40,42], e os pacientes raramente relatam a seus psiquiatras os suplementos/fitoterápicos utilizados, muitas vezes por considerarem o fato irrelevante. Cabe ao nutricionista detectar esses suplementos e sinalizá-los ao médico responsável. Nos casos em que as deficiências forem encontradas, é conveniente discutir com o psiquiatra responsável as possíveis interações medicamentosas.

Trabalhos internacionais apontam que de 15 a 36% dos pacientes psiquiátricos atendidos em ambulatórios faz uso de suplementos e/ou fitoterápicos por automedicação[43-46]. Considerando que na maioria dos tratamentos psiquiátricos são necessárias muitas medicações, e que tanto suplementos alimentares como fitoterápicos podem levar a reações adversas inesperadas, torna-se fundamental que o psiquiatra esteja a par das substâncias consumidas pelo paciente, minimizando os riscos. Essas reações podem incluir interações com psicofármacos e/ou medicação clínica[10,47], reações adversas incluindo as psiquiátricas[48], potencial perigo a populações especiais como mulheres grávidas e a inerente toxicidade de alguns ingredientes. Magnésio, cálcio, ferro e fitoterápicos contendo agentes serotoninérgicos costumam ter maior interação medicamentosa, enquanto *Hypericum perforatum*, *Panax ginseng* e melatonina podem ter sérias contraindicações[42,48,49].

É importante lembrar que suplementos alimentares devem ser administrados quando as necessidades individuais não conseguem ser alcançadas via dieta, cabendo então uma discussão multidisciplinar a respeito do custo-benefício da suplementação. Se retomar a alimentação é indispensável para os autocuidados esperados na recuperação do paciente, a suplementação só deveria ser orientada a pacientes em situações críticas, enquanto o paciente que já passou pela fase aguda da doença deveria retomar sua alimentação como sinal de melhora.

Tabela 1 Nutrientes mais relevantes em psiquiatria e sua forma de atuação

Nutriente	Mecanismo de ação no sistema nervoso central
Ômega-3	São componentes essenciais do sistema nervoso central e têm influência significativa na sua função e estrutura. Modula neutrotransmissores (noradrenalina, dopamina e serotonina) por meio dos seguintes mecanismos: recaptação, degradação, síntese e ligações sinápticas; efeitos anti-inflamatório e antiapoptótico; ajuda a melhorar a fluidez de membranas e neurogênese via regulação do BDNF.
Zinco	Envolvido na modulação de citocinas e na neurogênese do hipocampo via regulação do BDNF. Também está envolvido na atividade do N-metil-D-aspartato e glutamato. A deficiência de zinco está relacionada a sintomas depressivos.
Magnésio	A deficiência de magnésio está relacionada a transtornos afetivos, especialmente depressão. Tem importância na receptação serotoninérgica e em sua disponibilidade neuronal e propriedades neuroprotetoras, ao controlar os níveis de cálcio, glutamato e consequentemente óxido nítrico no cérebro. Também está envolvido na proteção da cascata inflamatória, relacionada à depressão.
Vitaminas do complexo B	Relacionadas à função neuronal. Juntas, ácido fólico, B6 e B12 trabalham na metilação e na promoção de níveis adequados de triptofano e serotonina. A deficiência de ácido fólico (B9) está relacionada à depressão e à resposta aos antidepressivos.
Vitamina D	Neurogênese, neuroplasticidade, *turnover* e síntese de neurotransmissores.
SAMe	Composto sulfúrico endógeno que é um importante componente neuroquímico envolvido no ciclo do carbono. Responsável pela metilação de neurotransmissores que modulam o humor.
N-acetilcisteína (NAC)	Tem em sua composição glutamato e usufrui de seus efeitos modulatórios, anti-inflamatórios, antioxidantes e atividade neuroprotetora.
Probióticos	Melhoram a permeabilidade intestinal danificada por medicações psiquiátricas. Paralelamente, melhoram a flora intestinal e, logo, a imunidade e a inflamação.

Fonte: adaptado de Sarris et al., 2015[11]; Rechenberg, 2015[50].

CONSIDERAÇÕES FINAIS

Toda intervenção nutricional tem como objetivos principais a proteção e a promoção de uma vida mais saudável, conduzindo ao bem-estar geral do indivíduo. O trabalho relacionado a pacientes psiquiátricos não é diferente e pode ser definido como um processo que envolve o monitoramento do estado nutricional e o tratamento no qual o nutricionista e a equipe multidisciplinar se unem para modificar comportamentos relacionados à alimentação e ao peso[5]. Se a dieta é hoje relevante para a maioria das doenças psiquiátricas, maiores pesquisas são necessárias para traduzir evidências em recomendações clínicas populacionais.

Para aprofundamento

- Alvarenga M, Figueiredo M, Timerman F, Antonaccio C. Nutrição comportamental. 2. ed. Barueri: Manole; 2019.
  ⇨ Este livro apresenta a nutrição comportamental, considerada hoje a melhor forma de atendimento nutricional para pacientes psiquiátricos.
- Brasil. Ministério da Saúde. Portaria n. 32, de 13 de janeiro de 1998. Diário Oficial da União, Brasília, DF; 1998. [acesso em 14 de setembro de 2020]. Disponível em: https://bvsms.saude.gov.br/bvs/saudelegis/svs1/1998/prt0032_13_01_1998.html#:~:text=%2D%20que%20os%20nutrientes%20destinados%20a,Art.
  ⇨ A portaria normatiza e regulariza o uso de suplementos vitamínicos e minerais, ou seja, descreve os suplementos, classifica-os, define seu âmbito de aplicação, formas de apresentação, rotulagem etc.
- Cordás TA, Kachani AT, orgs. Nutrição em psiquiatria. São Paulo; Artmed; 2010.
  ⇨ Este livro mostra um panorama geral dos maiores transtornos psiquiátricos e como lidar com a questão nutricional. Foi lançado há dez anos, porém os autores prepararam nova edição revisada para 2021, a ser lançada pela Editora Manole.
- International Society for Nutritional Psychiatry Research (ISNPR): www.isnpr.org
  ⇨ Site com maior relevância e visibilidade internacional.

REFERÊNCIAS BIBLIOGRÁFICAS

1. Cardenas D. Let not thy food be confused with thy medicine: the Hippocratic misquotation. E-SPEN Journal. 2013;8:e260-e262.
2. Cordás TA, Kachani AT, organizadores. Nutrição em Psiquiatria. São Paulo; Artmed; 2010.
3. Korn L, Lake J. Nutrition essentials for mental health. Nova Iorque: Norton & Company; 2016.
4. Kachani AT, Brasiliano S, Hochgraf PB. Como lidar com o alcoolismo: guia prático para familiares, professores e pacientes. São Paulo: Hogrefe; 2018.
5. Kachani AT. Comparação da composição alimentar e do consumo alcoólico entre a fase folicular e a fase lútea tardia de mulheres dependentes de álcool. São Paulo: Dissertação [Mestrado em Ciências] – Faculdade de Medicina da Universidade de São Paulo; 2008.
6. Marx W, Moseley G, Berk M, Jacka F. Nutritional psychiatry: the present state of the evidence. Proc Nutr Soc. 2017;76(4):427-436.
7. Aratangy EW, Kachani AT, Cordás TA. Tratamento medicamentoso e ganho de peso. In: Cordás TA, Kachani AT, organizadores. Nutrição em Psiquiatria. São Paulo; Artmed; 2010. p. 77-90.
8. Davidson KM, Kaplan BJ. Vitamin and mineral intakes in adults with mood disorders: comparisons to nutrition standards and associations with sociodemographic and clinical variables. J Am Coll Nutr. 2011;30(6):547-58.
9. **Berk M, Williams LJ, Jacka FN, O'Neil A, Pasaco JA, Moylan S, et al. So depression is an inflammatory disease, but where does the inflammation come from? BMC Med. 2013;11:200.**
   ⇨ Este artigo explica a questão inflamatória como uma das causas das doenças mentais.
10. Logan AC, Jacka FN. Nutritional psychiatry research: an emerging discipline and its intersection with global urbanization, environmental challenges and the evolutionary mismatch. J Physiol Anthropol. 2014;33(1):22.
11. **Sarris J, Logan AC, Akbaraly TN, Amminger P, Balanzá-Martinez V, Freeman MP, et al. Nutritional medicine as mainstream in psychiatry. Lancet Psychiatry. 2015;2(3):271-4.**
    ⇨ Importante artigo sobre suplementação em Psiquiatria.
12. **Jacka FN, Sacks G, Berk M, Allender S. Food policies for physical and mental health. BMC Psychiatry. 2014;14:132.**
    ⇨ O artigo explica a influência da transição nutricional no aumento das doenças mentais e apresenta políticas públicas como solução para tentar conter o problema.
13. Cordioli AV. Psicofármacos consulta rápida, 5. ed. Porto Alegre: Artmed; 2015.
14. Malhi, GS, Mitchell, PB, Caterson, I. "Why getting fat, Doc?" Weight gain and psychotropic medications. Australian New Zealand J Psychiatry. 2001;35:315-21.
15. Neovius M, Eberhard J, Lindstrom E, Levander S. Weight development in patients treated with risperidone: a 5-year naturalistic study. Acta Psychiatr Scand. 2007;115:277-85.
16. Brandl EJ, Kennedy JL, Muller DJ. Pharmacogenetics of antipsychotics. Can J Psychiatry. 2014;59(2):76-88.
17. Zai CC, de Luca V, Strauss J, Tong RP, Dwivedi JLKY. Genetic factors and suicidal behavior. Boca Raton: CRC Press/Taylor & Francis; 2012.
18. Himmerich H, Schuld A, Haack M, Kaufmann C, Pollmacher T. Early prediction of changes in weight during six weeks of treatment with antidepressants. J Psychiatry Res. 2004; 38: 485-9.
19. Alencar MA, Oliveira AC, Figueiredo LC, Dias JMD, Dias RC. Prevalência e transição para a fragilidade em idosos com alteração cognitiva em uma coorte de um ano. Geriatrics, gerontology and aging. 2018;12:89-95.
20. Fava M. Weight gain and antidepressants. J Clin Psychiatry. 2000; 61: 37-41.
21. Stroup TS, Gray N. Management of common adverse effects of antipsychotic medications. World Psychiatry. 2018;17(3):341-56.
22. Aronne LJ, Segal KR. Weight Gain in the treatment of mood disorders. J Clin Psychiatry.2003; 64:22-9.
23. Schwartz TL, Nihalani N, Jindal S, Virk S, Jones N. Psychiatric medication: induced obesity: a review. Obesity Reviews. 2004;5:115-21.
24. Teixeira PJR, Rocha FL. Efeitos adversos metabólicos de antipsicóticos e estabilizadores de humor. Rev Psiquiatr (RS). 2006; 28: 186-98
25. Puzantian T, Carlat D. Medication fact book for psychiatric practice, 5th ed. Newburyport: Carlat; 2020.
26. Nyboe L. Metabolic syndrome and aerobic fitness in patients with first--episode schizophrenia. Aarhus University; 2015.
27. Augusto ALP, Alves DC, Mannarino C. Terapia nutricional. Rio de Janeiro: Atheneu; 1995.
28. Kamimura MA, Baxmann A, Sampaio LR, Cuppari L. Avaliação nutricional. In: Cuppari L. Nutrição clínica no adulto. Barueri: Manole, 2002. p. 71-109.
29. Waitzberg DL, Ferrini MT. Exame físico e antropometria. In: Waitzberg DL, editor. Nutrição oral, enteral e parenteral na prática clínica. 3. ed. v. 1. São Paulo: Atheneu; 2000. p. 255-78.
30. Hammond KA. Avaliação dietética e clínica. In: Mahan LK, Stump SE. Krause: alimentos, nutrição e dietoterapia. 10. ed. São Paulo: Rocca; 2002. p. 341-66.
31. World Health Organization (WHO). Physical status: the use and interpretation of anthropometry. Genebra: WHO; 1995.

32. Bottoni A, Oliveira GPC, Ferrini MT, Waitzberg DL. Avaliação nutricional: exames laboratoriais. In: Waitzberg DL, editor. Nutrição oral, enteral e parenteral na prática clínica. 3. ed. v. 1. São Paulo: Atheneu; 2000. p. 279-94.

33. Baxter YC, Waitzberg DL, Peres G. Métodos não-convencionais; estudo dietético e medida da qualidade de vida. In: Waitzberg DL, editor. Nutrição oral, enteral e parenteral na prática clínica. 3. ed. v. 1. São Paulo: Atheneu; 2000. p. 305-20.

34. Fisberg RM, Martini LA, Slater B. Métodos de inquéritos alimentares. In: Fisberg RM, Slater B, Marchioni DML, Martini LA. Inquéritos alimentares. Barueri: Manole; 2005. p. 1-31.

35. Kachani AT, Brasiliano S, Hochgraf PB. Papel do nutricionista numa equipe multidisciplinar para tratamento de mulheres dependentes químicas [pôster apresentado no XXIV Congresso Brasileiro de Psiquiatria; 2006; Curitiba, Paraná.

36. Scrinis G. Nutritionism: The science and politics of dietary advice. Columbia: University Press; 2013.

37. Knapp P, Bertolote JM. Prevenção de recaída: um manual para pessoas com problemas pelo uso do álcool e de drogas. Porto Alegre: Artes Médicas; 1994.

38. Tribole E, Resch E. Intuitive eating: a revolutionary program that works. Nova Iorque: St. Martin's Press; 2012.

39. **Lakhan SE, Vieira KF. Nutritional therapies for mental disorders. Nutr J. 2008;7:2.**
   ⇨ **Artigo que explica as melhores suplementações por cada tipo de doença mental.**

40. Brasil. Agência Nacional de Vigilância Sanitária. VIII Seminário de Orientação ao Setor Regulado da Área de Alimentos; 21 de outubro de 2014; Brasília, DF; 2014.

41. **Brasil. Ministério da Saúde. Portaria n. 32, de 13 de janeiro de 1998. Diário Oficial da União, Brasília, DF; 1998. [acesso em 14 de setembro de 2020]. Disponível em: https://bvsms.saude.gov.br/bvs/saudelegis/svs1/1998/prt0032_13_01_1998.html#:~:text=%2D%20que%20os%20nutrientes%20destinados%20a,Art.**
   ⇨ **A portaria normatiza e regulariza o uso de suplementos vitamínicos e minerais, ou seja, descreve os suplementos, classifica-os, define seu âmbito de aplicação, formas de apresentação, rotulagem etc.**

42. Farina EK, Austin KG, Lieberman HR. Concomitant dietary supplement and prescription medication use is prevalent among US adults with doctor-informal medical conditions. J Acad Nutr Diet. 2014;114(11):1784-90.e2.

43. Elkins G, Rajab MH, Marcus J. Complementary and alternative medicine use by psychiatric inpatients. Psychol Rep. 2005;96(1):163-6.

44. Knaudt PR, Connor KM, Weisler RH, Churchill LE, Davidson JR. Alternative therapy use by psychiatric outpatients. J Nerv Ment Dis. 1999;187(11):692-5.

45. Russinova Z, Wewiorski NJ, Cash D. Use of alternative health care practices by persons with serious mental illness: perceived benefits. Am J Public Health. 2002;92(10):1600-3.

46. Wu P, Fuller C, Liu X, Lee H-C, Fan B, Hoven CW, et al. Use of complementary and alternative medicine among women with depression: results of a national survey. Psychiatr Serv. 2007;58(3):349-56.

47. Logan AC, Jacka FN. Nutritional psychiatry research: an emerging discipline and ist intersection with global urbanization, environmental challenges and challenges and the evolutionary mismatch. J Physiol Anthropol. 2014;33:22.

48. **Tsai HH, Lin H-W, Simon Pickard A, Tsai H-Y, Mahady GB. Evaluation of documented drug interactions and contraindications associated with herbs and dietary supplements: a systematic literature review. Int J Clin Pract. 2012;66(11):1056-78.**
   ⇨ **Revisão sistemática muito completa sobre suplementação em Psiquiatria.**

49. McCarthy CE, Candelario DM, Liu MT. Anxiety-inducing dietary supplements: a review of herbs and other supplements with anxiogenic properties. Pharmacol Pharm. 2014;5(10):966-81.

50. Rechenberg K. Nutritional interventions in clinical depression. Clin Psycological Science. 2015;17:1-19.

51. Almeida SP, Silva MTA. Histórico, efeitos e mecanismo de ação do êxtase (3-4 metilenodioximetanfetamina): revisão da literatura. Pan Am J Public Health. 2000;8(6):393-402.

52. Billing L, Ersche KD. Cocaine's appetite for fat and the consequence on body weight. Am J Drug Alcohol Abuse. 2015;41(2):115-8

53. Chamberlain RS, Müller U, Blackwell AD, Clark L, Robbins TW, Sahakian BJ. Neurochemical modulation of response inhibition and probabilistic learning in humans. Science. 2006;311(5762):861-3.

54. Farah D, Fonseca MCM. Short-term evidence in adults of anorexigenic drugs acting in the central nervous system: a meta-analysis. Clin Ther. 2019;41(9):1798-815.

55. Haase JM, Matarese LE. Terapia clínica we nutricional nos distúrbios do fígado, sistema biliar e pâncreas exócrino. In: Mahan LK, Stump SE. Krause: alimentos, nutrição e dietoterapia. 10. ed. São Paulo: Rocca; 2002. p. 671-97.

56. Jeynes KD, Gibson EL. The importance of nutrition in aiding recovery from substance use disorders: a review. Drug Alcohol Depend. 2017;179:229-39.

57. Mohs ME, Watson RR, Leonard-Green T. Nutritional effects of marijuana, heroin, cocaine, and nicotine. J Am Diet Assoc. 1990;90(9):1261-7.

58. Neale J, Nettleton S, Pickering L, Fisher J. Eating patterns among heroin users: a qualitative study with implications for nutritional interventions. Addiction. 2012; 107(3):635-41.

59. Polsky S, Akturk HK. Alcohol consumption, diabetes risk, and cardiovascular disease within diabetes. Curr Diab Rep. 2017;17(12):136.

60. Riggs PK, Vaida F, Rossi SS, Sorkin LS, Gouaux B, Grant I, et al. A pilot study of the effects of cannabis on appetite hormones in HIV-infected adult men. Brain Res. 2012;1431:46-52.

61. Sayon-Orea C, Martinez-Gonzalez MA, Bes-Rastrollo M. Alcohol consumption and body weight: a systematic review. Nut Rev. 2011;69(8):419-431.

62. Smit E, Crespo CJ. Dietary intake and nutritional status of US marijuana users: result from the Third National Health and Nutrition Examination Survey. Public Health Nutr. 2001;4(3):781-6.

63. Toffolo MCF, Aguiar-Nemer AS, Silva-Fonseca VA. Alcohol: effects on nutritional status, lipid profile and blood pressure. J Endocinol Metab. 2012;2(0):205 11.

15
Psiquiatria e educação física

Paula Costa Teixeira
Táki Athanássios Cordás

Sumário

Introdução
A educação física e a medicina
Definições de educação física e interlocução com a psiquiatria
As motivações para se exercitar
Recomendações oficiais
O desafio da adesão a programas de exercícios
    Entrevista motivacional (EM)
    Dissonância cognitiva
    Meditação associada ao movimento corporal
Considerações finais
Para aprofundamento
Referências bibliográficas

Pontos-chave

- A educação física (EF) pode ser uma grande aliada no tratamento complementar e não farmacológico dos transtornos mentais. O profissional de EF precisa desenvolver competências e habilidades para atuar em equipe multidisciplinar em programas de tratamento psiquiátrico.
- O incentivo à adesão a um programa de exercícios, práticas corporais e/ou esportivas deve ser norteado por motivações que estimulam o interesse, o prazer, a alegria, o autocuidado e a satisfação, dissociam o exercício de emagrecimento e estética e previnem preocupações exageradas com o peso e formato corporal. Os resultados podem ser consequência da adesão a um novo hábito genuinamente saudável.
- É urgente a necessidade do profissional de EF se legitimar enquanto profissional de saúde e atuar de maneira mais humanizada, sem prejulgamentos, intolerâncias, ou juízo de valores perante os transtornos mentais, além de auxiliar na redução do estigma que paira sobre os pacientes psiquiátricos.
- Ter conhecimento básico sobre as psicopatologias pode ser determinante para a identificação precoce e encaminhamento especializado, uma vez que o profissional de EF atua tanto na escola com crianças e adolescentes quanto em locais públicos como clubes e academias, o que permite um contato mais frequente com o paciente, quando comparado ao médico.
- O estudo de referenciais teóricos da psicologia contribui para que a EF possa ter mais efetividade na redução do sedentarismo e no auxílio às pessoas a adotarem comportamentos mais ativos desde a fase escolar até o idoso.

INTRODUÇÃO

Evidências cada vez mais sólidas mostram que a educação física (EF) pode cumprir um papel relevante e crucial no tratamento complementar e não medicamentoso de algumas síndromes psiquiátricas. Neste capítulo, serão abordadas as conexões entre EF e psiquiatria enquanto áreas de conhecimento a partir de uma contextualização histórica, reflexões acerca da atuação do profissional de EF nas ciências da saúde e propostas de estratégias comportamentais para contribuir com o desenvolvimento da atuação da EF nos transtornos mentais baseado em evidências. Vale ressaltar que no capítulo "Exercício físico e promoção de saúde mental", no volume 3, o leitor tem a oportunidade de complementar seus estudos sobre o assunto, a partir de mais referências teóricas que comprovam os incontáveis benefícios da prática regular de exercício físico na saúde mental.

Dada a consolidação de evidências robustas sobre os efeitos benéficos da prática de exercícios na saúde integral do ser humano, uma reflexão inicial surge para nortear o raciocínio a ser desenvolvido neste capítulo, na esperança de inovar o diálogo sobre este assunto: não é intrigante observar que mesmo com a certeza de obter uma vida com maior longevidade e qualidade, as taxas de sedentarismo na população mundial continuam altos?

Debruçar nosso tempo de estudo apenas na compreensão das alterações fisiológicas e dos sistemas que se beneficiam do movimento do corpo representa uma pequena parte do complexo processo de ser humano. Outra faceta, porém, essencial e que necessita ser enfatizada e desenvolvida com maior ênfase na EF é o estudo dos aspectos emocionais e sua relação com a prática ou não de atividade física. Foco inicialmente de interesse da psicologia, corporificar uma ação, isto é, realizar um comportamento e adquirir um hábito envolve muito mais fatores do que simplesmente ter o conhecimento de que o resultado do comportamento faz bem ou mal para a nossa saúde. Em outras palavras, não necessariamente obter a informação sobre algo, ter a adequada competência cognitiva para avaliar a situação, implica fazer com que o comportamento que nos oferta benefícios seja realizado, ou ainda o comportamento que nos prejudica deixe de ser realizado.

O comportamento sedentário é um exemplo concreto. Julgar como "falta de foco, força de vontade e fé, preguiça ou indisciplina dificulta a aproximação da EF para genuinamente colaborar com a mudança de comportamento nesses indivíduos.

Stringhini et al.[1] apontam que o sedentarismo é o terceiro fator associado a taxas de mortalidade mundiais, podendo reduzir a vida em torno de 2,5 anos. Em primeiro lugar está o comportamento tabagista (redução de 4,8 anos) e em segundo a condição de diabetes (redução de 3,9 anos). Os demais fatores listados pelo estudo podem ser vistos na Tabela 1.

Não obstante, o sedentarismo frequentemente está associado a outros fatores listados. O sedentarismo tem importantes correlações com alguns transtornos psiquiátricos. A depressão, uma das doenças mentais com maiores taxas de prevalência mundial, também é a doença psiquiátrica que possui mais evidências sobre os benefícios da prática de exercício na sua redução e melhora do quadro. Mas como fazer o paciente que sofre de depressão se munir de motivação para usufruir dos benefícios de se exercitar? Caberia ao médico psiquiatra convencê-lo? Seria missão do profissional de EF? Isso inicialmente seria reservado para severidades menores do quadro depressivo?

Trata-se ainda de discussões em aberto que este capítulo não tem como solucionar por inteiro, mas sim apenas promover reflexões acerca dos rumos que a ciência pode desbravar para ajudar em mudanças de comportamentos e adoção de condutas que contribuam para uma genuína qualidade de vida das pessoas.

A hegemonia biologista da ciência fez com que a EF dedicasse muito tempo estudando fisiologia e pouquíssimo tempo estudando comportamento. Se há ainda muito para avançar na compreensão da multifatorialidade dos transtornos psiquiátricos, a EF precisa fazer uma "corrida muito longa" para se aproximar dos estudos no âmbito psicológico e psiquiátrico que auxiliem no entendimento da complexidade que existe no comportamento humano.

Uma das mudanças que se faz urgente na EF é o ajuste do foco, para ao invés de discutir apenas os resultados e ganhos que as pessoas podem obter ao adotar um estilo de vida mais ativo, fazer presente a descrição de estratégias do que é necessário ser feito para acionar o comportamento e viabilizar a conquista de todos os benefícios que a ciência comprova que é possível obter.

No Brasil, desde 1980, a EF se estrutura na discussão científica sociocultural, ultrapassando a esfera biológica, e se desenvolvendo numa visão biopsicossociocultural. De acordo com Daolio[2], "o profissional de EF não atua sobre o corpo ou com o movimento em si [...] ele trata do ser humano nas suas manifestações culturais relacionadas ao corpo e ao movimento humano" que, por sua vez, pode ser compreendida como jogo, esporte, dança, luta, ginástica, treinamento, exercício físico, práticas corporais ou, simplesmente, atividades físicas. Para elucidar essa função da EF no âmbito da saúde, revisitemos brevemente a história da EF e seus entrelaçamentos com a medicina.

A EDUCAÇÃO FÍSICA E A MEDICINA

A educação física é um campo científico reconhecido tanto pela área da educação quanto da saúde, portanto, possui uma área de atuação vasta e abrangente. Na perspectiva da educação, a EF exerce um papel importante no âmbito escolar e pedagógico, enquanto na saúde sua função contribui na promoção e manutenção da qualidade de vida e bem-estar das pessoas. Pode-se assumir que, em ambas as áreas (educação e saúde), a EF possui como principal interesse o movimento do corpo humano.

Em termos didáticos, as áreas da saúde e da educação podem até ser compreendidas como conceitos separados, no entanto, quem atua na área da saúde há de concordar que a busca pela saúde passa pela educação, logo, não faz sentido separá-las. No contexto brasileiro, a Coordenação de Aperfeiçoamento de Pessoal de Nível Superior (CAPES) oficializou a EF como profissão da área da saúde em 1997, e o conselho profissional para disciplinar legalmente a categoria teve início em 1998, logo, a profissão de EF ainda tem muito a se desenvolver, se comparada a outras profissões da saúde. Segundo Lotti et al.[3], a inserção da EF nas ciências da saúde implicou uma reorganização epistemológica da área, ou seja, uma adequação das Diretrizes Curriculares Nacionais, a fim de contemplar conteúdos pertinentes ao Sistema Único de Saúde (SUS).

Tabela 1 Fatores associados a mortalidade

Fatores	Redução em anos
Tabagismo	4,8
Diabetes	3,9
Sedentarismo	2,4
Baixo nível sócio econômico	2,0
Hipertensão	1,6
Obesidade	0,7
Ingestão de bebidas alcoólicas	0,5

Fonte: Stringhini et al., 2017[1].

O campo acadêmico da EF sofre transformações contínuas e necessárias para a legitimação da profissão. No entanto, é intrigante a EF não pertencer à área da saúde até 1997 no que tange a capacitação profissional, uma vez que sua gênese está num contexto de saúde.

A mesma associação vista entre saúde e educação pode ser fortemente observada entre EF e o desenvolvimento do ser humano. Afinal de contas, movimentar-se é uma necessidade humana básica que permite o avanço da humanidade. Referências apontam que a EF teve sua origem na Grécia Antiga e sua ascensão se deu a partir dos grandes filósofos atribuírem benefícios às práticas de atividades físicas. A busca pela harmonia entre o corpo, o intelecto e a alma podem ser compreendidos como umas das principais razões de se exercitar na civilização grega. Um dos legados mais emblemáticos dessa história são os Jogos Olímpicos, o maior evento esportivo da humanidade.

Todt[4] enfatiza a importância de lembrar que a integração dos povos, a solidariedade, a paz e, principalmente, a educação do homem constituíam a essência dos Jogos Olímpicos. O autor também relembra que as contribuições gregas na arte e na filosofia seguiram por anos sem interrupção influenciando a cultura ocidental, porém, a área do esporte sofreu uma interrupção de quinze séculos em decorrência da proibição dos Jogos Olímpicos. Estes, por sua vez, foram restaurados apenas em 1896, pelo Barão de Coubertin, que ao resgatar esta tradição, os ideais de ordem espiritual de "honrar os deuses gregos" e cultivar a saúde do corpo e da alma foram substituídos por interesses políticos. Por causa desse longo período de ruptura da perpetuação dos valores envolvidos nas práticas corporais, muito conhecimento e sabedoria milenares ficaram perdidos, por não terem sido passados entre as gerações, sendo assim, é compreensível que ao resgatar os Jogos Olímpicos, a continuidade da educação do homem por meio do esporte se daria de forma diferente, afinal, o homem ocidental da era moderna não servia mais aos deuses, mas sim à economia e à tecnologia.

De volta à intrigante desconexão da EF enquanto profissão da área da saúde, ao analisar sua origem é possível identificar uma proximidade do alvo de estudo da EF, o movimento do corpo humano, com a medicina. Segundo a história ocidental, é atribuído ao médico grego Heródico a prática de ginástica terapêutica como tratamento de doenças e a manutenção da saúde. Historiadores acreditam inclusive que Heródico teria sido o tutor de Hipócrates, médico considerado o "pai" da medicina preventiva. Essa influência justificaria as recomendações de Hipócrates quanto a prática de exercícios e cuidados com a alimentação. Também o médico grego Galeno, que possui vários trabalhos de extrema relevância para a história da medicina, sofrera em sua carreira a influência de Hipócrates, o que resultou na produção de recomendações para a obtenção de saúde por meio de exercícios[5].

É atribuída a Galeno a elaboração da recomendação para se movimentar com o objetivo de alterar a respiração, para assim exercitar o corpo e deleitar a alma. Inclusive notam-se informações referentes a intensidade do esforço físico nas prescrições de Galeno, sendo que o exercício vigoroso era necessário para que fosse atingida uma temperatura maior, ou seja, aquecer o corpo e acelerar a respiração. Aliada ao exercício, tem-se a recomendação de comer e de dormir bem, para preservar sua saúde, sendo esta responsabilidade um dever moral[5].

Dado esse resumo histórico ocidental, pode-se presumir que a medicina teria a incumbência de prescrever os exercícios. No entanto, esse detalhamento das orientações quanto à prática de exercícios usualmente não ocorre no diálogo médico como aconteceu na civilização grega. O mais comum para a sociedade contemporânea é o médico avaliar se o paciente se exercita e recomendar a sua prática.

As evidências científicas baseadas no curso da história ocidental possivelmente estão mais divulgadas no Ocidente, em decorrência de as instituições que influenciam as condutas e prescrições fundamentadas em pesquisas estarem boa parte no continente americano. Especificamente no assunto atividade física, o Colégio Americano de Medicina do Esporte direciona as recomendações validadas pela Organização Mundial da Saúde, tamanha é sua autoridade e confiança perante a população científico-acadêmica. Aliada a essa produção majoritariamente ocidental, tem-se uma certa linearidade na cronologia histórica, sem muitos abismos, quando comparada à história de milênios dos países orientais.

A tradição das culturas orientais também traz evidências significativas sobre a história das práticas corporais, em especial, sua função para manter uma saúde comportamental que favorecesse a conexão com o divino, isto é, a transcendência que daria a compreensão sobre o mundo. A medicina chinesa também descreve em suas recomendações práticas corporais como caminho para o equilíbrio da saúde do físico e da mente. Um exemplo histórico está descrito no clássico livro de medicina do imperador amarelo, base da filosofia chinesa taoísta, que lista uma série de exercícios para favorecer a saúde e a longevidade, aliada a uma dieta balanceada que considerava as estações do ano, o horário de consumo, as propriedades e os sabores dos alimentos para, assim, tonificar os órgãos do corpo[5].

Os estudos arqueológicos indicam registros de posturas e posições corporais dos nossos ancestrais, que inclusive podem ser revividas nas escolas de Yoga. Na Índia, as filosofias das escolas de Yoga também apresentaram uma série de recomendações de posturas envolvendo flexibilidade e força, que quando associadas a uma respiração adequada e uma dieta equilibrada ajudariam no controle da mente e das emoções.

Ao traçar um paralelo entre a história de milênios do Ocidente e do Oriente, é possível observar que as práticas envolvendo movimento humano tinham como semelhança o interesse pela saúde além do físico, uma saúde que abarcava uma educação ética do homem. No caso do Oriente, as práticas eram direcionadas para atingir a conexão com divino, enquanto no Ocidente os treinamentos corporais desenvolviam virtudes morais e intelectuais para favorecer a construção da *pólis*, isto é, o bem coletivo de uma sociedade. Quando a civilização romana veio à tona, as virtudes se derivaram como leis[6].

Seguindo a história da nossa humanidade, as motivações para as práticas corporais foram ganhando novos rumos. Os períodos de guerra, por exemplo, suscitaram o desenvolvimento de práticas corporais com a finalidade de desenvolver o corpo para a luta. No Oriente, as artes marciais são um exemplo marcante por seus resultados de treinar o corpo e a mente.

Em decorrência do interesse da medicina em auxiliar no tratamento de doenças e lesões, os médicos nos seus estudos para compreender o funcionamento do corpo humano foram se aperfeiçoando na estruturação de recomendações e estratégias. Ao fazer um recorte histórico mais recente (século XIX), têm-se estudos que investigam a longevidade associada à prática de esportes. Nesta fase, um marco importante foi a criação do método Pilates, que tinha como objetivo ajudar na recuperação de soldados[7].

Aliás, o cuidado com a saúde dos militares compõe uma parte importante da história das práticas sistematizadas de movimento do corpo. Constituir bons soldados é uma razão que norteou as práticas corporais há vários séculos. Tanto no Oriente quanto no Ocidente, as guerras que afligiram o mundo contavam com pessoas que lideravam ginásticas, treinamentos físicos e mentais para compor batalhões de homens que superassem não só os desafios impostos pelos seus inimigos, mas também as doenças expostas aos corpos que cruzavam mares, florestas e animais.

Na medida em que os soldados voltavam para suas comunidades após a guerra, aumentavam-se as chances de disseminar doenças por meio das interações nos povoados, o que ocasionava a ação médica, novamente, para auxiliar a população a tomar cuidados que evitassem a propagação de problemas de saúde. Na medicina, aos poucos se constituía o que chamamos de epidemiologia e saúde pública. Pode-se observar que, desde os direcionamentos deixados pelos médicos gregos que influenciaram nossa civilização, uma relação entre práticas corporais e saúde já estava mais do que confirmada.

No século XX, Jeremy Morris, epidemiologista europeu, fez uma contribuição significativa, na qual associava o efeito protetor contra doenças cardiovasculares e a prática de exercícios de intensidade moderada e vigorosa[8]. Essa evidência chamou a atenção de muitos grupos de pesquisa, principalmente pelo fato de ser um caminho para prevenir a morte prematura. Portanto, estudar o movimento humano é uma tarefa que transcende qualquer disciplina e justifica a capacidade da EF ser uma área com tantas possibilidades de atuação. Ora, se a prescrição de exercícios é de competência do profissional de EF, e posto que o exercício exerce influência na saúde, como explicar essa falta de reconhecimento da EF como profissão da área da saúde no nosso país?

DEFINIÇÕES DE EDUCAÇÃO FÍSICA E INTERLOCUÇÃO COM A PSIQUIATRIA

Se a EF for compreendida como uma área do conhecimento que tem como propósito investigar, conhecer, reunir, organizar, sistematizar as práticas que envolvem movimento para exercitar, disciplinar, desenvolver e educar o ser humano, é possível

aceitar que a EF sofre muita influência da cultura. De acordo com a função do corpo em cada era da sociedade, a prática corporal assume uma finalidade, ou pelo menos tem ênfase numa razão específica, para assim evitar generalizações. Barbanti[9] descreve que a EF "é determinada culturalmente pelo que o homem pensa de seu corpo, como ele pensa de si mesmo em relação ao seu corpo, e como ele pensa que seu corpo dever ser exercitado [...] educado".

Devido aos avanços da neurociência, a reintegração mente e corpo está bem comprovada, apesar de ainda persistir o legado dicotômico cartesiano que separou corpo e mente[10]. Pela ótica das metodologias científicas disponíveis em cada período da trajetória humana, é compreensível as pesquisas terem ocorrido dessa forma dicotômica. Isso porque os recursos disponíveis para reintegrar o corpo e a mente são conquistas dos avanços tecnológicos que foram acontecendo nas pesquisas, pós-século XXI, na era contemporânea.

Entender o cérebro, o órgão mais complexo do nosso corpo, é uma tarefa que necessita de recursos avançados, com tecnologia de ponta. Logo, estudar as células e os demais órgãos do corpo humano foi um caminho possível para o avanço da medicina e da ciência, uma vez que o funcionamento mental era algo pouco concreto, quando comparado às outras funcionalidades do corpo.

E aí novamente a EF se entrelaça com a medicina, agora mais especificamente com a psiquiatria. O corpo se movimenta a partir dos impulsos comandados pelo cérebro, sendo assim, o cérebro deveria ser um órgão de interesse para a EF, tanto quanto para a psiquiatria. Além dos comandos para movimentar os músculos, todos os ajustes fisiológicos que acontecem espontaneamente para manter uma homeostase, que suporte a demanda imposta pelas diferentes intensidades do movimento no corpo, também são comandados pelo cérebro, associados ao condicionamento e às capacidades dos demais órgãos.

Então, pesquisadores do campo da fisiologia se debruçaram para desvendar todo o funcionamento do corpo enquanto se exercitava. Milhares de evidências corroboram os mais diversos benefícios que o exercício físico suscita no corpo humano, quando praticado com regularidade, tanto na saúde do físico quanto da mente, afinal eles funcionam de forma integrada, e o que repercute no sistema que compõe o corpo físico atua naturalmente no mental. Será? Via de regra sim, mas como toda regra tem sua exceção, um dos diagnósticos que quebra essa regra é o transtorno alimentar. Neste quadro, é comum alguns pacientes apresentarem níveis de atividade física adequados para a saúde, no entanto, esse hábito não permite a conquista de saúde integral, uma vez que trata-se de uma prática associada a muitas crenças e pensamentos intrusivos referentes ao corpo, o que constitui um exercício disfuncional[11], isto é, um comportamento que atua como fator mantenedor de uma relação conflituosa com o corpo e a comida, em decorrência da motivação para se exercitar ser exclusivamente a insatisfação corporal exacerbada, o anseio em queimar calorias e o medo de engordar[12-14].

AS MOTIVAÇÕES PARA SE EXERCITAR

Identificar os reais interesses do paciente em se exercitar auxilia na compreensão sobre a relação disfuncional com o exercício. Entrevistas clínicas são ferramentas úteis na identificação do exercício disfuncional, a fim de explorar os sentimentos e pensamentos em torno do exercício e investigar se o paciente revela que se permite comer alimentos mais calóricos ou rotulados como "proibidos" somente porque sabe que poderá se exercitar depois para fazer compensação calórica, se o paciente se sente compelido, com uma obrigação de se exercitar devido às altas calorias ingeridas, a ponto de gerar sofrimento psíquico ou definir seu valor moral. Outras características do exercício disfuncional são mudanças bruscas de humor, irritabilidade, estafa (cansaço), ansiedade, concentração prejudicada e distúrbios do sono[15].

A *Exercise Dependence Scale* (EDS) foi construída com base nos critérios de dependência do DSM, porém, adaptada para o exercício[16]. Sua tradução e adaptação para uso no Brasil foi publicada por Oliveira e Alchieri[17]. São 21 afirmações que avaliam a intencionalidade, a continuidade mesmo em condições adversas de lesão ou dor, a tolerância e resistência para lidar com as intensidades de esforço, a redução de outras atividades sociais, a falta de controle, as variações de humor pela abstinência e o tempo de dedicação.

Outro instrumento é o *Exercise Motivations Inventory* (EMI-2) de Markland e Ingledew[18], publicada na versão brasileira por Klain et al.[19]. O inventário possui 51 afirmações relacionadas com as razões que as pessoas frequentemente dão para fazer exercício e, assim, avalia se os interesses são motivações intrínsecas ou extrínsecas.

Além do exercício físico, que são atividades físicas estruturadas e sistematizadas, é preciso estar atento às atividades físicas de uma maneira geral, uma vez que há quadros que apresentam um nível de atividade física disfuncional, ou seja, atividades da vida diária como lavar louça, limpar a casa, escolher um caminho mais longe para dar mais voltas, fazer tudo (e mais) a pé praticadas de forma excessiva ou compulsiva, sem respeitar os sinais do corpo, ou ainda sem ofertar a nutrição e o repouso necessário para o corpo se regenerar. Essas atividades, por não caracterizarem um exercício, podem passar despercebidas em avaliações clínicas, sendo necessário questioná-las, uma vez que são impulsionadas por pensamentos ou sentimentos conflituosos.

É importante ressaltar que o incentivo para iniciar a prática de atividade física quando associada unicamente a questões como peso corporal ou estética podem reforçar insatisfações corporais dentre aqueles que já possuem alguma vulnerabilidade emocional (fatores predisponentes a transtornos mentais, por exemplo) ou crenças disfuncionais sobre seu valor ou seu corpo. Tanto o médico quanto o profissional de EF devem estimular um estilo de vida ativo focado primordialmente em resultados como felicidade, prazer, satisfação, bom humor, manejo de estresse, sensações de vigor, disposição, tranquilidade e relaxamento, interação social, ou seja, resultados imediatos que podem ser obtidos durante a prática e/ou imediatamente após a sessão. Os resultados que demoram mais para surtir efeito, em decorrência da necessidade da regularidade do comportamento, podem ser apenas consequências de um compromisso equilibrado, praticado sem sofrimento psíquico nem prejuízo social.

O profissional de EF que possui conhecimentos básicos sobre as psicopatologias pode atuar de maneira determinante na identificação precoce e no encaminhamento especializado, uma vez que este profissional está inserido tanto na escola com crianças e adolescentes quanto em locais públicos como clubes e academias, o que permite um contato mais frequente com o paciente, quando comparado ao médico.

Paralelo a todo esse cenário de práticas corporais e suas respectivas motivações, vale lembrar da interação social por meio de jogos e brincadeiras que também é uma oportunidade de movimentar o corpo, e que estimula o desenvolvimento dos domínios motor, afetivo-social e cognitivo[20].

RECOMENDAÇÕES OFICIAIS

Recomendar atividade física é uma conduta oficialmente permitida a todo e qualquer profissão da área da saúde. O Colégio Americano de Medicina do Esporte lidera uma iniciativa chamada "Exercício é remédio" (Exercise is Medicine®) para estimular médicos e profissionais de saúde a incluir a atividade física em planos de prevenção e tratamento de todas as doenças. A recomendação mínima de acordo com a faixa etária está resumida na Tabela 2.

Tabela 2 Recomendação mínima de atividade física indicada para a população americana, utilizada como referência global

Recomendação de atividade física para a saúde – *Exercise is Medicine*®		
Idade	**Atividades aeróbicas**	**Força muscular**
6-17 anos	60 minutos de AF de intensidade moderada a vigorosa por dia	Uma parte dos 60 ou mais minutos da AF do dia deve incluir atividades de força muscular pelo menos 3 vezes por semana
18-64 anos	150 minutos de AF moderada ou 75 minutos de AF vigorosa por semana	Atividades de intensidade moderada a vigorosa que envolva grandes grupos musculares pelos menos 2 vezes por semana
Acima de 65 anos	150 minutos de AF moderada ou 75 minutos de AF vigorosa por semana	Atividades de intensidade moderada a vigorosa que envolva grandes grupos musculares pelos menos 2 vezes por semana

Fonte: traduzida e adaptada de *The miracle drug: exercise is medicine* – exerciseismedicine.org).

Apesar do ganho de peso corporal ser um "efeito colateral" de muitos psicofármacos, vale ressaltar que este pode ser apenas mais um parâmetro, portanto, não deve ser o único dado sobre a evolução do paciente. A recomendação de um estilo de vida ativo como uma "dose de remédio" diária é uma conduta profissional que visa à saúde integral do indivíduo, de preferência para um momento inicial. Incentivar como se o movimento fosse um "remédio" é uma estratégia de motivação extrínseca, por isso, é importante, num segundo momento, explorar os interesses do paciente para nortear a conquista de uma motivação intrínseca. Adotar um estilo de vida ativo não se restringe a fazer exercícios na academia ou no programa de tratamento. Inclui também desde uma caminhada como meio de transporte nos dias da semana a uma prática esportiva (como correr, pedalar, nadar, andar de patins, jogar tênis, futebol, voleibol, basquetebol etc.). Seja na forma de atividade física do cotidiano ou como exercício estruturado com supervisão, a sensação de bem-estar e a conscientização sobre o efeito benéfico de acumular movimentos e quebrar longos períodos de inatividade física devem ser a meta principal. Conhecer locais que ofereçam práticas agradáveis e profissionais de educação física que zelem pela saúde mental também é uma alternativa de indicações para que o paciente se engaje de maneira duradoura[21].

O teste de fala (*talk test*) é uma estratégia muito didática, simples e eficaz para auxiliar na compreensão do paciente quanto a intensidade do esforço físico recomendado para a saúde e para o profissional de saúde avaliar a atividade física realizada pelo seu paciente. Conforme descrito na Tabela 2, atividades moderadas e vigorosas acumuladas ao longo da semana garantem os benefícios fisiológicos e mentais. A intensidade pode variar de acordo com a aptidão física de cada pessoa, sendo assim, é possível identificar a intensidade moderada quando o

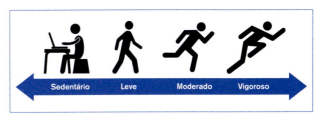

Figura 1 Intensidades de esforço para psicoeducação sobre a recomendação geral de atividade física.

esforço físico faz a respiração ficar um pouco mais forte que o normal, mas isso não impede que uma conversação seja mantida durante o esforço. Agora, quando o esforço físico altera muito a respiração, a ponto de não ser possível falar, significa que a intensidade está vigorosa (Figura 2).

O DESAFIO DA ADESÃO A PROGRAMAS DE EXERCÍCIOS

Um dos comportamentos mais desafiadores de se tornar um hábito é o de se exercitar. Adotar um novo comportamento é algo complexo, portanto, estratégias de comunicação podem auxiliar na psicoeducação sobre a importância do novo hábito, aliado a um discurso salutogênico, centrado nos benefícios de curto prazo, com respeito a individualidade, a fim de promover o interesse por parte do paciente e reduzir a resistência a mudança.

Os profissionais de saúde necessitam se aproximar mais dos estudos sobre comportamento humano e se instrumentalizar de ferramentas comportamentais para auxiliar as pessoas a vencer as barreiras que impedem a adesão a um estilo de vida mais ativo. Uma vez bem estabelecido que existem benefícios a serem conquistados a curto, médio e longo prazo, o papel do profissio-

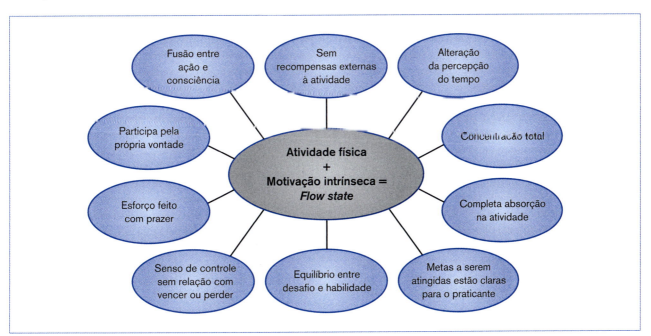

Figura 2 Elementos que permitem experienciar o estado de fluência.
Fonte: Teixeira et al., 2018[21].

nal de EF não será convencer o paciente de que ele precisa se exercitar, até porque, em geral, o paciente já possui a informação de que faz bem, porém, geralmente, convive com a frustração de não gostar ou de não conseguir se engajar a longo prazo[21-23].

Uma das estratégias é fazer uso de técnicas, teorias e abordagens que permitam trabalhar com a motivação para se exercitar. Há modelos de intervenções envolvendo a terapia cognitivo-comportamental (TCC) associados a protocolos de exercício com resultados benéficos nos quadros de transtornos alimentares[24,25], depressão, ansiedade, bipolar, esquizofrenia e demência. Outros referenciais teóricos interessantes da psicologia também podem contribuir para a redução do comportamento sedentário e alguns serão descritos a seguir.

Entrevista motivacional (EM)

É uma abordagem de aconselhamento centrado na pessoa, criada pelos psicólogos William Miller e Stephen Rollnick[26] para promover mudanças comportamentais no âmbito da saúde. Sua utilização foi desenvolvida a partir dos estudos para mudar comportamentos aditivos de alcoolistas e, aos poucos, devido a sua eficácia, outros comportamentos aditivos foram se beneficiando dessa técnica. Dentre os comportamentos-alvo mais frequentes dessa estratégia têm-se: abuso de álcool e drogas, tabagismo, alimentação não saudável, excesso de exercício físico ou sedentarismo[27]. Com o crescimento do interesse dos médicos em motivar a mudança de estilo de vida de seus pacientes, Lundahl et al.[28] realizaram uma revisão sistemática para avaliar a eficácia da EM no setor de assistência médica. Dentre os comportamentos que mostraram maior mudança após intervenções envolvendo ensaios clínicos randomizados que utilizaram a EM, o estudo identificou a redução do comportamento sedentário e melhora da força física, ao lado de outros desfechos de bom prognóstico como higiene bucal, consumo de álcool, tabaco e drogas, alimentação saudável, níveis de colesterol e de pressão arterial, e até da carga viral de HIV devido à adesão ao uso dos medicamentos e de boas condutas no tratamento.

Outra revisão sistemática feita por Lawrence et al.[29] avaliou a EM como pré-tratamento para melhora da adesão no tratamento de programas de saúde mental. Quatorze ensaios clínicos randomizados foram identificados e a eficácia da EM foi analisada dicotomicamente: atendimento ou não atendimento ao tratamento após intervenção de EM, a adesão foi maior em todas os estudos que fizeram EM pré-tratamento. A metanálise revelou que a EM no pré-tratamento melhorou a adesão ao atendimento em relação aos grupos que não receberam EM. Os autores ainda complementam o quanto a EM é importante para a promoção de saúde, especialmente, quando os pacientes estão desmotivados. Neste sentido, a EM é uma ferramenta útil para médicos e profissionais de saúde que querem motivar seus pacientes na adoção de novos comportamentos. Por isso, esta técnica comportamental pode ser uma forte aliada dos profissionais de EF para cooperar com os médicos psiquiatras que enfrentam muitas dificuldades para auxiliar seus pacientes a aderir a um estilo de vida mais ativo.

Os diagnósticos que podem se beneficiar dessa abordagem são: depressão, ansiedade, bipolar, transtornos alimentares, de personalidade, do sono, esquizofrenia e transtornos mentais graves. Em geral, as pessoas que demonstram dificuldade de aderir ao tratamento, independentemente do quadro, podem se beneficiar da entrevista motivacional, inclusive para objetivos que vão além da adoção de um estilo de vida mais ativo.

Dissonância cognitiva

É uma teoria da psicologia social que usa de estratégias para provocar uma situação na qual o indivíduo se esforça para conquistar um estado de coerência em relação a suas cognições. Quando duas ou mais cognições são contraditórias, o indivíduo se depara com uma sensação desagradável, chamada estado de dissonância, que o motiva a realizar um "esforço mental" para a resolução desse estado e, assim, resultar numa alteração de suas cognições. A definição de cognições de acordo com Festinger[30], o autor desta teoria, incluem sentimentos, valores pessoais, atitudes e crenças que impulsionam o comportamento.

Eric Stice é um dos psicólogos que possui as evidências mais consistentes a respeito da adoção de novos comportamentos a partir das intervenções com dissonância cognitiva. Ele e sua equipe já desenvolveram diferentes programas que tratam de forma conjunta comportamentos de risco para obesidade e transtornos alimentares, e os resultados de suas investigações, incluindo ensaios clínicos randomizados[31-34] e delineamentos longitudinais[35,36] demonstram bons prognóstico dos quadros. Stice et al.[37] avaliaram a eficácia de um programa baseado na dissonância cognitiva para a mudança de comportamentos sobre o consumo de alimentos não saudáveis, ideais irreais de beleza, estilo de vida sedentário e a preocupação com o peso corporal de universitários (n = 364; 72% do sexo feminino) que completaram avaliações pré-intervenção, logo após 6, 12 e 24 meses pós-intervenção. Os resultados mostraram que houve redução estatisticamente significativa do índice de massa corporal (IMC), com menores graus de sobrepeso e obesidade comparados ao controle. Os participantes da intervenção também mostraram redução de consumo de alimentos não saudáveis e de comportamentos sedentários que, por consequência, impactaram em mudanças no controle de peso corporal.

Com base nas evidências, os transtornos alimentares e os quadros que envolvem sentimentos e crenças distorcidas em relação a corpo (como, por exemplo, dismorfia muscular) e comida são os mais indicados para essa técnica; e também depressão e ansiedade.

Meditação associada ao movimento corporal

A presença de sentimentos negativos referente a aparência, valor próprio, ou sensação de ser incapaz, e vergonha, por vezes, afastam as pessoas de vivenciarem oportunidades de movimento[38]. Programas que aliam técnicas meditativas de autocompaixão[39] podem contribuir com a redução desses sentimentos e, consequentemente, permitir que a pessoa se abra a novas experiências.

As pesquisas no campo da meditação têm comprovado sua eficácia na melhora de muitos quadros clínicos e na adoção de comportamentos que proporcionam maior qualidade de vida, especialmente, no manejo de estresse, na tolerância a dores, na autorregulação emocional e até na construção de relações humanas mais pacíficas, entre outros benefícios[40]. É comum as práticas corporais orientais favorecerem um estado meditativo, que se assemelham às práticas meditativas passivas. Algumas dessas práticas têm sido analisadas e diferentes termos podem ser encontrados na literatura científica para nomeá-los. Alguns deles são: meditação ativa[41], *mindful movement, mindful exercise*[42], *meditative movement*[43], *mind-body interventions*[44,45], yoga[46-48] intervenções não farmacológicas com práticas corporais[49-51], *mindfulness in motion*[52] e *intuitive exercise*[14,21,22,53].

O *intuitive exercise,* ou exercício intuitivo, tem como premissa desenvolver a atitude de atenção plena ou *mindfulness* durante a prática corporal, como um curioso que quer investigar seu corpo, sem vergonha de errar e sem julgar como incapaz, e assim transformar a prática num momento de usufruir do contraste de sentir o vigor e a exaustão do corpo, como uma estratégia de suscitar um relaxamento profundo após a prática. Assim, é possível adentrar estratégia de suscitar um relaxamento profundo após a prática, para adentrar num estado de contemplação a volta calma, a partir do reestabelecimento das alterações fisiológicas que organicamente se ajustam por meio da autorregulação. Ao tomar consciência dessa recomposição natural do corpo, a pessoa tem a oportunidade de escolher se sentir muito grato pela existência do seu corpo e, assim, favorecer um vínculo de menor insatisfação corporal.

Inspirado na teoria comportamental intitulada de *intuitive eating*, desenvolvida pelas nutricionistas Evelyn Tribole e Elyse Resch[54], o *intuitive exercise* é uma abordagem que tem como público-alvo tanto as pessoas que apresentam um comportamento sedentário, que não gostam (odeiam) o exercício devido a algum trauma ou frustração em relação à prática, quanto aqueles que apresentam um nível de atividade física disfuncional, ou seja, uma prática considerada excessiva ou compulsiva. A proposta é movimentar o corpo e sentir a diferença, norteada por razões relacionadas a prazer, satisfação e alegria, sem focar em queima ou contagem de calorias[54] e favorecer um estado de fluência[55] (Figura 2). Inclusive esta estratégia comportamental tem sido estudada e aplicada pelos profissionais de EF do ambulatório de transtornos alimentares (AMBULIM) do Instituto de Psiquiatria do Hospital das Clínicas da Faculdade de Medicina da Universidade de São Paulo, e possui boa aceitação durante o tratamento e adesão por parte dos pacientes com anorexia, bulimia e compulsão alimentar, a fim de auxiliar na ressignificação de crenças distorcidas quanto a imagem e peso corporais[14]. Esta proposta de tratamento é desenvolvida por meio de práticas meditativas que direcionam a auto-observação/automonitoramento, exercícios físicos supervisionados, aliada a psicoeducação embasada na abordagem cognitiva-comportamental utilizando técnicas de reestruturação cognitiva, resolução de problemas, definição de termos, controle de estímulos e construção de metas.

CONSIDERAÇÕES FINAIS

O profissional de EF pode ser um parceiro importante da Psiquiatria na prevenção e no tratamento dos transtornos mentais. Entender a complexidade do comportamento humano é uma tarefa para profissionais que se interessam em unir diferentes saberes, integrar conhecimentos, e trabalhar em equipe reconhecendo que nenhum profissional é tão bom quanto todos da equipe juntos. Para a EF auxiliar na mudança de comportamento e contribuir com a construção de uma sociedade mais ativa, é necessário desenvolver um olhar mais humanizado, compreender a saúde como algo biopsicossocial, aprender a dar escuta e acolhimento ao invés de prejulgar aqueles que se sentem incapazes de coordenar um movimento, o que só ajuda a aumentar o estigma sobre os transtornos mentais. Lembranças positivas em relação as aulas de EF escolar, desde a infância, favorecerão o indivíduo quando adulto, se permitir experienciar o corpo em diferentes práticas corporais e ter maior interesse em tornar o movimento uma prática habitual.

Para aprofundamento

- Medina JPS. A educação física cuida do corpo... e "mente". Campinas: Papirus; 1994.
  - Uma obra importante da EF que elucida a importância de uma visão biopsicossocial na atuação profissional.
- Clifford D, Curtis L. Motivational interviewing in nutrition and fitness. New York: Guilford Presss; 2016.
  - Descrevem a entrevista motivacional de forma objetiva especificamente para atividade física.
- Nahas MV, Garcia LMT. Um pouco de história, desenvolvimentos recentes e perspectivas para a pesquisa em atividade física e saúde no Brasil. Rev Bras Educ Fís Esporte. 2010;24(1):135-48.
  - Para nortear futuras pesquisas na EF como profissão da área da saúde, é importante ler este panorama para construir novos rumos.

REFERÊNCIAS BIBLIOGRÁFICAS

1. Stringhini S, Carmell C, Jokela M, et al. Socioeconomic status and the 25 × 25 risk factors as determinants of premature mortality: a multicohort study and meta-analysis of 1-7 million men and women. Lancet. 2017;389:1229-37.
2. Daolio J. Educação física e o conceito de cultura: polêmicas do nosso tempo. 2018.
3. Lotti AD, et al. A produção de conhecimento em Educação Física e saúde em periódicos brasileiros. Physis: Revista de Saúde Coletiva [online]. 2020;30(1):e300109. Disponível em: <https://doi.org/10.1590/S0103-73312020300109>.

4. Todt N. Jogos olímpicos da antiguidade. O festival panelênico e seus diverso eventos e significados. In: Mesquita R, Rubio K, Reppold Filho A, Todt N. Ética e compromisso social nos estudos olímpicos. EDIPUCRS; 2007.

5. **U.S. Department of Health and Human Services. Physical Activity and Health: A Report of the Surgeon General. Atlanta, GA: U.S. Department of Health and Human Services, Centers for Disease Control and Prevention, National Center for Chronic Disease Prevention and Health Promotion, 1996.**
   ⇨ **Uma compilação histórica relevante para compreender a trajetória das prescrições de exercício físico, e o quanto desde a Grécia Antiga os médicos aconselham a prática de exercícios.**

6. Hadot P. Exercícios espirituais e filosofia antiga. Tradução de F. Loque e L. Oliveira. São Paulo: É Realizações, 2014.

7. Nahas MV, Tortaro GLMT. Um pouco de história, desenvolvimentos recentes e perspectivas para a pesquisa em atividade física e saúde no Brasil. Rev Bras Educ Fís Esporte. 2010;24(1):135-48.

8. Paffenbarger Jr RS, Blair SN, Lee IM. A history of physical activity, cardiovascular health and longevity: the scientific contributions of Jeremy T. Morris. Intern J Epidemiology, London, v.30, p.1184-92, 2001.

9. Barbanti VJ. O que é educação física; 2009 (Texto educativo). Disponível em: https://edisciplinas.usp.br/pluginfile.php/4568569/mod_resource/content/1/Texto%202.pdf>

10. Castro MG, Andrade TMR, Muller MC. Conceito mente e corpo através da História. Psicologia em Estudo. 2006;11(1):39-43. Disponível em: https://doi.org/10.1590/S1413-73722006000100005.

11. Reel JJ. The right 'dose' of activity: health educators should promote mindful and intuitive exercise. Community Med Health Educ. 2012;2:9.

12. Assunção SS, Cordas TA, Araújo LA. Atividade física e transtornos alimentares. Rev Psiq Clín. 2002;29(1):4-13.

13. Teixeira PC, Costa RF, Matsudo SMM, Cordás TA. A prática de exercícios físicos em pacientes com transtornos alimentares. Rev. psiquiatr. clín. [Internet]. 2009;36(4):145-52. Disponível em: https://www.scielo.br/pdf/rpc/v36n4/a04v36n4.pdf.

14. Teixeira PC, Portella CG. Transtornos alimentares e atividade física. In: Transtornos alimentares e nutrição: da prevenção ao tratamento. Barueri: Manole; 2020. p. 263-92.

15. Reel JJ, Voelker D. Exercise to the extreme? Identifying and addressing unhealthy exercise behaviors. Athletic Insight's Writings of; 2012. p. 301-315,

16. Downs DS, Hausenblas HA, Niggs CR. Factorial validity and psychometric examination of the exercise dependence scale-revised. Meas Phys Educ Exerc Sci. 2004;8:183-201.

17. Oliveira ICV, Alchieri JC. Tradução e análise teórica da escala de dependência de exercício físico. FIEP Bull. 2010;80:1-6.

18. Markland D, Ingledew DK. The measurement of exercise motives: Factorial validity and invariance across gender of a revised Exercise Motivations Inventory. Br J Health Psychology. 1997;2(4):361-76.

19. Klain IP, Matos DG, Cid L, Aidar FJ, Leitão JC, Moutão JM. Evidências de validade da versão brasileira do Exercise Motivation Inventory-2 em contexto de academia e *personal training*. Motricidade. 2015;11(2):62-74.

20. Takeda, Osvaldo Hakio. Contribuição da atividade física no tratamento do portador de transtorno mental grave e prolongado em Hospital-Dia [dissertação]. São Paulo: Universidade de São Paulo, Escola de Enfermagem; 2005 [citado 2020-07-24].

21. Teixeira PC. Exercício intuitivo integrativo. In: Alvarenga M, Timerman F, Figueiredo M, Antonaccio C (orgs). Nutrição comportamental. Barueri: Manole; 2018, p.479-98.

22. Teixeira PC. Exercício intuitivo integrativo. 2016. Monografia (Especialização em Teorias e Técnicas para Cuidados Integrativos). Departamento de Neurologia e Neurocirurgia, Universidade Federal de São Paulo, São Paulo, 2016.

23. Teixeira PC. Perfil de atividade física em pacientes com transtornos alimentares. 2014. Tese (Doutorado em Neurociências e Comportamento) – Instituto de Psicologia, Universidade de São Paulo, São Paulo, 2014.

24. Fossati M, Amati F, Painot D, Reiner M, Haenni C, Golay A. Cognitive-behavioral therapy with simultaneous nutritional and physical activity education in obese patients with binge eating disorder. Eat Weight Disord. 2004;9(2):134-8.

25. Vancampfort D, Probst M, Adriaens A, Pieters G, De Hert M, Stubbs B, et al. Changes in physical activity, physical fitness, self-perception and quality of life following a 6-month physical activity counseling and cognitive behavioral therapy program in outpatients with binge eating disorder. Psychiatry Res. 2014;219(2):361-6.

26. Miller WR, Rollnick S. Motivational interviewing, preparing people to change addictive behavior. J Studies on Alcohol. 1993;54:507.

27. Clifford D, Curtis L. Motivational interviewing in nutrition and fitness. New York: Guilford Presss; 2016.

28. Lundahl B, Moleni T, Burke BL, Butters R, Tollefson D, Butler C, et al. Motivational interviewing in medical care settings: a systematic review and meta-analysis of randomized controlled trials. Patient Educ Couns. 2013;93(2):157-68.

29. Lawrence P, Fulbrook P, Somerset S, Schulz P. Motivational interviewing to enhance treatment attendance in mental health settings: a systematic review and meta-analysis. J Psychiatr Ment Health Nurs. 2017;24(9-10):699-718.

30. Festinger L. A theory of cognitive dissonance Stanford: Stanford University Press; 1957.

31. Stice E, Shaw H, Burton E, Wade E. Dissonance and healthy weight eating disorder prevention programs: a randomized efficacy trial. J Consult Clin Psychol [Internet]. 2006;74(2):263-75. Disponível em: http://doi.apa.org/getdoi.cfm?doi=10.1037/0022-006X.74.2.263.

32. Stice E, Marti CN, Spoor S, Presnell K, Shaw H. Dissonance and healthy weight eating disorder prevention programs: Long-term effects from a randomized efficacy trial. J Consult Clin Psychol [Internet]. 2008;76(2):329-40. Disponível em: http://doi.apa.org/getdoi.cfm?doi=10.1037/0022-006X.76.2.329

33. Stice E, Yokum S, Burger K, Rohde P, Shaw H, Gau JM. Physiology & behavior: a pilot randomized trial of a cognitive reappraisal obesity prevention program. Physiol Behav [Internet]. 2015;138:124-32. Disponível em: 10.1016/j.physbeh.2014.10.022.

34. McMillan W, Stice E, Rohde P. High- and low-level dissonance-based eating disorder prevention programs with young women with body image concerns: An experimental trial. J Consult Clin Psychol [Internet]. 2011;79(1):129-34. Disponível em: http://doi.apa.org/getdoi.cfm?doi=10.1037/a0022143.

35. Stice E, Marti CN, Shaw H, Jaconis M. An 8-year longitudinal study of the natural history of threshold, subthreshold, and partial eating disorders from a community sample of adolescents. J Abnorm Psychol [Internet]. 2009;118(3):587-97. Disponível em: http://doi.apa.org/getdoi.cfm?doi=10.1037/a0016481.

36. Stice E, Rohde P, Shaw H, Marti CN. Efficacy trial of a selective prevention program targeting both eating disorders and obesity among female college students: 1- and 2-year follow-up effects. J Consult Clin Psychol [Internet]. 2013;81(1):183-9. Disponível em: http://www.pubmedcentral.nih.gov/articlerender. fcgi?artid=3689421&tool=pmcentrez&rendertype=abstract.

37. Stice E, Rohde P, Shaw H, Gau JM. An experimental therapeutics test of whether adding dissonance-induction activities improves the effectiveness of a selective obesity and eating disorder prevention program. Int J Obes (Lond). 2018;42(3):462-8.

38. Caperchione CM, Hargreaves N, Sabiston CM, Berg S, Kowalski KC, Ferguson LJ. Exploring the effectiveness of an integrated physical activity and psychosocial program targeting at-risk adolescent girls: protocol for the Girls United and on the Move (GUM) Intervention Study. JMIR Res Protoc. 2020;9(6):e15302.

39. Neff K, Germer C. The mindful self-compassion workbook: a proven way to accept yourself, build inner strength, and thrive. New York: Guilford Press; 2018.

40. Bigliassi M, Bertuzzi R. Exploring the use of meditation as a valuable tool to counteract sedentariness. Front Psychol. 2020; 11:299.

41. Hochmüller CB. Meditação ativa de Osho sob a luz dos cuidados integrativos: relato de experiências. [Monografia] São Paulo: Universidade Federal de São Paulo; 2015.

42. Tsang HW, Chan EP, Cheung WM. Effects of mindful and non-mindful exercises on people with depression: a systematic review. Br J Clin Psychol. 2008;47(Pt 3):303-22.

43. Wu WW, Kwong E, Lan XY, Jiang XY. The effect of a meditative movement intervention on quality of sleep in the elderly: a systematic review and meta-analysis. J Altern Complement Med. 2015;21(9):509-19.

44. Guerra-Guzzo RF. Intervenção integrativa para a prática da psiquiatria - corpo-mente e espiritualidade: experiência empírica. [Monografia] São Paulo: Universidade Federal de São Paulo; 2016.

45. Farhang M, Miranda-Castillo C, Rubio M, Furtado G. Impact of mind-body interventions in older adults with mild cognitive impairment: a systematic review. Int Psychogeriatr. 2019;31(5):643-66.

46. Patel NK, Newstead AH, Ferrer RL. The effects of yoga on physical functioning and health related quality of life in older adults: a systematic review and meta-analysis. J Altern Complement Med. 2012;18(10):902-17.

47. Hendriks T, de Jong J, Cramer H. The effects of yoga on positive mental health among healthy adults: a systematic review and meta-analysis. J Altern Complement Med. 2017;23(7):505-17.

48. de Bruin EI, Valentin S, Baartmans JMD, Blok M, Bögels SM. Mindful2Work the next steps: Effectiveness of a program combining physical exercise, yoga and mindfulness, adding a wait-list period, measurements up to one year later and qualitative interviews. Complement Ther Clin Pract. 2020;39:101137.

49. Nyboe L, Lemcke S, Møller AV, Stubbs B. Non-pharmacological interventions for preventing weight gain in patients with first episode schizophrenia or bipolar disorder: A systematic review. Psychiatry Res. 2019;281:112556.

50. Tully A, Smyth S, Conway Y, Geddes J, Devane D, Kelly JP, et al. Interventions for the management of obesity in people with bipolar disorder. Cochrane Database Syst Rev. 2020;7:CD013006.

51. Whitty E, Mansour H, Aguirre E, Palomo M, Charlesworth G, Ramjee S, et al. Efficacy of lifestyle and psychosocial interventions in reducing cognitive decline in older people: systematic review. Ageing Res Rev. 2020;62:101113.

52. Russel T. Mindfulness: atenção plena no movimento: uma vida mais feliz, mais saudável com a meditação centrada no corpo. São Paulo: Madras, 2018.

53. Reel JJ. The relationship between exercise and eating disorders: a double-edged sword. In: Andersen MB, Hanrahan SJ (eds.). Doing exercise psychologic, Champaign: Human Kinetics, 2015.

54. Tribole E, Resch E. Intuitive eating: a revolutionary program that works, 4.ed. New York: St. Martin's Griffin, 2020.

55. Csikszentmihalyi M. The psychology of optimal experience. New York: Harper & Row; 1990

16 Psiquiatria e outras áreas da medicina

Renério Fráguas Júnior

Sumário

Introdução
Especificidades e similaridades da psiquiatria
    Psiquiatria e neurologia
Diagnóstico e tratamento em psiquiatria –uma arte
Assistência em saúde mental: psiquiatria e outras
    especialidades
    Reciprocidade de dificuldades psiquiatria e cardiologia como
        exemplo
Estigma
Evolução da psiquiatria e aproximação com outras áreas da
    medicina – além da arte
    Transtorno mental = transtorno físico como qualquer outra
        área da medicina
    Evolução no ensino
    Evolução da assistência
Estratégias para redução do estigma
    Ensino de psiquiatria para outras áreas da medicina

Pontos-chave

- A psiquiatria surgiu próxima à neurologia, se distanciou e vem se aproximando novamente.
- Neuropsiquiatria pode significar uma disciplina distinta da psiquiatria e neurologia ou a fusão de ambas.
- A subjetividade do diagnóstico psiquiátrico ainda é um fator que reduz sua validade.
- O desenvolvimento científico permite conceber transtornos mentais como transtornos cerebrais.
- Estigma ainda é um desafio enorme para psiquiatras e pacientes.
- A integração com outras áreas como cardiologia e atenção primária é condição para que a psiquiatria possa exercer sua função na assistência a pacientes com transtorno mental.

INTRODUÇÃO

O conhecimento médico psiquiátrico tem seu início na Grécia antiga com o nascimento da medicina como ciência. Desde então médicos observavam e tratavam doenças incluindo doenças mentais, o que é diferente de se ter um especialista para tal. Tem-se que o termo psiquiatria (*psychiateria*) foi cunhado por Johann Christian Reil em 1808, médico e filósofo alemão[1]. Considera-se como início da psiquiatria o surgimento de algum grau de especialização na Inglaterra em meados do século XVIII. Alternativamente, destaca-se que na França expressões como *homme spécial* para descrever um médico especializado em um ramo da medicina como a psiquiatria surgiram apenas por volta de 1830[1].

Marco inquestionável para a evolução da psiquiatria foi a obra de Philippe Pinel. Conhecido como o médico que "libertou os loucos de suas cadeias" em uma iniciativa dramática que iniciou em 1793, no auge da Revolução Francesa, no asilo Bicêtre, e concluída 3 anos depois no asilo Salpêtrière. Em 1801, Pinel publicou o *Tratado médico-filosófico sobre alienação mental*. Nela, ele apresentava as várias manifestações clínicas que havia observado; propôs um sistema nosológico simples amplamente emprestado de autores mais antigos; examinou possíveis fatores etiológicos; e descreveu seu "tratamento moral" em detalhes. Importante para a contemporaneidade, Pinel escreve em seu livro:

> A loucura era uma doença e o paciente acometido por ela continuava, apesar da perda da razão, um ser humano. Seu estudo, como o resto da medicina, tinha que ser "uma ciência que consiste em fatos cuidadosamente observados".

ESPECIFICIDADES E SIMILARIDADES DA PSIQUIATRIA

Psiquiatria e neurologia

Com a evolução da neurociência, nos últimos anos a psiquiatria vem se tornando uma especialidade que estuda e consequentemente cuida de disfunções cerebrais. Fato este que aproxima a psiquiatria da neurologia, turvando a distinção entre as duas disciplinas. Psiquiatria e neurologia passam a ter mais em comum do que diferenças que as distingam. Se por um lado isto é atual por outro é um retorno às origens[2].

O termo "neurologia" se originou com o médico inglês Thomas Willis seguindo seu estudo da anatomia do cérebro na década de 1660. Como dito acima, a psiquiatria é a especialidade mais jovem e teve seu termo cunhado em 1808. No entanto, relatos indicam que Hipócrates e contemporâneos acreditavam que toda psicopatologia surgia no cérebro, visão que se manteve em escritos até o século XIX. A unidade histórica das disciplinas é evidenciada na revista criada por Griesinger 1867, *Archives of Psychiatry and Neurology*, e as doenças mentais eram essencialmente doenças cerebrais, de acordo com Millon[2].

A psiquiatria sofreu grande influência da psicanálise no século XX. A psicanálise praticamente assumiu a psiquiatria nos Estados Unidos entre 1935 e 1975, afastando a psiquiatria da neurologia e mesmo da medicina[2].

Uma vez desvinculada da psicanálise, o que tem a psiquiatria que a distingue da neurologia? Algumas tentativas de distinção incluem que a neurologia é o sistema nervoso e seus distúrbios, enquanto a especialidade da psiquiatria é o afeto e seus transtornos; conceitualmente, a neurologia é necessariamente um nível diferente de abstração do sistema nervoso; a psiquiatria seria a neurologia sem sinais físicos; que apenas a psiquiatria poderia abranger o cérebro social; a psiquiatria seria baseada na subjetividade humana e existencial; um discurso de relações neuroanatômicas e neurofisiológicas; quando um neurologista examina um paciente com sintomas que não correspondem a vias neurológicas conhecidas, o quadro passa a ser "funcional, supratentorial ou psicogênico" e o paciente deveria ser adiado ou encaminhado ao psiquiatra, por último a separação entre neurologia e psiquiatria seria artificial. Nesta última visão, vários grupos têm proposto que as duas disciplinas psiquiatria e neurologia deveriam ser unificadas[2]. Entretanto, o termo neuropsiquiatria já vem sendo utilizado com significado distinto da fusão das duas especialidades.

Ao lado da psiquiatria e neurologia, o termo neuropsiquiatria vem sendo utilizado para denominar uma disciplina distinta e não a fusão de ambas. A neuropsiquiatria tem sido concebida como uma disciplina que faz referência a determinados transtornos "que, por conta de sua apresentação e patogênese, não se enquadram perfeitamente em uma categoria e exigem ideias multidisciplinares para sua compreensão total".

A neuropsiquiatria se preocupa com a organização cerebral dos transtornos; lida com a interface dos fenômenos comportamentais impulsionados pela disfunção cerebral, com os transtornos mentais que podem ter demonstrado suas origens no mau funcionamento cerebral. Os aspectos clínicos incluem um abrangente espectro de distúrbios como demência, presenil e senil, sequelas de traumatismo craniano, alcoolismo (síndrome de Korsakoff, demência, psicoses), distúrbios de memória, anormalidades de desenvolvimento do cérebro, epilepsia, sequelas de encefalite, estados confusionais, transtornos tóxicos (adicionais ao álcool) e anoxia cerebral.

Sintomas psiquiátricos são altamente prevalentes em condições como lesão cerebral traumática, acidente vascular cerebral, doença de Parkinson, doença de Alzheimer, esclerose múltipla e epilepsia e constituem foco da neuropsiquiatria no que diz respeito a seus fenótipos psiquiátricos, associações com patologia cerebral subjacente e abordagens de tratamento existentes[3].

Diferente da psiquiatria biológica, que tem foco intensivo na bioquímica do cérebro, descobertas em neuroendocrinologia, conhecimento dos mecanismos celulares sem interesse na estrutura cerebral, a neuropsiquiatria permanece fascinada por sistemas neurais, organização do cérebro, funções de diferentes partes do cérebro e seus relacionamentos uns com os outros[4].

A relação entre psiquiatria e neurologia permanece um tema polêmico, com vozes fortes se opondo a uma fusão, enquanto outros apontam que o futuro está com o neurologista/psiquiatra ou neuropsiquiatra e ainda quem defende que futuros psiquiatras devam ser neuropsiquiatras[5].

Enquanto a história caminha, temos a psiquiatria, ramo da medicina voltado para o diagnóstico, tratamento e prevenção de transtornos mentais, emocionais e comportamentais.

Se neurologia e psiquiatria são disciplinas que cuidam de transtornos cerebrais, realizar o diagnóstico de um paciente angustiado, inseguro, em desespero e conduzir seu tratamento de modo efetivo difere de realizar o diagnóstico de acidente vascular cerebral e conduzir o tratamento com efetividade.

DIAGNÓSTICO E TRATAMENTO EM PSIQUIATRIA –UMA ARTE

Lidar com o mental, temperamento e transtornos que se expressam em dimensões comportamentais torna a psiquiatria única diante das demais áreas médicas. A subjetividade da avaliação psiquiátrica exige que o psiquiatra desenvolva aspectos pessoais únicos para conduzir a entrevista médica e avaliar a psicopatologia. Peculiaridade que para muitos aproxima a psiquiatria da arte[6]. Entretanto, a subjetividade compromete a confiabilidade do diagnóstico e consequentemente o adequado tratamento. Situação que foi demonstrada na década de 1970 pelo projeto US-UK em que a prevalência do diagnóstico de esquizofrenia para transtorno bipolar era de 9:1 nos Estados Unidos enquanto na Inglaterra a proporção era aproximadamente de 1:1[7]. O transtorno somatoforme ocorre na interface da psiquiatria com outras áreas, com sua difícil conceituação e ainda mais difícil tratamento. A psiquiatria no hospital geral carece de pesquisas específicas e o tratamento é feito com base em estudos com pacientes de outras populações[8].

Esforços em padronizar, operacionalizar e aprimorar o diagnóstico psicopatológico e consequente maior especificidade e efetividade de tratamentos modernos têm sido feitos. Ressalte-se aqui os critérios operacionais do manual americano para diagnóstico e estatística para transtornos mentais (DSM) e sua evolução ao longo das várias edições (DSM-III, DSM-IV e DSM-5). Entretanto, dados evidenciam que esta estratégia não tem sido tão efetiva como poderia se esperar. Por exemplo, temos o trabalho de Jarvie demonstrando que de 97 pacientes submetidos à eletroconvulsoterapia, 73% receberam alta em remissão e 23% receberam alta com alguma melhora (trabalho publicado em 1954)[9]. Por outro lado, em uma metanálise publicada na revista *Lancet* em 2016 com 14 antidepressivos para o tratamento de depressão em crianças e adolescentes, os autores concluíram que ao se considerar o risco-benefício, os antidepressivos não parecem oferecer uma clara vantagem[10].

ASSISTÊNCIA EM SAÚDE MENTAL: PSIQUIATRIA E OUTRAS ESPECIALIDADES

A assistência ao indivíduo com transtorno mental ainda é um desafio, principalmente em regiões de baixa renda. Trabalho realizado em 6 países dos continentes americanos, incluindo o Brasil, mostrou que cerca de 25% dos indivíduos com transtorno mental de acordo DSM-IV/CIDI foram tratados nos 12 meses precedentes e apenas 35,3% dos casos receberam tratamento que atendia às diretrizes de qualidade aceitáveis[11]. A baixa assistência é evidenciada pelo impacto do transtorno mental. Transtornos mentais são responsáveis por 37% dos anos de vida saudáveis perdidos devido às doenças não comunicáveis. Este cálculo reflete a redução da expectativa de vida e a perda da capacidade de trabalhar com eficácia, representa uma perda global de US $ 2,5 trilhões (estimativa em 2010); para 2030 esse número deverá aumentar para US $ 6 trilhões. Simplesmente "promover" a saúde mental não é suficiente[12]. Além da barreira econômica, a psiquiatria precisa vencer a barreira do estigma.

Considerando o excesso de pacientes com transtornos mentais em relação ao potencial tratamento por psiquiatras, outras áreas da medicina tem a responsabilidade de tratar transtornos mentais leves, dentre os quais se destaca a depressão. Em consonância com esta necessidade, se estima que 60% da prestação de cuidados de saúde mental ocorre no ambiente de atenção primária, e 79% dos antidepressivos são prescritos por não psiquiatras[13].

O problema da subdetecção da depressão em atenção primária é agravado quando se aprofunda a questão. Estima-se que para cada 100 casos não selecionados vistos na atenção primária, há mais falsos positivos (n = 15) do que perdidos (n = 10) ou corretamente identificados (n = 10)[14].

Reciprocidade de dificuldades psiquiatria e cardiologia como exemplo

A elevada relação entre depressão e transtornos cardíacos é um dos pontos que aproximam as duas áreas. Mais de 60 estudos prospectivos oferecem suporte para a ligação entre depressão e prognóstico em indivíduos com doença coronariana (CHD). Agravando o quadro, após um infarto do miocárdio a depressão é aproximadamente 3 vezes mais comum do que na população geral. na comunidade em geral[15]. Com base nesses dados um conselho científico incluindo a American Heart Association Prevention Committee of the Council on Cardiovascular Nursing, Council on Clinical Cardiology, Council on Epidemiology and Prevention, and Interdisciplinary Council on Quality of Care and Outcomes Research com o apoio da American Psychiatric Association elabora um painel com recomendações aos cardiologistas, estabelece que todo cardiologista deve considerar a depressão quer venha ele a tratar ou encaminhar para tratamento. Como referência o comitê recomenda a abordagem desenvolvida para a atenção, que fornece ferramentas e procedimentos com suporte empírico para o reconhecimento e tratamento da depressão e diretrizes de cuidados para cardiologistas[15]. A maioria dos cardiologistas australianos não pergunta rotineiramente a seus pacientes sobre depressão e apenas 3% usavam instrumentos de rastreamento de depressão por rotina. A expectativa do cardiologista considerar a depressão parece não ser bem aceita pela especialidade. De acordo com levantamento australiano, a maioria dos cardiologistas não pergunta rotineiramente a seus pacientes sobre depressão e mais de 70% acham que os médicos de clínica geral (médicos do *Primary Care*) são os principais responsáveis por identificar e tratar a depressão nas doenças cardiovasculares (DCV)[16]. Cardiologistas, que entendem o risco do prognóstico da depressão em DCV e se sentem confiantes para identificar e tratar a depressão, eram mais propensos a rastrear, encaminhar e/ou tratar pacientes para depressão. O ensino é o caminho.

Se cardiologistas não têm considerado a depressão, psiquiatras também não examinam fisicamente os pacientes como parte de sua prática rotineira. Mesmo em pacientes hospitalizados em uma instituição psiquiátrica, um exame físico abrangente não foi concluído em mais de 40% das hospitalizações[17]. Em relação ao momento em que se faz o exame físico em uma admissão hospitalar, um levantamento de internações em psiquiatria revelou uma média de 60 horas depois da admissão para que se fizesse exame físico em pacientes internados em enfermaria de psiquiatria[18].

ESTIGMA

A psiquiatria também é única quanto ao estigma e a discriminação enfrentados por seus pacientes. Os transtornos mentais têm sido descritos como tendo consequências piores do que as próprias condições. A situação é mais grave em países de baixa e média renda onde a pesquisa em intervenções para reduzir o estigma é praticamente ausente[19]. Uma estratégia para redução do estigma, dentre outras razões, foi o esvaziamento de hospitais psiquiátricos e a criação de leitos psiquiátricos em hospitais gerais e centros de atenção psicossocial 24 horas (CAPS-III), na mesma direção, a prevenção secundária ser realizada por serviços de atenção primária[20]. Como resultado, mais de

400 leitos psiquiátricos ficaram localizados em hospitais com quatro ou menos leitos cada, sem equipes de saúde mental para a assistência[20].

Relevantes para a redução do estigma são as atitudes de quem cuida do paciente com transtorno mental, entretanto, a atenção àqueles com transtorno mental por médicos de atenção primária também tem apresentado vários entraves, incluindo o estigma. De acordo com revisão sistemática, médicos de cuidados primários apresentam atitudes estigmatizantes em relação a pacientes com transtornos mentais, mostrando mais atitudes negativas em relação a pacientes com esquizofrenia do que em relação àqueles com depressão. Médicos mais velhos e com mais experiência têm atitudes mais estigmatizantes em comparação com os mais jovens e menos experientes. Profissionais de saúde com atitudes mais estigmatizantes seriam mais pessimistas sobre a adesão do paciente tratamento. Os médicos de atenção primária sentem que precisam de melhor preparação, treinamento e informações para lidar e tratar pacientes com transtorno mental[21].

Preocupante é o estigma entre alunos de medicina. Neste particular, estudantes de medicina atuando na atenção primária apresentam respostas menos favoráveis a pacientes com doença mental que não são alteradas pela continuação da educação[22]. O estigma da doença mental pode gerar sentimentos de incompetência e estagnar o desenvolvimento acadêmico do aluno. Temerosos em relação ao estigma, muitos estudantes de medicina podem nunca revelar o estado de sua saúde mental, o que pode aumentar o risco de comportamentos suicidas[23].

EVOLUÇÃO DA PSIQUIATRIA E APROXIMAÇÃO COM OUTRAS ÁREAS DA MEDICINA – ALÉM DA ARTE

Transtorno mental = transtorno físico como qualquer outra área da medicina

Enquanto outras especialidades médicas fundamentam o diagnóstico e tratamento na análise dos aspectos biológicos como já mencionado anteriormente (ver "Diagnóstico e tratamento em psiquiatria –uma arte"), a psiquiatria tem o alicerce do diagnóstico na história e observação clínica em particular na psicopatologia. Analisar o comportamento como instrumento de prática médica faz da psiquiatria uma especialidade distinta e distante das demais.

Recentemente, programas como o *Brain Research through Advancing Innovative Neurotechnologies* (BRAIN) e o *Human Brain Project* vêm utilizando interfaces cérebro-computador e outras neurotecnologias para investigar fenômenos mentais incluindo funções cerebrais, como percepção, atenção, memória, aprendizagem, emoção e linguagem[24]. Essas abordagens viabilizam que a física da mente possa trazer modelos simples para funções cognitivas básicas e oferecer previsões explicando os sinais e sintomas. Transtorno mental seria concebido como disfunção adaptativa e de organização do cérebro, visão algumas vezes chamada de psiquiatria computacional[24].

A utilização de biomarcadores para se ter uma medicina de precisão é outra linha promissora para a aproximação da psiquiatria e outras áreas da medicina. Integrando o aprendizado de máquina (*learning machine*) com biomarcadores SNP farmacogenômicos funcionalmente validados têm mostrado promissores resultados para se prever a resposta ao tratamento com antidepressivos[25].

Não resta dúvida que em algum tempo biomarcadores auxiliarão o diagnóstico psiquiátrico, diminuindo a subjetividade, aumentando sua acurácia e validade.

Evolução no ensino

A evolução da psiquiatria nas últimas décadas foi notável; um indicador dessa evolução é a avaliação de suas unidades de pós-graduação. Neste particular, vamos considerar os cursos brasileiros. No Brasil, os cursos de pós-graduação Psiquiatria e Ciências do Comportamento da Universidade Federal do Rio Grande do Sul; Saúde Mental da Universidade de São Paulo de Ribeirão Preto; e o curso de Psiquiatria da Faculdade de Medicina da Universidade de São Paulo (FMUSP) receberam a nota máxima (7) e o curso Psiquiatria e Psicologia Médica da Universidade Federal de São Paulo nota 6 na avaliação quadrienal do CAPES de 2017 (https://www.capes.gov.br/36-noticias/8691-capes-divulga-resultado-final-da-avaliacao-quadrienal-2017). São dados inquestionáveis da modernização e avanço científico da psiquiatria.

Evolução da assistência

Quanto à assistência, um hospital psiquiátrico com concepções modernas de assistência e arquitetura pode ser mais efetivo e mesmo atraente para aquele que procura assistência em saúde mental. Como exemplo, temos o Instituto de Psiquiatria do Hospital das Clínicas da FMUSP (IPq-HCFMUSP), com arquitetura moderna, tanto estética como técnica em suas enfermarias e ambulatórios permite um ambiente praticamente livre de formação de estigma. Além do ambiente acolhedor, o IPq-HCFMUSP recebeu a acreditação plena (nível 2) pela Organização Nacional de Acreditação (ONA), fato inédito para a psiquiatria (http://ip-qhc.org.br/quem-somos/ipq/gestao/certificacoes/).

ESTRATÉGIAS PARA REDUÇÃO DO ESTIGMA

Ensino de psiquiatria para outras áreas da medicina

A interconsulta (*consultation-liaison psychiatry*) tem sido considerada estratégia fundamental para o ensino de psiquiatria para outras áreas da medicina e redução do estigma. A interconsulta é única entre subespecialidades da medicina, uma vez que existe na interface da psiquiatria com a medicina geral, cirurgia, neurologia, obstetrícia, ginecologia e demais áreas da medicina. Entretanto, métodos tradicionais de ensino, como leituras, palestras didáticas, discussão de casos e aprendizagem baseada em problemas (*problem-based learning*) não têm se mostrado suficiente. Por outro lado, metodologias diferentes de ensino têm se mostrado promissoras incluindo estágios de ensino, simulações, mídia social, *podcasts*, clubes de cinema e o uso de *tablets*[26].

Estratégias para redução do estigma vem sendo testadas em vários países, incluindo Brasil, China, Malásia, Nigéria, Somalilândia e Turquia. No Brasil, estudos com intervenções de contato (seja face a face ou vídeo) demonstraram mudança de atitude e que o treinamento de habilidades de entrevista gera efeito positivo nas atitudes. Entretanto, há literatura com foco em comportamentos discriminatórios[27].

Para aprofundamento

- Heim E, Henderson C, Kohrt BA, Koschorke M, Milenova M, Thornicroft G, et al. Reducing mental health-related stigma among medical and nursing students in low- and middle-income countries: a systematic review. Epidemiol Psychiatr Sci. 2019;29:e28-e28.
  ⇨ Para aprofundamento sobre estratégias para redução de estigma
- Ho PA, Girgis C, Rustad JK, Noordsy D, Stern TA. Advancing the mission of consultation-liaison psychiatry through innovation in teaching. Psychosomatics. 2019;60(6):539-48.
  ⇨ Importante para aprofundar sobre a missão da interconsulta no ensino
- Lyketsos CG, Kozauer N, Rabins PV. Psychiatric manifestations of neurologic disease: where are we headed? Dial Clin Neuroscience. 2007;9(2):111-24.
  ⇨ Importante para aprofundar sobre neuropsiquiatria

REFERÊNCIAS BIBLIOGRÁFICAS

1. Pichot P. The history of psychiatry as a medical specialty. In: Gelder NAM, Lopez-Ibor J, Geddes J. New Oxford textbook of psychiatry, 2. ed. Oxford: Oxford University Press; 2012.
2. Fitzgerald M. Do psychiatry and neurology need a close partnership or a merger? Br J Psych Bulletin. 2015; 39(3):105-7.
3. Lyketsos CG, Kozauer N, Rabins PV. Psychiatric manifestations of neurologic disease: where are we headed?" Dialogues in clinical neuroscience. 2007;9(2):111-24.
4. Lishman WA. What is neuropsychiatry? J Neurol Neurosurg Psychiatry. 1992;55(11):983-5.
5. Fitzgerald M. All future psychiatrists should be neuropsychiatrists. Psychiatrist. 2013;37:309.
6. MacDonald K. Patient-clinician eye contact: social neuroscience and art of clinical engagement. Postgrad Med. 2009;121(4):136-44.
7. Gurland BJ, Fleiss JL, Cooper JE, Sharpe L, Kendell RE, Roberts P. Cross-national study of diagnosis of mental disorders: hospital diagnoses and hospital patients in New York and London. Compr Psychiatry. 1970;11(1):18-25. Um marco no questionamento à confiabilidade do diagnóstico em psiquiatria.
8. Dinwiddie SH. Issues in consult-liaison psychiatry. Psychiatric Annals. 2013;43:55-6
9. Jarvie HF. Prognosis of depression treated by electric convulsion therapy. Br Med J. 1954;1(4854):132-4.
10. Cipriani A, Zhou X, Giovane CD, Hetrick SE, Qin B, Whittington C, et al. Comparative efficacy and tolerability of antidepressants for major depressive disorder in children and adolescents: a network meta-analysis. Lancet. 2016;388(10047):881-90. Importante por demonstrar baixa eficácia de antidepressivos, levantando questionamentos sobre a prática clínica e a metodologia de pesquisa.
11. Borges G, Aguillar-Gaxiola S, Andrade L, Benjet C, Cia A, Kessler RC, et al. Twelve-month mental health service use in six countries of the Americas: A regional report from the World Mental Health Surveys. Epidemiol Psychiatr Sci. 2019;29:e53.
12. Bloom DE, Cafiero ET, Jané-Llopis E, Abrahams-Gessel S, Bloom LR, Fathima S, et al. The global economic burden of noncommunicable diseases. Geneva: World Economic Forum; 2011.
13. Park LT, Zarate CA Jr. Depression in the Primary Care Setting. N Engl J Med. 2019;380(6):559-68.
14. Mitchell AJ, Vaze A, Rao S. Clinical diagnosis of depression in primary care: a meta-analysis. Lancet. 2009;374(9690):609-19.
15. Lichtman JH, Bigger Jr JT, Blumenthal JA, Frasure-Smith N, Kaufmann PG, Lespérance F, et al. Depression and coronary heart disease: recommendations for screening, referral, and treatment: a science advisory from the American Heart Association Prevention Committee of the Council on Cardiovascular Nursing, Council on Clinical Cardiology, Council on Epidemiology and Prevention, and Interdisciplinary Council on Quality of Care and Outcomes Research: endorsed by the American Psychiatric Association. Circulation. 2008;118(17):1768-75.
16. Colquhoun DM, Bunker SJ, Clarke DM, Glozier N, Hare DL, Hickie IB, et al. Screening, referral and treatment for depression in patients with coronary heart disease. Med J Aust. 2013;198(9):483-84.
17. Azzam PN, Gopalan P, Brown JR, Aquino PR. Physical examination for the academic psychiatrist: primer and common clinical scenarios. Acad Psychiatry. 2016;40(2):321-7.
18. Hodgson R, Adeyemo O. Physical examination performed by psychiatrists. Int J Psychiatry Clin Pract. 2004;8(1):57-60.
19. Thornicroft G, Mehta N, ClementS, Evans-Lacko S, Doherty M, Rose D, et al. Evidence for effective interventions to reduce mental-health-related stigma and discrimination. Lancet. 2016;387(10023):1123-32.
20. Gentil V. Principles that should guide mental health policies in low-and middle-income countries (LMICs): lessons from the Brazilian experiment. Braz J Psychiatry. 2011;33(1):2-3.
21. Vistorte AOR, Ribeiro WS, Jaen D, Jorge MR, Evans-Lacko S, Mari JJ. Stigmatizing attitudes of primary care professionals towards people with mental disorders: a systematic review. Int J Psychiatry Med. 2018;53(4):317-38.
22. Dixon RP, Roberts LM, Lawrie S, Jones LA, Humphreys MS. Medical students' attitudes to psychiatric illness in primary care. Med Educ. 2008;42(11):1080-7.
23. McCleary-Gaddy AT, Scales R. Addressing mental illness stigma, implicit bias, and stereotypes in medical School. Acad Psychiatry. 2019;43(5):512-5. Schoeller F. Introduction to the special issue on physics of mind. Phys Life Rev. 2019;31:1-10.
24. Athreya AP, Neavin D, Carrillo-Roa T, Skime M, Biernacka J, Frye MA, et al. Pharmacogenomics-driven prediction of antidepressant treatment outcomes: a machine-learning approach with multi-trial replication. Clin Pharmacol Ther. 2019;106(4):855-65. Referência relevante pela abordagem da mudança de paradigma da psiquiatria para medicina de precisão.
25. Ho PA, Girgis C, Rustad JK, Noordsy D, Stern TA. Advancing the mission of consultation-liaison psychiatry through innovation in teaching. Psychosomatics. 2019;60(6):539-48.
26. Heim E, Henderson C, Kohrt BA, Koschorke M, Milenova M, Thornicroft G, et al. Reducing mental health-related stigma among medical and nursing students in low- and middle-income countries: a systematic review. Epidemiol Psychiatr Sci. 2019;29:e28-e28.

17

Psiquiatria baseada em valores

Carolina Ribeiro Colombo
Gustavo Bonini Castellana

Sumário

Introdução
Prática baseada em valores
Valores na psiquiatria
Considerações finais
Para aprofundamento
Referências bibliográficas

Pontos-chave

- A prática baseada em valores retoma a importância de considerar as preferências dos pacientes no tratamento.
- Valores são guias para a tomada de decisão em saúde.
- Não é possível pensar em uma psiquiatria que não seja valorativa.
- Toda psiquiatria é valorativa, assim como toda medicina.

INTRODUÇÃO

A valorização das preferências e escolhas dos pacientes na tomada de decisão médica tem sido crescente desde o desenvolvimento dos primeiros estudos de bioética médica[1]. Desde então, considerar os valores do paciente ao propor seu tratamento é tido como um dos pilares éticos da atuação médica. No entanto, foi somente com a tese de doutorado *Moral theory and medical practice*, publicada em 1989 pela Universidade de Oxford, que o psiquiatra inglês Bill Fulford, utilizando-se da filosofia da linguagem comum para entender o papel dos valores na teoria e prática médica, propôs as bases para o que viria a ser chamado de prática baseada em valores (PBV)[2,3].

De acordo com Fulford e Van Staden[4], "a prática baseada em valores é uma *nova* abordagem baseada em habilidades para trabalhar com valores complexos e conflitantes na área da saúde que está provando ser uma força de rápido crescimento", tendo sua base teórica na filosofia da linguagem comum (p. 385, grifos nossos)[4].

A despeito dos autores apontarem a abordagem como "nova", é curioso notar que, quando a tese de Fulford fora publicada, muitos autores diziam que a filosofia da linguagem comum teria sido uma espécie de "lugar isolado" da filosofia nas últimas décadas, sendo inclusive descrito por um filósofo de Oxford como um "celacanto* filosófico". Contudo, assim como o celacanto, um animal ancestral, a filosofia da linguagem comum provou ser uma sobrevivente. Para Fulford e Van Staden, a filosofia da linguagem comum vive e prospera como uma das principais pontes que sustentam o rico comércio bidirecional entre teoria e prática na prática baseada em valores.

A seguir, será apresentado como a ideia de valor permeia a prática médica em geral para, na sequência, explorar a sua relevância para a psiquiatria contemporânea. Espera-se que essa discussão funcione como uma introdução ao tema e convide os leitores a se aprofundarem na dimensão ética e valorativa sempre presente na prática psiquiátrica.

PRÁTICA BASEADA EM VALORES

Woodbridge-Dodd e Fulford[5], em "Valores de quem?" (traduzido para o português por Gonçalves, 2012), propõe que "a prática baseada em valores (PBV) é a base teórica e de habilidades para as tomadas de decisões efetivas no cuidado em saúde,

---

* Dicionário Houaiss: Peixe da família dos celacantídeos. Espécie dos celacantiformes: ordem de peixes sarcopterígeos, a maioria fósseis e marinhos, que viveram do período Devoniano ao Cretáceo com cinco famílias, sobrevivendo somente uma espécie da família dos celacantídeos.

no qual diferentes (e, portanto, potencialmente conflitantes) valores estão em jogo".

Conforme Banzato destaca no prefácio dessa tradução, a PBV não pretende substituir a bioética, uma vez que não se trata de explorar princípios éticos universais para os cuidados em saúde, mas sim de trazer para a clínica a premissa básica de respeito pela diversidade de valores, oferecendo ferramentas adicionais às providas pela bioética clássica.

Assim, a necessidade de se pensar em valores fica muito clara em casos-limite, quando não há somente uma única conduta possível ou quando esta não está bem definida, tendo que se recorrer à dimensão valorativa para então optar por uma única e melhor conduta clínica. No entanto, é importante destacar, desde já, que não somente nos casos intitulados "difíceis" ou "limites" se impõe a dimensão valorativa, mas na clínica do dia a dia; da avaliação da dor em um caso de cefaleia a um caso simples de insônia, os valores do paciente ou responsáveis precisam se coadunar com os da equipe de saúde para o melhor sucesso no tratamento.

Segundo Petrova e Fulford[6], "a prática baseada em valores, uma estrutura desenvolvida originalmente no domínio da saúde mental, sustenta que os valores são parâmetros difundidos e poderosos que influenciam decisões sobre saúde, prática clínica e pesquisa, e que seu impacto é frequentemente subestimado", referindo que, com base nas ideias da filosofia, tal prática amplia significativamente a gama de fenômenos que podem ser considerados carregados de valor.

A PBV é, portanto, uma abordagem para apoiar a tomada de decisão clínica, fornecendo habilidades e ferramentas práticas para obter valores individuais e negociá-los com relação às melhores evidências disponíveis. Para eles, uma das razões para se ignorar os valores é que eles são supostamente compartilhados quando aparentemente não conflitantes, destacando, assim, a importância de sempre explorar os valores presentes.

VALORES NA PSIQUIATRIA

O livro de John Sadler intitulado *Values and psychiatric diagnosis*[7] pode ser considerado um dos principais trabalhos no campo dos valores na psiquiatria. O psiquiatra norte-americano desenvolveu um extenso trabalho sobre os diversos valores – não somente éticos, mas também epistêmicos, ontológicos, estéticos e pragmáticos – presentes no diagnóstico psiquiátrico.

No Brasil, Gonçalves, Dantas e Banzato[8] estudaram a importância desses valores na não inclusão da categoria síndrome psicótica atenuada no DSM-5. Castellana[9] estudou os valores considerados importantes pelos psiquiatras na tomada de decisão em casos envolvendo a possibilidade de uma internação involuntária, mostrando que a dimensão técnica não se dissocia da dimensão ética e valorativa, especialmente nos casos difíceis.

Nesse momento, o leitor poderia objetar: de fato, é fundamental levar em consideração os valores do paciente, mas isso não deveria ser um pouco óbvio para que se faça uma boa medicina, uma medicina de qualidade? Não seria essa a única maneira de se fazer uma boa psiquiatria? O que se está chamando de

valor? Se é nomeada uma psiquiatria baseada em valores, então a psiquiatria "*mainstream*" seria uma psiquiatria não baseada em valores? Por que nomear algo que deveria ser tão "medular"?

Para responder a essas perguntas, é importante explorar brevemente o significado de valor. Segundo o dicionário da língua portuguesa Houaiss[10], são esses os possíveis significados de valor: "qualidade humana de natureza física, intelectual ou moral, que desperta admiração ou respeito"; "qualidade do que apresenta validade, do que é legítimo, válido, veraz"; "qualidade do que alcança a excelência, do que obtém a primazia ou dignidade superior"; "importância estabelecida de maneira puramente arbitrária, através de convenções preestabelecidas"; "conjunto de traços culturais, ideológicos ou institucionais, definidos de maneira sistemática ou em sua coerência interna"; "conjunto de princípios ou normas que, por corporificar um ideal de perfeição ou plenitude moral, deve ser buscado pelos seres humanos".

Do ponto de vista filosófico, a ideia de valor pertence a uma complexa seara em que muitos pensadores como Habermas, Putnam, Nietzsche, entre tantos outros, estão. Segundo o dicionário básico de filosofia de Japiassú e Marcondes[11], a noção de valor varia em diversas doutrinas filosóficas, sendo uma noção difícil de caracterizar e sujeita a divergências quanto à sua definição. Para algumas concepções, valor é tudo o que traz felicidade ao homem; para alguns filósofos, "os valores se caracterizam por relação aos fins que se pretendem obter, a partir dos quais algo se define como bom ou mau. Outros defendem a ideia de que algo é um valor em si mesmo, sendo discutido se podem ser definidos intrínseca ou extrinsecamente, além da discussão se os valores são relativos ou absolutos, se são inerentes à natureza humana ou se são adquiridos." (p. 275).

Não se pode negar, assim, que a própria concepção de valor é subjetiva por si só, e sua natureza dependerá da ênfase que cada autor dá. Por subjetivo entende-se algo que não é incontestável e dado a partir de fatos, nem mesmo a partir dos próprios valores; por esse motivo, é importante fazer o esforço de encontrar no outro os valores dele. Ou seja, cabe ao psiquiatra buscar, ativamente – já que, muitas vezes, os valores estão implícitos nas ações – os valores do paciente, de sua família e da equipe multidisciplinar ao lidar com um caso concreto.

Com o avanço das tecnologias e do desenvolvimento científico, os valores – sempre pessoais e subjetivos – tendem a ser escamoteados, quando não assumidos como deletérios ao desenvolvimento da ciência. A validade, nesse contexto, passa a se restringir ao que é calculado, dosado, medido, visto e reproduzível. O que não se enquadrar a esse molde, não receberá o título de ciência, e o que resultado disso é uma desvalorização do que é mais propriamente humano.

Um desdobramento dessa mentalidade na psiquiatria pode ser observado na evolução do *Manual diagnóstico e estatístico de transtornos mentais* (DSM)[12,13]. Para além de suas funções de uso administrativo (fornecer códigos de classificação de transtornos mentais, reunir dados estatísticos de morbidade) e de utilidade prática (por se ter uma única nomenclatura para comunicação entre profissionais e para produções cientificas), pode-se pensá-lo, assim como Zorzanelli[14] nomeia, como um "produto de uma cultura". Isso significa que sua ação não se restringe somente ao território da psiquiatria, nem ao território médico em geral, mas sim de toda uma população, propondo ser uma amostra das ideias médicas vigentes em psiquiatria e, ao mesmo tempo, uma forma de produzir ideias sobre doença, diferença e normalidade.

Formado para categorizar os transtornos psiquiátricos com um intuito científico, é a partir da terceira edição do DSM (década de 1980) que se considera o momento de virada para a chamada psiquiatria biológica. É quando o manual se inspira em uma "pretensão ateórica", dando ainda maior carga à roupagem objetiva e dita científica, no momento em que "médicos e pacientes experimentam seus sintomas das maneiras como são descritos nos scripts nosológicos"[15], perdendo a dimensão experiencial do adoecimento.

Assim, o resultado desse uso superlativo do DSM – e não somente como um manual técnico para fins específicos e limitados, mas também quase como uma "bíblia de transtornos" – é a desintegração entre subjetividade (o que o paciente experiencia) e objetividade (o que se sente, o chamado sintoma), fomentando a dissociação entre o sujeito em seu sofrimento.

Com um caráter ainda mais radical é o projeto *Research Domain Criteria* (RDoC) do National Institute of Mental Health (NIMH). Publicado no blog oficial do instituto (NIMH *Director's Blog*)[16], pouco antes do lançamento do DSM-5 pela American Psychiatric Association (APA), Insel propõe que o RDoC seria uma alternativa ao DSM, já que este é baseado em conjuntos de sintomas clínicos e não em medidas laboratoriais objetivas (como em outras áreas da medicina), não tendo, portanto, validade científica. Entretanto, como bem apontam Zorzanelli, Dalgalarrondo e Banzato[15], essa aposta na objetividade patofisiológica como um valor supremo, eliminando a subjetividade das vivências, traz consigo "o risco do advento de uma estranha psiquiatria sem psique e sem pathos" (p. 328).

Desse modo, pode-se dizer que a ideia de uma psiquiatria baseada em valores não é exatamente "nova". Os valores e as preferências estão sempre permeando as escolhas dos psiquiatras, seja ao estabelecer critérios diagnósticos mais ou menos apoiados em bases biomédicas, seja para a decisão do melhor tratamento num caso individual. Ou seja, não é possível pensar em uma psiquiatria que não seja valorativa.

Assim, a psiquiatria baseada em valores é uma oportuna e necessária proposta de retomar a importância da dimensão subjetiva e valorativa da prática psiquiátrica, revelando-se uma condição *sine qua non* para a prática de uma psiquiatria virtuosa[17], além de permitir repensar de maneira crítica e cuidadosa a psiquiatria contemporânea.

CONSIDERAÇÕES FINAIS

A psiquiatria ocupa um lugar de destaque nesse campo ao trazer à ribalta a dimensão subjetiva de qualquer prática médica. Em outras palavras, toda psiquiatria é valorativa, assim como toda medicina. Isso porque sua característica de zona de fronteira entre as ciências naturais e humanas exige que se mergulhe na complexidade dos fenômenos associados aos transtornos mentais e lance luz à dimensão qualitativa de qualquer processo de adoecimento.

Para aprofundamento

- Castellana GB. O psiquiatra em conflito: fatos, valores e virtudes no dilema das internações involuntárias [tese]. São Paulo: Faculdade de Medicina da Universidade de São Paulo (FMUSP); 2019.
- Fulford KWM, Handa A. Prática baseada em valores em cuidados clínicos: um modelo de treinamento. Trad. Carolina Ribeiro Colombo. No prelo.
- Woodbridge-Dodd K, Fulford KWM. Valores de quem? Manual para prática baseada em valores em saúde mental. Trad. Arthur Maciel Nunes Gonçalves. Londres: The Sainsbury Centre for Mental Health; 2004.

  ⇒ Os três textos em português – uma tese e dois textos traduzidos – dão um bom panorama sobre o assunto com exemplos práticos.

 ### REFERÊNCIAS BIBLIOGRÁFICAS

1. Beauchamp TL, Childress JF. Princípios de ética biomédica. 3. ed. São Paulo: Edições Loyola; 2013.
2. **Fulford KWM. Facts/values: ten principles of values-based medicine. In: Radden J. The philosophy of psychiatry: a companion. Oxford: Oxford University Press; 2004.**
   ⇒ Capítulo que expõe, de forma didática, os princípios da prática baseada em valores.
3. **Fulford KWM, Broome M, Stanghellini G, Thornton T. Looking with both eyes open: fact and value in psychiatric diagnosis? Forum: facts and values in psychiatric diagnosis. World Psychiatry. 2005;4(2):78-86.**
   ⇒ Escrito por referências no assunto, trata do debate entre fatos e valores no diagnóstico psiquiátrico.
4. Fulford KWM, Van Staden CW. Values-based practice: topsy-turvy take-home messages from ordinary language philosophy (and a few next steps). In: Fulford KWM, Morris K, Sadler JZ, Stanghellini G, editors. The Oxford Handbook of Philosophy and Psychiatry. Oxford: Oxford University Press; 2013. p.385-412.
5. Woodbridge-Dodd K, Fulford KWM. Valores de quem? Manual para prática baseada em valores em saúde mental. Trad. Arthur Maciel Nunes Gonçalves. Londres: The Sainsbury Centre for Mental Health; 2004.
6. Petrova M, Dale J, Fulford BK. Values-based practice in primary care: easing the tensions between individual values, ethical principles and best evidence. Br J Gen Pract. 2006;56(530):703-9.
7. **Sadler JZ. Values and psychiatric diagnosis. New York: Oxford University Press; 2005.**
   ⇒ Uma das principais obras sobre o tema dos valores no diagnóstico psiquiátrico.
8. Gonçalves AMN, Dantas CR, Banzato CEM. Values and DSM-5: looking at the debate on attenuated psychosis syndrome. BMC Medical Ethics. 2016;17(7).
9. Castellana GB. O psiquiatra em conflito: fatos, valores e virtudes no dilema das internações involuntárias [tese]. São Paulo: Faculdade de Medicina da Universidade de São Paulo (FMUSP); 2019.
10. Houaiss A, Villar MS. Dicionário Houaiss da língua portuguesa. Rio de Janeiro: Objetiva; 2001.
11. Japiassú H, Marcondes D. Dicionário básico de filosofia. 4. ed. atual. Rio de Janeiro: Zahar; 2006. p.275.

12. Sadler JZ. Recognizing values: a descriptive-causal method for medical/scientific discourses. J Med Philos. 1997;22(6):541-65.
13. Sadler JZ. Diagnosis/antidiagnosis. In: Radden J. The philosophy of psychiatry: a companion. Oxford: Oxford University Press; 2004.
14. **Zorzanelli R. Sobre os DSM's como objetos culturais. In: Zorzanelli R, Bezerra Jr. B, Costa JF. A criação de diagnósticos na psiquiatria moderna. Rio de Janeiro: Garamond Universitária; 2014.**
    ⇨ **O capítulo trata do tema do DSM, mas o livro todo conta com capítulos interessantes e bem escritos sobre o diagnóstico psiquiátrico.**
15. Zorzanelli R, Dalgalarrondo P, Banzato CEM. O projeto Research Domain Criteria e o abandono da tradição psicopatológica. Rev Latinoam Psicopat Fund. 2014;17(2):328-41.
16. Insel T. Transforming diagnosis; 2013. Disponível em: https://www.nimh.nih.gov/about/directors/thomas-insel/blog/2013/transforming-diagnosis.shtml.
17. **Radden J, Sadler JZ. The virtuous psychiatrist: character ethics in psychiatric. Oxford: Oxford University Press; 2010.**
    ⇨ **Livro que trata com densidade das virtudes necessárias para a boa prática psiquiátrica.**
18. Canguilhem G. O normal e o patológico. 6. ed. rev. Rio de Janeiro: Forense Universitária; 2011.

18

A nova psiquiatria frente à ética médica e à bioética

Claudio Cohen
Mauro Aranha de Lima

Sumário

Introdução
Da ética médica à bioética
A nova psiquiatria frente à bioética
Doença crônica
Comorbidades
O terceiro interferindo na relação psiquiatra-paciente
Influências religiosas na saúde mental
Confidencialidade
Cuidados paliativos
Adolescentes
e-saúde (e-health)
Medicina genômica
O futuro da psiquiatria
Considerações finais
Referências bibliográficas

Pontos-chave

- Diferenciar ética de moral e saber o que é bioética.
- Aprender a articular a ética médica com a bioética.
- Entender algumas questões éticas sobre o futuro da psiquiatria frente às novas tecnologias, como o e-saúde e a genômica.
- Entender os conflitos sobre a responsabilidade da inserção de um terceiro na relação psiquiatra-paciente.
- Conhecer os limites da confidencialidade como uma questão fundamental no atendimento do indivíduo portador de um transtorno mental.

INTRODUÇÃO

A Associação Médica Mundial (AMM), no prólogo do *Manual de Ética Médica* de 2009, define:

> Moralidade é a dimensão de valor da tomada de decisão e do comportamento. A linguagem da moralidade inclui substantivos como "direitos", "responsabilidades" e "virtudes" e adjetivos como "bom" e "mau", "certo" e "errado", "justo" e "injusto". De acordo com essas definições, a ética é principalmente uma questão de saber, enquanto a moralidade é fazer. Sua estreita relação consiste na preocupação da ética em fornecer critérios racionais para que as pessoas decidam ou se comportem de determinada maneira, e não de outra. Como a ética aborda todos os aspectos do comportamento humano e da tomada de decisão, é um assunto de estudo muito extenso e complexo, com muitos ramos e subdivisões ... A ética médica está intimamente relacionada à bioética, mas não é idêntica[1].

Esta definição da AMM se faz necessária em decorrência da revolução científica ocorrida a partir da segunda metade do século XX, que levou a uma revisão dos valores éticos e morais da nossa sociedade. Frente a esse período científico, novos paradigmas foram levantados, por exemplo, a indústria farmacêutica mudou seu padrão de atuação criando conflitos de interesses com os pesquisadores, estabeleceu-se uma relação diferente entre os médicos e as indústrias farmacêuticas. A pílula anticoncepcional revolucionou a vida sexual e social das pessoas, possibilitando a emergência de uma bioética feminista que permitiu a autonomia das mulheres, separando-se definitivamente o que viria a ser a sexualidade como prazer, diferente das finalidades de procriação e preservação da espécie. A possibilidade técnica dos transplantes de órgãos e tecidos modificou a definição tradicional da morte como parada cardiorrespiratória, originando o conceito de morte encefálica, ainda de difícil assimilação cultural. Os transgênicos possibilitaram a produção de novas espécies e alimentos que antes só a natureza poderia produzir, permitindo-nos sair do processo da evolução da seleção natural para uma seleção artificial conduzida pelo ser humano. A biotecnologia, por meio do projeto genoma e toda a questão da genômica, traz o problema das células-tronco embrionárias questionando quando se dá o início da vida ou ainda o que fazer com esta vida e, finalmente, a nanotecnologia e as células sintéticas nos trazem um admirável mundo novo e uma nova visão do mundo.

Uma das consequências dessa evolução científica é que entramos em um período denominado de medicalização da vida, e que nos trouxe algumas questões: qual será o custo da saúde para a o estado e qual será a melhor política para a aplicação das ciências da saúde? O que é ser saudável para cada indivíduo? Quais serão as novas ciências da saúde e qual será o futuro da psiquiatria? Porém, apesar desse desenvolvimento científico, em 2000, nos Estados Unidos, uma pesquisa mostrou que ocorreram 12.000 mortes em cirurgias desnecessárias, 7.000 mortes por erros de medicação em hospitais, 20.000 mortes por outros erros hospitalares, 80.000 mortes por infecções hospitalares e 106.000 mortes por efeitos colaterais dos medicamentos (iatrogenia)[2].

DA ÉTICA MÉDICA À BIOÉTICA

Se fizermos uma revisão histórica do que vem a ser a ética, como uma avaliação do comportamento individual e social da pessoa, ela é seguramente anterior aos gregos. Porém, devemos a este povo o fato de tê-la nomeado como um ramo da filosofia e analisado desde esse prisma. Desse modo, podemos acreditar que desde os nossos primeiros ancestrais já havia uma ética, não estruturada filosoficamente, mas que apontava o limite nas relações humanas. Assim como já existiam leis morais apuradas por uma determinada cultura e transmitidas verbalmente, que regulamentavam o comportamento desse povo, mesmo antes que fossem criados os códigos escritos. Como já exposto, a AMM fez questão de diferenciar a ética da moral, porém é preciso destacar algumas outras diferenças.

Geralmente, julgamos as pessoas pelas suas atitudes que são a expressão de uma somatória dos seus valores, tendo-se dificuldade em diferenciar etiqueta, ética e moral. Por um lado, a moral está condicionada a três pressupostos: valores culturais (aceitos por uma determinada sociedade), que se tornam leis (que serão impostas pelo grupo que detém o poder), e cuja transgressão implicará em um castigo. Por outro lado, a ética vincula-se a outros três pré-requisitos: a percepção de conflitos de valores que o indivíduo possa ter frente a um determinado fato (consciência reflexiva das contradições humanas), saber que tem a possibilidade de exercer a sua autonomia para optar entre valores concorrentes na deliberação de ações (competência para articular os sentimentos com a razão) e ser coerente com a tomada de decisão (uma vinculação responsável entre pensamento, ação e suas consequências), implicando em assunção de responsabilidade [3].

Deve-se entender a etiqueta sob dois aspectos diferentes: o primeiro é um conjunto de regras e de normas sociais da boa educação, como a de ser "politicamente correto", e o segundo se caracteriza por ser usado como um rótulo para identificar, informar e permitir a identificação do objeto moral (a coisa que o ato realiza mediante as normas), permitindo-nos a materialização do objeto moral, isoladamente ou de forma múltipla quando as etiquetas se ligam formando um conjunto de regras, como ocorre nos códigos (Penal, Civil, de Ética Profissional, etc.)[3].

Já a bioética se baseia em uma análise ética e moral dos valores humanos frente às práticas que envolvem a vida e a saúde, sendo um dos tantos fenômenos culturais criados pela civilização. A bioética tem como objetivo lidar com os novos paradigmas advindos da revolução técnica e científica, a partir do século passado, e a crise de valores advinda das transformações sociais profundas que também ocorreram nesse período. Portanto, a bioética é um fenômeno criado e instituído pela nossa civilização globalizada, tendo-se tornado um acontecimento transformador da sociedade, pois se universalizou rapidamente fazendo com que filósofos, cientistas, religiosos, profissionais, enfim, a sociedade como um todo pudessem pensar e repensar os valores humanos nas ciências da vida.

A dimensão dessa revolução cultural, proporcionada pela bioética e a ética médica, pode ser avaliada por meio da análise bibliométrica realizada entre 1974 e 2004, na qual se observou que foram publicados 101.153 trabalhos em revistas indexadas ao Medline a respeito de ética médica ou bioética, sem contar os livros ou debates a respeito do assunto[4].

Outra evidência da importância da bioética pode ser ressaltada pela promulgação da Declaração Universal sobre Bioética e Direitos Humanos[5]. Esta declaração emergiu da tomada de consciência da capacidade única que os seres humanos possuem de refletir sobre sua própria existência e sobre a sua interação com a sociedade e o meio ambiente: percebemos as injustiças; temos dificuldades em evitar o perigo; de assumir responsabilidades; de buscar cooperações; de demonstrar o sentido moral da nossa sociedade e de expressar os princípios éticos que nos orientam.

Entretanto, se examinarmos a história da humanidade, poderemos observar que o ser humano tende a repetir suas atitudes, não reformulando valores mediante a experiência, como nas guerras, nas conquistas, na curiosidade, nas catástrofes naturais, no aniquilamento do meio ambiente, etc. Outra constante da humanidade é que quase sempre se tem uma visão pessimista do futuro: faltarão alimentos, ocorrerá uma superpopulação ou, frente às mudanças climáticas, ocorrerá o aquecimento global e a extinção da nossa espécie. Porém mesmo com essa visão desastrosa, Einstein observou: "não há nada que seja maior evidência de insanidade do que fazer a mesma coisa dia após dia e esperar resultados diferentes". Uma tentativa de explicar esse nosso comportamento foi dado por Freud quando introduziu o conceito de pulsão de morte, dizendo que se nós não estivermos atentos, tenderemos a repetir os mesmos atos, e dele geralmente aprendemos muito pouco, o que denominou de "compulsão à repetição"[6].

Frente a essa revolução da humanidade e ao futuro sombrio proposto por muitas pessoas, surge a bioética, que nós qualificamos de bioética das relações[7]. Ela propõe um exame do comportamento humano frente aos conflitos existentes entre os sujeitos e as novas possibilidades que o conhecimento nos traz. A partir da observação dessas diferenças é que devemos pensar nos possíveis debates que surgem entre a própria ética e a ética do outro, o que nos permitirá pensar e transformar nosso comportamento e nossas posições.

O fundamento do respeito aos próprios princípios e o respeito aos outros surge da liberdade e responsabilidade dos indivíduos em observar as diferentes éticas, que deveriam ser meditadas para que se pudesse construir confluências e consensos. Quando há negociações ou assimilações das diferenças no grupo social, de forma tolerante e democrática, as confluências e os consensos apontam para a materialização das normas sociais justas.

Portanto, a bioética das relações emerge da percepção simbólica da existência do outro (sujeito ou objeto), dos conflitos que esta agudeza de observação pode nos causar e da necessidade de nos relacionarmos com as diferenças, e nos permitirá respeitar a nossa autonomia e decisão, mesmo sabendo que as consequências dos nossos atos (ação ou omissão) sempre serão responsabilizadas pela sociedade[7].

Consideramos que uma das grandes conquistas da bioética foi o constante respeito à autonomia e ao reconhecimento da liberdade individual, o que permitiu ao indivíduo determinar-se e tomar decisões segundo seu próprio projeto de vida mesmo quando ele divirja daqueles projetos dominantes pelos povos ou daqueles aceitos pelos profissionais de saúde.

Observamos que os bioeticistas mostraram até o momento a possibilidade de se refletir qualitativamente a respeito dos modernos desafios e dos limites do ser humano, porém, frequentemente, as discussões de bioética se dão em torno dos grandes casos de bioética[8], aqueles de grande repercussão científica ou jurídica que são divulgados pela imprensa, por exemplo, pesquisa com células-tronco embrionárias, a aceitação da eutanásia ou da ortotanásia, a quebra de patentes de medicamentos, as questões éticas sobre o aquecimento global, etc.

Por outro lado, se analisarmos o panorama evolutivo geral das publicações científicas de bioética utilizando a base de dados da Medline, observaremos que algumas questões variam no tempo. Por exemplo, houve um decréscimo muito grande de publicações a respeito do aborto induzido, mas nem por isso podemos dizer que as questões éticas a ele pertinentes estejam resolvidas. No entanto, houve um aumento enorme das publicações a respeito de bioética e conflito de interesse nos últimos 40 anos. Isto nos permite pensar que nos anos 1970 o conflito de interesse era pouco valorizado ou existia dificuldade em observá-lo, por exemplo, na pesquisa clínica. Uma terceira observação surge quando verificamos que as publicações referentes ao ensino da ética médica e da bioética têm se mantido constantes no tempo, sinalizando o quão importante elas são independentes do momento político, econômico, jurídico ou religioso[4].

Outra forma de qualificar a bioética é por meio da chamada bioética clínica, que na prática se dá por meio das discussões realizadas nas comissões institucionais de bioética e tem a ver com a reflexão para encontrar a melhor solução possível para o exercício ético do profissional[9]. Esta ponderação se dá pela identificação, pela avaliação e pela resolução das questões éticas e morais que podem surgir frente ao cuidado singular de um indivíduo que adoeceu, ou frente a instituição quando existe algum tipo de conflito ético, por exemplo, entre os profissionais ou destes e gestores frente à alocação de recursos.

A NOVA PSIQUIATRIA FRENTE À BIOÉTICA

Sabemos que existe uma tentativa de pensar em uma bioética global, que poderá ajudar a todos os seres humanos, por exemplo, nas decisões ante a epidemia de síndrome respiratória aguda grave (SARS) ou do novo corona vírus (Covid-19), assim como em outras doenças infectocontagiosas, como a Aids (síndrome da imunodeficiência adquirida), e na fragilidade de todos os seres humanos diante de um mundo globalizado, mas vulnerável como um todo ao agente etiológico da doença. Isso traz à tona a necessidade de um trabalho educativo extensivo, deixando-se de lado particularidades políticas, sociais, culturais ou econômicas, uma vez que o risco é tanto individual quanto mundial[10].

Os avanços científicos permitem um rápido conhecimento sobre os agentes infecciosos, as formas de contágio e a proteção, porém, do ponto de vista bioético, os meios pelos quais estes atos foram realizados, ainda que no interesse coletivo para a preservação da saúde das pessoas, nem sempre a própria Organização Mundial da Saúde (OMS) deu atenção aos limites de atuação dos profissionais da área de saúde, que em muitos casos foram incentivados a desrespeitar os princípios humanitários relativos à autonomia e à liberdade dos indivíduos.

Ações de governos como o da China, do Canadá e do Vietnã devem ser analisadas, assim como medidas como a quarentena e suas indicações, levando em conta, além da cultura local, os direitos individuais face ao interesse coletivo, de forma a haver o melhor equilíbrio possível. Este mesmo princípio também vale para analisar a função social do médico que na atualidade está sobremaneira questionada. Outra questão é a de se avaliar as influências políticas partidárias sobre órgãos mundiais, como a OMS, que também devem ser revistas[11]. Passaremos agora a analisar alguns conflitos éticos emergentes da nova psiquiatria mediante nossas posições conceituais até aqui expostas.

DOENÇA CRÔNICA

A doença crônica é um desafio frente à compreensão dos fins da medicina tradicional, ela exige um cuidado particular e uma reflexão frente à natureza da relação médico-paciente e aos princípios éticos e as normas morais que regem a saúde. A doença crônica desafia os limites e as fronteiras do tratar e do cuidar, frente às expectativas do dever médico, dos deveres dos familiares face aos seus enfermos, como aqueles que têm um diagnóstico de um transtorno mental crônico e incapacitante, como algumas evoluções clínicas de esquizofrenia, dos retardos mentais, e dos transtornos do desenvolvimento. A doença crônica e incapacitante desafia também a compreensão de justiça social frente aos diferentes tipos de cuidados de saúde e as obrigações do Estado.

Outras questões éticas surgem com as doenças crônicas no idoso, pois elas têm um custo muito maior do que as das crianças ou dos adultos, e cada vez mais este custo frente às doenças crônicas será proporcional ao aumento da população de idosos, assim como já ocorre na sociedade face ao fenômeno do *elderly boom*, pois a sociedade não está preparada para lidar com os idosos doentes e economicamente inativos, frente ao encarecimento crescente das tecnologias médicas. Os direitos do doente, sua vulnerabilidade ou mesmo a autonomia e seus interesses próprios são perspectivas que desafiam os discursos moral, ético, social e político do respeito aos direitos humanos individuais face ao interesse da coletividade[12].

Os direitos dos doentes, a autonomia e os seus interesses são a perspectiva individualista por trás de boa parte do discurso moral, ético, social e político que se exterioriza na sua aplicação às doenças crônicas e aos cuidados do doente crônico, ensejado, entre outras, a discussão do suicídio assistido nas doenças terminais.

Frente às formas multifacetadas que afetam a valorização do indivíduo, é necessário ter uma melhor compreensão do significado humano e social do indivíduo portador de doença crônica. Portanto, devemos rever o significado e a função da rede familiar e social em relação à pessoa com doença crônica. Por outro lado, também devemos rever todo o sistema de cuidados de saúde em uma direção a políticas públicas, reavaliar o sistema de previdência social e buscar uma nova perspectiva moral para ajudar a informar sobre os objetivos apropriados de cuidados crônicos.

COMORBIDADES

As comorbidades se caracterizam pela coexistência de transtornos ou doenças, em uma mesma pessoa, e não apenas de sintomas diferentes.

Duas questões são relevantes:

- A gestão médica das comorbidades é o elemento central no tratamento apropriado dos pacientes. As comorbidades não só afetam a qualidade de vida dos indivíduos doentes, mas também podem afetar a qualidade de vida dos seus cuidadores.
- Frente à pesquisa que testa a eficácia de novos tratamentos experimentais, a gestão das comorbidades tem o potencial de fornecer benefícios diretos para os participantes individuais. Diabetes e hipertensão arterial são comorbidades crônicas que desaguam em insuficiência cardíaca congestiva e várias outras complicações, levando-se ao risco de polifarmacoterapia e de interações iatrogênicas.

Diante de um paciente portador de comorbidades, devemos rever a relação médico-paciente como o alicerce que gera todas as outras questões éticas; observar cuidadosamente a relação entre risco/benefício para o paciente, como: o custo financeiro/benefício das medicações prescritas, risco de efeitos colaterais e interações medicamentosas adversas/benefício. A

própria investigação clínica em psicoterapia, quando existir a coexistência de transtornos mentais é um desafio ainda não superado pela bioética tradicional.

Finalmente, deveríamos nos questionar na gestão das comorbidades médicas e interdisciplinares quem é o médico ou profissional que gerencia o tratamento. Neste sentido, o nosso Código de Ética Médica (CEM)[13], em seus princípios XVII e XVIII, orienta respectivamente que " As relações do médico com os demais profissionais deveriam basear-se no respeito mútuo, na liberdade e na independência de cada um, buscando sempre o interesse e o bem-estar do paciente" e "O médico terá, para com os colegas, respeito, consideração e solidariedade, sem se eximir de denunciar atos que contrariem os postulados éticos".

O TERCEIRO INTERFERINDO NA RELAÇÃO PSIQUIATRA-PACIENTE

Normalmente, quando se fala em responsabilidade profissional, como ocorre na relação médico-paciente, subentende-se um contrato e a existência de duas partes com interesses complementares. O Código de Defesa do Consumidor traz o paciente como hipossuficiente na relação contratual, tratado como consumidor-equiparado. Já o Código Civil, considera se o dano havido decorreu de erro médico . Neste sentido o Código do Consumidor vê o ato médico como fim e não como meio, vulnerabilizando o ato médico, ao não considerar a complexidade dos cuidados em saúde e da multifatorialidade na evolução das doenças.

Por sua vez o CEM, em seu princípio X, reza que: "o trabalho do médico não pode ser explorado por terceiros com objetivos de lucro, finalidade política ou religiosa". Desta posição devemos entender que o médico não pode e nem deve aceitar a ingerência de terceiros na relação médico-paciente, em detrimento ou sem autorização do paciente devendo entender-se que essa intervenção pode ser de qualquer gênero

Dentre esses terceiros também podem ser considerados a indústria farmacêutica, os planos de saúde e a pesquisa médica. Diante deles, devemos nos perguntar: para eles, quem é o verdadeiro cliente: o médico que prescreve ou o paciente a quem se prescreve? Será que a finalidade deles é a mesma da do médico? Os fins de terceiros pode ser incompatível com os fins do paciente?

Por exemplo, entre 1995 e 2002, a indústria farmacêutica foi o setor de maior rentabilidade dos Estados Unidos. Neste caso, será que o setor está preocupado com o paciente ou está preocupado com a rentabilidade? Não se trata de juízo negativo, mas apenas sinalizar qual é o objetivo final da indústria, ou mesmo o de nos questionarmos como médicos que por vezes irreflexivamente acolhemos tratamentos convencionais em detrimento daqueles menos convencionais, como também existem questões frente aos planos de saúde, pois estes somente pagam pelos serviços prestados pelo profissional quando o médico informa o diagnóstico e o procedimento efetuado, em detrimento do segredo médico, principalmente sabendo que os transtornos mentais quase sempre são estigmatizados pela comunidade. Frente à pesquisa, ainda é pouco avaliada a identidade e os propósitos do pesquisador: para observarmos este fenômeno devemos entender, em primeiro lugar, se ele é o médico responsável pelo tratamento ou se ele é também o pesquisador responsável pela pesquisa, não devendo, portanto, exercer as duas funções ao mesmo tempo, pois haveria um potencial conflito de interesses; por outro lado, devemos levar em consideração que ele nem sempre é o idealizador da pesquisa, tendo apenas o papel intermediário entre a indústria que sintetizou a droga e o sujeito da pesquisa.

INFLUÊNCIAS RELIGIOSAS NA SAÚDE MENTAL

As tradições religiosas interagem com culturas específicas, e cada religião é a tradição de cada cultura, têm algo diferente a oferecer ao discurso ético. Aproximadamente 85,7% da população mundial se identifica com alguma tradição religiosa (11,92% como não religiosos; 2,35% como agnósticos). Para compreender um paciente e para participar nos cuidados de pessoa como um todo, é necessário pelo menos alguns conhecimentos básicos da religião da pessoa.

Seguramente existe uma enorme influência das religiões tanto para os psiquiatras quanto para os seus pacientes, porém, muitas vezes, não são respeitadas ou são negadas, e nem levadas em conta. Se uma pessoa que pertença às testemunhas de Jeová pode não ser considerada frente à transfusão de sangue, outras questões menos emblemáticas também podem ser subestimadas porque cada uma das religiões tem sua cosmologia, ontologia, epistemologia, estética e ética próprias.

Devemos entender que as tradições religiosas não são unívocas, sempre haverá diferentes correntes de expressão, que as religiões e as culturas se interpenetram mutuamente, as vezes alternativamente e outras inseparáveis e que as expressões das tradições religiosas, muitas vezes, vigem em um *continuum* ao longo do tempo: conservadores (ou ultraconservadores), liberais, os tradicionais progressivos, fundamentalistas, etc. Elas não se limitam a crenças e práticas religiosas, mas também interagem com os contextos culturais ou políticos vigentes. Algumas vezes, o médico respeita uma religião e não outras, porque estas, no momento vigente de conhecimentos e práticas predominantes, prescrevem heterodoxias que lhe ultrapassam o limite do aceitável, ou mesmo do pensável, como ocorre, a título de exemplo, para um psiquiatra acadêmico frente ao culto do Santo Daime e o uso do alucinógeno ayahuasca em rituais litúrgicos.

Segundo Marsha D Fowler, a religião pode misturar-se com a religião civil: por exemplo, sociologicamente, a religião civil é a "religião do povo" de uma nação e sua cultura política. Políticos podem incluir religiões civis e rituais de expressões especificamente ligadas ao patriotismo, como aquele que se evoca na expressão "Deus abençoe a América". Por outro lado a autora salienta que a religião pode encontrar sua expressão em formas que são sublimes, mas que também podem ser tóxicas, como vemos nas guerras religiosas passadas e atuais; a religião, ainda que calcada no sublime, pode referendar o colonialismo, a repressão das culturas, a opressão dos povos e a morte de pessoas inocentes[14].

CONFIDENCIALIDADE

O que caracteriza o segredo é que ele é um acordo tácito entre pessoas, que está baseado na confiança e deve ser mantido em privacidade.

A garantia da preservação do segredo das informações, além de ser uma obrigação legal contida no Código Penal e na maioria dos códigos de ética profissional, é um dever *prima facie* de todos os profissionais e das instituições. Porém, este dever, que é uma obrigação a ser cumprida, pode entrar em conflito com outro dever igual ou de maior porte, como o dever legal.

O nosso Código de Ética Médica diz ser vedado ao médico: "art. 73. Revelar fato de que tenha conhecimento em virtude do exercício de sua profissão, salvo por motivo justo, dever legal ou consentimento, por escrito, do paciente".

Portanto, o segredo absoluto proposto por Hipócrates, que se caracterizou por ser uma atitude paternalista pelo meio de uma beneficência e não maleficência ao paciente, foi substituído por um segredo relativo que se caracteriza por ser um dever e uma obrigação que se deve cumprir, a menos que conflite com outro dever igual ou de maior porte caracterizado por um bem maior ou justiça social.

Frente ao tema da confidencialidade, devem ser observados os aspectos éticos da confidencialidade dentro das novas tecnologias reprodutivas, ética frente ao segredo com os adolescentes, o segredo de quem doou órgãos para transplantes, e na ética da prática institucional diferenciar o público do privado, a confidencialidade dos comitês de bioética e da divulgação dos prontuários.

O que caracteriza a quebra do segredo profissional é a revelação de um segredo, de que se tenha tido conhecimento em razão de função, ofício, ministério ou profissão e que, em não existindo nenhuma causa justa ou dever legal para fazê-lo, haja, ou não a intenção de causar dano a outrem.

CUIDADOS PALIATIVOS

Os cuidados paliativos, segundo a OMS (2002), têm por finalidade a pessoa e não a doença ou o órgão, oferecendo sistema de apoio para os pacientes viverem ativamente até a morte. Melhoram a qualidade de vida do paciente e de seus familiares, diante de uma doença que ameaça a vida, por meio da prevenção, do alívio de sofrimento, identificação precoce, avaliação adequada e tratamento da dor. Eles se valem de uma abordagem multiprofissional para atender pacientes e familiares e podem influenciar positivamente o curso da doença e inclusive do luto.

Um grande estudo epidemiológico sobre os cuidados paliativos realizado com 10.000 pacientes graves internados em cinco dos principais hospitais dos EUA revelou dados preocupantes sobre a comunicação entre pacientes e/ou familiares e que a equipe foi precária quando se tratou de informar sobre o final da vida e os cuidados para o paciente; outra questão foi a de que o custo do tratamento dilapidou o patrimônio das famílias, mas, mesmo assim, 50% dos pacientes sofreram de dor moderada a intensa, nos últimos três dias de vida[15].

Quanto aos cuidados paliativos, as questões bioéticas que podem surgir são se a pessoa tem o direito e a autonomia para decidir sobre sua própria morte, buscando sua dignidade. Os profissionais de saúde, que têm o dever de cuidar das necessidades e do sofrimento dos pacientes, podem atender, com restrições caso a caso, a um pedido de uma morte digna, desde que não a provoquem ativamente. O médico pode interromper tratamentos que têm como objetivo apenas o prolongamento da vida sem a garantia da qualidade de vida do seu paciente, como na fase evolutiva final de determinados transtornos na demência de Alzheimer, em diretivas antecipadas de vontade quando este paciente ainda tinha capacidade e discernimento para deliberar sobre si próprio.

O nosso CEM, em seu princípio fundamental nº XXII, dispõe que "nas situações clínicas irreversíveis e terminais, o médico evitará a realização de procedimentos diagnósticos e terapêuticos desnecessários e propiciará aos pacientes sob sua atenção todos os cuidados paliativos apropriados".

ADOLESCENTES

Os adolescentes são considerados importantes dentro da questão de bioética. Pediatras e bioeticistas declaram que eles são pessoas como todos, portanto devem ser autorizados a fazer suas próprias escolhas, especialmente no que diz respeito à participação na investigação e na recusa do tratamento. Porém, o seu julgamento em situações reais parece ser muito diferente dos adultos, por esse motivo o consentimento pós-esclarecido deve ser muito claro para que ele possa apreciar esta diferença, pois eles tendem a se comportar como se fossem imunes a danos (como super-heróis). O cerne da questão é saber se as escolhas deles devem ter a mesma adesão que damos às decisões de adulto. Para clarificar o exposto, algumas questões de bioética relacionadas às crianças e aos adolescentes:

- Os adolescentes possuem capacidade suficiente para tomar decisões sobre sua própria saúde?
- É permitido ao adolescente tomar alguma decisão de saúde sem o envolvimento de um dos pais?
- Quais são os limites do sigilo quando se trata de pacientes adolescentes?
- Como devem os prestadores de cuidados de saúde responder aos pedidos dos pais sobre as informações diagnósticas de um paciente adolescente?
- Frente a ideias suicidas ou do uso de drogas pelo adolescente, o médico sempre deverá revelar aos pais?
- Os adolescentes com transtornos alimentares têm uma condição que afeta sua capacidade de tomada de decisão, diferente da dos adultos com esse mesmo transtorno mental?
- Como um profissional de saúde deve responder ao pedido de um pai para um teste de drogas para adolescentes?

- Os adolescentes podem ser autorizados a participar na investigação, sem a permissão de seus pais?
- É exigida a autorização dos pais para a administração da vacina contra o HPV?

Problemas relacionados à adolescência, como corporeidade, sexualidade, saúde e educação, sublinham a necessidade de considerá-los a partir de uma perspectiva bioética. E aqui se vê, claramente, que a decisão do médico frente a um problema que se delineia como ético há de envolver mais a reflexão cuidadosa e partilhada com seu paciente das particularidades envolvidas no caso singular do que a obediência automática e irrefletida a valores ou normas da sociedade ou cultura ali vigentes.

E-SAÚDE (*E-HEALTH*)

O e-saúde é um campo emergente na intersecção da informática médica e da saúde pública e empresarial. Ela inclui os serviços de saúde e informações sobre saúde entregue ou reforçada por meio da internet e tecnologias relacionadas. O e-saúde pode capacitar os leigos para se tornarem "saúde-alfabetizados" e a "saúde-responsáveis", podendo fazer escolhas informadas sobre estilo e qualidade de vida, no entanto o e-saúde já mudou os sistemas estabelecidos, como os locais de saúde e de assistência aos doentes e a própria relação médico-paciente.

É importante observar as questões de bioética relacionadas ao e-saúde, tais como: a venda de psicofármacos, produtos e serviços de saúde *online*, por exemplo, alguns pacientes já vêm com o seu diagnóstico e possível tratamento que eles consideram ideal para o seu transtorno mental; outra questão é a do envio de exames e prontuários médicos e das orientações para os cuidados de saúde *cyber* e as consultas psiquiátricas e as orientações em saúde mental pelo *cyber*.

O CEM diz no art. XXI: "No processo de tomada de decisões profissionais, de acordo com seus ditames de consciência e as previsões legais, o médico aceitará as escolhas de seus pacientes, relativas aos procedimentos diagnósticos e terapêuticos por eles expressos, desde que adequadas ao caso e cientificamente reconhecidas".

MEDICINA GENÔMICA

A medicina genômica se caracteriza por ser uma medicina preditiva, preventiva, personalizada e participativa.

Porém, frente à utilização para pesquisa de células tronco embrionárias, por exemplo, para o tratamento do mal de Parkinson, cientificamente podemos dizer que a utilização de células tronco embrionárias em pesquisa traz mais vantagens do que a utilização de células tronco adultas, mas a sua utilização está proibida. Por outro lado, temos as desvantagens da necessidade de embriões ou bancos de sangue de cordão umbilical e placentário (voluntárias, custos, acesso), o que envolveria obrigatoriamente a destruição de embriões que não possam ser utilizados em doenças genéticas.

Eticamente, pode-se questionar o fato de não se estar permitindo a formação de embriões verdadeiros, além de criar uma vida para salvar outra; de estar fomentando um comércio de células germinativas e estímulo à utilização de embriões para pesquisa.

Outras questões podem surgir, por exemplo, sobre quando permitiremos a clonagem, ou o que fazer com as espécies transgênicas, quando criar novas espécies transgênicas, quais métodos são éticos para a manipulação e a criação de espécies transgênicas?

O CEM, diz ser vedado ao médico:

> Art. 15. Descumprir legislação específica nos casos de transplantes de órgãos ou de tecidos, esterilização, fecundação artificial, abortamento, manipulação ou terapia genética.
>
> § 1º No caso de procriação medicamente assistida, a fertilização não deve conduzir sistematicamente à ocorrência de embriões supranumerários.
>
> § 2º O médico não deve realizar a procriação medicamente assistida com nenhum dos seguintes objetivos:
>
> I – Criar seres humanos geneticamente modificados;
>
> II – Criar embriões para investigação;
>
> III – Criar embriões com finalidades de escolha de sexo, eugenia ou para originar híbridos ou quimeras.
>
> § 3º Praticar procedimento de procriação medicamente assistida sem que os participantes estejam de inteiro acordo e devidamente esclarecidos sobre o mesmo.

Porém, serão essas pesquisas que nos permitirão tratar algumas doenças transmitidas geneticamente, além de poder produzir medicamentos individualizados para cada portador de um transtorno mental.

O FUTURO DA PSIQUIATRIA

A psiquiatria certamente está fazendo avanços na exploração do cérebro e nas tecnologias genéticas, mas está longe de ser evidente que estes avanços trarão benefícios clínicos. Por outro lado, devemos levar em conta que a psiquiatria trabalha com um conceito (relativo ao comprometimento do bem-estar mental) em constante evolução e que tem, historicamente, exibido distintos significados tanto para o médico como para cada um dos diferentes setores da sociedade: loucura, doença mental, transtorno mental e sofrimento psíquico.

O conceito de psiquiatria científica, a partir de Philippe Pinel, Kraepelin e Eugen Bleuler, teve diferentes significados conforme os valores de cada época, com diferentes perspectivas quanto à origem do transtorno mental, assim como quanto ao seu tratamento, à maior ou menor aceitação da inserção social de seus enfermos: período de custódia, a partir de 1798 (ética paternalista: naturalismo, utilitarismo); período da terapia, a partir de 1930 (ética positivista: pragmatismo, intuicionismo); período de saúde mental, a partir de 1950 (bioética: autonomia, beneficência e justiça, com privacidade e consentimento); e, atualmente, período da neurociência, que advém da chamada "década do cérebro", a partir de 1990 (bioética fortemente

naturalizada: redução ou eliminação dos sintomas, eficiência plena dos tratamentos). É claro que um dado período não exclui totalmente o período anterior, em alguns casos, aperfeiçoa-o, em outros, complementa-o. A psiquiatria inclui a avaliação, o tratamento e a prevenção de disfunções cerebrais complexas, tais como depressão, transtorno bipolar, transtornos de ansiedade, esquizofrenia, transtornos do desenvolvimento (como o autismo), e doenças neurodegenerativas (como a demência de Alzheimer). Sua missão principal é prevenir e aliviar o sofrimento e os prejuízos causados por essas doenças, que representam uma parte substancial da carga global de doenças relacionadas com comorbidades, cronicidade e incapacidade, que assolam aqueles que delas padecem.

Atualmente, alguns neurocientistas consideram a psiquiatria como uma prática que está fundamentada em neurociência clínica. Sua principal missão, agora e no futuro, está e estará mais bem servida nesse contexto de primazia da investigação biológica, pois os avanços na avaliação, no tratamento e na prevenção das desordens do cérebro serão mais factíveis a partir de estudos de etiologia e fisiopatologia baseados em neurociência clínica e métodos translacionais de pesquisa. Para isso, devemos obter e assegurar a sua relevância para a saúde pública e alargar a sua influência no futuro: a psiquiatria como uma ponte entre a neurociência básica e os serviços de saúde, propugnando que os resultados daquela sejam convertidos em tratamentos disponíveis nestes últimos.

Em 1987, DETRE[16] fez três previsões sobre o futuro da psiquiatria, as quais já se tornaram realidade:

- O uso promíscuo da psiquiatria em um presente e em um futuro pleno de problemas que não são biomédicos e que não estão diretamente relacionados ao indivíduo; os pacientes ou suas famílias esperam da especialidade e dela fazem o que ela não deve ser: uma proposta de solução para os males sociais.
- A implantação da burocracia, por meio da rotinização de tarefas clínicas complexas e que tem resultado em uma descentralização nem sempre recomendável, contratando-se profissionais de um nível não capacitado para assumir responsabilidades que antes eram da competência dos médicos.
- Os conhecimentos novos sobre o cérebro e a mente se tornarão obrigatórios para que a psiquiatria e a neurologia estreitem seu relacionamento, permitindo que garantam, em um interesse mútuo, a vida e o futuro de ambos.

Para alguns autores, estratégias para preservar a psiquiatria incluiriam, porém, novos enfoques da mesma, ainda que o reforço da relação entre psiquiatria e neurologia seja fundamental. A missão da psiquiatria estaria sustentada pela formação multidisciplinar (seja na investigação básica, seja na investigação clínica); pelo fortalecimento e pela ampliação de sua infraestrutura acadêmica; e pela reorganização e refinanciamento de serviços de saúde mental, tanto para a intervenção preventiva e de baixo custo, assim como para o gerenciamento de doenças crônicas.

Entendem esses autores que a psiquiatria enquanto neurociência clínica deva reforçar suas parcerias com as disciplinas de saúde pública (incluindo a epidemiologia), com o conjunto das ciências do comportamento e com a economia da saúde[17].

A psiquiatria fez uma grande contribuição ao introduzir os ensaios clínicos controlados no estudo da mente. Mas psiquiatras, sem dúvida, precisam de mais, e não de menos, filosofia, psicologia e sociologia dentro da grade disciplinar. É difícil fazer prosperar esse apelo para a integração extensiva de disciplinas na investigação e na prática clínica, em um mundo cada vez mais hiperespecializado, mas o que se está dizendo, essencialmente, é que, a revitalização das referências tradicionais da psiquiatria robustecerá ainda mais suas relações com o resto da medicina, dando-se a ela, psiquiatria, a relevância que merece como instrumento para prevenir doenças, prolongar a vida com dignidade, promover a saúde das pessoas em uma concepção o mais ampla possível do que seja saúde e somente assim pode-se aspirar a que ela sobreviva como disciplina no futuro. Se a ênfase do artigo de Reynolds e seus colegas, referido anteriormente, recai sobre o triunfo da neurociência e da mercantilização da Psiquiatria enquanto disciplina, pode-se pensar que a multiplicidade das habilidades clínicas do psiquiatra deva ser amplamente estimulada. A psiquiatria não sobreviverá se não for capaz de escapar ou superar a falha fundamental que se encontra em sua própria fundação, no solo mesmo da filosofia moderna e iluminista, ou seja, a divisão arbitrária e equivocada entre cérebro e mente.

CONSIDERAÇÕES FINAIS

A bioética surgiu no século XX como uma proposta de integração do ser humano à natureza. A crescente complexidade das intervenções científicas, especialmente na área da saúde, provocou uma reflexão sobre essas questões. A evolução humana traz para a sociedade novos valores e novas questões (como a quem pertence a própria vida? Ao próprio indivíduo? À sociedade? Ou a Deus?) são enfrentadas. Assim, esses novos valores podem confrontar com dogmas e tabus antigos. Hoje também existe uma nova visão frente aos conceitos de qualidade de vida ou de morte digna, que se confrontam com o milenar valor da sacralização da vida.

Podemos dizer que, socialmente, estes conflitos deveriam ser entendidos desde uma visão pluralista, sendo muito difícil afirmar o que deva ser aceito moralmente como certo ou errado absolutos, pois sabemos que isto dependerá da ética do sujeito e do momento histórico. Por outro lado, cada um de nós deverá resolver este conflito, fazer uma escolha pessoal frente a vida e ao seu próprio fim.

Nós, seres humanos, somos diferentes uns dos outros, o que nos dá a nossa própria identidade e ética, porém estamos inseridos em um determinado grupo, que tem valores morais próprios e consensuados, enquanto regramento mínimo que o mantém como grupo, o que nos permite coesão um ao outro. Há, no entanto, alguma margem de negociação moral entre os seus indivíduos componentes, pois os valores morais da cultura em que esse grupo se insere, ainda que harmônicos, são mais complexos, multíssonos e anteriores às próprias pessoas e à formação do próprio grupo. Esta é a razão pela qual as pessoas poderão divergir quanto à decisão a se tomar perante um fato ou a uma situação concreta, tomando-se essa decisão no intervalo vivo entre dois polos: o polo eminentemente ético, segundo a deliberação refletida do indivíduo autônomo, ou o eminentemente moral, *pari passu* à tradição situada de valores vinculada ao grupo que julga a ação singular de seus componentes.

Os bioeticistas não deveriam ter apenas o ideal global e moral para os conflitos humanos, eles deveriam levar em conta não só os princípios predominantes da tradição local, mas também a ética do indivíduo e os direitos coletivos de uma determinada cultura, de forma a haver o melhor equilíbrio possível e o respeito entre as pessoas.

Atualmente, está sendo revisto o conceito do que vem a ser saúde e a função social do médico. A OMS está revendo o conceito de saúde de um bem-estar biopsicossocial para uma habilidade para se identificar e realizar aspirações, satisfazer necessidades, e de mudar ou interagir com o meio ambiente. Logo, neste modelo mais inclusivo, saúde é um recurso mais abrangente a integrar e harmonizar as dimensões múltiplas da vida diária, e não apenas a ausência de doença ou a condição que mantém apenas a vida estritamente biológica.

Ao mesmo tempo, como já ressaltado, dever-se-ia levar em conta a influência das questões políticas sobre órgãos mundiais, como a OMS, frente às pandemias ou às epidemias. Veja-se, por exemplo, a obesidade: é da concepção da obesidade como doença e dos critérios que a definem que surge toda uma gama específica de implicações sociais, políticas, econômicas e morais. Devemos ter em mente a necessidade de rever a condição do doente enquanto indivíduo, para que não se descarte totalmente a sua autonomia em nome de uma justiça social que em nada se assemelha com aquela nomeada pela bioética.

Entendemos que estes sejam alguns dos motivos de como pensar e agir sob a égide da bioética, pois ela se apresenta nesta tentativa de apreender e compreender o verdadeiro significado do novo[18], permitindo uma possível adaptação do indivíduo, capaz de reflexão e de escolhas, ao admirável mundo pós-moderno.

Frente à nova psiquiatria, a bioética permite expressar de forma autônoma o pensamento ético, o que possibilita articular-se a consensos mínimos, que garantam a sobrevivência da espécie humana, mas que também permitam o direito de pensar e atuar com liberdade. Porém, alguns neurocientistas clínicos ainda não prestaram atenção à melhora dos indivíduos com transtornos mentais por meio do uso da medicina alternativa ou de culturas locais; ainda não investigaram as bases científicas dessas respostas terapêuticas bem-sucedidas, mesmo sabendo que está havendo um aumento considerável do uso das medicinas marginais à tradição científica moderna e iluminista.

Há que se reconhecer afinal, as limitações da medicina globalizada contemporânea, e refletirmos em como superá-las, seja pelo aumento dos efeitos colaterais dos novos medicamentos; pela falta de tratamento curativo para várias doenças crônicas; pelo alto custo dos novos medicamentos; pela resistência microbiana elicidadora de espécies mais potentes; pelas doenças emergentes[19].

Por um lado, devemos aceitar que os absolutos éticos ou morais são arriscados, pois se tornam verdades absolutas, assim como as generalizações biológicas e bioquímicas são perigosas, quando se tornam dogmas. As generalizações psiquiátricas deveriam ser relativas, integrando as questões psicológicas e de natureza social. Por outro lado, já não deveríamos formar só engenheiros da psiquiatria, mas também psiquiatras clínicos e finalmente também deveríamos dialogar com alguns dos saberes médicos não convencionais.

Os neurocientistas clínicos se dedicam ao atendimento de pacientes cujos sintomas estão na "zona cinzenta" entre as especialidades de neurologia e psiquiatria. Compreender o papel do local específico do cérebro e dos sistemas disfuncionais na etiologia e tratamento de pacientes com problemas psiquiátricos, como esquizofrenia ou doença bipolar, é de interesse especial para todos os que se responsabilizam em tratá-los.

Mas entendemos ser importante para os neurocientistas clínicos reconhecer a participação, até mesmo na fisiologia ou na fisiopatologia cerebral, dos fatores psicodinâmicos, interpessoais, sociais e até mesmo espirituais, para a compreensão e o tratamento dos transtornos mentais.

Podemos dizer, então, que não existem absolutos éticos ou científicos, e o que devemos obter são consensos, que poderão variar segundo a época, grupo ou cultura. Não deveríamos formar apenas psiquiatras biológicos, mas sim psiquiatras clínicos que entendam o indivíduo portador de um transtorno mental como um ser humano competente devendo ser respeitadas a sua autonomia e as suas escolhas.

Isso posto, voltamos a evocar alguns traços empíricos dos transtornos mentais, quais sejam, sua cronicidade, sua realidade sintomatológica "impura", que escapa aos sistemas classificatórios, tanto o CID como o DSM, realidade plástica, variável no tempo, composta por feixes dimensionais de sinais e sintomas pertencentes a distintas categorias nosológicas. Acrescente-se a isso: a irrepetibilidade da pessoa portadora do transtorno mental, imprimindo a este, patoplastias, evoluções naturais e respostas terapêuticas distintas. Tudo isso acaba por impor ao psiquiatra clínico uma demanda inescapável: a de ser mais do que apenas só um neurocientista prático.

As bases biológicas da mente estão extensivamente postas, a partir da década de 1980, e abrem-se a mais e mais descobertas fascinantes. Ocorre que tal fascínio não deve pretender recusar o irrecusável, de que o homem que pensa, que sofre e que age, o homem em sua totalidade, o Ser Humano total, é um salto qualitativo e epistemológico do orgânico ao cultural. O mundo três de Popper[20] e a *vita activa* de Hannah Arendt[21] expressam o mundo e a vida da cultura, que é, no limite, a única permanência do homem na fragilidade e na precariedade de sua vida enquanto *bios*; mais do que isso, inclusive, pesquisas biológicas, como as de Avshalom Campi[22], hoje demonstram a plasticidade epigenética da expressividade gênica à exposição das condições psicológicas do ambiente materno, vale dizer, que

pesquisas biológicas recentes resgatam Lamarck em uma outra óptica, para dizer que a cultura (*nurture*) age, retroage e modifica a estrutura biológica humana (*nature*). Evolucionistas contemporâneos apontam haver um modo superorgânico de evolução natural, mediante sistemas hereditários exossomáticos[23], de maneira a que pensamos ser a cultura mais do que uma segunda natureza humana, o que lhe é intrinsecamente próprio, a sua natureza, se quisermos a sua *condição humana*[24] (como quer Hannah Arendt).

Nós, seres humanos, somos fruto do acaso, assim como da necessidade; se na doença somos passivos (pacientes), mediante a vida que redundou em desvio, ou desequilíbrio biológico de um estado anterior homeostaticamente regulado; ante a doença, cumpre-nos a exigência da ação: para sermos mais do que devemos ser, o que queremos ser.

E é pela fundamentação acima, que devemos resgatar o valor da vida e da dignidade humana.

Dá-se por valor o "dever ser". O pensamento científico reclama para si a evidência daquilo que é: a suposta verdade dos fatos; o pensamento da Ética evoca e medita sobre os valores que, afinal, iluminam e referenciam a conduta humana, seja aquela dada por sua livre inclinação, seja aquela dada pelas normas postas nos códigos deontológicos. O valor não é o dever ser da conduta imediata ante as contingências do mundo, é o dever ser da existência única e autêntica do indivíduo, o horizonte livre que o inaugura como sujeito ético, horizonte pelo qual valeu existir, e no qual pode encerrar-se, em plenitude, sua trajetória de homem.

É com essa sua qualidade intrínseca que, entre os valores, priorizamos a vida e a dignidade.

Vida total: estrutura em que não distinguimos fronteiras, nem hierarquias, entre seus componentes, a saber, vida enquanto *bios*, e vida enquanto cultura.

Dignidade, nos dois sentidos kantianos da palavra[25,26]: valor especificamente humano, enquanto sujeito autônomo, autárquico, no pleno exercício da razão; e valor intangível, incomensurável do homem enquanto homem, o que não tem preço e nem comparação entre humanos, e posto que humanos, indistintos entre si. Dignidade, em sua maior coesão semântica possível, de a um só tempo em trabalho de construção e síntese, as condições virtuosas de liberdade e de igualdade entre cada um dos homens.

Os psiquiatras, que todos os dias lidam com pessoas incapazes de discernimento ou domínio de suas ações, devem compreender isso profundamente: cabe a eles o reconhecimento não apenas daquilo que é universal nos portadores de transtorno mental, mas tudo quanto neles se repete – a universalidade da doença que o acomete, enquanto balizamento científico de abordagem, enquanto pensamento da repetição; mas também o reconhecimento de sua singularidade enquanto pessoa, enquanto vida somente totalizada na invenção continuada de si e por si, enquanto pensamento da diferença.

O neurocientista radical, como psiquiatra (médico de pessoas com transtorno mental ou do comportamento), traz consigo o risco totalitário do pessimismo naturalista a assolar as escolhas da vontade; o psicodinamicista, ou mesmo o sociodinamicista radical, como psiquiatra (na mesma acepção anterior), traz consigo o risco totalitário da vontade otimista de pretender subjugar (pretensioso capricho) a soberania da natureza.

Em conclusão, propõe-se aos psiquiatras do século XXI mais que uma proposta, algumas provocações éticas:

- Que não renunciem ao pensamento reflexivo na prática psiquiátrica cotidiana. Como queria Arthur Tatossian, para quem a relação entre a psicopatologia e a filosofia, "é de implicação e não de aplicação"[27]. A anedota que os coloca como aqueles médicos que pensam muito e não resolvem nada, não deve desmerecê-los, mas antes fazê-los lembrar de sua condição e tarefa: a de que é no pensamento incessante e na dialética sem síntese que melhor se adequa à realidade clínica dos objetos mentais, em que os sintomas são mais propriamente negatividade do que presença, assim como a ansiedade é a ausência de certezas; a angústia, a indecisão ante alternativas concorrentes; e o vazio, ausência de sentido. Este o nosso destino, ainda: compreender e enfrentar as nossas próprias ansiedades, angústias e vazios.
- Que mais do que a glória do tratar (quais dos transtornos mentais têm "cura"?) aspiremos à modéstia do cuidar.
- E que saibamos ouvir a sociedade, que Psiquiatria ela quer para si, assim como nos aconselha Tatossian: "Cabe, portanto, a ela [à humanidade] decidir se a psiquiatria tem por tarefa original colocar a essência do ser-humano num nível que lhe seja adequado e respeitar esse nível na ajuda que ela lhe fornece (...) ou bem ajudar o outro ente a poder mudar, mudar o outro ente, manipulá-lo"[27].

E finalizamos o capítulo com os princípios I e VI do Código de Ética Médica:

I - A medicina é uma profissão a serviço da saúde do ser humano e da coletividade e será exercida sem discriminação de nenhuma natureza.

VI - O médico guardará absoluto respeito pelo ser humano e atuará sempre em seu benefício. Jamais utilizará seus conhecimentos para causar sofrimento físico ou moral, para o extermínio do ser humano ou para permitir e acobertar tentativa contra sua dignidade e integridade.

Firma-se, todavia, o nosso entendimento de que todo sofrimento moral se dá pela violação da dignidade e da integridade da pessoa. Vale dizer, mais do que tudo, que devemos aprender a cogitar e a decidir o momento propício de fazer e o momento propício de não fazer, e o que sabemos, afinal, fazer enquanto psiquiatras. Mais do que ciência, Psiquiatria é *phronesis*. sabedoria prática. Mais que certeza, prudência.

REFERÊNCIAS BIBLIOGRÁFICAS

1. Associação Médica Mundial. Manual de ética médica. 2.ed. 2009.
2. Weingart SN, Ship AN, Aronson MD. Confidential clinician-reported surveillance of adverse events among medical inpatients. Journal of General Internal Medicine. 2000;15(7):470-7.
3. Cohen C, Segre M. Definição de valores, moral, eticidade e ética. In: Segre M, Cohen C. Bioética. 3.ed. São Paulo: Edusp; 1995. p.13-22.
4. Cohen C, Vianna JAR, Battistella LR, Massad E. Time variation of some selected topics in bioethical publications. J Med Ethics, 2008; 34:81-4.
5. Unesco. Declaração universal sobre bioética e direitos humanos, 2005. http://www.dominiopublico.gov.br/download/texto/ue000219.pdf.
6. Cohen C. Por que pensar a bioética? Rev Assoc Med Bras. 2008;54(6).
7. Cohen C. Bioética & sexualidade nas relações profissionais. São Paulo: Associação Paulista de Medicina, 1999.
8. Leight T. Bioethics needs to rethink its agenda. BMJ. 2004;328:175.
9. National Library of Medicine. Disponível em: http://www.nlm.nih.gov/mesh/gcmdoc2006.html (acesso em 12/11/2007).
10. Cohen C, et al. Implicações éticas e legais das medidas de saúde pública empregadas no controle e prevenção da epidemia de SARS. In: Hooft PF, Chaparro E, Salvador H (orgs.). VIII Jornadas Argentinas de Bioética Y VIII Jornadas Latinoamericanas de Bioética – Bioética, Vulnerabilidad y Educación. Mar del Plata: Suárez, 2003, v. 1, p. 305-13.
11. Canadian Medical Association. The immediate psychological and occupational impact of the 2003 SARS outbreak in a teaching hospital. Can Med Assoc J. 2003;168(10):1245-51.
12. Jennings B, Callahan D, Caplan AL. Ethical challenges chronic illness. Hastings Cent Rep. 1988;18(1):S1-16.
13. Código de Ética Médica (CEM). Resolução CFM n 2217/2018. Publicada no D.O.U. de 01 de novembro de 2018, Seção I, p. 179.
14. Fowler MD. Religion, bioethics and nursing practice. Nurs Ethics. 2009;16:393.
15. Support: a controled trial to improve care for seriously Ill hospitalizaded patients: the study to undestend prognosis and preferences for outcomes and risks of treatement. JAMA. 1995;274:1591-8.
16. Detre T, MCDonal MC, Olfson M, Weissman MM, Gottlieb JF, Sharfsteins SS. Managed care and the future of psychiatry. Commentaries. Archives of General Psychiatry. 1997;54(3):201-13.
17. Reynolds CF. III – The future of psuchiatry as clinical neuroscience. Academic Medicine. 2009;84(4):446-50.
18. Sugarman J. The future of empirical research in bioethics. J Law Med Ethics. 2004;32:226-31.
19. Humber JM. The role of complementary and alternative medicine: accommodating pluralism. J Am Med Assoc. 2002;288:1655-6.
20. Miller D, Popper KR. Popper: textos escolhidos. Rio de Janeiro: Contraponto, 2010.
21. Arendt H. A condição humana. Rio de Janeiro: Forense Universitária, 2003.
22. Caspi A, Sugden K, Moffit TE, Taylor A, Craig IW, Harrington H, et al. Influence of life stress on depression: moderation by a polymorphism in the 5-HTT gene. Science. 2003;301(5631):386-89.
23. Ayala FJ. Human evolution: the three grand challenges of human biology. In: Hull DL, Ruse M. The Cambridge Companion to The Philosophy of biology. Cambridge: Cambridge University Press, 2007. p. 233-54.
24. Arendt H. A condição humana. Rio de Janeiro: Forense Universitária, 2003.
25. Kant I. Fundamentação da metafísica dos costumes. São Paulo: Abril Cultural, 1974.
26. Kant I. A crítica da razão pura. Lisboa: Fundação Calouste Gulbenkian, 2001.
27. Tatossian A. A fenomenologia das psicoses. São Paulo: Escuta, 2006.

Seção 2

Psicopatologia

Editores de área

Renato Luiz Marchetti

José Gallucci Neto

Inah Carolina Galatro Faria Proença

1

Introdução à psicopatologia

Lucas Tokeshi
Gustavo Bonini Castellana
José Gallucci Neto

Sumário

Importância da psicopatologia
Evolução do conceito
Tipos de psicopatologia
    Psicopatologia clínica
    Psicopatologia descritiva
    Psicopatologia fenomenológica
Considerações finais
Para aprofundamento
Referências bibliográficas

Pontos-chave

- A psicopatologia é a ciência que sustenta a teoria e a prática psiquiátrica.
- O termo psicopatologia remete a pelo menos três significados diferentes e complementares.
- A história do conceito de psicopatologia reflete a própria história da psiquiatria.
- A complexidade do diagnóstico e do tratamento em psiquiatria exige uma abordagem psicopatológica que contemple os três níveis de apreensão do fenômeno do transtorno mental.

IMPORTÂNCIA DA PSICOPATOLOGIA

O diagnóstico psiquiátrico depende da observação e da descrição rigorosas do comportamento e das vivências do paciente, que devem ser contextualizadas em seu tempo histórico e na cultura do indivíduo. Com essa finalidade, a psicopatologia só teve uma primeira sistematização mais rigorosa na obra *Psicopatologia geral*, de Karl Jaspers.

O termo "psicopatologia" deriva da união dos termos *psyche*, *pathos* e *logos*, respectivamente "alma", "doença" e "estudo", referindo-se, portanto, ao estudo da doença mental[1]. Pode ser compreendida como a disciplina que acessa e dá sentido à subjetividade humana anormal; por isso, nas palavras de Stanghellini e Broome[2], "deveria ser o coração da psiquiatria".

Atualmente, o termo psicopatologia é utilizado, predominantemente, em referência ao instrumental de que dispõe o psiquiatra para a avaliação do paciente psiquiátrico, principalmente por meio dos sinais e sintomas que ele apresenta ao longo da entrevista e do exame de seu estado mental[3].

É importante salientar, todavia, que o termo psicopatologia se refere a conceitos de complexidade e importância diferentes, erigindo-se como um dos pilares para a compreensão e o diagnóstico dos transtornos mentais.

Os diferentes significados atribuíveis ao termo implicam tipos diferentes de psicopatologia, com escopos e propostas bastante distintos. Trata-se, portanto, de um reducionismo o ato de compreender a psicopatologia como limitada à investigação de patologias da psique, sendo esse apenas um passo inicial e insuficiente à avaliação e à abordagem terapêutica do paciente.

De acordo com Stanghellini[1,4], a importância da psicopatologia deve-se a três aspectos diferentes: é a linguagem comum que permite aos psiquiatras entenderem-se ao dialogarem sobre seus pacientes; é a base para a classificação e o diagnóstico; e é uma contribuição indispensável para compreender as experiências pessoais dos pacientes.

Neste capítulo, iremos explorar esses três aspectos exemplificando seu uso, respectivamente, nas psicopatologias clínica, descritiva e fenomenológica*. Antes, faz-se necessário com-

---

* Stanghellini chama de "psicopatologia estrutural" essa abordagem da psicopatologia, porém o próprio Stanghellini, em artigo com Broome[2], usa o termo "fenomenológica" em oposição às abordagens sintomato-

preender a história do conceito que, como se verá, reflete a própria história da constituição da psiquiatria como especialidade médica. A seguir, uma visão panorâmica dos tipos de abordagem psicopatológica deverá funcionar como introdução aos demais capítulos desta seção, que tratarão dos temas específicos desse campo.

EVOLUÇÃO DO CONCEITO

Um dos grandes desafios para quem exerce a psiquiatria diz respeito à sua complexa e mutável nosografia, já que a forma como os transtornos mentais são descritos mudou muito ao longo do tempo. Um bom exemplo disso foi a instituição da chamada "dicotomia kraepeliniana", que contrapõe a então "*dementia praecox*", atualmente chamada de esquizofrenia, e a "Psicose maníaco-depressiva", chamada de transtorno afetivo bipolar na CID-10 e de transtorno bipolar no DSM-5, revelando tanto as mudanças na nomenclatura quanto a compreensão dos respectivos diagnósticos[5].

Na busca de uma sistematização para a melhor avaliação e o diagnóstico dos transtornos mentais, o psiquiatra alemão Karl Jaspers publicou a obra *Allgemeine Psychopathologie*, em 1913, e estabeleceu os pilares sobre os quais a psicopatologia atual se apoia[6].

Jaspers tem como um dos principais méritos sistematizar a avaliação psíquica, de modo que uma rigorosa metodologia permita que uma avaliação subjetiva não se torne arbitrária. Assim sendo, para o autor tedesco, o escopo de ação da psicopatologia envolve "avaliar, reconhecer, descrever e analisar princípios gerais ao invés de indivíduos", tendo como objetivo "comunicar conceitos para este material que possam então ser formulados em leis e princípios e relações demonstráveis"[7].

Com o intuito de organizar e propiciar um caráter científico na avaliação do estado mental de um indivíduo, Jaspers fundamenta-se na filosofia, particularmente na fenomenologia, para estruturar com rigor a avaliação de eventos psíquicos. Ele considera o fenômeno como elemento básico da avaliação psiquiátrica, descrevendo a fenomenologia como "o estudo que descreve as experiências subjetivas dos pacientes e tudo aquilo que existe ou que alcança o campo de sua percepção"[7].

O rigor necessário à avaliação psíquica se estabelecia a partir da prerrogativa de que a validade de uma avaliação é determinada pela adequada compreensão do método utilizado para realizá-la, tendo sempre em vista as limitações impostas pela metodologia em si [8].

Cabe aqui ressaltar que não se trata de "superfilosofar a psicopatologia, tampouco a psiquiatria", como pontua Eugene Minkowski, mas de estabelecer um arcabouço consistente sobre o qual se erige um método que "fornece dados de primeira importância para compreendermos nossos pacientes"[9].

A proposta de colocar vivências subjetivas de pacientes como objetos que podem ser observados, estudados, nomeados e classificados foi uma quebra radical do paradigma pregresso, permitindo um aprofundamento do estudo dos estados mentais dos pacientes, estabelecendo assim as bases para a nosologia psiquiátrica baseada em sintomas consistente entre diferentes avaliadores e permitindo uma diferenciação refinada de vivências psíquicas.

A possibilidade de estabelecer mais claramente as vivências dos pacientes permitiu a Kurt Schneider propor critérios diagnósticos que se tornaram uma das principais contribuições no campo da psiquiatria. Os "sintomas de primeira ordem"[10], uma série de critérios[11] que seriam altamente sugestivos de esquizofrenia, em paralelo aos sintomas acessórios, com menor importância diagnóstica, eram um embrião do que pode ser observado nos critérios diagnósticos dos principais manuais diagnósticos.

Esse movimento de tentar estabelecer, a partir dos sinais e sintomas, os critérios para o diagnóstico dos transtornos mentais ganharam força desde o advento do DSM-III, na década de 1980, que se erigiu a partir de então como protagonista nos avanços das classificações que têm como intuito aumentar a confiabilidade diagnóstica entre avaliadores.

Tais avanços, entretanto, vieram dissociados no que diz respeito à validade desses construtos categoriais[12]. Isso acarretou o surgimento de movimentos no sentido de buscas de alternativas a essa visão diagnóstica categorial, cuja correlação com aspectos genéticos e neuroclínicos mostra-se cada vez mais tênue, em direção particularmente a um enfoque dimensional, como observado no RDoC (*Research Domain Criteria*)[13], ou a propostas que tentem contemplar essas duas modalidades, categorial e dimensional, em determinadas patologias, como no caso do transtorno do espectro autista no DSM-5.

Essa busca, até certo ponto justificável, pela objetivação diagnóstica, teve como efeito colateral o fato de que o termo psicopatologia passou a ser usado cada vez mais com o significado de estudos dos sintomas e estabelecimento dos critérios para o diagnóstico psiquiátrico, respectivamente, sintomatologia ou nosografia[2]. No entanto, a psicopatologia vai além do diagnóstico no sentido biomédico, permitindo expandir a compreensão das vivências do paciente no todo de sua vida.

Por isso, é possível falar hoje em psicopatologias ao invés de psicopatologia[1,4], com implicações epistemológicas em cada uma das diferentes nosologias que sustentam as práticas psiquiátricas[14]. A seguir serão explorados os principais tipos de psicopatologia a partir dos métodos e da finalidade usados em cada abordagem.

TIPOS DE PSICOPATOLOGIA

Conforme adiantado, uma das possíveis categorizações da psicopatologia pode ser baseada em sua metodologia, ou seja, a maneira com a qual as vivências de um determinado indivíduo são avaliadas e compreendidas. Assim sendo, poderíamos dividi-las em três abordagens diferentes:

---

lógica e nosográfica. No Brasil, é corrente o uso do termo "psicopatologia fenomenológica" com esse mesmo sentido, embora se possa chamar ainda de "psicopatologia fenômeno-estrutural", dependendo do contexto em que se usa o termo (Messas, 2004).

Psicopatologia clínica

O expoente mais utilizado atualmente é o da psicopatologia clínica, cuja finalidade é primariamente avaliar vivências e sintomas com a intenção de estabelecer um diagnóstico nosográfico[3], sem necessariamente estar atrelada a uma entidade etiológica definida[4]. Uma psicopatologia clínica deve ser fundamentada na compreensão, já sublinhada por Schneider, de que os sintomas de transtornos mentais não possuem a mesma característica dos sintomas da medicina somática, mas sim de características que podem se tornar critérios quando for determinado quais deles são suficientes e necessários para justificar um determinado diagnóstico[15]. Essa modalidade, fortemente ancorada nas ciências naturais, possui grande valor por constituir uma maneira reprodutível de estabelecer diagnósticos, algo fundamental para o estabelecimento de um planejamento terapêutico. Além disso, possibilita avaliações que permitem a comparação de populações de indivíduos acometidos por uma dada patologia, por exemplo, assim como a comparação da gravidade de transtornos com a utilização de escalas. Isso permite, de um ponto de vista epidemiológico, um melhor entendimento das diferenças e similaridades observadas, algo de excepcional valia em estudos populacionais e em epidemiologia comparativa[8].

Quadro 1 Critérios diagnósticos da esquizofrenia no DSM-5[5]

a. Dois (ou mais) dos itens a seguir, cada um presente por uma quantidade significativa de tempo durante um período de um mês (ou menos, se tratados com sucesso). Pelo menos um deles deve ser (1), (2) ou (3):
   1. Delírios.
   2. Alucinações.
   3. Discurso desorganizado.
   4. Comportamento grosseiramente desorganizado ou catatônico.
   5. Sintomas negativos (i. e., expressão emocional diminuída ou avolia).
b. Por período significativo de tempo desde o aparecimento da perturbação, o nível de funcionamento em uma ou mais áreas importantes do funcionamento, como trabalho, relações interpessoais ou autocuidado, está acentuadamente abaixo do nível alcançado antes do início (ou, quando o início se dá na infância ou na adolescência, incapacidade de atingir o nível esperado de funcionamento interpessoal, acadêmico ou profissional).
c. Sinais contínuos de perturbação persistem durante, pelo menos, seis meses. Esse período de seis meses deve incluir no mínimo um mês de sintomas (ou menos, se tratados com sucesso), que precisam satisfazer ao critério A (i. e., sintomas da fase ativa), e pode incluir períodos de sintomas prodrômicos ou residuais. Durante esses períodos prodrômicos ou residuais, os sinais da perturbação podem ser manifestados apenas por sintomas negativos ou por dois ou mais sintomas listados no critério A presentes em uma forma atenuada (p. ex., crenças esquisitas, experiências perceptivas incomuns).
d. Transtorno esquizoafetivo e transtorno depressivo ou transtorno bipolar com características psicóticas são descartados porque (1) não ocorreram episódios depressivos maiores ou maníacos concomitantemente com os sintomas da fase ativa, ou (2) se episódios de humor ocorreram durante os sintomas da fase ativa, sua duração total foi breve em relação aos períodos ativo e residual da doença.
e. A perturbação pode ser atribuída aos efeitos fisiológicos de uma substância (p. ex., droga de abuso, medicamento) ou a outra condição médica.
f. Se há história de transtorno do espectro autista ou de um transtorno da comunicação iniciado na infância, o diagnóstico adicional de esquizofrenia é realizado somente se delírios ou alucinações proeminentes, além dos demais sintomas exigidos de esquizofrenia, estão também presentes por pelo menos um mês (ou menos, se tratados com sucesso).

Tabela 1 Sintomas de primeira ordem de K. Schneider

Pensamentos audíveis	Vozes falando pensamentos em voz alta
Vozes discutindo	Duas ou mais vozes alucinatórias discutindo sobre o sujeito na terceira pessoa
Vozes comentando sobre ações do sujeito	Vozes descrevendo atividades do sujeito conforme elas ocorrem
Influência sobre a passividade corpo-somática	Experiências de sensações corpóreas impostas por um agente externo
Roubo de pensamento	Pensamentos cessam e o sujeito, simultaneamente, experiencia como se eles fossem removidos por um agente externo
Inserção de pensamento	Pensamentos têm a qualidade de não serem do próprio indivíduo, sendo atribuídos a um agente externo
Propagação de pensamento	Pensamentos escapam para o mundo externo, onde são experienciados por outros
Sentimentos produzidos	Sentimentos não parecem ser próprios, atribuídos a uma força externa
Impulsos produzidos	Desejos ou impulsos parecem alienígenas ou externos
Atos volitivos produzidos	Ações e movimentos parecem sujeitos a um controle externo
Percepção delirante	A percepção normal tem um significado privado e ilógico

Fonte: Mellor, 1970[16].

Psicopatologia descritiva

Outra vertente de destaque na psicopatologia é a descritiva. Esta consiste na descrição e organização das experiências vivenciadas pelo paciente da maneira que são descritas e manifestadas pelo indivíduo. Tendo como principal expoente dessa modalidade Karl Jaspers, o objetivo da psicopatologia descritiva é delinear da maneira mais precisa e clara possível os fenômenos psíquicos conscientes e criar uma terminologia adequada para esses fenômenos[4].

A metodologia de Jaspers é fundamentada na busca do abandono de construtos teóricos e de interpretações, sendo centrada, em contrapartida, na compreensão empática. Esta, alicerce de sua metodologia, é necessária, pois vivências psíquicas de outrem não podem ser observadas de maneira direta[1], só sendo possível sua avaliação e descrição por meio de um ato empático. A ideia de empatia é bem capturada na descrição do psiquiatra Giovanni Stanghellini, para quem a empatia é "um tipo especial de experiência intencional na qual minha percepção do outro me leva a apreender (ou a sentir que apreendo) suas experiências pessoais. Isso implica em um tipo especial de sentimento de ressonância entre eu e a outra pessoa".

Assim sendo, na avaliação psicopatológica descritiva, não há a busca de um diagnóstico ou do estabelecimento de uma relação causal entre fenômenos psíquicos subsequentemente observados, sendo a tarefa do psicopatólogo observar e descrever da maneira mais fidedigna possível as vivências externadas pelo indivíduo por meio de seu relato e de seu comportamento.

Psicopatologia fenomenológica

Trata-se de uma modalidade de psicopatologia composta por uma ampla gama de pensadores inaugurais, como Ludwig Binswanger, Erwin Strauss, Viktor Von Gebsattel e Eugène Minkowski, fruto de um período extremamente rico nesse campo e fortemente influenciado por filósofos como Bergson, Husserl e Heiddeger[17].

Como ponto de intersecção entre esses diversos autores está a busca da maneira pela qual a manifestação dos sintomas psiquiátricos modifica-se a partir de um ser singular, além de compreender o sentido do adoecimento mental como uma totalidade no indivíduo.

Quadro 2   Histeria[7]

> "...desejo de aparecer, para si e para outros, como mais do que são e experimentar mais do que jamais seriam capazes"

Tradução do autor.

Isso pode ser melhor elucidado explorando o pensamento de Minkowski, para quem o agrupamento das manifestações de distúrbios mentais a partir de noções psicofisiológicas induz a um reducionismo da investigação psicopatológica. Um exemplo desse movimento deletério é a unificação de diferentes tipos de alucinações em um único grupo, atribuível a alguma falha de uma única função psíquica.

O psiquiatra russo, cujo período mais prolífero se deu na França, sublinha, em contraposição à valorização dos sintomas na investigação psicopatológica, que "na psiquiatria, além do sintoma e, ainda mais, além da síndrome, há uma personalidade viva"[18].

A reflexão quanto à importância do indivíduo em detrimento da síndrome progride com a tese de que os sintomas, em dado indivíduo, manifestam-se em uma "unidade vital e organizada", sendo a síndrome mental uma "expressão de uma profunda e característica modificação da totalidade da personalidade humana"[18].

Diferentemente de Jaspers, cuja metodologia se restringe a descrever as diferenciações entre fenômenos, nessa modalidade de psicopatologia, "o ato de compreensão fenomenológica busca revelar os elementos fundamentais da realidade existencial que são estáveis o suficiente para serem identificados em outros casos similares em situações patológicas ou não patológicas"[19].

Para compreender de maneira clara a proposta da psicopatologia fenomenológica, faz-se importante ressaltar o escopo do método, conforme ilumina Lanteri-Laura: "o problema não reside em criticar uma psiquiatria reputada de clássica, de-

Tabela 2   Histeria[7]

Experiência	Desejos conflitantes e impulsos produzindo repressão de um lado	Resultado compreensivo em uma imagem dissociada de gratificação real de um desejo ou do fuga (realização dissociada)	Conteúdo resultante compreensivo de uma manifestação objetiva
Menina de 15 anos; estudante quer beijá-la; ela consegue resistir	Deseja ser beijada Medo da sexualidade proibida	"Eu fui muito beijada"	Lábios edemaciados
Um garoto se masturba e rouba de sua mãe	Precisa confessar o ato sexual e o roubo. Tem vergonha de confessar tais coisas	Ele pretendia confessar uma noite, mas a vergonha o impede. O pensamento então vem: "Eu não posso mais falar como eu quero; está tudo escuro à frente"	À época, ele apresentava mutismo histérico e diminuição da acuidade visual. Ele não se recordava do monólogo prévio que veio à luz por meio da análise
Garota de 16 anos está apaixonada por um padre que ela viu uma vez	Sentimentos de desejo Sentimento de algo proibido e inalcançável	"O padre me assediou sexualmente"	Espalha acusações maliciosas: O padre a molesta com constatações obscenas. Ela sabe que está mentindo, mas não consegue parar. Sente grande culpa

Tradução do autor.

nunciando o coisismo e as reificações, para, em seguida, reformar ou revolucionar fenomenologicamente – mas, sim, o de descrever o seu aparecer, os seus modos de constituição e a estrutura do seu campo: trata-se menos de uma psiquiatria que seria fenomenológica, em vez de ser organicista ou psicanalítica, do que de uma fenomenologia da psiquiatria, descrição que não cria nem critica o seu objeto, antes o deixa aparecer tal como ele se manifesta para chegar à elucidação da sua essência"[20].

Dada a proposta de iluminar e elucidar seu objeto de estudo, a psicopatologia fenomenológica propõe-se a reconhecer como determinada experiência se manifesta, ou seja, quais as modificações na experiência de mundo de um indivíduo estão implicadas como condição de possibilidade para o surgimento de um dado fenômeno, ao invés de simplesmente descrever o conteúdo dessas modificações e dos fenômenos subjacentes[21].

De maneira análoga à investigação dos transtornos mentais a partir de uma lente fenomenológica, alguns autores têm proposto a utilização dessa mesma metodologia para revisitar os efeitos das intervenções terapêuticas por esse mesmo prisma.

Considerações têm sido feitas tanto no âmbito da psicoterapia, com a proposta do método PHD (*Phenomenology, Hermeneutics and Dialectics*), utilizando um arcabouço teórico já utilizado na exploração da experiência de pacientes[22,23], quanto a respeito do tratamento psicofarmacológico[24], alicerçado em categorias e conceitos clássicos da tradição fenomenológica[17,25,26].

Esse movimento deve ser contextualizado, como salientado por Messas e Tamelini, pelo "objetivo de ampliar o escopo dos fundamentos epistemológicos já enraizados na tradição psiquiátrica, mas ainda largamente inexplorados"[27], constituindo, dessa maneira, uma interessante fronteira inexplorada, e não uma ruptura ou reforma radical desse campo ou da psiquiatria em si.

Quadro 3 Histeria – The Life-World of Hysteria[19]

"A histeria é fundamentada na experiência de desequilíbrio entre os polos da interpessoalidade. Há uma desproporção antropológica entre a importância do polo do Eu e o polo do Outro, com a prioridade dada ao outro.
Experiências histéricas têm como pressuposto fundamental a existência de um extremamente poderoso, talvez possamos dizer, omnipotente outro.
A expressividade exagerada dos histéricos ou sua típica dramaticidade é baseada, em contraste ao que Jaspers pensava, na fragilidade do Eu, exposta de maneira excessiva à supremacia existencial do outro."

Tradução do autor.

Quadro 4 Esquizofrenia – cinética estrutural na esquizofrenia[28]

"A espacialidade, por sua vez, também é de fundamental importância no entendimento da esquizofrenia. Desde o prejuízo na amplitude e distâncias vividas até a geometrização do pensamento, quebra das fronteiras do eu, diversas são as alterações descritas. A diminuição da "distância vivida" culmina com uma conglomeração espacial; com o comprometimento da amplitude vital, há a substituição da casualidade, coincidência e acaso por um mundo hipersignificado, hostil, repleto de causalidade e determinações".

CONSIDERAÇÕES FINAIS

Os diferentes significados associados ao uso do termo psicopatologia permitem dimensionar a importância dessa ciência na teoria e prática psiquiátricas. Longe de se mostrarem antagônicas, as psicopatologias clínica, descritiva e fenomenológica revelam-se complementares e necessárias ao psiquiatra. Na prática, referem-se ao instrumental básico do psiquiatra (semiotécnica), sem o qual o acesso à vida mental do paciente fica comprometido. Este capítulo teve como objetivo demonstrar o uso principal de cada uma dessas abordagens, para que o psiquiatra não incorra na tentação instrumental de reduzir a psicopatologia a uma mera sintomatologia ou nosografia, e possa encarar a complexidade do diagnóstico e tratamento do transtorno mental considerando as vivências particulares de cada paciente.

Para aprofundamento

Textos seminais nos diferentes tipos de psicopatologia usados como referência para aprofundamento no assunto.

- Jaspers K. General psychopathology. Baltimore: JHU Press, 1997.
- Messas GP. Psicopatologia e transformação: um esboço. São Paulo: Casa do Psicólogo, 2004.
- Stanghellini G, Broome M, Raballo A, Fernandez AV, Fusar-Poli P, Rosfort R. The Oxford handbook of phenomenological psychopathology. Oxford: Oxford University Press, 2019.

REFERÊNCIAS BIBLIOGRÁFICAS

1. Stanghellini G. The meanings of psychopathology. Curr Opin Psychiatry. 2009;22:559-64.
2. Stanghellini G, Broome MR. Psychopathology as the basic science of psychiatry. Br J Psychiatry. 2014;205(3):169-70.
3. Stanghellini G. Phenomenological psychopathology and the formation of clinicians. 2018;1:1-16.
4. Stanghellini G. A hermeneutic framework for psychopathology. Psychopathology. 2010;43(5):319-26.
5. American Psychyatric Association. Diagnostic and statistical manual of mental disorders, 5. ed. (DSM-5). Arlington: American Psychiatric Publications; 2013.
6. Bormuth M. Karl Jaspers. Oxford Handbooks Online. 2018;8(2):46-49.
7. Jaspers K. General psychopathology. Vol. 2. Baltimore: JHU Press; 1997.
8. Messas G, Fulford KW, Stanghellini G, Andreasen N. The contribution of human sciences to the challenges of contemporary psychiatry. 2017;39(4):229-231.
9. Minkowski E. O delírio. Psicopatol Fenomenol Contemp. 2016;5(1):72-85.
10. Cutting J. First rank symptoms of schizophrenia: their nature and origin. Hist Psychiatry. 2015;26(2):131-146.
11. Banzato CEM. Sobre a distinção entre "critério" e "sintoma" na nosologia psiquiátrica. Rev Latinoam Psicopatol Fundam. 2000;3(3):9-17.
12. Fernandez AV. Phenomenology and the crisis of contemporary psychiatry: Contingency, naturalism, and classification. Diss Abstr Int Sect A Humanit Soc Sci. 2017;78(2-A(E)). Disponível em: <http://search.ebscohost.com/login.aspx?direct=true&db=psyh&AN=2017=01057-255-&site-ehost-live>.

13. Insel T, Cuthbert B, Garvey M, et al. Research Domain Criteria (RDoC): Toward a new classification framework for research on mental disorders. Am J Psychiatry. 2010;167(7):748-751.

14. Castellana GB. O psiquiatra em conflito: fatos, valores e virtudes no dilema das internações involuntárias. [Tese]. São Paulo, Faculdade de Medicina da Universidade de São Paulo, 2019.

15. Fuchs T. Subjectivity and intersubjectivity in psychiatric diagnosis. Psychopathology. 2010;43(4):268-274.

16. Mellor CS. First rank symptoms of schizophrenia. I. The frequency in schizophrenics on admission to hospital. II. Differences between individual first rank symptoms. Br J Psychiatry. 1970;117(536):15-23.

17. Sass LA. Self and world in schizophrenia: three classic approaches. Philos Psychiatry, & Psychol. 2001;8(4):251-70.

18. Minkowski E, Zahavi D, Metzel N. Lived Time: Phenomenological and Psychopathological Studies. Northwestern University Press; 2019. Disponível em: <https://books.google.com.br/books?id=wQHaygEACAAJ>.

19. Messas G, Zorzanelli R, Tamelini M. The life-world of hysteria. 2018;1:1-21.

20. Lanteri-Laura G. Fenomenologia e crítica dos fundamentos da psiquiatria. Análise Psicológica. 1983;3:555-564.

21. Tamelini MG. Phenomenological psychopathology in contemporary psychiatry: interfaces and perspectives. 2017;20(1).

22. Stanghellini G. Phenomenological psychopathology and psychotherapy. Oxford Handbooks Online. 2018;1:1-25.

23. Blankenburg W. Wolfgang Blankenburg: qual é o alcance da abordagem dialética na psiquiatria? 2018;7(1921):44-67.

24. Tamelini MG. Pharmacological treatment of schizophrenia in light of phenomenology. 2019;26(2):133-142.

25. Doerr-Zegers O, Stanghellini G. Phenomenology of corporeality. A paradigmatic case study in schizophrenia. Actas Esp Psiquiatr. 2015;43(1):1-7.

26. Fuchs T, Röhricht F. Schizophrenia and intersubjectivity: An embodied and enactive approach to psychopathology and psychotherapy. Philos Psychiatry, Psychol. 2017;24(2):127-42.

27. Tamelini MG. A step beyond psychopathology: a new frontier of phenomenology in psychiatry. 2019;26(2):151-154.

28. Tamelini MG. Cinética estrutural na esquizofrenia. Psicopatol Fenomenol Contemp. 2012;1(1):3-25. Disponível em: <http://www.revistapfc.com.br/rPFCwordpress/wp-content/uploads/2017/01/003_TameliniMG_Cinetica-estrutural-na-esquizofrenia.pdf>.

2

Psicopatologia metodológica de Karl Jaspers

Renato Del Sant
Renato Luiz Marchetti

Sumário

Introdução
Métodos de apreensão
Métodos de investigação causal
Métodos de contextualização
Fenomenologia
Psicologia dos rendimentos
Psicologia da expressão
Psicologia explicativa
Psicologia compreensiva
Integração dos métodos psicopatológicos
Considerações finais
Para aprofundamento
Referências bibliográficas

Pontos-chave

- Saber como se classificam e quais são os principais métodos psicopatológicos.
- Saber quais os principais passos do método fenomenológico.
- Saber a diferença entre rendimentos e comportamentos expressivos.
- Saber a diferença entre psicologia explicativa e psicologia compreensiva.

INTRODUÇÃO

A psicopatologia é uma ciência complexa, recebendo contribuições de várias áreas, incluindo sua base conceitual e filosófica. Karl Jaspers deu uma contribuição fundamental neste sentido. Concebeu uma abordagem metodológica para a psicopatologia e propôs o uso consciente, crítico e integrado dos diferentes métodos psicopatológicos, criando visões convergentes de problemas psicopatológicos complexos.

A psicopatologia é a disciplina científica que estuda sistematicamente as alterações patológicas da vida mental dos seres humanos. Os objetivos da psicopatologia são o reconhecimento e definição da doença mental, a coleta adequada de evidências de doença mental (semiotécnica), a ordenação e categorização das manifestações da doença mental (semiologia), a investigação das causas da doença mental e o estudo das bases conceituais e metodológicas da psiquiatria enquanto ciência e prática (propedêutica).

O campo da psicopatologia abrange estudos qualitativos e quantitativos sobre os fenômenos psíquicos patológicos do ser humano inserido no seu ambiente histórico-social. Os psicopatologistas assumem como pressupostos que o psiquismo é real e que tanto o seu aspecto subjetivo (mundo interior) como objetivo podem ser estudados cientificamente. O psiquismo também é composto por vida mental consciente e inconsciente integradas e é manifestação do funcionamento somático cerebral e da experiência histórico-social da pessoa.

Karl Jaspers, particularmente voltado para as bases filosófico-conceituais da psicopatologia, defendeu a impossibilidade de redução do ser humano doente a conceitos psicopatológicos (reducionismo psicopatológico)[1]. Ele considerava que os limites da psicopatologia seriam dados pelas competências do examinador e diferenciação (riqueza) da vida psíquica consciente do paciente[1].

A psicopatologia recebe contribuições de outras várias áreas de conhecimento científico: particularmente medicina (principalmente neurologia), psicologia, neurociências (neurofisiologia, neuroanatomia, neuroimagem, neuropsicologia, neurociência comportamental e neurociência cognitiva) e biologia molecular.

A psicopatologia também recebe contribuições importantes da filosofia[2,3]. A filosofia é uma forma de pensamento racional, conceitual que identifica e elabora os problemas de todos os aspectos do mundo. Podemos dizer, de maneira simplificada que os filósofos da psiquiatria se dedicam aos chamados problemas da psicopatologia, que podem ser divididos da seguinte maneira: problemas ontológicos, epistemológicos, éticos e metodológicos. Problemas ontológicos se referem à natureza dos conceitos que os psicopatologistas operam, por exemplo o que é mente, consciência, o que são problemas e doenças mentais, o que é normal e o que é patológico. Os problemas epistemológicos se referem à lógica do conhecimento científico na psicopatologia, envolvendo aspectos como causalidade das doenças mentais, relações mente-cérebro e consciente-inconsciente. Os problemas éticos envolvem questões como vontade, livre arbítrio, influência de valores nos diagnósticos, suicídio e outros. Por último temos os problemas metodológicos.

Aqui vamos abrir um parêntese. Cada ciência se desenvolveu em um campo específico de trabalho empírico e as práticas dos diferentes cientistas são características de cada especialidade. Astrofísicos estudam aspectos físicos e químicos dos astros utilizando aparelhos como telescópios, espectrômetros, polarímetros, fotômetros, radiotelescópios e outros, baseando-se em conceitos da física e química para elaborar teorias que tentam explicar a origem e a evolução das estrelas em linguagem matemática. Antropólogos culturais estudam aspectos simbólicos das diferentes manifestações culturais de diferentes sociedades humanas utilizando a coleta, análise e interpretação de costumes, rituais, linguagem, crenças, mitos, valores e outros dados para elaborar teorias que tentam explicar a origem e a evolução de diferentes culturas em linguagem verbal. Vemos assim dois ramos da ciência que usam metodologias diferentes para a construção de seus campos de conhecimento, com sistemas de validação e refutação de teorias e construção de consensos e dissensos próprios.

Quanto à psicopatologia, podemos dizer que se trata de uma ciência complexa, com características híbridas provindas em parte das ciências naturais e em parte das ciências humanas. Tal complexidade fica evidente quando observamos a história das diferentes "escolas" psicopatológicas: descritiva, dinâmica, existencial, psicanalítica, funcionalista, etc.[4].

Um exemplo interessante é a escola funcionalista. Ela busca ordenamento dos elementos psicopatológicos de acordo com as diferentes funções psíquicas, sob a influência do evolucionismo e da ideia básica do arco reflexo como modelo[5]. A função mental é vista como um todo integrado voltado para a adaptação. Tal visão tem fácil aplicabilidade pelo estudioso iniciante, integra-se de maneira adequada com o estudo neurológico e neuropsicológico do cérebro humano e é didaticamente útil. Desde o primeiro ano de sua residência os psiquiatras estudam as manifestações patológicas das tradicionais funções de consciência, atenção, memória, raciocínio e inteligência, sensopercepção, fala e linguagem, pensamento, juízo, afetividade, conação e psicomotricidade. Assim, aprendemos que alucinações são anomalias da sensopercepção, delírio é uma alteração do juízo de realidade, e que afasias são alterações da linguagem. Tal perspectiva de estudo das manifestações psicopatológicas apresenta limites e problemas. Isto se torna evidente quando verificamos que as doenças mentais na maior parte das vezes envolvem patologias de várias funções diferentes e mais ainda quando nos confrontamos com o que chamamos de "monstros funcionais psicopatológicos". Um paciente esquizofrênico com o sintoma de pensamentos sonorizados fora da cabeça estará apresentando uma alteração sensoperceptiva ou um distúrbio formal do pensamento? Que função estará alterada num paciente com vivências dissociativas de personalidade? Assim, a perspectiva funcionalista pode ser considerada bastante útil para o estudo da psicopatologia, mas ao mesmo tempo não esgota todas diferentes perspectivas pelas quais podemos apreender os fenômenos psicopatológicos.

Esta característica híbrida e complexa da psicopatologia e a dificuldade de se formular uma concepção "total" do adoecimento mental humano é considerada por muitos como uma debilidade científica. Com certeza isto também contribui para histórico dissenso entre diferentes escolas ou de psicopatologia e que ainda hoje encontramos na nossa prática clínica. Por outro lado, podemos considerar esta complexidade não uma debilidade, mas sim uma necessidade científica, a única maneira de se abordar um tema tão difícil[4].

No entanto, do ponto de vista científico, e principalmente prático, como devemos nos posicionar frente à diversidade de propostas de abordagem psicopatológica? Esta é uma pergunta que já no primeiro ano da residência em psiquiatria o jovem médico se faz. Deve se tornar psiquiatra de inclinação biológica, comportamental, psicodinâmica, fenomenológica estrutural? E frente ao paciente, a qual perspectiva se ater? Há algum caminho racional para esclarecermos as diferenças entre estas perspectivas, os pontos fortes e os limites de cada uma delas?

Consideramos esta a grande contribuição de Karl Jaspers, quando elaborou ao longo de vários anos a sua obra *Psicopatologia geral*[1,6]. Está fora de escopo deste capítulo apresentarmos os aspectos biográficos e o contexto histórico do trabalho de Karl Jaspers, mas é importante que seja mencionado que ele, além de médico psiquiatra, tinha sólida formação em filosofia[7]. O seu projeto pode ser concebido como uma aplicação prática da filosofia à psicopatologia.

Karl Jaspers parte de uma premissa inicial que, no âmbito da filosofia da ciência atual poderia ser considerada como pertencendo ao realismo perspectivista. O realismo perspectivista propõe uma solução para a contradição filosófica entre o realismo objetivista do positivismo e o relativismo subjectivista do construtivismo[8,9]. Ele assume a presença de uma realidade de objetiva, que, no entanto, apresenta-se de maneira diferente dependendo da perspectiva (isto é do instrumento ou do método de observação). Porém, dadas as mesmas condições de observação, isto é, a mesma perspectiva, a realidade será a mesma. Um exemplo ilustrativo é dado pela histologia do tecido nervoso cerebral. Uma lâmina de tecido cerebral sob microscopia óptica apresentará características bastante diferentes dependendo do método de coloração (por exemplo, hematoxilina e eosina, Nissl ou Golgi) utilizado por um observador. No entanto a mesma lâmina apresentará sempre as mesmas características, quando utilizada o mesmo método de coloração, mesmo se estudada por diferentes observadores. Assim, para o realismo perspectivista não há uma realidade absoluta e total, independente do observador, mas há sim algumas possíveis realidades, dependentes da perspectiva (instrumento ou método) pela qual o universo empírico é observado. Da mesma maneira, para Karl Jaspers, não há um conhecimento científico absoluto e total psicopatológico sobre o ser humano, independente do instrumento utilizado para a sua observação. Há, no entanto, vários conhecimentos científicos psicopatológicos parciais possíveis, que para sua construção e validação dependem de diferentes métodos psicopatológicos[1,6]. O psicopatologista não tem outros instrumentos para observar e analisar o seu universo empírico a não ser a sua mente, em interação com o paciente na prática clínica. O psicopatologista necessita calibrar os seus instrumentos adequadamente e saber qual instrumento utilizar para cada diferente aspecto a ser observado. Esta é a sua tarefa. Para Jaspers, estes instrumentos são os diferentes métodos psicopatológicos. Ele concebeu uma psicopatologia informada filosoficamente, que recusa uma concepção total e abrangente do ser humano e baseada no desenvolvimento da consciência e crítica dos diferentes métodos psicopatológicos[1,6]. Ele os ordenou da seguinte maneira: métodos de apreensão, métodos de investigação causal e métodos de contextualização. Na Figura 1 você pode ver a "grande família dos métodos psicopatológicos".

Embora esta não seja uma denominação costumeira, consideramos a argumentação acima suficiente para assumirmos a denominação "psicopatologia metodológica" como a mais adequada para descrever as particularidades do projeto filosófico-científico de Karl Jaspers.

MÉTODOS DE APREENSÃO

Os métodos de apreensão de fenômenos psicopatológicos são metaforicamente os órgãos de percepção do psicopatologista. Eles se se constroem em função do material empírico a que se dirigem: fenômenos subjetivos (fenomenologia), fenômenos objetivos quantificáveis (psicologia do rendimento), fenômenos objetivos compreensíveis (psicologia da expressão) e achados somáticos (somatopsicologia)[1]. São métodos predominantemente descritivos, voltados para a coleta rigorosa, análise e classificação dos diferentes fenômenos psicopatológicos, sem lhes atribuir causalidade ou sem os colocar dentro de contextos clínicos definidos. Poderíamos dizer que eles são a matéria prima sobre a qual se criarão diferentes tipos de elaborações psicopatológicas. De início, a demarcação principal feita por Karl Jaspers é a separação feita entre fenômenos subjetivos (vivências) e fenômenos objetivos (comportamentos). Neste caso, o grande esforço de Karl Jaspers se deu na fundamentação da fenomenologia como método científico do mundo psíquico interior (subjetivo)[10]. A outra separação importante diz respeito aos comportamentos quantificáveis (rendimentos) e comportamentos expressivos (comportamentos emocionais, intencionais e criativos), ou seja, uma abordagem qualitativa[1].

MÉTODOS DE INVESTIGAÇÃO CAUSAL

É bem evidente na nossa prática clínica psiquiátrica, que não nos satisfazemos apenas com a apreensão dos fenômenos patológicos, mas queremos descobrir as suas causas. O pensamento médico, em particular, dirige-se ao tratamento das causas, para a resolução dos efeitos. Foi na elaboração dos métodos de investigação causal dos fenômenos psicopatológicos que Karl Jaspers tornou mais evidente a sua concepção da psicopatologia como uma forma de ciência híbrida, com elementos das ciências naturas e das ciências humanas. Considera-se que tenha sido sob a influência de Dilthey, que ele elaborou os conceitos causais de explicação e compreensão genética[11,12]. Karl Jaspers definiu como explicação a investigação e conhecimento das causas extrapsicológicas (biológicas), baseadas na observação de fatos (leis) e criação de teorias aplicáveis a um grupo com aspectos invariáveis comuns (por exemplo os pacientes esquizofrênicos) representado pelo indivíduo particular

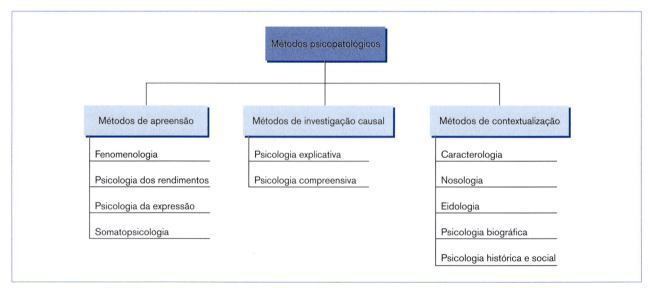

Figura 1 A "grande família" dos métodos psicopatológicos.

(metodologia das ciências da natureza). Por outro lado, ele definiu como compreensão genética a investigação e conhecimento das causas psicológicas (motivos), baseadas na observação de fatos (história pessoal) e criação de teorias aplicáveis apenas ao indivíduo particular (metodologia das ciências humanas). Baseado nestes dois tipos de pensamento causal, Karl Jaspers concebeu a psicologia explicativa e a psicologia compreensiva[1,6].

MÉTODOS DE CONTEXTUALIZAÇÃO

Além de apreendermos vivências, rendimentos, comportamentos e achados somáticos anormais e depois estudarmos e reconhecermos as causas psicológicas e biológicas da sua ocorrência é necessário colocá-los em diferentes contextos. A ideia das relações complexas entre as partes e o todo já nos é apresentada no estudo das ciências biológicas e médicas, mas também nas ciências sociais. Na psicopatologia temos vários exemplos da aplicação desta visão sistêmica. Jaspers articulou vários métodos psicopatológicos de contextualização: são eles a caracterologia (estudo da personalidade), nosologia (estudo das doenças), eidologia (estudo das constituições), psicologia biográfica (estudo da biografia) e psicologia histórica e social[6]. Voltemos aos exemplos psicopatológicos aplicados a cada um dos métodos. A presença de alucinações visuais aponta fortemente para a presença de uma síndrome mental orgânica com causa biológica a ser descoberta a e preferencialmente tratada. A presença de episódios psicóticos transitórios recorrentes em pacientes com transtorno de personalidade borderline não indica o início de um processo esquizofrênico, mas isto é uma preocupação se ocorrem em pacientes com transtorno de personalidade paranoide. Alucinações auditivas verbais acompanhadas por ideias delirantes e sintomas de deterioração afetivo-volitiva apontam para o diagnóstico de esquizofrenia. Alucinações auditivas verbais acompanhada por alterações súbitas de comportamento, mudanças de identidade e lacunas amnésticas recorrentes indicam um transtorno de identidade dissociativa. O alcoolismo é mais frequente em homens. Os transtornos mentais do espectro da histeria são mais comuns em mulheres. A mudança progressiva do comportamento sexual, com desinibição, promiscuidade e ataques sexuais nunca apresentados anteriormente é indicativa de um processo orgânico de personalidade, enquanto um padrão persistente dos mesmos sintomas desde o início da vida adulta indica um desenvolvimento de personalidade psicopático. Em países de cultura anglo-saxã são mais comuns transtornos de identidade dissociativa com apresentações de diferentes personalidades, enquanto, nos de cultura africana são mais comuns as apresentações de possessões por entidades sobrenaturais. Padrões estéticos atuais de beleza feminina estão relacionados ao crescimento da prevalência de transtornos alimentares. Todos estes exemplos nos mostram a importância dos aspectos caracterológicos, nosológicos, constitucionais, biográficos, históricos e sociais para o entendimento dos fenômenos psicopatológicos.

Está fora do escopo deste capítulo trazer uma discussão aprofundada de todos os métodos psicopatológicos estudados por Karl Jaspers. A título ilustrativo iremos apenas apresentar alguns deles, de maneira resumida, esperando com isso inspirar o leito a empreender um estudo sistemático da obra de Karl Jaspers.

FENOMENOLOGIA

Karl Jaspers definiu como fenomenologia o método psicopatológico por excelência voltado para a descrição rigorosa, análise e classificação dos fenômenos subjetivos, denominados vivências[10]. Embora admita-se que tenha sido inspirada na fenomenologia de Edmund Husserl, ainda se discute se o método fenomenológico de Karl Jaspers tem identidade com esta escola filosófica ou com os desenvolvimentos posteriores da escola psicopatológica da fenomenologia[13]. No entanto, podemos dizer, que aqui, dentro do universo dos diferentes métodos psicopatológicos, sua contribuição foi inovadora.

A premissa inicial em que se baseia a fenomenologia de Karl Jaspers é de que o ser humano consciente experimenta conteúdos mentais interiores só acessíveis ao observador externo por meio dos seus relatos. Por exemplo, só sabemos as características de uma alucinação visual vivenciada por um paciente quando ele a descreve para nós[1]. A fenomenologia nos permite diferenciar fenômenos com aparência exterior idêntica, mas subjetivamente diferentes. Um paciente escuta vozes dentro da cabeça; outro, as ouve no meio da multidão. Um paciente vê pequenos homenzinhos no escuro de seu quarto e se diverte com estas peças que a sua mente lhe prega enquanto outro vê vultos imateriais assustadores e que lhe advertem sobre eventos sinistros. Tais diferenças de vivências alucinatórias têm valor diagnóstico e causal no esclarecimento do problema mental apresentado. A fenomenologia se interessa apenas pelo que se vivencia na consciência. A qualidade do material obtido dependerá em boa medida da capacidade do paciente descrever as vivências (introspecção, inteligência, capacidade verbal), mas também da técnica do entrevistador e da sua capacidade de aplicar o método fenomenológico de maneira rigorosa, seguindo os passos apresentados no Quadro 1.

Embora nos ajude a aumentar a confiabilidade e validade do conteúdo dos problemas mentais subjetivos apresentados pelos pacientes, nos permitindo, por exemplo, identificar a natureza exata de um sentimento vivenciado (tristeza, aborrecimento, saudade, etc.), a contribuição principal do método fenomenológico é no esclarecimento dos aspectos formais das vivências. Para Karl Jaspers, todos os fenômenos vivenciados apresentam conteúdo (o que é vivenciado) e forma (como é vivenciado)[14,15]. Muitas vezes observam-se anormalidades nestes aspectos formais. Assim, por exemplo, escutamos sempre fora das nossas cabeças, mas pacientes esquizofrênicos podem escutar vozes falando dentro de suas cabeças. A fenomenologia estuda o que chamamos de estrutura fenomenológica da consciência nas vivências normais, mas também nas anormais. Ela é apresentada de maneira resumida na Figura 2. Nela podemos observar que todas as vivências ocorrem em uma totalidade em que a consciência do eu e do objeto se opõe, dentro de um

Quadro 1 Os nove passos do método fenomenológico

1. Focar a sua atenção e a do paciente à vivência (conteúdo e forma).
2. Estimular o paciente a fazer descrição precisa e viva da vivência, usando técnicas de entrevista adequadas.
3. Ouvir a descrição da vivência pelo paciente e ao mesmo tempo observar comportamento emocional e intencional.
4. Suspender pré-julgamentos, busca de causas ou motivos, evitar fazer teorias ou esquemas a respeito do relatado.
5. Realizar movimento empático: colocar-se no lugar do paciente e imaginar o que ele vivencia.
6. Chegar à compreensão fenomenológica (insight do examinador): elaborar discurso interno descritivo e representação subjetiva da vivência e sentir afeto correspondente.
7. Validar a compreensão fenomenológica com o paciente: expressar a sua compreensão fenomenológica para o paciente e obter ou não a confirmação, usando para isso técnicas de entrevista adequadas.
8. Repetir o processo se necessário.
9. Analisar e classificar a vivência.

contexto formado por corpo, tempo e espaço. Os objetos que se apresentam à consciência (percepções ou representações) apresentam diferentes atributos que os caracterizam e diferenciam. Vivenciamos estados emocionais, motivações e fazemos reflexões. A isto se agregam aspectos básicos da nossa experiência do eu: existimos, somos únicos, sempre os mesmos, somos os agentes dos nossos pensamentos ou atos, vivemos em oposição ao universo que nos cerca e temos consciência da nossa própria personalidade. Apenas raramente prestamos atenção a estas aparentes obviedades durante a nossa vida cotidiana ou mesmo no trabalho clínico, mas ocasionalmente um paciente perfeitamente lúcido nos conta com convicção que ao se olhar no espelho não se reconhece, ou que ele descobriu recentemente que alguns pensamentos que acontecem em sua cabeça não são dele, o que o fez concluir que devem ter implantado um microchip em seu cérebro. Também observamos na Figura 2 que todas as vivências se acompanham de alguns atributos básicos (realidade, familiaridade, por exemplo). É por isto que enquanto você lê este texto tem a certeza inescapável de o que acontece neste momento não é fruto de um sonho. Mas isto pode se alterar quando um paciente nos diz que tudo a sua volta ficou diferente, parecendo um filme, que as pessoas à sua volta estão representando. Tais pequenos exemplos nos mostram diferentes aspectos que o método fenomenológico nos permite abordar de maneira bastante acurada, mesmo que estes fenômenos não possam se encaixar na visão funcionalista da vida mental. A fenomenologia dá contribuições significativas para o estudo das alterações da sensopercepção (nas alucinações e ilusões), afetividade (nos estados emocionais patológicos), juízo (nos delírios), e nas alterações das vivências do eu, como demonstrado acima[1].

PSICOLOGIA DOS RENDIMENTOS

Karl Jaspers percebeu duas vias de acesso ao universo psíquico: fenômenos interiores (vivências acessíveis por meio da fenomenologia) e fenômenos exteriores. Os fenômenos exteriores foram divididos em comportamentos quantificáveis (psicologia dos rendimentos), comportamentos expressivos (psicologia da expressão) e achados somáticos (somatopsicologia)[1]. Como já discutido anteriormente, os comportamentos do ser humano podem ser concebidos como respostas a tarefas adaptativas. As respostas envolvem comportamentos específicos, podem ser corretas ou incorretas e podem eventualmente ser quantificadas. Tais comportamentos são chamados

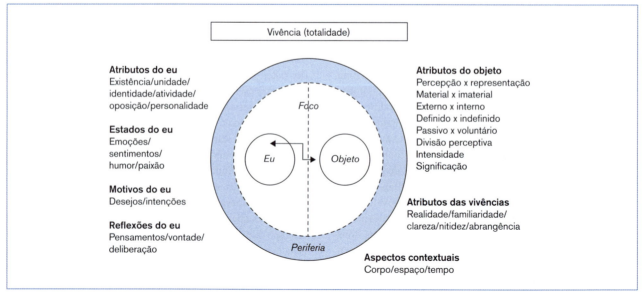

Figura 2 Estrutura fenomenológica da consciência.

de rendimentos. Diferentes rendimentos que se prestam às mesmas tarefas adaptativas podem ser agrupados em funções mentais. Assim podem ser estudadas as alterações objetivas da sensopercepção (deficiências sensoriais e agnosias), apercepção e orientação (síndromes de desorientação), atenção (déficits atencionais), memória (amnésias e perdas progressivas da memória), funções conceituais (déficits em raciocínio, abstração, resolução de problemas e juízo), funções executivas (déficits em planejamento, execução e controle comportamentais), conação (alterações dos impulsos e da vontade), psicomotricidade (apraxias, distúrbios motores orgânicos, associados a psicofármacos e catatonia), afetividade (alterações da capacidade de percepção e compreensão de afetos e da reatividade emocional), fala e linguagem (disartrias, afasias, distúrbios da linguagem na catatonia e outros transtornos mentais) e pensamento verbal (alterações formais do pensamento)[1].

Karl Jaspers chamou a tenção para o fato de um déficit de rendimentos individual poder ter um impacto no funcionamento global de um paciente, como pode ser observado por exemplo em um paciente com amnésia global persistente. Mas ele também salienta que os rendimentos individuais são influenciados pela capacidade global de rendimento que pode ser influenciada pelo estado da consciência (nível de vigília, nível de alerta, nível e campo de consciência), pela capacidade atual de trabalho (descanso x fadiga), pela presença de lesões cerebrais com repercussão cognitiva generalizada e pelo nível de inteligência (conjunto global e persistente de capacidades adaptativas comportamentais)[1].

PSICOLOGIA DA EXPRESSÃO

Karl Jaspers concebeu os comportamentos externos do ser humano como quantificáveis (rendimentos) ou expressivos (comportamentos emocionais, intencionais e criativos). Se é verdade que o ser humano consciente experimenta conteúdos mentais interiores só acessíveis ao observador externo por meio dos seus relatos (por meio do método fenomenológico), também é de conhecimento comum podermos compreender o que se passa com alguém, mesmo quando ele não nos fala nada, por meio do seu comportamento emocional, intencional e por meio das suas criações intelectuais e artísticas. Por exemplo, a maioria de nós não tem dificuldade de perceber quando alguém se encontra gravemente deprimido apenas pelo seu comportamento emocional (mímica e prosódia por exemplo), mesmo sem sabermos a sua história. Também não temos dificuldade de compreender a intenção manifestada pelo seu ato suicida e muito provavelmente se esta pessoa for um grande artista, teremos a oportunidade de vislumbrar o mundo sombrio em que ela vive ao apreciar as suas obras de arte, ou de uma maneira mais simples, ao lermos a sua carta de despedida.

No Quadro 2 podemos observar um resumo da estrutura de apreensão dos comportamentos compreensíveis. O comportamento emocional, predominantemente involuntário (porém não de maneira completa), expressa as emoções vivenciadas (mesmo quando não percebidas) no contexto de um estado emocional global que chamamos de humor. De um ponto de vista psicopatológico podemos perceber a diferença entre a prazerosa agitação maníaca e a dolorosa agitação depressiva. Ou então a diferença entre a expressão facial de um paciente deprimido e a expressão de perplexidade de um paciente em *delirium*. O comportamento intencional, voluntário e consciente pode ser apreendido por meio dos seus significados, metas, intenções e no contexto do mundo configurado pelo indivíduo. Assim podemos apreender o significado e as intenções de uma tentativa de suicídio de uma paciente borderline em contraste com a de um paciente esquizofrênico. Por meio do comportamento intelectual e artístico, também voluntário e consciente, conhecemos as suas ideias e as imagens que constroem a sua concepção de mundo. Assim, por meio das suas obras de arte, podemos conhecer o mundo concebido por Arthur Bispo do Rosário, paciente esquizofrênico e artista renomado brasileiro: seus artefatos constituíam "um inventário do mundo para levar a Deus", pois acreditava ser esta a sua missão, sob uma ordem sobrenatural pelas "vozes" que dizia ouvir[16].

Quadro 2 Os onze passos do método da psicologia compreensiva

1. Focar a sua atenção e a do paciente aos motivos das emoções e comportamentos.
2. Estimular o paciente a fazer descrições precisas da situação e dos problemas, utilizando técnicas de entrevista adequadas.
3. Estimular o paciente a refletir sobre os motivos dos problemas.
4. Obter relatos de motivos pelo paciente (autocompreensão).
5. Investigar ativamente potenciais motivos, mesmo quando não relatados pelo paciente.
6. Elaborar teorias baseadas na situação e problemas relatados, cotejando compreensão típica ideal, autocompreensão pelo paciente, experiência clínica e potenciais motivos obtidos ativamente.
7. Suspender pré-julgamentos e teorias elaborados no passo 6.
8. Realizar movimento empático: colocar-se no lugar do paciente e imaginar o que ele vivencia e porque ele vivencia.
9. Chegar à compreensão empírica (insight do examinador): elaborar discurso interno explicativo e representação subjetiva da vivência e sentir afeto correspondente.
10. Validar a compreensão empírica com o paciente: expressar a sua compreensão empírica para o paciente (interpretação) e obter ou não a confirmação, usando para isso técnicas de entrevista adequadas. Também observar outros dados empíricos confirmatórios e resposta a intervenções terapêuticas baseadas na compreensão empírica.
11. Repetir o processo se necessário.

Podemos considerar que Karl Jaspers não avançou tanto no desenvolvimento dos aspectos metodológicos da psicologia da expressão como nos da fenomenologia. No entanto, podemos afirmar que este método psicopatológico pertencente ao grupo dos métodos hermenêuticos (fenomenologia, psicologia da expressão e psicologia compreensiva) ligados às ciências humanas e relacionados à apreensão de significados simbólicos, tem alguns elementos em comum com a fenomenologia, que seriam, a nosso ver, descrição detalhada do fenômeno, suspenção de pré-julgamentos, movimento empático, compreensão do comportamento e validação[17]. Há, no entanto, questões metodológicas deixadas em aberto, para exploração e desenvolvimento, com repercussões dentro e fora da psiquiatria. No universo cultural atual, uma discussão bastante atual é a das relações entre arte e "loucura", ou doença mental e processo criativo.

PSICOLOGIA EXPLICATIVA

Aprendemos em medicina que a ocorrência de dois fenômenos em associação nos faz pensar em causa e efeito. Mas precisamos separar as associações ao acaso (espúrias) das associações causais. Bradford Hill estudou os critérios para esta separação: força de associação (maior associação, mais provável relação causal), consistência ou replicação (repetição de achados em diferentes estudos), especificidade (exposição específica causa doença), temporalidade (precedência e proximidade), gradiente (efeito dose-resposta), plausibilidade (explicação biológica de acordo com o conhecimento atual), coerência epidemiológica (de acordo com a história natura da doença), evidência experimental (experimentos reforçam causalidade) e analogia (semelhança com outra doença)[18]. Em um modelo monocausal um fenômeno A é considerado causa de um fenômeno B se a ocorrência de A for necessária, suficiente e específica para a ocorrência de B. Em um modelo multicausal, mais apropriado ao estudo dos transtornos mentais, encontramos, ao invés disso, causas necessárias, suficientes e componentes, o que aumenta a complexidade das relações causais. Assim encontramos múltiplas causas provocando um transtorno mental e múltiplos transtornos mentais provocados pela mesma causa. Vários desenvolvimentos posteriores associaram os diferentes transtornos mentais com redes causais complexas[19].

Karl Jaspers separou as causas biológicas de maneira dicotômica em exógenas (externas) e endógenas (internas)[6]. A soma total das causas exógenas nos é dada pelo meio ambiente enquanto, a das causas endógenas é dada pela predisposição. Esta pode ser inata ou adquirida ao longo da vida. Devemos estar atentos ao fato de que não há causas exógenas ou endógenas absolutas, mas sim uma interação mútua. Submetidos ao mesmo agente infeccioso apenas alguns indivíduos desenvolverão *delirium*. O oposto também é verdade, a predisposição para esquizofrenia eventualmente só se manifestará, ou o fará mais cedo sob o efeito do abuso de maconha.

As causas biológicas produzem os seus efeitos psíquicos por meio de um conjunto variado de mecanismos cerebrais extraconscientes. Mecanismos genéticos, celulares, fisiopatológicos e anatomopatológicos são estudados por vários métodos científicos diferentes. Considerando-se o efeito destas causas biológicas

sobre o cérebro, Karl Jaspers separou as doenças mentais em orgânicas (quando o cérebro é afetado por lesões, alterações fisiológicas grosseiras, drogas ou doenças somáticas) e funcionais (ausência das anteriores). Por sua vez as doenças mentais funcionais podem ser separadas em doença endógenas (provocadas por predisposição inata ou adquirida) ou psicogênicas ou reativas (provocadas por motivos psicológicos)[6].

Obviamente estas classificações dicotômicas não refletem a realidade, mas orientam de maneira útil o raciocínio clínico. Transtornos mentais orgânicos apresentam quadro clínico menos influenciado por aspectos individuais e mais relacionado com processos patológicos cerebrais ou agindo sobre o cérebro que podem ser identificados (correlação clínico-patológica). Não apresentam conexão compreensível com estressores psicossociais. Tendem a apresentar semiologia específica, mas diferentes variedades de agentes causais estão associadas a formas limitadas de expressão clínica. Transtornos mentais orgânicos podem ser classificados sob duas perspectivas diferentes. Do ponto de vista temporal, são divididos em agudos (por exemplo *delirium*) e crônicos (por exemplo demência). Do ponto de vista localizacionista são divididos em generalizados (por exemplo demência) e focais (por exemplo transformação orgânica de personalidade do lobo frontal)[20].

Como discutido anteriormente, as causas biológicas produzem os seus efeitos psíquicos por meio de um conjunto variado de mecanismos cerebrais extraconscientes concebidos teoricamente. A construção de teorias explicativas é intrínseca à prática da teoria explicativa. Karl Jaspers discutiu os principais erros metodológicos da atividade de teorização: paralelismos estreitos entre estruturas anatômicas cerebrais e funções psíquicas, transposição de teorias para áreas específicas da psicopatologia para outras áreas não relacionadas e criação de teorias absolutas de explicação do psiquismo como um todo[6].

PSICOLOGIA COMPREENSIVA

Sob a influência de Dilthey[11,17,21], Jaspers concebeu a psicologia compreensiva como o método psicopatológico de investigação das causas psicológicas do comportamento humano anormal[1]. Na nossa experiência cotidiana compreendemos as reações psicológicas (emoções e comportamentos intencionais) dos seres humanos como provocados por motivos. Apenas quando não os encontramos, passamos a pensar em explicações biológicas, matéria da psicologia explicativa. Não temos dúvidas ao percebermos uma pessoa reagir com raiva quando se sente frustrada por não atingir uma meta muito esperada. Também compreendemos com facilidade o sentimento de perda e luto de um pai de família cujos filhos morreram vitimados por uma inundação. Percebemos com alguma facilidade como a paixão nos impede de ver os defeitos da pessoa amada. Mas a nossa capacidade de compreensão dos motivos é desafiada em algumas situações de comportamentos extremos ou estranhos. Por exemplo, como compreender o que leva um indivíduo a cometer crime seriais. Ou então porque um paciente passa a apresentar paralisia conversiva após uma situação estressora e se mantém incapacitado mesmo depois de superar o problema inicial. Estas situações desafiadoras nos levam à necessidade de desenvolver uma capacidade de compreensão dos motivos aguçada, cientificamente correta e isenta de erros metodológicos. Esta é tarefa que Karl Jaspers tentou desenvolver por meio da psicologia compreensiva[1]. Este método psicopatológico também pertence ao grupo dos métodos hermenêuticos, ligados às ciências humanas e relacionados à apreensão de significados simbólicos, dedicando-se, portanto, às atividades de compreensão psicológica[12]. Há duas maneiras básicas de compreensão psicológica. Por um lado, há o que denominamos compreensão racional, a compreensão do relato ou enunciado. Por outro lado, há a compreensão empática, que é a compreensão do indivíduo[1]. Os métodos hermenêuticos da psicopatologia (fenomenologia, psicologia da expressão e psicologia compreensiva) abordam este aspecto. Os tipos de compreensão empática se dividem em compreensão fenomenológica, que é a compreensão da vivência subjetiva (utilizada na fenomenologia); compreensão expressiva, que é a compreensão do significado da expressão emocional ou do comportamento intencional ou criativo (utilizada na psicologia da expressão) e finalmente a compreensão genética, que é a compreensão dos motivos psicológicos (utilizada na psicologia compreensiva)[1]. A psicologia compreensiva envolve o exercício e a metodologia das compreensões genéticas. Há dois tipos de compreensão genética. Primeiramente a compreensão típica ideal, conceito desenvolvido por Max Weber, outra grande influência sobre Karl Jaspers[1,22]. Ela é a compreensão teórica do indivíduo hipotético, baseada na cultura e experiência humana. Assim, intuitivamente, sem necessidade de qualquer reflexão, compreendemos que um trabalhador dedicado fique alegre e entusiasmado por receber uma promoção. No entanto, nos surpreendemos quando um paciente específico, passando por esta situação, reage com tristeza e passa a não ver mais sentido algum na vida. Apenas o exame detalhado deste indivíduo, sua história e da situação particular nos permitirão perceber e compreender, que a perda de todos os amigos, que se seguiu à promoção, provocou um sentimento de isolamento insuportável para uma pessoa com laços sociais já de antemão muito frágeis. Esta compreensão dos motivos da reação psicológica de um paciente específico em uma situação particular é o que chamamos de compreensão empírica (compreensão na prática clínica, de um indivíduo em particular)[1,23]. Também é muito importante lembrar que a estas duas formas de compreensão genética, adiciona-se (às vezes de maneira complementar, às vezes de maneira oponente) à compreensão que o próprio paciente tem dos motivos dos seus problemas, que denominamos autocompreensão[1]. De maneira bastante resumida apresentamos a aplicação rigorosa do método da psicologia compreensiva à prática clínica no Quadro 2. Por meio dessa metodologia o examinador compreende os motivos das reações psicológicas de um paciente. Eles podem ser divididos em motivos instintivos (impulsos, instintos e desejos em suas formas essenciais ou modificadas), situacionais (os eventos, a situação em que o indivíduo está inserido) e são

elaborados simbolicamente pelo indivíduo[1]. A compreensão psicológica da confrontação do desejo de morrer e no ato suicida depende da simbologia envolvida no ato (um paciente gravemente deprimido em um caso e um piloto de avião kamikaze em outro). Mecanismos psicológicos extraconscientes intermediam os motivos e as respostas psicológicas. Eles podem alterar as disposições instintivas e atitudes básicas de enfrentamento e adaptação à realidade. As reações psicológicas podem ser classificadas em reações psicológicas anormais, reações pós-traumáticas, histeria, psicoses reativas, transformações ou perversões instintivas, desenvolvimentos anormais de personalidade, reação anormal à doença clínica ou mental[1].

INTEGRAÇÃO DOS MÉTODOS PSICOPATOLÓGICOS

Após esta apresentação sumária de apenas alguns poucos métodos psicopatológicos iremos discutir a visão global decorrente do projeto de psicopatologia metodológica de Karl Jaspers. Começaremos com um esclarecimento sobre a diferença entre filosofia e ciência. A filosofia é uma forma de conhecimento racional sobre o universo empírico e não empírico. As descrições e explicações filosóficas sobre o universo empírico são validadas por argumentos lógicos que levam ao convencimento, mas não a consenso universal sobre a realidade. Por outro lado, a ciência é uma forma de conhecimento racional apenas sobre o universo empírico. As descrições e explicações científicas são validadas por demonstrações factuais que levam a consensos universais sobre a realidade[24]. Na perspectiva do realismo objetivista do positivismo há apenas uma visão científica válida sobre um objeto empírico de estudo. Mas, como salientamos antes, Karl Jaspers foi um proponente precoce do realismo perspectivista. Para o realismo perspectivista há várias possíveis visões científicas válidas sobre o mesmo objeto empírico de estudo, de acordo com os diferentes métodos científicos utilizados. Teremos assim, tantas verdades universais quanto métodos científicos desenvolvidos para o estudo deste objeto empírico. Mas nenhuma delas é uma visão global[8]. Assim, Karl Jaspers nega a possibilidade de uma visão global psicopatológica. Para ele esta visão é possível apenas em um plano filosófico[6]. Para Karl Jaspers, a construção de teorias psicopatológicas com tentativas de explicação global sobre o psiquismo humano são erros conceituais, em uma situação em que se faz filosofia ao invés de ciência. Em vários pontos de sua obra ele se dedica a expor estes erros conceituais de várias escolas psicopatológicas[6].

No entanto, é inegável o impulso para a integração dos diferentes métodos psicopatológicos tanto na construção de visões científicas do adoecimento mental como na prática clínica psiquiátrica. O objeto de estudo científico da psicopatologia é o ser humano doente, um indivíduo único, um todo. Ao estudá-lo cientificamente, iniciamos coletando a presença de fenômenos psicopatológicos. Mas não nos satisfazemos apenas em coletar diferentes tipos de fenômenos psicopatológicos por meio dos diferentes métodos de apreensão (fenomenologia, psicologia dos rendimentos, psicologia da expressão e somatopsicologia), investigamos causas (psicologia explicativa e psicologia compreensiva) e integramos estes achados em contextos (caracterologia, nosologia, eidologia, psicologia biográfica e psicologia história e social). Esta integração frutífera entre os diferentes métodos enriquece a psicopatologia como ciência e a psiquiatria como prática clínica. Por meio dele podemos criar visões convergentes de problemas psicopatológicos complexos.

CONSIDERAÇÕES FINAIS

- Podemos resumir assim os principais pontos do projeto de psicopatologia metodológica de Karl Jaspers:
- Opera dentro do campo da filosofia da ciência do realismo perspectivista.
- Conceitua a psicopatologia como uma ciência complexa híbrida entre ciências naturais e ciências humanas.
- Estabelece a prática científica da psicopatologia informada filosoficamente.
- Organiza uma psicopatologia baseada em métodos psicopatológicos, e os divide em métodos de apreensão (fenomenologia, psicologia dos rendimentos, psicologia da expressão e somatopsicologia), investigação causal (psicologia explicativa e psicologia compreensiva) e contextualização (caracterologia, nosologia, eidologia, psicologia biográfica, psicologia história e social).
- Propõe o uso consciente e crítico dos diferentes métodos psicopatológicos (suspensão de preconceitos, esclarecimento de pressupostos, objetivos e limites de cada método).
- Incentiva o uso integrado dos diferentes métodos psicopatológicos, criando visões convergentes de problemas psicopatológicos complexos.
- Depõe contra visões ou teorias psicopatológicas globais, seja com roupagem psicológica, filosófica ou biológica, tratando-as como pseudocientíficas.
- Constrói um instrumento difícil, porém seguro, abrangente e flexível para o ensino e a prática da psicopatologia e da clínica psiquiátrica.

Para aprofundamento

- Jaspers K. General psychopathology. Vols. 1 e 2. Baltimore and London: Johns Hopkins University Press; 1997.
  - ⇨ Os dois volumes da edição inglesa da obra magna de Karl Jaspers são inestimáveis para quem quer aprender na fonte a psicopatologia metológica de Karl Jaspers.
- Fulford B, Thornton T, Graham G. Oxford textbook of philosophy and psychiatry. Oxford: OUP Oxford; 2006.
  - ⇨ Este volume enorme de filosofia da psiquiatria apresenta vários capítulos sobre a obra de Karl Jaspers, além de vários outro discutindo filosofia e psicopatologia.

REFERÊNCIAS BIBLIOGRÁFICAS

1. Jaspers K. General psychopathology. Vol. 1. Baltimore and London: Johns Hopkins University Press; 1997.
2. Kendler KS. Why does psychiatry need philosophy?. In: Kendler KS, Parnas J (eds.). Philosophical issues in psychiatry: explanation, phenomenology, and nosology. Baltimore: Johns Hopkins University Press; 2015.
3. Fulford B, Thornton T, Graham G. Oxford textbook of philosophy and psychiatry. Oxford: OUP Oxford; 2006.
4. Dalgalarrondo P. Os principais campos e tipos de psicopatologia. In: Psicopatologia e semiologia dos transtornos mentais, 2.ed. Porto Alegre: Artmed; 2008. p. 35-38.
5. **Dewey J. The reflex arc concept in psychology. Psychological Review. 1896;3(4):357-70.**
   - ⇨ Neste artigo Dewei, utiliza o conceito do arco reflexo para utilizá-lo na sua aplicação à psicologia funcionalista.
6. Jaspers K. General psychpathology. Vol. 2. Baltimore and London: Johns Hopkins University Press; 1997.
7. Kirkbright S. Karl Jaspers: a biography: navigations in truth. New Haven: Yale University Press; 2004.
8. **Giere RN. Scientific perspectivism. Chicago: University of Chicago Press; 2010.**
   - ⇨ Neste livro Giere desenvolve o conceito de perspectivismo científico.
9. Massimi M, McCoy CD. Understanding perspectivism: scientific challenges and methodological prospects. New York: Taylor & Francis; 2019.
10. Jaspers K. The phenomenological approach in psychopathology. Br J Psychiatry. 1968;114(516):1313-23.
11. Dilthey W. Descriptive psychology and historical understanding. Springer Netherlands; 2012.
12. **Ebmeier KP. Explaining and understanding in psychopathology. Br J Psychiatry. 1987;151:800-4.**
    - ⇨ Neste artigo Ebmeier faz um bom desenvolvimento dos conceitos de explicação e compreensão genética.
13. **Berrios GE. Phenomenology, psychopathology and Jaspers: a conceptual history. Hist Psychiatry. 1992;3(11):303-27.**
    - ⇨ Neste artigo Berrios nos traz a história da fenomenologia antes e depois de karl Jaspers.
14. Walker C. Karl Jaspers as a Kantian psychopathologist, I The philosophical origins of the concept of form and content. History of Psychiatry. 1993;4(14):209-38.
15. Walker C. Karl Jaspers as a Kantian psychopathologist: II. The concept of form and content in Jaspers' psychopathology. History of Psychiatry. 1993;4(15,Pt 3):321-48.
16. Hidalgo L. Arthur Bispo do Rosário: o senhor do labirinto. Rio de Janeiro: Rocco Digital; 2012.
17. Kumazaki T. The theoretical root of Karl Jaspers' General Psychopathology. Part 1: Reconsidering the influence of phenomenology and hermeneutics. Hist Psychiatry. 2013;24(2):212-26.
18. **Hill AB. The environment and disease: association or causation? Proc R Soc Med. 1965;58(5):295-300.**
    - ⇨ Neste artigo Hill desenvolve os conceitos fundamentais da causalidade utilizados na medicina.
19. Mitchell SD. Explaining complex behavior. In: Kendler KS, Parnas J (eds.). Philosophical issues in psychiatry: explanation, phenomenology, and nosology. Johns Hopkins University Press: Baltimore; 2015. p. 19-47.
20. David D, et al., Lishman's organic psychiatry: a textbook of neuropsychiatry. Philadelphia: Wiley; 2011.
21. Häfner H. Descriptive psychopathology, phenomenology, and the legacy of Karl Jaspers. Dialogues Clin Neurosci. 2015;17(1):19-29.
22. Kumazaki T. The theoretical root of Karl Jaspers' general psychopathology. Part 2: The influence of Max Weber. Hist Psychiatry. 2013;24(3):259-73.
23. Schwartz MA, Wiggins OP. Phenomenological and hermeneutic models: understanding and interpretation in psychiatry. In: Radden J (ed.). The philosophy of psychiatry: a companion. Oxford University Press: Oxford; 2004. p. 351-63.
24. Oreskes N. Why trust science? The University Center for Human Values Series, ed. S. Macedo. 2019, New Jersey: Princeton University Press.

3
Consciência e atenção

Juliana Hangai Vaz Guimarães Nogueira
Marina Flaborea Mazzoco
Yuri Tebelskis Nunes Dias
José Gallucci Neto
Renato Luiz Marchetti

Sumário

Introdução
   Importância evolutiva da consciência
Avaliação objetiva da consciência
   Vigília
   Alerta (ativação/prontidão)
   Atenção
   Awareness
   Responsividade
   Campo da consciência
Avaliação fenomenológica da consciência
   Atributos básicos da consciência
   Níveis da consciência
   Não consciência
   Consciência básica ou primária
   Consciência superior ou reflexiva
   Consciência clara e consciência obnubilada
   Estrutura fenomenológica da consciência
Estados normais da consciência
   Estado de vigília
   Sono
   Sonho
Estados alterados da consciência
Distúrbios da atenção
Estados patológicos da consciência
   Estados torporosos e comatosos
   Estados vegetativos e de consciência mínima
   Estupor
   Delirium (hiperativo e hipoativo)
   Estados crepusculares, fugas e transes dissociativos
   Crises epilépticas e crises não epilépticas conversivas/
     dissociativas
Alterações da consciência do eu
   Despersonalização
   Vivência de mudança de personalidade
   Vivências delirantes de passividade do eu
Semiotécnica da consciência
Para aprofundamento
Referências bibliográficas

Pontos-chave

- Entender a importância evolutiva do desenvolvimento da consciência.
- Compreender os aspectos objetivos e subjetivos da consciência.
- Diferenciar as várias propriedades da atenção.
- Diferenciar os estados normais, alterados e patológicos da consciência e da atenção.
- Realizar a semiologia da consciência e da atenção.

INTRODUÇÃO

A palavra consciência é derivada do latim "*conscio*", formado pela união de "*cum*" (com) e "*scio*" (saber). No seu sentido original, estar consciente de algo seria compartilhar o conhecimento daquilo com mais alguém ou simplesmente deter a sabedoria. Hoje, no entanto, do ponto de vista médico-psiquiátrico, podemos pensar a consciência como algo muito mais complexo. Trata-se de uma qualidade subjetiva da mente que possibilita a percepção do mundo exterior, do mundo psíquico interior e de suas inter-relações[1]. É uma visão íntima e pessoal da realidade, podendo ser traduzida como "de que forma encaramos as coisas".

A definição do termo consciência representa um desafio atemporal a diversas áreas do conhecimento, desde as neurociências, até a psicologia e a filosofia[2,3]. Reflexões a respeito de quem somos ou como conseguimos perceber o mundo são frequentes e metalinguisticamente nos fornecem uma dica do que é consciência: nos preocupamos tanto em definir o que é ser consciente porque somos conscientes, temos reflexividade para olharmos para nós mesmos e analisar o que vemos.

Em termos históricos, documentações sobre rituais fúnebres no período neolítico evidenciam uma noção de crenças e de um pensamento que poderia ser considerado minimamente reflexivo[4,5] e, no entanto é somente após a era homérica que o conceito de consciência começa a ser delineado de forma mais similar ao que encontramos hoje[6], pois até esse momento a coletividade se sobrepunha a um "eu" interno e unificado.

A evolução do termo a partir do século XVII ocorre de forma inequívoca, o olhar sobre a consciência evidencia-se e clássicos da literatura como Hamlet revelam a visão da época de um homem capaz de refletir sobre o mundo e sobre si. Em 1640, René Descartes escreve "Pela palavra 'pensamento' eu entendo tudo aquilo de que estamos conscientes como o que opera em nós". No século XVIII, James Mill e John Stuart Mill desenvolvem a teoria da psicologia associacionista argumentando que os processos mentais se sucediam de forma associada e encadeada para formar a consciência, teoria criticada por Kant que inaugura a visão de 'eu' situado em mundo estruturado no tempo, espaço e causalidade.

As definições ganham complexidade na era moderna e contemporânea com teóricos da fenomenologia como Husserl (1913,1929), Heidegger (1927) e Mearleu-Ponty (1945) que adicionam panoramas sociais, interpessoais e corporais à consciência, e começamos a delinear o que é a consciência como estado que possibilita a existência e o que é a consciência reflexiva que nos difere dos demais seres vivos, definida por Sartre[7] como "a consciência que é consciente de ser consciente do seu objeto", em outras palavras, o eu consciente que se sabe consciente.

O conceito de atenção, em termos históricos e filosóficos, por outro lado, ganhou menos ênfase e esteve quase sempre ligado ao da consciência e da "conciensividade" (do inglês *conscious* e *consciousness*), sendo descrito muitas vezes como o recorte de foco e intencionalidade do ser consciente.

Como vemos, um só capítulo é muito pouco para abordar todos os aspectos da consciência tendo em vista as diversas abordagens possíveis acerca do tema. Priorizaremos, portanto, a visão médico-psiquiátrica, sem desprezar a importância das outras perspectivas.

A consciência envolve diversos processos mentais que tem como objetivo a elaboração e a integração de diferentes tipos de informação (sensopercepções, representações, memórias, pensamentos, impulsos, desejos, afetos e comportamento motor). Além disso, possibilita o controle da ação de maneira flexível e adaptativa, principalmente por meio do uso dos mecanismos volitivos[8].

Importância evolutiva da consciência

Durante a evolução dos seres vivos, o desenvolvimento da consciência representou uma grande vantagem adaptativa, na medida em que permitiu a transição de processos automáticos e involuntários para os processos conscientes[9-11].

Através do recrutamento de informações adquiridas no passado, o organismo é capaz de estabelecer diferentes conexões e formar novos conhecimentos. Com isso, tem melhor controle de suas ações porque percebe os estímulos com maior clareza, analisa a situação adequadamente, reorganiza suas prioridades e assim, adapta sua resposta. Se porventura nota que há equívocos pelo caminho, é capaz de corrigi-los. Perde tempo neste procedimento, mas ganha flexibilidade e precisão. Também é necessário destacar que todo processo descrito acima implica algum aprendizado que permitirá um planejamento de futuro e que os mesmos erros sejam evitados[11].

Para clarificarmos esses conceitos, imaginemos a resolução de um problema complexo de matemática nunca visto antes. Quando lemos o enunciado e nos deparamos com a dificuldade da questão, devemos parar, pensar, estabelecer como prioridade a resolução do problema em detrimento de outros estímulos ambientais e conversar com nossa própria mente a fim de acessarmos todo arsenal aprendido previamente – algarismos, operações simples, equações, derivações e o próprio raciocínio matemático. Nesse procedimento perdemos um bom tempo, mas em contrapartida ganhamos a possibilidade de solucionar esse problema novo e complexo. Da próxima vez que nos depararmos com questão semelhante é provável que tenhamos mais facilidade de resolvê-la ou pelo menos possamos diminuir os erros cometidos previamente.

Por fim, o desenvolvimento da consciência atinge seu ápice no ser humano, com o alcance da capacidade de reflexão. Nós, diferentemente de outros animais, conseguimos ter um olhar voltado para "dentro". Somos capazes de perceber nossos próprios processos mentais. Nas palavras de Sartre, a consciência reflexiva "é a consciência que é consciente de ser consciente do seu objeto"[12]. Em consequência disso, o ser humano conquista vantagens, pois, entendendo sua própria mente, pode escolher quem, o que deseja ser e para onde quer ir. Ou seja, tem livre arbítrio. Ademais, com o processo de reflexão o homem é capaz de descobrir um sentido para sua existência, imaginar-se no futuro e moldar suas ações a fim de atingir tais objetivos.

Apesar de muitas contribuições teóricas e do avanço significativo das neurociências nas últimas décadas, ainda não há consenso sobre de que se trata verdadeiramente a consciência. Isso ocorre tanto por dificuldades intrínsecas do tema, como pela falta de clareza metodológica. Sendo considerada por alguns, algo muito abstrato, menospreza-se a possibilidade de clarificação do conceito. Acreditamos, porém, ser possível e necessária a descrição compreensiva e estruturada da consciência.

Para isto, abordaremos inicialmente os aspectos objetivos da consciência. Como se apresenta para um observador externo o indivíduo consciente, como podemos descrevê-lo. Em seguida, trataremos os aspectos subjetivos da consciência. Como se vivencia a consciência "de dentro". Também discorreremos a respeito dos estados normais, alterados e patológicos da consciência, usando situações específicas como exemplos com a finalidade de clarificar alguns conceitos importantes. Ao final procuraremos sistematizar a maneira de avaliarmos os diferentes aspectos através da realização de um exame do estado mental.

AVALIAÇÃO OBJETIVA DA CONSCIÊNCIA

Como abordado antes, a consciência envolve diversos processos mentais que tem como objetivo a elaboração e a integração de diferentes tipos de informação. No ser humano consciente a ação é controlada de maneira flexível e adaptativa. Ele responde aos estímulos de maneira coerente e de acordo com necessidades e metas. As alterações da consciência alteram de maneira significativa uma série de capacidades e desempenhos, o que pode ser apreciado clinicamente ou avaliado experimentalmente. Chamamos o método psicopatológico que estuda as performances objetivas do psiquismo de psicologia dos rendimentos[13]. Sob esta perspectiva, podem ser avaliados os seguintes aspectos da consciência:

- Vigília.
- *Awareness*.
- Alerta.
- Responsividade.
- Atenção.
- Campo de consciência.

Os termos vigília, alerta e atenção definem três estados da mente que influenciarão de maneira direta nossa consciência, alterando de que maneira ela se organiza e os rendimentos, capacidades e atividades adaptativas que ocorrerão nas diferentes circunstâncias (Figura 1). Podem ser considerados constituintes das "bases funcionais da consciência". Na realidade, esses estados têm funcionamento simultâneo e interdependente, porém sua diferenciação tornará a descrição dos fenômenos da consciência mais didática e de mais fácil entendimento.

Já *awareness* e responsividade definem propriedades do psiquismo que descrevem objetivamente o "nível de consciência" (ver adiante).

Vigília

Como dissemos anteriormente, podemos pensar a consciência como um conjunto de fenômenos mentais cujo substrato biológico é o cérebro. Nesse sistema, diversos conteúdos estão representados no córtex cerebral: afetos, memórias, imagens, esquemas, sensopercepções, movimentos. Entretanto, um pressuposto básico para que possamos acessar esses conteúdos é que estejamos acordados.

No cenário proposto acima, podemos imaginar que ninguém seria capaz de ler um livro dormindo, não? Ainda mais, podemos pensar que uma pessoa sonolenta teria muito mais dificuldade de captar o conteúdo de um livro que um indivíduo plenamente acordado.

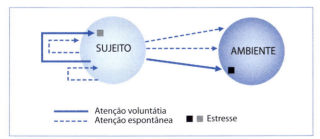

Figura 1 Natureza e direcionalidade da atenção.

Neste contexto, o termo vigília refere-se a uma resposta primitiva, ativada no tronco cerebral, através do sistema ativador reticular ascendente (SARA), que regula o quanto acordados estamos. Este sistema emite projeções nervosas desde a medula espinhal, passa pelos núcleos talâmicos e espalha-se por todo o córtex cerebral[14].

A vigília tem um funcionamento cíclico, alternando entre estados normais de sono (REM e não REM) e vigília, cada qual com características, padrões comportamentais e eletroencefalográficos específicos (Tabela 1)[15]. Além disso, é importante destacar que há graus variáveis de vigília (normo, hipo ou hipervigília) que influenciarão de forma direta nossa consciência, juntamente com os estados de alerta e de atenção, que descreveremos logo em seguida[16].

Alerta (ativação/prontidão)

Outra função central que influencia diretamente a consciência é o estado de alerta do indivíduo, também denominado de estado de ativação ou prontidão. Este refere-se à capacidade de reagir prontamente como consequência de um estímulo qualquer[14]. Estímulos novos, intensos e relevantes provocam reações mais intensas e rápidas e aumentam o nível de alerta.

Pensemos em nosso cenário. É mais difícil ler um livro técnico num dia qualquer do que na véspera de uma prova. Antes da prova, você fica em estado de excitação e pensa: "tenho que me esforçar, quero mostrar que sou bom!" Neste momento, a leitura flui. Nada é capaz de distraí-lo, tudo fica mais fácil de entender. Infelizmente, esse entusiasmo dificilmente ocorrerá dois meses antes de sua prova, naquela tarde de domingo ou enquanto se distrai com a bela paisagem da praia e esquece que sua vida também é feita de responsabilidades. Entretanto, na mesma véspera de prova pode ficar tenso demais e isso fará com que você tenha muita dificuldade em realizar a leitura. Não consegue se concentrar, só fica pensando nas consequências de um possível fracasso e nas retaliações que sofrerá. As palavras se confundem e você tem de ficar voltando várias vezes ao parágrafo anterior, pois não gravou nada do que leu.

Portanto, como vimos no exemplo acima e da mesma forma que ocorre na vigília, o estado de alerta apresenta uma gradação contínua entre situações de hipo, normo e hiperalerta, que biologicamente estão intimamente relacionados ao grau de ativação do sistema nervoso autônomo. Em situações de ativação do sistema simpático, com consequente descarga de adrenalina e elevados níveis de cortisol, há predomínio dos estados de excitação e hiperalerta. Assim ocorre nas guerras e em situações de estresse e medo (vide nosso exemplo da véspera de prova). Em contrapartida, quando o sistema parassimpático é ativado, há predomínio dos estados de relaxamento, tanto físico como mental (vide nosso exemplo em situação de praia).

Esses variados estados de alerta vão determinar diferentes níveis de consciência, influenciando a clareza com que o sujeito percebe as situações e a precisão com que executa seus atos. Portanto, os diferentes estados de alerta vão interferir no de-

Tabela 1 Características dos estados normais da consciência

	Comportamento	Alerta	Padrão de atenção	Eletroencefalograma
Hipervigília	Acordado excitado, ligado	Muito excitável	Atenção involuntária ↑↑ Atenção voluntária ↓	Desssincronizado
Vigília concentrada	Acordado concentrado	Nível de prontidão	Atenção voluntaria ↑↑ Atenção involuntária ↓	Parcialmente sincronizado
Vigília relaxada	Acordado relaxado, desligado	Atenção livre flutuante	Atenção involuntária ↔	Ritmo alfa
Sonolência	Sonolento	Acorda com estímulos leves	Atenção involuntária ↓	Alentecimento da onda alfa
Sono leve	Dormindo	Acorda com estímulos moderados	Atenção involuntária ↓↓	Fusos
Sono profundo	Dormindo	Acorda com estímulos intensos	Atenção involuntária ↓↓↓	Onda lentas difusas
Sono REM	Dormindo, movimentos oculares rápidos	Acorda com estímulos intensos	Atenção involuntária ↓↓↓	Dessincronizado

sempenho do indivíduo para as mais diversas atividades, adquirindo graficamente a forma de U invertido, o que se chama de lei de Yerkes-Dodson (Figura 2)[17].

Até certo ponto, o alerta aumenta o rendimento do indivíduo, mas a partir daí o desempenho cai. Consequentemente, existe um nível ótimo de alerta que corresponde ao melhor rendimento possível da consciência, que representa uma situação de equilíbrio entre sistema nervoso simpático e parassimpático.

Dando continuidade ao nosso exemplo, se no dia da realização da tão esperada prova, você estiver muito relaxado, provavelmente não terá um bom desempenho – fica desatento, maneja pior seu tempo e permite que erros inocentes aconteçam. Da mesma forma, contudo, se estiver muito tenso ou muito alerta, também poderá falhar – você dá respostas mais impulsivas e menos precisas, qualquer estímulo exterior desvia seu foco da tarefa, comprometendo assim o resultado final.

Atenção

A atenção é responsável pelo direcionamento da atividade mental consciente. As atividades mentais do indivíduo podem ser direcionadas tanto para o ambiente externo, como para o mundo interior. Na atenção externa, o alvo está no ambiente. Ou seja, podemos perceber as cores do dia, o cheiro que vem da cozinha, a música que toca ao fundo, as pessoas que passam pela rua, o calor do ambiente, o conteúdo de um livro etc. Na atenção interna, a percepção volta-se para o mundo interior – para nossos pensamentos, memórias, preocupações e estados de ânimo (Figura 1)[16].

Um determinado tipo de atenção está associado ao alerta, quando ao respondermos a um determinado estímulo, de maneira involuntária, dirigimos os nossos sentidos pra ele. Dizemos que o estímulo chamou nossa atenção. Chamamos esta, atenção espontânea. A atividade mental direcionada pela atenção espontânea é passiva e incidental. Já por estímulo da vontade, com maturidade e bastante treino por torna-se disciplinada e programada de acordo com os interesses do indivíduo. Para isso, entra em ação a atenção voluntária, que requer do indivíduo esforço ativo. Ao contrário, a atenção espontânea pode causar distração da tarefa principal (Figura 1)[16,18].

Voltemos ao nosso cenário. É véspera de prova e precisa estudar. Seus amigos o chamaram para sair, mas desta vez não poderá ir. Por sorte, gosta da matéria e começa a ler o livro com boa disposição em seu quarto. Porém, após 15 minutos de leitura, ouve um estrondo na rua que chama sua atenção. Uma batida feia entre dois carros na esquina de sua casa! Logo os bombeiros chegam. Você fica com curiosidade, mas neste momento teme não conseguir tirar uma boa nota e volta para a leitura.

Durante a realização de atividade mental programada, o indivíduo necessitará dispender de maior esforço para a realização de tarefas difíceis através do uso de sua capacidade de concentração, assim como durante a realização de tarefas longas por meio do uso de sua capacidade de tenacidade[16].

Ao voltar para a leitura, a tarefa já não é tão simples. Você começa a ler um capítulo particularmente difícil e isso exige maior esforço de sua parte. Mesmo assim, tem dificuldade de compreender a matéria. Finalmente, inicia um capítulo mais fácil e a leitura volta a fluir. Porém, passam-se duas horas de estudo e você começa a se cansar. Mais uma vez, a leitura e a compreensão tornam-se tarefas difíceis. Enfim, você decide parar por alguns minutos e recarregar sua energia.

Portanto, fica evidente que a atenção não é algo constante e influencia o grau de consciência ou clareza com que conseguimos perceber as coisas – no caso, a flutuação dos estados atencionais modifica diretamente a capacidade de compreensão do livro por parte do leitor.

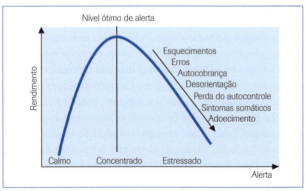

Figura 2 Lei de Yerkes-Dodson.

Como observado no cenário que descrevemos, nossa capacidade de compreensão de qualquer conteúdo mental é limitada e varia de acordo com o exercício das funções atencionais. Portanto, podemos definir a atenção como o fenômeno pelo qual processamos ativamente essa quantidade limitada de informações do enorme montante de informações disponíveis através de nossos sentidos, de nossas memórias armazenadas e de outros processos cognitivos. Dentre os diferentes tipos de processamento atencional voluntário, que facilitam a nossa rotina e a resolução das mais variadas tarefas no dia a dia destacam-se os seguintes:

- Seleção.
- Vigilância.
- Sondagem.
- Divisão.
- Alternância.

Quando vamos realizar qualquer tipo de tarefa, continuamente devemos priorizar alguns estímulos em detrimento de outros. Por exemplo, ao lermos um livro temos de ignorar os ruídos externos, informações do texto irrelevantes, o desconforto com o calor do dia para compreender o essencial da leitura. A este processo damos o nome de seleção, uma das atividades fundamentais da atenção voluntária que permite a manipulação dos estímulos com a finalidade de possibilitar a execução de processos cognitivos mais complexos, como a resolução de problemas e a compreensão verbal[19,20].

A vigilância refere-se ao procedimento de constante expectativa na busca de um estímulo específico. Nesse caso, o estímulo que perseguimos é raro e só aparece eventualmente ao nosso campo de percepção. Imaginemos o caso dos controladores de espaço aéreo, que ficam observando continuamente o monitor em busca de um sinal de alerta no radar. Essa observação tem um caráter flutuante até o momento em que um sinal é percebido. Este sinal pode ainda representar um alarme correto (p. ex., avião inimigo invadindo espaço aéreo) ou um alarme falso (p. ex., interferência sonora no equipamento)[19,20].

Diferentemente da vigilância, em que a busca do estímulo é passiva e flutuante, no processo de sondagem, o indivíduo busca ativamente um estímulo específico. Nesse caso, sabe onde e o que procurar. Imaginemos o radiologista fazendo um exame de ultrassonografia abdominal em caso suspeito de colecistite aguda. Irá posicionar adequadamente o transdutor no abdome do paciente, tentará encontrar a vesícula biliar na cavidade e possíveis cálculos dentro da mesma. Esse processo faz com atenção e detalhamento, tendo cuidado para não se distrair com artefatos ou interpretar equivocadamente alguns achados[19,20].

Outra atividade que merece destaque é a divisão, que corresponde à capacidade de realizar mais de uma tarefa ao mesmo tempo – por exemplo, ler um livro com televisão ligada ou dirigir falando no telefone celular. É importante notar que nesse contexto algumas tarefas são executadas de maneira automática e outras de forma controlada. Quantas vezes ao falarmos no celular enquanto dirigimos nem damos conta de que

caminho fizemos, e isso causa boa parte dos acidentes de trânsito. Pode também acontecer o contrário: não prestarmos tanta atenção na conversa com medo de um possível acidente e dirigirmos com maior cuidado[19,20].

Por fim, muitas vezes temos de alternar o nosso foco de atenção entre diferentes tarefas como ocorre, por exemplo, nas linhas de montagem ou enquanto assistimos a uma palestra e queremos fazer anotações. Nesse caso, dirigimos nossa atenção para o palestrante no momento em que ele discursa e rapidamente nos voltamos para o caderno ao realizarmos algumas anotações. Isso ocorrendo repetidas vezes como num ciclo contínuo de troca entre esses diferentes focos atencionais: "ouvir a palestra" *versus* "fazer anotações"[19,20].

Awareness

Awareness é a experiência subjetiva, vivida em primeira pessoa, da consciência. Refere-se ao conteúdo da experiência: um indivíduo consciente é consciente de algo e neste sentido terá *awareness*, tanto do ambiente quando de si mesmo. *Awareness* requer atividade cerebral cortical intimamente conectada à atividade de estruturas subcorticais[21].

O processo sensoperceptivo se inicia com a recepção de estímulos simples pelo sistema nervoso, o reconhecimento de padrões complexos em modalidades sensoperceptivas específicas e finalmente o reconhecimento de um significado. A este último processo chamamos de apercepção[13]. Um mesmo conjunto de estímulos pode ser reconhecido com significados distintos, dependendo da ambiguidade do objeto, do contexto global e do estado psíquico. Indivíduos com alterações da consciência tem o seu processo aperceptivo lentificado e prejudicado, dando origem a falsos reconhecimentos, mudanças súbitas e frequentes de significado do percebido e ilusões. Da mesma forma, palavras, frases e textos são apreendidos pelos seus significados. O indivíduo com dificuldade de apreensão tem dificuldade de compreender o que lhe é perguntado, particularmente as perguntas longas e difíceis.

A orientação é um processo aperceptivo altamente complexo que permite ao indivíduo reconhecer e dar o significado correto ao conjunto global de estímulos do seu momento atual[13]. Orientamo-nos autopsicamente e alopsiquicamente. A orientação autopsíquica o situa em relação a si mesmo. A orientação alopsíquica o situa em relação ao meio, sendo dividida em orientação temporal e espacial. A orientação espacial o situa em relação ao ambiente físico. Alterações primárias da consciência provocam prejuízo da capacidade de orientação. Geralmente, é afetada em primeiro lugar a orientação temporal, em seguida a espacial e, por último, a pessoal. Por ser um processo cognitivo complexo, a orientação também se altera em várias outras condições psicopatológicas em que alterações da consciência não estão envolvidas[16,18].

Responsividade

Enquanto *awareness* corresponde à consciência subjetiva do indivíduo, a responsividade é um parâmetro de consciência objetiva. A consciência provê o indivíduo de um comportamento altamente interativo com o ambiente. Pacientes com reduções do grau de consciência apresentam como característica marcante alterações, reduções e interrupções da capacidade de resposta ao meio. Uma primeira estratégia da avaliação da consciência é a testagem do grau e padrão de responsividade. Mesmo indivíduos acordados e alertas podem apresentar alterações profundas da responsividade.

Avaliamos a responsividade pela observação do comportamento e conversação casual. Deve-se avaliar:

- Resposta a comandos.
- Comportamento intencional.
- Fala e pensamento.
- Processamento cognitivo.

A forma mais simples de avaliar a responsividade é por meio da testagem de capacidade de resposta a comandos. Isso pode ser realizado com comandos verbais simples como "aperte minha mão" ou mais complexos como no Miniexame do estado mental (MEEM) "pegue esse papel com a mão direita; dobre-o ao meio; coloque-o no chão".

O indivíduo consciente demonstra lucidez mental e propósito de comportamento (comportamento intencional). Com isso queremos dizer que todos os seus processos mentais são direcionados e coerentes. Ele pensa e fala de acordo com as regras gramaticais e de acordo com os argumentos que quer defender. Seu discurso tem começo, meio e fim e percebemos aonde quer chegar, ou seja, qual a sua ideia principal. Da mesma forma, seu comportamento demonstra a mesma tendência. Ele não é caótico ou desproposital. Uma marca fundamental dos estados de consciência patológicos é o que chamamos de confusão mental. O curso do pensamento é errático e pouco compreensível, com falhas na associação de ideias[13].

A consciência tem um papel central para o processamento cognitivo em geral. Em todas as ocasiões com que um indivíduo se confronta com situações cognitivamente desafiadoras, ele deve antes se concentrar, estudar detalhadamente, compreender o problema, para então resolvê-lo. As funções atencionais e aperceptivas da consciência são centrais para isso. Para o registro, memorização e recuperação, para o exercício de habilidades visuoconstrutivas, para a realização de cálculos, leitura de textos e outros a integridade da consciência é essencial.

Quando a consciência se degrada, o rendimento cognitivo se torna globalmente prejudicado, o que pode ser constatado em diferentes testes neuropsicológicos. Por isso eles podem ser utilizados para uma avaliação indireta do estado da consciência.

Campo da consciência

A metáfora de um foco de luz iluminado um objeto é útil para explicar o que conceituamos como campo da consciência. Além de ser dotado de um certo grau de iluminação, um foco de luz pode ser mais estreito, ou mais largo, possibilitando a visualização de um número menor ou maior de objetos. Além disso, os objetos que estão no centro do foco estão mais bem iluminados, enquanto os da periferia estão numa espécie de penumbra que é cercada pela escuridão completa (Figura 3)[11,13].

Basicamente, podemos definir como campo da consciência o conjunto de diferentes possibilidades de percepção do mundo. É a maneira como nós utilizamos a consciência: ativamente (consciência focal) ou passivamente (consciência periférica).

Na consciência focal, o indivíduo está concentrado na tarefa que executa (p. ex., ler um livro), mas isso não o impede necessariamente de ver o todo, que chamamos de consciência periférica. Consegue perceber também, embora de maneira mais vaga, o carro que passa na rua, a música que toca, o seu estado de humor, alguns pensamentos que correm vagamente por sua cabeça, o calor do dia, suas preocupações, suas emoções, suas expectativas etc. Definimos como amplitude do campo da consciência todas essas possibilidades de percepção – ou seja, a soma entre os estados de consciência focal (mais nítida) e periférica (mais vaga).

Podemos avaliar também o direcionamento do campo de consciência, que pode estar focado em processos internos (do indivíduo) ou externos (do ambiente), e a mobilidade do campo de consciência, ou seja, a capacidade de redirecionar o foco para diferentes estímulos.

Esses estados estão intimamente ligados aos processos atencionais e ao atributo de seletividade de nossa consciência.

AVALIAÇÃO FENOMENOLÓGICA DA CONSCIÊNCIA

Como dissemos anteriormente a consciência provê a mente de subjetividade e para descrevermos adequadamente os atributos mentais, torna-se necessária a abordagem dos aspectos subjetivos da vida mental consciente. A discussão a respeito da possibilidade de se construir conhecimento científico a respeito destes atributos, que não são diretamente observáveis, é longa e está fora do escopo deste capítulo. Basta-nos dizer aqui que o instrumento para isto é a fenomenologia, método psicopatológico empírico, de caráter descritivo, não explicativo e cujo objeto de estudo é a descrição rigorosa e posterior classificação dos fenômenos psicológicos subjetivos. Ela tem como pressupostos a possibilidade de objetivação da vida psicológica interior e o papel central da empatia e da introspecção[13].

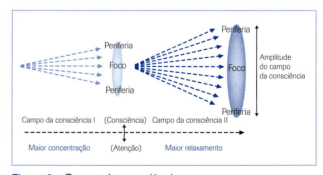

Figura 3 Campo da consciência.

Sob a perspectiva fenomenológica e de forma didática, podemos estudar a consciência da seguinte maneira:

- Atributos básicos da consciência.
- Níveis da consciência.
- Estrutura da consciência.

Atributos básicos da consciência

Os atributos básicos da consciência referem-se às características necessárias e sem as quais nenhum organismo seria capaz de ter consciência. Não são características exclusivas do ser humano, portanto, mas de qualquer animal consciente. Podemos destacar os seguintes atributos básicos da consciência:

- Subjetividade.
- Seletividade.
- Intencionalidade.
- Unidade.
- Mudança.
- Totalidade ou integração.
- Continuidade.

Devemos partir do pressuposto de que não há consciência sem subjetividade, e isso implica a constatação de que o sujeito se opõe aos outros sujeitos, aos objetos em sua volta e também ao mundo que o cerca. Dessa forma, o organismo é capaz de perceber e interagir com o ambiente de maneira íntima e pessoal[11,15].

Também não existiria consciência sem a intencionalidade[11,15]. Os seres vivos conscientes vivem com propósitos, como sobreviver e procriar. Para isto, são dotados de instintos, que lhes dão direcionamentos. Assim, podemos entender que o comportamento de um animal tem um significado, ou intenção. Mesmo a sensopercepção não é neutra, mas sim claramente direcionada, pois é fácil de se supor que um animal deve ter extrema facilidade de reconhecer um padrão sensoperceptivo que significa um predador.

Por exemplo, se imaginarmos um cachorro quando vê uma bolinha e corre em sua direção podemos concluir que executa essa tarefa de maneira intencional. Da mesma forma, nós seres humanos quando vamos comer algo ou passear por algum local, fazemos isso porque temos a intenção de fazê-lo. Ainda mais, fazemos isso de uma maneira única. Ou seja, embora nós possamos visitar os mesmos lugares e experimentar os mesmos sabores, a percepção do que foi vivido é em sua essência única e pessoal. Entretanto, podemos imaginar que não nascemos completos. Ao longo do tempo, nossa mente se modifica. Passamos a pensar, a ver e a interagir com o mundo de forma diferente. Opiniões tidas como verdadeiras no passado tornam-se equivocadas, aprendemos a enxergar o mundo de maneira diferente, planejamentos prévios são revistos e desfeitos, e isso dá um caráter de mudança à nossa consciência[11,15]. Pensemos no exemplo do parágrafo anterior - quem nunca visitou o mesmo lugar várias vezes e não teve uma percepção completamente diferente do local? Quem nunca mudou de ideia a respeito de determinado assunto?

Mas é importante notar também que mudança não implica esquecimento. Nossa consciência nos dá um sentido de continuidade perante o que foi vivido[11,15]. Não nos tornamos outras pessoas pelo simples fato de termos mudado de ideia ou vivenciado outras coisas. Não esquecemos quem fomos, nem quem somos, mas estamos em constante transformação e aperfeiçoamento. No fim, a soma de todas essas experiências, de todas essas transformações, fará parte da nossa construção como indivíduos e como seres conscientes (integração)[11,15].

Além disso, é importante entender que cada indivíduo tem uma experiência de vida única ao longo do tempo. É claramente absurdo pensarmos que para um organismo sobreviver, ele poderia abrigar duas centrais conscientes com propósitos distintos. Portanto, a consciência também nos dá um sentido de unidade[11,15].

Por último, outro atributo básico da consciência que merece destaque é a seletividade[11,15]. Ou seja, podemos dirigir nossa consciência para atividades que nos interessem mais e deixar de lado as que julgamos menos importantes. Aprofundaremos esse conceito um pouco mais adiante, quando falarmos sobre o campo ou amplitude da consciência.

Nesse momento, a descrição da consciência pode parecer um tanto abstrata. Porém, veremos mais ao fim do capítulo que os atributos básicos da consciência podem estar alterados em determinadas situações psicopatológicas e isso facilitará o entendimento do assunto.

Níveis da consciência

Dissemos anteriormente que um indivíduo vigil e alerta percebe e compreende de maneira clara o ambiente que o cerca, seus conteúdos mentais e suas ações. A metáfora da claridade com que um foco de luz ilumina seus objetos e os diferentes níveis do contínuo de claridade deste foco também é bem satisfatória para a compreensão do que chamamos níveis de consciência. Existem basicamente três diferentes níveis de consciência[13,15]:

- Não consciência.
- Consciência primária.
- Consciência superior.
- Consciência clara e consciência obnubilada.

Como já descrito acima, esses diferentes níveis podem ser encarados de maneira horizontal –como relacionados à progressão evolutiva da consciência nos organismos vivos, onde houve a transição de processos automáticos e involuntários para os processos conscientes – ou podem ser vistos de maneira vertical, em que esses três níveis coexistem no mesmo indivíduo, cada qual com suas características e seus processos específicos (Figura 4).

Nesta seção, trataremos da consciência no ser humano em todos os seus níveis, por ser ele o objeto de nosso maior interesse.

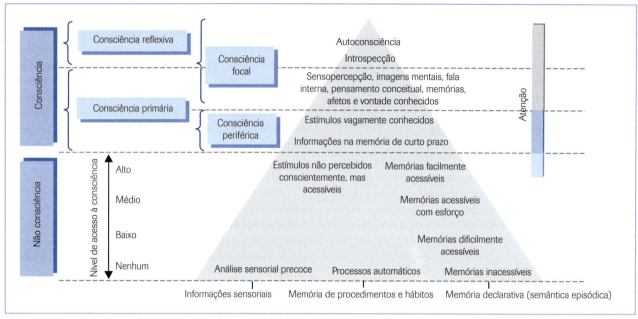

Figura 4   Níveis da consciência.

Não consciência

Primeiramente, é necessário observar que existem diferentes níveis de não consciência. Desde um inconsciente extremo – em que só é possível registrar as informações sensoriais, mas não percebê-las – até uma área de transição ao nível consciente (Figura 4).

Quando caminhamos ou tocamos algum instrumento, quando escovamos os dentes ou andamos de bicicleta, provavelmente não damos conta de como fazemos isso. Trata-se do hábito, do costume, da memória para os procedimentos mais básicos que refletem programas cognitivos e sensório-motores automáticos. Estão ligados, portanto, a aspectos da memória não declarativa de longo prazo e não apresentam acesso algum à consciência.

As respostas emocionais, como o medo ou a alegria, também se enquadram nesse nível. São sentimentos despertados de maneira inconsciente e condicionada. Por exemplo, após ouvirmos um grito de horror, ficamos imediatamente assustados e só depois conseguimos refletir a respeito do ocorrido.

Porém se pensarmos na memória declarativa de longo prazo, tanto semântica como episódica, perceberemos que seus conteúdos transitam entre regiões totalmente inacessíveis a consciência até regiões mais facilmente acessíveis à consciência.

Por exemplo, todos se lembram do ataque terrorista ocorrido no dia 11 de setembro de 2001. Essa não é uma memória em que estamos focados o tempo todo, mas que é facilmente acessível quando somos impelidos a lembrar – associamos essa data diretamente ao evento terrorista. Diferentemente, lembraremos com maior dificuldade o que almoçamos naquele dia. Afinal, sempre comemos e não é frequente um ataque terrorista de tal magnitude. Porém, se fizermos um esforço e tentarmos estabelecer algumas conexões (como por exemplo: onde estávamos quando ouvimos a notícia; em que restaurante costumávamos ir; que pessoas nos acompanhavam) teremos mais chances de lembrar o que comemos naquele dia. Ou seja, existem memórias que são mais acessíveis e outras menos acessíveis à nossa consciência.

Por fim, podemos imaginar ainda que existem também algumas motivações em nossas vidas que são inacessíveis à consciência. Tomemos como exemplo a pessoa que opta por seguir na carreira médica. Obviamente que há motivações conscientes para essa escolha (carreira estável, poucos médicos no mercado de trabalho e possibilidade de algum retorno financeiro futuro), porém há outras nem tanto (exemplo hipotético: desejo de cuidar das pessoas, pois se sentiu abandonado quando ficou doente em sua infância).

Como podemos ver então, o nível de não consciência não se refere somente ao nada, ao que não percebemos, mas sim a um conjunto complexo de conteúdos e procedimentos mentais que podem se aproximar ou não de nossa consciência.

Consciência básica ou primária

Na consciência primária, além de registrar, podemos perceber as diferentes informações e reagir segundo as nossas intenções (desejos, inclinações). Nesse nível, os conteúdos mentais (sensopercepções, representações, memórias, pensamentos, impulsos, desejos, afetos e comportamento motor) são vividos de maneira direta e permitem uma reação do organismo[11,14].

Por exemplo, enquanto estamos deitados no sofá, assistindo a um filme, podemos perceber as imagens e o som da TV. Ao mesmo tempo, alguns pensamentos passam por nossa mente, lembramos uma conta que temos para pagar, ou de alguém que precisamos encontrar. Da mesma maneira, podemos sentir o calor na sala e o som do ambiente. Todas essas sensações desencadearão uma resposta no indivíduo – ligar o ar-condicionado, pausar o filme por um instante e pagar a conta, ou ligar para a pessoa que encontrará mais tarde. Todas essas reações são conscientes e intencionais, desencadeadas pela percepção do indivíduo de seus conteúdos mentais e do ambiente que o cerca.

Veremos mais adiante que algumas situações patológicas alteram a forma de perceber as informações e consequentemente desencadeiam ações equivocadas do organismo.

Consciência superior ou reflexiva

Através da consciência superior ou reflexiva (também chamada de metacognição), podemos nos dar conta de nossos próprios processos mentais. Nós não só os percebemos, mas podemos refletir sobre eles, evitá-los, desejá-los, transformá-los. Somos capazes de usar da introspecção e de descobirmos coisas sobre nós mesmos antes desconhecidas o que nos leva à autoconsciência e às revelações (*insights*)[11,13].

Mas também através desta capacidade podemos nos olhar no futuro, onde estaremos e como seremos em consequência dos nossos atos e podemos decidir se queremos continuar por este caminho, ou, por meio do uso da deliberação e da vontade, seguir caminhos diferentes. De certa forma, isto é o que nos provê do assim chamado "livre arbítrio".

Consciência clara e consciência obnubilada

Ainda podemos nos utilizar da metáfora do foco de luz com diferentes níveis de claridade para, de um ponto de vista, predominantemente clínico, classificar os diferentes graus com que vivenciamos os conteúdos mentais conscientes. Falamos assim de consciência clara, quando estamos plenamente conscientes, e de consciência obnubilada quando a clareza dos conteúdos não alcança esta plenitude[13]. Estados com a consciência obnubilada serão descritos a seguir.

Estrutura fenomenológica da consciência

O mundo vivido tem forma. Esta afirmação parece bem estranha e no mínimo, poderia ser considerada mera platitude. No entanto, quando observamos as alterações formais da consciência dos doentes mentais ela se enche de sentido. Se quisermos descrever fenomenologicamente como vivemos o mundo subjetivo, devemos falar de:

- Vivência.
- Fenômeno.
- Consciência do eu.
- Consciência do objeto.
- Aspectos contextuais das vivências.
- Atributos das vivências.

A consciência pode ser vista como um fluxo de momento vividos, que se perdem no passado, ligados ao momento presente e caminhando para o futuro apenas visualizado. Cada um destes momentos subjetivamente vivenciados é chamado de vivência, e cada um dos conteúdos subjetivamente vivenciados é chamado de fenômeno. Em cada vivência experimentamos o "eu" (sujeito) e o objeto. Embora se contraponham, estão em constante interação: o "eu" é surpreendido pelas imagens e percepções que capta do ambiente externo e da mesma forma é movido internamente por seus pensamentos, estados de ânimo, desejos e aspirações[13].

Sob a perspectiva fenomenológica e para tentarmos apreender com maior precisão a vivência de cada sujeito, podemos imaginar que existe uma consciência do eu ("a maneira como me percebo") e uma consciência do objeto ("maneira como percebemos o objeto")[13]. As principais propriedades da consciência do "eu" são:

- Existência do "eu".
- Unidade do "eu".
- Identidade do "eu".
- Atividade do "eu".
- Oposição do "eu".
- Consciência de personalidade.

A não ser em algumas situações, especialmente de natureza patológica, cada indivíduo consciente tem, dentro de si a consciência de que existe (existência do "eu"). Além de existir, ele se vê como único, ou seja, "não há outros de mim" (unidade do "eu"). Além de ser único, sabe que é o mesmo desde seu nascimento, que não se transformou em novo alguém (identidade do "eu"). Ele também percebe que é o senhor de suas próprias ações: "sou eu que faço, penso, executo" (atividade do "eu"). Ele se diferença do objeto que ele percebe: "eu sou diferente do mundo exterior e dos objetos que vejo – existe um limite que nos separa" (oposição do "eu"). Finalmente, ele tem conciência de quem ele é, quais as suas características (consciência de personalidade)[13].

Apesar de parecerem propriedades um tanto abstratas, elas têm importância na prática clínica, pois alguns transtornos mentais podem alterar os atributos básicos da consciência do "eu", nos fornecendo pistas para o diagnóstico. Falaremos mais a respeito desses transtornos no fim do capítulo.

Com relação à consciência do objeto, é necessário destacarmos que há diferentes formas de percebê-lo (Figura 5). O indivíduo pode observá-los diretamente no campo externo ou estabelecer uma representação do mesmo no interior de sua mente. O objeto pode ainda tomar forma material, bem definida ou simplesmente ter um caráter imaterial, menos nítido[13]. É fundamental ainda observarmos que toda interação entre sujeito e objeto implica uma vivência pessoal que é por princípio sempre diferente da experiência vivida por outra pessoa, ou da experiência vivida em outro contexto de tempo e espaço.

No entanto, provavelmente devido a pressões de natureza evolutiva fomos dotados da capacidade de perceber os objetos no contexto "real" em que eles ocorrem, ou seja, dentro de uma matriz de espaço/tempo dentro da qual o meu corpo se situa, constituindo o que chamamos de aspectos contextuais das vivências.

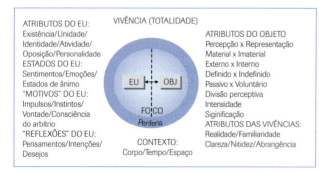

Figura 5 Estrutura fenomenológica da consciência.

Além disso, cada vivência experimentada recebe como que alguns carimbos, os atributos das vivências. Assim, cada momento que vivemos subjetivamente pode ser considerado familiar, ou não, real ou não, definido, ou não, e assim por diante.

Após termos descrito as bases funcionais e os aspectos fenomenológicos da consciência, torna-se necessário discorrermos sobre os diferentes estados da consciência. Eles podem ser divididos nos estados normais, alterados e patológicos.

ESTADOS NORMAIS DA CONSCIÊNCIA

Os estados normais de consciência são a vigília, o sonho e o sono.

Estado de vigília

Como foi dito anteriormente, um pressuposto básico para que possamos exercer nossa consciência de forma plena é que estejamos acordados. Só assim podemos elaborar e integrar os diferentes tipos de informação a que somos submetidos diariamente. Porém, é preciso destacar que há diferentes formas de vigília. Podemos estar em estados de vigília concentrada ou vigília relaxada (devaneio) (Tabela 1)[11].

Nos estados de vigília concentrada, predominam os processos de pensamento secundários, ou seja, processos controlados, verbais e racionais sempre voltados para a adaptação à realidade. Referem-se, por exemplo, às ocasiões em que executamos alguma tarefa – como digitar um texto ou fazer uma conta. Nesse estado, podemos ainda nos comportar de maneira mais prática em consequência de nossa rotina e necessidades diárias.

Em oposição, nos estados de vigília relaxada há predomínio dos processos de pensamento primário. Ou seja, aqueles espontâneos, imaginativos, visuais e voltados para gratificação. Um bom exemplo disso é a consagrada expressão, "sonhando acordado". Quantas vezes não nos pegamos imaginando a próxima viagem à praia ou aquele jantar num belo restaurante. Mas é necessário destacar que a temática do devaneio irá variar de acordo com a personalidade do indivíduo e seu estado psíquico-emocional. Por exemplo, se estivéssemos mais tristes o devaneio não seria tão agradável como descrito acima. Além disso, alguns indivíduos com padrões de personalidades anormais (embora não obrigatoriamente patológicos) podem dedicar muito tempo do seu cotidiano ao que chamamos de devaneios autísticos, em que fantasiam vidas em paralelo, muitas vezes compensatórias para as deficiências da realidade que os cerca.

Sono

Há duas formas básicas de sono: REM e não REM. Nelas, a percepção do meio exterior e a interação do indivíduo com este está comprometida. No entanto, estímulos externos e também internos podem acordar o indivíduo, devolvendo-o ao estado de vigília. O despertar pode acontecer com maior ou menor facilidade, variando o sono de leve a profundo (Tabela 1).

Na maior parte do sono não REM predomina a não consciência, embora alguns indivíduos, ao serem despertados de um estágio não REM relatem algum tipo de atividade mental semelhante a sonho.

Sonho

Caracteristicamente, durante o sono REM, é vivenciado o estado de consciência de sonho. Nele predominam os processos de pensamento primário, que refletem com frequência questões individuais ou inconscientes das pessoas: neles ocorrem medos, afetos e desejos. Estão envolvidos com a gratificação e não se pautam pela razão e adaptação à realidade. Nos sonhos estamos literalmente "livres para sonhar". Predominam as imagens visuais, as falas e as conversações. Quem sonha sempre é protagonista da história, ou seja, toda vez há participação individual. Existem sonhos mais fantásticos e outros com maior apego à realidade[15].

Nos sonhos, a vivência de tempo e de espaço também se altera. O tempo pode parecer congelado ou passar muito depressa. Lugares distantes se aproximam, podemos ter a percepção distorcida de nosso próprio corpo, de nos sentirmos leves ou até mesmo conseguir voar.

Por fim, há pouco espaço para a reflexão sobre o que sonhamos e mesmo, na maior parte das vezes não tenhamos consciência de que estamos sonhando. Quando acordamos de um pesadelo, respiramos aliviados: "Ufa, ainda bem que era só um sonho". No entanto, ocasionalmente podemos ter uma vaga consciência de que estamos sonhando, e interagir com o conteúdo sonhado, mas sempre em menor amplitude do que o fazemos quando estamos acordados.

ESTADOS ALTERADOS DA CONSCIÊNCIA

Os estados alterados da consciência fogem da normalidade, na medida em que modificam o padrão global das vivências do sujeito. São estados de curta duração, reversíveis e que não estão associados a problemas mentais. Neles, os processos atencionais, a capacidade de alerta e de autocontrole, a vivência do tempo e do espaço, a percepção do corpo, dos afetos e das emoções se alteram[15].

Nesses estados ocorrem processos mentais de alto nível e complexidade, podendo ser desencadeados pela imaginação, fantasia ou até mesmo pela sugestionabilidade individual. A meditação, o êxtase, o transe e a hipnose são bons exemplos dos estados alterados da consciência. Destacaremos aqui o estado hipnótico, com finalidade didática e ilustrativa.

Na hipnose, há uma alteração qualitativa da consciência em que o indivíduo perde sua autonomia e espontaneidade. Trata-se ainda de um estado transitório, em que a amnésia após o evento é uma ocorrência comum, embora não obrigatória. Nesse estado, a consciência volta-se seletivamente para conteúdos mentais próprios autoinduzidos, ou sugestionados através de comandos por outra pessoa em que é frequente a encenação de papéis não habituais. A capacidade de crítica e de testagem da realidade ficam suspensas em função do vínculo sugestivo (vínculo hipnótico) estabelecido com o hipnotizador[15].

Ao classificarmos a psicopatologia da consciência encontramos as alterações características das bases funcionais da consciência, como os distúrbios do sono e os distúrbios da atenção, as desestruturações globais da consciência que ocorrem nos estados patológicos da consciência e as alterações de aspectos fenomenológicos de aspectos particulares das vivências, que ocorrem em diferentes condições psicopatológicas. Nos deteremos neste capítulo nas descrições dos distúrbios da atenção e nos estados patológicos da consciência.

DISTÚRBIOS DA ATENÇÃO

Os processos atencionais podem estar alterados em diversas síndromes psiquiátricas. Essas alterações ocorrem no sentido de favorecer ou desfavorecer a atenção voluntária e/ou espontânea, ou até mesmo de abolir qualquer capacidade atencional.

A alteração mais comum e menos específica da atenção é a sua diminuição global, também chamada de hipoprosexia. Esse tipo de alteração é muito frequente nos estados em que há lentificação dos processos mentais, como ocorrem nas depressões mais graves, no delirium hipoativo e nos estágios mais avançados da demência de Alzheimer[16].

Podem ocorrer também alterações mais marcantes tanto da atenção voluntária como da espontânea. No caso de pacientes com transtorno de déficit de atenção, por exemplo, há comprometimento importante da atenção voluntária – o indivíduo tem dificuldade de se concentrar numa única tarefa e acaba se distraindo com tudo em sua volta. Por sua vez, nos quadros maníacos o que fica mais evidente é o aumento da atividade da atenção espontânea – entrevistando essas pessoas podemos notar que se distraem facilmente com qualquer estímulo novo vindo do ambiente e não focam no diálogo estabelecido. Em contrapartida, em pacientes portadores de transtorno obsessivo compulsivo há direcionamento excessivo de sua cognição para seus pensamentos e rituais, com isso cria-se um déficit relativo da atenção espontânea[16,18].

Por fim, é importante salientar que sempre quando houver favorecimento de uma natureza específica da atenção (voluntária ou involuntária) a outra estará comprometida.

ESTADOS PATOLÓGICOS DA CONSCIÊNCIA

De maneira similar ao que ocorre nos estados alterados da consciência a estrutura global das vivências se modifica de maneira pronunciada. De maneira geral, nos estados patológicos da consciência, o nível ou o campo da consciência se modificam significativamente e a capacidade de compreensão do que ocorre à sua volta e consigo mesmo está bastante prejudicada, assim como a capacidade de registrar ou consolidar as informações eventualmente captadas. Quando observamos alguma alteração pronunciada na consciência do indivíduo, devemos estar atentos a possíveis processos patológicos que podem estar ocorrendo. São estados com diferentes características clínicas e gravidade. O que devemos procurar?

- Estados torporosos e comatosos.
- Estados vegetativos e de consciência mínima.
- Estupor.
- *Delirium* (hiperativo e hipoativo).
- Estados crepusculares, fugas e transes dissociativos.
- Crises epilépticas e crises não epilépticas conversivas/dissociativas.

Estados torporosos e comatosos

O nível da consciência pode apresentar-se desde um estado de consciência total, de alerta e cooperação, até um estado de arresponsividade completa, em que o indivíduo é incapaz de reagir a qualquer tipo de estímulo externo.

Pode ser alterado em consequência de diversos fatores tóxico-metabólicos (p. ex., coma hiperglicêmico), cardiovasculares (p. ex., hemorragias intracranianas) ou traumáticos (p. ex., lesão axonal difusa).

Apesar de haver dificuldade na descrição dos diferentes níveis de consciência, podemos classificá-los da seguinte forma:

- Consciência normal (vigil): o indivíduo encontra-se acordado e responde adequadamente aos estímulos externos.
- Obnubilação: o indivíduo encontra-se sonolento e na ausência de estímulos volta a dormir.
- Torpor: o indivíduo encontra-se desacordado e só desperta com muita dificuldade na presença de estímulos vigorosos e logo volta a dormir; sua psicomotricidade está extremamente diminuída, mas pode haver reações abruptas de defesa.
- Coma: o indivíduo encontra-se inconsciente e não acorda mesmo sob estímulos intensos; não há qualquer tipo de atividade voluntária.

Vinheta clínica 1

Paciente de 52 anos, com história de etilismo crônico por 30 anos - não bebe há dois. Faz acompanhamento na Gastrologia do Hospital das Clínicas da Faculdade de Medicina da Universidade de São Paulo (HCFMUSP) por cirrose hepática alcoólica e hepatite por vírus C.

> Foi internado na unidade de terapia intensiva do Instituto Central do HCFMUSP há 5 dias por piora do estado clínico geral. No momento encontra-se desacordado, ictérico 4+/4+, com abdome globoso e ascítico. Apresenta edema generalizado pelo corpo. Respira espontaneamente, mas não se move. Acorda com bastante dificuldade quando estimulado com vigor e logo volta a dormir.
>
> Hipótese diagnóstica: estado torporoso/encefalopatia hepática.

Estados vegetativos e de consciência mínima

Os estados vegetativos e de consciência mínima podem ocorrer com mais frequência após o coma. Neles, a respiração e a função cardiovascular estão preservadas, mantendo-se certo nível de alerta e responsividade. Além disso, o paciente preserva o ciclo de sono e vigília. Pode apresentar alguma atividade automática, como a deglutição, o choro e o riso, mas não é possível a realização de respostas intencionais[14].

Estupor

No estupor, o indivíduo se mantém acordado e preserva o ciclo de sono e vigília. Seu alerta encontra-se aparentemente preservado, mas não se move ou fala. Há diminuição significativa de sua reatividade, podendo ocorrer sinais de catatonia[22].

Na medida em que este estado se reverte, o sujeito pode ou não se lembrar do evento.

Vinheta clínica 2

Paciente de 38 anos, com história de epilepsia do lobo temporal. Faz tratamento no Serviço de Neurologia do HCFMUSP.

Foi trazido ao pronto-socorro central pois há um dia evoluiu com perplexidade do olhar, postura bizarra, imobilidade e mutismo. Não interage com o entrevistador. Apresenta pressão arterial (PA) = 120 x 80 mmHg, frequência cardíaca (FC) = 82 bpm, dextro = 148 mg/dL. Solicitado exame de eletroencefalografia que demonstrou atividade epileptiforme difusa em todos os quadrantes cerebrais.

Hipótese diagnóstica: catatonia/estado de mal epiléptico não convulsivo.

Delirium (hiperativo e hipoativo)

O *delirium* é uma síndrome confusional aguda em que há alteração do ciclo de sono e vigília e oscilação do nível da consciência. Por definição, pressupõe-se a existência de uma causa orgânica de base correspondente. O *delirium* tem duas apresentações clínicas básicas: *delirium* hipoativo ou hiperativo[23,24].

No *delirium* hipoativo, o indivíduo mostra-se sonolento, hipoalerta, desorientado temporoespacialmente e com lentificação psicomotora global. Pode apresentar desorganização do comportamento, fazer falsos reconhecimentos e na conversa mostrar discurso e pensamento incoerentes.

No *delirium* hiperativo, o indivíduo também se apresenta confuso, porém insone. Está hiperalerta como consequência de um estado de hiperativação autonômica, mas desorientado têmporo-espacialmente. Pode apresentar ilusões e alucinações visuais. Delírios ocupacionais ou fantásticos são relativamente frequentes. Há importante agitação psicomotora e é comum o comportamento agressivo.

Vinheta clínica 3

Paciente de 39 anos, faz uso de um litro de cachaça diariamente. Há dois dias parou de beber por quadro de dor abdominal epigástrica intensa. Evoluiu com tremores e irritabilidade, sofrendo uma crise convulsiva em sua casa. Foi acudido por sua família, sendo levado ao hospital prontamente, onde negaram antecedentes de trauma craniano. Foi internado no mesmo dia, com PA = 190 x 120 mmHg, FC = 120 bpm, pois se mantinha confuso, desorientado no tempo e no espaço, com intensa agitação psicomotora e tentava agredir as pessoas em sua volta. Reclamava de ver bichos subindo por seu corpo.

Hipótese diagnóstica: *delirium* hiperativo/*síndrome* de abstinência alcoólica (*delirium tremens*).

Vinheta clínica 4

Paciente de 78 anos, diabética e hipertensa, vive institucionalizada em clínica de repouso. Há dois dias evoluiu com apatia e confusão mental. Pensa que está em sua casa, confunde os enfermeiros com pessoas já falecidas de sua família e passou a urinar na cama. Foi levada ao pronto-socorro para avaliação. Na consulta, não consegue manter o foco na entrevista, inclusive dorme na frente do examinador. Quando estimulada, acorda, mas diz não saber onde está e logo em seguida volta a dormir. Apresenta lentificação psicomotora e discurso incoerente. Tem PA = 110 x 80 mmHg, FC = 82 bpm, dextro = 148 mg/dL. Solicitado exame de urina I que evidenciou 110 leucócitos por campo.

Hipótese diagnóstica: *delirium* hipoativo/infecção do trato urinário.

Estados crepusculares, fugas e transes dissociativos

Nesses estados há estreitamento do campo da consciência. O foco atencional do indivíduo fica restrito a conteúdos internos específicos de sua própria mente: medos, afetos, impulsos, desejos etc. Podemos observar comportamentos automáticos, impulsivos ou agressivos.

Normalmente, são estados transitórios onde é frequente que o indivíduo não se lembre do ocorrido após o evento[22].

Vinheta clínica 5

Paciente de 47 anos desaparece de casa após grave discussão com seu marido. Foi encontrada pela polícia dois dias depois, na estação rodoviária de uma cidade próxima, suja, e aparentando estar confusa. Levada ao pronto-socorro, a paciente se apresentava acordada e era capaz de responder a comandos adequadamente. Mas não respondia a quaisquer outras perguntas, apresentava um olhar distante e repetia sem cessar: "eu não quero mais...". Seu exame físico, neurológico e exames laboratoriais subsidiários não apresentaram alterações significativas. A assistente social, de posse de seus documentos, entra em contato com o seu marido e a avisa. A paciente subitamente vira para ela e pergunta o que estava fazendo lá, e começa a chorar.

Hipótese diagnóstica: fuga/transtorno dissociativo

Crises epilépticas e crises não epilépticas conversivas/dissociativas

Estas são crises de início súbito e natureza passageira, na maior parte dos casos durando alguns minutos, mas ocasionalmente algumas horas. Podem ocorrer durante o sono ou a vigília. É importante lembrar que nem sempre estas crises se acompanham de alterações da consciência, mas discutiremos aqui aquelas em que isto ocorre. Nas crises epilépticas tônico-clônicas generalizadas o indivíduo perde subitamente a consciência e após um período de ocorrências motoras significativas (grande contração tônica e abalos clônicos envolvendo os quatro membros) ele passará por período relativamente breve de coma pós-ictal, ao qual se segue um período mais longo de recuperação gradativa da consciência, em que se apresentam desorientação e confusão mental. Nas crises parciais complexas, diferentes níveis de alteração da consciência podem ocorrer, desde as mais leves às mais pronunciadas, e nestes estados, são acompanhadas por automatismos simples ou complexos, posturas, vocalizações. Após as crises epilépticas, há normalmente amnésia completa ou parcial do ocorrido.

Vinheta clínica 6

Paciente de 22 anos, com história de epilepsia do lobo temporal. Faz tratamento no Instituto de Psiquiatria do HCF-MUSP, por apresentar um episódio depressivo de intensidade grave e acompanhado por ideação de suicídio importante. Durante uma consulta com seu médico residente ela subitamente interrompe o que dizia sobre seus problemas, arregala os olhos e fica pálida. Começa a deglutir e lamber os lábios automaticamente, com a mão esquerda mexe e agarra os papéis de seu prontuário, que estão à sua frente, enquanto o seu braço direito assume postura fletida e distônica persistente. Após apresentar breves clonias no lado direito da face, a paciente parece se recuperar, confusa e tentando se reorientar, coça repetidamente o nariz com a mão esquerda. Aos poucos compreende o que lhe ocorreu e pergunta se teve um apagão.

Hipótese diagnóstica: crise epiléptica parcial complexa desde o início com automatismos/epilepsia do lobo temporal mesial esquerdo de etiologia a esclarecer

ALTERAÇÕES DA CONSCIÊNCIA DO EU

Iremos apresentar alguns exemplos de alterações da consciência do eu, de relevância clínica.

Despersonalização

Na despersonalização, a consciência da existência do eu se perde. Apesar de todas as evidências em contrário, que mesmo ele pode reconhecer como irrefutáveis, a noção de que ele já não existe mais, não pode ser desfeita[13].

Vinheta clínica 7

Paciente de 54 anos vem apresentando quadro depressivo grave, desencadeado pela perda de seu emprego. Ao longo de um mês apresentou piora progressiva com surgimento de sintomas vegetativos como inapetência e insônia terminal, fortes sentimentos de inadequação pessoal, ideias de culpa intensas e não justificadas pelos dados da realidade. Há 1 semana passou a apresentar inquietação motora crescente, progredindo para um quadro de agitação ansiosa acompanhada de ideias de que está morto e que tudo está acabado. Durante a consulta psiquiátrica, ao ser perguntado por que achava que estava morto, paciente silenciou, mas depois continuou a dizer que estava morto, pedindo insistentemente para o médico ajudá-lo.

Vivência de mudança de personalidade

Na vivência de mudança de personalidade, o paciente acometido por um processo esquizofrênico sente de maneira inequívoca que se modificou, não é mais o mesmo. Que seu temperamento se modificou[13].

Vivências delirantes de passividade do eu

Nas vivências delirantes de passividade do eu, o paciente psicótico esquizofrênico perde a noção de que os atos e pensamentos são seus, e os sente como vindos de uma agência externa[13].

Vinheta clínica 8

Paciente de 18 anos de idade é trazido pelos pais por passar a apresentar comportamento muito estranho no último mês, após período longo de retraimento progressivo, com o abandono de uma série de atividades sociais. Trancou-se no quarto e cobriu as janelas deste com jornais presos por fita adesiva. Colocou chumaços de papel na fechadura da porta do quarto e impedia de maneira ríspida que qualquer pessoa lá entrasse. Passava horas do dia na cama, recusava refeições de maneira persistente, o que levou a emagrecimento importante. Quando chegou para consulta mostrava uma deterioração dos cuidados pessoais, com barba por fazer e odor indicativo de que não tomava banho fazia tempo. Após entrevista longa, foi possível comprovar a ausência de quaisquer alterações objetivas da consciência o paciente descreveu o que o preocupava. Percebia que alguns pensamentos que tinha na sua cabeça lhe pareciam muito estranhos. Não sabia dizer por que ou como, mas tinha certeza de que não eram seus. Perguntou ao psiquiatra que o entrevistava, se já existia algum tipo de chip que poderia ser implantado no cérebro para transmitir pensamentos a distância. Ele mesmo achava isto meio absurdo, mas considerava que esta poderia ser uma explicação para o que lhe ocorria. "São pensamentos diferentes dos meus, eu sinto".

SEMIOTÉCNICA DA CONSCIÊNCIA

A avaliação da consciência começa como o contato inicial com o paciente e a sua observação, progride durante a conversação casual, se aprofunda na conversação exploratória das suas vivências e termina com a aplicação de testes para avaliar seus diferentes aspectos (Quadro 1). Obviamente, esta sequência pode se alterar, dependendo das condições do paciente ou dos objetivos específicos da avaliação do estado mental do paciente. Diferentes aspectos objetivos ou subjetivos da consciência são avaliados de diferentes formas, em diferentes momentos da entrevista. Não avaliamos cada um destes aspectos de maneira isolada, mas sim em conjunto com os outros. No entanto, neste capítulo, com o objetivo de salientarmos cada um dos aspectos de maneira didática, faremos esta separação de maneira artificial, mas proposital.

Para avaliarmos a vigília, no contato inicial com um paciente, a primeira coisa que geralmente observamos é se ele está dormindo ou acordado. Se estiver dormindo, observamos o grau de dificuldade para despertá-lo. Se ele desperta, observamos se ele consegue manter-se acordado. Para os indivíduos que não acordam há toda uma semiotécnica específica para a avaliação dos estados torporosos e comatosos. O resultado de sua avaliação poderá ser apresentado de maneira padronizada por meio da escala de Glasgow (Quadro 2). Se o paciente estiver acordado, ele parece sonolento, boceja durante a entrevista, ou cai no sono? Se deixado só, ele volta a dormir ou continua suas atividades sem parar?

O alerta pode ser avaliado ao observarmos um paciente acordado. Ele parece relaxado, ou mesmo lento, apático? Ou

Quadro 1 Semiotécnica da consciência e da atenção

Aspectos objetivos da consciência

- Vigília (Está dormindo ou acordado? É difícil despertar? Está sonolento ou "ligado?")
- Alerta (Está relaxado, lento ou apático? Parece agitado, impaciente ou inquieto? Distrai-se com facilidade? Verificar sinais vitais e tamanho de pupilas para analisar componentes autonômicos. Verificar intensidade e grau de controle de suas emoções)
- Atenção (Parece atento? Está interessado no exame? Como é seu desempenho quando realiza uma operação mental difícil? Fica cansado facilmente na realização de tarefas longas? Queixa-se de fadiga mental?)
- Responsividade (Olhar para o paciente, chamá-lo pelo nome e observar se estabelece contato visual. Responde a estímulos do ambiente? Dar comandos verbais simples até complexos. Solicitar respostas por sinal ou por escrito)
- Apercepção (Tem dificuldade de compreender o que é dito ou perguntado? Manifesta perplexidade diante de perguntas mais longas e difíceis? Ao observar objetos e pessoas conhecidas os identifica?)
- Orientação (Pessoal: perguntar nome, idade, profissão, estado civil etc. Temporal: perguntar a data, dia da semana, hora ou quanto tempo está durando a entrevista. Espacial: perguntar em que lugar se encontra, qual é a distância até sua casa e como faz para chegar lá)
- Cognição (Na conversação temos simplesmente uma ideia básica de possíveis prejuízos cognitivos. Os testes que avaliam a consciência e a atenção quantificam esses prejuízos)
- Curso da atividade mental (O comportamento é despropositado ou caótico? Seu pensamento é confuso? Há delírio ocupacional?)

Aspectos subjetivos da consciência

- Estrutura fenomenológica da consciência (Buscar alterações na vivência do eu)
- Autoconsciência (Conversões ou dissociações? Alteração na identidade? Amnésia dissociativa?)

ao contrário, parece excitado, impaciente, inquieto, agitado? Durante a conversação, avaliamos se há uma tendência para o paciente se distrair ou assustar com facilidade, até mesmo por pequenos estímulos. Para verificarmos os componentes autonômicos que acompanham o alerta devemos verificar seus sinais vitais, verificar se há taquicardia e hipertensão, se o paciente está sudoreico e se suas pupilas estão dilatadas. Para verificarmos os componentes emocionais de sua ativação verificamos a intensidade e o grau de controle das suas emoções.

Durante a conversação avaliamos a atenção, verificando se o paciente parece atento, interessado no exame. Ou ele parece desatento? Se pedimos para realizar uma operação mental difícil, como ele desempenha? No decorrer da entrevista ou quando pedimos para ele realizar uma tarefa não tão difícil, mas especialmente longa, ele se cansa prematuramente? Queixa-se de fadiga mental? Podemos avaliar a atenção voluntária de maneira detalhada, verificando seus diferentes componentes com a ajuda de testes neuropsicológicos. Mesmo ao "pé do leito", po-

Quadro 2 Testagem da consciência

Comandos verbais
- Comandos verbais (simples ® complexos)
- Levante o seu braço direito
- Aponte para a janela
- Mexa o seu pé esquerdo
- Ponha o dedo indicador direito na orelha esquerda
- Pegue este papel com a mão direita, dobre ao meio e ponha no chão

Teste da parede
- Pedir ao paciente que olhe atenta e fixamente em uma parede branca (ou papel grande branco);
- O paciente com delirium poderá ao fazer isso apresentar alucinações visuais simples ou complexas;

Teste do globo ocular
- Pedir ao paciente que feche os olhos. Pressionar levemente várias vezes os globos oculares (cuidado com o estímulo vagal que pode induzir bradicardias);
- Após tal manobra, o paciente em delirium pode experimentar alucinações visuais simples ou complexas;

Glasgow

Parâmetro	Resposta	Escore
Abertura ocular	Espontânea	4
	Estímulos verbais	3
	Estímulos dolorosos	2
	Ausente	1
Melhor resposta verbal	Orientado	5
	Confuso	4
	Palavras inapropriadas	3
	Sons ininteligíveis	2
	Ausente	1
Melhor resposta motora	Obedece comandos verbais	6
	Localiza estímulos	5
	Retirada inespecífica	4
	Padrão flexor	3
	Padrão extensor	2
	Ausente	1

Escores de gravidade do coma:
1-4: muito grave
5-8: grave
9-12: moderado
≥ 13: leve

Teste do relógio

Apresentar um círculo pré-desenhado com aproximadamente 10 cm de diâmetro. Instrução: "Este círculo representa um relógio. Por favor, coloque os números como num relógio e então marque onze horas e dez minutos" (pode-se reforçar o comando de marcação da hora após o paciente colocar os números).

- Escore 5 – Relógio perfeito. Organização visuoespacial e hora corretos. Ponteiros partem do centro e números são igualmente distribuídos
- Escore 4 – Organização visuoespacial com erros menores (impressão geral de relógio preservada), mas hora correta. Tolera-se espaço entre dois números de até um quarto da circunferência
- Escore 3 – Organização visuoespacial com erros menores (impressão geral de relógio preservada), mas hora incorreta.
- Escore 2 – Desorganização visuoespacial moderada e representação de hora impossível
- Escore 1 – Desorganização visuoespacial grave (semelhança remota com relógio)
- Escore 0 – Incapacidade de representação

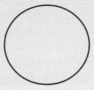

de-se verificar a sua capacidade atencional por meio dos testes de dígitos (Quadro 3), ou ainda pedir para o paciente fazer adições ou subtrações seriadas. Ou contar os meses do ano de frente para trás e depois de trás para a frente.

Pacientes que apresentam alteração da responsividade podem se encontrar em mutismo ou estupor. Devemos observar o olhar do paciente, chamá-lo pelo nome tentar estabelecer contato visual. Verifique se ele responde a estímulos do ambiente. Podemos testar a sua responsividade ordenando-lhes comandos simples e complexos (Quadro 2). Solicitar respostas por sinais ou por escrito, se possível.

O indivíduo que apresenta uma deficiência da sua capacidade de apercepção irá apresentar dificuldade para compreender o que lhe é dito ou perguntado. Se lhe fizermos perguntas mais longas e difíceis, ele manifestará perplexidade e não saberá a resposta. Devemos apresentar objetos e pessoas conhecidos ou não para ele identificar. Eles poderão ser reconhecidos de maneira ilusória. Em indivíduos com *delirium* podemos testar a alteração aperceptiva através do teste da parede ou do papel branco (Quadro 2), ou ainda o teste do globo ocular (Quadro 2).

Já no início da entrevista podemos verificar a orientação pessoal, ao lhe perguntar dados pessoais. O indivíduo orientado com relação a si mesmo sabe quem é, isto é, seu nome e sobrenome, sua idade e data de nascimento, profissão, estado civil e outros dados pessoais.

De maneira padronizada, para avaliar se um indivíduo está temporalmente orientado, nós lhe perguntamos a data, o dia da semana, a hora do dia e pedimos-lhe que estime a passagem de um certo período de tempo (por exemplo, ele deve avaliar a duração da sua conversa com ele).

O indivíduo espacialmente orientado reconhece o tipo e nome do lugar onde se encontra, onde se situa em relação às vizinhanças, a distância e o caminho para chegar a ele.

Quadro 3 Testes da atenção

Dígitos

- "Eu vou lhe dizer uma série de números e gostaria que você repetisse para mim na mesma ordem. Por exemplo, 1, 2, 3" (verificar entendimento).
- "Eu vou lhe dizer uma série de números e gostaria que você repetisse para mim na ordem inversa. Por exemplo, 1, 2, 3" (verificar entendimento).

Escore

Escore normal para dígitos diretos: 8 ± 2. Escore normal para dígitos inversos: quatro a menos que o escore para dígitos diretos

Números					
Ordem direta					**Pontos**
Item	Conjunto I	Acerto - erro	Conjunto II	Acerto - erro	2, 1 ou 0
1	6-2-9		2-7-5		
2	5-4-1-7		8-3-9-6		
3	3-6-9-2-5		6-9-4-7-1		
4	9-1-8-4-2-7		6-3-5-4-8-2		
5	1-2-8-5-3-4-6		2-8-1-4-9-7-5		
6	3-8-2-9-5-1-7-4		5-9-1-8-2-6-4-7		
				Total direta (máximo = 12)	

Ordem inversa					**Pontos**
Item	Conjunto I	Acerto - erro	Conjunto II	Acerto – erro	2, 1 ou 0
1	5-1		3-8		
2	4-9-3		5-2-6		
3	3-8-1-4		1-7-9-5		
4	6-2-9-7-2		4-8-5-2-7		
5	7-1-5-2-8-6		8-3-1-9-6-4		
6	4-7-3-9-1-2-8		8-1-2-9-3-6-5		
				Total inversa (máximo=12)	
				Total (máximo=24)	

continua

Quadro 3 Testes da atenção *(continuação)*

Séries

- Agora eu gostaria que você tirasse 7 de 100 e então continuasse contando para trás, tirando 7 de cada vez.
- Agora eu gostaria que você tirasse 3 de 20 e então continuasse contando para trás, tirando 3 de cada vez.
- Poderia soletrar "mundo" de trás para a frente por favor?
- Poderia recitar os meses do ano de trás para a frente por favor?
- Poderia recitar os dias da semana de trás para a frente por favor?

Trilhas

(E) Fim   (A)
(5)
(1) Início   (B)   (2)
(D)   (4)
(C)
[ ]

Cancelamento

+   + ▪ ▲ ★ ■ ▪ ■ ● + ● ★ ● ■ + ▪
●   ■ + ● ★ + ▲ ★ ▪ ▲ + ▲ ■ ▲ + ★
▪   ● ▪ ▲ + ▲ ★ ▲ ■ ★ ● + ▲ ▪ ▲ ★

Exemplo de teste de atenção por cancelamento

Stroop

VERDE	AZUL	VERMELHO	AMARELO
AMARELO	VERMELHO	VERDE	AZUL
AZUL	VERDE	AMARELO	VERMELHO

VERMELHO	AZUL	VERDE	AMARELO
AMARELO	VERMELHO	AZUL	VERDE
AZUL	AMARELO	VERDE	VERMELHO

Comparar o tempo que leva para dizer as cores das palavras nas diferentes situações acima (Veja imagem colorida no encarte.)

Em função de o desempenho cognitivo apresentar um prejuízo global em função de alterações da consciência, utilizamos os testes cognitivos como uma medição indireta destas alterações. Assim, em pacientes com *delirium* podemos utilizar o MEEM (Quadro 4) ou teste do relógio de Shulman (Quadro 2), para este objetivo. São interessantes também porque dão-nos a oportunidade de quantificar e avaliar a evolução destes quadros.

O curso da atividade mental pode ser avaliado em pacientes em *delirium*, quando observados no leito, pois eles frequentemente apresentam comportamento bastante alterado. Comportam-se como se estivessem num sonho, interagindo com os seus conteúdos mentais, ora não percebendo o ambiente que os cerca, às vezes integrando o ambiente às suas fantasias alucinadas. Por vezes, na enfermaria, reproduzem as atividades que realizam no seu trabalho e comportam-se como se estivessem lá (o assim chamado delírio ocupacional). O comportamento é despropositado e caótico. O mesmo ocorre durante a conversação. O seu pensamento é confuso.

Mesmo em pacientes sem quaisquer alterações das propriedades objetivas da consciência, podemos ainda assim observar alterações psicopatológicas profundas nos seus aspectos subjetivos. Tais alterações podem ser avaliadas a partir da entrevista detalhada, quando praticamos o que chamamos de conversação exploratória, que tem como objetivo examinar de maneira detida os conteúdos subjetivos vivenciados pelo paciente. Ao realizar esta atividade assumimos o que chamamos de atitude fenomenológica: treinamos a "escuta sem pré-julgamentos", mantemos o foco na perspectiva subjetiva, damos especial atenção à forma das vivências, exercitamos a empatia para representar interiormente, compreender fenomenologicamente e posteriormente analisar e classificar os fenômenos. Ao se perguntar, utilizam-se expressões que favorecem descrições formais (como, de que maneira, etc.) e aplicam-se técnicas de esclarecimento (especificação, sondagem, inter-relacionamento, sumário) para tornar as descrições mais claras. Podemos desta maneira estudar as diferentes alterações fenomenológicas da consciência.

Quadro 4 Miniexame do estado mental (MEEM)

Testagem da consciência
Orientação temporal (5) Qual é o dia da semana/data/mês/ano/hora aproximada? 1 ponto por resposta correta.
Orientação espacial (5) Onde estamos agora? Qual é o local/endereço/setor/cidade/país ou estado? 1 ponto por resposta correta.
Retenção ou registro de dados (3) Agora eu vou lhe dizer os nomes de 3 objetos. Quando eu terminar quero que os repita e os guarde na memória. "Mesa, pente, árvore". Poderia repetir estes nomes por favor? 1 ponto por resposta correta (mudar a ordem não conta como erro).
Atenção e cálculo (5) Agora eu gostaria que você tirassse 7 de 100 e então continuasse contando para trás, tirando 7 de cada vez. 1 ponto por resultado correto. (Ou então) Poderia soletrar "mundo" de trás para frente por favor? 1 ponto por letra correta em odnum.
Memória (3) Poderia me dizer agora os nomes dos três objetos que eu lhe falei há alguns minutos atrás? (mudar a ordem não conta como erro). 1 ponto por resposta correta.
Linguagem (2) (Mostre o lápis) (Mostre o relógio) O que é isto? 1 ponto por nome correto. (1) Por favor repita depois de mim: "Sem ses, es ou mas". 1 ponto caso não haja nenhum erro. (3) (Aponte papel) Pegue este papel com a sua mão direita, dobre-o ao meio e coloque-o no chão. 1 ponto por ato correto. (1) (Mostre o papel com a frase escrita: "Feche os seus olhos") Por favor leia esta sentença e faça o que ela diz. 1 ponto se ele fechar os olhos. (1) (Dê lápis e papel) Por favor escreva uma sentença aqui. 1 ponto se for escrita uma sentença completa e inteligível.
Construção (1) (Mostre pentagramas. Dê lápis e papel) Por favor, copie este desenho. 1 ponto se o desenho lembrar a figura.
Contagem total: 30.
Alteração cognitiva: analfabetos ≤ 15; 1-11 anos de escolaridade ≤ 22; escolaridade maior que 11 anos ≤ 27.

Para aprofundamento

- Zelazo PD. The Cambridge handbook of consciousness. Cambridge University Press; 2007.
    - ⇨ Um extenso tratado de 31 capítulos sobre os mais variados aspectos da consciência.
- Churchland PM. The engine of reason and seat of the soul. Cambridge: MIT Press; 1995.
    - ⇨ Obra sobre a filosofia da consciência.
- Kant I. 1787/1929. Critique of pure reason. Translated by N. Kemp Smith. New York: MacMillan.
    - ⇨ *Opus magnum* do filósofo Kant sobre razão e consciência.

REFERÊNCIAS BIBLIOGRÁFICAS

1. Ey H. La Conciencia. Madrid: Gredos; 1967.
    - ⇨ Esta obra escrita pelo neurologista, psiquiatra e filósofo francês Henri Ey apresenta a visão fenomenológica da consciência.
2. Edelman GM. Bright air, brilliant fire: on the matter of the mind. Basic Books; 1993.
3. Dennett D. Consciousness Explained. Boston: Little & Company; 1991.
    - ⇨ O filósofo americano Daniel Dennett explica em seu livro os processos orgânicos e cogitivos responsáveis pelo que denominamos consciência (consciousness).
4. Pearson MP. The Archeology of Death and Burial. College Station, Texas: Texas A&M Press; 1999.
5. Clark G, Riel-Salvatore J. Grave markers, middle and early upper paleolithic burials. Current Anthropology, 2001;42(4):481-90.
6. Jaynes J. The Origins of Consciousness in the Breakdown of the Bicameral Mind. Boston: Houghton Mifflin; 1974.
7. Sartre JP. L'Imagination. Paris: Presses Universitaires, 1936.
8. Baars B. A cognitive theory of consciousness. Oxford: Cambridge University Press.Cambridge University Press; 1993.
    - ⇨ Obra que aborda de maneira empírica os processos cognitivos associados à consciência.
9. Eccles JC. Evolution of consciousness. Proc Natl Acad Sci USA. 1992;89:7320-4.
10. Budiansky S. If a lion could talk: animal intelligence and the evolution of consciousness. New York: The Free Press; 1998.
11. Baars B. In the theater of consciousness. Oxford: Oxford University Press; 1997.
12. Sartre JP. La Transcendance de l'égo. Paris: J. Vrin; 1972.
13. Jaspers K. General Psychopathology. Baltimore: The Johns Hopkins University Press; 1997.
    - ⇨ Livro fundamental da psicopatologia, Jaspers funda aqui a fenomenologia descritiva e a utiliza também a serviço da definição de consciência.
14. Damásio A. O mistério da consciência. São Paulo: Companhia das Letras; 2000.
15. Farthing GW. The Psychology of consciousness. New Jersey: Prentice-Hall; 1992.
16. Miranda-Sá Jr LS. Compêndio de psicopatologia e semiologia psiquiátrica. Porto Alegre: Artmed; 2001.
17. Yerkes RM, Dodson JD. The relation of strength of stimulus to rapidity of habit-formation". J Comparative Neurology and Psychology. 1908;18:459-82.
18. Dalgalarrondo P. Psicopatologia e semilogia dos transtornos mentais. Porto Alegre: Artmed; 2000.
    - ⇨ Em obra clássica da psicopatologia brasileira, Dalgalarrondo discorre sobre bases da psiquiatria e a definição e avaliação da consciência e atenção.
19. Sternberg RJ. Psicologia cognitiva. Porto Alegre: ArtMed; 2000.
20. Ashcraft MH. Cognition. 3rd. ed. New Jersey: Prentice-Hal; 2002.
21. Young AW. Neuropsychology of awareness. In: Revonsuo A, Kamppinen (eds.) Consciousness in Philosophy and Cognitive Neuroscience. Hiilsdale: Lawrence Erlbaum; 1994. p. 173-204.
22. Ey H. Estudios psiquiátricos. vol II. Tomo III. Estrutura de las psicosis agudas y desestructuración de la conciencia. Buenos Aires: Polemos; 2008.
23. Lipowski ZJ. Delirium. Acute brain failure in man. Springfield: Charles C. Thomas; 1980.
24. Sims A. Symptoms in the mind, 2nd. London: WB Saunders; 1995.
25. Young GB, Pigott SE. Neurobiological basis of consciousness. Arch Neurol. 1999;56(2):153-7.

4
Memória

Mary Ann von Bismark
Pedro Gomes Penteado Rosa

Sumário

Introdução
Classificação da memória
    Memória de curto prazo e a de longo prazo
    Memória anterógrada e retrógrada
    Memória declarativa ou não declarativa
    Memória episódica
    Memória semântica
    Memória de procedimento
    Memória de trabalho
Semiotécnica da memória
Causas de amnésia
    Envelhecimento normal
    Amnésia psicogênica (síndrome dissociativa)
    Síndrome de Korsakoff/amnésia de Korsakoff
    Doença de Alzheimer
    Doenças que afetam a substância branca ou outras regiões subcorticais
    Degeneração lobar frontotemporal
    Transtornos de humor e psicoses
    Transtorno de déficit de atenção com hiperatividade (TDAH)
    Déficits mnésticos causados por medicamentos e abuso de substâncias
    Amnésia global transitória
Alterações qualitativas da memória
Referências bibliográficas

Pontos-chave

- Classificação da memória.
- Circuitaria cerebral subjacente aos tipos de memória.
- Doenças e transtornos associados a distúrbios de memória.
- Métodos para a avaliação dos distúrbios de memória.

INTRODUÇÃO

A memória pode ser entendida como uma coleção de habilidades mentais produzidas por uma série de subsistemas dentro do sistema nervoso central (SNC) para recepção, manejo, armazenamento e recuperação de informações variadas.

A capacidade mnéstica é uma função cognitiva essencial para o convívio social e sua disfunção produz grave comprometimento do desempenho em atividades diárias, trazendo sofrimento ao paciente e a seus familiares e cuidadores.

Entende-se atualmente que os modelos de processamento de informações pelo sistema nervoso central (SNC) envolve três aspectos distintos: codificação, retenção e recuperação de informações. Codificação se refere ao processo em que o SNC adquire e produz uma representação mental a ser posteriormente armazenada. Esse procedimento de codificação envolve o estabelecimento de relações entre novas informações e antigas e entre si através de manipulação e reorganização e pelo uso de diversos recursos, como percepção visual, auditiva e aspectos semânticos. Retenção, por sua vez, é o processo pelo qual as informações, agora codificadas, são mantidas no SNC disponíveis ao longo do tempo. Por último, as informações precisam ser recuperadas para que sejam úteis, e esse procedimento varia de acordo com o tipo de memória em questão.

CLASSIFICAÇÃO DA MEMÓRIA

Existem diversas maneiras de se classificar memória em seus subtipos. Este item trata de algumas dessas classificações, todas elas relevantes para a compreensão das entidades clínicas que podem comprometer o funcionamento da memória em humanos. Um resumo das classificações da memória está disponível na Tabela 1.

Tabela 1 Sistemas de memória

	Principais regiões cerebrais envolvidas	Duração do armazenamento	Classificação: Explícita/implícita	Exemplo	Condições clínicas costumeiramente com prejuízo de memória
Memória episódica	Lobos temporais mediais, núcleos talâmicos anteriores, corpos mamilares, fórnices, tratos mamilo-talâmicos, regiões frontais inferiores	Minutos a anos	Explícita/declarativa	Lembrar uma história, eventos biográficos recentes ou remotos	Doença de Alzheimer e comprometimento cognitivo leve, demência vascular, encefalites (principalmente herpética), encefalopatia de Wernicke/Síndrome de Korsakoff, amnésia global transitória e lesões mesiais temporais, esclerose múltipla, traumatismo cranioencefálico, epilepsias, acidentes vasculares cerebrais e outros eventos isquêmicos cerebrais, Drogas anticolinérgicas e benzodiazepínicos, deficiência de vitamina B12
Memória semântica	Lobos temporais inferolaterais, mas pode envolver em múltiplas áreas corticais	Minutos a anos	Explícita/declarativa	Conhecimentos gerais, conceitos, cor de um papagaio	Demência de Alzheimer, demência semântica (variante temporal da degeneração lobar frontotemporal), traumatismo cranioencefálico, encefalites (principalmente herpética)
Memória de procedimento	Núcleos da base, cerebelo, área motora suplementar	Minutos a anos	Implícita/não declarativa ou Explícita/não declarativa (no processo de aprendizado)	Dirigir; hábitos	Demências subcorticais, doença de Parkinson, doença de Huntington
Memória de trabalho	Córtex pré-frontal; áreas de Wernicke e broca para conteúdos fonológicos e áreas de associação visual e tálamo para conteúdos espaciais	Segundos a minutos	Explícita/declarativa	Manter e manipular números mentalmente; manter a manipular mapa mentalmente	Envelhecimento normal, demência vascular, variante frontal da degeneração lobar frontotemporal, demências subcorticais, doença de Parkinson, doença de Huntington esclerose múltipla, traumatismo cranioencefálico, drogas anticolinérgicas e benzodiazepínicos, transtorno de déficit de atenção com hiperatividade, transtornos de humor, psicoses, deficiência de vitamina B12

Memória de curto prazo e a de longo prazo

É evidente que a formação de memória, por vezes, produz representações mentais breves e em outras ocasiões gera representações muito duradouras (possivelmente por décadas), ainda que a experiência em si tenha sido breve. A recuperação imediata de material apresentado é chamada de memória de curto prazo (MCP), enquanto a capacidade de recuperação de memória produzida há muito tempo se chama memória de longo prazo (MLP).

Enquanto a MCP tem uma capacidade limitada de armazenar e manipular informações (atenção e memória de trabalho) de aproximadamente 7 itens e com duração de segundos a poucos minutos (salvo sua consolidação a MLP), a MLP apresenta capacidade de difícil mensuração, vide a nossa habilidade de, ao longo da vida, recuperar memórias biográficas de décadas passadas (memória episódica), de acúmulo de conhecimentos sobre o mundo que nos cerca (memória semântica) e de aprendizado de habilidades variadas (memória de procedimento) ao longo da vida. A codificação de informações para armazenamento a longo prazo ocorre através da consolidação de sinapses neuronais por meio de fenômenos bioquímicos intracelulares chamada potenciação a longo prazo.

Memória anterógrada e retrógrada

As designações anterógrada e retrógrada se referem a capacidade de recuperação de memória respectivamente antes ou depois de um evento temporalmente específico. Em outras palavras, amnésia anterógrada é a incapacidade total ou parcial de se formar novas memórias a partir de um evento em diante. De outra forma, amnésia retrógrada é a incapacidade parcial ou total de se evocar memórias que ocorreram anteriormente a um dado evento.

Essa classificação é muito útil ao se analisar lesões cerebrais adquiridas, como acidentes vasculares encefálicos ou TCE. Por exemplo: um paciente pode não se recordar de eventos posteriores a lesão adquirida, constituindo assim uma amnésia anterógrada que pode durar longos períodos (até meses). Pode ainda não se recordar de eventos anteriores ao acidente (em geral poucos dias), comumente devido ao comprometimento da consolidação desses eventos ocorridos logo antes da agressão em MLP, caracterizando uma amnésia retrógrada.

Especificamente, amnésias retrógradas isoladas, sem componente anterógrado, são raras e sua presença deve gerar a hipótese diagnóstica de ausência de organicidade.

O comprometimento da memória retrógrada, em geral segue a chamada lei de regressão mnêmica de Ribot, em que memórias (episódicas, semânticas e de procedimento) recentes (p. ex., mais próximas do evento agressor) são mais afetadas que as remotas. As memórias mais complexas são mais afetadas que as memórias mais simples e as menos habituais são mais afetadas que mais familiares.

Memória declarativa ou não declarativa

Memória declarativa ou explícita envolve a aquisição de fatos, experiências e informações a respeito de eventos ou objetos (memória episódica e semântica). Trata-se de memória diretamente acessível ("lembrável") à percepção consciente e pode ser "declarada" pelo seu portador. De outra forma, a memória não declarativa ou implícita refere-se a várias formas de memória não diretamente acessíveis à consciência e envolvem habilidades, procedimentos e hábitos (memória de procedimento) adquiridos ou não através de condicionamento clássico e que são expressas via desempenho e não através de lembrança consciente e "declaração". Entretanto, vale lembrar que memórias implícitas podem ser assimiladas de forma explícita, como ao se aprender a dirigir: elementos teóricos são assimilados inicialmente, mas o procedimento se torna "automatizado" e executado rotineiramente de forma implícita a partir de seu aprendizado.

O funcionamento mnéstico (e também o funcionamento atencional) pode ainda ser classificado entre verbal, auditivo ou visuoespacial, a depender do canal de codificação utilizado. Rotineiramente, neuropsicólogos aplicam testes capazes de discriminar esses tipos de memória. Tais testes podem ser valiosos para fins diagnósticos e também para o estabelecimento de estratégias de treinamento e reabilitação neuropsicológicas.

Memória episódica

A memória episódica corresponde à consolidação de um tipo de memória explícita/declarativa, relativa a experiências pessoais, como eventos biográficos ou histórias. Os sistemas cerebrais responsáveis por esse tipo de memória incluem três grupos de regiões cerebrais: lobos temporais mediais (incluindo os hipocampos e os córtices ento e perirrinais); regiões límbicas diencefálicas (como o fórnice, corpos mamilares, trato mamilotalâmico) e núcleo anterior do tálamo; e o prosencéfalo basal (regiões dos lobos frontais). Lesões nessas regiões cerebrais podem cursar com déficits de memória episódica.

O comprometimento grave das regiões mesiais temporais impede a consolidação e a recuperação de memórias episódicas de longo prazo na ordem de meses, mesmo diante da integridade dos lobos frontais. Entretanto, nessa situação, as memórias remotas (consolidadas anos antes) podem, preservadas as funções recrutadoras dos lobos frontais, serem acessadas, já que são armazenadas de forma difusa no córtex cerebral.

Sabe-se que regiões corticais frontais inferiores são importantes para a codificação de memórias episódicas e engajamento das regiões temporais mediais para a recuperação de tais memórias. Lesões frontais podem gerar o fenômeno de falsas memórias, em que o paciente associa informações a contextos equivocados e se lembra de detalhes incorretos. Também, essas lesões podem provocar confabulações, em que memórias são criadas para gerar sentido a déficits de memória episódica. Tipicamente, lesões frontais promovem também déficits importantes de memória de trabalho, atenção, controle inibitório, assim como anosognosia, desinibição comportamental e instabilidade afetiva.

Por último, danos causados a regiões do diencéfalo, como ao trato mamilotalâmico ou ao núcleo anterior do tálamo, proporcionam déficits de recuperação de memória episódica, enquanto lesões em fibras, que comunicam a amígdala e o núcleo mediodorsal talâmico, resultam no comprometimento da familiaridade em relação a memórias episódicas. Lesões diencefálicas cursam com desinibição comportamental e perseveração, além de ocasionalmente gerar também confabulações, disfunção executiva e instabilidade afetiva.

O comprometimento de memória episódica pode ser de curta duração como os causados por TCE, crises epilépticas ou ainda por amnésia global transitória. Esses comprometimentos podem ser crônicos, como diante de lesão cerebral adquirida, causada por acidente vascular cerebral (comprometendo, por exemplo, o núcleo anterior do tálamo) e lesões cirúrgicas ou encefalites (frequentemente associadas a lesões mesiais temporais). Ainda, podem ser insidiosos e de progressão gradual, como os associados a doenças neurodegenerativas, como a doença de Alzheimer. Doenças que envolvem agressões sucessivas e de topografia variada ao sistema nervoso central, como a demência vascular e a esclerose múltipla, podem gerar progressão em etapas e com recuperação parcial entre elas. A doença de Wernicke-Korsakoff (encefalopatia de Wernicke e síndrome de Korsakoff), causada pela carência de vitamina B1 (tiamina), cursa com grave amnésia do tipo episódica. Além disso, carência de vitamina B6 ou de vitamina B12 também pode causar déficit na codificação, consolidação ou recuperação de memórias episódicas.

A distinção clínica entre déficits de memória episódica, causados por comprometimento da codificação e/ou recuperação (geralmente causados por lesões em lobos frontais) daqueles causados por dificuldades de consolidação ou armazenamento de memórias episódicas (geralmente devido a lesões em regiões mediais dos lobos temporais), pode ser obtida pela diferença entre a lembrança livre e o desempenho diante de apoios, como pistas ou oferecimento de múltiplas escolhas ao paciente testado. A lembrança livre oferece maior dificuldade ao processo de recuperação de memória, enquanto apoios reduzem essa dificuldade e promovem melhora significativa do desempenho caso haja a preservação da consolidação com prejuízo da codificação/recuperação de memória episódica. Isto é, assume-se a presença de um déficit de recuperação (ou de codificação) quando o uso de apoios melhora significativamente o desempenho mnéstico, e assume-se a presença de déficits primários de consolidação quando esses apoios não geram melhor desempenho de forma significativa.

> ### Vinheta clínica
>
> O paciente H.M. foi um caso paradigmático cujo estudo auxiliou enormemente a compreensão dos sistemas cerebrais envolvidos nos diferentes subtipos de memória. H.M. apresentava epilepsia do lobo temporal com crises provenientes de focos epilépticos em ambas regiões mesiais temporais. Como tratamento, foi submetido à ressecção bilateral de hipocampos e parcialmente de amígdalas e córtices entorrinais e para-hipocampais, adjacentes aos hipocampos.
>
> Como consequência desse procedimento cirúrgico, H.M. perdeu a capacidade de formar novas memórias episódicas de longo prazo (amnésia anterógrada), ainda que sua inteligência e memórias de trabalho e de procedimento tivessem permanecido praticamente intactas. O paciente permaneceu capaz de recuperar a maior parte de seus eventos autobiográficos, assim como de repetir informações imediatamente após sua apresentação e também de adquirir novas memórias implícitas, como a assimilação de novas habilidades motoras. Também, permaneceu capaz de obter aprendizado visual ou tátil. O comprometimento específico de memórias episódicas declarativas/explícitas de característica anterógrada e episódica se deveu à remoção dos hipocampos e estruturas adjacentes, uma vez que estas são fundamentais para a consolidação desse tipo de memória, conforme descrito anteriormente.

Memória semântica

Memória semântica envolve o estoque geral de conhecimentos conceituais e factuais a respeito do mundo e é caracteristicamente declarativa e explícita, assim como a memória episódica. Em outras palavras, memória semântica engloba conhecimentos de mundo não diretamente relacionadas a episódios de vida (autobiográfica); logo, é caracteristicamente impessoal e em geral dissociada de eventos autobiográficos.

Sabe-se que a memória semântica visual é armazenada predominantemente em áreas de associação visual, enquanto conhecimentos verbais se armazenam sobretudo em regiões temporais inferolaterais (mas não mesiais temporais). Por exemplo, a doença de Alzheimer afeta essas regiões temporais e alguns pacientes apresentam déficit em tarefas de nomeação e categorização que se usa para aferir memória semântica. Outros pacientes, com degeneração lobar frontotemporal na sua variante semântica, apresentam déficits semânticos em testes de denominação de compreensão de palavras, havendo preservação de outros componentes de fala e memória episódica, esta última tipicamente comprometida na doença de Alzheimer.

Memória de procedimento

A memória de procedimento se refere à capacidade de assimilação e execução posterior (aprendizado) de algoritmos comportamentais e cognitivos de forma implícita ou não declarativa, como dirigir, utilizar utensílios domésticos e tocar instrumentos musicais. Como descrito anteriormente, o processo de aprendizado pode ser inicialmente explícito, mas se torna implícito na medida em que é consolidado e a performance de habilidades posteriormente é tipicamente feita de forma não consciente e automatizada.

Ao contrário dos sintomas subjacentes à memória episódica e semântica, os sistemas subjacentes à memória de procedimento envolvem não somente regiões corticais (sobretudo área motora suplementar), mas importantes regiões subcorticais (núcleos da base) e cerebelo. Isso é evidente não apenas por estudos de neuroimagem funcional, mas também pela constatação clínica de que pacientes com demências com comprometimento predominantemente cortical, como a degeneração lobar frontotemporal, ou com comprometimento cortical e límbico, como a demência de Alzheimer, não apresentam, ao menos inicialmente, prejuízos de memórias de procedimento. Em contrapartida, pacientes com doenças com comprometimento subcortical, como a doença de Parkinson, doença de Huntington ou demências subcorticais (paralisia supranuclear progressiva, degeneração olivopontocerebelar, entre outras) apresentam muito frequentemente comprometimento na assimilação de novas memórias de procedimento e perdas de habilidades anteriormente adquiridas, que por vezes passam a exigir esforço explícito para sua execução, o que era anteriormente desnecessário. Entretanto, esses pacientes em geral cursam com a preservação do desempenho em atividades que envolvem a recuperação de memórias autobiográficas.

Memória de trabalho

A memória de trabalho tem definição complexa e abrangente: atenção, memória de curto prazo e controle inibitório.

Isso inclui a capacidade de manter e manipular informações em mente para que sejam utilizadas na execução de tarefas ou ainda consolidadas. Além disso, memória de trabalho ainda envolve a tenacidade atencional ao longo do tempo (concentração), controle de distraibilidade e também controle de ações concorrentes/impulsivas.

Uma vez que a memória de trabalho envolve um grande número de rendimentos, a apresentação clínica é bastante heterogênea. Pode haver queixas de que não se consegue realizar tarefas longas, difíceis e morosas ou de lentificação na realização de tarefas. Frequentemente há queixas quanto a impulsividade tanto verbal quanto de atos motores, dificuldade em identificar fenômenos fora do campo atencional imediato ou ainda distraibilidade por esses fenômenos. Também, podem ocorrer dificuldade na execução de tarefas com múltiplas etapas, mesmo que não haja qualquer déficit de memória de procedimento. Além disso, o paciente com déficits de memória de trabalho pode se queixar de dificuldades em se lembrar de episódios recentes de sua vida, trazendo um importante diagnóstico diferencial com déficits de memória episódica (vide seção sobre memória episódica).

Extensas redes corticais e subcorticais são exigidas para o apropriado funcionamento da memória de trabalho, incluindo o córtex pré-frontal e suas conexões intracorticais com áreas de associação no lobo parietal e conexões subcorticais, sobretudo com os tálamos. Sabe-se que atividades operacionais fonológicas recrutam predominantemente regiões cerebrais no hemisfério esquerdo, enquanto operações espaciais recrutam predominantemente regiões cerebrais do hemisfério direito.

Ainda que a memória de trabalho, em geral esteja muito comprometida em pacientes portadores de doenças que afetam profundamente os lobos frontais, como a degeneração lobar frontotemporal e doenças degenerativas, como a doença de Alzheimer e paralisia supranuclear progressiva, eles também cursam com anormalidades específicas desse tipo de memória. Inúmeras outras condições clínicas cursam com déficits de memória de trabalho, como doenças desmielinizantes (p. ex., esclerose múltipla), TCE, medicamentos (benzodiazepínicos, drogas anticolinérgicas), transtorno de uso de substâncias (cannabis, estimulantes), outros transtornos mentais (transtorno de déficit de atenção com hiperatividade (TDAH), transtornos de humor e psicóticos, entre outros) e doenças carenciais (p. ex., deficiência de vitamina B12).

SEMIOTÉCNICA DA MEMÓRIA

A avaliação cognitiva deve ser realizada em local calmo, com isolamento acústico apropriado e com tempo dedicado suficiente. Os resultados devem ser contextualizados diante do estado mental do paciente, incluindo sua possibilidade de colaboração e presença de fenômenos que podem interferir nos resultados, como ansiedade e sintomas de humor. É importante documentar a escolaridade do paciente, variável com influência na interpretação dos resultados de grande parte dos testes cognitivos.

Uma avaliação neuropsicológica formal, realizada por um neuropsicólogo, está indicada quando houver a necessidade da identificação de déficits cognitivos sutis para os quais testes mais simples tem baixa sensibilidade, ou ainda nas situações em que uma especificidade maior das funções cognitivas pode trazer um aprimoramento diagnóstico com impacto clínico. Por exemplo, o profissional pode indicar a realização de uma testagem neuropsicológica diante da suspeita de um comprometimento cognitivo leve, diante de dúvidas a respeito da entidade clínica causadora do déficit mnéstico (como na dúvida diagnóstica entre doença de Alzheimer e degeneração lobar frontotemporal) ou ainda para auxílio no diagnóstico de TDAH. A realização da testagem neuropsicológica também é fundamental no planejamento de estratégias de treinamento e reabilitação cognitiva desses pacientes.

Para complementar a avaliação psicopatológica testes simples podem ser realizados em poucos minutos e aplicados por profissionais que não sejam neuropsicólogos. Esses testes oferecem informações extremamente valiosas a respeito da presença ou ausência de déficits mnésticos, da sua profundidade e de quais sistemas cerebrais estão afetados.

O teste mais utilizado, por ser de fácil e rápida aplicação, é o miniexame do estado mental (MEEM)[1]. Esse teste é capaz de avaliar especificamente memória de curto prazo (atenção/função executiva) e também, ainda que de forma incompleta, avaliar a memória de longo prazo através da lembrança de palavras. Habitualmente usa-se uma pontuação final, agregando todas as funções testadas, que incluem também orientação e linguagem. Entretanto, o MEEM é um teste rotineiramente complementado pelo teste do relógio, uma avaliação também muito ágil e que oferece informações a respeito da integridade de diversas funções cognitivas, incluindo memória de trabalho e outras funções frontais, como controle inibitório, por exemplo.

Outra opção para testagem cognitiva é o *Montreal Cognitive Assessment (MoCA)*[2]. Esse protocolo é mais abrangente e profundo que o MEEM e inclui não somente o teste do relógio, mas também a capacidade de discriminar problemas de memória de longo prazo (avaliadas pela lembrança de palavras) causadas por prejuízos na consolidação dos problemas ocasionados por comprometimento na codificação ou na recuperação através do uso de pistas.

A Bateria Breve de Rastreio Cognitivo (BBRC)[3] é uma opção utilizada para a identificação do comprometimento dos subtipos de memória. Esse protocolo avalia séries de figuras ao longo de procedimentos para documentar o rendimento tanto da memória de curto prazo quanto dos procedimentos de codificação, consolidação e recuperação de memória de longo prazo.

A bateria de avaliação frontal (*Frontal Battery Assessment*)[4] é um instrumento que avalia as diferentes funções atribuídas principalmente aos lobos frontais, como abstração, função executiva e controle inibitório. O uso desse instrumento complementa as opções citadas acima e pode auxiliar no diagnóstico diferencial entre doenças degenerativas que cursam com comprometimento precoce e profundo de funções cognitivas frontais (como a degeneração lobar frontotemporal) e outras entidades clínicas que comprometem inicialmente o funcionamento de circuitos mediais temporais e visuoespaciais (como a demência de Alzheimer).

CAUSAS DE AMNÉSIA

Envelhecimento normal

O envelhecimento normal, isto é, o envelhecimento desacompanhado de estados patológicos que possam comprometer o funcionamento dos sistemas de memória, como doenças degenerativas do SNC, frequentemente cursa com mudanças do desempenho cognitivo ao longo dos anos. Especificamente, observa-se uma dificuldade maior em termos de aprendizado e na velocidade do processamento de informações. Além disso, ainda que a memória de curto prazo esteja preservada, idosos frequentemente têm dificuldades maiores na manipulação dessas informações (memória de trabalho). Por último, a consolidação de memória episódica está em geral preservada, mas pode haver dificuldade na recuperação dessas memórias.

Amnésia psicogênica (síndrome dissociativa)

Com frequência, déficits de memória importantes se apresentam de forma atípica, com conjunto de sinais e sintomas pouco compatíveis com as síndromes e doenças conhecidas e que cursam com o comprometimento mnéstico. Uma apresentação clínica atípica deve gerar a hipótese diagnóstica de amnésia psicogênica. Deve-se também considerar essa hipótese de manifestação de natureza dissociativa quando há perda de identidade pessoal, com ou sem fuga. Pacientes com essa apresentação clínica apresentam dilemas de natureza psicológica com continuidade compreensiva com a apresentação clínica.

Nessas situações, normalmente, não há compatibilidade das manifestações clínicas com a lei de regressão mnêmica de Ribot, conforme descrito anteriormente, e não há achados neuropsicológicos ao exame neurológico e em exames complementares que descrevam lesão no SNC que justifique os sinais e sintomas apresentados.

Síndrome de Korsakoff/amnésia de Korsakoff

A síndrome de Korsakoff é desencadeada por uma lesão ao diencéfalo medial, incluindo os corpos mamilares, o trato mamilotalâmico e os núcleos dorsomediais dos tálamos. Esse comprometimento estrutural cerebral pode ser observado em imagens de ressonância magnética de crânio ponderadas em T2 como hipersinal nas regiões afetadas. Tais lesões são causadas por deficiência nutricional da tiamina (vitamina B1), que por sua vez pode ocorrer pelo consumo excessivo de álcool, desnutrição, êmese grave ou por lesões gástricas (incluindo cirurgias bariátricas) que comprometam a absorção de vitaminas do complexo B. Tipicamente, a apresentação clínica da síndrome de Korsakoff envolve o grave comprometimento da consolidação de memória episódica com a presença típica de confabulações

e, diante da preservação relativa da memória de curto prazo, desorientação temporoespacial, falso reconhecimento das pessoas, apatia e/ou instabilidade de humor.

Tipicamente, a síndrome de Korsakoff é antecedida pela encefalopatia de Wernicke, caracterizada por confusão mental, ataxia e nistagmo/oftalmoparesia. Vale lembrar que o álcool agride diretamente o SNC e provoca danos cognitivos tanto por disfunção dos lobos frontais, gerando, por exemplo, disfunção executiva e desinibição comportamental, como também envolvendo amnésia episódica por agressão aos hipocampos. Esse comprometimento cognitivo pode inclusive comprometer a funcionalidade cotidiana, caracterizando assim uma demência causada pelo álcool. Pacientes com transtorno de uso de álcool frequentemente apresentam desnutrição e muitas vezes sofrem TCEs de repetição. Além disso, a abstinência de álcool pode cursar com confusão mental, agitação psicomotora e fenômenos sensoperceptivos (*delirium tremens*). Assim, a apresentação clínica da encefalopatia de Wernicke e da síndrome de Korsakoff pode ser complicada pela presença de manifestações clínicas não diretamente causadas por agressões ao sistema de memória episódica diencefálico.

O tratamento da encefalopatia de Wernicke e da síndrome de Korsakoff é realizado pela reposição parenteral de tiamina e as manifestações clínicas podem ser em grande parte reversíveis no primeiro caso. Vale lembrar que é uma boa prática clínica administrar tiamina a pacientes com fatores de risco para essas doenças devastadoras.

Doença de Alzheimer

Frequentemente, o comprometimento da consolidação da memória episódica anterógrada é uma das primeiras manifestações da doença de Alzheimer, mesmo diante da preservação relativa de outras funções cognitivas ou da ausência outras manifestações clínicas. A testagem cognitiva revela especificamente uma perda da consolidação desse tipo de memória, e não somente uma recuperação ineficiente (ajudada com pistas e testes de múltipla escolha), frequentemente vistos no envelhecimento normal.

Inicialmente, essa perda mnéstica é discreta e não compromete de maneira significativa a funcionalidade do paciente, caracterizando um comprometimento cognitivo leve (CCL). Entretanto, havendo o aprofundamento desse prejuízo cognitivo, já acompanhado do comprometimento de outras funções, como as executivas e visuoespaciais, ocorre um progressivo prejuízo à funcionalidade cotidiana, consolidando um diagnóstico clínico de demência. Com frequência observa-se em imagens estruturais do SNC uma progressiva atrofia de hipocampos diante da perda progressiva de memória episódica.

Doenças que afetam a substância branca ou outras regiões subcorticais

O comprometimento de circuitos subcorticais pode cursar com comprometimento de memória de longo prazo devido a falhas de recuperação de informações, enquanto geralmente há uma preservação relativa da consolidação desse tipo de memória. Entretanto, na medida que ocorre uma progressão da extensão das lesões subcorticais, pode também haver comprometimento da consolidação da memória de longo prazo. Esse perfil de perda de memória é comumente visto em pacientes com lesões de substância branca, como aquelas causadas por esclerose múltipla ou por doenças degenerativas subcorticais.

Degeneração lobar frontotemporal

Pacientes com degeneração lobar frontotemporal apresentam déficit em funções executivas, controle inibitório e desinibição comportamental, assim como impulsividade, instabilidade afetiva, alterações de personalidade ou ainda abulia e apatia. Tais déficits se devem ao comprometimento precoce e grave das funções dos lobos frontais. Pacientes com essa condição clínica podem apresentar ainda importantes déficits de linguagem diante do acometimento das regiões neocorticais temporais. Mais tardiamente, déficits mnésticos podem ocorrer em um contexto de grave desorganização atencional e função executiva, e não de consolidação de memória episódica, como é mais característico da doença de Alzheimer.

Transtornos de humor e psicoses

É muito frequente que pacientes com transtornos de humor ou psicoses se queixem ou demonstrem a presença de dificuldades cognitivas. Pacientes com depressão, mesmo quando remitidos de seus sintomas, apresentam dificuldades atencionais e de memória de curta duração, comprometendo a memória de longo prazo em função de dificuldades de codificação ou de recuperação de informações. O mesmo pode ocorrer com pacientes com transtorno bipolar, cujos déficits podem abranger tipicamente memória verbal. Pacientes com esquizofrenia, mesmo em seu primeiro episódio, tipicamente apresentam déficits cognitivos de múltiplas funções cognitivas, inclusive dos subtipos de memória. A avaliação cognitiva desses pacientes envolve a identificação da presença de sintomas que possam dificultar o desempenho cognitivo indiretamente, como humor deprimido, lentificação psicomotora, ruminações, distraibilidade em episódios (hipo)maníacos ou alucinações. Há descrição que a ocorrência de episódios sucessivos de transtornos de humor e psicóticos causem a acentuação de déficits cognitivos, o que torna o seu tratamento precoce e a prevenção de recorrência imprescindíveis.

Transtorno de déficit de atenção com hiperatividade (TDAH)

Portadores de TDAH apresentam, predominantemente, déficit em funções cognitivas atribuídas aos lobos frontais, como atenção, velocidade de processamento de informações, função executiva e controle inibitório, além de comportamento impulsivo. Há, entretanto, preservação das funções associadas a consolidação de memória a longo prazo.

Déficits mnésticos causados por medicamentos e abuso de substâncias

Diversas classes de fármacos rotineiramente prescritos podem gerar o comprometimento da memória, principalmente em pacientes idosos. Os critérios de Beers podem ser consultados para a listagem de fármacos considerados pouco seguros para o uso em idosos, inclusive por razões cognitivas. Uma forma prática de identificar tais fármacos é pelo seu potencial anticolinérgico, que causa um desequilíbrio em vias colinérgicas, comprometendo funções cognitivas variadas. Dentre os fármacos anticolinérgicos, encontram-se antidepressivos tricíclicos (como a imipramina e amitriptilina), anti-histamínicos (usados como antialérgicos ou para indução de sono), os antipsicóticos de primeira (p. ex., clorpromazina, levomepromazina) ou de segunda geração (quetiapina e olanzapina) e fármacos antiparkinsonianos (p. ex., biperideno). A associação entre uso de anticolinérgicos e déficits cognitivos depende da dose e do número de fármacos envolvidos, e pode cursar com pseudodemência ou ainda com síndrome confusional aguda (*delirium*), principalmente em idosos.

Está bastante consolidada na literatura a ocorrência de déficits cognitivos envolvendo atenção e consolidação de memória de longo prazo associados ao uso de benzodiazepínicos, inclusive uma maior incidência de demência. Esses efeitos não podem ser completamente explicados pela sedação causada por essas medicações. A suspensão da medicação, tarefa por vezes árdua em função do potencial de dependência desses fármacos, nem sempre promove uma remissão dos déficits previamente identificados.

Além de álcool e de medicamentos, déficits mnésticos persistentes podem ser causados por diversas substâncias de abuso ilegais, como cocaína, crack, cannabis e metanfetaminas.

Amnésia global transitória

A amnésia global transitória (AGT) é uma síndrome de ocorrência repentina, que ocorre tipicamente em idosos, caracterizada por amnésia anterógrada com duração de horas, leve confusão mental, mas preservação de identidade e remissão completa ou quase completa. Pode ser desencadeada por forte estresse, procedimentos médicos ou exercício vigoroso, ainda que possa não haver evento predecessor claro em uma grande parte dos casos. Não há causa definida para essa entidade clínica, embora uma hipótese mencione eventos vasculares (trombose ou vasoespasmo) de vasos temporais mediais, comprometendo neurônios especialmente sensíveis nas regiões CA1 dos hipocampos. Com alguma frequência identificam-se pequenos infartos nas regiões hipocampais, sobretudo em imagens ponderadas em difusão, utilizando-se equipamentos de ressonância magnética com 3T. O curso clínico é tipicamente benigno, mas o potencial para recorrência é substancial. Importantes diagnósticos diferenciais para a AGT são crises epilépticas e síndromes dissociativas.

ALTERAÇÕES QUALITATIVAS DA MEMÓRIA

A memória pode sofrer alterações sobre a qualidade do material a ser recordado, decorrentes de alterações em outras funções psíquicas associadas a ela. Estas estão descritas abaixo:

- Hipermnésia se manifesta como uma maior capacidade de evocação dos elementos mnêmicos, normalmente relacionados a períodos ou situações específicas e revestidos de forte carga emocional. Essas memórias surgem de maneira intrusiva e inoportuna, sendo assim chamadas patológicas. A estimulação hipnótica pode trazer recordações complexas e não conscientes, mas ricas de detalhes e que são revividas com grande carga emocional. Por exemplo, podem envolver lembranças biográficas as quais o indivíduo não tinha consciência que existiam. Recordações hipermnésicas ainda podem acontecer durante estados tóxicos-infecciosos e crises epilépticas.
- Ecmnesias são situações onde as recordações são revividas também com detalhamento, podendo ser panorâmicas e de forte carga emocional, descritas classicamente em contexto de experiências de quase morte.
- Criptomnesias são falseamentos de memória que se perdem e reaparecem como um fato novo. O indivíduo tem uma ideia vivida como nova, porém nada mais é do que uma recordação não identificada como tal. Alguns indivíduos com demências manifestam um relato como pessoal, mas que lhe foi previamente relatado por terceiro. Outro exemplo desse fenômeno pode ser observado nas disputas de plagio.
- Paramnésias ou ilusões mnêmicas são falsas recordações apresentadas ao lado de recordações normais. Esse fenômeno pode ocorrer em indivíduos sem transtornos mentais, como nos boatos que acrescentam elementos falsos à história inicial contada, ou em pacientes com transtornos mentais (esquizofrenia, transtornos de personalidade, transtorno dissociativos e conversivos), muitas vezes dando origem a informações fantásticas.
- Alucinações mnêmicas são criações imaginativas com aparência de memória, porém sem nenhuma correlação com a realidade vivenciada. Podem estar presentes em pacientes com esquizofrenia e demências, fornecendo subsídio para maior produção de delírios imaginativos.
- É chamado fenômeno de "*déjà vu*" quando o indivíduo tem a impressão de que a vivência atual já foi experimentada no passado. Todos podem experimentar esta sensação que toma a consciência de súbito, como um "filme" que se repete no presente acompanhado da sensação de familiaridade. Fadiga, alterações de consciência, focos epilépticos temporais e transtornos psicóticos podem propiciar este tipo de recordação. O "*Jamais vu*", fenômeno oposto, também pode ser observado quando um ambiente ou situação conhecida se apresenta com absoluta estranheza.
- Confabulações são preenchimentos de períodos da memória perdida, possivelmente com conteúdo fantástico. Em contraste com a mentira, não tem a intenção de enganar e o paciente não possui consciência de que a produção mnéstica é falsa.
- Fabulação ou pseudologia fantástica são mentiras criadas pelo indivíduo, que progressivamente passa a acreditar nelas. Costumam ser fantasias exuberantes e manifestadas repetidamente, causando grande impressão de realidade e destaque. Essa alteração ocorre com maior frequência entre pacientes com transtorno de personalidade e transtorno factício.

Para aprofundamento

- Site do Montreal Cognitive Assessment (MoCA). Disponível em: https://www.mocatest.org.
  - Site do MoCA, testagem cognitiva breve, validada e muito utilizada na prática clínica. Inclui treinamento para sua aplicação.
- Armstrong CL, Morrow LA (eds.). Handbook of medical neuropsychology, 2.ed. Philadelphia: Springer; 2019.
  - Livro recente sobre neuropsicologia para não neuropsicólogos com capítulos bastante completos sobre diversas entidades clínicas.
- Sanders KM (ed.). Physician's field guide to neuropsychology. Philadelphia: Springer; 2019.
  - Livro recente sobre neuropsicologia para não neuropsicólogos baseado no estudo de casos clínicos.

REFERÊNCIAS BIBLIOGRÁFICAS

1. Brucki SM, Nitrini R, Caramelli P, Bertolucci PH, Okamoto IH. Sugestões para o uso do mini-exame do estado mental no Brasil [Suggestions for utilization of the mini-mental state examination in Brazil]. Arq Neuropsiquiatr. 2003;61(3B):777-81.
2. Nasreddine ZS, Phillips NA, Bédirian V, Charbonneau S, Whitehead V, Collin I, et al. The Montreal Cognitive Assessment, MoCA: a brief screening tool for mild cognitive impairment. J Am Geriatr Soc. 2005;53(4):695-9.
3. Nitrini, Ricardo. Testes neuropsicológicos de aplicação simples para o diagnóstico de demência. Arq. Neuro-Psiquiatr. 1994;52(4):457-65.
4. Beato RG, Nitrini R, Formigoni AP, Caramelli P. Brazilian version of the Frontal Assessment Battery (FAB): preliminary data on administration to healthy elderly. Dement Neuropsychol. 2007;1(1):59-65.
5. **Budson AE, Price BH. Memory dysfunction. N Engl J Med. 2005;352(7):692-9.** Disponível em: https://doi.org/10.1056/NEJMra041071.
   - Breve artigo a respeito de memória e sua disfunção com enfoque clínico bastante prático.
6. By the 2019 American Geriatrics Society Beers Criteria® Update Expert Panel. American Geriatrics Society 2019 Updated AGS Beers Criteria® for Potentially Inappropriate Medication Use in Older Adults. J Am Ger Soc. 2019;67(4):674-94.
7. **Catani M, Dell'acqua F, Thiebaut de Schotten M. A revised limbic system model for memory, emotion and behaviour. Neuroscience and Biobehavioral Reviews. 2013;37(8):1724-37.** Disponível em: https://doi.org/10.1016/j.neubiorev.2013.07.001.
   - Revisão histórica a respeito do sistema límbico e suas funções, inclusive memória.
8. Enzinger C, Thimary F, Kapeller P, Ropele S, Schmidt R, Ebner F, Fazekas F. Transient global amnesia: diffusion-weighted imaging lesions and ce-

9. rebrovascular disease. Stroke. 2008;39(8):2219-25. Disponível em: https://doi.org/10.1161/STROKEAHA.107.508655.

9. Goldstein MA, Silverman ME. Neuropsychiatric assessment. Psychiatric Clin North Am. 2005;28(3):507-45. Disponível em: https://doi.org/10.1016/j.psc.2005.05.006.

10. **Henke K. A model for memory systems based on processing modes rather than consciousness. Nature reviews. Neuroscience. 2010;11(7):523-532. Disponível em: https://doi.org/10.1038/nrn2850.**
    ⇨ **Revisão interessante sobe mecanismos de formação de memória com base na neuroanatomia funcional dos circuitos cerebrais.**

11. **Markowitsch HJ, Staniloiu A. Amnesic disorders. Lancet (London, England). 2012;380(9851):1429-40. Disponível em: https://doi.org/10.1016/S0140-6736(11)61304-4.**
    ⇨ **Revisão bastante didática sobre amnesia, sua epidemiologia, causas e fisiopatologia.**

12. **Milner B. The medial temporal-lobe amnesic syndrome. Psychiatric Clin North Am. 2005;28(3):599-609. Disponível em: https://doi.org/10.1016/j.psc.2005.06.002.**
    ⇨ **Artigo escrito pela neuropsicóloga Brenda Milner a respeito do paciente H.M, caso paradigmático e cujo estudo auxiliou enormemente na identificação anatômica e funcional dos circuitos cerebrais subjacentes ao funcionamento da memória.**

13. Lucas JA. Disorders of memory. Psychiatric Clin North Am. 2005;28(3):581-594. Disponível em: https://doi.org/10.1016/j.psc.2005.05.009.

14. Rolls ET. Limbic systems for emotion and for memory, but no single limbic system. Cortex. 2015;62:119-157. Disponível em: https://doi.org/10.1016/j.cortex.2013.12.005.

15. Sullivan EV, Pfefferbaum A. Neuroimaging of the Wernicke-Korsakoff syndrome. Alcohol and alcoholism (Oxford, Oxfordshire). 2009;44(2):155-65. Disponível em: https://doi.org/10.1093/alcalc/agn103.

5
Inteligência

Marcos Signoretti Croci
Marcelo José Abduch Adas Brañas
Eduardo Martinho Jr.

Sumário

Introdução e definições
História
Modelos e teorias de inteligência
    Primeiras teorias da inteligência
    Teorias modernas de inteligência
    Modelos novos e emergentes
Outras maneiras de estudar a inteligência
    Inteligência emocional
    Desenvolvimento da inteligência (ontogênese)
    Biologia da inteligência
Avaliação clínica da inteligência
    Avaliação da inteligência na história clínica
    Avaliação da inteligência no exame psíquico
    Testagem simplificada
    Avaliação neuropsicológica da inteligência
Psicopatologia da inteligência
    Doenças neurodegenerativas
    Epilepsia
    Transtornos do neurodesenvolvimento
    Esquizofrenia
    Transtornos do humor
Para aprofundamento
Referências bibliográficas

Pontos-chave

- A inteligência é uma função psíquica complexa que envolve diversas capacidades e habilidades que são direcionadas a um objetivo, como adaptar-se ao ambiente e identificar e resolver problemas dentro de um contexto sociocultural.
- Existem vários modelos explicativos da inteligência. Os mais conhecidos são baseados em estudos de psicometria, que identificaram um fator geral para a inteligência, e fatores específicos, como capacidade aritmética e visuoespacial. Modelos cognitivos, sociais, antropológicos, desenvolvimentistas e biológicos também foram criados. Mais recentemente, aspectos emocionais (inteligência emocional) estão sendo estudados.
- O quociente de inteligência (QI) indica o desempenho relativo de um indivíduo em determinado teste (p. ex., Wechsler) em relação a pessoas de mesma idade. É uma amostragem da capacidade intelectual que pode ser um preditor de alguns desfechos, como desempenho escolar.
- A inteligência é avaliada pela história clínica e pelo exame do estado mental. Não é absolutamente necessário um teste de QI para avaliação da inteligência ou para diagnósticos de problemas relacionados à inteligência, como a deficiência intelectual.
- Há diversos instrumentos especializados que podem ser utilizados para testagens mais refinadas da inteligência, tal como a Escala de Wechsler (WAIS para adultos, do inglês *Wechsler Adult Intelligence Scale*, e WISC para crianças, do inglês *Wechsler Intelligence Scale for Children*), Stanford-Binet e Matrizes Progressivas de Raven, que são administradas por neuropsicólogos treinados.

INTRODUÇÃO E DEFINIÇÕES

A área da inteligência é provavelmente uma das mais estudas da psicologia cognitiva, porém, até este momento, não existe uma definição consensual e estabelecida do conceito[1]. Uma definição frequente é que inteligência é a capacidade de aprender e de se adaptar ao ambiente, o que envolveria a habilidade de recordar esse aprendizado, integrá-lo de forma construtiva e aplicá-lo[2]. Existem diversos outros conceitos relacionados à capacidade intelectual, como a habilidade de resolver problemas, compreender, de raciocinar logicamente, perceber relações e analogias, abstrair, adquirir e possuir conhecimento, exercitar o julgamento e ter imaginação[3]. Na verdade, os conceitos de inteligência são tentativas de clarificar e organizar todo este conjunto complexo de fenômenos e comportamentos[4] que, hipoteticamente, remetem a esse constructo que é a inteligência.

Robert Sternberg escreveu que "parece haver tantas definições de inteligência quanto especialistas solicitados para defini-la"[5].

Além de ser um tema muito estudado, é também um dos mais controversos. Um dos debates que têm ocorrido nos últimos cem anos é se existem uma única ou múltiplas inteligências. Outros aspectos debatidos são os relacionados a aspectos culturais, sociais e emocionais da inteligência. Utilizar "informações afetivas"[7] de forma efetiva pode ser muito útil na resolução de um problema. Além disso, certas características são mais valorizadas em certas culturas. No Quênia, por exemplo, compreender as pessoas é mais importante que ter habilidades cognitivas para a adaptação de um indivíduo[6].

Quando vista sob o prisma da psicopatologia funcional, certamente não é uma função psíquica simples e bem delimitada. A inteligência é uma função complexa que envolve capacidades e habilidades diversas como adaptar-se ao ambiente, identificar e resolver problemas (antigos ou novos) dentro de um contexto social e cultural. Neste capítulo, será feita uma revisão dos aspectos teóricos em relação ao conceito, além de uma abordagem prática da avaliação desse aspecto na prática clínica.

HISTÓRIA

Do ponto de vista etimológico, a palavra inteligência vem do latim *intelligentia*, que significa capacidade de percepção e compreensão. *Intelegere* é formada por *intus* (dentro ou entre) e *legere* (escolher ou ler). Assim, o significado da origem da palavra é "ler dentro" ou fazer escolhas, selecionar[8,9]. A ideia de inteligência é antiga. Aristóteles, por exemplo, descreveu três variedades da virtude intelectual (*aretê dianoêtikê*)[10]: compreensão (teórica), ação (prática) e produção (criativa). Entretanto, a conceituação de inteligência como uma função psicológica é nova[8].

A partir do início do século XX, o campo da inteligência começou a se desenvolver principalmente por meio de abordagens psicométricas, que contribuíram para o desenvolvimento da maior parte das pesquisas e teorizações. Francis Galton foi um dos pioneiros da área e é considerado o pai da psicometria, tendo desenvolvido inclusive os métodos estatísticos da correlação e da regressão[11]. Galton acreditava que era possível predizer o sucesso acadêmico (uma característica útil de um teste de inteligência) por meio de habilidades simples, como discriminação sensorial e associação de palavras, porém essa hipótese não se provou verdadeira[12,13]. Em 1905, os franceses Alfred Binet e Theodore Simon, visando a diagnosticar crianças com necessidade de educação especializada e separar crianças com problemas comportamentais daquelas com deficiência intelectual, desenvolveram o teste Binet-Simon. Neste teste, foram incluídas capacidades mais complexas (compreensão de linguagem, raciocínio verbal e não verbal) e atividades do dia a dia, tornando-o mais útil[13]. Posteriormente, em 1916, o teste foi adaptado para o inglês por Lewis Terman na Universidade de Stanford, passando a se chamar teste Stanford-Binet. Estes testes mediam o QI, conceito que fora introduzido por William Stern. O QI era definido pela razão da idade mental (i. e., a idade que correspondia ao resultado do teste) pela idade cronológica da criança multiplicada por 100[14]. Assim, se uma criança conseguisse atingir no teste a mesma pontuação que a média das crianças da sua própria idade, o resultado seria 100. Contudo, esse procedimento e o conceito de idade mental não são mais utilizados. O conceito moderno de QI, atribuído a David Wechsler, indica o desempenho da pessoa em relação às pessoas da mesma idade, o que ficou conhecido como quociente de inteligência de desvio, mas, por razões históricas, é ainda denominado QI[4,15]. A pontuação do teste é convertida em uma escala em que a média é 100. O desvio padrão é 15, formando assim uma curva de distribuição normal (Figura 1). Ao redor de 95% da população tem escores dentro de dois desvios padrões da média, isto é, entre 70 e 130. Wechsler também foi o responsável pela escala de inteligência para adultos (WAIS).

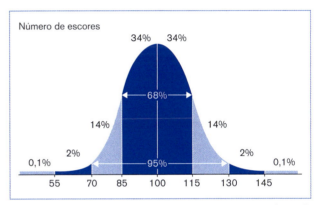

Figura 1 Escore na escala de inteligência para adultos (WAIS).
Fonte: Hattie e Richard, 2011[16].

MODELOS E TEORIAS DE INTELIGÊNCIA

Primeiras teorias da inteligência

De forma geral, as pessoas têm resultados diferentes nos itens medidos pelo teste de inteligência (i. e., fluência verbal, inteligência espacial, matemática, raciocínio indutivo), porém, ainda assim, os resultados são positivamente correlacionados. Pessoas que se saem bem em um subteste que mede uma habilidade cognitiva tendem a se sair bem em outros[4]. Por meio de análise fatorial, essas correlações começaram a ser clarificadas e seus padrões, identificados. Em 1927, Charles Spearman afirmou que um fator "g", inteligência geral, poderia predizer os resultados nos testes, o que indicaria a existência de uma "única inteligência geral". Para Spearman, esse fator era uma espécie de "energia mental" e influenciaria o resultado dos desempenhos em diversas habilidades cognitivas[17]. Outros autores especularam sobre o significado de "g" como sendo a capacidade de raciocínio, pensamento abstrato ou eficiência neuronal[13]. A teoria de Spearman foi chamada de bifatorial, pois, além de conter o fator "g", continha os fatores "s" que eram as habilidades específicas aferidas nos testes (Figura 2).

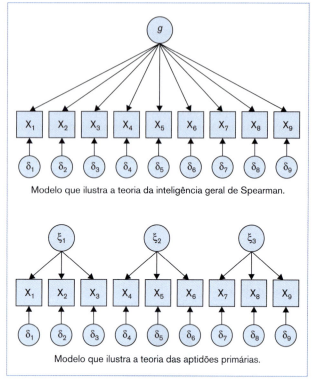

Figura 2 Teorias da inteligência geral e Thurnstone.
Fonte: Kovacs e Conway, 2016[18].

Louis Thurnstone em 1938, também por meio de pesquisas quantitativas, propôs um modelo multifatorial com sete fatores distintos de inteligência, a chamada Teoria das Aptidões Primárias: compreensão verbal, fluência verbal, numérica, memória, velocidade de percepção, raciocínio indutivo e visualização espacial (Figura 2). Isso parecia bastante razoável, já que, na prática, observa-se uma diferença nessas capacidades entre as pessoas. Uma abordagem distinta, mas em consonância com a ideia de multiplicidade, foi a de J. P. Guilford; ele sugeriu uma estrutura que levava em consideração o conteúdo (visual, auditivo, semântico, simbólico e comportamental), o produto cognitivo (unidade, classes, relações, transformações, sistemas, implicações) e a operação mental (memória, cognição, avaliação, produção divergente e convergente). Após revisões, essa estrutura chegou a gerar 180 habilidades distintas, por exemplo, memória de unidades semânticas[17]. O problema com esses modelos multifatoriais é que os fatores eram sempre positivamente correlacionados entre si de forma significativa, sugerindo ainda a existência de um fator geral.

Teorias modernas de inteligência

Modelo Cattel-Horn-Carrol (CHC)

Na segunda metade do século XX, surgiram as teorias hierárquicas, como a teoria Cattel-Horn-Carrol (CHC), considerada o "estado da arte" das teorias psicométricas. Ao mesmo tempo em que reconhece a existência de "g", essa teoria enfatiza a multiplicidade de capacidades. Ela teve início quando John L. Horn revisou a teoria Gf-Gc sobre inteligência fluida e cristalizada, inicialmente proposta por Raymond Cattel (1945). Esse modelo propunha oito habilidades como fatores de segunda ordem (habilidades amplas), dentre elas: inteligência fluida (capacidade de raciocínio abstrato e de lidar com a novidade de forma flexível e rápida) e inteligência cristalizada (acumulação de conhecimento e habilidades, incluindo vocabulário e informações em geral). Em seguida, Carrol formulou uma síntese dos estudos psicométricos anteriores, denominada teoria dos três estratos e, posteriormente, chamada de modelo CHC. Ele fornece o melhor modelo do ponto de vista psicométrico (1) e inclui três camadas de inteligência relacionadas. A terceira camada (*striatum* III) seria o fator "g"; a segunda camada (*striatum* II) compreende as habilidades intermediárias, incluindo inteligências cristalizada e fluida; e a primeira camada (*striatum* I) seriam as habilidades específicas observadas em ação nos testes e na prática, como raciocínio matemático, habilidade de leitura, habilidade verbal, etc. (Figura 3). Esse modelo já passou por revisões e, para a camada II, há modelos com até 16 componentes (Figura 4). São eles: velocidade de decisão e reação (Gt), raciocínio fluido (Gf), memória de curto prazo (Gsm), armazenamento e recuperação de longo prazo (Glr), velocidade de processamento (Gs), velocidade psicomotora (Gps), conhecimento-compreensão (Gc), conhecimento específico de domínio (Gkn), leitura e escrita (Grw), conhecimento quantitativo (Gq), processamento visual (Gv), processamento auditório (Ga), habilidades olfatórias (Go), habilidades táteis (Gh), habilidades cenestésicas (Gk) e habilidades psicomotoras (Gp)[19,20].

Teoria de Gardner das inteligências múltiplas

Howard Gardner define inteligência como a capacidade de resolver problemas ou criar produtos que são valorizados dentro de um contexto cultural[21]. O autor defende que não existe uma inteligência unitária, mas, sim, múltiplas inteligências, como linguística, matemática, espacial, musical, corporal-cinestésica, naturalística, interpessoal, intrapessoal. Muitas inteligências não podem ser testadas em um teste psicométrico, tal como a habilidade de fazer um discurso como Martin Luther King Jr. e Ruy Barbosa ou de jogar futebol como Pelé e Messi. Outro apontamento desta teoria é a existência da síndrome de Savant, que são indivíduos com um tipo de inteligência muito elevada associada à baixa inteligência em aspectos gerais, tal como Kim Peek que inspirou o filme *Rain Main*[22]. Uma das críticas a essa teoria é que, na verdade, as inteligências citadas são "apenas" talentos especiais[4].

Teoria triárquica de Sternberg

Para Sternberg, inteligência é "a habilidade de aprender a partir da experiência e de se adaptar a, moldar e selecionar ambientes"[12]. Observa-se, assim, um conceito relacionado ao sucesso adaptativo. Além disso, Sternberg também questionou o *status-quo* das teorias tradicionais como Gardner, já que apontou para capacidades além das psicométricas. Para o autor, a inteligência é o reflexo de três habilidades essenciais: a inteligência criativa (geração de ideias novas e úteis), a inteligência analítica (garantia de quais ideias antigas são boas) e a inteligência

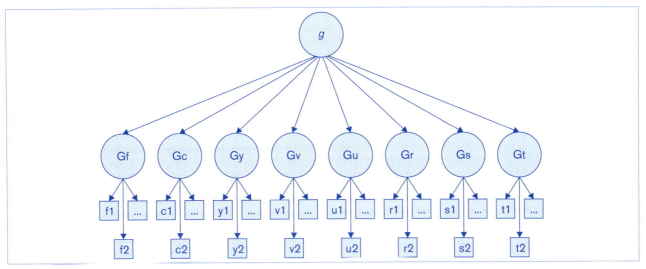

Figura 3 Modelo hierárquico de inteligência (CHC).
Fonte: Conway e Kovacs, 2015[1].

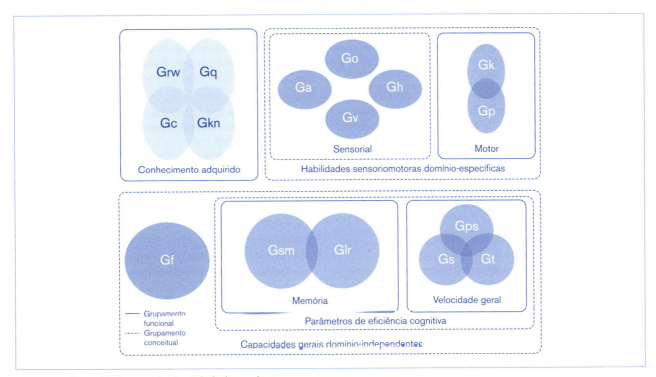

Figura 4 Capacidades gerais domínio-independentes.
Fonte: Souza, 2018[19]; Schneider e McGrew, 2012[20].

prática (implementação e convencimento dos outros quanto ao valor de suas ideias). Mais tarde, ele adicionou outra habilidade, a sabedoria (garantia de que as ideias ajudem o bem comum no curto e no longo prazo).

Modelos novos e emergentes

Mais recentemente, muitos especialistas na área não questionam mais a existência de "g". Do ponto de vista estatístico, é bem claro que ele existe (i. e., existe um fator derivado das análises fatoriais que é responsável pelas correlações nos testes), mas a existência do "g" psicológico é colocada em dúvida[1]. Uma posição atual é que o campo da inteligência deve ir além da psicometria. Três teorias emergentes novas podem ser citadas:

- Teoria da amostragem: proposta por Godfrey Thomson em 1917, passou por revisões modernas e recebeu suporte científico. A teoria postula que as correlações positivas dos testes não se devem a um fator geral, mas a um conjunto muito grande de processos cognitivos operando simultaneamente[1]. Ao dirigir um carro, por exemplo, a habilidade parece ser uma única, mas existe um conjunto grande de fatores operando simultaneamente[17].

- Teoria do mutualismo: influenciada pela ecologia, propõe um modelo dinâmico em que existem interações recíprocas entre os processos cognitivos ao longo do desenvolvimento. No início, esses processos não são relacionados, mas, ao longo do tempo, esse "mutualismo" contribui para a correlação entre as capacidades[23].
- Teoria da sobreposição (*overlap theory*): essa teoria tenta integrar aspectos psicométricos com neurociência e ciência cognitiva. Interpreta "g" como um fenômeno que emerge matematicamente das correlações entre indivíduos, não tendo um significado para o indivíduo em si. As correlações positivas (*positive manifold*) são também observadas nos testes de capacidade de memória de trabalho e nos testes de raciocínio fluido[18]. Essas correlações são reflexos da sobreposição de processos executivos de domínio geral, que são exigidos por todos os testes, e de processos de domínio específico, os quais são teste-dependente.

OUTRAS MANEIRAS DE ESTUDAR A INTELIGÊNCIA

É importante notar que as teorias são norteadas pela abordagem usada para estudá-las[17,24]. As teorias mais conhecidas e estudadas são as psicométricas, que são espécies de "metáforas geográficas" por demonstrarem a arquitetura dos componentes da inteligência. Elas são úteis para avaliar resultados objetivos de testes e diferenças entre as pessoas, mas não explicam os processos psicológico e biológico subjacentes. Outras teorias foram propostas para o estudo do campo:

- Cognitivas (representações e processos mentais).
- Biológicas (neurociências).
- Epistemológica (origem e desenvolvimento do pensamento – Jean Piaget).
- Sociológica (apreensão do conhecimento aprendido nas relações – Lev Vygotsky).
- Antropológica (inteligência como criação e adaptação a uma cultura específica).
- Cognitivo-contextuais (como os processos cognitivos operam em vários contextos ambientais – teoria das múltiplas inteligências, teoria triárquica e inteligência emocional)[6,17,24].

Inteligência emocional

As emoções já foram interpretadas como desorganizadoras da atividade cognitiva, porém, a partir da década de 1990, essa interação começou a ser mais bem explorada. As emoções são respostas psicofisiológicas que também estão envolvidas na adaptação de um organismo. As pessoas têm diferentes capacidades de avaliar esses afetos como informação[7].

O conceito de inteligência emocional foi desenvolvido por Peter Salovey, John Mayer e David Caruso. Foi popularizado por Daniel Goleman no livro *Inteligência emocional*, embora este autor use uma definição própria e não pertença à comunidade científica. A inteligência emocional pode ser definida como a capacidade de perceber, gerar e usar as emoções para facilitar o pensamento, de compreender e regular as emoções para o crescimento emocional e intelectual[6,25]. Outros tipos de "inteligências quentes" são as inteligências social e pessoal. Ambas dizem respeito à capacidade de perceber ao outro e a si mesmo e de reagir a isso de maneira adaptativa. O que diferencia os dois construtos é que a inteligência social, proposta inicialmente por Thorndike, se refere à percepção e à reação a estados mentais, enquanto a inteligência pessoal visa a perceber e compreender informações de personalidade. Contudo, essas linhas de pesquisa não se desenvolveram tanto, pelo menos na área de estudo sobre inteligência[13,26].

Desenvolvimento da inteligência (ontogênese)

Jean Piaget

O psicólogo suíço desenvolveu um modelo para o desenvolvimento cognitivo, isto é, como as crianças começam a pensar e adquirir conhecimento. A teoria foi denominada epistemologia genética. A partir da interação da criança com o mundo, o conhecimento é construído e organizado por meio de assimilação e acomodação, ou seja, esquemas anteriores são modificados e transformados em novos. A criança, assim como um cientista, observa regularidades, explora o mundo e faz generalizações[6].

Esse processo se dá em fases. No período sensoriomotor (0-2 anos), as crianças usam seus sentidos (odor, visão, tato) e suas habilidades motoras (exploração e manipulação) para aprender sobre o ambiente. Uma realização dessa fase é o aprendizado da permanência do objeto, ou seja, os objetos têm uma existência independente deles mesmos.

O período pré-operatório (2-7 anos) é caracterizado pelo uso de símbolos, imaginação, linguagem e memória. Ocorrem muitas brincadeiras de "faz de conta", mas ainda não se desenvolveu a habilidade de raciocínio lógico, e os conceitos são primitivos.

No estágio de operações concretas (7-11 anos), a criança aprende mais sobre lógica e consegue agrupar objetos em classes. Elas também aprendem que seus pensamentos e emoções são diferentes dos de outros. Nessa fase, a criança aprende sobre a conservação, ou seja, a noção de que um objeto, mesmo mudando de forma, ainda contém a mesma quantidade de material. Outro ponto é o da reversibilidade, isto é, a possibilidade de uma coisa se transformar em outra (p. ex., gelo e água).

O último estágio é o de operações formais (11 anos ao final da adolescência). Nesse momento, o jovem já é capaz de pensar de forma lógica e sistemática, além de conseguir pensar de forma abstrata. É possível observar uma linguagem mais complexa e a presença de raciocínio dedutivo[27].

Lev Vytgotsky

O psicólogo russo ofereceu uma visão social na construção da inteligência. A criança adquire conhecimento no contato com outras pessoas (social), observando o pensamento e as ações, e, posteriormente, internalizando esses modelos[6]. Mais tarde, esse processo ocorre em um nível individual (dentro de si mesma). Um conceito central é o de "zona de desenvolvimento proximal", definido pela diferença entre o estágio atual e o nível potencial de desenvolvimento, o qual é determinado pela presença de outra pessoa mais capaz e que ajuda.

Biologia da inteligência

Genética e herdabilidade

Inteligência é uma das características com maior herdabilidade em seres humanos (entre 50 e 80%, dependendo da população estudada). Esse valor varia de acordo com a inteligência testada. Além disso, inteligência é um traço poligênico, com minúsculos efeitos por uma grande quantidade de genes[28], e não existe um único gene da inteligência. Para uma discussão sobre herdabilidade e inteligência, ver as referências[4,6,12]. Os autores explicam que a medida de herdabilidade não significa o mesmo que influência genética absoluta. O ambiente é extremamente importante para o desenvolvimento da inteligência, e as influências genéticas devem ser compreendidas no contexto da interação entre essas duas variáveis.

Cérebro

A relação entre as estruturas cerebrais e a inteligência é complexa. Há uma associação estatisticamente significativa entre tamanho do cérebro e inteligência, mas um estudo recente reportou um coeficiente de relação de apenas 0,24[29]. Mais importante que o tamanho é a eficiência com que o cérebro trabalha, também chamada de eficiência neural[12].

A inteligência parece estar parcialmente localizada no córtex pré-frontal e ao longo do neocórtex. Contudo, estudos de neuroimagem funcionais e estruturais mostraram que a inteligência geral não está localizada em uma região específica, mas em uma rede chamada de fronto-parietal, que envolve o córtex pré-frontal dorsolateral, o lobo parietal, o cíngulo anterior, múltiplas regiões do córtex temporal e parietal e setores de substância branca[28]. Recentemente, estudos mostraram que a inteligência geral está associada a melhores conexões ao redor de todo o cérebro, não estando restrita a redes ou regiões específicas[30,31]. No futuro, estudos neuronais, sinápticos e genéticos poderão fornecer mais respostas.

AVALIAÇÃO CLÍNICA DA INTELIGÊNCIA

Avaliação da inteligência na história clínica

De forma geral, o clínico tende a querer avaliar a inteligência quando há a hipótese de deficiência intelectual (DI) ou inteligência limítrofe, mas é útil estimar a inteligência por outros motivos. Inteligência mais alta geralmente está associada a um melhor prognóstico para os transtornos mentais, e inteligência baixa parece ser um fator de risco para alguns transtornos psiquiátricos, como o transtorno conversivo[27].

A história escolar (repetências, nível escolar) e o conhecimento acumulado podem avaliar a inteligência, mas é importante lembrar que esses aspectos são afetados também por *status* socioeconômico, motivação, doenças e outros obstáculos no desenvolvimento[27,32]. A mesma observação deve ser levada em consideração quando forem avaliados outros aspectos da história, como desenvolvimento neuropsicomotor, história social, história ocupacional e funcionalidade em geral, isto é, atividades de vida diária, cálculos matemáticos no dia a dia, leitura, escrita e compreensão. É frequente a presença de comorbidades associadas a DI e comorbidades com outros transtornos mentais.

Durante a entrevista, pode-se explorar como a pessoa se relaciona com o conhecimento (i. e., qual área gosta, como aprende), como ela resolveu problemas e como tomou decisões em sua vida.

Avaliação da inteligência no exame psíquico

Durante a avaliação do exame psíquico, é possível observar alguns sinais indiretos que podem indicar problemas na inteligência. Na fase de observação, é possível notar a presença de dimorfismos sugestivos de síndromes genéticas (i. e., facial ou do desenvolvimento corporal) que podem estar associados a prejuízo intelectual, como na síndrome de Down. A aparência pode estar normal, se uma pessoa com prejuízo intelectual está vivendo com um cuidador ou apresenta prejuízos leves[33]. Durante a conversação, é possível observar o nível de abstração, de compreensão de metáforas e como é o uso da linguagem. É comum a presença de pensamento concreto. Na avaliação emocional, pode haver ausência de nuances na expressão emocional[33] e alexitimia.

Testagem simplificada

A inteligência pode ser avaliada de forma aproximada no consultório pelo uso combinado do teste de Kent modificado (Tabela 1) e do teste de Wilson (RAIT, do inglês *Rapid Approximate Intelligence Testing*) (Tabela 2), que consiste em uma série de multiplicações[34,35]. Outra testagem útil é perguntar o significado de provérbios (p. ex., o que significa casa de ferreiro, espeto de pau) ou metáforas (p. ex., o que significa viver com a cabeça nas nuvens), o que avaliará a capacidade de abstração.

Avaliação neuropsicológica da inteligência

Além dos testes mais simples de inteligência citados anteriormente, existem avaliações mais refinadas que devem ser administradas por um psicólogo treinado. Para capacidade intelectual abrangente, as mais conhecidas são as escalas de Wechsler (WAIS III, adultos de 16 a 89 anos); WISC III e IV, crianças de 6-16 anos) e a escala Stanford-Binet, 5ª edição (SB5). Todas elas produzem uma pontuação de QI, bem como pontuações em áreas verbais e não verbais. O teste de Matrizes Progressivas de Raven é um teste não verbal mais independente da cultura e tem como base o reconhecimento de padrões. A interpretação destes testes é complexa e está além do escopo deste capítulo. Por exemplo, os valores gerados podem ser diferentes entre os testes e as medidas baixas são menos válidas.

Tabela 1 Teste de Kent (modificado)

Resolução de problemas	Contagem máxima
1. Se a bandeira flutua para o sul, de qual direção vem o vento?	3
Resposta correta: Norte	
2. A que horas do dia a sua sombra é menor?	3
Resposta correta: Meio-dia	
3. Por que a lua parece maior que as estrelas?	4
Respostas corretas: Está mais baixa = 2 pontos	
Objetos mais próximos parecem maiores = 4 pontos	
4. Se a sua sombra aponta para o nordeste, onde está o sol?	4
Resposta correta: Sudoeste	
Conhecimento	
5. Do que as casas são feitas?	4
1 ponto para cada material, até no máximo 4	
6. Diga-me o nome de alguns peixes	4
1 ponto para cada peixe, até no máximo 4	
7. Diga-me os nomes de algumas grandes cidades	4
1 ponto para cada cidade até no máximo 4	
Excluir pequenas cidades	
8. Para que se usa areia?	4
1 ponto para brincar, 2 pontos para uso na construção, 4 pontos para vidro	
9. Qual metal é atraído por um ímã?	4
2 pontos para aço, 4 pontos para ferro	
10. Quantas cores há na bandeira brasileira?	2
Resposta: 4	
Pontuação total	36

Fontes: Othmer e Othmer, 2001[34]; Junior e Costa, 1948[35].

Tabela 2 Avaliação rápida da inteligência

Nível intelectual	Pontuação de Kent	Pontuação de Wilson	QI aproximado
Inferior	0-18	2 × 12	<70
Limítrofe	19-20	2 × 24	70-80
Normal inferior	21-23	2 × 48	80-90
Normal	24-31	2 × 96	90-110
Normal superior	32-33	2 × 192	110-120
Superior	34-35	2 × 384	120-130
Muito superior	36	2 × ?	>130

Fonte: Othmer e Othmer, 2001[34].

É importante lembrar que os testes de inteligência são uma amostragem das habilidades intelectuais em áreas verbais e não verbais[27]. Esses testes geralmente geram um valor de QI, porém, na avaliação global da inteligência, o clínico não se atém apenas a esse valor, mas sim a outros dados da história, do exame psicopatológico e de outros testes que não necessariamente medem o QI. Por exemplo, um indivíduo com resultado em um teste abaixo da média pode não apresentar este grau de disfunção na prática. Assim, esses testes não são absolutos.

A inteligência pode ser avaliada pela funcionalidade (i. e., adaptação) do indivíduo em várias áreas que muitas vezes não são avaliadas nos testes (p. ex., habilidade prática, social). Ao mesmo tempo, apesar das limitações e dos questionamentos de alguns autores acerca de sua utilidade, não é possível ignorar que esses testes são válidos e relevantes. O QI se correlaciona com *status* socioeconômico, desempenho em trabalho, habilidades cognitivas, dentre outros desfechos[38].

Também é preciso lembrar que existem outros aspectos não cognitivos significativos, por exemplo, particularidades do funcionamento emocional que influem na capacidade intelectual e adaptativa do indivíduo.

PSICOPATOLOGIA DA INTELIGÊNCIA

Deficiência intelectual (transtorno do desenvolvimento intelectual)

(Ver capítulos de "Deficiência intelectual na infância e adolescência" e "Deficiência intelectual no adulto" no volume 2 para maiores detalhes)

É caracterizada por limitações no desempenho intelectual (raciocínio, aprendizagem, abstração, resolução de problemas) e no comportamento adaptativo (conceitual, social, habilidades práticas) que se iniciam no desenvolvimento (transtorno do neurodesenvolvimento). É importante saber que os testes de QI não são mais usados para a classificação de DI, mas sim o desempenho adaptativo. Vale lembrar também que uma avaliação clínica completa é mais sensível para avaliar as deficiências, as forças e as necessidades dos pacientes. A avaliação da capacidade de adaptação da pessoa é o que determina o grau de apoio que ela precisará e a classificação de gravidade (leve, moderada, grave e profunda), de acordo com o DSM-5[36].

Doenças neurodegenerativas

Demências e outras doenças neurodegenerativas podem cursar com declínio do funcionamento intelectual, em conjunto com outras funções cognitivas.

Epilepsia

De forma geral, o declínio cognitivo em adultos é pequeno. Em crianças, epilepsias estruturais e metabólicas são mais associadas a esse prejuízo. Contudo, muitos fatores podem impactar a cognição e a inteligência nesses pacientes, como etiologia, alta frequência de crises, idade de início e medicações[37].

Transtornos do neurodesenvolvimento

São exemplos os transtornos do espectro autista, da comunicação, de déficit de atenção e hiperatividade e transtornos específicos da aprendizagem. Além de poderem ocorrer paralelamente a uma deficiência intelectual, o diagnóstico diferencial com tais transtornos é importante.

Esquizofrenia

A inteligência é normal para uma porção significativa dos pacientes. Em média, tendem a apresentar pontuação nos testes menor do que a população em geral e podem ter deterioração cognitiva com a progressão da doença[27].

Transtornos do humor

Dependendo da fase do transtorno do humor em que o paciente se encontra, seus testes podem ter resultados alterados, mas espera-se que estes se normalizem após a melhora.*

Para aprofundamento

- Cianciolo AT, Sternberg RJ. Intelligence: a brief history. Oxford: Blackwell Publishing; 2004.
  ⇨ O livro explica em linguagem acessível a história do conceito de inteligência até os dias atuais.
- Flanagan PD, Harrison PL, editors. Contemporary intellectual assessment: theories, tests, and issues. 4. ed. Nova York: The Guilford Press; 2018.
  ⇨ O livro é uma compilação completa e aprofundada do tema.
- Peña-Sarrionandia A, Mikolajczak M, Gross JJ. Integrating emotion regulation and emotional intelligence traditions: a meta-analysis. Front Psychol [Internet]. 2015;6. Disponível em: www.frontiersin.org/article/10.3389/fpsyg.2015.00160/full.
  ⇨ Estudo que avalia as relações entre duas tradições diferentes de pesquisa: a da inteligência emocional e a da regulação emocional.

---

* Os autores agradecem ao Prof. Dr. Renato Marchetti, Prof. Dr. Renato Del Sant, Dra. Inah Proença e Dr. José Gallucci por inspirarem a estrutura do capítulo de inteligência com os excelentes cursos de entrevista e psicopatologia tão importantes em nossa formação no IPq-HCFMUSP.

REFERÊNCIAS BIBLIOGRÁFICAS

1. Conway ARA, Kovacs K. New and emerging models of human intelligence. Wiley Interdiscip Rev Cogn Sci. 2015;6(5):419-26.
   ⇨ O artigo apresenta novas teorias sobre o estudo de inteligência.
2. Sadock BJ, Sadock VA, Ruiz P. Comprehensive textobook of psychiatry. 10. ed, Philadelphia: Wolkers Kluwer; 2017.
3. Legg S, Hutter M. A collection of definitions of inteligence. Front Artif Intell Appl. 2007;157:17-24.
4. Neisser U, Boodoo G, Bouchard Jr. TJ, Boykin AW, Brody N, Ceci SJ, et al. Intelligence: knowns and unknowns. Am Psychol [Internet]. 1996;51(2):77-101. Disponível em: http://doi.apa.org/getdoi.cfm?doi=10.1037/0003-066X.51.2.77.
   ⇨ O artigo revisa de forma clara os conceitos de inteligência após a polêmica do livro *A curva de Bell*.
5. Gregory RL. The Oxford companion to the mind. Oxford: Oxford University Press; 1998.
6. Sternberg RJ. Intelligence: historical and conceptual perspectives. In: International Encyclopedia of the Social & Behavioral Sciences 2. ed.[Internet]. Elsevier; 2015. p.303-8. Disponível em: https://linkinghub.elsevier.com/retrieve/pii/B9780080970868250150.
   ⇨ O autor revisa de forma sucinta a evidência psicométrica, psicológica e biológica sobre o conceito de inteligência.
7. Primi R. Inteligência: avanços nos modelos teóricos e nos instrumentos de medida. Aval Psicol. 2003;67-77.
8. Berrios B. The history of mental symptoms. Descriptive psychopathology since the nineteenth century. Cambridge: Cambridge University Press; 1996.
9. Iafrate F. Artificial intelligence and big data: the birth of a new intelligence. Hoboken/Londres: Wiley-ISTE; 2018.
10. Tigner RB, Tigner SS. Triarchic theories of intelligence: Aristotle and Sternberg. Hist Psychol [Internet]. 2000;3(2):168-76. Disponível em: http://doi.apa.org/getdoi.cfm?doi=10.1037/1093-4510.3.2.168.
11. Wasserman JD. A history of intelligence assessment: the unfinished tapestry. In: Flanagan PD, Harrison PL, editors. Contemporary intellectual assessment: theories, tests, and issues. 3. ed. Nova York: The Guilford Press; 2012.
12. Sternberg RJ. Intelligence. Dialogues Clin Neurosci. 2012;14(1)19-27.
13. Woyciekoski C, Hutz CS. Inteligência emocional: teoria, pesquisa, medida, aplicações e controvérsias. Psicol Reflexão e Crítica [Internet]. 2009;22(1):1-11. Disponível em: www.scielo.br/scielo.php?script=ci_arttext&pid=S0102-79722009000100002&lng=pt&nrm=iso&tlng=pt.
14. Thurstone LL. The mental age concept. Psychol Rev [Internet]. 1926;33(4):268-78. Disponível em: http://content.apa.org/journals/rev/33/4/268.
15. Edwards AJ. Encyclopedia of intelligence. Sternberg RJ, editor. Nova York: Macmillan; 1994. p.1134-6.
16. Hattie J, Richard F. Intelligence and intelligence testing. Nova York: Routledge; 2011.
17. Cianciolo AT, Sternberg RJ. Intelligence: a brief history. Oxford: Blackwell Publishing; 2004.
18. Kovacs K, Conway ARA. Process overlap theory: a unified account of the general factor of intelligence. Psychol Inq [Internet]. 2016;27(3):151-77. Disponível em: www.tandfonline.com/doi/full/10.1080/1047840X.2016.1153946.
19. Souza VV de. Construção de uma bateria brasileira de inteligência com base na teoria Cattell-Horn-Carrol [dissertação]. Brasília: Universidade de Brasília; 2018.
20. Schneider WJ, McGrew K. The Cattell-Horn-Carroll model of intelligence. In: Contemporary intellectual assessment: theories, tests, and issues. Nova York: Guilford; 2012. p.99-144.
21. Gardner H. Frames of mind: the theory of multiple intelligences. 3. ed. Nova York: Basic Books (AZ); 2011.
22. Treffert DA. The savant syndrome: an extraordinary condition. A synopsis: past, present, future. Philos Trans R Soc Lond B Biol Sci [Internet].

2009;364(1522):1351-7. Disponível em: www.ncbi.nlm.nih.gov/pubmed/19528017.

23. Van Der Maas HLJ, Dolan CV, Grasman RPPP, Wicherts JM, Huizenga HM, Raijmakers MEJ. A dynamical model of general intelligence: the positive manifold of intelligence by mutualism. Psychol Rev [Internet]. 2006;113(4):842-61. Disponível em: http://doi.apa.org/getdoi.cfm?doi=10.1037/0033-295X.113.4.842.

24. Munhoz AN. Uma análise multidimensional da relação entre inteligência e desempenho acadêmico em universitários ingressantes [tese]. Campinas: Unicamp; 2004.

25. Peña-Sarrionandia A, Mikolajczak M, Gross JJ. Integrating emotion regulation and emotional intelligence traditions: a meta-analysis. Front Psychol [Internet]. 2015;6. Disponível em: www.frontiersin.org/article/10.3389/fpsyg.2015.00160/full.

26. **Schneider W, Mayer J, Newman D. Integrating hot and cool intelligences: thinking broadly about broad abilities. J Intell [Internet]. 2016;4(1):1. Disponível em: www.mdpi.com/2079-3200/4/1/1.**
    ⇨ **O autor propõe um modelo para integração das inteligências "quentes" e "frias".**

27. Sadock BJ, Virginia A. Sadock PR. Compêndio de psiquiatria : ciência do comportamento e psiquiatria clínica. 11. ed. Porto Alegre: Artmed; 2017.

28. **Goriounova NA, Mansvelder HD. Genes, cells and brain areas of intelligence. Front Hum Neurosci [Internet]. 2019;13. Disponível em: www.frontiersin.org/article/10.3389/fnhum.2019.00044/full.**
    ⇨ **Revisão recente sobre as evidências neurobiológicas do conceito de inteligência.**

29. Pietschnig J, Penke L, Wicherts JM, Zeiler M, Voracek M. Meta-analysis of associations between human brain volume and intelligence differences: how strong are they and what do they mean? Neurosci Biobehav Rev [Internet]. 2015;57:411-32. Disponível em: https://linkinghub.elsevier.com/retrieve/pii/S014976341500250X.

30. Barbey AK. Network neuroscience theory of human intelligence. Trends Cogn Sci [Internet]. 2018;22(1):8-20. Disponível em: https://linkinghub.elsevier.com/retrieve/pii/S1364661317302218.

31. Holleran L, Kelly S, Alloza C, Agartz I, Andreassen OA, Arango C, et al. The relationship between white matter microstructure and general cognitive ability in patients with schizophrenia and healthy participants in the ENIGMA Consortium. Am J Psychiatry [Internet]. 2020;appi.ajp.2019.1. Disponível em: http://ajp.psychiatryonline.org/doi/10.1176/appi.ajp.2019.19030225.

32. Owen G, Wessely S, Murray R, editors. The Maudsley Handbook of Practical psychiatry. 6.ed. Oxford: Oxford University Press; 2014.

33. Levitas AS, Hurley AD, Pary R. The Mental Status Examination in patients with mental retardation and developmental disabilities. Ment Heal Asp Dev Disabil. 2001;(4):1-16.

34. Othmer E, Othmer SC. The clinical interview using DSM-IV-TR, Vol. 1: Fundamentals. Arlington: American Psychiatric Publishing; 2001.

35. Junior O de F, Costa A de S. Contribuição ao estudo de dois testes de inteligência: o Teste de Kent e a Prova dos PP. Neurobiol Recife. 1948;12(3):259-66.

36. American Psychiatric Association (APA). Diagnostic and statistical manual of mental disorders (DSM-5). 5. ed. Arlington: American Psychiatric Publishing; 2013.

37. Marchetti RL, Proença ICGF. Manual prático de neuropsiquiatria da epilepsia. Rio de Janeiro: GEN Guanabara Koogan; 2019.

38. Strenze T. Intelligence and socioeconomic success: A meta-analytic review of longitudinal research. Intelligence. 2007;35:401-26.

6

Alterações da sensopercepção

Saulo Vito Ciasca
Renato Del Sant
Inah Carolina Galatro Faria Proença

Sumário

Introdução
    Percepção e representação: pilares da sensopercepção
Alterações da sensopercepção
    Alterações da percepção na presença do objeto
    Alterações da percepção na ausência do objeto
    Fenômenos da esfera representativa
Semiotécnica da sensopercepção
Vinheta clínica
Para aprofundamento
Referências bibliográficas

Pontos-chave

- Conceituar sensação, percepção e representação e diferenciá-las em relação às suas características.
- Dominar a terminologia descritiva das alterações sensoperceptivas e saber discriminá-las na prática clínica.
- Familiarizar-se com os principais fenômenos da sensopercepção: ilusões, alucinações, alucinoses e pseudo-alucinações
- Aprender a semiotécnica da sensopercepção
- Obter visão crítica da avaliação da sensopercepção como uma ferramenta fundamental do exame psíquico.

INTRODUÇÃO

O estudo da sensopercepção trata das diferentes formas com que o indivíduo apreende e reconhece o mundo interno e externo a ele. O organismo recebe inúmeras informações sensoriais do ambiente que o cerca e, por meio delas, pode organizar suas ações voltadas à vida. Jaspers inaugura o tema da sensopercepção por meio da ótica da consciência do objeto. Este é definido como tudo o que se depara e se contrapõe ao indivíduo, o que é aprendido, pensado, reconhecido, seja real ou irreal, concreto ou abstrato[1].

As sensações são decorrentes de estímulos físico-químicos (calor, luz, odor, som) que são passivamente apreendidos pelos órgãos receptores (táteis, gustativos, visuais, olfativos, auditivos e outros). O conhecimento do mundo exterior resulta das sensações dele captadas, e quanto mais desenvolvidos forem os órgãos dos sentidos e o sistema nervoso do organismo, mais delicadas e variadas serão suas sensações.

Denomina-se percepção quando o estímulo sensorial chega efetivamente à consciência, ao palco da atividade mental. Por exemplo, uma pessoa vestida recebe constantemente informações sensoriais táteis (sensações) das calças se atritando à pele e do sapato nos pés, porém só passará a percebê-las quando sua atenção for dirigida às respectivas sensações, por uma pedra no sapato ou outros incômodos. Além disso, as percepções diferem, qualitativamente, das características físicas do estímulo, porque o cérebro delas extrai informações e as interpreta em função de experiências anteriores com as quais elas se associam. Por exemplo, ondas eletromagnéticas não são experimentadas como ondas, mas como cores, que foram anteriormente aprendidas; substâncias químicas dissolvidas no ar ou na água como fragrâncias ou sabores; todas são identificadas a partir de experiências anteriores.

A percepção, ao contrário da sensação, não é uma fotografia dos objetos do mundo determinada exclusivamente pelas qualidades objetivas do estímulo. Na percepção, são acrescentados elementos da memória, do raciocínio, do juízo e do afeto[2]. Portanto, são acoplados às qualidades objetivas dos sentidos outros elementos subjetivos e próprios de cada indivíduo. Um nativo de uma tribo indígena isolada do ambiente urbano vê um carro, mas não o percebe e não o significa tal qual um cidadão de uma metrópole.

Dessa forma, a percepção é um fenômeno ativo e individual, um processo colorido pelo contexto sociocultural em que o sujeito está inserido, pelo histórico das experiências registradas na memória[3]. Uma taça de vinho produz diferentes resultados (percepções), dependendo da experiência anterior de quem a degusta. Pode-se melhorar a capacidade de discriminar diferentes sensações, sendo a percepção a resultante final do processo. Há um conceito já consagrado relacionado à predisposição perceptual[4]: pode-se "calibrar" um sentido de forma a torná-lo mais sensível. Assim sendo, o alimento é percebido no ambiente de forma mais rápida pelo faminto do que pelo saciado e, além disso, parece também mais apetitoso ao faminto; uma pessoa pode ser percebida por outra de uma determinada maneira antes do ato sexual e de outra, bem diferente, depois do mesmo ato. Sendo a percepção um ato mediado pela sensação, podem ser observadas influências fisiológicas em estados excepcionais associados à doença, à gravidez e à menstruação. Na mulher grávida, por exemplo, a capacidade de perceber os aromas é diferente. Uma mãe está geralmente mais predisposta a ouvir o choro de seu bebê do que qualquer outra pessoa.

Apercepção é o conhecimento integral de determinado objeto. Para o filósofo Leibniz, aperceber um objeto é percebê-lo como um todo, com clareza e plenitude, significando a completa entrada de uma percepção na consciência e sua articulação com os demais aparelhos psíquicos. Para alguns autores, assemelha-se a uma gnosia, ou seja, o pleno reconhecimento de um objeto percebido[5].

Percepção e representação: pilares da sensopercepção

É importante uma distinção conceitual entre percepção e representação. Conforme a escola psicopatológica de Jaspers, a percepção, processo elementar da atividade humana, possui as seguintes características[1,5] (Tabela 1):

- Nitidez e completitude (apresenta contornos definidos, com um desenho completo e determinado).
- Corporeidade (as percepções são corpóreas, consistentes, vivas, com todo o frescor sensorial).
- Externalidade/extrojeção (aparecem no espaço objetivo externo).
- Constância/estabilidade (são constantes, podem ser facilmente retidas do mesmo modo, não se alteram).
- Independência da vontade do sujeito (são independentes da vontade, não podem ser evocadas ou modificadas arbitrariamente, e o indivíduo não consegue modificá-la).

As representações são imagens mentais, "fotografias" de objetos reais reveladas na mente, vivenciadas de forma única e individual, não compartilhadas. São rascunhos da realidade objetiva projetados no palco interno ou campo da consciência, também denominado espaço representativo (espaço privado e pessoal de cada indivíduo). Da mesma maneira, apresentam as seguintes características:

- Pouca nitidez e incompletude (contornos indefinidos, borrados, com desenho incompleto, apenas alguns detalhes).
- Menor corporeidade (imagens mais fluidas, transparentes e inconsistentes).
- Internalidade/introjeção (aparecem no espaço objetivo interno – o "palco" mental, campo da consciência).
- Inconstância/instabilidade (as imagens rapidamente mudam de forma, se esvoaçam e devem ser criadas novamente).
- Dependência da vontade do sujeito (as representações dependem da vontade, podendo ser evocadas e modificadas arbitrariamente).

Desta forma, olhar para os escritos desta página do livro delimita uma percepção clara e nítida dos caracteres, da textura da folha, do contorno de cada letra, todas as características com uma completude e corporeidade imutáveis e independentes da vontade do leitor. Mas, ao fechar os olhos e projetar a imagem aqui descrita no "escuro dos olhos", obtém-se uma representação incompleta, com letras que se perdem, fluídicas, que não obedecem à mesma linearidade tampouco preservam a nitidez, podendo-se inclusive adicionar ou suprimir palavras, frases ou até imagens, conforme a vontade. A compreensão e a distinção entre esses dois fenômenos são de fundamental importância para o estudo das alterações sensoperceptivas, que serão apresentadas a seguir.

ALTERAÇÕES DA SENSOPERCEPÇÃO

Serão descritas nesta seção as alterações da sensopercepção mais relevantes na psicopatologia psiquiátrica. Para um panorama geral do que será abordado a seguir, observe-se a Figura 1.

Alterações da percepção na presença do objeto

Serão descritas nesta seção as percepções anormais em que se vivenciam objetos reais de maneira distinta.

Alterações na intensidade das sensações

Hiperestesia é o aumento da intensidade e duração das percepções. Os sons são ouvidos em tom mais alto, as cores são

Tabela 1 Conceituando percepção e representação

Percepção	Representação
Corporeidade.	Menor corporeidade.
Caráter de objetividade.	Caráter de subjetividade.
Extrojeção – espaço objetivo externo.	Introjeção – espaço subjetivo interno.
Ininfluenciabilidade voluntária.	Influenciável pela vontade.
Completude.	Incompletude.
Aceitas com a sensação de passividade.	Produzidas com uma sensação de atividade.

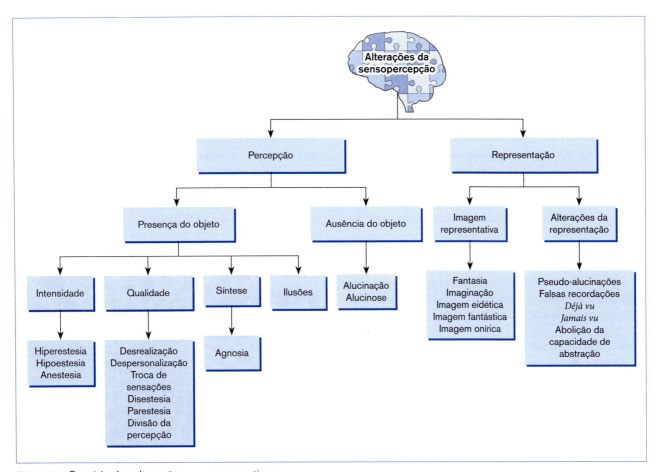

Figura 1 Sumário das alterações sensoperceptivas

mais brilhantes e intensas. É frequente nos pacientes em episódios maníacos, no hipertireoidismo, no tétano, na raiva (hidrofobia), em surtos psicóticos agudos, nos acessos de enxaqueca e, ocasionalmente, em alguns casos de epilepsia e em intoxicações por algumas drogas (LSD, *ecstasy*, cocaína, maconha)[6].

O inverso, caracterizado por uma diminuição de intensidade das percepções, é denominado hipoestesia. É, num sentido mais amplo, caracterizada por um mundo mais escuro, insosso, sem brilho, sendo descrita na vivência de pacientes deprimidos. Pode haver diminuição da sensibilidade sensorial em função de fatores emocionais, como no caso citado das depressões, e em situações neurológicas, como o estupor, nas síndromes que se acompanham de obnubilação da consciência, nos estados infecciosos e em períodos pós-trauma. No campo da Neurologia, a hipoestesia é uma diminuição da sensibilidade tátil, acometendo dermátomos inteiros (devido a lesões medulares, nas raízes dos nervos ou em neurônios periféricos) ou pequenas áreas de pele (por exemplo, na hanseníase). A completa abolição da sensibilidade tátil é chamada anestesia, observada em afecções neurológicas focais ou na secção de nervos periféricos aferentes correspondentes.

Quando as alterações de sensibilidade não obedecem aos dermátomos neurofisiológicos, pode-se inferir a ocorrência de um transtorno conversivo, ou seja, de origem psicogênica, após a devida exclusão de possíveis causas orgânicas. Podem ocorrer em pacientes deprimidos, psicóticos graves, em estados confusionais ou em pacientes com alto grau de sugestionabilidade[7].

Alterações na qualidade das sensações

Existe, nas percepções, um conjunto de qualidades que as modulam: familiaridade, estranheza, tonalidade afetiva e estado de ânimo. Pessoas deprimidas ou em episódios de mania podem experienciar o mundo de formas diferentes, pois irão tonalizá-lo de acordo com a sua predisposição afetiva.

A desrealização consiste em uma vivência de estranheza do mundo percebido[1]. O mundo passa a ser diferente, estranho, exótico, fantasmagórico, em que o indivíduo não encontra palavras para descrevê-lo. Não há nesse fenômeno alterações dos elementos das sensações, nem do juízo de realidade ou apreensão do significado dos objetos; há uma alteração fundamentalmente baseada na percepção do mundo. Da mesma forma, o mundo pode se apresentar com uma beleza estonteante ou totalmente novo. Na despersonalização ocorre, de forma similar, uma vivência de estranhamento em relação ao próprio eu, em que o indivíduo se percebe diferente, incomum, perdendo a familiaridade consigo mesmo, porém está geralmente associada a alterações de outras funções psíquicas, seja da consciência do eu (atividade e unidade do eu), seja do juízo de realidade e do pensamento[1].

A troca da qualidade das sensações se traduz em uma mudança de uma sensação comum por outra, geralmente desagradável. Um exemplo é a cacosmia, em que o indivíduo passa a sentir um odor fétido no lugar de aromas agradáveis. As disestesias são trocas de sensações que ocorrem em receptores dérmicos (dolorosos, de temperatura, táteis, de pressão). Temos por exemplo um estímulo de calor acarretando a sensação de frio, ou um estímulo tátil extremamente sutil causando dor. Similarmente, as parestesias são sensações táteis geralmente espontâneas, em que os indivíduos referem formigamentos, agulhadas, picadas ou adormecimentos em algumas áreas do corpo. São, em conjunto com as disestesias, associadas a quadros neurológicos, como neuropatias diabéticas, neuropatias carenciais por hipovitaminoses e neuropatias alcoólicas.

Na divisão da percepção, o sujeito não consegue reunir os estímulos percebidos e associá-los, formando uma imagem completa. Dessa forma, a visão de um cachorro passeando na rua e a audição de seu latido são dissociados, separados por um abismo, vivenciados separadamente.

Alterações na síntese das percepções

Lesões corticais em áreas de associação perceptiva (lobos temporais e parietais) estão associadas a uma perda na capacidade de reconhecimento dos objetos, denominada agnosia[8]. As pessoas afetadas experimentam sensações elementares, porém sofrem uma alteração no ato perceptivo, pois não conseguem integrá-las de forma a reconhecer o objeto de forma total, associando-o ao papel que desempenha e recrutando seu repertório mnêmico relacionado a ele. Na agnosia visual, o paciente não consegue identificar um objeto apesar de visualizar seus contornos, formas, cores, luzes e sombras, devido a uma perda na capacidade de integração das sensações elementares. Apesar de poder ver e descrever uma colher, um lápis ou um rosto familiar, não consegue reconhecê-los e identificá-los. Nesses casos, as lesões neurológicas afetam algumas áreas occipitais onde terminam as projeções visuais (áreas para-sensoriais).

Prosopagnosia é uma agnosia visual em que o sujeito não consegue reconhecer rostos humanos, inclusive o próprio. Anosognosia, por sua vez, é um termo que denota o não reconhecimento de partes corporais e de eventuais déficits motores associados. A agnosia tátil se traduz na incapacidade de reconhecer objetos através do tato, pela dificuldade na discriminação e intregração das diferenças de intensidade e extensão das sensações, apesar de a sensibilidade tátil estar normal. O paciente pega uma caneta na mão sem olhar e descreve sua textura, tamanho, formas, sem conseguir identificá-la como uma caneta. Na agnosia auditiva, o sujeito, de forma similar, ouve sons e ruídos sem conseguir compreendê-los. As agnosias, portanto, podem estar relacionadas a quaisquer órgãos dos sentidos.

Ilusões

Ilusões são vivências originárias de percepções enganosas, falsificadas, de um objeto real. Trata-se da percepção distorcida, deformada, de um objeto real, existente[1,5]. Não constitui, por si só, um estado mórbido, podendo ser produzida artificialmente (Figuras 2 e 3). Em outras palavras, são percepções formadas por transformações de percepções reais, em que os estímulos se compõem de tal maneira que o efeito é a falsa percepção de algo novo. Podemos também definir que ilusão é uma falsa percepção em que existe a possibilidade da correção sobre a referência ingênua ao objeto, ou seja, há a possibilidade do indivíduo de corrigir a vivência imediata.

As ilusões podem ocorrer por diferentes motivos: há ilusões originárias de falta de atenção (em estados de cansaço, por exemplo), em que há uma complementação dos estímulos externos com elementos internos (ao ler-se um texto, pode-se passar despercebido por alguns erros ortográficos e corrigi-los de acordo com o contexto – Figura 4).

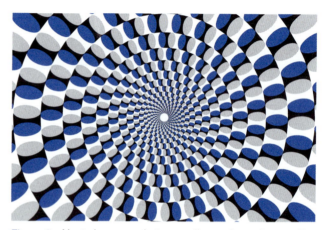

Figura 2 Nesta imagem, obtém-se a ilusão de movimento. Pode-se tentar, com muita concentração, reduzir esse efeito.
Fonte: Freepik.

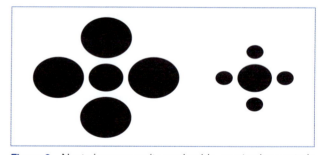

Figura 3 Nesta imagem muito conhecida, os círculos centrais têm o mesmo diâmetro, porém obtém-se a ilusão de serem de tamanhos distintos.

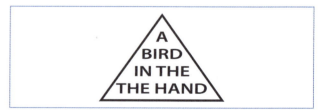

Figura 4 Ao ler-se a mensagem, o indivíduo comumente passa despercebido pelo fato de existirem dois "*the*" no triângulo. Essa ocorrência é mais comum se o leitor estiver fatigado ou desatento.

Estados afetivos modulam a percepção de objetos reais, podendo ocasionar o que se denomina por ilusões afetivas (ou catatímicas). Uma criança assustada à noite pode ver um monstro horripilante entrando pela janela de seu quarto em vez de um galho da árvore mais próxima.

As pareidolias são ilusões com nitidez corpórea, que não desaparecem com a atenção e não são associadas a estados afetivos ou alterações de juízo, de origem voluntária (não patológicas). As imagens são originárias de estímulos imprecisos do ambiente. Dessa forma, podem-se, por exemplo, captar imagens de formatos de nuvens (animais, figuras) ou de rachaduras na parede (rostos). A imagem captada dependerá muito das experiências anteriores e dos conhecimentos adquiridos pelo indivíduo. O teste de Rorschach se baseia nessa capacidade: a pessoa a ser testada, ao procurar organizar uma informação ambígua (ou seja, sem um significado claro), projeta aspectos de sua própria personalidade.

Quando a excitação sensorial vem de um estímulo intenso, a imagem pode persistir durante algum tempo, mesmo após ter desaparecido o estímulo. Trata-se da imagem pós-óptica ou pós-sensorial. A persistência da imagem solar na retina, após direcionar o olhar diretamente para o sol, ou o som de uma sirene poderosa, que se continua a ouvir mesmo depois de a terem silenciado. Às vezes a tensão emocional vinculada ao estímulo acarreta o fenômeno. É o que sucede quando, após uma conversa com uma pessoa querida, fica-se com a impressão de que ela persiste diante de si, e de que a sua voz continua ressoando nos ouvidos.

Alterações da percepção na ausência do objeto

Serão descritos nesta seção os fenômenos sensoperceptivos que ocorrem na ausência de um objeto real. Compreendem as alucinações e as alucinoses.

Alucinações

Conceito

A alucinação pode ser definida como um distúrbio psicossensorial que consiste na percepção sem o objeto. Sendo um fenômeno perceptual, é dotada de clareza, consistência, vivacidade, objetividade e externalidade. É vivenciada como "central ao eu", experienciada da mesma forma que as percepções com objeto real[9]. Geralmente é acompanhada de intenso sofrimento. Cabe aqui uma distinção com o delírio: ouvir uma voz que não existe e não é compartilhada (percepção de objeto inexistente) é a alucinação propriamente dita, e interpretá-la como sendo a voz de Deus ou por transmissão telepática já faz parte do delírio. Este, frequentemente, acompanha o fenômeno alucinatório. Quando a alucinação ocorre associada a uma supressão da atividade do eu com uma vivência de influência externa (a voz alucinada tem influência na vontade do indivíduo), damos o nome de alucinação imperativa. Um paciente ouve "se mata, se mata" e tenta o suicídio, incapaz de insurgir-se contra.

Teorias sobre a gênese das alucinações

Muitos autores têm pesquisado teorias procurando explicar o fenômeno das alucinações[10-12]. Sabe-se que na epilepsia a ativação de determinadas áreas corticais pode produzir efeitos alucinatórios. Estes são de breve duração, geralmente com o mesmo conteúdo (um paciente sempre sente cheiro de gás antes de perder a consciência – crise parcial simples) por irritação de um mesmo foco cortical[13]. Grande parte da experiência dos autores com alucinações é proveniente da observação e de relatos de pessoas usuárias de alucinógenos, como LSD, mescalina e outros. O fato de esses agentes produzirem alterações neurobioquímicas nas vias centrais serotoninérgicas, dopaminérgicas e colinérgicas implica uma associação entre fenômenos alucinatórios e hiperativações nesses circuitos, fato corroborado pelo uso de antagonistas dopaminérgicos para seu tratamento[14]. Os principais fármacos associados a alucinações como efeitos colaterais são listados no Quadro 1.

Outras formas de alucinações podem ser explicadas pela teoria da deaferentação neuronal. Pacientes idosos com presbiacusia e surdez progressiva podem experienciar alucinações auditivas em decorrência da liberação neuronal da via auditiva aferente correspondente[18], semelhante ao ocorrido na Síndrome do "membro fantasma". A alucinação seria decorrente de uma produção do sistema nervoso para manter um nível basal de ativação, em vigência do déficit de estímulos externos pela privação sensorial. Analogamente, a alucinação é cor-

Quadro 1 Principais fármacos e classes associados a fenômenos alucinatórios

■ Inibidores seletivos de recaptação da serotonina.
■ Tramadol.
■ Bupropiona.
■ Venlafaxina.
■ Levodopa.
■ Quinolonas.
■ Inibidores da bomba de prótons – omeprazol.
■ Efavirenz.
■ Claritromicina.
■ Antagonistas beta-adrenérgicos.
■ Zolpidem e zopiclona.
■ Donepezila.
■ Metilfenidato.
■ Anticolinérgicos – biperideno.
■ Topiramato.
■ Corticoides.

Font: adaptado de Nichols DE, 2004[14]; Tomas VM et al., 2010[15]; Goetz CG et al., 1998[16]; Uzar E et al., 2008[17].

respondente à área lesada (lateralizada) e geralmente pode ser modificada por estímulos ambientais (sons altos no ambiente podem fazer esse paciente idoso parar de alucinar, devido à maior estimulação aferente). Há também explicações para o fenômeno alucinatório baseadas na teoria psicodinâmica, na qual o paciente projetaria aspectos inconscientes (desejos, angústias, conflitos) para o espaço externo a ele, vivenciando-os como não pertencentes ao eu[19,20]. Semelhantemente, alguns autores postulam que as alucinações seriam um processo decorrente da incapacidade do paciente de discriminar e monitorar seus próprios pensamentos verbais, percebendo-os como de origem externa. No caso, a alucinação seria proveniente de uma disfunção do que é denominado linguagem interna (*inner speech*).[21]

Tipos de alucinações

As alucinações visuais podem ser elementares (clarões, borrões, faíscas, escotomas, fosfenas), complexas (figuras, pessoas, paisagens, entidades, partes do corpo), liliputianas (diminuídas, geralmente com figuras humanOides ou guliverianas (gigantescas). O paciente pode assistir passivamente às alucinações (cênicas) ou participar ativamente delas (dramáticas), sugerindo nestas últimas quadros de *delirium*. Alucinações visuais em geral são eventos relativamente raros nas esquizofrenias e nos quadros delirantes crônicos. As alucinações visuais complexas se manifestam principalmente na narcolepsia com cataplexia (transtorno do sono em que a atividade REM invade a consciência vigil), na maior parte das síndromes demenciais (doença de Alzheimer, demência com corpúsculos de Lewy, demência vascular, demência na doença de Parkinson), no *delirium tremens*, na síndrome de abstinência alcoólica, na esquizofrenia, na presença de uma série de doenças oftalmológicas (geralmente de etiologia conhecida, como síndrome de deaferentação, descrita anteriormente) e intoxicação por alucinógenos (LSD, mescalina, maconha, cogumelos)[12,22]. A síndrome de Charles Bonnet ocorre em pacientes com catarata, hemorragias retinianas e outras afecções oculares, consistindo na ocorrência de alucinações visuais complexas (o indivíduo relata a visão de cenas vívidas, detalhadas, de múltiplos ambientes e pessoas) secundárias à privação sensorial[23,24]. Alucinações visuais em geral estão também associadas à epilepsia do lobo temporal, conforme já descrito. Na vigência de alucinações visuais, é imperativa, portanto, uma vasta investigação de causas orgânicas, dada a sua grande frequência.

Há determinadas ocasiões em que o transtorno visual alucinatório adquire a consistência de uma cena borrada e atemporal, com elementos imprecisos, em uma situação como ver uma carruagem passando pela paciente e dela descer um príncipe. Nesse caso, fala-se em alucinações oniroides[4].

As alucinações auditivas ocorrem analogamente na forma simples (sons, ruídos, assobios, campainhas) ou complexas (chamadas audioverbais). As alucinações audioverbais são o tipo mais frequente de alucinações, encontradas principalmente na esquizofrenia e em outros transtornos psicóticos. As vozes ouvidas podem ter as mais variadas características: diálogos en-

tre mais de um interlocutor, comunicação de ideias delirantes, descrever tudo o que o alucinado faz (narração e comentário dos atos) e proferir injúrias e difamações. Algumas apresentações têm um valor semiológico maior pela sua grande frequência na esquizofrenia, como quando as vozes repetem o pensamento da pessoa (eco do pensamento) e quando o paciente ouve o próprio pensamento no mesmo momento em que pensa (sonorização do pensamento), da mesma forma como ouve o restante do mundo.

As alucinações musicais são uma apresentação específica de alucinação auditiva, na qual o paciente ouve tons, melodias e ritmos sem o estímulo auditivo externo no ambiente. Estão muito associadas à síndrome de deaferentação, mais comum em pacientes idosos com déficit auditivo. É relativamente rara, podendo ocorrer na vigência de uso de antidepressivos, sobretudo tricíclicos, em pacientes idosos[25].

Geralmente associadas a alucinações visuais, as alucinações táteis são vivenciadas na forma de agulhadas, formigamentos, espetadas, choques, queimaduras, sensações de frio ou umidade. No *delirium tremens* o paciente pode sentir-se preso em arames, entrelaçados em uma rede de fios. A síndrome de Ekbom consiste na vivência de infestação do organismo por insetos, aranhas ou parasitoses, na qual o indivíduo experimenta alucinações táteis hipodérmicas semelhantes a formigamentos e picadas, com a sensação de larvas transitando por dentro da pele ou insetos percorrendo seu corpo[26]. Alucinações táteis ocorrem principalmente nos quadros psicóticos secundários a uso de drogas (cocaína, principalmente) e em psicoses delirantes crônicas.

Sensações anômalas relacionadas às vísceras internas, em que doentes se sentem como se tivessem seu fígado revirado, seu esvaziado pulmão, seus intestinos arrancados, seu cérebro apodrecido, na ausência do correspondente somático, são denominadas alucinações cenestésicas. Estão muito associadas a ideações delirantes de que o organismo está morto, ou em estado de putrefação, vinculadas à síndrome de Cotard (vivência delirante que pode ser encontrada em pacientes com depressão psicótica grave, na qual o paciente tem a vivência de imortalidade ou de que já morreu e seus órgãos estão apodrecendo)[27]. Alucinações cinestésicas estão relacionadas à vivência de alterações na sensação de movimento corporal, em que um paciente descreve a sensação de seu pênis estar encolhendo (síndrome do Koro), ou de a cabeça estar aumentando ou o corpo por inteiro estar deslizando no chão. As alucinações genitais, vivenciadas pelo indivíduo como sensações de orgasmo ou contato sexual direto ou a distância, têm um grande interesse clínico, visto que ocorrem com certa frequência nas psicoses funcionais (esquizofrenia).

As alucinações olfativas, por sua vez, são descritas através da sensação de odores desagradáveis (cheiro de fezes, cadáveres, queimado), até de perfumes exóticos, enquanto as gustativas denotam a experiência de sabores estranhos, insólitos, sem objeto correspondente. Estão associadas a ideias delirantes e vivências afetivas intensas, com grande impacto pessoal. Uma paciente tem certeza de que pessoas mesmo a distância torcem o nariz quando a veem, devido a um mau hálito horrível que sai de sua garganta, e evita sair de casa. Essas alucinações, tanto relacionadas ao olfato quanto à gustação, são encontradas na esquizofrenia (de péssimo prognóstico) e em quadros epilépticos (estados crepusculares da consciência, crises uncinadas).

No rebaixamento do nível de consciência e, em menor grau, na esquizofrenia podem ocorrer experiências alucinatórias diversas ao mesmo tempo, combinando diferentes órgãos do sentido. O sujeito pode ouvir uma voz, reconhecê-la como pertencente a uma pessoa que vê à sua frente e ter atividade sexual com ela, estando sozinho no quarto. Esse fenômeno é chamado de alucinação combinada. Tal vivência pode ser intensificada até a fusão e troca de duas percepções de qualidades sensoriais diferentes. Por exemplo, ver a cor do som está associado ao uso de *ecstasy*. Essa alucinação combinada é conhecida como alucinação sinestésica.

Por vezes o fenômeno alucinatório é desencadeado por um estímulo real. A pessoa ouve uma voz quando liga o carro, por exemplo. As alucinações funcionais, assim denominadas, são vivências perceptivas sem objeto real desencadeadas por um gatilho real não relacionado.

Fenômeno raro, em algumas psicoses o indivíduo pode apresentar alucinações fora do campo sensorial habitual. Um paciente esquizofrênico vê através das pessoas, como se estivesse em um raio-X, outro vê paisagens complexas atrás de si. São as denominadas alucinações extracampinas.

As alucinações autoscópicas são fenômenos intrigantes, bastante associados a experiências de quase-morte, e, apesar de poderem ser relatadas por pessoas normais, ocorrem também na esquizofrenia, epilepsia, crises agudas de enxaqueca e intoxicações por alucinógenos. Nelas a pessoa se vê fora do próprio corpo, podendo ter reações variáveis.

As alucinações hipnagógicas ocorrem na transição entre a vigília e o sono, no adormecer. São comuns em pessoas normais, experienciadas como sensações de queda livre, visões de pessoas e animais a até ouvir vozes. De forma análoga, as alucinações hipnopômpicas ocorrem no despertar, sendo relativamente menos frequentes. O uso de hipnóticos (zolpidem, por exemplo) está associado a alucinações, especificamente as hipnagógicas. Pacientes com transtornos do sono, como a narcolepsia, estão mais predispostos a esses fenômenos.

É importante a diferenciação entre alucinações verdadeiras e fenômenos alucinatórios dissociativos, muito comuns em serviços de emergência em pacientes com transtornos conversivo-dissociativos e transtornos de personalidade *borderline*. As alucinações dissociativas são usualmente descritas como corpóreas, vívidas e bem detalhadas. Percebe-se uma intencionalidade, apesar de involuntária e inconsciente, associada a algum ganho secundário. O paciente está atravessando algum dilema, estressor psicossocial ou acontecimento penoso no qual a alucinação aparece como solução, formação de compromisso ou saída honrosa para o problema. Tal fenômeno é reversível e pode ser produzido ou encerrado por sugestão.

Alucinoses

Atualmente o termo alucinose se refere à percepção de uma imagem patológica com todas as características de uma imagem alucinatória (principalmente com nitidez bem característica); entretanto, ao contrário das alucinações, há menor convicção de realidade e geralmente menor participação do eu (diz-se ser um fenômeno "periférico ao eu", com um distanciamento entre o eu e o fenômeno). O paciente reconhece a experiência perceptiva como estranha ou patológica. Pode-se dizer que o fenômeno ocorre sem prejuízo da crítica do estado mórbido. O termo tem sido empregado na prática em estados de delirium com vivências alucinatórias (estados de oscilações do nível de consciência com produção de alucinações auditivas, táteis, visuais, cenestésicas ou combinadas), por exemplo, na alucinose alcoólica ou alucinose infecciosa. Está frequentemente associada a quadros orgânicos: uso ou intoxicações por algumas drogas (LSD, mescalina, aiauasca no chá do Santo Daime, maconha, brometos, anticolinérgicos, agonistas dopaminérgicos e outros), estados infecciosos (sepse grave), metabólicos (uremias, diabetes, tireotoxicose), traumáticos (traumatismo craniano), ou ainda por foco irritativo dos lobos temporais e occipital (epilepsia). Outros autores a empregam com o mesmo sentido de alucinação orgânica, com três características principais: falta de prejuízo da consciência, ausência de sinais sugestivos de uma psicose endógena e atividade alucinatória constante e recorrente.

Epônimos importantes

- Síndrome de Charles Bonnet: alucinações visuais complexas secundárias à privação sensorial.
- Síndrome de Ekbom: alucinações táteis hipodérmicas semelhantes a formigamentos e picadas.
- Síndrome de Cotard: vivência delirante de morte e/ou de órgãos apodrecendo ou de imortalidade.

Lesões mesencefálicas superiores e talâmicas bilaterais podem ocasionar fenômenos alucinatórios visuais complexos com uma característica onírica (semelhante a sonhos vívidos, por vezes são visualizadas cenas e pessoas com intensa nitidez), evento denominado alucinose peduncular. É um fenômeno raro, geralmente hipnagógico (na transição vigília-sono), acompanhado de sensação de irrealidade, podendo ser de proporção normal ou liliputiana. Estudos sugerem que a destruição da *pars reticulata* da substância negra é muito associada à ocorrência de alucinose peduncular[1].

Fenômenos da esfera representativa

Serão descritas nesta seção as vivências que ocorrem no que será denominado espaço representativo. Ele compreende o mundo interno subjetivo, o local virtual no qual são projetados os pensamentos, as imagens representativas, as memórias, ou seja, tudo de subjetivo que pode ser vivenciado no campo da consciência.

A imagem representativa

A imagem representativa (também chamada imagem mnêmica) foi descrita anteriormente no capítulo. Serão abordadas algumas de suas apresentações nos indivíduos com e sem doença mental.

A imaginação é a criação (voluntária ou involuntária) de representações, seja por evocação de conteúdos mnêmicos, seja por simples criação de elementos novos no espaço representativo, na ausência de estímulos. É de fundamental importância para a sobrevivência, visto que permite ao indivíduo a antecipação de cenários e a capacidade de estimular e desenvolver a criatividade.

Chama-se fantasia a capacidade imaginativa consciente ou inconsciente, onde são projetados no campo da consciência elementos internos, desejos, vontades, medos, conflitos e impulsos, muito semelhantes ao fenômeno do sonho, porém com o indivíduo desperto. Trata-se de um produto da imaginação, muito frequente na idade infantil[5].

A imagem eidética é um fenômeno intrigante, identificado em alguns indivíduos sem doença mental. Nele a pessoa consegue obter voluntariamente uma imagem representativa com as mesmas características de uma imagem perceptiva, ou seja, nítida e clara como uma percepção. É mais comum em crianças e tende a desaparecer na fase adulta. Um pintor fotografa uma cena em sua mente e a reproduz numa tela fielmente. A criança "copia" o caderno na mente e o reproduz no momento da prova.

A imagem fantástica é uma criação da atividade imaginativa, e suas características gerais são as mesmas da imagem mnêmica, com a única diferença de que ela não é aceita, em condições normais, pelo juízo de realidade do agente, que a interpreta como de caráter estranho, bizarro, fantástico. Já a imagem chamada onírica, característica dos sonhos, é constituída por elementos da imagem mnêmica e da imagem fantástica. Mas, diferentemente da imagem fantástica, essa imagem é momentaneamente aceita pelo juízo de realidade em consequência do estado de suspensão da vigília. Dessa forma, a imagem onírica é caracterizada por alguns elementos: plasticidade, mobilidade, introjeção (aqui, no entanto, o espaço virtual intrapsíquico é considerado como espaço extrapsíquico objetivo), falta de lógica formal e atemporalidade (a imagem onírica não se integra em um curso existencial, falta-lhe uma relação cronológica, dá-se como fenômeno isolado, instantâneo e sem duração determinada).

Alterações da representação

O conceito de pseudoalucinação gera até hoje controvérsias. Segundo Jaspers, trata-se de um fenômeno que ocorre na esfera representativa, no qual a vivência é projetada no espaço interno, tem caráter de não ser reconhecida como pertencente ao próprio eu, sem apresentar os aspectos vivos e corpóreos de uma imagem perceptiva real[1]. É caracterizada como imagem representativa por ter menor corporeidade, caráter de subjetividade, incompletude, porém difere da representação propriamente dita por ser constante, independente da vontade, imodificável e aceita passivamente pelo sujeito, o que determina seu núcleo patológico. O fenômeno descrito por Jaspers como pseudoalucinação tem natureza muito variável, apresentando, em sua maioria, apenas algumas dessas características descritas. Dessa forma, surgem representações no espaço mental pouco detalhadas, mas contrárias à vontade, ou podem-se produzir arbitrariamente fenômenos bem detalhados e constantes.

Ey utiliza o termo alucinação psíquica como sinônimo de pseudo-alucinação, em que "a atividade alucinatória é vivenciada em sua imaginação ou seu pensamento"[4]. Esse fenômeno alucinatório seria caracterizado pela sua objetividade psíquica (é imposto ao sujeito, associado à vivência de intensa realidade), porém carece de uma objetividade espacial (diferentemente da alucinação verdadeira, que possui um *locus* objetivável). Já Paim descreve a alucinação psíquica como "imagem alucinatória sem um verdadeiro caráter sensorial". Ou seja, há a vivência de se ouvirem palavras sem som, comunicações diretas entre pensamentos, "telepáticas", sem o caráter de sensorialidade, fenômenos mais próximos à esfera do pensamento e da intuição.

As pseudoalucinações podem ocorrer na visão e na audição, na forma de imagens e vozes internas. As pseudoalucinações visuais são imagens mentais involuntárias que são impostas ao sujeito (alucinações aperceptivas ou abstratas de Kahlbaum), ou representações mentais cênicas (pseudoalucinações de Hagen) ou imaginações muito intensas e vívidas, extraordinárias (pseudoalucinações de Kandinsky). Podem ser também conteúdos de consciência automáticos, em que as ideias são prontamente projetadas no espaço representativo do sujeito. As pseudoalucinações audioverbais se apresentam como "vozes interiores", murmúrios intrapsíquicos, transmissão do pensamento, eco de pensamento ou de leitura. São, segundo Ey, as alucinações psíquicas anteriormente descritas, na medida em que o próprio pensamento do indivíduo se prende a um caráter alucinatório e esse pensamento é essencialmente ideoverbal.

Dentre as representações, as recordações (imagens mnêmicas) têm importância especial. Surgem com a consciência de revivescência de percepções passadas, de que seus conteúdos já foram vivenciados e de que seus objetos foram reais. A alucinação mnêmica (Kahlbaum) é um fenômeno em que surge no paciente a representação de uma vivência anterior com sensação viva de recordação, enquanto na realidade se trata de uma falsa recordação, ou seja, nada daquilo que foi "lembrado" pelo indivíduo realmente aconteceu. Ocorre na esquizofrenia, na qual o paciente se lembra subitamente de que foi um soldado da Segunda Guerra Mundial e que precisa honrar seu título. A alucinação mnêmica é imposta ao indivíduo, que a aceita passivamente e passa a acreditar na falsa lembrança. Funciona de forma semelhante a uma inserção de pensamento, porém é vivenciada como um rendimento mnêmico.

O *déjà vu* é um tipo de falsa recordação, na qual o indivíduo descreve a sensação, geralmente desagradável, de já ter vivenciado determinada situação, como se esta já houvesse ocorrido. No *jamais vu*, é descrita uma sensação de irrealidade perante situações ou ambientes perfeitamente conhecidos e familiares. O *jamais vu*, apesar de raro, é visto com maior frequência nos portadores de foco irritativo (epiléptico) de localização no lobo temporal.

Em alguns pacientes esquizofrênicos, em bipolares crônicos, em estados crônicos de cansaço e estresse, pode ocorrer uma redução e até a abolição da capacidade de representação. O espaço representativo se estreita, limitando-se à disposição do pensamento abstrato. Ocorre maior dificuldade de se construírem simbolizações, determinando um pensamento concreto, empobrecido.

SEMIOTÉCNICA DA SENSOPERCEPÇÃO

A avaliação da sensopercepção na prática clínica possui três momentos distintos, que serão descritos a seguir.

O primeiro momento é caracterizado pela observação do paciente antes de ele entrar propriamente na sala de atendimento: deve-se dar atenção especial à expressão mímica facial (olhar vazio, hipomimia facial), à apresentação (autocuidado, proteções nos ouvidos ou outros apetrechos "estranhos"), comportamentos "esquisitos" (atitudes de escuta, solilóquios, comportamento alucinatório). Com o paciente dentro da sala, devem ser observadas algumas atitudes durante a conversação casual: respostas furtivas, distrações bruscas, comportamento alucinatório na conversação, hostilidade. Na exploração, deve-se evitar o julgamento moral, buscando ativamente a descrição de fenômenos, facilitando a descrição detalhada, tentando determinar se são fenômenos primários, diferentes de delírios ou de alterações da memória, e correlacionando achados com a história como um todo. Para maiores detalhes, ver capítulo sobre semiologia psiquiátrica.

Vinheta clínica

Paciente de 17 anos é levado à consulta com o psiquiatra por seu pai, que o tem achado "estranho". Refere que há algumas semanas o paciente tem dormido pouco e permanecido muito tempo em seu quarto, falando sozinho. Há 5 dias toma banho cerca de 10 vezes ao dia e tem atitudes bizarras, como levantar abruptamente durante uma refeição e ficar agressivo sem motivo. Quando entrevistado, o paciente afirma que tem ouvido vozes que acredita serem dos seus vizinhos rindo e comentando sobre suas ações, principalmente após ter repetido o ano na escola. Relata também sentir que sua pele está suja, como se tivesse "vermes andando" por ela. Avô materno e mãe diagnosticados como esquizofrênicos e em uso crônico de neurolépticos. Exames laboratoriais, ressonância magnética de encéfalo e eletroencefalograma sem alterações. Após introdução de medicação antipsicótica de segunda geração, o paciente teve remissão completa de seu quadro, mas manteve o acompanhamento regular com o psiquiatra.

Para fixação

Alucinação x alucinose x pseudoalucinação
Alucinação: percepção sem o objeto com convicção absoluta de realidade.
Alucinose: percepção sem o objeto, mas com menor convicção da realidade.
Pseudoalucinação: representações no espaço mental e contrárias à vontade.

Desrealização x despersonalização
Desrealização: vivência de estranheza do mundo.
Despersonalização: vivência de estranheza do eu.

Agnosia: perda da capacidade de reconhecimento de objetos secundária a lesões corticais em áreas de associação perceptiva.
Ilusão: percepção enganosa de objeto real.
Teoria de deaferentação neuronal: alucinação decorrente de produção do sistema nervoso central em decorrência de déficit de estímulos por privação sensorial.

Semiotécnica resumida
Observação: hipomimia facial, olhar vazio; autocuidado prejudicado, apetrechos ou vestimentas bizarras; comportamentos estranhos, com solilóquios, comportamentos de escuta ou alucinatórios.
Conversação casual: respostas furtivas, distrações bruscas, comportamento alucinatório, hostilidade.
Exploração: busca ativa da descrição de fenômenos sem julgamentos morais, determinando se os fenômenos são primários e insidiosos, se são acompanhados de delírios e/ou de alteração da memória.

Para aprofundamento

- Filme: *Réquiem para um sonho* (2001, direção: Darren Aronofsky). Interessante observar as alterações de sensopercepção apresentadas por alguns de seus personagens.
- Sacks O. O homem que confundiu sua mulher com um chapéu. São Paulo: Companhia das Letras; 1997. Descreve as alterações da percepção, principalmente a prosopagnosia, de forma brilhante.
- Filme: *Uma mente brilhante* (2002, direção: Ron Howard). Mostra de forma simples e lúdica as alterações da sensopercepção vividas pelo personagem principal.

REFERÊNCIAS BIBLIOGRÁFICAS

1. Jaspers K. Psicopatologia geral. In: Jaspers K. Consciência do objeto. 8. ed. Rio de Janeiro: Atheneu; 1979. p. 78-99.
   ⇨ Livro referência para estudo de psicopatologia fenomenológica. Traz uma leitura densa e completa a respeito da sensopercepção e suas alterações. Essencial.
2. Schneider K. Psicopatologia clínica. São Paulo: Mestre Jou; 1976.
   ⇨ Livro clássico, com critérios importantes e indispensáveis.
3. Sims A. Symptoms in the mind: an introduction to descriptive psychopathology. Londres: Saunders; 1995.
   ⇨ Livro interessante e completo a respeito da psicopatologia descritiva.

4. Ey H. Traité des hallucinations. Paris: Masson; 1973.
5. **Dalgalarrondo P. Psicopatologia e semiologia dos transtornos mentais. In: Dalgalarrondo P. A sensopercepção e suas alterações (incluindo a representação e a imaginação). 1. ed. Porto Alegre: Artmed; 2000. p. 81-91.**
   ⇨ **Livro de psicopatologia referência mais antiga para a psiquiatria brasileira.**
6. **Kaplan HI, Sadock BJ. Disturbances of perception. In: Sadock BJ, Sadock VA, Kaplan HI, editores. Kaplan & Sadock's Comprehensive textbook of psychiatry. 8. ed. Filadélfia: Lippincott Williams & Wilkins; 2005. p. 987-90.**
   ⇨ **Livro-texto referência para a psiquiatria mundial.**
7. Allin M, Streeruwitz A, Curtis V. Progress in understanding conversion disorder. Neuropsychiatr Dis Treat. 2005;1(3):205-9.
8. Schiffer RB, Rao SM, Fogel BS. Perceptual disturbances in neurological and psychiatric populations. In: Schiffer RB, Rao SM, Fogel BS, editores. Neuropsychiatry. 2. ed. Filadélfia: Lippincott Williams & Wilkins; 2003. p. 486-8.
9. El-Mallakh RS. Walker KL. Hallucinations, pseudohallucinations, and parahallucinations. Psychiatry. 2010;73(1):34-42.
10. Asaad G, Shapiro B. Hallucinations: theoretical and clinical overview. Am J Psychiatry. 1986;143(9):1088-97.
11. Chen E, Berrios GE. Recognition of hallucinations: a multidimensional model and methodology. Psychopathology. 1996;29(1):54-63.
12. Collerton D, Perry E, McKeith I. Why people see things that are not there: a novel Perception and Attention Deficit model for recurrent complex visual hallucinations. Behav Brain Sci. 2005;28(6):737-57; discussion 757-94.
13. Wieser HG. The phenomenology of focal limbic seizures. In: Wieser HG, Speckman E-J, Engel J, editores. The Epileptic Focus. Londres: John Libbey; 1987.
14. Nichols DE. Hallucinogens. Pharmacol Ther. 2004;101(2):131-81.
15. Tomás Vila M, Izquierdo QFJ, Cerdán VMT, Fernández A, Figueres MA, Gomas MR. Visual hallucinations caused by methylphenidate. An Pediatr (Barc). 2010;72(3):229-30.
16. Goetz CG, Vogel C, Tanner CM, Stebbins GT. Early dopaminergic drug-induced hallucinations in parkinsonian patients. Neurology. 1998;51(3):811-4.
17. Uzar E, Kutluhan S, Yurekli VA, Ilhan A. Topiramate-induced reversible auditory hallucination. Epileptic Disord. 2008;10(3):240.
18. Goycoolea M, Mena I, Neubauer S. Spontaneous musical auditory perceptions in patients who develop abrupt bilateral sensorineural hearing loss. An uninhibition syndrome? Acta Otolaryngol. 2006;126(4):368-74.
19. Coriat A, Episani C. Um caso de S. Freud: Schreber ou a Paranóia. In: Nasio J-D. Os grandes casos de psicose. Rio de Janeiro: Jorge Zahar; 2000. p. 41-64.
20. Freud S. Notas psicanalíticas sobre um relato autobiográfico de um caso de paranóia (dementia paranoides). In: Obras completas de Freud. v. 2. Rio de Janeiro: Imago; 1976. p. 15-108.
21. McGuire PK, Silbersweig DA, Wright I, Murray RM, David AS, Frackowiak RS, et al. Abnormal monitoring of inner speech: a physiological basis for auditory hallucinations. Lancet. 1995;346(8975):596-600.
22. Teeple RC, Caplan JP, Stern TA. Visual allucinations: differential diagnosis and treatment. Prim Care Companion J Clin Psychiatry. 2009;11(1):26-32.
23. Cogan DG. Visual hallucinations as release phenomena. Albrecht Von Graefes Arch Klin Exp Ophthalmol. 1973;188(2):139-50.
24. Rovner BW. The Charles Bonnet syndrome: a review of recent research. Curr Opin Ophthalmol. 2006;17(3):275-7.
25. Berrios GE. Musical hallucinations: a historical and clinical study. Br J Psychiatry. 1990;156:188-94.
26. Berrios GE. Delusional parasitosis and physical disease. Compr Psychiatry. 1985;26(5):395-403.
27. Berrios GE, Luque R. Cotard's delusion or syndrome?: a conceptual history. Compr Psychiatry. 1995;36(3):218-23.

7

Pensamento, linguagem e fala

Flávio Guimarães-Fernandes
Eduardo Wagner Aratangy

Sumário

Introdução
Alterações afásicas
Alterações funcionais
    Logorreia, taquifasia e loquacidade
    Bradifasia ou bradilalia
    Verbigeração, palilalia, logoclonia ou esteriotipia verbal
    Mutismo
    Ecolalia
    Tiques verbais, fonéticos ou coprolalia
Alterações de forma e conteúdo
    Inibição
    Aceleração
    Lentificação
    Bloqueio
    Circunstancialidade e prolixidade
    Tangencialidade
    Perseveração
    Ruminação
    Pressão de discurso
    Fuga de ideias
    Pensamento restrito ou estreitado
    Arborização das ideias
    Descarrilamento
    Dissociação, incoerência ou desagregação dos pensamentos
    Neologismos
Para aprofundamento
Referências bibliográficas

Pontos-chave

- Discussão acerca do pensamento e da linguagem.
- As alterações afásicas do pensamento.
- As alterações funcionais do pensamento.
- As alterações de forma e conteúdo do pensamento.
- Os tipos de pensamento.

INTRODUÇÃO

Iremos adentrar no campo psicopatológico de um dos temas mais complexos da humanidade, ou seja, o que é pensamento, linguagem e fala. É interessante, pois todos nós usamos linguagem. Aprendemos de forma espontânea e não nos perguntamos o que ela é. Porém, se fizermos esse questionamento a qualquer pessoa, mesmo estudiosos da área, veremos que a resposta não é simples. Pelo contrário, elas serão inúmeras e diferentes entre si[1].

Em psicopatologia, essa dificuldade atravessa os anos e é motivo de muita confusão terminológica em psiquiatria e em neurologia. Um dos principais debates acerca desse assunto é se o pensamento e a linguagem são entes distinguíveis entre si, ou se seria possível um pensamento sem linguagem[2]. Nesse caso o debate se dá a depender da conceituação filosófica do investigador. Teóricos idealistas desde Platão, passando por Aristóteles e chegando nos pensadores contemporâneos como Descartes sugerem um pensamento que precede a linguagem. Ou seja, entendem a linguagem como um signo de comunicação que remete a um processo interno de pensamento, o qual reconhece os objetos antes dela. Pensadores mais atuais, principalmente de corrente fenomenológica, entendem a linguagem, ela mesma, enquanto agente e constituinte da experiência humana, justamente por ser uma expressão cultural, determinada histórica e socialmente[1].

Utilizaremos a definição de linguagem do professor Isaías Paim[3], que nos parece suficientemente adequada para o nosso propósito, na qual não é possível se estabelecer uma diferença entre as perturbações do pensamento e da linguagem:

> "A linguagem é considerada um processo mental de caráter essencialmente consciente, significativo e orientado para o social. Constitui requisito essencial desse processo o fato de ser a

linguagem consciente. Entretanto, não se pode afirmar de maneira categórica que em todo seu curso seja ela inteiramente consciente. Numa simples conversação entre pessoas, nenhuma delas está tomando conhecimento das palavras que vai pronunciar, verificando-se que o fluxo da linguagem provém de camadas mais profundas, não conscientes."[3] (p. 259).

Mesmo quando um professor está ministrando uma aula ou um orador profere o seu discurso, as palavras afluem à consciência e são transmitidas ao auditório não são escolhidas e procedem de zonas obscuras, que não constituem a parte central da consciência (...)

O autor sugere que a linguagem estaria supostamente localizada em partes não centrais da consciência e sim em suas "franjas", as quais corresponderiam aos "processos subconscientes e inconscientes[3].

Dessa forma, o capítulo objetiva ser uma espécie de glossário para o psiquiatra que investiga esse tipo de alteração no seu paciente. Passaremos ao largo da profícua e interessantíssima discussão filosófica a esse respeito e tentaremos dar uma unidade de significados aos conceitos mais usualmente utilizados na psicopatologia descritiva.

Podemos dividir os problemas relacionados à linguagem em três campos de investigação, a saber, os afásicos, cujo elemento patológico central é na articulação das palavras, ou em como elas são expressas mecanicamente pelo paciente, levando em conta então os fonemas, a sintaxe e a semântica; os não afásicos, cuja estrutura mecânica está preservada, mas há alterações no seu pragmatismo, ou seja, no modo como a linguagem é utilizada em seu aspecto funcional; e as alterações formais do pensamento, ou seja, maneiras aparentemente ilógicas, inconsequentes e empobrecidas de expressar alguma ideia[4].

ALTERAÇÕES AFÁSICAS

O grupo de perturbações que resultam de uma lesão no nível de qualquer das partes que intervêm na elaboração e na emissão das palavras[3] está resumido na Tabela 1.

ALTERAÇÕES FUNCIONAIS

Alterações funcionais da linguagem oral dizem respeito a alterações observadas nos estados de alteração mental, na qual há a integridade dos centros e das vias de condução da linguagem[3]. As alterações mais relevantes estão destacadas a seguir.

Logorreia, taquifasia e loquacidade

Na logorreia, temos a produção aumentada e acelerada (taquifasia) da linguagem. O discurso tende a ser prolixo e não se chega ao ponto central da discussão. É comum em casos de excitação psicomotora, como no uso de drogas ou na mania/hipomania. O paciente fala com tom de voz elevado, muita gesticulação e logorreia. Pode haver certa pressão de discurso por falar. Já a loquacidade é o aumento da fluência verbal sem qualquer prejuízo da lógica do discurso. Essa alteração pode ocorrer também em estados normais decorrentes de cultura, situação ou personalidade do indivíduo[3,5].

Tabela 1 Grupo de perturbações que resultam de uma lesão no nível de qualquer das partes que intervêm na elaboração e na emissão das palavras

Sintoma	Significado	Origem
Disartria	Incapacidade de articular corretamente as palavras em decorrência de alterações neuronais do aparelho fonador. A fala é pastosa, a articulação das consoantes labiais e dentais é muito defeituosa, tornando, às vezes, de difícil compreensão.	Resultante de paresia, paralisia ou ataxia dos músculos que intervêm na articulação, ou outras doenças no âmbito da fonação.
Dislalia	Alteração de linguagem que leva a omissão, substituição ou deformação dos fonemas.	Origina-se de malformações da língua, dos lábios, da abóbada palatina, ou da inervação desses órgãos ou outros que participem da fonação.
Afasia	Incapacidade de compreender ou expressar o pensamento por meio da palavra oral ou escrita, ou seja, de utilizar os símbolos verbais.	Lesões neuronais do sistema nervoso central com preservação da capacidade de funcionamento motor do órgão fonador.
Disfemia	Perturbações na emissão das falas sem que haja alteração, lesão ou disfunção nos órgãos da expressão. P. ex.: gagueira.	Pode ser decorrente de uma excessiva rapidez na emissão da voz, uso de tons inadequados ou respiração viciosa. Está associado a piora por causa de estados emocionais.
Disfonia	Defeitos da voz, que levam a uma mudança na sonoridade das palavras. Na afonia temos uma impossibilidade de emitir sons.	Perturbações orgânicas e funcionais das cordas vocais ou em consequência de respiração defeituosa.
Parafrasia	Deformação de determinadas palavras, p. ex. "soro" ao invés de choro.	Início de quadros demenciais.
Agrafia	Perda da linguagem escrita sem que haja qualquer déficit motor ou perda cognitiva global.	Sempre associado a lesões orgânicas, como na segunda circunvolução frontal.

Fonte: adaptada de Paim, 1993[3]; Dalgalarrondo, 2008[5] e Scharfetter e Leitão, 2005[6].

Bradifasia ou bradilalia

O fenômeno oposto à logorreia. Consiste na diminuição da velocidade de expressão em decorrência da lentificação dos processos psíquicos. Pode ocorrer em depressões graves, processos demenciais ou esquizofrenia com sintomas negativos acentuados[3,5].

Verbigeração, palilalia, logoclonia ou esteriotipia verbal

Repetição incessante de palavras e frases de modo estereotipado, mecânico e sem sentido. Pode estar presente na esquizofrenia, nas demências, em transtornos mentais confusionais ou na catatonia. Na palilalia, a repetição se dá na última ou nas últimas palavras pronunciadas pelo paciente. Já na logloconia essa repetição é feita nas últimas sílabas pronunciadas.

Mutismo

O paciente quase não fala ou não fala de todo, mesmo com as funções verbais intactas. O paciente não responde ao que lhe é perguntado mesmo que ele possa. Geralmente surge quando o paciente está em estado de perplexidade, angústia e desespero. Pode estar presente nos estados de estupor, na melancolia, ou na catatonia, sendo nesse caso, seu sintoma central. Os mutismos podem ser seletivos também, caso o paciente não queira responder a determinada pergunta. Ou ainda, na neurologia, temos o mutismo acinético em que o paciente está em estado comatoso, com os olhos abertos, mas não responde aos estímulos verbais.

Ecolalia

É a repetição da última ou das últimas palavras emitidas pelo entrevistador ao paciente. É um fenômeno automático e involuntário, realizado sem planejamento e muito comum nos estados de mutismo[5].

Tiques verbais, fonéticos ou coprolalia

Os tiques verbais são produções de fonemas ou palavras de forma recorrente, imprópria e irresistível. Nos tiques verbais os sons costumam ser espasmódicos, abruptos e guturais. É desagradável ao paciente e pode ser contido por algum tempo. Já na coprolalia a emissão é de palavras vulgares e obscenas. Ambos são comuns na síndrome de Tourette.

ALTERAÇÕES DE FORMA E CONTEÚDO

Para iniciarmos uma investigação descritiva em psicopatologia do pensamento e da linguagem é necessário nos atentarmos para dois conceitos de suma importância: o de forma e o de conteúdo. O psiquiatra deve estar atento a essas duas características do pensamento pois, em conjunto, darão pistas preciosas em relação ao diagnóstico e ao tratamento do paciente em questão.

Em um primeiro momento, é preciso estar atento à forma, ou seja, como o paciente expressa o conteúdo do seu pensar. A forma não é dada de modo consciente ao paciente, mas ela explicita a maneira pela qual o pensamento ocorre, ou seja, como este se manifesta por meio de expressões verbais[7], é a sua estruturação básica[5]. Do mesmo modo que um clínico busca algum sinal de doença, o psiquiatra observa as alterações que se apresentam no discurso do paciente. O conteúdo discursivo é aqui de menor importância, pois serão as alterações formais do pensamento que nos levarão a concluir pela existência ou não de um quadro impessoal do indivíduo e a realizar, assim, um diagnóstico.

No entanto, é necessário também que vivenciemos e partilhemos os problemas e aflições do paciente. Nesse segundo momento, o psiquiatra está atento ao conteúdo da fala do paciente. Pelo conteúdo é que teremos acesso aos interesses, desejos, medos, angústias, aflições, alegrias, enfim, ao que o paciente pensa, sente e diz. Esse acesso à subjetividade permite a nós compartilhar das questões do paciente e estabelecer com ele uma relação empática que ajudará no tratamento.

Vejamos alguns exemplos que melhor ilustram o que foi dito até agora. A seguir, estão duas falas possíveis de pacientes, cuja forma é a mesma, mas não o conteúdo:

> Toda a vez que passo na frente e vejo uma imagem de santo, um pensamento aparece para mim em que algo de ruim acontecerá com a minha família, ideias de morte. Isso me causa repulsa, mas não consigo controlar. [...]
>
> Quando chego em casa e subo no meu quarto, ao ver a minha cama arrumada, um pensamento logo invade a minha cabeça, que minha mulher está me traindo. Veja, não há nenhum motivo para eu duvidar dela, mas é difícil evitar e isso tem me causado problemas.

Nos dois casos, o que chama a atenção do ponto de vista formal é que os pacientes vivenciam os pensamentos como intrusivos, sobre os quais não têm qualquer controle. Os pensamentos são incômodos e geram ansiedade. Porém do ponto de vista do conteúdo, percebemos que são diferentes: o tema do primeiro paciente é morte, o segundo é traição.

Vejamos agora duas outras falas cujo conteúdo é o mesmo, porém as formas são distintas: "Hoje eu vi uma árvore caída na rua. A partir desse momento tive a certeza de que fui eu quem matou o meu vizinho."; "Passar em frente à casa do meu vizinho tem sido um tormento. Toda vez me vem o pensamento de que ele foi assassinado."

Em ambos os casos há o mesmo conteúdo: a morte. Porém, a forma desses pensamentos é diferente. No primeiro caso, não se percebe uma relação causal entre os dois eventos – a árvore caída e o assassinato do vizinho. Além disso, há uma certeza indubitável acerca de um fato. Já no segundo caso aparece mais uma vez um pensamento intrusivo que produz desconforto. Assim, poderíamos supor desses últimos exemplos, que o primeiro paciente teria esquizofrenia, enquanto o segundo, transtorno obsessivo-compulsivo.

Assim, podemos concordar com Jaspers[8] quando esse define a forma do pensamento e a sua estrutura a partir da qual o pensamento é elaborado, cuja progressão é orientada por um componente associativo, ou trilho do pensamento[2]. Portanto uma espécie de tendência determinante da progressão e encadeamento das ideias. É a forma como os laços associativos se relacionam e como o pensamento progride em relação aos componentes ideativos e de associação, como representado na Figura 1.

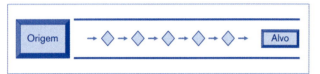

Figura 1   Imagem representativa do "trilho do pensamento".

Quadro 1   Resumo

O pensamento é a atividade cognitiva presente do ato perceptivo à elaboração da linguagem.

O pensamento integra a totalidade dos rendimentos psicológicos. É uma vivência com importantes componentes afetivos.

O pensamento se estrutura com símbolos (palavras, representações, conceitos ou componentes ideativos) através da sintaxe (formas de relacionar os símbolos) formando juízos e raciocínios.

A linguagem possui dimensão individual (fala) e dimensão histórica, cultural e social (linguagem propriamente dita). Além disso, não se pode negligenciar o nível educacional, a língua nativa e o contexto da entrevista durante a investigação da linguagem no exame psíquico. Aspectos quantitativos, ritmo de produção, qualidade da concatenação e temática são os principais tópicos a abordar na anamnese da linguagem.

A gravidade da alteração formal do pensamento pode ser graduada pela dificuldade em se obter informações na entrevista.

Os componentes do pensamento podem ser divididos didaticamente em:
- Conteúdo: refere-se ao que a pessoa está pensando (temas, assuntos, "carga"). Os principais conteúdos psicopatológicos relevantes são: perseguição, controle, depreciativos, religiosos, sexuais, de ciúmes (celotípicos), de poder ou grandeza, de ruína ou culpa, hipocondríacos e a os ligados à identidade do indivíduo.
- Curso: velocidade e o ritmo ao longo do tempo. Aspecto quantitativos do pensamento.
- Forma: direcionalidade, estrutura básica, "caminho" do pensamento (como a pessoa pensa, a maneira como processa ideias e associações). Representa a coerência e objetividade do pensamento e de sua expressão.

Inibição

O paciente percebe subjetivamente o pensamento travado, como se encontrasse algum obstáculo ou como se o pensamento simplesmente desaparecesse[7]. O observador externo também nota que o paciente tem uma grande dificuldade de se comunicar verbalmente, o pensamento parece como que refreado, como se houvesse um obstáculo a sua frente, no qual o paciente se esforça por ultrapassar, mas que por vezes não consegue. Há uma pobreza geral do pensamento e muitas vezes esse não consegue ser nem se quer expressado, visto que não se apresenta ao paciente.

Aceleração

O pensamento flui de maneira acelerada, e uma ideia se sucede rapidamente uma após a outra[5] (Figura 2).

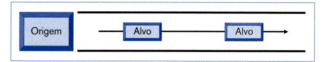

Figura 2   Aceleração.

Lentificação

O pensamento não chega a estar totalmente inibido, porém é lento e arrastado em relação a seu curso, há uma hesitação observável na persistência, viscosidade e torpidez no modo como o paciente fala e reage, além de uma latência de resposta[6,7] (Figura 3).

Tanto a inibição quanto a lentificação de discurso são comuns nas depressões e nas esquizofrenias.

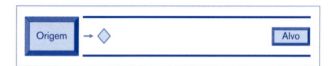

Figura 3   A imagem esquematiza o pensamento que não chega a se completar, ou o faz de modo muito lento.

Bloqueio

Há uma interrupção abrupta do pensamento e fala, sem motivo aparente[7], com o paciente consciente dessa interrupção (Figura 4). O doente detém-se no meio de uma frase, cala-se, "perde o fio" do discurso e por vezes retorna com outro assunto[6]. Essa alteração é comum nas depressões, quando o paciente fica em estado de perplexidade, ou tomando de uma sensação de vazio. Na esquizofrenia pode adquirir uma narrativa delirante pelo paciente que a interpreta como um roubo do pensamento, ou seja, o indivíduo tem a nítida impressão que seu pensamento foi roubado de sua mente por uma força ou ente estranho[5].

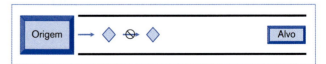

Figura 4   Imagem gráfica representativa de um pensamento bloqueado.

Circunstancialidade e prolixidade

O paciente não consegue distinguir informações essenciais das desnecessárias e irrelevantes. O sentido de coerência interna do discurso está preservado, porém o paciente se perde em detalhes irrelevantes. Na circunstacialidade, sequer atinge o objetivo pretendido[7] (Figura 5). No caso da prolixidade, o paciente chega ao objetivo, porém ao custo de muito tempo e esforço (Figura 6). Não é possível deixar de lado o que é secundário e o discurso se torna pedante, pegajoso, arrastado e difícil[3], sendo por vezes consequência de uma insuficiência na abstração ou uma incapacidade de hierarquização dos temas principais, como um "anancasmo", "rodando em volta do tema" sem entrar nas questões essenciais e decisivas. Pode estar presente nos transtornos de personalidade associados a epilepsia (gliscroide), em neuróticos obsessivos graves, em pacientes com déficit intelectual, indivíduos com lesões cerebrais ou esquizofrênicos[5,6].

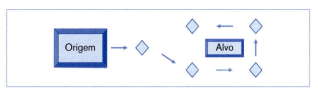

Figura 5 Imagem gráfica representativa de um pensamento circunstancial.

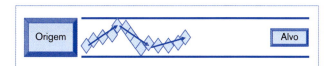

Figura 6 Imagem gráfica representativa de um pensamento prolixo.

Tangencialidade

Embora o indivíduo tenha entendido determinada pergunta, são dadas respostas inadequadas, cujo conteúdo apenas tangencia o tema proposto, nunca se chegando ao tema central (Figura 7). O paciente não consegue concluir o que é substancial. O não responder intencional da pergunta ou a sua não compreensão não devem ser marcadas como tangencialidade[5,7]. A resposta é próxima, não necessariamente errada, mas incorreta em relação à pergunta, p. ex.: "Por que você veio à clínica?"; "Porque o tempo estava bom."

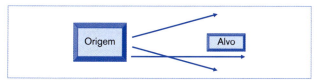

Figura 7 Imagem gráfica representativa de um pensamento tangencial.

Perseveração

O paciente se fixa em palavras ou informações usadas anteriormente que, no contexto atual da conversa, não fazem mais sentido[7] (Figura 8). A linguagem nesse caso revela que o enfermo tem dificuldade em abandonar o tema que ele procurava desenvolver sem sucesso, e também tem dificuldade em encontrar as palavras necessárias para expressar o pensamento, o qual tende a um automatismo[3].

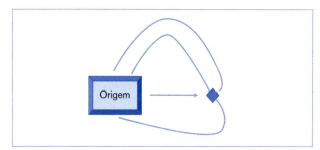

Figura 8 Imagem gráfica representativa de um pensamento perseverante.

Ruminação

Preocupação mental incessante sobre temas geralmente desagradáveis. O pensamento gravita sobre o mesmo conteúdo, sem resultado objetivo (Figura 9). É difícil interrompê-lo e o próprio paciente o percebe como sofrido[7]. Funciona como uma ideia prevalente, mas necessariamente ligada a um estado afetivo negativo[3].

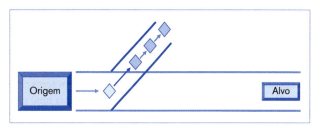

Figura 9 Imagem gráfica representativa de um pensamento ruminante.

Pressão de discurso

O paciente se sente pressionado e interrompe o entrevistador devido ao surgimento de numerosas ideias e pensamentos, sem necessariamente se apresentar acelerado ao entrevistador (Figura 10). Essa grande afluência de ideias faz com que o paciente tenha dificuldade de ordenar o pensamento[7].

Fuga de ideias

Aumento da ideação, com prejuízo no encadeamento objetivo das ideias (Figura 11). Há contínua mudança nas associações, com fluxo de pensamento que tende à digressão, podendo

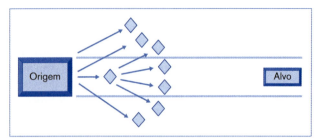

Figura 10 Imagem gráfica representativa de uma pressão de discurso.

ser determinado por estímulos externos (ruídos, p. ex.) ou associações não ligadas à pergunta. Desse modo o pensamento é continuamente desviado ou perdido pelo aparecimento de outras ideias[6,7]. Tais associações costumam ser frouxas e relacionadas por elementos tênues (por exemplo, "eu gosto da cor verde. As palmeiras são bonitas, mas esse time não ganha o campeonato"). Em geral há uma acentuada aceleração do pensamento[5]. Alguns autores em fenomenologia, particularmente Binswanger, consideram esse fenômeno patognomônicos de episódios maníacos[9].

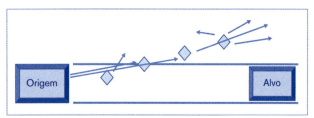

Figura 11 Imagem gráfica representativa de uma fuga de ideias.

Pensamento restrito ou estreitado

Redução das temáticas possíveis, com fixação a poucos conteúdos. Persistência e dificuldade em mudar um tema, independentemente do assunto em pauta, o que denota uma pobreza de assuntos, que se polarizam para um número reduzido de objetivos (Figura 12). O doente tem dificuldade de passar de um assunto ao outro[6,7].

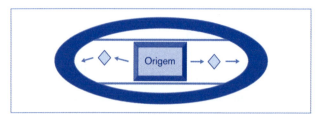

Figura 12 Imagem gráfica representativa de um pensamento restrito.

Arborização das ideias

Normalmente esse termo não está nos manuais psicopatológicos, mas colocamos aqui pelo valor do uso corriqueiro do termo que pode ser considerada uma fase inicial ou atenuada da dissociação do pensamento, havendo a ramificação das linhas associativas com possibilidade de redirecionamento ao alvo (Figura 13). Prolixidade e aceleração podem estar associadas à arborização.

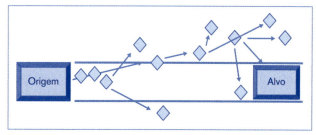

Figura 13 Arborização das ideias.

Descarrilamento

Mudança súbita e inexplicável de uma linha de ideias para outra. Desvios colaterais do curso normal, como se o paciente pegasse atalhos ou desvios de caminho, retornando ora ou outra para o seu curso normal (Figura 14). Pode acabar levando à desorganização do pensamento, caso os desvios sejam muito frequentes e longos. É marcado por acentuada distraibilidade[5].

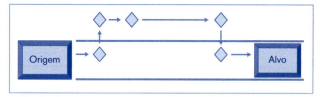

Figura 14 Imagem gráfica representativa de um pensamento que descarrilha.

Dissociação, incoerência ou desagregação dos pensamentos

Trata-se de perda dos enlaces associativos, com prejuízo da coerência e lógica dos pensamentos e alteração da continuidade dos fios associativos (Figura 15). É precedida, em geral, de associação frouxa de ideias e descarrilamento. Não é possível compreender o pensamento e o discurso do indivíduo por estarem fragmentados e sem nexo. As frases se apresentam isoladas umas das outras e não há conexão entre as ideias. Nos casos extremos chega à desagregação do pensamento (Figura 16), nesse caso a sintaxe pode estar comprometida, até não ser mais compreensível uma miscelânea de palavras ou sílabas desprovidas de sentido (esquizofasia)[5,6].

Assim temos uma desestruturação progressiva da forma do pensamento, mais comum nos tipos graves de esquizofrenia, que se iniciam com afrouxamento das associações de ideias, passando pelo descarrilamento do pensamento, dissociação do pensamento até a alteração mais grave com o pensamento já desagregado.

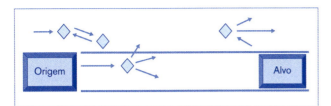

Figura 15 Imagem gráfica representativa de um pensamento dissociado.

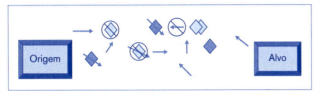

Figura 16 Imagem gráfica representativa de um pensamento desagregado.

Neologismos

Por fim, o sistema AMDP (sigla do alemão: grupo de trabalho para metodologia e documentação em psiquiatria) coloca ainda como alteração formal do pensamento os neologismos que podem ser definidos como a utilização ou construção de palavras que não correspondem às convenções gramaticais, sendo sua utilização semântica estranha e não compartilhada por nenhum grupo social (Figura 17).

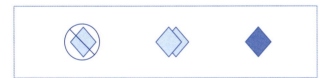

Figura 17 Neologismos.

Já com relação ao conteúdo do pensamento, a descrição deve apresentar o que foi dito pelo paciente. Assim, podemos encontrar desconfiança, hipocondria, fobias, pensamentos obsessivos ou de grandiosidade, ansiedade, alegria, persecutoriedade, controle, de depreciação, religiosos, sexuais, entre outros temas.

Nesse caso, observamos se o pensamento é lógico e se é sustentado por dados da realidade do paciente. Quando as ideias são supervalorizadas, o conteúdo do pensamento se mantém em uma ideia particular, que não é sustentada como uma ideia delirante, ou seja, é passível de argumentação e se modifica a partir dela. Já no caso dos delírios, as crenças refletem uma avaliação falsa da realidade, não sendo compartilhadas pelos demais membros do grupo sociocultural do paciente. Uma argumentação lógica, mesmo que irrefutável, não é capaz de modificar o pensamento do indivíduo em questão que permanece inalterado, como se verá com mais detalhes no capítulo a seguir.

Além disso, existem diversos autores que exploram outras abordagens sobre o tema. Uma ilustração disto, é a catalogação sobre tipos de pensamento descrita na Tabela 2.

Tabela 2 Os tipos de pensamento

Tipo de pensamento	Característica
Lógico-formal	Pensamento conceitual, racional, dedutivo ou indutivo.
Intuitivo	Pensamento se utiliza de informações incompletas, com vínculos associativos inconscientes ou com uma visão sistêmica mais ampla.
Mágico	Pensamento que rompe com os vínculos lógicos, movido pelos desejos ou temores do indivíduo. (atributos de contiguidade, similaridade, compensação etc.).
Dereísta ou fantástico direcionado	Pensamento ligado aos desejos e com componente voluntário (pseudologia fantástica, mitomania, *wishful thinking*).
Concreto	Pensamento com sua elaboração, categorização e abstração prejudicados.
Inibido ou pobre	Pensamento lento, pouco produtivo, lacônico, com monoideísmo ou mutismo.
Prolixo	Pensamento com logorreia, redundância, repetitivo, tangencialidade e circunstancialidade.
Oligofrênico ou deficitário	Pensamento rudimentar, com conceitos escassos e literais, tende à concretude e baixa flexibilidade. Pode haver "ilhotas de memória" para determinados temas para os quais o indivíduo demonstra enorme conhecimento, mas sempre com rigidez e dificuldade de integração mais ampla e abstração (como nos pacientes conhecidos antigamente como Savant e nos portadores de síndrome de Asperger).
Demencial	Empobrecimento heterogêneo do pensamento, com discrepâncias de complexidade em diferentes temas, variando entre a preservação da sofisticação pré-mórbida e déficits marcantes entre diferentes componentes. Os marcos deste tipo de pensamento são o componente degenerativo, em geral progressivo, e o comprometimento mnéstico, que leva à dificuldade em encontrar as palavras adequadas e a sua substituição por termos genéricos, especialmente no início do quadro.
Confusional	Pensamento incoerente, com curso tortuoso e dificuldade de raciocínio. Decorrente da turvação da consciência (especialmente nos quadros confusionais agudos – *delirium*), ocorre comprometimento de todas as funções cognitivas, com repercussões marcantes na orientação, atenção, memória imediata, compreensão e, portanto, na capacidade integrativa de concatenação de ideias.

Fonte: adaptada de Dalgalarrondo, 2008[5].

Quadro 2 Pequeno glossário de termos psicopatológicos ligados ao pensamento e linguagem

Publicação do pensamento	Vivência em que o paciente acredita que seu pensamento está sendo transmitido para fora de si, podendo ser captado por outros.
Leitura do pensamento	Vivência em que o paciente se sente capaz de captar e decodificar pensamentos alheios.
Gedankenlatwerden (sonorização do pensamento)	Pensamento que se torna audível para outras pessoas.
Esquizofasia	Mistura incompreensível de sons e palavras, salada de palavras.
Acatafasia	Incapacidade de encontrar palavras para um pensamento.
Mussitação	Murmúrio ou som confuso em baixo tom.
Solilóquio	Falar sozinho, sem interlocutor externo.
Pararresposta (*Vorbeireden*)	Compreender a pergunta e dar uma resposta próxima, mas absurda, descabida.
Mitomania	Hábito exagerado de mentir.
Pseudologia fantástica	Viver como verdadeira uma história que o indivíduo sabe que é mentira.

Para aprofundamento

É possível existir pensamento sem linguagem? Esta é uma pergunta difícil de responder, especialmente por pensarmos nesta questão com os instrumentos cognitivos que possuímos e que estão ligados indissociavelmente à própria linguagem. Por outro lado, hipoteticamente, se houvesse um ente dotado de inteligência, mas sem capacidade de comunicação? Como seu pensamento poderia se estruturar?

Para aprofundar esta e outras questões a respeito do pensamento e linguagem, recomendamos os seguintes livros e filmes:

Livros
- Sacks O. Vendo vozes. São Paulo: Companhia das Letras; 2002.
  ⇨ O que acontece aos humanos se não aprendemos linguagem? A linguagem se desenvolve de modo natural ou é preciso contato inter-humano? O autor desenvolve temas como esses.
- Marcondes D. Textos básicos de linguagem: de Platão a Foucault. São Paulo: Zahar; 2009.
  ⇨ O autor faz um apanhado, porém com profundidade, dos temas acerca do pensamento e da linguagem dos grandes filósofos ocidentais.

Filme
- O enigma de Kaspar Hauser (1974; direção: Werner Herzog). Retrata o caso de um adolescente que ficou preso na Alemanha do século XIX até os seus 16 anos. A partir dessa idade teve o seu primeiro contato social e pode desenvolver seu pensamento e linguagem.

REFERÊNCIAS BIBLIOGRÁFICAS

1. Marcondes D. Textos básicos de linguagem. São Paulo: Zahar; 2009.
2. Forlenza O, Miguel E (eds.). Compêndio de clínica psiquiátrica. Barueri: Manole; 2013.
3. Paim I. Curso de psicopatologia. 11. ed. São Paulo: Pedagógica e Universitária; 1993.
4. Cutting J. Thought, speech, and language disorders. The Oxford handbook of phenomenological psychopathology. 2019. p.450-1.
5. Dalgalarrondo P. Psicopatologia e semiologia dos transtornos mentais. Porto Alegre: Artmed; 2008.
6. Scharfetter C, Leitão O. Introdução à psicopatologia geral, 3.ed. Lisboa: Climpepsi; 2005.
7. Haug A. O Sistema AMDP: Manual de documentação de achados diagnósticos psiquiátricos. S. Paulo: Hogrefe; 2016.
8. Jaspers K. General psychopathology. Baltimore: The John Hopkins University Press; 1997.
9. Colillas I I. Binswanger and phenomenology applied to mania. Revista Psicopatologia Fenomenológica Contemporânea. 2018;7(1):1-6.

8 Juízo

Guilherme Ludovice Funaro
Renato Del Sant

Sumário

Introdução
Juízo
Juízo de realidade
Profissão de fé do psicopatólogo
Delírio
Exemplos
Considerações finais
Para aprofundamento
Referências bibliográficas

Pontos-chave

- Compreender como se fundamenta a base epistêmica de um conhecimento requer um olhar histórico.
- Deliberar sobre juízo de realidade é deliberar sobre uma dada lógica de possibilidades de acordo com os respectivos campos a que se referem.
- Juízos incoerentes ou extravagantes não são sinônimos de patologia.
- Delírios são expressões de alterações mais profundas na existência do que meramente expressões quanto à capacidade de ajuizar.
- Ao psicopatólogo cabe articular a profusão de campos do examinado.
- Patológico evoca uma normatização distinta e não desorganização, necessariamente. É preciso compreender como se dá tal ordenação.

INTRODUÇÃO

Como pródromo da discussão envolvendo juízo de realidade, caberiam antes algumas palavras a respeito do modelo epistemológico adotado neste capítulo, a fim de que se utilize do instrumento de maneira crítica.

As ciências modernas são marcadas pelo intento de pensadores, como Galileu e Newton, que no século XVII buscavam o que seria uma base sólida para se construir uma ciência. Para Galileu, "a natureza está escrita em caracteres matemáticos". A correta interpretação dessa frase passa pela ideia de que as ciências experimentais dependem da experiência, que por sua vez é contingente, fazendo com que suas verdades sejam também contingentes. Como aceder então a um saber que estivesse para além dessa limitação empírica? Galileu encontrou na matematização da experiência o fundamento para uma ciência física[1].

Certamente tal revolução teve um impacto em como a medicina se constitui, de um saber especulativo a uma ciência ancorada nos princípios da física. Claude Bernard almejava deduzir a medicina clínica da medicina experimental, a experimental da fisiologia patológica e a patológica da fisiologia geral.

No que tange aos paradigmas envolvendo o desenvolvimento histórico da psiquiatria, a época conhecida como a da "alienação mental" é sucedida pela das "doenças mentais». Esta última é fortemente apoiada, filosoficamente, no positivismo do século XIX e no desenvolvimento da Escola de Paris[2], com sua medicina moderna, ancorada na semiologia e no emprego do método anatômico. É desse momento histórico que nasce a primazia dos sinais clínicos atestáveis, ditos objetivos, em detrimento dos sintomas, ditos subjetivos, como norteador principal das práticas médicas, sejam elas diagnósticas, prognósticas ou terapêuticas.

O uso do termo doença não é um mero artifício semântico, mas traz consigo uma tradição epistemológica de grande relevância à prática médica. A construção do termo remonta a Sydenham, no fim do século XVII. Evoluiu, em consonância com os avanços científicos, no transcorrer dos séculos: como um grupo de sintomas, de evolução típica, de idêntica instalação em um mesmo ou em distintos pacientes. Ganhou ainda a noção que envolvia uma lesão macroscópica, e posteriormente houve a inclusão de achados anatomopatológicos e etiológicos no conceito[2]. Muitas condições psiquiátricas até hoje carecem de todos esses pormenores para alcançarem tal *status*, sendo chamadas de síndromes, que é uma noção intermediária até o *status* de doença.

Kraepelin, a partir da quinta edição de seu tratado, em 1896, defende que a psiquiatria havia atingido maturidade ao ponto de poder empregar o termo doença, aproximando enfermidades somáticas e mentais. Seu argumento foi exitoso quanto às ditas psicoses exógenas, mas não tanto quanto às ditas endógenas, as quais careciam de um sinal físico patognomônico.

A partir daí expande-se a noção de sinais para o campo psíquico, e aquilo que fora relegado ao campo do subjetivo adquire um novo *status*: o de objetivo. Um novo questionamento surge: até que ponto um determinado achado seria um mero achado, sem relevância clínica, ou um com valor clínico apontando para uma síndrome?

Desse bojo nasce a psicopatologia. Era preciso elaborar uma semiologia do psíquico, em uma espécie de paralelismo com a exploração somática realizada pelo médico. Nada mais natural do que, epistemologicamente, a psicopatologia nutrir-se do que as ciências médicas se nutriam na época do positivismo, e usar como fontes norteadoras o sensualismo de Condillac ou o atomismo de Wundt[1]. A partir dessas influências, a vida psíquica se insere no campo da fisiologia, passa a ser explorada por meio das ciências naturais e torna-se uma espécie de psicologia fisiológica[3].

Longe de se constituírem como modelos hegemônicos não passíveis de críticas, muitos modelos explicativos que surgem nesse momento histórico (século XIX) são posteriormente desacreditados como pseudociências, a exemplo da frenologia.

Muitas alternativas sucederão tal modelo atomista: a psicanálise freudiana, a psicologia compreensiva de Dilthey e a psicolopatologia fenomenológica são alguns exemplos.

A existência de tal preâmbulo deve-se ao fato de que este capítulo adota um modelo de mosaico de funções remanescente desse momento histórico. Há necessariamente um problema imiscuído a tal? Depende.

Dependerá de como se apreende psicopatologia. Nas palavras de Minkowski[4], ela poderia ser apreendida como uma "patologia do psicológico" ou como uma "psicologia do patológico". A primeira sendo uma espécie de ciência rasa que atribui uma qualidade patológica às ditas funções psíquicas, constituindo-se em uma espécie de taxonomia e incorrendo em leviandades pretensamente científicas; e a segunda, uma ciência interessada na experiência como vivida em cada síndrome psiquiátrica, baseada naquilo que o psicopatólogo pode sentir, intuir e empatizar.

Este capítulo presta-se a discorrer sobre juízo de realidade, menos na sua atribuição de constituinte do exame psíquico, ao qual é possível atribuir uma predicação dita patológica, e mais na defesa de como essa função pode ser uma janela privilegiada para a constituição do universo dos interlocutores.

O preâmbulo histórico faz-se necessário também a fim de que se compreendam formas distintas de apreender o fenômeno patológico. É inegável uma perspectiva histórica de compreensão da patologia como desordem de uma suposta normalidade,

e de compreensão do fenômeno patológico como falta/prejuízo. A perspectiva que se segue, no entanto, se bem-sucedida, promoverá no leitor um esforço para que acesse uma ordenação distinta naquilo que se convenciona chamar de patológico[5].

JUÍZO

De forma sumária, compete ao juízo lógico a tarefa quanto a distinguir e correlacionar.

A lógica diz respeito às regras formais do pensamento. Não diz respeito, propriamente, a um dado objeto ou estudo de faculdades cognitivas do ser humano, por isso reluta-se em chamá-la de ciência, pois não tem um objeto específico à vista. Ela abstrai todo objeto, funcionando como uma espécie de antecâmara a todo conhecimento, uma propedêutica a todas as ciências.

Tais regras traduzem relações entre sujeitos e predicados como "todo S é P" (juízos universais), "algum S é P" (juízos particulares) e "esse S é P" (juízos singulares)[6].

Assim como o sentido de uma palavra adquire uma determinada significação a depender do contexto, como "jogar bola", ou "não dar bola", todo ajuizamento remeterá a uma ideia de campo.

Campos referem-se a conjuntos formais, dados a partir da abstração de conteúdos. Por exemplo, pode-se supor a tematização do campo das formas mitológicas quando se abordam figuras como quimera, fênix, ciclope, etc., ou o campo religioso quando se citam Jesus, Maomé, Buda, etc.

Todo ajuizamento encerrará uma lógica de campo, que se presta a atestar a pertinência ou não do que é expresso, como lógica de possibilidades. Trata-se do próprio processo de abstração.

Por exemplo, é possível atualizar o ajuizamento "A quimera é um ser vivo" mediante diferentes campos, como o campo mitológico, o campo biológico, etc. Tal articulação entre juízo e campo determinará uma lógica de possibilidades, resultando em ser ou não possível afirmar a coerência lógica da pertinência de tal afirmação segundo um dado campo.

Se tal atualização é feita diante do campo mitológico, pode-se dizer que é coerente, ou mesmo lógico, afirmar a existência da quimera como ser vivo. No entanto, caso tal ajuizamento seja atualizado mediante o campo biológico, sabendo-se que no campo da biologia não há fecundação interespecífica e que a quimera é um ser mitológico composto de partes de distintos animais, tal articulação resulta em uma afirmação incoerente, segundo a lógica desse campo.

Falar em condição de possibilidade lógica envolve uma coerência formal de uma dada coisa com seu campo de atualização. É esse processo de abstração que faz com que se diga que há uma coerência lógica que faculta a possibilidade de existência real entre uma figura mitológica qualquer e o campo mitológico.

Veja que se utilizou o termo real, que merece um adendo.

JUÍZO DE REALIDADE

Real, como predicação de juízo na acepção que se procura veicular, não tem um compromisso necessário com a concretude factual, da experiência de realidade. Mas sim quer dizer, unicamente, que um dado ajuizamento, mediante a atualização diante de um respectivo campo, facultará ou não o *status* de existência real, de acordo com uma lógica campal.

Novamente, "A quimera é um ser vivo". Tal ajuizamento, atualizado mediante uma lógica de campo das figuras mitológicas, faculta o *status* de real, como possibilidade de existência real de tal dentro desse campo.

Jaspers, em seu *Psicopatologia geral*[7], no adendo "Delírio e consciência de realidade", abordará a realidade sob múltiplos prismas. Primeiramente falará da experiência de realidade, como sendo algo que concretamente se percebe, que implica uma consciência de ser, pois é a partir da constatação de que eu existo que atribuo existência real ao mundo. O real é aquilo que impõe resistência, seja aos movimentos, como objeto concreto, ou aos meus desejos.

Mais à frente dirá que o julgamento de realidade é o resultado de uma "digestão de experiências diretas", passa por testes, guarda uma plasticidade. Realidade não é produto de uma única experiência, mas está lá. No contexto da experiência, desvela-se. Não depende da concretude, nem da experiência imediata de realidade como tal. Finalmente, trata-se de uma realidade flexível.

A perspectiva jasperiana está em consonância com a perspectiva dos autores. Para um indivíduo supersticioso, passar por baixo de uma escada constitui um malefício real, pois dentro do campo diante do qual ele atualiza o ajuizamento de que "passar por baixo da escada faz mal" há uma coerência com uma dada lógica de campo.

Todas as estruturas de crenças, uma vez que são firmes, outorgam *status* de realidade a coisas que não são constatadas pela experiência. Muitas construções religiosas ancoram-se em tais estruturas, mas também a ciência. Por exemplo, posso acreditar na existência de átomos, ainda que nunca os tenha visto.

PRECONCEITO E INCOERÊNCIA

Preconceito, ou *pre-juicio*, em espanhol, dá a entender a ideia de tratar-se de um ajuizamento anterior a qualquer experiência, ou que caminha ao largo de tal. Posso, hipoteticamente, conceber ideias fortemente ancoradas em um preconceito envolvendo o gênero feminino, por exemplo, diante do qual uma dada amiga, filha, esposa ou mãe constitui uma estranha exceção.

Segundo a premissa trazida, ante tal fenômeno, o que é possível ser expresso é que perante uma determinada lógica de campo, diante da qual eu atualizo um dado ajuizamento, este apresenta uma incoerência, ou a ele não é facultado o *status* de realidade como existência possível dentro dessa lógica de campo.

O exemplo, apesar de trivial, é de suma importância, pois explicita que nem a incoerência de um dado ajuizamento e seu respectivo campo, nem a extravagância e o absurdo de um dado ajuizamento o convertem em patológico.

PROFISSÃO DE FÉ DO PSICOPATÓLOGO

Partindo-se da premissa de que todo ajuizamento deve ser atualizado à luz de um campo próprio e que, isolados, na forma de uma articulação entre sujeitos e predicados não dizem absolutamente nada, faz-se necessário ao interlocutor, no caso o psicopatólogo, atualizar mediante qual campo está dado um dado ajuizamento.

Nesse ponto, muitas vezes, dá-se o que William James denominou por "sofisma do psicólogo": "a confusão de sua própria perspectiva com a do fato mental que descreve"[1]. Cabe ao semiólogo, ou observador, proceder à atualização de campos, a forma como se articulam, a fim de julgar se há ou não uma coerência entre um dado ajuizamento e uma respectiva lógica de campo.

Exemplo de como se procede a uma confusão é, por exemplo, uma situação com que muitos médicos que trabalham em emergências se deparam: a necessidade de transfusão de sangue. Pacientes que professam a fé como testemunhas de Jeová recusam-na por motivos de ordem religiosa. Temos então um mesmo ajuizamento: "Transfusão de sangue é vital" atualizada sob dois campos distintos: o do paciente, que o atualiza segundo seu campo religioso e para quem tal ajuizamento apresentaria uma incoerência com sua lógica de campo, e o do médico, que o atualiza segundo seu campo de preceitos médico-científicos e para quem haveria uma coerência.

À parte de quaisquer considerações de ordem moral, o que interessa desse imbróglio é dissecar por que e como se dá tal confusão, pois muitas vezes reproduz-se esse *modus operandi*. Se um semiólogo atualiza um determinado ajuizamento segundo seus próprios campos, este comete um erro, afinal cabe perscrutar sob qual campo o paciente atualiza tal.

Fato é que cada indivíduo promove uma intricada articulação de campos, sejam eles religiosos, culturais, científicos, etc. Não será tarefa deste capítulo discorrer sobre como se dá tal acesso, que de antemão os autores defendem não ser uma tarefa exclusivamente viabilizada pela linguagem, mas por vezes intuitiva, na forma de um conhecimento apriorístico. Minkowski, a propósito das próprias reações durante a investigação diagnóstica de um paciente, descreve esse acesso intuitivo como uma "fonte, na medida em que é desconhecida". Seria uma espécie de base comum das relações humanas, que permite a outros seres humanos se identificarem de "forma imediata", como um igual[4].

Se se acostuma a dizer que uma superstição é digna de tal alcunha por ser um produto cultural, no fundo está-se dizendo que há algo dessa experiência que é acessível. Ou seja, chega-se a um ponto em que a experiência da superstição é reprodutível, e é possível acessar o campo mediante o qual um indivíduo atualiza uma determinada crença de que passar por baixo da escada trará azar.

DELÍRIO

Trazer o tema delírio parece quase uma consequência óbvia desta discussão, pois, a rigor, os delírios manifestar-se-iam em julgamentos. No entanto, isso não é tão óbvio. Não o é, pois segundo alguns autores a faculdade de ajuizar está intacta e a serviço da doença em questão, logo a compreensão do fenômeno jaz em outra instância, que não o ajuizar. Por uma questão de diálogo histórico com alguns autores, o tema será abordado aqui, embora sem todos os pormenores que uma ampla discussão mereceria. Podem-se ver, por exemplo, algumas considerações feitas por Jaspers[7].

O autor dirá que os delírios se manifestam como julgamentos e os chamará de julgamentos "patologicamente falseados". Como elemento agregador, dirá que todos partilhariam algumas características externas: são tomados com extraordinária convicção, com uma certeza subjetiva incomparável; são impérvios a outras experiências e contra argumentos; e de conteúdo impossível.

Em seguida, movido por um intento para além de tais características, em direção à natureza psicológica do delírio, cindirá o que seria a experiência original do seu julgamento baseado em tal. Assim, haveria dois fenômenos: o delírio primário, irredutível, e ideias deliroides, passíveis de serem compreendidas, com base em experiências pregressas, afetos, etc.

Jaspers enfatiza o aspecto da certeza como elemento distintivo de ambos os fenômenos. Nas ideias deliroides, produtos de um ajuizamento incorreto feito com base em uma alucinação, haveria somente uma tendência em direção a um julgamento falso da realidade, ou uma certeza transiente. Enquanto no delírio, propriamente, cessa-se toda a dúvida.

Os delírios primários, além de não compreensíveis, não seriam produtos de uma inteligência alterada, ou quaisquer alterações formais do pensamento: se o paciente é inteligente, ou exalta uma expressão crítica mais aguçada, isso não é fundamento para a gênese do fenômeno, mas apenas molda a expressão dele. Esse argumento eliciado pelo autor guarda a premissa de que a expressão do fenômeno se dá por meio do juízo, mas as bases para apreender o fenômeno não se encontram em nenhuma faculdade formal do pensamento.

Os delírios primários, segundo Jaspers, seriam formas tão anômalas de experiência que não seriam passíveis de compreensão. O paciente sofreria uma espécie de reestruturação de seu universo, sendo aos poucos pervadido por uma nova experiência de significação. Em um primeiro momento apareceria uma espécie de intuição, de que as coisas estão distintas, embora não seja possível precisar em que medida. Tomando a esquizofrenia como exemplo, já que ela é o protótipo dos fenômenos delirantes primários, é pertinente citar Conrad e suas fases do surto esquizofrênico[8], que traduzem muito desta percepção do contato.

Tal atmosfera inicial seria tão insuportável que a cristalização na forma de uma ideia, por mais bizarra que seja, traduziria um apaziguamento, assim como um náufrago se agarra na primeira sustentação que lhe aparece. Essa intuição do autor é muito potente, pois traduz o delírio como uma amálgama que promove uma experiência de homeostase em um momento de fragmentação da existência.

Outras considerações são relevantes, como a de que os conteúdos muitas vezes são acidentais, dando uma primazia da forma sobre tais repertórios, mas também enfraquecendo o tripé, quanto aos caracteres externos do delírio envolvendo conteúdo. Além disso, os conteúdos são experimentados de formas muito distintas de como o seriam caso fossem experimentados por pessoas que se pode plenamente compreender. Essa particularidade da vivência delirante foi denominada por Bleuler de "*double book keeping*"[9].

Quando se diz que um fenômeno dessa natureza é vivencial e não obedece à experiência, o que se quer traduzir é que a percepção, por exemplo, não é uma mera resposta a um estímulo sensorial, como em uma espécie de mecanicismo, mas é sim uma atribuição de significado, e tal atribuição, por mais obscura que seja, é real para quem a percebe. Trata-se dessa mesma atribuição de significados que procedemos e que, no entanto, encontra-se completamente alterada no paciente, promovendo uma intrusão de sentido.

Essa intrusão de significado, a depender da modalidade de apreensão, pode receber distintas predicações, como percepções delirantes, memórias delirantes, consciência delirante.

Outro ponto central, expresso por Jaspers, diz respeito à incorrigibilidade dos delírios. Os delírios primários seriam sustentados pelo paciente com uma forte convicção de verdade (obviamente, porque eles são verdade para o paciente).

Primeiramente, exalta-se o aspecto de uma construção normativa, que somente ocorre no contexto de troca interpessoal, de uma vida social e de um conhecimento comum. Trata-se de uma normatividade supraindividual. A experiência de realidade fundamentará os julgamentos de realidade, que passam por uma depuração interpessoal, sendo passíveis de correções. No entanto, se o quiser ir mais a fundo na constituição dos delírios, não será possível encontrá-lo, propriamente nesse embate de versões, nessa dialética, pois algum incauto poderia supor que o fenômeno delirante envolveria uma mera reformulação "crítica" a respeito de convicções não partilháveis.

A "incomunicabilidade" do delírio e sua subsequente incorrigibilidade não são da ordem dos conteúdos, nem mesmo dos juízos que serão feitos *a posteriori*. A fonte de sua incorrigibilidade deve ser perscrutada em como se fundamenta essa existência. Mais à frente, em sua produção filosófica, Jaspers dirá que a verdadeira comunicação é um "intercâmbio entre existência e existência"[10]. É dessa comunicação que se fala, e não meramente da veiculação de conteúdos.

O que é importante que se sedimente aqui é que o delírio não é um erro, mas constitui-se como verdade ao paciente, porém um tipo de verdade incomunicável existencialmente.

A explicação do porquê de sua aparência inquebrantável e incorrigível jaz, justamente, no fato de que a expressão pétrea do delírio é a expressão de uma condição existencial completamente distinta, cuja suposta "correção" acarretaria o desmoronamento de um pilar existencial.

Há outros fenômenos, no entanto, que partilhariam os aspectos externos do delírio, como o erro, ou a opinião fanática, mas que não envolveriam uma alteração tão fundamental da realidade. As distinções, na prática, por vezes, são muito difíceis: há fanáticos cujas convicções dirigem suas ações e envolvem uma crença franca em suas causas, assim como há delírios que não parecem fundamentar ações (indivíduo diz-se perseguido e age normalmente).

CRÍTICA A UMA NOÇÃO DE DELÍRIO

Delírios, como definidos pelo DSM-5, constituem-se como crenças falsas baseadas em uma inferência incorreta sobre a realidade externa, que persiste, a despeito de evidência contrária[11]. Esta é uma definição que guarda problemas, como será visto adiante.

Se o paciente toma uma determinada crença como verdade e sedimenta seu *ser* nessas bases, a tal ponto, como diz Jaspers, que uma correção significaria seu colapso, isso não é falso. Ou somente pode ser assim definido segundo a atualização de campo do seu interlocutor, no caso o psicopatólogo. No entanto, como visto mais acima, recai-se no "sofisma do psicólogo", uma vez que a função como semiólogos é justamente perscrutar que campo é esse, segundo o qual o paciente elicia um dado ajuizamento. A dificuldade mencionada por Jaspers quanto a empatizar diante de algumas crenças é justamente a dificuldade em acessar o campo de ajuizamento, o que é feito mediante muitas modalidades: cultural, de linguagem, etc. e sobretudo empática.

Paul Matussek questionará a associação entre delírio e erro de ajuizamento, dizendo que essa não correspondência entre delírio e realidade não se assemelha a uma conclusão lógica, a um produto da razão, ou ao produto de uma alteração da percepção da realidade objetiva, mas a algo mais profundo, próprio da esfera "das crenças e da confiança"[12].

A relação entre razão (ou irracionalidade) e delírio é historicamente constituída. O conceito de delírio aparece, pela primeira vez, em 1795, cunhado por Chiarugi[12], definido como "falha na capacidade de ajuizar" e um "fantasiar sem febre nem perturbação da consciência". O Renascimento concebia a loucura como forma de visão aguçada de alguém que transita entre o real e o ilusório e consegue produzir verdades que escapam ao lugar comum. Não à toa era muito explorada na literatura que se prestava a uma sátira moral. A figura de Quixote, de Cervantes, assim como a figura recorrente do "*clown*" na obra de Shakespeare são alguns exemplos disso.

O Iluminismo, por sua vez, recorre à figura da loucura como uma ameaça à razão. Em decorrência do caráter infalível do espírito (*res cogitans*), a loucura somente poderia ser identificada como *res extensa*, como corpórea. É a partir desse momento histórico que ela se torna escopo da medicina, porém é também a partir daí que passa a ser vista não como inerente à condição humana, não como uma possibilidade do ser humano, mas relegada a uma deficiência. No entanto, como seria possível falar em perda da razão, quando há casos, como em muitos delírios celotípicos, em que existe, de fato, uma infidelidade em curso?

Para autores como Blankenburg[13], a propósito da esquizofrenia, cuja gênese estaria em uma perda da "evidência natural", de uma inserção comum cotidiana, haveria uma polarização extrema dessa existência em direção à racionalidade, compreendida como um afã de conhecer as coisas, embora de forma mecânica e bizarra, por vezes. Ao mesmo diagnóstico chega Binswanger[2], quando fala em uma "perda da proporção antropológica" e identifica a loucura não como abandonar a atitude racional, mas levá-la ao extremo.

Obviamente uma discussão quanto ao fenômeno delirante mereceria inúmeras outras considerações, embora o que já foi dito acima sirva ao propósito de dar subsídios para uma perspectiva crítica acerca do juízo de realidade.

EXEMPLOS

Se o texto prestou-se a um exercício crítico, neste ponto seria necessário ver com muitas reticências afirmações do tipo "delírio é um juízo falso", ou "falseamento patológico dos ajuizamentos". No entanto, seria ainda possível falar em um transtorno dos juízos na esquizofrenia, segundo tal lógica de campo explícita anteriormente? Se sim, em que medida?

A resposta é sim, no entanto não se trata propriamente de uma fragmentação da lógica, mas o contrário: ela levada ao extremo.

Dentre os exemplos de como se expressa a essência da existência esquizofrênica, tome-se o exemplo da excentricidade, nesta obra de Binswanger[14]: trata-se de um pai esquizofrênico que presenteia sua filha cancerosa, na época de Natal, com um caixão. É possível acompanhar uma coerência quanto a um campo de valores partilhado e ajuizamentos implícitos: é Natal, presenteia-se nessa ocasião, usualmente dão-se presentes que tenham uma utilidade ao presenteado. No entanto o senso comum evidencia haver algo de estranho, bizarro nesse exemplo, apesar de absolutamente, em nenhum momento, haver uma ruptura entre os ajuizamentos produzidos e a lógica de campo segundo a qual eles são atualizados. Ao contrário, é seu paroxismo que soa estranho.

O problema não jaz nos ajuizamentos, mas é esse fundo de experiência que se apresenta desagregado. Quebra-se uma unidade de campo e tal quebra é atestada não pela via das *performances*, como o ajuizamento ou a razão como expressão de nexo causal, mas aprioristicamente pela via do senso comum. Não é preciso ser versado em saúde mental para deliberar que há algo de estranho no caso.

Sobre a esquizofrenia, Minkowski dirá: "O sentimento de medida e nuances que circunscreve todos os nossos preceitos, como uma franja viva, tornando-os infinitamente maleáveis e essencialmente 'humanos', ao mesmo tempo, estão perdidos"[4]. O que sobrevém é o que denomina de geometrismo mórbido. O mundo esquizofrênico é rígido e hipersignificado, como em um jogo de quebra-cabeças, onde tudo se encaixa, assim como no exemplo de Gruhle para definir a percepção delirante de que a boina vermelha do guarda ferroviário era sinônimo de uma desgraça iminente. Essa evidência é estranha e é essa estranheza que diz sobre um campo inacessível, não empatizável, segundo o qual são atualizados certos ajuizamentos.

Essa notação teórica quanto à fragmentação do campo é o que está na base do fenômeno "*double book keeping*", uma espécie de encavalamento de um universo que ora soa onírico ora fantasioso ao interlocutor, mas que coexiste com um outro acessível. Minkowski denomina isso como "sobreposição de mundo claro e mundo escuro". Não raro o paciente atribui-se um poder divino, que coexiste com a trivialidade de enfrentar uma fila no banco para pagar um boleto qualquer.

Saindo do campo das psicoses e adentrando o universo das vivências fóbicas, como é possível compreendê-las segundo tal perspectiva de ajuizamentos avaliados segundo uma lógica campal?

Pegue-se o exemplo do fóbico de elevadores. A vivência fóbica é de ameaça franca e real, mas questioná-los quanto a sua periculosidade muitas vezes suscita respostas variadas. Há desde aquele que os vê como francamente ameaçadores, e, nesse caso, pode-se dizer que há uma coerência lógica entre um dado ajuizamento de que "O elevador é um instrumento perigoso" e um campo que o corrobora, até aquele que duvida da lógica de sua fobia e atualiza o mesmo ajuizamento segundo um campo que não o corrobora, e seria possível se falar em uma incoerência lógica.

O que menos importa aqui é a classificação quanto à coerência ou incoerência, mas a compreensão do fenômeno.

Há o elemento concreto, do elevador como um instrumento de transporte, e há um elemento simbólico que o transcende e o transforma em um instrumento de ameaça à vida. São campos distintos, mas que coexistem. O fenômeno fóbico é um esgarçamento desse campo simbólico que avança em direção ao concreto.

De forma muito semelhante, pode-se supor que um indivíduo que foi atacado à faca nunca mais consiga utilizá-la como instrumento de corte à mesa, ou não, que consiga abstrair o elemento simbólico atribuído a ela e utilizá-la como objeto pragmático.

Comparativamente ao fenômeno psicótico descrito anteriormente, a fobia é uma sobreposição de campos distinta. Nos fenômenos ditos neuróticos, essa fronteira que se estabelece entre campos é bem delimitada. Tanto o é que muito pacientes fóbicos expressam sua experiência sob o receio de "ficarem loucos", que traduziria esse esgarçamento, embora ainda preservada a fronteira. Já nos fenômenos psicóticos, como o esquizofrênico, não. Apesar de se falar em *double book keeping*, a delimitação desse universo ora pragmático e real, ora de aspecto onírico, imaginativo e bizarro não se faz de maneira tão clara.

CONSIDERAÇÕES FINAIS

Ajuizar não é meramente um estudo gramatical de como sujeitos e predicados se articulam, à semelhança de uma dada partícula que tem de ser compreendida contextualmente, a fim de adquirir coerência de articulação, como "bola", que tem uma significação à luz de "jogar bola" e outra distinta em "não me deu bola".

Falar em juízo de realidade compreende um esforço ativo, por parte do psicopatólogo, em explorar o universo de crenças de um dado indivíduo. Nesse sentido torna-se uma janela privilegiada quanto a como se constitui uma determinada existência.

Abordar os limites daquilo que é acessível tematiza as modalidades de acesso a esses campos, a maneira como se constituem, a primazia das formas sobre os conteúdos.

Retomando a pergunta inicial, se se estaria constituindo uma taxonomia cindida quando se toma o exame psíquico nesse modelo de mosaico de funções, a resposta é não, desde que não se tome a função como um elemento quantitativo, mas sim como um fenômeno qualitativo que abre a compreensão da totalidade (nunca plenamente apreensível e em constante construção) desse indivíduo. À semelhança do círculo hermenêutico jasperiano, tal acesso compreende um movimento perpétuo de partes que constituem totalidades e totalidades que matizam partes.

Por fim, é nesse sentido que compreender a articulação intricada de campos que os interlocutores promovem é acessar não propriamente uma desordenação promovida pela falta da razão, pela falta de senso crítico, mas sim um esforço quanto a encontrar uma nova forma de ordenação das experiências[5].

Para aprofundamento

- Cetran HP. Fundamentos antropológicos de la psicopatologia. Madrid: Ediciones Polifemo; 2006.
  - A obra é de relevância para compreensão mais abrangente do que se discute como juízo de realidade, tendo-se em vista que discussões a esse respeito usualmente recaem sobre manifestações dos juízos, em especial delírios, que a rigor são muito mais amplas e extrapolam esse âmbito, tendo como consequência eclipsar o que se expressa, de fato, no fenômeno ajuizar.
- Widlöcher D. Traité de psychopathologie. France: Puf; 2006.
  - Desta obra destacamos o capítulo do autor George Lanteri-Laura: "Regards historiques sur la psychopathologie". Seu modelo de paradigmas históricos é sempre atual para compreender a posição dita epistemo-histórica: toda forma de apreender um dado fenômeno é uma elaboração e um produto do seu tempo.
- Jaspers K. General psychopathology. J. Hoenig, Marian W. Hamilton, tradutores. Baltimore: John Hopkins University Press; 1997.
  - Dentro da perspectiva histórica, a obra é central quanto a encontrar um lugar para a psiquiatria, ora tragada pelo furor positivista das ciências naturais, em uma pseudo-neurologia, ora pendendo para um psicologismo que emergia em reação a tal.

REFERÊNCIAS BIBLIOGRÁFICAS

1. Cetran HP. Fundamentos antropológicos de la psicopatologia. Madrid: Ediciones Polifemo; 2006.
   - Explora fundamentos fenomenológicos na compreensão da disciplina psicopatologia.
2. Widlöcher D. Traité de psychopathologie. France: Puf; 2006.
   - Ótima introdução para compreender com um olhar histórico engajado a disciplina psiquiátrica, com seus distintos paradigmas.

3. Heidegger M. History of the Concept of Time, Prolegomena. Theodore Kisiel, tradutor. Bloomington: Indiana University Press; 1985.
4. Minkowski E. Lived Time - Phenomenological and Psychopathological Studies. Nancy Metzel, tradutora. Evanston: Northwestern University Press; 1970.
5. **Canguilhem G. Lo normal y lo patológico. Siglo Veintiuno Editores; 2011.**
   ⇨ **Traduz uma perspectiva distinta, que rompe com uma tradição normativa e permite vislumbrar o que se denomina por patologia sob um ângulo distinto.**
6. Kant I. Crítica da razão pura. Fernando Costa Mattos, tradutor. 2. ed. Petrópolis: Vozes; 2013. (Coleção Pensamento Humano).
7. **Jaspers K. General psychopathology. J. Hoenig, Marian W. Hamilton, tradutores. Baltimore: John Hopkins University Press; 1997.**
   ⇨ **Obra de caráter fundamental para compreensão de um princípio norteador quanto ao fenômeno psicopatológico, baseando-se na leitura jasperiana das categorias de Dilthey.**
8. Conrad K. La esquizofrenia incipiente . Madrid: Editorial Alhambra; 1963.
9. Bleuler E. Dementia praecox or the group of schizophrenias. In: Monograph Series on Schizophrenia. New York: International University Press; 1950. v. 1.
10. Jaspers K. Filosofia I y II. Fernando Vela, tradutor. Madrid: Revista de Occidente; 1958.
11. American Psychiatric Association. Delusional disorder. In: Diagnostic and statistical manual of mental disorders. 5. ed. 2013.
12. **Dörr Zegers O. Psiquiatría antropológica: contribuciones a una psiquiatría de orientación fenomenológica-antropológica. Santiago de Chile: Universitária; 1995.**
   ⇨ **Trata-se de uma compilação da produção do autor sobre diversos temas da psiquiatria. Abordagem erudita e muito clara. Evita sectarismos e dialoga com múltiplas vertentes epistêmicas.**
13. Blankenburg W. La pérdida de la evidencia natural. Otto Dörr, Elvira Edwards, tradutores. Santiago de Chile: Editora Universidad Diego Portales; 2014.
14. Binswanger L. Três formas da existência malograda: extravagância, excentricidade, amaneiramento. Rio de Janeiro: Zahar; 1977.

9

Afetividade

Luis Antonio Bozutti
Melissa Garcia Tamelini

Sumário

Introdução
Considerações preliminares
Panorama histórico
Delimitação da afetividade
Psicopatologia descritiva e valor semiológico
Breves apontamentos fenomenológicos sobre a afetividade
Para aprofundamento
Referências bibliográficas

Pontos-chave

- A afetividade é a vertente da vida psíquica relacionada às características qualitativas da experiência humana, fornecendo sentido às experiências (ou seja, como elas são vivenciadas).
- Ao longo da história do pensamento ocidental, a afetividade desempenhou um papel secundário na compreensão do homem. Da mesma forma, o discurso médico durante muito tempo forneceu um papel secundário à afetividade no estudo do adoecimento mental.
- O humor corresponde à disposição afetiva básica. As emoções são reações afetivas agudas, intensas, de curta duração. Os sentimentos são configurações afetivas derivadas das emoções, abarcando um componente intelectivo e cultural.
- A psicopatologia de orientação fenomenológica buscará reter o aspecto de totalidade na análise da afetividade, não como um aspecto contingente da experiência psíquica, mas como um elemento constitutivo da consciência humana, que serve como horizonte mediador ou atmosfera que subjaz a possibilidade de as coisas importarem afetivamente ao indivíduo.

INTRODUÇÃO

Ao longo de sua história, a Psiquiatria e a Psicopatologia velejaram por mares policromáticos. Diferentes perspectivas marcaram disputas na condução dessa nau. Se em alguns momentos a fragmentação hegemônica da pluralidade de visões pudesse aparentar fragilidade, é também ela que, no seu devido tempo, possibilitou o enriquecimento do acervo cultural e conceitual dessas disciplinas diante de seu complexo objeto de estudo. O adequado aproveitamento desse legado de concepções teóricas e implicações práticas, que se mantém vivo e crescente, requer um exame crítico e cauteloso de seu emaranhado de diferentes contribuições.

O objetivo deste capítulo é examinar panoramicamente esse rico corpo de conhecimentos em relação ao conceito de afetividade. Para tal, iniciaremos propondo algumas considerações preliminares sobre a vida psíquica e, em seguida, destacaremos alguns aspectos históricos relevantes ao tema. Com isso, seguiremos pela busca de uma delimitação do campo da afetividade e chegaremos à psicopatologia descritiva com seu valor semiológico. Por fim, faremos breves apontamentos sobre a maneira com que a fenomenologia trata o tema.

CONSIDERAÇÕES PRELIMINARES

Tomemos como ponto de partida a concepção do psíquico descrita por Nobre de Melo (1979) "como um 'todo', dinamicamente integrado, ou seja, como uma estrutura total, unitária, indivisível, em constante fluir"[1]. Bleuler pontua que "em um ato psíquico só pode existir uma separação teórica, não uma separação real"[2].

Nobre de Melo reconhece o valor didático da tradicional divisão desse "todo" em três grandes grupos de atividades funcionais – o intelectivo, o afetivo e o volitivo –, porém critica seu artificialismo, pois, "se o psiquismo é um todo unitário, a consciência é, dentro dele, uma 'síntese' integral. Inteligência, afetividade e vontade não existem como faculdades ou propriedades psíquicas autônomas e independentes, mas tão só como componentes dinâmicos dessa 'síntese', sistematizados e coordenados em ato único – a totalidade manifesta da consciência"[1]. Nesse sentido, Bleuler afirma que, "da mesma forma que em qualquer sensação luminosa [...] podemos diferenciar entre qualidade (cor, matiz), intensidade e saturação, podemos falar de processos do conhecimento (inteligência), do sentimento e da vontade, ainda que saibamos que não existe nenhum processo psíquico que não corresponda às três qualidades, mesmo que se apresente em primeiro plano ora uma, ora outra, delas"[2].

Desse modo, ao destacar a esfera da afetividade do todo psíquico (ou seja, como um processo psíquico parcial) para descrição, ordenação e análise, não estamos abandonando a sua articulação com o "todo", mas apenas utilizando um recurso pragmático que auxilie a clareza de nossa exposição. Optaremos pelo uso do termo "afeto" em uma acepção ampla e inespecífica, equivalente a qualquer fenômeno da afetividade.

Uma definição inicial fenomenológica situaria a afetividade como a vertente da vida psíquica relacionada às características qualitativas da experiência humana[3]. Desse modo, a esfera intelectiva se conecta ao significado dos objetos, "o que eles são"; enquanto a afetividade fornece um sentido a esses objetos, "como eles são vivenciados". Portanto, a afetividade é a condição de possibilidade para o sujeito ser "afetado"[4]. O sentido carregará consigo uma valoração positiva ou negativa[3]. Por exemplo, ver um vestido sobre a cama pode afetar positivamente (a felicidade e a surpresa de receber um presente de alguém) ou negativamente (a tristeza associada à memória de um cônjuge recém-perdido).

PANORAMA HISTÓRICO

Berrios pontua que, na história do pensamento ocidental, desde seu berço civilizatório grego, a afetividade desempenhou um papel secundário na compreensão do homem. Tanto Aristóteles como Platão consideravam a razão como característica definidora do ser humano, sendo tanto um instrumento do conhecimento quanto uma garantia da ética. Nesse contexto, as paixões eram tomadas como os principais elementos perturbadores da razão, promovendo, consequentemente, o erro (conhecimento) e o mal (ética).[5]

As emoções foram historicamente tomadas como um resquício primitivo ou animalesco, que perturbariam a conduta adequada do homem[6]. E o discurso médico sobre o adoecimento mental também se pautou sobre as alterações intelectivas em detrimento das afetivas desde os primórdios[5]. Como exemplo disso, a melancolia foi por muito tempo descrita clinicamente pela associação da irracionalidade com a inibição comportamental[7]; consequentemente, a riqueza e a precisão da psicopatologia da afetividade se mantiveram aquém dos resultados alcançados para a percepção e para a cognição.

Segundo Berrios, ao longo do século XIX a importância da afetividade na existência humana foi paulatinamente crescen-

do, por exemplo, na crença romântica de que o homem aprenderia conceitos como o de beleza por meio das emoções, e não pela razão[5]. Da mesma forma, o movimento romântico também impactou na Medicina e na Psicologia, trazendo ênfase para a introspecção e para a experiência subjetiva. Nesse mesmo período, o advento e o fortalecimento da Psicologia das Faculdades Mentais forneceu à afetividade o *status* de função primária e autônoma, logo, também passível de adoecimento, suplantando o foco intelectualista da descrição do adoecimento mental.

Se o movimento romântico e a Psicologia das Faculdades Mentais alçaram a importância da afetividade, o darwinismo e a teoria periférica das emoções, com suas raízes no final do século XIX, tracionavam em direção oposta. O darwinismo acabou fortalecendo o posicionamento das emoções como funções inferiores, como respostas estereotipadas. Já a teoria periférica das emoções, também chamada de teoria de James-Lange, as tomava como um eco das alterações fisiológicas desencadeadas pelo sistema nervoso autônomo[5].

Desse modo, a aproximação da Medicina e da Psicologia à afetividade se deu de forma errática e irregular. A descrição de uma gama de "sintomas emocionais", muitas vezes mal definidos, e a introdução de termos antigos ressignificados (como o de melancolia como um transtorno do humor) levaram à construção de um léxico instável em relação à afetividade.

O papel secundário da afetividade também pode ser visto nas teorias elaboradas sobre a natureza dos afetos, que tendem, em sua extensa maioria, a explicá-la através de outros elementos da constituição humana[8]. Fuchs ressalta que as emoções foram comumente tomadas como ardis, cabendo-lhes um lugar subordinado à esfera intelectiva ou à esfera volitiva, como um epifenômeno destas[7]. Desse modo, dentro da Psiquiatria, o debate sobre as emoções acabou sendo dominado pelas perspectivas biológicas e cognitivistas[9].

A teoria periférica das emoções situa os afetos como registro passivo. Segundo William James e Karl Lange, os afetos são experiências subjetivas (mentais) decorrentes da tomada de consciência de alterações fisiológicas que ocorrem em nosso organismo por conta da atividade do sistema nervoso autônomo. O afeto seria, pois, um elemento secundário, um epifenômeno, incapaz de modificar as ações[8], além de ser ontologicamente dependente das reações fisiológicas[5]. James propôs diferenciar os elementos afetivos dos elementos sensitivos da experiência – enquanto as sensações seriam apreensões simples de objetos (decorreriam apenas do aporte sensorial do mundo externo), os afetos seriam apreensões emocionais de objetos (decorreriam do aporte sensorial do mundo externo associado à detecção de alterações fisiológicas do corpo)[8]. Contra essa teoria se argumenta que, "em várias situações fisiológicas, há alterações viscerais e autonômicas sem qualquer concomitante emocional ou mental"[6].

Nas teorias cognitivas, o afeto **é** decorrente de um processo ativo, ou seja, há um papel central dos pensamentos e das crenças no aparecimento dos afetos. Os afetos seriam ontologicamente dependentes da atividade intelectiva, e surgem simultaneamente ou até mesmo antes das alterações corporais[8].

Contra essa teoria, Fuchs ressalta que a manutenção de determinadas posições corporais ou mímicas faciais favorecem o aparecimento de afetos condizentes[3]. Da mesma forma, portadores de lesões medulares que afetam a propriocepção referem uma mudança na qualidade das emoções[6].

Diante do exposto, seria legítimo advogar por uma psicopatologia genuína da afetividade, tomando cuidado para não a submeter ontologicamente[7]. Nesse sentido, o afeto seria visto como modo único e irredutível da existência[8], uma vez que os objetos se dão ao sujeito de maneira contextualizada, ou seja, entrelaçados em significados e sentidos[4]. Ninguém percebe exclusivamente uma chave, mas uma chave prateada que havia sido perdida e está agora caída sobre o chão de madeira, se apresentando com o alívio de encontrar. Desse modo, a afetividade é a responsável pelas qualidades dessa articulação sujeito-mundo, uma espécie de pré-requisito básico para o engajamento, atuação e sintonização do sujeito com o mundo[10], crucial para a compreensão da posição que o homem ocupa no espaço[9].

DELIMITAÇÃO DA AFETIVIDADE

Em busca de uma psicopatologia genuína da afetividade, termos como afetos, sentimentos, emoções, humores e paixões comumente estiveram presentes ao se referir à afetividade, porém com usos muitas vezes discrepantes[7]. Algumas características são propostas para definir esses elementos: duração, polaridade, intensidade, reatividade (associação a objetos internos ou externos), presença de componentes neurovegetativos concomitantes e força motivacional[5,8]. Ademais, vale ressaltar que, diante do reconhecimento da unidade da vida psíquica, é inevitável que, ao delimitar uma parte desse todo, suas margens fiquem comprometidas, havendo áreas de transição.

Como um primeiro passo nessa tarefa, podemos partir da revisão feita por Tatossian da distinção germânica clássica entre humor (*Stimmung*) e sentimento (*Gefühl*)[11]. Por um lado, os sentimentos se encontram inseridos nas ações e reações da história do sujeito, no suceder temporal dos fatos, sendo possível a identificação de seus desencadeantes e objetos direcionados, com duração limitada. Assim, eles facilmente são abarcados pela compreensibilidade psicológica. O humor, por sua vez, é dotado de relativa estabilidade, sendo um fundo global que tinge todas as experiências e se relaciona diretamente com a totalidade do sujeito. Enfim, mais delineia do que é delineado pela biografia do indivíduo.

A distinção fenomenológica entre humor e afeto (sentimento) apoia-se no trabalho de diversos autores do campo filosófico, como Ricoeur e Heidegger. Em linhas gerais, o contraste pode se dar da seguinte forma: o humor tem como atributos o fato de não ser intencional, não ter foco específico, não ser motivado, ser inarticulado, ter uma absorção horizontal, ser indefinido, não ter direcionalidade e ter uma intensidade sustentada. Já os afetos são intencionais, têm foco específico, são motivados, articulados, não têm absorção horizontal, são sentidos como tendo "causas", com uma direcionalidade e uma intensidade alta minguante[10].

Da vertente do *Stimmung* derivou a concepção dos estados afetivos globais, que abarcam a totalidade da relação pessoa-mundo. Assim, "configuram o modo de estar na vida", fornecendo um "sentido geral da existência"[12]. Por sua vez, os sentimentos (e as emoções) configuram afetos particulares, que se referem a algo, na relação sujeito-objeto[4].

Os estados afetivos globais comumente se referem ao humor. Nobre de Melo o descreve como a "disposição afetiva básica" ou "estado de ânimo", que depende simultaneamente das condições somáticas e psíquicas[1]. Fuchs define seis características, próximas às apontadas anteriormente[7]:

- É um estado afetivo duradouro, cujas variações periódicas acontecem de maneira gradual e espontânea, sem ser possível delimitar com precisão seu início ou fim.
- Trata-se de um estado afetivo penetrante, ou seja, o humor é uma camada da vida afetiva que "permeia todas as experiências e lhes fornece coloração".
- Há uma ausência de intencionalidade, em um sentido que não se dirige a um objeto específico, mas é difuso e global.
- É um estado afetivo de disposição, ou seja, promove a tendência de "vivenciar a si mesmo e o mundo de determinado modo, e se comportar de maneira correspondente".
- É responsável pela sintonia entre sujeito, corpo e mundo, mantendo-os orquestrados, em consonância.
- Oscila entre polaridades, por exemplo, na esfera subjetiva como agradável/desagradável, na esfera corporal como leve/pesado, na esfera do mundo como expansão/retração, claro/escuro, excitante/enfadonho.

Cetran propõe que os estados afetivos globais sejam divididos entre humor, ânimo e temperamento[12]. Para esse autor, o humor representa a espacialidade dessa articulação entre pessoa e mundo, abarcando as dimensões do âmbito "de onde" a vida se realiza. Já o **ânimo** representa a temporalidade dessa mesma articulação, abarcando os modos de duração e de ritmo das ações da vida. Apesar da divisão, o autor ressalta que "humor e ânimo estão entrelaçados intimamente". Por fim, o temperamento representa a consistência da articulação entre pessoa e mundo, compreendendo os "próprios recursos internos" para estar no mundo, ou, então, o "modo de sentir a vida" (principalmente em aspectos de independência, domínio, segurança, confiança).

Nobre de Melo também define temperamento como uma "disposição fundamental inata", enraizada na esfera instintiva, "imodificável e invariável", que orienta a maneira de vivenciar e o modo de reagir do sujeito diante do mundo[1].

Ademais, Nobre de Melo traz uma definição para tonalidade afetiva, correspondendo "à intensidade e à qualidade ou modalidade do conjunto de experiências afetivas, em um momento dado"[1]. A tonalidade afetiva acompanha os processos intelectuais (como percepções, representações e conceitos) e se relaciona ao conjunto de circunstâncias da vida da pessoa, variando conforme as disposições dadas pelo humor[13]. Ou seja, como experiência consciente, a tonalidade afetiva revela o estado afetivo global.

Já em relação aos afetos particulares, Cetran diferencia emoções e sentimentos pela "direcionalidade" na díade sujeito-objeto[4]. Os sentimentos partem do "eu" em direção ao objeto (centrífugo), ou seja, é da intimidade que parte a valoração. A emoção, por sua vez, provém do objeto e invade a experiência do sujeito (centrípeta). É a emoção que coloca o homem em movimento, ou seja, o sujeito se encontra em posição passiva.

As emoções são reações afetivas agudas desencadeadas por estímulos significativos internos (como uma memória ou um pensamento) ou externos (uma discussão ou um encontro), intensas e de curta duração[6], comumente acompanhadas de elementos somáticos (neurovegetativos) de maneira concomitante ou consecutiva[1]. A relação não se embasa no objeto em si, mas se dá a partir do estímulo (ou conjunto de estímulos), que suprimem a distância e o tempo que separam o sujeito e o objeto, implicando certa desaparição do "eu"[4]. São barulhos, vultos, movimentos bruscos ou toques inesperados que geram uma ruptura abrupta do equilíbrio afetivo, rompendo a continuidade e mesmidade da experiência. Trata-se de um "movimento emergente", uma "tempestade" que altera a dinâmica pessoal[14].

A emoção obscurece o entorno, ressaltando a materialidade imediata do estímulo, ao qual o sujeito se sente passivamente direcionado[4]. Ademais, as emoções não são individualizadas, são reações automáticas próprias da espécie ou reações impessoais próprias da cultura na qual se insere o indivíduo[4].

Nobre de Melo propõe a divisão das emoções em primárias, secundárias, derivadas e mistas, como se segue[1]:

- As primárias são inatas e, portanto, diretamente ligadas à vida instintiva, enraizadas na organização biológica. Do ponto de vista evolucionista, estão relacionadas à preservação da espécie, por meio da conservação e da reprodução. Ao ser invadido por um estímulo, há dois movimentos básicos a serem realizados, um positivo e um negativo. O positivo se propõe a incorporar esse novo (emoção afetuosa). O negativo, por sua vez, se propõe a suprimir esse novo, seja através da destruição (emoção colérica), seja através do afastamento (emoção de choque)[14]. Como proposta de descrição:
    » Emoção de choque: também chamada de reação catastrófica, é marcada pela experiência subjetiva de pavor ou pânico e acompanhada de intensos concomitantes somáticos – vasoconstrição periférica, palidez, esfriamento de extremidades, aceleração dos movimentos respiratórios e dos batimentos cardíacos.
    » Emoção colérica: também chamada de reação agressiva, é marcada pela experiência subjetiva de raiva ou cólera e acompanhada de face congesta, aceleração dos movimentos respiratórios e dos batimentos cardíacos, aumento do tônus muscular e movimentos bruscos.
    » Emoção afetuosa: é marcada pela experiência subjetiva de tranquilidade e bem-estar, diluição e fusão com o mundo. É acompanhada por relaxamento muscular, movimentos respiratórios mais lentos e amplos e redução da frequência cardíaca.

- As secundárias são adquiridas, com importante relação com o corpo, sendo divididas em estados afetivos sensoriais e vitais.
    » Estados afetivos sensoriais: referem-se aos estados afetivos agradáveis ou desagradáveis que acompanham, respectivamente, os aportes sensoriais de prazer e de dor. Têm por sede a sensibilidade corporal, sendo assim adquiridos, e a sensação se refere a uma região determinada do corpo. Destacam-se pela atualidade e pela localização[13].
    » Estados afetivos vitais: da mesma forma que os anteriores, são afetos corporais, porém sem localização definida. Provêm de sensações vagas e difusas e são descritas na experiência subjetiva pela polaridade *Wohlbefinden* (bem-estar) ou *Missbefinden* (mal-estar). Aqui se incluem os estados afetivos que acompanham as experiências de adoecimento/saúde, fome/saciedade etc. As emoções derivadas resultariam da evolução progressiva das emoções primárias e secundárias, ganhando matizes culturais. Tornam-se, pois, respostas típicas (e, nesse sentido, impessoais) de um determinado grupo. Da mesma forma que as emoções primárias movem o sujeito pela sobrevivência, pela garantia da vida biológica, as emoções derivadas se conectam à identidade social, ao pertencimento a um grupo[4].
- As emoções mistas envolvem "mesclas de estados afetivos contrastantes", resultando em um conflito emocional consciente[1].

Por sua vez, os sentimentos são configurações afetivas de maior estabilidade, menor intensidade e menor reatividade quando comparados às emoções. Os sentimentos derivam das emoções, abarcando uma relação com conteúdos intelectuais e se destituindo da vertente neurovegetativa[14]. Por conta do revestimento intelectivo, Dalgalarrondo reconhece a influência cultural nos sentimentos. Cada língua trará um universo semântico diverso, e cada sentimento pode adquirir nuances diferentes quando comparado ao de outra língua. Desse modo, em decorrência dos diferentes matizes ideativos, os sentimentos são mais numerosos do que as emoções (Tabela 1).

Cetran descreve o processo transformativo do emocional em sentimental como um "processo maturativo", a partir do qual a pessoa se torna "autônoma, independente e livre"[4]. Autônoma por ter critérios próprios de sentidos, sendo "veículos de valor"[1], centrifugamente valorando acontecimentos, pessoas e objetos de maneira positiva ou negativa. Independente por garantir distância do "eu" em relação ao objeto, ou seja, mantendo a distinção de como "eu" me sinto em relação ao objeto e o objeto em si. Livre por desenvolver suas respostas individuais diante da realidade.

Paim, baseando-se em Max Scheler, propõe uma divisão em quatro tipos de sentimentos: sensoriais, vitais, anímicos (ou psíquicos) e espirituais[13].

Tabela 1 Emoções e sentimentos derivados

Emoção	Sentimentos derivados
Emoção primária de choque	Medo, temor, receio, desamparo, abandono, rejeição, insegurança, desconfiança
Emoção primária colérica	Raiva, rancor, ódio, ira, vingança, nojo, desprezo, revolta, repúdio, ciúme, crueldade
Emoção primária afetuosa (em conexão com a alteridade)	Simpatia, cordialidade, compaixão, estima, carinho, gratidão, amizade, amor, apreço, apego, respeito, admiração
Emoção primária afetuosa (narcísica)	Vaidade, orgulho, arrogância, empáfia, prepotência
Emoção secundária (agradável, bem-estar, *Wohlbefinden*)	Felicidade, alegria, júbilo, contentamento, satisfação, gratidão, esperança
Emoção secundária (desagradável, mal-estar, *Missbefinden*)	Tristeza, impotência, vergonha, culpa, remorso, tédio, desespero

Baseada em Nobre de Melo, 1979,[1] e Dalgalarrondo, 2008.[6]

- Os sentimentos sensoriais correspondem ao que foi delimitado anteriormente como estados afetivos sensoriais.
- Os sentimentos vitais correspondem igualmente aos estados afetivos vitais já descritos.
- Os sentimentos anímicos, diferentemente dos anteriores, não estão ligados diretamente à percepção e à experiência corporal, mas remetem ao significado daquilo que é percebido. Desse modo, são ligados a um sistema de valoração individual e vivenciados subjetivamente como qualidades ou modalidade do "eu"[1]. Mira y López defende que os sentimentos anímicos derivam das emoções e dos sentimentos sensoriais e vitais, por meio da incorporação de elementos intelectivos, referenciando-se à esfera psíquica[14].
- Os sentimentos espirituais são conectados com esferas estéticas, morais e religiosas, e a valoração é identificada como qualidade do objeto, como objetivo. Os sentimentos espirituais são tomados como os mais nobres dos afetos – caracterizando o que é belo ou feio, verdadeiro ou falso, bom ou mau, sagrado ou profano, e assim por diante. Decorrem do processo de abstração, na qual o sentimento ganha uma representação mental, como um símbolo puro, um valor absoluto[4].

Por fim, Nobre de Melo também propõe delimitar elementos provenientes da esfera instintivo-afetiva: as inclinações e as paixões (Tabela 2). As inclinações são definidas como "movimentos afetivos involuntários, duráveis, contínuos, persistentes em direção a um determinado objeto"[1]. São ditos involuntários por serem impulsionados por disposições extraconscientes, das quais também extraem seu sentido. Todavia, são acompanhados de representações conscientes de sua finalidade e passíveis de contenção eficaz de suas manifestações; desse modo, diferenciam-se dos instintos puros. As paixões, por sua vez, são estados afetivos de elevada intensidade, de caráter tirânico sobre a vida psíquica do sujeito, direcionando os pensamentos e as ações para um objeto específico, em detrimento de todo o restante. Podem ser curtas ou prolongadas.

PSICOPATOLOGIA DESCRITIVA E VALOR SEMIOLÓGICO

As alterações dos estados afetivos globais (*Stimmung*) são habitualmente denominadas distimias (como tradução do termo alemão *Verstimmung*)[11]. Uma primeira descrição de suas

Tabela 2 Classificação de inclinações e paixões

Tendências instintivo-afetivas		Inclinações	Paixões
Pessoais	Apetites (autoconservação física)	Fome, sede, repouso, atividade	Gula, embriaguez, preguiça
	Pendores (autoconservação psíquica)	Tranquilidade, segurança	Avareza, covardia, comodismo
Sociais	Expansivas (ampliação do campo da vida)	Curiosidade, poder, dominação	Ambição, orgulho, inveja, vaidade, cobiça
	Altruístas (conservação da espécie)	Generosidade, amor ao próximo, amor à humanidade	Renúncia, devoção
	Eletivas (conservação de um grupo)	Amizade, inimizade, simpatia, antipatia	Servilidade, submissão, animosidade, crueldade, ciúme, luxúria
Morais (ideais abstratos)		Amor à beleza, amor à justiça, amor à verdade, amor à bondade	Fanatismo, puritanismo, sectarismo

Fonte: baseada em Nobre de Melo, 1979[1].

alterações costuma se embasar na polaridade do humor: de um lado as hipertimias, descritas como aumento da intensidade e excitabilidade do humor[1], ou seja, uma tendência para as polaridades agradáveis (*Wohlbefinden*), leves, claras, expansivas, excitantes; por outro lado, as hipotimias, descritas como redução da intensidade e excitabilidade do humor[1], ou seja, uma tendência para as polaridades desagradáveis (*Missbefinden*), escuras, pesadas, de retração, enfadonhas.

Das hipertimias, são descritas a euforia e a exaltação. A euforia é uma elevação do humor, se expressando na experiência subjetiva como satisfação e felicidade[13]. Tendo em vista a conexão com o "todo" psíquico, é comumente acompanhada de aceleração do curso do pensamento, que se torna mais fluido e variado, porém mais superficial; maior produção verbal e de gesticulação, com vivacidade da mímica facial; leveza ao contato interpessoal, com tendência à intimidade; diversificação de interesses e distraibilidade; as vivências se tornam fugazes e efêmeras, sem sedimentação. A exaltação ou elação se apresenta com a euforia associada ao aumento da convicção do próprio valor, acompanhada de mais planos e inspirações[13]. Pode acompanhar instabilidade afetiva, com acessos de cólera. As hipertimias são descritas em quadros maniformes (associados ao transtorno afetivo bipolar ou de causas secundárias), nos estágios iniciais da embriaguez alcoólica e em quadros demenciais.

Por sua vez, a hipotimia é caracterizada por vivência subjetiva de tristeza profunda, mal-estar, inutilidade[13]. Geralmente é acompanhada de lentificação dos demais processos psíquicos, com os pensamentos se restringindo a um círculo menor, mímica apagada e desbotamento das percepções. Está presente em quadros depressivos (monopolares, bipolares ou de causas secundárias).

Cetran propõe uma descrição das alterações de humor, de ânimo e de temperamento com base em sua proposta estrutural[12]. Dessa forma, ele descreve as alterações de humor como modificações da apropriação do espaço, a saber:

- Humor melancólico: o mundo é vivenciado como "inacessível", "inalcançável", "indisponível". A experiência subjetiva é de impotência, "não poder". Há o distanciamento e a desertificação do mundo.
- Humor expansivo/eufórico: o mundo é submetido a uma "onipotência apropriativa", ou seja, tudo está disponível, ao alcance. A experiência subjetiva é de não ter limites.
- Humor irritável: o mundo é vivenciado como "estreito" e "invasivo", como se esvaíssem as fronteiras da intimidade. A presença da alteridade é tomada como perda de liberdade e aumento de exigências. Ou seja, o mundo gera atritos, o "eu" se torna hipersensível. Também é denominada irritabilidade patológica, predispondo ao desgosto, à ira, à impaciência e à intolerância a estímulos, principalmente ruídos. Pode estar presente em diversos quadros depressivos, ansiosos e de tensão pré-menstrual[13].
- Humor disfórico: trata-se de uma variável do humor irritável, porém há reações de "descarga" contra a estreiteza do mundo. Por exemplo, tais reações podem aparecer nos quadros maniformes quando a realidade do mundo nega

a "onipotência apropriativa" e nos quadros depressivos diante da inacessibilidade dos recursos do mundo.

- Humor angustiante: o mundo é vivenciado como "opressivo", esmagador, sufocante, falta-lhe espaço para a realização da vida. Há uma ameaça de "deixar de ser", seja como perder a vida, a consciência ou a sanidade.
- Humor desconfiado: o mundo é um lugar inseguro e sem firmeza. O sujeito toma atitudes de cautela, vigilância e controle. Sente-se incapaz de tomar decisões, "percebidas como possibilidade de ameaça".
- Humor paranoide: é a "absolutização do humor desconfiado". O mundo não é apenas uma ameaça, mas se torna um inimigo. O sujeito tende a se sentir no centro do espaço, com os acontecimentos do mundo em direção a si.
- Humor delirante: trata-se de um mundo que perde seu sentido e seus significados, sua naturalidade e neutralidade. Inicialmente, há uma experiência de perplexidade pela "destruição do mundo tal como era conhecido", seguida pelo desenvolvimento de um sistema de referências particular e construção de uma experiência de mundo idiossincrática, típica da fase de cristalização delirante.

O autor também conceitua as alterações do ânimo como "modificações do curso dinâmico das ações" e descreve as seguintes:

- Ânimo ansioso: trata-se de um tempo que se encontra em falta. O sujeito encontra-se com pressa e receio de não cumprir todas as tarefas. Sente suas ações em caráter imprescindível e urgente, com apreensão negativa em relação ao futuro. Há uma ameaça de "não chegar a ser". A vida se estrutura diante de exigências inalcançáveis. Costuma ser acompanhado de concomitantes somáticos.
- Ânimo agitado: trata-se de um tempo de elevada urgência, que acarreta intranquilidade. Costuma evoluir com dificuldade de organização das ações, que passam a ser realizadas de maneira desorganizada e muitas vezes sem propósito bem definido.
- Ânimo decaído: também chamado de desânimo, trata-se de um tempo que perdeu seu dinamismo, no qual os ritmos se lentificaram. O sujeito se sente despreparado para a ação e permanece em atitude passiva.
- Ânimo exultante: trata-se de um tempo que ganhou mais dinamismo e cujos ritmos se aceleraram. O sujeito se sente mais disposto e motivado, com atitudes impulsivas, rápidas, que se modificam com facilidade.
- Ânimo aterrador: trata-se de um tempo na iminência de catástrofe, que pode culminar em uma conduta intempestiva de fuga ou em uma paralisação total, com quebra da comunicação.

Sobre as alterações dos temperamentos, Cetran as pontua como vulnerabilidades na articulação do sujeito e do mundo[12].

- Temperamento inseguro: o elemento constitutivo básico desse temperamento é a insegurança generalizada sobre si mesmo, sobre o mundo e sobre a vida. O sujeito é vulnerável para dar sentido de incertezas e dúvidas sobre as experiências.

- Temperamento angustiante: esse temperamento é marcado pela insuficiência em se sentir autônomo e independente. O sujeito é vulnerável a não dar sentidos de liberdade e responsabilidade, com vivências de exposição.
- Temperamento ressentido: a marca central desse temperamento é o ressentimento de não receber o que merece por ser quem é. O sujeito é vulnerável a dar sentidos de injustiças, a desenvolver rancores e até se tornar belicoso quando não recebe o que lhe seria devido.
- Temperamento delirante: trata-se de um temperamento com tendência a fornecer sentido direcionado ao próprio sujeito. Ou seja, é um mundo que denuncia e um "eu" que é referência.
- Temperamento depressivo: há uma dificuldade em fornecer sentido ao mundo, que se torna escasso. O sujeito tende a manter uma postura de "contemplador passivo", "resignado à sua frustração".

Já com relação às tonalidades afetivas, algumas descrições são geralmente realizadas, como se segue.

A puerilidade é caracterizada pela presença de uma vida afetiva superficial, cujos afetos são desprovidos de consistência e durabilidade. É comum haver risos e choros por motivos banais. É descrita na deficiência intelectual, na esquizofrenia hebefrênica e em quadros dissociativos[6].

Já a moria é caracterizada por uma alegria associada à puerilidade, se apresentando através de um comportamento bufão, com brincadeiras e caretas, além da dificuldade de se manter parado. É classicamente descrita em lesões extensas do lobo frontal[13].

O êxtase é um estado afetivo caracterizado por uma experiência de "dissolução do eu no todo", sendo descrita muitas vezes por beatitude ou iluminação divina, podendo ser permeada por hipertimia. O êxtase é descrito em indivíduos sadios inseridos em contextos religiosos/místicos, mas também pode estar presente em quadros maniformes, na esquizofrenia e em quadros dissociativos[6].

A apatia é a diminuição da excitabilidade afetiva. Há uma redução da vida afetiva, ou seja, a pessoa reconhece que a situação habitualmente seria carregada de afeto, porém não consegue sentir nada. Ou seja, há uma hiporreatividade, levando a um "tanto faz, tanto fez". É descrita em quadros depressivos, na esquizofrenia e em quadros mentais orgânicos[6].

É importante diferenciar a apatia da atimia, que é descrita como um "sentimento de não sentir sentimento", ou seja, há uma incapacidade de sentir afetos também, mas de maneira diferente da apatia isso é vivenciado de forma penosa, torturante, presente em quadros depressivos[1].

A anedonia é uma redução da capacidade de sentir prazer nas experiências, levando a uma perda de interesse por atividades que habitualmente lhe agradavam, presente em quadros depressivos e na esquizofrenia[6].

O embotamento afetivo é uma perda muito profunda da vida afetiva, um "remate final do empalidecer dos afetos"). Enquanto a apatia é principalmente vivenciada subjetivamente, o embotamento afetivo já pode ser observado de maneira objetiva, por meio da mímica, da postura e das atitudes. Por isso, também é denominado de devastação afetiva. É tipicamente descrito nos quadros deficitários de esquizofrenia[6].

A hipomodulação do afeto é a incapacidade de modular os afetos diante das diferentes situações da vida. A reação afetiva é composta pela sintonização afetiva – que é a capacidade de o indivíduo ressoar com os estímulos externos – e a irradiação afetiva – que é a capacidade de transmitir seu estado afetivo. A rigidez afetiva se apresenta pela dificuldade de sintonizar e de irradiar os afetos[6].

A tenacidade afetiva é uma persistência anormal, uma fixação prolongada de certos estados afetivos (como ressentimento, rancor, ódio), comumente descrita na alteração orgânica de personalidade associada à epilepsia do lobo temporal[1].

A dissociação ideoafetiva é a presença de um componente afetivo não condizente com o componente ideativo. A indiferença afetiva é a presença de uma frieza afetiva não compatível com o relato, sendo comumente descrita como a "bela indiferença" da histeria[6].

A labilidade afetiva é marcada pela instabilidade dos afetos, com oscilações abruptas, rápidas, imotivadas e inesperadas. A incontinência afetiva é uma reatividade exacerbada, desencadeada até mesmo por pequenos estímulos e exteriorizada de maneira desproporcional (riso incontido, pranto convulso), havendo dificuldade em conter essa resposta. Tanto a labilidade como a incontinência podem estar presentes em quadros mentais orgânicos (principalmente nos acometimentos de lobo frontal e na síndrome pseudobulbar)[6].

O estupor emocional é uma inibição momentânea e transitória da excitabilidade aos estímulos, comumente com obnubilação da consciência. É descrita em situações-limites e grandes tragédias[1].

A catatimia é caracterizada pela influência intensa de um afeto sobre as demais funções psíquicas, determinando, por exemplo, o direcionamento do foco atencional, a riqueza de detalhes da memória, o processo de decisão e até mesmo a sensopercepção[6].

As paratimias são reações afetivas incongruentes, inadequadas, paradoxais e até mesmo bizarras às situações existenciais, com uma desorganização profunda entre os conteúdos afetivos e ideativos. As neotimias se dão pela irrupção de sentimentos novos, estranhos, incompreensíveis e até mesmo bizarros, acompanhados geralmente de perplexidade e angústia. As ambitimias, também chamadas de ambivalência afetiva, se dão pela coexistência de estados afetivos opostos em relação a um objeto. Todavia, é importante diferenciá-las das dúvidas ou dos conflitos íntimos, nos quais existem afetos díspares também, pois na ambivalência afetiva cada sentimento perde a sua integridade diante de uma ruptura da unidade vivencial. As paratimias, as neotimias e as ambitimias são descritas na esquizofrenia[1].

As fobias são medos desproporcionais e incompatíveis com o perigo real. O encontro com o objeto ou a situação fobígena resulta em uma intensa crise de ansiedade[6]. E os ataques de pânico são crises agudas e intensas de ansiedade acompanhadas de um medo de morrer, enlouquecer ou perder o controle[6].

BREVES APONTAMENTOS FENOMENOLÓGICOS SOBRE A AFETIVIDADE

Se a psicopatologia descritiva busca isolar o psiquismo em variantes que possam ser delimitadas e posteriormente usadas como índices a serviço de uma nosologia, a fenomenologia buscará reter o aspecto de totalidade na análise da afetividade. Como exemplo do campo da filosofia fenomenológica, Heidegger aborda a afetividade, não como um aspecto contingente da experiência psíquica, mas como um elemento constitutivo da consciência humana, que serve como horizonte mediador ou atmosfera que subjaz a possibilidade de as coisas importarem afetivamente ao indivíduo[15]. Dentro do âmbito da psicopatologia de orientação fenomenológica, além de descrições pormenorizadas e refinadas dos fenômenos afetivos (algumas delas aqui citadas nas diferenciações propostas para a afetividade), as emoções são vistas como forças dinâmicas que conduzem o indivíduo na sua interação contínua com o mundo, apoiando-se em dimensões como temporalidade e corporeidade[10], e todas as alterações psicopatológicas terão um colorido afetivo que as caracterize de forma prototípica.

Para aprofundamento

- Bear MF, Connors BW, Paradiso MA. Neuroscience: exploring the brain. 4. ed. Filadélfia: Wolters Kluwer; 2016. p. 615-43.
  ⇨ **Este capítulo revisa as contribuições que as neurociências trazem sobre o tema.**
- Goldie P, editor. The Oxford Handbook of Philosophy of Emotion. Oxford: Oxford University Press; 2010.
  ⇨ **Este livro fornece um extenso compilado de artigos filosóficos sobre o tema.**
- Ratcliffe M. Feelings of being. Oxford: Oxford University Press; 2008.
  ⇨ **Este livro aprofunda a perspectiva fenomenológica sobre a afetividade.**

REFERÊNCIAS BIBLIOGRÁFICAS

1. Nobre de Melo AL. Psiquiatria. Volume 1 – Psicologia geral e psicopatologia. Rio de Janeiro: Civilização Brasileira; 1979.
   ⇨ **Este volume fornece uma visão abrangente e detalhada sobre a psicopatologia como um todo.**
2. Bleuler E. Afectividad, sugestibilidad, paranoia. Madri: Triacastela; 2008. p. 55-118.
3. Fuchs T. Emoções incorporadas: como emoções e corpo vital estão em conexão. In: Para uma Psiquiatria fenomenológica: ensaios e conferências sobre as bases antropológicas da doença psíquica, memória corporal e si mesmo ecológico. Rio de Janeiro: Via Verita; 2018. p. 27-50.
4. Cetran HP. Fundamentos Antropológicos de la Psicopatología. Madri: Polifemo; 2006.
   ⇨ **O livro como um todo traz uma abordagem crítica sobre a psicopatologia, sendo o capítulo destacado com foco nos elementos afetivos.**
5. Berrios GE. The psychopathology of affectivity: conceptual and historical aspects. Psychol Med. 1985;15(4):745-58.
   ⇨ **Este artigo fornece uma visão apurada sobre os aspectos históricos associados à afetividade.**
6. Dalgalarrondo P. Psicopatologia e semiologia dos transtornos mentais. 2. ed. Porto Alegre: Artmed; 2008. p. 155-73.
   ⇨ **O livro se destaca na psicopatologia descritiva e em seu valor semiológico.**
7. Fuchs T. The phenomenology of affectivity. In: Fulford KWM, Davies M, Gipps RGT, Graham G, Sadler JZ, Stanghellini G, et al. The Oxford handbook of philosophy and psychiatry. Oxford: Oxford University Press; 2013. p. 612-28.
8. Cutting J. Principles of Psychopathology: two worlds, two minds, two hemispheres. Nova Iorque: Oxford University Press; 1997. p. 381-456.
9. Rosfort R. Emotion. In: Stanghellini G, Broome MR, Fernandez AV, Fusar-Poli P, Raballo A, Rosfort R, editores. The Oxford handbook of phenomenological psychopathology. Oxford: Oxford University Press; 2019. p. 306-15.
10. Stanghellini G, Rosfort R. Emotions and personhood: exploring fragility-making sense of vulnerability. Oxford: Oxford University Press; 2013.
    ⇨ **O livro aborda de maneira magistral o tema da afetividade sob a óptica da psicopatologia de orientação fenomenológica.**
11. Tatossian A. Fenomenologia das psicoses. São Paulo: Escuta; 2006.
12. Cetran HP. Psicopatología Regional. Buenos Aires: Polemos; 2017. p. 237-328.
13. Paim I. Curso de psicopatologia. 11. ed. rev. e ampl. São Paulo: EPU; 2014.
14. Mira y López E. Psicologia geral. São Paulo: Melhoramentos; 1970.
15. Aho K. Affectivity and its disorders. In: Stanghellini G, Broome MR, Fernandez AV, Fusar-Poli P, Raballo A, Rosfort R, editores. The Oxford handbook of phenomenological psychopathology. Oxford: Oxford University Press; 2019. p. 459.

10
Conação

Alan Campos Luciano
Hermano Tavares

Sumário

Introdução
    Considerações sobre o agir humano
Fenomenologia
    Conação
    Intenção
    Volição
Psicopatologia da conação
    Alterações psicopatológicas quantitativas
    Alterações psicopatológicas qualitativas
    Alterações primárias da vontade: impulsividade e compulsividade
Duas dimensões psicopatológicas: o espectro impulsivo e o espectro compulsivo
Impulsividade e abordagem dimensional dos fenômenos impulsivos
Considerações finais
Para aprofundamento
Referências bibliográficas

Pontos-chave

- Conação corresponde ao conjunto de atividades psíquicas que determinam uma ação a partir da ponderação de forças propelentes do psiquismo. Vontade diz respeito ao processo consciente na tomada de decisões, enquanto a intenção, onde se encaixam os impulsos, os instintos ou as pulsões, refere-se à finalidade que motiva uma ação.
- A conação pode estar comprometida em diversos transtornos psiquiátricos. Deste modo podemos separar as alterações primárias da vontade (fenômenos impulsivos e compulsivos), em que este é o principal elemento psicopatológico do transtorno, das alterações secundárias, onde ela é uma consequência de outra alteração psicopatológica (ex.: hipobulia na depressão).
- A conação pode apresentar alterações quantitativas (ex.: abulia, hipobulia, hiperbulia) ou qualitativas (ex.: sugestionabilidade patológica, reação de última hora, obediência automática, ambitendência).
- Nos atos impulsivos ocorre a impossibilidade de inibição de uma tendência, sendo que, deste modo, este prevalece na determinação do comportamento.
- Nos atos compulsivos ocorre um viés no processo decisório em favor da contratendência, inibindo as possibilidades de comportamentos que satisfariam os impulsos.

INTRODUÇÃO

"Vontade e impulso são faces da mesma moeda."
Analogia à obra *Dr. Jekyll and Mr. Hyde (o médico e o monstro)*, de R. L. Stevenson.

Considerações sobre o livre-arbítrio e o agir humano

Estamos diante de uma esfera psicopatológica que, em última análise, nos remete ao aspecto mais controverso e intrigante da própria natureza da vida, a liberdade. Aqui opõem-se conceitos filosóficos desde a consideração monista ou dualista (cartesiano) do ser humano até uma perspectiva determinista (histórica) ou existencialista dele. Essas considerações podem passar, comumente, despercebidas da atenção do público em geral no cotidiano, mas estão contidas nas mais diversas expressões culturais humanas, como nas religiões: "livre-arbítrio" judaico-cristão ou o "Maktub" ("era para ser assim") islâmico.

Impulso, instinto e vontade podem ser entendidos como fatores que se relacionam e são determinantes do chamado livre arbítrio. Tal conceito é negado por correntes deterministas, em que toda ação humana final seria resultado da interação de condicionantes ambientais e históricos sobre o indivíduo, este porém agiria com a sensação de ser livre para fazer uma escolha, por não ter acesso consciente a todas as situações que condicionam o seu comportamento final. Já fenomenologistas e existencialistas defendem a ideia do homem sujeito de si próprio, que se supera apesar dos condicionantes ambientais e históricos e podem em última instância escolher por si, ou seja, o homem é sujeito de vontade ("o que quero fazer com o que o mundo fez de mim")[1].

FENOMENOLOGIA

Há muitas definições e classificações para os termos envolvidos nos processos de tomada de decisões, sendo que, muitas vezes, a definição de conação e volição se confundem ou são tomadas como sinônimos. Abordaremos aqui algumas perspectivas deste complexo fenômeno, organizando a totalidade deste fenômeno determinante do comportamento como conação, resultante da interação da vontade consciente e das intenções.

Conação

O termo conação, do latim "*conatus*", foi introduzido pela primeira vez por Spinoza, no século XVII[2]. Podemos definir conação como o conjunto de atividades psíquicas que determinam uma ação a partir da ponderação de forças propelentes do psiquismo. Trata-se, portanto, dos determinantes do comportamento do ser.

Abreu[3] aborda a inclinação do sujeito para si mesmo e para o objeto como elementos cardinais da avaliação dos fenômenos psíquicos. Ainda, considera alguns fenômenos que modulam esta inclinação do sujeito para o objeto: instinto e impulsos, vontade e afetos (sentimentos, emoções e humor). Para Karls Jaspers[4] impulso, instinto e ato de vontade são vivências independentes e simultâneas que se combinam ou conflitam na busca da determinação do comportamento. Resultam deste embate a ponderação, hesitação e por fim uma decisão que emerge à consciência como uma possibilidade binária – "quero" ou "não quero". A ação completa que chega a esta deliberação consciente é chamada de ação arbitrária, no sentido em que o sujeito foi seu próprio árbitro no processo de escolha. A partir de agora, avaliaremos a relação do sujeito com os objetos considerando os fenômenos da intenção e da vontade. Na Tabela 1, podemos observar as definições de Karl Jaspers[4] de alguns termos essenciais para compreensão.

Intenção

Instinto e impulso

Karl Jaspers[5], em sua obra *Psicopatologia geral*, propõe relevantes diferenciações: "o impulso primário, sem conteúdo e sem direção, o instinto natural que tende inconscientemente a um fim e o ato de vontade que produz representações conscientes de finalidade, com conhecimento dos meios e as consequências".

Tabela 1 Definições segundo Karl Jaspers

Impulso	Vivência de instintos e de necessidade corpóreas, além das necessidades de expressar-se, conhecer e criar.
Instinto	Tendência de comportamento em direção à um propósito próprio determinado.
Vontade	Esfera de nível superior, com acesso à consciência das tendências e capacidade de deliberar e julgar seus comportamentos e consequências.

Fonte: Jaspers, 2012[4].

Desse modo, o termo impulso pode ser entendido como uma designação universal para descrever uma tendência à escolha de uma determinada ação, não tem conteúdo próprio, por isso podem ser direcionados e redirecionados entre vários objetos-alvo. De modo arbitrário, esses impulsos podem ser organizados em três níveis: somatossensoriais, vitais e intelectuais. Esta classificação pode ser observada na Tabela 2.

Já o termo instinto refere-se aos impulsos inatos cuja existência precede qualquer experiência de aprendizagem ou condicionamento, tendendo inconscientemente a um fim. Com frequência é vinculado aos comportamentos cujo objetivo final é a manutenção da homeostase orgânica (ex.: fome, sede, sono) e a preservação da espécie (ex.: luta, sexo)[6].

A hipótese alternativa à ação arbitrária ocorre quando há um desequilíbrio entre os instintos e impulsos entre si e também do controle da vontade, passando, assim, a determinar a resposta comportamental. São estes os:

- Atos instintivos: excitações com objetivo claro. Ocorrem quando os instintos passam a se organizar de modo que acabam por gerar um curto-circuito na ponderação, porém, segundo as próprias palavras de Jaspers, "ainda sob o controle oculto da personalidade".
- Atos impulsivos: excitações incontroladas e sem propósito compreensível. Ocorre quando o impulso primário não é passível de inibição ou controle.

As anomalias dos impulsos podem ser classificadas em:

- Desintegração dos níveis impulsivos superiores: corresponde à desinibição dos impulsos inferiores.
  - » Exemplo: fenomenologicamente, corresponderia ao observado em pessoas com perda do controle inibitório nas síndromes frontais, com comportamentos socialmente inadequados e não ajustados pelos valores morais.
- Cisão entre os níveis somatossensoriais, vitais e intelectuais: os impulsos se expressam nos diferentes níveis independentemente de ligação ou coerência com os impulsos de outros níveis.
  - » Exemplo: entre impulsos do mesmo nível: Abreu[3] cita como exemplo, aqui, a relação sexual na ausência de sentimento de amor ou intimidade.

Tabela 2 Classificação dos impulsos

Somatossensoriais	Impulsos passíveis de localização no corpo. Ex.: fome, sede, sono, sexo.
Vitais	Impulsos corporais sem localização. Ex.: existenciais (ligados à conservação da vida), psíquicos vivenciais e criativos.
Intelectuais	Impulsos do pensamento. Ex.: curiosidade, busca de correlações e sentido.

Fonte: Jaspers, 1979[5].

>   » Exemplo: entre impulsos de diferentes níveis: necessidade de reconhecimento e de ser admirado (superior), na ausência de prazer naquilo que se faz para esse fim (inferior), resultando em inautenticidade e 'frieza emocional'.
- Inversão da relação entre os níveis impulsivos: os impulsos inferiores forçam sua satisfação através dos impulsos superiores, moldando a sua expressão.
  » Exemplo: satisfação de impulsos agressivos em nome de ideologias políticas ou religiosas.
- Fixação dos impulsos: as múltiplas possibilidades de realização dos impulsos, estabelecidas também por condicionamento e aprendizado, gera a flexibilidade comportamental e a sensação de liberdade de escolha e autonomia. A restrição desse repertório de satisfação dos impulsos pode gerar a fixação em uma única via.
  » Exemplo: fetichismo (pessoa não consegue obter satisfação sexual na ausência daquele objeto de fetiche).
- Transformação dos impulsos em dependência ou adição: o impulso aditivo privilegia a promessa de gratificação em detrimento da avaliação de risco, assim ao longo do tempo adquire caráter devastador e conflitivo com o arbítrio do indivíduo. Sua característica distintiva e verdadeiramente sofrida é que cada concretização do impulso implica um novo patamar de recompensa que deve ser superado pela próxima tentativa, o que em pouco tempo mostra-se inviável, conduzindo a um sentimento de insatisfação perene e tentativas repetidas de rompimento dessa barreira de gratificações reiteradamente parciais.
  » Exemplo: dependências químicas ou comportamentais[7].

Pulsão

Pulsão é a tradução mais aceita atualmente para o termo alemão *Trieb*, empregado por Freud. Difere do termo *Instinkt*, que se refere ao comportamento instintivo[8]. Para Freud, a pulsão é um conceito que se encontra na fronteira entre o somático e o psíquico, e representa um estímulo da mente que provém do corpo. A pulsão consiste em uma tendência à descarga da energia psíquica e produz um estado de excitação psíquica ou tensão, o qual impele o indivíduo a realizar uma ação motora cujo objetivo é reduzir essa tensão. Deste modo, todo impulso tem por base um instinto atávico natural presente em todo ente biológico. Em sua teoria das pulsões proposta em 1915, Freud divide o fenômeno em quatro elementos: a pressão, a finalidade, o objeto e a fonte[9]. A definição destes elementos pode ser observada no Quadro 1.

Essencialmente, quanto à natureza do corpo e das suas representações psíquicas, a teoria de Freud é, desde o começo (calcado em suas pesquisas como neurologista), uma teoria monista, ou seja, o aparelho psíquico é o aparato responsável por acomodar e ligar as energias provenientes dos estímulos sensoriais aos quais os neurônios são investidos, a fim de criar um fluxo para que dissipe esse excesso de energia no sistema. Estes investimentos energéticos têm representações psíquicas que são sentidas como desprazer, enquanto a descarga e resolução deste excesso de energia no sistema é representado psiquicamente como sensação de prazer. Porém, segundo Freud, esta descarga nunca seria completamente satisfeita, gerando sempre satisfações parciais e, portanto, mantendo algum grau de investimento de energia e conflito no sistema[10]. Assim como a proposta de Jaspers, em que há um embate entre impulso primário e instinto natural, a teoria de Freud é caracterizada durante toda a sua obra pelo conflito de duas energias pulsionais antagônicas, sendo na sua última tópica, justamente, os impulsos de vida em contraposição com os impulsos de morte. Esse conflito pulsional e suas representações psíquicas de prazer e desprazer, então, seriam importantes determinantes do comportamento humano[10].

Volição

Kraepelin conceitua que o ponto de partida da ação voluntária é formado pela ideia de certo objetivo, uma mudança em nossa própria pessoa ou no ambiente. Essa ideia é acompanhada por sentimentos que se transformam em impulsos para alcançar seu objetivo. Consequentemente, a duração da ação está determinada pelo conteúdo dessa ideia, sua força e sua persistência e pela intensidade e duração dos sentimentos que a acompanham[11].

Paim[12] considera que a palavra vontade, em seu sentido comum, designa a faculdade que tem o ser humano de se determinar a partir de razões ou a partir de motivos, o que supõe consciência e reflexão, mas também fortemente influenciada pela afetividade[12].

Desse modo, podemos entender o ato volitivo, vontade ou volição (do latim *voluntas*) como um processo mental inten-

Quadro 1 Elementos da pulsão

(1) A pressão (*drang*): a energia propulsora natural.
(2) A finalidade (*ziel*): "a finalidade do instinto é sempre a satisfação, que somente pode ser alcançada pela supressão do estado de estimulação da fonte do instinto", ou seja, o instinto busca ser extinto, resolvido e deixar de existir.
(3) O objeto (*objekt*): a coisa através da qual o instinto busca sua satisfação.
(4) A fonte (*quelle*): o processo somático que se passa em uma parte do corpo e que origina o instinto.

Fonte: Freud, 1981[8].

cional de tomada de decisão humana, a representação do livre arbítrio. Este produz representações conscientes de finalidade, com conhecimento dos meios e das consequências, existindo a antecipação de um objetivo, ou seja, uma pré-intenção (um impulso, uma situação problemática ou uma demanda externa ou interna), sendo todo este processo, ainda, influenciado por outras esferas psíquicas. Por exemplo, as representações de prazer e desprazer são importantes neste processo de escolha, porém aspectos cognitivos e de controle inibitório passam a ser fundamentais diante da possibilidade de abdicar da satisfação de um prazer imediato para uma finalidade maior de longo prazo. Consideraremos outros elementos do psiquismo envolvidos no ato volitivo no decorrer do texto.

Estrutura do ato volitivo

A estrutura do ato volitivo pode ser entendida em vários processos distintos. Nobre de Melo[13] propõe sua divisão em quatro etapas:

- Concepção, (pré-)intenção ou propósito: fase durante a qual se esboçam as tendências básicas do indivíduo em um processo inconsciente em que participam impulsos, desejos e temores.
- Deliberação: equivale à ponderação consciente, quando são apreciados os vários aspectos envolvidos e as implicações de cada decisão ("ensaio psíquico dos atos e consequências").
- Decisão: é o momento culminante do processo volitivo que marca o início da ação.
- Execução: quando os atos psicomotores decorrentes da decisão são postos em ação. Utiliza-se de automatismos adequados à intenção oriundos de impulsões instintivas e hábitos adquiridos por aprendizagem.

Outras propriedades envolvidas no ato volitivo que devem ser consideradas são a tenacidade e o pragmatismo:

- Tenacidade: persistência na decisão e resistência à reconsideração. Podemos nomear a tenacidade pelo desfecho da decisão tomada inicialmente, num utilitarismo fenomenológico: tal característica de manter o resultado volitivo inicial frente a um desfecho final positivo pode ser chamado de persistência ou resiliência, enquanto, frente a um desfecho final negativo, pode ser nomeado de perseveração, ou em termos vulgares, apenas, "teimosia".
- Pragmatismo: é a capacidade de planejar e executar cada fragmento de ação psicomotora de forma organizada e coordenada, a fim de expressar e concretizar o resultado do próprio ato volitivo.

Interfaces do ato volitivo: as subordinações da vontade

O processo de tomada de decisão está submetido à influência de vários fatores, desde determinante genéticos e biológicos da espécie, da história de experiências e aprendizado do sujeito até sua afetação momentânea do ambiente em que está inse-

rido. Desse modo, o ato decisório vai ser uma resultante do embate de vários vetores, além do embate dual que já exploramos entre intenção e vontade. A seguir, faremos considerações sobre alguns destes elementos.

Razão (cognição)

Na década de 1970, Schneider[14] recupera o conceito do processo dinâmico da volição proposto por Jaspers, descrevendo os impulsos como pares antagônicos de tendência e contratendência que se manifestam simultaneamente: "Atinge-se, assim, uma pugna entre as tendências e a mais poderosa é a que triunfa". A vontade consistiria na possibilidade de intervir nesta pugna e escolher uma dentre muitas tendências. Para Schneider, isso garantiria ao ser humano a capacidade da autodeterminação, algo distintivo por não ser compartilhado com outras espécies, uma vez que nelas a direção do comportamento resultaria do embate entre instintos eliciados por estímulos internos e externos (ambiente) sem intromissão de uma terceira instância. Contudo, Jaspers e Schneider discordam quanto à natureza dessa terceira instância. Para o primeiro a vontade emergiria da ação da razão sobre os múltiplos impulsos, seria portanto uma função subordinada à cognição. Para Schneider, a volição, ou ato de escolha inefável, se estabelece independente da razão e muitas vezes a ela se opõe. Essa divisão entre mestre e discípulo espelha um dilema antigo da filosofia que tem Aristóteles como o principal defensor da vontade como fruto do exercício da razão sobre os instintos e tem Descartes como propositor da vontade humana como um conceito que transcende a razão[15].

Afetos

Ciompi[16], em seu modelo biopsicossocial, propõe que os afetos na primeira e o sistema límbico na segunda, ocupam posições intermediárias respectivamente entre impulso e cognição e gânglios da base e córtex cerebral. Em outras palavras, caberia aos afetos intermediar uma conciliação entre vontade e razão no plano mental. Na perspectiva da ontogenia do cérebro a relação entre as estruturas ocorreria em ambos os sentidos, de baixo para cima, onde o ímpeto para início de um comportamento suscita uma experiência emocional que molda o processo cognitivo subsequente e vice-versa de cima para baixo quando a memória conceitual ou factual faz emergir uma emoção que favorece uma determinada resposta comportamental. Em qualquer um dos casos, destaca-se o papel articulador da experiência afetiva entre impulso e cognição[17].

Personalidade

Os traços de personalidade são importantes determinantes dos padrões de interpretação dos sinais do mundo externo e da deliberação sobre a tomada de decisões, implicando essencialmente o comportamento de cada pessoa[6]. A saliência de determinados traços poderia predispor o indivíduo a certos tipos de tendências no processo volitivo e à possíveis transtornos mentais[18]. Desse modo, podemos considerar os seguintes traços de personalidade como determinantes no ato volitivo:

- Evitação de danos: traço de personalidade que tende o indivíduo a priorizar decisões e comportamentos de esquiva de possíveis situações ameaçadoras, predominando o valor de autopreservação. Podemos inferir os estímulos aversivos/punições do behaviorismo com uma função importante na formação deste traço.
- Busca por novidades: traço de personalidade que, de certo modo, este traço vai gerar conflito com o traço de evitação de danos, sendo que predispõe o sujeito a se interessar em explorar ambientes novos e se expor a situações incertas, potencialmente ameaçadoras.
- Dependência por recompensa: traço de personalidade que determina o quanto as decisões e comportamentos do indivíduo estão sobre influência das gratificações advindas do ambiente. Deste modo, levaria à predominância do comportamento por desfechos positivos destes. De certa maneira, pode relacionar-se, também, ao grau de sugestionabilidade do indivíduo. Sendo regido pela hedonia (que significa prazer, daí o elemento psicopatológico anedonia como ausência ou diminuição do prazer), deste modo, podemos inferir o impacto das funções de reforço positivo ou negativo do behaviorismo, ou mesmo, considerar o princípio do prazer proposto por Freud na formação deste traço.
- Persistência: manutenção do ato volitivo resultante da interação inicial entre todos os determinantes, independentemente da alteração de desfecho no ambiente. Pode ser entendido como um polo oposto ao traço de dependência por recompensa, determinando maior resistência a condicionamento aversivo e frustração.

O processo dinâmico da construção da vontade: aprendizado baseado em expectativas, aprendizado social, hábitos e sugestionabilidade

O comportamento é o resultado do processamento das informações do ambiente pelo aparelho psíquico, sendo que este processamento pode ser dado de formas diversas entre os indivíduos e entre momentos diferentes no mesmo indivíduo. Esta forma de processamento singular pode ser chamada de construto pessoal, ou seja, um conjunto de representações de probabilidades de que uma proposição a respeito do mundo seja verdadeira, como um mapa pré-concebido do que se espera do mundo ao redor, com base nas suas experiências prévias. Estes são automáticos e parcialmente conscientes (como nas sugestões não deliberadas que recebemos diariamente), passíveis de atualizações frente a novos estímulos ambientais[19].

A atualização do modelo de previsão tem a finalidade de aumentar a eficiência preditiva ao se deparar com um erro de predição, chamado de evidência desconfirmatória. Deste modo, chamamos este processo de atualização de aprendizado baseado nas expectativas, onde o foco atencional é desviado para "captar" uma dica de predição diferente do ambiente, incorporando-o ao seu sistema prévio[20,21]. Este processo pode ser entendido numa perspectiva bayesiana, que propõe uma espécie de cálculo probabilístico baseado na atualização constante de informações previamente adquiridas[22].

Do mesmo modo, informações originárias de outras pessoas são priorizadas pela mente humana, através de desvio atencional pela saliência da sociabilidade na nossa espécie[23]. Logo, podemos comparar as sugestões com as informações adquiridas a partir do aprendizado social, as quais são capazes de suprimir processos cognitivos mais individuais na apreciação da reputação de outro indivíduo. Portanto, nossa vulnerabilidade à sugestão, apesar de variável individualmente, é subproduto da socialidade humana e da surpreendente capacidade que nossa espécie tem de aprender com a informação social[19]. Esta sugestionabilidade tem por base a empatia, traço humano que nos possibilita inferir e em parte experimentar o que o outro experimenta, no caso da sugestão eventualmente desejar o que o outro deseja e dessa forma subverter nosso arbítrio ao arbítrio de um terceiro. É a base da admiração e da cooperação na espécie humana que extrapola a colaboração para além das observadas entre indivíduos geneticamente relacionados (irmãos, ou pais e filhos) e se estende à amizade, liderança (chefe e subordinado) e ensino (professor e aluno).

Nossa mente responde às sugestões da mesma forma que reage às evidências desconfirmatórias, isto é, mobilizando recursos cognitivos para assimilá-las como repertório para futuros comportamentos. Consequentemente, torna-se difícil estabelecer um limite conceitual preciso entre as sugestões (deliberadas ou não) e quaisquer estímulos sociais a que estamos sujeitos e que são capazes de interferir em nosso aprendizado e na formação de nossas representações mentais do mundo e das outras pessoas, refletindo, em última instância, nos nossos comportamentos[24].

Ao passo em que falamos de determinantes do comportamento se atualizando continuamente, devemos considerar a aquisição de hábitos. Estes, tanto influenciam quanto são influenciados pelos construtos pessoais e, de forma similar à vantagem oferecida pelo aprendizado social, os hábitos podem ser entendidos como uma consequência inata da "lei de economia de energia", na qual os seres vivos tendem a realizar e repetir o caminho mais curto, com o menor gasto de energia, para atingir um objetivo. Deste modo, certas ações são aprendidas devido ao consequenciamento por reforço positivo (gratificação como desfecho de um comportamento, tem representação psíquica prazerosa) ou reforço negativo (eliminação de um desconforto como desfecho de um comportamento, tendo também representação psíquica prazerosa), uma vez que o gasto energético tende a ter uma pré-representação de efeito aversivo e a economia de energia a ter uma pré-representação de função reforçadora. Deste modo, comportamentos que levam a desfechos em sintonia com a pré-intenção do sujeito passam a condicionar o comportamento, e o processamento psíquico passa a pular ou passar mais facilmente pelas fases de deliberação e decisão do ato volitivo, resultando em menor dispêndio de energia para agir de forma eficaz e coerente com a sua intenção. Mais um importante determinante no resultado dos comportamentos.

PSICOPATOLOGIA DA CONAÇÃO

Podemos encontrar alterações do processo volitivo em diversas situações, desde quadros não psiquiátricos até quase todos os transtornos psiquiátricos. Desse modo, seria muito ambicioso descrever o comprometimento da volição em cada um dos transtornos mentais. Apenas para ilustração podemos citar a indecisão dos obsessivos, a tenacidade dos paranoicos, a ambivalência dos esquizofrênicos e a abulia do melancólico.

De modo geral, essas alterações podem ser de caráter quantitativo ou qualitativo, como veremos a seguir. Além disso, temos as alterações primárias da vontade, nas quais o comprometimento do ato volitivo é a principal alteração psicopatológica do quadro apresentado.

Alterações psicopatológicas quantitativas

Hipobulia

Trata-se de redução da vontade, com grande dificuldade na conclusão de qualquer comportamento. Os atos voluntários são realizados de maneira lenta, imprecisa e, na maioria das vezes, não são concluídos. São comuns a sugestionabilidade, o apragmatismo, o negativismo e a dependência.

Podemos distinguir a hipobulia constitucional, que consiste em um enfraquecimento volitivo que dá origem à falta de energia para os impulsos volitivos, como um traço de personalidade que orienta à economia de energia pelo mínimo esforço, da hipobulia adquirida, resultante de estados orgânicos debilitantes ou alterações do sistema nervoso central[25]. Deste modo, podemos identificar hipobulia em indivíduos normais, de forma episódica, na fadiga e na reação aguda a estresse, mas também em praticamente todas as doenças psiquiátricas em certa intensidade, como dependências químicas, transtornos depressivos, demências e esquizofrenia, bem como em lesões orgânicas do lobo frontal (principalmente córtex pré-frontal medial)[26].

Abulia

É a ausência completa de qualquer vontade. É extremamente rara, podendo ocorrer na esquizofrenia ou no estado de estupor depressivo[27].

Hiperbulia

É caracterizada pelo aumento da vontade e geralmente é usada na descrição do comportamento hiperativo de portadores de transtorno afetivo bipolar (TAB) durante a fase de mania e pressupõe uma alteração volitiva secundária à polarização do humor[28].

Alterações psicopatológicas qualitativas

Sugestionabilidade patológica

Predisposição a ser influenciado por elementos externos, por outras pessoas, posições, pensamentos ou situações, abstendo-se de sua vontade própria. Mecanismo presente na formação das "massas sociais", e explorada pela hipnose e pelo marketing. É uma característica marcante em certos traços e transtornos da personalidade, em que a aceitação do meio ou o fato de agradar o meio podem ser predominantes (ex.: personalidade histriônica, dependente, esquiva) ou que necessitem de autoafirmação e valorização constante (ex.: personalidade narcisista).

Obediência automática

Exemplo extremo da sugestionabilidade patológica, em que a pessoa executa sem deliberar e sem hesitar tudo que lhe é sugerido ou solicitado. Comum nos estados de catatonia.

Atos aparentemente influídos, impostos ou feitos

O paciente é obrigado a realizar determinados atos pois perdeu o controle sobre sua psicomotricidade. Por um lado, o desejo ou a tendência originam um impulso patológico que luta para se realizar, enquanto por outro lado o controle que o indivíduo exerce sobre o ato se opõe e resiste tenazmente à sua execução, mediante enérgicas inibições.

O ato inibido é considerado uma variante inversa, em que o paciente não consegue realizar determinados atos que deseja por influências que sente como externas.

Negativismo

Recusa ou resistência em cooperar com o que lhe é solicitado. Pode ser passivo, quando não há nenhuma reação de resposta, ou ativo, quando age, exatamente, de forma oposta ao que é proposto.

Ambitendência

É a expressão, na vontade, da ambivalência do afeto, em que coexistem sentimentos e emoções opostos em relação a determinado objeto. Não há uma unificação de critérios volitivos, sendo impossível a tomada de uma decisão por imposição simultânea, no pensamento, de dois impulsos volitivos opostos.

Reação de última hora

Comumente é resultado da indecisão dos neuróticos, em que o indivíduo não consegue tomar uma decisão, protelando essa decisão até quando possível. No momento em que não consegue mais protelar por forças externas, acaba por agir de qualquer forma de modo que se sinta isento de responsabilidades pela ação tomada.

Comportamentos desviantes dos impulsos

Já explorados na fenomenologia dos instintos e impulsos. São exemplos:

- Desvio dos impulsos de autopreservação: automutilação e tentativa de suicídio.
- Desvio dos impulsos de nutrição: alotriofagia.
- Desvio dos impulsos sexuais: parafilias.

Alterações primárias da vontade: impulsividade e compulsividade

Ocorrem quando no embate entre tendência e contratendência, observa-se um viés no resultado que parece favorecer a primeira, ou a segunda, de forma parcial ou totalmente independente do contexto. Isto prejudica a variabilidade e adaptação do comportamento que se torna previsível e estereotipado. Nos atos impulsivos ocorre a impossibilidade de inibição de uma tendência, sendo que, deste modo, este prevalece na determinação do comportamento. Já nos atos compulsivos, ocorre um viés no processo decisório em favor da contratendência, inibindo as possibilidades de comportamentos que satisfariam os impulsos[29].

As principais características do ato impulsivo são a intolerância à insatisfação do impulso ou à sua postergação pelo processo deliberativo. A postergação da resposta comportamental é improvável e somente ocorre em caso de impedimento externo e presente. Tão logo tal estímulo é retirado do ambiente, ato impulsivo é retomado, ou seja, a memória de desfechos negativos ou aversivos não parece ser suficiente para a inibição do comportamento impulsivo[30].

O ato compulsivo seria uma resistência a uma ameaça percebida ou imaginada, geralmente sem base real ou claramente exagerada. Sua execução traz alívio, ainda que temporário, do sentimento de opressão e a impossibilidade de executá-lo implica grande desconforto[31].

Alguns autores pautam esta separação com base nos conceitos de ego-sintonia e ego-distonia. No ato impulsivo há convergência entre representação mental e comportamento, sendo um ato egossintônico que vai diretamente da fase de intenção ou propósito para a fase de execução, amputando as etapas de deliberação e decisão do ato volitivo. No ato compulsivo, a representação e o comportamento são divergentes, havendo desconforto inicial e alívio deste com a realização do ato, é portanto, egodistônico. Por exemplo, uma pessoa que compra dois pares de sapato numa loja, mesmo tendo vários outros em casa. Havendo intenção e desejo de usá-los, ou seja, uma perspectiva de prazer relacionado ao ato, caracterizaria mais um ato impulsivo. Caso haja uma necessidade da compra dos sapatos, há até prazer nisso pelo alívio de um desconforto inicial, porém depois não há perspectiva de realmente usar aqueles sapatos e isso caracterizaria um ato compulsivo.

Taylor[32], ainda, propõe uma diferenciação entre "compulsão obsessiva" e "compulsão não obsessiva". A primeira, associada a uma obsessão, é levada a cabo apesar do reconhecimento de sua falta de sentido, em virtude do medo exagerado de consequências negativas. A segunda se referiria a atos mais desejados do que temidos, levados a cabo apesar de suas previsíveis consequências negativas, seriam, portanto, equivalentes conceituais dos atos impulsivos. Com proposta similar, Fenichel[33] faz a seguinte comparação para discriminar psicopatologicamente as neuroses obsessivas (compulsão obsessiva) das neuroses impulsivas e perversões (compulsões não obsessivas):

"O neurótico obsessivo sente-se forçado a fazer uma coisa que não quer fazer, ou seja, é compelido a usar sua volição contra seus próprios desejos; o pervertido sente-se obrigado a "querer" uma coisa, mesmo contra sua vontade."

DUAS DIMENSÕES PSICOPATOLÓGICAS: O ESPECTRO IMPULSIVO E O ESPECTRO COMPULSIVO

Como vimos, a impulsividade pode ser considerada a incapacidade de interromper a iniciação de ações (não consegue rejeitar uma ação antes de iniciá-la), este envolve um circuito cerebral cujo centro está no estriado ventral, ligado ao tálamo, ao córtex pré-frontal ventromedial e ao córtex cingulado anterior. A compulsividade pode ser considerada a incapacidade de interromper ações em andamento e, teoricamente, tem seu centro em um circuito cerebral diferente, envolvendo o estriado dorsal, o tálamo e o córtex orbitofrontal. Portanto, trata-se de dimensões psicopatológicas diferentes que apresentam indícios de substrato neuroanatômico, também, distintos.

A distinção dimensional fenomenológica é facilmente observável em várias situações cotidianas e clínicas, ao passo que os atos inicialmente impulsivos passam a apresentar e se manter à custa de elementos compulsivos. Podemos citar os comportamentos repetitivos no uso de substâncias psicoativas, no transtorno do jogo e nos hábitos alimentares impulsivos (vulgarmente conhecido como "comer emocional", associado ou não bulimia nervosa) nos quais, em um primeiro momento, predominam aspectos impulsivos (falência no controle do desejo de satisfação imediata), mas a sua persistência ocorre por predomínio de aspectos compulsivos (continuidade por reiterada esquiva às consequências negativas). Este processo de transição é mediado por alterações neuroplásticas que envolvem o sistema dorsal do hábito (sistema de recompensa: área tegmentar ventral. núcleo accumbens e córtex pré-frontal) e, teoricamente, fazem com que os impulsos da alça ventral migrem para a alça dorsal[34].

Na tentativa de melhor caracterizar estas distinções, vários estudos vêm mostrando associação da impulsividade com traços de personalidade de busca de novidades, mais bem descrito como uma tendência de reagir sem reflexão adicional, de se entregar sem restrições e de prestar pouca atenção aos padrões e regras. Enquanto, os dados mostram maior associação da compulsividade com o traços de personalidade de esquiva de danos, cuja descrição é uma tendência temperamental para sentir desconforto diante da dúvida, daí a necessidade de evitá-lo ou controlá-lo[35-37]. Corroborando estes dados, em estudo comparando aspectos de psicopatológicos de pacientes de jogo patológico, TOC e controle saudáveis, Tavares e Gentil[34] identificaram que as medidas de impulsividade e de compulsividade variaram independentemente e, deste modo, propuseram uma estrutura em que a impulsividade e a compulsividade nas diferentes condições são representadas como dimensões ortogonais (Figura 1). Esta estrutura biaxial proporciona o agrupamento desses transtornos, distinguindo-os quanto a inten-

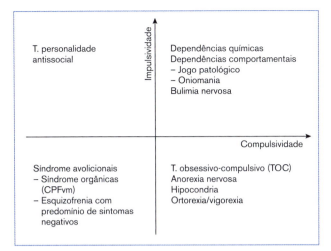

Figura 1 Os espectros dos transtornos da volição.
Fonte: adaptada de Tavares e Gentil, 2007[34].

sidade de expressão de fatores independentes e abrindo a possibilidade de um continuum entre o comportamento normal e o patológico.

IMPULSIVIDADE E ABORDAGEM DIMENSIONAL DOS FENÔMENOS IMPULSIVOS

A impulsividade representa uma desinibição comportamental primária que não é mais bem explicada por uma alteração do humor. Ela pode ocorrer secundariamente a lesões de estruturas frontotemporais, mas habitualmente é descrita como um componente ou traço da personalidade, que se traduz por maior predisposição para produção de resposta comportamental mediante estímulos ambientais de provocação. Ela pode ser entendida como resultado de uma falha nos nos freios comportamentais, que são divididos em três níveis. Em seu nível mais básico, temos as emoções negativas elementares (medo, nojo e tristeza) que sinalizam risco ou desvantagem e inibem ou modificam o curso da ação[38]. O próximo nível é representado pelas funções cognitivas, principalmente atenção e memória, que se encarregam de reconhecer o contexto do ambiente e compará-lo com situações vividas anteriormente. Tal processo implica retardo do início da resposta comportamental, podendo inibi-la ou modificá-la para evitar um curso de ação potencialmente danoso. O terceiro nível, mais complexo e dependente dos anteriores, diz respeito à empatia, a capacidade de reconhecer em si próprio afetos e cognições e supô-los em outros indivíduos a quem se atribui o status de semelhante[34].

Para facilitar sua operacionalização dos fenômenos impulsivos, os dividimos em cinco dimensões, três por deficiência de um dos controles inibitórios e dois por impulsos excessivos, correspondendo ao acrômio "ACEDA" (afetos, cognição, empatia, desejo e agressividade):

- Afetos: comportamento errático provocado por instabilidade afetiva.
  » Protótipo: transtorno *borderline* de personalidade.
- Cognição: comportamento errático provocado por instabilidade cognitiva.
  » Protótipo: transtorno de déficit de atenção e hiperatividade.
- Empatia: deficiência empática que impede o compartilhamento de valores sociais.
  » Protótipo: transtorno de personalidade antissocial.
- Desejo: anseios intensos que superam ou pervertem os moduladores comportamentais.
  » Protótipo: dependências químicas e comportamentais.
- Agressividade: impulsos destrutivos voltados a terceiros (heteroagressividade) ou a si mesmo (autoagressividade).
  » Protótipo: transtorno explosivo intermitente.

Esta estrutura para compreensão dos fenômenos impulsivos será mais bem explorada no capítulo em que trataremos dos transtornos do impulso, especificamente, bem como as patologias caracterizadas primeiramente pelo elemento psicopatológico compulsivo, também, será abordado nos capítulos de transtorno obsessivo-compulsivo (TOC) e transtornos relacionados ao TOC.

CONSIDERAÇÕES FINAIS

A análise das alterações volitivas não se resume a um exercício teórico de classificação. Ela se faz necessária para que possamos entender a motivação por trás dos sintomas de nossos pacientes e para a estruturação de intervenções terapêuticas apropriadas a cada uma de suas variantes.

Especialmente na clínica da impulsividade é útil lembrar que um déficit restrito apenas a um dos sistemas de controle pode ser compensado pelo desenvolvimento de funções compensatórias. Portanto, para que um paciente se mostre claramente impulsivo é preciso haver falha simultânea em mais de uma instância regulatória. Isso geralmente se expressa na existência de um tipo predominante de sintoma impulsivo, acompanhado de outras manifestações que favoreçam a perda de controle (caso das associações entre déficit de atenção e abuso de substâncias, instabilidade afetiva, comportamento agressivo, por exemplo).

> ### Para aprofundamento
>
> - Tavares H, Abreu Cn, Seger L, Mariani Mm, Filomensky Tz. Psiquiatria, saúde mental e a clínica da impulsividade. Barueri: Manole; 2015.
>   ⇒ Livro dedicado à abordagem dos transtornos impulsivos de maneira ampla, desde os elementos psicopatológicos básicos até as melhores evidências de opções terapêuticas.
> - Doya K. Modulators of decision making. Nat Neurosci. 2008;11(4):410-6.
>   ⇒ Revisão publicada na Nature sobre as bases neurobiológicas dos processos de tomada de decisão.

- Tavares H, Gentil V. Pathological gambling and obsessive-compulsive disorder: towards a spectrum of disorders of volition. Rev Brasil Psiq. 2007;29(2):107-17.
  > Estudo que avaliou diversos aspectos psicopatológicos em pacientes com TOC e jogo patológico, encontrando duas dimensões distintas para elementos compulsivos e impulsivos. Assim, propõem uma classificação dos transtornos relacionados, com base nestas duas dimensões.

REFERÊNCIAS BIBLIOGRÁFICAS

1. Sartre J-P. O existencialismo é um humanismo. Lisboa: Editorial Presença; 1970.
2. Damasio A. Looking for Spinoza: joy, sorrow and the feeling brain. Londres: William Heinemann; 2003.
3. **Abreu JIP. Introdução à psicopatologia compreensiva, Lisboa: Fundação Calouste Gulbenkian; 1997.**
   > Livro do autor português que com sua excepcional clareza nos introduz às ideias das escolas clássicas de psicopatologia, fenomenologia e filosofia de forma inteligível.
4. Jaspers K. Psicopatologia generale. Roma: Il Pensiero Scientifico; 2012.
   - Jaspers K. Psicopatologia geral. Rio de Janeiro: Atheneu; 1979. Versão brasileira da clássica obra de metodologia em psicopatologia publicada pelo médico e filósofo Karl Jaspers, originalmente, em 1912.
5. Sims A. Symptoms in the mind: an introduction to descriptive psychopathology. Londres: Saunders; 1995.
6. Tavares H. Personalidade, temperamento e caráter. In: Busatto Filho G, organizador. Fisiopatologia dos transtornos psiquiátricos. 1. ed. São Paulo: Atheneu; 2006, p. 191-205.
7. Freud S. Los instintos y sus destinos. In: Obras completas de Sigmund Freud. 4. ed. Madri: Biblioteca Nueva; 1981. p. 2039-52.
8. Junior OG. Além do princípio do prazer: um dualismo incontornável. Rio de Janeiro: Civilização Brasileira; 2008.
9. Junior OG. Ontologia e metapsicologia: considerações sobre o dualismo pulsional. Ideas. 2012;3(1):123-43.
10. **Junior OG. Além do princípio do prazer: um dualismo incontornável. Rio de Janeiro: Civilização Brasileira; 2008.**
    > Trata-se de um texto claro e muito bem construído que 'amarra' todo o contexto filosófico dos bastidores deste conceito fundamental da psicanálise, escrito por um dos maiores conhecedores da obra de Freud na atualidade.
11. Kraepelin E. Disorders of volition and action. In: Kraepelin E. Psychiatry: a textbook for students and physicians. Canton: Watson Publishing International; 1990. p. 145-71.
12. Paim I. Alterações da vontade. In: Paim I. História da psicopatologia. São Paulo: EPU; 1993. p. 151-8.
13. Nobre de Melo AL. Psiquiatria. v. 1. Rio de Janeiro: Civilização Brasileira; 1979.
14. Schneider K. Psicopatologia clínica. São Paulo: Mestre Jou; 1976.
15. Adler MJ; Gorman W, editores. The great ideas: a syntopicon of great books of the western world. v. 2. Chicago: Encyclopaedia Britannica; 1978. p. 1071-101.
16. Ciompi L. Affects as central organising and integrating factors: a new psychosocial/ biological model of the psyche. Br J Psychiatry. 1991;159:97-105.
17. **Damásio AR. O erro de Descartes: emoção, razão e o cérebro humano. São Paulo: Companhia das Letras; 2012.**
    > Trata-se de uma obra escrita de forma clara, e acessível ao público geral, sobre os domínios das nossas ações para além da razão consciente, fazendo interface com elementos neurocientíficos básicos.
18. Cloninger CR, Svrakic DM. Personality disorders. In: Sadock BJ, Sadock VA, editores. Kaplan & Sadock's Comprehensive Textbook of Psychiatry. 7. ed. Filadélfia: Lippincott Williams & Wilkins; 2000. p. 1723-64.
19. Krasinski K, Tonelli HA. Neuropsicologia da sugestionabilidade e tomadas de decisão social. Revista PsicoFAE: Pluralidades em Saúde Mental. 2018;7(1):43-62.
20. Lavigne KM, Metzak PD, Woodward TS. Functional brain networks underlying detection and integration of disconfirmatory evidence. Neuroimage. 2015;112:138-51.
21. Terao K, Matsumoto Y, Mizunami M. Critical evidence for the prediction error theory in associative learning. Scientific Reports. 2015;5:8929.
22. Kording KP. Bayesian statistics: relevant for the brain? Current Opinion in Neurobiology. 2014; 25:130-3.
23. Adolphs R. The social brain: neural basis of social knowledge. Ann Rev Psychology. 2009;60:693-716.
24. Rilling JK, Sanfey AG. The neuroscience of social decision-making. Annual Review of Psychology. 2011;62:23-48.
25. Nágera AV. Voluntad. In: Nágera AV. Tratado de psiquiatría. Barcelona: Salvat; 1944. p. 177-87.
26. Bastos CL. Vontade. In: Bastos CL. Manual do exame psíquico. 2. ed. Rio de Janeiro: Revinter; 2000. p. 159-76.
27. Sá Jr LM. Compêndio de psicopatologia e semiologia psiquiátrica. Porto Alegre: Artmed; 2001. p. 241-2.
28. Dalgalarrondo P. Psicopatologia e semiologia dos transtornos mentais. Porto Alegre: Artmed; 2000.
29. Valverde M. Diseases of the will. Cambridge: Cambridge University Press; 1998.
30. Barratt ES, Patton JH. Impulsivity: cognitive, behavioral, and psychophysiological correlates. In: Zuckerman M, editor. Biological Bases of Sensation Seeking, Impulsivity, and Anxiety. Hillsdale: Erlbaum; 1983. p. 77-116.
31. Lima MA. Quadro clínico e diagnóstico do transtorno obsessivo-compulsivo. In: Miguel EC, editor. Transtornos do espectro obsessivo-compulsivo: diagnóstico e tratamento. Rio de Janeiro: Guanabara Koogan; 1996. p. 7-16.
32. Ylor FK. Descriptive and developmental phenomena. In: Shepherd M, Zangwill OL, eds. Handbook of psychiatry, vol. 1, General Psychopathology. Cambridge University Press: Cambridge; 1986. p.59-9
33. Fenichel O. Perversões e neuroses impulsivas. In: Fenichel O, ed. Teoria psicanalítica das neuroses. São Paulo: Atheneu; 1981. p.303-359
34. Tavares H, Gentil V. Pathological gambling and obsessive-compulsive disorder: towards a spectrum of disorders of volition. Braz J Psychiatry. 2007;29(2):107-17.
35. Rasmussen SA, Eisen JL. The epidemiology and clinical features of obsessive compulsive disorder. Psychiatr Clin North Am. 1992;15(4):743-58.
36. Bech P, Mak M. Measurement of impulsivity and aggression. In: Hollander E, Stein D, editors. Impulsivity and Aggression. Chichester: John Wiley & Sons; 1995. p. 25-41.
37. Evenden J. Impulsivity: a discussion of clinical and experimental findings. J Psychopharmacol. 1999;13(2):180-92.
38. Gray JA. Personality dimensions and emotion systems. In: Ekman P, Davidson R, editores. The nature of emotion: fundamental questions. Nova Iorque: Oxford University Press; 1994. p. 329-31.
39. Barton C, York DA, Bray GA. Opioide receptor subtype control of galanin--induced feeding. Peptides. 1996; 17(2):237-40.
40. Cherkasky S, Hollander E. Neuropsychiatric aspects of impulsivity and aggression. In: Yudofsky SC, Hales RE, organizadores. The American Psychiatric Press textbook of neuropsychiatry. 3. ed. Washington. DC: American Psychiatric Press; 1997. p. 485-99.
41. Mann JJ, Oquendo M, Arango V. The neurobiology of suicide risk: a review for the clinician. J Clin Psychiatry. 1999;60 Suppl 2:7-11; discussion 18-20, 113-6.
42. Doya K. Modulators of decision making. Nat Neurosci. 2008;11(4):410-6.
43. **Dehaene S, Changeux JP. Reward-dependent learning in neuronal networks for planning and decision making. Prog Brain Res. 2000;126:217-29.**
    > Importante artigo que aborda um modelo com base em diversos circuitos neuroanatômicos envolvidos no processo de tomada de decisão.
44. Behrens TEJ, Woolrich MW, Walton ME, Rushworth MFS. Learning the value of information in an uncertain world. Nat Neurosci. 2007;10(9):1214-21.

11

Alterações da psicomotricidade

Paulo Clemente Sallet
Thiago Viegas Gomes Lins

Sumário

Introdução
Psicopatologia do movimento
Alterações quantitativas do comportamento motor
Síndrome catatônica
    Aspectos históricos
    Etiopatogenia
    Quadro clínico
    Diagnóstico
    Escalas de avaliação
    Tratamento
Alterações motoras associadas ao uso de psicofármacos
Considerações finais
Vinheta clínica
Para aprofundamento
Referências bibliográficas

Pontos-chave

- Reconhecer as alterações quantitativas e qualitativas do movimento.
- Avaliar a relação das alterações do movimento com os transtornos neuropsiquiátricos.
- Identificar os principais sinais da síndrome catatônica.
- Conhecer o manejo clínico e farmacológico da síndrome catatônica.
- Apontar as alterações psicomotoras comumente associadas ao uso de psicofármacos.

INTRODUÇÃO

O comportamento motor humano normal é finamente coordenado, com propósito definido, adaptativo e necessário a inúmeras atividades. Na realização de qualquer movimento, por mais simples que seja, há uma complexa integração de sistemas que depende desde a integridade das vias neuronais motoras, dos feixes nervosos e do aparelho osteomuscular até a volição, o estado de humor, a personalidade do indivíduo e o significado pessoal e cultural da ação. Assim, o movimento e suas alterações, que serão abordadas neste capítulo, podem ser estudados amplamente em afecções neurológicas e mentais.

Juntamente à postura, os movimentos humanos assumem funções e características diversas. Os livros-texto de Psiquiatria trazem também variadas formas de abordá-los. Othmer et al.[1] descreveram os movimentos de acordo com sua função ou propósito, podendo ser simbólicos (utilizados como forma de comunicação alternativa à fala, exemplificados pelos sinais de positivo e negativo), ilustrativos (reforçam o que está sendo dito, como passar o dedo no pescoço, em alusão à decapitação), reativos (despertados por estímulos externos – som da campainha, estrilar do telefone) ou de cuidado com a aparência (arrumar o cabelo, a roupa)[1]. Conforme veremos nas Tabelas a seguir, os transtornos neuropsiquiátricos podem não só afetar a frequência e a intensidade desses movimentos (Tabela 1), como também gerar alterações qualitativas específicas (Tabela 2).

PSICOPATOLOGIA DO MOVIMENTO

O movimento é a expressão somática de um processo neural, como a contração muscular resultante de um arco reflexo que leva à movimentação de um membro. Jaspers (1968) classifica as alterações do movimento em[2]:

- Fenômenos motores neurológicos (*motilität* [≈ motilidade]), como distúrbios do aparelho motor.
- Fenômenos motores psicológicos, que resultam de anormalidade mental num aparato motor preservado.
- Fenômenos motores psicóticos (*motorik* [≈ motricidade]), não compreendidos em nenhuma das categorias anteriores.

Tabela 1 Alterações quantitativas de sinais psicomotores

Categoria	Diminuído	Aumentado
Postura	Demência, depressão	Mania
Movimentos simbólicos	Depressão, esquizofrenia	Mania, transtorno de personalidade *cluster* B
Movimentos ilustrativos	Depressão, esquizofrenia	Mania, transtornos somatoformes
Movimentos reativos	Depressão, esquizofrenia	Mania, transtorno de ansiedade generalizada, abuso de substâncias
Movimentos de cuidado com a aparência	Depressão	Fobia social, transtorno de ansiedade generalizada, transtorno de déficit de atenção e hiperatividade

Fonte: adaptada de Othmer et al., 2005[1].

Tabela 2 Alterações psicomotoras qualitativas associadas a transtornos neuropsiquiátricos

Alteração	Transtorno neuropsiquiátrico
Rigidez	Doença de Parkinson, síndrome neuroléptica maligna, sinais extrapiramidais
Tremor	Idiopático, induzido por substâncias, abstinência, tremor essencial, doença de Parkinson
Movimentos bucofaciais	Discinesia tardia
Movimentos coreoatetósicos	Discinesia tardia
Estereotipias	Esquizofrenia, autismo, déficit intelectual
Tiques	Síndrome de Tourette, outros transtornos de tiques
Catalepsia	Esquizofrenia, outras psicoses, demência de Alzheimer
Ecopraxia	Esquizofrenia
Gegenhalten (movimento de oposição)	Esquizofrenia
Apraxia	Demência de lobo frontal, demência de Alzheimer, doenças neurológicas
Micrografia	Doença de Parkinson
Cataplexia	Narcolepsia
Convulsões	Abstinência de substâncias, epilepsia
Pseudoafonia, pseudoparalisia, pseudoconvulsões	Transtorno conversivo

Fonte: adaptada de Othmer et al., 2005[1].

Do ponto de vista psicopatológico, Jaspers se serve da distinção entre compreender (*verstehen*) e explicar (*erklären*): enquanto os fenômenos motores psicológicos são passíveis de compreensão como expressões de processos psíquicos ou como atos condicionados por motivos anormais (por exemplo, estupor histérico ou depressivo), os fenômenos motores neurológicos são explicáveis por meio do conhecimento sobre o sistema neurológico (por exemplo, alterações dos sistemas piramidal e extrapiramidal, medula e cerebelo). Já os fenômenos motores psicóticos, como a catatonia, são descritos e hipoteticamente interpretados em perspectiva às condições anteriores.

Para Jaspers, as apraxias constituem um capítulo especial: ele não consegue realizar a movimentação, já que não dispõe da formulação [*Bewegungsformel*] que submete o movimento à consciência volitiva [*Willensbewußtsein*]. Por exemplo, o paciente quer atender o telefone, mas o coloca no bolso.

O estudo psicopatológico do movimento considera a vida mental do indivíduo e entende o fenômeno motor como expressão dela, seja na vertente saudável ou se portador de algum transtorno. Uma das formas de entender como a vida mental interfere na motricidade é avaliar a expressão somática da volição e de suas alterações. Assim, podemos estudar fenômenos motores que acompanham a mesma estratificação dos fenômenos volitivos, separados em diferentes graus de consciência, iniciando-se por:

- Urgências primárias, não direcionadas e livres de conteúdo (ações inespecíficas, inconscientes e sem objetivo claro).
- Desejos instintivos direcionados a um alvo, porém inconscientes (ações instintivas e impulsivas).
- Motivações conscientes que visam a um objetivo e que podem ser refletidas e ponderadas acerca dos meios necessários e das consequências (ações deliberadas e com objetivo claro).

Na vida cotidiana, há diversos exemplos de ações decorrentes de desejos conscientes, ponderados e planejados, visando às mais variadas tarefas que podem ser compreendidas sem dificuldade. Também frequentes são as ações instintivas, frutos de um desejo possivelmente inconsciente e muitas vezes realizadas sem reflexão, as quais acontecem naturalmente, como as expressões faciais e a adoção de um tom de voz.

Aproximando-se da vida mental anormal, observam-se impulsos patológicos caracterizados por uma vontade inconsciente que não pode ser controlada, constituída pelo ato impulsivo. Este elimina abruptamente as fases de intenção, deliberação e decisão; em geral, visto de forma egossintônica, o indivíduo tem dificuldades de percebê-lo como inadequado, sem tratar de evitá-lo ou adiá-lo. Pacientes psicóticos, com déficits cognitivos, com demência ou graves transtornos de personalidade podem envolver-se em ações impulsivas auto ou heteroagressivas, que posteriormente podem ser entendidas como resultado de algum descontentamento ou pensamento persecutório, mas que não são passíveis de reflexão ou inibição. Não raro, diante da permanência do evento estressor, essas ações evoluem para um conjunto de comportamentos impulsivos e hostis, que pode evoluir para um estado de agitação psicomotora.

Entre atos impulsivos e a vida mental dita normal, é possível encontrar ações apenas parcialmente passíveis de inibição e controle, frutos de desejos em parte conscientes, como acontece em alguns indivíduos dependentes de substâncias ou com transtornos alimentares, os quais têm consciência da experiência volitiva, guardam alguma reflexão sobre a atividade, mas frequentemente adotam postura impulsiva, motivados por um desconforto ou inquietação que, para eles, só pode ser aplacado pela realização de determinadas ações (por exemplo, consumo de droga pelo dependente que deseja suspender o uso, *binge* alimentar pelo paciente que anseia controlar seus hábitos nutricionais). Essas ações constituem comportamentos compulsivos, também encontrados no transtorno obsessivo--compulsivo (TOC), no qual as compulsões, via de regra, têm o propósito de livrar o paciente da ansiedade provocada por um pensamento obsessivo. Comportamentos compulsivos identificados no TOC podem assumir aparência estranha ou estereotipada (rituais de limpeza, checagem, simetria), mas geralmente são acessíveis à psicologia compreensiva. Como exemplo, uma pessoa extremamente ordeira e preocupada com a segurança de seu lar sendo vista retornando à sua casa dezenas de vezes ao longo do dia para verificar se a porta está trancada, as luzes apagadas, o forno desligado etc.

Assemelhando-se aos indivíduos com TOC, observamos pacientes autistas que adotam comportamentos ritualísticos e ações repetitivas denominadas estereotipias, exemplificadas por ordenação de peças de forma idiossincrática ou por tocar e mover objetos repetidamente. Aparentemente, esses comportamentos trazem conforto e alívio, ante o excesso de estímulos imprevisíveis e incontroláveis presentes no mundo.

Os maneirismos, também categorizados como atos repetitivos anormais, são atividades em busca de certo objetivo, com características estranhas, bizarras ou exageradas. Encontrados em pacientes com esquizofrenia, déficit intelectual ou histeria, revelam-se em gestos peculiares de levar a comida à boca, modos próprios de segurar objetos, caretas ao falar etc.

Já os tiques constituem outro conjunto de ações involuntárias: são movimentos espasmódicos pequenos e rápidos, sem um propósito ou correlato afetivo, assemelhando-se fenomenologicamente a alterações motoras neurológicas. De fato, há evidências de que transtornos que se apresentam com tiques, como a síndrome de Tourette, estejam associados a alterações funcionais nos gânglios da base. Os tiques se apresentam como ligeiros movimentos involuntários dos músculos cervicais e piscar de olhos, mas podem se manifestar de forma mais complexa e evidente, como pulos, protrusão de língua ou caretas. Além dos tiques motores, há os tiques vocais, exemplificados por tossidas e breves sons guturais, mas que também podem ser complexos, haja vista a coprolalia (súbita elocução de obscenidades que invadem a consciência de modo egodistônico), presente em menos de um terço dos pacientes com síndrome de Tourette. Indivíduos com tiques tendem a esconder seus sintomas por constrangimento, embora costumem piorar sob estresse.

Além das estereotipias, dos maneirismos e dos tiques, classificados no grupo das ações automáticas e involuntárias, temos o fenômeno decorrente de alterações do sistema nervoso autônomo (SNA), como a dilatação pupilar, o rubor facial e o aumento dos batimentos cardíacos. Algumas dessas respostas motoras são consequências somáticas de estados afetivos subjacentes, mas não se constituem em objeto da psicologia compreensiva (a relação entre midríase, desprovida de significado subjetivo, e um estado afetivo não é compreensível, mas explicável no sentido jasperiano).

ALTERAÇÕES QUANTITATIVAS DO COMPORTAMENTO MOTOR

Numa escala decrescente de alterações quantitativas da atividade motora, temos a seguinte sequência: agitação, hiperatividade, lentificação, inibição e estupor.

A agitação corresponde a uma das principais alterações da psicomotricidade, vista especialmente em pacientes de prontos--socorros. Conceitua-se como a exaltação e aceleração de toda a atividade motora do indivíduo, em geral secundária a taquipsiquismo. Pode ser composta por alteração da consciência, excitação mental, inquietação, movimentação excessiva e rápida, auto e heteroagressividade, ações bizarras e atos impulsivos, além de variados elementos afetivos (medo, ansiedade, tensão, raiva, desconforto, dor). Os mais comumente afetados são os portadores de síndromes mentais orgânicas agudas (*delirium*, intoxicações e abstinências de substâncias, encefalopatias metabólicas, traumatismos cranianos e estados pós-ictais), surtos esquizofrênicos, mania, déficit cognitivo, demências e reações vivenciais anormais em transtornos de personalidade.

A hiperatividade estaria um nível abaixo da agitação em termos de intensidade sintomatológica, sendo comparativamente mais compreensível (voltada a um propósito). Corresponde ao aumento da atividade motora associado a atos impulsivos e volitivos. Muitas vezes, a hiperbulia (aumento da energia volitiva) e a hipoprosexia (prejuízo na atenção) estão presentes, assim como o humor elevado e a ansiedade. Desse modo, encontramos a hiperatividade na hipomania e mania, no transtorno de déficit de atenção e hiperatividade, nos transtornos ansiosos e na intoxicação ou abstinência de substâncias, assim como em doenças clínicas (hipertireoidismo).

No outro polo, avistamos as alterações da psicomotricidade que se apresentam como redução da atividade motora. A lentificação se mostra como uma movimentação "difícil", "pesada", podendo haver grande período de latência entre a solicitação ambiental e a resposta motora. A inibição seria um estado acentuado e profundo de lentificação psicomotora, com iminente tendência à imobilidade. As duas são reflexo de bradipsiquismo e geralmente se associam a demências, depressão, esquizofrenia e transtornos orgânicos (hipotireoidismo, doença de Addison, estados infecciosos e pós-infecciosos).

Já o estupor é a perda de toda a atividade motora espontânea na vigência de um nível de consciência aparentemente preservado e de uma capacidade sensitivo-motora íntegra. Ele envolve a comunicação verbal e a não verbal, o olhar, a mímica, a gesticulação e a marcha, deixando o indivíduo restrito ao leito, acordado, mas sem reação ao ambiente. Divide-se nos subtipos hipertônico (mais comum) e hipotônico e é um dos sinais encontrados na síndrome catatônica, tema do próximo tópico.

SÍNDROME CATATÔNICA

Aspectos históricos

A descrição da catatonia remonta à obra de Kahlbaum (1828-1899), que desenvolveu um sistema classificatório das doenças mentais com base na evolução e no estado clínico final[3]. Junto a Hecker (1843-1909), Kahlbaum estudou pacientes psicóticos jovens, descrevendo o que chamava de "loucura juvenil" (*jugendliche irresein*) e salientando a importância do modelo educacional em sua etiologia. Em 1874, publicou *A catatonia ou a insanidade de tensão [muscular]*, pontuando o estado catatônico como uma das fases de uma doença progressiva, marcada por estágios de mania, depressão e psicose, que tipicamente evoluía para demência[4].

Os sintomas catatônicos já eram conhecidos na literatura, em parte sob a denominação de estupor. Os franceses designavam o mutismo como *stupiditè*, e as gerações subsequentes observaram sinais catatônicos em diversos transtornos, mas foi Kahlbaum quem os agrupou de modo mais articulado.

A catatonia delineada por Kahlbaum produziu duas tendências conflitantes: uma delas sustentava a ideia da catatonia como doença independente; a opinião contrária via os sintomas catatônicos como complicações de diferentes fisiopatologias, e não como uma doença distinta.

Kraepelin (1856-1926), que foi diretor de clínica psiquiátrica desde os 30 anos, acompanhou centenas de casos ao longo da evolução e passou a agrupar as doenças mais de acordo com o grau de deterioração do que com a sintomatologia exibida (ou seja, atribuiu maior peso ao estado final dos prejuízos do que ao curso/evolução da doença). Com relação à catatonia, na 5ª edição do seu *Lehrbuch der Psychiatrie*[5], Kraepelin tratou-a como condição independente, uma "doença metabólica que leva à demência", assim como ocorria com a *dementia praecox* e a *dementia paranoides*. Contudo, na 6ª edição do *Lehrbuch*, ele agrupou catatonia, *dementiae paranoides* (de Hipócrates e Lasègue [1816-1883]) e a hebefrenia (de Hecker, 1871) como diferentes manifestações de uma única doença: a *dementia praecox*. O desdobramento da concepção kraepeliniana levou ao conceito unitário das psicoses, que passaram a ser vistas em duas formas distintas: as maníaco-depressivas (hoje compreendidas pelo transtorno bipolar e pela depressão unipolar) e a demência precoce (esquizofrenia).

A noção de catatonia como subtipo da esquizofrenia se continuou na concepção de Bleuler (1857-1939), que teve grande influência nos EUA, e de Mayer-Gross, que em 1933 deixou Heidelberg e se estabeleceu em Londres, assim influenciando a psiquiatria anglo-saxônica. Em contrapartida, diversos autores europeus, incluindo-se Jaspers (1883-1969) e Kurt Schneider (1887-1967), discordaram da posição de circunscrever os sintomas catatônicos à esquizofrenia. Lange[6], por exemplo, observou a evolução de 200 casos de catatonia ao longo de 10 anos e concluiu que os sintomas catatônicos eram mais comuns entre transtornos maníaco-depressivos do que entre esquizofrenias. Já os autores franceses concebiam a catatonia em uma perspectiva mais neurológica, sendo uma dentre outras síndromes psicomotoras, como distonia, discinesia e parkinsonismo, ocorrendo em diferentes condições[7].

Uma forma grave de catatonia foi descrita por Stauder, com início agudo de mutismo, rigidez e estados de hiperexcitação ou estuporosos, acompanhados de febre e alterações autonômicas graves, com evolução potencialmente fatal[8]. A síndrome também foi relatada por outros estudiosos e atualmente é conhecida como catatonia maligna ou letal. Um subtipo dessa condição, associada ao uso de medicações antipsicóticas, é a atualmente reconhecida síndrome neuroléptica maligna (SNM).

A concepção kraepeliniana da catatonia tornou-se hegemônica e levou à inclusão da catatonia no DSM-I como "reação esquizofrênica de tipo catatônico", passando a constituir no DSM-II um subtipo de esquizofrenia com características excitada ou inibida. Essa posição foi desafiada por diversas publicações, as quais identificavam casos de catatonia mais comumente em transtornos afetivos do que em esquizofrenia e decorrentes de contextos médicos sistêmicos e neurológicos[9,10]. Mesmo assim, o DSM-III manteve a catatonia como um subtipo de esquizofrenia, repercutindo na tendência em tratá-la com neurolépticos, prática potencialmente iatrogênica. Já no DSM-IV, a catatonia finalmente passou a ser reconhecida em outros transtornos, como decorrente de condição médica geral ou especificadora de transtornos de humor.

Do ponto de vista epidemiológico, Fink e Taylor relataram que de 9 a 17% dos pacientes em enfermarias acadêmicas ou em serviços de emergência psiquiátricos preenchiam critérios para catatonia, que por sua vez seria mais frequente entre transtornos de humor e estados de intoxicação[11]. Esses autores preconizaram "o divórcio entre esquizofrenia e catatonia" e seu reconhecimento como uma síndrome independente, semelhante ao *delirium*, nas classificações psiquiátricas seguintes.

Já Ungvari et al. assumiram uma outra perspectiva da situação[12]. Concluíram que o padrão psicopatológico específico e a persistência dos sintomas catatônicos foram mais consistentes no subtipo catatônico da esquizofrenia. O principal problema não estaria no lugar que a catatonia ocuparia no DSM, mas na falta de clareza conceitual sobre os princípios definidores dos sintomas que compõem a síndrome. A carência de consenso resultaria em heterogeneidade e negligência de diferenças relevantes, como o fato de que catatonias estuporosas agudas respondem bem ao tratamento com benzodiazepínicos ou eletroconvulsoterapia (ECT), enquanto as catatonias no contexto de esquizofrenias crônicas são fenomenologicamente distintas e menos responsivas a ambos os tratamentos. Embora a criação de uma dimensão catatônica tenha inegável valor heurístico, os autores consideraram tão ou mais importante reexaminar as bases psicopatológicas na definição de sintomas catatônicos e restabelecer dimensões sintomatológicas fundamentais ou critérios específicos para transtornos psicóticos e transtornos de humor.

Etiopatogenia

Desde as primeiras descrições, os sintomas catatônicos remetem a hipóteses fisiopatológicas envolvendo alterações em gânglios da base. Com a introdução dos antipsicóticos, embora se desconheça quais mecanismos estejam realmente implicados, houve declínio na incidência da catatonia e o aparente surgimento dos casos de SNM. Esses fatos colocam a catatonia, SNM e neurotransmissão dopaminérgica no foco das elucubrações sobre a origem dos sinais comumente descritos no âmbito da catatonia.

Com base em evidências empíricas indiretas, Northoff[13] sugeriu que a postura acinética encontrada na catatonia possa ser explicada por alterações do córtex parietal posterior direito[13]. Por outro lado, a acinesia desacompanhada de posturas estatuescas observada na SNM parece estar mais associada ao bloqueio de receptores dopaminérgicos nos gânglios basais (caudado e putâmen), com consequente disfunção das conexões corticossubcorticais do circuito motor.

Os sintomas afetivos que acompanham a catatonia se relacionariam com um déficit funcional na região orbitofrontal medial e na transmissão gabaérgica. Já as alterações comportamentais parecem estar ligadas à disfunção da região orbitofrontal lateral. Northoff indicou que disfunções corticais orbitofrontais podem provocar mudanças na modulação do estriado ventral e dos núcleos do tronco cerebral, justificando as alterações vegetativas observadas, respectivamente, na catatonia induzida por neurolépticos e na catatonia letal (modulação *top-down*). Por outro lado, o mecanismo implicado na SNM remeteria ao bloqueio de receptores dopaminérgicos no diencéfalo e tronco cerebral. Assim, a catatonia pode ser caracterizada como síndrome psicomotora cortical, enquanto a SNM corresponde a uma síndrome motora subcortical. Apesar das supostas diferenças fisiopatológicas entre as condições, ambas apresentam diversas semelhanças clínicas,

como acinesia, sintomas vegetativos e resposta terapêutica à ECT e aos benzodiazepínicos.

Em 2019, o Research Domain Criteria (RDoC) adotou o domínio motor, implicando três circuitos cerebrais envolvidos na psicose: (1) inibição e excitação do movimento, relacionando córtex motor primário (M1), putâmen, globo pálido e tálamo; (2) temporalidade e dinâmica do movimento, envolvendo M1, tálamo, cerebelo e núcleos pontinos; (3) organização e velocidade motora, incluindo M1, área motora suplementar (AMS), córtex parietal posterior e córtex pré-frontal medial. A síndrome catatônica, caraterizada por sintomas de inibição ou excitação, provavelmente está associada a alteração desses circuitos responsáveis pela organização motora.

Estudos de neuroimagem em pacientes com história de catatonia têm identificado alterações funcionais nesses circuitos. Também foram encontradas redução de ativação em córtices pré-frontal e parietal direitos e menor densidade de receptores GABA-A em córtex sensitivo-motor à esquerda. Alguns estudos utilizaram a eletroencefalografia e estimulação magnética transcraniana e outros exploraram a ação do lorazepam em diferentes regiões dos circuitos, verificando a associação entre melhora clínica e normalização das alterações funcionais.

Tomados em conjunto, embora não conclusivos, os achados sugerem hiperatividade em regiões de AMS e pré-AMS. A hiperativação da AMS pode resultar de maior estimulação dos núcleos subtalâmicos, da ação de outras áreas corticais exercendo controle modulatório ou de uma tentativa em superar processos inibitórios, como a ação dos gânglios basais no córtex pré-motor.

É provável que estudos de neuroimagem e a heurística utilizada tragam maior compreensão dos mecanismos fisiopatológicos implicados na síndrome catatônica[14].

Quadro clínico

Indivíduos com transtornos mentais podem apresentar diversos fenômenos motores que desafiam a compreensão e fazem parte da síndrome catatônica. Eles variam desde posturas imóveis, bizarras e acompanhadas de face inexpressiva, até quadros de estupor, completa imobilidade e ausência de resposta ao meio.

Alguns quadros estuporosos são acompanhados de tônus muscular aumentado, mandíbulas cerradas e membros tensionados, denominados de catalepsia (não confundir com cataplexia, observada em indivíduos com narcolepsia, envolvendo perda súbita do tônus muscular corporal e entrada abrupta em sono REM). Ela geralmente é seguida pela flexibilidade cérea, na qual os membros do indivíduo são movimentados passivamente e se mantêm na posição deixada, mesmo que desconfortável, por períodos indeterminados (como se fossem de cera). Oposto à flexibilidade cérea há o negativismo ativo, bastante específico de quadros psicóticos e caracterizado por estado acinético e resistência ativa à mobilização[15].

Além dos acinéticos, pode haver estados hipercinéticos e, por vezes, a coexistência de ambas as tendências. Pacientes catatônicos podem apresentar fenômenos de "liberação motora", como se existisse uma pressão para o movimento. Contudo, diferentemente dos atos impulsivos ou das agitações psicomotoras agressivas ou ansiosas, os estados hipercinéticos catatônicos são desprovidos de objetivos ou de propósitos compreensíveis e não são acompanhados por componentes afetivos. Exemplos da "liberação motora" são a obediência automática, que é a execução imediata e sem nenhuma ponderação de qualquer ordem dada pelo entrevistador, e os fenômenos de eco, como a ecomimia (imitação da expressão facial), a ecolalia (repetição da última palavra ou frase do entrevistador) e a ecopraxia (repetição de um movimento executado pelo entrevistador).

Por fim, nas catatonias é comum o achado de sinais relacionados à instabilidade autonômica, como sudorese e alterações nas frequências cardíaca e respiratória, na pressão arterial e na temperatura corporal.

Diagnóstico

A catatonia é um conjunto de sinais psicomotores que pode estar presente em diversas situações médicas, desde transtornos mentais (transtornos do neurodesenvolvimento, esquizofrenia, transtorno afetivo bipolar, transtorno depressivo) até condições primariamente clínicas, especialmente neurológicas (traumatismos cranioencefálicos, doença vascular encefálica, encefalites, neoplasias) e metabólicas (encefalopatia hepática, cetoacidose diabética, hipercalcemia).

A 5ª edição do *Manual diagnóstico e estatístico de transtornos mentais* (DSM-5) categoriza a catatonia em três classes, com seus respectivos critérios diagnósticos (Quadros 1 a 3)[16]:

Quadro 1 Catatonia associada a outro transtorno mental

> **A.** O quadro clínico é dominado por três (ou mais) dos sintomas a seguir:
> **1.** Estupor.
> **2.** Catalepsia.
> **3.** Flexibilidade cérea.
> **4.** Mutismo.
> **5.** Negativismo.
> **6.** Postura (manutenção ativa e espontânea de uma postura contrária à gravidade).
> **7.** Maneirismo.
> **8.** Estereotipia.
> **9.** Agitação, não influenciada por estímulos externos.
> **10.** Caretas.
> **11.** Ecolalia.
> **12.** Ecopraxia.

Fonte: American Psychiatric Association, 2014[16].

Quadro 2 Transtorno catatônico devido a outra condição médica

> **A.** O quadro clínico é dominado por três (ou mais) dos sintomas a seguir:
> **1.** Estupor.
> **2.** Catalepsia.

(continua)

Quadro 2 Transtorno catatônico devido a outra condição médica *(continuação)*

> **3.** Flexibilidade cérea.
> **4.** Mutismo.
> **5.** Negativismo.
> **6.** Postura (manutenção ativa e espontânea de uma postura contrária à gravidade).
> **7.** Maneirismo.
> **8.** Estereotipia.
> **9.** Agitação, não influenciada por estímulos externos.
> **10.** Caretas.
> **11.** Ecolalia.
> **12.** Ecopraxia.
> **B.** Há evidências da história, do exame físico ou de achados laboratoriais de que a perturbação é consequência fisiopatológica direta de outra condição médica.
> **C.** A perturbação não é mais bem explicada por outro transtorno mental.
> **D.** A perturbação não ocorre exclusivamente durante o curso de delirium.
> **E.** A perturbação causa sofrimento clinicamente significativo ou prejuízo no funcionamento social, profissional ou em outras áreas importantes da vida do indivíduo.

Fonte: American Psychiatric Association, 2014[16].

Quadro 3 Catatonia não especificada

> Esta categoria aplica-se a apresentações em que sintomas característicos da catatonia causam sofrimento clinicamente significativo ou prejuízo no funcionamento social, profissional ou em outras áreas importantes da vida do indivíduo, embora não haja clareza quanto à natureza do transtorno mental subjacente ou de outra condição médica, não sejam satisfeitos todos os critérios para catatonia ou a informação existente não seja suficiente para que seja feito um diagnóstico mais específico.

Fonte: American Psychiatric Association, 2014[16].

A 11ª Classificação Internacional de Doenças e Problemas Relacionados com a Saúde (CID-11) conceitua a catatonia de modo bastante semelhante ao do DSM-5, caracterizando-a como uma síndrome psicomotora marcada pela ocorrência simultânea de variados sintomas, tais como estupor, catalepsia, flexibilidade cérea, mutismo, negativismo, postura, maneirismos, estereotipias, agitação psicomotora, caretas, ecolalia e ecopraxia.

A CID-11 ainda subdivide a catatonia em: catatonia associada a outro transtorno mental; catatonia induzida por substâncias psicoativas, incluindo medicações; síndrome catatônica secundária (relacionada a condições clínicas); catatonia não especificada.

Conforme observamos nos critérios diagnósticos dos manuais de classificação, a síndrome catatônica pode ser secundária a transtornos mentais ou condições clínicas. Desse modo, a sua investigação diagnóstica se faz imperativa. De acordo com as principais suspeitas, podemos solicitar determinados exames, como hemograma completo, painel metabólico, glicemia, eletrólitos, dosagens hormonais, vitaminas, provas de coagulação, funções hepática e renal, creatinofosfoquinase (CPK), rastreio toxicológico, eletroencefalograma, avaliação do liquor e tomografia computadorizada de crânio ou ressonância nuclear magnética encefálica.

Escalas de avaliação

Os estudos atuais sobre catatonia avaliam uma quantidade variável de sintomas (de 8 a 40), e o limiar adotado para o diagnóstico oscila. Assim, sistemas padronizados por meio de escalas de avaliação, como a Escala Bush-Francis de Avaliação da Catatonia (BFCRS) (Tabela 3), permitem tanto uma análise transversal quanto a avaliação dos sintomas catatônicos ao longo da evolução clínica.

Tratamento

Resposta aos benzodiazepínicos

Embora o lorazepam seja a droga mais utilizada (em razão de sua farmacocinética), outros benzodiazepínicos e outros agentes também se mostram eficazes (por exemplo, carbamazepina, zolpidem, antidepressivos tricíclicos, relaxantes

Tabela 3 Escala Bush-Francis de Avaliação da Catatonia (BFCRS – *Bush-Francis Catatonia Rating Scale*) – exame padronizado da catatonia

Avaliações devem ser feitas com base no comportamento observado durante o exame, exceto os itens "14. Retirado" e "23. Alterações autonômicas", que podem ser obtidos a partir de informações no prontuário. Como regra, pontuam-se apenas itens claramente presentes. Se houver dúvida, pontua-se "0".

Procedimento	Examinar
1. Observe o paciente enquanto tenta engajá-lo na conversa.	Observe o nível de atividade, movimentos anormais e fala.
2. O entrevistador coça a cabeça de maneira exagerada.	Observe (7) ecopraxia.
3. Examine o braço para sinal da roda denteada. Instrua o paciente a "deixar o braço solto" e tente movê-lo aplicando força leve e intensa alternadamente.	Observe (11) rigidez, (12) negativismo, (13) flexibilidade cérea, (18) *gegenhalten*.
4. Peça para o paciente estender o braço. Coloque um dedo embaixo da mão e tente levantá-la lentamente depois de falar "*Não* me deixe levantar o seu braço".	Observe (17) *mitgehen*.
5. Estenda a mão para o paciente dizendo "*Não* segure minha mão".	Observe (19) ambitendência.
6. Ponha a mão no bolso e diga "Ponha sua língua para fora, vou cravar um alfinete nela".	Observe (16) obediência automática.
7. Examine o reflexo de agarrar.	Observe (20) reflexo de agarrar.
8. Examine anotações do prontuário nas últimas 24 horas.	Observe principalmente a ingesta oral, sinais vitais e quaisquer incidentes.
9. Tente observar o paciente indiretamente, pelo menos por um breve período, todos os dias.	
1. Excitação: hiperatividade extrema, inquietação motora contínua aparentemente sem propósito. Não atribuível a acatisia ou agitação direcionada para um fim.	0 = Ausente. 1 = Movimentação excessiva, intermitente. 2 = Movimentação constante, hipercinesia sem períodos de alívio. 3 = Excitação catatônica extrema, atividade motora frenética contínua.
2. Imobilidade/estupor: hipoatividade extrema, imóvel, minimamente responsivo a estímulos.	0 = Ausente. 1 = Permanece sentado, capaz de interação breve. 2 = Virtualmente sem interação com o mundo externo. 3 = Estuporoso, não reativo a estímulo doloroso.
3. Mutismo: verbalmente não responsivo ou minimamente responsivo.	0 = Ausente. 1 = Verbalmente não responsivo à maioria das perguntas, sussurro incompreensível. 2 = Fala menos do que 20 palavras em 5 minutos. 3 = Não fala.
4. Olhar: olhar fixo, pouca ou nenhuma verificação visual do ambiente, redução do piscar.	0 = Ausente. 1 = Pouco contato visual, olhar fixo mantido por menos de 20 segundos; redução do piscar. 2 = Olhar fixo mantido por mais de 20 segundos, ocasionais momentos de atenção. 3 = Olhar fixo, não reativo.

(continua)

Tabela 3 Escala Bush-Francis de Avaliação da Catatonia (BFCRS – *Bush-Francis Catatonia Rating Scale*) – exame padronizado da catatonia (*continuação*)

Procedimento	Examinar
5. Postura/catalepsia: manutenção espontânea de postura(s), incluindo posturas cotidianas (como ficar sentado ou em pé por longos períodos sem reação).	0 = Ausente. 1 = Menos do que 1 minuto. 2 = Mais do que 1 minuto, menos do que 15 minutos. 3 = Postura bizarra ou corriqueira mantida por mais de 15 minutos.
6. Caretas: manutenção de expressões faciais estranhas (bizarras).	0 = Ausente. 1 = Menos do que 10 segundos. 2 = Menos do que 1 minuto. 3 = Expressões bizarras ou mantidas mais do que 1 minuto.
7. Ecopraxia/ecolalia: repete os gestos/falas do examinador.	0 = Ausente. 1 = Ocasional. 2 = Frequente. 3 = Constante.
8. Estereotipia: atividade motora repetitiva e não objetivamente dirigida (como movimentos repetitivos dos dedos, tocar repetidas vezes, bater ou esfregar-se); anormalidade não no ato em si, mas na frequência (quantidade).	0 = Ausente. 1 = Ocasional. 2 = Frequente. 3 = Constante.
9. Maneirismos: movimentos estranhos e despropositados (como pular ou andar na ponta dos pés, saudar transeuntes ou movimentos cotidianos exagerados/caricatos); anormalidade associada ao ato em si (qualidade).	0 = Ausente. 1 = Ocasional. 2 = Frequente. 3 = Constante.
10. Verbigeração: repetição de frases ou sentenças (como disco furado).	0 = Ausente. 1 = Ocasional. 2 = Frequente, dificuldade para interromper. 3 = Constante.
11. Rigidez: manutenção de uma posição rígida ante a tentativa de ser movimentado; excluir se houver roda denteada ou tremor.	0 = Ausente. 1 = Resistência leve. 2 = Moderada. 3 = Severa, não é possível mudar a posição.
12. Negativismo: resistência sem motivo aparente a instruções ou tentativas de mover/examinar o paciente. Comportamento contrário, faz o oposto do que é solicitado.	0 = Ausente. 1 = Resistência leve e/ou ocasionalmente contrária. 2 = Resistência moderada e/ou frequentemente contrária. 3 = Resistência severa e/ou continuamente contrária.
13. Flexibilidade cérea: durante a mobilização, o paciente apresenta resistência inicial e depois se deixa ser reposicionado, semelhante a uma vela derretendo.	0 = Ausente. 3 = Presente.
14. Retirado (*withdrawal*): recusa comer, beber e/ou fazer contato visual.	0 = Ausente. 1 = Ingestão oral mínima/evita contato visual por menos de 1 dia. 2 = Ingestão oral mínima/evita contato visual por mais de 1 dia. 3 = Sem ingestão oral/evita contato visual por 1 dia ou mais.
15. Impulsividade: o paciente subitamente engaja em comportamento inapropriado (por exemplo, sai correndo, começa a gritar ou tira a roupa) na ausência de estímulo/provocação. Depois, não oferece nenhuma explicação plausível.	0 = Ausente. 1 = Ocasional. 2 = Frequente. 3 = Constante ou não redirecionável.
16. Obediência automática: cooperação excessiva com a solicitação do examinador ou continuação espontânea do movimento solicitado (lembrar alfinete na língua).	0 = Ausente. 1 = Ocasional. 2 = Frequente. 3 = Constante.
17. *Mitgehen*: com um leve toque do entrevistador sob a mão do paciente, este eleva o braço imediatamente (lâmpada de escrivaninha), mesmo com instrução para não o fazer.	0 = Ausente. 3 = Presente.
18. *Gegenhalten*: resistência à mobilização passiva, que é proporcional à força do estímulo, parecendo mais automática do que volitiva.	0 = Ausente. 3 = Presente.

(continua)

Tabela 3 Escala Bush-Francis de Avaliação da Catatonia (BFCRS – *Bush-Francis Catatonia Rating Scale*) – exame padronizado da catatonia (*continuação*)

Procedimento	Examinar
19. Ambitendência: o paciente parece executar o movimento pela metade, de forma indecisa e hesitante.	0 = Ausente. 3 = Presente.
20. Reflexo de agarrar: por meio do exame neurológico.	0 = Ausente. 3 = Presente.
21. Perseveração: o paciente repetidamente retorna ao mesmo tópico ou persiste no mesmo movimento.	0 = Ausente. 3 = Presente.
22. Agressividade: geralmente de forma não dirigida. Depois, não oferece nenhuma explicação ou apenas uma explicação superficial para o episódio.	0 = Ausente. 1 = Agitação ocasional, baixo potencial de injúria. 2 = Agitação frequente, potencial de injúria moderado. 3 = Sérios riscos para outras pessoas.
23. Alterações autonômicas: assinalar ( ) temperatura, ( ) PA, ( ) pulso, ( ) frequência respiratória e ( ) diaforese.	0 = Ausentes. 1 = Anormalidade em 1 parâmetro (excluir hipertensão prévia). 2 = Anormalidades em 2 parâmetros. 3 = Anormalidades em 3 ou mais parâmetros.

musculares, bromocriptina). O lorazepam parece ser menos eficaz nos quadros catatônicos associados à esquizofrenia do que nos quadros associados aos transtornos de humor e outros diagnósticos[17]. Uma revisão estima que apenas 20 a 30% dos pacientes catatônicos esquizofrênicos respondem aos benzodiazepínicos[18]. No contexto de psicoses mais crônicas, a taxa de resposta aos benzodiazepínicos é ainda menor[19]. A diferença de resposta entre condições agudas e crônicas pode refletir diferentes fisiopatologias.

Resposta à eletroconvulsoterapia

Estudos retrospectivos indicam que síndromes catatônicas agudas respondem melhor à ECT do que psicoses crônicas[20]. Também com ECT, as catatonias associadas à esquizofrenia costumam responder menos favoravelmente do que as catatonias associadas aos transtornos de humor e às doenças clínicas[21]. Contudo, a ECT é proporcionalmente mais eficaz que os benzodiazepínicos em ambas as condições[22]. Portanto, benzodiazepínicos e ECT são significativamente eficazes na catatonia estuporosa aguda, mas não o são na mesma proporção quando se trata de sintomas catatônicos associados a psicoses crônicas. Esses achados sugerem que a síndrome catatônica seja heterogênea em termos de psicopatologia e neurobiologia.

ALTERAÇÕES MOTORAS ASSOCIADAS AO USO DE PSICOFÁRMACOS

As medicações utilizadas na Psiquiatria, especialmente os antipsicóticos e os antidepressivos, podem se relacionar a uma série de efeitos motores adversos, os quais serão descritos a seguir.

O parkinsonismo medicamentoso, por exemplo, costuma ter início insidioso e após algumas semanas de tratamento com antipsicóticos, sendo composto pela tétrade: tremor (de repouso e postural, com baixa frequência e elevada amplitude, afetando principalmente as mãos), rigidez muscular (aumento do tônus muscular, podendo ocorrer a roda denteada ao exame físico), bradicinesia (redução da atividade motora voluntária, com lentificação e interrupção do fluxo normal de movimento) e alterações em postura e equilíbrio. O conjunto desses sinais confere ao paciente uma aparência característica, com postura pouco móvel, redução da expressividade facial, lentificação e perda dos movimentos naturais dos braços durante a marcha.

A título de diferenciação diagnóstica com o tremor parkinsoniano, o tremor fisiológico tende a melhorar ao repouso e piorar durante o movimento, além de ter alta frequência e pequena amplitude. Ele pode resultar de ansiedade, fadiga, alterações metabólicas, intoxicação por substâncias (como cafeína e outras xantinas), hipertireoidismo e uso de psicofármacos, como lítio, ácido valproico, antidepressivos e psicoestimulantes. Já o tremor essencial se caracteriza por ser postural e ao movimento, afetando geralmente cabeça e membros, e apresentando história familiar positiva.

A terapêutica do parkinsonismo medicamentoso se assenta na redução da dose, na troca medicamentosa ou na administração de anticolinérgicos[23]. Outro sinal motor associado ao uso de psicotrópicos é a distonia aguda, que pode ocorrer em diversas doenças neurológicas, mas, em pacientes psiquiátricos, quase sempre é secundária a antipsicóticos. As reações distônicas se caracterizam por espasmos musculares intermitentes ou contínuos, dolorosos, geralmente envolvendo a cabeça ou o pescoço (crises oculógiras, torcicolo, espasmos na língua gerando disartria). Duram de minutos a horas e tendem a acontecer logo após o início ou o aumento da dose de um antipsicótico convencional, sendo mais comuns em jovens do sexo masculino. Quando há comprometimento da musculatura paravertebral, é possível identificar opistótono. A interrupção da distonia aguda medicamentosa é feita com a aplicação de anticolinérgicos parenterais[23].

A acatisia medicamentosa é expressa por inquietação psicomotora que ocorre principalmente sob o uso de antipsicóticos e alguns antidepressivos. Ela tem um componente subjetivo e outro, objetivo. Subjetivamente, os pacientes se queixam de ansiedade, angústia, disforia e inquietação interior. É isso que faz com que a condição seja tão desagradável. Objetivamente, podem-se observar movimentos repetitivos das pernas, muitas vezes manifestados como caminhar contínuo de um lado para o outro, balançar apoiando-se alternadamente em uma ou outra perna; quando sentado, o indivíduo levanta-se e muda de posição várias vezes.

A acatisia pode ser dividida em: aguda, quando aparece logo após o início ou o aumento da dose do antipsicótico; tardia, que ocorre após longo período de tratamento e não está relacionada com introdução ou alteração da dose do antipsicótico; e de retirada, manifesta com a redução da dose ou suspensão do antipsicótico. Seu tratamento consiste na diminuição da dose, na substituição do antipsicótico por um outro com bloqueio dopaminérgico menos potente ou na administração de anticolinérgicos, betabloqueadores, benzodiazepínicos, clonidina, mirtazapina ou trazodona[23].

Com início após meses ou anos de terapêutica antipsicótica, a discinesia tardia se manifesta por meio de movimentos involuntários que geralmente envolvem a musculatura orofacial (rosto, lábios, língua). Tais sinais são mais pronunciados quando o paciente está alerta ou excitado e tendem a desaparecer durante o sono ou mediante supressão voluntária. Os movimentos anormais comumente persistem independentemente da manutenção do antipsicótico, mas podem diminuir ou desaparecer ao longo do tempo. Curioso é que a discinesia tardia pode ocorrer mesmo sem a utilização de antipsicótico. Kraepelin e Bleuler descreveram casos em época anterior aos neurolépticos, o que ainda é visto em indivíduos psicóticos nunca medicados[24].

A discinesia tardia não responde bem ao tratamento, e a situação ideal seria a descontinuação da medicação antipsicótica, o que, na maioria das vezes, é impraticável, pelo risco de recaída ou piora da sintomatologia. Nessas circunstâncias, é preferível o uso de antipsicóticos com menor propensão para causar discinesia, como a quetiapina[25] e a clozapina[26]. Com relação ao tratamento, uma revisão recente confirma a eficácia da clozapina[27], e recentemente o Food and Drug Administration (FDA) aprovou uso de inibidores do transporte de monoaminas vesiculares (VMAT2 – por exemplo, *valbenazine* e *deutetrabenazine*) no tratamento da discinesia tardia[28]. Convém destacar que o uso de anticolinérgicos pode piorar o quadro.

Outras alterações motoras tardias incluem a distonia tardia, o Tourette tardio e a síndrome do coelho (tremor fino e rápido que envolve os lábios, geralmente associada ao parkinsonismo e aliviada com anticolinérgicos).

A SNM é uma complicação potencialmente fatal associada ao uso de neurolépticos, caracterizada por rigidez muscular (que pode ser generalizada ou assumir formas mais leves, localizadas na língua e nos músculos faciais ou mastigatórios, levando à disartria e à disfagia), febre (variando de febrícula a temperaturas acima de 42°C), alteração do nível de consciência (de confusão leve a coma) e sinais autonômicos (diaforese, taquicardia, instabilidade pressórica, hipersalivação). A maioria dos casos envolve o uso de antipsicóticos, especialmente os de primeira geração e quando há aumento rápido da dose, embora haja relatos de ocorrência da síndrome com o lítio, antidepressivos, metoclopramida e seguindo-se à retirada súbita de agonistas dopaminérgicos na doença de Parkinson[29].

A hipótese fisiopatológica mais consistente sugere que a súbita redução dos níveis de dopamina afeta a termorregulação no hipotálamo, levando à rigidez muscular por ação no estriado, que, por sua vez, eleva a temperatura periférica. O diagnóstico diferencial da SNM envolve:

- Catatonia letal: descrita desde Kahlbaum, clinicamente idêntica, embora independente de exposição a antipsicóticos.
- *Delirium* anticolinérgico: caracteriza-se por confusão e hipertermia. Pacientes com intoxicação anticolinérgica apresentam a pele seca e não exibem rigidez muscular.
- Insolação: caracterizada por hipertermia, agitação e confusão. Após exposição ao calor extremo, os músculos estão flácidos e a pele, seca, aspectos que a diferenciam da SNM (rigidez e sudorese).
- Síndrome serotoninérgica: constitui estado extremo de intoxicação serotoninérgica, composta por três propriedades principais:
  » Alteração do estado mental (agitação, excitação, confusão).
  » Hiperatividade muscular (tremor, mioclonias e hiper-reflexia).
  » Hiperatividade autonômica (diaforese, hipertermia, midríase, taquicardia e taquipneia).

O paciente com intoxicação serotoninérgica (IS) frequentemente apresenta inquietação, enquanto na SNM mais comumente ocorre acinesia. A rigidez presente na SNM só ocorre em casos muito graves de IS. Sintomas gastrintestinais (diarreia, náusea e vômito) são comuns na IS e raros na SNM. A síndrome serotoninérgica tem evolução rápida, geralmente em 24 horas, enquanto a SNM costuma instalar-se ao longo de dias. Por fim, a SNM está associada ao uso de antipsicótico de alta potência, enquanto a IS geralmente resulta da combinação de medicações que aumentam a transmissão serotoninérgica[30].

CONSIDERAÇÕES FINAIS

O estudo da psicopatologia é uma das grandes ferramentas para o encontro do correto diagnóstico médico e psiquiátrico. Sendo a psicomotricidade uma das funções psíquicas, faz-se mandatório o conhecimento de suas nuances pelo profissional, o que possibilita o estabelecimento da melhor terapêutica ao acometido de sofrimento mental.

Vinheta clínica

JCS, 27 anos, sexo feminino. Chega ao pronto-socorro trazida por familiares e com a história de estar acamada há cerca de duas semanas, recusando os alimentos e urinando/defecando na própria cama. Segundo os acompanhantes, apresenta antecedentes de duas internações psiquiátricas em fase de mania e, nas últimas semanas, vinha evoluindo com baixa necessidade de sono, irritabilidade e comportamentos de desinibição e gastos financeiros excessivos. Paulatinamente foi se abatendo, até não sair mais de seu quarto. Ao exame, observaram-se rigidez muscular difusa, moldagem dos membros superiores em posições aparentemente desconfortáveis, resistência aos comandos verbais, FC = 120, temperatura axilar = 36,5 e PA = 130 x 95. Exames laboratoriais, eletroencefalográfico e de imagem cerebral foram feitos, sem alterações importantes. Após o diagnóstico de catatonia associada à mania, internação hospitalar e introdução de sonda nasogástrica, a paciente recebeu lorazepam, e, em três dias de tratamento, houve aumento da mobilidade e tentativas de comunicação verbal e gestual por parte dela.

Para aprofundamento

- Berman BD. Neuroleptic malignant syndrome: a review for neurohospitalists. Neurohospitalist. 2011;1(1):41-7.
  ⇨ Artigo publicado no ano de 2011 que aborda a SNM de maneira bastante didática, dividindo o texto em apresentação clínica, agentes causais, diagnóstico diferencial, fisiopatologia, fatores de risco, tratamento e prognóstico.
- Jaspers K. Psicopatologia geral. 8. ed. São Paulo: Atheneu; 2000.
  ⇨ O estudo da psicopatologia naturalmente atravessará a leitura desta obra-prima, lançada no ano de 1912, mas presente até os dias atuais nas estantes dos profissionais de saúde mental.
- Walther S, Stegmayer K, Wilson JE, Heckers S. Structure and neural mechanisms of catatonia. Lancet Psychiatry. 2019;6(7):610-9.
  ⇨ Artigo publicado no ano de 2019, que descreve aspectos históricos e clínicos da catatonia, além de levantar hipóteses acerca de sua fisiopatologia a partir de achados em neuroimagem funcional.

 ## REFERÊNCIAS BIBLIOGRÁFICAS

1. Othmer E, Othmer SC, Othmer JP. Psychiatric interview, history, and mental status examination. In: Sadock BJ, Sadock VA, editores. Kaplan & Sadock's comprehensive textbook of psychiatry. 8. ed. Filadélfia: Lippincott Williams & Wilkins; 2005.
2. **Jaspers K. General psychopathology. 7. ed. Chicago: University of Chicago Press; 1968.**
   ⇨ O *Psicopatologia geral*, de Karl Jaspers, é uma verdadeira obra-prima da psicopatologia. Neste livro, Jaspers, além de discorrer sobre as funções mentais propriamente ditas, introduz a fenomenologia, o método compreensivo e os conceitos de processo e desenvolvimento na prática clínica psiquiátrica.
3. Kahlbaum KL. Die Gruppierung der psychischen Krankheiten und die Einteilung der Seeelenstörungen. Danzig; 1863.
4. **Kahlbaum KL. Die Katatonie oder das Spannungsirresein. Berlim: Verlag August Hirschwald; 1874.**
   ⇨ O *Die Katatonie oder das Spannungsirresein* é um texto histórico para a Psiquiatria. Ele constitui a monografia escrita por Kahlbaum com a dissertação da catatonia como um distúrbio da funcionalidade motora, a qual representaria uma das fases de uma progressiva doença mental.
5. Kraepelin E. Ueber Remissionen bei Katatonie. Allgem Zeitschr Psych und Psych-gericht Med; 1896.
6. Lange J. Katatonische Erscheinungen im Rahmen manischer Erkrankungen. Monographien aus dem Gesamtgebiete der Neurologie und Psychiatrie. Berlim: Julius Springer; 1922. p. 169.
7. Guiraud P. Conception neurologique du syndrome catatonique. Encephale. 1936;31:229-70.
8. Stauder KH. Die tödliche Katatonie. Arch Psychiatr Nervenkr. 1934;102:614-34.
9. Gelenberg AJ. The catatonic syndrome. Lancet. 1976;1(7973):1339-41.
10. Morrison JR. Catatonia: diagnosis and treatment. Hosp Community Psychiatry. 1975;26(2):91-4.
11. Fink M, Taylor MA. Catatonia: A clinician's guide to diagnosis and treatment. Cambridge: Cambridge University Press; 2003.
12. **Ungvari GS, Caroff SN, Gerevich J. The catatonia conundrum: evidence of psychomotor phenomena as a symptom dimension in psychotic disorders. Schizophr Bull. 2010;36(2):231-8.**
    ⇨ Artigo publicado em 2010, que questiona a falta de clareza nos sintomas da síndrome catatônica, o que se refletiria na heterogeneidade de resposta ao tratamento. Trabalhos como esse influenciariam o DSM-5 na enumeração de critérios diagnósticos específicos para a catatonia e no enquadramento desta como entidade separada, podendo estar associada a transtornos mentais ou condições médicas.
13. Northoff G. Catatonia and neuroleptic malignant syndrome: psychopathology and pathophysiology. J Neural Transm. 2002;109(12):1453-67.
14. Walther S, Stegmayer K, Wilson JE, Heckers S. Structure and neural mechanisms of catatonia. Lancet Psychiatry. 2019;6(7):610-9.
15. Dalgalarrondo P. Psicopatologia e semiologia dos transtornos mentais. Porto Alegre: Artmed; 2000.
16. **American Psychiatric Association. DSM-5: Manual diagnóstico e estatístico de transtornos mentais, 5.ed. Porto Alegre: Artmed; 2014.**
    ⇨ O DSM-5 é o texto de referência na Psiquiatria para a avaliação diagnóstica dos transtornos mentais. Nele encontramos os critérios diagnósticos e variadas informações sobre prevalência, fatores de risco, curso, diagnóstico diferencial e comorbidades das desordens psiquiátricas.
17. Lee JW, Schwartz DL, Hallmayer J. Catatonia in a psychiatric intensive care facility: incidence and re-sponse to benzodiazepines. Ann Clin Psychiatry. 2000;12(2):89-96.
18. Rosebush PI, Mazurek MF. Pharmacotherapy. In: Caroff SN, Mann SC, Francis A, Fricchione GL, editores. Catatonia: from psychopathology to neurobiology. Washington DC: APA Press; 2004.
19. Ungvari GS, Chiu HFK, Chow LY, Lau BTS, Tang WK. Lorazepam for chronic catatonia: randomized, dou-ble-blind, placebo-controlled study. Psychopharmacology, 1999;142(4):393-8.
20. Gazdag G, Ungvari G, Mann S, Caroff S. Clinical evidence for the efficacy of electroconvulsive therapy in the treatment of catatonia and psychoses. In: Swartz CM, editor. Electroconvulsive and neuromodula-tion therapies. Cambridge: Cambridge University Press; 2009.
21. Rohland BM, Carroll BT, Jacoby RG. ECT in the treatment of the catatonic syndrome. J Affect Disord. 1993;29(4):255-26.
22. Suzuki K, Awata S, Matsuoka H. Short-term effect of ECT in middle-aged and elderly patients with in-tractable catatonic schizophrenia. J ECT. 2003;19(2):73-80.
23. Hirjak D, Kubera KM, Bienentreu S, Thomann PA, Wolf RC. Antipsychotic-induced motor symptoms in schizophrenic psychoses-Part 1: Dystonia, akathisia und parkinsonism. Nervenarzt. 2019;90(1):1-11.

⇨ **Artigo de revisão publicado em 2019 que detalha opções de tratamento para os principais efeitos adversos relacionados ao uso de antipsicóticos, que são o parkinsonismo, a distonia e a acatisia.**

24. Chakos MH, Alvir JMJ, Woerner MG, Koreen A, Geisler S, Mayerhoff D, et al. Incidence and correlates of tardive dyskinesia in first episode schizophrenia. Arch Gen Psychiatry. 1996;53(4):313-9.

25. Emsley R, Turner HJ, Schronen J, Botha K, Smit R, Oosthuizen PP. A single-blind, randomized trial com-paring quetiapine and haloperidol in the treatment of tardive dyskinesia. J Clin Psychiatry. 2004;65(5):696-701.

26. Lieberman JA, Saltz BL, John CA, Pollak S, Borenstein M, Kane J. The effect of clozapine in tardive dys-kinesia. Br J Psychiatry. 1991;154:503-10.

27. Pardis P, Remington G, Panda R, Lemez M, Agid O. Clozapine and tardive dyskinesia in patients with schizophrenia: A systematic review. J Psychopharmacol. 2019;33(10):1187-98.

28. Caroff SN, Citrome L, Meyer J, Sajatovic M, Goldberg JF, Jain R, et al. A modified Delphi Consensus Study of the screening, diagnosis, and treatment of tardive dyskinesia. J Clin Psychiatry. 2020;81(2):19cs12983.

29. Haddad PM, Dursun SM. Neurological complications of psychiatric drugs: clinical features and man-agement. Hum Psychopharmacol. 2008;23(Suppl 1):15-26.

30. Hiraga A, Kuwabara S. Malignant syndrome and serotonin syndrome in a general hospital setting: clini-cal features, frequency and prognosis. Intern Med. 2017;56(21):2865-9.

31. Caroff SN. The neuroleptic malignant syndrome. J Clin Psychiatry. 1980;41(3):79-83.

32. Jaspers K. Allgemeine psychopathologie. Berlim: Springer; 1973.

33. Fink M, Shorter E, Taylor MA. Catatonia is not schizophrenia: Kraepelin's error and the need to recog-nize catatonia as an independent syndrome in medical nomenclature. Schizophr Bull. 2010;36(2):314-20.

Seção 3

Conceitos e investigação diagnóstica em psiquiatria

Editor de área

Paulo Clemente Sallet

1

O conceito de transtorno mental

Flávio Guimarães-Fernandes
Fábio Moreira Vargas
Gustavo Bonini Castellana

Sumário

Introdução
A importância do diagnóstico em psiquiatria
Possíveis definições de transtorno mental
O normal e o patológico em saúde mental
    A normatividade vital
Considerações finais
Para aprofundamento
Referências bibliográficas

Pontos-chave

- A complexidade do diagnóstico em psiquiatria.
- A importância do diagnóstico em psiquiatria.
- A definição do diagnóstico segundo o DSM-5.
- A validade do diagnóstico segundo o DSM-5, suas forças e fraquezas.
- Em busca de uma epistemologia mais robusta: a investigação do conceito de saúde e doença por Georges Canguilhem.

INTRODUÇÃO

Os prejuízos associados aos transtornos mentais na vida das pessoas são inequívocos: sofrimento emocional, perda de liberdade de agir, problemas no funcionamento social e no trabalho e insatisfação nas relações interpessoais são características comuns aos transtornos mentais[1].

Por outro lado, sofrimento emocional e mudanças de comportamento não são sinônimos de transtorno mental e, mesmo quando estabelecido o diagnóstico psiquiátrico, esse, por si só, não será suficiente para conduzir o tratamento de qualquer paciente. O diagnóstico deve ser parte de uma formulação que considere os aspectos subjetivos e as características individuais do paciente, como sua personalidade, sua forma de reagir aos problemas enfrentados e o meio sociocultural de relações em que está inserido, para só assim ser estabelecido o plano de tratamento[2,3].

A isso somam-se a complexidade e dificuldade de realizar o diagnóstico dos transtornos mentais: diferente das outras especialidades da medicina que contam com elementos de propedêutica clínica (exame físico) e armada (exames complementares) que conferem maior objetividade aos sinais e sintomas relatados na clínica, na psiquiatria, o exame psicopatológico e a anamnese são os únicos instrumentos disponíveis ao médico para que entenda o que está acontecendo com seu paciente e direcione seu tratamento[4,5]. Somente em casos de etiologia orgânica* o médico fará uso de exames para estabelecer o diagnóstico e, mesmo nestes casos, a indicação do exame já é pautada pelas alterações do exame psicopatológico.

Ressalte-se ainda que o conceito atual de transtorno mental inclui desde transtornos leves, como a reação de ajustamento (mais conhecida como "estresse") e a depressão leve, que muitas vezes melhoram sem nenhuma intervenção médica, até casos mais graves, como esquizofrenia e autismo, nos quais o tratamento reduz os sintomas, mas o paciente mantém prejuízos graves na socialização. Por isso, quando se fala em diagnóstico psiquiátrico, é preciso considerar que se trata de um grupo bastante heterogêneo de pacientes, que têm entre si apenas o fato de necessitarem de algum tipo de ajuda profissional no campo "psi", já que mesmo o uso de medicações poderá não ser necessário em alguns casos.

---

* Ainda que os transtornos mentais tenham sempre uma base no sistema nervoso central, são chamados de orgânicos apenas aqueles casos em que o diagnóstico depende de alterações em exames complementares.

Caberá ao profissional de saúde mental, diante de toda essa complexidade e com base essencialmente no exame psicopatológico, estabelecer se as vivências do paciente são normais – ou seja, não correspondem a um transtorno mental identificado – ou patológicas – devendo, neste caso, diagnosticar o transtorno mental específico e propor o tratamento adequado.

Não há dúvida de que essa discussão acerca do que é normal e patológico em saúde mental – e imediatamente como se configura o diagnóstico em psiquiatria – reveste-se da necessidade de ser legitimada com base nas disciplinas ditas científicas. Disciplinas estas que, partindo das premissas da construção epistemológica associadas à certeza, à evidência, à mensuração e à previsibilidade, são centrais para que as pretensões no campo médico possam encontrar "validade" universal[5,6]. É temível para qualquer dispositivo da saúde que se veja a si mesmo às margens da cientificidade de seu empreendimento, bem como de sua construção teórica. E não poderia ser diferente, é claro. Mas a história do diagnóstico, o correlato científico que lhes dá sustentação e a própria concepção filosófica do conceito de transtorno mental não demonstram tão claramente essas imbricações, a não ser que se mergulhe na processualidade de seu movimento. É aí, na reconstrução histórica, que encontraremos as bases daquilo que fazemos contemporaneamente e, evidentemente, os problemas que são trazidos, de lambuja, na prática que hoje nos pode parecer tão clara e evidente.

Este capítulo realizará uma reflexão a respeito desse tema em duas partes. A primeira diz respeito à conceituação diagnóstica do DSM-5, mostrando como este possui uma conceituação mínima para que o psiquiatra opere com alguma segurança epistêmica sua prática clínica. No entanto, como também ficará evidente, o DSM-5 carece de um lastro epistemológico mais sólido – o próprio instrumento se afirma como "ateórico", ainda que as práticas médicas contemporâneas possuam sempre, mediata ou imediatamente, substratos epistemológicos que as conduzem.

Para ampliar a compreensão da racionalidade implícita no conceito de transtorno mental, o texto recorrerá à obra de Georges Canguilhem acerca do que é normal e patológico em saúde. Suas teses não serão analisadas de modo exaustivo, a despeito do imenso interesse que possam ter em diversos aspectos para que se reflita sobre normalidade e doença em nossos modos de pensar a clínica, o diagnóstico etc. Será centralizada uma perspectiva para que seja possível regressar a nosso principal interesse: uma reflexão abrangente sobre transtorno mental, bem como o papel diagnóstico na prática psiquiátrica.

A IMPORTÂNCIA DO DIAGNÓSTICO EM PSIQUIATRIA

O diagnóstico médico é uma ferramenta de comunicação entre os profissionais da área de saúde, desses com os pacientes e com a sociedade como um todo. O diagnóstico adequadamente realizado parte do pressuposto de que, mesmo sendo o sofrimento uma experiência subjetiva e singular, existe um conjunto de saberes científicos que podem ajudar nessa situação. Esta interface entre as ciências naturais, nas quais o conhecimento é pautado em referenciais objetivos, e as ciências humanas, que contemplam aspectos subjetivos do homem e da cultura, é ao mesmo tempo a característica essencial e o maior desafio do diagnóstico em psiquiatria[4].

Se por um lado o paciente psiquiátrico pode ser estigmatizado no trabalho e nos meios sociais que frequenta**, o diagnóstico psiquiátrico e a identificação de um transtorno mental representam uma janela de oportunidade. Desde que realizado com critérios coerentes e com comunicação adequada, o diagnóstico psiquiátrico apontará para um tratamento, seja psicofarmacológico, seja psicoterapêutico, que ajudará o paciente a entender o que está acontecendo e buscar a melhor forma de recuperar sua autoestima e funcionalidade[7].

O diagnóstico psiquiátrico também tem relevância no plano da saúde coletiva. A saúde mental atualmente constitui um problema com impacto socioeconômico, já que os transtornos psiquiátricos estão entre as doenças médicas que mais afastam a população economicamente ativa de seus trabalhos. O estabelecimento da prevalência e etiologia dos principais diagnósticos psiquiátricos afeta, portanto, o planejamento de políticas públicas em saúde mental[7].

Também importante é o diagnóstico de um transtorno mental que prive a pessoa do adequado discernimento para as regras da sociedade, como em casos de crimes induzidos por surto psicótico. Nestes casos, em vez de ser preso, o paciente é submetido a tratamento compulsório (por determinação judicial) em regime de internação ou ambulatorial. Em situações mais cotidianas, tal interface com o direito também aparece: diante de uma situação em que um indivíduo desenvolveu um transtorno mental em decorrência das condições de trabalho, gerando um processo trabalhista com pedido de indenização do empregador, a opinião embasada do psiquiatra por meio do diagnóstico será decisiva para a decisão judicial de quem está com a razão. Tais situações, por sua interface evidente com as leis, como acontece com a medicina legal, são consideradas temas de estudo da psiquiatria forense[7].

Destaque-se ainda que, em algumas atividades profissionais, um transtorno mental pode colocar outras pessoas em risco. Pilotos de avião, policiais e operadores de máquinas são exemplos dessas atividades. Um policial que fica psicótico e porta uma arma de fogo ou um piloto que sofre de epilepsia são exemplos mais evidentes destas situações, que justificam, em parte, a importância que se tem dado ao diagnóstico psiquiátrico na sociedade moderna.

É certo que o diagnóstico é sempre influenciado pelos valores culturais de cada sociedade em cada época. Um bom exemplo disso é a homossexualidade, que foi considerada doença e cujo diagnóstico esteve presente nos manuais até recentemente, quando foi finalmente excluída após longo deba-

---

** Existe um grande movimento por parte dos profissionais de saúde mental e dos pacientes e seus conhecidos contra a estigmatização. Esse movimento mostra seu resultado com a crescente aceitação da população em relação aos transtornos mentais.

te entre psiquiatras e sociedade civil[8]. O termo homossexualidade foi removido do DSM-II pela APA em 1973. Somente em 1990 a OMS fez o mesmo na CID-10. Por isso a capacidade de crítica dos médicos e psiquiatras quanto aos fundamentos epistemológicos do diagnóstico em Psiquiatria é fundamental para a boa prática.

POSSÍVEIS DEFINIÇÕES DE TRANSTORNO MENTAL

De acordo com a Organização Mundial da Saúde (OMS), "a saúde é um estado de completo bem-estar físico, mental e social, e não consiste apenas na ausência de doença ou de enfermidade". Essa definição publicada em 1946 teve sua importância por atentar, à época, para a necessidade de um bem-estar que está além dos aspectos físicos, considerando também seus sentimentos (mental) e suas relações com o mundo que habita (social). No entanto, seria preciso entender o que significa o "completo" presente nessa definição pois, se levada "ao pé da letra", leva a crer que a saúde equivale à total ausência de sofrimento, o que não corresponde ao que os indivíduos vivem ao longo de sua vida[9].

Na clínica médica e cirúrgica, o critério definidor de doença é anatomopatológico. Isso significa que o corpo é considerado um objeto de estudo cartesiano, ou seja, passível de medições quantitativas de seus órgãos e tecidos. Os fenômenos patológicos nesse caso são variações quantitativas, de falta ou excesso, em um determinado órgão. Pode-se mensurá-las a partir da observação do órgão das alterações em seus tecidos e células por meio dos estudos anatômicos e de patologia. Nesse caso, considera-se que uma pessoa sofre, por exemplo, de câncer, se um exame detectar essa alteração, mesmo que a pessoa não esteja sentindo qualquer efeito da doença ainda incipiente[10].

Na psiquiatria, no entanto, ainda há uma grande limitação nesse campo investigativo, apesar dos inegáveis avanços das neurociências nas últimas décadas. Com exceção de algumas doenças como as demências, a epilepsia e os tumores cerebrais, esse critério não pode ser utilizado para a determinação do que é patológico.

Por isso, alguns critérios são postulados para a definição do que é um transtorno mental. O primeiro, que pode ser considerado utópico e potencialmente problemático, é o critério da normalidade ideal. Nesse caso, estabelece-se arbitrariamente o que seria o "ideal" e, portanto, o sadio. Tal norma pode ser ou não referenda socialmente e não há embasamento científico[7]. A homossexualidade, considerada doença mental até os anos 1980, anteriormente mencionado, é um bom exemplo disso.

Outro critério bastante citado é o de normalidade estatística, famoso pela curva de Gauss. Faz-se uma medição populacional acerca de algo a ser estudado e se estabelece um corte a partir do qual tudo o que está nos extremos da curva, à direita ou à esquerda, passa a ser considerado anormal. Esse critério é amplamente utilizado na medicina e se aplica muito bem quando se estudam fenômenos quantitativos, como peso, altura, pressão arterial e nível de colesterol. Mas sua aplicação em saúde mental é complicada, já que é impossível a medição populacional do que seria um comportamento "normal". Além disso, esse critério falha ao mostrar que nem tudo o que é mais frequente na população é sinônimo de saúde, como no caso do uso de lentes corretivas, que atinge a maioria da população e nem por isso é sinal de saúde[7].

Pode-se ainda entender o que é normal de acordo com os aspectos dinâmicos da vida de um indivíduo. O que se espera do comportamento de uma criança, de um adolescente ou de um indivíduo adulto é por vezes muito diferente e faz parte do comportamento "normal" do indivíduo em amadurecimento.

O próprio indivíduo pode, de maneira subjetiva, entender o que é normal ou o que está alterado em seu comportamento e buscar ou não ajuda médica. Esse é um critério absolutamente corriqueiro, pois normalmente é o próprio indivíduo que sofre que buscará ajuda médica. Porém, é um critério também frágil na Psiquiatria, já que pacientes em mania podem apresentar uma sensação subjetiva de plenitude, mesmo estando psiquicamente enfermos aos olhos de seus pares[7].

Por último, pode-se citar o famoso psiquiatra Henry Ey, para quem a "doença mental é a patologia da liberdade". Trata-se de um critério muito utilizado e que está contido no conceito de transtorno mental, ou seja, de normalidade como sinônimo de liberdade[7]. A ideia implícita é de que os comportamentos humanos são respostas às demandas impostas pelo meio interno ou externo. A possibilidade limitada de resposta a essas demandas faz com que o indivíduo tenha dificuldade de adaptação, a ponto de se considerar patológico. É o caso evidente dos transtornos de personalidade, em que há uma restrição de repertórios para enfrentar os problemas do dia a dia pelo indivíduo e que muitas vezes leva a um sofrimento grande para ele mesmo ou outros a sua volta.

A DEFINIÇÃO DE TRANSTORNO MENTAL NO DSM-5

De acordo com o *Manual diagnóstico e estatístico de transtornos mentais*, em sua quinta edição (DSM-5):

> Um transtorno mental é uma síndrome caracterizada por *perturbação clinicamente significativa* na cognição, na regulação emocional ou no comportamento de um indivíduo que reflete uma *disfunção* nos processos psicológicos, biológicos ou de desenvolvimento subjacentes ao funcionamento mental. Transtornos mentais estão frequentemente associados a *sofrimento* ou *incapacidade significativa* que afetam atividades sociais, profissionais ou outras atividades importantes. Uma *resposta esperada* ou *aprovada culturalmente* a um estressor ou perda comum, como a morte de um ente querido, *não constitui transtorno mental. Desvios sociais de comportamento* (p. ex., de natureza política, religiosa ou sexual) e conflitos que são basicamente referentes ao indivíduo e à sociedade *não são transtornos mentais,* a menos que o desvio ou conflito seja o resultado de uma disfunção no indivíduo, conforme descrito (grifos nossos)[3].

A ideia fundamental aqui é que a perturbação clínica que caracteriza o transtorno mental decorre de uma disfunção. Essa ênfase na *funcionalidade* parece ser a saída que o DSM encontra para conceituar os transtornos mentais, diante da impossibilidade de contar com alterações anatomopatológicas*** como uma base mais objetiva para sua definição.

Conforme sustentado por Bolton[8], a ideia da perda da funcionalidade presente no DSM-5 é apoiada por outras condições, que devem estar associadas com o objetivo de melhor caracterizar essa perturbação clínica:

- Sofrimento/incapacidade: a disfunção em Psiquiatria é observada no sofrimento psíquico ou na perda de capacidade cognitiva, emocional ou comportamental de um indivíduo. Esse conceito elimina alguns problemas, como o diagnóstico de homossexualidade como transtorno mental, pois, se não há disfuncionalidade por essa condição, não se pode falar em transtorno mental. De acordo com Bolton[8], sofrimento e incapacidade "constituem a fenomenologia pessoal e social fundamental das circunstâncias que as pessoas trazem para a clínica, e assim aparecerão, no mínimo, como marcadores operacionalizados de qualquer outra coisa que possamos supor por doença ou transtorno".

- Não deve ser uma resposta esperada a um estressor ou perda comum: este item pretende excluir o sofrimento associado às dificuldades da vida. O exemplo mais comum é o luto, em que os sintomas são equivalentes ao transtorno depressivo, porém é considerado uma resposta esperada à vivência. Atentar para o que é "esperado" cria uma pergunta até então sem resposta: para uma pessoa com uma condição de vida social e interpessoal complicada, é "esperado" que ela desenvolva um transtorno depressivo, por exemplo. Uma pessoa que tem um sofrimento muito intenso, ainda que não preencha os critérios diagnósticos e ainda que esteja sofrendo uma reação "esperada" do meio, muitas vezes se beneficia dos tratamentos disponíveis no campo da saúde mental. O que está em jogo aqui é que o que foge do "esperado" é algo que exige atenção médica.

- Não é culturalmente sancionado: esta qualificação reconhece diferenças culturais. Relativiza, assim, a avaliação de padrões de vida mental e comportamento às normas culturais. Assim comenta o DSM-5: "Os limites entre normalidade e patologia variam em diferentes culturas com relação a tipos específicos de comportamentos. Os limiares de tolerância para sintomas ou comportamentos específicos são diferentes conforme a cultura, o contexto social e a família. Portanto, o nível em que uma experiência se torna problemática ou patológica será diferente. [...] A consciência da importância da cultura pode corrigir interpretações errôneas de psicopatologia, mas a cultura também pode contribuir para vulnerabilidade e sofrimento".

- Não corresponde a desvios sociais de comportamento: busca-se aqui proteger a sociedade de eventuais abusos cometidos pelo diagnóstico psiquiátrico, utilizando-os para fins políticos ou de controle social[8].

O que se pretendeu apontar aqui é que a definição de transtorno mental do DSM-5, mesmo com todas as limitações presentes, ao associar o transtorno mental ao sofrimento e à perda de funcionalidade, atende à necessidade de se estabelecer um rigor mínimo para que o diagnóstico em Psiquiatria não seja por demais impreciso e sem objetividade.

Porém, uma leitura mais criteriosa perceberá facilmente que os termos utilizados na definição de transtorno mental pelo DSM-5, embora satisfatórios do ponto de vista funcional, trazem à tona a dimensão subjetiva do diagnóstico em Psiquiatria e suas implicações para a prática clínica[11]. Afinal, como definir uma "perturbação clinicamente significativa"? Ou uma "disfunção"? Mais ainda, o que são "processos psicológicos, biológicos ou de desenvolvimento subjacentes ao funcionamento mental"? Onde se dá o limite entre o "biológico" e o "psicológico" ou entre o "cultural" e o "social"?

Essa fragilidade epistemológica do conceito de transtorno mental utilizado atualmente nos convoca a resgatar o pensamento do médico e filósofo francês Georges Canguilhem (1904-1995) acerca da distinção entre o normal e patológico, com foco em suas articulações com o campo da saúde mental. Na aguda concisão que caracteriza a forma de algumas posições de Canguilhem, o núcleo de nossa discussão pode se dar com a compreensão de que a normalidade advém da normatividade. Mas o que isso quer dizer? É o que será abordado no próximo item.

O NORMAL E O PATOLÓGICO EM SAÚDE MENTAL

A caracterização do que é o normal, o adequado e, portanto, a regra a ser estudada, estabelecida e usada como núcleo originário da saúde não nasce de uma observação inocente do pesquisador ou do médico. Ao contrário, a possibilidade da construção do conceito mesmo de doença, suas formas, texturas, alcances e características, deriva de certa posição anterior: a atividade da racionalidade humana, teoricamente orientada, na incessante tarefa de conceituar e ordenar a experiência possível. O que se quer dizer é que a forma como a ciência determina o que é a doença nesta ou naquela situação está indissociavelmente ligada aos critérios estabelecidos que sustentam a concepção do que seja o normal. O fato mórbido, nesse sentido, qualquer que seja ele, não é um dado observável que, pronto em sua complexidade, aguarda o atento olhar clínico. Antes, a perspectiva prévia de ordenamento do que seja a saúde é que permite que algo diferente dela possa ser capturado. Mais do que isso, que possa ser captado de modo tal que se configure como precisamente desviante da normalidade estabelecida. Isso nos impõe, de imediato, a percepção de que o discurso da nor-

---

*** As neurociências avançam para uma mudança nesse sentido, a partir do encontro de biomarcadores dos transtornos mentais. Mas ainda assim será necessário averiguar a especificidade desses marcadores e, muito provavelmente, eles servirão muito mais como uma ajuda ao diagnóstico do que um achado patognomônico.

ma é dependente de uma estrutura abrangente de conceitos historicamente determinados, uma vez que os critérios de definição da saúde são variáveis e vinculados às posições institucionais que têm o poder de defini-los. Em uma análise clínica, na atenção minuciosa aos sintomas que configurarão um quadro mórbido, por exemplo, a possibilidade da aparição do sintoma precisamente como um sintoma pressupõe um dispositivo geral de compreensão da saúde que faça com que, de suas malhas teórico-clínicas, algo como o desviante possa ser recortado. É nessa medida que nosso pequeno incurso pode ser esclarecedor: é porque a compreensão da saúde e da normalidade está repousada no modelo estritamente fisiológico que algo como a enfermidade pode aparecer do modo como aparece, uma vez que revela a violação dos equilíbrios orgânicos. A doença, assim, é um "subvalor derivado do normal"[12] exatamente porque doença e saúde são dependentes de um quadro epistemológico que permite ordenar a experiência da vida deste modo e não de outro.

O que faz com que a perturbação seja passível de ser descoberta caso nos movamos em um contexto epistêmico essencialmente fisiológico? Precisamente a ideia de que o estado normal, o desejável, o natural deriva de um equilíbrio biologicamente observável, daí a centralidade de um conhecimento fisiológico em que a mensuração das partes orgânicas, a quantificação das modificações e a exata observação das partes anatômicas são o núcleo metodológico para definir a legitimidade da saúde. O postulado reducionista é claro: o corpo tornado um conjunto rigorosamente ordenado de tecidos orgânicos e o consequente funcionamento desses tecidos são a norma e, assim, tudo aquilo que fuja dessa forma de conceber a normalidade é automaticamente, de alguma forma, doentio.

É aqui que se desenha a ideia de que a normatividade constrói o campo da normalidade, pois são os critérios científicos adotados para definir o espectro normal que faz com que a doença apareça no horizonte da experiência clínica. O normativo, assim, pode ser entendido como um *corpus* de proposições e perspectivas compartilhadas pelos agentes da classificação teórico-clínica que define, conceitua e sistematiza o que deve estar presente, como deve estar presente e quando deve estar presente para que o estado saudável possa ser observado. Trata-se de um exercício racional de alta complexidade que, no trabalho de conceituar a estrutura originária do que seja a saúde e a doença, faz mais do que "captar" os estados orgânicos, mas responde indiretamente à pergunta "qual é o estado natural e desejável do ser humano?". E o homem saudável é aquele que se move dentro dos limites da normalidade previamente estabelecida.

Tal redução do volume orgânico a um elementar que é, ao mesmo tempo, um universal aparece como condição para o desenvolvimento de uma fisiologia que pode se submeter a um padrão de objetividade fundado em dispositivos de mensuração, de redução quantitativa e de abstração a um padrão geral de cálculo[12].

Essa posição nos obriga a dar atenção àquilo que parece exterior à atividade diagnóstica: a história epistemológica que, sempre socialmente contextualizada, lhe dá sustentação. A análise clínica nunca é apenas um exercício puramente clínico, mas trabalha nos moldes dos fundamentos normativos que permitem captar os fenômenos ou eventualmente ignorá-los. E esse *corpus* é cientificamente situado e, portanto, modificável. No fundo, são tentativas de estabilização da diversidade à unidade, de captura da multiplicidade da experiência pela atividade racional, pois as classificações produzem pontos estáveis que organizam nosso olhar sobre a realidade que queremos conhecer e sobre a qual desejamos agir. Ao instituir um quadro mental que torna a realidade reconhecível, elas permitem estabelecer semelhanças e diferenças, continuidades e descontinuidades, hierarquias, critérios de demarcação, mecanismos de inclusão — em suma, permitem agrupar experiências, seres, objetos, estabelecendo mapas que permitem demarcar fronteiras normativas entre eles[13].

A noção de mapa e sua centralidade para ação do médico deve ser ressaltada, pois só é possível dispor de estratégias de ação que se desejam eficazes se se puder apreender as especificidades do objeto estudado por meio de seu mapeamento o mais rigorosamente possível. E toda criação dos mapas conceituais que nortearão a atividade médica não nasce de modo *sui generis*, mas está sempre inserida em um contexto epistemológico complexo e diversificado. O que faz com que as simples questões: "o que é doença mental?" e "o que é o diagnóstico?" envolvam perguntas mais amplas e sofisticadas.

É a este conjunto de problemas que o filósofo e médico Georges Canguilhem dedicou um grande número de trabalhos. Desde sua tese de doutorado, em 1944, até uma imensa gama de ensaios e artigos, o médico explora a difícil relação entre normalidade e patologia, destacando a necessidade de ampliar a forma de pensar a saúde e a doença, uma vez que a categoria do normal está sempre associada ao conjunto normativo que lhe dá contorno. Toda nossa discussão converge para uma preocupação central de Canguilhem: uma vez que a possibilidade da compreensão do patológico repousa em um conjunto de critérios que possuem força de normatividade (isto é, de decretar o que se configura como normal, adequado, correto, íntegro, pleno etc.), seria possível pensar outra maneira de compreender a doença? A resposta é evidentemente positiva, pois é possível modificar a maneira de pensar os critérios definidores da saúde, bem como a possibilidade de ampliar a relação entre o normal e o patológico. O médico deixa de ser um "físico do organismo" a pautar-se exclusivamente pelos critérios da quantificação químico-física para que possa se orientar de outras formas e, concomitantemente, para que possa ver outros fenômenos.

Aqui, a originalidade da epistemologia histórica de Canguilhem (tarefa filosófica compartilhada por outros grandes nomes como G. Bachelard, A. Koyré etc.) nos faz sair dos estritos moldes normativos que parecem naturais e nos convida a acompanhar a própria constituição daquilo que institui normas.

A normatividade vital

Com o conceito de normatividade vital, tem-se uma excelente forma de refletir sobre o conjunto dos problemas traçados até aqui. Uma questão que é necessário reter é que, quando se parte da perspectiva fisiológica para que seja possível determinar o normal, decorre, como efeito necessário, a caracterização da doença como o desviante e, desse modo, como absolutamente desprovido de substância. Explicando: o patológico é justamente o quadro desviante à norma e não possui condição, por direito, de ensinar nada mais que as consequências mais ou menos conhecidas da disfunção dos órgãos, dos tecidos, dos funcionamentos orgânicos. O anormal é o efeito da perturbação do normal, sendo esta a medida de medição e componente central para compreender aquele. Por isso, a prática médica centrada exclusivamente nos paradigmas fisiológicos, como aqui traçados, encaminha-se necessariamente para uma noção de cura que não pode ser compreendida de outro modo que não como restauração do normal, isto é, reencontrar a situação antes da doença, do desvio, do patológico. Em termos mais técnicos, pode-se pensar que esta tessitura epistemológica desenha a dimensão da doença como essencialmente quantitativa e não qualitativamente. Isto é, quando alguma situação no interior do corpo em sua complexidade funcional ultrapassa as fronteiras da normalidade orgânica (e isto pode se dar de quase infinitas formas), quando lesões diminuem funções, quando situações prejudicam funcionamentos equilibrados; em suma, quando qualquer variação mais grave perturba a condição normal, há um quadro mórbido. Mas, nesse caso (como Canguilhem evidencia estudando as posições de Auguste Comte e Claude Bernard), o patológico é uma variação quantitativa do normal. A doença, de certa forma momento central da perspectiva médica e motivo do sofrimento individual, perde sua qualidade própria para se converter em uma experiência privativa. Puramente negativo, o adoecimento é um convite apenas para que se possa descobrir qual norma fora transgredida. É aqui que Canguilhem modifica a compreensão acerca da doença (e, evidentemente, como se verá, sobre diagnóstico).

Tudo se passa na necessidade de se ampliar substancialmente o olhar, pois, quando se diagnostica a situação patológica, não se percebe que aquilo que configura o patológico como tal, aquilo que o torna uma situação negativa, é precisamente sua relação com o todo da vida individual daquele que sofre. A dimensão da interação do indivíduo com seu meio não pode ser deixada de lado, uma vez que é nele, sob a tessitura das relações ambientais, que o indivíduo se compreende como doente. A totalidade do comportamento individual, inserido em outra totalidade das relações ambientais, precisa ser levada em consideração quando se trata de perceber o que é a perturbação. Isso significa, de antemão, que o sujeito que sofre não compreende sua doença simplesmente como detalhe físico localizado (no caso de uma lesão orgânica, por exemplo), mas como uma modificação maior ou menor na totalidade de suas atividades e funções cotidianas. A doença não é o simples desvio da norma; para o indivíduo que se encontra nessa situação, outra vida se desenha em toda sua amplitude.

Em primeiro lugar, portanto, é necessário admitir que a recusa de uma análise ampla sobre os entornos ambientais faz com que a consideração sobre a doença pressuponha que ela se mova de modo completamente interno ao corpo e suas disfunções. Estamos, assim, diante de um sujeito isolado que interessa mais pela doença do que pelo fato de estar doente. Para Canguilhem, não é a localização da enfermidade do tecido que configura a doença, simplesmente, mas o modo como a vida se processa nas relações contextuais de um ambiente complexo e que exige demandas do indivíduo que porta esta ou aquela perturbação. Esclareçamos melhor esses pontos.

Primeiro, adentremos a ideia de que a doença não é produto da normalidade desviante, mas uma nova qualidade que se integra à vida. Diz o autor:

Quando um indivíduo começa a se sentir doente, a se dizer doente, a se comportar como doente, ele passou para um outro universo, ele tornou-se um outro homem. A relatividade do normal não deve de nenhuma maneira ser para o médico um estímulo a anular na confusão a distinção do normal e do patológico. Considerado em seu todo, um organismo é "outro" na doença e não o mesmo em dimensões reduzidas[14].

Nessa interpretação bastante curiosa, o adoecer tem potência singularizante, na medida em que o corpo que sofre não se torna um corpo desviante de uma norma fisiológica, mas outro corpo com a emergência de outra vida. A primeira consequência dessa orientação é que a atenção do médico, quando se trata de analisar a morbidade do paciente, não se reduz apenas à procura dos componentes fisiológicos que causariam a perturbação, mas compreende a singularidade irredutível deste sujeito que vê sua doença como perturbação de toda sua estrutura global de vida. Esse argumento modifica substancialmente os pressupostos da construção diagnóstica traçados até aqui, pois agora o sujeito que sofre é trazido para dentro da perspectiva médica de modo indispensável. Se o médico-físico podia, no limite, eliminar absolutamente a subjetividade do indivíduo enfermo (ainda que este fosse requisitado para indicar os sinais que conduziram à causação orgânica), pois sua análise se dava no nível dos tecidos e de seu funcionamento, agora "o patológico só começa quando é reconhecido como tal pela consciência marcada pela experiência da doença"[12]. É pelo fato de o adoecimento ter se transformado em algo qualitativo, nas antípodas da mera disfunção de quantidades, que o sujeito que padece sente a globalidade de sua vida transformada — a doença pode ser vista como novo estado porque se considera, agora, a complexa relação entre indivíduo e ambiente na totalidade de suas ações, comportamentos, finalidades. Isso fica bastante evidente quando se pensa o fenômeno da dor. "A dor não é sentida por uma terminação nervosa, pela raiz posterior da medula espinhal, nem por uma região específica do cérebro. A dor — e a doença — são sentidas e vividas por um sujeito em sua totalidade orgânica e biográfica"[10].

Mas com esta viragem teórica, há uma importante questão imediata a responder: que significa, para esta consciência que captura a doença, estar doente? Quais são os critérios para que se possa estabelecer a enfermidade naquele que sofre? Eis precisamente o conceito de normatividade vital. O que significa, para Canguilhem, um sujeito saudável? O indivíduo saudável é essencialmente normativo, isto é, ele é capaz de transbordar os limites que definem o que é o normal meramente estabelecido, é igualmente capaz de lidar de modo eficaz com as variações sempre presentes no ambiente e, o mais importante, ele é capaz de instituir novas normas de vida. Canguilhem amplia de modo profundo nossa compreensão acerca da saúde e da doença pois, para ele, saúde pressupõe mudança, novas formas de instituir normas, maneiras de viver que caminham indissociavelmente ao lado das exigências ambientais da complexidade da vida. A integridade dos tecidos pode ser violada sem que com isso haja a consciência da doença, uma vez que não se encontra qualquer perturbação da vida em sua totalidade ambiental.

Atente-se para algo importante: saúde é não se filiar a uma norma única de existência, ao contrário, é a capacidade de instituir novas normatividades nas quais a vida se configura no interior das complexidades mutáveis do ambiente. Aqui, saúde não é redução da multiplicidade à unidade de uma norma fixada previamente, mas a capacidade de modificar-se em relação às demandas ambientais. Trata-se de um processo de normatividade, pois, como visto nos exemplos anteriores, ainda há a postulação da norma, do normal, todavia, trata-se de um processo interior ao organismo global que sofre; é vital porque a vida em sua totalidade, nas amplas relações nas quais se encontra, é capaz de instituir uma norma que leve em consideração a vida neste ou naquele contexto ambiental. É esta posição que nos leva a uma importante distinção.

Para Canguilhem, o anormal não pode ser reduzido ao doente. O que vem a ser a anomalia? O indivíduo que possui uma anomalia está fora do estatisticamente definido como média, isto é, fora do "padrão" de funcionamento em relação à maioria. Mas isto não configura o patológico, pois o corpo que sofre de anomalia pode possuir perfeitamente a mesma capacidade de normatividade vital na medida em que continua sendo um centro produtor de normas para si mesmo e estar genuinamente integrado às modificações ambientais do mundo a sua volta. Para Canguilhem, o que se está defendendo é que a diversidade dos comportamentos e situações biológicas (até o limite da detecção de uma anomalia) não configura doença. Anomalia é diversidade e diferença, heterogeneidade capaz de produzir novas normas vitais que façam da vida do sujeito que possui a peculiaridade anômala uma vida, ainda assim, integrada ao seu contexto. O que decide pela doença, assim, é a relação do indivíduo com seu meio. Se o sujeito é plenamente capaz de uma vida sem deficiências e limitações no interior de um meio complexo e mutável, ainda que possua uma anomalia, não se pode falar de um corpo doente. Pois a normatividade vital do organismo que está fora da média "normal" de vida ainda institui formas adaptadas de vida para si próprio.

É importante que se consiga, contudo, algum detalhamento acerca desta noção de meio. De modo imediato, se poderia pensar em uma situação puramente biológica na qual o meio pressupõe a capacidade passiva de adaptação do indivíduo às suas demandas naturais: comida, sobrevivência com seus imperativos desta ou daquela maneira, estratégias eficazes de defesa etc. O meio ao qual Canguilhem se refere não é esse imperativo de condicionamento rigoroso ao qual, para que seja possível pensar em saúde, é necessário imaginar uma passiva adequação do indivíduo às necessidades postas em um certo contexto. O que Canguilhem tem em mente é uma interação complexa e irredutível entre organismo individual e meio no qual este é estruturado, até certo ponto, por meio das "operações de determinação de valor postas pelo próprio organismo"[12]. O que conduz à interessante conclusão: se o meio forçar uma adaptação passiva do organismo, se ele é capaz de silenciar a potência normativa do organismo, aí sim trata-se de uma situação de doença, uma vez que a normatividade vital do indivíduo fora posta de lado pela força determinante do contexto ambiental. Assim, quando a reflexão conduziu a ver na prática médica acerca da saúde uma necessária interrogação sobre as relações do sujeito com sua contextura ambiental, pressupõe-se, com isso, que a atenção se dirija para a complexidade dessa relação, que derruba a ideia de mera adaptação do indivíduo ao seu ambiente, a mera reprodução dos comportamentos para fins de acomodação. O ponto central é compreender a força da normatividade vital do organismo que está em uma relação de mútua constituição com seus entornos ambientais.

Mas a inovação de Canguilhem ainda interessa em mais um ponto. Uma vez que o sujeito que sofre sente-se completamente diferente na totalidade de suas relações com o meio, uma vez que saúde é ser capaz de modificar-se enquanto modifica o próprio contexto ambiental e amplia as possibilidades de vida, então é neccessário questionar: a doença, a despeito de indicar que toda a vida daquele que sofre deve ser levada em consideração, ainda é uma experiência de simples variação quantitativa do estado "normal"? Para Canguilhem, como indicado brevemente antes, ao contrário, a doença tem positividade e não pode ser tratada de modo apenas quantitativo.

A doença passa a ser uma experiência de inovação positiva do ser vivo e não apenas um fato diminutivo ou multiplicativo. O conteúdo do estado patológico não pode ser deduzido — exceto pela diferença de formato — do conteúdo da saúde: a doença não é uma variação da dimensão da saúde; ela é uma nova dimensão de vida[15].

Isto é, o corpo doente não é meramente desvio, mera lesão, mera disfuncionalidade na medida em que a doença aparece, de imediato, como atributo de criação. Trata-se de novas formas de vida, a instauração da necessidade de novos caminhos para atingir atividades e tarefas em relação à vida que antecedia a doença. Mas, desse modo, doença e anomalia são compatíveis? Pois, como vimos, a anomalia do corpo inevitavelmente conduz a novas formas de vida. A resposta a esta questão decide precisamente pela diferença entre saúde e doença.

As coisas resolvem-se pelo fato de que o patológico possui uma capacidade de normatividade vital inferior, ou seja, o indivíduo que se vê e se sente como doente está reduzido em sua capacidade de normatividade, de plenas relações na complexidade exigida por uma vida que se comunique com o meio. Temos uma curiosa conclusão: no momento em que surge, a doença é uma modificação completa da vida, impondo novas formas de vida e exigindo que outros caminhos sejam cogitados na interação com o ambiente. Nesse sentido, há uma normatividade na doença. Mas, em um segundo momento, o patológico se desenha mais claramente na medida em que o sujeito fica limitado a uma única norma de vida, o que o torna bastante vulnerável à complexidade exigida pela complexidade multivariada do meio. O corpo saudável é normativo porque altera suas formas de relacionamento com a complexidade dos meios toda vez que a necessidade lhe impuser esta tarefa, enquanto o corpo patológico, ainda que também instaure novas formas de vida, percebe a si mesmo como tendo perdido potência na interação complexa com seu meio.

Invertendo certa perspectiva do senso comum, o que Canguilhem nos leva a concluir é que a saúde não é estar idêntico a si mesmo por todo tempo em um corpo inserido em uma média, mas justamente a capacidade de instituir normas, outras formas de vida, modificar-se enquanto modifica o ambiente circundante em uma complexa interação entre indivíduo e contexto. A doença é, precisamente, ver essa capacidade diminuída.

O passo que se precisa dar agora diz respeito diretamente à problemática inicial. Em Canguilhem, não poderá haver uma distinção entre transtornos do corpo e transtornos da mente quando se trata de pensar a saúde e a doença. Para ele, há uma falsa barreira entre o psíquico e o somático. Ou seja, as reflexões até aqui traçadas sobre doença e saúde encaixam-se perfeitamente para uma discussão sobre transtornos mentais na psiquiatria. Em 1951, em texto publicado na *Somme de Medicine Contemporaine*, o filósofo focaliza a discussão acerca da doença mental servindo-se de suas posições que remontam a tese de doutorado de 1943, *O normal e o patológico*, cujos contornos foram aqui traçados. Temos já as cartas postas para fazermos a transposição: a saúde mental também deverá ser pensada como certa potência de instituir normas em uma interação complexa com as estruturas já postas e configuraria como certa capacidade de criação de novas formas de viver. "[...] A saúde mental é certa capacidade de superar crises psíquicas para instaurar uma nova ordem mental"[16].

Logo, não se pode reduzir o portador de anomalias psíquicas ao louco, na medida em que a anomalia, como visto, pode ser a instauração de novas normas vitais, nesse caso, novas configurações psíquicas que podem ser normativas em determinado contexto sociocultural. Volta-se à necessidade de pensar a doença e a saúde em relação à complexidade da interação do indivíduo com seu meio. Mas, no texto de 1951, há uma transformação muito interessante nos termos do filósofo. Quando se tratava de pensar o patológico acerca dos organismos biológicos, Canguilhem referia-se a "meio natural" (*milieu*); agora, quando se trata de pensar a relação entre psique e ambiente, a noção se transforma em "meio cultural" (*milieu de culture*)[16].

É evidente a complexidade que se desenha nessa pequena mudança pois, quando se trata de refletir sobre saúde e doença mentais no interior de um meio cultural, estamos postos na necessidade de incluirmos na análise da doença mental a interação com o ambiente social, econômico, histórico, moral, religioso etc. A normatividade psíquica, assim, será precisamente a capacidade de instaurar novas normas e outros valores no interior desse complexo e diversificado caldo cultural. O doente, nesse caso, não é o portador de anomalias (pois, como vimos, essa é instauração de novas normatividades) mas o sujeito psiquicamente incapaz de flexibilidade e de instauração de novas normas. A doença, que em um primeiro momento singulariza e impõe a percepção que a totalidade da vida se apresenta com novas configurações, em um segundo momento impõe limitações ao indivíduo precisamente pela fixidez a uma norma única de vida, estando vulnerável à complexidade mutável do meio cultural.

CONSIDERAÇÕES FINAIS

Estamos munidos para algumas posições. Se a normalidade advém da normatividade, temos que a prévia concepção epistemológica que norteia a prática médica determina de antemão a doença e, logo, os caminhos da cura. Quando a normatividade passa a ser vista como capacidade vital de instaurar novas normas e valores a partir do indivíduo que sofre, mudamos completamente a compreensão da saúde e da doença. Primeiro porque o sujeito é incluído de modo determinante na conjectura de seu quadro, revelando a forma como a vida se torna mais difícil pela experiência de estar fixado a uma única forma de viver, imposição da doença. Em segundo lugar, mudamos, de saída, o paradigma: agora, a detida análise dos tecidos orgânicos e a necessidade de construção diagnóstica com base exclusivamente nos fatores biomédicos perde sua posição tal como se sustentava. Um sujeito plenamente "saudável" do ponto de vista de seus tecidos fisiológicos pode estar a tal ponto adaptado apenas a uma forma de vida, sem interação complexa com a ambientação cultural (pode-se pensar mesmo na adaptação absolutamente passiva às normas vigentes), que se poderia classificá-lo facilmente como doente.

Em terceiro lugar, a posição de Canguilhem altera drasticamente os limites internos da atividade diagnóstica. Pois não se trata de pensar a determinação nosológica da atividade classificatória apenas se referindo à presença deste ou daquele quadro sindrômico. Cabe ao clínico compreender a interação entre sujeito e meio e as limitações e possibilidades que surgem nesta complexa interação para o sujeito que sofre. Isso altera os próprios termos da discussão acerca da cientificidade dos modelos biomédicos para a determinação exata de uma nosologia realmente rigorosa. E altera centralmente, não porque desconsidere a necessidade da classificação ou do estudo científico das perturbações, mas porque abre para a prática clínica e a orientação diagnóstica outras exigências para o trabalho médico que, se em um primeiro momento parecem exteriores a uma preocupação rigorosa quanto à cientificidade da medicina, são, todavia, certamente centrais para o sujeito que sofre.

Assim, Canguilhem pode ser um autor muito interessante para ampliarmos nossa compreensão acerca da saúde mental e do papel diagnóstico, evidenciando, sobretudo, como os modelos epistêmicos que perpassam nossa atividade contemporânea (e sua força normativa) fazem muito mais do que apenas orientar um manual de classificação psiquiátrica. Eles nos dizem, em suma, o que deveria ser um sujeito saudável e o que, definitivamente, não poderá sê-lo.

Para aprofundamento

- Bolton D. What is mental disorder? An essay in philosophy, science, and values. Oxford: Oxford University Press; 2008.
  ⇨ Este livro debate com profundidade os problemas que envolvem a definição e os limites dos transtornos mentais, desde o início contemporâneo da discussão, nas décadas de 1960 e 1970, quanto nos debates atuais das neurociências e das ciências humanas.
- Canguilhem G. O normal e o patológico. Rio de Janeiro: Forense Universitária; 2012.
  ⇨ Trata-se da tese doutoral do filósofo francês que nos ajudou na ampliação das perspectivas epistemológicas aqui apresentadas. Mas o interesse desse texto vai muito além: nele é possível acompanhar como Canguilhem reconstrói algumas posições históricas (isso inclui um interessante panorama da medicina grega), além de ideias contemporâneas aos seus estudos acerca da saúde, da doença e o papel do médico no interior dessas profícuas discussões.
- Foucault M. A história da loucura na Idade Clássica. São Paulo: Perspectiva; 1978.
  ⇨ Nesse clássico no interior das obras sobre a temática da loucura, o filósofo francês Michel Foucault acompanha os processos de constituição da "desrazão", narrando, de forma histórico-crítica, as mudanças de estatuto dos "loucos" de acordo com os dispositivos normativos que, socialmente elaborados, construíram os critérios do são e do insano. Em uma interessante reflexão sobre os mecanismos de exclusão e inclusão sociais, Foucault evidenciará que a possibilidade da definição, caracterização e tratamento da loucura está indissociavelmente atrelada aos dispositivos de poder que se vão construindo ao longo do processo social.

REFERÊNCIAS BIBLIOGRÁFICAS

1. Wang YP, de Andrade LHSG. Diagnóstico em psiquiatria. In: Forlenza OV, Miguel EC. Compêndio de clínica psiquiátrica. Barueri: Manole; 2012. p.3-14.
2. Jaspers K. General psychopathology. Chicago: University of Chicago Press; 1997.
3. American Psychiatric Association. DSM-5: Manual diagnóstico e estatístico de transtornos mentais. Porto Alegre: Artmed; 2014. p.5-20.
4. **Messas G, Fulford K, Stanghellini G. The contribution of human sciences to the challenges of contemporary psychiatry. Trends Psychiatry Psychother. 2017;39(4):229-31.**
   ⇨ Artigo que resume muito bem a complexidade do diagnóstico em psiquiatria e a necessidade da multidiciplinaridade entre as ciências da natureza e as ciências humanas para um melhor entendimento psicopatológico.
5. Craddock N, Mynors-Wallis L. Psychiatric diagnosis: impersonal, imperfect and important. Br J Psychiatry. 2014;204(2):93-5.
6. Minayo MCDS, Sanches O. Quantitativo-qualitativo: oposição ou complementaridade? Cad Saúde Pública. 1993;9(3):237-48.
7. Dalgalarrondo P. Conceito de normalidade em psicopatologia. In: Dalgalarrondo P. Psicopatologia e semiologia dos transtornos mentais. 2ª ed. Porto Alegre: Artmed; 2008. p.31-4.
8. Bolton D. What is mental illness? In: Fulford KWM, Davies M, Gipps RGT, Graham G, Sadler JZ, Stanghellini G, Thornton T. The Oxford Handbook of philosophy and psychiatry. Oxford: Oxford University Press; 2013. p.451-79.
   ⇨ O capítulo aborda de maneira concisa, mas precisa, as limitações e a força do conceito de transtorno mental do DSM-5.
9. Segre M, Ferraz FC. The health's concept. Rev Saúde Pública. 1997;31(5):538-42.
10. Serpa Jr. OD. Indivíduo, organismo e doença: a atualidade de "O normal e o patológico" de Georges Canguilhem. Rev Psicol Clin. 2003;15(1):121-35.
    ⇨ Nesse artigo, o psiquiatra Octavio de Serpa Jr. faz uma ótima síntese da importância da obra seminal de Canguilhem para a compreensão dos transtornos mentais em psiquiatria nos dias de hoje, dando especial ênfase ao conceito de "sentimento de vida contrariada".
11. Castellana GB. O psiquiatra em conflito: fatos, valores e virtudes no dilema das internações involuntárias. Faculdade de Medicina da Universidade de São Paulo [Tese de Doutorado]. São Paulo, 2019.
12. Safatle V. O que é uma normatividade vital? Saúde e doença a partir de Georges Canguilhem. Sci Stud. 2011;9(1):11-27.
13. Canguilhem G. O normal e o patológico. Rio de Janeiro: Forense Universitária; 1982.
14. Bezerra Jr. B. A psiquiatria contemporânea e seus desafios. In: Zorzanelli R, Bezerra Jr. B, Freire Costa J, organizadores. A criação de diagnóstico na psiquiatria contemporânea. Rio de Janeiro: Garamond; 2014.
15. **Canguilhem G. O conhecimento da vida. Rio de Janeiro: Forense Universitária; 2012.**
    ⇨ Neste texto, Canguilhem evidenciará os aportes filosóficos que estão presentes nas ciências da vida e caracterizará melhor a ideia de que a experiência patológica configura uma mudança global de vida para o sujeito que sofre, alterando sua forma ordinária de existência e apontando para a emergência de outra relação com seu meio e consigo próprio.
16. Franco FLFN. Georges Canguilhem e a psiquiatria: norma, saúde e patologia mental. Primeiros Escritos. 2009;1(1):87-95.
17. Zorzanelli R. Sobre os DSM como objetos culturais. In: Zorzanelli R, Bezerra Jr. B, Freire Costa J, organizadores. A criação de diagnóstico na psiquiatria contemporânea. Rio de Janeiro: Garamond; 2014.
    ⇨ Trata-se de um interessante artigo no qual se propõe uma reflexão sobre a ideia de que os DSMs, assim como outros modelos de categorização, estão sempre atrelados aos entornos culturais nos quais eles estão presentes. Atrelando, assim, elementos culturais (e suas diversidades) com formatações classificatórias, o texto propõe uma interessante temática na medida em que ataca a suposta neutralidade das formas de classificação e caracterização no interior de certa sociedade.

2

Diagnóstico em psiquiatria: desde os primórdios até as classificações contemporâneas

Yuan-Pang Wang
Geilson Lima Santana
Bruno Mendonça Coêlho
Laura Helena Silveira Guerra de Andrade

Sumário

Introdução
Como se faz diagnóstico em psiquiatria?
Tipos de classificação
    Classificação categorial e dimensional
Classificações modernas
    Classificação Internacional de Doenças e Problemas Relacionados de Saúde (CID)
    Manual diagnóstico e estatístico de transtornos mentais (DSM)
Problemas de classificação da doença mental
Considerações finais
Referências bibliográficas

Pontos-chave

- O diagnóstico em psiquiatria é baseado na psicopatologia.
- Os principais tipos de classificação são a categorial e a dimensional.
- A Classificação Internacional de Doença (CID) pretende harmonizar o diagnóstico em diferentes culturas.
- O *Manual de diagnóstico e estatístico de transtornos mentais* (DSM) apresentou mudanças dimensionais na sua 5ª revisão.
- Muitos problemas de classificação em psiquiatria permanecem sem solução, tais como a questão da relação com os transtornos de personalidade, validade dos construtos e paradigmas nosológicos.

INTRODUÇÃO

Um processo de diagnóstico ocorre sempre que o clínico avalia um paciente e atribui uma designação ao seu transtorno mental para que um tratamento adequado lhe seja recomendado. Esse procedimento é uma das etapas indispensáveis da prática clínica, pois o médico desenvolve um raciocínio lógico sobre as causas e motivos do estado alterado do paciente, para que sejam formuladas medidas eficazes de reduzir, controlar ou erradicar o problema detectado. A classificação de uma patologia, ou a catalogação sistemática dos quadros clínicos por meio de critérios científicos, ocorre em todas as áreas médicas. Isso não é diferente em Psiquiatria.

A importância do diagnóstico não se restringe às práticas clínicas de saúde envolvendo um paciente. Pode-se sentir os seus efeitos em várias áreas. As companhias de seguro, por exemplo, determinam, por meio do diagnóstico recebido por um paciente, quais as condições que devem receber tratamento, serem pagas ou reembolsadas. A declaração do diagnóstico do paciente é obrigatória para obter a concessão de benefícios previdenciários. As agências de fomento à pesquisa, por sua vez, indicam quais investigações científicas sobre determinadas doenças devem ser financiadas. As indústrias farmacêuticas moldam os seus ensaios clínicos apoiados nos diagnósticos. E, finalmente, os legisladores determinam os orçamentos de saúde e os formuladores de políticas públicas de saúde são informados sobre as áreas que devem ser priorizadas com investimentos e verbas a partir de estatísticas derivadas dos diagnósticos realizados. Portanto, as aplicações do diagnóstico psiquiátrico são mais amplas do que a sistematização das doenças por meio de princípios científicos, uma vez que permite identificar quais são os casos que devem receber cuidados, prevendo a sua resposta terapêutica, o seu desfecho clínico, bem como o planejamento de iniciativas de saúde pública e previsão de custos.

Essa preocupação com o diagnóstico remonta à Antiguidade. O primeiro registro de um transtorno mental até hoje encontrado foi feito no Egito, em 3000 a.C., quando o príncipe Ptahhotep foi descrito com um quadro semelhante ao que hoje denominamos demência senil. Já a primeira taxonomia psiquiátrica foi desenvolvida na Índia, em 1400 a.C., dentro de uma classificação médica mais geral, a Ayurveda[1].

Ao longo dos milênios seguintes, foram inúmeras as propostas nosográficas (i. e., terminologia empregada a transtornos mentais específicos) e nosológicas (i. e., sistemas de classificação dos transtornos mentais). No século XVII, os quadros mentais eram descritos como categorias homogêneas (monotéticas), apresentando características particulares que deveriam estar invariavelmente presentes em todos os quadros. Entretanto, a nosologia empregada pela moderna Psiquiatria começou a se sistematizar com os trabalhos de clínicos e autores alemães do final do século XIX[2]. Kahlbaum e Kraepelin, por exemplo, propuseram critérios clínicos para o processo de se fazer um diagnóstico: por meio da apresentação psicopatológica e da evolução clínica[3]. A classificação de Kraepelin apoiava-se na descrição categorial do transtorno, condicionado à evolução diferencial do seu quadro clínico: o diagnóstico de doença maníaco-depressiva seria mutuamente excludente de *dementia praecox*[4].

Em meados do século XX, surgiram as primeiras edições dos principais sistemas de classificação dos transtornos mentais atualmente vigentes. Em 1948, a sexta revisão da Classificação Internacional de Doenças (CID) passou a incluir um capítulo sobre "Perturbações mentais, psiconeuroses e modificações da personalidade", e em 1952, a APA lançou a 1ª edição do *Manual diagnóstico e estatístico de transtornos mentais* (DSM-I). Tanto o DSM-I quando a edição seguinte, lançada em 1968, eram baseadas principalmente em conceitos e visões psicodinâmicas. Entretanto, essas edições do DSM foram muito criticadas por inconsistências e arbitrariedades no processo de diagnóstico psiquiátrico[5].

A fim de aperfeiçoar o diagnóstico psiquiátrico e superar essas limitações do DSM-I e -II, a APA adaptou os Critérios Diagnósticos de Saint Louis[6] e do *Research Diagnostic Criteria*[7] nas seguintes edições. Desse modo, o lançamento do DSM-III[8] pode ser considerado um marco nos esforços por uma maior sistematização na definição, classificação e diagnóstico dos transtornos mentais. O manual adotou uma abordagem neutra em relação às causas dos transtornos mentais e introduziu critérios operacionais explícitos para a definição de cada categoria de transtorno psiquiátrico, permitindo uma maior reprodutibilidade dos diagnósticos[9].

Esse esforço de aprimorar o diagnóstico psiquiátrico e aumentar a sua reprodutibilidade influenciou edições subsequentes do DSM (DSM-III-R, DSM-IV e DSM-IV-TR) e o capítulo de transtornos mentais da décima revisão da CID (CID-10). Essas classificações são, desse modo, consideradas neokrapelinianas, na medida em que constituem aprimoramentos do sistema categorial acrescidos de critérios operacionais (no caso da CID-10, diretrizes diagnósticas) com descrição de categorias politéticas, isto é, nem todos os sintomas devem estar presentes para se fazer um diagnóstico, gerando uma série heterogênea de quadros similares à sua descrição prototípica.

Apesar de sua ampla utilização e do aumento da reprodutibilidade dos diagnósticos psiquiátricos, as limitações do DSM-IV tornaram-se cada vez mais evidentes, como a pouca validade das categorias diagnósticas dicotômicas (presença ou ausência de transtorno), o excesso de comorbidades e a elevada prevalência de transtornos mentais "sem outra especificação"[5].

No início do século XXI, especialistas envolvidos nos avanços em neuroimagem, genética, neurociências e psicofisiologia propuseram uma nova revisão do sistema DSM, na sua quinta edição (DSM-5). Esta nova versão do DSM tentou incorporar achados biológicos e uma abordagem dimensional dos transtornos mentais que pudessem conferir maior validade ao diagnóstico psiquiátrico. Entretanto, como será discutido a seguir, muitas dessas propostas de mudança paradigmática acabaram não sendo adotadas quando o DSM-5 foi finalmente lançado em 2013 após mais de uma década de discussões e reformulações.

Este capítulo revisa o processo de diagnóstico em Psiquiatria por meio de sistemas de classificação clinicamente úteis, reprodutíveis e válidos. Os tipos de classificações em Psiquiatria, bem como as principais classificações em uso atualmente, são examinados para destacar os avanços e as limitações enfrentadas pelo DSM-5, as mudanças implementadas na CID-11 e novas propostas de mudança na nosologia e no diagnóstico psiquiátrico que já surgem poucos anos após o lançamento do DSM-5 e mesmo antes da adoção oficial da CID-11.

COMO SE FAZ DIAGNÓSTICO EM PSIQUIATRIA?

Na medida em que ainda faltam à psiquiatria instrumentos objetivos que possam substituir o trabalho do clínico, ainda hoje, o recurso mais importante para alcançar um diagnóstico em Psiquiatria é por meio da entrevista clínica com o paciente feita por um médico bem treinado. Cabe ressaltar, antes de tudo, que os critérios diagnósticos pretendem refletir os modos como os clínicos experientes chegam a um parecer sobre o estado mórbido do paciente. Isto é, estabelecem um limiar entre a saúde e doença, como um indicador de quem deve ou não receber tratamento.

A coleta de dados pelas entrevistas psiquiátricas pode ser feita por entrevistas clínicas abertas, onde o médico deve evitar intervir na entrevista, favorecendo a livre expressão da psicopatologia do paciente, ou por meio de entrevistas estruturadas ou semiestruturadas. Nessas duas últimas, o entrevistador (há modelos para aplicação por médicos ou por pessoas leigas) deve seguir uma sequência lógica de perguntas específicas que são feitas aos pacientes. Em ambos os casos, o entrevistador deve estar isento de prejulgamentos ou premissas, sem interpretações preconcebidas o que assegura a fidedignidade do procedimento. O diagnóstico é feito a partir dos critérios operacionais do sistema de diagnóstico psiquiátrico usado como referência.

Um dos maiores problemas na detecção de sintomas psicopatológicos se refere a sua baixa confiabilidade: o uso idiossincrático da terminologia pode gerar confusão conceitual, borrando os limites da díade saúde/doença. As técnicas de entrevista são variáveis e a sua abrangência pode não apresentar cobertura adequada. É importante diferenciar as entrevistas padronizadas das escalas psicométricas para determinar a gravidade dos sintomas clínicos. Para efetuar tanto a entrevista estruturada como a entrevista livre, o clínico deve receber treinamento com supervisão e calibração (pareamento entre a descrição do quadro clínico e o quadro clínico propriamente dito) constante, sob o risco de alcançar diagnósticos peculiares e sem concordância com outros colegas. Muitas das condições clínicas só conseguem ser diagnosticadas após um julgamento clínico que se adquire e acumula com a experiência do entrevistador. Na Tabela 1 estão listadas algumas entrevistas diagnósticas com roteiro, as quais são utilizadas principalmente em pesquisas.

Tabela 1 Entrevistas psiquiátricas diagnósticas padronizadas

Nome	Autores	Características principais
Present State Examination (PSE) e programa CATEGO	Wing e cols., 1974[10]	Entrevista estruturada do estado mental. Descrição da psicopatologia sintomática feita pelo clínico treinado. O programa CATEGO classifica os dados do estado mental e fornece perfil sindrômico. Foi progressivamente incorporada e substituída pelo SCAN (vide abaixo)
Schedule for Affective Disorders and Schizophrenia (SADS)	Endicott e Spitzer, 1978[11]	Entrevista desenvolvida para coletar as informações necessárias para fazer diagnóstico (presente ou ausente) pelo sistema RDC. Leva de 1 hora e 30 minutos a 2 horas para ser feita. Requer treino para a sua aplicação, podendo ser feita por psiquiatra, psicólogo ou assistente social. Versões: SADS, SADS-L e SADS-C, K-SADS, K-SADS-E, K-SADS-PL, K-SADS-PL DSM-5
National Institute of Mental Health Diagnostic Interview Schedule (NIMH-DIS)	Robins et al., 1981[12]	Entrevista estruturada fixa, com duração de 1 hora a 1 hora e 30 minutos. Permite realizar diagnósticos psiquiátricos de acordo com os critérios do DSM-III, os critérios de Feighner e pelo sistema RDC. Sem hierarquização dos diagnósticos, os quais são classificados como presente, provável ou ausente. Pode ser aplicada por clínico ou leigo treinado.
Structured Clinical Interview for DSM-5 (SCID)	Spitzer et al., 1987[13]; First et al., 2015[14]	Entrevista semiestruturada que permite avaliar a presença da doença no presente ou no passado de acordo com o sistema do DSM. O diagnóstico é classificado como presente, subliminar ou ausente. Aplicado por clínicos treinados, leva 30 minutos a 1 hora para ser completada. A primeira versão, para o DSM-III-R, foi lançada por Spitzer et al.[13] Versões atuais: SCID-5-CV, SCID-5-RV, SCID-5-CT, SCID-5-PD, SCID-5-SPQ, SCID-5-AMPD
Composite International Diagnostic Interview (CIDI)	Robins et al., 1988[15]	Combinação de DIS e PSE. Incorpora os critérios diagnósticos de Feighner, RDC, CID-10 e DSM-IV. Pode ser aplicada por clínicos ou leigo treinado.
Schedule for Clinical Assessment in Neuropsychiatry (SCAN)	Wing et al., 1990[16]	Aperfeiçoamento do PSE, baseado em princípios semelhantes de entrevista semiestruturada. O seu foco é avaliar, mensurar e classificar a psicopatologia e o comportamento associados aos principais transtornos mentais no adulto. Algoritmos permitem gerar diagnósticos de acordo com a CID-10 e o DSM-IV e, futuramente, de acordo com o DSM-5 e a CID-11. Deve ser aplicada por clínico treinado.

O termo diagnóstico vem do grego: *dia-* que significa separar uma parte da outra e *-gnosis*, conhecimento, percepção. Esse termo designa a forma de referir e descrever o estado mental do paciente, por meio dos elementos que compõem a sua totalidade psíquica/psicológica. Diagnósticos são, portanto, descrições cunhadas a partir de agrupamentos de sinais ou sintomas, usualmente associados a patologias e transtornos. Um diagnóstico representa uma abstração intelectual, ou um construto humano, criado para explicar a natureza de um fenômeno. Analogamente, um determinado diagnóstico também permite avaliar o funcionamento social e ocupacional do paciente.

O termo classificação, por sua vez, designa o procedimento de construir classes ou grupos de objetos baseado nos "seus atributos ou relações compartilhadas", ou *taxons*[17]. As entidades clínicas (transtornos ou pessoas) assim identificadas são agrupadas sistematicamente nestas categorias. Este processo é denominado de identificação. O produto desse agrupamento consiste em uma série ordenada (não arbitrária) de categorias de um sistema de classificação. Em situações clínicas, onde as entidades compreendem padrões de atributos clínicos (ou os pacientes que apresentem esses atributos), esta identificação é referida como diagnóstico. No domínio clínico, enquanto a palavra nosologia se relaciona com a taxonomia de fenômenos patológicos (por exemplo, transtornos e doenças), a expressão nomenclatura refere-se à lista dos nomes ou rótulos que são utilizados para designar as categorias taxonômicas estabelecidas por intermédio de regras explícitas.

Na tradição psiquiátrica, duas abordagens distintas foram propostas para classificar as doenças mentais: a nominalista e a essencialista.

Na abordagem nominalista, um nome é dado para psicopatologia e comportamentos (manifestações observáveis) ou síndromes (constelação de sinais e sintomas), sem considerar a sua etiologia, na medida em que as causas exatas da maioria das doenças ainda são desconhecidas em Psiquiatria. Epônimos como doença de Parkinson, doença de Alzheimer, doença de Wilson, doença de Korsakoff, síndrome de Cotard, síndrome de Ganser entre outros, são utilizados na prática clínica para descrever a constelação de sinais e sintomas bem como o curso clínico daquela condição.

A abordagem essencialista, por sua vez, busca classificar as entidades nosológicas a partir das causas de uma condição patológica, independente dos seus sinais e sintomas. Por exemplo, confirmar uma infecção estreptocócica por meio de exame de cultura bacteriana permite explicar a etiologia de febre, infecção urinária e pneumonia que acometem concomitantemente o mesmo indivíduo, bem como o antibiótico mais adequado para o seu tratamento. Uma classificação etiológica é muito mais útil e robusta que a psicopatológica, pois fornece indicadores preditivos de curso, evolução e tratamento.

Infelizmente, a abordagem etiológica é de difícil aplicação na psiquiatria, uma vez que a causação dos sintomas psíquicos é multifatorial nem é plenamente conhecida. Os conceitos antigos de histeria (útero errante), a teoria dos humores corporais dos gregos (inclui aqui a descrição da melancolia) e a teoria da degenerescência da espécie humana dos alienistas franceses constituem tentativas equivocadas de prover uma explicação causal. O modelo etiológico aplicado por Bayle, na descrição de Paralisia Geral Progressiva, constitui o primeiro exemplo de uma abordagem essencialista para classificar os transtornos mentais. O projeto inicial do DSM-5, como veremos a seguir, propunha uma ambiciosa tarefa de incluir indicadores etiológicos nesta nova classificação[18].

Muitas vezes, um sistema de classificação representa um produto arbitrário de especulação, sem fundamentação científica ou sistematização. Portanto, devemos lembrar sempre de alguns princípios e padronizações que garantem a validade e utilidade dos diagnósticos[19]. Estes princípios devem ser aplicados aos atributos diagnósticos que constituem as unidades taxonômicas e àqueles relevantes para a estrutura nosológica.

TIPOS DE CLASSIFICAÇÃO

Observa-se na prática clínica que quadros "puros" ou monossintomáticos são difíceis de serem encontrados e a comorbidade entre vários transtornos parece ser a regra. Assim, é necessário hierarquizar os diagnósticos, tentando compreender os sintomas como parte de uma patologia mais ampla, antes de rotular múltiplos diagnósticos para um mesmo paciente. No topo da hierarquia vêm os transtornos mentais orgânicos. Se há evidências de organicidade – clínica, estrutura cerebral alterada (neuroimagem), disfunção eletrofisiológica (por ex. EEG, *brain mapping*) ou prejuízo cognitivo – estes dados suplantariam todas as outras apresentações clínicas, independente de quaisquer outros sintomas que o paciente possa apresentar, seja psicótico ou neurótico, o diagnóstico deve ser de transtorno mental orgânico. Estas regras hierárquicas foram adotadas na tradição psiquiátrica, como uma prerrogativa do princípio de hierarquização de Jaspers[20].

O abandono das regras de ordenação hierárquica a partir do DSM-IV aumentou o número de indivíduos que apresentam simultaneamente sintomas que preenchem os critérios operacionais de vários transtornos do mesmo nível hierárquico, ensejando a proliferação de diagnósticos comórbidos. Como consequência, tornou-se comum listar todos os diagnósticos possíveis sem estabelecer qualquer relação hierárquica (temporal ou causal) entre os vários diagnósticos. Este fenômeno chega a atingir cerca de 1/3 dos casos vistos na população geral[21]. Um exemplo corriqueiro seria a depressão maior associada à ansiedade generalizada, transtorno de pânico e agorafobia.

Um avanço no diagnóstico psiquiátrico foi a criação de sistemas multiaxiais, que proporcionam uma visão globalizada do paciente, articulando diversos parâmetros do funcionamento do paciente e da doença. Inicialmente proposto por Leme Lopes e Ernst Kretschmer, este tipo de arranjo esteve incorporado ao sistema do DSM até o DSM-IV[TR]. Cada eixo era praticamente independente dos demais, podendo ser tipológico ou dimensional. Os eixos mais comumente utilizados eram: síndrome psiquiátrica, personalidade e nível intelectual, doenças físicas, estressores psicossociais e função adaptativa.

Uma importante área se refere à questão da formulação cultural dos diagnósticos psiquiátricos. Vários quadros mentais se apresentam com características inusitadas que não são classificáveis pelos critérios ocidentais do DSM-5 e da CID-10. A diversidade cultural na psicopatologia é vista essencialmente como um efeito da influência patoplástica que distorce ou modifica a apresentação dos transtornos mentais definidos nas classificações psiquiátricas[22]. Alguns países possuem a sua própria classificação para esses transtornos mentais. Prover um sistema de classificação que seja utilizável internacionalmente e equivalente para diferentes culturas constitui um desafio para os nosologistas contemporâneos.

Classificação categorial e dimensional

Tradicionalmente na Medicina utilizamos diagnósticos categoriais ou tipológicos, onde o paciente está ou não doente a partir do limiar de sintomas que é considerado. Esta abordagem divide as diferentes categorias em "casos" e "não casos", descritos a partir do limite de saúde e doença que foi estabelecido. A facilidade de estabelecer os casos que devem receber certo tratamento a partir desse limiar (ponto de corte) contribui para sua utilidade clínica.

Uma das discussões mais relevantes na agenda do DSM-5 era a mudança de uma classificação categorial para uma dimensional[18,23]. Ao invés da criação de limites artificiais, entende-se que o paciente pode apresentar alguns sintomas em diversas categorias. O processo de adoecimento é conceituado na abordagem dimensional como um *continuum* de gravidade e intensidade de sintomas. Assim, pacientes que apresentam poucos sintomas, podem estar no limite da normalidade, ou no limite entre dois transtornos. À medida que as teorias sobre as doenças conseguem descrever e prover uma base sólida de conhecimentos sobre as anormalidades no funcionamento biológico e psicológico, os aspectos dimensionais de mensuração dentro e entre as síndromes clínicas se tornam mais aparentes.

O modelo de espectro (*spectrum*) é uma forma complementar de descrever e avaliar a psicopatologia[23]. As avaliações deste modelo começam pelos critérios sintomáticos bem conhecidos, estendendo-as ao halo subjacente de fenômenos clínicos. Esses fenômenos incluem as manifestações clínicas associadas já descritas na entidade nosológica, bem como sintomas, comportamentos desadaptativos e traços temperamentais que não aparecem na gama de sintomas definidores. Este tipo de avaliação tipicamente obtém um perfil dimensional, em oposição ao diagnóstico categorial. De acordo com o modelo de espectro, as características patológicas são vistas num *continuum* de intensidade, onde um único sintoma pode ter importância clínica, reduzindo a necessidade categorial de pontos de corte para definir um limiar diagnóstico. O DSM-5 almejava incorporar o modelo dimensional no seu sistema de classificação. Contudo, a nova classificação do DSM-5 não obteve uma boa aceitação[18,23].

Ambas as abordagens – categorial e dimensional – são necessárias para o avanço da nosologia. Conforme a necessidade, ambas devem ser utilizadas, sem que haja incongruência entre elas. Um sistema de mensuração clínica não pode ser puramente categorial ou puramente dimensional. Um exemplo óbvio da abordagem dimensional são os especificadores de gravidade para vários tipos de sintoma, por exemplo, sintomas depressivos. O uso de métodos pluralistas na classificação psiquiátrica pode potencializar a utilidade de um sistema nosológico – alguns transtornos se ajustam melhor ao modelo categorial (como melancolia e transtornos alimentares) e outros para o dimensional (como depressão, ansiedade generalizada e transtorno de estresse pós-traumático)[24]. Comparamos na Tabela 2 as vantagens e desvantagens da perspectiva categorial e dimensional.

Tabela 2 Comparação entre as abordagens categorial e dimensional

Vantagens do diagnóstico categorial	Vantagens do diagnóstico dimensional
Familiaridade para profissionais psiquiatras ou não.	Sintomas típicos e atípicos são contemplados.
O conceito envolvido é similar ao utilizado em outras áreas da medicina.	Transmite maior número de informações, permitindo utilização dos dados em pesquisas.
Com o diagnóstico categorial é mais fácil estabelecer as condutas.	Não restringe o diagnóstico a preencher ou não certos critérios operacionais, evitando criar falsos limites entre saúde/doença.
Maior aceitabilidade pelos profissionais.	Permitem o resgate de similaridades entre populações em diferentes "*clusters*" sintomatológicos.

CLASSIFICAÇÕES CONTEMPORÂNEAS

Classificação Internacional de Doenças e Problemas Relacionados de Saúde (CID)

Atualmente em sua décima edição, lançada internacionalmente em 1992, a CID é uma classificação que tem como objetivo ser um instrumento internacional de comunicação, educação, pesquisa e permitir estatísticas internacionais sobre morbimortalidade, sendo projetada de maneira que expansões possam ser feitas sem a necessidade de alteração substancial da classificação.

A CID-10 foi projetada para todas as áreas da medicina[25,26]. As patologias psiquiátricas foram agrupadas sob o capítulo 'F' e a maioria das categorias possui diretrizes diagnósticas para a prática clínica e de pesquisa (Tabela 3). O termo "transtorno" (tradução para a palavra *disorder*) na CID-10 é um equivalente hierarquicamente superior à expressão "síndrome".

Tabela 3 Principais transtornos mentais e do comportamento classificados na CID-10

Código	Transtornos mentais e do comportamento – CID-10
F00-F09	Transtornos mentais orgânicos, incluindo transtornos mentais sintomáticos
F10-F19	Transtornos mentais e de comportamento decorrentes do uso de substância psicoativa
F20-F29	Esquizofrenia, transtornos esquizotípicos e transtornos delirantes
F30-F39	Transtornos do humor
F40-F49	Transtornos ansiosos, relacionados ao estresse e somatoformes
F50-F59	Síndromes comportamentais associadas a perturbações fisiológicas e físicas
F60-F69	Transtornos de personalidade e de comportamentos em adultos
F70-F79	Retardo mental
F80-F89	Transtornos do desenvolvimento psicológico
F90-F98	Transtornos de comportamento e emocionais com instalação usualmente durante a infância e a adolescência
F99	Transtorno mental não especificado

Fonte: World Health Organization, 1992[25].

Muitas das regras desta classificação ainda necessitam ser respaldadas por observações clínicas que reflitam com precisão as condições do paciente. Embora a maioria dos diretrizes diagnósticas ainda permaneça provisória, algumas delas são francamente arbitrárias. A tentativa de equiparar a CID-10 com o DSM-IV[27] demandou uma cooperação próxima com a APA para que várias características pudessem convergir numa "linguagem comum internacional", compartilhando conceitos-chave de uma classificação baseada em critérios operacionais para diagnóstico de principais transtornos mentais.

Duas décadas já decorreram desde o lançamento da CID-10 e o impacto de seu uso já pode ser sentido em várias áreas[28]. Seus principais efeitos foram: a) o aumento da concordância diagnóstica entre os clínicos com uma consequente melhora nos relatórios estatísticos de morbidades psiquiátricas, uso de serviços, tratamentos e evolução dos transtornos mentais; (b) a adoção de padrões diagnósticos rigorosos na pesquisa psiquiátrica; (c) a redução das idiossincrasias observadas no ensino da psiquiatria, nas quais padrões internacionais de referência devem ser seguidos; e (d) a melhora na comunicação entre os usuários da classificação, cuidadores e população leiga, desmistificando os diagnósticos psiquiátricos e divulgando a sua lógica para não profissionais.

Entretanto, apesar de sua ampla aceitação e uso disseminado pelos mais diversos usuários no mundo todo, a CID-10 apresenta limitações. As principais estão relacionadas à validade das suas categorias diagnósticas, ao excesso de comorbidades diagnósticas, a pouca consideração sobre a diversidade étnica e cultural dos vários povos a que se propõe classificar, e uma certa obsolescência quanto a novos desenvolvimentos científicos e mudanças sociais[29].

Há mais de uma década em discussão e desenvolvimento, a última versão da 11ª revisão da Classificação Internacional de Doenças e Problemas Relacionados à Saúde (CID-11) foi apresentada em junho de 2018. Em maio de 2019, essa última versão foi aprovada na Assembleia Mundial de Saúde, que reuniu os ministros da saúde dos Estados membros da Organização Mundial de Saúde (OMS). O uso oficial da CID-11 está previsto para ocorrer a partir de primeiro de janeiro de 2022[29].

A preocupação central e organizadora da nova classificação é a sua utilidade clínica. Isso implica fornecer uma descrição abrangente dos elementos essenciais de cada transtorno que os clínicos encontrarão para todos os casos clínicos. Pontos de corte e duração dos sintomas são evitados, a menos que haja evidências científicas ou que a adoção desses critérios ocorra em diferentes povos e culturas[30]. Uma importante inovação da CID-11 no sentido da utilidade clínica e da acessibilidade aos mais diversos usuários é que ela pode ser acessada eletronicamente[31]. Também estão previstas edições impressas da classificação. De todo modo, esse princípio de utilidade clínica não ocorre às custas da validade científica. Todos os grupos de trabalho da CID-11 elencaram as principais evidências científicas do seu campo para embasar as propostas desta revisão.

A aplicabilidade global da CID-11 é um princípio norteador que pautou a redação do texto. Durante o desenvolvimento desta classificação, os grupos de trabalho consultaram pesquisadores oriundos de diferentes partes do mundo, de variadas culturas e de países com diferentes níveis de desenvolvimento socioeconômico. Informações relacionadas à cultura foram incorporadas a cada transtorno, explicitando como aspectos culturais podem influenciar a manifestação de cada grupo diagnóstico na CID-11[29]. Outra destacada inovação é a incorporação de uma perspectiva dimensional em um sistema predominantemente categorial. Isso pode ser mais claramente evidenciado na classificação dos transtornos da personalidade[32]. Decorren-

te da influência dos valores sociais em voga e da opinião pública, a "incongruência de gênero" do capítulo de saúde mental da CID-11 foi retirada.

Vale ressaltar que a CID-11 aboliu a divisão artificial, observada na versão anterior, entre transtornos iniciados principalmente na infância e adolescência e as demais grandes síndromes psiquiátricas. Desse modo, a CID-11 adotou uma abordagem ao longo do ciclo de vida, onde cada transtorno será descrito com as suas principais apresentações e especificidades de acordo com diferentes faixas etárias[31].

O Departamento de Saúde Mental e Abuso de Substâncias da OMS foi o responsável pela confecção dos quatro capítulos dedicados à saúde mental na CID-11, a saber: transtornos mentais, comportamentais e do neurodesenvolvimento; transtornos do ciclo sono-vigília; transtornos do sistema nervoso; e condições relacionadas à saúde mental. Este último foi realizado conjuntamente com o Departamento de Saúde Reprodutiva e Pesquisa. Espera-se em breve que esse departamento lance as descrições clínicas e as diretrizes diagnósticas da CID-11. No Quadro 1, listamos os grupos de transtornos no capítulo da CID-11 sobre transtornos mentais, comportamentais e do neurodesenvolvimento.

Quadro 1 Grupos de transtornos no capítulo da CID-11 sobre transtornos mentais, comportamentais e do neurodesenvolvimento

Transtornos do neurodesenvolvimento
Esquizofrenia e outros transtornos psicóticos primários
Catatonia
Transtornos de humor
Ansiedade e transtornos relacionados ao medo
Transtorno obsessivo-compulsivo e transtornos relacionados
Transtornos associados especificamente ao estresse
Transtornos dissociativos
Transtornos alimentares
Transtornos da eliminação
Transtornos do sofrimento corporal e da experiência corporal
Transtornos devido ao uso de substâncias e comportamentos aditivos
Transtornos do controle de impulsos
Comportamento disruptivo e transtornos dissociais
Transtornos da personalidade
Transtornos parafílicos
Transtornos factícios
Transtornos neurocognitivos
Transtornos mentais e comportamentais associados com a gravidez, parto e puerpério
Fatores psicológicos e comportamentais que afetam transtornos e doenças classificados em outra parte
Síndromes mentais ou comportamentais secundárias associadas com transtornos ou doenças classificadas em outra parte

Fonte: World Health Organization, 2019[31].

Manual diagnóstico e estatístico de transtornos mentais (DSM)

A partir de sua terceira edição – ou DSM-III – a classificação de transtornos mentais e comportamentais da APA sofreu mudanças radicais, bastante diferentes das edições anteriores. O seu objetivo principal dessas mudanças foi estabelecer critérios confiáveis e replicáveis dos transtornos elencados no manual.

A quarta versão do DSM foi publicada em 1994 e formulada em conjunto com o grupo de trabalho da CID-10. No DSM-IV, adotou-se um sistema multiaxial que permite o registro sistemático de cinco séries de informações diferentes: eixo I – síndrome clínica; eixo II – transtorno de personalidade ou transtornos crônicos de desenvolvimento; eixo III – condições físicas associadas; eixo IV – gravidade do estressor psicossocial; e eixo V – funcionamento global no último ano. Nessa edição, as síndromes clínicas do eixo I foram rearranjadas em uma nova sequência (Quadro 2), inclusive abolindo a distinção tradicional entre as neuroses e as psicoses. Além disso, quase todos os termos diagnósticos foram despidos de sua conotação etiológica, sendo trocados por novas expressões. Como resultado, muitos termos tradicionais de psiquiatria, como histeria, doença maníaco-depressiva e mesmo psicose/neurose foram descartados, sendo substituídos por termos "utilitários" que descrevem transtornos como o somatoforme, o transtorno factício e a parafilia.

Quadro 2 Principais grupos diagnósticos do DSM-5

Transtornos do neurodesenvolvimento
Espectro da esquizofrenia e outros transtornos psicóticos
Transtorno bipolar e transtornos relacionados
Transtornos depressivos
Transtornos de ansiedade
Transtorno obsessivo-compulsivo e transtornos relacionados
Transtornos relacionados a trauma e a estressores
Transtornos dissociativos
Transtorno de sintomas somáticos e transtornos relacionados
Transtornos alimentares
Transtornos da eliminação
Transtornos do sono-
Disfunções sexuais
Disforia de gênero
Transtornos disruptivos, do controle de impulsos e da conduta
Transtornos relacionados a substâncias e transtornos aditivos
Transtornos neurocognitivos
Transtornos da personalidade
Transtornos parafílicos
Outros transtornos mentais
Transtornos do movimento induzidos por medicamentos e
Outros efeitos adversos de medicamentos
Outras condições que podem ser foco da atenção clínica

Fonte: American Psychiatric Association, 2013[33].

No entanto, nenhuma mudança fundamental foi introduzida na revisão do DSM-III em 1987, sendo ajustados alguns problemas de redação, retificados alguns termos e definição no glossário. Como o trabalho de revisão se iniciaram em 1987, quando parte dos trabalhos de campo da CID-10 já estavam em andamento, diferenças consideráveis entre estas duas classificações são inevitáveis. Sua versão revisada, DSM-IV[TR34] apresenta correções menores tanto para permitir uma maior similaridade com a CID-10 quanto para a correção de problemas

menores com a classificação (relacionados a ambiguidades ou outros erros relacionados).

A atual versão da classificação de transtornos mentais e comportamentais da APA, o DSM-5[33], foi lançado em maio de 2013. Ela exigiu anos de cooperação próxima entre o Instituto Nacional de Saúde Mental (NIMH), a APA e a OMS numa força tarefa que começou em meados da década de 90 e contou com centenas de especialistas. A estrutura do DSM-5 foi pensada desde o início para harmonizar com a CID-11[35]. Os esforços conjuntos da APA e da OMS foram no sentido de desenvolver uma base de pesquisa comum e reduzir a discrepância entre os dois manuais[36]. Este processo envolveu a participação de especialistas de seis áreas temáticas: a) neurociências; b) nomenclatura; c) desenvolvimento; d) problemas transculturais; e) prejuízo e incapacitação; e f) lacunas no atual sistema de diagnóstico[18].

A medida que a noção do papel do ambiente social se evidenciou fortemente vinculado a mecanismos epigenéticos, à herdabilidade, ao risco de doença e a fatores de resiliência, uma maior atenção foi dedicada ao campo da psiquiatria transcultural. A relevância da cultura e o contexto social na classificação dos transtornos mentais foram pensadas como fatores preponderantes dos cuidados clínicos e pesquisa aplicada. Como consequência, há discussões na maioria dos capítulos sobre as evidências disponíveis sobre as variações na expressão dos sintomas, risco, curso, prevalência e outros aspectos do diagnóstico sob a perspectiva de cultura, idade e sexo[36].

Um dos destaques conceituais do DSM-5 foi a mudança na sua estrutura organizacional dos transtornos. Os idealizadores desta revisão se basearam nas "metaestruturas" psicopatológicas[37] como uma tentativa de agrupar causalmente os transtornos mentais a partir de sua estrutura de covariância psicopatológica. Uma série de análises fatoriais e de traço latente multivariadas foram testados para determinar estatisticamente uma classificação plausível de sintomas e curso dos transtornos. Além disso, pretendeu-se reunir os achados neurocientíficos disponíveis, os circuitos neuronais envolvidos, os diversos fatores de risco e vulnerabilidade (ambientais, genéticos e fisiológicos), bem como os marcadores de diagnóstico e de prognósticos e a experiência clínica de cada transtorno listado no DSM-5. Embora essa abordagem não tenha sido bem-sucedida para maior parte dos transtornos, buscava-se distanciar da premissa "ateórica" das versões anteriores do DSM que elencavam uma lista operacionais de sintomas sem a necessidade de estabelecer a etiologia dos transtornos descritos[23,33].

Um dos maiores avanços da nova versão da classificação foi a adoção do conceito de espectro que, apesar de muito usado no dia-a-dia dos profissionais em sua clínica, mas não encontrava respaldo na classificação vigente. Essa proposta remonta a uma aplicação reformulada dos critérios de validade clássicos[38] que foi avaliada pela força-tarefa. Em diversos estudos foi observado que que esses critérios de validação são muito mais significativos para grupos amplos de transtornos (ou para espectros) do que para entidades diagnósticas categoriais individuais[39]. A abordagem dimensional é convergente com observações da prática clínica e de pesquisa[40], ao permitir uma melhor descrição dos diagnósticos, além de fortalecer a sua validade[23]. Adicionalmente, a intensidade dos sintomas, com indicadores de sofrimento e grau de prejuízo associado, além de aspectos do desenvolvimento passou a integrar na avaliação diagnóstica. Apesar do diagnóstico ainda ser dependente de decisões do tipo "sim ou não", o uso de especificadores, subtipos, avaliação de gravidade e avaliações transversais de sintomas ajudou a apreciar as variações heterogêneas de um transtorno. Numa abordagem estritamente categorial, essa avaliação poderia ser difícil. Para isso, medidas dimensionais de gravidade de treze domínios foram também acrescentadas para permitir a avaliação de diferentes níveis de gravidade dos sintomas de uma forma mais complexa que com o uso da Escala de Funcionamento Global[33].

Diferente do que ocorria com o DSM-IV[TR], o diagnóstico multiaxial foi abolido. O DSM-5 é um sistema uniaxial onde todos os diagnósticos passaram a ter a mesma importância em um mesmo eixo[33]. Com isso, os transtornos da personalidade, antes elencados em um eixo a parte passaram a fazer parte do eixo único dos transtornos. De fato, uma das principais críticas ao modelo multiaxial era justamente o estabelecimento de fronteiras arbitrárias entre os transtornos da personalidade e os demais transtornos mentais e comportamentais o que poderia sugerir que fossem entidades clínicas essencialmente distintos, embora as evidências existentes sugiram justamente o oposto[41].

Um dos pontos mais controversos da nova edição foi o grupo dos transtornos da personalidade. Uma das premissas do DSM-5 é a de que não há dados suficientes para reformular esse grupo de transtornos de forma consistente. Por isso, ao invés de introduzirem um sistema sem o embasamento científico que julgavam adequado, o DSM-5 resolveu manter a classificação com os dez transtornos existentes existente no DSM-IV[TR] para, nas palavras do manual, dar "continuidade com a prática clínica atual". Entretanto, a fim de avançar com a discussão sobre o tema e tratar dos inúmeros pontos fracos da classificação atual, propôs, na sua Seção III, um outro sistema diagnóstico. Um modelo alternativo híbrido dimensional-categorial. Os transtornos da personalidade são descritos, nesse novo modelo, a partir de prejuízos funcional e por traços patológicos de personalidade. A partir deste modelo, alguns diagnósticos podem ser elencados, mas uma espécie de transtorno da personalidade de "outra especificação" (chamado pelo DSM-5 de transtornos da personalidade especificado pelo traço. Isso também pode ocorrer quando os critérios para um transtorno específico não são satisfeitos, mas considera-se que há um transtorno. Essa seção apresenta ainda escalas, instrumentos e critérios diagnósticos para a classificação desses transtornos com base neste novo modelo[33].

São inegáveis os ganhos que trouxeram os atuais sistemas de classificações, entretanto, alguns "efeitos colaterais" de um sistema provisório aberto para mudanças são aparentes. Primeiro, diversos os critérios explícitos do DSM-5 ainda sofrem da falta de coerência teórica, sendo, portanto, vulneráveis às influências das forças ideológicas, políticas e mercadológicas. Neste sentido, a tentativa de adotar um modelo etiológico disponível dos transtornos mentais que tenha validade e confiabilidade e que seja útil na clínica diária é salutar. Segundo, as falhas ainda não suplantadas no desenho deste sistema de classificação limitam a sua utilidade e permitem interpretações errôneas ou mau uso dos seus critérios. Apesar disso, o uso dos sistemas atuais de classificação trouxe certa estabilidade à prática do diagnóstico psiquiátrico, principalmente na área de pesquisa clínica e psicofarmacológica.

PROBLEMAS DE CLASSIFICAÇÃO DA DOENÇA MENTAL

Os teóricos da nosologia ainda discordam sobre o melhor construto que deve ser utilizado para os transtornos psiquiátricos. Incapazes de conciliar resultados conflitantes obtidos das pesquisas, a questão de como separar ou fundir as diversas categorias diagnósticas ainda divide a opinião dos especialistas. Entre as propostas de abordagem científica incluem: (1) prover um critério claro pelo qual se possa avaliar a proposta nosológica; (2) prevenir as rápidas mudanças devido aos "modismos" nosológicos sem devido respaldo nos achados da literatura; (3) aumentar o prestígio e a aceitabilidade do nosso sistema nosológico para indivíduos fora da psiquiatria; e (4) aperfeiçoar a confiabilidade e validades dos nossos construtos diagnósticos.

As discussões sobre a classificação de transtornos mentais invariavelmente convergem sobre o consenso de que uma classificação definitiva das doenças mentais deve ser baseada em etiologia. Apesar de constituir um ramo da Medicina, a Psiquiatria ainda se esforça para obter uma classificação válida e útil para a prática clínica, por meio de diagnóstico confiável de transtornos mentais. Diferente de outras especialidades médicas que ordenam as etiologias das doenças em infecciosas, neoplásicas, vasculares, autoimunes e genética-hereditárias, a Psiquiatria ainda não possui o privilégio de ter a etiologia da maioria dos seus quadros mentais suficientemente elucidada. Para tanto, reformulações periódicas das classificações provisórias serão naturalmente propostas, sem que a sua utilidade tenha um evidente benefício na realidade clínica.

A psiquiatria aguarda, pois, descobertas importantes para confirmar a validade das entidades nosológicas descritas. Enquanto isso, o processo de diagnóstico psiquiátrico continua baseado na descrição do quadro clínico e a sua mensuração permanece vulnerável à contaminação subjetiva dos avaliadores, muito embora esforços tenham sido feitos nas últimas versões dos manuais. Portanto, Psiquiatria permanece sujeita ao uso de síndromes clínicas temporárias para organizar o conhecimento, sem que estas síndromes traduzam verdadeiras entidades nosológicas. Os especialistas criticam e atacam as constantes reformulações dos sistemas de classificação – e as últimas versões dos mesmos não saíram imunes a essas críticas. Os seus efeitos nocivos e os limites de novas classificações devem ser pesados em prol do potencial benefício.

Apesar dessas consequências indesejáveis, a formulação clínica de cada caso de paciente é inescapável. O clínico deve identificar por intermédio das características do paciente para determinar se ele é um caso psiquiátrico ou não. Agrupar as características do paciente pode ser desnecessário ou impossível se todos os sintomas clínicos fossem iguais ou completamente diferentes. Para cada paciente existem tantas características heterogêneas quanto possível para alcançar os vários diagnósticos disponíveis. Apesar das falhas dos sistemas modernos de classificação psiquiátrica, o sistema CID e DSM são as classificações disponíveis no atual estado-de-arte da ciência. Um avanço recente de classificação psicopatológica são os *Research Domains Criteria* (RDoc) que pode ser lido no capítulo específico neste volume.

CONSIDERAÇÕES FINAIS

Nas últimas décadas, a disciplina de Psiquiatria sofreu uma mudança dramática em termos de tecnologia de pesquisa científica e organização dos serviços de saúde mental. Previamente dissociadas uma da outra, esses dois aspectos de psiquiatria começam a se conectar como um conjunto paralelo de desenvolvimento. O diagnóstico e a classificação dos transtornos psiquiátricos constituem o "calcanhar de Aquiles" desta façanha, cujo papel de conferir credibilidade científica à definição da doença mental e legitimar a prática clínica de psiquiatria, permite ligar a pesquisa à clínica.[16] Embora os recentes avanços científicos na área de neurociências, neurofisiologia e genética tenham sido consideráveis, estas informações tornaram algumas questões básicas da psiquiatria e a sua classificação muito mais complexas. Apesar de alguns temores, a neurociência clínica ainda não consegue substituir a psicopatologia no diagnóstico dos transtornos mentais, e o estudo fenomenológico das experiências subjetivas que afetam os pacientes psiquiátricos ainda é muito necessário num futuro próximo. A Psiquiatria ainda aguarda significativas revoluções teóricas no campo de diagnóstico e classificação para concretizar tais alterações. Os procedimentos empático-introspectivos exercidos por clínico treinado continuam imprescindíveis na prática clínica e ainda figuram como o elemento-chave de qualquer processo diagnóstico. Algumas linhas de pesquisa ficarão para edições da classificação. Entre elas, a mudança para uma nosologia totalmente baseada em etiologia e não mais em sintomatologia; e a busca de critérios de risco para a prevenção primária. Este pluralismo metodológico, tentando cobrir todos os aspectos da nosologia, representa os esforços contra o reducionismo científico e contribui para construir uma nosologia psiquiátrica mais sólida. Novas teorias, abordagens integrativas e essencialistas são necessárias para revolucionar e construir uma nosologia válida e robusta.

Para aprofundamento

- Berrios GE. The history of mental symptoms: descriptive psychopathology since the nineteenth century. New York: Cambridge University Press; 1996.
  - Neste livro, German Berrios faz uma ampla revisão dos principais conceitos psicopatológicos e de suas transformações desde o século XIX sob a influência de diferentes correntes teórico-clínicas e sistemas de classificação.
- Hudziak JJ, Helzer JE. psychopathology in the 21st century: DSM-V and beyond. American Psychopathological Association Series (1st ed.). Washington American Psychiatric Association; 2002.
  - A psicopatologia é fundamental para o diagnóstico de transtornos mentais. Os autores revisitam os conceitos de psicopatologia no século XXI, examinando para além dos conceitos utilizados no DSM-5.
- von Davier M, Lee YS. Handbook of diagnostic classification models. New York: Springer; 2019.
  - Avanços recentes em modelos de classificação nosológica são discutidos neste manual escrito por especialistas dedicados a desenvolver formas de avaliar os transtornos mentais.

REFERÊNCIAS BIBLIOGRÁFICAS

1. Mack AH, Forman L, Brown R, Frances A. A brief history of psychiatric classification: From the Ancients to DSM-IV. Psychiatr Clin North Am. 1994;17(3):515-23.
   - Uma revisão narrativa dos sistemas de classificação psiquiátrica desde os seus primórdios na Antiguidade até as limitações e avanços das principais classificações atuais.
2. Shorter E. The history of nosology and the rise of the Diagnostic and Statistical Manual of Mental Disorders. Dialogues Clin Neurosci. 2015;17:59-67.
3. Pichot P. Un siècle de Psychiatrie. Le Plessis-Robinson: Synthélabo; 1996.
4. Kraepelin E. Clinical psychiatry: s textbook for students and physicians. New York: Macmillan; 1904.
5. Kim YK, Park SC. Classification of psychiatric disorders. In: Kim YK (ed.). Frontiers in psychiatry: Artificial intelligence, precision medicine, and other paradigm shifts. Singapore: Springer Singapore; 2019. p 17-25.
   - Capítulo de livro que aborda a evolução do DSM desde as suas edições originais, enfatizando as mudanças de paradigma empreendidas pelo DSM-III, denominada por muitos como um resgate neokraepeliniano, passando pelas limitações dessa abordagem, as tentativas de superá-la com o DSM-5 e as limitações desta classificação diagnóstica.
6. Feighner JP, Robins E, Guze SB, Woodrooff RA, Winokur G, Munhoz R. Diagnostic criteria for use in psychiatric research. Arch Gen Psychiatry. 1974;16:57-63.
7. Spitzer RL, Endicott J, Robins E. Research diagnostic criteria: rationale and reliability. Arch Gen Psychiatry. 1978;35:713-8.
8. American Psychiatric Association. Diagnostic and statistical manual of mental disorders, third ed. (DSM-III). Washington: American Psychiatric Association, 1980.
9. Spitzer RL, Williams JB, Skodol AE. DSM-III: The major achievements and an overview. Am J Psychiatry. 1980;137(2):151-64.
10. Wing JK, Cooper JE, Sartorius N. Measurement and classification of psychiatric symptoms: an instruction manual for the PSE and Catego Program. London: Cambridge University Press; 1974.

11. Endicott J, Spitzer RL. A diagnostic interview: the schedule for affective disorders and schizophrenia (SADS). Arch Gen Psychiatry. 1978;35:837-44.

12. Robins LN, Helzer JE, Croughan J, Ratcliff KS. National Institute of Mental Health diagnostic interview schedule: its history, characteristics and validity. Arch Gen Psychiatry. 1981;38:381-9.

13. Spitzer RL, Williams JBW, Gibbon M. Structured Clinical Interview for DSM-III-R (SCID). New York: New York State Psychiatric Institute Biometrics Research.; 1987.

14. First MB, Williams JBW, Karg RS, Spitzer RL. Structured clinical interview for DSM-5: research version (SCID-5 for DSM-5, Research Version; SCID-5-RV). Arlington: American Psychiatric Association; 2015.

15. Robins LN, Wing J, Wittchen HU, Helzer JE, Babor TF, Burke J, et al. The Composite International Diagnostic Interview. An epidemiologic Instrument suitable for use in conjunction with different diagnostic systems and in different cultures. Arch Gen Psychiatry. 1988;45(12):1069-77.

16. Wing JK, Babor TT, Brugha TT, Burke J, Cooper JE, Giel R, et al. SCAN: Schedules for clinical assessment in neuropsychiatry. Arch Gen Psychiatry. 1990;47(6):589-93.

17. Millon T. On the nature of taxonomy in psychopathology. In: Last CG, Hersen M (editors). Issues in diagnostic research. New York: Plenum Press; 1987. p. 3-86.

18. Kupfer DJ, First MB, Regier MD. A research agenda for DSM-V. Washington: American Psychiatric Association; 2002.

19. Kendell RE. The principles of classification in relation to mental disease. In: Shepher M, Zangwill OL (editors). Handbook of psychiatry 1: general psychopathology. Cambrige: Cambrige University; 1983.

20. Jaspers K. General psychopahology, vol.1 e 2. Translated by J. Hoening and Marian W. Hamilton. Baltimore: The Johns Hopkins University Press; 1997.

21. Wittchen HU. What is comorbidity – fact or artefact? Br J Psychiatry. 1996;168 (suppl.30):7-8.

22. Fabrega H. Diagnosis interminable: toward a culturally sensitive DSM-IV. J Nerv Ment Dis. 1992;180:5-7.

23. Helzer JE, Kraemer HC, Krueger RF, Wittchen H-U, Sirovatka PJ, Regier DA. Dimensional approaches in diagnostic classification. Refining the Research Agenda for DSM-V. Arlington: American Psychiatric Press, 2008.

24. Haslam N. Categorical versus dimensional models of mental disorder: the taxometric evidence. Austr NZ J Psychiatry. 2003;37:696-704.

25. World Health Organization. International Classification of Diseases and Related Disorders, 10th. Revision (ICD-10). Geneva: WHO, 1992.

26. Organização Mundial da Saúde. Classificação de transtornos mentais e de comportamento da CID-10: descrições clínicas e diretrizes diagnósticas. Porto Alegre: Artmed, 1993.

27. American Psychiatric Association. Diagnostic and statistical manual of mental disorders, 4th ed. Washington: American Psychiatric Association; 1994.

28. Jablensky A. The nature of psychiatric classification: issues beyond ICD-10 and DSM-IV. Austr NZ J Psychiatry. 1999;33:137-44.

29. **Reed GM, First MB, Kogan CS, Hyman SE, Gureje O, Gaebel W, et al. Innovations and changes in the ICD-11 classification of mental, behavioural and neurodevelopmental disorders. World Psychiatry. 2019:18:3-19.**

⇨ **Este artigo é uma revisão abrangente sobre as limitações da CID-10, que motivaram as discussões e princípios norteadores da CID-11. Os autores discutem como esses princípios norteadores foram considerados nas propostas e trabalhos dos grupos de trabalho, e apresentam as principais mudanças propostas pela CID 11, juntamente com um cronograma para a sua definitiva adoção pelos países membros da Organização Mundial de Saúde.**

30. Reed GM. Toward ICD-11: improving the clinical utility of WHO's international classification of mental disorders. Prof Psychol Res Pr. 2010;41:457-64.

31. **World Health Organization. ICD-11 for mortality and morbidity statistics, version 04/2019. Disponível em: https://icd.who.int/browse11/l-m/en. Acessado em janeiro de 2020. Geneva: WHO; 2019.**

⇨ **Os leitores podem acessar a CID-11 e consultar seus capítulos, transtornos e definições e conferir as principais modificações implementadas.**

32. Herpertz, SC, Huprich SK, Bohus M, Chanen A, Goodman M, Mehlum L, et al. The challenge of transforming the diagnostic system of personality disorders. J Pers Disord. 2017;31(5):577589.

33. **American Psychiatric Association. Diagnostic and statistical manual of mental disorders (DSM 5). Arlington: American Psychiatric Publishing; 2013.**

⇨ **Os leitores podem acessar documentos sobre a força-tarefa do DSM 5, consultar seus capítulos, transtornos e definições e conferir as principais modificações implementadas.**

34. American Psychiatric Association. Diagnostic and statistical manual of mental disorders, 4th ed. – text revision. Washington: American Psychiatric Association; 2000.

35. First MB. Harmonisation of ICD-11 and DSM-V: opportunities and challenges. Br J Psychiatry. 2009;195:1-9.

36. **Regier DA, Kuhl EA, Kupfer DJ. The DSM-5: Classification and criteria changes. World Psychiatry. 2013;12(2):92-8.**

⇨ **Nesta revisão narrativa, os autores abordam as principais mudanças empreendidas pelo DSM-5, com uma ênfase naquelas com maior potencial de influenciar a prática clínica e a pesquisa. Também revisam os esforços de aproximação do DSM-5 com a CID-10.**

37. Wittchen H-U, Beesdo K, Gloster AT. A new meta-structure of mental disorders: a helpful step into the future or a harmful step back into the past? Psychol Med. 2009;39:2083-9.

38. Robins E, Guze SB. Establishment of diagnostic validity in psychiatric illness: its application to schizophrenia. Am J Psychiatry. 1970;126:983-7

39. Andrews G, Goldberg DP, Krueger RF, Carpenter WT, Hyman SE, Sachdev P, et al. Exploring the feasibility of a meta-structure for DSM-V and ICD-11: could it improve utility and validity? Psychol Med. 2009;39:1993-2000.

40. Owen MJ, Craddock N, Jablensky A. The genetic deconstruction of psychosis. Schizophr Bull. 2007;33:905-11.

41. Balsis S, Lowmaster S, Cooper LD, Benge JF. Personality disorder diagnostic thresholds correspond to different levels of latent pathology. J Pers Disord. 2011;25(1):115-27.

3

RDoC: aplicações em pesquisa e na prática clínica

Paulo Clemente Sallet
Felipe Corchs

Sumário

Introdução e definições
RDoC – heurística
Domínios – aplicações em pesquisa e prática clínica
    Sistemas de valência negativa (SVN)
    Sistemas de valência positiva (SVP)
    Sistemas cognitivos (SC)
    Processos sociais (PS)
    Sistemas regulatórios e de vigília (SRV)
    Sistemas sensório-motores (SSM)
RDoC e classificação dos transtornos mentais
Críticas ao RDoC
RDoC e ensino na Residência
Considerações finais
Para aprofundamento
Referências bibliográficas

Pontos-chave

- Projeto *Research Domain Criteria* (RDoC) – premissas, organização e objetivos.
- Descrição dos domínios e valências, construtos e subconstrutos, seguidos de exemplos sobre metodologia, linhas de investigação e achados, com ênfase em aplicabilidade clínica e repercussão nosológica.
- Desdobramentos do RDoC sobre sistemas diagnósticos e questões envolvendo ontologia e epistemologia na psiquiatria.
- Críticas sobre o modelo, impacto em clínica, pesquisa e relação corpo-mente em psiquiatria.
- Desafios no ensino das neurociências na residência, NNCI (*National Neuroscience Curriculum Initiative*).
- Importância e possíveis desdobramentos do modelo RDoC, necessidade de fomentar cultura acadêmica eclética e bem informada sobre fundamentos técnicos da neurociência e suas limitações, cultura crítica para evitar reificações indevidas.

INTRODUÇÃO E DEFINIÇÕES

Instituído pelo National Institute of Mental Health (NIMH) em 2009, o projeto *Research Domain Criteria* (RDoC) foi apresentado em comentário publicado no *American Journal of Psychiatry*, argumentando que as classificações atuais com base em consenso clínico (DSM e CID) falham continuamente em se alinhar com achados das neurociências clínicas e genéticas. Sinais e sintomas, que em grande medida determinam o sistema classificatório dos transtornos mentais, provavelmente não traduzem os mecanismos fisiológicos operantes na determinação dos transtornos, produzem amostras heterogêneas à investigação e dessa forma dificultam sua compreensão e surgimento de novas terapias.

O projeto RDoC propõe uma estrutura de pesquisa capaz de identificar novos alvos terapêuticos, detectar subgrupos na seleção de tratamento e prover melhor sintonia entre achados de pesquisa e tomada de decisões clínicas[1].

Em 2013, o então diretor do NIMH Thomas Insel escreveu um *post* criticando o sistema diagnóstico do DSM-5 por estar baseado em consenso sobre *clusters* de sintomas, sem medidas laboratoriais objetivas, conclamando que o NIHM abandonasse as categorias diagnósticas nele descritas[2]. Em artigo publicado no *New York Times*, foi ainda mais incisivo: "Enquanto a comunidade científica tomar o DSM como bíblia, nunca vamos progredir. As pessoas pensam que tudo tem de se adequar aos critérios do DSM, mas sabem de uma coisa? A biologia nunca leu esse livro." As declarações foram criticadas por segmentos da comunidade científica, tomadas como desmerecimento do esforço da força tarefa DSM-5, menosprezo aos progressos terapêuticos obtidos com os DSM, promovendo insegurança em pacientes e familiares sob tratamento psiquiátrico[3,4]. A crítica ao DSM-5 trouxe favorecimento institucional ao RDoC, mas também criou um impasse na medida em que tampouco o RDoC poderia ser visto como um sistema classificatório, foco predominante da crítica acadêmica.

Em resposta, Insel[5] escreveu comentário no *American Journal*, reiterando que "o RDoC não é um sistema diagnóstico, é apenas uma estrutura para organizar a pesquisa" preocupada em encontrar parâmetros neurobiológicos que permitam uma medicina de precisão em psiquiatria, à semelhança do que ocorre em outras especialidades médicas. Argumenta que o programa tem libertado os investigadores dos rígidos limites de categorias diagnósticas e, através da genética, neuroimagem e estudos cognitivos, tem produzido dados de relevância clínica (p. ex., reação de alarme nos quadros ansiosos não é homogênea, genética traz maior especificidade a subgrupos de pacientes com autismo, etc.). Banco de dados multicêntricos e uso de *data mining* agora poderiam identificar fatores de grande relevância à pesquisa, o que antes da matriz RDoC não era possível[5].

RDoC – HEURÍSTICA

Desde sua proposição inicial, o RDoC assume três premissas:

- Transtornos mentais são doenças do cérebro, resultantes de disfunções em circuitos neurais.
- Disfunções de circuitos neurais podem ser identificadas pelos métodos da neurociência (neurofisiologia, neuroimagem funcional e outros).
- A estrutura do RDoC permitirá que genética e neurociência clínica encontrem marcadores biológicos necessários ao manejo clínico de forma mais precisa.

Nesse sentido, o modelo RDoC atualiza o projeto proposto por Robins e Guze[6], que fomentou a mudança de paradigma inaugurada pelo DSM-III (1980), adotando 5 critérios de validação nosológica: descrição clínica, testes laboratoriais, delimitação, estudos de seguimento e dados genéticos. A diferença está em que os conhecimentos atuais permitem maior profundidade na análise da relação entre comportamentos e circuitos cerebrais e na compreensão de que as entidades nosológicas vêm sendo reificadas, são um ponto de partida demasiado heterogêneo e, portanto, potencialmente enganoso. Por exemplo, a categoria diagnóstica depressão envolve múltiplos mecanismos: alterações no eixo pituitário-hipotalâmico, sistemas de recompensa, regulação da emoção, neurotransmissão modulatória, sistemas cognitivos (SC) e fatores epigenéticos. Portanto, novos tratamentos dirigidos especificamente para apenas um desses mecanismos provavelmente teriam efeito parcial e não replicável, resultando em insucesso. Preocupado com a validade das entidades nosológicas categoriais propostas no DSM, o RDoC propõe uma estrutura alternativa na organização conceitual e na direção da pesquisa biológica sobre os transtornos mentais.

O grupo de trabalho do RDoC, composto por especialistas membros do NIMH, propôs uma nova maneira de abordar os transtornos mentais, com foco principal na pesquisa:

- Reunir especialistas em clínica e ciências básicas para identificar componentes comportamentais fundamentais envolvidos em diversos transtornos (p. ex., função executiva, regulação do afeto).
- Determinar a totalidade de variações em componentes fundamentais, dessa forma aumentando o conhecimento sobre níveis de funcionamento fisiológico e patológico.
- Desenvolver medidas válidas e confiáveis desses componentes que possam ser utilizadas em ciência básica e na clínica.
- Integrar os componentes genéticos, neurobiológicos, comportamentais, ambientais e fenomenológicos envolvidos nos transtornos mentais.

O foco principal são os circuitos neurais, com níveis de análise ascendente (p. ex., de variáveis quantitativas relacionadas aos circuitos para variações clínicas observáveis) e descendente (p. ex., de circuitos para fatores celulares, moleculares e genéticos que os determinam).

O modelo é apresentado sob a forma de uma matriz em cujas linhas têm-se os domínios das diversas funções psíquicas (sistemas e valências) e em colunas que apresentam as unidades de análise (classes de variáveis em que a pesquisa deve focar: genes, moléculas, células, circuitos neurais, fisiologia, comportamentos e autorrelatos).

Inicialmente foram previstos cinco domínios principais em torno dos quais as pesquisas seriam organizadas:

- Sistemas de valência negativa (SVN – relativo a reações diante de estímulos aversivos).
- Sistemas de valência positiva (SVP – reações diante de estímulos positivos).
- SC (diversos processos mentais).
- Processos sociais (envolvendo comportamento e cognição interpessoal).
- Sistemas regulatórios e de vigília (*arousal*) (envolvidos em regulação homeostática e relacionados a contextos ou sistemas neurais).

Posteriormente foi adicionado um sexto domínio, sistemas sensório-motores.

A ideia é organizar as pesquisas sobre esses sistemas e processos de acordo com um modelo dimensional incorporando e integrando diferentes níveis ou unidades de análise. Com isso, tem-se reorientação da pesquisa para uma estrutura multimodal organizada em torno de construtos empiricamente validados, que se espera que permitam progresso na compreensão desses domínios e novos parâmetros na estruturação de uma nosologia mais condizente com os mecanismos subjacentes.

Nas linhas da matriz, os 6 domínios (p. ex., SC) são ainda subdivididos em construtos (p. ex., controle cognitivo), que se dividem em subconstrutos (p. ex., seleção de resposta e monitoramento de *performance*).

Nas colunas estão as unidades de análise, com células preenchidas por informações obtidas empiricamente em suas respectivas unidades: 1) genes, 2) moléculas, 3) células, 4) circuitos, 5) fisiologia, 6) comportamento, 7) autorrelatos e 8) paradigmas (p. ex., fMRI, EEG, escalas de avaliação quantitativa).

A organização da matriz RDoC é flexível, tendo recebido diversos acréscimos e modificações desde sua proposição inicial[7]. (https://www.nimh.nih.gov/research/research-funded-by-nimh/rdoc/constructs/rdoc-matrix.shtml).

De modo resumido, a diferença essencial entre RDoC e os sistemas DSM/CID é que no RDoC parte-se de variáveis obtidas a partir das ciências básicas (p. ex., polimorfismos gênicos), em que as unidades de análise das colunas da matriz são utilizadas como variáveis independentes. Essas variáveis independentes são então testadas na sua relação com variáveis dependentes, tais como gravidade dos sintomas, desempenho em testes padronizados, comportamento quantificável etc., em um processo oposto ao dos diagnósticos categoriais, cujo ponto de partida são categorias diagnósticas resultantes do agrupamento de manifestações clínicas observáveis[8].

DOMÍNIOS – APLICAÇÕES EM PESQUISA E PRÁTICA CLÍNICA

Os domínios refletem o conhecimento atual sobre sistemas principais relacionados a emoção, cognição, motivação e comportamento social. Neles estão os construtos, definidos como elementos comportamentais, processos, mecanismos e respostas, compreendendo diversos aspectos de uma ampla gama de funções quantificáveis ao longo de toda sua dimensão, de normal a patológico. Os construtos são afetados por fatores ambientais e do neurodesenvolvimento. Junto com as unidades de análise, os domínios constituem a matriz descrita acima como uma estrutura refletindo os conhecimentos atuais, mas sujeita a modificações com base em pesquisas emergentes. Embora para fins de definição e organização os construtos sejam apresentados separadamente, há sobreposições e interações funcionais entre eles.

Veremos a seguir a descrição resumida de cada um dos domínios da matriz do RDoC, indicando seus respectivos construtos e subconstrutos. No final de cada domínio serão resumidamente descritos alguns exemplos da sua utilidade em pesquisa e aplicabilidade clínica. Os estudos em torno do programa RDoC exploram construtos e elementos dentro de um ou mais domínios, utilizando duas ou mais unidades de análise. Essas pesquisas tipicamente investigam a relação entre comportamentos ou traços em níveis mais complexos (p. ex., alucinações auditivas) e substratos em níveis biológicos mais elementares (p. ex., polimorfismos associados à função dopaminérgica). Outra característica importante é que, embora o foco de interesse principal esteja no domínio de maior relevância nas variáveis clínicas observadas, estas são vistas como comportamentos dimensionais transnosológicos (não restritos ao diagnóstico categorial, incluindo também voluntários saudáveis), que na maioria das vezes envolvem também a participação de outros domínios.

Sistemas de valência negativa (SVN)

São primariamente responsáveis por reações a situações ou contextos aversivos, como medo, ansiedade e perda. É um dos domínios mais investigados até o momento.

Construtos:

- Ameaça aguda (medo): ativação de sistemas motivacionais defensivos com o objetivo de produzir comportamentos protetivos diante do risco percebido. O medo fisiológico envolve um padrão de respostas adaptativas a estímulos ameaçadores (condicionados ou não; esteroceptivos ou interoceptivos). Envolve representações internas e processamento cognitivo que podem ser modulados por diversos fatores.

- Ameaça potencial (ansiedade): ativação de sistemas defensivos diante de ameaças potenciais, tipicamente distantes, incertas ou ambíguas, produzindo respostas como aumento na avaliação de risco (vigilância). As ameaças com baixa probabilidade de ocorrência são qualitativamente diferentes das ameaças iminentes que caracterizam o medo.

- Ameaça sustentada: estado emocional aversivo causado por exposição prolongada (semanas ou meses) a condições, estados ou estímulos que têm caráter adaptativo (escapar ou evitar). A exposição pode ser real ou antecipada. Alterações afetivas, cognitivas, fisiológicas e comportamentais persistem mesmo na ausência da ameaça.

- Perda: estado de privação de pessoa, objeto ou situação significativos em termos motivacionais. Pode incluir situações como perda de abrigo, controle comportamental, *status*, familiares ou relacionamento amoroso. A resposta pode ser episódica (p. ex., luto) ou persistente.

- Não recompensa frustrante: reações desencadeadas em resposta à ausência/impedimento de recompensa, ou seja, pela incapacidade de se obter recompensas positivas após esforços repetidos ou sustentados.

Os SVN têm grande relevância na compreensão de transtornos ansiosos[9], depressivos[10] e do espectro autista[11].

O fato de a resposta ao medo representar mecanismo universal entre as espécies permite estudos com modelos animais bastante aproximados da experiência humana, oferecendo medidas quantificáveis na resposta ao medo e evitação. Estudos nessa área e investigações com neuroimagem apontam para o papel central da amígdala, cujo núcleo lateral recebe *inputs* a partir do tálamo e do córtex sensorial, transmitindo para o núcleo central, que por sua vez deflagra sinais ao sistema nervoso autônomo, endócrino e motor. Indivíduos ansiosos apresentam maior suscetibilidade na aquisição do medo e maior dificuldade em sua extinção, mais frequentemente apresentando comportamentos de evitação. A amígdala torna-se mais reativa após estímulos que geram ansiedade, enquanto hipocampo e córtex pré-frontal (PFC) ventromedial parecem atuar na extinção do medo, modulando a atividade do núcleo central da amígdala. Há diversas evidências de que medicações serotoninérgicas e terapia cognitivo-comportamental tenham efeito terapêutico modulando a atividade funcional nesse circuito[12].

O estudo sobre fisiologia do medo de Lang et al.[13] ilustra uma estratégia de pesquisa propiciada pelo RDoC. A partir de estudo com indivíduos apresentando diferentes diagnósticos categoriais no espectro da ansiedade, uma análise exploratória utilizando as dimensões defensiva (aferida por reflexo de sobressalto ante imagens assustadoras) e defensividade afetiva (obtida por meio de questionários e análise de interferência funcional) demonstrou que ambas as dimensões covariam negativamente, ou seja, quanto maior o escore no relato subjetivo de estresse (defensividade afetiva), menor o escore na dimensão defensiva (fisiologicamente determinada) e vice-versa. Pacientes fisiologicamente menos reativos às imagens perturbadoras apresentaram maior dificuldade funcional na vida diária. Assim, a hiper- ou hiporreatividade da dimensão defensiva se oferece como objeto de investigação implicando mecanismos etiopatogênicos específicos até agora diluídos nas categorias do espectro ansioso no DSM.

A maior compreensão dos processos etiopatogênicos e fisiopatológicos propiciada pela integração de conhecimentos genético-moleculares em sua relação com circuitos cerebrais envolvidos nas manifestações fenotípicas exige o refinamento de instrumentos capazes de identificar comportamentos mais específicos. As escalas tradicionalmente utilizadas na avaliação dos transtornos de ansiedade não discriminam de modo adequado os diferentes construtos no domínio de valência negativa. Watson et al.[14] verificaram que escalas como a STAI (*State-Trait Anxiety Inventory*) e BAI (*Beck Anxiety Inventory*) não avaliam adequadamente o construto medo (ameaça aguda), assim como BPAQ (*Buss-Perry Aggression Questionnaire*) e RPQ (*Reactive-Proactive Aggression Questionnaire*) não refletem claramente indicadores de não recompensa frustrante. Tampouco o RDoC provê critérios claros para avaliação de ameaça potencial (ansiedade), embora seja mais específico com relação à ameaça aguda (medo). Portanto, novos instrumentos psicométricos são necessários para avaliar especificamente os construtos de valência negativa, que por sua vez deverão ser mais bem definidos na matriz do RDoC.

Estima-se que a classificação e o tratamento dos transtornos ansiosos na infância terão novos aportes a partir dos SVN e SVP. Na medida em que os circuitos entre amígdala e região frontal estejam associados aos processos de vinculação e aprendizado do medo ao longo das diferentes fases do desenvolvimento, as abordagens integrativas e translacionais do RDoC deverão trazer avanços mais consistentes à área[9,15]. Estima-se que construtos dimensionais no domínio de valência negativa, como o de ameaça potencial, através de pesquisas translacionais do gene ao fenótipo permitirão a descoberta de drogas mais eficazes[16].

Contudo, embora o RDoC represente um modelo promissor na compreensão dos mecanismos envolvidos e na desco-berta de novos tratamentos, organizando uma abordagem baseada em sistemas biológicos envolvidos em fenótipos complexos, integrando achados neurobiológicos e comportamentais, biomarcadores, avaliação neuropsicológica e neuroimagem, alguns pesquisadores sugerem que até o momento os resultados parecem não ter impactado significativamente a prática clínica dos transtornos ansiosos[17].

Sistemas de valência positiva (SVP)

Envolvidos na resposta a situações ou contextos motivacionais positivos, tais como busca de recompensa e aprendizado de recompensa/hábito.

Construtos:

- Responsividade à recompensa: governa a resposta hedônica diante da recompensa iminente ou provável (antecipação de recompensa), recepção da recompensa (resposta inicial à recompensa) e repetição da recepção de recompensa (saciedade).
  - » Antecipação de recompensa – capacidade de antecipar/representar incentivo futuro através da linguagem, comportamento e engajamento de sistemas neurais diante de indícios de reforçadores positivos futuros.
  - » Resposta inicial à recompensa – processo ativado pela exposição inicial a um reforçador positivo, refletido por índices de ativação neuronal e respostas verbais ou comportamentais.
  - » Saciação de recompensa – processos associados com a mudança no valor de incentivo do reforçador ao longo do tempo em que é experimentado, refletido por expressões da linguagem, comportamentos e engajamento de sistemas neurais.
- Aprendizado de recompensa: processo através do qual o organismo adquire informação sobre estímulos, ações e contextos preditivos de resultado positivo, bem como os mecanismos pelos quais o comportamento é modificado quando uma nova recompensa ocorre ou resulta melhor do que esperada. É um tipo de reforço do aprendizado.
  - » Aprendizado probabilístico e de reforçamento – envolve paradigmas como condicionamento pavloviano e seleção de estímulos probabilísticos.
  - » Erro de predição de recompensa – processos associados com a diferença entre a recompensa antecipada e a recompensa real obtida, têm importância no reforço do aprendizado. O erro de predição pode indicar que a recompensa foi maior (erro de predição positivo) ou menor (erro de predição negativo) do que esperada.
  - » Hábito – envolve automatização de comportamentos cognitivos ou motores, sequenciais e repetitivos, produzidos por gatilhos internos ou externos que podem ser realizados sem supervisão consciente constante. Os hábitos podem ser adaptativos na medida em que liberam recursos cognitivos para atuar em outras es-

feras. A formação do hábito frequentemente resulta do aprendizado de recompensa, mas sua expressão pode se tornar resistente a mudanças no valor de resultados. Comportamentos dessa natureza podem resultar na expressão patológica de um processo que sob circunstâncias normais servem a funções adaptativas.

- Avaliação da recompensa: processos através dos quais a probabilidade e os benefícios de um resultado prospectivo são computados em referência à informação externa, ao contexto social e à experiência prévia. Essa análise é influenciada por vieses preexistentes, aprendizado, memória, características do estímulo e estados de privação. A avaliação do estímulo pode envolver atribuição de saliência de incentivo aos estímulos.
  - » Recompensa (probabilidade) – processo pelo qual o valor de um reforçador é computado em função de sua magnitude, valência e capacidade preditiva.
  - » Demora – envolve análise do valor do reforçador em termos de magnitude e intervalo de tempo antes de ele ter ocorrido.
  - » Esforço – processos pelos quais o valor de um reforçador é computado em função de sua magnitude e da percepção dos custos dos esforços físico e cognitivo necessários para obtê-lo.

Os SVP abrangem mecanismos intrinsecamente associados a transtornos psiquiátricos envolvendo impulsividade (p. ex., transtorno explosivo intermitente, cleptomania, piromania), compulsividade (p. ex., espectro obsessivo-compulsivo) e motivação (p. ex., anedonia, apatia, sintomas negativos do espectro esquizofrenia). Os transtornos de uso de substâncias (TUS) e dependências comportamentais (jogo, internet, compras, comida) exibem comportamentos e cognições automatizados e potencialmente danosos, que por sua vez estão associados a substratos comuns envolvendo circuitos frontoestriatais na gênese de níveis elevados de automaticidade, prejuízo na inibição cognitiva e déficits de autocontrole e autorregulação[18].

De acordo com a revisão de Carcone e Ruoco[19], os estudos sobre SVP têm focado primariamente em construtos sobre aprendizado de recompensa, com poucas investigações sobre hábito ou responsividade à recompensa.

Sharp et al.[20] compararam padrões de ativação cerebral (imagem por ressonância magnética funcional [fMRI]) durante tarefa de recompensa (*card-guessing*) em 3 grupos de adolescentes femininas: 1) deprimidas com história materna de depressão; 2) nunca deprimidas com história materna; 3) nunca deprimidas e sem história materna de depressão. Adolescentes deprimidas e nunca deprimidas com história materna apresentaram redução de atividade em estriado ventral à direita, que por sua vez correlacionou inversamente com escores depressivos maternos (Inventário de Depressão de Beck [BDI]) em ambos os grupos. Os resultados indicam o envolvimento de estriado ventral como substrato de alteração no SVP, resultando em maior vulnerabilidade para depressão maior.

Arrondo et al.[21] investigaram circuitos cerebrais em pacientes com esquizofrenia, depressão e controles saudáveis, utilizando tarefa de antecipação de recompensa monetária (construto de expectativa). Ambos os grupos com esquizofrenia e depressão apresentaram menor ativação bilateral de estriado ventral (fMRI). Contudo, os pacientes com esquizofrenia apresentaram associação entre redução da ativação estriatal e escores de anedonia autorrelatada e sintomas depressivos em geral, o que não foi observado no grupo de deprimidos. Portanto, embora a anedonia compartilhe os mesmos substratos neurobiológicos, ela parece apresentar mecanismos fisiopatológicos específicos em ambas as condições. Os estudos citados ilustram o potencial do modelo RDoC no exame de construtos psicológicos em uma perspectiva longitudinal e transdiagnóstica.

Estudos mais recentes têm investigado o papel do sistema opioide na modulação de circuitos neurais envolvidos na depressão. Características clínicas como anedonia e avolição podem ser entendidas como alteração na modulação mediada por receptores opioides na circuitaria mesolímbica, que comporta os mecanismos implicados na motivação e no processo de recompensa. A compreensão mais detalhada desses mecanismos pode trazer novas estratégias de tratamento para os transtornos depressivos[22]. Uma revisão recente sobre estudos de neuroimagem sugere que a depressão não esteja primariamente associada com déficit no sistema de recompensa, mas sim com o desequilíbrio entre forças opostas sobre o circuito de recompensa, com ativação reduzida no estriado ventral e ativação excessiva no córtex órbito-frontal levando a alterações no processo de recompensa[23].

O espectro de sintomas negativos observados em esquizofrenia (embotamento afetivo, avolição, anedonia, alogia e isolamento) tem sido objeto de reformulação com base nos domínios do RDoC, envolvendo sobretudo os SVP e SC[24].

Sistemas cognitivos (SC)

As habilidades cognitivas envolvem diversos processos e podem ser afetadas pelo funcionamento emocional, embora este seja classificado à parte[25].

Atenção

O construto atenção refere-se a uma série de processos que regulam o acesso a sistemas de capacidade limitada (p. ex., consciência, processos perceptivos complexos e atividade motora). Os conceitos de limitação da capacidade e de competição são intrínsecos aos conceitos de atenção seletiva e atenção dividida. Portanto, atenção refere-se à capacidade de processar a informação, que é limitada e frequentemente controlada intencionalmente.

Estudos recentes indicam que alterações eletroencefalográficas (ERP – *event-related potential*) conseguem: 1) diferenciar controle saudáveis de indivíduos com formas subclínicas de demência (MCI – *mild cognitive impairment*) que vão avançar para demência[26,27]; 2) correlacionar com a gravidade da demência[28]; e 3) aumentar a acurácia diagnóstica quando combinadas com biomarcadores proteicos no liquor (tau e VILIP-1)[29].

Estudos em pacientes com transtorno do déficit de atenção com hiperatividade (TDAH) até agora mostram-se inconsistentes e necessitam de maior refinamento[30]. Kleinman et al.[31] investigaram déficit atencional em jovens com TDAH, transtorno bipolar e controles saudáveis. Por meio da escala de *performance* contínua (CPT II) identificaram 2 grupos claramente distintos: grupo A (com maior prejuízo) e grupo B (*performance* semelhante a controles), independentemente de o diagnóstico inicial ser transtorno bipolar ou TDAH. O estudo demonstra a importância do modelo RDoC na identificação de grupos mais homogêneos para a pesquisa.

Percepção

Refere-se aos processos ocupados na computação de dados sensoriais, de modo a construir e transformar representações, adquirir informações e fazer predições do ambiente externo, dessa maneira guiando a ação. Traz como subconstrutos as percepções visual, auditiva e olfativas/somatossensoriais/multimodais.

Diversos estudos têm aplicado o paradigma em diferentes contextos clínicos.

Silverstein et al.[32] investigaram a organização da percepção visual (integração de contornos e teste de ilusão de Ebbinghaus) em pacientes com transtorno dismórfico corporal (TDC) e esquizofrenia, comparados a controles e pacientes com transtorno obsessivo-compulsivo (TOC). O único grupo que diferiu quanto às medidas foi o de pacientes com esquizofrenia. Os autores concluíram que as alterações na percepção visual em pacientes com TDC não parecem estar relacionadas com a organização perceptiva, cuja alteração pode ser mais específica de esquizofrenia e outros transtornos do desenvolvimento, portanto apontando para mecanismos causais diferentes envolvidos na distorção observada no TDC.

As alterações perceptivas observadas em esquizofrenia são objeto de grande interesse. Chan et al.[33] focaram em um único elemento do construto percepção, explorando a relação entre a expressão da proteína disbindina e alterações na regulação da síntese de lipídios e plasticidade sináptica. Reduções no SREBP1, um regulador da transcrição na síntese de lipídios, foram observadas no cérebro de pacientes com esquizofrenia *post-mortem* e de camundongos *knockout*. Essa redução foi revertida em camundongos tratados com clozapina.

Memória declarativa

Há vários tipos de memória. A memória humana tem uma natureza contextual, não é organizada como enciclopédia ou *drive* de computador. Para armazenar e lembrar memórias o cérebro utiliza um paradigma completamente diferente, a potenciação de longo prazo (PLP). Na PLP os neurônios podem "aprender" modificando a força de suas conexões sinápticas, fenômeno que ocorre em diversas regiões do cérebro, mas tem maior relevância para a memória no hipocampo[34].

O estudo desses mecanismos traz importantes aportes à compreensão de certas condições, como transtorno de estresse pós-traumático (TEPT). Contudo, questões envolvendo limitação da eficácia terapêutica nesse transtorno sugerem a participação de outros domínios do RDoC, como regulação emocional e manutenção da consciência[35].

Linguagem

Definida com sistema de representações simbólicas compartilhadas sobre o mundo, o *self* e conceitos que sustentam o pensamento e a comunicação.

A linguagem é avaliada através de dois amplos paradigmas[36]:

- Produção da linguagem, incluindo nomeação, concebida como a descrição de apresentações visuais de eventos e estados, frequentemente associada com a análise baseada no *corpus* linguístico da produção da linguagem.
- Percepção da linguagem, que inclui as dimensões "*online*", baseadas em respostas a estímulos verbais (p. ex., escutar, ler, movimentar o olho) e "*offline*", relativas à habilidade em detectar, distinguir e responder questões sobre características verbais.

As alterações da linguagem ocorrem em diferentes tipos de psicopatologia e resultam de diversos mecanismos, incluindo-se as lesões neurológicas descritas por Broca e Wernicke. Exemplos incluem a redução na produção (p. ex., alogia observada na esquizofrenia ou mutismo seletivo em transtornos de ansiedade), redução na variação de expressão (p. ex., embotamento afetivo ou retardo psicomotor), déficits na recepção da linguagem (p. ex., interpretação literal observada nos transtornos do espectro autista), alterações formais (p. ex., descarrilamento e tangencialidade), e muitos outros.

As alterações do pensamento observadas na clínica psiquiátrica são veiculadas pela linguagem e dividem-se em alterações de forma (p. ex., obsessões, pressão de fala, tangencialidade, descarrilamento, bloqueio) e de conteúdo (p. ex., delírios e ideação delirante).

Alterações formais do pensamento (AFP) ocorrem não apenas nas esquizofrenias como também em diversos transtornos psíquicos. O emprego do modelo RDoC na investigação das AFP oferece a possibilidade de explicar seu fenótipo, identificar mecanismos e desenvolver avaliações e tratamentos mais efetivos. AFP são investigadas no âmbito do construto linguagem através das ciências psicolinguísticas (objetiva e quantifica amostras de linguagem), de paradigmas técnicos sofisticados (técnicas de amostragem válidas e ecológicas) e de modelação computacional (processamento de funções linguísticas, cognitivas, afetivas e sociais em uma rede interconectada). Embora vistas primariamente como objeto do domínio cognitivo, as AFP envolvem múltiplos domínios e construtos do RDoC.

Em um resumo do cenário envolvendo o RDoC na investigação das AFP, Cohen et al.[37] descrevem dois tipos de desafios:

- O construto da linguagem está intimamente relacionado com outros construtos do domínio cognitivo, afetivo e social. As habilidades linguísticas dependem de uma ampla gama de sistemas cognitivos (p. ex., *working memory*, memória declarativa e atenção), afetivos (p. ex., avaliação do esforço e ameaça aguda) e sociais (p. ex., comunicação social, afiliação e vinculação afetiva). Há diversas evidências de que estados emocionais negativos aumentam as falhas de comunicação em pacientes com esquizofrenia (p. ex., embotamento afetivo) e de que as AFP refletem falhas em habilidades cognitivas básicas (p. ex., atenção e *working memory*). Portanto, é provável que os sistemas cognitivo, afetivo e social interajam de modo a produzir alterações por meio de diferentes mecanismos. Assim, as AFP parecem representar o resultado final da participação de diferentes mecanismos, alguns mais, outros menos, próximos do sistema de linguagem. Algumas das teorias sobre AFP (p. ex., ativação de espalhamento [*spreading*] e redes associativas semânticas) propõem que as alterações resultem da confluência de redes semânticas anormalmente ativadas e de sistemas de inibição executiva inefetivos. Portanto, o modelamento das interações entre os sistemas cognitivo, afetivo e social precisa ser coordenado entre seus construtos.

- As AFP não são um fenômeno estático, mas variam quanto ao grau de comprometimento em um mesmo momento e apresentam mudanças quantitativas ao longo do tempo (p. ex., apresentam incoerência em uma situação ou momento e alteração da prosódia noutro). Pacientes com demência podem piorar as AFP ao longo do dia, refletindo piora gradual nas funções cognitivas e afetivas (*sundowning*), enquanto pacientes com depressão talvez experimentem pioras e melhoras de acordo com a ativação de emoções negativas. A pressão de fala pode ser dependente de contextos, piorando diante de excitação (*arousal*) perante ameaça (p. ex., suspicácia) ou relacionada à recompensa e/ou excitação consequentes da ameaça (*threat-related arousal*) (p. ex., mania). Portanto, para que se desenvolvam modelos sensíveis a essas diferentes apresentações, a linguagem precisa ser operacionalizada e medida por meio de indicadores quantitativos sensíveis ao transcurso do tempo e em sintonia com eventos concomitantes[37].

Alterações do conteúdo do pensamento (delírios) vêm sendo mais recentemente examinadas por teorias neurobiológicas envolvendo processos cognitivos e funcionamento cerebral. Há também uma interessante tendência em aproximar conceitos oriundos da tradição psicopatológica aos paradigmas neurocientíficos, o que pode ser observado, por exemplo, na hipótese de os delírios resultarem de alteração da ipseidade (identidade individual).

Na hipótese do *self*-mínimo ou distúrbio da ipseidade e alienação/hiper-reflexividade, Sass e Byrom[38] partem da tradição fenomenológica (Matussek e Conrad), definindo ipseidade (ou *self*-mínimo ou *self* central) como o sentido básico de existir como sujeito da experiência, unificado e vital. Agregam os conceitos de hiper-reflexividade e autovinculação (*self-affection*), que por sua vez remontam aos domínios dos processos sociais

(percepção e compreensão do *self* > agência e autoconhecimento) e sistemas sensório-motores (agência e propriedade)[38].

Modelos neurocognitivos envolvendo saliência aberrante e erro de previsão – inicialmente formulado por Kapur[39], o modelo da saliência aberrante propõe uma estrutura unitária vinculando neurobiologia (cérebro), experiência fenomenológica (mente) e aspectos farmacológicos das psicoses envolvendo função dopaminérgica e antipsicóticos. Desde longa data descrita, a hipótese de desregulação dopaminérgica na origem de sintomas psicóticos é corroborada principalmente pelo efeito terapêutico dos medicamentos antagonistas dopaminérgicos e pelos sintomas psicotomiméticos provocados por drogas como a anfetamina. Na medida em que a dopamina ("o vento do fogo psicótico") medeia a "saliência" de acontecimentos do ambiente nas representações internas, o tônus dopaminérgico excessivo ou desregulado pode levar a uma atribuição de saliência aberrante sobre fenômenos da experiência pessoal (mente). Dessa forma, os delírios resultariam de um esforço cognitivo por parte do paciente em dar sentido para essas experiências aberrantemente salientes. Já as alucinações resultariam da experiência direta da saliência aberrante nas representações internas. A ação dos antipsicóticos parece corroborar essa hipótese: na medida em que bloqueiam a saliência através do antagonismo dopaminérgico, produzem redução dos sintomas, permitindo um processo de reestruturação psicológica mais condizente com a realidade. Entretanto, quando os antipsicóticos são descontinuados, em geral há retorno do desequilíbrio neuroquímico, as ideias e experiências delirantes atenuadas tornam-se novamente investidas pela saliência aberrante e ocorre a recaída.

O modelo da saliência aberrante recebeu diversos aportes subsequentes obtidos a partir de modelos animais (neurônios dopaminérgicos do mesencéfalo são ativados por eventos salientes inesperados) e de estudos com fMRI demonstrando alterações na ativação de campos de projeção dopaminérgica do PFC e estriado durante tarefas de saliência[40].

Modelo do erro de previsão na origem dos delírios – de acordo com as teorias de aprendizado associativo formal, os erros de previsão são utilizados pelos organismos como sinais de aprendizagem, com consequências diretas e indiretas no processo de aprender. De forma direta, a redução da magnitude desses erros leva o organismo a melhorar sua habilidade de prever relações no seu ambiente, desse modo adaptativamente aumentando seu contato com recompensas e evitando frustrações. Portanto, a redução dos erros de predição fortalece diretamente a relação associativa entre indício preditivo e resultado de recompensa. Os sinais de erro de previsão também influenciam o aprendizado indiretamente, alterando a atenção alocada ao estímulo: maior atenção é vinculada a estímulos ocorridos em ambientes imprevisíveis. Quanto maior a atenção prestada a um determinado estímulo, mais forte será a associação do estímulo com o resultado particular no ambiente. Portanto, o aprendizado associativo vincula sinal de erro de previsão, formação de associação e foco atencional.

Sob o ponto de vista neuroquímico, estudos animais mostram que os neurônios dopaminérgicos da área tegmental ventral (VTA) codificam o processo de erro de previsão de recompensa, apresentando um padrão de disparo consistente com a teoria do aprendizado associativo. Observa-se uma atividade fásica inicial em resposta a recompensas não previstas. Esses neurônios gradualmente vão perdendo essa resposta na medida em que as recompensas passam a ser previstas. Quando o organismo aprende que certos estímulos preveem a recompensa, esses estímulos (e não a recompensa em si) começam a evocar a atividade dopaminérgica fásica. Ou seja, a resposta dos neurônios dopaminérgicos a estímulos preditivos é governada pela ocorrência de erros de previsão de recompensa, e não simplesmente pela presença de uma associação estímulo-resposta.

Estudos com neuroimagem funcional em humanos implicam os sistemas frontoestriatais no aprendizado associativo baseado ou não em recompensa. O PFC mantém uma representação dos objetivos do organismo e exerce uma função essencial na aquisição de associações condicionais utilizadas para guiar o organismo na obtenção desses objetivos, as chamadas "regras do jogo". Para que haja comportamento flexível, as representações de objetivos devem ser atualizadas pelas informações novas, um mecanismo governado pelos sinais de erro de previsão a partir dos neurônios da VTA. Na ausência de sinais fásicos da VTA, o PFC apenas mantém sua representação do objetivo; mas quando estímulos aferentes induzem uma resposta dopaminérgica fásica nos neurônios da VTA, o portão do PFC se abre, permitindo atualização da representação em associações que governam o comportamento dirigido para o objetivo. Porém, o comportamento dirigido a objetivos pode falhar quando o portão for aberto para estímulos irrelevantes, induzindo distratibilidade.

De modo resumido, o modelo de erro de previsão sugere que sinais discrepantes inapropriados (erros de previsão) sejam responsáveis pelas alterações perceptivas e atencionais que levam à inferência de relações causais errôneas características da psicose, dessa forma deflagrando a construção delirante.

De acordo com o modelo proposto por Corlett et al.[41], alterações na sinalização mediada por glutamato e dopamina envolvendo VTA, estriado e PFC são capazes de explicar sintomas psicóticos. A prova do construto serve-se do efeito psicotomimético da cetamina, um antagonista de receptores glutamatérgicos NMDA, que leva ao aumento da atividade dopaminérgica. A cetamina induziria sinais de erro de previsão inadequados, o que levaria ao engajamento de mecanismos pré-frontais, produzindo foco atencional para estímulos irrelevantes (tomados como explicativos), e à formação inadequada de associações entre estímulos, resultando em alteração do comportamento dirigido a objetivos. Essas alterações cognitivas levam ao emprego de estratégias cognitivas supraordenadas para explicar a experiência do indivíduo, que dessa forma constrói explicações delirantes de sua experiência anômala. Esse modelo vem sendo aprimorado nos últimos anos, de forma a constituir uma heurística translacional que busca explicar a formação do delírio, compreendendo estudos com modelos animais e investigações por meio de fMRI com o intuito de constituir uma estrutura teórica capaz de produzir hipóteses testáveis. O modelo segue quatro princípios teóricos: 1) crenças e memórias compartilham mecanismos neurais e cognitivos; 2) memória aprendida e crenças influenciam a percepção; 3) afeto influencia aprendizado, memória e, portanto, também crença; e 4) o sentido de *self*, agenciamento, livre arbítrio e crenças sobre o mundo são governados pelos mesmos mecanismos de aprendizado neural simples.

Uma análise mais detalhada dos modelos neurocognitivos voltados aos mecanismos causais do delírio foge à meta do presente capítulo. Entretanto, esses modelos ilustram muito apropriadamente o potencial do paradigma neurocientífico do RDoC em propiciar importantes avanços na compreensão de diversos fenômenos vividos subjetivamente pelos pacientes e observados na prática clínica. É esperado que o refinamento das técnicas de investigação e a sedimentação dos novos conhecimentos obtidos resultem em intervenções terapêuticas mais específicas e eficazes para os diversos transtornos psíquicos envolvendo alterações do pensamento.

Controle cognitivo

Sistema que modula as operações de outros sistemas cognitivos e emocionais. O controle cognitivo tem a função de modular comportamentos dirigidos a um fim, quando modos de resposta não estejam adequados à demanda exigida pelo contexto situacional. O controle cognitivo também opera em situações novas, quando é necessário selecionar respostas apropriadas entre alternativas concorrentes.

Os subconstrutos do controle cognitivo são: 1) seleção de objetivo (envolvendo atualização, representação e manutenção); 2) seleção de resposta (inibição/supressão); e 3) monitoramento de *performance*.

O controle cognitivo pode ser visto como a capacidade de exercer controle descendente (*top-down*) sobre processos envolvendo tarefas, coordenando pensamentos e ações necessárias para atingir um objetivo específico. Essa função opera por meio de uma rede neural superiormente organizada, incluindo córtices pré-frontal e parietal, que interagem com áreas subcorticais, que então serão diferencialmente ativadas dependendo das demandas da tarefa em questão.

Controle inibitório

Envolvido na tarefa de inibir ou suprimir informações ou ações irrelevantes para que uma resposta adequada seja emitida. Essa inibição pode tomar a forma de diversos processos que variam de acordo com a natureza do que está sendo inibido (p. ex., pensamentos ou comportamentos) e de como essa inibição ocorre (p. ex., se desencadeada por um sinal externo ou por contexto ambiental)[42].

Em situações de conflito cognitivo, ou seja, na presença simultânea de dois ou mais estímulos, no processamento cognitivo adequado pode ser necessário suprimir o estímulo forte e focar no estímulo fraco. O estímulo forte tende a causar uma forte resposta perceptiva ascendente (*bottom-up*), enquanto há uma urgência descendente (*top-down*) em processar o estímulo fraco. Aqui deve operar o controle inibitório, ou seja, o uso de recursos cognitivos necessários para manejar com sucesso a situação de conflito cognitivo.

Além dos estudos com o teste de Stroop, outro experimento utilizado é a tarefa de escuta dicótica de atenção forçada (*forced-attention dichotic listening*): aplica-se um estímulo acústico forte no ouvido direito concomitante com um estímulo acústico fraco no ouvido esquerdo, instruindo-se o sujeito para que processe o estímulo acústico fraco do ouvido esquerdo. Duas sílabas (vogal + consoante) são apresentadas ao mesmo tempo em cada ouvido. Devido ao lobo temporal direito não processar *input* fonológico, o estímulo originado no ouvido esquerdo é enviado para o hemisfério contralateral e precisa ser transferido para o lobo temporal esquerdo através do corpo caloso, o que demora mais tempo e atenua o sinal. Esse mecanismo explica a melhor *performance* do ouvido direito no processamento cognitivo da audição.

As alucinações auditivas podem ser estudadas a partir da tarefa de escuta dicótica de atenção forçada. Parte-se do pressuposto de que as alucinações decorram de falha no controle cognitivo descendente, localizado em áreas corticais pré-frontais, no sentido de inibir e atribuir a origem das representações perceptivas. Diversos estudos demonstram que pacientes com esquizofrenia, especialmente com predomínio de sintomas positivos (delírios e alucinações), apresentam falha no processamento cognitivo de estímulos a partir do ouvido direito.

Embora mais estudadas como um sintoma característico das esquizofrenias, as alucinações auditivas verbais podem surgir no contexto de diversos transtornos psiquiátricos (transtornos de humor, dissociativos, demências, epilepsias, abuso de substâncias, etc.) e na população não clínica. Estudos indicam prevalências de alucinações auditivas de 5 a 28% na população geral não clínica, o que representa aproximadamente 75% das pessoas com alucinações auditivas verbais. Entretanto, indivíduos de outro modo saudáveis que "escutam vozes" na ausência de estímulo externo em geral têm consciência de que as vozes têm origem em processos internos, por exemplo, a partir de seus próprios pensamentos, o que não costuma ocorrer em indivíduos com esquizofrenia. Portanto, o fenômeno de alucinações auditivas observado nas psicoses parece estar associado ao comprometimento de outros domínios além do cognitivo.

Investigando as características fenomenológicas das alucinações auditivas, Ford et al.[43] argumentam que a explicação do fenômeno remete a diversos domínios da matriz RDoC: domínio cognitivo (percepção, linguagem, memória declarativa e controle cognitivo), processos sociais (afiliação e percepção/compreensão do *self* [sentido de agência]) e SVN (ameaça aguda e sustentada).

Em artigo subsequente, Ford[44] baseia-se em investigações eletrofisiológicas com potencial evocado (ERP) utilizando paradigma de vocalização associado ao sentido de agência (processos sociais > percepção do *self*). Pacientes com esquizofrenia apresentam redução da supressão cortical durante as vocalizações, fenômeno também observado em outros transtornos psicóticos e em indivíduos de alto risco para desenvolver psicose. Alterações na conectividade entre os lobos frontal e temporal durante a fala mostram associação com a presença de alucinações auditivas, o que a autora interpreta como evidência de que a atividade neural e a conectividade associadas com a intenção para o agir possam ser a melhor forma de estudar o sentido de agência, que seria o principal sistema envolvido nas alucinações[44].

Seleção de resposta: dentro do mesmo construto de controle inibitório, Newman et al.[45] investigaram a relação entre espessura cortical e *performance* em tarefa *go/no go* em 114 adultos (46% com TDAH persistente na idade adulta). A espessura do giro frontal inferior caudal apresentou associação com redução na inibição de resposta, independente de sintomas de TDAH e abuso de substâncias. A espessura cortical nessa região correlacionou também com frequência no uso de *cannabis* e persistência de sintomas TDAH.

Working memory

Definida como a manutenção ativa e atualização flexível de informações relevantes (conceitos, objetivos e estratégias) com capacidade limitada e resistente a interferências. Essas representações podem envolver associações flexíveis, podem ser caracterizadas pela ausência de razões externas na manutenção de representações internas e frequentemente são temporárias. A *working memory* envolve os subconstrutos de manutenção ativa, atualização flexível, capacidade limitada e controle de interferência.

Processos sociais (PS)

Os sistemas de processos sociais mediam vários tipos de respostas a situações interpessoais, incluindo percepção e interpretação da ação de outros.

Na matriz do RDoC dividem-se nos seguintes construtos e subconstrutos:

1. **Afiliação e vinculação (*attachment*):** afiliação é definida como o engajamento em interações sociais positivas com outros indivíduos. Vinculação consiste na afiliação seletiva que resulta da criação de ligação social. Ambas são mediadas pelo processamento de informação social (processamento de indícios sociais) e motivação social. A afiliação é uma consequência comportamental da motivação social e pode se manifestar como comportamentos de aproximação social. Afiliação e vinculação requerem detecção e atenção a indícios sociais, como também aprendizado social e memória envolvidos na formação de relacionamentos. Ambos incluem consequências fisiológicas positivas de interações sociais e consequências fisiológicas e comportamentais de perturbações em relacionamentos sociais. Perturbações de afiliação e vinculação provocam manifestações clínicas como isolamento social, indiferença e anedonia sociais ou vinculação excessiva.

2. **Comunicação social:** processo dinâmico que inclui aspectos de recepção e produção utilizados na troca de informações sociais relevantes. A comunicação social, es-

sencial para a integração e a manutenção do indivíduo em ambiente social, é recíproca e interativa, surgindo em fases precoces do desenvolvimento. Distingue-se de outros SC, como percepção, controle cognitivo, memória e atenção, por envolver particularmente interações com outros indivíduos. Os substratos neurais subjacentes à comunicação social evoluíram para regular tanto o controle automático quanto o volitivo, incluindo motivação e capacidade para se envolver na comunicação social. Os aspectos receptivos podem ser implícitos ou explícitos (p. ex., reconhecimento do afeto, reconhecimento e caracterização de faces). Aspectos produtivos incluem contato visual, reciprocidade expressiva e acompanhamento do olhar. Embora na matriz RDoC a comunicação facial tenha sido classificada como subconstruto à parte para fins de identificação dos elementos da matriz, a comunicação social utiliza informações de várias modalidades, incluindo processamento facial, vocal, gestual, postural e olfativo.

Os subconstrutos da comunicação social são recepção e produção de comunicação facial e não facial.

3. **Percepção e compreensão do *self*:** são processos e/ou representações envolvidos na consciência, acesso ao conhecimento e/ou julgamento sobre o *self*. Podem incluir estados internos cognitivos ou emocionais atuais, traços ou habilidades (individuais ou em relação a outros), bem como os mecanismos que dão suporte à autoconsciência, automonitoramento e autoconhecimento. Divide-se nos subconstrutos agência e autoconhecimento.

4. **Percepção e compreensão de outros:** são processos e/ou representações envolvidos em estar consciente de, ter acesso ao conhecimento sobre, e pensar e/ou emitir julgamento sobre outros indivíduos, incluindo-se informação acerca de estados emocionais e cognitivos, traços ou habilidades do outro. Divide-se nos percepção de animação, percepção de ação e compreensão de estados mentais de outras entidades animadas.

O "cérebro social" vem sendo estudado desde as investigações de Babinski (1914) e de Jackson (1932) sobre comportamento social e processamento da emoção em indivíduos com lesões cerebrais hemisféricas. Mais recentemente, estudos com fMRI alavancaram o conhecimento de substratos neurais envolvidos na cognição social, com paradigmas explorando temas como identificação de faces e prosódia, julgamento moral, atração sexual, empatia, decepção, dentre outros[46].

Sintomas negativos e déficits socioemocionais são uma característica central nas esquizofrenias, têm robusta associação com prejuízo funcional e manifestam-se mesmo antes do surgimento de sintomas psicóticos. Déficits no reconhecimento de emoções estão presentes em indivíduos de alto risco para psicose e constituem o preditor mais robusto de transição para esquizofrenia[47]. Estudos com neuroimagem indicam alterações funcionais em amígdala e circuitos envolvidos no "cérebro social" (estriado, tálamo e córtex frontal), que por sua vez estão associados ao prejuízo no processamento emocional (p. ex., identificação de emoções

faciais) em familiares não afetados, em indivíduos com risco clínico e genético e em pacientes com esquizofrenia. Por outro lado, estudos genéticos identificam variações polimórficas comuns em pacientes com esquizofrenia, transtorno bipolar e espectro autista associadas com cognição social.

Outro fenótipo investigado no âmbito de sistemas sociais consiste nos distúrbios básicos do *self*, baseado na tradição psicopatológica europeia e obtido por meio da escala EASE (*Examination of Anomalous Self Experience*) em 5 dimensões: 1) cognição e fluxo da consciência; 2) autoconsciência e presença; 3) experiências somática; 4) demarcação/transitivismo; e 5) reorientação existencial.

Em estudo com pacientes de primeiro episódio psicótico diagnosticados como esquizofrenia ou outras psicoses (transtorno bipolar, delirante e outros), Svendsen et al.[48] verificaram que os escores da EASE no início e ao longo de *follow-up* de 7 anos constituem o fator de predição mais robusto no desempenho funcional dos pacientes[48].

O construto afiliação e vinculação (*attachment*) vem sendo mais estudado. Fang et al.[49] investigaram a ação da ocitocina no comportamento de homens com ansiedade social em tarefa de exclusão social. A ocitocina promoveu maiores afiliação social e cooperação entre os indivíduos. Lindberg et al.[50] observaram que o escore em escalas de vinculação e traços associados têm relação com abuso de álcool em adultos e risco de abuso futuro em estudantes.

O domínio de processos sociais tem sido estudado em indivíduos saudáveis[51] e em diversas áreas clínicas, não apenas nas psicoses[52,53], como também nos transtornos do espectro autista[54], transtornos disruptivos[55] e transtornos de personalidade[56].

Sistemas regulatórios e de vigília (SRV)

Sistemas responsáveis pela geração de ativação de sistemas neurais apropriados aos vários contextos, provendo regulação homeostática apropriada de funções como equilíbrio energético e ciclo sono-vigília.

Vigília (*arousal*) é definida ao longo de um *continuum* de sensibilidade do organismo a estímulos externos e internos.

Ritmos circadianos constituem oscilações endógenas autônomas que organizam a cadência (*timing*) dos sistemas biológicos de forma a otimizar sua fisiologia e comportamento.

Sono-vigília refere-se aos estados comportamentais endógenos e recorrentes que refletem mudanças coordenadas na organização funcional dinâmica do cérebro, otimizando fisiologia e comportamento. Os processos circadianos homeostáticos regulam a propensão para vigília e sono.

Fadiga e alterações do sono e do apetite integram os transtornos depressivos e podem ser estudadas no domínio dos SRV. Em estudo de pacientes com depressão, Gunzler et al.[57] identificaram um subgrupo caracterizado por escores elevados no domínio SRV e baixos escores em outros domínios (valência negativa, cognitivo e sensório-motor), indicando um fenótipo diferenciado, cujas particularidades podem refletir comprometimento específico de sistemas neurais e apresentar diferente resposta terapêutica. Essa hipótese é corroborada por pelo menos dois estudos observando níveis elevados de *arousal* em pacientes deprimidos com melhor resposta ao tratamento com antidepressivos[58,59]. O SRV também vem sendo aplicado no estudo de outras condições clínicas, como TDAH e ritmo cognitivo lento[60].

Sistemas sensório-motores (SSM)

São responsáveis primariamente pelo controle e execução de comportamentos motores e seu refinamento durante o aprendizado e o desenvolvimento.

1. **Ações motoras:** construto multifacetado, envolve processos engajados no planejamento e execução de uma ação motora de modo apropriado ao contexto. Esses processos frequentemente operam em conjunção com processos motivacionais (p. ex., motivações apetitivas produzindo comportamento de aproximação). As ações motoras incluem modulação e refinamento de ações durante o desenvolvimento e o aprendizado, incluindo os seguintes subconstrutos:

   Planejamento e seleção da ação envolvem processos através dos quais a pessoa engaja na planificação de componentes temporais e espaciais de movimentos propositais possíveis, em consonância com condicionantes internas e externas, para chegar ao objetivo. Pode incluir também estimativas de custo-benefício no desenvolvimento e seleção dos planos motores.

   Dinâmica sensório-motora está envolvida na especificação e na parametrização de um plano de ação baseado na integração de informações internas ou externas, como sensações e urgências, e no modelamento da dinâmica corporal. A dinâmica sensório-motora é contínua e iterativamente refinada via informação sensorial e informação do reforço de recompensa.

   Iniciação está envolvida no início de um plano de ação selecionado, podendo incluir o *timing* do início do movimento. Subconstruto implicado, por exemplo, no estupor catatônico.

   Execução consiste nos processos envolvidos na ação e adaptação durante a implementação do ato.

   Inibição e término são os processos associados à inibição dos planos motores, seja antes ou após o início da ação, e à percepção de que o plano motor tenha sido realizado com sucesso. Esse subconstruto é comumente operacionalizado como resposta de inibição motora e guarda sobreposição conceitual com o subconstruto inibição/supressão do construto controle cognitivo (SC).

2. **Agência e propriedade:** refere-se à percepção de a pessoa iniciar, executar e controlar ações volitivas e suas consequências sensoriais, bem como a percepção de que o corpo ou parte dele pertence à própria pessoa. O conceito pode envolver comparação entre as consequências sensoriais previstas e as reais, consciência da intenção de mover-se, vinculação temporal da ação autoproduzida com seus efeitos imediatos e atenuação das consequências sensoriais de ações autoproduzidas.

3. **Hábito:** refere-se aos mapeamentos de estímulo-resposta aprendidos, acionados por estímulos internos ou externos e que são autônomos, ou seja, não influenciados pelo valor do resultado/recompensa obtido. Os hábitos são implícitos e eficientes, exigindo poucos recursos cognitivos, mas também podem se tornar inadequados em circunstâncias novas. Os hábitos baseiam-se na aprendizagem prévia positiva ou negativamente reforçada e geralmente ocorrem após a aprendizagem prolongada. Tanto a formação quanto a expressão do hábito são comumente operacionalizadas nos sistemas de controle motor. Quando a formação de hábitos é motivada pela aprendizagem por recompensa, ela se sobrepõe ao construto hábito, no domínio de valência positiva.

4. **Padrões motores inatos:** são os planos de ação não aprendidos (inatos) que podem ser deflagrados por estímulos internos e externos. Podem incluir comportamentos como expressões estereotipadas de afeto, orientação para a saliência, fenômenos de aproximação e afastamento inatos e respostas de sobressalto.

O domínio do SSM foi adotado pelo RDoC a partir de 2019, contemplando diferentes áreas de disfunção motora (planejamento, inibição, aprendizado e coordenação, bem como movimentos involuntários) presentes em diversos transtornos psiquiátricos, como esquizofrenia, transtorno bipolar, autismo, TDAH, Alzheimer e depressão.

O domínio sensório-motor abrange 3 circuitos cerebrais envolvidos na psicose: 1) inibição e excitação do movimento, relacionando córtex motor primário (M1), putâmen, globo pálido e tálamo; 2) temporalidade e dinâmica do movimento, envolvendo M1, tálamo, cerebelo e núcleos pontinos; e 3) organização e velocidade motora, incluindo M1, área motora suplementar (AMS), córtex parietal posterior e PFC medial.

A síndrome catatônica, caraterizada por sintomas de inibição ou excitação, provavelmente está associada com alteração desses circuitos responsáveis pela organização motora. Estudos de neuroimagem em pacientes com história de catatonia têm identificado menor ativação funcional em AMS, M1, córtex motor secundário, córtex parietal inferior e gânglios basais durante início de movimentos voluntários. Também foram encontrados redução de ativação em córtices pré-frontal e parietal direitos e menor densidade de receptores GABA-A em córtex sensório-motor à esquerda. Alguns estudos utilizaram eletroencefalograma (EEG) e TM, outros exploraram a ação do lorazepam em diferentes regiões dos circuitos. Tomados em conjunto, embora não conclusivos, os achados implicam alterações desses circuitos motores e sugerem hiperatividade em regiões de AMS e pré-AMS. A hiperativação da AMS pode resultar de maior estimulação dos núcleos subtalâmicos, da ativação de outras áreas corticais exercendo controle inibitório, ou de uma tentativa em superar processos inibitórios como a ação dos gânglios basais no córtex pré-motor. É provável que estudos de neuroimagem e a heurística utilizada pelo RDoC no SSM tragam maior compreensão dos mecanismos fisiopatológicos implicados na síndrome catatônica[61].

Recentemente, Harrison et al.[62] propuseram um 7º domínio na matriz do RDoC dedicado ao processamento sensorial. As autoras argumentam que na matriz atual os sistemas de processamento sensorial encontram-se diluídos nos domínios (1) de SC (construto percepção), (2) de processos sociais (percepção social) e (3) sensório-motor (ações motoras), resultando que diversos sintomas sensoriais associados com transtornos psíquicos ficam excluídos da matriz. Propõem um novo domínio de processamento sensorial, incluindo esses sintomas em duas categorias: 1) processamento sensorial, particularmente alterações na sensibilidade sensorial e sensação ativa; e 2) sinais sensoriais perceptivos excluídos da matriz atual, como indícios interoceptivos e proprioceptivos.

RDoC E CLASSIFICAÇÃO DOS TRANSTORNOS MENTAIS

A tendência em classificar transtornos psíquicos com base em alterações cerebrais remonta aos primórdios da psiquiatria. Inicialmente pautada na apresentação clínica (sintomas e síndromes), a classificação dos transtornos busca embasar-se em causas orgânicas a partir de Griesinger (1845), propondo que "doenças mentais são doenças do cérebro". Alavancados pela neurofisiologia de Meynert, estudiosos como Wernicke, Kleist e outros deram seguimento ao estudo neuropsicológico resultante de lesões cerebrais[63]. Embora essa tendência tenha tido sucesso em transtornos como demência de Alzheimer e neurossífilis, a ausência de achados etiopatogênicos nas grandes síndromes psiquiátricas resultou em uma crise epistemológica, instaurando-se um grande debate entre psiquiatria e psicologia. A chamada disputa do método (*Methodenstreit*) no final do século XIX resultou na convergência entre ciências naturais e ciências humanas, cujos fundamentos foram estruturados por Jaspers (1913). A isso se seguiu a perspectiva psicodinâmica, até que a partir dos anos 1970 ocorre um retorno à tendência neurobiológica, quando a classificação dos transtornos mentais volta a se basear na apresentação clínica e na procura de achados neurobiológicos, culminando na publicação do DSM-III em 1980. Nas últimas décadas, os avanços em neurociências e ciências comportamentais criaram as contingências para iniciativas como a do RDoC[64].

Entretanto, a iniciativa RDoC distingue-se da tendência neurobiológica histórica em alguns pontos: 1) adota uma abordagem integrativa, atribuindo valor tanto às medidas comportamentais quanto às fisiológicas e estuda suas relações como unidades de análise; e 2) enfatiza uma abordagem dimensional das funções cognitivas e motivacionais, compreendendo a ampla gama de manifestações funcionais com base populacional, sem restringir-se a categorias diagnósticas ou fronteira entre normal e patológico.

Como visto nas seções anteriores, o RDoC procura focar nas dimensões psicopatológicas envolvendo comportamento observável (incluindo medidas quantitativas) e variáveis neurobiológicas, enfatizando suas dimensões funcionais e procurando integrá-las em estudos sobre neurodesenvolvimento e influências ambientais, bem como sua interação. Embora haja um certo ceticismo sobre o propósito, espera-se um avanço na compreensão da etiologia dos transtornos ao longo dos diferentes períodos da vida. Apesar da celeuma inicial em torno da suposta disputa entre DSM e RDoC pela primazia em classificar transtornos mentais, o RDoC reconhecidamente não se propõe substituir as classificações diagnósticas internacionais. Porém, seus achados neurocientíficos e comportamentais certamente trarão importantes contribuições à compreensão dos mecanismos etiopatogênicos e fisiopatológicos na determinação da psicopatologia, o que deverá trazer maior validade e influenciar as classificações diagnósticas internacionais[65]. Em síntese, os manuais de classificação diagnóstica continuam baseados em sintomas clínicos, assim cumprindo sua utilidade clínica, enquanto o RDoC é visto como uma estrutura de pesquisa cujos resultados deverão informar não apenas os sistemas diagnósticos futuros, mas também a compreensão empírica, avaliação, tratamento e prevenção dos diversos transtornos psíquicos.

Diversas áreas de pesquisa sobre funcionamento neural e comportamental relacionados à psicopatologia trazem novas perspectivas no entendimento dos aspectos biológicos da vida mental. O entendimento das alterações funcionais subjacentes ao funcionamento de dimensões envolvendo, por exemplo, processos cognitivos e motivacionais, facilita uma observação mais direta das dinâmicas envolvidas, evitando a heterogeneidade neurobiológica inerente aos diagnósticos categoriais. Nesse sentido, medidas funcionais quantitativas obtidas sob análise psicométrica e processadas por técnicas computacionais podem ser relacionadas com as variáveis obtidas a partir de unidades de análise biológica.

Exemplo dessa aplicação pode ser visto no estudo de Lang et al.[13] sobre fisiologia reflexa ao medo, em que a reação defensiva ante imagens ameaçadoras (obtida por eletromiografia) correlacionou com medidas objetivas de psicopatologia em pacientes com diversos tipos de transtornos de ansiedade, separando os construtos de afetividade negativa e reação defensiva, efeito que de outra forma (diagnóstico categorial) ficaria diluído na amostra estudada. Esse achado tem implicações potenciais na escolha do tratamento (terapia de exposição *vs.* medicação ou terapia cognitiva). Achados como esse podem ser estudados à luz de pesquisas genéticas e de neuroimagem, processados por meio de técnicas computacionais e dessa forma promoverem mudanças nas futuras classificações de transtornos psiquiátricos.

Outra área capaz de ilustrar o impacto do paradigma RDoC é a detecção precoce de fatores de risco no surgimento de transtornos mentais. O estudo *Pennsylvania Neurodevelopmental Cohort* demonstrou que o desempenho cognitivo de crianças é preditor da emergência de psicose na adolescência, o que permitiu criar ferramentas capazes de rastrear indivíduos em risco passíveis de atenção preventiva[66].

A utilização de técnicas computacionais como *machine learning* e inteligência artificial na apreciação e eventual validação de biótipos originados a partir do modelo RDoC permitirá identificar formas de avaliação e tratamentos mais eficazes, o que certamente irá impactar a classificação dos transtornos psiquiátricos.

Por outro lado, embora o RDoC traga maior conhecimento sobre os transtornos mentais, alguns autores consideram improvável que esses conhecimentos tragam melhoras aos sistemas diagnósticos, o que implicaria a coexistência de duas ontologias psiquiátricas: uma voltada à pesquisa, outra à prática clínica[67]. De qualquer modo, o bom exercício da prática clínica nas circunstâncias atuais aponta para a necessidade em integrar o RDoC com os sistemas diagnósticos atuais (CID e DSM) e a psicopatologia descritiva[68].

CRÍTICAS AO RDoC

Desde sua proposição inicial, o projeto RDoC recebe críticas oriundas de diversas áreas: modelo biomédico, psiquiatria clínica, psicopatologia e ciências sociais avançam críticas a partir de perspectivas específicas a cada uma delas.

Com relação às críticas vindas do modelo biomédico, pesquisadores da Universidade Johns Hopkins criticam a visão dimensional do RDoC em definir os transtornos mentais como extremos de dimensões envolvendo comportamento, emoção e cognição humanas. Embora reconheçam seu valor na compreensão da psicologia humana e em algumas condições que podem ser vistas como extremos da variação normal (p. ex., transtornos de personalidade, transtornos de ansiedade e algumas formas de depressão), argumentam que transtornos psíquicos mais graves como demências, autismo, esquizofrenia e transtorno bipolar representam condições mais bem apreciadas sob o modelo-doença, com suas investigações etiológicas e patogenéticas diretamente ligadas aos espectros que as representam. Reconhecem a necessidade de a pesquisa abarcar indivíduos com diferentes diagnósticos categoriais, mas vêm essa tendência como consequência de achados neurobiológicos obtidos independentemente da iniciativa RDoC.

Contestam basicamente duas pretensões do modelo:

- De o RDoC representar um avanço com relação ao DSM por, ao contrário deste, focar na neurobiologia. O DSM adota uma perspectiva mais neurobiológica nos transtornos em que há maior consenso e achados empíricos dando suporte ao modelo-doença (p. ex., transtornos neurocognitivos envolvendo demências de Alzheimer, frontotemporal, Huntington, etc.). Na perspectiva dos autores, boa parte dos domínios e construtos do RDoC não são definidos pela neurobiologia, mas pela fenomenologia interpretada à luz de hipóteses fisiológicas, o que se assemelha à teoria humoral de Galeno, ironizam Ross e Margolis[69].
- De o RDoC estimular avanços na psiquiatria neurocientífica e na "medicina de precisão". O RDoC não monopoliza as investigações neurobiológicas sobre doenças psíquicas e, na concepção dos autores, tem seu foco em alterações

moleculares e circuitos funcionais mais relacionados à função cerebral normal, o que afasta as pesquisas da atenção direta sobre achados neurobiológicos mais relevantes às doenças psiquiátricas.

Os autores insistem em que as pesquisas deveriam focar menos em dimensões do comportamento normal e mais na investigação etiológica e mecanismos patogenéticos das doenças mentais, avançando pelo menos quatro problemas conceituais:

- Matriz do RDoC – constituída por elementos arbitrários e problemáticos. Se o objetivo é descrever funções emocionais normais, não apresenta construtos dedicados a experiências universais como amor, ódio, raiva, etc. Problemas clínicos como apatia, irritabilidade e agressão são negligenciados. Instrumentos psicométricos são insuficientes, pouco específicos e tampouco há parâmetros de validação externa ou comparações com outros sistemas dimensionais.
- Dimensionalidade – o recurso à dimensionalidade afasta-se do modelo-doença. Análise quantitativa é diferente de análise dimensional. Muitos fenômenos em medicina são quantitativos e complexos, mas isso não implica em que síndromes clínicas sejam simplesmente extremos de dimensões normais. Por exemplo, alterações na frequência respiratória e febre são sintomas de pneumonia, mas não refletem quantitativamente a função pulmonar, que representa uma condição qualitativamente diferente. As variações de QI, por exemplo, seguem uma variação contínua, mas não são capazes de endereçar etiologia e mecanismos patogenéticos das doenças envolvidas. Em resumo, interpretar medidas quantitativas como dimensões pode levar à identificação equivocada de fenótipos como simples variações ao longo de uma dimensão, ao invés de síndromes qualitativamente distintas. Uma perspectiva mais adequada seria a de espectros ou *continua* do DSM, mantendo a noção de categorias distintas da variação normal. Trabalhar com modelos baseados em fenótipos intermediários (p. ex., espectro esquizofrenia) ou fenótipos identificados em familiares de indivíduos afetados (p. ex., espectro autismo) teria melhor perspectiva heurística do que a dimensionalidade proposta no RDoC. Um exemplo de interesse clínico: embora haja diversos pontos em comum entre os diagnósticos de esquizofrenia e transtorno bipolar, a decisão pelo uso do lítio como terapêutica repousa na distinção categorial entre ambas.
- História natural da doença – o RDoC não endereça a história natural dos transtornos psiquiátricos. Assim, os processos que determinam diferentes manifestações fenotípicas da mesma doença em diferentes estágios de sua evolução ficam órfãos de atenção. Como resultado, perde-se a perspectiva que guia as demais áreas da medicina e a pesquisa se afasta dos processos envolvidos nos diferentes estágios das doenças psiquiátricas.
- Pesquisas com abordagem *top-down vs. bottom-up* – o RDoC parte de uma concepção *top-down*, de como um sis-

tema sob investigação deve funcionar, para em seguida segmentar-se na investigação de unidades menores, mantendo uma conexão frágil com as síndromes clínicas. Por outro lado, uma abordagem *bottom-up*, mais adequada ao modelo-doença, parte de elementos básicos que passam a constituir subsistemas, que por sua vez levam a sistemas de nível mais elevado. A combinação de fatores etiológicos interagindo na produção de mecanismos patogenéticos leva à compreensão de como essas alterações produzem as síndromes clínicas. Recentes progressos nas áreas de oncologia e imunologia são evidências desse percurso. O modelo *top-down* parece ter sido aplicado também na maneira como o RDoC foi imposto à comunidade científica, decretado com pouca discussão e em grande medida condicionando o fornecimento de recursos financeiros à pesquisa, ironizam os autores[70].

Entre psiquiatras clínicos argumenta-se que o RDoC esteja demasiado distante da clínica e muito provavelmente tomará décadas para oferecer resultados que venham sedimentar novas estratégias terapêuticas. Alguns definem a inciativa como "basicamente uma revolução de neurocientistas cognitivos que agora veem a oportunidade de moldar a pesquisa psiquiátrica de acordo com sua visão de mundo", posto não haver psiquiatras clínicos entre os proponentes do comitê encarregado em sua formulação, destinada mais à comunidade científica do que aos clínicos[4]. Contudo, na medida em que o RDoC represente mais uma proposição de estratégia do que de conteúdo, a acusação de improvisação e falta de direcionamento clínico em parte pode ser compreendida como percalço inicial.

A partir das ciências sociais, críticas são feitas ao suposto reducionismo biológico contido na iniciativa RDoC. Embora o RDoC traga linhas de investigação envolvendo aspectos ambientais e psicossociais, tanto quanto supostamente adote o modelo biopsicossocial como premissa, há críticas de que na prática desenvolva um fundamentalismo biológico que exclui influências culturais e sociais. A falha em apreciar tais fatores demonstra como o RDoC promove uma escalada de descontextualização dos transtornos mentais por meio de conceitos centrados no cérebro[3]. Defensores do RDoC argumentam haver aqui uma confusão entre mediação e etiologia biológica: o RDoC não reduz a psicopatologia a causas biológicas; psicopatologia não é compreendida como causada pelo sistema nervoso central, mas sim ocorrendo nele; o foco não é exclusivamente neurobiológico, mas também biopsicossocial[71].

RDoC E ENSINO NA RESIDÊNCIA

O ensino de neurociências nos programas de residência em psiquiatria vem aumentando significativamente nos últimos 20 anos, e mais recentemente o RDoC vem sendo utilizado como modelo. Na medida em que alterações nos diferentes circuitos cerebrais em uma ampla gama de espectros e transtornos psiquiátricos são estudadas, o resultado dessas investigações deverá influenciar o entendimento dos transtornos, orientar novas estratégias de manejo psicossocial e fomentar o desenvolvimento de novas medicações.

Para citar alguns exemplos, intervenções psicológicas empiricamente informadas com base no modelo RDoC vêm sendo implementadas em diversas áreas, como o projeto TARA (*Training for Awareness, Resilience, and Action*)[72], voltado para adolescentes com transtornos depressivos e ansiosos, e o programa *Engage*, formalizando terapia para depressão no idoso[73].

Com relação aos medicamentos, é consenso que a atual nomenclatura psicofarmacológica não reflete o avanço de conhecimentos neurocientíficos na área. Nesse sentido, uma força tarefa internacional vem se ocupando em reformular a nomenclatura psicofarmacológica e disponibilizando recursos como aplicativos móveis gratuitos destinados a orientar a prática clínica (NbN2 – *Neuroscience based Nomenclature*)[74].

Se por um lado não resta dúvida sobre a importância de incluir a neurociência nos programas de residência em psiquiatria, por outro surgem questões relativas ao conteúdo e a forma através da qual possa ser ensinada. O *National Neuroscience Curriculum Initiative* (NNCI), criado em 2013 em associação ao programa RDoC, vem desenvolvendo um programa de ensino de neurociências bastante difundido. O programa baseia-se em: 1) desenvolvimento de uma estrutura educacional colaborativa; 2) criação de equipes interessadas na disseminação de conhecimentos; 3) engajadas no treinamento sobre conteúdos e técnicas de ensino inspiradas pela teoria educacional de adultos; e (4) testagem da eficácia metodológica empregada. Os resultados da iniciativa podem ser verificados na sua participação em mais de 50 centros acadêmicos nos Estados Unidos e outros países (dentre os quais o Brasil), e no desenvolvimento de aproximadamente 1.500 vídeos educacionais, disponibilizados gratuitamente na plataforma do NNCI (www.NNCIonline.org). Os vídeos têm duração aproximada de 10 minutos e primam por estabelecer relevância clínica direta e contextualizada da neurociência com outras áreas da psiquiatria[75].

No intuito de integrar conhecimentos de neurociências ao programa de psiquiatria da Faculdade de Medicina da Universidade de São Paulo (FMUSP), colegas com *expertise* clínica e conhecimentos em neurociências foram mobilizados para compor um módulo de neurociências ministrado aos residentes de 1º ano, seguido de atividades de aprofundamentos sobre os diferentes domínios do RDoC, cotejadas ao longo dos módulos de psiquiatria clínica de conteúdo mais relevante (p. ex., domínio de valência negativa antes do módulo sobre transtornos de ansiedade, valência positiva antes dos módulos de transtornos do impulso e abuso de substâncias) ao longo dos anos acadêmicos subsequentes. Com base na literatura e na experiência dos autores, a eficácia no aprendizado exige correlação direta com a prática psiquiátrica, o que se tratou de implementar incluindo a abordagem neurocientífica na formulação e na discussão de casos clínicos com base no modelo biopsicossocial[76].

Além do cuidado com relação ao porquê, o quê e como ensinar neurociências no programa de residência, parece importante conservar uma perspectiva crítica sobre as premissas e limitações da tendência neurobiológica atual. Fenômenos mentais como amor e vontade provavelmente resultam de função holística envolvendo a totalidade da pessoa em relação ao funcionamento cerebral, o que não é facilmente conciliável com o estudo de circuitos cerebrais e limitações técnicas inerentes.

Nesse sentido, Traicu e Joober[77] sugerem uma espécie de ceticismo construtivo e aconselham: 1) ao aprender algo novo, perguntar-se "o que há de errado nisso?" ao invés de "como posso aplicar isso na minha prática?"; 2) não se sentir intimidado por análises matemáticas complexas (às vezes elas escondem erros que fáceis de detectar); 3) quando pacientes perguntam como surgiu seu problema, como está relacionado ao cérebro ou como a medicação funciona, em boa parte dos casos pode-se dizer que não se sabe; 4) tentar entrevistar cada paciente com interesse e curiosidade, o que pode ser complicado se se estiver sufocado por explicações mecanicistas preestabelecidas; 5) lembrar que a forma mais direta de acessar a experiência do paciente é escutar suas palavras empaticamente; 6) estruturar no programa áreas normalmente negligenciadas no treinamento da residência, como história da psiquiatria, epistemologia e teorias da mente, para desenvolver uma estrutura na qual as descobertas neurocientíficas possam ser integradas pelo residente; 7) assegurar-se de que os fundamentos da neurociência sejam ensinados em nível satisfatório antes avançar achados fisiopatológicos para a prática clínica.

CONSIDERAÇÕES FINAIS

O RDoC surgiu há cerca de 10 anos por iniciativa do NIMH norte-americano como tentativa de superar as limitações dos sistemas diagnósticos internacionais (CID e DSM) relativas a problemas com validade e dificuldades em guiar a pesquisa e o tratamento clínico dos transtornos psiquiátricos. Para tal, sistematiza uma estrutura conceitual com metodologia voltada para a pesquisa de evidências neurobiológicas e neurocognitivas, concebendo a psicopatologia como expressão fenotípica de alterações em diferentes domínios funcionais do cérebro. Propõe uma matriz na qual esses sistemas psicobiológicos são investigados em unidades de análise organizadas em diferentes níveis, dos mais básicos (genes, moléculas, células) aos mais complexos (fisiologia, comportamentos e autorrelatos), com foco principal nos circuitos cerebrais e nas suas relações com essas unidades de análise.

A literatura sugere que a iniciativa tem grande valor heurístico e representa um poderoso instrumento na organização e no aprofundamento dos conhecimentos em neurociências, com perspectivas de que possa refinar a validade de construtos nosológicos e alavancar o descobrimento de terapêuticas mais específicas e eficazes. Por outro lado, apresenta limitações que precisam ser consideradas, como a necessidade de mais tempo para que resulte em contribuições efetivas à prática clínica e a tendência em promover um reducionismo biológico com consequências indesejáveis à psiquiatria.

Em que pesem as diversas tendências e perspectivas conceituais, uma reflexão sobre a história da psiquiatria e sobre o estado atual de conhecimentos sugere que o caminho mais prudente esteja em integrar as preciosas contribuições da neurociência, organizadas pelo RDoC, com os sistemas de classificação internacional (DSM e CID) e a psicopatologia descritiva no ensino e na prática da psiquiatria.

Para aprofundamento

- Cuthbert BN. The role of RDoC in future classification of mental disorders. Dialogues in Clinical Neuroscience. 2020;22:81-5.
  ⇨ Revisão atual de evidências e desdobramentos obtidos com a iniciativa RDoC, salientando a importância do emprego auxiliar de tecnologias computacionais, psicométricas e translacionais na exploração das relações entre achados neurocientíficos e psicopatologia. Analisa com mais cautela o impacto do RDoC nos sistemas de classificação de doenças mentais.
- Higgins ES, George MS. The neuroscience of clinical psychiatry: the pathophysiology of behavior and mental illness. 3. ed. Philadelphia: Wolters Kluwer; 2019.
  ⇨ Livro-texto introdutório atual, voltado para a neurociência aplicada à psiquiatria clínica, com linguagem didática e acessível, endereça os fundamentos da neurociência enquanto modelo teórico, apresentando de modo claro os mecanismos moduladores de comportamentos e funções psíquicas e seu envolvimento nos transtornos psiquiátricos.
- Pfaff DW, Volkow ND. Neuroscience in the 21st century. From basic to clinical. 2. ed. Springer; 2016.
  ⇨ Tratado de 4 mil páginas, escrito por diversos expertos em neurociências, explorando com profundidade neurociência básica, métodos de investigação, fisiologia dos sistemas, neuromoduladores, comportamento, cognição e neurociência clínica.

REFERÊNCIAS BIBLIOGRÁFICAS

1. Insel T, Cuthbert B, Garvey M, Heinssen R, Pine DS, Quinn K, et al. Research domain criteria (RDoC): toward a new classification framework for research on mental disorders. Am J Psychiatry. 2010;167(7):748-51.
   ⇨ Comentário em que Insel et al. apresentam o RDoC à comunidade científica, criticando a perspectiva categorial do DSM baseada em sinais, sintomas e consenso clínico, e propondo o RDoC como instrumento para libertar a pesquisa das limitações nosológicas categoriais.
2. Insel T. Transforming diagnosis [Online]. National Institute of Mental Health. 2013. Disponível em: http://www.nimh.nih.gov/about/director/2013/transforming-diagnosis.shtml.
3. Whooley O. Nosological reflections: the failure of DSM-5, the emergence of RDoC, and the decontextualization of mental distress. Society and Mental Health. 2014;4(2):92-110.
4. Pickersgill M. Psychiatry and the sociology of novelty: negotiating the US National Institute of Mental Health "Research Domain Criteria" (RDoC). Sci Technol Human Values. 2019;44(4):612-33.
   ⇨ Visão sociológica do RDoC: o autor relata entrevistas com diversas figuras eminentes da psiquiatria anglo-saxônica, explorando suas críticas e expectativas, concluindo com uma descrição dos riscos de reducionismo e da "descontextualização" dos transtornos mentais.

5. Insel TR. The NIMH Research Domain Criteria (RDoC) project: precision medicine for psychiatry. Am J Psychiatry. 2014;171(4):395-7.

6. Robins E, Guze SB. Establishment of diagnostic validity in psychiatric illness: its application to schizophrenia. Am J Psychiatry. 1970;126:983-7.

7. Morris SE, Cuthbert BN. Research Domain Criteria: cognitive systems, neural circuits, and dimensions of behavior. Dialogues Clin Neurosci. 2012;14(1):29-37.

8. **Cuthbert BN, Insel TR. Toward the future of psychiatric diagnosis: the seven pillars of RDoC. BMC Medicine. 2013;11:126.**
   ⇨ **Descreve as principais premissas orientando a organização do RDoC e a metodologia empregada, com ênfase na relação entre achados neurobiológicos e medidas psicopatológicas dimensionais como pressuposto de validade na classificação dos transtornos mentais.**

9. Lebowitz ER, Gee DG, Pine DS, Silverman WK. Implications of the Research Domain Criteria project for childhood anxiety and its disorders. Clin Psychol Rev. 2018;64:99-109.

10. Jalbrzikowski M, Larsen B, Hallquist MN, Foran W, Calabro F, Luna B. Development of white matter microstructure and intrinsic functional connectivity between the amygdala and ventromedial prefrontal cortex: Associations with anxiety and depression. Biol Psychiatry. 2017;82(7):511-21.

11. Hennessey T, Andari E, Rainnie D. G. RDoC-based categorization of amygdala functions and its implications in autism. Neurosci Biobehav Rev. 2018;90:115-29.

12. Miller CWT, Ross DA, Novick AM. "Not dead yet!" – Confronting the legacy of dualism in modern psychiatry. Biological Psychiatry. 2020;87:7:15-7.

13. Lang PJ, McTeague LM, Bradley MM. RDoC, DSM, and the reflex physiology of fear: a biodimensional analysis of the anxiety disorders spectrum. Psychophysiology. 2016;53:336-47.

14. Watson D, Stanton K, Clark L. A. Self-report indicators of negative valence constructs within the research domain criteria (RDoC): a critical review. Journal of Affective Disorders. 2017;216:58-69.

15. Kessel EM, Kujawa A, Goldstein B, Hajcak G, Bufferd SJ, Dyson M, et al. Behavioral observations of positive and negative valence systems in early childhood predict physiological measures of emotional processing three years later. J Affect Disord. 2017;216:70-7.

16. Nicholson JR, Sommer B. The research domain criteria framework in drug discovery for neuropsychiatric diseases: focus on negative valence. Brain Neurosci Adv. 2018;2:2398212818804030.

17. Perna G, Alciati A, Sangiorgio E, Caldirola D, Nemeroff CB. Personalized clinical approaches to anxiety disorders In: Anxiety disorders - Rethinking and understanding recent discoveries. Ed. Yong-Ku Kim, Springer; 2020. p. 489-521.

18. Brooks SJ, Lochner C, Shoptaw S, Stein DJ. Using the research domain criteria (RDoC) to conceptualize impulsivity and compulsivity in relation to addiction. Prog Brain Res. 2017;235:177-218.

19. Carcone D, Ruocco AC. Six years of research on the National Institute of Mental Health's Research Domain Criteria (RDoC) initiative: a systematic review. Front Cell Neurosci. 2017;11:46.

20. Sharp C, Kim S, Herman L, Pane H, Reuter T, Strathearn L. Major depression in mothers predicts reduced ventral striatum activation in adolescent female offspring with and without depression. J Abnorm Psychol. 2014;123:298-309.

21. Arrondo G, Murray GK, Hill E, Szalma B, Yathiraj K, Denman C, et al. Hedonic and disgust taste perception in borderline personality disorder and depression. Br J Psychiatry. 2015;207:79-80.

22. Puryear CB, Brooks J, Tan L, Smith K, Li Y, Cunningham J, et al. Opioid receptor modulation of neural circuits in depression: what can be learned from preclinical data? Neuroscience and Biobehavioral Reviews. 2020;108:658-78.

23. Ng TH, Alloy LB, Smith DV. Meta-analysis of reward processing in major depressive disorder reveals distinct abnormalities within the reward circuit. Transl Psychiatry. 2019;9:293.

24. **Strauss GP, Cohen AS. A transdiagnostic review of negative symptom phenomenology and etiology. Schizophrenia Bull. 2017;43:712-29.**
   ⇨ **Revisão propõe uma nova conceitualização dos sintomas negativos em esquizofrenia, implicando principalmente os domínios de valência positiva (motivação) e sistemas cognitivos do RDoC.**

25. Hedges D, Farrer TJ, Bigler ED, Hopkins RO. The brain at risk. Associations between disease and cognition. Springer; 2019. p. 14.

26. Hedges D, Janis R, Mickelson S, Keith C, Bennett D, Brown BL. P300 amplitude in Alzheimer's disease. Clinical EEG and Neuroscience. 2014;47(1):48-55.

27. Morrison C, Rabipour S, Knoefel F, Sheppard C, Taler V. Auditory event-related potentials in mild cognitive impairment and Alzheimer's disease. Curr Alzheimer Res. 2018;15(8):702-15.

28. Fruehwirt W, Dorffner G, Roberts S, Gerstgrasser M, Grossegger D, Schmidt R, et al. Associations of event-related brain potentials and Alzheimer's disease severity: a longitudinal study. Prog Neuropsychopharmacol Biol Psychiatry. 2019;92:31-8.

29. Babić Leko M, Krbot Skorić M, Klepac N, Borovečki F, Langer Horvat L, Vogrinc Ž, et al. Event-related potentials improve the efficiency of cerebrospinal fluid biomarkers for differential diagnosis of Alzheimer's disease. Curr Alzheimer Res. 2018;15(13):1244-60.

30. Kaiser A, Aggensteiner PM, Baumeister S, Holz NE, Banaschewski T, Brandeis D. Earlier versus later cognitive event-related potentials (ERPs) in attention-deficit/hyperactivity disorder (ADHD): A meta-analysis. Neurosci Biobehav Rev. 2020;112:117-34.

31. Kleinman A, Caetano SC, Brentani H, Rocca CC, dos Santos B, Andrade ER, et a. Attention-based classification pattern, a research domain criteria framework, in youths with bipolar disorder and attention-deficit/ hyperactivity disorder. Aust N Z J Psychiatry. 2015;49(3):255-65.

32. Silverstein SM, Elliott CM, Feusner JD, Keane BP, Mikkilineni D, Hansen N, et al. Comparison of visual perceptual organization in schizophrenia and body dysmorphic disorder. Psychiatry Res. 2015;229(1-2):426-33.

33. Chan RC, Huang J, Zhao Q, Wang Y, Lai YY, Hong N, et al. Prefrontal cortex connectivity dysfunction in performing the Fist-Edge-Palm task in patients with first-episode schizophrenia and non-psychotic first-degree relatives. Neuroimage Clin. 2015;9:411-7.

34. Pliszka SR. Neuroscience for the mental health clinician. Attention and memory. 2. ed. Guilford Press; 2016. p. 123-44.

35. Schmidt U, Vermetten E. Integrating NIMH Research Domain Criteria (RDoC) into PTSD research. Curr Top Behav Neurosci. 2018;38:69-91.

36. Elvevåg B, Cohen AS, Wolters MK, Whalley HC, Gountouna VE, Kuznetsova KA, et al. An examination of the language construct in NIMH's research domain criteria: time for reconceptualization! Am J Med Genet B Neuropsychiatr Genet. 2016;171(6):904-19.

37. Cohen AS, Le TP, Fedechko TL, Elvevag B. Can RDoC help find order in thought disorder? Schizophrenia Bulletin. 2017;43(3):503-8.

38. Sass L, Byrom G. Phenomenological and neurocognitive perspectives on delusions: a critical overview. World Psychiatry. 2015;14:2.

39. Kapur S. Psychosis as a state of aberrant salience: a framework linking biology, phenomenology, and pharmacology in schizophrenia. Am J Psychiatry. 2003;160:13-23.

40. Winton-Brown TT, Fusar-Poli P, Ungless MA, Oliver Howes OD. Dopaminergic basis of salience dysregulation in psychosis. Trends in Neurosciences. 2014;37(2).

41. Corlett PR, Taylor JR, Wang XJ, Fletcher PC, Krystal JH. Toward a neurobiology of delusions. Prog Neurobiol. 2010;92(3):345-69.

42. Badcock JC, Hugdahl K. A synthesis of evidence on inhibitory control and auditory hallucinations based on the Research Domain Criteria (RDoC) framework. Frontiers in Human Neuroscience. 2014;8.

43. Ford JM, Morris SE, Hoffman RE, Sommer I, Waters F, McCarthy-Jones S, et al. Studying hallucinations within the NIMH RDoC framework. Schizophrenia Bulletin. 2014;40(Suppl 4), S295-S304.

44. Ford JM. Studying auditory verbal hallucinations using the RDoC framework. Psychophysiology. 2016;53(3):298-304.

45. Newman E, Jernigan TL, Lisdahl KM, Tamm L, Tapert SF, Potkin SG, et al. Go/No Go task performance predicts cortical thickness in the caudal inferior frontal gyrus in young adults with and without ADHD. Brain Imaging Behav. 2016;10(3):880-92.

46. Gur RC, Gur RE. Social cognition as an RDoC domain. Am J Med Genet B Neuropsychiatr Genet. 2016;171B(1):132-41.

47. Corcoran CM, Keilp JG, Kayser J, Klim C, Butler PD, Bruder GE, et al. Emotion recognition deficits as predictors of transition in individuals at clinical high risk for schizophrenia: a neurodevelopmental perspective. Psychological Medicine. 2015;45:2959-73.

48. Svendsen IH, Øie MG, Møller P, Nelson B, Haug E, Melle I. Basic self-disturbances independently predict recovery in psychotic disorders: a seven year follow-up study. Schizophr Res. 2019;212:72-8.
49. Fang A, Hoge EA, Heinrichs M, Hofmann SG. Attachment style moderates the effects of oxytocin on social behaviors and cognitions during social rejection: applying a research domain criteria framework to social anxiety. Clin Psychol Sci. 2014;2:740-7.
50. Lindberg MA, Fugett A, Carter JE. Tests of the attachment and clinical issues questionnaire as it applies to alcohol dependence. J Addict Med. 2015;9:286-95.
51. Goldbeck F, Haipt A, Rosenbaum D, Rohe T, Fallgatter AJ, Hautzinger M, et al. The positive brain - Resting state functional connectivity in highly vital and flourishing individuals. Front Hum Neurosci. 2019;12:540.
52. Roberts DL, Penn DL. Social cognition in schizophrenia: from evidence to treatment. Oxford University Press; 2013.
53. Green MF, Horan WP, Lee J. Nonsocial and social cognition in schizophrenia: current evidence and future directions. World Psychiatry. 2019;18(2):146-61.
54. Weston CSE. Four social brain regions, their dysfunctions, and sequelae, extensively explain autism spectrum disorder symptomatology. Brain Sci. 2019;9(6):130.
55. Hwang S, Meffert H, VanTieghem MR, Sinclair S, Bookheimer SY, Vaughan B, et al. Dysfunctional social reinforcement processing in disruptive behavior disorders: an functional magnetic resonance imaging study. Clin Psychopharmacol Neurosci. 2018;16(4):449-60.
56. Koudys JW, Traynor JM, Rodrigo AH, Carcone D, Ruocco AC. The NIMH Research Domain Criteria (RDoC) initiative and its implications for research on personality disorder. Current Psychiatry Reports. 2019;21.
57. Gunzler D, Sehgal AR, Kauffman K, Davey CH, Dolata J, Figueroa M, et al. Identify depressive phenotypes by applying RDOC domains to the PHQ-9. Psychiatry Research. 2020;286.
58. Olbrich S, Tränkner A, Surova G, Gevirtz R, Gordon E, Hegerl U, et al. CNS- and ANS-arousal predict response to antidepressant medication: Findings from the randomized iSPOT-D study. J Psychiatr Res. 2016;73:108-15.
59. Schmidt FM, Sander C, Dietz ME, Nowak C, Schröder T, Mergl R, et al. Brain arousal regulation as response predictor for antidepressant therapy in major depression. Sci Rep. 2017;7:45187.
60. Becker SP, Willcutt EG. Advancing the study of sluggish cognitive tempo via DSM, RDoC, and hierarchical models of psychopathology. European Child & Adolescent Psychiatry. 2019;28:603-13.
61. Walther S, Stegmayer K, Wilson JE, Heckers S. Structure and neural mechanisms of catatonia. Lancet Psychiatry. 2019;6(7):610-9.
62. Harrison LA, Kats A, Williams ME, Aziz-Zadeh L. The importance of sensory processing in mental health: a proposed addition to the Research Domain Criteria (RDoC) and suggestions for RDoC 2.0. Front Psychol. 2019;10:103.
63. Neumärker KJ, Bartsch AJ. Karl Kleist (1879-1960) – a pioneer of neuropsychiatry. Hist Psychiatry. 2003;14:411-58.

64. Stoyanov D, Telles-Correia D, Cuthbert BN. The Research Domain Criteria (RDoC) and the historical roots of psychopathology: a viewpoint. Eur Psychiatry. 2019;57:58-60.
65. Cuthbert BN. The role of RDoC in future classification of mental disorders. Dialogues in Clinical Neuroscience. 2020;22:81-5.
66. Gur RC, Calkins ME, Satterthwaite TD, Ruparel K, Bilker WB, Moore TM, et al. E. Neurocognitive growth charting in psychosis spectrum youths. Jama Psychiatry. 2014;71:366-74.
67. Bluhm R. The need for new ontologies in psychiatry. Philosophical Explorations. 2017;20(2):146-59.
68. Fluyau D. Integrating DSM/ICD, Research Domain Criteria, and descriptive psychopathology in teaching and practice of psychiatry. Frontiers in Psychiatry. 2018;9.
69. Ross CA, Margolis RL. Research Domain Criteria: cutting edge neuroscience or Galen's humors revisited? Mol Neuropsychiatry. 2018;4(3):158-63.
70. Ross CA, Margolis RL. Research Domain Criteria: strengths, weaknesses, and potential alternatives for future psychiatric research. Mol Neuropsychiatry. 2019;5:218-36.
71. Vilar A, Pérez-Sola V, Blasco MJ, Pérez-Gallo E, Ballester Coma L, Ballle Vila S, et al. Translational research in psychiatry: the Research Domain Criteria Project (RDoC). Rev Psiquiatr Salud Ment. 2019;12:187-95.
72. Henje Blom H, Tymofiyeva O, Chesney MA, Ho TC, Moran P, Connolly CG, et al. Feasibility and preliminary efficacy of a novel RDoC-based treatment program for adolescent depression: "Training for Awareness Resilience and Action" (TARA)-A pilot study. Front Psychiatry. 2017;7:208.
73. Alexopoulos GS, O'Neil R, Banerjee S, Raue PJ, Victoria LW, Bress JN, et al. "Engage" therapy: prediction of change of late-life major depression. Journal of Affective Disorders. 2017;221:192-7.
74. European College of Neuropsychopharmacology (ECNP). Neuroscience based Nomenclature (NbN2), 2014 [acesso em 29 maio 2020]. Disponível em: https://apps.apple.com/us/app/nbn-neuroscience-based-nomenclature.
75. **Arbuckle MR, Travis MJ, Eisen J, Wang A, Walker AE, Cooper JJ, et al. Transforming psychiatry from the classroom to the clinic: lessons from the National Neuroscience Curriculum Initiative. Academic Psychiatry. 2020;44:29-36.**
    ⇨ **Descreve a formação da força-tarefa que levou à criação do NNCI, tendo como objetivo o ensino da neurociência no âmbito acadêmico, servindo-se de metodologia e técnicas inovadoras.**
76. Ross DA, Rohrbaugh R. Integrating neuroscience in the training of psychiatrists: a patient-centered didactic curriculum based on adult learning principles. Acad Psychiatry. 2014;38:154-62.
77. Traicu A, Joober R. The value of a skeptical approach to neurosciences in psychiatric training and practice. Journal of Psychiatry & Neuroscience. 2017;42:363-5.

4

Anamnese psiquiátrica na infância e adolescência

Ênio Roberto de Andrade
Marina Aranha Fondello
Miguel Angelo Boarati

Sumário

Introdução
Características particulares da anamnese psiquiátrica na infância e na adolescência
Avaliação clínica – aspectos gerais
Avaliação nas diferentes fases da vida
    Crianças pequenas (bebês e crianças pré-escolares)
    Crianças em idade escolar (6 a 12 anos)
    Adolescentes
Avaliações complementares
Uso de instrumentos de avaliação
Considerações finais
Vinheta clínica
Para aprofundamento
Referências bibliográficas

Pontos-chave

- Diferentemente da maioria dos adultos, que buscam atendimento médico de forma voluntária, crianças e adolescentes são levados para avaliação psiquiátrica, muitas vezes contra sua vontade.
- A avaliação diagnóstica costuma ser realizada em mais de uma consulta e deve incluir entrevista com os responsáveis, avaliação direta do paciente e coleta de informações de outras fontes.
- As manifestações psicopatológicas têm caráter evolutivo, variando de acordo com os processos de maturação e crescimento, e tendem a ser mais inespecíficas que na vida adulta.
- A avaliação clínica deve ser detalhada quanto aos antecedentes gestacionais, perinatais e pessoais, bem como quanto à estrutura e dinâmica familiar e ao contexto de vida do paciente, uma vez que esses itens incluem dados provavelmente implicados no desenvolvimento da psicopatologia.
- A estrutura da avaliação deve ser adequada a cada faixa etária, incluindo o uso de técnicas lúdicas e não verbais para crianças pequenas e a entrevista direta e individual para adolescentes.
- Avaliações complementares de outros profissionais e a aplicação de instrumentos de avaliação auxiliam na formulação completa do caso, uma vez que amplificam e aprofundam a observação da criança ou do adolescente.

INTRODUÇÃO

Tal como na prática clínica geral, a avaliação psiquiátrica de crianças e adolescentes tem como objetivos averiguar quais fatores estão influenciando o bem-estar do paciente e verificar se os sintomas apresentados acarretam prejuízo a seu funcionamento ou trazem sofrimento significativo a ponto de serem considerados um transtorno mental. No entanto, a anamnese nessa fase da vida detém muitas particularidades quando comparada às avaliações clínicas realizadas em outras faixas etárias, sendo imprescindíveis adaptações e adequações na entrevista e o uso de técnicas complementares.

A estrutura do atendimento deve respeitar as características de cada faixa etária, sendo muitas vezes necessário o uso de técnicas não verbais para que o paciente possa se aproximar do entrevistador, colaborar com a avaliação e manifestar eventuais sintomas. Além disso, alguns itens da anamnese devem ser mais aprofundados que na entrevista de adultos, uma vez que fornecem informações importantes para a avaliação do desenvolvimento e a compreensão de fatores ambientais implicados no quadro clínico atual.

Diferentes condições psicopatológicas podem acometer crianças e adolescentes, mas é comum a inespecificidade dos sintomas, muitas vezes impossibilitando que um diagnóstico psiquiátrico seja realizado nos primeiros atendimentos[1,2].

CARACTERÍSTICAS PARTICULARES DA ANAMNESE PSIQUIÁTRICA NA INFÂNCIA E NA ADOLESCÊNCIA

Diferentemente da maioria dos adultos, que buscam atendimento médico de forma voluntária, as crianças são levadas para a consulta por seus responsáveis, com pouco ou nenhum conhecimento dos fatores que motivaram a avaliação. Por esse motivo, muitas podem ser pouco colaborativas na entrevista inicial e demorar para estabelecer um vínculo de confiança com o psiquiatra, que seria considerado um aliado de seus pais. Em contrapartida, também não é raro que os próprios pais tenham dúvidas quanto à necessidade de atendimento psiquiátrico, tendo sido encaminhados por indicação da escola ou de outros profissionais da saúde. Para acolher devidamente o paciente e sua família e, com isso, favorecer a qualidade da anamnese, o entrevistador deve garantir que o ambiente da consulta seja protegido e confortável, explicar como ocorre o processo de avaliação e esclarecer dúvidas desde o início.

Muitas podem ser as razões para a realização de uma avaliação psiquiátrica, incluindo alterações de comportamento, como hiperatividade e agressividade, alterações no desenvolvimento neuropsicomotor, cognitivo ou emocional, dificuldades escolares, oscilações de humor, dificuldades de relacionamento com os pares e alterações no padrão de sono e alimentação[1,2]. Identificar de quem partiu a demanda por atendimento e como os sintomas se apresentam em diferentes ambientes, ou até mesmo se ocorrem em todos os ambientes frequentados pela criança, é fundamental para a formulação completa do caso. Para isso, o psiquiatra da infância e adolescência deve coletar informações de diferentes fontes e manter contato com professores, coordenadores pedagógicos e demais profissionais que atendam o paciente, como psicólogos, fonoaudiólogos e psicopedagogos, entre outros.

As informações coletadas na entrevista com os pais e por outras fontes devem ser organizadas em sequência cronológica, e os sintomas devem ser descritos quanto ao tipo, intensidade, frequência, fatores desencadeantes e mantenedores, fatores de melhora e piora e grau de impacto em diferentes áreas do funcionamento. Por vezes, podem existir divergências entre os relatos do pai e da mãe[3], o que exige confrontação com outros relatos e com a própria observação do entrevistador.

Além de fornecerem os dados necessários para a avaliação diagnóstica inicial, os familiares devem participar ativamente de todo o tratamento, garantindo sua manutenção e contribuindo para a evolução favorável da criança ou do adolescente. Devem ser os responsáveis pela administração da(s) medicação(ções), quando necessária(s), e auxiliar no monitoramento dos sintomas e de situações de risco que exijam intervenção imediata.

Quanto à apresentação clínica dos transtornos mentais na infância e adolescência, é importante ter em mente que as manifestações psicopatológicas têm caráter evolutivo, variando de acordo com os processos de maturação e crescimento, e que tendem a ser mais inespecíficas que na vida adulta[4]. Sintomas como irritabilidade, agitação e agressividade são comuns a diferentes quadros psicopatológicos e exigem avaliação cautelosa e longitudinal. Além disso, vale lembrar que metade dos transtornos mentais diagnosticados na vida adulta tem origem até 14 anos de vida, e 75% até os 20 anos, ou seja, os sintomas apresentados na infância podem fazer parte da fase prodrômica de um transtorno que se instalará definitivamente no futuro, não havendo elementos clínicos suficientes para determinar um diagnóstico com base nos critérios definidos pelo DSM-5[5] ou pela CID-11[6]. Em contrapartida, transtornos mentais crônicos e com pico de incidência no início da vida adulta costumam apresentar maior gravidade e pior prognóstico quando surgem na infância ou adolescência, como ocorre com o transtorno bipolar e a esquizofrenia de início precoce ou muito precoce[7].

Já os transtornos do neurodesenvolvimento, como a deficiência intelectual, o transtorno do espectro autista e o transtorno de déficit de atenção e hiperatividade, têm início no período de desenvolvimento e, por isso, manifestam-se nos primeiros anos de vida, afetando fortemente o funcionamento da criança em diferentes esferas. O reconhecimento dos sintomas e sua investigação aprofundada são essenciais para a realização de um diagnóstico adequado e o direcionamento de intervenções precoces, capazes de modificar a evolução da doença. Além disso, são casos que exigem acompanhamento a longo prazo, não somente para manejo dos sintomas iniciais, mas para avaliação de comorbidades, uma vez que tais transtornos apresentam maior associação com outras condições psiquiátricas e clínicas ao longo da vida[8-11].

AVALIAÇÃO CLÍNICA – ASPECTOS GERAIS

Dada a complexidade da formulação diagnóstica nessa faixa etária, a avaliação costuma ser realizada em mais de uma consulta e deve incluir entrevista com os responsáveis, avaliação direta da criança ou do adolescente e coleta de informações de outras fontes. Durante esse processo, é importante compreender os medos e expectativas da família sem se envolver em excesso com as angústias que apresentam. Os pais devem ser ouvidos de forma empática, já que podem ser considerados "especialistas" em seus filhos e, na vasta maioria das vezes, os trazem para atendimento por desejarem o melhor de seu desenvolvimento.

Alguns pais podem ser resistentes a receber um diagnóstico psiquiátrico, enquanto outros podem ter justificativas precipitadas para os sintomas do paciente. Frequentemente, buscam ler sobre transtornos mentais e tentam induzir o psiquiatra a confirmar a própria suspeita diagnóstica em vez de contribuir com outras informações mais relevantes. Para evitar tais empecilhos e garantir uma avaliação ampla e completa, a anamnese deve ser abrangente e baseada em perguntas não diretivas.

O formato da avaliação varia conforme a preferência e a experiência de cada profissional. Alguns priorizam a construção do vínculo com o paciente desde o primeiro contato e avaliam, inicialmente, a criança ou o adolescente, sem interferência da observação de terceiros. Outros preferem entrevistar os pais para realizar a anamnese completa e direcionar a avaliação do paciente, que é feita posteriormente. De qualquer maneira, é imprescindível que ocorram entrevistas individualizadas para que todos se sintam confortáveis para verbalizar suas angústias e apreensões.

A anamnese deve incluir todos os itens normalmente aplicados na prática médica, mas é fundamental que o funcionamento do paciente seja explorado como um todo, independentemente da queixa que motivou a avaliação inicial. A seguir, são listados os tópicos essenciais para a realização de uma anamnese completa e direcionada para a infância e adolescência:

- Dados de identificação: saber quem é o paciente, sua idade, seu local de nascimento e residência, com quem mora, qual a situação conjugal dos pais e a composição familiar, se tem alguma prática religiosa e se frequenta escola ou já trabalha é o primeiro passo para identificar fatores de risco e proteção que podem estar implicados no processo de adoecimento e serem alvos de intervenção. É possível, por exemplo, estimar o nível socioeconômico, possíveis situações de risco psicossocial e até a formação moral do paciente e sua família.

- Queixa principal: resume o motivo pelo qual o paciente é trazido para atendimento e deve ser descrita em poucas palavras. Podem-se utilizar as palavras do próprio paciente ou de seu familiar.

- História da moléstia atual: é o corpo da entrevista, destinado a explorar a queixa principal em detalhes e direcionar o raciocínio clínico. É imprescindível descrever todas as características dos sintomas apresentados pela criança ou pelo adolescente – quando tiveram início, em que ambientes ocorrem, qual sua intensidade e frequência e o que o paciente e seus responsáveis costumam fazer diante do problema. Deve-se ter o cuidado de esclarecer termos utilizados pelos entrevistados que possam ter mais de uma interpretação (p. ex., nervoso). Também é o momento de investigar fatores desencadeantes, mantenedores e agravantes dos sintomas, além do quanto eles têm prejudicado o desenvolvimento ou o funcionamento do paciente. Se já tiver sido iniciado algum tratamento, medicamentoso ou não, ele deve ser registrado cronologicamente e avaliado quanto à resposta e tolerabilidade.

  Apesar de a história da moléstia atual contribuir enormemente para a formulação diagnóstica, vale lembrar que nenhum diagnóstico clínico deve ser concluído nesse momento, uma vez que outros dados relevantes podem ser coletados nos demais itens da anamnese e com outros informantes.

- Antecedentes pessoais: diferentemente da anamnese dirigida a outras etapas da vida, uma boa avaliação clínica de crianças e adolescentes deve ser detalhada quanto aos antecedentes gestacionais, perinatais e pessoais, uma vez que esses itens incluem dados provavelmente implicados no desenvolvimento da psicopatologia.

  É necessário explorar as condições da gravidez, tanto em relação à saúde física da mãe quanto a respeito de seu estado emocional e da presença de estressores ambientais.

A gestação foi planejada e desejada? Foi aceita por ambos os pais? O pré-natal foi realizado adequadamente? Houve alguma intercorrência clínica? A mãe fez uso de medicações, álcool, tabaco ou drogas ilícitas? Esteve exposta a agentes tóxicos? E a eventos estressores? Caso os pais não saibam relatar tais informações com precisão, a requisição do cartão de pré-natal pode ser útil.

Quanto ao período perinatal, é importante explorar qual foi o tipo e o local do parto, se houve assistência médica adequada, qual a idade gestacional e as condições clínicas do recém-nascido, incluindo o boletim de Apgar, seus dados antropométricos (peso, comprimento, perímetro cefálico e perímetro torácico) e eventuais complicações durante e após o parto. Esses dados podem ser encontrados no cartão do recém-nascido caso a família não tenha lembrança detalhada, bem como os resultados de exames de rastreio neonatal (teste do pezinho, da orelhinha, do olhinho e do coraçãozinho). Também é necessário avaliar as condições de saúde da mãe no puerpério, com destaque para seu estado emocional e possíveis dificultadores no cuidado do bebê, como a instalação de depressão e a impossibilidade de aleitamento materno.

A seguir, é o momento de identificar os marcos do desenvolvimento neuropsicomotor, que devem ser listados em ordem cronológica. Incluem a capacidade de sucção, a reação a estímulos visuais e sonoros, o tônus muscular global e, especificamente, cervical, o desenvolvimento de sorriso social, sentar-se com e sem apoio, engatinhar, ficar em pé, andar com e sem apoio, falar as primeiras palavras e frases completas e controlar esfíncteres. Tais marcadores são mais bem avaliados com a aplicação de instrumentos específicos e validados internacionalmente, como o Teste Denver e a Escala Bayley de Desenvolvimento Infantil. A presença de atraso na maturação neurológica e a ausência ou má qualidade da interação social podem ser indicadores de doenças neurológicas, síndromes genéticas e/ou transtornos do neurodesenvolvimento a serem investigados precocemente.

É necessário avaliar quais as condições de assistência à saúde da criança, como o acompanhamento em puericultura e seu *status* vacinal. Também são relevantes os antecedentes mórbidos, como doenças e viroses da infância, infecções (principalmente do sistema nervoso central), crises convulsivas, traumas e acidentes, cirurgias, alergias, intolerâncias e uso de medicações.

Ainda no item de antecedentes pessoais, é útil investigar ativamente se o paciente apresentou alterações pré-mórbidas capazes de corroborar o diagnóstico nosológico do quadro atual ou direcionar para outras hipóteses diagnósticas. São relevantes, por exemplo, mudanças comportamentais ao longo do desenvolvimento, ansiedade de separação, medos específicos, tiques, inquietação, padrões rígidos ou ritualísticos de comportamento, episódios de enurese ou encoprese, alterações no padrão de sono, incluindo a presença de parassonias (bruxismo, sonambulismo, terror noturno, pesadelos, sonilóquios, insônia)[12,13] e hábitos alimentares alterados (dieta pobre em qualidade, restrição ou seletividade alimentar, compulsão alimentar).

Por fim, cabe descrever características de temperamento da criança ou do adolescente, lembrando que sua personalidade ainda está em formação. Saber se o paciente é mais introvertido ou extrovertido, qual seu nível de neuroticismo e dependência, se é sociável e tem postura de liderança pode ser vantajoso para a identificação de fatores psicológicos de risco e de proteção envolvidos no processo de adoecimento e relevantes para o planejamento terapêutico.

- Antecedentes familiares: incluem a identificação de doenças psiquiátricas e clínicas na família, cujo impacto sobre o paciente pode ser mais facilmente compreendido pela elaboração de um heredograma. É válido investigar sintomas específicos de forma ativa, uma vez que não é raro o subdiagnóstico em psiquiatria. Alguns quadros psicopatológicos apresentam elevada taxa de herdabilidade, como o transtorno de déficit de atenção e hiperatividade e os transtornos de humor. Além disso, conhecer as principais doenças clínicas que incidem sobre a família pode levar à investigação de diagnósticos diferenciais ou comorbidades relevantes, bem como contribuir para a melhor escolha medicamentosa, se um tratamento desse tipo for indicado.
- Estrutura e dinâmica familiar: além dos antecedentes patológicos da família, é imprescindível conhecer a composição familiar e seu funcionamento, bem como o contexto social em que o paciente vive, já que é conhecido o impacto de fatores ambientais no desenvolvimento infantil e na instalação e perpetuação de grande parte dos transtornos mentais. Tanto as doenças, psiquiátricas ou não, quanto os hábitos cotidianos e os padrões de comportamento e relacionamento têm caráter transgeracional, ou seja, costumam se repetir em diferentes gerações de uma mesma família.

É importante listar todos os membros da família, sua idade, grau de parentesco e ocupação, além de identificar quem é(são) o(s) principal(is) provedor(es). A renda familiar e o local e as condições de moradia também adicionam informações relevantes para compreender o grau de vulnerabilidade social do paciente.

A seguir, devem ser explorados os relacionamentos intrafamiliares e os estilos parentais dos responsáveis pelo cuidado da criança ou do adolescente. Se houver, por exemplo, algum conflito mais evidente entre os membros da família ou a ocorrência de um evento negativo importante, como morte ou violência, o paciente pode estar manifestando sintomas reativos a eles. Já a incongruência entre as características parentais pode dificultar o manejo de comportamentos inadequados da criança e de atitudes desviantes dos adolescentes.

Em contrapartida, a psicopatologia do paciente pode decorrer do aprendizado de comportamentos disfuncionais de seus familiares mais próximos em vez de ter origem nos conflitos e divergências da família. Grande parte dos hábitos e padrões de comportamento humano sofre influência do aprendizado social promovido, principalmente, pelos pais durante a infância[14]. O padrão alimentar, o engajamento em exercícios físicos e atividades de lazer, as crenças e os hábitos religiosos, a educação financeira, o consumo de álcool e outras substâncias psicoativas, as habilidades de comunicação, os medos e as estratégias de resolução de problemas são alguns exemplos de padrões de comportamento aprendidos precocemente no ambiente familiar.

- Exame físico e exames subsidiários: têm o objetivo de avaliar se o crescimento e o desenvolvimento estão ocorrendo conforme o esperado e detectar outras condições médicas relevantes para a elaboração diagnóstica e o tratamento. Podem ser identificados sinais clínicos que sugiram outra etiologia para as queixas iniciais ou apenas comorbidades.

É necessário realizar um exame físico geral e um exame neurológico sumário, incluindo a aferição dos dados antropométricos, a avaliação do estágio de maturação sexual de Tanner e a identificação de possíveis dismorfismos físicos sugestivos de síndromes genéticas. O monitoramento do ganho ponderal e de estatura é importante não apenas na avaliação inicial, mas também ao longo do seguimento, uma vez que poderá exigir adequação de dose das medicações ou sinalizar efeitos colaterais indesejados. Essas medidas devem ser avaliadas com base nas curvas de crescimento para o sexo e a faixa etária.

Os exames subsidiários têm utilidade restrita na psiquiatria. No momento da avaliação inicial, destinam-se, principalmente, à exclusão de outras condições médicas capazes de justificar o quadro clínico atual. Na suspeita de quadros epilépticos, por exemplo, se faz necessária a realização de um estudo eletroencefalográfico (EEG ou vídeo-EEG, a depender do quadro clínico), lembrando que as crises podem cursar com alterações comportamentais como agitação e agressividade. Os exames de neuroimagem, por sua vez, devem ser solicitados diante da suspeita de alterações estruturais do sistema nervoso central possivelmente associadas aos transtornos do neurodesenvolvimento, a alterações comportamentais ou, até mesmo, a sintomas psicóticos. Já os exames laboratoriais tornam-se necessários para monitorar periodicamente doses e efeitos colaterais dos psicofármacos, quando em uso. Por isso, é útil a solicitação de exames gerais (hemograma, função tireoidiana, função renal, enzimas hepáticas e pancreáticas, perfil glicêmico e lipídico) desde a primeira consulta.

Vale destacar que as alterações detectadas ao exame físico ou nos exames subsidiários podem exigir a avaliação de especialistas, como geneticistas e neurologistas, entre outros.

- Exame psíquico: visa a avaliar o estado mental da criança ou do adolescente e é realizado durante toda a entrevista, desde o momento que o paciente entra na sala de atendimento. Deve ser adequado à fase do desenvolvimento físico, cognitivo e emocional em que o paciente se encontra e é composto pelos seguintes itens:
  » Aparência – refere-se a impressões gerais sobre o asseio pessoal e a adequação da idade aparente em relação à

cronológica, além de verificar a presença de dismorfismos sugestivos de síndromes genéticas ou características físicas relevantes para a avaliação das condições gerais de saúde.

» Receptividade e interação – diz respeito à qualidade da interação da criança ou do adolescente com seus responsáveis e com a figura do entrevistador, até então desconhecido.

» Nível de consciência – alterações do nível de consciência e orientação auto e alopsíquica podem sugerir a ocorrência de quadros neurológicos, como *status* epiléptico, ou superdosagem de medicações psicotrópicas eventualmente em uso.

» Postura e comportamento psicomotor – buscam avaliar o nível de atividade e a presença de movimentos repetitivos ou estereotipados.

» Contato verbal e qualidade do discurso – por meio da avaliação direta do paciente, verifica-se o nível de desenvolvimento da linguagem verbal e a qualidade de sua comunicação, bem como sua capacidade de abstração. É possível que apenas alterações grosseiras de linguagem sejam perceptíveis na avaliação psiquiátrica.

» Atenção, concentração e memória – durante todo o atendimento, deve-se atentar para a capacidade da criança ou do adolescente se manter ativo e concentrado na entrevista. Para complementar a avaliação, podem ser realizados testes simples, como verificar se o paciente é capaz de repetir uma história contada pelo entrevistador.

» Pensamento – como os demais itens do exame psíquico, deve ser avaliado de acordo com o esperado para a fase de desenvolvimento cognitivo do paciente. Enquanto crianças pequenas apresentam pensamento predominantemente concreto, com quebras no discurso, adolescentes têm boa capacidade de abstração.

» Humor e afeto – como em toda avaliação psiquiátrica, avalia-se o humor, seu tônus, ressonância e modulação afetiva.

» Capacidade intelectual geral – busca identificar se o desenvolvimento cognitivo está ocorrendo conforme o esperado para a faixa etária. É observada durante toda a entrevista por meio da avaliação do vocabulário e da qualidade do discurso, além de ser passível de avaliação direta por meio de desenhos, pequenas tarefas e perguntas específicas sobre conhecimentos adquiridos formalmente.

» Iniciativa e planejamento – deve-se avaliar a intenção por trás dos comportamentos da criança ou do adolescente e qual o grau de planejamento de seus atos. Quanto mais velhos, maior é a capacidade de avaliação das consequências e de apropriação de regras sociais e de convivência.

» Juízo e crítica – o julgamento crítico de seu estado mórbido e da realidade deve ser avaliado sob a perspectiva do paciente, considerando seu grau de amadurecimento cognitivo.

AVALIAÇÃO NAS DIFERENTES FASES DA VIDA

Como já dito, a apresentação clínica dos transtornos mentais varia conforme o estágio do desenvolvimento, exigindo observação treinada e investigação ativa dos sintomas durante todo o atendimento. É muito importante que a estrutura da avaliação seja adequada a cada faixa etária – enquanto crianças pequenas correspondem melhor a técnicas lúdicas e não verbais, os adolescentes esperam ser entrevistados individualmente e em um ambiente de confiança. A seguir, são descritas as técnicas mais apropriadas para a realização da anamnese nas diferentes fases da infância e na adolescência.

Crianças pequenas (bebês e crianças pré-escolares)

Nessa fase, os sintomas são, de forma geral, bastante inespecíficos, tornando a avaliação diagnóstica desafiadora. Os principais motivos de procura por atendimento psiquiátrico são atrasos no desenvolvimento neuropsicomotor, alterações comportamentais, como agitação e agressividade, irritabilidade, dificuldade de regulação emocional e dificuldades de aprendizagem durante o período de pré-alfabetização. Muitas vezes as crianças são inicialmente avaliadas por neuropediatras, que investigam alterações neurológicas relacionadas aos déficits apresentados, mas não costumam prosseguir com a avaliação de aspectos emocionais e fenomenológicos.

A anamnese é realizada com os responsáveis pelo paciente, normalmente os pais. Quanto mais nova a criança, maior importância deve ser dada à coleta de informações sobre as condições pré e perinatais e à avaliação dos sintomas em diferentes ambientes.

Já a entrevista com a criança deve priorizar técnicas não verbais e se basear na observação lúdica[15]. Brincar com bonecos ou fantoches, oferecer peças de montar, massinha ou quebra-cabeças e pedir que a criança faça desenhos são maneiras eficazes de avaliar características de temperamento, padrões de comportamento e déficits em habilidades específicas. Além disso, favorecem a aproximação com o paciente e a construção de um vínculo de confiança.

Crianças em idade escolar (6 a 12 anos)

Crianças nessa faixa etária passam a maior parte do tempo na escola, onde enfrentam os desafios da expansão do mundo infantil, antes restrito à família e ao meio social mais próximo. Também começam a adquirir mais responsabilidades e estabelecer compromissos diários com a escola, os pais e os amigos. Assim, costumam ser levadas para avaliação psiquiátrica em decorrência de sintomas que afetam direta ou indiretamente o processo de aprendizado ou a socialização. Muitas vezes os professores são os primeiros a identificar as dificuldades e alertam os pais para a necessidade de atendimento especializado. As principais queixas incluem alterações de comportamento como hiperatividade, impulsividade, agressividade e desrespeito a regras e figuras de autoridade, desatenção, mau rendimento escolar, dificuldades específicas de aprendizagem, mudanças no padrão de humor e sintomas ansiosos.

Diferentemente das crianças menores, é possível utilizar recursos verbais na avaliação de pacientes na faixa etária escolar, direcionando perguntas objetivas a eles, com uso de linguagem simplificada e adequada para a idade. Contudo, as abordagens indiretas e não verbais continuam sendo uma boa estratégia para a vinculação com a criança, além de possibilitarem a observação direta de sintomas[15]. Brincadeiras estruturadas, como jogos de cartas ou tabuleiro, costumam ser bem aceitas e permitem avaliar as capacidades de controle inibitório e planejamento, o respeito a regras e as reações emocionais desencadeadas por frustrações.

Já diante de queixas relacionadas ao aprendizado, é importante avaliar se a criança se encontra no nível adequado de escolarização para sua idade, qual o tipo de dificuldade apresentada e sua gravidade. Durante o atendimento, é possível solicitar a leitura ou a produção de pequenos textos e a realização de operações matemáticas básicas. No entanto, costumam ser necessárias avaliações adicionais e pormenorizadas, como neuropsicológica, psicopedagógica e fonoaudiológica.

Não raramente, o atendimento é desafiador em razão de comportamentos da criança, que pode ser agitada, agressiva ou até mesmo hostil, exigindo que o entrevistador se mantenha receptivo e amistoso e proponha outras formas de aproximação, como brincadeiras ou conversas sobre temas de interesse do paciente.

Adolescentes

A adolescência é uma fase de transição entre a total dependência legal, financeira e afetiva das figuras parentais durante a infância e a autonomia e liberdade esperadas na vida adulta. Também é um período de autodescobrimento, em que o jovem busca definir sua identidade e exercê-la dentro de um grupo social de sua escolha. Não à toa é um momento marcado por instabilidade emocional, confusão e conflitos, que frequentemente preocupam os pais e são tema da consulta psiquiátrica, mesmo quando existe uma demanda clínica específica[16].

Os motivos para a procura por atendimento são bastante variados nessa faixa etária, já que os sintomas antes inespecíficos são passíveis de melhor caracterização e muitos transtornos comuns à vida adulta começam a surgir. É a fase de maior ocorrência do primeiro episódio de mania, depressão, psicose, ataques de pânico, restrição alimentar e uso de substâncias psicoativas[16].

O adolescente costuma vir ao primeiro atendimento contra sua vontade e pode parecer desconfiado e resistente à entrevista, principalmente se apresentar um quadro psicopatológico grave, como depressão grave, mania e sintomas psicóticos, ou comportamentos antissociais e disruptivos. Por isso, é muito importante que o psiquiatra se dedique à construção do vínculo terapêutico, com o cuidado de não se posicionar de forma crítica ou fazer julgamentos e demonstrando iniciativa em conhecer quais são as atividades de interesse do adolescente.

Não há consenso sobre o formato da avaliação, mas é comum que, após iniciado o contato direto com o adolescente, seja difícil entrevistar apenas os pais sem prejudicar sua confiança, principalmente porque muitos pais esperam que o psiquiatra investigue a vida do jovem e denuncie possíveis comportamentos desviantes. Para evitar que isso interfira no tratamento, deve-se esclarecer para o paciente qual o papel do médico – auxiliá-lo na atenuação de seu sofrimento e em seu processo de desenvolvimento saudável – e por que é importante acolher seus familiares – para que possam compreender e ajudar o jovem da melhor maneira. Nesse sentido, deve-se também estabelecer sigilo em relação aos relatos do adolescente sempre que sua integridade física e psíquica estiver assegurada.

AVALIAÇÕES COMPLEMENTARES

As avaliações complementares à anamnese psiquiátrica, como a avaliação psicológica, neuropsicológica, do perfil emocional, psicopedagógica e do desenvolvimento da linguagem, são de grande importância para a formulação completa do caso, uma vez que amplificam e aprofundam a observação da criança ou do adolescente quanto a déficits específicos, fragilidades e potencialidades individuais.

A avaliação neuropsicológica é composta por testes específicos destinados a mensurar de forma qualitativa e quantitativa os recursos cognitivos do paciente e, com isso, identificar déficits que justifiquem o prejuízo funcional apresentado por ele. Avalia funções como memória, linguagem, expressão, raciocínio lógico, coordenação espacial e visual e a capacidade de síntese, concentração e planejamento. Quando presentes, os déficits cognitivos interferem de maneira significativa nos processos de aprendizagem formal e informal e na adaptação psicossocial da criança ou do adolescente[17].

A avaliação psicológica do perfil emocional do paciente, por sua vez, utiliza testes projetivos, como o teste de apercepção temática (TAT ou CAT), para avaliar a estruturação do ego e os principais mecanismos de defesa utilizados em cada fase da vida e compreender o processamento de recursos emocionais de cada criança[18].

A avaliação fonoaudiológica é frequentemente solicitada, já que alterações no desenvolvimento da linguagem, na fluência verbal de conteúdos semânticos ou fonológicos e no processamento auditivo são identificadas em muitos quadros psicopatológicos na infância, com destaque para os transtornos do neurodesenvolvimento. A avaliação adequada leva à identificação de déficits específicos e ao planejamento de intervenções capazes de corrigi-los e minimizar os prejuízos associados.

Já a avaliação psicopedagógica auxilia no diagnóstico dos transtornos específicos de aprendizagem e na detecção de dificuldades escolares relacionadas a outros quadros psicopatológicos.

Vale esclarecer que tais avaliações não substituem a avaliação psiquiátrica nem têm caráter diagnóstico, mas a complementam com a finalidade de mensurar a gravidade dos sintomas e das consequências funcionais dos transtornos mentais.

USO DE INSTRUMENTOS DE AVALIAÇÃO

Existem instrumentos de avaliação normalmente utilizados em pesquisas que podem contribuir para a uniformização e objetividade da coleta de informações durante o atendimento clínico, além de evitar que dados relevantes sejam negligenciados e auxiliar no monitoramento de sintomas ao longo do acompanhamento psiquiátrico. Trata-se de entrevistas e questionários, tanto abertos quanto semiestruturados ou estruturados, específicos ou não para algum transtorno mental.

São exemplos de instrumentos já traduzidos para o português: K-SADS PL (*Schedule for Affective Disorders and Schizophrenia for School-Age Children-Present and Lifetime Version*)[19,20], WASH-U-SADS (*Washington University in St. Louis Kiddie Schedule for Affective Disorders and Schizophrenia*)[21], CBCL (*Child Behavior Checklist*), MASC (*Multidimensional Anxiety Scale for Children*)[22], CDRS (*Children's Depression Rating Scale*), CDI (*Children's Depression Inventory*), YMRS (*Young Mania Rating Scale*), SNAP-IV (Swanson, Nolan and Pelham – para TDAH).

É importante ressaltar que a aplicação de tais instrumentos exige treinamento e prática clínica e que, como qualquer forma de avaliação, todos apresentam indicações de uso bem definidas e limitações, não substituindo a entrevista direta da criança ou do adolescente e de seus responsáveis.

CONSIDERAÇÕES FINAIS

Neste capítulo, foram descritas as particularidades da anamnese psiquiátrica na infância e adolescência, que se diferencia principalmente por variar de acordo com a faixa etária e a fase de desenvolvimento cognitivo e emocional do paciente, além de depender da entrevista com seus responsáveis e de informações de outras fontes, como a escola.

Fica claro quão complexa é a formulação diagnóstica na infância e adolescência, que deve ser realizada longitudinalmente, muitas vezes necessitando de avaliações complementares de outros profissionais ou da aplicação de instrumentos de avaliação específicos. Os diagnósticos nosológicos devem ser revistos periodicamente e é necessário atentar para os fatores psicológicos e sociais implicados no desenvolvimento da psicopatologia. Somente assim o planejamento terapêutico será individualizado e abrangente, capaz de reduzir o grau de sofrimento do paciente e sua família e favorecer seu desenvolvimento saudável.

Vinheta clínica

Menino de 4 anos foi trazido para atendimento psiquiátrico pela mãe após orientação da escola, que tem queixas recorrentes em relação ao comportamento da criança. Mãe relatou que o filho faz amizades facilmente, mas, segundo a professora, não consegue permanecer sentado quando necessário nem concluir as atividades propostas, atrapalha o restante da classe e não demonstra capricho na realização das tarefas. É ansioso por brincar no parque, gosta de brinquedos altos e desafiadores e é criativo para inventar brincadeiras, mas sempre acaba brigando com os colegas por não conseguir esperar sua vez.

Mãe concorda que seu filho sempre foi agitado e não se tranquiliza nem para dormir, mas se impressiona com sua capacidade de permanecer por horas jogando videogame. Quando sai com ela, costuma correr a sua frente, já tendo sido atropelado por uma bicicleta. Nunca responde na primeira vez em que é chamado, não se lembra de dar recados da professora para a mãe e costuma esquecer seu material escolar.

Contou que o filho foi o único aluno não convidado para uma festa de aniversário e tem medo de que isso aconteça mais vezes. Reconhece que também é difícil levá-lo à casa de parentes, porque fica constrangida com seu comportamento e precisa chamar sua atenção a todo momento. Quando repreendido nessas situações, o paciente se irrita, desafia a mãe, grita e, às vezes, atira objetos.

Quando inquirida sobre a gestação, mãe relatou que não conseguiu parar de fumar e que precisou ficar internada em decorrência de uma infecção urinária grave, mas seu filho nasceu bem e "no tempo certo". O desenvolvimento nos primeiros anos de vida foi adequado. Paciente mora apenas com a mãe e vê o pai com pouca frequência. Mãe relatou que o ex-marido sempre foi irresponsável e desorganizado e que esquece de visitar o filho nos dias combinados.

Durante o atendimento, paciente mostrou-se receptivo e alegre, mas não conseguiu se fixar na cadeira nem completou as tarefas solicitadas, como fazer um desenho de sua família. Chamou a atenção da mãe diversas vezes e interrompeu sua conversa com o entrevistador. Teve dificuldade de se engajar em brincadeiras que não eram de seu interesse, mas concordou após insistência, sem apresentar comportamentos disruptivos.

Após a primeira avaliação, foi possível realizar o diagnóstico clínico de transtorno de déficit de atenção e hiperatividade (TDAH) de apresentação combinada. A mãe foi comunicada e orientada quanto aos sintomas para que pudesse os observar de forma objetiva e distinguir de outros comportamentos esperados para a idade. Foi explicado a ela que a capacidade atencional é modulada pelo interesse da criança na atividade que realiza, sendo esperado que seu filho consiga se concentrar melhor em algumas brincadeiras, como os jogos eletrônicos, do que em outras. Mãe também pergunta sobre o que causa o transtorno e é informada de que o TDAH é um transtorno de etiologia multifatorial e com elevada taxa de herdabilidade, sendo fatores de risco identificáveis no caso a probabilidade de o pai ser portador do transtorno e o fato de a mãe ter fumado durante a gestação.

O psiquiatra realizou contato direto com a escola para coletar informações adicionais e fazer orientações a fim de favorecer o funcionamento do aluno no ambiente escolar, como receber instruções objetivas, claras e segmentadas e ter sua atenção redirecionada sempre que necessário. Também foi solicitado que a professora preenchesse o instrumento SNAP para a aferição de sintomas de desatenção, hiperatividade e impulsividade. Mãe fez o mesmo, possibilitando comparação objetiva da intensidade dos sintomas em diferentes ambientes (em casa e na escola).

O paciente foi inicialmente encaminhado para psicoterapia individual de abordagem comportamental com recomendação de serem realizadas sessões periódicas de orientação parental. O pai foi convidado a comparecer na consulta subjacente para ser orientado e sensibilizado para seu próprio tratamento caso confirmada a hipótese diagnóstica de TDAH.

Para aprofundamento

- Boarati MA, Pantano T, Scivoletto S, editores. Psiquiatria da infância e adolescência: cuidado multidisciplinar. Barueri: Manole; 2016.
  - ⇨ Esta referência permite ao leitor uma atualização completa dos aspectos clínicos e terapêuticos dos transtornos mentais na infância e adolescência segundo o DSM-5.
- Lempp T, de Lange D, Radeloff D, Bachmann C. The clinical examination of children, adolescents and their families. In Rey JM, editor. IACAPAP e-textbook of child and adolescent mental health. Geneva: International Association for Child and Adolescent Psychiatry and Allied Professions; 2012.
- Mares S, Woodgate S. The clinical assessment of infants, preschoolers and their families. In Rey JM, editor. IACAPAP e-textbook of child and adolescent mental health. Geneva: International Association for Child and Adolescent Psychiatry and Allied Professions; 2017.
- Papalia DE, Olds SW, Feldman RD. Desenvolvimento humano. 8ª ed. Trad. D. Bueno. Porto Alegre, RS: Artmed; 2006.
  - ⇨ Esta referência permite ao leitor um aprofundamento na psicologia do desenvolvimento humano.
- Thapar A, Pine DS, Leckman JF, Scott S, Snowling MJ, editores. Rutter's child and adolescent psychiatry. 6ª ed. West Sussex: John Wiley & Sons; 2015.

REFERÊNCIAS BIBLIOGRÁFICAS

1. Lewis M. Avaliação psiquiátrica de bebês, crianças e adolescentes. In: Lewis M. Tratado de psiquiatria da infância e adolescência. Porte Alegre: Artes Médicas; 1995. p. 461-77.
2. Young PG, Kaplan D, Pascualvaca D, Brasic JR. Psychiatric examination of the infant, child and adolescent. In: Kaplan HI, Sadock BJ. Tratado de Psiquiatria, vol. 3, 6. ed. Porto Alegre: Artes Médicas; 1999. p. 2363-403.
3. Treutler CM, Epkins CC. Are discrepancies among child, mother, and father reports on children's behavior related to parents' psychological symptoms and aspects of parent-child relationships? J Abnorm Child Psychol. 2003;31(1):13-27.
4. Geller B, Craney JL, Bolhofner K, et al. Phenomenology and longitudinal course of children with a prepubertal and early adolescent bipolar disorder phenotype. In: Geller B, DelBello MP, editors. Bipolar disorder in childhood and early adolescence. New York: Guilford Publications; 2003.
5. American Psychiatric Association. Diagnostic and statistical manual of mental disorders. 5. ed.. Arlington: American Psychiatric Publication; 2013.
6. World Health Organization. International classification of diseases 11th revision (ICD-11). Disponível em: https://icd.who.int/.
7. Leverich GS, Post RM, Keck PE Jr, Altshuler LL, Frye MA, Kupka RW, et al. The poor prognosis of childhood-onset bipolar disorder. J Pediatr. 2007;150:485-90.
8. Vloet TD, Konrad K, Herpertz-Dahlmann B, Polier GG, Günther T. Impact of anxiety disorders on attentional functions in children with ADHD. J Affect Disord. 2010;124(3):283-90.
9. Frangou S. Cognitive function in early onset schizophrenia: a selective review. Front Hum Neurosci. 2010;29(3):79.
10. **Connor DF, Steeber J, McBurnett K. A review of attention-deficit/hyperactivity disorder complicated by symptoms of oppositional defiant disorder or conduct disorder. J Dev Behav Pediatr. 2010;31(5):427-40.**
    - ⇨ Artigo importante como referência sobre os aspectos de superposição em dois frequentes transtornos na infância e adolescência (TDAH e TOD).
11. Chang KD. Course and impact of bipolar disorder in young patients. J Clin Psychiatry. 2010;71(2):e05.
12. Kotagal S. Hypersomnia in children: interface with psychiatric disorders. Child Adolesc Psychiatr Clin N Am. 2009;18(4):967-77.
13. Kotagal S. Parasomnias of childhood. Curr Opin Pediatr. 2008; 20(6):659-65.
14. Ramos M, Stein LM. Desenvolvimento do comportamento alimentar infantil. J Pediatr. 2000;76(Supl.3):S229-S237.
15. Marcelli D. Infância e psicopatologia. Trad. de Fátima Murad. Porto Alegre: Artmed; 2009.
16. Scivoletto S. A adolescência. In: Fleitlich-Bilyk B, Andrade ER, Scivoletto S, Pinzon VD. A saúde mental do jovem brasileiro. São Paulo: El-Edições Inteligentes; 2004. p. 23-39.
17. Rocca CCA. Neuropsicologia do transtorno bipolar na infância. In: Fu-I L. Transtorno bipolar na infância e na adolescência. São Paulo: Segmento Farma; 2007. p. 107-124.
    - ⇨ Referência importante na descrição das particularidades dos aspectos neuropsicológicos dos transtornos afetivos em crianças e adolescentes.
18. **Felício JL. Avaliação e compreensão psicodinâmica do transtorno bipolar em crianças e adolescentes. In: Fu-I L. Transtorno bipolar na infância e na adolescência. São Paulo: Segmento Farma; 2007. p. 97-106.**
    - ⇨ Esta referência permite ao leitor avaliar aspectos psicodinâmicos no desenvolvimento das psicopatologias afetivas em crianças e adolescentes.
19. Kaufman J, Birmaher B, Brent D, Rao U, Flynn C, Moreci P, et al. Schedule for affective disorders and schizophrenia for school-age children-present and lifetime version (K-SADS-PL): initial reliability and validity data. J Am Acad Child Adolesc Psychiatry. 1997;36(7):980-8.
20. **Birmaher B, Ehmann M, Axelson DA, Goldstein BI, Monk K, Kalas C, et al. Schedule for affective disorders and schizophrenia for school-age children (K-SADS-PL) for the assessment of preschool children – a preliminary psychometric study. J Psychiatr Res. 2009;43(7):680-6.**
    - ⇨ Esta referência aborda os dados psicométricos de uma importante escala de avaliação de crianças e adolescentes (K-SADS-PL).
21. Geller B, Zimerman B, Williams M, Bolhofner K, Craney JL, DelBello MP, et al. Reliability of the Washington University In St. Louis Kiddie schedule for affective disorders and schizophrenia (WASH-U-KSADS) mania and rapid cycling sections. J Am Acad Child Adolesc Psychiatry, 2001;40(4):450-5.
22. **Duarte CS, Bordin IAS. Instrumentos de avaliação. Rev Bras Psiquiatr. 2000;22(Supl. II):55-8.**
    - ⇨ Esta referência trata dos instrumentos de avaliação em crianças e adolescentes validados no Brasil.
23. Scivoletto S, Nakamura L. Transtorno bipolar e uso de substâncias comórbidos. In: Fu-I L, Boarati MA, et al. Transtorno bipolar na infância e adolescência: aspectos clínicos e comorbidades. Porto Alegre: Artmed; 2010. p. 125-50.

5

Anamnese psiquiátrica no adulto

Renato Del Sant
Renato Luiz Marchetti

Sumário

Introdução
A prática do exame psiquiátrico
Entrevista clínica psiquiátrica
O vínculo na entrevista clínica psiquiátrica
Procedimentos da entrevista clínica psiquiátrica
Técnicas da entrevista clínica psiquiátrica
O exame do estado mental
Os métodos psicopatológicos
Os exames biológicos complementares
Testes psicológicos
Considerações finais
Para aprofundamento
Referências bibliográficas

Pontos-chave

- Saber como se realiza a anamnese psiquiátrica do adulto.
- Saber qual é estrutura da entrevista clínica psiquiátrica (processos e etapas).
- Saber quais os principais vínculos que se desenvolve durante a entrevista.
- Saber quais os principais procedimentos realizados durante a entrevista.
- Saber quais as principais técnicas utilizadas durante a entrevista.
- Coordenar o exame do estado mental com a entrevista.

INTRODUÇÃO

A psiquiatria é uma especialidade médica que emprega conhecimentos das ciências naturais (física, química, biologia) e das ciências humanas – filosofia, psicologia, história, sociologia, antropologia, linguística e outras – e é isto que a diferencia das demais especialidades. Em virtude desta dualidade, a psiquiatria necessita de uma metodologia própria para o seu estudo e sua prática, a psicopatologia. Devemos ao psiquiatra e filósofo alemão Karl Jaspers os fundamentos metodológicos desta especialidade, descritos em sua portentosa obra *Psicopatologia geral*, em 1910, que, em pleno século XXI, serve como o modelo mais aprimorado para o entendimento dos doentes mentais[1].

A PRÁTICA DO EXAME PSIQUIÁTRICO

A psiquiatria avançou muito nos últimos anos: estudos epidemiológicos, biologia molecular, novos tratamentos farmacológicos, neuropsiquiatria. Apesar de todo este avanço, ainda hoje, a aplicação de todos esses conhecimentos ao paciente depende da apreensão correta do adoecimento psíquico por meio dos sintomas e sinais psicopatológicos. Não há exames que substituam o exame clínico do paciente com problemas mentais.

A psicopatologia, depende, por sua vez, da entrevista clínica psiquiátrica para a identificação de sinais e sintomas e para a motivação do paciente para a comunicação dos mesmos. Ela é, para o paciente, a porta de entrada para o processo de resolução dos seus problemas. Mas é também neste momento que se concentram seus anseios e temores, sua necessidade de ser compreendido e ajudado.

A realização de uma boa entrevista clínica psiquiátrica exige muita experiência do profissional. É uma tarefa árdua investigar as vivências do paciente, seus rendimentos psíquicos, apreender onde o psíquico se objetiva no mundo compartilhado dos demais seres, dar um significado sobre o que o paciente reflexiona sobre seu próprio vivenciar, tentar estabelecer relação de causas somáticas entre corpo e mente, considerar que esta mente é historicamente condicionada e, portanto, analisar as influências socioculturais, apresentar a biografia deste paciente e, finalmente, dar um nome a tudo isto, ou seja, um diagnóstico, visto que o psiquiatra é um clínico e deve realizar um diagnóstico. Uma boa entrevista clínica psiquiátrica deve ser longa, mas nem toda entrevista longa, entretanto, é boa[1].

Para essa prática, é fundamental que logo no início do encontro entre psiquiatra e paciente exista um clima especial. O médico precisa conseguir transmitir por meio de uma linguagem e um comportamento espontâneo, que ele está realmente interessado em compreender o que se passa com o paciente. Não é um interrogatório. Também não é exatamente uma conversa informal, embora possa às vezes parecer, mas um "encontro onde existe intenção de entrar numa relação afetiva e reflexiva com o outro". É o que denominamos de empatia. Não quer dizer envolver-se emocionalmente com o paciente, mas tentar experimentar como o paciente está suportando suas vivências, colocar-se no lugar dele. Tarefa impossível, mas que pode ser realizada de uma forma bastante aceitável, desde que exista treinamento. Empatizar com o paciente e ao mesmo tempo refletir racionalmente sobre o que está havendo com ele. O psiquiatra executa dois movimentos: pessoal humano e visar algo racionalmente definido; por isso a entrevista cansa o profissional.

A boa entrevista clínica psiquiátrica tem sido regularmente considerada como arte: resultado de talento natural ou aprendizado intuitivo, não sistemático. Há, no entanto, método por trás da arte. A boa entrevista é um processo de comunicação complexo, composto por múltiplas tarefas realizadas ao mesmo tempo, por entrevistador e entrevistado. O profissional de saúde mental, ao tornar este processo mais consciente, organizado e estrategicamente direcionado, é capaz de cometer menos erros e realizar uma entrevista mais natural, humana e eficiente.

O psiquiatra deve desenvolver as suas habilidades de entrevistar pacientes com diferentes problemas mentais e tornar as suas entrevistas apropriadas para o seu reconhecimento, integrando a psicopatologia à sua atividade clínica, de maneira prática e aprofundada.

ENTREVISTA CLÍNICA PSIQUIÁTRICA

Uma entrevista pode ser conceituada como um processo de comunicação entre entrevistador e entrevistado, no qual ocorre a passagem de informação entre os mesmos. A principal tarefa do entrevistador é tornar esta comunicação eficiente, ou seja, obter informação confiável, válida e útil para o que se destina, dentro das limitações do tempo e local na qual ocorre. No entanto, o entrevistado também exerce um papel ativo, fundamental neste processo. O bom entrevistador deve ter a capacidade para uma interação sensível com o entrevistado, adaptando a entrevista às características do entrevistado. Existem diferentes tipos de entrevistas (por exemplo, entrevista jornalística, entrevista admissional, etc.), e eles se distinguem por diferentes objetivos, ambientes em que ocorrem, diferentes regras e métodos de realização. Uma entrevista psiquiátrica tem como objetivo principal a obtenção de informações a respeito dos problemas mentais do paciente entrevistado. Há diferentes métodos de entrevista psiquiátrica, tais como: as entrevistas psi-

codinâmicas, as estruturadas e padronizadas, as para escalas e, finalmente, as entrevistas clínicas psiquiátricas[2].

O objetivo da entrevista clínica psiquiátrica é a obtenção de informação confiável, válida e útil a respeito dos problemas mentais, que deverá ser elaborada e codificada de acordo com os diferentes métodos psicopatológicos, com o objetivo de planejar e implementar tratamentos, motivando o paciente para esses tratamentos e criando e mantendo uma relação terapêutica sustentável[2-5]. Ela tem como pressupostos a existência da doença mental e a possibilidade de abordá-la racionalmente[2]. Tem como referências teóricas a psicopatologia e o pensamento médico.

Requer-se do entrevistador eficiência, naturalidade e humanidade e do paciente "colaboração e eficiência". Por eficiência, queremos dizer clareza, precisão, abrangência e concisão na comunicação de seus problemas. Porém a entrevista clínica psiquiátrica tem como paradoxo e desafio o fato de que os problemas mentais que devem ser esclarecidos podem afetar essa "colaboração e eficiência", trazendo dificuldades ao processo de comunicação, ao mesmo tempo em que trazem informações úteis para os diagnósticos e tratamentos decorrentes.

Embora a boa entrevista clínica psiquiátrica deva parecer um evento natural, está na verdade bem longe disso. Para se atingir esta meta, é necessário preparação de longo prazo, sob a forma de aprendizado teórico e prático, além de preparação de curto prazo (local e pessoal), pois os diferentes locais onde a entrevista pode se realizar, o arranjo do ambiente e o posicionamento do entrevistador e entrevistado influenciam as características que aquela irá tomar. Antes de cada entrevista é necessário estar preparado física e psicologicamente.

Tal preparação é necessária porque a entrevista clínica psiquiátrica desenrola-se dentro de uma perspectiva estratégica. Tal perspectiva implica na realização da entrevista de maneira planejada e individualizada. Denominamos "estratégia de entrevista" o planejamento e a adequação global da mesma aos diferentes problemas mentais e diferentes pacientes[3,4,6,7]. Denominamos "tática de entrevista" o planejamento e a adequação da entrevista ao momento, tema ou etapa que se desenrola.

Ao analisarmos como se desenrola a entrevista ao longo das suas diferentes etapas, verificaremos que um conjunto de conteúdos variados é abordado, envolvendo problemas mentais, pessoais, existenciais, filosóficos, de relacionamento, econômicos e sociais (trabalho, escola etc.). Durante a comunicação desses conteúdos uma série de atividades ou processos se desenvolve em paralelo, estando alguns deles sob controle consciente do entrevistador e outros funcionando de maneira automática.

De maneira didática, podemos dividir os processos da entrevista nos seguintes: o controle do vínculo com o paciente, a realização de procedimentos específicos, a aplicação de técnicas de entrevista, a avaliação do estado mental e a elaboração das informações obtidas de acordo com os diferentes métodos psicopatológicos. Também de maneira didática, podemos dividir a etapas da entrevista em introdução, abertura, corpo da entrevista, devolutiva e encerramento (Figura 1).

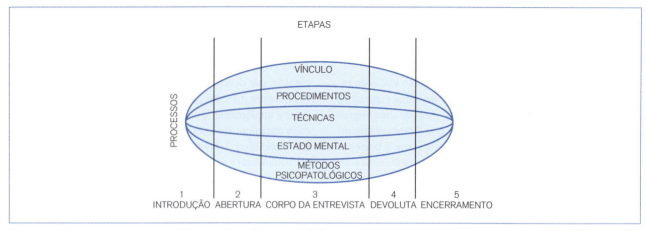

Figura 1 Os processos e etapas da entrevista clínica psiquiátrica.
Fonte: modificada e adaptada de Othmer & Othmer 1994[2].

O VÍNCULO NA ENTREVISTA CLÍNICA PSIQUIÁTRICA

Vínculo é o canal ou ambiente de comunicação, criado por entrevistador e paciente durante a entrevista e pelos papéis exercidos por cada um destes, assim como pelas regras estabelecidas de maneira implícita ou explícita durante este processo de comunicação. O vínculo define o "clima da entrevista clínica psiquiátrica" e a força da ligação entre o entrevistador e o paciente, a que chamamos *rapport*, que os une na realização desta tarefa comum[2,4]. O processo de manejo do vínculo com paciente envolve em primeiro lugar abrir o "canal de comunicação", após o que são necessários aprofundamento e consolidação do *rapport*. Mesmo quando esta ligação foi construída de maneira satisfatória, há momentos da entrevista em que ela se encontra ameaçada, o que obriga o entrevistador a uma atitude ativa na resolução desse problema. Além disso, para que ele possa concluir as suas tarefas satisfatoriamente, dentro das limitações impostas pelas circunstâncias, o entrevistador deve exercer controle e direcionamento, de maneira eficiente, porém, sensível. Tais tarefas do processo de manejo do vínculo são exercidas pelos chamados "tipos básicos de vínculo". São eles o vínculo de autenticidade, de empatia, de conhecimento, da aliança terapêutica e de liderança[2,3].

Os diferentes tipos de vínculo assinalados acima são implementados pelas técnicas de vínculo, divididas em técnicas facilitadoras e técnicas para comportamentos desadaptativos e disruptivos.

O vínculo de autenticidade é utilizado para se abrir o "canal de comunicação", sinalizando para o paciente que o psiquiatra está disponível para ajudá-lo. Também é um instrumento poderoso para controlar a insegurança e ansiedade do paciente, mas também do entrevistador, e reduzir a tensão em momentos difíceis da entrevista. Ao exercer o vínculo de autenticidade, você estará transmitindo a seguinte mensagem para o paciente: "Eu sou como você". Para isso, é necessário que você foque a sua atenção no paciente, e não no seu desempenho pessoal como entrevistador, o que é muito comum, particularmente no início da entrevista. É preciso adequar suas linguagens verbal e não verbal à do paciente e exercitar de maneira definitiva as suas habilidades sociais. Com elas conseguirá transmitir espontaneidade e consistência. O vínculo de autenticidade é o responsável pela sensação de que uma boa entrevista clínica psiquiátrica foi natural e muito parecida com uma conversa de bar. Como dissemos anteriormente, nada mais longe disso. No entanto, é ao utilizar as técnicas facilitadoras de autenticidade, apresentadas na Tabela 1, que damos para nós mesmos e para o paciente esta sensação.

Tabela 1 Técnicas facilitadoras para autenticidade

Técnicas	Exemplos
Bate-papo informal	"As mulheres do seu estado são boas cozinheiras...Você também é?"
Elo comum	"Eu também gosto de cozinhar!"
Falar de si	"Meus pratos preferidos são as massas, mas desde que adoeci, passei para as saladas..."
Humor	"Quando perguntam a receita para o meu emagrecimento, eu digo que é um remédio chamado clorofila..."

O vínculo de empatia facilita e aprofunda a ligação com o paciente, sinalizando a este que o psiquiatra o compreende e sente pesar pelo seu sofrimento. Ele "libera" reações emocionais espontâneas e autênticas do paciente, que facilitam a obtenção e validação de sintomas e sinais. Por meio da empatia chega-se à "compreensão" do problema do paciente sob uma perspectiva humana, psicológica. Para exercer o vínculo de empatia de uma maneira eficiente procuramos sinalizar para o paciente a seguinte mensagem: "Eu o compreendo".[2]

Nem sempre isto é fácil. Para tal é preciso focar nas emoções e sofrimento do paciente, estabelecer bom contato visual e exercer um necessário autoconhecimento. Diferentes tipos de pacientes e atitudes por eles tomadas provocarão reações emocionais variadas no psiquiatra, facilitando ou dificultando o exercício da empatia e da compreensão. Esse exercício e o da compaixão pelo outro, só sobrevivem quando há o mínimo de julgamento moral e preconceito. Para facilitarmos a implementação do vínculo de empatia, utilizamos as técnicas detalhadas na Tabela 2.

Tabela 2 Técnicas facilitadoras para empatia

Técnicas	Exemplos
Qualificação	"Você foi muito corajoso admitindo isto."
Reforço	"Muito bem!"
Expressão de compreensão fenomenológica – compreensão da emoção e nomeação	"Você me parece muito triste!"
Expressão de compreensão genética – compreensão dos motivos e interpretação	"Me parece que isto acontece porque você se sente impotente frente à estas situações, muito semelhante ao que lhe aconteceu na infância, quando foi abusado!"
Expressão de compaixão	"É horrível isto ter acontecido com você... Sinto muito!"
Revelação pessoal	"Em uma situação parecida do passado, eu também fiquei muito triste..."

Como afirmado acima, as técnicas de vínculo de empatia em geral aprofundam o *rapport* com o paciente, mas paradoxalmente, podem bloquear o vínculo em um subgrupo de pacientes, que podem não aceitar uma determinada perspectiva que seja veiculada pela técnica ou mesmo não querem vivenciar o estado emocional "liberado" por estas técnicas. Pacientes defensivos, paranoicos, retraídos ou mesmo psicóticos podem ter mais dificuldade de aceitação de técnicas de empatia, em especial as técnicas de expressão de compreensão e de compaixão, apresentando uma propensão maior a respostas em "espiral paranoica"[4] (Quadro 1).

Quadro 1 Exemplo de espiral paranoica

Paciente: "Meu marido é um homem estranho. Ele é um demônio. Ele fica fazendo o joguinho do divórcio para me fazer parecer doida, para então se divorciar de mim."
Entrevistador: "O que você quer dizer com isso?"
Paciente: "Por três meses eles me espionam. Eu acho que eles usam telescópios e sondas mentais para me observar."
Entrevistador: "É amedrontador estar sendo espionado pelos outros."
Paciente: "O que você quer dizer com isso? Como você poderia saber o que estou sentindo?"
Entrevistador: "Bem, pela situação que você descreve, é amedrontador."
Paciente: "Amedrontador o suficiente para deixar alguém louco?"
Entrevistador: "Bem, isto é difícil de se dizer..."
Paciente: "Qual é doutor? Amedrontador o suficiente para deixar alguém louco, não é? Pois preste bem atenção, eu não sou louca não, ouviu? Quero ir embora daqui!"

Para entendermos melhor como se desenvolve uma espiral paranoica ao aplicarmos uma técnica de vínculo de empa-

tia, precisamos analisar as características formais desta técnica e a maneira de utilizá-la. Expressões de compreensão fenomenológica apresentam as seguintes dimensões formais: intensidade de afeto transmitido pela nomeação, vivacidade representativa, convicção e intimidade. Expressões de compreensão genética podem ser analisadas de acordo com as seguintes dimensões: linguagem, perspectiva e abrangência interpretativa. Diferentes graus dessas dimensões podem influir no efeito empático e também no efeito paranoico. Em resumo, tais técnicas podem ser divididas em dois grupos: de um lado as técnicas básicas, com menor efeito empático, porém mais conservadoras, menos arriscadas; e as técnicas complexas, com maior efeito empático, porém mais arriscadas no sentido de poderem provocar mais facilmente o aparecimento de uma espiral paranoica[4] (Tabelas 3 e 4).

Tabela 3 Exemplos de expressão de compreensão fenomenológica básicas e complexas

Dimensão analisada	Técnica básica	Técnica complexa
Intensidade do afeto	"Você me parece chateado."	"Você me parece arrasado."
Vivacidade representativa	"Você me parece perdido."	"Você me parece sem rumo, como numa noite escura."
Convicção	"Você me parece triste."	"Com certeza você está triste!"
Intimidade	"Você está sentindo a perda."	"A gente sente a perda, não é?"

Tabela 4 Exemplos de expressão de compreensão genética básicas e complexas

Dimensão analisada	Técnica básica	Técnica complexa
Linguagem	"Me parece que você se sentiu exposto, ao ter que competir."	"Me parece que você é afetado por um complexo de inferioridade."
Perspectiva	"Me parece que você se sentiu exposto, ao ter que competir." (perspectiva subjetiva)	"Me parece que você se sentiu diminuído, ao ter que competir." (perspectiva do entrevistador)
Abrangência interpretativa	"Me parece que você se sentiu exposto, ao ter que competir naquela situação."	"Me parece que em todas situações de competição você se sente exposto."

Além dos aspectos formais das técnicas de expressão de compreensão, devemos estar atentos à frequência e oportunidade de aplicação de tais técnicas. Embora a aplicação frequente de técnicas facilitadoras de empatia seja um elemento poderoso no aprofundamento da ligação do entrevistador com o paciente, deve-se estar seguro do momento oportuno para o início da sua aplicação. Após a aplicação de cada técnica, deve-se observar o resultado e corrigir o rumo, conforme necessário e de acordo como o descrito na análise de cada círculo empático[4] (Tabela 5).

Tabela 5 Análise do círculo empático

Fase 1	Paciente expressa um sentimento
Fase 2	O entrevistador percebe e compreende o sentimento
Fase 3	O entrevistador aplica técnica de vínculo de empatia
Fase 4	O paciente recebe a técnica
Fase 5	O paciente dá feedback para a técnica

Para se evitar a espiral paranoica, é preciso estar atento ao comportamento defensivo ou paranoico do paciente. Também é necessário ter a atenção voltada para outros comportamentos de resistência. Com pacientes que manifestam estas características, é melhor evitar o uso de técnicas de vínculo de empatia complexas, principalmente no início da entrevista. Em alguns casos, não utilizar técnicas de vínculo de empatia é a melhor solução (Quadro 2).

Quadro 2 Exemplo de como evitar uma espiral paranoica

Paciente: "Meu marido é um homem estranho. Ele é um demônio. Ele fica fazendo o joguinho do divórcio para me fazer parecer doida, para então se divorciar de mim."
Entrevistador: "O que você quer dizer com isso?"
Paciente: "Por três meses eles me espionam. Eu acho que eles usam telescópios e sondas mentais para me observar."
Entrevistador: "E como você sente sendo espionada pelos outros?"
Paciente: "O que você acha? Em cada lugar que eu vou, tem gente atrás de mim. A gente vai ficando acuada..."
Entrevistador: "Bem, eu nunca vivi esta situação, mas imagino que seria muito difícil."
Paciente: "Às vezes eu acho que estou ficando louca..."
Entrevistador: "Talvez eu pudesse ajudá-la com esta sensação..."
Paciente: "Eu acho que estou precisando de um calmante; se não, eu vou ficar louca mesmo."

Embora seja importante para o paciente sentir que o profissional que o atende é semelhante a ele e o compreende, raramente o psiquiatra será procurado por tais motivos. Psiquiatras e outros profissionais de saúde mental são considerados capacitados para a resolução destes problemas e é isto, em última instância, o que se espera deles. Uma vez aprofundado o vínculo, deve-se dar ao paciente a oportunidade de consolidar a ligação com o psiquiatra. Consegue-se isso com a ajuda do vínculo de conhecimento, por meio do qual este sinaliza que está interessado nos sintomas (visão médica) e problemas daquele e que tem familiaridade com os mesmos[2]. Também é por meio do exercício deste tipo de vínculo que são obtidos e validados os sintomas, chegando ao diagnóstico e à "explicação" do problema sob a perspectiva médica. A mensagem transmitida é: "Eu conheço o seu problema". Para tal, é necessário focar-se nos fatos e sintomas, usar um estilo de linguagem mais técnico e assumir atitude de objetividade, postura investigati-

va e didatismo. O objetivo fundamental desse tipo de vínculo é o de tornar o paciente mais seguro com relação à capacidade do profissional, mas deve-se sempre utilizá-lo com a moderação necessária, pois facilmente pode se tornar um exercício de tendências narcísicas encobertas e um veículo para a alienação do sentimento de identidade pessoal do paciente por meio de rótulos diagnósticos. Para implementar este vínculo podemos utilizar as técnicas presentes na Tabela 6.

Tabela 6 Técnicas facilitadoras para conhecimento

Técnicas	Exemplos
Doença em perspectiva social	"Este é um problema que atinge boa parte da população..."
Termos técnicos	"É chamado de síndrome de..."
Informações especializadas	"Acomete indivíduos com tais características..."
Familiaridade	"Tivemos muitos casos semelhantes na nossa clínica..."
Lidar com dúvida	"Percebo que você tem dúvidas... Procure informações adicionais com outros especialistas no assunto... O mais importante é você se sentir seguro a respeito do seu problema e tratamento..."

Mesmo após termos aberto o canal de comunicação e aprofundado e consolidado de maneira satisfatória a ligação com um paciente, há momentos em que corremos o risco de "por tudo por água abaixo". A principal ameaça à ligação com um paciente nasce da dificuldade de conciliação de visões que existe entre este e o psiquiatra. Embora isto possa ocorrer, de maneira sutil, em quase todo tipo de caso clínico, é nos pacientes psicóticos que se constrói como que uma parede entre a visão médica, "objetiva e realista" e a visão particular, "subjetiva e delirante", do paciente. Não entraremos aqui na discussão de natureza psicopatológica ou filosófica sobre estas difíceis questões, mas tentaremos abordá-las sob a perspectiva da realização da entrevista e da necessidade de se manter uma boa ligação com o paciente, para então conseguirmos criar uma relação terapêutica sustentável.

Muitos médicos, principalmente os mais jovens, sentem-se coagidos a impor a sua visão do problema a pacientes psicóticos delirantes, antes de eles estarem preparados para isso. Normalmente, o resultado dessa prática é não terapêutico, e contribui fortemente para a criação de situações de impasse que caminham rapidamente para o rompimento da relação.

Para evitar isso, utilizamos a aliança terapêutica, por meio da qual sinalizamos ao paciente que aceitamos a sua visão do problema e que somos seu aliado. Essa postura é especialmente importante ao se comunicar um diagnóstico ao paciente, para estabelecer uma estratégia de tratamento e firmar um contrato de tratamento. A mensagem que lhe enviamos é: "Eu estou ao seu lado"[2,3].

Para tanto, neste ponto da entrevista devemos nos focar na visão subjetiva do paciente, avaliar a sua crítica com relação à realidade dos fatos (crítica plena, parcial ou ausente) e, munidos de um certo grau de criatividade, desenvolver uma atitude de aceitação e cumplicidade. Vejamos na Tabela 7 as técnicas para se implementar a aliança terapêutica.

Tabela 7 Técnicas facilitadoras para aliança terapêutica

Técnicas	Exemplos
Expressão de aceitação	"Ser perseguido por inimigos poderosos é muito estressante!"
Expressão de empatia e compaixão	"Eu compreendo o que você sente e me preocupo por isto..."
Aliança com a "parte sadia" do paciente	"Você precisa estar emocionalmente fortalecido para enfrentar tal situação!"
Estabelecimento de objetivos comuns – agenda aberta e agenda encoberta	"Esta medicação tornará você invulnerável aos seus inimigos!" (E também reduzirá ou curará os seus delírios...)

Embora a entrevista clínica psiquiátrica seja um empreendimento realizado entre o psiquiatra e seu paciente, espera-se que esse tenha um certo grau de controle sobre o que se desenrola e direcionamento para que consiga atingir os objetivos autopropostos e esperados pelo paciente. Assim, enfatizamos: embora tudo pareça muito natural e espontâneo, durante toda a entrevista o profissional terá que exercer um controle ativo, mas sutil. Tal controle e direcionamento é dado pelo vínculo de liderança, por meio do qual é sinalizado ao paciente que se está interessado na sua melhora e que tem condições de guiá-lo até lá. Esta ascendência só pode ser conquistada pelos psiquiatras nestas condições, conseguindo, assim, motivação para mudança e tratamento, o estabelecimento de metas e limites. A mensagem do psiquiatra será: "Pode contar comigo"[2].

Foque na detecção de resistências, defesas e comportamentos disruptivos. Seja assertivo e assuma a iniciativa. Demonstre interesse no bem-estar do paciente. Dependendo da situação, você poderá utilizar diferentes técnicas para implementar o vínculo de liderança.

Como assinalado na discussão sobre aspectos estratégicos e táticos de uma entrevista clínica psiquiátrica, deve-se haver flexibilidade de papéis e adequação ao paciente e ao momento da entrevista procurando, assim, um equilíbrio de papéis exercidos durante os diferentes tipos de vínculo.

PROCEDIMENTOS DA ENTREVISTA CLÍNICA PSIQUIÁTRICA

Durante a entrevista clínica psiquiátrica são realizadas algumas atividades especializadas, necessárias para o sucesso da entrevista como ato médico. Nós as chamamos procedimentos da entrevista clínica psiquiátrica. Esses procedimentos estão associados à coleta de informações e realização do diagnóstico e ao contrato de tratamento, garantindo a continuidade e adesão do paciente ao mesmo[7-10]. No Quadro 3 vemos os principais procedimentos. Apresentar-se ao paciente, cumprimentá-lo for-

malmente, identificar-se e explicar o objetivo da conversa; esta é a maneira de iniciar a entrevista, mesmo nos casos onde o paciente é involuntário ao tratamento. É a apresentação. Neste momento, uma questão importante a se definir é: quem entra na sala? A regra básica é inicialmente o paciente entrar sozinho, de maneira que seja preservada a sua privacidade. No entanto, poderá ser necessária a quebra desta regra em função da idade do paciente, estado de dependência, incapacidade pessoal, demanda de paciente ou familiares e outras questões. Outra exceção é nos casos de potencial periculosidade física do paciente, onde medidas de segurança ao psiquiatra devem ser tomadas (porta semiaberta, auxiliares e pessoal de segurança em alerta). É importante lembrar que é o paciente quem indica a preferência de estar só ou acompanhado de alguém ao exame.

Quadro 3 Principais procedimentos da entrevista clínica psiquiátrica

Apresentação
Identificação pessoal e informações básicas
Anamnese psiquiátrica
Exame físico e neurológico
Comunicação de diagnósticos e prognósticos
Explicações sobre os problemas
Proposta de tratamento
Orientações e prescrições
Marcação de nova entrevista/consulta e despedida

O importante é estarmos atentos às diferentes dinâmicas de coleta de informação e outros problemas que podem surgir em decorrência dessas diferentes situações. Qual o nível de formalidade que devemos usar ao cumprimentar o paciente? Não há regra estabelecida, porém, sempre é mais seguro começar com um nível de formalidade superior àquele que você imagina que se estabelecerá ao final da entrevista. Há diferentes posicionamentos possíveis na sala, e cada um deles estabelece um padrão inicial de comunicação, facilitando ou dificultando diferentes tipos de vínculo. Cadeiras uma à frente da outra podem parecer ameaçadoras para pacientes defensivos[4]. Mesa entre entrevistador e paciente reforça vínculo de conhecimento, reforçando a imagem médica, mas pode distanciar e dificultar o vínculo empático. Questões de segurança também devem ser consideradas ao se organizar o ambiente e posicionar os móveis.

A identificação e coleta de informações básicas envolvem a sua identificação como profissional e a identificação do paciente: nome, sobrenome, apelido, forma de tratamento preferida. As informações básicas devem ser anotadas: sexo, cor, raça, idade, estado civil, profissão, ocupação e moradia. Saber quem é a pessoa é o primeiro passo para tentar ajudá-la a resolver os seus problemas mentais. Também nos ajudará a estabelecer a etiqueta do relacionamento e a não invadir áreas sensíveis.

Ao final dos procedimentos descritos acima, se encerrará a fase de introdução da entrevista, e começará o que chamamos de fase de abertura. É neste momento que se inicia a investigação dos problemas do paciente e quando realizamos a anamnese psiquiátrica. Essa anamnese se inicia com a chamada investigação inicial: motivo da consulta, motivo do encaminhamento, queixa principal. Em seguida, caminhamos para a investigação principal: história do problema principal e varredura dos problemas secundários. Após termos desenvolvido uma visão aprofundada e abrangente dos principais problemas do paciente partimos para a fase do corpo da entrevista e montamos a nossa base de dados: problemas passados, uso de drogas, doenças somáticas, tratamentos e exames subsidiários, doenças na família, desenvolvimento pessoal, história social, personalidade e comportamento. Devido à necessidade que sempre se impõe de controle do tempo de entrevista, uma questão importante a se resolver é a abrangência em oposição ao detalhamento. Possivelmente teremos que completar a coleta de informações num segundo encontro, mas temos que decidir rapidamente quais serão nossas prioridades em termos de informações que terão que ser colhidas já na primeira entrevista. Anotações durante a entrevista devem ser parcimoniosas, e convém pedir a licença ao paciente para fazê-lo. Anotações extensas podem tirar a sua atenção do paciente ou causar nele insegurança quanto ao sigilo. Não se preocupe demais com partes da entrevista que possa esquecer. É infinitamente melhor compreender o paciente que anotar toda a vida dele num papel.

A necessidade de realização de exame físico geral e especializado e exame neurológico deve ser definida pelo problema e contexto apresentados pelo paciente. Esses exames poderão ser postergados para um segundo encontro, ou realizados por um especialista? Qual a urgência e importância deles para a definição das condutas iniciais a serem tomadas ao final da primeira entrevista? Há risco significativo de presença de problema somático ou neurológico? Caso se decida pela realização do exame, atente para a necessidade de haver acompanhante ou outro profissional presente. A realização do exame físico pode provocar algum tipo de impacto negativo posterior na relação médico-paciente? Há problemas de segurança envolvidos neste ato?

Após toda essa investigação, inicia-se a fase da devolutiva da entrevista, com a comunicação de diagnósticos e prognósticos. É quando se fala sobre a presença ou ausência de transtornos, doenças, problemas e os prognósticos dos mesmos. O que se deve comunicar? Como comunicar? Quando se deve comunicar? Obviamente estas três pequenas perguntas mereceriam várias páginas de considerações sobre as questões envolvendo reações psicológicas à presença de problemas de saúde em geral e mentais em particular, problemas de adesão a tratamento e outros. Não resolveremos essas questões no âmbito atual, mas lembramos que nesse momento da entrevista são cruciais as perspectivas desenvolvidas quando falamos sobre a aliança terapêutica.

Faz parte da devolutiva da entrevista a necessidade de darmos explicações sobre os problemas. É o momento da "aula sobre a doença", ou algo do gênero. Pode ser útil material didático impresso, sugestão de leitura de livros e a consulta de *sites* na internet. Nada, no entanto, substitui a velha e boa conversa olho a olho, com a necessária adaptação de linguagem, que tem como objetivos transmitir conhecimento e credibilidade e, ao mesmo tempo, diminuir o máximo possível a insegurança.

Ainda durante a devolutiva da entrevista realizamos a proposta de tratamento. Explicamos todo o possível sobre o tratamento, discutimos diferentes opções e, junto com o paciente, definimos a estratégia e quem fará o tratamento. Nesse momento se esboçam, com relativa frequência, as diferentes perspectivas sobre o problema e o seu tratamento, que podem prejudicar ou mesmo impossibilitar a implementação deste. Há as preferências do médico e as preferências do paciente. Sempre que possível, negociaremos e tentaremos chegar a uma situação de decisão compartilhada, de novo, no contexto da aliança terapêutica que foi previamente estabelecida[11].

Terminamos a devolutiva com as orientações e prescrições. Há tanto orientações e prescrições verbais quanto escritas, como as receitas de medicamentos. Há também os "contratos" escritos e verbais, por meio dos quais se procura garantir a adesão do paciente. São imperativos a clareza e a simplicidade. Verifique se o paciente compreendeu a prescrição. Talvez seja necessário fazer o mesmo com o acompanhante.

Ao caminharmos para o encerramento da entrevista, realizamos a marcação de nova entrevista ou consulta e despedida. Isso pode incluir a marcação de contato a distância em período intermediário (telefone, e-mail, etc.) e a orientação sobre procedimentos e contatos em casos de intercorrências e situações de emergência. Também não devemos nos esquecer da cobrança de honorários e outros. Quando nos despedimos, transmitimos apoio, qualificação e sempre uma mensagem de esperança.

TÉCNICAS DA ENTREVISTA CLÍNICA PSIQUIÁTRICA

Chamamos técnicas da entrevista clínica psiquiátrica os instrumentos especializados de comunicação que utilizamos para controlar o vínculo (técnicas de vínculo) e para coletar informações (técnicas de informação). Com o uso das técnicas realizamos o processo da comunicação propriamente dito. É a "execução da entrevista"[2]. Na Figura 2 apresentamos a "grande família" das técnicas de entrevista clínica.

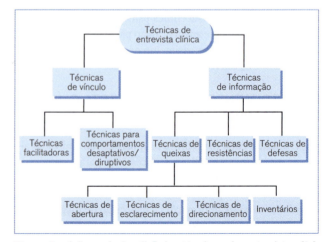

Figura 2 A "grande família" das técnicas de entrevista clínica psiquiátrica.

Abordaremos inicialmente as técnicas de informação. Antes de tudo, elas precisam ser práticas, isto é, deve ser fácil e rápido aplicá-las, precisam transmitir um sentido de autenticidade e espontaneidade e devem ser facilmente aceitas pelos pacientes. Mas nada disso conta se não ajudarem a conquistarmos confiabilidade devido sua aplicação (consistência temporal e entre indivíduos) e validade (precisão). As diferentes técnicas têm graus variáveis de sensibilidade (detecção de casos), especificidade (detecção de não casos) e validade de conteúdo (cobertura diagnóstica). Observamos no Quadro 4 as regras gerais para melhorar a validade por ocasião da aplicação de técnicas de entrevista[2].

Quadro 4 Regras gerais para melhorar a validade da informação

Alerta para sinais de que paciente oculta ou forja problemas e ou intormações
Adequação da técnica ao tipo de informação explorado
Reconhecimento das áreas difíceis e autoconsciência no uso de técnicas
Evitar: ■ Indução explícita ou implícita [ex.: Você com certeza tem problemas para dormir, não é mesmo? (indução afirmativa) ou ex.: Você não tem insônia, não é? (indução negativa)] ■ Não uso de técnicas de esclarecimento ■ Questões-metralhadora (ex.: Como estão o seu sono, apetite e energia física?)

Para entendermos melhor as técnicas de informação, devemos nos lembrar quais maneiras os pacientes usam para comunicar os seus problemas. De um modo geral, podem fazê-lo sob a forma de uma queixa – em que o paciente revela para o entrevistador, sem reservas, qual é o seu problema –, sob a forma de uma resistência – quando o paciente oculta passagens do entrevistador, por algum desconforto associado à sua comunicação – ou ainda sob a forma de uma defesa – quando o problema se oculta inclusive para o paciente, que não o percebe e por isso não pode comunicá-lo[2].

As técnicas de queixas são divididas em técnicas de abertura, que têm como objetivo a obtenção das queixas; as técnicas de esclarecimento, que têm como objetivo a tradução das queixas veiculadas pelo paciente em informação relevante do ponto de vista psicopatológico (usualmente os chamados sintomas); e as técnicas de direcionamento, com as quais cobrimos e transitamos entre as diferentes queixas[2].

Classificamos as técnicas de abertura em questões abertas, focadas e fechadas[2,4,6] (Tabela 8). As abertas têm um foco temático aberto e induzem a respostas abertas, autênticas, espontâneas e pessoais. Porém tendem a ser respostas longas, vagas, incompletas e com baixa confiabilidade. São úteis para acessarmos a queixa principal e obtermos a expressão emocional e a perspectiva subjetiva do paciente, o que valida os sintomas. Tendem a ser bem aceitas por pacientes comunicativos, histriônicos e promovem a "compreensão" e o vínculo empático. Ajudam a formular hipóteses diagnósticas. As questões focadas possuem um foco temático fechado, restringindo o assunto a ser abor-

dado, mas permitem respostas abertas, autênticas e individuais. Têm tempo de resposta, precisão, abrangência e confiabilidade intermediários. Apesar de restringirem o foco, permitem o surgimento de informações novas, não pressupostas pelo examinador. São úteis para as queixas secundárias e para a realização de uma cobertura ampla de diferentes tópicos. São bem aceitas de uma maneira geral, promovem o vínculo de conhecimento e testam hipóteses diagnósticas. Já as questões fechadas possuem o foco fechado e propiciam respostas fechadas, rápidas, precisas e com alta confiabilidade. Podem, no entanto, induzir a repostas falsamente positivas e tendem a inibir a expressão emocional. Também inibem a visão subjetiva do problema pelo paciente, favorecendo a perspectiva pressuposta pelo examinador. As questões fechadas são úteis para excluir sintomas e para a realização de uma lista de verificação de sintomas de cobertura completa. Sao bem aceitas por pacientes reservados, obsessivos. Promovem o vínculo de liderança mas podem facilitar uma postura autoritária por parte do examinador. Aumentam a confiabilidade e a eficiência temporal com pacientes prolixos, vagos ou confusos. Excluem hipóteses diagnósticas.

Tabela 8 Exemplos de técnicas de abertura

Técnicas	Exemplos
Questões abertas	"O que posso fazer por você? O que o traz aqui?"
Questões focadas	"O que acontece quando você tenta dormir? Como tem estado o seu humor?"
Questões fechadas	"Você tem problema para dormir? Você tem se sentido deprimido?"

Como já afirmado, as técnicas de esclarecimento têm como objetivo a tradução das queixas veiculadas pelo paciente em informação relevante do ponto de vista psicopatológico[2]. São muito importantes na entrevista clínica psiquiátrica porque não raramente o processo comunicativo, prejudicado pelos problemas mentais do paciente, encontra-se danificado e o discurso se torna vago, impreciso, confuso. A especificação é necessária quando o examinador carece de respostas precisas e o paciente é vago ou monossilábico. Há várias modalidades de pedido de especificação; questoes focadas ou fechadas podem ser utilizadas. Pode-se devolver resposta como questão ou mesmo o seu entendimento da resposta como questão. Pode-se pedir uma descrição de evento. A generalização é utilizada quando o examinador necessita de respostas sobre padrões gerais de problemas ou comportamentos, mas o paciente oferece informação específica. Para isso pode-se utilizar expressões generalizadoras ou então fazer uma exploração eventual de cada situação específica para chegar a uma avaliação global. A quantificação é necessária quando o examinador necessita quantificar problemas ou comportamentos mas o paciente se sente incapaz de fazer isso. Pode-se induzir o paciente a fazê-lo a partir de questões fechadas, sugestão de extremos improváveis ou então pedir estimativa, diminuindo a importância da exatidão. A verificação de sintomas é feita quando o paciente é vago ou pouco fluente. Pode-se verificar sintomas pelo uso de questões focadas ou fechadas sobre sintomas, seguidas por contra-checagem para obter confirmação. Usa-se a sondagem quando um paciente atribui um significado bizarro ou muito pessoal para uma vivência e não é claro quanto às suas razões; para esclarecer natureza delirante, crítica. Também a usamos para obter expressão emocional e conhecer as motivações. Para sondar, utilizamos questões sobre os pensamentos e sentimentos do paciente a respeito do evento ou da vivência. Quando o paciente relaciona eventos de maneira ilógica é necessário um esclarecimento por meio da técnica de inter-relacionamento, que é implementada de maneira simples, com um pedido de explicação. Com frequência nos deparamos com pacientes vagos, circunstanciais, que apresentam associações frouxas ou fuga de ideias. Usamos o sumário para focar a atenção do paciente e devolver para ele o que nós achamos que ele quis dizer, possibilitando uma contra-checagem. É útil, após fazermos o sumário, pedir uma correção, se necessário, de modo a não induzir o paciente ao erro. As principais técnicas de esclarecimento são exemplificadas na Tabela 9. As técnicas de direcionamento permitem-nos gerenciar o fluxo de informação e o andamento da entrevista, ajuda-nos a cobrir e transitar entre as diferentes queixas, de maneira a dar uma eficiência global para a questão temporal da entrevista[2]. São muito importantes para lidarmos com o que chamamos de entrevistas divagantes, nas quais um paciente prolixo, circunstancial ou tangencial tende a perder o foco do que quer falar para você e você, do que queria explorar[4]. O uso de técnicas de direcionamento, além do exercício do vínculo de liderança, são essenciais para a realização prática de uma boa entrevista clínica psiquiátrica. Quando o paciente está no rumo certo, nós o encorajamos a se manter na história por meio da técnica de continuação, implementada por gestos afirmativos, manutenção do contato visual e afirmações ou sinais confirmatórios. Também podemos encorajar o paciente a continuar ou elaborar, aprofundar a parte da história mais significativa a partir da técnica de eco, repetindo aspectos selecionados do discurso do paciente. Às vezes precisamos encorajar o paciente a não sair do assunto principal. Isso pode ser necessário em pacientes com discurso circunstancial, tangencial, com fuga de ideias ou que discutem o problema dos outros. Podemos fazer isso com gestos gentis de interrupção e convite a voltar para o assunto principal, o que chamamos de redirecionamento. As transições permitem-nos mudar de assunto de maneira a podermos cobrir diferentes áreas de investigação. Elas são, em parte, responsáveis pelo aspecto mais ou menos elegante que se desenrola na conversação. As transições suaves encorajam o paciente a passar para um novo tópico de maneira que pareça haver uma conexão entre eles. Podem ser usadas as conexões causais ou temporais. As transições acentuadas enfatizam a passagem para um novo tópico. São utilizadas quando se quer passar para uma outra fase da entrevista (testes, por exemplo). Também podem ser usadas para focar a atenção do paciente para a entrevista. Normalmente uma transição acentuada é feita com a introdução de um novo tópico, precedida por sumário do tópico anterior ou por uma explicação preliminar do que se fará

a seguir. As transições abruptas forçam a passagem para um novo tópico. Podem ser utilizadas para surpreender pacientes que mentem ou simulam sintomas.[3] Introdução de um novo tópico ou procedimento sem sumário ou explicação preliminar, transições repetidas (ir para frente e para trás) e cruzadas (checar a mesma queixa de diferentes modos, sem que o paciente se prepare) podem ser utilizados com este objetivo. Fora deste contexto, são em geral erros técnicos[2] (Tabela 10).

Tabela 9 Exemplos das principais técnicas de esclarecimento

Técnicas	Exemplos
Especificação	"De que maneira o seu sono é horrível? O que significa dias horríveis?"
Generalização	"Como é o seu sono na maioria das noites?"
Quantificação	"Quanto durou este período de inônia? Dez anos? Uma noite?"
Verificação de sintomas	"Você tem dificuldade para pegar no sono? Você perde o sono no meio da noite? Você acorda antes da hora de madrugada?"
Sondagem	"Por que você acha que tem perdido o sono?"
Inter-relacionamento	"Como você acha que os problemas políticos atuais e a sua insônia se relacionam?"
Sumário	"Você me contou que tem tido dificuldade de pegar no sono de maneira persistente desde o início das demissões no governo e acha que isto acontece pelo excesso de preocupação, está correto?"

Tabela 10 Exemplos das principais técnicas de direcionamento

Técnicas	Exemplos
Continuação	"Certo... Compreendi...Huhumm..."
Eco	"A noite inteira acordado? Todas as noites?"
Redirecionamento	(Gesto de interrupção) "Espere, vamos voltar ao seu problema de sono."
Transição suave	"E estes problemas de sono afetam o seu humor? (conexão causal) Nestes períodos de insônia e depressão você tem outras dificuldades?" (conexão temporal)
Transição acentuada	"Você já me deu uma boa ideia do seu problema: tem tido períodos de depressão associados a insônia, dificuldade de concentração e extremo cansaço. Agora eu gostaria de saber algumas coisas a respeito da sua vida pessoal..." (sumário e transição acentuada para novo tópico)
Transição abrupta	"O que você fez de bom neste sábado? (Paciente responde que foi ao cinema) Eu quero que você se concentre nestes três nomes e os repita para mim: carro, banana, justiça (Paciente refere problema de memória) Sobre que era o filme?" (Paciente conta a história do filme)

As técnicas de resistências ajudam o paciente a revelar algum problema que incialmente ocultaram do examinador[2]. As causas mais comuns de resistência são: desejo de ser aceito, preservar sua imagem frente ao examinador e medo de ser rejeitado ou parecer ridículo. Ele também pode sentir vergonha ou culpa de falar sobre o tema ou sentir desconfiança ou medo das consequências sociais de revelar algo sobre o assunto. Isso pode ser observado por diferentes tipos de comportamento que expressam resistência, como relutância ou recusa a conversar sobre certos assuntos, falta de clareza no discurso (prolixidade, respostas breves, vagas, circunstanciais) ou pelo comportamento de diminuir a importância ou mudar de assunto. Comportamentos não verbais também podem expressar resistências, tais como evitar o contato visual, manifestações físicas de tensão, inquietação, hostilidade, ou a presença de sinais autonômicos como rubor facial, palidez, sudorese e tremor.

Quando o paciente expressa relutância mas não se nega completamente a falar sobre o seu problema por estar preocupado em parecer ridículo, podemos encorajá-lo, verbalizar o que está implícito ou expressar que o aceitamos, independente de julgamentos morais. Denominamos esta técnica de aceitação. Podemos usar a confrontação, chamando a atenção do para o comportamento expressa resistência, como enrubescer, desviar o olhar, tensão, inquietação, ou tenta dissimular ou desviar o assunto... No caso da confrontação com consequências, quando o paciente expressa resistência por meio de recusa a conversar ou abordar o assunto, procuramos chamar a sua atenção para as consequências desta postura e procuramos explorar algum desejo seu que possa ser gratificado pelo ato de falar. Procuramos, assim, mostrar as desvantagens da resistência e as vantagens da exposição do problema. Quando o paciente expressa resistência por meio da recusa a conversar ou abordar o assunto em função de culpa ou vergonha, pode-se usar a mudança de perspectiva, ajudando-o a se sentir livre para falar. Outra possibilidade, quando um paciente muito severo consigo mesmo expressa resistência a expor pequenas falhas ou problemas, é a técnica do exagero, em que se compara o problema do paciente com um problema muito sério ou grave, para mostrar a sua aceitação e induzir humor. Ao contrário, a indução de vaidade pode ser usada com paciente com baixo senso moral (tendências antissociais) que expressa resistência de expor graves falhas ou problemas dos quais na verdade se orgulha, apenas por medo da reação do entrevistador. Com esta técnica induz o paciente a contar vantagem e se sinaliza que aceitamos o seu comportamento (Tabela 11).

As técnicas de defesas ajudam o paciente a revelar algum problema que estava oculto não apenas para o examinador, mas também para o próprio paciente[2,7]. Em geral, há uma situação externa ou um conflito interno estressante. As defesas são caracterizadas por um comportamento observável (eventualmente desadaptativo), um mecanismo ou processo de ligação entre o comportamento observável e a situação ou conflitos (mecanismo de defesa) e graus variáveis de consciência e controle voluntário. Os componentes inconscientes podem ser conhecidos apenas por inferência e ou revelação posterior à consciência[2,7,12]. Não abordaremos os diferentes mecanismos de defesa e as técnicas principais de revelação das defesas, mas basta lembrar-nos que são de técnicas de natureza predominantemente interpretativa[2,7].

Tabela 11 Técnicas de resistências

Técnicas	Exemplos
Aceitação	"Eu não estou aqui para julgá-lo. Muitas vezes certos impulsos íntimos estão além da nossa vontade. Se você puder falar, talvez eu possa ajudá-lo com isso."
Confrontação	"Eu notei que mesmo sendo bastante controlado, você não pode evitar ficar corado e tenso ao mencionarmos tal assunto."
Confrontação com consequências	"Eu não tenho como evitar. Infelizmente você não poderá sair de alta, a não ser que conheçamos com detalhe os motivos do seu comportamento..."
Mudança de perspectiva	"Você deve ter tido motivos além da sua capacidade para fazer o que fez... Aculpa não vede ser sua..."
Exagero	(Paciente oculta falha menor) "Você deve ter feito algo muito grave, tal como assaltar um banco..."
Indução de vaidade	"Você parece ser bom de briga. Quantos já levaram a pior com você?"

O EXAME DO ESTADO MENTAL

O exame do estado mental é uma atividade complexa que tem a psicopatologia como referência fundamental. Há diferentes métodos de realização e de sistematização desse exame e parece que nenhum deles tem a primazia sobre os outros[2,13,14]. Está claro, entretanto, que é necessário algum método para se organizar a sua realização. É importante que esse método se adeque ao referencial cognitivo do entrevistador, aos problemas apresentados pelo paciente e às circunstâncias em que o exame se realiza. Três perspectivas fundamentais direcionam o exame do estado mental do paciente durante a entrevista clínica psiquiátrica: ordenação segundo o canal ou processo de coleta de informações, detecção de sinais de transtornos mentais e detecção de situações de emergência[2,4,6,10,13].

A ordenação segundo o canal ou processo de coleta de informações organiza o exame do estado mental de acordo com a forma pela qual acessamos os fatos psicopatológicos, ou seja: observando o paciente, conversando de maneira casual com ele, conversando sobre os seus problemas e realizando testes. Cada uma dessas atividades acessa diferentes tipos de fenômenos psicopatológicos, tais como vivências subjetivas, comportamentos expressivos e comportamentos quantificáveis (rendimentos simples e agrupados em funções mentais) (Quadro 5).

Além da ordenação acima descrita, dois outros princípios de organização do exame do estado mental são a detecção de sinais indicativos de transtornos mentais e a detecção de situações de emergência. O exame do estado mental é sempre direcionado para a detecção dos problemas apresentados pelo paciente e sempre rastreamos sinais da sua existência. Dividimos tais sinais em *soft signs* e *hard signs*. *Soft signs* (Quadro 6) são

Quadro 5 Ordenação do exame do estado mental segundo o canal ou processo de coleta informações psicopatológicas relevantes

Observação
Vigília Aparência Postura Expressão facial Motricidade
Conversação causal
Consciência objetiva Cognição Comunicação verbal Contato visual Comportamento intencional Comportamento emocional
Conversação exploratória
Consciência subjetiva Sensopercepção Afetividade subjetiva Juízo e crítica Conação
Testes

Quadro 6 Exemplos de *soft signs* de psicose

Observação
"Envelhecimento", descuido pessoal, vestimentas bizarras, postura robotizada, maneirismos, agitação.
Conversação casual
Ausência de contato visual, desconfiança, puerilidade, comportamento inadequado, esquisito, hostil, discurso vago, lacônico, longas latências de resposta, discurso "não social", falta de expressão emocional, risos imotivados.
Conversação exploratória
Preocupação com um incidente do passado distante, fixação em um assunto, recusa a conversar sobre certos temas, outros comportamentos de resistência ou defesa.

aqueles sinais que nos deixam com a "pulga atrás da orelha". São sugestivos de transtornos, mas não específicos (múltiplas causas são possíveis). Em geral, não fazem parte dos critérios diagnósticos de transtornos mentais ou de personalidade. Em geral, tornam-se evidentes precocemente, no início da entrevista e quando presentes, sugerem pesquisa de certas áreas de problemas. Já os *hard signs* (Quadro 7) nos dão a "certeza do problema". Indicativos de transtornos com alguma especificidade, geralmente fazem parte dos critérios diagnósticos de transtornos mentais ou de personalidade. Evidenciam-se durante o corpo da entrevista, por ocasião da coleta da história psiquiátrica. Devem ser pesquisados ativamente, sempre que há evidências de transtornos (em geral sugeridos por *soft signs*).

Quadro 7 Exemplos de *hard signs* de psicose

Observação
Comportamento desorganizado ou bizarro Comportamento "alucinatório" Sinais catatônicos
Conversação casual
Distúrbio formal de pensamento grosseiro (perda das associações, neologismos, etc.)
Conversação exploratória
Delírios Alucinações

Além da detecção dos problemas mentais, o entrevistador também deve estar atento às situações em que há "perigo a vista". Sua perspectiva deve estar orientada para problemas emergentes, graves ou necessitando investigação ou conduta imediata. Os sinais de alerta são inespecíficos, há muitas causas possíveis para eles. Podem se tornar evidentes de imediato, logo ao início da entrevista, ou passarem despercebidos por completo, ou mesmo omitidos intencionalmente pelo paciente. Devem "sempre" ser pesquisados ativamente, mesmo quando não há evidências de transtornos, pois a sua identificação leva a condutas importantes e o não reconhecimento, ao contrário, implica em riscos significativos (Quadro 8).

Quadro 8 Sinais de alerta

Ideação de suicídio
Ideação de homicídio
Agitação psicomotora
Comportamento violento
Estupor e catatonia
Alteração de consciência
Mau estado de saúde (geral ou nutricional)

Por se destacar entre os sinais de alerta pela sua frequência e gravidade, a ideação de suicídio deve sempre ser pesquisada. Para tal é necessário que não se deixe de discutir o tópico, que deve ser abordado de maneira natural, numa atmosfera de segurança e envolvimento emocional. Evite emitir sinais de desconforto ao explorar ideias de suicídio e use termos específicos (matar-se, cometer suicídio, etc.). Também evite questões indutoras-negativas (ex.: "Você certamente não tem o desejo de se matar, não é?"). Não aceite o primeiro não como resposta definitiva, especialmente quando não convincente, e volte ao assunto, mais tarde, se ficou dúvida. Aos pesquisar ideação de suicídio, monitore os sinais corporais do paciente e esteja atento à negação devida a ideias de que há sinal de fraqueza, imoral ou pecado. Para alguns pacientes falar de suicídio é tabu, outros temem ser vistos como loucos. O paciente também pode ter medo de ser internado por causa da ideação de suicídio e pode ainda querer realmente morrer sem que ninguém saiba ou atrapalhe.

OS MÉTODOS PSICOPATOLÓGICOS

O primeiro passo fundamental deste exame é o de representar o que realmente o paciente vivencia em sua consciência, descrevendo da forma mais precisa possível os estados psíquicos vivenciados pelo paciente. O psiquiatra obtém estas descrições pelos relatos do próprio paciente durante seu contato pessoal. Dos conteúdos descritos pelo paciente, a tarefa do psicopatologista é identificar as alterações formais psíquicas. Ao paciente, importa os conteúdos do relato; ao psicopatologista que emprega o exame fenomenológico, a forma das vivências. Essa é a ferramenta básica da psicopatologia, denominada de fenomenologia da vida psíquica mórbida, ou seja, a descrição dos fenômenos subjetivos desta vida psíquica[1,15]. É nesta primeira etapa do exame que apreendemos as vivências de como o paciente percebe os objetos, seu próprio corpo e as imaginações, como vivencia o transcorrer do tempo e espaço, como percebe seus afetos, seus impulsos e sua vontade, como vivencia a realidade e seu eu interior e de ter consciência global de todos estes fenômenos. É uma tarefa árdua que exige muita habilidade e experiência do psicopatologista.

Completando o exame fenomenológico, procuramos também apreender onde o psíquico aparece nos rendimentos do indivíduo, utilizando certas condições que incitam o paciente a objetivar seu psíquico[1]. Serão apreendidas outras funções rendimentais como a memória, atenção, orientação temporal e espacial, a inteligência, motricidade, linguagem, forma de pensamento e as elaborações do juízo. Onde o diálogo não consegue penetrar, o distanciamento de uma testagem pode fazê-lo.

Depois de apreendida a vida psíquica pelas vivências e rendimentos, passamos a investigar as relações de compreensibilidade entre estas vivências[1]: como uma vivência origina outra, como o paciente procura dar um significado ao juízo das representações que tomam parte de seu mundo de significados. É neste momento que o psicopatologista se deparará com uma experiência de compreender ou não compreender psicologicamente o conteúdo desses significados vividos pelo paciente. Já será a primeira indagação de uma possível formulação diagnóstica, onde quadros psicogeneticamente compreensíveis levam ao diagnóstico de desenvolvimentos da personalidade ou de psicoses reativas, e os psicologicamente incompreensíveis característicos dos processos (esquizofrenias e quadros orgânicos mentais) e das fases (bipolares)[1].

Continuando o exame, investiga-se onde a essência psíquica do examinado aparece no mundo objetivo significativo dos demais seres humanos[1]. É uma outra tarefa difícil para o examinador. É o estudo da expressão do psíquico no corpo, em sua fisionomia e mímica; seu comportamento; o modo de vida e hábitos do paciente; suas obras criativas; em seus desenhos, escritos, trabalhos manuais e artísticos; e finalmente da maneira de como o paciente concebe e conforma o mundo à sua volta. Tarefa muito extensa onde descrevemos os comportamentos e condutas sociais tais como atos suicidas, impulsos, fugas, comportamento alimentar e sexual (inclusive de risco), uso de drogas ilícitas e de bebidas. Como o paciente cuida de si mesmo,

com higiene, controle esfincteriano, seu incômodo perante a sujeira, seus rituais e suas fixações libidinosas. De que modo dorme, tipo de sono, suas fases intermediárias entre sono e vigília, períodos de sonolência, sonhos e pesadelos, condutas no dormitório (há pacientes que passam o dia todo na cama). Da sexualidade deve ser investigada dos atos mais privados aos atos que se projetam na atmosfera social, impotência, ejaculação prematura, frigidez, masturbações, perversões, rechaço das relações amorosas (apragmatismo sexual), narcisismo, sublimações. Dos hábitos alimentares, investigar a fase de amamentação enquanto lactente, anorexias e bulimias, caprichos alimentares, insaciabilidade na sede ou fome, dipsomanias. Importância de descrever a vida familiar, seu grau de dependência material e afetiva, comportamentos de oposição frente aos pais ou de submissão excessiva, conflitos entre ciúmes e ódios, fugas do lar e capacidade de lograr a formação da própria família. A vida escolar e profissional deve ser extensivamente investigada, suas irregularidades, rendimentos, aprovações, promoções, demissões, trocas contínuas, ideias de referência e de perseguição nesses ambientes, a angústia para adaptação e vadiagem. A investigação de possíveis atos antissociais, já que a doença mental se correlaciona com estas formas de comportamento, se atem a história de tentativas suicidas, sua forma de prepará-las, meditação a respeito ou impulso incoercível, manipulações de terceiros ou utilização de meios (inclusive os engenhosos) para consumar a morte. Automutilações e castrações, pedofilia, incesto, sadomasoquismo extremo, tipo de roubo – se impulsivo, estereotipado, obsessivo, esdrúxulo, simbólico. Se houve conduta homicida na vida do paciente, de que forma foi cometida: se em estado crepuscular, em série, premeditado longamente, delirante, celotípico, desmotivado ou motivo torpe, obedecendo a vozes mandadas, se existe remorso. Investigar também condutas piromaníacas, estupro e infanticídio. A religiosidade, espiritualidade e a crença em alguma forma de divindade devem ser inquiridos, já que a maioria das pessoas em todo o planeta dizem serem crentes em Deus[15].

Continuando o exame da vida psíquica, é chegado o momento da investigação cultural e social[1]. O homem é um ente natural e cultural: já existe um mundo antes do ser humano nascer. A educação, ambiente, cultura e tradição tornam o homem um ente cultural e social: não existe o psíquico isolado, mas inserido numa sociedade. Sabemos que os distúrbios psiquiátricos produzem tensões com a comunidade e a pressão da cultura também interfere na saúde mental. A vida psíquica anormal pode influenciar uma sociedade e certamente algumas personalidades anormais a influenciaram. A civilização também gera estados psíquicos anormais (profissões, proliferação do capitalismo brutal, tecnificação, dissolução do ambiente natural, uso de substâncias, necessidade da repressão dos instintos etc.). A fisiologia humana não se adapta com tal velocidade. É necessário, portanto, que o psiquiatra realize a anamnese social, para saber sobre o mundo de significados do paciente. Importante indagar como o paciente lida com as pressões sociais, sua luta para sobreviver, seus ideais, aprimoramento e desenraizamento cultural (emigrantes, refugiados). É o momento do exame em que podemos detectar a vulnerabilidade suicida, as neuroses de renda causadas pelos conflitos profissionais, a educação recebida, etnias fechadas e que se cruzam com maior frequência, os que não suportam a sociedade e cursam vida paralela. Investigar sobre a prevalência das psicoses nos solitários, solteiros, imigrantes, trabalhadores não qualificados; a insuficiência espacial comprometendo o desenvolvimento normal de uma criança. Atualmente, o homem precisa superadaptar-se para viver em sociedade, bastando uma nova exigência para desequilibrar-se psiquicamente: as exigências socioeconômicas com o bombardeio de propagandas, com as quais o homem se sente manipulado; a atitude dos nossos tempos de constante vigilância frente ao corpo, saúde e desempenho; o momento da civilização onde realmente houve queda dos valores espirituais, filosóficos e ideológicos; a comunicação com o outro é distante e fria; competitividade, rivalidade; tecnologia que embrutece gerando agressividade; consumismo e maior individualismo; nossa sociedade tecnocrata impele ao racionalismo absoluto, não deixando espaço para a elaboração das vivências de perda ou frustração; alcoolismo e toxicomanias aumentam progressivamente. É uma etapa investigatória onde se exige do examinador também um aprimoramento cultural e muito tempo para elaborar o mundo alheio. Mas certamente trará uma estupenda visão deste homem doente, facilitando enormemente a feitura diagnóstica e conduta terapêutica[16].

Finalmente completamos esta etapa do exame elaborando a biografia do paciente[1]. A biografia psiquiátrica procura, mais do que descrever especificamente uma pessoa, um significado existencial. Não é meramente a descrição da sucessão regular da vida de um homem, mas conseguir chegar a uma configuração qualitativa. Descrevendo vivências, datas, acontecimentos, realizações, crises, frustrações, atos, obras, apreendemos onde o psíquico se configura e aparece na existência daquela pessoa, e é isto o que interessa ao psiquiatra. A biografia de alguém tem necessariamente ligações com o biológico do indivíduo, herança, família, comunidade, sociedade. Para Karl Jaspers, conhecer a biografia que revela o todo existencial de um indivíduo é condição necessária para posteriormente o psiquiatra analisar se o transtorno psicopatológico acontece por processo, reação, fase ou desenvolvimento. Obviamente não existe uma definitividade completa de alguém, pois o homem é um ser incompleto e aberto para todas as possibilidades existenciais, dado o seu grau de liberdade existencial. Biografia completa de alguém apenas com a morte, aí sim teremos o indivíduo concluído. O psiquiatra precisa exercitar como colher o material biográfico (relatos, acontecimentos, escritos), e o mais difícil, de como apresentar esse material, onde a psique aparece no mundo. Não é uma biografia literária: em uma biografia psiquiátrica devemos descrever o indivíduo em suas etapas biológicas, infância, puberdade, vida adulta, velhice. Como o indivíduo foi lidando com as possibilidades quase infinitas da mocidade e o estreitamento destas com o passar dos anos. Veremos a diferença daquele homem que simplesmente viveu daquele que buscou um significado para a vida. Quem se realizou e arriscou existencialmente, terá uma velhice mais confortável.

Importante descrever aqueles que tiveram medo de crescer, que não suportaram os riscos das opções, dos que lutaram para não serem adultos. Os fatos da realidade decidirão por este homem. Uma excelente biografia psiquiátrica pode mostrar muito mais do desenvolvimento normal ou anormal de alguém, do que o exame psíquico transversal. Uma boa história sempre deve ser longa e pode fazer o diagnóstico de uma doença[1].

O estabelecimento de uma relação causal entre organicidade e efeito psicopatológico não é fácil. Num organismo, notadamente o humano, existem muitos elos entre causa e efeito, sendo raro o evento ser exclusivo de uma única causa direta, mas sim encadeamento de várias causas. O homem não é um objeto físico, não é um organismo estático, mas sim mutável, variável no tempo e extremamente dinâmico, bio e psiquicamente. E nem sempre uma causa leva inevitavelmente a um efeito psíquico, devendo-se levar em consideração o papel das circunstâncias, que podemos chamar de condições, sem as quais aquela causa não levaria a tal efeito. Além disso, em psiquiatria, um mesmo evento psicopatológico pode ter origem de várias causas e uma única causa pode produzir diversos efeitos psicopatológicos. Vemos então como é complexa a etiopatogenia de uma doença mental, bem como e elaboração de uma completa anamnese. Em psiquiatria sempre devemos investigar a interação das influências orgânicas com as disposições psíquicas individuais. Em neurologia, a vinculação anatomia-função, ou seja, a relação lesão-sintoma, é praticamente setor exato em medicina. Na psiquiatria não existe tal relação biunívoca. No fundo, transtorno mental não é doença cerebral. Um mesmo tipo de tumor cerebral pode determinar distintas síndromes psiquiátricas em cada tipo de paciente: síndrome confusional, demencial, esquizofreniforme, afetiva, catatônica, psicastênica, histeriforme, transtorno de personalidade entre outras, variando de indivíduo para indivíduo. O álcool pode exercer efeitos diversos, em um mesmo indivíduo, segundo a situação existencial. Em muitas doenças não psiquiátricas o primeiro sintoma pode ser psicopatológico, como no caso de infecções, Huntington, esclerose múltipla, demência de Pick. Para se chegar a uma explicação causal, não podemos empregar os métodos da intuição compreensiva, mas obrigatoriamente utilizar-se dos métodos das ciências naturais, físicos, químicos, biológicos. A investigação orgânica necessita de uma comprovação ou de uma forte evidência. O diagnóstico só pode ser feito pela investigação somática e não pela intuição compreensiva. É fundamental estabelecer a relação entre organicidade (cerebral ou extracerebral) e distúrbio psicopatológico, onde o somático é causa do psicopatológico.

OS EXAMES BIOLÓGICOS COMPLEMENTARES

Não existem exames para diagnosticar transtornos mentais funcionais (endógenos). Nenhum método laboratorial substitui o exame psicopatológico para diagnosticar esquizofrenia, transtornos do humor, neuroses, psicopatias e outros desenvolvimentos anômalos da personalidade ou formas especiais do existir humano (perversões, anorexias, impulsividades). Os exames complementares são imprescindíveis para o diagnóstico diferencial dos quadros somáticos ou para firmar o diagnóstico dos quadros psiquiátricos de causa somática (síndromes orgânicas cerebrais, reações exógenas, *delirium*).

Os exames laboratoriais não devem ser solicitados de rotina, assim como não devem ser valorizados isoladamente, mas inseridos num contexto global, na anamnese clínica e psicopatologia. Devem ser solicitá-los quando há evidências, na história ou em exame físico, de algum tipo de síndrome orgânica ou suspeita de causalidade do transtorno psíquico formal.

Os exames laboratoriais também seguem os indicados pela propedêutica clínica da medicina interna. Quadros hematológicos, tireoidianos, renais, hepáticos e hidroeletrolíticos, que frequentemente determinam síndromes orgânicas cerebrais, às vezes de sintomatologia funcional, são facilmente demonstráveis por simples testes sanguíneos. Nas demências é importante pesquisar as funções paratireoidianas, pois são quadros reversíveis destas afecções.

O eletroencefalograma é um exame importante para a pesquisa de processos cerebrais, abusos de substâncias, distúrbios metabólicos, *delirium* e aspectos neuropsiquiátricos da epilepsia. A polissonografia, um exame derivado do EEG, é extremamente útil na avaliação causal das desordens do sono. O potencial evocado, que utiliza dados fornecidos da resposta do sistema nervoso central a estímulos em diversas regiões, pode ser utilizado nos casos de desordens cognitivas.

O simples RX de crânio ainda encontra utilidade, por ser bastante simples e prático, para evidenciar neoplasias e calcificações (neurocisticercose). A tomografia computorizada, método bem mais sofisticado, encontra importante uso no diagnóstico de processos vasculares cerebrais, neoplasias e atrofias cerebrais, processos demenciais, alcoolismo com desordens cognitivas crônicas, anorexia nervosa com acentuado depauperamento físico. A ressonância magnética diferencia nitidamente a substância branca da cinzenta, colaborando enormemente nas evidências de atrofias neuronais em áreas localizadas, de grande utilidade para auxílio do diagnóstico de pseudodemência depressiva, além da propedêutica cerebral na anorexia grave e alcoolismo com demenciação. Lembramos que a tomografia e a ressonância magnética cerebrais deveriam ser solicitadas nos casos de primeiro episódio psicótico, confusão mental, transtornos de personalidade e quadros de transtornos de humor, que se iniciaram após os 50 anos.

Em crianças com quadros suspeitos de retardo mental (oligofrenias) e nas investigações das anomalias genéticas, corroborando no diagnóstico dos erros inatos de metabolismo (fenilcetonúria) e anomalias cromossômicas (síndrome do X frágil, síndrome XYY).

Para aprofundamento

- Karl Jaspers. Psicopatologia geral. São Paulo: Atheneu; 1973.
  ⇨ Obra fundamental para o estudo da psicopatologia.
- Othmer E, Othmer SC. The clinical interview using DSM-VI. Volume 1: Fundamentals. Washington: American Psychiatric Press; 1994.
  ⇨ Neste livro o autor apresenta os princípios da entrevista clínica psiquiátrica básica.

REFERÊNCIAS BIBLIOGRÁFICAS

1. Karl Jaspers. Psicopatologia geral. São Paulo: Atheneu; 1973.
2. Othmer E, Othmer SC. The clinical interview using DSM-VI. Volume 1: Fundamentals. Washington: American Psychiatric Press; 1994.
3. Othmer E, Othmer SC. The clinical interview using DSM-VI. Volume 2: The Difficult Patient. Washington: American Psychiatric Press; 1994.
4. **Shea SC. Psychiatric interviewing: the art of understanding. 2.ed. Philadelphia: WB Saunders; 1998.**
   ⇨ Neste livro o autor apresenta uma boa discussão sobre a chamada espiral paranoica.
5. Miller WR, Rollnick S. Entrevista motivacional: preparando as pessoas para a mudança de comportamentos adictivos. Porto Alegre: Artmed; 2001.
6. Carlat DJ. Entrevista psiquiátrica. 2.ed. Porto Alegre: Artmed; 2007.
7. MacKinnon RA, Michels R, Buckley PJ. A entrevista psiquiátrica na prática clínica. 2.ed. Porto Alegre: Artmed; 2008.
8. Morrison J. The first interview: revised for DSM-IV. New York: The Guilford Press; 1994.
9. Pridmore S. The psychiatric interview. A guide to history taking and the mental state examination. Scarborough: Harwood Academic; 2000.
10. **Robinson DJ. Three spheres. A psychiatric interviewing primer. Michigan: Rapid Psychler; 2000.**
    ⇨ Um livro fácil e sucinto sobre a entrevista clínica psiquiátrica.
11. Tasman A, Riba MB, Silk KR. The doctor-patient relationship in pharmacotherapy. Improving treatment effectiveness. New York: The Guilford Press; 2000.
12. **Vaillant GE. Ego mechanisms of defense: a guide for clinicians and researchers. Washington: American Psychiatric Press; 1992.**
    ⇨ Neste livro o autor discute de maneira aprofundada o conceito de mecanismos de defesa.
13. Robinson DJ. Brain calipers. A guide to successful mental status exam. Michigan: Psychler; 1997.
14. **Trzepacz PT, Baker RW. The psychiatric mental status examination. New York: Oxford University Press;1993.**
    ⇨ Neste livro o autor discute a realização do exame do estado mental.
15. Henri Ey, Bernard P, Brisset CH, Toray-Masson. Tratado de psiquiatría. Barcelona; Toray-Masson; 1975.
16. Alonso-Fernández. Fundamentos dela psiquiatria actual. 4.ed. Madrid: Paz Montalvo; 1979.

6
Anamnese psiquiátrica no idoso

Débora Pastore Bassitt
Camila Truzzi Penteado
Jorge Augusto Alves Silveira

Sumário

Introdução
Anamnese psicogeriátrica
    Identificação
    Queixa e duração
    História da moléstia atual
    Antecedentes pessoais
    Antecedentes familiares
    História pessoal
    Interrogatório sobre os diversos aparelhos
Exame do estado mental
Exame físico
Instrumentos de avaliação cognitiva
Exames complementares
Vinheta clínica
Referências bibliográficas

Pontos-chave

- O examinador precisa estar familiarizado com a história natural e a sintomatologia dos transtornos mentais mais comuns em idosos como o *delirium*, a depressão e os transtornos cognitivos, pois alguns deles manifestam-se diferentemente neste grupo de pacientes.
- Declínios funcionais agudos levantam suspeita de acidente vascular encefálico ou acidente isquêmico transitório.
- Uma revisão do ciclo de vida do idoso ajuda a estabelecer as capacidades pré-mórbidas de ajustamento a importantes eventos de vida e evita erros diagnósticos baseados em avaliações transversais do paciente.

INTRODUÇÃO

Uma boa anamnese do idoso portador de um transtorno psiquiátrico é a base para uma assistência médica adequada, mesmo na era atual do desenvolvimento tecnológico e das entrevistas padronizadas[1].

Obter uma história geriátrica e avaliar o estado mental de um idoso é uma tarefa longa e complexa, pois o paciente vive há mais de seis décadas e frequentemente apresenta diversas comorbidades tanto neurológicas quanto clínicas[2].

A entrevista pode ser realizada em diferentes espaços físicos: no leito de uma enfermaria, em um consultório médico, em uma instituição de longa permanência, no hospital dia e até mesmo residência do paciente. O local de realização da entrevista pode determinar a quantidade e qualidade dos dados coletados. Por exemplo, no ambulatório não será possível avaliar por completo a capacidade funcional de um paciente portador de demência, ou seja, é mais difícil avaliar o desempenho de atividades do cotidiano, realizadas no domicílio, no dia-a-dia do paciente e que são fundamentais para sua independência e autonomia[2]. Por outro lado, avaliar adequadamente causas reversíveis de demência ou pesquisar *delirium*, só será possível em ambiente hospitalar, onde há acesso a exames complementares.

A participação da família ou do círculo de convívio imediato deve ser sistemática durante a avaliação do idoso, para confirmar ou não o relato do paciente, já que em muitos casos o diagnóstico depende da capacidade dos familiares de relatar a história[3]. Além disso, um membro da família é o melhor informante da personalidade prévia do paciente cujos traços podem alterar ou exacerbar no contexto de uma variedade de transtornos psicogeriátricos.

A entrevista deve ser conduzida em um clima de confiança, atenção e respeito. A paciência é a regra. O idoso é frequentemente mau ouvinte, lento, inquieto e pode não tolerar uma entrevista longa e detalhada, principalmente se ele for portador de transtornos mentais graves e/ou de prejuízos cognitivos[3].

Atenção especial deve ser dada aos pacientes que apresentam déficits sensoriais auditivos e visuais e cognitivos, condições comuns em idosos. A entrevista deve ser realizada em ambiente silencioso, o entrevistador deve sentar-se próximo do paciente, deve certificar-se de que o paciente está em uso de lentes corretivas ou de próteses auditivas, deve falar devagar, pausadamente, em voz audível e com repetições frequentes, podendo até dispositivos de amplificação do som se julgar necessário. Além disso, deve prover tempo amplo para respostas, pois os idosos além de poderem apresentar déficits sensoriais e/ou cognitivos, geralmente são mais cautelosos para responder ao médico[4].

ANAMNESE PSICOGERIÁTRICA

Identificação

A identificação da anamnese psicogeriátrica deve conter: data da realização da anamnese; nome completo; sexo; idade; data de nascimento; local de nascimento; procedência ; local de moradia: especificar se o paciente reside em instituição de longa permanência e há quanto tempo; estado civil: casado, separado ou viúvo e há quanto tempo; irmãos: nomes e idades; filhos: nomes e idades; escolaridade; profissão e ocupação: especificar se aposentado e há quanto tempo, questionar se exerce atividades na comunidade; religião[5].

Acrescentar o nome do cuidador, nome do informante e a confiabilidade das informações fornecidas.

Queixa e duração

Embora seja óbvia a importância dos principais motivos da consulta e a duração dos mesmos, que são apresentados pelo idoso e/ou por familiares, com frequência eles são apenas a ponta do *iceberg* e não expressam o problema mais relevante, que só será identificado ao longo da anamnese[6].

História da moléstia atual

O objetivo da história da moléstia atual é documentar a sequência temporal do desenvolvimento dos sintomas (afetivos, cognitivos, comportamentais e físicos) e a relação dos sintomas com o ambiente e com as atividades diárias do idoso.

É importante recordar todas as mudanças ambientais, os eventos de vida e os estressores recentes (perdas, separações, alterações na rotina e/ou na rede de apoio) que, no idoso, podem precipitar ou exacerbar transtornos afetivos, psicóticos, cognitivos e doenças físicas.

O examinador precisa estar familiarizado com a história natural e a sintomatologia dos transtornos mentais mais comuns em idosos como o *delirium*, a depressão e os transtornos cognitivos, pois alguns deles manifestam-se diferentemente neste grupo de pacientes.

- *Delirium*, também conhecido como estado confusional agudo, é um transtorno caracterizado por quadro flutuante de alterações da atenção, consciência, cognição e do comportamento, além de delírios e alucinações visuais e está associado à alta taxa de mortalidade na população geriátrica. Idosos frágeis e portadores de prejuízo cognitivo são particularmente predispostos ao *delirium* por mínimos acometimentos tóxicos, metabólicos ou infecciosos. Neste contexto, é necessário elucidar as medicações de uso contínuo, suas doses e modificações recentes para pesquisar possível *delirium* medicamentoso que ocorre principalmente em idosos polimedicados[7]. É importante também pesquisar na história recente, outros fatores associados ao *delirium*: febre, dores, cefaleia, tonturas, desmaios, disfagia, dispneia, dor precordial, incontinência urinária, disúria, diarreia ou constipação, quedas, traumatismo craniano, fraqueza muscular, cirurgias (principalmente por fratura de quadril), alterações nutricionais e padrão de ingesta hídrica[8].

- A depressão é outro transtorno comum em idosos e sua manifestação pode ser caracterizada por pouco ou nenhum sintoma clássico (como tristeza e choro fácil, e queixas somáticas, hipocondria e agitação que podem parecer "histriônicos" para familiares. Também pode estar presente negativismo, ou seja, o idoso pode recusar alimentos e bebidas, se recusar a colaborar com cuidados e se recusar a andar. O médico deve avaliar mudanças abruptas no padrão do sono que ultrapassem as alterações normais do envelhecimento como, por exemplo, o aumento da frequência de despertares noturnos. Deve-se também avaliar também mudanças no padrão do apetite e alterações do peso corporal, além de diminuição da energia e da libido[2].

- Os transtornos cognitivos afetam, além de memória e linguagem, a sensopercepção, o humor, o pensamento, a personalidade e a capacidade funcional. Neste caso a presença de familiar é fundamental para complementar e validar as informações. Perda de objetos pessoais, esquecimentos ou troca de nomes de pessoas familiares e dificuldades para recordar informações novas ou dificuldades para encontrar palavras durante o discurso são sinais de alerta. Traços de personalidade podem exacerbar-se e pode surgir apatia, sintomas depressivos e delírios de roubo.

As condições que mais comumente afetam o idoso prejudicam a capacidade funcional do indivíduo, assim, é importante questionar o paciente e/ou o informante sobre a capacidade de realizas as atividades instrumentais da vida diária (AIVD); capacidade de preparar refeições, tomar remédios, fazer compras, controlar seu dinheiro, usar o telefone, realizar pequenas tarefas domésticas e sair de casa para lugares mais distantes Também deve ser avaliada a capacidade de executar tarefas pessoais diárias, as atividades básicas da vida diária (ABVD); banhar-se, vestir-se, cuidar da higiene pessoal, transferir-se do leito para a cadeira, manter continência, alimentar-se e deambular.

Declínios funcionais agudos levantam suspeita de acidente vascular encefálico ou acidente isquêmico transitório. Pequenos infartos cerebrais podem passar despercebidos por não produzirem sintomas neurológicos focais e, só são diagnosticados quando surgem alterações comportamentais, alterações de humor de personalidade e a alterações cognitivas mais graves e incapacitantes[9].

Outras questões a serem exploradas na história da moléstia atual são: relações interpessoais, crenças culturais, aceitação de tratamentos, comportamento adaptativo ou mal adaptativo durante e em seguida a eventos estressantes, desenvolvimento educacional e intelectual (reserva funcional) e nível de funcionamento social.

Antecedentes pessoais

Antecedentes psiquiátricos

Registrar evolução dos sintomas ao longo da vida, tentativas de suicídio, diagnósticos psiquiátricos prévios e psicofármacos utilizados com e sem sucesso, especificando doses utilizadas, efeitos colaterais, data de início e duração dos tratamentos. As internações psiquiátricas em hospital fechado também devem ser registradas com local, data, duração e motivos das internações.

Antecedentes clínicos

Detalhes de diagnósticos clínicos atuais e prévios, hospitalizações, tratamentos, traumatismos e cirurgias.

Deve ser avaliada a presença de comorbidades clínicas comuns em idosos que contribuem para, ou se apresentam como, sintomas e sinais psiquiátricos: hipertensão arterial, hipotireoidismo e hipertireoidismo, diabetes mellitus, dislipidemia, anemias, ataques isquêmicos transitórios e acidentes vasculares encefálicos, arritmias cardíacas, infartos miocárdicos, bloqueio cardíaco, hepatites, infecções urinárias, hiperplasia prostática benigna, neoplasias e antecedente de epilepsia ou crises convulsivas isoladas.

Descrever detalhadamente todas as medicações em uso com data de início do tratamento, doses e horários de administração, registrando também medicamentos utilizados que não necessitam de prescrição médica como: vitaminas, minerais, suplementos alimentares, remédios populares, anti-inflamatórios, aspirina e antihistamínicos que podem ser neurotóxicos mesmo em doses moderadas ou podem interagir com outros medicamentos.

Hábitos e vícios

Questionar tabagismo e uso, abuso ou dependência de álcool e drogas ilícitas. Avaliar também frequência de atividade física e hábitos alimentares, incluindo o padrão de ingesta hídrica, pois idosos têm um risco maior de desidratação que pode manifestar-se por meio de sintomatologia psiquiátrica e *delirium*.

Antecedentes familiares

Antecedentes psiquiátricos

Uma forma de avaliar a distribuição de transtornos mentais na família é através de um genograma que deve incluir o histórico psiquiátrico e comportamental de: pais, tios consanguíneos, irmãos, cônjuges, filhos, netos e bisnetos.

Especificar ocorrência de transtornos afetivos, esquizofrenia, transtornos de personalidade, abuso ou dependência de álcool e drogas, tentativas de suicídio e suicídio consumado em familiares dos pacientes[4].

É importante pesquisar a idade de aparecimento e curso de declínio cognitivo em parentes dos idosos entrevistados, pois 60% dos casos de Alzheimer precoce, ou seja, que se manifesta antes dos 65 anos de idade, são casos de Alzheimer familial[10].

Antecedentes clínicos

A história familiar inclui o estado de saúde de pais, tios, irmãos, filhos e netos, especificando os diagnósticos de cada um deles. Estabelecer causa e data do falecimento de familiares.

História pessoal

Uma revisão do ciclo de vida do idoso ajuda a estabelecer as capacidades pré-mórbidas de ajustamento a importantes eventos de vida e evita erros diagnósticos baseados em avaliações transversais do paciente. A história sexual (orientação, atividades, prática e como os transtornos mentais afetam essas funções) também deve ser colhida. Esse tipo de informação deve, sempre que possível, ser elucidada pelo paciente com a confrontação e complementação de familiares e amigos próximos.

Informações sobre a personalidade prévia, o nível educacional, as atividades físicas, os passatempos e os históricos ocupacional e social auxiliam, não somente na formulação diagnóstica, mas também na estimativa do impacto dos problemas identificados sobre o paciente, facilitando a elaboração de um plano de reabilitação mais adequado.

Interrogatório sobre os diversos aparelhos

O interrogatório sobre os diversos aparelhos consiste na realização de perguntas sobre sintomas específicos ligados aos diversos aparelhos, sistemas e regiões do corpo. Deve ser individualizado, ou seja, o entrevistador deve realizar apenas as perguntas que julgar necessárias para concluir sua avaliação.

A anamnese psicogeriátrica completa requer a avaliação das principais síndromes geriátricas que podem ser pesquisadas nesse momento se ainda não contempladas previamente.

Olhos e ouvidos

déficits sensoriais podem estar associados à disfunção social e de comunicação, o que prejudica a qualidade de vida do idoso e a coleta de informações durante a anamnese. O déficit visual ou auditivo também predispõe ao surgimento de alucinações provenientes do sensório afetado, além de ilusões e ideias paranoides. Os prejuízos sensoriais podem ainda ser sintomas de um acometimento do sistema nervoso central como, por exemplo, acidente vascular encefálico, tumor ou doença desmielinizante e por isso devem ser avaliados com cuidado.

Garganta e dentes

Pesquisar uso de próteses dentárias e dor, que pode ser indicativa de processo infeccioso. O mau ajustamento da prótese também deve ser checado uma vez que inapetência pode ser decorrente da dificuldade em mastigar e deglutir, e movimentos oromastigatórios decorrentes do mau ajuste podem facilmente ser confundidos com esteriotipias motoras.

Trato geniturinário

Avaliar incontinência urinária e disúria, que podem ser causadas por infecção urinária aguda e retenção urinária.

Trato gastrointestinal

Pesquisar vômitos e sangramento digestivo alto, alterações do hábito intestinal como diarreia ou constipação e alteração na coloração ou presença de sangue nas fezes.

Aparelho osteomuscular

Pesquisar utilização de próteses ortopédicas, risco de quedas, imobilidade, presença de escaras de decúbito e alterações da marcha.

EXAME DO ESTADO MENTAL

A aparência geral do paciente geriátrico pode sugerir o diagnóstico psiquiátrico subjacente. Observar como o paciente está vestido, se as roupas são limpas e apropriadas para a ocasião, observar se o paciente está penteado, se as unhas estão limpas etc. A postura, a feição e os movimentos (por exemplo: tremores) podem refletir distúrbios do humor ou do pensamento e podem ser afetados por diversas condições neurológicas e drogas psicotrópicas[2].

O discurso e a fala devem ser avaliados em relação à velocidade, quantidade e qualidade. Idosos deprimidos podem ter um discurso monótono e achatado e pacientes com afasia podem trocar letras ou errar palavras (parafasias). O examinador deve avaliar o pensamento observando presença de ideação suicida, preocupações excessivas, obsessões, tangencialidade, fuga de ideias, circunstancialidade, frouxidão dos laços associativos e delírios. Delírios associados à demência são comuns e incluem: delírio de roubo, de ciúme, persecutório e de reencarnação[11]

As alterações da sensopercepção incluem: ilusões e alucinações auditivas, visuais, táteis e olfativas e podem ser sintomas tanto de transtornos psiquiátricos quanto de doenças neurológicas e clínicas, como o *delirium* por exemplo.

Humor e afeto podem ser analisados durante toda a entrevista. O afeto é o tônus emocional de prazer ou desprazer que acompanha a produção cognitiva do paciente, ou seja, varia durante a entrevista. O afeto de um idoso depressivo pode não atingir o grau de disforia de um adulto jovem (evidenciado por choro ou desespero), já o humor que é mais sustentado ao longo da avaliação, pode ser mais discernível no final da entrevista[12].

A psicomotricidade de idosos acometidos por transtornos psiquiátricos, com exceção dos portadores de demência avançada, tem maior probabilidade de apresentar-se como hiperatividade e agitação. Pacientes com demência leve a moderada, especialmente vascular, são distraídos, levantam-se frequentemente da cadeira e perambulam pelo consultório.

As informações obtidas na anamnese devem ser utilizadas pelo examinador para determinar se a doença mental interfere na capacidade de julgamento crítico do idoso. O *insight* refere-se à capacidade do paciente de reconhecer e entender a sua doença e a necessidade de tratamento. O julgamento crítico e o insight de idosos frequentemente está prejudicado em condições como: demências, transtornos afetivos com sintomas psicóticos e por outros transtornos psicóticos[11].

EXAME FÍSICO

Ao psiquiatra que se propuser a tratar pacientes idosos, é aconselhável trabalhar conjuntamente com médicos de outras especialidades, principalmente o geriatra e o neurologista, sempre que possível, pois normalmente doenças e sintomas psiquiátricos são precipitados e/ou complicados por doenças físicas. Certamente não é possível falarmos em avaliação psiquiátrica completa sem incluirmos um exame físico detalhado, particularmente nesta faixa etária[2,13,14].

O exame físico do paciente idoso com sintomas de doença mental segue, em grande parte, os mesmos preceitos básicos utilizados na avaliação primária de um paciente adulto jovem. É comum na prática da psiquiatria clínica a busca por sintomas sugestivos de hipotireoidismo, anemia ou hipovitaminose para pacientes que apresentem sintomatologia depressiva, bem como a pesquisa por indícios físicos de hipertireoidismo, hipoglicemia, arritmias cardíacas ou doenças pulmonares em pacientes que desenvolvam um quadro ansioso ou de síndrome do pânico, por exemplo.

Porém, ao trabalhar-se com pessoas de idade mais avançada, deve-se ficar atento a outras condições que possam levar o paciente a apresentar quadros agudos ou até mesmo crônicos de mudanças psicopatológicas, em especial a desenvolver quadros de *delirium*. A busca por focos infecciosos é essencial nestes casos e, para isto, é recomendável que se proceda a uma inspeção cutânea com busca ativa por lesões, percussão e ausculta pulmonar, semiologia para quadros infecciosos de vias aéreas superiores, abdominais e geniturinários. Também é importante a busca por sinais de desidratação, distúrbios hidroeletrolíticos, anemia, alterações de hábito intestinal, sinais de trombose venosa profunda e trauma[15].

O exame neurológico também é essencial para que se possa avaliar de forma precisa o quadro clínico apresentado pelo paciente idoso. Além da avaliação cognitiva, que será discutida mais à frente, o exame dos nervos cranianos, coordenação motora, marcha, tônus e força muscular, reflexos superficiais e profundos, sistema sensorial e vascular e a pesquisa de nistagmo devem fazer parte do arsenal diagnóstico do psiquiatra[11,16].

Quadro 1 Causas mais comuns de *delirium*

Drogas
Hipnóticos
Anticolinérgicos
Polifarmácia
Abstinência de substâncias
Doenças neurológicas primárias
AVC
Hematoma subdural
Meningite/encefalite
Doenças clínicas
Infecções
Hipóxia
Choque
Anemia
Desidratação
Desnutrição
Diminuição de albumina sérica
Distúrbios hidroeletrolíticos
Cirurgia
Ambiente
Contenção física
Múltiplos procedimentos
Dor
Estresse
Privação prolongada de sono

Quadro 2 Exame neurológico

Exame do Estado Mental
Cooperação
Orientação
Linguagem
Memória imediata, recente e remota
Nervos cranianos
I – Olfato
II – Acuidade visual, campo visual, fundo de olho, pupilas
III, IV, VI – Tamanho e reação da pupila, mobilidade extraocular
V – Reflexo córneo e sensibilidade facial
VII – Força da musculatura facial superior e inferior, paladar
VIII – Acuidade auditiva
IX, X, XI – Articulação, movimentação do palato e reflexo faríngeo
XII – Movimentação da língua
Sistema motor
Força de membros
Espasticidade, flacidez ou fasciculações
Movimentos anormais (tremores, coreia)
Reflexos
Tendíneo profundo: bíceps, tríceps, braquiorradial, quadríceps, aquileu
Patológicos: Babinski, sinais de liberação frontal

continua

Quadro 2 Exame neurológico *(continuação)*

Sensibilidade
Posição, vibração e esterognosia
Dolorosa
Sistema cerebelar
Dismetria (dedo-nariz)
Alternância rápida de movimentos
Marcha

INSTRUMENTOS DE AVALIAÇÃO COGNITIVA

Frente às queixas de declínio cognitivo, a avaliação neuropsicológica do paciente faz-se necessária para que possamos obter maiores detalhes sobre as características desta perda, tais como: subdomínios mais afetados, graduação dos déficits, prejuízo funcional, alterações de personalidade. Existem, porém, alguns instrumentos de avaliação cognitiva breve que são de grande valia na avaliação inicial do paciente, permitindo que se obtenha algumas informações objetivas importantes para diagnóstico e mensuração de impacto funcional. Tais testes não substituem a avaliação neuropsicológica mais aprofundada, mas guardam seu valor no fato de serem de fácil e rápida aplicação.

Certamente, o mais difundido e utilizado teste de rastreio cognitivo é o Miniexame do Estado Mental (MEEM). Trata-se de um questionário composto por 30 perguntas que avaliam orientação, memória, atenção, cálculo e linguagem, de fácil aplicação e com razoáveis propriedades psicométricas (sensibilidade entre 44 e 100% e especificidade entre 46 e 100%). Ainda existem algumas discussões quanto à pontuação a ser adotada, tendo em vista as diferenças culturais e a influência que o grau de escolaridade exerce sobre os resultados. Desta forma, Brucki et al. em 2003 sugeriram que fossem utilizados, no Brasil, os seguintes pontos de corte: Analfabetos: 20 e, a partir do número de anos de escolaridade, 1-4 anos: 25; 5-8 anos: 26; 9-11 anos: 28; e > 11 anos: 29[17].

Alternativamente ao MEEM, o Montreal Cognitive Assessment (MoCA) pode ser utilizado para triar o declínio cognitivo e é preferido para fazê-lo em indivíduos de maior escolaridade, dada sua maior sensibilidade (87-100%) quando comparado ao primeiro. Também é pontuado de 0-30, sendo o ponto de corte < 26 indicativo de comprometimento cognitivo. Como ajuste para baixa escolaridade, deve-se dar agregar um ponto à somatória final do resultado em indivíduos com 11 ou menos anos de escolaridade[18].

O Teste do Desenho do Relógio (CDT) também é bastante utilizado, principalmente como complemento do MEEM e avalia de forma mais precisa a função executiva (organização, planejamento e processamento), praxia e controle inibitório. Existem diversas maneiras de aplá-lo e pontuá-lo, sendo os mais conhecidos aqueles desenvolvidos por Shulman et al, Sunderland et al, Wolf-Klein et al., Mendez et al., Tuokko et al., Manos & Wu e Shua-Haim. As diferenças residem principalmente no tempo de aplicação, instruções fornecidas ao paciente e pontuação estipulada e, aparentemente, não há divergências sobre quais os domínios avaliados em todos eles[19].

O CAMCOG, uma sessão do *Cambridge Examination for Mental Disorders of the Ederly* (CAMDEX), contém 67 questões sendo um total de 107 pontos possíveis. Em sua composição constam os testes de rastreamento supracitados e outros complementares. Tem como objetivo avaliação de orientação (espacial; temporal), linguagem (compreensão; expressão), memória (recente; remota; aprendizado), atenção, cálculo, praxia (ideacional; ideomotora; cópia), funções executivas (pensamento abstrato; fluência ideacional; fluência verbal; raciocínio visual) e percepção visual. O CAMCOG configura-se como um instrumento de triagem cognitiva mais completo e pode ser aplicado em cerca de 30 minutos pelo profissional durante a consulta. Admite-se como valor de corte para déficit cognitivo 79/80. Uma outra forma de rastreio cognitivo mais amplo e que avalia de modo mais pormenorizado as faculdades da memória é a Bateria Breve de Rastreio Cognitivo desenvolvida e proposta pelo grupo de Nitrini et al. e aperfeiçoada em 2004[20-22].

Visando a avaliação funcional do paciente (uma vez que o diagnóstico de demência só se dá se há comprometimento funcional), o Questionário de Avaliações Funcionais de Pfeffer é um instrumento amplamente utilizado que se baseia em informações fornecidas por um cuidador ou familiar próximo. O objetivo é o de averiguar o grau de dependência do indivíduo para desempenhar atividades instrumentais de vida diária (AIVD), com 10 questões que deverão ser pontuadas de 0 a 3, sendo: 0: normal ou nunca o fez mas poderia fazê-lo sem dificuldade, 1: faz com dificuldade ou nunca o fez e agora teria dificuldade, 2: necessita de ajuda e 3: não é capaz. Pontuações acima de 6 pontos sugerem comprometimento funcional. Também o questionário de Lawton para AIVD e o IQ-CODE (comparativo de 10 anos do status de performance do indivíduo) podem ser utilizados[23-25].

Para avaliação de quadros depressivos, um dos instrumentos mais utilizados é a *Geriatric Depression Scale* (GDS), cuja versão original consiste de 30 questões e versões posteriores de 10, 15 e 20 questões foram desenvolvidas[26].

EXAMES COMPLEMENTARES

É preciso salientar que nenhum achado em testes ou exames laboratoriais é patognomônico de qualquer doença psiquiátrica primária, independente da faixa etária considerada. Apesar disto, mantêm sua vital importância na avaliação inicial e no acompanhamento clínico, especialmente na população idosa, tendo em vista que a identificação de doenças físicas que possam resultar em sintomas psiquiátricos faz-se obrigatória. A escolha dos exames a serem utilizados deve ser criteriosa, visando sempre as melhores taxas de sensibilidade e especificidade possíveis, sob o risco de a avaliação tornar-se excessivamente onerosa e até mesmo financeiramente inviável em termos de saúde pública.

No Brasil, o Departamento Científico de Neurologia Cognitiva e do Envelhecimento da Academia Brasileira de Neurologia publicou, em 2011, um consenso cujo objetivo era orientar condutas para o diagnóstico clínico de doença de Alzheimer em nosso meio. Nele, os autores recomendam que o diagnóstico de demência seja feito utilizando-se os critérios do DSM-5 e o diagnóstico de doença de Alzheimer seja firmado com base nos critérios do National Institute of Neurological and Communicative Disorders and Stroke e do Alzheimer's Disease and Related Disorders Association (NINCDS-ADRDA)[24,25]. Neste caso, a investigação inicial visa descartar a presença de causadores de demência potencialmente reversíveis e pesquisar doenças comórbidas que possam, de alguma forma, afetar o tratamento e o curso. São recomendados:

- Hemograma completo + dosagem de vitamina B12 + dosagem de ácido fólico: detecção de anemia megaloblástica por deficiência de vitamina B12, umas das principais causas de demência potencialmente reversível
- Glicemia de jejum: tanto hiper quanto hipoglicemia podem levar à letargia e estado confusional agudo.
- Dosagem sérica de ureia e creatinina: investigação da função renal, principal via de eliminação da maioria das medicações que podem vir a ser utilizadas.
- Cálcio sérico: tanto a hipocalcemia quanto a hipercalcemia (decorrentes de hiperparatireoidismo e hipoparatireoidismo, respectivamente) podem levar a quadros psicóticos, agitação psicomotora e déficits cognitivos.
- Enzimas hepáticas (TGO, TGP e gama-GT): grande parte das medicações são metabolizadas no fígado e podem lesá-lo. A dosagem sérica de marcadores de lesão hepática antes de iniciar tais drogas pode ser útil frente à suspeita de hepatotoxicidade destas em avaliações posteriores.
- Albumina plasmática.
- Hormônio tireoestimulante (TSH) + T4 livre: hipotireoidismo, mesmo que subclínico, pode levar ao aparecimento de sintomatologia depressiva e a prejuízos de desempenho cognitivo. Quadros de hipertireoidismo podem mimetizar sintomas maniformes e ansiosos.
- Sorologias para sífilis e HIV.

Além destes, outros exames também podem ser úteis, tanto na pesquisa por outras causas de quadros demenciais potencialmente reversíveis, quanto na busca por outras doenças que podem mimetizar sintomas psiquiátricos primários, tais como:

- Dosagem de eletrólitos (sódio, potássio e magnésio).
- Análise de sedimento urinário, nas ocasiões em que há queixas sugestivas de infecção do trato urinário.
- Radiografia de tórax, quando há sinais/sintomas sugestivos de infecção de vias aéreas ou de neoplasia.
- Eletrocardiograma.
- Eletroencefalograma.

Exames de imagem cerebral também costumam ser indicados na avaliação inicial do paciente idoso, tendo em vista que algumas das principais causas de demência potencialmente reversíveis estão ligadas a danos estruturais do cérebro. Atualmente existem algumas indicações bastante precisas em que a realização de tomografia computadorizada ou ressonância magnética de encéfalo são mandatárias: início de quadro demencial antes dos 60 anos, rápido declínio cognitivo (1-2 meses), trauma crânio-encefálico recente, sinais/sintomas neurológicos inexplicados (cefaleia ou convulsões de início recentes, sinais localizatórios, alterações de marcha e de continência urinária), história pessoal de câncer (especialmente aqueles com predisposição para metástases cerebrais), uso de anticoagulantes orais ou história de distúrbios da coagulação, apresentação atípica de sintomas depressivos, ansiosos, psicóticos ou de declínio cognitivo.

Caso haja suspeita de infecção do SNC, a coleta do líquido cefalorraquidiano está indicada, atentando-se à análise citológica e bioquímica, associadas à bacterioscopia e cultura. Também podem estar indicadas a coleta de sorologias para sífilis, toxoplasmose, cisticercose e criptococose. Eletroencefalograma, vídeo-eletroencefalograma, análises funcionais (PET-CT) e de perfusão cerebral (SPECT) também podem ser úteis para elucidação diagnóstica.

Vinheta clínica

Identificação

M.S.C., feminino, 68 anos, mãe de duas filhas, residindo com o marido e a filha mais nova. Católica, completou o ensino fundamental e trabalha como artesã. Natural da Paraíba, residindo em São Paulo há 16 anos.

História da moléstia atual

Paciente já apresentava diagnóstico de transtorno depressivo recorrente há aproximadamente 20 anos, sempre controlado com tratamento medicamentoso. Já havia feito uso de fluoxetina e clomipramina nos primeiros anos, porém atingiu melhora e estabilidade do quadro com a venlafaxina. Ao longo dos anos apresentou alguns episódios depressivos com remissão espontânea, sem necessidade de grandes ajustes medicamentosos, internações ou eletroconvulsoterapia. Em seu pior episódio, precisou frequentar hospital-dia. Nunca apresentou sintomas psicóticos, maniformes ou tentativas de suicídio.

Segundo a filha, apesar de poliqueixosa, era uma pessoa com funcionalidade global preservada. Bastante ativa, fazia artesanato, alongamentos diários, hidroginástica e os afazeres domésticos.

Nos últimos 2 anos, devido a estabilidade de seu quadro, vinha apenas tendo sua receita de venlafaxina 150 mg/dia, sendo renovada pelo clínico do posto de seu bairro.

M.S.C. tinha estenose aórtica de longa data e, há 20 dias da internação, após realizar um ecocardiograma para acompanhamento, foi informada por seu cardiologista que precisaria de uma intervenção cirúrgica. Com a notícia passou a ficar entristecida e desesperançosa. Progressivamente evoluiu com abulia, insônia sem ganho de energia, hiporexia, isolamento social e negligência com seu tratamento. Poucos dias após, foi feito aumento da venlafaxina para 225 mg, associada a quetiapina 50 mg e, após alguns dias, mirtazapina 15 mg. Sem efeito, passou a ficar deitada a maior parte do tempo, contactando pouco e passando a não exercer sequer os autocuidados.

Há 2 dias de sua internação, apresentou agitação pela manhã, associada a comportamento desorganizado. Ao anoitecer demonstrou desorganização de pensamento seguido de catatonia. Nesse momento procuraram o pronto atendimento de seu bairro, onde foi internada.

Antecedentes pessoais

Hipertensa, diabética (não insulino-dependente), com hipotireoidismo, estenose aórtica grave e insuficiência aórtica leve com disfunção diastólica grau III e esôfago de Barret.

Em uso de: venlafaxina 225 mg/dia, mirtazapina 15 mg/dia, quetiapina 50 mg/dia, bromoprida 10 mg/dia, dexanloprazol 60 mg/dia, metoprolol 25 mg/dia, olmesartana 20 mg/dia, clortalidona 25 mg/dia, sinvastatina 20 mg/dia e metformina 1.000 mg/dia.

Exame psíquico de entrada

A paciente foi entrevistada na enfermaria, no leito, já com vestes hospitalares, vigil, em negativismo passivo, verbalizando apenas poucas palavras incoerentes, e com movimentos estereotipados intermitentes (risos imotivados, aberturas da boca e protrusão da língua esporádicos), por vezes com certa agitação desorganizada (extensão dos membros inferiores, hiperextensão de tronco e mudança de decúbito).

Exame neurológico

Sem alterações dignas de nota em exame neurológico. Sem sinais meníngeos ou sinais focais. Movimentos de estereotipados dos membros interrogados como espasmos.

Avaliação cognitiva

Inviável no momento da internação.

Ressonância magnéti ca de crânio

Discreta alteração volumétrica encefálica difusa, habitualmente vista nesta faixa etária; Focos inespecíficos de alteração de sinal na substância branca dos hemisférios cerebrais e ponte, que podem corresponder a gliose/microangiopatia.

Exames laboratoriais de entrada

Hemograma, marcadores de lesão hepática e função renal, lipidograma, TSH e T4 livre, lipidograma, sorologias (HIV, sífilis, hepatites B e C), glicemia e hemoglobina glicada e coagulograma e análise de liquor sem alterações. Exame de urina com discreta leucocitúria com nitrito negativo e posterior urocultura com *Escherichia coli*.

Proteína C-reativa: 8,3, sódio 125, cloro 86, osmolaridade plasmática 257,3 (VR 280-290 mOsm/L)

Discussão

Paciente foi admitida na internação com quadro confusional (desorientação temporoespacial, mutismo, desorganização de pensamento e comportamental), além de espasmos e estereotipia motoras. Aos exames admissionais, foi evidenciada hiponatremia de 125 e ITU por *E. coli* multissensível, tratada com nitrofurantoína e posteriormente ceftriaxona por 5 dias. Foi submetida também a um videoeletroencefalograma, onde foi diagnosticado o estado de mal epiléptico (revertido com diazepam). A etiologia do estado de mal foi atribuída à hiponatremia, que foi corrigida lentamente ao longa da internação. Além disso suspendemos a mirtazapina pois, apesar de incomum, pode reduzir os níveis séricos de sódio, e foi a última medicação associada em seu tratamento. M.S.C. evoluiu com boa resposta à terapêutica proposta, retornando aos níveis adequados dos eletrólitos de maneira sustentada. Em seu exame psíquico retomou a orientação auto e alopsíquica e sua capacidade atencional.

Uma vez resolvido o quadro confusional, ficaram evidentes os sintomas depressivos associados a delírios persecutórios e alucinações auditivas. Sendo assim, potencializamos o tratamento com venlafaxina 300 mg/dia e olanzapina 10 mg/d. Por meio deste, obtivemos melhora dos sintomas psicóticos, porém se mantinham os sintomas depressivos. Foi indicada a eletroconvulsoterapia para a mesma, mas, por recusa dos familiares, não pode ocorrer. Como a paciente já não apresentava sinais de maior gravidade, recebeu alta hospitalar para seguimento ambulatorial.

A propedêutica em psicogeriatria segue os princípios da propedêutica em geral em psiquiatria clínica. Contudo, são muitos importantes algumas particularidades, como a alta prevalência de déficits cognitivos e de comorbidades clínicas e psiquiátricas. Ao entrevistar o paciente idoso, deve-se ter essas características em mente para fazer o exame do estado mental de maneira adequada e chegar ao diagnóstico válido e conclusivo de maneira confiável. É necessário realizar uma história psiquiátrica detalhada durante avaliação de idosos, com mais de um informante se possível, além de avaliação clínica, neurológica, psíquica e propedêutica adequada. Tal população tende a apresentar maior vulnerabilidade as medicações, tanto pelos efeitos adversos quanto pelas interações medicamentosas, resultando em um maior desafio para o assistente, como o exemplo citado acima.

REFERÊNCIAS BIBLIOGRÁFICAS

1. **Busse EW, Blazer DG. Textbook of geriatric psychiatry, 5th ed. Washington: American Psychiatric Press; 2015.**
   ⇨ *Obra abrangente em psiquiatria geriátrica.*
2. Grossberg GT, American Association for Geriatric Psychiatry. Comprehensive textbook of geriatric psychiatry. 3rd ed ed. New York: W.W. Norton; 2004.
3. Léger JM, Tessier JF, Mouty MD. Psicopatologia do envelhecimento: assistência às pessoas idosas. Petrópolis: Vozes; 1994.
4. Lazarus LW, American Association for Geriatric Psychiatry. Essentials of geriatric psychiatry: a guide for health professionals. New York: Springer; 1988.
5. Benseñor IM, Atta JA, Martins MdA. Semiologia clínica. São Paulo: Sarvier; 2002.
6. **Forlenza OV, Radanovic M, Aprahamian I. Neuropsiquiatria geriátrica, 2.ed. São Paulo: Atheneu; 2014.**
   ⇨ *Obra que abrange os vários aspectos da psiquiatria geriátrica.*
7. Silva TJA, Jerussalmy CuS, Farfel JM, Curiati JAE, Jacob-Filho W. Predictors of in-hospital mortality among older patients. Clinics. 2009;64:613-8.
8. van Munster B, Korse C, de Rooij S, Bonfrer J, Zwinderman A, Korevaar J. Markers of cerebral damage during delirium in elderly patients with hip fracture. BMC Neurol. 2009;9(1):21.
9. **Sadavoy J, American Association for Geriatric Psychiatry. Comprehensive textbook of geriatric psychiatry, 3rd ed. Washington: American Psychiatric Press; 2004.**
   ⇨ *Obra que abrange os vários aspectos da psiquiatria geriátrica.*
10. Campion D, Dumanchin C, Hannequin D, Dubois B, Belliard S, Puel M, et al. Early-onset autosomal dominant Alzheimer disease: prevalence, genetic heterogeneity, and mutation spectrum. Am J Hum Genet. 1999;65(3):664-70.
11. **Dalgalarrondo, P. Psicopatologia e semiologia dos transtornos mentais. São Paulo: Artmed; 2018.**
    ⇨ *Texto fundamental para aprendizado da psicopatologia.*
12. Baker FM. Study guide to the American Psychiatric Press textbook of geriatric psychiatry, 2. ed. Washington: American Psychiatric Association; 2001.
13. Agronin ME, Maletta GJ. Principles and practice of geriatric psychiatry. Philadelphia: Lippincott Williams & Wilkins; 2006.
14. Wattis J, Curran S. Practical psychiatry of old age, 4th ed. Oxford/Seattle: Radcliffe; 2006.
15. Inouye SK. Delirium in older persons. N Engl J Med. 2006,354:1655.
16. Kaufman DM. Clinical neurology for psychiatrists, 6th ed. Philadelphia,: Saunders Elsevier; 2007.
17. Brucki SM, Nitrini R, Caramelli P, Bertolucci PH, Ivan H. Okamoto IH. Sugestões para o uso do MiniExame do Estado Mental no Brasil. [Suggestions for utilization of the mini-mental state examination in Brazil]. Arq Neuropsiquiatr. 2003;61(3-B):777-81.
18. Nasreddine ZS, Phillips NA, Bédirian V, Charbonneau S, Whitehead V, Collin I, et al. The Montreal Cognitive Assessment, MoCA: a brief screening tool for mild cognitive impairment. J Am Geriatric Soc. 2019;67(9):1991.
19. Atalaia-Silva KC, Lourenço RA. Tradução, adaptação e validação de construto do Teste do Relógio aplicado entre idosos no Brasil. Revista de Saúde Pública. 2008;42:930-7.
20. Bottino CsMC, Zevallos-Bustamante SE, Lopes MA, Azevedo D, Hototian SR, Jacob-Filho W, et al. Combined instruments for the screening of dementia in older people with low Education. Arq Neuro-Psiquiatria. 2009;67:185-90.
21. Paradela EMP, Lopes CdS, Lourenço RA. Adaptação para o português do Cambridge Cognitive Examination-Revised aplicado em um ambulatório público de geriatria. Cadernos de Saúde Pública. 2009;25:2562-70.
22. Nitrini R, Caramelli P, Herrera EJR, Porto CS, Charchat-Fichman H, Carthery MT, et al. Performance of illiterate and literate nondemented elderly subjects in two tests of long-term memory. J Intern Neuropsychological Soc. 2004;10(4):634-8.
23. Pfeffer RI, Kurosaki TT, Harrah Jr CH, Chance JM, Filos S. Measurement of functional activities in older adults in the community. J Gerontol. 1982;37(3):323-9.
24. Bustamante SEZ, Bottino CMC, Lopes MA, Azevedo D, Hototian SR, Litvoc J, et al. Instrumentos combinados na avaliação de demência em idosos: resultados preliminares. Arq Neuro-Psiquiatria. 2003;61:601-6.
25. **Departamento Científico de Neurologia Cognitiva e Envelhecimento da Academia Brasileira de Neurologia. Recomendações em Alzheimer. Dementia Neuropsychol. 2011;5(Suppl 1):1-4.**
    ⇨ *Material que explicita condutas em pacientes com Alzheimer.*
26. Yesavage JA, Brink TL, Rose TL, Lum O, Huang V, Adey M, et al. Development and validation of a geriatric depression screening scale: a preliminary report. J Psychiatr Res. 1982-83;17(1):37-49.

7

Formulação biopsicossocial

Liana Silva Tortato
Paulo Clemente Sallet

Sumário

Definição
Histórico
   Situação da psiquiatria à época do trabalho de Engel
   A teoria geral de sistemas e o modelo proposto por Engel (modelo BPS)
   O conceito de transtorno mental e a relevância do modelo BPS na atualidade
Formulação de caso
   Formulação biológica
   Formulação psicológica
   Formulação social
Diagnóstico diferencial
Avaliação de riscos
Plano de tratamento
Vinheta clínica
Conclusões
Para aprofundamento
Referências bibliográficas

Pontos-chave

- O modelo biopsicossocial privilegia uma visão mais holística dos casos clínicos, em contraponto a visões exclusivamente biológicas, mentalistas ou sociológicas.
- Na formulação biopsicossocial, o ponto em que costumam surgir mais dúvidas é na análise das questões psicológicas
- Serão abordados conceitos simples para a identificação de dados significativos da história e que auxiliem no entendimento inicial do funcionamento do mundo psíquico individual com que se está trabalhando.

"Os reais valores da humanidade não são aqueles compartilhados com as entidades biológicas, com as funções de um organismo ou com uma comunidade de animais, mas aqueles que se originam a partir da individualidade da mente".

Ludwig Von Bertalanffy[1]

DEFINIÇÃO

A formulação biopsicossocial (BPS) é uma forma de organizar o caso, bastante utilizada em discussões clínicas e reuniões ao longo da formação de residentes em psiquiatria. Ela tem como base o modelo proposto por George L. Engel em 1977[2], o qual traz uma quebra de paradigma para o campo da medicina que, segundo o autor, tinha um foco excessivamente biomédico na época. Com essa nova proposta, ele tinha a intenção de "incluir o psicossocial, sem sacrificar as enormes vantagens da abordagem biomédica" [tradução livre][2]. Assim, a formulação biopsicossocial propõe uma forma de olhar para os pacientes psiquiátricos de maneira mais abrangente e multidisciplinar, considerando aspectos biológicos, psíquicos e sociais e suas possíveis contribuições para o desenvolvimento de um determinado transtorno. Esse sistema, embora enfrente algumas críticas (conforme será possível observar a seguir), vai ao encontro do modelo causal multifatorial, atualmente aceito para o entendimento da etiopatogenia da maioria dos transtornos psiquiátricos. Além disso, ao permitir uma visão mais ampla das condições psicossociais do paciente, esse tipo de formulação facilita o direcionamento do tratamento para atingir a recuperação do indivíduo. Segundo posicionamento da American Psychiatric Association de 2005, no que diz respeito à recuperação, "os melhores resultados são atingidos quando as decisões terapêuticas são feitas de maneira a respeitar os ideais culturais, espirituais e pessoais dos pacientes" [tradução livre][3].

HISTÓRICO

Situação da psiquiatria à época do trabalho de Engel (contextualizando)

Nas décadas de 1960 e 1970, a psiquiatria passava por uma grande crise. Alguns intelectuais da época chegaram a considerar que os transtornos abordados por psiquiatras não configuravam questões de saúde/doença mental, e sim questões exclusivamente socioculturais[4]. Chegou-se a cogitar que transtornos psiquiátricos seriam mais próximos de "mitos" do que de patologias. Assim, enquanto doenças médicas (patologias) deveriam ser abordadas por uma disciplina médica cujos tratamentos seguiam princípios exclusivamente físico-químicos, as categorias nosológicas criadas pela psiquiatria deveriam ser abordadas por outra área, levando em conta questões de natureza ideológica e moral.

Além disso, os artigos "Diagnostic criteria of American and British psychiatrists"[5] e "On being sane in insane places"[6] fomentaram questionamentos acerca da validade e da confiabilidade dos diagnósticos psiquiátricos. Kendell et al.[5] compararam a confiabilidade de diagnósticos psiquiátricos dados aos mesmos pacientes nos Estados Unidos e na Grã-Bretanha. Encontraram inconsistência relevante: ao avaliar entrevistas gravadas de pacientes em comum, psiquiatras experientes dos Estados Unidos tendiam a fazer o diagnóstico de esquizofrenia com maior frequência do que psiquiatras experientes da Grã-Bretanha. Nas avaliações destes últimos, o que era chamado pelo grupo americano de esquizofrenia englobava vários outros diagnósticos, sendo mais prevalente o de transtorno depressivo.

No segundo artigo[6], apesar de apresentar algumas falhas metodológicas em sua execução (cuja discussão em detalhe foge ao escopo deste capítulo), Rosenhan levantou um questionamento bastante interessante com sua proposta. O autor do artigo convidou alguns voluntários saudáveis para atuarem como "pacientes" e comparecerem a diversos serviços de pronto atendimento referindo "ouvir vozes". Exceto pela queixa objetiva (que seria uma atuação), os participantes deveriam manter-se fiéis ao seu comportamento habitual e à sua história de vida. Ao apresentarem-se em diferentes serviços médicos, todos foram internados e permaneceram no hospital durante semanas a meses, apesar de negarem persistência dos sintomas "psicóticos" imediatamente após a admissão. Por ocasião da alta, todos receberam algum diagnóstico de transtorno mental e saíram em uso de antipsicóticos. Por fim, segundo o artigo, em momento algum os pseudopacientes tiveram a veracidade de sua sintomatologia reconsiderada ou questionada.

Como é possível perceber a partir dos exemplos acima, a psiquiatria da época encontrava-se em cenário pouco favorável à sua concepção como ciência. Frente a esse dilema conceitual, a sociedade científica de base cartesiana-dualista, segundo descreve Engel em seu emblemático artigo[2], dividia-se em dois grupos com soluções diametralmente opostas para o problema. Um grupo ("mentalista") propunha que a psiquiatria deixasse de fazer parte da área médica, já que sua prática incluía a abordagem de fatores psicossociais que não se enquadravam no paradigma biomédico de doença. O outro grupo ("mecanicista") propunha que a psiquiatria passasse a aderir ao modelo médico vigente e restringisse seu campo de atuação aos distúrbios comportamentais diretamente relacionados a alterações cerebrais. Nessa proposta, os fatores psicossociais passariam a ser abordados por outras ciências, já que não faziam parte do escopo da medicina.

Esse cenário serviu de leito para fomentar iniciativas no sentido de propor novos paradigmas para o entendimento e a prática da psiquiatria, permitindo que a especialidade preservasse seu espaço dentro da área da medicina e mantivesse seu *status* de ciência. Essa iniciativa culminou com a publicação do *Manual diagnóstico e estatístico de transtornos mentais – 3ª edição* (DSM-III) pela American Psychiatry Association (APA) em 1980. Sugerindo critérios objetivos e mais voltados para a avaliação de comportamentos, ele representa uma quebra de paradigmas em relação a sua versão anterior (o DSM-II de 1968), cujos preceitos eram essencialmente derivados da teoria psicanalítica, com enfoque na subjetividade. O DSM-III e sua proposta nosológica-descritiva, baseada em critérios supostamente isentos de compromissos teóricos, propunha um aumento da confiabilidade diagnóstica e tinha grande influência do modelo essencialmente biomédico em vigência na época, o qual é foco de crítica no trabalho de Engel.

A teoria geral de sistemas e o modelo proposto por Engel (modelo BPS)

Ludwig von Bertalanffy nasceu em 1901, na Áustria, em uma cidade próxima a Viena. Ele se formou em biologia e viveu momentos de dificuldade durante a primeira e a segunda guerras mundiais. Não obstante, ao longo de sua carreira, ampliou seus estudos para as áreas de filosofia, psicologia e psiquiatria, ganhando reconhecimento por suas ideias inovadoras expressas em múltiplas publicações (14 livros e 250 monografias e artigos). Ele cunhou a ideia da teoria geral de sistemas que, em resumo bastante simplificado, propunha que os organismos se organizavam em estruturas hierárquicas interagindo de fora para dentro e de dentro para fora em um sistema aberto. Em sua teoria, ele buscou sintetizar as ideias que governavam o estudo da biologia na época: o mecanicismo e o vitalismo. Rejeitando a ideia de que os organismos fossem resultantes exclusivamente de processos mecânicos reativos a estímulos específicos em um meio fechado e fiéis às leis da termodinâmica, ele propunha que houvesse uma agência inerente aos organismos vivos, os quais estariam interagindo reciprocamente com e modificando o contexto no qual se inserem. Dizia ainda que essa interação ocorreria em um sistema aberto com tendência para o aumento de sua complexidade (anamorfose)[7].

A quebra de paradigma na biologia proposta por Von Bertalanffy serviu de inspiração para George Engel, que em seu artigo "The need for a new medical model: a challenge for biomedicine"[2] critica a visão "dogmática", excessivamente biomédica dominante na medicina de sua época. Assim, propõe o que chama de "modelo biopsicossocial", em contrapartida às teorias reducionistas e exclusionistas, que considerava como insuficientes para o estudo, a abordagem e a compreensão das doenças e dos doentes. O reducionismo partia do pressuposto de que todos os comportamentos estariam associados a fenômenos físico-químicos. O exclusionismo propunha a supressão de fenômenos não explicáveis biologicamente do campo de estudo da medicina. Para Engel, reducionismo e exclusionismo seriam ambos falhos, pois ignoravam o componente humano das doenças, o qual seria um preceito fundamental.

Dessa forma, ele desenvolve a ideia de um modelo biopsicossocial não limitado aos critérios científicos das ciências naturais. Note-se que ele não renega os avanços em métodos diagnósticos e terapêuticos proporcionados pelo estudo de partes cada vez menores de um todo fragmentado. Pelo contrário, propõe a integração desses avanços em um modelo médico mais holístico, que incluísse os estudos das ciências psicossociais e permitisse avaliar de forma sistemática e organizada não só a doença, mas também o doente em seu ambiente, bem como suas inter-relações[8].

O conceito de transtorno mental e a relevância do modelo BPS na atualidade

Para que seja discutido o conceito de transtorno mental, iniciaremos pela definição de saúde. De acordo com a Organização Mundial da Saúde, saúde é "um estado de completo bem-estar físico, mental e social, e não meramente a ausência de doença ou enfermidade". Porém, esse conceito é tão abrangente que torna difícil a tarefa de avaliá-lo ou mensurá-lo e a identificação de indivíduos ou grupos que preencham os requisitos para serem considerados saudáveis. Completo bem-estar social, por exemplo, depende de tão variadas perspectivas e interpretações que o conceito passa a ser intangível. Não obstante, é preciso destacar a importância do conceito na medida em que possibilita uma visão mais ampla de saúde, não restrita ao foco na doença.

No que concerne à saúde mental e aos estados da mente, a definição de um limite claro entre saúde e doença passa a ser ainda mais complexa e o próprio objeto de estudo da psiquiatria, aqui chamado de "mente", está historicamente à mercê de controvérsias, sem uma compreensão básica de consenso. As origens cartesianas do pensamento ocidental moderno carregam uma concepção dualista da existência humana. No discurso do método, Descartes (1596-1650) concebe a alma como imaterial e independente do corpo material. Essa ideia, apesar de insustentável nos dias de hoje, influenciou muitos pensadores e tendências ao longo da história. No âmbito político-religioso, por exemplo, a dissecção de cadáveres só foi possível a partir da separação cartesiana entre corpo e alma: o corpo destituído de mente/alma pode ser estudado pela ciência emergente, enquanto alma e mente (psiquismo) continuaram sob a tutela do dogma religioso. Por mais que se considere a visão dualista como ultrapassada, historicamente há uma oscilação de hegemonia entre mentalismo e mecanicismo (p. ex., à psiquiatria biológica europeia seguiu-se a psicanálise no pós-guerra, com uma reorientação atual para neurobiologia e neurociências) que persiste até os dias de hoje, sofrendo influência de fatores socioculturais e ideológicos em sua determinação.

A visão do modelo BPS procura evitar esse dualismo (separação mente e corpo) e, dessa forma, também o reducionismo biológico (reduz o campo de estudo da ciência médica à biologia), de modo a integrar o domínio mental da vida humana à medicina. Assim, ele evita ambos os extremos: que a psiquiatria se sujeite ao mentalismo (o que a excluiria da área médica) ou ao mecanicismo (com foco exclusivamente biológico), dessa forma mantendo a integridade da ciência médica e oferecendo uma perspectiva terapêutica preocupada em incluir todos os fatores sociais, psíquicos e biológicos pertinentes ao adoecimento humano.

Contudo, o modelo BPS enfrenta críticas que precisam ser endereçadas. É tido por alguns teóricos como ineficiente, já que não define níveis específicos de intervenção e deixa a escolha de prioridades à mercê das ideias de quem o aplica. Por vezes é considerado demasiado eclético e pouco científico, na medida em que sua abrangência extremamente ampla – que vai de fenômenos biológicos concretos e tangíveis até aqueles fenômenos subjetivos como sentimentos de amor e ódio – acaba por dificultar a formulação de hipóteses testáveis empiricamente. Pode também oferecer uma perspectiva demasiado inclusiva, de que "tudo pode" ser incluído como válido no desfecho dos transtornos, o que dá origem a um sistema difícil de ser refutado. Por fim, ele propõe a ausência de uma estrutura hierárquica entre os diferentes sistemas, sem fornecer uma explicação plausível sobre como a interação entre os níveis ocorre. Assim, o valor heurístico do modelo BPS parece ser útil na apreensão clínica abrangente dos transtornos, mas se mostra problemático enquanto modelo científico voltado à pesquisa[9].

Não obstante, descobertas recentes criam uma situação na qual não é possível separar a mente do corpo, nem do contexto no qual eles concretizam sua existência. Assim, a pluralidade nos níveis de análise deve ser aproveitada para incorporar aspectos envolvendo: mecanismos neurais, comportamentais, processos cognitivos e experiências de consciência como relevantes na compreensão e no tratamento dos transtornos mentais.

Atualmente, têm-se estudos científicos correlacionando manifestações psicopatológicas a alterações de morfologia e funcionamento cerebrais específicas. Além disso, crescem as evidências de que estresses ambientais precoces sejam capazes de modificar a expressão gênica e a regulação de funções endócrinas por meio de mecanismos epigenéticos, favorecendo o desenvolvimento de alterações comportamentais e transtornos mentais na vida adulta. Nesse contexto, o modelo BPS aparece como uma alternativa útil, na medida em que vê a medicina como uma ciência não exclusivamente circunscrita aos mecanismos biológicos, mas pertencente à totalidade da pessoa em todas as suas facetas de vida. Ele integra múltiplos modos de explicação, diagnóstico e tratamento, reconhecendo que os estados mentais e suas propriedades são extremamente complexos e, portanto, devem ser abordados a partir de diversas perspectivas ao invés de uma só.

De acordo com o modelo BPS, os estados mentais existem numa matriz sobreposta de mecanismos subjacentes, funções cognitivas e comportamentos sociais, fatores que por sua vez precisam ser integrados para ser compreendidos. Ainda que não haja um modelo ideal de integração entre os campos biológico, psicológico e social, as evidências corroboram cada vez mais sua inter-relação. E o modelo BPS, ainda que necessite de aprimoramentos, é capaz de abranger essas três perspectivas durante a avaliação do paciente[10].

FORMULAÇÃO DE CASO

Como se pode perceber, longe de ser um ideal teórico livre de falhas, o modelo biopsicossocial é uma linha de abordagem que privilegia uma visão mais holística dos casos clínicos, em contraponto a visões exclusivamente biológicas, mentalistas ou sociológicas. Especialmente útil no ensino médico e em reuniões clínicas multidisciplinares, essa forma de ver o paciente também pode trazer grandes dificuldades. A grande quantidade de informações, a coleta de dados de forma desorganizada, a falha na aplicação de habilidades empáticas e a ausência de atenção para a identidade do paciente em relação à do próprio entrevistador são todos fatores que podem minar a qualidade da formulação de um caso clínico. Com o objetivo de ajudar a sistematizar a coleta de informações e evitar a valorização arbitrária e não consciente de qualquer um dos três campos, os professores Campbell e Rohrbaugh[11] desenvolveram um manual para a formulação de caso de acordo com o modelo biopsicossocial. É neste manual que se baseia este capítulo para orientar sobre como fazer uma formulação organizada e eficaz.

Inicialmente, é importante ressaltar algumas estratégias-chave para a coleta de dados: a forma de organizá-los vai ajudar a visualizar o caso de forma mais abrangente e holística, permitindo a estruturação de um plano terapêutico em várias vertentes. Recomenda-se que sejam usadas cores diferentes para circular os dados de história pertencentes a cada uma das categorias. Neste capítulo, quando formos aplicar o modelo de formulação à vinheta clínica, o negrito será usado para características neurobiológicas, o grifado para psicológicas e o itálico para sociais; identificando os dados já obtidos, espera-se que seja mais fácil identificar falhas na história e informações faltantes a serem colhidas em encontros futuros.

Formulação biológica

Para a formulação biológica, os aspectos mais importantes a serem considerados são:

- Aspectos demográficos.
- História da moléstia atual (sinais e sintomas).

- História de doenças pregressas clínicas e psiquiátricas.
- Medicações.
- Alergias.
- Abuso de substâncias.
- Dados de história familiar.
- Dados de exame físico, psíquico e neurológico.
- Resultados de exames complementares.

Para analisar os sinais e sintomas de maneira mais organizada, evitando a omissão de dados importantes, sugere-se o uso do "filtro de sintomas". Esse método, cuja aplicabilidade prática pode ser mais bem visualizada com o exemplo clínico da Tabela 1, descrito em detalhes no Manual de formulação biopsicossocial[11], é baseado no DSM-IV e divide as informações em oito categorias distintas: humor, ansiedade, psicóticos, somáticos, cognitivos, uso de substâncias, personalidade e outros. Note que alguns dos dados de história são repetidos em mais de um campo na formulação.

Formulação psicológica

Na formulação biopsicossocial, o ponto em que costumam surgir mais dúvidas é na análise das questões psicológicas. Quando abordadas por profissionais mais experientes e com domínio teórico mais aprofundado em uma determinada linha de estudo, os aspectos psíquicos relevantes são comumente descritos por meio de jargões muito específicos, confundindo o profissional em treinamento.

A ideia deste capítulo é auxiliar na elaboração de uma formulação de caso abrangente e significativa que seja capaz de detectar aspectos psicológicos relevantes, prescindindo de conhecimentos teóricos densos, complexos e especializados. É a partir da detecção do básico que uma compreensão mais profunda do funcionamento psíquico poderá ser futuramente atribuída ao profissional com maior domínio das teorias e terapêuticas psicológicas. Dessa forma, serão abordados pontos-chave e conceitos simples que possibilitem a identificação de dados significativos da história e auxiliem no entendimento inicial do funcionamento do mundo psíquico individual com que se está trabalhando.

Campbell e Rohrbaugh[11] estabelecem quatro componentes básicos na formulação psicológica, os quais estariam contidos, de maneiras variadas, com diferentes ênfases e nomenclaturas, nas teorias psicodinâmica, cognitiva e comportamental. Dessa forma, os autores tornam a identificação de fatores predisponentes, precipitantes e perpetuantes (desfechos que mantêm a situação) mais acessível e compreensível ao profissional em formação.

Fatores predisponentes

Os fatores predisponentes psicológicos englobam questões de vida centrais ao paciente, a forma como ele se vê, como ele funciona e interage com os outros e com o mundo. Para guiar a identificação de temas comuns que regem o funcionamento psíquico e podem vir a favorecer o desenvolvimento de transtornos mentais específicos, sugere-se alguns tópicos:

- Confiança (posso confiar nos outros?).
- Controle (sou capaz de controlar a mim mesmo (a) e ao meu ambiente?).
- Autoestima (o quanto o indivíduo desenvolveu uma imagem saudável em relação a suas qualidades e defeitos).

Estas temáticas e as problemáticas a elas associadas costumam estar presentes ao longo da entrevista. Fique atento para relatos de situações traumáticas ao longo do desenvolvimento do indivíduo, dificuldades recorrentes em seus relacionamentos familiares e amorosos e afirmações reveladoras, as quais trazem informações importantes a respeito do funcionamento psíquico do paciente.

Fatores precipitantes

São relacionados à razão da busca por cuidado ter ocorrido em determinado momento. Incluem a identificação de estressores agudos, cuja ocorrência tem relação temporal com o início dos sintomas e sua contextualização na história de vida do paciente. São de extrema importância na identificação da conflitiva subjacente à crise.

Consequências psíquicas

Estressores são eventos capazes de deflagrar emoções muito intensas e geralmente desagradáveis. Eles mexem com a homeostase psíquica do indivíduo. Como forma de lidar com os estressores, é comum que o aparelho psíquico recorra a mecanismos de defesa, os quais podem ser mais evoluídos ou mais primitivos (ver maneiras de lidar com o estresse). A identificação de distorções cognitivas, com características pouco lógicas ou desproporcionais ao estresse, é outra ocorrência possível, frequentemente manifesta por entendimentos bastante parciais e deformados da situação em questão.

Maneiras de lidar com o estresse

Esse quesito abrange os mecanismos de defesa (os quais são inconscientes por definição) e as medidas adotadas de maneira deliberada e consciente para lidar com o estresse (por exemplo: a prática de esportes, meditação, produção artística etc.).

Detecção dos componentes básicos da formulação psicológica

Realizar uma escuta atenta, buscando perceber incoerências na história e identificar frases reveladoras é fundamental. São esses elementos da entrevista que permitem a identificação dos principais estressores, dos sentimentos e pensamentos que os acompanham e das capacidades adaptativas e desadaptativas que o seguem. Esses seriam os componentes básicos de uma formulação psicológica.

Para uma formulação mais complexa, elaborada e embasada, sugere-se um estudo mais aprofundado de teorias psicológicas específicas. A seguir, estão listados alguns conceitos essenciais para direcionar o estudo inicial das principais linhas de pensamento.

- Psicodinâmica: fases do desenvolvimento, conflitos, transferência e contratransferência, mecanismos de defesa primitivos e secundários.
- Cognitiva: pensamentos automáticos disfuncionais, crenças negativas centrais, distorções cognitivas.
- Comportamental: reforço positivo, reforço negativo, extinção, condicionamento operante e respondente.

Formulação social

Intuitivamente, já seria de se esperar que um ambiente inadequado aumentasse o estresse, favorecendo a ocorrência de transtornos psiquiátricos. Com a experiência clínica acumulada e registrada ao longo dos anos, bem como por meio de dados mais recentes de estudos clínicos e experimentais, fica cada vez mais clara a associação entre o meio e as manifestações clínicas observadas. A ciência tem avançado a tal ponto que hoje já se sabe que intervenções ambientais podem ter repercussões na expressão gênica dos seres humanos e em seus processos bioquímicos por modulação epigenética.

Assim, perguntar sobre dados sociais durante a coleta da história permite uma melhor compreensão de fatores etiopatogênicos e o desenvolvimento de intervenções mais eficazes. Ao identificar eventuais barreiras para o tratamento, bem como pontos que o favoreçam, torna-se possível criar um plano de ação mais individualizado, ampliando as chances de sucesso da terapêutica.

Alguns parâmetros a serem considerados na análise social são:

- Contexto familiar e estressores familiares (separações, relações assimétricas, perdas, desavenças etc.).
- Grupo de amigos ou pessoas próximas (grupo coeso e confiável pode ser fator de proteção; perda de pessoa próxima pode ser um estressor).
- Ambiente social (engloba moradia, *status* de migrante ou nativo, fases da vida e suas transições etc.).
- Educação (nível de escolaridade, dificuldades na escola ou universidade, *bullying*).
- Trabalho (nível de satisfação, carga horária, ambiente e relações de trabalho).
- Moradia (dependência de outros, violência doméstica, vizinhança perigosa, falta de moradia ou condições precárias).
- Acesso aos serviços de saúde (transporte, distância, convênio com planos de saúde).
- Problemas legais (envolvimento com o crime, com processos litigiosos).
- Fatores espirituais e culturais (compreensão religiosa e cultural dos sintomas, aceitação do tratamento no contexto cultural e espiritual).
- Renda.
- Outros (guerra, desastres naturais etc.).

DIAGNÓSTICO DIFERENCIAL

Na formulação biopsicossocial, assim como é de praxe na área da saúde, trabalha-se com diagnósticos estabelecidos a partir de hipóteses plausíveis. Estas são estabelecidas a partir de análise cuidadosa dos dados coletados e variam de mais prováveis a menos prováveis, que a despeito das probabilidades podem se mostrar corretas ao longo da formulação e/ou evolução do caso. O fechamento precoce do diagnóstico, sem que sejam considerados diferenciais importantes, incluindo causas clínicas de sintomas psiquiátricos deve ser evitado a qualquer custo. Por outro lado, é preciso tomar cuidado com a formulação de hipóteses demasiado abrangentes derivadas de dados isolados da história.

A formulação ideal analisa os dados coletados em suas três fases iniciais e os interconecta de forma coerente, sem deixar de considerar fatores de risco e dados demográficos para cada diagnóstico considerado.

AVALIAÇÃO DE RISCOS

A avaliação de riscos se divide entre os fatores estáticos e os dinâmicos. Estes são aqueles passíveis de intervenção e modificáveis, enquanto aqueles são imutáveis. Essa é uma fase da formulação que se ocupa basicamente da identificação de tendências de auto e heteroagressão; de fatores de proteção (já existentes e com potencial de desenvolvimento); e do "caminho para a violência" (trajetória até a concretização do ato violento).

Organizando-se um esquema mental interligando a ideia e a ação, pode-se traçar um fio condutor composto por eventos e fases. Essa esquematização do processo auxilia na elaboração de intervenções mais específicas para evitar consequências graves, bem como permite compreender com maior precisão o grau de comprometimento e o quanto a pessoa já avançou na execução de seus planos.

Por fim, é por meio da avaliação dos riscos que o profissional pode priorizar ações, definir o nível de alerta necessário, identificar o ambiente adequado para a abordagem do caso e definir intervenções para modificar fatores passíveis de alteração.

PLANO DE TRATAMENTO

O plano de tratamento deve ser individualizado e abrangente. Ele inclui:

- Métodos diagnósticos.
  - » Biológicos: exames laboratoriais e de imagem, marcadores biológicos.
  - » Psicológicos: entrevista compreensiva, avaliação de personalidade, dentre outros.
  - » Sociais: entrevista socioeconômica, visita domiciliar, avaliação de riscos sociais.
- Tratamentos farmacológicos.
  - » Avaliar possíveis efeitos colaterais e suas repercussões dentro do funcionamento característico daquele pa-

ciente (exemplo: medicações sedativas, que alteram a qualidade dos sonhos e interferem em processos criativos, podem não ser uma boa escolha para artistas).
  - » Considerar interações medicamentosas, especialmente importante para pacientes com múltiplas morbidades e cujos sintomas psiquiátricos podem ser piorados pelo tratamento da doença clínica de base (exemplo: tratamento de lúpus com corticoide pode desencadear ou piorar sintomas psicóticos).
- Intervenções não farmacológicas visando à reabilitação psicossocial.
  - » Indicação de acompanhante terapêutico para pacientes com prejuízo importante de pragmatismo e redução da capacidade de organizar suas atividades.
  - » Terapia familiar para pacientes com questões vinculares importantes.
  - » Psicoterapia individual para trabalho de questões dinâmicas: sempre que possível, indicar a linha com maior nível de evidência para o transtorno ou a linha que mais se adeque ao perfil de funcionamento do paciente.
  - » Terapia ocupacional para trabalho de funcionalidade, desenvolvimento de habilidades e de autonomia.
  - » Encaminhamentos jurídicos: inclui notificação de varas e juizados, fornecimento de relatórios para perícia médica e orientações quanto aos direitos do paciente.
  - » Encaminhamentos sociais: auxílios financeiros governamentais como auxílio moradia e transporte.
  - » Informação sobre recursos auxiliares e sobre rede de suporte disponível: no Brasil, os Centros de Convivência e Cooperativa (CECCO) e os Centros de Atenção Psicossocial (CAPS) são instituições públicas bastante úteis para a realização de tratamento mais abrangente.
  - » Estímulo de mecanismos de *coping* mais adaptativos: por exemplo, esportes para pessoas ansiosas ou com desregulação emocional e atividades que estimulem a socialização para as pessoas mais isoladas.
- Avaliação de riscos e benefícios do tratamento, esclarecimentos ao paciente e/ou responsável e realização de aliança terapêutica.
  - » Compreender as expectativas da família e do paciente.
  - » Conversar sobre o alcance do tratamento e suas limitações.
  - » Educar o paciente e os familiares sobre o transtorno, levando em conta: tempo de evolução, curso natural da doença, sua hereditariedade e consequências sociais.
  - » Estabelecer um contrato em que as responsabilidades sejam compartilhadas entre o profissional da saúde, o paciente e sua família.
  - » Trabalhar a compreensão das implicações e repercussões das atitudes de ambas as partes na eficácia do tratamento.
  - » Reforçar a importância de uma boa adesão às medicações e orientações.
  - » Investir em um relacionamento interpessoal de qualidade com aquele que busca cuidado.

Vinheta clínica

Esta vinheta foi baseada em um caso real, cujo nome e alguns dados foram substituídos para preservar sua identidade. Destaques das anotações usadas conforme sugerido pelo capítulo: **negrito** = bio; cinza = psico; *itálico* = social.

Sérgio é um paciente de **18 anos,** *natural e residente em São Paulo, filho mais velho de prole de dois.* Seu irmão mais novo é filho do segundo relacionamento de sua mãe com o seu padrasto. Atualmente, Sérgio *mora em uma casa com a mãe, a irmã e o padrasto. Não tem contato com o pai biológico.* Ele separou-se de sua mãe logo após o diagnóstico de gestação. Há poucas informações disponíveis sobre ele. Sabe-se que ele **tinha uma personalidade considerada "estranha" pelos familiares de sua mãe.** Possuía interesses bastante específicos e restritos e se relacionava sempre com pessoas bem mais novas do que ele.

Sérgio *não tem frequentado a escola há dois anos.* Seus problemas de relacionamento começaram aos cinco anos de idade. A mãe conta que era chamada à escola pelos professores. Eles diziam a ela que acreditavam que Sérgio tivesse algo de "diferente" porque seu **comportamento destoava do padrão das outras crianças.** Ele não se defendia, nem reagia quando zombavam dele e **tinha dificuldade de aprender** as coisas ensinadas e realizar as atividades propostas.

Sobre seu **parto,** a mãe diz que ocorreu **sem intercorrências.** Ele nasceu de parto natural e a termo. Andou com um ano e meio de idade, porém **demorou a começar a falar.** Iniciou a proferir palavras aos **três anos.** Ao longo do crescimento, a mãe descreve o filho como uma criança bastante apegada à rotina, **"fresca para se alimentar"** (pois restringia sua ingesta a alimentos com texturas específicas) e **com brincadeiras peculiares** (por exemplo, quando ganhava brinquedos grandes, gostava de desmontá-los e brincar apenas com suas partes menores, jogando as outras partes fora). Mesmo estranhando tais comportamentos, a mãe não procurou ajuda médica até os dezesseis anos de Sérgio, quando a situação "ficou mais complicada". Ela disse que percebia algumas diferenças entre seu filho e as outras crianças, mas não se preocupava tanto, porque *em sua família havia outras pessoas "parecidas".*

Há dois anos, quando deixou de ir à escola, **Sérgio passava os dias trancado em seu quarto, deixou de frequentar suas atividades extracurriculares** por acreditar que os outros adolescentes estavam falando mal dele. Passou a **olhar através da janela de sua casa com muita frequência e a escrever diversos textos.** Não compartilhava seus escritos com ninguém e não dizia qual o motivo de está-los escrevendo.

Sua mãe buscou ajuda médica quando Sérgio começou a ficar mais **agressivo e hostil** com seu irmão mais novo. Ela não tinha tantos recursos financeiros, mas havia *priorizado a saúde de seus filhos e por isso tinha um convênio.* Levou o filho ao clínico, que estava com a agenda cheia e, após um atendimento *de 15 minutos,* diagnosticou Sérgio como deprimido e lhe prescreveu sertralina.

Como Sérgio não melhorou, a mãe decidiu levá-lo a outro profissional. *A vizinha, que era amiga da família e tinha alguns familiares com epilepsia, achou que Sérgio pudesse ter "algo da cabeça" e aconselhou a buscar um neurologista.* O neurologista, após investigação mais minuciosa, descobriu que o isolamento de Sérgio era secundário a **crença do paciente de que estaria sendo perseguido por alienígenas cobiçando seus pensamentos.** Então, levantou a hipótese de que Sérgio, cujo **neurodesenvolvimento era compatível com alguém com transtorno do espectro autista,** estivesse em surto psicótico, iniciou tratamento com **risperidona 2 mg/dia** e fez o encaminhamento ao psiquiatra. Sérgio **não remitiu dos sintomas positivos (delírios autorreferentes e de persecutoriedade) após tratamento por tempo e dose adequados com risperidona, nem com olanzapina** e precisou ser encaminhado ao serviço terciário para tratamento com clozapina. Sua *mãe, por ser trabalhadora do lar,* podia acompanhá-lo em todas as etapas do acompanhamento, mas quando finalmente chegou ao serviço terciário estava *desgastada e deprimida,* apresentando sintomas de ansiedade e esgotamento importantes, tendo *dificuldades de aderir à recomendação* de coleta de exames de sangue semanais necessários para a introdução de clozapina.

Sérgio sempre havia sido muito amoroso e preocupado. Ao ver a tristeza de sua mãe, fica **agitado, trêmulo, nervoso** e começa a **chorar** dizendo que deseja voltar para sua casa. **Não estabelece contato visual** com o entrevistador ao longo de toda a consulta e **diz repetidas vezes,** sem parar: "não quero ficar dando trabalho".

Esse paciente com histórico complexo chega com essas informações a seu ambulatório. Por sorte, você se encontra em serviço com muitos recursos e com uma ótima equipe multidisciplinar disponível. Nessas circunstâncias, a formulação biopsicossocial pode ser extremamente útil na organização do caso e estruturação de um plano de tratamento mais abrangente, eficaz e organizado que observa todas as esferas em que intervenções específicas podem vir a ser utilizadas.

Veja exemplo de aplicação prática a seguir.

- Formulação biológica: ver Tabelas 1 e 2.
- Formulação psicológica: ver Figura 1.
- Formulação social: ver Tabela 3.
- Diagnóstico diferencial: ver Tabela 4.
- Avaliação de riscos: ver Tabela 5.
- Plano de tratamento: ver Tabela 6.

7 • FORMULAÇÃO BIOPSICOSSOCIAL 345

Tabela 1 Filtro de sintomas

Humor	Ansiedade	Psicóticos	Somáticos
Agressividade Hostilidade Isolamento Social	Isolamento social Inquietação Agitação Tremor	Autorreferência Persecutoriedade Comportamento desorganizado Isolamento social Aumento de atividade direcionada (escrita) Inquietação	NDN

Cognitivos	Substâncias	Personalidade	Outros
Atraso de DNPM Perseveração de discurso	Sertralina Risperidona Olanzapina	Passivo frente a agressões Amoroso com familiares Preocupado com os outros	Comportamentos peculiares ao longo da infância História de alteração comportamental paterna História de quadro de humor materno

NDN: nada digno de nota; DNPM: atraso do desenvolvimento neuropsicomotor.

Tabela 2 Dados para formulação biológica com exemplificação a partir da vinheta clínica

Aspectos demográficos	18 anos, mora na zona urbana
História da moléstia atual (sinais e sintomas)	Início de sintomas aos 5 anos, com mudança de padrão há 2 anos (descrição detalhada na Tabela 1)
História de doenças pregressas clínicas e psiquiátricas	Sem doenças clínicas relevantes. Histórico pessoal de autismo
Medicações	Apenas as psiquiátricas – atual olanzapina em monoterapia, sem resposta
Alergias	NDN
Abuso de substâncias	NDN
Dados de história familiar	Pai com transtorno psiquiátrico? Mãe com transtorno depressivo. Outros familiares "estranhos"
Dados de exame físico, psíquico e neurológico	Tremor, agitação, labilidade afetiva, perseveração de discurso
Resultados de exames complementares	Avaliação clínica de neuro com HD de autismo

HD: hipótese diagnóstica; NDN: nada digno de nota.

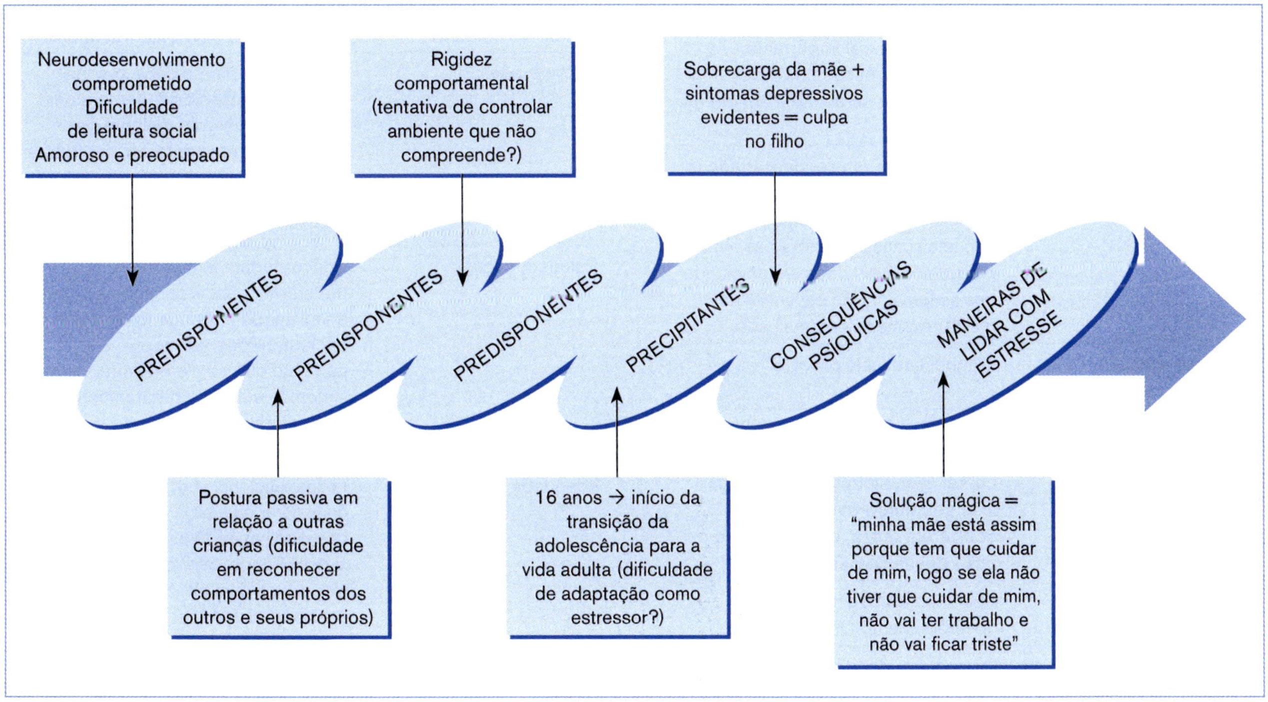

Figura 1 Formulação psicológica.

Tabela 3 Formulação social

Contexto familiar e estressores familiares	Sem contato com o pai biológico; padrasto exerce figura paterna; mãe bastante presente, porém com sintomas depressivos
Grupo de amigos ou pessoas próximas	Vizinha que é amiga da família, família com outras "pessoas estranhas"
Ambiente social	Não frequenta atividades extracurriculares há 2 anos
Educação	Parou a escola há 2 anos, dificuldade de aprendizado ao longo da vida
Trabalho	N/A
Moradia	Mora com a família, sem dados da casa
Acesso aos serviços de saúde	Tem convênio, conseguiu acesso a serviço terciário pela rede pública
Problemas legais	N/A
Bagagens espirituais e culturais	NDN
Renda	Mãe do lar, trabalho do padrasto não informado
Outros	Dificuldade de deslocamento para aderir à coleta semanal de exames – patologia do cuidador

N/A: não se aplica; NDN: nada digno de nota.

Tabela 4 Diagnóstico diferencial

Depressão psicótica	Menos provável pela ausência de resposta aos tratamentos iniciais e pela qualidade dos sintomas psicóticos
Ansiedade social	Apesar de o paciente apresentar isolamento social importante, sintomas psicóticos como os descritos não se encaixariam em tal diagnóstico
Transtorno mental orgânico	Possível e precisa ser descartado já que o quadro tem início precoce (possibilidade de etiologia tumoral ou peri-ictal, causas metabólicas seriam menos prováveis dada a cronicidade dos sintomas). Não esquecer de realizar exame físico detalhado
Esquizofrenia de início precoce	Diagnóstico mais provável
Transtorno afetivo bipolar	Diferencial importante pelo início precoce do quadro, também pode cursar com sintomas psicóticos, mas seu curso característico ocorre em fases, o que não é o caso desse paciente
Transtorno do espectro autista	Alteração de DNPM e de comportamento compatíveis
Retardo mental moderado	Diferencial importante para o autismo

DNPM: atraso do desenvolvimento neuropsicomotor.

Tabela 5 Avaliação de riscos

Fatores de risco	Fatores de proteção
Sexo masculino, 18 anos	Família presente
Relato de comportamento hostil prévio	Suporte da vizinhança (?)
Desregulação emocional	Acesso aos serviços de saúde
Sentimento de culpa	
Crítica prejudicada de estado mórbido	
Juízo autorreferente e delírio de perseguição	
Baixa resposta ao tratamento medicamentoso	
Depressão materna	
Limiar familiar de busca por ajuda elevado	
Acesso a medicações com potencial tóxico elevado (clozapina)	

Tabela 6 Plano de tratamento

Investigação para causas orgânicas	RM de crânio, exames laboratoriais para avaliação de função renal, tireoidiana, eletrólitos
Aprofundar investigação de DNPM e funções cognitivas e sociais do paciente	Avaliação neuropsicológica e de funcionalidade
Readaptação social	Pensar em estratégias para reinclusão escolar e ressocialização da criança. Considerar o auxílio de um acompanhante terapêutico para esse caso
Cuidar do cuidador	Encaminhar a mãe para tratamento
Facilitar adesão	Encaminhar para o serviço social para avaliar possibilidade de auxílio transporte, visando melhora da adesão ao tratamento e/ou estruturar plano de colaboração com a atenção primária para administração de medicações e coleta de exames
Psicoeducação	Educar toda a família sobre o transtorno, desmistificando estigmas e facilitando a aliança terapêutica do paciente. Pode-se explicar ao paciente que se ele melhorar de seus sintomas e aderir ao tratamento, pode ajudar na melhora de sua mãe
Instituir terapêutica adequada	Caso o transtorno do paciente tenha de fato etiologia endógena, deve-se considerar qual seria o tratamento baseado em evidência com melhor acessibilidade, perfil de custo-benefício e de riscos para ele. Sendo que as possibilidades de escolha devem ser compartilhadas com o paciente e os familiares, sempre que possível.

DNPM: atraso do desenvolvimento neuropsicomotor; RM: ressonância magnética.

CONSIDERAÇÕES FINAIS

O objeto de estudo da psiquiatria não se resume a mecanismos neurais, comportamento, processos cognitivos ou experiências de consciência. Ele abrange todos esses domínios, os quais são interligados e interdependentes. Cada vez mais estudos sustentam a hipótese de que alterações morfológicas cerebrais, circuitos funcionais neuronais, heranças genéticas, bem como estressores ambientais atuam em conjunto modulando comportamentos. Contribuem para tal modulação: pensamentos, sentimentos e experiências. Essas funções "sem propriedades físicas" são extremamente importantes nas reações comportamentais a estímulos específicos. E enquanto comportamentos alteram o ambiente, o ambiente, por sua vez, atua sobre a expressão gênica, influenciando funções cerebrais, vivências emocionais, cognições e comportamentos. E assim por diante.

Ou seja, a psiquiatria estuda um sistema complexo e aberto, como em uma orquestra em que um instrumento fora de compasso pode causar alterações importantes na música, dependendo da reação dos demais músicos frente ao deslize; fatores biológicos, psicológicos e sociais interagem em um sistema rigorosamente sintonizado, dentro do qual pequenas alterações podem causar grandes desequilíbrios.

Assim sendo, embora ao longo de uma história com fortes bases cartesianas tenham existido inúmeras tentativas de entender a psiquiatria em uma perspectiva mais unificada (como pode ser observado na Tabela 7), os diferentes métodos de estudo em suas respectivas perspectivas mostraram-se insuficientes para abranger a totalidade da experiência humana.

Diante dessa situação, ao invés de privilegiar somente uma dessas perspectivas, a psiquiatria pode aproveitar-se dessa pluralidade em níveis de análise para incorporar aspectos envolvendo mecanismos neurais, comportamento, processos cognitivos e experiências de consciência como relevantes na compreensão e no tratamento dos transtornos mentais.

De acordo com o texto de George Engel[2], embora o modelo médico fomentado pelo dualismo cartesiano tenha propiciado enormes avanços na medicina, fatores comportamentais, psicológicos e sociais da existência humana são parte do mundo natural e, portanto, também devem ser objeto de estudo da medicina. Dessa forma, o modelo BPS vê a medicina não exclusivamente circunscrita aos mecanismos biológicos, mas pertencente à totalidade da pessoa em todas as suas facetas de vida.

A visão do modelo BPS procura evitar o dualismo e o reducionismo biológico. Ao integrar os três domínios (biológico, psicológico e social), assegura o reconhecimento de aspectos não biomédicos relevantes e permite tratamento multidimensional e multidisciplinar, resultando em uma heurística mais abrangente do domínio psíquico na vida humana.

Embora não seja prescritivo, ele abrange as principais esferas que interagem entre si para determinar as manifestações e a evolução dos transtornos mentais. Assim, permite a organização de um plano terapêutico racional, abrangente e eficaz.

No entanto, por causa das lacunas epistemológicas entre as três dimensões, o modelo tem dificuldade em oferecer hipóteses testáveis cientificamente, o que em parte compromete sua utilização em pesquisa.

Tabela 7 Tentativas de compreensões dos estados mentais ao longo da história

Linha de pensamento	Nomes de referência no assunto	Visão de estado mental	Avanços promovidos	Questionamentos sobre essa visão
Behaviorismo	Watson (1878-1958) Skinner (1904-1990)	Estado mental como comportamento	Permitiu que a psicologia fosse reconhecida como ciência	Deixa de fora pensamentos e experiências pessoais, os estados mentais ficam restritos aos comportamentos
Mecaniscismo	Karl Jacobi (1775-1858) Wilhelm Griesinger (1817-1868)	Estados mentais como resultado de processos neurais subjacentes	Impulsionou busca de fatores genéticos de suscetibilidade e estudos de alterações neuroquímicas subjacentes aos estados mentais em transtornos psiquiátricos	Também não consegue explicar a existência de pensamentos e experiências
Funcionalismo	Harvey A. Carr (1873-1954) William James (1842-1910)	Estado mental como secundário a processos cognitivos	Faz uma ponte entre os processos cognitivos (software) e a neurobiologia (hardware)	Não explica a consciência, a qual não se resume a processos físicos ou funcionais

Para aprofundamento

- Campbell WH, Rohrbaugh RM. The biopsychosocial formulation manual: a guide for mental health professionals. New York: Taylor & Francis; 2006.
  - ⇨ Este livro é o manual completo sobre como fazer uma formulação de caso com base no modelo biopsicossocial. Ele serviu de base para as orientações práticas dadas neste capítulo.
- Bolton D, Gillett G. The biopsychosocial model of health and disease. New York: Springer; 2019.
  - ⇨ Os autores discutem as críticas ao modelo biopsicossocial desde sua concepção, reforçando pontos fortes e fracos da teoria, levantando evidências atuais que sustentem a manutenção desse paradigma e propondo mudanças e estratégias para contornar pontos que os autores consideram falhos dentro da teoria.
- Hammond D. The science of synthesis: exploring the social implications of general systems theory. University Press of Colorado; 2003. Capítulo 6.
  - ⇨ Conta a história de vida e a trajetória acadêmica de Ludwig Von Bertalanffy, passando pela sua formação, seu envolvimento inicial com a biologia e com a concepção do organicismo que o levou a cunhar a Teoria Geral dos Sistemas. Discorre também sobre as contribuições dele para a psicologia e para a área médica, na qual ele pesquisou células cancerígenas.

REFERÊNCIAS BIBLIOGRÁFICAS

1. Von Bertalanffy L. General system theory: foundations, development, applications. George Brazilier; 1968.
2. **Engel GL. The need for a new medical model: a challenge for biomedicine. Science. 1977;196:129-36.**
   - ⇨ Artigo de Engel que tem um valor histórico importante na medida em que propõe uma quebra de paradigma em relação ao modelo exclusivamente biomédico vigente na época.
3. American Psychiatric Association. Position statement on use of the concept of recovery. 2005;2005. Disponível em: www.psychiatry.org.
4. **Szasz TS. The myth of mental illness. Am Psychol. 1960; 15(2):113-8. Disponível em: http://content.apa.org/journals/amp/15/2/113.**
   - ⇨ Nesse texto, o autor faz uma crítica à ideia de psiquiatria como uma área da medicina. É em formato de resposta ao texto de Szasz que Engel desenvolve seu artigo de 1977 propondo a quebra de paradigma.
5. Kendell RE, Cooper JE, Gourlay AJ, Copeland JRM, Sharpe L, Gurland BJ. Diagnostic criteria of American and British psychiatrists. Arch Gen Psychiatry. 1971;25(2):123-30.
6. Rosenhan DL. On being sane in insane places. Clin Soc Work J. 1974;2(4):237-56.
7. Hammond D. The science of synthesis: exploring the social implications of general systems theory. University Press of Colorado; 2003. Capítulo 6.
8. **Engel GL. The clinical application of the biopsychosocial model. Am J Psychiatry. 1980;137(5):535-44.**
   - ⇨ Artigo, também histórico, em que Engel utiliza a descrição do caso de um sujeito com infarto agudo do miocárdio para discutir as aplicações práticas de seu modelo biopsicossocial, além de defender sua utilidade dentro do campo médico como um todo, não restringindo seu uso à psiquiatria e à psicologia.
9. **Ghaemi, SN. The rise and fall of the biopsychosocial model. Reconciling Art & Science in Psychiatry. Johns Hopkins University Press; 2010.**
   - ⇨ Ghaemi é um dos expoentes críticos ao modelo biopsicossocial e é uma importante leitura para que se saiba que a proposta é interessante, mas também tem limitações.
10. Bolton D, Gillett G. The biopsychosocial model of health and disease. New York: Springer; 2019.
11. Campbell WH, Rohrbaugh RM. The biopsychosocial formulation manual. Routledge Taylor & Francis; 2006.
12. Benning TB. Limitations of the biopsychosocial model in psychiatry. Advances in Medical Education and Practice. 2015;6:347-52.
13. Butler J. Understanding the nature of mental states: psychiatry, the mind-body problem, and the biopsychosocial model of medicine. In: Tekin S, Bluhm R (eds.). The Bloomsbury companion to philosophy of psychiatry. Part 2: Philosophy of mind and psychiatry. Bloomsbury Academic; 2019.
14. Grinker RR Sr. An essay on schizophrenia and science. Arch Gen Psychiatry. 1969;20(1):1-24.
15. **Winters NC, Hanson G, Stoyanova V. The case formulation in child and adolescent psychiatry. Child Adolesc Psychiatric Clin N Am. 2007;16:111-32.**
    - ⇨ O artigo discorre sobre as utilidades práticas do modelo biopsicossocial de forma estruturada e breve, além de orientar os passos básicos para a realização de uma formulação de caso voltada ao trabalho com infância e adolescência.

8

Avaliação neuropsicológica ao longo da vida

Antonio de Pádua Serafim
Cristiana Castanho de Almeida Rocca

Sumário

Introdução
A avaliação neuropsicológica
Funções cognitivas elegíveis na avaliação
    Atenção
    Memória
    Percepção
    Linguagem
    Funções executivas
    Praxias
    Cognição social
    Inteligência
    Aspectos emocionais
Considerações finais
Para aprofundamento
Referências bibliográficas

Pontos-chave

- Objetivos e indicações da avaliação neuropsicológica.
- Contribuições da avaliação neuropsicológica para a psiquiatria.
- O fluxo da avaliação neuropsicológica.

INTRODUÇÃO

Historicamente, a neuropsicologia transita desde a Grécia clássica, com os escritos de Hipócrates, destacando a relevância do estudo sobre o papel do cérebro nas funções mentais. Passando por Galeno, no segundo século d.C., enfatizando os estudos sobre a anatomia e o funcionamento cerebral.

A frenologia de Gall na década de 1830 identificou 27 faculdades humanas relacionadas a áreas cerebrais. Seu achado também resultou na diferenciação entre substância branca e cinzenta, além de descrever associações entre quadros de afasia com lesões de lobo frontal[1].

Em meados do século XIX, vários movimentos como a localização do córtex do cérebro como fonte de comportamento inteligente, a descrição precisa da neuroanatomia das vias sensoriais e motoras, a ideia de que processos psicológicos poderiam ser analisados e agrupados em vários conjuntos associados de "faculdades" e a observação de que áreas específicas do cérebro poderiam ser identificadas que, se danificadas, resultariam na perda de habilidades de linguagem formaram as bases da neuropsicologia, como nos casos de Broca, em 1861 sobre lesões cerebrais e prejuízos na produção da fala ou da mudança de comportamento no caso do Phineas Gage após lesão de lobo frontal[2].

Chegando à contribuição de Aleksandr Romanovich Luria como o marco da neuropsicologia como é entendida hoje, Luria ressaltou que o objetivo desta ciência é a investigação do papel de sistemas cerebrais individuais em formas complexas de atividade mental[3]. Assim, o sistema nervoso central (SNC), além da organização em rede, participa de forma ativa na regulação das funções psicológicas superiores (percepção, memória, gnosias, praxias). De acordo com Luria, estas funções se organizam como sistemas funcionais complexos, resultado de uma ação e interação dinâmica de diversas regiões cerebrais interligadas funcionando de forma integrada. Com base nesta fundamentação, depreende-se que o funcionamento cerebral é sistêmico e composto de grupos de estruturas cerebrais operando em concerto dada a presença de estruturas hierarquizadas como as áreas primárias de projeção, áreas secundárias de projeção/associação e áreas terciárias de superposição[3] (Figura 1).

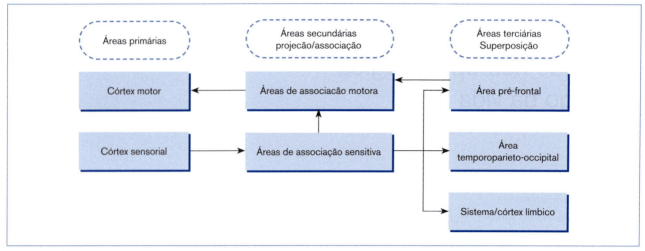

Figura 1 Áreas primárias, secundárias e terciárias[3].

De acordo com a Figura 1, depreende-se que há uma interação entre as três áreas; nas áreas primárias há funções motoras mediadas pelo córtex motor primário e funções sensoriais pela área sensorial primária com participação do córtex visual, auditivo, sinestésico, gustativo, olfativo e tátil. Já as áreas secundárias de projeção/associação contemplam funções sensoriais por meio das áreas sinestésicas, visual e auditiva secundárias e área de Wernick, além de funções motoras suplementares como a área pré-motora e de Broca. Quanto às áreas terciárias de superposição, estas integram regiões como a área pré-frontal, temporoparietal e de sistema límbico.

Os conceitos propostos por Luria foram gradativamente revisados, substituindo o termo "função" por "sistema funcional" para explicar um conjunto de áreas que trabalham em concerto para desempenhar um objetivo final. Assim, Luria esquematiza as três unidades funcionais (Tabela 1).

As contribuições de Luria corroboraram principalmente para a constituição da chamada neuropsicologia clínica no século XX, área que evidenciou uma produção constante de relatórios clínicos e investigações em pesquisa que aprimoraram gradualmente o desenvolvimento dos métodos da avaliação neuropsicológica[4].

Assim, com o advento da estruturação do processo que engloba a avaliação neuropsicológica é possível investigar os possíveis mecanismos responsáveis pela organização do pensamento humano, aprendizado e emoção, como esses mecanismos operam e quais são os efeitos no caso de mudanças nos estados cerebrais nas funções psicológicas e no comportamento decorrente de várias condições[4]. No contexto da neuropsicologia clínica, as evidências demonstram que o desenvolvimento dos métodos de avaliação neuropsicológica, parte influenciado pelas técnicas de neuroimagem, ampliou a capacidade para mapear o desempenho cognitivo em termos de prejuízos e potencialidades e o papel do diagnóstico diferencial, fato este que vem ganhando força nas pesquisas sobre síndromes psiquiátricas[5].

Em termos de estratégias da avaliação neuropsicológica, mantém-se como mais prevalente, realidade também brasileira, o uso de testes mais convencionais ou físicos, embora a literatura já apresente produções científicas discutindo a efetividade dos testes computadorizados[6].

A AVALIAÇÃO NEUROPSICOLÓGICA

A realização de uma avaliação neuropsicológica deve se configurar como um processo amplo, integrativo e fundamentado por estratégias, por meio do qual os resultados das entrevistas e dos testes padronizados deverão ser analisados e interpretados dentro de uma estrutura biopsicossocial[7]. Compactuamos da colocação de Tuokko e Smart[7], visto que se faz necessário considerar a gama de fatores e variáveis intrínsecas e extrínsecas, além das questões clínicas de um determinado quadro neurológico ou psiquiátrico, que podem contribuir ou agravar esta condição clínica da pessoa a ser avaliada.

Tabela 1 As três unidades cerebrais funcionais[3]

Unidade I	Unidade II	Unidade III
Composta pelo tronco encefálico, bulbo e ponte Metáfora: "cérebro acordado"	Composta pelas partes posteriores e laterais do cérebro (lobo parietal, occipital e temporal) Metáfora: "cérebro informado"	Composta pelas áreas anteriores do cérebro, lobo frontal e pré-frontal Metáfora: "cérebro programador"
Responsável por regular o tônus cortical, a vigília e os estados mentais (estado de consciência)	Responsável por receber, processar e armazenar as informações	Responsável pelas atividades de programação, regulação e verificação da atividade mental

Ressalta-se ainda que a estratégia da avaliação neuropsicológica não deve ser entendida pelo estabelecimento de um protocolo fixo, mas sim de algo pensado de acordo com a população e o objetivo do exame (por exemplo, diagnóstico, monitoramento, intervenção ou perícia judicial).

Assim, a avaliação neuropsicológica tem como objetivo investigar de forma minuciosa a presença de disfunções psicológicas (cognitivas, emocionais e comportamentais) que possam ser consequências de lesões cerebrais por trauma físico ou intoxicações, doenças degenerativas ou ligadas a quadros psiquiátricos e doenças que tenham a disfunção neurológica como resultado secundário que não pode ser detectado por meio de exames clínicos ou de imagem, uma vez que o tecido cortical não está comprometido.

Neste entendimento, a avaliação neuropsicológica pode contemplar tanto para crianças como para adolescentes, adultos e idosos os seguintes objetivos:

- Auxílio diagnóstico: quando se faz necessária a caracterização de um quadro específico, como por exemplo identificar se uma criança tem deficiência intelectual ou um transtorno de aprendizagem (diagnóstico nosológico).
- Diagnóstico funcional ou disfuncional: quando a finalidade é de compreender o impacto dos transtornos mentais, doenças orgânicas e/ou traços psicológicos sobre as funções psicológicas e o comportamento, por exemplo, caracterizar as dificuldades ou déficits cognitivos de um paciente com quadro psicótico, para oferecer dados que possam auxiliar na compreensão do seu comportamento, bem como nas intervenções necessárias para melhorar a qualidade de vida e as interações sociais.
- Prognóstico: após procedimentos médicos, farmacológicos ou cirúrgicos, busca-se avaliar a presença de déficits e funções preservadas como forma de acompanhar a evolução do quadro. Os pacientes com epilepsia que foram eletivos para procedimento cirúrgico ou aqueles que passaram por um período de internação após primeiro surto psicótico e receberam tratamento com regime medicamentoso específico podem ser avaliados e reavaliados para que se faça um mapeamento comparativo das condições pré e pós-intervenção.
- Planejamento e tratamento: quando é preciso estabelecer critérios de medida de efetividade de programas de intervenções não farmacológicas, como os programas de reabilitação neuropsicológica, treino e estimulação cognitiva.
- Para fins jurídicos por meio da perícia: a avaliação neuropsicológica é usada como recurso da perícia psicológica para questões penais, cíveis, trabalhistas e de vítimas de violência (abuso e/ou negligência) para avaliação da extensão de danos cognitivos e comportamentais.
- Pesquisa: quando se faz necessário utilizar protocolos diferenciados e específicos para atender vários desenhos de estudos e metodologias.

Quanto à execução da avaliação, esta depende do contexto ao qual está inserida, contexto este que pode ser por tipo de objetivo ou por população específica. Dessa forma, para cada situação será necessário estabelecer uma estratégia e manejo como pode ser observado na Figura 2.

Quanto ao processo, a Figura 3 ilustra em detalhes as etapas de uma avaliação neuropsicológica que deve incluir, independentemente da faixa etária, entrevistas clínicas como técnica soberana de pacientes e familiares, utilizando roteiros de entrevistas estruturadas e semiestruturadas ao exame das funções psicológicas (exame psíquico). Como a realização da entrevista permite a compreensão do caso em questão, deriva dos seus resultados a estratégia da avaliação, ou seja, o que será avaliado e como será avaliado, ou seja, a escolha dos instrumentos e das funções psicológicas (cognitivas e emocionais).

O uso de instrumentos psicológicos/neuropsicológicos requer que o psicólogo conheça não apenas a forma de aplicação

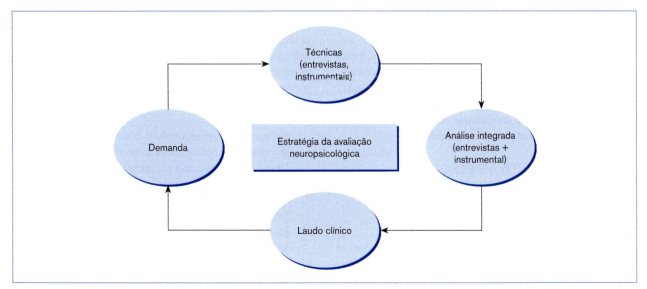

Figura 2 Fluxograma da avaliação neuropsicológica.

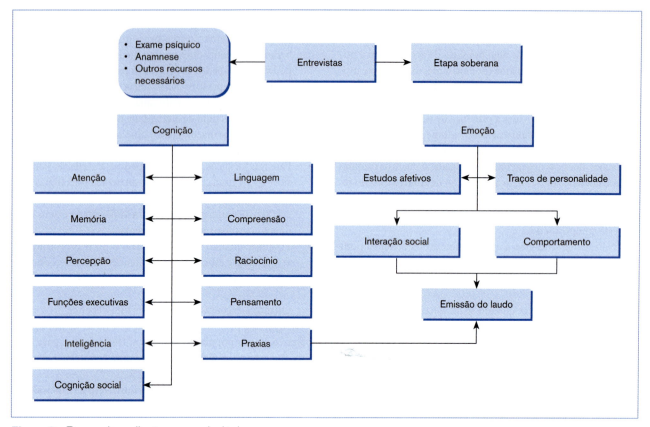

Figura 3 Etapas da avaliação neuropsicológica.

e de correção do teste utilizado, mas domine o corpo teórico sobre a função cognitiva que aquele teste avalia, sendo de sua responsabilidade a interpretação destes resultados em relação ao quadro do paciente avaliado. Aplicações, correções e interpretações errôneas comprometem todo o processo de orientação quanto à compreensão do que ocorre com o paciente, como o delineamento de intervenções apropriadas para o caso.

Em particular, a avaliação neuropsicológica sofreu um crescimento maciço nas últimas décadas em termos de instrumentos que estão sendo validados e padronizados para o Brasil, instrumentos elaborados por autores nacionais, cursos que foram surgindo em todo território nacional, além dos cursos *online*. No entanto, ainda existem muitos desafios, principalmente quanto a estruturação de instrumentos ecológicos, que simulem situações da vida prática e possibilitem uma avaliação mais focada no desempenho do paciente no cotidiano[8].

FUNÇÕES COGNITIVAS ELEGÍVEIS NA AVALIAÇÃO

Atenção

A atenção atua como função básica contra a qual as demais funções serão contrastadas, uma vez que se configura como a base de todo exame da atividade mental. Embora não haja uma definição na literatura que contemple em sua totalidade o conceito de atenção, Lezak et al.[9] a descrevem com uma variedade de capacidades ou processos que estão relacionados com o modo como o organismo recebe, processa e responde a este estímulo (interno ou externo). Esta variedade de capacidades permite que a pessoa filtre as informações segundo suas necessidades e intenções para, depois, mantê-las e manipulá-las por meio de operações mentais, as quais possibilitam o monitoramento e a modulação de respostas com relação aos estímulos apreendidos[10]. Resumidamente, depura-se que o mecanismo do processo emocional nos humanos se configura por um conjunto de etapas dinâmicas, que permitem a seleção dos vários estímulos advindos das vias sensoriais, transformando-os e organizando-os em atividade mental. A Figura 4 demonstra esquematicamente este mecanismo atencional.

Na Tabela 2, apresentamos a divisão da atenção segundo Lezak et al.[9].

Em termos neuroanatômicos, a atenção envolve praticamente todas as regiões cerebrais como ilustrada na Figura 5.

Destaca-se ainda que o processo atencional humano depende de três fatores:

- Fator fisiológico, relacionado a condições neurológicas.
- Fator motivacional, referente à forma como o estímulo se apresenta e provoca interesse.
- Capacidade de concentração, relativa ao grau de solicitação e atuação do estímulo, promovendo uma melhor focalização da fonte deste estímulo.

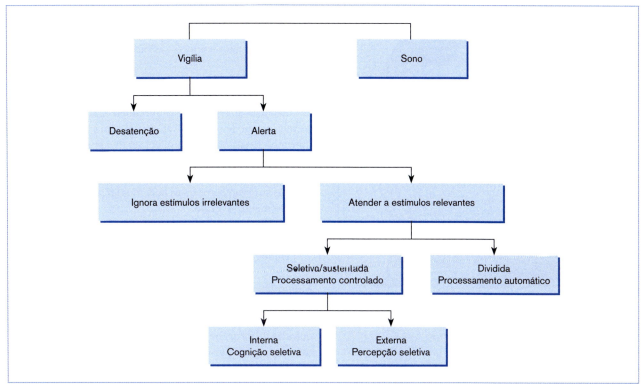

Figura 4 Mecanismo atencional humano.
Fonte: adaptada de Lima, 2005[11].

Tabela 2 Níveis atencionais

Nível de alerta ou atenção básica	Capacidade de responder aos processos na percepção básica dos estímulos com base em dois mecanismos específicos: ▪ O tônico, que se refere a um mecanismo sob controle interno, amplamente fisiológico. Tem como função regular a resposta do organismo à estimulação ambiental, como o nível de vigilância e o potencial para manter o foca atencional. ▪ A ativação fásica é relativa às modificações momentâneas na responsividade, com frequência sob controle do meio.
Amplitude atencional	É relativa à quantidade de informações que pode ser processada ao mesmo tempo. Costuma ser mais resistente aos efeitos da idade e alterações cerebrais.
Atenção seletiva	Refere-se à capacidade de focalizar um ou dois estímulos ou ideias importantes que ocorrem em determinado momento enquanto se suprime, conscientemente, a presença de distratores concorrentes.
Atenção sustentada/concentrada	Refere-se à capacidade para manter a atividade atencional ao longo da execução de uma tarefa
Atenção dividida	Refere-se à habilidade de responder a mais de uma tarefa ao mesmo tempo ou a múltiplos elementos ou operações de uma tarefa complexa
Atenção alternada	Implica a condição que permite a mudança do foco atencional entre tarefas que exigem diferentes níveis de compreensão, de acordo com a demanda, de modo que o indivíduo interrompa determinado raciocínio para estabelecer um novo.

É importante considerar que as três condições são afetadas tanto por questões emocionais quanto físicas, observações que devem ser consideradas na avaliação.

Temos alguns testes normatizados e padronizados para a população brasileira que avaliam processos atencionais e é importante que o psicólogo domine não apenas a aplicação e correção do teste, mas fique atento ao corpo teórico que o susten-ta, compreendendo a relação entre a função atencional avaliada e o comportamento.

Memória

De acordo com Wilson[12], a memória representa uma importante função cognitiva dada sua relevância nos processos de

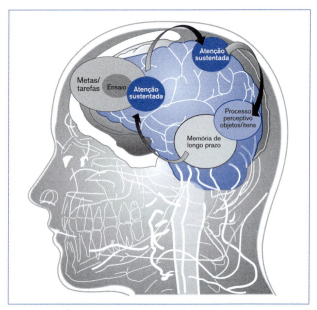

Figura 5 Áreas cerebrais participantes do processo atencional.

aprendizado como a aquisição, consolidação e evocação de informações. Na aquisição, os cinco sentidos são utilizados (audição, tato, paladar, visão e olfato) e captam os detalhes daquilo que prestamos atenção, enviando a mensagem ao cérebro. Assim, o cérebro seleciona as informações, armazena aquilo que é importante e descarta o restante. A concentração é fundamental nesta fase, pois o cérebro só consegue guardar aquilo a que damos atenção. Já a consolidação representa a fase inicial do armazenamento da informação que é processada no hipocampo, onde por meio de reações químicas específicas ocorrem mudanças que possibilitam a memorização. Se muitas informações entram ao mesmo tempo confundem o hipocampo, impedindo o estabelecimento de associações adequadas. No que tange a evocação de informações, esta se dá pela recuperação ou resgate das informações já armazenadas na memória.

Segundo Baddeley[13], esta função cognitiva é modulada por uma rede de sistemas que trabalham em conjunto, permitindo aprender com as experiências passadas e predizer acontecimentos futuros. É composta de três elementos básicos: fase de percepção, registro e fixação; fase de retenção e conservação; e fase de reprodução e evocação.

Para Kandel, Schwartz e Jessell[14], o armazenamento de informações depende da vivência da pessoa, a qual se traduz em experiências perceptivas, motoras, afetivas (experiências emocionais) e cognitivas (pensamento).

Quanto ao tipo de memória, avaliam-se memórias de acordo com a função, com o conteúdo e com a forma de aprender.

Memórias de acordo com a função

Memória de trabalho ou operacional: de acordo com Baddeley[13], representa um sistema cujo papel é a manutenção e manipulação temporária das informações, durante o desempenho de tarefas cognitivas complexas relacionadas com compreensão, aprendizagem e raciocínio. Dada esta especificidade, modula o contato com a realidade, determina o contexto no qual ocorrem fatos, eventos e as variadas situações da vida.

Memórias de acordo com o conteúdo

Memórias declarativas

Relativas ao registro de conhecimento, eventos e acontecimentos que podemos declarar que existem e relatar como adquirimos. Estas memórias podem ser divididas em dois tipos:

- Episódicas ou autobiográficas: são as memórias relacionadas aos eventos, os quais podemos ter participado ou simplesmente assistido.
- Semânticas: são memórias referentes aos nossos conhecimentos gerais. Diz respeito ao registro e à retenção de conteúdos em função do significado que têm.

Memórias não declarativas

Relaciona-se às memórias de capacidades ou habilidades motoras ou sensoriais; é o que chamamos de "hábitos". São adquiridas de forma implícita, de certa forma automática e repetitiva, sem que a pessoa perceba claramente que está aprendendo. Há três tipos de memória não declarativa:

- Memórias procedurais ou de procedimentos: o conceito é relacionado às memórias de capacidades motoras e sensoriais. Exemplos dessa memória são nadar ou andar de bicicleta.
- Condicionamento simples e aprendizagem associativa simples: são as memórias adquiridas pormeio da associação de um estímulo com um outro estímulo ou com uma resposta (princípio de Pavlov).
- *Priming* (pré-ativação): refere-se às memórias evocadas por meio de dicas (fragmentos). Corresponde à imagem de um evento; é preliminar à compreensão do que ele significa.

Memórias de acordo com a forma de aprender

- Memória explícita: quando é possível ter total consciência de cada passo na formação de determinada memória. Até uns anos atrás, eram consideradas apenas as memórias declarativas como explícitas.
- Memória implícita: são memórias que adquirimos sem perceber claramente, ou seja de forma automática, tornando-se difícil descrever o passo a passo da formação desse tipo de memória. Quando aprendemos a nadar, é difícil estabelecer como foi a aquisição dessa habilidade. Algumas memórias semânticas também são adquiridas de forma não consciente, sendo classificadas como implícitas.

As memórias podem ser classificadas ainda de acordo com o tempo que duram:

- Memória de curta duração: permanece entre 1 a 6 horas, que é o tempo para consolidação das memórias de longa duração. Fala-se de uma fase inicial geral da memória em que ambas requerem as mesmas estruturas, mas envolvem mecanismos distintos. As memórias explícitas podem durar de alguns minutos até décadas. As implícitas permanecem por toda a vida.

- Memória de longa duração: ou remotas, duram mais do que 6 horas, tempo que demora o processo de consolidação celular. Algumas duram dois dias, semanas, anos. Fator de persistência a ser considerado é o alerta emocional que acompanha a consolidação inicial.

A Figura 6 expressa a representação gráfica da classificação funcional dos sistemas de memória e respectivas regiões cerebrais.

Percepção

Dada a relevância dos processos perceptivos como importante função cognitiva que permite à pessoa capacidade para reconhecer, organizar e entender as sensações provenientes dos estímulos ambientais, também integra o escopo da avaliação neuropsicológica considerar a investigação das possíveis alterações que possam interferir nestas capacidades.

De interesse neuropsicológico, destaca-se a agnosia, que descreve a dificuldade pela qual um paciente é incapaz de reconhecer e identificar objetos, pessoas ou sons usando um ou mais de seus sentidos, apesar da ausência de danos aos órgãos sensoriais.

Classicamente, existem duas formas de agnosia: aperceptiva, que representa falha no reconhecimento devido a déficits nos estágios iniciais do processamento perceptivo, e a agnosia associativa, que se configura como falha no reconhecimento, apesar de não haver déficit na percepção. Geralmente, pacientes com agnosia associativa podem desenhar, combinar ou copiar objetos, enquanto pacientes com agnosia aperceptiva não conseguem[16].

As agnosias podem ser de natureza tátil (estereognosia) ou com mais especificidade, como a dificuldade no reconhecimento de textura (hiloagnosia) e forma do objeto (amorfognosia); de natureza auditiva, que interfere nos reconhecimentos de sons (agnosia auditiva); ou de natureza visual, como a agnosia visuoespacial (desorientação espacial) e a prosognosia (dificuldades no reconhecimento de fisionomias)[17].

Linguagem

A linguagem contempla um importante papel na adaptação humana, dado o seu caráter linguístico, cognitivo e social. A neuropsicologia da linguagem direciona os processos para compreensão da linguagem oral e escrita em diferentes contextos, das questões da aprendizagem aos déficits associados aos quadros neuropsiquiátricos da criança ao idoso.

A Figura 7 expressa o processo cognitivo da linguagem para reconhecimento, compreensão e produção de fala e palavras escritas de acordo com Coltheart[18].

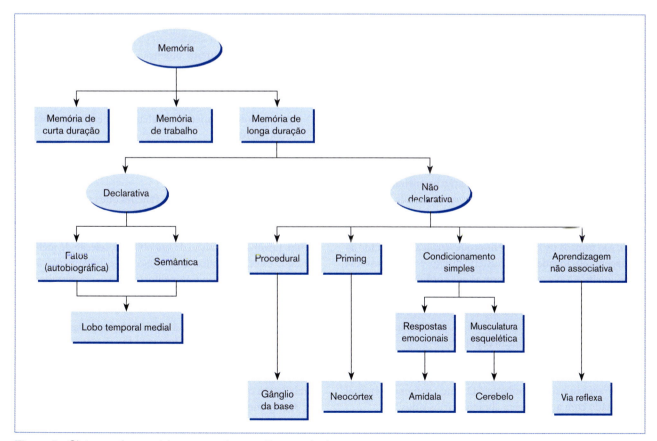

Figura 6 Sistemas de memória e respectivas regiões cerebrais
Fonte: adaptada de Squire, 2009[15].

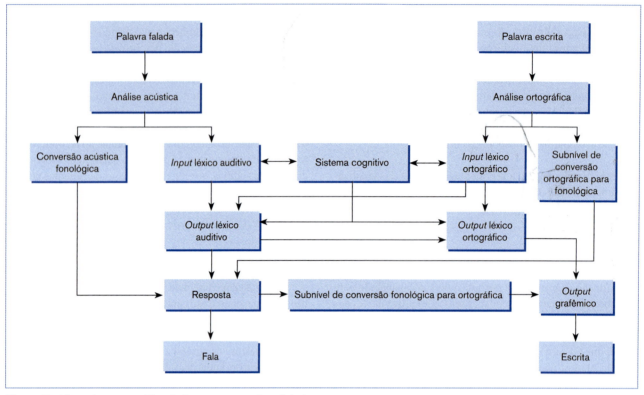

Figura 7 Mecanismo cognitivo da linguagem escrita e falada.
Fonte: adaptada de Coltheart, 1978[18].

A avaliação da linguagem se faz necessária em quadros de acometimentos neurológicos, como por exemplo lesões vasculares, traumatismos cranioencefálicos, epilepsias e demências.

Além dessa demanda, a linguagem também é examinada em crianças com atraso no desenvolvimento desta função cognitiva ou que apresentam transtornos de aprendizagem, ou ainda naquelas com deficiência intelectual. Na avaliação neuropsicológica para fins clínicos, a avaliação dos aspectos relacionados à linguagem entra como um tópico do conjunto de funções cognitivas avaliadas.

Constata-se ainda uma escassez de instrumentos neuropsicológicos normatizados para a população brasileira, apesar da grande difusão de instrumentos internacionais de avaliação neuropsicológica. Em geral, os testes costumam ser verbais, dificultando a avaliação de pacientes com afasia expressiva. Além disso, são poucos os instrumentos que verificam aspectos da linguagem relacionados ao hemisfério direito, como a prosódia e a pragmática[19]. No entanto, provas que verifiquem consciência fonológica, leitura, escrita e aritmética, testes de nomeação além de vocabulário, semelhanças entre palavras e discurso argumentativo baseado em normas sociais apresentam bom potencial de medida desta função cognitiva.

De maneira geral, os problemas mais comuns de linguagem são as afasias, dificuldades de nomeação, pouca fluência, incompreensão e nível semântico. O funcionamento cerebral relacionado com a linguagem abrange vários sítios[20]:

- Área de Broca: área da linguagem expressiva ativada quando se pensa em palavras.
- Área de Wernick: responsável pela compreensão do que ouvimos.
- Lobo temporal direito: obtenção da informação acústica.
- Sulco temporal posterossuperior direito: representação das sequências acústicas.
- Córtex frontal inferior bilateral e gânglios da base: representam ordenadamente a avaliação e a expressão da prosódia afetiva

Funções executivas

Trata-se de um conjunto de funções que estão diretamente relacionadas ao comportamento dirigido a metas e são responsáveis pela capacidade de autorregulação ou autogerenciamento. Envolve a definição de um objetivo, seleção de métodos para que estes sejam alcançados, escolha e implementação de estratégias e de seu monitoramento, processo que permite a resolução de problemas considerando suas repercussões em curto, médio e longo prazo.

Na prática, contemplam a capacidade de iniciar ações, planejar e prever meios de resolver problemas, antecipar consequências e mudar as estratégias de modo flexível, monitorando o comportamento passo a passo e comparando os resultados parciais com o plano original[9].

Componentes das funções executivas[8]:

- Volição: caráter intencional do comportamento, envolvendo a capacidade de formular um objetivo. Depende fortemente de fatores motivacionais (como para iniciar uma ação), além da consciência de si e em relação ao entorno.

- Planejamento: para planejar, é preciso que as capacidades mnésticas e atencionais estejam preservadas, especialmente quanto a conseguir sustentar a atenção.
- Planejar envolve a identificação, organização de elementos e passos necessários a fim de se executar um plano ou se atingir um objetivo, demanda bom controle dos impulsos, para que seja capaz de examinar opções e elementos contextuais de forma a otimizar sua ação sobre si ou o meio.
- Ação atencional: engloba capacidades de iniciar, manter, alternar e parar sequências complexas de ações, de forma ordenada e integrada.
- Desempenho efetivo: resultante das capacidades do sujeito automonitorar, autodirigir e autorregular aspectos qualitativos do comportamento e da ação.

A avaliação deverá contemplar uma bateria que investigue detalhadamente os componentes. Na Tabela 3 apresentamos os componentes que contemplam as funções executivas frias que se caracterizam pelo envolvimento de componentes lógicos e abstratos relacionados à região pré-frontal dorsolateral.

As funções executivas quentes estão estruturalmente ligadas aos circuitos orbitofrontais e possuem relações com os aspectos emocionais, motivacionais e interpretativos dos quadros de alterações abruptas da personalidade, como dificuldades de inibir comportamentos impróprios e impulsivos, bem como em considerar as consequências de longo prazo.

Praxias

O termo praxia deriva da palavra grega *praksis* que contempla o conceito de destreza, habilidade prática e está relacionada às atividades motoras mais complexas decorrentes do processo da lateralização hemisférica cerebral[22].

De interesse no contexto da avaliação neuropsicológica, são as alterações das praxias, denominadas apraxias, que representam a incapacidade de a pessoa executar movimentos aprendidos e que não é explicada por déficits do sistema motor ou sensorial elementar ou por comprometimento cognitivo geral[23]. Embora outros autores já abordavam as apraxias, a literatura atribui a Liepmann em 1900 a formulação de uma teoria voltada ao estudo dos gestos intencionais, a qual distinguiu entre a formulação de um programa motor (a ideia de um gesto) e a implementação da sequência espaço-temporal planejada[24]. Assim, no escopo das considerações de Liepmann, um déficit de formulação daria origem à apraxia ideacional, enquanto um déficit de execução resultaria em uma apraxia ideomotora. A Figura 8 expressa o processo cognitivo das praxias[24].

De acordo com a Figura 8, os processos neuropsicológicos das praxias derivam inicialmente da identificação de estímulos verbais e visuais para nomes, objetos e gestos com participação dos sentidos da visão e audição vinculados às funções de lobos temporais. Após a análise fonológica por um lado e visual por outro, segue-se o *input* léxico fonológico, o sistema de descrição estrutural e *input* léxico gestual. Após esta etapa consolida-se o sistema semântico de ação que tem participação direta do córtex parietal posterior e temporal inferior. Desta fase resulta o *output* léxico gestual, corroborando a um padrão gestual mais harmonioso (*buffer* gestual) e se traduzindo na resposta motora. Considerando ainda a análise visual, ocorre o mecanismo de conversão visomotora.

No escopo da neuropsicologia, as apraxias representam uma área de avaliação visto que estão associadas a sistemas de movimentos coordenados em função de um resultado ou intenção de acordo com o tipo de incapacidade baseado em Wheaton e Hallett[23].

- Apraxia ideomotora: os prejuízos revelam dificuldades na reprodução de gestos por imitação. A pessoa reconhece o gesto no contexto da intenção, mas a execução é falha.
- Apraxia visoconstrutiva: a dificuldade engloba prejuízos na elaboração, construção ou reprodução e desenho de objetos e figuras complexas.
- Apraxia conceitual: incapacidade de ações pelo uso de ferramentas. Há perda de associações ferramenta-objeto, ações associadas a ferramentas e a vantagem mecânica do uso de ferramentas. Este déficit é mais representativo da perda de conhecimento do desempenho adequado do que da perda da função motora.

Tabela 3 Componentes das funções executivas frias

Etapas	Função
Memória operacional	Sistema temporário de armazenamento de informações que permite a sua monitoração e o seu manejo.
Planejamento	Capacidade de, a partir de um objetivo definido, estabelecer a melhor maneira de alcançá-lo, levando em consideração a hierarquização de passos e a utilização de instrumentos necessários para a conquista da meta.
Tomada de decisões	Escolha de uma entre várias alternativas em situações que incluam algum nível de incerteza. Fundamenta-se em: ■ Analisar o custo benefício. ■ Repercussão da ação para si e para o outro. ■ Autoconsciência (possibilidades pessoais para arcar com a escolha).
Flexibilidade cognitiva	Capacidade de mudar (alternar) o curso das ações ou do pensamento de acordo com as exigências do ambiente.
Controle inibitório	Capacidade de inibir respostas imperativas (para as quais o indivíduo apresenta uma forte tendência) ou respostas a estímulos distratores que interrompam o curso eficaz de ação. De uma maneira está associado a respostas impulsivas.

Fonte: adaptada de Serafim e Gorenstein, 2019[21].

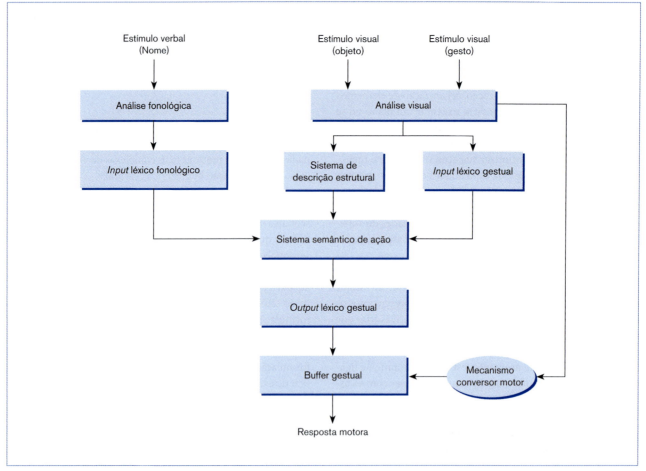

Figura 8 Processo cognitivo das praxias.
Fonte: adaptada de Rothi et al., 1991[25].

- Apraxia mielocinética: envolve dificuldades principalmente em movimentos finos e precisos dos dedos, como os usados para pegar uma pequena moeda ou clipe de papel
- Apraxia ideacional: caracterizado como uma falha na sequência de elementos da tarefa corretamente. O fator distintivo é que os pacientes podem transmitir conhecimento de como executar uma tarefa de sequência (por exemplo, fazer um sanduíche de presunto), mas não conseguem ordenar adequadamente os elementos da tarefa, como a falta de etapas ou a execução de etapas fora de ordem.
- Apraxia dissociativa: observam-se falhas na capacidade de a pessoa responder aos comandos verbais para realizar movimentos.

Cognição social

Cognição social faz referência a um construto multifacetado referente à capacidade de perceber, interpretar e usar pistas sociais para inferir o significado e as intenções por trás do comportamento dos outros, a fim de gerar respostas de forma socialmente adaptável. Tarefas de cognição social incluem identificar emoções (reconhecimento de emoções), compreender e atribuir estados mentais de outras pessoas (teoria da mente), expressão das habilidades sociais e conhecimento de pragmática social. Problemas na cognição social incluem dificuldades na percepção emocional, na teoria da mente, na inferência conversacional, em julgamentos morais e na tomada de decisão e estão presentes em muitos transtornos psiquiátricos e de neurodesenvolvimento, bem como nas demências frontotemporais[26].

Inteligência

O conceito de senso comum referente à inteligência contempla a capacidade mental de raciocinar, planejar, resolver problemas, abstrair ideias, compreender ideias, linguagens e aprender, o que de certo modo ainda conduz o entendimento de profissionais da área.

No entanto, a junção das teorias clássicas como a de Cattell-Horn-Carroll com os conceitos de inteligência fluida (associada a componentes não verbais, pouco dependentes de conhecimentos previamente adquiridos e da influência de aspectos culturais de cunho mais biológico) e cristalizada (que representa tipos de capacidades exigidas na solução da maioria dos complexos problemas cotidianos, sendo conhecida como "inteligência social" ou "senso comum" e desenvolvida a partir de experiências culturais e educacionais, presente na maioria das atividades escolares)[27] e o desenvolvimento da psicometria fundamentando teorias mais atuais englobando capacidade visual, auditiva, recuperação a curto prazo, recuperação a longo prazo, velocidade de processamento e de decisão, bem como conhecimento quantitativo, comportamentos relacionados à leitura e escrita à cognição tem se traduzido na produção de instrumentos com elevado índice de confiabilidade para medida da eficiência intelectual tanto em pessoas sem prejuízos intelectivos quanto em portadores de transtornos psiquiátricos ou neurológicos.

A inserção da avaliação da eficiência intelectual como parte da avaliação neuropsicológica permitirá ao avaliador, além da identificação do quociente de inteligência, obter um panorama detalhado do desempenho verbal e executivo pautado na verificação da compreensão verbal, organização perceptual, memória operacional e velocidade de processamento.

Aspectos emocionais

A avaliação dos aspectos emocionais (regulação emocional e humor) e da personalidade (avaliação dos traços e dos transtornos) no contexto da avaliação neuropsicológica se justifica pelo fato de que vários processos cognitivos relacionados principalmente às funções executivas como a memória operacional, o controle inibitório, o planejamento e a flexibilidade cognitiva, por exemplo, estão sujeitos a regulação afetiva.

Neste contexto, busca-se investigar o processo de regulação dos impulsos; a organização cognitiva como forma de interpretar as situações e adotar ações de interação com o ambiente e o controle da ansiedade[1].

CONSIDERAÇÕES FINAIS

Problemas de saúde são amplamente discutidos e envolvem o domínio sobre o conhecimento de medicações, de exames específicos e de formas de intervenção que vão além da medicação, como por exemplo controle alimentar (aderindo-se a um padrão alimentar saudável delimitado por nutricionistas) ou atividades físicas bem controladas e com protocolos específicos para pacientes hipertensos. Além das doenças que impactam a saúde física há problemas emocionais, comportamentais e cognitivos, que podem surgir combinados e em paralelo às alterações na saúde física propriamente dita. A investigação destes problemas cognitivos, emocionais e funcionais que precedem o comportamento pode ser feita pela avaliação neuropsicológica, a qual se torna um elemento diferencial quando integrada ao trabalho de equipe multidisciplinar, uma vez que fornece dados que possibilitam o delineamento de manejos clínicos e intervenções apropriadas a cada caso.

Em relação ao uso de instrumentos, ainda há discussões quanto a melhorar a especificidade de suas medidas e interpretações, o que implica os trabalhos de validação e padronização, que requerem investimentos na área da pesquisa[8], mas cabe ao profissional que trabalha com este procedimento conhecer em profundidade os instrumentos disponíveis, dominando a teoria que o sustenta, as técnicas de aplicação e correção, bem como as interpretações possíveis. Desta forma, será possível obter mapeamentos cognitivos que apontem não apenas as habilidades comprometidas, mas também aquelas que estão preservadas, possibilitando fazer uma relação com as dificuldades apresentadas e o manejo com a vida prática, a fim de auxiliar a programação de um programa de reabilitação. No âmbito da saúde mental, apenas a avaliação dos aspectos cognitivos não é suficiente, em alguns casos, para que se tenha uma compreensão global do funcionamento do paciente. Assim, a avaliação dos aspectos afetivo e emocionais ou das características de personalidade se faz necessária, pois fornece indícios sobre conflitos básicos, a forma como o paciente lida com problemas e a configuração psicodinâmica na qual ele se insere, oferecendo dados para a terapia em curso ou que possibilite sugerir abordagens terapêuticas que atenda às necessidades de cada um.

Para aprofundamento

- Serafim AP, Saffi F, Marques NM, Achà MFF, Oliveira MC. Avaliação neuropsicológica forense. 1. ed. São Paulo: Pearson; 2017.
- Malloy-Diniz LF, Fuentes D, Mattos P, Abreu N (orgs.). Avaliação neuropsicológica, 2ed. Porto Alegre: Artmed; 2018.
- Rodrigues CL, Rocca CCA, Serafim AP, Santos B, Asbahr FR. Impairment in planning tasks of children and adolescents with anxiety disorders. Psychiatry Research. 2019;274:243-6.

REFERÊNCIAS BIBLIOGRÁFICAS

1. Serafim AP, Saffi F. Neuropsicologia forense. Porto Alegre: Artmed; 2015.
2. Kristensen HC, Almeida RMM, Gomes WB. Desenvolvimento histórico e fundamentos metodológicos da neuropsicologia cognitiva. Psicol Reflex Crit. 2001;14(2):259-74.
3. Luria AR. Fundamentos de neuropsicologia. São Paulo: Edusp; 1981.
4. Beaumont JG. Introduction of neuropsychology. New York: The Guilford Press; 2008.
5. Biswal BB, Mennes M, Zuo XN, Gohel S, Kelly C, Smith SM. Toward discovery science of human brain function. Proc Natl Acad Sci USA. 2010;107(10):4734-9.
6. Loring DW, Bauer RM. Testing the limits: cautions and concerns regarding the new Wechsler IQ and Memory scales. Neurology. 2010;74(8):685-90.
7. Tuokko HA, Smart CM. Neuropsychology of cognitive decline: a developmental approach to assessment and intervention. New York: The Guilford Press; 2018.
8. Casaletto KB, Heaton RK. Neuropsychological assessment: past and future. J Intern Neuropsychol Soc. 2017;23:778-90.
9. Lezak MD, Howieson DB, Loring DW. Neuropsychological assessment (4th ed.). New York: Oxford University Press; 2004.
10. Strauss E, Sherman EMS. A compendium of neuropsychological tests: administration, norms, and commentary (3rd ed.). New York: Oxford University Press; 2006 p. 546-655.
11. Lima RF. Compreendo os mecanismos atencionais. Ciência e Cognição. 2005;6:113-22.

12. Wilson BA. Reabilitação da memória integrando teoria e prática. Porto Alegre: Artmed; 2011.

13. Baddeley AD. Human memory: theory and practice. London: Psychology Press; 1999.

14. Kandel ER, Schwartz JH, Jessell TM. Essentials of neural science and behaviour. New York: Appleton & Lange;1997.

15. Squire LR. Memory and brain systems: 1969-2009. J Neurosci. 2009;29(41):12711-6.

16. Álvarez R, Masjuan J. Visual agnosia. Rev Clin Esp. 2016;216(2):85-91.

17. Heutink J, Indorf DL, Cordes C. The neuropsychological rehabilitation of visual agnosia and Balint's syndrome. Neuropsychol Rehabil. 2019;29(10):1489-508.

18. Coltheart M. Lexical access in simple reading tasks. In Undepood G (ed.). Strategies of information processing. London: Academic Press; 1978.

19. Fontoura DR, Rodrigues JC, Fonseca RP, Parente MAMP, Salles JF. Adaptação do Instrumento de Avaliação Neuropsicológica Breve NEUPSILIN para avaliar pacientes com afasia expressiva: NEUPSILIN-Af. Ciências & Cognição. 2011;16(3):78-94.

20. Kemmerer D. Cognitive neuroscience of language. United Kingdom: Psychology Press; 2014.

21. Serafim, AP, Gorenstein C. Neuropsicologia, desempenho cognitivo e tratamento farmacológico. In: Bernik M, Savoia M, Lotufo Neto F (orgs.). A clínica dos transtornos ansiosos e transtornos relacionados: a experiência do projeto AMBAN. 1ed. São Paulo: Edimedica; 2019. p. 107-18.

22. Mantovani-Nagaoka J, Ortiz KZ. Reviewing the limb apraxia concept: from definition to cognitive neuropsychological models. Dement Neuropsychol. 2010;4(3):165-72.

23. Wheaton LA, Hallett M. Ideomotor apraxia: a review. J Neurol Sci. 2007;260(1-2):1-10.

24. Cubelli R, Marchetti C, Boscolo G, Della Sala S. Cognition in action: testing a model of limb apraxia. Brain and Cognition. 2000;44:144-65.

25. Rothi LJG, Ochipa C, Heilman KM. A cognitive neuropsychological model of limb praxis. Cognitive Neuropsychology. 1991;8(6):443-58.

26. McDonald S. What's New in the Clinical management of disorders of social congition. Brain Impairment. 2017;18(1):2-10.

27. Alves ICB, Rosa Helena R, Silva MA, Sardinha LS. Avaliação da inteligência: revisão de literatura de 2005 a 2014. Aval Psicol. 2016;15(spe):89-97.

9

Avaliação da personalidade: testes projetivos, escalas e inventários

Antonio de Pádua Serafim
Cristiana Castanho de Almeida Rocca
Juliana Souza

Sumário

Introdução
Personalidade: conceitos e teorias
    Psicanálise freudiana
    Teoria dos traços de personalidade
    Os três grandes fatores
    Modelo dos cinco grandes fatores
    Modelo do temperamento e caráter
    As alterações da personalidade
Como acessar a personalidade?
    Métodos e instrumentos de avaliação das características de personalidade
    O processo de avaliação da personalidade
    Instrumentos para avaliação da personalidade
Instrumentos psicológicos de avaliação da personalidade
    Testes projetivos
    Testes expressivos
Escalas, inventários e questionários
    Inventário Fatorial de Personalidade (IFP)
    Bateria Fatorial de Personalidade (BFP)
    Inventário de Personalidade NEO PI-R
Avaliação da personalidade da criança e do adolescente
    Instrumentos de avaliação da personalidade em crianças e adolescentes
Considerações finais
Referências bibliográficas

Pontos-chave

- Compreender os mecanismos constitucionais da personalidade.
- Conhecer os conceitos teóricos.
- Identificar os critérios para avaliação da personalidade.
- Conhecer as técnicas de entrevistas para avaliação da personalidade: entrevista clínica e entrevista estruturada.
- Conhecer os instrumentos psicológicos para avaliação da personalidade: testes projetivos visuais, gráficos e testes psicométricos (escalas, questionários etc.).

INTRODUÇÃO

A personalidade compreende a qualidade pessoal e exclusiva de uma pessoa, associada a um conjunto de características pessoais que a distingue de outra, estando diretamente ligada aos aspectos biológicos e psicológicos (cognitivos e emocionais) de forma consistente e que atuam como modulares da expressão do comportamento nos diferentes contextos sociais.

No que tange o estudo da personalidade, psicólogos e psiquiatras buscam compreender as diferenças e semelhanças individuais, que estão presentes na infância, adolescência e, em sua maioria, permanecem imutáveis ao longo da vida, corroborando tanto para a adaptação quanto para os quadros psicopatológicos como os transtornos da personalidade (TP).

Assim, ao se investigar a personalidade considera-se a estrutura associada aos aspectos mais estáveis e duradouros, como os "traços e os tipos; o processo ou dinâmica, referente à maneira como a pessoa interage com as outras pessoas e com o meio decorrente do conjunto de traços; crescimento e desenvolvimento, ênfase na investigação de fatores genéticos, psicológicos (história pessoal do indivíduo, experiências de vida etc) e fatores ambientais (cultura, classe social, família, contato com coetâneos, etc.); e psicopatologia e modificação comportamental, investigação dos seus transtornos, bem como investigação das modificações do comportamento de indivíduos que apresentam alguns traços acentuadamente desviantes, porém, que não preenchem critérios para um TP.

Vários autores buscaram oferecer teorias sobre a personalidade e aqui apresentamos uma síntese das principais ideias.

PERSONALIDADE: CONCEITOS E TEORIAS

Psicanálise freudiana

Aqui a constituição da personalidade se fundamenta na ideia de determinismo psíquico, ou seja, cada tendência e inclinação ou "jeito de ser" estão relacionadas com circunstâncias que ocorreram nas experiências infantis[1]. Estrutura-se o funcionamento mental em três sistemas que apesar de interligados entre si ocupam um lugar específico na mente, o inconsciente, pré-consciente e consciente. Mais adiante, Freud reorganizou novas elaborações referentes à vida mental, reformulando o modelo inicial e propondo um novo modelo chamado "estrutural", no qual insere o conceito de id, ego e superego[2].

Neste escopo, o processo mental se dá pelo desenvolvimento quanto às zonas erógenas (oral, anal, fálica) pelos instintos sexuais e agressivos, ansiedade e mecanismos de defesa (projeção, negação, racionalização, repressão, sublimação), chegando aos tipos de personalidade na conceituação psicanalítica: oral (exigente, impaciente, invejoso, sovina, ciumento, raivoso, deprimido, desconfiado e pessimista); anal (rígido, luta pelo poder e controle, preocupações excessivas com obrigações, prazeres e posses, ansiedade com perda do controle ou desperdício, preocupação em submeter-se ou rebelar-se); e fálicas (masculino: exibicionista, competitivo, luta pelo sucesso, ênfase em ser masculino-macho-potente e feminino: ingênua, sedutora, exibicionista, sujeita ao sedução)[3].

Teoria dos traços de personalidade

A teoria dos traços de personalidade postula que as pessoas naturalmente lidam com situações diferentes e interagem com seu ambiente de maneiras diferentes[4]. Os traços de personalidade são entendidos como padrões de pensamento, sentimento e comportamento que são relativamente duradouros ao longo da vida de um indivíduo, ou seja, as características da personalidade[5]. Teóricos definiram traço como tendências generalizadas e personalizadas que se revestiam em modos consistentes e estáveis de ajuste do indivíduo ao ambiente[6] e, dessa forma, prestaram importante contribuição para a área da avaliação decorrente da proposta de modelos mais estruturados como testes psicológicos objetivos (escalas, inventários) de investigação das características normais e patológicas da personalidade.

Os três grandes fatores

Com base na análise fatorial, Eysenck identifica três traços da personalidade fundamentados no conceito de dimensionalidade ou dois extremos. Assim, apresenta a extroversão *versus* introversão; neurotiscimos *versus* estabilidade emocional e psicoticismo *versus* autocontrole[7]. O trabalho de Eysenck teve importante repercussão para o desenvolvimento de escalas da personalidade.

Modelo dos cinco grandes fatores

O modelo dos cinco grandes fatores (CGF), ou "*big five*", derivou das teorias fatoriais e traços de personalidade[8]. Os estudos sobre os cinco grandes fatores foram aprimorados, chegando à lista de traços e suas descrições: neuroticismo (vulnerabilidade, desajustamento psicossocial, ansiedade e depressão), extroversão (sociáveis, ativas, falantes, otimistas e afetuosas), socialização (generosas, bondosas, afáveis, prestativas, altruístas, responsivas e empáticas), realização (organizada, confiável, trabalhadora, decidida, pontual, escrupulosa, ambiciosa e perseverante) e abertura (curiosos, imaginativos, criativos, divertem-se com novas ideias e com valores não convencionais)[9].

A Tabela 1 apresenta as associações entre alterações (elevação ou diminuição) na expressão dos traços com TP.

Modelo do temperamento e caráter

Cloninger, Syrack e Przybeck[10] estruturaram o modelo psicobiológico de investigação da personalidade com base na divisão da personalidade em dois componentes: o temperamento que engloba os traços de determinação hereditária e genética, e a expressão dessas características que sofre influências parciais da interação do indivíduo com o meio. É constituído de quatro fatores:

- Busca de novidades: tendência hereditária de ativação e iniciação de comportamentos exaltados/excitados para estímulos novos.
- Esquiva ao dano: tendência hereditária a inibir ou cessar comportamentos frente aos sinais de estímulos aversivos para evitar punição.
- Dependência de gratificação: tendência hereditária a responder de maneira intensa a sinais de recompensa visando a obtenção de gratificação.
- Persistência: tendência hereditária a persistir em responder de determinada forma, a despeito de um reforçamento intermitente.

O caráter seria moldado ao longo do desenvolvimento do indivíduo e seria decorrente das experiências de aprendizagem, bem como das diferentes influências da interação do indivíduo com o meio com três fatores:

Tabela 1 Relação entre traços e transtornos de personalidade

Fator	Transtornos específicos da personalidade
Neuroticismo	Transtorno dependente (+), ansiedade (+), depressão (+)
Extroversão	Histriônica (+), esquizoide (-) e de esquiva (-)
Socialização	Paranoide (-), antissocial (-), narcisista (-) e dependente (+)
Realização	Obsessivo (+) e antissocial (-)
Abertura	Esquizotípico (+) e histriônico (+)

(+) maior sensibilidade diagnóstica; (-) menor sensibilidade diagnóstica.

- Autodirecionamento: identificação de si próprio como um indivíduo autônomo.
- Cooperatividade: identificação de si próprio como uma parte integral da humanidade e da sociedade.
- Autotranscendência: identificação de si próprio como parte integral da unidade de todas as coisas, de um todo interdependente.

A avaliação da personalidade baseada neste modelo resultará na identificação de três subgrupos:

- Reduzida dependência de gratificação, comum nos quadros dos transtornos da personalidade: paranoide, esquizoide, esquizotípico.
- Expressam elevada sensibilidade ao tédio e a busca de novidades, típicos do transtorno da personalidade: antissocial, *borderline*, histriônico, narcísico e quadros de psicopatia.
- Expressam elevada esquiva ao dano, típico do transtorno da personalidade obsessiva-compulsiva e dependente.

As alterações da personalidade

O funcionamento adequado de um conjunto de traços psicológicos que compõem a personalidade corrobora a adaptação e o ajustamento social adequados. Entretanto, vários fatores podem desencadear alterações importantes de adaptação, ocasionando um transtorno de personalidade[11]. Sendo assim, ao avaliar a personalidade humana, busca-se por um lado identificar a expressão exagerada de um traço psicológico e, por outro, identificar a presença de transtorno da personalidade (TP)[12].

O TP é um padrão persistente de vivência íntima ou comportamento acentuadamente desviado das expectativas da cultura do indivíduo. Apresenta-se invasivo e inflexível, com início na adolescência ou começo da idade adulta, é estável ao longo do tempo e provoca sofrimento e prejuízo a si, ao outro e à sociedade[13].

A Figura 1 expressa os domínios psicobiológicos a serem investigados na avaliação da personalidade.

O diagrama representado na Figura 1 expressa o encadeamento dos domínios psicobiológicos que podem culminar tanto em um transtorno, quanto em um inadequado funcionamento da personalidade, aspectos estes que justificam uma avaliação da personalidade. A cognição participa da interpretação dos fatos, que pode ser distorcida. A emoção atua como modulador do desenvolvimento da interação social, propiciando a capacidade de analisar, planejar e executar um padrão de ação diante dos estímulos agradáveis ou desagradáveis, bem como de organizar os mecanismos de controle dos impulsos[12].

COMO ACESSAR A PERSONALIDADE?

Métodos e instrumentos de avaliação das características de personalidade

A avaliação da personalidade se caracteriza por um procedimento clínico que envolve um corpo organizado de princípios teóricos, métodos e técnicas de investigação como entrevistas e observações clínicas; instrumentos psicológicos (testes projetivos e expressivos, inventários, escalas e questionários) e outros procedimentos de investigação clínica, como jogos, de-

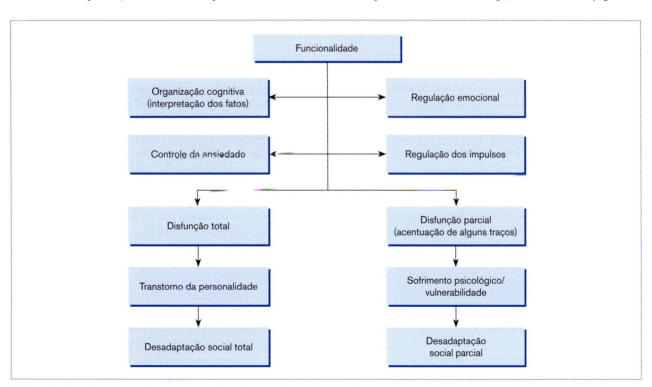

Figura 1 Domínios psicobiológicos nos transtornos da personalidade.

senhos, o contar estórias, o brincar etc., de acordo como o objetivo e população estudada.

Neste contexto, avaliar a personalidade é verificar a dinâmica e estrutura do funcionamento psicológico do indivíduo, diferenciando-as e equacionando o peso de cada uma delas no equilíbrio sobre suas ações, indicando, o grau de alteração imposto ao comportamento.

O processo de avaliação da personalidade

Este processo implica ações interdisciplinares; por um lado, a avaliação psiquiátrica por meio da entrevista clínica, por outro lado têm-se os testes psicológicos, instrumentos utilizados na prática do psicólogo que fornecem importantes dados para a elaboração de um diagnóstico.

Para o desenvolvimento deste processo, não há um modelo padrão, porém recomendam-se as seguintes etapas: entrevistas iniciais, pertinente tanto à prática da psiquiatria quanto da psicologia e escolha dos instrumentos de avaliação.

A entrevista continua sendo o principal recurso de que se dispõe para a avaliação do paciente em saúde geral e principalmente em saúde mental, com a realização de anamnese, exame do estado mental (exame psíquico), descrevendo assim os aspectos pessoais, relacionais, sistêmicos e sintomáticos para se pensar na estratégia da escolha dos instrumentos de testagem psicológica necessários.

Instrumentos para avaliação da personalidade

Entrevista clínica estruturada para o DSM-5 (SCID-P)

Para a área psiquiátrica principalmente, o tipo de entrevista mais utilizado é a entrevista clínica estruturada para o DSM-5 (SCID). A SCID é uma técnica de entrevista semiestruturada, projetada para ser administrada por um médico ou profissional de saúde mental treinado, cujo objetivo engloba a avaliação sistemática dos principais transtornos mentais[14].

Sua estrutura compõe-se de três versões específicas. A SCID-P direcionada para verificação dos transtornos mentais do eixo I. A SCID-NP para pessoas sem sinais psicopatológicos e a SCID-II para os transtornos da personalidade.

A SCID é dividida em módulos separados correspondentes a categorias de diagnóstico. A maioria das seções começa com uma pergunta de entrada que permite ao entrevistador "pular" as questões associadas se não forem cumpridas. Para todos os sintomas diagnósticos são codificados como presente, subliminar ou ausente. O diagnóstico do transtorno de personalidade se dá pela correspondência do escore total, conforme as pontuações:

- 0 = ausente ou falso.
- 2 = subliminares.
- 3 = presente ou verdadeiro.

Inventário de temperamento e caráter (ITC)

Constitui-se de 226 afirmações, que devem ser respondidas como verdadeiro ou falso. O inventário é composto de 7 fatores de personalidade, sendo 4 de temperamento e 3 de caráter. Os dados normativos de Cloninger[10] estão expressos em cada escala do ITC.

Fatores de temperamento:

- Busca de novidades (BN) (*novelty seeking* – NS, escore de 0 a 40, dado normativo: 19,2±6).
- Esquiva ao dano (ED) (*harm avoidance* – HA, escore de 0 a 35, dado normativo: 12,6±6,).
- Dependência de gratificação (DG) (*reward dependence* – RD, escore de 0 a 24, dado normativo: 15,5±4,4).
- Persistência (PE) (*Persistence* – PE, escore de 0 a 8, dado normativo: 5,6±1,9).

Fatores de caráter:

- Autodirecionamento (AD) (*self-directedness* – SD, escore de 0 a 44, dado normativo: 30,7±7,5).
- Cooperatividade (CO) (*cooperativeness* – C, escore de 0 a 42, dado normativo: 32,3±7,2).
- Autotranscendência (AT) (*self-transcendence* – ST, escore de 0 a 33, dado normativo: 19,2±6,3).

INSTRUMENTOS PSICOLÓGICOS DE AVALIAÇÃO DA PERSONALIDADE

Os instrumentos específicos da psicologia para avaliação da personalidade seguem as modalidades: testes projetivos (visuoverbais e gráficos), expressivos e objetivos (psicométricos) como os inventários, questionários e escalas.

Testes projetivos

Permitem que o indivíduo reorganize os estímulos externos, segundo um modelo interno de organização. Permite identificar os níveis de elaboração dos processos mentais, a força de ego, a maturação afetiva e relacional. O desempenho conativo, as concepções ligadas ao *self* e a natureza dos mecanismos de defesa organizam-se, em cada indivíduo, dentro de um equilíbrio hierárquico e dinâmico, cujo resultado é um funcionamento psíquico coerente. Bem como o modo como o indivíduo percebe, elabora e comunica suas respostas à estimulação objetiva reflete as configurações da estrutura interna de personalidade.

Nas técnicas projetivas, quanto menor for a direção e a estruturação do estímulo, maior será a possibilidade de surgir material emocionalmente significativo. Neste caso, espera-se que os núcleos significativos da personalidade possam manifestar-se.

Técnicas visuoverbais

O Teste de Zulliger

Constitui-se de três pranchas: prancha I – Aspectos primitivos da personalidade; prancha II – Afetividade/Emoções; Prancha III – Relacionamento. Sua aplicação pode ser individual ou coletiva, para toda e qualquer finalidade (psicodiagnóstico, avaliação da personalidade, seleção de pessoal, avaliação de desempenho etc.). A interpretação integrada das três pranchas propicia uma visão muito aprofundada da personalidade humana, seja em sua estrutura ou em sua dinâmica, especialmente em relação aos seus aspectos afetivo-emocionais, bem como em termos de intelectualidade, pensamento, objetivos de vida, sociabilidade, relacionamento interpessoal etc.[15-16].

Teste de apercepção temática

O Teste de Apercepção Temática (TAT) foi desenvolvido por Henry Murray e Christiana Morgan em 1943 nos Estados Unidos. Consiste em uma série de 30 lâminas com figuras representativas e um cartão em branco. Destas, onze lâminas são aplicáveis a todos os sujeitos independentemente de idade e sexo. Algumas são mais indicadas para homens adultos, enquanto outras se prestam mais para as mulheres adultas. Algumas lâminas são recomendadas para os jovens do sexo masculino e outras, para as jovens do sexo feminino[17].

Cada figura tem um significado predeterminado e explora questões específicas. Pode-se aplicar todas as lâminas (aplicação em sua forma completa) ou somente aquelas cuja temática mostra-se especialmente incitante para o periciando (aplicação em sua forma abreviada). As figuras são apresentadas ao indivíduo e lhe é solicitado que conte uma história. As histórias são interpretadas em função das relações do sujeito com figuras de autoridade, com pessoas suas contemporâneas dc ambos os sexos e em termos dos ajustes entre o id, o ego e o superego, e as necessidades de cada uma dessas instâncias.

Os aspectos motivacionais do comportamento da pessoa submetida ao TAT são assinalados por meio dos temas das figuras e analisados de acordo com as variáveis descritas na Tabela 2.

Tabela 2 Interpretação do Teste de Apercepção Temática (TAT)

Aspectos avaliados	Interpretação
Necessidades e impulsos	Aceitação, de dominação, de submissão, de autonomia, de agressão, de realização, de afiliação, de proteção, de evitar a reprovação, de reagir, de se defender, de evitar o sofrimento, de intelecção e de ordem.
Relação com o ambiente	Como o sujeito percebe o meio ambiente e como reage a ele, indicando como é a realidade para ele.
Conflitos significativos	Investiga a contraposição entre duas forças antagônicas, de igual intensidade. Possibilita também a investigação da oposição entre as instâncias intrapsíquicas da personalidade (id x ego x superego).
Natureza das ansiedades	Descrevem as situações que despertam medo, reações de tensão ou pressão e quais as dificuldades enfrentadas pelo sujeito, geralmente de dano físico ou castigo, de desaprovação, de falta ou perda de amor, de ser abandonado, de ser dominado e estar indefeso, de causar um dano físico.

(continua)

Tabela 2 Interpretação do Teste de Apercepção Temática (TAT) *(continuação)*

Aspectos avaliados	Interpretação
Mecanismos de defesa	Como as defesas se organizam contra situações que podem despertar sentimentos desagradáveis, temerosos ou ameaçadores.
Severidade ou rigidez do superego	Investiga o grau de intensidade do superego. Verifica-se se a presença de conteúdos de castigo ou punição na narrativa.
Desenlace e integração do ego	Refere-se ao nível geral de funcionamento da personalidade. Favorece a compreensão da força do ego. Possibilidade identificar a maneira como o sujeito enfrenta, resolve os seus conflitos.
Outros personagens	Investigação da percepção em relação as outras figuras e como o sujeito reage a elas (relações com as figuras parentais, figura materna ou paterna, figura feminina, figura masculina, entre outras).
Síntese dinâmica	Análise dos aspectos mais importantes, que demonstra a dinâmica de sua personalidade.

O TAT se configura mais para um teste que vai descrever aspectos da dinâmica da personalidade ao quadro nosológico, daí a necessidade de utilizá-lo conjuntamente com outros instrumentos que apresentem recursos para o diagnóstico nosológico.

Coleção SAT – Técnica da Apercepção para idosos

Pode ser aplicada a pessoas a partir dos 60 anos de idade para investigar problemas específicos do envelhecimento e as atitudes e preocupações dos idosos em relação às questões mais centrais da velhice[18].

Psicodiagnóstico de Rorschach

O Teste de Rorschach, idealizado por Hermann Rorschach em 1921, é composto por 10 pranchas com manchas de tinta que obedecem características específicas quanto à proporção, angularidade, luminosidade, equilíbrio espacial, cores e pregnância formal. Estes aspectos facilitam a rápida associação, intencional ou involuntária, com imagens mentais que, por sua vez, fazem parte de um complexo de representações que envolvem ideias ou afetos, mobilizando a memória de trabalho[19].

O procedimento de aplicação consiste em duas fases e de maneira individual (crianças, adolescentes e adultos). A primeira, de associação, é a fase de construção livre do examinando mediante a apresentação das pranchas uma de cada vez, sendo solicitado ao examinando que diga o que vê nelas e o que essas manchas parecem para ele. A segunda, a fase do inquérito, consiste na reapresentação de todas as pranchas ao examinando a fim de se levantar as associações realizadas, cujo objetivo é a compreensão do processo de percepção utilizado e a forma como elaborou cada resposta.

A aplicação do Rorschach se consolida como um instrumento útil para o diagnóstico diferencial de um transtorno mental, o qual irá determinar se este decorre de uma condição afetiva (necessidades primárias e sentimentos), cognitiva (diferentes níveis de processamento das informações e integração à realidade) ou conativa (expressão subjetiva relacionada a processos e atividades motoras).

Técnicas gráficas

A aplicação das técnicas gráficas tem se mostrado profícua, sobretudo para o início do processo diagnóstico. Na prática clínica, por exemplo, o uso das técnicas gráficas permite uma introdução do paciente agente no processo de avaliação de uma forma mais indireta e menos invasiva.

Teste palográfico

Trata-se de um teste de personalidade baseado na realização de traçados pelo sujeito. O teste fornece dados de ritmo e qualidade de trabalho, fadigabilidade, inibição, elação, depressão, temperamento, constituição tipológica etc.[20].

Pode ser aplicado a partir dos 18 anos, desde analfabetos até nível superior, de forma individual ou coletiva, com tempo de duração de 7 minutos e 30 segundos.

O desenho da figura humana

Sua aplicação é rápida e muito simples. Requer apenas folhas de papel sulfite e lápis. É pedido ao sujeito para que desenhe uma pessoa. Se o sujeito desenha uma figura incompleta, pede-se que ele desenhe em outra folha uma figura completa. Se o desenho incluir caricaturas ou desenhos estereotipados, pede-se que desenhe outra vez, outra pessoa. Ao terminar o desenho, pede-se ao sujeito que desenhe outra figura humana de outro sexo.

Em geral, obtém-se, por meio do desenho da figura humana, o modo como o indivíduo concebe a própria imagem de corpo. Por isso, em geral, as pessoas desenham, no primeiro instante, uma pessoa do próprio sexo. Contudo, é importante lembrar que esta imagem pode basear-se, em maior ou menor intensidade, nas convenções, nas sensações ou estruturas somáticas e na transposição simbólica das atitudes em características somáticas.

Cada pessoa apresenta interferências mais marcantes na sua produção gráfica, quer com relação a um treinamento artístico mais diferenciado, uma reprodução de figura humana culturalmente apreendida ou, ainda, uma expressão mais espontânea de seus próprios aspectos caracteriológicos. Em função dessa condição, a análise dos desenhos implica treino e conhecimento da dinâmica emocional para interpretá-los adequadamente e não desperdiçar material[21].

O desenho da casa, árvore e pessoa (HTP)

Configura-se como um adendo aos trabalhos sobre o desenho da figura humana como instrumento de avaliação da personalidade Buck[22], que incluiu novos componentes para essa técnica: o desenho da casa e da árvore. A aplicação consiste em solicitar ao examinando que desenhe primeiramente a casa, depois a árvore e, por último a pessoa, em folhas separadas, apresentadas horizontalmente para o desenho da casa e verticalmente para o desenho da árvore e da pessoa (Figura 2). Esta ordem deve ser obedecida para que o indivíduo seja levado gradualmente de um desenho mais neutro (casa/árvore) para aquele de maior envolvimento pessoal (pessoa).

Após a fase gráfica há uma fase verbal, em que algumas questões padronizadas e estruturadas são colocadas ao periciando. O objetivo deste inquérito é apreender a natureza da projeção do examinando em sua expressão gráfica e verbal e o quanto estes aspectos estão mais próximos ou distantes da consciência.

A análise de um HTP, portanto, ao exemplo do desenho da figura humana, implica três momentos distintos: a análise da expressão gráfica (traços, uso do espaço na folha, sequência dos detalhes e construção da figura, tamanho, pressão do lápis no papel e simetria), a interpretação do conteúdo do desenho em si (omissões, distorções ou atribuição de detalhes em cada desenho) e a análise do conteúdo verbal (advindo do inquérito aplicado).

Testes expressivos

Teste das pirâmides coloridas – Pfister

É um método expressivo que possibilita a avaliação dos aspectos emocionais e cognitivos da personalidade, por meio da maneira como este dispõe quadrículos coloridos sobre esquemas de pirâmides em crianças, adolescentes e adultos. Consiste em etiquetas de dez cores distribuídas em várias tonalidades, compondo um total de 24 quadrículos na medida 2,5 x 2,5 em uma folha de anotações para o examinador e três cartões onde, em cada um, encontra-se desenhada uma pirâmide quadriculada contendo 15 campos sobre os quais o examinando deve colocar as etiquetas coloridas. A interpretação consiste na análise de vários aspectos, entre eles a maneira de executar a tarefa e de estruturar a pirâmide. Além de analisar a maneira de executar a tarefa (o método utilizado na colocação dos quadrículos sobre o esquema-base da pirâmide até a cobertura final. De sua aplicação depura-se a presença de TP (em adultos), outros transtornos psiquiátricos e dinâmica da personalidade[23].

Psicodiagnóstico miocinético (PMK)

Teste gráfico expressivo que permite inferir aspectos da personalidade, variações do estado emocional/humoral e aspectos atitudinais. É uma prova psicomotora baseada na relação entre os músculos (mio) e os movimentos (kinesão). Com o PMK é possível avaliar as características estruturais e reacionais de personalidade. As bases teóricas do PMK são a teoria motriz da consciência e o princípio da dissociação miocinética. O PMK avalia as seguintes características: tônus vital, agressividade, reação vivencial, emotividade, dimensão tensional e predomínio tensional. A aplicação do teste é individual, sem limite de tempo, em ambos em ambos os sexos e indivíduos entre 18 e 70 anos[24]. A Tabela 3 ilustra os fatores investigados no PMK.

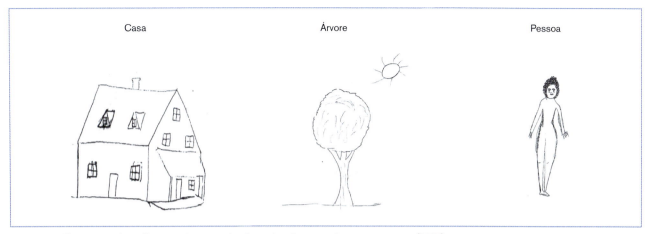

Figura 2 Ilustração da aplicação do teste do desenho da casa, árvore e pessoa (HTP).
Fonte: adaptada de Buck, 2003[22].

Tabela 3 Fatores e variantes da personalidade investigadas pelo psicodiagnóstico miocinético (PMK)

Fatores	Variantes
Tônus vital	Elação e depressão
Agressividade	Hetero e autoagressividade
Reação Vivencial	Extra e intratensão
Emotividade Dimensão tensional Predomínio tensional	Excitabilidade e inibição impulsividade e rigidez/controle

ESCALAS, INVENTÁRIOS E QUESTIONÁRIOS

Inventário Fatorial de Personalidade (IFP)

O instrumento visa especificamente a investigação de 15 necessidades ou dimensões da personalidade (Tabela 4), cada uma das 15 necessidades ou escalas é composta por nove frases. O IFP possui ainda uma subescala de validade, que permite verificar se os itens foram respondidos devidamente.

Tabela 4 Dimensões da personalidade segundo o Inventário Fatorial de Personalidade (IFP)[25]

Dimensões	Conceitos
Assistência	Tendência a auxiliar e tratar as pessoas com compaixão e ternura
Ordem	Tendência a manter a ordem e a valorizar a limpeza, o equilíbrio e a precisão dos objetos do mundo exterior
Denegação	Tendência a se entregar passivamente às forças externas, a se resignar perante as dificuldades e até mesmo a apresentar desejos de dor e autodestruição
Intracepção	Tendência a se deixar conduzir por sentimentos e inclinações difusas

(continua)

Tabela 4 Dimensões da personalidade segundo o Inventário Fatorial de Personalidade (IFP)[25] *(continuação)*

Dimensões	Conceitos
Desempenho	Necessidade de vencer obstáculos, realizar ações difíceis e executar tarefas independentemente e com o máximo de rapidez
Exibição	Necessidade de impressionar, entreter e fascinar as pessoas
Afago	Tendência a buscar ajuda, proteção, consolo e perdão
Heterossexualidade	Necessidade de planejar e manter relações heterossexuais
Mudança	Necessidade de mudar, mediante o próprio esforço, uma determinada situação ou certas características das pessoas
Persistência	Tendência a se dedicar intensamente a uma tarefa até concluí-la, ainda que, para tanto, seja necessário desrespeitar os próprios limites
Agressão	Necessidade de atacar, lutar, opor-se a algo ou alguém, mediante o uso da força, e revidar a injúria
Deferência	Necessidade de admirar, prestigiar, apoiar, honrar, elogiar, imitar ou se sujeitar a um modelo ou superior, ou ainda se conformar com os costumes e tradições.
Autonomia	Tendência a ser independente, libertar-se de restrições, resistir à coerção e não se sentir tendência a ser independente, libertar-se de restrições, resistir à coerção e não se sentir
Afiliação	Necessidade de se ligar afetivamente e permanecer fiel a alguém, fazer amizades e mantê-las e se tornar íntimo de alguém
Desejabilidade social	Indica se o examinado tentou se apresentar conforme os desejos de outras pessoas

A aplicação consiste em solicitar ao examinado que responda os 155 itens que compõem o IFP, escolhendo uma única alternativa dentre as opções, composta de sete pontos que variam progressivamente de 1 ("nada característico") a 7 ("totalmente característico").

Os itens são de fácil compreensão, de modo que, embora extenso, o instrumento é de aplicação simples e relativamente rápida. O IFP possui propriedades psicométricas adequadas, uma vez que foi validado e padronizado para a população brasileira. É um instrumento que privilegia a investigação de traços acerca dos quais os sujeitos podem, teoricamente, possuir um maior conhecimento consciente.

Bateria Fatorial de Personalidade (BFP)

É um instrumento psicológico construído para a avaliação da personalidade a partir do modelo dos cinco grandes fatores (CGF), que inclui as dimensões extroversão, socialização, realização, neuroticismo e abertura para novas experiências. Sua aplicação permite avaliar traços como vulnerabilidade ao sofrimento, passividade, instabilidade, nível de comunicação, dinamismo – assertividade, competência, ponderação, extroversão, nível de comunicação, empenho, realização, busca por novidade, entre outros.

É composta de 126 itens e sua aplicação geralmente não ultrapassa 30 minutos. É indicada para avaliar adultos a partir do ensino médio, normatizado para todas as regiões brasileiras[25].

Inventário de Personalidade NEO PI-R

É usado para avaliação da personalidade de adultos, baseado nos cinco grandes fatores de personalidade (*big five*): neuroticismo, extroversão, abertura a experiências, amabilidade e conscienciosidade. É composto de 240 questões que avaliam 30 subfatores, organizadas em cinco grandes fatores e um dos instrumentos em crescente uso (Tabela 6)[26]:

- Neuroticismo: ansiedade, raiva/hostilidade, depressão, embaraço/constrangimento, impulsividade e vulnerabilidade.
- Extroversão: acolhimento, gregarismo, assertividade, atividade, busca de sensações e emoções positivas.
- Abertura a experiências: fantasia, estética, sentimentos, ações variadas, ideias e valores.
- Amabilidade: confiança, franqueza, altruísmo, complacência, modéstia e sensibilidade.
- Conscienciosidade: competência, ordem, senso do dever, esforço por realizações, autodisciplina e ponderação.

Sua aplicação é direcionada para adultos a partir dos 18 anos de idade até os 60 anos, com escolaridade mínima correspondente ao ensino médio completo, de forma individual ou coletiva. O tempo de aplicação do NEO PI-R é variável entre 40 a 60 minutos. Sua correção é informatizada por meio de um crivo eletrônico. Esta correção fornece uma tabela de percentis e um gráfico (em barras ou em linhas).

AVALIAÇÃO DA PERSONALIDADE DA CRIANÇA E DO ADOLESCENTE

Em crianças e adolescentes não se fala sobre transtornos de personalidade porque estes diagnósticos têm como implicações um alto nível de gravidade e sérios comprometimentos nas relações interpessoais, além de por vezes sugerirem a impossibilidade do tratamento, pela característica de um caráter inflexível e desadaptado. Embora exista o cuidado de não estabelecer um diagnóstico de transtorno de personalidade precocemente, os sinais sugestivos de problemas emocionais e comportamentais precisam ser identificados e tratados na tentativa de melhorar o prognóstico na vida adulta. Tais quadros podem sinalizar a presença de traços que se não forem passíveis de intervenção e que podem se cristalizar e configurar futuramente o diagnóstico de transtorno de personalidade[27].

Tabela 5 Divisão dos subfatores de acordo com Bateria Fatorial de Personalidade (BFP)

Fatores	Neuroticismo	Extroversão	Socialização	Realização	Abertura
Subfatores	Vulnerabilidade	Comunicação	Amabilidade	Competência	Abertura a ideias
	Instabilidade emocional	Altivez	Pró-sociabilidade	Ponderação /prudência	Liberalismo
	Passividade/falta de energia	Dinamismo	Confiança	Empenho/comprometimento	Busca por novidades
	Depressão	Interações sociais			

Tabela 6 Divisão dos subfatores da coleção NEO PI-R/NEO FFI-R

Fatores	Neuroticismo	Extroversão	Abertura	Amabilidade	Conscienciosidade
Subfatores	Ansiedade	Acolhimento	Fantasia	Confiança	Competência
	Raiva e hostilidade	Gregarismo	Estética	Franqueza	Ordem
	Depressão	Assertividade	Sentimentos	Altruísmo	Senso de dever
	Embaraço e constrangimento	Atividade	Ações variadas	Complacência	Esforço por realizações
	Impulsividade	Busca de sensações	Ideias	Modéstia	Autodisciplina
	Vulnerabilidade	Emoções positivas	Valores	Sensibilidade	Ponderação

Instrumentos de avaliação da personalidade em crianças e adolescentes

Questionário de personalidade para crianças e adolescentes (EPQ-J)

Avalia, em crianças de 10 anos de idade até adolescentes de 16 anos, três dimensões da personalidade: neuroticismo, extroversão e psicoticismo. Os traços de personalidade estariam relacionados à vulnerabilidade ou proteção a psicopatologias, competência social, promoção e manutenção de saúde física e indicadores sociais e biológicos[28].

Procedimento de desenhos-estórias e procedimento de desenhos de família com estórias

A análise ocorre pelo material gráfico e narrativo, segundo teorias muito específicas. Pode ser usado em qualquer idade, mas é mais comum com crianças e adolescentes jovens[29].

Teste de apercepção temática infantil (CAT)

Investiga a dinâmica da personalidade da criança em sua singularidade, de modo a compreender o mundo vivencial da criança, sua estrutura afetiva, a dinâmica de suas reações diante dos problemas que enfrenta e a maneira como os enfrenta[30].

CONSIDERAÇÕES FINAIS

O estudo da personalidade humana se traduz em uma complexidade multifatorial e requer do psicólogo e psiquiatra conhecimentos e domínios amplos, decorrentes de uma formação sólida em psicopatologia, psicologia da personalidade e seus modelos teóricos, técnicas de entrevistas diagnósticas e de avaliação. Estas condições irrestritas por si só eliminarão uma considerável contaminação subjetiva de percepções e/ou julgamentos, buscando-se assim mecanismos para entender o que chamamos de pessoas ou pacientes "difíceis", pautados por uma desadaptação social em todas as áreas, com presença de impulsividade e por vezes agressividade, além da dificuldade de adesão ao tratamento, seja este médico ou psicológico. Enfim, estamos lidando com pessoas que sofrem e fazem os outros sofrerem.

Visto isto, de fato percebe-se um aumento quanto ao estabelecimento de métodos de avaliação da personalidade, pois este recurso representa um desafio para os psicólogos e psiquiatras; primeiro pela carência de um número considerado de instrumentos validados no Brasil, embora já se vislumbre uma mudança neste aspecto, segundo pelas divergências quanto aos métodos que são mais adequados para este fim, aspecto este comum a outras realidades.

Frente ao exposto, encontramos na literatura científica várias indicações da utilidade em associar resultados de avaliações objetivas da personalidade com aspectos obtidos a partir de entrevistas e acrescentamos aqui a incorporação dos resultados dos testes projetivos, sugerindo assim um protocolo que agregue uma prática interdisciplinar de avaliação, o que certamente aumenta a validade dos seus resultados e sua eficácia para se chegar ao diagnóstico. Este procedimento sem sombra de dúvida evitará, por exemplo, que o profissional se baseie apenas nas descrições generalizadas do comportamento, levando-o a suposições cada vez mais distantes e inexatas da real condição da pessoa avaliada.

REFERÊNCIAS BIBLIOGRÁFICAS

1. Fadiman J, Frager R. Teorias da personalidade. São Paulo: HARBRA; 2002.
2. Feist J, Feist GJ, Roberts TA. Teorias da personalidade. Tradução: Sandra Maria Mallmann da Rosa. Revisão técnica: Maria Cecília de Vilhena Moraes, Odette de Godoy Pinheiro. 8.ed. Porto Alegre: Artmed; 2015.
3. Pervin LA, John OP. Personalidade teoria e pesquisa, 3 ed. Porto Alegre: Artmed; 2005.
4. Ali I. Personality traits, individual innovativeness and satisfaction with life. J Innovation & Knowledge. 2019;4(1):3846.
5. Rebollo I, Harris JR. Genes, ambiente e personalidade. In Flores-Mendoza CE, Colom R (orgs.). Introdução à psicologia das diferenças individuais). Porto Alegre: Artmed; 2006. pp. 300-22.
6. Allport FH, Allport GW. Personality traits: their classification and measurement. J Abnormal Psychology and Social Psychology. 1921;16(1):6-40.
7. Eysenck HJ. Biological dimensions of personality. In: Pervin LA (ed.). Handbook of personality theory and research. New York: Guilford; 1990. pp.244-76.
8. John OP, Angleitner A, Osttendorf F. The lexical approach to personality: A historical review of trait taxonomic research. Eur J Personality. 1988;2:171-203.
9. Shedler J, Wester D. Refining personality disorder diagnosis: integrating science and practice. Am J Psychiatry. 2004;161(8):1350-65.
10. Cloninger CR, Svrack DM, Przybeck TR. A psychological model of temperament and character. Arch. Gen. Psychiatry. 1993;50:975-90.
11. Serafim AP, Barris DM, Castellana GB, Gorenstein C. Personality traits and violent behaviour: A comparison between psychopathic and non-psychopathic male murderers. Psychiatry Res. 2014;219(3):604-8.
12. Serafim AP. Avaliação diagnóstica nos transtornos da personalidade. In: Serafim AP, Rocca CCA, Saffi F, Yokomizo JE. Psicologia hospitalar em psiquiatria, 1 ed. São Paulo: Vetor; 2017. pp. 217-28.
13. American Psychiatric Association. Manual diagnóstico e estatístico de transtornos mentais, 5. ed. (DSM-5). Porto Alegre: Artmed; 2014.
14. Messina N, Wish E, Hoffman J, Nemes S. Diagnosing antisocial personality disorder among substance abusers: the SCID versus the MCMI-II. (Structured Clinical Interview for the DSM-III-R, Millon Clinical Multiaxial Inventory, second edition). Am J Drug and Alcohol Abuse. 2001;27(4):699-718.
15. Vaz CE. Z-teste: técnica de Zulliger: forma coletiva. São Paulo: Casa do Psicólogo, 2002.
16. Villemor-Amaral A E, Primi R. Teste de Zulliger no Sistema Compreensivo - ZSC: forma individual. São Paulo: Casa do Psicólogo; 2009.
17. Costa GBP. A utilização dos exames de personalidade nos processos penais a prova de Rorschach e outras técnicas projetivas. In: Rigonatti SP, Barros EL, Serafim AP. Temas em psiquiatria forense e psicologia Jurídica. São Paulo: Vetor; 2006. p. 169-92.
18. Bellak L, Abrams DM. Coleção SAT. Técnica da Apercepção para idosos, 1.ed. São Paulo: Vetor; 2002.
19. Adrados I. Teoria e prática do Teste de Rorschach. São Paulo; Vozes; 2010.
20. Minicucci A, Alves ICB, Esteves C. O Teste palográfico na avaliação da personalidade. São Paulo: Vetor; 2009.
21. Bandeira DR, Arteche AX. Desenho da figura humana. In: Villemor-Amara AE, Werlang BSG (orgs.). Atualizações em métodos projetivos para avaliação psicológica. São Paulo: Casa do Psicólogo; 2008. pp. 205-19.
22. Buck JN. HTP: Casa-árvore-pessoa. Técnica Projetiva de Desenho. São Paulo: Vetor; 2003
23. Villemor-Amaral AE. As pirâmides coloridas de Pfister. São Paulo: Casa do Psicólogo; 2012.

24. Mira AMG. Psicodiagnóstico miocinético PMK, 5ª ed. Manual. São Paulo: Vetor; 2014.
25. Pasquali L, Azevedo M M, Ghesti, I. Inventário fatorial de personalidade: manual técnico e de aplicação. São Paulo: Casa do Psicólogo; 1997.
26. Nunes CHSS, Hutz CS, Nunes MFO. BFP: Bateria Fatorial de Personalidade. São Paulo, Casa do Psicólogo; 2013.
27. Costa Jr PT, McCrae RR. NEO PI-R: Inventário de personalidade NEO revisado e inventário de cinco fatores NEO revisado NEO-FFI-R [Versão curta]. São Paulo: Vetor; 2007.
28. Homan KJ, Sim LA, Fargo JD, Twohig MP. Five-year prospective investigation of self-harm/suicide-related behaviors in the development of borderline personality disorder. Personality Disorders: Theory, Research, and Treatment. 2017;8(2):183-8.
29. Eysenck HJ, Eysenck SBG. Questionário de Personalidade para crianças e adolescentes: EPQ-J. São Paulo: Vetor; 2013.
30. Trinca W. Formas compreensivas de investigação psicológica: procedimento de desenhos-estórias e procedimento de desenhos de família com estórias. São Paulo: Vetor; 2013.
31. Marques AM, Tardivo LSLPC, Moraes MCV, Tosi SMVD. Teste de apercepção temática para crianças. São Paulo: Vetor; 2013.

10

Exame físico em psiquiatria

Octávio Gonçalves Ribeiro
Leandro da Costa Lane Valiengo

Sumário

Introdução
Exame físico
    Ambiente e instrumentos necessários
    Sinais vitais
    Avaliação de sistemas
Achados de exame físico em condições específicas
    Deficiência de ácido fólico e vitamina B12
    Doença renal crônica (DRC)
    Hepatopatia crônica
    Doença de Wilson
    Porfiria
    Hipercalcemia
    Hipocalcemia
    Tireotoxicose
    Hipotireoidismo
    Delirium
    Anemia
    Diabetes mellitus
    Hipoglicemias
    Síndrome serotoninérgica
    Síndrome neuroléptica maligna
    Intoxicação por lítio
Vinheta clínica
Para aprofundamento
Referências bibliográficas

Pontos-chave

- Importância do psiquiatra realizar o exame físico.
- Etapas do exame físico e achados clínicos relevantes.
- Exame físico em condições comuns na prática do psiquiatra.

INTRODUÇÃO

A prática da medicina consiste em uma anamnese meticulosa seguida de um exame físico detalhado. Após o ingresso na residência médica, é comum que os conhecimentos de Medicina Interna e a prática do exame físico se distanciem cada vez mais do futuro psiquiatra, visto que o foco do aprendizado passa a ser a psicopatologia e o exame psíquico, com pouca ênfase ao exame físico nesse período. Inicia-se, então, um ciclo cuja prioridade é estudar psiquiatria. Como o diagnóstico dos transtornos mentais é feito por meio da anamnese e do exame do aparelho psíquico, as discussões de caso durante os três anos de residência baseiam-se em achados psicopatológicos, técnicas de entrevista psiquiátrica, conhecimentos psicofarmacológicos e psicoterapêuticos, que norteiam o raciocínio diagnóstico e a conduta. O resultado disso é que o exame físico passa a não ser realizado rotineiramente como uma etapa da consulta feita pelo psiquiatra. No entanto, psiquiatras que treinam e trabalham em ambientes acadêmicos precisam abrir um leque maior de diagnósticos diferenciais diante de casos complexos, que incluem condições clínicas e neurológicas e, por conta disso, beneficiam-se ainda mais de incorporar o exame físico entre os passos da avaliação médica. O exame físico pode revelar informações que dão pistas sobre a etiologia de distúrbios afetivos, comportamentais e neurocognitivos[1,5].

Há muito tempo é sabido que indivíduos portadores de transtornos mentais têm mais comorbidades clínicas do que a população geral[4,5]. Eventualmente, por acreditar que o paciente está sendo acompanhado por um clínico geral, o psiquiatra volta sua prática exclusivamente aos transtornos mentais, podendo demorar a perceber que o paciente deixou de ir às consultas com o clínico ou que na verdade nunca teve tal acompanhamento. Além disso, o diagnóstico diferencial do quadro mental frequentemente requer um exame físico apurado em busca de achados que ajudem a descartar causas médicas em potencial[6].

Outro aspecto interessante é que frequentemente o psiquiatra acaba sendo o médico generalista do seu paciente. Isso ocorre por muitos motivos: a construção de um vínculo forte do paciente com seu psiquiatra estabelece uma relação de confiança e o psiquiatra acaba sendo o único médico com quem o paciente passa, a dificuldade dos portadores de transtornos mentais terem acesso a outros médicos ou mesmo o despreparo de muitos médicos não psiquiatras para se comunicar e relacionar com o paciente psiquiátrico. Todos esses pontos reforçam ainda mais a necessidade da prática regular do exame físico pelo psiquiatra. Além disso, o exame físico ultrapassa o objetivo de comprovar ou contestar hipóteses diagnósticas que surgem da anamnese, mas representa o momento mais próximo e íntimo da relação médico-paciente.

Uma consideração importante a ser feita é sobre a adesão aos tratamentos de outras condições médicas. O próprio transtorno mental, sobretudo se descompensado, pode ter grande impacto na adesão dos pacientes à periodicidade de consultas médicas, aos tratamentos e aos cuidados clínicos recomendados. Dados mostram que as taxas anuais de mortalidade ajustadas por idade são maiores em portadores de transtornos mentais[2,3].

Durante o treinamento prático na graduação, muito cedo percebemos o estigma e o preconceito presentes em nossa sociedade em relação a indivíduos que sofrem com transtornos mentais. A minimização de queixas e a imediata atribuição de um sintoma ao transtorno mental de base são, infelizmente, práticas que vemos com alguma frequência nos estágios de pronto-atendimento. Existem também aquelas situações em que o paciente se recusa a ser examinado ou se apresenta em franca urgência psiquiátrica (grave agitação psicomotora, agressividade, sintomas psicóticos, desinibição), em que pode inclusive ser perigoso tentar examiná-lo. Isso pode inviabilizar a documentação do exame clínico de entrada e, infelizmente, não é infrequente que o paciente receba alta sem ter sido examinado uma única vez. Ou seja, mesmo em ambientes de internação o paciente não é submetido ao exame físico[7,8].

Exceções feitas a alguns serviços, as internações em enfermarias dedicadas ao cuidado psiquiátrico, que poderiam ser uma oportunidade para fazer um diagnóstico mais precoce e iniciar/atualizar o cuidado a outros problemas médicos, carecem de uma avaliação clínica. Por esse motivo, podem ocorrer descobertas tardias de uma nova doença, já com complicações crônicas irreversíveis. Um exemplo que ilustra essa realidade é o paciente que foi se tornando obeso após início de psicofármacos que promovem ganho ponderal e que recebeu o diagnóstico de diabetes mellitus quando já apresentava retinopatia e proteinúria. Nesse momento, resta ao clínico manejar as consequências dos danos já estabelecidos e evitar novas complicações, uma vez que o paciente não teve a oportunidade de ser diagnosticado quando ainda não possuía lesões de órgãos-alvo[7].

Sabe-se que as doenças médicas gerais, ditas "orgânicas" ou não primariamente psiquiátricas, podem ser causa de sintomas neuropsiquiátricos, podendo inclusive ser as manifestações iniciais de uma condição clínica ainda não investigada[6]. Muitos dos remédios utilizados para tratar condições médicas gerais podem produzir uma síndrome psiquiátrica (ex.: agonistas dopaminérgicos/corticosteroides causando, respectivamente, sintomas psicóticos/depressivos), da mesma forma que os psicofármacos também podem produzir sintomas que se enquadrem em uma síndrome clínica específica, como incontinência urinária ou constipação diante dos efeitos anticolinérgicos de um antidepressivo tricíclico.

Ao elaborar uma prescrição, é essencial que o psiquiatra esteja atento a doenças que possam prejudicar, por exemplo, o metabolismo hepático e a filtração glomerular. Isso pode requerer a correção de dose de alguns medicamentos por conta das alterações em propriedades farmacocinéticas que decorrem da(s) doença(s) de base. Ajustes medicamentosos muito rápidos, interações a nível de metabolismo em citocromos, redução dos níveis de albumina plasmática por desnutrição e limitações da excreção renal, podem precipitar condições potencialmente fatais, como a síndrome serotoninérgica e a neuroléptica maligna. Se não reconhecidos e manejados adequadamente a tempo, podem ocorrer consequências graves.

É justamente pela possibilidade de sobreposições clínicas que o *Manual diagnóstico e estatístico de transtornos mentais* da Associação Americana de Psiquiatria (DSM-5) exige, como um dos critérios diagnósticos de muitos transtornos mentais, a exclusão de condição clínica de base ou uso de remédios que possam justificar o conjunto de sintomas psíquicos identificados, classificando separadamente alguns transtornos como relacionados a outras condições médicas[9].

Embora seja esperado que o psiquiatra não tenha a segurança que tinha no internato para a realização do exame físico, quando o praticava diariamente ao fim da graduação médica, é de reconhecida importância que seja capaz de fazer um exame físico sucinto. Este, somado ao exame neurológico básico e à interpretação dos sinais vitais, viabilizará a elaboração de hipóteses diagnósticas sindrômicas que o farão aventar as possíveis etiologias para o quadro observado. O reconhecimento de efeitos colaterais de medicações, sinais de intoxicação ou de abstinência a remédios, bem como interações medicamentosas é outra habilidade a ser desenvolvida ao longo da Residência de Psiquiatria.

Tanto os psiquiatras que atuam em pronto atendimento atendendo urgências psiquiátricas (agitação psicomotora, quadros psicóticos agudos, intoxicações por álcool e drogas de abuso) como os que atendem em ambulatórios de saúde mental devem buscar o aperfeiçoamento na prática do exame físico e no raciocínio clínico. Com maior repertório, podem fazer a diferença na vida de seus pacientes, tanto na abordagem diagnóstica como num plano terapêutico que leve em consideração aspectos clínicos relevantes. Nesse sentido, é fundamental saber quando deve-se levantar a suspeita de um quadro orgânico e ser capaz de avaliar inicialmente queixas somáticas relacionadas a um transtorno ou que são parte dos transtornos de sintomas somáticos.

A literatura sobre o exame físico na prática psiquiátrica é tão escassa quanto a prática do mesmo nos ambientes de cuidado em saúde mental. Estudos realizados no passado já apontavam que a maioria dos psiquiatras não examinava seus pacientes[10,11], sendo que um terço dos entrevistados afirmava ter pouca confiança para fazer o exame físico[11] e outra parcela acreditava que o exame físico deveria ser feito por um médico não psiquiatra[12]. O intuito deste capítulo é mudar essa realidade estatística: estimular o psiquiatra a examinar seus pacientes, reaproximá-lo de alguns conhecimentos básicos da semiologia clínica e resgatar conceitos de Clínica Médica que possam ser úteis em sua prática assistencial.

As habilidades que um psiquiatra deve ter no exame físico tem como objetivos principais:

- Reconhecer as complicações clínicas mais frequentes relacionadas a determinados transtornos mentais como:
  » Anorexia nervosa: hipocalemia, desnutrição e osteoporose.
  » Transtorno relacionado ao uso de álcool: deficiência de tiamina, insuficiência hepática e anemia por deficiência de folato.
  » Transtornos psicóticos: síndrome metabólica, obesidade, parkinsonismo.
- Conhecer os principais efeitos colaterais dos psicofármacos e a interação entre si e com as demais medicações utilizadas pelo paciente, por exemplo:
  » Amitriptilina (tricíclicos no geral) + oxibutinina: *delirium*, constipação.
  » Metoclopramida + risperidona (antipsicóticos mais incisivos no geral): parkinsonismo motor.
  » Combinações entre antidepressivos e outros medicamentos que aumentam a transmissão serotoninérgica: síndrome serotoninérgica.
  » Reconhecer síndrome neuroléptica maligna.
- Corrigir as doses de alguns medicamentos pela filtração glomerular, interações a nível de citocromos ou redução da capacidade metabólica do fígado.
- Saber suspeitar de quadros psiquiátricos associados a condições médicas gerais, excluir o diagnóstico de *delirium* e levar em consideração as comorbidades clínicas ao propor um plano terapêutico.

Este capítulo não tem a pretensão de esgotar todas as particularidades e manobras específicas que compõem o exame físico. O intuito é recapitular a execução de um exame físico sucinto por meio de uma padronização sugerida pelo autor, além de apresentar cenários clínicos prevalentes na prática do psiquiatra, em que achados do exame físico podem influenciar o raciocínio para a tomada de decisão. O exame neurológico será abordado em outro capítulo desta obra.

EXAME FÍSICO

O raciocínio médico é probabilístico e não determinístico. A todo momento, a presença ou ausência de sinais e sintomas aproxima ou afasta a possibilidade de uma condição estar presente. Como o nome diz, os exames complementares complementam a anamnese e o exame físico, isto é, após a elaboração de hipóteses diagnósticas consistentes diante dos achados (po-

sitivos e negativos) da avaliação clínica, solicitam-se exames complementares apropriados ao caso aumentando ou diminuindo a probabilidade de determinada condição. Infelizmente, em muitos centros médicos, esse passo a passo sequencial do raciocínio probabilístico não é seguido. Pouco tempo é dedicado à anamnese e ao exame físico e a solicitação em excesso de exames complementares: a medicina *"high-tech, low-touch"*.

Tal prática onera o sistema de saúde e reforça crenças da sociedade de que o médico competente é aquele que pede mais exames e de que o alto custo mensal de um convênio deve justificar a realização de todos os exames disponíveis. Além do mais, quando solicitados num contexto em que não se levou em consideração a probabilidade pré-teste de determinada condição, há maior chance de resultados falso-negativos ou falso-positivos, o que pode resultar em iatrogenias diversas – novos exames invasivos para seguir investigação desnecessária, remédios inapropriados, piora prognóstica de condições não diagnosticadas, impacto emocional de resultados falsos etc.

> "Assim como uma boa anamnese psíquica direciona o exame do estado mental, a anamnese clínica baseada no conhecimento de Medicina Interna para a investigação de múltiplos sistemas ajuda a nortear o exame físico."[13]

Como todos os tipos de memória que adquirimos, é fundamental que haja exposições repetidas para o aprendizado do exame físico. Com o tempo, cada médico desenvolverá a sua própria maneira de organizar o passo a passo do exame e melhorará a capacidade para detectar alterações.

Um exame físico de qualidade não requer uma avaliação impecável dos sistemas isoladamente, mas sim o uso seletivo do conhecimento para fazer uma busca eficiente de sinais em diferentes sistemas que possam confirmar ou dar suporte a uma hipótese diagnóstica. A essência é saber, em cada cenário clínico, o que deve ser examinado e como se examina.

Ambiente e instrumentos necessários

Idealmente o exame físico deve ser feito em ambiente iluminado, silencioso e privativo. Além dos principais instrumentos, que são os olhos, os ouvidos e as mãos do médico, um estetoscópio, um esfigmomanômetro, um termômetro e um oxímetro de pulso são úteis. É comum nos serviços de atendimento em psiquiatria que não haja uma maca nem instrumentos básicos para que o paciente possa ser examinado adequadamente.

Sinais vitais

Sempre que disponível, a aferição dos sinais vitais deve ser feita. Logo à chegada ao Pronto-Atendimento, alterações da frequência cardíaca, da temperatura, da frequência respiratória, da saturação de oxigênio ou da pressão arterial podem indicar a ida imediata para a sala de emergência, dando pistas de que algo mais grave possa estar em curso.

Frequência cardíaca

Como a frequência cardíaca é produto da atuação do sistema nervoso autônomo, é comum encontrarmos taquicardia (FC > 100 bpm) em pacientes psiquiátricos que chegam ao PS após uso de cocaína, em abstinência alcoólica, em crise de pânico, em episódios maníacos ou usando número excessivo de medicações adrenérgicas ou anticolinérgicas. O simples fato de estar diante do médico pode fazer com que pacientes ansiosos aumentem a frequência cardíaca.

Paralelamente, pode ocorrer uma taquicardia não sinusal ou taquiarritmia, em que a frequência alta é acompanhada de alterações do ritmo. Nesse contexto é importante identificar o tipo de arritmia com um eletrocardiograma, visto que algumas delas podem requerer terapia com drogas antiarrítmicas, terapias elétricas e até o uso de anticoagulantes, como em pacientes com fibrilação atrial e *flutter* atrial – condições que aumentam o risco de eventos cardioembólicos. Arritmias malignas, como taquicardia ventricular e fibrilação ventricular, podem levar à instabilidade e parada cardiorrespiratória (PCR). Nesse sentido, é importante ter cuidado com psicofármacos que podem alargar o intervalo QT e aumentar o risco de degeneração para ritmos malignos.

Assim como as taquicardias, as bradicardias também devem gerar preocupação, sobretudo se acompanhadas de sinais de instabilidade hemodinâmica, como síncope, dispneia, dor torácica e rebaixamento do nível de consciência. Podem decorrer de causas reversíveis como remédios (betabloqueadores, anticolinesterásicos), bem como podem representar um bloqueio atrioventricular avançado por doença estrutural da via de condução, requerendo a colocação de um marcapasso definitivo. Quando disponível, a cardioscopia no monitor deve ser solicitada.

Frequência respiratória e saturação de oxigênio

As variações da frequência respiratória podem ser vistas em alguns quadros de interface entre clínica médica e psiquiatria.

Pacientes com crises agudas de ansiedade podem aumentar involuntariamente a frequência respiratória e, por esse motivo, fazer uma alcalose respiratória (hiperventilação, com maior eliminação do CO_2). Isso pode levar a sintomas de hipocalcemia transitória pelo aumento do pH sérico, com manifestações somáticas como parestesias perilabiais e em extremidades. Nesses casos, a oxigenação está normal, mas o paciente refere dispneia simplesmente por perceber que está respirando, fenômeno que normalmente ocorre a todo momento em piloto automático, sem que o ser humano voluntariamente controle. Outra situação em que isso ocorre é nas acidoses metabólicas geradas, por exemplo, por cetoacidose diabética ou sepse, em que a redução do pH sanguíneo decorrente do aumento do lactato sérico ou dos corpos cetônicos estimula o aumento da frequência respiratória para que a geração de alcalose respiratória a compense.

Ao mesmo tempo, pacientes que chegam ao PS em urgências clínicas que produzem queda da oxigenação (síndromes coronarianas, exacerbação de pneumopatias, tromboembolismo pulmonar, pneumotórax espontâneo, pneumonias extensas) podem apresentar sintomas ansiosos graves, eventualmente beirando uma crise de pânico.

Por outro lado, o uso de medicamentos com efeito sedativo pode reduzir a frequência respiratória, o que gera hipoventilação e retenção de CO_2. Ou seja, o paciente não consegue exalar todo o CO_2 que produz e começa a apresentar acidose respiratória com queda do pH sanguíneo. Nesse caso, o paciente pode desenvolver hipoxemia secundária à hipoventilação, e a retenção de CO_2 pode gerar rebaixamento ainda maior do nível de consciência.

Intoxicações por uma série de drogas de abuso podem impactar a frequência respiratória, nos dois sentidos. Vale destacar que estão entre os sinais de intoxicação por opioides a bradipneia, acompanhada de miose pupilar e rebaixamento do nível de consciência.

O uso do oxímetro de pulso pode ser útil na aferição da saturação periférica de oxigênio, mas também pode denunciar a baixa perfusão de extremidades quando não se consegue medir adequadamente o pulso e a oximetria porque as polpas digitais estão mal perfundidas.

Pressão arterial

A pressão arterial resulta do produto entre o débito cardíaco e a resistência vascular periférica. Tanto a hipertensão (sobretudo se súbita) como a hipotensão são indesejáveis e ambas podem estar presentes em condições sérias, com consequências potencialmente graves. Lembre que a hipotensão arterial está entre os critérios de instabilidade hemodinâmica, podendo produzir rebaixamento do nível de consciência e/ou síncope por hipoperfusão cerebral. Muitos medicamentos podem causar hipotensão por uma série de mecanismos (vasodilatação, bradicardia, hipovolemia) e condições graves podem também cursar com hipotensão e choque, como sepse, síndromes coronarianas agudas, embolia pulmonar, anafilaxias etc.

Paralelamente, picos hipertensivos podem cursar com emergências hipertensivas, ou seja, aumento significativo da PA (sistólica ≥ 180/diastólica ≥ 120 mmHg) com lesão aguda de órgão-alvo, como acidentes vasculares encefálicos, edema agudo de pulmão, síndrome coronariana aguda e encefalopatia hipertensiva[14]. Lembre-se de procurar medicamentos que podem estar relacionados a aumentos pressóricos, como os antidepressivos duais, e uso de drogas com efeitos adrenérgicos, como a cocaína e outros psicoestimulantes.

Para a medida da pressão arterial no ambulatório, recomenda-se medir a circunferência do braço no ponto médio entre acrômio e olécrano para selecionar o manguito de tamanho adequado ao braço. Colocar o manguito, sem deixar folgas, 2 a 3 cm acima da fossa cubital e centralizar o meio da parte compressiva do manguito sobre a artéria braquial. Estimar o nível da PAS pela palpação do pulso radial. Palpar a artéria braquial na fossa cubital e colocar a campânula ou o diafragma do estetoscópio sem compressão excessiva. Inflar rapidamente até ultrapassar 20 a 30 mmHg o nível estimado da PAS obtido pela palpação e proceder à deflação lentamente (velocidade de 2 mmHg por segundo). Determinar a PAS pela ausculta do primeiro som (fase I de Korotkoff) e, após, aumentar ligeiramente a velocidade de deflação, determinando a PAD no desaparecimento dos sons (fase V de Korotkoff). Auscultar cerca de 20 a 30 mmHg abaixo do último som para confirmar seu desaparecimento e depois proceder à deflação rápida e completa. Se os batimentos persistirem até o nível zero, determinar a PAD no abafamento dos sons (fase IV de Korotkoff) e anotar valores da PAS/PAD/zero. Realizar pelo menos duas medições, com intervalo em torno de um minuto. Medições adicionais deverão ser realizadas se as duas primeiras forem muito diferentes. Caso julgue adequado, considere a média das medidas. Medir a pressão em ambos os braços na primeira consulta e usar o valor do braço onde foi obtida a maior pressão como referência. Informar o valor de PA obtido para o paciente e anotar os valores exatos sem "arredondamentos" bem como o braço em que a PA foi medida[15].

Em muitos cenários, o paciente pode estar hipertenso secundariamente a dor ou ansiedade, com redução satisfatória após tratamento da causa de base (analgésicos e ansiolíticos), e essa avaliação requer cautela pois podem coexistir uma causa grave que gere ansiedade e, ao mesmo tempo, decorra de ou agrave a hipertensão.

Outro achado importante é o de hipotensão ortostática. Para detectá-la, deve-se medir a pressão do indivíduo em decúbito dorsal horizontal e, após 3 minutos em ortostase, medir novamente. A queda de 20 mmHg ou mais na pressão sistólica e/ou de 10 mmHg ou mais na pressão diastólica com sintomas definem a hipotensão postural. Os sintomas mais frequentes são tontura tipo pré-síncope ao mudar do decúbito dorsal horizontal para a posição ortostática. No cenário psiquiátrico, a hipotensão postural pode decorrer de psicofármacos com intensa ação anticolinérgica. Além disso, é mais frequente em idosos e em pacientes que apresentam doenças degenerativas com acometimento do sistema nervoso autônomo, tais como as sinucleinopatias (doença de Parkinson, doença de Lewy).

Temperatura

Em tempos de Covid-19, sem dúvidas há necessidade de se estar atento a pacientes febris. Mas na realidade, a maior parte das doenças infecciosas cursarão com febre. Entretanto, esse achado não é exclusivo de doenças infecciosas; pode ocorrer em uma ampla gama de doenças inflamatórias em atividade, nas quais há mudança do *setpoint* térmico do hipotálamo. No contexto da psiquiatria, vale lembrar das síndromes hipertérmicas que decorrem do uso de fármacos que interferem na termorregulação, como a síndrome serotoninérgica e a síndrome neuroléptica maligna. Note que na hipertermia não há ajuste do hipotálamo. A temperatura corporal aumenta de maneira descontrolada, sobrepujando a capacidade do organismo de perder calor[16].

Peso e altura

Os dados antropométricos (peso, altura e IMC) também devem ser registrados. Tanto sinais de desnutrição como de sobrepeso/obesidade podem requerer cuidado e investigação mais aprofundados e influenciar a prescrição do psiquiatra. Perdas de peso acentuadas e num curto período podem representar um marcador da gravidade da doença mental em curso (depressão grave, transtornos alimentares, sintomas psicóticos) ao passo que ganho de peso pode refletir, por exemplo, a boa resposta ao tratamento à medida que o paciente volta a se alimentar. O peso deve sempre ser avaliado de maneira dinâmica e evolutiva. Diante de um paciente com perda ponderal involuntária significativa (≥ 5% do peso em 6 meses), deve-se investigar causas médicas possíveis como neoplasias, doenças inflamatórias/infecciosas, doenças disabsortivas, endocrinopatias (*diabetes mellitus*), entre outras.

Avaliação de sistemas

Neste capítulo, será sugerida uma sequência específica para a realização do exame físico, mas o mais importante é procurar o que é relevante diante das queixas trazidas e das morbidades clínicas associadas, considerando os diferentes ambientes de cuidado – PS psiquiátrico, consultório particular e enfermaria de saúde mental. A repetição do exame físico é a melhor forma de desenvolver e memorizar uma sequência própria, bem como de se sentir mais familiarizado com cada etapa.

Estado geral

Inicialmente, deve-se avaliar o estado geral do paciente que, a depender da percepção subjetiva do examinador, será descrito como bom, regular ou mau referindo-se, respectivamente, a um sujeito que aparenta estar saudável, doente ou gravemente doente.

Pele e mucosas

A avaliação da pele e das mucosas auxilia na busca de palidez, icterícia, cianose e desidratação. Em pacientes descorados, deve-se pensar nas potenciais condições relacionadas à queda dos níveis de hemoglobina, como sangramentos, baixa ingesta de ferro e outras vitaminas, disabsorções, doenças da medula óssea e doenças inflamatórias crônicas. Frente a um paciente ictérico, deve-se pensar em doenças do fígado e condições que produzem obstrução das das vias biliares, quando às custas de bilirrubina direta, e em hemólise, quando às custas de bilirrubina indireta. Lembre-se que a icterícia começa a ser observada quando os níveis de bilirrubina são superiores a 3 mg/dL. A cianose central, decorrente mais frequentemente da dessaturação de oxigênio no sangue arterial, levanta um sinal de alerta quanto à presença de condições médicas graves, como cardiopatias e pneumopatias. Na avaliação da pele, é importante observar lesões que levantem suspeita para neoplasias cutâneas, condições alérgicas, automutilação e flogismo. Lembre-se de alterações de pigmentação da pele, como o vitiligo (associado normalmente a outras doenças auto-imunes, as manchas de nicotina em tabagistas pesados, a hiperpigmentação em doença de Addison e hemocromatose bem como o eritema palmar relacionado à cirrose hepática, por exemplo).

Olhos

Além da avaliação do turgor, palidez e icterícia da mucosa, deve-se avaliar proptose, estrabismo, nistagmo e fazer as manobras neurológicas de movimentação ocular e reatividade pupilar.

Cavidade oral

A oroscopia é importante para avaliar a mucosa lingual e oral, a orofaringe, os dentes. Sabemos que pacientes com transtornos mentais comumente negligenciam a higiene oral e dentária. É importante avaliar dentes que necessitem ser removidos, úlceras, lesões sangrantes, tumorações e doença periodontal. A avaliação das amígdalas pode ter valor em pacientes com dor de garganta, quando se procuram hiperemia, exsudato e aumento do volume amigdaliano. Na vigência de queixas rinossinusais, deve-se observar a presença de rinorreia posterior. A avaliação da língua pode evidenciar, por exemplo, sinais de moníliase oral, macroglossia e glossite atrófica. Enquanto a macroglossia pode estar relacionada, por exemplo, à amiloidose e acromegalia, a glossite atrófica se relaciona a carências nutricionais (folato, B12, ferro) e às síndromes sicca, como Sjögren. Por fim, fora da cavidade oral, vale aproveitar esta etapa para inspecionar e palpar as glândulas parótidas, submandibulares e sublinguais, além de avaliar crepitações na articulação temporomandibular quando o indivíduo abre a boca.

Pescoço

No pescoço, é importante que se palpe a tireoide após inspecioná-la à procura de bócio. Cicatrizes, massas ou assimetria podem ser evidentes. A palpação das várias cadeias linfonodais da cabeça e do pescoço deve ser feita nesta etapa avaliando-se mobilidade, consistência e dor à palpação, incluindo as cadeias axilares e supraclaviculares. Outras estruturas que podem ser avaliadas no pescoço são as artérias carótidas, cuja ausculta pode revelar sopros. Outra estrutura do pescoço que será avaliada durante o exame do aparelho cardiocirculatório é a veia jugular interna, que pode apresentar estase a 45 graus, sugerindo disfunção miocárdica e/ou hipervolemia. Não deixe de notar deformidades cervicais e contraturas musculares.

Tórax - aparelho respiratório

Primeiramente, avalie o diâmetro anteroposterior, deformidades e assimetrias. Ainda à inspeção, pode ser notada circulação colateral, como na síndrome da veia cava superior ocasionada por obstrução de tumor mediastinal bem como telangiectasias aracniformes – *spiders* – em pacientes cirróticos e ginecomastia. Com o paciente sentado, faça a ausculta dos oito campos pulmonares, dois anteriores e 6 posteriores. Normalmente você auscultará os murmúrios vesiculares não acompanhados de ruídos adventícios. Mas podem ser ouvidos sibilos em condições que cursam com distúrbios ventilatórios obstrutivos e estertores crepitantes em pacientes com doenças intersticiais, pneumonia, tuberculose ou congestão pulmonar. À percussão, a macicez pode auxiliar no diagnóstico de derrame pleural ou atelectasias. Em alguns casos com queixa de chiado vale auscultar a traqueia em busca de ruído alto, decorren-

tes de desvios, compressões ou estenoses dessa importante estrutura, habitualmente conhecido como cornagem.

Além da mensuração da saturação de oxigênio e da frequência respiratória, deve-se examinar o uso de musculatura acessória (tiragem intercostal, tiragem de fúrcula, batimento de asa de nariz) para auxiliar a ventilação, achado que indica maior gravidade no contexto de insuficiência respiratória aguda.

Tórax - aparelho cardiovascular

Ainda com o paciente sentado, palpe simultaneamente os pulsos radiais para avaliar distúrbios do ritmo e assimetria. Depois disso, meça a pressão arterial (conforme descrito nos sinais vitais) e, caso haja assimetria de pulso, meça a pressão também no outro braço. Em algumas condições, como já mencionado anteriormente, pode ser interessante avaliar critérios de hipotensão ortostática. Após solicitar que o paciente se deite, ausculte os 4 focos cardíacos (mitral, tricúspide, pulmonar e aórtico) à procura de sopros enquanto palpa simultaneamente os pulsos periféricos. Caso ausculte sopros, procure irradiações (fúrcula, axila), frêmitos e registre se ele ocorre na sístole (junto com a sensação de pulso) ou na diástole. Durante a ausculta, é importante avaliar se as bulhas estão hipo, normo ou hiperfonéticas. A 45 graus, deve-se inspecionar a presença de turgência da veia jugular interna.

Abdome

Inicia-se com a inspeção do abdome em busca de circulação colateral, cicatrizes cirúrgicas, massas evidentes e estruturas pulsáteis. Segue-se com a ausculta dos ruídos hidroaéreos, que podem estar aumentados, diminuídos ou ausentes. A ausculta da região periumbilical pode revelar sopros sugestivos de estenose de artéria renal. O próximo passo envolve a percussão do hipocôndrio direito e do espaço de Traube à procura de hepatomegalia e esplenomegalia, assim como a percussão completa em busca de sinais de ascite (macicez móvel, piparote) e hipertimpanismo (obstrução, pneumoperitônio).

Por fim, palpam-se superficial e profundamente as nove regiões do abdome (epigástrio, mesogástrio e hipogástrio, hipocôndrios, fossas ilíacas e flancos) em busca de possíveis pontos dolorosos, visceromegalias, massas ou tumorações. Não se esqueça de procurar sinais de possível retenção urinária, como macicez à percussão do hipogástrio (distensão vesical) e palpação dolorosa do globo vesical. Completando a avaliação dos linfonodos, prossiga com a palpação dos linfonodos inguinais (volume, consistência) e verifique se há dor à palpação. Em pacientes com queixas urinárias que indiquem infecção (disúria, frequência, urgência, dor suprapúbica, febre), faça a percussão com o punho das regiões lombares em busca do sinal de Giordano. Em pacientes com queixa de constipação crônica, sem evacuar há dias, pode ser necessária a realização de toque retal em busca de fecaloma.

Extremidades e aparelho locomotor

A avaliação do sistema circulatório dos membros contempla a palpação de pulsos arteriais (braquiais, radiais, femorais, poplíteos, tibiais anteriores e pediosos) e a presença de edema, que pode refletir alterações na drenagem venosa e linfática local ou estar associado a condições com redução da pressão oncótica (hipoalbuminemia, síndrome nefrótica) ou aumento da pressão hidrostática por doenças sistêmicas (insuficiência cardíaca, cirrose e doença renal crônica avançada). A presença de edema deve incluir a pesquisa de simetria e de sinais flogísticos, para o diagnóstico diferencial de trombose venosa profunda e celulites/erisipelas. Em pacientes com queixas osteoarticulares, deve-se procurar deformidades, calosidades, derrame articular, sinais flogísticos e a amplitude de movimento articular. Nos casos de dores musculares e osteoarticulares, a palpação de pontos dolorosos para se delimitar a localização pode ser útil. Por fim, é importante procurar micoses interdigitais nos pododáctilos, que se não tratadas podem ser portas de entrada para infecções bacterianas.

ACHADOS DE EXAME FÍSICO EM CONDIÇÕES ESPECÍFICAS

Deficiência de ácido fólico e vitamina B12

A deficiência de ácido fólico coexiste frequentemente com baixa ingesta proteico-calórica e transtornos pelo uso de álcool, enquanto a deficiência de vitamina B12 é mais frequente em indivíduos veganos estritos/vegetarianos que não recebem suplementação adequada. Como ambos são fundamentais para a hematopoese, normalmente o paciente estará hipocorado em algum grau por conta de anemia macrocítica progressiva, podendo ainda apresentar icterícia pela eritropoese ineficaz (destruição intramedular de glóbulos vermelhos imaturos anômalos, gerando degradação de hemoglobina e aumento das bilirrubinas indiretas). Embora raro, é possível o paciente ter sintomas psiquiátricos sem ter anemia[17]. Podem ocorrer úlceras orais na deficiência de folato e glossite na deficiência de B12[18]. Alguns pacientes podem ter achados gastrointestinais de outra doença de base que leva à disabsorção, como as doenças inflamatórias intestinais (Crohn, retocolite ulcerativa), a doença celíaca e a gastrite atrófica autoimune.

Ambas podem provocar manifestações psiquiátricas, na forma de irritabilidade, insônia, lentificação psicomotora, síndrome demencial, sintomas psicóticos e sintomas depressivos. O achado neurológico mais comum na deficiência de vitamina B12 é a neuropatia periférica simétrica de membros inferiores com comprometimento da marcha. Mas o quadro classicamente descrito para a deficiência de B12 é a degeneração subaguda combinada da medula espinhal, que ocorre em casos com diagnóstico tardio da deficiência, felizmente incomum hoje em dia. Clinicamente, a desmielinização cursa com fraqueza, ataxia e parestesias progressivas, podendo evoluir para espasticidade e paraplegia. Algo importante do ponto de vista prático é o tempo necessário para ficar deficiente. As reservas de B12 nos possibilitam viver 5 anos gastando quantidades estocadas, enquanto as reservas de folato duram semanas a meses dependendo dos níveis basais que o indivíduo possuía antes de ficar deficiente.

Doença renal crônica (DRC)

Os pacientes portadores de doença renal crônica poderão apresentar manifestações neuropsiquiátricas decorrentes de distúrbios produzidos pela função insuficiente do órgão (hipervolemia, distúrbios hidroeletrolíticos, distúrbios do equilíbrio ácido-base, anemia), podem ter transtornos mentais previamente ao diagnóstico da nefropatia e podem ter desenvolvido transtornos mentais ao longo da evolução de sua doença crônica, que conta com frequentes idas ao PS, internações prolongadas e à rotina de sessões de Hemodiálise a partir de determinado momento, terreno fértil para o desenvolvimento de transtornos ansiosos e depressivos. Existem muitos pacientes com DRC assintomáticos que têm o diagnóstico durante a solicitação de exames por outros motivos.

A queda na filtração glomerular normalmente produzirá hipertensão, edema e redução do débito urinário. Com o passar do tempo e a progressão da doença, é comum a queixa de fadiga, inapetência, enjoos, alterações do estado mental e convulsões, que acabam levando o indivíduo a procurar um médico: são as manifestações urêmicas. Os distúrbios hidroeletrolíticos (hiperfosfatemia, hipercalemia, hipocalcemia), a anemia por deficiência de eritropoetina, o hiperparatireoidismo secundário e a acidose metabólica são também achados frequentes. Esse paciente em algum momento entra em urgência dialítica (acidose grave, hipercalemia grave, hipervolemia grave e uremia franca), quando pode cursar com alterações neuropsiquiátricas, como alterações agudas do estado mental, convulsões e até coma. Muitos pacientes podem apresentar lentificação do processamento cognitivo decorrente de uremia e anemia[19]. Mas é necessário lembrar que existem condições que podem causar, simultaneamente, injúria renal e sintomas neuropsiquiátricos, como é o caso do lúpus eritematoso sistêmico, do mieloma múltiplo, da púrpura trombocitopênica trombótica, entre muitas outras.

Hepatopatia crônica

Os portadores de doença hepática crônica normalmente apresentarão duas síndromes clínicas no momento em que já portam o diagnóstico patológico de cirrose: hipertensão portal e insuficiência hepatocelular. Ambas podem cursar com manifestações neuropsiquiátricas, relacionadas principalmente à encefalopatia hepática (EH), que decorre da incapacidade dos hepatócitos em detoxificar o sangue de agentes nocivos absorvidos no intestino e metabólitos tóxicos (sendo a amônia o principal representante) e que é agravada pelo *shunt* portossistêmico produzido pela hipertensão portal, que desvia o sangue do sistema portal diretamente para a veia cava inferior sem que este passe pelo fígado.

As manifestações neuropsiquiátricas variam de alterações do ciclo sono-vigília, flutuações atencionais e comprometimento cognitivo a confusão mental, estupor e até coma. Sangramentos digestivos pelas varizes esofagogástricas, infecções e medicamentos estão entre os principais fatores que precipitam a EH[20]. Em pacientes com suspeita de encefalopatia hepática, busque a presença de *flapping* ou *asterixis* ao fletir o dorso da mão e depois soltar rapidamente, observando movimentos oscilatórios involuntários no sentido da flexão palmar.

No exame físico de pacientes com hepatopatia crônica, desconsiderando o quadro encefalopático, você encontrará icterícia e eventualmente palidez cutâneo-mucosa (por sangramentos ou carências nutricionais). O paciente parecerá doente, com algum comprometimento do estado geral, eritema palmar, telangiectasias, ascite, sarcopenia, evidente circulação venosa na parede abdominal, decorrente do regime de hipertensão do território portal, e hepatomegalia consistente palpável em cerca de 70% dos casos. Tendência à hipotensão, equimoses, esplenomegalia, desnutrição e edema de membros inferiores também costumam estar presentes.

À medida que a doença progride, podem aparecer sintomas que mimetizam uma síndrome depressiva, como distúrbios do sono e perda ponderal, que podem mimetizar uma síndrome depressiva[21]. Lembre-se de que além dos achados da hepatopatia crônica, podem estar associados sinais da doença que levou à disfunção hepática, como transtornos relacionados ao uso de álcool, hepatites crônicas, hepatite autoimune, doença de Wilson, hemocromatose etc.

Doença de Wilson

Logo após abordar os achados de hepatopatia crônica, vale trazer alguns achados relacionados a essa doença autossômica recessiva rara que produz hepatopatia e manifestações neuropsiquiátricas pelo acúmulo de cobre no fígado e no encéfalo. Normalmente, as manifestações clínicas se iniciam antes dos 40 anos. Os achados de doença hepática – apontados no tópico acima – são acompanhados de manifestações neurológicas (parkinsonismo rígido-acinético, tremor, distonia, ataxia e disartria) e manifestações psiquiátricas como irritabilidade, labilidade do humor, sintomas depressivos, mudanças na personalidade e comportamentos inapropriados (desinibição, exibicionismo etc.)[22].

O achado patognomônico, porém nem sempre presente, é o anel de Kayser-Fleischer que ocorre pela deposição de cobre na córnea, normalmente observado no polo superior e no polo inferior.

Porfiria

As porfirias são um grupo de desordens metabólicas raras causadas por alterações na atividade de enzimas envolvidas na biossíntese do Heme, que podem ser autossômicas dominantes, autossômicas recessivas ou ligadas ao cromossomo X. Podem causar manifestações neuroviscerais pelo acometimento do sistema nervoso periférico, central e autonômo (dor abdominal, neuropatias sensitivo-motoras, distúrbios psiquiátricos) e/ou fotossensibilidade cutânea associada ou não à formação de bolhas. As formas mais comuns são porfiria cutânea tarda, porfiria aguda intermitente e protoporfiria eritropoética.

A forma mais comum associada a sintomas psiquiátricos é a Porfiria aguda intermitente, segunda mais frequente em adultos, que não acomete a pele e cursa com ataques intermitentes agudos de sintomas neuroviscerais (náuseas, vômitos, constipação, dor abdominal, fraqueza muscular e dores em cabeça, pescoço, membros e tórax) contemplando também manifestações psiquiátricas como insônia, ansiedade, alucinações, agitação, apatia, depressão, fobias e alterações da consciência.

No exame físico, além das alterações autonômicas (taquicardia, sudorese, distensão abdominal e distensão da parede vesical) vale procurar alteração da coloração da urina (que passa a lembrar vinho do porto) durante os ataques, que é uma alteração precoce da crise. Os demais achados serão flagrados no exame neurológico. Infelizmente alguns pacientes cronificam com sintomas ansiosos, depressivos e dolorosos e apresentam maior risco de suicídio[23,24].

Hipercalcemia

As principais causas de hipercalcemia são algumas neoplasias e o hiperparatireoidismo primário. As manifestações clínicas desse distúrbio são definidas pela velocidade de aumento dos níveis de cálcio e pela magnitude de elevação. Pacientes com hipercalcemia crônica ou níveis pouco elevados (< 12 mg/dL) podem ser oligo ou assintomáticos, enquanto hipercalcemias agudas ou de grande magnitude (> 14 mg/dL) costumam produzir quadros mais graves, podendo levar a confusão mental, estupor e coma.

Pacientes sintomáticos frequentemente apresentam anorexia, náusea, fraqueza muscular e alterações do estado mental. Em 10 a 20% dos casos, observam-se poliúria, polidipsia e desidratação, que decorrem da incapacidade de concentrar a urina devido ao diabetes insipidus nefrogênico induzido pela hipercalcemia. Além disso, pacientes com hipercalcemia moderada mantida têm maior risco de nefrolitíase, nefrocalcinose e doença renal crônica. Sintomas psiquiátricos foram mais associados às hipercalcemias decorrentes de hiperparatireoidismo primário e os sintomas mais comuns são ansiedade, depressão e disfunção cognitiva[25].

Hipocalcemia

Esse distúrbio é frequentemente confundido com uma doença neurológica, visto que aumenta a excitabilidade de células nervosas e musculares, afetando primariamente o sistema neuromuscular e cardiovascular. Além da magnitude da queda, a velocidade da queda e a cronicidade determinam as manifestações clínicas. Em quedas agudas, o paciente pode apresentar tetania, convulsões e papiledema, enquanto pacientes com hipocalcemia crônica têm outros acometimentos (catarata, síndrome extrapiramidal e alterações dentárias).

As manifestações costumam contemplar cãibras (espasmos de músculos esqueléticos), fadiga, parestesias periorais e periféricas. Depressão, ansiedade e instabilidade do humor também são descritas. Raramente pode causar alucinações e psicose franca, que normalmente são revertidas com o tratamento. Em hipocalcemias mais graves, podem ocorrer emergências médicas como laringoespasmo, convulsões reentrantes e insuficiência cardíaca refratária. Lembre-se de que a hipocalcemia causa alargamento do intervalo QT, assim como a hipopotassemia e a hipomagnesemia[26].

Os sinais clássicos ao exame físico são:

- Chvostek: observa-se a contração dos músculos faciais ipsilaterais quando se percute o nervo facial, imediatamente a frente da orelha.
- Trousseau, em que ocorre a indução de espasmo carpal após manter-se o manguito do esfigmomanômetro insuflado durante 3 minutos na pressão arterial sistólica.

Porém, esses sinais não estão sempre presentes. Pelo risco de disfunção miocárdica e taquiarritmias, é importante uma avaliação atenta do aparelho cardiovascular. Entre as principais causas de hipocalcemia, estão a doença renal crônica, o hipoparatireoidismo primário, a deficiência de vitamina D e a hipomagnesemia.

Tireotoxicose

Como o termo hipertireoidismo denota um aumento de função da glândula tireoide e nem sempre o aumento dos níveis séricos de hormônio tireoidiano decorre de hiperfunção, o termo mais apropriado é tireotoxicose. Os sintomas clássicos incluem intolerância ao calor, tremor, palpitação, ansiedade, perda ponderal com apetite normal e aumento da frequência evacuatória. No caso específico da doença de Graves e em algumas outras tireoidites, haverá bócio. Porém, não espere encontrar bócio em todos os pacientes com tireotoxicose. Lembre-se de que existe a tireotoxicose factícia, em que o paciente ingere hormônios tireoidianos sem orientação médica.

Ao exame físico, observa-se um paciente emagrecido com sudorese, onicólise, cabelos finos, taquicardia e aumento da pressão de pulso. A pressão arterial sistólica sobe pelo aumento da contratilidade miocárdica, mas a diastólica cai em virtude da queda na reduzida resistência vascular periférica. Especificamente na doença de Graves, podem ser observadas dermopatia infiltrativa (mixedema pré-tibial) e exoftalmia por conta da oftalmopatia, caracterizada por inflamação da musculatura extraocular e do tecido conjuntivo e gorduroso da órbita[27].

Pacientes com tireotoxicose podem experimentar alterações comportamentais e da personalidade, incluindo ansiedade, agitação, irritabilidade, psicose e depressão.

Hipotireoidismo

As manifestações clínicas do hipotireoidismo variam de acordo com a magnitude de queda dos hormônios e a velocidade com que essa queda ocorre. As manifestações decorrem basicamente da lentificação de processos metabólicos no organismo e do acúmulo de glicosaminoglicanos no interstício de alguns órgãos. Constipação, intolerância ao frio, fadiga, intole-

rância ao exercício, dispneia aos esforços, mialgias e parestesias compõem o quadro clínico.

Ao exame físico, é provável encontrar pele fria e pálida – devido ao baixo fluxo sanguíneo – unhas e cabelos finos, perda de sobrancelhas, aumento da língua, bradicardia, hipertensão diastólica, redução de ruídos hidroaéreos intestinais e modesto ganho de peso. A lentificação psicomotora é frequente, bem como sintomas depressivos[28].

Vale lembrar que o clearance de vários medicamentos pode estar reduzido em pacientes com hipotireoidismo, aumentando o nível sérico e o risco de intoxicações.

Delirium

Os achados de *delirium* serão observados durante o exame do estado mental, em que se detectam os principais critérios: alterações da atenção e da consciência, de início agudo e curso flutuante, normalmente acompanhadas de desorganização do pensamento e outras alterações cognitivas[9]. Lembre-se que normalmente há uma causa médica subjacente relacionada ao *delirium*, e os sintomas do precipitante coexistirão, devendo ser investigados caso a caso.

Anemia

Anemia não é uma doença, mas sim um achado laboratorial que pode fazer parte de inúmeras doenças. Ao exame físico o achado principal é a palidez cutaneomucosa. Coexistirão com a palidez outros relacionados à condição de base que levou à anemia. Por exemplo, no caso de anemias hemolíticas, o paciente apresentará icterícia e achados da doença que leva a hemólise, como lúpus eritematoso sistêmico, por exemplo. Em anemia carencial por deficiência de vitamina B12, o paciente pode ter glossite, sinais de neuropatia periférica e alterações neuropsiquiátricas. No caso de doenças da medula óssea com alteração de outras linhagens hematopoéticas, o paciente pode apresentar sangramentos decorrentes de plaquetopenia e histórico de infecções recorrentes pela neutropenia. Em pacientes com anemia secundária à doença renal crônica, o paciente portará sinais já descritos anteriormente relacionados à disfunção renal. Já nas anemias de doença crônica, espera-se encontrar achados relacionados à doença de base.

Diabetes mellitus

Até atingir níveis mais elevados de glicemia, é comum que o paciente com diabetes seja assintomático. O aumento da glicemia pela insulinopenia absoluta ou relativa produz glicosúria, levando à poliúria. A perda excessiva de urina e líquidos leva ao aumento da sede enquanto a não utilização da glicose pelas células leva à polifagia.

O exame físico de um paciente com diabetes descompensado provavelmente mostrará um indivíduo desidratado, que urina muito e bebe muita água. A maioria dos indivíduos descompensados ficam hiperglicêmicos mas não desenvolvem cetoacidose diabética nem estado hiperosmolar não cetótico, que são as emergências hiperglicêmicas. Isso ocorre graças à insulinopenia relativa dos diabéticos tipo 2 e à capacidade de manter a ingesta hídrica e a fisiologia renal.

Achados que podem ser encontrados em um diabético descompensado incluem hálito cetônico, desidratação (mucosas secas, hipotensão postural), taquipneia, alterações do estado mental, odor de urina pela poliúria e feridas não cicatrizadas nos pés. Além disso, podem ser flagrados achados decorrentes de complicações crônicas – miocardiopatia isquêmica, sequelas de acidente vascular encefálico (AVE), uremia, amaurose etc.[29].

Hipoglicemias

Em qualquer paciente com alteração aguda do estado mental ou coma deve-se suspeitar de hipoglicemia (glicemia < 55 mg/dL em não diabéticos e < 70 mg/dL em diabéticos) e portanto aferir prontamente a glicemia capilar[30]. Os sintomas decorrentes desse distúrbio são muitas vezes inespecíficos e são divididos em:

- Neuroglicopênicos: irritabilidade, incapacidade de concentração, distúrbios visuais, confusão mental, perda de consciência, convulsão e até déficits neurológicos focais.
- Autonômicos: palpitações, sudorese, fraqueza, tremor, parestesias.

Síndrome serotoninérgica

A síndrome serotoninérgica é uma condição potencialmente fatal decorrente do aumento da atividade serotoninérgica no sistema nervoso central. Na maioria das vezes, os pacientes chegam ao atendimento médico dentro de 24 horas após início ou mudança na dose de fármacos.

Ao exame físico, as anormalidades típicas são taquicardia e hipertensão. Porém, em quadros mais graves o paciente pode desenvolver hipertermia e instabilidade dramática da pressão arterial e da frequência cardíaca. Mucosas ressecadas, aumento dos ruídos hidroaéreos intestinais, rubor cutâneo, agitação, acatisia e diaforese podem ser encontrados. Entre os achados do exame neurológico, podem ocorrer clônus ocular, midríase, tremor, hiper-reflexia, clônus muscular espontâneo ou induzido, sinal de Babinski bilateral, e rigidez muscular[31].

Síndrome neuroléptica maligna

Outra condição potencialmente fatal, a síndrome neuroléptica maligna é uma emergência neurológica decorrente do uso de antipsicóticos. Compõem a tétrade de achados encontrados ao exame clínico[32]:

- Alteração do estado mental, podendo incluir mutismo e sinais catatônicos, que podem evoluir para encefalopatia grave com estupor e coma.
- Rigidez muscular generalizada, que pode ser acompanhada de tremor, distonia, trismo, coreia e discinesias.
- Hipertermia, com temperaturas que podem ultrapassar os 40°C.
- Instabilidade autonômica, caracterizada por taquicardia, labilidade pressórica e taquipneia.

Intoxicação por lítio

A intoxicação por lítio ocorre em dois contextos:

- Agudo: tentativa de suicídio com ingesta de grande quantidade de comprimidos por usuário crônico ou não.
- Crônico: disfunção renal em pacientes em uso regular com doses estáveis.

Os sinais e sintomas da intoxicação aguda dependem da dose total de lítio corpóreo e da velocidade de início da intoxicação. Manifestações gastrointestinais incluem náuseas, vômitos e diarreia, podendo levar à desidratação, o que pode agravar uma disfunção renal em curso. Achados neurológicos ocorrem mais tardiamente nas intoxicações agudas, após a penetração no liquor. Incluem ataxia, confusão mental e aumento da excitabilidade neuromuscular (mioclonias, fasciculações). Nas intoxicações agudas graves podem ocorrer convulsões, estado de mal epiléptico não convulsivo e encefalopatia.

Na intoxicação crônica, os pacientes desenvolvem gradualmente níveis tóxicos, o que justifica achados neurológicos na apresentação. São exatamente os mesmos descritos na intoxicação aguda. O uso prolongado de lítio aumenta o risco de diabetes insipidus nefrogênico, caracterizado por poliúria e desidratação, podendo levar à hipernatremia[33].

Tabela 1 Achados de exame físico

Doenças	Achados de exame físico	Diagnóstico diferencial de transtorno mental
Deficiência ácido fólico	Hipocorado, icterícia, úlceras orais	Depressão, demência
Deficiência vitamina 12	Hipocorado, icterícia, glossite, neuropatia periférica	Depressão, demência
Doença renal crônica	Edema generalizado, hipertensão, hipocorado	Depressão, *delirium*, demência
Hepatopatia crônica	*Flapping*, *asterix*, hipocorado, icterícia, hepatomegalia, eritema palmar, teleangiectasias, ascite, equimoses	Depressão, *delirium*, demência

(continua)

Tabela 1 Achados de exame físico *(continuação)*

Doenças	Achados de exame físico	Diagnóstico diferencial de transtorno mental
Doença de Wilson	Anel de Kayser-Fleischer, distúrbios do movimento	Depressão, mania, demência, ansiedade
Porfiria	Neuropatia sensitivomotora, taquicardia, sudorese, distensão abdominal e distensão da parede vesical, ateração de cor da urina	Somatização/quadros funcionais, depressão
Hipercalcemia	sinais de desidratação	Depressão, *delirium*
Hipocalcemia	Papiledema, catarata, síndrome extrapiramidal, alterações dentárias, tetania, pulso arrítmico	Ansiedade, quadros conversivos
Tireotoxicose	Taquicardia, sudorese, cabelos finos, hipertensão, mixedema pré-tibial e exoftalmia	Mania, ansiedade, psicose
Hipotiroidismo	Pele fria e pálida, unhas e cabelos finos, perda de sobrancelhas, macroglossia, bradicardia, hipertensão diastólica, redução de ruídos hidroaéreos intestinais	Depressão, demência, psicose, déficit de atenção
Hipoglicemias	Palpitações, sudorese, fraqueza, tremor	Depressão, *delirium*, quadros neurológicos funcionais

Tabela 2 Alterações do exame físico

Principais reações adversas	Alterações do exame físico	Principais medicações associadas
Síndrome serotoninérgica	Taquicardia, hipertensão, tremores, mucosas ressecadas, aumento ruídos hidro-aereos, diaforese, rubor	Antidepressivos que agem na serotonina
Síndrome neuroléptica maligna	Sintomas extrapiramidais, hipertermia, taquicardia, disautonomia	Antipsicóticos, metoclopramida, cinarizina
Intoxicação por lítio	Tremores, diarreia, coma	Lítio
Fármacos anticolinérgicos	Boca seca, taquicardia, tremores, confusão mental, hipotensão postural	Antipsicóticos, tricíclicos, mirtazapina
Fármacos anticolinesterásicos	Sudorese, bradicardia, hipotensão postural, diarreia, perda ponderal	donepezila, galantamina, rivastigmina
Sintomas extrapiramidais	Rigidez, tremor, instabilidade postural, bradicinesia	Antipsicóticos, alguns fármacos anticonvulsivantes

Vinheta clínica

Um paciente de 69 anos procura o psiquiatra com queixa de fadiga, anedonia e falta de concentração há cerca de 4 meses. Hipertenso e diabético, faz uso regular de losartana 50 mg 12/12h, hidroclorotiazida 25 mg 1x ao dia, metformina XR 1g 12/12h e gliclazida MR 60 mg 1x ao dia. Conta que no mesmo período passou a preferir ficar em casa pois ficava cansado ao sair para atividades cotidianas, referindo insônia na última semana. Ganhou 3 kg no período.

Sinais vitais:

- Temperatura 36,2°C.
- Pressão arterial 160 x 100 mmHg.
- Frequência cardíaca 84 bpm.
- Saturação de oxigênio 94%.
- Frequência respiratória: 28 ipm.

Exame físico:

- Hipocorado, hidratado, anictérico.
- Murmúrios vesiculares presentes, com estertores crepitantes em bases.
- Bulhas rítmicas normofonéticas com presença de B3 e estase jugular.
- Abdome sem alterações.
- Edema de membros inferiores bilateral e simétrico (2/4+).

Qual hipótese diagnóstica deve ser levantada pelo psiquiatra diante desse paciente? Quais os possíveis impactos dessa condição na conduta psiquiátrica?

Para aprofundamento

- Benseñor IM, Atta JA. Martins MA. Semiologia clínica. São Paulo: Sarvier; 2002.
  ⇨ Este é um livro básico sobre semiologia médica que abrange os principais tópicos do exame físico necessário para todos os médicos.
- Papadakis MA, McPhee SJ, Rabow MW. Current medical diagnosis & treatment. São Paulo: McGraw; 2020.
  ⇨ Esse é um livro atualizado anualmente que contempla todas as especialidades médicas, descrevendo os principais pontos de cada condição clínica.
- Goldberg, JF, Ernst, CL. Managing the side effects os psychotropic medications. American Psychiatric Publishing, a division of American Psychiatry Association. 2. ed. Arlington: APA; 2018.
  ⇨ Este é um livro interessante que traz os principais efeitos colaterais de medicamentos psicofármacos, inicialmente por classes farmacológicas e adiante por órgãos e sistemas em que ocorrem os efeitos colaterais.

REFERÊNCIAS BIBLIOGRÁFICAS

1. **Azzam PN, Gopalan P, Brown JR, Aquino PR. Physical examination for the academic psychiatrist: primer and common clinical scenarios. 2016;40(2):321-7.**
   ⇨ Excelente artigo retratando a importância do psiquiatra realizar o exame físico, contextualizando situações clínicas em que o exame físico traz informações diagnósticas relevantes.
2. Felker B, Yazell JJ, Short D. Mortality and medical comorbidity among psychiatric patients: a review. Psychiatric Services 1996;47:1356-63.
3. Harris EC, Barraclough B. Excess mortality of mental disorder. British Journal of Psychiatry. 1998;173:11-53.
4. DE Hert M, Correll CU, Bobes J, Cetkovich-Bakmas M, Cohen D, Asai I, et al. Physical illness in patients with severe mental disorders. I. Prevalence, impact of medications and disparities in health care. World Psychiatry. 2011;10(1):52-77.
5. Phelan P, Stradins L, Morrison S. Physical health of people with severe mental illness. BMJ. 2001;322:443.
6. Hall RC, Popkin MK, Devaul RA, Faillace LA, Stickney SK. Physical illness presenting as psychiatric disease. Arch Gen Psychiatry. 1978;35(11):1315-20.
7. **Munshi T, Asmer MS, Penfold S, Pikard J, Mauer-Vakil D, Banwell E. Physical exam in mental health: implementation of a form to guide medical assessment of acute psychiatric inpatients. Clinical Audit. 2017;9:1-7. Disponível em: https://doi.org/10.2147/CA.S129425.**
   ⇨ Estudo canadense mostrando como o exame físico é importante em unidades de emergência em psiquiatria pois há uma alta comorbidade com doenças clínicas nesses pacientes e eles fazem uma proposta de como implementar o exame físico nos serviços.
8. Dale J, Sorour E, Milner G. Do psychiatrists perform appropriate physical investigations for their patients? A review of current practices in a general psychiatric inpatient and outpatient setting. J Mental Health. 2008;17(3):293-8.
9. American Psychiatry Association. Manual diagnóstico e estatítico de transtornos mentais, 5.ed. (DSM-5). Porto Alegre: Artmed; 2014.
10. Krummel S, Kathol RG. What you should know about physical evaluations in psychiatric patients. Results of a survey. General Hospital Psychiatry. 1987;9:275-9.
11. McIntyre JS, Romano J. Is there a stethoscope in the house (and is it used)? Archives of General Psychiatry. 1977;34:1147-51.
12. Victoroff VM, Mantel Jnr SJ, Bailetti A, Bailetti M. Physical examinations in psychiatric practice in Ohio. Hospital and Community Psychiatry. 1979;30(8):536-40.
13. **Garden, G. Physical examination in clinical practice. Advances in Psychiatric Treatment. 2005;11:142-9.**
    ⇨ Excelente artigo de revisão englobando as dificuldades encontradas em psiquiatria para o exame físico e os passos do exame físico em psiquiatria em diferentes contextos.
14. Elliott WJ, Varon, J. Evaluation and treatment of hypertensive emergencies in adults. UpToDate; 2020. Disponível em: < http://www.uptodate.com/online>. Acesso em: 15/07/2020.
15. VII Diretrizes Brasileiras de Hipertensão Arterial da Sociedade Brasileira de Cardiologia. 2016;107(Supl. 3).
16. Dinarello CA, Porat R. Pathophysiology and treatment of fever in adults. UpToDate; 2020. Disponível em: < http://www.uptodate.com/online>. Acesso em: 15/07/2020.
17. Means RT, Fairfield KM. Clinical manifestations and diagnosis of vitamin B12 and folate deficiency. UpToDate; 2020. Disponível em: < http://www.uptodate.com/online>. Acesso em: 15/07/2020.
18. Lodi G. Oral lesions. UpToDate; 2020. Disponível em: < http://www.uptodate.com/online>. Acesso em: 15/07/2020.
19. Fatehi P, Hsu C. Diagnostic approach to the patient with newly identified chronic kidney disease. UpToDate; 2020. Disponível em: < http://www.uptodate.com/online>. Acesso em: 15/07/2020.
20. Ferenci P. Hepatic encephalopathy in adults: clinical manifestations and diagnosis. UpToDate; 2020. Disponível em: < http://www.uptodate.com/online>. Acesso em: 15/07/2020.
21. Goldberg E, Chopra S. Cirrhosis in adults: etiologies, clinical manifestations and diagnosis. UpToDate; 2020. Disponível em: < http://www.uptodate.com/online>. Acesso em: 15/07/2020.
22. Schilsky ML. Wilson disease: Clinical manifestations, diagnosis and natural history. UpToDate; 2020. Disponível em: < http://www.uptodate.com/online>. Acesso em: 15/07/2020.
23. Anderson KE. Porphyrias: an overview. UpToDate; 2020. Disponível em: < http://www.uptodate.com/online>. Acesso em: 15/07/2020.
24. Sood GK, Anderson KE. Acute intermittent porphyria: pathogenesis, clinical features and diagnosis. UpToDate; 2020. Disponível em: < http://www.uptodate.com/online>. Acesso em: 15/07/2020.
25. Shane E. Clinical manifestations of hypercalcemia. UpToDate; 2020. Disponível em: < http://www.uptodate.com/online>. Acesso em: 15/07/2020.
26. Goltzman D. Clinical manifestations of hypocalcemia. UpToDate; 2020. Disponível em: < http://www.uptodate.com/online>. Acesso em: 15/07/2020.
27. Ross D. Overview of the clinical manifestations of hyperthyroidism in adults. UpToDate; 2020. Disponível em: < http://www.uptodate.com/online>. Acesso em: 15/07/2020.
28. Surks M. Clinical manifestations of hypothyroidism. UpToDate; 2020. Disponível em: < http://www.uptodate.com/online>. Acesso em: 15/07/2020.
29. Inzucchi SE, Lupsa B. Clinical presentation, diagnosis and initial evaluation of diabetes mellitus in adults. UpToDate; 2020. Disponível em: < http://www.uptodate.com/online>. Acesso em: 15/07/2020.
30. Cryer PE, Vella A. Hypoglicemia in adults without diabetes mellitus: clinical manifestations, diagnosis and causes. UpToDate; 2020. Disponível em: < http://www.uptodate.com/online>. Acesso em: 15/07/2020.
31. Boyer EW. Serotonin syndrome (serotonin toxicity). UpToDate; 2020. Disponível em: < http://www.uptodate.com/online>. Acesso em: 15/07/2020.
32. Wijdicks EFM. Neuroleptic malignant syndrome. UpToDate; 2020. Disponível em: < http://www.uptodate.com/online>. Acesso em: 15/07/2020.
33. Perrone J. Lithium poisoning. UpToDate; 2020. Disponível em: < http://www.uptodate.com/online>. Acesso em: 15/07/2020.

11

O exame neurológico para psiquiatras

Lucio Huebra Pimentel Filho
Eduardo Genaro Mutarelli

Sumário

Anamnese
Inspeção e marcha
Exame do sistema motor
Exame da sensibilidade
Exame da coordenação e equilíbrio
Exame da função visual
Exame da função auditiva
Exame das funções cognitivas
Exame dos déficits neurológicos não-orgânicos
Roteiro do exame neurológico
Vinheta clínica
Referências bibliográficas

Pontos-chave

- Anamnese detalhada, atentando para cronologia dos sintomas. Informações colhidas com acompanhantes podem auxiliar a entender a fenomenologia.
- Exame da marcha: observar o paciente andando normalmente, sob a ponta dos pés e calcanhares e sobre uma linha reta.
- Exame motor: buscar sinais de atrofia muscular e tônus em extremidades. Avaliar manobras deficitárias de membros superiores, força objetiva do punho e dos extensores dos dedos das mãos e pés. Reflexos bicipital, patelar e aquileu.
- Exame da coordenação: observar o paciente de pé e durante movimentos espontâneos. Realizar movimentos alternados das mãos e pés e prova índex-nariz.
- Exame sensitivo: testar sensibilidade tátil e dor na extremidade dos quatro membros. Realizar manobra de Romberg.
- Exame dos nervos cranianos: avaliar fundo de olho, campos visuais, tamanhos pupilares, movimentos extraoculares e faciais.

ANAMNESE

Anamnese é, sem dúvida, a parte mais importante da avaliação clínica, sobretudo em neurologia. É o momento em que se inicia o relacionamento com o paciente e em que se nota detalhes sobre sua personalidade, nível cultural e intelectual, estado de humor e reações emocionais em relação a sua queixa. A anamnese em neurologia deve ser bem detalhada e pormenorizada e na maioria das situações devem ser ouvidos acompanhantes que podem trazer informações preciosas sobre natureza dos eventos, detalhes de fenomenologia ou mesmo sobre a funcionalidade do paciente. A interpretação do paciente sobre seus sintomas deve ser considerada, porém sempre é necessária uma descrição detalhada dos sintomas para uma melhor caracterização, por exemplo, o termo "tontura" pode significar vertigem rotatória, dificuldade de marcha e equilíbrio, pré-síncope ou mal-estar inespecífico.

Em neurologia alguns diagnósticos só podem ser feitos durante a anamnese, como nos distúrbios do sono, crises epilépticas e síncopes, cefaleias primárias, entre outros.

Além da identificação usual do paciente, é importante sempre questionar a mão de preferência durante a entrevista clínica. Pacientes têm usualmente maior força e destreza na mão dominante, além disso facilita no raciocínio topográfico quando há acometimento de linguagem. O hemisfério dominante da linguagem em quase 100% dos destros é o hemisfério esquerdo, já em sinistros 30% podem ter hemisfério cerebral dominante à direita.

A cronologia e o tempo de evolução dos sintomas são muito importantes. Sintomas de instalação abrupta, sugerem etiologia vascular, seja isquêmica ou hemorrágica. Evolução em horas pode ser vista em processos inflamatórios como doenças desmielinizantes; progressão em dias, nos abscessos e encefalites. Sintomas com evolução mais lenta, por exemplo em semanas, podem sugerir progressão de crescimento tumoral ou de um hematoma subdural. Ainda em relação à temporalidade é importante caracterizar se monofásico, progressivo ou recorrente (Tabela 1).

INSPEÇÃO E MARCHA

Em muitas ocasiões, é possível o diagnóstico de um acometimento neurológico pela inspeção, assim que o paciente se apresenta. São de imediato reconhecimento a paralisia facial periférica unilateral da paralisia de Bell, ptose palpebral uni ou bilateral em miastenia gravis, hipomimia facial presente na doença de Parkinson, além da fácies do paciente com distrofia miotônica tipo 1 de aspecto alongado com semiptose, atrofia de músculos mastigatórios e calvície precoce.

Alguns padrões de marcha também permitem o início precoce do raciocínio clínico. Importante avaliar inicialmente a marcha espontânea de forma global, posteriormente podem ser solicitados algumas manobras para potencializar certas dificuldades, como marcha em maior velocidade, giros em 180 graus, andar na ponta dos pés ou sobre os calcanhares, andar sobre uma linha reta, andar com os pés alinhados posicionando o calcanhar em contato com a ponta do outro pé, andar realizando uma tarefa cognitiva como cálculos ou anunciando as letras do alfabeto de forma salteada. De forma complementar pode-se solicitar que o paciente se levante e se sente na cadeira com e sem apoio dos braços e que suba e desça degraus de escada se disponível.

Tabela 1 tipos de evolução e exemplos de doenças neurológicas

Tipo de evolução	Doença periférica	Doença central
Monofásica	Paralisia facial, polirradiculoneurite, intoxicação	AVC, traumatismos, anoxia, encefalites virais, AIT
Progressiva	Esclerose lateral amiotrófica, hipovitaminoses, degenerativas (Charcot-Marie-Tooth)	Tumor, degenerativas (Parkinson, Alzheimer), carenciais
Recorrente	Polirradiculoneurite, vasculite, porfiria, miastenia gravis, paralisias periódicas	Esclerose múltipla, epilepsia, síncope, enxaqueca

- Marcha ceifante ou espástica: membro inferior traça um semicírculo, associa postura de flexão/adução do membro superior se também acometido. Causas: lesões do primeiro neurônio motor (acidente vascular cerebral, tumores cerebrais, abscessos, lesões desmielinizantes etc.)
- Marcha talonante ou calcaneante: paciente levanta os membros inferiores de forma excessiva e posteriormente levam os calcanhares com força contra o solo, devido à perda da sensibilidade propioceptiva. Piora com os olhos fechados. Causas: lesão cordonal posterior da medula (tabes dorsalis, degeneração combinada subaguda da medula por hipovitaminose B12), neuropatias periféricas
- Marcha ebriosa: base alargada, postura ereta difícil com oscilação do corpo e desequilíbrio, com tendência à queda para qualquer lado. Causas: lesões cerebelares e das vias cerebelares (tumores, desmielinização, ataxias hereditárias)
- Marcha escarvante: paciente eleva excessivamente o membro inferior com flexão importante da coxa sobre a bacia projetando para cima o pé caído (fraqueza de dorsiflexão do pé). Causas: neuropatias periféricas, sequelas de poliomielite, lesão da cauda equina
- Marcha parkinsoniana: marcha em bloco, em pequenos passos, ausência de movimentos de membros superiores associados. Causas: doença de Parkinson e parkinsonismos.

EXAME DO SISTEMA MOTOR

O exame motor é composto de várias partes, as quais devem ser interpretadas em conjunto para a caracterização e o diagnóstico do tipo de déficit motor. Os principais pontos que devem ser investigados ao exame da motricidade são: motricidade voluntária (força muscular, velocidade de movimentos e coordenação de movimentos), motricidade passiva (tônus e trofismo muscular) e motricidade involuntária (reflexos superficiais e profundos e movimentos espontâneos involuntários anormais).

O exame da força deve ser feito de forma a testar os movimentos de todos os segmentos e as manobras realizadas visam a graduar a força de cada um, sendo classicamente registrada variando de 0 a 5, conforme a Tabela 2.

As manobras deficitárias, além de mais sensíveis à detecção de paresias leves, permitem constatar se o déficit de força é global, distal (característico de lesões piramidais ou de nervos periféricos) ou proximal (sugestivo de miopatias). As manobras utilizadas para detecção de déficits de membros superiores é a manobra de Mingazzini, em que o paciente estende os braços com as palmas das mãos para cima por 2 minutos e é avaliado se há pronação ou queda do membro afetado, além de uma variação denominada Raimiste que é feita com o paciente em decúbito dorsal com os antebraços fletidos em 90 graus. As manobras para membros inferiores são a também denominada manobra de Mingazzini em que paciente em decúbito dorsal mantém flexão da coxa sobre o tronco e a perna paralela à maca por 2 minutos. Outra manobra utilizada é a manobra de Barré com o paciente em decúbito ventral, devendo manter as pernas

Tabela 2 Graduação da força muscular

Grau	Características	Porcentagem da força muscular em relação ao normal (%)
0	Não existe contração muscular	0
1	Existe contração perceptível, porém sem movimento	0-10
2	Movimentação quando gravidade é eliminada	11-25
3	Movimentação contra a gravidade	26-50
4	Movimentação vence algum grau de resistência	51-75
5	Movimentação contra resistência máxima, sem sinais de fadiga (normal)	76-100

Tabela 3 Graduação dos reflexos

Qualitativa	Quantitativa	Descrição
Ausente	0	Não é possível obter o reflexo
Diminuído	+	Conseguido com dificuldade ou o movimento da articulação é de pequena intensidade
Normal	++	Obtido com facilidade e intensidade normais
Vivo	+++	Obtido com facilidade aumentada, sendo amplo e brusco
Exaltado	++++	Obtido em área maior do que a que se consegue habitualmente (aumento da área reflexógena), sendo policinético, amplo e brusco

fletidas em 90 graus perpendiculares ao solo por 2 minutos (Figuras 1 e 2).

O exame de reflexos é dividido em reflexos profundos (miotáticos) e superficiais. Os principais reflexos profundos dos membros superiores são reflexo bicipital, tricipital, estilorradial e flexor dos dedos e dos membros inferiores o patelar, de adutores de coxa e aquileu. Os reflexos profundos são obtidos percutindo o tendão ou fáscia do músculo correspondente, sendo graduada a resposta conforme a Tabela 3.

Dentre os reflexos superficiais, o de maior interesse clínico é o reflexo cutaneoplantar, cuja pesquisa é feita com o estímulo da região medial da planta do pé no sentido posteroanterior, observando-se uma flexão do hálux e artelhos. Em lesões piramidais, há comumente uma alteração patológica deste reflexo, havendo resposta em extensão do hálux e abertura em leque dos artelhos, caracterizando o chamado sinal de Babinski.

A avaliação do tônus muscular inclui inspeção, palpação, movimentação e balanço passivo. Esse tipo de avaliação permite a obtenção de dados importantes na elucidação do diagnóstico de uma lesão neurológica. Em lesões piramidais (hipertonia espástica), temos o clássico sinal do canivete, já em lesões extrapiramidais (hipertonia plástica) ao movimentarmos uma articulação, temos a impressão de uma resistência de intensidade oscilante, o que caracteriza o chamado sinal da roda denteada, presente nos parkinsonismos. Em lesões nervosas periféricas, cerebelares ou mesmo piramidais em fase aguda, existe hipotonia (flacidez).

Ao término do exame do sistema motor, frente a um quadro de fraqueza muscular se torna importante a diferenciação entre duas síndromes: síndrome do neurônio motor superior e motor inferior. Na síndrome do neurônio motor superior observamos tônus aumentado, reflexos hiperativos, pouca atrofia ou apenas tardia. Já na síndrome do neurônio motor inferior é observada redução do tônus, reflexos hipoativos ou abolidos, atrofia leve a grave, presença de fasciculação.

No acometimento motor da face, também podem ser observadas dois tipos de lesão, uma do neurônio motor superior e outra do neurônio motor inferior. A paralisia facial periférica (acometimento do núcleo ou do nervo facial) leva a uma fraqueza de toda metade (tanto da parte superior quanto inferior) da face do lado acometido. Já na lesão central, a musculatura da mímica da metade superior da face é poupada, havendo fraqueza apenas da metade inferior contralateral da face.

EXAME DA SENSIBILIDADE

A sensibilidade é classificada em sensibilidade especial (visão, audição, gustação, olfação e labiríntica) e geral, que inclui a extereocepção ou somestesia que é responsável pela sensibi-

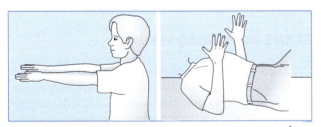

Figura 1 Manobras deficitárias de membros superiores. À esquerda, manobra de membros estendidos ou Mingazinni e à direita, Raimiste.

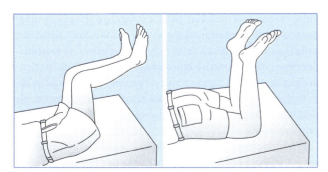

Figura 2 Manobras deficitárias de membros inferiores, Mingazinni e Barré.

lidade cutânea (tato, pressão, temperatura e dor), propriocepção (posição do corpo no espaço) e introcepção (inconsciente e relacionada com sensibilidade visceral, essencial para homeostase). A sensibilidade somestésica, por sua vez, pode ser dividida em sensibilidade superficial (dor, temperatura, pressão e tato protopático ou grosseiro) e profunda (pressão, vibração e tato fino ou epicrítico).

Assim como no déficit de motricidade, lesões em diferentes níveis do sistema nervoso também causam quadros peculiares de déficit sensitivo. Na clínica neurológica é importante diferenciar se estamos diante de uma lesão periférica ou central. No primeiro tipo, o quadro de déficit sensitivo respeita o território da raiz ou nervo periférico lesado e existe, geralmente, uma panestesia (alteração em maior ou menor grau de todas os tipos de sensibilidade). Já nas lesões centrais, isso geralmente não ocorre, pois as vias ascendentes sensitivas dos diferentes tipos de sensibilidades têm topografias diferentes no seu trajeto desde a medula até o encéfalo. As lesões centrais apresentam alterações usualmente mais extensas.

As várias formas de sensibilidade têm trajetos distintos, trazendo vantagens na interpretação dos achados ao exame neurológico. Para isso é necessário avaliar várias modalidades de sensibilidade superficial e profunda em diferentes áreas do corpo.

A pesquisa da sensibilidade superficial, é feita por meio do tato e dor, em situações específicas também a temperatura. Para sensibilidade tátil pode ser usado algodão seco, gaze ou pincel, já para a sensibilidade dolorosa é feita preferencialmente com monofilamento, podendo também se utilizar alfinete ou agulha. O exame da sensibilidade superficial deve ser feito de forma comparativa entre mesmas áreas de hemicorpos diferentes.

A sensibilidade profunda pode ser pesquisada por meio do exame de palestesia (sensibilidade vibratória) com o uso de um diapasão em eminências ósseas, da artrestesia (reconhecimento da posição da articulação) e do equilíbrio estático com os olhos fechados. Indivíduos com prejuízo de sensibilidade profunda ao fechar os olhos perdem o equilíbrio, com tendência a queda, fenômeno este conhecido como sinal de Romberg.

EXAME DA COORDENAÇÃO E EQUILÍBRIO

O cerebelo é o principal órgão responsável pela coordenação, recebendo informações inclusive de outras estruturas que também prestam ao controle da coordenação, como aparelho visual, auditivo, vestibular, várias formas de sensibilidade e determinadas áreas corticais. Assim, a incoordenação motora ou ataxia pode ter origem cerebelar e não cerebelar, esta podendo ser sensitiva, cortical (frontal) ou vestibular.

O equilíbrio é avaliado de duas formas, com o paciente parado (equilíbrio estático) e durante a marcha (equilíbrio dinâmico). No exame do equilíbrio estático, solicita-se que o paciente permaneça de pé, descalço e que coloque os pés juntos e paralelos. Adicionalmente pode-se solicitar que o paciente estenda os membros superiores, deixando-os paralelos ao chão e posteriormente feche os olhos. Havendo lesão vestibular, observa-se desvio de ambos os membros superiores para o lado lesado, caso haja lesão cerebelar a tendência de desvio apenas do membro ispilateral para o lado da lesão.

O equilíbrio dinâmico é avaliado durante a marcha, atentando-se para postura, manutenção do equilíbrio e tipo de marcha. Os cerebelopatas costumam apresentar marcha irregular (ebriosa) e os vestibulopatas apresentam tendência de desvio ou queda para o lado lesado. A manobra de Fukuda (marcha sem sair do lugar) pode evidenciar esse desvio para o lado lesado nas vestibulopatias, também chamado de marcha em estrela.

Além da marcha, a coordenação também pode ser avaliada por outras manobras como a manobra índex-nariz para os membros superiores e calcanhar-joelho para os membros inferiores. A primeira o paciente deve levar seu dedo indicador até a ponta do próprio nariz, primeiramente com os olhos abertos e depois fechados; já a prova calcanhar-joelho o paciente deitado em decúbito dorsal deve levar o calcanhar de um pé até o joelho do membro oposto, escorregando pela tíbia até o pé. Com essas manobras é possível evidenciar possíveis tremores, decomposição dos movimentos e dismetria característica dos cerebelopatas ou erros de direção e piora da execução nos pacientes com lesão sensitiva e nos vestibulopatas.

A diadococinesia, outra função cerebelar, pode ser examinada solicitando movimentos sucessivos e alternados de supinação e pronação do punho.

Complementando o exame vestibular é importante a pesquisa do reflexo oculovestibular ou manobra de Halmagyi que consiste em rodar velozmente a cabeça do paciente em 20 a 30 graus pedindo-lhe para manter o olhar em um ponto fixo. Quando há déficit vestibular o olho acompanha o movimento da cabeça para em seguida voltar a olhar o ponto fixo.

EXAME DA FUNÇÃO VISUAL

As alterações neurológicas com prejuízo da função visual estão relacionadas com as vias ópticas e a motricidade ocular.

O exame das vias ópticas compreende o fundo de olho, exame da acuidade visual e campimetria. Clinicamente a acuidade visual é pesquisada com auxílio da tabela de Snellen dotada de números e letras de diferentes tamanhos e colocada a distâncias variadas do paciente, testando-se um olho de cada vez.

Para avaliação do campo visual o exame mais usado é campimetria por confrontação. Neste exame o paciente deve olhar para os olhos do examinador que, por sua vez, faz o mesmo, e assim os campos visuais de ambos se superpõem. O examinador deve colocar um alvo aproximadamente 60 cm do paciente e explorar todo o campo visual do paciente, tanto nasal quanto temporal, perguntando sempre se em algum momento ele deixa de vê-lo, tendo o examinador como referência o seu próprio campo visual.

A fundoscopia permite avaliação das papilas ópticas, os vasos e a retina. O edema de papila é uma das principais alterações e pode ser reconhecido por borramento do contorno da papila, sugerindo hipertensão intracraniana.

A motricidade ocular é uma função complexa e depende da coordenação de várias estruturas tanto nervosas quanto musculares (Tabela 4). O sintoma mais comum devido a alteração da motricidade ocular é a diplopia binocular, referida pelo paciente como visão borrada ou dupla quando foca o alvo com ambos os olhos abertos. Associado a esta queixa pode ser visível estrabismo, podendo este ser convergente ou divergente.

Tabela 4 Motricidade ocular

Músculo	Função	Nervo
Reto medial	Adução	III (oculomotor)
Reto superior	Elevação e inciclodução	III (oculomotor)
Reto inferior	Abaixamento e exciclodução	III (oculomotor)
Oblíquo inferior	Elevação e exciclodução	III (oculomotor)
Oblíquo superior	Abaixamento e inciclodução	IV (troclear)
Reto lateral	Abdução	VI (abducente)

O exame da motricidade ocular é feito solicitando ao paciente que inicialmente olhe para o infinito, observando se há algum desvio do olho na posição neutra. Em seguida, o examinador deve solicitar que o paciente mova os olhos seguindo o movimento de uma caneta ou a ponta do dedo testando as sete direções do olhar, como na figura de um H.

A avaliação da pupila também é parte importante do exame neurológico. A motricidade pupilar deve ser avaliada em ambiente claro e escuro, também ao focar um alvo distante e outro próximo. Nas lesões simpáticas, a assimetria pupilar (anisocoria) aumenta em ambiente escuro e, em contrapartida, nas lesões parassimpáticas piora em ambientes claros. O reflexo fotomotor, reação pupilar à luz, tem como via aferente o nervo óptico (II nervo) e como via eferente o nervo oculomotor (III nervo). Quando um estímulo luminoso incide sobre a retina de um olho, há contração pupilar de ambos os olhos, assim além do reflexo fotomotor direto, quando se observa a reação pupilar do olho iluminado, deve-se atentar para a presença do reflexo consensual, constrição pupilar do olho ao estímulo luminoso contralateral. A anisocoria pode ter causas locais como glaucoma agudo, traumatismo, inflamação e infecção ocular. Afastadas essas causas oftalmológicas, deve se investigar causas neurológicas de acordo com o cenário de piora da anisocoria, ou seja, se a diferença pupilar aumenta no claro ou no escuro. Maior anisocoria no escuro pode ser apenas alteração fisiológica ou indicar lesão simpática (síndrome de Horner); entretanto, se fica mais evidente no claro, pode se tratar de lesão parassimpática (III nervo craniano), efeito farmacológico, pupila tônica de Adie (lesão do gânglio ciliar) ou pupila de Argyll-Robertson (lesão sifilítica).

EXAME DA FUNÇÃO AUDITIVA

A interpretação e a compreensão da linguagem falada passam, obrigatoriamente, pela integridade do sistema auditivo. Muitas vezes, indivíduos com baixa acuidade auditiva (hipoa-

cusia ou anacusia) são considerados confusos ou pouco participativos pelas pessoas a sua volta.

Devido a complexidade da anatomia da via auditiva, cuja conexão final é o giro temporal transverso contralateral, é raro o surgimento de hipoacusia unilateral por lesões corticais e seu aparecimento sugere a presença de lesão periférica. A hipoacusia periférica pode ser de dois tipos: hipoacusia de condução ou hipoacusia neurossensorial. Na hipoacusia de condução há obstrução na condução do som até a cóclea, seja por perfuração do tímpano, rolha de cera na orelha ou otosclerose. Na hipoacusia neurossensorial, o som não é transmitido pelo nervo acústico da cóclea até o córtex auditivo, podendo ser causada por traumatismo do nervo, neurinoma do acústico ou meningiomas no ângulo pontocerebelar.

Para diferenciar uma hipoacusia de condução de uma neurossensorial, usa-se um diapasão de 1.024 ou 512 Hz. Por meio da prova de Rinne, constatamos que na lesão neurossensorial, quando se coloca o diapasão contra a mastoide, a percepção do som não melhora. Porém, quando a hipoacusia é decorrente de problemas de condução, há melhor percepção auditiva quando o diapasão está em contato com a mastoide, por condução óssea do estímulo. A prova de Weber, outra manobra para avaliação de hipoacusias, colocamos o diapasão na linha média craniana e quando o indivíduo tem uma hipoacusia de condução, a orelha lesada escuta melhor o estímulo do que a orelha sã. O inverso ocorre quando há uma hipoacusia neurossensorial.

EXAME DAS FUNÇÕES COGNITIVAS

A atenção é a função básica para o bom funcionamento intelectual. A manutenção da atenção é uma função psíquica complexa que depende de várias áreas corticais e subcorticais. O prejuízo da atenção, comum em *delirium*, pode comprometer o exame dos demais domínios cognitivos.

O uso da linguagem verbal como forma de comunicação é complexo, envolvendo mecanismos de recepção, processamento, compreensão e emissão de fonemas e palavras. Várias áreas corticais e subcorticais participam desse processo, com destaque para o córtex cerebral, principalmente a região perissylviana. Na maioria dos indivíduos, existe um hemisfério dominante para a linguagem, sendo em quase todas as pessoas destras e 70% dos canhotos o esquerdo. Atualmente, admite-se que existam duas áreas corticais principais relacionadas com a linguagem verbal: uma anterior chamada área de Broca que se localiza no giro frontal inferior relacionada com a expressão da linguagem; e outra posterior no giro temporal superior, conhecida como área de Wernicke relacionada com percepção e compreensão da linguagem verbal. O comprometimento da linguagem verbal é denominado afasia. Existem alguns tipos de afasia, sendo os mais comuns: a afasia motora ou expressão, quando há lesão da área anterior da linguagem de Broca, em que o indivíduo é capaz de compreender tanto a linguagem falada quanto escrita, mas tem dificuldade em se expressar; a afasia sensitiva ou de compreensão quando há lesão da área de Wernicke e o paciente tem compreensão da linguagem tanto falada quanto escrita prejudicada, havendo associado algum déficit de expressão; a afasia de condução é aquela que ocorre quando há lesão do fascículo arqueado que liga a área de Wernicke e de Broca, havendo importante dificuldade de repetição de fonemas ou palavras, ao mesmo tempo que a compreensão e a fala espontânea são menos afetadas.

As agnosias são definidos como distúrbios de reconhecimento, sendo dependentes das áreas associativas secundárias corticais. Podem-se separar três tipos de agnosias: visual, auditiva e somestésica.

Agnosia visual é a incapacidade de reconhecer pela visão, devido a lesão de área secundária cortical visual. A prosopagnosia é a mais comum, sendo a incapacidade de reconhecer rostos familiares, quando há lesão occipitotemporal bilateral ou lesão occipitotemporal e parietal direitas.

Agnosia auditiva é incapacidade de reconhecer pelos sons, causada por lesões do córtex auditivo secundário do lado direito. A agnosia tátil é a incapacidade de reconhecer objetos pelo tato, relacionada com lesões parietais tanto à direita quanto à esquerda.

As áreas motoras e sensitivas secundárias são responsáveis pela elaboração e pelo planejamento do ato motor. Lesões dessas estruturas, especialmente no hemisfério cerebral esquerdo, podem levar a apraxias, incapacidade de executar determinada função previamente aprendida, como o uso de algum objeto do dia a dia.

A memória é o resultado de um processo complexo que depende primordialmente do sistema límbico (principalmente hipocampo e amígdalas) envolvido nos processos de retenção e consolidação de novas informações, bem como seu armazenamento temporário para posterior encaminhamento para áreas corticais de associação, para consolidação definitiva.

A amnésia pode ser anterógrada ou retrógrada. Pacientes com amnésia anterógrada não conseguem reter novas informações conscientes após a lesão cerebral, no entanto, sua memória imediata, dependente principalmente da atenção encontra-se geralmente preservada. Esse quadro pode ocorrer por lesão, principalmente do sistema límbico, em especial hipocampo e amígdalas, que são responsáveis pelo armazenamento e transferência para o neocórtex de novas informações para que sejam transformadas em memória remota. Traumatismo encefálico é a principal causa de amnésia anterógrada, podendo também estar presente em encefalite herpética, amnésia global transitória, síndrome de Korsakoff em alcoólatras, doença de Alzheimer. O mais característico da amnésia retrógrada é que os pacientes não se recordam de fatos ocorridos em período anterior ao processo patológico desencadeante, porém memória mais antiga pode estar preservada.

O miniexame do estado mental (MEEM) foi concebido originalmente como escala de demência, porém tem sido usado como teste de rastreio de declínio cognitivo. Avalia orientação temporoespacial, atenção e cálculo, memória de evocação, linguagem e construção visuoespacial. O *Montreal Cognitive Assessment* (MoCA) é um teste de rastreio cognitivo cuja maior vantagem em relação ao MEEM é a possibilidade de detecção de déficits cognitivos sutis, que acontecem nos casos de comprometimento cognitivo leve. O MoCA avalia construção visuoespacial, função executiva, linguagem (nomeação, repetição e fluência verbal), memória, atençãoo, abstração e orientação temporoespacial.

EXAME DE DÉFICITS NEUROLÓGICOS NÃO ORGÂNICOS

São comuns queixas que sugerem origem neurológica em pacientes com distúrbios somatoformes, factícios ou simuladoras como paralisias, movimentos involuntários, alterações sensitivas ou perda de funções sensoriais (visual ou auditiva). A seguir serão descritas algumas técnicas que auxiliam na identificação de uma natureza não orgânica dos sintomas neurológicos, porém em alguns casos, essa diferenciação é difícil ou mesmo impossível, sendo o melhor método uma observação perspicaz. Atitude e postura podem nos trazer dicas, como a *"belle indifférence"*, em que não se nota preocupação condizente com o déficit em questão.

A fraqueza do paciente de origem não orgânica é variável, pois é impossível de se ter certeza da força que exercemos. Em diversos momentos, para deixar claro sua debilidade, os pacientes deixam de resistir à força do examinador. É possível em manobras de oposição avaliar a musculatura sinergista e assim definir se o paciente realmente está imprimindo força ao movimento. O teste de Hoover consiste em pedir para o paciente, em decúbito dorsal, comprimir o calcanhar contra a maca; o membro inferior fraco falha, porém ao se pedir para que ele eleve o membro bom, por sinergismo o membro fraco comprime o calcanhar contra a maca. Já no paciente paraplégico ou tetraplégico, o primeiro passo é observar se o pé está caído.

A falta de sensibilidade de um hemicorpo por doença orgânica nunca respeita exatamente a linha média, isto é, um paciente com hemianestesia orgânica passa a sentir um pouco antes de chegarmos à linha média. A simples e ingênua manobra de pedirmos para o paciente, de olhos fechados, dizer "sim" quando está sentindo e "não" quando não está, pode demonstrar que ele está sentindo o lado anestesiado se ele responde sempre "não" no exato momento do toque.

Por sua natureza subjetiva e por ser muito difícil de constatar, a dor é um sintoma frequente em pacientes com distúrbio factício. A natureza factícia da dor pode ser constatada pela ausência de reação autonômica como sudorese, taquicardia, hipertensão arterial e dilatação pupilar diante de um estímulo doloroso.

O paciente com alteração visual, que alegue cegueira, mas com propriocepção preservada, deveria acompanhar com os olhos que não enxergam seu dedo em movimento à sua frente, enquanto o paciente somatizador não o faz. No paciente completamente cego, não deveria ocorrer o nistagmo optocinético, porém ao colocar-se à frente dos olhos uma faixa listrada em movimento, podemos observar esse nistagmo, mostrando que há fixação da visão em um ponto.

No paciente que alega perda visual de um olho, podemos utilizar o diafragma de Hartman para avaliação. Basta fazer um orifício em uma folha de papel e colocá-la a meio caminho de uma linha horizontal de números ou letra. Apenas com a visão preservada de ambos os olhos, o paciente seria capaz de enxergar toda a sequência de números ou letras, ao contrário do que ocorreria na visão monocular pois o ângulo do campo visual de apenas um olho não alcançaria as letras de ambos os lados.

Movimentos involuntários são um dos sintomas mais frequentes em pacientes com somatização e um pouco menos comuns em pacientes com distúrbios factícios. Os movimentos involuntários mais comuns não orgânicos são, pela ordem de frequência: tremor, distonia, mioclonia e parkinsonismo. Algumas dicas clínicas podem sugerir natureza não orgânica como início súbito, movimento bizarro, incongruência, inconsistência, mudança frequente de ritmo e amplitude sobretudo quando observado, atenuação ou normalização durante distração.

Tabela 5 Roteiro do exame neurológico

Exame psíquico	Estado de consciência, memória, atenção, afetividade, humor, miniexame do estado mental, escala de Glasgow
Linguagem	Compreensão, expressão e repetição
Praxia	Face e membros
Equilíbrio	Estático e dinâmico. Romberg
Motricidade	Foça muscular, manobras deficitárias, coordenação dos movimentos, tônus, trofismos. Reflexos osteotendíneos. Movimentos anormais.
Sensibilidade	Superficial (tátil, dolorosa e térmica) e profunda (cineticopostural, palestésica)
Sinais meningorradiculares	Rigidez de nuca, Laségue, Kernig, Brudzinski
Nervos cranianos	I – olfatório: teste de olfação II – óptico: acuidade e campo visual. Fundoscopia III – oculomotor: oblíquo inferior e retos medial, superior e inferior. Pupilas. Levantador da pálpebra IV – troclear: oblíquo superior VI – abducente: reto lateral V – trigêmeo: músculos da mastigação, sensibilidade da face, reflexo corneopalpebral VII – facial: mímica da face, gustação 2/3 anteriores da língua VIII – vestibulococlear: acuidade auditiva, reflexo oculovestibular IX – glossofaríngeo: elevação do palato X – vago: elevação do palato, sensibilidade do véu palatino XI – acessório: trapézio e esternocleidomastóideo XII – hipoglosso: motricidade da língua
Marcha	Equilíbrio, marcha espontânea, sobre ponta dos pés e calcanhares.

Vinheta clínica

Paciente de 25 anos, sexo feminino, procura atendimento em serviço de urgência neurológica com queixa de fraqueza em ambos os membros inferiores de instalação súbita há 3 horas, acompanhado de anestesia total de membros inferiores. Informa ser o primeiro episódio de sintomas semelhantes e nega história pregressa ou atual de diplopia, disfagia, alterações esfincterianas, alteração visual, perda de coordenação ou equilíbrio. Trazida pelo namorado por meios próprios e levada ao consultório em cadeira de rodas. Refere ter receio do diagnóstico de esclerose múltipla, uma vez que familiar recebeu diagnóstico da doença após sintomas semelhantes. Ao exame neurológico, mostrava-se alerta, orientada, sem distúrbios de fala ou linguagem. Eutímica, tranquilidade desproporcional à gravidade dos sintomas referidos. Motricidade ocular extrínseca preservada, mímica facial simétrica, protrusão da língua sem desvios, úvula e palato com elevação simétrica. Força em membros superiores preservada e paraplegia no exame objetivo de força em membros inferiores. Reflexos osteotendíneos bicipital, tricipital, patelar e aquileu simétricos. Anestesia tátil, térmica e dolorosa com nível sensitivo na cicatriz umbilical. Sensibilidade vibratória preservada, porém com erro sistemático em todas as posições do hálux em exame de artrestesia. Durante o exame de marcha, consegue permanecer de pé com apoio bilateral, porém há flexão e extensão dos joelhos quando incentivada a caminhar.

Notamos sintomas motores e sensitivos predominantes em membros inferiores que sugeririam topografia medular. Evolução súbita levanta a suspeita para causa vascular. Encontramos algumas incongruências no exame neurológico, como acometimento motor e sensitivo grave da maioria das modalidades sensitivas de forma simétrica em ambos os membros inferiores, prejuízo completo de uma modalidade de sensibilidade profunda (artrestesia) com preservação de outra conduzida por mesmo fascículo (sensibilidade vibratória) e incompatibilidade com o exame motor objetivo e avaliação funcional durante o exame de marcha. Inconsistências do exame neurológico com incompatibilidade da descrição dos sintomas e da forma de evolução sugerem sintomas neurológicos não orgânicos.

 ## REFERÊNCIAS BIBLIOGRÁFICAS

1. Campbell WW. De Jong's The neurologic examination, 7th ed. Phildadelphia: Lippincott Williams and Wilkins; 2013.
2. Bahr M, Frotscher M. Duus' topical diagnosis in neurology, 5th ed. New York: Thieme; 2012
3. Machado ABM. Neuroanatomia funcional. Rio de Janeiro: Atheneu,
4. Mutarelli, EG. Propedêutica neurológica, 2 ed. São Paulo: Sarvier; 2014.
5. Sanvito, WL. Propedêutica neurológica básica, 2 ed. São Paulo: Atheneu; 2010.
6. Brazis P, Biller J. Localization in Clinical Neurology, 7th ed. Philadelphia: Lippincott Williams and Wilkins; 2016.

12

Exames laboratoriais, marcadores genéticos e biomarcadores humorais

Leda Leme Talib
Marcos Vasconcelos Pais
Breno Diniz
Jessyka Maria de França Bram

Helena Passarelli Giroud Joaquim
Alana Caroline Costa
Orestes Vicente Forlenza

Sumário

Introdução
Exames laboratoriais
   Diagnóstico diferencial
   Monitorização terapêutica de segurança
   Biomarcadores humorais
Farmacogenética
Epigenética
Microbiota intestinal
Considerações finais
Vinheta clínica
Para aprofundamento
Referências bibliográficas

Pontos-chave

- A principal aplicação dos exames laboratoriais na prática psiquiátrica é a exclusão de transtornos mentais secundários a uma causa orgânica já que o tratamento correto destas condições subjacentes é a principal orientação terapêutica e, em alguns casos, suficiente para o controle dos sintomas psiquiátricos.
- Efeitos adversos de diversas medicações usadas na clínica psiquiátrica podem ser monitorados por meio de exames laboratoriais.
- A monitorização terapêutica tem por objetivo aperfeiçoar o emprego de fármacos, evitando ou detectando precocemente a ocorrência de níveis tóxicos ou subterapêuticos e permite ainda constatar a aderência do paciente ao tratamento e identificar interações medicamentosas imprevisíveis.
- A avaliação da função do eixo hipófise-pituitária-adrenal (HPA) em pacientes deprimidos pode ter grande aplicabilidade na prática clínica, principalmente na predição prognóstica de recorrência de quadros depressivos.
- Identificar as variações genéticas que causam diferentes respostas terapêuticas permite a individualização e personalização do tratamento farmacológico.

INTRODUÇÃO

O diagnóstico dos transtornos mentais é um processo eminentemente clínico, no qual o médico lança mão quase que exclusivamente dos dados obtidos pela anamnese e o exame do estado mental para determinar qual o diagnóstico mais provável de seu paciente. Apesar do amplo conhecimento sobre as manifestações psicopatológicas dos principais transtornos mentais e mesmo após o surgimento de classificações diagnósticas estruturadas, como o *Manual diagnóstico e estatístico de transtornos mentais* (DSM)[1].

Nas últimas décadas, os avanços no conhecimento das bases fisiopatológicas dos principais transtornos mentais propiciaram rápido desenvolvimento de estratégias propedêuticas complementares, entre eles o uso de biomarcadores. Biomarcadores podem ser definidos como qualquer substância, estrutura ou processo biológico que possa ser objetivamente medido no corpo ou em seus fluidos, sendo usado como indicativo de normalidade ou de uma patologia em curso, além de oferecer informações sobre a resposta a um tratamento[2]. A descoberta e o desenvolvimento de biomarcadores em psiquiatria é de grande valia e foco de interesse de diversos pesquisadores pelo potencial impacto na eficácia de intervenções e tratamentos. As análises *post mortem* do cérebro, a neuroimagem, os estudos neurofisiológicos, o líquido cefalorraquidiano (LCR) e os biomarcadores do sangue e do plasma (citocinas, neurotrofinas, neurotransmissores e genes) são as ferramentas estudadas para desenvolvimento de melhores estratégias de diagnóstico e estadiamento, risco e prognóstico e resposta às diversas terapêuticas existentes[3]. Outras aplicações importantes do uso destas ferramentas propedêuticas seriam a caracterização dos transtornos mentais secundários a causas orgânicas, auxílio no manejo terapêutico, na avaliação de efeitos adversos ao tratamento, no estadiamento dos quadros progressivos e na predição do seu prognóstico.

Neste capítulo, focaremos nos biomarcadores existentes para esquizofrenia, depressão e transtorno afetivo bipolar, biomarcadores de doenças neuropsiquiátricas como a doença de Alzheimer serão tratados em capítulo específico. Biomarcadores de neuroimagem também serão tratados em um capítulo à parte.

EXAMES LABORATORIAIS

Diagnóstico diferencial

A principal aplicação dos exames laboratoriais na prática psiquiátrica é a exclusão de transtornos mentais secundários a uma causa orgânica. A identificação de causas orgânicas para transtornos mentais é uma etapa fundamental da avaliação psiquiátrica, já que o tratamento correto destas condições subjacentes é a principal orientação terapêutica e, em alguns casos, suficiente para o controle dos sintomas psiquiátricos. Entretanto, apesar da grande importância na tomada de decisões, este processo é, muitas vezes, negligenciado na prática clínica. Exames laboratoriais para avaliar o estado geral da saúde dos pacientes devem ser sempre solicitados durante a avaliação inicial dos quadros psiquiátricos (Quadro 1)[4]. Além de possibilitarem a avaliação mais global do estado de saúde dos pacientes, eles podem identificar causas secundárias ou fatores agravantes dos sintomas psiquiátricos.

Quadro 1 Exames laboratoriais básicos em psiquiatria

Hemograma completo
Glicemia de jejum
Ionograma: sódio, potássio
Função renal: ureia, creatinina
Função tireoidiana: TSH, T4 total e T4 livre
Função hepática: proteínas totais e frações; bilirrubina total e frações; transaminases (AST, ALT), gama GT e fosfatase alcalina
Colesterol total e frações
Proteína C-reativa

Diversos quadros clínicos podem se apresentar primariamente por meio de sintomas psiquiátricos, com destaque para as doenças endócrino-metabólicas, inflamatórias, autoimunes (tanto sistêmicas quanto do sistema nervoso central) e doenças neurológicas. Outros quadros comuns são as doenças infecciosas e deficiências nutricionais (Quadro 2)[4]. O Quadro 3 mostra alguns sinais de alerta que indicam maior probabilidade de organicidade nos quadros psiquiátricos nos quais são mandatórios a investigação laboratorial complementar.

Quadro 2 Doenças clínicas que cursam comumente com sintomas psiquiátricos

Doenças endócrino-metabólicas
Hipotireoidismo
Hipertireoidismo
Doença de Cushing
Síndrome da secreção inapropriada do hormônio antidiurético
Hiperparatireoidismo
Hipoparatireoidismo
Síndrome do ovário policístico
Feocromocitoma

Deficiências nutricionais
Deficiência de tiamina
Deficiência de folato
Deficiência de vitamina B12
Deficiência de niacina

Doenças infecciosas
Sífilis
Complexo HIV/Aids
Hepatites (B e C)
Doença de Lyme
Neurobrucelose

Doenças neurológicas
Epilepsia
Doença cerebrovascular
Doença de Alzheimer
Demência frontotemporal
Demência por corpúsculos de Lewy
Esclerose múltipla
Doença de Huntington
Doença de Wilson
Doença de Parkinson
Tumor cerebral
Trauma cranioencefálico
Encefalite
Doença de Fahr

Doenças inflamatórias e autoimunes
Lúpus eritematoso sistêmico
Artrite reumatoide
Vasculites sistêmicas e do sistema nervoso central
Psoríase
Doença de Crohn
Retocolite ulcerativa

Quadro 3 Sinais de alerta para provável etiologia orgânica de sintomas psiquiátricos

Início abrupto dos sintomas
Ausência de história psiquiátrica prévia
Idade avançada
Apresentação atípica
Evolução atípica dos sintomas
Quadro com sintomatologia pleomórfica

Monitorização terapêutica de segurança

Diversas medicações usadas na clínica psiquiátrica estão associadas a efeitos adversos com importantes implicações para a saúde e bem-estar dos pacientes. Alguns destes efeitos adversos podem ser monitorados por meio de exames laboratoriais e devem ser solicitados para todos os pacientes de modo rotineiro. O uso de antipsicóticos atípicos está associado a maior risco de desenvolvimento de alterações metabólicas significativas a curto e longo prazo[5]. Alguns efeitos metabólicos indesejáveis incluem ganho de peso excessivo e obesidade, hiperglicemia, hipercolesterolemia. Em decorrência, alguns pacientes podem desenvolver diabetes melito tipo 2, dislipidemia e a síndrome metabólica e, consequentemente, aumento do risco cardiovascular. Portanto, os pacientes em uso de antipsicóticos atípicos devem ser monitorados periodicamente quanto ao seu perfil metabólico[5]. Além dos efeitos metabólicos indesejáveis associados aos antipsicóticos atípicos, o uso da clozapina se associa a um risco aumentado de desenvolver alterações hematológicas, em especial a agranulocitose. Portanto, os pacientes em uso desta medicação devem realizar hemogramas seriados para monitorar o surgimento deste efeito adverso. Anticonvulsivantes são frequentemente usados na prática psiquiátrica e seu uso está associado a discrasias sanguíneas (p. ex. carbamazepina) e alteração das enzimas hepáticas (p. ex. carbamazepina e o ácido valproico). Estas alterações devem ser monitoradas regularmente nos pacientes em uso destas medicações. O uso prolongado do carbonato de lítio, mesmo em níveis terapêuticos, está associado a maior incidência de alterações renais (p. ex. insuficiência renal crônica) e tireoidianas (p. ex. hipotireoidismo). Portanto, as funções renal e tireoidiana devem ser monitoradas rotineiramente nos pacientes em uso desta medicação.

Outra aplicação importante dos exames laboratoriais é a monitorização de níveis séricos das medicações usadas no tratamento de quadros psiquiátricos (Tabela 1). Existem algumas etapas e variáveis entre a administração de uma droga e o efei-

Tabela 1 Monitorização terapêutica: nível terapêutico e nível tóxico

Fármaco	Nível terapêutico	Nível tóxico
Ácido valpróico ou valproato	50-100 ug/mL	> 100 ug/mL
Amitriptilina e nortriptilina	80-200 ng/mL	> 500 ng/mL
Bromazepam	80-170 ng/mL	nd
Carbamazepina	4-12 ug/mL	30 - 40 ug/mL
Clobazam	30-300 ng/mL	> 500 ng/mL
Clomipramina e norclomipramina	Clomipramina 100-250 ng/mL Norclomipramina 150-500 ng/mL	400-600 ng/mL 600-800 ng/mL
Clozapina e norclozapina	Clozapina 100-600 ng/mL Norclozapina - nd	800-1.300 ng/mL
Diazepam e nordiazepam	Diazepam 200-1.000 ng/mL Nordiazepam 100-1.500 ng/mL	> 2.500 ng/mL
Doxepina e nordexepina	50-150 ng/mL	> 500 ng/mL
Epóxido de carbamazepina	0,4-4 ug/mL	> 8 ug/mL
Ethosuximida	40-100 ug/mL	> 100 ug/mL
Fenobarbital	15-30 ug/mL	40-60 ug/mL
Fenitoína	10-20 ug/mL	> 50 ug/mL
Flunitrazepam	3-6 ng/mL	nd
Flurazepam	0,5-4 ng/mL	nd
Imipramina e desipramina	Imipramina 100 200 ng/mL Desipramina 25-100 ng/mL	Soma > 500 ng/mL
Lamotrigina	2-15 ug/mL	15 ug/mL
Lorazepam	5-240 ng/mL	> 300 ng/mL
Maprotilina	100-250 ng/mL	> 500 ng/mL
Nitrazepam	30-100 ug/mL	> 200 ug/mL
Oxcarbazepina	3-35 ug/mL	nd
Primidona	7-10 ug/mL	> 15 ug/mL
Topiramato	2-25 ug/mL	nd
Vigabatrina	12-22 ug/mL	nd

nd: não determinado

to final que ela provoca. Porém, as únicas variáveis controláveis são: a dose administrada e o intervalo entre uma dose e outra. Mas ambas as variáveis podem ser manipuladas de forma a compensar as variáveis farmacocinéticas de cada paciente para que se obtenha de uma taxa de concentração sérica ótima. O objetivo da monitorização terapêutica é aperfeiçoar o emprego de fármacos, evitando ou detectando precocemente a ocorrência de níveis tóxicos ou subterapêuticos. A monitorização permite ainda constatar a aderência do paciente ao tratamento e identificar interações medicamentosas imprevisíveis[6]. Diversas medicações usadas na prática psiquiátrica, em particular anticonvulsivantes, estabilizadores do humor e antidepressivos tricíclicos, podem ter o seu nível dosado no sangue.

Biomarcadores humorais

A disfunção do eixo hipófise-pituitária-adrenal (HPA) costumava ser o biomarcador mais avaliado na clínica psiquiátrica para o diagnóstico clínico de episódio depressivo maior[7]. Nas décadas de 1970 e 1980, vários testes que avaliam a função do eixo HPA (p. ex. teste da supressão da dexametasona, cortisol sérico)

foram avaliados para o diagnóstico de um episódio depressivo maior. Apesar do sucesso inicial, a avaliação da disfunção do eixo HPA apresenta baixa especificidade e sensibilidade para diferenciar os pacientes deprimidos de controles na prática clínica. Desta maneira, seu uso foi abandonado como marcador diagnóstico para depressão maior[7]. No entanto, estudos subsequentes demonstraram que as alterações do eixo HPA são específicos dos pacientes com episódios depressivos do subtipo melancólico e que a persistência de alterações do eixo HPA é um importante preditor da ocorrência de sintomas depressivos residuais e maior risco de recorrência de um novo episódio depressivo maior. Logo, a avaliação da função do eixo HPA em pacientes deprimidos pode ter grande aplicabilidade na prática clínica, principalmente na predição prognóstica de recorrência de quadros depressivos[8,9].

Diversos outros biomarcadores humorais foram avaliados em transtornos psiquiátricos, em especial os metabólitos do metabolismo de neurotransmissores monoaminérgicos, marcadores relacionados a cascatas inflamatórias, neurotróficas, de estresse oxidativo e função mitocondrial, metabolismo do cálcio (Tabela 2). Estes biomarcadores carecem de especificidade diagnóstica para os transtornos mentais já que estão alterados

Tabela 2   Exemplos de biomarcadores avaliados em transtornos psiquiátricos

Tipo de biomarcador	Diagnóstico	Alterações encontradas (diagnóstico vs. controles saudáveis)
Marcadores proteômicos	Transtorno depressivo maior (drug-naïve)	↑ EN-RAGE; ↑ ferritina; ↑ IL-1ra; ↑ IL-16; ↑ MIF; ↑ BDNF; ↑ tenascina-C; ↑ SOD-1; ↓ ECA; ↓ GH; ↓ serotransferrina
	Transtorno depressivo maior	Combinação de AAT, BDNF, epo-lipoproteína C3, EGF, cortisol, resistina, prolactina, mieloperoxidase, receptor II de TNF-α é capaz de discriminar TDM de controles saudáveis
	Depressão	↑ S B100
	Transtorno bipolar	↑ GDF-15; ↑ HPX; ↑ HPN; ↑ RBP-4; ↑ TTR ↓ BDNF
	Esquizofrenia	↑ etileno; ↑ amônia
	Transtorno de estresse pós-traumático	↓ BNP
Marcadores inflamatórios	Transtorno bipolar	↑ marcadores pró-inflamatórios
	Esquizofrenia	↑ IL-6; ↑ II-18; ↑ TNF-α; ↑ receptor solúvel de IL-2 Associação negativa entre desempenho na função cognitiva global e citocinas pró-inflamatórias TNF-R1 e IL-1Ra em pacientes com SQZ
Marcadores genéticos	Transtorno depressivo maior	Efeitos da variação do polimorfismo rs35936514 do gene LHPP podem influenciar nas atividades cerebrais
	Depressão	Correlação de presença dos polimorfismos rs701848, rs2735343 e rs112025902 no gene PTEN com sintomas depressivos
	Esquizofrenia	↑ miR-132; ↑ miR-195; ↑ miR-30e; ↑ miR-7; ↑ miR-212; ↑ miR 34a; ↑ miR-181b; ↑ miR-219-2-3p; ↑ miR-1308; ↑ let-7g; ↑ miR-346; ↑miR-92a; ↑ rs1625579; ↑ miR-137 ↓ miR-195
	Transtorno de déficit de atenção e hiperatividade	↑ da combinação entre os genes NET-1 e SNAP-25 Presença de polimorfismo do gene SNAP-25

(continua)

Tabela 2 Exemplos de biomarcadores avaliados em transtornos psiquiátricos *(continuação)*

Tipo de biomarcador	Diagnóstico	Alterações encontradas (diagnóstico vs. controles saudáveis)
Marcadores proteômicos liquóricos	Transtorno de estresse pós-traumático	↑ CRH
	Doença de Alzheimer	↑ β-amiloide; ↑ Tau; ↑ Tau-fosforilada
Marcadores de neuroimagem	Transtorno de estresse pós-traumático	↓ Volume hipocampal no hemisfério cerebral direito
	Doença de Alzheimer	Completa atrofia cerebral
Marcadores eletrofisiológicos	Depressão	↑ Atividade β nas regiões frontais do cérebro ↓ Potência δ nas regiões frontais do cérebro Diferenças na faixa de frequência de EEG α e θ durante o repouso
	Esquizofrenia	↑ Atividade β em todas as regiões do cérebro ↑ Atividade θ no giro temporal superior
	Transtorno de estresse pós-traumático	↑ Resposta ocular de sobressalto para valores de sinal de 95dB e 100dB
Outros	Transtorno de déficit de atenção e hiperatividade	↓ Ferro no cérebro

EN-RAGE: ligante para o receptor de produtos finais de glicação avançada; IL: interleucina; MIF: fator inibidor de macrófago; BDNF: fator neurotrófico derivado do cérebro; SOD-1: superóxido dismutase 1; ECA: enzima conversora de angiotensina; GH: fator de crescimento; AAT: alfa-1 antitripsina; EGF: fator de crescimento epidérmico; TNF-α: fator de necrose tumoral α; SB100: proteína B de ligação ao cálcio; GDF-15: fator de diferenciação de crescimento; HPX: hemopexina; HPN: hepsina; RBP-4: proteína 4 de ligação ao retinol; TTR: transtirretina; BNP: peptídeo natriurético cerebral; TNF-R1: receptor do fator de necrose tumoral 1; LHPP: gene que codifica a proteína fosfololisina fosfo-histidina pirofosfato fosfatase inorgânica; PTEN: gene que codifica a proteína homofosfatase e tensina; miR: microRNA; NET-1: gene que codifica a proteína de transformação celular neuroepitelial; SNAP-25: gene que codifica a proteína associada ao sinaptossoma de 25 kDa; CRH: hormônio liberador de corticotrofina; β: beta; δ: sigma; EEG: eletroencefalograma; θ: teta; dB: decibéis.
Fonte: Modificado de Venigalla et al., 2017[19].

em diferentes quadros neuropsiquiátricos e em doenças clínicas. Entretanto, estes biomarcadores podem ser úteis para outras importantes aplicações como predição prognóstica (p. ex. risco de suicídio em paciente deprimidos com baixos níveis de 5-HTAA)[10], como marcador substituto de resposta antidepressiva (p.ex. níveis séricos de BDNF em pacientes tratados com antidepressivos)[11], estadiamento das alterações fisiopatológicas de quadros psiquiátricos (p. ex. níveis de BDNF em pacientes com transtorno bipolar e com comprometimento cognitivo leve)[12,13], ou para avaliar aspectos importantes da fisiopatologia e prognóstico dos transtornos psiquiátricos (p. ex. alterações em cascatas inflamatórias, de estresse oxidativo, do metabolismo intracelular de cálcio)[14-18].

FARMACOGENÉTICA

Nos últimos anos houve um grande crescimento da farmacogenética como ciência e como instrumento de auxílio à prática clínica. A farmacogenética é o estudo de como a genética de um indivíduo afeta sua resposta a fármacos, combinando ciências farmacêuticas tradicionais, como a bioquímica, com o conhecimento de genes, proteínas e polimorfismos de nucleotídeo único (SNP). Os alvos mais importantes da farmacogenética são os genes que codificam proteínas responsáveis pela farmacocinética (absorção, metabolismo e excreção) e farmacodinâmica (interação fármaco receptor, transportador e processos como a ativação de segundos mensageiros) dos medicamentos[20,21].

Recentemente foi publicada uma metanálise de 294 estudos relacionados a inúmeros genes já associados à resposta terapêutica de psicofármacos. Desses trabalhos, 57% demonstraram significativas melhoras na resposta do paciente quando o acompanhamento clínico pôde ser associado ao teste farmacogenético[22]. Os principais genes envolvidos com a depressão e resposta aos antidepressivos estão relacionados à neurotransmissão serotonérgica (*SLC6A4* e *HTR2A*), neuroproteção e neuroplasticidade (*BDNF*), cascatas de segundos mensageiros (*GNB3*), sinalização de glucocorticoides (*FKBP5*), e transporte/metabolismo de antidepressivos (*ABCB1*, *CYP2D6* e *CYP2C19*). Identificar as variações genéticas que causam diferentes respostas terapêuticas permite a individualização e personalização do tratamento farmacológico[23,24].

O metabolismo de fármacos em metabólitos mais hidrófilicos é essencial para sua eliminação do organismo, bem como para sua ação biológica e farmacológica. Os fármacos são geralmente biotransformados em metabólitos de polaridade crescente até que possam ser excretados. Os sistemas enzimáticos envolvidos na biotransformação estão localizados principalmente no fígado e compreende a superfamília das enzimas do citocromo P450 (CYP).

As enzimas CYP3A4, CYP2D6, CYP2C9, CYP2C19, CYP1A2 e CYP2B6 são responsáveis por aproximadamente 75% do metabolismo de fase 1 (Figura 1). As bases genéticas dos polimorfismos nestes genes são SNP, inserções e deleções e variações no número de cópias (CNV – *copy number variations*). Os fenótipos resultantes são metabolizadores lentos

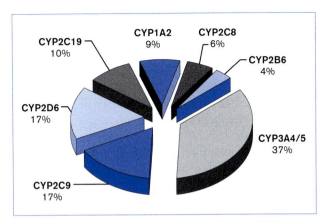

Figura 1   Gráfico de participação das principais CYP do metabolismo de psicofármacos.

(PM – *poor metabolizers*), metabolizadores intermediários (IM – *intermediate metabolizers*), metabolizadores extensivos ou normais (EM – *extensive metabolizers*) e metabolizadores ultrarrápidos (UM – *ultrarapid metabolizers*)[25] e estes fenótipos podem variar conforme a CYP estudada.

Os polimorfismos do gene *CYP2D6* têm grande importância na farmacogenética da depressão e recomendações de doses baseadas no genótipo CYP2D6 já foram sugeridas[26]. Para o tratamento com antidepressivos, existe uma grande evidência de que principalmente para *CYP2D6* e em menor escala para *CYP2C19*, os polimorfismos afetam a farmacocinética, resposta terapêutica e efeitos adversos[27-29].

Atualmente além da genotipagem de CYP, tem-se utilizado também a genotipagem relacionados a farmacodinâmica dos fármacos. Entre eles podemos citar:

- O gene *ABCB1* (*ATP binding cassette subfamily B member 1*) que é o gene que codifica a glicoproteína-P (gpP) que é um transportador envolvido na eliminação e absorção de um amplo espectro de drogas[30]. Variações em sua expressão e/ou atividade podem afetar a farmacocinética de medicamentos e sua biodisponibilidade (ABCB1 e 2);
- A gpP no trato digestivo reduz a absorção da droga. No fígado e nos rins a atividade gpP está relacionada à excreção de drogas. Na barreira hematoencefálica essa proteína pode potencializar a remoção de compostos endógenos desnecessários do cérebro para a circulação sanguínea. Por outro lado, limita a captação de compostos exógenos do sangue para o cérebro[31]. A gpP funciona como uma importante bomba de efluxo para muitos tipos de drogas, incluindo antipsicóticos (risperidona, olanzapina, quetiapina, aripiprazol), transportando-os contra um gradiente de concentração e reduzindo seu armazenamento no cérebro. Além dos antipsicóticos, medicamentos contra o câncer, antibióticos, imunossupressores e inibidores da protease anti-HIV também são substratos para a gpP[32,33].
- O gene *CACNA1C* codifica a produção de uma proteína que faz parte de um dos subtipos de canais de cálcio. Esses canais, que transportam íons cálcio através da membrana, desempenham um papel fundamental na capacidade das células de gerar e transmitir sinais elétricos. O canal de cálcio produzido a partir do gene *CACNA1C*, conhecido como CaV1.2, são particularmente importantes para o funcionamento normal das células do coração e do cérebro. No cérebro tem função de regulador dos circuitos cerebrais e do comportamento. Análises genéticas em larga escala mostraram a possibilidade de alterações no gene *CACNA1C* estar associado ao transtorno bipolar e à esquizofrenia[34].
- O gene *COMT* (catecol-O-metiltransferase) codifica a enzima de mesmo nome catecol o-metiltransferase que é uma das responsáveis pelo metabolismo da dopamina. A inativação ou diminuição da atividade desta enzima leva a um aumento das concentrações de dopamina[35]. Portanto, é recomendado um cuidado especial com o uso de medicamentos que estimulam a atividade da dopamina como bupropiona e derivados anfetamínicos (Ritalina®, Venvanse®, Concerta®)[36].
- O gene *HTR1A* (*5-hydroxytryptamine receptor 1A*) codifica uma proteína com função de receptor acoplado à proteína G para a 5-hidroxitriptamina (serotonina). Além disso, há inúmeros medicamentos e substâncias psicoativas que se ligam a esses receptores e geram respostas celulares e comportamentais;
- O gene *HTR2A* (*5-hydroxytryptamine receptor 2A*) codifica uma proteína com função de receptor de serotonina subtipo 2A. Mutações nesse gene estão associadas à suscetibilidade à esquizofrenia e transtorno obsessivo-compulsivo[37]. Também funciona como um receptor para vários medicamentos e substâncias psicoativas. Alteração na densidade deste receptor causa uma alteração na conformação que desencadeia a sinalização de neurotransmissores e, portanto, modifica a eficácia de antidepressivo

Ainda hoje a genotipagem, só é solicitada quando o paciente não responde ao tratamento farmacológico ou apresenta muitos efeitos colaterais. Porém, avanços na tecnologia e a diminuição dos custos da técnica podem torná-la um procedimento mais abrangente e possibilitar que o rastreio seja feito antes mesmo do início do tratamento[38]. Além disso pacientes que apresentam alterações nos padrões de farmacocinética ou de farmacodinâmica devem ser monitorados.

EPIGENÉTICA

O anseio pela maior compreensão da etiologia dos transtornos mentais tem trazido avanços no campo psiquiátrico, no que concerne ao desenvolvimento de pesquisas em neurociências[39]. Nesse ensejo, muitos esforços têm sido destinados a identificar determinantes físicos e objetivos, na busca por hipóteses biológicas que justifiquem e caracterizem o desenvolvimento dessas doenças crônicas clinicamente heterogêneas e debilitantes[40].

Para tanto, as pesquisas têm considerado não só a fisiologia cerebral mas também a herança genética como cernes dos transtornos mentais[39,41], visto que mecanismos epigenéticos são essenciais para o bom desempenho cerebral, envolvendo também processos de aprendizagem e configuração de memória. Portanto, a ruptura desses mecanismos e de sua maquinaria molecular podem trazer consequências danosas ao sistema nervoso central (SNC). Outrossim, já foi descrito na literatura que esse desequilíbrio fisiológico se associa às doenças psiquiátricas como, por exemplo, transtorno depressivo maior (TDM), transtorno bipolar (TB), transtorno do espectro autista (TEA), síndrome de Rett, síndrome do X frágil, esquizofrenia (SCZ) e doença de Alzheimer (DA)[42-45].

Diante dessa perspectiva, os estudos em epigenética vêm ganhando visibilidade no contexto da psiquiatria, para além das explicações psicológicas e ambientalistas sobre o desenvolvimento das desordens psiquiátricas, haja vista a necessidade da busca por explicações biológicas causais no campo da saúde mental[46-48].

O conceito de epigenética, proposto pela primeira vez por Waddington[49], abarca todos os meios implicados na implantação do programa genético em diversos processos que ocorrem durante o ciclo celular[50]. A epigenética caracteriza-se por modificações químicas hereditárias no ácido desoxirribonucleico (DNA) capazes de influenciar a atividade transcricional, porém sem alterar a sequência de bases nucleotídicas da molécula de DNA[51-54]. Uma vez fixadas no genoma, as modificações epigenéticas são quimicamente estáveis e mantidas fielmente durante a divisão celular (mitótica e meiótica)[46]. Seus padrões podem ser modulados por fatores ambientais, dentre eles, fatores nutricionais e químicos (dieta materna durante gravidez, por exemplo), contaminação por vírus e substâncias tóxicas, nível de cuidado materno e exposição ao estresse em períodos precoces da vida[55,56]. Todos esses aspectos são capazes de gerar mudanças fenotípicas que podem ser transmitidas entre gerações[45,53,57]. Vale salientar que condições fisiológicas e patológicas também são capazes de influir nas modificações epigenéticas[58-60].

Vários mecanismos epigenéticos relacionados à regulação da expressão gênica e da estrutura da cromatina têm sido bastante estudados, a saber, modificações covalentes das histonas, remodelação cromossômica, regulação do ácido ribonucleico (RNA) por meio de RNA não codificantes e metilação do DNA, sendo esta última a mais descrita hodiernamente[61-63]. A metilação do DNA é considerada uma marca de repressão transcricional quando associada à região promotora dos genes[64] e apresenta papel fundamental na proliferação e diferenciação de células-tronco neurais, plasticidade sináptica, reparo e sobrevivência neuronal, aprendizagem e memória[65-69].

McGowan et al.[70] e Suderman et al.[71], ao analisarem alterações na metilação do gene NR3C1, responsável pela codificação do receptor de glicocorticoide, observaram que essas modificações estavam presentes no hipocampo de vítimas de suicídio com histórico de abuso na infância, quando comparadas com vítimas de suicídio e controles sem abuso infantil reportado. Isso pode justificar-se pelo fato de que o aumento da metilação do NR3C1 prejudicar o feedback negativo do eixo hipotálamo-pituitária-adrenal (HPA), trazendo consequências negativas de resposta ao estresse[72-74]. Inclusive, já foi descrita relação entre alterações no eixo HPA e presença de depressão[75].

Já foi descrito também na literatura a hipermetilação do promotor do gene RELN associado ao aumento de algumas enzimas DNMT em tecido cerebral post mortem de pacientes psicóticos[76,77]. Com relação à neurodegeneração, no que concerne à DA, pesquisas demonstraram que alterações nos níveis de 5-mC durante a vida têm sido associadas à progressão dessa doença[78-80]. Vale salientar que estados neurodegenerativos podem alterar os processos de metilação do DNA. Destarte, esse mecanismo epigenético pode ser um alvo de estudo para melhor compreensão dos quadros de neurodegeneração[61].

A aplicação de estudos sobre os mecanismos epigenéticos e desordens a eles relacionadas têm sido muito importantes na busca por maior entendimento das doenças psiquiátricas, visto que elas apresentam uma arquitetura genética altamente complexa e incluir tais variantes num contexto patológico apresenta-se como um trabalho desafiador para a ciência. Além disso, é cada vez mais notória a interação entre organismo e fatores ambientais, impulsionando ainda mais o desenvolvimento de pesquisas sobre epigenoma e suas contribuições para alterações fenotípicas e hereditariedade, frente às adversidades da vida que moldam os indivíduos nos estados de vulnerabilidade ou resiliência a fatores estressores.

MICROBIOTA INTESTINAL

O termo "microbiota" refere a populações de microrganismos presentes em vários ecossistemas corporais, como a microbiota intestinal, já o termo "microbioma" refere-se a todos os organismos e material genético presentes no corpo humano[81]. Em tese as interações entre a microbiota intestinal e seu hospedeiro dependem dos metabólitos e ácidos nucléicos produzidos pelos microrganismos. Essas substâncias são transportadas para a circulação sistêmica humana e podem induzir a ativação de genes inativos via mecanismos epigenéticos, o que finalmente contribui para a evolução, mas também pode resultar no desenvolvimento de várias doenças[82,83]. A microbiota intestinal pode influenciar as funções do sistema nervoso central (SNC) devido à sua capacidade de sintetizar ou mimetizar uma ampla gama de moléculas neuroativas e esse processo é bidirecional. Os sinais gerados pela estimulação dessas vias devido à estímulos intestinais intraluminais, modulam fortemente a atividade cerebral, incluindo percepção da dor, modulação da resposta imune, controle emocional e muitas outras funções homeostáticas. Várias moléculas importantes têm sido estudadas, como peptídeo intestinal vasoativo (VIP), serotonina, melatonina, ácido gama-aminobutírico (GABA), catecolaminas, histamina e acetilcolina[84-87]. Desta maneira, a microbiota intestinal pode estar associada não apenas a distúrbios gastrointestinais, mas também a distúrbios neuropsiquiátricos, como: depressão, ansiedade, autismo, anorexia, doença de Alzheimer, doença de Parkinson, transtorno do déficit de atenção e hiperatividade (TDAH)[88].

CONSIDERAÇÕES FINAIS

O diagnóstico em psiquiatria é um processo basicamente subjetivo. Em muitas situações, o diagnóstico dos transtornos mentais ainda apresenta baixa confiabilidade e reprodutibilidade, mesmo com o desenvolvimento da nosologia psiquiátrica ao longo dos anos.

Apesar de um significativo papel em diversas condições clínicas, como diabetes e câncer, os biomarcadores ainda não resultaram em aliados consistentes no diagnóstico de doenças psiquiátricas. Mas um aspecto de grande importância dos biomarcadores é a possibilidade de desenvolvimento de estratégias personalizadas a partir da determinação de fatores preditores de resposta aos tratamentos disponíveis, como o uso da genotipagem para identificar a variabilidade individual de resposta aos antidepressivos e antipsicóticos, o que tem motivado crescente interesse na pesquisa desses instrumentos de complementação diagnóstica e terapêutica.

Ademais, as elucidações obtidas com a observação de biomarcadores podem contribuir de maneira positiva para o desenvolvimento de novas abordagens terapêuticas, o que se faz necessário considerando-se o aumento da prevalência das doenças neuropsiquiátricas.

Vinheta clínica

Homem de 80 anos, com 11 anos de escolaridade, trabalhou como contador durante toda a vida. Casado, 1 filha, vive com a esposa. Iniciou seguimento em serviço especializado aos 65 anos sem queixas cognitivas, como voluntário de pesquisa cognitivamente normal após avaliação neuropsicológica. Não apresentava comorbidades. A ressonância magnética (RM) de crânio mostrou-se normal na ocasião da primeira avaliação.

Cerca de 6 anos após o início do seguimento, ainda cognitivamente normal, o paciente foi submetido a punção lombar para coleta e dosagem de biomarcadores para DA no liquor, dentro de contexto de pesquisa. Foram dosadas as concentrações de Aβ1-42 e de proteína tau total e hiperfosforilada. As concentrações desses biomarcadores encontravam-se alteradas, revelando a assinatura patológica da DA.

O início das queixas cognitivas ocorreu apenas um ano após a coleta dos biomarcadores no liquor, com alterações de memória observadas pela esposa. O paciente passa então a se queixar apenas dois anos depois, referindo dificuldades para encontrar palavras. Nessa ocasião recebeu diagnóstico de comprometimento cognitivo leve, confirmado por testagem cognitiva e avaliação neuropsicológica. A RM de crânio passou então a revelar a presença de raros focos de microangiopatia e redução volumétrica hipocampal. Foi submetido a FDG-PET que revelou hipometabolismo temporal neocortical e temporoparietal bilateral discreto.

Manteve seguimento regular e cerca de sete anos após aparecimento dos primeiros sintomas apresentou piora significativa das queixas de memória, com piora no desempenho em avaliação cognitiva, após procedimento cirúrgico para ressecção de câncer em estômago. Foi submetido a exames laboratoriais posteriores ao procedimento cirúrgico e foi identificado nível sérico baixo da vitamina B12. A vitamina B12 foi então reposta, com melhora discreta da cognição.

Evoluiu com piora gradativa da cognição e associação de comprometimentos funcionais cada vez mais significativos. Exames de neuroimagem subsequentes revelaram agravamento das alterações observadas e, cerca de quinze anos após o início do seguimento no serviço, foi diagnosticado com DA leve.

Atualmente o paciente se encontra em uso de anticolinesterásico (galantamina 24 mg), que tolerou bem, sem ocorrência de efeitos adversos, e de um antidepressivo (venlafaxina 150 mg), que foi necessário para tratamento de irritabilidade observada durante o acompanhamento.

Para aprofundamento

- Venigalla H, Mekala HM, Hassan M, Ahmed R, Zain H. An update on biomarkers in psychiatric disorders: are we aware, do we use in our clinical practice?. 2017.
  ⇨ Este manuscrito faz um excelente resumo dos novos biomarcadores em estudo.
- Paul C (ed.). Reviews on biomarker studies in psychiatric and neurodegenerative disorders. Guest, Springer Nature Switzerland; 2019.
  ⇨ Este livro leva em conta os resultados bem-sucedidos e os fracassados nas abordagens baseadas em biomarcadores em psiquiatria e, portanto, fornece uma revisão equilibrada do campo.
- van der Zee AHM, Daly AK (eds.). Pharmacogenetics and individualized therapy, 1. ed. Philadelphia: Wiley; 2012.
  ⇨ Este livro oferece uma cobertura completa do estudo dos determinantes genéticos na resposta a medicamentos, auxiliando na prática clínica.

REFERÊNCIAS BIBLIOGRÁFICAS

1. First MB, Pincus HA, Levine JB, Williams JB, Ustun B, Peele R. Clinical utility as a criterion for revising psychiatric diagnoses. Am J Psychiatry. 2004;161:946-54.
2. Boksa P. A way forward for research on biomarkers for psychiatric disorders. J Psych Neurosci. 2013;38:75-7.
3. Lozupone M, La Montagna M, D'Urso F, Daniele A, Greco A, Seripa D, et al. The role of biomarkers in psychiatry. Adv Exp Med Biol. 2019;1118:135-62.
   ⇨ Artigo recente com revisão atualizada sobre biomarcadores em psiquiatria.
4. Foster R. Clinical laboratory investigation and psychiatry: a practical handbook. New York: Informa Healthcare; 2008.
   ⇨ Explanação útil para os exames laboratoriais de rotina em psiquiatria.
5. Elkis H, Gama C, Suplicy H, Tambascia M, Bressan R, Lyra R, et al. Brazilian Consensus on second-generation antipsychotics and metabolic disorders. Rev Bras Psiquiatr. 2008;30:77-85.

6. Olchanski N, McInnis Myers M, Halseth M, Cyr PL, Bockstedt L, Goss TF, Howland RH. The economic burden of treatment-resistant depression. Clin Ther. 2013;35:512-22.

7. Pariante CM, Lightman SL. The HPA axis in major depression: classical theories and new developments. Trends Neurosci. 2008;31:464-8.

8. Bhagwagar Z, Cowen PJ. 'It's not over when it's over': persistent neurobiological abnormalities in recovered depressed patients. Psychol Med. 2008;38:307-13.

9. Cowen PJ. Not fade away: the HPA axis and depression. Psychol Med. 2010;40:1-4.

10. Jokinen J, Nordström AL, Nordström P. CSF 5-HIAA and DST non-suppression--orthogonal biologic risk factors for suicide in male mood disorder inpatients. Psych Res. 2009;165:96-102.

11. Sen S, Duman R, Sanacora G. Serum brain-derived neurotrophic factor, depression, and antidepressant medications: meta-analyses and implications. Biol Psych. 2008;64:527-32.

12. Dias VV, Brissos S, Frey BN, Andreazza AC, Cardoso C, Kapczinski F. Cognitive function and serum levels of brain-derived neurotrophic factor in patients with bipolar disorder. Bipolar Disord. 2009;11:663-71.

13. Forlenza OV, Diniz BS, Teixeira AL, Ojopi EB, Talib LL, Mendonca VA, et al. Effect of brain-derived neurotrophic factor Val66Met polymorphism and serum levels on the progression of mild cognitive impairment. World J Biol Psychiatry. 2010;11:774-80.

14. Fernandes BS, Gama CS, Kauer-Sant'Anna M, Lobato MI, Belmonte-de-Abreu P, Kapczinski F. Serum brain-derived neurotrophic factor in bipolar and unipolar depression: a potential adjunctive tool for differential diagnosis. J Psychiatr Res. 2009;43:1200-4.

15. Kapczinski F, Dal-Pizzol F, Teixeira AL, et al. Peripheral biomarkers and illness activity in bipolar disorder. J Psych Res. 2010;45:156-61.

16. Diniz BS, Teixeira AL, Talib L, Gattaz WF, Forlenza O. Interleukin-1beta serum levels is increased in antidepressant-free elderly depressed patients. Am J Geriatr Psychiatry. 2010;18:172-6.

17. Forlenza OV, Diniz BS, Talib LL, Mendonca VA, Ojopi EB, Gattaz WF, Teixeira AL. Increased serum IL-1beta level in Alzheimer's disease and mild cognitive impairment. Dement Geriatr Cogn Disord. 2009;28:507-12.

18. Forlenza OV, Torres CA, Talib LL, de Paula VJ, Joaquim HP, Diniz BS, Gattaz WF. Increased platelet GSK3b activity in patients with mild cognitive impairment and alzheimer's disease. J Psychiatr Res. 2010;45:220-4.

19. Venigalla H, Mekala HM, Hassan M, Ahmed R, Zain H. An update on biomarkers in psychiatric disorders - are we aware, do we use in our clinical practice?; 2017.

20. Zanger UM. Pharmacogenetics: challenges and opportunities ahead. Front Pharmacol. 2010;1:112.

21. Hines RN, Koukouritaki SB, Poch MT, Stephens MC. Regulatory polymorphisms and their contribution to interindividual differences in the expression of enzymes influencing drug and toxicant disposition. Drug Metab Rev. 2008;40:263-301.

22. Altar CA, Hornberger J, Shewade A, Cruz V, Garrison J, Mrazek D. Clinical validity of cytochrome P450 metabolism and serotonin gene variants in psychiatric pharmacotherapy. Int Rev Psych. 2013;25:509-33.

23. Fabbri C, Serretti A. Pharmacogenetics of major depressive disorder: top genes and pathways toward clinical applications. Curr Psych Rep. 2015;17:50.

24. Porcelli S, Drago A, Fabbri C, Gibiino S, Calati R, Serretti A. Pharmacogenetics of antidepressant response. J Psych Neurosci. 2011;36:87-113.

25. Ingelman-Sundberg M, Sim SC. Intronic polymorphisms of cytochromes P450. Hum Genomics. 2010;4:402-5.

26. Kircheiner J, Nickchen K, Bauer M, Wong ML, Licinio J, Roots I, et al. Pharmacogenetics of antidepressants and antipsychotics: the contribution of allelic variations to the phenotype of drug response. Mol Psych. 2004;9:442-73.

27. **Hicks JK, Bishop JR, Sangkuhl K, Müller DJ, Ji Y, Leckband SG, et al. Clinical Pharmacogenetics Implementation Consortium (CPIC) guideline for CYP2D6 and CYP2C19 Genotypes and dosing of selective serotonin reuptake inhibitors 2015. Curr Psych Rep. 2015;17:50.**
   ⇒ **Artigo que reúne um sumário de evidências acerca do metabolismo de ISRS pelas enzimas CYP2D6 e CYP2C19, com recomendações de doses.**

28. Hicks JK, Swen JJ, Thorn CF, Sangkuhl K, Kharasch ED, Ellingrod VL, et al. Clinical Pharmacogenetics Implementation Consortium guideline for CYP2D6 and CYP2C19 genotypes and dosing of tricyclic antidepressants. Clin Pharmacol Ther. 2013;93:402-8.

29. Bijl MJ, Visser LE, Hofman A, Vulto AG, van Gelder T, Stricker BHC, et al. Influence of the CYP2D6*4 polymorphism on dose, switching and discontinuation of antidepressants. Br J Clin Pharmacol. 2008;65:558-64.

30. Hattori S, Suda A, Kishida I, Miyauchi M, Shiraishi Y, Fujibayashi M, et al. Effects of *ABCB1* gene polymorphisms on autonomic nervous system activity during atypical antipsychotic treatment in schizophrenia. BMC Psychiatry. 2018;18:1.

31. Sun J, He Z-G, Cheng G, Wang S-J, Hao X-H, Zou M-J. Multidrug resistance P-glycoprotein: crucial significance in drug disposition and interaction. Med Sci Monit. 2004;10:5-14.

32. Uhr M, Tontsch A, Namendorf C, Ripke S, Lucae S, Ising M, et al. Polymorphisms in the drug transporter gene *ABCB1* predict antidepressant treatment response in depression. Neuron. 2008;57:203-9.

33. Balayssac D, Authier N, Cayre A, Coudore F. Does inhibition of P-glycoprotein lead to drug-drug interactions?, vol. 156. Toxicology Letters. Dublin: Elsevier; 2005. p. 319-29.

34. Bhat S, Dao DT, Terrillion CE, Arad M, Smith RJ, Soldatov NM, et al. CACNA1C (Ca v1.2) in the pathophysiology of psychiatric disease. Progress in Neurobiology. Prog Neurobiol; 2012;99:1-14.

35. Zhao W, Huang L, Li Y, Zhang O, Chen X, Fu W, et al. Evidence for the contribution of COMT gene *Val158/108Met* polymorphism (rs4680) to working memory training-related prefrontal plasticity. Brain Behav. 2020;10:2.

36. Tang Z, Zhang S, Guo D, Wang H. Association between COMT gene *Val108/158Met* and antidepressive treatment response: a meta-analysis. Gene. 2020;734.

37. Gu L, Long J, Yan Y, Chen Q, Pan R, Xie X, Mao X, Hu X, Wei B, Su L. HTR2A-1438A/G polymorphism influences the risk of schizophrenia but not bipolar disorder or major depressive disorder: a meta-analysis. J Neurosci Res. 2013;91:623-33.

38. Amare AT, Schubert KO, Baune BT. Pharmacogenomics in the treatment of mood disorders: Strategies and Opportunities for personalized psychiatry. EPMA J. 2017;8,211-27.

39. Freitas-Silva LR, Ortega FJG. A epigenética como nova hipótese etiológica no campo psiquiátrico contemporâneo. Physis Rev Saúde Coletiva. 2014;24:765-86.

40. Rose N. The human sciences in a biological age. Theory, Cult Soc. 2013;30:3-34.

41. Insel TR, Quirion R. Psychiatry as a clinical neuroscience discipline. J Am Med Assoc. 2005;294:2221-4.

42. **Kuehner JN, Bruggeman EC, Wen Z, Yao B. Epigenetic regulations in neuropsychiatric disorders. Front Genet. 2019;10:268.**
   ⇒ **Apresenta uma visão geral dos achados de epigenética em psiquiatria.**

43. Liu X, Jiao B, Shen L. The epigenetics of Alzheimer's disease: factors and therapeutic implications. Front Genet. 2018;9.

44. Delgado-Morales R, Agís-Balboa RC, Esteller M, Berdasco M. Epigenetic mechanisms during ageing and neurogenesis as novel therapeutic avenues in human brain disorders, vol. 9. Clinical epigenetics. Springer Verlag; 2017.

45. Feinberg AP. Phenotypic plasticity and the epigenetics of human disease. Nature. 2007;447:433-40.

46. Fitzgerald D, Rose N, Singh I. Revitalizing sociology: Urban life and mental illness between history and the present. Br J Sociol. 2016;67:138-60.

47. **Freitas-Silva LR, Ortega F. Biological determination of mental disorders: a discussion based on recent hypotheses from neuroscience. Cad Saude Publica. 2016;32:00168115.**
   ⇒ **Artigo que apresenta um novo entendimento para os aspectos biológicos subjacentes aos transtornos mentais baseados em epigenética, neurodesenvolvimento e plasticidade.**

48. Galea S, Uddin M, Koenen K. The urban environment and mental disorders: Epigenetic links. Epigenetics. 2011;6:400-4.

49. Waddington C. An introductiton to modern genetics. London: G. Allen & Unwin; 1939.

50. Aguilera O, Fernández AF, Muñoz A, Fraga MF. Epigenetics and environment: a complex relationship. J Appl Physiol. 1985;109(2010):243-51.

51. Feinberg AP. Cancer epigenetics takes center stage, vol. 98, Proceedings of the National Academy of Sciences of the United States of America. National Academy of Sciences; 2001. p. 392-4.

52. Nagy C, Turecki G. Transgenerational epigenetic inheritance: an open discussion. Epigenomics. Future Medicine. 2015;7:781-90.

53. Skinner MK. Environmental epigenetic transgenerational inheritance and somatic epigenetic mitotic stability. Epigenetics. 2011;6:838-42.

54. Tang WY, Ho SM. Epigenetic reprogramming and imprinting in origins of disease. Rev Endocr Metabol Disord. 2007;8:173-82.

55. Bale TL, Baram TZ, Brown AS, Goldstein JM, Insel TR, McCarthy MM, et al. Early life programming and neurodevelopmental disorders. Biol Psychiatry; 2010;68:314-9.

56. Dudley KJ, Li X, Kobor MS, Kippin TE, Bredy TW. Epigenetic mechanisms mediating vulnerability and resilience to psychiatric disorders. Neurosci Biobehav Rev. 2011;34:1544-51.

57. Pray L. Epigenetics: genome, meet your environment. Sci. 2004;18:14-20.

58. Holliday R. Epigenetics: a historical overview. Epigenetics. 2006;1:76-80.

59. Rakyan VK, Beck S. Epigenetic variation and inheritance in mammals. Current Opinion in Genetics and Development. 2006;16:573-7.

60. Whitelaw NC, Whitelaw E. How lifetimes shape epigenotype within and across generations. Hum Mol Genet. 2006;15:131-7.

61. Lardenoije R, Iatrou A, Kenis G, Kompotis K, Steinbusch HWM, Mastroeni D, et al. The epigenetics of aging and neurodegeneration. Progress in Neurobiology. 2015;131:21-64.

62. Reik W. Stability and flexibility of epigenetic gene regulation in mammalian development. Nature. 2007;447:425-32.

63. Suzuki MM, Bird A. DNA methylation landscapes: Provocative insights from epigenomics. Nat Rev Genet. 2008;9:465-76.

64. Kular L, Kular S. Epigenetics applied to psychiatry: Clinical opportunities and future challenges. Psych Clin Neurosci. 2018;72:195-211.

65. Barter JD, Foster TC. Aging in the brain: new roles of epigenetics in cognitive decline. Neuroscientist. 2018;24:516-25.

66. Fan G, Beard C, Chen RZ, Csankovszki G, Sun Y, Siniaia M, et al. DNA hypomethylation perturbs the function and survival of CNS neurons in postnatal animals. J Neurosci. 2001;21:788-97.

67. Feng J, Zhou Y, Campbell SL, Le T, Li E, Sweatt JD, et al. Dnmt1 and Dnmt3a maintain DNA methylation and regulate synaptic function in adult forebrain neurons. Nat Neurosci. 2010;13:423-30.

68. Iskandar BJ, Rizk E, Meier B, Hariharan N, Bottiglieri T, Finnell RH, et al. Folate regulation of axonal regeneration in the rodent central nervous system through DNA methylation. J Clin Invest. 2010;120:1603-16.

69. Mattson MP. Methylation and acetylation in nervous system development and neurodegenerative disorders. Aging Research Reviews. 2003;2:329-42.

70. McGowan PO, Sasaki A, D'Alessio AC, Dymov S, Labonté B, Szyf M, et al. Epigenetic regulation of the glucocorticoid receptor in human brain associates with childhood abuse. Nat Neurosci. 2009;12:342-8.

71. Suderman M, McGowan PO, Sasaki A, Huang TCT, Hallett MT, Meaney MJ, et al. Conserved epigenetic sensitivity to early life experience in the rat and human hippocampus. Proc Natl Acad Sci USA. 2012;109:17266-72.

72. Juruena MF, Cleare AJ, Pariante CM. O eixo hipotálamo-pituitária-adrenal, a função dos receptores de glicocorticoides e sua importância na depressão. Rev Bras Psiquiatr. 2004;26:189-201.

73. Weaver ICG. Integrating early life experience, gene expression, brain development, and emergent phenotypes: Unraveling the thread of nature via nurture. Advances in Genetics. Academic Press; 2014. p. 277-307.

74. Zannas AS, Wiechmann T, Gassen NC, Binder EB. Gene-stress-epigenetic regulation of FKBP5: clinical and translational implications. Neuropsychopharmacology. 2016;41:261-74.

75. Checkley S. The neuroendocrinology of depression and chronic stress. Br Med Bull. 1996;52:597-617.

76. Grayson DR, Guidotti A. The dynamics of DNA methylation in schizophrenia and related psychiatric disorders. Neuropsychopharmacology. 2013;38:138-66.

77. Guidotti A, Grayson DR, Caruncho HJ. Epigenetic RELN dysfunction in schizophrenia and related neuropsychiatric disorders. Frontiers in Cellular Neuroscience. 2016;10:89.

78. De Jager PL, Srivastava G, Lunnon K, Burgess J, Schalkwyk LC, Yu L, et al. Alzheimer's disease: early alterations in brain DNA methylation at ANK1, BIN1, RHBDF2 and other loci. Nat Neurosci. 2014;17:1156-63.

79. Lunnon K, Smith R, Hannon E, De Jager PL, Srivastava G, Volta M, et al. Methylomic profiling implicates cortical deregulation of ANK1 in Alzheimer's disease. Nat Neurosci. 2014;17:1164-70.

80. Sanchez-Mut J V., Heyn H, Vidal E, Moran S, Sayols S, Delgado-Morales R, et al. Human DNA methylomes of neurodegenerative diseases show common epigenomic patterns. Transl Psychiatry. 2016;6:718.

81. Khanna S, Tosh PK. A clinician's primer on the role of the microbiome in human health and disease. Mayo Clin Proc. 2014;89:107-14.

82. Rook GA. 99th Dahlem conference on infection, inflammation and chronic inflammatory disorders: Darwinian medicine and the 'hygiene' or 'old friends' hypothesis. Clin Exp Immunol. 2010;160:70-79.

83. Rook GA, Lowry CA, Raison CL. Hygiene and other early childhood influences on the subsequent function of the immune system. Brain Res. 2015;1617:47-62.

84. Jumpstart Consortium Human Microbiome Project Data Generation Working Group. Evaluation of 16S rDNA-based community profiling for human microbiome research. PLoS. 2012;7:39315.

85. Reardon S. Gut-brain link grabs neuroscientists. Nature. 2014;515:175-77.

86. Riley DR, Sieber KB, Robinson KM, White JR, Ganesan A, Nourbakhsh S et al. Bacteria human somatic cell lateral gene transfer is enriched in cancer samples. PLoS Comput Biol. 2013;9:e1003107.

87. Borre YE, O'Keeffe GW, Clarke G, Stanton C, Dinan TG, Cryan JF. Microbiota and neurodevelopmental windows: Implications for brain disorders. Trends Mol Med. 2014;20:509-18.

88. Mangiola F, Ianiro G, Franceschi F, Fagiuoli S, Gasbarrini G, Gasbarrini A. Gut microbiota in autism and mood disorders. World J Gastroenterol. 2016;22:361-8.

13

Exames de imagem cerebral ao longo da vida

Anna Laura Di Carvalho Gedda
Pedro Kallas Curiati
Paulo Jannuzzi Cunha
Tânia Corrêa de Toledo Ferraz Alves

Sumário

Introdução
Principais métodos
    Tomografia computadorizada
    Ressonância magnética
    Tomografia por emissão de pósitrons (PET) e tomografia computadorizada por emissão de fóton único (SPECT)
Principais aplicações em crianças e adolescentes
    Neurodesenvolvimento da infância e adolescência
    Transtornos psiquiátricos da infância e adolescência
Principais aplicações em adultos e idosos
    Transtornos cognitivos e demências
    Transtornos psiquiátricos em adultos e idosos
Considerações finais
Vinheta clínica
Para aprofundamento
Referências bibliográficas

Pontos-chave

- O conhecimento sobre as mudanças observadas nos exames de neuroimagem ao longo da vida permite identificar os padrões esperados desde infância até idosos.
- A neuroimagem permite avaliar *in vivo* as características estruturais e funcionais.
- A neuroimagem permite identificar as alterações estruturais e funcionais observadas nos transtornos neuropsiquiátricos, auxiliando o diagnóstico.
- A utilização de exames de imagem auxilia também na exclusão de causas orgânicas subjacentes aos transtornos neuropsiquiátricos.

INTRODUÇÃO

A neuroimagem tem sido considerada uma ferramenta cada vez mais valorizada em Psiquiatria, devido aos avanços mais recentes nos estudos em Neurociências. Na década de 1970, o uso da tomografia computadorizada (TC) permitiu melhor visualização da anatomia cerebral *in vivo*, possibilitando ao psiquiatra a indicação do exame de imagem para pacientes cujos sintomas cognitivos e comportamentais mimetizam os de doenças neurológicas e degenerativas cerebrais, tornando o diagnóstico diferencial na prática clínica mais rápido e eficaz. Posteriormente, o rápido aprimoramento das técnicas em radiologia permitiu o desenvolvimento de outras modalidades de imagem, como ressonância magnética (RM), tomografia por emissão de pósitrons (PET) e tomografia computadorizada por emissão de fóton único (SPECT), que por sua vez permitiram uma análise melhor dos processos fisiopatológicos dessas doenças[1]. Os transtornos psiquiátricos costumam ser descritos como síndromes heterogêneas, definidas primariamente pelas queixas subjetivas e comportamentos dos pacientes, mas, nas últimas décadas, as técnicas de neuroimagem passaram a exercer papel relevante na área por possibilitar uma compreensão mais objetiva dos mecanismos neurobiológicos (biomarcadores) subjacentes às patologias[1]. Atualmente, estuda-se o papel dessas técnicas na identificação de biomarcadores em doenças psiquiátricas, aprimorando a qualidade do diagnóstico e também auxiliando na detecção de fatores preditivos de prognóstico e avaliação de resposta terapêutica[2], tendo como maiores desafios a complexidade do comportamento humano, a apresentação clínica variável e a sobreposição de patologias relacionadas a alterações genéticas específicas[2-4].

A utilização dos exames de neuroimagem na prática clínica em crianças e adolescentes geralmente serve para descartar possíveis causas orgânicas (provenientes de alterações neurológicas) em pacientes com atrasos relevantes do desenvolvimento psicomotor, mudanças súbitas de comportamento, alterações de personalidade e comorbidade neurológica preexistente[5]. A aplicação clínica de exames de neuroimagem em adultos e idosos tem sido direcionada também à exclusão de outras possíveis etiologias neurológicas para alterações de comportamento e emoções[5], para a avaliação e monitoramento quanto ao progresso de doenças psiquiátricas envolvendo perdas cognitivas e neurodegeneração[6], tais como transtorno por uso de substância (TUS), transtorno cognitivo leve (TCL) e principalmente nas síndromes demenciais (SD), como suporte ao diagnóstico diferencial, elucidação de casos atípicos ou sobreposição de patologias neurológicas e infecciosas[7].

Mais recentemente, o uso de algoritmos de aprendizado de máquina associados a estudos de neuroimagem também permitiu avanços notáveis, podendo vir a ser uma ferramenta promissora no auxílio diagnóstico[8].

PRINCIPAIS MÉTODOS

Na prática clínica, dois métodos de neuroimagem são amplamente utilizados (Tabela 1).

Imagem estrutural (tomografia computadorizada – TC; ressonância magnética – RM): Fornecem uma avaliação anatômica dos tecidos (substância branca e cinzenta, sistema vascular e líquido cefalorraquidiano), em escala macroscópica[7,9]. Em geral, são usadas para detectar doenças cerebrovasculares, desmielinizantes, lesões expansivas, inflamações/infecções de sistema nervoso central, edemas, hematomas, hidrocefalias, atrofias, dentre outras[10]. O uso do contraste endovenoso realça áreas de comprometimento vascular, neoplasias, infecções e inflamações localizadas e aneurismas. Nas últimas décadas, a RM tem sido também empregada em diversas pesquisas para identificação de anormalidades estruturais corticais e subcorticais em pacientes psiquiátricos, envolvendo análise de volume de substância cinzenta, espessura cortical, formato dos giros corticais (girificação) e estruturas subcorticais[2]. Ainda, o desenvolvimento da ressonância magnética por tensores de difusão (*diffusion-tensor imaging*, DTI) tem permitido a investigação de anormalidades na microestrutura da substância branca no cérebro de pacientes psiquiátricos, com parâmetros que avaliam objetivamente a integridade microestrutural dos feixes de associação que conectam as diversas regiões corticais e formam a base para o processamento de informações pelo cérebro[2].

Imagem funcional (tomografia por emissão de pósitrons – PET, RM funcional e tomografia computadorizada por emissão de fóton único – SPECT): Fornecem estimativas brutas do fluxo sanguíneo cerebral, de conectividade entre áreas e redes neuronais, de atividade metabólica, de ativação durante tarefas cognitivas e emocionais, do funcionamento de neurotransmissores e do depósito de proteínas através da infusão endovenosa de radiofármacos[7-10]. Permitem avaliar, por exemplo, sistemas neurotransmissores dopaminérgicos, GABAérgicos, serotoninérgicos e colinérgicos, o metabolismo de glicose e depósitos de amiloide[7]. O PET pode apresentar resolução espacial discretamente melhor que o SPECT, porém com maior custo e menor disponibilidade nos centros de saúde[10]. As técnicas de imagem funcional têm sido amplamente utilizadas também para identificar anormalidades funcionais e fisiológicas em pacientes psiquiátricos, bem como para entender melhor as bases neurobiológicas de processos cognitivos e afetivos normais e patológicos

envolvendo atenção, funcionamento executivo, memória, regulação emocional, teoria da mente e tomada de decisões[2].

Tomografia computadorizada

A TC é amplamente utilizada quando há suspeitas de AVC, sangramento intracraniano, hematoma sub ou epidural e fraturas, principalmente em ambientes de emergência, pela rapidez, menor custo e disponibilidade. Para a investigação de vasculopatias inflamatórias/obstrutivas em pacientes com contraindicação à RM, pode-se optar pela ângio-TC, que utiliza radiação para medir a densidade dos tecidos cerebrais, produzindo imagens em escala milimétrica e resolução digital em poucos minutos de varredura[9]. Embora seja uma técnica limitada para distinguir substância branca e cinzenta, a TC tem boa sensibilidade para detectar sangramentos agudos, calcificações e coleções[10].

Ressonância magnética

As indicações são semelhantes à TC, porém com qualidade de imagem superior de parênquima, detectando lesões precoces (ou antigas) em substância branca, cinzenta, patologias em fossa posterior e tronco encefálico. Por esta razão, a RM tem sido a modalidade de imagem mais amplamente utilizada em Psiquiatria[2]. Apresenta maior número de sequências (T1, T2, difusão, FLAIR) sendo um exame versátil, principalmente associado ao uso de contraste[9]. Utiliza um campo magnético intenso e ondas de rádio para criar imagens da distribuição de prótons (núcleos de hidrogênio) nos tecidos. Os sinais são derivados predominantemente de moléculas de água e, em menor grau, de lipídeos e proteínas, posteriormente transformados em imagem. Possui técnicas avançadas, como a espectroscopia protônica, difusão ponderada, DTI e RM funcional[1,7]. Suas limitações são: tempo prolongado para realização do exame, custo, maior potencial em apresentar artefatos associados à movimentação e contraindicação em pacientes que possuem próteses metálicas, marca-passo e fobia[1,9]. A RM tem sido utilizada não apenas na identificação de padrões estruturais corticais e subcorticais anormais em pacientes psiquiátricos, mas também para identificar áreas cerebrais ativadas em tarefas da vida cotidiana e para compreender melhor o processo de maturação do cérebro ao longo da vida[2].

Tomografia por emissão de pósitrons (PET) e tomografia computadorizada por emissão de fóton único (SPECT)

São técnicas de diagnóstico por imagem em medicina nuclear que usam radiação ionizante na forma de radioisótopos de curta duração, que são injetados por via endovenosa e utilizados para medir processos de perfusão, metabólicos e neuroquímicos[7,9,10]. SPECT é usado principalmente para avaliar perfusão cerebral, utilizando detectores de radiação e tomografia para reconstruir a imagem da distribuição do radioisótopo no cérebro[10]. PET localiza a origem anatômica dos pósitrons resultantes da decomposição de radioisótopos através de ligantes como a fluorodeoxiglucose (FDG), que avalia o metabolismo de glicose, para formar suas imagens. Outros ligantes são utilizados para avaliar depósito de proteínas (deposição de amiloide e proteína TAU), sistemas neurotransmissores (dopamina, serotonina, acetilcolina) e nível de micróglia ativada (mais utilizado em ambiente de pesquisa)[7,9,10]. Seus resultados são apresentados por mapas de escalas de intensidade codificado em cinza ou colorido[10]. A principal aplicação clínica é nos casos em que a imagem estrutural não responde sozinha a todas as questões relacionadas à patologia ou quando houver suspeita de alterações metabólicas associadas. Possui um papel especial na diferenciação entre doença de Parkinson (DP) e demência por corpúsculos de Lewy (DCL); doença de Alzheimer (DA) e demência frontotemporal (DFT); e DA precoce em indivíduos com comprometimento cognitivo leve (Tabela 1)[9-12]. PET e SPECT também têm sido amplamente utilizados para mapear as áreas cerebrais ativadas durante tarefas cognitivas específicas, reações emocionais e durante a ocorrência de sintomas psiquiátricos[2]. Não há ainda evidências claras de superioridade entre eles, porém SPECT é mais presente nos serviços de saúde, constando na maioria das diretrizes como exame de escolha[13].

PRINCIPAIS APLICAÇÕES EM CRIANÇAS E ADOLESCENTES

Neurodesenvolvimento da infância e adolescência

Estudos recentes têm cada vez mais focado na busca de uma compreensão mais aprofundada dos fatores de risco que indicam maior ou menor suscetibilidade à psicopatologia, caracterizando melhor as trajetórias de neurodesenvolvimento no período da infância até a adolescência, uma vez que a maioria das doenças psiquiátricas emerge nesta fase[14-16]. Alguns dos transtornos de ansiedade (p. ex., as fobias e a ansiedade de separação) e os transtornos do controle dos impulsos (p. ex., TDAH, transtornos de oposição e conduta) podem começar cedo, no início da infância, enquanto outros tipos de transtornos de ansiedade (como o pânico, ansiedade generalizada e estresse pós-traumático), transtornos por uso de substâncias (TUS), transtornos de humor e esquizofrenia tendem a surgir na adolescência (Figura 1).

Vale ressaltar que os transtornos psiquiátricos que se iniciam ainda na infância tendem a apresentar um curso mais severo, principalmente quando o diagnóstico e o tratamento não são realizados a tempo, aumentando a probabilidade de o indivíduo desenvolver comorbidades psiquiátricas adicionais no futuro[17]. As pesquisas em neuroimagem têm contribuído de modo decisivo para uma compreensão mais aprofundada dos processos normais e patológicos de desenvolvimento e maturação do cérebro neste período, permitindo assim o mapeamento de biomarcadores potencialmente relevantes para o entendimento da etiologia, predisposição individual, trajetórias de neurodesenvolvimento e curso dos transtornos psiquiátricos[18]. Mais do que isso, acredita-se que a compreensão dos mecanismos cerebrais envolvidos, anormalidades estruturais preexistentes e déficits funcionais poderão servir de base, no futuro, para a identificação precoce de indivíduos com maior vulnerabilidade para psicopatologia, permitindo o estabelecimento de estratégias de prevenção e tratamento mais eficazes[19].

Estudos recentes têm demonstrado que logo após o nascimento – até os dois anos de idade – ocorre um processo primário e intenso de aumento da densidade sináptica e dendrítica, culminando em aumento rápido do volume, superfície e espessura corticais, para em seguida dar lugar a um mecanismo de "refinamento" complexo e duradouro da substância cinzenta, que segue ao longo da adolescência, caracterizado por uma diminuição gradual do volume e espessura cortical[20,21]. Os processos subjacentes a essa trajetória de refinamento cortical ainda não estão claros para os pesquisadores, mas há evidências consistentes em estudos com animais e humanos sugerindo que o desenvolvimento concomitante de fibras subcorticais de substância branca, sua mielinização e o aumento do calibre dos axônios sejam fatores relevantes e provavelmente determinantes no processo[22,23]. A principal hipótese explicativa para a diminuição do volume e espessura corticais nesta fase é a de que o crescimento e fortalecimento das fibras de substância branca (subcorticais) faz com que o córtex se estique tangencialmente em relação à superfície, com isso expandindo a sua área e tornando-se cada vez menos espesso, ao mesmo tempo

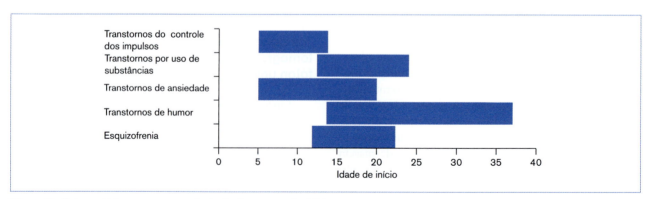

Figura 1 Faixas etárias em que as principais doenças psiquiátricas surgem.
Fonte: Paus et al., 2008[16].

em que aprimora a sua capacidade de diferenciar sinais e estímulos recebidos[21,24,25]. Uma segunda hipótese – menos aceita pelos pesquisadores – seria de que o processo de poda neuronal – sináptica e dendrítica – resultaria em diminuição da girificação cortical e "achatamento" do córtex nesta fase, mas é também possível que uma combinação dos processos de maturação da substância branca com a poda neuronal possam explicar os padrões complexos observados entre mudanças no volume e espessura corticais ao longo do desenvolvimento[26,27].

Transtornos psiquiátricos da infância e adolescência

Ao mesmo tempo em que o cérebro apresenta mudanças corticais e subcorticais ao longo do desenvolvimento, que permitem à criança e ao adolescente a aprendizagem de habilidades novas e complexas, é fato também que sua alta plasticidade representa maior vulnerabilidade para interferências negativas durante o processo, impactando de modo significativo o funcionamento cognitivo e emocional do indivíduo, pavimentando assim o caminho para as doenças psiquiátricas[18]. Em geral, os estudos em neuroimagem estrutural e funcional têm focado basicamente nas regiões cerebrais pré-frontais, temporais e sistema límbico, por seu papel relevante nas funções executivas, regulação emocional e tomada de decisões, que geralmente se mostram alteradas em pacientes com transtornos mentais[28].

Transtornos de ansiedade
Imagem estrutural

Conforme mencionado, alguns dos transtornos psiquiátricos envolvendo problemas na regulação do medo e da ansiedade podem aparecer muito cedo, ao redor dos 4 aos 7 anos de idade, período em que ocorre a maturação da amígdala (Figura 2).

Nesse sentido, vivências precoces de abuso físico, sexual e negligência podem interferir negativamente no processo de maturação da amígdala, desviando a sua trajetória de desenvolvimento normal, aumentado a vulnerabilidade do indivíduo a apresentar psicopatologia no futuro, incluindo transtornos de humor,

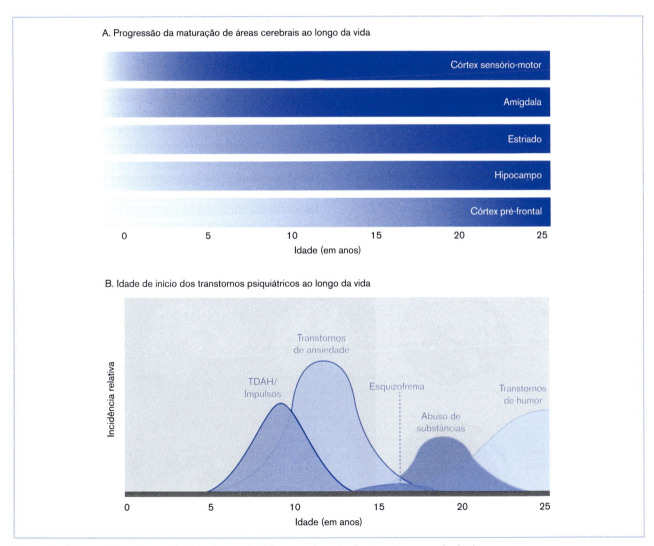

Figura 2 Desenvolvimento cerebral ao longo da vida e surgimento dos transtornos psiquiátricos.
Fonte: Meyer e Lee, 2019[15].

ansiedade e transtornos por uso de substâncias[16]. Ao mesmo tempo, adultos que passam por situações muito precoces envolvendo medo excessivo e ansiedade podem não ser capazes de lembrar claramente das experiências anos depois, uma vez que a estrutura hipocampal – responsável pela aquisição de novas memórias – ainda não se encontrava desenvolvida o suficiente naquela época para registrar e armazenar as experiências na memória.

Imagem funcional

Estudos com Neuroimagem funcional têm identificado aumento da ativação e metabolismo na amígdala durante tarefas na ressonância magnética funcional que estimulam os sintomas de ansiedade, enquanto os estudos funcionais do cérebro 'em repouso' ("*resting-state*", ou seja, sem tarefas específicas durante o exame), apontam redução da conectividade entre a amígdala e áreas importantes do córtex pré-frontal, tais como córtex cingulado anterior, córtex pré-frontal medial e córtex órbito-frontal[18].

Transtorno de déficit de atenção/hiperatividade (TDAH)

Imagem estrutural

O transtorno de déficit de atenção/hiperatividade (TDAH) é uma das condições mais estudadas na área de neuroimagem em Psiquiatria. As pesquisas têm sugerido alterações em espessura cortical em área pré-frontal lateral e na superfície cortical do giro pré-frontal direito, bem como uma diminuição sutil em áreas estriatoventrais, responsáveis pelo processamento das recompensas e sensação de prazer. Os estudos de DTI sugerem também integridade reduzida de feixes de substância branca que compõem o corpo caloso, responsável pela transmissão de informações entre os hemisférios direito e esquerdo do cérebro[29].

Imagem funcional

Estudos com PET sugerem que adolescentes com TDAH apresentam redução discreta do metabolismo da glicose no córtex pré-frontal esquerdo enquanto desempenham uma tarefa de atenção[30]. Os dados provenientes de ressonância magnética funcional são consistentes com os dados estruturais, mostrando alterações na ativação de áreas dos gânglios basais, principalmente em crianças[29]. Em conjunto, os dados estruturais e funcionais são congruentes com a hipótese de atraso no processo de maturação e neurodesenvolvimento normal em crianças e adolescentes com TDAH[16,25,,28].

Transtornos por uso de substâncias (TUS)

Imagem estrutural

É amplamente conhecido o fato de que a adolescência é o período de maior risco para a experimentação de drogas e que a maioria dos transtornos por uso de substâncias (TUS) se inicia nesta fase crítica do processo de amadurecimento cerebral. Os achados da literatura têm reforçado a ideia de que indivíduos que tenham iniciado uso de substâncias (p. ex., maconha, álcool e cocaína) mais precocemente tendem a apresentar anormalidades cerebrais e prejuízos cognitivos mais proeminentes, por impacto no processo de amadurecimento cerebral[15-17,31]. Ao mesmo tempo, vale ressaltar que anormalidades corticais e subcorticais sutis prévias também podem representar fatores de risco para o TUS[32-34].

Imagem funcional

Os estudos com ressonância funcional evidenciam redução na ativação entre redes neuronais em pacientes com TUS e sugerem que a magnitude das alterações nessas áreas pode predizer maior vulnerabilidade a recaídas ao longo do tratamento. Mais especificamente, um estudo recente mostrou que adolescentes que conseguiram manter abstinência ao longo do tratamento apresentaram ativação aumentada em córtex cingulado anterior, giro frontal inferior, giro supramarginal, giro temporal médio, pré-cúneo e putâmen (Figura 3), ou seja, em regiões corticais e subcorticais tradicionalmente implicadas na circuitaria do TUS e que gerenciam funções cognitivas superiores,

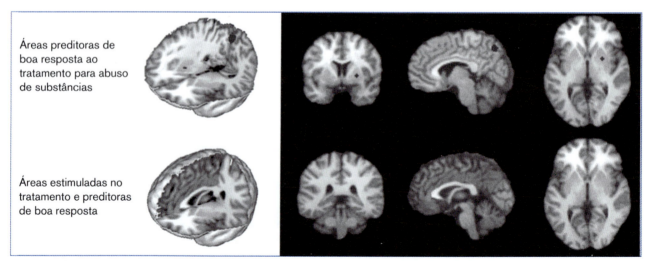

Figura 3 Áreas envolvidas na circuitaria das dependências químicas e que predizem boa resposta ao tratamento. (Veja imagem colorida no encarte.)
Fonte: Hammond et al., 2019[19].

regulação do humor, sensibilidade à recompensa e ao comportamento social[19]. Os dados são importantes, pois revelam o valor preditivo do exame de neuroimagem em relação ao desfecho do tratamento (Figura 3, linha superior) e também por constatar os efeitos benéficos do tratamento estimulando determinadas regiões cerebrais, o que aumenta as chances de o paciente obter sucesso no tratamento (Figura 4, linha inferior).

O estudo aponta ainda que os mesmos circuitos e áreas estão envolvidos no desenvolvimento, manutenção e recuperação das dependências químicas ao longo da vida. Dessa forma, intervenções focadas nessas áreas cerebrais e suas funções poderiam ser mais eficazes para os pacientes, melhorando o prognóstico da doença[19].

Transtornos de humor
Imagem estrutural

Os estudos com neuroimagem estrutural em crianças e adolescentes têm evidenciado alterações no córtex pré-frontal, lobos temporais e gânglios basais que parecem refletir prejuízos no processo de maturação cerebral ao longo da vida. Pesquisa com crianças com transtorno afetivo bipolar (TAB) identificou anormalidades em substância branca possivelmente associadas a problemas no processo de mielinização das fibras[35,36].

Imagem funcional

Pesquisas com neuroimagem funcional têm observado alteração nas conexões córtico-límbicas de pacientes pediátricos com transtorno do humor[37,38]. Mais especificamente, um estudo com SPECT em adolescentes deprimidos demonstrou anormalidade no fluxo sanguíneo cerebral em áreas córtico-límbico-talâmicas e em porções dos gânglios basais[35,36].

Esquizofrenia
Imagem estrutural

Em conjunto, os estudos com Neuroimagem estrutural sugerem a presença de alterações importantes no neurodesenvolvimento de crianças e adolescentes com Esquizofrenia, uma doença caracterizada pela presença de crenças e experiências sensoriais aberrantes, conhecidas como delírios e alucinações ("sintomas positivos"), e por isolamento social e afeto embotado, conhecidos como "sintomas negativos", além da presença de déficits cognitivos significativos, principalmente afetando as funções executivas (pré-frontais)[17]. A esquizofrenia de início precoce (EIP), com início antes dos 13 anos de idade, tende a ser uma forma mais grave da doença, estando associada à redução importante de volume e espessura cortical, alargamento dos ventrículos, declínio progressivo nos volumes de hipocampo e cerebelo e ainda desaceleração do processo de crescimento da substância branca[39]. Os dados dos estudos mais recentes apontam também que crianças em risco genético para Esquizofrenia (com irmãos afetados pela doença) apresentam uma redução sutil da espessura cortical e alteração no processo de crescimento da substância branca desde cedo, mas que essas diferenças tendem a desaparecer na medida em que o quadro da doença não se manifesta[39].

Imagem funcional

A hipótese mais aceita pela comunidade científica para a compreensão da trajetória de neurodesenvolvimento da esquizofrenia refere-se a uma "aceleração" anormal e dessincronizada dos processos de maturação do cérebro, o que explicaria os achados em Neuroimagem funcional de redução de volume cortical, conectividade e metabolismo em áreas pré-frontais nesses pacientes[39]. Os estudos em neuroimagem têm observado ainda alterações nas conexões córtico-límbicas em crianças com Esquizofrenia, caracterizadas por falhas na conectividade entre amígdala e várias outras regiões do cérebro, incluindo o córtex pré-frontal, o estriado, caudado e tálamo[40,41]. Os autores interpretam os achados sugerindo que a "aceleração" anormal e intensa dos mecanismos de amadurecimento do cérebro poderia levar a uma perda mais acentuada da conectividade córtico-límbica, levando à desorganização das funções cognitivas e afetivas dos pacientes[40,41].

PRINCIPAIS APLICAÇÕES EM ADULTOS E IDOSOS

Em relação às mudanças que ocorrem ao longo da vida adulta e no envelhecimento cerebral, um estudo de RM de base populacional com idosos realizado por Curiati et al.[42] investigou os padrões de correlação entre volumes de substância cinzenta (SC) e idade. Foram observadas correlações negativas significativas entre idade e o volume de giro parahipocampal esquerdo, amígdala bilateralmente, neocórtex temporal direito (envolvendo os giros temporais, médio e superior) e regiões frontais específicas (envolvendo o córtex pré-frontal dorsomedial direito e o córtex órbito-frontal bilateralmente). Tais achados indicam a presença acelerada da diminuição do volume de SC nessas áreas cerebrais em proporção ao envelhecimento cronológico especificamente em idosos saudáveis[42]. Além disso, quando feita subdivisão da amostra por gênero foi observada uma perda acelerada de SC em homens, envolvendo o córtex temporal, o córtex pré-frontal e a região temporal medial. A respeito especificamente de áreas têmporo-límbicas, os resultados deste estudo reforçaram a visão de que algum grau de atrofia destas regiões é compatível com o envelhecimento normal[42,43]. A Figura 4 exemplifica as características de neuroimagem do envelhecimento normal (65 a 85 anos).

No campo das doenças cerebrais orgânicas, a utilidade das técnicas de neuroimagem na rotina clínica é amplamente aceita. Os métodos mais acessíveis, como a tomografia computadorizada (TC), a ressonância magnética (RM) e a tomografia computadorizada por emissão de fóton único (*single photon emission computed tomography* – SPECT) são recursos importantes para o diagnóstico diferencial de demências; para o diagnóstico e manejo de doenças neurológicas que comumente cursam com sintomas psiquiátricos, como as epilepsias e acidentes vasculares cerebrais; e para a investigação do possível acometimento central em condições médicas, como o lúpus eritematoso sistêmico e a síndrome de imunodeficiência adquirida. Além disso, visto que sinais e sintomas característicos dos transtornos

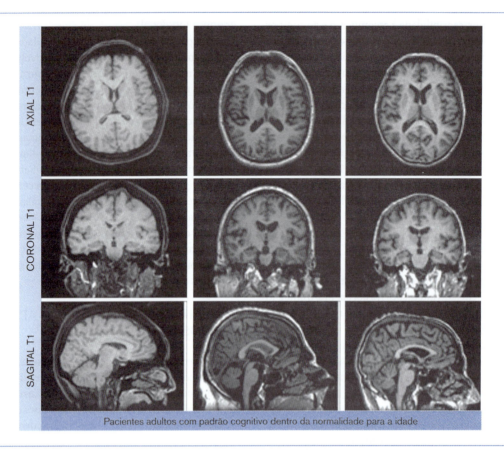

Figura 4 Imagem de RM compatível com envelhecimento normal aos 65, 75 e 85 anos.

mentais podem ocasionalmente representar a primeira manifestação de doenças cerebrais orgânicas, como tumores e doenças cerebrovasculares, na prática clínica solicita-se um exame de neuroimagem como TC ou RM na vigência do primeiro surto psicótico; de outros quadros psiquiátricos iniciados fora da faixa etária usual, com apresentação clínica e curso atípicos e/ou má resposta a tratamento; de déficits cognitivos intensos e não compatíveis com os demais dados de apresentação clínica; de síndromes catatônicas ou *delirium*; e de sinais focais neurológicos ao exame clínico e história de trauma encefálico grave.

Um primeiro ponto a ser destacado é o diagnóstico diferencial de uma manifestação clínica decorrente de alteração cerebral. A realização de um exame de neuroimagem é essencial quando existe a suspeita clínica de lesão cerebral, como por exemplo, nos casos de depressão de início tardio, no diagnóstico diferencial das síndromes demenciais, na presença de sinais neurológicos e num primeiro surto psicótico. Um exemplo seria a hidrocefalia de pressão normal, no qual declínio cognitivo é acompanhado de incontinência urinaria e ataxia. A Figura 5 mostra uma imagem característica deste quadro.

A principal aplicação de exames de neuroimagem em adultos é para a avaliação de doenças neurodegenerativas, em especial as síndromes demenciais (SD), com suporte à elucidação de casos atípicos ou com sobreposição de patologias[7]. Estudos recentes apontaram um aumento do valor preditivo positivo para o diagnóstico de demência de Alzheimer quando são usados exames de imagem complementares (TC, RNM, PET)[44]. Por outro lado, a aplicação dessas técnicas ainda é pouco estabelecida em distúrbios de humor, transtornos ansiosos e psicoses, de modo que, até o presente momento, não há uma diretriz

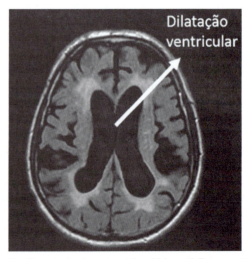

Figura 5 Ressonância magnética hidrocefalia pressão normal. O exame de RM revela alargamento do ventrículo e manutenção da visualização dos sulcos e giros.

bem estabelecida sobre as principais aplicações na prática clínica[9,10]. A maioria das diretrizes indica a neuroimagem estrutural como exame de escolha para investigar quadros demências (SD) e excluir causas secundárias, como sangramentos, infecções, hidrocefalia e lesões expansivas, sendo a TC mais solicitada devido a sua disponibilidade.

A estrutura cerebral sofre mudanças significativas ao longo da vida, existindo um processo de atrofia durante o envelhecimento normal e patológico. O volume da SC apresenta um declínio com o passar dos anos em regiões de córtex frontal e temporal, enquanto as regiões límbicas e paralímbicas parecem apresentar algum grau de preservação relativa com envelhecimento normal.

Transtornos cognitivos e demência
Imagem estrutural

A maioria das diretrizes a indicam como exame de escolha para investigar SD e excluir causas secundárias, como sangramentos, infecções, hidrocefalia e lesões expansivas, sendo a TC mais solicitada devido a sua disponibilidade[1,11,13]. A RM é um exame ainda caro, utilizada com maior frequência em ambientes de pesquisa e grandes centros médicos[7,13]. No entanto, havendo a disponibilidade de ambos e sem limitações ao seu uso, a RM deve ser preferida por permitir uma melhor avaliação do tecido encefálico e de lesões vasculares, além de evitar a exposição à radiação potencialmente nociva relacionada a TC[1,10,11]. Na DA encontramos sinais de atrofia encefálica global, sendo o achado mais precoce e característico a atrofia do hipocampo acima do esperado para a idade. Esta atrofia progride conforme o avanço da doença, se tornando mais exuberante em fases avançadas. Há relatos de que ela se iniciaria em média 5 anos antes do diagnóstico[1,13,45]. A RM apresenta boa sensibilidade e especificidade para avaliar a redução do lobo temporomedial, que afeta principalmente hipocampo e córtex entorrinal, considerada como marcador topográfico de injúria neuronal na DA[11,13,45,46]. A atrofia encefálica resulta no alargamento dos espaços ventriculares, sendo a porção inferior do ventrículo lateral a mais associada à redução hipocampal[1]. Nas fases precoces também podemos encontrar atrofia em amígdala e região parietal, particularmente na região do giro pré-cúneo e cingulado. Outros achados são a atrofia de lobo temporal lateral, lobo parietal medial e lateral e lobo frontal, poupando lobo occipital e córtex sensoriomotor[7,8,45,46]. O acometimento parietal na DA pode auxiliar na sua diferenciação com as demências associadas à degeneração frontotemporal[46]. As Figuras 6 e 7 mostram as características de imagem de ressonância magnética na DA e o modelo de biomarcadores na DA.

A demência frontotemporal (DFT) engloba um grupo heterogêneo dividido entre variante comportamental (bv-DFT) e afasia progressiva primária (APP). A bv-DFT está associada à atrofia predominantemente da região frontal e paralímbica, incluindo o córtex cingulado anterior, tálamo, bem como córtex orbitofrontal, córtex frontal medial e estruturas subcorticais[7,13,45,46]. A APP clinicamente apresenta-se de três formas: variante logopênica (VL), variante semântica (VS) e variante não fluente (VN). Na VS há tipicamente atrofia bilateral e assimétrica (maior à esquerda) dos lobos temporais anteriores e inferiores, incluindo giro fusiforme anterior, hipocampo, amígdala e córtex perirrinal, enquanto a VN caracteriza-se por atrofia perisilviana, da ínsula anterior e do córtex pré-motor[7,13,46,47]. A variante logopênica é comumente associada à DA e caracterizada pela atrofia assimétrica dos lobos temporal posterior e parietal inferior[47]. Apesar das alterações características descritas, as DFTs em fases iniciais podem apresentar imagem estrutural normal e, nestes casos, a imagem funcional é mais indicada[13,46]. A Figura 8 demonstra exemplos de imagens compatíveis com DFT, RM e SPECT.

A demência por corpúsculos de Lewy (DCL) apresenta atrofia encefálica englobando regiões corticais e subcorticais, mais intensa em substância cinzenta na região dorsal mesopontina, e poupando relativamente os lobos temporais mediais, especialmente o hipocampo, o que contribui para o diagnóstico diferencial com DA[1,4,7,11,13,46,47].

O exame de imagem estrutural é mandatório no diagnóstico da demência vascular (DV) e a RM é o mais recomendado devido a sua sensibilidade para identificar doença de pequenos vasos (sua causa mais comum) e isquemias antigas[1,10,11,13,46]. Os achados característicos das doenças de pequenos vasos incluem hipersinal em substância branca (leucoaraiose), infartos subcorticais, infartos lacunares, espaços perivasculares proeminentes, sinais de microssangramentos e atrofia global. O hipersinal em T2, lacunas e pequenas isquemias na RM são achados comuns em idosos cognitivamente intactos e podem ser considerados fatores de risco vascular e preditores de demência[10,13,48]. O exame de imagem deve ser sempre interpretado à luz de quadro clínico e fatores de risco (idade, comorbidades, escolaridade, sedentarismo) para melhor interpretação sobre a etiologia da

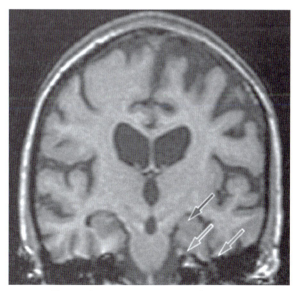

Figura 6 Exame de ressonância magnética na doença de Alzheimer. As setas apontam a região de atrofia envolvendo o córtex límbico (hipocampo e giro para-hipocampal).

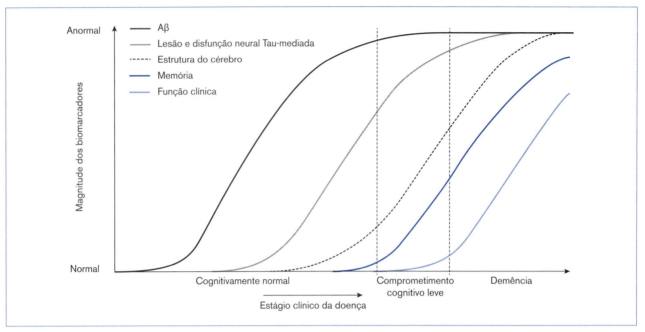

Figura 7 Modelo das alterações de biomarcadores na doença de Alzheimer.
Fonte: Jack Jr. et al., 2010[75].

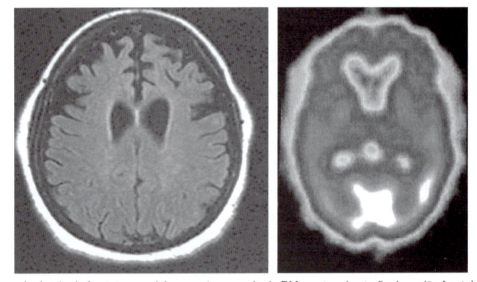

Figura 8 Imagem de demência frontotemporal. Imagem à esquerda de RM mostrando atrofia da região frontal em comparação à área parieto-occipital. À direita mostra hipocaptação do marcador nas áreas frontotemporais em comparação à parieto-occipital. (Veja imagem colorida no encarte.)

doença[11,13]. O hipersinal na RM também pode estar associado a outras patologias, como leucodistrofia e doenças inflamatórias, tais como esclerose múltipla e infecções[13]. As lesões de SB podem ser classificadas pela escala visual de Fazekas de acordo com a gravidade.

Outros resultados podem ser encontrados durante a investigação de quadros demenciais, como o aumento do espaço ventricular sem causa obstrutiva, que acomete pacientes idosos saudáveis (achado normal associado ao envelhecimento) ou em quadros de hidrocefalia de pressão normal, caracterizados clinicamente por alteração de cognição, incontinência urinária e distúrbio de marcha[1,10,45]. A Figura 11 mostra imagem de RM com identificação de área de AVC.

Os sintomas apresentados na clínica dependem da região afetada, variando de sintomas neuropsiquiátricos a sintomas motores. Finalmente, vale ressaltar a doença de Binswanger, que se caracteriza por déficit de memória associado a outros distúrbios cognitivos lentamente progressivos e déficits neurológicos focais recentes. As alterações estruturais cerebrais incluem várias áreas de AVC isquêmico na substância branca e

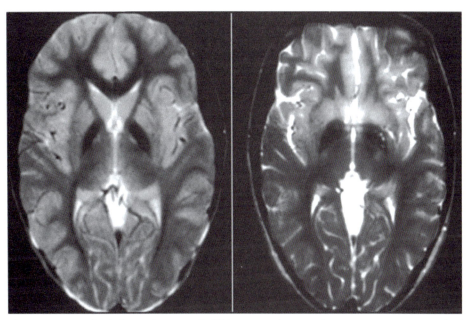

Figura 9 Demência por corpúsculo de Lewy. Imagem de RM mostrando neurodegeneração com acúmulo de ferro cerebral – atrofia multissistêmica.

infartos lacunares na projeção dos núcleos da base, de distribuição bilateral simétrica ou não. A microscopia revela acentuada arteriolosclerose na substância branca associada a áreas de desmielinazação e lesão axonal.

Tabela 1 Sintomas em função da localização da lesão na DV

Região afetada	Sintoma
Sistema límbico-hipocampo	Perda de memória, depressão, apatia
Córtex associativo temporal-parietal e occipital	Dificuldade de reconhecer rostos, lugares e objetos familiares. Perda da capacidade de comunicar-se, compreender a linguagem, escrever e compreender a leitura
Córtex pré-frontal	Apatia, prejuízo da crítica, pensamento concreto, dificuldade no controle inibitório
Projeções subcorticais	Sintomas neuropsiquiátricos
Córtex motor	Sintomas neurológicos

Diversas áreas de AVCi da substância branca e infartos lacunares na projeção dos núcleos da base.

Durante anos, o principal foco dos estudos de neuroimagem na doença de Parkinson (DP) foi o sistema dopaminérgico, mas atualmente novas modalidades de imagens estruturais e funcionais (novos ligantes para uso em PET, diversas modalidades de RM e SPECT) têm sido estudadas. A maioria dos achados ainda não faz parte da prática clínica, mas são promissoras no uso em diagnóstico diferencial e entendimento fisiopatológico da doença[49]. O exame estrutural mais indicado em DP e parkinsonismo atípico (PA) é a RM, ficando a TC limitada para diagnóstico diferencial com doenças expansivas, vasculares ou HPN. Segundo algumas diretrizes, a ultrassonografia transcraniana também pode ser utilizada para realizar tal diagnóstico diferencial[4]. A DP pode apresentar na RM atrofia de substância cinzenta em cíngulo anterior esquerdo, giro reto, giro parahipocampal esquerdo e lobo frontal direito, mas em alguns casos nenhuma alteração é identificada[7]. Outra característica é atrofia cortical mais rápida quando comparada a de idosos saudáveis, particularmente em regiões do cíngulo, lobo occipital, temporal, ínsula, hipotálamo, núcleo *accumbens* e hipocampo (mais extenso na presença de demência associada a DP- DDP)[7,4].

Imagem funcional

O exame funcional tem importância no estudo de SD, pois as alterações na composição do tecido cerebral podem preceder a atrofia detectável na TC ou RM[13]. Portanto, deve ser solicitado em casos especiais, quando é necessário complementar os achados do exame estrutural[10,50]. Os exames de maior relevância na prática clínica são SPECT, para avaliação da perfusão encefálica, e FDG PET, para o estudo do metabolismo cerebral de glicose[1].

Na DA encontramos hipoperfusão e hipometabolismo de glicose em córtex parietal, temporal e pré-frontal com preservação do córtex sensoriomotor primário, occipital e cerebelo[1,7,10,13,46,50]. Nas fases iniciais, há redução na perfusão e metabolismo em córtex cingulado posterior e pré-cúneo. É possível encontrar alterações bilaterais em regiões têmporo-parietal posterior, temporal medial e frontal em fases avançadas[1,7,13,46,47]. Idosos cognitivamente preservados podem apresentar alteração de metabolismo e perfusão nessas regiões, o que sugere maior risco para o desenvolvimento de DA[7,13]. Estudos com PET associado a outros biomarcadores mostraram também depósito de amiloide

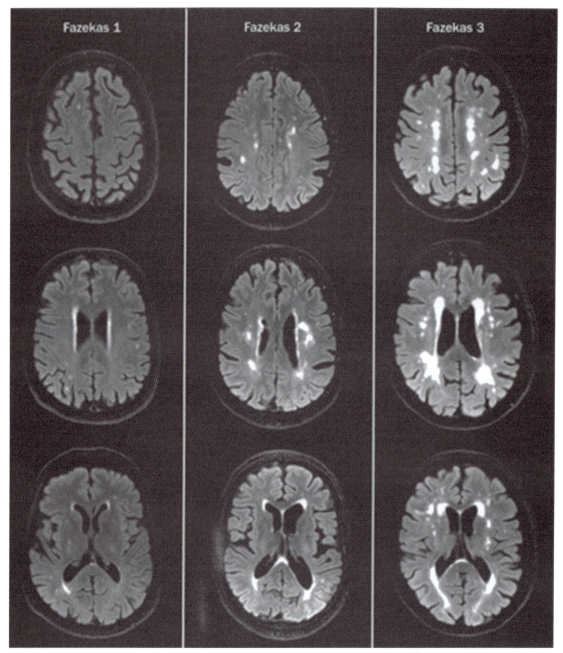

Figura 10 Lesões de substância branca segundo critério de gravidade. 0: nenhum ou único sinal; 1: múltiplos sinais; 2: iniciando lesões confluentes; 3: múltiplas lesões confluentes.
Fonte: Prins e Scheltens, 2015[76].

em lobos frontal, temporal e parietal, córtex cingulado e pré-cúneo, além de redução da densidade sináptica de acetilcolinesterase, GABA, serotonina e dopamina em lobo temporal[7,45].

O PET com marcador amiloide e proteína TAU tem avançado nas pesquisas e é considerado promissor no diagnóstico de DA, especialmente em pacientes jovens ou com evolução atípica, apresentando menor sensibilidade nos indivíduos mais idosos. Embora amplamente usado em pesquisas, o uso clínico é limitado por alto custo, ausência de um tratamento modificador de doença e risco incerto de falsos positivos[1,11,45,47].

Na DFT, o exame funcional (EF) apresenta metabolismo e perfusão reduzidos em áreas semelhantes às encontradas no exame estrutural, porém estas podem ser detectadas mais precocemente, aumentando a acurácia diagnóstica[13]. Nos Estados Unidos, o FDG-PET é o exame mais usado em casos de dúvida diagnóstica entre DA e DFT, garantindo maior acurácia diagnóstica quando a imagem estrutural isolada não é suficientemente esclarecedora[1,11].

O EF apresenta achados em comum entre DA e DCL, como a redução de perfusão na região temporoparietal. No entanto, a

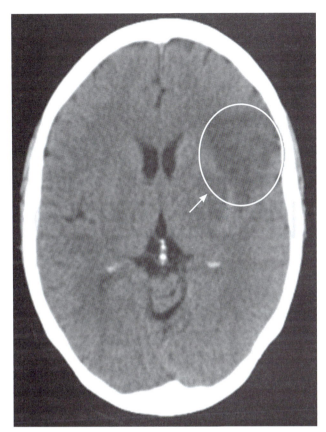

Figura 11 Demência vascular. Imagem de RM mostrando área de AVC realçada.

e hipoatividade parietotemporal. O não acometimento do giro cingulado no PET auxilia a diferenciação entre DCL e demência da doença de Parkinson[1,49,50]. O biomarcador de imagem mais confiável no diagnóstico de DCL é o ioflupano (123-I-FP-CIT) SPECT, transportador que avalia absorção de dopamina, com maior sensibilidade em fases moderadas da doença, podendo em fases iniciais apresentar resultados falsos-negativos[11,13]. Apresenta absorção assimétrica (anteroposterior) em corpo estriado, com queda importante da absorção em putâmen, enquanto o núcleo caudado se mantém preservado[13].

Indivíduos com DV sem sinais de isquemia na imagem estrutural podem apresentar áreas dispersas de redução de metabolismo ou perfusão, geralmente múltiplas, assimétricas e em territórios arteriais terminais ("*watershed*"). Em comparação com a DA, há hipometabolismo mais intenso em região subcortical e córtex sensoriomotor primário, enquanto áreas de associação são menos afetadas[13].

Estudos com SPECT e PET utilizando diversos ligantes têm sido realizados na tentativa de quantificar a perda e o funcionamento dos neurônios dopaminérgicos do sistema nigroestriatal na doença de Parkinson. Indivíduos com tremor essencial, tremor induzido por drogas e tremor de origem psicogênica não apresentam neste exame redução dopaminérgica em putâmen ou núcleo caudado, achado característico de DP, demência associada à DP, atrofia de múltiplos sistemas (AMS) e paralisia supranuclear progressiva (PSP). Existem evidências de que este seria o exame mais eficiente no auxílio diagnóstico da DP em fases pré-clínicas, mas, como ainda não possui acurácia suficiente na diferenciação das causas degenerativas de tremores e devido ao alto custo, tem seu uso limitado na prática clínica[49,52,53]. O exame funcional mais estudado para diferenciar as síndromes parkinsonianas de causas degenerativas é o FDG-PET, que apresenta na DP redução do metabolismo de glicose nos lobos frontal, temporal, parietal e occipital, bem como em gânglios da base e tálamo[7,49,53]. Estudos apontaram

associação de hipoperfusão e hipometabolismo occipitais uni ou bilaterais (achado característico e responsável por sintomas como alucinações visuais), pode diferenciá-las com 90% de sensibilidade e 71 a 80% de especificidade[4,7,10,44,49-51]. Achados adicionais incluem hiperatividade em corpo estriado e córtex frontal

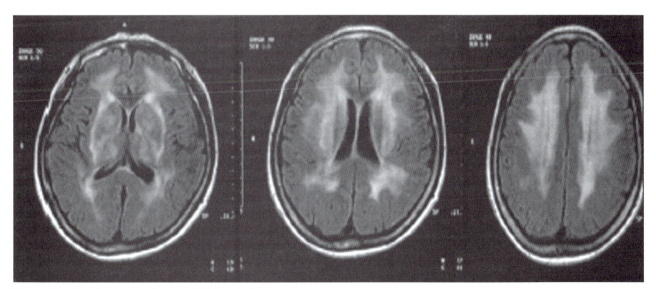

Figura 12 Demência vascular por AVC isquêmicos.

que reduções do metabolismo de glicose em região occipital e cingulado posterior seriam preditoras de conversão para quadros demenciais na DP[48].

Transtornos psiquiátricos em adultos e idosos

Transtornos de humor

Os diagnósticos dos distúrbios de humor são baseados em critérios clínicos. É interessante notar que diversos estudos vêm apontando achados envolvendo a região pré-frontal e límbica, incluindo giro frontal superior bilateral, giro frontal inferior, giro temporal médio, giro parahipocampal bilateral e hipocampo[54]. Além disso, em idosos é frequente a presença de lesões de SB (HSB), que poderiam eventualmente interromper circuitos neuronais responsáveis pela regulação do humor e estão associadas à presença de depressão em idosos. A associação entre depressão de início tardio e presença de doença clínica cerebrovascular deu origem ao conceito de "depressão vascular", que envolve a presença de lesões de SB, pior resposta à terapêutica antidepressiva e maior probabilidade de desenvolvimento de prejuízos cognitivos associados ao quadro de humor[55,56].

Mudanças anatômicas e funcionais são vistas em diversas localizações do encéfalo nos pacientes com diagnóstico de depressão maior (DM), mas à imagem estrutural observa-se frequente atrofia de substância cinzenta em regiões pré-frontal e límbica, incluindo giro frontal superior bilateral, giro frontal inferior, giro temporal médio, giro parahipocampal bilateral e hipocampo. O hipocampo possui maior redução em indivíduos com quadros recorrentes ou crônicos quando comparado aos que apresentam o quadro pela primeira vez.

Além da gravidade da depressão, uma característica importante a ser investigada na depressão no idoso relaciona-se à idade de início da depressão, isto é, identificar se a doença se iniciou na idade adulta e os sintomas permaneceram com o envelhecimento, ou se o transtorno teve um início mais tardio[57]. Essa distinção é importante porque há evidências de que existem diferenças clínicas e biológicas entre estes dois tipos de depressão, assim como existem evidências de que há uma relação próxima entre depressão de início tardio (DIT) e demência[58].

A DIT pode ser definida de forma mais ampla como sintomatologia depressiva, cujo primeiro episódio ocorre em pessoas acima de 65 anos de idade[59]. Esses quadros parecem estar mais associados a comprometimento cognitivo e comorbidades neurológicas que podem ou não estar presentes no momento do diagnóstico[60]. Em geral, apresentam uma história familiar negativa para transtornos do humor, maior prevalência de demências, maior comprometimento cognitivo, maior deficiência auditiva, maior alargamento dos ventrículos e maior quantidade de hiperintensidades de substância branca[61]. A associação entre DIT e presença de doença clínica cerebrovascular deu origem ao conceito de "depressão vascular"[62], que envolve a presença de lesões de SB ou AVC em exames de RM[63], pior resposta à terapêutica antidepressiva[64] e uma maior probabilidade de desenvolvimento de déficits cognitivos secundários ao quadro de humor[65]. A teoria da depressão vascular foi inicialmente formulada em 1997, por Alexopoulos, na qual doenças cerebrovasculares podem predispor, precipitar ou perpetuar a síndrome depressiva em idosos[66]. Uma complicação frequente após o surgimento do AVC é o desenvolvimento de quadros depressivos e déficits cognitivos, além dos sintomas motores[67].

Numa amostra de base populacional, Squarzoni et al.[68] descreveram a alta presença de AVC silenciosos associados à presença de fatores de risco cardiovascular[68]. A presença de depressão pós-AVC aumenta a morbidade e a mortalidade destes pacientes[69] e tem impacto negativo no processo de reabilitação e na qualidade de vida destes pacientes. A fisiopatologia da depressão pós-AVC é multifatorial, podendo estar relacionada à vulnerabilidade individual (antecedente pessoal ou familiar de depressão anterior ao AVC), localização do AVC, tamanho do AVC, uso de medicações, condição socioeconômica e presença de patologia de base, dentre outros[69]. Maior ocorrência de depressão pós-AVC foi associada a lesão do AVC em gânglios da base, em particular do globo pálido[67].

A possibilidade de depressão de início tardio (DIT), comprometimento cognitivo leve (CCL) e demência estarem em um *continuum* tem sido investigada por diversos pesquisadores. Investigando prevalência e incidência de associação entre depressão e CCL, Panza et al.[70] observaram que a prevalência de depressão associada ao CCL foi mais alta em estudos hospitalares (média de 44,3%) em comparação com estudos realizados na comunidade (média de 15,7%), refletindo diferentes modelos de encaminhamento e critérios de seleção. Além disso, a associação de depressão e doença cardiovascular pode acentuar a disfunção executiva, uma vez que o grupo de funções tipo "quente" estão diretamente relacionadas às emoções[71,72]. Há indícios de que o estado emocional do indivíduo interfere diretamente no funcionamento da memória[73,74] e outras funções cognitivas, que são essenciais para o domínio das atividades básicas e instrumentais da vida diária.

No transtorno de humor bipolar em adultos e idosos a neuroimagem estrutural apresenta alterações semelhantes à demência, com atrofia em regiões do hipocampo e amígdala. Em estudos utilizando análises morfométricas, há descrição de massa cinzenta reduzida em córtex cingulado posterior, retroesplenial, giro temporal superior e córtex orbital lateral. Os estudos envolvendo imagem funcional e depressão têm focado em avaliar os circuitos neuronais, especialmente para análise de regulação emocional e processos compensatórios. Os achados mais consistentes revelam anormalidades no sistema serotoninérgico, envolvendo amígdala e córtex pré-frontal medial, e no sistema dopaminérgico, incluindo corpo estriado e novamente o córtex pré-frontal medial[2].

CONSIDERAÇÕES FINAIS

O capítulo abordou os principais pontos relativos à aplicação clínica de exames de neuroimagem estrutural e funcional ao longo da vida, bem como os principais achados ilustrados com exemplos visuais. Cada vez mais, cabe ao clínico um diagnóstico mais preciso e, com isso, uma terapêutica direcionada. A neuroimagem estrutural permite a avaliação de volume de substância cinzenta, substância branca e a análise da integridade dos tratos de substância branca no cérebro humano. Já a neuroimagem funcional permite avaliar o metabolismo e a perfusão cerebral, bem como presença de beta amiloide e de receptores de neurotransmissores, dentre outros.

> - Teipel S, Kilimann I, Thyrian JR, Kloppel S, Hoffmann W. Potential Role of Neuroimaging Markers for Early Diagnosis of Dementia in Primary Care. Curr Alzheimer Res. 2018;15(1):18-27.
>   ⇨ Artigo sobre aplicação clínica da neuroimagem para avaliação de demências na atenção primária.

Vinheta clínica

Adulto, 56 anos iniciou quadro súbito de apatia, isolamento social e perda dos autocuidados, associado à presença de sintomas alucinatórios visuais e alteração de comportamento. Foi levado ao pronto-socorro pela família devido a ter acordado todos na noite anterior, por "ver um fantasma andando pela casa". No exame de tomografia foi identificado prooença de massa tumoral em região frontal – meningioma. Indicada cirurgia, houve remissão completa dos sintomas psiquiátricos no pós-operatório.

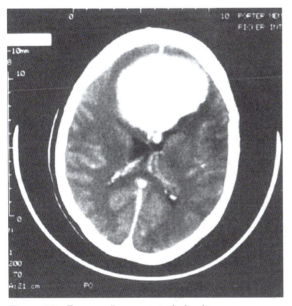

Figura 13 Tomografia computadorizada.

Para aprofundamento

- Herting MM, Johnson C, Mills KL, Vijayakumar N, Dennison M, Liu C, et al. Development of subcortical volumes across adolescence in males and females: A multisample study of longitudinal changes. Neuroimage. 2018;172:194-205.
  ⇨ Estudo que aborda o desenvolvimento cerebral ao longo da infância e da adolescência.
- Linden DEJ. Neuroimaging and Neurophysiology in Psychiatry. Oxford University Press, UK; 2016.
  ⇨ Livro que aborda a relação entre neuroimagem e neurofisiologia aplicada à psiquiatria.

REFERÊNCIAS BIBLIOGRÁFICAS

1. Bertelson JA, Ajtai B. Neuroimaging of dementia. Neurol Clin. 2014;32(1):59-93.
2. Lui S, Zhou XJ, Sweeney JA, Gong Q. Psychoradiology: The frontier of neuroimaging in psychiatry. Radiology. 2016;281(2):357-72.
3. Wolfers T, Buitelaar JK, Beckmann CF, Franke B, Marquand AF. From estimating activation locality to predicting disorder: A review of pattern recognition for neuroimaging-based psychiatric diagnostics. Neurosci Biobehav Rev. 2015;57:328-49.
4. Dąbrowska M, Schinwelski M, Sitek EJ, Muraszko-Klaudel A, Brockhuis B, Jamrozik Z, et al. The role of neuroimaging in the diagnosis of the atypical parkinsonian syndromes in clinical practice. Neurol Neurochir Pol. 2015;49(6):421-31.
5. Linden DEJ. Neuroimaging and neurophysiology in psychiatry. Oxford: Oxford University Press; 2016.
6. Cunha PJ, Novaes MA. Neurocognitive assessment in alcohol abuse and dependence: implications for treatment. Braz J Psychiatry. 2004;26(Suppl 1):S23-7.
7. Risacher SL, Saykin AJ. Neuroimaging biomarkers of neurodegenerative diseases and dementia. Semin Neurol. 2013;33(4):386-416.
8. Ahmed MR, Zhang Y, Feng Z, Lo B, Inan OT, Liao H. Neuroimaging and machine learning for dementia diagnosis: recent advancements and future prospects. IEEE Rev Biomed Eng. 2019;12:19-33.
9. Power BD, Nguyen T, Hayhow B, Looi J. Neuroimaging in psychiatry: an update on neuroimaging in the clinical setting. Australas Psychiatry. 2016;24(2):157-63.
10. Fontes MA, Bolla KI, Cunha PJ, Almeida PP, Jungerman F, Laranjeira RR, et al. Cannabis use before age 15 and subsequent executive functioning. Br J Psychiatry. 2011;198(6):442-7.
11. Livingston G, Sommerlad A, Orgeta V, Costafreda SG, Huntley J, Ames D, et al. Dementia prevention, intervention, and care. Lancet. 2017.
12. Masdeu JC. Neuroimaging of diseases causing dementia. Neurol Clin. 2020;38(1):65-94.
13. Valkanova V, Ebmeier KP. Neuroimaging in dementia. Maturitas. 2014;79(2):202-8.
14. Meyers J, McCutcheon VV, Pandey AK, Kamarajan C, Subbie S, Chorlian D, et al. Early sexual trauma exposure and neural response inhibition in adolescence and young adults: trajectories of frontal theta oscillations during a go/no-go task. J Am Acad Child Adolesc Psychiatry. 2019;58(2):242-55 e2.
15. Meyer HC, Lee FS. Translating developmental neuroscience to understand risk for psychiatric disorders. Am J Psychiatry. 2019;176(3):179-85.
16. Paus T, Keshavan M, Giedd JN. Why do many psychiatric disorders emerge during adolescence? Nat Rev Neurosci. 2008;9(12):947-57.
17. Paus T, Toro R, Leonard G, Lerner JV, Lerner RM, Perron M, et al. Morphological properties of the action-observation cortical network in adolescents with low and high resistance to peer influence. Soc Neurosci. 2008;3(3-4):303-16.
18. Meyer HC, Odriozola P, Cohodes EM, Mandell JD, Li A, Yang R, et al. Ventral hippocampus interacts with prelimbic cortex during inhibition of threat response via learned safety in both mice and humans. Proc Natl Acad Sci USA. 2019.
19. Hammond CJ, Allick A, Rahman N, Nanavati J. Structural and functional neural targets of addiction treatment in adolescents and young adults: a systematic review and meta-analysis. J Child Adolesc Psychopharmacol. 2019;29(7):498-507.

20. Tamnes CK, Herting MM, Goddings AL, Meuwese R, Blakemore SJ, Dahl RE, et al. Development of the cerebral cortex across adolescence: a multisample study of inter-related longitudinal changes in cortical volume, surface area, and thickness. J Neurosci. 2017;37(12):3402-3412.

21. Whitaker KJ, Vértes PE, Romero-Garcia R, Váša F, Moutoussis M, Prabhu G, et al., the NSPN Consortium, Bullmore ET. Adolescence is associated with genomically patterned consolidation of the hubs of the human brain connectome. Proc Natl Acad Sci USA. 2016;113:91059110.

22. Holt RJ, Graham JM, Whitaker KJ, Hagan CC, Ooi C, Wilkinson PO, et al. Functional MRI of emotional memory in adolescent depression. Dev Cogn Neurosci. 2016;19:31-41.

23. Wagstyl K, Ronan L, Whitaker KJ, Goodyer IM, Roberts N, Crow TJ, et al. Multiple markers of cortical morphology reveal evidence of supragranular thinning in schizophrenia. Transl Psychiatry. 2016;6:e780.

24. Leigland LA, Budde MD, Cornea A, Kroenke CD. Diffusion MRI of the developing cerebral cortical gray matter can be used to detect abnormalities in tissue microstructure associated with fetal ethanol exposure. Neuroimage. 2013;83:1081-7.

25. Righini A, Parazzini C, Doneda C, Avagliano L, Arrigoni F, Rustico M, et al. Early formative stage of human focal cortical gyration anomalies: fetal MRI. AJR Am J Roentgenol. 2012;198(2):439-47.

26. Carey D, Caprini F, Allen M, Lutti A, Weiskopf N, Rees G, et al. Quantitative MRI provides markers of intra-, inter-regional, and age-related differences in young adult cortical microstructure. Neuroimage. 2018;182:429-40.

27. Charvet CJ, Das A, Song JW, Tindal-Burgess DJ, Kabaria P, Dai G, et al. High angular resolution diffusion mri reveals conserved and deviant programs in the paths that guide human cortical circuitry. Cereb Cortex. 2020;30(3):1447-64.

28. Kovner R, Oler JA, Kalin NH. Cortico-limbic interactions mediate adaptive and maladaptive responses relevant to psychopathology. Am J Psychiatry. 2019;176(12):987-99.

29. Saenz JL, Downer B, Garcia MA, Wong R. Cognition and context: rural-urban differences in cognitive aging among older mexican adults. J Aging Health. 2018;30(6):965-86.

30. Ernst M, Rumsey JM. Functional neuroimaging in child psychiatry. Curr Psychiatry Rep. 2000;2(2):124-30.

31. Sekutowicz M, Guggenmos M, Kuitunen-Paul S, Garbusow M, Sebold M, Pelz P, et al. Neural response patterns during pavlovian-to-instrumental transfer predict alcohol relapse and young adult drinking. Biol Psychiatry. 2019;86(11):857-63.

32. Cope LM, Martz ME, Hardee JE, Zucker RA, Heitzeg MM. Reward activation in childhood predicts adolescent substance use initiation in a high-risk sample. Drug Alcohol Depend. 2019;194:318-25.

33. Budhiraja M, Pereira JB, Lindner P, Westman E, Jokinen J, Savic I, et al. Cortical structure abnormalities in females with conduct disorder prior to age 15. Psychiatry Res Neuroimaging. 2019;289:37-44.

34. Banz BC, Worhunsky PD, Pittman BP, Astur RS, Tennen HA, Raskin SA, et al. Relationships between drinking quantity and frequency and behavioral and hippocampal BOLD responses during working memory performance involving allocentric spatial navigation in college students. Drug Alcohol Depend. 2019;201:236-43.

35. Kowatch RA, Suppes T, Carmody TJ, Bucci JP, Hume JH, Kromelis M, et al. Effect size of lithium, divalproex sodium, and carbamazepine in children and adolescents with bipolar disorder. J Am Acad Child Adolesc Psychiatry. 2000;39(6):713-20.

36. Kowatch AA, Davanzo PA, Emslie GJ. Pediatric mood disorders and neuroimaging. In: Ernst M, Rumsey JM, Coyle JT. Functional neuroimaging in child psychiatry. Cambridge: Cambridge University Press; 2000.

37. Nikolaus S, Mamlins E, Hautzel H, Muller HW. Acute anxiety disorder, major depressive disorder, bipolar disorder and schizophrenia are related to different patterns of nigrostriatal and mesolimbic dopamine dysfunction. Rev Neurosci. 2019;30(4):381-426.

38. Ordóñez AE, Luscher ZI, Gogtay N. Neuroimaging findings from childhood onset schizophrenia patients and their non-psychotic siblings. Schizophr Res. 2016;173(3):124-131.

39. Ordonez AE, Luscher ZI, Gogtay N. Neuroimaging findings from childhood onset schizophrenia patients and their non-psychotic siblings. Schizophr Res. 2016;173(3):124-31.

40. Jalbrzikowski M, Murty VP, Tervo-Clemmens B, Foran W, Luna B. Age-associated deviations of amygdala functional connectivity in youths with psychosis spectrum disorders: relevance to psychotic symptoms. Am J Psychiatry. 2019;176(3):196-207.

41. Jalbrzikowski M, Freedman D, Hegarty CE, Mennigen E, Karlsgodt KH, Olde Loohuis LM, et al. Structural brain alterations in youth with psychosis and bipolar spectrum symptoms. J Am Acad Child Adolesc Psychiatry. 2019;58(11):1079-91.

42. Curiati PK, Tamashiro JH, Squarzoni P, Duran FLS, Santos LC, Wajngarten M, et al. Brain structural variability due to aging and gender in cognitively healthy elders: results from the Sao Paulo Ageing and Health Study. American Journal of Neuroradiology. 2009;30(10):1850-6.

43. Kramer JH, Mungas D, Reed BR, Wetzel ME, Burnett MM, Miller BL, et al. Longitudinal MRI and cognitive change in healthy elderly. Neuropsychology. 2007;21(4):412-8.

44. Teipel S, Kilimann I, Thyrian JR, Kloppel S, Hoffmann W. Potential role of neuroimaging markers for early diagnosis of dementia in primary care. Curr Alzheimer Res. 2018;15(1):18-27.

45. Agosta F, Caso F, Filippi M. Dementia and neuroimaging. J Neurol. 2013;260(2):685-91.

46. Mortimer AM, Likeman M, Lewis TT. Neuroimaging in dementia: a practical guide. Pract Neurol. 2013;13(2):92-103.

47. Staffaroni AM, Elahi FM, McDermott D, Marton K, Karageorgiou E, Sacco S, et al. Neuroimaging in dementia. Semin Neurol. 2017;37(5):510-37.

48. Mak E, Su L, Williams GB, O'Brien JT. Neuroimaging correlates of cognitive impairment and dementia in Parkinson's disease. Parkinsonism Relat Disord. 2015;21(8):862-70.

49. Politis M. Neuroimaging in Parkinson disease: from research setting to clinical practice. Nat Rev Neurol. 2014;10(12):708-22.

50. Sarikaya I, Sarikaya A, Elgazzar AH. Current status of (what?). J Nucl Med Technol. 2018;46(4):362-7.

51. Mosconi L, Tsui WH, Herholz K, Pupi A, Drzezga A, Lucignani G, et al. Multicenter standardized 18F-FDG PET diagnosis of mild cognitive impairment, Alzheimer's disease, and other dementias. J Nucl Med. 2008;49(3):390-8.

52. Perlmutter JS, Norris SA. Neuroimaging biomarkers for Parkinson disease: facts and fantasy. Ann Neurol. 2014;76(6):769-83.

53. Diagnosis and differential diagnosis of Parkinson disease [Internet]. 2017.

54. Wouts L, van Kessel M, Beekman ATF, Marijnissen RM, Oude Voshaar RC. Empirical support for the vascular apathy hypothesis: A structured review. Int J Geriatr Psychiatry. 2020;35(1):3-11.

55. Farhat NS, Theiss R, Santini T, Ibrahim TS, Aizenstein HJ. Neuroimaging of small vessel disease in late-life depression. Adv Exp Med Biol. 2019;1192:95-115.

56. Douven E, Staals J, Freeze WM, Schievink SH, Hellebrekers DM, Wolz R, et al. Imaging markers associated with the development of post-stroke depression and apathy: results of the cognition and affect after stroke – a prospective evaluation of risks study. Eur Stroke J. 2020;5(1):78-84.

57. Forlenza OV. Transtornos depressivos em idosos. In: Forlenza OV, Caramelli P, editors. Neuropsiquiatria geriátrica. São Paulo: Atheneu; 2000. p. 377-89.

58. Schweitzer I, Tuckwell V, O'Brien J, Ames D. Is late onset depression a prodrome to dementia? Int J Geriatric Ppsychiatry. 2002;17(11):997-1005.

59. Beekman AT, Penninx BW, Deeg DJ, Ormel J, Braam AW, van Tilburg W. Depression and physical health in later life: results from the Longitudinal Aging Study Amsterdam (LASA). J Affect Disord. 1997;46(3):219-31.

60. Alexopoulos G, Jr. RK. Geriatric Mood Disorders. In: Sadock BJ SV, Ruiz P, editor. Kaplan & Sadock's comprehensive textbook of psychiatry, 9th ed. New York: Lippincott Williams & Wilkins; 2009.

61. Alexopoulos GS. Role of executive function in late-life depression. J Clin Psychiatry. 2003;64(Suppl 14):18-23.

62. Baldwin RC. Is vascular depression a distinct sub-type of depressive disorder? A review of causal evidence. Int J Geriatric Psychiatry. 2005;20(1):1-11.

63. Alexopoulos GS, Murphy CF, Gunning-Dixon FM, Latoussakis V, Kanellopoulos D, Klimstra S, et al. Microstructural white matter abnormalities and remission of geriatric depression. Am J Psychiatry. 2008;165(2):238-44.

64. Baldwin R, Jeffries S, Jackson A, Sutcliffe C, Thacker N, Scott M, et al. Treatment response in late-onset depression: relationship to neuropsychological, neuroradiological and vascular risk factors. Psychol Med. 2004;34(1):125-36.

65. Baldwin RC. Poor prognosis of depression in elderly people: causes and actions. Ann Med. 2000;32(4):252-6.

66. Alexopoulos GS, Meyers BS, Young RC, Campbell S, Silberswig D, Charlson M. 'Vascular depression' hypothesis. Arch Gen Psychiatry. 1997;54(10):915-22.

67. Vataja R, Leppavuori A, Pohjasvaara T, Mantyla R, Aronen HJ, Salonen O, et al. Poststroke depression and lesion location revisited. J Neuropsychiatry Clin Neurosci. 2004;16(2):156-62.

68. Squarzoni P, Tamashiro-Duran JH, Duran FLS, Leite CC, Wajngarten M, Scazufca M, et al. High frequency of silent brain infarcts associated with cognitive deficits in an economically disadvantaged population. Clinics. 2017;72(8):474-80.

69. Fang J, Cheng Q. Etiological mechanisms of post-stroke depression: a review. Neurol Res. 2009;31(9):904-9.

70. Panza F, Frisardi V, Capurso C, D'Introno A, Colacicco AM, Imbimbo BP, et al. Late-life depression, mild cognitive impairment, and dementia: possible continuum? The American journal of geriatric psychiatry: official journal of the American Association for Geriatric Psychiatry. 2010;18(2):98-116.

71. Avila R, Ribeiz S, Duran FL, Arrais JP, Moscoso MA, Bezerra DM, et al. Effect of temporal lobe structure volume on memory in elderly depressed patients. Neurobiology of Aging. 2011;32(10):1857-67.

72. Cavallet M, Chaim-Avancini TM, Biazoli CE, Jr., Bazan PR, da Silva MA, Cunha PJ, et al. Influence of emotional stimulus valence on inhibitory control in adults with and without ADHD. Experimental Brain Res. 2016;234(11):3213-23.

73. Cerqueira CT, Almeida JR, Sato JR, Gorenstein C, Gentil V, Leite CC, et al. Cognitive control associated with irritability induction: an autobiographical recall fMRI study. Rev Bras Psiquiatr. 2010;32(2):109-18.

74. Cerqueira CT, Sato JR, de Almeida JR, Amaro E, Jr., Leite CC, Gorenstein C, et al. Healthy individuals treated with clomipramine: an fMRI study of brain activity during autobiographical recall of emotions. Translational psychiatry. 2014;4:e405.

75. Jack Jr. CR, Knopman DS, Jagust WJ, Shaw LM, Aisen PS, Weiner MW, et al. Hypothetical model of dynamic biomarkers of the Alzheimer's pathological cascade Lancet Neurol. 2010;9:119-28.

76. Prins ND, Scheltens P. White matter hyperintensities, cognitive impairment and dementia: an update. Nat Rev Neurol. 2015.

14

Aplicabilidade da eletroencefalografia na clínica psiquiátrica

Sílvia de Vincentiis
Kette Dualibi Ramos Valente

Sumário

Neurofisiologia e geradores corticais
Noções básicas em EEG
Anormalidades eletroencefalográficas
    Atividade anormal não epileptiforme
    Atividade anormal epileptiforme
Aplicabilidade do EEG na psiquiatria
    Alteração do nível de consciência
    Síndromes demenciais
    Intoxicação por lítio
    Esquizofrenia
    Avaliação de pacientes candidatos à eletroconvulsoterapia
    Anorexia nervosa
    Intoxicação alcoólica
    Transtorno do aprendizado/transtorno de déficit de atenção e hiperatividade
    Efeitos de fármacos no EEG
A eletroencefalografia quantitativa nos transtornos psiquiátricos
    Transtornos do humor
    Transtornos de ansiedade
    Doença de Alzheimer
    Transtorno do déficit de atenção e hiperatividade
    Transtorno do espectro autista
    Esquizofrenia
Considerações finais
Para aprofundamento
Referências bibliográficas

Pontos-chave

- O eletroencefalograma (EEG) capta os campos elétricos gerados nas células piramidais corticais
- As alterações ao EEG ocorrem por mudança na frequência e na amplitude das ondas cerebrais
- O EEG tem grande aplicabilidade na clínica psiquiátrica e nos diagnósticos diferenciais
- O EEG quantitativo constitui-se na análise computadorizada do sinal obtido por meio do EEG digital
- O EEG quantitativo tem sido amplamente utilizado na busca de biomarcadores nos transtornos psiquiátricos

NEUROFISIOLOGIA E GERADORES CORTICAIS

O córtex cerebral consiste em uma camada de células e fibras nervosas que envolve o cérebro de várias espécies animais. Nos seres humanos, está dividido em seis camadas histológicas, enumeradas a partir da superfície e caracterizadas por populações de células com funções distintas[1]. Os principais geradores elétricos corticais são as células piramidais, encontradas predominantemente nas camadas III e V, dispostas em forma de paliçada e paralelas ao escalpo, constituindo-se no principal grupo de neurônios de projeção do córtex cerebral. Apresentam morfologia triangular ou trapezoidal e extensa arborização dendrítica, realizando conexões sinápticas excitatórias e inibitórias[2].

O eletroencefalograma (EEG) capta os campos elétricos gerados nas células piramidais, onde os potenciais excitatórios pós-sinápticos (PEPS) e os potenciais inibitórios pós-sinápticos (PIPS) estão implicados na gênese das variações de potencial elétrico do meio extracelular (também denominados potenciais de campo). O efeito produzido por estes potenciais sobre o EEG é influenciado pela disposição dos circuitos sinápticos no córtex cerebral. Assim, o registro do EEG de superfície depende da atividade elétrica extracelular de um grupo de neurônios corticais e dos potenciais de campo, que por sua vez derivam dos potenciais de membrana dos neurônios[3].

NOÇÕES BÁSICAS EM EEG

O EEG convencional consiste no registro gráfico das correntes elétricas resultantes dos potenciais pós-sinápticos excitatórios e inibitórios gerados nos dendritos apicais das células piramidais. Os aspectos técnicos principais estão relacionados à captação, amplificação e edição dos sinais.

O EEG de superfície é obtido por meio de eletrodos colocados na superfície do couro cabeludo de acordo com o Sistema Internacional 10-20 (Figura 1), baseado em distâncias pré-definidas em percentuais (10 e 20%) da superfície craniana, levando em conta alguns referenciais anatômicos, tais como pontos pré-auriculares, glabela e protuberância occipital[4].

O sinal captado é de amplitude baixa e necessita de um amplificador que maximiza o potencial elétrico resultante da diferença entre duas entradas (um par de eletrodos, isto é, dois pontos, o que é igual a um canal). A captação e a apresentação do EEG utilizam esses canais em número variado. Os pares de eletrodos, ou seja, os canais são dispostos em uma página de acordo com as montagens escolhidas, em um arranjo lógico. As montagens são chamadas de referenciais (Figura 2) quando a segunda entrada é a mesma para todos os canais e de bipolares (Figura 3) quando os eletrodos são adjacentes (o segundo eletrodo passa a ser o primeiro no canal subsequente). Outras questões relacionadas à aquisição e interpretação do registro do EEG são aquelas relacionadas ao estudo da polaridade e dos dipolos (geradores de campos elétricos positivos ou negativos), cujo domínio é essencial para correta interpretação do traçado eletroencefalográfico[5]. O EEG convencional deve ser realizado, sempre que possível, em um laboratório de neurofisiologia, com aparato técnico adequado e de acordo com as Normas Técnicas Brasileiras sobre instalações elétricas (NBR IEC 13534:95)[6].

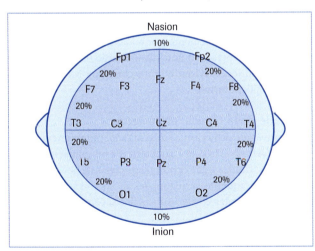

Figura 1 Sistema Internacional 10-20% Fp1: frontopolar esquerdo; Fp2: frontopolar direito; F3: frontal esquerdo; F4: frontal direito; Fz: frontal mediano; F7: temporal anterior esquerdo; F8: temporal anterior direito; C3: central esquerdo; C4: central direito; Cz: central mediano; P3: parietal esquerdo; P4: parietal direito; Pz: parietal mediano; T3: temporal médio esquerdo; T4: temporal médio direito; T5: temporal posterior esquerdo; T6: temporal posterior direito; O1: occipital esquerdo; O2: occipital direito.

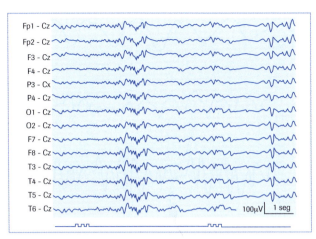

Figura 2 Montagem referencial comum.

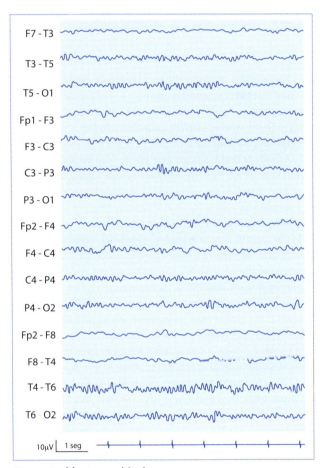

Figura 3 Montagem bipolar.

O EEG apresenta padrões típicos de atividade que podem ser correlacionados aos estados de vigília e sono, bem como eventos anormais como a epilepsia. Em humanos, o EEG normal é caracterizado por oscilações de potencial elétrico na faixa de 0,5 a 70 Hz, com amplitudes entre 20 e 100 microvolts. Basicamente, são descritos quatro ritmos, definidos pela frequência: ritmo delta (0,5-3,5 Hz), teta (4-7,5 Hz), alfa (8-13 Hz) e beta (> 13 Hz)[7] (Figura 4).

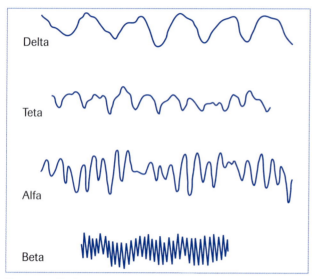

Figura 4 Padrões típicos de atividade cerebral.

Nos adultos, durante vigília, a atividade elétrica cerebral consiste na mistura de ondas alfa e beta. Cada uma dessas ondas predomina em determinada região cerebral, produzindo um gradiente anteroposterior, caracterizado por atividade alfa nas regiões posteriores e atividade beta nas regiões anteriores[8].

Atividade lenta, abaixo de 8 Hz, teoricamente, não deve estar presente no EEG de adultos durante vigília, exceto em pequenas quantidades nas regiões frontais e temporais durante a sonolência[9].

Sempre que possível, o EEG de vigília deve ser complementado por registro durante o sono. O objetivo do registro eletroencefalográfico sob sono é revelar anormalidades que possam estar ausentes no traçado obtido exclusivamente em vigília. Normalmente registra-se a sonolência, transição entre vigília e sono, além de parte de estágio 2 do sono. Sabe-se que a sonolência e sono leve (estágio 2) são as fases mais informativas, e o registro de 5 a 30 minutos dessas fases costuma ser suficiente para exames de rotina.

Durante a noite, o sono passa por quatro a seis ciclos sucessivos, com duração de aproximadamente 90 minutos cada um. Cada ciclo consiste na alternância entre dois estados fisiológicos distintos: sono REM e sono não REM. O sono não REM é dividido em três estágios (N1, N2 e N3), sendo que os elementos fisiológicos do sono (fusos de sono, ondas agudas do vértex e complexo K) são observados principalmente nos 2 primeiros estágios[10].

ANORMALIDADES ELETROENCEFALOGRÁFICAS

As alterações eletroencefalográficas ocorrem por mudança na frequência e na amplitude das ondas cerebrais. Essas anormalidades podem ser detectadas durante períodos em que o paciente se encontra assintomático[11].

A diferenciação entre elementos epileptiformes e não epileptiformes nem sempre é simples. Dentre os principais fatores para tal distinção, os mais importantes são a técnica adequada de aquisição de sinais e a experiência do médico eletroencefalografista. Ao receber um laudo de EEG, uma sequência de informações deve ser analisada, como detalhado no Quadro 1.

Atividade anormal não epileptiforme[12,13]

Atividade lenta, abaixo de 8 Hz, não deve estar presente no EEG de adultos durante a vigília, exceto em pequenas quantidades nas regiões frontais e temporais. A presença de ondas lentas na faixa teta e delta no EEG do adulto deve ser avaliada com cautela, pois pode representar atividade patológica. Ondas lentas podem ser intermitentes ou contínuas, focais ou difusas, com morfologia e significados variáveis. Quanto mais lentos e persistentes, menos fisiológicos são os ritmos. Sabe-se que a interrupção de fibras na substância branca produz ondas lentas de amplitude elevada e polimórficas, ao contrário da cinzenta que tendem a ser sincrônicas e associadas a paroxismos. Nas fases iniciais do processo lesional, a alteração pode ser de caráter intermitente ou somente desencadeado pela hiperpneia. A área com maior acometimento é a que usualmente dispõe de ritmos mais lentos e de amplitude baixa.

Atividade de base lenta (alentecimento da atividade elétrica cerebral)

Expressa disfunção córtico-subcortical global ou, menos frequentemente, de estruturas cinzentas subcorticais. Culmina na sincronização de frequências anormalmente lentas que, na maioria das situações, tem projeção difusa e é registrada durante todo o registro eletroencefalográfico.

Atividade lenta intermitente

Os ritmos de base estão geralmente bem preservados, indicando que os mecanismos corticais e subcorticais de geração da atividade estão funcionalmente normais. Quando são interrompidos, intermitentemente, por ondas lentas de caráter inespecífico, pode representar uma manifestação prévia de atividade lenta rítmica, atividade lenta contínua ou mesmo de atividade epileptiforme.

Atividade delta rítmica intermitente

A atividade delta rítmica intermitente (*intermittent rhythmic delta activity* – IRDA) é caracterizada por ondas delta monomórficas, rítmicas, que ocorrem em surtos de poucos segundos. São consequentes a disfunções agudas ou subagudas de estruturas cinzentas córtico-subcorticais, como por exemplo:

Quadro 1 Informações para serem checadas no laudo de eletroencefalograma

Uso de medicações (sedativos ou medicações anticrise)
Se houve necessidade de sedação para realização do exame
Descrição da atividade elétrica de base
Anormalidades não epileptiformes
Anormalidades epileptiformes
Conclusão
Correlações eletroclínicas

encefalopatias difusas, epilepsias generalizadas, lesão cortical mesial, lesões de substância cinzenta subcortical focal, etc. Geralmente está associada a patologia aguda, progressiva ou em resolução e, menos frequentemente, a doenças crônicas ou lesão cerebral estável. Tem caráter inespecífico, e seu valor localizatório é limitado. No entanto, atividade delta rítmica focal nas regiões temporais (TIRDA) tem valor localizatório no contexto das epilepsias focais, sendo considerada uma anormalidade de cunho epileptiforme por alguns autores.

Atividade lenta contínua

Os distúrbios intensos de conexões interneurais e bioquímicas de neurônios corticais levam à sincronização arrítmica contínua. Tem o mesmo significado de alentecimento da atividade elétrica cerebral, mas geralmente representa um grau mais avançado de anormalidade. Se ocorre de maneira focal, está frequentemente associada a lesão estrutural subjacente. Quando difusa, está associada a distúrbios cerebrais difusos.

Excesso de atividade beta

O excesso de atividade beta é definido pela atividade rápida (maior que 13 Hz) presente em pelo menos 50% do registro sob vigília, de projeção difusa. Geralmente está associado ao uso de medicações como: benzodiazepínicos, antidepressivos tricíclicos, barbitúricos, inibidores seletivos da recaptação de serotonina, anfetaminas, metilfenidato e fármacos à base de nicotina e cafeína. Por outro lado, diminuição localizada de atividade beta pode estar relacionada com lesão estrutural focal.

Assimetria da atividade elétrica cerebral

As assimetrias correspondem a diferenças significativas entre áreas homólogas dos hemisférios cerebrais. Os quesitos analisados compreendem: amplitude, frequência e elementos fisiológicos da normalidade.

Atividade anormal epileptiforme[12,13]

O EEG tem papel crucial no diagnóstico, classificação, segmento e prognóstico das síndromes epilépticas.

Existem grafoelementos que refletem a epileptogenicidade de determinada população de neurônios do córtex cerebral. Descargas ou atividade epileptiforme consistem em transientes que são distinguíveis da atividade de base, com morfologias variadas. Os transientes eletroencefalográficos de significado epileptogênico são divididos em interictais (entre as crises epilépticas) e ictais (durante as crises epilépticas).

As anormalidades epileptiformes podem ser focais, difusas ou generalizadas. O EEG de superfície tem suas limitações na captação de sinais provenientes de focos profundos, aí incluídos os do córtex orbitofrontal, estruturas mesiais temporais e de linha média, que podem produzir anormalidades epileptiformes de valor localizatório pouco específico.

A definição de um padrão eletroencefalográfico de natureza epileptiforme é resultante da análise das seguintes variáveis: frequência, amplitude, morfologia e reatividade. A agudização

e a taxa de curvatura indicam a frequência de disparo celular e são considerados os aspectos mais importantes da caracterização de uma atividade paroxística de natureza epileptiforme.

Atividade epileptiforme interictal

O registro da atividade epileptiforme interictal consiste na resultante da soma de vários potenciais pós-sinápticos, inibitórios e excitatórios, ou seja, de um grupo extenso de neurônios. A descarga epileptiforme registrada no EEG de superfície é consequente da sincronização de pelo mesmo 6 cm² de córtex cerebral.

Durante uma atividade epileptiforme, a membrana celular próxima do corpo neuronal atinge voltagens elevadas, o que produz uma despolarização relativamente prolongada que acaba por gerar um potencial de ação. Nesse momento o EEG de superfície registra atividade espicular. Após a despolarização, segue-se a hiperpolarização, que limita a duração do paroxismo interictal e, no registro eletroencefalográfico, observa-se uma onda lenta. Se a despolarização não for seguida por hiperpolarização, podem ocorrer espículas agrupadas ou crises epilépticas.

O EEG interictal pode ser útil no diagnóstico das epilepsias, entretanto, mesmo quando há registro de atividade epileptiforme inequívoca, o achado não é suficiente para estabelecer, sem correlação com o quadro clínico, o diagnóstico de epilepsia bem como não autoriza a iniciar tratamento medicamentoso. Da mesma forma, um EEG normal não afasta o diagnóstico de epilepsia.

Atividade epileptiforme ictal

Crises epilépticas compreendem eventos decorrentes a disfunção temporária de um conjunto de neurônios de parte do córtex cerebral (crises focais) ou de uma área mais extensa envolvendo simultaneamente os dois hemisférios (crises generalizadas).

Em pacientes com epilepsia, os fatores que podem deflagrar uma crise são: distúrbios metabólicos, febre, privação de sono, álcool, drogas, estresse, fotossensibilidade, uso irregular de medicação antiepiléptica ou mudanças hormonais, como no período pré-menstrual.

As crises epilépticas podem ser focais ou generalizadas. Nas focais, as primeiras manifestações clínicas e eletroencefalográficas indicam ativação de um grupo limitado de células nervosas.

O padrão eletrográfico das crises é muito variado. Um aspecto em comum entre os diversos tipos é a ocorrência de atividade epileptiforme rítmica e prolongada. Apesar de algumas crises apresentarem duração muito breve, como as mioclônicas e atônicas, a maioria das crises dura vários segundos a alguns minutos. A maior parte dos autores considera que um paroxismo de atividade rítmica com duração superior a 10 segundos representa atividade ictal. Quando não há manifestação clínica, classifica-se esse evento como crise eletrográfica.

APLICABILIDADE DO EEG NA PSIQUIATRIA

Os avanços na tecnologia aplicada à medicina, com aprimoramentos constantes em neuroimagem funcional e estrutural, não diminuíram a importância do EEG, que continua figurando como arma indispensável para o diagnóstico e tratamento da epilepsia. Com o crescente reconhecimento de fatores orgânicos como etiologia dos distúrbios psiquiátricos, exames neurodiagnósticos assumem cada vez mais espaço na esfera da psiquiatria[14].

O EEG tem paulatinamente assumido espaço nas pesquisas em psiquiatria e inúmeros estudos tem como objetivo a correlação entre os mais diversos transtornos psiquiátricos e anormalidades eletroencefalográficas.

A monitorização eletroencefalográfica de rotina consiste em um exame não invasivo, de baixo custo e amplamente disponível. Auxilia no refinamento do diagnóstico e, em diversas situações, figura como peça-chave na tomada de decisões terapêuticas acertadas. De acordo com Hughes e John[15], o EEG convencional é útil na identificação de: atividades paroxísticas, alterações grosseiras da atividade elétrica de base, atividade lenta que pode estar relacionada a *delirium* e demência e avaliação de distúrbios do sono. Cabe ainda ressaltar que, na maioria das vezes, as anormalidades eletroencefalográficas de natureza não epiléptica são inespecíficas, devendo sempre estar inseridas num contexto clínico (Quadro 2).

Alteração do nível de consciência

Cotidianamente, nos deparamos com pacientes que apresentam alteração do nível de consciência. Presenciamos extremos, desde indivíduos agitados e agressivos até outros comatosos ou em estado catatônico. Com frequência há dificuldades em identificar a etiologia da condição clínica subjacente. Nesse ponto, o EEG assume papel fundamental, visto que as anormalidades encontradas podem contribuir tanto para diagnóstico como para avaliar a efetividade do tratamento instituído, por meio de EEGs seriados.

Podemos citar como exemplo o estado de mal epiléptico (EME), que faz diagnósticos diferenciais com várias causas de alteração do nível de consciência e estados catatônicos. O estado de mal é uma condição resultante da falência dos mecanismos responsáveis pelo término das crises epilépticas ou do início dos mecanismos que levam a crises prolongadas. O estado de mal é uma condição que pode ter consequências a longo prazo, incluindo a morte neuronal, lesão neuronal e alteração das redes neuronais, dependendo do tipo e duração das crises epilépticas. Embora não haja consenso, existem várias classificações para o estado de mal: baseados na presença ou não de fenômeno motor que caracterizam as convulsões, estado de mal convulsivo e não convulsivo, estado de mal focal ou generalizado[16].

Quadro 2 Aplicabilidade do eletroencefalograma em psiquiatria

1. Alterações do nível de consciência
2. Síndromes demenciais
3. Esquizofrenia
4. Intoxicação por lítio
5. Transtornos do humor
6. Anorexia nervosa
7. Efeitos de fármacos no EEG
8. Avaliação de candidatos à ECT
9. Intoxicação alcoólica
10. Transtorno do déficit de atenção e hiperatividade

O EME é subdiagnosticado, especialmente as formas clínicas com sinais motores sutis ou apenas com alteração da consciência. O diagnóstico clínico não oferece dificuldades quando as manifestações motoras são evidentes. Entretanto, sem manifestações motoras ou com sinais motores sutis, o diagnóstico pode ser muito mais difícil. Nesse ponto o EEG assume papel crucial, possibilitando o diagnóstico diagnóstico imediato e início precoce do tratamento[17].

Síndromes demenciais

Nas síndromes orgânicas que evoluem com perda de funções cognitivas, a prevalência de anormalidades eletroencefalográficas é diretamente proporcional ao grau do comprometimento cognitivo. Nesse grupo de doenças, as mais estudadas são doença de Alzheimer, complexo Aids-demência e demência vascular. Nos casos em que o comprometimento cognitivo é duvidoso, a incidência de anormalidades eletroencefalográficas é de aproximadamente 40%. Nos casos leves a moderados, 65%[15,18].

O EEG tem uso estabelecido como método diagnóstico auxiliar nas demências, principalmente quando o diagnóstico permanece aberto após avaliações clínicas iniciais. Perante a suspeita de demência, o alentecimento da atividade elétrica cerebral e a diminuição na frequência do ritmo dominante posterior sugerem fortemente doença orgânica[19,20]. Exames de EEG seriados podem mostrar alterações significativas quando comparados sequencialmente entre si, apesar de normais quando analisados isoladamente. O EEG também serve para diferenciar estado confusional/*delirium*, EME e doença de Creutzfeldt-Jakob. Importante ressaltar que, na demência vascular, as alterações podem ter caráter assimétrico.

Intoxicação por lítio

Pacientes em uso de lítio podem desenvolver toxicidade sem, necessariamente, apresentarem sintomas clássicos (tremor, diarreia e vômito). O EEG mostra alentecimento difuso da atividade elétrica cerebral e anormalidades paroxísticas, como por exemplo as ondas trifásicas. Estas alterações remitem após melhora clínico-laboratorial[21].

Esquizofrenia

Inúmeros estudos qualitativos indicam a presença de anormalidades eletroencefalográficas em 20 a 60% de pacientes com esquizofrenia[22]. Em decorrência da heterogeneidade desta patologia, bem como necessidade de tratamento medicamentoso, recomenda-se a realização de um EEG por ocasião das primeiras manifestações da doença e previamente à introdução de tratamento medicamentoso. As anormalidades que podem ser encontradas compreendem: alentecimento da atividade elétrica de cerebral (ondas teta e delta nas regiões frontais), diminuição da frequência do ritmo dominante posterior e aumento do contingente de ritmo rápido[22,23].

Avaliação de pacientes candidatos à eletroconvulsoterapia (ECT)

Existem evidências de que pacientes com alentecimento da atividade elétrica cerebral pré-ECT apresentam menor taxa de remissão dos sintomas[24].

Anorexia nervosa

Observa-se anormalidade da atividade de base, possivelmente reflexo da desnutrição calórico-proteica no metabolismo cerebral. Ao EEG, nota-se aumento do contingente de ondas lentas (teta e delta)[25].

Intoxicação alcoólica

Na intoxicação alcoólica aguda observa-se aumento do contingente de ondas lentas (teta e delta), diminuição na frequência do ritmo dominante posterior. A intensidade destas alterações depende do nível de intoxicação. Em alguns casos, pode-se registrar ondas delta de projeção difusa e contínua. No uso crônico do álcool, observa-se aumento do contingente de ondas lentas (teta e delta), especialmente nas regiões temporais. Nota-se, ainda, aumento de ritmos rápidos nas regiões frontais e temporais[26].

Transtorno do aprendizado/transtorno de déficit de atenção e hiperatividade (TDAH)

Vários estudos mostram aumento do contingente de ondas lentas (teta e delta) e diminuição na frequência do ritmo dominante posterior em crianças com transtorno do aprendizado. No TDAH, pode ser encontrado aumento de atividades nas frequências beta e teta[27,28].

Efeitos de fármacos no EEG

Grande parte dos pacientes que são submetidos a um exame de EEG possuem alguma comorbidade, e consequentemente necessitam do uso de medicações. Sabe-se que determinados fármacos podem induzir as alterações eletroencefalográficas e diminuir o limiar epileptogênico. As anormalidades secundárias a uso de determinados fármacos possuem baixa especificidade, elevada variabilidade individual e, na maioria dos casos, são dose-dependente. Importante salientar que elevada parcela de pacientes não dispõe de EEG prévio ao uso inicial de drogas que alteram o traçado eletroencefalográfico. As principais anormalidades estão no Quadro 3[29-32].

A ELETROENCEFALOGRAFIA QUANTITATIVA NOS TRANSTORNOS PSIQUIÁTRICOS

O eletroencefalograma quantitativo (EEGq), ou seja, a análise computadorizada do sinal obtido por meio do registro eletroencefalográfico digital, desempenha um papel significativo

Quadro 3 Principais anormalidades devido aos efeitos de fármacos

1. Alentecimento da atividade elétrica cerebral:
1.1. Neurolépticos: clorpromazina, haloperidol, clozapina e olanzapina
1.2. Inibidores da MAO: tranilcipromina
1.3. Antidepressivos tricíclicos
1.4. Lítio (níveis tóxicos)
1.5. Analgésicos opioides: morfina, codeína, metadona
1.6. Benzodiazepínicos (níveis tóxicos): diazepam, clonazepam, flurazepam
1.7. Medicações anticrise: carbamazepina, fenitoína, ácido valproico, etossuximida, fenobarbital
1.8 Anti-histamínicos: difenidramina
1.9. Outros: isoniazida, penicilina, corticoides e aminofilina
2. Ondas trifásicas
2.1. Ácido valproico (encefalopatia hiperamonêmica)
2.2. Lítio
2.3. Baclofeno
2.4. Levodopa
2.5. Pentobarbital
2.6. Inibidores seletivos da recaptação de serotonina
3. Atividade epileptiforme (focal e difusa)
3.1. Neurolépticos atípicos: clozapina e olanzapina
Os neurolépticos atípicos (clozapina e olanzapina) consistem nas medicações que mais levam a alterações epileptiformes no EEG
3.2. Lítio
3.3. Antidepressivos tricíclicos
3.4. Inibidores da MAO
3.5. Inibidores seletivos da receptação de serotonina
3.6. Clordiazepóxido
3.7. Metilfenidato

nos estudos envolvendo o funcionamento cerebral e nos diagnósticos clínicos baseados no EEG convencional[33].

Existem diversas técnicas de EEGq, comumente chamadas de mapeamento topográfico ou mapeamento cerebral do EEG (*brain mapping*) e que podem incluir análises topográficas de voltagem e de frequência, comparações estatísticas com valores normativos e análise diagnóstica discriminativa[34].

A aplicação da análise computadorizada do sinal aos registros eletroencefalográficos usando procedimentos padronizados tornou possível obter descrições quantitativas da atividade elétrica cerebral em indivíduos normais e indivíduos com transtornos da função ou estrutura cerebral, assim como descrição quantitativa das formas por meio das quais medicações que agem no sistema nervoso central alteram essa atividade[35].

Na análise, os sinais do EEGq são geralmente divididos em 5 principais bandas de frequência: delta (δ) 0,1–4 Hz, teta (θ) 4–8 Hz, alfa (α) 8-12 Hz, beta (β) 12-30 Hz e gama (γ)> 30 Hz. Cada banda de frequência transmite informações diferentes sobre a funcionalidade e sincronização cerebral[36].

O EEGq também pode ser utilizado em combinação a técnicas de obtenção de imagens, como a tomografia computadorizada (TC), a ressonância nuclear magnética (RNM) e a tomografia por emissão de pósitrons (PET) com o objetivo de melhorar a resolução espacial. Com esses avanços, o EEGq desempenha um papel importante na pesquisa básica e em estudos clínicos sobre lesão cerebral, transtornos neurológicos, epilepsia, sono e função cerebral[33]. Monitorar a função cerebral com o EEGq também é o foco de muitas pesquisas em transtornos psiquiátricos[37].

A seguir, serão discutidas algumas possibilidades de utilização de técnicas em EEGq nos transtornos psiquiátricos.

Transtornos do humor

Transtorno depressivo maior

Estudos prévios tem demonstrado que indivíduos com transtorno depressivo maior (TDM) têm características neuroanatômicas e neurofisiológicas distintas quando comparados a controles saudáveis, como redução do volume do córtex orbitofrontal[38,39], disfunção da conectividade em redes do córtex cingulado[40,41], aumento da atividade de ondas lentas ao EEG[42,43] e níveis inferiores de resposta galvânica da pele[44].

Em pacientes com TDM, estudos com EEGq demonstraram aumento da potência alfa com os olhos fechados e maior supressão alfa com os olhos abertos quando comparados a controles saudáveis. Acredita-se que o aumento da potência alfa corresponda a uma diminuição relativa na proporção de neurônios corticais locais envolvidos em uma determinada tarefa. Entretanto, a observação de EEGq em repouso mais reprodutível no TDM é o aumento da assimetria alfa frontal[45].

Ahmadlou et al.[46] avaliaram EEGs das regiões frontais de pacientes com TDM e observaram que os pacientes com TDM apresentaram níveis mais altos de fractalidade dos lobos frontais esquerdo, e direito nas sub-bandas beta e gama em comparação a controles. As alterações dos EEGs das áreas pré-frontais também foram associadas à resposta clínica aos antidepressivos do tipo inibidores da recaptação da serotonina e à venlafaxina[47]. Portanto, a pesquisa por biomarcadores para o TDM baseados em EEG poderá futuramente constituir-se em instrumentos de apoio diagnóstico, como também poderá contribuir para o monitoramento da resposta terapêutica aos antidepressivos e outras intervenções. No entanto, deve-se ressaltar que, até o momento, não há evidências suficientes para recomendar o uso do EEGq na prática clínica para orientar a terapêutica medicamentosa[48].

Transtorno afetivo bipolar

Estudos têm demonstrado uma diminuição importante da atividade alfa em pacientes com transtorno afetivo bipolar (TAB) sem uso de medicações[49,50] em comparação a controles saudáveis. Em contrapartida, em pacientes com TAB em hipomania aguda ou depressão, observou-se um aumento relevante na atividade alfa[51] e os autores concluíram que o aumento da potência alfa, que por sua vez correlaciona-se com uma diminuição no metabolismo talâmico e levando a uma redução dos níveis atencionais, é consistente com a apresentação do transtorno. Já outro estudo demonstrou um aumento na atividade alfa em pacientes com TAB, no entanto, o estado do paciente no momento do registro do EEG não foi especificado[52]. Neste mesmo estudo, todos os pacientes com TAB apresenta-

ram características psicóticas e seu perfil no EEGq correspondeu ao do grupo com esquizofrenia. Portanto, é possível que a atividade do EEGq em repouso seja um reflexo dos sintomas psicóticos, e não um marcador específico de doença. Corroborando essa hipótese, em um grupo heterogêneo de pacientes com TAB com apenas nove dos 30 pacientes apresentando sintomas psicóticos, não foram observadas alterações ao EEGq em repouso[53]. Nos pacientes com TAB com primeiro episódio com características psicóticas, observou-se aumento nas frequências baixas e na potência alfa, enquanto apenas o aumento na potência alfa foi relatado nos pacientes com TAB com primeiro episódio em hipomania aguda ou estado depressivo[45]. Portanto, conclui-se que os achados ao EEGq em pacientes com TAB sejam influenciados pela presença de tratamento medicamentoso e pelo estado clínico em que os pacientes se encontram no momento da avaliação.

Transtornos de ansiedade

A instabilidade da excitabilidade cortical foi relatada em estudos de EEGq como uma característica comum da maioria dos pacientes com transtornos de ansiedade[54]. Isso se manifesta por meio da alteração da potência espectral das bandas de frequência teta (4-8 Hz) e alfa (8-13 Hz) na maioria das regiões cerebrais e na faixa beta (acima de 13 Hz), particularmente nas regiões frontais e centrais. Embora nenhuma das alterações observadas ao EEGq seja específica para os transtornos de ansiedade, elas são consideradas relacionadas aos sintomas de ansiedade e são alvos, por exemplo, do treinamento de *neurofeedback*[55].

Estudos em pacientes com transtorno do pânico mostraram aumento da excitação cortical ao EEG, durante o bloqueio sensorial e aumento do processamento cerebral de estímulos relevantes para desencadeamento do quadro de pânico. Isso se reflete no aumento da potência beta no EEGq. No transtorno de ansiedade social, os estudos geralmente demonstram uma hiperestimulação tônica, demonstrada por meio da redução na potência de frequências baixas e aumento na potência das frequências altas ao EEGq[56].

A assimetria frontal é um biomarcador frequentemente estudado no transtorno do estresse pós-traumático (TEPT). No entanto, esse biomarcador não é específico para o TEPT, pois também foi observado em depressão, transtorno disfórico pré-menstrual e esquizofrenia. Pacientes com TEPT, quando comparados a controles, apresentaram redução da conectividade frontal ao EEG em repouso[56].

Doença de Alzheimer

Nas últimas décadas, diversos estudos investigaram os efeitos da doença de Alzheimer (DA) e sua progressão nos sinais do EEGq. No EEGq em repouso, tem sido observado nos pacientes com DA alentecimento da atividade elétrica cerebral, caracterizada pela mudança na potência espectral de componentes de alta frequência (alfa, beta, gama) para componentes de baixa frequência (delta e teta). Essa mudança é proporcional à progressão da doença e acredita-se ser o resultado da perda de inervações colinérgicas em pacientes com DA. Estudos tem relatado, também, uma redução na complexidade da atividade elétrica cerebral em pacientes com DA em comparação com controles saudáveis. Essa diminuição é provavelmente causada pela morte neuronal e uma redução das conexões entre as regiões corticais[57].

Em muitos pacientes com DA, observa-se uma diminuição da sincronização, que se manifesta por meio da redução na conectividade entre as regiões corticais. A causa por trás desse fenômeno não é bem compreendida; postula-se que possa estar relacionada à atrofia na comunicação de redes neurais. No entanto, alguns estudos mostraram um aumento da sincronia em pacientes com comprometimento cognitivo leve e DA. Uma hipótese para esse achado contraditório é a de que mecanismos compensatórios cerebrais possam ocorrer e que estejam sendo refletidos no EEGq[57].

Transtorno do déficit de atenção e hiperatividade

O transtorno do déficit de atenção e hiperatividade (TDAH) é um distúrbio do neurodesenvolvimento complexo e clinicamente heterogêneo, e não foi encontrado, até o momento, um biomarcador confiável e consistente. Um potencial biomarcador de interesse são os padrões anormais de oscilação neuronal que podem ser identificados por meio do EEGq.

O EEGq em repouso pode ser empregado para comparar a atividade eletrocortical entre populações saudáveis e com TDAH. Nesse contexto, o EEGq foi proposto como uma maneira potencial de diferenciar aqueles com TDAH dos controles com desenvolvimento típico; no entanto, os dados sobre a sua capacidade de diagnóstico foram variáveis.

O EEGq também tem sido utilizado com o objetivo de avaliar as diferenças nos perfis de potência espectral da linha de base e os efeitos do tratamento farmacológico e não farmacológico na atividade eletrocortical no TDAH[58].

As anormalidades do EEGq no TDAH têm o potencial de "normalizar", ao menos até certo ponto, sob intervenções farmacológicas e de estilo de vida. Quando comparada aos controles, a população com TDAH apresenta ao EEGq um aumento da potência teta relativa e uma redução da potência alfa relativa, seguida pelo aumento da potência teta absoluta e redução da potência beta. No entanto, ao analisar os efeitos do tratamento, alguns estudos relataram apenas frequências absolutas ou médias para cada faixa de potência. Ao focar nos efeitos da medicação estimulante sobre o EEG, a descoberta mais relevante é com relação à capacidade da medicação de diminuir a potência teta e aumentar a potência beta, criando normalização parcial, embora isso não seja replicado em todos os estudos[58].

Concluindo, a atividade cortical é uma medida objetiva que avalia diretamente as alterações da atividade elétrica cerebral. Assim sendo, tem potencial para ser uma importante ferramenta de pesquisa para futuras intervenções e avaliações da resposta ao tratamento na população com TDAH[58].

Transtorno do espectro autista

As anormalidades do EEGq em crianças com TEA têm sido amplamente estudadas, utilizando diversas ferramentas e modelos de análise não linear. Ao explorar essas descobertas de EEGq em crianças com TEA, tem sido propostos vários métodos de diagnósticos automatizados baseados em EEGq com base em complexidade cerebral (por exemplo, entropia espectral, entropia em múltiplas escalas) e conectividade funcional (por exemplo, coerência). Estudos sugerem que o TEA é caracterizado por conectividade cerebral atípica desde idades precoces[59].

Embora o cérebro no TEA tenha sido inicialmente proposto como exibindo um padrão de baixa conectividade ou marcado por baixa conectividade entre outras áreas cerebrais e hiperconectividade local, agora postula-se que haja um padrão mais sutil entre hipo e hiperconectividade cerebral[60]. Portanto, o estudo da conectividade funcional tem sido sugerido como uma fonte promissora de potenciais biomarcadores[59].

Esquizofrenia

Até o momento, não foi identificado um padrão único nas alterações eletroencefalográficas na esquizofrenia. As alterações mais consistentes obtida por meio da análise espectral em pacientes medicados e não medicados é o aumento na atividade nas frequências lentas (delta e teta), principalmente nas regiões frontais. A cronicidade do transtorno tem um efeito significativo nas bandas delta e teta, com a diferença entre pacientes e controles sendo muito maior em pacientes crônicos do que em pacientes no primeiro episódio psicótico e intermediário em amostras mistas. O aumento da atividade de ondas lentas tem sido associado a sintomas negativos mais graves tanto no primeiro surto psicótico quanto em indivíduos com alto risco para psicose, tornando esta observação um marcador relevante da doença. No entanto, com base nos resultados disponíveis, é possível que o aumento da atividade lenta seja específico para os sintomas psicóticos, e não para a esquizofrenia propriamente dita[45].

Tem sido proposto que a atividade síncrona dos neurônios, mediada por oscilações na frequência gama (30-100 Hz) do EEG, possa desempenhar um papel importante na conexão entre neurônios a conjuntos celulares que codificam informações cerebrais. Essa sincronização foi proposta como um mecanismo para a integração, ou conexão, de atividades entre redes neurais. Estudos com EEG em modelos experimentais com animais e em seres humanos demonstraram que a sincronização da frequência gama contribui para diversas funções cognitivas, incluindo atenção e memória. Diminuição na atividade gama e ausência de lateralização em resposta a vários estímulos foram observados repetidamente em pessoas com esquizofrenia. No entanto, a interpretação dos dados obtidos deve ser cautelosa, uma vez que vários fatores podem ter influência sobre as oscilações de frequência gama, incluindo o uso de antipsicóticos[45].

CONSIDERAÇÕES FINAIS

O uso do EEG na clínica psiquiátrica apresenta inúmeras vantagens, por se tratar de método não invasivo, portátil e relativamente barato, sobretudo nos diagnósticos de comorbidades e diagnósticos diferenciais. Já o EEGq apresenta enorme potencial de crescimento na busca por biomarcadores, na compreensão da fisiopatologia dos transtornos psiquiátricos, indicação e avaliação de resposta a tratamentos medicamentosos, reabilitação, em pesquisa básica e clínica e no desenvolvimento de tratamentos mais eficazes.

Para aprofundamento

- Ebersole JS (ed). Current practice of clinical electroencephalography, 4.ed. Philadelphia: Wolters Kluwer Health; 2014.
  - ⇨ Referência em EEG tanto para iniciantes quanto para aprofundamento dos conhecimentos na área.
- Wong PKH. Introduction to brain topography, 1. ed. New York: Plenum Press; 1991.
  - ⇨ Introdução aos fundamentos do EEG quantitativo.
- Tong S, Thakor NV (eds). Quantitative EEG analysis methods and clinical applications, 1a.ed. Norwood: Artech House; 2009.
  - ⇨ Para aprofundamento nas técnicas de EEG quantitativo.

REFERÊNCIAS BIBLIOGRÁFICAS

1. Brazier MAB, Petsche H. Architectonics of cerebral cortex. In: International main research organization monograph series, vol. 3. New York: Raven Press; 1978.
2. Kandel E, Schwartz JH, Jessel TM. Principles of neuroscience. 4. ed. New York: Mc Graw Hill; 2000.
3. Misulis KE, Head TC. Essentials of clinical neurophysiology 3. ed. Burlington: Buttenworth Heinemann; 2003. 276 p.
4. Minucci MV, Brandão F, Gomes MM, Belo H. Bases neurofisiológicas e técnicas de eletroencefalografia. Rev Bras Neurol. 2004;40(1):15-27.
5. American Electroencephalographic Society. Guideline seven: a proposal for standart montages to be used in clinical EEG. J Clin Neurophysiol. 1994;11(1):30-6.
6. Associação Brasileira de Normas Técnicas. Disponível em: www.abnt.org.br.
7. Lüders H. Compreensive clinical neurophysiology. Ohio: The Cleveland Clinic Foundation, March 1-5, 1999.
8. Kooi KA. Fundamentals of electroencephalography. New York: Harper & Row, 1971. p.65.
9. Contreras D, Steriade M. Cellular basis of EEG slow rhythms: a study of a dynamic corticothalamic relationships. J Neurosci 1995;15(1):604-22.
10. Gomes MM, Dominici M, Belo H. Registros de sono em laboratório de EEG de rotina. Ver Bras Neurol 2004; 40(2):45-53.
11. Gomes M M, Bello H. Eletroencefalografia-fundamentos. 1.ed. São Paulo: Revinter, 2008. p. 51-64.
12. Niedermeyer E. Abnormal EEG patterns: epileptic and paroxysmal. In: Niedermeyer E, Silva FL. (Eds). Electroencephalography: basic principles, clinical applications, and related fields, 4.ed. Baltimore: Williams & Wilkins; 1999. p. 235-260.
13. **Montenegro MA, Cendes F, Guerreiro MM, Guerreiro CAM. EEG na prática clínica. São Paulo: Lemos; 2001.**
    - ⇨ Livro que aborda os fundamentos do EEG de maneira prática para iniciantes na área.
14. Boutros N. A review of indications for routine EEG in clinical psychiatry. Hospital and clinical psychiatry. 43;716-710, 1992.
15. Hughes JR, John ER. Conventional and quantitative electroencephalography in psychiatry. J. Neuropsychiatry Clin Neurosci. 1999;11:198-208.
16. Garzon E. Estado de mal epiléptico. J Epilepsy Clin Neurophysiol. 2008;14(Suppl 2):7-11.
17. DeLorenzo RJ, Pellock JM, Towne AR, Boggs, JG. Epidemiology of status epilepticus. J Clin Neurophysiol 1995;12(4):316-25.
18. Leuchter AF, Newton TF, Cook IA, Walter DO, Rosenberg-Thompson S, Lachenbruch PA. Changes in brain functional connectivity in Alzheimer-type and multi-infarct dementia. Brain. 1992;115:1543-61.
19. Coburn KA, Danzinger WL, Storandt M. Brain electrical activity in patients with presenile and senile dementia of the Alzheimer type: changes at 1 year and 2,5 years. Electroencephalogr Clin Neurophysiol. 1985;61:101-12.
20. Prinz PN, Vitiello MV. Dominant occipital (alpha) rhythm frequency in early stage of Alzheimer's disease and depression. Electroencephalogr Clin Neurophysiol. 1989;73:427-32.
21. Spatz R, Kugler J, Greil W, Lorenzi E. Das elektroenzephalogramm bei der lithium-intoxikation. Nervenarzt. 1978;49:539-42.
22. Small JG. Psychiatric disorders and EEG. In: Niedermeyer E, Lopes da Silva F (eds.). Electroencephalography: basic principles, clinical applications, and related fields. Baltimore, Williams and Wilkins; 1993. p. 581-96.
23. Merrin EL, Floyd TC. Negative symptoms and EEG alpha activity in schizophrenic patients. Achizophr Res. 1992;8:11-20.
24. Small JG, Small IF. Is EEG screening before electroshock treatment worth-while? J Nerv Ment Disease. 1989;142:72-7.
25. Grebb JA, Yingling CD, Reus VI. Electrophysiologic abnormalities in patients with eating disorders. Compr Psychiatry. 1984;25:216-223.
26. Bauer LO, Hesselbrock VM. EEG autonomic and subjective correlates of the risk for alcoholism. J Stud Alcohol. 1993; 54:577-89.
27. Dykman RA, Holcomb PJ, Oglesby DM, Ackerman PT. Electrocortical frequencies in hyperactive, learning-disabled, mixed, and normal children. Bio Psychiatry. 1982;17:675-85.
28. Frein G, Galin D, Yingling CD, Johnstone J, Davenport L, Herron J. EEG spectra in dyslexic and controls boys during resting conditions. Electroencephalogr Clin Neurophysiol. 1986;63:87-97.
29. Bridgers SL: Epileptiform abnormalities discovered on electroencephalographic screening of psychiatric inpatients. Arch Neurol. 1987;44:312-6.
30. Koukkol M, Angst J, Zimmer D. Paroxismal EEG activity and psychopatology during treatment with clozapine. Pharmako –psychiatr Neuropsychopharmakol. 1979;12:173-183.
31. Wilson WH. Do anticonvulsivants hinder clozapine treatment? Biol Psychiatry. 1995;37:425-426.
32. Pillay SS, Stoll AL, Weiss MK, Tohen M, Zarate CA Jr, Banov MD, et al. EEG abnormalities before clozapine therapy predict a good clinical responce to clozapine. Ann Clin Psychiatry. 1996;8:1-5.
33. Thakor NV, Tong S. Advances in quantitative electroencephalogram analysis methods. Annu Rev Biomed Eng. 2004;6:453-95.
34. Luccas FJ, Anghinah R, Braga NI, Fonseca LC, Frochtengarten ML, Jorge MS, et al. Recomendações para o registro/interpretação do mapeamento topográfico do eletroencefalograma e potenciais evocados. Parte II: correlações clínicas. Arq Neuropsiquiatr. 1999;57(1):132-46.
35. John ER, Prichep LS. The relevance of QEEG to the evaluation of behavioral disorders and pharmacological interventions. Clin EEG Neurosci. 2006;37(2):135-43.
36. Cohen M. analyzing neural time series data: theory and practice. MIT Press; 2014.
37. Cook IA, Hunter AM, Korb A, Farahbod H, Leuchter AF. EEG signals in psychiatry: biomarkers for depression management. In: Tong S, Thakor NV, editors. Quantitative EEG analysis methods and clinical applications. Norwood: Artech House; 2009. p.289-315.
38. Lai TJ, Payne ME, Byrum CE, Steffens DC, Krishnan KRR. 2000. Reduction of orbital frontal cortex volume in geriatric depression. Biol Psychiatry. 2000;48(10):971-5.
39. Bremner JD, Vythilingam M, Vermetten E, Nazeer A, Adil J, Khan S, et al. Reduced volume of orbitofrontal cortex in major depression. Biol. Psychiatry. 2002;51(4):273-9.
40. Pizzagalli DA. Frontocingulate dysfunction in depression: toward biomarkers of treatment response. Neuropsychopharmacology. 2011;36(1):183-206.

41. Fox MD, Buckner RL, White MP, Greicius,MD, Pascual-Leone A. Efficacy of transcranial magnetic stimulation targets for depression is related to intrinsic functional connectivity with the subgenual cingulate. Biol. Psychiatry. 2012;72(7):595-603.

42. Kwon JS, Youn T, Jung HY. Right hemisphere abnormalities in major depression: quantitative electroencephalographic findings before and after treatment. J Affect Disord. 1996;40(3):169-73.

43. Roemer RA, Shagass C, Dubin W, Jaffe R, Siegal L. Quantitative EEG in elderly depressives. Brain Topogr. 1992;4(4):285-90.

44. Ding X, Yue X, Zheng R, Bi C, Li D, Yao G. Classifying major depression patients and healthy controls using EEG, eye tracking and galvanic skin response data. J Affect Disord. 2019;251:156-161.

45. **Lavoie S, Polari AR, Goldstone S, Nelson B, McGorry PD. Staging model in psychiatry: Review of the evolution of electroencephalography abnormalities in major psychiatric disorders. Early Interv Psychiatry. 2019;13(6):1319-28.**
    ⇨ **Revisão extensa sobre achados de EEG quantitativo nos principais transtornos psiquiátricos.**

46. Ahmadlou M, Adeli H, Adeli A. Fractality analysis of frontal brain in major depressive disorder. Int. J. Psychophysiol. 2012;85(2):206-11.

47. Iosifescu DV, Greenwald S, Devlin P, Mischoulon D, Denninger JW, Alpert JE, et al. Frontal EEG predictors of treatment outcome in major depressive disorder. Eur Neuropsychopharmacol. 2009;19(11):772-7.

48. **Widge AS, Bilge MT, Montana R, Chang W, Rodriguez CI, Deckersbach T, et al. Electroencephalographic biomarkers for treatment response prediction in major depressive illness: a meta-analysis. Am J Psychiatry. 2019;176(1):44-56.**
    ⇨ **Revisão sistemática sobre biomarcadores de resposta ao tratamento na depressão.**

49. Ozerdem A, Guntekin B, Tunca Z, Basar E. Brain oscillatory responses in patients with bipolar disorder manic episode before and after valproate treatment. Brain Research. 2008;1235:98-108.

50. Basar E, Guntekin B, Atagun I, Turp Golbasi B, Tulay E, Ozerdem A. Brain's alpha activity is highly reduced in euthymic bipolar disorder patients. Cognitive Neurodynamics. 2012;6(1):11-20.

51. Moeini M, Khaleghi A, Mohammadi MR. Characteristics of alpha band frequency in adolescents with bipolar II disorder: a resting state QEEG study. Iranian J Psychiatry. 2015;10(1):8-12.

52. Narayanan B, O'Neil K, Berwise C, Stevens MC, Calhounm VD, Clementz BA, et al. Resting state electroencephalogram oscillatory abnormalities in schizophrenia and psychotic bipolar patients and their relatives from the bipolar and schizophrenia network on intermediate phenotypes study. Biol Psychiatry. 2014;76(6):456-65.

53. Venables NC, Bernat EM, Sponheim SR. Genetic and disorder-specific aspects of resting state EEG abnormalities in schizophrenia. Schizophrenia Bulletin. 2009;35(4):826-39.

54. Clark CR, Galletly CA, Ash DJ, Moores KA, Penrose RA, McFarlane AC. Evidence-based medicine evaluation of electrophysiological studies of the anxiety disorders. Clin EEG Neurosci. 2009 Apr;40(2):84-112.

55. Simkin DR, Thatcher RW, Lubar J. Quantitative EEG and neurofeedback in children and adolescents: anxiety disorders, depressive disorders, comorbid addiction and attention-deficit/hyperactivity disorder, and brain injury. Child Adolesc Psychiatr Clin N Am. 2014;23(3):427-64.

56. Bandelow B, Baldwin D, Abelli M, Bolea-Alamanac B, Bourin M, Chamberlain SR, et al. Biological markers for anxiety disorders, OCD and PTSD: A consensus statement. Part II: Neurochemistry, neurophysiology and neurocognition. World J Biol Psychiatry. 2017;18(3):162-214.

57. **Cassani R, Estarellas M, San-Martin R, Fraga FJ, Falk TH. systematic review on resting-state eeg for Alzheimer's disease diagnosis and progression assessment. Dis Markers. 2018;5174815.**
    ⇨ **Revisão sistemática abordando estudos sobre achados de EEG quantitativo na doença de Alzheimer e na avaliação da progressão da doença.**

58. Kirkland AE, Holton KF. Measuring treatment response in pharmacological and lifestyle interventions using electroencephalography in ADHD: a review. Clin EEG Neurosci. 2019;50(4):256-266.

59. Haartsen R, Jones EJH, Orekhova EV, Charman T, Johnson MH; BASIS team. Functional EEG connectivity in infants associates with later restricted and repetitive behaviours in autism; a replication study. Transl Psychiatry. 2019;9(1):66.

60. **O'Reilly C, Lewis JD, Elsabbagh M. Is functional brain connectivity atypical in autism? A systematic review of EEG and MEG studies. PLoS One. 2017;12(5):e0175870.**
    ⇨ **Revisão sistemática abordando estudos em EEG quantitativo e magnetoencefalografia sobre o transtorno do espectro autista.**

61. Olbrich S, Arns M. EEG biomarkers in major depressive disorder: Discriminative power and prediction of treatment response. Intern Rev Psychiatry. 2013;25(5):604-18.

62. Pollock VE, Schneider LS. Quantitative, waking EEG research on depression. Biological Psychiatry. 1990;27(7):757-80.

63. Thibodeau R, Jorgensen RS, Kim S. Depression, anxiety, and resting frontal EEG asymmetry: A meta-analytic review. J Abnormal Psychology. 2006;115(4):715-29.

15

Videoeletroencefalograma na prática psiquiátrica

Lia Arno Fiore
Sigride Thome-Souza
Marli Novaes Silva

Sumário

Introdução
Aplicabilidade do vídeo-EEG
Distúrbios comportamentais
    Distúrbios comportamentais no idoso
Confusão pós-ictal com e sem agressividade
Psicoativos e suas implicações eletroencefalográficas
    Antipsicóticos
    Antidepressivos
Epilepsia do lobo frontal
Estado de mal não convulsivo (NCSE)
Crises não epilépticas psicogênicas (CNEP)
Considerações finais
Para aprofundamento
Referências bibliográficas

Pontos-chave

- O vídeo-eletroencefalograma (EEG) é um exame funcional com indicadores de qualidade e padrões de segurança bem estabelecidos, realizado em ambiente hospitalar por neurofisiologistas capacitados.
- O vídeo-EEG tem apresentado contribuições importantes à Psiquiatria como ferramenta no diagnóstico diferencial da sintomatologia entre crises epilépticas e transtornos psiquiátricos, assim como na análise dos efeitos adversos dos fármacos utilizados nessa população.
- No idoso, a confusão mental, alteração aguda, abrupta e inexplicável no estado mental e de comportamento que se assemelham a um quadro demencial, na maioria das vezes são sintomas sugestivos de crises epilépticas.
- No pós-ictal, o indivíduo pode evoluir para quadro hiperativo, com agitação e heteroagressividade não direcionada, mas potencialmente destrutiva.

INTRODUÇÃO

O videoeletroencefalograma (vídeo-EEG) é um registro digital síncrono do traçado eletroencefalográfico e do comportamento clínico do indivíduo. Em geral são monitorações de longa duração em ambiente hospitalar com duração de 24 horas ou mais, dependendo do objetivo pelo qual foi solicitado o exame. Na realização do exame são utilizados guias e consensos que abrangem todos os aspectos da monitoração por vídeo-EEG[1,2], assim como indicadores de qualidade, relacionados a equitabilidade, eficiência, segurança e efetividade, critérios que servem como base para padrões de qualidade e segurança no cuidado oferecido às unidades de monitoração de epilepsia[2].

As indicações mais comumente utilizadas são[1,3]:

- Avaliação de eventos paroxísticos: ajuda no diagnóstico diferencial entre crises epilépticas e eventos não epilépticos, ou seja, pessoas com eventos paroxísticos recorrentes, sem anormalidades no EEG interictal ou falta de resposta ao tratamento medicamentoso.
- Quantificação e classificação das crises epilépticas: pode ser solicitado, em alguns casos, para determinar se as crises são focais ou generalizadas, orientando assim na escolha da melhor medicação antiepiléptica. A monitoração também quantifica as crises, especialmente se informações não são confiáveis ou na identificação de crises subclínicas.
- Avaliação cirúrgica da epilepsia: é de fundamental importância a compreensão da epilepsia, especialmente em pacientes com refratariedade ao tratamento medicamentoso. O vídeo-EEG é usado tanto para localização do início da crise quanto para realização da tomografia computadorizada por emissão de fóton único (SPECT) ictal.

- Ajuste medicamentoso durante o vídeo-EEG: enfatizando pacientes com história de estado de mal epiléptico (EME), com crises intensas, ou naqueles pacientes com história de reações adversas graves que necessitem uma descontinuação abrupta, a monitoração estreita é essencial.

APLICABILIDADE DO VÍDEO-EEG

O estado de vigília depende da integridade funcional do sistema reticular ativador ascendente. O comprometimento da vigília e das funções cognitivas pode ocorrer em um grande número de transtornos tóxicos e metabólicos, estados ictais não convulsivos, assim como anormalidades multifocais e trauma[4].

Alterações eletroencefalográficas são pouco específicas com relação à etiologia, mas alguns padrões podem ser observados, como ondas trifásicas na insuficiência renal e hepática. No geral, essas alterações são muito úteis na diferenciação de condições orgânicas e psiquiátricas, na exclusão de EME não convulsivo, além de fornecer um guia aproximado do grau de disfunção cortical e subcortical. Existe também uma gama de distúrbios metabólicos que podem estar associados ao quadro do paciente, com alterações no EEG, como hipo e hiperglicemia, hiponatremia, hipo e hipercalcemia, disfunção endócrina, hipopituitarismo, hipoadrenalismo, hipo e hipertireoidismo.

Outras patologias apresentam clínica mais exuberante associada a anormalidades observadas no EEG:

- Encefalopatia de Hashimoto: pode apresentar crises, confusão, mioclonias, demência e coma.
- Porfiria intermitente aguda, com quadro de delírio e confusão, nas crises de porfiria.
- Encefalopatia anóxica, com objetivo de avaliar o grau do insulto hipóxico/isquêmico causado por uma parada cardiorrespiratória, por exemplo.

DISTÚRBIOS COMPORTAMENTAIS

Há um debate há mais de um século da relação entre epilepsia e comportamento violento/atos criminosos, acreditando-se que essas pessoas estariam mais propensas a cometê-los, em decorrência das características impulsivas e episódicas de ambos. Entretanto, alguns estudos mostram que essa premissa não é conclusiva, além de ser concebível que a minoria das pessoas que cometam algum ato violento tenha epilepsia[5].

Alterações comportamentais e psiquiátricas frequentemente são observadas em pessoas com epilepsia, dificultando muitas vezes seu diagnóstico e tratamento, visto que podem estar relacionadas a diversos fatores como: tipo de epilepsia, frequência das crises, efeitos adversos de drogas antiepilépticas (DAE), medicações associadas, idade, sexo, história psiquiátrica e variações genéticas[6,7]. Em adultos, as mais encontradas são ansiedade, irritabilidade, agitação, comportamento agressivo, medo, birra e labilidade emocional, sendo a ansiedade e a irritabilidade vistas em 59,3% e 40,7%, respectivamente[8]. Já as comorbidades psiquiátricas mais encontradas são depressão, transtorno ansioso, psicose, pânico e pensamentos suicidas/suicídio[6,9,10].

Dessas alterações, a agitação, a agressividade, a psicose e pensamentos suicidas raramente são vistos durante o período ictal, sendo mais comuns durante a fase pós-ictal, assim a abordagem comportamental e medicamentosa difere das pessoas sem comorbidades e com epilepsia[6]. A irritabilidade interictal frequentemente está associada a efeito colateral da medicação, depressão, insônia, sonolência diurna, ansiedade, epilepsia descontrolada e prolongada. Por vezes, o único sintoma de crises não controladas ou estado de mal não convulsivo (NCSE) é a irritabilidade, que por sua vez é confundida com outras patologias, como sintoma atípico da depressão[10], sendo descrita como nervosismo e inquietação excessiva, com baixa tolerância à frustração, ou mesmo como pródromo, aparecendo de minutos a dias antes das crises.

Durante o período ictal, a depressão é a segunda manifestação psiquiátrica mais frequente, sendo relatada por 1% dos pacientes com epilepsia do lobo temporal (ELT). É caracterizada por anedonia, profunda tristeza, desespero, desamparo, falta de esperança, sentimentos de culpa e intensa ideação suicida. Esses sintomas ocorrem de forma abrupta, podem durar períodos curtos, sem fator desencadeante claro, diferente de quadro depressivo clássico[9]. Pessoas com epilepsia têm de 2 a 3 vezes mais chances de morrer por suicídio, sofrer automutilação e tentativa de suicídio em comparação com aquelas sem epilepsia[11,12].

Distúrbios comportamentais no idoso

Nessa população é comum a ocorrência de crises epilépticas e epilepsia, com manifestações clínicas diferenciadas em relação à população mais jovem, podendo se relacionar a algumas peculiaridades, como maior suscetibilidade a efeitos colaterais, presença de comorbidades, polifarmácia e interações medicamentosas, foco epiléptico e alterações orgânicas inerentes da idade[13].

Os sinais e sintomas das crises não são tão claros como em jovens, podendo ser sutis, confundindo com outras patologias, principalmente *delirium* ou doença psiquiátrica[13]. Em geral, são pacientes admitidos para avaliação psiquiátrica devido a alterações comportamentais, sendo o diagnóstico diferencial precoce imprescindível para evitar agravamento do quadro, como EME não convulsivo.

Nos mais jovens são comuns crises generalizadas primárias ou de origem no lobo temporal, no idoso 70% dos casos são focais com ou sem generalização e de origem extratemporal, com predomínio no lobo frontal. Crises tônico-clônicas bilaterais (TCB) são mais relacionadas a quadros agudos e frequentes nas alterações metabólicas ou tóxicas, acidente vascular cerebral (AVC) isquêmico ou hemorrágico agudo, trauma cranioencefálico (TCE) e infecção ativa no sistema nervoso central (SNC). As crises focais disperceptivas estão mais relacionadas a lesões focais, como AVC e TCE prévios, malformação vascular, demência e neoplasias, com prevalência de 50% de crises focais disperceptíveis nos idosos, 25% de TCB e 15% de crises focais perceptíveis.

No idoso, a manifestação clínica mais frequente é confusão mental tanto no período ictal quanto pós-ictal. Podem apresentar alteração de comportamento, agitação, agressividade, letargia, lentificação psicomotora, estupor, catatonia, maior comprometimento funcional, *staring*, arresponsividade, ou mesmo o olhar vago, como único sintoma. As auras são raras e atípicas; quando ocorrem, são descritas como tonturas e astenia. Os automatismos também são raros, com predomínio dos orofaciais. Outro sintoma comum é a paresia de Todd com duração de segundos a dias, por vezes diagnosticada como AVC ou ataque isquêmico transitório (AIT), com perda transitória de função, na área do cérebro responsável pela atividade epiléptica.

A história clínica detalhada permite identificar fatores que favorecem o diagnóstico precoce, como alteração aguda, abrupta e inexplicável no estado mental, comportamental ou confusão mental, flutuantes na maioria das vezes – sintomas sugestivos de crises epilépticas. A confusão mental pós-ictal nessa faixa etária é prolongada chegando a permanecer de horas a semanas, assemelhando-se a quadro demencial.

O EME não convulsivo é a complicação mais frequente encontrada em idosos, mas no geral é um diagnóstico tardio. O quadro apresenta-se como confusão mental, desorganização do comportamento, agitação e até catatonia, por vezes tratada como doença psiquiátrica, sobretudo *delirium* e demência.

As características do *delirium* são semelhantes às encontradas na epilepsia e no EME. Ambas são intensas e abruptas, curso flutuante, com períodos de melhora e exacerbação dos sintomas em poucas horas, chegando a ter momentos de lucidez.

Ao contrário do *delirium,* em que pode haver hipervigilância vespertina e noturna, e sono pela manhã, inversão do ciclo sono-vigília e *sundowning*, na epilepsia as flutuações ocorrem independentes do período do dia e estão relacionadas a aumento ou redução da atividade epileptiforme. O quadro clínico vai se agravando e flutuando menos, conforme as crises epilépticas se tornem mais prolongadas, culminando no EME. Para realizar a diferenciação diagnóstica entre essas duas patologias, é necessário fazer vídeo-EEG, porque até o momento não há parâmetros clínicos para distingui-las de forma confiável.

Um EEG de 50 minutos nem sempre é conclusivo nessa população, o padrão eletroencefalográfico pode alterar durante o decorrer do dia, e a sintomatologia se manter inalterada, pois a confusão mental pode ser tanto ictal quanto pós-ictal. O padrão-ouro para diagnosticar esses quadros clínicos é o vídeo-EEG. O traçado eletroencefalográfico pode ser tão atípico quanto os sintomas, com registro de atividade contínua focal, desorganização difusa e, em alguns casos, ondas lentas contínuas. Durante o exame podem-se realizar testes terapêuticos para confirmação diagnóstica. No teste é administrado benzodiazepínico por via endovenosa. Em alguns países lorazepam injetável está disponível; no Brasil, pode-se utilizar o diazepam, com dose que varia de 5 a 8 mg.

Após administração do medicamento, espera-se mudança no EEG e concomitante alteração na clínica do paciente. Existe uma remissão da confusão mental imediata, organização do comportamento, melhora cognitiva, orientação e linguagem que podem durar algumas horas.

O diagnóstico de crises epilépticas e epilepsia no idoso é complexo e difícil de identificar. A Tabela 1 mostra algumas diferenças entre as patologias mais observadas nessa população.

CONFUSÃO PÓS-ICTAL COM E SEM AGRESSIVIDADE

O estado mental durante o período pós-ictal pode deixar o paciente com confusão mental, quadro sugestivo de demência, alucinações, delírios e irritabilidade, levando à violência em alguns casos. É mais frequente nas crises focais do lobo frontal e temporal, associados ao sistema límbico.

Existe escassez na literatura que examine sinais e sintomas pós-ictais, sobretudo do estado confusional. Entretanto, alguns estudos evidenciaram que mecanismos biológicos como hipoperfusão/hipóxia cerebral e hiperamonemia transitória aguda podem se relacionar a alterações comportamentais, cognitivas e de consciência[13,14].

Tabela 1   Diferenças dos sinais e sintomas encontrados na epilepsia e em outras patologias

	EME/epilepsia	*Delirium*	Demência	Depressão
Início	Abrupto	Abrupto	Insidioso	Insidioso
Curso clínico	Flutuante	Flutuante	Progressivo	Progressivo
Duração	Minutos/horas	Minutos/horas	Meses/anos	Meses
Atenção	Diminuída	Diminuída ou hipervigilante	Preservada	Diminuída
Consciência	Alterada	Alterada	Preservada	Preservada
Psicomotricidade	Lentificada/agitada	Lentificada/ agitada	Lentificada/agitada	Lentificada/agitada
Reversibilidade	Reversível	Reversível	Irreversível	Reversível
Administração de benzodiazepínico	Remissão	Piora	Pode piorar a disfunção cognitiva em longo prazo	Coadjuvante com outros medicamentos

EME: estado de mal epiléptico.

No pós-ictal frequentemente se observa *delirium* "hipoativo", caracterizado por confusão mental, desorientação e comportamento retraído, sendo rara a agressividade, porém o quadro confusional pode levar à sensação de medo, evoluindo para hiperatividade com comportamento agitado e, dependendo dos cuidados prestados, gera uma violência reativa, não direcionada, mas potencialmente destrutiva ao ambiente e pessoas próximas. A manifestação de comportamento violento espontâneo e direcionado a um objeto é incomum nessa população.

A intensidade da agitação/agressividade no pós-ictal está diretamente relacionada à abordagem realizada. Pacientes tendem a andar sem direção, verbalizar agressivamente e sem sentido ou proferir palavras obscenas, muitas vezes assumindo uma postura agressiva e reativa, se restritos. É imprescindível que familiares, amigos e colegas de trabalho sejam orientados da semiologia durante a fase ictal e pós-ictal, assim como a forma adequada e segura no manejo da situação. É importante manter um ambiente calmo, apenas uma pessoa conversando com o paciente, com voz calma, baixa e pausada. Nesse momento tudo está estranho e ameaçador.

Os pacientes devem ser contidos fisicamente somente se precisarem de proteção ou com risco de prejuízo a si mesmos ou aos outros. Mesmo pacientes agitados muitas vezes cooperam para que sejam colocadas contenções mecânicas temporárias, se um profissional falar de maneira direta e calma.

Para evitar qualquer evento adverso, os membros da equipe precisam ser cuidadosamente treinados em segurança do paciente e seguir protocolos temporários de contenção. Há relatos de pacientes com *delirium* pós-ictal que foram contidos de forma inadequada e sofreram luxações, fraturas e quase asfixia.

A confusão mental pós-ictal com agressividade é diferente de psicose pós-ictal. Nas psicoses, os sintomas mais comuns são delírios e alucinações, alteração no conteúdo do pensamento e alterações do humor. Os pacientes também podem ficar agressivos, mas é diferente do quadro confusional, no qual a agressividade tem duração de minutos, é autolimitada e reativa ao ambiente.

Nos casos de agitação/agressividade e psicose flutuante, com suspeita de origem epiléptica, recomenda-se realizar vídeo-EEG para confirmação diagnóstica.

PSICOATIVOS E SUAS IMPLICAÇÕES ELETROENCEFALOGRÁFICAS

Nos estudos considerados ideais, como no chamado fármaco-EEG, aplica-se a clínica psiquiátrica de rotina idealmente para estudar:

- Monitoração da toxicidade das drogas psicotrópicas no SNC.
- Predição da resposta clínica ao tratamento com psicotrópicos.

Infelizmente, a despeito das investigações realizadas, com resultados e achados promissores, não se tem observado impacto na prática clínica, ou mesmo diretrizes aos prescritores da atividade elétrica cerebral após administração de uma dessas medicações[15,16].

A evidência da relação bidirecional entre os transtornos psiquiátricos e a epilepsia indica a possibilidade de que os transtornos psiquiátricos por si só possam impactar negativamente na frequência das crises, mais do que as medicações.

Antipsicóticos

Existe uma constante preocupação no uso de medicações que possam apresentar potencial efeito proconvulsivante. Nesse cenário há os psicotrópicos de primeira e segunda geração, que podem estar associados a aumento no risco de crises epilépticas, assim como indução de alterações epileptiformes não específicas. O risco de crises varia significantemente e depende da medicação por si só, da dosagem, da concentração plasmática, do esquema de titulação, assim como do limiar inato do paciente para apresentar crises.

Os prescritores dessa classe de medicamentos devem se atentar ao perfil dos pacientes, como os não aderentes, os que param o medicamento abruptamente ou mesmo aqueles que podem apresentar crises convulsivas precipitadas por algum transtorno associado ao uso de álcool. Deve-se ter em mente também que ao redor de 10% dos indivíduos normais podem apresentar achados inespecíficos no EEG e 1% podem apresentar atividade epileptiforme, sem nunca ter manifestado crises. As anormalidades do EEG devem ser consideradas dentro de um cenário clínico, história médica pregressa e um exame físico cuidadoso, na busca de uma causa orgânica, antes de relacionar o achado do EEG ao uso do psicotrópico.

Em estudo realizado com uso de clozapina, em pacientes com esquizofrenia e transtorno afetivo bipolar refratários demonstrou-se estreita correlação entre níveis séricos de clozapina acima de 600 ng/mL e o aparecimento de alterações eletrencefalográficas. Além disso, observou-se que níveis séricos de norclozapina estavam significantemente reduzidos quando associados ao uso de valproato de sódio, em comparação àqueles sem uso de valproato[17].

Os antipsicóticos com alto risco de crises são a clorpromazina e a loxapina. Em razão do alto risco de crises com essa classe de medicamento, foi realizado um estudo regulatório de ensaios clínicos, demonstrando o risco de crises, o qual, no entanto, foi reduzido depois de retirada da clozapina e da olanzapina do estudo. O risco da quetiapina é semelhante ao da olanzapina. Por outro lado, antipsicóticos atípicos, como a ziprasidona, o aripiprazol e a risperidona não demonstraram impacto na incidência de crises[18].

Antidepressivos

Os antidepressivos têm um baixo risco em crises, mas tem-se observado aumento na incidência quando da alta concentração plasmática, superdosagens ou redução no seu *clearance*.

Existem relatos de crises logo após introdução de antidepressivos tricíclicos (ADT) em pessoas com ou sem história de crises. A estimativa de risco está entre 1 e 2%, com doses terapêuticas de 150 a 300 mg, com início que varia de 3 dias a 12 meses; nos casos de *overdose* o risco varia de 3 a 20%. Em decorrência do alto risco de crises com doses terapêuticas de amoxapina, clomipramina e maprotilina, esses medicamentos não são recomendados em pessoas com epilepsia.

Na ingestão tóxica de desipramina, imipramina e nortriptilina existe alto risco (> 10%) de crises, e risco intermediário (5 a 10%) com amitriptilina, clomipramina, doxepina, protriptilina e trimipramina.

Os antidepressivos com melhor tolerabilidade e segurança, mesmo nas superdosagens, são os inibidores seletivos de recaptação de serotonina (ISRS) e os inibidores seletivos de recaptação de norepinefrina (ISRN), preferíveis ao ADT. Alguns trabalhos postulam inclusive que os ISRS possuam propriedades anticonvulsivantes[19].

Por outro lado, a bupropiona está relacionada com alta incidência de crises; seu uso está contraindicado em pacientes com epilepsia, inclusive levando a EME, na superdosagem[20].

Pisani et al.[21] sugerem algumas recomendações na prescrição de psicotrópicos, em pessoas com:

- Transtorno psiquiátrico e epilepsia: considerar uso de antiepilépticos com propriedades psicotrópicas, não usar fármacos com alto potencial epileptogênico, iniciar com dose baixa e titular devagar, manter a dose mínima terapêutica, evitar polifarmácia, quando possível checar níveis séricos, ficar atento para mudanças súbitas no EEG – se mudanças e/ou piora de crises, considerar mudança do psicotrópico ou otimizar os antiepilépticos.

- Transtorno psiquiátrico sem epilepsia: checar fatores de predisposição, ficar atento a manifestações clínicas agudas e/ou transitórias (crises epilépticas e vários estados psiquiátricos – difícil sem auxílio de exame, p. ex., vídeo-EEG), considerar risco de crises no ajuste do psicotrópico, se altas doses forem imprescindíveis devido à necessidade do paciente, considerar antiepilépticos.

Tabela 2 Relação de psicotrópicos e anormalidades no eletroencefalograma (EEG)

Psicotrópico	Anormalidades no EEG
Antidepressivos tricíclicos Inibidores da monoamino oxidase Carbonato de lítio* Fenotiazidas Butirofenonas	Atividade de base lenta, com aumento da voltagem da atividade teta e menor grau da atividade delta Diminuição do ritmo alfa e da atividade beta *Lítio: pode causar alterações difusas no EEG, mesmo nas concentrações terapêuticas, atividade lenta contínua e surtos de ondas lentas generalizadas
Benzodiazepínicos	Induz ou aumenta a atividade beta (> 13 Hz)

Os psicotrópicos podem causar alterações inespecíficas no EEG e raramente levam a crises, a não ser que existam fatores facilitadores. Seu aparecimento não implica descontinuação da medicação.

EPILEPSIA DO LOBO FRONTAL

Um tipo de epilepsia que frequentemente mimetiza condições psiquiátricas primárias é a epilepsia do lobo frontal (ELF). Os lobos frontais têm várias funções (motoras, linguagem, executivas, emocional e controle de impulsos) e papel complexo nas funções cognitivas e de comportamento, assim a ELF pode se apresentar de maneira variada, com manifestações dependentes da localização da atividade epileptiforme, produzindo sintomas neurológicos (motor e cognitivo), somáticos (náuseas e vertigem) e psiquiátricos (alterações da cognição, humor, pensamento e sono)[22]. Propõe-se uma divisão dos sintomas neuropsiquiátricos da ELF em 3 grupos: a) manifestações ictais (crises) que podem se apresentar como psicose, alteração do humor, ansiedade, alterações motoras e linguagem bizarra, que podem ser confundidas com crises não epilépticas de origem psicogênica (CNEP); b) comorbidade alta da ELF com quadros psiquiátricos; e c) alguns quadros psiquiátricos que mimetizam ELF (transtorno de déficit de atenção e hiperatividade, psicoses, CNEP etc.).

As crises do lobo frontal são descritas como breves, estereotipadas, frequentemente noturnas, de início rápido, ocorrendo em salvas, com pós-ictal curto e recuperação cognitiva imediata, características que as diferenciam das crises do lobo temporal[23]. Suas principais apresentações clínicas são:

- Crises clônicas unilaterais.
- Crises tônicas assimétricas com consciência preservada.
- Atividade motora ampla e repetida envolvendo a musculatura proximal (p. ex., pedalagem).
- Automatismos motores repetidos, como torção pélvica axial, movimentos bimanuais repetidos, projeção frontal do quadril.
- Vocalização – gritar, xingar e risos.

O vídeo-EEG é de suma importância na ELF, pois EEG de rotina em ELF podem ser confundidor.[24] Além disso, artefatos musculares podem encobrir atividade epileptiforme, assim como a limitação dos eletrodos de superfície não conseguem registrar sulcos mais profundos do lobo frontal, de modo que:

- Registro de descargas interictais ocorre em 60 a 70% das ELF, mas elas podem não ser tão localizatórias como na ELT, porque frequentemente têm projeção bilateral, multifocal ou generalizada.
- Pode haver espraiamento rápido, levando a falsa localização ou lateralização.

Em um terço dos pacientes com ELF os registros de superfície, tanto interictais quanto ictais, são relatados como normais ou inespecíficos[23], mas apesar disso o vídeo-EEG ainda é considerado o padrão-ouro para o diagnóstico diferencial entre ELF e CNEP[25].

Em levantamento de 35 artigos de 1999 a 2005, Gold et al.[22] encontraram 66 casos de ELF com manifestações ictais psiquiátricas (17 se apresentavam como psicoses, 33 como alterações afetivas e 16 como alterações de personalidade). Destes, 74,2%

tiveram manifestações psiquiátricas ictais e 4,3% pós-ictais. Além disso, 18% dos pacientes com semiologia psiquiátrica estavam em EME não convulsivo e 3 pacientes tiveram remissão dos sintomas psiquiátricos com o controle das crises (2/3 com tratamento clínico e 1/3 cirúrgico). De 66 casos levantados por Gold et al.[22], 16 tiveram alterações de personalidade como apresentação primária da ELF.

Psicoses em ELF são bem documentadas e descritas como alucinações ictais, paranoia e medo, agressões associadas a distúrbios perceptivos e catatonia[26-28]; a incidência das psicoses é semelhante à de ELT.

As alterações afetivas, embora menos frequentes do que na ELT, podem se apresentar como mania ou depressão; sintomas afetivos ictais incluem medo, riso imotivado, agitação súbita ou choro e podem estar associados a sintomas motores, assim como movimentos de correr (cursivos)[29].

Em uma série de 10 pacientes com ELF[30], 7 deles apresentaram ora um quadro de hipomania, ora indiferença emocional associada a automatismos simples, e EEG com atividade frontal unilateral. Da mesma maneira, quadros de mania de início súbito (não insidiosos) em idosos sugerem epilepsia e não transtorno afetivo bipolar[31].

Crises noturnas na ELF podem se apresentar como despertares paroxísticos, distonias paroxísticas noturnas e *"wandering"* ou passeios noturnos,[32] causando sono fragmentado e sonolência diurna. Algumas crises na ELF podem ser confundidas com terror noturno, porém ocorrem durante o sono leve, são breves, estereotipadas, em salvas (3 a 8 crises/noite); ocorrem também nos cochilos diurnos e em pacientes com mais de 10 anos de idade[33].

ESTADO DE MAL NÃO CONVULSIVO (NCSE)

O NCSE é um diagnóstico difícil, pois os sinais e sintomas são inespecíficos, geralmente indistinguíveis do *delirium* ou de outros estados confusionais, e de quadros psicóticos como psicose e catatonia[34].

É importante diferenciar o EME das crises epilépticas. Crises epilépticas são definidas como uma ocorrência transitória de sinais e/ou sintomas em decorrência da atividade neuronal anormal, excessiva ou sincrônica do córtex cerebral (atividade epileptiforme ictal). O termo transitório refere-se a um tempo limitado com início e fim claros. Já o EME é caracterizado por uma crise epiléptica suficientemente prolongada ou repetida em intervalos breves, de maneira a produzir uma condição epiléptica duradoura e invariável[35].

Para se definir um EME, a duração da atividade epileptiforme contínua foi estabelecida em 30 minutos ou mais, baseado na observação de que após 30 minutos dessa atividade pode ocorrer lesão neuronal irreversível[36], embora seja evidente a necessidade de iniciar o tratamento o mais precoce possível, a fim de obter melhor prognóstico. Por isso, a definição operacional clássica de EME é um período igual ou maior a 5 minutos de: (a) atividade contínua; ou (b) duas ou mais crises entre as quais não há recuperação completa da consciência[37].

Portanto, na suspeita de EME deve-se obter um EEG o mais cedo possível, principalmente quando se trata de formas de estado de mal que são diagnosticadas unicamente através do EEG[38].

Semiologicamente, o EME é classificado de acordo com dois critérios: (a) presença ou ausência de sintomas motores proeminentes, ou seja, formas convulsivas e formas não convulsivas; (b) grau de comprometimento da consciência do paciente (qualidade e quantidade), abrangendo condições ainda indeterminadas, como quadros confusionais agudos associados a alterações epileptiformes no EEG[35]. A apresentação do EME pode ser difícil de reconhecer em algumas faixas etárias, devido à sutileza dos sinais e sintomas (p. ex., neonatos).

No EME, bem como em outras condições neurológicas, a clínica e o EEG são dinâmicos e modificam-se rapidamente, motivo pelo qual EEG devem ser repetidos. Como exemplo, pode se iniciar com sinais motores focais e evoluir para sinais convulsivos bilaterais e, eventualmente, em algumas horas, evoluir para um estado comatoso, com fenômenos motores discretos, conhecido como "*status* sutil" com correlato eletroencefalográfico[35].

A classificação do estado de mal de 2015 não contempla um grupo de condições clínicas, que, apesar de não serem consideradas estado de mal, são condições indeterminadas, conceituadas como "de fronteira" (*boundary syndromes*), com terminologia utilizada tanto por epileptólogos quanto por outras especialidades:

- Encefalopatias epilépticas: a característica mais evidente do EEG é o alentecimento da atividade de base que, ao longo do curso da doença, demonstra o desenvolvimento gradual de desorganização do traçado.
- Estado de coma sem padrão epileptiforme evolutivo (p. ex., descargas periódicas monótonas).
- Distúrbios comportamentais (p. ex., psicose) em indivíduos com epilepsia.
- Quadros confusionais agudos (p. ex., *delirium*) com padrão de EEG epileptiforme[35,39,40].

O EME não apresenta um padrão eletrencefalográfico específico, embora a presença de descargas epileptiformes seja um marcador dessa condição. Com a duração crescente do quadro de EME, o EEG pode se modificar e apresentar padrões rítmicos não epileptiformes. Portanto, o EEG e o vídeo-EEG são fundamentais no diagnóstico de EMENC, pois os sinais clínicos são sutis e inespecíficos[38].

As alterações do EEG são descritas de acordo com sua localização (lateralizada, generalizada, multifocal), morfologia (agudas ou não, número de fases, p. ex., trifásicas), padrão (periódico, delta ritmado, complexos espícula-onda), tempo (prevalência, frequência, duração), modulação (espontânea ou induzida por estímulos) e efeito de medicações (p. ex., teste terapêutico)[39-41]. Porém, alguns padrões eletrográficos, como ondas trifásicas, podem ser registrados no EME, bem como em outras condições patológicas, causando certa confusão.

Uma questão importante a ser abordada é se o tratamento por eletroconvulsoterapia (ECT) pode ser causa potencial de

EME, pois existem relatos na literatura de confusão mental e arresponsividade pós-ECT, que foram reconhecidas como EME. Aftab et al.[34] identificaram 13 casos a partir de 12 artigos entre 1993 e 2000. Os casos apresentavam fatores de risco para crises prolongadas e estado de mal como: a) descontinuação ou redução de doses de benzodiazepínicos ou antiepilépticos pré-ECT; b) uso concomitante de antipsicóticos e antidepressivos. A maioria dos casos teve prognóstico favorável; apenas um evoluiu com confusão mental após a resolução do NCSE, porém com possível diagnóstico de demência vascular. Os autores concluíram que o NCSE pós-ECT é pouco rotineiro, mas o diagnóstico pode não ser reconhecido devido a sinais e sintomas inespecíficos. Assim, recomenda-se a realização de EEG imediato pós-ECT em pacientes que evoluem com quadros confusionais prolongados. Os conhecidos fatores de risco pré-ECT são antecedentes de crises epilépticas, uso concomitante de lítio e descontinuação de benzodiazepínicos ou DAE, ou seja, EEG de base pré-ECT seria ideal. No entanto, alguns autores[42] lembram que alterações pós-ECT no EEG, como alentecimento difuso e espículas repetidas, podem ser observadas e devem ser distintas de EEG compatível com NCSE. De qualquer maneira, esses achados não explicariam um distúrbio cognitivo com duração maior do que alguns dias, bem como fenômenos motores sutis consistentes com NCSE, além dos casos descritos de EME pós-ECT[34].

CRISES NÃO EPILÉPTICAS PSICOGÊNICAS (CNEP)

O diagnóstico de CNEP sem vídeo-EEG é muito limitado. As manifestações das CNEP são variáveis e frequentemente se assemelham a crises epilépticas, sem característica patognomônicas, embora existam sinais que diferenciam CNEP de crises epilépticas[43]. Atualmente, o padrão-ouro para o diagnóstico de CNEP é a documentação de EEG sem anormalidades durante os eventos, com semiologia e história clínica compatíveis com CNEP[44]. Assim, faz-se necessária a presença de monitoração em unidade de vídeo-EEG, com uma equipe experiente. No entanto, por vezes não se consegue obter eventos durante a monitoração, mesmo sob indução, com dados insuficientes para distinguir CNEP de alguns tipos de crises do lobo frontal. Para tanto, o diagnóstico de CNEP depende principalmente do julgamento clínico, diferentemente das crises epilépticas que podem ser verificadas por estudos patológicos ou testes terapêuticos[44]. O diagnóstico de CNEP pode ser realizado em fases com níveis de certeza clínica[45]: a) evento típico observado por clínico experiente, com sinais de consciência preservada – diagnóstico provável; b) evento registrado durante EEG de rotina – diagnóstico clinicamente estabelecido; c) evento registrado durante vídeo-EEG, revisado por profissionais capacitados – diagnóstico documentado.

Em estudo realizado por Erba[44], em cerca de 1/3 dos casos o diagnóstico diferencial entre crises epilépticas e CNEP foi possível apenas com o registro clínico das crises sem o EEG. Por outro lado, nas admissões hospitalares de urgência, as CNEP são frequentemente não diagnosticadas (25% das admissões), principalmente quando baseadas unicamente na semiologia[46], embora existam características que favoreçam o diagnóstico, bem como outras que são insuficientes para afastar o diagnóstico (Tabela 3).

CONSIDERAÇÕES FINAIS

Em Psiquiatria, o vídeo-EEG é muito importante no diagnóstico diferencial de quadros de natureza orgânica e "não orgânica". Através desse método diagnóstico é possível avaliar a função cortical ao longo do tempo, contribuindo nos diagnósticos diferenciais de alterações comportamentais associadas a atividade epiléptica, distúrbios da consciência como *delirium* agudo, quadros demenciais e eventos de natureza não epiléptica, além da avaliação do efeito de algumas drogas psiquiátricas sobre a função cortical.

Tabela 3 Características clínicas das crises não epilépticas psicogênicas (CNEP)

Favorecem diagnóstico de CNEP	Não excluem CNEP
Assincronia de movimentos ou semiologia cuja apresentação não respeita a neuroanatomia	Falta de estereotipia entre uma crise e outra
Evento motor bilateral com memória preservada	Mordedura de língua e liberação de esfíncteres
Presença de choro, movimentos laterais da cabeça e corpo, projeção da pelve	Movimentos motores amplos e caóticos (*thrashing*) e opistótono
Olhos fechados com resistência à abertura forçada, *flutter* palpebral	
Duração prolongada com curso flutuante (tipo liga-desliga)	Início gradual

Para aprofundamento

- Hirsch LJ, Brenner RP. Atlas of EEG in critical care. John Wiley & Sons; 2010
  - ↪ Atlas abrangente, com uma introdução acessível, composto de imagens de traçados de EEG, desde padrões normais até padrões observados em encefalopatias, crises epilépticas não convulsivas e padrões controversos na fronteira entre atividade crítica e intercrítica.
- Proença ICGF, Marchetti RL. Manual prático de neuropsiquiatria e epilepsia. Gen; 2019.
  - ↪ Excelente livro, com objetivo na capacitação de médicos psiquiatras e neurologistas no diagnóstico e tratamento dos principais transtornos neuropsiquiátricos associados à epilepsia.
- Trimble M, Schmitz B. The neuropsychiatry of epilepsy. Cambridge University Press; 2002.
  - ↪ Escrito por autores de reconhecimento internacional abordando aspectos comportamentais de pacientes com epilepsia, desde problemas cognitivos, de bases biológicas a aspectos clínicos, assim como tratamento, incluindo crises não epilépticas psicogênicas.

REFERÊNCIAS BIBLIOGRÁFICAS

1. Shih JJ, Fountain NB, Herman ST, Bagic A, Lado F, Arnold S, et al. Indications and methodology for video-electroencephalographic studies in the epilepsy monitoring unit. Epilepsia. 2018;59(1):27-36.
2. Sauro KM, Wiebe S, Macrodimitris S, Jetté N, Team EQI. Quality indicators for the adult epilepsy monitoring unit. Epilepsia. 2016;57(11):1771-8.
3. Pressler RM, Seri S, Kane N, Martland T, Goyal S, Iyer A, et al. Consensus-based guidelines for Video EEG monitoring in the pre-surgical evaluation of children with epilepsy in the UK. Seizure. 2017;50:6-11.
4. Kaplan PW. The EEG in metabolic encephalopathy and coma. J Clin Neurophysiol. 2004;21(5):307-18.
5. Kim JM, Chu K, Jung KH, Lee ST, Choi SS, Lee SK. Characteristics of epilepsy patients who committed violent crimes: report from the National Forensic Hospital. J Epilepsy Res. 2011;1(1):13-8.
6. Chen B, Choi H, Hirsch LJ, Katz A, Legge A, Buchsbaum R, et al. Psychiatric and behavioral side effects of antiepileptic drugs in adults with epilepsy. Epilepsy Behav. 2017;76:24-31.
7. Chen B, Choi H, Hirsch LJ, Legge A, Buchsbaum R, Detyniecki K. Cross-sensitivity of psychiatric and behavioral side effects with antiepileptic drug use. Seizure. 2018;62:38-42.
8. Ho CSH, Dubeau F, Séguin R, Ducharme S. Prevalence of neuropsychiatric symptoms associated with malformations of cortical development. Epilepsy Behav. 2019;92:306-10.
9. Mula M. Epilepsy-induced behavioral changes during the ictal phase. Epilepsy Behav. 2014;30:14-6.
10. Kwon OY, Park SP. Interictal irritability and associated factors in epilepsy patients. Seizure. 2016;42:38-43.
11. Gorton HC, Webb RT, Pickrell WO, Carr MJ, Ashcroft DM. Risk factors for self-harm in people with epilepsy. J Neurol. 2018;265(12):3009-16.
12. Li Q, Chen D, Zhu LN, Wang HJ, Xu D, Tan G, et al. Depression in people with epilepsy in West China: status, risk factors and treatment gap. Seizure. 2019;66:86-92.
13. **Jenssen S, Schere D. Treatment and management of epilepsy in the elderly demented patient. Am J Alzheimers Dis Other Demen. 2010;25(1):18-26.**
    ⇨ Revisão sobre diagnósticos diferenciais das principais psicopatologias e epilepsia no idoso, assim como terapêuticas recomendadas.
14. **Subota A, Khan S, Josephson CB, Manji S, Lukmanji S, Roach P, et al. Signs and symptoms of the postictal period in epilepsy: a systematic review and meta-analysis. Epilepsy Behav. 2019;94:243-51.**
    ⇨ Metánalise das alterações comportamentais e cognitivas presentes no período pós-ictal.
15. Mucci A, Volpe U, Merlotti E, Bucci P, Galderisi S. Pharmaco-EEG in psychiatry. Clin EEG Neurosci. 2006;37(2):81-98.
16. **Aiyer R, Novakovic V, Barkin RL. A systematic review on the impact of psychotropic drugs on electroencephalogram waveforms in psychiatry. Postgrad Med. 2016;128(7):656-64.**
    ⇨ Revisão sistemática (PRISMA), correlacionando os psicotrópicos disponíveis e seu impacto no EEG.
17. Kim HS, Youn T, Kim SH, Jeong SH, Jung HY, Jeong SW, et al. Association between electroencephalogram changes and plasma clozapine levels in clozapine-treated patients. Int Clin Psychopharmacol. 2019;34(3):131-7.
18. Alper K, Schwartz KA, Kolts RL, Khan A. Seizure incidence in psychopharmacological clinical trials: an analysis of Food and Drug Administration (FDA) summary basis of approval reports. Biol Psychiatry. 2007;62(4):345-54.
19. Habibi M, Hart F, Bainbridge J. The impact of psychoactive drugs on seizures and antiepileptic drugs. Curr Neurol Neurosci Rep. 2016;16(8):71.
20. Thundiyil JG, Kearney TE, Olson KR. Evolving epidemiology of drug-induced seizures reported to a Poison Control Center System. J Med Toxicol. 2007;3(1):15-9.
21. Pisani F, Oteri G, Costa C, Di Raimondo G, Di Perri R. Effects of psychotropic drugs on seizure threshold. Drug Saf. 2002;25(2):91-110.
22. **Gold JA, Sher Y, Maldonado JR. Frontal lobe epilepsy: a primer for psychiatrists and a systematic review of psychiatric manifestations. Psychosomatics. 2016;57(5):445-64.**
    ⇨ Revisão abrangente das comorbidades psiquiátricas na epilepsia do lobo frontal.
23. Bagla R, Skidmore CT. Frontal lobe seizures. Neurologist. 2011;17(3):125-35.
24. Beleza P, Pinho J. Frontal lobe epilepsy. J Clin Neurosci. 2011;18(5):593-600.
25. LaFrance WC, Benbadis SR. Differentiating frontal lobe epilepsy from psychogenic nonepileptic seizures. Neurol Clin. 2011;29(1):149-62, ix.
26. Leentjens A, Pepplinkhuizen L. A case of periodic catatonia, due to frontal lobe epilepsy. Int J Psychiatry Clin Pract. 1998;2(1):57-9.
27. Luat AF, Asano E, Rothermel R, Sood S, Chugani HT. Psychosis as a manifestation of frontal lobe epilepsy. Epilepsy Behav. 2008;12(1):200-4.
28. Takaya S, Matsumoto R, Namiki C, Kiyosu H, Isono O, Hashikawa K, et al. Frontal nonconvulsive status epilepticus manifesting somatic hallucinations. J Neurol Sci. 2005;234(1-2):25-9.
29. Fohlen M, Bulteau C, Jalin C, Jambaque I, Delalande O. Behavioural epileptic seizures: a clinical and intracranial EEG study in 8 children with frontal lobe epilepsy. Neuropediatrics. 2004;35(6):336-45.
30. Thomas P, Zifkin B, Migneco O, Lebrun C, Darcourt J, Andermann F. Nonconvulsive status epilepticus of frontal origin. Neurology. 1999;52(6):1174-83.
31. Pascualy M, Tsuang D, Shores M, Agustin C, Krause E, Spain W, et al. Frontal-complex partial status epilepticus misdiagnosed as bipolar affective disorder in a 75-year-old man. J Geriatr Psychiatry Neurol. 1997;10(4):158-60.
32. Aricò I, Condurso R, Granata F, Nobili L, Bruni O, Silvestri R. Nocturnal frontal lobe epilepsy presenting with restless leg syndrome-like symptoms. Neurol Sci. 2011;32(2):313-5.
33. Sinclair DB, Wheatley M, Snyder T. Frontal lobe epilepsy in childhood. Pediatr Neurol. 2004;30(3):169-76.
34. Aftab A, VanDercar A, Alkhachroum A, LaGrotta C, Gao K. Nonconvulsive status epilepticus after electroconvulsive therapy: a review of literature. Psychosomatics. 2018;59(1):36-46.
35. Trinka E, Cock H, Hesdorffer D, Rossetti AO, Scheffer IE, Shinnar S, et al. A definition and classification of status epilepticus--Report of the ILAE Task Force on Classification of Status Epilepticus. Epilepsia. 2015;56(10):1515-23.
36. Treatment of convulsive status epilepticus. Recommendations of the Epilepsy Foundation of America's Working Group on Status Epilepticus. JAMA. 1993;270(7):854-9.
37. Lowenstein DH, Bleck T, Macdonald RL. It's time to revise the definition of status epilepticus. Epilepsia. 1999;40(1):120-2.
38. Bauer G, Trinka E. Nonconvulsive status epilepticus and coma. Epilepsia. 2010;51(2):177-90.
39. Beniczky S, Hirsch LJ, Kaplan PW, Pressler R, Bauer G, Aurlien H, et al. Unified EEG terminology and criteria for nonconvulsive status epilepticus. Epilepsia. 2013;54(Suppl 6):28-9.
40. Hirsch LJ, LaRoche SM, Gaspard N, Gerard E, Svoronos A, Herman ST, et al. American Clinical Neurophysiology Society's Standardized Critical Care EEG Terminology: 2012 version. J Clin Neurophysiol. 2013;30(1):1-27.
41. Sutter R, Kaplan PW. The neurophysiologic types of nonconvulsive status epilepticus: EEG patterns of different phenotypes. Epilepsia. 2013;54(Suppl 6):23-7.
42. Fink M. Nonconvulsive status epilepticus and electroconvulsive therapy. J ECT. 2004;20(2):131-2.
43. Syed TU, LaFrance WC, Kahriman ES, Hasan SN, Rajasekaran V, Gulati D, et al. Can semiology predict psychogenic nonepileptic seizures? A prospective study. Ann Neurol. 2011;69(6):997-1004.
44. Erba G, Giussani G, Juersivich A, Magaudda A, Chiesa V, Laganà A, et al. The semiology of psychogenic nonepileptic seizures revisited: Can video alone predict the diagnosis? Preliminary data from a prospective feasibility study. Epilepsia. 2016;57(5):777-85.
45. **LaFrance WC, Baker GA, Duncan R, Goldstein LH, Reuber M. Minimum requirements for the diagnosis of psychogenic nonepileptic seizures: a staged approach: a report from the International League Against Epilepsy Nonepileptic Seizures Task Force. Epilepsia. 2013;54(11):2005-18.**
    ⇨ Artigo da ILAE abordando o diagnóstico de crises não epilépticas psicogênicas.
46. Brown RJ, Syed TU, Benbadis S, LaFrance WC, Reuber M. Psychogenic nonepileptic seizures. Epilepsy Behav. 2011;22(1):85-93.

16

Avaliação do sono

Daniel Guilherme Suzuki Borges
Rosa Hasan

Sumário

Introdução
Avaliação clínica
Diários de sono
Medidas subjetivas
    Avaliação da sonolência excessiva
    Avaliação da qualidade do sono
    Avaliação de pacientes em risco de apneia de sono
Medidas objetivas
    Polissonografia
    Teste das latências múltiplas de sono
Outros métodos
    Actigrafia
Para aprofundamento
Referências bibliográficas

Pontos-chave

- Aprofundar os conhecimentos de semiologia voltada para os transtornos do sono, com ênfase na anamnese.
- Compreender a importância do uso de diários de sono.
- Conhecer as escalas e questionários mais utilizados na avaliação dos transtornos do sono.
- Conhecer a importância da polissonografia na avaliação dos transtornos do sono.
- Conhecer as indicações da polissonografia.
- Conhecer o teste das latências múltiplas de sono e suas indicações.
- Conhecer a actigrafia e suas indicações.

INTRODUÇÃO

Queixas de "sono ruim" são conhecidas desde a Antiguidade e Hipócrates já alertava no século V a.C., que "a doença existe, quando sono ou vigília são excessivos" (Aforismo LXXI). Alterações dos padrões de sono são comuns na prática médica e com frequência fazem parte dos critérios diagnósticos de vários transtornos psiquiátricos[1]. Assim, é indispensável que, frente a um paciente com qualquer queixa de sono, seja feita uma investigação adequada para diagnosticar se ela representa um transtorno primário de sono, condição médica ou neuropsiquiátrica, alterações relacionadas ao desenvolvimento e envelhecimento ou mesmo uma variante do sono normal[2,3].

AVALIAÇÃO CLÍNICA[4]

A história de sono é fundamental e constitui um dos primeiros passos para a identificação da natureza do problema. Essa anamnese visa a definir o transtorno específico de sono, avaliar a evolução clínica ao longo dos anos e o impacto na vida do paciente e a diferenciar entre os vários transtornos de sono. Deve ser muito detalhada e necessariamente inclui a avaliação do padrão de sono e dos sintomas ao longo das 24 horas, sua variabilidade em dias de semana, feriados e férias, e se ocorrem contínua ou intermitentemente. Muitas vezes, é necessário que o(a) parceiro(a) também seja interrogado(a), pois o paciente pode não estar ciente de eventos que estejam ocorrendo durante a noite.

Algumas questões são imprescindíveis e incluem:

- Grau de satisfação com a qualidade do sono.
- Sensação de bem-estar ou cansaço ao acordar e ao longo do dia.
- Presença de sonolência diurna e situações nas quais ela se manifesta (p. ex., atividades monótonas ou de risco como na direção de um veículo) e ocorrência de cochilos (duração, frequência, horário e grau de satisfação ao acordar).

- Sinais e sintomas associados como ronco, episódios de parada respiratória, cefaleia matinal, cataplexia, alucinações hipnagógicas, paralisia do sono, comportamentos automáticos, assim como sintomas que possam afetar o sono (p. ex., rinite, tosse, dispepsia, queimação retroesternal, dispneia, respiração bucal, dor, prurido, parestesias, entre outros).
- Uso de medicamentos.
- Horário da ingestão, dose, relação com padrão de sono.
- Consumo de álcool, cafeína, tabaco, drogas ilícitas.
- Hábitos de higiene de sono.
- Condições físicas do ambiente de dormir como presença de barulho, luz, ronco do cônjuge.
- Tratamentos já realizados e resultados.
- História clínica e psiquiátrica do paciente e da família, investigando-se a presença de distúrbios psiquiátricos ou psicopatológicos (p. ex., transtornos do humor, ansiedade, estresse) e de doenças clínicas (p. ex., hipotireoidismo, acromegalia, doença de Parkinson, demências).
- Rotina de sono em dias de semana, finais de semana, feriados e férias, bem como a rotina diurna (exercício, exposição à luz, atividades estressantes etc.).

DIÁRIOS DE SONO

O preenchimento de um diário de sono por 2 a 3 semanas pode ser um instrumento adicional na avaliação do sono (Figura 1). É indicado principalmente quando há suspeita de transtornos circadianos do ciclo sono-vigília, em alguns quadros de insônia, avaliação de hábitos de higiene de sono, caracterização do padrão de sono e presença de cochilos[5].

Geralmente, o paciente registra o horário de ir para a cama e de dormir, o tempo que demora para adormecer, o número e a duração de despertares durante a noite, o horário de acordar e de sair da cama, a qualidade do sono ao acordar, a presença e a duração de cochilos diurnos, o uso de medicações e álcool. Dados como atividades do paciente podem ser relatados. Esses parâmetros são então tabulados obtendo-se uma visão geral do padrão de sono do paciente.

MEDIDAS SUBJETIVAS

O preenchimento de questionários padronizados e validados pode ser um instrumento adicional para a investigação dos transtornos de sono, podendo traçar o padrão de sono do indivíduo e avaliar condições específicas do sono.

Existem vários modelos utilizados na literatura. Instrumentos para medidas subjetivas podem ser utilizados como rotina clínica para fins diagnósticos, monitoração da resposta aos tratamentos, estudos epidemiológicos e pesquisa clínica.

A escolha do instrumento a ser utilizado deve se pautar na sua finalidade, na facilidade de aplicação, na confiabilidade e na validação.

Nome:								Mês					Ano:				
Dia	Tomei comprimido para dormir		Assinale com "X" as horas de sono													Qualidade do sono (1-3)	Atenção durante o dia (1-3)
	Sim	Não	20h	21h	22h	23h	0h	1h	2h	3h	4h	5h	6h	7h	8h	9h		

Pontuação de escala 1 = ruim; 2 = bom; 3 = ótimo.
Assinale com um "X" o tempo que permaneceu dormindo. Marque com seta para baixo (↓) a hora que você foi para a cama; com uma seta para cima (↑) a hora que você saiu da cama.

Figura 1 Diário do sono.

Avaliação da sonolência excessiva

Escala de Sonolência de Epworth[6]

Esta escala contém 8 itens (situações soporíferas do dia a dia), sendo graduada de zero a 3 pontos (Quadro 1). Avalia sonolência subjetiva de baixa até alta intensidade.

É autoaplicável e o valor de corte é menor do que 10 pontos. É a escala mais utilizada na prática clínica e citada em protocolos de pesquisa. A graduação da sonolência excessiva diurna é feita da seguinte maneira:

- Leve (11 a 16 pontos): ocorre em situações sedentárias que exigem pouca atenção, como ao assistir televisão, no cinema, na leitura, no lugar de passageiro em veículos. Não está necessariamente presente todos os dias e o paciente não apresenta prejuízo importante de desempenho.
- Moderada (17 a 20 pontos): ocorre diariamente, aparecendo em atividades físicas, situações de atenção, reuniões. Acarreta moderada incapacidade do desempenho.

Quadro 1 Escala de sonolência Epworth

Qual é a probabilidade de você "cochilar" ou adormecer nas situações que serão apresentadas a seguir, em contraste com estar sentindo-se simplesmente cansado? Isso diz respeito ao seu modo de vida comum, nos tempos atuais. Ainda que você não tenha feito ou passado por nenhuma dessas situações, tente calcular como poderiam tê-lo afetado.	
Utilize a escala apresentada a seguir para escolher o número mais apropriado para cada situação	
0 = nenhuma chance de cochilar	1 = pequena chance de cochilar
2 = moderada chance de cochilar	3 = alta chance de cochilar
Situação:	**Chance de cochilar:**
Sentado e lendo	_____
Vendo televisão	_____
Sentado em um lugar público (ex. sala de espera, igreja)	
Como passageiro de trem, carro ou ônibus andando uma hora sem parar	_____
Deitando-se para descansar à tarde, quando as circunstâncias permitem	
Sentado e conversando com alguém	_____
Sentado calmamente após almoço sem álcool	
Se tiver carro, enquanto para por alguns minutos quando pega trânsito intenso	
Total	_____

- Acentuada (21 a 24 pontos): praticamente o tempo todo, ocorrendo inclusive em atividades que exigem bastante atenção, como dirigir um automóvel. É bastante incapacitante.

Avaliação da qualidade de sono

Escala de Pittsburgh para avaliação da qualidade do sono[7]

É constituído por 18 questões que avaliam os últimos 30 dias decorridos. Os parâmetros avaliados são: qualidade do sono, duração do sono, eficiência do sono, latência para o sono, sintomas de transtornos do sono, uso de medicações e funcionamento diurno.

Avaliação de pacientes em risco de apneia de sono

Questionário de Berlim[8]

Esse questionário é utilizado para avaliar fatores de risco para apneia obstrutiva do sono. É composto por 11 itens, divididos em 3 categorias (Quadro 2). Pode ser um instrumento útil para triagem, sendo que o diagnóstico definitivo é feito pela polissonografia.

Quadro 2 Questionário de Berlim

1. Seu peso mudou no último ano? Aumentou ( )   Diminuiu ( )   Não mudou ( )
Categoria 1
2. Você ronca? Sim ( )   Não ( )   Não sabe ( )
3. Intensidade do ronco: Tão alto quanto a respiração ( ) Tão alto quanto falar ( ) Mais alto que falar ( ) Muito alto ( )
4. Frequência do ronco: Quase todo dia ( ) 3-4 vezes por semana ( ) 1-2 vezes por semana ( ) 1-2 vezes por mês ( ) Nunca ou quase nunca ( )
5. O seu ronco incomoda outras pessoas? Sim ( )   Não ( )
6. Com que frequência suas paradas respiratórias foram percebidas? Quase todo dia ( ) 3-4 vezes por semana ( ) 1-2 vezes por semana ( ) 1-2 vezes por mês ( ) Nunca ou quase nunca ( ) Não aplicável pois o paciente dorme sozinho ( )
Total: _____

(continua)

Quadro 2 Questionário de Berlim *(continuação)*

Categoria 2

7. Você se sente cansado ao acordar?
   Quase todo dia ( )
   3-4 vezes por semana ( )
   1-2 vezes por semana ( )
   1-2 vezes por mês ( )
   Nunca ou quase nunca ( )

8. Você se sente cansado durante o dia?
   Quase todo dia ( )
   3-4 vezes por semana ( )
   1-2 vezes por semana ( )
   1-2 vezes por mês ( )
   Nunca ou quase nunca ( )

9. Você alguma vez dormiu enquanto dirigia?
   Sim ( )   Não ( )   Não aplicável ( )

Categoria 3

10. Você tem pressão alta?
    Sim ( )   Não ( )   Não sei ( )

11. Calcule o seu índice de massa corporal (IMC)
    Para fazer o cálculo do IMC basta dividir seu peso em
    quilogramas pela altura ao quadrado (em metros), (IMC =
    peso (kg)/altura x altura (m)
    IMC = _____

Total: _____

Alternativas em negrito valem 1 ponto. Categoria 1 é positiva com 2 ou mais respostas positivas para as questões 1-5. Categoria 2 é positiva com 2 ou mais respostas positivas para as questões 6-8. Categoria 3 é positiva se a resposta para a questão 10 é positiva ou o IMC > 30. Resultado final: 2 ou mais categorias positivas: alto risco para apneia obstrutiva do sono.

MEDIDAS OBJETIVAS

Polissonografia (PSG)[5,9,10]

A PSG consiste no registro de múltiplas variáveis fisiológicas durante o período principal do sono de um indivíduo e é uma ferramenta importante para a avaliação objetiva e diagnóstica dos transtornos do sono.

Tipos de exames

O padrão-ouro da PSG é o exame de noite inteira com o registro simultâneo e contínuo de parâmetros neurofisiológicos, cardiorrespiratórios e outros, realizado em um laboratório especializado, sob supervisão contínua de um técnico habilitado em PSG. O exame é chamado de "basal" quando tem finalidade diagnóstica.

A "PSG para titulação de CPAP" consiste na regulação de pressão aérea positiva (PAP), com a indicação dessa terapia após ter sido feito o diagnóstico de apneia obstrutiva do sono (AOS) em uma PSG basal. Normalmente são avaliados o eletroencefalograma, eletro-oculograma, eletromiograma, eletrocardiograma, fluxo aéreo (nasal e oral), esforço respiratório (torácico e abdominal), saturação arterial de oxigênio, ronco e posição corporal.

Na avaliação chamada *split-night,* o registro inicial é feito para o diagnóstico de quadro de AOS, seguido, na segunda metade da noite, de titulação de PAP. Esse tipo de exame pode ser uma alternativa em casos graves de AOS, mas não se recomenda que seja utilizado rotineiramente, pois pode acarretar erros diagnósticos e regulação incorreta do nível pressórico adequado para o tratamento.

Outro tipo de exame que pode ser realizado em um laboratório de sono é o vídeo-PSG. Além dos parâmetros rotineiramente avaliados na PSG, são colocados os eletrodos comumente realizados na eletroencefalografia e o paciente é necessariamente filmado durante a noite.

Esse exame pode ser indicado quando houver necessidade de diagnóstico diferencial de comportamentos anormais durante o sono (parassonias e crises epilépticas durante o sono).

Também é possível realizar uma PSG completa (PSG tipo II) na residência do paciente, o que pode trazer mais conforto e além de poder estudar sono dentro do próprio ambiente dele. Pode ser de grande utilidade para pessoas com dificuldade de mobilidade e também para indivíduos com alteração de ritmo circadiano (agenda de sono do paciente incompatível com horário da rotina do laboratório de sono). Além de possibilitar uma avaliação acurada do sono, a taxa de falhas é baixa mesmo sem supervisão[10].

A monitoração cardiorrespiratória, também denominada "registro portátil" ou poligrafia, consiste na avaliação de apenas alguns parâmetros (fluxo aéreo, movimentos torácico e abdominal, eletrocardiograma, oximetria), sem possibilidade de analisar o padrão de sono[11]. Esse exame pode ser domiciliar ou pode ser realizado no laboratório de sono. É uma avaliação restrita à investigação dos transtornos respiratórios do sono, devendo ser indicada em casos bem selecionados com grande suspeita de AOS, com sintomas graves em que a PSG não é possível, em pacientes que não podem ser estudados em laboratório e como exame de controle de tratamento em pacientes previamente diagnosticados pela PSG padrão. Entretanto, quando o diagnóstico for negativo para AOS em paciente portador de sonolência excessiva, a investigação deve ser complementada pela PSG padrão[10].

Parâmetros avaliados[9]

A PSG fornece vários dados objetivos, os quais devem ser correlacionados com a história clínica. Os parâmetros mais comumente utilizados são:

- Latência de sono NREM – é o tempo que leva desde o apagar das luzes até o início do sono; o valor normal para adultos jovens é de até 30 minutos;
- Latência de sono REM – é o tempo entre o início do estágio 1 e o início do primeiro episódio REM durante a noite. É um dado bastante utilizado na PSG desde o trabalho de Kupffer em 1976, descrevendo o encurtamento da latência de sono REM em transtornos depressivos[12]. O valor normal em adulto jovem é de 70 a 120 minutos.
- Eficiência de sono – representa a quantidade do tempo total de sono em relação ao tempo total de registro e o valor normal é > 85% no adulto jovem.

- Porcentagem e distribuição das fases de sono. Em um adulto saudável a distribuição dos estágios de sono é:
  » 20 a 25% de sono REM.
  » até 8% de estágio N1.
  » 50 a 55% de estágio N2.
  » 15 a 25% de sono de ondas lentas (N3).
- Índice de vários eventos de sono, definido pelo número desse evento por hora de sono.
- Índice de eventos respiratórios (apneias-hipopneias), que é o número de pausas respiratórias dividido pelo número de horas de sono:
  » Leve: 5 a 14,99/hora.
  » Moderado: 15 a 29,99/hora.
  » Grave > 30/hora.
- Índice de movimentos periódicos de membros inferiores:
  » Leve: 15 a 30/hora.
  » Moderado: 30 a 45/hora.
  » Acentuado > 45/hora ou > 25/hora quando associados a microdespertar.
- Índice de microdespertares (excitação cortical com duração entre 3 e 15 segundos). O valor normal é considerado 10/hora.
- Arritmias cardíacas.
- Alteração de gases sanguíneos: o parâmetro mais utilizado é a saturação arterial da oxi-hemoglobina obtida pela saturação da oximetria digital, sendo essencial na avaliação de transtornos respiratórios durante o sono. Dela também podemos obter o índice de dessaturação de oxi-hemoglobina (número de vezes em que houve queda de pelo menos 3-4% no nível de oxigenação) dividido pelo tempo de sono.
- Hipnograma: é a representação gráfica da arquitetura do sono, ou seja, da distribuição dos estágios do sono ao longo da noite. Pode ser bastante útil para se ter uma avaliação global do padrão de sono (sono normal e fragmentado) (Figura 2).

Interpretação dos achados polissonográficos

Ao se avaliar um exame polissonográfico, é necessário considerar os dados da arquitetura de sono com especial atenção à latência de sono NREM e de REM, tempo acordado após o início do sono, despertares e distribuição dos estágios de sono, sendo importante a visualização gráfica destes achados.

Quanto aos eventos respiratórios e movimentos periódicos, além da visualizarão gráfica é importante também analisar as tabelas anexas ao laudo, nas quais podem ser feitas correlações com estágios de sono, posição corporal, etc. As Figuras 3 e 4 mostram exemplos de gráficos completos (hipnograma, saturação de oxigênio, frequência cardíaca, posição corporal e eventos (respiratórios e movimentos de membros), durante uma noite de avaliação, exemplificando algumas correlações.

Outro ponto importante é o conhecimento da medicação utilizada pelo paciente, bem como a que foi suspensa nos últimos dias. Várias drogas interferem na arquitetura do sono e outras podem alterar o padrão respiratório. Por exemplo, antidepressivos de maneira geral são supressores de sono REM; benzodiazepínicos e barbitúricos podem aumentar o número de pausas respiratórias durante o sono.

Indicações da PSG[3,5,13]

A PSG é o exame de rotina para investigação dos transtornos respiratórios do sono e para titulação da PAP, assim como

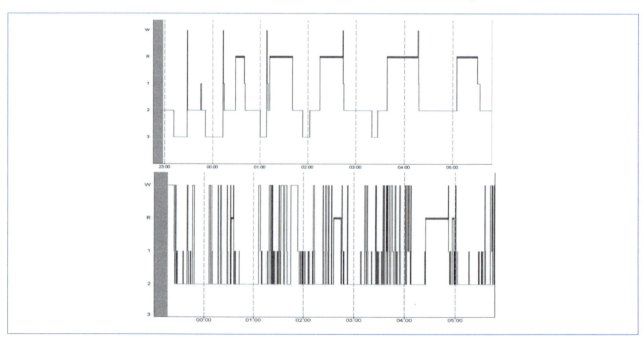

Figura 2 Gráficos representam a noite de sono de dois indivíduos adultos. O primeira (ao alto) mostra o padrão de sono compatível com a normalidade; o segundo (abaixo) mostra padrão de sono com fragmentação devido à despertares e ausência de sono de ondas lentas (estágio N3). (Veja imagem colorida no encarte.)

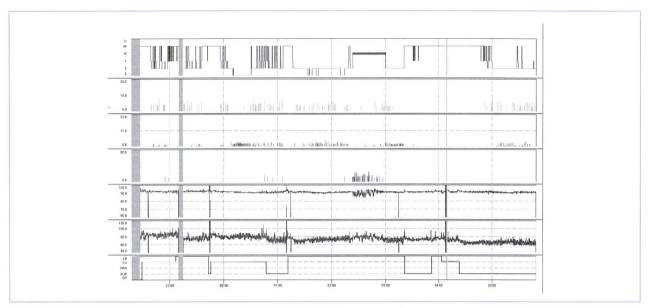

Figura 3 Correlação entre o estágio REM de sono e as pausas respiratórias. (Veja imagem colorida no encarte.)

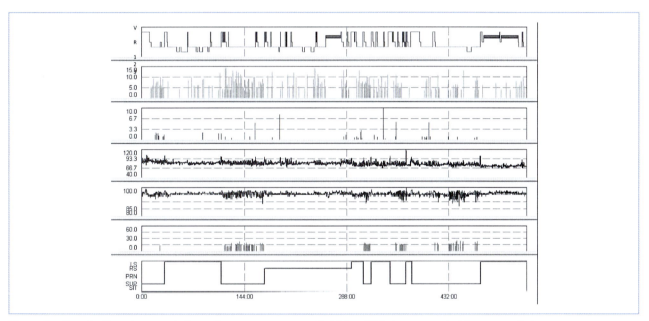

Figura 4 Correlação entre a posição supina e as pausas respiratórias. (Veja imagem colorida no encarte.)

na avaliação da resposta de tratamento como cirurgias, aparelhos intraorais e perda de peso[14].

Nos casos de sonolência excessiva, o exame não está indicado quando esse sintoma for claramente decorrente de privação de sono (quantidade de sono insuficiente) ou estiver associado ao uso de alguma medicação.

Quando houver suspeita de narcolepsia, a PSG deve ser seguida pelo teste das latências múltiplas de sono[15].

Nos casos das insônias, a PSG pode ser indicada para complementação diagnóstica, para avaliação de uma possível má-percepção do sono e, como já mencionado acima, descarte de transtornos respiratórios do sono[3].

Não é necessária para o diagnóstico de síndrome das pernas inquietas[16].

Em casos de comportamentos anormais durante o sono, a vídeo-PSG pode ser indicada para o diagnóstico diferencial entre os diferentes tipos de parassonias e crises epilépticas[17].

É importante salientar que a PSG não deve ser realizada quando o paciente não estiver em seu estado habitual, como com quadro gripal ou febril, após privação prévia de sono ou regimes irregulares de sono, mudança de fuso horário, entre outros.

Se o paciente estiver fazendo uso de medicações que alterem a arquitetura de sono (por exemplo, antidepressivos, ansiolíticos, hipnóticos, estimulantes do sistema nervoso central, antipsicóticos), este deve ser suspenso antes do exame somente quando não houver contraindicação clínica e por pelo menos um período equivalente a cinco vezes o da duração da meia-vida da droga (geralmente 14 dias sem a medicação)[5,15].

Teste das latências múltiplas de sono (TLMS)[15]

O TLMS é um exame que avalia a sonolência diurna de modo objetivo, sendo o método mais utilizado para a quantificação objetiva de sonolência diurna. É realizado durante o período diurno e consiste em 4 a 5 registros poligrassonográfico, obtidos em intervalos de 2 horas, com duração de 20 minutos para cada registro. Deve ser feito após uma PSG noturna.

O paciente é orientado a dormir e, em cada registro, mede-se a latência de sono. Depois, é calculada a latência média de sono; um valor inferior a 8 minutos é considerado anormal. Esse teste também tema finalidade de detectar a presença de sono REM precoce nos registros diurnos, importante para o diagnóstico de narcolepsia, sendo que são necessários 2 registros de sono REM para confirmação diagnóstica desse quadro.

É fundamental que o paciente suspenda medicações que suprimam sono REM para evitar falsos positivos ou falsos negativos, como por exemplo antidepressivos, hipnóticos, ansiolíticos e estimulantes do SNC pelo menos duas semanas antes da realização desse teste.

Exame deve ser feito em um período em que paciente possa dormir à vontade, de modo a não apresentar privação de sono. Por isso, é recomendável o registro de diário de sono ou actigrafia por 2 semanas previamente ao exame.

OUTROS MÉTODOS

Actigrafia[3,5,18]

Consiste em um método de avaliação de atividade motora por um acelerômetro, que infere o sono e a vigília por meio de algoritmos específicos (Figura 5).

Coloca-se um dispositivo semelhante a um relógio de pulso geralmente no membro superior não dominante (eventualmente no membro inferior).

Alguns parâmetros podem ser inferidos como: latência do sono, tempo de vigília após o início do sono e tempo total de sono. Pode ser uma alternativa para pacientes que não conseguem preencher um diário de sono como crianças e idosos com transtornos neurocognitivos e indivíduos que possuem dificuldades em relatar com clareza suas queixas de sono.

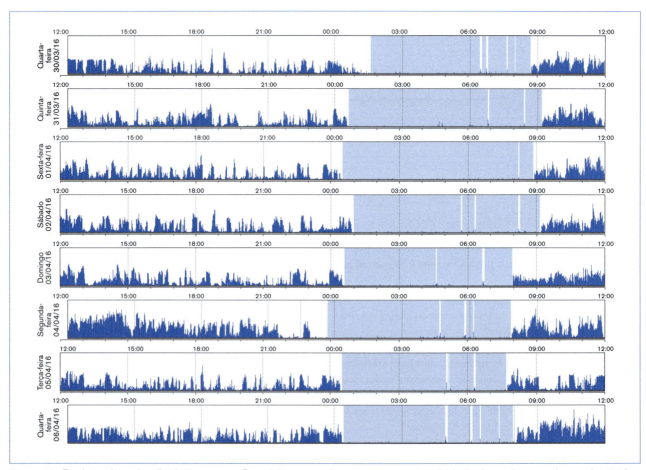

Figura 5 Registro de actigrafia de 1 semana. O registro em azul escuro representa atividade do paciente ao longo das 24 horas. A zona hachurada representa o período em repouso estimado pelo algoritmo do dispositivo.

Recomendado como ferramenta adjuvante para avaliação de casos insônia, de transtornos do ciclo circadiano, de síndrome do sono insuficiente e de registro de hábitos de sono previamente a um Teste de Latências Múltiplas de Sono (este por no mínimo por 2 semanas).

Para aprofundamento

- American Academy of Sleep Medicine. International Classification of Sleep Disorders, 3rd ed. Darien: American Academy of Sleep Medicine; 2014.
   ⇨ Manual da Academia Americana de Medicina do Sono com discussão e critérios diagnósticos dos transtornos do sono.

REFERÊNCIAS BIBLIOGRÁFICAS

1. American Psychiatry Association. Diagnostic and statistical manual of mental disorders – DSM-5, 5th.ed. Washington: American Psychiatric Association, 2013.
2. Malow BA. Approach to the patient with disordered sleep. In: Kryger MH, Roth T, Dement WC (eds.) Principies and practice of sleep medicine. 6.ed. Philadelphia: Elsevier; 2017. p.573-5.
3. Alóe F, Kriger A, Assis M. Estudos do sono. In: Mutarelli EG. Exames complementares em neurologia. São Paulo: Sarvier; 2006. p. 455-99.
4. Kales A, Soldatos CR, Kales JD. Taking a sleep history. Am Fam Physician. 1980;22(2):101-7.
5. **Bacelar A, Pinto Jr LR (eds). Insônia: do diagnóstico ao tratamento. São Caetano: Difusão. 2019.**
   ⇨ Último consensso de insonia da Associação Brasileira de Sono.
6. Johns MW. A new method for measuring daytime sleepness: The Epworth Sleepiness Scale. Sleep. 1991;14:540-5.
7. Buysse DJ, Reynolds CF, Monk TH, Berman SR, Kupfer DJ, The Pittsburgh Sleep Quality Index: a new instrument for psychiatric practice and research. Psychiatry Res. 1989;28(2):193-213.
8. Netzer NC, Stoohs RA, Netzer CM, Clark Kathryn, Strohl KP. Using the Berlin Questionnaire to identify patients at risk for the sleep apnea syndrome. Annals ofIntern Med. 1999;131(7):485-91.
9. **Berry RB, Brooks R, GamaldoCE, Harding SM, Marcus CL, Vaughn BV, et al.; American Academy of Sleep Medicine. The AASM Manual for the scoring of sleep and associated events: rules, terminology and technical specifications, version 2.6. Darien: American Academy of Sleep Medicine; 2020.**
   ⇨ Manual para estagiamento do sono da Academia Americana de Medicina do Sono.
10. Bruyneel M, Ninane V. Unattended home-based polysomnography for sleep disordered. Sleep Medicine. 2014;18:341-7.
11. Collop NA, Epstein LJ Entering the age o f portable monitoring. J Clin Sleep Med. 2008;4:303.
12. Kupfer DJ, REM latency: a psychobiologic marker for primary depressive disease. Biol Psychiatry. 1976;11(2):159-74.
13. Kushida CA, Littner MR, Morgenthaler T, Alessi CA, Bailey D, Coleman J Jr, et al. Practice parameters for the indications for polysomnography and related procedures: an update for 2005. Sleep. 2005;28(4):499-521.
14. Bittencourt LRA, Araújo JF, Bruin PF, Caixeta EC. Diagnóstico e tratamento da síndrome da apnéia obstrutiva do sono (SAOS): guia prático. São Paulo: Livraria Médica Paulista; 2008.
15. Alóe F. Diretrizes clínicas para o diagnóstico e tratamento da narcolepsia. Rio de Janeiro: Elsevier; 2009.
16. Frohlich AC, Eckeli AL, Bacelar A, Poyares D, Pachito DV, Stelzer FG, et al. Consenso Brasileiro para as diretrizes de diagnóstico c tratamento da síndrome das pernas inquietas. Arq Neuro-Psiquiatr. 2015;73(3):260-80.
17. Alves RSC, Cardeal M. Polissonografia normal. In: Pessoa JHL, Pereira Jr JC, Alves RSC (eds.). Distúrbios do sono na criança e no adolescente. São Paulo: Atheneu; 2015. p. 31-36.
18. Smith MT, McCrae CS, Cheung J, Martin JL, Harrod CG, Heald JL, et al. Use of actigraphy for the evaluation of sleep disorders and circadian rhythm sleep-wake disorders: an American Academy of Sleep Medicine Clinical Practice Guideline. J Clin Sleep Med. 2018;14(7):1231-7.

Seção 4

Modelos de assistência em psiquiatria e saúde mental

Editor de área

Hermano Tavares

1

A estrutura de acesso à saúde mental no Sistema Único de Saúde do estado de São Paulo

Paulo Menezes
Rosangela Elias
Alina Zoqui de Freitas Cayres

Sumário

Introdução
A rede de atenção psicossocial
    Panorama regional da oferta dos principais serviços da RAPS
Considerações finais
Referências bibliográficas

Pontos-chave

- Apresentar discussão sobre o acesso aos serviços da rede de atenção psicossocial (RAPS) do Sistema Único de Saúde (SUS), por meio da atual oferta estruturada regionalmente no estado de São Paulo.

- O estado apresenta diferentes características territoriais que se refletem na oferta de serviços de saúde do SUS em termos da sua distribuição, capacidade instalada e de recursos, incluídos os que compõem a RAPS.

- A RAPS, apesar dos avanços na ampliação dos seus serviços, possui uma história de lacunas e recuos em seu processo de expansão. Os dados indicam os impactos que as diferenças regionais e as distribuições desiguais geram na oferta de serviços da RAPS, além da necessidade de priorizar ações de fortalecimento da atenção básica devido à conformação territorial do estado, composta por metade do total de municípios, com os de pequeno porte. É importante enfatizar que o SUS convive com um crônico contexto de subfinanciamento, o que dificulta sua ampliação e manutenção. Apesar disso, é reconhecido como um dos principais sistemas públicos de saúde do mundo.

INTRODUÇÃO

Ao discutirmos especificamente o acesso em saúde mental, nos reportamos à integralidade do significado desse conceito. Surge da necessidade do indivíduo que busca saúde e continua na produção de vínculos e cuidado, em que o acolhimento e a escuta concretizam a inter-relação entre pessoa, equipes e rede de saúde que, nesse momento, passam a se responsabilizar e, no estabelecimento da autonomia do sujeito, se corresponsabilizar pelo cuidado em saúde[1].

O acesso traz consigo o processo saúde-doença das pessoas e dos coletivos, a oferta de recursos de saúde, a clínica ampliada e a intersetorialidade que se reflete na capacidade de trazer soluções ou respostas de qualidade às demandas de saúde em suas singularidades.

Na perspectiva da saúde mental, é frequente que a necessidade do outro, seja família, seja equipe de saúde, seja sociedade, se imponha sobre a do próprio indivíduo. Em muitas situações de crise, as intervenções dos atores citados, apesar de consideradas fundamentais, frequentemente transformam as situações de crise em decisões que acarretam perdas e/ou prejuízos à autonomia da(s) pessoa(s) com transtornos mentais mais severos.

No cotidiano da saúde mental, enfrenta-se o problema da judicialização. Ele explicita esse conflito entre a necessidade do sujeito e as diferentes maneiras de atuar dos envolvidos, os quais podem ser regidos ou orientados pelas demandas das famílias, pelos contextos ideológico e cultural, que muitas vezes limitam a uma única forma do cuidar e, no contexto do indivíduo, podem incapacitá-lo a decidir sobre si mesmo.

Considerando os processos de interdição que acompanham a judicialização, os quais não são na maior parte das vezes revistos, ficando arquivados por atingirem seu objetivo, como entender o acesso do indivíduo ao cuidado em saúde? Como contemplar seu bem-estar biopsicossocial, com tantas e diferentes demandas, atores, interesses, forças e pedidos?

Nesse jogo, aquele a quem estava endereçado o cuidado perde a sua autonomia, o que prejudica com frequência a sua condição de sujeito de direitos, como vemos reiteradas vezes nas denúncias de maus-tratos comuns nos casos mais complexos em saúde mental[2].

O protagonismo da saúde, por meio de processos de cuidado e inovação, traz à visibilidade grupos populacionais que ficavam ocultos, em diferentes contextos de exclusão. Ao longo dos últimos anos, o SUS empreendeu esforços para sedimentar uma rede territorial e comunitária em saúde mental que rompe com o paradigma de macroestruturas centralizadas em internações de longo prazo. Reconfigurou para outros tipos de recursos, com diferentes níveis de atenção, mais distribuídos nos territórios, possibilitando maior proximidade aos indivíduos, famílias e comunidades, com oferta oportuna, desestigmatizante e compreendida na interação, respeito, afeto e inclusão como promotora de saúde mental com qualidade[1].

A RAPS é uma rede nova e dinâmica, constituída de forma multiprofissional e em diferentes níveis de complexidade. Tem um grande caminho a percorrer, para que o tema acesso em saúde mental saia do campo do desafio e entre no campo da integralidade do cuidado. A seguir detalharemos como se constituiu a sua situação atual.

A REDE DE ATENÇÃO PSICOSSOCIAL

O SUS, desde o Pacto pela Saúde, de 2006, enfatiza a organização das ações e serviços de saúde de forma regionalizada, além de indicar as responsabilidades de cada ente federado e incentivar ações pactuadas por meio de instâncias colegiadas deliberativas[3].

Tal proposta decorre do processo de descentralização no SUS, que, apesar de ter propiciado a fundamental autonomia entre entes federados, provocou também certa atomização, gerando ações de saúde por vezes circunscritas e fragmentadas – haja vista que municípios de portes populacionais distintos e diferentes características locais não conseguem ofertar ações de saúde em diversas complexidades e necessitam de pactuações regionais. A regionalização irrompe da necessidade de negociar, de forma solidária e cooperada (mas que na prática por vezes também se manifesta em disputas), as demandas de saúde locais e regionais, em busca de uma melhor utilização dos serviços, divisão mais equânime de recursos, gestão compartilhada, entre demais iniciativas, garantindo maior acesso e integralidade do cuidado[4,5].

As regiões de saúde foram estruturadas de acordo com a disponibilidade de serviços da atenção básica a média e alta complexidade, em uma demarcação geográfica que envolve dado agrupamento de municípios que necessitam desses serviços. Como redes, devem funcionar de forma dinâmica e circular, assegurando processos contínuos de cuidado nos diferentes serviços e níveis de atenção, sendo a atenção básica (AB) o centro da comunicação dessa estrutura, em acordo com as necessidades de saúde da população de uma dada região ou conjunto de regiões[6-12]*.

_____

* A nomenclatura, os conceitos adotados e a organização das redes de atenção à saúde são consonantes com as recomendações da Organização Pan-Americana da Saúde.

Às redes e regiões de saúde foi recomendada a garantia da atenção psicossocial como uma das condições necessárias à sua constituição, e a RAPS, como uma das redes temáticas prioritárias[6,7,13].

A Secretaria da Saúde do Governo do Estado de São Paulo (SES/SP), seguindo a diretriz federal, publicou, em dezembro de 2012, a Deliberação da Comissão Intergestora Bipartite – CIB n. 87, o termo de referência para a implantação das RAPS nas redes regionais de atenção à saúde (RRAS)[14]. Elas devem estar organizadas, no estado de São Paulo, a partir da lógica definida para as 17 RRAS que agrupam 63 regiões de saúde (com uma Comissão Intergestora Regional – CIR – em cada região). Além dessa organização, do ponto de vista administrativo, o estado possui 17 departamentos regionais de saúde (DRS) que não coincidem em parte com os agrupamentos geográficos das 17 RRAS, o que traz desafios a essa gestão regionalizada, conforme indicado no mapa a seguir (Figura 1).

A função das RAPS é garantir o acesso, a organização das ofertas de atendimento em diferentes modalidades e níveis de complexidade, a integralidade entre serviços e a continuidade do cuidado às pessoas em sofrimento psíquico ou com necessidades decorrentes de uso de substâncias, conforme a estrutura disposta na Tabela 1.

Cada componente objetiva acolher a necessidade do usuário, que pode demandar ações de menor a maior complexidade no cuidado, depedo do momento e do estado de saúde que apresenta. Seguindo o nexo territorial, essas estratégias diversificadas de ações e serviços devem estar situadas na comunidade, o mais próximo quanto possível do local de moradia da pessoa e sua família. Nessa lógica, os serviços da atenção básica tornam-se primordiais, como o primeiro nível e principal acesso na procura inicial por atendimento, embora o acolhimento possa ser feito nos demais serviços, na finalidade de oferecer um encaminhamento adequado.

A RAPS deve organizar suas ações entendendo a população que busca o cuidado como o centro dessas ações e que tem por norte funcionar como uma rede de diferentes complexidades que se complementam e se integram, de acordo com a necessidade de cada pessoa, elevando ao máximo sua capacidade de ser resolutiva.

Do ponto de vista da continuidade do cuidado, a RAPS inspira-se nos preceitos da reforma psiquiátrica e tem como referência a Lei n. 10.216/2001[17], que dispõe sobre a proteção e os direitos das pessoas portadoras de transtornos mentais e redireciona o modelo assistencial em saúde mental. Adota como estratégia o conceito de clínica ampliada e a proposta de um projeto terapêutico singular destinado a cada usuário, concebido de acordo com suas necessidades e com premissa de garantir sua autonomia, liberdade e exercício da cidadania. Em resumo, a RAPS visa à ampliação do acesso aos serviços de saúde mental, com ações integrais, articuladas e preferencialmente intersetoriais para a promoção da saúde, a prevenção, a assistência e, dependendo da situação, a reabilitação e a inclusão social[7,16,18].

O estado de São Paulo, que concentra o maior volume populacional do país (por volta de 41 milhões de habitantes, cerca de 20% da população do Brasil), apresenta diferentes características territoriais que acompanham o marcante problema

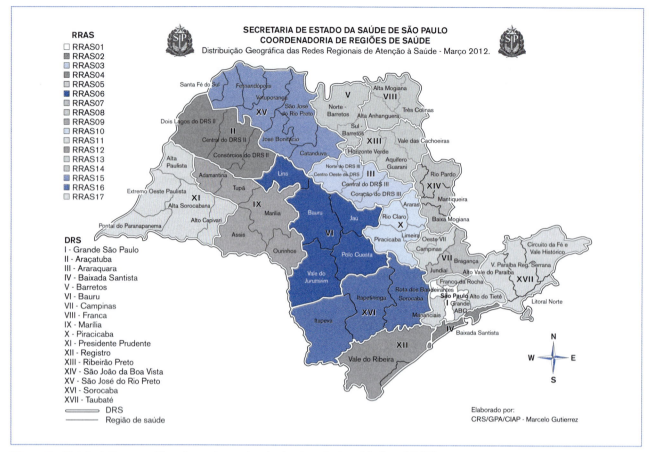

Figura 1 Distribuição geográfica das redes regionais de atenção à saúde (mar/2012).

Tabela 1 Componentes da rede de atenção psicossocial

Atenção básica em saúde	• Unidade básica de saúde. • Equipes de atenção básica, incluídas para populações em situações específicas (de consultório na rua e de apoio aos serviços do componente de atenção residencial de caráter transitório). • Núcleo de apoio à Saúde da Família. • Centro de convivência e cultura.
Atenção psicossocial estratégica	• Centros de atenção psicossocial, em suas diferentes modalidades (CAPS I, CAPS II, CAPS III, CAPS Infantil, CAPS Álcool e Drogas, CAPS AD III. A Portaria n. 3.588/2017 inclui o CAPS AD IV). • Equipe multiprofissional de atenção especializada em saúde. mental/unidades ambulatoriais especializadas de tipos I, II e III (Portaria n. 3.588/2017).
Atenção de urgência e emergência	• Serviço de Atendimento Móvel de Urgência (SAMU). • Unidade de pronto atendimento (UPA) 24 horas e portas hospitalares de atenção à urgência/pronto-socorro.
Atenção residencial de caráter transitório	• Unidade de acolhimento adulto (UAA) e infanto-juvenil (UAI). • Serviço de atenção em regime residencial.
Atenção hospitalar	• Unidade de referência especializada em hospital geral. • Hospital psiquiátrico especializado (Portaria n. 3.588/2017). • Hospital-dia (Portaria n. 3.588/2017).
Estratégias de desinstitucionalização	• Serviços residenciais terapêuticos. • Programa De Volta para Casa.
Estratégias de reabilitação Psicossocial	• Cooperativas sociais, empreendimentos solidários e iniciativas de geração de trabalho e renda.

Fonte: Brasil, 2014[7]; Brasil, 2017[13]; Brasil, 2011[15]; Cayres, 2020.[16]

das desigualdades e vulnerabilidades sociais enfrentado pelo país. Essas características também se refletem na oferta de serviços de saúde do SUS em termos da sua distribuição, capacidade instalada e de recursos humanos (dependendo da região, há falta crônica de determinados profissionais e especialistas), inclusive os que compõem a RAPS.

Panorama regional da oferta dos principais serviços da RAPS

Essa rede, apesar de reconhecidos e importantes avanços na ampliação dos seus serviços, em virtude dos aspectos referidos, entre outros, possui uma história de lacunas e recuos em seu processo de expansão. É importante enfatizar, ainda que de forma simplificada, que o SUS desde seu nascimento convive com um crônico contexto de subfinanciamento, o que dificulta a sua ampliação e manutenção. Apesar desses desafios, o SUS é reconhecido como um dos principais sistemas públicos de saúde do mundo[19].

Como exemplos desses aspectos, podemos citar a cobertura desigual da Estratégia Saúde da Família (ESF), dos Núcleos de Apoio da Saúde da Família (NASF), dos Consultórios na rua, conforme demonstrado na Tabela 2.

Excetuando municípios de grande porte – onde é maior o desafio da capilarização dos serviços e equipes da atenção básica, devido ao grande volume populacional –, há territórios compostos por muitos municípios de pequeno porte e que, apesar de comporem uma estrutura essencial para esses casos, regiões como do Alto Tietê, Franco da Rocha, Mananciais, Rota dos Bandeirantes, Sorocaba, Bauru, Araraquara e Ribeirão Preto (da RRAS 13),** Piracicaba, São João da Boa Vista, Campinas e Taubaté, com diferenças significativas entre as RS/CIR, apresentam baixa cobertura da atenção básica, da ESF e poucas ou nenhuma equipe de NASF, considerada estratégia fundamental à RAPS e muito potente nas regiões que investiram nessas equipes.

Esses dados podem levar à suposição, factível, de que numa atenção básica mais fragilizada, do ponto de vista da presença das modalidades dos serviços levantados, são grandes as chances de situações de crise em saúde mental acontecerem, sem algum tipo de retaguarda local para acolhê-las, decorrentes de possíveis dificuldades de ofertas mais contínuas de acompanhamento de casos, que auxiliariam na prevenção da crise. O que não significa que seria necessária, para tanto, uma retaguarda ambulatorial e hospitalar especializada, de prontidão, para assistir essas situações.

Ao contrário, o importante seria investir em ações que pudessem melhorar sua capacidade resolutiva nesse ponto fundamental da rede, por meio de recursos formativos às tecnologias leves que consistiriam em estratégias para melhorar os dispositivos de acolhimento e qualificação da escuta, se antecipando, dessa forma, às situações de crise[20]. Além disso, nas situações inevitáveis de crise, seria fundamental recorrer aos serviços destinados a essa finalidade, de preferência os CAPS e hospitais gerais, orientados pela lógica territorial, a fim de o paciente se manter próximo ou poder retornar o mais brevemente possível à sua comunidade, como provavelmente já acontece em algumas regiões.

O olhar singular e disponível para o sujeito, e não para a doença, amplia as possibilidades de acolhimento em saúde mental. As equipes da atenção básica, no cotidiano do seu trabalho, recebem de forma considerável indivíduos e famílias com as mais diferentes demandas em saúde mental, e estar preparado para olhar a complexidade e amplitude dos determinantes que acompanharam a busca por esse cuidado garante intervenções para além dos referenciamentos à rede especializada[1].

A atenção básica, na sua missão, organização e estrutura, pode trazer para a discussão as relações, tensões e necessidades do indivíduo e da família. Apoiar e cuidar no espaço de convivência das famílias também empodera e traz novas reflexões ao núcleo familiar, que podem ser de extrema importância terapêutica. As equipes da atenção básica, muito mais do que qualquer ponto da rede, conseguem acessar e intervir no núcleo protetivo do indivíduo. Da mesma forma que, numa situação de afastamento do indivíduo devido à internação, é fundamental preparar e apoiar a família e as referências sociais locais para que estas se situem como fator de proteção, suporte e continência, favorecendo o mais rapidamente possível o retorno da pessoa que sofre por transtornos mentais ao convívio no seu núcleo afetivo.

É importante lembrar que essa fragilidade em incorporar a escuta pela atenção básica afeta a atenção básica como um todo e não exclusivamente a saúde mental, uma vez que outros quadros de saúde também podem se complicar, entrar em situação de crise, gerando dificuldades similares nessa condição. Condições crônicas são afetadas diretamente pela situação psíquica do indivíduo; assim, não há saúde sem saúde mental, e a fragmentação entre saúde física e saúde mental somente implica o olhar fragmentado do sujeito e resultados consequentemente pouco efetivos[20].

A implantação dos CAPS, relacionada diretamente à mudança do modelo assistencial em saúde mental, também apresentou obstáculos iniciais. A continuidade na oferta dos serviços hospitalares especializados pelo estado de São Paulo inibiram a tomada rápida de decisão dos gestores em investir nos CAPS. Com o avanço do processo de desinstitucionalização que se fortaleceu no estado somente a partir de 2012, o gestor local acolheu as evidências que apontavam para o crescimento das demandas em saúde mental, relacionada a amplo espectro de fatores, incluindo nas agendas municipais a necessidade de ofertar cuidado em saúde mental para a população, trazendo consigo a implantação de novos CAPS.

Ao observarmos a expansão dos últimos anos e avaliando de forma descontextualizada a cobertura de CAPS por 100 mil habitantes, diríamos que o estado de São Paulo se encontra em situação confortável no que tange à quantidade de serviços. Porém, as diferenças regionais mostram que, para além dos números, muitos territórios necessitam urgentemente continuar a avançar no seu processo de implantação dos CAPS, a exemplo das

---

** A RRAS 13 é composta por 4 DRS (Araraquara, Barretos, Franca e Ribeirão Preto). Quando se abrem os microdados, por regiões de saúde, observa-se que as coberturas são menores sobretudo nas regiões de Araraquara e Ribeirão Preto.

Tabela 2 Serviços da atenção básica implantados por RRAS do estado de São Paulo e cobertura (dez/2008)

RRAS(DRS)	Total municípios	Municípios até 15 mil hab.	Equipes CR	Equipes AB geral dez/2018	Equipes NASF dez/2018	NASF necessidade (por capacidade)	Cobertura ESF dez/2018	Cobertura AB dez/2018
RRAS 01 (Grande ABC – DRS I)	7	0	3	498	48	7	43,73%	54,47%
RRAS 02 (Alto Tietê – DRS I)	11	0	2	299	17	16	25,30%	44,04%
RRAS 03 (Franco da Rocha – DRS I)	5	0	0	64	3	4	29,88%	46,39%
RRAS 04 (Mananciais – DRS I)	8	0	1	163	4	14	25,20%	47,36%
RRAS 05 R. (Bandeirantes – DRS I)	7	0	1	206	0	23	11,48%	41,67%
RRAS 06 (São Paulo – DRS I)	1	0	15	1.560	107	66	34,50%	60,95%
RRAS 07 (B. Santista, Registro)	24	6	4	459	26	25	68,94%	78,26%
RRAS 08 (Sorocaba)	48	15	2	366	19	22	46,31%	65,05%
RRAS 09 (Bauru)	68	41	1	316	17	18	41,76%	64,34%
RRAS 10 (Marília)	62	48	0	282	23	10	60,05%	74,98%
RRAS 11 (Presidente Prudente)	45	30	0	237	30	2	79,24%	91,41%
RRAS 12 (Araçatuba, SJ Rio Preto)	142	115	3	730	113	4	74,93%	85,10%
RRAS 13 (Araraquara, Barretos, Franca, Ribeirão Preto)	90	42	4	628	51	24	49,01%	66,81%
RRAS 14 (Piracicaba)	26	9	1	225	9	16	40,85%	53,49%
RRAS 15 (S. J. Boa Vista, Campinas)	44	11	2	672	27	47	52,26%	65,28%
RRAS 16 (Campinas- Bragança, Jundiaí)	18	5	1	143	12	4	30,06%	59,21%
RRAS 17 (Taubaté)	39	20	2	424	23	24	53,42%	71,72%
17 DRS	645	342	42	7.272	529	327	38,65%	59,67%

Fonte: DATASUS/CNES; Cayres, 2020[16].

Tabela 3 Total de CAPS implantados por RRAS e necessidades (com critério de porte populacional) do estado de São Paulo (2008-2018)

DRS	RRAS	População IBGE 2018	Total municípios	Mun. até 15 mil hab.	2008	2010	2012	2014	2016	2018	Necessidade
Grande São Paulo	RRAS 01 Grande ABC	2.664.981	7	0	18	21	23	26	27	28	1
	RRAS 02 Alto Tietê	2.914.925	11	0	5	9	12	14	15	16	14
	RRAS 03 F Rocha	586.110	5	0	2	2	3	6	7	10	3
	RRAS 04 Mananc.	1.108.269	8	0	8	8	12	12	12	13	2
	RRAS 05 R. Band.	1.858.563	7	0	12	13	13	16	16	16	3
	RRAS 06 S Paulo	11.753.659	1	0	42	54	81	83	83	93	0
B. Santista, Registro	RRAS 07	2.075.409	24	6	19	21	26	27	28	35	5
Sorocaba	RRAS 08	2.418.289	48	15	20	20	24	31	38	41	16
Bauru	RRAS 09	1.718.961	68	41	13	13	16	19	22	29	14
Marília	RRAS 10	1.101.544	62	48	11	12	15	16	21	24	4
Presidente Prudente	RRAS 11	746.425	45	30	6	7	8	10	11	14	7
Araçatuba, Rio Preto	RRAS 12	2.308.397	142	115	9	13	15	24	27	33	12
Araraquara, Barretos, Franca, Rio Preto	RRAS 13	3.538.067	90	42	16	21	27	32	40	43	28
Piracicaba	RRAS 14	1.515.307	26	9	10	10	15	17	22	26	5
S. J. Boa Vista, Campinas	RRAS 15	4.036.135	44	11	38	43	51	57	66	67	13
Campinas	RRAS 16	1.231.597	18	5	8	8	10	12	12	13	11
Taubaté	RRAS 17	2.446.521	39	20	17	18	24	24	27	28	15
Total		20.856.507	645	342	254	293	375	426	474	529	153

Fonte: DATASUS/CNES; Cayres, 2020[16].

regiões do Alto Tietê, Sorocaba, Bauru, Araçatuba (RRAS 12), Barretos, Franca e Ribeirão Preto (RRAS 13), São João da Boa Vista e Taubaté, também com diferenças significativas entre as CIR.*** Nesse sentido, podemos supor que distintos modelos de atuação, com mais ênfase de um em detrimento de outro, como o hospitalocêntrico e o comunitário (baseado na importância da atenção básica), podem influir nesses resultados. Dependendo do território do estado, funcionam de forma divergente e, em decorrência desse fenômeno, para alguns municípios o cuidado integral em serviços de base territorial ainda é um objetivo a ser alcançado. No caso das pessoas com transtornos mentais, somam-se toda a dificuldade e o enfrentamento do preconceito e estigma, reforçado pelo desconhecimento e não investimento nos novos modos do cuidar. Esse desafio, ainda maior, exigiria principalmente uma mudança cultural, o que é mais complexo[22].

A expansão dos CAPS, como já referido, tem relação direta com a organização regional do estado; 50% dos municípios têm menos de 15 mil habitantes, o que significa que não apresentam porte populacional para a implantação dessa modalidade de serviço. Assim, retomamos a discussão da necessidade de ações de fortalecimento da atenção básica no acesso, acolhimento, escuta e até mesmo cuidado em saúde mental.

Regiões como as de São José do Rio Preto, Araçatuba e Marília têm grande quantidade de municípios pequenos, o que requer mais cooperação entre os gestores municipais e maior corresponsabilização por parte dos municípios maiores para o desenvolvimento de processos compartilhados de cuidado e investimento em técnicas de matriciamento, para ampliar e fortalecer o acesso da população[1,7].

*** A RRAS 12 é composta por 2 DRS: Araçatuba e São José do Rio Preto, e a RRAS 13 é composta por 4 DRS: Araraquara, Barretos, Franca e Ribeirão Preto. Quando se abrem os microdados, por regiões de saúde, observa-se que as necessidades de implantação de CAPS são maiores principalmente nas regiões de Barretos, Franca e Ribeirão Preto.

O processo de expansão da rede também se mostrou um movimento de interiorização dos CAPS, denotando a conscientização dos gestores quanto à necessidade de maior autonomia municipal na construção dos recursos de saúde e condução do cuidado para a sua população, ampliando o acesso aos serviços.

Outro grande desafio na oferta de cuidado em saúde mental compreende o reduzido número e a lenta expansão de leitos de Psiquiatria em hospitais gerais. Apesar da melhoria dos recursos federais de custeio, diferentemente do que se esperava, a velocidade de crescimento deste componente da RAPS não avançou como o esperado. O elevado número de leitos em instituições psiquiátricas não compensa a escassez desse dispositivo, o leito em hospital geral, além de atender ao direito que o portador de transtorno mental possui de ser tratado em serviço que favoreça a integralidade no cuidado, sendo certamente mais resolutivo no atendimento à crise, o que garante maior rotatividade dos leitos.

No estado de São Paulo, a grande quantidade de leitos psiquiátricos em hospitais especializados de grande porte, a maior parte de gestão estadual ou conveniada, como já indicado, desacelera a expansão dos demais pontos de atenção da RAPS – considerando que, com as internações na rede estadual, não se geravam custos financeiros ou responsabilidade pelo cuidado em saúde mental para o nível de gestão municipal. Hoje, apesar da significativa redução dos leitos nas instituições psiquiátricas de grande porte, ainda há elevado número de leitos nestas, em comparação aos leitos psiquiátricos em hospitais gerais, preconizados nas diretrizes técnicas e organizacional da RAPS. Para se ter uma referência desse montante, o gráfico a seguir (Figura 2) apresenta o total de leitos de internação no Brasil e no estado de São Paulo, com destaque para os de Psiquiatria. Como é possível observar, eles superam os leitos de Pediatria e Obstetrícia e estão nivelados aos complementares (de unidades de terapia intensiva – UTI):

Com relação ao detalhamento dos leitos do estado de São Paulo, os leitos de psiquiatria estão distribuídos como: de aco-

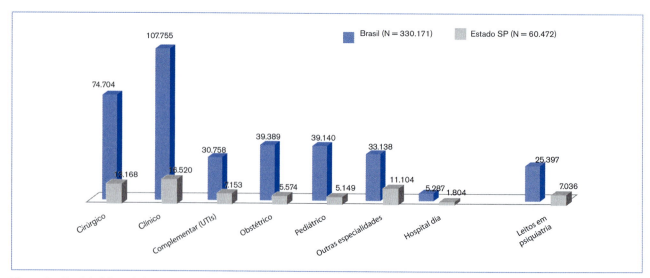

Figura 2 Total de leitos de internação – Brasil e estado de São Paulo (jan/2019). Esse total de leitos de psiquiatria estão distribuídos nos bloco de leitos clínicos (percentual pequeno), outras especialidades (maior percentual) e hospital-dia (mediano, para esse grupo).
Fonte: DATASUS/CNES; Cayres, 2020[16].

lhimento noturno (CAPS), em hospital psiquiátrico (incluindo-se parte dos de hospital-dia) e em hospital geral (com a outra parte de leitos de hospital-dia). O gráfico a seguir (Figura 3) explicita que a maior parte dos leitos em psiquiatria no estado de São Paulo ainda é ofertada por hospitais especializados psiquiátricos (N = 5.341; 73,5%).

Leitos em hospitais gerais equivalem a somente 13,6% (N = 991) do total de leitos ofertados, o que sinaliza que o problema referente à demanda para a internação não está na falta desses leitos, mas nas características e qualidades destes. Reiterando que a recomendação é dar prioridade a leitos em hospitais gerais que se mostrem mais resolutivos e integrais no cuidado, além de minimizar o estigma e a fragilização dos vínculos sociais e familiares.

A Tabela 4 apresenta a distribuição desses tipos de leitos por RRAS. Ele indica a distribuição desigual e a concentração desses leitos em algumas regiões que historicamente concentram a presença de hospitais especializados psiquiátricos de grande porte, como as regiões de São João da Boa Vista, Campinas, Bauru, Marília, Franca e Ribeirão Preto (RRAS 13).****

Se parcela desses leitos estivesse distribuída em hospitais gerais, isso garantiria maior capilarização dessa oferta nas diferentes regiões, contribuindo para um acesso mais equânime. A Tabela 5 reforça essa característica, ao evidenciar o fluxo de internações psiquiátricas para fora do território de origem às regiões com maior concentração de instituições psiquiátricas de grande porte. Há, por um lado, a presença de internações em grande quantidade oriundas de outras regiões, distinta da região de residência do usuário; de outro lado, uma frequência maior de internações da própria região onde há mais oferta de leitos em hospitais psiquiátricos especializados, evidenciando maior cultura hospitalocêntrica nesses territórios. Cabe acrescentar que, na atualização dos dados do censo de moradores de 2014 pela SES, foi identificada a predominância da presença de novos moradores (com a adoção de tempo de internação acima de 1 ano, realizada após o censo de 2014), nos hospitais desses mesmos territórios.

Como já referido, essa distribuição concentrada e desigual dificulta a regulação regionalizada dos leitos (como historicamente já acontecia), o que promove um fluxo de encaminhamentos para regiões distintas do local de residência do usuário. Tal cenário, em termos das internações, leva à possibilidade de que elas ocorram distantes do território de residência dos internados. Há que se considerar, afinal, como a questão geográfica certamente dificulta ou até impede o contato familiar e com sua rede de apoio local, sem incluir demais fragilidades de outra ordem (de vínculo social e familiar, condições socioeconômicas), o que pode prejudicar os vínculos já fragilizados.

A manutenção das estruturas centralizadas, além de gerar o risco de ampliação do número de novos moradores, dificulta o processo de desinstitucionalização, na medida em que a internação em serviços concentrados em territórios específicos afasta o cidadão de seu município e da responsabilidade constitucional que os municípios têm com a sua população. Como consequência desse funcionamento, continuam a existir muitos usuários em internações de longa permanência nos hospitais psiquiátricos, com tendência a entrarem novos moradores, apesar da garantia de direito de saída desses estabelecimentos pela Lei n. 10.216/2001[17]. Essa condição, que no primeiro momento desobriga o município pelo cuidado, em questão de tempo retorna ao mesmo município por meio da necessidade de implantar serviços residenciais terapêuticos para garantir os direitos fundamentais que lhes foram negados na institucionalização.

**** A RRAS 13 é composta por 4 DRS: Araraquara, Barretos, Franca e Ribeirão Preto. Quando se abrem os microdados, por regiões de saúde, observa-se que essas características estão presentes nas regiões de Franca e Ribeirão Preto.

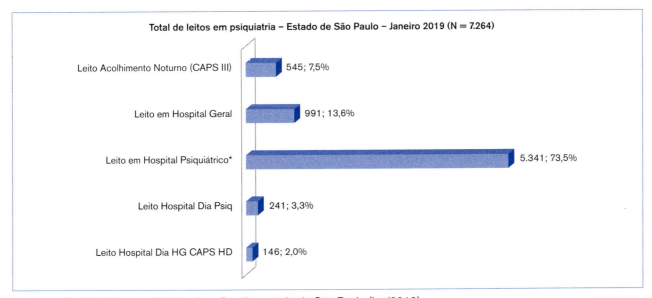

Figura 3 Total de leitos em Psiquiatria – Brasil e estado de São Paulo (jan/2019).
* Foram incluídos 446 leitos cadastrados como crônicos nos hospitais especializados psiquiátricos identificados nesse levantamento.
Fonte: DATASUS/CNES; Cayres, 2020[16].

Tabela 4 Distribuição de leitos de psiquiatria por RRAS no estado de São Paulo, 2019

RRAS (DRS)	População IBGE 2018	% População	Leito em acolhimento noturno	Leito em hospital psiquiátrico	Leito em hospital-dia	Leito em hospital geral	Total	% Total	1/por 100 mil hab. Total	1/por 100 mil hab./h. geral
RRAS 01 (Gde. ABC- DRS I)	2.664.981	6,1%	122	192	77	109	500	6,9%	19	4
RRAS 02 (Alto Tietê – DRS I)	2.914.925	6,6%	15	0	0	61	76	1,0%	3	2
RRAS 03 (Franco da Rocha – DRS I)	586.110	1,3%	0	251	0	30	281	3,9%	48	5
RRAS 04 (Mananciais – DRS I)	1.108.269	2,5%	0	0	0	10	10	0,1%	1	1
RRAS 05 (R. Bandeirantes – DRS I)	1.828.563	4,2%	0	11	0	63	74	1,0%	4	3
RRAS 06 (S. Paulo – DRS I)	11.753.659	26,7%	200	541	135	297	1.173	16,1%	10	3
RRAS 07 (B. Santista, Registro)	2.075.409	4,7%	34	0	0	47	81	1,1%	4	2
RRAS 08 (Sorocaba)	2.418.289	5,5%	32	0	0	64	96	1,3%	4	3
RRAS 09 (Bauru)	1.718.961	3,9%	0	625	90	4	719	9,9%	42	0
RRAS 10 (Marília)	1.101.544	2,5%	0	499	0	31	530	7,3%	48	3
RRAS 11 (Presidente Prudente)	746.425	1,7%	16	160	0	48	224	3,1%	30	6
RRAS 12 (Araçatuba, S. J. Rio Preto)	2.308.397	5,2%	15	369	0	5	389	5,4%	17	0
RRAS 13 (Araraquara, Barretos, Franca, Rib. Preto)	3.538.067	8,0%	16	770	62	83	931	12,8%	26	2
RRAS 14 (Piracicaba)	1.515.307	3,4%	8	262	0	19	289	4,0%	19	1
RRAS 15 (S. J. Boa Vista, Campinas)	4.036.135	9,2%	76	1.514	0	47	1.637	22,5%	41	1
RRAS 16 (Campinas – Bragança, Jundiaí)	1.231.597	2,8%	11	0	20	22	53	0,7%	4	2
RRAS 17 (Taubaté)	2.446.521	5,6%	0	147	3	51	201	2,8%	8	2
Total	43.993.159	100%	545	5.341	387	991	7.264	100%	17	2

Fonte: DATASUS/CNES; Cayres, 2020[16].

Tabela 5 Internações psiquiátricas no estado de São Paulo (2018)

Internações psiquiátricas – 2018		AIH pagas – RRAS – Local da ocorrência – estado de São Paulo – população 0 a 19 anos																	
RRAS – local de residência	RRAS 01	RRAS 01	RRAS 02	RRAS 03	FRAS 04	RRAS 05	RRAS 06	RRAS 07	RRAS 08*	RRAS 09	RRAS 10	RRAS 11	RRAS 12	RRAS 13	RRAS 14	RRAS 15	RRAS 16	RRAS 17	Total
RRAS 01	Grande ABC	2.337	2	3	C	3	182	1	4	12	0	0	1	1	0	40	1	0	2.587
RRAS 02	Alto Tietê	14	3.365	2	1	0	389	0	30	0	1	0	0	3	0	277	0	1	4.083
RRAS 03	Franco da Rocha	4	0	2.096	C	2	136	1	163	0	12	0	0	12	0	93	2	0	2.521
RRAS 04	Mananciais	3	3	6	611	134	227	2	5	12	0	0	0	C	0	15	0	0	1.018
RRAS 05	Rota dos Bandeirantes	4	5	6	25	895	208	0	34	12	0	0	0	1	0	37	1	0	1.228
RRAS 06	São Paulo	159	186	68	19	28	16.400	5	162	62	0	0	0	115	12	1.775	3	3	18.997
RRAS 07	Baixada Santista, Vale do Ribeira	4	0	0	0	3	42	1.399	141	3	0	0	0	0	0	280	0	0	1.872
RRAS 08	Itapetininga, Itapeva, Sorocaba*	2	1	0	-	1	60	0	3.758	84	0	0	0	20	25	71	1	11	4.035
RRAS 09	Bauru, Jaú, Lins, Polo Cuesta, Vale do Jurumirim	1	1	0	0	2	32	0	25	5.072	9	2	4	6	0	39	0	0	5.203
RRAS 10	Adamantina, Assis, Marília, Ourinhos, Tupã	0	1	0	1	1	6	1	0	358	7.476	8	1	29	0	19	0	0	7.901
RRAS 11	Alta Paulista, Alta Sorocabana, Alto Capivari, Extremo Oeste Paulista, Pontal do Paranapanema	0	1	0	0	0	14	0	2	44	17	3.865	3	0	0	20	0	0	3.966
RRAS 12	Catanduva, Central DRS II, Consórcios DRS II, Fernandópolis, Jales, José Bonifácio, Lagos DRS II, Santa Fé do Sul, São José do Rio Preto, Votuporanga	0	0	C	0	0	14	0	0	146	2	3	6.728	5	0	52	0	0	6.950

continua

Tabela 5 Internações psiquiátricas no estado de São Paulo (2018) *(continuação)*

Internações psiquiátricas – 2018 RRAS – local de residência	RRAS 01	AIH pagas – RRAS – Local da ocorrência – estado de São Paulo – população 0 a 19 anos																	Total
		RRAS 02	RRAS 03	RRAS 04	RRAS 05	RRAS 06	RRAS 07	RRAS 08*	RRAS 09	RRAS 10	RRAS 11	RRAS 12	RRAS 13	RRAS 14	RRAS 15	RRAS 16	RRAS 17	
RRAS 13	A. Anhanguera, A. Mogiana, Aquífero Guarani, Central DRS III, Centro Oeste DRS III, Horizonte Verde, N. Barretos, Norte DRS III, S. Barretos, Três Colinas, Vale Cachoeiras	1	1	0	0	1	25	0	26	73	1	0	8	10.304	24	91	0	0	10.555
RRAS 14	Araras, Limeira, Piracicaba, Rio Claro	1	0	1	0	0	19	0	3	33	0	0	7	35	2.734	113	0	0	2.946
RRAS 15	Baixa Mogiana, Circuito das Águas, Mantiqueira, Região Metropolitana Campinas, Rio Pardo	5	0	1	0	0	53	0	11	30	1	0	0	3	14	17.102	2	1	17.223
RRAS 16	Bragança, Jundiaí	0	1	7	0	0	27	0	23	19	1	0	0	0	0	1.157	904	0	2.139
RRAS 17	Alto Vale do Paraíba, Circuito da Fé e Vale Histórico, Litoral Norte, V Paraíba Região Serrana	1	3	0	0	0	41	1	26	23	0	0	0	1	0	826	0	2.486	3.408
Total	63 CIR	2.536	3.570	2.190	658	1.070	17.875	1.410	4.413	5.983	7.520	3.878	6.752	10.545	2.809	22.007	914	2.502	96.632

Fonte: DATASUS/CNES; Cayres, 202016.

Outros serviços territoriais que apoiariam a manutenção dos sujeitos em seu território são os raros centros de convivência e unidades de acolhimento (UA), a maioria deles presentes na cidade de São Paulo. Até janeiro de 2019 foram habilitadas em todo o país somente 136 UA de adulto e 36 UA infanto-juvenis. No estado de São Paulo constam 25 UA de adulto e 6 UA infanto-juvenis, segundo o DATASUS.

Paradoxalmente, houve certo incremento nos investimentos em ações e serviços ligados a modalidades de tratamento de dependentes químicos, como ofertas em leitos de internação específicos a esses casos e vagas em comunidades terapêuticas. Há inúmeras críticas referentes à entrada das comunidades terapêuticas como serviço incentivado na RAPS. De forma sintética isso está relacionado com a origem dessas instituições, muitas delas religiosas (o que pode impor sua crença a quem é encaminhado para uma vaga), falta de diretrizes técnicas em sua atuação, falta de fiscalização, monitoramento e avaliação, clandestinidade e, principalmente, por serem instituições afastadas de centros urbanos, funcionando de forma fechada, geralmente apartadas dos demais serviços que compõem as redes assistenciais do território.

De acordo com pesquisa realizada pelo Instituto de Pesquisa Econômica Aplicada (IPEA) em 2017, o Brasil possuía 1.963 comunidades terapêuticas, e o estado de São Paulo, 420 unidades[23]. Parte das vagas é ofertada a usuários SUS, via credenciamento dessas entidades. Pelo Programa Recomeço, em 2019, o estado ofertou aproximadamente 2.300 vagas (cerca de 1.300, dado informado por meio de comunicação institucional da equipe da Secretaria da Assistência Social, atual gestora dessa interface do programa, somado a outras 1.000 ainda vinculadas à SES, segundo consulta à área técnica).

Por fim, cabe apresentar os dados da presença de moradores em hospitais psiquiátricos especializados. A condição de morador de hospital psiquiátrico reafirma o dilema que acompanha o conceito de acesso em saúde mental, em quais condições um momento de necessidade intensiva de cuidado em saúde mental se transformou em um grau tão importante de vulnerabilidades que privou de forma permanente o convívio social desses indivíduos. São frequentes as situações nas quais a demanda social determina a internação, corrompendo o conceito de proteção. Nesse sentido, o investimento prioritário nos serviços territoriais e nos leitos em hospitais gerais impulsionaria a mudança necessária para a garantia de que essas pessoas sejam sujeitos de direitos.

A rede territorial, apoiada no trabalho multiprofissional que atua na reabilitação psicossocial e busca por autonomia, minimiza a condição de transformar indivíduos em moradores, protegendo-o dos efeitos iatrogênicos da institucionalização. Internações de longa permanência e seu decorrente confinamento em espaço fechado operam como um elenco equivocado e ilegal de parâmetros e perfis para a manutenção dessa condição, entendida como tortura pelo Conselho de Direitos Humanos da Assembleia Geral das Nações Unidas[24].

A Tabela 6 apresenta os dados dos moradores ainda existentes em hospitais psiquiátricos, fruto dos equívocos dessa história pregressa, durante décadas considerada uma conduta ade-

Tabela 6 Dados dos moradores ainda existentes em hospitais psiquiátricos no estado de São Paulo

RRAS (DRS)	Hospitais psiquiátricos existentes	Moradores HP informados 2018	Necessidade RT	RT existentes	Estimativa de moradores de RT
RRAS 01 (Grande ABC – DRS I)	1	16	2	21	210
RRAS 02 (Alto Tietê – DRS I)	0	61	6	3	30
RRAS 03 (Franco da Rocha – DRS I)	1	19	2	4	40
RRAS 04 (Mananciais – DRS I)	0	10	1	3	30
RRAS 05 (R. Bandeirantes – DRS I)	0	30	3	3	30
RRAS 06 (São Paulo – DRS I)	4	241	24	54	540
RRAS 07 (B. Santista, Registro)	0	45	5	6	60
RRAS 08 (Sorocaba)	0	35	4	73	730
RRAS 09 (Bauru)	3	128	13	19	190
RRAS 10 (Marília)	3	115	12	27	270
RRAS 11 (Presidente Prudente)	1	22	1	9	90
RRAS 12 (Araçatuba, S. J. Rio Preto)	4	49	5	9	90
RRAS 13 (Araraquara, Barretos, Franca, Ribeirão Preto)	4	193	19	31	310
RRAS 14 (Piracicaba)	2	95	10	5	50
RRAS 15 (S. J. Boa Vista, Campinas)	4	222	22	48	480
RRAS 16 (Campinas – Bragança, Jundiaí)	3	51	5	4	40
RRAS 17 (Taubaté)	1	72	6	15	150
17 DRS	31	1.404	140	334	3.340

Fonte: DATASUS/CNES; CAYRES, 2020[16].

quada de tratamento, sem considerar tal iatrogenia. O estado de São Paulo atualmente possui cerca de 1.400 moradores que precisam ser desinstitucionalizados desses estabelecimentos. É possível observar que os moradores se concentram justamente nas regiões onde estão presentes tais estabelecimentos, o que reforça a hipótese da tendência à institucionalização, apesar das medidas de melhorias adotadas por muitos desses hospitais, com o movimento da reforma psiquiátrica.

Na última e recente atualização do censo de moradores, voltada ao planejamento da desinstitucionalização e às discussões de planejamento da expansão da RAPS, para perplexidade geral, foram identificados 215 novos moradores, fenômeno que deveria ser inibido desde a Lei n. 10.216/2001. No desafio específico do processo de implantação da RAPS, para que a população acesse os serviços é fundamental a criação de novos equipamentos de base territorial e comunitária (com serviços menores e mais capilarizados), a ampliação de leitos para internações abreviadas em hospitais gerais, em conjunto à estrutura-padrão dos serviços da atenção básica e de média a alta complexidade.

A RAPS apresenta carências e demanda melhorias em várias de suas esferas de ações – por exemplo, em sua regulação, ou então na ampliação ou aquisição de serviços e equipes, desafios implícitos nos processos de mudança na lógica do modelo assistencial, o que torna tal contexto mais complexo, incluindo um tempo estendido na arena das negociações interfederativas e nas burocracias inerentes a essas novas aquisições.

Contudo, essa expansão é finita. Como referido, boa parte do território é composta por municípios com menos de 15 mil habitantes. Há 350 no total (pouco mais da metade dos municípios do estado de São Paulo) que não têm base populacional para implantar CAPS, o que reforça o quão fundamental é a atenção básica na RAPS (e no SUS), que, apesar de apresentar coberturas desiguais, é o ponto de atenção que está presente em todos os territórios, independentemente de seu porte populacional. Assim como os pontos de atenção relacionados às atividades que incentivam o envolvimento na e com a comunidade pela cultura local, a exemplo dos centros de convivência e cooperativa (CECCO), politicamente pouco investidos.

Do restante desse montante de municípios, quase 200 possuem porte populacional entre 15 mil e 70 mil habitantes, a faixa que pode contar com a implantação de um CAPS I, o mais complexo de todos os tipos, visto que são os que poderiam acolher quaisquer casos de transtornos mentais (do perfil indicado ao CAPS, geralmente em condição crônica ou crítica), de qualquer faixa etária, além de ser referência no apoio ao cuidado de quadros relacionados à saúde mental do território.

Sobram cerca de 100 municípios de maior porte que poderiam implantar CAPS de diferentes modalidades: os de turno expandido (CAPS II) ou 24 horas, com possibilidade de leito de acolhimento noturno (CAPS III), ou ainda aqueles voltados a grupos específicos, caso das crianças e adolescentes (CAPS Infantil) e dos dependentes de álcool e outras drogas (CAPS Álcool e Drogas). E não são todas as regiões de saúde que têm ao menos um município com esse porte, o que também dificulta a implantação desses serviços, visto que a capacidade instalada fica atrelada ao porte populacional dos municípios.

Outro desafio importante é a educação permanente dos profissionais que compõem o corpo funcional da RAPS, por conta de eventuais lacunas ou atualizações na formação profissional. Muitos são formados em cursos que ainda preservam um currículo predominantemente voltado ao modelo clínico biomédico tradicional, de consultório, pouco direcionado aos princípios que norteiam o SUS e da forma como os serviços públicos de saúde se organizam a partir de suas premissas e necessidades[25].

CONSIDERAÇÕES FINAIS

A constituição de uma rede territorial forte, viva, promotora de saúde e qualificada ampliaria o cuidado e favoreceria a proteção das pessoas com transtornos mais severos, no sentido de que o acesso precoce minimiza os riscos de agravamento dos quadros clínicos. A ação dos serviços territoriais na continuidade do cuidado também influencia positivamente as relações entre os indivíduos e suas famílias, na medida em que a participação no cuidado e no enfrentamento conjunto e solidário de problemas fortalece vínculos e estimula a corresponsabilidade do cuidado.

Na discussão desse cuidado em saúde mental, o fortalecimento da rede territorial se materializa em acesso. Sem negar a importância da implantação de serviços, o acesso no seu entendimento mais amplo requer investimento na rede comunitária, aberta a espaços de diálogo na estrutura de complementariedade entre os serviços, e inclusivo com aquele que busca pelo cuidado, sua família e comunidade. Os princípios básicos de tal oferta, vivida no trabalho das equipes multiprofissionais que se desenvolvem por meio de estratégias como a de acolhimento, a escuta sensível à necessidade social e de saúde, a da clínica ampliada materializada no projeto terapêutico singular concebido a partir das particularidades de cada caso, operam na aposta de uma política que incentive o acesso e o cuidado integral em saúde mental.

REFERÊNCIAS BIBLIOGRÁFICAS

1. Brasil. Ministério da Saúde. Secretaria de Atenção à Saúde. Departamento de Atenção Básica. Cadernos de Atenção Básica, n. 34. Brasília, DF: Ministério da Saúde; 2013. 176 p.
2. Conselho Federal de Psicologia. Hospitais psiquiátricos no Brasil: relatório de inspeção nacional. Brasília, DF: CFP; 2019. 128 p.
3. Brasil. Ministério da Saúde. Portaria nº 399, de 22 de fevereiro de 2006. Diário Oficial da União, Brasília, DF; 2006. [acesso em 6 de setembro de 2020]. Disponível em: https://bvsms.saude.gov.br/bvs/saudelegis/gm/2006/prt0399_22_02_2006.html
4. Santos L, Campos GWS. SUS Brasil: a região de saúde como caminho. Saude Soc. 2015;24(2):438-46.
5. Duarte LS. Desenvolvimento desigual e regionalização do SUS: uma análise territorial dos recursos financeiros para as redes de atenção à saúde no Estado de São Paulo (2009-2014). São Paulo. Tese [Doutorado em Saúde Pública] – Faculdade de Saúde Pública da Universidade de São Paulo; 2016.
6. Brasil. Decreto n. 7.508, de 28 de junho de 2011. Regulamenta a Lei n. 8.080, de 19 de setembro de 1990, para dispor sobre a organização do

Sistema Único de Saúde – SUS, o planejamento da saúde, a assistência à saúde e a articulação interfederativa, e dá outras providências. Diário Oficial da União, Brasília, DF; 2011. [acesso em 22 de agosto de 2020]. Disponível em: http://www.planalto.gov.br/ccivil_03/_Ato2011-2014/2011/Decreto/D7508.htm

7. Brasil. Ministério da Saúde. Secretaria de Atenção à Saúde. Implantação das Redes de Atenção à Saúde e outras estratégias da SAS. Brasília, DF: Ministério da Saúde; 2014. 160 p.

8. Organización Panamericana de la Salud. Redes integradas de servicios de salud: integración de programas prioritários de salud pública, estudios de caso de la Región de las Américas y el Caribe. Lima: Organización Panamericana de la Salud; 2009.

9. Organização Pan-Americana da Saúde. Inovação nos sistemas logísticos: resultados do laboratório de inovação sobre redes integradas de atenção à saúde baseadas na APS. Brasília, DF: OPAS/OMS; 2010.

10. Organización Panamericana de la Salud. Redes integradas de servicios de salud: conceptos, opciones de política y hoja de ruta para su implementación en las Américas. Washington: HSS/IHS/OPS, Serie La Renovación de la Atención Primaria de Salud en las Américas; 2010.

11. Organização Pan-Americana da Saúde. A atenção à saúde coordenada pela APS: construindo as redes de atenção no SUS, contribuições para o debate. Brasília, DF: OPAS/OMS; 2011.

12. Mendes EV. As redes de atenção à saúde. Brasília, DF: Organização Pan-Americana da Saúde; 2011. 549 p.

13. Brasil. Portaria n. 3.588, de 21 de dezembro de 2017. Altera as Portarias de Consolidação n. 3 e n. 6, de 28/09/2017, para dispor sobre a Rede de Atenção Psicossocial, e dá outras providências. Diário Oficial da União, Brasília, DF; 2017. [acesso em 22 de agosto de 2020]. Disponível em: https://bvsms.saude.gov.br/bvs/saudelegis/gm/2017/prt3588_22_12_2017.html

14. São Paulo Secretaria de Estado da Saúde. Coordenadoria de Planejamento de Saúde. Deliberação CIB n. 87, de 3 de dezembro de 2012. Diário Oficial [do] Estado de São Paulo; 2013. [acesso em 22 de agosto de 2020]. Disponível em: ftp://ftp.saude.sp.gov.br/ftpsessp/bibliote/informe_eletronico/2013/iels.out.13/Iels192/E_DL-CIB-87_031212.pdf

15. Brasil. Portaria n. 3.088, de 23 de dezembro de 2011. Institui a Rede de Atenção Psicossocial para pessoas com sofrimento ou transtorno mental e com necessidades decorrentes do uso de crack, álcool e outras drogas, no âmbito do Sistema Único de saúde (SUS). Diário Oficial da União, Brasília, DF; 2011. [acesso em 6 de setembro de 2020]. Disponível em: https://bvsms.saude.gov.br/bvs/saudelegis/gm/2011/prt3088_23_12_2011_rep.html

16. Cayres AZF. Avanços e recuos na implantação da Rede de Atenção Psicossocial no Estado de São Paulo: regiões de saúde e as pactuações interfederativas. São Paulo. Tese [Doutorado em Saúde Pública] – Faculdade de Saúde Pública da Universidade de São Paulo; 2020 (em processo de defesa até outubro de 2020).

17. Brasil. Lei n. 10.216, de 6 de abril de 2001. Dispõe sobre a proteção e os direitos das pessoas portadoras de transtornos mentais e redireciona o modelo assistencial em saúde mental. Diário Oficial da União, Brasília, DF; 2001. [acesso em 6 de setembro de 2020]. Disponível em: http://www.planalto.gov.br/ccivil_03/leis/leis_2001/l10216.htm

18. Cayres AZF, Ribeiro MC, Elias R, Coutinho RA, organizadores. Caminhos para a desinstitucionalização no Estado de São Paulo: censo psicossocial 2014. São Paulo: Fundap/Secretaria da Saúde; 2015. 147 p.

19. Paim J, Travassos C, Almeida C, Bahia L, Macinko J. O sistema de saúde brasileiro: história, avanços e desafios. The Lancet. 2014;377(1):11-31.

20. Merhy EE. Saúde: a cartografia do trabalho vivo. São Paulo: Hucitec; 2002.

21. Barros S, Bichaff R, organizadores. Desafios para a desinstitucionalização: censo psicossocial dos moradores em hospitais psiquiátricos do Estado de São Paulo. São Paulo: Fundap/Secretaria de Saúde do Governo do Estado de São Paulo; 2008.

22. Amarante P. Saúde mental e atenção psicossocial. Rio de Janeiro: Fiocruz; 2007.

23. Instituto Econômico de Pesquisa Aplicada. Nota Técnica 21: Perfil das Comunidades Terapêuticas. Brasília, DF: IPEA; 2017.

24. Organización de Las Naciones Unidas. Asamblea General. Consejo de Derechos Humanos. Informe del Relator Especial sobre la tortura y otros tratos e penas crueles, inhumanos o degradantes; 2013. [acesso em 6 de setembro de 2020]. Disponível em: https://www.ohchr.org/Documents/HRBodies/HRCouncil/RegularSession/Session22/A-HRC-22-53_sp.pdf

25. Neto JL. Psicologia, políticas públicas e o SUS. 1. ed. São Paulo: Escuta; 2011. p. 27-52.

2

Psiquiatria na comunidade (atenção primária)

Leticia Baltieri D'Angelo
Hermano Tavares

Sumário

Introdução
A integração da saúde mental na atenção primária
O NASF e seu papel na capacitação em saúde mental
O papel da rede de atenção psicossocial para a saúde mental
Interface entre saúde mental e as doenças orgânicas na atenção primária
Vantagens da psiquiatria comunitária para grupos específicos
    Mulheres e gestantes
    Crianças e adolescentes
    Idosos
    Usuários de álcool e outras drogas
Desafios
Como aprimorar a saúde mental na atenção primária
Considerações finais
Vinheta clínica
Referências bibliográficas

Pontos-chave

- A integração da psiquiatria na atenção primária favorece o acesso aos cuidados em saúde mental.
- As abordagens são feitas levando em consideração tanto fatores biológicos como o contexto social, familiar, econômico e subjetivo do paciente.
- Há muitas comorbidades entre doenças físicas e psíquicas e tratá-las em conjunto reduz custos para a sociedade.
- O estreito vínculo estabelecido pelo profissional de saúde e o usuário do serviço de atenção primária leva a maior resolutividade do tratamento.

INTRODUÇÃO

Até a metade do século XX, os indivíduos que necessitavam de cuidados em saúde mental sofriam um pesado estigma social, tinham acesso a tratamentos controversos e eram respaldados por políticas públicas pouco estruturadas.

Em meados dos anos 1950 e 1960, o conceito de psiquiatria comunitária começou a se estabelecer. Passou-se a permitir que pacientes com transtornos psiquiátricos, que antes ficavam restritos aos manicômios, pudessem ser tratados em hospitais gerais. A psiquiatria comunitária passou a mesclar os aspectos psicossociais ao conjunto biológico do indivíduo[1,2].

A partir da década de 1990, os olhares das políticas em saúde mental voltaram-se para o sujeito inserido em seu território. Assim, era possível detectar precocemente os fatores de risco que poderiam causar sofrimento psíquico e promover ações de prevenção direcionadas ao contexto social e familiar daquela comunidade[2,3].

Passou-se a rejeitar as abordagens terapêuticas que se limitavam a identificar sintomas, a prescrever medicações e a segregar o indivíduo do contato social. Concomitantemente, muitas ações estavam sendo feitas de modo a aprimorar a atenção primária para que esta fosse a porta de entrada para o sistema de saúde nos países em que estava sendo implementada[4]. O foco seria descentralizar o sistema de saúde, trazendo o acesso mais próximo ao local de moradia dos indivíduos. Com isso, seria possível atuar no território, identificando pontos de vulnerabilidade, acolhendo e coordenando a assistência às pessoas, cadastrando os usuários e se responsabilizando pelo cuidado deles nos casos de baixo e médio risco, fazendo articulações com a rede e organizando ações de promoção da saúde e de participação comunitária[5,6].

A integração da psiquiatria à atenção básica começou a ser vista como alternativa para promover assistência à crescente demanda em saúde mental em um ambiente mais familiar e menos estigmatizante[7]. Segundo dados do Ministério da Saúde, de 22 a 25% dos pacientes assistidos pela Estratégia de

Saúde da Família (ESF) apresentam algum transtorno mental[8]. Além disso, os dados apontam que cerca de 3% de toda população brasileira é portadora de transtornos mentais graves crônicos que necessitam de atendimentos recorrentes e que cerca de 9% possui transtornos mentais que requerem atendimentos eventuais[9].

No Brasil, as demandas de sofrimento psíquico mais frequentes recebidas pela atenção primária são depressão e ansiedade de baixa gravidade, dependência ao álcool e a outras drogas e situações médico-sociais como violência doméstica e situações de exclusão social[3,6].

Facilitar o acesso à saúde mental para essas pessoas ultrapassa as fronteiras da assistência, assumindo um caráter de proteção social e de inclusão. Para vários países da Europa e da América do Norte, a atenção básica costuma ser o primeiro contato do indivíduo que busca cuidados em saúde mental[2,7,10]. A implantação deste modelo em países de média e baixa renda na África e na Ásia também vem sendo crescente[4].

A primeira regulamentação dos atendimentos de saúde mental no SUS veio com a Portaria n. 224 de 29 de janeiro de 1992 que cita as unidades básicas de saúde e os centros de atenção psicossocial (CAPS) como serviços preferenciais aos hospitais para tratamento nos casos de sofrimento psíquico[4,11].

No Brasil, o fortalecimento da integração da psiquiatria à atenção primária ocorreu após a Lei n. 10.216 de 2001, conhecida como "Lei da Reforma Psiquiátrica". Essa lei dispõe sobre a proteção contra o abuso e a exploração das pessoas portadoras de transtornos mentais e ratifica seus direitos, além de direcionar o modelo assistencial em saúde mental recomendando que o tratamento seja feito, preferencialmente, em serviços comunitários[2,12,13].

A INTEGRAÇÃO DA SAÚDE MENTAL NA ATENÇÃO PRIMÁRIA

Atualmente, a atenção primária à saúde no Brasil conta com as unidades básicas de saúde (UBS), os núcleos de apoio à saúde da família (NASF), as equipes de saúde bucal e os consultórios de rua. Em 1994 foi criado o Programa Saúde da Família (PSF) com o objetivo de consolidar e expandir a atenção primária. Em 2006, o PSF foi transformado em Estratégia Saúde da Família (ESF), reforçando ainda mais os alicerces da atenção básica no propósito de oferecer cuidados integrais em saúde[14]. O Ministério da Saúde preconiza que a equipe da ESF seja formada por médico, enfermeiro, técnico de enfermagem e agentes comunitários de saúde, mas algumas equipes podem contar com outros profissionais[15]. A ESF realiza suas atividades nas unidades de saúde e em outros locais da comunidade.

O estímulo para a implementação de uma psiquiatria comunitária deve, inicialmente, partir de uma mudança de paradigmas dos profissionais da atenção básica e dos usuários que estão acostumados a procurar pelos especialistas e não consideram a atenção primária como opção para os cuidados em saúde mental[12]. O sistema de saúde não é capaz de acolher toda a demanda de saúde mental em centros especializados e vem

investindo em ações para integrar, cada vez mais, esses cuidados na atenção básica[8].

As doenças mentais ainda carregam um forte estigma. Por conta disso, muitas pessoas em sofrimento psíquico se sentiriam mais à vontade em procurar ajuda em um local onde são oferecidos serviços de saúde em geral do que em um serviço destinado especificamente a transtornos psiquiátricos, se houvesse essa disponibilidade. A configuração do modelo de integração da saúde mental com a atenção primária preconiza que esta última deve fazer o rastreamento e identificar precocemente os casos de sofrimento mental; instituir tratamento para pacientes de baixa e média complexidade e manejar os casos estáveis; atender à demanda de sofrimento psíquico em pessoas com problemas físicos de saúde; fazer manejo e prevenção de recaídas; fazer reabilitação, ações de prevenção de doenças, de promoção da saúde mental e de proteção aos direitos humanos[4,6].

Além disso, o ambiente da atenção primária favorece que o cuidado seja centrado no sujeito e na família[7]. O contato mais próximo do profissional de saúde com a comunidade estimula a formação de vínculos e laços de confiança, o que proporciona uma exploração mais profunda dos aspectos socioculturais envolvidos no sofrimento psíquico. Nesse espaço, o profissional de saúde deve se aliar à comunidade, contribuindo para identificar as necessidades locais e estimulando o engajamento dos usuários de modo a favorecer reformas que reduzam a vulnerabilidade dos indivíduos[1,2,3,12].

Em muitas situações, o vínculo já estabelecido pelo profissional de saúde com o paciente faz com que demandas ocultas sejam percebidas durante a escuta. A interpretação de expressões faciais e gestos, associada ao conhecimento que se tem sobre o contexto de vida daquele paciente, pode fazer a equipe levantar outras hipóteses diagnósticas que serão aprofundadas em outros encontros ou em visitas domiciliares[3,7].

A prática da saúde mental realizada na atenção primária conta com abordagens muito distintas das feitas nos centros especializados. Nela, quando há necessidade, são oferecidas consultas individuais com o especialista ou com o profissional treinado em saúde mental. Vale destacar que não somente profissionais técnicos da atenção primária podem se envolver na oferta de cuidados em saúde mental, mas qualquer profissional, desde que devidamente preparado, pode realizar escutas qualificadas, construir vínculos e fazer acolhimentos[5,16]. Além disso, é priorizada a realização de atividades em espaços coletivos de cuidado. Essas atividades ajudam o usuário a fortalecer seu vínculo com a equipe de saúde e a se apropriar do espaço da unidade de saúde. Nesses grupos, o paciente é estimulado a ressignificar seu sofrimento por meio do compartilhamento de experiências, promovendo, também, a integração social e fortalecendo seu repertório para sua participação na comunidade[5,12,17].

A atenção primária viabiliza a integração da saúde a vários segmentos de convivência comunitária. A difusão de conhecimento em saúde mental em escolas, centros comunitários e igrejas age como estratégia de prevenção do sofrimento psíquico e reduz o preconceito que cerca as pessoas com transtornos mentais. A proximidade da casa do paciente com a unidade de saúde ajuda na adesão ao tratamento, na continuidade do cuidado e no acompanhamento da medicação quando isso se faz necessário[12,18].

A ESF tem uma estrutura que possibilita intervenções mais diretivas em caso de pacientes com doenças psiquiátricas descompensadas. Também há facilidade para monitorização de fatores gatilho de recaída e para a observação de pacientes com alto risco de recidiva[7]. A realização de visitas domiciliares é uma ferramenta que aprofunda o contato social e aumenta a dimensão da compreensão dos fatores que estão contribuindo para o adoecimento psíquico. Nelas é possível identificar indivíduos doentes que não estão recebendo tratamento ou que são excluídos socialmente pelos familiares e também identificar pessoas em situação de necessidade que não têm condições físicas, nem discernimento de se locomover até a UBS[2,5,12]. Para os pacientes com maior risco clínico, a ESF pode optar pela elaboração de um Projeto Terapêutico Singular (PTS) em conjunto com outros segmentos da rede[12].

Contudo, uma parcela substancial dos profissionais que atuam na atenção primária não se sente devidamente capacitada para prestar cuidados em saúde mental[17]. São frequentes situações nas quais sofrimentos diversos são entendidos como patologia[3]. Muitos profissionais contam com lacunas em sua formação em saúde mental e usam isso como justificativa para encaminhar os usuários a centros especializados, indo contra a lógica descentralizadora proposta pela atenção básica[5,12].

O NASF E SEU PAPEL NA CAPACITAÇÃO EM SAÚDE MENTAL

Raras UBS contam com psiquiatras e outros profissionais da saúde mental em seu corpo clínico. Embora haja a preocupação em se oferecer um suporte especializado que dê apoio à atenção primária como é o caso do NASF, nota-se que nem sempre a demanda das unidades consegue ser suprida[17]. As ações específicas do NASF no campo da saúde mental se concentram na promoção da educação permanente e no matriciamento.

Para ajudar a ampliar o olhar das pessoas acerca do conceito biopsicossocial de saúde e evitar a medicalização dos sintomas deve-se investir em treinamentos e capacitação dos profissionais da atenção básica com especialistas em saúde mental, orientando a acolher o indivíduo em seu contexto social, em suas experiências e em seus sofrimentos, não apenas em seus sintomas[3,12,19]. A realização de programas de educação e capacitação dos profissionais da atenção primária por especialistas em saúde mental permite que se faça um bom manejo dos casos do território, assemelhando-se ao manejo feito por especialistas[4,20]. Associado a isso, é de grande valia a realização de discussões de literatura científica relacionada aos casos que estão sendo atendidos e treinamento para abordagem das situações com os familiares[7].

O matriciamento é outra poderosa ferramenta na qual profissionais de diversas áreas vão opinar sobre o caso trocando experiências. Além das discussões de casos, também podem ser feitos atendimentos compartilhados e intervenções conjuntas de modo a ajudar a equipe a olhar o caso por diferentes prismas e a atuar de maneira mais segura, evitando o encaminhamento desnecessário aos serviços especializados[4,6,12].

Para o planejamento das ações de saúde é fundamental que a equipe esteja bastante integrada ao território, tenha conhecimento do perfil da população assistida e que cada profissional esteja ciente de suas responsabilidades e de sua área de atuação[17].

O PAPEL DA REDE DE ATENÇÃO PSICOSSOCIAL PARA A SAÚDE MENTAL

Em 2011 o Ministério da Saúde propôs a criação da rede de atenção psicossocial (RAPS) que consiste na rede de serviços de saúde mental regionalizada que pode se articular e estabelecer ações intersetoriais a fim de assegurar os cuidados das pessoas com sofrimento mental e dos indivíduos com problemas relacionados ao uso de álcool e outras drogas. Compõem a RAPS, dentre outros, a ESF, os CAPS, o NASF, serviços de pronto-atendimento, leitos hospitalares psiquiátricos, residências e comunidades terapêuticas e centros de convivência[4,8].

Os componentes da RAPS também contribuem com o apoio matricial, dando suporte ao trabalho dos demais profissionais envolvidos na assistência e deixando o tratamento mais resolutivo[8]. Na portaria que regulamenta as UBS e os CAPS, não está claro para quem caberia receber inicialmente as pessoas em sofrimento mental. Sendo assim, o SUS acaba tendo duas portas de entrada para os cuidados em saúde mental[4].

INTERFACE ENTRE SAÚDE MENTAL E AS DOENÇAS ORGÂNICAS NA ATENÇÃO PRIMÁRIA

Ainda há muita dificuldade em se olhar o indivíduo como um todo, em imaginar que problemas físicos podem ter suas raízes em transtornos mentais e relacionar que alterações psíquicas possam ter sua origem em um distúrbio orgânico[21]. A integração da saúde mental à atenção primária favorece o acompanhamento longitudinal tanto de doenças físicas quanto psíquicas[4,20].

A literatura tem mostrado evidências de que indivíduos com transtornos mentais têm maiores chances de desenvolver doenças clínicas crônicas e indivíduos com doenças clínicas crônicas têm maiores chances de ter transtornos mentais do que a população em geral, e essa chance aumenta com o número de comorbidades apresentadas[7,22]. Em uma pesquisa feita com a população dos Estados Unidos, verificou-se que quase 70% dos adultos diagnosticados com algum transtorno mental tinham pelo menos uma doença clínica associada e cerca de 30% das pessoas que apresentavam alguma condição clínica tinham algum transtorno mental concomitante[23]. Logo, a presença de algum transtorno mental pode servir de alerta para os médicos investigarem outras doenças clínicas[7].

É muito frequente que transtornos psiquiátricos se apresentem nos centros de atenção primária na forma de sintomas físicos e tais sintomas nem sempre são cogitados pelos médicos generalistas como manifestações de uma doença psíquica. Queixas como inapetência, cefaleia e mialgia podem ser sintomas de transtorno depressivo; taquicardia, dor no peito, dispneia e tontura podem ser sintomas de transtornos ansiosos; dores nos músculos e nas articulações, cefaleia e dor abdominal podem ser sintomas de transtornos somatoformes[24]. Muitas vezes esses diagnósticos passam despercebidos.

Por outro lado, deve-se atentar para o fato de que muitas medicações usadas para tratamento de transtornos psiquiátricos podem ter efeitos colaterais com impacto na saúde físico-metabólica do indivíduo, o que também pode levar a condições clínicas relevantes. Pacientes com transtornos mentais têm maior risco de *diabetes mellitus*, HIV, doenças musculoesqueléticas, complicações obstétricas, problemas pulmonares, hipertensão, doenças cardiovasculares e obesidade[23]. Geralmente, essas pessoas têm dificuldade de acessar os serviços de atenção primária e acabam procurando os pronto-atendimentos quando já estão descompensadas, o que contribui para a cronicidade do quadro clínico e para o aumento da mortalidade[7,20]. Além disso, a presença de transtornos mentais descompensados dificulta a adesão ao tratamento de doenças clínicas como diabetes, hipertensão, epilepsia e HIV[25].

Os custos com a cronificação das doenças são imensos[26]. O Canadá destina cerca de 60% de sua receita anual da saúde para o tratamento de doenças crônicas e ao redor de 80% dos gastos do seguro de saúde federal dos Estados Unidos é destinado para pacientes com quatro ou mais doenças crônicas[22,23]. Por outro lado, países de baixa e média renda gastam US$ 870 bilhões anualmente com transtornos mentais, e estima-se que em 2030 esse gasto será de US$ 2,1 trilhões. Como ambas as condições compartilham origens comuns e são frequentemente associadas, investir na prevenção e no cuidado ao transtorno mental é, de certa forma, investir nas ditas doenças crônicas não comunicantes como síndromes metabólicas, doenças cardiovasculares e oncológicas. De fato, as condições psiquiátricas não tratadas oneram os cofres públicos com enormes custos seja pelo aumento dos gastos em saúde por conta das comorbidades clínicas que se associam a muitos destes pacientes, seja pela evolução da gravidade e cronicidade das doenças. Associa-se a isso o aumento de gastos com previdência e o custo social de se ter um indivíduo com inúmeros obstáculos para se integrar à sociedade[25].

Logo, a presença do psiquiatra ou de profissionais de saúde mental integrados na atenção básica e envolvidos nas discussões de casos desses pacientes pode ampliar a visão clínica, aumentando tanto a acurácia diagnóstica quanto a resolutividade do tratamento[7].

VANTAGENS DA PSIQUIATRIA COMUNITÁRIA PARA GRUPOS ESPECÍFICOS

Mulheres e gestantes

Dados apontam que cerca de 35% das gestantes apresentam sintomas de transtornos mentais e isso serve de alerta para as consultas de pré-natal realizadas na atenção básica. Na maioria das vezes, as mulheres acreditam que o sofrimento psíquico é consequência da gravidez e não relatam isso aos médicos. É muito comum encontrarmos gestantes que sofrem de estresse, depressão, ansiedade, abuso de substâncias e transtornos somatoformes. As gestantes com algum diagnóstico psiquiátrico têm maiores chances de ter hiperêmese gravídica, parto cesárea, parto prematuro, abortamento e bebês com baixo peso ao nascimento[27]. Os hormônios que atuam na gestação e no ciclo gravídico-puerperal associados a sobrecargas familiares, violência doméstica, falta de planejamento da gestação, ausência do companheiro, abortamentos espontâneos pregressos, uso de tabaco, baixa renda, baixa escolaridade e episódios depressivos prévios aumentam as chances de depressão e ansiedade na gravidez[28].

Fora do período gestacional, mulheres podem sofrer de síndrome disfórica pré-menstrual com manifestações psíquicas como irritabilidade, falta de concentração, sintomas depressivos e fadiga. Já as que estão em menopausa podem apresentar labilidade emocional, cefaleia, irritabilidade, insônia, cansaço, queda no desejo sexual e ansiedade. Tais sintomas têm impacto significativo na qualidade de vida das pacientes e podem ser abordados em consultas de rotina na atenção primária[21].

Crianças e adolescentes

Dados mostram que de 20 a 30% das crianças atendidas na atenção primária nos Estados Unidos têm problemas emocionais ou comportamentais com impacto na sua funcionalidade, mas que não necessariamente fecham critérios para algum transtorno psiquiátrico[29].

O sofrimento psíquico em crianças é pouco identificado pelos pais e por isso os profissionais da atenção primária devem estar atentos para reconhecer estes sinais. Ferramentas de rastreamento podem ser úteis para identificar crianças com risco de apresentar algum tipo de transtorno mental e os profissionais devem ser treinados a utilizá-las[21,30].

Os profissionais da atenção básica devem ficar atentos às relações familiares, ao contato interpessoal e à inserção de crianças e adolescentes na comunidade para elaborar intervenções precoces em saúde mental. É fato que, ao serem expostos a fatores ambientais, os indivíduos que têm um risco genético basal podem expressar genes envolvidos na gênese dos transtornos mentais[31]. Crianças que vivem com mães que têm depressão grave ou que passam por situações de vida difíceis como situações de abuso, divórcio dos pais ou situação de pobreza, por exemplo, devem receber suporte adequado para prevenir o desenvolvimento de transtornos mentais adiante[17,29].

O investimento nas estratégias de saúde mental voltada para crianças e adolescentes ajuda a economizar recursos a longo prazo uma vez que funcionam como ações preventivas de transtornos mentais na vida adulta. Cerca de 75% dos adultos apresentaram os primeiros sinais de doenças psiquiátricas na infância ou na adolescência e a presença dessas doenças não tratadas leva a várias outras consequências deletérias como baixo rendimento na escola e no mercado de trabalho[25,30,31]. Em crianças que apresentam déficit intelectual deve-se atentar se a condição não é secundária a uma causa tratável como epilepsia e hipotireoidismo[21].

Uma grande vantagem da integração da psiquiatria na atenção primária é vista quando crianças e adolescentes que fazem algum acompanhamento em saúde mental completam 18 anos. Quando não há essa integração, esses pacientes têm que ser transferidos do serviço pediátrico ao serviço de adultos, o que leva muitos pacientes a perderem o acompanhamento. Os que dão continuidade ao tratamento muitas vezes se deparam com serviços não preparados para recebê-los e com pouco planejamento para seu tratamento. Se o acompanhamento em saúde mental desses indivíduos estiver sendo feito dentro da atenção primária o risco dessa desassistência é minimizado e, com isso, reduzem-se as internações por causas psiquiátricas e a procura por pronto-atendimentos no futuro[32].

Idosos

Idosos requerem atenção especial dos profissionais da atenção primária. Além de serem acometidos por muitas comorbidades clínicas, não é raro que eles apresentem problemas psiquiátricos oriundos de várias fontes. Um dos mais comuns é o sofrimento psíquico ligado à solidão. O fato de não estarem mais trabalhando e de terem a percepção do estreitamento de seu ciclo social pode levar a sintomas ansiosos e depressivos. Durante a senilidade é mais comum o acometimento do sistema nervoso central por síndromes demenciais e acidentes vasculares encefálicos, que podem levar a problemas mentais e à perda da funcionalidade[21].

Usuários de álcool e outras drogas

No Brasil, mais de 50% da população já fez uso nocivo de álcool e/ou outras drogas[19,33]. O abuso e a dependência de álcool é a segunda causa mais importante de perda de anos de vida por morte prematura ou por viver com incapacidades na faixa etária entre 15 e 29 anos, e a terceira entre 30 e 44 anos e foi associada a quase 70% dos casos de cirrose hepática, a cerca de 36% dos acidentes de trânsito e a quase 9% dos casos de câncer[29,34,35].

A dependência de drogas deixa o indivíduo em constante estado de estresse uma vez que ele necessita conseguir a substância para aliviar os sintomas de abstinência. Por outro lado, a recuperação dos efeitos da droga leva a sensações ruins e, em muitos casos, a sintomas depressivos e ansiosos. Algumas pessoas utilizam as drogas para amenizar sintomas de transtornos mentais ou para lidar com experiências traumáticas[36].

Para os usuários de álcool e drogas, a atenção primária se destaca por propor um olhar diferente. Além do acompanhamento de comorbidades clínicas, há um grande esforço em se aliar às questões médicas os aspectos sociais, políticos e econômicos uma vez que a equipe tem maior conhecimento das vulnerabilidades a que esses indivíduos estão expostos no território. Contudo, também há obstáculos a serem vencidos dentro da própria equipe de saúde que, muitas vezes, tem profissionais com resistência a aceitação de alternativas à abstinência, como a redução de danos, e a tratar do assunto com menos estigma e menos moralismo, evitando a marginalização do sujeito. Assim, investir em ações para preparar a equipe a lidar com essas questões é fundamental para a elaboração de estratégias efetivas. Pode-se utilizar do vínculo com esses pacientes para ampliar o leque de abordagens em encontros que vão muito além de ações motivacionais para a abstinência ou para a redução do uso. Discussões sobre o papel da substância em contextos de lazer e da substância como promotora de bem-estar podem chamar a atenção dos indivíduos para os gatilhos que levam a estados de dependência[34,36,37].

DESAFIOS

Um dos maiores desafios na integração da saúde mental à atenção primária é a dificuldade de acesso do usuário que não consegue agendar as consultas médicas, seja por um excesso de demanda seja por um déficit de profissionais. Algumas vezes ocorrem episódios conflituosos entre a equipe de saúde e membros da comunidade e, em diversas situações, os profissionais de saúde não sentem o devido reconhecimento pelos seus esforços, tendo que realizar os atendimentos em locais com estrutura física inadequada e recebendo baixos salários, o que acaba desestimulando a realização de suas atividades junto à comunidade[3,5,17,38].

Os especialistas, ao se inserirem no contexto da atenção primária, devem se libertar de estigmas que possam ter em relação aos trabalhadores da atenção básica e a seus usuários. Entender as particularidades culturais da comunidade e adequar sua postura e linguagem de acordo com o meio os torna mais acessíveis aos não especialistas e aos usuários, facilitando o trabalho[7, 21].

A escassez de profissionais leva a outro problema, que é a dificuldade de se estruturar ações preventivas em saúde mental na comunidade. A falta dessas ações tende a fazer com que os indivíduos que chegam para ser tratados já estejam com quadro em estágio mais avançado, cronificado e, muitas vezes, grave[6].

Outro grande desafio é o usuário sentir que sua demanda não foi suficientemente acolhida[5]. A quantidade de especialistas em saúde mental ainda não consegue suprir todas as regiões e outros profissionais que tiveram pouca formação no campo da saúde mental são designados a prestar estes cuidados. É muito frequente que os profissionais que não receberam o devido treinamento se sintam inseguros por não saberem acolher pacientes em sofrimento psíquico e também por medo decorrente do estigma de periculosidade que rondam as doenças psiquiátricas[7,8,12,38].

A falta de preparação dos profissionais da atenção básica denuncia um dos maiores problemas da psiquiatria comunitária que é a falta de articulação dos equipamentos de saúde e a dificuldade de se trabalhar em rede[5,12].

Outro ponto a ser levantado é a baixa adesão dos usuários da atenção primária a atividades relacionadas à saúde mental. Muitos têm dificuldade de adesão dada a cronicidade do quadro e a dificuldade de acatar as orientações fornecidas em consulta. O absenteísmo em consultas médicas é bastante alto e muitas vezes observa-se desinteresse dos membros da comunidade a se engajarem em atividades grupais[17,20].

Por outro lado, pouco se olha para a rede de apoio da pessoa em sofrimento psíquico. Espera-se que os familiares acolham e cuidem do paciente, mas nem sempre são dadas as devidas orientações de como isso deveria ser feito. Em uma parte substancial das vezes, os próprios cuidadores também precisam de cuidados[5]. Investir em psicoeducação para os familiares ajuda na redução do estigma e na recuperação do paciente e o fato de a psiquiatria comunitária estar inserida no território onde estão estas famílias favorece que o objetivo seja atingido[7].

Apesar da crescente demanda de crianças e adolescentes por cuidados em saúde mental nos últimos anos, a rede de atenção básica não apresentou um crescimento proporcional no setor e ainda carece de uma estrutura satisfatória para acolher essa população em sofrimento mental. Concomitantemente, observa-se que a rede de cuidados para pessoas que enfrentam problemas decorrentes do uso de álcool e outras drogas também sofre com a negligência de políticas públicas que avaliem o indivíduo em sua totalidade e, por sua vez, ofereça alternativas com impacto significativo na promoção da saúde do sujeito[5].

COMO APRIMORAR A SAÚDE MENTAL NA ATENÇÃO PRIMÁRIA

Com o foco de melhorar a integração da saúde mental na atenção primária, devemos encorajar os profissionais envolvidos a encarar a saúde mental sob um ponto de vista mais humanizado e acolhedor e menos pautado nas medicações. Mostrar à equipe de saúde a importância da multidisciplinaridade e destacar como é a atuação de cada profissão dentro dos cuidados em saúde mental é fundamental para que cada um contribua de modo complementar[6]. Além disso, sugerem-se as seguintes ações:

- Fortalecer o apoio matricial a fim de reduzir os encaminhamentos de transtornos mentais para a atenção secundária e buscar o intercâmbio de conhecimento com níveis secundários e com equipamentos da RAPS por meio de discussões de casos, cursos e supervisões aumenta a segurança da equipe na hora da assistência e permite que sigam para níveis mais complexos apenas os casos que realmente tenham esse perfil[5,12].
- Ampliar o acesso à telemedicina para aproximar os especialistas às unidades que não tem a possibilidade de tê-los em sua equipe. Por meio deste recurso também é possível a realização de consultas compartilhadas, eventos de educação continuada, bem como a orientação e o preparo de profissionais da equipe de saúde[7,21].
- Trabalhar para que as ações de promoção em saúde mental consigam abranger cada vez mais espaços na comunidade, implementando atividades de integração com a comunidade que englobem atividade física, interação social e estimulando o protagonismo dos pacientes no seu tratamento e na própria vida[7,12].
- Divulgar e informar a população sobre os serviços disponíveis na RAPS do território e trabalhar para a boa articulação entre esses equipamentos[8,17].
- Fazer ações focadas para o público feminino de modo a prevenir casos de transtornos mentais no período perigestacional e na pós-menopausa[28].
- Estimular que os usuários participem ativamente das discussões para as estratégias em saúde mental do território contribuindo com suas necessidades e experiências[12].
- Propor aproximação da equipe de saúde com a equipe das escolas e dos centros comunitários de modo a acompanhar o desenvolvimento e o comportamento de crianças e adolescentes[31].
- Tornar atrativas as condições de trabalho para o especialista em saúde mental se fixar na atenção primária e assim poder reverberar seu conhecimento a outros profissionais, proporcionando, assim, mais qualidade aos atendimentos e, consequentemente, mais satisfação aos usuários[4].

CONSIDERAÇÕES FINAIS

Sob a óptica da psiquiatria comunitária, é fundamental avaliar o indivíduo levando em consideração o maior número de elementos biológicos, culturais, econômicos e sociais. O fato de a equipe de saúde da atenção primária poder se articular para trabalhar em rede e assim participar de modo mais íntimo do cotidiano do paciente traz para o sistema de saúde indivíduos marginalizados pelo estigma de suas doenças e proporciona abordagens mais abrangentes com maiores chances de sucesso e impacto positivo para toda a comunidade.

Vinheta clínica

Paciente do sexo feminino, 49 anos, aposentada, com diagnóstico de transtorno esquizoafetivo. Faz uso de anticonvulsivante e antipsicótico atípico para controle dos sintomas de humor e dos sintomas psicóticos. Mora em uma casa de 3 cômodos com pai idoso de 81 anos e um irmão de 45 anos com déficit intelectual secundário a sequela de meningite meningocóccica. Toma as medicações por conta própria e ajuda nos cuidados dos familiares. Tem períodos de exacerbação dos sintomas psiquiátricos, geralmente associados à má aderência medicamentosa. Também é tabagista, portadora de hipercolesterolemia e está com sobrepeso. Sua residência está no território abrangido pela ESF e recebe visitas periódicas do agente comunitário de saúde (ACS). O ACS monitora se as medicações estão sendo tomadas conforme prescritas, reforça a necessidade do tratamento regular e avisa a paciente sobre as consultas médicas agendadas. A médica da família monitora o impacto dos efeitos colaterais dos psicofármacos nas atividades diárias e nas funções metabólicas da paciente, requisita exames para acompanhar a evolução do colesterol e faz ajuste das medicações quando necessário. Além disso, ajuda a monitorar mudanças comportamentais que sinalizam polarização do humor e sintomas psicóticos. A cada 2 meses o caso da paciente é levado para matriciamento com psiquiatra em reunião com toda a equipe da ESF e do NASF e, em situações que a equipe julga necessário, a paciente é avaliada pelo psiquiatra da unidade básica. A paciente também participa de grupo de artesanato e frequenta palestras educativas sobre alimentação saudável e redução do tabagismo promovidas pelos profissionais da unidade de saúde.

Para aprofundamento

- Drake RE, Szmukler G, Mueser KT, Thornicroft G, eds. Oxford textbook of community mental health. Oxford: Oxford University Press; 2011
  - ⇨ Traz os múltiplos aspectos da psiquiatria comunitária de forma abrangente e detalhada.
- Gask L, Kendrick T, Peveler R, Chew-Graham CA. Primary care mental health, 2nd ed. Cambridge: Cambridge University Press; 2018.
  - ⇨ Aborda a saúde mental na atenção primária de forma ampla e clara.
- Patel V, Hanlon C. Where there is no psychiatrist: a mental health care manual, 2nd ed. Cambridge: Royal College of Psychiatrists; 2018.
  - ⇨ Interessante para médicos não psiquiatras e outros profissionais de saúde, coloca de forma didática a psiquiatria na prática de não psiquiatras.

 ## REFERÊNCIAS BIBLIOGRÁFICAS

1. Drake R E, Szmukler G, Mueser K T, Thornicroft G, eds. Introduction to community mental health care. In: Oxford textbook of community mental health. Oxford: Oxford University Press; 2011.
2. Reinaldo AMS. Saúde mental na atenção básica como processo histórico de evolução da psiquiatria comunitária. Esc Anna Nery Rev Enferm. 2008;12(1):173-8.
3. Schutel TAA, Rodrigues J, Peres GM. A concepção de demanda em saúde mental na Atenção Primária à Saúde. Ciênc Saúde. 2015;8(2):85-93.
4. Wenceslau L D, Ortega F. Saúde mental na atenção primária e Saúde Mental Global: perspectivas internacionais e cenário brasileiro. Interface. Botucatu. 2015;19(55):1121-32.
5. Fernandes ADSA, Matsukura TS, Lourenço MSDG. Práticas de cuidado em saúde mental na Atenção Básica: identificando pesquisas no contexto brasileiro. Cad Bras Ter Ocup São Carlos. 2018;26(4):904-14.
6. Ortega F, Wenceslau LD. Dilemas e desafios para a implementação de políticas de saúde mental global no Brasil. Cad Saúde Pública. Rio de Janeiro. 2015;31(11):2255-7.
7. Kates N, Arroll B, Currie E, Hanlon C, Gask L, Klasen H, et al. Improving collaboration between primary care and mental health services. World J Biological Psychiatry. 2019;20(10):748-65. Apresenta o modelo colaborativo como solução para a integração da saúde mental na atenção primária.
8. Oliveira EC, Medeiros AT, Trajano FMP, Chaves Neto G, Almeida SA, Almeida LR. O cuidado em saúde mental no território: concepções de profissionais da atenção básica. Esc Anna Nery. 2017;21(3).
9. Brasil. Ministério da Saúde. Secretaria de Atenção à Saúde. Saúde mental e atenção básica: o vínculo e o diálogo necessários. Brasília: Ministério da Saúde; 2007. p. 2-3.
10. Wijnen BFM, Smit F, Uhernik AI, Istvanovic A, Dedovic J, Dinolova R, et al. Sustainability of community-based specialized mental health services in five european countries: protocol for five randomized controlled trial-based health-economic evaluations embedded in the RECOVER-E Program. JMIR Res Protoc. 2020;9(6).
11. Brasil. Ministério da Saúde. Secretaria Nacional de Assistência à Saúde. Portaria n. 224 de 29 de janeiro de 1992. Diário Oficial da União; 30 jan. 1992. Seção 1, p. 1168.
12. Frateschi MS, Cardoso CL. Práticas em saúde mental na atenção primária à saúde. Psico Porto Alegre. 2016;47(2):159-68.
13. Brasil. Lei n. 10.216, de 6 de abril de 2001. Dispõe sobre a proteção e os direitos das pessoas portadoras de transtornos mentais e redireciona o modelo assistencial em saúde mental. Diário Oficial da União; 9 abril 2001.
14. Pinto LF, Giovanella L. Do Programa à Estratégia Saúde da Família: expansão do acesso e redução das internações por condições sensíveis à atenção básica (ICSAB). Ciência & Saúde Coletiva. 2018;23(6):1903-13.
15. Coelho Neto GC, Antunes VH, Oliveira A. A prática da medicina de família e comunidade no Brasil: contexto e perspectivas. Cad Saúde Pública. 2019;35(1).
16. Brasil. Ministério da Saúde. Secretaria de Atenção à Saúde. Cadernos de Atenção Básica – Saúde mental. Brasília, 2013.
17. Diniz JB, Araujo EHP. Vivência em saúde mental no âmbito da atenção básica: uma visão psicossocial focada no território. Rev Enferm Digit Cuid Promoção Saúde. 2019;4(2):129-33.
18. Garcia GDV, Zanoti-Jeronymo DV, Zambenedetti G, Cervo MR, Cavalcante MDMA. Percepção dos profissionais de saúde sobre saúde mental na atenção básica. Rev Bras Enferm. 2020;73(1).
19. Oliveira LV, Coelho AA, Salvador PTCO, Freitas CHSM. Muros (in)visíveis: reflexões sobre o itinerário dos usuários de drogas no Brasil. Physis: Revista de Saúde Coletiva. 2019;29(4).
20. Palmer VJ, Whitley R. Across the spectrum: Strategies to improve recognition and treatment of mental disorders in primary care. In: Carvalho AF, McIntyre RS. Mental disorders in primary care: a guide to their evaluation and management. Oxford: Oxford University Press; 2017.
21. Patel V, Hanlon C. Where there is no psychiatrist: a mental health care manual, 2nd ed. Cambridge: Royal College of Psychiatrists; 2018.
22. Sporinova B, Manns B, Tonelli M, Hemmelgarn B, MacMaster F, Mitchell N, et al. Association of mental health disorders with health care utilization and costs among adults with chronic disease. JAMA Network Open. 2019;2(8). Mostra o impacto econômico dos transtornos mentais e das doenças orgânicas crônicas.
23. Šprah L, Dernovšek M Z, Wahlbeck K, Haaramo P. Psychiatric readmissions and their association with physical comorbidity: a systematic literature review. BMC Psychiatry. 2017;17:2.
24. Manjunatha N, Chaturvedi S K. POSEIDON study: common mental disorders. The Lancet Global Health. 2016;4(8):e518.

25. Jack H, Stein A, Newton CR, Hofman KJ. Expanding access to mental health care: a missing ingredient. The Lancet Global Health. 2014;2(4):e183-e184.
26. Guerrero APS, Takesue CL, Medeiros JHN, Duran AA, Humphry JW, Lunsford RM, et al. Primary care integration of psychiatric and behavioral health services: a primer for providers and case report of local implementation. Hawai'I Journal of Medicine & Public Health. 2017;76(6).
27. Wallwiener S, Goetz M, Lanfer A, Gillessen A, Suling M, Feisst M, et al. Epidemiology of mental disorders during pregnancy and link to birth outcome: a large-scale retrospective observational database study including 38,000 pregnancies. Arch Gynecol Obstet. 2019;299:755-63.
28. Lopes RS, Lucchese R, Souza LMM, Silva GC, Vera I, Mendonça RS. O período gestacional e transtornos mentais: evidências epidemiológicas. Humanidades & Tecnologia em Revista (FINOM). 2019;19.
29. Wissow L S, van Ginneken N, Chandna J, Rahman A. Integrating children's mental health into primary care. Pediatr Clin North Am. 2016;63(1):97-113.
30. Koning NR, Büchner FL, Verbiest MEA, Vermeiren RRJM, Numans ME, Crone MR. Factors associated with the identification of child mental health problems in primary care: a systematic review. Eur J Gen Practice. 2019;25:3,116-27. Revisão interessante sobre as dificuldades enfrentadas pelos profissionais de saúde em identificar o sofrimento psíquico em crianças e adolescentes.
31. Cotton N, Dingle A. Pediatric Mental Health Assessment in the Primary Care Setting In: Vinson S Y, Vinson E S. Pediatric mental health for primary care providers: a clinician's guide. New York: Springer; 2018. Aprofunda o conhecimento em saúde mental na atenção primária com foco em crianças e adolescentes.
32. Toulany A, Stukel T A, Kurdyak P, Fu L, Guttmann A. Association of primary care continuity with outcomes following transition to adult care for adolescents with severe mental illness. JAMA Network Open. 2019;2(8).
33. Brasil. Ministério da Saúde. Pesquisa Nacional sobre o Uso de Crack 2014. Observatório Brasileiro de Informações sobre Drogas (OBID). Brasília: Ministério da Saúde, 2014.
34. Santos MVF, Campos MR, Fortes SLCL. Relação do uso de álcool e transtornos mentais comuns com a qualidade de vida de pacientes na atenção primária em saúde. Ciência & Saúde Coletiva. 2019;24(3):1051-63.
35. Marques MV, Silva Junior DN, Santos EGO, Santos SSAN, Neves SMB, Amador AE. Distribuição espacial das mortes atribuíveis ao uso de álcool no Brasil. J. Health Biol Sci. 2019;8(1):1-11.
36. Hull M, Day E. Drug use disorders. In: Gask L, Kendrick T, Peveler R, Chew-Graham CA. Primary care mental health, 2nd ed. Cambridge: Cambridge University Press; 2018.
37. Lima AF, Oliveira PRS, Lima SCF. Saúde mental e redução de danos na atenção primária: concepções e ações. Psicol Estud. 2019; v. 24.
38. Esponda GM, Hartman S, Qureshi O, Sadler E, Cohen A, Kakuma R. Barriers and facilitators of mental health programmes in primary care in low-income and middle-income countries. Lancet Psychiatry. 2020;7:78-92. Traz desafios encontrados na prática da saúde mental no contexto da atenção primária.
39. Bousquat A, Giovanella L, Fausto MCR, Medina MG, Martins CL, Almeida PF, et al. A atenção primária em regiões de saúde: política, estrutura e organização. Cad. Saúde Pública. 2019;35(Sup 2).
40. Jacobs R, Aylott L, Dare C, Doran T, Gilbody S, Goddard M, et al. The association between primary care quality and health-care use, costs and outcomes for people with serious mental illness: a retrospective observational study. Health Serv Deliv Res. 2020;8(25).

3

Pronto-socorro em psiquiatria

Chei Tung Teng
Yuan-Pang Wang

Sumário

Introdução
Estrutura
    Serviço de emergência psiquiátrica no sistema de saúde mental
    Estrutura física de um serviço de emergência psiquiátrica
    Recursos humanos de um serviço de emergência psiquiátrica
    Avaliação clínica dos pacientes
Fluxo e avaliação da eficiência do sistema de saúde mental
    Pacientes sem tratamento psiquiátrico prévio
    Pacientes em tratamento no ambulatório ou hospital-dia.
    Pacientes atendidos involuntariamente
    Pacientes vulneráveis com problemas sociais
    Pacientes vulneráveis: infância e adolescência
    Processo de relação entre pacientes e profissionais
Avaliação dos resultados de um serviço de emergência psiquiátrica
Contexto brasileiro
Considerações finais

Pontos-chave

- O serviço de emergência psiquiátrica (SEP) envolve uma estrutura de saúde mental que proporciona a avaliação das crises relacionadas a quadros psiquiátricos e ao seu manejo.
- Os objetivos de um SEP são: a) acolher e atender pacientes em crise aguda; b) diagnosticar transtornos psiquiátricos e clínicos, além de precipitantes psicológicos e sociais; c) definir estratégias de solução de problemas; e d) referenciar os pacientes para os serviços adequados.
- Além do serviço de atendimento emergencial, o SEP pode englobar uma unidade de observação clínica em ambiente hospitalar.
- O SEP deve estar integrado com os serviços de saúde da área de captação, com protocolos definidos de encaminhamento mútuo e troca de informações.
- A estrutura física e os recursos humanos de um SEP devem estar preparados para oferecer uma avaliação abrangente do paciente.
- Os usuários de um SEP são heterogêneos, compreendendo desde pacientes com necessidade de tratamento, comportamento disruptivo e problemas sociais.
- O profissional do SEP deve ser capaz de atender a demanda exigida em cada tipo de pacientes, direcionando a conduta adequada.
- Uma avaliação contínua sobre a qualidade e a efetividade dos SEP deve ser implementada para solucionar os eventuais desvios.
- No Brasil, o papel dos SEP no sistema de saúde mental ainda necessita ser melhor caracterizado e integrado na rede de saúde.

INTRODUÇÃO

Serviços de saúde mental sofrem constantes mudanças, desde os primeiros manicômios, tanto em relação às opções terapêuticas como pela disponibilização de serviços assistenciais. Uma das transições mais relevantes ocorreu com o início da desinstitucionalização nos anos 1960. Este movimento teve como objetivo buscar meios para aprimorar a qualidade de vida de pessoas com transtornos mentais graves e promover uma melhor inserção social. Nesse contexto, os serviços de emergência psiquiátrica (SEP) foram considerados um dos componentes essenciais da assistência em saúde mental para a comunidade[1], separando o atendimento dos eventos emergenciais dos serviços habituais de saúde mental (ambulatórios, enfermarias), criando possibilidades de melhor adequação do atendimento, pesquisas na área e aprimoramento dos processos terapêuticos.

Emergência psiquiátrica (EP) pode ser definida como comportamento ou condição percebido por alguém (muitas vezes não pelo próprio afetado), com potencial para evolução catastrófica, não programado, com abordagem anterior insuficiente ou ausente, grave, com apoio sociofamiliar ou profissional falho ou conflituoso[2].

As principais condições abordadas em EP são:

- Agitação/agressividade.
- Transtornos ansiosos/conversão/somatização.
- Ideação/tentativa de suicídio.
- Transtornos relacionados ao uso de álcool e outras substâncias.
- Distúrbios amnésticos.
- Reação aguda ao estresse e estresse pós-traumático.
- Doenças clínicas que levam a alterações de comportamento.
- Quadros psiquiátricos que cursam com doenças clínicas associadas.

Um SEP envolve uma estrutura em saúde mental que visa proporcionar a avaliação das crises relacionadas a quadros psiquiátricos e o seu manejo, sendo essencial a sua inserção em estruturas hospitalares (hospitais gerais). O modelo do SEP tem se tornado cada vez mais necessário como ponto de suporte pra o sistema de saúde mental, pela possibilidade de uma avaliação psiquiátrica imediata e agilidade quanto a admissões e encaminhamentos de pacientes. O SEP também proporciona um ambiente terapêutico mais adequado onde os pacientes em crise podem receber o suporte médico e social necessário[3].

A demanda pela utilização dos SEP tem aumentado essencialmente pelo crescimento da população[4], a precariedade dos serviços comunitários primários e a sobrecarga dos ambulatórios de saúde mental.

Diante disso, o conceito de SEP tem se expandido para englobar os seguintes serviços: unidades de observação prolongada, ou seja, um serviço de observação clínica em ambiente hospitalar que existe para evitar a internação desnecessária, proporcionando medidas de conforto e tratamento por um período de 72 horas ou menos, avaliação por equipes móveis de emergência e interconsulta no pronto-socorro geral.

Assim, os SEP desempenham um papel central na organização da rede dos serviços de saúde mental, pois são a principal porta de entrada no sistema, direcionam o fluxo das internações, evitam admissões hospitalares desnecessárias e possibilitam uma integração entre as diversas unidades do sistema de saúde[5,6].

Em termos práticos, basicamente são três os papéis dos SEP no sistema de saúde mental: atendimento do paciente com recaída (piora do quadro), atendimento do paciente em primeiro episódio (praticamente 60% dos primeiros episódios são atendidos em SEP) e atendimento dos pacientes psiquiátricos sem assistência adequada por insuficiência do sistema de saúde mental da região.

ESTRUTURA

Os SEP têm como objetivo avaliar a gravidade, fornecer o tratamento para sintomas agudos e realizar encaminhamentos para internação ou tratamento ambulatorial. A disponibilidade de leitos de observação deve ser o suficiente para promover com eficiência o manejo de pacientes agudos e aperfeiçoar o fluxo para internações mais prolongadas.

Serviço de emergência psiquiátrica no sistema de saúde mental

A necessidade de se criar um SEP depende da demanda de atendimentos de casos psiquiátricos emergenciais, e é geralmente relacionada à área populacional de captação de um serviço hospitalar geral ou especializado em psiquiatria. Esta demanda depende do tamanho da população definida desta área de captação e também da estrutura dos serviços de saúde mental desta área.

Se a estrutura é pobre e com funcionamento ineficiente, a demanda de um SEP aumenta, já que é um serviço ininterrupto e sem restrições de acesso pela população a ser atendida. Por outro lado, se a região possui um sistema de saúde mental adequado, e que se disponha a colaborar com o SEP, a demanda passa a ser bem menor[7].

O SEP deve trabalhar com os serviços de saúde da área de captação com protocolos de encaminhamentos mútuos bem definidos e com canais de comunicação facilitados entre as equipes do sistema de saúde mental e a do SEP, a fim de agilizar a troca de informações para um melhor atendimento do paciente.

Considerando que o paciente psiquiátrico apresenta com muita frequência comorbidades com outras doenças clínicas e que a necessidade de avaliação clínica por médicos de outras especialidades é a regra, justifica-se a política de se instalar os SEP preferencialmente em hospitais gerais, com proximidade física ou funcional com outros serviços de emergências médicas.

Em decorrência dessas variáveis, não existe uma padronização de tamanho de área de captação mínima para se estabelecer um SEP. Em geral, se a demanda em um determinado serviço hospitalar geral atinge um número de 3.000 atendimentos psiquiátricos por ano, ou seja, cerca de 8 a 9 casos por dia, já se justifica ter um SEP específico. Se a demanda for menor, um serviço de interconsultas psiquiátricas pode ser o suficiente para atender as demandas de um pronto-socorro geral[8].

Os SEP lidam, por um lado, com a escassez de leitos para observação e a dificuldade no acompanhamento da evolução clínica em ambiente da emergência psiquiátrica e, por outro lado, com a falta de uma estrutura assistencial adequada em âmbito extra-hospitalar.

Assim, os SEP são impelidos a suprir as necessidades da comunidade com uma atuação que extrapola o atendimento convencional da emergência psiquiátrica, pois assumirá as funções de estabilização de casos agudos e de encaminhamentos para a rede de atenção primária e secundária, ou até mesmo, de acompanhamento de pacientes no longo prazo.

Estrutura física de um serviço de emergência psiquiátrica

Em termos de estrutura física, diversos detalhes precisam ser observados[8]:

- Área física deve ser específica para o atendimento de pacientes psiquiátricos.
- Iluminação adequada e presença de relógios e calendários, que auxiliam na orientação de pacientes confusos ou desorientados.
- Ambiente provido de pouco estímulo, quieto e calmo, para não estimular pacientes em agitação psicomotora.
- Móveis devem preferencialmente ser fixos no chão, para não serem usados como armas.
- Disponibilidade de instrumentos para emergência clínica (cilindro de oxigênio, Ambu, material de intubação, aspirador de secreção, vaporizador e nebulizador; bandeja ou carro de parada deve estar facilmente disponível). Se o SEP estiver fisicamente localizado próximo de uma emergência clínico-cirúrgica, estes instrumentos podem ser dispensados.
- Material de contenção física, na forma de faixas e camas adequadas para contenção.

A unidade de emergência psiquiátrica idealmente deve estar próxima das instalações de uma emergência clínico-cirúrgica, dada a alta incidência de complicações clínicas em pacientes psiquiátricos. O acesso à unidade deve ser projetado de modo a permitir entradas e saídas dos pacientes, para se ter controle sobre as possíveis fugas dos pacientes, sendo sugerida apenas uma entrada para o fluxo de pacientes e uma porta fechada a chave para o fluxo de profissionais.

As portas dentro das unidades devem ser preparadas para que não possam ser fechadas a chave, exceto as portas de acesso à área de internação (observação) e devem poder abrir para duas direções (para dentro e para fora) conforme modelo adotado no Instituto de Psiquiatria do Hospital das Clínicas da Faculdade de Medicina da Universidade de São Paulo. Janelas devem ser de material não facilmente quebrável (metal, plásticos translúcidos), evitando vidros, além de serem projetadas para dificultar a fuga e a possibilidade de prender cordas ou similares que possam ser usadas para enforcamento.

Os móveis devem ser escolhidos e dispostos nos cômodos de tal forma que não possam ser utilizados como armas. Na sala de consulta, a cadeira do médico deve estar próxima a uma porta para que não possa ser bloqueada por um paciente agressivo, e a cadeira do paciente também deve ser posicionada de tal forma que ele não se sinta acuado ou ameaçado. De preferência, todos os móveis devem ser fixos no chão, incluindo cadeiras e mesas (Figura 1).

Objetos que podem ser facilmente destruídos, por exemplo, uma televisão, precisam ser acondicionados em estruturas protetoras adequadas. Objetos elétricos, medicamentos e equipamentos médicos devem ser guardados em armários com trancas seguras. Faixas específicas de contenção física em leito ou maca devem ser projetadas para evitar lesões ao paciente durante uma contenção física.

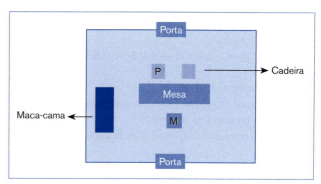

Figura 1 Proposta de esquema de sala de atendimento psiquiátrico.
P: paciente; M: médico. Fonte: Baldaçara, 2013[9].

Recursos humanos de um serviço de emergência psiquiátrica

A estrutura de recursos humanos de um SEP deve incluir uma equipe médica, composta por psiquiatras, clínicos gerais, enfermeiros e técnicos de enfermagem, psicólogos e assistentes sociais. Além dos profissionais médicos, uma equipe multidisciplinar é fundamental para o atendimento global do paciente, com enfermeiros e paramédicos treinados em atendimento a pacientes psiquiátricos, psicólogos preparados para atendimento e orientação de pacientes e familiares em situação de crise e assistentes sociais para apoio de pacientes psiquiátricos desacompanhados ou moradores de rua além de intervenções sociofamiliares. A equipe do SEP deve ser encorajada a investigar os aspectos biológicos, psicológicos e sociais dos problemas trazidos pelos pacientes por meio de repetidas avaliações e obtenção de informações[3].

O treinamento da equipe de saúde mental de um SEP deve incluir protocolos para abordagem de pacientes agitados, de pacientes desacompanhados que necessitam de suporte familiar, e de pacientes sem nenhum suporte social, como moradores de rua ou pacientes desorientados.

Avaliação clínica dos pacientes

Os pacientes com transtornos psiquiátricos possuem características que os tornam diferentes dos pacientes com doenças clínicas, principalmente em situações de crise. Um paciente com doença clínica ou cirúrgica geralmente procura ajuda, e é cooperativo. Por outro lado, o paciente com transtorno psiquiátrico agudo frequentemente não tem crítica sobre seu estado patológico, não aceitando o auxílio de familiares ou colegas, e não colaborando com a equipe de saúde mental.

Nesta situação, o paciente muitas vezes precisa ser atendido contra a sua própria vontade, e pode não ter condições de exercer a autonomia plena, deixando de ser totalmente responsável pelos seus atos. A responsabilidade passa a ser delegada a um familiar ou responsável legal, e na ausência destes, algum amigo ou conhecido próximo que esteja disposto a ajudá-lo, desde que a equipe de saúde mental considere este acompanhante apto para assumir esta responsabilidade. Na ausência dos familiares ou acompanhantes, a responsabilidade é do Estado, representado pelo responsável do SEP e do médico plantonista.

A obtenção de informações não se restringe ao que o paciente ou o acompanhante relatam. Muitas vezes, o paciente está desorientado ou confuso, e não consegue informar adequadamente, ou o acompanhante não conhece o paciente com detalhes, o que prejudica muito a qualidade da informação. Nestas situações, é necessário buscar formas de se conseguir o contato com algum informante mais confiável. Se o paciente está desacompanhado e está confuso, é necessário buscar informações de alguma pessoa ou instituição que possa ser uma referência, e às vezes pode levar muitas horas e várias avaliações de diversos profissionais até se obter alguma informação que possa ser confiável. A equipe de saúde mental de um SEP precisa ter uma atenção especial e contínua para as dificuldades de expressão do paciente, assumindo uma postura mais atenta para as primeiras queixas do paciente, ao mesmo tempo em que precisa repassar uma postura de proximidade e criar uma atmosfera de confiança.

Os pacientes frequentemente apresentam uma associação de doenças psiquiátricas e clínicas. Muitos sintomas psiquiátricos podem ser induzidos pelo uso de medicamentos prescritos ou por automedicação. Por tais motivos, o treinamento para realizar diagnóstico diferencial de sintomas psiquiátricos em pacientes clínicos é cada vez mais importante e o psiquiatra deve manter e aprimorar suas habilidades médicas primárias[18]. Por outro lado, os médicos das emergências de outras especialidades também precisam ter um treinamento para reconhecer os principais quadros psiquiátricos, e buscar indícios de condições psiquiátricas "secretas", ou seja, que não são declaradas espontaneamente pelos pacientes, por estarem associadas a situações vergonhosas ou angustiantes.

FLUXO E AVALIAÇÃO DA EFICIÊNCIA DO SISTEMA DE SAÚDE MENTAL

Em termos de processos entre pacientes e profissionais, os objetivos de um SEP são:

- Acolher e atender pacientes em crise aguda.
- Diagnosticar eventuais transtornos psiquiátricos e clínicos, além de problemas psicológicos e sociais.
- Definir estratégias de solução de problemas.
- Encaminhar para os serviços adequados.

A forma de atuação do SEP é pontual e não pretende resolver a problemática completa de todos os pacientes. Em resumo, sua função principal seria definir os problemas e direcionar os pacientes para soluções mais adequadas.

A abordagem inicial pode ser feita por uma triagem feita por profissional de saúde mental treinado (enfermeiro ou médico psiquiatra), que pode definir rapidamente o grau de risco comportamental (auto e heteroagressividade, risco de fuga, ou de comportamentos bizarros de risco) e risco clínico (comorbidades clínicas associadas). Se houver agitação psicomotora grave, ou outro tipo de comportamento de risco, a abordagem é focada no controle deste evento comportamental, com métodos de atenuação do comportamento de risco e, se necessário, contenção física, que estão descritos em outro capítulo. Se o paciente que busca atendimento num SEP não estiver em situação de emergência psiquiátrica, o quadro clínico do paciente deve ser avaliado e devem ser definidas as estratégias e soluções de problemas e o encaminhamento adequado (Figura 2).

Pelo caráter heterogêneo da demanda de um SEP, uma forma de definir melhor os processos envolvidos no atendimento do SEP seria por meio da definição de tipos de pacientes que buscam ajuda em um SEP. Assim, os principais tipos de pacientes são:

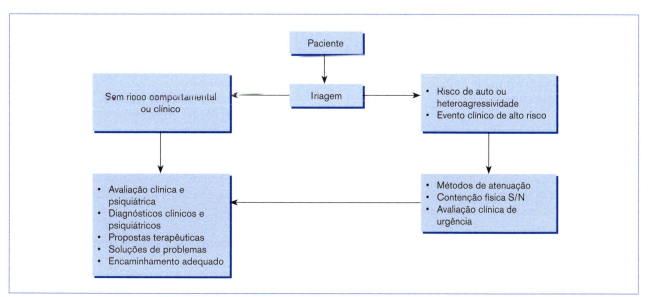

Figura 2 Fluxograma básico de atendimento em serviço de emergência psiquiátrica (SEP).

- Pacientes sem tratamento prévio, que buscam o SEP como porta de entrada do sistema de saúde mental.
- Pacientes em tratamento no sistema de saúde mental, preferencialmente em um ambulatório de saúde mental, ou um serviço de complexidade secundária, como hospital-dia.
- Pacientes trazidos por acompanhantes ou policiais em decorrência de alterações de comportamento.
- Pacientes com problemas sociais, que buscam abrigo e comida, que não encontram nos serviços de apoio social da região.

Pacientes sem tratamento psiquiátrico prévio

Um SEP não seria o melhor local para o atendimento inicial de um paciente que voluntariamente busca tratamento em saúde mental. Entretanto, a disponibilidade de atendimento 24 horas por dia facilita para os pacientes ou os familiares que estão indecisos e ambíguos em relação à necessidade deste tipo de atendimento.

De fato, o primeiro atendimento deveria ser feito por outros serviços de saúde mental, principalmente unidades básicas de saúde ou ambulatórios de saúde mental, que precisam deixar claro qual a disponibilidade de horários e a forma de marcação de consulta, tanto para a população em geral, como para os outros serviços de saúde mental e de outras especialidades.

Uma vez que o paciente já buscou o atendimento em um SEP, a equipe precisará definir os diagnósticos psiquiátricos, médicos, psicológicos e sociais, para dar a devida orientação. A necessidade de se tomar condutas imediatas para minimizar o impacto do sofrimento do paciente depende da disponibilidade dos demais serviços da rede, da gravidade dos sintomas e do nível de conscientização do paciente para o possível diagnóstico. Recomenda-se que o profissional do SEP não passe ao paciente um diagnóstico definitivo, e sim provisório, sujeito a confirmação por profissionais que possam seguir o paciente no longo prazo, mas é importante uma orientação de possíveis prejuízos relacionados a um tratamento inadequado ou ao retardo no início de um tratamento adequado, além de desmistificar dúvidas e preconceitos em relação aos tratamentos psiquiátricos e psicológicos.

Pacientes em tratamento no ambulatório ou hospital-dia

Pacientes que já estão em atendimento geralmente buscam o SEP por reagudização do quadro psiquiátrico, ou por deficiência dos serviços de saúde mental da região. Diante de uma reagudização, é necessário um contato muito preciso e eficiente entre o SEP e os profissionais dos outros serviços da rede, para que as informações sobre a reagudização e sobre as condutas tomadas sejam repassadas com segurança, e que a condução do caso possa ser aprimorada.

Se a procura do SEP ocorrer por deficiência dos serviços de saúde mental da rede, ocorre o fenômeno da "porta-giratória", em que os pacientes procuram o SEP para receber receitas que os outros serviços não conseguem fornecer, e voltam com regularidade, aumentando a demanda do SEP. Neste sentido, o SEP poderia ser um "termômetro" ou sinalizador de eventuais deficiências técnicas de um serviço da rede, ou um indicador da variação das necessidades de uma determinada sub-região da sua área de captação. Em ambos os casos, os gestores da rede de saúde mental da região poderiam diagnosticar com maior precisão as deficiências e providenciar soluções.

Pacientes atendidos involuntariamente

Os pacientes trazidos à revelia precisam de uma abordagem específica, muitas vezes exigindo contenção no leito e condutas de controle de agitação psicomotora. Ao mesmo tempo, a equipe do SEP precisa buscar informações tanto do paciente como dos acompanhantes ou profissionais que trouxeram o paciente, para elaborar uma história clínica e uma programação de condutas.

A ocorrência de internações e atendimentos compulsórios pode ser diminuída em uma região com o sistema de saúde mental bem integrado[10]. As internações involuntárias devem ser comunicadas ao Ministério Público Estadual no prazo de 72 horas (Lei n. 10.216)[11]. Além disso, todo paciente internado involuntariamente deve ser reavaliado por uma comissão independente constituída por três médicos que decidirá sobre a adequação ou não do procedimento (CFM n. 1.598/2000)[12].

Pacientes vulneráveis com problemas sociais

Muitas vezes os SEP são procurados por moradores de rua e mendigos que eventualmente estão passando necessidades básicas maiores, como falta de comida, abrigo do frio ou de higiene pessoal. Essa situação ocorre com maior frequência quando inexistem serviços de apoio social na região, ou quando os serviços que existem estão subdimensionados ou ineficientes. Um eventual aumento deste tipo de demanda pode ser um sinalizador da necessidade de se ajustar um programa de assistência social para a região.

Por outro lado, é comum a ocorrência de transtornos mentais em moradores de rua e mendigos. A busca de ajuda inespecífica deste tipo de paciente em um SEP pode ser a chance de um tratamento psiquiátrico adequado e uma readaptação social, como por exemplo conseguir descobrir algum parente ou conhecido que possa acolher o paciente, ou auxiliá-lo a usar de forma adequada os serviços ambulatoriais e de hospital dia existentes na região[13].

Pacientes vulneráveis: infância e adolescência

Eventos emergenciais em pacientes da infância e adolescência estão ocorrendo de forma cada vez mais frequente, e im-

p) pôem novos desafios para a abordagem clínica, uma vez que não seria recomendável internar pacientes menores de idade junto com adultos com graves alterações de comportamento, ao mesmo tempo que geralmente não estão previstos serviços ou estruturas hospitalares ideais para a abordagem deste tipo de clientela. A estrutura de emergência pediátrica muitas vezes acaba sendo utilizada para este tipo de paciente, porém, para os pacientes muito agitados ou impulsivos também se mostra insuficiente. Propostas de esquemas protocolados de abordagem de emergências em pacientes menores de idade estão sendo desenvolvidos para evitar ou diminuir ao máximo a estadia deste tipo de paciente, envolvendo treinamento e preparo das equipes de remoção hospitalar, protocolos de atendimento emergenciais estabelecidos em serviços de atendimento pediátrico ou serviços de suporte de saúde mental à população infanto-juvenil, e uma rede integrada de suporte psicológico e social tanto extra e intradomiciliar para manejo do paciente infanto-juvenil agitado/impulsivo[14]. Esta demanda crescente ainda necessita de mais estudos e propostas de soluções, sendo uma necessidade de atendimento de saúde mental não atendida na maioria dos serviços de emergências clínicas ou de saúde mental.

Processo de relação entre pacientes e profissionais

O funcionamento de um SEP é por natureza inconstante, com momentos de menor demanda, e momentos de turbulência, em que muitos pacientes ficam aguardando o atendimento, enquanto estão ocorrendo situações emergenciais com outros pacientes que acabaram de chegar em agitação psicomotora, ou que pioraram o quadro clínico na observação.

A situação de espera prolongada para um atendimento, com a sensação subjetiva de um prolongamento indefinido, pode aumentar a ansiedade em pacientes que já não estão bem e mudar uma condição psíquica de frágil autocontrole para uma condição de perda de controle. Assim, podem ocorrer situações de agressividade verbal ou física, ou eventuais fugas dos serviços, principalmente de pacientes com potencial de auto ou heteroagressão.

Nessa situação, alguns profissionais devem ser designados para dar atenção parcial, muitas vezes dando simples explicações sobre a situação conturbada do SEP naquele momento específico, o que pode minimizar a ansiedade e melhorar a relação do paciente com a equipe do SEP.

No fluxo de atendimento interno de um SEP, é importante a estruturação de procedimentos de acolhimento do paciente, na forma de pré-consulta psiquiátrica, feita por um profissional de enfermagem treinado, para se obter de imediato as queixas iniciais, triar eventuais queixas que sinalizem quadros de alta gravidade, e dar orientações básicas sobre o funcionamento da equipe do SEP, e uma previsão de tempo de atendimento pelo médico, de acordo com a demanda daquele momento.

Da mesma forma, um procedimento de pós-consulta ou de alta da observação deve ser estruturado para que os pacientes e os acompanhantes possam ser devidamente orientados quanto à compreensão correta das orientações médicas e psicológicas, e também serem encaminhados de forma correta e adequada para acompanhamento longitudinal na rede. De preferência, os pacientes precisariam receber os endereços e contatos corretos e, se possível, já com uma data e hora de agendamento já definidos, com o nome do profissional que irá atendê-los.

AVALIAÇÃO DOS RESULTADOS DE UM SERVIÇO DE EMERGÊNCIA PSIQUIÁTRICA

A avaliação dos resultados de um SEP pode ser feito por dados subjetivos dos pacientes, acompanhantes e de outros serviços de saúde da rede, ou por dados objetivos, como as taxas de encaminhamento para os serviços da rede de saúde mental, tanto para as unidades básicas de saúde, ambulatórios especializados, internação em hospital-dia ou de internação integral.

A avaliação dos pacientes e acompanhantes pode ser feita por questionários aplicados nos procedimentos de pós-consulta, ou por escalas ou questionários de autopreenchimento. Os questionários na pós-consulta podem registrar queixas dos pacientes e acompanhantes, mas possuem o viés dos pacientes e familiares poderem se sentir constrangidos em se queixar diretamente para a equipe do SEP.

Os resultados dos questionários na pós-consulta podem ser utilizados rapidamente pela equipe do SEP, e seu registro histórico pode dar uma ideia da evolução da qualidade de atendimento daquele SEP. Já os questionários de autopreenchimento evitam o viés do constrangimento do contato pessoal com a equipe que está sendo avaliada, mas pode ser um dado enviesado se ele não for preenchido adequadamente por todos os pacientes e acompanhantes, pois aqueles que se recusarem a preencher podem ser justamente os que teriam alguma queixa a ser feita, incluindo os pacientes que podem ter desistido do atendimento enquanto esperavam algum profissional.

Em relação aos dados objetivos de avaliação de um SEP, a quantidade de encaminhamentos para outros serviços pode não refletir a eficiência do SEP. Altas taxas de atendimento e encaminhamento geralmente refletem alto nível de trabalho no SEP, e pode significar um aumento de demanda natural da região por serviços de saúde mental, ou pode significar também ineficiência destes serviços, tanto por falta de equipamentos e recursos humanos, como por recursos existentes não serem efetivos para melhorar a evolução dos pacientes. Um exemplo está descrito no estudo de Barros et al.[15], onde houve um aumento nas taxas de internação do SEP da área de captação do município de Ribeirão Preto (Estado de São Paulo), entre 2003 e 2004, que foi atribuído à falta de investimento em novos serviços de saúde mental, que ficou estagnado desde 1998.

Baixas taxas de atendimento e encaminhamento podem significar um funcionamento muito eficiente de toda a rede de saúde mental. Entretanto, pode significar também que o SEP pode estar funcionando mal, tanto por falta de recursos humanos (p. ex., falta de médicos plantonistas em vários dias da semana), como por falta de efetividade, pois os pacientes podem ter a percepção de que o SEP não ajuda e podem deixar de procurar o SEP. É importante registrar o número de casos de pacientes que são trazidos por policiais ou por ambulâncias, pois problemas de encaminhamento inadequado podem indicar a necessidade de treinamento específico. Exemplos de encaminhamento inadequado para um SEP seriam casos de brigas conjugais ou familiares, ou disputas entre vizinhos que se alteram e ficam agressivos.

Contexto brasileiro

A partir da Reforma Psiquiátrica iniciada em 1978, com a crítica ao modelo hospitalocêntrico, e valorização dos serviços de atendimento de complexidade secundária, na forma de Centros de Atenção Psicossociais (CAPS), foi se definindo a nova Política Nacional de Saúde Mental[16]. Os SEP foram normatizados a partir da Portaria n. 224/MS[17], de 29 de janeiro de 1992, que versa sobre as diretrizes dos Serviços de Saúde Mental e inclui recomendações sobre o Serviço de Urgência Psiquiátrica em Hospital Geral.

Segundo a Portaria, os serviços de urgência psiquiátrica em prontos-socorros gerais visam evitar a internação hospitalar, incentivando o retorno ao convívio social em um curto período de tempo. Devem funcionar diariamente durante 24 horas e contar com o apoio de leitos de internação para até 72 horas, com equipe multiprofissional. A equipe técnica mínima deve ser composta por 1 médico psiquiatra ou 1 médico clínico e 1 psicólogo; 1 assistente social; 1 enfermeiro; e profissionais de níveis médio e elementar necessários ao desenvolvimento das atividades.

Os serviços de urgência psiquiátrica devem ser regionalizados, atendendo a uma população residente em determinada área geográfica.

Estes serviços devem oferecer as seguintes atividades:

- Avaliação médica, psicológica e social.
- Atendimento individual (medicamentoso, de orientação, dentre outros).
- Atendimento grupal (grupo operativo, de orientação).
- Atendimento à família (orientação, esclarecimento sobre o diagnóstico, dentre outros).

Após a alta, tanto no pronto atendimento quanto na internação de urgência, preconiza-se a continuidade do tratamento em um serviço extra-hospitalar regionalizado. Em caso de necessidade de continuidade da internação, deve-se considerar o hospital-dia, o hospital geral ou um hospital especializado.

No contexto da Política Nacional de Saúde Mental, as emergências psiquiátricas foram relegadas a segundo plano, tanto que os SEP não constam no esquema geral dos serviços de saúde mental, no qual o centro seria os CAPS. Além dos SEP inseridos em hospitais gerais, as emergências psiquiátricas seriam atendidas preferencialmente pelos CAPS, principalmente os CAPS III, cujo objetivo seria o atendimento de emergência du-

rante 24 horas por dia. Entretanto, por causa da complexidade e por demandar volumosos e custosos recursos humanos e adequação de espaço físico, poucos CAPS III estão efetivamente funcionando, mesmo em grandes centros. Por exemplo, no início de 2009, não existia nenhum CAPS III funcionando na cidade de São Paulo conforme as normatizações estabelecidas pelo Ministério da Saúde. Além disso, os CAPS III teriam a capacidade suficiente para atender apenas a reagudizações da sua própria clientela, e não teriam condições de atender outras demandas, como pacientes virgens de tratamento, ou com comorbidades clínicas, indicando que os CAPS III podem não ser a melhor solução para atender a demanda de pacientes psiquiátricos agudos[16].

Assim como o modelo hospitalocêntrico foi ineficaz, podemos afirmar que um modelo que centraliza as atenções em CAPS também não é capaz de dar conta da complexidade das demandas de uma pessoa com sofrimento mental. Apenas a construção de uma rede comunitária de diversos tipos de serviços de atenção à saúde mental (unidade básica, programa de saúde da família, pronto-socorro, ambulatório, centro de atenção psicossocial, hospital-dia, hospital psiquiátrico, unidade psiquiátrica no hospital geral, residência terapêutica, entre outros), cada uma com seus objetivos específicos e integrados entre si, é que pode proporcionar adequado acolhimento a uma pessoa acometida de sofrimento mental e garantir resolutividade, promoção da autonomia e da cidadania dos pacientes.

No hospital geral, o modelo da interconsulta psiquiátrica no pronto-socorro geral foi a principal prática empregada até a década de 1980[18]. Mais recentemente, os SEP surgiram como uma alternativa menos onerosa para a assistência psiquiátrica. Em um hospital geral, se houver pelo menos seis a oito consultas psiquiátricas por dia e cerca de 30 leitos de internação psiquiátrica, parece mais vantajoso economicamente a organização de um SEP. Entretanto, serviços que necessitem de apenas quatro visitas por dia e têm uma média de oito leitos de internação psiquiátrica podem manter um modelo de interconsulta psiquiátrica[2].

Os SEP inseridos em hospitais gerais são incomuns no Brasil. A sua grande maioria foi formada em um processo lento e gradual de instalação de um serviço de atendimento psiquiátrico nos hospitais gerais. Nos poucos hospitais gerais brasileiros que possuem enfermarias psiquiátricas, a presença de um SEP estruturado pode melhorar muito a agilidade do atendimento aos pacientes graves que a observação psiquiátrica não consegue resolver a contento. Pode-se priorizar, por exemplo, a internação de pacientes psiquiátricos graves em primeiro surto, com a expectativa de se conseguir uma abordagem clinicamente mais efetiva, diminuindo o risco de cronificação precoce do quadro mental em uma condição de baixo funcionamento global. Outro exemplo de possível vantagem de priorização de internação em enfermaria psiquiátrica de hospital geral seriam os pacientes psiquiátricos com comorbidades clínicas também descompensadas, que teriam grandes dificuldades de atendimento global adequado das questões clínicas nos hospitais psiquiátricos especializados.

CONSIDERAÇÕES FINAIS

A equipe médica que atende o paciente em situação de emergência tem a possibilidade de realizar apenas uma avaliação transversal, perdendo o acompanhamento do paciente e, com isso, a possibilidade de observar a evolução do quadro e avaliar a eficácia das medidas tomadas no serviço. A principal missão dos SEP é evitar a transferência desnecessária do tratamento ambulatorial para o hospitalar. Para tanto, é necessária a ampliação de serviços de retaguarda para o atendimento de emergência, associada a uma efetiva integração entre as equipes de profissionais que atuam nos diferentes serviços que prestam atendimento ao paciente psiquiátrico.

Tal proposta deveria ser mais enfatizada entre os profissionais que trabalham com a assistência de portadores de saúde mental e entre os próprios pacientes, que muitas vezes procuram um serviço de emergência com o objetivo de obter tratamento de manutenção.

Apesar de ser um ambiente de cuidados com a saúde de pacientes com quadros psiquiátricos agudos, a sala de emergência muitas vezes carece de apreciação quanto às necessidades específicas dos doentes mentais. Os diagnósticos psiquiátricos realizados na sala de emergência são frequentemente formulados para que se elejam sintomas-alvo, pois existe a pressão do tempo para o início de uma conduta e a limitação na coleta de informação.

Os dados disponíveis ressaltam a importância do modelo de SEP como um serviço que fornece mais do que apenas opções de tratamento para pacientes agudos ou crônicos em áreas com alta demanda. O SEP poderia ser o centro regulador do sistema de saúde mental, cujas missões seriam realizar o diferencial para transtornos orgânicos, conferir agilidade na conduta para o paciente psiquiátrico, localizar os pontos do sistema que estão ineficientes, promover educação e informação a profissionais de saúde, familiares e pacientes de saúde mental.

Concluímos que o SEP seria um "termômetro de eficiência" do sistema de saúde mental. A menor utilização do SEP indicaria, na maioria das vezes, uma rede de saúde mental mais eficiente.

Para aprofundamento

- Glick RL, Berlin JS, Fishkind A (eds.). Emergency psychiatry: principles and practice. Philadelphia: Lippincott Williams & Wilkins; 2008.
  ⇨ Este livro, fundamental para as emergências psiquiátricas, está organizado em quatro grandes seções. A seção I aborda os aspectos históricos e princípios gerais de emergências psiquiátricas; a seção II discute o manejo dos principais problemas encontrados nos serviços emergenciais; a seção III descreve as emergências de populações especiais (p. ex., crianças, idosos, puerpério, etc.) e a seção IV comenta políticas públicas, mentoria e futuras direções das emergências psiquiátricas.

- Khouzam HR, Tan DT, Gill TS. Handbook of emergency psychiatry. Philadelphia: Elsevier Health Sciences; 2007.
  ⇨ Este manual prático aborda em 25 capítulos o atendimento emergencial de cada tipo de paciente que chega aos serviços de emergência psiquiátrica. São oferecidos a descrição clínica e o manejo de pacientes em psicose aguda, com ansiedade, transtornos de personalidade, somatização, uso de substâncias, entre outros.

- Huey Jr SJ, Henggeler SW, Rowland MD, Halliday-Boykins CA, Cunningham PB, Pickrel SG, et al. Multisystemic therapy effects on attempted suicide by youths presenting psychiatric emergencies. J Am Academy of Child & Adolescent Psychiatry. 2004;43(2):183-90.
  ⇨ Este interessante artigo avalia a eficácia de um programa de terapia multissistêmica na redução da tentativa de suicídio entre jovens encaminhados para hospitalização psiquiátrica de emergência. Embora esta abordagem tenda a reduzir as tentativas de suicídio, o sucesso terapêutico depende muito do informante e das características sociodemográficas do jovem.

- Baldaçara L, Cordeiro DC, Calfat E, Cordeiro Q, Tung TC. Emergências psiquiátricas, 2. ed. São Paulo: Elsevier; 2019.
  ⇨ A segunda edição do livro engloba de forma compreensiva os principais aspectos das emergências psiquiátricas, baseadas nas principais evidências científicas da área, dentro do contexto brasileiro, incluindo suas limitações, vissitudes e virtudes.

- Mateus MD (org.). Políticas de Saúde Mental baseadas no curso Políticas Públicas de Saúde Mental do CAPS Luiz R. Cerqueira. São Paulo: Instituto de Saúde; 2013. 400p.
  ⇨ Livro produzido por diversos profissionais fortemente vinculados com serviços públicos de saúde mental e instituições acadêmicas paulistas, cujo capítulo "Atendimento de emergências em saúde mental", de autoria de Tung CT, foi a base do presente capítulo. Expõe principais conceitos, propostas e experiência de vida real que compõe as principais políticas de saúde pública no contexto paulista.

REFERÊNCIAS BIBLIOGRÁFICAS

1. Kates N, Eaman S, Santone J, Didemus C, Steiner M, Craven M. An integrated regional emergency psychiatry service. Gen Hosp Psychiatry. 1996;18(4):251-6.
2. Allen MH. The organization of psychiatric emergency services and related differences in restraint practices. Gen Hosp Psychiatry. 2007;29(6):467-9.
3. Woo BK, Chan VT, Ghobrial N, Sevilla CC. Comparison of two models for delivery of services in psychiatric emergencies. Gen Hosp Psychiatry. 2007;29(6):489-91.
4. Paradis M, Woogh C, Marcotte D, Chaput Y. Is psychiatric emergency service (PES) use increasing over time? International Journal of Mental Health Systems. 2009;3:3.
5. Campos DT, Gieser MT. The psychiatric emergency/crisis disposition and community networks. Emerg Health Serv Rev. 1985;3(1):117-28.
6. Kropp S, Andreis C, te Wildt B, Reulbach U, Ohlmeier M, Auffarth I, et al. Psychiatric patients turnaround times in the emergency department. Clin Pract Epidemiol Ment Health. 2005;13:1-27.
7. Del Ben CM, Marques JM, Sponhoz A Jr, Zuardi AW. Mental health policies and changes in the emergency services demand. Rev Saude Publica. 1999;33(5):470-6.

8. Allen MH, Forster P, Zealberg J, Currier G (APA Task Force on Psychiatric Emergency Services). Report and recommendations regarding psychiatric emergency and crisis services. A review and model program descriptions. American Psychiatric Association; 2002.

9. Baldaçara LR. Programa de Educação Continuada da Associação Brasileira de Psiquiatria, publicado em 11/11/2013, acessado pela internet em 27/06/16 pelo sítio http://www.abp.org.br/portal/pec-emergencias-psiquiatricas/.

10. Currier GW, Allen M. Organization and function of academic psychiatric emergency services. Gen Hosp Psychiatry. 2003;25(2):124-9.

11. Brasil. Lei Federal n. 10.216. Brasília; 06/04/2001.

12. Conselho Federal de Medicina. Resolução CFM n. 1.598/00. Brasilia; 09/08/2000.

13. Gilmer TP, Stefancic A, Ettner SL, Manning WG, Tsemberis S. Effect of full-service partnerships on homelessness, use and costs of mental health services, and quality of life among adults with serious mental illness. Arch Gen Psychiatry. 2010;67(6):645-52.

14. Sowar K, Thurber D, Vanderploeg JJ, Haldane EC. Psychiatric community crisis services for youth. child. Adolesc Psychiatr Clin N Am. 2018;27(3):479-90.

15. Barros RE, Teng CT, Mari JJ. Serviços de emergências psiquiátricas e suas relações com a rede de saúde mental brasileira. Rev Bras Psiquiatr. 2010;9(2):67-77.

16. Brasil/Ministério da Saúde. Secretaria de Atenção à Saúde. DAPE. Coordenação Geral de Saúde Mental. Reforma psiquiátrica e política de saúde mental no Brasil. Documento apresentado à Conferência Regional de Reforma dos Serviços de Saúde Mental: 15 anos depois de Caracas. OPAS. Brasília, novembro de 2005.

17. Brasil/Ministério da Saúde. Portaria nn. 224/MS, de 29 de janeiro de 1992.

18. Lee TS, Renaud EF, Hills OF. Emergency psychiatry: an emergency treatment hub-and-spoke model for psychiatric emergency services. Psychiatr Serv. 2003;54(12):1590-1.

4

Centros de Atenção Psicossocial (CAPS)

Lucas de Oliveira Serra Hortêncio
Flávia Cardoso
Helena Bonadia Buonfiglio

Sumário

Introdução
Histórico
Reforma Psiquiátrica brasileira e a atenção psicossocial
Construção de CAPS no Brasil
Funcionamento
Modalidades de CAPS
Equipe profissional
Realidade e desafios
Considerações finais
Para aprofundamento
Referências bibliográficas

Pontos-chave

- Os CAPS são fruto da reforma psiquiátrica e sanitária brasileira iniciada nos anos 1970.
- Modelo de cuidado influenciado por movimentos internacionais que ocorriam na Itália, Inglaterra, França e Estados Unidos.
- Destituição do paradigma de cuidado manicomial com foco em remissão de sintomas.
- O objetivo do cuidado é a reabilitação psicossocial, com enfoque nas potencialidades do indivíduo, promovendo autonomia, protagonismo e cidadania.
- Cuidado territorializado, com "porta aberta", feito por equipe multidisciplinar.
- Responsável pela articulação e matriciamento da Rede de Atenção Psicossocial (RAPS).
- Há CAPS específicos para tratamento de crianças e adolescentes, assim como para transtornos relacionados ao uso de substâncias psicoativas.
- Alguns serviços são 24 horas
- Projeto Terapêutico Singular (PTS) é a principal ferramenta de estruturação do cuidado individualizado, construído pela equipe junto ao usuário e à família.
- CAPS desenvolve atividades individuais, em grupo, atendimento familiar, ações comunitárias e assembleias.
- O CAPS é um alicerce teórico e prático para mudar como a sociedade enxerga e trata o sofrimento psíquico grave.

INTRODUÇÃO

O modelo atual de assistência em saúde mental no Brasil é fruto direto da Reforma Psiquiátrica Brasileira, iniciada em meados nos anos 1970. A diretriz essencial, ao menos a partir de uma perspectiva organizacional, é a substituição de serviços de natureza manicomial ou asilar, ou seja, aparatos desenhados para apartar os indivíduos com transtornos mentais da sociedade, por uma rede múltipla de locais de atenção, com natureza aberta que atenda às necessidades inerentes à complexidade do sofrimento psíquico e que seja capaz de oferecer cuidado de maneira integral[1,2].

Nesse contexto, o Centro de Atenção Psicossocial (CAPS) funciona como um serviço norteador da nova rede e elemento teórico essencial para o novo paradigma assistencial[3]. Torna-se, portanto, indispensável que o início deste capítulo seja dedicado à exposição dos elementos históricos e teóricos básicos que levaram à construção dos CAPS, a fim de compreender sua configuração atual, potencialidades e vulnerabilidades.

Após essa necessária contextualização, serão expostas as características atuais de funcionamento dos CAPS, assim como as relações que essas unidades estabelecem com outros elementos constitutivos da Rede de Assistência Psicossocial – RAPS[4].

HISTÓRICO

No mundo ocidental, os indivíduos que apresentavam vivências psíquicas incomuns foram vistos e tratados de formas muito distintas a depender do contexto histórico e, em especial, da ideologia dominante em que estavam inseridos.

Uma recapitulação superficial mostra que, no mundo clássico greco-romano, vivências hoje consideradas psicóticas eram, por vezes, compreendidas como comunicações com o divino e clarividência, e não raro garantiam àquele que as experimentava posição de certo prestígio social[5]. Durante o medievo e a dominação cristã, o transtorno mental passou a ser visto como falha moral ou adoecimento da alma, ou mesmo, durante o auge do período inquisidor, como manifestação demoníaca a ser combatida[6].

Na Idade Moderna, os loucos, assim como todos aqueles sem possibilidade de gerar riquezas, são excluídos do espaço social comum e muitas vezes condenados às prisões. Não por coincidência, muitos reivindicam o nascimento da psiquiatria contemporânea à libertação daqueles com transtornos mentais por Philippe Pinel no contexto da Revolução Francesa. A partir daquele momento, esses indivíduos passaram a ser reconhecidos como cidadãos de direito e que necessitavam de cuidados médicos[5].

O que se segue nos próximos séculos, no entanto, é a aproximação crescente da Psiquiatria, enquanto ciência médica, com as instituições dominantes, a ciência forense e o arcabouço jurídico vigente. O resultado é a mudança de *status* do indivíduo com transtorno mental, que passa a ser visto como incapaz, por vezes como risco à sociedade, e que precisa, portanto, ser tutelado e tratado[7].

O correlato prático de tal paradigma é a estrutura manicomial como proposta terapêutica individual e como proteção da sociedade contra aqueles que devem ficar isolados do convívio geral, de maneira semelhante ao destino dado a portadores de tuberculose e hanseníase. O resultado concreto é a construção, mundialmente disseminada, de grandes aparelhos asilares, onde os indivíduos eram isolados do convívio familiar e comunitário e onde permaneciam, frequentemente em condições inumanas, por anos, ou com frequência, pelo resto de suas vidas, com pouca ou nenhuma proposta terapêutica em si[8,9].

A partir da segunda metade do século XX, por razões cuja detalhamento fogem do escopo do presente capítulo, mas que incluem o sucesso incipiente dos psicofármacos e as condições infraestruturais do pós-guerra, surgem novas propostas sobre o cuidado em saúde mental e algumas experiências passam a desafiar o paradigma asilar hegemônico[1].

Pela influência que tiveram no processo brasileiro, são dignas de destaque para este texto as comunidades terapêuticas britânicas, os centros de saúde mental nos Estados Unidos, a territorialização dos hospitais psiquiátricos franceses e, em especial, a experiência da psiquiatria democrática italiana[10].

REFORMA PSIQUIÁTRICA BRASILEIRA E A ATENÇÃO PSICOSSOCIAL

No Brasil, as influências internacionais alternativas ao modelo asilar somaram-se à influência da Reforma Sanitária em curso no país nos anos 1970; o movimento da Reforma Psiquiátrica Brasileira tinha, portanto, caráter um tanto idiossincrático e alta complexidade. Eclodiu a partir da união de forças e debates entre trabalhadores da saúde mental, pessoas com transtornos mentais, familiares, políticos e intelectuais como uma contraposição ao modelo manicomial, marcado por incontáveis histórias de violência, barbárie e miséria humana[11,12].

Detalhes dos eventos, atores sociais e correntes políticas que se organizaram ao longo de décadas em cada uma das etapas do movimento alongariam em demasia essa discussão, mas podem ser consultados em capítulo específico desta mesma obra.

Para o presente objetivo, é possível restringirmo-nos à exploração dos aspectos propositivos do movimento. Em outras palavras, a Reforma Psiquiátrica Brasileira não se organizou, teórico ou pragmaticamente, como um movimento estritamente negacionista do modelo hegemônico manicomial. Buscava essencialmente substituí-lo por uma nova abordagem que incluía novos pilares epistemológicos, científicos, jurídicos, sociais e organizacionais, cujo referencial teórico é conhecido como atenção psicossocial[10].

Epistemologicamente, a dicotomia clássica entre razão e loucura é mitigada, e há também uma ruptura com a preponderância do conhecimento psiquiátrico biologista sobre as demais formas de leitura do mundo. O indivíduo portador de transtornos mentais deixa de ser observado a partir do prisma de seu adoecimento e limitações. Pelo contrário, é visto como um sujeito histórico e relacional, cuja compreensão somente é possível quando são considerados os contextos materiais e afetivos que o cercam[2,13-15].

Adicionalmente, a evolução progressiva e as perdas cognitivo-afetivas dos quadros crônicos, em especial dos psicóticos, deixam de ser entendidas como desfecho imutável e inerentes ao próprio transtorno mental. Reconhece-se, portanto, o papel da institucionalização enquanto processo de supressão da subjetividade e do poder de contratualidade; por consequência, a possibilidade de que a reconstituição destes possa ser uma, senão a única, via terapêutica possível[9,13,16]).

O objetivo terapêutico deixa de ser, portanto, o "controle da doença" ou a "remissão sintomática", mas a ampliação das potencialidades do indivíduo, a desinstitucionalização no caso dos egressos de manicômios, o desenvolvimento de sua autonomia e o reestabelecimento de sua condição cidadã. Este último implica inclusive em ultrapassar o paradigma de que a loucura é objeto restrito às ciências da saúde, isto é, implica no questionamento de como a sociedade entende o adoecimento psíquico e o espaço que este, e por consequência das pessoas em sofrimento mental grave, ocupa[16].

Para tais objetivos, torna-se indispensável o abandono de ações hospitalocêntricas e a adoção de serviços de saúde mental de natureza comunitária, descentralizada, territorializada e transdisciplinar. O cuidado deve ser individualizado e integral, ou seja, o usuário deve ser visto em todas as suas dimensões biológicas, psíquicas e sociais e auxiliado no desenvolvimento de suas potencialidades e de seu bem-estar[2,17,18].

[...] Os Centros de Atenção Psicossocial (CAPS) nas suas diferentes modalidades são pontos de atenção estratégicos da RAPS: serviços de saúde de caráter aberto e comunitário constituídos por equipe multiprofissional que atua sob a ótica interdisciplinar e realiza prioritariamente atendimento às pessoas com sofrimento ou transtorno mental, incluindo aquelas com necessidades decorrentes do uso de crack, álcool e outras drogas, em sua área territorial, seja em situações de crise ou nos processos de reabilitação psicossocial[19] e são substitutivos ao modelo asilar. [...].[20]

Autores centrais para construção desse ideário incluem, mas não se restringem, a Franco Basaglia, Thomas Szasz, Erving Goffman, Franco Rotelli e Paulo Amarante; ainda, nota-se em praticamente todos os citados certa influência dos trabalhos de Foucault e Canguilhem. A leitura direta de seus escritos é indispensável para um entendimento aprofundado do seu caráter de transformação paradigmática e implicações de ordem mundana.

O Centro de Atenção Psicossocial representa, portanto, o espelho prático do referencial teórico em construção, além de cenário de prática que permite a práxis da Reforma e a contínua dialética entre o modelo teórico e a aplicabilidade real.

CONSTRUÇÃO DE CAPS NO BRASIL

A primeira unidade de CAPS brasileira foi organizada em 1987 na cidade de São Paulo. Com a oferta de atendimento diário e intensivo, tinha por objetivo atender egressos de manicômios, reduzir necessidade de internação de pacientes em crise e aplicar os novos princípios da reabilitação psicossocial. Posteriormente, em 1989, foram construídos na cidade de Santos/SP, os Núcleos de Apoio Psicossocial (NAPS), que ofereciam atendimento 24 horas[21].

Essas primeiras experiências em território nacional foram indispensáveis para a transformação prática da rede e mudança dos ventos políticos, culminando na publicação da Portaria do MS nº 224 de janeiro de 1992, que regulamenta os novos serviços de saúde mental e determina a preponderância de princípios da reabilitação psicossocial[21,22].

Ao longo das últimas décadas, CAPS foram construídos em diversas regiões do país, que conta atualmente com cerca de 2.500 unidades[23]. Para manter uma das prerrogativas básicas de seu funcionamento, as unidades devem atender o usuário preferencialmente em seu território de origem; visto que, dessa maneira, é possível maior participação da família e da comunidade no projeto terapêutico do indivíduo. As consequências dessa opção são comprovadamente benéficas, tendo em vista que reduzem risco de internações, frequência de crise e aumentam a qualidade e satisfação com a vida. Além disso, o cuidado descentralizado e regionalizado é mais eficiente e eficaz em termos da utilização de recursos, sendo, portanto, estratégia indispensável na construção de um sistema público de saúde mental, especialmente em países de baixa e média renda[24].

[...] os CAPS foram implementados em vários municípios do País e consolidaram-se como dispositivos estratégicos para a superação do modelo asilar no contexto da reforma psiquiátrica, e para a criação de um novo lugar social para as pessoas com a experiência de sofrimento, decorrentes de transtornos mentais, incluindo aquelas com necessidades relacionadas ao uso de álcool e de outras drogas (p. 10)[20].

FUNCIONAMENTO

Os CAPS são instituições abertas e comunitárias, responsáveis por oferecer atenção intensiva a indivíduos com grave sofrimento psíquico, em geral, mas não exclusivamente, de natureza crônica e persistente. O cuidado deve incluir, mas não se restringirá, às abordagens clínicas psiquiátrica e psicológica. As ações devem ser norteadas sempre pela reintegração do indivíduo no seu ambiente familiar e comunitário a partir da valorização da sua subjetividade e construção conjunta dos objetivos terapêuticos com todos os atores envolvidos no cuidado, incluindo o próprio usuário, familiares, profissionais envolvidos e outros parceiros que façam justificáveis à situação concreta:

[...] O cuidado, no âmbito do CAPS, é desenvolvido por intermédio de Projeto Terapêutico Singular (PTS), envolvendo, em sua construção, a equipe, o usuário e sua família; [...] As práticas dos CAPS são realizadas em ambiente de "portas abertas", acolhedor e inserido nos territórios das cidades, dos bairros. Os PTS, acompanhando o usuário, em sua história, cultura, projetos e vida cotidiana, ultrapassam, necessariamente, o espaço do próprio serviço, implicando as redes de suporte social e os saberes e recursos dos territórios (p. 10)[20].

A permanência do indivíduo e as atividades desempenhadas por este na unidade seguirão seu PTS a partir das seguintes configurações:

Atendimento intensivo: trata-se de atendimento diário, oferecido quando a pessoa se encontra com grave sofrimento psíquico, em situação de crise ou dificuldades intensas no convívio social e familiar, precisando de atenção contínua. Esse atendimento pode ser domiciliar, se necessário;
Atendimento semi-intensivo: nessa modalidade de atendimento, o usuário pode ser atendido até 12 dias no mês. Essa modalidade é oferecida quando o sofrimento e a desestruturação psíquica da pessoa diminuíram, melhorando as possibilidades de relacionamento, mas a pessoa ainda necessita de atenção direta da equipe para se estruturar e recuperar sua autonomia. Esse atendimento pode ser domiciliar, se necessário;
Atendimento não intensivo: oferecido quando a pessoa não precisa de suporte contínuo da equipe para viver em seu território e realizar suas atividades na família e/ou no trabalho, podendo ser atendido até três dias no mês. Esse atendimento também pode ser domiciliar (p. 16)[25].

Uma vez que o CAPS é inexoravelmente um serviço no qual o referencial teórico se transforma de forma dialética a partir do contato com a realidade concreta, as atividades e cuidados oferecidos pela unidade sempre deverão manter-se em constante atualização e revisão a fim de suprir e, por vezes, ajudar a construir a demanda da população atendida em seu território. Ainda assim, é possível listar algumas das ações mais frequentemente realizadas:

Atendimento individual: prescrição de medicamentos, psicoterapia, orientação;

Atendimento em grupo: oficinas terapêuticas, oficinas expressivas, oficinas geradoras de renda, oficinas de alfabetização, oficinas culturais, grupos terapêuticos, atividades esportivas, atividades de suporte social, grupos de leitura e debate, grupos de confecção de jornal;

Atendimento para a família: atendimento nuclear e a grupo de familiares, atendimento individualizado a familiares, visitas domiciliares, atividades de ensino, atividades de lazer com familiares;

Atividades comunitárias: atividades desenvolvidas em conjunto com associações de bairro e outras instituições existentes na comunidade, que têm como objetivo as trocas sociais, a integração do serviço e do usuário com a família, a comunidade e a sociedade em geral. Essas atividades podem ser: festas comunitárias, caminhadas com grupos da comunidade, participação em eventos e grupos dos centros comunitários;

Assembleias ou reuniões de organização do serviço: a assembleia é um instrumento importante para o efetivo funcionamento dos CAPS como um lugar de convivência. É uma atividade, preferencialmente semanal, que reúne técnicos, usuários, familiares e outros convidados, que juntos discutem, avaliam e propõem encaminhamentos para o serviço. Discutem-se os problemas e sugestões sobre a convivência, as atividades e a organização do CAPS, ajudando a melhorar o atendimento oferecido. (p. 17)[25].

Além do papel assistencial direto, o CAPS tem, enquanto peça-chave da RAPS, função determinante de articulação e matriciamento com os demais aparelhos disponíveis, sejam intrinsicamente da saúde ou de outras áreas, públicos ou privados, em seu território e, excepcionalmente, externos a eles quando a situação assim demandar.

Em situações em que houver demanda, outros aparelhos específicos da RAPS, como as Residências Terapêuticas, podem funcionar de forma independente, mas vinculados a um CAPS, cuja equipe torna-se responsável por oferecer suporte, assistência e matriciamento.

Não se pode, portanto, incorrer na falsa analogia de que o CAPS configurar-se-ia como o nível intermediário de uma organização hierárquica de atenção à saúde mental, tornando-se responsável por usuários de intermediária complexidade e pela intermediação entre a atenção básica e o nível hospitalar. Pelo contrário, é papel fundamental do CAPS estruturar redes de parceria com os demais serviços, sejam estes de atenção básica, intermediária ou de alta complexidade; apenas dessa forma é possível atingir os objetivos de integralidade, universalidade e equidade do atendimento em saúde mental. Assim, é possível efetuar ações que contemplem todos os níveis de prevenção, e não apenas o cuidado com indivíduos já adoecidos.

MODALIDADES DE CAPS

Após a Portaria n. 3.588 de 2017 do Ministério da Saúde, os CAPS existentes no Brasil e aqueles que vierem a ser construídos seguirão uma das configurações da Tabela 1.

EQUIPE PROFISSIONAL

A composição da equipe profissional e, particularmente, sua dinâmica de funcionamento são pilares centrais para que o funcionamento de um CAPS se mantenha alinhado aos preceitos da integralidade de cuidado e da reabilitação psicossocial.

A obrigatoriedade de profissionais com diversas formações é o primeiro passo na garantia de olhares diversos que proporcionam ao usuário e ao território de inserção do serviço maior

Tabela 1 Configurações dos Centros de Atenção Psicossocial (CAPS)

	População recomendada do território	Faixa etária	Demandas	Leitos	Horário de funcionamento
CAPS I	15.000	Todas	Todas[a]	0	Padrão
CAPS II	70.000	Todas	Todas[a]	0	Padrão[d]
CAPS III	150.000	Todas	Todas[a]	Até 5	24 horas
CAPS i	70.000	Crianças e adolescentes	Todas[a]	0	Padrão[d]
CAPS AD	70.000	Todas	Relacionadas ao uso de drogas[b]	2 a 4[c]	Padrão[d]
CAPS AD III	150.000	Todas	Relacionadas ao uso de drogas[b]	8 a 12	24 horas
CAPS AD IV	500.00	Todas	Relacionadas ao uso de drogas[b]	10 a 20	24 horas

Horário de funcionamento padrão: segunda a sexta-feira das 08h às 18h;
(a) Qualquer forma de intenso sofrimento psíquico, incluindo as decorrentes do uso de substâncias psicoativas;
(b) Intenso sofrimento psíquico decorrente do uso de *crack*, álcool e outras drogas;
(c) Leitos apenas para repouso e desintoxicação durante horário de funcionamento do serviço;
(d) Possibilidade de turno extra até às 21:00, além do horário de funcionamento padrão;
Fonte: Brasil, 2004[26], p.19 e Ministério da Saúde – Portaria de Consolidação n.3, de 28 de setembro de 2017[27].

probabilidade de que suas demandas sejam identificadas e supridas. Ainda, a flexibilidade na composição garante que a equipe possa ser moldada segundo as necessidades concretas de cada unidade[24,28].

Não obstante, a mudança mais paradigmática diz respeito à dinâmica de trabalho entre os profissionais. A ruptura com o paradigma manicomial exige a equidade de valor entre os diversos saberes, diferentemente da configuração anterior, em que o conhecimento médico era essencialmente preponderante aos demais. Tal mudança implica que exercício de poder também deve se organizar de maneira análoga, não devendo existir hierarquia entre os profissionais advinda exclusivamente de sua formação[29].

A equipe deve funcionar de modo multidisciplinar, em que cada um dos saberes, e por consequência dos profissionais, possa oferecer uma contribuição singular dentro dos seus limites e possibilidades. É necessário ressaltar que tal proposição não implica a negação das diferenças entre as diversas classes profissionais, tão pouco implica a eliminação das responsabilidades ético-legais inerentes a cada uma das profissões.

REALIDADE E DESAFIOS

O modelo proposto pela Reforma Psiquiátrica Brasileira encontra-se atualmente em momento de grande turbulência e impasses. Nos primórdios, o CAPS funcionava quase como uma

Tabela 2 Equipe profissional dos Centros de Atenção Psicossocial (CAPS)

CAPS	Equipe mínima
CAPS I	1 médico psiquiatra ou médico com formação em saúde mental; 1 enfermeiro; 3 profissionais de nível superior de outras categorias profissionais: psicólogo, assistente social, terapeuta ocupacional, pedagogo ou outro profissional necessário ao projeto terapêutico; 1 profissionais de nível médio: técnico e/ou auxiliar de enfermagem, técnico administrativo, técnico educacional e artesão.
CAPS II	1 médico psiquiatra; 1 enfermeiro com formação em saúde mental; 4 profissionais de nível superior de outras categorias profissionais: psicólogo, assistente social, terapeuta ocupacional, pedagogo, professor de educação física ou outro profissional necessário ao projeto terapêutico; 6 profissionais de nível médio: técnico e/ou auxiliar de enfermagem, técnico administrativo, técnico educacional e artesão.
CAPS III	2 médicos psiquiatras; 1 enfermeiro com formação em saúde mental; 5 profissionais de nível superior de outras categorias profissionais: psicólogo, assistente social, terapeuta ocupacional, pedagogo ou outro profissional necessário de nível superior; 8 profissionais de nível médio: técnico e/ou auxiliar de enfermagem, técnico administrativo, técnico educacional e artesão.
CAPS i	1 médico psiquiatra, ou neurologista ou pediatra com formação em saúde mental; 1 enfermeiro; 4 profissionais de nível superior entre as seguintes categorias profissionais: psicólogo, assistente social, enfermeiro, terapeuta ocupacional, fonoaudiólogo, pedagogo ou outro profissional necessário ao projeto terapêutico; 1 profissionais de nível médio: técnico e/ou auxiliar de enfermagem, técnico administrativo, técnico educacional e artesão.
CAPS AD	1 médico psiquiatra; 1 enfermeiro com formação em saúde mental; 1 médico clínico, responsável pela triagem, avaliação e acompanhamento das intercorrências clínicas; 4 profissionais de nível superior entre as seguintes categorias profissionais: psicólogo, assistente social, enfermeiro, terapeuta ocupacional, pedagogo e educador físico 6 profissionais de nível médio: técnico e/ou auxiliar de enfermagem, técnico administrativo, técnico educacional e artesão.
CAPS AD III	60 horas de profissionais médicos, entre psiquiatras e clínicos com formação e/ou experiência em saúde mental, sendo no mínimo um psiquiatra; 1 enfermeiro com formação em saúde mental, por turno; 4 técnicos de enfermagem, por turno; 5 profissionais de nível superior entre as seguintes categorias profissionais: psicólogo, assistente social, enfermeiro, terapeuta ocupacional, pedagogo ou outro profissional necessário ao projeto terapêutico; 4 profissionais de nível médio, por tuno: preferencialmente artesão, agente social, educador social; 1 profissional de nível médio para atividades administrativas por turno.
CAPS AD IV*	1 médico clínico (diarista); 2 médicos psiquiatras (um diarista e um plantonista 12h); 2 enfermeiros com experiência e/ou formação na área de saúde mental (plantonistas 12h); 6 profissionais de nível universitário pertencentes às categorias profissionais (diaristas) de psicólogo, assistente social, terapeuta ocupacional e educador físico; 6 técnicos de enfermagem (plantonistas 12h); e 4 profissionais de nível médio.

*Equipe mínima no turno diurno;
Fonte: Brasil, 2004[26], p.19 e Ministério da Saúde – Portaria de Consolidação n.3, de 28 de setembro de 2017[27].

experiência política e técnica para comprovar as teses éticas e teóricas sobre possibilidade de substituição do paradigma manicomial pela assistência comunitária. Vencida essa etapa inicial de validação, tanto pelos imperativos humanos quanto pela avaliação científica, os desafios que se impõe são aqueles trazidos à luz pela experiência real e necessidade pragmática de oferecer assistência pública de qualidade no campo da saúde mental em um país tão diverso e plural como o Brasil.

Indispensável, como já salientado diversas vezes anteriormente, ressaltar que a própria natureza dialética dos construtos da reabilitação psicossocial exige uma práxis constante de revisão e análise crítica da teoria a partir das experiências cotidianas acumuladas nos diversos campos de prática.

Desta forma, pode-se distinguir duas categorias de desafios e dificuldades ao atual modelo de assistência: aqueles relacionados à dinâmica direta do trabalho e da assistência realizados nas unidades e aqueles que dizem respeito às políticas públicas e estruturação da rede. Por óbvio, tal distinção é imperfeita, visto que os pontos de intersecção e influência este tais planos são múltiplos e inescapáveis, no entanto, o apelo à didática justificam tal abordagem.

No primeiro grupo, destaca-se a dificuldade de conciliação e comunicação entre profissionais cujos referenciais teóricos por vezes são tão diversos que a simples utilização de terminologia comum já representa um grande desafio. O estabelecimento de pontes ente perspectivas como psicanálise lacaniana, psicopatologia clássica, fenomenologia, esquizoanálise e psiquiatria biológica, para citar alguns, já representa um desafio de ordem fundamental para o bom funcionamento da equipe de trabalho e o oferecimento de assistência integral[30].

A abordagem de tal complicação exige primordialmente, ainda que uma discussão epistemológica mais aprofundada fuja do escopo deste texto, a constatação que o sofrimento psíquico é um fenômeno que permite e exige análises pelos mais variados ângulos a fim de ampliar a compreensão sobre suas características e eventualmente propor abordagens de cuidados. Desta forma, é indispensável postura de humildade intelectual entre os diversos atores, a postura não dogmática em relação as prerrogativas teóricas próprias e a disposição para o debate coletivo e orientado às necessidades reais e individuais de cada caso.

Neste contexto, insere-se a delicada questão do papel das abordagens biológicas e do papel do psiquiatra, ainda que nem de longe um se resuma ao outro. O conhecimento médico deve ser inserido em condição de equidade entre os demais elementos constitutivos do edifício teórico da equipe profissional. Há dois grandes riscos a serem evitados; o primeiro refere-se a manutenção de um modelo médico-centrado em que este profissional e seus conhecimentos mantenham posição de dominação e passem a determinar às diretrizes da assistência, o que representaria uma completa desconstrução do paradigma da reabilitação psicossocial e perpetuação da mentalidade manicomial. É necessário, portanto, não apenas uma mudança de postura institucional e de equipe, mas uma autoanálise constante do profissional médico de sua clínica e de suas práticas[31].

O segundo risco refere-se a um antagonismo superficial e simplista, que considera que o instrumental médico é inexoravelmente ligado ao paradigma manicomial e busca negar *a priori* qualquer contribuição e transformação que este campo do conhecimento possa oferecer. Apesar de minoritárias, tais leituras ignoram, por exemplo, que o maior entendimento dos constitutivos fisiopatológicos e a ampliação das opções terapêuticas biológicas representam importantes dispositivos que podem e devem ser utilizados em favor dos usuários dos serviços. Vale lembrar que a evolução da eficácia dos psicofármacos nas últimas décadas foi inclusive um dos fatores que possibilitou a desinstitucionalização de alguns pacientes[30], não obstante não tenha sido uma condição suficiente.

Para que a práxis do CAPS concretize-se é necessário ainda a aproximação entre os serviços e os demais espaços de formação profissional e construção de conhecimento[30]. Em outras palavras, a rede precisa integrar-se melhor às escolas, universidades e centros de pesquisa, tanto para garantir que futuros profissionais estejam melhor preparados para os desafios que encontraram em seu espaço de trabalho; quanto para que constantemente a prática possa ser criticamente analisada pelas mais variadas lentes teóricas e possam, assim, mutuamente transformarem-se e sofisticarem-se.

Outras dificuldades diretamente relacionadas ao trabalho das equipes dizem respeito a sobrecarga dos profissionais e dificuldades para ação em uma rede que se mostra insuficiente e sucateada. Por óbvio que tais condições dificultam uma atividade consciente, criativa e minuciosamente crítica; favorecem, portanto, a transformação do trabalho em empreitada burocrática e o reaparecimento não explícito de práticas manicomiais e paternalistas que já deveriam ter sido abolidas.

Tal situação, traz-nos diretamente a segunda categoria de dificuldades de evolução do sistema: os aspectos político-organizacionais. Dentro de um SUS já subfinanciado e sucateado, a saúde mental representa área ainda mais negligenciada e estigmatizada, a despeito de todos os indicativos epidemiológicos de que os transtornos mentais são alguns dos mais relevantes aspectos da saúde pública e sua participação em termos de mortalidade, morbidade e impacto socioeconômico segue em tendência de crescimento futuro[32].

Ainda que tenha havido substancial aumento do número de CAPS instituídos entre 2007 e 2017, este número ainda é insuficiente e não conta com distribuição equânime entre os diversos territórios nacionais. Percebe-se ainda às dificuldades que os aparelhos da rede básica de saúde têm para lidar com sofrimento mental grave e a tendência ao direcionamento automático destas demandas ao CAPS e não do trabalho articulado e em rede[33].

Outro aspecto importante é que não houve a necessária implantação em número e distribuição de leitos para internação breve das crises, seja em hospitais gerais seja em CAPS III, a despeito da indispensável redução dos leitos em manicômios e substituição do foco hospitalar por uma rede comunitária[32].

Como capítulo mais contemporâneo das dificuldades políticas para o avanço de um paradigma comunitário, pode-se citar a preocupante ênfase dada a comunidades terapêuticas para tratamento de dependência química e outros modelos asilares instituídos pela Resolução n. 32, de 14 de dezembro de 2017, da Comissão Intergestores Tripartite do Ministério da Saúde. Mudanças institucionais como esta mostram como o referencial teórico comunitário está longe de superar historicamente o paradigma manicomial e como a saúde mental segue, possivelmente de forma essencialmente inexorável, como um debate que mobiliza atores e interesses dos mais diversos campos sociais e econômicos.

CONSIDERAÇÕES FINAIS

O Centro de Atenção Psicossocial configura-se como um dos pilares teóricos e um dos mecanismos concretos de ação da Reforma Psiquiátrica Brasileira e da atual política de saúde mental do país.

A prerrogativa de um serviço de natureza comunitária demanda que tais serviços estejam concretamente presentes na dimensão local da vida dos usuários e exerçam papel articulador na organização da assistência em saúde mental em seu território. Assim, a expansão dessas unidades ainda deveria se encontrar em fase ativa para que possam abranger a totalidade da demanda do Sistema Único de Saúde.

Por óbvio, a continuidade desse projeto enfrenta obstáculos bastante complexos. Além daqueles comuns ao projeto do SUS, como subfinanciamento e volatilidade das empreitadas político-governamentais, ainda há de se levar em conta as dificuldades específicas ao campo da saúde mental, como o estigma.

Não bastassem os referidos impedimentos de natureza predominantemente prática, não se pode deixar de observar que o CAPS enquanto local de assistência é completamente tolhido de sua função caso os objetivos e práticas da reabilitação psicossocial sejam escanteados; o resultado é o risco de que os usuários e a comunidade mantenham os mesmos *status* e dinâmicas e aquelas com sofrimento mental crônico sigam à margem da sociedade em posição de não sujeitos.

> ### Para aprofundamento
> - *Si Puó Fare* (filme; 2008; direção de Giulio Manfredonia).
>   - ⇨ Baseado em fatos reais ocorridos no início da desinstitucionalização na Itália, o longa metragem conta a história de uma das primeiras iniciativas de reinserção social a partir da reconquista do espaço de trabalho, renda, autonomia e da condição de cidadão.
> - *Nise: O Coração da Loucura* (filme; 2015; direção: Roberto Berliner).
>   - ⇨ O filme conta a história da psiquiatra brasileira Nise da Silveira, uma das pioneiras do uso da arte como ferramenta terapêutica e lança um olhar sobre a aridez e violência da vida dos indivíduos institucionalizados em manicômios.
> - Arbex D. Holocausto brasileiro. 1.ed. São Paulo: Geração Editorial, 2013.
>   - ⇨ O livro faz a tentativa de reconstituir biografias perdidas e dar voz às milhares de vítimas de uma das maiores e mais trágicas experiências manicomiais já acontecidas no Brasil, o Hospital Colônia de Barbacena.

REFERÊNCIAS BIBLIOGRÁFICAS

1. Basaglia F. A instituição negada: relato de um hospital psiquiátrico. 1.ed. Rio de Janeiro: Graal, 1985.
2. Amarante P. Saúde mental e atenção psicossocial. Rio de Janeiro: FIOCRUZ, 2007.
3. Brasil. Ministério da Saúde. Portaria no. 224 de 29 de janeiro de 1992 que estabelece diretrizes e normas para o atendimento ambulatorial e hospitalar em saúde mental. Brasília: Ministério da Saúde, 1992.
4. **Brasil. Lei 10.216 de 06 de abril de 2001: Dispõe sobre a proteção e os direitos das pessoas portadoras de transtornos mentais e redireciona o modelo assistencial em saúde mental.**
   ⇨ Lei que institucionaliza a mudança do paradigma de atendimento em saúde mental.
5. Foucault M. História da loucura. 3.ed. São Paulo: Perspectiva; 1993.
   ⇨ Texto seminal para o entendimento da loucura e do louco como categorias sociais construídas a partir de relações de poder.
6. Szasz TS. A fabricação da loucura: um estudo comparativo entre a inquisição e o movimento de saúde mental. 3.ed. Rio de Janeiro: Guanabara, 1984.
7. Castel R. A ordem psiquiátrica: a idade de ouro do alienismo. 2.ed. Rio de Janeiro: Graal, 1991.
8. Goffman E. Manicômios, prisões e conventos. 6.ed. São Paulo: Perspectiva, 1999.
9. Rotelli F. A instituição inventada. In: Nicácio F (Org.). Desinstitucionalização. 2. ed. São Paulo: Hucitec, 2001. p. 89-99.
10. Pitta AMF. Os Centros de Atenção Psicossocial: espaço de reabilitação? J Bras Psiq. 1994; 43:647-54.
11. Prandoni RFS, Padilha MICS, Spricigo JS. A reforma psiquiátrica possível e situada. R Enferm UERJ. 2006;14:357-65.
12. Hirdes A. A reforma psiquiátrica no Brasil: uma (re) visão. Ciência & Saúde Coletiva.2009;14(1):297-305.
13. Rotelli F. Superando o manicômio: o circuito psiquiátrico de Trieste. In: Amarante P (Org.). Psiquiatria social e Reforma Psiquiátrica. Rio de Janeiro: FIOCRUZ, 1998. p. 149-170.
14. Delgado PG. Atendimento psicossocial na metrópole: algumas questões iniciais. Cad IPUB. 1999; 14:199-204.
15. Basaglia F. Um problema institucional: a exclusão como categoria sociopsiquiátrica. In: Amarante P (org.). Escritos selecionados em saúde mental e reforma psiquiátrica. Rio de Janeiro: Garamond, 2005a.
16. **Saraceno B. Libertando identidades: da reabilitação psicossocial à cidadania possível. Rio de Janeiro: TeCorá, 2001.**
    ⇨ Obra bastante acessível e didática para o entendimento do paradigma da reabilitação psicossocial.
17. Basaglia F. Corpo e instituição: considerações antropológicas e psicopatológicas em psiquiatria institucional. In: Amarante P (org.). Escritos selecionados em saúde mental e reforma psiquiátrica. Rio de Janeiro: Garamond, 2005
18. Basaglia, F. O circuito do controle: do manicômio à descentralização psiquiátrica. In: Amarante P (org.). Escritos selecionados em saúde mental e reforma psiquiátrica. Rio de Janeiro: Garamond, 2005.
19. **Brasil. Ministério da Saúde. Portaria no 3.088, de 23 de dezembro de 2011.**
    ⇨ Institui a Rede de Atenção Psicossocial para pessoas com sofrimento ou transtorno mental e com necessidades decorrentes do uso de crack, álcool e outras drogas, no âmbito do Sistema Único de Saúde. Diário Oficial da República Federativa do Brasil. 2011;247.
20. Brasil. Ministério da Saúde. Secretaria de Atenção à Saúde. Departamento de Atenção Especializada e Temática. Centros de Atenção Psicossocial e Unidades de Acolhimento como lugares da atenção psicossocial nos territórios: orientações para elaboração de projetos de construção, reforma e ampliação de CAPS e de UA/Ministério da Saúde, Secretaria de Atenção à Saúde, Departamento de Atenção Especializada e Temática. – Brasília: Ministério da Saúde, 2015.
21. L'Abbate S, Luzio CA. A reforma psiquiátrica brasileira: aspectos históricos e técnico-assistenciais das experiências de São Paulo, Santos e Campinas. Interface, Comunic, Saúde, Educ. 2006;10(20);281-98.

22. Giovanella L, Amarante P. O enfoque estratégico do planejamento em Saúde Mental. In: Amarante P (Org.). Psiquiatria social e Reforma Psiquiátrica. Rio de Janeiro: Fiocruz, 1998. p. 113-149.

23. Brasil. Coordenação de Saúde Mental, Álcool e Outras Drogas Departamento de Ações Programáticas e Estratégicas/DAPES Secretaria de Atenção à Saúde. Panorama e Diagnóstico da Política Nacional de Saúde Mental. Brasília, agosto de 2017.

24. **Thornicroft G, Tansella M. Boas práticas em saúde mental comunitária. Barueri: Manole, 2010.**
   ⇨ **Texto de caráter didático que discorre sobre diversas experiências internacionais em práticas de saúde mental comunitária.**

25. Brasil, Ministério da Saúde (Br). Legislação em saúde mental 1990 – 2004. 5.ed. Brasília (DF): Secretaria Executiva; 2004.

26. **Brasil, Ministério da Saúde. Saúde Mental no SUS: os centros de atenção psicossocial. Secretaria de Atenção à Saúde, Departamento de Ações Programáticas Estratégicas. Brasília: Ministério da Saúde, 2004.**
   ⇨ **Publicação oficial do Ministério da Saúde que dispõe sobre a organização e funcionamento dos CAPS.**

27. Brasil. Ministério da Saúde – Portaria de Consolidação n.3, de 28 de setembro de 2017.

28. Japiassu H. Interdisciplinaridade e patologia do saber. Rio de Janeiro: Imago, 1976.

29. Carvalho ALL, Amarante P. Avaliação de qualidade dos novos serviços de saúde mental: em busca de novos parâmetros. Saúde em Debate. 1996; 52:74-82.

30. Bezerra, B. O cuidado nos CAPS: os novos desafios. Academus Revista Científica da Saúde. 2016;3(4).

31. Dornelas RJDMV, de Almeida,DL. O papel do médico no CAPS no contexto da reforma psiquiátrica: desafios e avanços observados a partir da experiência no serviço. Academus Revista Científica da Saúde. 2017;2(1).

32. Mari JJ. Um balanço da reforma psiquiátrica brasileira. Ciência & Saúde Coletiva. 2011; 16(12):4593-6.

33. Lopes VAS, Santos RT. Os centros de atenção psicossocial (caps) como dispositivo estratégico de desinstitucionalização: uma análise de seus avanços e desafios. Congresso Brasileiro de Assistentes Sociais; Vol. 16; n. 1; 2019.

34. Brasil. Ministério da Saúde. Secretaria de Assistência à Saúde. Portaria n. 336, de 19 de fevereiro de 2002. Brasília, DF, 2002.

35. Brasil. Ministério da Saúde. Secretaria de Atenção à Saúde. DAPE. Coordenação Geral de Saúde Mental. Reforma psiquiátrica e política de saúde mental no Brasil. Documento apresentado à Conferência Regional de Reforma dos Serviços de Saúde Mental: 15 anos depois de Caracas. OPAS. Brasília, novembro de 2005.

36. Canguilhem G. O normal e o patológico. Rio de Janeiro: Forense Universitária, 2002.

37. Costa-Rosa A. O modo Psicossocial: um paradigma das práticas substitutivas ao modo asilar. In: Amarante P (org.). Ensaios: subjetividade, saúde mental e sociedade. Rio de Janeiro: FIOCRUZ, 2000.

38. Machado DB, Alves FJ, Rasella D, Rodrigues L, Araya R. Impact of the new mental health services on rates of suicide and hospitalisations by attempted suicide, psychiatric problems, and alcohol problems in Brazil. Administration and Policy in Mental Health and Mental Health Services Research. 2017;45(3):381-91.

39. Amarante P. Saúde mental, formação e crítica. Rio de Janeiro: 2008.

5
Residências terapêuticas

Denise Razzouk

Sumário

Introdução
Tipos de residências terapêuticas
O papel das residências terapêuticas na reabilitação psicossocial de pessoas com transtorno mental grave
Impacto do tipo de residências terapêuticas nos desfechos clínicos
Custos, eficiência e qualidade das residências terapêuticas
Considerações finais
Referências bibliográficas

Pontos-chave

- As residências terapêuticas constituem acomodações com equipes especializadas direcionadas a acolher e a reabilitar pacientes egressos de hospitais psiquiátricos ou em situação de grande vulnerabilidade e sem rede social ou familiar. Os tipos de residências variam quanto a terminologia, estrutura, objetivos, número de vagas, elegibilidade e tipo de financiamento.
- No Brasil, há dois tipos de residências terapêuticas: tipo 1 (cuidador leigo a distância) e tipo 2 (cuidador de saúde em regime de 24 horas).
- Os custos dos serviços dependem do tipo de recurso oferecido e do grau de necessidades de cuidados dos residentes. Os recursos humanos são o elemento mais custoso desses serviços, sendo necessário, portanto, estabelecer criteriosamente quais pacientes são elegíveis para os serviços de cuidados 24 horas.
- O impacto desses serviços nos desfechos clínicos é pouco estudado, mas algumas evidências apontam para uma melhor qualidade de vida, satisfação pessoal e diminuição de comportamentos disfuncionais e agressivos ao longo do tempo. Devido à heterogeneidade dos serviços e dos perfis dos moradores, os custos dos serviços podem variar por diversos fatores, além da qualidade e eficiência.
- Os investimentos públicos em serviços de saúde devem ser guiados por informações abrangentes de custos e de desfechos clínicos (estudos de custo-efetividade). Para que tais estudos sejam conduzidos, é necessário o desenvolvimento de classificações padronizadas desses serviços, bem como o de elaboração e monitoração de critérios de qualidade.

INTRODUÇÃO

As residências terapêuticas foram criadas na década de 1960, inicialmente nos Estados Unidos, por ocasião do processo de desospitalização do quase meio milhão de pacientes que residia em hospitais psiquiátricos como alternativa ao modelo hospitalocêntrico[1,2]. O princípio que norteava essa ação era o de oferecer um tipo de moradia com menos restrições do que a de um hospital e, também, o de possibilitar ao indivíduo adquirir autonomia progressiva e se integrar à comunidade. Esse programa foi denominado programa contínuo de cuidado (*continuum of care* ou *treatment first*)[3]. Nesse modelo, tanto a moradia quanto o tratamento eram integrados. Esperava-se que os indivíduos migrassem do hospital para as *halfway houses*, serviços intermediários entre o hospital e as residências (*group homes*), com cuidadores 24 horas, e posteriormente das residências para apartamentos individuais, com supervisão por profissionais[1]. Porém, houve dificuldades em atender toda a demanda de pacientes egressos de hospitais nos Estados Unidos dentro desse modelo, o que levou muitos desses pacientes a se tornarem moradores de rua ou prisioneiros. Com o intuito de impedir o crescimento do número desses moradores de rua, o Programa Housing First baseou-se em oferecer uma moradia com características próximas às da moradia de um cidadão comum, em contraposição ao ambiente hospitalar, sem contudo atrelar ao requisito de assistência mental a esses indivíduos[3].

Outros modelos de moradias voltadas às pessoas com transtorno mental foram criados na Europa Ocidental, no Canadá e na Austrália ao longo das décadas de 1970 e 1980. Os pressupostos que nortearam a criação desses serviços basearam-se na promoção de maior qualidade de vida, reabilitação psicossocial e independência por meio da oferta de um tratamento psiquiátrico mais humanizado, inclusivo e integrado. Na maior parte desses países, a residência foi considerada não apenas uma moradia, mas também um dos elementos cruciais para o processo denominado *recovery*, no qual o indivíduo é capaz de participar ativamente da sociedade e de tomar decisões sobre a própria vida[4].

No Brasil[5], os serviços residenciais terapêuticos (SRT) foram criados a partir da Portaria nº 106/2000, para abrigar os egressos de hospitais psiquiátricos de longa internação que não tinham familiares ou rede social que os acolhessem seguindo os princípios da reforma psiquiátrica europeia de inclusão social, promoção de qualidade de vida e autonomia, atrelando a moradia ao tratamento no CAPS[6,7].

TIPOS DE RESIDÊNCIAS TERAPÊUTICAS

Há uma grande heterogeneidade na literatura quanto à terminologia[8], estrutura e propósito dos SRT[9-11], o que dificulta a classificação[12] e a avaliação deles (Tabela 1). As residências variam quanto ao número de moradores, à presença 24 horas de cuidadores, à qualificação da equipe (profissionais de saúde mental ou de leigos), à proporção profissional/paciente[12] e ao tipo de cuidado oferecido (reabilitação psicossocial). Essas variações ocorrem conforme quem financia o serviço (público ou privado)[12], a estrutura do sistema de saúde e a gravidade do estado do paciente[13].

Tabela 1 Tipos de residências terapêuticas

País	Terminologia	Descrição	Tamanho/equipe
Estados Unidos[1,16]	*Group homes*	Residências com cuidadores 24 horas	–
	Broad and care homes	Quartos em casa de proprietários pagos para fornecer alimentação e alojamento para os pacientes	–
	Halfway houses	Estabelecimentos intermediários entre os hospitais e as residências que preparam o paciente para viver nas residências	–
	Independent supportive houses	Apartamentos individuais pagos com benefícios de seguridade social	–
	Family foster care	Quartos alugados em casas de família	–
	Pensões *(boarding homes)*	Quartos alugados em pensões	–
	Casas de repouso *(nursing homes)*	Estabelecimentos de saúde de retaguarda	–
Reino Unido[10]	*Medium semi-staffed houses: nursing homes, residential care*	Operam 24 horas com equipe de profissionais de saúde mental	6-12 pacientes/2 a 20 cuidadores e enfermeiras
	Staffed care homes	Operam 24 horas com equipe de cuidadores	3 a 12 pacientes/cuidadores leigos
	Group homes	Casas sem cuidadores; recebem visitas regulares de profissionais	1 a 5 pacientes/profissionais de saúde mental
	Core and cluster high-dependency houses	Apartamentos individuais. Recebem visitas regulares de profissionais	1 paciente Profissionais de saúde mental
Canadá[17]	*Foster homes*	Acomodações de longo prazo com cuidadores leigos	–
	Supportive housing	Acomodações atreladas ao tratamento de reabilitação	–
	Supported housing	Pacientes moram em apartamentos independentes (privados)	Tratamento separado da acomodação
	Autonomous housing	Vários pacientes moram em uma casa não subsidiada pelo governo	Sem serviço de cuidadores
Itália[13]	Serviço residencial psiquiátrico tipo 1	Acomodações em prédios com equipe de profissionais 24 horas por dia para pacientes com maior gravidade e necessidades	8 a 14 pacientes/duração de 1 a 2 anos
	Serviço residencial psiquiátrico tipo 2 (equivalente a *shelter homes* e *supported accommodation*, do Reino Unido)	Acomodações em casas com equipe de profissionais entre 8 a 24 horas por dia para pacientes com média gravidade e necessidades	Duração de 2 anos
Brasil[5]	SRT tipo 1	Cuidador a distância	4 a 10 pacientes
	SRT tipo 2	Cuidadores 24 horas	4 a 10 pacientes/5 cuidadores (1 a 2 por turno)

De modo geral, as residências podem ser divididas, quanto ao grau de cuidado e especialização da equipe, em: a) Serviços sem equipe 24 horas com os moradores com pequenas e moderadas necessidades (por exemplo, as denominadas *group homes* no Reino Unido); b) Serviços com cuidadores 24 horas no local (*staffed houses*) para os residentes com muitas necessidades de suporte e gravidade de transtorno mental; c) Apartamentos ou quartos individuais (*independent living houses*), com pouco ou nenhum suporte para os indivíduos que conquistaram maior grau de autonomia e independência (Tabela 1). Existem ainda variações de moradia, como quartos em pensões ou em casa de famílias que recebem algum treinamento para acolher os pacientes, casas de repouso e serviço por demanda (telefone) para indivíduos que moram sozinhos.

Como pode ser visto na Tabela 1, o número de vagas nas residências é variável, sem haver um consenso sobre o número adequado de vagas e de profissionais. No Reino Unido, a proporção cuidador/morador é menor ou igual a 1:2 nas residências com equipes reduzidas ou de médio porte, enquanto as residências de alta complexidade adotam uma proporção de 1:2 ou superior, incluindo um enfermeiro[14].

Na Itália[15], por exemplo, há 1.370 residências (quase três vagas por 10 mil habitantes) em casas de no mínimo quatro pessoas e com uma média nacional de 12,5. Menos de 10% dessas residências abrigavam mais de 20 pessoas. Cerca de 75% das residências ofereciam serviço de cuidadores 24 horas. Em contrapartida, no Brasil, há 686 SRT (0,034 vaga por 10 mil habitantes) distribuídos desigualmente pelo país.

Os SRT brasileiros são casas no espaço comunitário que são integrados à Rede de Atenção Psicossocial (RAPS)[5]. Esses serviços podem ter cuidadores a distância (tipo 1), para moradores com algum grau de autonomia, ou cuidadores 24 horas (tipo 2), para aqueles com baixo nível de autonomia, transtornos mentais graves e maiores necessidades)[5]. Os residentes dos SRT são atendidos por profissionais de saúde mentais nos centros de atenção psicossocial (CAPS), utilizam os serviços de saúde da atenção primária do Sistema Único de Saúde (SUS) e são acompanhados por seus cuidadores.

O PAPEL DAS RESIDÊNCIAS TERAPÊUTICAS NA REABILITAÇÃO PSICOSSOCIAL DE PESSOAS COM TRANSTORNO MENTAL GRAVE

As residências terapêuticas não são apenas moradias, mas também um local especializado de acomodação que visa dar início ao processo de reabilitação psicossocial e inclusão social dos pacientes egressos de hospitais psiquiátricos. Dentro do modelo de *recovery*, espera-se que o indivíduo seja envolvido no seu processo de recuperação e ganho de autonomia. Para isso são necessários profissionais treinados para promover o ganho de habilidades, motivação para escolhas, melhora da autoestima e confiança e participação nesse processo[18]. Entretan-

to, a intensidade de cuidado é variável entre as residências e nem sempre oferece cuidado de reabilitação psicossocial[19].

A expectativa com a criação das residências era que os pacientes ficassem por volta de dois anos na residência terapêutica e depois tivessem "alta" para uma vida mais independente, em moradias próprias ou alugadas pelo próprio usuário. Porém, na prática, menos do que 25%[15] deixaram as residências italianas para serem transferidos para moradias independentes no período de um ano. Embora não haja uma elucidação sobre o período de tempo necessário na residência, há estudos na Austrália de pessoas que melhoraram em termos de autonomia no período de dois a seis anos[20].

Poucos estudos avaliaram o impacto desses serviços nos desfechos clínicos dos pacientes oriundos de longas internações hospitalares[21,22]. Uma revisão sistemática[10] identificou relatos de melhora nos sintomas positivos ao longo do tempo, sem, contudo, deterioração no estado clínico. Alguns estudos apontam para uma melhora no convívio social, no comportamento agressivo e na qualidade de vida[10,20,23]. Entretanto, há evidências de que morar em casas de repouso (*nursing homes*), onde há maior restrição da liberdade pessoal, estava associado a pior qualidade de vida do que outros modelos de residência. Porém, em um estudo realizado em vinte residências terapêuticas em São Paulo, identificou-se a associação da maior gravidade dos sintomas psiquiátricos entre aqueles com menor qualidade de vida[19]. O Projeto TAPS, do Reino Unido, que acompanhou por mais de três décadas os egressos de hospitais psiquiátricos, também encontrou associações entre ter menos sintomas psiquiátricos e uma boa rede social com melhor adaptação e qualidade de vida nas residências terapêuticas[24].

IMPACTO DO TIPO DE RESIDÊNCIAS TERAPÊUTICAS NOS DESFECHOS CLÍNICOS

Não há um consenso acerca do melhor modelo de residência terapêutica para os indivíduos com transtornos mentais. Estudos demonstraram que os indivíduos que moravam em casas independentes, em grupos ou sozinhos, tinham uma rede social maior, melhor contato com a comunidade e satisfação pessoal[22,25]. Em contrapartida, esses indivíduos eram mais facilmente vítimas de violência e cuidavam menos de sua saúde física e mental. Nas residências com cuidadores, os indivíduos recebiam mais cuidados preventivos com sua saúde física, mas se mantinham isolados socialmente[25].

Outro ponto importante refere-se às mudanças das necessidades dos residentes ao longo do tempo; por exemplo, quando o residente migra para casas com maior autonomia, pode ter novos episódios psicóticos e requerer um cuidado mais intensivo[19]. Entretanto, na maior parte dos sistemas de saúde, a mobilidade entre um tipo de serviço e outro tende a ser linear, isto é, o indivíduo é transferido para uma residência sem cuidador e dificilmente consegue retornar para um serviço com cuidadores se dele necessitar.

CUSTOS, EFICIÊNCIA E QUALIDADE DAS RESIDÊNCIAS TERAPÊUTICAS

Embora uma das motivações para o fechamento de hospitais psiquiátricos tenha sido a redução de custos de serviços[26], o planejamento e a criação de novos serviços no processo de desinstitucionalização fomentou a discussão de que as residências terapêuticas seriam mais custosas para o Estado sem comprovação de sua efetividade para os desfechos clínicos dos moradores de hospitais psiquiátricos. Vários estudos compararam os custos das residências com os dos hospitais, demonstrando resultados divergentes[19,21,22,27-31].

Ao se comparar uma residência 24 horas com uma equipe de saúde qualificada com um hospital precário e de baixa qualidade, é possível que esta seja mais custosa, porém esse resultado não pode ser generalizado. Além disso, a criação de um novo serviço exige um custo adicional com o investimento inicial de capital e treinamento de recursos humanos[26].

A questão dos custos dos serviços está atrelada principalmente ao tipo, à quantidade, qualidade do serviço oferecido[11,19,32] e ao perfil e necessidades dos pacientes[14,33]. Uma parcela pequena dos pacientes (10% a 20%), com necessidades mais complexas e maior gravidade, consome entre 25% e 50% do orçamento de saúde mental e social no Reino Unido[21].

Os custos das residências também variam com a região onde estão localizadas[19]. Há estudos que demonstram que residências com equipe 24 horas pode custar até três vezes o custo de moradias independentes com cuidadores a distância no Reino Unido[34].

No Brasil, o Ministério da Saúde investe 240 mil reais por ano e por residência; o restante dos custos é financiado por estados e municípios. Cerca de 9 mil pessoas moravam em hospitais psiquiátricos em 2005, sendo que 72% estavam em hospitais do estado de São Paulo. Mais de dois terços desses pacientes foram desospitalizados, e, destes, ainda restam 1.500 indivíduos morando em hospitais paulistas. Estimou-se o custo diário de R$ 168,00 por residente na cidade de São Paulo em 2017, o que ultrapassaria o valor anual *per capita* de R$ 60 mil reais[19]. Faltam estudos nacionais sobre custos das residências e de suas modalidades que possam nortear os investimentos e as políticas públicas de saúde. Porém, é necessário ressaltar que não há um modelo único de residência terapêutica e que os diferentes tipos de serviços têm de ser moldados de acordo com as necessidades e os perfis dos pacientes. São necessárias reavaliações sistemáticas desses serviços, sobretudo, quanto à efetividade ligada à reabilitação psicossocial e inclusão social dos moradores.

Uma ferramenta de avaliação dos serviços de residências terapêuticas quanto à estrutura e promoção de *recovery* foi proposta no Reino Unido: o *Quality Indicator for Rehabilitative Care* (QuIRC).[35] Esse instrumento padronizado tem sido usado na Europa para identificar as deficiências no cuidado comunitário dos residentes, principalmente relacionadas ao respeito aos direitos humanos e à promoção de autonomia e inclusão social[21,22,36]. Essas avaliações são importantes medidas de desfechos para estimar conjuntamente com os custos e conduzir estudos de custo-efetividade que sejam mais informativos para a tomada de decisão na alocação de recursos públicos.

CONSIDERAÇÕES FINAIS

As residências terapêuticas constituem um aparato crucial para a inclusão e reabilitação social do indivíduo egresso de longos períodos de institucionalização. Contudo, a heterogeneidade na terminologia, tipologia e serviços oferecidos dificulta concluir qual é o modelo mais adequado para esses pacientes. Após cinco décadas da reforma psiquiátrica, ainda existem muitos pacientes morando em hospitais psiquiátricos esperando uma vaga no espaço comunitário. Embora sem consenso na literatura, algumas evidências apontam para ganhos para o residente no plano pessoal e social. Porém, os custos das residências não são desprezíveis e necessitam de recursos humanos treinados e de avaliações periódicas. A falta de consenso e de critérios rigorosos sobre como um SRT deve promover a reabilitação psicossocial e a inclusão social favorece ao paciente permanecer indefinidamente no serviço e, consequentemente, o desperdício de recursos, além de não cumprir com os propósitos de promover a autonomia e a participação social.

REFERÊNCIAS BIBLIOGRÁFICAS

1. Farkas M, Coe S. From residential care to supportive housing for people with psychiatric disabilities: past, present, and future. Front Psychiatry. 2019;10:862.
2. Nelson G, MacLeod T. The evolution of housing for people with serious mental illness. In: Sylvestre J, Nelson G, Aubry T, editores. Housing, citizenship, and communities for people with serious mental illness: theory, research, practice, and policy perspectives. 1. ed. New York: Oxford University Press; 2017. p. 3-22.
3. Richter D, Hoffmann H. Independent housing and support for people with severe mental illness: systematic review. Acta Psychiatr Scand. 2017;136(3):269-79.
4. O'Malley L, Croucher K. Supported housing services for people with mental health problems: a scoping study. Housing Studies. 2005;20(5):831-45.
5. Brasil. Ministério da Saúde. Portaria nº 106, de 11 de fevereiro de 2000. Diário Oficial da União, Brasília, DF; 2000. [acesso em 22 de agosto de 2020]. Disponível em: https://www.saude.gov.br/images/pdf/2015/marco/10/PORTARIA-106-11-FEVEREIRO-2000.pdf.
6. Vidal CEL, Bandeira M, Gontijo ED. Reforma psiquiátrica e serviços residenciais terapêuticos. J Bras Psiquiatr. 2008;57(1):70-9.
7. Mateus MD, Mari JJ, Delgado PG, Almeida-Filho N, Barrett T, Gerolin J, et al. The mental health system in Brazil: Policies and future challenges. Int J Ment Health Syst. 2008;2:12.
8. McPherson P, Krotofil J, Killaspy H. What works? Toward a new classification system for mental health supported accommodation services: The Simple Taxonomy for Supported Accommodation (STAX-SA). Int J Environ Res Public Health. 2018;15(2):190.
9. Barbato A, Civenti G, D'Avanzo B. Community residential facilities in mental health services: A ten-year comparison in Lombardy. Health Policy. 2017;121(6):623-8.
10. Macpherson R, Shepherd G, Edwards T. Supported accommodation for people with severe mental illness: a review. Adv Psychiatr Treat. 2004;10:180-8.
11. Razzouk D. Estimating costs of residential services. In: Razzouk D, editor. Mental health economics: the costs and benefits of psychiatric care. 1. ed. Cham: Springer International Publishing; 2017. p. 2533-265.

12. Lelliott P, Audini B, Knapp M, Chisholm D. The mental health residential care study: classification of facilities and description of residents. Br J Psychiatry. 1996;169(2):139-47.

13. Martinelli A, Iozzino L, Ruggieri M, Maston L, Killaspy H. Mental health supported accommodation services in England and in Italy: a comparison. Soc Psychiatry Psychiatr Epidemiol. 2019;54(11):1419-27.

14. Beecham J, Hallam A, Knapp M, Carpenter J, Cambridges P, Forrester--Jones R, et al. Twelve years on: Service use and costs for people with mental health problems who left psychiatric hospital. J Ment Health. 2004;13(4):363-77.

15. Ghio L, Favaretto G, Rocca G, Calcagno P, Pacella S, Ferrannini L. Residential care in Italy: critical issues and future perspectives. Int J Ment Health. 2016;45(1):32-41.

16. Carling P. Housing and supports for persons with mental illness: emerging approaches to research and practice. Hosp Community Psychiatry. 1993;44(5):439-49.

17. Dorvil H, Tousignant-Groulx J. Models of housing in the Quebec setting for individuals with mental illness. Front Psychiatry. 2019;10:850.

18. Bitter N, Roeg D, van Nieuwenhuizen C, van Weeghel J. Recovery in supported accommodations: a scoping review and synthesis of interventions for people with severe mental illness. Community Ment Health J. 2020;56(6):1053-76.

19. **Razzouk D. Accommodation and health costs of deinstitutionalized people with mental illness living in residential services in Brazil. Pharmacoecon Open. 2019;3(1):31-42.**
    ⇨ **Este é um dos poucos estudos empíricos brasileiros que descrevem detalhadamente o perfil dos pacientes residentes dos SRT, seus custos, seus tratamentos, qualidade de vida, e ressalta a necessidade de desenvolver programas voltados para o recovery.**

20. Hobbs C, Newton L, Tennant C, Rosen A, Tribe K. Deinstitutionalization for long-term mental illness:a 6-year evaluation. Aust N Z J Psychiatry. 2002;36(1):60-6.

21. Killaspy H, Marston L, Green N, Harrison I, Lean M, Holloway F, et al. Clinical outcomes and costs for people with complex psychosis; a naturalistic prospective cohort study of mental health rehabilitation service users in England. BMC Psychiatry. 2016;16:95.

22. **Killaspy H, Priebe S, Bremner S, McCrone P, Dowling S, Harrison I, et al. Quality of life, autonomy, satisfaction, and costs associated with mental health supported accommodation services in England: a national survey. Lancet Psychiatry. 2016;3(12):1129-37.**
    ⇨ **Prof. Killaspy é a pessoa que mais estuda e avalia SRT no Reino Unido e quem desenvolveu a ferramenta de avaliação dos SRT, o QUIRC.**

23. Vidal C, Gontijo E, Bandeira M. Avaliação das habilidades de vida independente e comportamento social de pacientes psiquiátricos desospitalizados. Rev Psiquiatr Rio Gd Sul. 2007.29(3):294-304.

24. Dayson D, Gooch C, Thornicroft G. The TAPS project. 16: Difficult to place, long term psychiatric patients: risk factors for failure to resettle long stay patients in community facilities. BMJ. 1992;305(6860):993-5.

25. Emerson E, Robertson J, Gregory N, Hatton C, Kessissoglou S, Hallam A, et al. Quality and costs of community-based residential supports, village communities, and residential campuses in the United Kingdom. Am J Ment Retard. 2000;105(2):81-102.

26. **Knapp M, Beecham J, McDaid D, Matosevic T, Smith M. The economic consequences of deinstitutionalisation of mental health services:lessons from a systematic review of European experience. Health Soc Care Community. 2011;19(2):113-25.**
    ⇨ **A referência é de Martin Knapp, economista da saúde especializado em avaliar os custos e a custo-efetividade dos serviços de saúde mental na Europa. Essa referência sintetiza todas as questões sobre os custos dos SRT.**

27. Catty J, Burns T, Knapp M, Watt H, Wright C, Henderson J, et al. Home treatment for mental health problems: a systematic review. Psychol Med. 2002;32(3):383-401.

28. Mansell J, Knapp M, Beadle-Brown J, Beecham J. Deinstitutionalization and community living outcomes and costs: reports of European study. Canterbury: Tizard Centre, University of Kent; 2007.

29. Knapp M, Marks I, Wolstenholme J, Beecham J, Astin J, Audini B, et al. Home-based versus hospital-based care for serious mental illness. Controlled cost-effectiveness study over four years. Br J Psychiatry. 1998;172:506-12.

30. Knapp M, Chisholm D, Astin J, Lelliott P, Audini B. The cost consequences of changing the hospital-community balance: the mental health residential care study. Psychol Med. 1997;27(3):681-92.

31. Rothbard A, Schinnar A, Hadley T, Foley K, Kuno E. Cost comparison of state hospital and community-based care for seriously mentally ill adults. Am J Psychiatry. 1998;155(4):523-9.

32. Knapp M, Beecham J, Koutsogeorgopoulou V, Hallam A, Fenyo A, Marks IM, et al. Service use and costs of home-based versus hospital-based care for people with serious mental illness. Br J Psychiatry. 1994;165(2):195-203.

33. Amaddeo F, Grigoletti L, de Girolamo G, Picardi A, Santone G. Which factors affect the costs of psychiatric residential care? Findings from the Italian PROGRES study. Acta Psychiatr Scand. 2007;115(2):132-41.

34. Felce D, Perry J, Romeo R, Robertson J, Meek A, Emerson E, et al. Outcomes and costs of community living: semi-independent living and fully staffed group homes. Am J Ment Retard. 2008;113(2):87-101.

35. Killaspy H, White S, Wright C, Taylor TL, Turton P, Schutzwohl M, et al. The development of the Quality Indicator for Rehabilitative Care (QuIRC): a measure of best practice for facilities for people with longer term mental health problems. BMC Psychiatry. 2011;11:35. Killaspy é a pessoa que mais estuda e avalia SRT no Reino Unido e foi quem desenvolveu a ferramenta de avaliação dos SRT. As duas referências são complementares.

36. Taylor Salisbury T, Killaspy H, King M. The relationship between deinstitutionalization and quality of care in longer-term psychiatric and social care facilities in Europe: A cross-sectional study. Eur Psychiatry. 2017;42:95-102.

6

Psiquiatria nos ambulatórios de especialidades (secundária)

Denise Amino
Ronaldo Ramos Laranjeira
Katia Branco Domingues Valente
Ariella Hasegawa Galvão dos Santos

Sumário

Introdução
O modelo de ambulatório médico de especialidades
O ambulatório médico de especialidades de Psiquiatria dra. Jandira Masur
   Conceito
   Desenvolvimento das atividades
   Articulação com a rede
   A cultura de qualidade no AME Psiquiatria
Considerações finais
Para aprofundamento
Referências bibliográficas

Pontos-chave

- A importância do ambulatório de especialidades (AME) de psiquiatria como equipamento na rede de atenção psicossocial.
- O trabalho de equipe multidisciplinar como modelo assistencial, que amplia a visão do cuidado e as estratégias de intervenção e é potencializado pelo uso do prontuário eletrônico.
- O papel do AME Psiquiatria na construção de uma rede de saúde eficiente, efetiva, com segurança e qualidade.
- A necessidade de serviços de saúde mental serem construídos baseados nas melhores práticas de gestão e clínica aliadas aos princípios do Sistema Único de Saúde (SUS), diretrizes da Política Nacional de Humanização e pilares da qualidade com foco nos pacientes, familiares, profissionais e na sociedade.

INTRODUÇÃO

O acesso aos serviços de saúde das pessoas afetadas pelos transtornos mentais continua sendo um desafio pela grande lacuna entre a prevalência de morbidade e o número pessoas que conseguem receber tratamento. Segundo a Organização para a Cooperação e Desenvolvimento Econômico (OCDE), quase 50% das pessoas com transtorno mental grave e mais de 70% com transtorno mental moderado estariam sem receber nenhum tratamento. Entre as que recebem tratamento, a maioria não é assistida de acordo com diretrizes clínicas, trazendo custos diretos e indiretos da doença mental, que ultrapassam até 4% do produto interno bruto (PIB) dos países[1].

A perspectiva é de piora caso não haja maior cobertura de assistência. Segundo a Organização Mundial da Saúde (OMS), houve um crescimento dos transtornos mentais mais prevalentes entre os anos de 2005 e 2015. Houve aumento de 18,4% dos casos de depressão e 14,9% dos casos de ansiedade, totalizando respectivamente 322 milhões e 264 milhões de pessoas no mundo que sofrem desses transtornos. Além disso, segundo a OMS, estima-se que 25% da população mundial apresenta um ou mais transtornos mentais e comportamentais durante a vida[2].

Apenas o transtorno depressivo levou ao total global de mais de 50 milhões de anos de vida com deficiência (indicador YLD, em inglês *years life disability*) em 2015, e mais de 80% da carga desta doença não fatal ocorre em países de baixa e média renda, na região das Américas, incluindo o Brasil. Além disso, pessoas com transtornos mentais graves como depressão maior e esquizofrenia possuem chance 40 a 60% maior de morrer prematuramente do que a população geral[2].

Na região metropolitana de São Paulo, há um estudo que indica que 29,6% da população apresenta transtorno mental, com grau moderado ou grave em dois terços dos casos[3,4]. A alta prevalência de transtornos mentais é corroborada com pesquisas conduzidas em outras áreas no mundo[3]. Em um inquérito de saúde realizado no município de São Paulo (ISA Capital), em 2015 "depressão/ansiedade/problemas emocionais" foram referidos como problemas crônicos por 15,9% das pessoas acima de 15 anos de idade[5].

O acesso precário à assistência em saúde mental acrescido do aumento da prevalência dos transtornos mentais no Brasil forma um cenário vulnerável em saúde pública.

A política nacional de saúde mental[6] e a Lei n. 10.216/2001[7] que estabelece os direitos e a proteção das pessoas com transtorno mental, têm avançado significativamente na superação do modelo de assistência hospitalocêntrico. Apesar disso, o atual modelo comunitário de saúde mental, a despeito de sua implementação relativamente recente e de se constituir em alternativa ao modelo asilar, tem apresentado uma série de desafios aos gestores, aos profissionais de saúde mental e à sociedade no que diz respeito ao acesso da população a serviços de saúde mental com qualidade, pois ainda há muitos hiatos de acessos em várias regiões do país[8,9].

O MODELO DE AMBULATÓRIO MÉDICO DE ESPECIALIDADES

A rede de ambulatórios médicos de especialidades (AME) do Sistema Único de Saúde (SUS) de São Paulo é criada a partir da Resolução SS-39 de 03/04/2008[10], considerando que:

- A integralidade da atenção em saúde é um dos princípios do SUS, previsto na Constituição[11] e na Lei Federal n. 8080/90[12].
- Em regiões do Estado de São Paulo ainda eram constatadas filas e demora na prestação de atendimento ambulatorial especializado no SUS/SP.
- A ampliação de acesso da população aos serviços que realizam procedimentos ambulatoriais especializados trouxe importantes benefícios para a saúde da população e ampliou a resolubilidade da rede de atenção primária de saúde no SUS.
- O investimento em recursos de saúde, de caráter regional e de referência especializada, é parte integrante da política estadual de saúde.
- A incorporação de novas estratégias ou modelos de atendimento, objetivando aperfeiçoar a configuração de sistemas regionalizados e hierarquizados de saúde, é parte integrante das funções do planejamento estadual de saúde.
- Existem experiências exitosas de gestão pública de saúde do Estado de São Paulo, como as instituídas e disciplinadas pela Lei Complementar n. 846/1998[13], que por meio de contratos de gestão garantem maior eficiência e resolubilidade aos serviços de saúde, inclusive em unidades ambulatoriais de especialidades[14].

Os objetivos dessa nova modalidade de assistência são:

- Ampliar e aperfeiçoar a oferta de atendimento e procedimentos de saúde especializados para as redes básicas de saúde municipais.
- Facilitar o acesso da população aos cuidados e procedimentos especializados.
- Reduzir o tempo de espera para o diagnóstico e o início do tratamento em casos que exigem atenção à saúde de maior complexidade.
- Ampliar a realização de cirurgias e outros procedimentos terapêuticos ambulatoriais, com redução de necessidade de internação.
- Melhorar a resolubilidade da rede regional de assistência à saúde do SUS/SP, com impactos positivos sobre a situação de saúde da população[10].

AMBULATÓRIO MÉDICO DE ESPECIALIDADES DE PSIQUIATRIA DRA. JANDIRA MASUR

A mudança de paradigma na atenção em saúde mental promoveu inúmeros avanços na assistência a despeito da regularização da rede de atenção psicossocial (RAPS), por meio da Portaria n. 3.088[15] e da criação de mais pontos de atenção aos portadores de transtornos mentais. No entanto, inúmeras lacunas ainda se configuram no acesso de uma parte dos usuários ao tratamento no sistema de saúde.

Os centros de atenção psicossocial (CAPS) estão estruturados para realizar o atendimento de transtornos mentais graves e persistentes e as unidades básicas de saúde (UBS) para o atendimento de quadros leves além de prevenção e promoção de saúde. Desta forma, os pacientes com quadros clínicos moderados ficam desassistidos no modelo de atenção criado.

Na zona norte do município de São Paulo, esta realidade se transformou a partir de agosto de 2010 com a inauguração de um modelo pioneiro de ambulatório secundário, e até o momento único: AME Psiquiatria Dra. Jandira Masur (AME Psiquiatria), por meio de contrato de gestão da Secretaria de Estado da Saúde de São Paulo (SES) e a Organização Social de Saúde Associação Paulista para o Desenvolvimento da Medicina (SPDM). Assim, a população passou a ter um local para tratamento qualificado, de alta resolubilidade, ampliando e fortalecendo o espectro de serviços oferecidos pela RAPS à comunidade e complementando o atendimento longitudinal focado na reabilitação e na reinserção psicossocial[8].

Conceito

O AME Psiquiatria é um serviço de atenção secundária, especializado em saúde mental. É destinado a pacientes portadores de transtornos mentais moderados e graves, com descompensação psicopatológica, com perfil para atendimento ambulatorial, de difícil manejo clínico e/ou com dúvida diagnóstica, que necessitem de assistência à saúde mental especializada. É utilizado como referência para UBS, CAPS, AME, hospital, pronto-socorro (PS) e para usuários provenientes de internação psiquiátrica que necessitem de tratamento mental[8].

A avaliação inicial é agendada *online* pela Central de Regulação de Ofertas dos Serviços de Saúde (CROSS) da Secretaria de Saúde do Estado de São Paulo e as vagas de primeira consulta são distribuídas conforme fluxo e referências estabelecidas pelo Departamento Regional de Saúde I (DRS-1) – Grande São Paulo. Ela é realizada individualmente pelo psiquiatra, que, de acordo com critérios definidos no Quadro 1 e na Tabela 1,

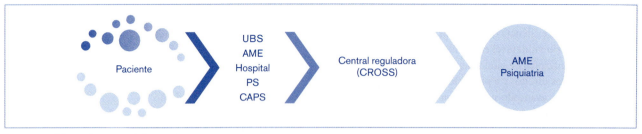

Figura 1 Fluxo de encaminhamento.
AME: ambulatório médico de especialidades; CROSS: Central de Regulação de Ofertas dos Serviços de Saúde; PS: pronto-socorro; UBS: unidade básica de saúde.

direcionará a uma das cinco especialidades: 1) transtornos de humor e ansiedade; 2) transtornos relacionados ao uso de álcool e drogas; 3) psiquiatria geriátrica; 4) transtornos psicóticos e esquizofrenia; e 5) psiquiatria da infância e adolescência[8].

Quadro 1 Critérios para admissão no AME Psiquiatria

Apresentar transtorno mental de intensidade moderada a grave
Apresentar características que viabilizem o atendimento ambulatorial
Apresentar transtorno mental de diagnóstico ou manejo difíceis
Ser egresso de internação psiquiátrica recente
Apresentar descompensação psicopatológica

AME: ambulatório médico de especialidades. Fonte: adaptado de Araújo Filho et al., 2012[8].

Cada especialidade conta com equipe multiprofissional composta por: psiquiatra, psicólogo, terapeuta ocupacional, assistente social e enfermeiro. Neurologista e farmacêutico apoiam as equipes na elaboração do Projeto Terapêutico Singular (PTS). Este é realizado junto aos pacientes e familiares, estabelecendo as necessidades de tratamento e definindo os caminhos a serem percorridos pelo usuário ao longo da rede de saúde, desde o encaminhamento para o AME Psiquiatria até a sua inserção em outra unidade, detalhando como serão tratados os pacientes e estabelecendo prazos.

O ambulatório oferece atendimento individual e em grupo, aos pacientes e familiares, além de exames laboratoriais e testes psicológicos para investigação diagnóstica. Cada paciente assistido no ambulatório tem um enfermeiro de referência que realiza o gerenciamento de caso (GC) de forma mais abrangente de acordo com as necessidades do paciente.

Semanalmente são realizadas reuniões com os profissionais das especialidades para discussões de casos, dos fluxos da unidade e treinamento. Quando necessário, há a participação de outros pontos da RAPS além da rede intersetorial (educação, assistência social, justiça).

Tabela 1 Descrição das atribuições de cada especialidade do AME Psiquiatria

Especialidade	Descrição
Transtornos de humor e ansiedade	Área de atendimento responsável pelos cuidados das pessoas que apresentarem transtornos depressivos, transtorno afetivo bipolar (TAB) e transtornos de ansiedade de intensidade moderada a grave.
Transtornos relacionados ao uso de álcool e drogas	Área de atendimento responsável pelos cuidados das pessoas que apresentarem transtornos psiquiátricos relacionados ao consumo de álcool e outras drogas de intensidade moderada a grave. Atende também os casos com comorbidades de uso de álcool e outras drogas com outros transtornos psiquiátricos.
Transtornos psicóticos e esquizofrenia	Área de atendimento responsável pelos cuidados das pessoas que apresentarem transtornos psicóticos. É dada preferência para pessoas cujo primeiro episódio ocorreu nos últimos 2 anos.
Psiquiatria geriátrica	Área de atendimento responsável pelos cuidados das pessoas com mais de 60 anos que apresentarem algum tipo de transtorno mental relacionado ao envelhecimento. É dada preferência aos quadros depressivos que tiverem algum tipo de déficit cognitivo, além dos quadros com déficit cognitivo leve e às alterações comportamentais relacionadas às demências.
Psiquiatria da infância e adolescência	Área de atendimento responsável pelos cuidados de crianças e adolescentes com transtornos mentais de intensidade moderada a grave que tenham perfil de atendimento ambulatorial

AME: ambulatório médico de especialidades. Fonte: adaptada de Araújo Filho et al., 2012[8].

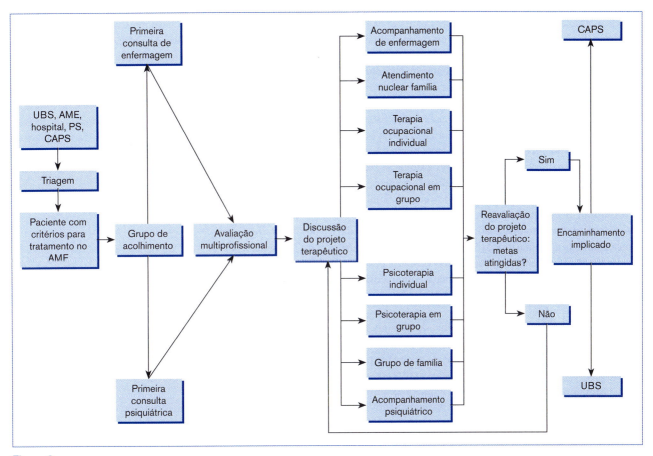

Figura 2

Após a elaboração do diagnóstico, efetivação do PTS e estabilização do quadro, o paciente é encaminhado a outro ponto de atenção. Este é realizado por meio do encaminhamento implicado-corresponsável, realizado pelo serviço social, de acordo com a sua necessidade. O AME Psiquiatria garante a assistência até a inserção do paciente em outro serviço de saúde de referência apropriado disponível.

Desenvolvimento das atividades

O AME Psiquiatria desde o início do seu funcionamento estruturou a assistência ao paciente em três bases:

- Princípios do Sistema Único de Saúde (SUS).
- Diretrizes da Política Nacional de Humanização (PNH).
- Pilares da Qualidade em Saúde.

Elucidaremos a utilização dessas bases por meio da descrição das atividades no ambulatório.

Entrada do paciente no ambulatório

O acesso ao AME Psiquiatria é realizado de forma universal e igualitária[12], por meio da distribuição de vagas de primeira consulta pela DRS-1 aos equipamentos da rede.

A experiência do paciente é importante para a construção do serviço[16], para além do encontro com os profissionais.

Desde a chegada do paciente ao ambulatório, o grupo de trabalho da ambiência procura criar espaços saudáveis, acolhedores e confortáveis, que respeitem a privacidade, propiciem melhoras no processo de trabalho e sejam lugares de encontro entre as pessoas de acordo com as necessidades de pacientes, familiares e profissionais[17].

Antes de iniciar o tratamento, o acolhimento é realizado por meio de uma escuta qualificada centrada nas necessidades do paciente, buscando o acesso oportuno a tecnologias disponíveis mais adequadas a ele[18], ampliando a efetividade das práticas de saúde. Nele, o paciente recebe também orientações sobre o funcionamento da unidade e o manual do paciente para divulgar as informações quanto ao potencial do serviço de saúde e de sua utilização pela população, fortalecendo a legitimidade[12], a aceitabilidade e o cuidado centrado no paciente[19].

A todo momento o acolhimento é realizado por todos no ambulatório, assegurando a equidade, no sentido em que os pacientes sejam atendidos com prioridade a partir da avaliação de vulnerabilidade, gravidade e risco[18]. Pode ocorrer presencialmente ou por telefone, durante o período de funcionamento da unidade[20].

Diagnóstico e tratamento

Contrapondo-se a um modelo ambulatorial anacrônico com foco exclusivo no tratamento medicamentoso e acompanhamento a longo prazo, o AME Psiquiatria estabeleceu um modelo assistencial multiprofissional. Este é pautado na transversalidade[18], reconhecendo que as diferentes especialidades e práticas de saúde podem conversar com a experiência do paciente, favorecendo a ampliação do grau de contato e da comunicação entre as pessoas e grupos, tirando-os do isolamento e das relações de poder hierarquizadas, ampliando a visão do cuidado, respeitando assim a contribuição de cada área assistencial. A complementariedade de diferentes abordagens terapêuticas tem também como um de seus preceitos auxiliar o paciente no entendimento de suas condições clínicas e psíquicas, colaborando para uma melhor adesão ao tratamento e favorecendo a melhoria da qualidade de vida do paciente e de seus familiares.

A equipe busca não se limitar à expressão dos transtornos mentais, realizando diagnóstico cuidadoso. Pelo olhar da clínica ampliada e compartilhada[18,20] reconhece a importância da complexidade do paciente, englobando variáveis pessoais, da família e da comunidade. Assim, amplia a compreensão do processo saúde-doença e consequentemente auxilia as estratégias de intervenção[18,20,21].

A enfermagem realiza o gerenciamento de caso (GC), que é um "método de cuidado com um objetivo comum para toda a equipe de saúde na busca de resultados de qualidade para o paciente, família e membros envolvidos na assistência, com boa relação de custo-benefício, flexível a qualquer ambiente de cuidado, priorizando as populações que demandam assistência específica contínua e qualificada por um longo período de tempo"[22]. O GC em saúde mental surgiu nos Estados Unidos na década de 1970 e é contemporâneo ao movimento de desospitalização, quando o fechamento de hospitais psiquiátricos resultou em elevadas taxas de reinternação, emergindo a necessidade da criação de estratégias mais efetivas para o tratamento comunitário, como o GC. Este tem se mostrado um método efetivo para garantir a continuidade do tratamento para pacientes com transtornos mentais graves. O GC em psiquiatria contrapõe-se ao modelo tradicional hospitalocêntrico, pois busca tratar o paciente na comunidade e mantê-lo mais próximo do serviço de saúde[23]. A experiência do GC no AME Psiquiatria tem permitido o cuidado mais coordenado e efetivo, diminuindo entraves como o abandono do tratamento e a comunicação inadequada[24].

A utilização do prontuário eletrônico potencializa a comunicação entre a equipe multiprofissional[25], otimizando a integração das informações, proporcionando maior segurança e confiabilidade no trabalho e possibilitando à equipe uma visão geral e ampla em tempo real[25], facilitando assim a tomada de decisão. Complementado pela certificação digital, permite a troca de documentos com autenticação, sigilo e integridade de conteúdo. Também possibilita que os documentos do prontuário do usuário não mais precisem ser impressos e assinados, contribuindo com a sustentabilidade na unidade.

Em relação ao diagnóstico o grande desafio para qualquer clínico é realizá-lo de maneira precisa para um tratamento eficaz e melhora do paciente. No campo da saúde mental esse desafio é ainda maior, pela abordagem etiológica ser de difícil aplicação, uma vez que a causalidade dos sintomas psiquiátricos é multifatorial. Assim, o recurso mais valioso para se definir um diagnóstico em psiquiatria é a entrevista com o paciente.

O AME Psiquiatria, ao fornecer um fluxo de atendimento por equipe e instrumentos padronizados que contêm os principais tópicos para investigação diagnóstica, com base nos protocolos clínicos da instituição, auxilia os profissionais na condução da entrevista, na elucidação diagnóstica e na tomada de decisão.

Os protocolos clínicos do AME Psiquiatria englobam os transtornos mentais mais prevalentes no ambulatório, utilizam diretrizes nacionais e internacionais, adaptando o tratamento aos medicamentos disponibilizados pelos SUS. Seguem a seguinte composição:

- Epidemiologia.
- Diagnóstico.
- Tratamento.

Para a assistência aos grupos de risco, há protocolos específicos:

- Suicídio.
- Clozapina.
- Gestante/puérpera.
- Violência.
- Reconciliação medicamentosa para o idoso.

A tomada de decisão é compartilhada com paciente e familiar na construção do PTS com a finalidade de contribuir para uma abordagem clínica do adoecimento e do sofrimento, que considere a singularidade e a complexidade do indivíduo[20,26].

Com foco no protagonismo/ativação do paciente e consequente melhora do prognóstico[27], a unidade incentiva o conhecimento de seus direitos, visando assegurar que seja respeitado em todas as fases do tratamento, assim como na comunidade. Por meio de ações como o Projeto Justiça Terapêutica[28], Always Events e Comitê Consultivo[29], grupo em defesa dos direitos dos pacientes, pesquisa de experiência do paciente, encaminhamento implicado/corresponsabilizado. Fomenta o exercício desse direito, compromissada com a autonomia e a saúde dos pacientes.

Encaminhamento implicado-corresponsável

O encaminhamento implicado-corresponsável visa promover o acompanhamento do caso até a sua inclusão e o seu atendimento em outro serviço apropriado e disponível, garantindo a assistência ao paciente consentânea às suas necessidades.

É preciso fazer um trabalho conjunto entre os serviços para o melhor atendimento do caso, que pode ser determinante nos desdobramentos e na adesão ao tratamento[33]. A garantia da transferência da informação de qualidade assegura segurança ao paciente. Assim, o histórico do paciente, as ações realizadas na unidade e o motivo do encaminhamento descritas a outro ponto de atenção são fundamentais em todos os casos. Em situações mais complexas, pode ser necessário o atendimento compartilhado com as equipes das unidades envolvidas junto ao paciente e seus familiares. A verificação da inclusão do paciente em outro serviço pode ser realizada por meio do sistema de agendamento ou por contato telefônico tanto com o paciente como com a unidade de referência.

Articulação com a rede

Para a integralidade[30] do cuidado é fundamental a articulação da RAPS e de políticas públicas intersetoriais, assegurando uma atuação entre as diferentes áreas que tenham repercussão na saúde e qualidade de vida dos indivíduos. Essa articulação ocorre durante o período de acompanhamento do paciente na unidade, uma vez que o transtorno mental é uma doença crônica e exige uma abordagem integrada dos pontos de atenção da rede, para garantir a assistência ao paciente consentânea às suas necessidades[7,31].

Compreendendo a importância da organização de sistemas de saúde integrados que permitam responder com efetividade, eficiência, segurança e qualidade[32] às necessidades da população, a ampliação do acesso ao tratamento realizado com a implementação do AME Psiquiatria promoveu a extinção do ambulatório de egressos do pronto-socorro de psiquiatria de sua referência – Polo de Atenção Intensiva em Saúde Mental da Zona Norte (PAIZN) em 2011, assim como reduziu em 50% a taxa de reinternação dessa unidade (Figura 3), logo no primeiro ano de funcionamento do ambulatório, mantendo-se ao longo dos anos. O PAIZN é responsável atualmente por quase um terço das vagas de primeira consulta do AME Psiquiatria, que garante o acesso rápido ao tratamento especializado aos pacientes recém-saídos de internação e em crise.

A experiência da unidade na aplicação dos princípios do SUS, diretrizes da PNH e pilares da qualidade em saúde auxiliou a iniciativa do AME Psiquiatria no apoio à reestruturação da RAPS da Supervisão Técnica de Saúde da Vila Maria/Vila Guilherme (STS VMVG) – uma das seis supervisões técnicas de saúde da Coordenadoria Regional de Saúde Norte (CRSN), onde localiza-se a unidade. A partir da implementação da linha de cuidados em saúde mental desse território junto aos demais pontos de atenção, iniciado em 2016, tem sido possível reduzir as filas e o tempo de espera dos pacientes com transtorno mental ao atendimento, realizar atendimento acolhedor e resolutivo baseado em critérios de risco, implementar o modelo de atenção com responsabilização e vínculo[18]. Essas ações culminaram na redução da taxa de mortalidade por suicídio na STS VMVG, na contramão dos dados do Brasil, Estado de SP, município de São Paulo e da CRSN, conforme a Figura 4.

A cultura de qualidade no AME Psiquiatria

A qualidade direciona o aumento da probabilidade dos serviços atingirem os resultados desejados em saúde, na consistência em relação às atuais práticas baseadas em evidências[34] e enfatiza que os serviços devem produzir resultados positivos, utilizando o melhor do conhecimento e da tecnologia atuais, por meio de padrões ótimos predefinidos; avaliam performance nos níveis de estrutura, processos e resultados; atendem às necessidades das pessoas em tempo oportuno; são seguros para os profissionais de saúde e para as pessoas usuárias; fazem-se de forma humanizada; satisfazem as expectativas das pessoas usuárias; e são equitativos[32,34].

O sistema de gestão da qualidade do AME Psiquiatria é um fator diferenciador que contribui e estimula, de forma efetiva, à melhoria dos processos da assistência à saúde. Tem como objetivo implantar, avaliar, medir e dar retorno às equipes para que estas atuem de forma sistemática e contínua junto aos processos institucionais. Assim é possível garantir a melhoria contínua da assistência prestada, por meio do monitoramento dos indicadores do processo principal do ambulatório com revisão sistemática seguindo as definições de planejamento estratégico da unidade (Figura 5).

O ambulatório utiliza o modelo da melhoria contínua[35] como ferramenta de trabalho da qualidade. A partir dela é

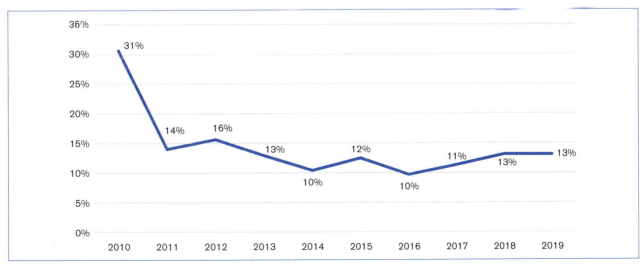

Figura 3 Taxa de reinternação do Polo de Atenção Intensiva em Saúde Mental da Zona Norte (PAIZN).

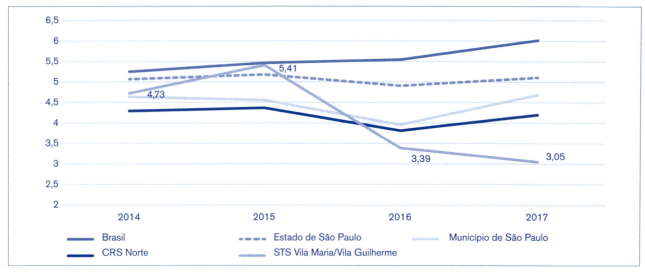

Figura 4 Taxa de mortalidade por suicídio (por 100.000 habitantes) 2014-2017.
Fonte: MS/SVS/CGIAE - Sistema de Informações sobre Mortalidade – SIM. População – IBGE/Diretoria de Pesquisas. Coordenação de População e Indicadores Sociais. Gerência de Estudos e Análises da Dinâmica Demográfica. Sistema de Informações sobre Mortalidade – SIM/PRO-AIM – CEInfo –SMS-SP. População – Fundação SEADE, 1996 a 2020.

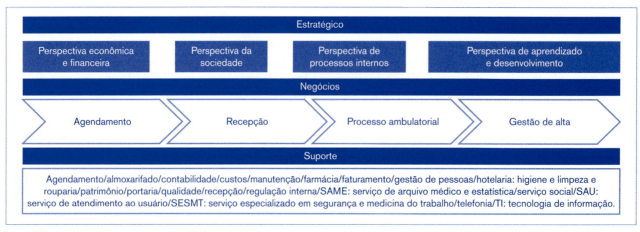

Figura 5 Planejamento estratégico.

possível testar as ideias em pequena escala, em curto espaço de tempo e várias vezes seguidas utilizando ciclos PDSA[36], acrônimo do inglês *Plan-Do-Study-Act*. Dessa maneira, torna as tomadas de decisões mais cautelosas e assertivas durante a implementação de mudanças nos fluxos da unidade, envolvendo não só os profissionais, mas também pacientes e familiares na melhoria dos processos de trabalho.

Além disso o AME Psiquiatria possui um Núcleo de Segurança do Paciente (NSP) alinhado à Resolução da Diretoria Colegiada 36/2013[37], que promove a assistência de qualidade e a segurança dos pacientes, familiares e profissionais. Assim o NSP é um órgão que faz parte da política de gestão de riscos do ambulatório e é composto por representantes do corpo clínico, equipe multiprofissional e administrativa.

Em relação à gestão de pessoas, a alocação dos profissionais é realizada através da demanda de atendimento em cada especialidade, (Figura 6) e da prevalência de transtornos mentais no ambulatório (Figura 7)[38].

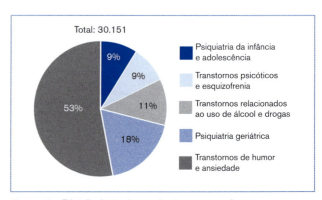

Figura 6 Distribuição de pacientes por equipes.

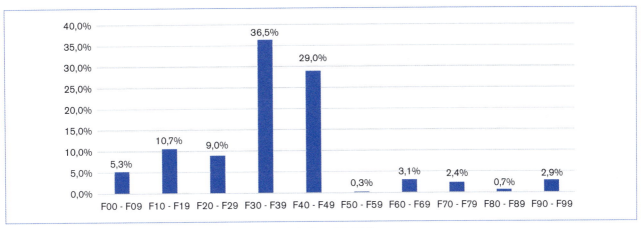

Figura 7 Prevalência dos transtornos mentais por categoria (n = 30.151).

A preocupação com a demonstração de resultados à sociedade que consolidem a importância da qualidade na assistência sempre esteve presente no ambulatório, conforme demonstrado na Tabela 2. A partir do primeiro processo de acreditação da ONA em março de 2017 (nível II – Acreditado Pleno) houve aprimoramento do gerenciamento das ações. Este é demonstrando pela melhora de resultados como: aumento da taxa de adesão ao tratamento e a taxa de accitabilidade geral da unidade, diminuição da taxa de readmissão em 6 meses e manutenção do índice de admissão/alta nos últimos 3 anos, sendo que a admissão de pacientes novos e o número de prontuários ativos manteve-se estável (Tabela 3).

Tabela 2 AME Psiquiatria em números (agosto 2010 a dezembro 2019)

Indicador	Resultado
Número de pacientes assistidos	30.151
Número de pacientes novos por ano (média anual)	3.202
Número de pacientes admitidos	33.744
Número de altas	25.354
Tempo de tratamento	403
Índice de admissão/alta	1,3
Taxa de adesão ao tratamento	77%
Aceitabilidade geral do serviço	94,4%

O trabalho realizado trouxe o reconhecimento externo da qualidade da assistência com a acreditação da Organização Nacional de Acreditações (ONA)[39], tornando o AME Psiquiatria o primeiro serviço público de saúde mental a obter o nível III – Excelência em gestão, em janeiro de 2019.

A acreditação, além do reconhecimento externo, contribui para a consolidação da cultura de qualidade pela auditoria externa dos processos de trabalho e dos resultados na assistência de forma contínua e sistematizada.

Ainda com foco na qualidade, o ambulatório estimula a realização de pesquisas na unidade, como o artigo "AME Psiquiatria – 30.151 casos". Trata-se do maior estudo ambulatorial de psiquiatria do Brasil com destaque para a evolução crescente da abertura de prontuários ao longo de 9 anos e 5 meses, (aproximadamente três mil novos pacientes por ano) (Figura 8). Neste mesmo período, disponibilizou 74.504 novas vagas de primeira consulta, realizou número total de 641.934 atendimentos, sendo que 57% (363.987) foram atendimentos médicos[38].

Assim como a pesquisa, o ensino também é compreendido como fundamental na qualidade da assistência. A formação de especialistas no AME Psiquiatria é entendida como uma fase crítica na vida dos profissionais, uma vez que as experiências adquiridas neste momento podem influenciar de forma determinante as suas práticas futuras. A qualidade da educação em saúde só é possível de ser alcançada, se praticada sistemicamente em um equipamento devidamente estruturado e comprometido com a atenção voltada ao paciente.

Tabela 3 AME Psiquiatria em números

Indicador	2017	2018	2019
Número de pacientes novos por ano	2.823	2.897	2.893
Número de pacientes ativos – média mensal	4553	4888	4742
Índice admissão/alta	1,04	1,08	1,03
Taxa de readmissão em 6 meses	3,98%	3,62%	3,46%
Taxa de adesão ao tratamento	74%	77%	78%
Aceitabilidade geral do serviço – média mensal	95%	96%	97%

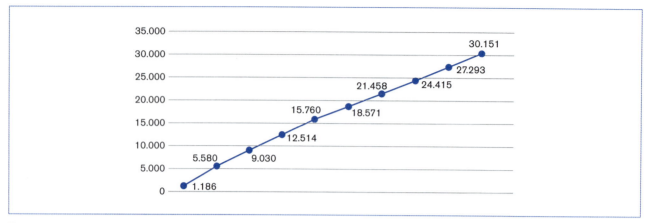

Figura 8   Evolução de abertura de prontuários.

CONSIDERAÇÕES FINAIS

O acesso precário à assistência em saúde mental acrescido do aumento da prevalência dos transtornos mentais no Brasil forma um cenário vulnerável em saúde pública. Ainda há pouca evidência sobre importantes características do serviço extra-hospitalar em saúde mental, mas existe um forte consenso clínico em muitos países de que tais ofertas sejam uma maneira relativamente eficiente para organizar a oferta de avaliação e tratamento, desde que sejam acessíveis à população local[40].

A implementação do AME Psiquiatria possibilitou melhorar essa condição no município de São Paulo, não somente em relação à ampliação ao acesso mas também na construção de uma rede de saúde eficiente, efetiva, com segurança e qualidade[32]. Utilizando indicadores de gestão que possam servir de parâmetro e buscando reconhecimento externo na assistência prestada pela certificação da unidade com grau de excelência pela ONA, demonstra uma cultura organizacional sólida que preza pela qualidade e melhoria contínua e que possa servir de modelo para serviços de saúde mental[41].

O AME Psiquiatria no período de agosto de 2010 a dezembro de 2019 assistiu 30.151 pacientes e a cada ano recebe em média 3.218 paciente novos (90% das admissões), o que indica uma manutenção da lacuna de acesso à assistência dos portadores de transtornos mentais.

O ambulatório tem mantido o seu compromisso com a construção de indicadores que demonstrem qualidade na assistência como: índice de admissão e alta próximo de 1, taxa de adesão em 77% e a aceitabilidade do usuário com o serviço em 94,4%.

No cenário da saúde mental é significativa a importância das conquistas desse serviço, pois temos uma história de luta pelos direitos dos pacientes e familiares com transtornos mentais que culminaram em legislações com diretrizes claras, porém ainda há um desafio muito grande em como implementar essas diretrizes.

Esperamos que com a publicação deste capítulo fique clara a importância do ambulatório como equipamento da RAPS. E que é possível a construção de um ambulatório público moderno e de qualidade, pautado em gestão e clínica baseada em evidências, que utiliza a tecnologia embasada nos princípios do SUS e da PNH fortalecendo as políticas públicas em saúde mental. A abertura de novas modalidades de equipamentos precisa ser pautada em dados epidemiológicos da população, de acordo com suas necessidades e não em motivações políticas ou ideológicas[8], com a demonstração de resultados à sociedade.

Para aprofundamento

- Langley GJ, et al. Modelo de melhoria: uma abordagem prática para melhorar o desempenho organizacional. São Paulo: Mercado de Letras, 2011.
  ⇨ Livro referência em qualidade aplicada a saúde.
- Thornicroft G, Tansella M. Boas práticas em saúde mental comunitária. In: Boas práticas em saúde mental comunitária; 2010. p. xvi, 179-xvi, 179.
  ⇨ Referência de leitura sobre boas práticas de assistência baseada em evidências.
- Mendes EV. As redes de atenção à saúde. Organização Pan-Americana da Saúde; 2011.
  ⇨ Leitura que norteia a construção de uma rede integrada com efetividade, eficiência, segurança e qualidade.

 ### REFERÊNCIAS BIBLIOGRÁFICAS

1. Organização para a Cooperação e Desenvolvimento Econômico (OECD). Making mental health count: the social and economic costs of neglecting mental health care: OECD health policy studies. OECD Publishing; 2014.
2. World Health Organization. Depression and other common mental disorders. Global health estimates. Genebra: WHO; 2017.
3. Andrade LH, Wang YP, Andreoni S, Silveira CM, Alexandrino-Silva C, Siu ER, et al. Mental disorders in megacities: findings from the São Paulo megacity mental health survey, Brazil. PloS one. 2012;7(2):e31879.
4. Associação Brasileira de Psiquiatria. Diretrizes para um modelo de assistência integral em saúde mental no Brasil. Rio de Janeiro: ABP; 2014.
5. São Paulo (SP). Secretaria Municipal da Saúde. Transtornos mentais comuns na cidade de São Paulo. Boletim ISA Capital 2015, n. 13; 2017. 22 p.

6. Brasil. Nota técnica n. 11/2019 -CGMAD/DAPES/SAS/MS. Coordenação Geral de Saúde Mental, Álcool e Outras Drogas – Ministério da Saúde. Brasília, 04 de fevereiro de 2019. Disponível em: http://pbpd.org.br/wpcontent/uploads/2019/02/0656ad6e.pdf. Acesso em 29 de julho de 2020.

7. Brasil. Constituição. Lei n. 10.216, de 6 de abril de 2001. Dispõe sobre a proteção e os direitos das pessoas portadoras de transtornos mentais e redireciona o modelo assistencial em saúde mental. Diário Oficial da União, n. s2001; 2001.

8. **Araújo Filho GM, Amino D, Yamaguch LM, Silveira ASA, Laranjeira R, Tamai S. AME Psiquiatria: Um ano de funcionamento. Rev Debates em Psiquiatria. 2012;44-9.**

⇨ **O primeiro artigo sobre uma modalidade inovadora de assistência em saúde mental.**

9. Associação Brasileira de Psiquiatria. Diretrizes para um modelo de assistência integral em saúde mental no Brasil. 2006.

10. Resolução SS - 39, de 3-4-2008 Cria a Rede de Ambulatórios Médicos Especializados - AME do Sistema Único de Saúde de São Paulo - SUS e dá outras providências.

11. Constituição da República Federativa do Brasil. Diário Oficial da União; 1988.

12. Brasil. Lei n. 8.080 de 19 de setembro de 1990. Dispõe sobre as condições para a promoção, proteção e recuperação da saúde, a organização e o funcionamento dos serviços correspondentes e dá outras providências. Diário Oficial da União 1990; set 20.

13. São Paulo. Lei Complementar n. 846, de 4 de junho de 1998. Dispõe sobre a qualificação de entidades como organizações sociais e dá outras providências. Diário Oficial - Executivo 1998; 5 jun.

14. Barradas Barata LR, Mendes JD. Organizações Sociais de Saúde: a experiência exitosa de gestão pública do Estado de São Paulo. São Paulo: Secretaria do Estado de Saúde; 2006.

15. BRASIL. Ministério da Saúde. Gabinete do Ministro. Portaria n. 3.088, de 30 de dezembro de 2011. Brasília. Ministério da Saúde, 2011.

16. Salisbury C, Wallace M, Montgomery AA. Patients' experience and satisfaction in primary care: secondary analysis using multilevel modelling. BMJ. 2010;341.

17. Brasil. Ministério da Saúde. Secretaria de Atenção à Saúde. Núcleo Técnico da Política Nacional de Humanização. Ambiência. 2ª ed. Brasília: Editora do Ministério da Saúde, 2010 (Série B. Textos Básicos de Saúde).

18. Brasil. Ministério da Saúde. Política Nacional de Humanização – PNH. Brasília, 2013.

19. Donabedian A. An introduction to quality anssurance health care. New York: Oxford University Press, 2003. 200 p.

20. Brasil. Ministério da Saúde Clínica ampliada e compartilhada. Secretaria de Atenção à Saúde. Política nacional de humanização da atenção e gestão do SUS; 2009.

21. Brasil. Ministério da Saúde. Nota Técnica n. 11/2019-CGMAD/DAPES/SAS/MS. http://pbpd.org.br/wp-content/uploads/2019/02/0656ad6e.pdf (acessado em 29/07/2020).

22. Casarin S, Villa TCS, Cardozo-Gonzales RI, Caliri MHL, Freitas MC. Gerenciamento de caso: análise de conceito. Invest Educ Enferm. 2003;21(28):26-36

23. Marshall M, Gray A, Lockwood A, Green R. Withdrawn: case management for people with severe mental disorders. Cochrane Database System Rev [internet]. 2011;(11):CD000050. Disponível em: http://www.update-software.com/BCP/WileyPDF/EN/CD000050.pdf. Acesso em 29 de julho de 2020.

24. Silveira AS, Siqueira AC, Oliveira FM, Nishio EA, Nóbrega MPSS. Gerenciamento de caso em ambulatório de psiquiatria,competências e prática da enfermeira. Enferm em Foco. 2013;4(28): 29-32.

25. **Silveira ASA, De Oliveira CBF, Lessa F. Prontuário eletrônico e gerenciamento de caso em ambulatório de psiquiatria. J Health Informatics. 2016;8(3).**

⇨ **Experiência inovadora na utilização de sistema informatizado beneficiando o gerenciamento das informações do paciente.**

26. **Windle E, Tee H, Sabitova A, Jovanovic N, Priebe S, Carr C. Association of patient treatment preference with dropout and clinical outcomes in adult psychosocial mental health interventions: a systematic review and meta-analysis. JAMA Psychiatry. 2019;77(3):294-302.**

⇨ **Revisão sistemática sobre a importância da participação do paciente no tratamento para menor abandono e melhor desfecho clínico.**

27. Hibbard JH, Mahoney ER, Stock R, Tusler M. Do increases in patient activation result in improved self-management behaviors?. Health Services Res. 2007;42(4):1443-63.

28. São Paulo. Ministério Público. Justiça Terapêutica, Disponível em: http://www.mpsp.mp.br/portal/page/portal/cao_criminal/Boas_praticas/Relacao_Projetos/Justica_Terapeutica.

29. Institute for Healthcare Improvement (IHI). Always events toolkit. 2016. Disponível em: http://www.ihi.org/resources/Pages/Tools/Always-Events-Toolkit.aspx. Acesso em 29 de julho de 2020.

30. Brasil. Ministério da Saúde. Princípios do SUS. Disponível em: https://www.saude.gov.br/sistema-unico-de-saude/principios-do-sus

31. Mendes EV. As redes de atenção à saúde. Organização Pan-Americana da Saúde, 2011.

32. Mendes EV. O cuidado das condições crônicas na atenção primária à saúde: o imperativo da consolidação da estratégia da saúde da família. Brasília: Organização Pan-Americada da Saúde; 2012.

33. Brasil. Ministério da Saúde, Secretaria de Atenção à Saúde. Caderno de atenção Básica. 34/Saúde Mental, Brasília, Brasil; 2013.

34. Institute of Medicine. Crossing the quality chasm: a new health system for the 21st century. Washington, DC: National Academy Press; 2001.

35. Langley GJ, Moen RD, Nolan KM, Nolan TW, Norman CL, Provost LP. Modelo de melhoria: uma abordagem prática para melhorar o desempenho organizacional. São Paulo: Mercado de Letras, 2011.

36. Institute for Healthcare Improvement (IHI). Plan-Do-Study-Act (PDSA) Worksheet. Disponível em: http:// www.ihi.org/resources/Pages/Tools/PlanDoStudyActWorksheet.aspx. Acesso em 29 de julho de 2020.

37. Resolução - RDC n. 36, de 25 de julho de 2013. Institui ações para a segurança do paciente em serviços de saúde e dá outras providências. Art. 1º Esta Resolução tem por objetivo instituir ações para a promoção da segurança do paciente e a melhoria da qualidade nos serviços de saúde

38. **Santos AHG, Bortolon CB, Amino D, Filho GV, Laranjeira R. Ambulatório médico de psiquiatria: 30.151 casos. Rev Debates em Psiquiatria. 2020;10:16-22.**

⇨ **Maior estudo sobre ambulatório público de Saúde Mental no Brasil.**

39. Organização Nacional de Acreditação. Manual das organizações prestadores de serviços de saúde – São Paulo 2018

40. Thornicroft G, Tansella M. Boas práticas em saúde mental comunitária. In: Boas práticas em saúde mental comunitária. 2010. p. xvi, 170-xvi, 170.

41. **Williamson A, Makkar SR, McGrath C, Redman S. How can the use of evidence in mental health policy be increased? A systematic review. Psychiatric Services. 2015;66, n. 8, p. 783-797, 2015.**

⇨ **Extensa revisão sistemática sobre estratégias para ampliar o uso de evidências em políticas de saúde mental.**

42. World Health Organization. Quality improvement for mental health. Geneva: World Health Organization, 2003.

7

Políticas, serviços e ações voltados para o atendimento de crianças e adolescentes: aspectos jurídicos, articulação com a rede de proteção à criança e educação

Edith Lauridsen-Ribeiro
Aline Jimi Myung Cho
Cristiana Beatrice Lykouropoulos
Sandra Scivoletto

Sumário

Introdução
Necessidades de saúde mental na infância e adolescência
    Fatores de risco e de proteção
Particularidades e barreiras no atendimento de crianças e adolescentes
    Indivíduos em desenvolvimento
    Dependência de adultos para acessar os serviços
    Falta de especialistas: o papel do psiquiatra da infância e adolescência
Princípios e diretrizes das políticas de cuidado em saúde mental na infância e adolescência
Desenvolvendo um serviço ou uma rede de serviços
    Território de responsabilização
    A rede ampliada de cuidados
Organização da rede de atenção em saúde mental infantojuvenil
    Atenção psicossocial estratégica – Centro de Atenção Psicossocial Infantojuvenil
    Atenção primária
    Serviços hospitalares
    Intersetorialidade
    Tecnologias de cuidado em rede
    A importância das equipes multiprofissionais
    Recursos e financiamento
Considerações finais
Para aprofundamento
Referências bibliográficas

Pontos-chave

- Conhecer algumas pesquisas sobre prevalência dos transtornos mentais em crianças e adolescentes, as diferenças entre os sexos e nas diversas faixas etárias para estruturação de intervenções preventivas e de tratamento.
- Conhecer os princípios a serem seguidos na implantação da política de saúde mental infantojuvenil: acolhimento universal, encaminhamento implicado, construção permanente da rede, território e intersetorialidade do cuidado.
- Compreender a importância da abordagem integral de crianças e adolescentes, e como deve ser desenvolvida na área de Saúde Mental, desde o acolhimento inicial, avaliação diagnóstica e elaboração do projeto terapêutico individualizado.
- Entender as características dos diferentes serviços que compõem a rede de atenção a crianças e adolescentes, assim como as características do trabalho intersetorial, os aspectos básicos e as dificuldades a serem consideradas na estruturação dos diversos serviços para essa população.

INTRODUÇÃO

Crianças e adolescentes têm direito a cuidado e assistência especiais no tocante a gozar do melhor padrão possível de saúde e dos serviços destinados ao tratamento das doenças e à recuperação da saúde[1]. No nosso país, o Estatuto da Criança e do Adolescente[2] define que "a criança e o adolescente gozam de todos os direitos fundamentais inerentes à pessoa humana [...] assegurando-se-lhes [...] todas as oportunidades e facilidades a fim de lhes facultar o desenvolvimento físico, mental, moral, espiritual e social, em condições de liberdade e de dignidade". Determina também que "é dever da família, da comunidade, da sociedade em geral e do Poder Público assegurar, com absoluta prioridade, a efetivação dos direitos referentes à vida, à saúde, à alimentação, à educação, ao esporte, ao lazer, à profissionalização, à cultura, à dignidade, ao respeito, à liberdade e à convivência familiar e comunitária". Essa garantia de prioridade compreende: primazia de receber proteção e socorro em quaisquer circunstâncias; precedência de atendimento nos serviços públicos ou de relevância pública; preferência na formulação e na execução das políticas públicas; e destinação privilegiada de recursos públicos nas áreas relacionadas com a proteção à infância e à juventude.

A atenção integral à saúde de crianças e adolescentes deve ser uma prioridade do Sistema Único de Saúde (SUS). Durante muito tempo a redução da mortalidade infantil foi a principal meta das políticas públicas voltadas para a infância. No Brasil, a taxa de mortalidade infantil vem caindo progressivamente. Segundo o IBGE, em 1980 era de 69,1 por mil e em 2018 chegou a 12,4[3]. Cuidados durante a gestação e o parto, qualidade dos programas de vacinação e queda da incidência de doenças diarreicas contribuíram para esse resultado. Apesar dessas conquistas, alguns problemas de saúde dessa faixa etária permanecem como desafios. Hoje as causas de morte mais comuns entre crianças e adolescentes envolvem, além de condições perinatais, questões psicossociais, sendo o suicídio a segunda causa de morte em adolescentes de 15 a 19 anos do sexo feminino e a terceira nos do sexo masculino[4,5]. Assim, intervenções psicossociais tomam vulto na agenda de políticas públicas voltadas para essa população não só para redução da mortalidade, mas também para um cuidado integral para promoção de qualidade de vida.

A Saúde Mental de crianças e adolescentes compreende desenvolvimento de senso de identidade e autoestima; relacionamentos saudáveis com familiares e pares; habilidades para aprender e produzir; e a capacidade de utilizar os desafios do desenvolvimento e os recursos culturais para maximizar o desenvolvimento. Boa saúde mental na infância e adolescência é requisito para um desenvolvimento psicológico ótimo, relacionamentos sociais produtivos, aprendizado efetivo, habilidade de autocuidado, boa saúde física e uma efetiva participação social e econômica na idade adulta[6].

NECESSIDADES DE SAÚDE MENTAL NA INFÂNCIA E ADOLESCÊNCIA

Os estudos epidemiológicos são importantes para ressaltar a relevância dos transtornos mentais em crianças e adolescentes e reforçar a necessidade de políticas de abrangência nacional para o enfrentamento desse problema de saúde pública. Segundo Fleitlich e Goodman[7], esses estudos evidenciam que: (1) os problemas de saúde mental na infância e na adolescência são comuns e prejudicam o rendimento escolar e o relacionamento social das crianças e adolescentes; (2) os problemas de saúde mental tendem a persistir ao longo dos anos; (3) a maioria das crianças com esses problemas não recebem tratamento adequado; (4) os transtornos não tratados favorecem a ocorrência de eventos graves da vida adulta, como problemas de saúde mental, criminalidade, abuso de álcool e drogas, desemprego prolongado e dificuldades na educação dos filhos.

Transtornos mentais são frequentes em crianças e adolescentes. Uma metanálise realizada em 2015[8] estimou a prevalência mundial de transtornos mentais nessa faixa etária em 13,4% (IC 95% 11,3-15,9). Foram incluídos 41 estudos realizados em 27 países em todo o mundo. A prevalência de algum transtorno de ansiedade foi de 6,5%, de algum transtorno depressivo de 2,6%, de transtorno de déficit de atenção e hiperatividade de 3,4% e algum transtorno disruptivo do comportamento de 5,7%. A análise indicou que a representividade da amostra, o tipo de amostra e entrevista diagnóstica foram moderadores para estimativa de prevalência, sem variação em função do local geográfico do estudo ou data de coleta da amostra.

No Brasil, um estudo transversal multicêntrico[9] de 2015 envolvendo quatro regiões do país foi realizado com alunos de escola pública de 6 a 16 anos, num total de 1.676 crianças e adolescentes. A prevalência geral de transtornos psiquiátricos encontrada foi de 13,1%, similar às estimativas reportadas para crianças no mundo todo. Taxas de prevalência dos transtornos mentais na infância e adolescência encontradas nas principais pesquisas nacionais podem ser vistas no Tabela 1[9-14].

Considerando que, no Brasil em 2016, a população entre 5 e 19 anos correspondia a aproximadamente 46 milhões de sujeitos (23% da população total[*]) e a taxa de prevalência dos transtornos mentais de 13,1%, estima-se que aproximadamente 6 milhões de crianças e adolescentes brasileiros apresentam problemas de saúde mental significativos e têm dificuldades fa-

---

[*] IBGE. Pesquisa nacional por amostra de domicílios contínua – PNAD, 2016.

Tabela 1 Prevalência nacional de transtornos mentais na infância e adolescência segundo critérios do DSM-IV

Transtorno mental	Prevalência (%)
Transtornos depressivos	1[a]-1,6[b]
Transtornos de ansiedade	
Transtorno obsessivo-compulsivo	0,1[a,b]-0,2[e]
Transtorno de ansiedade de separação	0,7[b]-2,1[e]
Transtorno de ansiedade generalizada	0,4[a,d]-1,8[e]
Fobia social	0,1[b]-2[d]
Fobia específica	1,0[a]-3,8[e]
Transtorno de estresse pós-traumático	0,1[a,b]-0,8[e]
Transtorno de ansiedade SOE/outros	2,1[a]-2,2[b]
Transtornos disruptivos do comportamento	
Transtorno de déficit de atenção e hiperatividade	1,8[a]-8,2[e]
Transtorno de oposição desafiante	1,7[d]-4,1[e]
Transtorno de conduta	0,6[d]-2,2[a,b]
Transtorno disruptivo do comportamento SOE/outros	0,1[b]-1,5[a]
Transtornos alimentares	0,1[b]-0,2[e]
Transtornos de tique	1,3[b]
Transtorno global do desenvolvimento	0,2[c]

[a] Taubaté, SP, 7-14 anos (Fleitlich-Bilyk e Goodman, 2004[10]).
[b] Pelotas, RS, 11-12 anos (Anselmi et al., 2010[11]).
[c] Atibaia, SP, 7-12 anos (Paula et al., 2011[12]).
[d] Caeté (Minas Gerais), Goianira (Goiás), Itaitinga (Ceará), Rio Preto da Eva (Amazonas) (Paula et al., 2015[9]).
[e] São Paulo e Porto Alegre (Salum et al., 2015[13]).
SOE: sem outra especificação.
Fonte: Fatori e Graeff-Martins, 2016[14].

miliares, escolares e sociais. Isso revela a necessidade de ampliação de recursos na comunidade, com estruturação e articulação adequada entre os diferentes níveis de complexidade de atendimento, de modo a garantir a saúde mental dessa população.

Embora os serviços de saúde mental atendam mais meninos que meninas, não há evidências epidemiológicas que mostrem diferença marcante de prevalência global dos transtornos mentais entre os sexos[15]. Meninos têm maior probabilidade de apresentar problemas de saúde mental antes da puberdade e meninas após o início da puberdade. A diferença entre os sexos aparece claramente quando se estudam transtornos específicos. No sexo masculino predominam os transtornos do espectro autista, transtornos de hiperatividade e transtornos de conduta. No sexo feminino predominam fobias específicas, depressão (pós-puberdade) e anorexia.

O planejamento dos serviços deve levar em conta a idade de início dos sintomas para oferecer ações de prevenção e intervenção precoce[15]. No início da vida maior atenção deve ser dada aos problemas da relação mãe-filho e à detecção dos transtornos do espectro autista. Nessa fase as crianças e suas mães frequentam os serviços de saúde para atendimento pediátrico e acompanhamento do desenvolvimento, sendo estas excelentes oportunidades para intervenções precoces. Na idade pré-escolar os transtornos mais comuns são os transtornos disruptivos do comportamento e de déficit de atenção e hiperatividade. Transtornos ansiosos e depressão tornam-se relevantes a partir dos sete anos e podem ser muito debilitantes para crianças em idade escolar. Transtornos psicóticos similares aos dos adultos podem aparecer no final da adolescência e muitas vezes são de difícil diagnóstico e devem ser suspeitados na presença de sintomas sugestivos, sendo que a detecção e tratamento precoce são fundamentais para melhorar o prognóstico futuro. Transtornos relacionados ao uso de substâncias psicoativas têm tido seu início cada vez mais precoce, sendo necessário pesquisar seu uso na avaliação já a partir dos 10 a 11 anos.

Apesar da alta prevalência dos transtornos psiquiátricos na infância e adolescência e de seu curso crônico, há em todo mundo uma enorme carência de oferta de cuidados efetivos e oportunos[16-18]. No Brasil várias pesquisas apontam essa mesma realidade. Estima-se que apenas uma em cada cinco crianças/adolescentes com transtorno mental tenha acesso a tratamento[19,20].

Fatores de risco e de proteção

Os estudos epidemiológicos também identificaram os principais fatores de risco e de proteção para desenvolvimento dos transtornos mentais[6,14,15,21,22], que estão descritos na Tabela 2. A identificação desses fatores durante o processo de avaliação permite compreensão ampliada, contextualização das dificuldades da criança/adolescente e possibilita ancorar medidas terapêuticas não apenas nas áreas problemáticas, mas também no reforço dos aspectos positivos. O planejamento de ações voltadas para promoção da saúde mental e prevenção dos transtornos psiquiátricos deve incluir estratégias para a redução dos fatores de risco e o fortalecimento dos fatores de proteção.

Tabela 2 Fatores de risco e fatores de proteção para o desenvolvimento de transtornos mentais

Fatores de proteção	Fatores de risco
Presença de um relacionamento de afeto e confiança com pelo menos uma pessoa adulta Boa saúde física e bom nível intelectual Prática de atividade física e bom hábito de sono Temperamento estável e autoestima positiva Ambiente acolhedor e reforço positivo na escola, experiências sociais e culturais positivas	**Individuais:** gênero masculino, baixo QI, má saúde física, temperamento difícil, consumo de álcool/hábito de fumar, inserção precoce no mercado de trabalho **Características do ambiente doméstico:** condições ambientais adversas e hostis, discórdia familiar, exposição a negligência, abuso ou violência doméstica, problemas de saúde mental dos pais, maus-tratos contra criança **Dificuldade no ambiente escolar:** falta de organização e disciplina coerente, atraso escolar, repetências, suspensões, expulsões, *bullying*, violência interpessoal **Condições econômicas desfavoráveis:** baixa renda, desemprego, analfabetismo, más condições de moradia, acesso limitado a serviços de saúde e educação, residir em área de alta criminalidade

O conhecimento da enorme carga de sofrimento provocada pelos transtornos mentais na infância e adolescência e da carência de ações para o enfrentamento dessa realidade reforçam a necessidade da implementação de políticas, serviços e ações efetivas e oportunas que favoreçam um melhor e mais saudável futuro para nossas crianças e adolescentes[21,23].

PARTICULARIDADES E BARREIRAS NO ATENDIMENTO DE CRIANÇAS E ADOLESCENTES

Indivíduos em desenvolvimento

As crianças não são adultos em miniatura. São indivíduos em desenvolvimento, o que implica o reconhecimento de características únicas de cada faixa etária, que serão de grande importância por ocasião da avaliação diagnóstica e do desenvolvimento de projetos terapêuticos.

É fundamental que as equipes que trabalham com saúde mental de crianças e adolescentes saibam reconhecer as diferentes características e necessidades das etapas do desenvolvimento ao longo da infância e adolescência. Assim, crianças na primeira infância que têm problemas mentais demandam cuidados diferentes daqueles dirigidos aos adolescentes ou mesmo crianças mais velhas. Não se deve propor, em razão disso, um modelo único de atendimento que sirva para toda a infância e adolescência.

Para responder às várias e amplas necessidades de atendimento e cuidados dessa população, é preciso uma gama variada de recursos. As crianças e adolescentes precisam de espaço protegido, onde possam experimentar novas atividades, ter oportunidade de descobrir suas habilidades, estimular o pensamento mágico e exercitar sua criatividade, que são fundamentais para a capacidade de resolução de problemas na vida adulta. Necessitam também de espaço para realização de atividades físicas, importantes para o desenvolvimento neuromuscular e coordenação motora. Várias das crianças e adolescentes com problemas de saúde mental encontram-se afastadas das escolas, muitas vezes como consequência direta desses problemas, sendo que os anos afastados da escola, associados ao estigma, tornam a volta difícil e, para haver alguma chance de êxito, é preciso o acompanhamento pensado de forma individualizada.

Dependência de adultos para acessar os serviços

Em todo o mundo há um grande estigma em relação às doenças mentais. Na infância e adolescência, esse estigma é ainda maior e a tendência a negar a existência de problemas nessa esfera é bastante frequente entre os pais e responsáveis. Quando não há negação, muitas vezes há o desconhecimento e a falta de informação, que retarda a procura por tratamento. Por outro lado, pode ocorrer uma procura desnecessária e abusiva de serviços de saúde mental como resposta a questões que são inerentes ao desenvolvimento, levando a um processo de patologização e medicalização da infância[24].

Um ponto importante a ser considerado é o fato de a criança depender de um adulto para explicitar sua demanda de atendimento. As atitudes dos pais são cruciais e podem funcionar tanto como barreiras como facilitadores para acessar os serviços de saúde. O reconhecimento, por parte dos pais, das dificuldades de seus filhos está relacionado com fatores culturais e sociodemográficos[25]. Além de reconhecer os sintomas como um problema, os pais precisam confiar que os profissionais e os serviços de saúde serão capazes de oferecer uma solução adequada e culturalmente aceitável às questões identificadas.

Estigma em relação aos problemas de saúde mental e aos serviços especializados é provavelmente a principal razão para os pais não reportarem suas preocupações sobre as dificuldades dos filhos. Há necessidade de disseminação de conhecimento para reduzir o estigma não apenas como exercício de cidadania, mas também para facilitar o acesso e a continuidade do cuidado em saúde mental[26].

Outro aspecto relevante é que, em algumas situações, os pais podem ter dificuldade de compreender e aceitar que seus comportamentos no relacionamento com seus filhos desencadeiam sofrimento mental e que, por isso, estarão implicados nos processos de tratamento. Essa é uma questão que pode concorrer para o abandono dos atendimentos e deve ser considerada de forma sensível pelas equipes.

Falta de especialistas: o papel do psiquiatra da infância e adolescência

No Brasil, é evidente a carência de profissionais de saúde mental capacitados para o atendimento de crianças e adolescentes. Em maio de 2019, no Conselho Federal de Medicina, havia o registro de apenas 468 psiquiatras com especialização na área de infância a adolescência (10,4% no Nordeste, 11,5% no Centro-Oeste, 50% no Sudeste e 26,7% no Sul), sendo que 311 teriam completado sua formação de subespecialidade nos últimos 10 anos[27].

Considerando que os profissionais que atuam na Atenção Primária (pediatras e equipes da saúde da família, enfermeiros e agentes de saúde) identificam crianças em maior vulnerabilidade para o desenvolvimento de problemas futuros, cabe ao psiquiatra da infância e adolescência, em conjunto com a equipe multiprofissional, quando houver, fazer a orientação desses profissionais para prover intervenções precoces e prevenir o desenvolvimento desses problemas. Nos casos de crianças e adolescentes que já apresentam problemas emocionais e de comportamento, geralmente os primeiros profissionais a identificá-las são os professores e a equipe da atenção primária. Esses últimos profissionais devem estar preparados para avaliar e tratar quadros mais simples, como ansiedade, sintomas depressivos, problemas de conduta e hiperatividade. Para tanto, é importante o contato com um psiquiatra da infância e adolescência que possa apoiar o caso e esclarecer eventuais dúvidas sob a perspectiva médica, o que pode garantir a continuidade do tratamento da criança dentro das unidades de atenção primária. Casos mais complexos podem ser discutidos com o psiquiatra, que poderá fazer um atendimento conjunto ou encaminhar para serviços especializados, onde o trabalho é realizado em equipe. Nas equipes multiprofissionais, o psiquiatra da infância e adolescência deve compartilhar o estudo, avaliação e elaboração do projeto terapêutico dos casos com os outros profissionais (psicólogos, terapeutas ocupacionais, fonoaudiólogos, assistentes sociais e enfermeiros). Os papéis desempenhados por cada profissional correspondem às suas especificidades de formação, havendo um campo de atuação em comum a todos os técnicos. Ao psiquiatra da infância e adolescência cabem, entre outras tarefas, avaliações mais detalhadas, em especial casos de comorbidade e dificuldades diagnósticas, e a medicação. Em um hospital geral, o psiquiatra da infância e adolescência pode realizar interconsultas com pediatras e outros médicos especialistas, garantindo assim o atendimento integral da criança que apresenta sintomas na esfera psiquiátrica[28].

Dessa forma, são da competência do psiquiatra da infância e adolescência, além dos atendimentos, as tarefas de realizar, em conjunto com a equipe multiprofissional, as atividades de matriciamento, supervisão e capacitação de profissionais que atuam na rede de saúde em geral. Sartorius e Graham[29] preconizavam, já na década de 1980, que "isso requer uma mudança no papel tradicional dos especialistas em saúde mental infantil: grande parte de seu tempo deveria ser [...] destinado ao treinamento de outros que são passíveis de lidarem de forma significativa com transtornos mentais e com tarefas que poderiam promover a saúde mental das crianças".

PRINCÍPIOS E DIRETRIZES DAS POLÍTICAS DE CUIDADO EM SAÚDE MENTAL NA INFÂNCIA E ADOLESCÊNCIA

O Sistema Único de Saúde (SUS) foi criado no texto da Constituição Federal de 1988 e regulamentado pelas Leis Orgânicas da Saúde (Lei n. 8.080 de 16/09/1990 e Lei n. 8.142 de 28/12/1990). Seus princípios e diretrizes, a saber, Universalidade, Integralidade, Equidade, Descentralização Político-administrativa e Controle Social, devem presidir todas as propostas de organização das ações e serviços de saúde.

Um princípio fundamental a ser considerado na implementação de uma política de saúde mental para crianças e adolescentes é que esses são sujeitos de direitos, de serem cuidados e de serem ouvidos na singularidade de suas necessidades e de seu sofrimento[30]. O arcabouço jurídico e a legislação específica referente a essa faixa etária, em especial a Convenção Internacional dos Direitos das Crianças[1], o ECA[2], e o Plano Nacional de Promoção, Proteção e Defesa do Direito de Crianças e Adolescentes à Convivência Familiar e Comunitária[31], também agregam especificidades à política e formatam as ações em um enquadramento legal diferente da política para adultos.

Uma das particularidades mais complexas para o estabelecimento de uma política nesse campo é que vários sistemas de cuidado estão envolvidos na assistência, incluindo a educação, assistência social e justiça, entre outros. A necessidade de consenso e ações em parceria entre os vários setores envolvidos representa uma prioridade e, ao mesmo tempo, uma importante dificuldade para a consolidação dessa política[32].

No Brasil, a política pública para saúde mental voltada especificamente para crianças e adolescentes e com abrangência nacional é bem recente[33] e começou a ser formalmente estabelecida entre os anos 2002 e 2004, quando da formalização dos Centros de Atenção Psicossocial (CAPSij) específicos para a infância e adolescência (Portaria MS n. 336 de 2002)[34] e a implantação do Fórum Nacional de Saúde Mental Infantojuvenil (em 2003-2004)[35]. Antes se contava com assistência em estabelecimentos filantrópicos ou experiências no setor público restritas a municípios ou regiões específicas, que, apesar da grande excelência técnica de algumas, não apresentavam cobertura adequada da população.

A OMS enfatiza a necessidade de que a política de saúde mental voltada para a infância seja divulgada através de um documento escrito, o que, além de ser uma referência para a ação, teria também uma forte função simbólica[6]. No Brasil contamos com o documento "Caminhos para uma política de saúde mental infantojuvenil"[30]. Esse documento aponta como fator primordial a ideia de que a criança ou o adolescente a cuidar é um sujeito, noção esta que implica corresponsabilização do sujeito criança pela sua demanda, seu sofrimento e seu sintoma. Traz também os seguintes princípios a serem seguidos na implantação da política de saúde mental infantojuvenil: acolhimento universal, encaminhamento implicado, construção permanente da rede, território e intersetorialidade do cuidado. Mais recentemente, em 2014, o documento "Atenção psicossocial a crianças e adolescentes no SUS: tecendo redes para garantir direitos" veio reforçar os princípios e diretrizes que devem reger essas políticas[36].

DESENVOLVENDO UM SERVIÇO OU UMA REDE DE SERVIÇOS

Território de responsabilização

A elaboração de um plano de organização de serviços de saúde mental pressupõe um território e uma população de referência, entendendo território como espaço em permanente construção. O conhecimento aprofundado desse território e de sua população, em suas várias dimensões (política, econômica, cultural e epidemiológica), é de fundamental importância para o planejamento da (re)organização dos serviços de saúde mental.

Apesar da importância do conceito de território e sua população de referência, é preciso enfatizar que, na operacionalização dos serviços, não se deve "levantar muros" e deixar de acolher demandas que porventura venham de fora do território-base. Compete ao serviço acolher a demanda, entendê-la e encaminhá-la de modo assistido e implicado.

A rede ampliada de cuidados

Nenhuma unidade ou serviço de saúde tem, por si só, capacidade de responder a toda a gama de demandas e/ou necessidades de saúde da população[37,38]. Historicamente, a hierarquização dos serviços de saúde e o modelo de organização destes como uma pirâmide de complexidade crescente tem dominado a organização dos serviços e especificamente o SUS[39]. Essa concepção contaminou o campo da saúde mental com a ideia de uma organização racionalizadora, enquadrando novos e tradicionais serviços de saúde mental em níveis (primário, secundário e terciário) de complexidade e funcionando por meio de fluxos de referência e contrarreferência. A implementação dessa organização piramidal mostrou-se problemática no campo da saúde mental por não dar conta de suas especificidades.

Como contraponto ao modelo hierarquizado de organização de serviços, aparece a proposta de rede de serviços[37]. Nessas redes não há hierarquia entre os serviços, sendo que cada serviço tem seu papel específico e não há gradação de importância entre eles. Cada serviço tem características próprias, funções bem definidas e densidades tecnológicas distintas na rede. Essa organização possibilita a comunicação de forma horizontal, não autoritária.

Mendes[40] conceitua redes de atenção à saúde como:

> organizações poliárquicas de conjuntos de serviços de saúde vinculados entre si por uma missão única, por objetivos comuns e por ação cooperativa e interdependente, que permitem ofertar atenção contínua e integral a determinada população, coordenada pela atenção primária à saúde – prestada no tempo certo, no lugar certo, com o custo certo e com a qualidade certa e de forma humanizada –, e com responsabilidade sanitária e econômica por esta população.

Rovere[41] traz importantes contribuições para a conceituação e operacionalização das redes em saúde. Baseado em conceitos de psicologia social, esse autor define:

> "redes são redes de pessoas, se conectam ou vinculam pessoas, ainda que esta pessoa seja o diretor da instituição e se relacione através do seu cargo, mas não se conectam cargos entre si, não se conectam instituições entre si, não se conectam computadores entre si, se conectam pessoas. Por isto é que se diz que redes é a linguagem dos vínculos, é fundamentalmente um conceito vincular."

O processo de construção de redes ocorre por níveis ascendentes aos quais estão relacionados ações e valores, cujo conhecimento é importante para monitorar os graus de profundidade de uma rede. Esses níveis são: reconhecimento, conhecimento, colaboração, cooperação e associação, sendo que cada nível serve de apoio para o seguinte.

É possível representar essa construção pela Tabela 3.

Os conceitos de Rovere sobre a formação das redes são muito importantes e podem ser instrumentos de grande valia para a operacionalização das redes de saúde no SUS. Especialmente no campo da saúde mental, onde trabalhamos com subjetividades e com a intersetorialidade, investir e cuidar das relações sociais que se estabelecem nas redes é tanto ou mais importante do que aspectos e atributos dos serviços em si.

ORGANIZAÇÃO DA REDE DE ATENÇÃO EM SAÚDE MENTAL INFANTOJUVENIL

O manejo adequado dos problemas de saúde mental em crianças e adolescentes deve estar na dependência da avaliação ampliada do problema em questão do ponto de vista orgânico, psíquico, das vulnerabilidades e fatores de resiliência e do contexto social. Especial cuidado deve ser tomado para que o manejo não se restrinja a uma dimensão específica, seja ela médica/medicamentosa ou apenas intervenções no contexto. Em decorrência desse enfoque de múltiplas dimensões, as equipes assistenciais devem ser sempre multidisciplinares nos vários tipos de serviços e abranger um grande espectro de ações e atividades (Quadro 1).

Tabela 3 Níveis de construção das redes

Nível	Ações	Valor
5. Associar-se	Compartilhar objetivos e projetos	Confiança
4. Cooperar	Compartilhar atividades e/ou recursos	Solidariedade
3. Colaborar	Prestar ajuda esporádica	Reciprocidade
2. Conhecer	Conhecimento do que o outro é e/ou faz	Interesse
1. Reconhecer	Destinada a reconhecer que o outro existe	Aceitação

Fonte: Rovere, 1999[41].

Quadro 1 Atividades da rede de atenção em saúde mental para crianças e adolescentes

- Ações de promoção (construir resiliência)
- Ações de prevenção universais e seletivas (reduzir fatores de risco e vulnerabilidades)
- Estratégias de intervenção precoce
- Tratamento em variados graus de intervenção (tratamentos de transtornos estabelecidos)
- Programas de reabilitação psicossocial

O desenvolvimento de um ótimo *mix* de serviços é um desafio. Depende da criatividade, balanço entre as forças locais e o *pool* de recursos disponíveis e enfatiza o compromisso público com crianças e adolescentes no nível local[6]. A organização dos serviços para o cuidado em saúde mental deve se orientar pelos seguintes princípios citados no Quadro 2.

No Brasil, a construção de redes de atenção em saúde mental foi formalmente instituída em 2011 através da Portaria MS/GM n. 3.088[42]. A Rede de Atenção Psicossocial (RAPS) prevê a implantação e articulação de serviços de saúde necessários e suficientes para dar conta das necessidades em saúde mental da população de um determinado território. A RAPS voltada para o cuidado de crianças e adolescentes deve contemplar a Atenção Primária, os Centros de Atenção Psicossocial Infantojuvenil, serviços de emergência e hospitalares, a incorporação de outros serviços de saúde existentes no território e a articulação intersetorial com educação, assistência social, justiça e direitos, com o foco no cuidado integral[43]. As equipes devem ter competências e habilidades específicas e dispor de recursos diagnósticos e terapêuticos também diferenciados e organizados pelos seguintes princípios citados na Tabela 4.

Atenção psicossocial estratégica – Centro de Atenção Psicossocial Infantojuvenil

A rede pública de saúde conta com o CAPSij que é um serviço especializado de atenção diária, destinado ao atendimento de crianças e adolescentes com quadros psíquicos mais complexos[44]. As atividades desenvolvidas nesses serviços são atendimento individual, grupal e familiar, visitas domiciliares, atividades de convivência, oficinas terapêuticas, atividades socioculturais e esportivas. Os CAPSij atendem crianças e adolescentes até 25 anos de idade e são referência para a população e os serviços de saúde de um determinado território. Além da função clínica/terapêutica, têm também o mandato de arti-

Quadro 2 Princípios da rede de atenção em saúde mental para crianças e adolescentes

- Acessibilidade
- Integralidade e abrangência do cuidado
- Coordenação e continuidade do cuidado
- Efetividade
- Aceitabilidade e legitimidade
- Equidade
- Respeito aos direitos humanos e de cidadania

Tabela 4 Rede de cuidados em saúde mental para crianças e adolescentes

	Atenção Básica Equipes de saúde da família e equipes do Nasf Unidades Básicas de Saúde	Atenção psicossocial estratégica Equipes multiprofissionais com presença de médico psiquiatra CAPSij	Alta complexidade Equipes multiprofissionais com presença de médico psiquiatra CAPSij III , Serviços hospitalares, Emergências, Serviços universitários	Intersetorialidade Equipes multiprofissionais intersetoriais Serviços de Saúde, Escolas, Assistência Social, Justiça e Conselhos Tutelares
Caracterização clínica	Promoção da saúde mental e prevenção de problemas de saúde mental Crianças e adolescentes em situação de risco Transtornos mentais leves: TC, TDO, TA, TDAH, TOC Transtornos afetivos leves, TEA de comprometimento leve Transtornos de aprendizagem Uso de substâncias psicoativas	Transtornos complexos e/ou com comorbidade clínica Psicose na infância Transtornos alimentares TEA de maior comprometimento Abuso e dependência de substâncias psicoativas Tentativa de suicídio Situações de crise	Transtornos graves refratários e/ou com comorbidade clínica ou psiquiátrica Dificuldades diagnósticas Comportamentos auto ou heteroagressivos de difícil controle Risco de desenvolver síndrome de abstinência ou outras complicações clínicas Necessidade de avaliação/ tratamento de comorbidade com patologias clínicas Emergências	Conflito familiar significativo Abandono escolar Transtorno de conduta grave – Delinquência Privação socioeconômica
Intervenção esperada	Identificação e integração da rede ampliada territorial Desenvolvimento de ações coletivas de promoção de saúde mental e prevenção dos transtornos mentais Informação, suporte e orientação; psicoeducação Detectar e tratar (nos limites dos recursos da equipe): TA; transtornos afetivos leves; TDAH; uso indevido e abuso de substâncias; TC e TDO; transtornos de aprendizagem; casos leves de TEA Identificar, prover os primeiros cuidados e encaminhar: Casos graves e com dúvidas diagnósticas; TEA com maior comprometimento; transtornos alimentares	Desenvolvimento da rede ampliada de cuidados no território Avaliação multiprofissional – psicologia, fonoaudiologia, terapia ocupacional, pedagogia Avaliação médica/ psiquiátrica; psicofarmacoterapia Psicoterapia psicodinâmica individual ou em grupo; TCC individual e em grupo Terapia ocupacional, fonoaudiológica e outras intervenções especializadas Atendimento e terapia familiar; reino de habilidades parentais Brinquedoteca; oficinas terapêuticas	Desenvolvimento da rede ampliada de cuidados no território Cuidados abrangentes em casos de emergência Diagnóstico diferencial em casos críticos Psicofarmacoterapia em casos críticos Psicoterapia psicodinâmica individual ou em grupo TCC individual e em grupo Terapia ocupacional, fonoaudiológica e outras intervenções especializadas	Desenvolvimento da rede ampliada de cuidados no território Acompanhamento em rede de casos complexos Inserção escolar e social Suporte social "Advocacy" Defesa dos direitos das crianças e adolescentes
Intervenção esperada	Identificação e manejo inicial de situações de risco e de violência Manejo do estresse Gerenciamento de casos	Equipe capacitada para acompanhamento de casos de violência Visitas domiciliares Matriciamento	Terapia/orientação familiar e escolar Brinquedoteca	

continua

Tabela 4 Rede de cuidados em saúde mental para crianças e adolescentes *(continuação)*

Requisitos de capacitação – habilidades e competências	Educação permanente Telemedicina Comunicação não violenta Conscientização sobre diagnóstico e tratamento dos transtornos mentais mais comuns pelo matriciamento das equipes de ESF e CAPSij Orientação familiar Terapia comunitária Capacitação para gerenciamento de caso	Educação permanente Telemedicina Formação em avaliação psicológica, fonoaudióloga e neuropsicológica Formação em terapias individuais e grupais, TCC, CSA, ludoterapia, terapia familiar e outras metodologias pertinentes e necessárias. Formação em manejo do paciente agitado e agressivo Estágios especializados Capacitação para gerenciamento de caso e supervisão de equipes	Educação permanente Telemedicina Residência de Psiquiatria da Infância-Adolescência e Multiprofissional Estágios e capacitações especializados Capacitação para supervisão/consultoria	Educação permanente Fóruns de discussão

CSA: comunicação suplementar alternativa; TA: transtorno de ansiedade; TC: transtorno de conduta; TCC: terapia cognitiva comportamental; TDAH: transtorno de déficit de atenção e hiperatividade; TDO: transtorno desafiador de oposição; TEA: transtorno do espectro autistas; TOC: transtorno obsessivo-compulsivo.

cular os diversos equipamentos do território e, em conjunto com a atenção primária, coordenar o cuidado a crianças e adolescentes com sofrimento psíquico.

Os CAPSij devem contar com equipe multidisciplinar incluindo psiquiatra da infância e adolescência, pediatra ou neurologista com formação em saúde mental, enfermeiro, psicólogo, assistente social, terapeuta ocupacional, fonoaudiólogo, pedagogo, além de profissionais de nível médio (Portaria n. 336 de 19/02/2002)[34]. O trabalho conjunto dessa equipe é fundamental e estratégico para as atividades internas e externas do serviço incluindo matriciamento das equipes de atenção.

Atualmente a rede conta também com alguns CAPSij na modalidade III, que oferecem atenção 24 horas com hospitalidade noturna substitutiva à internação (sempre que possível) para os casos em situação de agravamento crítico do quadro psíquico. O CAPSij III é acionado pelo CAPSij II vinculado ao atendimento do caso, quando há necessidade de continuidade do cuidado em atenção compartilhada e articulada com os serviços de emergência.

Quando não há CAPSij no município, é importante constituir equipe especializada em ambulatórios ou outros serviços de saúde como o CAPS I (uma das três modalidades de CAPS adulto no caso de municípios de 20.000 a 70.000 habitantes) para dar retaguarda às ações voltadas a esta faixa etária. É importante lembrar que os CAPS Álcool e Drogas (AD) podem atender crianças a partir de seis anos. Esses dados reforçam a necessidade de disponibilização de capacitação em saúde mental de crianças e adolescentes para profissionais dos CAPS I e CAPS AD.

Apesar de ainda serem em número inferior à necessidade (dados do Ministério da Saúde mostram que, em junho de 2014[45] em dados, existiam em todo o país apenas 201 CAPSij habilitados), os CAPSij transformaram o atendimento em saúde men-

tal de crianças e adolescentes[46]. Ceballos et al.[47] estudaram os atendimentos realizados nos CAPSij do Brasil entre 2008 e 2012 e as distribuições por sexo e diagnóstico desses atendimentos podem ser analisadas na Figura 1 e na Tabela 5.

Atenção primária

Os serviços de Atenção Primária têm posição estratégica no SUS para garantir universalidade de acesso e são a porta de entrada preferencial do sistema de saúde sendo a Estratégia da Saúde da Família (ESF) a principal modalidade de atuação. Em municípios com menos de 20.000 habitantes configura-se como a única possibilidade de assistência inclusive em saúde mental.

Nesses serviços as equipes de saúde devem estar atentas para identificar fatores de risco e de vulnerabilidade, que possam prejudicar o desenvolvimento normal de crianças e adolescentes, e sinais e sintomas das patologias mais frequentes, além de realizar intervenções iniciais, apoiados por profissionais especializados dos CAPSij ou dos Núcleos de Apoio à Saúde da Família (Nasf). Quando o quadro clínico identificado exceder as possibilidades de cuidado da equipe da atenção primária, a criança/adolescente e sua família devem ser encaminhados para os serviços de maior complexidade como os CAPSij[48]. Cabe ressaltar que os serviços da atenção primária devem permanecer corresponsáveis pelo acompanhamento e continuidade do tratamento[49,50].

Serviços hospitalares

Em algumas situações não é fácil o diagnóstico diferencial dos transtornos mentais de crianças e adolescentes. No atendimento de casos complexos e de difícil diagnóstico diferencial pode ser necessária a observação por períodos mais

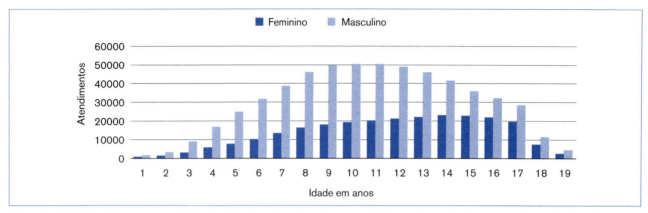

Figura 1 Distribuição por sexo e idade de atendimentos de crianças e adolescentes realizados nos centros de atenção psicossocial infantojuvenis (CAPSij). Brasil 2008-2012.
Fonte: Ceballos et al., 2019[47].

Tabela 5 Distribuição dos grupos diagnósticos segundo a CID-10 atribuídos aos atendimentos de crianças e adolescentes realizados nos centros de atenção psicossocial infantojuvenis (CAPSij) (Brasil 2008-2012)*

Grupo diagnóstico	N	(%)
F90-F98 – Transtornos do comportamento e transtornos emocionais que aparecem habitualmente durante a infância ou a adolescência	248.802	(29,7)
F80-F89 – Transtornos do desenvolvimento psicológico	197.719	(23,6)
F70-F79 – Retardo mental	104.670	(12,5)
F40-F48 – Transtornos neuróticos, transtornos relacionados com o "estresse" e transtornos somatoformes	87.251	(10,4)
F30-F39 – Transtornos do humor (afetivos)	79.532	(9,5)
F20-F29 – Esquizofrenia, transtornos esquizotípicos e transtornos delirantes	51.347	(6,1)
F99 – Transtorno mental não especificado	44.778	(5,4)
F10-F19 – Transtornos mentais e comportamentais devidos ao uso de substância psicoativa	15.297	(1,8)
F50-F59 – Síndromes comportamentais associadas a disfunções fisiológicas e a fatores físicos	7.414	(0,9)
F00-F09 – Transtornos mentais orgânicos, inclusive os sintomáticos	258	(0,0)
Total	837.068	(100,0)

Fonte: adaptada de Ceballos et al., 2019[47].

prolongados em ambiente protegido e supervisionado para que a avaliação e o ajuste da medicação sejam feitos de forma adequada. Em outros casos, geralmente envolvendo adolescentes usuários de drogas ou com problemas de comportamento, os pacientes mostram-se pouco mobilizados e não cooperam com as intervenções diagnósticas ou terapêuticas e chegam até a desafiar a equipe que o atende, com tentativas deliberadas de manipulação. Nesses casos, ou naqueles em que há risco para a saúde ou integridade física da criança/adolescente, quer seja pelo transtorno mental, por eventuais comorbidades ou intercorrências clínicas, a internação se torna um recurso necessário. No Quadro 3 encontram-se as principais indicações de internação.

Os casos de emergência ou com complicações clínicas devem ser avaliados e atendidos nos leitos de observação de pronto socorro junto a hospitais gerais ou pediátricos. Não havendo melhora do quadro clínico ou em casos que já foram submetidos ao acompanhamento ambulatorial sem os resulta-

Quadro 3 Indicações de internaçãow

Risco de comportamentos auto ou heteroagressivos ou comportamento suicida
Risco de desenvolver síndrome de abstinência ou outras complicações clínicas decorrentes do uso de substâncias psicoativas
Necessidade de tratamento e avaliação de outras comorbidades clínicas e/ou psiquiátricas
Fracasso do tratamento ambulatorial

dos esperados, os pacientes devem ser encaminhados para os leitos de internação em hospital geral. Essas internações devem ser preferencialmente curtas, e têm como objetivo identificar e tratar as causas de desestabilização do quadro clínico. Um período breve de internação pode acelerar o processo de melhora clínica de crianças e adolescentes que têm dificuldade de aderência e/ou resposta a tratamentos ambulatoriais.

Nos casos de alta complexidade, que eventualmente necessitem de maior contenção, é necessária a atuação de equipe capacitada, com a presença de psiquiatria da infância e adolescência, de equipe multiprofissional com enfermagem devidamente qualificada. Esse atendimento só pode ser oferecido em enfermarias psiquiátricas infantojuvenis.

Durante a internação, a equipe deve manter contato com o serviço comunitário (CAPSij, de preferência) de origem, para que este possa acompanhar a criança e a família durante e após a internação. Em alguns casos, indica-se a realização de um "processo gradativo de alta", com algumas licenças para que a criança retome gradativamente ao convívio com sua família e comunidade. Quando disponível, essa transição pode ser feita através da participação em um hospital-dia infantojuvenil (HDij).

Intersetorialidade

As intervenções em saúde mental voltadas para infância e adolescência devem ser abrangentes, focadas nas atividades de inclusão social e nos aspectos positivos e saudáveis da criança/adolescente e sua família e não apenas na doença. Para tanto, as equipes de saúde devem articular ações em conjunto com outros setores que fazem parte da rede intersetorial de cuidado[51].

Nessa rede de cuidados são indispensáveis as articulações com escolas visando à melhor integração escolar a partir do entendimento dos casos, da desconstrução da lógica medicalizante e do acompanhamento diferenciado necessário para garantir a permanência da criança na escola, em parceria com os núcleos socioeducativos e clubes-escola como ambientes saudáveis para socialização.

A Secretaria de Assistência Social e suas instâncias também precisam fazer parte dessa rede para dar suporte às famílias em suas necessidades sociais e principalmente às crianças e adolescentes em situação de rua ou acolhimento institucional nos SAICAS (Serviços de Acolhimento Institucional para Crianças e Adolescentes). Além disso, com frequência é preciso manter contato com o Conselho Tutelar e a Vara da Infância e Juventude, para garantir a proteção e a preservação dos direitos.

Tecnologias de cuidado em rede

Uma tecnologia que tem sido utilizada como fio condutor do cuidado em saúde mental em rede é o chamado Projeto Terapêutico Singular (PTS), que serve de guia para o tratamento específico de uma criança ou adolescente. Trata-se de um conjunto de propostas de condutas terapêuticas, mediadas por definição de metas de curto, médio e longo prazo articuladas, resultado da discussão coletiva de uma equipe interdisciplinar, com apoio matricial se necessário[52]. O PTS pode ser utilizado para casos mais complexos em todos os tipos de serviços, com a finalidade de propiciar a atuação integrada da equipe no tempo e entre os vários espaços de cuidado. Deve ser baseado na concepção de clínica ampliada, conter definição clara de tare-

fas para todos os envolvidos (técnicos, usuários e famílias – corresponsabilização) e ser reavaliado de forma periódica.

A gestão cotidiana da rede de atenção em saúde mental exige o desenvolvimento de dispositivos de encontro e diálogo. A experiência de criação de Fóruns de Saúde Mental voltados para infância e adolescência tem se mostrado uma possibilidade muito enriquecedora do processo de integração da rede de cuidado e da troca de experiências entre serviços e profissionais. Em 2004, o Ministério da Saúde instituiu o Fórum Nacional de Saúde Mental Infantojuvenil[35] com a finalidade de construir, coletiva e intersetorialmente, os princípios e diretrizes da política nacional de saúde mental infantojuvenil. Esse dispositivo pode ser implantado tanto no nível estadual (como o caso pioneiro do estado do Rio de Janeiro) quanto no municipal (experiência da cidade de São Paulo).

A importância das equipes multiprofissionais

A análise dos fatores de risco para os transtornos mentais na infância e adolescência e seus desempenhos insatisfatórios nas áreas de desenvolvimento psicológico, habilidades sociais, funcionamento familiar, desempenho escolar/acadêmico, e a habilidade se engajar em atividades sociais aponta para a necessidade de se abordar essas dificuldades como parte de um tratamento mais abrangente[6]. Daí a necessidade de o eixo principal da assistência ser a atuação em equipe multiprofissional, composta por técnicos de diferentes formações, para permitir um enfoque ampliado do cuidado.

Um dos principais desafios do trabalho em equipe multiprofissional é combinar graus de polivalência com certo nível necessário e inevitável de especialização. A aplicação dos conceitos de Campo e de Núcleo de Competência e de Responsabilidade é útil para gerenciar a formação e o processo de trabalho das equipes. Denominamos de campo o conjunto de saberes, práticas e responsabilidades comuns ou confluentes a várias profissões ou especialidades. Por outro lado, denominamos de núcleo os conhecimentos, práticas e responsabilidades específicos de uma dada formação profissional ou especialidade[53,54]. Dessa forma, as equipes de saúde mental atuam dentro de um campo de conhecimento específico – a saúde mental, mas cada membro dessa equipe contribui com sua história e formações específicos para a construção de intervenções interdisciplinares, adequadas à complexidade de cada caso. Para atingir os objetivos do tratamento é necessário superar o modo de funcionamento como um agrupamento de profissionais onde ocorre justaposição de ações fragmentadas e construir um trabalho transdisciplinar sob um olhar comum[55].

Cabe dizer que os profissionais das equipes especializadas em saúde mental da infância e adolescência enfrentam estresse decorrente da pressão para atender toda a grande demanda existente, muitas vezes trabalhando acima de sua capacidade, devido ao número reduzido de serviços e equipes. Essa condição de trabalho compromete a qualidade dos atendimentos, gerando insatisfação profissional, desgaste da equipe e rotatividade dos profissionais. É preciso que a gestão dos serviços fique atenta aos sinais de sobrecarga e adoecimento, agenciando o que for possível em termos das condições de trabalho e suporte emocional, evitando que tragam prejuízos ao funcionamento da equipe.

A supervisão clínico-institucional com um profissional capacitado e externo ao serviço é uma importante estratégia de qualificação do trabalho e deve incluir tanto a supervisão dos casos em atendimento quanto a supervisão dos processos de trabalho e relações entre a equipe[56].

Outro aspecto importante é a necessidade de atualização constante dos profissionais. Esse processo de educação permanente deve ser amplo, não privilegiando, a priori, nenhum tipo de abordagem específica e lembrando que é a partir da análise e discussão conjunta de cada caso que se constrói o projeto terapêutico singular[57]. Nos serviços públicos essas duas atividades, supervisão e educação permanente, devem fazer parte do planejamento e contar com tempo e verbas específicos.

Recursos e financiamento

Por fim, mas não menos importante, é preciso reforçar que para uma efetiva implantação de políticas, serviços e ações de saúde mental dirigidos a crianças e adolescentes é essencial identificar fontes de financiamento específicas e suficientes. Financiamento sustentado no tempo é crucial e deve ser partilhado entre os vários setores envolvidos no cuidado. Nunca é demais ressaltar que os serviços de saúde mental voltados para a infância e adolescência devem contar com todos os insumos necessários ao seu adequado funcionamento, como rede física adequada a essa faixa etária, material de consumo para grupos e oficinas, material específico para processos de avaliação (testes psicológicos e outros). Especial importância deve ser dada aos medicamentos, que precisam ter apresentação adequada à psicofarmacoterapia de crianças e adolescentes e não apresentar descontinuidade do fornecimento.

CONSIDERAÇÕES FINAIS

A elaboração da política nacional de saúde mental voltada para crianças e adolescentes é relativamente recente. São prioridades dessa política a implantação de CAPSij e a formação de uma rede intersetorial que atenda às demandas para o cuidado integral preconizado para crianças e adolescentes.

No momento, existe não só no Brasil, mas em todo mundo, uma desproporção entre demanda e o número de profissionais capacitados e de serviços para o atendimento específico dessa faixa etária. Este capítulo apontou os principais aspectos a serem considerados no planejamento e organização de um serviço de atendimento a crianças e adolescentes, desde os princípios e diretrizes do cuidado, as particularidades no atendimento dessa população e as articulações necessárias com a rede intersetorial.

Para aprofundamento

- World Health Organization. Child and adolescent mental health policies and plans (Mental Health Policy and Service Guidance Package). Geneva, 2005.
  - Documento guia da Organização Mundial de Saúde visando à constituição de uma política de saúde mental para crianças e adolescentes. Defende que sem um planejamento adequado os serviços de saúde mental tornam-se fragmentados, inefetivos, caros e inacessíveis. Descreve os passos necessários para a elaboração e implementação dessa política.
- Brasil. Ministério da Saúde. Atenção psicossocial a crianças e adolescentes no SUS: tecendo redes para garantir direitos. Brasília: Ministério da Saúde; 2014.
  - Documento do Ministério de Saúde elaborado em conjunto com o Ministério Público que apresenta os principais marcos do campo dos direitos humanos e da atenção psicossocial de crianças e adolescentes no Brasil.
- Lauridsen-Ribeiro E, Lykouropoulos CB (org.). O CAPSi e o desafio da gestão em rede. São Paulo: Hucitec; 2016.
  - Livro elaborado por um grupo de profissionais dos serviços de saúde e integrantes da academia que traz a experiência concreta do cotidiano e contribuições teóricas visando o aprimoramento do cuidado em saúde mental de crianças e adolescentes.

REFERÊNCIAS BIBLIOGRÁFICAS

1. Brasil. Decreto n. 99.710, de 21 de novembro de 1990. Promulga a Convenção sobre os Direitos da Criança. Disponível em: http://www.planalto.gov.br/ccivil_03/decreto/1990-1994/D99710.htm. Acesso em: 25 fev. 2020.
2. Brasil. Lei n. 8.069, de 13 de julho de 1990. Convenção sobre os direitos da criança: dispõe sobre a proteção integral à criança e ao adolescente, e dá outras providências. Disponível em: http://www.planalto.gov.br/ccivil_03/leis/l8069.htm. Acesso em: 25 fev. 2020.
3. IBGE. Tábua completa de mortalidade para o Brasil – 2018. Breve análise da evolução da mortalidade no Brasil. Rio de Janeiro; 2019.
4. Organização Pan-Americana de Saúde. Ação global acelerada para a saúde de adolescentes (AA-HA!). Guia de orientação para apoiar a implementação pelos países. Washington; 2018.
5. Cicogna JIR, Hillesheim D, Hallal ALLC. Mortalidade por suicídio de adolescentes no Brasil: tendência temporal de crescimento entre 2000 e 2015. J Bras Psiquiatr. 2019;68(1):1-7.
6. World Health Organization. Child and adolescent mental health policies and plans (Mental Health Policy and Service Guidance Package). Geneva; 2005.
7. Fleitlich BW, Goodman R. Epidemiologia. Rev Bras Psiquiatr. 2000;22 (Supl. II):2-6.
8. Polanczyk GV, Salum GA, Sugaya LS, Caye A, Rohde LA. Annual Research Review: A meta-analysis of the worldwide prevalence of mental disorders in children and adolescents. Journal of Child Psychology and Psychiatry. 2015;56(3):345-65.
9. Paula CS, Coutinho ES, Mari JJ, Rohde LA, Miguel EC, Bordin IA. Prevalence of psychiatric disorders among children and adolescents from four Brazilian regions. Brazilian Journal of Psychiatry. 2015;37(2):178-9.
10. Fleitlich-Bilik B, Goodman R. Prevalence of child and adolescent psychiatric disorders in Southeast Brazil. J Am Acad Child Adolesc Psychiatry. 2004;43:727-34.

11. Anselmi L, Fleitlich-Bilyk B, Menezes AMB, Araújo CL, Rohde LA. Prevalence of psychiatric disorders in a Brazilian birth cohort of 11-year-olds. Social Psychiatry and Psychiatric Epidemiology. 2010;45(1):135-42.

12. Paula CS, Ribeiro SH, Fombonne E, Mercadante MT. Brief report: prevalence of pervasive developmental disorder in Brazil: a pilot study. J Autism and Developmental Disord. 2011;41(12);1738-42.

13. Salum GA, Gadelha A, Pan PM, Moriyama TS, Graeff-Martins AS, Tamanaha AC, Rohde LA. High risk cohort study for psychiatric disorders in childhood: rationale, design, methods and preliminary results. Int J Methods in Psychiatric Res. 2015;24(1):58-73.

14. Fatori D, Graeff-Martins AS. Epidemiologia dos transtornos mentais de crianças e adolescentes. In: Lauridsen-Ribeiro E, Lykouropoulos CB (org.). O CAPSi e o desafio da gestão em rede. São Paulo: Hucitec; 2016. p. 39-53.

15. Goodman R, Scott S. Child and Adolescent Psychiatry. 3. ed. Oxford; 2012.

16. **Rocha TB-M, Graeff-Martins AS, Kieling C, Rohde A. Provision of mental healthcare for children and adolescents: a worldwide view. Curr Opin Psychiatry. 2015;28:330-335.**

    ⇨ **O artigo reforça a disparidade existente entre as necessidades de cuidado em saúde mental de crianças e adolescentes e o acesso aos serviços de saúde, principalmente em países de baixa e média renda. Indica também estratégias inovadoras que podem reduzir essa disparidade.**

17. Jensen OS, Goldman E, Offord D, Costello EJ, Friedman R, Huff B, et al. Overlooked and underserved: "action signs" for identifying children with unmet mental health needs. Pediatrics. 2011;128:970-979.

18. **Patel V, Kieling C Maulik P, Divan G. Improving access to care for children with mental disorders: a global perspective. Arch Dis Child. 2013;98:323-327.**

    ⇨ **O artigo discute estratégias para melhorar o acesso de crianças e adolescente a cuidados de saúde mental através do aprimoramento tanto da capacidade diagnóstica quanto da capacitação de profissionais que já trabalham diretamente com as crianças e adolescentes.**

19. Paula CS, Bordin IAS, Mari JJ, Velasque L, Rohde LA. The mental health gap among children and adolescents: data from na epidemiological survey from four brazilian regions. PLoS One. 2014;9(2):e88241.

20. Fatori D, Salum GA, Rohde LA, Pan PM, Bressan R, Evans-Lacko S, et al. Use of mental services by children with mental disorders in two major cities in Brazil. Psychiatr Serv. 2019;70(4):337-341.

21. **Kieling C, Baker-Henningham H, Belfer M, Conti G, Ertem I, Omigbodun O, et al. Child and adolescent mental health worldwide: evidence for action. Lancet. 2011;378(9801):1515-25.**

    ⇨ **O artigo traça um panorama universal da situação do cuidado em saúde mental de crianças e adolescentes, apontando a magnitude da carga de sofrimento existente e as fragilidades da assistência. Também sugere estratégias e intervenções para reduzir a escassez de cuidado.**

22. Paula CS, Mari JJ, Bordin IAS, Miguel EC, Fortes I, Barros N, et al. Early vulnerabilities for psychiatric disorders in elementar schoolchildren from four brazilian regions. Social Psychiatry and Psychiatric Epidemiology. 2018;53(5):477-480.

23. **Paula CS, Lauridsen-Ribeiro E, Wissow L, Bordin, IAS, Evans-Lacko S. How to improve the mental health care of children and adolescents in Brazil: actions needed in the public sector. Brazilian Journal of Psychiatry. 2012;34(3):334-351.**

    ⇨ **O artigo apresenta uma análise da distribuição dos serviços de atendimento em saúde mental para crianças e adolescentes no Brasil e aponta possíveis encaminhamentos para melhoria do acesso dessa população ao cuidado em saúde mental.**

24. Delfini PSS, Bastos IT, Reis AOA. Peregrinação familiar: a busca por cuidado em saúde mental infantil. Cadernos de Saúde Pública. 2017;33(12);e00145816.

25. Sayal K, Ford T. From epidemiology of child and adolescent mental health problems to service utilization. In: Garralda ME, Raynaud JP (eds.). Increasing awareness of child and adolescent mental health. Plymouth, UK: Jason Aronson; 2010.

26. World Health Organization. Caring for children and adolescents with mental disorders: setting WHO directions. Geneva: World Health Organization; 2003.

27. Scivoletto S, Fondello MA, Otoch L, Caetano S, Graeff-Martins AS, Rosário MC, et al. Child and adolescent psychiatry training in Brazil, Argentina, Uruguay and Chile: current panorama and future challenges. Eur Child Adolesc Psychiatry. 2019;29:71-81.

28. Lugon R. Breves reflexões e paradoxos sobre a psiquiatria nos CAPSi. In: Lauridsen-Ribeiro E, Lykouropoulos CB (org.). O CAPSi e o desafio da gestão em rede. São Paulo: Hucitec; 2016. p. 108-115.

29. Sartorius N, Graham P. Child mental health: experience of eight countries. WHO Chronicle. 1984;38:208-211.

30. Brasil. Ministério da Saúde. Caminhos para uma política de saúde mental infantojuvenil. Brasília: Editora do Ministério da Saúde; 2005.

31. Brasil. Presidência da República. Secretaria Especial dos Direitos Humanos. Conselho Nacional dos Direitos da Criança e do Adolescente. Plano Nacional de Promoção, Proteção e Defesa do Direito de Crianças e Adolescentes à Convivência Familiar e Comunitária/Secretaria Especial dos Direitos Humanos. Brasília-DF: Conanda, 2006. Disponível em: https://www.mds.gov.br/webarquivos/publicacao/assistencia_social/Cadernos/Plano_Defesa_CriancasAdolescentes%20.pdf. Acesso em: 25 fev. 2020.

32. Couto MCV, Delgado PGG. Intersetorialidade: exigência da clínica com crianças na atenção psicossocial. In: Lauridsen-Ribeiro E, Tanaka OY. Atenção em saúde mental para crianças e adolescentes no SUS. 2. ed. São Paulo: Hucitec; 2016.

33. **Couto MCV, Delgado PGG. Crianças e adolescentes na agenda política da saúde mental brasileira: inclusão tardia, desafios atuais. Psicol Clin, Rio de Janeiro. 2015;27(1):17-40.**

    ⇨ **O artigo apresenta o panorama histórico da implantação tardia no Brasil de uma política pública de saúde mental voltada para crianças e adolescentes e aponta as ações estruturantes para ampliar o acesso ao cuidado.**

34. Brasil. Ministério da Saúde. Saúde mental no SUS: os centros de atenção psicossocial. Brasília: Editora do Ministério da Saúde; 2004.

35. Brasil. Ministério da Saúde. Fórum nacional de saúde mental infantojuvenil: recomendações de 2005 a 2012. Brasília: Ministério da Saúde; 2014.

36. Brasil. Ministério da Saúde. Atenção psicossocial a crianças e adolescentes no SUS: tecendo redes para garantir direitos. Brasília: Ministério da Saúde; 2014.

37. Trapé TL, Campos RO, Gama CAP. Mental health network: a narrative review study of the integration assistence mechanisms at the Brazilian National Health System. International Journal of Health Sciences. 2015;3(3):45-53.

38. Lauridsen-Ribeiro E, Tanaka OY. Atenção em saúde mental para crianças e adolescentes no SUS. São Paulo: Hucitec; 2010. Organização de serviços no Sistema Único de Saúde para o cuidado de crianças e adolescentes com problemas de saúde mental; p. 147-69.

39. Cecílio LCO. Modelos tecnoassistenciais em saúde: da pirâmide ao círculo, uma possibilidade a ser explorada. Cad Saúde Pública. 1997;13(3):469-78.

40. Mendes EV. As redes de atenção à saúde. Rev Med Minas Gerais. 2008;18(supl. 4):3-11.

41. Rovere M. Redes en salud, un nuevo paradigma para el abordaje de las organizaciones y la comunidad. Rosario: Ed. Secretaría de Salud Pública/AMR, Instituto Lazarte (reimpresion), 1999.

42. Brasil. Ministério da Saúde. Portaria MS/GM n. 3.088, de 23 de dezembro de 2011. Institui a Rede de Atenção Psicossocial para pessoas com sofrimento ou transtorno mental e com necessidades decorrentes do uso de crack, álcool e outras drogas, no âmbito do Sistema Único de Saúde (SUS). Disponível em: http://bvsms.saude.gov.br/bvs/saudelegis/gm/2011/prt3088_23_12_2011_rep.html. Acesso em 25 fev. 2020.

43. Couto MCV, Delgado PGG. Presença viva da saúde mental no território: construção da rede pública ampliada de atenção para crianças e adolescentes. In: Lauridsen-Ribeiro E, Lykouropoulos CB (org.). O CAPSi e o desafio da gestão em rede. São Paulo: Hucitec; 2016. p. 161-192.

44. Lykouropoulos CB, Péchy SHS. O que é um CAPSi? In: Lauridsen-Ribeiro E, Lykouropoulos CB (org.). O CAPSi e o desafio da gestão em rede. São Paulo: Hucitec; 2016. p. 87-99.

45. Brasil. Ministério da Saúde. Saúde Mental em Dados – 12. ed. Brasília: outubro de 2015. Disponível em https://www.mhinnovation.net/sites/

default/files/downloads/innovation/reports/Report_12-edicao-do-Sau-de-Mental-em-Dados.pdf. Acesso em 25 fev. 2020.

46. Garcia GYC, Santos DN, Machado DB. Centros de atenção psicossocial infantojuvenil: distribuição geográfica e perfil dos usuários. Cad Saúde Pública. 2015;31(12):2649-54.

47. Ceballos GY, Paula CS, Ribeiro EL, Santos DN. Child and Adolescent Psychosocial Care Center service use profile in Brazil: 2008 to 2012. Braz J Psychiatry. 2019;41(2):138-47.

48. Delfini PSS, Reis AOA. Articulação entre serviços públicos de saúde nos cuidados voltados à saúde mental infantojuvenil. Cadernos de Saúde Pública. 2012;28(2):357-66.

49. Teixeira MR, Couto MCV, Delgado PGG. Atenção básica e cuidado colaborativo na atenção psicossocial de crianças e adolescentes: facilitadores e barreiras. Cienc Saúde Coletiva. 2017;22(6):1933-42.

50. Fatori D, Brentani A, Grisi SJFE, Miguel EC, Graeff-Martins AS. Prevalência de problemas de saúde mental na infância na atenção primária. Cienc Saúde Coletiva. 2018;23(9):3013-20.

51. Tãno BL, Matsukura TS. Intersetorialidade e cuidado em saúde mental: experiências dos CAPSij da Região Sudeste do Brasil. Physis: Rev Saúde Coletiva. 2019;29(1):e290108.

52. Brasil. Ministério da Saúde. Núcleo Técnico da Política Nacional de Humanização. Clínica ampliada, equipe de referência e projeto terapêutico singular. 2. Ed. Brasília: Ministério da Saúde; 2007.

53. Campos GWS. Saúde pública e saúde coletiva: campo e núcleo de saberes e práticas. Cienc Saúde Coletiva. 2000;5(2):219-30.

54. Campos GWS. Subjetividade e administração de pessoal: considerações sobre modos de gerenciar o trabalho em equipes de saúde. In: Merhy EE, Onocko R. Agir em saúde: um desafio para o público. 2. ed. São Paulo: Hucitec; 2002.

55. Peduzzi M. Equipe multiprofissional de saúde: conceito e tipologia. Rev Saúde Pública. 2001;35(1):103-9.

56. Severo AKS, L'Abbate S, Campos RTO. A supervisão clínico-institucional como dispositivo de mudanças na gestão do trabalho em saúde mental. Interface – Comunicação, Saúde, Educação. 2014;18(50):545-56.

57. Blanco-Vieira T, Ramos FADC, Lauridsen-Ribeiro E, Ribeiro MVV, Meireles EA, Nóbrega BA, et al. A Guide for Planning and Implementing Successful Mental Health Educational Programs. J Contin Educ Health. 2018;38(2):126-36.

8

Serviços voltados para o tratamento da dependência química e integração com políticas gerais

Luiz Gustavo Vala Zoldan
Guilherme Trevizan Kortas
Matheus Cheibub David Marin
Arthur Guerra de Andrade

Sumário

Introdução
Epidemiologia dos transtornos relacionados ao uso de substâncias e seus impactos na sociedade
Modelos de atenção específicos para dependência química no Brasil e regulamentações
Políticas relacionadas ao uso de substâncias e suas perspectivas
　Políticas de redução de demanda e oferta
　Políticas de redução de danos
　Organização Mundial de Saúde e análise das políticas preventivas
　Drogas ilícitas: debates sobre despenalização e legalização
Políticas sobre crack e cocaína – Programa Recomeço
Políticas sobre crack e cocaína – Programa Redenção
Referências bibliográficas

Pontos-chave

- Quanto à epidemiologia dos transtornos relacionados ao uso de substâncias no Brasil, o cenário de consumo de bebidas alcoólicas é bastante prevalente.
- As propostas mais modernas de saúde pública para o cuidado dos usuários de substâncias psicoativas nasceram nas universidades públicas brasileiras.
- Modelos de acolhimento social interessados em combinar proteção social com abordagens de tratamento para a dependência química devem integrar a rede de atenção.
- O processo de bem-estar e de recuperação dos usuários de substâncias psicoativas parece aumentar em qualidade e adesão quando amparado por estruturas de moradia e de assistência social.

INTRODUÇÃO

O atual conceito de dependência química é resultado de uma evolução de ideias cujas primeiras tentativas de abordagem científica têm menos de 300 anos, e as definições mais próximas da atual, pouco mais de um século. Em comparação ao consumo de substâncias, que ocorre há milhares de anos, é um conceito bastante recente[1].

Os conceitos atuais que definem os critérios para o diagnóstico de síndrome de dependência são baseados nos conceitos da escola britânica de Griffith Edwards (Tabela 1) e serviram de base para a elaboração dos dois principais códigos psiquiátricos da atualidade: a CID-10, da Organização Mundial da Saúde (OMS), e o DSM-5, da American Psychiatric Association (APA)[2].

A dependência química caracteriza-se por um padrão de consumo compulsivo da substância psicoativa, estando presentes pelo menos três dos sete critérios diagnósticos elaborados por Edwards e colaboradores (Tabela 1). Tal padrão de consumo, em geral, está voltado para o alívio ou a evitação de sintomas provocados pela abstinência, interferindo na execução de atividades e compromissos sociais realizados pelo indivíduo, que passa a abandoná-los ou negligenciá-los em função do uso. Além disso, esse padrão de consumo resulta em tolerância e síndrome de abstinência[3].

Os transtornos relacionados ao uso de substâncias são problemas multifatoriais, que envolvem não apenas aspectos de saúde, mas também uma série de determinantes sociais da doença, como condição socioeconômica, condições habitacionais, emprego e geração de renda, além da exposição à violência, abusos e traumas durante a infância e a adolescência. Políticas que visem lidar com essa problemática devem levar em consideração todos esses aspectos e atuar nesses diversos setores de maneira integrada, para alcançar alguma efetividade.

Tabela 1 Critérios diagnósticos da dependência de substâncias psicoativas

Compulsão para o consumo	A experiência de um desejo incontrolável de consumir uma substância. O indivíduo imagina-se incapaz de colocar barreiras a tal desejo e sempre acaba consumindo.
Aumento da tolerância	A necessidade de doses crescentes de determinada substância psicoativa para alcançar efeitos originalmente obtidos com doses mais baixas.
Síndrome de abstinência	O surgimento de sinais e sintomas de intensidade variável quando o consumo de substância psicoativa cessou ou foi reduzido.
Alívio ou evitação da abstinência pelo aumento do consumo	O consumo de substâncias psicoativas visando ao alívio dos sintomas de abstinência. Como o indivíduo aprende a detectar os intervalos que separam a manifestação de tais sintomas, passa a consumir a substância preventivamente, a fim de evitá-los.
Relevância do consumo	O consumo de uma substância torna-se prioridade, mais importante do que coisas que outrora eram valorizadas pelo indivíduo.
Estreitamento ou empobrecimento do repertório	A perda das referências internas e externas que norteiam o consumo. À medida que a dependência avança, as referências voltam-se exclusivamente para o alívio dos sintomas de abstinência, em detrimento do consumo ligado a eventos sociais. Além disso, passa a ocorrer em locais onde sua presença é incompatível, como o local de trabalho.
Reinstalação da síndrome de dependência	O ressurgimento dos comportamentos relacionados ao consumo e dos sintomas de abstinência após um período de abstinência. Uma síndrome que levou anos para se desenvolver pode se reinstalar em poucos dias, mesmo o indivíduo tendo atravessado um longo período de abstinência.

Fonte: Edwards et al., 2005[2].

EPIDEMIOLOGIA DOS TRANSTORNOS RELACIONADOS AO USO DE SUBSTÂNCIAS E SEUS IMPACTOS NA SOCIEDADE

Cerca de 275 milhões de pessoas em todo o mundo (5,6% da população mundial entre 15 e 64 anos) usou drogas pelo menos uma vez durante 2016, segundo dados da OMS. Cerca de 31 milhões de pessoas que usam drogas sofrem transtornos por uso de substâncias (0,63% da população global entre 15 e 64 anos), o que significa que esse uso é tão prejudicial que necessita de tratamento médico. Estimativas iniciais sugerem que, globalmente, 13,8 milhões de jovens entre 15 e 16 anos tenham usado cannabis no ano anterior, equivalente a uma taxa de 5,6% de todos os adolescentes[4].

Cerca de 450 mil pessoas morreram como resultado do uso de drogas em 2015, segundo a OMS. Dessas mortes, 167.750 estavam diretamente associadas a transtornos pelo uso de substâncias (principalmente *overdoses*). O restante foi indiretamente atribuível ao consumo de drogas e incluiu mortes relacionadas ao HIV e hepatite C, adquiridos por meio de práticas inseguras de injeção das substâncias[4].

Quanto à epidemiologia dos transtornos relacionados ao uso de substâncias no Brasil, o cenário de consumo de bebidas alcóolicas é bastante prevalente. De acordo com o II Levantamento Nacional de Álcool e Drogas (II LENAD), 50% da população brasileira pesquisada declarou que havia bebido pelo menos uma vez no último ano, sendo que, destes, 53% declararam beber mais de uma vez por semana, assim como 59% relataram ter bebido em grande quantidade (*binge drinking*) ao menos uma vez no último ano[5].

Com relação ao tabagismo, existe mais de um bilhão de fumantes no mundo, e 80% deles vive em 24 países, sendo dois terços em países de baixa e média renda, onde a carga das doenças e mortes relacionadas ao tabaco é maior. Estima-se que os fumantes atuais consumam cerca de seis trilhões de cigarros todos os anos. O consumo de tabaco no mundo vem crescendo em países em desenvolvimento e reduzindo em países desenvolvidos, além de ser maior entre os homens do que entre as mulheres[6].

O percentual de adultos fumantes no Brasil tem apresentado expressiva queda nas últimas décadas, em função das inúmeras ações desenvolvidas pela Política Nacional de Controle do Tabaco, a qual analisaremos mais à frente. Em 1989, 34,8% da população acima de 18 anos era fumante, de acordo com a Pesquisa Nacional sobre Saúde e Nutrição (PNSN). Uma queda expressiva nesses números foi observada no ano de 2003, quando na Pesquisa Mundial de Saúde (PMS) o percentual observado foi de 22,4%. No ano de 2008, segundo a Pesquisa Especial de Tabagismo (PETab), esse percentual era de 18,5%. Os dados do ano de 2013, a partir da Pesquisa Nacional de Saúde (PNS), apontaram o percentual total de adultos fumantes em 14,7%. Em análises mais recentes, na amostra observada pelo Vigitel em 2017, observou-se que no conjunto das 27 cidades a frequência de adultos fumantes foi de 10,1%, maior no sexo masculino (13,2%) do que no feminino (7,5%). No total da população, a frequência de fumantes tendeu a ser menor entre os adultos jovens (antes dos 25 anos) e entre os adultos com 65 anos e mais. A frequência do hábito de fumar diminuiu com o aumento da escolaridade e foi particularmente alta entre homens com até oito anos de estudo (18%), excedendo em cerca de duas vezes a frequência observada entre indivíduos com 12 ou mais anos de estudo[7]. Como se trata de uma das maiores causas de morte evitável no mundo, as ações quanto ao tabagismo são de especial interesse.

Cerca de 243 milhões de pessoas, ou 5% da população global entre 15 e 64 anos de idade, usaram drogas ilícitas em 2012. Usuários de drogas problemáticos, por outro lado, somaram por volta de 27 milhões, cerca de 0,6% da população adulta mundial, ou 1 em cada 200 pessoas. Somente na Europa, 11,7% dos jovens (com idade entre 15 e 34 anos) usaram cannabis no ano anterior, percentual que sobe para 15,2% no grupo entre 15 e 24 anos. Do total de usuários globais, estima-se que 13,1 milhões sejam dependentes[8].

Em publicação do United Nations Office on Drugs and Crime (UNODC), o Brasil foi apontado como uma das nações emergentes onde o consumo de estimulantes como a cocaína – na forma intranasal ("pó") ou fumada (crack, merla ou oxi) – vinha aumentando, enquanto na maioria dos países o consumo estava diminuindo. Assim, em relação às drogas ilícitas no Brasil (II LENAD), a substância ilícita com maior prevalência de uso na população brasileira foi a maconha. Do total da população adulta, 5,8% declarava já ter usado a substância alguma vez na vida. Em relação à cocaína, a prevalência de uso, uma vez na vida, pela população adulta observada, foi de 3,8%, sendo que a prevalência do uso de cocaína nos últimos 12 meses na população adulta observada foi de 1,7% (em suas diferentes formas)[4,5].

Trata-se, portanto, de um sério problema de saúde pública, que tem como grave consequência direta a ocorrência de óbitos, afastamentos previdenciários, redução da produtividade, piora da qualidade de vida e diversas comorbidades clínicas e psiquiátricas. Apesar dessas consequências, a dependência química segue vista carregada de estigma e preconceito, sendo muitas vezes mal compreendida, até mesmo no meio médico. Diferentes ações precisam ser desenhadas para transtornos relacionados a diferentes substâncias, já que seus cenários diferem com relação a epidemiologia, consequências à saúde e à sociedade.

MODELOS DE ATENÇÃO ESPECÍFICOS PARA DEPENDÊNCIA QUÍMICA NO BRASIL E REGULAMENTAÇÕES

O surgimento de modelos de atenção específicos para o tratamento da dependência de substâncias psicoativas no Brasil nasceu dentro do contexto do movimento de humanização da Psiquiatria e mesmo da Reforma Psiquiátrica, que valoriza a ideia do tratamento comunitário e em rede, com acesso universal e equânime, de acordo com os preceitos do Sistema Único de Saúde (SUS), previstos tanto pela Constituição Federal de 1988 quanto pela Lei Orgânica da Saúde, n. 8.080, de 19 de setembro de 1990[13].

No entanto, o Brasil não conseguiu superar por completo nenhuma etapa no que se refere às políticas de saúde mental: em muitos lugares do país, os manicômios ainda têm função exclusiva de "depósito humano", ainda que há pouco tempo era comum não contarem com estrutura médica formal e regular; é preciso assumir que a institucionalização de doentes mentais continua a ser uma realidade nacional, sendo que o antigo manicômio acabou por se converter em hospital psiquiátrico de modo incompleto e precário, sem incorporar as inovações arquitetônicas, tecnológicas e terapêuticas multidisciplinares necessárias, ao menos na rede pública de tratamento[13].

Por fim, alguns setores dos movimentos de luta antimanicomial, oriundos dos primeiros tempos da redemocratização brasileira do final dos anos 1970, identifica não apenas o modelo manicomial, mas toda a Psiquiatria, do ambiente hospitalar até suas estratégias comunitárias, psicoterapêuticas e farmacoterápicas, como algo a ser extinto, imprimindo assim forte resistência à implementação do hospital psiquiátrico contemporâneo, preferindo-se enxergá-la como algo a ser eliminado. Relega-se à Psiquiatria o papel de disciplina da Clínica Médica a ser exclusivamente alocada em hospitais públicos gerais, instituições já bastante subfinanciadas, desorganizadas e limitadas na realidade brasileira[12]. De certa forma, coloca-se novamente a disputa ideológica acima da prática, da técnica e dos preceitos de tratamento e evidências internacionalmente praticados. A transformação da Psiquiatria em palanque político e plataforma eleitoral acaba por ser prática comum no Brasil, e, dessa forma, valorizam-se o populismo e a ignorância, em detrimento da evidência científica e das boas práticas no cuidado.

As propostas mais modernas de saúde pública para o cuidado dos usuários de substâncias psicoativas nasceram nas universidades públicas brasileiras, no último quarto do século XX. Não havia ambulatórios especializados para o tratamento da dependência química, tampouco ações na lógica da redução de danos, exceto aqueles fundados e executados dentro das mesmas unidades de pesquisa. A maior parte dos pacientes era atendida em ambulatórios de saúde mental desequipados ou em hospitais psiquiátricos desacreditados pela população[15,16].

Apesar da existência de algumas experiências isoladas de serviços ambulatoriais específicos de atenção ao usuário de substâncias psicoativas criadas e gerenciadas por prefeituras de cidades paulistas, tais como São Paulo, Campinas e Santos, além de duas enfermarias para desintoxicação em hospitais estaduais – Hospital Geral de Taipas (1992) e Hospital Estadual de Diadema (2001) –, não era possível vislumbrar uma rede de atendimento para esses indivíduos antes da publicação da Portaria n. 816 do Ministério da Saúde, de 30 de abril de 2002, associada ao Decreto n. 4.345, de 26 de agosto de 2002, a qual institui, dentro do SUS, medidas como o Programa Nacional de Atenção Comunitária Integrada aos Usuários de Álcool e Outras Drogas e a Política Nacional de Álcool e Drogas (PNAD), que versa sobre tratamento baseado em redução de danos, redução de demanda e oferta, bem como promoção de abstinência, entre uma série de outras medidas[15,16].

Além de oferecer subsídios e diretrizes para o desenvolvimento de estratégias de articulação em rede e para a organização de fluxos assistenciais nas três esferas de governo, a referida portaria previa a criação dos primeiros centros de atenção psicossocial – Álcool e Drogas (CAPS-AD) –, cujo modelo de funcionamento fora publicado pouco antes, por intermédio da Portaria n. 336, de 19 de fevereiro de 2002.

Entende-se, portanto, que a principal porta de entrada para o tratamento do dependente químico é o CAPS-AD, contudo o tratamento deve começar muito antes disso. Nas unidades básicas de saúde e na Estratégia de Saúde da Família (ESF), o usuário já deve ser abordado sobre a existência de consumo de substâncias psicoativas e suas consequências. O trabalho de prevenção e psicoeducação deve ser realizado de maneira constante nessas unidades, assim, quando em um quadro de intoxicação por essas substâncias, o usuário deve ser prontamente encaminhado a um serviço de emergência para avaliação[17]. Aliás, modelos de atendimento específicos, exclusivos para o pronto atendimento de indivíduos portadores de dependência química, vêm sendo experimentados com sucesso, como veremos nos modelos do Programa Recomeço e do Programa Redenção, descritos a seguir.

Em 2011, a regulamentação, no âmbito do SUS, da rede de atenção psicossocial para pessoas com sofrimento ou transtorno mental e com necessidades decorrentes do uso de crack, álcool e outras drogas (RAPS) (Portaria n. 3.088, de 23 de dezembro de 2011) consolidou os esforços implementados na década anterior, podendo ser considerada a concretização legislativa da transformação das políticas públicas para os problemas relacionados ao consumo de substâncias psicoativas[18,19].

Ainda assim, superar o manicômio por meio da desinstitucionalização, prevista em lei – tal como a Portaria n. 2.840, de 29 de dezembro de 2014 – é uma das ações mais importantes do momento. Igualmente importantes são os esforços no âmbito jurídico e dos movimentos de cidadania e direitos humanos no sentido da criação de mecanismos e dispositivos de fiscalização das práticas clínicas em saúde mental e de garantia de direitos para os usuários de substâncias psicoativas atendidos dentro ou fora do âmbito do SUS[12].

Aliada à discussão do melhor modelo de saúde para o tratamento do dependente químico, faz-se estritamente necessária a discussão acerca do direito à moradia, direto básico de qualquer cidadão, mas rotineiramente negado a esse público. Fica evidente a necessidade de atuação intersetorial entre saúde, habitação, assistência social e segurança pública, para uma política efetiva e a garantia do apoio assistencial ao cidadão e à cidadã nos termos da Lei Orgânica de Assistência Social (LOAS) n. 8.742/1993.

Modelos de acolhimento social interessados em combinar proteção social com abordagens de tratamento para a dependência química também devem integrar essa rede de atenção, uma vez que o processo de bem-estar e de recuperação dos usuários de substâncias psicoativas parece aumentar em qualidade e adesão quando amparado por estruturas de moradia e de assistência social. Mais à frente, poderemos observar as iniciativas do Programa Redenção, que, por meio da instituição dos serviços integrados de acolhimento e tratamento (SIAT), tem buscado essa integração e consolidação.

Em continuidade a todo esse processo e apesar da necessidade de melhorias nos CAPS-AD e das políticas de tratamento, tanto nos aspectos relacionados à redução de danos, quanto nos relacionados à redução de demanda e oferta e promoção de abstinência, em 11 de abril de 2019 o Governo Federal estabeleceu o Decreto n. 9.761 (revogando o Decreto n. 4.345, de 26 de agosto de 2002). Com ele, é possível supor uma tentativa de abafamento da redução de danos como uma modalidade de tratamento, havendo um claro incentivo à modalidade de tratamento em comunidades terapêuticas de caráter religioso ou não, baseada na premissa dos 12 passos ou essencialmente religiosa, exclusivamente voltada à promoção de abstinência e distanciamento da comunidade original do indivíduo. Vale ressaltar algumas premissas propostas[20]:

- Buscar incessantemente atingir o ideal de construção de uma sociedade protegida do uso de drogas lícitas e ilícitas e da dependência a elas.
- A orientação central da Política Nacional sobre Drogas, considerando aspectos legais, culturais e científicos, especialmente a posição majoritariamente contrária da população brasileira quanto às iniciativas de legalização de drogas.
- Reconhecer as diferenças entre o usuário, o dependente e o traficante de drogas e tratá-los de forma diferenciada, considerada a natureza, a quantidade da substância apreendida, o local e as condições em que se desenvolveram a ação de apreensão, as circunstâncias sociais e pessoais e a conduta e os antecedentes do agente, considerados obrigatoriamente em conjunto pelos agentes públicos incumbidos dessa tarefa, de acordo com a legislação.
- Tratar sem discriminação as pessoas usuárias ou dependentes de drogas lícitas ou ilícitas.
- Conscientizar o usuário e a sociedade de que o uso de drogas ilícitas financia atividades e organizações criminosas, cuja principal fonte de recursos financeiros é o narcotráfico.
- Garantir o direito à assistência intersetorial, interdisciplinar e transversal, a partir da visão holística do ser humano, com tratamento, acolhimento, acompanhamento e outros serviços, às pessoas com problemas decorrentes do uso, do uso indevido ou da dependência do álcool e de outras drogas.
- As ações, os programas, os projetos, as atividades de atenção, o cuidado, a assistência, a prevenção, o tratamento, o acolhimento, o apoio, a mútua ajuda, a reinserção social, os estudos, a pesquisa, a avaliação, as formações e as capacitações objetivarão que as pessoas se mantenham abstinentes em relação ao uso de drogas.
- Buscar o equilíbrio entre as diversas diretrizes, que compõem de forma intersistêmica a Política Nacional sobre Drogas e a Política Nacional sobre o Álcool, nas diversas esferas da federação, classificadas, de forma não exaustiva, em:
  » Ações de redução da demanda, incluídas as de prevenção, promoção à saúde, cuidado, tratamento, acolhimento, apoio, mútua ajuda e reinserção social.
  » Ações de gestão da política, incluídas as de estudo, pesquisa, avaliação, formação e capacitação.
  » Ações de redução da oferta, incluídas as de segurança pública, defesa, inteligência, regulação de substâncias precursoras, substâncias controladas e drogas lícitas, repressão da produção não autorizada, de combate ao tráfico de drogas, à lavagem de dinheiro e crimes conexos, inclusive por meio da recuperação de ativos que financiem ou sejam resultados dessas atividades criminosas.

De maneira geral, ainda há muito o que desenvolver e discutir no tocante às políticas sobre drogas no Brasil. Ainda assim, essa discussão precisa ser distanciada de ideologias e mais aproximada das evidências científicas relacionadas ao tema.

POLÍTICAS RELACIONADAS AO USO DE SUBSTÂNCIAS E SUAS PERSPECTIVAS

No que diz respeito às drogas lícitas, em muitas nações, há um vazio em advocacia pública, deixando as organizações não governamentais como representantes do público nos assuntos referentes aos problemas relacionados ao seu consumo. Os meios de comunicação têm uma influência significativa no debate político nacional e local, determinando seu papel dominante na cultura contemporânea. Um exemplo é o caso das bebidas alcoólicas que, apoiado por livres valores de mercado e conceitos sociais, tem seus interesses defendidos por suas indústrias, que entraram na arena política para proteger seus interesses comerciais e, em países como o Brasil, constituem-se no principal agente não governamental presente à mesa onde se discute a política do álcool[21,22]. Embora a indústria tente fazer propaganda educativa ("se beber não dirija", ou "beba com moderação"), seus interesses comerciais conflitam-se com as medidas de saúde pública.

As políticas do álcool e do cigarro podem ser divididas em duas categorias: as alocatórias e as regulatórias[23]. As primeiras promovem recursos a um grupo ou organização específica para a prevenção e o tratamento para atingir objetivos de interesse público, financiando campanhas educativas e fornecendo tratamento aos dependentes. Já as políticas regulatórias procuram influenciar comportamentos e decisões individuais. Por exemplo: as leis que regulam a taxação e o preço, impõem uma idade mínima para a compra de bebidas e limitam os horários de funcionamento de bares e a propaganda são usadas para restringir o acesso às drogas lícitas por razões de saúde e segurança pública[23]. É possível sugerir que, no Brasil, as políticas regulatórias existam de maneira bastante frágil e permissiva e ainda são pouco supervisionadas ou fiscalizadas quanto ao seu cumprimento.

Com relação às drogas ilícitas, discute-se sobre fiscalização, repreensão, prisão, descriminalização, despenalização ou legalização. Trata-se de um contexto que dificulta a determinação de ações específicas para a regulação ou o controle de uso.

O consumo de substâncias psicoativas imprime uma série de consequências, não apenas à saúde do indivíduo. De acordo com Ameratunga et al.[24], esse comportamento gera elevados custos referentes à saúde individual, sociais, legais e consequências adversas, resultando em danos socioeconômicos pela soma dos prejuízos materiais, médicos e referentes à perda de produtividade. Podemos considerá-lo um problema prioritário de saúde e segurança pública nos países em desenvolvimento, considerando-se o pesado fardo resultante da soma dos prejuízos materiais, gastos médicos e os referentes à perda de produtividade pessoal.

Basicamente, o álcool, o tabaco e as drogas ilícitas são produtos de varejo sujeitos à relação de oferta *versus* demanda. Sem disponibilidade, não pode haver nenhum uso ou problemas associados. Isso deve ser levado em consideração quando consideramos a legalização de drogas ilícitas, pois a acessibilidade ao álcool, tabaco e a outras drogas depende de fatores ligados às leis vigentes (federais, estaduais ou municipais) e sua efetiva execução (implantação da fiscalização das normas vigentes e punições decorrentes). O desejo de consumir essas substâncias (fatores individuais) cria uma demanda que estimula a oferta, tanto maior quanto maiores forem os lucros que poderão ser percebidos com sua venda. Igualmente, o potencial de lucro encoraja os vendedores a estimularem a demanda por meio das promoções[25].

Políticas de redução de demanda e oferta

Podemos dividir a disponibilidade das substâncias em três tipos específicos: disponibilidade econômica (preços, taxações), disponibilidade de varejo (facilidades de compra e acessibilidade às drogas) e disponibilidade social (acessibilidade de fontes de obtenção por família e amigos)[26].

Disponibilidade econômica

Refere-se ao preço que deve ser pago para obter as drogas lícitas ou não, influenciado por impostos, taxações, concorrências com vendedores vizinhos, fiscalização etc. Quanto à disponibilidade econômica, evidências científicas mostram que estratégias de aumento de preços do álcool são altamente eficazes e estão associadas ao menor consumo e a problemas associados, principalmente nos grupos mais vulneráveis: os adolescentes (menor renda disponível) e os bebedores pesados[24,27,28]. Especialistas veem o aumento de preços como o meio mais eficaz de reduzir a embriaguez ao volante, principalmente em jovens[29,30]. Estima-se que um aumento de 10% no preço de bebidas alcoólicas nos Estados Unidos tenha reduzido a probabilidade de dirigir embriagado em 7% para homens e 8% para mulheres, com reduções ainda maiores entre os menores de 21 anos[29,30]. Vários estudos têm examinado o impacto dos preços do álcool em homicídios e outros crimes (incluindo sequestros, assaltos, furtos, roubos de veículos, violência doméstica e abuso de crianças)[27,31] e indicam que o aumento dos preços de bebidas está associado à diminuição da ocorrência desses crimes[25,26] e de afastamentos do trabalho, em caso de ferimentos não fatais.

Tal como o álcool, pesquisas apontam uma relação direta de preços mais altos com menor consumo de cigarros e, consequentemente, menos problemas. Essa associação é especialmente forte quanto ao consumo entre adolescentes e adultos jovens.

Similarmente ao álcool e tabaco, evidências empíricas apontam uma forte relação entre preços elevados e consumo reduzido de drogas ilícitas. Jeffrey Zinsmeister, em pesquisas no Oregon (Estados Unidos), que legalizou o consumo em 2014, verificou que somente 30% da maconha vendida anos depois era legal. O impacto esperado de redução do mercado paralelo de certa forma não aconteceu, pois o imposto aumenta o preço e o tráfico perpetua oferecendo produtos diversos da maconha a um preço menor. O cultivo da planta hoje não chama atenção nem tem denúncia de ilegalidade como antes.

Sobre o crack, podemos dizer que boa parte de sua venda ocorre sob a forma de "mercados abertos" de venda. Tais mercados tiveram efeitos devastadores sobre os bairros pobres das cidades e produzem alterações importantes na saúde, segurança pública, no controle e na ordem social da comunidade, caracterizada por desordem, crimes e violência.

Disponibilidade de varejo

As disponibilidades de varejo são representadas pelas facilidades de compra e venda por meio dos mercados formal ou informal.

As limitações na disponibilidade de varejo pretendem regular o mercado de venda do álcool, limitando o acesso do consumidor a esse produto ou regulando o contexto em que ele é consumido. Várias ações podem ser realizadas:

- Delimitação da localização dos pontos de venda e "aglomerados de bares": os governos locais podem lançar mão de medidas que limitam a localização de pontos de venda (como leis de zoneamento urbano, estabelecimento de uma distância mínima de escolas, limitação do número de pontos de venda em uma região ou um sistema de licença para a venda de bebidas).
- Diminuição da densidade dos pontos de venda: quanto menor a densidade, maior a oportunidade de lucros na venda de álcool, maior o seu preço e menores o seu consumo e os problemas associados[22,24,25]. Um estudo estimou que a diminuição de 10% na densidade dos pontos de venda de álcool reduz o consumo do vinho em 4%[25], e outros encontraram uma associação inversamente proporcional entre a densidade dos pontos de venda e problemas relacionados à bebida e condução de veículos[35].
- Estabelecimento de uma idade mínima para a compra de bebidas: reduzir o acesso ao álcool ao especificar a idade em que se pode comprar e consumir o álcool legalmente. Elevações na idade mínima para a comprar de bebidas – com adequadas implementação e fiscalização – podem provocar reduções substanciais nos problemas relacionados ao álcool na população jovem, especialmente os decorrentes de acidentes de carro e violência[35].
- Restrição dos dias e horários de venda: diminui as oportunidades para a compra, o consumo e os problemas relacionados ao álcool[22,24,25]. Um bom exemplo nacional é a lei de fechamento de bares às 23 horas em Diadema, que, de acordo com um estudo publicado, produziu redução importante no número de homicídios e de violência contra mulheres na cidade[38]. Os que bebem até tarde durante a semana constituem um segmento da população que o faz de forma particularmente pesada[31].
- Instituição de serviços de venda responsável de bebidas: o treinamento dos garçons e vendedores de bebidas tem o potencial de diminuir a venda de álcool para pessoas já intoxicadas e menores de idade, reduzindo, por conseguinte, o número de acidentes de carro[32].
- Regulação da venda: o poder de influência sobre o consumo de bebidas alcoólicas é maior nos estabelecimentos que vendem a bebida para ser consumida no próprio local, já que têm a oportunidade de influenciar diretamente o que acontece durante e após a compra. As regulamentações podem: especificar o volume das doses das bebidas (o padrão internacional é de 35 mL); inibir descontos e promoções tipo consumações ou *open bar*; incluir o treinamento dos funcionários em relação à oferta de alimentos, água e opções de entretenimentos não relacionadas com o consumo de álcool[22,26].
- Implantação de um sistema de licenças: o mecanismo de controle mais direto e imediato sobre o álcool tende a ser a implantação de um sistema de licenças para a venda de bebidas alcoólicas. Se o sistema tiver poder para suspender ou revogar a licença do estabelecimento em caso de infrações, trata-se de um instrumento efetivo e flexível para reduzir problemas relacionados ao consumo de álcool[22].

Com relação ao tabaco, há poucos estudos experimentais da relação entre disponibilidade de varejo e consumo de tabaco, e vários estudos americanos proveem evidências de que o aumento de restrições à venda do tabaco nos Estados Unidos contribuiu para uma queda do seu consumo. Ações como o estabelecimento de uma idade mínima para a compra de cigarros, semelhante ao que ocorre com bebidas alcoólicas, têm impacto notável sobre o consumo de cigarros, sendo a medida mais importante de prevenção ao consumo de tabaco[35-37]. Também a proibição ou limitação da propaganda cursou com efeito importante sobre a venda do tabaco principalmente para a população mais jovem.

No Brasil, o Instituto Nacional de Câncer (INCA) é o órgão do Ministério da Saúde responsável pelo Programa Nacional de Controle do Tabagismo (PNCT) e pela articulação da rede de tratamento do tabagismo no SUS, em parceria com estados e municípios e o Distrito Federal. A rede foi organizada pela articulação da rede de tratamento do tabagismo no SUS, seguindo sua lógica de descentralização para que houvesse o gerenciamento regional do programa, tendo como premissas a intersetorialidade e a integralidade das ações.

Atualmente, nos 26 estados da federação e no Distrito Federal, as secretarias estaduais de saúde possuem coordenações do programa de controle do tabagismo, o qual, por sua vez, descentraliza as ações para os seus respectivos municípios, atuando de forma integrada.

Assim, o tratamento do tabagismo no Brasil é desenvolvido com base nas diretrizes do PNCT, que está sob a coordenação e o gerenciamento da Divisão de Controle do Tabagismo e Outros Fatores de Risco do INCA e do Ministério da Saúde. As ações educativas, legislativas e econômicas desenvolvidas no Brasil vêm gerando uma diminuição da aceitação social do tabagismo, fazendo que um número cada vez maior de pessoas queira parar de fumar, evidenciando a importância de priorizar o tratamento do fumante como estratégia fundamental no controle do tabagismo[11].

Já com relação às drogas ilícitas, diferentemente dos comerciantes "legais", os vendedores de drogas ilícitas estão preocupados com a apreensão policial de seus produtos e como vendê-lo em "operações" secretas nas chamadas "bocas". Reciprocamente, varejistas ilegais não podem depender de justiça civil ou criminal para mediar disputas e oferecer proteção contra a violência.

Disponibilidade social

A disponibilidade social refere-se à obtenção de substâncias por meio de "fontes sociais", como os amigos e parentes. Substâncias obtidas por essas fontes geralmente não envolvem dinheiro, porém uma porcentagem significativa de consumo de álcool, tabaco e outras drogas, especialmente em menores de idade, é obtida por meio delas[24,26].

Sobre a aquisição do álcool, as fontes sociais estão envolvidas em 36% a 67% da condução de veículos por pessoas alcoolizadas e com a iniciação precoce do uso de álcool em adolescentes; a maior parte do álcool consumido por menores é obtida em festas ou na própria casa[24,26]. A disponibilidade social também é responsável pela iniciação do consumo de bebidas por parte de adolescentes mais jovens[22,24,26] e pela oportunidade do consumo de alto risco de álcool.

As fontes mais comuns de início de consumo de cigarros para jovens são as ofertas, os "empréstimos" ou "roubos" de familiares ou amigos, influenciando um hábito posterior e problemas subsequentes[36,37].

Estudos que relacionam a disponibilidade social e sua relação com o uso de drogas ilícitas são escassos. Caulkins (2002) encontrou uma grande porcentagem de pessoas que informaram o uso de drogas ilícitas obtidas "socialmente" como "presente" em 42% dos entrevistados para maconha, 35% para cocaína (pó) e 24% para crack. Uma porcentagem adicional de usuários (32% maconha, 23% cocaína e 19% de crack) informou tê-las comprado de amigos em lugar de negociantes, indicando uma espécie de "varejo" estendida em redes sociais informais[38].

Políticas de redução de danos

A redução de danos é uma estratégia de saúde pública que busca controlar possíveis consequências adversas ao consumo de drogas psicoativas, lícitas ou ilícitas, sem, necessariamente, interromper esse uso. São exemplos de propostas de redução de danos:

- Álcool: ingestão de água e líquidos não alcoólicos e de vitaminas do complexo B, nutrição adequada, evitar atividades incompatíveis com embriaguez.
- Crack: beber muito líquido, usar cachimbo individual e com filtro, misturar maconha com crack ou trocar o crack pela maconha.
- Cocaína: beber muita água, usar equipamento próprio, para cheirar ou se injetar (seringas só individuais e limpas), fracionar as doses, lavar as mãos antes de preparar

doses injetáveis, usar água destilada e injetar lentamente, para avaliar o efeito.
- Tabaco: reduzir o número de cigarros, não usar os "baixos teores", que levam ao consumo de maior quantidade de cigarros para obter a mesma satisfação, com mais risco de câncer, e tentar outras fontes de nicotina, como adesivos, gomas, e elevar a ingestão de alimentos com vitamina C.

A redução de danos representa uma ampla gama de propostas políticas. Em nível mais geral, essa proposta defende que, se não podemos eliminar as drogas, pelo menos podemos diminuir os danos. Defende também, abertamente, a tolerância com os usuários de drogas, o que se transforma em uma descriminalização do uso de substâncias. Busca-se a adesão ao tratamento com todas as alternativas possíveis.

Existem dilemas teóricos e práticos com essa abordagem. Algumas questões permanecem sem resposta: como medir a diminuição de um dano em relação a outro? Será que diminuímos o dano de alguns e facilitamos o uso de muitos? Não estaríamos simplesmente somente aumentando o número de usuários? Trata-se de um campo ainda pouco estruturado e que requer muito mais estudos para conclusões mais robustas.

Organização Mundial de Saúde e análise das políticas preventivas

Considerando a importância do consumo de álcool, tabaco e outras drogas para a segurança e saúde pública, a OMS realizou um estudo com a participação de diversas especialistas de nove países para avaliar a relação custo-efetividade de diferentes políticas preventivas relacionadas ao consumo de bebidas alcoólicas. Foi composta uma lista das "10 melhores práticas", com base nos seguintes critérios: evidência de efetividade, existência de suporte científico, possibilidade de transposição para diferentes culturas e custos de implementação e sustentação[22,26].

Cinco práticas são referentes a políticas de controle de álcool (regulatórias): 1) estabelecimento (e fiscalização) de idade mínima legal para a compra de bebidas alcoólicas; 2) monopólio governamental das vendas de bebida ou drogas no varejo; 3) restrições dos horários ou dias de venda; 4) restrições de densidade dos pontos de venda de álcool; 5) criação de impostos para o álcool. Esse grupo extremamente importante de ações pouco tem sido implementado ou utilizado no Brasil, possivelmente relacionado à ampla influência das indústrias produtoras de álcool para consumo.

Outras quatro práticas estão diretamente relacionadas ao controle do beber e dirigir: 1) redução do limite de concentração sanguínea do álcool permitida para dirigir; 2) suspensão administrativa da licença de motoristas que dirigem alcoolizados; 3) estabelecimento de postos de fiscalização de sobriedade; 4) política de "tolerância zero" quanto a dirigir alcoolizado, por vários anos, no licenciamento para motoristas novatos[22,26]. Esse grupo de ações tem sido amplamente praticado no Brasil, com efeitos positivos em relação à segurança da sociedade de maneira geral. Uma décima prática é instituir processos terapêuticos do tipo intervenções breves para bebedores pesados.

Com relação às políticas de propagandas, anúncios de álcool em produtos impressos, televisão e rádio incrementam as expectativas associadas aos efeitos de álcool e intenções para beber, especialmente em adolescentes e adultos jovens, estimulando o início do consumo e o beber pesado e nocivo[32-34]. Estudos relacionados aos efeitos de proibições de propaganda implementadas na Comunidade Europeia mostraram efeitos significativos, incluindo a diminuição dos níveis de consumo e problemas relacionados ao álcool, como acidentes de trânsito. Como acontece com o álcool, a promoção de produtos de tabaco está ligada à iniciação do uso deste e ao aumento do consumo global entre fumantes de menor idade[32-34], e limitações na propaganda do cigarro têm efeito positivo na diminuição do consumo e dos problemas relacionados a ele. Há diferença da prevalência de consumo antes e depois da implementação das leis no Brasil.

Drogas ilícitas: debates sobre despenalização e legalização

Com o aumento do custo social das drogas, existe a tendência da proposição de soluções simplistas e sem evidências como a legalização universal de todas as substâncias. Os proponentes dessa solução não apresentam uma clara operacionalização de como isso ocorreria, mas fornecem dois argumentos favoráveis: devido à grande associação entre violência e drogas, argumentam que tirar o lucro dos traficantes diminuiria os crimes; além disso, acreditam em uma série de benefícios em termos de saúde pública, como a disponibilidade de drogas mais puras, além do fato de que seringas e agulhas limpas poderiam prevenir doenças como hepatite e AIDS.

Esses dois argumentos têm apelo somente em nível superficial. O principal argumento contra a legalização, conforme já exposto, é que o aumento da disponibilidade de qualquer droga aumentaria o consumo. Além disso, a ação direta de qualquer droga com potencial de criar dependência reforça a chance de que ela venha a ser reusada. As drogas que produzem dependência ativam os circuitos cerebrais que são normalmente ativados por reforçadores naturais como fome e sexo. A ativação desses circuitos está na raiz do aprendizado que inicia o processo da dependência química. De forma simples, podemos dizer que, devido ao fato de essas drogas produzirem prazer, o indivíduo terá maiores chances de querer repetir a experiência; esse uso repetido, por sua vez, mudará os circuitos cerebrais, com grande chance de produzir dependência. Mesmo nas pessoas que não venham a desenvolver uma dependência plena, o aumento da experimentação ou do uso regular das várias drogas que estariam disponíveis acarretaria um aumento do número de problemas. Como as drogas hoje ilícitas acarreta o comprometimento das funções cognitivas e motoras, no mínimo aumenta o risco de diversos tipos de acidentes e provoca a diminuição da produtividade no estudo e no trabalho[26,38].

Outro aspecto a ser considerado é o dos adolescentes. Teoricamente eles estão protegidos legalmente da venda de cigarros e álcool (o que no Brasil não acontece de forma satisfatória, haja vista a facilidade com que menores de idade têm em comprar cigarros e bebidas alcoólicas em estabelecimentos comerciais). Presumivelmente, após a legalização das drogas, eles também estariam protegidos da venda de maconha, cocaína e outras drogas. O problema é que essas leis funcionam, na melhor das hipóteses, parcialmente. O consumo de tabaco e álcool já é um grande problema de saúde pública para os nossos adolescentes; especialmente aqueles da periferia das grandes cidades estão em risco alto[36]. Há uma grande chance de que as classes sociais mais desprotegidas venham a pagar um preço maior pelo acesso facilitado a essas drogas, além do menor acesso ao tratamento público da dependência química.

Com relação ao crime, o argumento pró-legalização não se sustenta mesmo quando caminha para os eventuais benefícios de aumento da arrecadação do governo com a venda das drogas, e que isso poderia ser revertido para a sociedade na forma de tratamento ou prevenção. Essa análise de custo-benefício ignora pelo menos dois fatores: primeiro, subestima o custo elevado da dependência para os indivíduos e suas famílias[22,26,38]. Em segundo lugar, a ideia de que a legalização diminuiria o crime não foi discutida com o devido cuidado. A menos que as drogas sejam fornecidas de graça, os usuários deverão continuar pagando por elas. Como boa parte dos usuários de drogas não tem empregos fixos e estáveis, não há razão para crer que muitos deles deixariam de praticar atos criminosos para sustentar o consumo. Além disso, parte dos dependentes começa sua "carreira no crime" antes mesmo de usar qualquer droga. Uma suposta fonte legal de suprimento, eventualmente coordenada pelo governo, não mudará os determinantes comportamentais e sociais das pessoas envolvidas no crime. Portanto, qualquer análise de custo-benefício é difícil de ser feita nessa conjuntura, pois a análise dos custos revela-se muito complexa e os benefícios discutíveis muito dificilmente serão atingidos[35-37].

Um aspecto fundamental é: com a criação de taxas e impostos para a venda da droga legalmente, seu valor de venda aumentaria em relação aos valores atualmente aplicados. Temos, portanto, uma boa parte de usuários, não dependentes, que possivelmente continuar propensa a pagar a mais no mercado negro, sem o risco de ser identificada. Na realidade, com o suplemento público de drogas, temos o risco de que parte delas drogas seja criminalmente desviada para o "mercado negro" (vide o caso de medicamentos e cigarros no Brasil).

Esses argumentos estão distantes de uma perspectiva puramente moral. Muita gente acha que não deveríamos legalizar as drogas, pois têm uma objeção moral contra o consumo de qualquer uma delas. Do ponto de vista da saúde pública, é muito complicado legalizá-las, principalmente em países como o Brasil, onde o acesso a um tratamento adequado e de qualidade é limitado a uma pequena parcela da população. A solução é buscar a prevenção e o tratamento com base em evidências distantes de ideologias.

POLÍTICAS SOBRE CRACK E COCAÍNA – PROGRAMA RECOMEÇO

Com o cenário epidemiológico exposto, associado à formação das diversas áreas de cenas abertas de uso de crack e outras substâncias, observou-se a necessidade de um trabalho que integrasse diversas secretarias. Assim, em 30 de outubro de 2013, por meio do Decreto n. 59.684, foi instituído o Programa Estadual de Enfrentamento ao Crack, denominado Programa Recomeço, no estado de São Paulo.

O Programa Recomeço veio como iniciativa do governo do estado para ajudar os dependentes químicos, principalmente os usuários de crack, oferecendo-lhes tratamento e acompanhamento multiprofissional, e também a seus familiares. As ações eram coordenadas entre as secretarias estaduais da Saúde, da Justiça e Defesa da Cidadania e do Desenvolvimento Social e facilitaram o acesso ao tratamento médico e apoio social e, quando necessário, a internação dos dependentes em centros de referência, incluindo o encaminhamento para comunidades terapêuticas e diferentes modelos de acolhimento social, como moradia monitorada e casa de passagem.

O trabalho, por fim, passa a ser integrado com o Poder Judiciário, com a participação do Ministério Público, da Defensoria Pública e da Ordem dos Advogados do Brasil, que acompanham os trabalhos e os casos que requerem o apoio ou a interveniência dessas instituições.

Já em 2015, por meio do Decreto n. 61.664, de 2 de dezembro de 2015, reorganiza-se o Programa Estadual de Enfrentamento ao Crack – Programa Recomeço, que passa a denominar-se Programa Estadual de Políticas sobre Drogas – Programa Recomeço: uma vida sem drogas, com atuação coordenada das seguintes pastas: Secretaria da Educação (SEDUC), Secretaria da Saúde (SES), Secretaria de Desenvolvimento Social (SEDS), Secretaria da Segurança Pública (SSP) e Secretaria da Justiça e da Defesa da Cidadania (SJDP).

O "centro nervoso" do programa, pela sua localização estratégica, a poucas quadras de distância da Cracolândia (maior cena aberta de uso de substâncias no Brasil) era o Centro de Referência de Álcool, Tabaco e Outras Drogas (CRATOD). O centro contava com 36 leitos de observação para desintoxicação, dois deles leitos de isolamento para portadores de tuberculose, além de mais um leito de emergência para a estabilização de casos com demanda clínica. A unidade contava com uma porta de atendimento a urgências em dependência química (a primeira do Brasil), com psiquiatras e médicos clínicos 24 horas para tal suporte, além de equipe de enfermagem e equipe multiprofissional, com testagem rápida para diversas doenças infectocontagiosas a todos os usuários que tivessem desejo de realizar os testes. O CRATOD possui também um CAPS, com estrutura avançada, contando com atendimentos odontológicos, inclusive confecção de próteses dentárias, sala de reabilitação física, atendimento de infectologia e abordagens de rua na região da Cracolândia. O CRATOD funciona como o coordenador de uma rede de serviços secundária/terciária, comporta por comunidades terapêuticas, hospitais psiquiátricos no estado de São Paulo todo, além de programas específicos para gestantes, crianças, comunidade LGBT, mulheres, entre outros.

São utilizadas dezesseis estratégias diretas de atuação, dentre as ações articuladas pelas secretarias envolvidas no Programa Recomeço (SEDUC, SES, SEDS, SJDC, SSP e SE):

- Centro de atenção psicossocial – Álcool e Drogas (CAPS-AD CRATOD): ponto de partida do tratamento da dependência química. O CAPS-AD atende usuários que necessitem de tratamento integral ou atendimento eventual. O CAPSAD III funciona 24 horas e possui leitos de observação/repouso por até 14 dias.
- Urgência Recomeço (Unidade CRATOD): serviço de triagem e de avaliação clínica e psiquiátrica, destinado ao atendimento de pessoas com problemas agudos relacionados ao uso de álcool e drogas. Em caso de indicação médica, os pacientes atendidos podem ficar em observação por até 72 horas. Caso tenham outros problemas médicos, são encaminhados para serviços referenciados no território e trazidos de volta ao CRATOD. Todos recebem ao menos uma avaliação social e psicológica. Ao término dessa fase, os pacientes podem ser encaminhados para tratamento em CAPSAD, a enfermarias de internação breve (leitos hospitalares) ou comunidades terapêuticas.
- Internação breve (leitos hospitalares): são leitos de internação de curta permanência (15 a 30 dias), com o propósito de oferecer desintoxicação, diagnóstico e tratamento psiquiátrico e um primeiro contato com a rede de apoio social do usuário. Internações para desintoxicação devem ser encaradas como apenas uma etapa do tratamento e que perde a efetividade ser o paciente não dá continuidade a esse tratamento em um CAPSAD.
- Disque-Recomeço: linha direta com a população, para tirar dúvidas sobre o Programa Recomeço e as estratégias de tratamento oferecidas, bem como apoiar e orientar o usuário e seus familiares em todas as fases do tratamento.
- Página do Programa Recomeço na *internet*: disponibiliza conteúdos tanto para o usuário e seus familiares quanto para profissionais da saúde, contendo depoimentos e entrevistas, orientações sobre prevenção e tratamento e as ações do programa (*vide site*: www.programarecomeco.sp.gov.br).
- Recomeço Família: nasceu em parceria com o Centro de Integração da Cidadania (CIC) da SJDC, com o intuito de influenciar o usuário de substâncias psicoativas a realizar o tratamento, por meio da participação e do envolvimento do familiar no programa, auxiliando a família a melhorar sua qualidade de vida, independentemente da adesão do usuário de substância psicoativa ao programa, além do desenvolvimento de habilidades de enfrentamento e resolução de problemas, com os familiares de usuários que aderiram ao programa, e de ferramentas para lidar com o usuário antes, durante ou depois do tratamento. Todas as unidades CIC possuem uma equipe do "Recomeço para Famílias", composta por um profissional da saúde, um

conselheiro em dependência química e um membro do grupo Amor Exigente.

- Abordagem da rua (Tenda Recomeço): leva ações de saúde, assistência social e cidadania junto aos usuários de crack da região da Luz. Diariamente os conselheiros em dependência química vão às ruas da Cracolândia para motivar esses usuários e levar os interessados para uma avaliação nos serviços de saúde e/ou de apoio social do território (CAPS).
- Busca ativa/visita domiciliar: apoiar o esforço de convencimento das famílias junto aos seus usuários. Composto por equipes multidisciplinares, para a realização de visitas domiciliares, buscas ativas e intervenções de crise no espaço de convívio do usuário.
- Unidade Recomeço Helvetia (espaço de convivência e de acolhimento social): motivar o desejo de busca por tratamento nos usuários de álcool e drogas que vivem em comunidade, bem como de apoiar a recuperação daqueles que já se encontram em tratamento. Linha de cuidados aos dependentes químicos, que conta com um centro de convivência, enfermarias de desintoxicação e moradias monitoradas.
- Moradia Monitorada: espaço de moradias livres do consumo de álcool e drogas, com o intuito de apoiar o processo de estabilização da abstinência dos participantes do programa, complementando o atendimento prestado pelo CAPS-AD CRATOD para os dependentes que também necessitam do apoio de moradia, visando incrementar ainda mais o seu processo de reinserção social.
- Gravidez e uso de crack: ação articulada com o Centro de Referência da Saúde da Mulher – Hospital Pérola Byington para o atendimento integral à saúde da mulher.
- Acolhimento social em comunidade terapêutica: para os que necessitam não apenas de uma permanência prolongada em ambientes protegidos, mas também de um tempo de convívio voluntário entre pares, dividindo metas e tarefas. O tempo de acolhimento social é de até seis meses. Nesse período deve acontecer uma ação articulada da comunidade com o CAPS-AD, que dará continuidade ao acompanhamento e tratamento ambulatorial do acolhido, o qual pode incluir ainda o suporte dos grupos de mútua-ajuda.
- Centro de Integração da Cidadania: programa que visa proporcionar o acesso à Justiça, por intermédio de serviços públicos para a população e o incentivo à cidadania comunitária. Os serviços são prestados nas unidades do CIC, situados em regiões de alta vulnerabilidade social. As ações de cidadania fornecidas pelo CIC, como retirada de documentos, orientação jurídica e mediação de conflitos, ajudam a reorganizar a vida dos usuários de drogas, funcionando como um fator de motivação e de estabilidade.
- Retorno ao emprego, estudo e capacitação profissional: a aquisição ou retomada do trabalho é uma etapa essencial para a conquista da autonomia.
- Grupos de mútua ajuda: apesar de não fazerem parte da rede formal do Programa Recomeço, os grupos de mútua ajuda, Alcoólicos Anônimos, Narcóticos Anônimos e o Amor Exigente oferecem apoio e orientação de qualidade e de forma gratuita. Além disso, estão presentes em boa parte das cidades paulistas. Constituem, assim, um recurso de valor inestimável e útil durante todo o processo de recuperação.
- Casas de passagem: acolhida temporária, por até trinta dias, do dependente que foi atendido ou será acolhido pelos hospitais e/ou pelas comunidades terapêuticas, para a sua reinserção social[11].

A ampla gama de ofertas de estratégias é justamente o fator central que faz que o programa apresente algum sucesso. Como já posicionado, a dependência química é multifatorial e complexa e exige ações com a mesma gama de diversidade e complexidade para que funcione.

POLÍTICAS SOBRE CRACK E COCAÍNA – PROGRAMA REDENÇÃO

A denominada Cracolândia é a principal cena aberta de uso de drogas da cidade de São Paulo, localizada no território da Nova Luz, área central da cidade. Existem dezenas de outras "minicracolândias" espalhadas por regiões da cidade.

Com a facilidade do comércio de drogas, o abandono e a degradação dos imóveis da região central, o número de dependentes químicos aumentou nos últimos 10 anos, e, segundo estimativa das equipes de Consultório na Rua, que realizam a assistência à saúde na região, em 2017 havia 1.800 usuários em situação de rua, sem contar aqueles que frequentavam intermitentemente o local e os próprios traficantes. Em 2020, a contagem de frequentadores da Cracolândia variou entre 663 no período da manhã e 1.231 no período da noite.

As políticas públicas implantadas na última década e a atuação de inúmeras instituições do terceiro setor não conseguiram atender plenamente à complexa problemática da região, às questões relacionadas ao tráfico e às necessidades dos indivíduos envolvidos com a dependência de substâncias psicoativas.

Assim, em maio de 2017, após ação policial na Cracolândia, iniciou-se um marco conceitual da Política Municipal de Drogas, com a criação de um novo processo de trabalho, denominado 1ª Fase do Programa Redenção. Inicialmente o programa englobava a reconfiguração da rede de saúde local, redefinindo as ações dos profissionais de saúde na região. Os objetivos foram atender os cidadãos que apresentassem uso nocivo, abuso e dependência de substâncias químicas e buscassem por tratamento de saúde e assistência social, visando à redução dos problemas oriundos do uso de drogas, garantindo a autonomia, o direito à saúde, a singularidade e a proteção social e promovendo o fortalecimento de vínculos familiares e comunitários e a qualificação técnica e profissional.

A aprovação da Lei n. 17.089, de 20 de maio de 2019, institui a Política Municipal sobre Álcool e outras Drogas, no município de São Paulo, e o Decreto n. 58.760, de 20 de maio de 2019, que regulamenta essa lei, oficializou o Programa Redenção, que passou a ser chamado de 2ª Fase do Programa Redenção. Esse avanço na legislação foi alcançado com a participação de membros do Poder Executivo, do Podre Legislativo e da Sociedade Civil, com a participação do Conselho Municipal de Políticas Públicas de Drogas e Álcool (COMUDA) em conjunto com o Comitê Gestor da Política Municipal sobre Álcool e outras Drogas.

As diretrizes dessa nova política são: tratamento e atenção humanizada; observância da singularidade; acesso aos serviços públicos municipais; capacitação profissional e inserção produtiva; parcerias com outros entes federativos; respeito ao nome social e à identidade de gênero. Tudo com o objetivo de propiciar autonomia, singularidade, direito à saúde e proteção à vida de todos os indivíduos.

O Programa Redenção é intersecretarial, com ações nas áreas de saúde; assistência e desenvolvimento social; direitos humanos e cidadania; trabalho; educação; urbanismo e licenciamento; segurança urbana; comunicação; cultura; esportes; habitação e prefeituras regionais, que busca integração entre órgãos municipais e com entes estaduais e federais. As ações do programa são articuladas em quatro eixos principais:

- Saúde/Secretaria Municipal de Saúde: responsável pela avaliação, diagnóstico e encaminhamentos dos pacientes.
- Assistência/Secretaria Municipal de Assistência e Desenvolvimento Social (SMADS): responsável pela abordagem, encaminhamento e acolhida dos usuários.
- Aquisição de autonomia/Secretaria Municipal de Desenvolvimento Econômico e Trabalho: avaliação e reinserção produtiva.
- Monitoramento e avaliação/Secretaria de Governo Municipal: monitoramento e gerenciamento estratégico.

Ações de prevenção são realizadas em todos os eixos.

O acolhimento e o tratamento ofertados ao público-alvo é feito de maneira voluntária. Durante todos os atendimentos, o sujeito é visto em sua integralidade, considerando sua individualidade e nível da autonomia. Para cada cidadão atendido é elaborado um projeto terapêutico singular (PTS) pelas equipes de saúde e/ou o plano individual de atendimento (PIA) pelas equipes de SMADS. As ações são planejadas de acordo com as especificidades da fisiopatologia de cada indivíduo, por meio da redução de danos e/ou promoção de abstinência, propondo atividades de reabilitação psicossocial que estimulem o protagonismo dos usuários e familiares e auxiliem na elaboração de projetos de vida.

As principais frentes de atuação do Programa Redenção são:

- Equipe Redenção na Rua: regulamentada pela Portaria n. 122, de 25 de janeiro de 2011. As equipes de Consultório na Rua integram e desenvolvem ações da atenção básica na RAPS. O Território Luz conta com seis equipes de Consultório na Rua, denominadas Redenção na Rua, compostas por dez profissionais, entre médicos, enfermeiros, psicólogos, assistentes sociais, agentes comunitários de saúde e auxiliar de enfermagem) e uma equipe de prevenção (composta por oito membros de equipe multidisciplinar), desempenhando suas atividades *in loco*, de forma itinerante, encaminhando e desenvolvendo ações compartilhadas e integradas às unidades básicas de saúde, serviços de urgência e emergência, equipes dos CAPS e de outros pontos de atenção, de acordo com a necessidade do usuário. A "escuta qualificada" permite ouvir os usuários em sua singularidade para a constituição de um cuidado de acordo com a sua necessidade. Além disso, é um dos responsáveis pelo cadastro da entrada dos usuários no Sistema de Informações Unificado que deverá ocorrer no CAPS-IV, bem como um dos principais veículos de promoção de vínculos, de acesso aos serviços de saúde e de acompanhamento terapêutico voltado para a população em situação de rua. Atuando como um dos pontos da atenção básica em saúde, tem como diretriz a ação integrada nos territórios e a promoção de acesso à rede de cuidado, com o objetivo de abordar, acolher e inserir no SUS pessoas em situação de rua e alta vulnerabilidade.

- Aplicativo de Seguimento dos Pacientes do Redenção (ASPR): é um aplicativo de acompanhamento dos pacientes do Programa Redenção, responsável pelo desenvolvimento e implementação do sistema de cadastro de pacientes. Esse sistema permite ao núcleo gestor do programa e aos profissionais responsáveis pelo cuidado (funcionários do CAPS Redenção, SIAT, Hospitais e demais CAPS-AD) o acompanhamento das ações de saúde para cada um dos pacientes nos vários equipamentos de saúde destinados ao tratamento. A aplicação funciona da seguinte forma: Primeiramente, ocorre o cadastro do cidadão atendido no âmbito do Programa Redenção. Em seguida, são registrados todos os seus atendimentos nas diferentes unidades e dispositivos de saúde, para fins de acompanhamento longitudinal e revisão de histórico. Além disso, há a formulação de relatórios para acompanhamento e gestão (após um mês de dados digitados), necessários para criar indicadores de saúde e dados estatísticos.

- Acompanhamento longitudinal (UBS): trata-se de um atendimento contínuo às singularidades componentes da vida de cada usuário no escopo dos cuidados em saúde. Para isso, contamos com as unidades básicas de saúde, constituídas de equipe multidisciplinar para prevenção e promoção de saúde de casos que exijam menor complexidade.

- CAPS-AD IV Redenção: serviço de atendimento 24 horas especializado na abordagem inicial daqueles que padecem de transtornos relacionados ao uso de substâncias psicoativas, seguindo a Portaria n. 3.588, de 21 de dezembro de 2017. Após a abordagem inicial, o paciente é encaminhado a outros aparelhos de referência, de acordo com a sua necessidade e condição física ou psíquica. Nesse serviço, além de atendimento inicial, são colhidos exames laboratoriais, teste rápido (HIV), tuberculose, de acordo com protocolos médicos estabelecidos. Casos de urgência ou emergência clínica são encaminhados ao pronto-socorro ou AMA de referência; casos que não necessitam de intervenção imediata são encaminhados aos leitos de observação para desintoxicação (dezoito leitos de desintoxicação e dez leitos para regime hospital dia-noite) e/ou para o atendimento psicossocial estratégico. Os casos sociais são encaminhados para Centro Temporário de Acolhimento (CTA). Os que buscam tratamento de saúde são encaminhados para receberem atendimento na rede de atenção às urgências e emergências ou RAPS. A rede de saúde mental do município conta com 93 CAPS, 31 deles Álcool e Drogas (AD), 31 Infanto-Juvenil e 31 Adulto. Destes, 34 funcionam como CAPS III. Além disso, há quatro hospitais conveniados com leitos psiquiátricos.

- Hospitais conveniados: considerando o disposto no princípio fundamental da Medicina, previsto no artigo 2º do Código de Ética Médica, e o disposto nas Resoluções CFM n. 1.407/94 e 1.408/94, além do que preceitua a Lei n. 10.216/2001 e as portarias editadas pelo Ministério da Saúde, os pacientes são internados em regime hospitalar, sempre respeitando a sua autonomia e os princípios básicos de cuidado e tratamento.

- Unidades de acolhimento: são moradias provisórias destinadas aos usuários que estejam em tratamento nos CAPS-AD e não têm família, residência, que se encontrem em situação de risco ou vulnerabilidade em seus locais de moradia e necessitem de cuidados em saúde mental especificamente para o abuso ou dependência de substâncias psicoativas.

- Núcleo gestor de casos (NGC): é uma equipe multidisciplinar de oito profissionais, todos com experiência em atuação no território e com a população da área. Desenvolvido em parceria entre saúde mental e atenção básica, especificamente para atender às demandas do Programa Redenção. O objetivo é garantir que, após a alta, os pacientes recebam o encaminhamento adequado, com a sua reinserção psicossocial no território de origem, não no território de uso. Essa é uma forma de evitar que os usuários do programa entrem em um ciclo de internação/alta/recaída para, após um tempo, voltar à internação. Para assegurar o sucesso na implementação de todas as metas estabelecidas no programa de metas, o Programa Redenção criou uma estrutura de gestão composta pelo coordenador do programa, núcleo gestor e líderes das frentes de trabalho. Esse grupo se reúne semanalmente para avaliar o andamento de cada um dos projetos organizados para o programa e os indicadores gerados por meio dos atendimentos do CAPS-IV e das internações.

- Unidades de Atendimento Diário Emergencial (ATENDE): oferecem alimentação, higiene pessoal e ressocialização aos beneficiários. A estrutura conta com espaços de descanso, banheiros e refeitório, além de serviços como cortes de cabelo, oficinas socioeducativas e encaminhamento para regularização de documentos. Desde a inauguração da primeira unidade, em junho de 2017, até 30 de abril de 2020, foram realizados 2.782.172 procedimentos entre banhos, refeições, pernoites, oficinas e cortes de cabelo.

- SIAT: é o primeiro equipamento híbrido do país, otimizando num mesmo local as ações de saúde e de assistência e desenvolvimento social com execução de protocolos integrados entre as duas equipes. O SIAT é dividido em três níveis de complexidade:
  » SIAT 1: abordagens nas ruas pelo Serviço Especializado de Abordagem Social, em conjunto com o Redenção na Rua e o Consultório na Rua.
  » SIAT 2: seguimento intersetorial, local para pernoite, banho, refeições, tratamento de adicção e comorbidades e encaminhamento para outros serviços, conforme a demanda.
  » SIAT 3: acolhida de médio prazo, restabelecimento de vínculos sociais e capacitação profissional por meio do Programa Operação Trabalho[39].

- Programa Operação Trabalho (POT): visa à reinserção social efetiva de usuários de álcool e outras drogas, por meio do trabalho. Os objetivos são a capacitação técnica, a formação pessoal e cidadã (socioemocional) e o apoio na diminuição do uso de álcool e outras drogas. São oferecidas vagas nas áreas de higienização e limpeza, jardinagem e cultivo de horta, reciclagem e empreendedorismo, arte e empreendedorismo, instalador hidráulico, pedreiro assentador, auxiliar de cozinha, pintor de obras e azulejista. Os beneficiários são acompanhados por equipe multidisciplinar nas diferentes frentes de trabalho.

- Prevenção: as principais ações de prevenção são voltadas para os seguintes públicos-alvo:
  » Jovens nas escolas: parceria entre a Secretaria Municipal de Educação e a Secretaria Municipal de Saúde para a capacitação de professores e identificação de casos com encaminhamento adequado;
  » Jovens fora das escolas: parceria entre a SMADS, Direitos Humanos e Secretaria Municipal de Saúde para a identificação de casos, abordagem e encaminhamento adequado;
  » Público geral: a Secretaria Especial de Comunicação Social desenvolve campanhas informativas que visam principalmente à diminuição do estigma;
  » Universitários: em parceria com universidades na cidade de São Paulo, visando alertar sobre o tema e conscientizar os alunos.

- Pesquisa: foi estabelecida uma parceria com a Fundação de Amparo à Pesquisa do Estado de São Paulo (FAPESP) para a pesquisa e o aprimoramento do Programa Redenção. Uma oportunidade de avaliação da Política Municipal sobre Álcool e Outras Drogas e do Programa Redenção que tem como objetivo avaliar a estrutura, os processos e os resultados deste programa.

- Médicos Sem Fronteiras: a Prefeitura de São Paulo, por meio do Programa Redenção, da Secretaria de Governo Municipal, firmou uma parceria com a organização internacional Médicos Sem Fronteiras (MSF) em maio de 2020 para ampliar a atenção e o cuidado durante a pandemia do novo coronavírus (Covid-19) às pessoas em situação de vulnerabilidade que fazem uso abusivo de álcool e outras drogas, para trabalho que será dividido em três frentes:

» Abordagens pelas equipes de MSF em parceria com as equipes da saúde para a detecção de casos suspeitos da doença e triagem com encaminhamento dos doentes em estado grave para hospitais do SUS e para os novos hospitais de campanha.
» Orientações de prevenção da covid-19 estão sendo feitas em conjunto com as equipes do Redenção na Rua, da Secretaria Municipal da Saúde, e do Serviço Especializado de Abordagem Social, da SMADS, que já atuam na abordagem dessa população na região da Luz.
» Treinamento das equipes dos equipamentos do SIAT localizados nos bairros Armênia e Glicério, e nas unidades ATENDE da Vila Leopoldina e da Avenida Jornalista Roberto Marinho, com orientações sobre o uso de equipamentos de proteção, isolamento, cuidados com banheiros e alimentos.

Concluindo, o desafio do cuidado de pessoas em situação de alta vulnerabilidade social e abuso de drogas está sendo enfrentado com serenidade e humanização, buscando maior integração entre diferentes pastas do governo com ações mais abrangentes, individualizadas, humanizadas e, logo, mais eficientes, além da criação de equipamentos para melhorar o atendimento dessas pessoas. Estamos lidando com um problema de saúde pública, recorrente nas principais cidades do mundo, e cujos resultados serão obtidos em médio e longo prazos.

REFERÊNCIAS BIBLIOGRÁFICAS

1. Zimmerman M, Spitzer RL. Classification in Psychiatry. In: Sadock BJ, Sadock A, editores. Kaplan & Sadock: comprehensive textbook of Psychiatry. Filadélfia: Lippincott Williams & Wilkins; 2005.
2. Edwards G, Marshall EJ, Cook CCH. O tratamento do alcoolismo: um guia para profissionais da saúde. 4. ed. Porto Alegre: Artmed; 2005.
3. Zanelatto N, Laranjeira R, organizadores. O tratamento da dependência química e as terapias cognitivo-comportamentais. 2. ed. Porto Alegre: Grupo A; 2018.
4. UNODC. World Drug Report 2018 (United Nations Publication, Sales No E.18.XI.9).
5. Laranjeira R, Madruga CS, Pinsky I, Caetano R, Mitsuhiro SS. II Levantamento Nacional de Álcool e Drogas (LENAD). São Paulo: Instituto Nacional de Ciência e Tecnologia para Políticas Públicas de Álcool e Outras Drogas; 2014.
6. World Health Organization. Global Status Report on Noncommunicable Diseases 2010. Description of the global burden of NCDs, their risk factors and determinants. Genebra: World Health Organization; 2011.
7. Brasil. Ministério da Saúde. Secretaria de Vigilância em Saúde. Departamento de Vigilância de Doenças e Agravos Não Transmissíveis e Promoção da Saúde. VIGITEL Brazil 2017: surveillance of risk and protective factors for chronic diseases by telephone survey: estimates of Frequency and sociodemographic distribution of risk and protective factors for chronic diseases in the capitals of the 26 Brazilian states and the Federal District in 2017. Brasília; 2018.
8. UNODC. World Drug Report 2014 (United Nations publication, Sales No. E.14.XI.7).
9. Jay M. This way madness lies: the asylum and beyond. Londres: Thames & Hudson; 2016.
10. Scull A. Madness in civilization: a cultural history of insanity, from the Bible to Freud, from the Madhouse to Modern Medicine. Princeton: Princeton University Press; 2016.
11. Ribeiro M, Zoldan LGV, organizadores. CRATOD 15 anos: uma proposta de cuidado ao dependente químico. São Paulo: Imprensa Oficial do Estado; 2017.
12. Carezzato F, Carvalho RCM. A prática da redução de danos no contexto CRATOD e Cracolândia. In: Ribeiro M, Zoldan LGV, organizadores. CRATOD 15 anos: uma proposta de cuidado ao dependente químico. São Paulo: Imprensa Oficial do Estado; 2017. p.13-8.
13. Ribeiro M, Perrenoud LO, Duailibi S, Duailibi LB, Madruga C, Marques ACPR, et al. The Brazilian drug policy situation: the public health approach based on research undertaken in a developing country. Pub Health Rev. 2014;35(2):1-30.
14. Reale D. O caminho da redução de danos associados ao uso de drogas: do estigma à solidariedade. São Paulo. Dissertação [Mestrado em Medicina Preventiva] – Faculdade de Medicina da Universidade de São Paulo; 1997.
15. Ribeiro M. O crack em São Paulo: o histórico do consumo da droga na principal capital do país. Debates em Psiquiatria. 2010;2(3):8-13.
16. Ribeiro M. O crack no Brasil: origem, situação atual e perspectivas [PPT]. Apresentação no Addictions Department Session – National Addiction Centre, King's College.
17. Mateus MD. Políticas de saúde mental: baseado no curso de políticas públicas de Saúde Mental, do CAPS Luiz R. Cerqueira. São Paulo: Instituto de Saúde; 2013.
18. Brasil. Ministério da Saúde. Secretaria de Atenção à Saúde. Saúde Mental em Dados 12. Informativo eletrônico. Brasília, DF: 2015.
19. Brasil. Ministério da Justiça. Secretaria Nacional de Políticas sobre Drogas. Tratamento da dependência de crack, álcool e outras drogas: aperfeiçoamento para profissionais de saúde e assistência social. Brasília, DF: SENAD; 2012.
20. Brasil. Decreto 9.761, de 11 de abril de 2019. Aprova a Política Nacional sobre Drogas. Diário Oficial da União, Brasília, DF; 2019. [acesso em 22 de agosto de 2020]. Disponível em: http://www.planalto.gov.br/ccivil_03/_ato2019-2022/2019/decreto/D9761.htm
21. Duailibi S, Laranjeira R. Políticas públicas relacionadas às bebidas alcoólicas. Rev Saúde Pública. 2007;41(5):839-48.
22. Babor TF, Caetano R. Evidence-based alcohol policy in the Americas: strengths, weaknesses, and future challenges. Rev Panam Salud Publica. 2005;18(4-5):327–37.
23. Laranjeira R, Romano M. Consenso brasileiro sobre políticas públicas do álcool. Rev Bras Psiquiatr. 2004;26(Supl 1):68-77.
24. Ameratunga S, Hijar M, Norton R. Road-traffic injuries: confronting disparities to address a global-health problem. Lancet. 2006;367(9521):1533-40.
25. Birckmayer JD, Holder HD, Yacoubian GS Jr., Friend KB. A general causal model to guide alcohol, tobacco, and illicit drug prevention: assessing the research evidence. J Drug Educ. 2004;34(2):121-53.
26. Babor T, Caetano R, Casswell S, Edwards G, Giesbrecht N, Graham K, et al. Alcohol: no ordinary commodity: The global burden of alcohol consumption. Oxford; Nova Iorque: Oxford University Press; 2003.
27. Holder HD, Reynolds RI. Application of local policy to prevent alcohol problems: experiences from community trial. Addiction. 1997;92 Suppl 2:S285-92.
28. Room R, Jernigan DH, Carlini-Marlatt B, Gureje O, Makela K, Marshall M, et al. Alcohol and the developing world: a public health perspective. Helsinque: Finnish Foundation for Alcohol Studies; 2002.
29. Jones-Webb R, Toomey T, Miner K, Wagenaar AC, Wolfson M, Poon R. Why and in what context adolescents obtain alcohol from adults: a pilot study. Subst Use Misuse. 1997;32(2):219-28.
30. Kenkel DS. Drinking, driving and deterrence: the effectiveness and social costs of alternative policies. J Law Econ. 1993;36(2):877-913.
31. Hurst PM, Harte D, Frith WJ. The Grand Rapids dip revisited. Accid Anal Prev. 1994;26(5):647-54.
32. Chaloupka FJ, Grossman M, Saffer H. The effects of price on the consequences of alcohol use and abuse. In: Galanter M, editor. Recent developments in alcoholism. v. 14. Springer Science & Business Media; 1998.
33. Hyatt Jr RR, Rhodes W. The price and purity of cocaine: the relationship to emergency room visits and death, and to drug use among arrestees. Stat Med. 1995;14(5-7):655-68.
34. Saffer H, Chaloupka F. The demand for illicit drugs. Economic Inquiry. 1999;37(3):401-11.
35. Duailibi S, Pinsky I, Laranjeira R. Prevalência do beber e dirigir em Diadema, estado de São Paulo. Rev Saúde Pública. 2007;41(6):1058-61.

36. Pacula RL. Does increasing the beer tax reduce marijuana consumption? J Health Ec.n. 1998;17(5):557-85.
37. Wagenaar AC, Holder HD. Effects of alcoholic beverage server liability on traffic crash injuries. Alcohol Clin Exp Res. 1991;15(6):942-7.
38. Rivers L, Norris A, Mcgarrell E. Mental model of the drug market intervention. J. Drug Issues. 2012;42(1):59-81.
39. Prefeitura do Município de São Paulo. Secretaria de Saúde. [acesso em junho de 2020]. Disponível em https://www.prefeitura.sp.gov.br/cidade/secretarias/governo/programa_redencao/.

9

Saúde mental no trabalho

Selma Lancman
Juliana de Oliveira Barros

Sumário

Introdução: breve contextualização das relações entre saúde mental e trabalho
Breve histórico da psicopatologia do trabalho
Trabalho e saúde mental na contemporaneidade
    Teoria do estresse
    O trabalho como elemento central na constituição da saúde mental
Desenvolvimento das políticas públicas brasileiras no campo da saúde do trabalhador
Estabelecimento do nexo causal entre situações de trabalho e adoecimento psíquico
Considerações finais: perspectivas de ação no campo da saúde mental e do trabalho
Referências bibliográficas

Pontos-chave

- Compreender as relações entre saúde mental e trabalho e a importância dessa temática na contemporaneidade.
- Compreender o trabalho como atividade central na vida adulta, tanto do ponto de vista do processo de pertencimento, quanto da formação da identidade e do sujeito.
- Compreender como a evolução dos modos de produção e suas transformações impactam no mundo do trabalho e nos processos saúde-doença.
- Entender a evolução das políticas públicas no campo da saúde do trabalhador.
- Compreender o trabalho como fator tanto de promoção da saúde quanto de adoecimento mental.

INTRODUÇÃO: BREVE CONTEXTUALIZAÇÃO DAS RELAÇÕES ENTRE SAÚDE MENTAL E TRABALHO

O campo da saúde mental e trabalho estuda a inter-relação entre o processo saúde e adoecimento psíquico, a organização do trabalho e a atividade laboral em si. Para apreender a complexidade dessa relação torna-se necessária a utilização e o diálogo entre múltiplas disciplinas teóricas e metodologias de ação. Entre as disciplinas que se ocupam dessa temática, destacam-se os modelos advindos da psicologia do trabalho e da gestão de recursos humanos*; da psicologia social e das ciências sociais; da medicina do trabalho; da medicina clínica e fisiológica (que engloba a psicofisiologia e a neurofisiológica) e os da psicopatologia do trabalho[1-4].

Estar inserido nesse campo significa também dialogar com diferentes abordagens, que partem de epistemologias diversas e que, por sua vez, não compreendem da mesma forma o indivíduo, a sociedade, as relações entre corpo e mente e principalmente o trabalho como determinante da saúde mental[4].

A importância de compreender as relações entre trabalho e saúde mental tem crescido em razão do aumento substancial dos distúrbios psíquicos relacionados ao trabalho, so-

---

* A ênfase da Escola de Gestão e de Recursos Humanos está na compreensão dos processos psíquicos implicados no desenvolvimento das tarefas e encontra-se associada aos estudos de motivação e satisfação no trabalho. A questão do trabalho aparece quando ocorre alguma referência dele como um fator desencadeante dos distúrbios psíquicos, sendo a questão da dinâmica mental remetida principalmente a fatores genéticos, relações familiares externas ao trabalho, ou ainda falta de adaptabilidade ou resiliência. Essa escola vem influenciando estratégias de seleção e treinamento, disciplina e organização do trabalho, mas não problematiza o trabalho e sua organização como geradores de problemas psíquicos.

bretudo a partir do incremento da industrialização no século passado e das novas formas de organização da produção do trabalho influenciada pelo processo de globalização, e precarização do trabalho. Tratam-se de fenômenos de grande impacto na vida das pessoas e nos processos de produção, que afetam também a saúde mental dos trabalhadores e produzam elevados índices de afastamento no trabalho, incapacitando um número cada vez mais expressivo de pessoas.

Entre as possíveis explicações para o fenômeno, ganha destaque as novas relações de trabalho que estimulam o individualismo, através de avaliações individuais por desempenho, por exemplo, que acabam por estimular a competitividade entre os trabalhadores, a cultura do "cada um por si" e a premissa de que vale tudo para a manutenção do emprego. Trata-se de estratégia que não consideram a importância dos coletivos de trabalho, favorecem a ruptura dos processos de comunicação, solidariedade e cooperação entre os trabalhadores, além de estimularem a produção de metas inatingíveis que, por vezes, desconsideram a capacidade e os limites humanos. Destaca-se ainda as poucas ou nenhumas possibilidades de contribuição dos trabalhadores nas discussões sobre os processos organizacionais advindos da sua experiência e inteligência prática. Dessa forma cria-se um hiato entre aqueles que prescrevem o trabalho, os recursos necessários para sua realização e, consequente responsabilização dos colaboradores pelo fracasso dessas ações[5].

Outro fator que tem impacto na saúde mental dos trabalhadores é a falta de reconhecimento e a invisibilidade no trabalho. As estratégias desenvolvidas para que o trabalho seja realizado a contento, as ações de prudência, os esforços de superação, tudo que os indivíduos fazem para dar conta daquilo que não foi projetado, previsto, fica, em muitas situações de trabalho, camuflado, invisível, não valorizado e não reconhecido como parte do processo de trabalho. Essa invisibilidade implica o não reconhecimento daquilo que efetivamente os sujeitos fazem para atingir os objetivos da produção e, sobretudo, da inteligência que desenvolvem para fazer o trabalho acontecer[6].

De forma geral, as problemáticas mencionadas criam e mantêm situações de trabalho tensas e propícias para o aparecimento e o desenvolvimento do sofrimento patológico. É importante ressaltar que ao considerarmos a centralidade do trabalho na construção da saúde mental, sua influência transcende a jornada diária estabelecida e se estende para toda a vida familiar e privada. Assim, os constrangimentos vivenciados no trabalho vão influenciar todas as esferas do viver, afetando não só o sujeito, mas toda família e rede de suporte social[6-8].

É a partir da relação que se estabelece com o trabalho que os sujeitos são reconhecidos, valorizados, validados enquanto promotores de conhecimentos e com distintas potencialidades. Trabalhar mobiliza o pensamento, a inteligência, a construção da identidade. Trata-se de um diálogo constante entre os mundos subjetivo e objetivo. Assim, o trabalho é um importante eixo para o desenvolvimento psíquico na fase adulta[7].

O trabalho é ainda um fator de pertinência enquanto espaço privilegiado de mediação entre o indivíduo e o mundo social. Assim, os sujeitos, por meio das relações de trabalho, podem estabelecer relações de parcerias e trocas com distintos grupos. Trabalhar oferece aos sujeitos a possibilidade de enraizamento e pertencimento social[9,10]. Nesse contexto, pode-se constatar que existe um grande hiato entre a lógica contemporânea que incentiva a competitividade e a produtividade nos ambientes de trabalho, e a lógica subjetiva, cheia de incertezas, contradições, medos, desejos, angústias e perspectivas.

Entre os modelos organizacionais que mudaram os rumos da organização do trabalho, certamente o taylorismo é um dos mais importantes. Esse modelo, que se tornou hegemônico nos EUA no final do século XIX e início do século XX, influenciou de maneira significativa os engenheiros, administradores da produção e outros profissionais de áreas afins, que propuseram maneiras de produzir e de organizar o trabalho, conhecidas na sua síntese como Organização Científica do Trabalho[11]. Nesse modelo, as várias etapas do processo produtivo são sistematizadas de forma fragmentada: cabe à ciência produzir os princípios, aos planejadores conceberem o trabalho e aos trabalhadores o executarem sem pensar – o pensamento nesse caso é um obstáculo que atrapalha a produtividade. O modelo tem como objetivo produzir o máximo de trabalho, no menor intervalo de tempo possível. Ao trabalhador, visto como uma peça da máquina, estava destinada a automatização do gesto[11].

Nos processos de modernização e de desenvolvimento tecnológico e de modelos gerenciais, a organização do trabalho exigiu o desenvolvimento de iniciativas e polivalência por parte dos trabalhadores. Essa complexificação do trabalho exigiu iniciativas, disparadas a partir da mobilização de elementos subjetivos, tanto do ponto de vista individual quanto coletivo, que permitissem a antecipação de situações imprevistas oriundas do funcionamento dos sistemas mais complexos. Para tanto, a comunicação, a troca de experiências e saberes entre os trabalhadores tornou-se fundamental. Contudo, é importante salientar que tanto o modelo taylorista quanto aqueles que o sucederam não previam a colaboração, a comunicação e trocas entre os trabalhadores[11,12].

Assim, apesar da racionalidade embutida nesses modelos ser coerente com as suas bases epistemológicas, alguns aspectos, necessidades e limites inerentes ao ser humano foram deixadas de lado. Essa negligência pode ser uma das principais causas de problemas de saúde e, em especial, do surgimento de distúrbios de ordem psíquica. Trocas e diálogos entre os trabalhadores são necessários para a constituição de equipes de trabalho, o que é incompatível com ritmos acelerados, pressão por produtividade, controle de tempo e com a destruição do coletivo[4].

O taylorismo, embora não totalmente superado, deu lugar a novos modelos de organização do trabalho, tais como, fordismo, toyotismo que, buscavam sobretudo o incremento da produção em detrimento das pessoas que trabalham. Esses modelos, aliados à nova ordem social, têm acirrado os problemas de saúde, com destaque para os adoecimentos psíquicos relacionados ao trabalho.

BREVE HISTÓRICO DA PSICOPATOLOGIA DO TRABALHO

As contradições inerentes ao incremento dos processos de trabalho, as consequências dos modos de produção na saúde mental e física dos indivíduos, o movimento higienista, em especial sua aplicação na higiene mental, a escola psicotécnica *francophonica***, o desenvolvimento da medicina ocupacional e os estudos das doenças mentais ocasionadas pelo trabalho criaram as condições favoráveis para o surgimento da psicopatologia do trabalho na década de 1950[13].

A psicopatologia do trabalho surgiu no âmbito da psiquiatria, em especial da psiquiatria social em diálogo com a medicina do trabalho. Crítica ao modelo taylorista de produção, compreendia a automação no trabalho como um mal social, um processo de desumanização, que robotizava o sujeito, automatizava sua ação e destruía a capacidade de pensar. Assim, dirigiu seu interesse para a identificação de aspectos relacionados às situações de trabalho (condições do trabalho e formas de organizá-lo), capazes de conduzir a quadros psicopatológicos[6].

O gesto inaugural dessa corrente foi feito por Paul Sivadon em sua conferência – Psicopatologia do Trabalho – em julho de 1951, publicada como artigo em 1952. O autor afirmava que não se tratava simplesmente de examinar atitudes anormais do psicopata diante do trabalho, e sim a influência do trabalho sobre as psicopatias, ou seja, as modalidades patológicas sobre o plano mental de adaptação do homem no trabalho[14]. Seu estudo centrava-se na ideia da desadaptação psíquica do homem ao trabalho e via o trabalho como instrumento de organização mental.

A psicopatologia do trabalho, em suas origens, era um prolongamento direto da psiquiatria hospitalar, da ergoterapia e dos trabalhos de readaptação. Apesar de reconhecer a existência de certas situações de trabalho particularmente nocivas, para Sivadon não era tanto a natureza do trabalho que o tornava patogênico, mas as particularidades do sujeito confrontado com uma tarefa ou certa profissão[14,15].

Assim, até a década de 1970, a maioria dos estudos dessa temática reconheciam o trabalho apenas como mais um fator desencadeante de distúrbios mentais definidos pelas "estruturas de personalidade" preexistentes. Buscava, dessa forma, classificar as síndromes e doenças mentais relacionadas ao trabalho adotando modelos monocausais (ou seja, buscava-se classificar e estabelecer uma relação direta entre determina-

---

** A corrente francophonica de estudos sobre o trabalho e sua relação com os aspectos psicológicos do ser humano ganhou relevância a partir da década de 1920, na França. Esses estudos, influenciados pela escola psicotécnica, visavam adequar o sujeito ao processo produtivo, a exemplo do que era feito com os maquinários. Buscavam ainda compreender e estabelecer o limite do ser humano em sua relação com a produção de forma a explorar ao máximo sua capacidade de trabalho, garantindo ao mesmo tempo a manutenção da saúde. Assim, pesquisavam como os indivíduos trabalhavam e porque se fatigavam com vistas a diminuir e permitir a recuperação da fadiga e, consequentemente, aumentar a produtividade, por meio da equação: melhor método para realizar o trabalho/menor esforço/intensificação do ritmo de trabalho[13].

das características do trabalho e as consequentes afecções psicopatológicas). Haveria, em última instância, uma relação direta entre o meio ambiente e a organização do trabalho sobre o comportamento[16].

Alguns aspectos dessa história remetem diretamente à origem da terapia ocupacional. Durante a Segunda Guerra Mundial, com a mobilização dos homens para o serviço militar, mulheres, idosos e pessoas com deficiência física e/ou intelectual foram convocadas a compor a mão de obra do mercado fabril. Com o final da guerra, fez-se necessário o desenvolvimento de estratégias para readaptação de homens e mulheres feridos e atingidos e/ou traumatizados ao trabalho, além daqueles indivíduos que haviam sofrido rupturas em sua vida social e familiar[16,17].

A utilização do trabalho nos hospitais psiquiátricos, também chamada de terapia ativa, a partir da constatação de seu potencial terapêutico enquanto facilitador do resgate das relações significativas para os doentes, impulsionou a transformação das práticas assistenciais e facilitou o desenvolvimento da ergoterapia de forma adaptada a cada doente. Essa constatação resultou em práticas humanistas e influenciou a reforma psiquiátrica que acorreria na França, nos anos seguintes[17,18].

A utilização do trabalho nas instituições psiquiátricas, por meio das terapias ativas – socioterapia e ergoterapia – levou os psiquiatras a encontrarem nessa estratégia uma possibilidade de prevenção das doenças mentais na coletividade, além de ser uma via rápida para a reinserção do doente mental no meio social[13,19-21].

Outros autores importantes na história da psicopatologia do trabalho são Louis Le Guillant e Jean Begoin, que conduziram uma célebre pesquisa sobre "a neurose das telefonistas"[16]. A pesquisa teve como objetivo demonstrar que esse tipo de adoecimento não acometia especificamente as telefonistas, mas que os processos de fadiga estavam relacionados às condições concretas do trabalho. Para tanto, esses pesquisadores substituíram as trabalhadoras por um certo período, buscando vivenciar o sofrimento ao qual elas estavam submetidas[16].

Essa metodologia de pesquisa era um avanço para a época, pois buscava estudar situações reais de trabalho em vez de reproduzi-las em laboratório. Atualmente, a essa metodologia foi introduzida a perspectiva dos próprios trabalhadores, entendidos como os principais conhecedores de seu trabalho e das estratégias que desenvolvem para realizá-lo[16].

TRABALHO E SAÚDE MENTAL NA CONTEMPORANEIDADE

Teoria do estresse

No intuito de explicar a complexa relação entre saúde mental e trabalho, muitas teorias buscaram modelos explicativos. Algumas delas utilizam-se do conceito de carga mental no trabalho, também chamado de carga psíquica. Tal conceito refere-se a um conjunto de sinais apresentados por um determinado sujeito, que sugere que ele esteja excedendo seus limites físicos e psíquicos no trabalho. São eles: fadiga, esgotamento, dificuldade de atingir resultados satisfatórios e desempenhar o trabalho com qualidade. Os processos de fadiga mental estão relacionados ao excesso de informações e à necessidade de tomada de decisões rápidas, à falta de controle sobre o próprio tempo, sobre a divisão do trabalho (esvaziamento do conteúdo da tarefa e da iniciativa, distanciamento entre o planejamento e a execução, entre o real e o prescrito, acúmulo de tarefas, fragmentação), sobre o ritmo, os turnos e sobre as jornadas[6-8].

O conceito de "carga mental do trabalho" é utilizado em grande escala nas práticas de ergonomia, de forma a permitir a visualização da indissociabilidade entre atividades físicas e dimensões cognitivas do trabalho. Contudo, se de um lado o reconhecimento da carga mental junto à carga física fez progredir os estudos sobre fadiga no trabalho, de outro, surgiram discordâncias sobre as medidas de cargas físicas e mentais e sua relação com os processos de fadiga. A noção de carga é complexa, pois sugere sempre a possibilidade de mensuração e de uma somatória de esforços que levariam igualmente os sujeitos à exaustão. No caso da carga mental, a ambiguidade é evidente, pois compreende, sem dúvida, a carga cognitiva, mas também o que Dejours denomina de "carga psíquica" e depois de "sofrimento psíquico"[6].

No Brasil, procurando avançar o conceito de carga mental, Seligmann-Silva[1] desenvolveu o conceito de desgaste mental inspirado no modelo de desgaste de Laurell e Noriega[22], também conhecido como epidemiologia social. Esse modelo busca, a partir da determinação histórica e social dos processos de saúde e doença, compreender o impacto dos ambientes de trabalho e das formas de organização e gestão do trabalho na vida dos trabalhadores[23]. O desgaste psíquico definido por Seligmann-Silva aborda três aspectos: os quadros clínicos relacionados ao desgaste orgânico da mente (por acidentes de trabalho, ação de produtos tóxicos etc.), os processos de fadiga mental e física, e os desgastes que atingem a identidade, ao ameaçar crenças e valores.

Entre as escolas que mais se apropriaram do conceito de sobrecarga e fadiga, estão aquelas relacionadas à teoria do estresse. O conceito de estresse se tornou, ao longo dos anos, quase um sinônimo para todos os sintomas relacionados à sobrecarga, sobretudo mental, vivenciada pelas pessoas na relação com o trabalho.

Os estudos sobre a teoria do estresse foram desenvolvidos inicialmente pelo fisiologista canadense Selye[24] na década de 1930. O referencial básico desse modelo provém da fisiologia, a partir de estudos desenvolvidos em laboratório, nos quais se buscou compreender os fenômenos fisiológicos relacionados com as reações do organismo diante de situações agudas de ameaça ou de agressão, e as respostas do sistema neuroendócrino e de outros sistemas.

Selye[24] caracterizou o estresse como uma síndrome de adaptação geral, vivenciada pelos sujeitos e constituída de três fases: reação de alarme, fase de adaptação e fase de exaustão. Nessa formulação, é evidente a falta de especificidade das demandas ambientais e a não incorporação da importância da intensidade e duração da pressão como fatores diretamente relacionados às respostas do organismo. Define que as atitudes neuroendocrinológicas do organismo são desenvolvidas pela reação de luta ou fuga a partir de um estímulo físico.

A esse respeito, convém mencionar as expressões utilizadas por Frankenhaeuser[25]: *happy stress* e *distress*. Segundo Rocha[26], *happy stress* designa situações em que os estímulos do ambiente estão em equilíbrio com as capacidades pessoais de atravessar situações difíceis sem efeitos prejudiciais à saúde; já o termo *distress* designa as reações psicofisiológicas que podem desencadear doenças, estimuladas a partir da necessidade do indivíduo de enfrentar situações graves com pouca ou nenhuma possibilidade de escolha em relação a como proceder.

A visão neuroendocrinológica do estresse foi complementada pela teoria cognitiva de Lazarus e Folkman[27], que, analisando as diferentes respostas dos indivíduos a uma mesma situação estressante, enfatizaram as funções cognitivas e afetivas na percepção e interpretação da situação. Esses autores afirmam que cada tipo de reação emocional depende de um processo particular de avaliação cognitiva complementar.

De forma geral, pode-se perceber que os autores desse campo, além de se apoiarem em explicações organicistas advindas da fisiologia e da bioquímica, focam seu olhar nos processos de adoecimento e não na saúde, atribuindo os processos de adoecimento relacionados ao trabalho apenas a uma suposta fragilidade individual[28].

Karasek e Theorell[29], no âmbito da epidemiologia social, buscaram avançar a compreensão das relações entre estresse e trabalho. Eles partiram do princípio de que a relação causa-e-feito do estresse se dá a partir de um sistema complexo, que envolve a interação de múltiplos fatores. O estresse representaria um desequilíbrio do sistema como um todo, em particular do sistema de controle individual, que inclui um nível biológico, um nível psicoendócrino e, também, um nível da função cognitiva e interpessoal. Por essa razão, o modelo que propõem envolve uma abordagem tridimensional, contemplando os seguintes aspectos: exigência/controle (*demand/control*); tensão/aprendizagem (*strain/learning*) e suporte social.

As ideias de Karasek e Theorell vão ao encontro dos achados de Bertin et al.[30] e Vezina et al.[31], que observaram uma diminuição significativa da frequência de fadiga e desgaste quando o trabalhador tem possibilidades de desenvolver sua inteligência, meios de fazer um trabalho de boa qualidade, margem de manobra e possibilidades de escolher a maneira de construir suas ações. Essa fadiga aumenta significativamente quando o trabalhador não tem poder e governabilidade sobre aquilo que faz, é submetido a horários atípicos, a tarefas repetitivas sob constrangimento de tempo e/ou tem pouca ou nenhuma possibilidade de trilhar sua carreira profissional. Esses autores concluem que as situações relacionadas aos aspectos subjetivos vivenciados no trabalho são a maior causa de sofrimento e que esses aspectos são mais significativos do que a idade ou o tempo de trabalho.

Ainda com relação às teorias do estresse, o conceito de *burnout* (síndrome do esgotamento profissional), fica evienciado. Tamayo[32] aponta os estudos de Herbert J, Freudenberg e Richelson,G. como precursores desse conceito. Remonta a expressão inglesa de queimar-se ou destruir-se pelo fogo remetendo a ideia do trabalhador ser consumido ou queimado pelo próprio trabalho. Caracteriza-se por uma exaustão, decorrente da sensação de estar sendo exigido para além dos seus limites físicos e psíquicos. Anteriormente identificada como estafa constitui-se cada vez mais como um problema de saúde pública.

O trabalho como elemento central na constituição da saúde mental

A psicopatologia do trabalho influenciou diferentes correntes *francophonicas* de pensamento com relação à compreensão da relação entre relação entre saúde (mais especificamente saúde mental) e trabalho. Dentre elas, destacam-se a psicodinâmica do trabalho, a ergonomia e a clínica da atividade.

Essas escolas têm em comum o foco no trabalho e não nos indivíduos, e o propósito de transformá-lo em suas diferentes dimensões, adaptando-o às características e aos limites do ser humano e abordando a complexidade do trabalhar e a multiplicidade de fatores envolvidos[33]. Todas elas assemelhassem-se ainda pela utilização de métodos ascendentes nas suas pesquisas e no desenvolvimento teórico do campo. Partem do estudo de situações concretas de trabalho, e/ou da vivência do sujeito no trabalho. Em que buscam compreender sua organização, os processos envolvidos e seus reflexos na saúde, na vida e na produção. Diferenciam-se entre si pela forma como entendem e conceituam o trabalho, como definem o sujeito, como compreendem as relações entre trabalho e trabalhador e como direcionam seu olhar para o trabalho em si enquanto constituinte da saúde e da doença. Outra distinção entre elas está nas propostas de modalidades de ação e transformação do trabalhar[15].

Entre essas escolas, destaca-se a psicodinâmica do trabalho, que tem Cristophe Dejours como seu principal expoente[7,34]. Essa escola concentra-se nos processos vivenciados pelos indivíduos em situações de trabalho e no trabalhar como elemento central de investigação. Evidência de que as causas e os fatores que atingem a saúde das pessoas são coletivos, o adoecimento e o sofrimento são processos individuais e fazem parte da interação entre indivíduo e trabalho.

Partindo do estudo de situações de trabalho e influenciado tanto pela psicopatologia do trabalho quanto pela ergonomia e considerando nos seus primeiros estudos os conceitos de carga cognitiva e carga mental, Dejours passou a investigar fenômenos psíquicos ligados ao trabalho mesmo quando ele não se concretizava em doenças mentais ou em sintomatologia psiquiátrica[7]. É essa nova disciplina que vai buscar compreender a complexidade das relações psíquicas envolvidas no processo de trabalho, denominada por ele de psicodinâmica do trabalho.

Uma das constatações das investigações de Dejours foi a de que os trabalhadores desenvolvem um conjunto de estratégias defensivas, individuais e coletivas, para se protegerem dos constrangimentos psíquicos vivenciados no trabalho. A normalidade surge como resultado de uma dinâmica entre o sofrimento e as defesas contra ele[7,34].

O sofrimento vivenciado no trabalho nem sempre se torna patogênico porque os sujeitos conseguem se proteger e se defender. A patologia surge quando se rompe o equilíbrio e o sofrimento não é mais contornável. Em outros termos, ela surge quando o trabalhador utilizou todos os seus recursos intelectuais e psicoafetivos para lidar com as atividades e demandas impostas pela organização e percebe que nada pode fazer para se adaptar e/ou transformar o trabalho[11]. Essas constatações e indagações provocaram uma mudança do campo de investigação, que se volta para além da "psicopatologia do trabalho", priorizando as dinâmicas psíquicas envolvidas nas relações de trabalho.

A definição do novo objeto de pesquisa – a normalidade nas relações organizacionais – abre uma nova perspectiva, com consequências teóricas e práticas. Se a psicopatologia, por situar-se no campo das patologias, dirigia sua preocupação em torno da análise, descoberta e, eventualmente, do tratamento das doenças mentais, a psicodinâmica do trabalho abre perspectivas mais amplas e que não dizem respeito somente ao sofrimento, mas também ao prazer no trabalho. Isso significa também que a relação entre a organização do trabalho e o homem não é um bloco rígido, mas se encontra em constante movimento. A estabilidade aparente repousa sobre um equilíbrio aberto para as transformações e evoluções (ou seja, trata-se de um equilíbrio dinâmico entre forças geradas pela organização, de um lado, e pela luta contínua dos trabalhadores que se opõem a elas, de outro).

A partir de uma série de investigações empíricas, a psicodinâmica do trabalho foi formulando novos conceitos teóricos e aprimorando seus métodos de estudo e pesquisa. Dejours e sua equipe compreenderam que alguns conceitos são de fundamental importância para se entender a função psíquica do trabalho e sua relação com a organização do trabalho, são eles: mecanismos de cooperação, estratégias de defesa individuais e coletivas ligadas ao trabalho, visibilidade, valorização e reconhecimento, cooperação, sofrimento psíquico, mobilização da inteligência e vontade. Admitir que o trabalho possui essa centralidade é reconhecer que sua influência transcende o tempo da jornada de trabalho propriamente dita e se estende para a vida familiar, privada e para o tempo do não trabalho[8,35].

Esses processos psíquicos vão ser pensados dentro da óptica psicanalítica, em que as relações organizacionais serão pesquisadas não só do ponto de vista das relações interpessoais conscientes, mas também das inconscientes. Quando Dejours fala em estratégias defensivas coletivas, ele as entende como processos interpessoais, grupais e inconscientes. Sua eficácia está exatamente no fato de haver um acordo grupal tácito, implícito, que não é dado imediatamente à consciência dos agentes.

No campo do trabalho, quando se depara com injunções que obrigam a reprimir pensamentos e desejos contrários aos desejos da organização, há uma fonte de sofrimento proporcional à natureza e à intensidade do conflito. A luta pelo equilíbrio ocorre em todo o campo social e não seria diferente na situação do trabalho. No entanto, no interior das organizações do trabalho, esse problema irá ganhar contornos específicos que as pesquisas na área começam a revelar.

A psicodinâmica do trabalho parte do princípio de que o trabalho é um elemento central na constituição da saúde e da identidade dos indivíduos adultos e o principal elo entre tais indivíduos e sociedade. Ou seja, compreender a função psíquica do trabalho e seus efeitos sobre a saúde mental significa dar visibilidade a todos os aspectos subjetivos mobilizados no ato de trabalhar. Trabalhar significa pensar, conviver, agir, construir-se a si próprio e confrontar-se perante o mundo. Nesse sentido, o trabalho jamais será neutro: ou ele promoverá o desenvolvimento da inteligência e o prazer dos indivíduos ou, ao contrário, levará à impossibilidade de pensar, ao sofrimento patogênico[11].

É necessário pensar para trabalhar. É impossível compreender o trabalho humano sem a cooperação e a reflexão dos que trabalham. Os estudiosos do trabalho devem ser facilitadores do processo de reflexão coletiva do trabalho.

Se diversos avanços já puderam ser realizados neste campo, muitas questões ainda precisam ser melhor formuladas e teorizadas, sobretudo diante de mudanças que vêm ocorrendo no mundo do trabalho e nos processos de adoecimento psíquico relacionados a ele.

DESENVOLVIMENTO DAS POLÍTICAS PÚBLICAS BRASILEIRAS NO CAMPO DA SAÚDE DO TRABALHADOR

Até a promulgação da Constituição Federal de 1988, a assistência à saúde no país era um benefício destinado aos trabalhadores inseridos formalmente no mercado de trabalho, que contribuíam ao Instituto Nacional de Previdência Social (INPS). Ao restante da população restavam duas opções: pagar pela assistência oferecida pelos seguros privados de saúde ou buscar ajuda nas instituições filantrópicas, como as Santas Casas. As ações de caráter coletivo, consideradas como ações de saúde pública, estavam dissociadas daquelas de caráter individual e eram executadas pelo Ministério da Saúde[36,37].

Os registros de doenças e acidentes relacionados ao trabalho eram historicamente precários, sobretudo pela falta de instrumentos e legislação adequadas a esse fim. Outra situação alarmante estava relacionada aos grandes índices de acidente de trabalho, mobilizando a Organização Internacional do Trabalho (OIT), na década de 1960, a pressionar o país para tomar providências no menor espaço de tempo possível[36,38].

Ainda na década de 1960 e 1970, uma das respostas elaboradas para responder a essa denúncia foi a criação dos Centros de Reabilitação Profissional (CRPs), vinculados ao INPS. Constituíam-se como centros interdisciplinares, voltados para a avaliação, recuperação, reabilitação e habilitação profissional dos trabalhadores acometidos por acidentes ou adoecimentos no trabalho. Nos anos de 1970, existiam 14 CRPs espalhados pelo país[39].

O grande limite desses serviços residia no fato de que não asseguravam nem tinham controle sobre o processo de retorno e readaptação ao trabalho, afinal, a legislação não deixava claro de quem era a responsabilidade sob a reinserção profissional do reabilitado. O segurado, após ser desligado do programa de reabilitação e retornar ao trabalho, não recebia nenhum acompanhamento, permanecia sem proteção legal e corria o risco de receber tratamento desigual dentro da empresa, e mesmo de ser demitido, em razão de sua condição de acidentado ou adoeci-

do. Tal situação favorecia que o processo de retorno ao trabalho, na maior parte das vezes, se transformasse em um processo de exclusão tardia. Estudos revelam que somente 50% dos trabalhadores continuavam no mercado formal de trabalho após terem sido atendidos pelo CRP, sendo que a maior parte terminava no mercado informal, subemprego e/ou desemprego[39].

Ao longo desse processo, a saúde do trabalhador foi instituída como política pública de saúde no âmbito do Sistema Único de Saúde (SUS), a partir da Constituição de 1988, que atribui à saúde o status de direito universal. Esse processo foi disparado ao final da década de 1970 e por toda a década de 1980, a partir dos movimentos de reorganização sindical, reforma sanitária, reorganização dos movimentos sociais, eleições diretas e constituição de uma Assembleia Nacional Constituinte[37].

É importante ressaltar que a terminologia "saúde do trabalhador" surge no bojo do movimento da reforma sanitária na década de 1980, em oposição aos modelos de medicina do trabalho, saúde ocupacional e engenharia de segurança. Trata-se de uma mudança de paradigma ao afirmar a saúde como um campo multi e interdisciplinar e ao colocar o trabalhador como sujeito, e não mero espectador, dos processos de produção de saúde e mudança das condições de trabalho e vida[36,38].

A Lei Federal n. 8080/90 (Lei Orgânica da Saúde), em seu art. 6º, § 3º, regulamenta os dispositivos constitucionais sobre saúde do trabalhador. Aponta que o direito à saúde e o bem-estar do trabalhador, advém das condições dos ambientes de trabalho e da forma de organização dos processos de produção. Trata-se, portanto, da transformação do próprio trabalho, que deve ser fonte de prazer, proteção e promoção da vida e não mais causador de adoecimentos e rupturas no cotidiano dos trabalhadores. Neste contexto, o papel do SUS é o de ofertar serviços públicos qualificados, que possam ser acessíveis e equânimes além de atender as demandas dos trabalhadores de forma integral e contínua[36,37].

Mesmo diante da complexidade do campo da saúde do trabalhador, apenas em 2004 entrou em vigor a Política Nacional de Saúde do Trabalhador (PNST), do Ministério da Saúde. Com o art. 6º, § 3º, da Lei Orgânica da Saúde, tem como objetivo reduzir os acidentes e doenças relacionadas ao trabalho, a partir de estratégias de promoção, prevenção e reabilitação da saúde dos trabalhadores, além do desenvolvimento de ações de vigilância nos locais de trabalho. As diretrizes da política estão na Portaria n. 1.125, de 2005, e entre elas estão: a articulação intersetorial, a estruturação de uma rede de informações adequadas em saúde do trabalhador, o apoio a pesquisas na área e o investimento na capacitação de recursos humanos[36]. Ainda nestas bases, em agosto de 2012, foi promulgada também a Política Nacional de Saúde do Trabalhador e da Trabalhadora que reforça alguns aspectos, tal como a importância central de ações de capacitação e vigilância nos ambientes de trabalho.

Para auxiliar a implementação da PNST e fortalecer o campo da saúde do trabalhador no âmbito do SUS, em 2009, por meio da Portaria n. 2.728 GM, foi regulamentada a Rede Nacional de Atenção Integral à Saúde do Trabalhador (RENAST). A rede, que possui uma política permanente de financiamento de ações, se organiza a partir dos Centros Estaduais e Regionais de Referência em Saúde do Trabalhador (CEREST), localizados nas capitais, regiões metropolitanas e municípios sentinela. Caracterizam-se como serviços especializados em oferecer suporte técnico no campo da saúde do trabalhador, desenvolver ações de vigilância em ambientes de trabalho, educação permanente e de assistência aos trabalhadores. Dados de novembro de 2009 mostram que ao todo existiam 178 CERESTs em todo o país e uma rede de 1.000 serviços sentinela, capazes de diagnosticar os acidentes e doenças relacionadas ao trabalho[36,37,40].

No município de São Paulo, os Centros de Referência em Saúde do Trabalhador (CRSTs) surgiram antes da regulamentação da RENAST, na década de 1980, em resposta à reivindicação dos trabalhadores e sindicatos e já norteavam-se pelos princípios do Sistema Único de Saúde[41].

Apesar do avanço que os CRSTs significaram na cidade de São Paulo, sua implantação foi insuficiente para promover a interação entre ações individuais e coletivas. Esses centros por vezes mantiveram-se distanciados do SUS e na dificuldade de priorizar e congregar ações de assistência, educação e vigilância transformaram-se, em alguns casos, em uma alternativa assistencial aos adoecidos no trabalho.

Como apontado, os CERESTs são instituições especializadas no campo da saúde do trabalhador e, desde a regulamentação da RENASTs, não se configuram como porta de entrada do SUS. Dessa forma, o acesso dos trabalhadores deveria estar garantido a partir de uma articulação com os serviços de atenção primária, sobretudo por meio da capacitação das equipes de saúde da família, inseridas na Estratégia de Saúde da Família, definida pelo Ministério da Saúde como reordenadora de todo o sistema. A formação e capacitação dos trabalhadores da atenção primária traria uma possibilidade mais efetiva de estabelecer o nexo causal entre o quadro apresentado pelo sujeito e seu processo de trabalho, já que as equipes da atenção primária estão mais próximas do território de vida e de trabalho dos sujeitos. Dessa forma, haveria maior possibilidade de oferecer aos trabalhadores assistência adequada no menor intervalo de tempo possível. Com a organização dos serviços em rede, a proposta é que sejam respeitadas as diretrizes de regionalização e hierarquização dos serviços do SUS[36].

Além da PNST, o Ministério da Saúde, junto aos antigos Ministérios do Trabalho e Emprego e da Previdência Social, desenvolveram uma política integrada de Saúde e Segurança no Trabalho (PNSST). Essa política trouxe como novidade a estruturação de uma rede integrada de informações em saúde do trabalhador, além da organização de uma agenda entre os três ministérios responsáveis em desenvolver pesquisas em segurança e saúde do trabalhador, de forma a atender as diretrizes da OIT. Trata-se de uma política que tem como objetivo que o trabalho, base da organização social, do direito humano e da cidadania, seja realizado em condições humanas que contribuam para o desenvolvimento da vida pessoal, familiar e social[36]. Com a extinção dos Ministérios do Trabalho e Emprego e Previdência Social, tem-se uma lacuna no que se refere a diretrizes intersetoriais para regulamentação deste campo no país.

ESTABELECIMENTO DO NEXO CAUSAL ENTRE SITUAÇÕES DE TRABALHO E ADOECIMENTO PSÍQUICO

Estabelecer o nexo entre trabalho e adoecimento psíquico é algo complexo. Um dos entraves desse campo está no conflito entre a herança do modelo adotado pela saúde ocupacional, baseado em relações lineares de causa e efeito, e a multicausalidade dos fatores que podem desencadear o transtorno mental. Diferentemente de outras ameaças à saúde do trabalhador, a boa saúde mental não é atestada em exames admissionais, comprováveis por meio de exames laboratoriais ou mensuráveis a partir de indicadores objetivos ou de escalas: trata-se de um fenômeno complexo, multifacetado, carregado de aspectos subjetivos e individuais e, como consequência, difícil de ser mensurado[11].

Embora situações de elevado sofrimento psíquico possam ser comuns a certos grupos, categorias profissionais e condições de trabalho, as respostas a esses constrangimentos serão individuais e por vezes não generalizáveis e dependerão da forma como cada sujeito lida com a situação. As fronteiras entre o sofrimento psíquico vivenciado ao longo da vida e o sofrimento patogênico, por vezes, são tênues e imprecisas. Dessa forma, em que momento sensações de mal-estar, tensão, ansiedade, tristeza, dificuldades para dormir ou se desligar do trabalho se transformam em sintomas e recebem diagnósticos formando diagnósticos psiquiátricos?[41]

É importante ressaltar que a medicalização do sofrimento tem sido uma constante na vida contemporânea e se reproduz nos ambientes de trabalho com o aumento e banalização do uso de antidepressivos, ansiolíticos e hipnóticos. Neste caso, considera-se que recorrer à medicação psiquiátrica é uma forma de conviver com o problema sem evidenciá-lo e, assim, o indivíduo continua trabalhando apesar do processo, condições e organização do trabalho permanecerem os mesmos, ou seja, permanecerem negligenciados pelos gestores, pelos pares e por vezes pelo próprio indivíduo como possíveis fontes de adoecimento[11].

De forma geral, quando um trabalhador adoece, as empresas e os colegas tendem a se comportar de duas maneiras. Na primeira, responsabilizam o sujeito pelo sofrimento do qual é vítima. Nesse caso, os problemas mentais são em geral associados a fatores preexistentes (genéticos e biológicos), aos conflitos da vida social (amigos e familiares), a sinais de fraqueza ou a um descompromisso com o trabalho. Como consequência, o trabalhador perde a confiança de seus pares e chefes, tem sua credibilidade abalada e o acesso a promoções e a cargos de responsabilidade torna-se restrito. Na segunda, a depender do julgamento que os pares fazem da sua competência ou engajamento com o trabalho, é concedido ao trabalhador "o direito de adoecer" e, dessa forma, recebe apoio e acolhimento[42]. Nos dois casos, o caráter adoecedor do trabalho é negligenciado.

Diante desse contexto, algumas estratégias são de fundamental importância para que o nexo entre adoecimento psíquico e trabalho fique claro e o trabalhador deixe de ser culpabilizado e estigmatizado diante do processo de adoecimento. Uma delas está relacionada à inserção de aspectos ocupacionais nas anamneses clínicas, tradicionalmente realizadas nos serviços de saúde: histórico da vida profissional e ocupacional, condições de trabalho atuais, relações com os colegas e a chefia, aspectos organizacionais do trabalho, como monotonia, grau de autonomia no desempenho das tarefas, interesse e satisfação no trabalho, e reconhecimento[43,44]. A inclusão desses aspectos evidenciaria o caráter adoecedor de certas atividades e o histórico dos adoecimentos.

Quando o nexo com o trabalho é constatado, além da abertura da Comunicação de Acidente de Trabalho (CAT), também é importante que esse dado seja utilizado como disparador de avaliações e processos de mudança, desenvolvidos a partir de ações de prevenção de agravos e promoção à saúde, com vistas a minimização e desaparecimento das situações de vulnerabilidade vivenciadas pelos demais trabalhadores[43]. Da mesma forma, um elevado número de CATs em determinadas situações de trabalho revela o seu caráter adoecedor.

Caso não seja estabelecido o nexo entre o adoecimento e o trabalho, o trabalhador acaba perdendo o acesso a benefícios legais que teria direito, como a estabilidade no emprego por um ano, após seu retorno à função (Lei Federal n. 8.213/91) e principalmente mascara o caráter coletivo do adoecimento e a possibilidade de penalização das empresas pelos adoecimentos que geram.

É importante ressaltar que os profissionais responsáveis por estabelecer as relações de nexo entre trabalho e adoecimento psíquico devem lançar mão do Nexo Técnico Epidemiológico (NTE), desenvolvido pelo INSS com o intuito de reduzir o número das subnotificações e garantir aos trabalhadores a caracterização das doenças ou acidentes como processos relacionados ao trabalho. Trata-se de um instrumento que apresenta a relação direta entre determinadas ocupações e a entidade mórbida motivadora da incapacidade, relacionada na Classificação Internacional de Doenças (CID)[45].

No campo da saúde mental, existe uma listagem com 12 classificações diagnósticas que estão relacionadas ao trabalho, de acordo com a portaria n. 1339/1999[45]:

- Demência em outras doenças específicas classificadas em outros locais (F02.8).
- *Delirium*, não sobreposto à demência, como descrita (F05.0).
- Transtorno cognitivo leve (F06.7).
- Transtorno orgânico de personalidade (F07.0).
- Transtorno mental orgânico ou sintomático não especificado (F09).
- Alcoolismo crônico (relacionado ao trabalho) (F10.2).
- Episódios depressivos (F32).
- Estado de estresse pós-traumático (F43.1).
- Neurastenia (inclui síndrome de fadiga) (F48.0).
- Outros transtornos neuróticos especificados (inclui neurose profissional) (F48.8).
- Transtorno do ciclo vigília-sono decorrente de fatores não orgânicos (F51.2).
- Sensação de estar acabado (síndrome de *burnout*, síndrome do esgotamento profissional) (Z73.0).

De forma geral, o perfil de morbimortalidade dos trabalhadores caracteriza-se por três tipos de agravos. O primeiro deles mantém relação direta com as condições de trabalho específicas, como os acidentes de trabalho típicos e as doenças profissionais. O segundo é caracterizado pelas doenças que têm sua frequência, surgimento e/ou gravidade modificados pelo trabalho, denominadas doenças relacionadas ao trabalho. O terceiro tipo consiste nas doenças comuns ao conjunto da população, que não guardam relação de causa com o trabalho, mas que também impactam a saúde dos trabalhadores e por vezes são agravadas no decorrer do exercício das atividades laborais[45].

Por fim, de acordo com dados da Previdência Social, os transtornos mentais e comportamentais representavam o terceiro grupo de agravos mais frequentes no âmbito da concessão de auxílios-doença acidentários evidenciando, portanto, um problema de saúde pública[46,47].

CONSIDERAÇÕES FINAIS: PERSPECTIVAS DE AÇÃO NO CAMPO DA SAÚDE MENTAL E DO TRABALHO

Como apontado ao longo do capítulo, os adoecimentos psíquicos relacionados ao trabalho e os afastamentos decorrentes desses transtornos têm aumentado significativamente, causando impacto nos processos de produção, nos serviços de saúde, na previdência social e, sobretudo, na vida dos trabalhadores. Nesse contexto, a necessidade de desenvolvimento de ações que possam transformar significativamente os processos produtivos e a qualidade de vida dos trabalhadores ganha particular importância e tem sido alvo de preocupação em diversos países.

Todas as ações nesse campo, dirigidas para prevenção de doenças relacionadas ao trabalho, tratamento, reabilitação ou retorno ao trabalho, ganham um novo olhar a partir da compreensão de que, se o trabalho é gerador de doenças e sofrimento, qualquer ação que vise transformação deste quadro deve ser pensada a partir de mudanças no próprio trabalho e sua relação com as pessoas que o executam (ou seja, com o ato de trabalhar).

Observa-se ainda que, dada a complexidade do campo, é fundamental a adoção de uma perspectiva multiprofissional, tanto no planejamento quanto na execução das ações. Pode-se citar as propostas desenvolvidas com pessoas com distúrbios osteomusculares relacionados ao trabalho (DORT/LER), que revelaram o êxito dos tratamentos e da reabilitação a partir de intervenções multidisciplinares, que tiveram enfoque nos vários aspectos do problema, a partir da perspectiva de que prevenção, tratamento e reabilitação são etapas, inseridas em um único processo[48-49]. Destaca-se ainda que o agravo de casos de DORT/LER e o reconhecimento do seu nexo com o trabalho determinaram inclusive mudanças na legislação, que asseguraram formas de proteção aos trabalhadores, direitos trabalhistas aos acometidos e mudanças nos processos produtivos.

No campo da saúde mental e trabalho, a situação é semelhante, mas ainda surgem algumas questões importantes: como evidenciar que os adoecimentos têm relação com o trabalho? O que é tratamento e reabilitação em saúde mental quando os adoecimentos são relacionados ao trabalho? São terapias individuais, tratamentos unicamente medicamentosos? Como abordar as situações de trabalho? A Figura 1 exemplifica e norteia as propostas de intervenção neste campo.

Para que haja mudança real nas condições e na organização do trabalho, são necessárias ações de educação, prevenção e promoção à saúde, além daquelas que facilitem o retorno e a permanência no trabalho dos sujeitos que já adoeceram.

Dessa forma, a primeira e mais importante necessidade de intervenção situa-se no próprio ambiente de trabalho, na conscientização de gestores para a gravidade do problema e na busca de organizações mais saudáveis. A defasagem entre as metas de produção e os limites humanos deve estar na pauta das empresas, dos processos de capacitação de gestores e até mesmo da legislação. Como exemplo, temos o caso da France Telecom, empresa de telecomunicações francesa, que com o processo de privatização passou por algumas reestruturações organizacionais, amplamente divulgadas na imprensa nacional e internacional, que desencadearam uma série de suicídios dentro do ambiente de trabalho nos anos de 2008 e 2009. Tal situação só foi interrompida e contornada quando o governo francês exigiu a interrupção das reestruturações; e alguns dos dirigentes da empresa estão sendo responsabilizados judicialmente pelos suicídios ocorridos. É importante ressaltar que, embora esse caso seja um extremo, problemas de menor gravidade, mas não de menor importância, têm sido corriqueiros nos ambientes de trabalho[5].

As ações em situações de trabalho, por meio de metodologias ativas, apontam para o desenvolvimento das equipes, a reconstrução de coletivos de trabalho e de processos de cooperação. Faz-se fundamental o reconhecimento da necessidade de maior disponibilidade, comunicação, compreensão, cooperação e reconhecimento como eixos para o estabelecimento de boas relações no trabalho entre os pares e entre os trabalhadores e chefias[11].

Estudos demonstram que o espaço de escuta e a criação de espaços públicos de circulação da palavra favorecem a apropriação pelos trabalhadores do seu próprio processo produtivo, tornando-os protagonistas de mudanças em busca de soluções para os problemas, favorecendo o diálogo e atitudes de cooperação e solidariedade no dia a dia. As experiências reafirmam as possibilidades de promover ações no campo da educação e promoção da saúde, bem como de prevenção de futuros agravos tanto osteomusculares como de saúde mental[50].

As intervenções nos locais de trabalho, na medida em que recuperam o coletivo, devolvem ao trabalhador a sensação de reconhecimento pelo trabalho. O reconhecimento, por sua vez, deve assentar-se na autonomia de poder tomar as decisões para executar as tarefas, sobre as quais o trabalhador é responsável. Assim, o reconhecimento social pelo trabalho é apontado inclusive como aspecto facilitador para o próprio processo de retorno ao trabalho[51,52].

É importante mencionar que em relação aos processos de retorno ao trabalho e reabilitação profissional, a premissa continua semelhante: é imprescindível intervir no trabalho e não só no indivíduo que adoece. Assim, para desenvolver ações de retorno ao trabalho, deve-se considerar o trabalho em sua complexidade e, para tanto, entendê-lo e explicá-lo para além do que pode ser visível e mensurável. Para isso, é preciso que se considere a qualidade das relações que o trabalho propicia. A escuta realizada de forma coletiva e desenvolvida a partir de um processo de reflexão realizado com o conjunto de trabalhadores sobre o próprio trabalho permite que o indivíduo seja capaz de se reapropriar de seu trabalho e da relação dele com a sua saúde. Essa mesma reflexão pode permitir aos trabalhadores a mobilização necessária para impulsionar mudanças para tornar o trabalho mais saudável[11].

Ainda nesse aspecto, outros estudos assinalam a relação interpessoal como um importante aspecto de motivação para o retorno ao trabalho. A relação entre os profissionais da equipe de reabilitação com as chefias dos trabalhadores, a aceitação e apoio dos colegas de trabalho e também da família constam como fatores coadjuvantes para o processo de reinserção laboral[11,53].

A gênese da reabilitação apoia-se no valor das experiências multi, inter e mais recentemente transdisciplinares na formulação de projetos terapêuticos, que considerem a pessoa e o significado das suas dificuldades no âmbito laboral, familiar e social. Takahashi e Canesqui[48] assinalam em seu estudo resultados positivos da reabilitação profissional, quando analisam o programa de LER desenvolvido pelo Centro de Reabilitação Profissional em Campinas, efetivado por uma equipe de reabilitação, composta por assistentes sociais, sociólogo, médico, psicólogo, fisioterapeuta e terapeuta ocupacional, em que se consideravam as condições físicas, emocionais, relacionais e sociais dos trabalhadores, além das parcerias interinstitucionais para a efetivação do programa.

É importante mencionar que, além da abordagem multiprofissional, a intervenção precoce é outro aspecto fundamental no êxito dos programas de tratamento, reabilitação e retorno ao trabalho. O tempo de afastamento e a demora na atenção são alguns dos maiores dificultadores no êxito das ações[52].

Até meados de 2018, grosso modo, o modelo de reabilitação proposto pelo INSS, funcionava da seguinte forma para aqueles que possuíam vínculo empregatício: nas APS (Agências da Previdência Social) atuam o médico perito e um orientador profis-

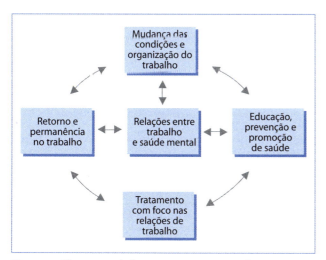

Figura 1 Propostas de intervenção no campo da saúde mental e trabalho.

sional (técnico de nível superior), que avaliam se o segurado tem potencial laborativo ou não. No caso de restrição laboral, o médico perito envia um relatório com a descrição da doença e a restrição para a empresa do contribuinte. A equipe de reabilitação, personificada pelo orientador profissional, envia para a empresa um documento descrevendo a restrição e solicitando a readaptação em relação à tarefa ou função. A empresa descreve a nova função para o INSS e o trabalhador realiza treinamento para exercê-la. No final do estágio, volta para a reabilitação com um relatório do treinamento e, se tudo estiver certo, o segurado ganha um certificado de reabilitação, possibilitando que seja inserido novamente na empresa a partir da lei de cotas[53].

Esse processo relatado na prática por um estudo desenvolvido junto aos beneficiários de uma agência da previdência social de Belo Horizonte revela que os cursos oferecidos não os capacitam para novas atividades e, em alguns casos, apresentam-se inadequados às suas limitações, não os preparam para mudanças de funções na empresa, caso seja necessário, e não ampliam o leque de possibilidades de inserção para os trabalhadores. Essa trajetória é considerada pelos beneficiários como um penoso caminho burocrático em que se sentem tratados com desrespeito, passando por uma série de constrangimentos dados pelas políticas públicas denominadas de "proteção social", denunciando a distância entre a legislação e a realidade[54].

Há ainda, por parte do INSS, uma política de repassar para as próprias empresas a responsabilidade pelo processo de reabilitação. Essa iniciativa, embora possa ser bem-sucedida em alguns casos, depende muito mais da iniciativa e comprometimento de cada empresa do que de uma política pública que assegure esse direito a todos os trabalhadores a partir do controle dos programas desenvolvidos pelas empresas[54]. Destaca-se que, com a extinção do Ministério do Trabalho e Previdência Social, em 2019, a organização das as práticas de reabilitação profissional atuais não está clara para a comunidade.

A experiência dos profissionais e os programas experimentados pelos trabalhadores demonstram que a reabilitação profissional deve ser repensada e atualizada para dar respostas as constantes mudanças no setor produtivo, bem como responder pelas esferas que se referem à formação profissional, para que de fato possibilitem o retorno e a permanência no trabalho.

Pensar uma política de reabilitação profissional, retorno e permanência no trabalho, na perspectiva da política de humanização do SUS[53], implica envolver um conjunto de princípios e diretrizes, que devem se traduzir em ações nos diferentes setores e nas práticas profissionais como construção coletiva, em que se considerem os diferentes sujeitos implicados, os vínculos solidários, a autonomia e o protagonismo dos trabalhadores, reconhecendo-os como sujeitos e participantes ativos no processo de produção de saúde e de trabalho.

Desse modo, propõe-se desenvolver projetos e ações educativas, terapêuticas e de retorno ao trabalho, comprometidos com o trabalho em equipe e de forma intersetorial (setores da saúde, trabalho, previdência e as empresas). Esses projetos de intervenção em saúde devem buscar fortalecer o potencial de saúde dos trabalhadores e desenvolver intervenções pautadas na construção de relações de vínculo, com corresponsabilização entre os sujeitos (trabalhadores e profissionais) e os setores envolvidos[53,55].

A reintegração dos trabalhadores com restrição laboral passa ainda por relações subjetivas, pelas questões da sub ou hiperutilização de suas capacidades psíquicas, cognitivas e físicas nos novos postos de trabalho, por uma mudança de identidade, pelas relações com os demais trabalhadores que deverão assumir tarefas que os "restritos" não podem realizar, pela evidência que o trabalho adoece e desestruturação que essa constatação provoca no coletivo etc. As experiências desenvolvidas no campo da reabilitação profissional mostram-se também como oportunidades para a reconstrução da autoestima, autoconfiança e possibilidade de construção de projetos futuros[54].

Trata-se de um campo complexo e inovador. Acredita-se que ainda há muito o que desenvolver, tanto do ponto de vista teórico como metodológico. Considerar a complexidade dos aspectos apontados tanto em intervenções em situações de trabalho e tratamento de acometidos por adoecimentos psíquicos ligados ao trabalho como na readaptação ao trabalho dos trabalhadores com restrições laborais decorrentes de transtornos mentais é um novo desafio aos trabalhadores que se interessem por esse campo[11].

REFERÊNCIAS BIBLIOGRÁFICAS

1. **Seligmann-Silva E. Psicopatologia e saúde mental no trabalho. In: Mendes R (org.). Psicopatologia do trabalho, 3ª. ed. São Paulo: Atheneu; 2013, pp. 1054- 95.**
   ⇨ Um dos mais importantes compilados sobre o assunto publicado no Brasil.
2. Glina DMR, Rocha LE, org. Saúde mental no trabalho: desafios e soluções. São Paulo: VK; 2000.
3. Cattani AD, org. Dicionário crítico sobre trabalho e tecnologia. Petrópolis/Porto Alegre: Vozes/UFRGS; 2002.
4. Lancman S, Sznelwar LI, Uchida S. Contribuições da psicodinâmica do trabalho para o desenvolvimento de ações transformadoras no processo laboral em saúde mental. In: Glina DMR, Rocha LE. Saúde mental no trabalho: da teoria à prática. São Paulo: Roca; 2010. p. 191-209.
5. Dejours C, Buègue F., Suicídio e trabalho. O que fazer? Brasília: Ed. Paralelo 15; 2010.
6. Dejours C. Addendum, da psicopatologia à psicodinâmica do trabalho. In: Lancman S, Sznelwar LI, orgs. Christophe Dejours: da psicopatologia à psicodinâmica do trabalho. Brasília, Rio de Janeiro: Paralelo15/Fiocruz; 2004. p. 47-104.
7. Dejours C. Inteligência prática e sabedoria prática: duas dimensões desconhecidas do trabalho. In: Lancman S, Sznelwar L, orgs. Christophe Dejours: da psicopatologia à psicodinâmica do trabalho. Brasília, Rio de Janeiro: Paralelo 15/Fiocruz; 2004.
8. Bandt J, Dejours C, Dubar C. La France malade du travail. Paris: Bayard; 1995.
9. Lancman S. Psicodinâmica do trabalho: uma abordagem em saúde mental e trabalho e terapia ocupacional. In: Cavalcanti A, Galvão C, (org.) Terapia ocupacional – fundamentação & práticas. Rio de Janeiro: Guanabara Koogan; 2007. p. 271-7.
10. Sennett R. A corrosão do caráter. Rio de Janeiro: Record; 1999.
11. Lancman S, Uchida S. Trabalho e subjetividade: o olhar da psicodinâmica do trabalho. Cadernos de Psicologia Social do Trabalho. 2003;(6):79-90.
12. Lancman, org. Políticas públicas e processo de trabalho em saúde mental. Brasília: Paralelo 15; 2008.

13. Clot Y. A função psicológica do trabalho. Rio de Janeiro: Vozes; 2006.
14. Billiard I. Santé mentale et travail: l'emergence de la psychopathologie du travail. Paris: La Dispute; 2001. p. 111-26.
15. Dessors D. De l'ergonomie à la psychodynamique du travail: methodologie de l'action. Paris, Érès: Clinique du Travail; 2009.
16. **Molinier P. O trabalho e a psiquê: uma introdução à psicodinâmica do trabalho. Brasília. Paralelo 15. 2013.**
    ⇨ **Curso que de forma sucinta permite uma excelente visão contextualizada do campo.**
17. Billiard I. Les conditions historiques et sociales d'apparition de la psychopathologie du travail em Frande (1920-1952). In: Les histoires de la psychologie du travail. 2. ed. Toulouse: Octares; 1999.
18. Tosquelles F. Le travail thérapeutique en psychiatrie. Paris: Érès; 2009.
19. Lima MEA (org.). Escritos de Louis Le Guillant: da ergoterapia à psicopatologia do trabalho. Rio de Janeiro: Vozes; 2006.
20. Sivadon P. Psychopathologie du travail. Paris: Les Éditions Sociales Françaises; 1969.
21. Sivadon P, Fernandez-Zoila A. Temps de travail, temps de vivre. Analyses pour une psychopathologie du temps. Pierre Mardaga; 1996.
22. Laurell AC, Noriega M. Para o estudo da saúde na sua relação com o processo de trabalho. In: Processo de produção e saúde. Trabalho e desgaste operário. São Paulo: Hucitec; 1989.
23. Nardi HC. Saúde do trabalhador. In: Cattani AD, org. Dicionário crítico sobre trabalho e tecnologia. Petrópolis/Porto Alegre: Vozes/UFRGS; 2002. p. 283-7.
24. Selye H. The stress of life. New York: McGraw-Hill Book Company; 1956.
25. Frankenhaeuser M. Stress, health, job satisfaction. Swedish work environment fund. Stockcholm, Sweden; 1989.
26. Rocha LE, Glina DMR. Prevenção do stress no trabalho. In: Rocha LE, Glina DMR, orgs. Saúde mental no trabalho: da teoria à prática. São Paulo: Roca; 2010. p. 113-6.
27. Lazarus RS, Folkman S. Cognitive appraisal processes. In: Lazarus RS, Folkman S. Stress, appraisal and coping. New York: Springer; 1984. p. 22-54.
28. Abrahao JI, Cruz RM. Perspectivas de inverstigação do mal-estar no trabalho com base nos modelos teóricos do estresse e da psicodinâmica do trabalho. In: Álvaro Tamayo, Org. Estresse e cultura organizacional. 1. ed. São Paulo: Casa do Psicólogo/All Books; 2008, p. 107-26.
29. Karasek RA, Theorell T. The environment, the worker, and illness: psychosocial and physiological linkages. In: Karasek RA, Theorell T. Healthy Work. New York: Basic Books; 1990. p. 83-116.
30. Bertin C, Derriennic F. Sentiment de lassitude, âge et conditions de travail. In: Travail, Santé, Viellissement, Relatins et évolutions. Collection Colloques. Paris: Octares; 2001.
31. Vezina M, Derriennic C, Monfort C. Tension au travail et atteintes à la santé mentale: l'éclairage de l'ênquete ESTEV. In: Travail, Santé, Viellissement, Relatins et évolution. Paris: Collection Colloques, Octares; 2001.
32. **Tamayo MR. "Burnout" síndrome do esgotamento profissional, 202-204. In: Mendes R (org.).**
    ⇨ **Dicionário de saúde e segurança no trabalhador. Nova Hamburgo. Proleção; 2018. Pp. 2002-4. Importante dicionário da área que reúne os principais assuntos de interesse.**
33. Abrahao, JI, Sznelwar L, Silvino A, Sarmet M, Pinho D. Introdução à ergonomia: da prática à teoria. São Paulo: Blucher; 2009.
34. Dejours C. Avaliação do trabalho submetida à prova do real. Crítica aos fundamentos da avaliação: trabalho, tecnologia e organização. São Paulo: Blucher, 2008
35. **Dejours C. Trabalho vivo (tomos I e II). Brasília: Paralelo 15; 2012.**
    ⇨ **Este livro é um dos mais importantes avanços teóricos do autor.**
36. Ministério da Saúde. Rede Nacional de Atenção Integral à Saúde do Trabalhador. Manual de gestão e gerenciamento. 1. ed; 2006.
37. **Lancman S, Daldon MTB, Jardim TA, Rocha TO, Barros JO. Intersetorialidade na saúde do trabalhador: velhas questões, novas perspectivas? Ciência & Saúde Coletiva. 2019.**
    ⇨ **Disponível em: http://www.cienciaesaudecoletiva.com.br/artigos/intersetorialidade-na-saude-do-trabalhador-velhas--questoes-novas-perspectivas/17117?id=17117. Importante restrospectiva histórica e analítica do campo das políticas de saúde e trabalho brasileiras.**
38. Uchida S, Lancman S, Szenlwar Ll. Contribuições da psicodinâmica do trabalho para a transformação e melhoria da organização e do conteúdo do trabalho. In Mendes R (org.). Psicopatologia do trabalho, 3ª. ed. São Paulo: Atheneu, 2013. pp. 1627-38.
39. Soares LBT. Terapia ocupacional: lógica do capital ou do trabalho? Retrospectiva histórica da profissão no estado brasileiro de 1950 a 1980 [dissertação de mestrado]. Universidade Federal de São Carlos, São Carlos; 1987. p. 141.
40. Vasconcelos SJF. Política Nacional de Saúde do trabalhador. Disponível em http://www.meionorte.com/blogdoamigao,106,data,2010-8-15.html. Acessado em 25.06.2010.
41. Lancman S. Construção de novas práticas em terapia ocupacional, saúde e trabalho. In: Lancman S, org. Saúde, trabalho e terapia ocupacional. São Paulo: Roca; 2004. p. 71-83.
42. Saint-Jean M, Therriault P. Trabalho, estudo e produtividade: da confusão à definição. RevTer Ocup Univ Sao Paulo. 2007;18(1):11-6.
43. Glina DMR, Rocha LE. Saúde mental no trabalho: da teoria à prática. São Paulo: Roca; 2010.
44. Derriennic F, Vezina M. Organisation du travail et Santé Mentale: approaches épidémiologiques. Travailler, revue internationale de psychopatologie et de psychodynamique du travail. Paris. 2000;5:7-22.
45. Ministério da Saúde do Brasil. Organização Pan-Americana da Saúde no Brasil. Doenças relacionadas ao trabalho: manual de procedimentos para os serviços de saúde/Ministério da Saúde do Brasil, Organização Pan-Americana da Saúde no Brasil. Dias EC, org., Almeida IM, et al. Brasília: Ministério da Saúde do Brasil; 2001.
46. Ministério da Fazenda/ Secretaria de Previdência. Anuário estatístico da Previdência Social AEPS 2017 Disponível em: http://sa.previdencia.gov.br/site/2019/01/AEPS-2017-janeiro.pdf.
47. Ministério da Previdência Social. Secretaria de Políticas da Previdência Social. Departamento de Políticas de Saúde e Segurança Ocupacional. Melo LEA. Fator acidentário de prevenção: regras e cálculo. Disponível em: http://www.congressoperito.com.br/site_pos/arquivos/FAP%20e%20Evolucao%20Ben%20Acidentarios.ppt#1143,34,slide 34. Acesso em 15/07/2010.
48. Takahashi MABC, Canesqui AM. Pesquisa avaliativa em reabilitação profissional: a efetividade de um serviço em desconstrução. Cadernos de Saúde Pública. 2003;19(5):1473-83.
49. Lourenço EAS, Bertani IF. Saúde do trabalhador no SUS: desafios e perspectivas. Revista Brasileira de Saúde Ocupacional. 2007;32:121-34.
50. Saint-Arnaud L, Bourbonais R, Saint-Jean M, Rhéaume J. Determinants of return-to work among employees absent due to mental health problems. Relations Industrielles. 2007;62(4)690-713.
51. Gravina MER, Rocha LE. Lesões por esforços repetitivos em bancários: reflexões sobre o retorno ao trabalho. Cadernos de Psicologia Social do Trabalho. 2006;9(2):41-55.
52. Durand MJ, Loisel P, Hong ON, Charpentier N. Helpin clinicians in work disability prevention: the work disability diagnosis interview. Journal of Occupational Rehabilitation. 2002;12(3)191-204.
53. Gravina MER, Nogueira DP, Rocha LE. Reabilitação profissional em um banco: facilitadores e dificultadores no retorno ao trabalho. Rev Ter Ocup Univ São Paulo. 2003;14(1):19-26.
54. Sato L, Lacaz FAC, Bernardo MH. Psicologia e saúde do trabalhador: práticas e investigações na Saúde Pública de São Paulo. Estud Psicol. 2006;11(3):281-8.
55. Dias EC. Organização da atenção à saúde no trabalho. In: Ferreira JM. Saúde no trabalho: temas básicos para o profissional que cuida dos trabalhadores. São Paulo: Roca; 2002. p. 3-28.

10

Saúde mental do profissional e do estudante de saúde

Daniel Augusto Mori Gagliotti
Lucas Tokeshi
Bianca Brunelli Eduardo
Caroline Lopes Nogueira
Melissa Goulart

Sofia Barbieri de Senço
Guilherme Spadini dos Santos
Eduardo de Castro Humes

Sumário

Introdução
Fatores de risco para o desenvolvimento de transtornos mentais em profissionais de saúde
Suicídio em profissionais de saúde
Fatores relacionados às dificuldades para a busca de ajuda
Atenção a saúde mental de estudantes e profissionais
O profissional de saúde e a psicoterapia
Residência médica e residência multiprofissional
Vinheta clínica
Para aprofundamento
Referências bibliográficas

Pontos-chave

- A saúde mental do profissional e do estudante de saúde é um tema constante de estudos e tem recebido maior visibilidade diante do grande impacto pessoal trazido, associado às repercussões sociais da diminuição da produtividade, da redução da empatia e do aumento do risco de erros profissionais.
- Rotina desafiadora, traços de personalidade, alta competitividade e dificuldade de mudanças de estilo de vida são fatores de risco relacionados às dificuldades em buscar ajuda.
- As taxas de pensamentos de morte e suicídio entre profissionais de saúde são altas, muitas vezes agravadas pela demora no diagnóstico, pela cronificação dos transtornos psiquiátricos e pela ausência de tratamento.
- A residência médica e a residência multiprofissional em áreas da saúde merecem atenção devido aos altos índices de síndrome de *burnout*, ao adoecimento psiquiátrico e às escassas atividades ou ações de prevenção de transtornos mentais.
- A criação de serviços de saúde mental com equipe multidisciplinar, espaços de convivência social entre alunos e profissionais, atividades de mentoria e grupos de discussão profissionais são algumas das estratégias que ajudam a prevenir os transtornos mentais nessa população.

INTRODUÇÃO

A saúde mental dos estudantes e dos profissionais de saúde, especialmente de estudantes de Medicina e médicos, é estudada há muitos anos, em diversos contextos pelo mundo. No caso específico dos estudantes universitários, se os primeiros serviços para o cuidado da saúde física datam da segunda metade do século XIX, o primeiro serviço para cuidado em saúde mental data do começo do século XX, na Universidade de Princeton (na cidade de Princeton, Nova Jérsei, Estados Unidos)[1]. No Brasil, o primeiro serviço de saúde mental para estudantes de Medicina foi criado na década de 1950, na Universidade Federal do Pernambuco (em Recife)[2]; entretanto, esse serviço não manteve funcionamento ininterrupto. Desse modo, o mais antigo serviço em funcionamento é o Grupo de Assistência Psicológica ao Aluno (GRAPAL), da Faculdade de Medicina da Universidade de São Paulo[3].

O surgimento desses serviços ocorre em resposta à alta prevalência de sintomas depressivos documentados. Há diversos estudos, inclusive sintetizados em recentes revisões sistemáticas da literatura nacional[4] e internacional[5-8] sobre a saúde mental de estudantes de Medicina e de médicos residentes. Esses estudos mostram prevalência de sintomatologia depressiva cerca de três vezes maior que a da população geral da mesma idade. No entanto, apesar da existência de serviços assistenciais e do acesso à informação sobre o adoecimento psíquico, são observados baixos índices de procura de tratamento (menos de 12%). Há ainda altos escores de *burnout* constatados entre médicos e estudantes de Medicina[9], mas

10 • SAÚDE MENTAL DO PROFISSIONAL E DO ESTUDANTE DE SAÚDE

também entre profissionais da enfermagem[10], farmacêuticos[11] e profissionais relacionados aos cuidados paliativos[12].

Síndrome de *burnout* refere-se a uma síndrome psicológica destacada por um estado de esgotamento físico e mental cuja causa principal está ligada aos fatores de trabalho ou à vida profissional. Internacionalmente, há iniciativas no sentido da expansão dos serviços de saúde mental também para outros profissionais. Essas iniciativas têm como alvo o impacto do *burnout* dos profissionais nos pacientes, que inclui redução da capacidade empática[13], maior número de erros pelos próprios profissionais[14] e piora da sua qualidade de vida[15], determinando maiores custos de saúde.

Existe, portanto, uma necessidade de cuidado especializado dirigido a essas populações, principalmente considerando que a cronificação dos sintomas psiquiátricos está associada a uma pior resposta ao tratamento, além de repercutir negativamente na qualidade de vida dos médicos e aumentar sua vulnerabilidade a impactos negativos na capacidade técnica e no exercício profissional.

FATORES DE RISCO PARA O DESENVOLVIMENTO DE TRANSTORNOS MENTAIS EM PROFISSIONAIS DE SAÚDE

Diversos fatores estão relacionados a um maior risco de desenvolvimento de transtornos mentais entre profissionais de saúde e estudantes. Nessas populações, em especial entre médicos e estudantes de Medicina, os ambientes são altamente competitivos. Além disso, há indivíduos com maiores traços individuais de perseverança e que, frequentemente, apresentam idealização de suas capacidades curativas, as quais, em geral, são desafiadas rotineiramente. Via de regra, esses tópicos são pouco abordados durante a formação ou a rotina profissional, em contexto individual ou grupal.

Aliadas a esses aspectos, há questões relacionadas ao estilo de vida: o profissional de saúde frequentemente possui diversos vínculos profissionais e tem altas cargas horárias semanais de trabalho; os estudantes, por sua vez, são cobrados a participar de atividades extracurriculares, além de estudarem grandes quantidades de matérias. A propósito, essas são as razões citadas por alguns para justificar a redução dos autocuidados, não buscando atendimento psiquiátrico, seguimento psicoterápico, atividade física, meditação ou mudanças do estilo de vida.

Há também fontes de desgaste relacionadas, como o contato com o adoecimento severo e com a morte, um preparo insuficiente para lidar com situações de maior sofrimento de pacientes ou de seus familiares (sobretudo em unidades de terapia intensiva e emergência), maior dificuldade de exposição à luz solar, rotinas com alimentação inadequada e o contato com colegas em esgotamento.

SUICÍDIO EM PROFISSIONAIS DE SAÚDE

O suicídio está intimamente relacionado à presença de transtornos mentais[16]. Por si só esse fator já estaria associado a um maior risco de suicídio entre profissionais de saúde. No entanto, o conhecimento técnico e a possibilidade de acesso a métodos letais fazem com que as tentativas de suicídio nessa população alcancem maiores taxas de letalidade, particularmente entre médicos. Médicos do sexo masculino apresentam um risco 70% superior de morte por suicídio; profissionais do sexo feminino têm um risco de 250% a 400%[17]. Mesmo com altos índices de pensamentos de morte e ideação suicida, observam-se diminutas taxas de busca por tratamento, particularmente documentadas entre médicos e estudantes de Medicina[6,7,18].

FATORES RELACIONADOS ÀS DIFICULDADES PARA A BUSCA DE AJUDA

Os programas dos cursos de graduação e formações posteriores geralmente não fornecem espaços para as discussões de como a necessidade de priorizar o autocuidado deve ocorrer, não só para manter a capacidade de estudo e de exercer atividades laborais, mas também para propiciar um cuidado de qualidade aos pacientes. Ademais, pouco é falado sobre a importância das rotinas extracurriculares. Muitas vezes, pelo contrário, estudantes reclamam do excesso de carga horária de estudos e de diversas cobranças pela participação em atividades complementares, como iniciação científica, introdução à prática profissional (como em ligas acadêmicas), práticas esportivas e outras atividades de extensão (como corais e grupos de teatro).

Na atualidade, a maior parte das graduações na área de saúde no Brasil inclui disciplinas para o ensino de temas em saúde mental. Entretanto, a transição entre o conhecimento teórico e a possibilidade da discussão de adoecimento pessoal ou de colegas próximos geralmente não ocorre. Por vezes, quando ocorre, esse debate possui um caráter jocoso, ferramenta comumente usada para evitar entrar em contato com conteúdos mais conflituosos ou carregados de preconceito. Em função exatamente desse preconceito disseminado na sociedade, o adoecimento psíquico é visto de maneira distorcida de forma recorrente, não havendo orientações de suporte claras para que o estudante ou o profissional busquem os cuidados necessários.

Assim como no caso do *burnout*, o adoecimento psiquiátrico funciona como barreira na relação entre o profissional, os seus colegas e os pacientes. Além disso, pode ocasionar uma percepção distorcida do sofrimento alheio, com a sintomatologia associada a comportamentos negativos ou considerada normal, chegando por vezes a ser observada uma "normalização" do comportamento suicida (pensamentos de morte, ideação suicida e até mesmo planejamentos suicidas mais estruturados sofrem relativização, sendo considerados "normais", "adequados").

Outra potencial barreira para a busca de cuidados em saúde mental, relatada em diversos estudos, é o medo das consequências relacionadas ao tratamento. Esses medos envolvem apreensões relacionadas aos efeitos adversos das medicações (medo que persiste, apesar de as novas medicações terem maior tolerabilidade), receio das reações de colegas ou de pessoas em posições hierarquicamente superiores e dificuldades com empregabilidade, diretamente ligados ao estigma com a saúde mental. Esse estigma envolve o medo de diversos rótulos associados ao curso do adoecimento psiquiátrico (como a percepção de que pacientes psiquiátricos evoluem com cronificação dos sintomas e não apresentam melhoras), preconceitos sobre a estrutura daqueles que adoecem (como a ideia de o adoecimento psiquiátrico ser resultado de falhas de caráter) e o impacto do uso de medicações (que impediriam a capacidade empática ou sedariam quem as usa, impactando a sua capacidade laboral).

A percepção do estigma pode ser exacerbada, ainda, pelo grau de sintomatologia apresentada; estudantes com maiores escores depressivos apresentam maior percepção de estigma institucional e, logo, maior resistência a buscar tratamento[19]. Esse fenômeno estaria relacionado a distorções cognitivas apresentadas em portadores de quadros depressivos. Esses fatores, por sua vez, levariam à tendência a maiores taxas de autoprescrição de tratamentos em profissionais habilitados à prescrição, especialmente os médicos[20].

ATENÇÃO A SAÚDE MENTAL DE ESTUDANTES E PROFISSIONAIS

Como discutido inicialmente, hoje há um reconhecimento crescente da importância da saúde mental entre estudantes de graduação ou pós-graduação (com especialização ou residência) da área de saúde, principalmente em estudantes de Medicina. Uma grande parcela dos estudantes ainda não possui serviços de apoio para a saúde mental nas instituições de ensino superior que frequentam. Esses serviços devem, além de realizar o suporte aos alunos, estar atentos a eventuais fatores institucionais que favoreçam maior estresse ou emergência de sintomas psíquicos. Dessa forma, necessitam proporcionar estratégias para a redução de estigma junto aos corpos discente, docente e auxiliar de prática, além de participar do desenvolvimento de ações para a promoção de saúde e prevenção de adoecimento mental.

Outro aspecto que permite um papel protagonista por parte dos próprios alunos, com o auxílio dos programas institucionais, envolve a criação e o aperfeiçoamento de espaços de socialização entre os alunos ou profissionais, como os confortos médicos.

Recentemente, uma intervenção que vem ganhando espaço no Brasil são os programas de mentoria[21]. Nesses programas, alunos ou profissionais, principalmente médicos residentes, estabelecem um contato mais próximo com pessoas graduadas mais experientes, visando não apenas à troca de experiências, mas também ao desenvolvimento de uma relação que permita o surgimento de um espaço de acolhimento e escuta. Esses espaços permitem que os mentorandos compartilhem suas dificuldades inerentes à formação e à profissão, além de questões individuais[22].

Com relação àqueles já formados, a troca de experiências entre colegas, que pode funcionar como em projetos de mentores em diferentes aspectos, não é algo incentivada ou oficializada, ao contrário do que ocorre em outros países, mas é relatada por parte dos profissionais. Esse tipo de espaço permite, além dos pontos elencados, a possibilidade de trocas mesmo em serviços não acadêmicos e, eventualmente, ganhos no cuidado dos pacientes.

Por fim, alguns conselhos regionais profissionais, como o Conselho Regional de Medicina do Estado de São Paulo, possuem convênios para o atendimento psiquiátrico de médicos envolvidos em sindicâncias nas quais o adoecimento psíquico tem papel central no processo, embora essa não seja uma realidade na maioria desses conselhos. E uma consideração importante é que esses processos poderiam, potencialmente, ser prevenidos com o tratamento precoce desses profissionais, por exemplo, ainda na graduação.

O PROFISSIONAL DE SAÚDE E A PSICOTERAPIA

As mesmas resistências e dificuldades em pedir ajuda que o profissional e o estudante na área da saúde encontram também criam barreiras na busca e na adesão ao processo terapêutico. Comumente, os profissionais na área da saúde, entre eles os médicos e os alunos de Medicina, percebem a procura por psicoterapia como um sinal pejorativo de desequilíbrio, fraqueza ou incompetência para o enfrentamento de problemas e desafios pessoais, no lugar de um sinal de reconhecimento de que há limitações perante as diversas situações, muitas vezes inesperadas, impostas pela vida.

Conflitos emocionais e sociais, como sentimento de impotência, menos-valia, questões familiares e afetivas, períodos de estresse, dependências, tristeza, confusão, baixa autoestima, luto, transtornos mentais como depressão, ansiedade, fobia, pânico, dificuldades no trabalho, nas relações interpessoais, pessimismo, desesperança, procrastinação, insônia ou excesso de sono, dentre outros sintomas físicos ou psicológicos, que não raro são experimentados por profissionais e estudantes na área da saúde, podem ser um sinal de que algo não está bem e que a ajuda, por meio de tratamento ou não, faz-se necessária. A terapia é recomendada quando o indivíduo reconhece que precisa de apoio ou de auxílio para lidar com obstáculos e superar as dificuldades inerentes a algum adoecimento psíquico e/ou aos conflitos da própria vida.

RESIDÊNCIA MÉDICA E RESIDÊNCIA MULTIPROFISSIONAL

Atualmente, no Brasil, programas de residência são uma das possibilidades para o estudante recém-formado especializar-se por meio da pós-graduação na área de escolha, ou seja, uma especialidade médica ou uma especialidade multiprofissional.

A falta de vagas de residência para todos os egressos de graduação, sejam eles médicos ou profissionais de outras áreas da saúde, leva a uma maior competitividade entre os pares, além de medo e insegurança quanto ao conhecimento adquirido ao longo dos anos, principalmente nos últimos anos de graduação. Tais afetos e ambientes podem ser geradores de sintomatologia psiquiátrica importante; esse deve ser, portanto, um período de olhar cuidadoso ao estudante que escolhe seguir uma residência ao se graduar.

A residência médica já é uma possibilidade de pós-graduação bem estabelecida e conhecida há muito tempo entre os próprios profissionais dessa classe profissional, existindo inclusive associações locais, estaduais e nacionais compostas pelos próprios residentes para cobrar critérios organizacionais e trabalhistas (valores de bolsa de estudo, jornada de trabalho, plano pedagógico etc.), conquistados ao longo dos anos para essa etapa da formação médica. Mesmo assim, muitas vezes e em diversos locais de estágios, residentes são submetidos a cargas excessivas de trabalho, condições não ideais para a prática, e são vistos como mão de obra para cobrir a falta de funcionários ou de especialistas e, comumente, não recebem a devida supervisão e coordenação pedagógica ao longo de suas formações. Tais circunstâncias podem desencadear ou agravar transtornos psiquiátricos e levar os futuros profissionais à decepção com a carreira ou até à desistência do curso outrora sonhado.

As residências multiprofissionais e em área profissional da saúde são mais recentes. Foram criadas em 2005, a partir da promulgação da Lei n. 11.129/2005, e abrangem as seguintes áreas: Biomedicina, Ciências Biológicas, Educação Física, Enfermagem, Farmácia, Fisioterapia, Fonoaudiologia, Medicina Veterinária, Odontologia, Nutrição, Psicologia, Serviço Social e Terapia Ocupacional. Por serem programas recentes, são escassos os estudos que avaliam satisfação, índices de transtornos mentais prévios ou adquiridos durante a residência, bem como a percepção e a qualidade de vida do próprio residente.

Desde 2017, o GRAPAL presta assistência médica psiquiátrica aos residentes multiprofissionais, sendo as queixas mais comuns: quebra de expectativa sobre o curso e a instituição, sobrecarga de trabalho, falta de tempo para outras atividades extras que não as da residência, dificuldades financeiras, estigma e falta de sensibilidade da maioria dos colegas quanto aos problemas de saúde mental.

O conteúdo trazido evidencia maior vulnerabilidade aos transtornos mentais e a necessidade de constante atualização dos programas de residência e de seus supervisores, visando melhorar a sensibilidade e o foco em prevenção e acolhimento em saúde mental, bem como encaminhamento precoce a serviços específicos de saúde mental.

Vinheta clínica

D, 23 anos, aluno do quarto ano do curso de Medicina, indígena, solteiro, previamente hígido, agenda uma consulta no serviço especializado de saúde mental ao estudante de sua faculdade. Relata que reside sozinho em São Paulo desde que entrou na faculdade e sua família reside no norte do país. Não trabalha, e sua renda é proveniente de sua família, mas relata que seus pais perderam o emprego. Há mais ou menos 6 meses tem sentido uma piora progressiva de isolamento social, não sente vontade de frequentar as aulas ou ler assuntos médicos e livros de ficção de que gostava. Nesse mesmo período parou de frequentar os treinos de atletismo da atlética, por se sentir sozinho e por vezes diferente dos colegas, e não consegue pensar em o que seria outra opção de extensão acadêmica que lhe agradaria. Suas notas caíram, e ficou de recuperação em três matérias. Ganhou 10 kg nesse período e apresenta insônia intermitente. Sente-se triste e desmotivado, chora todos os dias, sem conseguir racionalizar um motivo. Piora importante dos sintomas após três semanas de estudos intensos de suas semanas de provas de todas as matérias. Sente-se pressionado, com medo do futuro, não gosta da competitividade dos colegas e principalmente quando lhe dizem "Ah, isso não é nada, vai passar [...] médico bom é aquele que aguenta tudo isso". Negava ideação suicida ou planejamento suicida, mas mantinha pensamentos de morte. Ao exame psíquico, apresentava humor deprimido grave e afetos congruentes com o humor; crítica preservada. Foi diagnosticado na primeira consulta episódio depressivo grave sem sintomas psicóticos, foram solicitados exames laboratoriais, e foi iniciado escitalopram 10 mg/dia. Agendada consulta com psicoterapeuta do serviço para início em psicoterapia e agendada avaliação do serviço social e psicopedagogia da instituição, para avaliação. Durante os retornos semanais subsequentes, foram efetuados os acolhimentos, a família foi informada de acordo com seu pedido, e foi realizada psicoeducação com foco em mudanças de estilo de vida, além de ser orientado a participar das mentorias e grupos de discussão sobre a vida acadêmica promovidas pelo serviço. Evoluiu bem, com ótima adesão ao tratamento, tendo atingido a remissão de sintomas após o segundo mês de acompanhamento.

Para aprofundamento

- Baldassin SP, organizador. Atendimento psicológico aos estudantes de Medicina: técnica e ética. 1. ed. São Paulo: Edipro, 2012.
  ⇨ Nesta obra, os autores, profissionais de saúde mental brasileiros envolvidos no cuidado de estudantes de Medicina, discutem de maneira aprofundada aspectos específicos do cuidado psiquiátrico e psicoterápico, além de iniciativas com potencial impacto na saúde mental de estudantes de Medicina.
- Brower KJ, Riba MB, editores. Physician Mental Health and Well-Being: Research and Practice. Springer; 2017.
  ⇨ Aspectos específicos do cuidado de saúde mental de médicos são discutidos, desde alterações comportamentais relacionadas a trauma, comportamento não profissional e situações de risco a pacientes, a intervenções para promoção de resiliência, cuidado em saúde mental e promoção de saúde.
- Guimarães KBS, organizador. Saúde mental do médico e do estudante de Medicina. 1. ed. São Paulo: Casa do Psicólogo; 2007.
  ⇨ Diversos autores, com experiência na área, discutem suas visões sobre a formação médica e aspectos da saúde mental de médicos e estudantes de Medicina, da escolha profissional ao envelhecimento do profissional.

- Roberts LW. Student Mental Health: A Guide for Psychiatrists, Psychologists, and Leaders Serving in Higher Education. Filadélfia: American Psychiatric Association; 2018.
  - ⇨ Publicação norte-americana em que aspectos relacionados à alta prevalência de transtornos mentais em estudantes universitários são dissecados, incluindo discussões importantes sobre o papel do ambiente universitário e como o profissional deve abordar populações especiais.

REFERÊNCIAS BIBLIOGRÁFICAS

1. Kraft DP. One hundred years of college mental health. J Am Coll Health. 2011;59(6):477-81.
2. Machado L. Transtornos mentais comuns e bem-estar subjetivo em estudantes de medicina: uma intervenção preventiva baseada na psicologia positiva. Tese [Doutorado em Neuropsiquiatria e Ciência do Comportamento] – Universidade Federal do Pernambuco; 2017.
3. Millan LR, Arruda PCV. Assistência psicológica ao estudante de Medicina: 21 anos de experiência. Rev Assoc Med Bras. 2008;5(1):90-4.
4. **Pacheco JP, Giacomin HT, Tam WW, Ribeiro TB, Arab C, Bezerra IM, et al. Mental health problems among medical students in Brazil: a systematic review and meta-analysis. Rev Bras Psiquiatr. 2017;39:369-78.**
   - ⇨ Metanálise de estudos nacionais sobre saúde mental de estudantes de Medicina que inclui dados sobre sintomas depressivos, ansiosos, do sono e estresse.
5. Cuttilan AN, Sayampanathan AA, Ho RC. Mental health issues amongst medical students in Asia: a systematic review [2000-2015]. Ann Transl Med. 2016;4(4):72.
6. Puthran R, Zhang MW, Tam WW, Ho RC. Prevalence of depression amongst medical students: a meta-analysis. Med Educ. 2016;50(4):456-68.
7. **Rotenstein LS, Ramos MA, Torre M, Segal JB, Peluso MJ, Guille C, et al. Prevalence of depression, depressive symptoms, and suicidal ideation among medical students: a systematic review and meta-analysis. JAMA. 2016;316(21):2214-36.**
   - ⇨ Metanálise de estudos internacionais sobre sintomas depressivos, depressão e ideação suicida em estudantes de Medicina, com dados sobre baixa procura de serviços de saúde mental por EM.
8. Mata DA, Ramos MA, Bansal N, Khan R, Guille C, Di Angelantonio E, et al. Prevalence of depression and depressive symptoms among resident physicians: a systematic review and meta-analysis. JAMA. 2015;314(22):2373-83.
   - ⇨ Metanálise de estudos internacionais sobre sintomas depressivos e depressão em médicos residentes.
9. Dyrbye LN, West CP, Satele D, Boone S, Tan L, Sloan J, et al. Burnout among U.S. medical students, residents, and early career physicians relative to the general U.S. population. Acad Med. 2014;89(3):443-51.
10. Gómez-Urquiza JL, De la Fuente-Solana EI, Albendín-García L, Vargas-Pecino C, Ortega-Campos EM, Canadas-De la Fuente GA. Prevalence of burnout syndrome in emergency nurses: a meta-analysis. Crit Care Nurse. 2017;37(5):e1-e9.
11. Balayssac D, Pereira B, Virot J, Collin A, Alapini D, Cuny D, et al. Burnout, associated comorbidities and coping strategies in French community pharmacies-BOP study: a nationwide cross-sectional study. PLoS One. 2017;12(8):e0182956.
12. Parola V, Coelho A, Cardoso D, Sandgren A, Apostolo J. Prevalence of burnout in health professionals working in palliative care: a systematic review. JBI Database System Rev Implement Rep. 2017;15(7):1905-33.
13. Wilkinson H, Whittington R, Perry L, Eames C. Examining the relationship between burnout and empathy in healthcare professionals: A systematic review. Burn Res. 2017;6:18-29.
14. West CP, Huschka MM, Novotny PJ, Sloan JA, Kolars JC, Habermann TM, et al. Association of perceived medical errors with resident distress and empathy: a prospective longitudinal study. JAMA. 2006;296(9):1071-8.
15. West CP, Shanafelt TD, Kolars JC. Quality of life, burnout, educational debt, and medical knowledge among internal medicine residents. JAMA. 2011;306(9):952-60.
16. Bertolote JM, Fleischmann A. Suicide and psychiatric diagnosis: a worldwide perspective. World Psychiatry. 2002;1(3):181-5.
17. **Schernhammer ES, Colditz GA. Suicide rates among physicians: a quantitative and gender assessment (meta-analysis). Am J Psychiatry. 2004;161(12):2295-302.**
   - ⇨ Metanálise de estudos internacionais sobre suicídio entre médicos.
18. Shanafelt TD, Balch CM, Dyrbye L, Bechamps G, Russell T, Satele D, et al. Special report: suicidal ideation among American surgeons. Arch Surg. 2011;146(1):54-62.
19. **Schwenk TL, Davis L, Wimsatt LA. Depression, stigma, and suicidal ideation in medical students. JAMA. 2010;304(11):1181-90.**
   - ⇨ Estudo no qual, além de prevalência de sintomas depressivos e ideação suicida, é avaliado o impacto da sintomatologia depressiva sobre a percepção de estigma.
20. Meleiro AMAS. O médico como paciente 2. ed. São Paulo: Lemos; 2001. 272 p.
21. Goncalves MCN, Bellodi PL. Mentors also need support: a study on their difficulties and resources in medical schools. Sao Paulo Med J. 2012;130(4):252-8.
22. Shapiro J, Galowitz P. Peer support for clinicians: a programmatic approach. Acad Med. 2016;91(9):1200-4.

11

O ambulatório terciário em saúde mental

Rodrigo Fonseca Martins Leite

Sumário

Introdução: a importância do "mix" de serviços
A rede de serviços terciários em saúde mental: integração e dinamismo são fundamentais
A alta complexidade em saúde mental: questões em aberto
As vocações do serviço ambulatorial terciário em saúde mental: otimização da referência e contrarreferência, oferta de procedimentos e insumos de alto custo, matriciamento e telepsiquiatria
Considerações finais
Referências bibliográficas

Pontos-chave

- a Organização Mundial da Saúde (OMS) recomenda que os diversos países desenvolvam um "mix" de serviços, voltados ao perfil demográfico, socioeconômico, cultural e epidemiológico de cada um.
- A restrição ao acesso à rede de serviços tem sido um desafio para o desenvolvimento pleno das redes em saúde.
- O diagnóstico situacional permite que o ambulatório terciário atue como indutor de melhores práticas diretamente nos serviços por meio de aproximações via consultoria/matriciamento presencial ou remoto.

INTRODUÇÃO: A IMPORTÂNCIA DO "MIX" DE SERVIÇOS

A organização de serviços constitui um dos mais importantes tópicos da política de saúde mental e planejamento. Neste contexto, a Organização Mundial da Saúde (OMS) recomenda que os diversos países desenvolvam um "mix" de serviços, voltados ao perfil demográfico, socioeconômico, cultural e epidemiológico de cada um, levando em conta disparidades intrarregionais e diferentes necessidades e demandas em saúde. A estimativa é que a maioria do cuidado em saúde mental pode ser ofertado no contexto comunitário, em suas dimensões de autocuidado ou de suporte social. Por exemplo, quadros de luto não complicado ou o sofrimento gerado por términos de relacionamento geralmente têm remissão espontânea a depender do acolhimento da rede social disponível e das características de cada indivíduo. Ou seja, a grande maioria dos indivíduos lida com o sofrimento psicossocial de diferentes formas e busca suporte em si próprio – mudança de hábitos de vida como redução do consumo de tabaco e álcool, incorporação de atividade física, por exemplo, ou procura por recursos comunitários como religião, cultura, família, amigos próximos, associações de bairro, agremiações, etc. De forma geral, este componente, mais relacionado a promoção e prevenção de saúde física e mental, é negligenciado tanto pelos gestores quanto pela própria sociedade, a despeito da literatura científica demonstrar os efeitos protetores destes fatores na saúde mental das populações. Em territórios com vazios assistenciais, o fomento a estas estratégias é essencial[1].

Na medida em que maior grau de *expertise* técnica e suporte são necessárias para o cuidado, uma rede mais formal de serviços deve ser constituída.

Em ordem ascendente, esta rede inclui:

- Serviços de atenção primária.
- Serviços comunitários especializados em saúde mental.
- Serviços psiquiátricos em hospitais gerais.
- Serviços de alta complexidade e de longa permanência.

A REDE DE SERVIÇOS TERCIÁRIOS EM SAÚDE MENTAL: INTEGRAÇÃO E DINAMISMO SÃO FUNDAMENTAIS

As áreas-chave para a coordenação de qualquer rede de cuidado a saúde são financiamento adequado, proteção a direitos

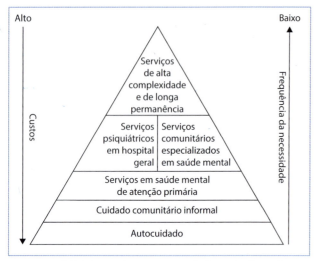

Figura 1 "Mix" de serviços recomendados pela Organização Mundial da Saúde.

fundamentais, regras de *compliance*, organização e colaboração entre os pontos de atenção, captação de recursos humanos e capacitação continuada, *advocacy*, envolvimento dos clientes e famílias, melhoria da qualidade, incentivo a pesquisa científica e consolidação de sistemas de informação. Adicionalmente, os serviços da rede não podem ser desenvolvidos de modo dissociado do contexto social e econômico visto que a saúde mental das populações é afetada por macrofatores como pobreza, urbanização, criminalidade, falta de acesso a educação e desemprego. Essas interfaces devem ser levadas em conta em toda a rede de cuidado em saúde mental. Dificuldades no acesso de populações mais vulneráveis devem ser levadas em conta para evitar o paradoxo de que indivíduos em situações psicossociais mais complexas não tenham acesso aos serviços mais especializados. A restrição ao acesso à rede de serviços tem sido um desafio para o desenvolvimento pleno das redes em saúde. Deve se salientar que além das barreiras geográficas ou da baixa oferta de transporte público ou sanitário, uma política regulatória consistente de leitos e vagas ambulatoriais, coordenada pela gestão pública, é um importante componente na mitigação da falta de acesso. Os fluxos de referência e contrarreferência entre os pontos de atenção do sistema devem ser institucionalizados, transparentes e auditáveis. Um exemplo relevante deste trabalho é a Central de Regulação de Ofertas de Serviços de Saúde (CROSS) no Estado de São Paulo. Trata-se de uma plataforma privada que operacionaliza as pactuações de oferta assistencial predeterminada pelos gestores públicos entre os diversos pontos de atenção do sistema, cuidando da regulação pré-hospitalar, de urgências e emergências, leitos e de consultas ambulatoriais[2].

A ALTA COMPLEXIDADE EM SAÚDE MENTAL: QUESTÕES EM ABERTO

A definição do caso complexo em saúde mental é controversa e subjetiva, dando margem a interpretações a partir de diferentes pontos de vista epistemológicos e técnicos dos profissionais e equipes dos serviços. A primeira dificuldade operacional em definir a real necessidade de um serviço de alta complexidade em dado território esbarra na falta de padronização e pactuação do que viria a ser sua clientela. Os diferentes vieses na formação dos profissionais de saúde mental e a falta de uma educação interprofissional, transversal ao longo dos diferentes currículos contribuem para debates acalorados nas reuniões de serviços mas com baixo grau de capilarização entre os outros pontos de atenção e reduzida estabilidade ao longo do tempo, até pelo elevado *turnover* de profissionais na rede primária e secundária[3]. As grandes questões não respondidas pela literatura e pela vivência dos gestores e profissionais dos serviços são:

- Quais seriam os diagnósticos mais complexos em psiquiatria?
- O diagnóstico psiquiátrico isoladamente é definidor da alta complexidade?
- De que forma a vulnerabilidade social contribui para a definição da alta complexidade?
- O grau de capacitação e vivência profissional interfere na percepção do caso de alta complexidade?
- De que forma a avaliação multiprofissional auxilia na definição de alta complexidade?
- De que forma a carência de recursos na rede pública e privada modula a definição de alta complexidade?
- A alta complexidade é uma categoria estável ao longo da história clínica?
- Quais são as estimativas epidemiológicas dos casos de alta complexidade em dada área de captação?
- De que forma a não inserção dos pacientes de saúde mental na atenção primária modula a definição de alta complexidade?
- De que forma a falta de acesso enviesa a captação de casos de alta complexidade?
- De que forma a adesão modula a definição de alta complexidade?
- A gravidade e o risco modulam a definição de alta complexidade?
- De que forma as dificuldades dos serviços comunitários de saúde mental modulam a percepção da alta complexidade?
- A necessidade de insumos (medicamentos de alto custo, procedimentos como ECT ou EMT, esquetamina, neuroimagem funcional, etc.) seria o principal critério na definição da alta complexidade?
- Qual desfecho norteia o fluxo de referência e contrarreferência dos casos de alta complexidade?
- Quais seriam os indicadores de impacto epidemiológico dos serviços de alta complexidade em saúde mental?

A partir destas reflexões, esbarramos na dificuldade de justificativa diante de um gestor público ou privado de que um serviço de alta complexidade traz a melhor relação de custo-efetividade ou abrangência populacional no cuidado às necessidades em saúde mental de determinada população. A prática clínica na rede mostra a dificuldade de abordagem de situações específicas como transtornos alimentares, diagnósticos duais ou pacientes com quadros de humor refratários às medidas convencionais, por exemplo. Sabemos também que casos graves ou "complexos" em saúde mental sofrem dificuldades para acessar a rede assistencial, seja pelo estigma, ausência de crítica do transtorno, vulnerabilidade social e econômica, desinformação, falta de suporte social e familiar, limitações cognitivas ou no planejamento e execução da vida diária. Neste sentido, o investimento em equipes de atenção primária que realizem visitas domiciliares e incorporem habilidades e competências essenciais para a abordagem destes indivíduos, bem como o fortalecimento da articulação intersetorial, destacando a assistência social, o sistema judiciário e as áreas voltadas a moradia e geração de renda, poderia gerar estratégias impactantes na abordagem de casos "difíceis". Exemplos são evidentes: a população em situação de rua nas cenas de uso aberto de crack constitui um desafio perene para sucessivas gestões públicas e que poderia ser melhor assistida através de uma continuidade programática que enfatize outros desfechos de efetividade, além do relacionado exclusivamente ao uso problemático de substâncias. Deve-se destacar as reduzidas taxas de remissão do consumo nesta população à despeito da oferta já constituída de centros de atenção psicossocial destinados aos indivíduos em uso problemático de substâncias (CAPS AD)[4].

AS VOCAÇÕES DO SERVIÇO AMBULATORIAL TERCIÁRIO EM SAÚDE MENTAL: OTIMIZAÇÃO DA REFERÊNCIA E CONTRARREFERÊNCIA, OFERTA DE PROCEDIMENTOS E INSUMOS DE ALTO CUSTO, MATRICIAMENTO E TELEPSIQUIATRIA

O caráter crônico e recorrente da maioria dos transtornos mentais exige que um serviço ambulatorial terciário em saúde mental tenha objetivos assistenciais precisos ao longo do tempo e que estes favoreçam o *turnover* contínuo da clientela por meio de pactuações com a gestão pública local, de uma interface ágil de referência e contrarreferência com a rede de serviços, destacadamente as unidades básicas de saúde (UBS) e os centros de atenção psicossocial (CAPS) e pela observância aos princípios do Sistema Único de Saúde (SUS), concernentes a universalidade, igualdade e equidade. Como critério organizador desta rotina, é essencial que o usuário esteja em acompanhamento regular na rede de serviços, que ele retorne ao serviço de origem assim que o tratamento for concluído e que o seguimento se demonstre insuficiente em ofertar a melhor assistência possível. Há de sermos cuidadosos ao inferir esta "insuficiência" para evitar generalizações indevidas, visto que há grande heterogeneidade na qualidade e nível da organização dos serviços da rede e graus de resistência na "aceitação" dos portadores de transtorno mental pelos profissionais e equipes, apesar de todos os avanços relativos a inserção da saúde mental na atenção primária e das elevadas taxas de comorbidade clínica nestes pacientes. Este diagnóstico situacional permite que o ambulatório terciário atue como indutor de melhores práticas diretamente nos serviços por meio de aproximações via consultoria/matriciamento presencial ou remoto e se reportando ao gestor público com subsídios para o planejamento da rede.

A telepsiquiatria pode auxiliar na redução do hiato assistencial em inúmeras regiões do país e na capacitação profissional via matriciamento remoto, incrementando a abrangência dos profissionais de saúde mental, concentrados principalmente nas capitais e grandes cidades do sudeste e sul do país.

O Brasil possui 5.570 municípios. 71% do total tem até 20.000 habitantes. De acordo com a Portaria, os municípios elegíveis para constituir os Centros de Atenção Psicossocial (CAPS) devem ter acima de 15 mil habitantes, ou seja, 3.260 municípios (58% do total) do país não teriam possibilidade de investimento e custeio para CAPS. Mesmo entre os municípios elegíveis, 37,8% deles não contavam com CAPS em 2014. Nestas cidades, a proposta é que a atenção básica oferte assistência em saúde mental aos casos de baixa e média complexidade e que seja constituído um consórcio regional entre os municípios para que casos de maior complexidade possam ser referenciados para serviços especializados. Até 2014, o Brasil possuía 1.488 CAPS habilitados, ou seja, que recebem repasse financeiro de custeio do governo federal.

CONSIDERAÇÕES FINAIS

As mudanças recentes na Política Nacional de Saúde Mental ainda não incluíram o ambulatório terciário como proposta concreta. Vivenciamos um momento em que há um desinvestimento progressivo na rede pública comunitária e hospitalar, paralelamente à expansão da iniciativa privada no setor. Futuros avanços na política pública poderão, de fato, potencializar a rede CAPS, retomar a consistência da discussão sobre a saúde mental na atenção primária, expandir leitos de saúde mental em hospitais gerais e garantir repasse para ambulatórios terciários em centros de excelência universitária.

REFERÊNCIAS BIBLIOGRÁFICAS

1. Funk M, Saraceno B, Drew N, Lund C, Grigg M. Mental health policy and plans: Promoting an optimal mix of services in developing countries. Int J Ment Health. 2004;33(2):4-16.
2. Brasil. Portaria n. 1.559, de 1º de agosto de 2008. Política Nacional de Regulação do Sistema Único de Saúde (SUS).
3. Valiliadis HM, Lesage A, Adair C, Boyer R. Service use for mental health reasons: cross-provincial differences in rates, determinants, and equity of access. Can J Psychiatry. 2005;50(10):614-9.
4. Almeida JMC. Política de saúde mental no Brasil: o que está em jogo nas mudanças em curso. Cad Saúde Pública. 2019;35(11).

12

A importância do hospital-dia na atenção terciária

Flávio Guimarães-Fernandes
Ana Laura Alcantara Alves

> **Sumário**
>
> A história do hospital-dia
> O hospital-dia entre a internação e o atendimento ambulatorial
> O hospital-dia na atenção terciária
> Considerações finais
> Referências bibliográficas

> **Pontos-chave**
>
> - Levantamento histórico do modelo de assistência de hospital-dia.
> - Atividades atuais do Centro de Reabilitação e Hospital-Dia do IPq-HCFMUSP.
> - Reabilitação psicossocial: uma entidade de tratamento entre a internação hospitalar e o regime ambulatorial.
> - A importância do hospital-dia na atenção terciária.
> - Considerações finais com a opinião dos autores.

A HISTÓRIA DO HOSPITAL-DIA

A reabilitação psicossocial não é um conceito novo e remonta a práticas do final do século XVIII e início do século XIX[1]. Contudo, é inegável o seu pleno desenvolvimento a partir das últimas décadas do século XX, principalmente após o processo de desinstitucionalização e desospitalização promovido pela reforma psiquiátrica[2,3]. Mais especificamente, surge como campo significativo de prática e estudo durante as décadas de 1970 e 1980. Com o fim dos antigos manicômios, os pacientes de hospitais públicos e privados foram, no início, simplesmente devolvidos à sociedade sem qualquer tipo de processo de reabilitação. Não à toa, ficou perceptível a necessidade de um trabalho que permitisse uma real reintegração desse sujeito, muitas vezes abandonado, em termos de cuidado e desenvolvimento, à sociedade. Assim, a desinstitucionalização abriu as portas das instituições, procedimento simplório em relação à reabilitação que, por outro lado, tenta abrir as portas da comunidade e ajudar as pessoas a se desenvolver a partir de suas capacidades[3].

O interessante, contudo, é que o processo moderno do desenvolvimento da prática de reabilitação psicossocial se iniciou em 1905, dentro das instituições manicomiais, com os primeiros trabalhos do psiquiatra Hermann Simon (1867-1947) na Alemanha. O denominado "método hiperativo" de Simon constituía a ideia de que os pacientes deveriam trabalhar em todas as áreas do hospital em que estavam internados. Portanto, este funcionava como uma espécie de comunidade em que cada indivíduo, enfermo ou funcionário, coparticipava de maneira ativa em uma tarefa em prol do andamento das atividades hospitalares[1].

Dentre as atividades propostas, sempre com alguma supervisão de funcionários, os pacientes realizavam jardinagem, preparavam alimentos, lavavam roupas, praticavam avicultura e faziam despachos administrativos. Tais ocupações eram divididas de acordo com as capacidades do indivíduo e eram hierarquizadas em graus de complexidade e, conforme o sujeito avançava em suas tarefas, era remanejado para afazeres mais complexos. A ideia intuitiva de Simon por trás dessa proposta era que "a agilidade mental, da qual depende todo o rendimento, só se conserva graças à ocupação". Destarte, os grandes contratempos que deveriam ser combatidos eram o ócio, a inatividade e a falta de responsabilidade dos enfermos[1]. Esse *insight*, mais tarde, veio a ser comprovado cientificamente com diversos estudos que demonstram, por exemplo, que a intervenção precoce com medicamento e estímulo psicossocial em pacientes com primeiro episódio de psicose tem um resultado, no longo prazo, superior ao uso isolado de antipsicóticos[4].

O primeiro hospital-dia (HD) psiquiátrico surgiu em Moscou, em 1933, considerado o "hospital sem camas", criado para

1933	1947	1949	1963	1950	1960	1978
1° HD em Moscou	HD no Institute of Psychiatry em Montreal, com realização de atividades para a vida cotidiana	Clínica Menssuger em Kansas (EUA), conceito de "ambiente terapêutico"	Marlborough Day Hospital (Inglaterra), tratamento social para pessoas com doença mental	Tavistock Clinic, movimento antipsiquiatria, criticado na época; conscientização da urgência de mudanças no tratamento do doente mental	Clínica Pinel no Brasil, criada pelo psiquiatra Marcelo Blaya Perez	Lei n. 180 (Lei Basaglia) fechamento dos hospitais psiquiátricos

Figura 1 Linha do tempo. Fonte: adaptada de Filho, 2015[5].

suprir a carência de recursos financeiros e leitos hospitalares em que os sujeitos participavam do programa de terapia ocupacional durante o dia[5].

No Brasil, em 1973, Luis Cerqueira, coordenador de Saúde Mental da Secretaria de Saúde, teve seu trabalho com influência do mesmo Simon com a obra *Tratamiento ocupacional de los enfermos mentales* (tradução espanhola de 1937)[6] e iniciou a proposta em que proibia as internações no Juquery, criando prontos-socorros com internação de curta duração. Sofrendo resistência, essas ações não foram implementadas, voltando a ocorrer somente após 10 anos.

Em 1983 começou um movimento para a universalização do atendimento com descentralização das decisões e a hierarquização dos serviços (atenção primária, secundária e terciária), levando o acesso à saúde mental a necessitar de verbas e investimentos extra-hospitalares[7,8].

Em 1985, houve o I Congresso de Trabalhadores de Saúde Mental, cujo período posterior foi marcado por avanços e retrocessos ligados à política, a partidos da época e ao momento histórico brasileiro. Apenas em 2001, com a Lei Paulo Delgado, também conhecida como Lei da Reforma Psiquiátrica, instituiu-se um novo modelo de tratamento de transtornos mentais no Brasil[8].

Em 1992, foi criada a Portaria GM/MS n. 224[7], na qual a Agência Nacional de Saúde (ANS) define hospital-dia como um regime de assistência intermediário entre a internação e o atendimento ambulatorial. Para a realização de procedimentos clínicos, cirúrgicos, diagnósticos e terapêuticos, o HD é indicado quando a permanência do paciente na unidade é requerida por um período máximo de 12 horas (Portaria n. 44/GM/2001). Na assistência em saúde mental, o HD deve abranger um conjunto diversificado de atividades desenvolvidas em até 5 dias da semana, com uma carga horária de 8 horas diárias para cada paciente (Portaria SAS/MS n. 224/1992)[9]. Em 1994, com a Portaria MS/GM n. 147/1994, houve a modificação da Portaria n. 224/1992, em que há a ampliação das atividades que poderiam ser realizadas em HD; por exemplo, visitas domiciliares, atendimento a famílias e aumento dos membros da equipe fixa[7].

Assim, os HD psiquiátricos são locais de atividades multidisciplinares, ou seja, que contemplam médicos, enfermeiros, psicólogos, terapeutas ocupacionais, assistentes sociais, educadores físicos, entre outros profissionais que oferecem atendimento psiquiátrico abrangente. O termo "dia" refere-se a um local de atendimento aberto durante o horário de trabalho, durante a semana e, eventualmente, aos fins de semana, cujos objetivos terapêuticos podem ser definidos na Tabela 1. Dessa forma, atendimento psiquiátrico abrangente refere-se justamente ao fato de que a assistência não é exclusivamente médica nem exclusivamente psicoterapêutica[10].

O Centro de Reabilitação e Hospital-Dia (CRHD) do Instituto de Psiquiatria do Hospital das Clínicas da Universidade de São Paulo (IPq-HCFMUSP) foi criado em 1965 e era, no início, dirigido pelo Dr. Jayme Gonçalves. Nesse Centro, aplicava-se a eletroconvulsoterapia[11], portanto, o CRHD nasce no IPq com uma finalidade de procedimentos clínicos. Somente em abril de 1996, sob administração do Dr. Francisco Greco, é que o HD assume sua função de um atendimento mais abrangente e recebe o nome de Centro de Reabilitação e Hospital-Dia, cuja primeira abordagem se refere ao resgate da saúde e do desenvolvimento das potencialidades do indivíduo para que exerça, da melhor forma possível, suas funções sociais na comunidade; a segunda abordagem diz respeito à atenuação dos efeitos da doença e de seus prejuízos ao indivíduo[12].

Assim, novamente resgata-se a visão de Simon e, desde 2007 até os dias atuais, sob da direção do Dr. Renato del Sant, segue-se essa longa tradição, com a realização de diversas atividades clínicas e psicoterapêuticas, como terapia ocupacional, psicoterapias individuais ou em grupo, atividade física, terapias integrativas e acompanhamento nutricional. Estas atividades são elaboradas individualmente com cada paciente de acordo com suas necessidades e com a estratégia de tratamento estabelecida pela equipe clínica a partir do Projeto Terapêutico Singular (PTS), como sugere a Política de Saúde Mental Brasileira[13,14].

A Tabela 1 resume as atividades realizadas.

O HOSPITAL-DIA ENTRE A INTERNAÇÃO E O ATENDIMENTO AMBULATORIAL

A reabilitação psicossocial deve ser considerada um tratamento essencial a toda política de serviço de saúde mental. Dessa forma, deve-se evitar uma separação entre serviços orientados para tratamento médico específico – como internação hospitalar, serviços ambulatoriais que contemplem psicofarmacologia, neuromodulação ou eletroconvulsoterapia – e serviços voltados

Tabela 1 Atividades realizadas no hospital-dia do IPq-HCFMUSP 2020

Terapia ocupacional (TO)	Atividades artesanais, atividades externas e de culinária. Os grupos de TO trabalham com a autonomia dos pacientes envolvidos, em que eles escolhem as atividades, os locais que conheceram e as receitas feitas, participando de todas as etapas que envolvem o planejamento e a execução das atividades.
Literatura	Com leitura de crônicas e poemas e exibição de filmes, objetiva-se a expansão representacional dos pacientes sobre o mundo e sobre si mesmos.
Reorganização ocupacional	Grupo foca na identificação de interesses de ocupação e busca instrumentalizar os pacientes para iniciar ou retomar o ambiente profissional.
Oficina Suster	Oficina terapêutica de geração de renda em que são trabalhadas questões referentes à produção de artesanato para comercialização, divisão e utilização do dinheiro e as relações estabelecidas neste grupo, visando à autogerência tanto de cada paciente quanto do grupo como um todo.
Posso Ajudar?	Grupo destinado a pacientes estabilizados e que farão estágio terapêutico em ambiente protegido dentro do próprio instituto.
Grupo de jornal	Divide-se em duas etapas: inicialmente, discutem-se temas e questões da atualidade, utilizando como recurso a leitura de jornal ou notícias do repertório cotidiano dos pacientes. É um momento no qual a interação com a realidade externa é compartilhada. A etapa seguinte consiste em pesquisa e escrita sobre um assunto de interesse que tenha surgido no grupo.
Grupo multifamiliar	Visa o acolhimento e à troca entre os familiares.
Grupo de psicoterapia	Tratamento pautado na fala e na relação entre terapeuta/pacientes e paciente/paciente.
Psicodrama	Trabalha autoconhecimento, respeito mútuo, troca de papéis, aceitação das diferenças e dinâmicas de liderança.
Relacionamento afetivo sexual seguro	Discutem-se aspectos relacionados a dificuldades de estabelecer e manter relacionamentos afetivos.
Oficina de teatro	Busca, de forma lúdica, incentivar o processo criativo por meio de jogos dramáticos, exercícios de expressão corporal, improvisação e interpretação de papéis.
Grupo de medicação	Voltado a ampliar o conhecimento acerca do diagnóstico psiquiátrico, da sintomatologia envolvida e dos medicamentos utilizados.
Reabilitação neurofuncional	Treino cognitivo interdisciplinar (psicologia e terapia ocupacional) para ampliar as atividades de vida diária; dividido em três módulos: atenção, memória e funções executivas.
Expressão cinesiorrítmica	Exploração das possibilidades de movimento, som e ritmo para a promoção da consciência corporal e da interação interpessoal.
Atividades físicas	Além dos benefícios orgânicos, procura promover a melhora dos aspectos dos domínios motor, afetivo-social e cognitivo.
Ioga	Exercícios energéticos, rítmicos e práticas que desenvolvem a concentração e a capacidade de sentir a força interior, ajudando no entendimento e no enfrentamento dos desafios da vida.
TISE	Método terapêutico integrativo dirigido à saúde mental e às doenças psicossomáticas, orientado pela teoria do desenvolvimento somático.
Reiki	Técnica japonesa de imposição de mãos que atua tanto no aspecto físico quanto no energético, emocional e espiritual.
Acupuntura	Método terapêutico com origem na medicina tradicional chinesa que consiste na aplicação de agulhas em pontos cutâneos específicos. A estimulação desses pontos é capaz de regular o fluxo energético do indivíduo, promovendo um melhor funcionamento do organismo.

Fonte: adaptada de Lima, 2018[15].

para reabilitação psicossocial. A assimilação destes componentes é essencial e necessária para um tratamento completo do paciente que receberá esses serviços[16,17].

Assim, o HD cumpre exatamente esse papel integrativo. Não à toa, o CRHD do IPq-HCFMUSP conta com um programa de conexão, no qual pacientes em regime de internação fechada frequentam o CRHD no período diurno e participam das atividades lá realizadas. Desta forma, o programa atua como ponte entre um atendimento mais intensivo, exigido pela gravidade e agudeza do quadro clínico, e a possibilidade de um atendimento ambulatorial, realizado tanto dentro de um hospital terciário, pela especificidade do quadro, quanto na atenção primária de sua comunidade. Além disso, possibilita uma redução do tempo de internação e evita novas reagudizações e reinternações[10], como mostra o Quadro 1.

Se a reabilitação psicossocial e a diminuição do tempo de internação são cientificamente comprovadas em regime de HD, o benefício deste em relação aos tratamentos médicos e psicoterapêuticos de pacientes crônicos em regime ambulatorial é controverso. Estudos mostram que, em relação ao tratamento

Quadro 1 Objetivos terapêuticos do hospital-dia

Atuar como alternativa à internação hospitalar de pacientes com distúrbios agudos
Reduzir o tempo da internação para pacientes com distúrbios agudos (cuidados de transição)
Facilitar a reinserção familiar e comunitária dos pacientes recém-egressos das unidades de internação
Reabilitar e cuidar de pacientes com transtornos crônicos
Melhorar o tratamento de pacientes que não responderam ao atendimento ambulatorial

ambulatorial, tanto pacientes esquizofrênicos quanto pacientes com transtorno de personalidade, transtorno de humor ou mesmo abuso de substâncias não se beneficiam desse tipo de intervenção nas fases mais crônicas de sua sintomatologia[10,18-20]. No entanto, é preciso notar que, na prática clínica, a efetividade é notória, e a falta de evidência pode ocorrer por se tratar de revisões ainda com poucos estudos e de diferentes metodologias. Mais ainda, faltam dados sobre uma série de resultados que são considerados importantes, como qualidade de vida, satisfação pessoal, dias saudáveis e custo[18].

O HOSPITAL-DIA NA ATENÇÃO TERCIÁRIA

A atenção terciária à saúde, segundo o Sistema Único de Saúde (SUS), refere-se à alta complexidade de assistência ao conjunto de terapias e procedimentos especializados e é organizada em polos macrorregionais em sistema de referência para encaminhamentos. Nesse nível de atendimento, também se desenvolvem procedimentos de alta tecnologia e alto custo, como exames mais complexos e medicações dispendiosas[21].

A Política Nacional de Saúde Mental (PNSM), instituída no Brasil em 2001, preconiza o fechamento de hospitais e leitos psiquiátricos com foco no aumento da rede de "atenção psicossocial". Hoje, o HD dentro do IPq conta com equipe interdisciplinar com diferentes concepções teóricas que se refletem e se alinham na prática de cada um e no funcionamento global do serviço[12]. A busca é sempre orientada para a horizontalização e a difusão do saber e das hierarquias nele vigentes.

O número de leitos em HD no ano de 1995 era de 330. Após 4 anos, em 1999, este número aumentou significativamente para 2.013 leitos, segundo o Ministério da Saúde, porém não havia informações suficientes quanto às condições de funcionamento[22]. O número de HD diminuiu consideravelmente nos últimos 10 anos. Os dados referentes ao número de HD no Estado de São Paulo não estão atualizados, nem mesmo em sites da Secretaria de Saúde. Em paralelo, há o aumento progressivo de Centro de Atenção Psicossocial, a partir da Portaria n. 224/1992 do Ministério da Saúde[23]. Mesmo considerado serviço essencial de saúde mental, há o fechamento de HD, pois muitos não são oficiais e faltam verbas e políticas públicas a serem destinadas a este tipo de serviço[24].

Em razão da necessidade cada vez maior de atendimento psiquiátrico à população[25-28], é evidente a necessidade de um atendimento psiquiátrico de qualidade na atenção primária que contemple, inclusive, a possibilidade de reabilitação psicossocial[30]. No entanto, essa foi primeiramente organizada e montada a partir da complexidade e da integração multidisciplinar em nível de atendimento terciário. Os HD compreendem, então, o nível de atenção terciário de saúde definido pela Organização Mundial de Saúde, a que correspondem aos grandes hospitais[16].

Em saúde mental, o nível terciário se preocupa com a reabilitação psicossocial dos pacientes com transtorno mental grave para cuidar do "reajustamento e adaptação à sociedade"[31]. Assim, enfrenta desafios como criar uma linguagem própria, com referencial teórico que abarque as inovações das práticas psiquiátricas junto à pessoa ali cuidada, de acordo com as diretrizes institucionais. O HD não faz parte da Rede de Atenção Psicossocial (RAPS), mas, mesmo assim, recebe casos com alta vulnerabilidade, envolvendo questões sociais de pacientes da comunidade. Como o serviço não é regionalizado, os pacientes advêm de diversos locais e, muitas vezes, a articulação com o serviço de saúde mental do território do cliente esbarra em comunicação entre as instituições.

O atendimento em HD dentro de uma instituição facilita a realização de exames mais complexos, como ressonância magnética, e permite que esses locais realizem elucidação diagnóstica e condutas medicamentosa e terapêutica para casos de alta complexidade. Caso o paciente necessite de algum tipo de encaminhamento para outras especialidades em virtude de doenças complexas e agravadas pela condição psiquiátrica, ele também pode ser encaminhado para serviços dentro da instituição.

O HD do IPq-HCFMUSP segue o referencial teórico da reabilitação psicossocial, cujo base é o cuidado e o olhar atento ao sujeito para que este possa existir e funcionar na vida a partir de seu autocuidado, de suas possibilidades individuais e da construção de significações de vida nas quais ele também acredita. Desta forma, a expectativa daquele que o trata está alinhada com a do paciente e permite um melhor entendimento da equipe sobre a possibilidade de sua reabilitação em uma perspectiva compartilhada[29].

Para Liberman[30], a reabilitação é o caminho para um tratamento efetivo em que devem ser incluídos:

- Remissão ou diminuição de sintomas.
- Engajamento e participação em atividades ocupacionais.
- Autonomia nas atividades do cotidiano.
- Relações satisfatórias em família.
- Atividades de lazer.

Cabe ressaltar e refletir sobre a atenção terciária que dá ao paciente a oportunidade de ser tratado em um hospital de alta complexidade e de ter acesso a tratamentos de ponta, com prática ao cuidado e atenção a valores do sujeito. Deste modo, os usuários desse serviço, muitas vezes, se apegam ao local, o que dificulta o processo de alta e o seu retorno à comunidade. Isso se torna um desafio aos profissionais e aos pacientes, para que eles continuem seu tratamento na atenção primária a partir da estabilização do quadro. Contudo, é preciso considerar que o sucesso terapêutico do HD deve sempre ter como objetivo a reinserção do paciente em sua comunidade.

CONSIDERAÇÕES FINAIS

A partir da reforma psiquiátrica, houve uma mudança de paradigma dentro da psiquiatria e dos grandes hospitais psiquiátricos. Olhar para esta história e para a evolução do tratamento dos indivíduos assistidos, na qual se preconiza a desinstitucionalização, a reabilitação e a humanização da assistência, dá ânimo e energia para que, cada vez mais, sejam aprimoradas as técnicas e reduzida a estigmatização dos pacientes.

Dessa forma, por motivos históricos e paradigmáticos, é crucial pensar nesse modelo de assistência dentro da atenção terciária à saúde mental. Assim, o HD cumpre seu papel social e autêntico na integração entre o sujeito enfermo, a sociedade na qual ele está inserido e o modelo de assistência clínica.

Ressalta-se ainda que o processo ocasionado pela reforma psiquiátrica já se deu na grande maioria dos hospitais psiquiátricos brasileiros, e é necessário produzir novos conhecimentos a partir dessa nova perspectiva. Neste sentido, vale observar que é possível, então, dar um passo além da discussão manicômio/não manicômio e avançar para pesquisas dentro desse regime de tratamento para melhor reabilitação dos pacientes e retorno deles ao convívio social.

Como o enfoque do CRHD é na reabilitação psicossocial, o seu objetivo é olhar o sujeito para além do diagnóstico e propor atividades para além da instituição, colocando-o em contato com as diferentes oportunidades de mundo, de relações, interações, cultura e labor que existem. A convivência em grupo e os vínculos ali estabelecidos vão trilhando um caminho de saúde em que outros aspectos da vida cotidiana podem aparecer. Desta forma, o tratamento permite mostrar à pessoa que ela também é capaz e pode viver uma vida autêntica.

Para aprofundamento

- Bettarello S, Greco F, Silva Filho L, Silva M. Fundamentos e prática em hospital-dia e reabilitação psicossocial. São Paulo: Atheneu; 2008.
  - ⇨ Livro brasileiro que aborda a história dos HD e a reabilitação psicossocial, além de funcionar como um guia de implementação da política desse tipo de abordagem terapêutica.
- Liberman RP. Recovery from disability: manual of psychiatric rehabilitation. Arlington: American Psychiatric Publishing; 2009.
  - ⇨ Manual internacionalmente reconhecido sobre reabilitação psicossocial e *recovery*.

REFERÊNCIAS BIBLIOGRÁFICAS

1. Bettarello S, Greco F, Silva Filho L, Silva M. Fundamentos e prática em hospital-dia e reabilitação psicossocial. São Paulo: Atheneu; 2008.
2. Weber CAT, Juruena MF. Day hospital and psychosocial care center: expanding the discussion of partial hospitalization in mental health. Rev Assoc Med Bras. 2016;62(4):361-7.
3. **Anthony WA, Farkas MD. The essential guide to psychiatric rehabilitation practice. Boston: Boston University Center for Psychiatric Rehabilitation; 2012.**
   - ⇨ Guia com os principais conceitos em reabilitação psicossocial.
4. Correll CU, Galling B, Pawar A, Krivko A, Bonetto C, Ruggeri M, et al. Comparison of early intervention services *vs.* treatment as usual for early-phase psychosis: a systematic review, meta-analysis, and meta-regression. JAMA Psychiatry. 2018;75(6):555-65.
5. Filho LAS. Doença mental, um tratamento possível: psicoterapia de grupo e psicodrama. São Paulo: Ágora; 2015.
6. Simon H. Tratamiento ocupacional de los enfermos mentales. Barcelona: Salvat; 1937.
7. Brasil. Ministério da Saúde. Portaria n. 224/1992. Estabelece diretrizes e normas para o atendimento em saúde mental. Brasília: Diário Oficial da União; 1992.
8. **Brasil. Ministério da Saúde. Secretaria de Atenção à Saúde. DAPE. Coordenação Geral de Saúde Mental. Reforma psiquiátrica e política de saúde mental no Brasil.**
   - ⇨ Documento apresentado à Conferência Regional de Reforma dos Serviços de Saúde Mental: 15 anos depois de Caracas. OPAS. Brasília; 2005. Documento que apresenta, em termos legais, a reforma psiquiátrica no Brasil.
9. Agência Nacional de Saúde (ANS). O que é hospital-dia? 2001 Disponível em: www.ans.gov.br/aans/index.php?option=com_centraldeatendimento&view=pergunta&resposta=465&historico=22544803.
10. **Marshall M, Crowther R, Almaraz-Serrano A, Creed F, Sledge W, Kluiter H, et al. Systematic reviews of the effectiveness of day care for people with severe mental disorders: (1) acute day hospital versus admission; (2) vocational rehabilitation; (3) day hospital *versus* outpatient care. Health Technol Assess. 2001;5(21):1-75.**
    - ⇨ Revisão sistemática e metanalítica sobre as evidências científicas do tratamento em hospital-dia.
11. Amaro JWF. A história do Instituto de Psiquiatria do Hospital das Clínicas e do Departamento de Psiquiatria da Faculdade de Medicina da Universidade de São Paulo. Archives of Clinical Psychiatry. 2003;30(2):44-71.
12. Takeda OH. Contribuição da atividade física no tratamento do portador de transtorno mental grave e prolongado em hospital-dia [dissertação]. São Paulo: Universidade de São Paulo; 2005.
13. Boccardo ACS, Zane FC, Rodrigues S, Mângia EF. O projeto terapêutico singular como estratégia de organização do cuidado nos serviços de saúde mental. Revista de Terapia Ocupacional da Universidade de São Paulo. 2011;22(1):85-92.
14. Rodrigues J, Deschamps ALP. Política de saúde mental e projeto terapêutico singular. Cadernos Brasileiros de Saúde Mental. 2016;8(17):78-92.
15. Lima ABD, Alves ALA, Tiscar DFM. Atendimento psicológico em hospital dia: o desafio da interdisciplinaridade na reabilitação psicossocial. In: Serafim AP, Rocca CCA, Saffi F, Yokomizo JE, organizadores. Psicologia hospitalar em psiquiatria. São Paulo: Vetor; 2018.
16. World Health Organization (WHO). Psychosocial rehabilitation: a consensus statement. International Journal of Mental Health. 1997;26(2):77-85.
17. Alves ALA, Lima ABD, Takahashi F, Figueiredo M, Del Sant R. Reabilitação psicossocial e hospital dia. In: Humes EC, Cardoso F, Guimarães-Fernandes F, Hortêncio LOS, Miguel EC, editores. Clínica psiquiátrica: guia prático. Barueri: Manole; 2019. p. 575-81.
18. Shek E, Stein AT, Shansis FM, Marshall M, Crowther R, Tyrer P. Day hospital versus outpatient care for people with schizophrenia. Cochrane Da-

tabase of Systematic Reviews. 2009(4). Disponível em: www.cochrane.org/CD003240/SCHIZ_day-hospital-versus-outpatient-care-for-people-with-schizophrenia#:~:text=Day%20hospital%20versus%20outpatient%20care%20for%20people%20with%20schizophrenia,-Published%3A&text=Psychiatric%20day%20hospitals%20offer%20care,more%20intense%20than%20outpatient%20care.

19. Arnevik E, Wilberg T, Urnes Ø, Johansen M, Monsen JT, Karterud S. Psychotherapy for personality disorders: short-term day hospital psychotherapy versus outpatient individual therapy–a randomized controlled study. European Psychiatry. 2009;24(2):71-8.

20. Weisner C, Mertens J, Parthasarathy S, Moore C, Hunkeler EM, Hu T-w, et al. The outcome and cost of alcohol and drug treatment in an HMO: day hospital versus traditional outpatient regimens. Health Services Research. 2000;35(4):791.

21. Brasil. Ministério da Saúde. Atenção especializada. Brasília: Sistema Nacional de Saúde; 2017. Disponível em: www.saude.gov.br/sistema-unico-de-saude/estrutura-do-sus/770-sistema-nacional-de-saude/40317-atencao-especializada.

22. Banzato CEM, Raimundo AMG, Malvezzi E, Ribeiro CAS. Hospital-dia do SS Cândido Ferreira: avaliação do primeiro ano de funcionamento. J Bras Psiq. 1993;42:197-201.

23. Brasil. Ministério da Saúde. Secretária Executiva. Legislação em saúde mental: 1990-2004 [Internet]. 5. ed. ampliada. Brasília: Ministério da Saúde; 2004. Disponível em: http://bvsms.saude.gov.br/bvs/publicacoes/legislacao_mental.pdf.

24. Brito D. CFM: oferta de leitos psiquiátricos no SUS diminuiu quase 40% em 11 anos. Agência Brasil. 2017. Disponível em: https://agenciabrasil.ebc.com.br/geral/noticia/2017-03/cfm-oferta-de-leitos-psiquiatrico-no-sus- diminuiu-quase-40-em-11-anos.

25. Viana MC, Teixeira MG, Beraldi F, Bassani IdS, Andrade LH. São Paulo Megacity Mental Health Survey – A population-based epidemiological study of psychiatric morbidity in the São Paulo metropolitan area: aims, design and field implementation. Brazilian Journal of Psychiatry. 2009;31:375-86.

26. Murray CJL, Lopez AD, editores. The global burden of disease: a comprehensive assessment of mortality and disability from diseases, injuries, and risk factors in 1990 and projected to 2020. Boston: Harvard School of Public Health; 1996.

27. Demyttenaere K, Bruffaerts R, Posada-Villa J, Gasquet I, Kovess V, Lepine JP, et al. Prevalence, severity, and unmet need for treatment of mental disorders in the World Health Organization World Mental Health Surveys. JAMA. 2004;291(21):2581-90.

28. Kessler RC, Aguilar-Gaxiola S, Alonso J, Chatterji S, Lee S, Ormel J, et al. The global burden of mental disorders: an update from the WHO World Mental Health (WMH) surveys. Epidemiol Psichiatr Soc. 2009;18(1):23-33.

29. **Alves ALA, Lima ABD, Takahashi F, Figueiredo M, Del Sant R. Interdisciplinaridade: a prática clínica do centro de reabilitação e hospital dia. In: Humes EC, Cardoso F, Guimarães-Fernandes F, Hortêncio LOS, Miguel EC, editores. Clínica psiquiátrica: guia prático. Barueri: Manole; 2019. p.567-74.**
   ⇨ **Capítulo que traz o referencial teórico da reabilitação psicossocial e o trabalho em equipe do CRHD.**

30. Liberman RP. Recovery from disability: manual of psychiatric rehabilitation. Arlington: American Psychiatric Publishing; 2009.

31. Amarante P. Asilos, alienados, alienistas: uma pequena história da psiquiatria no Brasil. In: Amarante P, organizador. Psiquiatria social e reforma psiquiátrica. Rio de Janeiro: Fiocruz; 1994. p.73-84.

13

Atenção terciária em psiquiatria: enfermaria

Tânia Corrêa de Toledo Ferraz Alves
Táki Athanássios Cordás

Sumário

História das enfermarias em psiquiatria
Centro de atenção integral em saúde mental e leitos psiquiátricos em hospital geral
Hospital psiquiátrico especializado
Hospital psiquiátrico especializado
A experiência do Instituto de Psiquiatria do Hospital das Clínicas da Faculdade de Medicina da Universidade de São Paulo (IPq-HCFMUSP)
Considerações finais
Para aprofundamento
Referências bibliográficas

Pontos-chave

- Levantamento histórico do modelo de assistência de enfermaria.
- Conhecer os modelos de assistência terciária e internação em psiquiatria.
- A importância da enfermaria especializada em psiquiatria na atenção terciária.

HISTÓRIA DAS ENFERMARIAS EM PSIQUIATRIA

O surgimento das enfermarias psiquiátricas ocorreu em decorrência do surgimento do hospital psiquiátrico –, substituto de diferentes locais, como asilos, templos e igrejas, que ao longo da história recebiam pacientes psiquiátricos e outros desfortunados. O hospital psiquiátrico surgiu a partir da avaliação da possibilidade de tratamento dos pacientes a ascensão da psiquiatria institucional organizada.

Na França, inicia-se com Philippe Pinel, por muitos considerado o pai da psiquiatria moderna, como diretor de dois hospitais psiquiátricos em Paris: Bicêtre (para homens) e Salpetriére (para mulheres), que como o próprio nome revela tinha sido um depósito de munição. Embora Pinel seja famoso por ter libertado os insanos das correntes que os prendiam e ter iniciado um tratamento mais humano, ele não foi o primeiro, quando o fez na Salpetriére em 1800, seu assistente, Jean Baptiste Pussin, já o havia feito em Bicêtre três anos antes[1].

Pouco antes, em 1792, Benjamin Rush fez campanha com sucesso por uma ala separada para transtornos mentais no hospital geral da Pensilvânia, acabando com a prática de acorrentar os doentes dos casos mais graves no porão do edifício Pine. Rush também ajudou a impedir que os habitantes da cidade fossem ao hospital para assistir aos pacientes insanos como forma de entretenimento.

Na Inglaterra do século XVIII, as pessoas costumavam ir ao hospital para ver os "lunáticos", colocados em jaulas; e aos visitantes era permitido cutucar os hospitalizados com varas longas, como se fossem animais, podendo olhar dentro das celas, rir dos "espetáculos", geralmente de natureza sexual ou lutas violentas. A entrada era gratuita na primeira terça-feira de cada mês. Em 1814 ocorreram 96 mil visitas desse gênero. Os lunáticos foram chamados pacientes pela primeira vez em 1700, e as enfermarias "para curáveis" ou "incuráveis" foram abertas em 1725. Na Alemanha, muitos psiquiatras em atividade foram educados em universidades associadas a determinados asilos e foram modificando o modelo desses locais[2].

O começo do trabalho psicopatológico sobre a histeria de Charcot na Salpêtriére é fruto de uma das primeiras subdivisões em especialidades de uma enfermaria psiquiátrica que se tem notícia. O péssimo estado de conservação de um dos pavilhões do hospital, que abrigava simultaneamente alienados, histéricos e epilépticos, obrigou a administração a proceder redistribuição dos pacientes ali instalados. Essa intercorrência administrativa forneceu a ocasião para que se procedesse a um reagrupamento mais sistemático desses indivíduos, segundo as características de suas patologias, o que permitiria um acompanhamento clínico mais adequado e uma observação científica mais rigorosa[3].

As enfermarias psiquiátricas e consequentemente o hospital psiquiátrico sofreu muitos ataques de diversos setores identificados sob um mesmo rótulo de "antipsiquiatria". O termo serviu para designar um movimento político de contestação radical do saber psiquiátrico, desenvolvido entre 1955 e 1975 na maioria dos países em que se haviam implantado a psiquiatria e a psicanálise: na Grã-Bretanha, com Ronald Laing e David Cooper; na Itália, com Franco Basaglia; e nos Estados Unidos, com as comunidades terapêuticas, os trabalhos de Thomas Szasz e a escola de Palo Alto de Gregory Bateson[4].

O modelo de assistência psiquiátrica no século XX era baseado na hospitalização e no asilamento do paciente portador de transtorno mental, visando atender, sobretudo, a segurança da ordem e da moral pública. A partir das décadas de 1980 e 1990, o movimento da reforma psiquiátrica foi sendo discutido, apontando a inconsistência do hospital psiquiátrico ser a única alternativa de tratamento, facilitando a cronicidade e a exclusão dos doentes mentais. A superação do modelo manicomial encontra ressonância nas políticas de saúde do Brasil que tiveram marco teórico e político na 8ª Conferência Nacional de Saúde (1986), na 1ª Conferência Nacional de Saúde Mental (1987), na 2ª Conferência Nacional de Saúde Mental (1992), culminando na 3ª Conferência Nacional de Saúde Mental (2001). Um marco histórico para o setor de saúde mental foi a Conferência Regional para a Reestruturação da Assistência Psiquiátrica, realizada em Caracas, em 1990. Nesse encontro, no qual o Brasil foi representado e signatário, foi promulgado o documento final intitulado Declaração de Caracas, no qual firmou-se compromisso de promover a reestruturação da assistência psiquiátrica, rever criticamente o papel hegemônico e centralizador do hospital psiquiátrico, salvaguardar os direitos civis, a dignidade pessoal, os direitos humanos dos usuários e propiciar a sua permanência em seu meio comunitário[5].

A Lei n. 10.216/2001 e a Resolução n. 8 de 14/08/2019 dispõem sobre a proteção e os direitos das pessoas portadoras de transtornos mentais e redireciona o modelo assistencial em saúde mental[6,7]. Um dos grandes méritos é a definição de forma clara dos direitos das pessoas portadoras de transtornos mentais, no qual se proíbe a internação em instituições com características asilares, determina a necessidade de indicação médica para internação, exige notificação compulsória ao Ministério Publico em 72 horas em caso de internação involuntária, e prevê que todo tratamento possa ser respaldado pela autorização expressa do paciente ou responsável legal. A lei de 2001 se baseou num projeto de lei escrito por Paulo Delgado, versando sobre a desospitalização dos pacientes com doença mental[8].

Entretanto, vem sendo observado que a redução dos leitos psiquiátricos sem levar em conta o crescimento demográfico e a implantação de outros dispositivos no território nacional têm gerado uma desassistência aos pacientes mais graves, que não podem ser tratados na atenção secundária[9,10].

A internação psiquiátrica é uma modalidade de tratamento importante, principalmente em casos em que os sintomas são mais intensos e não é possível o seguimento ambulatorial, pois o paciente está em risco. Os principais objetivos são a proteção do indivíduo por meio de tratamento individualizado especializado. As formas de internação psiquiátrica são:

- Voluntária: pessoa solicita e consente.
- Involuntária: quando a pessoa não é capaz de dar seu consentimento, por motivos de alteração nível de consciência, perda de crítica ou prejuízo de juízo da realidade e risco de auto ou heteroagressão, a internação é autorizada por responsável e comunicada ao Ministério Público, em até 72 horas.
- Compulsória: determinada pela Justiça.

CENTRO DE ATENÇÃO INTEGRAL EM SAÚDE MENTAL E LEITOS PSIQUIÁTRICOS EM HOSPITAL GERAL

Um dos maiores problemas da assistência em saúde mental no Brasil é a falta de leitos para internação psiquiátrica e de serviços de urgência psiquiátricos. A elaboração de um modelo de assistência deve levar em conta a integração da rede de atendimento existente; integrando os ambulatórios de saúde mental e as unidades psiquiátricas em hospitais gerais e hospitais psiquiátricos[11,12].

Uma proposta dentro das mudanças da assistência em saúde mental são as unidades psiquiátricas dentro do Hospital Geral. Para o funcionamento adequado das enfermarias de Psiquiatria em Hospital Geral, necessita-se do trabalho de vários profissionais: enfermeiras, psicólogos, assistentes sociais, psiquiatras, terapeutas ocupacionais, clínicos gerais, nutricionistas, profissionais de educação física, dentre outros. Essas unidades seriam destinadas a internações de pacientes agudos, *a priori* de curta permanência, voltado para pacientes psiquiátricos com e sem comorbidades clínicas/cirúrgicas. Já os Centros de Atenção Integral em Saúde Mental (CAISM) seriam serviços que atuariam na atenção secundária e terciária, contemplando os diferentes níveis de complexidade (ambulatório, pronto-socorro, centros de atenção psicossocial [CAPS], ambulatório médico de especialidades [AME], hospital dia e hospital para internação psiquiátrica). Entretanto, muitas tentativas nesse sentido apresentam dificuldades em decorrência de preconceito e incompreensão dos demais pacientes, familiares e muitas vezes dos profissionais de outras especialidades[11].

HOSPITAL PSIQUIÁTRICO ESPECIALIZADO

Além dos leitos em hospitais gerais, na rede de atenção à saúde mental há necessidade de leitos psiquiátricos especializados (enfermarias de psiquiatria), para internação de casos graves, que demandam vigilância e atenção devido a riscos de suicídio e agressividade. As enfermarias de psiquiatria devem trabalhar integradas à rede, de forma que os pacientes possam ser, após remissão do quadro que gerou descompensação, reencaminhados para seguimento ambulatorial ou hospital dia. De forma geral, essas internações demandam uma duração maior que os leitos destinados em hospital geral, variando de acordo com a população ou quadro envolvido[11,12]. Cada paciente em regime de internação deve ter seu projeto terapêutico individualizado, envolvendo ações durante as internações, bem como planejamento de alta e reinserção social. Os hospitais psiquiátricos da rede SUS são avaliados pelo Ministério da Saúde por meio de indicadores de qualidade aferidos pelo Programa Nacional de Avaliação do Sistema Hospitalar/Psiquiatria (PNASH)[9,10].

As unidades psiquiátricas especializadas permitem o desenvolvimento de programas especializados voltados para populações específicas, como infância e adolescência, idosos, psicóticos agudos, álcool e drogas, transtornos alimentares e transtornos de humor. Protocolos para tratamento de patologias duais, identificação e prevenção de suicídio nas unidades e manejo comportamental de casos de agitação psicomotora grave, que colocam em risco o paciente e terceiros, são fundamentais nas unidades psiquiátricas especializadas. A seguir, alguns exemplos de particularidades de diferentes populações, que necessitam de abordagens específicas e equipes diferenciadas para um manejo adequado.

As unidades de internação infantis são voltadas para casos graves, internando as crianças conjuntamente com um familiar, para preservar o importante vínculo do ponto de vista terapêutico. A equipe multidisciplinar deve envolver além de terapeuta ocupacional e psicólogos, educadores, pedagogos e psiquiatras com formação especializada para infância e adolescência. Nessas unidades, espaços como sala de aula hospitalar e brinquedoteca são importantes.

Já as unidades voltadas para internação de idosos devem contar com adaptações do ambiente para essa população (barras nas paredes, portas amplas para cadeira de rodas, leitos de observação para descompensação clínica), bem como elaboração de protocolos específicos para prevenção de quedas e uma equipe habilitada para suporte a atividades de vida diária. Esse tipo de leito especializado tende a ter sua demanda aumentada com o envelhecimento da população e o aumento dos quadros específicos da terceira idade.

Leitos específicos para atenção em álcool e drogas devem contar com equipe treinada para manejo comportamental e identificação e cuidado de sintomas de abstinência, e desenvolvimento de programas estruturados para avaliação e tratamento de patologias duais, bem como programas de reabilitação psicossocial. A integração com moradias assistidas, hospital dia e ambulatórios/CAPS AD também se faz necessária.

Finalmente, leito com possibilidade de observação contínua, para internação de pacientes com alta ideação suicida, bem como equipe treinada para manejo desses pacientes é fundamental. Assim, os leitos de psiquiatria especializados necessitam de uma integração com serviços terapêuticos e de diagnóstico, como eletroconvulsoterapia, infusão de cetamina, estimulação magnética transcraniana, acesso aos principais fármacos disponíveis no SUS de alto custo, bem como equipes especializadas.

LEITOS DE LONGA PERMANÊNCIA E RESIDÊNCIA TERAPÊUTICA

Os leitos de longa permanência seriam destinados a pacientes com comprometimento para manutenção de atividades básicas de vida diária e que não possuem suporte social. A criação de residências terapêuticas são alternativas à hospitalização prolongada, referenciadas a partir de dois anos de internação[9,11] – o que gera uma diferenciação entre pacientes agudos e aqueles que demandam de suporte e assistência, mas não necessitam permanecer no ambiente hospitalar, porém não tem condições de tratamento domiciliar. As residências terapêuticas são alvo de um capítulo específico detalhando seu funcionamento.

A EXPERIÊNCIA DO INSTITUTO DE PSIQUIATRIA DO HOSPITAL DAS CLÍNICAS DA FACULDADE DE MEDICINA DA UNIVERSIDADE DE SÃO PAULO (IPQ-HCFMUSP)

No complexo do HCFMUSP temos um instituto dedicado ao tratamento de pacientes portadores de transtornos mentais, que oferece atenção terciária englobando ambulatório (geral e especializado em diferentes áreas da psiquiatria), hospital dia, serviço de eletroconvulsoterapia, estimulação magnética transcraniana, cetamina e unidades de internação específicas destinadas a cuidar de pacientes em estado grave em regime de internação.

As unidades de internação propostas, num modelo de excelência, são relativamente pequenas (8 a 14 leitos) e especializadas, contando com: unidade para controle de impulso e dependência química (ECIM), unidade de psico-geriatria para maiores de 60 anos de idade (EGRT), unidade para cuidados com transtornos alimentares (ECAL), unidade de tratamento para depressão e ansiedade (EAND), unidade para casos agudos e subagudos (1N), unidade de psiquiatria infantil para menores de 18 anos, e unidade metabólica para casos com comorbidades clínicas.

Em cada unidade de internação uma equipe multidisciplinar composta por médicos psiquiatras (e residentes em formação), enfermeiros (e residentes de enfermagem) e técnicos de enfermagem, terapeutas ocupacionais, psicólogos e assistentes sociais oferecem tratamento especializado, multiprofissional, com projetos terapêuticos individualizados, durante o período da internação, com plano de alta multiprofissional após a alta para seguimento ambulatorial (IPq ou na rede CAPS/AME/UBS). A internação é feita por meio de um processo de gestão de leitos, com base na gravidade de cada caso, destinando a uma unidade específica.

Atualmente, o IPq-HCFMUSP conta com a Acreditação Plena (nível 2) da Organização Nacional de Acreditação (ONA), que significa que, além de atender aos critérios de segurança do paciente em todas as áreas de atividade, incluindo aspectos estruturais e assistenciais, apresenta gestão integrada, com processos ocorrendo de maneira fluída e plena comunicação entre as atividades.

CONSIDERAÇÕES FINAIS

Assim, podemos concluir que a política de saúde mental criou dispositivos e inseriu as ações de saúde mental na saúde pública, integrando o portador de transtorno mental na família e na sociedade. Porém, a abordagem inicial de fechamento de leitos de hospitais desencadeou uma desassistência a casos graves, que precisa ser revista.

Esse processo só pode ser realizado, com sucesso e sem prejuízo para o cuidado com o portador de transtorno mental, com uma estruturação de rede, integrando os diferentes aparatos da saúde mental, o que inclui atendimento nos três níveis (primário, secundário e terciário), sendo o espaço das unidades de enfermarias psiquiátricas fundamentais na organização dessa rede, por dar suporte aos pacientes graves e agudos que necessitam de internação. Dessa forma, claramente se observa que num sistema de saúde integral há espaço para as UBS, CAPS, emergência psiquiátrica, hospital dia, unidades psiquiátricas em hospital geral e leitos especializados em hospital psiquiátrico.

Para aprofundamento

- http://www.abpbrasil.org.br/diretrizes_final.pdf
  ⇨ **Essas diretrizes trazem a base da organização dos serviços de saúde em psiquiatria elaboradas pela Associação Brasileira de Psiquiatria, com a proposta de elaboração de um modelo assistencial eficiente, integrando os diversos equipamentos e organizado para um tratamento adequado baseado em resultados.**
- https://www.mhinnovation.net/sites/default/files/downloads/innovation/reports/Report_12-edicao-do-Saude-Mental-em-Dados.pdf
  ⇨ **Saúde mental em dados, traz informações relevantes da distribuição dos serviços de saúde mental em diferentes níveis pelo território nacional.**

REFERÊNCIAS BIBLIOGRÁFICAS

1. Stone MH. Healing the mind. New York: WW Norton & Company; 1997.
2. Porter R. Madmen: a social history of madhouses, mad-doctors and lunatics. Stroud: Tempus; 2006.
3. Pereira MEC. C'est toujours la même chose: Charcot e a descrição do Grande Ataque Histérico. Latinoam Psicopatol Fund. 1999;2(3):159-65.
4. Vaz de Oliveira W. A fabricação da loucura: contracultura e antipsiquiatria. Hist Cienc Saude-Manguinhos. 2011;18(1).
5. Hirder A A reforma psiquiátrica no Brasil: uma (re)visão. Ciências da saúde coletiva. 2009;297-305.
6. Disponível em: https://www.in.gov.br/web/dou/-/resolucao-n-8-de-14-de-agosto-de-2019-212175346
7. Disponível em: http://dtr2004.saude.gov.br/susdeaz/legislacao/arquivo/12_Lei_10216.pdf
8. Disponível em: http://www.paulodelgado.com.br/lei-n%C2%BA-10-216-de-6-de-abril-de-2001/#sthash.bbOWKZaW.dpuf
9. Lima SS, Brasil SA. Do Programa de Volta para Casa conquista da autonomia: percursos necessários para o real processo de desinstitucionalização. Rio de Janeiro: Physis. 2014;24(1):67-88.
10. Paim J, Travassos C, Almeida C, Bahia L, Macinko J. The Brazilian health system: history, advances, and challenges. Lancet. 2011;377(9779):1778-97.
11. Associação Brasileira de Psiquiatria Diretrizes para um modelo de atenção integral em psiquiatria. Available: http://www.abpbrasil.org.br/diretrizes_final.pdf
12. Almeida JMC. Política de saúde mental no Brasil: o que está em jogo nas mudanças em curso. Cad. Saúde Pública. 2019;35(11).

14

Mediação de conflitos em uma ouvidoria no hospital psiquiátrico

Vinícius Alves Ribeiro

Sumário

Ouvidoria no Brasil
Considerações finais
Para aprofundamento
Referências bibliográficas

Pontos-chave

- Origem e construção da ouvidoria no Brasil, bem como seu escopo legal.
- Ouvidoria tendo papel na construção democrática da cidadania.
- Formação e qualificações necessárias do ouvidor.
- Atuação do ouvidor no ambiente hospitalar e no hospital psiquiátrico.
- Estigma da doença psiquiátrica.
- Mediação de conflitos.
- Ouvidoria como ferramenta de gestão institucional.

OUVIDORIA NO BRASIL

Com a promulgação da Constituição de 1988, a defesa da cidadania foi consagrada como valor fundamental, e, com a criação do Código de Defesa do Consumidor, temas específicos envolvendo as demandas do indivíduo passaram a ser debatidos, seja como consumidor, seja como usuário de serviços públicos. Em 1999, o estado de São Paulo criou a Lei de Defesa do Usuário de Serviços Públicos (Lei n. 10.294), que define como direitos básicos do usuário do serviço público a informação, a qualidade e o controle. A partir disso, foi regulamentada a atuação do ouvidor (Decreto n. 44.074, de 01/07/1999, atualizado pelo Decreto n. 60.399/2014), que incorporou os princípios do representante do cidadão (do sueco *ombudsman*): que são representação, independência, autonomia e mandato[1].

Independentemente de as questões estarem relacionadas ao setor público ou privado, cada um com suas peculiaridades, o foco é sempre único, claro – o cidadão. Isso permite vislumbrar que a regulamentação do trabalho do ouvidor é fruto de um processo de democratização e garantia de direitos, incluindo-se a saúde, e consiste em um importante dispositivo para facilitar o acesso qualificado aos cuidados e serviços oferecidos.

A despeito da gama de definições ou funções da atividade, e mesmo levando-se em conta aquilo que é atribuído equivocadamente, entende-se, como principais atribuições do profissional que atua como ouvidor em uma instituição de saúde, contribuir para o controle social interno, realizar mediações de conflitos, conhecer e avaliar o grau de satisfação dos usuários atendidos, antecipar futuras transformações[2], buscar soluções para os problemas identificados, oferecer informações gerenciais e sugestões aos dirigentes da empresa ou órgão[3], além de participar direta ou indiretamente da definição das diretrizes, planos de ação e metas da organização[2], ou, ainda, como pontua Oliveira (2005, p. 48)[4]:

> [...] a razão de ser da Ouvidoria, consolidou uma aspiração social traduzida por uma nova postura cidadã, que exige o predomínio da gestão eficaz do bem público com a transparência e honestidade dos administradores e a colocação da administração a serviço do cidadão, através da criação de canais de comunicação que propiciem a ampliação da participação popular.

Portanto, o ouvidor ocupa um papel central de interlocutor das queixas e demandas advindas das diversas áreas que compõem um serviço, especialmente dos usuários atendidos, e tem como objetivo, em sua intervenção, aperfeiçoar os processos de trabalho, melhorar a qualidade dos atendimentos e garantir eficácia na oferta dos serviços prestados – no caso hospitalar, atendimento multiprofissional em saúde de forma ética e humanizada, atuando como uma instância que busca humanizar as relações conflituosas oriundas de "pontos de desequilíbrio" no contexto institucional[5].

É necessário que esse profissional tenha formação superior completa, certificação de ouvidor oferecida por órgãos ou entidades reconhecidas pela CCISP (Comissão de Centralização das Informações dos Serviços Públicos do Estado de São Paulo), capacitação para ser acolhedor e lidar com diferenças de forma humanizada e empática, além de escutar as narrativas de cada um que o procura de maneira respeitosa, visando alcançar desfechos justos, de forma clara e objetiva.

Na atenção hospitalar, o serviço de ouvidoria deve avaliar e lidar com variáveis associadas a esse contexto, relacionadas ao adoecimento, à dor e ao sofrimento, não apenas do paciente, mas também dos seus familiares e, por vezes, dos próprios profissionais. Dentro desse contexto, a ouvidoria propicia relações mais democráticas entre usuários e instituições hospitalares ao quebrar paradigmas na relação usuário *versus* profissional, contribuindo para a construção de um cidadão mais consciente do que seja cidadania em serviços de saúde[6].

Se formos além e pensarmos como é a atuação da ouvidoria em um hospital psiquiátrico, ainda se faz necessário observar com mais cautela as demandas, diferenciando os fatos reais daqueles confundidos com aspectos característicos dos quadros psicopatológicos apresentados pelos usuários do serviço e, portanto, conseguir avaliar se realmente se trata de uma demanda justa, consciente, real.

Outro elemento desafiador dessa prática profissional diz respeito a como diferenciar quando os próprios profissionais envolvidos têm percepção de que há situações em que esses pacientes têm razão em suas reivindicações, e quando há situações em que a origem da queixa vinculada ao diagnóstico pode ser usada como forma de as queixas serem atribuídas exclusivamente ao seu diagnóstico e, dessa forma, ocorrer a adoção de uma postura defensiva nos conflitos, o que acaba contribuindo para uma consequência mais grave, estigma que já acompanha, em muitas ocasiões, as doenças psiquiátricas.

A palavra estigma vem do grego *steizen* (do latim *stígma*), que significa picada, marca feita com ferro em brasa, sinal, tatuagem (a atitude estigmatizante relacionada às doenças mentais pode ter origem na Idade Média, quando a visão cultural e religiosa da época representava atitude negativa e condenatória com relação à doença mental). Tendo em vista a atual cultura, que segrega e discrimina o paciente psiquiátrico, estar inserido nisso pode acarretar inclusive a autoestigmatização da pessoa que sofre com transtorno mental[7].

Mas o que fazer, como ouvidor de um hospital psiquiátrico, nessas ocasiões? Como avaliar uma situação de maneira clara, objetiva e justa? Parece-nos que a solução passa por ter uma visão estratégica, ou, como costumamos nomear, uma "visão sistêmica", para termos uma visão ampla dos processos de atendimento e suporte da instituição[8], ou, como diz Bertachini (p. 59)[5]:

> [...] as relações humanas constituem um tema delicado no campo das questões éticas, estando o Ouvidor posicionado nos espaços de conflitos, interagindo com diferentes realidades, devendo exercitar sua acurada gama de percepções e boa visão sistêmica da organização.

É fundamental estabelecer parcerias com as diversas áreas da instituição e com os pacientes e seus familiares, procurando analisar a situação do ponto de vista de cada um. Porém, há situações mais graves, em que há divergência de interesses, nas quais se crê que as aspirações de cada parte não possam ser obtidas ao mesmo tempo, em um jogo de poder no qual há figuras de adversários – no qual apenas um ganha, o chamado ganha-perde –, que demandam uma atuação pontual do ouvidor, promovendo, de pronto, encontros com vistas a mediar esse conflito. É preciso o restabelecimento da comunicação, com foco no problema e não nas pessoas, deixando claro às duas partes, em igualdade de condições, que há alternativas em uma situação de conflito, que é possível os dois lados ganharem – o chamado ganha-ganha –, ou mesmo os dois lados cederem em parte em suas reivindicações – o chamado perde-perde –, para que se chegue a um resultado mais justo e satisfatório para ambos.

Portanto, o papel do ouvidor, nesse caso, é ser um "terceiro", com perfil negociador, que auxilie as duas partes a criarem a solução para o conflito, utilizando uma ferramenta de condução: a pergunta (em muitas ocasiões o conflito não está expresso, então se deve perguntar o que as partes querem), com o intuito de eliminar ruídos, reaproximando as partes. Esse caminho permite que os dois lados deixem de fazer parte do problema e se tornem partícipes da construção da solução.

Tão importante quanto o processo de construção dessa solução é a formalização do acordo; a primeira providência é que a construção do acordo seja feita do mais simples para o mais complicado. Após isso, realizar um relato resumido, em uma única versão (feita pelo mediador), valorizando a iniciativa das partes, bem como os pontos positivos e de concordância, verificando se a solução está a contento e, por fim, materializando (documentando) o acordo.

CONSIDERAÇÕES FINAIS

É evidente que as ferramentas proporcionadas pela formação de Ouvidoria são úteis para podermos lidar com questões mais delicadas de mediação de conflitos; porém, seriam elas suficientes? Em minha vivência profissional, como ouvidor de uma unidade hospitalar psiquiátrica, não ficou evidenciado suficiente material ou discussões sobre o cuidado e o suporte mais efetivo ao profissional ouvidor em suas necessidades, tanto materiais quanto psíquicas. Assim, parece necessário ampliar os estudos acerca da atuação desse profissional e desse dispositivo de participação e controle social dos usuários e cidadãos de um serviço de saúde.

Penso, também, que há a necessidade de uma visão ampliada dos gestores públicos, que vá além do cumprimento de um dispositivo legal de implantação de serviços de ouvidoria ou um local para onde devem ser enviados os reclamantes, sem retorno devido, para que possa haver a revisão de processos de trabalho e melhoria da qualidade dos serviços prestados. Portanto, cumpre ao ouvidor sensibilizar esses mesmos gestores quanto ao fato de que o seu paciente/cliente procurar pela ouvidoria local significa que ele ainda acredita na instituição da qual recebe o serviço, o que pode ser extremamente valioso, por exemplo, mas não apenas para evitar a judicialização das questões, algo muito comum e presente na área da saúde.

Para aprofundamento

- Vismona EL, Barreiro AEA, organizadores. Ouvidoria brasileira: o cidadão e as instituições. São Paulo; 2015.
    - ⇨ Obra comemorativa dos 20 anos da Associação Brasileira de Ouvidores/Ombudsman, com artigos que discorrem sobre a evolução histórica da ouvidoria no país, principalmente no setor público.
- Souza VMD. A ouvidoria na promoção da humanização hospitalar: ações e contribuições. Viçosa. Dissertação [Mestrado em Economia Doméstica] – Universidade Federal de Viçosa; 2017. p. 22.
    - ⇨ Excelente texto, com uma visão atual sobre a importância da humanização no atendimento hospitalar, bem como a valorização da experiência do paciente.

REFERÊNCIAS BIBLIOGRÁFICAS

1. **Vismona EL. A ouvidoria brasileira e a governança cidadã.** In: Vismona EL, Barreiro AEA, organizadores. Ouvidoria brasileira: o cidadão e as instituições. São Paulo; 2015. p. 11-6.
    - ⇨ Artigo que faz uma análise da evolução histórica da construção do conceito de cidadania no Brasil.
2. Haponczuk CR. Ouvidoria do InCor é instrumento de melhoria contínua e exercício da cidadania. Associação Brasileira de Ouvidores/Ombudsman [Internet]. [acesso em 24 de agosto de 2020]. Disponível em: http://www.abonacional.org.br/artigo/222
3. **Barroso Filho J. Ouvidoria é um valioso instrumento de resolução de conflitos.** In: Vismona EL, Barreiro AEA, organizadores. Ouvidoria brasileira: o cidadão e as instituições. São Paulo; 2015. p. 55.
    - ⇨ Excelente artigo que discorre sobre a importância da mediação nas ouvidorias como alternativa à judicialização das questões.
4. Oliveira JE. Ouvidoria pública brasileira: a evolução de um modelo único. In: Vismona EL, organizador. A ouvidoria brasileira: dez anos da Associação Brasileira de Ouvidores/Ombudsman. São Paulo: Imprensa Oficial do Estado de São Paulo; Associação Brasileira de Ouvidores/Ombudsman; 2005. p. 48.
5. **Bertachini L. Princípios de dimensões de competências na atuação do ouvidor.** Revista Científica da Associação Brasileira de Ouvidores/Ombudsman. 2020;(3):57-68.
    - ⇨ Discorre sobre a importância da visão sistêmica na atuação do profissional ouvidor.
6. Souza VMD. A ouvidoria na promoção da humanização hospitalar: ações e contribuições. Viçosa. Dissertação [Mestrado em Economia Doméstica] – Universidade Federal de Viçosa; 2017.
7. **Rocha FL, Hara C, Paprocki J. Doença mental e estigma.** Rev Med Minas Gerais. 2015;25(4):590-6.
    - ⇨ Realiza uma análise comparativa entre doença mental e o estigma desde a Idade Média até os dias atuais.
8. **Puglisi CAM. A visão estratégica da Ouvidoria.** In: Vismona EL, Barreiro AEA, organizadores. Ouvidoria brasileira: o cidadão e as instituições. São Paulo; 2015. p. 70.
    - ⇨ Importante artigo que aponta as diferenças entre o *ombudsman* clássico e o modelo de ouvidoria desenvolvido no Brasil.

15

Saúde mental e apoio psicossocial em emergências humanitárias

Antonio de Pádua Serafim
Carla Satie Kamitsuji
Felipe Corchs
Luciana Lima de Siqueira
Graça Maria Ramos de Oliveira

Sumário

Introdução
Intervenções em saúde mental e apoio psicossocial
    Considerações sociais em serviços básicos e segurança
    Fortalecimento de apoios comunitários e familiares
    Apoios específicos (de pessoa para pessoa) não especializados
    Serviços especializados
Grupos vulneráveis
Primeiros cuidados psicológicos (PCP)
Apoio aos trabalhadores de primeira resposta
Considerações finais
Para aprofundamento
Referências bibliográficas

Pontos-chave

- Emergências humanitárias, como conflitos armados, desastres naturais e epidemias prejudicam a saúde mental e o bem-estar psicossocial das populações afetadas no curto e longo prazo e impactam o atendimento de pessoas com problemas de saúde mental preexistentes.
- Os especialistas que elaboraram diretrizes para atuação em emergências humanitárias recomendam aos gestores de uma crise: (1) incorporar a saúde mental e o apoio psicossocial aos planos nacionais de saúde e preparação para emergências humanitárias; (2) estabelecer diretrizes, normas e ferramentas de apoio nacionais voltadas à saúde mental e ao apoio psicossocial durante emergências humanitárias; (3) aumentar a capacitação dos profissionais de saúde para identificar e gerenciar transtornos mentais prioritários durante emergências humanitárias; e (4) aproveitar oportunidades geradas pela resposta à emergência humanitária para contribuir para o desenvolvimento de serviços de saúde mental e apoio psicossocial sustentáveis.

INTRODUÇÃO

Emergências humanitárias, como conflitos armados, desastres naturais e epidemias, causam, além dos danos físicos, um grande sofrimento psicológico e social que prejudica a saúde mental e o bem-estar das populações afetadas no longo prazo. Pessoas com problemas de saúde mental preexistentes podem ficar particularmente vulneráveis em emergências humanitárias, enquanto as unidades de atendimento em saúde mental são, muitas vezes, afetadas diretamente pelas emergências, causando disrupção em serviços regulares e interrupção de tratamentos em curso. No entanto, existem intervenções psicossociais e de saúde mental eficazes nos níveis do indivíduo, do grupo e da população que podem ser implementadas em emergências humanitárias. Entre as muitas prioridades em emergências humanitárias, portanto, estão a proteção e a melhoria do bem-estar das pessoas nos planos psicossocial e de saúde mental. Isso exige uma ação coordenada e intersetorial[1].

Desastres podem ser definidos como uma grave perturbação do funcionamento de uma comunidade ou sociedade, envolvendo perda humana, material, econômica ou ambiental. O impacto desses acontecimentos excede a capacidade da comunidade ou sociedade afetada de lidar com a situação com seus próprios recursos e demanda ajuda externa de ordem nacional ou internacional. Os desastres são frequentemente descritos como resultado da combinação da exposição a um perigo com as condições de vulnerabilidade presentes e medidas insuficientes para reduzir ou lidar com potenciais consequências negativas. Exemplos de impactos de desastres: perda de vidas, lesões, doenças e outros efeitos negativos sobre a saúde física e mental e o bem-estar social, danos à propriedade, destruição de bens, perda de serviços, benefícios sociais, perturbação econômica e degradação ambiental[2].

A Organização Mundial da Saúde (OMS) calcula que, após uma emergência grave de início agudo, cerca de uma em cada seis pessoas (10 a 15%), em média, sofrerá de transtorno mental leve a moderado. Além disso, cerca de uma em cada 30 pessoas (3 a 4%) desenvolverá um transtorno mental grave a ponto de comprometer sua capacidade de agir e sobreviver em um contexto de emergência caótico[3].

Em 2007, foram lançadas as Diretrizes do Comitê Permanente Interagências (IASC, na sigla em inglês de *Inter-Agency Standing Committee*) sobre saúde mental e apoio psicossocial* (SMAPS) em emergências humanitárias. O IASC, estabelecido pela Assembleia Geral das Nações Unidas, é um fórum de coordenação, desenvolvimento de políticas e tomada de decisões pelos chefes executivos das principais agências humanitárias (agências da Organização das Nações Unidas [ONU], Sociedades da Cruz Vermelha e do Crescente Vermelho e consórcios de organizações humanitárias não governamentais). Uma lacuna significativa existente no contexto de ajuda humanitária, que justificou a elaboração dessas diretrizes, foi a ausência de uma estrutura multissetorial e interinstitucional que viabilizasse a coordenação, identificasse práticas úteis, apontasse as práticas prejudiciais e esclarecesse como diferentes abordagens do apoio psicossocial e de saúde mental complementam umas às outras. Essas diretrizes refletem as percepções dos profissionais de diferentes regiões geográficas, disciplinas e setores, sendo um consenso emergente entre os atores do contexto de ajuda humanitária sobre as práticas que são recomendáveis. Há poucas evidências científicas que apontem quais são os apoios à saúde mental e psicossocial mais eficazes em situações de emergência. A maioria das pesquisas nessa área tem sido realizada meses ou anos após o fim da fase aguda da emergência. À medida que esta especialidade se consolide, a base da pesquisa se ampliará, e o mesmo acontecerá com a experiência de campo dos profissionais[4].

REAÇÕES COMUNS OBSERVADAS EM PESSOAS ATINGIDAS POR EVENTOS CRÍTICOS

Algumas pessoas respondem imediatamente ao estresse extremo, enquanto outras têm reações retardadas – às vezes meses ou até anos mais tarde. Alguns têm reações por um longo período, enquanto outros se sentem melhor rapidamente. Não existe um padrão de reação em eventos críticos.

As reações ao estresse instalam-se mediante a exposição direta ou indireta à catástrofe ou às consequências imediatas desta, dependendo de fatores como implicações individuais ou de entes queridos, genéticas, gênero, estado civil, fazer parte ou não de populações treinadas para lidar com catástrofes, reexposição a catástrofes, baixa escolaridade e fatores de personalidade apresentam papel importante na magnitude das respostas emocionais, fisiológicas e comportamentais ao evento[5].

Reações de fuga, luta e congelamento são previstos e associados a ameaças à sobrevivência, envolvendo os neurocircuitos do medo que incluem, mas não se limitam ao sistema nervoso simpático, sistema gabaérgico, sistema serotoninérgico,

eixo hipotálamo – hipófise – adrenal. Reações que incluem desde um desconforto a um temor, nível mais alto de ansiedade basal, picos de medo, estado de pânico no transcorrer do desastre, que uma vez instalado por vezes não cessa de imediato. Reações são deflagradas pelo evento catastrófico, depende das características do evento às reexposições sucessivas não são incomuns num curto espaço de tempo e o indivíduo experiencia liberação de catecolaminas e outros neuromediadores relacionados ao estresse, principalmente a adrenalina e a noradrenalina na ativação de sistemas de resposta fisiológica ao estresse grave do córtex cerebral a estruturas subcorticais, como a amídala, o núcleo-leito da estria terminal, o sistema reticular ascendente, o sistema límbico, o hipocampo, entre outros[6,7].

O polimorfismo de reações à heterogeneidade da apresentação clínica, além da dificuldade de fazer estudos em situações de desastres em andamento, dificulta estudos em reações mais intensas, graves e disfuncionais sobre os traumas vivenciados em situações de catástrofes, traumas extremos e avaliações das suas consequências.

A maioria das reações e problemas que pessoas afetadas demonstram após eventos críticos (Tabela 1) são normais e adaptativas, precisamente por causa da anormalidade da situação vivida. A intensidade dessas reações vai depender do evento e do apoio psicossocial oferecido no momento, além da capacidade de enfrentamento individual. Grande parte dessas reações pode ser tratada na comunidade, nas unidades básicas de saúde, sem recorrer a especialistas[4]. As pessoas serão encaminhadas para tratamento especializado somente no caso de os problemas persistirem ou se agravarem, ou ainda, se produzirem um sofrimento excessivo que comprometa a sua funcionalidade.

Tabela 1 Reações comuns observadas em pessoas atingidas por eventos críticos[10]

Reações cognitivas	<ul><li>Confusão e desorientação</li><li>Pesadelos recorrentes</li><li>Preocupação com o desastre, com rumores</li><li>Dificuldade de concentração</li><li>Dificuldade em tomar decisões</li><li>Questionar crenças espirituais</li><li>Perda de memória</li><li>Dificuldade em executar cálculos</li><li>Pensamentos intrusivos, imagens intrusivas, *flashbacks*</li></ul>
Reações emocionais	<ul><li>Mágoa e tristeza</li><li>Choro</li><li>Crise de raiva</li><li>Crises de irritabilidade e ressentimento</li><li>Ansiedade e medo</li><li>Desespero e desesperança</li><li>Culpa e dúvida</li><li>Humores imprevisíveis</li><li>Sentimento de sobrecarga</li><li>Identificação com vítimas</li><li>Antecipar riscos a si mesmo ou aos outros</li><li>Sensação de estranheza</li></ul>

(continua)

---

* Em inglês, *Mental Health and Psychosocial Support* (MHPSS).

Tabela 1 Reações comuns observadas em pessoas atingidas por eventos críticos (*continuação*)

Reações fisiológicas	▪ Náuseas ▪ Tremores nas mãos ▪ Movimentos faciais involuntários ▪ Dores musculares ▪ Dores de cabeça ▪ Sudorese ▪ Ranger de dentes ▪ Calafrios ▪ Tonturas
Transtornos agudos de ansiedade	▪ Pânico ▪ Palpitações e taquicardia ▪ Suor ▪ Tremor ▪ Dispneia ▪ Medo de perder o controle ou enlouquecer
Reações comportamentais	▪ Problemas sexuais ▪ Níveis de atividade excessivos ▪ Aumento de conflitos com a família ▪ Hipervigilância ▪ Isolamento ou discriminação ▪ Abuso de substâncias lícitas e ilícitas ▪ Conduta ritualística ▪ Violência ▪ Não querer sair do local do evento
Reações físicas	▪ Fadiga e cansaço ▪ Desconforto gastrointestinal ▪ Alteração no apetite ▪ Sensação de sufocamento na garganta e peito ▪ Agravamento de condições crônicas, como diabete e hipertensão arterial

Fonte: Médicos Sem Fronteiras (MSF), 2010[10].

Na imersão em uma vivência de catástrofe, o indivíduo pode perder o controle das reações físicas e psicológicas diante da situação, experimentar grandes níveis de estresse e de ansiedade fora dos padrões habituais, mudanças dos padrões basais normais de exposição às reações fisiológicas mediadas pelos neurotransmissores com impacto variável e poderiam modificar a cognição, os afetos, os comportamentos, aumentar a morbidade de doenças prévias como hipertensão arterial sistêmica e/ou arritmias[8]. Diabete melito, doenças pulmonares, intoxicações por álcool e drogas de abuso, descompensações de transtornos mentais prévios e aumento de suicídios são condições que também poderão ser agravadas ou deflagradas mediante estresse por catástrofes e desastres[9].

Algumas pessoas podem apresentar sintomas mais intensos e disfuncionais. Um dos problemas mais específicos decorrentes dessas situações são o transtorno de estresse agudo (TEA) e o transtorno de estresse pós-traumático (TEPT). Se os sintomas definidores desses transtornos se apresentam com duração de até 30 dias do evento traumático, esse indivíduo recebe o diagnóstico de TEA; e o TEPT é quando a duração é maior do que um mês, segundo o *Manual diagnóstico e estatístico de transtornos mentais*[11]. Os critérios diagnósticos incluem sintomas de intrusão, humor negativo e sintomas dissociativos, de fuga e alerta. Além disso, as manifestações devem causar sofrimento significativo ou prejudicar significativamente o funcionamento social ou ocupacional e não serem atribuíveis aos efeitos fisiológicos de uma substância ou de outra doença médica. É sugerido ao leitor que leia os capítulos relacionados a esses assuntos no presente tratado.

INTERVENÇÕES EM SAÚDE MENTAL E APOIO PSICOSSOCIAL

A ideia central das diretrizes do IASC sobre SMAPS em emergências humanitárias é que, na fase inicial de uma emergência, o apoio social é essencial para proteger a saúde mental e o bem-estar psicossocial. Essas diretrizes propõem uma mudança de paradigma, isto é, ações integradas de saúde mental e apoio psicossocial intersetorialmente:

▪ Auxiliar no planejamento, estabelecimento e coordenação de um conjunto mínimo de respostas multissetoriais para proteger e melhorar a saúde mental e o bem-estar psicossocial das pessoas em situações de emergência.
▪ Utilizar uma abordagem integrada para tratar as questões de SMAPS mais urgentes em situações de emergência.

O termo SMAPS é usado nas diretrizes para descrever todo tipo de apoio local ou externo cujo objetivo seja proteger ou promover o bem-estar psicossocial e/ou prevenir ou tratar transtornos mentais.

Os princípios fundamentais das diretrizes incluem: não causar danos, promover os direitos humanos e a igualdade, usar abordagem participativa, tomar como ponto de partida os recursos e capacidades existentes, implementar intervenções em diversos níveis (pirâmide de intervenções, vide Figura 1) e trabalhar com sistemas de apoio integrados.

A promoção da saúde mental e do bem-estar psicossocial é um dos objetivos dos quatro níveis da pirâmide.

Considerações sociais em serviços básicos e segurança

Proteção do bem-estar por meio do (re)estabelecimento.

▪ Da segurança alimentar, sanitária, hídrica e de integridade física, entre outras.
▪ Do atendimento das necessidades básicas de forma participativa, de acordo com o contexto local (alimentação, abrigo, água, saúde, controle de doenças transmissíveis).

Fortalecimento de apoios comunitários e familiares

Acesso a apoios comunitários e familiares:

▪ Reunificação familiar
▪ Apoio no luto e cerimônias comunitárias.

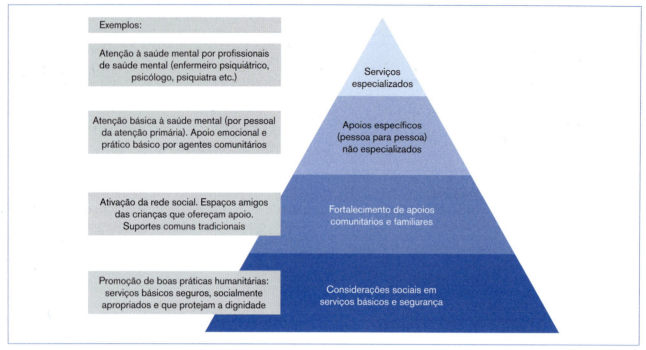

Figura 1 Pirâmide de intervenções em saúde mental e apoio psicossocial. Fonte: adaptada de Comitê Permanente Interagências, 2007[12].

- Comunicação em massa sobre métodos construtivos de enfrentamento da situação.
- Programas de apoio aos pais.
- Atividades educacionais formais e não formais.
- Atividades de subsistência.
- Ativação das redes sociais (grupos de mulheres e clubes de jovens).

Apoios específicos (de pessoa para pessoa) não especializados

Intervenções concentradas no nível individual, familiar ou grupal, realizadas por profissionais treinados e supervisionados (mas que podem não ter tido formação em cuidados especializados):

- Apoio emocional.
- Apoio para garantia dos meios de subsistência.
- Primeiros cuidados psicológicos (PCP).
- Cuidados básicos de saúde mental.

Serviços especializados

São oferecidos apoio adicional necessário a uma pequena porcentagem da população e apoio psicológico ou psiquiátrico a pessoas que estejam sofrendo de transtornos mentais graves e cujas necessidades excedam as capacidades dos serviços de saúde primários.

Diante da pandemia de Covid-19, o grupo de referência do IASC em SMAPS em emergências humanitárias lançou, em fevereiro de 2020, o guia preliminar "Como lidar com os aspectos psicossociais e de saúde mental referentes ao surto de Covid-19". Baseados nesse guia, a seguir estão listadas 14 atividades essenciais que devem ser implementadas dentro da resposta à pandemia:

1. Realizar rápida avaliação do contexto, mapeamento dos recursos disponíveis e levantamento das necessidades em SMAPS, conforme as especificidades culturais, inclusive as deficiências em todos os âmbitos do atendimento.
2. Fortalecer a coordenação em SMAPS, facilitando a colaboração entre serviços de SMAPS, governo e outros parceiros.
3. Usar informações sobre as necessidades, deficiências e recursos existentes identificados, inclusive as de avaliações sensíveis ao gênero, para estabelecer um sistema destinado à identificação e assistência a pessoas com problemas de saúde mental e de abuso de substâncias.
4. Desenvolver uma abordagem de SMAPS para casos de Covid-19, sobreviventes, contatos (principalmente os em isolamento), familiares, trabalhadores da linha de frente e a comunidade em geral, com particular atenção às necessidades de grupos especiais ou vulneráveis.
5. Integrar o componente de SMAPS a todas as atividades de resposta à Covid-19.
6. Garantir que informações precisas sobre a Covid-19 estejam disponíveis e acessíveis aos trabalhadores da linha de frente e aos pacientes infectados com Covid-19, bem como à comunidade.
7. Treinar todos os trabalhadores da linha de frente (saúde, assistência social, serviços essenciais, professores e líderes

comunitários) nos princípios essenciais de assistência psicossocial, em primeiros cuidados psicológicos (PCP) e em como fazer encaminhamentos quando necessário.

8. Garantir que haja um fluxo de encaminhamento de pessoas com problemas de saúde mental entre todos os setores envolvidos (inclusive serviços de saúde e de assistência e desenvolvimento social) e que todos os atores envolvidos na resposta estejam cientes desse fluxo e o utilizem.

9. Garantir que todos os que estão trabalhando no combate à Covid-19 tenham acesso a serviços de apoio psicossocial e de saúde mental. Se possível, assegurar uma avaliação regular da condição psicossocial dos trabalhadores da linha de frente para identificar riscos e problemas emergentes e ajustar a resposta às necessidades deles.

10. Desenvolver conjuntos de atividades que pais, professores e famílias possam usar com as crianças em isolamento, inclusive mensagens sobre como evitar a propagação da doença.

11. Para aqueles que perderam entes queridos, criar oportunidades de viverem o luto de uma maneira que não comprometa as estratégias de saúde pública para reduzir a disseminação da Covid-19 e que estejam em consonância com as tradições e rituais da comunidade.

12. Tomar medidas para reduzir o impacto negativo do isolamento social nos locais em quarentena.

13. Na fase inicial da recuperação, ajudar as autoridades de saúde a estabelecer serviços sustentáveis de saúde mental e apoio psicossocial com participação da comunidade.

14. Criar mecanismos de monitoramento, avaliação, prestação de contas e aprendizagem para mensurar as atividades eficazes de SMAPS[13].

Nessas diretrizes encontram-se os componentes que vêm se mostrando eficazes em situações de desastres para apoiar a saúde mental e as necessidades psicossociais das populações afetadas, tendo ação preventiva secundária de transtornos como o TEPT.

GRUPOS VULNERÁVEIS[14]

A Lei 12.608 de 10 de abril de 2012 – Política Nacional de Proteção e Defesa Civil (PNPDEC) considera como grupo vulnerável: crianças, gestantes, idosos e pessoas com deficiência. Podemos considerar que as populações indígenas, refugiados, migrantes e minorias também entram nessa categoria e experimentam o mais alto grau de marginalização socioeconômica. Pessoas marginalizadas tornam-se ainda mais vulneráveis em emergências. Isso se deve a fatores como a falta de acesso a sistemas eficazes de alerta precoce e serviços básicos de saneamento e de saúde.

Prevê-se que o surto de Covid-19 tenha impactos significativos em vários setores. As populações em maior risco são aquelas que:

- Dependem da economia informal.
- Ocupam áreas propensas a conflitos.

- Não tem programas sociais de suporte econômico.
- O acesso é limitado ou inexistente a tecnologias.

PRIMEIROS CUIDADOS PSICOLÓGICOS (PCP)

O *debriefing* psicológico ou "*debriefing* de estresse para incidentes críticos", realizado por profissionais de saúde mental logo após o evento, é frequentemente usado para permitir que se discutam os seus sentimentos em relação a ele. Por meio de perguntas à pessoa, pede-se que breve e sistematicamente, relate percepções, pensamentos e reações emocionais que teve durante o evento. Embora esse tipo de *debriefing* tenha sido projetado especificamente para impedir o desenvolvimento de TEPT e sintomas semelhantes, há poucas evidências de que seja eficaz. Um pequeno número de estudos sugeriu que o *debriefing* psicológico reduz ansiedade, depressão e sintomas de TEPT, mas esses estudos geralmente não incluem um grupo controle para determinar se essa recuperação é de fato devido à intervenção e, portanto, não fornecem boas evidências de que o *debriefing* pode ajudar[15].

Por esses motivos, a OMS[16] e Projeto Sphere[17] são enfáticos em não recomendar o *debriefing* psicológico e sinalizam a diferença entre *debriefing* psicológico e *debriefing* operacional de rotina, que é destinado a que os profissionais de ajuda humanitária de algumas organizações se utilizam ao final de uma missão ou de uma tarefa. O último não tem fins terapêuticos ou preventivos, mas organizacionais e operacionais.

Recomendam, então, a utilização dos PCP (em inglês, *Pychological First Aid* [PFA]). A Cruz Vermelha também adotou a recomendação após os ataques terroristas de 11 de setembro de 2001, introduzindo o treinamento de PCP para famílias de militares[18], socorristas e, mais recentemente, para o público em geral[19].

Os PCP concentram-se na educação sobre o estresse traumático e na escuta ativa. O termo também incorpora um suporte psicológico mais sofisticado dado pelos prestadores de cuidados primários. Executados adequadamente, os PCP são adaptados às necessidades de cada grupo ou comunidade (isto é, grupo de pessoas com interesses compartilhados), garantindo que os PCP não entrem em conflito com a visão de mundo da comunidade e/ou grupo. Também enfatiza a inclusão de estratégias eficazes de apoio psicológico que podem ser específicas para esse grupo. Isso é feito em conjunto com um comitê comunitário representativo que ajuda a garantir a capacidade de resposta específica.

A abordagem em PCP capacita os profissionais de primeira resposta a discriminarem reações de estresse previstas e estresse traumático; como se envolver na escuta ativa; quando e onde encaminhar indivíduos para avaliação e intervenção adicionais; e a importância da supervisão, comportamento ético e autocuidado[20].

Esses fatores devem fazer com que os indivíduos afetados:

- Sintam-se seguros, próximos às pessoas, calmos e esperançosos.

- Tenham acesso a apoio social, físico e emocional.
- Sintam-se capazes de ajudar a si mesmos enquanto indivíduos e comunidades.

A intervenção não deve ser considerada tratamento, mas, antes, como um meio de promover a resiliência, ou seja, ajudando as pessoas a se recuperarem da adversidade[21].

APOIO AOS TRABALHADORES DE PRIMEIRA RESPOSTA

Profissionais de primeira resposta são aqueles treinados para dar suporte em acidentes, emergências e desastres, como bombeiros, policiais, profissionais da área da saúde que atuam em emergências hospitalares, trabalhadores de organizações humanitárias, entre outros.

O bem-estar dos profissionais de primeira resposta é de preocupação crítica – particularmente para aqueles que operam por muito tempo no "modo de emergência". É fundamental um sistema de recursos humanos solidário, com horas de trabalho razoáveis, feriados adequados, descanso programado obrigatório e um ambiente de trabalho que facilite a comunicação aberta e as relações de apoio entre pares. Um apoio psicossocial adicional pode ser oferecido se e quando apropriado[22].

Como resultado direto da exposição a pessoas em crise, profissionais de primeira resposta podem vir a apresentar fadiga da compaixão, termo que tem sido utilizado pela literatura para explicar o sofrimento causado pelo ato de ajudar os outros e que pode levar como resultando ao comprometimento do bem-estar daquele que se propôs a cuidar. Relaciona-se com a exposição secundária no trabalho com eventos extremamente estressantes[23]. Os sintomas são geralmente rápidos no início e associados ao cenário específico. Pode incluir medo, dificuldade de dormir, ter imagens do evento perturbador em sua mente ou evitando situações que remetam a ele[24].

O custo humano em decorrência da fadiga da compaixão pode ser muito alto. Seus efeitos negativos podem incluir, diminuição do desempenho no trabalho, aumento de atraso e absenteísmo, saúde física em declínio, baixa energia, relacionamentos interpessoais conflituosos.

Em cenários de pandemias, o risco e a realidade da infecção podem deixar os profissionais da linha de frente muito assustados e exaustos. Esse ambiente de alto estresse pode representar uma barreira para uma boa comunicação e relações positivas com as comunidades afetadas. É fundamental para o bem-estar que a segurança física da linha de frente seja protegida por meio de conhecimento e equipamentos adequados.

CONSIDERAÇÕES FINAIS

As intervenções psicossociais e de saúde mental nos desastres devem se basear na prevenção e exigem uma mudança na forma de gerenciamento; as atuações devem ter primordialmente uma abordagem holística e multidimensional da comunidade na promoção da saúde e na prevenção, preparação e mitigação de desastres.

Ações de saúde mental e apoio psicossocial (SMAPS) integradas e intersetoriais devem ser um componente central em qualquer resposta a crises humanitárias. As respostas de SMAPS devem estar fundamentadas no contexto. É importante mapear a expertise e os serviços de SMAPS existentes em cada região, inclusive serviços de saúde pública e privada, de assistência social e de educação. O mapeamento serve como um mecanismo para reunir, mobilizar e coordenar recursos. Os programas nacionais de saúde mental e de assistência e desenvolvimento social, assim como as universidades e as organizações governamentais e não governamentais locais, podem e devem desempenhar um papel fundamental na resposta de SMAPS. Deve-se dar ênfase aos pontos fortes e à criatividade das comunidades – e não a seus pontos fracos e suas vulnerabilidades –, criar ambientes de cuidado seguros e protegidos e utilizar os recursos e pontos fortes existentes.

Uma abordagem voltada a toda a sociedade requer que sejam atendidas as necessidades de SMAPS de toda a população afetada pela crise humanitária, independentemente de o impacto ter sido direto ou indireto, da raça/etnia, da idade, do gênero, da ocupação ou da afiliação.

As emergências humanitárias podem levar a um influxo de recursos, o que cria uma boa oportunidade de fortalecer, no longo prazo, os serviços de saúde mental e de assistência e desenvolvimento social.

A mudança de paradigma, isto é, ter SMAPS como uma abordagem transversal dentro de todos os setores/pilares emergenciais envolvidos na resposta, é um aspecto essencial para uma assistência humanitária de alta qualidade.

Para aprofundamento

- The Sphere Project, Humanitarian Charter and Minimum Standards in Disaster Response. Geneva: The Sphere Project. 2011. Disponível em: http://www.sphereproject.org.
  → Manual que introduz considerações e ações de qualidade e responsabilidade ante uma resposta humanitária.
- Kessler RC, Sonnega A, Bromet E, Hughes M, Nelson CB. Posttraumatic stress disorder in the National Comorbidity Survey. Arch Gen Psychiatry. 1995;52:1048-60.
  → O artigo discorre sobre a prevalência do transtorno de estresse pós-traumático na população.
- Inter-Agency Standing Committee (IASC, Comitê Permanente Interagências). Diretrizes do IASC sobre saúde mental e apoio psicossocial em emergências humanitárias. Tradução de Márcio Gagliato. Genebra: IASC; 2007.
  → Essas diretrizes propõem uma mudança de paradigma, isto é, ações integradas de saúde mental e apoio psicossocial intersetorialmente em emergências humanitárias.

REFERÊNCIAS BIBLIOGRÁFICAS

1. **Van Ommeren M, Hanna F, Weissbecker E, Ventevogel P. Mental health and psychosocial support in humanitarian emergencies. EMHJ. 2015;21(7).**
   ⇨ O artigo descreve ações específicas para a saúde mental e apoio psicossocial do setor de saúde nas fases de preparação, resposta e recuperação de emergências.
2. Global assessment report on disaster risk reduction. United Nations International Strategy for Disaster Reduction Secretariat (UNISDR); 2009.
3. Van Ommeren M, Saxena S, Saraceno B. Aid after disasters. BMJ. 2005;21-330(7501):1160-1.
4. Inter-Agency Standing Committee (IASC). Diretrizes do IASC sobre saúde mental e apoio psicossocial em emergências humanitárias. Tradução de Márcio Gagliato. Genebra: IASC; 2007.
5. **Yehuda R. Post-traumatic stress disorder. N Engl J Med. 2012;346(2):108-14.**
   ⇨ O artigo discorre sobre o desenvolvimento do TEPT e seus efeitos psicológicos a partir de um evento traumático, os mecanismos biológicos que estão envolvidos e quais as melhores abordagens terapêuticas no tratamento.
6. LeDoux J. Rethinking the emotional brain. Neuron. 2012;8;73(5):1052.
7. Bryant RA, Harvey AG, Guthrie RM, et al. A prospective study of psychophysiological arousal, acure stress disorder, and posttraumatic stress disorder. J Abnorm Psychol. 2000;109:341-4.
8. **Shenesh E, Annunziato RA, Weatherley BD, et al. A randomized controlled trial of the safety and promise of cognitive-behavioral therapy using imaginal exposure in patients with posttraumatic stress disorder resulting from cardiovascular illness. J Clin Psychiatry. 2010;72(2):168-74.**
   ⇨ A utilização da terapia cognitivo comportamental (TCC) em pacientes que sofriam de transtorno de estresse pós-traumático (TEPT) após um evento cardiovascular com risco de vida.
9. Van Minneni A, Zoellne LA, Harned MS, et al. Changes in comorbird conditions after prolonged exposed for PTSD: a literature review. Current Psychiatric Reports. 2015;17(17):549.
10. Médicos Sem Fronteiras (MSF). Salud Mental en emergencias por desastres naturales MSF-OCBA: efectos psicológicos y psicosociales de las catástrofes naturales: Manual Práctico de Diseño e Implementación de Intervenciones en Salud Mental y Psicosocial en desastres naturales. MSF: OCBA; 2017.
11. American Psychiatric Association. Diagnostic and statistical manual of mental disorders. 5 ed. (DSM-5). Arlington: American Psychiatric Association; 2013.
12. Inter-Agency Standing Committee (IASC). Diretrizes do IASC sobre saúde mental e apoio psicossocial em emergências humanitárias. Tradução de Márcio Gagliato. Genebra: IASC; 2007.
13. Inter-Agency Standing Committee (IASC). IASC Guia Preliminar: Como lidar com os aspectos psicossociais e de saúde mental referentes ao surto de Covid-19 – Versão 1.5 – Grupo de Referência do IASC em Saúde Mental e Apoio Psicossocial em Emergências Humanitárias. Genebra: IASC; 2020
14. BRASIL. Lei Federal n. 12.608, de 10.04.2012, que institui a PNPDEC e dispõe sobre o SINPDEC e o CONPDEC.
15. **Brooks SK, Rubin GJ, Greenberg N. Traumatic stress within disaster-exposed occupations: overview of the literature and suggestions for the management of traumatic stress in the workplace. British Medical Bulletin. 2019;129(1):25-34.**
    ⇨ Esta revisão aborda os fatores sociais e ocupacionais que afetam a saúde mental pós-desastre, principalmente o apoio social durante e após o desastre e práticas utilizadas pelas organizações com os seus funcionários.
16. Organização Mundial da Saúde. War Trauma Foundation e Visão Global internacional. Primeiros Cuidados Psicológicos: guia para trabalhadores de campo. Genebra: OMS; 2015.
17. The Sphere Project, Humanitarian Charter and Minimum Standards in Disaster Response. Geneva: The Sphere Project; 2011.
18. American Red Cross. Coping with deployments. psychological first aid for military families. Washington: American Red Cross; 2010. Disponível em: https://intranet.redcross.org/content/redcross/categories/our_services/service_to_the_armedforces/coping_with_deployments.html
19. American Red Cross. Coping in today's world. Washington: American Red Cross; 2014. Disponível em: https://intranet.redcross.org/content/redcross/categories/our_services/disaster-cycle-services/dcs-capabilities/individual_clientservices/disaster-mental-health-toolkit/coping-in-today-s-world.html
20. **Jacobs GA, Gray BL, Erickson SE, Gonzalez ED, Quevillon RP. Disaster mental health and community-based psychological first aid: concepts and education/training. J Clin Psychol. 2016;72(12):1307-17.**
    ⇨ A comunidade pode sofrer um desastre e muitos eventos traumáticos ocorrem sem aviso prévio. O artigo discorre sobre o treinamento de indivíduos e comunidades, na preparação e resposta a eventos traumáticos, utilizando-se do modelo de primeiros cuidados psicológicos e educação em saúde mental.
21. Everly GS, Lating JM. The Johns Hopkins guide to psychological first aid. Baltimore: Johns Hopkins University Press; 2017.
22. Jones T. Taking a psychosocial approach to epidemic response. SSHAP Practical Approaches Issue. Unicef, IDS & Anthrologica; 2020.
23. Florida Center for Public Health Preparedness. Understanding compassion fatigue: Helping public health professionals and other front-line responders combat the occupational stressors and psychological injuries of bioterrorism defense for a strengthened public health response. Disponível em: http://www.fcphp.usf.edu/courses/content/ucf/UCF_manual.pdf. (acesso 2 mai 2015).
24. Stamm BH. The ProQOL Manual 2005. Disponível em: http://www.compassionfatigue.org/pages/ProQOLManualOct05.pdf

Seção
5

Ensino em psiquiatria

Editores de área

Francisco Lotufo Neto
Marco de Tubino Scanavino
Eduardo de Castro Humes

1 Ensino da Psiquiatria na graduação

Eduardo de Castro Humes
Marco de Tubino Scanavino
Alan Campos Luciano
Francisco Lotufo Neto

Sumário

Introdução
Novas Diretrizes Nacionais Curriculares
Estruturando um currículo em psiquiatria
    O modelo para desenvolvimento curricular de Kern
Disciplinas multiprofissionais
Outras atividades didáticas para a graduação
    Disciplinas optativas
    Iniciação científica
    Ligas acadêmicas
    Atividades de extensão
As disciplinas de Psiquiatria na Graduação da FMUSP
O internato em Psiquiatria da FMUSP
Metodologias com base em neurociências para aprendizado de longa duração
Cuidados da atenção à saúde mental dos alunos
    Sintomas depressivos, ansiedade e diagnóstico psiquiátrico durante a formação médica
    Lidando com o estigma em Psiquiatria
Considerações finais
Para aprofundamento
Bibliografia

Pontos-chave

- A importância do ensino de psiquiatria para o médico generalista.
- As modificações correntes dos currículos médicos em especial em relação ao ensino de Psiquiatria.
- A estratégias para estruturar um currículo em Psiquiatria, em disciplinas específicas e outros cenários.
- A importância de considerar as necessidades de cuidados em saúde mental dos estudantes de Medicina.

INTRODUÇÃO

A formação médica vem evoluindo de maneira significativa ao longo dos últimos séculos, junto ao conhecimento médico que tem sido acumulado. A estrutura de ensino-aprendizagem da medicina segue próxima ao modelo hipocrático, com o ensino passado de mestres para alunos, sejam eles alunos de graduação, de especialização ou pós-graduação, muitas vezes baseada na prática profissional. A graduação em Medicina possui diversos modelos de ensino. Por exemplo, em relação ao acesso, o Brasil e outros países usam o acesso direto, no qual a formação médica é o curso de graduação[1,2]. Em outros países, Estados Unidos por exemplo, a formação médica é um curso de pós-graduação. Em relação aos modelos de estruturação curricular há diversas alternativas (Quadro 1).

Quadro 1 Principais modelos de estruturação curricular utilizados internacionalmente

Ensino tradicional
Ensino baseado em problemas (*problem based learning* – PBL)[3]
Ensino baseado em equipes (*team based learning* – TBL)[4]

Há ainda a inserção das metodologias de ensino que podem ser passivas ou ativas. A primeira remete à atitude do aluno passivamente ouvindo a apresentação do docente, enquanto nas ativas é esperado que haja um movimento do aluno para a manipulação de conhecimento, atitudes e habilidades, e outras dinâmicas necessariamente devem ser utilizadas, destacando-se, por exemplo, interações mediadas pela internet (como sites de votação), aulas práticas com *role-playing*.

Nesta perspectiva do crescimento do conhecimento médico em geral e da Psiquiatria em especial, é necessário pensar na escolha do conteúdo mínimo a ser ensinado para os futuros profissionais. Os contextos de ensino devem ser considerados, o currículo cuidadosamente elaborado e é necessário que o ensino de temas em Psiquiatria seja realizado também integrado a outras disciplinas e em outros contextos. Diversas oportunidades além da estrutura curricular devem ser aproveitadas, como disciplinas multiprofissionais, discussões de casos, reuniões anatomoclínicas, participação de rotinas de outras clínicas (dentro da perspectiva de psiquiatria de ligação), projetos de pesquisa e extensão, atenção primária, estágios ambulatoriais e de pronto-socorro.

NOVAS DIRETRIZES CURRICULARES NACIONAIS

As Diretrizes Curriculares Nacionais (DCN) para os cursos de saúde foram instituídas a partir de 2001 no Brasil. Nelas são definidos os princípios, os fundamentos e as condições para a formação de graduação dos diversos profissionais da área da saúde, incluindo a Medicina. As diretrizes para os cursos de Medicina foram atualizadas em 2014 (DCN-1014), em que se destaca o maior espaço para a educação em contextos de saúde mental, em especial durante o internato médico[5].

As DCN-2014 trazem as competências e habilidades preconizadas para o egresso do curso de Medicina, de modo que a formação do futuro médico deve se desdobrar nas seguintes áreas: a) atenção à saúde; b) gestão em saúde; c) educação em saúde. Entre estas competências, além do conhecimento cognitivo, de atitudes e habilidades, destacamos a importância dada aos autocuidados, em especial em relação a saúde mental[5], contidos na competência "cuidar da própria saúde física e mental e buscar seu bem-estar como cidadão e como médico" das DCN anteriores, que são reiteradas pelas diretrizes do Sistema de Acreditação de Escolas Médicas (SAEME), um sistema para balizar a acreditação nacional dos cursos de Medicina criado em conjunto pelo Conselho Federal de Medicina e a Associação Brasileira de Educação Médica[6].

Ainda é importante apontar que as DCN-2014 incluem a necessidade de ciclos em saúde mental durante o internato médico. Esta realidade contrasta com o antecedente de poucas matérias relacionadas ao ensino de saúde mental, majoritariamente em disciplinas não exclusivamente ministradas por psiquiatras e com carga horária total inferior ao padrão de um estágio de internato[7]. As DCN-2014 não determinam o que deve ser entendido como conteúdo de saúde mental ou o contexto de ensino, entretanto, diversas experiências nacionais incluem estágios em contextos de atenção em Psiquiatria e junto à atenção primária, mas conforme sugerido pelo SAEME a experiência não deve ser dissociada da construção de um saber que deve ser estruturado durante os primeiros quatro anos do curso médico[6].

ESTRUTURANDO UM CURRÍCULO EM PSIQUIATRIA

A estruturação do currículo em psiquiatria para o curso médico deve considerar as DCN-2014 e os conhecimentos considerados pelo corpo docente como necessários, sempre levando em conta as elevadas prevalências de transtornos mentais na população geral e os objetivos educacionais orientados para a formação de um médico generalista.

Os avanços dos cuidados em saúde mental associados a um possível aumento nas prevalências destes acometimentos e uma maior divulgação destes temas têm determinado uma maior busca por cuidados das condições psiquiátricas. Frente a este aumento da demanda, não apenas os especialistas mas também médicos generalistas devem apresentar competências para o manejo de diversos quadros clínicos (Tabela 1).

Tabela 1 Proposta de objetivos educacionais na graduação em Medicina, conforme competências que devem ser dominadas por um generalista

Transtornos depressivos	Identificar e diagnosticar
Transtornos ansiosos	Manejo clínico de quadros menos
Transtornos somatoformes	complexos
Dependências de álcool e	Encaminhar casos refratários ou de
de tabaco	maior complexidade para o
Transtornos sexuais	especialista
Incongruência de gênero	Acolher
	Respeitar a identidade de gênero
	Reconhecer que serão poucas as
	situações que o cuidado será
	modificado pelo quadro de IG
Dependência de	Identificar e realizar suspeita
medicações	diagnóstica
Esquizofrenia e outras	Abordagem inicial
psicoses	Encaminhar casos não estáveis
Transtorno afetivo bipolar	para o especialista
Demências	
TCAP	
Anorexia e bulimia	Identificar e realizar suspeita
Outras dependências	diagnóstica
	Encaminhar casos refratários ou de
	maior complexidade para o
	especialista
Delirium	Identificar e diagnosticar
Intoxicações e abstinências	Prover o cuidado na situação de
Comportamentos de auto e	emergência
heteroagressividade	Encaminhar para acompanhamento
Crises de ansiedade	ambulatorial se necessário
Adoecimento próprio	Reconhecer a possibilidade de
	adoecimento
	Estabelecer estratégias para
	promoção de saúde pessoal
	Reduzir autopreconceito
	Buscar ativamente suporte em
	saúde mental se necessário

TCAP: transtorno da compulsão alimentar periódica.

No contexto do currículo tradicional, os temas são predeterminados, com a construção sequencial frente aos ciclos de ensino. No ensino dos currículos baseados em *problem based learning* (PBL) e *team-based learning* (TBL) geralmente ocorre integração a situações pensadas a priori para discutir temas determinados. Assim, a Psiquiatria deve estar presente na programação de diversas situações temáticas. O ensino deve contemplar: a) bases fisiológicas da psiquiatria; b) exame psíquico; c) anamnese e entrevista psiquiátrica; d) psiquiatria clínica (com enfoque teórico); e) internato em saúde mental. Os conhecimentos muitas vezes discutidos por psiquiatras podem ser discutidos ainda em disciplinas com temas multidisciplinares, como a psicologia médica, as bases humanísticas da medicina, emergências psiquiátricas, prevenção e promoção de saúde, assistência em cuidados paliativos e sexualidade humana.

O internato em psiquiatria, que nos Estados Unidos geralmente envolve uma rotação de 4 a 6 semanas, apenas passou a ser discutido como necessário na formação brasileira a partir da DCN-2014, apesar de anteriormente já ser realidade em algumas poucas escolas. Esta modalidade de ensino permite que os futuros médicos aprendam a reconhecer e tratar os transtornos mentais mais frequentes, além de aperfeiçoar e conduzir uma anamnese psiquiátrica que junto ao exame psíquico permitirá a identificação da patologia (mesmo que em alguns casos com um diagnóstico sindrômico), dominando os diagnósticos diferenciais envolvidos e permitindo as condutas iniciais ao identificar condições com possibilidade de acompanhamento na atenção primária e condições que necessitam de avaliação por especialistas em nível secundário ou terciário de atenção à saúde.

O modelo para desenvolvimento curricular de Kern

Diversos modelos para o desenvolvimento de uma matriz curricular estão disponíveis, sendo que merece destaque o modelo de David E. Kern[8]. Este é caracterizado por uma construção baseada em seis etapas colocadas como sequenciais, entretanto eles são regulados entre si, sendo que as modificações, por exemplo de metas e objetivos, podem ocorrer durante a implementação do novo currículo e a identificação de necessidades gerais e específicas pode ocorrer em paralelo.

Tabela 2 As seis etapas do modelo de desenvolvimento curricular de Kern[8]

Etapa 1	Identificação do problema e avaliação das necessidades gerais
Etapa 2	Avaliação das necessidades específicas
Etapa 3	Metas e objetivos
Etapa 4	Estratégias educacionais
Etapa 5	Implementação
Etapa 6	Avaliação e *feedback*

A primeira etapa consiste na identificação de um problema específico, por exemplo de assistência médica ou a um grupo de desafios de assistência médica ou estar relacionado a qualidades a serem desenvolvidas pelo futuro médico e a necessidades de cuidados de saúde da sociedade. A diferença entre a abordagem atual e a ideal representa a avaliação das necessidades gerais. A segunda etapa envolve a avaliação das necessidades do seu grupo-alvo específico, podendo envolver uma variedade de abordagens, como discussões informais, entrevistas formais, grupos focais, observação direta, entre outras.

Na terceira etapa, com os alunos identificados, as metas e objetivos devem ser definidos, por exemplo a partir dos componentes SMART (específicos; mensuráveis; objetivos realizáveis – *achievable objectives*; realistas; com um componente de tempo limitado). Nesta etapa, também devemos identificar o domínio de seus objetivos: cognitivo (conhecimento), afetivo (atitudinal) ou psicomotor (habilidade/comportamento). A partir das metas e objetivos, na quarta etapa, podemos determinar o conteúdo curricular e os métodos de aprendizagem (Tabela 3). É importante aqui manter a congruência entre objetivos e métodos educacionais, que podem ser diversos a priori ou como alternativas ao principal, tendo em vista que estes sejam viáveis com os recursos disponíveis.

Tabela 3 Exemplos de métodos educacionais

Leituras	Palestra	Aprendizagem programada
Discussão	Reflexão	Comentários sobre atuação
Aprendizagem em pequenos grupos	PBL	TBL
Projetos de aprendizagem	Demonstrações	Roleplaying
Modelos e simulação	Pacientes padronizados	Revisão por áudio ou vídeo

PBL: *problem based learning*; TBL: *team-based learning*.

A quinta etapa converte um exercício mental em realidade, sendo composta por vários componentes: obtenção de apoio político, identificação e aquisição de recursos, identificação e abordagem de barreiras e introdução e pilotagem do currículo, até a implementação definitiva do currículo. Na última etapa deve ocorrer a avaliação dos indivíduos, do programa e do currículo. Idealmente é composta por avaliações formativas (fornecer *feedback* contínuo para que os alunos possam melhorar, como autoavaliações, observações, *checklists*, participações em atividades) e sumativas (para fornecer uma "nota" final ou avaliação de desempenho, como provas, apresentações, portfólios, produções escritas). É importante lembrar que a etapa de avaliação e *feedback* é importante para ver a eficácia geral do seu programa e pode ser usada para responder a perguntas sobre a eficácia da abordagem educacional.

DISCIPLINAS MULTIPROFISSIONAIS

É necessário pensar que o ensino de temas em psiquiatria seja realizado em outros contextos. Diversas oportunidades durante a formação médica podem ser aproveitadas para o ensino de conteúdos relacionados a saúde mental, sendo que algumas se configuram como disciplinas multiprofissionais e outras disciplinas em que o ensino de psiquiatria ou temas relacionados pode ser introduzido. Estas oportunidades devem ser especialmente aproveitadas, tanto pelas limitações de tempo curricular para o ensino da psiquiatria, mas especialmente pelo potencial impacto na redução do estigma, dos alunos e dos colegas docentes (Quadro 2).

Quadro 2 Possibilidades de inserção da Psiquiatria em outros contextos de ensino

Disciplinas relacionadas a sexualidade humana
Disciplinas relacionadas a bases humanísticas da medicina
Disciplinas relacionadas a psicologia médica
Introdução aos contextos de atenção
Ensino de entrevista durante aulas de propedêutica
Suporte no atendimento de crianças em relação aos pais
Assistência em cuidados paliativos
Assistência e ensino sobre aspectos da dor
Supervisão de pacientes difíceis na atenção primária
Psiquiatria de ligação em serviços de emergência e internação
Supervisão conjunta de atendimentos na atenção primária e ambulatórios secundários (realçando a necessidade de atenção a condições psiquiátricas mais prevalentes)

As disciplinas relacionadas a psicologia médica são fundamentais no desenvolvimento do futuro médico, incluindo o desenvolvimento do papel profissional que eles desejam alcançar. Além da discussão de como exercer o papel de médico, são discutidas situações especiais, como pacientes difíceis e aspectos da relação médico-paciente. Também são incluídos temas sobre desenvolvimento psicológico ao longo da vida e aspectos psicodinâmicos dos pacientes.

Por exemplo, o ensino de temas relacionados a sexualidade humana é importante para diversas áreas, como tocoginecologia, psiquiatria e a urologia. Os aspectos psicodinâmicos, além dos sintomas psíquicos específicos são essenciais para a boa compreensão do processo de saúde-doença envolvido nesses sofrimentos, sua compreensão genética em relação ao ambiente psicossocial, bem como a interação com o funcionamento dos outros indivíduos com quem se relaciona, sobre os quais há importante influência de valores morais e culturais.

OUTRAS ATIVIDADES DIDÁTICAS PARA A GRADUAÇÃO

Além das atividades da grade regular curriculares, uma variedade de atividades pode ser oferecida diretamente para alunos de graduação. Estas atividades devem ser desenvolvidas tomando cuidado para não sobrecarregar a carga horária dos alunos, tornando-se atividades potencialmente construtivas em uma fonte a mais de estressores no ambiente educacional. Ideal-

mente a matriz curricular do curso deve contemplar cargas horárias para áreas verdes, onde estas atividades, além de estudo e atividades da vida cotidiana, devem ser desenvolvidas.

Disciplinas optativas

Além das disciplinas do curso regular, muitos cursos se estruturaram nos últimos anos com a possibilidade de o aluno escolher parte da carga horária a ser desenvolvida durante a sua formação por meio de disciplinas optativas. Estas disciplinas devem ser pensadas não apenas como uma oportunidade de ensinar os conteúdos para o médico geral de psiquiatria, que deve ser ensinada no currículo regular, mas como possibilidades de complementação do currículo, permitindo o acesso a conteúdos que não são regularmente cobertos. Eventualmente, disciplinas regularmente bem avaliadas podem ser incorporadas ao currículo regular, quando demonstram que o conteúdo pode ser importante para os médicos generalistas.

Uma disciplina optativa não deve ser vista apenas como uma oportunidade para exposição de um docente, mas como um desafio para este docente que deverá para a sua criação considerar quais aspectos serão demandados pelos alunos e pela comunidade e montar uma grade que seja compatível com os recursos e o tempo disponíveis, dentro do espírito das etapas do modelo de desenvolvimento curricular de Kern. As optativas ainda devem ainda ser diferenciadas de outros contextos de ensino, como iniciações científicas, ligas acadêmicas e atividades de extensão.

Iniciação científica

A iniciação científica é uma oportunidade para oferecer aos alunos de graduação uma introdução ao método científico, participando de projetos e reuniões, aprendendo metodologia científica, participando de congressos e publicando os achados por escrito, eventualmente com bolsas de agências de fomento. Em diversos cursos há disciplinas obrigatórias que realizam a introdução científica, facilitando o contato entre os alunos e docentes que se disponibilizam para a supervisão em iniciação científica. Esta abordagem, além de aumentar a exposição dos alunos, propicia um ambiente acadêmico mais próximo da produção do conhecimento científico.

Ligas acadêmicas

As ligas acadêmicas de medicina são associações civis e científicas livres, de duração indeterminada, sem fins lucrativos, que visam complementar a formação acadêmica dos alunos em uma área específica. Idealmente, as atividades desenvolvidas devem seguir os princípios de ensino, pesquisa e extensão. Surgiram no Brasil no início do século XX, com a Liga de Combate a Sífilis e outras Infecções Sexuais Transmissíveis em 1920 na Faculdade de Medicina da Universidade de São Paulo (FMUSP)[9]. Ao longo das últimas décadas vem ocorrendo uma importante proliferação na criação de novas ligas, nas quais os alunos encontram um ambiente de discussão e iniciação à prática médica.

As ligas de saúde mental e psiquiatria são uma importante parcela das ligas disponíveis atualmente para os alunos, em algumas instituições acompanhando a especialização dos serviços. Por exemplo, na FMUSP não há uma liga de saúde mental em geral, mas sim diversas ligas relacionadas a temas da especialidade, como ligas de ansiedade, de depressão, de transtornos do humor, de dependências químicas, de esquizofrenia e outras psicoses, de psicanálise, de transtornos alimentares e de psiquiatria da infância e da adolescência. A Associação Brasileira de Psiquiatria fomenta ainda as ligas propondo encontros anuais durante o Congresso Brasileiro de Psiquiatria, o Encontro Nacional de Ligas Acadêmicas de Psiquiatria (ENALAPSI).

Atividades de extensão

Além das ligas acadêmicas, frequentemente alunos se organizam para atividades, pontuais ou não, em contextos em que a atenção à saúde é mais limitada. As iniciativas podem ocorrer localmente, como a Extensão Médica Acadêmica (EMA), na FMUSP, ou em outras cidades e estados. Entre 1969 e 1989 e a partir de 2004 o Projeto Rondon oferece oportunidade às instituições de ensino a desenvolver missões em áreas mais carentes para projetos de saúde. Algumas instituições possuem programas próprios para seus acadêmicos, como a Bandeira Científica na FMUSP, desde 1957, e o Programa Expedições Científicas e Assistenciais (PECA) para a Faculdade de Ciências Médicas da Santa Casa de São Paulo (FCMSCSP), desde 2004.

Estas iniciativas permitem que os alunos realizem atendimentos como médicos generalistas em diferentes contextos sob supervisão de médicos. A presença de psiquiatras, formados ou durante a residência, favorece que os alunos considerem a realização da anamnese psiquiátrica e a possibilidade de prover um cuidado que muitas vezes não é considerado nestes projetos.

AS DISCIPLINAS DE PSIQUIATRIA NA GRADUAÇÃO DA FMUSP

Durante a graduação, a saúde mental e seus transtornos relacionados são abordados no terceiro e no quarto anos (além do estágio do internato em neuropsiquiatria ofertado no quinto ano).

No terceiro ano, há a disciplina "Bases Anatomofisiológicas, Fisiopatológicas e Farmacológicas em Neurologia e Psiquiatria", na qual é oferecido maior enfoque nas ciências básicas e na translação dessas com a clínica dos transtornos neurológicos e psiquiátricos. Ainda, no terceiro ano, é oferecida a disciplina "Psicologia Médica", na qual são trabalhados fundamentos psiquiátricos e psicológicos para aprimorar a condução de uma avaliação/consulta médica, viabilizando uma acurada formulação diagnóstica e um plano de tratamento individualizado e efetivo. Aborda as peculiaridades dos sentimentos da relação médico-paciente, integrando com conceitos de transferência e contratransferência até diversas outras situações, como comunicação de notícias a familiares, cuidados com a equipe assistencial e manejo de pacientes que se apresentam com dificuldade na comunicação.

Por fim, no quarto ano é oferecida a disciplina "Integração das Principais Doenças em Situações Psiquiátricas e Neurológicas", que consiste em 5 semanas exclusivas (em tempo integral, não havendo outras disciplinas a serem cursadas no mesmo período) para abordagem prática e teórica das disciplinas de Psiquiatria e Neurologia. A seguir, descreveremos a forma que os principais conteúdos de psiquiatria são abordados no curso.

Na perspectiva de construção progressiva dos currículos tradicionais, o conhecimento das bases fisiológicas da psiquiatria está sedimentado nos conhecimentos de anatomia, bioquímica e fisiologia, discutindo os aspectos fisiológicos relacionados ao adoecimento psiquiátrico, tendo em vista sempre a importância maior do desenvolvimento de um raciocínio estruturado, uma vez que estes conhecimentos estão em constante aperfeiçoamento. Como referência para a abordagem translacional, temos o material didático do National Neuroscience Curriculum Iniciative (https://www.nncionline.org/).

O ensino de exame psíquico é realizado integrado ao ensino de propedêutica clínica, mas em geral é realizado associado ao ensino dos aspectos teóricos da psiquiatria. Busca-se identificar, e demonstrar aos alunos, as principais dimensões de funções psíquicas e os métodos disponíveis para suas avaliações quantitativa e qualitativa. O uso de filmes comerciais[10] e literatura, mesmo histórias em quadrinhos[11], podem tornar esse aprendizado mais interessante, agradável e motivador. Porém, o enfoque, sempre que possível, é no contato com o paciente.

A estruturação da anamnese psiquiátrica é apresentada e discutida com os alunos sobre suas peculiaridades e principais diferenças de uma anamnese padrão da clínica médica, com especial atenção à história prévia de transtornos psiquiátricos (diagnosticados e tratados ou não), história familiar de transtornos psiquiátricos, condições e hábitos de vida, ambiente social e familiar, qualidade das relações interpessoais, história do neurodesenvolvimento, desempenho escolar e características da personalidade pré-mórbida, assim como especial atenção ao curso de evolução dos sintomas.

A abordagem das etapas e diversas técnicas de entrevista psiquiátrica é realizada, inicialmente, de forma expositiva, demonstrando desde a disposição do local da entrevista, da atitude do entrevistador para com o entrevistado, cuidados para não induzir respostas, até como abordar situações emocionalmente complexas, informações de difícil obtenção ou de pouca precisão, com especial enfoque na abordagem da ideação suicida. Além disso, deve ser constantemente desenvolvida e estimulada durante o curso, em que realizam entrevistas de pacientes com posterior discussão supervisionada em grupo, observação de entrevistas-modelo realizadas por professores ou, mesmo, realizam análise de vídeos ou trechos de filmes.

O curso de Psiquiatria Clínica envolve a caracterização dos principais transtornos psiquiátricos e seus diagnósticos diferenciais, com apoio de critérios diagnósticos de manuais com o DSM-5 ou o CID-11, mas principalmente com base numa caracterização fenomenológica das diversas síndromes psiquiátricas. Aqui também devem ser abordados a importância de ser realizado diagnóstico diferencial com diversas condições da clínica médica geral e os fatores de risco para estas e comorbidades associadas aos transtornos mentais.

Neste programa também é abordada, integrada à farmacologia geral, uma introdução à psicofarmacologia básica e sua aplicação no tratamento dos diversos transtornos neuropsiquiátricos, bem como seus potenciais efeitos colaterais e o manejo destes. Na perspectiva terapêutica, também são abordados os fluxos de condutas com as melhores evidências e a introdução aos principais fundamentos de algumas linhas de psicoterapia.

O INTERNATO EM PSIQUIATRIA DA FMUSP

Compreende um período de 6 semanas, sendo 4 semanas de atividades concentradas no Instituto de Psiquiatria (IPq-HCFMUSP) e 2 semanas concentradas em atividades em unidades básicas de saúde, com enfoque na atenção em saúde mental. Antes de iniciarem as atividades práticas, os alunos recebem um treinamento com aprofundamento teórico em 12 aulas, ministradas pelos preceptores da psiquiatria, abordando os temas: (1) entrevista psiquiátrica e psicopatologia; (2) psicofarmacologia; (3) transtornos do humor; (4) transtornos de ansiedade, TOC e TEPT; (5) transtornos psicóticos; (6) transtornos por uso de substâncias; (7) transtornos de personalidade; (8) emergências psiquiátricas; (9) agitação psicomotora e contenção física; (10) transtornos somatoformes; (11) transtornos alimentares e (12) psiquiatria da infância e adolescência.

A organização e o desenvolvimento do internato de Psiquiatria é de responsabilidade do Departamento de Psiquiatria que, anualmente, conta com 2 ou 3 preceptores que ficam encarregados das atividades teóricas e práticas dos alunos, bem como de organizar atividades envolvendo outros grupos dentro e fora do IPq-HCFMUSP. Os alunos acompanham o ambulatório geral, ambulatório de álcool e drogas, ambulatório de transtornos de personalidades, ambulatório de transculturalidade, ambulatório de transtornos do impulso, ambulatório de ansiedade, ambulatório de transtorno obsessivo-compulsivo, enfermaria de pacientes psicóticos, enfermaria de transtornos alimentares, enfermaria de transtornos do humor e ansiedade, enfermaria de transtornos do impulso, enfermaria geriátrica e hospital dia.

As atividades externas ao IPq-HCFMUSP ocorrem em diversos locais, visando oferecer uma experiência ampla do atendimento em saúde mental nos diversos níveis de assistência e esferas de organização dos serviços. Entre estas, temos:

- Unidades Básicas de Saúde (UBS): convênio com o Sistema Municipal de Saúde, com foco na abordagem da saúde mental na atenção primária, abordando atividades de prevenção e promoção em saúde, como psico-educacionais, participação em grupos antitabagismo, entre outras.
- Centro de Atenção Psicossocial (CAPS): convênio com o Sistema Municipal de Saúde, com foco no atendimento ambulatorial especializado em saúde mental, compreendendo pacientes mais crônicos e com necessidade de acompanhamento por profissionais especializados.
- Centro de Referência de Álcool Tabaco e outras Drogas (CRATOD): convênio com o Sistema Estadual de Saúde, com foco no pronto atendimento de pacientes com complicações advindas do uso de álcool e outras drogas, propiciando contato com urgências e emergências psiquiátricas, bem como com diversas situações psicossociais associadas a estes transtornos.
- Hospital Universitário da Universidade de São Paulo (HU-USP): foco em atendimento ambulatorial de menor complexidade e interconsulta em psiquiatria.
- Atividades externas do Hospital Dia do IPq-HCFMUSP: junto com os pacientes e profissionais do serviço, visam oferecer uma vivência mais humana do adoecer psíquico ao promover a interação entre pacientes e profissionais em situações diversas. Estas podem compreender visitas a museus, cinemas, parques e até chácaras ou praias.

METODOLOGIAS COM BASE EM NEUROCIÊNCIAS PARA APRENDIZADO DE LONGA DURAÇÃO

O método tradicional de ensino baseado em aulas expositivas e exames finais de múltipla escolha visam a aquisição de conhecimento, mas não à sua recuperação ao longo do tempo e tampouco a aquisição de atitudes necessárias para a prática profissional. Alguns estudos sobre o aprendizado de curta duração mostram as alterações celulares e moleculares nos neurônios ocorrendo nos primeiros minutos/horas após contato com alguma fonte para aquisição de conhecimento ou de treinamento motor, que resulta em alterações funcionais das vias neuronais, mas não necessariamente envolve processos de reorganização por neuroplasticidade. Desse modo, esse tipo de aquisição de conhecimento visa rápidas adaptações sem propor alterações estruturais nas estruturas encefálicas, o que acaba gerando frustração com a baixa taxa de recuperação do novo conteúdo após algum tempo do seu aprendizado[12].

Por outro lado, alguns tipos de estímulos que recrutam mais áreas cerebrais, como estímulos de diversas modalidades sensoperceptivas associadas, correspondência com vivências emocionais (ativando estruturas do sistema límbico) e informações que remetem a conhecimentos já consolidados e dominados pela pessoa, têm maior chance de requisitar alterações estruturais e reorganização da rede cerebral, as quais podem durar dias a anos para ocorrer. Para a consolidação dessas alterações é necessária a produção de novos RNA e proteínas do hipocampo, que transformam alterações temporárias em modificações persistentes da estrutura sináptica. Quanto mais conexões são estabelecidas durante o aprendizado, maiores são as chances de retenção mais duradoura deste conhecimento e evocação no futuro, pois criaremos mais possibilidades de acesso aos registros[13].

Podemos favorecer a aprendizagem de longa duração a partir do fortalecimento de memórias previamente formadas, pela ativação de áreas encefálicas associadas ao aprendizado em diferentes ocasiões, separadas principalmente por dias e semanas; e ao estabelecer conexões da nova informação ao aprendizado anterior e com aplicações práticas dentro da realidade do indivíduo[13].

Além da ativação do sistema de atenção, outro aspecto importante para a aprendizagem duradoura é a motivação dos alunos para a aprendizagem. A motivação pode ser gerada por razões externas, como o exame (motivação extrínseca), enquanto sempre pode ser iniciada internamente (motivação intrínseca). O primeiro está relacionado ao aprendizado de curta duração e a segunda ao aprendizado de longa duração. A motivação intrínseca começa com um propósito, o que significa que o conteúdo que será aprendido tem um significado particular para aquele aluno, para tal é importante que o aluno experimente um senso de autonomia, o que significa que ele tenha liberdade para estudar por meio de fontes que deseja. Esta também é retroalimentada pela obtenção de uma sensação de destreza ou maestria, que ocorre quando o estudante experimenta dominar um tópico ou uma atividade[14].

Recentemente foi desenvolvida e implantada uma reforma na disciplina de psiquiatria clínica do quarto ano de Medicina da FMUSP, chamada abordagem contemporânea. Consiste em 48 horas de curso, que acontecem em 5 semanas, compreendendo uma diversidade de atividades com enfoque no aumento das atividades de interação e participação dos alunos, como miniaulas *online* sobre anamnese psiquiátrica, exame psíquico e técnicas de entrevista psiquiátrica; participação dos alunos em fórum *online* sobre o conteúdo ministrado nas miniaulas *online*; aula baseada em caso (*case method*) nas duas últimas aulas do curso; gravação de entrevista de pacientes pelos alunos; avaliação por pares dos relatos de casos e entrevistas gravadas pelos alunos com pacientes; "*flipped classroom*" em algumas aulas, em que os alunos estudam o conteúdo previamente e o tempo de contato com o professor é utilizado para discussão e aprofundamento de conceitos, o que gera maior proximidade com o conhecimento desenvolvido pelo aluno até aquele momento; seminários interativos com interação entre o grupo e a audiência e a realização de pré e pós-teste. Estes últimos visam despertar o interesse e a necessidade de conhecimento do aluno ao se deparar com um questionamento novo (operação estabelecedora motivacional) no pré-teste, e auxiliar na organização e sumarização dos principais tópicos de cada tema no pós-teste, funcionando também como um reforço positivo ao aplicar imediatamente o conhecimento adquirido.

CUIDADOS DA ATENÇÃO À SAÚDE MENTAL DOS ALUNOS

Apesar das diretrizes no sentido da necessidade do autocuidado há pouco espaço nos currículos para esta discussão, principalmente se baseando nas estratégias para desenvolvimento de resiliência[15]. Existe importante documentação sobre as estratégias utilizadas para enfrentamento de sintomatologia psíquica ao longo do percurso de formação e profissional, que podem ou não apresentar impacto na resiliência individual[16], não necessariamente correspondendo a estratégias positivas, como consumo de álcool, tabaco e outras drogas e isolamento pessoal[17], além de automedicação e uso de medicações para melhoria de performance[18-21].

A discussão sobre a necessidade de autocuidados e cuidados dos colegas deve ser realizada conforme recomendado pela Comissão Interinstitucional Nacional de Avaliação do Ensino Médico (CINAEM), além de oferecer espaços para o cuidado da saúde mental. Estes espaços geralmente são serviços que contam com psiquiatras e psicólogos, como o Grupo de Apoio Psicológico aos Alunos (GRAPAL) da FMUSP. Estes serviços devem ser formados por profissionais que não participam da avaliação sumativa dos alunos, que possuam independência e respeitem o Código de Ética profissional, não reportando quais alunos estão sem acompanhamento.

Sintomas depressivos, ansiedade e diagnóstico psiquiátrico durante a formação médica

Estudantes de Medicina e médicos apresentam prevalência mais alta de sofrimento psíquico e *burnout*[23], incluindo sintomatologia depressiva[23-25], ansiosa[23,26,27] e, em especial, ideação e risco de suicídio[28,29] em relação à população geral ajustada para a idade. Estes achados contrastam com baixas taxas de procura de serviços de saúde mental nesta população[22,24,25]. Este adoecimento pode impactar negativamente o aprendizado[30-32] e o desempenho no curso[33-35] e em avaliações durante o curso[36] e nas provas de residência médica[37]. A percepção de pior desempenho em avaliações está associada a maior sintomatologia depressiva[32,35,38,39] e sintomas ansiosos[40]. Entre os elementos comumente relatados estão o contato com o sofrimento humano, a alta competitividade, a quebra da onipotência dos profissionais e as altas cargas horárias.

Lidando com o estigma em psiquiatria

Crenças e comportamentos negativos em relação a pacientes psiquiátricos não são encontrados apenas na população em geral, mas também entre estudantes e profissionais da saúde[41]. Estas experiências são reflexo do estigma observado na população geral, da qual todos fazemos parte. Este preconceito se traduz muitas vezes com atitudes céticas e negativas em relação às disciplinas de saúde mental, incluindo conversas paralelas ao atendimento de pacientes ou uso de celular. É essencial abordar de maneira construtiva, principalmente levando em conta que o contato com pessoas adoecidas e o acesso ao conhecimento são as principais ferramentas para a redução do estigma[42].

Outra faceta que merece ser discutida é que muitas vezes o adoecimento psíquico pode favorecer um aumento da percepção de estigma relacionado à busca de serviços de suporte aos estudantes[43].

CONSIDERAÇÕES FINAIS

Cada vez mais o conhecimento médico em geral e o psiquiátrico em especial vem se expandindo, sendo que o último deve cada vez mais ser dominado pelo não psiquiatra. É essencial que as oportunidades para ensino sejam aproveitadas para que o conhecimento não fique restrito a contextos de saúde mental.

Os currículos, nos diferentes contextos, devem ser pensados com cuidado, considerando diferentes metas e objetivos, além de considerar as metodologias de ensino mais adequadas para cada contexto.

Para aprofundamento

- Rao NR, Roberts LW. International medical graduate physician: a guide to training. Springer; 2016.
  - ⇨ O livro contém várias perspectivas, reflexões e orientações para conduzir a formação médica, com enfoque na disciplina de psiquiatria, sendo que vários capítulos são baseados nas experiências de vida diretas e diversas dos autores.
- Brown T, Eaglesm J. Teaching psychiatry to undergraduates. Cambridge University Press; 2011.
  - ⇨ Livro que aborda métodos diferentes em diferentes contextos no ensino de psiquiatria na graduação. Discriminam e orientam abordagens práticas e teóricas, apresentando alguns tópicos como: apresentando uma palestra; ensino em pequenos grupos; ensino na prática clínica; aprendizagem baseada em problemas e o uso de role-playing.
- Gask L, Coskun B, Baron DA. Teaching psychiatry: putting theory into practice, 1st Edition. Wiley Blackwell; 2011.
  - ⇨ Abrange o ensino da psiquiatria desde o nível de graduação até a pós-graduação, abordando o desenvolvimento curricular de diversos serviços pelo mundo todo. Destacam-se tópicos como: como ensinar e não no que ensinar; avaliações no local de trabalho; discussões de perspectivas teóricas e práticas e exemplos de inovações específicas usando estudos de caso.

REFERÊNCIAS BIBLIOGRÁFICAS

1. Weggemans MM, van Dijk B, van Dooijeweert B, Veenendaal AG, Ten Cate O. The postgraduate medical education pathway: an international comparison. GMS J Med Educ. 2017;34(5):Doc63.
2. Reis S, Glick SM, Urkin J, Gilbey P. The medical education system in Israel. Lancet. 2017;389(10088):2570-4.
3. Ribeiro LRdC. Aprendizagem baseada em problemas (PBL): uma experiência no ensino superior. 2008.
4. Bollela VR, Senger MH, Tourinho FSV, Amaral E. Aprendizagem baseada em equipes: da teoria à prática. Medicina (Ribeirao Preto Online). 2014;47(3):293-300.
5. Resolução n. 3 de 20 de junho de 2014. Institui diretrizes curriculares nacionais do curso de graduação em Medicina e dá outras providências. 2014.
6. Sistema de Acreditação de Escolas Médicas SAEME. Indicadores de qualidade do curso. In: Conselho Federal de Medicina CFM, Associação Brasileira de Educação Médica Abem. Brasília, 2018. p. 15.
7. Cataldo Neto A, Pitta JCdN, Brasil MA, Adad MA, Aguiar RWd, Selbach CR, et al. Panorama nacional do ensino da psiquiatria nas escolas médicas brasileiras. Revista de Psiquiatria do Rio Grande do Sul. 2011;33:8-13.
8. Thomas PA, Kern DE, Hughes MT, Chen BY. Curriculum development for medical education: a six-step approach. Philadelphia: Springer; 2016.
9. Germek OA. A Liga de Combate a Sífilis: sua ação em vinte anos de atividade. Revista de Medicina. 1941;25(87):9-14.
10. Maia JMC, Castilho SM, Maia MC, Neto FL. Psicopatologia no cinema brasileiro: um estudo introdutório. Archives of Clinical Psychiatry (São Paulo). 2005;32(6):319-23.
11. Bonomi TMA, Lotufo Neto F. Psicopatologia nas histórias em quadrinhos e cartoons. Archives of Clinical Psychiatry (São Paulo). 2010;37(6):307-11.
12. Preston A. How does short-term memory work in relation to long-term memory? Are short-term daily memories somehow transferred to long-term storage while we sleep?. Scientific American. 2007. Retrieved October 6, 2019. Disponível em: https://www.scientificamerican.com/article/experts-short-term-memory-to-long-term/.
13. **Fregni F. Critical thinking in teaching & learning: the nonintuitive new science of effective learning. Massachusetts: Lumini LLC; 2019.**
    - ⇨ Um livro que aborda o ensino médico a partir dos achados das neurociências, contribuindo para elaboração de estratégias pedagógicas apoiadas em conceitos do funcionamento mental.
14. Pink DH. Drive: the surprising truth about what motivates us. New York: Riverhead Books; 2009.
15. Tempski P, Santos IS, Mayer FB, Enns SC, Perotta B, Paro HB, et al. Relationship among medical student resilience, educational environment and quality of life. PLoS One. 2015;10(6):e0131535.
16. Schiller JH, Stansfield RB, Belmonte DC, Purkiss JA, Reddy RM, House JB, et al. Medical students' use of different coping strategies and relationship with academic performance in preclinical and clinical years. Teach Learn Med. 2018;30(1):15-21.
17. Baldassin S, Silva N, de Toledo Ferraz Alves TC, Castaldelli-Maia JM, Bhugra D, Nogueira-Martins MC, et al. Depression in medical students: cluster symptoms and management. J Affect Disord. 2013;150(1):110-4.
18. Kroutil LA, Van Brunt DL, Herman-Stahl MA, Heller DC, Bray RM, Penne MA. Nonmedical use of prescription stimulants in the United States. Drug Alcohol Depend. 2006;84(2):135-43.
19. Tuttle JP, Scheurich NE, Ranseen J. Prevalence of ADHD diagnosis and nonmedical prescription stimulant use in medical students. Acad Psychiatry. 2010;34(3):220-3.
20. Desantis A, Noar SM, Webb EM. Nonmedical ADHD stimulant use in fraternities. J Stud Alcohol Drugs. 2009;70(6):952-4.
21. Carton L, Cabe N, Menard O, Deheul S, Caous AS, Devos D, et al. Pharmaceutical cognitive doping in students: A chimeric way to get-a-head? Therapie. 2018;73(4):331-9.
22. Dyrbye LN, Thomas MR, Massie FS, Power DV, Eacker A, Harper W, et al. Burnout and suicidal ideation among U.S. medical students. Ann Intern Med. 2008;149(5):334-41.
23. Pacheco JP, Giacomin HT, Tam WW, Ribeiro TB, Arab C, Bezerra IM, et al. Mental health problems among medical students in Brazil: a systematic review and meta-analysis. Rev Bras Psiquiatr. 2017;0.
24. Puthran R, Zhang MW, Tam WW, Ho RC. Prevalence of depression amongst medical students: a meta-analysis. Med Educ. 2016;50(4):456-68.
25. Rotenstein LS, Ramos MA, Torre M, Segal JB, Peluso MJ, Guille C, et al. Prevalence of depression, depressive symptoms, and suicidal ideation among medical students: a systematic review and meta-analysis. JAMA. 2016;316(21):2214-36.
26. Hope V, Henderson M. Medical student depression, anxiety and distress outside North America: a systematic review. Med Educ. 2014;48(10):963-79.
27. Dyrbye LN, Thomas MR, Shanafelt TD. Systematic review of depression, anxiety, and other indicators of psychological distress among U.S. and Canadian medical students. Acad Med. 2006;81(4):354-73.
28. Van Niekerk L, Scribante L, Raubenheimer PJ. Suicidal ideation and attempt among South African medical students. S Afr Med J. 2012;102(6 Pt 2):372-3.

29. Schernhammer ES, Colditz GA. Suicide rates among physicians: a quantitative and gender assessment (meta-analysis). Am J Psychiatry. 2004;161(12):2295-302.

30. Van Nguyen H, Laohasiriwong W, Saengsuwan J, Thinkhamrop B, Wright P. The relationships between the use of self-regulated learning strategies and depression among medical students: an accelerated prospective cohort study. Psychol Health Med. 2015;20(1):59-70.

31. Al-Qaisy LM. The relation of depression and anxiety in academic achievement among group of university students. Int J Psychol Couns. 2011;3(5):96-100.

32. Moreira de Sousa J, Moreira CA, Telles-Correia D. Anxiety, depression and academic performance: a study amongst portuguese medical students versus non-medical students. Acta Med Port. 2018;31(9):454-62.

33. Campos CR, Oliveira ML, Mello TM, Dantas CR. Academic performance of students who underwent psychiatric treatment at the students' mental health service of a Brazilian university. Sao Paulo Med J. 2017;135(1):23-8.

34. Hunt J, Eisenberg D. Mental health problems and help-seeking behavior among college students. J Adolesc Health. 2010;46(1):3-10.

35. James D, Yates J, Ferguson E. Can the 12-item General Health Questionnaire be used to identify medical students who might 'struggle' on the medical course? A prospective study on two cohorts. BMC Med Educ. 2013;13:48.

36. Kernan WD, Wheat ME, Lerner BA. Linking learning and health: a pilot study of medical students' perceptions of the academic impact of various health issues. Acad Psychiatry. 2008;32(1):61-4.

37. Humes EC. Avaliação de diagnóstico psiquiátrico relatado, sintomas depressivos e ansiosos, estratégias para seu enfrentamento e correlação com o desempenho em exame de seleção para residência médica. São Paulo, Universidade de São Paulo; 2019.

38. Mahroon ZA, Borgan SM, Kamel C, Maddison W, Royston M, Donnellan C. Factors associated with depression and anxiety symptoms among medical students in Bahrain. Acad Psychiatry. 2018;42(1):31-40.

39. Yoon S, Lee Y, Han C, Pae CU, Yoon HK, Patkar AA, et al. Usefulness of the Patient Health Questionnaire-9 for Korean medical students. Acad Psychiatry. 2014;38(6):661-7.

40. Chandavarkar U, Azzam A, Mathews CA. Anxiety symptoms and perceived performance in medical students. Depress Anxiety. 2007;24(2):103-11.

41. McDaid D. Countering the stigmatisation and discrimination of people with mental health problems in Europe. 2008.

42. Corrigan PW, Watson AC. Understanding the impact of stigma on people with mental illness. World Psychiatry. 2002;1(1):16-20.

43. Schwenk TL, Davis L, Wimsatt LA. Depression, stigma, and suicidal ideation in medical students. JAMA. 2010;304(11):1181-90.

44. Deshpande AA, Huang SH. Simulation games in engineering education: a state-of-the-art review. Computer Applications in Engineering Education. 2011;19(3):399-410. Disponível em: https://doi.org/10.1002/cae.20323.

45. Prensky M. Digital natives, digital immigrants part 1. On the Horizon. 2001;9(5), 1-6. Disponível em: https://doi.org/10.1108/10748120110424816.

2

A formação do psiquiatra: residência médica

Pedro Fukuti
Rodrigo Darouche Gimenez
Alan Campos Luciano
Eduardo de Castro Humes
Paulo Clemente Sallet

Sumário

Introdução
    Aspectos históricos
    Organização dos Programas de Residência Médica (PRM) em Psiquiatria
Formação do residente
    Competências
    Particularidades na elaboração do currículo
    Núcleo didático
Atenção ao residente
    Estresse/burnout
Considerações finais
Para aprofundamento
Referências bibliográficas

Pontos-chave

- A residência médica é um modelo de ensino baseado em aprendizado prático e teórico, considerado ideal na formação de especialistas.
- A maioria dos países possuem programas de residência médica em psiquiatria, porém há grandes disparidades na distribuição geográfica e na estrutura de ensino adotada.
- No Brasil, a residência médica em psiquiatria geral é de acesso direto após a graduação em Medicina. É regulamentada pela Associação Nacional de Residência Médica (ANMR), subordinada ao Ministério da Educação, e tem duração de 3 anos. Algumas instituições oferecem um quarto ano adicional opcional como subespecialização em áreas como Psiquiatria Infantil, Psiquiatria Forense, Psicogeriatria, Dependência Química e Psicoterapia.
- O Instituto de Psiquiatria da Faculdade de Medicina da USP tem atualmente cerca de 74 médicos residentes em seu programa, com o objetivo de formar médicos com competência para diagnosticar e tratar os transtornos mentais comuns e formar a próxima geração de líderes em Psiquiatria e Saúde Mental.

INTRODUÇÃO

> "A vida é curta; a arte, longa; a oportunidade, fugaz; o experimento, traiçoeiro; e o julgamento, difícil."
> Hipócrates, *Aforismos*, i, 1.

Ciência e arte são inerentes à medicina. Ciência, por basear-se em metodologia e conhecimento científico; arte, por sua essência: um ser humano que cuida de outro. Em psiquiatria essa relação é ainda mais acentuada, pois o principal instrumento diagnóstico que o médico psiquiatra tem à disposição é sua interação com o paciente. As emoções humanas são praticamente impossíveis de serem quantificadas ou analisadas de forma objetiva e neutra. O diagnóstico, ainda que baseado em conhecimentos de reconhecido esforço, quase sempre implica em juízo de valor. Mesmo com os avanços clínicos e terapêuticos das últimas décadas, o tratamento em grande medida repousa na relação do paciente com o seu médico.

Fica assim evidente que um bom médico não é formado apenas pelo domínio de informações técnicas, mas pelo conjunto de habilidades e atitudes que só podem ser adquiridas na prática clínica humanizada. Ao longo da história da humanidade, a formação de médicos foi baseada na relação mestre-aprendiz. O aprendiz seguia seu mestre (em geral único) por anos em atendimentos clínicos, acumulando experiências e vivenciando modos de como agir, até que o seu mestre lhe considerasse apto ao exercício. Até hoje há unanimidade entre estudiosos de educação médica: a experiência prática é fundamental à formação médica[1].

Em 1889, percebendo a elevada mortalidade em cirurgias realizadas por médicos recém-formados, William Halsted (cirurgião da Universidade Johns Hopkins) organizou um estágio em que médicos recém-formados trabalhavam e moravam no hospital (daí o nome "residência") em regime de treinamento. O departamento de clínica médica também adotou esse modelo, que passou a ser disseminado em todo o país. Em 1940, a Associação Médica Americana tornou-o praticamente obrigatório nos Estados Unidos[2].

A residência médica (RM) no Brasil se inicia no final da década de 1940, passando a ser regulamentada nacionalmente apenas na década de 1970. Desde então, diversas regulamentações foram instauradas, centralizadas sob a Comissão Nacional de Residência Médica (CNRM). A RM em psiquiatria tem duração de 3 anos e é considerada modelo ideal para formação de médicos especialistas, embora não seja obrigatória e nem a única forma para especialização, ao contrário do que ocorre na maioria dos países desenvolvidos.

Neste capítulo, escrito por médicos preceptores e colegas envolvidos na residência médica do Instituto de Psiquiatria do Hospital das Clínicas da Faculdade de Medicina da Universidade de São Paulo (IPq-HCFMUSP), descrevemos um panorama da atual conjuntura das RMs de psiquiatria no Brasil e em outros países, abordando os valores que norteiam seu funcionamento e compartilhando a experiência da RM na nossa instituição.

Aspectos históricos

A primeira instituição para cuidados em Saúde Mental foi o Hospício de Pedro II no Rio de Janeiro em meados do século XIX (1841-1852). A partir de então foram criados asilos nos principais aglomerados urbanos, administrados por alienistas inicialmente inspirados nos princípios do tratamento moral da escola francesa (Pinel, Esquirol, Magnan e outros) e posteriormente nos da escola alemã (Griesinger, Bonhoeffer, Kraepelin e outros). Foram esses psiquiatras alienistas que deram início à educação médica em psiquiatria no Brasil, começando no Rio de Janeiro (1881) e em Salvador (1886). No advento da proclamação da República (1889), o Estado passa a assumir a responsabilidade pelos hospícios, em sua maioria até então geridos pelas Santas Casas, sob inspiração da caridade cristã vigente. Assim, gradualmente a reclusão dos doentes mentais nas Santas Casas passa a ser transferida para o Estado, ao mesmo tempo em que assume um caráter mais acadêmico[3]. Nesse contexto, as primeiras aulas de psiquiatria no Brasil são ministradas pelo alienista Teixeira Brandão (1854-1921) na Policlínica Geral do Rio de Janeiro, fundada em 1881[4]. A partir de 1903, sob a coordenação de Juliano Moreira (1873-1933), muitas gerações de psiquiatras foram treinadas no Hospício Pedro II. Seguindo esse padrão, outros centros acadêmicos brasileiros criaram programas de ensino da psiquiatria nas dependências dos asilos. No Brasil, o ensino da psiquiatria passou a ocupar hospitais universitários somente a partir da segunda metade do século XX.

Os primeiros programas de RM em psiquiatria tiveram início no Rio de Janeiro (1948 – Ipase – Instituto de Previdência e Assistência ao Servidor) e, no contexto acadêmico, na Universidade de São Paulo (1951 – FMUSP)[5]. Desde então foram criados diversos programas de RM em psiquiatria em âmbito universitário. Entretanto, ainda hoje há uma distribuição desigual de recursos em saúde mental no país, com saturação de profissionais nas regiões mais habitadas e deficiência nas regiões menos desenvolvidas[6].

Organização dos Programas de Residência Médica (PRM) em Psiquiatria

Em 2005, a Organização Mundial da Saúde publicou um panorama mundial dos programas de formação médica em psiquiatria, preocupada com o crescimento global na incidência de transtornos mentais e com o déficit de especialistas na área[7]. Em 2004 havia no mundo cerca de 2,2 psiquiatras para cada 100.000 habitantes, porém a discrepância regional era enorme, variando de 0,04 em países africanos a 9,8 na Europa. A despeito da baixa taxa de resposta por parte dos países investigados, o estudo trouxe dados bastante significativos:

- Dos 192 países no mundo, 68% tinha algum tipo de treinamento em psiquiatria, porém apenas 22% tinha estrutura acadêmica para formar doutores.
- A maioria dos países (60%) tinha como requisito para centro formador um número mínimo de leitos de internação (em média havia cerca de 132 leitos) e 44% deles exigiam um número mínimo de horas em estágios ambulatoriais.
- Na maioria dos países o método de ensino era a discussão de casos clínicos, seminários e conferências.
- Para avaliação do residente, a maioria adotava avaliações orais durante ou no final dos estágios. Outros métodos de avaliação incluíam: descrição de exame clínico (73%), entrevista com o paciente (66%), provas escritas (66%), testes de múltipla escolha (63%) e questões dissertativas (55%).
- Apenas 60% dos países o PRM oferecia conhecimentos em psicopatologia, diagnóstico e terapêutica considerados suficientes pelos avaliadores.
- Países cujas instituições de ensino ofereciam subespecializações foram menos frequentes; quando presentes, as mais comuns eram psiquiatria infantil, dependência química e psiquiatria forense.
- Nos países de baixa renda havia menos treinamento em psicoterapia comparado aos de alta renda.
- Apenas 40 países possuíam instituições perenes de regulamentação da RM[7].

A World Psychiatry Association (WPA), em publicação de 2005, atualizada em 2017, estabeleceu um conjunto de princípios e prioridades na formação do médico psiquiatra, sugerindo um currículo com conteúdo mínimo necessário, de acordo com o ano respectivo da residência (Tabela 1).

Tabela 1 Currículo mínimo sugerido pela World Psychiatry Association[8]

	Conteúdo	Habilidades	Comportamento
Ano 1	Psicopatologia e desenvolvimento mental normal Semiologia e nosologia	Habilidades de comunicação	Aprender o papel profissional
	Fatores de risco ambiental Psicofarmacologia Noções de psicoterapia Noções de neurociências Tratamentos somáticos Medicina baseada em evidência Classificação dos transtornos psíquicos Legislação referente a transtornos mentais Importância da espiritualidade e religião na psiquiatria Tópicos eletivos de acordo com a necessidade ou preferência do residente	Condução de avaliação psiquiátrica e como e relatá-la	Respeito às normas ético-profissionais
Ano 2	Doenças crônicas e transtornos psiquiátricos Fatores de risco genéticos Interação gene-ambiente Psicoterapia (avançada) Interconsulta em Psiquiatria Transtornos por uso de substâncias Transtornos cognitivos e demências	Capacidade de autorreflexão e habilidades em *Mindfulness*	Desenvolver o papel profissional
Ano 3	Métodos de pesquisa Estatística Neurociência avançada Intervenções pela internet Estratégias de prevenção Economia dos transtornos mentais	Desenvolvimento de habilidades de liderança, ensino e de realização de apresentações	Aperfeiçoamento do papel profissional

Tasman[9], antigo secretário de ensino da WPA, tinha a seguinte opinião sobre as perspectivas mundiais do ensino em psiquiatria: o conhecimento científico evolui rapidamente e é preciso estar atualizado; os sistemas diagnósticos internacionais (DSM e CID) se tornaram dominantes na maioria dos países; a abordagem de casos por meio da formulação biopsicossocial é a mais adequada; é necessário ponderar se um protocolo de tratamento "estado da arte" feito em países desenvolvidos é adequado em regiões mais pobres; é necessário adaptar a formação do residente à realidade e aos recursos disponíveis no local onde irá atuar.

Embora haja aproximadamente 37.800 psiquiatras em atividade nos Estados Unidos, há uma crescente preocupação com a escassez desses especialistas[10]. O censo de 2017 da American Psychiatric Association (APA) identificou 5.907 médicos residentes inscritos em programas de psiquiatria daquele país, representando um crescimento de 17,3% em relação ao número de residentes de 2012[11]. Nos Estados Unidos, o PRM em psiquiatria tem duração média de 4 anos, com currículos baseados na aquisição de competências (baseado nas grades de Yale e Johns Hopkins): PGY1 (*postgraduate year*) – composto sobretudo por estágios em neurologia e clínica médica; PGY2 – estágios com pacientes psiquiátricos em regime de internação; PGY3 – ambulatórios; e PGY4 – estágios optativos. Ao final do programa, o exercício da especialidade é condicionado por apro-

vação em exame específico, o American Board of Psychiatry and Neurology.

No Brasil, através do Decreto n. 80.281 de 1977, a RM foi oficialmente regulamentada como modalidade de ensino de pós-graduação destinada a médicos e sob a forma de curso de especialização, funcionando em instituições de saúde sob a orientação de profissionais médicos de elevada qualificação ética e profissional. O PRM, quando cumprido integralmente dentro de uma determinada especialidade, confere ao médico residente o título de especialista. Esse mesmo decreto criou a Comissão Nacional de Residência Médica (CNRM), que é subordinada ao Ministério da Educação, com função de regulamentar e supervisionar os PRM no Brasil.

Em 2006, a CNRM estabeleceu que os PRM em psiquiatria passariam a ter duração de 3 anos, além de determinar um programa mínimo de conhecimentos e habilidades necessários à qualificação profissional[12].

Um estudo de demografia médica no Brasil aponta que em 2018 havia 10.396 médicos com título de especialista em psiquiatria, a décima-primeira especialidade em número de profissionais, com 2,7% dos médicos com alguma especialização, sendo 55% do sexo feminino. Naquele ano havia 1.448 residentes matriculados em PRM de psiquiatria, correspondendo a 4,1% de todos os médicos residentes. O estudo mostra também que a psiquiatria é atualmente a 8ª especialidade mais procurada e uma das especialidades com menor taxa de abandono[13]. No Brasil, a distribuição geográfica das vagas ofertadas nos PRM é bastante desigual, dos cerca de 34 PRM em psiquiatria creditados pela Associação Brasileira de Psiquiatria (ABP), a maioria no Sudeste (14), seguido pelas regiões Sul (8), Centro-Oeste (7) e Nordeste (4), com apenas um PRM na região Norte[4].

No IPq, o PRM conta a cada ano com cerca de 74 residentes, 60 em Psiquiatria Geral, (20 em cada ano do programa), e os demais em programas de especialização adicional, com 1 ano de duração: Psiquiatria da Infância e Adolescência (6 vagas), Psiquiatria Geriátrica (3 vagas), Psiquiatria Forense (2 vagas), Psicoterapia (2 vagas) e Dependência/Abuso de Substâncias (1 vaga)

FORMAÇÃO DO RESIDENTE

No currículo acadêmico são contempladas as atividades teóricas e práticas consideradas mais importantes à formação, que precisam ser assimiladas e praticadas para que o residente receba a qualificação formal necessária. Currículos em geral trazem uma lista de objetivos, critérios mínimos necessários na aquisição de competências (conhecimento, habilidades e atitudes), especificando métodos de ensino e de avaliação do progresso na aprendizagem. A estrutura do currículo tem profundo impacto em moldar a carreira dos psiquiatras egressos.

As forças e tendências que moldam um currículo são bastante variadas. Não obstante os desenvolvimentos em educação médica, currículos costumam ser mais moldados por fatores históricos, culturais e ideológicos do que por premissas sólidas e científicas. De qualquer modo, há relativo consenso em que decisões sejam tomadas com base no modelo de psiquiatra que os pacientes vão precisar no futuro, algo vital no desenvolvimento de um currículo, a adequação dos objetivos ao ser humano para o qual se destina.

Os currículos geralmente são concebidos de forma vertical, ou seja, órgãos representativos de classe ou o corpo docente da instituição desenvolvem o programa e o aplicam aos aprendizes. Contudo, recentemente tem-se chamado atenção para a necessidade da participação dos aprendizes nesse processo. O envolvimento de aprendizes e recém-formados na elaboração do currículo tem diversas vantagens: (1) os engaja na elaboração do programa que vai forjar suas carreiras, instrumentalizando seu entusiasmo, instigando responsabilidade social e estímulo à liderança; (2) fomenta uma perspectiva mais atualizada e em primeira pessoa de aspectos relativos a tendências sociais, formas mais eficazes de aprender (p. ex., jovens agregam sua experiência com mídias sociais e meios de informação eletrônicos); (3) a participação no processo que vai moldar seu aprendizado provavelmente aumenta sua motivação e cooperação, diminuindo resistência às mudanças e até mesmo o ônus laboral dos profissionais docentes envolvidos. Nesse sentido, diversos países da Europa[14,15], Canadá[16] e Estados Unidos[17] têm se beneficiado da participação dos discentes na organização de seus programas acadêmicos.

O desenvolvimento ou reforma do currículo é influenciado por diversos fatores e conflitos de interesse. Contingências como a disponibilidade de recursos humanos, tradições educacionais locais, interesses de grupos políticos e profissionais e o contexto social exercem constante influxo. Pressões de ordem política e econômica podem levar à redução do tempo de formação por necessidades de acelerar a formação de força de trabalho[18], ou mesmo influenciar o ensino de conteúdos que contemplem pressões de mercado (p. ex., *big pharma*)[19,20].

As organizações regionais procuram implementar currículos dispondo de recursos e atendendo particularidades locais, o que contempla o importante critério de adequação aos nuances socioculturais em que estão inseridas. Por outro lado, em níveis nacional e internacional, há diversas instituições representativas interessadas em promover estruturas curriculares mais universais, padronizadas, baseadas nos conhecimentos e habilidades necessárias aos futuros psiquiatras e com informações atualizadas sobre o processo de ensino. Exemplos de programas internacionais: Europa – Union Européenne des Médecins Spécialistes (UEMS); Estados Unidos – Accreditation Council for Graduate Medical Education (ACGME) e American Board of Psychiatry and Neurology (Psychiatry Milestone Project); Austrália e Nova Zelândia – Royal Australian and New Zealand College of Psychiatrists (RANZCP); Canadá – Royal College of Physicians and Surgeons of Canada (CanMEDS); Reino Unido – Royal College of Psychiatrists; e América Latina – Asociación de Psiquiatría de América Latina (APAL).

Competências

O ensino médico e da psiquiatria moveu-se de um modelo mais tradicional, caracterizado por estar centrado no professor como fonte de conhecimento, mais vinculado ao hospital e influenciado por condições locais, para formas mais ecléticas centradas no aprendiz, baseadas na resolução de problemas, integrado com suas diversas áreas, sistemático, envolvendo rotações em diferentes serviços e mais voltado para o interesse comunitário.

Atualmente, o modelo mais comumente adotado se baseia na aquisição de competências[18]. O programa baseado na aquisição de competências foi desenvolvido no Canadá através do CanMEDS Physician Competency Framework[16], descrevendo conhecimentos, habilidades e atitudes que um especialista precisa dominar para o melhor cuidado dos pacientes e atuação comunitária. O CanMEDS-PCF baseia-se em sete competências consideradas essenciais à formação profissional (Quadro 1).

Particularidades na elaboração do currículo

Oliva[21] descreve oito critérios norteadores de qualidade na organização dos conteúdos ministrados no currículo:

- O objetivo do currículo deve ser adequado e realista. Objetivo – definido como a soma de todas as atividades ou experiências de aprendizado, incluindo-se conceitos básicos e habilidades a serem ensinadas.

Quadro 1 Competências da CanMEDS Physician Competency Framework

1. Conhecimento médico (*expertise*):
▪ Integrar todas as funções médicas elencadas com o objetivo de prover cuidados médicos ótimos, éticos e centrados no paciente.
▪ Adquirir e manter conhecimento clínico, habilidades e atitudes.
▪ Realizar avaliação completa e apropriada.
▪ Usar intervenções preventivas e terapêuticas apropriadamente.
▪ Proficiência no uso adequado de procedimentos diagnósticos e terapêuticos.
▪ Buscar consulta apropriada de outros profissionais de saúde e reconhecer os limites de sua própria prática.
2. Comunicador:
▪ Desenvolver relacionamentos terapêuticos éticos e de confiança.
▪ Obter de forma acurada e sintética informações relevantes e as perspectivas de pacientes e famílias, colegas e outros profissionais.
▪ Comunicar acuradamente informações relevantes e explicações a pacientes e familiares, colegas e outros profissionais.
▪ Desenvolver uma compreensão comum sobre questões, problemas e planos com pacientes e familiares, com colegas e outros profissionais, com objetivo de desenvolver plano terapêutico compartilhado.
▪ Comunicar efetivamente informações orais e escritas sobre os encontros médicos.
3. Colaborador:
▪ Participar de modo apropriado e efetivo em uma equipe multidisciplinar.
▪ Trabalhar efetivamente com outros profissionais de saúde para prevenir, negociar e resolver conflitos entre os profissionais.
4. Líder:
▪ Participar de atividades que contribuam para a efetividade das organizações e sistemas de saúde.
▪ Manejar sua prática e carreira de modo efetivo.
▪ Alocar apropriadamente recursos de saúde finitos.
▪ Atuar de modo apropriado em funções administrativas e de liderança.
5. Advogado da saúde:
▪ Responder a necessidades de saúde individuais do paciente como parte de seu cuidado.
▪ Responder às necessidades de saúde das comunidades em que estão atuando.
▪ Identificar os determinantes de saúde das populações em que estão inseridos.
▪ Promover a saúde individual de pacientes, comunidades e populações.

(continua)

Quadro 1 Competências da CanMEDS Physician Competency Framework *(continuação)*

6. Cultura acadêmica:
▪ Manter e estimular atividades profissionais por meio de educação continuada.
▪ Avaliar criticamente informações e suas fontes, aplicando-as apropriadamente nas decisões práticas.
▪ Facilitar o aprendizado de pacientes, familiares, residentes, outros profissionais de saúde, público e outros.
▪ Contribuir para criação, disseminação, aplicação e translação de novos conhecimentos e práticas médicas.
7. Profissionalismo:
▪ Demonstrar responsabilidade com pacientes, profissão e sociedade através de prática ética e participação nas regulações profissionais.
▪ Demonstrar compromisso com a saúde médica e sua prática sustentável.

- O currículo deve ser relevante. Relevância – necessidades imediatas e remotas de interesse dos aprendizes, assim como o mérito relativo do conteúdo, seja abstrato ou concreto.
- O currículo deve ser equilibrado. Equilíbrio – as necessidades da sociedade e as necessidades do aprendiz. Envolve os domínios cognitivo, afetivo e psicomotor, em experiências individuais e em grupo.
- O currículo deve ser integrado. Integração – mescla de disciplinas sob temas ou tópicos mais abrangentes.
- O currículo deve seguir uma sequência apropriada. Sequência – ordem em que os elementos do objetivo estão arranjados.
- O currículo deve ter uma continuidade adequada. Continuidade – repetição planejada do conteúdo em níveis sucessivos e de complexidade crescente.
- O currículo deve ser bem articulado entre os níveis. Articulação – introdução de elementos no currículo em níveis de dificuldade que permitam uma transição suave para os aprendizes.
- O aprendizado deve ser transferível. Ser transferível – possibilidade de habilidades afetivas e cognitivas aprendidas serem aplicadas em novas situações.

Para fins didáticos, o processo de desenvolvimento de um currículo ocorre ao longo seis fases distintas, embora haja mescla e alternância entre elas ao longo do processo:

Fase 1 – Avaliação e análise de necessidades

Na maioria das vezes o currículo já existe de algum modo. Em geral, o PRM já segue uma rotina, provavelmente organizada pelo corpo docente responsável. O ponto de partida então costuma ser a avaliação e análise das necessidades. O modo mais prático para conhecer as fraquezas do currículo é o *feedback* de aprendizes e educadores, melhor ainda se for considerado também o ponto de vista de pacientes e familiares.

Fase 2 – Planificação

As áreas passíveis de mudança podem ser o conteúdo (agregar ou suprimir), os métodos de ensino (p. ex., aulas, seminários, casos clínicos etc.) e os recursos disponíveis (formação dos educadores, local, tempo alocado, perfil de pacientes atendidos etc.). Após identificação desses aspectos, é necessário constituir uma equipe de trabalho, preferencialmente formada por professores, *experts* na área de educação médica, administradores, pacientes/cuidadores e aprendizes (nesse ponto os residentes têm papel muito importante, seja na avaliação e análise das forças e fraquezas do programa atual, seja na proposição de soluções). Recomendações fornecidas por organizações internacionais de ensino de residência em psiquiatria citadas anteriormente podem ser utilizadas como parâmetros na proposição de metas e objetivos.

Fase 3 – Desenvolvimento de conteúdos e métodos

É necessário estabelecer metas e objetivos a serem atingidos, bem como a metodologia empregada na sua obtenção.

- Objetivos: um bom parâmetro na delineação dos objetivos do currículo pode envolver as diretrizes propostas pelo modelo baseado na aquisição de competências do CanMEDS.
- Conteúdo: as fontes na estruturação do conteúdo envolvem o currículo prévio, diretrizes internacionais, nacionais e locais disponíveis, participação de profissionais de outras áreas, de pacientes e cuidadores, literatura científica e políticas de saúde.
- Métodos de ensino e aprendizagem: envolve a utilização de diferentes recursos didáticos disponíveis como método de aprendizagem, tais como medicina baseada em evidência, técnicas de ensino, emprego de meios audiovisuais. Em grande medida depende dos recursos disponíveis: (1) recursos humanos (corpo docente e pessoal administrativo, organização e estímulo à participação em seminários e eventos envolvendo educação médica); (2) serviços disponíveis, adequados aos objetivos de ensino (como cenários de prática); e (3) material disponível (acesso à internet, bibliotecas, espaços audiovisuais etc.).
- Métodos de avaliação: os processos de avaliação devem estar afinados com as metas e objetivos propostos, baseados preferencialmente em avaliações formativa e somativa.

Fase 4 – Implementação

É importante conceber uma estratégia de implementação em que os objetivos descritos no currículo correspondam ao que vai de fato acontecer na prática. Essa tarefa é facilitada pela participação dos organizadores na prática do ensino. No caso de haver divisão de tarefas entre as partes envolvidas, ou seja, alguns se dedicam mais à elaboração do programa, enquanto outros mais ao ensino, é importante que o conteúdo e os objetivos do currículo sejam comunicados claramente aos professores. A implementação efetiva das metas e objetivos propostos no programa tem graus variáveis de dissonância com o que é ministrado nas aulas e treinamentos durante as rotações de estágios.

Fase 5 – Monitoramento e avaliação do sucesso do currículo

Deve-se continuamente avaliar e detectar problemas em todos os níveis de implementação do programa. Aqui os aprendizes têm um papel primordial e devem ser ativamente engajados no monitoramento. O emprego sistemático de *feedback* sobre a eficácia e as avaliações regulares dos processos envolvidos permitem a coleta de informações, que por sua vez serão utilizadas no aperfeiçoamento do programa. De modo ideal, isso poderia ser feito pela criação de um comitê permanente, envolvendo representantes de professores e alunos.

Alguns dos focos principais na avaliação de um currículo são[18]:

- Recrutamento e retenção – estamos atraindo novos candidatos à residência? Há desistências ou trocas de especialidade?
- O programa pode ser ministrado no tempo previsto? O planejamento está adequado?
- O resultado das avaliações é compatível com os objetivos e a aquisição das competências desejadas?
- Como os residentes avaliam os ensinamentos que recebem (p. ex., aulas, rotações clínicas)?

Fase 6 – Revisão

As metas e objetivos propostos na planificação do currículo (fase 2) precisam ter sido atingidas e o maior ou menor sucesso do programa depende de adequações nesse sentido. Não há diretrizes estabelecidas quanto à regularidade das revisões, mas em geral aceitam-se revisões menores anuais e revisões mais profundas a cada 5 anos. É importante lembrar que todas as partes envolvidas no processo de implementação do currículo precisam estar representadas (preceptores, professores, residentes, administradores, assistentes, pacientes e pessoas leigas).

Pode-se destacar alguns indícios de que o currículo precisa ser revisado: falta de tempo para cobrir o currículo, falta de treinamento docente, uso de recursos obsoletos, ensino de condutas e tratamentos desatualizados, aprendizado de atividades pouco relacionadas ao trabalho clínico e ao desenvolvimento da carreira, atribuição de tarefas que extrapolam o nível de competência, avaliação com notas muito altas ou muito baixas, dentre outros.

Núcleo didático

A Comissão de RM em Psiquiatria (CRMP) da ABP[22], seguindo diretrizes semelhantes às da WPA, propôs em 2010 um programa mínimo de RM em psiquiatria. Sugere que 80-90% do tempo deva ser dedicado ao treinamento prático e cerca de 10 a 20% à programação didática (aulas teóricas e seminários).

Também orienta uma carga anual mínima (2.880 horas) e uma distribuição proporcional entre as diferentes modalidades de estágios a serem cumpridos (Tabela 2).

Coordenação e organização

A organização e coordenação das atividades envolvendo programa didático, distribuição de estágios e atividades do PRM (avaliações, fóruns, devolutivas individuais, supervisões específicas etc.) no IPq são de responsabilidade do coordenador da residência e dos três preceptores selecionados anualmente (termo localmente utilizado por um profissional análogo ao chefe dos residentes na cultura norte-americana), por meio de reuniões semanais regulares e frequentes discussões com as instâncias envolvidas. As decisões são discutidas e respaldadas nas reuniões da Comissão de Residência, de frequência mensal, composta pelos representantes docentes e discentes envolvidos e sob chancela do chefe do Departamento.

Treinamento prático

Nos ambulatórios e no pronto socorro o residente deve avaliar o paciente e "discutir o caso" com seu supervisor, resultando na conduta que será combinada com o paciente. Nas enfermarias impera o modelo de visitas diárias em que os residentes se reúnem com seus supervisores para apresentação dos casos, eventuais entrevistas e discussão da conduta a ser tomada. Diversas pesquisas demonstram a importância da supervisão no aprendizado: além de domínio sobre conhecimento técnico, o supervisor precisa ouvir o residente, identificar seu estilo cognitivo e estimular sua autonomia.

Na organização e distribuição dos residentes nas atividades práticas, além dos fatores influentes na organização de núcleo didático e estágios práticos anteriormente elencados, adotamos como critério de relevo a avaliação feita pelos residentes sobre os respectivos estágios, que segue critérios bem definidos e será descrita posteriormente. A avaliação regular dos estágios pelos residentes fornece *feedback* destinado ao aperfeiçoamento dos respectivos estágios (críticas são levadas ao conhecimento dos respectivos coordenadores) e permite estabelecer uma ordem de preferência na distribuição dos residentes nos diversos estágios oferecidos. Assim, os estágios são organizados em obrigatórios (recebem todos os residentes), "optatórios" (neologismo da casa, misto de obrigatórios com optativos – recebem não todos, mas um número mínimo pré-acordado de residentes) e optativos (recebem residentes que por eles optarem em sua grade livre). Esse processo vem sendo assimilado gradualmente nos últimos 10 anos. A princípio gerou certa polêmica, mas atualmente é assumido como instrumento de vital importância no engajamento dos residentes, na melhoria dos estágios e na eficácia do aprendizado.

Durante o primeiro ano (R1), os residentes rodiziam principalmente em atividades de enfermaria e ambulatório de psiquiatria clínica (Figura 1). O rodízio em enfermarias especializadas ocorre nas enfermarias de transtornos psicóticos (4 meses), do humor (2 meses), transtornos impulsivos e abuso de substâncias (2 meses) e centro de Reabilitação Hospital-Dia (2 meses). Isso possibilita acompanhamento longitudinal da evolução de quadros clínicos graves, bem como resposta às intervenções farmacológicas e psicossociais. Ocorrem plantões

Tabela 2 Recomendações para um programa mínimo de residência médica em psiquiatria

Ano acadêmico	Conteúdo teórico	Estágios – percentual mínimo de carga anual
1º ano Mínimo de 2.880 h/ano	Ciências básicas Avaliação diagnóstica Terapêuticas biológicas e sociais Ética em Psiquiatria Conhecimentos gerais políticas públicas em saúde mental Psicopatologia geral	Estágio em Enfermaria – 30% Estágio em Neurologia – 5% Estágio em Clínica Médica – 5% Estágio Ambulatorial – 30% Estágio em Emergência Psiquiátrica – 10% Estágio optativo –
2º ano Mínimo de 2.000 h/ano	Ciências básicas Psicopatologia especial Psicoterapia Psiquiatria da infância e adolescência Abuso e dependência de drogas	Emergências psiquiátricas – 10% Interconsultas – 10% Psicoterapia – 10% Ambulatórios – 40% Dependência/abuso de substâncias Psiquiatria geriátrica Psiquiatria de infância e adolescência Psiquiatria geral Optativas
3º ano Mínimo de 2.880 h/ano	Ciências básicas Psiquiatria geriátrica Psiquiatria forense Epidemiologia psiquiátrica Psiquiatria comunitária Conhecimentos gerais Metodologia científica	Ambulatórios: – 50% Psiquiatria Geral Especialidades Reabilitação – 10% Psicoterapia – 10% Optativas – 10%

Fonte: ABP, 2010[22].

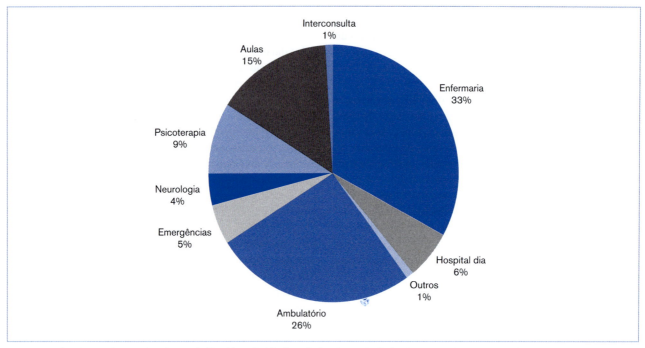

Figura 1 Grade curricular do 1º ano de Residência Médica do Instituto de Psiquiatria do Hospital das Clínicas da Faculdade de Medicina da Universidade de São Paulo (IPq-HCFMUSP). Outros: Serviços de eletroconvulsoterapia, estimulação magnética transcraniana e do sono.

nas enfermarias, com os residentes lidando com intercorrências de pacientes internados. Entre os estágios ambulatoriais de psiquiatria geral com baixa complexidade possuímos atividades em Unidades Básicas de Saúde e no Hospital Universitário (HU-USP), onde aprendem articulação dos cuidados com outros recursos da rede SUS e aparelhos de assistência social disponíveis na região. No IPq iniciam o seguimento longitudinal de 2 anos no Ambulatório Geral Didático (AGD).

Participam de atividades de emergências psiquiátricas no Centro de Atenção Integral à Saúde Mental (CAISM) Vila Mariana e no Pronto Socorro da Lapa, ambos serviços de pronto-socorro de "porta aberta" e no pronto socorro de neurologia do HCFMUSP, acompanhamento do atendimento da neurologia. Ainda ocorrem estágios de Interconsulta no HU-USP, Ambulatório de Medicina do Sono e Serviço de Terapias Biológicas – eletroconvulsoterapia (ECT) e estimulação magnética transcraniana (EMT).

A parte teórico-didática concentra-se nos cursos de Psiquiatria Clínica e Neurociências e de Psicopatologia e Entrevista Psiquiátrica.

Durante o segundo ano (R2), há um predomínio de atividades de ambulatório (Fig. 2), com rodízio nos diversos serviços de ambulatórios especializados do IPq-HCFMUSP, sendo obrigatórios: dependência química, transtornos de personalidade e psicogeriatria; optativos: epilepsia e transtornos mentais, transtornos do impulso, saúde da mulher, psiquiatria transcultural, transtornos do humor, transtornos psicóticos, transtornos da sexualidade, dentre outros.

A Interconsulta Psiquiátrica é agora realizada em pacientes clínicos internados no Complexo HCFMUSP e plantões de pronto-socorro – PS da Lapa.

Os cursos teóricos de Psiquiatria Clínica e Neurociências e de Psicopatologia e Entrevista Psiquiátrica continuam até o fim do 2º ano.

Os residentes do terceiro ano (R3) circulam principalmente em atividades de enfermaria em maior especialidade: geriatria, transtornos alimentares e infância/adolescência (além da enfermaria, hospital dia e ambulatório); e atividades optativas, entre elas se destacam atividades no CAISM, HU e Ligas Acadêmicas, onde os R3 supervisionam R1 ou graduandos da Faculdade de Medicina (FMUSP). Há ainda o ambulatório de interconsultas (onde são seguidos pacientes com graves comorbidades clínicas e psiquiátricas), ambulatórios opcionais de outras especialidades.

O curso teórico-prático segue com temas em psiquiatria forense – seminários e entrevistas, elaboração de perícias sob supervisão da equipe de Psiquiatria Forense.

Há ainda a possibilidade de estágios externos ou intercâmbio acadêmico – estágios de 1 mês em qualquer instituição nacional ou estrangeira e estágio de 3 meses em universidades americanas conveniadas (Yale e Harvard).

Formação teórica

São oferecidos dois cursos com periodicidade semanal durante os dois primeiros anos da residência: Psiquiatria Clínica e Neurociências e Entrevista Psiquiátrica e Psicopatologia, ministrados por médicos supervisores e professores do IPq.

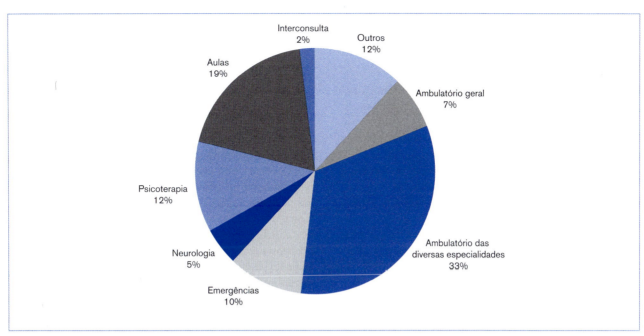

Figura 2 Grade curricular do 2º ano de Residência Médica do Instituto de Psiquiatria do Hospital das Clínicas da Faculdade de Medicina da Universidade de São Paulo (IPq-HCFMUSP).

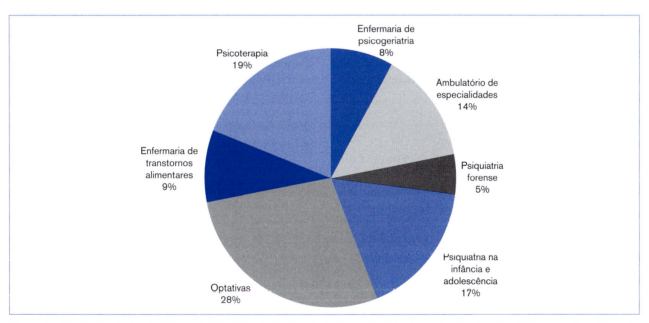

Figura 3 Grade Curricular do 3º ano de Residência Médica do Instituto de Psiquiatria do Hospital das Clínicas da Faculdade de Medicina da Universidade de São Paulo (IPq-HCFMUSP).

Curso de Psiquiatria Clínica e Neurociências
Tem como principais conteúdos:

- R1: neurociência básica, psicofarmacologia básica, emergências psiquiátricas, transtornos ansiosos, transtornos do humor, transtornos psicóticos, transtornos do impulso, transtornos por uso de substâncias, transtornos de personalidade e transtornos do sono.
- R2: psicofarmacologia avançada, transtornos alimentares, sexualidade, saúde da mulher, psiquiatria da infância e adolescência, psicogeriatria, epilepsia e neuroimagem.
- Neurociências: conceitos fundamentais, neurociência aplicada à psiquiatria clínica. As atividades são cotejadas ao longo de R1 e R2, com módulos distribuídos em continuidade com módulos clínicos com transtornos afins aos respectivos sistemas de valências do Research Domain Criteria (RDoC).

Curso de Psicopatologia e Entrevista Psiquiátrica

É composto de parte teórica e parte prática (entrevista). Os principais conteúdos da parte teórica são:

- R1: técnicas de entrevista psiquiátrica, exame psíquico, psicopatologia descritiva, formulação de casos clínicos seguindo o modelo biopsicossocial, temas de humanidades e psiquiatria (história, sociologia e filosofia) e temas de ética na psiquiatria.
- R2: psicopatologia fenomenológica descritiva (Jaspers) e interface da psicopatologia com neurociências.
- A parte prática consiste em entrevistas psiquiátricas feitas por psiquiatras experientes, com posterior discussão, assim como o treinamento das técnicas aprendidas por meio de análise de vídeos de entrevistas realizadas pelos próprios residentes gravadas.

Ensino de Psicoterapia

A formação em psicoterapia está presente ao longo dos 3 anos de residência. A parte teórica é composta por seminários sobre as principais modalidades de psicoterapia (com ênfase nas modalidades psicodinâmica e cognitivo-comportamental), com apresentações e discussões mensais de casos clínicos. A parte prática envolve atendimento de pacientes sob supervisão clínica semanal nas diversas linhas de atuação, de acordo com a escolha do residente, destacando-se: psicanalítica, analítica (Jung), psicodrama, cognitivo-comportamental e sistêmica.

Atividades complementares

- Reuniões gerais: reuniões semanais do Departamento de Psiquiatria, com temas variados, palestrantes convidados nacionais ou estrangeiros e casos clínicos apresentados por residentes e discutidos pelo corpo clínico, ocasionalmente explorando a interface com outras especialidades (Neurologia, Clínica Médica, Pediatria, Dermatologia etc.).
- Grade científica: R2 e R3 têm horário livre na grade para se dedicar a atividades científicas, orientados por membros do corpo clínico.
- Programas de intercâmbio: anualmente disponibilizadas 2-3 vagas de acesso mediante concurso para R2 e R3 frequentar estágios em universidades conveniadas (Yale e Harvard) sob supervisão de professores da instituição e das instituições norte-americanas.
- Residentes estrangeiros: por meio da Escola de Educação Permanente, são disponibilizadas 2-3 vagas anuais para que médicos estrangeiros possam ter sua formação psiquiátrica no Brasil.
- Curso e Congresso de Clínica Psiquiátrica: curso realizado anualmente nas modalidades à distância e presencial sobre diversas áreas da psiquiatria, aberto a profissionais de saúde mental e oferecido gratuitamente aos residentes. Congresso realizado a cada 2 anos.

- *Workshops* internacionais: professores de alta qualificação acadêmica são convidados regularmente para ministrar *workshops* na instituição.
- National Neuroscience Curriculum Initiative (NNCI): suporte complementar internacional para estudos de neurociências (NIMH – https://www.nncionline.org/)[23].

Interface com sala de aula digital

O sistema eletrônico de gestão de aprendizado (LMS, *Learning Management System*) é uma importante ferramenta auxiliar na transmissão de conhecimento teórico. Permite que o treinamento seja transmitido a distância, via internet ou intranet, possibilitando aquisição de conhecimentos e habilidades necessárias em qualquer local e a qualquer momento. O treinamento *on-line* nesse sistema vem se tornando cada vez mais importante, eliminando não apenas a necessidade de acesso físico a material didático, mas também possibilitando uma melhor interação entre professor e aluno[23].

A estrutura curricular baseada em competências modifica a estrutura pedagógica tradicional da educação médica, centrada no educador, dando ao estudante um maior controle sobre o aprendizado. Ela transiciona a ênfase no desfecho do aprendizado, ao invés do processo educacional em si. Esse método de ensino é muito favorecido com o uso de LMS, aprimorando eficiência e eficácia das intervenções educativas diante dos desafios científicos, pedagógicos e sociais da área. No entanto, a popularidade dessa ferramenta nas escolas médicas é bastante variável, sendo mais utilizada nas disciplinas básicas do que nos estágios clínicos[25]. A literatura sobre o uso de LMS em PRM ainda é limitada, mas a necessidade de um espaço virtual para consolidar recursos educacionais eletrônicos externos e hospedar recursos internos, além de permitir o desenvolvimento de novos conteúdos de aprendizado a distância tem atraído alguns programas[26].

Atualmente há uma grande quantidade de LMS disponíveis no mercado, seja comercialmente ou código-aberto, e há universidades que desenvolvem ferramentas próprias[27]. O Google Sala de Aula (*Google Classroom*), introduzido em 2014, surgiu como uma alternativa totalmente *on-line*, fácil de usar, flexível e gratuita para uso em celulares, desenhada para economizar tempo, possibilitando que os educadores se dediquem mais a ensinar do que a atividades burocráticas[28]. Já há experiências publicadas por faculdades de medicina sobre o uso do *Google Classroom* com sucesso, trazendo relatos de satisfação dos estudantes e destacando características como melhor acesso a material didático e mais agilidade no *feedback*, além da oportunidade para aprendizado fora da sala de aula[29].

Em novembro de 2016, a Universidade de São Paulo firmou parceria com a Google Inc. para utilização da plataforma Aplicativos Google para Educação (*Google Apps for Education*) em suas unidades e órgãos, incluindo-se o LMS Google Sala de Aula. Na Faculdade de Medicina uma grande quantidade de cursos tem utilizado a plataforma, com boa recepção por parte dos professores e estudantes, em consonância com o que ocorre no cenário internacional, principalmente nos ambientes de graduação. A plataforma vem sendo utilizada no PRM em psiquiatria desde 2018.

Os estudantes são incluídos no início de cada ano letivo e, através do LMS, recebem o material didático indicado para cada aula, possibilitando tanto consulta prévia à aula presencial, quanto posterior revisão dos temas. Localmente disponibilizamos para os residentes através de plataforma no *Google Drive* e *Classroom* informações, grades de atividades, material didático (livros e videoaulas), testes etc.

O material inclui não apenas conteúdos teóricos em texto, mas também videoaulas de um extenso banco de vídeos, alimentado periodicamente pelos cursos de extensão e congressos promovidos pelo Departamento de Psiquiatria. Há também a possibilidade de envio e análise de gravações de entrevistas psiquiátricas, realizadas por professores ou pelos próprios residentes, ressalvadas as questões éticas relacionadas ao consentimento do paciente, tema bastante discutido no ensino a distância[30].

Periodicamente são enviados testes de aprendizado, com o objetivo de guiar os estudos antes das provas, que são corrigidos e comentados através da plataforma pela preceptoria, um *feedback* que em geral é muito bem recebido pelos residentes. Até o momento, as provas finais ainda são aplicadas presencialmente, mas alternativas para aplicação *on-line* vêm sendo discutidas.

A aceitação da plataforma vem crescendo entre professores e residentes, embora a adesão ainda não seja total. O principal desafio tem sido conseguir a colaboração dos envolvidos em preparar, selecionar e enviar material didático (professores) e consultá-lo (residentes) previamente às aulas presenciais. Essa prática melhora a qualidade das aulas, permitindo atividades mais dinâmicas e participativas, baseadas nas dúvidas e problemas encontrados no material enviado previamente, otimizando o uso do tempo. Para os residentes, o grande desafio é conseguir lidar com o aprendizado *on-line* em uma grade horária já bastante atribulada e cansativa, com horários muito limitados para o estudo. É possível que esse crescimento aconteça naturalmente à medida que a plataforma contenha os tópicos que os residentes mais precisam consultar, de maneira fácil e organizada, e com uma interface de usuário familiar.

Uso de meios digitais durante a pandemia de Covid-19

Durante a pandemia da Covid-19 em 2020, a necessidade de isolamento social exigiu que os cursos teóricos regulares do PRM (Psiquiatria Clínica e Neurociências e Psicopatologia e Entrevista Psiquiátrica) fossem ministrados *on-line* por meio da plataforma *Google Meet*, com grande adesão por parte dos residentes, o que facilitou o processo de reposição após o abrandamento da crise.

No início da pandemia foi também organizado um ambulatório de teleatendimento digital para o cuidado dos profissionais de saúde envolvidos no enfrentamento (Programa COMVC, detalhado no capítulo Psiquiatria da Pandemia). Supervisões em psiquiatria e psicoterapia também foram feitas *on-line*. Bhugra et al.[31] recomendam que os residentes sejam treinados em teleatendimentos, o que se tornou de vital importância durante a pandemia da Covid-19.

Treinamento didático do corpo docente

Diversos seminários têm sido organizados com vistas à melhora do desempenho docente nas atividades de ensino. Dentre outros, pode-se citar o *workshop* com treinamento presencial ocorrido em 2018, com a participação do Prof. David Ross (Yale University), explorando o uso da técnica *telling stories* em abordagens curtas para despertar o interesse dos residentes no aprendizado de neurociências, favorecendo a memória de retenção de longo prazo.

Workshops presenciais ou por meio de videoconferência são realizados com regularidade no intuito de divulgar conhecimento atualizado e treinar habilidades técnicas de ensino e aprendizado para os corpos docente e discente do programa. Nos últimos anos, tivemos a grata satisfação de receber preciosas contribuições de diversos professores, de diferentes instituições no mundo, explorando temas de grande relevância acadêmica, p. ex.: Robin Murray (King's College London) – ensino da psiquiatria; Zeina Chemali (Harvard) – ensino da psiquiatria e neurociências; David Ross (Yale) – modelo biopsicossocial e neurociências; John Krystal (Yale) – ensino da psiquiatria; Gregory Fricchione (Harvard) – formação do psiquiatra; James Leckman (Yale) – transtornos de ansiedade e psiquiatria infantil; dentre tantos outros.

Sistemas de avaliação

Admissão à residência

O acesso à residência médica em instituições estrangeiras é bastante variável[32]. Na maioria dos países o processo seletivo para os PRM é baseado em critérios locais, organizados de forma independente, embora noutros haja padronização. Nos EUA, o acesso envolve avaliação curricular e entrevista, através do NRMP (*National Resident Matching Program*)[33]. A análise curricular dos candidatos geralmente inclui as notas do USMLE, desempenho durante o curso médico e cartas de referências. Na maioria dos países cada PRM tem liberdade para seleção dos candidatos que consideram mais adequados, de modo discricionário[34,35]. Na Espanha ocorre o oposto: a pontuação para seleção é centralizada através de uma prova nacional unificada (com peso de 75% da nota final) e de análise de títulos (peso de 25%), tampouco a entrevista é realizada na instituição de destino.

No Brasil, desde 2001 o modelo de seleção é nacionalmente unificado, mas não o processo[36]. Noventa por cento da nota final é atribuída ao desempenho na prova de seleção, formulada com questões objetivas e igual para todos os PRM da instituição, independente da especialidade. É facultada realização de prova teórico-prática (peso de 40-50% da nota final), após uma prova teórica (com peso na nota final de 50%). A avaliação do currículo e entrevista têm peso de 10% da nota final[36,37].

O processo seletivo de acesso ao PRM de psiquiatria no IPq-FMUSP tem sido objeto de intensa reflexão e questionamentos internos. A adoção dos critérios nacionais, atribuindo 90% de peso na avaliação final por meio de prova unificada (cirurgia geral, clínica médica, pediatria, tocoginecologia e medicina preventiva) para todos os PRM, valoriza a formação médica geral e provavelmente oferece mais segurança na equidade do processo, supondo-se que a centralização evite potenciais vieses de seleção nos respectivos PRM. Por outro lado, o peso de apenas 10% atribuído à análise curricular e entrevista realizadas pelos PRM limita demasiadamente a apreciação de fatores que consideramos importantes na seleção dos candidatos.

É importante ter em vista que a metodologia utilizada no processo seletivo do PRM de psiquiatria tem implicações éticas e estratégicas, necessitando de maior atenção.

Avaliações ao longo dos anos acadêmicos

A literatura traz diversas modalidades e sistemas de avaliação (prático/teórico, qualitativo/quantitativo, descritivo/múltipla escolha etc.). Em geral, o maior número de avaliações está relacionado a melhor resultado. O ideal é que o residente fosse avaliado não apenas pelos professores, mas também por membros da equipe, pacientes e por seus pares (avaliação 360º). Entretanto, por limitação de recursos e contingências do sistema nacional unificado, optamos por um sistema de avaliação regular que considera a média dos estágios do trimestre (peso 5), a nota das 2 provas semestrais (psiquiatria clínica e psicopatologia/entrevista – peso 4) e nota atribuída pelo PRM à performance do residente (assiduidade, interesse e responsabilidade – peso 1). Todos esses itens são apresentados pelos supervisores do PRM ao residente por meio de devolutivas individuais semestrais ao longo dos dois primeiros anos acadêmicos.

Avaliação da prática clínica

No intuito de orientar os residentes no desenvolvimento de suas habilidades e atitudes, com base em evidências de eficácia didática na literatura atual, aplicamos uma versão revisada e traduzida para o português do *Workplace-Based Assessments in Psychiatry*, conhecido como Mini-CEX (Tabela 3)[38].

O MINI-CEX é aplicado a cada seis meses pelo supervisor responsável no ambulatório geral, que acompanha o atendimento como observador. Após a discussão do caso, supervisor e residente se reúnem para *feedback* da avaliação: o residente fala dos aspectos positivos e negativos que identificou no atendimento; em seguida, o supervisor ressalta os pontos positivos e sugere atitudes e posturas que possam ser melhoradas. O emprego dessa ferramenta permite abordar e desenvolver áreas além do conhecimento teórico, treinando habilidades e atitudes importantes na prática clínica. Essa metodologia tem se mostrado útil na identificação de dificuldades no desenvolvimento de habilidades e atitudes do residente, possibilitando orientação e acompanhamento da evolução.

Devolutivas individuais

Encontros semestrais previamente agendados ao longo dos dois primeiros anos, onde coordenador e preceptores conversam com cada residente individualmente. Costumam ser encontros breves, com cerca de 15 a 20 minutos, onde o residente é encorajado à avaliação do próprio desempenho e relato das dificuldades encontradas. Em contrapartida, recebe suas avaliações nos estágios e provas, além de impressões sobre pontos fortes e fracos de seu desempenho e sugestões sobre habilidades e atitudes que podem ser melhoradas. Trata-se de ferramenta de intervenção importante no estímulo à formação profissional.

Fóruns

Os fóruns representam a contrapartida das devolutivas individuais e ocorrem na mesma frequência destas. São espaços em que os residentes de um mesmo ano acadêmico se reúnem com coordenador e preceptores para manifestar suas apreciações sobre diversos aspectos da residência, tais como a estruturação do programa, sugestões de aprimoramento, comentários sobre os diferentes estágios e seus supervisores. Este último item é coletado através de formulário de avaliação objetiva. Também são discutidos os impactos resultantes de implementações com base nas discussões prévias, muitas vezes feitas pelos residentes do ano acadêmico anterior, quando passando naquele momento, as propostas são sumarizadas pelos preceptores e levadas para discussão na comissão de residência e nos serviços envolvidos.

Residentes avaliam estágios e supervisores

Os residentes são encorajados na avaliação de estágios e supervisores pelos quais passam, através de formulário objetivo disponibilizado *on-line* na plataforma da residência. O formulário contém itens avaliando o supervisor (escala de 0 a 10): frequência, pontualidade, disponibilidade e qualidade da supervisão, conhecimento teórico, habilidade na condução prática dos casos, coordenação de atividades didáticas, relação com pacientes, residentes e equipe multiprofissional, e postura ética. Os estágios são avaliados quanto à organização do atendimento, respeito à grade dos residentes, número de atendimentos compatíveis com o horário (máximo cinco atendimentos por período), proporção residentes/supervisor (máximo três residentes para cada supervisor), reuniões multidisciplinares, terapêutica integrada, respeito à autonomia do residente e promoção de ambiente aberto a discussões.

As avaliações são discutidas durante os fóruns e posteriormente levadas ao conhecimento dos respectivos supervisores como *feedback* com vistas ao aprimoramento. Outro papel de grande importância nas avaliações de estágios e supervisores reside na sua utilização como critério na distribuição dos residentes nos diferentes estágios. O resultado das avaliações objetivas, cotejados com avaliações e fóruns de semestres anteriores, além de indícios obtidos na rotina, é um dos critérios utilizados na distribuição dos residentes de acordo com a classificação dos estágios em obrigatórios, "optatórios" e optativos.

Tabela 3 Formulário Mini-CEX

Dados do residente

Nome:	Ano da residência:
Data da avaliação:	Número da avaliação:

Dados do avaliador

Nome:	Cargo:

Dados do paciente

Idade:	Gênero:
Problema do paciente (com CID):	
Complexidade: Alta/Média/Baixa	Setting: Ambulatório/Enfermaria/PS
Caso Novo/Retorno	Se Retorno, qual retorno com residente:

Critérios de avaliação

1. Habilidades de Entrevista: Dados de anamnese	• NA • Insatisfatório (6) • Satisfatório (8) • Ótimo (10)
2. Habilidades de Entrevista: Vínculo e Aliança Terapêutica	• NA • Insatisfatório (6) • Satisfatório (8) • Ótimo (10)
3. Habilidades do Exame Psíquico	• NA • Insatisfatório (6) • Satisfatório (8) • Ótimo (10)
4. Raciocínio Clínico: Organiza as hipóteses diagnósticas	• NA • Insatisfatório (6) • Satisfatório (8) • Ótimo (10)
5. Raciocínio Clínico: Considera aspectos psicossociais	• NA • Insatisfatório (6) • Satisfatório (8) • Ótimo (10)
6. Habilidades de Comunicação: Comunica e explica os problemas, o prognóstico e o plano de tratamento	• NA • Insatisfatório (6) • Satisfatório (8) • Ótimo (10)
7. Habilidades de Comunicação: Adapta a linguagem ao paciente	• NA • Insatisfatório (6) • Satisfatório (8) • Ótimo (10)
8. Habilidades de Manejo Clínico: Decisão fundamentada na avaliação clínica e na preferência do paciente	• NA • Insatisfatório (6) • Satisfatório (8) • Ótimo (10)
9. Habilidades de Manejo Clínico: Procedimentos que levam em conta evidência científica, efeitos colaterais e segurança	• NA • Insatisfatório (6) • Satisfatório (8) • Ótimo (10)
10. Atitude: Demonstra respeito, compaixão, sensibilidade e empatia	• NA • Insatisfatório (6) • Satisfatório (8) • Ótimo (10)
11. Atitude: Respeito à ética médica	• NA • Insatisfatório (6) • Satisfatório (8) • Ótimo (10)
12. Atitude: Respeito à diversidade humana	• NA • Insatisfatório (6) • Satisfatório (8) • Ótimo (10)
13. Atitude: Lida com o estresse e os conflitos da relação médico-paciente	• NA • Insatisfatório (6) • Satisfatório (8) • Ótimo (10)
14. Atitude: Demonstra liderança e proatividade na condução do caso	• NA • Insatisfatório (6) • Satisfatório (8) • Ótimo (10)
15. Organização e eficiência	• NA • Insatisfatório (6) • Satisfatório (8) • Ótimo (10)

Tempo total de avaliação:

Satisfação do residente:

Satisfação do avaliador:

Outros comentários:

Fonte: adaptada de Bhugra et al., 2011[38].

É de relativo consenso na instituição que estágios reiteradamente mal avaliados e previamente comunicados estejam sujeitos a receber menos residentes ou mesmo a deixar de recebê-los. Entretanto essa conduta não é regra e em geral as avaliações são bem recebidas, constituindo fonte de estímulo ao aprimoramento dos estágios.

Considerações sobre a formação complementar

Em psiquiatria, a perspectiva biopsicossocial tem grande relevância ontológica e metodológica, provavelmente mais do que em outras especialidades médicas. Nesse espírito, o PRM de psiquiatria da FMUSP se esforça em oferecer e cultivar conhecimentos oriundos de outras áreas do saber humano, favorecendo uma visão abrangente e crítica sobre o complexo processo multifatorial do adoecer psíquico. Contudo, a natureza eclética do programa não se deve exclusivamente à reflexão sobre o modelo biopsicossocial, mas também ao fato dos próprios residentes já trazerem suas experiências com outras áreas. Durante a residência pode-se identificar a formação espontânea de diversos grupos de estudo, como *journal clubs*, grupos de supervisão e estudo em diversas modalidades de psicoterapia, psicopatologia, além da busca por orientadores para inserção em diversos projetos de iniciação científica.

Por outro lado, os avanços da psiquiatria enquanto especialidade biomédica trazem uma pletora de conhecimentos que precisam ser atendidos porque são de vital importância ao bom exercício profissional. Pode-se dizer que essa demanda permeia a essência do currículo e é continuamente renovada por meio de atividades didáticas, *workshops* com convidados locais e externos e intercâmbio com instituições de elevada tradição acadêmica. Acreditamos que essa experiência com o lado *hard* da psiquiatria seja enriquecida e melhor apreciada se em consonância com a perspectiva crítica de uma visão humanista e eclética.

ATENÇÃO AO RESIDENTE

Estresse/*burnout*

A prevalência de *burnout* já foi determinada como significativa durante todo o processo de formação médica, seja entre estudantes de Medicina[39,40], médicos residentes[41] ou médicos formados[42]. Essas altas taxas estão associadas a maior risco de sintomatologia depressiva, entretanto não estão associadas a busca de suporte para sofrimento em saúde mental[43]. Estudos sugerem não haver diferenças de gênero sexual, revelando associações com consumo de álcool e outras substâncias, traços de personalidade com características envolvendo pessimismo e perfeccionismo, além de dificuldades envolvendo pouca autonomia, relacionamento com colegas e interface com prontuário eletrônico [44].

Correlatos de *burnout* na residência envolvem, p. ex., currículo oculto (associado com atitudes e posturas questionáveis por parte de supervisores e colegas veteranos), sofrimento e morte de pacientes, maus tratos ou relacionamento ruim com equipe e plantões noturnos. Longas jornadas de trabalho, privação de sono e de lazer, pouco controle sobre a agenda e as diversas exigências dos muitos supervisores são temas frequentes na residência.

Dentre as principais repercussões do *burnout* entre médicos residentes podemos elencar o risco de suicídio[45], o impacto negativo no processo de aprendizado[46], incluindo menor busca por supervisão[47], maior desejo de abandonar a residência[48] e piora na qualidade do cuidado de pacientes[49].

Deve-se tomar especial cuidado frente ao risco de normalização do adoecimento, a percepção de não necessidade de tratamento, além de falta de tempo para busca de tratamento, medos relacionados à confidencialidade e ao estigma relativo à procura de serviços de saúde mental, todos relacionados ao estigma envolvido no adoecimento psiquiátrico, além de percepções distorcidas sobre o funcionamento da formação médica[50-53]. Os relatos de preocupação sobre confidencialidade são mais importantes nos contextos em que possuir diagnóstico psiquiátrico e/ou usar psicotrópicos devam ser reportados no momento do registro junto a conselhos profissionais, como ainda é o caso em muitos estados norte-americanos[54].

Para o manejo adequado desse problema, deve-se pensar em uma estratégia com múltiplas frentes, passando pela detecção precoce de casos e encaminhamento para serviços de suporte, psiquiátrico e psicoterápico[55], atendimentos compulsórios em saúde mental[56], promoção de estratégias de saúde e de resiliência, individual e institucional[57], além da criação de espaços para autocuidados e para reflexão, como mentoria e tutoria.

Mentoria

O termo "mentor" vem da mitologia grega: no épico poema grego *Ilíada*, Mentor era um velho e confiável amigo de Odisseu, a quem ele confiou o cuidado de seu filho Telêmaco quando partiu para a guerra de Troia. Segundo Homero, disfarçada de mentora a deusa Atena visitava Telêmaco para oferecer conselhos, proteger e oferecer orientação em situações de dificuldade. Hoje, definimos mentoria como um relacionamento pessoal no qual uma pessoa experiente (o "mentor") ajuda a orientar uma pessoa menos experiente (o "mentorado"), com o objetivo de desenvolver as habilidades e competências da pessoa a que fornece orientação. Diferente de outras formas de ensino, o foco dessa orientação é totalmente determinado pelos objetivos, ambições e habilidades do mentorado. Usualmente, cabe ao mentorado identificar os problemas sobre os quais deseja ser orientado e, ao mentor, fornecer as soluções mais adequadas para esses problemas.

Basicamente, existem dois tipos de relacionamento de mentoria: formal e informal. Os relacionamentos informais se desenvolvem por conta própria, enquanto a orientação formal geralmente se refere a um processo estruturado, apoiado por uma organização e direcionado a metas específicas que são combinadas entre o mentor e o mentorado. Nessa linha, temos o Programa de Mentoria Baseado em Competências bem estruturadas e delineadas que mostram excelentes resultados no desempenho dos mentorados[58].

Uma prática eficaz de mentoria geralmente passa por três estágios principais: (1) no primeiro estágio (exploração), o papel do mentor é o de fornecer informações (quando solicitado pelo mentorado) e questionar pontos para ajudá-lo a refletir sobre o que aprendeu e estimulá-lo na avaliação de possíveis aplicações do aprendizado; (2) no segundo estágio (entendimento), foca na orientação da aplicação dos conhecimentos na prática e em estimular o mentorado a identificar ações que possa implementar; por fim, (3) no terceiro estágio (avaliação) visamos garantir que as etapas de ação acordadas sejam registradas e os desfechos monitorados através de revisão e *feedback* regulares. De forma mais pormenorizada, a mentoria pode, também, ser entendida nas seis etapas descritas no Quadro 2[59].

Alguns elementos da mentoria podem ser vistos no Quadro 3 a seguir, bem como quatro principais tipos de se conduzir a mentoria, descritos no Quadro 4. Esses tipos podem não ser exclusivos, podendo haver predomínio de um tipo sobre outros, mas deve-se evitar regras em que outras questões não possam ser abordadas. Já no Quadro 5 são descritas oito técnicas de mentoria que se recomenda sejam estimuladas e utilizadas constante e repetidamente, em ciclos e de acordo com a evolução do trabalho do mentorado[60].

Quadro 2 As seis etapas do processo de mentoria

- Encontrar o foco da orientação.
- Entrosamento de interesses entre mentor e mentorado.
- Definição dos objetivos da mentoria.
- Planejamento de cronograma e como as reuniões acontecerão.
- Treinamento (discutindo questões e encontrando soluções).
- Revisão de metas e resultados ao longo do tempo.

Fonte: adaptada de Volpe, 2016[59].

Quadro 3 Elementos fundamentais no processo de mentoria

- Relacionamento.
- Desenvolvimento.
- Comunicação.
- Transferência de conhecimento.
- Compartilhamento de experiências.
- Orientação de *coaching*.
- Suporte constante.
- Avaliação ao longo do tempo.

Fonte: adaptada de Volpe, 2016[59].

Quadro 4 Modelos de mentoria

- Clonagem: o mentor tenta produzir uma "cópia" de si mesmo.
- Acolhedor: relacionamento parental; geralmente em um ambiente seguro e aberto.
- Amizade: relação menos hierárquica; geralmente trabalha em cooperação com o mentor.
- Aprendizagem: aborda menos aspectos pessoais ou sociais, sendo o relacionamento profissional o único foco, normalmente trabalhando junto com o mentor.

Fonte: adaptada de Buell C. (2004)[61].

Quadro 5 Técnicas de mentoria

- Questionamentos: observe, ouça e faça perguntas. Isso estimula o pensamento do próprio mentorado, a fim de deixá-lo encontrar soluções e definir ações, não assumindo uma abordagem diretiva.
- Facilitação: estabelecer metas apropriadas e fornecer ajuda para encontrar métodos e soluções, em abordagem individual.
- Trabalho em rede: desenvolver novos vínculos e contatos com pessoas que trabalham na área de interesse do mentorado, permitindo que ele passe a construir sua própria *networking* e vá criando independência.
- Acompanhamento: participar no processo de aprendizagem, lado a lado com o aluno.
- Antecipação: preparando-o antes que ele esteja pronto para mudar, abordando habilidades e conhecimentos necessários que situações futuras podem exigir.

(continua)

Quadro 5 Técnicas de mentoria *(continuação)*

- Catalisação: conduzir o aluno diretamente na mudança, gerando uma maneira diferente de pensamento, mudança de identidade ou reordenação de valores.
- Demonstração: usa exemplos do próprio comportamento para explicitar modos de agir e atitudes.
- Levantamento dos resultados: geralmente usado para criar consciência do que foi aprendido pela experiência e tirar conclusões; uso frequente de perguntas como "O que você tem aprendido com isso?" ou "Qual é a utilidade disso?".

Fonte: adaptada de Aubrey,1995[62].

Um grande estudo avaliando o ponto de vista dos residentes de psiquiatria quanto à experiência com a mentoria identificou três aspectos em evidência: (1) os participantes enfatizaram a importância de um processo de correspondência natural, flexível e envolvente para os residentes e, também, para os mentores, enquanto consideraram a natureza obrigatória do programa e a alocação aleatória dos mentores como barreiras para o desenvolvimento de um bom vínculo; (2) os participantes expressaram uma preferência por realizar as reuniões em locais informais e próximos do local de trabalho; e (3) consideraram que orientações e expectativas claras sobre os objetivos do programa devam ser comunicadas no início do programa, bem como realização de fóruns para o compartilhamento de experiências e informações entre os mentores[63]. A experiência subjetiva positiva dos mentorados tem sido consistente nos estudos, ao mesmo tempo que avaliações de evolução de conhecimento e habilidades profissionais também demonstram índices significativos de evolução[64].

O projeto mentoria para residentes do PRM em psiquiatria IPq-FMUSP

O programa de mentoria para os residentes de psiquiatria surgiu durante o Simpósio "O Ensino e o Aprendizado na Residência em Psiquiatria", realizado em maio de 2017, diante da percepção de que havia pouca integração dos residentes entre si e entre residentes e assistentes. Durante o simpósio constatou-se a necessidade de um espaço de suporte, motivado pelo sentimento quase unânime de certo desamparo vivido pelos residentes. Dentre as causas elencadas: (1) a disciplina de psiquiatria difere bastante da abordagem em outras especialidades médicas, sendo necessária uma construção de conhecimentos quase a partir do zero; (2) as diferentes tendências na própria psiquiatria geram uma demanda por identificação com alguma delas, bem como sentimentos de incerteza diante de uma opção precoce e pouco informada; (3) conflitos e dificuldade em eleger modelos profissionais de inspiração para a sua própria carreira; (4) dúvidas sobre o mercado de atuação após a formação da residência, sobre identidade profissional e manutenção do vínculo com a instituição após conclusão do programa; (5) lacunas na interação entre residentes de anos distintos, diferente do que costuma ocorrer em outras especialidades, onde o *R mais* orienta o *R menos*, que frequentemente o acompanha; (6) dificuldade em lidar com o sofrimento dos pacientes, em parte devido à inexperiência e incertezas na conduta (os *protocolos* de conduta são menos aplicáveis em psiquiatria) etc.

O programa foi organizado e implementado nas reuniões da Comissão de Residência. Criou-se um grupo de trabalho composto por professores, assistentes e preceptores que, assessorado pelo grupo de Tutoria da Graduação da FMUSP, estabeleceu o Projeto de Mentoria para os Residentes de Psiquiatria do IPq, objetivando criar um espaço de reflexão, troca de experiências e integração entre residentes, professores e assistentes do IPq. Foi proposta a constituição de pequenos grupos compostos por um mentor e residentes em diferentes fases da formação, preferencialmente um de cada ano acadêmico, visando trocas vivenciais entre colegas com diferentes níveis de experiência.

A composição do grupo de mentores partiu de uma lista de docentes voluntários interessados no tema, em seguida apresentada aos residentes para escolha de seu mentor, com base em alguns critérios: os grupos deveriam ser compostos por um residente de cada ano acadêmico (incluindo-se preceptores e R4 de subespecialidades) e contar com no mínimo dois e, de preferência, no máximo seis residentes. Alguns residentes já formados mantiveram sua participação nos grupos, o que além de enriquecer as trocas demonstrou a força do vínculo criado nos grupos. Embora a adesão ao projeto não tivesse caráter obrigatório, nesses três anos iniciais praticamente todos os residentes aderiram.

Os encontros são externos ao complexo hospitalar, em horários alternativos à grade de atividades, alternando locais previamente acordados, frequentemente envolvendo atividades que propiciem ambiente acolhedor e informal, favorecendo a troca de experiências e provimento de suporte emocional e lazer. Estipulou-se frequência mínima de um encontro a cada dois meses e, diante de situações individuais mais complexas, os mentores foram encorajados a promover encontros individuais para adequado suporte. Foram programados encontros semestrais entre mentores e coordenadores do projeto, visando discutir o andamento, trocar experiências e aconselhamento diante de situações problemáticas. Houve casos em que residentes com esgotamento emocional viram no mentor uma figura confiável a quem pedir ajuda. A experiência do projeto tem se mostrado rica e, a julgar pela avaliação subjetiva das pessoas envolvidas, com bons resultados no bem-estar dos residentes e satisfação no ambiente acadêmico.

DESAFIOS E LIMITAÇÕES

A comissão para o futuro da psiquiatria organizada pela WPA[31] traz como maior desafio para os PRMs do mundo o treinamento do psiquiatra para o futuro. A rápida evolução de conhecimentos científicos exigirá programas de treinamento adequados à "uma época em que o conhecimento dos fatos é menos importante do que saber como o conhecimento é obtido e empregado." Para o aprimoramento contínuo da atuação profissional, a simples veiculação de informação deve ser transformada em aprendizado. Além disso, o grupo defende que na próxima década a psiquiatria terá desafios em diversas áreas, conforme descrito no Quadro 6.

Quadro 6 Desafios da Psiquiatria na próxima década para os quais os residentes devem estar preparados

- Cuidado do paciente: mudanças demográficas (envelhecimento, urbanização e migração), desenvolvimento de biomarcadores com potencial impacto em diagnóstico e tratamento, além do emprego de tecnologias digitais que permitam intervenções a distância com populações remotas, são fatores que exigem sensibilidade cultural e capacidade para estabelecer alianças terapêuticas consistentes.

- Sistemas de saúde: serviços precisam ser organizados de modo estratificado, com base em equipes multidisciplinares, voltados para a saúde pública, com a saúde mental integrada à saúde física e adequada às diferentes realidades culturais e econômicas.

- Psiquiatria e sociedade: intervenções sociais e engajamento em políticas de saúde, defesa de direitos de pessoas com transtorno mental, o trabalho com famílias e redes sociais exigirão profissionais com capacidade de comunicação, conhecimentos em ciências sociais e ciências biológicas.

- Políticas e legislação em saúde mental: redução de riscos sociais e fomento de direitos individuais deverão ser reformulados com base em evidências científicas.

Fonte: Bhugra et al., 2017[31].

Além disso, é preciso se preocupar também com os riscos inerentes à comercialização da saúde, como tratamentos destituídos de evidência e interesses de mercado, o que exige transparência e novos métodos de pesquisa, além de educação dos psiquiatras nesse contexto.

No Brasil, a estrutura dos PRMs em psiquiatria obteve considerável avanço nos últimos anos. A expansão dos programas para três anos melhorou muito a qualidade e alcance da formação, embora haja problemas e desafios, como a criação e expansão de programas em regiões menos desenvolvidas do país[4].

No IPq-HCFMUSP, o projeto Acadêmico 2018 do Departamento de Psiquiatria estabelece como meta geral: promover a saúde mental e melhorar a vida de pessoas e famílias afetadas por transtornos mentais. Para isso pretende instruir médicos com sólida formação e atuação multidisciplinar, capazes de diagnosticar e tratar os transtornos mentais comuns e atuar como próxima geração de líderes em psiquiatria, saúde mental e neurociências.

Mais especificamente, com relação ao PRM em psiquiatria, os tópicos vistos anteriormente demonstram direta ou indiretamente os avanços obtidos e limitações encontradas ao longo dos últimos anos. Considerando-se limitações em termos de recursos humanos e financeiros, características de países em desenvolvimento, manter o funcionamento e cumprir as metas propostas já representa um desafio importante. Nesse sentido, o esforço conjunto de docentes e discentes, incluindo-se a participação de funcionários e pacientes da instituição, representa o verdadeiro propulsor do programa. Entretanto, o papel desempenhado pelos preceptores ao longo dos últimos anos constitui a força motriz principal na organização e implementação das melhorias.

Os desafios atuais são inúmeros e a prioridade em atendê-los em grande medida depende de consenso sobre os valores que orientam a instituição como um todo. Há consenso com relação à atualização e aprofundamento de conhecimentos na área biomédica, particularmente no ensino das neurociências em articulação com a clínica, na área psicossocial, através das diversas modalidades de psicoterapias e valorização do enfoque biopsicossocial, no treinamento em psicopatologia e entrevista psiquiátrica, e no esforço em prover um ambiente saudável e acolhedor aos residentes, através de mentoria e práticas de cuidado individual.

Sob o ponto de vista da formação, a metodologia empregada precisa ser melhor estruturada com base nos princípios da teoria de aprendizado adulto, com atividades mais dinâmicas, participativas e pedagogicamente eficazes. Outro aspecto de suma importância é o estímulo ao aprendizado ao longo da vida, uma condição essencial ao bom exercício profissional nos tempos atuais[65].

CONSIDERAÇÕES FINAIS

A residência médica em psiquiatria é requisito essencial à formação de médicos especialistas em psiquiatria. Embora haja alguma heterogeneidade, diretrizes internacionais aconselham um currículo mínimo necessário para a formação psiquiátrica. Contudo, é imprescindível que o programa se adapte à realidade regional em que o profissional irá atuar.

Os centros de formação com maior destaque no âmbito acadêmico atual adotam currículos baseados na aquisição de competências, contemplando atenção ao conhecimento teórico, desenvolvimento de habilidades práticas e atitudes do profissional, destacando a importância do enfoque biopsicossocial. Os programas de residência precisam estar atentos ao bem-estar dos residentes, através de ações preventivas e intervenções individuais apropriadas.

As metodologias de ensino exigem o emprego de técnicas oriundas da teoria do aprendizado em adultos (andragogia) e o treinamento prático supervisionado nos diversos contextos.

A rápida evolução do conhecimento e desdobramentos resultantes de mudanças geopolíticas e sociais constituem desafios futuros de enorme relevância à capacitação profissional, exigindo a incorporação de tecnologias digitais, em especial da telemedicina, aprendizado ao longo da vida e utilização de mecanismos capazes de fomentar o aprimoramento qualitativo contínuo.

Para aprofundamento

- Tasman A, Alfonso CA. Global Perspectives on Psychiatric Education. Mental Health and Illness Worldwide.2 018;1-33.
  ⇨ Tasman, um dos mais reconhecidos especialistas em educação médica em psiquiatria, apresenta suas visões e perspectivas para o ensino em psiquiatria.

- Bhugra D, Tasman A, Pathare S, Priebe S, Smith S, Torous J, et al. The WPA – Lancet Psychiatry Commission on the Future of Psychiatry. The Lancet Psychiatry. 2018;4(10):775-818.
  ⇨ Renomados especialistas em educação em psiquiatria da Associação Mundial de Psiquiatria e da Revista Lancet Psychiatry debatem sobre o futuro da psiquiatria e a necessidade de treinar os residentes para esse desafio.
- World Psychiatry Association WPA Recommendations: Principles and Priorities for a Framework for Training Psychiatrists, 2017. Disponível em: https://www.psichiatria.it/wp-content/uploads/2017/10/WPA-Recommendations-Principles.
  ⇨ As diretrizes e recomendações da Associação Mundial de Psiquiatria sobre princípios e prioridades para a estruturação de um programa de residência médica em psiquiatria.

REFERÊNCIAS BIBLIOGRÁFICAS

1. Martins MA. Ensino médico. Rev Assoc Med Bras. [Internet]. 2006;52(5):282. Disponível em: http://www.scielo.br/scielo.php?script=sci_arttext&pid=S0104-42302006000500002&lng=en. https://doi.org/10.1590/S0104-42302006000500002
2. Howell JD. A History of Medical Residency. Reviews in American History. 201644(1). 126-131.
3. Engel MG. Os delírios da razão: médicos, loucos e hospícios (Rio de Janeiro, 1830-1930). Rio de Janeiro: Fiocruz; 2001.
4. Picon FA, Castaldelli-Maia JM. The current status of psychiatric education in Brazil. Int Rev Psychiatry. 2019;1-5.
5. Calil LC, Contel JOB. Estudo dos programas de residência médica em Psiquiatria do Estado de São Paulo no ano de 1993. Rev Bras Psiquiatr [Internet]. 1999; 21(3):139-44. Disponível em: http://www.scielo.br/scielo.php?script=sci_arttext&pid=S1516-44461999000300004-&lng=en. https://doi.org/10.1590/S1516-44461999000300004.
6. Horimoto FC, Souza AJ. Situação atual da residência de psiquiatria no Centro-Oeste. Rev Bras Psiquiatr. [Internet]. 2004;26(3):213-214. Disponível em: http://www.scielo.br/scielo.php?script=sci_arttext&pid=S1516-44462004000300016&lng=en. https://doi.org/10.1590/S1516-44462004000300016.
7. World Health Organization (WHO). WPA atlas: psychiatric education and training across the world. Geneva: WHO; 2005. Disponível em: https://apps.who.int/iris/bitstream/handle/10665/43345/9241563079_eng.pdf;jsessionid=93CCF535A1823FED408CF1D8FB412CE0?coquence=1. Acesso em: 25 fev. 2020.
8. World Psychiatry Association. WPA Recommendations: principles and priorities for a framework for training psychiatrists; 2017. Disponível em: https://www.psichiatria.it/wp-content/uploads/2017/10/WPA-Recommendations-Principles-and-Priorities-for-Training-Psychiatrists.pdf.
9. Tasman A, Alfonso CA. Global Perspectives on Psychiatric Education. Mental Health and Illness Worldwide. 2018;1-33.
10. Bishop TF, Seirup JK, Pincusand HA, Ross JS. Population of US practicing psychiatrists declined, 2003-13, which may help explain poor access to mental health care; 2016. Disponível em: https://doi.org/10.1377/hlthaff.2015.1643.
11. American Psychiatry Association 2018 Resident/Fellow Census. Disponível em: https://www.psychiatry.org/residents-medical-students/medical-students/resident-fellow-census. Acesso em: 25 fev. 2020.
12. Brasil. Decreto n. 80.281, de 5 de setembro de 1977. Regulamenta a Residência Médica, cria a Comissão Nacional de Residência Médica e dá outras providências.
13. Scheffer M, et al. Demografia médica no Brasil 2018. São Paulo, SP: FMUSP, CFM, Cremesp, 2018. 286 p. Disponível em: http://www.epsjv.fiocruz.br/sites/default/files/files/DemografiaMedica2018%20(3).pdf.

14. Oakley C, Malik A. Psychiatric training in Europe. Psychiatrist. 2010;34:447-50.

15. Kuzman MR, Giacco D, Simmons M, Wuyts P, Bausch-Becker N, Fravre G, et al. Psychiatry training in Europe: views from the trenches. Med Teach. 2012;34(10):e708-17.

16. Frank JR, Snell L, Sherbino J, et al. Draft CanMEDS 2015 Physician Competency Framework – Series I. Ottawa: The Royal College of Physicians and Surgeons of Canada; 2014.

17. Accreditation Council for Graduate Medical Education (ACGME) and the American Board of Psychiatry and Neurology. The psychiatry milestone project. J Grad Med Educ. 2014;6(1):284-304. Disponível em: http://dx.doi.org/10.4300/JGME-06-01s1-11.

18. Dias MC, Riese F, Tasman A. Curriculum development for psychiatric training. In: Fiorillo A, Volpe U, Bhugra D, eds. Psychiatry in practice: education, experience, and expertise. Oxford University Press; 2016.

19. Wazana A, Granich A, Primeau F, Bhanji NH, Jalbert M. Using the literature in developing McGill's guidelines for interactions between residents and the pharmaceutical industry. Acad Med. 2004;79(11):1033-40.

20. Brodkey AC. The role of the pharmaceutical industry in teaching psychopharmacology: a growing problem. Acad Psychiatry. 2005;29(2):222-9.

21. Oliva PF. Developing the curriculum. 5th ed. New York: Longman; 2001.

22. Programa Mínimo para Residência Médica em Psiquiatria. Comissão de Residência Médica em Psiquiatria da Associação Brasileira de Psiquiatria (CRMP-ABP) 2010. Disponível em: http://portal.mec.gov.br/index.php?option=com_docman&view=download&alias=6534-psiquiatria-se-su-rm&Itemid=30192.

23. Arbuckle MR, Travis MJ, Eisen J, Wang A, Walker A, Cooper JJ, et al. Transforming psychiatry from the classroom to the clinic: lessons from the national neuroscience curriculum initiative. Acad Psychiatry. 2020;44(1):29-36.

24. Sabharwal R, Hossain R, Chugh R, Wells M . Learning management systems in the workplace: a literature review. 2018;387-393. Disponível em: https://doi.org/10.1109/TALE.2018.8615158.

25. Ruiz J, Mintzer M, Leipzig R, Portal A. The impact of e-learning in medical education. Academic Medicine. 2006. Disponível em: https://doi.org/10.1097/00001888-200603000-00002

26. Mahoney NR, Boland MV, Ramulu PY, Srikumaran D. Implementing an electronic learning management system for an Ophthalmology residency program. BMC medical education. 2016;16(1):307. Disponível em: https://doi.org/10.1186/s12909-016-0828-5

27. Albarrak A, Aboalsamh H, Abouzahra M. Evaluating learning management systems for University medical education. ICEMT 2010 – 2010 International Conference on Education and Management Technology, Proceedings. 2010;672-7. Disponível em: https://doi.org/10.1109/ICEMT.2010.5657569.

28. **Iftakhar S. Google classroom: what works and how. J Edu Social Scienc. 2016;3(1):12-8.**
    ⇨ **Importante estudo sobre o desenvolvimento de um programa de mentoria na Residência de Psiquiatria, avaliando aspectos metodológicos, desfechos da intervenção e as vivências dos mentorados. Interface com Sala de Aula Digital Gimenez.**

29. Dash S. Google classroom as a learning management system to teach biochemistry in a medical school. Biochemistry and Molecular Biology Education. 2019;47. Disponível em: https://doi.org/10.1002/bmb.21246.

30. Hare E. E-learning for psychiatrists. Psychiatric Bulletin. 2009;33(3):81-3.

31. Bhugra D, Tasman A, Pathare S, Priebe S, Smith S, Torous J, et al. The WPA – Lancet Psychiatry Commission on the Future of Psychiatry. The Lancet Psychiatry. 2017;4(10):775-818.

32. Hardy-Dubernet AC. French Medical Schools: from hierarchy to anomy. European Journal of Education. 2008;43(3):331-51.

33. Weggemans MM, van Dijk B, van Dooijeweert B, Veenendaal AG, Ten Cate O. The postgraduate medical education pathway: an international comparison. GMS J Med Educ. 2017;34(5):Doc63.

34. Lehrmann JA, Walaszek A. Assessing the quality of residency applicants in psychiatry. Acad Psychiatry. 2008;32(3):180-2.

35. National Resident Matching Program. Data Release and Research Committee: Results of the 2018 NRMP Program Director Survey. Washington, DC2018. p. 176.

36. Comissão Nacional de Residência Médica. Resolução CNRM – MEC n. 1, de 7 de agosto de 2000. Estabelece normas para a admissão de candidatos aos Programas de Residência Médica. 2000.

37. Comissão Nacional de Residência Médica. Resolução CNRM n. 08, de 05 de agosto de 2004: Processo seletivo para ingresso em Programa de Residência Médica; 2004.

38. Bhugra D, Malik A, Brittlebank A. Workplace-based assessments in psychiatry. Royal College of Psychiatrists, 2011.

39. Frajerman A, Morvan Y, Krebs MO, Gorwood P, Chaumette B. Burnout in medical students before residency: A systematic review and meta-analysis. Eur Psychiatry. 2019;55:36-42.

40. Pacheco JP, Giacomin HT, Tam WW, Ribeiro TB, Arab C, Bezerra IM, et al. Mental health problems among medical students in Brazil: a systematic review and meta-analysis. Rev Bras Psiquiatr. 2017;0.

41. Rodrigues H, Cobucci R, Oliveira A, Cabral JV, Medeiros L, Gurgel K, et al. Burnout syndrome among medical residents: a systematic review and meta-analysis. PLoS One. 2018;13(11):e0206840.

42. Rotenstein LS, Torre M, Ramos MA, Rosales RC, Guille C, Sen S, et al. Prevalence of burnout among physicians: a systematic review. JAMA. 2018;320(11):1131-50.

43. Rotenstein LS, Ramos MA, Torre M, Segal JB, Peluso MJ, Guille C, et al. Prevalence of depression, depressive symptoms, and suicidal ideation among medical students: a systematic review and meta-analysis. JAMA. 2016;316(21):2214-36.

44. Eckleberry-Hunt J, Kirkpatrick H, Hunt RB. Physician burnout and wellness. In: Brower KJ, Michelle BR (eds.). Physician mental health and well-beingL research and practice. Springer; 2017.

45. Dyrbye LN, Thomas MR, Massie FS, Power DV, Eacker A, Harper W, et al. Burnout and suicidal ideation among U.S. medical students. Ann Intern Med. 2008;149(5):334-41.

46. Van Nguyen H, Laohasiriwong W, Saengsuwan J, Thinkhamrop B, Wright P. The relationships between the use of self-regulated learning strategies and depression among medical students: an accelerated prospective cohort study. Psychol Health Med. 2015;20(1):59-70.

47. Kealy D, Halli P, Ogrodniczuk JS, Hadjipavlou G. Burnout among Canadian Psychiatry Residents: A National Survey. Can J Psychiatry. 2016;61(11):732-6.

48. Sajjadi S, Norena M, Wong H, Dodek P. Moral distress and burnout in internal medicine residents. Can Med Edu J. 2017;8(1):e36-e43.

49. Patel RS, Bachu R, Adikey A, Malik M, Shah M. Factors related to physician burnout and its consequences: a review. Behav Sci (Basel). 2018;8(11).

50. Givens JL, Tjia J. Depressed medical students' use of mental health services and barriers to use. Acad Med. 2002;77(9):918-21.

51. Czyz EK, Horwitz AG, Eisenberg D, Kramer A, King CA. Self-reported barriers to professional help seeking among college students at elevated risk for suicide. J Am Coll Health. 2013;61(7):398-406.

52. Hankir AK, Northall A, Zaman R. Stigma and mental health challenges in medical students. BMJ Case Rep. 2014;2014.

53. Winter RI, Patel R, Norman RI. A qualitative exploration of the help-seeking behaviors of students who experience psychological distress around assessment at medical school. Acad Psychiatry. 2017;41(4):477-85.

54. Thomas CR. Deciding to refer residents for psychiatric evaluation. J Grad Med Educ. 9. United States. 2017. p. 151-3.

55. Windish DM, Reddy S. Beyond Bagels and Yoga: Early Detection and Containment in the Burnout Epidemic. J Gen Intern Med. 2019;34(5):657-8.

56. Broxterman J, Jobe A, Altenhofen D, Eck L. Promoting resident well-being through programmatic scheduled wellness consultation. J Gen Intern Med. 2019;34(5):659-61.

57. Berger L, Waidyaratne-Wijeratne N. Where does resiliency fit into the residency training experience: a framework for understanding the relationship between wellness, burnout, and resiliency during residency training. Can Med Edu J. 2019;10(1):e20-e7.

58. Cohen J, Kassam A. Mentorship for Residents in Psychiatry: a Competency-based Medical Education Perspective with Career Counseling Tools. Acad Psychiatry. 2016;40:441-7. Disponível em: https://doi.org/10.1007/s40596-014-0248-y.

59. Volpe U, Fiorillo A, Jovanovic N, Bhugra D. Mentoring and career coaching. In: Fiorillo A, Volpe U, Bhugra D (eds.). Psychiatry in practice: education, experience, and expertise. Oxford: Oxford University Press; 2016.

60. Straus SE, Sackett DL. Mentorship in academic medicine. Oxford: BMJ Books; 2014.

61. Buell C. Models of mentoring in communication. Comm Rev. 2004;53:56-73.

62. Aubrey B, Cohen P. working wisdom: timeless skills and vanguard strategies for learning organizations. London: Wiley; 1995. p. 23, 44-47, 96-97.

63. Soklaridis S, López J, Charach N, Broad K, Teshima J, Fefergrad M, et al. Developing a Mentorship Program for Psychiatry Residents. Acad Psychiatry. 2015;39:10-15. Disponível em: https://doi.org/10.1007/s40596-014-0163-2.

64. Mascola AJ. Guided Mentorship in Evidence-Based Medicine for Psychiatry: A Pilot Cohort Study Supporting a Promising Method of Real-Time Clinical Instruction. Acad Psychiatry. 2008;32:475-483. Disponível em: https://doi.org/10.1176/appi.ap.32.6.475

65. Hunt J, Brannan E, Sexson S. Lifelong learning for professional development in psychiatry. Psychiatric Clin North Am. 2019;42(3):425-37.

66. Accreditation Council for Graduate Medical Education (ACGME) and the American Board of Psychiatry and Neurology. The psychiatry milestone project. J Grad Med Educ. 2014;6(1):284-304. Disponível em: http://dx.doi.org/10.4300/JGME-06-01s1-11.

67. Bastos O. Primórdios da psiquiatria no Brasil (Editorial). Rev Psiquiatr RS. 2007;29(2):154-5.

68. Chang AY, Ghose S, Littman-Quinn R, Anolik RB, Kyer A, Mazhani L, Seymour AK, Kovarik CL. Use of mobile learning by resident physicians in Botswana. Telemedicine J e-Health. 2012;18(1):11-3. Disponível em: https://doi.org/10.1089/tmj.2011.0050

69. Chu LF, Ngai LK, Young CA, Pearl RG, Macario A, Harrison TK. Preparing Interns for Anesthesiology Residency Training: Development and Assessment of the Successful Transition to Anesthesia Residency Training (START) E-Learning Curriculum. Journal of graduate medical education. 20135(1):125-9. Disponível em: https://doi.org/10.4300/JGME-D-12-00121.1

70. Coêlho BM, Zanetti MV, Lotufo-Neto F. Residência em psiquiatria no Brasil: análise crítica. Revista de Psiquiatria do Rio Grande do Sul. 2005;27(1):13-22.

71. Doolittle BR, Windish DM. Correlation of burnout syndrome with specific coping strategies, behaviors, and spiritual attitudes among interns at Yale University, New Haven, USA. J Educ Eval Health Prof. 2015;12:41.

72. European Federation of Psychiatric Trainees. EFPT recommendations on standards of psychiatric training; 2013. Disponível em: http://www.efpt.eu/images/library/File/EFPT%20.

73. Frenk J, Chen L, Bhutta ZA, Cohen J, Crisp N, Evans T, et al. Health professionals for a new century: transforming education to strengthen health systems in an interdependent world. Lancet. 2010;376:1923-58.

74. Freudenberger HJ. Staff burn-out. J Social Issues. 1974;30(1):1600:13.

75. Grade curricular do programa de residência em psiquiatria da Universidade Yale https://medicine.yale.edu/psychiatry/education/residency/training/clinical/. Acesso em: 25 fev. 2020.

76. Grade Curricular do programa de residência em psiquiatria da Universidade Johns Hopkins. Disponível em: https://www.hopkinsmedicine.org/psychiatry/education/residency_general/curriculum.html. Acesso em: 25 fev. 2020.

77. Gros de Andrade M, Ciasca SV, Fráguas R. A formação do psiquiatra: Residência médica (p. 1978-1989). In: Miguel EC, Gentil V, Gattaz WF (eds.). Clínica psiquiátrica. Barueri: Manole; 2011.

78. Ibrahim G, Tibyampansha D, Kapanda G, Bartlet J, Tarimo C, Mteta K, et al. Implementation of a learning management system for medical students: a case study of Kilimanjaro Christian Medical University College. 2017. Disponível em: https://doi.org/10.15694/mep.2017.000050.

79. Maslach C, Jackson S, Leiter M. Maslach burnout inventory Manual. 3rd edition ed. Palo Alto: Consulting Psychologists Press; 1996.

80. Maslach C, Jackson SE, Leiter MP. Maslach burnout inventory. 3rd ed. Moutain View: CPP; 1997.

81. Orden de 27 de junio de 1989 por la que se establecen las normas reguladoras de las pruebas selectivas para el acceso a plazas de Formación Sanitaria Especializada. 1989;BOE-A-1989-14882.

82. Pickersgill M. What is psychiatry? Co-producing complexity in mental health. Social theory & health: STH. 2012;10(4):328-347. Disponível em: https://doi.org/10.1057/sth.2012.9.

83. Comissão Nacional de Residência Médica. Resolução CNRM n. 02/2006 de 17 de maio de 2006. Dispõe sobre requisitos mínimos dos Programas de Residência Médica e dá outras providências.

84. Ross DA, Arbuckle MR, Travis MJ. "The time is now": integrating neuroscience into psychiatry training. Asian J Psychiatr. 2015;17:126-7.

85. Frank JR, Snell L; Royal College of Physicians and Surgeons of Canada. The Draft CanMEDS 2015. Physician Competency Framework; 2015.

86. Royal College of Psychiatrists. A competency based curriculum for specialist training in psychiatry. 2009. Disponível em: https://www.rcpsych.ac.uk/docs/default-source/training/curricula-and-guidance/curricula-core-psychiatry-curriculum-april-2018.

87. Shorter E. History of psychiatry. Curr Opin Psychiatry. 2008;21(6):593-597. Disponível em: https://doi.org/10.1097/YCO.0b013e32830aba12.

88. Union Européenne des Médecins Spécialistes (UEMS) − [European Union of Medical Specialists/Union Européenne des Médecins Spécialistes (UEMS). European framework for competencies in psychiatry; 2009. Disponível em: http://uemspsychiatry.org/wp-content/uploads/2013/09/2009-Oct-EFCP.pdf.

89. Sutkin G, Wagner E, Harris I, Schiffer R. What makes a good clinical teacher in medicine? A review of the literature. Academic Medicine. 2008;83(5):452-66.

90. Zhang J, Chen X, Gao X, Yang H, Zhen Z, Li Q, Lin Y, Zhao X. Worldwide research productivity in the field of psychiatry. Intern J Mental Health Syst. 2017;11(20). Disponível em: https://doi.org/10.1186/s13033-017-0127-5.

3

Pós-graduação em Psiquiatria

Beny Lafer

Sumário

Introdução
História
Mestrado, doutorado e pós-doutorado
O corpo docente e a produção científica
A estrutura do curso: admissão, disciplinas, projeto de pesquisa e a defesa pública
Publicações e internacionalização
O Programa de Pós-graduação em Psiquiatria da FMUSP
Avaliação dos programas e a evolução da pós-graduação em psiquiatria no Brasil
Considerações finais
Para aprofundamento
Referências bibliográficas

Pontos-chave

- Conhecer as diferenças entre pós-graduação senso lato *versus* senso estrito.
- Reconhecer a importância da pós-graduação na formação de recursos humanos altamente qualificados, com vistas ao ensino, pesquisa e ao desenvolvimento científico e tecnológico.
- Descrever as diferenças entre mestrado e doutorado.
- Conhecer o papel do orientador na pós-graduação e a importância da produção docente.
- Reconhecer a importância da publicação pelos alunos das pesquisas realizadas na pós-graduação.
- Valorizar a importância da internacionalização da pós-graduação e da formação de redes de pesquisa.

INTRODUÇÃO

O avanço do conhecimento médico e psiquiátrico tem sido exponencial nos últimos anos, sendo praticamente impossível proporcionar treinamento completo e adequado para as especialidades nos limites dos seis anos do curso de graduação. Ao final da faculdade de medicina, dificilmente o médico alcança competência suficiente nas especializações científicas, profissionais ou em pesquisa. Sendo assim, após o término da graduação, os médicos (incluindo aqui os futuros psiquiatras), assim como outros profissionais, buscam a formação em cursos de pós-graduação. Essa formação deve preparar o médico para o exercício técnico e profissional da psiquiatria, mas também pode, em situações específicas, prepará-lo para a carreira acadêmica e de pesquisador. Nesse contexto, está inserida a formação de especialistas, mestres e doutores, visando oferecer oportunidades de desenvolvimento científico e aprofundamento da formação profissional obtida no nível de graduação. No Brasil, a pós-graduação está estruturada em duas modalidades: pós-graduação senso lato (*latu sensu*) e pós-graduação senso estrito (*stricto sensu*).

A pós-graduação senso lato visa, principalmente, ao aperfeiçoamento técnico-profissional em uma área mais restrita do saber. Em muitas áreas é também chamada de especialização. Os cursos são oferecidos aos portadores de diploma de curso superior. Nessa categoria estão incluídos os cursos de especialização, os cursos de aperfeiçoamento e os cursos designados como MBA (*Master in Business Administration*) ou equivalentes, que podem ser oferecidos por instituições de ensino superior ou por instituições especialmente credenciadas para atuar nesse nível educacional. Na medicina, e em particular na psiquiatria, o senso lato inclui a residência médica (apresentada em maior profundidade em capítulo específico neste livro) e outras formas de especialização, tanto no país como no exterior.

A pós-graduação senso estrito, objeto do presente capítulo, é de natureza mais acadêmica e voltada para a geração do conhecimento. Destina-se à formação de pesquisadores com amplo domínio de seu campo de saber. Após o término da residência para os médicos, ou de cursos de graduação para profissionais não médicos, existe a possibilidade da continuidade na carreira acadêmica, de trabalhar no desenvolvimento científico e tecnológico, assim como a busca de um aprofundamento na capacitação profissional (docente ou não). O objetivo final dos cursos Senso Estrito é a formação de recursos humanos altamente qualificados, com vistas ao ensino, pesquisa e ao desenvolvimento científico e tecnológico. No senso estrito, os cursos e as disciplinas têm como objetivo a formação do pesquisador e, ao contrário do Senso Lato, não têm caráter profissionalizante.

Os programas de pós-graduação Senso Estrito em psiquiatria ainda são pouco difundidos fora da Europa e América do Norte. Um questionário desenvolvido pela Organização Mundial da Saúde (OMS) e pela Associação Mundial de Psiquiatria (World Psychiatric Association, WPA) foi enviado aos diferentes países membros com o intuito de mapear a qualidade do treinamento de psiquiatras e seu preparo para enfrentar as crescentes demandas globais no atendimento e pesquisa. O estudo mostrou que 122 (68,2%) do total de países do mundo apresentam um programa de treinamento (equivalente à residência) em psiquiatria. Entretanto, apenas 35 (18%) países oferecem cursos de mestrado e 22 (11%) possuem cursos de doutorado em psiquiatria e/ou saúde mental. Além disso, a OMS relatou que existe uma grande disparidade na qualidade e duração dos cursos e na formação de "superespecialistas", mestres e doutores[1]. As informações obtidas por meio do questionário foram publicadas pela OMS no *Atlas: psychiatric education and training across the world,* em 2005, e mostraram uma grande carência, na maior parte dos países, de programas de formação de docentes e pesquisadores em psiquiatria. Abordaremos abaixo a situação atual e o avanço recente nos programas de pós-graduação em psiquiatria no Brasil, assim como a sua importância acadêmica, científica e social.

HISTÓRIA

O título de PhD (*Philosophy Doctor*) foi inicialmente concedido na Idade Média, em diversos países europeus, nos campos da teologia, direito e medicina. Entretanto, os cursos de mestrado e doutorado, na sua concepção atual, só foram introduzidos na primeira metade do século XIX em alguns países da Europa, como Alemanha e França. Naquela época, a universidade deixava de ser uma instituição apenas de ensino e formadora de profissionais para dedicar-se às atividades de pesquisa científica e geração de conhecimento. Nesse contexto surgiram os cursos de pós-graduação, primeiro na Europa e posteriormente nos Estados Unidos, a partir da segunda metade do século XIX. Um exemplo foi a fundação da Universidade Johns Hopkins em 1876, criada especialmente para desenvolver estudos de pós-graduados e voltada para a elaboração de novos conhecimentos, mediante a atividade de pesquisa original[2].

No Brasil, a pós-graduação surge apenas na metade do século XX, mais precisamente em 1951, por meio da "Campanha Nacional de Aperfeiçoamento de Pessoal de Nível Superior" (atual Coordenação de Aperfeiçoamento de Pessoal de Nível Superior, CAPES), com o objetivo de "assegurar a existência de pessoal especializado em quantidade e qualidade suficientes para atender às necessidades dos empreendimentos públicos e privados que visam ao desenvolvimento do país". A retomada do projeto de construção de uma nação desenvolvida e independente era prioritária, principalmente na era do segundo governo de Getúlio Vargas. A industrialização pesada, a criação da Petrobras e a complexidade da administração pública trouxeram à tona a necessidade urgente de formação de especialistas e pesquisadores nas mais diversas áreas do conhecimento: de cientistas qualificados em física, matemática, química e biologia a economistas e pesquisadores sociais. Na época, os cursos de pós-graduação foram criados nas universidades de forma não sistematizada. Até o início dos anos 1960, os programas resumiam-se a algumas dezenas de iniciativas isoladas e inspiradas em diferentes modelos. Destacavam-se os da Universidade de São Paulo (USP), que seguiam o modelo europeu, e os da Universidade Federal do Rio de Janeiro (UFRJ), com forte influência do modelo norte-americano. No modelo europeu, o doutorado era um título para profissionais experientes, para aqueles já integrados à comunidade acadêmica, sem exigência de cursos centralizados na relação professor-orientador. O doutorado seria, então, uma aprendizagem adquirida como parte da carreira acadêmica, apenas finalizado com a defesa de uma tese ou dissertação. Nesses cursos, o aluno desenvolvia seu trabalho de forma isolada e artesanal. No modelo americano, a universidade encontra-se dividida em dois grandes planos que se superpõem hierarquicamente: o *undergraduate* (*college*) e o *graduate*, no qual o centro são os programas de pós-graduação nos quais podem ser obtidos os títulos de Mestrado (*Master*) e o PhD[3].

O ano de 1965 é de grande importância para a pós-graduação no Brasil. Convocado pelo Ministro da Educação do Governo Castelo Branco, o Conselho de Ensino Superior se reúne para definir e regulamentar os cursos de pós-graduação nas universidades brasileiras. O relator foi o Professor Newton Sucupira, da URFJ. Essa regulamentação fica então conhecida como o "Parecer Sucupira", a partir do qual são estabelecidos os conceitos e regras da pós-graduação no país[4]. Na época, 27 cursos são classificados no nível de mestrado e 11 no de doutorado, totalizando 38 cursos no país. Em 1976, é criado o Sistema de Avaliação da CAPES, no qual os avaliadores são professores recrutados em outras instituições. O estabelecimento de critérios e de mecanismos de avaliação conhecidos e aceitos pela comunidade científica e acadêmica permite a CAPES assumir, de forma gradativa, uma centralidade na condução da política de pós-graduação nacional[5]. Abordaremos esse tema de maneira mais específica posteriormente neste capítulo.

A pós-graduação cresceu de forma consistente no país desde a década de 1960, apesar das crises econômicas da década de 1980 e da efêmera extinção da CAPES no governo Collor. Os números indicam que o sistema de pós-graduação tem crescido de forma significativa nos últimos anos, principalmente no segmento das universidades públicas. Atualmente, estão credenciados pelo Ministério da Educação e Cultura (MEC) mais de 3.300 cursos de mestrado e 2.200 de doutorado em todas as regiões brasileiras. Em 2016, foram titulados aproximadamente 48 mil mestres e 20.500 doutores no Brasil[6]. Apesar do desempenho crescente, ainda existe uma grande carência de profissionais altamente qualificados no país. Para se ter uma ideia desta necessidade, o Brasil formou 5,9 doutores por 100 mil habitantes em 2009[7]. Na Alemanha, esse índice foi de 30 doutores por 100 mil habitantes. O índice da Coreia do Sul, um dos países que mais investem em inovação, foi de 14 doutores por 100 mil habitantes, o mesmo número obtido pelos Estados Unidos. Na área médica, 185 programas de pós-graduação Senso Estrito estão credenciados pelo MEC, sendo apenas 6 programas de psiquiatria[7].

MESTRADO, DOUTORADO E PÓS-DOUTORADO

Os programas de pós-graduação consistem em cursos de mestrado e doutorado. As atividades do aluno são obrigatoriamente acompanhadas por orientador credenciado no programa. O mestrado e o doutorado se diferenciam pela amplitude e profundidade dos estudos. O título de mestre não é obrigatório para a obtenção do grau de doutor e a tese de doutorado deve ser sempre baseada em uma investigação original, o que não ocorre necessariamente no mestrado. Considera-se dissertação de mestrado o texto referente ao trabalho supervisionado, que demonstre capacidade de sistematização crítica da literatura existente sobre o tema tratado e capacidade de utilização dos métodos e técnicas de investigação científica e tecnológica. Entretanto, temos observado uma mudança neste padrão nos últimos anos, encontrando pesquisas originais também nas dissertações de mestrado em psiquiatria. Na tese de doutorado, o texto referente ao trabalho de investigação tem que representar uma contribuição original ao tema específico tratado. Além da contribuição original, deve fazer parte da formação do Doutor a capacidade de dominar um método ou aprofundar o estudo em um tópico. Espera-se também que após a conclusão do Doutorado, o pesquisador esteja preparado para orientar alunos de pós-graduação. A duração dos cursos varia entre os programas de pós-graduação. Na área médica, o mestrado tem duração de até 36 meses e o doutorado de até 48 meses. Normalmente, o aluno que ingressa no doutorado com o título de mestre tem até 36 meses para concluir a sua tese.

Após a finalização do doutorado, o pesquisador pode complementar sua formação por meio de um estágio de pós-doutorado na instituição de pesquisa onde realizou seu doutorado ou, de preferência, em outras instituições de pesquisa nacionais ou internacionais. Esse estágio permite a complementação da sua formação e a aquisição de prática acadêmica e de pesquisa junto a equipes de docentes de programas de pós-graduação. É também uma oportunidade de dedicação exclusiva à pesquisa e preparo para o ingresso na carreira acadêmica. O pós-doutorado geralmente é financiado por bolsas e o produto final são

as publicações das pesquisas, não sendo necessários os créditos em disciplinas nem a confecção de tese.

Na área médica existe uma particularidade no modelo americano que é importante salientar: o título de M.D. (*Medical Doctor*) é equivalente ao doutorado e são minoria os docentes americanos em escolas médicas que possuem o título de PhD, reservado aos cientistas que optam por um curso médico que visa à formação de profissionais médicos preparados para seguir carreira em pesquisa básica. Denominados cursos de MD-PhD duram sete ou oito anos e correspondem a apenas 3,1% dos estudantes de medicina dos EUA[8,9]. Nos Estados Unidos, a maioria dos psiquiatras das universidades se envolve com pesquisa durante a residência médica e segue pela carreira através do pós-doutorado em pesquisa (*Postdoctoral Research Fellowship*), não sendo necessária a titulação de PhD para o progresso na carreira acadêmica[10].

O CORPO DOCENTE E A PRODUÇÃO CIENTÍFICA

Ser um pesquisador produtivo é fundamental para o profissional que deseja orientar alunos na pós-graduação. Na graduação, entende-se que um bom professor apresente boa didática. Esse professor pode ou não se dedicar à pesquisa. Na pós-graduação, acredita-se que só ensina a pesquisar quem faz pesquisa, e quanto melhor a qualidade do pesquisador e maior sua dedicação à formação de pessoal altamente qualificado, maior a possibilidade de ser um bom orientador. Sendo assim, é fundamental que o orientador seja produtivo.

Existe um grande debate sobre produção científica e a maneira de medir sua qualidade, assim como inúmeras formas de medir as citações e o impacto das publicações dos professores[11,12]. Atualmente, a qualidade da produção científica dos docentes é medida pelo fator de impacto das revistas nas quais são publicadas suas pesquisas, assim como o número de citações que seus trabalhos recebem. Outro índice importante é o índice-h, também conhecido como número de Hirsch, que quantifica a produção científica de um autor individual com base nas citações que cada um de seus artigos recebe. Um pesquisador com um índice h publicou pelo menos h artigos com pelo menos h citações cada (p. ex., um índice h de 15 significa que um cientista publicou pelo menos 15 artigos, cada um com pelo menos 15 citações). De modo geral, todas são medidas sofisticadas que procuram refletir como o trabalho de pesquisa impactou e influenciou a pesquisa naquela área do conhecimento[13]. Se o trabalho é citado, isso significa que ele está contribuindo para o avanço do conhecimento e na formação de uma massa crítica que permitirá o avanço na sua linha de pesquisa.

A ESTRUTURA DO CURSO: ADMISSÃO, DISCIPLINAS, PROJETO DE PESQUISA E A DEFESA PÚBLICA

No Brasil, um projeto de pesquisa é requerido para admissão em um programa de doutorado. Enquanto alguns programas de psiquiatria admitem alunos baseados apenas na avaliação da qualidade desse projeto de pesquisa, outros aplicam provas escritas e/ou entrevistas. Os critérios de admissão podem variar dependendo dos programas.

As disciplinas de pós-graduação contribuem para a formação básica do estudante, preparando-o para o trabalho de pesquisa individual. O aluno é estimulado a cursar, em um leque de disciplinas oferecidas, aquelas que podem contribuir com maior relevância para seu trabalho individual de pesquisa. Entende-se que, na pós-graduação, a disciplina não deve privilegiar o aspecto informativo, mas sim o trabalho de pesquisa, para o qual o estudante é devidamente instrumentalizado. Sendo assim, são priorizadas disciplinas que estimulem novas pesquisas, apresentem inovações em metodologia de pesquisa e o desenvolvimento de senso crítico do aluno. O orientador deve estimular o aluno a cursar disciplinas que promovam a formação do aluno-pesquisador como, por exemplo, bioética e bioestatística. Durante o percurso na pós-graduação (em geral, entre 12 e 24 meses do ingresso), o aluno é submetido a um exame de qualificação, no qual o seu progresso até aquele momento é avaliado. Durante todo o período em que está matriculado, o aluno desenvolve e executa seu projeto de pesquisa sob supervisão do orientador. Os dados são analisados e a dissertação de mestrado ou tese de doutorado é escrita. Como dissemos acima, na psiquiatria, o mestrado tem duração máxima de 36 meses e o doutorado de até 48 meses.

De modo similar ao modelo Europeu, no Brasil, a avaliação final da tese/dissertação envolve uma defesa pública. A base do raciocínio que dá suporte à ideia da defesa pública é a de que, quando a tese ou dissertação é produzida num ambiente individualizado e fechado, sua qualidade precisa ser ratificada pela comunidade como um todo. A banca examinadora é aquela envolvida na avaliação do produto final (dissertação ou tese). As bancas de mestrado costumam ter três membros, enquanto no doutorado são cinco os membros examinadores. Alguns programas de psiquiatria no Brasil vêm substituindo a tese clássica pela apresentação de um texto de introdução discutindo de forma sistematizada a pesquisa executada pelo aluno, acompanhado das publicações oriundas da pesquisa. No Programa de Psiquiatria da FMUSP, a apresentação da tese completa, contendo uma introdução ao tema, objetivos, hipóteses, resultados e discussão do trabalho é obrigatória.

PUBLICAÇÕES E INTERNACIONALIZAÇÃO

O principal produto da pós-graduação é a formação de mestres e doutores que vão utilizar a experiência adquirida para atuar na pesquisa e na formação de pessoal altamente qualificado. Para isso, é fundamental ensiná-los também a disseminar o conhecimento gerado por suas pesquisas. Sabemos que dissertações e teses antigamente ficavam em bibliotecas e raramente eram lidas pela comunidade científica nacional e internacional. Atualmente, as teses podem ser acessadas no site da CAPES. Entretanto, a melhor forma de disseminação e multiplicação do conhecimento é a publicação do trabalho em periódicos científi-

Quadro 1 Atividades na pós-graduação que vêm aumentando a inserção do Brasil no desenvolvimento científico e tecnológico internacional

- Publicação de artigos em revistas indexadas no ISI e Medline.
- Intercâmbio entre alunos e professores de diferentes universidades.
- Credenciamento de professores de universidades de outros países para ministrar disciplinas e orientar alunos.
- Captação de recursos junto às agências de fomento internacionais.
- Participação de docentes em corpo editorial de revistas internacionais e de impacto.
- Realização de doutorado-sanduíche.
- Estágios de curto prazo para professores dos programas em instituições de pesquisa de ponta do exterior.
- Estágio de pós-doutoramento para jovens doutores.

ficos de impacto. O fator de impacto de cada revista é medido pelo ISI (*Institute for Scientific Information*) e pode ser facilmente obtido no site da revista. Nas instituições acadêmicas, podemos buscar o fator de impacto no portal Periódicos da CAPES (http://www.periodicos.capes.gov.br/). A publicação do trabalho em revista de impacto assegura a divulgação dos resultados no meio acadêmico e científico internacional.

Esta é apenas uma das formas de internacionalização da pós-graduação. Na verdade, o intercâmbio internacional é marca da ação em pós-graduação no Brasil e visto pela comunidade científica como um requisito necessário ao avanço do conhecimento. Assim, além das publicações, podemos mencionar diversas atividades que vêm aumentando a inserção do Brasil no desenvolvimento científico e tecnológico internacional, via ações dos programas de pós-graduação no país (Quadro 1).

O PROGRAMA DE PÓS-GRADUAÇÃO EM PSIQUIATRIA DA FMUSP

No Departamento de Psiquiatria, o Programa de Pós-Graduação teve início no ano de 1973 com o mestrado, passando a contar com o doutorado no ano de 1979. Inicialmente, o Programa foi direcionado apenas para médicos, mas, a partir de 2002, passou a contar com a participação de profissionais provenientes de outras áreas de formação, a saber: psicologia, terapia ocupacional, ciências sociais, ciências biológicas, farmácia, fonoaudiologia, ciências exatas, entre outras.

O Programa busca o fortalecimento da investigação científica original e de ponta nas áreas de epidemiologia, genética psiquiátrica, neurociências, psicofisiologia, neuroimagem, psiquiatria clínica, psicopatologia, psicofarmacologia clínica, psicoterapias, alcoolismo e farmacodependências, psiquiatria da infância e adolescência, e psiquiatria geriátrica. Os projetos dos alunos associados às linhas de pesquisa abordam temas clínicos e terapêuticos, assim como estudos sobre a fisiopatologia dos principais transtornos psiquiátricos. O Programa forma diversos pesquisadores e docentes que passam a difundir e multiplicar esses conhecimentos em outros centros de ensino e pesquisa do país.

O Programa conta com o apoio institucional da CAPES, do Conselho Nacional de Desenvolvimento Científico e Tecnológico (CNPq), da Financiadora de Estudos e Projetos (FINEP) e da Fundação de Amparo à Pesquisa do Estado de São Paulo (FAPESP), na forma de bolsas de mestrado, doutorado, pós-doutorado e produtividade em pesquisa, além de financiamentos de projetos. Desde o início do seu funcionamento até o presente, foram titulados 511 pós-graduandos, sendo 282 mestres e 229 doutores. Em 2019, 81 alunos (37 de mestrado e 44 de doutorado) estavam matriculados no Programa, incluindo médicos (34,5%) e não médicos (65,6%).

A maior parte das atividades são realizadas no Instituto de Psiquiatria (IPq) do Hospital das Clínicas da FMUSP, e se serve de toda a infraestrutura laboratorial e de tecnologia de ponta do complexo hospitalar. Além disso, Laboratórios de Investigação Médica da FMUSP e o Centro de Apoio à Pesquisa (CEAPESQ-IPq), coordenados por docentes do Programa, dão suporte às pesquisas. O Programa oferece 29 disciplinas dentro das linhas de pesquisa dos orientadores e voltadas para a formação do pesquisador e desenvolvimento do espírito crítico do aluno.

Nos últimos 10 anos, foram concedidos financiamentos no total de aproximadamente 32 milhões de reais para pesquisas realizadas pelos docentes do Programa, ou seja, aproximadamente 3,2 milhões de reais/ano. Diversos docentes obtiveram financiamento em agências internacionais, como a Alzheimer's Association, Canadian Institute of Health Research, *National Alliance for Research on Schizophrenia and Depression* (NARSAD), American Psychiatric Association, Wellcome Trust, FAPESP/FWO, Bélgica FAPESP/SPRINT/Canadá, Harvard T.H. Chan School of Public Health e do Medical Research Council, Reino Unido, entre outras.

A produtividade dos docentes do Programa tem aumentado de forma significativa. Os 21 docentes permanentes publicaram 484 artigos científicos com fator de impacto maior que 1,0 no quadriênio 2013-2016, comparado a 270 artigos no triênio anterior (2010-2012), um aumento significativo nas publicações de maior impacto.

As colaborações internacionais são inúmeras, valendo destacar pesquisas importantes com as seguintes instituições:

- Institute of Pychiatry (Universidade de Londres).
- Central Institute of Mental Health, (Universidade de Heidelberg, Alemanha).
- Universidade de Harvard (Boston, EUA).
- Universidade de Duke (Durham, EUA).
- Universidade de Yale (New Haven, EUA).
- Universidade de Johns Hopkins (Baltimore, EUA).
- Universidade do Texas (Houston, EUA).
- Universidade de British Columbia (Vancouver, Canadá).
- Instituto Karolinska – Acordo de Cooperação Acadêmica entre a Universidade de São Paulo, Brasil, e Karolinska Institutet, Suécia.
- Universidade de Groningen, Holanda.

AVALIAÇÃO DOS PROGRAMAS E A EVOLUÇÃO DA PÓS-GRADUAÇÃO EM PSIQUIATRIA NO BRASIL

A CAPES tem inúmeras atividades em relação à pós-graduação no país, sendo que, entre as principais, podemos citar a avaliação dos programas, o acesso e a divulgação da produção científica por meio do Portal CAPES, o apoio financeiro aos programas e a concessão de bolsas no país e no exterior.

O sistema de avaliação da pós-graduação foi implantado pela CAPES em 1976 e, desde então, vem cumprindo papel de fundamental importância para o desenvolvimento da pós-graduação e da pesquisa científica e tecnológica no Brasil. A avaliação e a atribuição de conceitos (ou notas) está baseada no desempenho trienal dos programas e visa estabelecer um padrão de qualidade e contribuir para o aprimoramento destes[14]. Apesar de ter limitações e necessitar de constante aprimoramento, a avaliação dos programas no país vem oferecendo subsídios para a definição da política de desenvolvimento da pós-graduação e para a fundamentação de decisões sobre as ações de fomento dos órgãos governamentais à pesquisa e pós-graduação, resultando em avanços da ciência, da tecnologia e da inovação no Brasil.

Até meados de 1990, as notas eram concedidas em uma escala de cinco níveis, sendo os cursos nota A os melhores e os D e E passíveis de descredenciamento. Nos últimos anos, passou-se a obedecer a uma escala de sete níveis, sendo as notas 5, 6 e 7 o desdobramento da antiga nota A. Assim, foi possível enxergar as nuanças dos melhores cursos e incentivá-los a melhorar cada vez mais. Os programas com notas 1 e 2 são automaticamente descredenciados, enquanto aqueles com conceito 6 e 7 são considerados de qualidade internacional.

Atualmente, temos seis programas de pós-graduação em psiquiatria no Brasil, sendo cinco desses nas regiões Sul-Sudeste. A situação atual dos programas de psiquiatria no Brasil é apresentada nas Tabelas 1 e 2. Além desses seis programas listados nas tabelas, a CAPES incluiu o Programa de Psicobiologia da UNIFESP (Nota 7 na última avaliação) dentro da subárea Psiquiatria-Ciências do Comportamento. Para efeitos comparativos e evolutivos ao longo das avaliações, apresentamos apenas os seis programas de Psiquiatria nas Tabelas 1 e 2, dando destaque para a nota da avaliação CAPES referente ao triênio 2013-2016, o ano de credenciamento do programa pela CAPES e abrangência dos programas em termos de números de linhas de pesquisa contempladas e sua produtividade científica.

Quando comparamos com os dados do triênio 1998-2000, observamos uma forte evolução dos programas. Na época, a nota máxima dos programas era 5 (USP e UNIFESP) e a média de artigos indexados no ISI publicados pelos seis programas era de 75 artigos/ano[15]. Atualmente, a psiquiatria tem 3 programas com a nota 7, a máxima concedida pela CAPES. Ao somarmos toda a produção científica listada na Tabela 2, observamos um total de 2.140 artigos indexados no ISI no último quadriênio, resultando em uma média de 535 artigos/

Tabela 1 Programas de Pós-Graduação em Psiquiatria no Brasil

Instituição	Nome do programa	Início	Linhas de pesquisa	Nota da CAPES
UFPE	Neuropsiquiatria e Ciências do Comportamento	1994	22	4
UFRJ	Psiquiatria e Saúde Mental	1972	4	5
USP	Psiquiatria	1973	10	7
USP/RP	Medicina (Saúde Mental)	1991	4	7
UNIFESP	Psiquiatria e Psicologia Médica	1984	5	6
UFRGS	Ciências Médicas: Psiquiatria	2000	13	7

Fonte: Avaliação CAPES do Triênio 2013-2016.

Tabela 2 Produtividade dos Programas de Pós-Graduação em Psiquiatria

Instituição	Número de docentes permanentes*	Número de Publicações indexadas no ISI FI ≥ 2,36	FI ≥ 0,11 e < 2,36	Total
UFPE	24	65	83	148
UFRJ	25	141	244	385
USP	21	276	208	484
USP/RP	15	164	104	268
UNIFESP	21	213	195	408
UFRGS	21	273	174	447

FI: Fator de impacto.
* Número de docentes no final do triênio.
Fonte: Avaliação CAPES do Triênio 2013-2016.

ano. Um incremento impressionante de mais de 600% em 15 anos. Esse crescimento está em consonância com o observado na ciência brasileira, que apresentou um aumento de 205% nos artigos indexados no ISI, passando de 10.521 para 32.100 artigos/ano na primeira década do século XXI[16]. Um relatório preparado pela Clarivate Analytics usando recursos bibliométricos e analisando o desempenho de trabalhos de pesquisa brasileiros publicados entre 2011 e 2016 na *Web of Science*, mostra o Brasil como 13º país de maior produção científica e um evidente aumento nas colaborações internacionais, com destaque especial à área médica que vem crescendo no número e impacto das publicações[17]. Isso se deve com certeza à evolução e à internacionalização da pós-graduação. Além da melhora consistente dos programas, foram fundamentais para o início da consolidação da pesquisa na área o apoio do CNPq – via fomento a projetos de pesquisa e criação dos Institutos Nacionais de Ciência e Tecnologia – e das agências estaduais de fomento à pesquisa, como a FAPESP, que incentivaram fortemente a formação de redes de pesquisa nacionais e internacionais, permitindo um avanço importante na pesquisa e na formação de doutores.

CONSIDERAÇÕES FINAIS

A pós-graduação Senso Estrito busca a formação de recursos humanos altamente qualificados, com vistas ao ensino, à pesquisa e ao desenvolvimento científico e tecnológico. A sua implementação no sistema de ensino superior é recente no Brasil e tem menos de 40 anos na área de psiquiatria. Atualmente, são credenciados apenas seis programas em psiquiatria no país, o que é insuficiente frente às crescentes demandas de ensino e pesquisa em psiquiatria. O número de pesquisadores na área precisa aumentar de forma consistente se o país planeja ter um desenvolvimento sustentável no longo prazo e também ter uma atuação internacional de destaque na pesquisa psiquiátrica. Além disso, é fundamental que a pesquisa seja valorizada e fortemente fomentada além das universidades. Precisamos desenvolver a relação da universidade com a iniciativa privada, de modo a criar um ambiente propício ao processo de inovação científica e tecnológica, gerando grandes benefícios para a sociedade. Apesar da distribuição regional desigual e das dificuldades em fazer pesquisa no país, podemos afirmar que os programas de pós-graduação em psiquiatria têm apresentado um progresso incontestável nas últimas décadas, com aumento na formação de mestres e doutores, incremento da produtividade científica e forte internacionalização.

Para aprofundamento

- CAPES. Avaliação quadrienal 2013-2016. Disponível em: http://avaliacaoquadrienal.capes.gov.br/.
  ⇨ Excelente relatório que descreve de forma pormenorizada o estado atual da pós-graduação no Brasil, e o progresso em todas as áreas do conhecimento. Aqui, podemos ter acesso a produção dos programas, linhas de pesquisa, alunos titulados, impacto das publicações, internacionalização, entre outros.

REFERÊNCIAS BIBLIOGRÁFICAS

1. World Health Association (WHO). Atlas: psychiatric education and training across the world 16 Feb 2005. Disponível em: URL: www.who.int/entity/mental_health/evidence/Atlas_training_final.pdf.
2. Warren M, ed. Johns Hopkins: knowledge for the world: 1876-2001. The Johns Hopkins University; 2001.
3. Juliano RL, Oxford GS. Critical issues in PhD training for biomedical scientists. Acad Med. 2001 Oct;76(10):1005-12.
4. BRASIL. Conselho Federal de Educação. Parecer n. 977/65. Definição dos cursos de pós-graduação. Brasília, DF, 1965.
5. Fiqueiredo V. O Sistema de C&T no Brasil: institucionalização e desafios. Cadernos de Ciência & Tecnologia, Brasília. 1998;15(2):7-25.
6. CAPES. Avaliação quadrienal 2013-2016. Disponível em: http://avaliacaoquadrienal.capes.gov.br/.
7. CAPES. Relatório de Gestão 2009. Brasília, março de 2010. Disponível em: www.capes.gov.br/sobre-a-capes/relatorios-de-gestao.
8. Brass LF, Akabas MH, Burnley LD, Engman DM, Wiley CA, Andersen OS. Are MD-PhD programs meeting their goals? An analysis of career choices made by graduates of 24 MD-PhD programs. Acad Med. 2010;85(4):692-701.
9. Andriole DA, Whelan AJ, Jeffe DB. Characteristics and career intentions of the emerging MD/PhD workforce. JAMA. 2008;300(10):1165-73.
10. **Rubin EH, Zorumski CF; Psychiatric education in an era of rapidly occurring scientific advances. Acad Med. 2003;78(4):351-4.**
    ⇨ Ótimo artigo que descreve o progresso na educação e formação de psiquiatras, o currículo básico, a necessidade de integração multidisciplinar, assim como as necessidades de uma formação que vá do atendimento primário até o conhecimento da pesquisa de ponta.
11. Lehmann S, Jackson AD, Lautrup BE: Measures for measures. Nature. 2006;444(7122):1003-4.
12. **Ravenscroft J, Liakata M, Clare A, Duma D. Measuring scientific impact beyond academia: An assessment of existing impact metrics and proposed improvements. PLOS ONE. 2017;12(3):e0173152.**
    ⇨ Artigo atual, que discute como medir o impacto das pesquisas, tanto no meio acadêmico como na forma de retorno para a sociedade.
13. Hunt GE, Cleary M, Walter G. Psychiatry and the Hirsch h-index: The relationship between journal impact factors and accrued citations. Harv Rev Psychiatry. 2010;18(4):207-19.
14. Martins CB. Balanço: o papel da CAPES na formação do sistema nacional de pós-graduação. In:CAPES 50 anos: depoimentos ao CPDOC/FGV. Ferreira MM, Moreira RL, orgs. Rio de Janeiro: Fundação Getulio Vargas, CPDOC; Brasília: CAPES, 2003. p. 294-309.
15. Bressan RA, Gerolin J, Mari JJ. The modest but growing Brazilian presence in psychiatric, psychobiological and mental health research: assessment of the 1998-2002 period. Braz J Med Biol Res. 2005;38(5):649-59.
16. Regalado A. Science in Brazil. Brazilian science: riding a gusher. Science. 2010;330(6009):1306-12.
17. Clarivate Analytics Research in Brazil, 2018. Disponível em: https://www.capes.gov.br/.

4

Pós-graduação em psicologia clínica

Andrés Eduardo Aguirre Antúnez
Erika Rodrigues Colombo

Sumário

Histórico
Diversidade teórica
Linhas de pesquisa em programa de pós-graduação em psicologia clínica do Instituto de Psicologia da Universidade de São Paulo
Práticas clínicas: fundamentos, procedimentos e interlocuções
A pesquisa em psicanálise
A pesquisa em psicologia comportamental
A pesquisa em psicologia fenomenológica
A pesquisa em avaliações psicológicas
A pesquisa em psicologia e interdisciplinaridade
Para aprofundamento
Referências bibliográficas

Pontos-chave

- Psicologia clínica.
- Psicanálise.
- Psicologia comportamental.
- Psicologia fenomenológica.
- Avaliação psicológica.
- Psicologia e interdisciplinaridade.

HISTÓRICO

O campo da Psicologia no Brasil teve seus trabalhos iniciados na década de 1930, a partir da criação do primeiro serviço de atendimento psicológico para crianças da América do Sul, na Seção de Higiene Mental da Diretoria de Saúde do Escolar da Secretaria da Educação, fundado pelo Dr. Durval Marcondes, um dos principais responsáveis por levar o ensino e a pesquisa em psicanálise à Universidade de São Paulo (USP)*.

Na década de 1950, o trabalho desenvolvido pelo professor Dr. Durval Marcondes solidificou-se quando este foi convidado pela professora Annita Cabral, do curso de Filosofia da USP, para que organizasse um curso de especialização em Psicologia Clínica, na Cadeira de Psicologia da Faculdade de Filosofia, Ciências e Letras da USP, o que ocorreu em 1958. O professor Dr. Durval Marcondes foi contratado para dirigir o Setor de Clínica, que depois se tornou uma disciplina autônoma[1].

O curso de Psicologia foi idealizado pelos docentes Annita Cabral, Durval Marcondes, Virginia Bicudo, Lygia Alcântara Amaral e Aníbal Silveira, sendo criado oficialmente em 1957, ainda dentro da Faculdade de Filosofia, Ciências e Letras e adquirindo sede própria em 1969, e contando com quatro departamentos: Psicologia da Aprendizagem, do Desenvolvimento e da Personalidade; Psicologia Clínica; Psicologia Experimental; Psicologia Social e do Trabalho.

O Instituto de Psicologia da USP completa 50 anos em 2020. Nesse período, ocorreram diversas mudanças socioculturais no Brasil e no mundo, que se refletem em mudanças e avanços no campo da psicologia clínica. Em seu início, a partir dos estudos de Freud, a psicologia clínica foi fortemente marcada pela perspectiva psicanalítica, mas, ao analisarmos os últimos 20 anos, podemos observar o franco crescimento da psicologia comportamental e, na última década, o desenvolvimento de uma articulação maior da psicologia com outras áreas da saúde e também com escolas filosóficas, mais especificamente, a fenomenologia e outros estudos interdisciplinares.

DIVERSIDADE TEÓRICA

A psicanálise, iniciada por Sigmund Freud, tem sido pesquisada na universidade a partir daqueles que seguiram e

---

* Disponível em: http://www.crpsp.org.br/linha/default.aspx?id_ano=109. Acesso em: 2 de fevereiro de 2020.

desenvolveram sua teoria e técnica – especialmente na Europa e na América do Sul. Atualmente, estuda-se na graduação do curso de Psicologia, na universidade, além de Freud, outros autores que aprimoraram, modificaram e avançaram no desenvolvimento da clínica, em sintonia com as mudanças ocorridas na sociedade e na cultura, como Melaine Klein, Donald Winnicott, Wilfred Bion, Jacques Lacan, Wilhelm Reich, Alfred Adler, Sandor Ferenczi, André Green e tantos outros que desenvolveram pesquisas posteriores a partir desses autores.

Sigmund Freud segue como o autor mais citado pela psicologia brasileira. No entanto, a psicologia comportamental tem se desenvolvido fortemente nas últimas décadas, dada uma relação mais próxima e intensa com a ciência americana e inglesa, em relação às bases filosóficas da análise do comportamento, a terapia analítico-comportamental, a psicoterapia analítico-funcional, a terapia comportamental dialética, a terapia de aceitação e compromisso[1].

As pesquisas atuais em pós-graduação, na área da psicologia clínica, estão mais próximas à medicina e outras áreas da saúde. As duas grandes áreas mais pesquisadas são as abordagens psicanalíticas e as avaliações psicológicas em diálogos interdisciplinares, que representam a base da psicologia clínica na USP.

Nas últimas décadas, a psicologia tem se aproximado de outros campos de conhecimento, como a filosofia fenomenológica, as neurociências e áreas concernentes aos estudos das religiões, místicos e da espiritualidade. Esse fato se deve ao reconhecimento da importância da interdisciplinaridade frente à vasta complexidade que é o ser humano, seus sentimentos, comportamentos e relações pessoais, sociais e comunitárias.

LINHAS DE PESQUISA EM PSICOLOGIA CLÍNICA DO INSTITUTO DE PSICOLOGIA DA UNIVERSIDADE DE SÃO PAULO

Comprometidas em estudar o sofrimento humano, as linhas de pesquisa do Programa de Pós-Graduação em Psicologia Clínica do Instituto de Psicologia da USP estão alinhadas às condições de vida atuais. Busca-se seguir uma perspectiva de desenvolvimento de modelos clínicos que possam ser utilizados em diferentes campos de atuação, predominando o institucional, em relação ao clínico privado, apesar deste último continuar sendo um referencial essencial que não pode deixar de ser contemplado, pois vivemos em uma sociedade na qual o capitalismo é inerente e nem todos os alunos poderão trabalhar em um sistema público há muitas décadas em crise no Brasil.

INVESTIGAÇÕES EM PSICANÁLISE

Carro chefe do Programa de Pós-graduação em Psicologia Clínica do Instituto de Psicologia da USP, atualmente conta com vários psicanalistas de abordagem lacaniana, que abrangem questões referentes a dimensões sociais e políticas. No ambiente acadêmico, há rumores de que a psicanálise está desaparecendo das universidades internacionais, inclusive na França, na Áustria e em outros países. As críticas se referem à falta de evidências

científicas, tal como exigem as metodologias das ciências naturais. No entanto, a perspectiva epistemológica da psicanálise é outra, regida por outros fundamentos metodológicos e epistemológicos próprios, apesar das críticas, fundamentadas ou não, a psicanálise tem contribuído nas pesquisas clínicas na universidade, além de prestar importante serviço à comunidade.

PRÁTICAS CLÍNICAS: FUNDAMENTOS, PROCEDIMENTOS E INTERLOCUÇÕES

Na linha de pesquisa intitulada Práticas Clínicas: fundamentos, procedimentos e interlocuções, estudam-se outras perspectivas clínicas, em diálogo interdisciplinar com outras áreas, como a filosofia, a saúde mental e as práticas públicas. De acordo o com site do Instituto de Psicologia[**] da USP:

> Partindo da ideia das práticas clínicas nos seus diferentes modos de escuta, atenção e intervenção, essas pesquisas visam a estudos críticos, interdisciplinares e geradores de modalidades clínicas de diagnóstico e tratamento dos problemas psíquicos, de personalidade e do comportamento humano, considerando os impasses e desafios na prática clínica no campo social, institucional e privado, levando em conta a promoção, a prevenção e a reabilitação da saúde. Visam, também, a construção e validação de instrumentos e métodos de avaliação e estudos críticos dos instrumentos e métodos de avaliação psicológica. Essas pesquisas procuram, também, questionar e refletir sobre a ação do profissional no enfrentamento das demandas da população brasileira.

A PESQUISA EM PSICANÁLISE

A pós-graduação na linha de pesquisa Investigações em Psicanálise apresenta estudos sobre a transitoriedade e atualidades da obra de Freud[2], bem como princípios gerais da psicanálise de Lacan[3]. Para esses pesquisadores, a presença do pensamento freudiano e a inserção da psicanálise na universidade "se sustenta pelo engajamento dos psicanalistas na produção de conhecimento acadêmico-científico na área, levando em conta as demandas atuais da sociedade e na construção de dispositivos clínicos capazes de acolher o sofrimento das pessoas"[2]. Os pesquisadores procuram desenvolver a formação do psicólogo, a partir dos conceitos teóricos da psicanálise, destacando a metapsicologia freudiana. O sintoma em psicanálise é observado em oposição ao sintoma em medicina. Os pesquisadores defendem a ideia de que os sintomas devem ser interpretados, na medida em que denunciam um sofrimento e trazem uma verdade do sujeito.

A presença do pensamento de Melaine Klein na psicanálise contemporânea segue sendo estudada na universidade[4], englobando: os aspectos clínicos; a análise infantil; a fantasia inconsciente; as memórias e sensações; a compreensão de que as

---

** Disponível em: http://www.ip.usp.br/site/linhas-de-pesquisa-psc-2/. Acesso em 02 fev 2020.

posições libidinais (oral, anal, genital) estão presentes desde o início e em interação; a precocidade da situação edípica; a identificação precoce com a mãe nas meninas e nos meninos; a posição esquizoparanoide e depressiva; a identificação projetiva; a inveja e a gratidão. A partir desses e outros conceitos kleinianos, os pesquisadores procuram demonstrar que Klein levou em conta e manteve-se próxima à experiência de sofrimento e ansiedade de seus pacientes, às forças promotoras de conflito e dor e, depois de desconstruir as defesas, aos modos de ser que impedem, mutilam e inibem a livre manifestação da vida psíquica.

Um autor que segue amplamente estudado é Donald Winnicott, principalmente no que se refere a modificações do método psicanalítico, em busca de um método mais adaptado às necessidades do paciente. Fulgêncio[5], orientador de outro programa de pesquisa do IPUSP[***], cita que "ninguém faz ciência deitado num divã, ninguém se trata seguindo a teoria". O autor indica as principais teses que fundamentam essa compreensão modificada da psicanálise de Winnicott, mostrando a distinção entre os métodos e objetivos da pesquisa científica clínica em psicanálise e os objetivos do tratamento psicanalítico de acordo com Winnicott. Além disso, discorre sobre o modelo de homem, a noção de saúde, os objetivos do tratamento, o desenvolvimento psicoterapia winnicottiana e o fim da análise.

Menos conhecido, porém muito interessante, é Sándor Ferenczi – cujo trabalho propunha técnicas criativas e ativas, o que o levou a se afastar da psicanálise clássica. Para Ferenczi, a psicopatologia não advinha apenas dos conflitos intrapsíquicos, mas era também resposta aos conflitos vividos no contato relacional, "sendo produzidos pelo cuidado inapropriado dos adultos nos seus primeiros anos de vida"[6].

A obra de Bion também segue sendo estudada[7], mas em menor escala. Já o trabalho psicanalítico com grupos em instituições é desenvolvido com novo vigor – desde a fundação das Sociedades de Psicoterapia Analítica de Grupo (SPAGs), em São Paulo, Rio de Janeiro e Porto Alegre, em 1958[8]. O trabalho de psicoterapia em grupo engloba uma pluralidade de olhares teóricos que devem ser articulados – tema do qual trata o livro *Uma introdução psicanalítica ao trabalho com grupos em instituições*, no qual o professor Pablo Castanho[8] discute a teoria de Pichon-Rivière e revisita outros autores, como René Kaës.

Em muitos programas de pós-graduação em psicologia clínica do país estão presentes linhas de pesquisa cujo eixo central se apoia no pensamento lacaniano, tanto pela sua "preocupação intrínseca com problemas de transmissão e fundamentação", quanto pelo seu "apelo crítico à organização do saber-poder na formação do clínico"[3]. Tais pesquisas se estendem ao diálogo interdisciplinar com o campo da saúde, da educação e da análise do discurso.

[***] Professor no Instituto de Psicologia da Universidade de São Paulo, no Departamento de Psicologia da Aprendizagem, do Desenvolvimento e da Personalidade, que possui outras linhas de pesquisa não discriminadas neste capítulo. Linhas de Pesquisa: História e epistemologia da psicanálise; Método de tratamento psicanalítico (Disponível em: http://www.ip.usp.br/site/leopoldo-fulgencio/. Acesso em: 26 fev 2020).

Embora menos estudado, Carl G. Jung segue sendo contemplado em programas de pós-graduação importantes do país. O Instituto de Psicologia da USP conta com uma única professora especialista em psicologia analítica – a professora coordenadora do Laboratório de Estudos da Personalidade Laura Villares de Freitas – que criou o projeto de pesquisa intitulado "A Psicologia de Jung em Contextos Diversos da Realidade Brasileira", com o objetivo de acolher os trabalhos de pós-graduação que orienta.

A PESQUISA EM PSICOLOGIA COMPORTAMENTAL

As terapias comportamentais no Brasil seguiram um rumo diferente em relação ao desenvolvimento dos modelos terapêuticos internacionais. Os analistas comportamentais brasileiros se apoiam em processos básicos constitutivos dos fenômenos comportamentais – incluindo conceitos de Skinner em relação ao comportamento verbal e a subjetividade – bem antes das terapias cognitiva e cognitivo-comportamental se tornarem conhecidas. Tourinho e Cavalcanti[9] cunharam o uso do termo terapia analítico-comportamental (TAC) – que se refere a uma abordagem clínica fundamentada no behaviorismo radical – tornando-o consenso entre os terapeutas brasileiros da área[10]. Zamignani (2007), Meyer et al. (2010) e Cassas (2013) produziram trabalhos nos quais abordam e desenvolvem o processo terapêutico analítico-comportamental.

Leonardi[10], em sua tese de doutorado, analisou a produção de evidências empíricas da terapia analítico-comportamental (TAC) na literatura nacional e internacional e concluiu que a TAC carece de evidências empíricas que comprovem ou rejeitem sua eficácia. Já, no Laboratório de Terapia Comportamental da USP, foram desenvolvidos sistemas de análise do processo terapêutico, a partir da criação do Sistema Multidimensional para a Categorização de Comportamentos na Interação Terapêutica (SIMCCIT) – a partir do qual puderam ser desenvolvidos diversos estudos com maior precisão metodológica[10].

A psicologia analítica funcional (FAP, na sigla em inglês) foi desenvolvida por Kohlenberg e Tsai, na década de 1980, a partir da investigação detalhada da interação entre terapeuta e cliente em sessões de psicoterapia. A partir de suas observações, esses autores desenvolveram uma forma de psicoterapia cujo principal mecanismo de mudança clínica reside na relação vivida entre terapeuta e cliente[11]. Em uma revisão bibliográfica, Mangabeira, Kanter e Del Prette analisaram 80 artigos produzidos entre 1990 e 2010 e concluíram que houve um crescente interesse pelo estudo da FAP no país. Com o objetivo de expandir as pesquisas da FAP a diferentes populações Xavier e Resende trabalharam a FAP com crianças com transtorno desafiador opositor e crianças que sofreram abuso sexual, respectivamente[11]. Já Aranha e Lima propõe o estudo da FAP com delineamento de linha de base múltipla e o efeito da FAP em pessoas com diagnóstico de transtorno de estresse pós-traumático e uso de substâncias, respectivamente[11].

A terapia comportamental dialética (DBT, na sigla em inglês) é uma abordagem fundamentada na análise do comportamento que busca complemento em preceitos da filosofia dialética e da prática Zen. Tal abordagem foi desenvolvida por Marsha Linehan, para o tratamento de comportamentos suicidas e autolesivos, sendo reconhecida como padrão-ouro no tratamento do transtorno de personalidade *borderline* e, atualmente, se estende ao tratamento de outros quadros clínicos, tais como: transtornos alimentares, dependências químicas, depressão maior, adesão a medicamentos e problemas comportamentais severos em crianças e adolescentes. Há poucos estudos referentes à DBT no país[12].

Influenciada pelas psicoterapias humanistas, a terapia de aceitação e compromisso (ACT, na sigla em inglês) é uma abordagem pautada no raciocínio analítico-funcional, mas que busca direcionar o rumo da terapia e avaliar os progressos feitos ao longo do processo terapêutico com base nos valores do próprio cliente. Assim, as intervenções feitas em ACT são, em sua maioria, experienciais e metafóricas. Entre 1986 e 2016, foram realizados, mundialmente, 155 estudos comparando a eficácia da ACT com outros tratamentos – tal número contribui para que a ACT seja considerada uma psicoterapia baseada em evidências, com grande apoio empírico para o tratamento de dor crônica e moderado para os casos de depressão, ansiedade, transtorno obsessivo-compulsivo e psicoses[13].

A terapia ABA (nome derivado do inglês *Applied Behavior Analysis*) é, atualmente, a terapia com maior número de aplicações para o tratamento do autismo no mundo. Os tratamentos baseados na ABA, também chamados "*consequence-based*", foram endossados por diversas associações médicas americanas e indicados como tratamento de escolha pelo *US Surgeon General* (chefe operacional do Corpo de Comissionados do Serviço de Saúde Pública dos Estados Unidos e porta-voz nas questões de saúde pública no governo americano). No Brasil, um estudo realizado em 2011 por Paula et al. apontou a existência de 2,7 casos de transtorno do espectro autista (TEA) para cada 1.000 nascimentos[14]. Diante desse número significativo, é importante ressaltar que a ABA é considerada uma das únicas terapias baseada em evidências científicas no tratamento à população autista. Um programa desenvolvido para pais no Centro para o Autismo e Inclusão Social (CAIS) da USP**** tem demonstrado que pais que aprendem os conceitos da Análise do

Comportamento, e conseguem aplicar o ensino com seus filhos em casa, reduzem os custos com serviços de atendimento clínico para o TEA. Tal fato é de extrema importância em um país como o Brasil, que carece de políticas públicas para o atendimento de pessoas com TEA e seus familiares[14].

A PESQUISA EM PSICOLOGIA FENOMENOLÓGICA

A fenomenologia é um ramo da filosofia fundado por Edmund Husserl (1859-1938), que procura fazer um estudo descritivo dos fenômenos, tais como estes se apresentam à experiência imediata. Ou seja, fazer fenomenologia é descrever, através de um método bem fundamentado, a maneira como algo aparece a nós. A fenomenologia examina a relação entre a consciência e as coisas, é uma filosofia que pretende voltar "às coisas mesmas"[15].

A relação da psicologia com a fenomenologia foi uma das preocupações centrais de Husserl, para o qual ambas deveriam estar ligadas, mesmo possuindo objetivos e métodos de análise diferentes – a Psicologia se interessa pelo que Husserl chamava de "consciência empírica", ao passo que à Fenomenologia cabia a "consciência pura". Para Husserl, a fenomenologia transcendental era capaz de captar o autêntico sentido do conhecimento e da existência humana, podendo proporcionar à psicologia o reestabelecimento de um método e um fundamento que pudesse retomar autenticamente seu objeto (a consciência) – tornando-se, assim, uma autêntica Psicologia, uma "psicologia fenomenológica". A psicologia fenomenológica se baseia na análise da natureza da vida psíquica, sendo uma psicologia pura, na medida em que investiga as vivências psíquicas, constituindo um interesse puro ao ser subjetivo e colocando entre parênteses sua relação psicofísica – esta última, objeto da metodologia experimental inaugurada por Wilhelm Wundt, fortemente criticada por Husserl[15].

As interlocuções entre a fenomenologia e a psicologia, em termos de pesquisa e intervenções, tem crescido no Brasil nos últimos anos. Podemos observar o crescimento do pensamento fenomenológico no meio acadêmico brasileiro, através do trabalho de pesquisadores e estudiosos interessados nas relações da Fenomenologia com as demais Ciências empíricas. Como consolidação desse crescimento podemos citar os dois grupos de trabalho registrados pela Associação Nacional de Pós-Graduação e Pesquisa (ANPEPP) na área, a saber: o GT "Fenomenologia, Saúde e Processos Psicológicos" e o GT "Psicologia e Fenomenologia".

Edith Stein é considerada a discípula de Husserl que melhor compreendeu sua teoria, tendo desenvolvido uma concepção clara do método fenomenológico, que a permitiu analisar o psíquico sem reduzi-lo aos fenômenos psíquicos-naturais. Em suas análises, Stein demonstrou a impossibilidade da estrutura psíquica ser independente do corpo e do espírito*****. Assim,

---

****   O Centro para o Autismo e Inclusão Social (CAIS) é um projeto de extensão desenvolvido dentro do Instituto de Psicologia da USP. Surgiu em 2007 como resultado de uma parceria internacional envolvendo o Brasil (Universidade de São Paulo e Universidade Federal Fluminense) e os Estados Unidos (University of Maryland e University of Wisconsin). Faz parte do Instituto Nacional de Ciência e Tecnologia sobre Comportamento, Cognição e Ensino (INCT | ECCE) e está inserido no Leov (Laboratório de Estudos de Operantes Verbais) do Departamento de Psicologia Experimental da USP. Seus objetivos são: formar alunos para o trabalho inclusivo e prestar atendimento a crianças com Transtorno do Espectro Autista (TEA) e suas famílias. Informações retiradas do Portal de Divulgação Científica do IPUSP. Disponível em: https://sites.usp.br/psicousp/um-espaco-para-o-autismo-dentro-do-ipusp/. Acesso em: 10 fevereiro 2020.

*****   Edith Stein desenvolveu uma antropologia fenomenológica, a partir da análise das vivências (enquanto tudo aquilo que transcorre, a todo o momento, no âmbito subjetivo da consciência individual) para

toda Psicologia, na concepção de Stein, terá como base fenomenológica a unidade corpo-psique-espírito[16].

As pesquisas em Psicologia, fundamentadas nas obras de Edith Stein, tem se desenvolvido no Brasil de forma mais sistemática, desde 2001, a partir da primeira vinda da professora Angela Ales Bello – referência mundial na fenomenologia clássica e responsável, junto à professora Jacinta Turolo Garcia, pela difusão da fenomenologia de Edith Stein entre os psicólogos brasileiros. Tais pesquisas não tratam de uma aplicação direta de conceitos filosóficos no campo da psicologia, mas, sim, da possibilidade de reflexões qualitativas e do desenvolvimento de práticas orientadas por uma fundamentação antropológico-fenomenológica de base, em diálogo interdisciplinar[16].

Ales Bello coloca como fundamental que o psicólogo clínico aprenda a diferenciar as vivências de seus pacientes, de forma a identificar se suas ações foram fruto de uma decisão livre do espírito ou de uma reação psíquica. Em complementaridade, Mahfoud e Massimi[17] apontam que o método de Stein permite uma apreensão do fenômeno psíquico em sua especificidade, sem reduzi-lo às dimensões de corpo e espírito, mas sem omitir a existência das interações profundas entre elas.

Ilustrando a importância da antropologia fenomenológica de Stein para o resgate de uma visão integral do ser humano e para a possibilidade de superação de dicotomias – tais como saúde/doença, indivíduo/comunidade – podemos citar as pesquisas[16] de Silva (2011), Antúnez (2012) e Carneiro (2016), que tratam, respectivamente: da questão do cuidado integral do ser humano no contexto da saúde mental, a partir de entrevistas realizadas com profissionais da Estratégia de Saúde da Família (ESF) e com usuários em sofrimento psíquico; da discussão de experiência clínica e estudo de casos, demonstrando como a noção de estrutura humana corpo-psique-espírito e a vivência de empatia podem ampliar a compreensão do paciente em atendimento clínico; da busca de compreensão das vivências fundamentais de pessoas inseridas em um contexto de violência, a partir de uma intervenção realizada em uma comunidade no Bairro do Uruguai, em Salvador, Bahia. Desde a publicação da primeira tese de doutorado tratando da teoria de Edith Stein, em 1988, de autoria da professora Jacinta Turolo Garcia, diversas pesquisas têm sido realizadas no Brasil e ainda há muitas possibilidades no campo da psicologia a se explorar[17].

Binswanger, a partir das ideias de Husserl e Heidegger, desenvolveu um pensamento próprio, a partir do qual considerava o ser humano como uma existência em sua história de vida, propondo uma compreensão dinâmica e viva da pessoa, na qual o paciente é intérprete de seu próprio sofrimento. Binswanger se aprofundou no acompanhamento clínico de formas de ser esquizofrênicas da existência – especialmente do que, na sua época, era denominado demência maníaco-depressiva. Sua obra foi muito estudada na Itália e, a partir da década

de 1960, teve como um de seus principais representantes o psiquiatra Bruno Callieri[19].

Contemporâneo a Binswanger, temos Minkowski, cuja obra *O tempo vivido,* de 1933, faz uma descrição fenomenológica do conceito de tempo-qualidade (termo que empresta de Bergson, para descrever a dimensão do fenômeno temporal que não se reduz à noção quantitativa), para desenvolver o conceito de *devir,* o qual implica que toda a vida humana está orientada ao futuro, vivido como mar de possibilidades inéditas e inauditas. Tais ideias são a base fundamental do desenvolvimento de sua psicopatologia fenômeno-estrutural[19].

Trabalhos recentes no campo da psicologia têm dialogado com a psicopatologia fenômeno-estrutural de Minkowski. Como exemplo, podemos citar a tese de doutorado de Faizibaioff[20], pesquisa qualitativa sobre vivências de Acompanhamento Terapêutico (AT) em diálogo com a teoria de Minkowski; e a dissertação de mestrado de Colombo[18], relato de uma experiência de um ano e meio em um Ateliê de Desenho de Livre-Expressão – técnica desenvolvida pelo psicólogo francês Michel Ternoy e trabalhada, de forma inédita, com crianças e adolescentes de uma instituição de acolhimento – cujo material produzido foi analisado a partir do método fenômeno-estrutural de Minkowski.

Por fim, a mais recente contribuição fenomenológica para a psicologia, em nosso país, é a fenomenologia da vida desenvolvida por Michel Henry – trazida ao Brasil pela filósofa portuguesa Florinda Martins. Karin Wondracek foi a primeira psicanalista brasileira a desenvolver uma tese de doutorado, a partir da teoria de Michel Henry, na área da teologia. Em 2010, por intermédio do professor Gilberto Safra, Florinda Martins ministrou a conferência "O que pode um sentimento?" no IPUSP. A partir daí, uma forte parceria em pesquisa interdisciplinar se desenvolveu, com eventos científicos internacionais, coautoria em diversos periódicos científicos, desenvolvimento de dissertações de mestrado e contribuições em teses de doutorado.

A fenomenologia da vida de Michel Henry coloca a afetividade, ou mais especificamente a autoafecção como a essência da vida – com base na ideia de que, antes de sermos afetados pelo exterior, pela intencionalidade da consciência, somos afetados pela vida que está em nós, da qual não podemos nos distanciar, nem nos desgrudar. É a vida o foco de interesse de Henry e essa perspectiva tem modificado o modo como compreendemos a psicologia até os dias de hoje. Fenômenos como a inteligência, imaginação, percepção, pensamento, fenômenos como delírios ou alucinações, comportamentos, verbalizações, são diversos modos como a vida se manifesta. O aspecto fundante e originário da vida está na área do sentir, da sensibilidade humana, como sendo a maior das evidências do ser humano, aquela que é invisível, mas que podemos sentir – sentir a vida em nós, vida que é sempre vida em comunidade[1].

A PESQUISA EM AVALIAÇÃO PSICOLÓGICA

A área da avaliação psicológica tem se desenvolvido de forma significativa nas últimas décadas e tem acompanhado

_____

conceber uma estrutura tripartida do ser humano: corpo, psique e espírito. A dimensão do espírito refere-se a uma transcendência inerente a si, onde ocorre o registro dos atos do corpo, que supera a interioridade e a exterioridade, e nos possibilita ter consciência das coisas[18].

as evoluções metodológicas contemporâneas na área da saúde. Damos atenção especial ao método de Rorschach, cuja genialidade e humanidade foi descrita por Yazigi[21], como "um método de avaliação psicológica que permite apreender o conjunto total e os aspectos que compõe a personalidade de cada indivíduo. Capta tanto a condição inata da estrutura de personalidade quanto a dinâmica de seu desenvolvimento" (p. 205).

No Brasil, o teste de Rorschach foi introduzido pelo prof. Aníbal Silveira, quem formou Lucia Coelho e Latife Yazigi, entre as principais pesquisadoras do método, além de outras. Mais recentemente, nas faculdades de psicologia da USP, tanto em São Paulo, quanto em Ribeirão Preto, o sistema francês da Escola de Paris, foi a perspectiva mais utilizada, baseada nas contribuições psicanalíticas[22], bem conduzido e que mantém uma crítica e diferença com outras abordagens[23]. Nos congressos organizados pela International Rorschach Society a perspectiva psicanalítica tem perdido espaço frente às pesquisas realizadas pelo Sistema Compreensivo do Rorschach[24] e mais recentemente para o R-PAS Rorschach – *Performance Assessment System*[25], ambos baseados em evidências científicas sofisticadas, que dão seguranças maiores na aplicação, codificação e validade entre examinadores e interpretação. O R-PAS avalia o engajamento e processamento cognitivo, problemas de percepção e pensamento, stress e distress e percepção de si e dos outros.

O Rorschach não é usado apenas para avaliar e, tendo os resultados, devolvê-los aos interessados, principalmente aos pacientes. Nos Estados Unidos, surgiu uma nova forma de se realizar Avaliação Terapêutica (baseada na teoria de Stephen Finn), que foi trazido ao Brasil por Villemor Amaral[26], a qual utiliza o Rorschach em parceria com o avaliado, de modo cooperativo e colaborativo, discutindo os achados com o paciente para que o momento de avaliação possa se transformar em uma ação terapêutica.

Os desenhos também têm sido investigados há mais de 20 anos por Santoantonio[27,28] e mais recentemente tem sido estudado na USP[29]. Por meio da criação livre de desenhos e imagens, e depois do diálogo compartilhado em grupo, é possível acompanhar e conhecer facetas importantes das pessoas, de modos indiretos é possível conhecermos as pessoas em um ambiente de acolhimento e bem-estar, que possibilita, inclusive, que se converse sobre as dificuldades inerentes da vida.

A PESQUISA EM PSICOLOGIA E INTERDISCIPLINARIDADE

A interdisciplinaridade possibilita acessar determinado objeto do conhecimento por dois ou mais vértices, de modo que haja um diálogo entre eles. Já a transdisciplinaridade é a perspectiva na qual cada método atravessa diferentes disciplinas, como elemento de investigação inerente a cada uma delas[30,31]. A interdisciplinaridade é abordada por Gilberto Safra por dois vértices: o epistemológico e o ético-antropológico. No epistemológico:

Se tomarmos o campo psicanalítico, como foi desenvolvido por Freud, vemos que se trata de um aporte inserido no projeto moderno, no qual o profissional procurará compreender a complexa problemática do ser humano a partir de um único fator: o desejo. Este se torna o conceito pelo qual se pretende compreender os diferentes fenômenos subjetivos. Nos diferentes autores que se seguiram a Freud, encontramos esse mesmo fenômeno; assim, Melaine Klein buscará a compreensão da subjetividade, por meio de um vértice considerado o fundamento do psiquismo humano, a pulsão de morte. Bion assenta a sua contribuição na problemática do pensar; Winnicott, por outro lado, tem na criatividade o elemento fundamental na compreensão do ser humano (Safra, 2018, p.367).

Nas ciências sociais, observa-se o mesmo posicionamento epistemológico do pensamento de Marx, que tenta compreender os fenômenos socioculturais por meio do referente do capital. O método positivista era considerado, até a Segunda Guerra Mundial, o único método que detinha a legitimidade do saber científico. Depois dessa época, gerou-se certo mal-estar no campo científico, que procurava ser o "guardião da utopia"[30,31]. As Ciências Humanas discutem os problemas do ponto de vista crítico, inclusive contra o aparecimento das armas de grande destruição, o nazismo, que utilizava técnicas oriundas das ciências contra o ser humano e para o genocídio judaico. Surge, em nosso país, o Conselho Nacional de Ética em Pesquisa (CONEP), de modo que perspectivas éticas passaram a ser contempladas.

Edith Stein assinala que determinadas teorizações poderiam levar ao adoecimento humano[30,31], não apenas como um problema epistemológico, mas ético. Safra[30,31] afirma que uma vertente que – diferentemente da vertente dos filósofos franceses – tenta abordar o ser humano de modo congruente com o *ethos* humano, é a tradição presente na Europa Oriental, que acolhe a complexidade do ser humano. O autor de tais tradições, mais conhecido entre nós, é Dostoievski, que aborda o ser humano em sua complexidade e sem reducionismos, por meio da reflexão da experiência humana. "Desse modo, discute-se o ser humano, não por meio de abstrações, mas por uma linguagem que se aproxima da vida mesma"[30,31]. Aprofundando a perspectiva de Dostoievski, Bakhtin mostrou que ele produziu um tipo de texto, no qual as diferentes vozes que apareciam eram igualmente apresentadas, de modo que nenhuma se apresenta como hegemônica, e desenvolveu o conceito de "polifonia" ou multiplicidade de vozes – muito útil para abordar as ciências humanas que buscam compreender a condição humana. O diálogo conciliar polifônico pode ser a base epistemológica fundamental para o trabalho interdisciplinar diante do ser humano que, em seus fundamentos, é um ser comunitário.

No vértice ético-antropológico, o "nós" precede o "eu" e o constitui, de modo que a interdisciplinaridade é uma abordagem importante para as Ciências Humanas, também do ponto de vista antropológico-ético, com implicações políticas importantes, que é contrária ao totalitarismo das ideias e do totalitarismo político. Essas noções são úteis para repensarmos a prática e investigação clínica atual, de modo a fazer frente às diversas modalidades de sofrimentos na atualidade, já que vivemos um momento sociocultural inédito em outras épocas da história da humanidade.

Para aprofundamento

- Meyer G. What Rorschach performance can add to assessing and understanding personality. International Journal of Personality Psychology. 2017;3(1):36-49.
  ⇨ Gregory Meyer revisa as metanálises realizadas sobre a validade do Rorschach, como uma tarefa de desempenho comportamental que fornece um complemento útil às características de personalidade aos clínicos e pesquisadores.
- Finn ES. Implications of recent research in neurobiology for psychological assessment. Journal of Personality Assessment. 2012;94(5):440-9.
  ⇨ Stephen Finn mostra que falhas de apego e trauma precoce podem estar relacionados a psicopatologias do hemisfério direito e que intervenções psicológicas que promovam experiências emocionais são mais eficazes, nesses casos, do que aquelas de reestruturação cognitiva.
- Ales Bello A. Il senso dell'umano: tra fenomenologia, psicologia e psicopatologia. Roma: Castelvecchi; 2016.
  ⇨ Angela Ales Bello traz contribuições de três disciplinas interligadas pelo sentido do humano: a filosofia fenomenológica, a psicologia e a psicopatologia. Discute o sentido do humano e o lugar da consciência nessas três perspectivas, para compreender a complexidade do ser humano e também das formas patológicas do mesmo.

REFERÊNCIAS BIBLIOGRÁFICAS

1. Antúnez AEA, Safra G. A psicologia clínica e a fenomenologia da vida de Michel Henry. In: Antúnez AEA, Safra G (eds.). Psicologia clínica da graduação à pós-graduação, 1.ed. Rio de Janeiro: Atheneu; 2018.
2. Moretto MLT, Gomes IC. Por falar em Freud: transitoriedade e atualidades. In Psicologia clínica da graduação à pós-graduação. In: Antúnez AEA, Safra G (eds.). Psicologia clínica da graduação à pós-graduação, 1.ed. Rio de Janeiro: Atheneu; 2018.
3. Moretto MLT, Priszkulnik L, Dunker CIL. Princípios gerais da psicanálise de Lacan: clínica e pesquisa. In: Antúnez AEA, Safra G (eds.). Psicologia clínica da graduação à pós-graduação, 1.ed. Rio de Janeiro: Atheneu; 2018.
4. Cintra EMU, Ribeiro MFR. A presença do pensamento de Melaine Klein na psicanálise contemporânea. In: Antúnez AEA, Safra G (eds.). Psicologia clínica da graduação à pós-graduação, 1.ed. Rio de Janeiro: Atheneu; 2018.
5. Fulgêncio L. A pesquisa clínica e teórica em psicanálise do ponto de vista de Winnicott. In: Antúnez AEA, Safra G (eds.). Psicologia clínica da graduação à pós-graduação, 1.ed. Rio de Janeiro: Atheneu; 2018.
6. Goldfajn DS, Kupermann D, Martins KPH. As contribuições teórico-clínicas de Sándor Ferenczi. In: Antúnez AEA, Safra G (eds.). Psicologia clínica da graduação à pós-graduação, 1.ed. Rio de Janeiro: Atheneu; 2018. p. 35-40.
7. Castelo Filho C. Wilfred R. Bion e a psicanálise do desconhecido. In: Antúnez AEA, Safra G (eds.). Psicologia clínica da graduação à pós-graduação, 1.ed. Rio de Janeiro: Atheneu; 2018.
8. Castanho P. Grupos psicoterapêuticos: abordagem psicanalítica. In: Antúnez AEA, Safra G (eds.). Psicologia clínica da graduação à pós-graduação, 1.ed. Rio de Janeiro: Atheneu; 2018.
9. Tourinho EZ, Cavalcante SN. Por que terapia analítico-comportamental? ABPMC Contexto. 2001;23:10.
10. Meyer SB, Leonardi JL, Oshiro CKB. A terapia analítico-comportamental. Psicoterapia analítico funcional (FAP): mudança clínica evocada e modelada pela vivência terapêutica. In: Antúnez AEA, Safra G (eds.). Psicologia clínica da graduação à pós-graduação, 1.ed. Rio de Janeiro: Atheneu; 2018.
11. Hartmann AVB, Oshiro CKB, Vartanian JF. Psicoterapia analítico funcional (FAP): mudança clínica evocada e modelada pela vivência terapêutica. In: Antúnez AEA, Safra G (eds.). Psicologia clínica da graduação à pós-graduação, 1.ed. Rio de Janeiro: Atheneu; 2018.
12. Leonardi JL. A terapia comportamental dialética (DBT). In: Antúnez AEA, Safra G (eds.). Psicologia clínica da graduação à pós-graduação, 1.ed. Rio de Janeiro: Atheneu; 2018.
13. Assaz DA, Kovac R, Oshiro CKB, Meyer SB. A terapia de aceitação e compromisso (ACT). In: Antúnez AEA, Safra G (eds.). Psicologia clínica da graduação à pós-graduação, 1.ed. Rio de Janeiro: Atheneu; 2018.
14. Hübner MMC, Sousa MVA, Tardem MF, Hübner L. Terapia comportamental para o autismo: análise do comportamento aplicada. In: Antúnez AEA, Safra G (eds.). Psicologia clínica da graduação à pós-graduação, 1.ed. Rio de Janeiro: Atheneu; 2018.
15. Goto TA, Holanda AF, Costa II. Edmund Husserl: a fenomenologia e as possibilidades de uma psicologia fenomenológica. In: Antúnez AEA, Safra G (eds.). Psicologia clínica da graduação à pós-graduação, 1.ed. Rio de Janeiro: Atheneu; 2018.
16. Antúnez AEA, Carneiro SFB, Goto TA. Edith Stein e a psicologia. In: Antúnez AEA, Safra G (eds.). Psicologia clínica da graduação à pós-graduação, 1.ed. Rio de Janeiro: Atheneu; 2018.
17. Mahfoud M, Massimi M (orgs.). Edith Stein e a psicologia: teoria e pesquisa. Belo Horizonte: ArteSã; 2013. 472p.
18. Colombo ER. Ateliê de desenho de livre-expressão com crianças acolhidas: um diálogo entre clínica e fenomenologia. 2018. 149 f. Dissertação (Mestrado) – Instituto de Psicologia da Universidade de São Paulo, São Paulo, 2018.
19. Antúnez AEA, Safra G, Moretto MLT, Yazigi L, Meyer SB, Wondracek KHK (eds.). Psicologia clínica da graduação à pós-graduação. Rio de Janeiro: Atheneu; 2018. p.437.
20. Faizibaioff DS. Entre atoleiros e becos sem saída: descrição fenomenológica dos impasses vivenciais experienciados por acompanhantes terapêuticos. 2016. 87 f. Tese (Doutorado) – Instituto de Psicologia da Universidade de São Paulo, São Paulo, 2016.
21. Yazigi L. Hermann Rorschach: genialidade e humanidade. In: Antúnez AEA, Safra G (eds.). Psicologia clínica da graduação à pós-graduação, 1.ed. Rio de Janeiro: Atheneu; 2018.
22. Souza MA, Pasian SR. O sistema francês (Escola de Paris) do Rorschach: histórico, ensino, pesquisa e contribuições psicanalíticas. In: Antúnez AEA, Safra G (eds.). Psicologia clínica da graduação à pós-graduação, 1.ed. Rio de Janeiro: Atheneu; 2018.
23. Nascimento RSGF, Semer NL. Contribuições psicanalíticas ao método de Rorschach. In: Antúnez AEA, Safra G (eds.). Psicologia clínica da graduação à pós-graduação, 1.ed. Rio de Janeiro: Atheneu; 2018.
24. Exner JE. The Rorschach: a comprehensive system. Vol. I: Basic foundations. New York: Wiley; 1975.
25. Resende AC, Pianowski G. Otimização do Rorschach por meio do Rorschach Performance Assessment System (R-PAS). In: Antúnez AEA, Safra G (eds.). Psicologia clínica da graduação à pós-graduação, 1.ed. Rio de Janeiro: Atheneu; 2018.
26. Villemor-Amaral AE. O processo de avaliação terapêutica. In: Antúnez AEA, Safra G (eds.). Psicologia clínica da graduação à pós-graduação, 1.ed. Rio de Janeiro: Atheneu; 2018.
27. Santoantonio J, Ribeiro ATIA. Ateliê de pintura de livre expressão: espaço terapêutico compartilhado de criação. In: Antúnez AEA, Safra G (eds.). Psicologia clínica da graduação à pós-graduação, 1.ed. Rio de Janeiro: Atheneu; 2018.
28. Santoantonio J, Pacchioni de Deus A. As oficinas de geração de renda no centro de atenção psicossocial da Universidade Federal de São Paulo (CAPS/UNIFESP): possibilidades e desafios. In: Antúnez AEA, Safra G (eds.). Psicologia clínica da graduação à pós-graduação, 1.ed. Rio de Janeiro: Atheneu; 2018.

29. Colombo ER, Antúnez AEA. Ateliê de desenho de livre-expressão com crianças acolhidas: reflexões a partir da fenomenologia da vida. Revista Cultura e Extensão USP. 2018;19:59-72.

30. Safra G. O sagrado na experiência terapêutica. In: Antúnez AEA, Safra G (eds.). Psicologia clínica da graduação à pós-graduação, 1.ed. Rio de Janeiro: Atheneu; 2018.

31. Safra G. Psicologia clínica e interdisciplinaridade. In: Antúnez AEA, Safra G (eds.). Psicologia clínica da graduação à pós-graduação, 1.ed. Rio de Janeiro: Atheneu; 2018.

32. Antúnez AEA, Martins F, Ferreira MV. Apresentação: a fenomenologia da vida em Michel Henry e a psicologia clínica. Psicologia USP. 2014;26(3):316-7.

33. Faizibaioff DS, Antúnez AEA. O aspecto pessoal (vivido) em Minkowski como fundamento diagnóstico e metodológico da Psicopatologia Fenômeno-Estrutural. Boletim Academia Paulista de Psicologia. 2015;35(88):39-58.

34. Fulgêncio L. As especulações metapsicológicas de Freud. Revista de Filosofia e Psicanálise Natureza Humana. 2003;5(1):127-64.

35. Goto TA, Moraes MAB. O giro idealista de Husserl e sua recepção no pensamento de Edith Stein. Revista Fenomenologia e Direito. 2015; 8:31-54.

36. Herzberg E, Barros IPM. Teste de apercepção temática (TAT): uso clínico e em pesquisa. In: Antúnez AEA, Safra G (eds.). Psicologia clínica da graduação à pós-graduação, 1.ed. Rio de Janeiro: Atheneu; 2018.

37. Herzberg E, Mattar A. Instrumentos clínicos utilizados no Departamento de Psicologia Clínica da USP: 10 anos depois. Boletim de Psicologia. 2008;58(128):39-54.

38. Holanda AF. Martin Buber: a vida em diálogo. In: Antúnez AEA, Safra G (eds.). Psicologia clínica da graduação à pós-graduação, 1.ed. Rio de Janeiro: Atheneu; 2018.

39. Leonardi JL, Velasco SM. Bases filosóficas da análise do comportamento e o desenvolvimento das terapias comportamentais. In: Antúnez AEA, Safra G (eds.). Psicologia clínica da graduação à pós-graduação, 1.ed. Rio de Janeiro: Atheneu; 2018.

40. Leonardi JL. O lugar da terapia analítico-comportamental no cenário internacional das terapias comportamentais: um panorama histórico. Perspectivas em Análise do Comportamento. 2015;6:119-31.

41. Leonardi JL, Meyer SB. Prática baseada em evidências em psicologia e a história da busca pelas provas empíricas da eficácia das psicoterapias. Psicologia: Ciência e Profissão. 2015;35:1139-56.

42. Maia SM. Interface entre psicologia clínica e fonoaudiologia, para além da linguagem. In: Antúnez AEA, Safra G (eds.). Psicologia clínica da graduação à pós-graduação, 1.ed. Rio de Janeiro: Atheneu; 2018

43. Martins F, Antúnez AEA. Michel Henry: sense of self na hallucination. Estudos de Psicologia. 2016;33(3):425-30.

44. Meyer SB, Oshiro C Donadone JC, Mayer RCF, Starling R. Subsídios da obra Comportamento Verbal de B. F. Skinner para a terapia analítico-comportamental. Revista Brasileira de Terapia Comportamental e Cognitiva. 2008;10:105-18.

45. Moretto MLT, Priszkulnik, L. Sobre a inserção e o lugar do psicanalista na equipe de saúde. Tempo Psicanalítico. 2014;46(2):287-98.

46. Oliveira CM, Safra G. Possibilidades de atendimento familiar na clínica do acompanhamento terapêutico. In: Antúnez AEA, Safra G (eds.). Psicologia clínica da graduação à pós-graduação, 1.ed. Rio de Janeiro: Atheneu; 2018.

47. Oshiro CKB, Kanter JW, Meyer SB. A single-case experimental demonstration of Functional Analytic Psychotherapy with two clients with severe interpersonal problems. International Journal of Behavioral Consultation and Therapy. 2012;7(2-3):111-6.

48. Pasian SR, Okino ETK. Avaliação psicológica no campo da orientação profissional: contribuições do teste de fotos de profissões (BBT-BR). In: Antúnez AEA, Safra G (eds.). Psicologia clínica da graduação à pós-graduação, 1.ed. Rio de Janeiro: Atheneu; 2018.

49. Pasian SR, Okino ETK, Melo Silva LL. O teste de fotos de profissões (BBT) de Achtnich: histórico e pesquisas desenvolvidas no Brasil. PsicoUSF. 2007;12(2):173-87.

50. Parente SMBA. Uma visão clínica dos problemas de aprendizagem no campo da educação. In: Antúnez AEA, Safra G (eds.). Psicologia clínica da graduação à pós-graduação, 1.ed. Rio de Janeiro: Atheneu; 2018.

51. Pianowski G, Meyer GJ, Villemor-Amaral AE. The impact of R-Optimized administration modeling procedures on Brazilian normative reference values for Rorschach scores. Journal of Personality Assessment. 2016;98(4):408-18.

52. Reis BB, Holanda AF, Goto TA. Husserl e o Artigo para a Enciclopédia Britânica. Psicologia em Estudo. 2016;21(4):629-40.

53. Ribeiro MRF. Uma reflexão conceitual entre identificação projetiva e enactment. O analista implicado. Cadernos de Psicanálise do Rio de Janeiro. 2016;38(35):11-8.

54. Safra G. Placement: modelo clínico para o acompanhamento terapêutico. Psychê. 2006;10(18):13-20.

55. Safra G. A contribuição de Michel Henry para a prática clínica na atualidade. Psicologia USP. 2015;26(3):378-83.

56. Santoantonio J, Antúnez AEA. Ateliê de desenho e Rorschach: estudo fenômeno-estrutural. Paidéia. 2010;20(45):117-22.

57. Villemor-Amaral AE. Perspectivas para a Avaliação Terapêutica no Brasil. Avaliação psicológica. 2016;15(2):249-55.

58. Yazigi L, Nashat S. Learning from de Inkblot. Rorschachiana. 2012;33:214-35.

59. Yazigi L. Introduction Rorschachiana. Journal of the International Society for the Rorschach. Göttingen: Hogrefe Publishing. 2011;1:254.

60. Yazigi L, Duarte CS, Santoantonio J, Antúnez AEA, Silva Neto ACP, Santana PR. Chimeric Rorschach and laterality. Journal of the International Society for the Rorschach. Göttingen: Hogrefe Publishing. 2002;25:139-54.

61. **Osmo A, Kupermann D. Confusão de línguas, trauma e hospitalidade em Sándor Ferenczi. Psicologia em Estudo. 2012;17(2):329-39.**
   ⇨ Pesquisadores brasileiros que estudam e aplicam as recomendações e técnica ativa de Sándor Ferenczi – autor que revolucionou a psicanálise em ambientes institucionais.

62. **Cooper JO, Herom TE, Heward WL. Applied behavior analysis. New Jersey: Pearson; 2007.**
   ⇨ O livro traz uma descrição completa dos princípios e procedimentos para aqueles que desejam se aprofundar na compreensão dos conceitos e técnicas da terapia ABA.

63. **Antúnez AEA, Martins F, Ferreira M. Apresentação: a fenomenologia da vida de Michel Henry e a psicologia clínica. Revista Psicologia USP. 2015;26(3):316-7.**
   ⇨ Trata-se da apresentação do dossiê trilíngue sobre Michel Henry e a Psicologia, com artigos de colegas brasileiros e estrangeiros, estudiosos da fenomenologia da vida.

64. **Finn S. Pela perspectiva do cliente: teoria e técnica de avaliação terapêutica. São Paulo: Hogrefe; 2017.**
   ⇨ Trata da avaliação terapêutica, como técnica colaborativa semiestruturada, que envolve o cliente na discussão de suas experiências, por meio da aplicação de instrumentos e sessões de intervenção.

65. **Philippi Jr A, Silva Neto AJ. Interdisciplinaridade em ciência, tecnologia e inovação. Barueri: Manole; 2011.**
   ⇨ A obra promove a reflexão sobre teorias e práticas interdisciplinares e contribui para o diálogo institucional e para a adoção de novas modalidades de geração de conhecimento.

Seção 6

Pesquisa em psiquiatria

Editor de área

Andre Russowsky Brunoni

1

Aspectos éticos da pesquisa clínica na psiquiatria

Helio Elkis

Sumário

Introdução
Aspectos históricos
    Breve história dos ensaios clínicos na medicina em geral e na psiquiatria
    Os experimentos durante o Holocausto e o Código de Nuremberg
    A Declaração de Helsinque (1964)
Princípios éticos da pesquisa clínica
O grupo controle e o uso do placebo
Comitês de ética em pesquisa (CEP)
O Termo de Consentimento Livre e Esclarecido (TCLE)
Considerações sobre o TCLE para pacientes psiquiátricos
Regulamentação ética das pesquisas clínicas no Brasil
Para aprofundamento
Referências bibliográficas

Pontos-chave

- O Código de Nuremberg e a Declaração de Helsinque são as bases dos princípios que regem os aspectos éticos da pesquisa clínica na medicina em geral e na psiquiatria em particular.
- O Termo de Consentimento Livre e Esclarecido (TCLE) é o instrumento que contém os princípios fundamentais propostos pelo Código de Nuremberg e pela Declaração de Helsinque.
- Alguns pacientes psiquiátricos podem apresentar comprometimento de julgamento, repercutindo na sua capacidade de tomar decisões e, consequentemente, de assinar o TCLE. No entanto, é possível avaliar essa capacidade e tentar estimulá-la, antes do responsável assumir esta responsabilidade.
- Os aspectos regulatórios éticos das pesquisas no Brasil estão na Resolução n. 466/2012, do Conselho Nacional de Saúde[1]. Todo pesquisador deve conhecê-la.

INTRODUÇÃO

O objetivo deste capítulo é apresentar uma visão clara e útil dos principais aspectos éticos que envolvem as pesquisas clínicas em psiquiatria, particularmente em relação aos ensaios clínicos, cujos aspectos científicos estão apresentados no capítulo "Psiquiatria baseada em evidências".

Apresentaremos as origens históricas dos aspectos éticos que envolvem as pesquisas clínicas, e que são indispensáveis para a compreensão dos aspectos éticos que estão presentes na pesquisa clínica de nossos dias. Os aspectos relacionados à pesquisas psiquiátricas são discutidas ao longo do texto.

ASPECTOS HISTÓRICOS

Breve história dos ensaios clínicos na medicina em geral e na psiquiatria

Na medicina geral

Várias fontes históricas concordam que o primeiro ensaio clínico bem documentado foi descrito no Tanach (Bíblia Hebraica ou Antigo Testamento), no livro de Daniel, em torno de 600 anos antes da era comum (A.C.)[2]. O livro conta a história de Daniel, que provinha da casa real do Rei Iehoaikim (Joaquim), da tribo de Judá, mas que fora levado para Babilônia, após a tomada de Jerusalém por Nabucodonosor.

Daniel e outros três prisioneiros, escolhidos por serem considerados especialmente dotados, foram convidados a frequentar a corte de Nabucodonosor, mas, para tal, deveriam seguir os costumes dietéticos locais e, entre eles, alimentar-se à base de carne e vinho. Daniel decidiu não se contaminar (sic) e então propôs uma prova, conforme está descrito no relato original (Daniel 1:1-1:16):

> "Faz uma prova com teus servos, eu te peço, durante dez dias, dando-nos por alimento e bebida somente legumes e água. Que sejam examinados (após esse período) nossos semblantes em comparação com os dos jovens que se alimentaram com a comida do rei; e age para conosco conforme o vires. Ele os atendeu e, após dez dias, e ao fim deste tempo, seus semblantes tinham melhor aparência e se mostravam mais robustos do que todos os jovens que se alimentavam com comida do rei...."[3].

A prova de Daniel antecipou o método científico empregado nos ensaios clínicos modernos: os participantes de uma nova intervenção (dieta vegetariana) foram alocados para o grupo experimental (GE) e, aqueles que continuaram com o mesmo tipo de dieta (carne) foram considerados o grupo controle (GC). Ao final do período de experimentação (dez dias) os participantes de ambos os grupos foram avaliados por meio de uma medida de desfecho: a apreciação do estado de saúde por meio da observação do *fácies*, método propedêutico utilizado até hoje na medicina.

Durante o período medieval, Avicena (1025) sugeriu que dois casos de natureza diferentes deveriam ser tratados com o mesmo medicamento e seus efeitos analisados *a posteriori* e, meio século depois, em 1537, o cirurgião francês Ambroise Paré comparou dois métodos para o tratamento de feridas de guerra: o uso de óleo fervente, tradicionalmente utilizado para queimá-las; e o uso de uma espécie de unguento, à base de ovos, óleo de rosas e terebintina. Paré, quando se levantou pela manhã para passar visita nos doentes, observou que aqueles que receberam a novo tratamento "sentiam pouca dor, apresentavam somente pequenos edemas e puderam dormir durante a noite"[4].

Duzentos anos depois, realizou-se aquele que foi considerado o primeiro ensaio clínico aleatorizado, feito pelo médico britânico James Lind, em 1747. Nesse ensaio, o cirurgião observou clara melhora do escorbuto nos doze marinheiros que receberam dieta à base de cítricos, em relação aos que não receberam[2,4-6].

O primeiro estudo com placebo foi realizado pelo médico americano Austin Flint, que administrou um extrato de ervas para comparar seu efeito em relação ao tratamento usual de pacientes com reumatismo. Flint observou que vários pacientes melhoraram devido a sua confiança no tratamento, e chamando-o "medicamento placeboico"[4].

Já o primeiro estudo duplo-cego ocorreu na Inglaterra, no qual médicos e pacientes não tinham conhecimento em relação ao conteúdo dos vidros de patulina (um extrato da penicilina) para o resfriado comum. As enfermeiras tiravam os rótulos e os repunham novamente, e depois os médicos avaliavam os pacientes. A patulina não mostrou nenhum efeito sobre o resfriado comum[4].

No entanto, os participantes desses ensaios clínicos não eram distribuídos adequadamente, ou seja, na mesma proporção em ambos os grupos (o grupo experimental de Daniel era formado por quatro pessoas, não sabemos quantos participavam do grupo controle) ou mesmo nível de gravidade (Daniel e seus três amigos eram considerados pessoas de alta capacidade), comprometendo assim o experimento e criando o que hoje chamamos viés de seleção.

Esse problema metodológico foi solucionado somente no século XX, na década de 1920, por Sir Bradford-Hill, que criou o método da randomização, uma técnica cientificamente eficaz de aleatorização, e que permitia que os participantes pudessem ser alocados de forma equilibrada para o grupo experimental ou para o grupo controle. Surgiram assim os Estudos Randomizados Controlados (ERC)[2]. Sir Bradford-Hill foi o estatístico que coordenou e analisou os dados do estudo randomizado controlado da estreptomicina para tuberculose, realizado na Inglaterra em 1947, liderado por George Marshall[4].

Na psiquiatria

A utilização do placebo coincide com o aparecimento dos primeiros ensaios clínicos em psiquiatria. Por exemplo, o primeiro estudo controlado não randomizado em psiquiatria foi realizado por Kopellof e Cheney em 1922, para testar a hipótese de que focos infecciosos nas amídalas e dentes estariam associados ao aparecimento de sintomas de melancolia e de psicose. O grupo experimental (operados) era formado por 27 pacientes e o controle por 33 pacientes (não operados ou grupo placebo). Não foram observadas diferenças entre os dois grupos (a variável de desfecho não foi bem definida)[7].

Como bem observado por Shorter, o efeito placebo em psiquiatria é considerável, se comparado àquele observado nos ensaios clínicos realizados em pacientes portadores de tuberculose[8] e em dois ensaios clínicos realizados comparando os pacientes consigo próprios nos períodos de medicação ativa e placebo. Dessa maneira, em 1954, foram publicados os primeiros estudos com lítio em mania por Schou[9] e clorpromazina em esquizofrenia por Elkes e Elkes[10].

No entanto, oficialmente o primeiro ERC com placebo em psiquiatria é de autoria de Louis Lasagna, que comparou dois hipnóticos padrão (hidrato de cloral e pentobarbital sódico) *versus* metilparafinol (Dormison) e placebo. Este estudo foi publicado também em 1954[11].

O mérito da realização do primeiro ERC duplo cego em psiquiatria é atribuído a David Lewis Davies, reitor do Instituto de Psiquiatria de Londres, e Michael Sheperd[12], residente chefe na ocasião, que testaram a reserpina *versus* placebo em pacientes com depressão e ansiedade, um grande feito na época. No entanto, outros antidepressivos muito eficazes, como a imipramina, não foram objeto de estudos controlados, somente comparados a controles históricos[8].

No entanto, nenhum destes estudos descreve que os pacientes que deles participaram assinaram qualquer tipo de termo de consentimento pois, na época, não havia comitês de ética, como ocorre hoje. Para entender esse aspecto precisamos retroceder no tempo e verificar o que aconteceu durante a Segunda Guerra Mundial, particularmente durante o Holocausto.

Os experimentos durante o Holocausto e o Código de Nuremberg

Durante o período conhecido como Shoa ou Holocausto (1933-1945), os nazistas prenderam em campos de concentração e mataram sistematicamente milhões de pessoas, bem como praticaram uma série de experimentos com seres humanos, na maioria judeus, mas também ciganos, poloneses, comunistas, homossexuais, prisioneiros soviéticos e pacientes psiquiátricos[13].

Após o final da Segunda Guerra Mundial foram realizados os Julgamentos de Nuremberg, sendo o mais conhecido aquele que julgou os criminosos de guerra Rudolf Hess e Hermann Göring. No entanto, houve um segundo julgamento, dirigido a profissionais envolvidos em atos praticados em seres humanos, com objetivo de pesquisar tratamentos médicos ou avaliar certas condições clínicas, com objetivo de obter informações que poderiam ser utilizadas no front de guerra. Algumas delas foram: injetar micro-organismos (p.ex., malária) para avaliar a resistência a infecções; injeções de água do mar para transformá-la em água-doce; avaliar a resistência de pessoas em situações extremas expondo-as à altas ou baixíssimas temperaturas ou então à resistência pulmonar em grandes altitudes[14-16].

Obviamente, tais experimentos eram feitos sem o consentimento dos participantes, constando nos autos escritos pelas autoridades responsáveis pela condução do julgamento que "... esses réus, eram totalmente capazes de compreender a natureza de seus atos e, na sua maioria, eram excepcionalmente qualificados para formar um juízo moral e profissional de seus atos, sendo assim responsáveis por assassinatos em massa e torturas indescritivelmente cruéis que perpetraram"[14].

Embora existisse um código de ética escrito na Alemanha em 1931, e que protegia os direitos de voluntários de pesquisa, tais direitos foram violados pelos médicos nazistas[15]. O Código de Nuremberg é considerado o primeiro marco regulatório para pesquisas clínicas em seres humanos. Seus dez princípios fundamentais estão apresentados no Quadro 1.

Quadro 1 Os princípios básicos do Código do Nuremberg

1. O consentimento voluntário do sujeito é absolutamente indispensável.
2. Experiências devem ser feitas apenas para resultados não alcançáveis por outros meios e para o bem da humanidade.
3. A experiências devem ser baseadas nos resultados de pesquisas com animais.
4. Experimentos devem ser projetados para minimizar os danos aos sujeitos da pesquisa.
5. Experimentos não devem ser feitos se houver motivos que podem ter como desfecho a morte ou dano permanente.
6. O grau de risco não deve exceder os possíveis benefícios da pesquisa para a sociedade.
7. Devem ser feitos preparativos adequados para proteger os sujeitos.
8. As experiências devem ser feitas apenas por pesquisadores cientificamente qualificados.
9. Os sujeitos devem ter a liberdade de interromper sua participação no experimento a qualquer momento.
10. Os pesquisadores devem estar preparados para encerrar o experimento a qualquer momento, se tiverem razão para acreditar que o mesmo coloca os sujeitos da pesquisa em risco de morte ou dano permanente.

Fonte: adaptado de Markman e Markman, 2007[14].

Embora alguns aspectos do Código de Nuremberg, como o da necessidade de experimentação animal prévia em animais, sejam criticáveis à luz dos conhecimentos atuais[16], ele serviu de base para a elaboração da Declaração de Helsinque, de 1964, que estabeleceu as normas para conduta em pesquisa clínica moderna.

É importante lembrar que antes do surgimento do código de Nuremberg, estudos não éticos e considerados racistas, também foram conduzidos em outros países, como ocorreu nos Estados Unidos, em 1932, no Condado de Macon, Alabama, para determinar a curso natural de sífilis latente não tratada em homens negros. Esse estudo, conhecido pelo nome de estudo de Tuskegee, incluiu 400 homens sifilíticos, bem como 200 homens não infectados, que serviram como controle.

O primeiro relatório do estudo Tuskegee foi publicado em 1936, e os subsequentes a cada 4 a 6 anos, até 1960. Quando a penicilina ficou disponível em 1950, os sujeitos da pesquisa não receberam tratamento. Somente em 1972, o Departamento de Saúde, Educação e Bem-Estar Americano interrompeu o estudo por considerá-lo eticamente injustificável[17].

A Declaração de Helsinque (1964)

A Associação Médica Mundial elaborou a primeira versão de uma declaração de princípios de ética em pesquisa na cidade de Helsinque, na Finlândia, em 1964 e, por isso, foi batizada com o nome de Declaração de Helsinque (DoH). Posteriormente, o documento recebeu várias emendas, sendo a última feita em 2013, no Brasil, na cidade de Fortaleza.

A DoH esclareceu, interpretou e estabeleceu os princípios éticos em pesquisa tendo como base os princípios estabelecidos no Código de Nuremberg, reconhecendo a relevância da pesquisa clínica como importante estratégia social para melhorar o bem-estar humano. Além disso, esse documento propiciou princípios básicos de ética em pesquisa que devem ser respeitados.

O primeiro princípio estabelecido pela DoH é de que "a saúde do meu paciente será minha primeira consideração" e que "um médico deve agir no melhor interesse do paciente quando fornecer cuidados médicos". Este princípio serve de guia para a condução de pesquisas clínicas atualmente uma vez que "cada sujeito de pesquisa deve ser adequadamente informado dos objetivos, métodos, fontes de financiamento, eventuais conflitos de interesse, associações institucionais do pesquisador, os benefícios esperados e riscos potenciais do estudo, bem como o desconforto que isso pode acarretar"[14].

A versão da DoH, de 1964, continha 32 artigos; e a versão de Fortaleza de 2013 contém 37 artigos, abrangendo os seguintes tópicos: Riscos Ônus e Benefícios, Grupos e Indivíduos Vulneráveis, Requisitos Científicos e Protocolos de Pesquisas, Comitês de Ética em Pesquisa, Privacidade e Confidencialidade, Consentimento Informado, Uso do Placebo, Provisões Pós-Ensaio, Registro da Pesquisa e Publicação e Disseminação dos Resultados e Intervenções Não Comprovadas na Prática Clínica[18].

A DoH passou a regulamentar a prática da pesquisa clínica em todo o mundo e qualquer artigo científico que apresente resultados de um ensaio clínico deve declarar que o mesmo seguiu os princípios estabelecidos pela DoH. Há uma tradução brasileira da DoH, feita pelo Prof. Miguel Roberto Jorge, disponível na internet: https://www.wma.net/wpcontent/uplo ads/2016/11/491535001395167888_DoHBrazilianPortugue- seVersionRev.pdf

PRINCÍPIOS ÉTICOS DA PESQUISA CLÍNICA

Os princípios éticos em pesquisa foram estabelecidos por Beauchamp e Childress no seu livro *Principles of biomedical ethics*, publicado em 1979 (atualmente na 7ª edição, publicada em 2013)[19]. Esses princípios estão apresentados na Tabela 1, complementados com contribuições de outros autores que trataram do mesmo tema.

O GRUPO CONTROLE E O USO DO PLACEBO

Estudo de intervenção que testam um novo tratamento experimental num grupo de sujeitos (grupo experimental – GE) em comparação com outro grupo que não recebe o mesmo tipo de tratamento (grupo controle – GC), são considerados o nível mais alto de evidência científica, sobretudo se a seleção para os grupos for feita de forma aleatorizada, nos chamados estudos randomizados controlados (ERC) (ver Capítulo "Psiquiatria baseada em evidências").

A eficácia de um tratamento pode ser definida quando a intervenção experimental produz um resultado benéfico em comparação com o resultado obtido no grupo controle. Para que isso ocorra, geralmente, o GC deve receber uma intervenção neutra ou placebo, mas é possível também que o GC receba uma substância ativa muitas vezes chamada de tratamento padrão (em inglês: *treatment as usual* ou TAU).

Quando o GC recebe o tratamento ativo, há dois tipos de ensaios: o de superioridade (o novo tratamento do GE deve ser mais eficaz que o tratamento atual) e o de não inferioridade (anteriormente chamado de equivalência). Neste último caso o GE mostrou eficácia comparável ao GC (tratamento usual) (ou tratamento usual)[23].

A necessidade de comparação do tratamento experimental *versus* um GC, seja ele de qualquer tipo, justifica-se em termos de metodologia científica. A última revisão da DoH acrescentou o parágrafo 33 a respeito do placebo, que apresentamos na sua forma original[18]:

> *"33- The benefits, risks, burdens and effectiveness of a new intervention must be tested against those of the best proven intervention(s), except in the following circumstances:*
> *Where no proven intervention exists, the use of placebo, or no intervention, is acceptable; or*
> *Where for compelling and scientifically sound methodological reasons the use of any intervention less effective than the best proven one, the use of placebo, or no intervention is necessary to determine the efficacy or safety of an intervention and the patients who receive any intervention less effective than the best proven one, placebo, or no intervention will not be subject to additional risks of serious or irreversible harm as a result of not receiving the best proven intervention.*
> *Extreme care must be taken to avoid abuse of this option".*

Como podemos observar, da maneira como estão escritos, trechos desses parágrafos podem gerar dúvidas em relação a necessidade de uso do placebo em ensaios clínicos. A tradução para o português dos últimos parágrafos dessa versão apresenta-se da seguinte maneira:

Tabela 1   Os quatro princípios básicos da ética em pesquisa clínica

Autonomia	■ A autonomia é capacidade de auto-determinação de uma pessoa. No caso da pesquisa refere-se a capacidade do sujeito decidir participar, após ter sido suficientemente informado e ter entendido com clareza a natureza da pesquisa da qual vai participar. ■ Certos tipos de participantes podem não preencher este critério, como é o caso de crianças e pessoas com problemas cognitivos. Nesses casos, é obrigatória a participação de um responsável.
Beneficiência	■ Baseia-se no principio moral de que devemos fazer o bem. No caso de uma pesquisa, deve ter o objetivo de promover o bem-estar do participante e da sociedade. ■ Este princípio também diz respeito a ideia de que a pesquisa deve maximizar possíveis benefícios e minimizar os possíveis danos.
Não maleficência	■ Baseia-se no principio moral de que não devemos fazer o mal e, consequentemente, uma pesquisa não deve causar maleficios para o participante. ■ A tomada de decisões é item crucial neste aspecto e, para tal, o adequado equilíbrio entre os benefícios e os riscos deve ser avaliado por meio de uma análise apropriada para este fim (análise risco-benefício).
Justiça	■ É uma propriedade de um sistema político, sendo muitas vezes chamada de «dever imperfeito». A justiça pode ser retributiva ou distributiva. No caso de uma pesquisa, a distribuição dos benefícios deve ser equitativa. Este princípio diz respeito a uma justa seleção de sujeitos para pesquisa, provenientes de uma população que possa ter mais chance de se beneficiar dela. A seleção dos sujeitos não pode ser discriminatória, devendo ter como base somente o problema que está sendo estudado. ■ Este princípio também estabelece que o participante entenda que, ao participar de uma pesquisa, ele sabe que tem as mesmas chances ou entende existir um "equilíbrio" (em inglês: *equipoise*) entre as chances de ser alocado tanto para o grupo experimental quanto para o grupo controle.

Fonte: adaptada de Beauchamp e Childress, 2013[19]; Avasthi et al., 2013[20]; Portney e Watkins, 2009[21]; Edwards et al., 1998[22].

"Quando por razões convincentes e cientificamente sólidas, o uso de qualquer intervenção menos efetiva que a melhor comprovada, o uso do placebo, ou não intervenção, é necessário para determinar a eficácia ou a segurança de uma intervenção.

E os pacientes que recebem qualquer intervenção menos efetiva que a melhor comprovada, placebo, ou não intervenção não estarão sujeitos a riscos adicionais de danos graves ou irreversíveis como resultado de não receber a melhor intervenção comprovada. Extremo cuidado deve ser tomado para evitar abuso desta opção."

Krol et al. argumentam que, apesar do item "razões convincentes e cientificamente sólidas" ser discutível, o mesmo justifica o uso do placebo, uma vez que seu uso não provoca danos irreversíveis[23], enumerando as vantagens e desvantagens dos ensaios clínicos controlados com placebo (Tabela 2).

Tabela 2 Argumentos contra e a favor dos ensaios clínicos controlados com placebo

A favor	Contra
São cientificamente mais confiáveis	Não é ético não administrar um tratamento quando ele está disponível
Pacientes que participam não são menos desfavorecidos em termos de sua saúde e, inclusive, melhoram	Há questões relativas ao entendimento do que seja o placebo no caso do Termo de Consentimento (ver item Considerações sobre o TCLE para pacientes psiquiátricos)
Requerem menor tamanho de amostra	Pacientes que recebem placebo são menos representativos da população clínica que está sendo testada
Expõe menos os pacientes a efeitos nocivos de medicamentos experimentais	
A Declaração de Helsinque permite esses estudos quando há razões científicas convincentes	
Recomendadas por agências reguladoras na testagem de novos medicamentos (p.ex., FDA – Estados Unidos)	

Fonte: adaptada de Krol et al., 1998[23]. FDA: Food and Drug Administration; TCLE: termo de consentimento livre e esclarecido.

É importante lembrar que as taxas de resposta ao placebo em psiquiatria são bastante elevadas, dependendo do tipo de transtorno e da variável de desfecho escolhida: 32% no episódio agudo da esquizofrenia (desfecho: redução de 50% da Escala Breve de Avaliação Psiquiátrica – BPRS); 24% na mania aguda (desfecho: redução de 50% da escala de Young); 30% na depressão maior (desfecho: 50% de redução na escala de Hamilton-D); 50% no transtorno do pânico (desfecho: 50% na redução dos ataques de pânico)[24].

No entanto, os tratamentos biológicos descobertos antes de 1950, que precederam os tratamentos farmacológicos em psiquiatria, nunca foram objeto de qualquer tipo de ensaio clínico: a indução de crises de malária para cura da neurossífilis (em 1917) por Jauregg, a leucotomia pré-frontal para o tratamento das psicoses (em 1935) por Egas Moniz – ambos agraciados com o premio Nobel – bem como a eletroconvulsoterapia (ECT), desenvolvida por Cerlleti e Bini em 1938, nunca foram testados em comparação com controles ou *versus* placebo[25].

COMITÊS DE ÉTICA EM PESQUISA (CEP)

As instituições nas quais são desenvolvidas pesquisas devem contar com um Comitê de Ética em Pesquisa (CEP) (*Institutional Review Board-IRB*), que deve ser composto por, pelo menos, cinco membros. Nos CEP não pode haver predominância de homens ou de mulheres, ou de um determinado grupo profissional e, basicamente, um CEP deve ter competência científica para poder avaliar os projetos de pesquisa da instituição. Pelo menos um membro deve ser capaz de avaliar questões não científicas como, por exemplo, um advogado, um religioso ou um *expert* em ética. Há necessidade de inclusão de um ou mais membros leigos no CEP, e também um representante dos participantes de ensaios clínicos[21].

O TERMO DE CONSENTIMENTO LIVRE E ESCLARECIDO (TCLE)

O Termo de Consentimento Livre e Esclarecido (TCLE) é o fundamento da pesquisa clínica. Os princípios básicos para sua confecção são os seguintes[21]:

- Os participantes devem ser inteiramente informados, de acordo com as seguintes premissas:
  - » A explicação da pesquisa deve ser completa, com todos os detalhes possíveis.
  - » Caso o participante não possa ler o TCLE, o mesmo deve ser lido em voz alta.
  - » Certas informações que podem produzir algum tipo de viés (p.ex., "após o sorteio, você poderá poderá ou não ir para o grupo que receberá o novo tratamento"). Nesses casos, tais informações podem permanecer não reveladas durante o período do estudo mas, obrigatoriamente, devem ser reveladas ao final do estudo.
  - » Os riscos e os efeitos colaterais dos procedimentos devem ser claramente explicados.
  - » Se os riscos forem superiores aos considerados mínimos, deve ficar explícita a disponibilidade de tratamento médico e, inclusive, a possibilidade de compensação financeira no caso de dano permanente.
  - » Os participantes deverão ser informados de novos riscos, que antes eram desconhecidos, e que surgiram durante o estudo, mesmo que isto afete a vontade do paciente de continuar no estudo.

- » Os participantes devem também ser informados dos potenciais benefícios, mas é necessário informá-los de que não há garantias .
- » O pesquisador responsável deve explicar ao participante a importância do estudo dos achados para o futuro de outra pessoas.
- Deve haver total confidencialidade e anonimato:
  - » O confidencialidade representa a proteção para os participantes da pesquisa.
  - » Os nomes dos participantes devem ser substituídos por números, ou registros hospitalares, para garantir o anonimato.
  - » Se houver gravação ou fotografia, esses procedimentos devem constar do TCLE.
  - » O acesso a esse tipo de material é livre e o participante pode retirar seu consentimento a qualquer momento.
- O TCLE deve ser escrito em linguagem leiga:
  - » A linguagem deve ser clara e simples, adequada o suficiente para ser compreendia por indivíduos com baixo nível de escolaridade.
  - » Nunca empregar linguagem técnica (p.ex., "será utilizada venopunctura para coleta de sangue", em vez de "colheremos uma amostra do seu sangue usando uma seringa, em uma de suas veias do braço").
- O pesquisador deve estar disponível para perguntas e intercorrências a qualquer tempo.
  - » O pesquisador deve personalizar a informação para cada tipo de participante.
  - » Os participantes devem se sentir livres para entrarem em contato quando quiserem.
- A assinatura do TCLE é um ato voluntário:
  - » Deve ficar claro ao participante que está participando do projeto de pesquisa por vontade própria.
  - » Embora exista a possiblidade de remuneração para participação em outros países, esta prática é proibida no Brasil (ver Resolução n. 466/2012)[1].
  - » Outros tipos de compensação também não podem se admitidas (p.ex., no caso de pesquisas educacionais: aumentar o valor da nota do aluno, se ele participar do projeto ou responder a um determinado questionário).
- Proteção de pessoas com maior grau de vulnerabilidade:
  - » Alguns participantes não podem assinar o TCLE porque não são capazes de compreendê-lo, particularmente casos de deficiência intelectual, transtornos psiquiátricos graves e transtornos do desenvolvimento. Nesses casos, o TCLE deve ser assinado por um responsável.
  - » No caso de crianças, é obrigatória a assinatura por um responsável legal. A criança, se puder compreender, deve também assentir.
  - » A posição de vulnerabilidade e de necessidade de agradar ou de obter algum tipo de benefício pode comprometer a capacidade de decisão de participantes, como prisioneiros, estudantes ou moradores de asilos.
- Possibilidade de retirada do consentimento e interrupção do estudo:

- » O participante tem direito a retirar o TCLE a qualquer momento, sem qualquer tipo de prejuízo para sua condição ou para a qualidade do seu atendimento.
- » Isso pode ocorrer antes, durante ou depois do estudo; e o participante pode, inclusive, solicitar que seus dados sejam descartados.
- » O estudo pode ser interrompido a qualquer momento, a critério do pesquisador, particularmente para proteção do paciente.

Nota: um exemplo em relação a este último quesito: muitos estudos foram suspensos durante a pandemia do Covid-19, não só para proteção de seus participantes, mas também de seus acompanhantes ou responsáveis.

No Quadro 2, estão descritos os itens básicos para a elaboração do TCLE.

Quadro 2 Principais itens que devem constar no Termo de Consentimento Livre e Esclarecido (TCLE)

Objetivo da pesquisa
Procedimentos
Riscos e desconfortos
Benefícios
Tratamentos existentes para a condição a ser pesquisada
Confidencialidade
Possibilidade de solicitação de qualquer tipo de informação sobre o estudo
Retirada do TCLE a qualquer momento durante o estudo
Medidas jurídicas cabíveis, se houver dano ao participante
Confirmação da participação
Assinaturas

Fonte: adaptado de Portney e Watkins, 2009[21].

CONSIDERAÇÕES SOBRE O TCLE PARA PACIENTES PSIQUIÁTRICOS

Os princípios anteriormente apresentados são totalmente aplicáveis nas pesquisas psiquiátricas, uma vez que psiquiatria é medicina.

Em termos do TCLE, no entanto, há uma grande discussão na literatura no que se refere a capacidade de certos pacientes psiquiátricos, particularmente aqueles com comprometimento cognitivo (p.ex., esquizofrenia ou demências), poderem ou não assinar o TCLE, ou quando é necessária a assinatura por parte do responsável pelo paciente[26,27].

Dessa forma, foi desenvolvido um instrumento específico para avaliação dessa competência, para compreender e assinar o TCLE, que é a *MacArthur Competence Assessment Tool*[28], com duas versões: uma para o tratamento (Mac CAT-T), e outra para a pesquisa clínica (Mac CAT-CR)[29], havendo inclusive uma adaptação transcultural em português, utilizado em pacientes com Alzheimer[30].

O Mac CAT é um instrumento que avalia quatro dimensões da tomada de decisão:

- Compreensão (0-26 pontos).
- Apreciação (0-6).
- Julgamento (0-8).
- Escolha(0-2).

Uma metanálise de dez estudos (dos quais sete usaram a versão CR; e três, a versão T) encontrou que, quando comparados aos controles normais, os pacientes com esquizofrenia apresentavam maior comprometimento da sua capacidade de decidir em relação a sua participação em ensaios clínicos ou no seu tratamento[29].

Em outra metanálise, com treze estudos, utilizando somente a versão Mac CAT-CR, concluiu que a única dimensão mais comprometida em pacientes com esquizofrenia era a do julgamento e que, apesar disso, eles podem ser considerados competentes nas outras dimensões (a menos que alterações muito graves forem identificadas durante o exame clínico) e que formas especiais de TCLE deveriam ser utilizadas para essas populações[31].

REGULAMENTAÇÃO ÉTICA DAS PESQUISAS CLÍNICAS NO BRASIL

A Resolução n. 466/2012, do Conselho Nacional de Saúde[1], é o principal documento que regulamenta as pesquisas no Brasil. Seu conhecimento é indispensável para a submissão de protocolos de pesquisa eticamente bem fundamentados. Sua versão integral está disponível na internet, no seguinte endereço:

http://conselho.saude.gov.br/resolucoes/2012/Reso466.pdf

> ### Para aprofundamento
>
> - World Medical Association Declaration of Helsinki: ethical principles for medical research involving human subjects. JAMA. 2013;310(20):2191-4.
>   ➪ Leitura obrigatória para compreensão não só dos princípios éticos das pesquisas clínicas, mas de toda medicina.
> - Gupta UC, Kharawala S. Informed consent in psychiatry clinical research: A conceptual review of issues, challenges, and recommendations. Perspect Clin Res. 2012;3(1):8-15.
>   ➪ Ótima revisão sobre os principais aspectos do TCLE na medicina e na psiquiatria.
> - Portney L, Watkins M. Foundations of clinical research: applications to practice. 3.ed. New Jersey: Pearson; 2009.
>   ➪ Talvez o melhor livro sobre metodologia de pesquisa clínica. O terceiro capítulo é uma primorosa síntese dos principais aspectos da ética que envolvem as pesquisas clínicas.

REFERÊNCIAS BIBLIOGRÁFICAS

1. Brasil. Conselho Nacional de Saúde. Resolução n. 466/2012. Disponível em: http://conselho.saude.gov.br/resolucoes/2012/Reso466.pdf.
2. Grimes DA. Clinical research in ancient babylon: methodologic insights from the book of Daniel. Obstet Gynecol. 1995;86(6):1031-4.
   ➪ Aula de um grande epidemiologista sobre o primeiro ensaio clínico descrito na Bíblia. .
3. Gorodovits D, Friedlin J. Bíblia Hebraica. São Paulo: Editora Livraria Sêfer; 2006.
4. Bhatt A. Evolution of clinical research: a history before and beyond James Lind. Perspect Clin Res. 2010;1(1):6-10.
5. Collier R. Legumes, lemons and streptomycin: a short history of the clinical trial. CMAJ. 2009;180(1):23-4.
6. Herzog-LeBoeuf C, Willenberg KM. The history of clinical trials research: implications for oncology nurses. Semin Oncol Nurs. 2020;36(2):150997.
7. Kopeloff N CC. Studies in focal infection: its presence and elimination in the functional psychoses. Am J Psychiatry. 1922;2:139-56.
8. Shorter E. A brief history of placebos and clinical trials in psychiatry. Can J Psychiatry. 2011;56(4):193-7.
   ➪ Importante revisão sobre a historia dos ensaios clínicos em psiquiatria e sobre o uso do placebo.
9. Schou M, Juel-Nielsen N, Stromgren E, Voldby H. The treatment of manic psychoses by the administration of lithium salts. J Neurol Neurosurg Psychiatry. 1954;17(4):250-60.
10. Elkes J, Elkes C. Effect of chlorpromazine on the behavior of chronically overactive psychotic patients. Br Med J. 1954;2(4887):560-5.
11. Lasagna L. A comparison of hypnotic agents. J Pharmacol Exp Ther. 1954;111(1):9-20.
12. Davies DL, Shepherd M. Reserpine in the treatment of anxious and depressed patients. Lancet. 1955;269:117-20.
13. Weindling P, von Villiez A, Loewenau A, Farron N. The victims of unethical human experiments and coerced research under National Socialism. Endeavour [Internet]. 2016 Mar 1 [cited 2020 Jul 11];40(1):1-6. Disponível em: https://pubmed.ncbi.nlm.nih.gov/26749461/
14. Markman JR, Markman M. Running an ethical trial 60 years after the Nuremberg Code. Lancet Oncol. 2007;8(12):1139-46.
    ➪ Narrativa histórica sobre o Julgamento de Nuremberg e suas implicações éticas para dias de hoje
15. Ghooi RB. The Nuremberg Code-A critique. Perspect Clin Res. 2011;2(2):72-6.
16. Greek R, Pippus A, Hansen LA. The Nuremberg Code subverts human health and safety by requiring animal modeling. BMC Med Ethics. 2012;13:16.
17. Brandt AM. Racism and research: the case of the Tuskegee Syphilis Study. Hastings Cent Rep. 1978;8(6):21-9.
18. World Medical Association Declaration of Helsinki: ethical principles for medical research involving human subjects. JAMA. 2013;310(20):2191-4.
19. Beauchamp T, Childress J. Principles of biomedical ethics. 7th ed. New York: Oxford University Press; 2013. 459 p.
20. Avasthi A, Ghosh A, Sarkar S, Grover S. Ethics in medical research: general principles with special reference to psychiatry research. Indian J Psychiatry. 2013;55(1):86-91.
    ➪ Excelente artigo que resume os principais aspectos éticos de pesquisa clínica, com enfase nos aspectos psiquiátricos
21. Portney L, Watkins M. Foundations of clinical research: applications to practice. 3.ed. New Jersey: Pearson; 2009.
22. Edwards SJ, Lilford RJ, Braunholtz DA, Jackson JC, Hewison J, Thornton J. Ethical issues in the design and conduct of randomised controlled trials. Health Technol Assess. 1998;2(15):i–vi,1-132.
23. Krol FJ, Hagin M, Vieta E, Harazi R, Lotan A, Strous RD, et al. Placebo-To be or not to be? Are there really alternatives to placebo-controlled trials? Eur Coll Neuropsychopharmacol J. 2020;32:1-11.
    ➪ Ótima revisão sobre aspectos atuais do uso do placebo em ensaios clínicos
24. Gray G. Psiquiatria baseada em evidências. Porto Alegre: Artmed; 2004.

25. Dainesi SM, Elkis H. Current clinical research environment. Focus on Psychiatry. Rev Bras Psiquiatr. 2007;29(3).
26. Gupta UC, Kharawala S. Informed consent in psychiatry clinical research: a conceptual review of issues, challenges, and recommendations. Perspect Clin Res. 2012;3(1):8-15.
27. Appelbaum PS, Grisso T. Assessing patients' capacities to consent to treatment. N Engl J Med. 1988;319(25):1635-8.
28. Grisso T, Appelbaum PS, Hill-Fotouhi C. The MacCAT-T: a clinical tool to assess patients' capacities to make treatment decisions. Psychiatr Serv. 1997;48(11):1415-9.
29. Wang S-B, Wang Y-Y, Ungvari GS, Ng CH, Wu R-R, Wang J, et al. The MacArthur Competence Assessment Tools for assessing decision-making capacity in schizophrenia: a meta-analysis. Schizophr Res. 2017;183:56-63.
30. Santos RL, Sousa MFB de, Simões Neto JP, Bertrand E, Mograbi DC, Landeira-Fernandez J, et al. MacArthur Competence Assessment Tool for Treatment na doença de Alzheimer: adaptação transcultural. Arq Neuropsiquiatr [Internet]. 2017;75(1):36-43. Disponível em: http://www.scielo.br/scielo.php?script=sci_arttext&pid=S0004-282X2017000100036&lang=pt
31. Hostiuc S, Rusu MC, Negoi I, Drima E. Testing decision-making competency of schizophrenia participants in clinical trials. A meta-analysis and meta-regression. BMC Psychiatry. 2018;18(1):2.

2

Psiquiatria baseada em evidências

Ana Cristina de Oliveira Solis
Helio Elkis

Sumário

Introdução
Como obter evidências para a tomada de uma decisão clínica
A medicina baseada em evidências e a tradição hipocrática
Psiquiatria baseada em evidências
    Formulação de uma pergunta que possa ser respondida
    Procura da melhor evidência que responda a pergunta
    Interpretação das evidências encontradas
    Avaliação quantitativa das evidências científicas
Para aprofundamento
Referências bibliográficas

Pontos-chave

- A Psiquiatria baseada em evidências segue os mesmos princípios da medicina baseada em evidências: formular uma pergunta que possa ser respondida, procurar a melhor evidência e avaliá-la dentro dos princípios de sua hierarquia. Aplicar os resultados. Avaliar os desfechos.
- No entanto, a melhor evidência de eficácia pode não servir para aquele determinado paciente, tanto do ponto de vista da sua tolerabilidade (*primum non nocere*, i. e., em primeiro lugar, não fazer o mal), bem como os valores da pessoa.
- Estudos devem ser avaliados de acordo com os tipos e respectivos graus de efeitos gerados, bem como sob a hierarquia das evidências, e não simplesmente pela significância estatística.

INTRODUÇÃO

Este capítulo tem por objetivo auxiliar o psiquiatra na busca de evidências científicas para a tomada de decisões clínicas, bem como apresentar elementos básicos que permitam ler e interpretar artigos científicos que contenham revisões sistemáticas e metanálises. No que se refere a este último objetivo, o escopo deste capítulo é diverso daquele da mesma seção denominado "Análise de dados secundários: revisões sistemáticas e metanálises", que faz uma abordagem em profundidade do tema. Embora ambos contenham pontos em comum e, eventualmente, alguma sobreposição. Dessa forma, sempre que necessário, faremos referência ao referido capítulo.

Iniciamos assim, com um exemplo prático por meio de uma vinheta clínica.

Vinheta clínica

Uma paciente de 30 anos apresenta quadro psiquiátrico atual caracterizado por excitação e, segundo a família, não sai do celular, dorme cerca de duas horas por noite e está gastando muito mais do que suas posses permitem. Apresenta uma história de dois episódios anteriores nos quais não saía de casa, não conseguia trabalhar e sentia-se muito cansada; sendo que, no último deles, tentou suicídio ingerindo soda cáustica. Felizmente, a quantidade não era grande, mas a paciente necessitou realizar uma série de procedimentos de dilatação esofágica, por cerca de 6 meses. A paciente não tem outros antecedentes mórbidos. Seu pai faleceu há cerca de 15 anos, por suicídio, atribuído a dívidas financeiras previamente contraídas.

Tendo como base a história clínica e o exame psíquico da paciente, o nosso psiquiatra não tem muita dificuldade de fazer o diagnóstico de episódio maníaco em paciente, cujo diagnóstico de base, ele também não tem muitas dúvidas em definir: transtorno afetivo bipolar (TAB). Em termos do tratamento, ele sabe que um antipsicótico deve ser utilizado, porque a paciente está em mania aguda, e ele então prescreve um que sabe manejar bem, a risperidona, em doses iniciais de 2 mg/dia, com melhora significativa do episódio maníaco após 2 semanas, com 6 mg/dia, somente com tratamento ambulatorial.

Nosso psiquiatra não tem dúvidas que, a partir de agora, a paciente necessita de um tratamento de manutenção com um estabilizador do humor, mas não sabe qual deve escolher, pois tem boa experiência com divalproato de sódio, mas pouca com lítio, uma vez que a maioria dos seus pacientes com TAB que tentou tratar com tal medicação a aceitou, ou porque não queriam fazer dosagens periódicas do nível sérico do lítio ou porque era um medicamento utilizado em pessoas muito doentes e não servia para elas.

No entanto, ele sabia que havia um fator muito importante a ser considerado: a paciente tinha história de uma tentativa de suicídio anterior e um familiar de primeiro grau (seu pai) com história de morte por suicídio, fatores considerados de risco para novas tentativas em pacientes com TAB.

COMO OBTER EVIDÊNCIAS PARA A TOMADA DE UMA DECISÃO CLÍNICA

Assim, a partir da vinheta clínica nosso psiquiatra tinha que decidir entre um tratamento que tinha experiência (divalproato) em comparação com outro que não tinha (lítio), tendo em vista um fator, também denominado desfecho: suicídio. Ele decidiu então consultar um programa na internet que se chama PICO, sigla em inglês cujas iniciais significam: **P** : *Patient* (paciente, ou doença, ou condição médica); **I**: *Intervention* (intervenção ou tratamento); **C**: *Comparator* (comparador, o novo tratamento que desejo comparar com a intervenção) e **O**: *Outcome* (desfecho escolhido: risco de suicídio). Este programa está disponível na plataforma do PubMed, que é a base de dados mais importante para obtenção de artigos científicos médicos (https://pubmed.ncbi.nlm.nih.gov/)(vide PubMed via PICO: https://pubmedhh.nlm.nih.gov/nlmd/pico/piconew.php).

Para um detalhamento das estratégias de busca no PubMed ver capítulo "Análise de dados secundários: revisões sistemáticas e meta-análises" ou então no próprio PubMed.

Quadro 1 Uso da estratégia PICO no caso de uma intervenção terapêutica

Pergunta ou questão clínica: o divalproato do sódio é tão eficaz quanto o lítio na redução de risco de suicídio no transtorno afetivo bipolar?
P. Paciente: transtorno afetivo bipolar
I. Intervenção: lítio
C. Comparação: divalproato de sódio
O. *Outcome* (desfecho): risco de suicídio

Fonte: adaptado de Souza et al., 2001[1].

Esta busca encontrou 52 artigos e, dentre eles, dois estudos o ajudaram a tomar a decisão: o primeiro, um estudo de coorte retrospectivo de 2003, nos Estados Unidos, mostrou que mais de 20.000 pacientes com TAB que usaram divalproato apresentaram taxas de suicídio quase três vezes maiores que

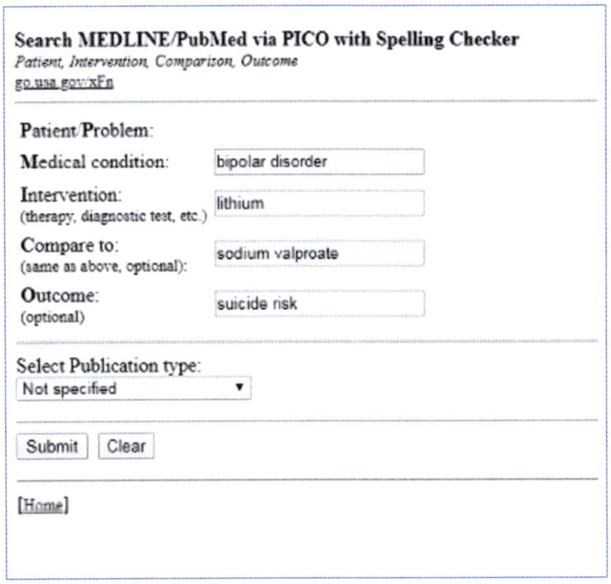

Figura 1 Resultados da busca no PubMed via PICO.
Fonte: https://pubmedhh.nlm.nih.gov/nlmd/pico/piconew.php.

aqueles que tomaram lítio[2]; o segundo, um estudo mais recente, de 2015, realizado na Finlândia, no qual 863 pacientes com TAB foram acompanhados por três anos e meio, mostrou que o uso de divalproato aumentou o risco de suicídio, ao passo que o lítio reduziu[3].

O psiquiatra decidiu iniciar lítio com 300 mg/dia e logo chegando à dose modal de 900 mg/dia, com boa tolerabilidade, tendo alcançado níveis terapêuticos adequados logo nas primeiras semanas (0,85 mEq/mL), e que se mantiveram estáveis durante um ano de acompanhamento, sem recaídas e sem tentativas de suicídio. No entanto, após esse período, a paciente decidiu abandonar o tratamento, pois considerava-se curada e também porque não queria tomar medicamentos indefinidamente, apesar do médico orientá-la dos riscos de recaídas e de suas sérias consequências.

A MEDICINA BASEADA EM EVIDÊNCIAS E A TRADIÇÃO HIPOCRÁTICA

Essa história clínica ilustra a definição proposta por David Sacket, pioneiro da medicina baseada em evidências (MBE), e seus limites éticos: "o uso consciencioso, explícito e criterioso das principais evidências atuais na tomada de decisões sobre o cuidado de pacientes individuais ou, dito de uma forma mais simples, "a integração da melhor evidência de pesquisa com a experiência clínica e com os valores do paciente"[4,5].

A MBE restaura a tradição hipocrática uma vez que no seu famoso primeiro aforismo "a vida é curta, a arte longa, a experiência enganosa e o julgamento difícil"[6],o qual resume as situações enfrentadas pelo médico quando se depara com um novo caso que, apesar de semelhante a casos anteriores de sua experiência, requer uma nova tomada de decisão, diferente das anteriores.

O paradigma da MBE assume que a experiência clínica e o conhecimento sobre os mecanismos das doenças são insuficientes para reduzir as incertezas nas tomadas de decisões. A MBE propõe-se a preencher a lacuna entre pesquisa e prática médica, incorporando os avanços da epidemiologia e da informática médica na atividade clínica por meio de estratégias combinadas, cujo objetivo é assegurar que o cuidado individual do paciente resulte no melhor desfecho possível[7], sempre obedecendo o princípio do *primum non noscere* (em primeiro lugar: não fazer mal).

Portanto, a MBE não se propõe a ser uma "medicina de receitas de arte culinária", conforme descrita por alguns críticos, pois requer a integração da melhor evidência científica com a experiência clínica e os valores e circunstâncias dos pacientes[8].

Há dois tipos gerais de problemas que impedem pacientes de receberem os tratamentos baseados nas melhores evidências:

- Sobrecarga de informação: milhões de artigos, a maioria com resultados inconclusivos ou contraditórios ou ainda falsos positivos e falsos negativos – muitas vezes sumarizada por meio de revisões narrativas e não-sistemáticas, enviesadas pela opinião de especialistas ou obtida por meio de capítulos que podem estar defasados (vide capítulo "Análise de dados secundários: revisões sistemáticas e metanálises").
- Interpretação adequada das informações: para interpretar os resultados de um artigo ou de um capítulo de livro são necessários alguns conhecimentos básicos de estatística e de epidemiologia, o que nem sempre ocorre. Assim, muitas vezes o profissional acaba sendo influenciado por propagandas da indústria farmacêutica e por palestras de influenciadores.

De fato, o conhecimento médico evolui rapidamente e os médicos necessitam de constante atualização. Atualmente, é mais importante a capacidade de selecionar e interpretar apropriadamente as informações recebidas do que apenas acumular conhecimento de maneira estática. Dentro deste contexto, o que é tido como verdade advém de observações realizadas sob o controle do método científico.

A experiência clínica ou o conhecimento adquirido previamente são importantes, porém não devem ser vistos como verdades absolutas ou dogmas. Um bom exemplo ilustrativo: observações advindas do tratamento de pacientes com psicoses nos anos 1950, mostravam que a melhora do quadro psicótico estava associada ao aparecimento de uma síndrome extrapiramidal clássica, estabelecendo-se assim "o dogma neuroléptico", i.e., com consequências para prática terapêutica da época: doses progressivas de clorpromazina eram administradas até atingirem um estado de "impregnação", o que trazia grande desconforto e, nem sempre, os resultados esperados.

Tal experiência da época foi reproduzida em vários países por meio de estudos não controlados e que, sem dúvida, colocaram os antipsicóticos como o primeiro tratamento medicamentoso da esquizofrenia[9], mas, por outro lado, contribuíram para a estigmatização dos tratamentos na esquizofrenia, pois a palavra tornou-se sinônimo de "castigo".

Hoje, 70 anos depois, entendemos tal fenômeno:

- O conceito de "janela terapêutica", advindo de estudos experimentais com imagem cerebral funcional: a ocupação dos receptores 60 a 80% dopaminérgicos pós-sinápticos pelos antipsicóticos de primeira geração (p.ex., haloperidol) correlaciona-se à resposta terapêutica, ao passo que a ocupação acima de 80% está associada ao aparecimento de sintomas extrapiramidais, mas não necessariamente à resposta terapêutica[10].
- A eficácia terapêutica dos antipsicóticos de segunda geração (p. ex., clozapina, risperidona, olanzapina etc.), que surgiram entre as décadas de 1970 e 1980, não se correlaciona com o aparecimento de uma síndrome extrapiramidal típica e, por isso, foram denominados inicialmente de "atípicos"[11].

PSIQUIATRIA BASEADA EM EVIDÊNCIAS

O primeiro artigo sobre "Psiquiatria baseada em evidências" (PBE) foi publicado em 1995[12] e, desde então, observa-se que, cada vez mais, as condutas terapêuticas em psiquiatria têm aquelas estabelecidas pela medicina geral, baseando-se em evidências científicas. Assim, os princípios da PBE são absolutamente os mesmos que os da MBE, conforme procuramos exemplificar anteriormente, e que seguem basicamente os passos apresentados na Figura 2.

Formulação de uma pergunta que possa ser respondida

Este ponto requer uma distinção muito importante: a diferença entre perguntas referentes ao *background* (fundo ou informação de base) e *foreground* (primeiro plano). Uma pergunta como, "o que é terapia cognitiva", refere-se ao primeiro tipo e não aplica a MBE/PBE[8]. Já pergunta, "a terapia cognitiva comportamental é eficaz no tratamento da depressão bipolar?",

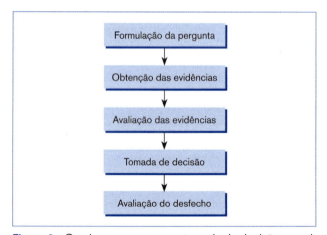

Figura 2 Os cincos passos para tomada de decisão na psiquiatria baseada em evidências.
Fonte: adaptada de Souza et al., 2011[1].

pode ser respondida e ela obedece a estrutura PICO, anteriormente apresentada, referente a comparação de duas intervenções terapêuticas para risco de suicídio em paciente com transtorno bipolar (Tabela 1).

Tabela 1 Estruturação de uma pergunta de primeiro plano

P	Paciente ou problema
I	Intervenção de interesse
	Tratamento
	Teste diagnóstico
	Fator de risco
	Fator de prognóstico
C	Comparador
	Implícito ou explícito
O	Desfecho (*Outcome*)
	Positivo ou negativo

Fonte: adaptada de Gray, 2004[8].

Procura da melhor evidência que responda a pergunta

Em português, o primeiro significado da palavra evidência é "aquilo que tem caráter do que é evidente, manifesto, do que não deixa dúvidas"[13], sendo que, seu segundo significado é o de prova, e o mesmo do termo em inglês, *evidence*; e, é neste sentido que é empregado no presente capítulo.

De fato, a *Wikipedia* afirma que "uma evidência científica é o conjunto de elementos utilizados para apoiar ou refutar uma hipótese ou teoria científica. Uma evidência científica deve ser uma evidência empírica obtida e interpretada de acordo com o método científico – passível, portanto, de repetição por outros cientistas em locais diferentes daquele onde foi realizada originalmente. Os padrões das evidências científicas podem variar de acordo com o campo de pesquisa, mas a força de uma evidência é geralmente baseada nos resultados da análise estatística e no controle científico" (https://pt.wikipedia.org/wiki/Evid%C3%AAncia).

Na MBE e, consequentemente, na PBE, as evidências científicas derivam de estudos clínicos, cujo desenho permite (ou não) responder a determinada pergunta. No entanto, estudos clínicos diferem muito entre si e, para tal, Grimes e Schultz[14] criaram, há cerca de 20 anos, uma taxonomia (sic) muito interessante, esquematizada na Figura 3.

Assim, na Figura 3, observamos que há dois grandes grupos de estudos, dependendo de o pesquisador instituir ou não tratamentos. No primeiro caso, estamos diante dos estudos experimentais e, no segundo caso, dos estudos observacionais. Os estudos experimentais por sua vez podem ser classificados em dois tipos: controlados e randomizados (ECR) e controlados não randomizados (ECNR).

Ensaios controlados e randomizados (ECR)

Os ECR caracterizam-se por:

- Comparar um grupo experimental (GE) com um grupo de comparação ou grupo controle (GC).
- Sua distribuição ser aleatorizada ou randomizada, permitindo o equilíbrio estatístico adequado da amostra, protegendo, assim, o experimento de vieses.

Essa é a modalidade mais utilizada para comparar novos tratamentos *versus* placebo ou *versus* um tratamento preestabelecido e, por isso, considerada o padrão-ouro (*gold standard*) da pesquisa clínica. No entanto, às vezes, por razões metodológicas ou éticas, não há possibilidade de que estudo seja randomizado e, nesse caso, é feito um ECNR que, obviamente, tem maior chance de apresentar vieses, em comparação com o ECR.

ECR podem ser também classificados em cegos ou duplo-cegos (quando o examinador ou examinador e paciente desconhecem a intervenção relacionada ao grupo); e, finalmente, podem ter o desenho em paralelo ou cruzado (*crossover*). Nos ensaios clínicos em paralelo, os participantes de cada grupo recebem um único tipo de intervenção. Nos ensaios cruzados, cada grupo recebe os dois tipos de intervenção testadas em momentos diferentes. Existe um período antes da troca de intervenções denominado *wash-out*.

Os objetivos dos ECR são avaliar desfechos, como eficácia, segurança e tolerabilidade de tratamentos já estabelecidos ou novas indicações para tratamento já bem estabelecidos, como neste exemplo: a clozapina é o tratamento padrão para pacientes com esquizofrenia resistente (ER), isto é, quando a falta de resposta a dois tratamentos adequados, com dois tipos de antipsicóticos diferentes em cada uma dos tratamentos, com duração de seis semanas para cada um deles[15]. No entanto, cerca de 40% dos pacientes com ER não responde satisfatoriamente e são denominados resistentes à clozapina (ERC) e ao uso de eletroconvulsoterapia (ECT) como potencializador da clozapina. Um ERC que comparou ECT *versus* tratamento usual (somente clozapina)[16] mostrou que o ECT foi superior ao tratamento melhor que o tratamento usual, tendo como medida de desfecho a melhora do total *Brief Psychiatric Rating Scale* (BPRS)[17]. Assim, Melzer-Ribeiro et al.[18] investigaram o uso de ECT em pacientes ERC comparando dois grupos: um que recebeu tratamento com ECT e outro que recebeu uma simulação do procedimento (Sham). Vinte e três pacientes com ERC foram randomizados para receberem doze sessões de ECT (usando o *site* randomization.com): treze pacientes foram para o grupo experimental e dez para o placebo. O desfecho primário foi a melhora dos sintomas psicóticos, medida subescala positiva da *Positive and Negative Syndrome Scale* (PANSS)[19]. O estudo foi duplo-cego (tanto pacientes quanto avaliadores estavam cegos para condição de alocação dos pacientes em cada um dos grupos). O diagrama CONSORT[20] mostra o fluxograma nas diversas etapas do estudo.

No entanto, às vezes, por razões éticas ou dificuldades técnicas, não é possível randomizar, como foi o caso de estudo de

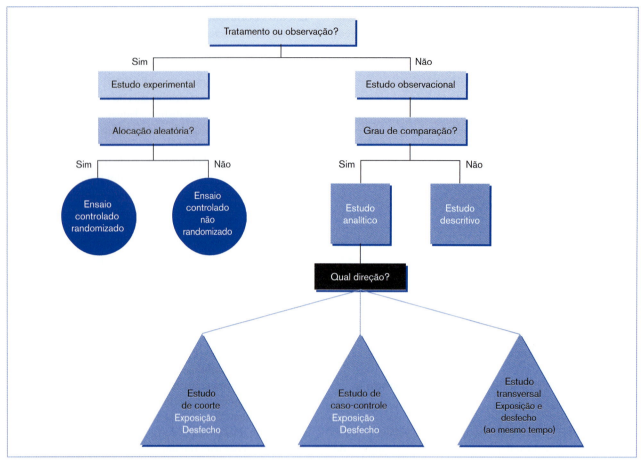

Figura 3 Classificação dos estudos clínicos.
Fonte: adaptada de Grimes e Schulz, 2002[14].

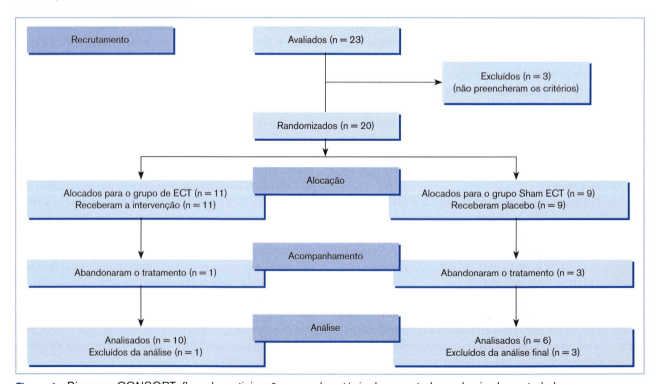

Figura 4 Diagrama CONSORT: fluxo de participação em cada estágio de um estudo randomizado controlado.
Fonte: adaptada de Melzer-Ribeiro et al., 2017[18].

Barretto et al.[21], também com pacientes resistentes à clozapina, e que comparou a eficácia da terapia cognitiva comportamental (TCC) *versus* placebo (*befriending* ou conversa neutra) sobre os sintomas da esquizofrenia medida pela PANSS.

A uso da TCC somada ao tratamento antipsicótico para sintomas psicóticos persistentes da esquizofrenia está crescendo. O objetivo desse estudo foi comparar a eficácia da TCC com a de um grupo de controle *befriending*, em pacientes com esquizofrenia resistentes à clozapina. Vinte e um pacientes completaram o estudo que durou 21 semanas. Quando comparado ao grupo controle, o grupo que recebeu TCC mostrou uma significativa melhora na psicopatologia geral, no escore total da PANSS, bem como melhora dos índices de qualidade de vida. A melhora da psicopatologia foi mantida após seis meses de seguimento sem intervenção[21].

Um subtipo de ECR é o pragmático que compara a evidência do mundo real (*real world evidence*, RWE) com o objetivo de maximizar a aplicabilidade dos resultados na prática clínica. Os estudos pragmáticos têm como principal medida de desfecho a efetividade, e não a eficácia, sendo geralmente selecionados pacientes ambulatoriais e seguidos durante um certo período, para avaliar o impacto de uma ou várias intervenções na vida real.

No Estudo Clínico de Efetividade dos Antipsicóticos (*Clinical Antipsychotic Trials of Intervention Effecteveness* – CATIE), realizado nos Estados Unidos, que comparou vários antipsicóticos de segunda geração (olanzapina, quetiapina, risperidona e ziprasidona) com um de primeira geração (perfenazina), os pacientes foram randomizados e seguidos por dezoito meses, sendo a medida de desfecho o tempo de permanência no estudo[22]. O resultado do estudo mostrou que, após o referido período, 74 % dos paciente descontinuou o tratamento, com pequena diferença entre os antipsicóticos estudados: olanzapina: 64%, perfenazina: 74%, quetiapina: 82%, risperidona: 74% e ziprasidona: 79%[22].

Estudos observacionais

São divididos em dois grandes grupos de acordo com a presença ou não de um grupo de comparação. Estudos que não tem um grupo de comparação são chamados descritivos, sendo um bom exemplo aqueles que avaliam a prevalência de sintomas ou determinados comportamentos, conforme o exemplo que apresentaremos a seguir.

O comportamento agressivo tem sido relacionado ao diagnóstico de esquizofrenia. Bobes et al. avaliaram a presença de comportamento agressivo em 895 pacientes com esquizofrenia, adequadamente medicados e aderentes ao tratamento, por meio de uma escala padronizada. Os autores encontraram uma prevalência de 5, 07% (95% IC 5,04-5,10) de agressividade verbal (e não física) nos pacientes, apesar de sua boa adesão ao tratamento[23].

No entanto, se são comparados dois grupos, tais estudos são denominados analíticos. Neste estudos é imprescindível identificar a chamada direção no tempo, conforme exemplificado na Figura 3.

Como podemos observar na Figura 3, existem 3 tipos de estudos analíticos[14]:

- Coorte ou prospectivo: pacientes expostos a um fator de exposição são seguidos por um certo tempo para avaliação ou não da ocorrência de um determinado desfecho.
- Caso-controle ou retrospectivo: é o reverso, pacientes que apresentam um determinado condição clínica são avaliados retrospectivamente para se verificar se foram ou não expostos a uma determinada fator de risco.
- Transversal: também denominados estudos de prevalência, são aqueles em que a presença ou ausência de uma condição é avaliada simultaneamente, ou em associação, a presença ou ausência de determinada exposição.

Apresentamos a seguir exemplos detalhados destes três tipos de estudos analíticos.

Estudo de coorte (ou longitudinal): da exposição ao desfecho

No Império Romano, o termo coorte representava um contingente de 300 a 660 soldados que marchava sempre adiante, para encontrar uma série de desfechos[24]. O exemplo clássico na clínica médica é o uso de anti-inflamatórios não hormonais e o desenvolvimento de insuficiência renal[25]. Um exemplo na psiquiatria é o de um estudo finlandês que avaliou risco de suicídio (já apresentado no exemplo clínico), bastante ilustrativo[3]:

Na Finlândia, 826 pacientes com TAB hospitalizados entre 1996 e 2003, em decorrência de tentativa de suicídio, foram acompanhados por uma média de 3,5 anos. Dois grupos foram comparados: os que receberam lítio (GE) e os que receberam outros medicamentos (GC) (valproato de sódio, antidepressivos e benzodiazepínicos). A medida de desfecho foi o risco relativo da ocorrência de novas tentativas de suicídio, hospitalizações por tentativas de suicídio ou o suicídio propriamente dito. Ao final do período, observou-se que o uso de valproato não estava associado a uma redução no risco de suicídio (risco relativo – RR = 1,53), o mesmo ocorrendo com os antidepressivos (RR = 1,49) e com os benzodiazepínicos (RR = 1,49). No entanto, o uso de lítio mostrou-se associado à significativa redução do risco (RR = 0,39, p = 0,03)

Estudo caso-controle (ou retrospectivo): do desfecho à exposição

No estudo caso-controle (muitos erroneamente confundidos com estudo controlado) a direção é oposta àquela do estudo de coorte. Pacientes hoje afetados são investigados retrospectivamente na busca do fator de exposição. O exemplo clássico é o de pacientes com ou sem insuficiência renal, que são avaliados retrospectivamente para verificar se foram ou não expostos ao tratamento com anti-inflamatórios não hormonais[25].

Um total de 392 casos de suicídio de pessoas entre 15 e 34 anos e 416 controles comunitários da mesma faixa etária foram investigadas por meio da chamada "autopsia psicológica", que consiste na entrevista padronizada com os familiares, geralmente realizada após algum tempo da morte. Os resultados mostraram que, após o controle de fatores de confusão que, quando comparados aos controles, as vítimas de suicídio que tinham história anterior de baixa gravidade da depressão e alta gravidade de ansiedade, alta gravidade de depressão e baixa gravidade de ansiedade ou alta gravidade de ambos, apresentavam as seguintes chances de suicídio (expressos em *odds ratio* [OR] ou razões das chances): 2,46; 26,32; 54,77, respectivamente[26].

Estudo transversal: desfecho e exposição simultâneos

Talvez uma das melhores explicações para se entender os estudos transversais tenha sido dado por Grimes e Schulz[14], que chamam a atenção para o fato de que "como desfecho e exposição são verificados ao mesmo tempo (vide Figura 3), a relação temporal entre ambos pode não ser clara. Por exemplo, se em um estudo transversal foi observado que a obesidade é mais comum entre as mulheres com artrite do que naquelas sem artrite, o que é possível concluir? O peso extra sobrecarregou as articulações e levou as mulheres a desenvolverem artrite? Ou foi a artrite que comprometeu a sua movimentação, levando-as a inatividade e consequente obesidade? Esse tipo de pergunta não pode ser respondido em um estudo transversal". A seguir, um exemplo ilustrativo de um estudo brasileiro:

No estudo *Brazilian Longitudinal Study of Adult Health* (ELSA-Brasil) foram selecionados 12.437 pessoas com função tireoidiana normal (92,8%), 193 (1,4%) com hipertireoidismo subclínico e 784 (5,8%) com hipotireoidismo subclínico, totalizando 13.414 participantes. Após ajustamento para fatores de confusão foi observada uma associação entre hipertireoidismo subclínico e transtorno do pânico (OR: 2,55 – intervalo de confiança (IC 95%), 1,09-5,94), bem como uma associação inversa entre hipotireoidismo subclínico e transtorno de ansiedade generalizada (OR: 0,75; IC 95%, 0,59-0,96). No entanto, ambos perderam significado após correção para múltiplas comparações[27].

Relação entre tipos de estudos e de perguntas

Os diferentes tipos de desenho de estudo permitem responder diferentes tipos de perguntas. Assim como os ECR servem para avaliar diferentes tipos de tratamento, os estudos analíticos têm o objetivo de avaliar:

- A prevalência das doenças ou o diagnóstico nos estudos transversais.
- O prognóstico no caso dos estudos de coorte.
- A etiologia ou o dano, nos casos dos estudos caso-controle, como podemos observar na Tabela 2, exemplificando cada um dos tipos de estudo e sua finalidade.

Interpretação das evidências encontradas

Hierarquia das evidências e níveis de recomendação

Existem vários sistemas para classificar a qualidade das evidências científicas, entre os quais destacam-se o *Grading of Recommendations Assessment, Development and Evaluation* (GRADE), *Risk of Bias* (RoB e RoB 2) da Cochrane[28], National Intitute of Health and Clinical Excellence (NICE)[29] e *Scottish Intercollegiate Guideline Network* (SIGN)[30]. Esses sistemas foram delineados de acordo com o seu poder para responder perguntas ou testar adequadamente hipóteses. Alguns valorizam aspectos como desenho do estudo, outros estão mais focados na estrutura do artigo. O Centro de Medicina Baseada em Evidências (Centre of Evidence Based Medicine – CEBM) (https://www.cebm.net/), apresenta uma classificação dos estudos clínicos muito semelhante àquela da Figura 4 (vide https://www.cebm.net/2014/04/study-designs/), a qual, por sua vez, baseia-se no esquema proposto por Grimes and Schulz[14], cujo original pode ser obtido no mesmo *site*, com grande detalhamento em relação aos tipos de estudo (https://www.cebm.net/wp-content/uploads/2014/06/CEBM-study-design-april-20131.pdf). Embora essa versão de 2009 não seja a classificação mais recente do CEBM, ela continua útil para auxiliar na formação do raciocínio científico ante as demandas clínicas.

Também está disponível uma classificação pormenorizada da hierarquia das evidências no referido *site* https://www.cebm.net/2009/06/oxford-centre-evidence-based-medicine-levels-evidence-march-2009/.

Apresentamos na Tabela 3 uma versão simplificada, voltada para terapêutica, e cujo princípio pode ser claramente

Tabela 2 Relação entre o desenho do estudo e a pergunta formulada (ver exemplos anteriormente apresentados)

Tipo de estudo	Subtipos de estudos		Exemplos com as respectivas perguntas a serem respondidas (ou hipóteses testadas)
Experimentais	Controlado randomizado		A Eletroconvulsoterapia é mais eficaz que o placebo (Sham) no tratamento dos sintomas psicóticos em pacientes com resistência à clozapina?
	Controlado não randomizado		A Terapia Cognitivo-Comportamental é superior ao placebo para melhora dos sintomas de pacientes com resistência à clozapina?
	Pragmático		Quanto tempo os pacientes permanecem aderidos ao tratamento antipsicótico após iniciarem tratamento? Há diferença entre os antipsicóticos quanto à adesão?
Observacionais	Descritivo		Houve aumento do consumo de antipsicóticos em uma determinada população? Quais aumentaram? Quem os prescreveu?
	Analítico	Transversal	Existe relação entre ansiedade ou pânico e disfunção tireoideana?
		Coorte	Em pacientes com transtorno bipolar, o uso de lítio reduz o risco de suicídio quando comparado com outros psicofármacos?
		Caso-controle	Pessoas com diferentes graus de ansiedade e/ou depressão têm mais chance de cometerem suicídio?

entendido da seguinte maneira: ECR (1b) apresentam nível de evidência maior que estudos de coorte (2b) e que, por sua vez, apresentam níveis de evidência maior que os estudos caso-controle (3c). Abaixo deles temos as séries de casos (4) e, por último, a opinião de especialistas devido ao seu maior viés (5).

Tabela 3 Hierarquia das evidências para estudos de tratamento

1a	Revisão sistemática/metanálise de estudos randomizados controlados
1b	Estudo randomizado controlado
2a	Revisão sistemática/metanálise de estudos de coorte
2b	Estudos de coorte
3a	Revisão sistemática/metanálise de estudos de caso-controle
3b	Estudos de caso-controle
4	Séries de casos
5	Opinião de especialistas não baseada em evidências, ou baseados na fisiologia, estudos de bancada ou opinião pessoal

Fonte: adaptada de Santos Souza et al., 2011[1]; Gray, 2004[8]; https://www.cebm.net/2009/06/oxford-centre-evidence-based-medicine-levels-evidence-march-2009/.

Já as revisões sistemáticas (RS) e metanálises (Met) são, como nomes já dizem, sínteses de pesquisa qualitativa e quantitativa, respectivamente, ocupando, cada uma delas, um nível superior na hierarquia de cada um dos desenhos de estudos anteriormente descritos, a saber: 1a- RS/Met de ERC; 2a- RS/Met de estudos de coorte; 3a- RS/Met de estudos caso-controle.

Finalmente a aplicabilidade dos níveis de evidência está na classificação dos graus de recomendação do CEBM, apresentada na Tabela 4. Elas são muito úteis para a tomada de decisões clínicas, sobretudo do ponto de vista terapêutico.

Tabela 4 Graus de recomendação

A	Estudos dos níveis 1a/1b
B	Estudos dos níveis 2 ou 3 (ou extrapolações dos estudos de nível 1a e 1b)
C	Estudos do nível 4 (ou extrapolações dos estudos dos níveis 2 ou 3)
D	Evidência de nível 5 (opinião de especialistas)

Fonte: adaptada de https://www.cebm.net/2009/06/oxford-centre-evidence-based-medicine-levels-evidence-march-2009/.

As revisões sistemáticas e metanálise representam os maiores níveis de evidência científica, como a versão atualizada (ou 2.1) do CEBM (https://www.cebm.net/2016/05/ocebm-levels-of-evidence/), publicada em 2011, que incorporou os ensaios clínicos denominados *N-of-1 trials* ou N-de-1. Esses ensaios clínicos são considerados um método pragmático para alcançar tratamentos ideais, baseados em evidências, para pacientes individuais. Um estudo N-de-1 é simplesmente um estudo cruzado

(*crossover*), no qual um único paciente é exposto a diferentes condições de tratamento. Assim, num determinado período, o paciente recebe o tratamento e, no outro, o placebo (ou a intervenção de comparação). Esses períodos são repetidos e alternados até que a eficácia do tratamento possa ser determinada[31].

Diretrizes (*guidelines*) terapêuticas e recomendações baseadas em evidências

Embora a opinião de especialistas esteja classificada como nível 5 das evidências científicas, diretrizes modernas têm se preocupado em definir seus níveis de recomendação de acordo com as melhores evidências e, embora muitas vezes, as mesmas não sigam a mesma classificação elaborada pelo CEBM, mostram ser de grande utilidade para tomada de decisões. Exemplificamos por meio do modelo do Canadian Network for Mood and Anxiety Treatments (CANMAT) e da International Society for Bipolar Disorders (ISBD) que, na sua última edição de 2018, estabelece seus próprios níveis de evidência para estabelecer recomendações (ou linhas) de indicação terapêuticas (Tabela 5).

Tabela 5 Definição dos níveis de evidência do Canadian Network for Mood and Anxiety Treatments e da International Society for Bipolar Disorders

Nível	Evidência
Primeira	Metanálise com intervalo de confiança estreito ou um ERC duplo-cego replicado, que inclui uma comparação com placebo ou controle ativo (n ≥ 30 em cada grupo de tratamento ativo)
Segunda	Metanálise com amplo intervalo de confiança ou um ERC duplo-cego com placebo ou comparado com controle ativo (n ≥ 30 em cada braço de tratamento ativo)
Terceira	Pelo menos um ERC duplo-cego com comparação com controle ativo (n = 10-29 em cada braço de tratamento ativo) ou dados do sistema de saúde
Não recomendado	Ensaio não controlado, relatos de casos incompletos ou opinião de especialistas

Fonte: modificada de Souza et al., 2011[1].

A partir do estabelecimento dos níveis de evidência, o CANMAT define linhas de tratamento, como podemos ver na Tabela 6.

Um exemplo prático: de acordo com o CANMAT, vários psicofármacos apresentam evidência de eficácia na mania aguda, a saber: lítio, quetiapina, divalproato, asenapina, aripiprazol, paliperidona, risperidona e cariprazine. No entanto, uma metanálise de agentes para mania aguda encontrou que o haloperidol é mais eficaz que todas as medicações mencionadas anteriormente (nível 1 de evidência). Sabemos, porém, que esse antipsicótico é uma substância que pode provocar importantes sintomas colaterais (p.ex., síndrome extrapiramidal) e, por isso, no CANMAT é indicado como medicamento de segunda linha para mania aguda.

Guidelines para tratamento da esquizofrenia também estabelecem seus próprios critérios de definição de níveis de evidência

Tabela 6 Hierarquia de linhas de tratamento (ou recomendações) de acordo com níveis de evidência do Canadian Network for Mood and Anxiety Treatments e da International Society for Bipolar Disorders

Linha	Nível de evidência
Primeira	Evidência de nível 1 ou 2 de eficácia. E evidência de segurança/tolerabilidade, sem riscos de mudanças súbitas
Segunda	Evidência de eficácia nível 3 ou superior, E evidências de segurança/tolerabilidade e baixo risco de mudança súbitas no tratamento
Terceira	Evidência de nível 4 ou superior em termos de eficácia. E evidência de segurança/tolerabilidade clínica
Não recomendado	Evidência de nível 1, evidenciando falta de eficácia ou opinião de especialistas

Fonte: modificado de Yatham et al., 2018[32].

para determinarem recomendações terapêuticas, muito semelhantes aos propostos pelo CEBM, como é o caso daqueles publicados sob os auspícios de sociedades psiquiátricas, como a World Federation of Societies of Biological Psychiatry[33] e a Australian and New Zealand College of Psychiatrist[34].

Avaliação quantitativa das evidências científicas

Resultados de pesquisas científicas são traduzidas por meio de efeitos. Efeitos são definidos como, por exemplo, a diferença (ou a variância) de uma certa variável entre dois grupos (há uma diferença entre os dois grupos, geralmente perguntamos) ou então a relação (ou covariância) entre duas variáveis no mesmo grupo, isto é, qual é a relação entre a variável dependente (y) com a variável independente (x)[35].

O tamanho do efeito é uma medida estandardizada da magnitude de um fenômeno e não deve ser confundido com significância estatística[35]. Um resultado que é estatisticamente significativo com $p < 0,05$ significa que tem baixa probabilidade de ser decorrente do acaso e, assim, rejeita-se a hipótese de que não há diferença entre os tratamentos. No entanto, o valor de "p" não informa a magnitude da diferença clínica, se é clinicamente significante, e quão frequentemente esta diferença será encontrada na prática. Tais informações podem ser respondidas mensurando-se o que denominamos *tamanho de efeito,* que corresponde a magnitude clínica da diferença entre os grupos, e não da diferença estatística[36].

Os tamanhos de efeito são geralmente acompanhados por respectivos intervalos de confiança (IC). Os IC são uma faixa que engloba valores que podem ser considerados verdadeiros. Em geral, define-se arbitrariamente o grau de confiança atribuível a um IC como 95% (IC 95). Um IC 95 significa que, se o estudo for repetido, existe 95% de probabilidade de o resultado cair dentro dos valores estabelecidos pelo intervalo de confiança[37].

Dados mais aprofundados sobre tamanhos de efeito e seu emprego em revisões sistemáticas e metanálise podem ser encontrados no Capítulo "Análise de dados secundários: revisões sistemáticas e metanálises".

Os tamanhos de efeito são tradicionalmente divididos em três tipos de dados: baseados em médias, em dados binários e em correlações[38]. Apresentamos a seguir um resumo dos dois primeiros tipos, pois são os mais comumente apresentados na literatura, com objetivo de sua rápida interpretação na leitura de artigos científicos.

Tamanhos de efeito baseados em médias

São utilizadas quando os dados são apresentados sob forma de variáveis contínuas, isto é, quando há uma infinidade de valores entre os pontos de mensuração e podem ser medidas por instrumentos (p.ex., peso e pressão arterial) ou escalas apropriadas (p.ex., escala de Hamilton para avaliação da gravidade da depressão, PANSS para avaliação de gravidade de sintomas da esquizofrenia). Podem ser as seguintes:

- Diferença "crua" ou de médias não estandardizadas (também conhecida como D ou delta): Sua fórmula é:
  » Δ = média do grupo experimental (μE) – média do grupo controle (μC)
- Diferença estandardizada de médias: quando a diferença de média é dividida (estandardizada) por um fator de correção. O exemplo mais clássico dessa forma de medida é o criado por Jacob Cohen, também chamado "d" de Cohen cuja fórmula é apresentada no Quadro 3.

Basicamente o "d" de Cohen é o delta, porém estandardizado, a diferença entre as médias é dividida pelo denominador, que representa um fator de correção, e cuja fórmula inclui o número de sujeitos de cada um dos grupos (n) e suas respectivas variâncias (desvio-padrão²).

Convencionou-se que o valor de "d" entre 0,2 e 0,4 representa efeito pequeno (p.ex., uma diferença clínica pouco expressiva), entre 0,4 e 0,6 um efeito médio (diferença clínica

Quadro 3 d de Cohen

$$d = \frac{\mu E - \mu C}{sd \text{ agregado de E e C}}$$

- E = grupo experimental
- C = grupo de comparação ou controle
- μ E = média do grupo experimental
- μ C = média do grupo de comparação (controle)
- sd agregado: $\sqrt{[(nE-1) (sdE)^2 + (nC-1) (sd\ C)^2 / nE + nC-2]}$
- n = número de sujeitos de cada grupo
- sd = desvio-padrão

Interpretação:
~0,2 a 0,3 = pequena diferença
~ 0,4 a 0,6 = média diferença
≥ 0,7-0,8 = grande diferença

Fonte: adaptado de Cohen, 1962[39].

moderada) e, acima de 0,7-0,8 um tamanho de efeito de grande magnitude, traduzindo uma diferença clínica expressiva entre os grupos[39]. Um exemplo prático:

Vizzotto et al. testaram o método OGI (*Occupational Goal Intervention*) em comparação com o placebo (atividades recreativas) para verificar sua eficácia sobre funções executivas de pacientes com esquizofrenia resistente, avaliadas pela *Behavioral Assessment of Dysecutive Function* (BADS) e a percepção da melhora pelos familiares pela escala *Independent Living Skill Survey* (ILSS), ambas adaptadas para o português. Após o período de 15 semanas (30 sessões), a análise mostrou que houve mudança significativa (p < 0,05) das funções executivas e da funcionalidade no grupo que recebeu tratamento, expressas por um "d" de 0,87 na BADS, indicando uma grande eficácia do método. A percepção dos familiares, medida pela ILSS, mostrou-se também significativa (p < 0,05), favorecendo o grupo experimental. No entanto, o tamanho do efeito alcançado (d = 1,82) mostrou que, para eles, a percepção da melhora alcançou magnitude ainda maior do que aquela observada nos pacientes[40].

O "d" de Cohen é usado para amostras independentes. Para amostras pareadas, o coeficiente de correlação (r) é incorporado à fórmula[38].

Tamanhos de efeitos baseados em dados binários

São utilizados no caso de dados serem apresentados sob forma de variáveis dicotômicas, aquelas para as quais a resposta é sim ou não, presente ou ausente, etc., como é o caso do odds ratio, apresentado na Tabela 7.

Número necessário para tratar (NNT)

Embora não seja uma medida de tamanho de efeito o número necessário parra tratar (NNT) é uma medida de eficácia muito utilizada, pois transforma dados binários em números absolutos, permitindo comparações. O NNT é definido como o número de pacientes ideais (comparando duas intervenções) para encontrar uma diferença favorável de desfecho[41], sendo definido matematicamente como o inverso da diferença absoluta de riscos (vide Figura 4 e Tabela 7).

Para exemplificar apresentamos dados de um estudo onde o NNT foi utilizado. Tal estudo comparou a clozapina com a olanzapina para a redução do risco de suicídio em pacientes com esquizofrenia[42]. A Figura 5 mostra que, após 2 anos, ocorreram 32% de eventos (suicídios ou tentativas de suicídio) em pacientes que receberam olanzapina e 24% naqueles que receberam clozapina. Assim, a taxa de evento controle foi de 0,32 e a taxa de evento experimental foi de 0,24. A diferença de eventos (ou redução absoluta dos riscos) foi, portanto, de 0,08 e a sua recíproca é 1/0,08 = 12.

Tratamento	Taxa do evento* (%) após 2 anos	Taxa de não evento após 2 anos
Olanzapina	32.2	67.8
Clozapina	24	76

Taxa de evento controle (control event rate) = 0,32
Taxa de evento experimental (experimental event rate) = 0,24
Redução absoluta do risco (absolute risk reduction) = 0,08
[i.e. CER − EER = 0,32 − 0,24 = 0,08]
NNT = 1/ARR = 1/0,08 ~ 12
*Suicídio ou tentativa de suicídio

Figura 5 Exemplo de cálculo do número necessário para tratar (NNT).
Fonte: adaptado de Meltzer et al., 2003[42].

Tabela 7 Relação entre variáveis dicotômicas e binárias

Medida	Fórmula	Comentário
Risco	a/(a+b)	Número ou % de pacientes que obteve resposta a uma intervenção na população total de pacientes que recebeu a intervenção. Se "evento" = resposta ao tratamento, quanto mais próximo de 1 ou 100%, maior o efeito da intervenção.
Diferença do risco absoluto (DRA)	[a/(a+b)] − [c/(c+d)]	Risco do evento no grupo submetido à intervenção menos o risco do evento no grupo controle. Se "evento" = resposta ao tratamento, quanto maior, maior o efeito da intervenção.
Risco relativo (RR)	[a/(a+b)] /[c/(c+d)]	Número ou % de pacientes com um evento na população total de pacientes que recebeu a intervenção, comparado ao número ou % de pacientes com um evento na população total de pacientes do grupo controle. Ou seja, o risco da intervenção dividido pelo risco do controle. RR = 1 indica que não existem diferenças entre os grupos. Se "evento" = resposta ao tratamento, RR > 1 indica o quanto o tratamento foi mais eficaz que o controle.
Odds ratio (OR) (razão das chances)	(a/b)/(c/d)	*Odds* (chance) de um evento na intervenção dividido pela chance de um evento no grupo controle. OR = 1 indica que não existem diferenças entre os grupos. Se "evento" = resposta ao tratamento, OR > 1 indica o quanto o tratamento foi mais eficaz que o controle.
Número necessário para tratar (NNT)	1/DRA	É a recíproca da diferença do risco absoluto. Um NNT pequeno significa que poucos pacientes precisam ser tratados para que se obtenha um resultado positivo. Quanto maior o NNT, menor a eficácia relativa de uma intervenção para determinada medida de desfecho.

a: participantes com um evento no grupo da intervenção; b: participantes sem o evento no grupo da intervenção; c: participantes com um evento no grupo controle; d: participantes sem o evento no grupo controle. Fonte: adaptado de Gray, 2004[8]; Citrome, 2010[36].

O NNT é uma medida intuitiva: quanto menor seu valor significa que menos pacientes necessitam ser tratados para que se obtenha um desfecho favorável. Há uma relação inversa entre o NNT e o "d" de Cohen: quanto menor o NNT maior o "d", a saber: d = 0,2 corresponde a um NNT de 9; d = 0,4 corresponde a um NNT = 0,5 e um d = 0,8 corresponde a um NNT de 2[8].

Para aprofundamento

- Gray G. Psiquiatria baseada em evidências. Porto Alegre: Artmed; 2004.
  ⇨ Livro claro e conciso que apresenta de forma bastante didática os principais aspectos da Medicina Baseada em Evidências para Psiquiatria.
- Sackett D, Strauss S, Richardson W. Evidence-based medicine: how to practice and teach. New York: Churchill-Livingstone; 2000.
  ⇨ Um livro clássico sobre medicina baseada em evidências
- Portney L.G. & Watkins MP. Foundations of clinical research. Applications to Practice. 3 ed. New Jersey: Pearson-Prentice Hall; 2009.
  ⇨ Provavelmente o melhor livro de pesquisa clínica já escrito.

REFERÊNCIAS BIBLIOGRÁFICAS

1. Souza JS, Almeida J, Elkis H. Psiquiatria baseada em evidências. In: Miguel EC, Gentil V, Gattaz W, ed. Clínica psiquiátrica. Barueri: Manole; 2011. p. 2098-109.
2. Goodwin FK, Fireman B, Simon GE, Hunkeler EM, Lee J, Revicki D. Suicide Risk in Bipolar Disorder during Treatment with Lithium and Divalproex. J Am Med Assoc. 2003;290(11):1467-73.
3. Toffol E, Hätönen T, Tanskanen A, Lönnqvist J, Wahlbeck K, Joffe G, et al. Lithium is associated with decrease in all-cause and suicide mortality in high-risk bipolar patients: A nationwide registry-based prospective cohort study. J Affect Disord. 2015;183:159-65.
4. Sackett DL, Rosenberg WM, Gray JA, Haynes RB, Richardson WS. Evidence based medicine: what it is and what it isn't. BMJ. 1996;312(7023):71-2.
5. Sackett D, Strauss S, Richardson W. Evidence-based medicine: how to practice and teach. New York: Churchill-Livingstone; 2000.
6. Hipócrates. Conhecer, cuidar, amar: {O} juramento e outros textos. São Paulo: Landy; 2002.
7. Geddes J, Reynolds S, Streiner D, Szatmari P. Evidence based practice in mental health. BMJ. 1997;315(7121):1483-4.
8. Gray G. Psiquiatria baseada em evidências. Porto Alegre: Artmed; 2004.
9. Pacheco e Silva A, Carvalho H, Fortes J. emprego da clorpromazina em doses maçicas (síndrome de impregnação). Publicações Med. 1957;XXVII(198).
10. McCutcheon RA, Reis Marques T, Howes OD. Schizophrenia - An Overview. JAMA Psychiatry. 2019;1-10.
11. Elkis H, Louzã MR. New antipsychotics for the treatment of schizophrenia. Rev Psiquiatr Clin. 2007;34(SUPPL. 2).
12. Goldner EM, Bilsker D. Evidence-based psychiatry. Can J Psychiatry. 1995;40(2):97-101.
13. Instituto Antônio Houaiss de Lexicografia. Dicionário Houaiss da Língua Portuguesa. In: Dicionário Houaiss da Língua Portuguesa. Rio de Janeiro: Objetiva; 2005.
14. Grimes DA, Schulz KF. An overview of clinical research: the lay of the land. Lancet. 2002;359(9300):57-61. Disponível em: https://pubmed.ncbi.nlm.nih.gov/11809203
    ⇨ Este artigo faz parte de uma série publicada no Lancet em 2002. Embora denominada "Epidemiology" é, na realidade, um conjunto de artigos, primorosamente escritos e dedicados a metodologia de pesquisa clínica
15. Elkis H, Meltzer HY. Refractory schizophrenia. Rev Bras Psiquiatr. 2007;29(SUPPL. 2).
16. Petrides G, Malur C, Braga RJ, Bailine SH, Schooler NR, Malhotra AK, et al. Electroconvulsive therapy augmentation in clozapine-resistant schizophrenia: a prospective, randomized study. Am J Psychiatry. 2015;172(1):52-8.
17. Overall JEJ, Gorham DRD. The brief psychiatric rating scale. Psychol Rep. 1962;10(3):799-811.
18. Melzer-Ribeiro DL, Rigonatti SP, Kayo M, Avrichir BS, Ribeiro RB, Dos Santos B, et al. Efficacy of electroconvulsive therapy augmentation for partial response to clozapine: a pilot randomized ECT – sham controlled trial. Rev Psiquiatr Clin. 2017;44(2).
19. Kay SR, Fiszbein A, Opler LA. The positive and negative syndrome scale (PANSS) for schizophrenia. Schizophr Bull. 1987;13(2):261-76.
20. Schulz KF, Altman DG, Moher D. CONSORT 2010 statement: Updated guidelines for reporting parallel group randomized trials. Ann Intern Med. 2010.
    ⇨ Este é o mais importante artigo a respeito de modo pelo qual devemos reportar os dados de um ensaio clínico.
21. Barretto EM, Kayo M, Avrichir BS, Sa AR, Camargo M, Napolitano IC, et al. A preliminary controlled trial of cognitive behavioral therapy in clozapine-resistant schizophrenia. J Nerv Ment Dis. 2009;197(11):865-8.
22. Lieberman JA, Scott Stroup T, McEvoy JP, Swartz MS, Rosenheck RA, Perkins DO, et al. Effectiveness of antipsychotic drugs in patients with chronic schizophrenia. N Engl J Med. 2005; 22;353(12):1209-23.
23. Bobes J, Fillat O, Arango C. Violence among schizophrenia out-patients compliant with medication: prevalence and associated factors. Acta Psychiatr Scand. 2009;119(3):218-25.
24. Grimes DA, Schulz KF. Cohort studies: Marching towards outcomes. Lancet. 2002; 26;359(9303):341-5.
    ⇨ Como mencionado no comentário da referência 21, este artigo faz parte da mencionada série e explica excelentes pormenores a respeito de estudos de coorte
25. Fletcher RH, Fletcher SW, Fletcher GS. Clinical epidemiology: The essentials. 5 ed. Philadelphia: Lippincott Williams & Wilkins; 2013.
26. Zhang J, Liu X, Fang L. Combined effects of depression and anxiety on suicide: A case-control psychological autopsy study in rural China. Psychiatry Res. 2019;271:370-73.
27. Benseñor IM, Nunes MA, Sander Diniz MDF, Santos IS, Brunoni AR, Lotufo PA. Subclinical thyroid dysfunction and psychiatric disorders: Cross-sectional results from the Brazilian Study of Adult Health (ELSA-Brasil). Clin Endocrinol (Oxf). 2016;84(2):250-256.
28. Guyatt G, Oxman AD, Akl EA, Kunz R, Vist G, Brozek J, et al. GRADE guidelines: 1. Introduction - GRADE evidence profiles and summary of findings tables. J Clin Epidemiol. 2011;64(4):383-94.
29. NICE. National Collaborating Centre for Mental Health. Psychosis and Schizophrenia in adults: Treatment and Management [Internet]. London: NICE; 2014. Disponível em: https:www.nice.org.br/cg178
30. Scottish Intercollegiate Guidelines Network. SIGN 50: A guideline developers' handbook. Edinburgh: SIGN; 2008.
31. Marwick KFM, Stevenson AJ, Davies C, Lawrie SM. Application of n-of-1 treatment trials in schizophrenia: Systematic review. Br J Psychiatry. 2018;213(1):398-403.
32. Yatham LN, Kennedy SH, Parikh S V, Schaffer A, Bond DJ, Frey BN, et al. Canadian Network for Mood and Anxiety Treatments (CANMAT) and International Society for Bipolar Disorders (ISBD) 2018 guidelines for the management of patients with bipolar disorder. Bipolar Disord. 2018;20(2):97-170.
    ⇨ Excelente guideline apresentando excelentes exemplos de como são escolhidos os níveis de evidência e respectivas recomendações

33. Hasan A, Falkai P, Wobrock T, Lieberman J, Glenthoj B, Gattaz WF, et al. World Federation of Societies of Biological Psychiatry (WFSBP) Guidelines for Biological Treatment of Schizophrenia, part 1: update 2012 on the acute treatment of schizophrenia and the management of treatment resistance. World J Biol Psychiatry. 2012;13(5):318-78.

34. Galletly C, Castle D, Dark F, Humberstone V, Jablensky A, Killackey E, et al. Royal Australian and New Zealand College of Psychiatrists clinical practice guidelines for the management of schizophrenia and related disorders. Aust N Z J Psychiatry. 2016;50(5):410-72.

35. Schäfer T, Schwarz MA. The meaningfulness of effect sizes in psychological research: Differences between sub-disciplines and the impact of potential biases. Front Psychol. 2019;10:813.

36. **Citrome L. Relative vs. absolute measures of benefit and risk: What's the difference? Acta Psychiatrica Scandinavica. 2010;121(2):94-102.**
    ⇨ **Excelente revisão sobre os diferentes tipos de avalição de effect size, particularmente o NNT**

37. Nakagawa S, Cuthill IC. Effect size, confidence interval and statistical significance: a practical guide for biologists. Biol Rev Camb Philos Soc. 2007;82(4):591-605.

38. Borenstein M, Hedges LJ, Higgins J, Rothstein H. Introduction to Meta--Analysis. Chichester: John Wiley & Sons; 2009.

39. Cohen J. The statistical power of abnormal-social psychological research: A review. J Abnormal Soc Psychol. 1962;65(3):145-153.

40. Vizzotto ADB, Celestino DL, Buchain PC, Oliveira AM, Oliveira GMR, Di Sarno ES, et al. A pilot randomized controlled trial of the Occupational Goal Intervention method for the improvement of executive functioning in patients with treatment-resistant schizophrenia. Psychiatry Res. 2016;245:148-156.

41. Citrome L. Compelling or irrelevant? Using number needed to treat can help decide. Acta Psychiatrica Scandinavica. 2008;117(6):412-19.

42. Meltzer HY, Alphs L, Green AI, Altamura AC, Anand R, Bertoldi A, et al. Clozapine treatment for suicidality in schizophrenia: International Suicide Prevention Trial (InterSePT). Arch Gen Psychiatry. 2003;60(1):82-91.

3
Desenho de estudos observacionais

Isabela Martins Benseñor

Sumário

Introdução
Estudos de coorte
    Forças e fraquezas de um estudo de coorte
Estudos transversais
Forças e fraquezas dos estudos transversais
Séries temporais de estudos transversais
Estudos de caso-controle
Forças e fraquezas de um estudo de caso-controle
Estudos mistos
    Estudos de caso-controle aninhado
    Estudos de caso-coorte aninhados
Considerações finais
Para aprofundamento
Referências bibliográficas

Pontos-chave

- Estudos observacionais são aqueles em que o pesquisador não faz nenhuma intervenção.
- Os estudos observacionais podem ser transversais, de coorte e de caso-controle.
- Nos estudos transversais, exposição e desfecho são investigados ao mesmo tempo sem avaliação de causalidade.
- Estudos de coorte e de caso-controle permitem avaliação da causalidade.
- Estudos de coorte são de longa duração e mais caros comparados aos estudos transversais e de caso-controle.
- Estudos observacionais estão sujeitos à vieses de seleção, de aferição e de confusão.

INTRODUÇÃO

Os desenhos de estudos utilizados em epidemiologia incluem os estudos observacionais e os de intervenção. No grupo dos estudos observacionais ficam os estudos em que o pesquisador faz a coleta de dados, mas não realiza nenhum tipo de intervenção. Há três tipos básicos de estudos observacionais: os de coorte, os transversais e os de caso-controle.

Para definir esses três tipos de estudos, podemos pensar em duas referências básicas: fator de exposição (fator de risco ou proteção) e desfecho (doença). Nos estudos de coorte, parte-se dos fatores de risco em uma e espera-se o aparecimento da doença. No estudo transversal, fator de risco e doença são pesquisados ao mesmo tempo. No estudo de caso-controle, parte-se de casos de doença (desfecho) e de controles sem doença e são procurados os fatores de exposição (fatores de risco ou proteção) no passado desses pacientes.

O estudo mais elegante para se determinar causalidade é o estudo de coorte, mas tanto os estudos de coorte como os de caso-controle avaliam causalidade. Em um estudo transversal é impossível determinar de causalidade, já que doença e fatores de risco são avaliados ao mesmo tempo. A Figura 1 mostra a estrutura dos tipos de estudos observacionais. A Tabela 1 sintetiza os três principais desenhos de estudo e suas características.

ESTUDOS DE COORTE

O nome coorte vem do latim e representava um grupo de 600 soldados romanos que marchavam juntos. Cada 10 coortes de soldados romanos formavam uma legião. O nome coorte significa seguir. Um estudo de coorte pode ser definido como um grupo de indivíduos que são seguidos por período determinado.

Os estudos de coorte recebem vários outros nomes, como prospectivos, de incidência, longitudinais e de seguimento. Em relação ao tempo, há coortes prospectivas e retrospectivas. Na coorte prospectiva, as variáveis a serem estudadas (fatores de risco), assim como a população a ser estudada, são definidas pelo pesquisador antes da ocorrência de qualquer tipo de

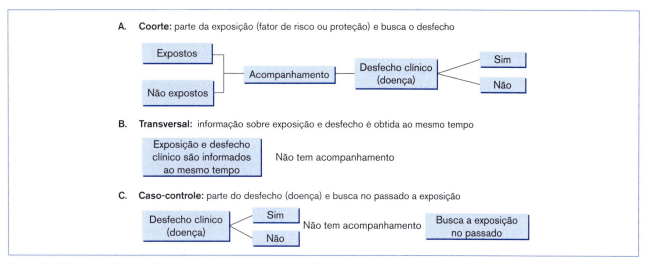

Figura 1 Estrutura dos estudos observacionais em epidemiologia.

Tabela 1 Características de estudos de coorte, transversais e de caso-controle

Tipo de estudo	Ponto de partida	O que se busca	Causalidade
Coorte	Fator de risco ou de exposição	Doença (desfecho)	Determina que o fator de risco causa a doença (causalidade)
Transversal	Não tem ponto de partida. As informações sobre fator de risco e doença são colhidas simultaneamente		Não determina causalidade
Caso-controle	Doença	Fator de risco ou de exposição	Determina causalidade

desfecho. É o tipo mais comum de estudo de coorte. Na coorte retrospectiva, o pesquisador define as variáveis a serem estudadas (fatores de exposição) e a população que será estudada depois que os eventos já ocorreram. Independente de serem prospectivos ou retrospectivos sempre medem a incidência de um fator de risco ou de um evento. A Figura 1A mostra a estrutura de um estudo de coorte.

O primeiro e mais famoso estudo de coorte prospectivo é o *Framingham Heart Study*, criado em 1948, e ainda ativo após 72 anos[1]. Atualmente são seguidos os filhos dos participantes originais e o estudo continua produzindo dados importantes como o famoso Escore de *Framingham* usado na avaliação de risco cardiovascular. O estudo começou com aproximadamente 6 mil indivíduos de ambos os sexos que moravam na cidade de *Framingham*, próxima a Boston, Massachusetts, com a aferição dos fatores de risco a serem estudados na linha de base. O objetivo da coorte era estudar fatores de risco causadores da doença cardiovascular[2]. A coorte de Hiroshima foi retrospectiva. No pós-guerra, após a explosão da bomba atômica sobre Hiroshima e Nagasaki, observou-se um grande aumento nos casos de leucemia. A partir desse fato resolveu-se estudar a radiação como fator de risco para leucemias e de outros tipos de câncer. A data da exposição à radiação foi o momento da explosão das bombas, e a população a ser estudada a que habitava as imediações. Para cálculo do grau de exposição à radiação foi usada a distância em que cada pessoa estava do epicentro da bomba[3]. No caso de *Framingham*, exposição e população a serem estudadas foram determinadas antes do aparecimento da doença e, no caso de Hiroshima e Nagasaki, exposição e população a serem estudadas foram determinadas depois do aparecimento da doença. Mas, em ambos os casos, a análise começou com a identificação do fator de risco e terminou com a identificação do desfecho. Os estudos de coorte foram muito utilizados para o entendimento das doenças cardiovasculares, mas atualmente há coortes de câncer e de saúde mental como o *The Netherlands Study of Depression and Anxiety* (NESDA)[4]. O NESDA acompanha 2.981 pacientes com diagnóstico de depressão e ansiedade, diagnosticados até seis meses antes da inclusão no estudo e 373 controles sem doença. O objetivo do estudo é avaliar os fatores preditores de desfechos relacionados à depressão e à ansiedade. Comparando-se o desenho do NESDA com o *Framingham Heart Study* é possível observar que na coorte de *Framingham* são avaliados fatores de risco para doença cardiovascular na linha de base do estudo em uma coorte de indivíduos sem doença, enquanto no NESDA a grande maioria dos participantes já tem a doença na linha de base. Coortes como o NESDA são chamadas de coortes de prognóstico. Também é possível estudar desfechos psiquiátricos em coortes não psiquiátricas, desde que o transtorno psiquiátrico tenha sido avaliado na linha de base e no seguimento. Brunoni et al. usando dados do Estudo Longitudinal de Saúde do Adulto (ELSA-Brasil) mostrou fatores de risco sociodemográficos e psiquiátricos associados com a depressão incidente e persistente, concluindo que sexo feminino, baixa escolaridade e presença de comorbidades se associam a uma evolução desfavorável da depressão[5]. Outros estudos de coorte recentes na área da psiquiatria auxiliam no entendimento das complicações associadas ao transtorno psiquiátrico em grupos de risco, como crianças e adolescentes[6], do transtorno psiquiátrico como fator associado ao prognóstico em outras doenças, como as cardiovasculares[7,8] e do uso de antidepressivos como fatores de mau prognóstico em infartados após alta hospitalar[9].

O princípio básico de um estudo de coorte é seguir indivíduos expostos ou não a determinado fator de risco até o desfecho representado pelo aparecimento da doença. O grupo exposto apresenta o fator de risco e será comparado com o grupo não exposto sem o fator de risco. Uma das vantagens de um estudo de coorte é que muitos fatores de risco e muitos desfechos podem ser avaliados no mesmo estudo. O objetivo é quantificar o número de desfechos (doença) no grupo exposto e no grupo não exposto e compará-los.

A Tabela 2 mostra um estudo hipotético realizado na cidade X. A mortalidade por suicídio é altíssima e iniciou-se um estudo de coorte prospectivo para estudar fatores de risco associados ao suicídio incluindo 10 mil habitantes com mais de 18 anos aparentemente saudáveis. Um dos fatores estudados foi a presença de depressão nos participantes na linha de base. Na cidade X, 40% dos indivíduos com mais de 18 anos tinha depressão. Indivíduos deprimidos e sem depressão foram seguidos por dez anos (duração do estudo).

Tabela 2 Número de suicídios em pacientes com e sem depressão na cidade X em um período de 10 anos

		Depressão		Total
		Sim	Não	
Depressão	Sim	400 (a)	3.600 (b)	4.000
	Não	500 (c)	5.500 (d)	6.000
	Total	900	9.100	10.000

A partir desses dados pode-se calcular a incidência de casos de suicídio na cidade X em pacientes deprimidos ou sem depressão na linha de base. Considera-se como expostos os deprimidos e como não expostos os sem depressão.

Usando os números da Tabela 2, a incidência nos expostos será calculada como o número de casos de suicídio nos deprimidos (expostos) sobre o total de expostos (todos os deprimidos). Ou seja, incidência nos expostos (I_e) = número de deprimidos que cometeram suicídio (suicidas) sobre o total de pacientes com depressão. A incidência nos não expostos (I_{ne}) será calculada como o número de casos de suicídio nos participantes sem depressão (não expostos) sobre o total de indivíduos não deprimidos (não expostos).

$$I_e = \frac{N^{\underline{o}} \text{ deprimidos suicidas}}{\text{Total de deprimidos}} = \frac{a}{a + b}$$

No exemplo acima, a I_e será:

$$I_e = \frac{a}{a + b} = \frac{400}{400 + 3.600} = \frac{400}{4.000} = 0,1 = 10\%$$

A I_{ne} será calculada como:

$$I_{ne} = \frac{N^{\underline{o}} \text{ de não deprimidos suicidas}}{\text{Total de não deprimidos}} = \frac{c}{c + d}$$

No exemplo acima, a I_{ne} será:

$$I_{ne} = \frac{c}{c + d} = \frac{500}{500 + 5.500} = \frac{500}{6.000} = 0,08 = 8\%$$

Para calcular o risco relativo (RR), podemos simplesmente dividir a incidência nos expostos sobre a incidência nos não expostos. O valor obtido será o risco relativo e ele representará quantas vezes é mais frequente o evento esperado (suicídio) na população que apresenta o fator de risco (deprimidos) em relação à que não apresenta esse fator (sem depressão).

$$RR = \frac{I_e}{I_{ne}} = \frac{a}{a + b} \text{ dividido por } \frac{c}{c + d}$$

No exemplo acima, teremos:

$$RR = \frac{I_e}{I_{ne}} = \frac{0,1}{0,08} = 1,25$$

O que significa o risco relativo? Ele indica que os pacientes deprimidos apresentaram um risco 25% maior de suicídio em relação aos não deprimidos. Um RR de 2 significa que o risco de um evento ocorrer é duas vezes maior nos indivíduos expostos em relação aos não expostos. Mas isso não significa que o evento sempre ocorrerá.

Podemos ainda calcular o risco absoluto também chamado de risco atribuível (RA). É calculado pela diferença da I_e (incidência nos expostos) menos a I_{ne} (incidência em não expostos):

$$\text{Risco absoluto (RA)} = I_e - I_{ne}$$

No exemplo acima:

$$RA = I_e - I_{ne} = 0,1 - 0,08 = 0,02 = 2\%$$

O que significa nesse exemplo o RA? Significa que de cada 100 pessoas que se suicidaram, duas cometeram suicídio em consequência do fator de risco depressão. Esse é um exemplo simples de como se calcula o RR e o RA em um estudo de coorte. Em estudos de coorte como o *Framingham Heart Study* ou o NESDA não basta saber se o participante exposto ao fator de risco desenvolveu ou não o desfecho, temos que avaliar também quanto tempo levou para o desfecho acontecer. Indivíduos que desenvolveram o desfecho mais rápido vão ter maior risco em relação aos que demoraram mais tempo para desenvolver o desfecho. Para fazer esse tipo de cálculo levando em conta ocorrência do desfecho e o tempo, usam-se modelos estatísticos, como o modelo de riscos proporcionais de Cox ou a regressão logística ou de Poisson.

Forças e fraquezas de um estudo de coorte

A maior força de um estudo de coorte é permitir o cálculo do risco relativo. Ele também determina a relação causal entre fator de risco e evento do modo mais simples: identificação dos fatores de risco na linha de base e esperar a ocorrência do evento. Entretanto, são estudos caros porque o seguimento é extremamente custoso e deve ser empregado em doenças frequentes na população ou doenças com complicações frequentes, pois assim temos certeza de que o evento esperado acontecerá no período de estudo. Exige equipe grande com treinamento centralizado especialmente nas coortes multicêntricas.

ESTUDOS TRANSVERSAIS

A estrutura dos estudos transversais também inclui exposição e desfecho, mas as duas informações são feitas ao mesmo tempo, sem período de seguimento. Os estudos transversais podem ser descritos como fotografias que registram um momento específico do tempo. Eles descrevem uma associação, ou seja, fator de exposição e desfecho estão associados, mas não causalidade. Em geral, são o ponto de partida para um estudo de coorte. Os dados iniciais de um estudo de coorte se constituem em um estudo transversal, o seguimento desses indivíduos constituirá propriamente o estudo de coorte. Podem ser chamados de estudos de prevalência tanto de doenças quanto de fatores de risco. A Figura 1B mostra a estrutura de um estudo transversal.

Os estudos transversais permitem o cálculo da razão de prevalência (RP), também chamada de prevalência relativa e de excesso de prevalência. A Tabela 3 apresenta uma amostra fictícia de depressão e tentativas de suicídio. As informações sobre presença de depressão e tentativas de suicídio foram colhidas simultaneamente.

Tabela 3 Numero de tentativas de suicídio em pacientes deprimidos e não deprimidos na cidade X, em agosto de 2019

		Doença cerebrovascular		Total
		Presente	Ausente	
Hipertensão arterial	Sim	400 (a)	3.600 (b)	4.000
	Não	500 (c)	5.500 (d)	6.000
	Total	900	9.100	10.000

O cálculo da razão de prevalência (RP) e do excesso de prevalência são semelhantes ao cálculo do risco relativo e do risco atribuível, mas com significados muito diferentes.

A prevalência de tentativa de suicídio (TS) em deprimidos é determinada pelo número de deprimidos que tentaram suicídio sobre o número total de deprimidos. A prevalência de tentativas de suicídio em não deprimidos é determinada pelo número de tentativas de suicídio em indivíduos não deprimidos pelo número total de não deprimidos.

$$\text{Prevalência de TS em deprimidos} = \frac{a}{a+b} = \frac{400}{4.000} = 0,1 = 10\%$$

$$\text{Prevalência de TS em não deprimidos} = \frac{c}{c+d} = \frac{500}{6.000} = 0,08 = 8\%$$

A RP será definida como a relação entre a prevalência de tentativas de suicídio em deprimidos e em não deprimidos. O significado é que 20% da prevalência de tentativas de suicídio na amostra se devem ao fator de risco depressão.

$$RP = \frac{\text{Prevalência de TS em deprimidos}}{\text{Prevalência de TS em não deprimidos}} = \frac{\frac{a}{a+b}}{\frac{c}{c+d}} = \frac{0,1}{0,08} = 1,2$$

O excesso de prevalência é calculado pela diferença entre a prevalência em deprimidos menos a prevalência em pacientes não deprimidos. No exemplo citado, o excesso de prevalência corresponde a:

$$\text{Excesso de prevalência} = \frac{a}{a+b} - \frac{c}{c+d} = 0,1 - 0,08 = 0,02 = 2\%$$

O excesso de prevalência significa que 2% do excesso de tentativas de suicídio nessa amostra são causados pela depressão.

FORÇAS E FRAQUEZAS DOS ESTUDOS TRANSVERSAIS

A maior força dos estudos transversais é que são rápidos e baratos porque não há necessidade de esperar pelo evento. Eles permitem o cálculo da prevalência de uma doença ou de um fator de risco. Uma RP de 2 significa que o desfecho é duas vezes mais prevalente nos que tem o fator de risco em relação aos que não têm o fator de risco.

A grande fraqueza desse tipo de estudo é não permitir o estabelecimento de uma relação causal entre exposição e desfecho. Também não são estudos indicados para doenças raras, em que um grande número de indivíduos provenientes da população pode ser avaliado sem que se ache um único caso da doença.

Como só fornecem dados sobre prevalência, são limitados para avaliar prognóstico, história natural da doença e fatores causais a ela associados. Em termos de informação, eles são muito inferiores aos dados de incidência provenientes de estudos de coorte.

SÉRIES TEMPORAIS DE ESTUDOS TRANSVERSAIS

Estudos transversais realizados a intervalos periódicos podem dar uma idéia do perfil de mudança de fatores de risco, refletindo, também, mudanças de hábitos. No Brasil, o VIGI-TEL (Vigilância de Fatores de Risco para Doenças Crônicas Não Transmissíveis por Telefone), faz a vigilância de fatores de risco por telefone, realizada em intervalos periódicos. Como são avaliados indivíduos diferentes em cada amostra, não se trata de um estudo de seguimento, e sim de uma série de estudos transversais que indicam tendência evolutiva, por exemplo, de prevalência de fatores de risco em uma população.

ESTUDOS DE CASO-CONTROLE

O estudo de caso-controle usa as mesmas informações sobre exposição e desfecho em uma ordem temporal diferente do que acontece na coorte. Em vez de partir do fator de risco (exposição) e esperar o evento, como em um estudo de coorte, faz-se justamente o contrário. Parte-se da doença e investiga-se, no passado, a exposição a fatores de risco ou de proteção, que são as variáveis preditivas que nos explicarão por que alguns indivíduos desenvolverão a doença e outros não.

A Figura 1C mostra a estrutura de um estudo de caso-controle. Os casos são os indivíduos doentes e os controles aqueles sem doença. Os estudos de caso-controle estão sujeitos a um maior número de vieses (erro sistemático que compromete o resultado do estudo), mas são mais baratos do que estudos de coorte e podem gerar resultados muito bons. A informação clássica de que o uso de dietilestilbestrol pela mãe levava ao aparecimento futuro de câncer de vagina nas filhas veio de um estudo de caso-controle com oito casos[11]. É o tipo de estudo ideal para doenças raras.

Vamos imaginar novamente na cidade X um estudo de caso-controle com 300 casos de síndrome metabólica (SM) e 300 controles sem doença. A seleção dos indivíduos com SM e dos controles (asmáticos sem SM) foram obtidas de pacientes que frequentam o mesmo hospital. Em estudos de caso-controle frequentemente são utilizados como controles pacientes que frequentam o mesmo hospital e, portanto, tem características sociodemográficas semelhantes aos casos, mas sem o diagnóstico de doença. Nesses pacientes (casos e controles), pesquisou-se a exposição a vários fatores de risco, incluindo depressão. A Tabela 4 mostra a exposição de casos e controles em relação a depressão.

Tabela 4 Número de casos de síndrome metabólica em pacientes com história prévia de depressão na cidade X

		Síndrome metabólica		Total
		Presente	Ausente	
Depressão prévia	Sim	250 (a)	100 (b)	350
	Não	50 (c)	250 (d)	300
	Total	300	350	650

Podemos calcular nos indivíduos (com SM são 300) a exposição ao fator de risco depressão anterior. A proporção de expostos nos casos é:

$$\text{Proporção de expostos nos casos} = \frac{\text{Nº de casos de SM nos pacientes com depressão}}{\text{Nº total de casos de SM}} = \frac{a}{a+c} = \frac{250}{300} = 83,3\%$$

A proporção de expostos nos controles é de:

$$\text{Proporção de expostos nos controles} = \frac{\text{Nº de casos de SM nos pacientes sem depressão}}{\text{Nº total de casos sem SM}} = \frac{c}{a+c} = \frac{50}{300} = 16,7\%$$

A partir desses dados pode-se supor que haja uma relação causal entre depressão prévia e síndrome metabólica, já que a proporção de depressão prévia foi maior no grupo que desenvolveu a SM do que no grupo dos controles.

Seguindo-se o modelo dos estudos de coorte – a incidência nos expostos é aproximadamente igual a frequência de doença nos indivíduos expostos ao fator de risco. No caso do exemplo anterior:

$$\text{Frequência de SM nos expostos} = \frac{a}{a+b} = \frac{250}{350} = 0,72$$

Entretanto, não se trata de uma amostra populacional, e sim de uma amostra criada pelo pesquisador, por isso não podemos falar em RR como em um estudo de coorte. Mas podemos fazer uma estimativa do RR utilizando a *odds ratio*, ou razão de produtos cruzados ou, como é mais conhecida, razão de chances (RC). Ela expressa uma relação entre a frequência de doença nos pacientes expostos (casos) e nos não expostos (controles).

A frequência de doença nos não expostos será:

$$\text{Frequência de doença nos não expostos} = \frac{c}{c+d} = \frac{50}{300} = 0,17$$

A RC será a relação entre a frequência de doença nos expostos sobre os não expostos:

$$RC = \frac{a}{a+b} \text{ dividido por } \frac{c}{c+d} = \frac{0,72}{0,17} = 4,2$$

A RC é a estimativa do risco relativo, obtida a partir dos estudos de caso-controle. É calculada nos estudos de caso-controle pela razão dos produtos cruzados.

$$\text{Razão dos produtos cruzados} = \frac{ad}{bc}$$

Essa simplificação se baseia no fato de que os estudos de caso-controle são utilizados para doenças raras que dificilmente são encontradas na população geral. Logo, o valor de (a) (número de expostos com a doença) é muito pequeno em relação a (b) (número de expostos sem a doença) na população geral. Logo, simplificamos a soma a + b como simplesmente b. Assim, a/a + b transforma-se em a/b.

O mesmo acontece com o valor de c (não expostos com a doença, o que ainda é mais raro) em relação ao valor de d (não expostos sem a doença). O valor de c é muito pequeno em relação a d, logo a soma de c + d é próxima de d. Assim c/c + d se transforma em c/d.

A RC será a razão entre a/b e c/d. Como se trata de uma divisão de frações, multiplica-se pelo inverso, logo, a RC será igual a ad/bc. Por isso, é importante repetir mais uma vez que nos estudos de caso-controle não se pode falar em RR, e sim em uma estimativa do risco relativo representada pela RC e que só vale para doenças raras.

O que a razão de chances significa? Que nos pacientes expostos ao fator de risco (no exemplo acima, depressão prévia) o risco de desenvolver a síndrome metabólica é 4,2 vezes maior em relação aos sem história prévia de depressão. Leo et al. avaliaram a associação de cefaleia do tipo tensional crônica e suicidalidade em um estudo de caso-controle; e mostraram que a frequência de suicidalidade foi mais elevada nos pacientes com cefaleia do tipo tensional crônica do que em controles[12].

FORÇAS E FRAQUEZAS DE UM ESTUDO DE CASO-CONTROLE

Entre as principais forças de um estudo de caso-controle está o fato de gerar informação a partir de um número pequeno de casos. Embora seja um tipo de estudo que busca a exposição no passado, pode-se estabelecer uma relação causal, mas não tão óbvia quanto em um estudo de coorte. Não há como calcular nem incidência nem prevalência da doença, nem risco absoluto (coorte), nem excesso de prevalência (estudo transversal). Outro ponto é que se pode estudar somente o desfecho representado pela doença escolhida. Mas o grande problema dos estudos de caso-controle está na sua grande suscetibilidade a dois tipos de vieses relacionados à seleção de casos e principalmente dos controles (viés de seleção) e pelo fato de se obter uma informação retrospectiva sujeita a alterações de memória (viés de aferição). O paciente que tem a doença (caso) lembra muito mais da exposição do que o paciente sem a doença (controle). Um exemplo clássico é de mães que deram à luz a bebês com malformações. Ao se perguntar sobre uso de medicamentos durante a gravidez, a mãe que deu à luz ao bebê malformado lembra de usar muito mais medicamentos do que a mãe que teve o bebê normal. Munkholm et al. publicaram artigo sobre os principais vieses dos estudos de caso-controle em psiquiatria[13].

ESTUDOS MISTOS

Surgiram nas últimas décadas estudos observacionais que acoplam mais de um desenho na sua estrutura. São os chamados estudos de caso-controle aninhado (*nested-case-control studies*) e os estudos de caso-coorte (*case-cohort*).

Estudos de caso-controle aninhado

Nesse tipo de estudo, o estudo de caso-controle fica aninhado dentro de uma coorte. É um desenho de estudo muito adequado quando se quer estudar fatores de risco extremamente caros.

O estudo começa com uma coorte com grande número de indivíduos capazes de gerar um número de desfechos significativos ao final do estudo. Nesse coorte são detectados indivíduos portadores do desfecho clínico escolhido que são selecionados como casos. Ao mesmo tempo, faz-se uma seleção aleatorizada dos indivíduos que não desenvolveram o desfecho que serão classificados como controles. O investigador compara, então, fatores de exposição presentes nos indivíduos que desenvolveram o desfecho (casos) e nos que não desenvolveram o desfecho (controles). Atualmente, na maioria dos grandes estudos, colhe-se uma amostra de soro dos participantes no início do estudo que é congelada e estocada por tempo indeterminado. Posteriormente, pode-se dosar um novo fator de risco que possa estar associado ao desfecho dosado no material biológico estocado há muitos anos e comparar os resultados em quem desenvolveu ou não o desfecho. Um dos primeiros estudos que mostrou a associação entre proteína C reativa ultrassensível aumentada e risco de infarto do miocárdio foi um estudo de caso-controle aninhado que utilizou dados obtidos no Estudo dos Médicos Americanos (*Physician's Health Study*)[14]. A proteína C foi dosada em indivíduos que desenvolveram ou não o desfecho e já era muito mais elevada nos participantes que infartaram em relação aos sem doença. Uma das vantagens do estudo de caso controle aninhado é a redução dos custos já que você não precisa dosar o fator de risco em toda a coorte e sim nos desfechos (em torno de 300) e em um número semelhante de controles, enquanto a coorte pode ter mais de 10 mil participantes. Axfors et al. desenhou vários estudos de caso-controle aninhado dentro da coorte *Biology, Affect, Stress, Imaging and Cognition* (BASIC) *Cohort* usando desfechos diferentes. Esses subestudos já foram planejados dentro do desenho da coorte original[15].

Estudos de caso-coorte aninhados

O desenho do caso-coorte é similar ao dos estudos de caso-controle aninhado, exceto que, em vez de se selecionar os controles entre os indivíduos que participam do estudo, mas que não desenvolveram o desfecho de interesse, o pesquisador seleciona uma amostra aleatória dos indivíduos que participam da coorte desde o seu início, independente de se o participante vai ou não desenvolver o desfecho.

Uma minoria dos indivíduos selecionados como controles pode desenvolver o desfecho no futuro, mas, como este é raro, é um número muito pequeno. Mesmo que haja casos de desfecho entre os controles, eles vão continuar a ser analisados como controles. Em geral, essa amostra aleatória da coorte guarda um número mais elevado de amostras biológicas justamente por serem no futuro os controles de vários subestudos. A coorte do

Tabela 5 Vantagens e desvantagens dos principais tipos de estudos observacionais.

Tipo de desenho	Vantagens	Desvantagens
Todas as coortes	Estabelecem relação de causalidade. Permitem o estudo de vários desfechos. Calculam a incidência, o risco relativo e o risco atribuível	Necessitam de grande número de participantes. São contraindicados em desfechos raros
Coortes prospectivas	São melhor planejadas porque o pesquisador escolhe todas as exposições a serem estudadas na linha de base. A grande maioria das coortes é prospectiva	Custos mais elevados, necessidade de uma equipe grande com treinamento centralizado nas coortes multicêntricas e longa duração. Estuda vários desfechos
Coortes retrospectivas	Mais econômicas e raras. Menor controle na seleção dos participantes e das exposições	Custos menos elevados do que as coortes prospectivas porque já existe a informação sobe exposição e desfecho quando o estudo começa
Transversais	Estudos curtos que medem associação. Calculam a prevalência, prevalência relativa e excesso de prevalência. Correspondem a uma fotografia do momento	Não determinam causalidade. Exposição e desfecho são aferidos ao mesmo tempo. São contraindicados em desfechos raros
Caso-controle	Útil para estudar desfechos raros de centros de referência. Tem duração mais curta e custo menor do que estudo de coorte. Calcula uma estimativa do risco relativo que é a razão de chances (RC), mas não o próprio RR	Sujeito a grande número de vieses. Determina causalidade, embora de forma não tão clara quanto um estudo de coorte. Estuda somente um desfecho
Caso-controle aninhado	Vantagens de um estudo de coorte retrospectivo, mas muito mais custo-efetivo pelo número menor de participantes	Geralmente utiliza amostras estocadas de participantes que desenvolveram ou não o desfecho do estudo
Caso-coorte aninhado	Utiliza o mesmo grupo-controle (amostra aleatória da coorte) para vários subestudos	Não há superestimação dos eventos como no caso-controle aninhado
Todos os estudos observacionais	Trazem informação de qualidade, desde que o desenho escolhido seja adequado à pergunta que será respondida	São suscetíveis a vieses de seleção, aferição e confusão principalmente os estudos de caso-controle

Fonte: adaptada de Newman et al., 1999[17].

ELSA-Brasil foi desenhada desde o seu início com uma amostra aleatória da coorte que corresponde a 10% do total de participantes, selecionada de forma aleatória no início do estudo e representativa dos 15.105 participantes. Esses participantes guardaram o dobro de amostras de sangue e urina para poderem participar de vários estudos de caso-coorte[16].

A vantagem dos estudos de caso-coorte é que os indivíduos selecionados podem ser os controles de muitos subestudos a serem realizados dentro da mesma coorte utilizando desfechos diferentes. Além disso, a amostra aleatória da coorte pode dar uma ideia da prevalência dos fatores de risco na própria coorte. Em relação ao estudo de caso-controle aninhado, o estudo de caso-coorte superestima menos o risco justamente porque alguns participantes no grupo controle também desenvolverem o desfecho em estudo, como acontece na vida real.

A Tabela 5 mostra as vantagens e desvantagens dos principais tipos de estudos observacionais (coorte, transversais, caso-controle e os estudos que combinam desenhos).

CONSIDERAÇÕES FINAIS

Os três principais desenhos de estudo observacionais são os estudos de coorte, transversais e caso-controle. Em grau de qualidade da informação, os estudos de coorte são os que trazem mais informação, seguidos pelos estudos de caso-controle e os transversais. Todos têm vantagens e desvantagens, mas o mais importante é que estejam adequados à pergunta que vai ser respondida no estudo. Todos os desenhos são utilizados na área de psiquiatria, incluindo recentemente os estudos de caso-controle aninhado e de caso-coorte.

Para aprofundamento

- Cummings SR, Newman TB, Hulley SB. Designing an observational study: Cohort studies. In: Hulley SB, Cummings SR, Browner WS, Grady D, Hearst N. Designing clinical research: an epidemiologic approach. 2nd ed. Philadelphia: Lipincott Willians & Wilkins; 1999. p. 107-23.

- Bensenor IM, Lotufo PA. Delineamento de estudos em epidemiologia. In: Bensenor IM, Lotufo PA. Epidemiologia clínica. 2ª ed. São Paulo: Sarvier; 2011. p. 90-123.

- Reed C, Novick D, Gonzalez-Pinto A, Bertsch J, Haro JM. Observational study designs for bipolar disorder: what can they tell us about treatment in acute mania? Progr Neuropsychopharmacol Biol Psychiatry. 2009;33(4):715-21.

- Vandenbroucke JP, von Elm E, Altman DG, Gøtzsche PC, Mulrow CD, Pocock SJ, et al. STROBE Initiative. Strengthening the Reporting of Observational studies in Epidemiology (STROBE): explanation and elaboration. Int J Surg. 2014;12(12):1500-24.
- Ford T. Introduction to epidemiological study designs. In Prince M, Stewart R, Ford T, Hotopf M. Practical psychiatric epidemiology. 2nd ed. Oxford: Oxford University Press; 2020. p. 98-105.

REFERÊNCIAS BIBLIOGRÁFICAS

1. Stokes J, Kannel WB, Wolf PA, D'Agostino RB, Cupples LA. Blood pressure as a risk factor for cardiovascular disease. The Framingham Study-30 years of follow-up. Hypertension. 1989;13(5):I13-8.
2. Esse artigo descreve um estudo de coorte clássico.
3. **Wilson PW, D'Agostino RB, Levy D, Belanger AM, Silbershatz H, Kannel WB. Prediction of coronary heart disease using risk factor categories. Circulation. 1998;97:1837-47.**
   ⇨ Esse artigo descreve a criação do Escore de Framingham em um estudo de coorte que começou em 1948, com 50 anos de duração que ainda traz informações científicas importantes e úteis.
4. Cologne JB, Preston DL. Longevity of atomic-bomb survivors. Lancet. 2000;356(9226):303-7.
5. **Penninx BW, Beekman AT, Smit JH, Zitman FG, Nolen WA, Spinhoven P, et al. The Netherlands Study of Depression and Anxiety (NESDA): rationale, objectives and methods. Int J Methods Psychiatr Res. 2008;17(3):121-40.**
   ⇨ Esse artigo descreve um estudo de coorte na área de psiquiatria explicando os detalhes na elaboração do estudo.
6. **Brunoni AR, Santos IS, Passos IC, Goulart AC, Koyanagi A, Carvalho AF, et al. Socio-demographic and psychiatric risk factors in incident and persistent depression: an analysis in the occupational cohort of ELSA-Brasil. J Affect Disord. 2020;263:252-7.**
   ⇨ Esse artigo detalha um estudo de coorte na área de psiquiatria publicado recentemente no Brasil.
7. **Hawton K, Bale L, Brand F, Townsend E, Ness J, Waters K, et al. Mortality in children and adolescents following presentation to hospital after non-fatal self-harm in the multicentre study of self-harm: a prospective observational cohort study. Lancet Child Adolesc Health. 2020;4(2):111-20.**
   ⇨ Esse artigo descreve um estudo de coorte prospectivo na área da psiquiatria em grupo de risco.
8. **Cocchio S, Baldovin T, Furlan P, Buja A, Casale P, Fonzo M, et al. Is depression a real risk factor for acute myocardial infarction mortality? A retrospective cohort study. BMC Psychiatry. 2019;19(1):122.**
   ⇨ Esse artigo descreve um estudo de coorte retrospectivo na área de psiquiatria.
9. **Arya S, Lee S, Zahner GJ, Cohen BE, Hiramoto J, Wolkowitz OM, et al. The association of comorbid depression with mortality and amputation in veterans with peripheral artery disease. J Vasc Surg. 2018;68(2):536-45.**
   ⇨ Esse artigo descreve uma coorte de prognóstico na área da psiquiatria.
10. Lavoie KL, Paine NJ, Pelletier R, Arsenault A, Diodati JG, Campbell TS, et al. Relationship between antidepressant therapy and risk for cardiovascular events in patients with and without cardiovascular disease. Health Psychol. 2018;37(11):989-99.
11. Malta DC, Iser BP, Santos MA, Andrade SS, Stopa SR, Bernal RT, et al. Lifestyles in Brazilian capitals according to the National Health Survey and the Surveillance System for Protective and Risk Factors for Chronic Diseases by Telephone Survey (Vigitel), 2013. Rev Bras Epidemiol. 2015;18(2):68-82.
12. Herbst AL, Ulfelder H, Poskanzor DC. Adenocarcinoma of the vagina. Association of maternal stilbestrol therapy with tumor appearance in young women. N Engl J Med. 1971;284(15):878-81.
    ⇨ Esse artigo é um estudo de caso-controle clássico.
13. **Leo JG, Kim KT, Moon HJ, Kuk Do J, Kim SY, Park SP. Suicidality and its risk factors in tension-type headache patients: A multicenter case-control study. J Clin Neurosci. 2019;69:21-5.**
    ⇨ Esse artigo descreve um estudo de caso-controle na área de psiquiatria.
14. Munkholm K, Faurholt-JepsenM, Ioannidis JPA, Hemkes LG. Consideration of confounderswas suboptimal in the reporting of observational studies in psychiatry: a meta-epidemiological study. J ClinEpidemiol. 2020;119:75-84.
15. **Ridker PM, Cushman M, Stampfer MJ, Tracy RP, Hennekens CH. Inflammation, aspirin, and the risk of cardiovascular disease in apparently healthy men. N Engl J Med. 1997;336:973-9.**
    ⇨ Esse artigo descreve um estudo de caso-controle aninhado em um estudo de coorte clássico
16. Axfors C, Bränn E, Henriksson HE, Hellgren C, Kunovac Kallak T, Fransson E, et al. Cohort profile: the Biology, Affect, Stress, Imaging and Cognition (BASIC) study on perinatal depression in a population-based Swedish cohort. BMJ Open. 2019;22;9(10):e031514.
17. Aquino EM, Barreto SM, Bensenor IM, Carvalho MS, Chor D, Duncan BB, et al. Brazilian Longitudinal Study of Adult Health (ELSA-Brasil): objectives and design. Am J Epidemiol. 2012;175(4):315-24.
18. Newman TB, Browner WS, Cummings SR, Stephen Hulley. Designing an observational study: cross-sectional and case-control studies In: Hulley SB, Cummings SR, Browner WS, Grady D, Hearst N. Designing Clinical Research: An Epidemiologic Approach. 2nd ed. Philadelphia: Lipincott Williams & Wilkins; 1999. p. 107-24.

4
Desenhos clínicos experimentais em psiquiatria

Juliana Belo Diniz
Daniel Lucas da Conceição Costa

Sumário

Introdução, definições e conceitos
Histórico
Controle experimental
    Estudos controlados com placebo
    Desenhos duplo-cegos
    Seleção amostral e alocação
Outros modelos de comparação experimental
    Desenhos fatoriais
    Estudos de não inferioridade
    Desenhos sequenciais
    Estudos pragmáticos
    Os grandes estudos pragmáticos sequenciais
Controle de qualidade de ensaios clínicos de intervenção
Considerações finais
Para aprofundamento
Referências bibliográficas

Pontos-chave

- O controle experimental tem por objetivo reduzir erros e vieses de diversas ordens, como confusão entre variáveis, interferência consciente ou inconsciente dos pesquisadores, interpretações tendenciosas, erros sistemáticos e não sistemáticos, entre outros.
- Nos desenhos de estudos de intervenção, as bases do controle experimental são compostas pela seleção amostral, alocação em grupos de intervenção, padronização do tratamento, comparação com tratamento placebo, cegamento tanto de participantes quanto de investigadores e determinação de desfechos primários e secundários. A partir desses procedimentos, é possível isolar o efeito terapêutico do tratamento testado.
- Dependendo do objetivo específico de um estudo, o desenho experimental de intervenção pode variar entre as diversas formas já idealizadas ou incluir novos elementos que aproximem os pesquisadores do efeito que querem isolar. A pesquisa que visa definir se intervenções de qualquer natureza tem efeitos clínicos relevantes (melhora dos sintomas, da qualidade de vida, redução de danos colaterais etc.) é constantemente atualizada para refletir as necessidades dos médicos clínicos em suas diversas especialidades.

INTRODUÇÃO, DEFINIÇÕES E CONCEITOS

O efeito de uma intervenção terapêutica depende de fatores direta e indiretamente relacionados ao mecanismo dessa intervenção. Exemplos de efeitos diretos são: ação de um medicamento em seus receptores ou alvos enzimáticos e demais mecanismos celulares ou moleculares; o efeito de um procedimento cirúrgico sobre a obstrução ou lesão que pretende corrigir; o efeito de um elemento técnico da psicoterapia sobre um desfecho sintomático; a ação de uma prótese ou órtese no reestabelecimento de uma função que foram desenhadas para substituir, entre outros. Os efeitos indiretos, por sua vez, são resultantes de consequências inespecíficas do contexto terapêutico e independem, pelo menos parcialmente, da intervenção farmacológica, cirúrgica, psicoterapêutica ou protética em estudo.

Por consenso, estabeleceu-se o nome de efeito placebo para os efeitos indiretos de qualquer forma de intervenção. No entanto, essa simplificação obscurece uma característica importante dos efeitos indiretos – o fato de que há vários efeitos indiretos e não só um efeito placebo como o que se subentende pelo uso do efeito placebo no singular. Outra confusão comum em relação ao significado de efeito placebo é decorrente do uso do nome placebo para a pílula controle nos estudos com medicamentos. O efeito de um medicamento em comprimidos ou cápsulas é controlado por meio de uma pílula de aparência semelhante (às capsulas ou comprimidos), mas de conteúdo inerte em relação ao efeito direto da medicação em estudo. Essa pílula é conhecida como placebo ou pílula de farinha. Essa nomenclatura dá a entender que o efeito placebo é o efeito da pílula placebo, o que vamos ver mais para frente que não é o caso.

Além dos efeitos diretos e indiretos de uma intervenção, os estudos clínicos podem ter seus resultados influenciados por outros tipos de confusão, em geral denominados erros sistemáticos e não sistemáticos ou vieses. Muitos deles são semelhantes aos erros e vieses já descritos no capítulo sobre desenhos clínicos observacionais, como a dependência entre variáveis (variáveis de confusão), os erros do tipo 2, que se referem ao tamanho da amostra estudada, os vieses de memória, que resultam da dependência de informações relatadas pelos participantes do estudo, os vieses dos observadores ao descreverem os resultados com a expectativa de um desfecho específico, e os vieses de seleção, que tornam diferentes amostras não comparáveis entre si.

Outros vieses são específicos dos estudos de intervenção, como vieses de performance, que resultam em tratamentos com nível de atenção diferente para os participantes alocados nos diferentes grupos de intervenção, vieses de não adesão, que são resultantes das quantidades diferentes de perdas de pacientes entre grupos, e vieses de publicação, que tendem a omitir resultados negativos, entre outros.

Os desenhos experimentais dos ensaios clínicos de intervenção têm por objetivo diferenciar efeitos específicos dos efeitos inespecíficos do tratamento e, ao mesmo tempo, mitigar potenciais erros e vieses sobre os resultados observados. Para tal, diversas metodologias foram desenvolvidas, de forma exponencial, a partir do século XVIII.

HISTÓRICO

Relatos esporádicos sobre testes terapêuticos que incorporavam alguns dos conceitos modernos de ensaios clínicos já existiam em textos antigos e tratados médicos anteriores ao século XVIII. No entanto, o experimento considerado o primeiro ensaio clínico controlado da era moderna data de 1747 (publicado em 1753) e foi conduzido pelo médico escocês James Lind com o intuito de determinar o melhor tratamento para o escorbuto, que hoje sabemos ser consequência da falta de vitamina C[1-3].

Nesse estudo, James Lind acompanhou a evolução de doze pacientes com escorbuto, divididos em seis grupos de intervenção, com dois pacientes cada. Das seis intervenções testadas, todas baseadas nas recomendações médicas da época, a única que resultou em melhora dos sintomas foi a inclusão na dieta padrão de duas laranjas e um limão ao dia. Assim, mesmo sem conhecer a vitamina C como causa do escorbuto, foi possível reconhecer um tratamento efetivo para essa doença.

O conceito de controle experimental, que já aparecia no trabalho de Lind, foi posteriormente alavancado pela incorporação do conceito de tratamento placebo. O nome placebo surgiu como algo pejorativo e que se prestava mais a agradar do que a beneficiar os pacientes. Até a Segunda Guerra Mundial, o uso de pílulas de pão, gotas de água colorida e injeções de água subcutâneas eram práticas correntes no meio médico e tinham o objetivo explícito de enganar os pacientes nos casos em que tratamentos eficazes não existiam ou eram inacessíveis.

O mesmo nome acabou sendo usado no caso do controle experimental dos estudos de intervenção, apesar do objetivo do uso do placebo nesses casos ser totalmente diferente do original[4].

O primeiro estudo conhecido que utilizou uma intervenção placebo rudimentar data de 1801[4]. Nele, o médico inglês John Haygarth, testou o efeito de hastes de metal sobre os sintomas corporais de cinco pacientes. Na época, acreditava-se que as hastes de metal tratavam os sintomas físicos por meio de sua influência eletromagnética. John Haygarth testou hastes semelhantes às de metal, porém feitas de madeira, e constatou que os mesmos pacientes que melhoravam por conta das hastes de metal também melhoravam com a aplicação das hastes de madeira, desbancando a teoria eletromagnética.

Ainda com um uso rudimentar do controle por placebo, em 1863, o médico americano Austin Flint tratou treze pacientes com reumatismo com um extrato de ervas sem efeito terapêutico conhecido e descreveu a melhora dos sintomas, apesar do uso de medicação sem efeito direto sobre a doença reumática. O primeiro estudo a incorporar o placebo ao desenho experimental, de forma mais parecida com a que utilizamos hoje como método de controle, foi iniciado somente em 1943. Nesse estudo, a epidemiologia e a bioestatística já participaram diretamente no planejamento do desenho experimenta[5] e houve controle da seleção dos grupos de intervenção para receber placebo ou o tratamento em teste. Os pesquisadores testaram se o tratamento com extrato de *Penicillium patulinum* era superior ao placebo no tratamento do resfriado comum e descobriram que não, como era de se esperar.

O estudo de 1943 usou um procedimento de alocação alternada que já se aproximava do que ficou conhecido como randomização ou aleatorização. Nesse momento da história, já temos os elementos fundamentais dos ensaios clínicos de intervenção: o controle experimental composto pela alocação por randomização ou alocação proposital e a comparação com tratamento placebo.

CONTROLE EXPERIMENTAL

Na prática clínica, diversos fatores conhecidos e desconhecidos podem influenciar o resultado de um tratamento. Como já mencionado, o controle experimental visa reduzir o efeito indesejável produzido por esses fatores a partir da padronização dos componentes do tratamento, da seleção e alocação da amostra, além do cegamento da observação. Vamos a um primeiro exemplo modelo[5]:

Suponha que você queira testar o efeito de um suplemento alimentar, conhecido como n-acetilcisteína, no tratamento de pacientes adultos com transtorno obsessivo-compulsivo. Numa prática clínica não controlada, você ofereceria esse tratamento para todos aqueles que você acredita poderem se beneficiar desse suplemento, iniciaria o tratamento com a dose mínima e faria ajustes progressivos conforme os relatos dos pacientes a respeito dos efeitos terapêuticos e colaterais, e observaria o seu efeito. Porém, todos os pacientes teriam contextos adjacentes muito diferentes entre si. Alguns poderiam nunca ter recebido qualquer tratamento, enquanto outros já poderiam ter uma longa história de tratamento. A gravidade dos sintomas e até mesmo o diagnóstico poderiam ser diferentes entre eles. Assim como a disponibilidade para comparecer às consultas, a tolerabilidade aos efeitos colaterais, o uso de medicamentos concomitantes, a presença de outras doenças associadas etc. Do mesmo modo, o tratamento poderia seguir de forma muito diferente para cada paciente, alguns viriam com mais frequência do que o habitual e necessitariam de outras intervenções sintomáticas. Além disso, você poderia torcer muito para que o tratamento funcionasse e poderia tender a, inadvertidamente, supervalorizar sinais de melhora ou superestimar a gravidade dos sintomas iniciais. Os pacientes também poderiam querer muito melhorar e supervalorizar sinais de melhora não sustentáveis. Ou mesmo, poderiam melhorar espontaneamente por apresentarem sintomas flutuantes e associarem erroneamente a melhora ao tratamento.

Como você faria para o isolar o efeito desse suplemento de todas essas possíveis interferências? É como resposta a essa demanda que surge a necessidade do controle experimental.

No nosso exemplo modelo[5], como em muitos outros estudos, os autores optaram pelo desenho de estudo duplo-cego controlado com placebo.

Decompondo os elementos desse desenho temos: estudos controlados com placebo, desenhos duplo-cegos e seleção amostral e alocação.

Estudos controlados com placebo

A gravidade de uma doença pode variar de acordo com múltiplos fatores, que vão muito além da prescrição de um tratamento com o objetivo de reduzir os seus sintomas. Muitas doenças têm sintomas flutuantes, que melhoram ou pioram ao longo do tempo independentemente de qualquer intervenção. Outras estão frequentemente associadas à melhora espontânea, por terem curso episódico. Ao iniciarmos um ensaio clínico, podemos incluir participantes em fases diferentes do curso de uma doença. Alguns podem estar num período de piora progressiva, outros podem estar num período de estabilidade, enquanto outros podem estar em um período de melhora. Ao estipular um ponto de corte mínimo de gravidade para inclusão em um ensaio clínico, inadvertidamente selecionamos aqueles que estão mais próximos ao ápice da curva de piora, o que resulta num efeito conhecido como regressão à média.

Além desse efeito da flutuação natural da gravidade, outros efeitos relacionados ao contexto do tratamento, como, por exemplo, a frequência e a duração de consultas médicas, o vínculo terapêutico e a orientação sobre hábitos saudáveis podem contribuir para a melhora dos sintomas à revelia da prescrição terapêutica. A expectativa do paciente em relação ao tratamento também pode alterar o resultado. Todo esse conjunto de fatores conhecidos e, eventualmente desconhecidos, compõe o fenômeno complexo que chamamos de efeito placebo[6].

Por conta do efeito placebo, é impossível isolar o efeito direto de uma prescrição terapêutica até que a magnitude do efeito placebo seja descontada do efeito observado do tratamento. Em um contexto ideal, o isolamento do efeito terapêutico direto é possível a partir do momento que, um grupo controle, com as mesmas características do grupo experimental, submeta-se a um tratamento idêntico ao experimental exceto pela intervenção sendo realizada (Figura 1). Em estudos farmacológicos, isso implica no uso de cápsulas, comprimidos ou soluções orais ou injetáveis idênticas entre si em relação a aspecto, frequência de uso e, quando possível, efeitos colaterais, mas com conteúdo diferente.

No entanto, na maior parte dos ensaios clínicos controlados com placebo em psiquiatria, estamos distantes do contexto ideal. O aumento progressivo da magnitude do efeito placebo observado em estudos de intervenção tem como resultado uma maior dificuldade de discriminação do efeito terapêutico específico, como demonstrado em metanálises que investigaram esse fenômeno[7] (Figura 2).

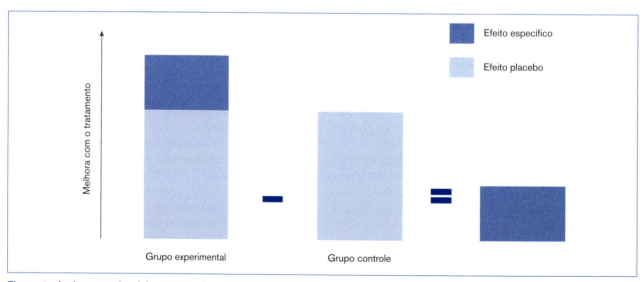

Figura 1 Isolamento do efeito terapêutico por meio do controle com tratamento placebo num contexto ideal.

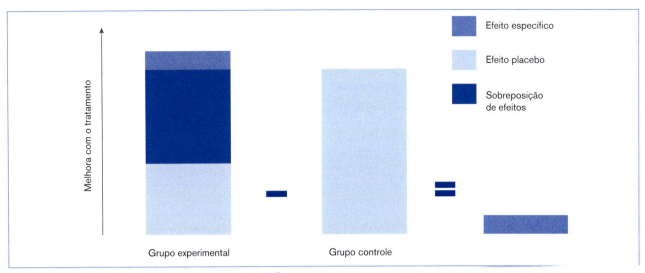

Figura 2 Isolamento do efeito terapêutico por meio do controle com tratamento placebo num contexto habitual.

No nosso exemplo modelo, a pergunta para a qual os pesquisadores procuravam uma resposta pode ser descrita desta forma: Será que a n-acetilcisteína seria melhor do que um tratamento placebo para a melhora da gravidade do transtorno obsessivo-compulsivo (TOC) quando combinada ao tratamento em curso?

Desenhos duplo-cegos

O termo duplo-cego se refere ao cegamento da condução do tratamento e observação do efeito terapêutico. Estudos duplo-cegos são aqueles nos quais tantos os participantes quanto os profissionais responsáveis pela intervenção desconhecem qual tratamento específico está sendo administrado. Também é comum em desenhos duplo-cegos que o avaliador da resposta, aquele que, por exemplo, aplica as escalas padronizadas de resposta ao tratamento, seja independente do profissional que conduz a intervenção e desconheça tanto o tratamento administrado quanto a fase do tratamento no qual o paciente está e as ocorrências clínicas do período de observação.

O cegamento do participante tem o objetivo de mitigar os efeitos da expectativa do sujeito em relação a melhora com o tratamento. Os participantes conhecem, por questões éticas, todos os tratamentos a que possivelmente serão submetidos, mas não sabem qual deles especificamente está sendo aplicado para tratá-lo. O cegamento do profissional, por sua vez, visa diminuir a probabilidade de o clínico tratar de forma diferente aqueles submetidos ao tratamento que ele acredita ter mais chance de ajudar o paciente. Já o cegamento do avaliador minimiza o risco de o avaliador supervalorizar a melhora do tratamento que ele julga ser mais efetivo.

Eventualmente, chama-se o cegamento concomitante do participante, do clínico e do avaliador de triplo-cego, mas isso não é uma prática corrente. Na psiquiatria, em que, na maior parte das vezes, a avaliação de melhora é feita por meio de escalas de gravidade, o uso de avaliadores independentes e cegos para o tratamento oferecido é essencial para dar credibilidade aos resultados. Nos estudos conduzidos atualmente, a avaliação independente é considerada um critério mínimo de qualidade para a publicação em revistas indexadas.

Em estudos farmacológicos que comparam mais de um tratamento ativo, o ideal para que o cegamento seja eficaz é que os tratamentos em teste sejam idênticos, exceto pelo princípio ativo. No entanto, a confecção de cápsulas ou comprimidos idênticos nem sempre é possível. Nesses casos, uma técnica de cegamento conhecida como *double-dummy* pode ser utilizada. Essa técnica está ilustrada na Figura 3.

Outros elementos que pode afetar o cegamento de um estudo e interferir com a magnitude da resposta placebo são os potenciais efeitos colaterais de uma medicação ativa. Medicamentos que causam efeitos colaterais intensos e muito característicos (por exemplo, efeitos anticolinérgicos dos antidepressivos tricíclicos) podem ser facilmente identificáveis pelos clínicos responsáveis pelos tratamentos e podem aumentar a chance dos pacientes perceberem que estão no grupo ativo e não no grupo placebo. Para mitigar esse problema, podem ser usados placebos com efeitos colaterais, os chamados placebos ativos. Ou seja, substâncias ativas que causam efeitos indesejados semelhantes aos de medicamento em teste, mas não produzem os efeitos desejados (terapêuticos). No caso dos tricíclicos pode ser usado, por exemplo, um comparador placebo com efeito anticolinérgico, como a oxibutinina.

Outras variantes do cegamento são: o estudo simples-cego e o estudo aberto. Os estudos simples-cego são aqueles nos quais é inviável "cegar" os clínicos envolvidos diretamente com o tratamento ou os próprios participantes do tipo de tratamento sendo administrado. Um exemplo de ensaio clínico simples-cego em psiquiatria é um estudo que avaliou o efeito de diferentes durações de carga elétrica em relação aos efeitos colaterais cognitivos da eletroconvulsoterapia em pacientes com esquizofrenia. Como a duração da carga elétrica estava associada a repercussões muito evidentes em relação à duração e intensidade

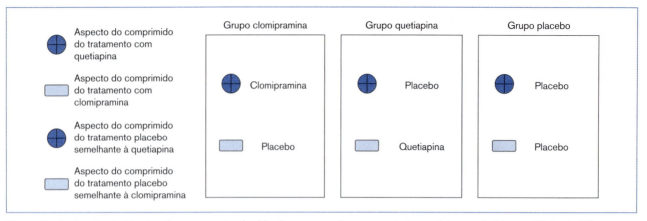

Figura 3 Ilustração de técnica de cegamento *double-dummy* com base no estudo modelo conduzido por Diniz et al.[10]

da manifestação convulsiva, foi inviável manter o cegamento de todos os envolvidos[8].

Os estudos abertos são aqueles em que não ocorre cegamento de nenhuma das partes, exceto dos avaliadores. No caso dos estudos abertos, a escolha por esse formato não costuma se dar por limitações técnicas, como no caso dos estudos simples-cego, mas sim pela ausência de informação sobre a potencial eficácia de uma intervenção. Esse formato é utilizado em fases iniciais de investigação, quando relatos de caso ou séries de casos sugerem o potencial efeito de uma intervenção, mas ainda não fornecem evidência suficiente para o investimento em um estudo duplo-cego controlado.

No nosso meio, temos como exemplo um estudo aberto que comparou duas opções de associações medicamentosas no tratamento do transtorno obsessivo-compulsivo resistente à tratamento com antidepressivos[9]. Para uma das associações testada, a combinação de fluoxetina com clomipramina, a informação na literatura era muito escassa e justificava uma primeira etapa de investigação com um estudo aberto. Na sequência desse estudo aberto, foi conduzido um estudo duplo-cego controlado com placebo[10].

Seleção amostral e alocação

Voltando ao nosso estudo modelo[5], para a condução do planejamento duplo-cego controlado, os pesquisadores precisavam selecionar os participantes do estudo e alocar os participantes incluídos nos grupos experimental (N-acetilcisteína) e controle (placebo). A seleção da amostra deve levar em conta fatores clínicos, éticos e questões de viabilidade. Nos estudos publicados, as decisões relativas à seleção estão explicitadas nos critérios de inclusão e exclusão. Com essa informação, é possível estimar se o resultado do estudo é generalizável para a população clínica. Estudos muito restritivos podem ter resultados mais contundentes, porém serem menos representativos da população clínica habitual. Estudos mais abrangentes, por sua vez, podem ter uma menor capacidade de detectar diferenças entre grupos, apesar de serem representativos da população geral. Por isso, além do modelo duplo-cego controlado com placebo tradicional, existem modelos para a condução de grandes estudos pragmáticos sequenciais, que serão abordados no final deste capítulo.

Além dos aspectos relativos aos critérios de seleção e recrutamento de participantes, um fator do planejamento muito relevante para se avaliar a qualidade técnica de um ensaio clínico é o tamanho amostral. Estudos muito restritivos, por exemplo, tendem a requerer um número menor de participantes do que estudos abrangentes. O desenho do estudo também pode influenciar no tamanho amostral. Um estudo chamado de não inferioridade entre duas intervenções ativas, por exemplo, pode requerer amostras muito maiores do que um estudo de comparação de eficácia com placebo.

Existem métodos de cálculo de poder de um estudo a partir do seu tamanho amostral, mas todos eles dependem da regra de decisão utilizada pelos pesquisadores que idealizaram o estudo. Um estudo que dê muito valor, por exemplo, ao peso de variáveis de confusão, precisa de amostras grandes para conseguir representação de todas observações possíveis para o resultado de cada variável. Ao mesmo tempo, estudos pequenos podem ter amostra adequada o suficiente para responder só ao que chamamos de desfecho primário, que é o resultado para o qual o estudo foi desenhado. Análises adicionais (desfechos secundários) de estudos pequenos podem ser questionáveis. Logo, avaliar a qualidade de um estudo por meio do seu tamanho amostral requer uma capacidade crítica abrangente que acompanhe as condições de condução daquele estudo.

Uma vez definidas as características da população a ser recrutada e o tamanho amostral, o próximo passo é definir como dividir os participantes entre o grupo intervenção (no caso modelo, associação com n-acetilcisteína) e grupo controle (no caso modelo, associação com placebo). Historicamente, o método que prevaleceu como mais tradicional na alocação amostral é o método aleatório. Os métodos aleatórios de alocação se sofisticaram ao longo do tempo e hoje existem diferentes formas de geração aleatória computadorizada de números que permitem a manutenção do cegamento de todos as partes envolvidas diretamente com o tratamento. No entanto, o método aleatório tem algumas limitações. Como a aleatorização (ou randomização) admite qualquer divisão da amostra, dentre as possíveis, com igual probabilidade, divisões muito desiguais entre grupos podem ocorrer.

Para minimizar potenciais distorções de métodos aleatórios, inicialmente se aplicavam métodos em bloco ou bloco estratificado. Métodos em bloco correspondem à aleatorização por blocos de participantes em vez de aleatorização para a amostra total. O uso dos blocos diminui o risco de que, por exemplo, distorções relacionadas ao período de inclusão ou à origem do participante interfiram com os resultados. Para ilustrar, um modelo desse tipo de aleatorização foi descrito em um protocolo comparando o efeito de incluir a orientação específica sobre higiene do sono a um protocolo padrão de orientação parental. Nesse protocolo, a aleatorização foi feita em blocos de seis participantes[11]. Isso é necessário pois os procedimentos de aleatorização são desenhados de modo a garantir que os grupos de intervenção tenham tamanhos conhecidos. Por exemplo, num estudo com 100 participantes, procura-se garantir que aproximadamente 50 participantes sejam divididos em cada grupo. Porém, até que os mecanismos de controle de tamanho amostral possam agir, corre-se o risco de que os primeiros sujeitos incluídos caiam num único grupo e os últimos, em outro grupo. Se isso ocorrer, além de todas as variáveis de confusão que inevitavelmente fazem parte do estudo, o período de inclusão também poderá afetar os resultados.

Já o método em bloco estratificado é uma modalidade de aleatorização em blocos em que a separação dos blocos se dá por uma característica escolhida. Por exemplo, num bloco ficam todas as mulheres e, em outro, todos os homens. Essa divisão garante que os grupos de intervenção tenham um número conhecido de homens e mulheres (metade de cada bloco, por exemplo). Isso mitiga o risco de um dos grupos ter só mulheres ou muito mais mulheres do que homens. O grande limitante da estratificação em blocos é que, em geral, é preciso conhecer a amostra inteira antes de iniciar a alocação. Logo, para estudos de recrutamento longitudinal, a aplicação desse modelo torna-se muito difícil.

Com o avanço do desenvolvimento computacional, foi possível desenvolver outras formas de mitigar diferenças indesejadas entre grupos que levam em conta múltiplas variáveis simultâneas sem requerer o conhecimento prévio da composição amostral. Entre esses métodos, destacamos um método produzido no nosso meio[12] que, até hoje, é o de maior facilidade e abrangência de aplicação entre os possíveis[13]. Essa também foi a escolha do nosso estudo modelo[5]. Nesse estudo, os autores procuraram garantir, por meio da alocação intencional, que os grupos placebo e intervenção fossem balanceados para as variáveis: sexo, idade, gravidade e histórico de tratamentos prévios. Desse modo, os grupos não diferiram em relação ao potencial de melhora que poderiam ter com o tratamento entre os grupos.

OUTROS MODELOS DE COMPARAÇÃO EXPERIMENTAL

Os ensaios clínicos têm por objetivo responder dúvidas clínicas. As dúvidas clínicas, no entanto, não se restringem a descobrir se um tratamento funciona melhor que o conjunto de efeitos placebo. Consequentemente, são constantemente desenvolvidas e discutidas novas formas de desenhos de ensaios clínicos que podem dar conta de responder diversos tipos de questões provenientes da busca pelo melhor tratamento possível. Algumas dessas modalidades vão ser discutidas neste capítulo, como os desenhos fatoriais, os ensaios clínicos de não inferioridade, os desenhos sequenciais e os grandes estudos pragmáticos. Outras modalidades podem surgir conforme a clínica apresenta suas necessidades.

Desenhos fatoriais

Quando temos mais de uma modalidade de tratamento considerada eficaz para uma doença, podemos nos perguntar qual delas traz maior benefício ou se haveria benefício em combinar essas abordagens desde o início do tratamento. A combinação de modalidades diferentes de tratamento pode ter efeito sinérgico, ou seja, maior que a soma do efeito de cada modalidade isolada. Por outro lado, a mesma combinação pode não trazer benefício se uma das modalidades isoladas já chegar perto do teto máximo de melhora possível para um certo período. Para investigar essas possibilidades de interação entre tratamentos ativos, é possível utilizar um desenho de ensaio clínico conhecido como desenho fatorial.

No nosso meio, um estudo que comparou a eficácia isolada da estimulação elétrica com corrente contínua (EECC) com a combinação da EECC com sertralina, para o tratamento da depressão maior utilizou esse tipo de desenho[14]. Nesse protocolo, os pesquisadores consideraram que não havia garantia de que os dois tratamentos ativos se mostrariam superiores a placebo. Consequentemente, optaram por incluir um grupo placebo ao desenho fatorial, como ilustrado na Figura 4. Foi utilizado tratamento placebo tanto semelhante à sertralina quanto à estimulação elétrica. No caso da estimulação elétrica, o procedimento placebo também pode ser denominado *sham* e consiste em conectar o participante aos eletrodos do aparelho de estimulação sem permitir a passagem de corrente elétrica.

Estudos de não inferioridade

Alguns tratamentos precisam ser comparados aos que já existem, mas não necessariamente precisam se mostrar superiores para que tenham espaço nos protocolos de tratamento de uma determinada doença. Na psiquiatria, um exemplo desse tipo de estudo foi o ensaio clínico multicêntrico que comparou o tratamento de transtorno depressivo maior com duloxetina ao tratamento com paroxetina[15]. Um estudo como esse precisa ser desenhado, desde o princípio, para responder a uma questão de não inferioridade, ou seja, responder se uma opção é pelo menos tão boa quanto a outra.

Como é altamente improvável que dois tratamentos tenham resultados idênticos, é preciso definir, *a priori*, qual a margem de não inferioridade. Não existe uma forma única de construir essa margem, cada estudo utiliza critérios estatísticos e de relevância clínica para definir o que, com base no conhecimento

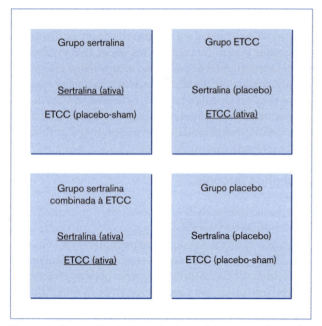

Figura 4 Ilustração do desenho fatorial do protocolo conduzido por Brunoni et al.[14]
ETCC: estimulação transcraniana por corrente contínua.

prévio, seria o mais razoável. No estudo que escolhemos como exemplo, a margem foi definida como: intervalo de confiança de 97,5%, unicaudado (somente no sentido de duloxetina pior que paroxetina), da diferença entre a melhora com o tratamento entre os grupos com base no escore da escala da depressão de Hamilton. Em outras palavras, até o limite do intervalo de confiança de 97,5% no sentido de duloxetina pior do que paroxetina, ambos os tratamentos serão considerados igualmente eficazes. Acima desse limite, a duloxetina vai ser considerada pior do que a paroxetina (Figura 5).

Nesse caso modelo, os pesquisadores assumiram que a melhora dos sintomas depressivos com o tratamento com paroxetina já era tão bem estabelecida que eles poderiam abdicar da comparação com placebo. Esse nem sempre é o caso. Quando os pesquisadores consideram que nenhum dos tratamentos que está sendo testado pode ser considerado, necessariamente, superior a um comparador placebo, é preciso incluir um grupo placebo no desenho do estudo de não inferioridade. Nesse último cenário, a margem é construída a partir da diferença entre cada tratamento ativo e o resultado do grupo placebo, em vez da diferença entre os dois tratamentos ativos. No nosso meio, um exemplo de estudo de não inferioridade que incluiu um grupo placebo foi o estudo que comparou a eficácia de estimulação elétrica de corrente contínua à do escitalopram no tratamento da depressão[16].

Desenhos sequenciais

Para muitas doenças, o primeiro tratamento prescrito pode não trazer benefício ou pode não ser suficiente. Por isso, construímos diretrizes de tratamento que consideram várias fases e modalidades de tratamento. Quando idealizamos as diretrizes, já temos evidências de quais tratamentos funcionam melhor do que tratamentos placebo. Porém, queremos entender como escolher entre os tratamentos disponíveis e qual o melhor

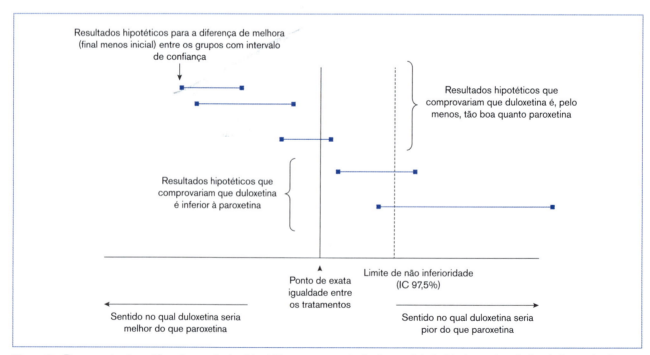

Figura 5 Representação gráfica de resultados hipotéticos em um estudo de não inferioridade tendo o limite de intervalo de confiança de 97,5%, unicaudado, como margem de não inferioridade.

momento para utilizá-los. Para isso, precisamos responder a perguntas como:

- Entre os tratamentos disponíveis, qual é o melhor para iniciar com pessoas sem nenhum tratamento anterior?
- Uma vez que alguém não respondeu ao primeiro tratamento, é melhor trocar por outro ou combinar dois tratamentos?
- Quando optamos por trocar um tratamento por outro, é melhor escolher entre tratamentos semelhantes ou de modalidades/classes farmacológicas diferentes?

Para responder a perguntas como essas, podemos utilizar desenhos sequenciais de tratamento. Nesses desenhos, diferentemente do que ocorre nos estudos controlados com placebo, nós testamos as regras de decisão de um protocolo, e não a eficácia de cada tratamento isolado. Um exemplo do nosso meio é o estudo que comparou sequências de tratamentos com medicamento e psicoterapia para crianças com transtorno obsessivo-compulsivo[17]. Nesse estudo, uma das regras de decisão a ser testada era qual o melhor primeiro tratamento, entre uma opção farmacológica e psicoterapia, a ser oferecido aos participantes sem tratamento anterior. Para responder a essa pergunta, foi feita uma alocação inicial no grupo medicamento e grupo psicoterapia. Após o primeiro tratamento, para aqueles sem melhora ou com melhora insuficiente, foi feita uma segunda alocação entre trocar o tratamento inicial pela outra opção ou combinar as duas modalidades (Figura 6).

Quando os desenhos sequenciais testam várias regras de decisão, requerem um grande número de participantes. Muitos participantes precisam ser recrutados para o protocolo para que, com as perdas inevitáveis de participantes ao longo do seguimento, as sequências finais tenham participantes em número suficiente para checar o seu efeito. Nesses casos, é necessário o envolvimento de um grande número de centros de pesquisa. Esses grandes estudos sequenciais são essenciais para o estabelecimento de protocolos de tratamento e são conhecidos como os grandes estudos pragmáticos sequenciais, que serão discutidos com maiores detalhes na sequência deste capítulo.

Estudos pragmáticos

Os estudos duplo-cegos controlados com placebo que visam investigar a eficácia de uma nova substância estão sujeitos a limitações práticas e éticas. Essas limitações resultam na exclusão de participantes com diversas características que podem diminuir a chance do estudo ser conclusivo ou que podem acarretar o risco de exposição ao tratamento placebo ou no risco associado à nova substância em teste. Além disso, para diminuir a interferência de variáveis incontroláveis associadas ao tratamento, o rigor no controle do protocolo de tratamento e os cuidados na condução dos procedimentos de pesquisa devem ser os maiores possíveis.

Essas limitações e o rigor experimental têm como efeito colateral distanciar a prática de pesquisa da prática clínica habitual. Na psiquiatria, por exemplo, os pacientes que habitualmente procuram tratamento nos ambulatórios assistenciais podem ter muitas comorbidades psiquiátricas e clínicas que constituem critérios de exclusão para participação em muitos ensaios clínicos. Do mesmo modo, no contexto assistencial, o espaçamento entre as consultas pode ser maior do que no contexto de pesquisa. O acompanhamento próximo de outros membros da equipe, que por exemplo confirmam previamente as consultas agendadas e verificam dificuldades com o tratamento, também pode ser muito mais intenso no contexto de pesquisa do que seria viável na clínica habitual.

Por conta dessas diferenças entre os contextos clínico e de pesquisa, após o efeito de um tratamento ter sido isolado em relação ao placebo, é preciso investigar o real impacto clínico desse tratamento em contextos mais próximos das condições clínicas habituais. Em geral, o esperado é que, no contexto assistencial, a magnitude da eficácia de um tratamento seja menor do que no contexto de pesquisa. No nosso meio, temos como exemplo de ensaio clínico pragmático, que também pode ser chamado de estudo de efetividade, um estudo que comparou a efetividade do uso de medicamento ou psicoterapia em grupo para o tratamento de pacientes adultos com TOC[18].

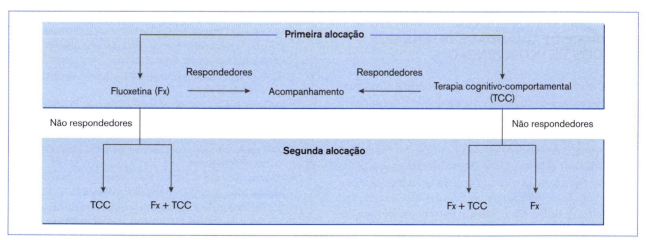

Figura 6 Ilustração do desenho sequencial do protocolo conduzido por Fatori et al.[14]

Os grandes estudos pragmáticos sequenciais

Os protocolos, ou diretrizes, são baseados em estudos prévios de comparação com placebo ou entre pelo menos dois tratamentos ativos. De acordo com a qualidade da informação sobre a eficácia da intervenção e da magnitude de melhora associada a ela, os tratamentos são classificados como sendo de primeira linha (tratamentos com a maior qualidade da evidência disponível e magnitude de resposta igual ou superior a dos demais tratamentos disponíveis) ou segunda, terceira ou quarta linhas (menor qualidade da evidência e/ou menor magnitude de resposta). Em geral, recomenda-se iniciar com tratamentos classificados como de primeira linha e recorrer às demais linhas apenas se houver falha na primeira tentativa.

Como já mencionado anteriormente, podem surgir dúvidas em relação a melhor forma de construir diretrizes de tratamento quando mais de uma modalidade de tratamento já foi reconhecida como eficaz e quando existem múltiplas alternativas de tratamento de segunda, terceira ou quarta linhas. Quanto mais complexos os protocolos de tratamento, maior a quantidade de regras de decisão que precisarão ser testadas para ser possível estimar a efetividade da incorporação do protocolo à prática clínica. Somando-se a isso, conhecer a real magnitude de um protocolo de tratamento no contexto habitual também é essencial para estimar a sua efetividade. Para responder à demanda de compreensão de regras de decisão em contextos clínicos pragmáticos, foram desenvolvidos desenhos para a condução de grandes estudos pragmáticos sequenciais.

Na psiquiatria, o grande modelo desse tipo de estudo é o protocolo STAR*D[19]. Esse protocolo investigou quatro níveis de tratamentos sequenciais para o transtorno depressivo unipolar. Para se aproximar da prática clínica habitual, os pesquisadores adotaram critérios de inclusão minimamente restritivos e utilizaram um método misto de alocação que considerava a preferência dos pacientes em relação aos tratamentos oferecidos em cada um dos quatro níveis. O desenho utilizado foi de estudo aberto e não foi incluída comparação com grupo placebo. Foram incluídos 4 mil participantes no primeiro nível. Àqueles que não melhoraram de forma satisfatória no primeiro nível, foi oferecido seguir para os demais níveis de tratamento[19].

CONTROLE DE QUALIDADE DE ENSAIOS CLÍNICOS DE INTERVENÇÃO

Em relação aos ensaios clínicos de intervenção, existe grande preocupação sobre possíveis manipulações de resultados. Uma das formas de reduzir o risco de manipulação é conhecer qual foi o plano original do ensaio clínico e o que foi modificado ao longo do processo de coleta e análise dos resultados. Para determinar qual foi o plano original, foram criadas plataformas de registro de ensaios clínicos, nas quais o desenho e o plano do estudo devem ser descritos em detalhes antes do início da coleta de dados. Mudanças que porventura ocorram durante a coleta devem ser registradas e justificados no seguimento do registro original. Um dos primeiros desses registros foi o clinicaltrials.gov, uma plataforma americana. No Brasil, temos o Registro Brasileiro de Ensaios Clínicos (ReBEC). Se um estudo não foi registrado antes de sua execução, ele não preenche os critérios mínimos para publicação em revistas indexadas. Outras normas de apresentação de resultados de ensaios clínicos podem ser encontradas no consenso das revistas científicas conhecido como CONSORT *Statement*[20-22].

CONSIDERAÇÕES FINAIS

Os ensaios clínicos constituem uma ferramenta chave para o avanço do conhecimento médico e melhoria da assistência aos pacientes. A pesquisa clínica é realizada com o objetivo de responder se uma nova abordagem terapêutica é eficaz e segura, além de quais tratamentos ou estratégias funcionam melhor para determinadas doenças ou grupos específicos de pacientes. Até o momento, os ensaios clínicos são considerados o método padrão-ouro para determinar a eficácia de uma abordagem terapêutica, constituindo um dos pilares da Medicina Baseada em Evidências.

Os ensaios clínicos são importantes para a descoberta de novos tratamentos para as doenças, assim como para detectar, diagnosticar e reduzir a chance de desenvolver uma doença. Os resultados de ensaios clínicos são capazes de demonstrar o que funciona ou não em humanos, o que não pode ser apreendido a partir de estudos realizados em laboratórios ou com animais. Além disso, permitem à comunidade médica ponderar se os efeitos colaterais de uma nova terapêutica justificam o seu uso quando esta se prova eficaz.

Ao delinear um ensaio clínico, os pesquisadores não sabem quais resultados irão obter, caso contrário a pesquisa não seria necessária. Essa incerteza pode tornar difícil a decisão para um paciente sobre participar de um ensaio clínico. Apesar de, em casos raros, pacientes voluntários já terem sido prejudicados por sua participação em um ensaio clínico, um incontável número de pessoas já foi beneficiado porque outras participaram voluntariamente de uma pesquisa que resultou na descoberta de um novo tratamento eficaz.

Para aprofundamento

- McQueen D, Cohen S, John-Smith PSt, Rampes H. Rethinking placebo in psychiatry: the range of placebo effects. Adv Psychiatric Treat. 2013;19(3),:162-70.
    ⇨ Para aprofundar os conhecimentos sobre a importância do efeito placebo.
- McQueen D, Cohen S, John-Smith PSt, Rampes H. Rethinking placebo in psychiatry: how and why placebo effects occur. Adv Psychiatric Treat. 2013;19(3):171-80.
    ⇨ Para aprofundar os conhecimentos sobre a importância do efeito placebo.
- Hertzman M, Adler L. Clinical trials in psychopharmacology: a better brain. 2 ed. New Jersey: John Wiley & Sons; 2010.
    ⇨ Para aprofundar os conhecimentos a respeito da realização de ensaios clínicos com psicofármacos para os diversos transtornos psiquiátricos.

REFERÊNCIAS BIBLIOGRÁFICAS

1. Bhatt A. Evolution of clinical research: a history before and beyond james lind. Perspect Clin Res. 2010;1(1):6-10.
2. Collier R. Legumes, lemons and streptomycin: a short history of the clinical trial. CMAJ. 2009;180(1):23-4.
3. Porter RS. The greatest benefit to mankind : a medical history of humanity. 2019 ed. London: HarperCollins; 1997.
4. De Craen AJM, Kaptchuk TJ, Tijssen JGP, Kleijnen J. Placebos and placebo effects in medicine: historical overview. JRSM. 1999;92:511-5.
5. **Costa DLC, Diniz JB, Requena G, Joaquim MA, Pittenger C, Bloch MH, et al. Randomized, double-blind, placebo-controlled trial of n-acetylcysteine augmentation for treatment-resistant obsessive-compulsive disorder. J Clin Psychiatry. 2017;78(7):e766-e773.**
    ⇨ Como e por que conduzir um ensaio clínico duplo-cego, randomizado e controlado com placebo.
6. Benedetti F, Piedimonte A. The neurobiological underpinnings of placebo and nocebo effects. Semin Arthritis Rheum. 2019;49(3S):S18-S21.
7. Agid O, Siu CO, Potkin SG, Kapur S, Watsky E, Vanderburg D, et al. Meta-regression analysis of placebo response in antipsychotic trials, 1970-2010. Am J Psychiatry. 2013;170(11):1335-44.
8. Ithal D, Arumugham SS, Kumar CN, Venkatapura RJ, Thirthalli J, Gangadhar BN. Comparison of cognitive adverse effects and efficacy of 2 pulse widths (0.5 ms and 1.5 ms) of brief pulse bilateral electroconvulsive therapy in patients with schizophrenia – A randomized single blind controlled trial. Schizophr Res. 2019;S0920-9964(19)30569-9.
9. **Diniz JB, Shavitt RG, Pereira CAB, Hounie AG, Pimentel I, Koran LM, et al. Quetiapine versus clomipramine in the augmentation of selective serotonin reuptake inhibitors for the treatment of obsessive-compulsive disorder: a randomized, open-label trial. J Psychopharmacol. 2010;24(3):297-307.**
    ⇨ Como e porque conduzir um ensaio clínico aberto.
10. Diniz JB, Shavitt RG, Fossaluza V, Koran L, de Braganca Pereira CA, Miguel EC. A Double-blind, randomized, controlled trial of fluoxetine plus quetiapine or clomipramine versus fluoxetine plus placebo for obsessive-compulsive disorder. J Clin Psychopharmacol. 2011;31(6):763-8.
11. Santos IS, Bassani DG, Matijasevich A, Halal CS, Del-Ponte B, da Cruz SH, et al. Infant sleep hygiene counseling (sleep trial): protocol of a randomized controlled trial. BMC Psychiatry. 2016;16(1):307.
12. Fossaluza V, Diniz J, Pereira BB, Miguel E, Pereira C. Sequential allocation to balance prognostic factors in a psychiatric clinical trial. Clinics (Sao Paulo). 2009;64(6):511-8.
13. **Diniz JB, Fossaluza V, de Bragança Pereira CA, Wechsler S. Rain dance: the role of randomization in clinical trials. Open Access J Clin Trials. 2016;8:21-32.**
    ⇨ Sobre a importância dos procedimentos de aleatorização (ou randomização).
14. **Brunoni AR, Valiengo L, Baccaro A, Zanao TA, de Oliveira JF, Vieira GP, et al. Sertraline vs. eLectrical current therapy for treating depression clinical trial – select TDCS: design, rationale and objectives. Contemp Clin Trials. 2011;32(1):90-8.**
    ⇨ Como conduzir um ensaio clínico de não inferioridade
15. Lee P, Shu L, Xu X, Wang CY, Lee MS, Liu CY, et al. Once-daily duloxetine 60 mg in the treatment of major depressive disorder: multicenter, double-blind, randomized, paroxetine-controlled, non-inferiority trial in China, Korea, Taiwan and Brazil. Psychiatry Clin Neurosci. 2007;61(3):295-307.
16. Brunoni AR, Moffa AH, Sampaio-Junior B, Borrione L, Moreno ML, Fernandes RA, et al. Trial of electrical direct-current therapy versus escitalopram for depression. N Engl J Med. 2017;376(26):2523-33.
17. **Fatori D, de Bragança Pereira CA, Asbahr FR, Requena G, Alvarenga PG, de Mathis MA, et al. Adaptive treatment strategies for children and adolescents with obsessive-compulsive disorder: a sequential multiple assignment randomized trial. J Anxiety Disord. 2018;58:42-50.**
    ⇨ Como e por que conduzir um ensaio clínico sequencial.
18. **Belotto-Silva C, Diniz JB, Malavazzi DM, Valério C, Fossaluza V, Borcato S, et al. Group cognitive-behavioral therapy versus selective serotonin reuptake inhibitors for obsessive-compulsive disorder: A practical clinical trial. J Anxiety Disord. 2012;26(1):25-31.**
    ⇨ Como e por que conduzir um ensaio clínico pragmático (ou de efetividade).
19. Fava M, Rush AJ, Trivedi MH, Nierenberg AA, Thase ME, Sackeim HA, et al. Background and rationale for the sequenced treatment alternatives to relieve depression (STAR*D) study. Psychiatr Clin North Am. 2003;26(2):457-94,x.
20. Rennie D. How to report randomized controlled trials. The CONSORT statement. JAMA. 1996;276(8):649.
21. Han C, Kwak KP, Marks DM, Pae CU, Wu LT, Bhatia KS, et al. The impact of the CONSORT statement on reporting of randomized clinical trials in psychiatry. Contemp Clin Trials. 2009;30(2):116-22.
22. Kraemer H, Kuchler T, Spiegel D. Use and misuse of the consolidated standards of reporting trials (CONSORT) guidelines to assess research findings: comment on Coyne, Stefanek, and Palmer (2007). Psychol Bull. 2009;135(2):173-8; discussion 9-82.

5

Pesquisa translacional em psiquiatria

Rafael Teixeira de Sousa
Rodrigo Machado-Vieira

Sumário

Introdução
Pesquisa translacional em psiquiatria
    Visão geral
Principais métodos e modelos de investigação translacional em psiquiatria
Desafios a serem superados em perspectiva
Considerações finais
Para aprofundamento
Referências bibliográficas

Pontos-chave

- A pesquisa translacional atua no desenvolvimento de melhores tratamentos e novos testes diagnósticos; e objetiva a melhora em parâmetros de saúde e a diminuição na morbidade e mortalidade.
- Entre os desafios da pesquisa translacional estão transformar pesquisa básica e clínica em ideias e produtos e traduzir esses produtos e ideias em prática clínica.
- O impacto da pesquisa translacional em psiquiatria está no benefício gerado para o paciente e pode ser estimado de diversas formas, como número de publicações e dinâmica das citações.
- O desenvolvimento de novos tratamentos é um processo longo e caro que vai desde a identificação de novos compostos e seus testes pré-clínicos até a aprovação do composto como droga para alguma doença.

INTRODUÇÃO

A pesquisa translacional está na vanguarda da ciência biomédica contemporânea. O escopo da pesquisa translacional está no desenvolvimento de melhores tratamentos e novos testes diagnósticos, tendo como meta a melhora em parâmetros de saúde e a diminuição na morbidade e mortalidade.

O termo translacional vem da palavra inglesa *translate* (traduzir), o que reflete uma faceta importante da pesquisa translacional, que é traduzir ou trasladar as descobertas científicas de laboratório ou pesquisa pré-clínica em aplicações clínicas ou de base populacional; ou seja, da bancada para o leito e do leito à bancada. A pesquisa translacional é o processo de obter benefícios no cuidado do paciente a partir da descoberta científica de base, da pesquisa básica[1].

A palavra translacional foi citada pela primeira vez no PubMed em 1993, associada então à caracterização do gene *BRCA1* e suas aplicações imediatas no tratamento e detecção precoce do câncer de mama[2]. Embora esse termo tenha permanecido pouco mencionado na década de 1990, foi sendo apontado crescentemente e atualmente é citado cerca de 60 mil vezes por ano no PubMed.

Alguns obstáculos à investigação translacional são recentes. Nas décadas de 1950 e 1960, havia uma estreita ligação entre pesquisa básica e clínica em instituições como o National Institutes of Health dos Estados Unidos. Na época, a maior parte da pesquisa biomédica nos laboratórios era feita por médicos cientistas que tinham também na sua rotina a prática clínica. A partir dos anos 1970, com o surgimento da biologia molecular, este cenário se modifica. Então, a pesquisa básica e a pesquisa clínica começam a se separar. Atualmente, a maior parte das pesquisas biomédicas é realizada por cientistas doutores não médicos, altamente especializados em seus campos; os médicos cientistas se tornaram uma minoria. Esse cenário de minoria de cientistas médicos vem se mantendo e até mesmo se acentuando nas últimas décadas[3].

Outras dificuldades centrais no desenvolvimento da pesquisa translacional no Reino Unido também foram identificadas e apontadas por Cooksey[4]. A primeira dificuldade é transformar pesquisa básica e clínica em ideias e produtos, enquanto a segunda é traduzir esses produtos e ideias em prática clínica. Um estudo recente demonstra que somente cerca de 20% do investimento do National Institutes of Health esteve relacionado ao desenvolvimento das drogas aprovadas pelo Food and Drug Administration (FDA) em 2010 a 2016[5].

Dentro das formas de estimular a pesquisa com maior impacto clínico, ressalta-se a utilização de biomarcadores nas pesquisas clínicas. Os biomarcadores são pedras angulares da descoberta e do desenvolvimento dos novos tratamentos, úteis tanto em estudos pré-clínicos quanto estudos clínicos. Os biomarcadores fornecem evidências de que determinado alvo terapêutico tem relevância na condição ou doença para a qual se busca tratamento. Os biomarcadores ajudam a definir as bases genéticas, moleculares, bioquímicas e fisiopatológicas de uma doença. Há biomarcadores de estado, traço, preditores de resposta e desfechos substitutos, entre outros.

É digno de nota que o foco na descoberta, validação e aplicação de biomarcadores em todas as fases do desenvolvimento de medicamentos em pesquisa translacional vai desde a identificação do composto e de seus alvos até os estudos clínicos de segurança (fase I) e eficácia e tolerabilidade (fase II e III). A fase I, a primeira fase clínica de avaliação em humanos, pode envolver voluntários sadios ou pacientes; nela são avaliados os efeitos tóxicos e a dosagem máxima tolerada. Na fase II, etapa subsequente, são selecionados centenas de pacientes, avaliando-se então o potencial terapêutico do conceito a ser testado e a prova de conceito (*proof of concept trial*) em determinada doença. Aí também se verifica a associação dose-resposta, com o fim de identificar a dose terapêutica com o menor número de efeitos colaterais, bem como o perfil de tolerabilidade.

Em seguida, vem o estudo de fase III. Este tem o objetivo de avaliar a efetividade de uma droga que já se mostrou eficaz em estudo menor (de fase II) e envolve, normalmente, milhares de pacientes, sendo necessária para a aprovação dos estudos pelo FDA.

Após a aprovação das drogas, seguem-se os estudos de longo prazo. Os estudos clínicos de fase IV demandam tempo e se realizam após a comercialização do fármaco, tendo o escopo de avaliar indicações diferentes das autorizadas, bem como efetividade e segurança na prática clínica diária a longo prazo. Nesta fase, em geral, não se obtém informações relevantes no contexto translacional.

A escolha terapêutica cientificamente embasada pode ser considerada um objetivo chave na pesquisa translacional em psiquiatria. Para atingir este fim, os pesquisadores precisam identificar barreiras científicas, financeiras, éticas, regulatórias e operacionais, além de oferecer soluções criativas para facilitar o processo. Entraves incluem a falta de financiamento, os custos elevados, amostras inadequadas, conflitos de interesse, infraestrutura fragmentada, escassez de investigadores qualificados, bases de dados incompatíveis e falta de suporte[1].

PESQUISA TRANSLACIONAL EM PSIQUIATRIA

Visão geral

A pesquisa translacional em psiquiatria abrange uma gama de áreas científicas que tem como fim associar a pesquisa básica à prática clínica, na procura de tratamentos novos e mais eficazes. E como os avanços científicos na área têm se traduzido em melhores tratamentos na psiquiatria?

Medir os resultados da pesquisa translacional é uma tarefa difícil, já que há um longo caminho do início da pesquisa básica até a recomendação de um tratamento. Uma tecnologia desenvolvida em um dado momento demora cerca de 25 anos para se tornar um medicamento recomendado por uma diretriz[6,7].

Por exemplo, a classe de compostos que inclui a olanzapina foi patenteada em 1974 pelo Reino Unido, sendo esta sintetizada em 1982 e lançada no mercado em britânico somente em 1996. Finalmente em 2002, a olanzapina foi recomendada para transtorno bipolar pela diretriz do National Institute for Health and Care Excellence (NICE) do Reino Unido, 28 anos depois do desenvolvimento da sua classe de compostos[8].

Por causa disso, a avaliação da relevância da pesquisa não se baseia somente na contagem de publicações. Um preditor importante para uma descoberta científica se transformar em uma droga é a dinâmica de citações nos dois anos subsequentes à publicação[9]. Além disso, é bastante relevante a contagem de patentes, ensaios clínicos, colaborações e especificamente, o benefício gerado para os pacientes. Ao mesmo tempo, o desenvolvimento recente de novos métodos, técnicas e disciplinas relevantes para os transtornos psiquiátricos tem aumentado a eficiência de novas estratégias terapêuticas, podendo ser testadas no *continuum* da investigação translacional em psiquiatria (Figura 1).

O avanço em áreas como as neurociências e a genômica tem transformado a investigação. Há evidências sugerindo que um alvo terapêutico desenvolvido com algum suporte genético tem duas vezes ou mais chance da droga ser aprovada pelo FDA[10,11].

Vários modelos e iniciativas nestas e em outras áreas de investigação translacional têm sido propostos. Por exemplo, o modelo do Research Domain Criteria (RDoC), proposto pelo National Institute of Mental Health (NIMH) dos Estados Unidos, que visa identificar substratos neurobiológicos a partir de dimensões de comportamentos. O RDoC envolve um novo enfoque nos transtornos mentais, já não vistos somente pela lente do *Manual diagnóstico e estatístico de transtornos mentais* (DSM), mas a partir dessas unidades de comportamento ou sintomas, englobando, por exemplo, recompensa, medo, hábitos etc. O RDoC visa tratar os transtornos mentais como disfunções de circuitos neurais, e com base nesse modelo, usar ferramentas das neurociências, como neuroimagem, genética e outros biomarcadores para gerar uma bioassinatura que serão somadas aos sintomas e sinais clínicos no julgamento e manejo do paciente na clínica[12].

É objetivo geral dessas iniciativas personalizar o atendimento com base em novo enfoque e nas respostas individuais, bem como propiciar uma maior eficácia de intervenções psicossociais[13]. O desenvolvimento de tratamentos personalizados é um objetivo primordial na investigação em psiquiatria translacional. A criação e o teste de hipóteses, visando o desenvolvimento de tratamentos personalizados que apresentem uma interface direta com a psiquiatria translacional, utilizando

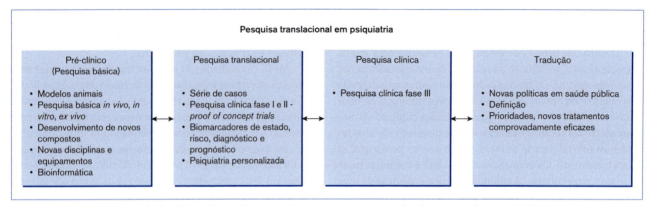

Figura 1 A pesquisa translacional no desenvolvimento de novos tratamentos desde os estudos pré-clínicos até os ensaios clínicos para a aprovação de drogas para doenças, envolvendo a tradução das informações obtidas na pesquisa básica em informações relevantes na clínica.

técnicas capazes de avaliar DNA, RNA, proteínas e metabólitos pode apresentar relevância clínica em psiquiatria, já sendo atualmente usada em outras áreas da medicina.

O desenvolvimento de biomarcadores que ajudem a personalizar as pesquisas clínicas pode levar a pesquisas com conclusões consistentes, embora se valendo de estudos com amostras menores, com menor duração e menor custo. Também, esse tipo de enfoque pode aumentar a taxa de eficácia, tolerabilidade e/ou ampliar o arsenal terapêutico nos transtornos psiquiátricos, diminuindo o grau de empirismo na escolha dos tratamentos.

Além disso, colaborações entre a iniciativa privada e a academia têm sido implementadas, incluindo-se a viabilização de recursos pela indústria farmacêutica e por empresas de biotecnologia para a realização de estudos clínicos que provem conceitos. Um exemplo são os ensaios clínicos que mostraram que os anti-inflamatórios podem diminuir sintomas depressivos[14]; muito embora os anti-inflamatórios não sejam indicados para tratamento de depressão, esses estudos, somados à evidências pré-clínicas e a estudos de biomarcadores, provam o conceito e reforçam a evidência de inflamação na depressão. Daí se reforça a relevância de investir em drogas que tenham poder anti-inflamatório e de procurar ver subgrupos que possam se beneficiar de seu uso na depressão.

Cabe ressaltar que atualmente todas as grandes companhias farmacêuticas têm departamentos ou atividades em medicina translacional. A missão primordial desses departamentos é melhorar a previsibilidade do sucesso potencial de compostos por meio de diferentes fases do desenvolvimento de medicamentos até o seu uso clínico. Essas atividades também fornecem informações sobre a segurança e tolerabilidade de drogas para que a avaliação em humanos possa ser iniciada.

PRINCIPAIS MÉTODOS E MODELOS DE INVESTIGAÇÃO TRANSLACIONAL EM PSIQUIATRIA

Nas últimas décadas, o progresso da pesquisa científica avaliando o cérebro e a sua relação com o comportamento e os transtornos mentais têm envolvido diretamente a validação do potencial clínico dos novos biomarcadores. Diferentes tipos de biomarcadores buscam medir e avaliar de modo objetivo os processos biológicos normais e patológicos, assim como auxiliar na predição da resposta farmacológica a uma determinada intervenção terapêutica[15].

Essa nova era de testes e disciplinas inclui proteômica, genômica, metabolômica, exossômica, psiquiatria computacional, integração de grandes bancos de dados, entre outras, buscando a identificação de novos biomarcadores e potenciais alvos terapêuticos nos transtornos psiquiátricos. No contexto do desenvolvimento de novos tratamentos, essas áreas emergentes de pesquisa translacional têm gerado tal volume de alvos potenciais que a indústria farmacêutica está tendo problemas para lidar.

É digno de nota o papel da psiquiatria computacional[16], capaz de lidar com quantidade grande de dados e variáveis. A psiquiatria computacional lança mão de basicamente dois tipos de análise: o aprendizado de máquina (*machine learning*) e a modelagem explanatória. Enquanto o aprendizado de máquina é derivado dos dados (*data driven*), a modelagem explanatória é derivada da teoria (*theory-driven*). Um exemplo do uso de aprendizado de máquina é o uso de biomarcadores de eletroencefalografia (EEG) combinados para prever resposta a antidepressivos em depressão[17]. A modelagem explanatória, por sua vez, foi usada encontrando associação de diminuição de serotonina e aumento de glutamato com aumento de padrões persistentes e fortes de rede, que são um possível substrato das obsessões.

Dentro da psiquiatria, um dos mais estabelecidos paradigmas neurobiológicos envolve estudos mostrando a perda de neuroproteção nos transtornos psiquiátricos. Esses dados são corroborados pela disfunção e morte de neurônios e glia e também o desequilíbrio de múltiplos sistemas de neurotransmissão e alterações de segundos mensageiros.

Estudos de neuroimagem, investigação em modelos animais, bem como estudos *post mortem* e a pesquisa de biomarcadores periféricos (plasma, soro, leucócitos, plaquetas) e centrais (liquor) têm fornecido importantes conhecimentos na área. Além disso, estudos de neurofisiologia, biologia celular (membrana celular, mitocôndria, retículo endoplasmático e de Golgi) e biologia molecular (transdução de sinal e segundos mensageiros) são exemplos de alvos promissores para a pesquisa translacional em psiquiatria.

No paradigma translacional em psiquiatria, estudos de neuroimagem têm representado um método não invasivo e bastante informativo para identificar anomalias de redes neurais. É digno de nota o surgimento de consórcios de pesquisadores para o aproveitamento de grandes amostras com a obtenção de resultados mais confiáveis e reprodutíveis em neuroimagem. Ainda se destacam as técnicas de imagem de tensor de difusão (*diffusion tensor imaging*), que permitem a avaliação de conectividade funcional e de características da substância branca, visando o mapeamento de vias cerebrais. São também relevantes a espectroscopia por ressonância magnética, que permite a quantificação de substâncias no cérebro e estudos neuroquímicos de imagem com a tomografia por emissão de pósitrons (PET) e a tomografia por emissão de fóton único. Tais técnicas permitem a realização de testes farmacológicos que avaliam modificações na captação por transportadores e receptores, o que se faz por meio da quantificação do fluxo sanguíneo cerebral e do metabolismo de glicose. As medições se fazem no estado de repouso e também durante tarefas envolvendo mais profundamente cognição ou afeto.

Os modelos animais podem auxiliar bastante na compreensão dos mecanismos de ação dos fármacos e a triar fármacos com maiores possibilidades de auxiliar em humanos. Os modelos animais dependem de validade de face, que envolve similaridade fenotípica, respostas fisiológicas e comportamento observados em animais devem ser os mesmos observados nos seres humanos[18]. Também dependem da validade de construto, que se refere à semelhança do modelo fisiopatológico animal com as alterações fisiopatológicas na doença humana. Finalmente, o modelo animal deve ter validade preditiva, que implica que a resposta terapêutica às drogas deve ser semelhante em modelos animais da doença e em humanos. É importante ressaltar que os modelos animais, por mais úteis e complexos que sejam, são incapazes de mimetizar as funções cognitivas complexas e regulação afetiva humanas; portanto, têm importância relativa na avaliação da eficácia e a segurança de um novo tratamento.

Em relação aos marcadores periféricos com adequada replicação em psiquiatria, destacam-se os fatores neurotróficos, marcadores de estresse oxidativo e marcadores inflamatórios em soro ou em plasma. Também tem bom grau de confiabilidade nas células periféricas (especialmente plaquetas e leucócitos) as alterações de expressão ou de níveis de neurotransmissores, de glucocorticoides, os fosfolipídeos de membrana, a atividade mitocondrial, o cálcio intracelular e os segundos-mensageiros. Em diversos alvos terapêuticos, resultados preliminares promissores têm sido observados, com especial atenção à neuroproteção[19].

Houve ainda grande avanço da compreensão das bases biológicas dos transtornos psiquiátricos através da genômica e da proteômica. Quanto à genômica, cabe ressaltar os achados dos *genome-wide association studies* (GWAS). Tais estudos avaliam variantes genéticas de todo o genoma e contam com amostras grandes. Foram obtidos achados importantes apenas para alguns dos transtornos psiquiátricos analisados, possivelmente por conta de desafios importantes da área, como a heterogeneidade das doenças e sua alta prevalência na população.

A tecnologia de *microarrays,* ou de expressão gênica, tem sido utilizada com sucesso, especialmente se valendo de análises de redes e identificando vias associadas à fisiopatologia dos transtornos psiquiátricos. A farmacogenômica tem feito muitos avanços na identificação de variantes associadas a variáveis clínicas, muito embora ainda não haja indicações formais do seu uso na prática clínica.

DESAFIOS A SEREM SUPERADOS EM PERSPECTIVA

Embora novos achados científicos apontem para um potencial progresso na compreensão das funções cerebrais relacionadas ao comportamento e à etiologia dos transtornos mentais, alguns desafios se apresentam. O desenvolvimento de um fármaco é algo lento da fase pré-clínica à aprovação, e comumente toma algumas décadas para se completar. Os ensaios clínicos de corte translacional têm maior complexidade de execução, envolvendo mais recursos, tempo e documentação. As dificuldades para o avanço da psiquiatria translacional incluem variáveis científicas, financeiras, éticas, regulatórias e de logística.

A investigação translacional se dá num *continuum* bidirecional. A proximidade física dos centros de pesquisa pré-clínica e pesquisa clínica pode ajudar o intercâmbio entre pesquisadores e assim auxiliar a transição de estudos pré-clínicos para estudos clínicos. Neste *continuum*, naturalmente se espera que os achados pré-clínicos possam auxiliar na clínica, mas espera-se também que as questões clínicas informem efetivamente o delineamento e as perguntas formuladas na pesquisa básica.

O desenvolvimento de centros de excelência em pesquisa translacional se torna fundamental nesse paradigma. Um ponto-chave na busca de eficiência neste contexto é envolver pesquisadores com experiência tanto na pesquisa clínica quanto na pesquisa básica. Na impossibilidade de contar com pesquisadores com essa formação rara, dada ao tempo e esforços necessários para tal, deve-se criar um ambiente onde os pesquisadores de ambos os campos possam debater ideias e formular perguntas científicas. Também cabe ressaltar o papel das colaborações entre grupos complementares, as quais servem para aumentar a base de conhecimento e aproveitar melhor os recursos.

Desafios adicionais que devem ser superados envolvem a homogeneização de critérios para as coletas, processamento e armazenamento de amostras biológicas, bem como o rigor na seleção de hipóteses e teste de validade de modelos. Além do diálogo de pesquisadores da área básica e da área clínica, cabe salientar a importância de fomentar o intercâmbio entre pesquisadores jovens e pesquisadores seniores na formação de centros de excelência.

Niculescu et al.[20], sugerem alguns princípios úteis no uso e na pesquisa de biomarcadores. O primeiro princípio é procurar estudar fenótipos bem estabelecidos em pessoas do mesmo sexo. Além disso, o melhor delineamento que sugere é de biomarcadores intra-sujeitos, usando os mesmos indivíduos em diferentes momentos; isso elimina os fatores de confusão relacionados à variabilidade genética e à maioria dos fatores ambientais. Um delineamento inferior seria entre sujeitos, aquele que usa indivíduos com a mesma doença, já que há variação fenotípica importante entre eles. Apesar disso, esse delineamento ainda é superior à comparação de biomarcadores entre casos e controles, que requer uma amostra grande para se encontrar efeitos significativos.

Além disso, sugere-se para os biomarcadores dar preferência à metabolômica (por ser mais direta) do que à proteômica; a proteômica, porém, pode ter maior poder do que a expressão genética, por sua vez mais robusta do que a genética, já que muitos polimorfismos podem regular a expressão de um gene. Quanto à reprodutibilidade, é importante validar o biomarcador ou o painel de biomarcadores encontrado em amostra totalmente distinta da usada para o descobrimento. Por fim, os autores sugerem que se verifique se o biomarcador é capaz de prever o curso da doença.

Ademais, cabe observar que os biomarcadores de resposta, avaliados somente no início de um estudo, podem ser mais factíveis para estudos quando comparados com biomarcadores substitutos (esses avaliados prospectivamente na clínica); estes últimos são mais consistentes, porém dependem de maior tempo de seguimento e avaliação de desfechos. Outros tipos de biomarcadores com potencial importância na área incluem os de farmacodinâmica, farmacocinética, interação medicamentosa, bem como aqueles que permitam estratificação e seleção da amostra de pacientes[21].

Além disso, a busca de financiamento da pesquisa translacional constitui um desafio para a comunidade acadêmica, requerendo um gerenciamento eficaz para obter e utilizar tais recursos. Outros tópicos importantes são a propriedade intelectual e a agilidade na obtenção de patentes. Finalmente, a variabilidade significativa de resposta e as altas taxas de refratariedade aos tratamentos convencionais são aspectos que devem ser considerados no delineamento dos estudos, posto que apontam para o caráter multifatorial dos transtornos psiquiátricos.

CONSIDERAÇÕES FINAIS

A pesquisa translacional em psiquiatria é uma maneira de compreender os problemas relacionados aos transtornos psiquiátricos e buscar resolvê-los. Há grande necessidade de desenvolvimento em muitas áreas da psiquiatria translacional, incluindo reprodutibilidade e consistência de biomarcadores e pesquisas clínicas que provem novos conceitos. Para atingir esses objetivos, faz-se necessário uma nova era de testes e disciplinas na pesquisa translacional em psiquiatria.

A rápida evolução da tecnologia tem aberto muitas portas no mundo científico, também visando o desenvolvimento da medicina personalizada em psiquiatria translacional, que é um campo ainda na sua infância. Para que haja avanços na terapêutica e no diagnóstico associados à medicina personalizada e à prevenção, faz-se necessário o desenvolvimento de abordagens integradoras para a resposta de perguntas complexas como a variabilidade na resposta ao tratamento e a alta comorbidade observada entre os transtornos psiquiátricos.

A educação para formação do cientista translacional e o estímulo para a replicação do conhecimento na área são estímulos importantes para o avanço da psiquiatria translacional. Espera-se que num futuro próximo a investigação translacional possa progredir por meio da reorganização das equipes na academia em modelos translacionais de pesquisa.

É prematuro dizer quais áreas da psiquiatria translacional terão mais impacto clínico nos próximos anos. Contudo, investigações clínicas que provejam conceitos buscando novos tratamentos, assim como o desenvolvimento de uma psiquiatria personalizada são objetivos realistas a serem buscados.

Em suma, o desafio mais relevante no momento é traduzir as descobertas básicas da área em melhores tratamentos e fortalecer a formação de um enfoque translacional na pesquisa em psiquiatria.

Para aprofundamento

- Fleming TR, Powers JH. Biomarkers and surrogate endpoints in clinical trials. Stat Med. 2012;31(25):2973-84.
  - Este artigo traz um panorama interessante e amplo dos conceitos de biomarcadores e desfechos substitutos, que auxilia no delineamento de ensaios clínicos.
- Huys QJ, Maia TV, Frank MJ. Computational psychiatry as a bridge from neuroscience to clinical applications. Nat Neurosci. 2016;19(3):404-13.
  - Este artigo é uma revisão importante de como a psiquiatria computacional pode ser usada em pesquisa translacional.
- Nestler EJ, Hyman SE. Animal models of neuropsychiatric disorders. Nat Neurosci. 2010;13(10):1161-9.
  - Este artigo traz um panorama rico e amplo das aplicações de modelos animais, além de delimitar o que faz um modelo animal válido.

REFERÊNCIAS BIBLIOGRÁFICAS

1. Littman BH, Di Mario L, Plebani M, Marincola FM. What's next in translational medicine? Clin Sci (Lond). 2007;112(4):217-27.
2. Butler D. Translational research: crossing the valley of death. Nature. 2008;453(7197):840-2.
3. Health NIo. Physician-Scientist Workforce (PSW) Working Group Report NIH website 2014. Disponível em: https://acd.od.nih.gov/documents/reports/PSW_Report_ACD_06042014.pdf.
4. Cooksey D. A review of UK health research funding. London: Stationery Office; 2006.
5. Galkina Cleary E, Beierlein JM, Khanuja NS, McNamee LM, Ledley FD. Contribution of NIH funding to new drug approvals 2010-2016. Proc Natl Acad Sci USA. 2018;115(10):2329-34.
6. **Contopoulos-Ioannidis DG, Alexiou GA, Gouvias TC, Ioannidis JP. Medicine. Life cycle of translational research for medical interventions. Science. 2008;321(5894):1298-9.**

⇨ **O artigo traz o percurso da pesquisa translacional para produzir drogas com indicação para doenças.**

7. Beierlein JM, McNamee LM, Walsh MJ, Ledley FD. Patterns of innovation in alzheimer's disease drug development: a strategic assessment based on technological maturity. Clin Ther. 2015;37(8):1643-51.e3.

8. Hanney SR, Castle-Clarke S, Grant J, Guthrie S, Henshall C, Mestre-Ferrandiz J, et al. How long does biomedical research take? Studying the time taken between biomedical and health research and its translation into products, policy, and practice. Health Res Policy Syst. 2015;13:1.

9. **Hutchins BI, Davis MT, Meseroll RA, Santangelo GM. Predicting translational progress in biomedical research. PLoS Biol. 2019;17(10):e3000416.**
    ⇨ **A mensuração do impacto da pesquisa translacional já se pode dar com razoável confiabilidade nos primeiros anos da publicação do trabalho.**

10. **Nelson MR, Tipney H, Painter JL, Shen J, Nicoletti P, Shen Y, et al. The support of human genetic evidence for approved drug indications. Nat Genet. 2015;47(8):856-60.**
    ⇨ **O artigo comenta sobre a relevância do suporte genético na busca de novos tratamentos.**

11. King EA, Davis JW, Degner JF. Are drug targets with genetic support twice as likely to be approved? Revised estimates of the impact of genetic support for drug mechanisms on the probability of drug approval. PLoS Genet. 2019;15(12):e1008489.

12. **Insel T, Cuthbert B, Garvey M, Heinssen R, Pine DS, Quinn K, et al. Research domain criteria (RDoC): toward a new classification framework for research on mental disorders. Am J Psychiatry. 2010;167(7):748-51.**
    ⇨ **Este artigo traz informações importantes sobre o modelo do RDoC, que tem sido amplamente usado em pesquisa translacional em psiquiatria.**

13. Insel TR. Translating scientific opportunity into public health impact: a strategic plan for research on mental illness. Arch Gen Psychiatry. 2009;66(2):128-33.

14. Köhler O, Benros ME, Nordentoft M, Farkouh ME, Iyengar RL, Mors O, et al. Effect of anti-inflammatory treatment on depression, depressive symptoms, and adverse effects: a systematic review and meta-analysis of randomized clinical trials. JAMA Psychiatry. 2014;71(12):1381-91.

15. Fleming TR, Powers JH. Biomarkers and surrogate endpoints in clinical trials. Stat Med. 2012;31(25):2973-84.

16. Huys QJ, Maia TV, Frank MJ. Computational psychiatry as a bridge from neuroscience to clinical applications. Nat Neurosci. 2016;19(3):404-13.

17. Khodayari-Rostamabad A, Reilly JP, Hasey GM, de Bruin H, Maccrimmon DJ. A machine learning approach using EEG data to predict response to SSRI treatment for major depressive disorder. Clin Neurophysiol. 2013;124(10):1975-85.

18. Nestler EJ, Hyman SE. Animal models of neuropsychiatric disorders. Nat Neurosci. 2010;13(10):1161-9.

19. Nagahara AH, Tuszynski MH. Potential therapeutic uses of BDNF in neurological and psychiatric disorders. Nat Rev Drug Discov. 2011;10(3):209-19.

20. **Niculescu AB, Levey D, Le-Niculescu H, Niculescu E, Kurian SM, Salomon D. Psychiatric blood biomarkers: avoiding jumping to premature negative or positive conclusions. Mol Psychiatry. 2015;20(3):286-8.**
    ⇨ **Este artigo traz alguns princípios que ajudam a pensar os biomarcadores de forma a aumentar a reprodutibilidade e robustez do método.**

21. Day M, Rutkowski JL, Feuerstein GZ. Translational medicine – a paradigm shift in modern drug discovery and development: the role of biomarkers. Adv Exp Med Biol. 2009;655:1-12.

6 Pesquisa qualitativa

Flávio Guimarães-Fernandes
Daniela Ceron-Litvoc
Egberto Ribeiro Turato

Sumário

Introdução
A psicopatologia fenomenológica e seu método
   Conclusão
A pesquisa clínico-qualitativa e seu método
   Definição da pesquisa clínico-qualitativa (PCQ) e do método clínico-qualitativo (MCQ)
   Técnicas da entrevista semidirigida e do diário de campo e suas estratégias operacionais
   Técnica de análise dos dados e validação de resultados
   Conceitos do quadro de referencial teórico de suporte
   Sujeitos quanto às estratégias de construção e de fechamento da amostra
   Limitações científicas da pesquisa e manejo de possíveis vieses metodológicos
Para aprofundamento
Referências bibliográficas

Pontos-chave

- Introdução geral sobre pesquisa qualitativa.
- O método de pesquisa em psicopatologia fenomenológica.
- O método de pesquisa clínico-qualitativa.

INTRODUÇÃO

A tarefa da investigação em pesquisa qualitativa é a procura pelo conhecimento de um fenômeno histórico, ou seja, a investigação de um significativo em sua singularidade. Diferentemente da pesquisa quantitativa, que já pressupõe em si a averiguação de um desfecho preestabelecido[1], a pesquisa qualitativa, por meio da compreensão das relações e das atividades humanas, reconhecerá o campo dos significados para o sujeito que vivenciou uma determinada ação, ou seja, o que o campo de investigação desvela ao ser observado, diminuindo o viés do desfecho esperado pelo investigador. Portanto, a abordagem qualitativa realiza uma aproximação entre sujeito e objeto. Nesse sentido, ela constitui um campo de investigação que tem como exigência um método que simpatiza com o mundo da vida, que se identifica com a experiência real e pessoalmente vivenciada a partir da qual as ações, as estruturas e as relações tornam-se significativas[2]. Assim, considera os instrumentos, os dados e a análise numa relação interior com o pesquisador, e as contradições como a própria essência dos problemas reais[3].

Neste capítulo, mostraremos dois modos de investigação científica qualitativa, a psicopatologia fenomenológica e a clínico-qualitativa. A escolha desses temas se deve ao fato de que os autores são investigadores desses campos. Uma discussão mais ampla, abarcando toda a investigação qualitativa, seria por demais extensa e não é o escopo deste capítulo.

A PSICOPATOLOGIA FENOMENOLÓGICA E SEU MÉTODO

Este capítulo se insere no contexto do tratado *Clínica psiquiátrica*, cujos leitores, em sua grande parte, são afeitos à psiquiatria que tem como paradigma estudos científicos ditos quantitativos. Dessa forma, é necessário que se esclareça ao leitor uma outra possibilidade científico-investigativa genericamente denominada pesquisa qualitativa.

Mais especificamente, trata-se, dentro dessa matéria, de um modo particular de investigação diagnóstica e terapêutica intitulado psicopatologia fenomenológica (PF). O adjetivo qualitativo já foi genericamente elucidado em nossa introdução. Devemos agora entender o que é PF e por que ela se utiliza de conceitos epistemológicos com grande afinidade em relação a um método de pesquisa qualitativo.

Psicopatologia como ciência de direito foi fundada por Karl Jaspers em 1913 em seu livro *Psicopatologia geral* (*Allgemeine psychopathologie*), cujo objetivo era apurar o reconhecimento dos fenômenos psíquicos normais por meio da descrição, definição e classificação rigorosas desses, oferecendo ao psiquiatria um método válido, confiável para avaliar e entender a subjetividade humana, permitindo, destarte, a determinação de estados mentais patológicos de seu paciente (p. xiii)[4].

Karl Jaspers já alertava para o fato de estar a desenvolver uma ciência assentada no pressuposto de que a vida mental se apresenta ao psicopatologista não apenas como uma listagem de sintomas que, agrupados, caracterizariam uma lesão orgânica específica subjacente à patologia, mas sim que a experiência patológica adquire uma qualidade alterada de si e do mundo, exibindo uma vivência que se modifica globalmente a partir de seus significados (p. xiii)[4].

Porém, o que se observa na psiquiatria a partir dos estudos de Kurt Schneider na década de 1960, e da corrente psiquiátrica dele derivada até os dias atuais, é uma diminuição cada vez maior da importância dos estudos em psicopatologia, até uma tendência atual e perigosa de subsumir a investigação das modificações da consciência a instrumentos de listagem de sintomas. Esse fato histórico provavelmente está calcado no sucesso que as teorias biomédicas encontraram em outros campos da medicina e que, por extensão, são automaticamente aplicados à psiquiatria, ou seja, de que os sintomas psiquiátricos são um epifenômeno de modificações puramente fisiológicas cerebrais (p. xv)[4].

A ideia de que "transtornos psíquicos são doenças cerebrais" não é nova e foi estabelecida pelo psiquiatra alemão Wilhelm Griesinger em 1861[4] (p. xiv). Muitos anos se passaram e, no entanto, a psiquiatria fornece ao psiquiatra somente o exame psicopatológico aliado à anamnese para o diagnóstico de suas patologias. Não se tem achados neuroanatômicos ou laboratoriais patognomônicos para a nossa prática clínica, sendo necessária uma investigação psicopatológica avançada para uma melhor especificidade e validade diagnóstica, bem como para um entendimento da vivência do paciente que oriente melhor as práticas terapêuticas[5].

Dessa forma, a psicopatologia não deve ser confundida, como o faz a psicopatologia clínica, com a busca por sintomas que agrupados levam a uma classificação nosológica e tratamento das síndromes mentais, tampouco é uma dentre outras formas de teorias que buscam uma relação causal etiopatogênica dos sintomas, como os são em psicanálise ou nas ciências cognitivistas. Mas, antes, deve permitir ao observador uma descrição acurada e profunda das vivências psíquicas da pessoa submetida à sua avaliação, assim como colocar em questão as próprias definições e as classificações dos transtornos mentais. Nesse sentido, concordamos com Stanguellini e com Fuchs quando defendem que a "psicopatologia não é uma especialidade no campo da saúde mental, mas é uma ciência básica da psiquiatria e da clínica psicológica, indispensável, portanto, para qualquer profissional da área" (p. xvii)[6].

Entendida a função da psicopatologia na psiquiatria, agora é mister explorarmos a significação do adjetivo fenomenológico. Como nos explica a professora Maria Bicudo, fenomenologia é "uma palavra composta pelos termos fenômeno mais *lógos*. Fenômeno diz do que se mostra na intuição ou percepção e *lógos* diz do articulado nos atos da consciência em cujo processo organizador a linguagem está presente" (p. 29)[7]. Husserl, pai da fenomenologia, perscrutava então uma filosofia rigorosa a partir da qual a ciência que nela se assenta buscasse o sentido íntimo das coisas[8,9]. Portanto, fazer fenomenologia deve implicar uma plena racionalidade que se propõe a pensar os dados da experiência em sua totalidade e, portanto, respondendo à necessidade de objetividade e positividade própria das ciências. Surge dessa exigência a necessidade de um ponto de partida inabalável, ou seja, um fenômeno originário acerca do qual nenhuma dúvida pode subsistir (pp. 34-39)[10]. Deste modo, o próprio Husserl diz em *Ideias diretrizes para uma fenomenologia* (Ideias I), que se por "positivismo" entendermos o esforço de fundar as ciências sobre o que é suscetível de ser conhecido de modo originário, são os fenomenólogos os verdadeiros positivistas[9].

Para isso, a fenomenologia deve proceder de maneira reflexiva a partir da *epoché* (suspensão do juízo), isto é, a redução da experiência vivida a seus elementos constituintes básicos para a identificação e descrição dos modos de apresentação dos objetos da consciência[8]. Destarte, a fenomenologia utiliza-se de um método investigativo muito diferente do das ciências em geral, pois a investigação parte justamente da suspensão da crença de uma realidade já dada, de uma realidade objetiva (atitude natural) e vai encontrar, a partir dessa redução eidética, uma consciência pura em seu aparecer fenomenal cuja estrutura formal básica é a intencionalidade, pela qual toda a consciência é sempre consciência de alguma coisa: a todo *cogito* (eu penso) há sempre também um *cogitatum* (conteúdo pensado) (p.36)[10].

Assim, a fenomenologia não pode utilizar-se de teorias para explicar aquilo que se observa, visto que, no fundo, teorias são apenas precipitados de uma consciência que já percebe um mundo que se apresenta antes dela. As teorias funcionam como normas que contêm em si um desfecho esperado (a evidência ou não de uma hipótese preestabelecida), o que poderia se tornar um viés, do ponto de vista do observador, que colocaria em risco a percepção da totalidade da experiência no campo investigado. Assim, para se chegar ao fenômeno, o *lógos* deve se utilizar apenas de uma descrição acurada do evento que se apresenta ao investigador. O fenômeno originário só pode ser um dado imediato, intuitivo, simples, capaz de fundar uma certeza. Uma intuição originária tem de constituir o ponto de partida da fenomenologia na medida em que é marcada por uma abertura para a questão do par sentido/significado. Efetua-se, pois, um ato que procura preservar o fenômeno observado sem reduzi-lo a uma teoria que empobreça a vivência do paciente, diminuindo assim a contaminação por conteúdos ou pressuposições do observador[8,11,12] ou mesmo que o arcabouço teórico não participe como um filtro daquilo que está sendo observado[11]. Esse ato intuitivo busca revelar, na vivência individual, uma experiência universalizante que pré-constitui o mundo-vivido, como bem indicado por Maria Bicudo:

"... a preocupação da fenomenologia não é se deter na descrição da experiência focando as nuanças da sua individualidade, mas visa mostrar as estruturas em que a experiência relatada se dá, deixando transparecer, nessa descrição, as suas estruturas universais. Dito de outro modo, a fenomenologia busca transcender o individualmente relatado, ou seja, do nuclear das vivências sentidas e descritas"(p.46)[7].

No entanto, ainda que do ponto de vista filosófico a psicopatologia descritiva de Jaspers e a psicopatologia fenomenológica se aproximem, as metodologias se mantêm distantes, posto que, e de maneira reduzida, o que se visa na obra do filósofo alemão é uma investigação da vida psíquica que se limita a entender a vivência do paciente a partir de dois tipos de relação: as relações compreensíveis, com as quais é possível para o psicopatologista empatizar, e as causais, em que essa empatia encontra-se comprometida, devendo então aplicar-se alguma teoria (psicanalítica, neurocientífica) que justifique a vivência observada[13]. Abre-se, então, um problema de investigação psicopatológica a partir do *Psicopatologia geral* que parece insolúvel. Como é possível uma compreensão global da vivência do paciente se a metodologia psicopatológica não permite tal entendimento?

Não à toa, os psicopatologista vão encontrar na fenomenologia um arcabouço epistêmico-filosófico que sustenta as observações da prática clínica psiquiátrica e permite a esses uma descrição precisa da experiência de seus pacientes. O encontro terapêutico caracteriza-se justamente pela interlocução entre duas consciências abertas para sua significação de mundo, de tal modo que é necessário ao psicopatologista o contato com seu cliente para efetuação da análise descritiva do seu arcabouço vivencial. Assim, o método central da psicopatologia fenomenológica requer uma aproximação máxima com a estrutura psíquica do outro a partir da compenetração empática. É pela interpenetração psíquica, pela experiência intersubjetiva, que é possível a realização de uma imersão radical do observador no objeto observado[14].

A empatia é um tema aqui central. Não a empatia racional, que permite que nos coloquemos de modo consciente no lugar do outro, mas aquela intuitiva, pré-reflexiva; ou, poderíamos dizer, intercorporal. Como propõe Minkowski, essa capacidade nos permite um "diagnóstico por sentimento ou penetração", ou seja, a capacidade de duas consciências vibrarem em uníssono no encontro interpessoal e reconhecerem os pontos de ressonância harmônica e os pontos de dissonância (p.208-209)[15], sendo estas diferenças estruturais possíveis de serem observadas por esse método no encontro entre o observado e o observador. Portanto, o corpo do psiquiatra não é um corpo neutro, mas um corpo nos quais os aspectos sentidos e expressados não podem ser neutralizados sem que haja perda de sentido, já que implicam o próprio psicopatologista no contexto da relação inter-humana. Assim, o diagnóstico por ressonância empática não é uma etapa anterior à clínica, mas uma etapa concomitante, indissociável do tratamento no próprio ato perceptivo que a funda. Considerar, assim, o caso clínico do

ponto de vista do mundo da vida é considerá-lo também em relação ao seu contexto: o caso aparece então tanto coconstituído quanto observado[16].

O passo metodológico posterior busca por uma descrição estrutural que congregue um núcleo psicopatológico característico, singular, fixo e diacrítico a um fenômeno, ou seja, uma espécie de estrutura invariante e, portanto, impessoal que encerre uma ideia diagnóstica (p. 53)[16]. Nesse sentido há uma estabilidade estrutural fixa e inelástica chamada de transtorno mental (p.107)[17]. Ao mesmo tempo, busca-se uma outra estrutura que visa revelar não somente o transtorno psiquiátrico propriamente dito, mas também o paciente inserido em um mundo à sua volta, no mundo da vida, com seus detalhes e singularidades. Posto isso, depara-se com a estrutura da personalidade, que lida, a seu modo, com a patologia que está ou não presente e também com a realidade à sua volta. O observador então captura aquilo que "se deixa revelar como estabilidade e dialética, ou seja, a zona do ente que, embora idêntica em si mesma ao longo do tempo, apresenta frouxidões pelas quais simultaneamente se transforma" (p. 53)[18]. Dessa forma, uma "abordagem diagnóstica espontânea do psiquiatra"[18,19] visa não somente um sintoma, mas de maneira mais geral uma forma, uma Gestalt unitária, um "sentimento", uma "impressão"[16], que revela tanto o transtorno, quanto a personalidade do paciente observado, ou seja, o resultado desse ato constituirá o elemento essencial a respeito da formulação da possibilidade de experiência do outro.

Ora, como bem comenta Messas[17], o procedimento técnico primordial em psicopatologia fenomenológica é triplo e pendular:

"Em um primeiro momento, a descrição dos fenômenos tais e quais experimentados pelo paciente e observados pelo pesquisador. Em um segundo momento, a redução fenomenológica dessas aparições até a decantação de sua irredutibilidade essencial. De posse dessa informação capital, deve retornar o pesquisador a seus dados fenômicos, procurando reanalisá-los, agora sob a óptica ordenadora fornecida pela estrutura essencial descoberta. Essa última funciona como uma espécie de prova dos nove do procedimento."

Temos aqui uma diferença metodológica importante entre as pesquisas quantitativas e as pesquisas qualitativas de orientação fenomenológica. Enquanto as primeiras buscam normas, construções de leis e seu uso a partir da generalização permitida pela análise estatística de dados factuais, a pesquisa fenomenológica realiza suas generalizações a partir da: "transcendência do individual articulada por meio de compreensões abertas pela análise ideográfica, quando devemos atentar às convergências e divergências articuladas nesse momento e avançar em direção ao seguinte, quando perseguimos grandes convergências cuja interpretação solicita *insights*, variação imaginativa, evidências e esforço para expressar essas articulações pela linguagem. Solicita, enfim, compreensão da estrutura do fenômeno interrogado, tomando individuais como casos de compreensões mais gerais que dizem agora de ideias estruturais concernentes à região de inquérito" (p. 58-59)[7].

Portanto, do ponto de vista antropológico, o caso singular é um fenômeno narrativo, algo que se conta, e logo, visto assim, é antes de tudo o produto de uma situação médica[8,16]. Assim, ainda que para a psiquiatria quantitativista o relato de caso seja desprezado por ser considerado uma história subjetiva, a fenomenologia vai buscar justamente uma objetivação da vivência subjetiva articulada a uma ordem hermenêutica recolhida a partir da experiência vivencial entre médico e paciente por meio do instrumento mais sensível a esse tipo de relação; a saber, o corpo próprio, ou, melhor dizendo, a relação intercorporal permitida no encontro terapêutico, como nos fala Naudin:

"Pacientemente, através de sedimentações sucessivas, no instante mesmo ou retrospectivamente, por rompantes, sobressaltos, choques, corpos e culturas – todas essas palavras que a noção de paradigma nunca consegue esgotar completamente – a clínica se faz na intersubjetividade a partir do número e da diversidade dos casos e encontros, que representam as inúmeras variações dentro das possibilidades humanas. A clínica repousa sobre o estudo dessas variações e das regularidades que delas surgem."

O caso clínico permite então que tipos antropológicos sejam identificados como algo familiar a uma constelação de outros casos. "A atitude fenomenológica fornece um valor especial ao caso típico. Ela ultrapassa o plano de observação e tende à visão das características essenciais dos fenômenos que compõem a vida em sua essência" (p. 54)[19]. O caso típico permite então revelar seu valor por causa de sua exaustividade e não pela força do número. Basta que ele seja exemplar de um tipo e de uma possibilidade humana para ter sentido e, assim, um único caso pode ser suficiente para demonstrar a validade de um tipo, o que, em si, invalida qualquer procedimento de refutação pelos estudos quantitativistas[16]. Ao ser capaz de detectar os pontos críticos que promovem as deformações patológicas, esse método supera a mera descrição de sintomas e sua associação em síndromes[20]. A interação empática revela os pontos de dissonância entre as estruturas do observado e do observador. A partir da observação desses pontos, o fenomenologista procura organizar as noções conceituais[14].

Conclusão

Como colocamos até aqui, a PF deve ser compreendida como uma ciência em si, não como um apêndice de outras vertentes da psicopatologia clínica. Diferentemente das propostas de organização nosológica e sintomatológicas, a PF procura pela identificação da experiência patológica em sua vivência de mundo globalmente alterada. Para esta proposta, métodos quantitativos de avaliação poderiam inviabilizar a observação da experiência total, ao definir, a priori, a intenção do processo investigativo.

Partindo dessa premissa, podemos concluir que a investigação metodológica qualitativa aproxima-se do enfoque almejado pela psicopatologia fenomenológica, pois as descobertas intuitivas desse procedimento se dão de maneira coconstituída entre o psicopatologista e o paciente à sua frente de maneira intersubjetiva, não requerendo uma teoria prévia para a sua investigação, e sua análise se dá com e a partir da própria experiência do encontro. Por ser intersubjetiva, a análise fenomenológica se dá por uma descrição acurada e objetiva no cerne da experiência subjetiva do pesquisador.

A pesquisa qualitativa é uma abordagem idiográfica e, portanto, busca o individual, o particular ou essencial de um fenômeno, apontando possibilidades de manifestação deste mesmo fenômeno. Por isso, não necessita de um grande número de casos (como nas pesquisas quantitativas) para a sua investigação científica, bastando apenas um relato de caso paradigmático para se chegar às suas conclusões. Em oposição, a abordagem nomotética das pesquisas quantitativas busca a lei, a regra e a universalização dos eventos, encontrando as probabilidades de um evento acontecer.

Por fim, seria importante salientar que, apesar de teoricamente opostos, os formatos de pesquisa qualitativos e quantitativos podem ser considerados complementares. Se a pesquisa quantitativa é o arcabouço teórico de referência para a procura de confiabilidade, a pesquisa qualitativa pode ser considerada a referência para a pesquisa de critérios de validade[8,11,21]. No campo da saúde mental, que tem em si tanto os achados biológicos, mecânicos, quantificáveis como os achados da experiência global do indivíduo, a associação entre os dois métodos (quali e quanti) tem papel central. Neste ponto, o arcabouço teórico da pesquisa qualitativa é propício ao propósito central da psicopatologia fenomenológica, que é a análise da alteração global da vivência. Veremos agora como esse mesmo arcabouço se aplica à pesquisa clínica propriamente dita.

A PESQUISA CLÍNICO-QUALITATIVA E SEU MÉTODO

Considerando que a expressão pesquisa qualitativa remete a um amplo leque de investigações em ciências humanas, é imperativo nomear claramente a qual pesquisa qualitativa estamos nos referindo e especificamente qual respectivo método científico (estrada estabelecida por sua comunidade de praticantes) viabiliza tal exploração acadêmica de temas. A pesquisa clínico-qualitativa (PCQ) e seu método clínico-qualitativo (MCQ) ocupam-se de estudar os significados emocionais que as pessoas sob atendimento em *settings* clínicos atribuem à sua experiência de adoecimento, terapêuticas e prevenções[22]. Vamos abordar essa forma de estudo e o trajeto da construção de seu conhecimento científico em seis níveis conceituais, conforme se seguem[23].

- Definição da PCQ e do MCQ.
- Técnicas da entrevista semidirigida, do diário de campo e suas estratégias operacionais.
- Técnica de análise dos dados e validação de resultados.
- Conceitos do quadro de referencial teórico de suporte.

- Sujeitos quanto às estratégias de construção e de fechamento da amostra.
- Limitações científicas da pesquisa e manejo de possíveis vieses metodológicos.

A Tabela 1 facilita a assimilação com uma lista sinóptica de definições dos diversos níveis da metodologia aqui considerada.

Tabela 1 Definições dos diversos níveis da metodologia

Inserção institucional	Programas que privilegiam atendimentos em saúde
Campo de investigação	Serviços clínicos a problemas da saúde e às relações
Objeto de estudo	Significados psicológicos de adoecimentos e a cuidados
Objetivo geral	Busca de nexos de sentidos subjacentes às falas e posturas
Método científico	Clínico-qualitativo (particularizado das ciências humanas) em três pilares: atitude clínica, psicanalítica e fenomenológica
Amostra dos participantes	Construção intencional fechada por saturação ou exaustão
Técnicas de coleta de dados	Entrevista semidirigida (questões abertas em profundidade), diário de campo complementarmente, observação e auto-observação durante a entrevista
Procedimentos para coleta	Ambientação ao campo e aculturação com os sujeitos, *role-playing* de papéis de entrevistador e entrevistado, recrutamento de sujeitos por profissional do campo, realização das entrevistas individuais em recinto privativo
Técnica do tratamento dados	Análise clínico-qualitativa de conteúdo: ■ Busca do não dito em núcleos de sentido nas leituras das entrevistas sucessivas e das anotações do diário de campo ■ Organização crescente em categorias sob títulos provisórios
Quadro teórico de suporte	Psicologia médica/da saúde no referencial balintiano, conceitos psicodinâmicos, mecanismos de defesa do ego
Validação dos resultados	Orientação sênior, *peer-review* em reuniões do grupo, aplicação de *checklists* (COREQ, RATS).
Generalização dos achados	De conceitos gerados com aplicação a *settings* a posteriori

Definição da pesquisa clínico-qualitativa (PCQ) e do método clínico-qualitativo (MCQ)

A PCQ com seu MCQ vem sendo utilizados crescentemente nas duas últimas décadas nas pesquisas universitárias brasileiras, com importante papel nas investigações humanísticas no campo assistencial da saúde, na área/disciplina da psicologia médica e da saúde. Fortalece-se, assim, paralelo a outros campos metodológicos qualitativos de pesquisas da saúde, como o da saúde coletiva que, diferentemente, tem foco em um "objeto macro", sustentando-se em escolas sociológicas e antropológicas, bem como dos estudos existencialistas/fenomenológicos, que também focam no "objeto micro" das experiências de vida das pessoas, porém apoiado em referências teóricas da filosofia.

A PCQ constitui-se em recorte conceitual de pesquisas genéricas vindas das ciências humanas[24], empregado em *settings* em que se diagnostica (nosologicamente) e se cuida (prescritivamente). Almeja explorar e interpretar significados emocionais/psicológicos, aos quais indivíduos (pacientes, familiares, equipe) atribuem fenômenos vivenciados/observados no processo do adoecimento e dos cuidados terapêuticos e preventivos[23].

O método trabalha sob o grande paradigma fenomenológico (isto é, entendido como não positivista), aqui apenas enquanto uma base filosófica histórica[25] valoriza: a) a escuta e observação clínicas; b) as emoções/sentimentos conscientes ou não conscientes na inter-relação humana; c) a acolhida das angústias existenciais[23]. Assim, os três pilares do MCQ constituem em atitudes, conforme dispostas na Tabela 2 (entendendo aqui atitude como a disposição natural em direção a atividades particulares).

São bases históricas consolidadas, no entanto, sem que essa pesquisa deva ser confundida respectivamente com: a) pesquisas/ensaios clínicos e/ou terapêuticos; b) pesquisas psicanalíticas propriamente ditas; c) pesquisas fenomenológicas em si, como se vê na Tabela 2.

Tabela 2 Atitudes

Atitude clínica (hipocrática)	Inclinação da escuta/olhar para o sofrimento físico-mental do indivíduo sob estudo, movida pelo prévio hábito/atividade da ajuda terapêutica.
Atitude psicodinâmica (freudiana)	Consideração da interação afetiva entrevistador-entrevistado presente, latente, na coleta de dados, e das teorias psicodinâmicas para interpretações no estudo.
Atitude existencialista (kierkegaardiana)	Valorização das angústias e ansiedades humanas presentes na pesquisa, enquanto inquietação vital, normal, dos envolvidos; e funcionando como força-motora na busca do conhecimento científico para respostas humanas.

Técnicas da entrevista semidirigida e do diário de campo e suas estratégias operacionais

Quanto à ambientação e aculturação

Das estratégias para imersão ao campo de pesquisa, o investigador tem um período inicial para ambientar-se, isto é, conhecer a lógica/logística do funcionamento cotidiano (equipe, salas, horários, rotina, procedimentos). Simultânea e principalmente, o pesquisador deverá aculturar-se, isto é, por alguns meses acompanhará os profissionais do serviço em suas consultas para observação e assimilação da linguagem e dos valores das pessoas que compõem o *setting*. Fará conversa livre com potenciais entrevistados para apreender o modo de pensar dos sujeitos e sua organização mental na fala sobre o assunto da pesquisa. Ainda que a linguagem lhe pareça conhecida, o pesquisador deve empreender uma aproximação do "estranhamento" à "afinidade" e da "desfamiliarização" à "familiarização", sempre na posição de pesquisador.

Quanto à atenção metodológica à chamada perspectiva êmica

O sentido do êmico na pesquisa quali é herança da linguística e da antropologia. Na PCQ, também há o cuidado de investigarmos "como" as pessoas de certo *setting* pensam, como elas percebem o mundo onde os fenômenos de seu cotidiano ocorrem, como elas próprias imaginam e explicam as coisas[26]. Há uma escolha pela abordagem êmica perante o paciente entrevistado, já que consideramos a doença relatada enquanto uma *illness*, isto é, como o sujeito pensa o seu problema; e não como os profissionais, estudiosos, pensam a doença enquanto uma *disease*[27,28].

Quanto aos procedimentos em campo e operacionalização da coleta

Procedimentos com base teórica incluem as fases anteriormente mencionadas: ambientação ao campo e aculturação com os sujeitos da pesquisa. Além desses processos de familiarização ao campo, sessões de *role-playing*, como aquisição de experiência em entrevista de pesquisa, cumprem, previamente à coleta de dados, um jogo simulado do desempenho dos papéis de entrevistador e de entrevistado. Sessões são conduzidas entre pesquisador, orientador e pares do grupo, rodiziando-se nesses papéis e aumentando assim a consciência sobre o conteúdo da própria pesquisa, aprimorando o teor das questões postas no instrumento de coleta do projeto, bem como um modo harmônico de colocá-las ao informante.

O alvo desses cuidados é minimizar outros dois vieses na coleta de dados: a) armadilha de cair em entrevistas feitas com empiricismo e espontaneísmo, por não haver domínio suficiente das técnicas norteadoras; e b) armadilha das entrevistas com "vício de anamnese", ou seja, entrevistas inadvertidamente dirigidas, segundo a lógica de obter informações para correlação causa-efeito, como é habitual a profissionais que naturalmente buscam diagnóstico clínico[29].

Quanto à viabilização, participantes são então indicados por um profissional do local, com convite prévio aos pacientes. No contato inicial com os participantes da investigação, o pesquisador combinará qual será a sala para a entrevista, sempre em recinto privativo, bem como o dia/horário, conforme conveniência de ambos.

O caminho investigativo adotado neste modo de fazer pesquisa qualitativa será então o MQC, lançando mão de certos instrumentos para proceder a coleta de dados[23], conforme a Tabela 3.

Tabela 3 Coleta de dados

Entrevista semidirigida de questões abertas em profundidade	Ferramenta central, pela qual o pesquisador considerará elementos contextuais de produção não dirigida das falas dos sujeitos, a associação livre de ideias, o discurso exemplificado e detalhado, com cuidados da atenção à linguagem verbal e paraverbal – todos como forma de explorar e clarificar determinados assuntos
Diário de campo	Ferramenta complementar da PCQ, com alvo de registrar dados/informações – a linguagem não verbal – que contextualizaram o transcurso da entrevista: observação do entrevistador quanto à apresentação do informante, seu comportamento global; e dados da auto-observação do entrevistador com suas reações/manifestações do tipo contratransferencial
Prontuário e Informações da equipe	Ferramenta suplementar da técnica, registrando dados clínicos objetivos, exames/ tratamentos/orientações recebidas, prognóstico/evolução esperados e presença de outros eventuais problemas de saúde. Esses dados são informativos adicionais para melhor conhecimento das condições do participante enquanto paciente, porém não constituem material para interpretação em pesquisas qualitativas.

Técnica de análise dos dados e validação de resultados

Quanto ao tratamento do material de campo

Sempre atentos à linguagem verbal, não verbal e paraverbal, o tratamento dos dados da pesquisa, consistindo no *corpus*, isto é, o conjunto das entrevistas transcritas na íntegra, bem como das anotações complementares do diário de campo, ocorre pela análise clínico-qualitativa de conteúdo (ACQC). Temos três ferramentas para esta abordagem: artigo de concisa conceituação da ACQC[30], livro com *Brief Version in Five Phases*[23] e artigo com a *Expanded Version in Seven Steps*[31], todas consolidadas em publicações.

Por outro lado, visto que a técnica de análise busca os significados ocultos sob o material dito/transcrito, não usamos *softwares* de análise de dados qualitativos, pois obviamente eles não realizam a principal função esperada: não detectam o não dito. Escreveu o educador-psicanalista: "Todas as palavras, tomadas literalmente, são falsas. A verdade mora no silêncio que existe em volta das palavras. Prestar atenção ao que não foi dito, ler entre as linhas. A atenção flutua: toca as palavras sem cair em suas armadilhas, sem ser por elas enfeitiçada. Cuidado com a sedução da clareza! Cuidado com o engano do óbvio!"

Quanto à validação na triangulação e à polissemia dos dados qualitativos

A chamada triangulação, termo valorizado em comunidades que conduzem pesquisas qualitativas, consiste em várias estratégias internas à investigação científica que, sobrepostas, dão o desejado rigor metodológico, visando alcançar o atributo da validade dos dados e das conclusões. Em nosso caso, os "elementos triangulados" ocorrem entre o projeto e os elementos básicos deste particular método, consistindo nas estratégias contidas nos itens 4 e 5 da Tabela 4.

Por sua vez, o autor do trabalho e o grupo de pares revisores, adotando princípios da pesquisa humanista, atendem à marca metodológica do "nexo de sentido" como sendo polissêmico. Significados atribuídos pelos informantes ao problema sob estudo são múltiplos, isto é, há vários elos possíveis a alguém a partir do fenômeno vivenciado, com vários símbolos a que este se remete, diferentemente de pesquisas quantitativas, em que se buscam correlações causais em relações unívocas.

A Tabela 4 apresenta o percurso da versão sucinta da ACQC, ficando o recurso da versão ampliada para o caso de o material obtido requerer análise de maior detalhamento.

Tabela 4 Versão sucinta da análise clínico-qualitativa de conteúdo

Preparação do material	Transcrição na íntegra de cada entrevista, gravada em áudio, e das anotações do entrevistador em campo a arquivos de computador; processo de editoração
Leitura interpretativa	Realização de leituras flutuantes a cada entrevista feita, em grupo de pesquisadores associados, buscando o não dito sob as palavras em núcleos de sentido
Categorização	Construção dos tópicos de discussão por significações que respondam às hipóteses, dando consistências às categorias para teorização, dando-lhes títulos provisórios
Apresentação dos resultados	Redação iniciada com recortes das falas significativas, texto corrido com discussão/ interpretação sob suporte do quadro teórico da psicologia médica
Validação externa ao pesquisador	Contínua supervisão com o orientador da investigação; discussão com pares de seu grupo de pesquisa; apresentação dos resultados em eventos

Conceitos do quadro de referencial teórico de suporte

O *theoretical framework* escolhido contém conceitos trazidos do corpo de conhecimentos de áreas das ciências humanas, para uso na PCQ. Naturalmente, há adaptações desses conceitos –considerando os originais nas respectivas áreas humanistas – para uma necessária funcionalidade na abordagem compreensiva do jogo de relações interpessoais próprias do paradigma da clínica da saúde assistencial[32], na qual reside o objeto da PCQ.

Como exemplo de referenciais utilizados na pesquisa, citamos concepções psicodinâmicas, como: mecanismo de defesa do ego, considerando indivíduo com uso não voluntário de diversas estratégias para evitar perigos ao psiquismo e ansiedades desprazerosas; ganho secundário, como necessidade de autopreservação aproveitando situações diversas, incluindo a

experiência do adoecimento, para obter vantagens a si; perdas e microperdas com seus lutos e microlutos, num jogo de reações considerando algo emocionalmente investido, a ser reorganizado em suas vidas; atos falhos ou lapsos, enquanto expressões não almejadas explicitamente, porém manifestadas e carregadas de significados passíveis de serem conhecidos e reveladores de verdades interiores[29].

Igualmente, na tarefa da discussão dos dados, os trechos de falas contendo metáforas e analogias são ricas, enquanto "desveladoras" de verdades não suportáveis de serem pensadas e ditas. Não menos importante, usamos a teorização das fases psicológicas frente aos fenômenos que compõem toda experiência do adoecimento, sobretudo pelas perdas emocionais pela não saúde[33].

Como contribuições balintianas, usamos conceitos como: reações emocionais adversas dos profissionais frente às histórias desorganizadas oferecidas pelos pacientes; o "conluio no anonimato" entre profissionais de diferentes áreas que tomam decisões sem assumir responsabilidade; a "atitude psicoterapêutica" na interação com o paciente; diagnósticos em níveis: o parcial (da doença) em confronto com o global (doente com sua personalidade); profissional tomado e "simbolizado como medicamento"[34].

Focando este quadro teórico de suporte à PCQ, tornam-se chave as diferentes concepções de doença, em particular em língua inglesa. Assim, há métodos científicos pertinentes para estudá-las. Há mais de meio século, construía-se uma clássica compreensão definidora de três modos de falar sobre a não saúde.

Na Tabela 5 observa-se sinopse de tradicionais concepções filosófico-científicas de saúde/não saúde.

Tabela 5 Concepções filosófico-científicas de saúde/não saúde

Disease ≠ health	Doença na compreensão biológica. É a objetividade do processo patológico, um desvio da norma biomédica. Estudada pelos pesquisadores clínicos e de áreas básicas com métodos "quanti" – experimentais e populacionais. As manifestações da saúde-doença são observadas, medidas e correlacionadas, gerando diagnósticos médico-científicos e classificadas na literatura acadêmica.
Illness ≠ welness	Doença na compreensão psicológica. É o sentimento pessoal, íntimo, da experiência de uma "saúde ruim", tal como percebida subjetivamente e relatada pelo indivíduo. Estudada com métodos "quali" na busca dos significados psicológicos atribuídos ao "passar mal" para certo entendimento do pesquisador sobre como ela é construída simbolicamente pela pessoa.
Sickness ≠ wholeness	Doença na compreensão sociológica. É a experiência organizada na convivência, consistindo em manifestação sociocultural da "não saúde". Estudada com métodos "quali", na busca de significados sociológicos atribuídos a um "passar mal", construído por valores partilhados, culturais, para entendimento do pesquisador sobre essa representação coletiva.

A fundo, o debate clínico-qualitativo consiste, portanto, em tenso e produtivo confronto *disease* versus *illness*[27,28]. Esse é o cerne do debate de Balint e da escola britânica da psicologia médica[34]. O médico, o enfermeiro, o dentista, o fisioterapeuta, o nutricionista e toda a equipe assistencial enxergam a doença cientificamente (a *disease*), porque esses praticantes foram introduzidos no discurso escolar, acadêmico. Por outro lado, pacientes e familiares/ cuidadores – isto é, aqueles que chamamos de "leigos" – descrevem e "teorizam" a doença subjetivamente (a *illness*). Comunicam-na na linguagem vernacular ao profissional de saúde, a partir de sintomas percebidos em si ou no outro, sobre observações em sua relação empírica com os fenômenos de uma não saúde e de fantasias "soltas" associadas a essas experiências.

Configura-se, desta forma, uma relação aparentemente desorganizada, mas interessante, diante da doença "cientificizada". O MCQ cuida então de ouvir e interpretar o discurso sobre a *illness* que é do paciente, sempre de quem a experiencia. Da posse intelectual de como ele organiza sua consciência em torno de sua *illness*, o profissional de saúde usará esses estudos e, assim, deterá conhecimentos para aproximar linguagens[27,28]. Tenderá ainda a obter interação pessoal mais harmônica e obterá ganhos quanto à adesão a tratamentos e a prevenções por parte do doente e de seus familiares.

Enfim, a essência da PCQ é estudar a *illness* para explicá-la em seus significados a quem estuda e trabalha com a *disease*.

Sujeitos quanto às estratégias de construção e de fechamento da amostra

Modo de construção da amostra

O grupo amostral é construído de modo intencional e sequencial, por encaminhamento do responsável a combinar. A estratégia intencional quer dizer que buscamos históricos pessoais específicos (obviamente sem possibilidades de organizar respostas para generalização matematizada para certo universo populacional).

Para a pergunta "quem selecionar", uma vez preenchidos os critérios estabelecidos de inclusão à amostra, são convidados propositalmente/deliberadamente os que se dispõem a relatar suas experiências em consonância ao tema proposto[35]. Obviamente quem não experienciou a sensação do adoecimento em questão não terá o que relatar de si no recorte do objeto do plano[36].

Exemplo de critérios frequentes de inclusão dos sujeitos em pesquisa qualitativa

- Ser sujeito que tenha a experiência escolhida a ser pesquisada.
- Estar sob acompanhamento em serviço clínico que hospeda a pesquisa.
- Ter sido indicado para a entrevista da pesquisa pelo profissional do referido serviço.
- Ter naturalmente concordado com os itens do termo de consentimento livre e esclarecido (TCLE) após sua leitura para ser participante.
- Apresentar condições físicas, emocionais e intelectuais adequadas, no momento da coleta de dados, de modo a não

haver prejuízo do atributo da validade metodológica, como é esperado na obtenção de informações verbalizadas em entrevista aberta clínico-psicológica.

Concernências gerais ainda quanto aos critérios para composição da amostra

Os critérios de inclusão acima compõem-se de poucos itens. São acurados considerando a delimitação do objeto de estudo, como é habitual em pesquisas qualitativas e conforme experiência acumulada por nosso grupo de pesquisa. Pelos princípios conceituais desse enfoque metodológico, não é imperativo enumerar os critérios de exclusão, como se faz em pesquisas experimentais ou epidemiológicas, nas quais comumente esses critérios seriam aplicáveis aos indivíduos então incluídos na amostra quantitativa. A lógica da construção da amostra qualitativa faz-se, a priori, independentemente da inclusão ou exclusão, no sentido da concepção de "dados biodemográficos", conquanto conjunto de dados pessoais não componham o recorte do tema quali proposto[23].

Referimos a variáveis epidemiológicas típicas: idade, sexo, *status* conjugal, nível de escolaridade, camada socioeconômica, ocupação/profissão, naturalidade/procedência, denominação religiosa/religiosidade e antecedentes mórbidos diversos. Características pessoais que se constituem em critério de inclusão são aquelas que, já no recorte do objeto, pedem ser naturalmente mencionadas. Na investigação da experiência humana, o critério para recrutamento, fundamental e suficiente, é que a pessoa recrutada tenho experienciado o fenômeno e possa relatar tal experiência[35].

Na investigação qualitativa, por buscarem-se nexos de sentido, os dados ou "variáveis" dos participantes não se arrogam, portanto, em critérios de inclusão ou exclusão a priori, no sentido de se constituir em elementos para serem submetidos a mensuração e comparação matematizada, segundo o raciocínio da correlação causal – típico das estratégias epidemiológicas e dos estudos experimentais. No entanto, nesses estudos humanísticos trazidos para a área da saúde, tais condições de vida são comumente registradas na coleta de dados, antes da entrevista livre. Quando estes dados ganharem nexo de sentido em relação às falas reportadas no conjunto das entrevistas, isto é, quando algum dado de natureza biodemográfica com partilhar relação de significado simbólico, será então evidentemente resgatado para a etapa da discussão. De qualquer modo, o uso destes dados virá sempre a posteriori, caso ganhem *status* de sentidos humanísticos[23].

Critério de fechamento da amostra

A princípio, para a delimitação do grupo de sujeitos para estudo é utilizada a amostragem por saturação teórica, ou seja, o critério mais usual na literatura para fechamento de amostras[35]. Consiste na percepção, por parte do pesquisador e validada por pares do grupo de pesquisa, de que novas entrevistas se tornam repetitivas nas informações. Historicamente, o termo "saturação" em pesquisa qualitativa significa que nenhum dado adicional vem sendo encontrado nas entrevistas, para que o pesquisador possa desenvolver as propriedades de cada categoria. Como este passa a ouvir relatos semelhantes, torna-se confiante, empiricamente, de que certa categoria está saturada. Importante: chega-se à saturação teórica com a coleta e análise de dados conjuntamente.

Por sua vez, pode-se adotar o fechamento da amostra pelo critério da exaustão[35]. Trata-se de estratégia aplicada a grupos pequenos, como certa população disponível e já fechada. Neste caso, opta-se por entrevistar o grupo completo, considerando a totalidade que estiver disponível no período da coleta de dados.

Limitações científicas da pesquisa e manejo de possíveis vieses metodológicos

Considera-se, epistemologicamente, que limitações dos projetos científicos não estão centradas "nos" métodos de pesquisa, mas sim "nas" (im)possibilidades humanas do cientista. Filosoficamente, todo conhecimento científico vem da experiência humana, entrando pelos órgãos dos sentidos. O pesquisador sabe que não conseguirá ver sensorialmente as relações de sentido buscadas, mas pensará nelas, na interpretação dos resultados, que, portanto, é uma abstração, ou seja, pertence à ordem do invisível. A sensorialidade do pesquisador, em qualquer área acadêmica, só é capaz de visar o particular: nos dias em que a coleta dados for feita e no lócus físico-cultural da pesquisa. Para alcançar a generalização, as conclusões da pesquisa qualitativa são "testadas" a posteriori pelo leitor do trabalho cada vez que um fenômeno semelhante ocorrer frente a este leitor.

Sobre vieses metodológicos

Toda pesquisa em ciência contém vieses inerentemente, sejam nas ciências naturais ou humanas, havendo os vieses removíveis, que devem ser minimizados no possível; e os irremovíveis, que devem ser "descontados" na abstração/discussão[23].

Na Tabela 6, observam-se estratégias de minimização de vieses, desde a elaboração do plano investigativo até a elaboração das conclusões:

Tabela 6 Estratégias de minimização de vieses

Validação "intrapessoal"	Das habilidades do pesquisador: - *Background* do pesquisador na prática de entrevistas e observações clínicas; *role-playings* - Estudos teóricos prévios - Planejamento correto no método e nas técnicas segundo literatura e crítica do autor - Estabelecimento de relação transferencial positiva com o informante na entrevista
Validação "interpessoal"	Com a comunidade acadêmica: - Supervisão frequente com o orientador e outros eventuais pesquisadores sêniores - Exposições subsequentes aos pares revisores em reuniões regulares do grupo - Aplicação de *checklists* (COREQ, RATS) - Exercício de preparação e apresentação de resultados preliminares em eventos científicos

Para aprofundamento

- Turato ER. Tratado da metodologia da pesquisa clínico-qualitativa: construção teórico-epistemológica, discussão comparada e aplicação nas áreas da saúde e humanas, 6. ed. Petrópolis: Vozes; 2013.
  ⇨ Este livro tornou-se referência nacional em pesquisa qualitativa aplicada em *settings* clínicos, bastante utilizado por pesquisadores das áreas médicas, de enfermagem, psicologia e outras da saúde, tendo mais de duas mil citações segundo o Google Acadêmico.
- Turato ER. Métodos qualitativos e quantitativos na área da saúde: definições, diferenças e seus objetos de pesquisa. Rev Saude Publica. 2005;39(3):507-14.
  ⇨ Manuscrito conceitual, preparado a convite da editoria da *Revista de Saúde Pública*, diferencia as investigações "quali" e "quanti" para pesquisadores dos fenômenos no campo da saúde, com quadros sinóticos didáticos, tendo mais de mil citações no Google Acadêmico.
- Fontanella BJB, Ricas J, Turato ER. Amostragem por saturação em pesquisas qualitativas em saúde: contribuições teóricas. Cad Saude Publica. 2008;24(1):17-27.
  ⇨ Este artigo teórico é a referência mais citada no Brasil para trabalhos que recorrem ao critério da saturação para fechamento de amostras de sujeitos em estudos qualitativos em saúde, tendo quase duas mil citações conforme o Google Acadêmico.

REFERÊNCIAS BIBLIOGRÁFICAS

1. Zahavi D, Stjernfelt F (eds.). One hundred years of phenomenology: Husserl's logical investigations revisited, vol. 164. New York: Springer Science & Business Media; 2002.
2. Minayo MCS, Sanches O. Quantitativo-qualitativo: oposição ou complementaridade? Cadernos de Saúde Pública. 1993;9(3):237-48.
   ⇨ Estudo de fundamental importância para a comparação entre os modelos de investigação quantitativos e qualitativos.
3. Minayo MCS. O desafio do conhecimento: metodologia de pesquisa social (qualitativa) em saúde. Rio de Janeiro: Escola Nacional de Saúde Pública/Fiocruz, 1989.
4. Stanghellini G, Fuchs T. One century of Karl Jaspers' general psychopathology. Oxford: Oxford University Press; 2013. p.xiii.
5. Guimarães-Fernandes F, Castellana GB. O que é transtorno mental? Conceitos fundamentais sobre o diagnóstico em psiquiatria. In: Humes EC, Cardoso F, Guimarães-Fernandes F, Hortêncio LOS, Miguel EC (eds.). Clínica psiquiátrica guia prático. Baurueri: Manole; 2019. p. 2-10.
6. Stanghellini G. The meanings of psychopathology. Current Opinion in Psychiatry. 2009;22(6):559-64.
7. Bicudo MAV. Pesquisa qualitativa segundo a visão fenomenológica. São Paulo: Cortez; 2011.
8. Leal EM, Serpa Junior OD. Acesso à experiência em primeira pessoa na pesquisa em Saúde Mental. Ciência & Saúde Coletiva. 2013;18:2939-48.
9. Tourinho CDC. A consciência e o mundo: o projeto da fenomenologia transcendental de Edmund Husserl. Revista da Abordagem Gestáltica: Phenomenological Studies. 2009;15(2):93-98.
10. Giacoia Jr O. Heidegger urgente: introdução a um novo pensar, Três Estrelas; 2013.
11. Andrade CC, Holanda AF. Apontamentos sobre pesquisa qualitativa e pesquisa empírico-fenomenológica. Estudos de Psicologia (Campinas). 2010;27(2):259-68.

12. Giorgi A. The theory, practice, and evaluation of the phenomenological method as a qualitative research procedure. Journal of Phenomenological Psychology. 1997;28(2):235-60.

13. Messas G. O sentido da fenomenologia na psicopatologia geral de Karl Jaspers. Psicopatologia Fenomenológica Contemporânea. 2014;3(1):23-47.

14. Messas GP. A phenomenological contribution to the approach of biological psychiatry. Journal of Phenomenological Psychology. 2010;41(2):180-200.

15. Minkowski E, Sáez S. El tiempo vivido. Estudios fenomenológicos y psicológicos. México: Fondo de Cultura Económica; 1973.

16. Naudin J, Bouloudnine S. La part de l'analyse phenomenologique dans l'etude de cas singulier. PSN. 2007;5(1):47-51.

17. Messas GP. Ensaio sobre a estrutura vivida: psicopatologia fenomenológica comparada. São Paulo: Roca; 2010.

18. Messas G. A noção de estrutura na psicopatologia/psicologia fenomenológica. Uma perspectiva epistemológica. Psicopatologia Conceitual. São Paulo: Roca; 2012. p.51-62.

19. Antúnez AEA, Santoantonio J. Análise fenômeno-estrutural e o estudo de casos. Boletim Academia Paulista de Psicologia. 2008;28(1):53-71.

20. **Fuchs T. The challenge of neuroscience: psychiatry and phenomenology today. Psychopathology. 2002;35(6):319-26.**
   ⇨ **Esse artigo aborda a importante e desafiante relação entre as neurociências e a fenomenologia nos dias de hoje, a partir do modo como esta pode influenciar e modificar aquela.**

21. Minayo MDS. Sobre validade e verificação em pesquisa qualitativa. In: MC De S. Minayo, O desafio do conhecimento: pesquisa qualitativa em saúde. 2010; 373-84.

22. Turato ER. Introdução à metodologia da pesquisa clínico-qualitativa: definição e principais características. Revista Portuguesa de Psicossomática. 2000;2(1): 93-108.

23. Turato ER. Tratado da metodologia da pesquisa clínico-qualitativa: construção teórico-epistemológica, discussão comparada e aplicação nas áreas da saúde e humanas. 6.ed. Petrópolis: Vozes; 2013.

24. **Malinowski, Bronisław K. Argonautas do Pacífico Ocidental. São Paulo: Abril Cultural, 1976.**
   ⇨ **O autor é um pioneiro na estruturação da antropologia moderna ao ter detalhado o método de campo para compreender o funcionamento de culturas, sendo considerado o pai das pesquisas qualitativas.**

25. Turato ER. Métodos qualitativos e quantitativos na área da saúde: definições, diferenças e seus objetos de pesquisa. Rev Saude Publica. 2005;39(3):507-14.

26. Fontanella BJB, Campos CJG, Turato ER. Coleta de dados na pesquisa clínico-qualitativa: uso de entrevistas não-dirigidas de questões abertas por profissionais da saúde. Rev Lat Am Enfermagem. 2006;14(5).

27. Marinker M. Why make people patients? J Med Ethics. 1975;1(2):81-4.

28. Helman CG. Disease versus illness in general practice. J R Coll Gen Pract. 1981;31(230):548-52.

29. Bleger J. Temas de psicologia: entrevistas e grupos. São Paulo: Martins Fontes; 1995.

30. Campos CJG, Turato ER. Análise de conteúdo em pesquisas que utilizam metodologia clínico-qualitativa: aplicação e perspectivas. Rev Lat Am Enfermagem. 2009;17(2):259-64.

31. Faria-Schützer DB, Surita FGC, Alves VLP, Bastos RA, Campos CJG, Turato ER. Seven steps for qualitative treatment in health research: the clinical-qualitative content analysis. Ciência & Saúde Coletiva, 2020. Disponível em: http://www.cienciaesaudecoletiva.com.br/artigos/seven-steps-for-qualitative-treatment-in-health-research-the-clinicalqualitative-content-analysis/17198?id=17198.

32. **Perestrello D. A Medicina da pessoa. Rio de Janeiro: Atheneu; 1974.**
   ⇨ **O médico e psicanalista Perestrello pode ser considerado o pai da Psicologia Médica brasileira, tendo desenvolvido conceitos básicos para a prática da medicina considerando a personalidade do paciente.**

33. **Kübler-Ross, Elisabeth. Sobre a morte e o morrer. São Paulo: Martins Fontes; 2017.**
   ⇨ **Este cinquentenário livro da psiquiatra Kubler-Ross transformou-se em leitura obrigatória por profissionais de saúde de todo o mundo para entender as fases psicológicas dos pacientes no manejo emocional de diagnósticos críticos.**

34. **Balint M. O médico, seu paciente e a doença; 2. ed. Rio de Janeiro: Atheneu; 2000.**
   ⇨ **Este livro é o início da psicologia médica britânica, no qual o médico e psicanalista Michael Balint abre a criação dos Grupos Balint, em que se discute a relação médico-paciente.**

35. Fontanella BJB, Ricas J, Turato ER. Amostragem por saturação em pesquisas qualitativas em saúde: contribuições teóricas. Cad Saude Publica. 2008;24(1):17-27.

36. Fontanella BJB, Luchesi BM, Saidel MGB, Ricas J, Turato ER, Melo DG. Amostragem em pesquisas qualitativas: proposta de procedimentos para constatar saturação teórica. Cad Saude Publica. 2011;27(2):389-94.

37. Brenner, Charles. Noções básicas de psicanálise: introdução à psicologia psicanalítica, 4ª ed. revista e aumentada. Rio de Janeiro: Imago, 1987.

38. Faizibaioff DS, Antúnez AEA. Sobre o aspecto temporal da vida em Minkowski: revisitando O Tempo Vivido. Revista Psicopatologia Fenomenológica Contemporânea. 2014;3(1):48-115.

7

Ensaios clínicos não farmacológicos

Marco de Tubino Scanavino
João Miguel Marques
Rogerio Lerner

Sumário

Introdução
Complexidade dos ECNF
A importância da experiência dos centros e dos gestores
Clustering
Dificuldades de cegamento
Demora entre randomização e início de intervenção
Recomendações do CONSORT para ECNF
ECNF e a diversidade de abordagens de psicoterapia
Para aprofundamento
Referências bibliográficas

Pontos-chave

- O movimento científico de saúde baseada em evidências influenciou o desenvolvimento de ensaios clínicos randomizados e controlados não farmacológicos, trazendo maior rigor metodológico ao campo.
- A integridade da pesquisa com ensaios clínicos não farmacológicos se dá por meio de um protocolo complexo que envolve, por exemplo, procedimentos de cegamento, construção de grupos de controle, formas de avaliação e descrição de variáveis.
- A forma de alcançar e manter o cegamento é um dos mais importantes desafios metodológicos em ensaios clínicos não farmacológicos.
- É extremamente importante que exista um registro e um controle sistemático de todas as atividades dos centros de pesquisa para zelar pelos procedimentos de pesquisa, com franca adesão aos protocolos e alta confiabilidade entre os centros.
- O *Consolidated Standards to Report Trials* (CONSORT) é um conjunto de recomendações padronizadas necessárias para verificar se uma pesquisa clínica reduz viés o suficiente para mostrar impacto científico, contando com uma versão específica para ensaios não farmacológicos.

INTRODUÇÃO

A partir da década de 1990, houve uma mudança na área da medicina e da saúde com o objetivo de incrementar o rigor científico de pesquisas sobre tratamento de diversas situações clínicas. A adoção de delineamentos de ensaios clínicos com procedimentos de cegamento e controle dos testes realizados que se tornou praxe em estudos farmacológicos ainda era escassa em outras áreas, como medicina física e reabilitação, que acabavam, portanto, não recebendo o mesmo reconhecimento que os primeiros por parte de uma parcela extensa da comunidade científica[1].

O movimento científico de saúde baseada em evidências (tanto em medicina, psicologia e fisioterapia quanto em outras áreas da saúde no geral) influenciou a comunidade acadêmica a discutir acerca de tratamentos não farmacológicos. Ele trouxe a essas áreas a ênfase no delineamento de ensaios clínicos randomizados e controlados, considerados estudos com maior rigor metodológico na produção de evidências generalizáveis para escala grupal. Essa influência decorre tanto de condições sociais, por exemplo a necessidade de reabilitação para tratar questões de saúde advinda de um envelhecimento populacional, quanto de um maior investimento em estudos de inovações na saúde[1]. Outros fatores se somaram, como críticas a áreas cujos desfechos de eficácia não eram tão claros. Um exemplo referente à literatura de psicoterapia é a extensa discussão proposta por Eysenck[2], sustentando que pacientes melhoraram independentemente de fazer psicoterapia ou não. Desde então, discutem-se práticas a fim de aprimorar a observação de variáveis de resultados de psicoterapia baseada em evidências[3].

A expressão ensaios clínicos não farmacológicos (ECNF) refere-se a qualquer estudo de tratamento que não tenha base medicamentosa como intervenção nem controle placebo[4]. Ela se refere então a intervenções em áreas como medicina cirúrgica e de reabilitação, psicoterapia, terapias fonoaudiológicas, tecnologias de intervenção ou educação[1], como estimulação transcraniana por corrente contínua (ETCC)[5] e realidade virtual (RV)[6]. No entanto, não envolve estudos nos quais os tratamentos abarcam sistemas de saúde ou os profissionais e cuidadores como participantes[4]. No que diz respeito ao campo da psiquiatria, há muitos tratamentos existentes e essenciais que vão além do manejo farmacoterapêutico, muitas vezes com o envolvimento de outras especialidades, como modalidades psicoterapêuticas, terapias ocupacionais, fonoaudiologia[7], além de novos ou conhecidos dispositivos em estudo para tratar pacientes, como eletroconvulsoterapia (ECT), ETCC[5,8] e RV[6]. O conhecimento de estudos não farmacológicos pode auxiliar tanto num melhor raciocínio clínico quanto no aprimoramento da investigação desses tipos de tratamento. Esses benefícios são independentes da especialidade psiquiátrica em questão, como a psiquiatria infantil, cujo trabalho envolve contato com diversas áreas de tratamento[7].

A existência tanto de similaridades como de divergências entre ECNF e ensaios clínicos farmacológicos, no que se refere a delineamento dos estudos e adoção de procedimentos metodológicos, torna essa discussão extremamente relevante, ainda mais pela dificuldade em replicar resultados de estudos em qualquer área da ciência[9]. Há de se observar que estudos com delineamento empobrecido e metodologias descritas inadequadamente geram consequências graves na tomada de decisão clínica, tanto em termos de tratamento e formulação do caso, quanto em termos de políticas de saúde pública[10].

COMPLEXIDADE DOS ECNF

Ensaios clínicos randomizados e controlados (chamados comumente na literatura de *randomized controlled trial* – RCT), quando são executados e também delineados de uma boa maneira, são estudos que garantem o maior nível de evidência em intervenções da saúde[10]. Porém, quando se trata de ECNF, é preciso prestar atenção em seus aspectos específicos. Questões como procedimentos de cegamento, construção de grupos de controle, formas de avaliação e descrição de variáveis apresentam distintas complexidades para poder construir um ECNF[1,4].

ECNF são tipos de estudos que contemplam o delineamento de intervenções com diversas variáveis a serem estudadas. O processo de desfecho numa pesquisa pode ser influenciado pelas características de cada cuidador, caso haja mais de um. Caso não haja clareza na padronização do protocolo da intervenção sob estudo, o que acontece frequentemente[11], podem ocorrer distorções na sua aplicação. Com a finalidade de evitar imprecisões na metodologia, a descrição detalhada de cada variável estudada durante a intervenção favorece menor viés de pesquisa. É desejável permitir acesso ao procedimento de intervenção utilizado na pesquisa. Caso seja possível, é aconselhável usar e descrever, no método de pesquisa, as intervenções individualizadas por participante. Devem-se adotar também procedimentos de avaliação da adesão dos profissionais ao protocolo, a fim de que haja confiabilidade na homogeneidade da intervenção, ainda que o mesmo seja aprimorado até que os resultados desse tipo de avaliação sejam satisfatórios[12].

A IMPORTÂNCIA DA EXPERIÊNCIA DOS CENTROS E DOS GESTORES

Centros são locais onde se fazem os estudos sobre tratamentos e os gestores são coordenadores da pesquisa que realizam o estudo e acompanham o processo clínico dos participantes. No entanto, estes são diferentes da equipe de cuidadores, que são profissionais que fazem a ministração do tratamento, podem ser cegados durante o estudo e não se envolvem na coordenação da pesquisa. A habilidade do clínico é uma variável muito importante. A literatura em psicoterapia é um exemplo do seu peso, pois apresenta repetidamente que o nível de experiência do terapeuta em conduzir um determinado tipo de tratamento é um dos mais comuns fatores de mudança clínica, ou seja, de efetividade terapêutica[13].

Outros fatores que devem ser observados são o volume de atendimento dos centros de saúde, dos gestores, dos cuidadores e variáveis do local de tratamento. A quantidade de atendimentos realizados é um dado de comparação relevante, pois pode mostrar um panorama distinto entre clínicas do sistema de saúde, tanto públicas como particulares. O financiamento é um fator que garante tanto acessibilidade de dispositivos quanto disponibilidade de tempo e recursos para uma melhor execução de pesquisa. Grandes disparidades orçamentárias entre diferentes autores responsáveis por tratamentos distintos em comparação podem influenciar nos efeitos dos mesmos, causando vieses na interpretação dos resultados comparativos[14]. O fator de obtenção de verba, quando se fala de um centro, interfere na aplicação do tratamento em diferentes culturas, principalmente em países de baixo nível socioeconômico, o que prejudica no aprimoramento de saúde baseada em evidências[15].

Intervenções que podem funcionar em um local, podem não surtir efeito em outro ambiente ou serem danosas. Muitas variáveis estão em jogo, como por exemplo, o nível de treinamento das pessoas que vão aplicar a intervenção, ou se fazem a intervenção em mais de um grupo de participantes do mesmo estudo. Quando há delegação de tarefas, por exemplo, quando moradores tornam-se cuidadores primários em regiões específicas, levanta-se a questão de qual o treinamento que recebem e eventual acompanhamento ou monitoria obtêm posteriormente[16]. A descrição da quantidade de pessoas que aplicam a intervenção com contato direto com os participantes também é aconselhável. Observar como construir e relatar essas variáveis é relevante por impactarem o desenho dos grupos de intervenção e de controle (a distinção dos títulos dos grupos de sujeitos nos ECNF ficará claro ao longo do capítulo). Nesse sentido, é recomendável a condução de estudos multicêntricos com expertise variada, nos quais esses aspectos possam ser melhorados a partir da troca de experiências[1].

CLUSTERING

Clusters se referem aos grupos de participantes submetidos ao estudo. Basicamente, ensaios clínicos envolvem no mínimo dois grupos. O primeiro é de intervenção ativa, ou seja, aquele no qual o tratamento será testado. O segundo é o grupo controle, conhecido em ensaios clínicos farmacológicos (e apenas nestes)[1] como placebo, cujos participantes acreditarão estar recebendo intervenção, quando na verdade não estarão[17]. A alocação aleatória de participantes, também chamada de randomizada, aos grupos reduz a chance de que a pesquisa sofra vieses de seleção, gerando distorções nos resultados em decorrência de diferenças existentes entre os grupos ao início do estudo[18]. Em ECNF, as técnicas utilizadas nos grupos-controle são denominadas *sham*.

Há três tipos de grupos-controle comuns descritos na literatura[1]:

- No primeiro, estão grupos de não participação, como por exemplo uma lista de espera de pacientes para atendimento, que receberão a intervenção após o grupo ativo em situações que é antiético negar o acesso a tratamento[19].
- No segundo, estão grupos de tratamento usual – TAU (*treatment as usual*) ou cuidado usual (*usual care*), em que o grupo-controle é submetido a intervenções existentes na prática clínica (não específicas), cujos resultados serão comparados com os da intervenção experimental[20].
- No terceiro grupo há outra intervenção. Assim como no caso do cuidado usual, o grupo-controle será submetido à comparação de seus resultados com os da intervenção experimental.

É necessário que a descrição dos procedimentos esteja clara no protocolo do estudo. Esses tipos de controle são associados com efeitos fisiológicos no organismo, como os sentimentos de expectativa do paciente, que podem interferir no resultado. Essa influência torna-se mais forte quando os pacientes e os cuidadores não são cegados à intervenção[1].

Cada *cluster* de controle pode ser realizado de diversas formas, a depender do tipo de *sham* do estudo. Pesquisas com intervenções participativas, como o caso de psicoterapias ou terapias de fala, podem ser desenhadas com *sham*, alguma atividade-controle que simula aspectos equivalentes do estudo ativo. Em psicoterapia é comum o uso de TAU ou atividade na qual o terapeuta escuta sem intervir[21]. Outro modo é o manejo diferente comparado ao grupo de tratamento, por exemplo, uso de massagem em fisioterapia, mas com aplicação de gel não terapêutico[22]. Quando o tipo de pesquisa envolve uso de dispositivos, é possível realizar formas de simulação. Seja com o aparato ligado, mas não ativo, ou usar uma imitação inativa. Dispositivos *sham* também podem ser conectados aos participantes, seja com anteparos para obstruir o funcionamento pleno ou ativar em uma região do participante que não terá efeito terapêutico. Um exemplo, é o uso *sham*

de ETCC, no qual o dispositivo é ligado por um minuto para simular o efeito terapêutico e depois é desligado. A sensação na pele de corrente elétrica (de 1 a 2 mA) é mantida, o que dá a impressão, para o participante, de o teste estar ativo[5,22].

É importante que os grupos ativos e controle não recebam avaliação e tratamento concomitantemente para evitar cruzamento não intencional entre os participantes, o que causará distorções na avaliação dos resultados[4]. Em RCT, geralmente é importante o cálculo do tamanho da amostra envolver a suposição de cada participante apresentar desfechos independentes[24]. Algumas variáveis precisam ser cuidadosamente avaliadas a fim de não subestimar o tamanho amostral e ocasionar uma imprecisão nos resultados. Por exemplo, verificar se a composição de um grupo em um centro do estudo não apresenta características diferentes dos outros. Além de investigar tais ocorrências, alguns métodos de análise estatística, como efeitos fixos, aleatórios, ou mistos, e equações de estimativa generalizável auxiliam para contabilizar cada *cluster* da pesquisa[25-27].

DIFICULDADES DE CEGAMENTO

Algumas considerações sobre o efeito placebo devem ser mencionadas a fim de discutir as dificuldades de cegamento. A primeira refere-se ao efeito fisiológico emocional causado pela expectativa do paciente, levando a uma interação entre mudanças no sistema límbico, nos níveis hormonais e no sistema imunológico. Esse processo acarreta em efeitos de aprendizagem e plasticidade cerebral, tanto no que se refere ao fisiológico (por condicionamento pavloviano) quanto ao cognitivo, emocional e comportamental[28]. A crença do paciente no tratamento e a expectativa em relação a ele são importantes pelos efeitos biológicos, ainda mais quando há grande contato com a equipe de pesquisa. O processo de o paciente se organizar para chegar até o centro de tratamento, receber a intervenção e voltar, envolve um ritual e um nível de comprometimento que modula todo um sistema biológico, emocional, cognitivo e social que afeta na coleta de seus dados[29]. Esse efeito tem uma função benéfica para o estudo ao poder comparar com o grupo ativo, tornando-se nocivo caso essa simulação seja descoberta.

Um ponto negativo do placebo é a possibilidade de ocasionar imprecisão na pesquisa. Caso o nível de expectativa seja muito alto, o efeito nos resultados pode ser elevado. Em ECNF, o efeito pode ser maior e o valor do grupo ativo menor, o que dificulta a comparação dos mesmos ou leva à necessidade de aumentar a amostra[1].

Na tentativa de diminuir esses riscos de viés, RTC, sejam farmacológicos ou não, realizam o que é chamado de cegamento ou mascaramento, em que o procedimento fica desconhecido para os envolvidos, sejam profissionais ou pacientes. Assim, previne o aparecimento de vieses nos estágios da pesquisa[30]. Tipos de viés que precisam ser minimizados geralmente são vieses de desempenho, que são diferenças no cuidado prestado pelos terapeutas ou interventores aos participantes a partir de seus grupos. Outro viés é o de detecção, referente a diferenças de mensuração realizada pelo avaliador nos grupos e na determinação dos resultados no desfecho da pesquisa[1,18]. Um aspecto dos ECNF é que muitas vezes torna-se impossível construir um método completo de cegamento, como nos estudos de psicoterapia, cujo delineamento duplo-cego é impraticável[21].

Outro problema reside em como avaliar determinadas variáveis, pois são comuns estudos de dados considerados subjetivos, como sintomas, sensações corporais, sentimentos, cognições, entre outros[1]. Variáveis subjetivas por vezes são difíceis de padronizar, correndo-se o risco de montar métricas arbitrárias[3]. Podem ser utilizados escores feitos com base em sintomas e que não têm o propósito de informar critérios diagnósticos. Outro aspecto é que índices e escalas muitas vezes podem não apresentar significados palpáveis e traduzir essas efeitos para o cotidiano do paciente[3]. O uso de medidas subjetivas geralmente apresenta tamanho menor na diferença entre os grupos ativo e controle. Por essa razão, é fundamental a escolha cuidadosa de instrumentos. Primeiramente, deseja-se que sejam validados e de preferência que tenha sido testada na população alvo do estudo específico. Outro recurso é o uso de escalas visuais analógicas, feitas na tentativa de maior controle de materiais subjetivos; o uso de medidas alternativas com base fisiológica aumenta o rigor do experimento[1]. Um bom exemplo na literatura, cada vez mais comum, é o uso de ressonância magnética funcional (fMRI) para neuroimagem em pesquisas como medida anatomofisiológica das mudanças clínicas por psicoterapia, além dos escores de testes[31].

É viável realizar cegamento tanto nos participantes submetidos à intervenção quanto nos profissionais que atuam no estudo. Seja durante a etapa de intervenção, ou desde a seleção e alocação, até o desfecho da pesquisa. Das formas viáveis, pode-se cegar a hipótese de pesquisa e há condições experimentais para que os participantes não tenham acesso. Assim, eles não ficam cientes da existência nem da natureza do placebo. Também é benéfico que os pacientes de ambos os grupos, ativo e controle, não entrem em contato para evitar contaminação. Quanto aos profissionais terapeutas ou que aplicam as intervenções, é interessante que não se envolvam com outras atividades, como seleção ou avaliação dos resultados, caso sejam profissionais que atuam com os grupos ativos/sham. Quando a pesquisa envolve o uso de algum dispositivo, o manejo pode ser similar no sentido de evitar o contato entre os grupos e a divisão e isolamento de contato dos profissionais. Outras maneiras incluem o bloqueio do paciente em ver a máquina utilizada, assim como manejos descritos na seção sobre clustering, como a simulação, o bloqueio do funcionamento da máquina ou inatividade da mesma. Há como desenhar formas de cegamento quando se trata do desfecho. Nessas situações, pode-se deixar que a avaliação seja centralizada em um grupo avaliador. Exames e testes feitos são enviados a essa parte da equipe, que não mantém contato com o restante dos pesquisadores. Esses avaliadores atuam somente com as medidas de resultado e são cegados da hipótese. Logo, não trabalham com outros estágios da pesquisa[4].

DEMORA ENTRE RANDOMIZAÇÃO E INÍCIO DE INTERVENÇÃO

Tanto nos ensaios clínicos farmacológicos como nos ECNF, há distintos passos do trabalho que influenciam o tempo da saída da randomização para os grupos de intervenção, como o ritual de comprometimento, a chegada à clínica antes de receber a intervenção[29], o preparo e o seguimento do protocolo.

Quando se trata de um RCT que testa a hipótese da eficácia de determinado medicamento para uma situação clínica específica, ou se é menos danoso do que um remédio padrão, a finalização da etapa da seleção aleatorizada dos participantes demanda pouco tempo, encurtando o intervalo para os pesquisadores darem início à etapa de intervenção. Isso não é o caso quando o assunto é ECNF. Merecem destaque nesses casos pesquisas sobre psicoterapia, dado que a linha de base envolve testes de medidas subjetivas, sessões de atendimento ou aplicação de fMRI em cada paciente estudado no estágio pré-intervenção[31].

A mesma influência de tempo ocorre em estudos com dispositivos com o uso de washout (lavagem) na linha de base[5], em que participantes tanto do grupo ativo como do controle tratados com medicamentos necessitam de supressão deles por um intervalo (dias ou semanas) antes da intervenção. Dada tal necessidade desse tempo entre randomização e intervenção, deve-se a priori evitar viés na pesquisa por contaminação, ou seja, que os participantes evitem contato com os outros grupos do estudo[18]. Pesquisas em ETCC determinam um tempo mínimo de uma semana com o paciente sem submeter-se ao tratamento, a fim de não alterar a neuroplasticidade ou ter influências circadianas, que resultaria em viés de detecção nos resultados[23].

Lembrar da necessidade da redução de viés na pesquisa auxilia na decisão de quais estratégias delinear durante o estudo. Pode haver outras situações que interferem e precisam ser evidenciadas. Algumas envolvem questões logísticas, como agendamento de hospitalizações ou visitas da equipe de profissionais. Esses fatores precisam ser descritos, pois a demora entre a randomização e alocação nos braços do estudo pode desencadear cruzamentos não intencionais entre os participantes (pacientes e cuidadores), perda de integrantes no estágio de follow-up, não adesão dos mesmos à intervenção caso o participante mude de grupo entre a randomização e intervenção. Os braços do estudo também podem sofrer influência do tempo de duração, com tempo desigual entre os grupos, o que pode aumentar a chance de viés no desfecho da pesquisa[4]. Nesse caso, recomenda-se[12] relatar o tempo de demora entre a randomização e o início de intervenção na seção de resultados das ECNF.

RECOMENDAÇÕES DO CONSORT PARA ECNF

Dada a dificuldade que todas as áreas acadêmicas têm em replicar resultados em pesquisas[9], torna-se vital a padronização da descrição metodológica realizada em intervenções na saúde. Na tentativa de aumentar a qualidade da descrição de métodos de delineamento de tratamento, foi atualizado o protocolo CONSORT[10,12] para ECNF, com finalidade de guiar e orientar na descrição de RCT. De início, o CONSORT é um conjunto de recomendações padronizadas necessárias para verificar se uma pesquisa clínica reduz viés o suficiente para mostrar impacto científico. O CONSORT fornece uma lista de checagem de itens essenciais para pesquisadores poderem desenhar estudos e reportá-los, e para revisores e leitores identificarem processos metodológicos de novos estudos[10]. No entanto, o protocolo inicial foi desenvolvido para notificação de pesquisas medicamentosas e ECNF contêm aspectos idiossincráticos não contemplados no primeiro CONSORT, razão pela qual foram elaboradas recomendações específicas para notificar ECNF[12].

Algumas recomendações[1] que não fazem parte do protocolo CONSORT também podem ser mencionadas, como informações pertinentes para a construção de um bom estudo clínico. Tanto por estimularem o raciocínio metodológico de novas formas de delinear pesquisa clínica, quanto por aprimorarem o cuidado para reduzir vieses existentes.

- Compreender e aprofundar o conhecimento dos efeitos do placebo. Como envolve ativação do sistema límbico, imunológico e neuroendócrino[28], há desfechos que variam de resposta de paciente a paciente, o que pode afetar a análise de resultados. São fatores relevantes para planejar melhores desenhos de controle.
- Algumas condições clínicas estudadas, por serem às vezes pervasivas e crônicas, apresentarão mais tempo nos grupos, logo, mais tempo em *sham* e menor tamanho do efeito do grupo ativo.
- É benéfico a pesquisa selecionar participantes que não têm conhecimento prévio sobre o tratamento submetido. Dado o acesso à mídia e às redes sociais, é comum que alguma coisa já tenha sido dita sobre determinado tratamento, e assim, haver expectativa sobre ele. Pacientes não cientes apresentarão menos viés que interfiram nos resultados.
- Lembrar que o maior contato entre a equipe de profissionais com os pacientes aumenta o tamanho do efeito placebo. O uso de instruções à distância e de protocolos padronizados reduzem vieses. Nem todos os contextos são passíveis de distanciamento, como no caso de pesquisas em psicoterapia, em que a aproximação é parte do tratamento[3,13,21].
- Sempre que possível, controlar variáveis, como tempo, número e intensidade de sessão, quantidade de cuidadores, ambientes e materiais utilizados, o que será mais benéfico para reduzir variáveis dependentes.
- Em estudos que envolvem intervenções com diversos componentes contidos na intervenção, o primeiro a se decidir é a possibilidade de isolar variáveis e estudar somente uma delas. Caso não seja possível, pode-se usar realidade virtual para evitar contato entre terapeuta-paciente, ou quando

uma situação controle é de difícil construção. Uma alternativa é o uso de lista de espera[19].

- A formação de parcerias com outros centros de pesquisa, departamentos, ou diversas iniciativas engendram novas possibilidades de pesquisa, principalmente que proporcionem melhores *sham* quando a pesquisa se trata de dispositivos.
- É importante o uso de medidas subjetivas; o uso de testes padronizados e escalas analógicas auxiliam em respostas específicas. O uso de medidas alternativas é desejável, como instrumentos neurofisiológicos (EEG, fMRI, ECG, etc.).
- Determinadas culturas vão ter expectativas diferentes em relação a certos tratamentos. Nestes casos, é preciso respeitar diferenças culturais existentes. Também é importante conversar sobre a cultura do paciente com ele, pois pode ajudar a identificar variáveis antes da randomização. E é preciso estar sempre ciente que haverá vieses do paciente por fortes crenças sobre o tratamento recebido.
- Deve-se respeitar o paciente e os princípios éticos de tratamento, como figura na Declaração de Helsinque, que salienta ser preciso garantir que a pesquisa terá efeito positivo ao paciente e não prejudicará sua saúde sem necessidade.
- Outro princípio ético a se estabelecer é o da incerteza clínica. Significa que inicialmente não há provas concretas de que determinado tratamento seja benéfico. Quando nenhum manejo clínico tiver se mostrado eficaz, o uso de placebo como grupo comparador é ético numa pesquisa.
- Para ajudar no raciocínio ético durante a construção do desenho experimental, há um algoritmo realizado por Amdur e Biddle[32] que facilita decisões éticas. Ele conta com certas perguntas, como: "O placebo é usado no lugar de uma terapia padrão? Esta terapia padrão é considerada efetiva? Ela é danosa a ponto do paciente recusar tratamento? O uso do placebo causaria danos irreversíveis, iatrogênicos?" (p. 262). Esse algoritmo ajuda a decidir se o uso método placebo na pesquisa é ético ou não.

O protocolo CONSORT ECNF[12] faz as seguintes recomendações referentes à escrita de um projeto de pesquisa ECNF:

- No título da pesquisa, fazer referência a extensão CONSORT para ECNF.
- Ao longo da escrita da seção de método, descrever como a equipe de profissionais que aplicam as intervenções foram alocadas em cada braço dos grupos, tanto ativo quanto placebo. Fazer o relato também dos diferentes elementos da intervenção, o processo de condução realizado em cada participante. É importante apresentar os dados claros e específicos de quando e como as intervenções foram padronizadas; como foi feita a avaliação da adesão ou melhoria feita da equipe profissional ao protocolo; como foi feita a avaliação ou aprimoramento da adesão dos participantes.
- No método, é preciso descrever, caso seja válido, detalhes de quando e como o agrupamento (*clustering*) pela equipe de profissionais e centros de tratamento foram feitos.

- No processo de cegamento, a declaração CONSORT sugere relatar quem foi cegado após randomização: Foram os participantes? A equipe de pesquisa? E como foi realizado o cegamento? Caso o processo de cegamento não seja possível, há necessidade de descrever quaisquer métodos utilizados para reduzir vieses nos resultados.
- Durante a seção de resultados, a construção de um diagrama sobre as informações dos participantes é altamente recomendada. É preciso oferecer as informações sobre a quantidade de integrantes na equipe de tratamento e avaliação da pesquisa, a quantidade de centros de tratamento envolvidos em cada braço (ativo/controle), e a quantidade de pacientes designados a cada cuidador ou centro de pesquisa. Para cada grupo, deve-se definir o intervalo entre a randomização e o início de intervenção.
- Oferecer os detalhes dos grupos de intervenção ativa e dos grupos controle/comparador, e como foram implementados.
- É significativo detalhar dados sobre os profissionais cuidadores e os centros em relação ao número de pacientes atendidos, e principalmente dos profissionais que prestam cuidados quanto à qualificação profissional e expertise do caso estudado.
- Durante a discussão dos resultados, importante relatar as limitações da pesquisa. Neste caso, deixar em evidência a escolha feita do comparador da pesquisa, falta de cegamento ou realização parcial do mesmo, expertise diferente de cada cuidador ou centro de tratamento.
- Durante a secção de discussão, relevante falar sobre a generalização, acerca da validade externa do estudo, em relação aos seus resultados, de acordo com a intervenção proposta, aos comparadores, pacientes, equipe e centros que participaram da pesquisa.

ECNF E A DIVERSIDADE DE ABORDAGENS DE PSICOTERAPIA

Existem diversas abordagens na área das psicoterapias. Esse campo de estudo, além de ser uma vertente importante no tratamento psiquiátrico[7], também serve de exemplo claro de como delinear uma ECNF e da necessidade de discussão metodológica. Muitas abordagens psicoterapêuticas, como a cognitivo-comportamental, iniciaram seus estudos na discussão sobre psicoterapias baseada em evidência[3]. Ao longo do tempo, deram ênfase em ECNF e mostram bons resultados em metanálises, como a Terapia de Aceitação e Compromisso[33]. Além dessas, outras abordagens com grande relevância, tanto histórica quanto acadêmica e clínica, também construíram desenhos em pesquisas ECNF, como intervenções em psicanálise, e que merecem destaque.

Embora a psicanálise tenha exercido grande influência no estabelecimento do trabalho psicoterapêutico, com a disseminação de traços até hoje perceptíveis nesse campo, muitas abordagens ganharam autonomia teórica e técnica. Os primeiros ECNF realizados com psicoterapias ocorreram na década de 1970[34] e rapidamente alastraram-se entre abordagens influenciadas por métodos experimentais ou aproximados, como a comportamental, a cognitivista e a cognitivo-comportamental, cujo desenho de pesquisas de ECNF são mais abundantes, levando-as a ter mais destaque e atribuindo-lhes a reputação de serem baseadas em evidências. Pode-se observar essa questão ao ver o *site* da Divisão 12, da Associação Americana de Psicologia, sobre tratamentos psicológicos e o suporte em evidência de cada tratamento[35]. Abordagens psicoterapêuticas que mantinham majoritariamente sua produção de conhecimento baseada na discussão clínica de casos passaram a ser consideradas, em alguns círculos, sem evidência. O argumento de psicoterapias eficazes serem majoritariamente baseadas em evidências acabou por servir a disputas mercadológicas e acadêmicas.

Há pontos quanto a essa disputa que mostram viés epistemológico[36]. Num primeiro ponto, essa crítica mercadológica existe tanto por um conflito de interesse e investimento exclusivamente farmacológico, quanto por levantar críticas aos manuais de tratamento, principalmente, como Goldfried[36] aponta, que não são "livros de receita" (p.864). Num segundo ponto, em muitas abordagens havia menor produção de estudos conduzidos como ECNF. Mesmo que haja uma hierarquia de evidência que discute tratamentos mais eficazes[37], muitos estudos de caso, descritivos, observacionais, entre outros, ocorrem antes de se produzir ECNF, e muitas vezes fortalecem seu delineamento. Um exemplo são pesquisas de Psicoterapia Analítico Funcional, na qual houve aprofundamento na revisão de diversos estudos de sujeito único[38] até iniciarem um primeiro ECNF[39]. Em terceiro lugar, muitos ECNF não eram claros quanto ao efeito psicoterapêutico para a vida cotidiana dos participantes[13]. Mesmo com a utilização de medidas não subjetivas, como métodos de neuroimagem, muitas ENCF de abordagens ditas eficazes, como a cognitivo comportamental, apresentaram inconsistências metodológicas, como descrição empobrecida do tipo de intervenção e controle, tamanho amostral e do paradigma experimental[40].

O destaque recebido pelas abordagens psicoterapêuticas pioneiras em ECNF foi sentido pelas demais, que precisaram romper resistências internas aos seus círculos profissionais e acadêmicos para passarem a propor mais estudos com esse desenho, como as psicoterapias psicodinâmicas, influenciadas principalmente pela psicanálise, definidas como aquelas que abrangem tratamentos que operam num *continuum* interpretativo-suportivo. Por meio de intervenções interpretativas são favorecidos *insights*, que são a percepção e a reflexão acerca de experiências até então inconscientes, como desejos, afetos, relações de objeto e mecanismos de defesa. Intervenções suportivas incluem favorecer aliança terapêutica, definir objetivos, fortalecer capacidades psicossociais, como teste de realidade ou controle de impulso[41].

Os critérios de rigor metodológico discutidos nesse capítulo foram gradualmente adotados pelos estudos que, aos poucos, passaram a fazer randomização da alocação de sujeitos, uso de instrumentos de avaliação padronizados, avaliações com o cegamento possível, dentre outros. No final da década de 1970, começaram a surgir as primeiras metanálises[34], que são análises estatísticas que sumarizam as medidas de associação de dois ou mais estudos independentes, permitindo que se estabeleçam medidas únicas de associação de variáveis[42] e que se comparem diferentes atributos de abordagens distintas de psicoterapia realizadas com desenho de ECNF.

Abbass, Kisely e Kroenke[43] fizeram uma revisão sistemática e metanálise com ECNF de Psicoterapia Psicodinâmica realizados com pacientes com transtornos somáticos e em seguida compararam com os resultados obtidos pela metanálise conduzida por Kroenke e Swindle[44] de ECNF com abordagem cognitivo-comportamental. O grupo de ECNF de Psicoterapia Psicodinâmica apresentou maiores efeitos significativos referentes a melhora em transtornos somáticos, funções sócio-ocupacionais e sintomas psicológicos do que o grupo de ECNF com abordagem cognitivo-comportamental.

Um estudo de Shedler[45] comparou tamanhos de efeito de melhora de várias condições clínicas obtidos em metanálises decorrentes de distintas abordagens psicoterapêuticas e métodos clínicos[45]. Concluiu que:

- ECNF de Psicoterapia Psicodinâmica são tão rigorosos em sua fundação metodológica quanto os cognitivo-comportamentais e comportamentais.
- Metanálises de ECNF de Psicoterapia Psicodinâmica alcançaram tamanhos de efeitos maiores (de 0,69 a 1,80) do que as de ECNF cognitivo-comportamentais e comportamentais (de 0,58 a 1,00).
- Enquanto ECNF cognitivo-comportamentais e comportamentais têm resultados avaliados fundamentalmente por meio dos sintomas dos pacientes, os de Psicoterapia Psicodinâmica avaliavam sintomas e abrangeram outros aspectos, como a personalidade dos pacientes.

Leichsenring, Luyten, Hilsenroth, et al.[41] fizeram uso de diferentes técnicas estatísticas num estudo metanalítico para demonstrar que ECNF com Psicoterapia Psicodinânima têm eficácia equivalente, superior ou não inferior na comparação com tratamentos de eficácia estabelecida, dentre os quais figuram ECNF cognitivo-comportamentais. A variedade de quadros clínicos dos ECNF abrangia depressão, ansiedade, transtornos somatoformes, alimentares, drogadição e personalidade. Os autores demonstraram ainda, que efeitos de ECNF com Psicoterapia Psicodinâmica permaneceram estáveis ou aumentaram em avaliações de seguimento (*follow-up*).

O estudo de ECNF em psicoterapia deixa clara a amplitude de discussão que pode se desenvolver, e também em refinar os desfechos das áreas de pesquisa da saúde, tão essenciais, principalmente na psiquiatria, cujas ações multidisciplinares mostram-se necessárias para a melhora dos pacientes. Poder apresentar bons resultados ao utilizar delineamentos ECNF com suas descrições detalhadas aumenta a qualidade da pesquisa realizada e também a redução de viés, que poderia prejudicar a prática clínica e a construção de boas políticas públicas de saúde.

Para aprofundamento

- Gallin JI, Ognibene FP, Johnson LL. Principles and practice of clinical research. 4 ed. London: Academic Press; 2012.
  ⇨ Trata-se de um manual abrangente sobre pesquisa clínica que oportuniza a compreensão da complexidade dos ensaios clínicos randomizados, incluindo os ECNF.
- Boutron I, Ravaud P, Moher D. Randomized clinical trials of nonpharmacological treatments. Boca Raton: CRC Press; 2011.
  ⇨ A autora tem sido a líder em discutir consistentemente o protocolo envolvendo o delineamento e condução dos ECNF. Neste livro ela discorre sobre os diversos itens com profundidade.
- Portney LG. Foundations of clinical research: applications to evidence-based practice. 4 ed. Philadelphia: F.A. Davis; 2020.
  ⇨ Este livro aborda os aspectos éticos, conceituais, tipos de estudo, métodos de análise estatística, forma de apresentação dos dados, entre outros aspectos. Trata-se de um compêndio abrangente.

REFERÊNCIAS BIBLIOGRÁFICAS

1. Fregni F, Imamura M, Chien HF, Lew HL, Boggio P, Kaptchuk TJ, et al. Challenges and recommendations for placebo controls in randomized trials in physical and rehabilitation medicine: a report of the international placebo symposium working group. Am J Phys Med Rehabil. 2010;89(2):160-72.
   ⇨ Artigo sobre os desafios envolvidos no desenho e condução de ECNFs na área da medicina física e de reabilitação.
2. Eysenck HJ. The effects of psychotherapy: an evaluation. Consult Psychol J. 1952;16(5):319-324.
3. Kazdin AE. Evidence-based treatment and practice: new opportunities to bridge clinical research and practice, enhance the knowledge base, and improve patient care. Am Psychol. 2008;63(3):146-59.
4. Boutron I, Guittet L, Estellat C, Moher D, Hróbjartsson A, Ravaud P. Reporting methods of blinding in randomized trials assessing non-pharmacological treatments. PLoS Med. 2007;4(2):0370-80.
   ⇨ Artigo que aborda métodos de cegamento para ECNFs.
5. Brunoni AR, Valiengo L, Baccaro A, Zanão TA, De Oliveira JF, Goulart A, et al. The sertraline vs electrical current therapy for treating depression clinical study. JAMA Psychiatry. 2013;70(4):383-91.
6. Cipresso P, Giglioli IAC, Raya MA, Riva G. The past, present, and future of virtual and augmented reality research: A network and cluster analysis of the literature. Front Psychol. 2018;9:1-20.
7. Alvarenga PG de, Andrade AG de. Fundamentos de psiquiatria. 1 ed. Barueri: Manole; 2008. p. 419-42.
8. Brunoni AR, Teng CT, Correa C, Imamura M, Brasil-Neto JP, Boechat R, et al. Neuromodulation approaches for the treatment of major depression: challenges and recommendations from a working group meeting. Arq Neuropsiquiatr. 2010;68(3):433-51.
   ⇨ Artigo que aborda desafios de ECNF no campo da neuromodulação.
9. Baker M. 1,500 scientists lift the lid on reproducibility. London: Nature; 2016. p. 452-4.
10. Moher D, Hopewell S, Schulz KF, Montori V, Gøtzsche PC, Devereaux PJ, et al. CONSORT 2010 Explanation and Elaboration: updated guidelines for reporting parallel group randomised trials. BMJ [Internet]. 2010;340. Disponível em: https://www.bmj.com/content/340/bmj.c869.
11. Moore GF, Audrey S, Barker M, Bond L, Bonell C, Hardeman W, et al. Process evaluation of complex interventions: Medical Research Council guidance. BMJ. 2015;350:h1258.

12. Barbour V, Bhui K, Chescheir N, Clavien PA, Diener MK, Glasziou P, et al. CONSORT Statement for randomized Trials of nonpharmacologic treatments: a 2017 update and a CONSORT extension for nonpharmacologic Trial Abstracts. Ann Intern Med. 2017;167(1):40-7.
⇨ Artigo que aborda aspectos específicos do CONSORT para ECNFs.

13. Kazdin AE. Treatment outcomes, common factors and continued neglect of mechanisms of change. Clin Psychol Sci Pract. 2005;12(2):184-8.

14. Knapp P, Beck AT. Fundamentos, modelos conceituais, aplicações e pesquisa da terapia cognitiva. Brazilian J Psychiatry [Internet]. 2008;30:s54-64. Disponível em: http://www.scielo.br/scielo.php?script=sci_arttext&pid=S1516-44462008000600002&nrm=iso.

15. Murray LK, Dorsey S, Haroz E, Lee C, Alsiary MM, Haydary A, et al. A common elements treatment approach for adult mental health problems in low- and middle-income countries. Cogn Behav Pract. 2014;21(2):111-23.

16. Petersen I, Hanass Hancock J, Bhana A, Govender K. A group-based counselling intervention for depression comorbid with HIV/AIDS using a task shifting approach in South Africa: a randomized controlled pilot study. J Affect Disord. 2014;158:78-84.

17. Friedman LM, Furberg CD, DeMets DL, Reboussin DM, Granger CB, Friedman LM, et al. Basic study design. In: Friedman LM, Furberg CD, DeMets DL, Reboussin DM, Granger CB. Fundamentals of clinical trials, 5.ed. Philadelphia: Springer; 2015. p. 89-121.

18. De Souza RF. O que é um estudo clínico randomizado? Med (Ribeirão Preto Online). 2009;42(1):3-8.

19. Elliott SA, Brown JSL. What are we doing to waiting list controls? Behav Res Ther. 2002;40(9):1047-52.

20. Freedland KE, Mohr DC, Davidson KW, Schwartz JE. Usual and unusual care: existing practice control groups in randomized controlled trials of behavioral interventions. Psychosom Med [Internet]. 2011/05/02. 2011;73(4):323-35. Disponível em: https://pubmed.ncbi.nlm.nih.gov/21536837.

21. Enck P, Zipfel S. Placebo effects in psychotherapy: a framework. Front Psychiatry. 2019;10:1-12.
⇨ Artigo que estuda de modo abrangente o efeito placebo em psicoterapia.

22. Baker KR, Nelson ME, Felson DT, Layne JE, Sarno R, Roubenoff R. The efficacy of home-based progressive strength training in older adults with knee osteoarthritis: a randomized controlled trial. J Rheumatol. 2001;28(7):1655-65.

23. Thair H, Holloway AL, Newport R, Smith AD. Transcranial direct current stimulation (tDCS): a beginner's guide for design and implementation. Front Neurosci. 2017;11:1-13.

24. Cook JA, Bruckner T, MacLennan GS, Seiler CM. Clustering in surgical trials – database of intracluster correlations. Trials. 2012;13:2.

25. Roberts C, Roberts SA. Design and analysis of clinical trials with clustering effects due to treatment. Clin Trials. 2005;2(2):152-62.

26. Kahan BC, Morris TP. Assessing potential sources of clustering in individually randomised trials. BMC Med Res Methodol. 2013;13:58.

27. Lee KJ, Thompson SG. Clustering by health professional in individually randomised trials. BMJ. 2005;330(7483):142-4.

28. Geuter S, Koban L, Wager TD. The Cognitive Neuroscience of Placebo Effects: Concepts, Predictions, and Physiology. Annu Rev Neurosci. 2017;40(1):167-88.
⇨ Artigo que explica o efeito placebo a partir de perspectivas cognitivas e fisiológicas.

29. Kaptchuk TJ. The placebo effect in alternative medicine: can the performance of a healing ritual have clinical significance? Ann Intern Med. 2002;136(11):817-25.

30. Buehler AM, Cavalcanti AB, Suzumura EA, Carballo MT, Berwanger O. Como avaliar criticamente um ensaio clínico de alocação aleatória em terapia intensiva. Rev Bras Ter Intensiva [Internet]. 2009;21:219-25. Disponível em: http://www.scielo.br/scielo.php?script=sci_arttext&pid=S0103-507X2009000200016&nrm=iso.

31. Chuang J-Y, J Whitaker K, Murray GK, Elliott R, Hagan CC, Graham JM, et al. Aberrant brain responses to emotionally valent words is normalised after cognitive behavioural therapy in female depressed adolescents. J Affect Disord [Internet]. 2015/09/11. 2016;189:54-61. Disponível em: https://pubmed.ncbi.nlm.nih.gov/26406969.

32. Amdur RJ, Biddle CJ. An algorithm for evaluating the ethics of a placebo-controlled trial. Int J Cancer. 2001;96(5):261-9.

33. A-Tjak JGL, Davis ML, Morina N, Powers MB, Smits JAJ, Emmelkamp PMG. A meta-analysis of the efficacy of acceptance and commitment therapy for clinically relevant mental and physical health problems. Psychother Psychosom [Internet]. 2015;84(1):30-6. Disponível em: https://www.karger.com/Article/FullText/365764.

34. Smith ML, Glass G V. Meta-analysis of psychotherapy outcome studies. Am Psychol [Internet]. 1977;32(9):752-60. Disponível em: http://doi.apa.org/getdoi.cfm?doi=10.1037/0003-066X.32.9.752.

35. Society of Clinical Psychology. Atlanta: Division 12 American Psychological Association; 2020. Disponível em: https://www.div12.org/psychological-treatments/treatments/ (acesso 8 jun 2020).

36. Goldfried MR. What should we expect from psychotherapy? Clin Psychol Rev. 2013;33(5):654-62.

37. Evans D. Hierarchy of evidence: a framework for ranking evidence evaluating healthcare interventions. J Clin Nurs [Internet]. 2003;12(1):77-84. Disponível em: http://doi.wiley.com/10.1046/j.1365-2702.2003.00662.x.

38. Kanter JW, Manbeck KE, Kuczynski AM, Maitland DWM, Villas-Bôas A, Reyes Ortega MA. A comprehensive review of research on functional analytic psychotherapy. Clin Psychol Rev [Internet]. 2017;58:141-56. Disponível em: https://linkinghub.elsevier.com/retrieve/pii/S027273581730079X.

39. Kanter JW, Kuczynski AM, Tsai M, Kohlenberg RJ. A brief contextual behavioral intervention to improve relationships: A randomized trial. J Context Behav Sci [Internet]. 2018;10:75-84. Disponível em: https://linkinghub.elsevier.com/retrieve/pii/S2212144718302084.

40. Barsaglini A, Sartori G, Benetti S, Pettersson-Yeo W, Mechelli A. The effects of psychotherapy on brain function: A systematic and critical review. Prog Neurobiol [Internet]. 2014;114:1-14. Disponível em: https://linkinghub.elsevier.com/retrieve/pii/S0301008213001172.

41. Leichsenring F, Luyten P, Hilsenroth MJ, Abbass A, Barber JP, Keefe JR, et al. Psychodynamic therapy meets evidence-based medicine: a systematic review using updated criteria. The Lancet Psychiatry [Internet]. 2015;2(7):648-60. Disponível em: https://linkinghub.elsevier.com/retrieve/pii/S2215036615001558.

42. Brasil. Ministério da Saúde. Secretaria de Ciência, Tecnologia e Insumos Estratégicos. Departamento de Ciência e Tecnologia. Diretrizes metodológicas: elaboração de revisão sistemática e meta-análise de estudos observacionais comparativos sobre fatores de risco e prognóstico. Brasília: Ministério da Saúde; 2014.

43. Abbass A, Kisely S, Kroenke K. Short-Term Psychodynamic Psychotherapy for Somatic Disorders. Psychother Psychosom [Internet]. 2009;78(5):265-74. Disponível em: https://www.karger.com/Article/FullText/228247.

44. Kroenke K, Swindle R. Cognitive-behavioral therapy for somatization and symptom syndromes: a critical review of controlled clinical trials. Psychother Psychosom [Internet]. 2000;69(4):205-15. Disponível em: https://www.karger.com/Article/FullText/12395.

45. Shedler J. The efficacy of psychodynamic psychotherapy. Am Psychol [Internet]. 2010;65(2):98-109. Disponível em: http://doi.apa.org/getdoi.cfm?doi=10.1037/a0018378.

8
Estudos em animais experimentais

Silvana Chiavegatto

Sumário

Introdução
Uso de animais na psicofarmacologia
Comportamento animal
Por que usar roedores?
Modelando transtornos mentais em animais
Abordagens utilizadas para a construção de um modelo animal
Manipulações genéticas em camundongos e análise de fenótipos intermediários quantitativos
Testes comportamentais empregados em roedores
Considerações finais
Para aprofundamento
Referências bibliográficas

Pontos-chave

- Entender a importância do uso de animais em pesquisas biomédicas, bem como suas limitações.
- Conhecer os critérios mínimos a serem preenchidos por modelos animais para a viabilidade da pesquisa.
- Conhecer as abordagens utilizadas para a construção de um modelo animal na psicofarmacologia.
- Conhecer estudos de nosso laboratório utilizando diferentes modelos animais e seus resultados
- Reconhecer alguns testes comportamentais em roedores.

INTRODUÇÃO

Um modelo é uma reprodução de um sistema original. Na pesquisa biomédica, os modelos se tornaram ferramentas indispensáveis. Não existe nenhuma área das ciências da vida ou da Medicina, cuja base do conhecimento atual não tenha sido determinada, de alguma maneira, por resultados de pesquisas utilizando modelos. Dentre os vários modelos utilizados, o uso de animais de laboratório tem-se destacado por tentar mimetizar a grande complexidade do organismo humano em um ambiente menos complexo, ou seja, com variáveis mais controladas. Apesar do incontestável valor, a adoção de modelos animais em Psiquiatria é bem mais recente do que em outras disciplinas médicas. O motivo desta reticência é baseado nas próprias peculiaridades dos transtornos mentais. Diferentemente das doenças somáticas, as quais contam com marcadores, ou características mais precisas acerca das causas e evolução da patologia, os distúrbios psiquiátricos raramente possuem estas informações. Além disto, eles são compostos por um espectro de transtornos com grande variação de sintomas e gravidade. Como contornar então os problemas de complexidade e falta de caracterização dos comportamentos psicopatológicos humanos para a modelagem em animais?

USO DE ANIMAIS NA PSICOFARMACOLOGIA

Historicamente, podemos ressaltar a importância do uso de animais de laboratório a partir da década de 1950, ou melhor, a partir do nascimento da psicofarmacologia, quando a adoção dos psicofármacos revolucionou o tratamento na clínica psiquiátrica. Naquela época, os ensaios experimentais utilizando roedores tinham o propósito de tentar elucidar o mecanismo de ação, a farmacocinética e a toxicidade desses psicofármacos. Eles se mostraram ferramentas biológicas valiosas para o desenvolvimento de compostos psicoativos mais eficazes, seletivos e toleráveis. Adicionalmente, esses ensaios utilizados pelos neuropsicofarmacologistas forneceram informações muito úteis para o melhor entendimento das bases neurobiológicas relacionadas aos distúrbios psiquiátricos tratados por esses fármacos.

COMPORTAMENTO ANIMAL

Como os transtornos mentais são baseados em alterações das funções neurais que ultimamente se refletem em alterações comportamentais, o questionamento que surge é o quanto o comportamento animal é similar ao comportamento humano. Darwin[1], em 1872, postulou a noção de continuidade entre a mente de humanos e de animais não humanos. Este paradigma tem sido um dos fundamentos para o uso de animais como modelo de várias características do comportamento humano, embora ainda suscite muitas controvérsias entre os psicólogos comportamentais e os cognitivos[2,3]. Muito embora existam funções cognitivas superiores, como o pensamento e até a linguagem, que se mostram como um desafio para a investigação em animais não humanos, certos comportamentos apresentam similaridades aos comportamentos humanos de forma cada vez mais apreciável. De fato, neurocientistas hoje conseguem induzir com maior confiabilidade alguns comportamentos em animais experimentais que se assemelham a comportamentos observados em indivíduos com transtornos mentais. Estas investigações em animais podem refletir muitas características importantes para a fenomenologia do transtorno psiquiátrico, mesmo que não envolvam exatamente os mesmos mecanismos neuroquímicos ou neuroanatômicos associados ao distúrbio. Assim, os animais de laboratório têm se mostrado ferramentas importantes para investigar a neurobiologia normal ou anormal do comportamento.

POR QUE USAR ROEDORES?

O uso de roedores na pesquisa biomédica em geral é muito vantajoso por várias características: são animais pequenos com facilidade de manuseio e criação e apresentam boa capacidade reprodutiva com período gestacional curto, representando desta forma uma ferramenta biológica de baixo custo. Especificamente para os estudos do SNC, roedores e humanos apresentam inúmeras características similares na organização cerebral, associadas à obtenção de respostas semelhantes frente a agentes farmacológicos. Ratos foram os organismos de escolha por muitas décadas na psicofarmacologia, porém, devido ao maior conhecimento genético disponível para o camundongo, aliado às modernas técnicas de manipulação genética produzidas nestes animais, os camundongos assumiram uma posição de destaque na pesquisa atualmente. Apesar de 75 milhões de anos de evolução separarem os humanos e os camundongos, aproximadamente 80% dos genes identificados até agora no banco de dados do genoma de camundongos encontram-se conservados em humanos, ou seja, 17.837 genes (conforme dados de fevereiro de 2011[4]) são homólogos entre estas espécies, e é esperado que este número ainda aumente. Esta grande similaridade genética e comportamental se traduz em uma variedade de processos comportamentais bem conservados entre as duas espécies. Outra vantagem do uso de camundongos foi obtida pelo desenvolvimento de estratégias para a obtenção de camundongos consanguíneos ou isogênicos (*inbred*), o que

possibilitou a redução da heterogeneidade gênica[5]. Hoje existe uma grande variedade e disponibilidade destes camundongos geneticamente idênticos e homozigotos em todos os *loci* do genoma. Esta estratégia diminui a contribuição dos fatores genéticos na variabilidade das respostas frente às manipulações experimentais[6], além de possibilitar a redução do número de sujeitos experimentais utilizados sem perder o poder estatístico.

MODELANDO TRANSTORNOS MENTAIS EM ANIMAIS

Ainda hoje, a comunidade científica se depara com a dificuldade em decidir quando um modelo animal de transtorno mental em particular é adequadamente válido para garantir estudos adicionais, tanto como uma ferramenta para decifrar a fisiopatologia, quanto como base para o desenvolvimento de novos tratamentos[7]. Consideramos um bom modelo animal quando a etiologia, a expressão fenotípica e a resposta terapêutica são homólogas entre o caso clínico e a preparação experimental pré-clínica[8]. Assim, para se fazer uso de modelos não humanos que representem diferentes formas da psicopatologia humana, McKinney e Bunney, em 1969[9], propuseram alguns critérios mínimos a serem preenchidos pelo modelo animal, com base em seus estudos com depressão:

- Analogia ao transtorno: o modelo deve possuir uma analogia "razoável" com o transtorno humano em suas principais características ou sintomatologias.
- Objetividade na mensuração: as alterações comportamentais no animal devem ser monitoráveis e quantificáveis.
- Tratamento: as mudanças comportamentais devem ser revertidas pelas mesmas modalidades de tratamento adotadas em humanos.
- Reprodutibilidade: como em toda pesquisa científica, deve ser reprodutível por outros cientistas.

Um grande problema desde então tem sido atender ao primeiro item, uma vez que "analogia razoável" se reveste de subjetividade, gerando então muita discordância na literatura.

Atualmente, na tentativa de melhor orientar e padronizar a criação de novos modelos animais, principalmente no que se refere a sua validação, muitos neurocientistas têm adotado os seguintes três critérios mínimos[7]:

- Analogia ou validade etiológica (*construct validity*): o modelo animal deve ser desenvolvido com base nos mesmos mecanismos teóricos etiológicos que induzem ao transtorno mental em humanos, ou seja, ser derivado dos mesmos agentes causadores. Dificuldades: pouco conhecimento dos fatores causais e de risco para a grande maioria dos distúrbios, além da alta complexidade e correlação entre eles.
- Analogia nos sinais e sintomas (*face validity*): o modelo animal deve apresentar semelhanças comportamentais, bioquímicas e neuroanatômicas ao distúrbio em humanos. Dificuldades: além do baixo conhecimento de biomarcadores,

existem vários sinais e sintomas similares entre distintas psicopatologias.

- Analogia ao tratamento (*predictive validity*): o modelo animal deve responder aos mesmos tratamentos farmacológicos (ou não farmacológicos) que os indivíduos portadores do transtorno, apresentando, portanto, a capacidade preditiva a novos tratamentos. Dificuldades: podem responder a medicamentos similares aos já conhecidos, mas não detectar eficácia de possíveis tratamentos que recrutem diferentes alvos ou mecanismos moleculares.

Podemos constatar facilmente que estas características ideais a um modelo animal são difíceis de serem totalmente preenchidas. Assim, considera-se não haver atualmente nenhum modelo animal de transtorno psiquiátrico completo ou ideal. Na maioria das vezes, um suposto modelo animal preenche somente parte destes critérios de validação. O mais importante no desenvolvimento e análise de um novo modelo animal é definir claramente os seus propósitos, e tendo estes em mente, julgar de maneira crítica cada critério de validação. Consideramos que diferentes propósitos experimentais podem se beneficiar de modelos com graus variados de validação.

ABORDAGENS UTILIZADAS PARA A CONSTRUÇÃO DE UM MODELO ANIMAL

Modelos animais de transtornos neuropsiquiátricos têm sido desenvolvidos por meio de diferentes abordagens[7]:

- Lesões encefálicas em regiões definidas. Podem produzir alterações comportamentais similares às encontradas em certos transtornos, apesar de não existirem evidências de que transtornos mentais são causados por lesões anatômicas.
- Uso de fármacos mimetizando a ativação ou o bloqueio de neurorreceptores, ou modulando sistemas de neurotransmissão. Promovem alterações em sistemas de neurotransmissão específicos, podendo ter controle temporal e espacial (por meio de injeções intracerebrais), porém os transtornos mentais parecem envolver diversos sistemas em conjunto, ainda não conhecidos.
- Manipulações ambientais. Podem utilizar fatores de risco sabidamente associados a diversas psicopatologias (ex.: diferentes estressores crônicos), porém não distinguem entre os diferentes transtornos.
- Estimulação elétrica de regiões encefálicas. Possuem um bom controle temporal e espacial, como ocorre em humanos que se submetem à estimulação profunda do cérebro (DBS – *deep brain stimulation*), porém a falta de conhecimento sobre áreas e vias neurais envolvidas nos diversos transtornos ainda é um fator limitante. Esta área parece muito promissora com os novos avanços tecnológicos e menos invasivos obtidos com a optogenética (técnicas que se baseiam na inserção de um gene modificado que codifica uma proteína sensível à luz, em áreas cerebrais específicas, que após ser estimulada por um feixe de luz de comprimento de onda adequado, e externo à cabeça do animal, consegue ativar a circuitaria neural alvo).
- Manipulações genéticas. Grande avanço na área foi proporcionado pelos diversos tipos de manipulações genéticas. Com base na constatação da contribuição de fatores genéticos em psicopatologias, as técnicas de acasalamento direcionado a um fenótipo e de indução de mutações aleatórias em roedores facilitaram a observação de comportamentos alterados, que podem ser encontrados em indivíduos com transtornos mentais. A engenharia genética produziu diversos animais transgênicos, tanto promovendo a ausência (*knockout* ou nocaute), ou redução (*silenciamento*) na expressão de um dado gene, como a inserção (*knockin*) ou aumento (*overexpression*) na expressão de um gene alvo. Refinamentos posteriores levaram ao controle temporal e espacial no cérebro para a expressão destes genes-alvo através do uso de vírus modificado para a sua inserção no animal. As dificuldades desta abordagem para a representação de transtornos psiquiátricos vão desde o desconhecimento dos genes de vulnerabilidade e suas complexas interações envolvidas, até a dificuldade em relacionar o fenótipo obtido no animal com o observado em humanos e sua relevância.

Todas estas cinco abordagens apresentam vantagens e desvantagens, em diferentes graus, mas nenhuma delas até o momento conseguiu preencher totalmente os três critérios de analogia para a validação de um modelo animal ideal de transtorno psiquiátrico. A combinação destas abordagens, apesar de tecnicamente mais trabalhosa, seria uma forma de ampliar as possibilidades de validação. Por exemplo, a manipulação genética associada a manipulações ambientais se torna muito útil para testar hipóteses nas quais o papel da genética é de conferir vulnerabilidade através de modos particulares de operação do SNC, que somente quando submetidos a certas demandas ambientais resultaria no aparecimento do transtorno mental.

Alguns estudos de nosso grupo, utilizando estas diferentes abordagens com suas respectivas contribuições para as neurociências e possíveis implicações na neuropsiquiatria, estão apresentados na Tabela 1.

MANIPULAÇÕES GENÉTICAS EM CAMUNDONGOS E ANÁLISE DE FENÓTIPOS INTERMEDIÁRIOS QUANTITATIVOS

Conforme mencionado anteriormente, a possibilidade do uso de modernas ferramentas genéticas em camundongos tem fortalecido o uso deste organismo animal na análise funcional de genes candidatos e na definição de vias moleculares envolvidas na patogênese de doenças humanas[28]. Genes que se encontram em regiões candidatas à suscetibilidade para transtornos psiquiátricos, ou mesmo genes candidatos devido a polimorfismos, podem ser alvo de mutações em camundongos e assim terem o seu fenótipo analisado. Como os transtornos psiquiátricos são doenças complexas, que geralmente envolvem vários

8 • ESTUDOS EM ANIMAIS EXPERIMENTAIS | 675

Tabela 1 Diferentes abordagens de modelos animais usados em nossos estudos

Abordagem do modelo animal utilizado	Resultados experimentais	Interpretação	Possíveis implicações neuropsiquiátricas	Referências
Lesão química seletiva a um núcleo hipotalâmico em ratos	Lesões químicas seletivas e discretas ao núcleo pré-mamilar dorsal (PMd) em ratos reverteram a expressão do medo inato quando esses animais eram confrontados com um predador natural, sem interferir com a atividade motora ou comportamentos motivacionais	Novo papel para o núcleo hipotalâmico PMd no comportamento defensivo (medo) em ratos	Fobias Síndrome do pânico	Canteras et al. 1997[10]
Uso de fármacos modulando sistemas de neurotransmissão	Antagonista histaminérgico H1, difenidramina, administrado durante a gestação em ratas altera comportamento sexual e turnover do sistema dopaminérgico estriatal na prole adulta	Papel para o sistema histaminérgico central (via receptores H1) durante o neurodesenvolvimento para a integridade da expressão de comportamentos sexuais e do sistema dopaminérgico estriatal em ratos	Disfunção sexual	Chiavegatto & Bernardi, 1989[11] Chiavegatto & Bernardi, 1991[12] Chiavegatto et al. 1997[13]
	Esteroide nandrolona administrado prolongadamente em camundongos isogênicos aumenta a agressividade e reduz a expressão gênica de receptores de 5-HT no córtex pré-frontal e amígdala	Esteroide anabólico-androgênico interfere em processos de inibição comportamental e no sistema serotoninérgico em áreas relacionadas em camundongos	Agressividade Impulsividade	Ambar & Chiavegatto, 2009[14]
	A isotretinoína (semelhante à vitamina A) administrada prolongadamente em camundongos isogênicos adolescentes promovem comportamentos relacionados à depressão e redução na expressão gênica da enzima de síntese e do transportador de 5-HT	Retinoide interfere em mecanismos motivacionais e no sistema serotoninérgico em camundongos	Depressão	Chiavegatto & Ofuchi, 2010[15]
	O anticonvulsivante ácido valproico, administrado no 11° dia de gestação em camundongas, reduz a interação social e aumenta comportamentos relacionados à ansiedade nos filhotes machos adolescentes. Efeitos associados a alterações na função da retina e expressão de proteínas relacionadas aos sistemas do GABA e glutamato	Interferências nos sistemas excitatório e inibitório durante o neurodesenvolvimento, promove um desequilibrio sináptico que pode ser detectado também na retina dos adolescentes. Destaca-se a viabilidade de se estudar a retina, como uma janela para o cérebro, para investigar os mecanismos moleculares adjacentes. O ácido valproico se mostrou um interessante modelo para TEA	TEA (transtornos do espectro autista)	Guimarães-Souza et al. 2019[16]
Manipulação ambiental em camundongos isogênicos	Isolamento social durante a infância e adolescência em camundongos induz à hiperatividade e comportamentos agressivos associados à redução da expressão gênica de receptores serotoninérgicos no córtex pré-frontal na idade adulta	Importância do estímulo ambiental social durante o neurodesenvolvimento e a vulnerabilidade do sistema serotoninérgico no córtex pré-frontal de camundongos. Alterações comportamentais e genéticas refletidas na idade adulta	Transtornos de hiperatividade Agressividade Esquizofrenia	Bibancos et al. 2007[17]

(continua)

Tabela 1 Diferentes abordagens de modelos animais usados em nossos estudos (*continuação*)

Abordagem do modelo animal utilizado	Resultados experimentais	Interpretação	Possíveis implicações neuropsiquiátricas	Referências
Manipulação ambiental em camundongos isogênicos	Estresse crônico por subjugação social (*social defeat*) durante a adolescência em camundongos machos induz à esquiva social e anedonia em uma população de animais vulneráveis. Efeitos associados a alterações na expressão gênica e proteica do fator de transcrição Max em diferentes áreas cerebrais	Este modelo se assemelha ao *bullying* em humanos. Importante para estudos sobre resiliência ao estresse psicossocial crônico, uma vez que uma porcentagem dos animais não apresentou comportamentos relacionados à depressão. Papel inédito para o fator Max no cérebro.	Depressão Ansiedade social TEPT (transtorno de estresse pós-traumático)	Resende et al. 2016[18] Alves-dos-Santos, Resende e Chiavegatto, 2020[19]
Manipulação genética em camundongos (nocautes)	Ausência do gene nNOS (da enzima de síntese do óxido nítrico neuronal) em camundongos aumenta a agressividade e promove disfunção no sistema serotoninérgico central	Novo papel para o gene nNOS no comportamento agressivo, bem como na integridade do sistema serotoninérgico cerebral em camundongos. Interação até então nunca descrita entre óxido nítrico e 5-HT	Agressividade	Chiavegatto et al., 2001[20] Nelson & Chiavegatto 2001[21] Nelson & Chiavegatto 2000[22] Chiavegatto & Nelson, 2003[23] Nelson et al., 2006[24]
	Camundongos com ausência do gene nNOS funcional apresentam maiores concentrações plasmáticas de corticosterona e são mais resistentes a influência inibi- tória de um estressor agudo sobre uma resposta imune	Papel para o óxido nítrico neuronal em respostas neuroendócrinas e neuroimunes ao estresse em camundongos	Depressão	Bilbo et al., 2003[25]
	Ausência do gene GalNAcT (responsável pela enzima GD2/GM2 de síntese dos gangliosídeos complexos, como o GM1) produz disfunção motora progressiva em camundongos	Novo papel funcional para os gangliosídeos (componentes da superfície das células neurais) na atividade motora em camundongos	Doenças neurodegenerativas (esclerose múltipla, Guillain-Barré e Alzheimer)	Chiavegatto et al., 2000[26]
Manipulação genética em ratos (seleção de fenótipo por acasalamentos)	Ratos isogênicos com alto grau de ansiedade inata e aumento no consumo espontâneo de álcool apresentam aumento das expressões gênica e proteica de alfa-sinucleína associado ao aumento no turnover do sistema dopaminérgico no hipocampo e córtex pré-frontal. Este trabalho também revelou um novo polimorfismo (SNP) no gene da alfa-sinucleína responsável pela diferença da expressão gênica	Novo papel para o gene e a proteína alfa-sinucleína em comportamentos ansiosos em ratos	Transtornos ansiosos, alcoolismo	Chiavegatto et al., 2009[27]

genes e múltiplas influências ambientais, a mutação de um único alvo gênico dificilmente produzirá um modelo animal com analogia etiológica ao transtorno humano.

Uma abordagem alternativa, ou simplificada, tem sido feita por intermédio da análise dos fenótipos quantitativos que acompanham os transtornos psiquiátricos, chamados de traços intermediários ou endofenótipos[29-31]. Estes traços são fatores de risco que, em muitos casos, podem ser mais evidentes e compartilhados do que o espectro total da doença, e consequentemente, estar mais próximos da etiologia genética destes transtornos[32]. Alguns exemplos são:

- A hiperatividade observada no transtorno do déficit de atenção e de hiperatividade (TDAH).

- Os déficits em interações sociais nos transtornos do espectro autista (TEA) e também na esquizofrenia.
- Tricotilomania, ou compulsão de arrancar cabelo, observada no transtorno obsessivo compulsivo (TOC).

Assim, é possível modelar significantes aspectos do transtorno psiquiátrico em camundongos, usando diferentes categorias endofenotípicas (Tabela 2).

TESTES COMPORTAMENTAIS EMPREGADOS EM ROEDORES

As análises comportamentais nestes camundongos geneticamente modificados são feitas através de baterias de testes padronizados com validação farmacológica[33], bem como através de análises etológicas acuradas associadas à investigação de várias categorias comportamentais, possibilitando desta forma uma melhor interpretação dos dados[34]. Os resultados destas análises combinadas em camundongos mutantes estão fornecendo um melhor entendimento dos mecanismos neurológicos do comportamento, e assim tornando possível a aplicação destes novos conhecimentos em tratamentos farmacológicos e/ou comportamentais (*translational approach*)[35].

Vários destes testes comportamentais foram desenvolvidos com o propósito de triagem de novos fármacos psicoativos, e agora incorporados na análise fenotípica de camundongos geneticamente modificados. Alguns exemplos podem ser observados na Tabela 3 e nas Figuras 1 a 4.

CONSIDERAÇÕES FINAIS

Dificilmente um transtorno mental poderá ser modelado em sua totalidade em animais. Além das óbvias limitações dos animais em áreas ligadas a linguagem e pensamento, os principais obstáculos a serem superados ainda são aqueles relacionados ao pouco conhecimento dos aspectos etiológicos das psicopatologias. Quanto mais soubermos sobre suas características, bem como biomarcadores, melhores modelos animais poderão ser desenvolvidos. Isto pode parecer um ciclo vicioso, porém com a emergência de novos dados provenientes das técnicas de

Tabela 2 Transtorno psiquiátrico: esquizofrenia

Categorias dos traços intermediários	Evidência em humanos	Evidência em camundongos
Neuroanatomia	Aumento dos ventrículos laterais	Aumento similar
Neurofisiologia	Deficiência no filtro sensório-motor	Prejuízo na inibição por pré-pulso do reflexo de sobressalto (teste IPP)
Neuroquímica	Redução na liberação de dopamina no córtex pré-frontal	Redução similar
Expressão gênica	Expressão reduzida do gene da GAD67 (descarboxilase do ácido glutâmico, isoforma 67)	Redução similar
Sensação e movimento	Agitação psicomotora	Aumento da locomoção (teste do campo-aberto)
Cognição	Prejuízo no aprendizado e memória	Fraco desempenho em testes de aprendizado e memória (esquiva passiva, labirinto de 5-braços)
Comportamento Social	Prejuízo na interação social	Redução na interação

Modificada de Seong et al., 2002[32].

Tabela 3 Exemplos de testes comportamentais em roedores

Categoria comportamental relacionada	Alguns testes empregados
Ansiedade	Campo-aberto (Archer, 1973)[36] (Figura 1)
	Labirinto-em-cruz elevado (Handley & Mithani, 1984[37]; Lister, 1987[38]) (Figura 2)
	Exploração na caixa claro-escuro (Crawley & Goodwin, 1980)[39]
Depressão	Nado forçado (teste de "Porsolt") (Porsolt et al., 1977)[40] (Figura 3)
	Consumo de sacarose (anedonia) (Wilner et al., 1987)[41]
	Suspensão pela cauda (Steru et al., 1985; Chermat et al., 1986)[42,43]
Interação social	Teste de sociabilidade (Nadler et al., 2004)[44]
	Residente-intruso (agressividade) (Krsiak, 1974)[45] (Figura 4)

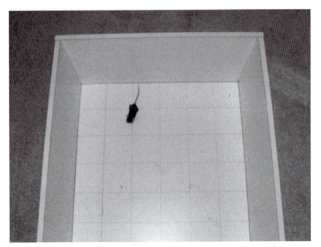

Figura 1 Análise do comportamento ansioso em uma arena conhecida como campo-aberto. O teste do campo-aberto é muito utilizado para a análise da atividade locomotora e exploratória do animal. Adicionalmente, é empregado para quantificar comportamentos relacionados a ansiedade e/ou medo. O animal é colocado no centro desta arena aberta para explorá-la livremente durante um tempo determinado (geralmente 5 minutos). Este teste é baseado no conflito do roedor entre o estímulo de explorar um ambiente novo e o medo gerado por ambientes abertos e claros. O teste é gravado por câmeras e o padrão de exploração (tempo e número de quadrantes) nas áreas próximas das paredes (mais protegidas) e nas áreas centrais é analisado. A administração de fármacos ansiolíticos do tipo benzodiazepínico facilita a exploração das áreas mais aversivas. Este modelo apresenta analogia de tratamento farmacológico a alguns transtornos de ansiedade humanos (foto de nosso campo-aberto para camundongos).

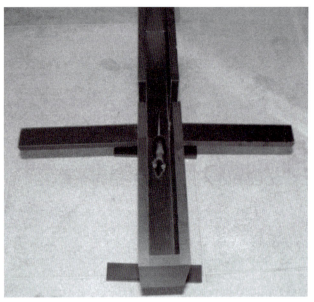

Figura 2 Análise do comportamento ansioso em um labirinto-em-cruz elevado. Este labirinto é composto por dois braços contendo paredes protetoras situados perpendicularmente a dois braços sem paredes (formando uma cruz) elevados do solo. Este teste também é baseado no conflito do roedor entre a tendência de explorar os braços do labirinto (ambiente novo) e a esquiva (interpretada como medo ou insegurança) ao ambiente aberto, estreito e elevado representado pelos braços abertos. Fármacos ansiolíticos promovem aumento das entradas ou tempo gasto no ambiente aversivo em detrimento do braço fechado. Este modelo também apresenta analogia de tratamento farmacológico a alguns transtornos de ansiedade humanos (foto de nosso labirinto para camundongos).

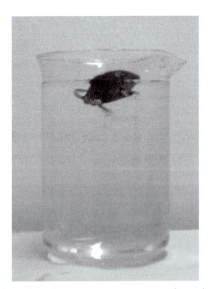

Figura 3 Análise de comportamento relacionado à depressão em um teste de nado forçado (teste de "Porsolt"). Modelos animais sugestivos para depressão são frequentemente testados no nado forçado. O animal é colocado em um cilindro com água por um tempo determinado (geralmente 6 minutos) e seu comportamento é registrado. Após um período inicial de atividade vigorosa na tentativa de escapar, o animal adota uma postura imóvel. A administração de antidepressivos reduz o tempo em imobilidade. Este teste foi desenvolvido para a triagem de novos fármacos antidepressivos, apresentando analogia de tratamento farmacológico com o transtorno humano.

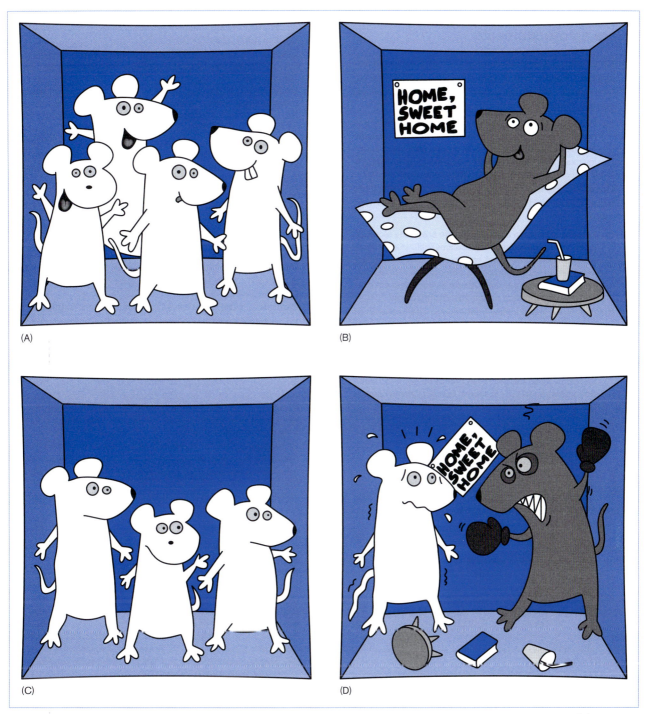

Figura 4 Isolamento social seguido pelo teste de agressividade residente-intruso. Os roedores são animais sociais (A). Após um período em isolamento em sua gaiola moradia (B), geralmente algumas semanas, o roedor se torna mais agressivo. Neste teste coloca-se um animal dócil (devido à permanência na gaiola com seus pares) (C) no ambiente do animal isolado por um curto período (geralmente 15 minutos). A manifestação da agressividade do roedor isolado é registrada através de perseguições, mordidas e ataques contra o oponente (D). (Desenhos originalmente criados e elaborados por Chiavegatto e Morandini).

neuroimagem, associados aos novos métodos em neurociências experimentais, genômica, bioquímica molecular, neurofisiologia e filogenética entre outros, a potencial contribuição do uso de animais será maior do que nunca. Entendemos que acima de tudo, mesmo com as imperfeições atuais, os modelos animais têm servido como importantes ferramentas investigativas, com o intuito de testar hipóteses que têm avançado o conhecimento acerca dos transtornos psiquiátricos.

Para aprofundamento

- Chiavegatto S. Comportamento animal na neuropsicofarmacologia, Capítulo 6. In: Rodrigues e Branco. Métodos em farmacologia - atualidades e desafios, 1ª ed. São Paulo: Payá; 2019.
  - ⇨ Descrição teórico-prática de testes observacionais em roedores relacionados aos comportamentos exploratórios, de aprendizado e memória, sociais, bem como aqueles relacionados à ansiedade e depressão. Representam a prática utilizada em nosso laboratório experimental.
- Crusio WE, Gerlai RT. Handbook of molecular-genetic techniques for brain and behavior research. Amsterdam: Elsevier; 1999.
  - ⇨ Fornece uma visão bem abrangente acerca de técnicas laboratoriais (genéticas e moleculares) utilizadas na neurociência comportamental, com exemplos de aplicações. Inclui desde estratégias para a obtenção de animais mutantes, passando por métodos de fenotipagem em roedores, bioinformática e aspectos éticos da área.
- Kaffman A, Krystal JH. New frontiers in animal research of psychiatric illness. Methods Mol Biol. 2012;829:3-30.
  - ⇨ Advogam a favor de uma abordagem translacional mais focada no desenvolvimento de circuitos neurais como unidade fundamental para o entendimento dos comportamentos. Visão baseada nos critérios de domínios comportamentais (RDoC- *Research Domain Criteria*) para a modelagem animal das psicopatologias.

REFERÊNCIAS BIBLIOGRÁFICAS

1. Darwin C. The expression of the emotions in man and animals. London: John Murray; 1872.
2. Fisch GS. Animal models and human neuropsychiatric disorders. Behav Genet. 2007;37(1):1-10.
3. Fisch GS, Holmes A. Recent developments in the use of animal models of psychiatric disease--introduction to special issue. Behav Genet. 2007;37(1):259-63.
4. Bult CJ, Eppig JT, Kadin JA, Richardson JE, Blake JA, Mouse Genome Database Group. The Mouse Genome Database (MGD): mouse biology and model systems. Nucleic Acids Res. 2008;36(Database issue):D724-8.
5. Beck JA, Lloyd S, Hafezparast M, Lennon-Pierce M, Eppig JT, Festing MF, et al. Genealogies of mouse inbred strains. Nat Genet. 2000 Jan;24(1):23-5.
6. Tecott LH. The genes and brains of mice and men. Am J Psychiatry. 2003;160(4):646-56.
7. **Nestler EJ, Hyman SE. Animal models of neuropsychiatric disorders. Nat Neurosci. 2010;13(10):1161-9.**
  - ⇨ Nesta revisão os dois experientes clínicos americanos discutem sobre as dificuldades na geração de modelos animais válidos para os transtornos psiquiátricos. Através de vários exemplos e reflexões, eles sugerem abordagens para validação de tais modelos.
8. Miczek KA, de Wit H. Challenges for translational psychopharmacology research--some basic principles. Psychopharmacology (Berl). 2008;199(3):291-301.
9. McKinney WT Jr, Bunney WE Jr. Animal model of depression. I. Review of evidence: implications for research. Arch Gen Psychiatry. 1969; 21(2):240-8.
10. Canteras NS, Chiavegatto S, Valle LE, Swanson LW. Severe reduction of rat defensive behavior to a predator by discrete hypothalamic chemical lesions. Brain Res Bull. 1997;44(3):297-305.
11. Chiavegatto S, Bernardi MM, de-Souza-Spinosa H. Effects of prenatal diphenhydramine administration on sexual behavior in rats. Braz J Med Biol Res. 1989;22(6):729-32.
12. Chiavegatto S, Bernardi MM. Effects of prenatal diphenhydramine exposure on dopaminergic function in adult rats. Pharmacol Biochem Behav. 1991;40(1):191-3.
13. Chiavegatto S, Oliveira CA, Bernardi MM. Prenatal exposure of rats to diphenhydramine: effects on physical development, open field, and gonadal hormone levels in adults. Neurotoxicol Teratol. 1997;19(6):511-6.
14. Ambar G, Chiavegatto S. Anabolic-androgenic steroid treatment induces behavioral disinhibition and downregulation of serotonin receptor messenger RNA in the prefrontal cortex and amygdala of male mice. Genes Brain Behav. 2009;8(2):161-73.
15. Chiavegatto S, Ofuchi AS. Chronic administration of 13-cis-retinoic acid induces depression-related behaviors and reduction of serotonin transporter (5-HTT) and synthetic enzyme (Tph2) mRNA in the midbrain of young male mice. Program No. 713.21. Neuroscience Meeting Planner. San Diego: Society for Neuroscience; 2010.
16. Guimarães-Souza EM, Joselevitch C, Britto LRG, Chiavegatto S. Retinal alterations in a pre-clinical model of an autism spectrum disorder. Molecular Autism. 2019; 10:19. Disponível em: https://doi.org/10.1186/s13229-019-0270-8.
17. Bibancos T, Jardim DL, Aneas I, Chiavegatto S. Social isolation and expression of serotonergic neurotransmission-related genes in several brain areas of male mice. Genes Brain Behav. 2007;6(6):529-39.
18. Resende LS, Amaral CE, Soares RBS, Alves AS, Alves-dos-Santos L, Britto LRG, Chiavegatto S. Social stress in adolescents induces depression and brain-region-specific modulation of the transcription factor MAX. Transl Psychiatry. 2016; 6, e914. https://doi.org/10.1038/tp.2016.202.
19. Alves-Dos-Santos L, Resende LS, Chiavegatto S. Susceptibility and resilience to chronic social defeat stress in adolescent male mice: No correlation between social avoidance and sucrose preference. Neurobiol Stress. 2020; 12:100221.
20. Chiavegatto S, Dawson VL, Mamounas LA, Koliatsos VE, Dawson TM, Nelson RJ. Brain serotonin dysfunction accounts for aggression in male mice lacking neuronal nitric oxide synthase. Proc Natl Acad Sci USA. 2001;98(3):1277-81.
21. Nelson RJ, Chiavegatto S. Molecular basis of aggression. Trends Neurosci. 2001;24(12):713-9.
22. Nelson RJ, Chiavegatto S. Aggression in knockout mice. ILAR J. 2000;41(3):153-62.
23. Chiavegatto S, Nelson RJ. Interaction of nitric oxide and serotonin in aggressive behavior. Horm Behav. 2003;44(3):233-41.
24. Nelson RJ, Trainor BC, Chiavegatto S, Demas GE. Pleiotropic contributions of nitric oxide to aggressive behavior. Neurosci Biobehav Rev. 2006;30(3):346-55.
25. Bilbo SD, Hotchkiss AK, Chiavegatto S, Nelson RJ. Blunted stress responses in delayed type hypersensitivity in mice lacking the neuronal isoform of nitric oxide synthase. J Neuroimmunol. 2003;140(1-2):41-8.
26. Chiavegatto S, Sun J, Nelson RJ, Schnaar RL. A functional role for complex gangliosides: motor deficits in GM2/GD2 synthase knockout mice. Exp Neurol. 2000;166(2):227-34.
27. Chiavegatto S, Izidio GS, Mendes-Lana A, Aneas I, Freitas TA, Torrão AS, et al. Expression of alpha-synuclein is increased in the hippocampus of rats with high levels of innate anxiety. Mol Psychiatry. 2009;14(9):894-905.
28. Tarantino LM, Bucan M. Dissection of behavior and psychiatric disorders using the mouse as a model. Hum Mol Genet. 2000;9(6):953-65.
29. **Gould TD, Gottesman II. Psychiatric endophenotypes and the development of valid animal models. Genes Brain Behav. 2006;5(2):113-9.**
  - ⇨ Discutem sobre a necessidade de colaboração entre neurocientistas e clínicos para promover uma melhora nos diagnósticos, na classificação e no tratamento, bem como na construção de melhores modelos animais com construtos mais relevantes.
30. **Crawley JN. What's wrong with my mouse? Behavioral phenotyping of transgenic and knockout mice. Hoboken: John Wiley & Sons; 2007.**
  - ⇨ Excelente livro escrito por uma pioneira e especialista na área. Muito útil como guia acerca dos melhores métodos, testes e

controles para identificar fenótipos comportamentais em camundongos. Contém muitos exemplos e ilustrações de testes.

31. Chadman KK, Yang M, Crawley JN. Criteria for validating mouse models of psychiatric diseases. Am J Med Genet B Neuropsychiatr Genet. 2009;1(150B):1-11.

⇨ Artigo que sintetiza estratégias para otimizar a validade de um modelo animal para uma dada disfunção cerebral humana.

32. Seong E, Seasholtz AF, Burmeister M. Mouse models for psychiatric disorders. Trends Genet. 2002;18(12):643-50.

⇨ Revisão interessante que exemplifica vários fenótipos intermediários associados a transtornos que podem ser modelados e estudados em camundongos, incluindo alterações cerebrais anatômicas e fisiológicas e traços comportamentais.

33. Crawley JN, Paylor R. A proposed test battery and constellations of specific behavioral paradigms to investigate behavioral phenotypes of transgenic and knockout mice. Hormon Behav. 1997;31(3):197-211.

34. Tecott LH, Nestler EJ. Neurobehavioral assessment in the information age. Nat Neurosci. 2004;7(5):462-6.

35. Crawley JN. Behavioral phenotyping strategies for mutant mice. Neuron. 2008;57(6):809-18.

36. Archer J. Tests for emotionality in rats and mice: a review. Anim. Behav. 1973;21:205-35

37. Handley SL, Mithani S. Effects of alpha-adrenoceptor agonists and antagonists in a maze-exploration model of 'fear'-motivated behaviour. Naunyn Schmiedebergs Arch Pharmacol. 1984;327(1):1-5.

38. Lister RG. The use of a plus maze to measure anxiety in the mouse. Psychopharmacology. 1987;92(2):180-5.

39. Crawley J, Goodwin FK. Preliminary report of a simple animal behavior model for the anxiolytic effects of benzodiazepines. Pharmacol Biochem Behav. 1980;13(2):167-70.

40. Porsolt RD, Le Pichon M and Jalfre M. Depression: a new model sensitive to antidepressant treatments. Nature. 1977;266(5604):730-2.

41. Willner P, Towell A, Sampson D, Sophokleous S, Muscat R. Reduction of sucrose preference by chronic unpredictable mild stress, and its restoration by a tricyclic antidepressant. Psychopharmacology (Berl). 1987;93(3):358-64.

42. Steru L, Chermat R, Thierry B, Simon P. The tail suspension test: a new method for screening antidepressants in mice. Psychopharmacology (Berl). 1985;85(3):367-70.

43. Chermat R, Thierry B, Mico JA, Steru L, Simon P. Adaptation of the tail suspension test to the rat. J Pharmacol. 1986;17(3):348-50.

44. Nadler JJ, Moy SS, Dold G, Trang D, Simmons N, Perez A, et al. Automated apparatus for quantitation of social approach behaviors in mice. Genes Brain Behav. 2004 Oct;3(5):303-14.

45. Krsiak M. Behavioral changes and aggressivity evoked by drugs in mice. Res Commun Chem Pathol Pharmacol. 1974;7(2):237-57.

9

Estudos em cadáveres

Camila Nascimento
Kátia Cristina de Oliveira

Sumário

Introdução
Bancos de encéfalos humanos na área de psiquiatria
Principais achados biológicos por meio de estudos *post mortem* na área de psiquiatria
Estudos morfológicos
Estudos moleculares com foco em alvos específicos
Estudos moleculares exploratórios
Considerações finais
Vinheta clínica
Para aprofundamento
Referências bibliográficas

Pontos-chave

- Estudos em cadáveres têm contribuído de maneira importante para o entendimento de causa e efeito entre a presença de alterações cerebrais e comportamentais.
- A formação de banco de encéfalos que compreendam sistematização metodológica padronizada, com interesse em áreas encefálicas específicas, tem papel crucial para estudos em cadáveres na área de saúde mental.
- A investigação de material *post mortem* por meio de estudos com diferentes abordagens tecnológicas, incluindo bioquímicas, morfológicas e genéticas, têm promovido grandes avanços no entendimento das vias biológicas no âmbito da psiquiatria.

INTRODUÇÃO

A prática científica na medicina moderna teve início em meados de 1900, por meio de modelos desenvolvidos por Claude Bernard sob o escopo da "medicina experimental". Paralelamente ao desenvolvimento do trabalho de Claude Bernard, Phineas Gage havia sofrido um trauma cerebral, gerando um debate científico sobre a relação de causa e efeito entre lesões cerebrais e aparecimento de pensamentos e comportamentos anormais. A partir dessas observações, diversos estudos têm investigado o tecido cerebral humano procurando por alterações relacionadas à etiologia de doenças mentais. Os estudos e debates do início do século XX realizados por Kraepelin, Alzheimer, Wernicke e outros neurocientistas, são bem conhecidos na história da ciência. O tipo de pesquisa realizado por esses neurocientistas naquela época, seria atualmente considerada como "translacional", pois investigava a base clinicopatológica das doenças mentais. Pode-se dizer que as alterações morfológicas foram o ponto-chave para o desenvolvimento desses debates, provavelmente influenciados fortemente pelos estudos neuropatológicos nas demências, o que tem sido consistentemente replicado[1].

Alois Alzheimer foi um dos pioneiros no estudo de cadáveres na área de saúde mental. Alzheimer contribuiu para o reconhecimento de alterações patológicas em diferentes doenças mentais, incluindo epilepsia, sífilis, esquizofrenia e, principalmente, demência senil e pré-senil[2]. Os estudos de Alzheimer em tecido cerebral *post mortem* foram alicerce para o reconhecimento do primeiro caso de doença de Alzheimer em 1906. Já Emil Kraepelin, considerado o pai da psiquiatria moderna e genética psiquiátrica, possuía interesse na investigação de causas orgânicas dos transtornos psiquiátricos. Os estudos de Kraepelin tinham como foco principalmente a esquizofrenia, contribuindo para a identificação desta, e do transtorno maníaco-depressivo, como entidades distintas. Apesar de Kraepelin não ter identificado anormalidades específicas nos cérebros dos pacientes com esquizofrenia, sua linha de pensamento criou uma base e incentivou estudos neuropatológicos em doenças psiquiátricas[3].

Os estudos neuropatológicos em cadáveres têm contribuído para o melhor entendimento de correlações anatomopatológicas na área de saúde mental. Estudos com tecido cerebral humano *post mortem* na psiquiatria já foram capazes de reconhecer alterações morfológicas, funcionais, bem como mudanças moleculares no sistema nervoso central (SNC) de pacientes psiquiátricos. Mais recentemente, essas contribuições têm avançado sobremaneira na área de genômica. Tendo em vista que modelos animais não são capazes de reproduzir todos os aspectos clínicos dos transtornos psiquiátricos e que os estudos de imagem são limitados em termos de relacionar alterações moleculares, o estudo em encéfalos humanos é essencial para o reconhecimento de vias biológicas específicas que participam da fisiopatologia desses transtornos. Devido a isso, atualmente, nenhuma pesquisa translacional é desenhada sem a comparação dos resultados entre tecido patológico humano e seus respectivos controles[1]. Os grandes avanços do conhecimento na neurociência, juntamente com o desenvolvimento de novos métodos que podem ser aplicados em tecidos encefálico humano *post mortem* têm criado a oportunidade para o desenvolvimento de novas hipóteses patobiológicas na psiquiatria. Isso mostra a importância desse tipo de estudo para a psiquiatria em termos de novas estratégias de tratamento e diagnóstico.

Todo esse avanço científico foi possível a partir da formação de bancos de encéfalos por instituições de ensino e pesquisa. O objetivo era criar coleções para o estudo sistematizado de doenças mentais específicas. A criação de bancos de encéfalos necessita de uma estrutura complexa iniciando-se com a autópsia e a captação de informações clínicas, até o processamento de áreas encefálicas específicas.

Neste capítulo, discorreremos brevemente sobre os bancos de encéfalos na área de psiquiatria e como eles têm auxiliado na descoberta de alterações clinicopatológicas e moleculares dos transtornos mentais. Nos tópicos subsequentes, abordaremos especificamente as principais alterações morfológicas e moleculares nos transtornos mentais que foram descobertas através do estudo em cadáveres com ênfase no tecido encefálico.

BANCOS DE ENCÉFALOS HUMANOS NA ÁREA DE PSIQUIATRIA

Historicamente, sabemos que as coleções de encéfalos são importantes instrumentos da medicina e da ciência há muitos séculos, porém apenas há cerca de 70 anos, que a formação dessas coleções passou a ter objetivos relacionados a neuropatologia, a fim de entender os mecanismos biológicos das doenças neurológicas e psiquiátricas[4].

Coleções de encéfalos humanos na área de psiquiatria, no geral, são raras e desbravam diversos desafios, sejam burocráticos, na caracterização clínica ou ainda na captação de controles com características demográficas similares. Nos países desenvolvidos, há um maior número de casos avançados, mas é comum a falta de controles, já que a maioria das doações ocorre em vida e o número de autópsias é menor. No Brasil, a autópsia é mandatória e dessa forma, é maior o número de controles, casos pré-sintomáticos, por exemplo.

No Brasil, em 2004, a Faculdade de Medicina da Universidade de São Paulo (FMUSP) iniciou a formação do banco de encéfalos com o objetivo de coletar material de alta qualidade para pesquisas multidisciplinares sobre o envelhecimento cerebral e doenças neurodegenerativas com ênfase em doença de Alzheimer, demência vascular, demência mista. Mas outras patologias foram aparecendo como demência por corpúsculo de Levy, doença de Parkinson e demências frontotemporais entre outras mais raras[5]. Diferente de outras iniciativas ao redor do mundo, que obtêm os espécimes cerebrais a partir de doações individuais espalhadas pela rede de abrangência da pesquisa; o banco brasileiro dispõe da vantagem única de contar com uma fonte de doações de tecido cerebral, que é o Serviço de Verificação de Óbitos da Capital da Universidade de São Paulo (SVOC-USP), o qual realiza em média 13 mil autópsias por ano. Cinco anos mais tarde, em parceria com o Instituto de Psiquiatria do Hospital das Clínicas da Universidade de São Paulo, passou a coletar encéfalos de casos psiquiátricos. Inicialmente, esse banco brasileiro teve como foco a obtenção de uma coleção de encéfalos em casos de transtorno bipolar (TB), transtorno obsessivo-compulsivo (TOC) e depressão maior (DM), no entanto, são arquivados também outros transtornos, quando disponíveis[6].

Coleções de encéfalos de pacientes portadores de TB ainda são raras, e os estudos publicados ao longo dos últimos 30 anos, em sua maioria são das mesmas coleções[7]. Muitos desses estudos têm amostras do banco de encéfalos da Fundação Stanley, um dos bancos mais importantes na área de psiquiatria, pois possui sua coleção com enfoque em TB, esquizofrenia e DM composta por 5 coortes, atualmente com um total de 258 casos psiquiátricos (http://www.stanleyresearch.org/brain-research/). Em relação ao TOC, as primeiras amostras disponíveis são do banco brasileiro[6].

O Harvard Brain Tissue Resource Center (HBTRC) é um dos mais antigos bancos de encéfalos, fundado em 1978; e, a partir de 2013, passou a compor um consórcio – o NeuroBioBank, que centraliza recursos e distribui amostras de tecido de encéfalos humanos *post mortem* para todo o país (https://hbtrc.mclean.harvard.edu/).

Existem outras iniciativas voltadas para coleções psiquiátricas, e algumas possuem destaque em desenvolvimento, aprimoramento e padronização de protocolos e sistema de consórcios como o *BrainNet Europe*, por exemplo, que é composto por dezenove bancos de encéfalos europeus (https://www.brainbank.nl/about-us/brain-net-europe/). Outro consórcio é o UK Brain Banks Network, que consiste no gerenciamento e troca entre todas as seis coleções do país, liderado pelo Medical Research Concil da Inglaterra (https://mrc.ukri.org/research/facilities-and-resources-for-researchers/brain-banks/).

O Douglas Bell Canada Brain Bank foi fundado em 1980 e possui mais de 3 mil cérebros em sua coleção. O diferencial desse banco é a investigação de trauma e abuso na infância e também indivíduos que cometeram suicídio (http://douglasbrainbank.ca).

Esses bancos são importantes no desenvolvimento de estudos *post mortem* com materiais suficientes em qualidade e quantidade, já que estes estudos são padrão-ouro para a investigação neuropatológica e estabelecimento de parâmetros neurobiológicos acerca das doenças neuropsiquiátricas. À modelo das doenças neurodegenerativas, a neuropatologia e a aplicação de técnicas específicas foram importantes ferramentas para o entendimento da neurobiologia das doenças, possibilitando o emprego de biomarcadores para o diagnóstico como as marcações de beta-amiloide em neuroimagem *in vivo*, e os estudos de farmacogenética para terapias personalizadas[8].

PRINCIPAIS ACHADOS BIOLÓGICOS POR MEIO DE ESTUDOS POST MORTEM NA ÁREA DE PSIQUIATRIA

Dentre os tipos de estudos *post mortem* com maiores contribuições na área da psiquiatria, estão:

- Estudos morfológicos: a avaliação de número de células neurais, mudanças nas camadas do córtex e alterações neuríticas.
- Estudos moleculares com foco em alvos específicos: envolvem a avaliação de neurotransmissores, fatores de crescimento e inflamatórios, entre outros.
- Estudos moleculares exploratórios: envolvem análise de RNA, metilação do DNA, microRNA.

É importante ressaltar que daremos ênfase aos resultados verificados por um maior número de estudos e que, portanto, têm contribuído para a geração de novas hipóteses de fisiopatologia dos transtornos psiquiátricos. Dessa maneira, serão expostos os dados e os transtornos mais frequentemente estudados.

ESTUDOS MORFOLÓGICOS

Na última década, os estudos de neuropatologia dos transtornos psiquiátricos avançaram substancialmente. No entanto, ainda não há um padrão estabelecido, uma vez que as mudanças neuropatológicas nas doenças psiquiátricas, incluindo alterações no número de neurônios (Ne) ou nível molecular associado parecem ser sutis, apresentando resultados heterogêneos entre os estudos[9].

Nesse cenário, soma-se a dificuldade de acesso ao tecido cerebral humano e a complexidade das associações entre as medidas biológicas testadas e a patogênese, incluindo gravidade da doença e tipo de tratamento. Essa complexidade tem dificultado o desenvolvimento de biomarcadores para os transtornos psiquiátricos. Contudo, métodos estereológicos e testes estatísticos apropriados têm o potencial de identificar alterações cerebrais estruturais. A neuroestereologia é considerada padrão-ouro para análise morfológica de volume, densidade celular, número de células, área e tamanho celular[10]. Esses são importantes parâmetros para a análise direta das alterações celulares, morfológicas e moleculares presentes no tecido cerebral com o potencial de elucidar os possíveis mecanismos envolvidos.

Os avanços nos estudos *post mortem* sempre ocorreram primeiramente em esquizofrenia, servindo de modelo para as demais doenças psiquiátricas. Estudos de múltiplas regiões corticais indicam redução de volume de substância cinzenta no córtex pré-frontal dorsolateral e córtices auditivos e redução do tamanho de células piramidais[11].

No TB, achados neuropatológicos com maior replicação envolvem a redução de espessura do córtex e do número reduzido de células gliais. Uma metanálise recente mostrou o panorama mais atual em relação aos achados neuropatológicos, cujos dados foram mais consistentes em algumas regiões encefálicas. O giro do cíngulo anterior mostra redução de células gliais e da espessura cortical, sobretudo da camada V nessa região. O córtex pré-frontal dorsolateral é uma região muito investigada no TB, porém o achado mais consistente nessa região cerebral foi na redução da densidade de neurônios positivos para Calbidina (proteínas de ligação ao cálcio). A amídala, outra região importante, apresenta redução de densidade neuronal nos subnúcleos lateral, basal e acessório. Redução de densidade de neurônios imunorreativos a parvalbumina é observado no córtex entorrinal. Interessantemente o córtex temporal apresenta aumento da densidade neuronal[12].

A redução cortical não é um achado exclusivo de TB, o córtex pré-frontal de pacientes com quadro de DM também manifestam essa característica, apresentando redução do tamanho de neurônios do córtex[13]. Um outro estudo importante encontrou redução do tamanho neuronal córtex orbitofrontal[14]. Nos estudos em MD, a avaliação de células gliais mostrou a redução da densidade de astrócitos no córtex orbitofrontal, córtex pré-frontal dorsolateral, giro do cíngulo anterior, córtex subgenual e amídala; e esses achados possuem forte associação com hipóteses de desenvolvimento sináptico, alteração glutamatérgica e de metabolismo[15]. Uma revisão em MD fez a junção dos achados sobre a perda de substância branca relatada nos estudos de neuroimagem, associando com redução de densidade de oligodendrócitos e redução da expressão de genes relacionados a expressão funcional de oligodendrócitos[16].

Em TOC, o único estudo publicado encontrou redução de densidade neuronal nas camadas corticais III, IV e VI de três regiões do córtex orbitofrontal quando comparados aos controles[17].

Além das alterações nos números de células, alterações morfológicas em um nível celular também são verificadas. Os espinhos dendríticos são especializações de membrana das células neurais, nos quais ocorre a compartimentalização da sinapse. É nessa região da membrana que ocorre 90% de todas as sinapses excitatórias do SNC. A existência de espinhos dendríticos aumenta a área de superfície disponível para a neurotransmissão, permitindo aumento na densidade de conexões sinápticas entre dendritos individuais e neurônios pós-sinápticos. A formação de espinhos dendríticos ocorre de maneira dinâmica durante a vida, podendo variar de acordo com as experiências ambientais, caracterizando o processo de aprendizagem e neuroplasticidade. De maneira interessante, diferentes alterações morfológicas em espinhos dendríticos foram verificadas nos casos de esquizofrenia, TB e DM, incluindo redução de densidade, bem como alterações de morfologia e estrutura[18,19]. Isso pode sugerir uma diminuição de neuroplasticidade nas doenças psiquiátricas. Diminuição nos níveis de fatores de crescimento e sobrevivência neuronal, corroboram com essa hipótese[19] e serão abordados no próximo tópico Estudos moleculares com foco em alvos específicos.

ESTUDOS MOLECULARES COM FOCO EM ALVOS ESPECÍFICOS

Diversas hipóteses de fisiopatologia dos transtornos psiquiátricos envolvem alterações nas vias de neurotransmissão principalmente por apresentarem relação com estratégias de tratamento farmacológico. As principais alterações nas vias de neurotransmissão nos transtornos psiquiátricos envolvem catecolaminas, serotonina, glutamato, ácido gama-aminobutírico (GABA), neuropeptídeo, transdução de sinal[20]. Alterações nas vias de transmissão com material cerebral *post mortem* têm sido avaliadas pelo estudo de neurotransmissores, bem como de seus receptores, principalmente através da análise de RNA e proteínas. Os trabalhos em cérebros de pacientes com esquizofrenia verificaram alterações nos sistemas glutamatérgicos, GABAérgicos, serotoninérgicos, colinérgicos, bem como em adrenoreceptores, receptores de canabinoide, de histamina e de opioides[21]. As evidências por meio de estudos *post mortem* mostram que a neurotransmissão é um mecanismo amplamente afetado na esquizofrenia em termos de vias e áreas anatômicas afetadas. De maneira geral, os achados sugerem grande complexidade de interações entre GABA, glutamato e dopamina no controle auto-regulatório dos níveis de dopamina cortical[21]. Um artigo recente mostrou alterações diferenciais na neurotransmissão de glutamato e GABA na camada 3 de regiões corticais implicadas na memória visuoespacial[22]. Evidências para outros transtornos, incluindo a DM e o TB, embora em menor número, também foram verificadas. De maneira interessante, um estudo realizado com 60 cérebros *post mortem* (15 de cada transtorno: esquizofrenia, TB, DM e controles) avaliou sete sistemas neuroquímicos com foco em mecanismos de neurotransmissão[20]. A avaliação desses sistemas gerou o total de 852 medidas incluindo todas as regiões e sub-regiões cerebrais analisadas. O resultado mais importante desse estudo foi em relação ao sistema GABAérgico na fisiopatologia da esquizofrenia e do TB. Níveis diminuídos de ácido glutâmico descarboxilase (GAD), uma enzima responsável pela produção de GABA, foram verificados no córtex pré-frontal de ambos, indivíduos com esquizofrenia e TB. Isso corrobora com resultados e hipóteses anteriores de redução de atividade regulatória inibitória desses transtornos[23]. Em relação a DM, esse mesmo trabalho demonstrou aumento de catecolaminas em sub-regiões do hipocampo. A maioria dos estudos com DM demonstrou modificações em receptores de serotonina no lócus cerúleos e concentrações alteradas de noradrenalina e dopamina, mais estudadas no córtex pré-frontal[24]. Um estudo mais recente verificou anormalidades em receptores e transportadores de serotonina no córtex pré-frontal[25].

Outros tipos de alterações bem estudadas são fatores associados à diminuição de neuroproteção e sobrevivência neuronal. Além das alterações na morfologia dos espinhos dendríticos, comentadas no tópico anterior, diminuição de neuroproteção é verificada também molecularmente através da análise dos níveis de fatores neurotróficos, e o mais estudado é o *brain-derived neurotrophic factor* (BDNF) e seu receptor *tropomyosin receptor kinase B* (TrkB). Diversos estudos *post mortem* com casos de DM, TB e esquizofrenia têm mostrado diminuição nos níveis de BDNF em diferentes áreas cerebrais[26]. O hipocampo é uma das regiões que têm mostrado níveis diminuídos de BDNF em todos os transtornos citados. Diminuição dos níveis de TrkB foram verificadas em casos de DM e esquizofrenia. Apesar de muitos trabalhos terem verificado diminuição de BDNF, no caso da esquizofrenia, resultados são controversos sendo que alguns verificaram aumento nos níveis de BDNF no córtex pré-frontal e hipocampo de esquizofrênicos, enquanto outros verificaram diminuição. Essas heterogeneidades dos resultados poderiam ser explicadas pelos efeitos de tratamento com antipsicóticos. A participação do BDNF na fisiopatologia do TB é apoiada pelo fato de o alelo V66M do gene que codifica o BDNF estar fortemente correlacionado com desenvolvimento desse transtorno[27]. Além disso, diferentes modificações epigenéticas no gene do BDNF já foram verificadas no TB[28].

Mecanismos relacionados a neuroinflamação também já foram verificados em transtornos psiquiátricos por meio de estudos *post mortem*. Os tipos de alterações neuroinflamatórias encontradas são bastante variadas, as principais estudadas são em relacionadas a microglia, oligodendrócitos e citocinas inflamatórias[28]. Uma revisão sistemática de 119 estudos com foco em neuroinflamação na esquizofrenia mostrou alterações (aumento ou diminuição) em marcadores astrocitários e densidade glial em 30% dos trabalhos, enquanto 45% dos trabalhos havia verificado aumento de marcadores microgliais. Por outro lado, todos os estudos com foco em citocinas inflamatórias demonstraram diferenças entre pacientes e controles, com metade deles mostrando aumento, enquanto a outra metade diminuição da concentração dessas moléculas no cérebro[29]. Uma revisão sistemática de neuroinflamação em cérebro *post mortem* de bipolares também demonstrou alto número de marcadores avaliados, com grande variabilidade nos resultados[30]. Dezessete dos 51 estudos avaliaram marcadores de astrócitos, oito estudos encontraram diminuição e dois apresentaram ambos, aumento e diminuição desses marcadores em diferentes regiões cerebrais[30]. Níveis de citocinas inflamatórias também foram avaliados pelos trabalhos dessa revisão sistemática. Os níveis de citocinas tipo I estavam diminuídos, embora esses dados não tenham sido replicados. A heterogeneidade dos achados relacionados a marcadores inflamatórios no cérebro nas doenças psiquiátricas pode estar relacionada a diversos fatores, incluindo qualidade da amostra, região cerebral estudada, idade do diagnóstico, tipo de tratamento, entre outras. De fato, trabalho recente demonstrou diferenças nos níveis de citocinas nos bipolares de acordo com a área cerebral[31]. Alterações inflamatórias relacionadas às citocinas parecem afetar mais o hipocampo do que o cíngulo anterior[31]. Com relação a DM, uma revisão sistemática e metanálise que incluiu estudos que avaliaram neuroinflamação no líquido cefalorraquidiano, por tomografia por emissão de pósitrons e no cérebro *post mortem*[32]. Os autores concluíram aumento de interleucina-6 e TNF-alfa no líquido cefalorraquidiano e no cérebro, possivelmente associado ao aumento na atividade da microglia e redução de marcadores de astrócitos e oligodendrócitos.

ESTUDOS MOLECULARES EXPLORATÓRIOS

As doenças psiquiátricas são doenças complexas do ponto de vista etiológico, sendo que fatores genéticos e ambientais estão envolvidos. Devido a isso, os primeiros estudos genéticos não foram capazes de elucidar marcadores específicos para os transtornos psiquiátricos. Assim, estudos mais recentes têm sugerido que múltiplos genes e diversos fatores regulatórios da expressão gênica, incluindo os epigenéticos, estão envolvidos na gênese desses transtornos. Na falta de marcadores específicos, técnicas inovadoras de sequenciamento do gênico têm permitido análises exploratórias capazes de gerar dados em larga escala, proporcionando novas interpretações neurobiológicas e desvendando vias celulares associadas a esses transtornos.

Por meio das técnicas exploratórias em larga escala, é possível estudar tanto modificações relacionadas ao RNA como também ao DNA. Pelo estudo do sequenciamento do RNA, chamado de transcriptoma, é possível avaliar os transcritos, bem como os microRNA e os RNA não codificantes (lncRNA). Estes dois últimos são considerados tipos de alterações epigenéticas, uma vez que podem modificar a expressão gênica, sem alterar a sequência de aminoácidos do DNA. Além dessas alterações bioquímicas do DNA, em histonas e na estrutura da cromatina, como metilação, também são consideradas um tipo de alteração epigenética. De maneira interessante, as modificações epigenéticas que ocorrem estão relacionadas às mudanças ambientais, como trauma, abuso ou desnutrição.

Embora o desenvolvimento de estudos em encéfalos humanos ainda seja desafiador, estudar modificações no cérebro apresenta o potencial único de gerar novas hipóteses e interrogar complexidades direcionadas à áreas e vias cerebrais específicas. Mesmo com número limitado de amostras, conseguimos gerar hipóteses relevantes com potencial de abrir novas possibilidades de reconhecimento de biomarcadores para diagnóstico e prognóstico.

O perfil do transcriptoma em esquizofrenia utilizando amostras de hipocampo revelou alterações na expressão de genes cujas vias estão implicadas no sistema imune, resposta inflamatória, funções lisossomais e remodelação do citoesqueleto de actina[33]. Análises do córtex do cíngulo anterior na esquizofrenia mostram desregulação de genes específicos de neurônios e astrócitos[34].

Os estudos com expressão de RNA em TB ainda são escassos, mas apresentam dados interessantes para a construção de hipóteses neurodesenvolvimentistas acerca da neurobiologia da doença. Um dos achados de transcritos replicados em TB indica aumento da expressão do gene da fotocaderina 17 (PCDH17), que tem um papel no neurodesenvolvimento e na sinaptogênese[35]. Outros estudos em TB apresentaram ênfase em miRNA. Um estudo com amostras de cerebelo mostrou aumento de miRNA nos casos de TB e esses dados foram confirmados em modelo celular[36]. No entanto, embora os dados sejam bem expressivos e convergentes a outros dados encontrados anteriormente[37], ainda é necessário explorar o tema de neurodesenvolvimento no TB e os estudos com encéfalos *post mortem* têm contribuído para esse avanço.

Ao observar o córtex pré-frontal dorsolateral de indivíduos com DM e com DM que cometeram suicídio, encontra-se alteração de regulação gênica em diferenciação de oligodendrócitos, regulação da neurotransmissão glutamatérgica e expressão do receptor de ocitocina no suicídio e na depressão. Porém, tem-se expressão alterada da ATPase dependente de DNA apenas no suicídio, o que sugere problemas de geração de energia em reações químicas[38].

Mais recentemente, a comparação do transcriptoma entre diferentes transtornos psiquiátricos (esquizofrenia, TB, DM, autismo e abuso de álcool) têm confirmado comorbidades clínicas, como a verificada entre TB e esquizofrenia[39]. Do ponto de vista molecular, o estudo do transcriptoma de todos esses transtornos psiquiátricos revelou a sobreposição biológica relacionada a diferenciação celular glial, vias de metabolismo de ácidos graxos e disfunção sináptica. Quando comparada a TB, esquizofrenia e autismo, a DM apresenta sinalização hormonal e desregulação do eixo-hipotalâmico-pituitária-adrenal (HPA) como achado mais importante[39].

Um estudo baseado no transcriptoma de regiões estriatais (núcleo caudado, putâmen) em encéfalo de indivíduos que tiveram síndrome de Tourette durante a vida, mostrou transcrições interneuronais estriatais correlacionam-se com gene de vias de metabolismo neuronal e de sistema imunológico. Interessantemente, alguns achados puderam ser confirmados neuropatologicamente também em tecido *post mortem*[40].

O transcriptoma das regiões estriatais: núcleo caudado (CN), putâmen (PT) e núcleo acumbente (NAC) em TOC, mostrou que diferentes processos biológicos são específicos para cada região estriada, embora, poucos sejam comuns quando comparados casos e controles, como a sinalização sináptica e o enriquecimento de genes de neurônios. Especificamente, a regulamentação de níveis de neurotransmissores e os processos pré-sinápticos envolvidos na transmissão sináptica química foram compartilhados entre NAC e PT. Entre CN e PT foram compartilhadas as vias de resposta celular a estímulos químicos e externos, resposta à substância orgânica, regulação da plasticidade sináptica e modulação transmissão sináptica[41].

Um trabalho de revisão mostrou que ainda são poucos os estudos exploratórios *post mortem* em epigenética. Um outro estudo *post mortem* pioneiro foi feito em córtex cerebelar de encéfalos de 13 pacientes com transtorno do espectro autista encontrou 28 miRNA diferencialmente expressos[42]. Mais recentemente, Ziats e Rennert[43] apresentaram um número quase dez vezes maior (200) de lncRNA diferencialmente expressos, mostrando que RNA não codificadores podem compor o mecanismo que regula genes que estão envolvidos com a fisiopatologia do autismo. A desregulação de miRNA também é um achado importante em estudos *post mortem* em esquizofrenia com alvo em córtex pré-frontal, estando muito relacionados com mudança comportamental e alterações cognitivas[44].

Em relação a metilação, um estudo exploratório com foco em TOC avaliou metilação do DNA em tecidos cerebrais *post mortem* das áreas corticais (giro cingulado anterior e córtex orbitofrontal) e estriado (NAC, CN e PT). Os dados mostraram grupos de genes metilados localizados em regiões promotoras, e associados à vias de atividade sináptica, neurogênese, neurotransmissão, sistema imunológico, ciclo circadiano, ligação à actina, diferenciação sexual e alterações metabólicas. Outro tipo de análise das regiões diferencialmente metiladas apresentou alterações em vias de ciclo celular, desenvolvimento e comportamento do sistema nervoso. Além de vias de plasticidade sináptica, resposta ao estresse, estresse oxidativo e processos apoptóticos[45].

Mecanismos de regulação epigenética têm sido bastante estudados na DM. Covington et al.[46] mostraram que o núcleo acumbente foi apontado como região alvo e apresentou modificação de histonas resultando em redução de níveis de histona desacetilase 2 (HDAC2) nesta região, que é um mediador de plasticidade sináptica e alterações morfológicas necessárias para aprendizagem associativa[47]. Estudo interessante em DM também investigou a relação da doença com história de abuso e trauma na infância e suicídio na vida adulta. Os primeiros trabalhos que fizeram essa associação foram realizados em animais, separando-se um grupo de ratos que recebeu e outro que não recebeu cuidado materno. Os ratos que não receberam cuidado materno apresentaram alterações epigenéticas no promotor do gene do receptor de glicocorticoide e comportamento agressivo[48]. Estudos em encéfalos humanos mostram resultados análogos. Segundo Labonte et al.[49], indivíduos depressivos que sofreram abuso na infância e cometeram suicídio na vida adulta, apresentam alterações epigenéticas na mesma via, com metilação do promotor do gene do receptor de glicocorticoide no hipocampo. A hipótese é que a exposição ao estresse durante a infância, causa modificações epigenéticas no eixo HPA, especificamente através da metilação dos receptores de glicocorticoide. A metilação causa uma diminuição nos receptores de glicocorticoide no hipocampo, resultando em hiperatividade do eixo HPA. Isso tornaria o indivíduo mais reativo e propenso a desenvolver transtornos psiquiátricos e ter um pior prognóstico clínico com comportamento suicida.

CONSIDERAÇÕES FINAIS

Neste capítulo, comentamos a importância dos estudos *post mortem* em encéfalos humanos para elucidar o entendimento de doenças neuropsiquiátricas. Mostramos as diferentes possibilidades de observações e análises neste contexto e avanços alcançados por meio de estudos morfológicos, bioquímicos e moleculares. Diante do exposto, podemos concluir que os estudos em encéfalos humanos *post mortem*, aliados a novas técnicas de neurociência e genética, têm contribuído sobremaneira para o atendimento de modificações moleculares ocorridas nos transtornos psiquiátricos. O fato dos achados serem heterogêneos são consequência da própria natureza biológica complexa desses transtornos e possivelmente da interferência de fatores ambientais, como estilo de vida e tipo de tratamento farmacológico. Estudos futuros com foco em alterações epigenéticas poderão desvendar mecanismos regulatórios de expressão gênica relacionados com experiências ambientais. Além disso, estudos de neuroimagem em cadáveres, em associação com avaliação histológica do tecido encefálico do mesmo indivíduo, podem oferecer novas correlações entre alterações patológicas macroscópicas e moleculares.

Vinheta clínica

JP, do sexo masculino, 66 anos de idade, faleceu em 2009 no hospital. A causa da morte foi relatada como infarto agudo do miocárdio e achados de autópsia mostraram hipertensão arterial sistêmica, aterosclerose e enfisema pulmonar. A inclusão do caso no estudo *post mortem* foi possível graças ao consentimento da filha, que morava com o pai há três anos e era também sua cuidadora. A filha concordou em participar do estudo fornecendo informações a respeito das condições clínicas do falecido. A obtenção dessas informações foi realizada por meio de entrevista clínica estruturada com escalas utilizadas para diagnósticos de doença psiquiátrica, incluindo o *Manual diagnóstico e estatístico de transtornos mentais*, 5a ed., e a Escala de sintomas obsessivos-compulsivos de Yale-Brown 8. Durante a entrevista, também foi investigada a história familiar para doença psiquiátrica e escalas para avaliação de demência. Além da filha, o falecido morava com a neta, e ambas relataram que ele tinha necessidade de guardar objetos sem importância, como sacolas de plástico, mesmo que estivessem sujas; e que não compartilhava a louça que usava para fazer suas refeições – a louça utilizada por ele ficava sempre separada das utilizadas pelos outros membros da família. Além disso, lavava todos os utensílios de alumínio da cozinha até ficarem extremamente limpos e brilhantes, mesmo que custasse o ferimento de suas mãos. Se outra pessoa lavasse a louça, ele o fazia novamente para garantir a limpeza. Além disso, evitava determinados ambientes com medo de ficar contaminado e contrair germes. A informante relata que esse comportamento já perdurava por mais de 10 anos, mas, apesar de ter consciência de que não faziam sentido, não conseguia se livrar dele. A filha relata que ele passou por momentos, com duração de mais de duas semanas, em que se sentiu um pouco deprimido, mas não afetou a sua rotina. O paciente não apresentava histórico ou sintomas demenciais e era capaz de realizar atividades de vida diária sem auxílio. Não fez tratamento para transtorno obsessivo compulsivo e não fazia uso de medicamentos psiquiátricos. Contudo, uma de suas filhas tinha histórico de doença psiquiátrica que cursava com pensamentos ruins e ruídos e fazia uso de cloropromazina. Além disso, outro filho teve envolvimento com drogas de abuso.

A entrevista clínica foi avaliada por um psiquiatra e com o auxílio de mais dois psiquiatras cegos à hipótese diagnóstica inicial, o caso foi considerado como TOC.

Para aprofundamento

- Carlos AF, Poloni TE, Medici V, Chikhladze M, Guaita A, Ceroni M. From brain collections to modern brain banks: A historical perspective. Alzheimers Dement (NY). 2019;5:52-60.
  ⇨ Artigo de revisão que descreve toda a importância dos bancos de encéfalos humanos ao longo da história e pelo mundo.
- Jaffe AE. Postmortem human brain genomics in neuropsychiatric disorders – how far can we go? Curr Opin Neurobiol. 2016;36:107-111.
  ⇨ Artigo de revisão que descreve os dados genômicos gerados a partir de banco de encéfalos postmortem de doenças neuropsiquiátricas.
- Kuehner JN, Bruggeman EC, Wen Z, Yao B. Epigenetic regulations in neuropsychiatric disorders. Front Genet. 2019;10:268.
  ⇨ Artigo de revisão que aborda a regulação epigenética no desenvolvimento e na função cerebral com enfoque em doenças neuropsiquiátricas.

REFERÊNCIAS BIBLIOGRÁFICAS

1. Javier Meana J, Callado LF, Morentin B. Do post-mortem brain studies provide useful information for psychiatry?. Rev Psiquiatr Salud Ment. 2014;7(3):101-3.
2. Tagarelli A, Piro A, Tagarelli G, Lagonia P, Quattrone A. Alois Alzheimer: a hundred years after the discovery of the eponymous disorder. Int J Biomed Sci. 2006;2(2):196-204.
3. Higgins E, George M. Schizophrenia. The neuroscience of clinical psychiatry: the pathophysiology of behavior and mental illness. 2 ed. Philadelphia: Lippincott Williams & Wilkins; 2013. p. 251-64.
4. Schoefert AK. Neither physicians nor surgeons: whither neuropathological skill in post-war England? Med Hist. 2015;59(3):404-20.
5. **Grinberg LT, Ferretti RE, Farfel JM, Leite R, Pasqualucci CA, Rosemberg S, et al. Brain bank of the Brazilian aging brain study group – a milestone reached and more than 1,600 collected brains. Cell Tissue Bank. 2007;8(2):151-62.**
  ⇨ de Oliveira KC, Nery FG, Ferreti RE, Lima MC, Cappi C, Machado-Lima A. et al. Brazilian psychiatric brain bank: a new contribution tool to network studies. Cell Tissue Bank. 2012;13(2):315-26.
6. Estudo que descreve todos os protocolos de formação do banco de encéfalos psiquiátricos no Brasil
7. Deep-Soboslay A, Iglesias B, Hyde TM, Bigelow LB, Imamovic V, Herman MM, et al. Evaluation of tissue collection for postmortem studies of bipolar disorder. Bipolar Disord. 2008;10(7):822-8.
8. Carlos AF, Poloni TE, Medici V, Chikhladze M, Guaita A, Ceroni M. From brain collections to modern brain banks: A historical perspective. Alzheimers Dement (NY). 2019;5:52-60.
9. Schmitt A, Parlapani E, Bauer M, Heinsen H, Falkai P. Is brain banking of psychiatric cases valuable for neurobiological research? Clinics (Sao Paulo). 2008;63(2):255-66.
10. Schmitz C,. Hof PR. Design-based stereology in neuroscience. Neuroscience. 2005;130(4):813-31.
11. Glausier JR, Lewis DA. Dendritic spine pathology in schizophrenia. Neuroscience. 2013;251:90-107.
12. **Harrison PJ, Colbourne L, Harrison CH. The neuropathology of bipolar disorder: systematic review and meta-analysis. Mol Psychiatry. 2018;018-0213-3.**
  ⇨ Revisão sistemática e metanálise abordando os principais estudos de neuropatologia em transtorno obsessivo bipolar.
13. Stockmeier CA, Mahajan GJ, Konick LC, Overholser JC, Jurjus GJ, Meltzer HY, et al. Cellular changes in the postmortem hippocampus in major depression. Biol Psychiatry. 2004;56(9):640-50.
14. Cotter D, Hudson L, Landau S. Evidence for orbitofrontal pathology in bipolar disorder and major depression, but not in schizophrenia. Bipolar Disord. 2005;7(4):358-69.
15. Rajkowska G, Stockmeier CA. Astrocyte pathology in major depressive disorder: insights from human postmortem brain tissue. Curr Drug Targets 2013;14(11):1225-36.
16. Tham MW, Woon PS, Sum MY, Lee TS, Sim K. White matter abnormalities in major depression: evidence from post-mortem, neuroimaging and genetic studies. J Affect Disord. 2011;132(1-2):26-36.
17. **de Oliveira KC, Grinberg LT, Hoexter MQ, Brentani H, Suemoto CK, Nery FG, et al. Layer-specific reduced neuronal density in the orbitofrontal cortex of older adults with obsessive-compulsive disorder. Brain Struct Funct. 2019;224(1):191-203.**
  ⇨ Primeiro estudo neuropatológico em transtorno obsessivo-compulsivo
18. Konopaske GT, Lange N, Coyle JT, and F. M. Benes FM. Prefrontal cortical dendritic spine pathology in schizophrenia and bipolar disorder. JAMA Psychiatry. 2014;71(12):1323-31.
19. Duman CH, Duman RS. Spine synapse remodeling in the pathophysiology and treatment of depression. Neurosci Lett. 2015;601:20-9.
20. Torrey EF, Barci BM, Webster MJ, Bartko JJ, Meador-Woodruff JH, Knable MB. Neurochemical markers for schizophrenia, bipolar disorder, and major depression in postmortem brains. Biol Psychiatry. 2005;57(3):252-60.
21. Kristiansen L, Cowell R, Biscaia M, McCullumsmith JH. Alterations of neurotransmitter receptors in schizophrenia: evidence from postmortem studies – Handbook of Neurochemistry and Molecular Neurobiology Brain Energetics. Integration of Molecular and Cellular Processes. Boston: Springer; 2009. p. 444-74.
22. Hoftman GD, Dienel SJ, Bazmi HH, Zhang Y, Chen K, Lewis DA. Altered gradients of glutamate and gamma-aminobutyric acid transcripts in the cortical visuospatial working memory network in schizophrenia. Biol Psychiatry. 2018;83(8):670-9.
23. Selten M, van Bokhoven H, Nadif Kasri N. Inhibitory control of the excitatory/inhibitory balance in psychiatric disorders. F1000Res. 2018;7:23.
24. Liu Y, Zhao Z, Guo W. Emotional roles of mono-aminergic neurotransmitters in major depressive disorder and anxiety disorders. Front Psychol 2018;9:2201.
25. Underwood MD, Kassir SA, Bakalian MJ, Galfalvy H, Dwork AJ, Mann JJ, et al. Serotonin receptors and suicide, major depression, alcohol use disorder and reported early life adversity. Transl Psychiatry. 2018;8(1):279.
26. Autry AE, Monteggia LM. Brain-derived neurotrophic factor and neuropsychiatric disorders. Pharmacol Rev. 2012;64(2):238-58.
27. Neves-Pereira M, Mundo E, Muglia P, King N, Macciardi F, Kennedy JL. The brain-derived neurotrophic factor gene confers susceptibility to bipolar disorder: evidence from a family-based association study. Am J Hum Genet 2002;71(3):651-5.
28. Najjar S, Pearlman DM, Alper K, Najjar A, Devinsky O. Neuroinflammation and psychiatric illness. J Neuroinflammation. 2013;10:43.
29. Trépanier MO, Hopperton KE, Mizrahi R, Mechawar N, Bazinet RP. Postmortem evidence of cerebral inflammation in schizophrenia: a systematic review. Mol Psychiatry. 2016;21(8):1009-26.
30. Giridharan VV, Sayana P, Pinjari OF, Ahmad N, da Rosa MI, Quevedo J, et al. Postmortem evidence of brain inflammatory markers in bipolar disorder: a systematic review. Mol Psychiatry. 2020;25(1):94-113.
31. Nascimento C, Nunes P, Suemoto C, Rodriguez-Diehl R, Leite R, Pasqualucci C, et al. Differential levels of inflammatory and neuroendocrine markers in the hippocampus and anterior cingulate gyrus of bipolar disorder subjects: a postmortem study. 2020
32. Enache D, Pariante CM, Mondelli V. Markers of central inflammation in major depressive disorder: a systematic review and meta-analysis of studies examining cerebrospinal fluid, positron emission tomography and post-mortem brain tissue. Brain Behav Immun. 2019;81:24-40.
33. Jaffe AE. Postmortem human brain genomics in neuropsychiatric disorders – how far can we go? Curr Opin Neurobiol. 2016;36:107-11.
34. Ramaker RC, Bowling KM, Lasseigne BN, Hagenauer MH, Hardigan AA, Davis NS, et al. Post-mortem molecular profiling of three psychiatric disorders. Genome Med 2017;9(1):72.

35. Chang H, Hoshina N, Zhang C, Ma Y, Cao H, Wang Y, et al. The protocadherin 17 gene affects cognition, personality, amygdala structure and function, synapse development and risk of major mood disorders. Mol Psychiatry. 2018;23(2):400-12.

36. Bavamian S, Mellios N, Lalonde J, Fass DM, Wang J, Sheridan SD, et al. Dysregulation of miR-34a links neuronal development to genetic risk factors for bipolar disorder. Mol Psychiatry. 2015;20(5):573-84.

37. Kloiber S, Rosenblat JD, Husain MI, Ortiz A, Berk M, Quevedo J, et al. Neurodevelopmental pathways in bipolar disorder. Neurosci Biobehav Rev. 2020;112:213-26.

38. Pantazatos SP, Huang YY, Rosoklija GB, Dwork AJ, Arango V, Mann JJ. Whole-transcriptome brain expression and exon-usage profiling in major depression and suicide: evidence for altered glial, endothelial and ATPase activity. Mol Psychiatry 2017;22(5):760-73.

39. **Gandal, M. J., J. R. Haney, N. N. Parikshak, V. Leppa, G. Ramaswami, C. Hartl, A. J. Schork, V. Appadurai, Buil A, Werge TM, Liu C, White KP, Geschwind DH, PC CommonMind Consortium, et al. Shared molecular neuropathology across major psychiatric disorders parallels polygenic overlap. Focus (Am Psychiatr Publ). 2019;17(1): 66-72.**
⇨ **Metanálise de estudos de trasncriptoma abordando cinco transtornos psiquiátricos.**

40. Lennington JB, Coppola G, Kataoka-Sasaki Y, Fernandez TV, Palejev D, Li Y, et al. Transcriptome Analysis of the Human Striatum in Tourette Syndrome. Biol Psychiatry. 2016;79(5):372-82.

41. **Lisboa BCG, Oliveira KC, Tahira AC, Barbosa AR, Feltrin AS, Gouveia G, et al. Initial findings of striatum tripartite model in OCD brain samples based on transcriptome analysis. Sci Rep. 2019;9(1):3086.**

⇨ **Primeira análise de transcriptoma em encéfalos postmortem de transtorno obsessivo- compulsivo**

42. Abu-Elneel K, Liu T, Gazzaniga FS, Nishimura Y, Wall DP, Geschwind DH, et al. Heterogeneous dysregulation of microRNAs across the autism spectrum. Neurogenetics. 2008;9(3):153-61.

43. Ziats MN, Rennert OM. Aberrant expression of long noncoding RNAs in autistic brain. J Mol Neurosci. 2013;49(3):589-93.

44. Miller BH, Zeier Z, Xi L, Lanz TA, Deng S, Strathmann J, et al. MicroRNA-132 dysregulation in schizophrenia has implications for both neurodevelopment and adult brain function. Proc Natl Acad Sci USA 2012;109(8):3125-30.

45. de Oliveira KC, Camilo C, Gastaldi VD, Lisboa BCG, de Paula VJR, Moretto AC, et al. DNA methylation differences in brain areas are associated with obsessive-compulsive disorder. Submetido. 2020.

46. Covington HE, Maze I, LaPlant QC, Vialou VF, Ohnishi YN, Berton O, et al. Antidepressant actions of histone deacetylase inhibitors. J Neurosci. 2009;29(37):11451-60.

47. Guan JS, Haggarty SJ, Giacometti E, Dannenberg JH, Joseph N, Gao J, et al. HDAC2 negatively regulates memory formation and synaptic plasticity. Nature. 2009;459(7243):55-60.

48. Champagne FA, Weaver IC, Diorin J, Dymov S, Szyf M, Meaney MJ. Maternal care associated with methylation of the estrogen receptor-alpha1b promoter and estrogen receptor-alpha expression in the medial preoptic area of female offspring. Endocrinol. 2009;147(6):2909-15.

49. Labonte B, Yerko V, Gross J, Mechawar N, Meaney MJ, Szyf M, Turecki G. Differential glucocorticoid receptor exon 1(B), 1(C), and 1(H) expression and methylation in suicide completers with a history of childhood abuse. Biol Psychiatry 2012;72(1):41-8.

10

Métodos em estudos genéticos e epigenéticos

Leonardo Cardoso Saraiva
Madeline Cheshire
Sérgio Henrique Magalhães Saraiva
Byron Ramirez-Hamouz
Carolina Cappi

Sumário

Introdução
Arquitetura genética
    Definição/visão geral
    Estudos de associação do genoma inteiro
    Consórcio de psiquiatria genômica (PGC)
Estudos de associação de variantes raras
    Métodos para a identificação de variantes raras
    Métodos estatísticos no RVAS
Arquitetura funcional
Epigenética
    Metilação
    Estudos de metilação de genes candidatos
    Estudos de metilação global do DNA
    Estudos de associação epigenômicos amplos (EWAS)
Considerações finais
Para aprofundamento
Referências bibliográficas

Pontos-chave

- O estudo de associação do genoma inteiro investiga a associação entre nucleotídeos de polimorfismo único ao longo do genoma e um traço fenotípico em indivíduos de uma população.
- Estudos de associação de variantes raras investigam a associação entre variantes genéticas raras e traços fenotípicos.
- A arquitetura funcional estuda os mecanismos associados à expressão dos genes e outros transcritos, além dos processos que regulam a expressão gênica, este último também conhecido como processos epigenéticos.
- Alterações epigenéticas referem-se a modificações químicas herdáveis no genoma que controlam a expressão ou a regulação de genes sem que ocorra mudança na sequência de DNA.

INTRODUÇÃO

A base genética dos transtornos mentais foi inicialmente fundamentada pelas investigações no campo da genética epidemiológica. Nesse contexto, estudos de famílias e de gêmeos demonstraram as significativas familiaridades (i. e., maior prevalência de um traço fenotípico entre parentes) e herdabilidades (i. e., variância fenotípica que pode ser explicada pelo efeito aditivo de variantes genéticas causais, em seu sentido restrito) dos transtornos psiquiátricos, respectivamente. Essas constatações impulsionaram as modernas investigações buscando a elucidação dos fatores genéticos de risco para o desenvolvimento dos transtornos mentais[1].

Em um primeiro momento, a investigação dos mecanismos genéticos associados com os transtornos mentais foi restrita principalmente à investigação de genes candidatos. No entanto, o desenvolvimento de tecnologias capazes de investigar o genoma inteiro (i. e., o conjunto completo do DNA, no ser humano), revolucionou a investigação da genética molecular na psiquiatria, principalmente na medida em que permitiu a investigação conjunta de diferentes genes ao longo do genoma, o que possibilitou novas descobertas na investigação da arquitetura genética dos transtornos psiquiátricos[2].

ARQUITETURA GENÉTICA

Definição/visão geral

A arquitetura genética é definida como o número, efeito e frequência populacional das variações genéticas associadas a um determinado fenótipo. Duas hipóteses principais foram propostas na tentativa de explicar a arquitetura genética de traços fenotípicos complexos, como os transtornos psiquiátricos. A hipótese da doença comum/variantes comuns propõe que a combinação de múltiplas variantes genéticas comuns com pequena penetrância (i. e., efeito sobre o fenótipo) contribui para a origem de traços fenotípicos complexos. Alternativamente, a hipótese da doença comum/variantes raras sugere que são as variantes raras com alta penetrância que contribuem para os traços fenotípicos complexos[3]. No entanto, evidências recentes indicam que transtornos mentais são mais bem explicados por um modelo poligênico, em que suas arquiteturas genéticas são compostas por variantes genéticas heterogêneas, podendo ser comuns e raras[4]. Os estudos de associação do genoma inteiro e os estudos de associação de variantes raras são utilizados para a investigação de variantes genéticas comuns e raras, respectivamente, como descrito a seguir.

Estudos de associação do genoma inteiro

O estudo de associação do genoma inteiro (GWAS, do inglês, *genome-wide association study*) investiga a associação entre polimorfismo de nucleotídeo único (SNP, do inglês, *single nucleotide polymorphism*) (Figura 1) ao longo do genoma e um traço fenotípico em indivíduos de uma população. Nesse sentido, a consolidação da tecnologia dos microarranjos de SNP (em inglês, *SNP microarrays*) (Figura 2) e de procedimentos de imputação (Figura 3) são a base dos GWAS, que uma vez combinados, permitem a captura da quase totalidade das variações comuns ao longo do genoma.

Análises primárias do GWAS

Diferentes modelos estatísticos são empregados no GWAS a depender do que se pretende estudar. O modelo de regressão logística é utilizado para a análise de traços fenotípicos categóricos binários, em que se busca determinar se um alelo de determinado SNP é mais frequente entre indivíduos com o traço fenotípico investigado. Alternativamente, o modelo de regressão linear é utilizado para a análise de traços fenotípicos contínuos, em que se busca a associação da magnitude da mudança do traço fenotípico com a frequência de alelo de um determinado SNP. Em ambos os modelos estatísticos, é estimada a significância estatística (expressa em valor-p) da associação entre o SNP testado e o traço fenotípico investigado[5].

A associação de cada SNP detectado ao longo do genoma com o traço fenotípico investigado é considerada uma hipótese independente. Assim, são testadas múltiplas hipóteses

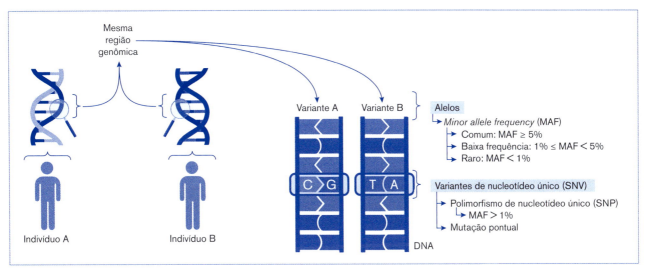

Figura 1 O genoma é definido como toda a informação genética codificada em forma de ácido desoxirribonucleico (DNA, do inglês, *deoxyribonucleic acid*) no ser humano. O DNA consiste em duas fitas simples, em disposição de dupla hélice, compostas por unidades denominadas de nucleotídeos, que são constituídos pelas seguintes moléculas: desoxirribose (i. e., açúcar de cinco carbonos), grupo fosfato e base nitrogenada. Além disso, quatro bases nitrogenadas podem ser encontradas no DNA: citosina (C), guanina (T), timina (T) ou citosina (C). As bases nitrogenadas de uma fita de DNA pareiam com as bases da outra fita, dita complementar, no seguinte padrão: citosina pareia com guanina e adenina pareia com timina. Diferentes sequências de nucleotídeos são encontradas ao longo dos genomas de indivíduos distintos, o que contribui para a variabilidade genética de uma população. Nesse sentido, alelos são conceituados como as diferentes variantes de uma região genômica (denominada *locus*), em termos de sequência de nucleotídeos, encontradas em uma população. Usualmente, alelos referem-se a diferentes variantes de um gene, porém, o *locus* compreendido por um alelo pode variar de um a milhares de nucleotídeos. Representando uma das principais medidas da prevalência de variantes genéticas em uma população, a frequência do alelo menos comum (MAF, do inglês, *minor allele frequency*) corresponde a frequência do segundo alelo mais comum em uma população. Por meio da medida da MAF, alelos são consensualmente classificados em comuns (MAF ≥ 5%), de baixa frequência (1% ≤ MAF < 5%) e raros (MAF < 1%). Variantes de nucleotídeo único (SNV, do inglês, *single nucleotide variants*) são definidas como posições no genoma, correspondentes a um único par de nucleotídeos, onde há variação entre indivíduos de uma mesma população. Constituindo a variação mais frequentemente encontrada no genoma humano, o polimorfismo de nucleotídeo único (SNP, do inglês, *single nucleotide polymorphism*) é definido como uma SNV onde podem ser encontrados pelo menos dois alelos com frequência maior que 1% em uma população.

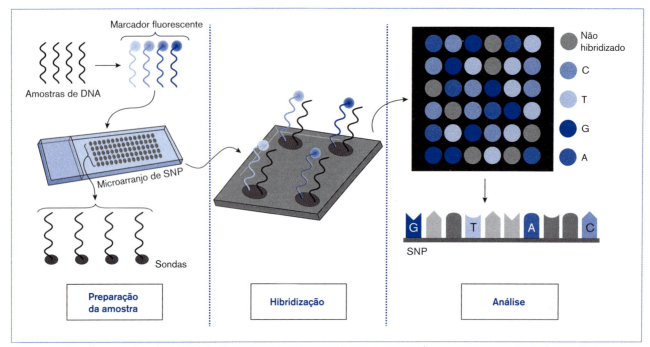

Figura 2 Os microarranjos de SNP (*single nucleotide polymorphism micrroarrays*) representam a principal tecnologia empregada para a genotipagem (i. e., determinação das variações genéticas em segmentos de DNA) de SNP. Esses dispositivos são compostos por múltiplas células microscópicas, cada uma contendo uma sequência de DNA sintética, denominada sonda (em inglês, *probe*), complementar a um alelo de determinado SNP. No procedimento de genotipagem utilizando microarranjos de SNP, inicialmente, amostras de sangue ou saliva de um indivíduo são processadas para a obtenção de pequenos fragmentos de DNA, que são marcados com corantes fluorescentes. A seguir, esses fragmentos de DNA são aplicados ao microarranjo de SNP. Ocorre, então, a hibridização (i. e., pareamento) de sondas e fragmentos de DNA com sequências de nucleotídeos complementares. Desse modo, células em que houve a hibridização, isto é, a detecção de um alelo de determinado SNP, passam a emitir radiação fluorescente. Finalmente, o microarranjo de SNP é escaneado e o padrão de fluorescência emitido é analisado para a genotipagem de SNP ao longo do genoma.

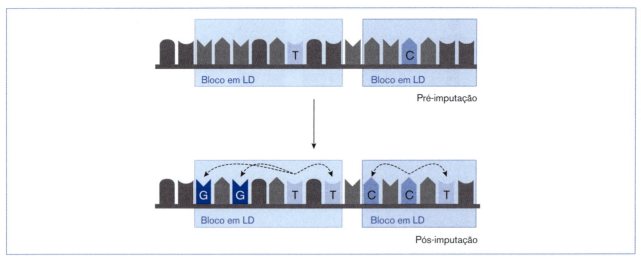

Figura 3 O método de imputação em estudos de GWAS (do inglês, *genome-wide association study*) é um processo para predizer genótipos que não são diretamente observados nos indivíduos estudados. Esse método se fundamenta nos conceitos de desequilíbrio de ligação (LD, do inglês, *linkage disequilibrium*) e haplótipo. LD refere-se à associação não randômica de alelos em pelo menos dois *loci* em uma população, implicando que tais variantes, ditas em LD, são herdadas conjuntamente em uma frequência significativamente maior do que a esperada puramente pela chance. Ademais, haplótipos são definidos como blocos constituídos por alelos em expressivo LD entre si, encontrados em uma população. Reunindo dados genotípicos de haplótipos distribuídos pelo genoma humano, painéis de referência de alta densidade permitem que um alelo genotipado seja utilizado para imputar (i. e., inferir) as variantes genéticas em seu bloco haplotípico não completamente sequenciadas. Dessa forma, SNP (do inglês *single nucleotide polymorphism*) detectados por meio de *arrays* podem ser utilizados como marcadores para imputação de variantes genéticas não genotipadas.

simultaneamente no GWAS, fazendo-se necessária a utilização de métodos de correção de múltiplas testagens para evitar associações positivas devido ao acaso. Consensualmente, aplica-se a correção de Bonferroni, que consiste em dividir o valor-p pelo número de hipóteses testadas, aos testes realizados no GWAS considerando o número de blocos de variantes em LD ao longo do genoma[5]. Uma vez que as variantes genômicas (SNP) em um mesmo bloco são correlacionas, seus testes de associação com o traço fenotípico de interesse não podem ser considerados como independentes. Vale ressaltar que o número de tais blocos varia de acordo com a população estudada, e para a população de ancestralidade europeia, a mais frequentemente estudada em GWAS, esse número de blocos investigado é estimado em um milhão, fazendo com que o limiar do valor-p usado para determinar significância estatística seja de $p < 5 \times 10^{-8}$ no GWAS[6].

Na medida em que variantes comuns possuem, em geral, pequenos efeitos sobre o fenótipo, a detecção de SNP estatisticamente significativos no GWAS frequentemente necessita de uma amostra grande. De fato, a inclusão de dezenas a centenas de milhares de indivíduos em GWAS conduzidos na área de psiquiatria foi fundamental para a descoberta de SNP significativamente associados a transtornos mentais (Figura 4). Além disso, um recurso usualmente empregado para potencializar o poder estatístico do GWAS em detectar SNP estatisticamente significativos consiste na realização de metanálises de GWAS independentes[7].

Finalmente, os gráficos Manhattan (*Manhattan plots*) (Figura 5) e gráficos de quantil-quantil (*quantile-quantile plot*)

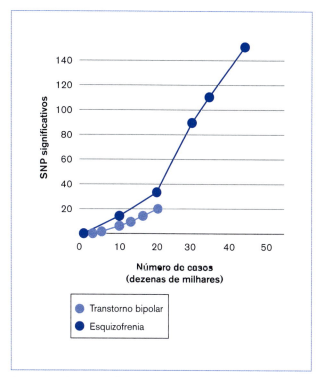

Figura 4 Aumento do tamanho amostral no GWAS (*genome-wide association study*). A figura mostra o aumento de número de SNP (do inglês *single nucleotide polymorphism*) atingindo o limiar de significância do GWAS com o aumento do número de casos para a esquizofrenia e o transtorno bipolar.
Fonte: adaptada de Sullivan et al., 2018[11].

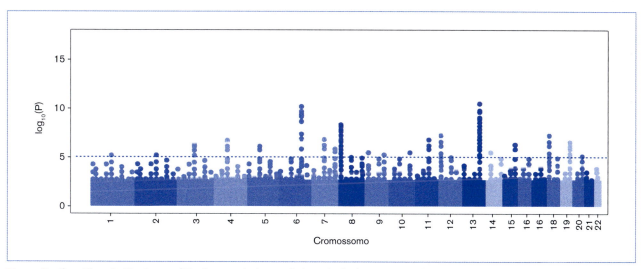

Figura 5 O gráfico de Manhattan (Manhattan plot) constitui o principal recurso gráfico utilizado para a representação dos resultados do GWAS (*genome-wide association study*). O gráfico de Manhattan consiste em um gráfico de dispersão (em inglês, *scatterplot*) em que cada ponto representa um SNP (do inglês *single nucleotide polymorphism*). Nesse gráfico, a posição dos pontos no eixo x é determinada pelo cromossomo em que cada SNP é localizado. Além disso, a posição dos pontos no eixo y é determinada pela magnitude da significância estatística da associação de cada SNP com o traço fenotípico investigado, expressa usualmente como o logaritmo do valor-p obtido no teste estatístico de associação. Desse modo, quanto mais superior for a localização de um ponto no gráfico de Manhattan, maior a significância estatística do SNP representado pelo ponto e o traço fenotípico investigado. Nesse sentido, a linha pontilhada representa o limiar de significância estatística ($p < 5 \times 10^{-8}$) mais frequentemente adotado no GWAS.

(Figura 6) são usualmente empregados para a visualização dos resultados do GWAS.

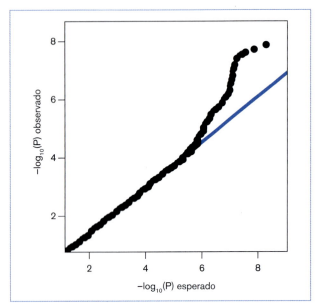

Figura 6 O gráfico de quantil-quantil (QQ plot, do inglês, *quantile-quantile plot*), em conjunto com o parâmetro λ (lambda), é utilizado para observar a presença de subestruturas populacionais no GWAS (do inglês, *genome-wide association study*), isto é, fatores confundidores que podem contribuir para a obtenção de resultados falso-positivos. No QQ plot, podem ser visualizados os p-valores (em escala logarítmica) que seriam esperados no caso de não haver associação entre os SNP (do inglês *single nucleotide polymorphism*) e o traço fenotípico investigado (formando a linha azul na figura), e os p-valores observados para cada SNP no GWAS (representados pelos pontos pretos na figura). A localização de pontos à direita e acima da linha azul, como observado na figura, indica a presença de associação entre os SNP representados por tais pontos e o traço fenotípico investigado. Nesse contexto, o λ, também denominado de controle genômico, estima o desvio geral entre os pontos e a linha azul. Um valor de λ inflado (usualmente, λ > 1.2) indica a presença de fatores confundidores não mensurados no GWAS. Dentre esses fatores, a estratificação populacional refere-se à presença de subpopulações (i. e., estratos populacionais) com constituições genéticas distintas na população investigada no GWAS. Na presença de estratificação populacional, o achado de uma associação entre um SNP e o traço fenotípico investigado pode ser resultado, na verdade, da maior frequência de um determinado SNP em uma das subpopulações incluídas e não relacionado ao fenótipo investigado. Além disso, outro fator confundidor consiste na presença de relações de parentesco (que, em inglês, denomina-se *cryptic relatedness*) entre indivíduos da população investigada no GWAS. Nesse sentido, se indivíduos da mesma família forem, por exemplo, incluídos no grupo com o traço fenotípico investigado, pode ser achada uma falsa associação entre o SNP e o traço fenotípico investigado, uma vez que indivíduos de uma mesma família compartilham maior número de SNP em comum do que indivíduos sem grau de parentesco próximo. Por último, erros de genotipagem podem também constituir fatores confundidores.

Análises secundárias do GWAS

Metodologias de análise adicionais usando dados provenientes do GWAS foram desenvolvidas buscando contribuir para a elucidação da arquitetura poligênica de traços fenotípicos complexos, como os transtornos psiquiátricos. Essas metodologias são descritas a seguir:

- Herdabilidade conferida por SNP (h^2_{SNP}, em inglês, *SNP-based heritability*): é definida como a porção da herdabilidade de um traço fenotípico conferida por variações comuns do genoma. A h^2_{SNP} é usualmente estimada no GWAS por meio do Escore de Regressão de Desequilíbrio de Ligação (LDSC ou LDSR, do inglês, *linkage disequilibrium score regression*)[8].
- Escore de Risco Poligênico (PRS, do inglês, *polygenic risk score*): é utilizado para predizer a presença de um traço fenotípico (especificamente uma patologia) em um indivíduo com base nas suas variantes genômicas. O cálculo do PRS é baseado na soma ponderada de todos os SNP associados ao traço fenotípico investigado, e envolve duas etapas. Na primeira, conduz-se um GWAS em uma população que constitui a denominada amostra de descoberta (*discovery sample*) e, na segunda etapa, conduz-se um GWAS em outra população, que constitui a amostra de validação (*target sample*). A primeira etapa é usada para o cálculo do PRS com base nos SNP associados ao traço fenotípico investigado, e a segunda é utilizada para avaliar o desempenho do PRS em predizer esse traço fenotípico. Na análise de PRS, as duas amostras precisam ser da mesma ancestralidade. Por exemplo, o GWAS conduzido pelo Grupo de Trabalho de Esquizofrenia do Consórcio Genômico de Psiquiatria foi utilizado para a construção de um PRS que foi capaz de predizer aumento de até quinze vezes no risco de desenvolver esquizofrenia em amostras de validação[9]. Além de predizer traços fenotípicos com base em variantes genômicas, o PRS pode ser utilizado para capturar a arquitetura genética compartilhada entre diferentes fenótipos.
- Análises de genes: é a análise de conjunto de genes (*gene-set analysis*) realizadas por meio do agrupamento de SNP detectados no GWAS, respectivamente, em genes e em grupos de genes envolvidos no mesmo processo biológico. Posteriormente, cada gene ou cada grupo de genes são testados em sua associação com o traço fenotípico investigado. A metodologia frequentemente empregada para realizar essas análises consiste na análise de múltiplos marcadores genômicos (MAGMA, do inglês, *multi-marker analysis of genomic annotation*)[10].

Consórcio de psiquiatria genômica (PGC)

O PGC (do inglês, *Psychiatric Genomics Consortium*) é considerado o maior consórcio da história da psiquiatria genômica, contando, atualmente, com a participação de mais de 800 cientistas de 40 países e de mais de 150 diferentes instituições. Os princípios que regem o PGC são[11]:

- Compartilhar os dados e resultados de forma rápida, de forma a contribuir para a compreensão dos transtornos mentais, visto o grande avanço desses transtornos ao longo do tempo (o avanço seria dos transtornos ou das metodologias para compreendê-los?).
- Contribuir para uma ciência participativa e democrática.
- Criar metodologias rigorosas de controle de qualidade dos dados genômicos e protocolos de análises dos dados.

ESTUDOS DE ASSOCIAÇÃO DE VARIANTES RARAS

O estudo da associação de variantes raras (RVAS, do inglês, *rare variant association study*) investiga a associação entre variantes genéticas raras (usualmente definidas como MAF < 1%) e traços fenotípicos. Dentre os fatores que podem explicar a baixa prevalência de variantes raras, estão seus efeitos biológicos majoritariamente deletérios por afetarem a atividade de genes e suas altas penetrâncias, fazendo com que sofram pressões seletivas que dificultam a transmissão de tais variantes para gerações futuras. Variantes raras *de novo* (isto é, não herdadas e, consequentemente, não submetidas ao processo da seleção natural) possuem grande potencial para exercer efeitos deletérios de considerável magnitude, contribuindo para o risco dos transtornos psiquiátricos[12].

Dessa forma, mutações consideradas *de novo* que resultam em produtos proteicos alterados (Figura 7) constituem um dos principais objetos de investigação dos RVAS. Além disso, variações no número de cópias (CNV, do inglês *copy number variations*) raras são frequentemente investigadas em sua associação com transtornos psiquiátricos (Figura 8).

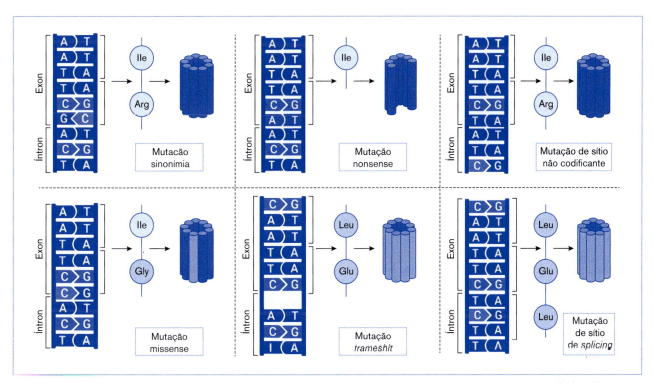

Figura 7 Mutações são definidas como qualquer alteração permanente na sequência de nucleotídeos de um indivíduo. Dessa forma, mutação refere-se a um fenômeno individual, enquanto SNP (do inglês *single nucleotide polymorphism*) refere-se a um fenômeno populacional. Se consideradas a nível populacional, mutações, especialmente as com efeito patogênico, são usualmente raras. Além disso, variantes genéticas são usualmente classificadas em não codificantes e codificantes de acordo com sua ocorrência em regiões genômicas que codificam ou não produtos proteicos, respectivamente. Nesse sentido, vale ressaltar que regiões codificantes são compostas por exons, isto é, regiões de um gene onde cada trinca de nucleotídeos, denominada códon, codifica um aminoácido. Mutações em regiões codificantes são classificadas em sinonímias e não sinonímias. As mutações sinonímias consistem na alteração de um par de bases que resulta em um códon que codifica o mesmo aminoácido codificado pelo códon original. Por outro lado, as mutações não sinonímias resultam em alteração do proteico codificado e são compostas pelas mutações *missense*, *nonsense*, *frameshift* e canônicas de sítio de *splicing*. As mutações *missense* resultam em um códon alterado que codifica um aminoácido diferente do original. As mutações *nonsense* resultam na introdução de um códon de parada e, dessa forma, na produção de um produto proteico truncado (i. e., incompleto). As mutações *frameshift* consistem na deleção (como mostrado na figura) ou introdução de pares de bases em número não múltiplo de três, resultando na alteração do quadro de leitura dos códons e, consequentemente, na produção, em geral, de um produto proteico significativamente alterado. As mutações canônicas de sítio de *splicing* alteram o processamento de exons e íntrons (i. e., regiões não codificantes de um gene) durante o processo de *splicing*, com consequente produção, em geral, de um produto proteico significativamente alterado.

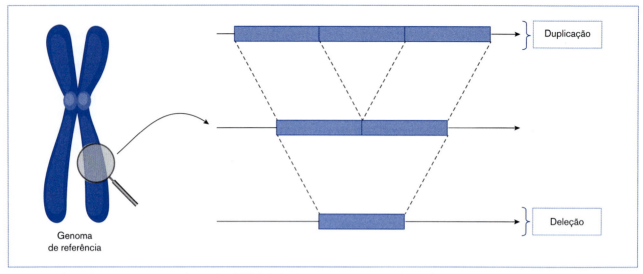

Figura 8 As variações no número de cópias (CNV, do inglês, *copy number variations*) constituem as variações estruturais mais frequentemente encontradas ao longo do genoma humano, sendo definidas como segmentos do DNA, contendo pelo menos mil bases (i. e., uma kilobase), cujo número de cópias varia entre indivíduos de uma mesma população. Dessa forma, CNV envolvem cópias ou deleções genômicas em relação a um genoma de referência. Microarranjos de SNP (do inglês *single nucleotide polymorphism*) são usualmente utilizados para a detecção de CNV por meio de análises utilizando a frequência populacional dos alelos de SNP e a intensidade dos sinais de luminescência emitidos em cada posição dos microarranjos. Além disso, tecnologias de sequenciamento também podem ser empregadas para a detecção de CNV. Vale salientar que CNV raras ou de novo são consistentemente associadas à etiopatogênese de transtornos psiquiátricos.

Métodos para a identificação de variantes raras

Inicialmente, o desenvolvimento do método Sanger de sequenciamento possibilitou que regiões genômicas relativamente pequenas fossem sequenciadas, por meio da determinação da sequência de nucleotídeos de fragmentos unitários de DNA. Mais recentemente, tecnologias conjuntamente denominadas de sequenciamento de nova geração (NGS, do inglês, *next generation sequencing*) são capazes de obter a leitura das sequências de nucleotídeos de múltiplos fragmentos de DNA simultaneamente (Figura 9), permitindo o sequenciamento do genoma de forma ampla e acurada.

Um conceito frequentemente utilizado para diferenciar os métodos de NGS é a cobertura (*coverage*) do experimento e refere-se ao número médio de leituras que se alinham com cada nucleotídeo em um genoma de referência. A magnitude da cobertura é usualmente descrita em termos de profundidade, de forma que, quanto mais profunda a cobertura de um método de NGS, maior o número médio de leituras por nucleotídeo do genoma de referência e, consequentemente, maior sua acurácia[13].

Os principais métodos empregando tecnologias de NGS utilizados são descritos a seguir:

Sequenciamento do exoma inteiro: o sequenciamento de exoma inteiro (WES, do inglês, *whole-exome sequencing*) investiga as sequências de nucleotídeos das regiões do genoma que codificam produtos proteicos. Essas regiões correspondem aos exons, que compõem os genes em conjunto com regiões não codificantes denominadas íntrons. Coletivamente, os exons constituem o exoma, que ocupa 1 a 2% do genoma humano[14].

Sequenciamento do genoma inteiro: o sequenciamento do genoma inteiro (WGS, do inglês, *whole-genome sequencing*) tem como objetivo o sequenciamento de todas as regiões do genoma, codificantes e não codificantes. Usualmente, classifica-se o WGS como de alta profundidade de cobertura (> 20x) e de baixa profundidade de cobertura (< 10x)[15]. Apesar de sua capacidade em detectar a maioria das variantes genéticas em um genoma com alta acurácia, o WGS com alta profundidade de cobertura tem sua execução em larga escala ainda limitada pelos seus altos custos. Porém, o custo dos WGS com pequenos fragmentos (*short reads*) tem permitido a substituição dos métodos WES, por apresentar algumas vantagens, tais como, não precisar fazer a captura do DNA em *cluster* e oferecer uma cobertura do genoma maior, o que têm permitido uma descoberta de 10-20% variantes novas em regiões codificantes quando comparado com WES. Apesar dos métodos de GWAS permitirem a investigação de mutação em regiões não codificantes do genoma, o WGS pode identificar variantes não codificantes raras e *de novo*, além de CNV pequenas[16].

Métodos estatísticos no RVAS

Diversos métodos estatísticos foram desenvolvidos objetivando aumentar o poder estatístico de testes de associação de variantes raras. Em vez de focar em variantes raras de forma individual, esses métodos testam a associação entre conjuntos de variantes raras localizadas em uma região genômica funcional (p.ex., um gene) e o traço fenotípico investigado. Nesse contexto, o principal método estatístico para a investigação

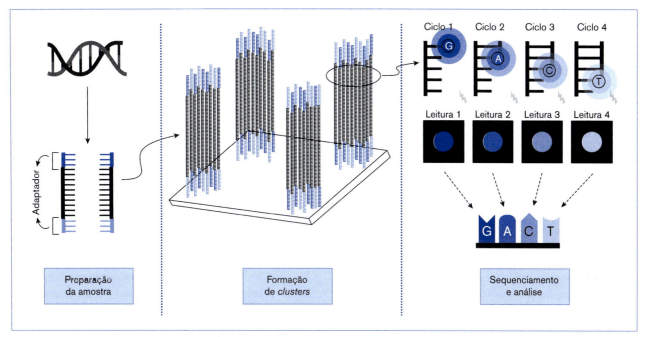

Figura 9 O sequenciamento por síntese (em inglês, *sequencing by synthesis*), representado na figura pelo método desenvolvido pela companhia norte-americana Illumina, é uma das principais plataformas utilizadas para o sequenciamento do genoma em larga escala. Nesse procedimento, inicialmente, amostras biológicas de um indivíduo são processadas para a obtenção de fragmentos de DNA de fita única. Além disso, pequenas sequências de nucleotídeos (i. e., oligonucleotídeos), denominas adaptadores, são adicionadas às extremidades dos fragmentos de DNA. Os adaptadores permitem a hibridização dos fragmentos de DNA com múltiplas sequências de oligonucleotídeos complementares presentes em uma lâmina de vidro denominada de célula de fluxo (*flow cell*). Na próxima etapa, ocorre amplificação clonal dos fragmentos de DNA, com a formação de múltiplos *clusters* (i. e., grupos) de fragmentos similares. Em seguida, tais fragmentos de fita única são utilizados como molde para a síntese da fita complementar, em que são utilizados nucleotídeos marcados com corante fluorescente. A cada ciclo em que um nucleotídeo é adicionado às fitas complementares de DNA crescentes, os *clusters* são estimulados com uma fonte luminosa, resultando na emissão de um sinal fluorescente que corresponde ao nucleotídeo específico adicionado no ciclo. Desse modo, a análise do padrão de luminescência emitido pela célula de fluxo durante a síntese de fitas complementares permite o sequenciamento dos fragmentos de DNA. Finalmente, as sequências de nucleotídeos desses fragmentos, denominadas de leituras (em inglês, *reads*) são alinhadas com genomas de referência para a identificação de variações genéticas.

de variantes raras, principalmente CNV, é o teste de frequência de ocorrência (*burden test*)[17]. Esse teste é utilizado para a análise de associação de variantes em conjunto com o traço fenotípico investigado.

Os estudos de WES também tocam nas variantes consideradas *de novo*. Nesse contexto, o desenho de estudo geralmente é feito em trios constituídos por prole afetada e pais não afetados, permitindo a detecção de variantes *de novo* na prole potencialmente associadas com o traço fenotípico sendo investigado.

Metodologias para interpretação biológica de variantes

Anotação funcional de variantes genéticas refere-se à descrição de suas funções biológicas, que podem ser estimadas por meio de análises utilizando informações biológicas de variantes genômicas disponibilizadas em bancos de dados públicos[18]. Esse procedimento é particularmente relevante nos estudos de RVAS, pois possibilita a classificação de variantes de acordo com seus impactos biológicos e a priorização de grupos de variantes nos testes de associação com o fenótipo investigado.

Além disso, a anotação funcional de variantes auxilia na interpretação do papel biológico de variantes estatisticamente significativas detectadas.

De forma geral, variantes que causam perda ou perda potencial da função do alelo de um gene são classificadas como perda de função (LoF, do inglês, *loss-of-function*) ou provável perturbação de gene (LGD, do inglês, *likely gene-disrupting*), respectivamente. Variantes LoF e LGD são usualmente consideradas como as de maior potencial deletério (i. e., patogênico). Além disso, genes em que uma mutação LoF em apenas um de seus dois alelos resulta em perda de sua função biológica são classificados como haploinsuficientes. Uma outra análise feita após a classificação das variantes é o escore de intolerabilidade dos genes que apresentam variantes consideradas deletérias. Um dos escores mais utilizados é o pLI, que varia de 0 a 1, sendo que valores maiores se traduzem em uma maior intolerância de um gene (i. e., perda de sua função biológica) à ocorrência de variantes deletérias nele. Os estudos de WES em psiquiatria mostram que os genes que apresentam variantes consideradas deletérias e que são associados com o risco de desenvolver o transtorno são intolerantes quando PLI > 0,9. O teste de associação de variantes transmitidas e *de novo* (TADA, do inglês, *transmission and de novo association test*) é amplamente utilizado para a obtenção de genes potencialmente associados ao traço fenotípico investigado por meio da análise de variantes *de novo* e herdadas[13]. Utilizando a estatística bayesiana, esse teste compara o número esperado e observado de variantes baseado na taxa de mutação do gene, incorporando evidências de diferentes tipos de variantes, tamanho e probabilidade dos genes em tolerar mutações LoF sem alteração de sua função biológica[19].

Já para os estudos WGS uma das principais análises utilizadas é a de associação por categorias (*category-wide association study*). Essa análise é considerada conceitualmente similar à análise primária do GWAS representada pelo gráfico Manhattan. As variantes identificadas pelo WGS são anotadas em diferentes grupos, dependendo da função e localização no genoma, como intrônicas, região promotora, regiões não traduzidas (UTR, do inglês, *untranslated region*) e presentes em marcadores epigenéticos. Após a distribuição dos grupos são formadas categorias, que são definidas observando-se a combinação de uma anotação selecionada em cada grupo de anotação. Cada uma das categorias de anotação é avaliada quanto à evidência de associação com o fenótipo comparando o número de mutações *de novo* em casos *versus* controles. A associação pode ser testada utilizando o teste exato binomial, regressão linear ou análise de permutação. Apesar das categorias individuais poderem não ter significância estatística, pode-se analisar a associação de múltiplas categorias juntas, similar ao PRS, mas um escore denominado escore de risco de variantes raras.

ARQUITETURA FUNCIONAL

Além dos estudos relacionados com a arquitetura genética dos transtornos mentais, existe um outro campo da genética que estuda como as variações genômicas, investigadas nos estudos de GWAS e RVAS, estão envolvidas com expressão dos genes. Essa área é conhecida como arquitetura funcional e nela se estudam os mecanismos associados à expressão dos genes e outros transcritos, além dos processos que regulam a expressão gênica, este último também conhecido como processos epigenéticos. Visto o caráter poligênico dos transtornos mentais, a arquitetura funcional tenta compreender como os genes, ou sua expressão – conhecida também como transcriptoma, são regulados e como esses genes se conectam entre si em redes de interação e os processos biológicos. Alguns estudos demostram que os processos de regulação do transcriptoma desempenham papel importante no desenvolvimento do sistema nervoso, influenciando a neurogênese e a cognição. Dessa forma, alterações nesses mecanismos podem conferir risco para o desenvolvimento de transtornos psiquiátricos[20]. Além disso, a maior parte das variações genômicas comuns encontradas nos estudos de GWAS são localizadas em regiões não codificantes e podem exercer um papel importante na regulação dos genes. Neste capítulo, iremos abordar métodos de estudos epigenéticos envolvidos com os transtornos mentais.

EPIGENÉTICA

Alterações epigenéticas referem-se a modificações químicas herdáveis no genoma que controlam a expressão ou a regulação de genes sem que ocorra mudança na sequência de DNA[21]. Por meio da ativação ou supressão seletiva de genes, mecanismos epigenéticos podem alterar a expressão de genes e, consequentemente, ter efeitos em traços fenotípicos.

Alterações epigenéticas tendem a ser preservadas durante a gametogênese, sendo consequentemente herdáveis. No entanto, a forma de transmissão do padrão epigenético é conhecida por ser um processo dinâmico, isto é, durante a meiose, por exemplo, o padrão de metilação do genoma é transmitido das cromátides da mãe para as cromátides da filha, porém o grau de fidelidade dessa transmissão é aproximadamente três vezes menor do que a transmissão da sequência do DNA. Ao longo das gerações, esse processo resulta em uma diferença significativa no padrão de metilação entre os indivíduos, mesmo aqueles que são gêmeos idênticos. Depois da fertilização, o perfil de metilação é reprogramado, relacionado com a diferenciação e determinação do tipo celular, e essas marcas epigenéticas persistem durante o desenvolvimento dos indivíduos. Dessa forma, eventos ambientais que ocorrem no início do desenvolvimento, podem reprogramar o perfil epigenético e ter um efeito ao longo da vida do indivíduo. As mudanças epigenéticas podem ser influenciadas por variantes genéticas e eventos ambientais que ocorrem durante eventos iniciais da formação do embrião/feto.

O conjunto de alterações epigenéticas produzidas no genoma – denominado de epigenoma – tornou-se alvo de investigações no âmbito da psiquiatria nos últimos anos[22]. Acredita-se que o epigenoma modifica com o tempo, e que pode variar de acordo com o tecido considerado. Dessa forma, dados epigenéticos podem servir como marcadores da resposta do organismo a fatores ambientais, mais precisamente, das modificações não herdáveis que tais fatores podem causar.

Metilação

O mecanismo epigenético mais estudado no campo da psiquiatria é a metilação de citosinas (C). O processo da metilação mais comum em eucariotos, consiste na ligação de um grupo metila ao quinto carbono de uma base de citosina, formando 5-metilcitosina. A metilação em citocinas pode ocorrer nas seguintes sequências de nucleotídeos: CG, CHG e CHH (em que: G = guanina e H = citosina, timina ou adenina), principalmente CG. Esse processo é catalisado por enzimas chamadas metiltransferases do DNA (DNMT, do inglês DNA *methyltransferases*). Regiões metiladas são frequentemente detectadas em sequências do genoma altamente repetitivas de bases de citosina e guanina (i. e., CG), que não ocorrem de maneira uniforme ao longo do genoma. Tais regiões são denominadas de ilhas CpG e são, em geral, encontradas próximas de regiões promotoras, que consistem em sequências compostas por 100 – 1000 pares de bases localizadas a montante de exons, e que são responsáveis pelo recrutamento de polimerases para iniciar o processo de transcrição de genes (i. e., regulam a expressão de genes). Regiões promotoras podem estar cercadas por múltiplas ilhas CpG, que, quando estão metiladas, levam à diminuição da expressão gênica[23] (Figura 10). Estudos recentes têm mostrado que a metilação do DNA pode também ocorrer nas proximidades das ilhas CpG, em outros elementos regulatórios ou até mesmo no interior do gene.

Com o uso das tecnologias dos microarranjos centenas de milhares de sítios de metilação ao longo do genoma podem ser analisados. O procedimento mais acurado para a avaliação de perfis de metilação, denominado sequenciamento bissulfito de sódio, é capaz de converter a base citosina não metilada em uracilas, por meio da desaminação, enquanto citosinas não metiladas são protegidas da conversão[24] (Figura 11). Pesquisadores usam diversos métodos para a investigação do metiloma (i. e., sítios de metilação ao longo do genoma), sendo os mais comuns os estudos de metilação de genes candidatos e os estudos de metilação global do DNA.

Estudos de metilação de genes candidatos

Os estudos de metilação de genes candidatos avaliam a hipometilação (i. e., baixos níveis de metilação) ou a hipermetilação

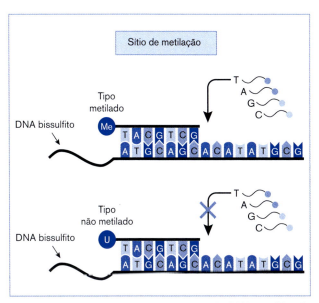

Figura 11 Técnica de sequenciamento de DNA modificado por bissulfito. O procedimento mais acurado para a identificação de regiões diferencialmente metiladas é o sequenciamento bissulfito. Essa técnica é capaz de desaminar a citosina a uracila, posteriormente identificada como timina, sem alterar a citosina que está metilada.

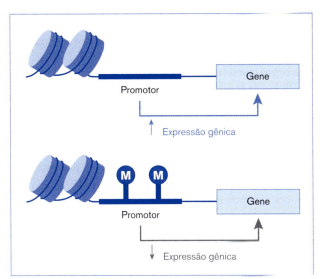

Figura 10 Metilação de DNA. O processo de metilação de DNA é caracterizado pela adição covalente de um grupo metil (CH3) em um carbono na posição 5' da citosina (5MeC), que ocorre principalmente no contexto de dinucleotídeo CpG. Esses dinucleotídeos se encontram aleatoriamente distribuídos no genoma humano, e podem ser organizar em ilhas, conhecidas como ilhas CpG. Mais de 80% dos dinucleotídeos CpG se encontram em regiões intergênicas e intrônicas e são metilados. Entretanto, essas ilhas CpG também são encontradas nas regiões promotoras dos genes, ricas em sequência CG. Em genes que são transcricionalmente ativos, estas ilhas encontram-se normalmente não metiladas, o que possibilita a transcrição do gene (expressão gênica). Porém, quando metiladas, elas levam à inativação de um gene ou à redução de sua expressão.

(i. e., altos níveis de metilação) em regiões próximas a genes candidatos (i. e., potencialmente relevantes) para determinado fenótipo, objetivando a identificação de padrões disfuncionais de metilação desses genes em indivíduos afetados[25]. Esses estudos constituem uma metodologia mais direcionada e, consequentemente, menos custosa para a investigação da metilação, se comparada aos estudos que empregam a investigação do genoma inteiro, porém não produzem a magnitude de informações obtidas em metodologias epigenômicas globais. Um dos métodos mais utilizados para a investigação de metilação dos genes candidatos é o pirosequenciamento, em que o DNA é convertido com bissulfito de sódio e ampliado para posterior pirosequenciamento. Nesse método, citocinas metiladas não são modificadas pelo bissulfito de sódio, e sua prevalência em determinada região genômica (p. ex., região promotora de um gene) é analisada como um indicador de metilação.

Estudos de metilação global do DNA

Estudos de metilação global do DNA permitem a obtenção de uma perspectiva mais completa do metiloma por meio da mensuração da metilação total de DNA em um determinado tecido, quantificada por meio dos níveis de metilcitosina, isto é, citosinas metiladas. O ensaio de imunoabsorção enzimática (ELISA, do inglês, *enzyme-linked immunosorbent assay*) permite a rápida detecção de hiper ou hipometilação, porém não possibilita a obtenção de informações específicas a determinados sítios do genoma e, dessa forma, permitem apenas a obtenção de estimativas não precisas dos níveis globais de metilação do genoma[18].

Estudos de associação epigenômicos amplos (EWAS)

Finalmente, EWAS (do inglês, *epigenome-wide association studies*) não são baseados em hipóteses definidas *a priori*, na medida em que avaliam a metilação de DNA ao longo de todo o genoma. No entanto, EWAS empregam uma metodologia que captura informações relativas a regiões específicas do genoma que são enriquecidos em ilhas CpG (correspondendo a aproximadamente 2% dos sítios de ilhas CpG em humanos)[13]. A tecnologia mais comum utilizada nos EWAS consiste em uma plataforma de microarranjo de DNA, que utiliza um ensaio químico para obter informações sobre o estado de metilação de diferentes sítios de metilação ao longo do genoma. Uma das plataformas mais utilizadas atualmente é o microarranjo da companhia norte-americana Illumina (*Illumina Methylation Array – 450K BeadChip*), que permite a detecção altamente acurada de metilação em mais de 450 mil sítios CpG, por meio do uso de dois corantes fluorescentes com cores e propriedades químicas distintas capazes de reconhecer sequências convertidas em bissulfito. O sinal da leitura das sondas é convertido em um *score* denominado beta, que varia de 0 a 1, no qual o valor 1 significa totalmente metilado e 0 significa não metilado. As análises estatísticas são feitas utilizando o valor de beta logaritimizado, e envolve três componentes: a eliminação de valores de sinal de intensidade espúrios, normalização do sinal de fluorescência e a análise de metilação diferencial. Embora muitos estudos de metilação façam a comparação entre dois grupos biológicos distintos, é possível a comparação entre vários grupos. A comparação de metilação diferencial entre grupos é realizada por meio de testes paramétricos e não paramétricos para dados normais e não normais, respectivamente. Além disso, modelos lineares podem ser utilizados para o controle de variáveis experimentais confundidores que podem influenciar a comparação de metilação diferencial entre grupos. Finalmente, os modelos de análise de variância também levam em consideração efeitos aleatórios que podem estar associados com a metilação diferencial. Uma vez que diferentes ilhas CpG ao longo do genoma são testadas em sua associação com o traço fenotípico investigado, o limiar de significância estatística é corrigido para múltiplas testagens, sendo frequentemente empregado o método da taxa de detecção falsa (FDR, em inglês, *false discovery rate*).

Uma outra abordagem estatística utilizada nos estudos de microarranjos de DNA é a Bayesiana Empírica. Essa abordagem assume uma distribuição *a priori* dos dados e os parâmetros desconhecidos dessa distribuição são estimados a partir do próprio conjunto de dados. A estatística mais utilizada dentro dessa abordagem é a t moderada, que pode ser interpretada de forma similar ao teste t, exceto nas quais os erros padrões são moderados ao longo dos genes, utilizando-se um modelo Bayesiano.

Diversos estudos empregaram tais técnicas para correlacionar padrões diferenciais de metilação em transtornos psiquiátricos[19,20]. Alguns desses estudos encontraram uma associação entre estado de doença e variações tanto no nível de metilação global quanto em sítios de metilação específicos; no entanto, tais resultados são poucos replicados[21]. Além disso, o uso de amostras de sangue periférico para estudos de metilação global do DNA pode não refletir de maneira acurada os padrões de metilação associados ao transtorno estudado, uma vez que padrões de metilação podem variar de acordo com o tecido, e os transtornos psiquiátricos supostamente se originam no sistema nervoso central. Ainda assim, níveis de metilação poderiam ser utilizados, potencialmente, como biomarcadores periféricos para os transtornos psiquiátricos.

Modificações das histonas

Modificações de histonas permitem ainda a análise do epigenoma por meio de outra perspectiva. Em humanos, o DNA enrola-se ao redor de proteínas de histonas, que são então agrupadas em octâmeros para a formação dos nucleossomos. Modificações covalentes em qualquer um dos tipos principais de histonas, tais como a acetilação, a metilação e a fosforilação podem alterar a expressão de genes próximos a essas regiões. Essas modificações ocorrem em resíduos de aminoácidos específicos na cauda N-terminal das histonas. Estudos indicam que as enzimas associadas aos processos epigenéticos do DNA e das histonas têm ação combinada e são alteradas por variantes genéticas locais, sugerindo que esses processos são complexos e dependentes de vários níveis de regulação (Figura 12).

A pesquisa na epigenética de histonas requer tecnologias que capturem modificações em sítios específicos das histonas ao longo do genoma e, para isso, frequentemente utilizam-se anticorpos que reconhecem esses sítios. Por exemplo, a histona H3 metilada no aminoácido lisina na posição 9 é conhecida como metilação de H3K9; utilizando a letra K para lisina e é considerada uma marca repressora associada a regiões selecionadas no genoma. Estudos que investigam modificações em histonas, de forma geral, baseiam-se em imunoprecipitação de cromatina (ChIP, do inglês, *chromatin immunoprecipitation*), que permitem o isolamento de fragmentos de DNA relevantes por meio da imunoprecipitação de proteínas ligados ao DNA[17]. Após o isolamento, as sequências podem ser hibridizadas para a análise em microarranjos de DNA, preparadas para sequenciamento ou analisadas por meio de reação em cadeia da polimerase (PCR, do inglês, *polymerase chain reaction*) quantitativa[22].

Investigações em psiquiatria revelaram diversas associações entre estados de doença e modificações em histonas, detectadas por meio do uso de amostras cerebrais de células únicas e linfócitos/leucócitos. Por exemplo, um estudo em esquizofrenia identificou aumento na dimetilação da histona H3K9, tanto em amostras quanto de sangue periférico, como de tecidos cerebrais, sugerindo que a metilação da H3K9 poderia ser um marcador periférico para a esquizofrenia[23]. Alguns marcadores de metilação de histonas, por exemplo, o marcador conhecido como H3K4me3, regula sítios de transcrição no cérebro e em outros tecidos e foi encontrado enriquecido em cromatinas de células neuronais no córtex pré-frontal (CPF) em humanos[24], quando comparados com outros primatas. Esse mesmo marcador foi estudado em CPF de pacientes com esquizofrenia,

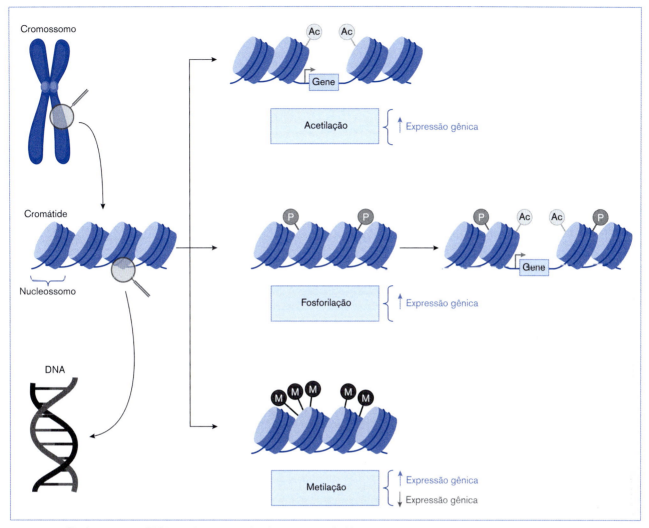

Figura 12 Em humanos, o DNA enrola-se ao redor de proteínas de histonas, que são então agrupadas em octâmeros para a formação dos nucleossomos. Nucleossomos permitem a condensação e o controle da expressão do DNA. Em sua forma altamente condensada, denominada heterocromatina, o DNA é ligado a proteínas, impedindo a ligação de polimerases a sequências e, consequentemente, o início da transcrição. Alternativamente, o DNA na forma de eucromatina – uma conformação menos condensada e com menor restrição por parte dos nucleossomos – é acessível a proteínas de ligação, permitindo a transcrição e a expressão gênica. Constituindo um importante processo biológico, a acetilação de resíduos de lisina contribui para o controle da expressão gênica por meio de alterações em histonas. A acetilação do aminoácido lisina em histonas é uma marca de regiões reguladoras ativas do genoma, sendo que, quando um sítio da histona é acetilado, isso "entraquece" a ligação do DNA aos nucleossomos, permitindo que as sequências enroladas aos nucleossomos se tornem disponíveis para a transcrição. Por outro lado, a desacetilação da lisina aumenta a ligação do DNA aos nucleossomos, resultando em uma diminuição na expressão gênica ou silenciamento do gene[16]. Da mesma forma que a acetilação de histonas, a fosforilação de histonas geralmente favorece a transcrição e expressão de genes. A di- ou trimetilação de histonas pode afetar também os padrões de expressão gênicos, tanto pela supressão quanto pela ativação de genes localizados nos *loci* envolvidos.

revelando que umas das regiões com alterações na cromatina foi o *locus* associado com o complexo de histocompatibilidade (MHC, do inglês, *major histocompatibility complex*), associado com esquizofrenia em GWAS prévios.

CONSIDERAÇÕES FINAIS

Os estudos sobre a arquitetura genética e a arquitetura funcional na área da psiquiatria cresceram consideravelmente nos últimos anos com o advento dos microarranjos de SNP e do sequenciamento de última geração e da criação dos consórcios genéticos, principalmente o PGC e o consórcio denominado PsychENCODE, que estuda a expressão dos genes no cérebro e em diferentes tipos de células. A integração de dados gerados por esses estudos é fundamental para a compreensão da neurobiologia dos transtornos mentais, na medida em que permitem a conexão dos diferentes mecanismos de risco e a compreensão do caráter poligênico dos transtornos mentais (Figura 13).

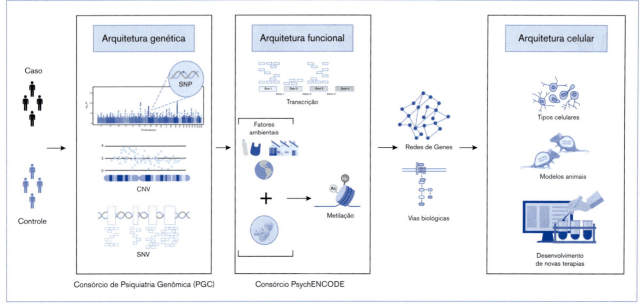

Figura 13 Os estudos de associação de variações comuns e raras no genoma permitem a elucidação da arquitetura genética dos transtornos psiquiátricos. Um dos principais Consórcios que estudam a arquitetura genética dos transtornos psiquiátricos é o Consórcio de Psiquiatria Genômica (PGC). Para compreender a arquitetura genética é necessário estudar os mecanismos regulatórios do genoma, conhecidos como mecanismos epigenéticos, que se baseiam principalmente em estudos de metilação e modificação de histonas e são conhecidos como a arquitetura funcional dos transtornos psiquiátricos. Além disso, análises com ferramentas da bioinformática permitem a integração de dados genéticos e epigenéticos na busca por processos biológicos associados aos transtornos psiquiátricos. Estes mecanismos genéticos e epigenéticos ocorrem em diferentes tipos de células, durante diferentes estágios do neurodesenvolvimento. Estes fatores são estudados no consórcio PsychENCODE. Por fim, estas variações e mecanismos biológicos podem ser investigados em modelos celulares e animais, o que potencializa a descoberta da fisiopatologia dos transtornos psiquiátricos e de novas abordagens terapêuticas baseadas em um maior entendimento da doença.
Fonte: adaptada de Sullivan e Geschwind, 2019[3].

Esses achados podem contribuir para a descoberta de importantes biomarcadores para esses transtornos. A arquitetura genética e funcional compartilhada entre os transtornos psiquiátricos reflete-se em seu alto grau de coocorrência. Nesse sentido, evidências recentes demonstram que a genética se correlaciona com medidas quantitativas dos sintomas, e algumas variantes raras são compartilhadas por diferentes transtornos mentais. Porém, a tradução das descobertas genéticas para a prática clínica ainda é um desafio.

Para aprofundamento

- Mills MC, Barban N, Tropf FC. An introduction to statistical genetic data analysis. London: The MIT Press; 2020. [Edição do Kindle].
    - ⇨ Esse livro versa sobre conceitos básicos relacionados à análise estatística de dados genômicos com uma abordagem didática. Dessa forma, sua leitura permite uma maior compreensão das metodologias atuais empregadas na investigação em genética psiquiátrica.
- Schulze TG, Mcmahon FJ. Psychiatric genetics. Oxfor: Oxford University Press; 2018. [Edição do Kindle].
    - ⇨ Esse livro aborda conceitos básicos de metodologias de investigação em genética aplicadas à investigação psiquiátrica. Além disso, os avanços recentes relacionados à compreensão dos mecanismos genéticos envolvidos nos transtornos psiquiátricos são abordados.
- Timpson NJ, Greenwood CMT, Soranzo N, Lawson D, Richards B. Genetic architecture: the shape of the genetic contribution to human traits and disease. Nat Rev Genet. 2018;19(2):110-24.
    - ⇨ Esse artigo aborda conceitos e metodologias de investigação da arquitetura genética de traços fenotípicos complexos, com enfoque no GWAS.
- Teschendorff AE, Relton CL. Statistical and integrative system-level analysis of DNA methylation data. Nat Rev Genet. 2018;19(3):129-47.
    - ⇨ Esse artigo discute desafios na área de análise de dados e uso de algoritmos para estudos de metilação. Além de abordar a importância das análises integrativas, juntando informações de dados genômicos de RNA mensageiro e fatores de trancrição para a compreensão das análises de metilação no genoma inteiro.

REFERÊNCIAS BIBLIOGRÁFICAS

1. Gandal MJ, Leppa V, Won H, Parikshak N, Geschwind D. The road to precision psychiatry: translating genetics into disease mechanisms. Nat Neurosci. 2016;19(11):1397-1407.
2. State MW, Lombroso PJ, Pauls DL, Leckman JF. The genetics of childhood psychiatric disorders: a decade of progress. J Am Acad Child Adolesc Psychiatry. 2000;39(8):946-62.
3. **Sullivan PF, Geschwind DH. Defining the genetic, genomic, cellular, and diagnostic architectures of psychiatric disorders. Cell. 2019;177(1):162-83.**
   ⇒ Esse artigo discute os principais e mais recentes avanços obtidos na investigação em genética psiquiátrica, fornecendo explicações concisas sobre as metodologias utilizadas para tal.
4. Lupski JR, Belmont JW, Boerwinkle E, Gibbs RA. Clan genomics and the complex architecture of human disease. Cell. 2011;147(1):32-43.
5. Duggal P, Gillanders EM, Holmes TN, Bailey-Wilson JE. Establishing an adjusted p-value threshold to control the family-wide type 1 error in genome wide association studies. BMC Genomics. 2008;9:516.
6. Fadista J, Manning AK, Florez JC, Groop L. The (in)famous GWAS P-value threshold revisited and updated for low-frequency variants. Eur J Hum Genet. 2016;24(8):1202-5.
7. Panagiotou O, Willer CJ, Hirschhorn JN, Ioannidis JPA. The power of meta-analysis in genome-wide association studies. Ann Rev Genomics Hum Genet. 2013;14:441-65.
8. Yang J, Zeng J, Goddard ME, Wray NR, Visscher PM. Concepts, estimation and interpretation of SNP-based heritability. Nature genetics. 2017;49(9):1304-10.
9. Schizophrenia Working Group of Psychiatric Genomics Consortium; Ripke S, Neale BM, Corvin A, Walters JTR, Farh KH, et al. Biological insights from 108 schizophrenia-associated genetic loci. Nature. 2014;511(7510):421-7.
10. Leeuw CA, Mooji JM, Heskes T, Posthuma D, Tang H. MAGMA: generalized gene-set analysis of GWAS data. PLoS Comput Biol. 2015;11(4):e1004219.
11. Sullivan PF, Agrawal A, Bulik CM, Andreassen OA, Borglum A, Breen G, et al. Psychiatric genomics: an update and an agenda. Am J Psychiatry. 2018;175(1):15-27.
12. Wang W, Corominas R, Lin GN. De novo mutations from whole exome sequencing in neurodevelopmental and psychiatric disorders: from discovery to application. Front Genet. 2019;10:258.
13. He X, Sandres SJ, Liu L, Rubeis S, Lim ET, Sutcliffe JS, et al. Integrated model of de novo and inherited genetic variants yields greater power to identify risk genes. PLoS Genet. 2013;9(8):e1003671.
14. Bomba L, Walter K, Soranzo N. The impact of rare and low-frequency genetic variants in common disease. Genome Biol. 2017;18(1):77.
15. **Auer PL, Lettre G. Rare variant association studies: considerations, challenges and opportunities. Genome medicine. 2015;7(1).**
    ⇒ Esse artigo aborda as definições, tecnologias e métodos estatísticos empregados em RVAS, além de abordar a importância das variantes genéticas raras para doenças comuns.
16. Sanders SJ. Next-generation sequencing in autism spectrum disorder. Cold Spring Harb Perspect Med. 2019;9(8):a026872.
17. Lee Seuggeung, Abecasis GR, Boehnke M, Lin X. Rare-variant association analysis: study designs and statistical tests. Am J Hum Genet. 2014;95(1):5-23.
18. Jung J, Lee HK, Yi G. A novel method for functional annotation prediction based on combination of classification methods. Sci World J. 2014;2014.
19. Kosmicki JA, Samocha KE, Howrigan DP, Sanders SJ, Slowikowski K, Lek M, et al. Refining the role of de novo protein-truncating variants in neurodevelopmental disorders by using population reference samples. Nat Genet. 2017;49(4):504-10.
20. **Petroins A. Epigenetics as a unifying principle in the aetiology of complex traits and diseases. Nature. 2010;465(7299):721-7.**
    ⇒ Esse artigo é uma revisão sobre epigenética e sua contribuição nas doenças complexas. Ele aborda conceitos sobre a herdabilidade epigenética, o cenceito de herdabilidade transgeracional e a contribuição da epigenética em casos esporádicos da doença.
21. **Wu C, Morris JR. Genes, genetics, and epigenetics: a correspondence. Science. 2001;293(5532).**
    ⇒ Esse artigo discute os conceitos de gene e epigenética por meio de cartas de importantes pesquisadores da área utilizando uma abordagem histórica.
22. Kato T. Genome wide studies of mental disorders. Nippon Rinsho. 2009;67(6):1085-9.
23. Deaton AM, Bird A. CpG islands and the regulation of transcription. Genes Dev. 2011;25(10):1010-22.
24. Grunau C, Luyer JL, Laporte M, Joly D. The epigenetics dilemma. Genes. 2019;11(1).
25. Kuehner JN, Bruggerman EC, Wen Z, Yao B. Epigenetic regulations in neuropsychiatric disorders. Front Genet. 2019;10:268.
26. **Kurdyukov S, Bullock M. DNA methylation analysis: choosing the right method. Biology. 2016;5(1):3.**
    ⇒ Esse artigo é uma revisão detalhada sobre os diferentes métodos e tipos de análise feitos em estudo de metilação.
27. Barker ED, Roberts S, Walton E. Hidden hypotheses in 'hypothesis-free' genome-wide epigenetic associations. Current opinion in psychology. 2019;27:13-17.
28. Smigielski L, Jagannath V, Rossler W, Walitza S, Grunblatt E. Epigenetic mechanisms in schizophrenia and other psychotic disorders: a systematic review of empirical human findings. Mol Psychiatry. 2020;25(8):1718-1748.
29. Pries LK, Guloksuz S, Kenis G. DNA methylation in schizophrenia. Adv Exp Med Biol. 2017;978:211-36.
30. Aglio LD, Muka T, Cecil CAM, Bramer WM, Verbiest MMPJ, Nano J, et al. The role of epigenetic modifications in neurodevelopmental disorders: a systematic review. Neurosci Biobehav Rev. 2018;94:17-30.
31. Kimura H. Histone modifications for human epigenome analysis. J Hum Genet. 2013;58(7):439-45.
32. Chase KA, Gavin DP, Guidotti A, Sharma RP. Histone methylation at H3K9: evidence for a restrictive epigenome in schizophrenia. Schizophr Res. 2013;149(1-3).
33. Huang X, Gao X, Li W, Jiang S, Li R, Hong H, et al. Stable H3K4me3 is associated with transcription initiation during early embryo development. Bioinformatics. 2019;35(20):3931-6.

11

Proteômica e neuroquímica

Helena Passarelli Giroud Joaquim
Alana Caroline Costa
Tamires Alves Sarno
Leda Leme Talib

Sumário

Introdução
Preparo de amostra
    Cultivo celular
Métodos de detecção de biomoléculas
    Western blot
    ELISA
    Ensaios enzimáticos
    Tecnologia Luminex
    Cromatografia
Abordagens abrangentes – ômicas
    Proteômica
    Metabolômica
    Análise de resultados
Considerações finais
Para aprofundamento
Referências bibliográficas

Pontos-chave

- Familiarizar-se com as metodologias mais utilizadas em neuroquímica.
- Entender as diversas etapas envolvidas em análises laboratoriais para pesquisa.
- Avaliar de forma crítica a metodologia a ser empregada.
- Discutir de forma eficiente com o especialista do laboratório sobre metodologias disponíveis.

INTRODUÇÃO

As ciências denominadas neurociências têm como principal objetivo o estudo do sistema nervoso e as suas relações com o comportamento e funções corporais. A neuroquímica, de forma genérica, é o estudo da relação entre a estrutura química de certas moléculas e suas atividades no sistema nervoso central (SNC). Como são transmitidos os impulsos nervosos? Como a informação é armazenada? O que são os neurotransmissores? Como é uma sinapse? O desenvolvimento de metodologias que permitam estudar a química do sistema nervoso, desde a célula até as redes neuronais, e aplicá-las às neurociências é de vital importância.

Ter o cérebro como órgão a ser desvendado é um desafio. Os métodos laboratoriais que podem auxiliar nesse processo vêm tomando um grande impulso devido a introdução e o acesso a técnicas específicas, acuradas e sensíveis, apropriando-se de metodologias baseadas em biologia molecular, genômica, proteômica, metabolômica, entre outras grandes áreas.

As principais metodologias utilizadas em neuroquímica medem a formação de produtos gerados durante as diferentes fases de processos envolvidos em uma dada via ou cascata celular. Portanto, a escolha entre as técnicas disponíveis, dependerá do propósito do investigador, ou seja, da fase do processo que se pretende avaliar.

Um método considerado ideal deve:

- Identificar e quantificar produtos derivados.
- Ter um baixo coeficiente de variação.
- Não estar sujeito a interferências de outras biomoléculas.
- Empregar técnicas robustas e, portanto, mais confiáveis.
- Ter sensibilidade para mensurar níveis basais dos produtos[1].

Neste capítulo vamos explorar algumas técnicas mais comuns das chamadas fases pré-analítica, analítica e pós-analítica.

PREPARO DE AMOSTRA

O preparo de amostras de materiais biológicos é uma etapa de fundamental importância para alcançar resultados precisos e reprodutíveis. Essa etapa é essencial para o sucesso das subsequentes: fase analítica e fase pós-analítica.

A fase pré-analítica envolve todos os fatores que devem ser levados em consideração antes da realização da coleta do material biológico e que são relevantes para a precisão dos resultados:

- Detalhamento do protocolo de pesquisa e/ou prescrição do exame.
- Preparação e orientação do paciente.
- Coleta da amostra em tubos e recipientes apropriados.
- Identificação, triagem e transporte.
- Preparo da amostra.
- Armazenamento.

O preparo estruturado de amostras tem por finalidade concentrar as espécies de interesse, liberar materiais recombinantes intracelulares e/ou remover contaminantes da matriz, previamente à análise. Os compostos indesejáveis devem ser removidos por processos de filtração, centrifugação, precipitação ou extração.

Geralmente, a liberação de moléculas-alvo ocorre empregando-se o método de lise/rompimento da membrana plasmática[2,3]. Assim, a localização celular do substrato de interesse pode ser usada como ponto de partida para determinar a técnica ideal para obter alta pureza e recuperação do analito. Além disso, diversos componentes são liberados quando ocorre a ruptura de células, incluindo proteases. A adição de inibidores de proteases garante que não haja perda de informação durante as análises[4].

Células envolvidas somente por membranas celulares são frágeis e facilmente rompidas sob baixas tensões de cisalhamento (atrito em sentido oposto), por simples variação da pressão osmótica do meio, adição de detergentes ou aplicação de ultrassom de baixa intensidade que precisam de pouca energia para sua realização. Por outro lado, células com estruturas de parede robusta são de difícil rompimento[2].

Os principais métodos de rompimento celular são divididos em mecânicos, não mecânicos, químicos e enzimáticos. O método de lise deve ser escolhido conforme a forma de agregação das células que compõem o tecido analisado. A Tabela 1 relaciona os principais métodos de lise ao tipo celular da amostra a ser processada e descreve o procedimento geral de cada método, lembrando que, para uma análise representativa de um sistema biológico, as proteínas componentes desse sistema devem, necessariamente, estar completamente solúveis.

Recomenda-se que o processamento amostral seja o mais simples possível a fim de que seja evitada a perda de materiais pouco abundantes e até mesmo a molécula de interesse. É importante ressaltar que limitações metodológicas podem existir e devem ser observadas e ajustadas. Para minimizar as chances de insucessos é fundamental que se tenha conhecimento prévio que cada matriz biológica (sangue, urina, líquido cefalorraquidiano, tecido, saliva, dentre outras) possui características particulares e depende de diversos aspectos[5-8], que se relacionam com:

- Facilidade de coleta.
- Tipo de investigação: *in vivo* ou *post mortem*.
- Integridade e estabilidade da amostra e do analito de interesse.
- Intervalo de concentração do analito na amostra.
- Detecção, complexidade, distribuição e ação no organismo.
- Considerações analíticas e de ensaio.
- Interpretação dos resultados.
- Disponibilidade de materiais específicos, tempo e custo.

De modo geral, os procedimentos envolvidos no preparo de amostras devem ser capazes de:

- Manter as condições de estabilidade da amostra.
- Extrair metabólitos.
- Extrair, solubilizar e desnaturar proteínas, enzimas, DNA (ácido desoxirribonucleico), RNA (ácido ribonucleico).
- Ser compatível com o equipamento de análise[9].

Cultivo celular

O cultivo celular é um método desenvolvido por cientistas japoneses em 1961, e utiliza células oriundas de animais ou vegetais[10]. Baseia-se na capacidade de multiplicação das células e tecidos em uma placa de cultura em condições adequadas,

Tabela 1 Métodos de ruptura celular devem ser escolhidos de acordo com a aplicação geral da amostra

Método de ruptura celular	Aplicação	Procedimento geral
Lise osmótica	Células sanguíneas, células provenientes de cultura	Ressuspender as células em solução hiposmótica
Lise por congelamento e descongelamento	Células bacterianas, células provenientes de cultura	Rapidamente congelar as células em suspensão com nitrogênio líquido e descongelar
Lise por detergente	Células provenientes de cultura	Ressuspender as células em solução de lise contendo detergente (se for utilizado SDS, o excesso desse detergente deve ser retirado por precipitação com acetona)
Sonicação	Células em suspensão	Sonicar as células em suspensão com pulsos de curta duração para evitar aquecimento
Homogeneização mecânica	Tecidos sólidos	Fracionar o tecido em pequenos pedaços. Adicionar tampão de homogeneização (5-20 volumes em relação ao volume do tecido). Homogeneizar e filtrar ou centrifugar para purificar

fora de um organismo vivo e mantendo suas características próprias. A cultura de células implica em uma desagregação mecânica ou enzimática do tecido original e o cultivo dessas células é feito em uma camada aderente, em um substrato sólido ou em suspensão em uma cultura[10,11].

A cultura de células deve ser feita em condições ótimas de temperatura, pH e nutrição (aminoácidos e carboidratos), de acordo com o tipo de células em estudo. Desde os primeiros experimentos com células em cultura, ficaram evidentes as significativas transformações ocorridas quando as células foram mantidas fora do organismo de origem. Em alguns casos, ocorre um processo de degeneração e posteriormente a morte. Em outros casos, podem passar por um processo chamado diferenciação celular, transformando-se em células com função mais especializada[11].

Em neurociências utiliza-se muito o cultivo celular de neurônios e células gliais a fim de estudar neurotransmissores, funções sinápticas, atividade de microtúbulos e axonal, membrana celular e comunicação celular.

MÉTODOS DE DETECÇÃO DE BIOMOLÉCULAS

Western blot

O *western blot* é uma técnica bastante utilizada em neuroquímica, química analítica e biologia molecular para separar, detectar, verificar o tamanho, quantificar de maneira relativa e obter informações sobre modificações pós-traducionais de proteínas e polipeptídeos em amostras biológicas. Para tanto, é essencial que o preparo de amostra permita a extração das proteínas sem que haja degradação do material. Para separação, é utilizado um gel de poliacrilamida (SDS-PAGE) capaz de separar todos os tipos de proteínas (inclusive proteínas de membranas que normalmente são insolúveis em água), de acordo com a sua massa molecular – proteínas menores migram mais e proteínas maiores migram distâncias proporcionalmente menores. A etapa subsequente tem por objetivo transferir todas as proteínas separadas para uma membrana compatível à reação de anticorpos específicos (*immunoblotting*). Os principais tipos de membrana são: membrana de nitrocelulose (geralmente mais utilizada), *nylon* ou PVDF (*polyvinylidene fluoride*) para posterior incubação com anticorpos. O pesquisador precisa saber que as proteínas podem interagir de maneiras distintas para cada tipo de membrana, portanto determinados epítopos antigênicos podem ser melhor preservados e mais efetivos em um tipo do que em outro. Para determinação das proteínas de interesse é essencial a formação do complexo antígeno-anticorpo na qual o antígeno é a proteína humana que é alvo de um anticorpo comercial de alta especificidade, chamado de anticorpo primário. A este é necessário que se acople um anticorpo secundário, de alta afinidade pelo primário, que contém uma enzima que permita a reação quimioluminescência amplificada, gerando luz. Assim, é possível gerar uma imagem, com bandas nos locais das proteínas, com densidade proporcional

à disponibilidade de proteína na amostra. A imagem é analisada com o auxílio de um *software* apropriado para a quantificação relativa das proteínas (Figura 1).

É considerado uma ferramenta diagnóstica eficaz na detecção de vírus ou bactéria em soro de paciente, teste confirmatório para HIV, diagnóstico de doenças priônicas, hepatite B, herpes e tem sido bastante utilizado na medicina veterinária para detecção de leishmaniose visceral americana. Nas áreas da neurociência e psiquiatria é amplamente utilizado para validação de biomarcadores proteicos que possam auxiliar o diagnóstico de desordens neuropsiquiátricas, prognóstico e resposta terapêutica.

No geral, o *western blot* é um método considerado padrão-ouro para análise de proteínas. Isso porque a formação do complexo antígeno-anticorpo confere alta sensibilidade e especificidade ao método e permite detectar proteínas em meio a milhares de outras proteínas, inclusive as de concentrações muito baixas (na ordem de picogramas). Por outro lado, é um método trabalhoso, que deve ser padronizado por um especialista, demanda tempo e um volume relativamente grande de amostras. Além disso, é um método oneroso devido ao alto custo dos anticorpos, membrana, reagentes, equipamentos e *software* de análise, além da demanda técnica que exige para no mínimo dois dias de desenvolvimento das etapas dos processos.

ELISA

O teste ELISA (*enzyme-linked immunosorbent assay*) utiliza um método que se baseia na interação antígeno-anticorpo para análise quantitativa e qualitativa de proteínas, peptídeos, ácidos nucleicos, hormônios, herbicidas e metabólitos. Esses ensaios são realizados em placas de poliestireno de 96 poços (ou 384 poços), às quais se ligam anticorpos ou antígenos. Com isso, a separação do material ligado e não ligado durante o ensaio é facilitada, dispensando uma etapa de preparo de amostra específica. Para determinação da quantidade de analito em uma dada amostra, um anticorpo ligado a uma enzima permite que, em contato com um substrato específico, gere cor. A intensidade de cor gerada é proporcional à quantidade da molécula analisada em cada amostra. A absorção de luz do produto formado após a adição do substrato é medida e convertida em valores numéricos.

As principais combinações de ensaios que envolvem o ELISA são os chamados:

- ELISA direto: é um método rápido, mas com baixa sensibilidade. É eficaz somente quando há uma quantidade alta de antígenos na amostra.
- ELISA indireto e sanduíche: são usados para quantificar a quantidade de anticorpo ou antígeno com alta sensibilidade, respectivamente.
- ELISA competitivo: detecta efetivamente diferenças composicionais em misturas complexas de antígeno, mesmo quando o anticorpo específico está presente em quantidades relativamente pequenas.

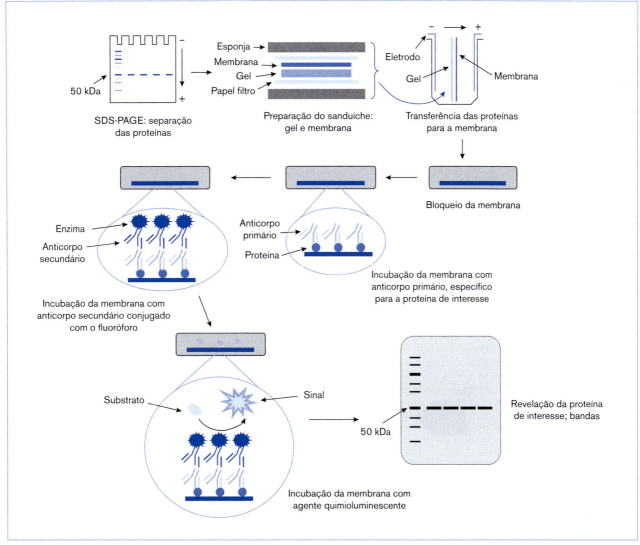

Figura 1 Esquema representativo do *western blot* e *immunoblotting*.
Fonte: adaptado de Roy et al.12.

Essa metodologia é rotineiramente utilizada em diagnósticos clínicos, estudos farmacocinéticos, controle de qualidade de produtos comerciais e pesquisa de biomarcadores para mensuração de biomoléculas de interesse em uma variedade de fontes biológicas, incluindo soro, plasma, urina, sobrenadante celular, líquido cefalorraquidiano, saliva, dentre outras.

O ensaio de ELISA apresenta vantagens e desvantagens, resumidas na Tabela 2.

Tabela 2 Principais vantagens e desvantagens dos ensaios de ELISA.

Vantagens	Desvantagens/limitações
Procedimentos simples e rápidos	Falta de ampliação do sinal
Alta especificidade e sensibilidade	Instabilidade do anticorpo
Disponibilidade de kits e anticorpos comerciais	Possibilidade de falsos positivos
Não requer equipamentos sofisticados/caros para leitura	Encontrar dois anticorpos contra o mesmo alvo que reconhecem epítopos diferentes e funcionem em conjunto
Não são necessárias substâncias radioativas e grandes quantidades de solventes orgânicos	A reatividade cruzada pode ocorrer com o anticorpo secundário, resultando em sinal não específico

Ensaios enzimáticos

Enzimas são proteínas com propriedades catalíticas e seletivas, com funções tanto de síntese quanto de degradação de moléculas endógenas e exógenas. Enzimas podem converter em produtos, de maneira específica, 10^2-10^5 moléculas de um substrato em um intervalo bastante pequeno.

Os ensaios enzimáticos são usados principalmente para:

- Determinar a atividade de uma enzima.
- Quantificar compostos que são substratos.
- Verificar potenciais inibidores de uma reação enzimática.

Reações enzimáticas são também bastante úteis para tornar uma espécie não detectável, possível de ser detectada utilizando métodos laboratoriais usuais como cromatografia líquida.

O essencial é que a reação enzimática seja detectável. Portanto, o substrato deve ser marcado com um agente que seja detectável permitindo a diferenciação entre o substrato que permanece intacto ou não (Figura 2). Os principais marcadores são fluorescentes ou radioativos.

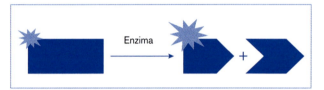

Figura 2 Representação esquemática de ensaio enzimático.

Nos ensaios radioenzimáticos mede-se a incorporação de radioatividade nos substratos ou sua libertação desde substratos. Os radioisótopos mais usados nesses ensaios são C^{14}, P^{32}, S^{35} e I^{125}. Como os isótopos radioativos permitem a marcação de um só átomo de um substrato, esses ensaios são extremamente sensíveis e específicos. São frequentemente utilizados em bioquímica e é, com frequência, a única maneira de medir uma reação específica em extratos crus (misturas complexas das enzimas libertadas ao lisar células).

Os ensaios espectrofotométricos medem a mudança de absorbância da luz entre produtos e reagentes; ensaios radiométricos envolvem a incorporação ou libertação de radioatividade para medir a quantidade de produto que surge ao longo do tempo. Os ensaios espectrofotométricos são mais convenientes, pois permitem a medição contínua da velocidade de reação. Embora os ensaios radiométricos exijam a remoção e contagem de amostras (ou seja, são ensaios descontínuos), são habitualmente de grande sensibilidade e podem medir vários níveis da atividade enzimática[9]. Uma abordagem análoga é usada na espectrometria de massa para aferir a incorporação ou libertação de isótopos estáveis à medida que o substrato é convertido em produto.

Levando-se em consideração que esses ensaios se baseiam na atividade da enzima de interesse, é importante entender a condição ótima para sua ação. O pH apropriado para ocorrência da reação enzimática pode, por exemplo, não ser o mais favorável para uma separação eficiente dos produtos. Assim, as condições devem ser ajustadas para que exista o melhor intercâmbio possível entre a alta taxa de conversão enzimática e a eficiência de separação[13].

Tecnologia Luminex

A tecnologia Luminex xMAP® envolve um processo exclusivo de codificação de microesferas às quais são ligados diferentes anticorpos (Figura 3). Essa combinação permite que centenas de moléculas sejam verificadas e quantificadas em um pequeno volume de amostra, em tempo mais curto do que a maioria dos outros ensaios disponíveis. Usando vários *lasers* ou *leds* e processadores de sinal digital de alta velocidade, o analisador lê os resultados dos ensaios multiplex relatando as reações que ocorrem em cada microesfera.

Essa metodologia depende de ensaios comerciais mais custosos quando comparados aos kits de ELISA, por exemplo. Além disso, são necessárias ferramentas para realização e análise que não são frequentes em laboratórios de análises clínicas. Por outro lado, a facilidade de analisar dezenas e até centenas de moléculas de uma única vez, além de economizar tempo e amostra, diminui consideravelmente as variações intra e interensaio.

Cromatografia

A cromatografia é uma técnica analítica que envolve uma série de processos de separação de misturas, e se baseia na passagem de uma mistura através de duas fases: uma estacionária (fixa) e outra móvel. A cromatografia pode ser utilizada para a identificação de compostos por comparação com padrões previamente existentes, para a purificação de compostos (separando-se as substâncias indesejáveis) e para a separação dos componentes da mistura. A fase móvel movimenta-se continuamente através da coluna contendo a fase estacionária. O soluto interage com as fases, estacionária e móvel, por adsorção, partição, exclusão molecular ou troca iônica e são influenciadas por diferentes forças intermoleculares, incluindo iônica, polar e apolar, e específicos efeitos de afinidade e solubilidade[14,15]. São essas forças (que atuam entre os solutos e as fases) as responsáveis pela retenção e separação dos solutos individuais.

Há diversos tipos de cromatografia (Figura 4) com indicações específicas, sensibilidade e complexidade variáveis, os quais podem ser classificados de acordo com diferentes critérios, por exemplo, pela forma física do cromatógrafo, fase móvel ou fase estacionária e pelo modo de separação da amostra. As divisões seguem, basicamente, o fluxograma a seguir:

Os dois tipos principais de cromatografia são líquida e gasosa. A cromatografia líquida de alta eficiência (HPLC, do inglês *high performance liquid chromatography*) é, basicamente, uma técnica de separação de moléculas de uma solução. Emprega pequenas colunas, recheadas de materiais especialmente preparados e uma fase móvel líquida que é eluida sob altas

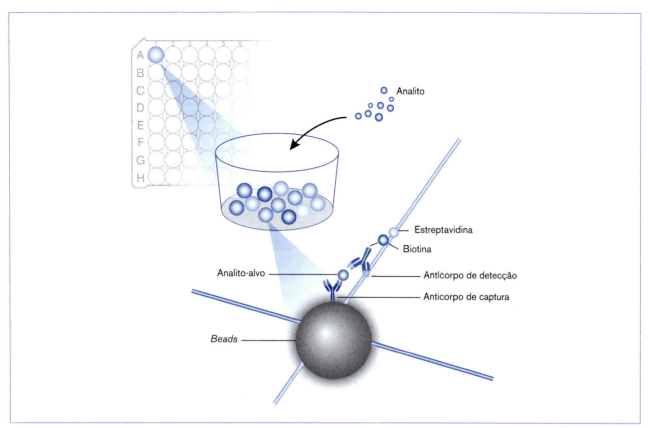

Figura 3 Representação esquemática do conjunto de microesferas coradas, complexo antígeno-anticorpo formado e detecção pelos *lasers*.
Fonte: adaptada do *site* da R&D (https://www.rndsystems.com/resources/technical/luminex-assay-principle).

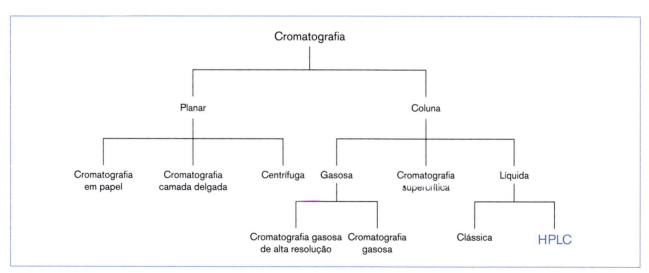

Figura 4 Fluxograma de tipos de cromatografia. HPLC: cromatografia líquida de alta eficiência.

pressões. É capaz de realizar separações quantitativas em poucos minutos, com alta resolução, eficiência e sensibilidade.

A cromatografia gasosa (CG) tem princípio similar à HPLC, mas com algumas diferenças importantes: a fase móvel, ou seja, a fase que carrega a amostra a ser separada, é um gás inerte; a coluna do sistema tem, obrigatoriamente, um forno para controle da temperatura do gás; e o composto a ser identificado deve ser volátil.

Quanto à detecção, deve-se atentar para que o detector escolhido tenha alta sensibilidade e baixo limite de detecção (menor quantidade de substância que pode ser detectada); resposta rápida aos solutos; insensibilidade a mudanças de vazão e temperatura da fase móvel; resposta independente da fase móvel; não destruição do soluto; segurança e conveniência para uso e informação qualitativa do pico desejado. Assim como ocorre com a fase móvel e com a fase estacionária, ainda não existe um detector que agregue todas essas características. Para não se abrir mão de uma ou outra, pode-se utilizar mais de um detector, colocando-os em série[14,15]. Os principais tipos de detectores são: ultravioleta, fluorescência, eletroquímico e espectrômetro de massas, mas ainda há detecção por índice de refração, condutividade, antioxidante e *light scattering* (espalhamento de luz).

As aplicabilidades dessas técnicas vão além da pesquisa. Na rotina laboratorial, são muito aplicadas para monitorização terapêutica, monitorização de drogas de abuso e dosagem de neurotransmissores e aminoácidos.

Monitorização terapêutica

O objetivo da monitorização terapêutica é aperfeiçoar a administração de fármacos, evitando ou detectando precocemente a ocorrência de níveis tóxicos ou subterapêuticos. Permite constatar a aderência do paciente ao tratamento e identificar interações medicamentosas imprevisíveis[16].

- Fármacos mais comuns: ácido valproico ou valproato, carbamazepina; epóxido de carbamazepina; ethosuximida; fenobarbital; fenitoína; lamotrigina; oxcarbazepina; primidona; topiramato; vigabatrina; benzodiazepínicos (bromazepam, clobazam, clordiazepóxido, diazepam e nordiazepam; flunitrazepam, flurazepam, lorazepam, nitrazepam); antidepressivos tricíclicos (imipramina e desipramina, clomipramina e norclomipramina, amitriptilina e nortriptilina, clozapina e norclozapina, doxepina e nordexepina, mapotrilina).
- Sistema de análise: HPLC, detector de fluorescência ou UV.
- Matrizes mais comuns: sangue (soro ou plasma) e urina.

Monitorização de drogas de abuso

O sangue é o material biológico mais indicado para a determinação de intoxicação aguda, mas a urina e o cabelo podem trazer informações úteis para a detecção de exposição crônica. Alguns testes que têm a finalidade de facilitar a identificação e/ou monitorização dos indivíduos potencialmente usuários de algumas dessas drogas estão disponíveis.

No exame para identificação da presença de drogas de abuso em uma determinada amostra de urina faz-se uma triagem, muitas vezes relativa à família química e não a uma substância específica por meio de método de fluorescência polarizada. Casos positivos podem precisar de confirmação, especificação e dosagem da droga, o que é realizado por cromatografia e espectrometria de massa.

- Drogas de abuso mais comuns: álcool etílico, anfetaminas e metanfetaminas, barbitúricos, benzodiazepínicos, cocaína e crack, fenciclidina, opiáceos, cannabis.

- Sistema de análise: HPLC ou CG, detecção por fluorescência ou por espectrometria de massas.
- Matrizes: urina, sangue, cabelo e ar exalado.

Dosagem de neurotransmissores e aminoácidos

Além de serem dosados largamente em estudos de pesquisa básica, neurotransmissores e aminoácidos também podem ser dosados para rastreamento e possíveis diagnósticos de algumas doenças, principalmente aquelas relacionadas ao erro inato do metabolismo (EIM), algumas das quais podem ter implicações neurológicas ou psiquiátricas[17].

- Compostos mais comuns: serotonina, epinefrina, dopamina, homocisteína, metionina, fenilalanina, valina, leucina, isoleucina, glutamina, glutamato.
- Sistema de análise: HPLC ou CG, detecção por UV, fluorescência ou eletroquímico.
- Matrizes mais comuns: sangue, urina.

ABORDAGENS ABRANGENTES – ÔMICAS

As plataformas tecnológicas conhecidas como ômicas são aquelas que têm o objetivo de isolar e caracterizar o maior número possível de biomoléculas de um mesmo grupo bioquímico. A primeira ômica a ser denominada como tal foi a genômica. Nos últimos anos têm surgido diversas ômicas, entretanto, aquelas mais conhecidas são: genômica, transcriptômica, proteômica e metabolômica. Elas têm como objetivo isolar e caracterizar, respectivamente DNA, RNA, as proteínas e os metabólitos[18]. Para a neuroquímica, as plataformas de maior interesse são a proteômica e a metabolômica.

A grande vantagem desse tipo de abordagem é que são bastante abrangentes, permitindo que o pesquisador analise dezenas e até mesmo milhares de moléculas em um volume de amostra que dificilmente ultrapassa 50 uL. Assim, pode-se analisar vias inteiras de metabolização de uma só vez. Porém, como qualquer método abrangente, nem sempre são específicos apesar de sensíveis. Por isso, são frequentemente associados a outras metodologias laboratoriais e ferramentas de bioinformática e bioestatística complexas e robustas.

Proteômica

O proteoma de um organismo é o conjunto de proteínas expressas por um organismo ou tecido em um determinado momento e sob uma condição específica[19]. O número de proteínas produzidas por um organismo excede – e muito – o número de genes, isso se explica pelas inúmeras modificações pós-transcricionais e pós-traducionais que ocorrem[20]. A proteômica vem se desenvolvendo com o intuito de implementar novas estratégias para a análise. Entretanto, esse tipo de análise depende da extração, separação, detecção, identificação e quantificação. O número e a complexidade de etapas podem aumentar geometricamente a variação entre amostras e a possibilidade de erros.

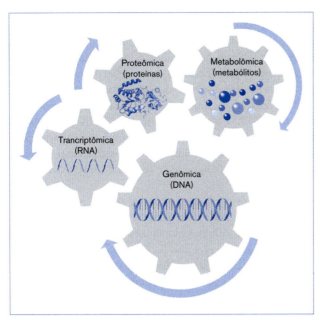

Figura 5 Representação gráfica das principais ômicas.

e massa molecular, a análise dos níveis de expressão, assim como diversos outros recursos para o melhoramento da qualidade da imagem e análise de resultados. Estão disponíveis diversos *softwares* que podem oferecer um método prático e estatisticamente seguro para análise comparativa dos géis 2D.

Cromatografia acoplada à espectrometria de massas

A cromatografia adicionou à abordagem proteômica rapidez, simplificação de preparo de amostra, sensibilidade e abrangência. Permite a separação e detecção de milhares de proteínas em minutos. A separação das proteínas ocorre principalmente por cromatografia líquida ou gasosa. Após a separação por cromatografia, a amostra é pulverizada liberando as moléculas de analito ionizadas que podem, então, ser separadas via espectrometria de massas.

As principais aplicações são na pesquisa farmacêutica, análise ambiental, análise de alimentos e medicina forense.

O maior desafio dessa abordagem é a identificação das proteínas da amostra, o que é possível com a aplicação de (i) padrões conhecidos e/ou (ii) bancos de dados com padrão de peptídeos das proteínas já descritas.

- (i) com padrões puros comerciais é possível testar nas condições do seu método e equipamento o perfil de fragmentação e ionização. Assim, quando a mesma proteína estiver presente na amostra, gerará o mesmo perfil analítico e será facilmente diferenciada e identificada em uma mistura de inúmeras proteínas. Essa abordagem permite a quantificação do analito de interesse, mas fica praticamente inviável quando se deseja analisar um número grande de proteínas. Ferramentas usuais de bioestatística são suficientes para análise dos resultados obtidos.
- (ii) essa abordagem é baseada no perfil de fragmentação e ionização teóricos ou já descritos e depositados em bancos de dados públicos. Com isso, é possível comparar os resultados obtidos, identificar milhares de proteínas e quantificá-las de forma relativa. Essa abordagem permite a descoberta de novas proteínas candidatas a biomarcador, a análise de vias celulares inteiras com custo e complexidade de análise relativamente baixas. O desafio desse tipo de análise é a fase pós-analítica. Pelo volume de dados, é essencial que haja um cientista que consiga interpretá-los e transformá-los para que sejam analisados biológica e estatisticamente.

Metabolômica

Metabolômica é o campo da ciência que analisa metabólitos presentes em amostras biológicas em um ponto de tempo definido e sob um conjunto específico de condições[21,22]. Metabólitos são produtos finais e intermediários do metabolismo de baixo peso molecular (< 1000 Da). O metaboloma – conjunto desses metabólitos – é resultado de interações complexas entre

Eletroforese bidimensional

Como as bandas proteicas tendem a se sobrepor, os métodos unidimensionais de separação, como a eletroforese em gel de poliacrilamida (SDS-PAGE), pode separar um número relativamente pequeno de proteínas (geralmente menos de 50). A eletroforese bidimensional (2D), ao combinar dois processos distintos de separação, pode ser usada para separar mais de mil proteínas em um único gel. A eletroforese bidimensional consiste em:

- Primeira dimensão: focalização isoelétrica de acordo com o ponto isoelétrico das proteínas. Uma vez submetidas a um campo elétrico, as proteínas migram até encontrar uma faixa de pH referente ao seu ponto isoelétrico e ficam com uma carga total neutra, interrompendo a migração no gel[8].
- Segunda dimensão: a tira de gel é colocada no topo de um gel de poliacrilamida – com espessura de 1 mm – para a realização da eletroforese por meio da qual cada cadeia polipeptídica migre em função de sua massa molecular. O resultado final é um gel com diversos spots dispersos, cada um correspondendo a uma proteína particular. O poder de separação é tão grande que duas proteínas que diferem em apenas um aminoácido carregado podem ser prontamente distinguidas.
- Detecção: as proteínas podem ser visualizadas por métodos gerais de coloração escolhidos levando em consideração alguns fatores como: faixa dinâmica de detecção, linearidade, reprodutibilidade entre experimentos, variabilidade inter proteína e compatibilidade com métodos de identificação. Esse sistema permite a contagem do número de spots, a caracterização automática dos valores de pI

expressão gênica, expressão proteica e ambiente, incluindo estilo de vida, dieta, processos de doença, terapia medicamentosa etc.[23,24] Portanto, é o nível integrativo e informativo do estado fisiológico de um organismo em tempo real. Nessa área, potenciais biomarcadores metabólicos podem ser mensurados em diferentes matrizes biológicas, como liquor, sangue, urina ou saliva[25,26] e podem ser indicadores de traços (ou marcadores de risco), estado ou progressão da doença. Com a análise global dos metabólitos é possível ter uma visão detalhada do fenótipo, levando à rapidez de diagnósticos, do desenvolvimento de novos produtos farmacológicos, da identificação de efeitos colaterais de novas drogas, entre outros fatores.

A análise metabolômica exige sensibilidade para detectar metabólitos presentes em baixas concentrações, poder de resolução para identificação desses metabólitos e ampla faixa dinâmica para detectar metabólitos com concentrações variáveis em amostras biológicas complexas. Para isso, a espectrometria de massa é a técnica analítica mais utilizada para atender a esses requisitos e por si só pode ser usada em uma análise metabolômica. No entanto, algumas questões como supressão iônica pode dificultar a quantificação/identificação de metabólitos. A melhor opção é o acoplamento a técnicas de separação, como cromatografia em fase gasosa ou líquida a fim de melhorar a sensibilidade, resolução e poder de análise, além de obter informações extras que facilitam a identificação dos metabólitos, como tempo de retenção.

Estes processos são decisivos para a obtenção de resultados otimizados por espectrometria de massas. Para isso, são necessárias etapas cruciais, como transformação dos dados, agrupamento de picos e correção por tempo de retenção. Esses parâmetros técnico-analíticos são dependentes da aquisição dos dados, portanto, requerem conhecimentos e tratamentos específicos.

Análise de resultados

Abordagens com espectrometria de massas (MS) são algumas das plataformas mais robustas disponíveis atualmente para fornecer dados quantitativos e estruturais sensíveis para amostras biológicas complexas[27]. A técnica analítica de MS promove a caracterização de moléculas por meio da determinação da relação massa/carga (m/z) de íons. Em virtude do alto grau informativo das análises, MS pode ser utilizada tanto qualitativamente, para identificação de composição elementar de compostos e elucidação estrutural, quanto para análises quantitativas, nas quais se busca determinar analitos em níveis de traços em matrizes biológicas[28].

Estudos de larga escala são complexos e etapas pós-analíticas como tratamento, processamento, análise e interpretação dos dados obtidos, mostram-se um desafio para que o achado seja relevante e acurado. No entanto, uma vez que os dados tenham sido transformados, análises uni e/ou multivariadas são as opções para extrair as informações correspondentes ao estudo.

Para análises multivariadas, a primeira etapa consiste na normalização e escalonamento dos dados. A normalização é utilizada para diminuir a variabilidade biológica dos dados e,

para isso, existem alguns métodos descritos na literatura. A escolha é arbitrária e depende da natureza dos dados. Essa regra também se aplica ao escalonamento, que é utilizado para ajustar a ordem de grandeza das concentrações dos metabólitos. É possível verificar a dispersão dos dados com métodos quimiométricos não supervisionados, como Análise de Componentes Principais (PCA) e supervisionados, como análise discriminante com calibração multivariada por mínimos quadrados parciais (PLS-DA). Estabelecida essas etapas, diferentes modelos com diferentes hipóteses podem ser aplicados para a análise:

- Modelos de unidade: são aqueles que permitem determinar a probabilidade com que uma variável pode ser prevista com base em outras; tentando analisar a possível existência de um relação entre dois ou mais conjuntos de variáveis, podendo ser usada para distinguir os grupos estudados e, assim, tomar decisões, calculando e testando a influência de uma variável sobre a outra.
- Modelos de interdependência: são aqueles que procuram determinar o menor conjunto de variáveis que resumem o sistema original, classificando a amostra em pequenos grupos de modo que as observações sejam semelhantes entre si e diferente das outras.
- Modelos estruturais: são aqueles que analisam relações entre um conjunto de variáveis e outros indicadores construídos empiricamente, consistindo num modelo estrutural que especifica a relação de dependência entre os dados observados e o modelo construído.

A análise univariada parte de uma estatística mais básica com informações como média, desvio padrão, diferença percentual e os testes de hipóteses: verificação de distribuição de resíduos, testes paramétricos e não paramétricos. Existe uma árvore de decisão (Figura 6) que ajuda no desempenho da análise univariada, fazendo com que a escolha dos testes seja a mais adequada.

O processamento e a análise de dados são cruciais na busca de potenciais biomarcadores em estudos de larga escala. Fazer cada etapa cuidadosamente nos garante que os resultados encontrados sejam fidedignos e possam realmente trazer algum esclarecimento acerca de potenciais biomarcadores ou elucidar mecanismos fisiopatológicos das doenças psiquiátricas.

CONSIDERAÇÕES FINAIS

É essencial entender a aplicabilidade e as limitações de cada metodologia para planejar um projeto de pesquisa que consiga responder corretamente às perguntas do investigador, mas também para uma interpretação crítica das produções científicas nas quais se baseiam revisões e até mesmo novas condutas. Embora nenhum método de análise possa abranger todos os componentes de uma amostra, pode ser complementar, fornecendo uma visão mais detalhada da célula ou do sistema que se quer estudar.

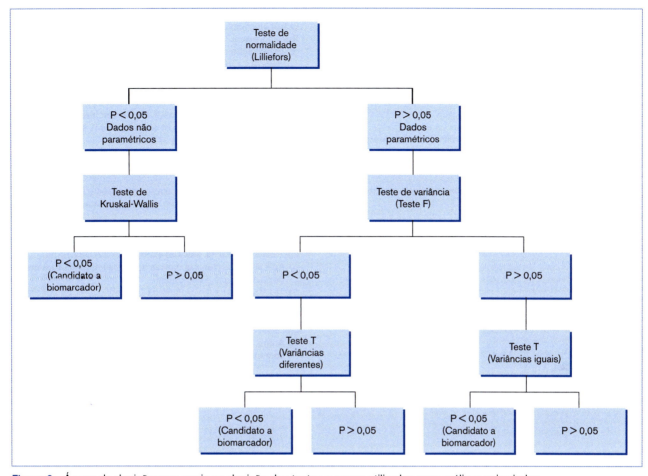

Figura 6 Árvore de decisão para apoio na decisão dos testes a serem utilizados para análises univariadas.

Para aprofundamento

- Guest P. Proteomic Methods in neuropsychiatric research. Advances in experimental medicine and biology. New York: Springer; 2017.
  ⇨ Este livro é um manual completo para aplicação de técnicas de proteômica como metodologia de estudo voltadas para doenças neuropsiquiátricas. Além disso, apresenta estudos que utilizaram essa técnica para elucidar mecanismos de doenças e propor ferramentas de auxílio diagnóstico.
- Jickells S, Negrusz A. Clarke's analytical forensic toxicology. London: Pharmaceutical Press; 2008.
  ⇨ Este livro traz conceitos básicos sobre toxicologia que são de extrema importância para entender, prever e prevenir efeitos tóxicos dos medicamentos administrados. Listagem de diversas medicações (psiquiátricas ou não), com níveis séricos terapêuticos e tóxicos.
- Field A. Discovering statistics using SPSS. 3 ed. London: Sage Publications; 2009.
  ⇨ Este livro traz abordagens de análise de dados que permitem ao pesquisador ampliar o conhecimento principalmente focado em análises multivariadas em diferentes campos da pesquisa médica.

REFERÊNCIAS BIBLIOGRÁFICAS

1. Abuja PM, Albertini R. Methods for monitoring oxidative stress, lipid peroxidation and oxidation resistance of lipoproteins. Clin Chim Acta. 2001;306,1-17.
2. Linke D. Detergents: an overview. Methods Enzymol. 2009;463:603-17. Review.
3. Burgess RR. Protein precipitation techniques. Methods Enzymol. 2009;463:331-42. Review.
4. Chao TC, Ros A. Microfluidic single-cell analysis of intracellular compounds. J R Soc Interface. 2008;5:139-50.
5. Jickells S, Negrusz A. Clarke's analytical forensic toxicology. London: Pharmaceutical Press; 2008.
6. Samanidou V, Kovatsi L, Fragou D, Rentifis K. Novel strategies for sample preparation in forensic toxicology. Bioanalysis. 2011;3:2019-46.
7. Bensimon A, Heck AJR, Aebersold R. Mass spectrometry-based proteomics and network biology. Annu Rev Biochem. 2012;81:379-405.
8. Larance M, Lamond AI. Multidimensional proteomics for cell biology. Nat Rev Mol Cell Biol. 2015;16:269-80.
9. WBSP - Western blot sample preparation. Novus Biologicals, Colorado, EUA, 27 de fev. de 2020. Disponível em: https://www.novusbio.com/support/support-by-application/western-blot-sample-preparation (acesso 27 fev 2020).
10. Donato MT, Lahoz A, Castell JV, Gómez-Lechón MJ. Cell lines: a tool for in vitro drug metabolism studies. Curr Drug Metab. 2008;9:1-11.
11. Mühlbach HP. Use of plant cell cultures in biotechnology. Biotechnol Annu Rev. 1998;4:113-76.

12. Roy J, Jain N, Singh G, Das B, Mallick B. Small RNA proteome as disease biomarker: Na incógnito treasure of clinical utility. In: AGO-Driven Non-Coding RNAs – Codes to decode the therapeutics of diseases. 1 ed. India: Rourkela; 2019. p.101-36.

13. Coltro WKT. Microssistemas de análises químicas: introdução, tecnologias de fabricação, instrumentação e aplicações. Quim Nova. 2007;30:8.

14. Johnson EL, Stevenson R. Basic liquid cromatography. 2a ed. Palo Alto, CA: Varian Associates; 1978.

15. Collins CH, Braga GL, Bonato PS. Introdução a métodos cromatográficos. Campinas: Editora Unicamp; 1997.

16. Malfará WR, Bertucci C, Queiroz MEC, Carvalho SAD, Bianchi MLP, Cesarino EJ, et al. Reliable HPLC method for therapeutic drug monitoring of frequently prescribed tricyclic and nontricyclic antidepressants. J Pharm Biomed Anal. 2007;44:955-62.

17. **Araújo APQC. Doenças metabólicas com manifestações psiquiátricas. Rev Psiq Clin. 2004;31:285-9.**
   ⇨ **Importante artigo sobre o conceito de proteômica e aplicações biológicas da técnica.**

18. Rocha TL, Evaristo RGS, Silva LP, Souza DSL, Marra BM, Costa PHA, et al. Metabolômica: aplicações e perspectivas. 1ª ed. Brasília: Embrapa Recursos Genéticos e Biotecnologia; 2006. 38p.

19. Rocha FR, Ródenas-Torralba E, Reis BF, Morales-Rubio A, Guardia Mde L. A portable and low cost equipment for flow injection chemiluminescence measurements. Talanta. 2005;67:673-7.

20. Binneck E, Silva JF, Neumaier N, Farias JR, Nepomuceno AL. VSQual: a visual system to assist DNA sequencing quality control. Genet Mol Res. 2004;3:474-82.

21. Nicholson JK, Lindon JC. Systems biology: metabonomics. Nature. 2008;455:1054-6.

22. Patti GJ, Yanes O, Siuzdak G. Innovation: metabolomics: the apogee of the omics trilogy. Nat Rev Mol Cell Biol. 2012;13:263-9.

23. **Kaddurah-Daouk R, Kristal BS, Weinshilboum RM. Metabolomics: a global biochemical approach to drug response and disease. Annu Rev Pharmacol Toxicol. 2008;48:653-83.**
   ⇨ **Explanação sobre como utilizar a metabolômica para avaliar resposta a medicações em algumas doenças.**

24. Russell C, Rahman A, Mohammed AR. Application of genomics, proteomics and metabolomics in drug discovery, development and clinic. Ther Deliv. 2013;4:395-413.

25. **Kaddurah-Daouk R, Krishnan KR. Metabolomics: a global biochemical approach to the study of central nervous system diseases. Neuropsychopharm. 2009;34:173-86.**
   ⇨ **Descrição metodológica da técnica HPLC para determinação de antidepressivos frequentemente descritos na prática clínica.**

26. El-Maghrabey MH, Kishikawa N, Kuroda N. Current trends in isotope-coded derivatization liquid chromatographic-mass spectrometric analyses with special emphasis on their biomedical application. Biomed Chromatogr. 2020;34:4756.

27. **Mishur RJ, Rea SL. Applications of mass spectrometry to metabolomics and metabonomics: detection of biomarkers of aging and of age-related diseases. Mass Spectrom Rev. 2012;31:70-95.**
   ⇨ **Aplicação das ciências ômicas de forma integrada para descoberta de drogas e uso clínico.**

28. **Santos MK, Ferreira Júnior JR, Wada DT, Tenório APM, Barbosa MHN, Marques PMA. Artificial intelligence, machine learning, computer-aided diagnosis, and radiomics: advances in imaging towards to precision medicine. Radiol Bras. 2019;52:387-396.**
   ⇨ **Artigo relevante na área de análise e gerenciamento de dados com *insights* para uso na prática clínica – psiquiatria.**

12

Métodos na avaliação em neurofisiologia

Álvaro Pentagna
Natascha Cardoso da Fonseca
Sîlvia de Vincentiis
Kette Dualibi Ramos Valente

Sumário

Introdução
Métodos neurofisiológicos: eletroencefalograma
  Noções básicas em EEG
  Anormalidades eletroencefalográficas
  Eletroencefalografia quantitativa (EEGq)
Videoeletroencefalograma – VEEG
Potenciais relacionados a eventos
Ressonância magnética funcional
Magnetoencefalografia
Neurofeedback
Polissonografia
Actigrafia
Referências bibliográficas

Pontos-chave

- O EEG (eletroencefalograma) e o EEGq (eletroencefalograma quantitativo) quantitativo têm grande aplicabilidade na clínica e na pesquisa em psiquiatria.
- O VEEG (videoeletroencefalograma) é exame padrão-ouro para o diagnóstico de eventos paroxísticos de natureza não epiléptica.
- Os ERP (*evoked-related potentials*) podem futuramente constituir-se em biomarcadores de doenças neuropsiquiátricas.
- A ressonância magnética funcional também é utilizada na pesquisa por biomarcadores nos transtornos psiquiátricos.
- O EEG-neurofeedback apresenta perspectiva futura sobretudo no tratamento do TDAH (transtorno do déficit de atenção e hiperatividade) em crianças.
- O papel da magnetoencefalografia é crescente em pesquisas relacionadas ao autismo, esquizofrenia, demência e depressão.
- A polissonografia pode ser utilizada para a avaliação de comorbidades associadas e para diagnósticos diferenciais na prática psiquiátrica.

INTRODUÇÃO

Em agosto de 1875, o médico inglês Richard Canton (1842-1926) apresentou à Associação Médica Britânica o resultado de seus experimentos comprovando a existência de atividade elétrica em cérebros de coelhos e macacos, com posterior publicação de seus achados no *British Medical Journal*. Concomitantemente, no leste europeu, Fritsch (1838-1927) e Hitzig (1838-1907) demonstraram a capacidade do córtex cerebral ser eletricamente estimulado[1]. Em 1924, Hans Berger (1873-1941), psiquiatra alemão da Universidade de Jena, registrou pioneiramente a atividade elétrica cerebral em humanos a partir de eletrodos de agulha aplicados sobre o escalpo. Sua sequência de estudos foi apresentada à comunidade científica em 1929 e inicialmente vista com incredulidade[2].

Posteriormente, em 1930, Berger descreveu pela primeira vez os padrões de normalidade, os ritmos alfa e beta. Em 1931, relatou alterações eletroencefalográficas interictais em paciente com epilepsia. No ano seguinte, demonstrou as alterações ictais durante uma crise epiléptica tônico-clônica generalizada e, posteriormente, durante uma crise de ausência. O regime nazista vigente na época interrompeu os trabalhos de Berger, culminando com o seu suicídio em 1941[2,3].

Os achados de Berger foram simultaneamente confirmados por Adrian & Mathews (1934), na Universidade de Cambridge, e Jasper & Carmichael (1935), na Universidade de Brown. Em 1935, William Lennox demonstrou a presença do complexo espícula-onda interictal durante crises de ausência. Na mesma época, Gibbs, Lennox, Gibbs e Jasper descreveram a presença de paroxismos epileptiformes focais associados às epilepsias sintomáticas[3]. Entre 1930 e 1940 o eletroencefalograma (EEG) foi consolidado como ferramenta diagnóstica nos campos da neurologia e neurocirurgia, principalmente na condução de casos de pacientes com epilepsia[4].

MÉTODOS NEUROFISIOLÓGICOS: ELETROENCEFALOGRAMA

Noções básicas em EEG

O EEG convencional consiste no registro gráfico das correntes elétricas resultantes dos potenciais pós-sinápticos excitatórios e inibitórios gerados nos dendritos apicais das células piramidais. Os aspectos técnicos principais estão relacionados à captação, amplificação e edição dos sinais.

O EEG de superfície é obtido por meio de eletrodos colocados na superfície do couro cabeludo de acordo com o Sistema Internacional 10-20 (Figura 1), baseado em distâncias predefinidas em percentuais (10 e 20%) da superfície craniana, levando em conta alguns referenciais anatômicos, como pontos pré-auriculares, glabela e protuberância occipital[6].

O sinal captado é de amplitude baixa e necessita de um amplificador que maximiza o potencial elétrico resultante da diferença entre duas entradas (um par de eletrodos, isto é, dois pontos, o que é igual a um canal). A captação e a apresentação do EEG utilizam esses canais em número variado. Os pares de eletrodos, ou seja – os canais, são dispostos em uma página de acordo com as montagens escolhidas, em um arranjo lógico. As montagens são chamadas de referenciais (Figura 2) quando a segunda entrada é a mesma para todos os canais; e de bipolares (Figura 3) quando os eletrodos são adjacentes (o segundo eletrodo passa a ser o primeiro no canal subsequente). Outras questões relacionadas à aquisição e interpretação do registro do EEG são aquelas relacionadas ao estudo da polaridade e dos dipolos (geradores de campos elétricos positivos ou negativos), cujo domínio é essencial para correta interpretação do traçado

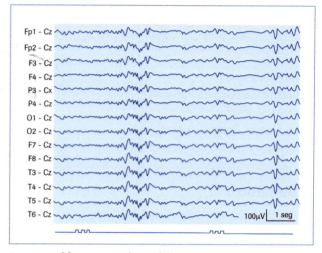

Figura 2 Montagem referencial comum.

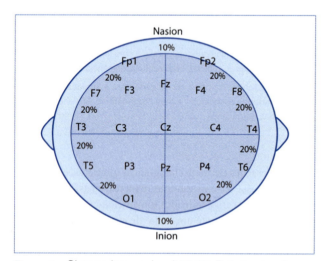

Figura 1 Sistema internacional 10-20. Fp1: frontopolar esquerdo; Fp2: frontopolar direito; F3: frontal esquerdo; F4: frontal direito; Fz: frontal mediano; F7: temporal anterior esquerdo; F8: temporal anterior direito; C3: central esquerdo; C4: central direito; Cz: central mediano; P3: parietal esquerdo; P4: parietal direito; Pz: parietal mediano; T3: temporal médio esquerdo; T4: temporal médio direito; T5: temporal posterior esquerdo; T6: temporal posterior direito; O1: occipital esquerdo; O2: occipital direito.

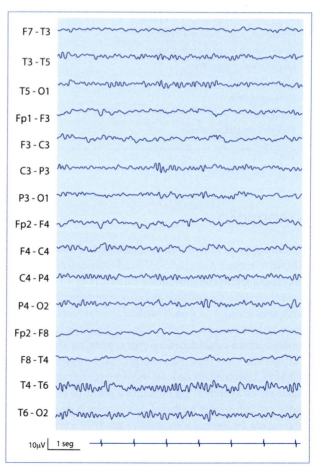

Figura 3 Montagem bipolar.

eletroencefalográfico[7]. O EEG convencional deve ser realizado, sempre que possível, em um laboratório de neurofisiologia, com aparato técnico adequado e de acordo com as Normas Técnicas Brasileiras sobre instalações elétricas (NBR IEC 13534:95)[8].

O EEG apresenta padrões típicos de atividade que podem ser correlacionados aos estados de vigília e sono, bem como eventos anormais como a epilepsia. Em humanos, o EEG normal é caracterizado por oscilações de potencial elétrico na faixa de 0,5 a 70 Hz, com amplitudes entre 20 e 100 microvolts. Basicamente, são descritos quatro ritmos, definidos pela frequência: ritmo delta (0,5-3,5 Hz), teta (4-7,5 Hz), alfa (8-13 Hz) e beta (> 13 Hz)[9] (Figura 4).

Nos adultos, durante vigília, a atividade elétrica cerebral consiste na mistura de ondas alfa e beta. Cada uma dessas ondas predomina em determinada região cerebral, produzindo um gradiente anteroposterior, caracterizado por atividade alfa nas regiões posteriores e atividade beta nas regiões anteriores[10].

Anormalidades eletroencefalográficas

As alterações eletroencefalográficas ocorrem por mudança na frequência e na amplitude das ondas cerebrais. Essas anormalidades podem ser detectadas durante períodos em que o paciente se encontra assintomático[11].

O EEG tem papel crucial no diagnóstico, classificação, segmento e prognóstico das síndromes epilépticas[12].

Os avanços na tecnologia aplicada à medicina, com aprimoramentos constantes em neuroimagem funcional e estrutural, não diminuíram a importância do EEG, que continua figurando como arma indispensável para o diagnóstico e tratamento da epilepsia. Com o crescente reconhecimento de fatores orgânicos, como etiologia dos distúrbios psiquiátricos, exames neurodiagnósticos assumem cada vez mais espaço na esfera da psiquiatria[13].

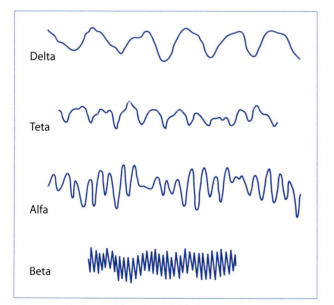

Figura 4 Padrões típicos de atividade cerebral.

Eletroencefalografia quantitativa (EEGq)

O EEGq, ou seja, a análise computadorizada do sinal obtido por meio do registro eletroencefalográfico digital, desempenha um papel significativo nos estudos envolvendo o funcionamento cerebral e nos diagnósticos clínicos baseados no EEG convencional[14].

Monitorar a função cerebral com o EEGq também é o foco de muitas pesquisas em transtornos psiquiátricos[15].

A utilização de técnicas de EEG e EEGq na clínica e na pesquisa em psiquiatria será abordada com maior profundidade no capítulo "Aplicabilidade da eletroencefalografia na clínica psiquiátrica".

VIDEOELETROENCEFALOGRAMA – VEEG

O VEEG é um método diagnóstico não invasivo, caracterizado pelo registro do EEG concomitante à gravação de um evento clínico, fornecendo correlação inequívoca entre esses dados. Dessa forma, um evento paroxístico assistido e relatado por familiares ou pelo paciente pode ser documentado, e sua natureza, epiléptica ou não, pode ser determinada[16].

O exame pode ser realizado com a internação do paciente, e com a permanência do mesmo sob monitorização contínua dentro de uma unidade adequada às suas necessidades, onde seus eventos são registrados durante 24 horas, por um período que, em média, varia de 3 a 7 dias. Essa forma de monitorização, classicamente utilizada, é denominada monitorização prolongada. A monitorização do paciente, sem que haja necessidade de hospitalização e com uma permanência mais breve (4 a 12 horas), é denominada vídeo-EEG dia, e tem como um de seus objetivos primordiais minimizar o desconforto da monitorização prolongada.

Em epilepsia, as indicações do VEEG são basicamente cinco: diagnóstico, classificação da síndrome epiléptica, quantificação do número de crises, localização do foco epileptogênico e avaliação pré-cirúrgica (cirurgia de epilepsia).

Uma das indicações mais precisas do VEEG consiste na avaliação pré-cirúrgica de pacientes com crises não controladas com tratamento clínico. Nessa circunstância, é fundamental o registro de crises e a localização do foco epileptogênico.

Em psiquiatria, o VEEG consiste no exame padrão-ouro para o diagnóstico de eventos paroxísticos de natureza não epiléptica funcional. As principais indicações da monitorização videoeletroencefalográfica estão detalhados no Quadro 1.

POTENCIAIS RELACIONADOS A EVENTOS

Um potencial relacionado a evento, ou *evoked-related potential* (ERP), caracteriza-se por uma resposta eletrofisiológica estereotipada que se segue à apresentação de um estímulo, captada através do registro eletroencefalográfico. As formas de onda dos ERP consistem em uma série de deflexões de voltagem positivas e negativas, e a amplitude dessas ondas depende da força dos geradores subjacentes[17].

Quadro 1 Principais indicações do videoeletroencefalograma (VEEG)

- Detecção, caracterização e quantificação de eventos ictais de natureza epiléptica.
- Classificação das síndromes epilépticas.
- Avaliação pré-cirúrgica de pacientes com epilepsia focal.
- Avaliação da resposta clínico-eletrográfica após instituir tratamento medicamentoso para epilepsia.
- Retirada e/ou troca de medicações anticrise.
- Monitorização de pacientes em unidades de terapia intensiva, visando avaliar resposta ao tratamento para estado de mal epiléptico e surpreender estado de mal epiléptico subclínico.
- Diagnóstico diferencial entre eventos de natureza epiléptica e não epiléptica.

Os ERP são uma das ferramentas mais usadas para avaliar o processamento cognitivo com alta resolução temporal. Alguns dos componentes mais estudados são a negatividade de incompatibilidade, ou *mismatch negativity* (MMN) e a P300. A MMN apresenta-se como uma mudança na atividade cerebral induzida pela ocorrência de um estímulo distinto, que leva a uma mudança no foco atencional. Já a onda P300 constitui-se em um índice de processos cognitivos endógenos, que aparece ao EEG como uma ampla deflexão positiva de voltagem, cerca de 300 milissegundos após o estímulo. Além desses, há muitos outros componentes que podem ser úteis em contextos clínicos[18].

Postula-se que os ERP normalmente observados em experimentos cognitivos podem ser úteis como biomarcadores para detectar estágios iniciais de doenças neuropsiquiátricas e acompanhar a progressão da doença. No entanto, apesar do esforço substancial nessas áreas, nenhuma relação definitiva entre os ERP e doenças neuropsiquiátricas foi estabelecida até o momento[18].

RESSONÂNCIA MAGNÉTICA FUNCIONAL

A ressonância magnética funcional (RMf) é uma técnica de neuroimagem que demonstra variações regionais do metabolismo cerebral; sendo assim, um método que emprega ressonância magnética para mapeamento funcional[19,20]. Ela é baseada na aquisição de imagens durante diferentes estados de atividade neuronal[21].

A RMf mede de forma indireta a atividade neuronal, através de mudanças hemodinâmicas. Nos locais de aumento de atividade ocorre uma maior taxa de consumo de oxigênio (O_2), com aumento inicial de desoxihemoglobina (hemoglobina reduzida ou sem oxigênio). Para suprir o déficit momentâneo de O_2, ocorre um aumento do fluxo sanguíneo, com aumento da oxigenação, resultando em uma resposta reversa de aumento local da oxihemoglobina (hemoglobina saturada de oxigênio) e diminuição da desoxihemoglobina. Essa sequência de eventos é descrita como resposta hemodinâmica à atividade neuro-

nal e é fundamental para a RMf, devido à propriedade magnética da hemoglobina[19,20,22].

A RMf detecta tanto o aumento do fluxo sanguíneo cerebral quanto as alterações nas concentrações de oxigênio decorrentes do aumento da atividade neuronal. Diferentes métodos quantitativos podem ser utilizados pela RMf, sendo o efeito BOLD (*blood oxygenation level dependent effect*) o mais utilizado[22].

A técnica BOLD é baseada no contraste entre os níveis de oxigenação do sangue. Esse contraste resulta das mudanças no campo magnético dependentes da mudança de oxigenação das hemoglobinas. A oxihemoglobina é diamagnética, não causando distúrbios distinguíveis em relação ao campo magnético do tecido cerebral; já a desoxihemoglobina é paramagnética. Substâncias paramagnéticas como a desoxihemoglobina são substâncias que se tornam geradoras de um campo magnético quando expostas a um campo magnético de base, resultando em uma perturbação regional do campo magnético que é detectável pela RM. Durante a resposta hemodinâmica à ativação neuronal, as alterações na concentração de desoxihemoglobina, agem como um contraste endógeno, promovendo diferentes sinais e resultando em imagens funcionais[19,21].

O método de contraste BOLD detecta principalmente alterações no sinal da sequência T2*, refletindo alterações indiretas no fluxo sanguíneo. Uma queda na concentração de desoxihemoglobina reflete em um aumento de sinal em imagens BOLD (T2* *gradient recalled echo*) e identificando as áreas de atividade cerebral por aumento de sinal[21,23].

Outra técnica que pode ser utilizada é a ASL (*arterial spin labeling*), na qual a água da corrente sanguínea arterial é magneticamente marcada (magneticamente invertida) por um pulso de radiofrequência, funcionando como um agente de contraste endógeno difusível e, assim, avaliando de forma não invasiva o fluxo sanguíneo cerebral[22-24]. A perfusão ASL reflete de forma direta as alterações do fluxo sanguíneo, baseada essencialmente por alterações no T1. Ela pode trazer informação quantitativas do fluxo, assim como informações qualitativas; formando imagens que podem demonstrar intensidades de perfusão cerebral[22,23].

As vantagens da RMf são: ausência de radiação ionizante, independência do uso de contraste exógeno, facilidade de acesso da técnica, com custo relativamente baixo; além, de boa resolução espacial. Sua aplicação clínica primordial está relacionada com planejamento cirúrgico e mapeamento funcional, como localização de áreas eloquentes, em especial para avaliação pré-cirúrgica em pacientes com epilepsia ou tumor. Além disso, vem sendo utilizada em diversas pesquisas de neurociência cognitiva e psiquiatria clínica, como biomarcador de doenças, monitoração de resultados terapêuticos ou avaliação de eficácia terapêutica[19,25-28].

O EEGq também pode ser utilizado em combinação à RMf com o objetivo de melhorar a resolução espacial.

MAGNETOENCEFALOGRAFIA

A magnetoencefalografia (MEG) é uma técnica neurofisiológica de avaliação da função cerebral, através da medida do campo magnético gerado pela corrente elétrica neuronal[29,30]. O processamento dos resultados da MEG combinados com imagens estruturais é referido como *magnetic source imaging* (MSI)[31].

A MEG detecta o campo magnético do potencial pós-sináptico de neurônios piramidais sincronizados; sendo mais sensível aos neurônios tangenciais ao escalpo, portanto, dos neurônios arranjados nos sulcos dos giros corticais. Esses neurônios geram um campo magnético que se projeta radialmente, sendo detectado pelos sensores do aparelho, externos à cabeça do paciente[29,30,32].

Os sistemas comerciais do MEG utilizam um capacete que abrange todo o escalpo, com aproximadamente 300 sensores magnéticos imersos em um criostato. O aparelho de MEG detecta campos magnéticos extremamente baixos (10^{-14} a 10^{-11}T) na presença de campos magnéticos externos significativamente mais elevados. Por conta disso, o registro deve ser realizado em uma sala blindada. Além disso, são utilizados *softwares* para cancelamento de ruídos externos[32,33].

Seu sistema é composto primordialmente por transformadores de fluxo, SQUID (*super conducting quantum interference device*) e um criostato. Os transformadores de fluxo são compostos por duas bobinas, uma para captação do campo e outra que se acopla aos SQUID. Os SQUID são dispositivos supercondutores, extremamente sensíveis às mudanças de campo magnético, produzem uma voltagem de saída proporcional ao campo magnético e convertem-no em sinal digital. Esse sistema está imerso em hélio líquido de resfriamento no interior de um criostato, para garantir que ele se mantenha supercondutor[29,31,32].

A MEG possui a desvantagem de ter aparelhagem grande, pesada e de custo elevado, inclusive para sua manutenção, limitando o seu uso. Atualmente, estudos vêm utilizando um sensor de campo magnético baseado nas propriedades atômicas de metais alcalinos, o OPM (*optically-pumped magnometer*) para adquirir o sinal da MEG. Este sistema possui a vantagem de não necessitar de um sistema criogênico e permitir uma maior mobilidade do capacete, assim como menor tamanho e maior leveza do sistema[34].

Para evitar interferências de movimentação da cabeça, já que o capacete não é fixo, o registro é realizado com a colocação de sensores fixados no paciente em pontos anatômicos pre-estabelecidos, que permitem o ajuste posicional da cabeça em relação ao aparelho e correções contínuas de movimentação[29,32].

O campo magnético detectado pela MEG passa pelo crânio sem distorções, com alta resolução espacial (~3-5 mm) e temporal (~1 ms)[33]. Sendo assim, é um método não invasivo, que consegue combinar a localização de áreas de atividade no cérebro com uma acurácia espacial maior do que a do EEG. Entretanto, como ela possui menor sensibilidade a neurônios profundos e radiais, o seu uso pode ser associado com o EEG, em especial no uso clínico de pacientes com epilepsia, pois ambos demonstram ser técnicas complementares[32,35].

As aplicações clínicas estabelecidas são no campo da epilepsia, no qual ela é utilizada para localizar descargas epileptiformes interictais e eventos ictais, em especial quando o EEG tem resultado normal ou duvidoso; auxiliar procedimentos invasivos, como guiar a colocação de eletrodos intracranianos e fornecer informações complementares de identificação de áreas eloquentes; além de possibilitar uma delimitação mais precisa entre a zona epiléptica e uma conhecida lesão estrutural[31,32].

O seu uso em pesquisas neuropsiquiátricas vem crescendo, incluindo pesquisas relacionadas com autismo, esquizofrenia, demência e depressão. Contribuindo para esclarecimento de mecanismos na fisiopatologia de sintomas clínicos e cognitivos[32,36-38]. Ademais, vários estudos vêm sendo realizados com o objetivo de possibilitar aplicações clínicas futuras em diferentes afecções neurológicas e psiquiátricas[35].

NEUROFEEDBACK

O *neurofeedback* pode ser considerado uma técnica de *biofeedback* (ou seja, uma técnica que consiste em medir uma atividade fisiológica usando uma interface técnica para extrair um parâmetro de interesse; esse parâmetro é então apresentado em tempo real ao participante, normalmente via *feedback* visual ou auditivo; o objetivo é ensinar o indivíduo a modificar o parâmetro)[39]. Quando a atividade fisiológica é uma atividade cerebral, o *biofeedback* é chamado de *neurofeedback*. Assim, o *neurofeedback* permite ao sujeito modular voluntariamente suas atividades cerebrais e cognitivas[39,40].

A primeira observação do *neurofeedback* foi baseada nos princípios clássicos de condicionamento aplicados ao EEG. O condicionamento clássico envolve a aprendizagem de novos comportamentos por meio do processo de associação. Após um sério declínio nas décadas de 1980 e 1990, principalmente devido à baixa confiabilidade dos métodos usados para registrar a atividade cerebral, a técnica ganhou terreno novamente no início dos anos 2000, com um interesse renovado em termos científicos e sociais[41]. No entanto, apesar do grande interesse em pesquisas sobre *neurofeedback*[42-44], existem controvérsias significativas, particularmente em psiquiatria e neurologia, decorrentes de deficiências metodológicas relevantes nos estudos[39,44].

Apesar das controvérsias com relação à técnica, alguns trabalhos demonstram bons critérios metodológicos, particularmente no campo do transtorno de déficit de atenção e hiperatividade (TDAH). Os resultados mostram uma eficácia potencial do EEG-*neurofeedback* no tratamento do TDAH em crianças, mesmo que isso ainda seja discutível. Para outros transtornos psiquiátricos, há poucas pesquisas para justificar o uso do EEG-*neurofeedback* na prática clínica[46].

O *neurofeedback* por ressonância magnética funcional em tempo real (RMf *neurofeedback*) é método bastante recente para o treinamento de *neurofeedback* com base nos contrastes da oxigenação do sangue (dependente do nível de oxigênio no sangue [BOLD]). O treinamento em RMf *neurofeedback* pode superar algumas limitações de formas mais tradicionais de *neurofeedback*, como o EEG-*neurofeedback*, devido à sua melhor resolução espacial e cobertura total do cérebro. Por conta da novidade da técnica, os estudos que até agora forneceram evidências para o uso clínico do RMf *neurofeedback* são limitados[46].

POLISSONOGRAFIA

A polissonografia (PSG) é o principal método diagnóstico utilizado na medicina do sono. Seu uso está indicado principalmente nas suspeitas de apneia obstrutiva do sono (AOS) e na investigação das parassonias, destacando sua absoluta necessidade para um diagnóstico seguro do transtorno comportamental do sono REM (TCSR). Pacientes com insônia têm uma indicação restrita, uma vez que geralmente apresentam o resultado previsível de mais uma noite de sono ruim ou ainda pior devido à mudança de ambiente de sono, ao incômodo provocado pelo equipamento de registro ou ainda à ansiedade em relação ao resultado do exame. Dessa forma, será mais bem indicada para os casos de insônia refratária ou por má percepção do sono[47,48].

No registro, múltiplas variáveis fisiológicas são analisadas durante a noite. Um exame básico de PSG avalia três grupos principais de informação: a arquitetura do sono, a movimentação e o comportamento do indivíduo durante o sono e os fenômenos cardioventilatórios.

A análise da arquitetura do sono é feita por meio do estadiamento, ou seja, a determinação do estágio de sono no qual encontra-se o paciente. Para isso, são necessários canais de eletrodos eletroencefalográficos, eletro-oculográficos e eletromiográficos[49]. Para o EEG, são utilizados 3 eletrodos dispostos na linha parassagital direita ou esquerda, referenciados à mastoide contralateral (a atividade elétrica cerebral é medida pelo diferencial de potencial – ddp – entre dois eletrodos, sendo um referenciado ao outro). Cada eletrodo cobrirá uma área do escalpo (frontal, central e occipital) e o uso de eletrodos nas duas linhas parassagitais permite obter uma melhor análise, uma vez que artefatos unilaterais podem ocorrer principalmente devido ao decúbito lateral. É importante ressaltar que esse tipo de montagem com poucos canais refere-se somente ao estadiamento do sono. No caso do objetivo do exame ser o diagnóstico de crises epilépticas noturnas, há a opção de se realizar uma PSG com montagem estendida de EEG ou, geralmente de melhor refino devido ao software preparado para tal, um VEEG. A atividade eletroencefalográfica é o principal dado para o estadiamento do sono, pois todas as fases do sono (não REM – N1, N2, N3 – e REM) têm características peculiares na atividade elétrica cerebral.

Na prática clínica, algumas alterações podem ser descritas nesta parte do exame. As mudanças do ritmo da atividade elétrica cerebral são os principais achados. O mais comumente encontrado é a presença de um ritmo eletroencefalográfico rápido de projeção difusa na frequência beta (maior que 13 Hz), causado principalmente pelo uso de benzodiazepínicos e antidepressivos tricíclicos e inibidores seletivos da recaptação de serotonina. Também pode ser descrita uma intrusão de ritmo alfa (8-13 Hz) sobreposta ao ritmo delta (menor que 4 Hz) durante o sono de ondas lentas, conhecida como atividade alfa-delta, mais comumente observada nos casos de fibromialgia, porém sem valor específico[50].

O eletro-oculograma (EOG) é montado por meio de dois eletrodos dispostos em uma linha tangente à comissura palpebral, um de cada lado, sendo um acima do olho e o outro, abaixo, mas ambos referenciados a uma mastoide. É importante para estabelecer o sono REM por causa dos movimentos oculares rápidos que o caracterizam. Também pode ser utilizado para se verificar o estágio N1 do sono não REM, quando são observados movimentos oculares lentos. Um fenômeno descrito por Keck et al.[51] é a ocorrência de movimentos oculares contínuos durante o sono não REM, provocados pelo uso da fluoxetina e que receberam a denominação de Prozac eyes.

O eletromiograma também tem papel importante na determinação do sono REM, cuja característica é a atonia muscular. São utilizados dois canais submentonianos para esse registro. A presença de episódios recorrentes, por vezes rítmicos, de aumento do tônus submentoniano, principalmente durante o sono não REM, pode sugerir bruxismo. Havendo essa suspeita, deve-se solicitar a colocação de eletrodos massetéricos que irão registrar a contração muscular com melhor sensibilidade e especificidade.

O estadiamento é feito por meio da divisão do registro de toda a noite em períodos de 30 segundos chamados épocas (Figura 5). Cada época é classificada como um determinado estágio do sono e, caso haja características de mais de dois estágios do sono, a época é classificada como o estágio que predomina naqueles 30 segundos. É também nesse estadiamento que se determinam os microdespertares, períodos de vigília com duração menor que 15 segundos, que são causadores de fragmentação do sono juntamente com as épocas de vigília (duração maior que 15 segundos) que entremeiam períodos de sono.

A arquitetura do sono é resumida no gráfico denominado hipnograma (Figura 6). No eixo das ordenadas estão os estágios do sono e nas abscissas está o tempo de registro. Comumente, os softwares destacam os períodos de sono REM para diferenciá-los dos períodos de sono não REM. Pacientes com transtornos psiquiátricos podem ter variações em relação à arquitetura de sono. São achados que não podem ser utilizados como indicadores diagnósticos, uma vez que várias outras situações também podem provocá-los. Pacientes com quadro de ansiedade apresentam aumento da latência de sono, aumento do tempo de vigília após o início do sono e redução da eficiência de sono[52]. Em casos de pacientes com transtorno depressivo, registram-se redução na latência de sono REM, despertar precoce e redução na quantidade de sono de ondas lentas[53]. Já os pacientes com uso de antidepressivos podem ter o aumento dessa latência do sono REM e a redução de sua porcentagem[54,55].

Outro parâmetro básico avaliado é o dos movimentos relacionados ao sono. Um sensor de decúbito será utilizado para determinar a posição do tronco do paciente durante o registro. Isso é importante principalmente nos casos em que o paciente apresenta apneias relacionadas ao decúbito dorsal. Também são utilizados rotineiramente eletrodos eletromiográficos na musculatura tibial anterior bilateral para se avaliar possíveis movimentos periódicos de membros (MPM), fenômeno que pode ocorrer entre os pacientes em uso de antidepressivos[56]. O uso do sistema de vídeo tem sido preconizado pois, além de facilitar a vigilância da equipe técnica sobre o paciente durante o re-

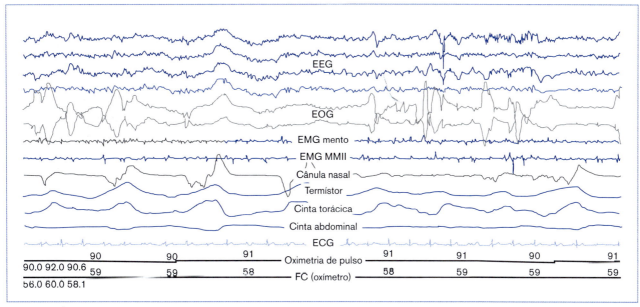

Figura 5 Época de 30 segundos de sono REM demonstrando os componentes da polissonografia. ECG: eletrocardiograma; EEG: eletroencefalograma; EMG: eletromiograma; EOG: eletro-oculograma; FC, frequência cardíaca: MMII: membros inferiores.

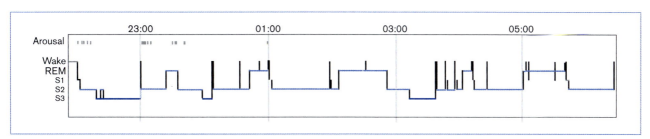

Figura 6 Hipnograma. Wake: vigília; S1, S2 e S3: equivalem aos estágios N1, N2 e N3; arousal: equivale aos microdespertares, que correspondem a despertares com duração entre 4 e 15 segundos.

gistro, pode ser útil na análise de comportamentos anormais possíveis em casos de parassonias[49] e determinar o decúbito nas suspeitas de falha no sistema de sensor.

A dúvida sobre o tipo de parassonia e a necessidade de documentação diagnóstica podem levar o profissional a solicitar uma PSG[48]. Nos casos de parassonias do sono não REM, também conhecidas como parassonias do despertar (sonambulismo, terror noturno e despertar confusional), serão realizadas tentativas de ocorrência do evento durante o período de sono de ondas lentas (N3) provocando-se despertares por meio de estímulos sonoros ou táteis. Uma recomendação importante é que o paciente esteja privado de sono nas 24 horas que antecedem o exame. Dessa forma, há um rebote de sono de ondas lentas durante a noite de registro e maior período para essas tentativas, melhorando a sensibilidade do exame. Entre as parassonias do sono REM, o transtorno comportamental do sono REM (TCSR) é a principal patologia a ser estudada. Nesses casos, não há necessidade de se provocarem despertares. A principal característica do TCSR é a perda da atonia típica e essencial do sono REM. Assim, basta o registro de aumento do tônus durante esse estágio seguindo regras diagnósticas específicas[50]. O exame pode ter aumento de sua sensibilidade se outros eletrodos eletromiográficos forem acrescentados nas extremidades; e recomenda-se destacar na solicitação este objetivo para que o serviço de PSG use a montagem específica. É importante ressaltar que a perda da atonia durante o sono REM não é patognomônica do TCSR, podendo ocorrer entre os pacientes em uso de antidepressivos tricíclicos e inibidores seletivos da recaptação de serotonina[57].

Por fim, a atividade cardioventilatória é mensurada por meio de vários periféricos. A passagem do ar pela via aérea é medida por um sensor de pressão e de um sensor térmico de fluxo dispostos em frente às narinas e à boca do paciente. O esforço ventilatório é avaliado com duas cintas sensíveis à distensão, colocadas uma sobre o tórax e a outra sobre o abdome. Também são analisados a oximetria de pulso e a frequência cardíaca, bem como um canal simples de eletrocardiograma. O uso de balão esofágico com transdutor de pressão é o atual padrão-ouro para se analisar as pausas respiratórias, mas seu uso não é rotineiro pelo incômodo causado pela cânula de introdução e está restrito a pesquisas clínicas e dúvidas muito específicas para resistência de vias aéreas superiores em pacientes com PSG basal normal. Também é utilizado um sensor de ronco, mas as anotações referentes à intensidade de ronco feitas pelo técnico sempre são consideradas.

O preparo para o exame não exige obrigatoriamente a suspensão dos medicamentos habituais do paciente. Isso pode ser desastroso para o tratamento e criar dados falso-positivos. A decisão de suspensão do remédio deve ser feita de forma particular para cada paciente, de acordo com aquilo que se investiga, os efeitos do medicamento sobre o sono e como a parada da substância pode influenciar na clínica do paciente e no resultado do exame. Habitualmente, caso seja optado pela retirada do fármaco, o período recomendado é de 14 dias antes da noite de registro. Se a medicação for mantida, deve-se ponderar os efeitos da medicação sobre os resultados do exame.

O incômodo causado pelo equipamento e ambiente de registro, bem como a ansiedade de realização do exame, podem alterar de forma significativa a arquitetura de sono, causando uma noite de muito má qualidade. A esse fenômeno denomina-se efeito de primeira noite. Ele pode ser minimizado com a orientação adequada pelo solicitante do exame e por uma equipe técnica bem treinada. Se mesmo assim ocorrer, uma segunda noite de registro pode ser solicitada, com o paciente já ambientado ao laboratório de sono.

O uso de medicamentos para indução do sono exclusivamente para a PSG deve ser restrito aos agonistas do receptor benzodiazepínico (zolpidem, zopiclona e eszopiclona), que têm menor efeito sobre a arquitetura do sono e tônus muscular. Essa indicação não pode ser feita se os dados esperados forem dependentes da latência de sono ou duração, que será alterada pelos fármacos. Ele também pode causar parassonias NREM e outros comportamentos anormais.

Outras modalidades relacionadas à PSG são o exame para titulação de pressão de CPAP (pressão aérea positiva contínua) e o teste de múltiplas latências do sono (TMLS). A titulação de pressão de CPAP é feita durante uma segunda noite de registro após o diagnóstico de AOS. Com o uso de um aparelho de CPAP e máscara, a pressão terapêutica é titulada a um valor ideal para o controle das pausas respiratórias, do ronco e da dessaturação da oxihemoglobina. A titulação pode ser feita em uma única noite no modo *split-night*: a PSG basal é realizada na primeira metade da noite e a titulação, durante a segunda parte do registro. Esse modo só pode ser indicado nos casos em que a suspeita clínica de AOS e sua causa sejam evidentes na avaliação clínica inicial[58]. O uso de PSG para titulação da pressão de CPAP vem sendo gradualmente substituída pelo uso dos aparelhos automáticos de pressão aérea positiva (APAP). São equipamentos que respondem com pressões positivas variáveis, conforme a pausa respiratória demanda e um registro dessas pressões e pausas fica gravado num cartão de memória do próprio equipamento, que pode ser analisado por telemetria, conforme o modelo. No entanto, recomenda-se o uso de PSG para titulação de CPAP em pacientes com doença cardiopulmonar grave, fraqueza muscular respiratória, hipoventilação, história de acidente vascular cerebral e uso crônico de opioides.

O TLMS é um método de análise quantitativa da sonolência excessiva diurna. Durante o dia, a cada 2 horas, o paciente é submetido a cinco oportunidades de sono e é medida a média das latências de sono das chances de cochilo. A latência média de sono normal deve ser maior que 10 minutos. Para o diagnóstico de narcolepsia é necessário latência média de sono menor que 8 minutos e o mínimo de dois episódios de sono REM nessas sonecas. O exame deve ser sempre precedido por uma PSG pois, se o paciente apresentar fragmentação do sono na noite anterior, poderá haver um falso positivo para o diagnóstico[59]. O TMLS é facilmente falseado pelo uso, muito próximo à data de registro, de medicamentos, como falso negativo em usuários de antidepressivos ou falso positivo numa suspensão desses fármacos. Assim, a regra de suspensão medicamentosa 14 dias antes do exame é altamente recomendada.

Na prática psiquiátrica, a PSG pode ser utilizada caso haja condições comórbidas e para auxílio no diagnóstico diferencial. Sintomas diurnos de sonolência, comprometimento de memória ou alteração de humor observados na AOS podem ser confundidos com sintomas depressivos. Outra utilidade seria para se determinar a origem de comportamentos noturnos anormais e diferenciá-los das parassonias. É importante salientar que o diagnóstico em psiquiatria ainda é eminentemente clínico, baseado em uma anamnese criteriosa e exame psíquico bem feito, sendo que os achados polissonográficos podem complementar suspeitas diagnósticas já feitas demonstrando sintomas que ocorrem durante o sono.

ACTIGRAFIA

O sono nos animais é determinado por meio de cinco parâmetros: (1) redução do movimento, (2) sob uma postura específica, (3) com limiar de reversão aos estímulos externos, (4) com preferência por locais específicos e (5) com um rebote homeostático por privação. Também referida como actimetria, a actigrafia é o registro da atividade ou inatividade motora baseado num equipamento de acelerômetro utilizado como um relógio, o actígrafo. Várias vezes validado com a PSG (padrão-ouro), pode determinar com clareza e boa precisão as seguintes informações: tempo total de sono, tempo de vigília após o início do sono, eficiência do sono e os horários de sono e vigília. Com menos precisão, mas certo grau de confiabilidade, também pode ajudar na determinação da latência do sono sob algumas condições[60].

Está indicado principalmente para pacientes com transtornos do ritmo circadiano, mas pode ser utilizado em casos de insônia por má percepção e em suspeita de privação comportamental do sono[61].

Os registros podem durar semanas, dependendo da bateria e da capacidade de dados do modelo, mas geralmente registros de duas semanas são suficientes para se obter as informações desejadas.

Alguns modelos dispõem ainda de sensor de temperatura e de luminosidade, além de um botão que pode ser acionado pelo paciente para informar o profissional sobre o momento de ocorrência de algum evento preestabelecido.

Outro uso importante é para a realização do TMLS. A actigrafia realizada durante uma ou duas semanas antes do exame pode ajudar na interpretação do resultado obtido. Um paciente que dormiu muito pouco nos dias que antecederam o registro pode apresentar hipersonia no teste, mas os curtos períodos de sono demonstrados pela actigrafia dão ao médico a sugestão real da causa da sonolência excessiva diurna, evitando resultados falso-positivos para narcolepsia ou hipersonia idiopática[60,61].

Para aprofundamento

- Ebersole JS (ed). Current practice of clinical electroencephalography. 4 ed. Philadelphia: Wolters Kluwer Health; 2014.
  - ⇨ Referência em EEG tanto para iniciantes quanto para aprofundamento dos conhecimentos na área. Leitura em VEEG e potenciais evocados.
- Wong PKH. Introduction to brain topography. 1 ed. New York: Plenum Press; 1991. Introdução aos fundamentos do EEG quantitativo.
- Tong S, Thakor NV (eds). Quantitative EEG analysis methods and clinical applications. 1 ed. Norwood: Artech House; 2009.
  - ⇨ Para aprofundamento nas técnicas de EEG quantitativo, monitorização quantitativa do sono e na utilização combinada do EEG e RNM funcional.

REFERÊNCIAS BIBLIOGRÁFICAS

1. Niedermeyer E. Historical aspects. In. Niedermeyer E, Silva FL. (eds.) Electroencephalography: basic principles, clinical applications, and related fields. 4 ed. Philadelphia: Lippincott Williams and Wilkins; 1999. p. 1-14.
2. Collura TF. History and evolution of electroencephalographyc instruments and techniques. J Clin Neurophysiol. 1993;10(4):476-504.
3. Goldensohn ES. Historical perspectives. In: Engel Jr J, Pedley TA (eds). Epilepsy: a compreensive textbook – volume I. Philadelphia: Lippincott-Raven; 1997.
4. Swartz BE, Goldensohn ES. Timeline of the history of EEG and associated fields. Electrencephalogr Clin Neurophysiol. 1998;106:173-6.
5. Misulis KE, Head TC. Essentials of clinical neurophysiology 3. ed. Burlington: Buttenworth Heinemann; 2003. 276 p.
6. Minucci MV, Brandão F, Gomes MM, Belo H. Bases neurofisiológicas e técnicas de eletroencefalografia. Rev Bras Neurol. 2004;40(1):15-27.
7. American Electroencephalographic Society. Guideline seven: a proposal for standart montages to be used in clinical EEG. J Clin Neurophysiol. 1994;11(1):30-6.
8. Associação Brasileira de Normas Técnicas. Disponível em: www.abnt.org.br.
9. Lüders H. Compreensive clinical neurophysiology. Ohio: The Cleveland Clinic Foundation; 1999.
10. Kooi KA. Fundamentals of electroencephalography. New York: Harper & Row; 1971. p.65.
11. Gomes M M, Bello H. Eletroencefalografia-fundamentos. 1 ed. São Paulo: Revinter, 2008. p. 51-64.
12. Niedermeyer E. Abnormal EEG patterns: epileptic and paroxysmal. In: Niedermeyer E, Silva FL (eds). Electroencephalography: basic principles, clinical applications, and related fields. 4 ed. Baltimore: Williams & Wilkins; 1999. p. 235-60.
13. Boutros NN. A review of indications for routine EEG in clinical psychiatry. Hosp Community Psychiatry. 1992;43(7):716-10.
14. Thakor NV, Tong S. Advances in quantitative electroencephalogram analysis methods. Annu Rev Biomed Eng. 2004;6:453-95.
15. Cook IA, Hunter AM, Korb A, Farahbod H, Leuchter AF. EEG signals in psychiatry: biomarkers for depression management. In: Tong S, Thakor NV, editors. Quantitative EEG analysis methods and clinical applications. Norwood: Artech House; 2009. p.289-315.
16. Freitas A, Fiore LA, Gronich G, Valente KD. O vídeo-EEG no diagnóstico de eventos paroxísticos na infância. J Pediatr (Rio J). 2003;79(3).
17. **Lavoie S, Polari AR, Goldstone S, Nelson B, McGorry PD. Staging model in psychiatry: Review of the evolution of electroencephalography abnormalities in major psychiatric disorders. Early Interv Psychiatry. 2019;13(6):1319-28.**
    - ⇨ Revisão ampla sobre achados de EEG quantitativo e ERP nos principais transtornos psiquiátricos.
18. Helfrich RF, Knight RT. Cognitive neurophysiology: event-related potentials. Handb Clin Neurol. 2019;160:543-558.
    - ⇨ Aprofundamento sobre os ERP e suas alterações nos transtornos neuropsiquiátricos.
19. Glover GH. Overview of functional magnetic resonance imaging. Neurosurg Clin N Am. 2011;22(2):133-9.
20. Chen JE, Glover GH. Functional magnetic resonance imaging methods. Neuropsychol Rev. 2015;25(3):289-313.
21. Otaduy MCG, Nagae LM, Amaro EJ. Técnicas de obtenção das imagens em neurorradiologia. In: Leite CC (ed.). Neurorradiologia. diagnóstico por imagem das alterações encefálicas. Rio de Janeiro: Guanabara Koogan; 2008. p.1-47.
22. **Pike GB. Quantitative functional MRI: concepts, issues and future challenges. Neuroimage. 2012;62(2):1234-40.**
    - ⇨ Essa revisão explica de forma sucinta as bases fisiológicas da RMf, diferenciando os métodos BOLD e ASL e evidenciando conceitos sobre o tema.
23. Detre JA, Wang J. Technical aspects and utility of fMRI using BOLD and ASL. Clin Neurophysiol. 2002;113(5): 621-34.
24. Hernandez-Garcia L, Lahiri A, Schollenberger J. Recent progress in ASL. Neuroimage. 2019;187:3-16.
25. Bullmore E. The future of functional MRI in clinical medicine. Neuroimage. 2012;62(2):1267-71.
26. Cetin MS, Houck JM, Rashid B, Agacoglu O, Stephen JM, Sui J, et al. Multimodal classification of schizophrenia patients with MEG and fMRI data using static and dynamic connectivity measures. Front Neurosci. 2016;10:466.
27. Specht K. Current challenges in translational and clinical fMRI and future directions. front psychiatry. 2019;10:924.
28. Arnone D. Functional MRI findings, pharmacological treatment in major depression and clinical response. Prog Neuropsychopharmacol Biol Psychiatry. 2019;91:28-37.
29. **Proudfoot M, Woolrich MW, Nobre AC, Turner MR. Magnetoencephalography. Pract Neurol. 2014;14(5):336-43.**
    - ⇨ Faz uma revisão sucinta dos mecanismos fisiológicos envolvidos na MEG, além da tecnologia envolvida no método.
30. Stapleton-Kotloski JR, Kotloski RJ, Popli G, Godwin DW. Magnetoencephalography: clinical and research practices. Brain Sci. 2018;8(8).
31. Burgess RC. Magnetoencephalography for localizing and characterizing the epileptic focus. Handb Clin Neurol. 2019;160:203-14.
32. **Hari R, Baillet S, Barnes G, Burgess R, Forss N, Gross J, et al. IFCN-endorsed practical guidelines for clinical magnetoencephalography (MEG). Clin Neurophysiol. 2018;129(8):1720-47.**
    - ⇨ É a primeira diretriz (*guideline*) endossada pela Federação Internacional de Neurofisiologia Clínica (IFCN) para realização de magnetoencefalografia. Além disso, faz uma revisão sobre os principais aspectos físicos e fisiológicos do método.
33. Wilson TW, Heinrichs-Graham E, Proskovec AL, McDermott TJ. Neuroimaging with magnetoencephalography: a dynamic view of brain pathophysiology. Transl Res. 2016;175:17-36.
34. Boto E, Seedat ZA, Holmes N, Leggett J, Hill RM, Roberts G, et al. Wearable neuroimaging: combining and contrasting magnetoencephalography and electroencephalography. Neuroimage. 2019;201:116099.
35. Gavaret M, Maillard L Jung J. High-resolution EEG (HR-EEG) and magnetoencephalography (MEG). Neurophysiol Clin. 2015;45(1):105-11.

36. Cho RY. Magnetoencephalography as a tool for neuropsychiatric research. Biol Psychiatry Cogn Neurosci Neuroimaging. 2017;2(3):207-8.

37. Uhlhaas PJ, Liddle P, Linden DEJ, Nobre AC, Singh KD, Gross J. Magnetoencephalography as a tool in psychiatric research: current status and perspective. Biol Psychiatry Cogn Neurosci Neuroimaging. 2017;2(3):235-44.

38. Uhlhaas PJ, Grent-T-Jong T, Gross J. Magnetoencephalography and translational neuroscience in psychiatry. JAMA Psychiatry. 2018;75(9):969-71.

39. Sherlin LH, Arns M, Lubar J, Heinrich H, Kerson C, Strehl U, et al. Neurofeedback and basic learning theory: implications for research and practice. J Neurotherapy. 2011;15:292-304.

40. Micoulaud-Franchi JA, Quiles C, Fond G, Cermolacce M, Vion-Dury J. The covariation of independent and dependant variables in neurofeedback: a proposal framework to identify cognitive processes and brain activity variables. Conscious Cogn. 2014; 26:162-8.

41. Thibault RT, Lifshitz M, Raz A. The self-regulating brain and neurofeedback: experimental science and clinical promise. Cortex. 2016;74:247-61.

42. deCharms RC. Reading and controlling human brain activation using real-time functional magnetic resonance imaging. Trends Cogn Sci. 2007;11:473-81.

43. Micoulaud-Franchi JA, McGonigal A, Lopez R, Daudet C, Kotwas I, Bartolomei F, et al. Electroencephalographic neurofeedback: level of evidence in mental and brain disorders and suggestions for good clinical practice. Neurophysiol Clin. 2015;45:423-33.

44. Fovet T, Jardri R, Linden D. Current issues in the use off MRI-based neurofeed-back to relieve psychiatric symptoms. Curr Pharm Des. 2015;21:3384-94.

45. Thibault RT, Raz A. When can neurofeedback join the clinical armamentarium? Lancet Psychiatry. 2016;3:497-8.

46. Arns M, Batail JM, Bioulac S, Congedo M, Daudet C, Drapier D, et al. One of today's techniques in psychiatry? Encephale. 2017;43(2):135-45.

47. Reite M, Buysse D, Reynolds C, Mendelson W. Standards of Practice Committee of the American Sleep Disorders Association. Practice parameters for the use of polysomnography in the evaluation of insomnia. Sleep. 1995;18(1):55-7.

48. Kushida CA, Littner MR, Morgenthaler T, Alessi CA, Bailey D, Coleman J Jr, et al. Practice parameters for the indications for polysomnography and related procedures: an update for 2005. Sleep. 2005;28(4):499-521.

49. American Academy of Sleep Medicine. The AASM Manual for the Scoring of Sleep and Associated Events. Westchester: American Academy of Sleep Medicine; 2007.

50. Branco J, Atalaia A, Paiva T. Sleep cycles and alpha-delta sleep in fibromyalgia syndrome. J Rheumatol. 1994;21(6):1113-7.

51. Keck PE Jr, Hudson JI, Dorsey CM, Campbell PI. Effect of fluoxetine on sleep. Biol Psychiatry. 1991;29(6):618-9.

52. Monti JM, Monti D. Sleep disturbance in generalized anxiety disorder and its treatment. Sleep Med Rev. 2000;4:263-76.

53. Reynolds CF, Kupfer DJ. Sleep research in affective illness: state of the art circa. Sleep. 1987;10:199-215.

54. Gillin JC, Wyatt RJ, Fram DH, Snyder F. The relationship between changes in REM sleep and clinical improvement in depressed patients treated with amitriptyline. Psychopharmacology. 1978;59:267-72.

55. Heiligenstein JH, Faries DE, Rush AJ, Andersen JS, Pande AC, Roffwarg HP, et al. Latency of rapid eye movement as a predictor of treatment response to fluoxetine and placebo in nonpsychotic depressed outpatients. Psychiatry Res. 1994;52:327-39.

56. Bakshi R. Fluoxetine and restless legs syndrome. J Neurol Sci. 1996;142:151-2.

57. Salin-Pascual RJ, Galicia-Polo L, Drucker-Colin R. Sleep changes after 4 consecutives days of venlafaxine administration in normal volunteers. J Clin Psychiatry. 1997;58:348-50.

58. Besset A. Effect of antidepressants on human sleep. Adv Biosci. 1978;21:141-8.

59. Schenk CH, Mahowald MW, Kim SW, O'Connor KA, Hurwitz TD. Prominent eye movements during NREM sleep and REM sleep behavior disorder associated with fluoxetine treatment of depression and obsessive-compulsive disorder. Sleep. 1992;15:226-35.

60. Littner MR, Kushida C, Wise M, Davila DG, Morgenthaler T, Lee-Chiong T, et al. Standards of practice Committee of the American Academy of Sleep Medicine. Practice parameters for clinical use of the multiple sleep latency test and the maintenance of wakefulness test. Sleep. 2005;28:113-21.

61. Smith MT, McCrae CS, Cheung J, Martin JL, Harrod CG, Heald JL, et al. Use of actigraphy for the evaluation of sleep disorders and circadian rhythm sleep-wake disorders: an American Academy of Sleep Medicine Clinical Practice Guideline. J Clin Sleep Med. 2018;14(7):1231-7.

62. Micoulaud-Franchi JA, Fovet T. Neurofeedback: time needed for a promising non-pharmacological therapeutic method. Lancet Psychiatry. 2016;3:e16.

13

Métodos na investigação neurocognitiva

Laiss Bertola
Isabela Lima

Sumário

Introdução
Neurocognição em psicopatologia: abordagem atual
Neurocognição e sua avaliação
    Neurocognição e transtornos psicóticos
    Neurocognição e transtornos específicos
Técnicas psicométricas e interpretativas no uso de neurocognição
    Aspectos psicométricos
    Aspectos interpretativos
    Estudos longitudinais ou de resposta a intervenções
Considerações finais
Vinheta de pesquisa
Para aprofundamento
Referências bibliográficas

Pontos-chave

- A cognição está frequentemente comprometida em pacientes com transtornos psiquiátricos, em especial as funções executivas, a atenção, a velocidade de processamento e a memória episódica.
- Dados cognitivos podem ser utilizados como marcadores de risco pré-mórbidos ou intensificadores de desfechos funcionais desfavoráveis e, portanto, serem alvos de intervenções e estudos.
- O uso da avaliação neurocognitiva deve considerar preceitos psicométricos que atribuem robustez aos resultados e interpretações.
- Estudos de intervenção e longitudinais devem considerar os efeitos de retestagem.

INTRODUÇÃO

Neurocognição ou cognição – termos que serão considerados sinônimos neste capítulo – se referem às habilidades cognitivas que permitem ao ser humano interpretar informações advindas do meio, realizar operações e quaisquer outras atividades mentais, como aprender, lembrar, imaginar e pensar. Déficits em diferentes habilidades cognitivas são comumente reportados em estudos psiquiátricos e a cognição tem sido utilizada como um importante aspecto nos estudos em psiquiatria[1-4].

Uma vez que a cognição se trata do processo mediador em que a informação é processada e por meio do qual o sujeito responde ao ambiente, déficits neurocognitivos desencadeiam um manejo disfuncional de situações cotidianas. Observam-se associações entre o nível de funcionamento neurocognitivo e empregabilidade, e níveis subjetivos de satisfação e qualidade nos relacionamentos interpessoais[5-7]. Maior empregabilidade, maior satisfação e qualidade de vida estão associados a funcionamento neurocognitivo para uma série de domínios cognitivos. Por outro lado, maior uso do sistema público de saúde, níveis de desemprego, insatisfação e conflitos nos relacionamentos interpessoais se associam a prejuízos cognitivos. Os quadros psiquiátricos assumem a posição de segunda principal causa de disfuncionalidade na atualidade, conforme a Organização Mundial da Saúde.

A esquizofrenia foi um dos primeiros quadros em que se observaram claros prejuízos cognitivos, chegando a ser inicialmente chamada de demência precoce. Neste quadro, os déficits cognitivos assumem papel central na sua patofisiologia, sendo esse aspecto discutido nas diretrizes diagnósticas propostas pela Classificação Internacional das Doenças (CID-10) e pelo *Manual diagnóstico e estatístico de transtornos mentais* (DSM-5)[8,9]. Apesar do claro envolvimento dos aspectos cognitivos na esquizofrenia, a neurocognição nem sempre foi reconhecida como aspecto em destaque em outras condições psicopatológicas, resultando em descrições fenomenológicas com maior ênfase nos padrões comportamentais e emocionais.

Considerando que neurocognição e quadros psiquiátricos se associam à disfuncionalidade, esclarecer sobre os aspectos cognitivos subjacentes aos quadros psicopatológicos pode ser um promissor campo para intervenção e predição dos mesmos. Dessa forma, para delineamento de futuras pesquisas se fazem necessárias a compreensão do que a literatura já evidencia sobre como a cognição se relaciona com os sintomas e transtornos psiquiátricos, e a compreensão dos cuidados metodológicos necessários na realização de pesquisas que utilizam cognição.

NEUROCOGNIÇÃO EM PSICOPATOLOGIA: ABORDAGEM ATUAL

Ao longo dos anos foram lançadas sucessivas versões dos manuais que orientam o diagnóstico dos transtornos psiquiátricos, culminando no lançamento da quinta versão do DSM-5[8]. No entanto, apesar de diversas vantagens, como a de terem norteado pesquisas e condutas clínicas há décadas, uma série de considerações, a favor de uma perspectiva dimensional, têm sido feitas a respeito da abordagem categorial dos transtornos psiquiátricos nos últimos anos[10,11]. Os manuais são elaborados a partir da descrição sintomatológica, ou seja, os aspectos observáveis dos transtornos psiquiátricos. No entanto, as pesquisas que buscam correspondentes genéticos e bases biológicas que se associam às categoriais psiquiátricas raramente apresentam resultados promissores, mostrando que as categoriais psiquiátricas não apontam para aspectos básicos subjacentes que sejam específicos a elas. Além disso, os elevados níveis de comorbidade apontam para manifestações clínicas heterogêneas, acarretando dificuldade de se compreender a manifestação sintomática dos pacientes de forma delimitada ou isolada em categorias únicas.

A consequência disso é a co-ocorrência de diagnósticos psiquiátricos, o que acomete cerca de 50% dos casos[12]. Acrescido à comorbidade concorrente, os estudos longitudinais mostram que crianças e adolescentes que apresentam condições psiquiátricas têm maiores chances de desenvolver outros quadros diagnósticos quando adultos, indicando que tais sujeitos têm maior vulnerabilidade à psicopatologia ao longo da vida para mais de uma condição psiquiátrica. Ainda contribuindo para uma visão dimensional da psicopatologia, vale relembrar que a maior parte dos instrumentos de rastreio psiquiátrico o fazem a partir da perspectiva de escalas, evidenciando que as manifestações clínicas, em geral, se apresentam em um intervalo de intensidade e de frequência. Por fim, uma última consideração sobre a perspectiva dimensional da psicopatologia é que ao enfrentar o semelhante cenário de elevadas comorbidades, os pesquisadores da área da psicopatologia da infância e adolescência verificaram que ocorria um agrupamento das condições psiquiátricas em transtornos internalizantes e externalizantes. A exemplo das pesquisas nessa faixa etária, foi observado que a psicopatologia de adultos também apresenta agrupamento em três dimensões (internalizantes, externalizantes e transtornos do pensamento), associadas a um fator geral, chamado de Fator p[10]. Esse fator geral relacionado à psicopatologia no adulto sugere a presença de vulnerabilidade compartilhada entre diferentes contextos psiquiátricos. Essa pesquisa, assim como as considerações anteriores, mostra que a busca por uma caracterização muito específica dos transtornos pode não ser a forma mais promissora para compreender os mecanismos desencadeadores dessas condições.

Esse perfil de agrupamento dos transtornos psiquiátricos específicos chama a atenção para a possibilidade de que os aspectos subjacentes a estas condições também sejam caracterizados da mesma forma. Ou seja, o que exatamente caracterizaria esse fator comum p, assim como os agrupamentos específicos de vulnerabilidade (internalizantes, externalizantes e transtornos dos pensamentos)? Os autores levantam diversas possibilidades, como traços de personalidade, vivências ao longo do desenvolvimento e também aspectos neurocognitivos[10].

Visto que o processamento da informação pelo cérebro media as manifestações sintomáticas (comportamentais e emocionais) e que ele é descrito como comprometido em uma série de transtornos psiquiátricos, um importante candidato para explicar o fator p descrito é o funcionamento neurocognitivo. Seguindo essa linha, é concebível que a neurocognição também seja vista de forma dimensional, apresentando aspectos compartilhados entre as psicopatologias, como é o caso do frequente relato de disfunção executiva[1]2017. The following psychiatric disorders were considered: mood disorders, psychotic disorders, autism spectrum disorders, attention-deficit/hyperactivity disorder (ADHD. E atualmente, com a proposta do *Research Domain Criteria (RDoC)* do National Institute of Health, a cognição permanece como um eixo de avaliação importante[13].

Ao descrever esse perfil cognitivo compartilhado por pessoas que apresentam ou já apresentaram transtornos psiquiátricos diversos, é possível esclarecer fatores neurocognitivos relacionados à vulnerabilidade a quadros psicopatológicos. Isso significa ter em mãos alvos de intervenção efetivos não só para transtornos específicos, mas para uma gama maior deles. Além disso, descrever determinados perfis cognitivos como associados à vulnerabilidade a psicopatologia de forma geral, viabiliza a intervenção sobre tais perfis antes mesmo da progressão da sintomatologia para um quadro psiquiátrico completo. A intervenção precoce permite o desenvolvimento de novas estratégias de manejo de situações desafiadoras, protegendo o indivíduo do ciclo em que o manejo disfuncional gera contextos cada mais adversos a serem administrados.

NEUROCOGNIÇÃO E SUA AVALIAÇÃO

A avaliação neurocognitiva é um processo para investigação e quantificação de como o indivíduo processa a informação. Os instrumentos utilizados são desenvolvidos a partir de modelos que conceituam como ocorre o evento cognitivo. Dentre as funções cognitivas necessárias para a interação com o meio, podemos listar os domínios de atenção, memória episódica, memória semântica, linguagem, processamento visuoespacial e praxias, velocidade de processamento, e o grande grupo das funções executivas (memória operacional, flexibilidade cognitiva, controle inibitório, planejamento, resolução de problemas, entre outras)[14]. Para maior compreensão dos domínios cognitivos que serão citados, sugerimos consultar a Tabela 1, na qual estão definidas brevemente as principais funções cognitivas. Ressaltamos que há ainda outras possibilidades cognitivas que não serão abordadas, como viés atencional, processos automáticos e controlados, entre outros, que são informações igualmente preciosas na avaliação cognitiva em psiquiatria.

A partir desses modelos é possível propor relações cognitivas e comportamentais com aspectos mais basais como dados de estruturas cerebrais (estáticas ou em funcionamento), dados de integridade e participação de circuitarias específicas, e dados sobre neurotransmissão. Por exemplo, a memória de trabalho, uma função executiva relacionada à manutenção e manipulação mental de diversas informações simultaneamente, está associada à atividade pré-frontal dorsolateral[15]. Já o processamento da memória episódica, por exemplo, está relacionado à atividade da região do córtex entorrinal, hipocampos e suas conexões[16].

A capacidade de determinada função cognitiva afeta diretamente a performance do indivíduo em atividades cotidianas que demandem tal função. Por exemplo, em atividades cotidianas como alimentação ou jogos, indivíduos que têm dificuldade em inibir respostas automáticas e preponderantes (controle inibitório) tendem a reagir de forma disfuncional, possivelmente desencadeando condições como jogo patológico ou compulsão alimentar[11].

Considerando que as funções cognitivas são produtos e se relacionam com aspectos mais básicos do processamento cerebral (p.ex., o funcionamento dopaminérgico na situação citada anteriormente), elas também se associam diretamente com as manifestações comportamentais que caracterizam os quadros psicopatológicos.

Voltando ao exemplo do controle inibitório, já que este está mais próximo de moduladores moleculares e estruturais do funcionamento cerebral do que a manifestação comportamental observável, é plausível que indivíduos que desenvolvem os quadros exemplificados apresentem déficits pré-mórbidos e precoces nessa função, mantendo uma razoável constância dos déficits ao longo da vida. Se os fatores que modulam a atividade da função cognitiva são, em parte, determinados biologicamente,

Tabela 1 Definições das principais funções cognitivas no contexto psiquiátrico

Função cognitiva	Definição e subdomínios
Inteligência	Capacidade mental mais ampla de aprender e apreender informações do meio, utilizar adequadamente tais informações, gerar inferências e novos conhecimentos de maneira consistente ao longo da vida.
Funções executivas	Construto amplo que envolve uma série de subcomponentes. Trata-se do comportamento direcionado a metas, que permite ao indivíduo regular seu comportamento em prol de certo objetivo (curto, médio ou longo prazo). Dentre os subdomínios temos três funções nucleares e demais funções complexas. As nucleares envolvem o controle inibitório (capacidade de inibir respostas automáticas e/ou preponderantes em prol de outras mais adequadas ao objetivo), a flexibilidade cognitiva (capacidade de mudar o comportamento/cognição diante de demanda ambiental) e a memória operacional/de trabalho (capacidade de manipular mentalmente informações a serem processadas). Dentre as complexas, temor por exemplo, a capacidade de planejamento (organização de sequências lógicas e encadeadas de ações que levam a um objetivo), fluência (execução de comportamentos fluidos mesmo que delimitados por regras específicas), resolução de problemas (capacidade de inferências e novos *insights* não aprendidos), entre outras.
Atenção	Capacidade de direcionamento, seleção e manutenção do foco nas informações que devem ser processadas. A atenção pode ser dividida em seletiva (capacidade de selecionar o estímulo alvo dentre distratores), em sustentada/concentrada (manter o foco no estímulo selecionado por maiores períodos de tempo) e em alternada e/ou dividida (capacidade de mudar o foco rapidamente e/ou dividir esse foco entre diferentes estímulos alvo).
Velocidade de processamento	Agilidade com que uma informação é processada mentalmente. Presente através dos tempos de reação em diferentes tarefas e participante de todos os processos cognitivos.
Memória	Capacidade de registrar, armazenar e recuperar informações (verbais e/ou visuais) por curtos e longos períodos de tempo. Dentre as várias memórias existentes destacaremos três delas. A memória de curto prazo (responsável pelo registro momentâneo para uso imediato de informações), a memória de longo prazo declarativa episódica, também conhecida como memória episódica (responsável pelo armazenamento por longos períodos de informações cotidianas marcadas no tempo e no espaço) e a memória de longo prazo declarativa semântica, também conhecida como memória semântica (responsável pelo armazenamento por longos períodos de informações acadêmicas e culturais).
Linguagem	Capacidade de comunicação simbólica oral ou escrita de informações processadas mentalmente. São subdomínios a compreensão, a leitura, a escrita, o discurso e a fluência.
Praxias	Capacidade de coordenar voluntariamente movimentos simbólicos ou não na interação com o meio. Dentre as praxias, a mais amplamente avaliada é a chamada habilidade visioconstrutiva que envolve a capacidade de organização visuoespacial simultânea de informações perceptuais e motoras.
Cognição social	Capacidade ampla de aquisição, manifestação e interpretação das informações produzidas por outras pessoas, que impactam na compreensão e uso de regras de interação social. Essa habilidade envolve a aprendizagem social, o compartilhamento de intenções, a cognição coletiva, a teoria da mente (atribuição mental a terceiros), entre outras.

aqueles indivíduos que compartilham carga genética (familiares) também tenderão a apresentar declínio em funções cognitivas relacionadas à sintomatologia, ainda que não seja intenso o suficiente para concluir o diagnóstico categorial[17].

Essas características de: 1) estar presente na população clínica; 2) ser herdável; 3) estar presente em menor intensidade naqueles que compartilham carga genética (co-segregação); e 4) apresentar-se de forma estável ao longo da vida (como um traço, e não um estado), permite que o déficit cognitivo seja caracterizado como endofenótipo. O endofenótipo é, então, uma manifestação intermediária do transtorno[17]. O desempenho nas funções cognitivas específicas é, então, considerado uma manifestação intermediária dos quadros psicopatológicos.

Dentre as vantagens de detectar endofenótipos associados ao quadro está a proteção que poderá ser almejada a partir de intervenções precoces sobre formas de lidar com atividades que sabidamente irão demandar determinada função cognitiva deficitária. Por exemplo, no caso do endofenótipo da impulsividade (ou controle inibitório) para as condições psiquiátricas citadas[11], seria possível o desenvolvimento de intervenções que promovessem habilidades para lidar com situações desafiadoras relacionadas a postergação de reforço (adiamento de algo prazeroso ou gratificante). Esse processo viabilizaria desfechos mais favoráveis e aumento da funcionalidade apesar da presença do déficit.

Neste cenário, a avaliação neurocognitiva se mostra como uma importante ferramenta para a descrição do funcionamento de domínios cognitivos específicos, auxiliando no mapeamento de estratégias de promoção de funcionalidade e delineamento de planos de reabilitação neuropsicológica visando maior qualidade de vida em contextos psiquiátricos[18]. Uma segunda vantagem é a de que outras formas de tratamento e o tratamento farmacológico poderão ter as manifestações intermediárias como alvo de intervenção, sendo possível delinear planos de tratamento para atuar sobre a impulsividade (ou outro aspecto cognitivo de interesse).

Existem várias considerações sobre como conduzir e delinear a investigação neurocognitiva, e elas serão abordadas nas próximas seções deste capítulo. Neste momento, serão evidenciados aqui os resultados de pesquisas que buscam caracterizar os aspectos neurocognitivos nas condições psiquiátricas, a fim de esclarecer os principais alvos da avaliação em futuras pesquisas. Alguns desses aspectos são potenciais endofenótipos, outros ainda não possuem evidências suficientes que contemplem os requisitos para serem considerados possíveis endofenótipos segundo os critérios propostos por Gould[17].

Neurocognição e transtornos psicóticos*

Dentro do contexto de transtornos psicóticos, a disfunção neurocognitiva está associada a uma série de desfechos clínicos desfavoráveis, como taxas de recaída, tempo de hospitalização, elevada sintomatologia, reduzido funcionamento social, resistência ao tratamento e condição de moradia independente[19]. Estima-se que cerca de 73% dos pacientes com esquizofrenia apresentem déficits cognitivos, sendo a metade dessa porcentagem considerados deteriorados** e a outra comprometidos***[20]. No caso de pacientes com transtorno bipolar com psicose, estima-se que 46% tenham desempenho cognitivo comparável com sujeitos saudáveis, enquanto 54% apresentam déficit cognitivo. Os prejuízos na memória de trabalho, na memória episódica verbal imediata e tardia, e na velocidade de processamento têm sido destacados em transtornos psicóticos, sendo a gravidade do déficit (medida por meio dos tamanhos de efeito) maior para esquizofrenia em relação a pacientes bipolares psicóticos, cada um desses grupos comparados a controles[20].

A partir de uma perspectiva transdiagnóstica, uma metanálise foi conduzida a fim de esclarecer fatores cognitivos relacionados à maior vulnerabilidade aos sintomas psicóticos. Para condução deste estudo foram considerados ensaios que incluíam avaliação neurocognitiva de indivíduos em risco de desenvolvimento de psicose, ou seja, indivíduos que não apresentavam quadro completo de psicose, mas apresentavam sintomas psicóticos atenuados e/ou histórico familiar para psicose. Esses sujeitos, considerados de alto risco para sintomas psicóticos, tiveram seu desempenho cognitivo comparado a controles sem riscos para transtornos psiquiátricos. De forma convergente aos estudos com sujeitos já diagnosticados, este estudo indicou que, mesmo antes do diagnóstico ter sido feito, o funcionamento cognitivo estava prejudicado em atenção, funções executivas, fluência verbal, memória de trabalho e memória episódica verbal e visual, sendo os tamanhos de efeito em ordem crescente dos primeiros para os últimos domínios citados[21]. A transição diagnóstica para quadros psicóticos, durante o período de acompanhamento de 19 meses, foi particularmente associada a piores fluência verbal, memória episódica verbal e visual e memória de trabalho[21].

Neurocognição e transtornos específicos

No contexto do transtorno obsessivo compulsivo (TOC) por exemplo, as pesquisas são menos abundantes quando comparadas ao contexto esquizoafetivo. De toda forma, as evidências são para déficits em funções executivas, memória episódica não verbal e habilidades visuoespaciais[22]. Assim como nos demais transtornos psiquiátricos, uma observação comum é a heterogênea manifestação sintomática do TOC. Com a finalidade de verificar aspectos neuropsicológicos associados à dimensões específicas e não ao diagnóstico em si, pesquisadores sugeriram agrupar a sintomatologia apresentada em cinco fatores: checagem, simetria, pensamentos impróprios, contaminação e acumulação[23].

---

* Por transtornos psicóticos entende-se: esquizofrenia, transtorno esquizofreniforme, transtorno esquizoafetivo, transtorno afetivo bipolar psicótico.

** QI pré-mórbido dentro da média, mas prejuízo atual em habilidades cognitivas.

*** QI pré-mórbido abaixo da média.

Quando o desempenho neuropsicológico foi comparado entre as dimensões, a dimensão checagem foi associada à dificuldade de aprendizagem alternada, mais especificamente, à capacidade de inibição. Já a simetria, foi associada à fluência verbal deficitária. Os autores hipotetizam que o padrão de simetria estaria relacionado a maior rigidez, sendo compatível com os déficits em gerar o maior número de alternativas verbais para uma determinada tarefa, aspecto demandado em tarefas de fluência verbal. As demais dimensões não apresentaram resultados confiáveis diante de amostras reduzidas ou por ser um construto que apresenta elevada variabilidade em sua definição, como é o caso dos pensamentos impróprios, os quais possuem bastante influência cultural em sua manifestação.

No caso dos transtornos alimentares, o esclarecimento dos aspectos neurocognitivos subjacentes também tem estado em destaque. Apesar de uma série de estudos, envolvendo transtornos específicos terem sido conduzidos e muitas revisões terem sido realizadas a fim de esclarecer os achados de transtornos específicos, uma revisão sistemática de revisões sobre o tema incluiu na busca bulimia, anorexia e compulsão alimentar[24]. Os autores descreveram os resultados a partir dos principais domínios neurocognitivos avaliados nesses grupos: controle inibitório, tomada de decisão, flexibilidade cognitiva, memória de trabalho e viés atencional. Desses, o controle inibitório é o domínio mais investigado em casos de compulsão alimentar e flexibilidade cognitiva em casos de anorexia nervosa. Os resultados mostraram comprometimento em todos esses domínios. No entanto, sabe-se que os casos de transtornos alimentares apresentam, com frequência, outras condições psiquiátricas simultâneas, como depressão e ansiedade. Dessa forma, como déficits cognitivos similares já foram descritos entre essas condições, não há resultados conclusivos sobre a especificidade dos mesmos para transtornos alimentares.

Diante da existência de diferentes transtornos, buscamos sintetizar na Tabela 2 os principais domínios sinalizados como potencialmente comprometidos. Lembramos apenas que existem estudos com resultados discordantes e a variabilidade de resultados sobre aspectos cognitivos comprometidos pode ser impactada pelos instrumentos utilizados e suas propriedades, bem como as características amostrais no momento do estudo (com ou sem sintomas proeminentes, além de dados sociodemográficos).

Como é possível observar na seção deste capítulo que aborda transtornos específicos, apesar de pesquisas em neurocognição serem conduzidas já há vários anos, a delimitação de um perfil cognitivo específico para cada categoria nosológica gerou resultados inconclusivos. O cenário neurocognitivo na psiquiatria mostra déficits compartilhados em algumas funções cognitivas, principalmente nas funções executivas e seus subdomínios. Alguns aspectos específicos são dignos de observação, como a grande relevância da memória de trabalho como potencial endofenótipo na esquizofrenia e características neurocognitivas específicas associadas à conversão a transtornos psicóticos. Outro aspecto específico é a hipótese da interação de subdomínios cognitivos (baixo controle inibitório e inflexibilidade cognitiva) como esclarecimento de transição de manifestações predominantemente impulsivas para compulsivas em alguns transtornos (transtorno de déficit de atenção e hiperatividade, abuso de substância, transtorno obsessivo compulsivo, esquizofrenia e autismo)[11].

No que diz respeito a pesquisas futuras, parece ser uma tendência que a busca do esclarecimento dos perfis cognitivos e suas implicações continue a ocorrer a partir do promissor agrupamento de manifestações psicopatológicas segundo aspectos cognitivos subjacentes aos comportamentos disfuncionais. Nesta caracterização transdiagnóstica, alguns estudos sugerem[1] que pode ocorrer uma distribuição hierárquica dos déficits cognitivos, sendo alguns compartilhados por uma variedade maior, enquanto outros podem ser marcadores de afunilamento para desfechos mais similares entres si.

TÉCNICAS PSICOMÉTRICAS E INTERPRETATIVAS NO USO DE NEUROCOGNIÇÃO

Vimos que a avaliação da cognição em estudos psiquiátricos é frequente e apresenta diferentes possibilidades[2,4]. Para compreender o papel da investigação neurocognitiva é preciso entender brevemente a lógica do uso de testes para mensurar o desempenho cognitivo e, consequentemente, o que eles adicionam de possibilidade e limitações.

Ao serem avaliados, os fenômenos cognitivos podem permitir quantificação das habilidades mentais a eles relacionadas. Toda quantificação, para ocorrer de maneira adequada e controlada, precisa delimitar um grupo específico de manifestações daquele constructo reduzindo o fenômeno real a itens simples no intuito de captar a habilidade mental abstrata. Por exemplo, para mensurar o fenômeno da atenção, delimitamos o tempo de uso dessa habilidade e a forma como será utilizada, resultando em um teste de cancelamento de itens (riscar um elemento alvo dentre outros em uma folha) durante 4 minutos (tempo em que o processo atencional será utilizado e verificado).

Essa redução psicométrica, bem como o cenário de padronização (forma de aplicação e correção), tende, infelizmente, a fazer com que os testes se tornem medidas mais distantes da ocorrência do fenômeno cognitivo na vida cotidiana da pessoa. No exemplo citado, uma pessoa que possui queixa após 15 minutos de uso do sistema atencional, talvez não apresente desempenho abaixo do esperado em um teste de 4 minutos. Bem como durante a aplicação do teste garantimos às pessoas um ambiente controlado e livre de distratores, algo que também não ocorre durante o cotidiano delas. Esses controles que permitem a mensuração também tornam o teste menos correspondente à vida real, e isso deve ser mantido em mente sempre que testes forem utilizados na pesquisa e na clínica.

No entanto, se abrirmos mão de bons controles psicométricos e de padronização do processo de avaliação cognitiva, teremos como produto erros e imprecisões na quantificação dos escores obtidos, resultando em má estimativa dessas habilidades, em baixa confiabilidade dos resultados e incorreta

Tabela 2 Síntese de principais domínios cognitivos potencialmente comprometidos de acordo com o transtorno.

Transtorno	Inteligência	Funções executivas nucleares			Funções executivas complexas	Atenção	Velocidade de processamento	Cognição social	Memória episódica	Memória semântica	Habilidades visioconstrutivas	Linguagem
		Controle inibitório	Flexibilidade cognitiva	Memória operacional								
DEP			X	X	X	X	X		X			
TAG		X		X		X	X					
TA		X	X	X								
ABS		X	X	X	X	X	X	X	X			
TDAH		X	X	X	X	X						
TOC		X	X	X					X		X	
TAB		X	X	X	X	X	X		X			
ESQ	X	X	X	X	X	X	X	X	X	X		

Os transtornos estão separados por grupos de cor de acordo com os considerados internalizantes (branco), externalizantes (cinza claro) e transtornos do pensamento (cinza escuro). ABS: abuso de substâncias25; DEP: depressão26; ESQ: esquizofrenia20,27; TA: transtornos alimentares24; TAB: transtorno afetivo bipolar28; TAG: transtorno de ansiedade generalizada29; TDAH: transtorno de déficit de atenção e hiperatividade30; TOC: transtorno obsessivo-compulsivo22.

comparação ou agrupamento de pessoas que foram submetidas a testes iguais, porém aplicados e corrigidos de distintas maneiras. Sabemos que versões paralelas de um teste podem não ser completamente correspondentes[31], bem como instruções fornecidas de maneiras diferentes alteram o engajamento neural e desempenho cognitivo das pessoas[32].

Nessa área, buscamos então um equilíbrio entre testes com boas propriedades psicométricas, mas que permitam a manifestação da habilidade cognitiva mais próxima do real e demonstrem boa correspondência com a vida cotidiana[33]. Somente assim, aumentamos a capacidade de identificação de queixas sutis e prodrômicas.

Dessa forma, instrumentos de rastreio cognitivo devem ser utilizados com cautela, uma vez que tendem a apresentar efeito de teto (somente quem possui um certo grau de comprometimento desempenhará de forma insatisfatória no teste) e, apesar de serem sensíveis em muitos contextos à existência da dificuldade, não são capazes de especificar detalhes sobre elas[34].

Outro cuidado especial que se deve ter em estudos com tarefas cognitivas experimentais (e, portanto, sem prévia demonstração de propriedades psicométricas) é a correspondência dessas tarefas com o fenômeno cognitivo que se almeja mensurar. Testes internacionais sem estudos psicométrico nacionais também devem receber cuidado especial, pois aspectos socioculturais são capazes de impactar na capacidade do teste em mensurar o constructo alvo com qualidade[35], resultando que o teste selecionado para medir memória, por exemplo, não capte exatamente o mesmo domínio quando traduzido diretamente de sua forma original para o Brasil.

Esses dois pontos abordados destacam que os pesquisadores, ao escolherem instrumentos de estimativa cognitiva tenham em mente que os testes mensuram um número restrito de fenômenos dentro daquela habilidade cognitiva, e que sua restrição pode resultar em ausência de correspondência com

queixas clínicas e cotidianas; e que o uso de testes/tarefas que não possuem prévia verificação psicométrica poderão resultar em erros de mensuração da habilidade cognitiva alvo do estudo, levando a erros de interpretação e conclusão.

Aspectos psicométricos

O uso de medidas objetivas na pesquisa (salvo tarefas de caráter experimental com robusto aparato teórico), precisa considerar os aspectos psicométricos dos testes ao serem escolhidos, bem como a caracterização da amostra que será alvo do estudo. São esses aspectos que garantirão a melhor interpretação e generalização clínica dos resultados cognitivos.

Um teste com boa fidedignidade ou confiabilidade, garantirá que o escore obtido pelo participante do estudo está o mais próximo do desempenho real e sofre menor impacto de erros de mensuração advindos do teste, do avaliador e do ambiente. Apesar de testes com boa fidedignidade terem estimativas numéricas robustas, a ocorrência de escores inferiores ao esperado ainda ocorre com relativa frequência em adultos saudáveis e em uma razão direta da quantidade de testes aplicados[36,37]. A ocorrência desses escores inferiores sem justificativa clínica aparente sinaliza a necessidade de cautela na interpretação de escores inferiores que ocorrem de forma inconsistente em poucos participantes.

As evidências de validade adicionam o poder interpretativo do teste referente ao domínio cognitivo que ele objetiva avaliar, a capacidade do teste em identificar pessoas com déficits reais naquela habilidade, a capacidade do teste em se relacionar com desfechos clínicos e cotidianos, e por fim a capacidade do teste em antever desfechos futuros. Um teste que não tenha robusta relação com outras medidas do mesmo domínio cognitivo pode avaliar a mesma habilidade, resultando em interpretações cognitivas distintas. Um teste que só demonstra ser capaz de diferenciar grupos com quadros cognitivos intensos (como quadros demenciais), precisa ser estudado previamente para garantir que é capaz de identificar diferenças cognitivas entre controles e pacientes com transtorno psiquiátrico. A aplicação direta desses instrumentos pode resultar na interpretação incorreta de que não há déficit cognitivo em uma habilidade não pela inexistência dela, mas pelo uso de um instrumento que não tem propriedade psicométrica para captar essas dificuldades. Um teste que não tem estudos e evidências de que se correlaciona com aspectos cotidianos e funcionais e, portanto, com a vida ecológica das pessoas, dificilmente permitirá a generalização dos achados para fins clínicos imediatos. Por exemplo, o domínio cognitivo mais frequentemente avaliado nessa área se refere às funções executivas. Como exposto, essas funções compartilham fortemente a circuitaria cerebral envolvida nos quadros psiquiátricos, permitindo a caracterização de disfunção executiva como perfil cognitivo de diferentes transtornos. No entanto, mesmo sendo o domínio mais fortemente correlacionado às alterações psiquiátricas, é também o constructo com menor correspondência ecológica na avaliação cognitiva[38]. Ausência de correspondência ecológica significa incapacidade do teste como medida objetiva, capturar as queixas e relatos cotidianos reais de uma pessoa com falhas em uma habilidade cognitiva.

Por fim, um teste que não garante que mensura a mesma habilidade em diferentes grupos (seja por características sociodemográficas diferentes, seja pela presença de quadro clínico) não poderá garantir que a diferença vista entre os grupos é causada por dificuldades cognitivas reais. O erro de mensuração causado por variância de mensuração deve ser sempre controlado em estudos transversais e longitudinais[39-41]. Essa prática tem sido vista atualmente com maior frequência em estudos com escalas de humor, mas ainda carecemos de dados similares com testes cognitivos em estudos com grupos de transtornos psiquiátricos[42,43]. Por fim, um teste que não garante que mensura a mesma habilidade com a mesma precisão em diferentes grupos (seja com características sociodemográficas diferentes, seja com presença de quadro clínico), não poderá garantir que a diferença vista entre os grupos é causada por dificuldades cognitivas reais. O erro de mensuração causado por variância de medida deve sempre ser controlado em estudos transversais e longitudinais[40,44]. Essa prática tem sido vista atualmente com maior frequência em estudos com escalas de humor, mas ainda carecemos de dados similares com testes cognitivos em estudos com grupos de transtornos psiquiátricos[42,43].

Aspectos interpretativos

As interpretações de estudos com uso de medidas cognitivas objetivas devem sempre permear o conhecimento sobre qual aspecto da habilidade cognitiva é recrutada na tarefa e de que forma ela é utilizada. Pequenas diferenças no delineamento do teste, mesmo que objetivem avaliar o mesmo domínio cognitivo, podem resultar em diferentes resultados e interpretações. Se voltarmos ao exemplo das funções executivas comumente

alteradas em transtornos psiquiátricos[1], um mesmo subdomínio pode ser mensurado por testes com paradigmas distintos e que resultarão em resultados diferentes[45]. As interpretações de estudos com uso de medidas cognitivas objetivas devem sempre permear o conhecimento sobre qual aspecto da habilidade cognitiva é recrutada na tarefa e de que forma ela é utilizada.

A interpretação dos resultados também pode ser influenciada por processos cognitivos paralelos que participam de um bom funcionamento cognitivo ou por uma organização hierárquica da cognição. Quadros que estão associados a possível prejuízo intelectual global devem ter seus déficits cognitivos investigados levando em consideração a inteligência dos participantes. Ou, por exemplo, tarefas de fluência verbal são conhecidamente impactadas por diferentes domínios cognitivos, mesmo que comumente utilizadas como medidas de funções executivas ou linguagem[45,46]. Tarefas cronometradas ou com tempo limitado de execução podem ser diretamente impactadas pela agilidade mental (velocidade de processamento) que pode estar comprometida em transtornos psiquiátricos de forma originária ou decorrente do uso de psicofármacos. Esses exemplos ilustram que domínios cognitivos diferentes do escolhido como desfecho podem impactar no desempenho final do participante.

O impacto natural de aspectos sociodemográficos devem sempre ser considerados antes de serem verificadas relações com sintomas e transtornos psiquiátricos. É sabido que idade, escolaridade, raça (através de todos os determinantes socioculturais a que a pessoa é exposta) e, por vezes sexo, são características que tendem a impactar diretamente o desempenho cognitivo[14,48]. Por exemplo, é importante considerar os estudos sobre desenvolvimento cognitivo típico em cada faixa etária, para que desvios da normalidade nomotética sejam melhor caracterizados nesse contexto[49]. É importante que ao buscar relações com cognição, caso as características sociodemográficas não sejam alvo da pergunta científica, que seus impactos sejam controlados.

Estudos longitudinais ou de resposta a intervenções

Estudos que realizam acompanhamento longitudinal de pacientes ou estudos de resposta a intervenção através de reavaliações cognitivas devem atentar-se para a ocorrência de efeito de aprendizagem ou retestagem[50]. Esse efeito é decorrente de uma melhora no desempenho cognitivo em avaliações subsequentes (principalmente na segunda avaliação realizada pelo participante) provocada por uma série de fatores, como familiaridade com o estilo da tarefa, menor ansiedade com a testagem, menor efeito de surpresa ou novidade, entre outros.

Esse efeito, se não corrigido, pode levar a interpretação errônea de melhora cognitiva após uma intervenção, atribuindo a ela o efeito, quando este pode ser apenas um fenômeno natural de avaliações repetidas[51] ou não identificando diferença entre fármacos e placebo[52]. Ou pode ainda resultar em alegações de inexistência de declínio cognitivo quando ele de fato existe, mas está mascarado pelo efeito de aprendizagem.

Um recente metanálise, por exemplo, ao analisar mudança cognitiva através de estudos longitudinais com transtorno bipolar concluiu a ocorrência de melhora cognitiva com o passar do tempo, e através de uma metodologia imprecisa comparando com controles, afirma que o efeito de prática não seria a justificativa para a estabilidade, ausência de declínio ou melhora cognitiva[53]. Ressalta-se que os estudos usados na metanálise também não controlaram efeito de prática em seus próprios resultados. Esse descuido exemplifica o risco de reprodução de uma interpretação imprecisa sobre o desempenho cognitivo longitudinal nos transtornos psiquiátricos.

Infelizmente, esse padrão de ausência de correção por efeito de prática tende apenas a aparecer como uma limitação que pouco impacta os resultados obtidos, apesar de já existirem publicações que fornecem sugestões psicométricas de delineamento e análises para seu controle na área de psiquiatria[54]. No entanto, existem diferentes métodos para correção desse efeito que podem ser exploradas e aplicadas aos estudos aumentando a robustez dos dados e suas interpretações[55,56]. Recomendamos apenas não serem realizadas substituições de testes por versões paralelas, pois essas podem não ser completamente equivalentes, resultando novamente em maior chance de erro na interpretação[31]. Por exemplo, versões diferentes da tarefa de fluência verbal podem resultar em diferenças na existência ou intensidade do déficit cognitivo em pacientes bipolares (tanto entre as versões fonêmica e semântica quanto dentro de cada versão entre as letras usadas ou categorias)[57].

CONSIDERAÇÕES FINAIS

Demonstramos, através de considerações teóricas e técnicas, que o uso de cognição em pesquisas em psiquiatria é um campo de estudo frutífero e promissor, tanto na área de caracterização diagnóstica quanto de prognóstico e intervenções. Porém, destacamos que o presente capítulo não teve como objetivo indicar testes cognitivos específicos por um motivo tradicional na área de estudos com cognição: a escolha dos testes deve ser realizada com base na pergunta que se almeja responder sobre cognição (considerando os domínios, subdomínios e seus modelos), a generalização cotidiana e funcional almejada, o desenho do estudo (transversal ou longitudinal), os transtornos ou sintomas psiquiátricos que serão estudados, assim como a previsão das características sociodemográficas da amostra. Sugestões prontas de baterias cognitivas podem não ser funcionais e úteis a muitos estudos. Destacamos a necessidade de cautela com a adoção dessa prática que há muito recomendamos evitar na clínica e deve ser igualmente reconsiderada na pesquisa.

Vinheta de pesquisa

O estudo publicado na JAMA Psychiatry, de Keefe et al.[58], será utilizado como exemplo de estudo que considerou os aspectos cognitivos e controles metodológicos, sendo recomendada sua leitura completa. Foram reunidos dados de 12 estudos previamente publicados, e realizadas análises de dois efeitos que impactam a precisão e interpretação dos resultados cognitivos: efeito placebo e efeito de prática/retestagem. Nas análises foram utilizados modelos lineares mistos para medidas repetidas que consideraram o desempenho inicial (primeira avaliação), o número de avaliações realizadas no intervalo, a existência ou não de um rastreio no *baseline* e o número de semanas entre as avaliações[58]. Essa metodologia mais robusta permite identificar com maior clareza se a mudança cognitiva longitudinal de grupos que recebem placebo é impactada pelo efeito de restestagem, além do efeito placebo. No entanto, o estudo citado possui uma limitação: na etapa de normatização dos dados usou normas americanas para transformar escores de estudos europeus e da américa latina, um ato sabidamente equivocado na área de cognição. Ademais, os autores indicam que apesar de pequeno, o efeito de retestagem seja controlado, uma vez que o tamanho do efeito pode ser impactado diretamente pelo tipo de instrumento cognitivo utilizado.

Para aprofundamento

- Cuthbert BN. The NIMH research domain criteria project: toward an integrated neuroscience of mental disorders. In: Lehner T, Miler BL, State MW (eds.). Genomics, circuits, and pathways in clinical neuropsychiatry. Cambridge: Academic Press; 2016. Disponível em: https://doi.org/10.1016/B978-0-12-800105-9.00026-3
  ⇨ Uma orientação sobre diretrizes de pesquisa considerando aspectos dimensionais subjacentes aos transtornos mentais, assim como o conceito de endofenótipos.
- East-Richard C, Mercier A, Nadeau A, Cellard C. Transdiagnostic neurocognitive neficits in psychiatry: a review of meta-analyses. Canadian Psychology/Psychologie canadienne. 2019;61(3):190-214. Disponível em: http://dx.doi.org/10.1037/cap0000196
  ⇨ Uma revisão de metanálises sobre principais domínios cognitivos alterados nos quadros psiquiátricos mais frequentes, considerando estudos com crianças, adolescentes, adultos e idosos.
- Goldberg TE, Keefe RSE, Goldman RS, Robinson DG, Harvey PD. Circumstances under which practice does not make perfect: A review of the practice effect literature in schizophrenia and its relevance to clinical treatment studies. Neuropsychopharmacology. Published online 2010.
  ⇨ Uma revisão sobre aspectos de delineamento e estatísticos para controle de efeito de prática em situações de reavaliação cognitiva.

REFERÊNCIAS BIBLIOGRÁFICAS

1. East-Richard C, Mercier A, Nadeau A, Cellard C. Transdiagnostic neurocognitive neficits in psychiatry: a review of meta-analyses. Canadian Psychology/Psychologie canadienne. 2019;61(3):190-214. Disponível em: http://dx.doi.org/10.1037/cap0000196.
2. Goodall J, Fisher C, Hetrick S, Phillips L, Parrish E M, Allott K. Neurocognitive functioning in depressed young people: A systematic review and meta-analysis. Neuropsych Rev. 2018;28(2): 216-31.
3. **McTeague LM, Huemer J, Carreon DM, Jiang Y, Eickhoff SB, Etkin A. Identification of common neural circuit disruptions in cognitive control across psychiatric disorders. Am J Psychiatry. 2017;174(7):678-85. Disponível em: https://doi.org/10.1176/appi.ajp.2017.16040400.**
   ⇨ Metanálise de resultados sobre neuroimagem do controle cognitivo com diferentes transtornos.
4. Millan MJ, Agid Y, Brüne M, Bullmore ET, Carter CS, Clayton NS, et al. Cognitive dysfunction in psychiatric disorders: Characteristics, causes and the quest for improved therapy. Nat Rev Drug Discov. 2012. Disponível em: https://doi.org/10.1038/nrd3628.
5. Baune B T, Li X, Beblo T. Short-and long-term relationships between neurocognitive performance and general function in bipolar disorder. J Clin Exper Neuropsychol. 2013;35(7),759-74.
6. Depp CA, Mausbach BT, Harmell AL, Savla GN, Bowie CR, Harvey PD, et al. Meta-analysis of the association between cognitive abilities and everyday functioning in bipolar disorders. Bipolar Disorders. 2012;14(3):217-26.
7. Pothier W, Cellard C, Corbière M, Villotti P, Achim AM, Lavoie A, et al. Determinants of occupational outcome in recent-onset psychosis: The role of cognition. Schizophr Res Cog. 2019;100158. Disponível em: https://doi.org/10.1016/j.scog.2019.100158.
8. American Psychiatric Association. Manual diagnóstico e estatístico de transtornos mentais: DSM-5. 5 ed. Porto Alegre: Artmed; 2013.
9. WHO. International Classification of Diseases (ICD-10). Family practice management. 10 rev. Geneva: WHO Press; 2010.
10. **Caspi A, Houts RM, Belsky DW, Goldman-Mellor SJ, Harrington H, Israel S., et al. The p factor: one general psychopathology factor in the structure of psychiatric disorders? Clin Psychol Sci. 2014;2(2):119-37. Disponível em: https://doi.org/10.1177/2167702613497473.**
    ⇨ Propõe aspectos compartilhados entre os transtornos psiquiátricos.
11. Robbins TW, Gillan CM, Smith DG, de Wit S, Ersche KD. Neurocognitive endophenotypes of impulsivity and compulsivity: Towards dimensional psychiatry. Trends Cogn Sci. 2012;16(1):81-91. Disponível em: https://doi.org/10.1016/j.tics.2011.11.009.
12. Newman DL, Moffitt TE, Caspi A, Silva PA. Comorbid mental disorders: implications for treatment and sample selection. J Abnorm Psychol. 1998. Disponível em: https://doi.org/10.1037/0021-843X.107.2.305.
13. Cuthbert BN. The NIMH research domain criteria project: toward an integrated neuroscience of mental disorders. In: Lehner T, Miler BL, State MW (eds.). Genomics, circuits, and pathways in clinical neuropsychiatry. Cambridge: Academic Press; 2016. Disponível em: https://doi.org/10.1016/B978-0-12-800105-9.00026-3.
14. Lezak MD, Howieson DB, Bigler ED, Tranel D. Neuropsychological assessment. 5 ed. Oxfor: Oxford University Press; 2012.
15. Chai WJ, Abd Hamid AI, Abdullah JM. Working memory from the psychological and neurosciences perspectives: A review. Front Psychol. 2018. Disponível em: https://doi.org/10.3389/fpsyg.2018.00401.
16. García-Lázaro HG, Ramirez-Carmona R, Lara-Romero R, Roldan-Valadez E. Neuroanatomy of episodic and semantic memory in humans: a brief review of neuroimaging studies. Neurol India. 2012;60(6):613-18. Disponível em: https://doi.org/10.4103/0028-3886.105196.
17. **Gould TD. The endophenotype concept in psychiatry: etymology and strategic intentions. 2003;636-45.**
    ⇨ Mostra, exemplifica e contextualiza como o conceito de endofenótipos deve ser utilizado em psiquiatria.
18. Gómez-Gastiasoro A, Peña J, Ibarretxe-Bilbao N, Lucas-Jiménez O, Díez-Cirarda M, Rilo O, et al. A Neuropsychological rehabilitation program for cognitive impairment in psychiatric and neurological conditions: a review that supports its efficacy. Behavioural Neurology. 2019. Disponível em: https://doi.org/10.1155/2019/4647134.
19. Allott K, Liu P, Proffitt TM, Killackey E. Cognition at illness onset as a predictor of later functional outcome in early psychosis: systematic review and methodological critique. Schizophrenia Research. 2011;125(2-3):221-35. Disponível em: https://doi.org/10.1016/j.schres.2010.11.001.
20. Menkes MW, Armstrong K, Blackford JU, Heckers S, Woodward ND. Neuropsychological functioning in early and chronic stages of schizophrenia and psychotic bipolar disorder. Schizophr Res. 2019;206:413-9. Disponível em: https://doi.org/10.1016/j.schres.2018.10.009.
21. Fusar-Poli P. Cognitive functioning in prodromal psychosis. Arch Gen Psychiatry. 2012;69(6):562-71.
22. Nakao T, Okada K, Kanba S. Neurobiological model of obsessive-compulsive disorder: evidence from recent neuropsychological and neuroimaging findings. Psychiatry Clin Neurosci, 2014;68(8):587-605. Disponível em: https://doi.org/10.1111/pcn.12195.
23. Kashyap H, Kumar JK, Kandavel T, Reddy YCJ. Relationships between neuropsychological variables and factor-analysed symptom dimensions in obsessive compulsive disorder. Psychiatry Res. 2017;249:58-64. Disponível em: https://doi.org/10.1016/j.psychres.2016.12.044.
24. Smith KE, Mason TB, Johnson JS, Lavender JM, Wonderlich SA. A systematic review of reviews of neurocognitive functioning in eating disorders: The state-of-the-literature and future directions. Int J Eat Dis. 2018;51(8):798-821. Disponível em: https://doi.org/10.1002/eat.22929.
25. Potvin S, Pelletier J, Grot S, Hébert C, Barr A, Lecomte T. Cognitive deficits in individuals with methamphetamine use disorder: a meta-analysis. Addict Behav. 2018. Disponível em: https://doi.org/10.1016/j.addbeh.2018.01.021.
26. Semkovska M, Quinlivan L, O'Grady T, Johnson R, Collins A, O'Connor J.et al. Cognitive function following a major depressive episode: a systematic review and meta-analysis. Lancet Psychiat. 2019. Disponível em: https://doi.org/10.1016/S2215-0366(19)30291-3.
27. Gold JM, Robinson B, Leonard CJ, Hahn B, Chen S, McMahon RP, et al. Selective attention, working memory, and executive function as potential independent sources of cognitive dysfunction in schizophrenia. Schizophr Bull. 2018;44(6):1227-34. Disponível em: https://doi.org/10.1093/schbul/sbx155.
28. Torres IJ, Boudreau VG, Yatham LN. Neuropsychological functioning in euthymic bipolar disorder: A meta-analysis. Acta Psychiatr Scand. 2007;116(434):17-26. Disponível em: https://doi.org/10.1111/j.1600-0447.2007.01055.x
29. Langarita-Llorente R, Gracia-Garcia P. Neuropsychology of generalized anxiety disorders: a systematic review. Revista de neurologia. 2019;69(2):59-67. Disponível em: https://doi.org/10.33588/rn.6902.2018371.
30. Pievsky MA, McGrath RE. The neurocognitive profile of attention-deficit/hyperactivity disorder: a review of meta-analyses. Arch Clin Neuropsych. 2017;33(2):143-57. Disponível em: https://doi.org/10.1093/arclin/acx055.
31. Gross AL, Inouye SK, Rebok GW, Brandt J, Crane PK, Parisi JM, et al. Parallel but not equivalent: challenges and solutions for repeated assessment of cognition over time. J Clin Exp Neuropsychol. 2012;34(7):758-72. Disponível em: https://doi.org/10.1080/13803395.2012.681628.
32. Gilbert SJ, Gollwitzer PM, Cohen AL, Burgess PW, Oettingen G. Separable brain systems supporting cued versus self-initiated realization of delayed intentions. J Exp Psychol Learn Mem Cogn. 2009;35(4),905-15. Disponível em: https://doi.org/10.1037/a0015535.
33. Chaytor N, Schmitter-Edgecombe M. The ecological validity of neuropsychological tests: a review of the literature on everyday cognitive skills. Neuropsychol Rev. 2004;13:181-97. Disponível em: https://doi.org/10.1023/B:NERV.0000009483.91468.fb.
34. Block CK, Johnson-Greene D, Pliskin N, Boake C. Discriminating cognitive screening and cognitive testing from neuropsychological assessment: implications for professional practice. Clin Neuropsychol. 2017;31(3),487-500. Disponível em: https://doi.org/10.1080/13854046.2016.1267803.
35. Siedlecki KL, Manly JJ, Brickman AM, Schupf N, Tang MX, Stern Y. Do neuropsychological tests have the same meaning in spanish speakers as they do in english speakers? Neuropsychology. 2010;24(3):402-11. Disponível em: https://doi.org/10.1037/a0017515.

36. Binder LM, Iverson GL, Brooks BL. To err is human: "abnormal" neuropsychological scores and variability are common in healthy adults. Arch Clin Neuropsych. 2009;24(1):31-46. Disponível em: https://doi.org/10.1093/arclin/acn001.

37. Schretlen DJ, Testas SM, Winicki JM, Pearlson GD, Gordon B. Frequency and bases of abnormal performance by healthy adults on neuropsychological testing. J Int Neuropsych Soc. 2008. Disponível em: https://doi.org/10.1017/S1355617708080387.

38. Burgess P, Stuss D. Fifty years of prefrontal cortex research: impact on assessment. J Int Neuropsych Soc. 2017;23:755-67. Disponível em: https://doi.org/10.1017/S1355617717000704.
⇨ **Visão moderna e critica sobre a avaliação de funções executivas.**

39. Bertola L, Bensenor IM, Barreto SM, Moreno AB, Griep RH, Viana MC, et al. Measurement invariance of neuropsychological tests across different sociodemographic backgrounds in the Brazilian Longitudinal Study of Adult Health (ELSA-Brasil). Neuropsychology. 2020;34(2):227-34. Disponível em: https://doi.org/10.1037/neu0000597.

40. Moreira PS, Santos N, Castanho T, Amorim L, Portugal-Nunes C, Sousa N, et al. Longitudinal measurement invariance of memory performance and executive functioning in healthy aging. PLoS One. 2018;13(9):e0204012. Disponível em: https://doi.org/10.1371/journal.pone.0204012.

41. Widaman KF, Ferrer E, Conger RD. Factorial invariance within longitudinal structural equation models: measuring the same construct across time. Child Dev Perspect. 2010;4(1):10-8. Disponível em: https://doi.org/10.1111/j.1750-8606.2009.00110.x.

42. González-Blanch C, Medrano LA, Muñoz-Navarro R, Ruíz-Rodríguez P, Moriana JA, Limonero JT, et al. Factor structure and measurement invariance across various demographic groups and over time for the PHQ-9 in primary care patients in Spain. PLoS ONE. 2018. Disponível em: https://doi.org/10.1371/journal.pone.0193356.

43. Moreno E, Muñoz-Navarro R, Medrano LA, González-Blanch C, Ruiz-Rodríguez P, Limonero JT, et al. Factorial invariance of a computerized version of the GAD-7 across various demographic groups and over time in primary care patients. J Affect Disord. 2019. Disponível em: https://doi.org/10.1016/j.jad.2019.04.032.

44. Bertola L, Benseñor I, Gross A, Caramelli P, Barreto S, Moreno A, et al. Longitudinal measurement invariance of neuropsychological tests in a diverse sample from the ELSA-Brasil study. No prelo.

45. Gruner P, Pittenger C. Cognitive inflexibility in obsessive-compulsive disorder. Neuroscience. 2017. Disponível em: https://doi.org/10.1016/j.neuroscience.2016.07.030.

46. Henry J, Crawford JR. A meta-analytic review of verbal fluency deficits in depression. J Clin Exp Neuropsychol. 2005;27(1):78-101. Disponível em: https://doi.org/10.1080/138033990513654.

47. Henry JD, Crawford JR. A meta-analytic review of verbal fluency deficits in schizophrenia relative to other neurocognitive deficits. Cogn Neuropsychi. 2005;10(1):1-33. Disponível em: https://doi.org/10.1080/13546800344000309.

48. Strauss E, Sherman EMS, Spreen O. A compendium of neuropsychological tests: administration, norms, and commentary. 3 ed. Oxford: Oxford University Press; 2006.

49. Hartshorne JK, Germine LT. When does cognitive functioning peak? The asynchronous rise and fall of different cognitive abilities across the lifespan. Psychol Sci. 2015;26(4):433-43. Disponível em: https://doi.org/10.1177/0956797614567339.

50. Calamia M, Markon K, Tranel D. Scoring higher the second time around: meta-analyses of practice effects in neuropsychological assessment. Clin Neuropsych. 2012;26(4):543-70. Disponível em: https://doi.org/10.1080/13854046.2012.680913.

51. Eack SM, Greenwald DP, Hogarty SS, Cooley SJ, DiBarry AL, Montrose DM, et al. Cognitive enhancement therapy for early-course schizophrenia: effects of a two-year randomized controlled trial. Psychiatr Serv. 2009;60(11):1468-76. Disponível em: https://doi.org/10.1176/ps.2009.60.11.1468.

52. Sinkeviciute I, Begemann M, Prikken M, Oranje B, Johnsen E, Lei W, et al. Efficacy of different types of cognitive enhancers for patients with schizophrenia: a meta-analysis. Npj Schizophrenia. 2018. Disponível em: https://doi.org/10.1038/s41537-018-0064-6.

53. Bora E, Özerdem A. Meta-analysis of longitudinal studies of cognition in bipolar disorder: comparison with healthy controls and schizophrenia. Psychol Med. 2017;47(16):2753-66. Disponível em: https://doi.org/10.1017/S0033291717001490.

54. Goldberg TE, Keefe RSE, Goldman RS, Robinson DG, Harvey PD. Circumstances under which practice does not make perfect: A review of the practice effect literature in schizophrenia and its relevance to clinical treatment studies. Neuropsychopharmacology. 2010;35(5):1053-62. Disponível em: https://doi.org/10.1038/npp.2009.211.

55. Crawford JR, Garthwaite PH, Denham AK, Chelune GJ. Using regression equations built from summary data in the psychological assessment of the individual case: extension to multiple regression. Psychol Assess. 2012;24(4):801-14. Disponível em: https://doi.org/10.1037/a0027699.

56. Racine AM, Gou Y, Fong TG, Marcantonio ER, Schmitt EM, Travison TG, et al. Correction for retest effects across repeated measures of cognitive functioning: a longitudinal cohort study of postoperative delirium. BMC Med Res Methodol. 2018;18(1):69. Disponível em: https://doi.org/10.1186/s12874-018-0530-x.
⇨ **Clara descrição de métodos estatísticos de correção para efeitos de prática.**

57. Raucher-Chéné D, Achim AM, Kaladjian A, Besche-Richard C. (2017). Verbal fluency in bipolar disorders: A systematic review and meta-analysis. J Affect Dis. 2017. Disponível em: https://doi.org/10.1016/j.jad.2016.09.039.

58. Keefe RSE, Davis VG, Harvey PD, Atkins AS, Haig GM, Hagino O, et al. Placebo response and practice effects in schizophrenia cognition trials. JAMA Psychiatry. 2017. Disponível em: https://doi.org/10.1001/jamapsychiatry.2017.1574.

14

Métodos de investigação em neuroimagem

Marcelo Camargo Batistuzzo
Maria Concepción García Otaduy
Marcelo Queiroz Hoexter
João Ricardo Sato

Sumário

Introdução
Tomografia computadorizada
Medicina nuclear
Ressonância magnética
    Ressonância magnética estrutural
    Ressonância magnética funcional
    Espectroscopia
    Imagem por tensor de difusão
Espectroscopia funcional no infravermelho próximo
Consórcios mundiais de neuroimagem
Considerações finais
Referências bibliográficas

Pontos-chave

- Há inúmeros métodos de neuroimagem disponíveis atualmente, cada um com uma resolução espacial e temporal específica.
- Embora o uso desses métodos aplicados à psiquiatria ainda não tenham benefícios clínicos diretos (p. ex., para ajudar no diagnóstico de transtornos psiquiátricos ou na escolha de tratamentos), informações sobre o funcionamento cerebral têm sido possibilitadas e o campo avançou enormemente nas últimas décadas.
- O contexto de crise da replicação que muitas ciências passam atualmente também pode ser encontrado nos estudos de neuroimagem.
- Estratégias inovadoras, como a criação de consórcios em escala global estão trazendo muitos avanços nesse campo.
- Novas perspectivas de classificação e tratamento dos transtornos psiquiátricos certamente serão influenciadas pelos estudos da área de neuroimagem nos próximos anos.

INTRODUÇÃO

O avanço tecnológico nas técnicas aquisição de dados biomédicos nas últimas décadas tem nos trazido grandes contribuições para o estudo do cérebro. Atualmente existem vários métodos de investigação em neuroimagem, cada um com sua especificidade, vantagens e desvantagens. Temos, por exemplo, o quão invasivo é o método, o tempo de duração do exame, o grau de imobilidade em que o sujeito deve permanecer, e as respectivas resoluções espacial e temporal[1]. Embora algumas das técnicas abordadas neste capítulo ainda não sejam utilizadas na prática clínica da psiquiatria para o diagnóstico de transtornos psiquiátricos, todas elas contribuíram para aprofundar na compreensão do funcionamento cerebral, sua estrutura e organização[2]. Assim, indiretamente, elas podem contribuir para a clínica de diversas formas, seja para identificar e quantificar as mudanças cerebrais associadas a determinados tipos de tratamento, ou mesmo evidenciando as alterações ao longo do curso dos transtornos. Na prática, atualmente, tais técnicas de imagem podem ajudar na investigação de diagnósticos diferenciais, principalmente neurológicos, que se manifestam por sintomas psiquiátricos, como na avaliação do: a) prejuízo cognitivo acentuado, para avaliar a possibilidade de demência; b) primeiro episódio psicótico em idade não esperada; c) primeiro episódio de transtorno do humor ou alterações de personalidade após os 50 anos, entre outros quadros clínicos[3].

Cada vez mais as técnicas de neuroimagem vêm sendo utilizadas no âmbito da pesquisa e, conjuntamente aos avanços da neurociência básica, têm estabelecido o aprofundamento no entendimento do cérebro, da psiquiatria e neurologia. Uma proposta de classificação dos transtornos psiquiátricos do Instituto Nacional de Saúde Mental americano (NIMH, do inglês, National Institute of Mental Health) ilustra as contribuições das técnicas de neuroimagem no campo da psiquiatria: os critérios de domínios de pesquisa (RDoC, do inglês *research domain criteria*)[4]. Diferentemente do *Manual diagnóstico e estatístico dos transtornos mentais* (DSM), que agrupa os transtornos psiquiátricos baseados em sua sintomatologia clínica (isto é, o conjunto de sintomas reportados pelos pacientes), a proposta do RDoC procura desenvolver novas formas de classificações baseadas em dimensões neurobiológicas e do comportamento observável e mensurável, tais como o desempenho em uma tarefa neurocognitiva associado ao seu componente genético e seu funcionamento cerebral[5]. Assim, o RDoC parte de medidas mais objetivas e quantificáveis para tentar uma nova forma de classificação que não somente integra os resultados de pesquisas baseadas em neuroimagem, como a utiliza como instrumento de avaliação. É um modelo que marca o início da era da medicina de precisão na psiquiatria, com alguns estudos recentes já apresentando novas propostas de conceitualização baseadas na classificação RDoC: como o espectro impulsividade-compulsividade[6] ou mesmo um entendimento diferente dos efeitos de traumas em crianças[7].

A seguir, serão abordados alguns dos métodos de neuroimagem mais comumente utilizados na pesquisa psiquiátrica.

TOMOGRAFIA COMPUTADORIZADA

A tomografia computadorizada (TC) é uma técnica de imagem baseada em uma série de feixes de raios X que atravessam o osso e os diferentes tecidos cerebrais em diferentes ângulos até chegar em detectores radiossensíveis. Esses detectores, portanto, têm a capacidade de receber a radiação e transformá-la num sinal elétrico que será digitalizado para formar a imagem: como cada tecido absorve uma determinada dose de radiação distinta, é possível diferenciá-los. As imagens são organizadas em fatias transversais que podem chegar a uma espessura mínima de até 0,6 milímetros (mm) e podem ser reconstruídas computacionalmente em vários planos, ou mesmo em uma representação volumétrica em 3D. Tais reconstruções são realizadas em tons de cinza, sendo que os ossos e calcificações (hiperintensos) aparecem mais claros enquanto o ar e o líquido (líquor e ventrículos) aparecem mais escuros (hipointenso), o que pode indicar edema ou infarto. Para se obter maior precisão na imagem, a injeção de contraste iodado intravenoso é realizada, facilitando principalmente a visualização de vasos sanguíneos. Ainda assim, uma das desvantagens desse método é a difícil e limitada discriminação entre a substância branca e cinzenta, uma vez que suas radiodensidades são semelhantes.

Embora seja considerada um exame que revolucionou o diagnóstico em neurorradiologia, essa técnica expõe o paciente à radiação ionizante para a obtenção das imagens, podendo danificar as células, pois suas doses podem ser até 100 vezes maior do que uma radiografia convencional[8]. Ainda que o uso de exames de TC possa ser relevante para o diagnóstico precoce de algumas condições médicas, ajudando ao excluir possíveis diagnósticos neurológicos, nenhuma delas está relacionada à psiquiatria. Além disso, especialistas alertam para o fato do uso da técnica ser muito disseminado na prática clínica em geral, e

o limiar para expor um paciente ao risco oferecido pela radiação é baixo, de forma que muitos dos exames adquiridos não contribuem efetivamente para o clínico a tomar a decisão sobre qual o melhor tipo de tratamento ou sobre qual é o diagnóstico[9].

MEDICINA NUCLEAR

A tomografia por emissão de pósitrons (PET) e a tomografia computadorizada por emissão de fóton único (SPECT) são exames de imagens relacionados à medicina nuclear que por meio de traçadores radioativos permitem o estudo do metabolismo cerebral, de neurotransmissores (tanto nos neurônios pré-sinápticos como nos pós-sinápticos) e outras funções, como o consumo de glicose[10]. Em ambas as técnicas, há a administração intravenosa de isótopos radioativos aos quais são acoplados traçadores que atravessam a barreira hematoencefálica e adentram as células cerebrais. Ao decair, esses isótopos liberam energia/fótons que podem ser detectados pelos sensores do sistema de PET/SPECT. No caso de PET, a substância mais comumente usada como marcador é a fluordesoxiglicose (FDG), que fornece informações sobre o metabolismo de glicose cerebral e é uma medida robusta do estado cerebral em repouso, podendo servir de base comparativa entre grupos de pacientes psiquiátricos e indivíduos saudáveis. Ou seja, o marcador se conecta à glicose e é transferido do sangue para as células do corpo, o que torna possível obter imagens dos tecidos, com destaque para aqueles que apresentam maior metabolismo e consomem mais energia, como os tecidos cerebrais. É necessário um intervalo desde a injeção do marcador até que as células atinjam o máximo de absorção, o que tipicamente leva em torno de 30-60 minutos. Nesse período, o participante necessita ficar em repouso em um local com baixa luminosidade e barulho. Um segundo marcador de PET, o H2(15), mais raramente utilizado, fornece a possibilidade de múltiplas medidas do fluxo sanguíneo regional, permitindo a diferenciação de estados cerebrais associados a estados mentais distintos. Frequentemente, estados mentais distintos são induzidos por paradigmas neuropsicológicos cuidadosamente elaborados para avaliar funções cognitivas específicas[2]. No entanto, com o advento da ressonância magnética funcional (que será descrita posteriormente) que não necessita da injeção de contrastes radioativos, o PET H2(15) caiu em desuso para o estudo da função cerebral.

Em comparação com o SPECT, o PET possui maior resolução espacial, mas necessita de um acelerador de partículas para produzir os radioisótopos (marcadores). Esse equipamento, chamado ciclotron, deve estar localizado próximo ao centro de realização do exame, devido a meia-vida desses isótipos ser de apenas alguns minutos. Consequentemente, a utilização do SPECT é mais disseminada, por ser mais prático e econômico. A radiação média usada no PET é aproximadamente a mesma de uma TC do tórax[11]. No caso do PET, os radiofármacos são marcados com um emissor de pósitrons ao passo que no SPECT são utilizados emissores de fóton único[10].

Atualmente existem máquinas de PET acopladas a CT ou ressonância magnética (RM), que podem produzir combinações de imagens com ambas informações fundidas: estrutural e funcional. As imagens moleculares ajudaram no entendimento da participação cerebral de diversos transtornos psiquiátricos, como hipoatividade no córtex dorsolateral prefrontal em pacientes com esquizofrenia, hiperatividade no córtex prefrontal subgenual em pacientes com depressão, alterações no circuitos córtico-estriatais em pacientes com transtorno obsessivo-compulsivo e hiper-reatividade da amídala em transtornos ansiosos e no transtorno de estresse pós-traumático[2]. Como utilização clínica, essas duas técnicas nos permitem fazer exames que ajudam no diagnóstico diferencial de demências, tumores e até mesmo na confirmação de morte encefálica[10].

Como a dosagem de radiação é pequena nos exames de PET e SPECT, apenas se configura como contraindicação em casos de gestantes e lactantes. Assim como os outros métodos de neuroimagem, é necessário que o participante fique com a cabeça imóvel durante a realização do exame (que dura cerca de 30 min) e é necessário jejum de 4 a 6 horas antes do exame.

RESSONÂNCIA MAGNÉTICA

A ressonância magnética (RM) é uma técnica que não utiliza radiação ionizante e é considerada não invasiva, embora exista a exceção da utilização do contraste (uma prática não muito comum no campo da pesquisa em psiquiatria). Desse modo, não oferece tantos riscos aos pacientes quando comparados a outros métodos como TC ou a exames de PET/SPECT. Diversos tipos de informações cerebrais podem ser adquiridas dependendo da sequência realizada: é possível, por exemplo, fazer um exame com alta resolução espacial para averiguar características como o volume de regiões cerebrais ou a espessura do córtex. Também é possível fazer estudos dinâmicos nos quais o cérebro inteiro é amostrado diversas vezes adquirindo imagens suscetíveis à variação do oxigênio no sangue em um determinado período. Tais exames podem ser adquiridos enquanto o voluntário executa uma tarefa cognitiva específica (do inglês, *task-based*) ou apenas repousa dentro do aparelho de RM (do inglês, *resting-state*). Além dessas técnicas, há também o exame de espectroscopia, que permite quantificar a concentração de certos metabólitos em regiões específicas do cérebro (voxels) e o exame de tensor de difusão pode ser utilizado para avaliação dos tratos de substância branca que conectam as diferentes regiões do cérebro. Esses tipos de aquisição de RM serão descritos a seguir, mas todos são baseados no mesmo fenômeno físico (Quadro 1).

Nas imagens por RM, as informações do volume em três dimensões (3D) que correspondem a uma representação do cérebro imageado são estruturadas em voxels, as menores unidades de informação (análogo aos pixels de uma figura digital). A resolução espacial do voxel, em geral, varia entre 1 e 3 mm nas máquinas mais comuns. Como contraindicações ao exame, pessoas que tenham qualquer tipo de metal implantado no corpo, especialmente no cérebro: marcapassos, clips de aneurisma, implante coclear, entre outros. Claustrofobia, gravidez e presença de aparelhos/implantes ortodônticos também podem oferecer empecilhos para a realização do exame.

Quadro 1 Princípios físicos da formação das imagens de ressonância magnética (RM)

As imagens de RM são baseadas na interação do *spin* nuclear magnético dos átomos no tecido com um alto campo magnético (o aparelho). O tamanho e, em consequência, a frequência dessa interação (frequência baixa, na faixa das ondas de rádio), depende das características do núcleo, sendo que o núcleo de hidrogênio (H) apresenta a maior interação. Em geral, os sistemas de RM são sintonizados para a frequência do H, por ser também o núcleo mais abundante presente no corpo humano[12]. Dada a interação com o campo magnético, é possível interagir com os núcleos de H no tecido através da aplicação de ondas eletromagnéticas na frequência característica (pulsos de radiofrequência) para criar situações de "ressonância". Assim que a situação de "ressonância" é descontinuada, os *spins* voltam à situação de equilíbrio (relaxamento), de uma maneira bem característica para cada tecido, o que é a origem do alto contraste entre os tecidos moles na RM. O sinal de radiofrequência emitido pelos *spins* de H durante essa volta pode ser detectado pelas diferentes bobinas que ficam no centro do magneto. A intensidade do sinal que é recebido pela máquina depende da quantidade de *spins* envolvidos e do tipo de tecido, o que permite determinar a quantidade de água (ou lipídios, ou outros tecidos que tenham H) em qualquer ponto dentro do corpo[13]. Diferentes tecidos cerebrais apresentam diferentes tipos de relaxamento e isso possibilita a aquisição das imagens com contrastes diferentes para o líquor e as substâncias branca e cinzenta. A intensidade e a homogeneidade do campo magnético também alteram o sinal e, quanto maiores forem esses parâmetros, melhor a definição espacial da imagem adquirida pela máquina. Ainda que o funcionamento por trás da máquina de RM seja muito mais complexo do que isso e envolva conceitos de física que não são o foco deste capítulo, em linhas gerais esse é o processo de geração de sinal em todas as técnicas de RM.

Ressonância magnética estrutural

Certamente a técnica mais utilizada nos estudos da literatura psiquiátrica, as sequências estruturais são obtidas por uma imagem do cérebro em alta resolução e otimizada para evidenciar o contraste entre os diferentes tecidos. Atualmente, em máquinas de 3 Teslas (T), os voxels tem definição espacial de 1 mm³ sem intervalos entre eles. Na literatura psiquiátrica, há três tipos mais utilizados de RM estrutural, com características distintas na configuração de sua aquisição (Figura 1). Um quarto tipo de exame que tem sido cada vez mais utilizado na psiquiatria é a transferência de magnetização (MT, do inglês, *magnetization transfer*), uma sequência de pulso que altera especificamente o contraste nas regiões com macromoléculas, sendo especialmente sensível à presença da mielina e utilizada para tentar detectar desmielinização precoce ou destruição de proteínas[14].

As aplicações das técnicas de neuroimagem estrutural mais frequentemente utilizadas em estudos de pesquisa em psiquiatria envolvem: a) avaliação do volume (em mm³) de determinadas estruturas do cérebro, como os núcleos da base (porções de substância cinzenta profunda, como tálamo, núcleo cauda-

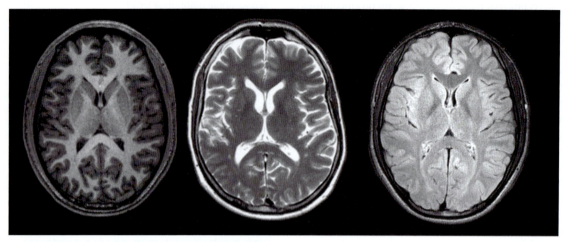

Figura 1 Diferentes tipos de neuroimagem estrutural. Da esquerda para a direita, a primeira mostra uma imagem em T1, a segunda em T2 a terceira com FLAIR (atenuação do sinal de fluido, do inglês, *fluid attenuation inversion recovery*). As imagens ponderadas em T1 tem como característica sinal reduzido na água, que portanto tem aparência mais escura (preta), maior sinal na substância branca, que fica mais clara (branca) e intermediário na substância cinzenta, com aparência cinza. Na sequência ponderada em T2, a água tem hipersinal, de forma que o sinal do líquor é mais intenso (em especial nos ventrículos e sulcos corticais), a substância branca aparece mais escura e a substância cinzenta um pouco mais clara. Por fim, a imagem com FLAIR, apresenta uma sequência de pulso semelhante ao T2, porém capaz de suprimir o sinal do líquor (que é mais acentuado em T2), assim, a imagem FLAIR é muito semelhante à T2, mas com liquor escuro.

do e putâmen) ou dos giros; b) a mensuração da espessura do córtex cerebral; c) da área da superfície cortical e d) da taxa de curvatura e girificação.

Ademais, nos últimos anos houve um aumento expressivo de estudos em ultra alto campo – RM com 7T ou mais. Entre os benefícios do ultra alto campo estão: melhorar a capacidade de detectar e avaliar lesões menores ou estruturas pequenas, mas também as imagens funcionais e de metabólitos (espectroscopia) são beneficiadas. Como a razão sinal-ruído aumenta conforme a intensidade do campo magnético, imagens em 7T apresentam maior resolução espacial, sendo possível visualizar microinfartos e placas corticais na esclerose múltipla[15]. Além disso, melhorias nos métodos de processamento das imagens permitem análises mais detalhadas incluindo, por exemplo, segmentações dos núcleos da amídala ou mesmo das subregiões do hipocampo, ainda que o exame tenha sido realizado em máquinas de 3T[16,17].

Em psiquiatria, inúmeros são os estudos que avaliam características morfométricas: uma revisão sobre as subregiões do hipocampo em esquizofrenia e transtorno afetivo bipolar indicou redução volumétrica em ambas as condições em todas as subregiões[18]. Em pacientes com transtorno obsessivo-compulsivo (TOC), análises volumétricas de regiões subcorticais indicaram um maior volume no globo pálido e menor volume no hipocampo em adultos, e maior volume no tálamo em crianças[19]. Com relação a espessura cortical, sabe-se que poda neural (processo de amadurecimento cerebral no qual perdemos substância cinzenta, resultando no afinamento do córtex) está afetada em pacientes com transtorno do espectro autista (TEA) que apresentam um córtex mais espesso[20,21]; em crianças com transtorno de déficit de atenção e hiperatividade (TDAH) a poda neural ocorre atrasada (em até 3 anos), especialmente no córtex pré-frontal[22].

Ressonância magnética funcional

Em contraste aos exames de PET e SPECT, a ressonância magnética funcional (RMf) não utiliza radiação ionizante, tem maior resolução espacial e permite múltiplas aquisições no mesmo voluntário, na mesma sessão/exame. A RMf não necessita de um *scanner* específico: ela é realizada no próprio aparelho de RM, assim como todas as técnicas previamente comentadas, apenas diferenciando os parâmetros de aquisição. A RMf é baseada no sinal dependente do nível de oxigenação sanguínea (BOLD, do inglês, *blood oxygenation level dependent*), descrito pela primeira vez em 1990, por Ogawa et al.[23], e que possibilitou o estudo do funcionamento cerebral *in vivo*. O BOLD, portanto, está associado às alterações no estado de oxigenação da hemoglobina (Hb). A oxi-Hb não causa distorções no campo magnético local ao passo que a dexosi-Hb é paramagnética e distorce o campo local. Como consequência, há uma atenuação do sinal detectado pela máquina[24] e o voxel respectivo dessa região apresenta um menor brilho. As variações dessa taxa de brilho são da ordem de 0,5 a 5% do sinal total, dependendo da intensidade do campo magnético. Por outro lado, o ruído detectado pode ser responsável por até 10%, o que implica diversas limitações e precauções que devem ser tomadas nos estudos de RMf[13].

O efeito BOLD não é uma medida direta da atividade elétrica cerebral: ele advém de uma complexa relação entre fluxo sanguíneo, volume sanguíneo e taxa de metabolismo (ou seja, consumo) do oxigênio cerebral[25]. Embora o BOLD esteja relacionado às consequências metabólicas da estimulação neural, estudos com modelos animais medindo simultaneamente o sinal BOLD e os sinais elétricos gerados em determinada região cerebral convergem para uma correlação entre ambos[26]. Embora a RMf tenha a melhor resolução espacial dentro do campo de neuroimagem funcional, na ordem de milímetros, a resolução temporal do BOLD é da ordem de segundos, longe da resolução da atividade elétrica neural medida por eletroencefalograma (EEG) ou quaisquer tipos de medição via eletrodos. No entanto, como a resposta hemodinâmica cerebral ante estímulos também não é instantânea e demora alguns segundos para ocorrer, assim como o efeito do BOLD (como descrito anteriormente), sua resolução temporal é apropriada para detectar mudanças na resposta hemodinâmica (Tabela 1).

Para gerar as imagens sensíveis ao efeito BOLD, é necessária a configuração de uma sequência de pulsos específica e a mais comumente utilizada é a gradiente-eco planar (GE-EPI), coletada tipicamente no plano axial. Em uma única sequência de RMf são colhidos inúmeros volumes cerebrais (a depender da duração do paradigma), em intervalos regulares de 1-3 segundos, com resolução espacial em torno de 3 mm. Aumentando o campo magnético na RMf também aumenta-se o contraste do BOLD, o que melhora significativamente a

precisão espacial, por exemplo, de avaliações pré-cirúrgicas antes da remoção de tumores[15]. Na pesquisa científica, a RMf pode ser utilizada de diversas maneiras em termos do desenho do experimento e condições a serem avaliadas. Pode-se instruir o voluntário a realizar alguma tarefa cognitiva (paradigmas de memória, tomada de decisão, controle inibitório, entre outras funções cognitivas), ou então simplesmente ficar de olhos abertos sem fazer nenhuma tarefa específica (estado de repouso cerebral) ou ainda usando o próprio sinal BOLD para que o voluntário tente controlar determinados comportamentos (*neurofeedback*).

Ressonância magnética funcional baseada em tarefas

Em termos de neurociência cognitiva, a primeira utilização prática do efeito BOLD veio com tarefas envolvendo processos cognitivos distintos. Na realidade, modelar o BOLD de acordo com testes neuropsicológicos previamente existentes não foi trivial, pois executar uma tarefa dentro do sistema de RM de forma análoga a como os testes neuropsicológicos são rotineiramente aplicados não garante que os dados sejam adequados para serem analisados e interpretados posteriormente. A confecção de bons paradigmas de RMf depende do contraste de diferentes condições, ou seja, é imprescindível que haja uma condição de controle que inclua todas as mesmas variáveis da condição experimental, com exceção daquela que se pretende estudar[25] (Tabela 2).

Há também diferentes tipos de desenhos de paradigmas que modelam o efeito BOLD de distintas maneiras (Tabela 3). Entretanto, considerando a conduta de boas práticas em pesquisas científicas, é importante ter a noção de que os experimentos de RMf não devem ser desenhados para ver quais regiões cerebrais ativam perante determinados estímulos. Na realidade, o método científico preza para que os estudos de RMf testem diferentes modelos relacionados ao funcionamento cerebral e que sejam calcados na literatura da área (uma sequência de estudos anterior, até mesmo com outras metodologias de estudo do cérebro) e não meramente ficar mapeando áreas sem hipóteses *a priori*.

Como aplicações práticas, estudos de RMf com tarefas contribuíram para consolidar o mapeamento das funções cognitivas e na discussão sobre especificidade de certas regiões do cérebro humano. Atualmente há fortes evidências que corroboram a especificidade de algumas regiões cerebrais, por exemplo no processamento de faces (giro fusiforme da face), corpos (córtex extra estriado), lugares (córtex parahipocampal), além de palavras, ou mesmo uma região específica envolvida com teoria da mente (junção temporo-parieto-occipital)[29].

Ressonância magnética funcional em estado de repouso

Na RMf em estado de repouso o voluntário permanece deitado no tomógrafo, acordado, seja de olhos abertos ou fechados, por um período de aproximadamente 10 minutos, sem ser direcionado para tarefas cognitivas. Volumes são coletados a

Tabela 1	Estágios da função de resposta hemodinâmica (FRH)
Etapa 1	A partir de um estímulo inicial que leva à ativação de determinada região, há uma redução na taxa de oxi-Hb/desoxi-Hb dessa região e, portanto, do sinal em relação à linha de base, o que é chamado de queda inicial (do inglês, *initial dip*)[13]
Etapa 2	Após a queda inicial, ocorre a vasodilatação, que é associada a um aumento no fluxo sanguíneo, trazendo maior quantidade de oxi-Hb para a região. Isso gera um aumento na taxa de oxi-Hb/desoxi-Hb local, o que na prática se reflete num campo magnético menos distorcido e um sinal "mais brilhante"[12]. É importante ressaltar que o pico do efeito BOLD não é instantâneo e ocorre cerca de 3 a 6 segundos após a apresentação do estímulo, pois as arteríolas cerebrais demoram para reagir à estimulação.
Etapa 3	Dependendo do tempo de estimulação, o sinal do efeito BOLD pode alcançar um platô, o que é visto em paradigmas com longas exposições do estímulo.
Etapa 4	Por fim, o sinal apresenta uma queda após a finalização do estímulo, atingindo a linha de base em aproximadamente 12 segundos. Em alguns casos, é possível que o sinal ultrapasse a linha de base, o que é conhecido como efeito rebote. Todas essas etapas podem ser visualizadas na Figura 2.

Tabela 2 Desenhos de estudo de ressonância magnética funcional (RMf) e contrastes nos paradigmas

A variável de interesse dos estudos de RMf deve ser o resultado de um contraste entre duas ou mais condições, exemplificados a seguir[27]

Contraste de subtração	Nesse tipo de estudo, duas condições mentais são comparadas e se busca a atividade cerebral relacionada à diferença entre elas. Por exemplo, se quiséssemos distinguir as regiões cerebrais relacionadas à leitura de palavras, seriam necessários ao menos duas condições, uma na qual o voluntário faz a leitura de uma palavra (p. ex., aspargos) e outra na qual o voluntário leria não palavras, com a mesma quantidade de letras e sílabas (p. ex., malirtos). Assim, outras condições relacionadas, como movimento de sacada, ativação de regiões occipitais, entre outras que poderiam interferir na comparação, estariam controladas.
Contraste de adição	O racional desse tipo de contraste é o oposto do que foi previamente descrito: nele, se juntam os componentes de duas (ou mais) condições diferentes para ver o que há em comum entre elas. Um exemplo disso seria mostrar ao voluntário uma face expressando tristeza, depois uma face expressando alegria e, na análise, perguntar quais regiões do cérebro ativam concomitantemente em ambas condições. Esse desenho pode então ser comparado por uma subtração, a atividade cerebral quando o voluntário olha faces neutras. Assim, serão identificadas regiões cerebrais relacionadas ao estado mental correspondente ao ver expressões faciais (provavelmente amídala, por exemplo), mas não regiões relacionadas a identificação de rostos (como o giro fusiforme da face).
Contraste paramétrico	Nesse contraste, a dificuldade do teste é modulada e avalia-se se determinada região cerebral aumenta sua ativação conforme o aumento da dificuldade da tarefa (não precisa ser uma relação linear, exclusivamente). Por exemplo, memorizar uma sequência de dois dígitos, depois três dígitos, depois quatro, e assim por diante. Ou fazer contas progressivamente mais difíceis.

Tabela 3 Desenhos de paradigmas em ressonância magnética funcional (RMf)

Paradigma em bloco	Os estímulos são apresentados sequencialmente por um determinado período (de segundos a minutos) e contrastados com o período de descanso. Ou seja, blocos de tarefa e blocos de descanso (Figura 2). Nesses tipos de paradigmas é comum o sinal BOLD atingir um platô pelo tempo em que o bloco está sendo apresentado, e decair nos intervalos entre blocos (período de descanso/fixação que tem em todo paradigma). Em geral, os paradigmas em bloco têm maior poder estatístico para detectar a ativação de regiões cerebrais[27].
Paradigma relacionado a eventos (do inglês, *event related*)	Nesse tipo de estudo a intenção é procurar o efeito BOLD relacionado a um estímulo específico que aparece por um curto período na tela (de milissegundos a segundos). Nesses casos, não há a formação do platô. A curva atinge o pico e cai logo em seguida (Figura 2). Para não ter que esperar os 12-14 segundos de intervalo até que o sinal retorne a linha de base, pesquisadores criaram soluções técnicas para otimizar esse paradigma, para que ele não fique muito longo e monótono (evento relacionado rápido), como aleatorizar as tentativas ao longo do experimento e, principalmente, o tempo de intervalo entre elas, para que não sejam os mesmos (procedimento que se chama *random jitter*, em inglês). Em geral, os paradigmas de eventos relacionados são mais complexos e têm menor poder estatístico quando comparados aos paradigmas em bloco. Por terem menor resposta do sinal BOLD precisam de diversas repetições para que seja possível detectar o sinal em meio ao ruído. Por outro lado, no evento relacionado a flexibilidade temporal é maior, podendo ser possível conseguir extrair a curva BOLD relacionada apenas aos erros ou acertos do voluntário[27].
Paradigmas mistos	Nesse tipo de paradigma as duas técnicas descritas acima (que são as mais comuns) se combinam alternadamente ao longo do tempo.
Estudos de comportamento dirigido	Nos quais o participante não recebe instruções específicas diretamente, mas seu comportamento é anotado e comparado com outras medidas, por exemplo EEG ou respiração e batimentos cardíacos[28]. Há, ainda, a possibilidade de se colocar o voluntário dentro da máquina para que ele veja um filme enquanto seu cérebro é escaneado.

cada 1-3 segundos, enquanto a pessoa vagueia por pensamentos passados/futuros, formando uma série temporal para cada voxel. Ao se correlacionar essas séries temporais, essa metodologia deu origem ao campo de estudo de conectividade funcional por RM. Portanto, os estudos de conectividade funcional indicam diferentes regiões cerebrais que variam o seu padrão de atividade de maneira síncrona ao longo do tempo. Nesses protocolos de RMf em repouso, a conectividade funcional inferida por meio da correlação da atividade entre diferentes regiões é denominada conectividade intrínseca. Por ser um tipo de coleta de RMf simples, no sentido de não haver um preparo com todos os aparatos geralmente utilizados em estudos com tarefas (tela para exibição dos estímulos e da tarefa, jogo de espelhos para o voluntário conseguir ver a tela, botões de respos-

ta, sincronização entre o que está sendo apresentado na tela, a resposta do participante e a coleta de dados etc.), muitos pesquisadores recorreram à esta técnica.

Uma das maiores contribuições de estudos em estado de repouso foi o aprofundamento na compreensão da rede de modo padrão (DMN, do inglês, *default mode network*), descoberta previamente em estudos com PET[30] (Figura 3). A DMN pode

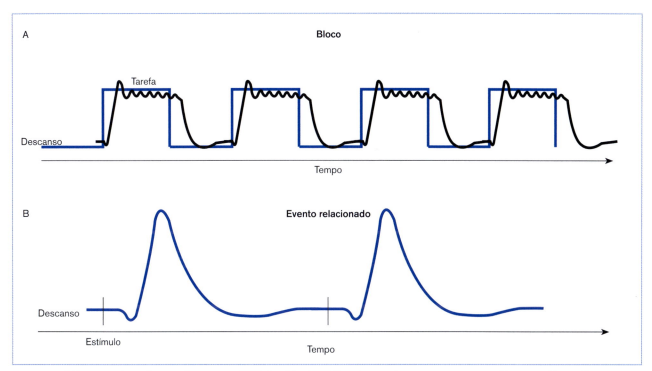

Figura 2 Diferentes tipos de paradigmas em RMf. A: efeito BOLD ao longo do tempo em um paradigma em bloco; B: representação do BOLD modelado em um paradigma relacionado a evento. BOLD: nível de oxigenação sanguínea; RMf: ressonância magnética funcional.

ser detectada em distintas populações, incluindo crianças, idosos, voluntários anestesiados ou dormindo e até mesmo em outras espécies de animais[31].

Mais recentemente, pesquisadores têm reportado que algumas tarefas específicas podem recrutar a DMN, tais como tarefas de memórias autobiográficas ou que envolvem componentes da cognição social (como teoria da mente)[32]. De todo modo, é interessante pensar que o aumento da ativação cerebral durante tarefas cognitivas não conta mais do que 5-10% do consumo de energia do cérebro, ao passo que o nível espontâneo de atividade corresponde a 70-80% do metabolismo cerebral[33]. Embora a DMN seja a rede mais estudada, não é a única e outras redes também são pesquisadas no campo da conectividade funcional com os sujeitos em estado de repouso: rede de atenção dorsal, rede do controle executivo, rede de saliência e redes dos sistemas visual, auditivo e sensório-motor[34].

Em psiquiatria, diversos estudos têm encontrado alterações da DMN em grupos de pacientes quando comparados a controles: TDAH[35], transtorno depressivo maior[36] e transtorno afetivo bipolar[37], esquizofrenia, TEA[38], além de demências como Parkinson e Alzheimer ou transtorno cognitivo leve[39]. Em especial, no caso do TDAH são conhecidos os déficits de controle inibitório e, para que consigamos desempenhar uma tarefa com sucesso, a DMN precisa ser ativamente suprimida. Portanto, em comparação a controles saudáveis, os pacientes com TDAH apresentam maior conexão entre os nós da DMN durante tarefas de inibição, o que pode contribuir para o seu pior desempenho comportamental[40].

Espectroscopia

A espectroscopia de prótons por RM (ERM) é uma ferramenta que permite avaliar quantitativamente certos metabólitos cerebrais e, por conta disso, pode contribuir para o conhecimento dos mecanismos fisiopatológicos dos transtornos mentais. Ela é baseada nos mesmos princípios da RM, sendo que o sinal da água é suprimido para poder avaliar o restante do sinal, muito menos intenso, proveniente de outras moléculas contendo H. O sinal é detectado de maneira diferenciada para poder avaliar as pequenas diferenças na frequência de ressonância de cada molécula, causadas pelas interações físico-químicas com os demais átomos que compõem cada molécula. Diferentemente das outras técnicas de RM que apresentam imagens anatômicas, na espectroscopia o sinal detectado é apresentado num gráfico em função da frequência (espectro) e na escala de partes por milhão (ppm), na qual cada metabólito é identificado pelo valor em ppm[41] (Figura 4). Embora a ERM de H seja a mais frequente, também existem espectroscopias baseadas nos núcleos de outros átomos, como lítio, flúor, fósforo, carbono ou sódio.

Para que uma substância seja detectada pela espectroscopia de prótons, sua concentração deve ser maior que 0,5-1,0 mmol/L, o que faz com que não seja possível detectar a maioria dos neurotransmissores cerebrais. Dentre os metabólitos avaliados pela ERM, o glutamato (Glu) e o ácido gama-aminobutírico (GABA) são de particular relevância, pois se tratam dos principais neurotransmissores excitatórios e inibitórios, respectivamente. Além destes, a ERM também fornece infor-

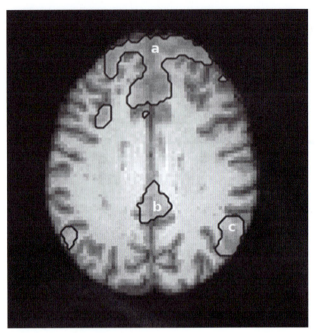

Figura 3 Ilustração das diferentes regiões que aparecem ativadas em sincronia durante o estado de repouso de um voluntário saudável: a) córtex pré-frontal medial e córtex do cíngulo anterior; b) córtex do cíngulo posterior; c) o precuneus adjacente (córtex parietal lateral); d) giro angular (córtex parietal inferior); e) córtex entorrinal (temporal inferior) e f) córtex pré-frontal dorsomedial. Tais regiões são ativadas de maneira síncrona quando os voluntários não estão pensando em nada em específico e diminuem a ativação quando as pessoas engajam em tarefas que demandam atenção ou dirigidas a uma meta. Apenas as regiões a, b e c aparecem nessa fatia axial (ver encarte colorido).

mações sobre inúmeros outros compostos, sendo que as sequências mais modernas conseguem extrair informações de até 15 a 20 metabólitos simultaneamente. Os mais comuns são a creatina, colina, lactato, mio-inositol, n-acetil-aspartato (NAA) e glutamina. Cada um desses compostos forma um pico espectral específico que permite a sua quantificação dentro de uma determinada região cerebral (Figura 4): embora a ERM seja de grande valia para obter informações sobre os metabólitos previamente elencados, um de seus maiores inconvenientes é o fato de que ela não faz uma varredura do cérebro todo, tendo que se limitar a voxels com apenas alguns cm³. Desse modo, a escolha da região de interesse a ser estudada tem fundamental importância nesse tipo de neuroimagem.

Os metabólitos estudados fornecem diferentes informações sobre o tecido, como a integridade e a função celular. Informações mais detalhadas sobre as características dos principais metabólitos avaliados pela ERM estão descritas na Tabela 4[42].

Com relação à pesquisa em psiquiatria, inúmeros estudos foram conduzidos numa grande variedade de transtornos psiquiátricos. Por exemplo, uma revisão avaliando pacientes com esquizofrenia indicou não haver diferenças de GABA quando comparados a controles típicos, em regiões, como córtex pré-frontal medial, córtex parietal/occipital ou no estriado[43]. Embora os controles tenham apresentado maiores quantidades de GABA em todas as regiões, os autores concluem que não há suficiente evidência para constatar um padrão alterado de GABA em pacientes com esquizofrenia. Em pacientes com TOC, o resultado mais consistente entre todos os metabólitos de uma revisão sistemática apontou para redução do NAA no grupo de pacientes em diversas regiões cerebrais, mas principalmente no estriado e no giro do cíngulo anterior. Segundo os autores, tal redução pode indicar perda ou atrofia neuronal[44]. É importante ressaltar, no entanto, que a revisão também encontrou uma grande quantidade de estudos nos quais não houve diferença entre pacientes e controles e até mesmo alguns nos quais os pacientes apresentaram maiores níveis de NAA do que os controles.

Imagem por tensor de difusão

Em linhas gerais essa modalidade permite mapear indiretamente a integridade e os tratos/vias de substância branca que conectam diferentes regiões cerebrais. Por isso, é considerada uma técnica que permite inferir sobre a conectividade estrutural cerebral. A imagem por tensor de difusão (DTI) é uma variação da imagem ponderada em difusão (DWI, do inglês *diffusion-weighted magnetic resonance imaging*), que usa a taxa de difusão da água nos tecidos para gerar o contraste necessário para produzir a imagem. Essa modalidade de neuroimagem está baseada no movimento aleatório de difusão (movimentação) que as moléculas da água apresentam nas três dimensões do espaço, também conhecido por movimento Browniano[45]. Regiões onde esse movimento é relativamente livre, como no líquor, apresentam hiposinal nas imagens ponderadas em difusão, ao passo que onde há restrição ao movimento da água, seja por outras células no espaço intercelular (no caso da substância cinzenta), seja pela borda do axônio (no caso da substância branca), a imagem fica com hipersinal. Essa técnica é a mais sensível para determinar acidentes vasculares cerebrais agudos, nos informando se há ou não restrição da água em determinada porção do tecido.

Quando a difusão acontece em igual magnitude nas três direções chamamos de difusão isotrópica, semelhante ao que encontramos no líquor e em alguns tipos de lesões. Entretanto, quando o movimento da água é mais restrito numa determinada direção, por conta da configuração estrutural das barreiras causando a restrição (p. ex., as fibras de mielina), falamos de anisotropia (ou difusão anisotrópica). A técnica de DTI, nos informa sobre a direção de maior difusão em cada voxel da imagem, usando para isso o modelo matemático do tensor de difusão e complexos algoritmos de tractografia que mapeiam o curso dos axônios ao longo do cérebro (Figura 5). Assim, diferentes cores no mapa da imagem codificam e representam diferentes direções. Embora a DTI obtenha os valores necessários para criar as representações dos tratos de substância branca por meio dos axônios, ela não tem uma resolução espacial tão alta, representando os principais feixes de axônios do cérebro, como o fascículo arqueado, o corpo caloso ou a cápsula interna[46].

Essa modalidade pode ser utilizada na investigação de acidente vascular cerebral, trauma cranioencefálico, em doenças

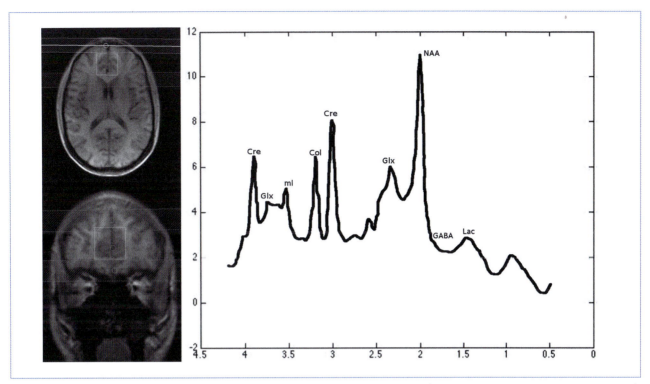

Figura 4 Do lado esquerdo é possível observar a localização e o tamanho do voxel (situado no córtex pré-frontal ventromedial), delimitado pelas regiões cerebrais dentro de ambos os quadrados (amarelo e vermelho); e do lado direito a curva espectral típica adquirida para avaliação dos principais metabólitos cerebrais. Col: colina; Cre: creatina; GABA: ácido gama-aminobutírico; Glx: soma de glutamato e glutamina; Lac: lactato; ml: mioinositol; NAA: n-acetil aspartato (ver encarte colorido).

Tabela 4 Metabólitos avaliados pela espectroscopia de prótons por ressonância magnética (ERM) e suas principais funções

Creatina	Está relacionada com o sistema de energia celular, no metabolismo dos tecidos. O pico de creatina refere-se à soma da creatina e fosfoscreatina, ambas envolvidas na reação de equilíbrio da formação e consumo do ATP; entende-se que essa soma é invariável ao estado energético no tecido. Sua concentração tende a ser relativamente constante no cérebro, embora seja quase duas vezes maior na substância cinzenta quando comparada à substância branca. Ainda há controvérsia sobre o seu exato papel: enquanto uns indicam que a creatina tende a não sofrer mudanças diante de alterações patológicas, diminuições em seus níveis foram observadas em pacientes com tumores e acidente vascular cerebral.
Colina	Muitas vezes referida como colina total, por agrupar diversas formas de colina no mesmo espectro, não tem distribuição uniforme no cérebro. Colina aumentada pode refletir o crescimento da população celular (como visto em alguns tumores) ou então lesões desmielinizantes. Portanto, níveis aumentados de colina já foram observados na doença de Alzheimer, esclerose múltipla e no câncer.
GABA	É um neurotransmissor inibitório cuja alteração de concentração já foi reportada em diversos transtornos psiquiátricos (como depressão, transtorno do pânico e transtorno obsessivo-compulsivo), além de estar associado ao ciclo menstrual, adaptação visual à ambientes claros e escuros, entre outros.
Glutamato/ Glutamina	Envolvido na síntese de outros metabólitos menores (como a glutationa), exibe concentrações diferentes na substância branca e cinzenta. É o principal neurotransmissor excitatório do cérebro e está envolvido com o metabolismo mitocondrial. Já a glutamina é um importante componente de metabolismo intermediário e participa da regulação da atividade dos neurotransmissores. Em campos magnéticos baixos é virtualmente impossível distinguir glutamato de glutamina por conta das suas estruturas químicas muito semelhantes. Por conta disso, em muitos estudos, ambos metabólitos aparecem somados, representados pela sigla Glx.
Lactato	Em geral, o lactato tem níveis baixos no cérebro, sendo praticamente indetectáveis. Todavia, níveis aumentados de lactato têm sido observados em casos nos quais o fluxo sanguíneo é restrito, como na hipóxia, isquemia cerebral ou em tumores.
Mio-inositol	Sua função exata não é conhecida, mas tem sido proposto como um marcador da glia e níveis alterados foram encontrados em pacientes com Alzheimer e comprometimento cognitivo leve.
NAA	É o composto com sinal mais proeminente no espectro e sua concentração varia de acordo com a região do cérebro. Embora a sua exata função ainda seja desconhecida, seu papel como um marcador de viabilidade e densidade neuronal já foi estabelecido. Ou seja, sua concentração diminui proporcionalmente em relação ao dano ou perda neuronal, o que já foi indicado em pacientes com acidente vascular cerebral, tumores e na esclerose múltipla. Outros estudos indicam que esse metabólito pode refletir disfunção neuronal e não perda das células.

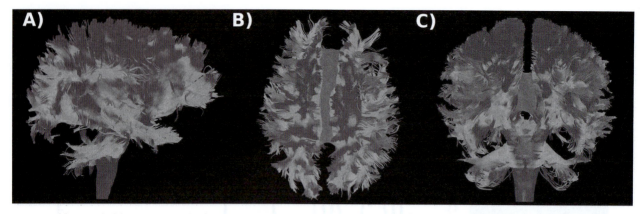

Figura 5 Mapa colorido com exemplo de uma imagem por tensor de difusão (DTI) (tractografia) após o processamento em três orientações: a) sagital; b) axial e c) coronal. O vermelho indica a representação da substância branca que está orientada ao longo do eixo lateral (esquerdo/direito), em azul ao longo do eixo ventral/rostral e em verde o anterior/posterior (ver encarte colorido).

degenerativas – como a esclerose múltipla, e no planejamento neurocirúrgico de tumores para a avaliação da relação anatômica entre o tumor e os tratos de substância branca adjacentes. Em psiquiatria, essa técnica tem permitido mapear circuitos cerebrais envolvidos nos transtornos psiquiátricos[47].

ESPECTROSCOPIA FUNCIONAL NO INFRAVERMELHO PRÓXIMO

A espectroscopia funcional no infravermelho próximo (fNIRS, do inglês, *functional near-infrared spectroscopy*), é um exame funcional não invasivo, que não usa radiação ionizante, com ótima resolução temporal e boa resolução espacial[48]. Além disso, outras vantagens são: ser mais barata do que outras técnicas de neuroimagem[49] e alta praticidade, por ser portável e tolerar certa movimentação do participante[50]. Assim, torna-se viável a avaliação de determinados grupos de pacientes que se movimentam com frequência, como crianças ou pacientes agitados, além de experimentos que se aproximam mais das atividades diárias, como tocar um instrumento ou praticar esportes[51].

O princípio dessa técnica também é baseado no efeito BOLD, portanto a fNIRS pode inferir mudanças na concentração local da oxi-Hb e desoxi-Hb se baseando na diferença das propriedades óticas (coeficiente de extinção) dos estados da hemoglobina no espectro do infravermelho[49]. Dessa forma, também é uma técnica que avalia a atividade neural de maneira indireta. Na fNIRS, optodos posicionados ao redor da cabeça do voluntário emitem luz no infravermelho próximo através do escalpo. Essa luz ultrapassa o crânio e as meninges, propagando-se pelo córtex cerebral e interagindo com a hemoglobina, que absorve parte dela, até finalmente ser capturada por detectores também posicionados no escalpo do voluntário. A partir do sinal detectado, variações na absorção da luz são medidas, possibilitando a quantificação da concentração de oxi-Hb e desoxi-Hb. O posicionamento dos optodos é semelhante a do EEG (sistema internacional 10-20), no qual o participante veste uma "touca" com as fontes e os detectores no escalpo.

Como desvantagens, esta técnica não apresenta uma resolução espacial tão definida quanto a RMf e diferentemente desta última, que coleta informações do cérebro como um todo, a maior parte dos equipamentos de fNIRS se restringe a avaliação da superfície cortical, raramente ultrapassando 2 cm de profundidade. Além dessa limitação, a coleta de dados da fNIRS é regional, dependendo da quantidade e posicionamento dos optodos para se obter um maior nível de informação.

CONSÓRCIOS MUNDIAIS DE NEUROIMAGEM

Os últimos anos têm visto o surgimento de grandes consórcios de neuroimagem, envolvendo principalmente as imagens morfométricas de RM, mas também de conectividade funcional e estrutural. A ideia por trás desses consórcios é a de juntar esforços entre diversos centros de pesquisa ao redor do mundo que estudam a mesma patologia, com o intuito de aumentar o poder estatístico das análises por meio do aumento do número amostral. Dentro de um contexto de crise de replicação, a formação de consórcios é um excelente método para tentar aumentar a consistência dos achados das pesquisas que estudam o cérebro humano. Nesse sentido, esforços vêm sendo tomados para que as análises de neuroimagem também sigam os passos da reprodutibilidade (ver Tabela 5).

Talvez a iniciativa mais famosa em termos de consórcios seja o ENIGMA (do inglês, *enhancing neuro imaging genetics through meta analysis*) (http://enigma.ini.usc.edu), que tem o objetivo de criar uma rede de colaboradores no campo da neuroimagem e genética e conta, atualmente, com mais de 50 grupos de trabalho, a maioria relacionados a transtornos psiquiátricos: transtornos de humor, transtornos alimentares, TDAH, transtorno do estresse pós-traumático, TOC, ansiedade, dependência de substâncias, irritabilidade, TEA, entre outros. Em geral, os estudos do ENIGMA apresentam mega e metanálises: a primeira junta todos os dados, considerando o centro de coleta nas análises estatísticas, ao passo que a segunda é uma metanálise típica, na qual há comparação de tamanhos de efeito. Outros consórcios importantes na área de neuroimagem em psiquiatria são: i) ADHD-200, de TDAH (http://fcon_1000.projects.nitrc.org/indi/adhd200/); ii) ADNI, de Alzheimer (http://adni.loni.usc.edu/); iii) UK Biobank, uma coorte (https://www.ukbiobank.ac.uk/); iv) ABIDE 2, de TEA (http://fcon_1000.projects.nitrc.org/indi/abide/abide_II.html) e v) 1000 *Functional Connectomes*, com mais de 1200 imagens de RMf (http://fcon_1000.projects.nitrc.org/fcpClassic/FcpTable.html).

CONSIDERAÇÕES FINAIS

Neste capítulo, as modalidades de investigação do cérebro humano mais utilizadas no campo da pesquisa psiquiátrica foram apresentadas. Esse tipo de pesquisa nos prove informações que contribuem para o entendimento dos mecanismos cerebrais dos transtornos. Iniciativas como ENIGMA e RDoC estão realmente movendo o campo adiante e acrescentando conhecimento fisiopatológico essencial sobre os transtornos psiquiátricos, de modo que em alguns anos é possível que haja algum impacto dessas frentes de trabalho no tratamento dos transtornos psiquiátricos. Já com relação ao modo como classificamos os transtornos mentais, o campo está mais distante. O panorama brasileiro acompanha o cenário mundial, com um aumento crescente dos estudos de neuroimagem em psiquiatria, em especial nos últimos 20 anos[54].

Tabela 5 Recomendações (boas práticas) em análise de dados de ressonância magnética (RM)

Dentro de um contexto de crise de replicação nas ciências psicológica, psiquiátrica e em neurociências, achados de um recente estudo ressaltaram a dificuldade de se estimar a reprodutibilidade de estudos que usaram um único meio de análise (*pipeline*)[52]. No futuro, para superar esse desafio da variabilidade de análise entre grupos[53], as seguintes abordagens:	
Abordagem 1	Utilização de ferramentas que otimizem os *pipelines* para maximizar a reprodutibilidade.
Abordagem 2	Análises de sensibilidade para se avaliar o efeito das decisões do *pipeline* nos resultados.
Abordagem 3	Realização de mais um *pipeline* na análise dos mesmos dados.
Abordagem 4	Realização das mesmas análises (mesmos dados) por mais de um grupo de pesquisa.
Abordagem 5	Compartilhamento dos mapas estatísticos (não apenas os que sobreviveram ao limiar estatístico), dos dados brutos e os códigos de análise.
Abordagem 6	O pré-registro ou o registro e documentação das análises são boas práticas científicas (e de ciência aberta, do inglês *open science*) que devem ser adotadas no campo para aumentar a reprodutibilidade dos achados.

Para aprofundamento

- Bandettini P. Twenty years of fMRI. Neuroimage. 2012;62(2):575-88.
  - ⇨ Edição especial da revista *Neuroimage* celebrando os 20 anos da técnica de RMf, com artigos que fazem revisão histórica e os avanços científicos que a técnica permitiu.
- Johansen-Berg H, Behrens TES. Diffusion MRI: from quantitative measurement to in vivo neuroanatomy. 2 ed. New York: Academic Press; 2013. 632p.
  - ⇨ Livro texto sobre DTI com grande e completo conteúdo, incluindo desenhos de estudos, análises e interpretação dos experimentos de difusão em neuroimagem.
- Boas DA, Elwell CE, Ferrari M, Taga G. Twenty years of functional near-infrared spectroscopy: introduction for the special issue. Neuroimage. 2014;85:1-5.
  - ⇨ Este artigo apresenta a edição especial da revista *Neuroimage* sobre fNIRS. Toda essa edição especial é recomendada para introdução e aprofundamento no assunto, pois aborda aspectos como: instrumentalização, métodos de análise e estudos com populações psiquiátricas.

REFERÊNCIAS BIBLIOGRÁFICAS

1. Sejnowski T, Churchland P, Movshon J. Putting big data to good use in neuroscience. Nat Neurosci. 2014;17:1440-1. Disponível em: https://doi.org/10.1038/nn.3839
2. Silbersweig DA, Rauch SL. Neuroimaging in psychiatry: a quarter century of progress. Harv Rev Psychiatry. 2017;25(5):195-7.
3. Batistuzzo MC, Hoexter MQ. Exames de imagem em psiquiatria. In: Alexandrina Meleiro. (Org.). Psiquiatria: estudos fundamentais. 1ed. Rio de Janeiro: Guanabara Koogan; 2018. p. 110-7.
4. Insel T. Research Domain Criteria (RDoC): toward a new classification framework for research on mental disorders. Am J Psych. 2010;167(7):748-51.
5. Insel T, Lieberman J. DSM-5 and RDoC: shared interests. NIMH Press Release. 2013. Disponível em: <http://www.nimh.nih.gov/news/science-news/2013/dsm-5-and-rdoc-shared-interests.shtml>.
6. Brooks SJ, Lochner C, Shoptaw S, Stein DJ. Using the research domain criteria (RDoC) to conceptualize impulsivity and compulsivity in relation to addiction. Prog Brain Res. 2017;235:177-218.
7. Stover CS, Keeshin B. Research domain criteria and the study of trauma in children: Implications for assessment and treatment research. Clin Psychol Rev. 2018;64:77-86.
8. Brenner DJ, Hall EJ. Computed tomography: an increasing source of radiation exposure. N Engl J Med. 2007;357(22):2277-84.
9. Smith-Bindman R. Is computed tomography safe? N Engl J Med. 2010;363(1):1-4.
10. Costa DC, Oliveira JMAP, Bressan RA. PET e SPECT em neurologia e psiquiatria: do básico às aplicações clínicas. Braz J Psych. 2001;23(1):4-5. Disponível em: https://doi.org/10.1590/S1516-44462001000500003.
11. InformedHealth.org [Internet]. What happens during a PET scan? Cologne, Germany: Institute for Quality and Efficiency in Health Care (IQWiG); 2006. [Updated 2016 Dec 30].
12. **Huettel SA, Song AW, McCarthy G. Functional magnetic resonance imaging. 3 ed. Sunderland: Sinauer Associates; 2014.**
    - ⇨ Livro texto introdutório à RMf que traz um amplo conteúdo de maneira simples e didática, mesmo ao tratar de assuntos complexos como a formação das imagens de RM ou desenhos de estudos em RMf.
13. Matthews PM, Jezzard P. Functional magnetic resonance imaging. J Neurol Neurosur Ps. 2004;75(1),6-12.

14. Symms M, Jager HR, Schmierer K, Yousry TA. A review of structural magnetic resonance neuroimaging. J Neurol Neurosurg Psychiatry. 2004. Review.
15. Trattnig S, Springer E, Bogner W, Hangel G, Strasser B, Dymerska B, et al. Key clinical benefits of neuroimaging at 7T. Neuroimage. 2018;168:477-89.
16. **Iglesias JE, Augustinack JC, Nguyen K, Player CM, Player A, Wright M, et al. A computational atlas of the hippocampal formation using ex vivo, ultra-high resolution MRI: application to adaptive segmentation of in vivo MRI. Neuroimage. 2015;15;115:117-37.**
    ⇨ Artigo introdutório ao RDoC, uma nova proposta de classificação dos transtornos psiquiátricos que ressalta a importância dos estudos de neuroimagem.
17. Saygin ZM, Kliemann D, Iglesias JE, van der Kouwe AJW, Boyd E, Reuter M, et al. High-resolution magnetic resonance imaging reveals nuclei of the human amygdala: manual segmentation to automatic atlas. Neuroimage. 2017;370-82.
18. Haukvik UK, Tamnes CK, Söderman E, Agartz I. Neuroimaging hippocampal subfields in schizophrenia and bipolar disorder: A systematic review and meta-analysis. J Psychiatr Res. 2018;104:217-26.
19. Boedhoe PS, Schmaal L, Abe Y, Ameis SH, Arnold PD, Batistuzzo MC, Benedetti F, et al. Distinct subcortical volume alterations in pediatric and adult OCD: A worldwide meta- and mega-analysis [published correction appears in Am J Psychiatry. 2017;174(1):60-69.
20. Khundrakpam BS, Lewis JD, Kostopoulos P, Carbonell F, Evans AC. Cortical thickness abnormalities in autism spectrum disorders through late childhood, adolescence, and adulthood: a large-scale MRI study. Cereb Cortex. 2017;27(3):1721-31.
21. van Rooij D, Anagnostou E, Arango C, Auzias G, Behrmann M, Busatto GF, et al. Cortical and subcortical brain morphometry differences between patients with autism spectrum disorder and healthy individuals across the lifespan: results from the ENIGMA ASD Working Group. Am J Psychiatry. 2018;175(4):359-69.
22. Shaw P, Eckstrand K, Sharp W, Blumenthal J, Lerch JP, Greenstein D, et al. Attention-deficit/hyperactivity disorder is characterized by a delay in cortical maturation. Proc Natl Acad Sci USA. 2007;104(49):19649-54.
23. Ogawa S, Lee TM, Kay AR, Tank DW. Brain magnetic resonance imaging with contrast dependent on blood oxygenation. Proc Nati Acad Sci USA. 1990;87(24):9868-72.
24. Logothetis NK. What we can do and what we cannot do with fMRI. Nature. 2008;453(7197):869-78.
25. Amaro E. Aplicações da ressonância magnética funcional em neurociências. In Miotto EC, Scaff M, Lucia MC (eds.). Neuropsicologia e as interfaces com as neurociências. 1a ed. São Paulo: Casa do Psicólogo; 2007. p. 21-30.
26. Logothetis NK, Wandell BA. Interpreting the BOLD signal. Annual review of physiology, 2004:66,735-69.
27. Amaro E, Barker GJ. Study design in fMRI: basic principles. Brain and cognition. 2006;60(3):220-32.
28. Bookheimer SY. Methodological issues in pediatric neuroimaging. Mental retardation and developmental disabilities research reviews. 2000; (3):161-5.
29. Kanwisher N. Functional specificity in the human brain: a window into the functional architecture of the mind. Proc Natl Acad Sci USA. 2010;107(25):11163-70.
30. Raichle ME. The brain's default mode network. Annu Rev Neurosci. 2015;38:433-47. Essa revisão faz um percurso histórico sobre o avanço do conhecimento da rede neural padrão (DMN), escrita por um de seus descobridores e principais pesquisadores.
31. Lu H, Zou Q, Gu H, Raichle ME, Stein EA, Yang Y. Rat brains also have a default mode network. PNAS. 2012;109:3979-84.
32. Spreng RN. The fallacy of a "Task-Negative" network. Front Psychol. 2012;3:145.
33. Whitfield-Gabrieli S, Ford JM. Default mode network activity and connectivity in psychopathology. Annu Rev Clin Psychol. 2012;8:49-76.
34. Raichle ME. The restless brain. Brain Connect. 2011;1:3-12.
35. Liddle EB, Hollis C, Batty MJ, Groom MJ, Totman JJ, Liotti M. Task-related default mode network modulation and inhibitory control in ADHD: effects of motivation and methylphenidate. J Child Psychol Psychiatry. 2011;52(7):761-71.
36. Hamilton JP, Furman DJ, Chang C, Thomason ME, Dennis E, Gotlib IH. Default-mode and task-positive network activity in major depressive disorder: implications for adaptive and maladaptive rumination. Biol Psychiatry. 2011;70(4):327-33.
37. Vargas C, López-Jaramillo C, Vieta E. A systematic literature review of resting state network – functional MRI in bipolar disorder. J Affect Disord. 2013;150(3):727-35.
38. Broyd SJ, Demanuele C, Debener S, Helps SK, James CJ, Sonuga-Barke EJ. Default-mode brain dysfunction in mental disorders: a systematic review. Neurosci Biobehav Rev. 2009;33(3):279-296.
39. Mohan A, Roberto AJ, Mohan A, Lorenzo A, Jones K, Carney MJ, et al. The significance of the default mode network (DMN) in neurological and neuropsychiatric nisorders: a review. Yale J Biol Med. 2016;89(1):49-57.
40. van Rooij D, Hartman CA, Mennes M, Oosterlaan J, Franke B, Rommelse N. et al. Altered neural connectivity during response inhibition in adolescents with attention-deficit/hyperactivity disorder and their unaffected siblings. Neuroimage Clin. 2015;7:325-35.
41. Leite, CC. Espectroscopia de prótons por ressonância magnética. Radiologia Brasileira, 2001; 34(1), V-VI. Disponível em: https://dx.doi.org/10.1590/S0100-39842001000100001
42. de Graaf RA. In Vivo NMR spectroscopy: principles and techniques. 3 ed. Chichester: John Wiley & Sons; 2018. 584p.
43. Egerton A, Modinos G, Ferrera D, McGuire P. Neuroimaging studies of GABA in schizophrenia: a systematic review with meta-analysis. Transl Psychiatry. 2017;7(6):e1147.
44. Brennan BP, Rauch SL, Jensen JE, Pope HG Jr. A critical review of magnetic resonance spectroscopy studies of obsessive-compulsive disorder. Biol Psychiatry. 2013;73(1):24-31.
45. Ranzenberger LR, Snyder T. Diffusion tensor imaging. In. StatPearls [Internet]. Treasure Island (FL): StatPearls Publishing; 2020.
46. Johansen-Berg H, Behrens TES. Diffusion MRI: from quantitative measurement to in vivo neuroanatomy. 2 ed. New York: Academic Press; 2013. 632 p.
47. Haber SN, Tang W, Choi EY, Yendiki A, Liu H, Jbabdi S, et al. Circuits, networks, and neuropsychiatric disease: transitioning from anatomy to imaging. Biol Psychiatry. 2020;15;87(4):318-27.
48. Scherer LC, Kahlaoui K, Ansaldo AI. Espectrografia funcional de infravermelho próximo (fNIRS): a técnica e sua aplicação em estudos da linguagem. Neuropsicología Latinoamericana, 2009;1(1),57-62.
49. Boas DA, Elwell CE, Ferrari M, Taga G. Twenty years of functional near-infrared spectroscopy: introduction for the special issue. Neuroimage. 2014;85:1-5.
50. Balardin JB, Zimeo Morais GA, Furucho RA, Trambaiolli LR, Sato JR. Impact of communicative head movements on the quality of functional near-infrared spectroscopy signals: negligible effects for affirmative and negative gestures and consistent artifacts related to raising eyebrows. J Biomed Opt. 2017;22(4):46010.
51. Balardin JB, Zimeo Morais GA, Furucho RA, Trambaiolli L, Vanzella P, Biazoli C Jr, et al. Imaging brain function with functional near-infrared spectroscopy in unconstrained environments. Front Hum Neurosci. 2017;11:258.
52. Botvinik-Nezer R, Holzmeister F, Camerer CF, Dreber A, Huber J, Johannesson M, et al. Variability in the analysis of a single neuroimaging dataset by many teams. Nature. 2020;582:84-88. Disponível em: https://doi.org/10.1038/s41586-020-2314-9.
53. Lindquist M. Neuroimaging results altered by varying analysis pipelines. Nature. 2020;582(7810):36-37.
54. **Busatto G, Rosa PG, Serpa MH, Squarzoni P , Duran FL. Psychiatric neuroimaging research in Brazil: historical overview, current challenges, and future opportunities. Braz J Psych. 2020. Epub June 08. Disponível em: https://doi.org/10.1590/1516-4446-2019-0757.**
    ⇨ Este artigo traz o panorama dos estudos de neuroimagem em psiquiatria no Brasil, contando um pouco da história dos últimos 20 anos desse campo de pesquisa.
55. Ehlis AC, Schneider S, Dresler T, Fallgatter AJ. Application of functional nearinfrared spectroscopy in psychiatry. Neuroimage. 2014;85,478-88.
56. **Stagg C, Rothman D. Magnetic resonance spectroscopy: tools for neuroscience research and emerging clinical applications. 1 ed. New York: Academic Press; 2013. 398 p.**
    ⇨ Livro completo e aprofundado sobre espectroscopia e as primeiras evidências de sua interface clínica.

15

Uso de tecnologia e inovação na avaliação diagnóstica, prognóstica e terapêutica

Aline Zimerman
Ives Cavalcante Passos
Christian Kieling
Pedro Mario Pan

Sumário

Introdução
Diagnóstico
Prognóstico
Tratamento
Perspectivas futuras
Referências bibliográficas

Pontos-chave

- O uso de novas tecnologias representa uma promessa de mudança na forma de avaliar e tratar pacientes com transtornos mentais. A psiquiatria ainda está nas fases iniciais do estudo e da implementação dessas ferramentas na prática clínica.
- Meios digitais têm o potencial de permitir diagnósticos mais precoces, intervenções mais individualizadas e acesso mais amplo a cuidados em saúde mental, alcançando lugares e pacientes até então negligenciados.
- O diagnóstico psiquiátrico pode se beneficiar da "fenotipagem digital", método conhecido por determinar características individuais a partir da interação ativa ou passiva com *smartphones* ou *wearables*. Comportamentos captados por sensores, como o tempo de resposta na digitação ou o número de passos por dia, podem informar ao clínico o padrão de dimensões psicopatológicas, como falta de concentração, anedonia e perda de energia.
- Estudos iniciais sugerem que análises de prontuários eletrônicos de pacientes por meio da utilização de algoritmos de machine learning podem ser úteis na identificação prognóstica de risco para suicídio.
- Tratamentos inovadores podem mudar o formato dos settings clínicos, associando tecnologias como a realidade virtual às sessões de psicoterapia no tratamento de diversas fobias. Inúmeros aplicativos estão disponíveis para monitorar sintomas psicopatológicos durante o tratamento. Contudo, a velocidade de disponibilização dessas ferramentas nem sempre é respaldada por evidências científicas adequadas de eficácia e segurança.
- Aprimoramentos contínuos da avaliação e da regulamentação das novas tecnologias são necessários. No futuro, é possível que o uso dessas práticas seja amplamente adotado na prática psiquiátrica tendo em vista o alcance populacional de ferramentas como o *smartphone*.

INTRODUÇÃO

Embora o campo da psiquiatria tenha avançado bastante nas últimas décadas, há muitos desafios no sentido de aumentar a precisão da avaliação diagnóstica, prognóstica e terapêutica. Além disso, o acesso ao tratamento para os transtornos mentais ainda não alcança todas as pessoas afetadas. Nos últimos anos, o advento de novas tecnologias digitais e o desenvolvimento de sofisticadas técnicas de análise de dados têm gerado entusiasmo. Há possibilidades inovadoras para aumentar a eficácia clínica das abordagens já existentes, assim como escalar os recursos finitos de diagnóstico e tratamento de modo a atingir um maior número de pacientes[1].

Obter o tratamento certo para o paciente certo é um objetivo que muitas vezes gera frustrações no campo da saúde mental: com mais frequência do que desejado, é necessário adotar estratégias de tentativa e erro até atingir os desfechos de resposta ou remissão. Um dos grandes desafios para o avanço de uma abordagem de psiquiatria de precisão está no modo como os resultados das avaliações e das intervenções (desfechos) são mensurados. Na prática clínica, e por vezes, mesmo em ensaios clínicos bem delineados, a avaliação de sintomas psiquiátricos tem uma natureza retrospectiva[2]. Questionários frequentemente utilizados costumam apresentar como pergunta norteadora um foco nos últimos 7 ou 14 dias – ou mesmo em períodos ainda maiores – como meses. Por se basearem na avaliação do paciente sobre seu passado, tais medidas estão fortemente sujeitas a vieses de recordação. Não apenas isso: mesmo desconsiderando a possibilidade de distorções associadas à memória, tais medidas que sumarizam um determinado intervalo carecem de uma resolução temporal adequada. As flutuações de sintomas que ocorrem associadas a eventos ou contextos específicos são minimizadas ou desconsideradas. Por outro lado, são justamente essas flutuações que influenciam as respostas cotidianas a estressores e o nível de funcionamento psicossocial do indivíduo. Nesse sentido, a psiquiatria contrasta com outras áreas da medicina, as quais lançam mão de mensurações prospectivas no cotidiano do paciente para informar a tomada de decisão terapêutica. Um exemplo emblemático de tal abordagem é a monitorização ambulatorial da pressão arterial (MAPA), por meio da qual medidas sequenciais são adquiridas em diversos momentos de um dia de vida típico do paciente. O resultado é útil para diferenciar, por exemplo, quadros de hipertensão arterial sistêmica da hipertensão do avental branco, no qual os níveis pressóricos estão elevados apenas durante a avaliação médica, mas não na rotina diária do paciente.

O uso de novas ferramentas traz desafios significativos para além dos tecnológicos, como a implementação nas práticas de cuidados clínicos dos pacientes. Os avanços digitais das últimas décadas causaram um grande impacto nas relações humanas. A relação paciente-médico ou paciente-psiquiatra não foi uma exceção. O uso de tecnologias na comunicação com pacientes dentro e fora dos consultórios trouxe situações novas para a prática. De certo modo, pode-se argumentar que o uso ubíquo de ferramentas digitais traz para a tradicional relação paciente-médico uma nova natureza híbrida, para a qual a maioria dos profissionais recebeu pouco ou nenhum treinamento em suas formações. Ao mesmo tempo, fica cada vez mais claro que os profissionais de saúde mental precisam estar preparados para encarar as mudanças éticas, administrativas, operacionais e clínicas decorrentes da adoção de ferramentas digitais. Um aspecto central a ser considerado em qualquer um desses domínios é a necessidade de fornecer orientações claras e definir expectativas tangíveis para os pacientes acerca do uso da tecnologia na interação paciente-médico[3].

DIAGNÓSTICO

Apesar das importantes descobertas científicas sobre os fatores biológicos e ambientais associados aos transtornos mentais, houve pouco avanço na tradução desse conhecimento em benefícios reais para o diagnóstico. Na direção oposta da maior parte das especialidades médicas, o diagnóstico psiquiátrico ainda é eminentemente clínico, baseado em critérios sintomáticos subjetivos. As classificações, por sua vez, reportam-se a construtos criados há mais de cem anos[4-6].

O DSM e a CID foram avanços inquestionáveis para todo o campo da saúde mental. As classificações oficiais proporcionaram um aumento substancial na confiabilidade do diagnóstico, ou seja, a proporção de pacientes corretamente classificados por diferentes avaliadores quando as apresentações sintomáticas são semelhantes. Se as classificações diagnósticas resultaram em um avanço sem precedentes na confiabilidade, pouco fizeram para aumentar a validade desses construtos. Por validade, entende-se a capacidade de o diagnóstico capturar síndromes clínicas que representam bases fisiopatológicas similares. Assim, há um interesse crescente em incorporar novas tecnologias e métodos inovadores para aumentar a validade do diagnóstico em saúde mental.

O foco na validade fisiopatológica das categorias diagnósticas foi impulsionado por avanços recentes no entendimento da neurobiologia dos transtornos mentais. A partir da evidente incongruência entre neurobiologia e categorias diagnósticas, o National Institute of Mental Health (NIMH) lançou o *Research Domain Criteria* (RDoC)[7]. Essa iniciativa financia projetos de pesquisa que, alternativamente ao agrupamento de pacientes de acordo com diagnósticos, identifica e explora domínios comportamentais e suas bases neurais. Os domínios de interesse foram definidos a fim de representar mais precisamente a relação já estabelecida entre neurobiologia e comportamento. Atualmente são estudados seis domínios (cognitivos, de valência positiva, de valência negativa, de excitação e regulação, sensório-motores e sociais), que são avaliados por diversos métodos de pesquisa (genes, moléculas, células, circuitos, relatos de sintomas etc.). O RDoC proporcionou grandes avanços no entendimento da fisiologia do comportamento típico e suas alterações. Contudo, mesmo após 10 anos de existência do projeto, a chegada de inovações para o diagnóstico psiquiátrico ainda não aconteceu substancialmente.

Se o RDoC se afastou das categorias diagnósticas, atualmente há duas abordagens complementares que utilizam tecnologias inovadoras para descobrir novas formas de diagnóstico na psiquiatria. A primeira busca mecanismos cerebrais diretamente implicados na etiopatogenia dos transtornos mentais e é chamada, portanto, de abordagem "mecanística"[8]. A segunda abordagem busca inovações com potencial para guiar a prática clínica independentemente de uma função específica na fisiopatologia dos sintomas[9]. Essa estratégia incorpora conceitos de *Big Data* para avançar o entendimento das categorias diagnósticas e de comportamento de risco.

O desenvolvimento de técnicas matemáticas e de algoritmos que buscam padrões, como *machine learning* e correlações canônicas, pode ser um dos caminhos para a tecnologia transformar a prática psiquiátrica. Um estudo recentemente realizado com adultos com depressão utilizou ressonância magnética funcional para determinar grupos de pacientes com base em padrões ou "assinaturas" de ativação cerebral. Tais abordagens podem trazer maior validade biológica e previsibilidade clínica do que as categorias baseadas apenas no comportamento observável. Porém, apesar de interessantes, esses métodos ainda esbarram em dificuldades para a implementação. O principal desafio é transformar análises de grupo, comparando pacientes e controles saudáveis, em diagnósticos precisos no nível do indivíduo[10,11].

As técnicas mais inovadoras aplicadas ao diagnóstico psiquiátrico utilizam-se dos *smartphones* (Figura 1)[12]. Estas têm como objetivo capturar elementos da interação homem-*smartphone*, chamada de fenotipagem digital. O método permite investigar comportamentos e sintomas do indivíduo durante suas atividades diárias[12]. Os *smartphones* proporcionam validade ecológica à avaliação, trazendo elementos objetivos de sono, alimentação, estado emocional, dentre outros[13]. A principal inovação nessa área está no uso de sensores capazes de medir o comportamento de forma passiva. Dessa forma, a avaliação deixa de ser realizada em ambientes que nada se parecem com o dia a dia do paciente (p. ex: uma sala de aula barulhenta *versus* um consultório silencioso onde ocorre a avaliação). Pesquisas iniciais mostraram que a interação por meio de teclado ou tela entre usuário e *smartphone* pode originar os resultados mais promissores. Medidas como a velocidade de digitação e a latência entre navegação e escolha do próximo clique parecem ser mais preditivos do que o conteúdo das buscas[14].

O psiquiatra do futuro poderá, supostamente, utilizar essas medidas como o "termômetro" da psiquiatria, agregando informações objetivas ao relato do paciente para formar sua impressão clínica. Interessantemente, o termômetro só foi introduzido na prática médica cerca de 200 anos após sua invenção. E foi justamente um psiquiatra, Carl Wunderlich, que precisou documentar mais de 100 mil aferições para que seus colegas médicos do século XIX acreditassem na validade da temperatura como um biomarcador para febre[15].

PROGNÓSTICO

A predição do prognóstico nos transtornos mentais também necessita de técnicas multivariadas capazes de modelar interações complexas entre fatores de múltiplos níveis[16]. Comparado aos métodos estatísticos tradicionais que fornecem principalmente resultados médios em relação ao grupo, os algoritmos de *machine learning* permitem previsões e estratificação de resultados clínicos para cada paciente. Por ser teoricamente capaz de modelar qualquer função, esses algoritmos podem encontrar padrões não lineares complexos, relacionando preditores ao desfecho clínico[17].

No campo da previsão de prognóstico, o tema mais estudado nos últimos anos é a estratificação do risco de suicídio. Embora seja efetivamente prevenível por meio de técnicas de terapia cognitiva[18] e uso de medicamentos, como o lítio[19], as taxas de mortalidade por suicídio vêm aumentando no Brasil e nos Estados Unidos[20]. Isso acontece porque pouco se avançou em relação a ferramentas para prever o suicídio até a última década. Sabemos que fatores, como sexo, idade, raça, estado civil, educação, renda, tentativa anterior de suicídio, eventos estressantes da vida e presença de transtorno mental, incluindo transtorno depressivo maior, transtorno bipolar, uso de substâncias e transtornos de personalidade são todos associados ao suicídio. No entanto, o que não se sabia até recentemente era como integrar essas variáveis para construir modelos para estimar a probabilidade de um indivíduo morrer por suicídio.

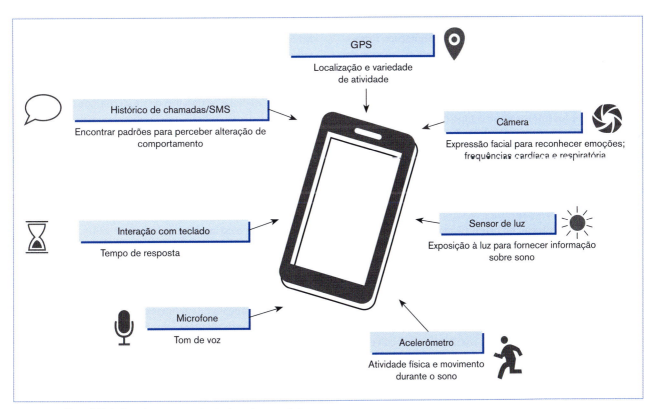

Figura 1 Possibilidades de captura de dados via *smartphone*.
Fonte: arquivo pessoal dos autores.

Nos últimos cinco anos, vários grupos publicaram estudos utilizando algoritmos de *machine learning* para fazer essa estratificação. Alguns deles são descritos a seguir. Um estudo testou um conjunto de algoritmos com variáveis clínicas e demográficas para desenvolver ferramentas de previsão de tentativas de suicídio em pacientes com transtornos do humor, incluindo transtorno bipolar[16]. O modelo atingiu uma acurácia balanceada de 72% e uma área sob a curva ROC de 0,77. Internações prévias por depressão, transtorno de estresse pós-traumático comórbido, dependência de cocaína e histórico de sintomas psicóticos foram as variáveis mais robustas do modelo. Outro estudo utilizou uma grande coorte populacional de veteranos de guerra para desenvolver ferramentas de previsão de suicídio em soldados hospitalizados com transtornos mentais dentro de doze meses após a alta hospitalar[21]. Esse estudo utilizou dados administrativos disponíveis durante a hospitalização e relatou uma área sob a curva ROC de 0,86. Os preditores mais relevantes nesse modelo incluíram sexo masculino, alistamento militar com idade igual ou superior a 27 anos, ter cometido algum crime, porte de armas, comportamento suicida prévio e aspectos clínicos relacionados a tratamentos psiquiátricos anteriores. Um terceiro estudo utilizou expressão gênica e variáveis clínicas para prever ideação suicida em transtornos psiquiátricos, obtendo uma área sob a curva ROC de 0,92[22]. Recentemente, outro estudo utilizou técnicas de *machine learning* para prever o suicídio da escritora Virginia Woolf analisando o texto de suas cartas e diários com uma área sob a curva de 0,80 e acurácia balanceada de 80,45%[23]. Esse achado demonstra o potencial dessas técnicas para analisarem informações não só de atividade, mas também de textos relacionados a mídias sociais[24].

Esses estudos, entretanto, têm algumas limitações. Primeiro, alguns necessitam de validação em amostras externas ou em amostras nacionalmente representativas. Segundo, alguns estudos apresentam baixo valor preditivo positivo, o que gera uma alta taxa de falsos positivos[25]. Recentemente, também foi afirmado que estudos futuros nesse campo devem abordar populações específicas com maiores taxas de tentativas de suicídio, como indivíduos com episódios depressivos ou com transtorno de personalidade[26].

Outros desfechos clínicos também foram avaliados com técnicas de *machine learning*. Um estudo utilizou características demográficas e clínicas para avaliar a recidiva da depressão em 108 pacientes com transtorno bipolar e alcançou uma acurácia de 85% e uma sensibilidade de 92%[27]. Além disso, um estudo usando recursos de voz coletados em telefonemas para classificar os estados de humor em pacientes com transtorno bipolar, alcançou uma área sob a curva ROC de 0,78 para distinguir deprimidos de eutímicos e 0,89 para separar maníacos/mistos de eutímicos[28]. Esses protocolos experimentais ilustram o potencial das técnicas de *machine learning* para auxiliar na avaliação clínica de pacientes com transtornos psiquiátricos, produzindo modelos com acurácia suficiente para monitorar os sintomas em tempo real, o que pode ajudar a avaliar a atividade da doença e promover a intervenção precoce. Embora promissor, a maioria desses estudos incluiu pequenos tamanhos amostrais e, portan-

to, precisam ser interpretados com cautela, exigindo validação adequada do modelo em diferentes contextos e populações.

TRATAMENTO

Um dos maiores desafios da psiquiatria atual é a falta de sistematização, não só do diagnóstico e prognóstico, mas na própria abordagem terapêutica, ainda muito baseada nas impressões subjetivas de cada profissional. A fim de corrigir isso, há um crescente incentivo ao cuidado baseado em medidas (CBM), que envolve o uso de escalas padronizadas para balizar o tratamento clínico com aferições objetivas e numéricas[29]. Foi demonstrado que o tratamento em pacientes adultos com depressão têm uma probabilidade maior de sucesso, se for guiado pelo uso sistemático de escalas de sintomas em comparação ao tratamento usual somente baseado na impressão clínica[30].

As tecnologias digitais podem ser usadas, então, como uma ferramenta para auxiliar o clínico, com o objetivo de ampliar o uso do cuidado baseado em medidas. Essas tecnologias permitem aumentar o acesso aos cuidados clínicos, além de oferecer diagnósticos mais precoces e precisos. Assim, o mundo digital entra no tratamento psiquiátrico para torná-lo mais ancorado em medidas empíricas, possibilitando, ao mesmo tempo, atingir um número maior de pessoas.

As ferramentas digitais permitem um maior acesso ao tratamento psiquiátrico, tendo em vista que o acompanhamento terapêutico não é mais restrito ao consultório. Em vez de o paciente ter que ir até o ambiente ideal para a consulta, este ambiente ideal pode ser oferecido a ele de forma digital. A chamada telepsiquiatria remete à realização de consultas psiquiátricas *online*, à distância. A sua popularidade vem crescendo há anos, porém há restrições e debates atuais sobre regulamentação e aspectos éticos[31]. Contudo, o acesso amplamente disseminado à tecnologia digital e os desafios da modernidade (trânsito nas grandes cidades, distribuição geográfica desigual de especialistas, necessidade de interiorização do acesso ao tratamento) têm gerado pressão para que as regulamentações da prática clínica incluam novas ferramentas de interação paciente-médico. No contexto da pandemia por Covid-19, a necessidade de atendimentos em saúde mental aumentou, ainda na vigência de medidas restritivas de distanciamento social. Entidades tradicionais passaram a estimular a prática para mitigar a potencial falta de assistência aos pacientes psiquiátricos em seus tratamentos[32]. Essas mudanças estão permitindo um maior acesso a cuidados em saúde mental. Estudos apontam que a telepsiquiatria demonstra-se semelhante ao tratamento presencial tanto no monitoramento de sintomas quanto no tratamento de diversos transtornos mentais[33]. Esse é um grande passo para a democratização do tratamento para transtornos mentais, já que a tecnologia oferece uma alternativa de baixo custo e com maior possibilidade de acesso. Clínicas psiquiátricas geralmente se encontram em cidades maiores, com maior demanda de atendimento, e é via telepsiquiatria que esse atendimento pode chegar a cidades menores ou afastadas. Além de barreiras geográficas, a telepsiquiatria pode romper barreiras culturais, promovendo atendimento a quem não se encontra em seu país de origem, seja provisória ou permanentemente[34].

Um ensaio clínico randomizado mostrou que pacientes utilizando um sistema de monitoramento móvel tiveram melhora significativa em sintomas depressivos quando comparados com aqueles recebendo cuidados usuais[35]. Enquanto algumas novas tecnologias têm como objetivo auxiliar o clínico no tratamento de seu paciente, outras intervenções são direcionadas direto ao paciente, com menor necessidade de interação do especialista. Algumas dessas ferramentas incluem o monitoramento de sintomas[36,37] e a utilização de *chatbots*. *Chatbots* são programas que utilizam técnicas para imitar comportamentos semelhantes aos humanos. Essa ferramenta é baseada em algoritmos que fornecem uma estrutura de diálogo capaz de simular uma conversa do paciente com um terapeuta. Atualmente há diversos *chatbots* que fornecem intervenções psicoterápicas, sendo uma alternativa a indivíduos que precisam de intervenção imediata[38].

Outras ferramentas, porém, dependem da interação e do atendimento regular do clínico. Na terapia cognitivo-comportamental, uma das formas de tratar fobias é por meio da exposição do paciente ao objeto ou à situação temida[39]. Como nem sempre os objetos desencadeantes do medo estarão disponíveis, a realidade virtual passou a ser utilizada para substituir o mundo real, permitindo exercícios de exposição e prevenção de resposta em cada seção (Figura 2). Uma metanálise recente indica que esta forma de exposição é tão efetiva quanto a real[40]. Como descrito na seção anterior, técnicas de *machine learning* em prontuários e registros eletrônicos têm sido avaliadas para prever tentativas de suicídios. Assim, durante o tratamento, podem funcionar como um alarme de risco da mesma forma que um detector de fumaça. Se o algoritmo evidencia um risco alto para uma tentativa de suicídio nas próximas semanas, por exemplo, uma notificação automática pode ser gerada para o clínico responsável pelo caso[41,42].

Por último, de todas as novas tecnologias que auxiliam o tratamento psiquiátrico, a ferramenta que se torna cada vez mais consolidada na psiquiatria é o *smartphone*. Uma plataforma aberta de dados da empresa Ericsson estima que existam mais de 6 bilhões desses aparelhos em atividade no ano de 2020, sendo projetado um crescimento para 7 bilhões em 2023[43]. Aplicativos de *smartphone* para saúde têm se proliferado e as plataformas de *download* já apresentam mais de 300 mil aplicativos disponíveis. Contudo, o campo ainda enfrenta dificuldades, como a baixa procura e o pouco engajamento dos pacientes, além da baixa aceitação por parte dos médicos. Essas dificuldades geram um número desafiador: somente 16% dos clínicos relatam utilizar habitualmente aplicativos para seguimento de medidas diárias de saúde[15]. Apesar do conhecimento acerca do tema estar ainda em construção, estudos já demonstram sua eficácia para diversas funções específicas no tratamento psiquiátrico[36]. Em pacientes com transtorno bipolar, por exemplo, foi encontrada uma forte associação entre dados de monitoramento do humor coletados pelo próprio paciente via aplicativo de *smartphone* e medidas clínicas. A confirmação desse resultado em estudos futuros permitirá aos clínicos um acompanhamento mais frequente dos sintomas durante o tratamento[44]. Além do já foi citado na seção de diagnóstico, a fenotipagem digital também pode auxiliar clínicos na avaliação da terapêutica implementada. No tratamento para depressão, por exemplo, o monitoramento na fala de pacientes indica de forma confiável a gravidade do caso e prevê a sua resposta ao tratamento[45]. Na dependência de opioides, o padrão respiratório de indivíduos após o uso pode identificar possíveis *overdoses*, permitindo o contato com serviços de emergência de forma precoce. No tratamento para o transtorno bipolar, a interação com o teclado e o microfone sinalizam mudanças de polaridade de humor antes que o próprio paciente perceba os primeiros sintomas, diminuindo o tempo de internação hospitalar[45]. Assim, ainda que clínicos estejam tentando entender as melhores formas de os *smartphones* os auxiliarem, há grandes perspectivas de seu uso no tratamento psiquiátrico ao promover intervenções imediatas e na palma das mãos.

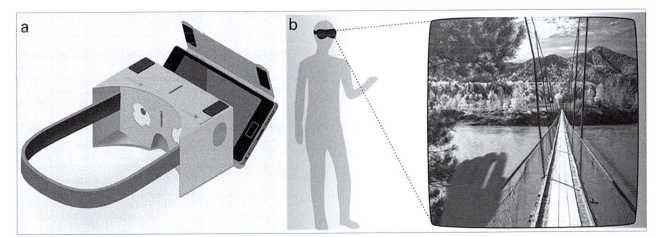

Figura 2 Cenários virtuais utilizados em pesquisas de terapia de exposição e controle de resposta para fobias. A: Dispositivo de baixo custo que transforma o *smartphone* em um provedor de imagens em realidade virtual. B: Cenário de exposição.
Fonte: arquivo pessoal dos autores.

PERSPECTIVAS FUTURAS

Novas tecnologias digitais estão modificando de modo bastante acelerado diversos aspectos de nossas vidas. Considerando que tais mudanças afetam nossa vida mental em múltiplos níveis, não parece ser possível que a psiquiatria fique alheia a essa revolução digital. Somam-se a isso as mais recentes adaptações sociais decorrentes da pandemia pelo Covid-19, que catalisaram processos de interação remota que já vinham em curso. Nesse sentido, a velocidade do desenvolvimento tecnológico e sua ampla disponibilização têm sido bem maiores do que as capacidade da ciência em avaliar criticamente a eficácia e a segurança de tais inovações. É fundamental que clínicos busquem compreender parâmetros mínimos a serem avaliados antes de recomendar tais ferramentas a seus pacientes. O clínico deve estar atento para as evidências científicas que respaldam as tecnologias. Dada a pletora de aplicativos para *smartphone*, muitos deles em constante atualização, a decisão final de utilizar ou não determinada ferramenta digital é uma decisão individual, que deve ser compartilhada por clínicos e seus pacientes. As entidades reguladoras têm o papel de balizar os limites éticos e práticos dessas interações, tendo em vista o crescimento do uso de tecnologias na prática médica. A Associação Americana de Psiquiatria, por exemplo, criou diretrizes com alguns parâmetros para que clínicos e pacientes avaliem criticamente as ferramentas já disponibilizadas nas principais lojas de aplicativos[46].

Uma revisão recente identificou que atualmente a proporção de aplicativos desenvolvidos para o tratamento de depressão e ansiedade que tinha qualquer embasamento em evidências científicas ainda é inaceitavelmente baixa[47]. Isso gera um questionamento importante sobre a eficácia e até mesmo a segurança de seu uso. Ao mesmo tempo, está cada vez mais claro que novas formas de avaliação de evidências se fazem necessárias para acompanhar a velocidade da inovação tecnológica. Um exemplo bastante recente é a criação de uma Clínica Psiquiátrica Digital, que lança mão de recursos como aplicativos de *smartphone* para estender e potencializar o atendimento psiquiátrico, com ênfase na aliança terapêutica, nos cuidados baseados em medidas e na tomada compartilhada de decisões[48].

Aumentar o acesso e a qualidade em serviços de saúde mental é uma prioridade em todo o planeta. Recentes avanços em tecnologias digitais representam uma oportunidade, ainda a ser realizada, de escalar a abrangência e melhorar a eficácia de procedimentos associados ao diagnóstico, monitoramento, prevenção e tratamento dos transtornos mentais. Enquanto resultados iniciais de iniciativas em telepsiquiatria e análises prognósticas já se mostram promissores, há uma carência muito grande de evidência acerca de quais iniciativas em psiquiatria digital de fato podem e devem ser implementadas na prática clínica. Desafios como engajamento de pacientes, validação da utilidade clínica dos resultados, além de questões relacionadas à segurança e à ética, precisam ser adequadamente estudados. Feita de modo apropriado, em última análise, a incorporação de inovações tecnológicas na prática psiquiátrica tem o potencial não apenas de aumentar o alcance e a eficácia dos cuidados em saúde mental, mas também de reforçar a confiança e a empatia entre médicos e pacientes[49].

Para aprofundamento

- Insel TR. Join the disruptors of health science. Nature. 2017;551:23-6.
  - ⇨ Revisão e perspectivas futuras sobre o tema. Além de ex-diretor do National Institute of Mental Health, a maior verba de pesquisa em psiquiatria no mundo, Thomas Insel é um dos maiores pesquisadores sobre ferramentas digitais para o diagnóstico psiquiátrico.
- Passos IC, Mwangi B, Kapczinski F (eds.). Personalized psychiatry: big data analytics in mental health. New York: Springer Nature; 2019.
  - ⇨ Livro que apresenta o estado da arte dos métodos de análise para Big Data, como a inteligência artificial e suas aplicações no campo da psiquiatria. São discutidos os principais desafios relacionados com a implementação dos resultados de pesquisas na prática clínica, como a necessidade de predições precisas no nível do indivíduo.
- Topol E. Deep medicine: how artificial intelligence can make healthcare human again. New York: Hachette Basic Books; 2019.
  - ⇨ Eric Topol é um pensador da medicina nos tempos modernos. Em seu livro Deep Medicine: How Artificial Intelligence Can Make Healthcare Human Again, ele expõe os desafios futuros da integração necessária e sem volta entre a tecnologia e a medicina, com ênfase na humanização do cuidado médico.

REFERÊNCIAS BIBLIOGRÁFICAS

1. Bhugra D, Tasman A, Pathare S, Priebe S, Smith S, Torous J, et al. The WPA-Lancet Psychiatry Commission on the Future of Psychiatry. Lancet Psychiatry. 2017;4:775-818.
   - ⇨ Comissão realizada pelos maiores psiquiatras do mundo para apontar áreas promissoras da psiquiatria no século XXI. Apresenta desafios e oportunidades para que os profissionais saibam como lidar melhor com as novas ferramentas disponíveis.
2. Pavlova B, Uher R. Assessment of psychopathology: is asking questions good enough? JAMA Psychiatry. 2020.
3. Shore JH. Managing virtual hybrid psychiatrist-patient relationships in a digital world. JAMA Psychiatry. 2020. p. 541.
4. Kapur S, Phillips AG, Insel TR. Why has it taken so long for biological psychiatry to develop clinical tests and what to do about it? Mol Psychiatry. 2012. Disponível em: https://www.nature.com/articles/mp2012105/
5. Kendler KS. Classification of psychopathology: conceptual and historical background. World Psychiatry. 2018;17:241-42.
6. Cuthbert BN, Insel TR. Toward new approaches to psychotic disorders: The NIMH Research Domain Criteria Project. Schizophrenia Bulletin. 2010:1061-2.
7. Insel T, Cuthbert B, Garvey M, Heinssen R, Pine DS, Quinn K, et al. Research domain criteria (RDoC): toward a new classification framework for research on mental disorders. Am J Psychiatry. 2010;167:748-51.
8. Pine DS, Leibenluft E. Biomarkers with a mechanistic focus. JAMA Psychiatry. 2015:633-34.
9. Paulus MP. Pragmatism instead of mechanism: a call for impactful biological psychiatry. JAMA Psychiatry. 2015;72:631-32.
10. Abi-Dargham A, Horga G. The search for imaging biomarkers in psychiatric disorders. Nat Med. 2016;22:1248-55.

11. Frey BN, Andreazza AC, Houenou J, Jamain S, Goldstein BI, Frye MA, et al. Biomarkers in bipolar disorder: a positional paper from the International Society for Bipolar Disorders Biomarkers Task Force. Aust N Z J Psychiatry. 2013;47:321-32.

12. **Insel TR. Digital phenotyping: a global tool for psychiatry. World Psychiatry. 2018;17:276-7.**

⇨ **Thomas Insel, um dos mais conhecidos pesquisadores sobre fenotipagem digital, enfatiza o potencial dessa tecnologia como medida clínica. Porém, o autor aponta questões éticas envolvidas, que devem ser debatidas antes da implementação.**

13. Sequeira L, Battaglia M, Perrotta S, Merikangas K, Strauss J. Digital phenotyping with mobile and wearable devices: advanced symptom measurement in child and adolescent depression. J Am Acad Child Adolesc Psychiatry. 2019;58:841-5.

14. Dagum P. Digital biomarkers of cognitive function. NPJ Digit Med. 2018;1:10.

15. Chauvin JJ, Insel TR. Building the thermometer for mental health. Cerebrum. 2018;2018. Disponível em: https://www.ncbi.nlm.nih.gov/pubmed/30746032.

16. Passos IC, Mwangi B, Cao B, Hamilton JE, Wu M-J, Zhang XY, et al. Identifying a clinical signature of suicidality among patients with mood disorders: A pilot study using a machine learning approach. J Affect Disord. 2016;193:109-16.

17. Obermeyer Z, Emanuel EJ. Predicting the future – big data, machine learning, and clinical medicine. N Engl J Med. 2016;375:1216-19.

18. Brown GK, Ten Have T, Henriques GR, Xie SX, Hollander JE, Beck AT. Cognitive therapy for the prevention of suicide attempts: a randomized controlled trial. JAMA. 2005;294:563-70.

19. Cipriani A, Hawton K, Stockton S, Geddes JR. Lithium in the prevention of suicide in mood disorders: updated systematic review and meta-analysis. BMJ. 2013;346: f3646.

20. Hedegaard H, Curtin SC, Warner M. Suicide mortality in the United States, 1999 – 2017. 2018. Disponível em: https://stacks.cdc.gov/view/cdc/60894.

21. Kessler RC, Warner CH, Ivany C, Petukhova MV, Rose S, Bromet EJ, et al. Predicting suicides after psychiatric hospitalization in US Army soldiers: the army study to assess risk and resilience in servicemembers (Army STARRS). JAMA Psychiatry. 2015;72:49-57.

22. Niculescu AB, Levey DF, Phalen PL, Le-Niculescu H, Dainton HD, Jain N, et al. Understanding and predicting suicidality using a combined genomic and clinical risk assessment approach. Mol Psychiatry. 2015;20:1266-85.

23. Berni GA, Rabelo-da-Ponte FD, Librenza-Garcia D, Boeira MV, Kauer-Sant'Anna M, Passos IC, et al. Potential use of text classification tools as signatures of suicidal behavior: a proof-of-concept study using Virginia Woolf's personal writings. Plos One. 2018. p. e0204820.

24. Torous J, Walker R. Leveraging digital health and machine learning toward reducing suicide from panacea to practical tool. JAMA Psychiatry. 2019.

25. **Belsher BE, Smolenski DJ, Pruitt LD, Bush NE, Beech EH, Workman DE, et al. Prediction models for suicide attempts and deaths: a systomatic review and simulation. JAMA Psychiatry. 2019;76:642-51.**

⇨ **Revisão sistemática sobre potenciais e desafios metodológicos relacionados com a implementação de algoritmos automatizados na identificação de pacientes em risco para suicídio, um dos campos de pesquisa em que a psiquiatria de precisão está mais perto de tornar-se uma realidade.**

26. Passos IC, Ballester P. Positive predictive values and potential success of suicide prediction models. JAMA Psychiatry. 2019.

27. Salvini R, da Silva Dias R, Lafer B, Dutra I. A Multi-relational model for depression relapse in patients with bipolar disorder. Stud Health Technol Inform. 2015;216:741-5. Disponível em: https://www.ncbi.nlm.nih.gov/pubmed/26262150.

28. Faurholt-Jepsen M, Busk J, Frost M, Vinberg M, Christensen EM, Winther O, et al. Voice analysis as an objective state marker in bipolar disorder. Transl Psychiatry. 2016;6:e856.

29. Fortney JC, Unützer J, Wrenn G, Pyne JM, Smith GR, Schoenbaum M, et al. A tipping point for measurement-based care. Focus. 2018;16:341-50.

30. Guo T, Xiang Y-T, Xiao L, Hu C-Q, Chiu HFK, Ungvari GS, et al. Measurement-based care *versus* standard care for major depression: a randomized controlled trial with blind raters. Am J Psychiatry. 2015:1004-13.

31. Harzheim E, Katz N, Ferri C, Fernandes JG, Barbosa I. Guia de avaliação, implantação e monitoramento de programas e serviços em telemedicina e telessaúde. 2017. Disponível em: http://rebrats.saude.gov.br/images/MenuPrincipal/Guia_Avaliacao_telessaude_telemedicina.pdf (acesso 7 jul 2020).

32. Associação Brasileira de Psiquiatria. OF. 099/2020/ABP/SEC. 23 mar 2020 Disponível em: https://d494f813-3c95-463a-898c-ea1519530871.filesusr.com/ugd/c37608_630efc1e966b4c878e-b4e440a942913a.pdf (acesso 7 jul 2020).

33. Eccleston C, Fisher E, Craig L, Duggan GB, Rosser BA, Keogh E. Psychological therapies (Internet-delivered) for the management of chronic pain in adults. Cochrane Database Syst Rev. 2014;CD010152.

34. Guzman CS, Pignatiello A. The benefits of implementing telepsychiatry in the Brazilian Mental Health System. Braz J Psychiatry. 2008;30:300-1.

35. Place S, Blanch-Hartigan D, Smith V, Erb J, Marci CD, Ahern DK. Effect of a mobile monitoring system vs usual care on depression symptoms and psychological health: a randomized clinical trial. JAMA Netw Open. 2020;3:e1919403.

36. Wattanapisit A, Teo CH, Wattanapisit S, Teoh E, Woo WJ, Ng CJ. Can mobile health apps replace GPs? A scoping review of comparisons between mobile apps and GP tasks. BMC Medical Informatics and Decision Making. 2020.

37. Torous J, Firth J. The digital placebo effect: mobile mental health meets clinical psychiatry. Lancet Psychiatry. 2016:100-2.

38. Vaidyam AN, Wisniewski H, Halamka JD, Kashavan MS, Torous JB. Chatbots and conversational agents in mental health: a review of the psychiatric landscape. Can J Psychiatry. 2019;64:456-64. Revisão sobre a promissora área de chatbots para rastreio, diagnóstico e tratamento psiquiátrico. Avalia o que ainda falta para que essas tecnologias sejam utilizadas de forma mais eficaz.

39. Abramowitz JS. The practice of exposure therapy: relevance of cognitive-behavioral theory and extinction theory. Behav Ther. 2013:548-58.

40. Fodor LA, Cotet CD, Cuijpers P, Szamoskozi S, David D, Cristea IA. The effectiveness of virtual reality based interventions for symptoms of anxiety and depression: A meta-analysis. Sci Rep. 2018;8:10323.

41. Gradus JL, Rosellini AJ, Horváth-Puhó E, Street AE, Galatzer-Levy I, Jiang T, et al. Prediction of sex-specific suicide risk using machine learning and single-payer health care registry data from Denmark. JAMA Psychiatry. 2019.

42. Zheng L, Wang O, Hao S, Ye C, Liu M, Xia M, et al. Development of an early-warning system for high-risk patients for suicide attempt using deep learning and electronic health records. Transl Psychiatry. 2020;10:72.

43. Ericsson Mobility Visualizer. In: Ericsson [Internet]. Disponível em: https://www.ericsson.com/en/mobility-report/mobility-visualizer (acesso 7 jul 2020).

44. Torous J. Measuring progress in measurement-based care with smartphone tools. Acta psychiatrica Scandinavica. 2019:293-4.

45. Huckvale K, Venkatesh S, Christensen H. Toward clinical digital phenotyping: a timely opportunity to consider purpose, quality, and safety. NPJ Digit Med. 2019;2:88.

46. American Psychiatric Association. App Evaluation Model. Disponível em: https://www.psychiatry.org/psychiatrists/practice/mental-health-apps/app-evaluation-model (acesso 7 jul 2020).

47. Marshall JM, Dunstan DA, Bartik W. Apps with maps – anxiety and depression mobile apps with evidence-based frameworks: systematic search of major app stores. JMIR Mental Health. 2020:e16525.

48. **Rodriguez-Villa E, Rauseo-Ricupero N, Camacho E, Wisniewski H, Keshavan M, Torous J. The digital clinic: implementing technology and augmenting care for mental health. General Hospital Psychiatry. 2020.**

⇨ **Estudo analisa a implementação de uma clínica digital, baseada no uso de um aplicativo com coleta de dados e intervenções em saúde mental, discutindo potencialidades e desafios do método. Relata achados iniciais, fomentando replicação, expansão e aprimoramento da proposta.**

49. Kieling C. Perguntar é preciso? In: Estadão [Internet]. 6 jun 2017. Disponível em: https://estadodaarte.estadao.com.br/perguntar-e-preciso/ (acesso 7 jul 2020).

50. Passos IC, Mwangi B, Kapczinski F. Big data analytics and machine learning: 2015 and beyond. Lancet Psychiatry. 2016;3:13-15.

51. Topol E. Deep medicine: how artificial intelligence can make healthcare human again. Hachette UK; 2019. Disponível em: https://play.google.com/store/books/details?id=_EFIDwAAQBAJ

16

Instrumentos de mensuração em psiquiatria

Yuan-Pang Wang
Elaine Henna
Antonio Reis de Sá Jr.
Clarice Gorenstein

Sumário

Introdução
Breve histórico
Tipos de instrumentos de avaliação
    Entrevistas clínicas
    Escalas de avaliação
Aplicação dos instrumentos de avaliação
Conceitos básicos de psicometria
Considerações finais
Para aprofundamento
Referências bibliográficas

Pontos-chave

- A mensuração de eventos mentais ou a psicometria desenvolveu-se a partir da necessidade da obtenção de medidas fidedignas em ensaios clínicos e estudos epidemiológicos.
- As entrevistas estruturadas permitem obter diagnósticos psiquiátricos com confiabilidade.
- As escalas de avaliação avaliam a gravidade da psicopatologia e detectam mudanças provocadas por uma intervenção.
- As principais propriedades psicométricas dos instrumentos de mensuração são a confiabilidade e a validade.
- A escolha do instrumento de mensuração deve considerar os objetivos do estudo, tempo de aplicação, questões de custo-efetividade, aceitação do usuário e evidências de qualidades psicométricas.

INTRODUÇÃO

Tradicionalmente, a avaliação da psicopatologia deve preceder as recomendações de tratamento. O diagnóstico da maioria das doenças pode ser apoiado por métodos auxiliares, como exames laboratoriais, medidas fisiológicas e exames de imagem. Indicadores objetivos de temperatura corporal, peso e pressão arterial podem ser facilmente medidos através de dispositivos simples. Na psiquiatria, no entanto, não existem biomarcadores objetivos para definir a fronteira entre estados normais e anormais. Esse limite geralmente é baseado em julgamento pessoal arbitrário, sujeito à experiência subjetiva e formação teórica do entrevistador, dificultando o estabelecimento de um diagnóstico inquestionável em contextos de saúde mental.

Visando diminuir a interferência do avaliador e melhorar a precisão diagnóstica, foram propostos critérios operacionais de sistemas de classificação e instrumentos de avaliação para uniformizar os diagnósticos clínicos. A disciplina de psicometria forneceu alguns fundamentos teóricos para consolidar essa prática em psiquiatria.

A introdução dos psicofármacos, como os neurolépticos e os antidepressivos na segunda metade do século XX, por sua vez, estimulou o desenvolvimento de medidas fidedignas para documentar os efeitos dos medicamentos nos estados psíquicos. Por exemplo, as Escalas de Avaliação de Depressão de Hamilton[1] (HAM-D) e de Montgomery-Åsberg[2] (MADRS) foram construídas para acompanhar a evolução de pacientes deprimidos em tratamento.

Fora do contexto de hospitais e ambulatórios especializados de saúde mental, percebeu-se que os transtornos mentais ocorrem de forma prevalente na comunidade. Visando alocar recursos de saúde e formular políticas públicas em psiquiatria, a detecção rápida dos quadros mentais em ambiente extra-hospitalar apresenta importantes avanços preventivos para a população geral. Para tal fim, foram desenvolvidos instrumentos que permitem a avaliação de um grande número de pessoas da comunidade quanto à presença de sintomas psicológicos e mentais em grandes estudos populacionais. A triagem ou rastreamento de formas mais leves de transtornos mentais pode ser executada por meio de instrumentos breves e custo-efetivos. O *Self-Report Questionnaire*[3] (SRQ-20) e o Questionário de Saúde Geral[4] (GHQ-12) são exemplos de questionários eficientes para rastrear de forma custo-efetiva a presença de um caso provável de transtorno mental em diferentes populações. Tipicamente esses instrumentos são de fácil aplicação e interpretação.

Embora o uso de instrumentos de avaliação em pesquisas esteja bem estabelecido, a sua aplicação na prática diária ainda é limitada. Alguns críticos alegam que o uso rotineiro de instrumentos psicométricos poderia trazer prejuízos à relação médico-paciente, pois acabam por reduzir a experiência psicopatológica a números. Neste capítulo, descrevemos um breve histórico dos instrumentos de mensuração e examinamos os tipos e as aplicações de instrumentos de avaliação. Em seguida, os conceitos básicos de psicometria são ilustrados com os principais instrumentos validados de avaliação para ansiedade e depressão.

BREVE HISTÓRICO

As origens da testagem psicológica são atribuídas à tentativa de desenvolver métodos para medir a inteligência no século XIX. Em 1884, Francis Galton fundou o primeiro laboratório dedicado às medições psicológicas em Londres. Esse psicometrista também foi o criador da primeira bateria para testar a força e a rapidez de reação mental.

A psicometria pode ser definida como a ciência responsável pela teoria e técnica de medir os processos mentais, incluindo a mensuração de habilidades, conhecimentos, atitudes, sentimentos e sintomas emocionais. Trata-se de procedimentos sistemáticos para quantificar e operacionalizar comportamentos e manifestações do funcionamento mental segundo padrões científicos. A aplicação da psicometria na mensuração dos sintomas psiquiátricos e rastreamento de transtornos mentais na comunidade foi aperfeiçoada com os ensaios clínicos de psicofarmacologia e os avanços epidemiológicos na saúde mental da população geral.

Vários cientistas desenvolveram testes precisos para medir os fenômenos mentais, por exemplo, a memória, a discriminação e o tempo de reação sensorial. Este rigor científico das mensurações psicológicas exigiu o uso de modelos matemáticos para quantificar a possibilidade do erro de medida. Partindo da premissa de que toda medida está sujeita a erros ou algum grau de inexatidão, a análise da precisão ou da fidedignidade de um instrumento psicológico indicaria o quanto a mensuração se afastaria do correto ou real. Isto é, esses parâmetros procuram expressar o quanto os resultados observados conseguem representar o teste, de acordo com o tipo de técnica utilizada na coleta empírica da informação ou da técnica estatística adotada para a análise dos dados empíricos coletados. Por exemplo, o coeficiente alfa de Cronbach e a correlação de Pearson são indicadores que expressam a equivalência ou o afastamento entre duas medidas coletadas em diferentes sujeitos e ocasiões.

No mesmo período, Spearman e Thurstone também desenvolveram a análise fatorial, um método estatístico bastante empregado para demonstrar a validade de construto de um teste psicológico. Com essa técnica é possível avaliar se determinados itens do instrumento apresentam algum padrão subjacente de correlação. Frequentemente, a análise fatorial é utilizada para reduzir uma série grande de itens a partir da relação de covariância dos dados. Essa técnica multivariada permite extrair um menor número de fator(es) latente(s), que não poderiam ser observados a partir das respostas.

A psicometria também pode auxiliar a desenvolver e refinar as abordagens teóricas de medidas. Embora existam muitos instrumentos psicométricos disponíveis, nem todos foram avaliados para a finalidade de pesquisa e prática clínica. Os instrumentos são recursos valiosos para mensurar comportamentos, opiniões, atitudes e impacto das doenças, permitindo complementar o diagnóstico clínico ou monitorar a resposta aos tratamentos[5]. Portanto, o pesquisador deve verificar se o instrumento possui evidências psicométricas de confiabilidade e validade para refletir o construto-alvo antes de adotá-lo.

TIPOS DE INSTRUMENTOS DE AVALIAÇÃO

Os instrumentos de avaliação são construídos para uma finalidade específica. Podem ser adotados para auxiliar no diagnóstico clínico, quantificar um fenômeno para determinar sua gravidade e/ou acompanhar a eficácia terapêutica. Existem dois grupos abrangentes de instrumentos: I. entrevistas clínicas; e II. escalas de avaliação.

Entrevistas clínicas

As entrevistas clínicas envolvem um encontro presencial entre um profissional e um respondente, com o propósito de averiguar a presença e o tipo de transtorno mental específico. Ou seja, são instrumentos com finalidade diagnóstica, desenvolvidos a partir dos critérios operacionais do sistema de classificação de transtornos mentais, por exemplo, o DSM-5 da Associação Americana de Psiquiatria ou a CID-10 da Organização Mundial da Saúde. Para serem utilizadas apropriadamente, é necessário que o entrevistador tenha familiaridade acerca do tipo do problema que vai examinar. Além de determinar o diagnóstico psiquiátrico dos pacientes, as entrevistas fornecem a avaliação do problema e mobilizam o paciente para o tratamento. Quanto ao formato, as entrevistas podem ser:

- Não estruturadas ou livres: não utiliza um roteiro fixo, permitindo que o entrevistador investigue livremente os tópicos que motivaram a entrevista. Permite que novas informações surjam durante os questionamentos do entrevistador. A entrevista pode ser gravada e, dependendo da psicopatologia do respondente, pode demandar um tempo longo para sua aplicação. Na prática clínica, este tipo de entrevista pode levar diferentes avaliadores a formular diagnósticos discordantes, de acordo com a cobertura da entrevista e a formação teórica do avaliador.

- Semiestruturadas: o entrevistador segue um roteiro estabelecido flexível, mas algumas respostas podem ser abertas, permitindo que as informações dadas pelo paciente sejam exploradas em maior profundidade. Nesse caso, a presença da psicopatologia deve ser julgada durante a entrevista e todos os tópicos estabelecidos previamente devem ser abordados para completar a avaliação. Um exemplo de entrevista semiestruturada é a *Structured Clinical Interview for DSM* (SCID)[6]. Trata-se de uma das entrevistas mais utilizadas em pesquisas clínicas. A SCID foi desenvolvida para diagnosticar os transtornos do eixo I e do eixo II e foi recentemente adaptada para os critérios do DSM-5[7]. A *Mini International Neuropsychiatric Interview*[8] (MINI) é uma entrevista breve também validada no Brasil.
- Totalmente estruturadas – o entrevistador segue um roteiro fixo previamente estabelecido para formular as perguntas a serem feitas. As respostas podem ser do tipo "Sim ou Não" e são utilizadas para verificar a presença ou a ausência de determinado sintoma psicopatológico. Geralmente, o diagnóstico pode ser alcançado seguindo um sistema de classificação. Um exemplo de entrevista estruturada é a *Composite International Diagnostic Interview*[9] (CIDI), cuja versão mais recente (versão 3.0) está validada no Brasil.

As entrevistas estruturadas e semiestruturadas são habitualmente utilizadas como instrumentos diagnósticos. Elas demandam treinamento intenso dos profissionais envolvidos e maior tempo na aplicação, o que acaba limitando o seu uso em estudos epidemiológicos envolvendo amostras grandes de respondentes (Tabela 1). Embora as entrevistas constituam um método de interação verbal, os entrevistadores devem observar os comportamentos não verbais e utilizar também o julgamento clínico.

Escalas de avaliação

As escalas de avaliação são fontes complementares inestimáveis da avaliação psicopatológica após um diagnóstico adequado, pois permitem registrar a presença e a intensidade da psicopatologia, possibilitando quantificar um determinado construto. Muitas escalas são construídas considerando os critérios diagnósticos, no entanto, elas não permitem formular ou confirmar um diagnóstico clínico durante a sua aplicação. São úteis para monitorar a eficácia de tratamento até a remissão sintomatológica, devendo ser sensíveis tanto para os efeitos benéficos como adversos das intervenções. Em ensaios clínicos, a gravidade inicial pode ser adotada como um critério de inclusão para elegibilidade para entrar ou excluir um indivíduo. Além disso, uma comparação entre os escores basal e pós-tratamento permite estabelecer padrões de resultado para resposta, remissão e refratariedade de um tratamento.

Em estudos epidemiológicos, nem sempre é possível entrevistar detalhadamente um grande número de participantes. Para

Tabela 1 Entrevistas psiquiátricas diagnósticas padronizadas

Nome	Autores	Características principais
Present State Examination (PSE) e programa CATEGO	Wing et al.[10]	Entrevista semiestruturada do estado mental aplicada a partir da descrição da psicopatologia sintomática. Deve ser utilizada por um clínico treinado.
Schedule for Affective Disorders and Schizophrenia (SADS)	Endicott e Spitzer[11]	Entrevista semiestruturada desenvolvida para coletar as informações necessárias para diagnosticar a presença ou ausência do transtorno mental. Requer treinamento para a sua aplicação, podendo ser administrada por um psiquiatra, psicólogo ou assistente social. Versões: SADS, SADS-L e SADS-C, K-SADS, K-SADS-E, K-SADS-PL, K-SADS-PL DSM-5
National Institute of Mental Health Diagnostic Interview Schedule (NIMH-DIS)	Robins et al.[12]	Entrevista estruturada, com duração de 1h a 1:30h. Permite realizar diagnósticos psiquiátricos sem hierarquização diagnóstica. Os transtornos mentais são classificados, como presente, provável ou ausente. Pode ser aplicada por clínico ou leigo treinado.
Structured Clinical Interview for DSM-5 (SCID)	Spitzer et al.[13]	Entrevista semiestruturada que permite avaliar a presença da doença no presente ou no passado de acordo com o sistema DSM. O diagnóstico é classificado como presente, subliminar ou ausente. Aplicado por clínicos treinados, leva de 30 min a 1h para ser completada. Versões atuais: SCID-5-CV, SCID-5-RV, SCID-5-CT, SCID-5-PD, SCID-5-SPQ, SCID-5-AMPD
Composite International Diagnostic Interview (CIDI)	Robins et al.[14]	Entrevista estruturada, resultado da combinação de DIS e PSE. Incorpora os critérios diagnósticos de Feighner, RDC, CID-10 e DSM-IV. A CIDI é uma entrevista culturalmente sensível, o que permite comparações transculturais. Pode ser aplicada por clínicos ou leigo treinado.
Schedule for Clinical Assessment in Neuropsychiatry (SCAN)	Wing et al.[15]	Essa entrevista semiestruturada é o resultado do aperfeiçoamento do PSE. O SCAN permite avaliar, mensurar e classificar a psicopatologia e o comportamento associados aos principais transtornos mentais no adulto. Deve ser aplicada por um clínico treinado.

tanto, os instrumentos de rastreamento ou triagem são escalas breves e de fácil preenchimento, permitindo uso em centros de atenção primária e na comunidade. Como são geralmente instrumentos de autoaplicação, os instrumentos de triagem necessitam apenas de orientações básicas para preenchê-los. Dependem, contudo, da capacidade de leitura, compreensão, e nível educacional do respondente. Os casos suspeitos devem ser encaminhados para uma avaliação detalhada posterior quando o seu escore ultrapassar o ponto de corte estabelecido em estudos de validação. Os principais instrumentos de triagem validados no Brasil são: o *Self-report Questionnaire* (SRQ-20), o *General Health Questionnaire* (GHQ-12), e o Questionário de Morbidade Psiquiátrica de Adultos (QMPA). Em comparação com as escalas de avaliação, as escalas de rastreamento avaliam tão somente a probabilidade do respondente de ser um caso de transtorno mental. Não permitem, pois, mensurar a gravidade psicopatológica ou a resposta ao tratamento.

De acordo com o tipo de respostas obtidas, as escalas podem ser classificadas em:

- Nominal: os resultados representam categorias mutuamente exclusivas, sem qualquer significado ou correspondência entre si e os números atribuídos apenas identificam que pertença a determinado grupo (p. ex., 1 = masculino; 2 = feminino). Permite apenas realizar a contagem de determinadas características da amostra.
- Ordinal: as pontuações representam uma ordem de grandeza dos fenômenos observados, portanto refletindo um *ranking* entre as variáveis. Com os resultados das escalas ordinais é possível calcular a frequência dos fenômenos observados e associá-la a outras medidas. As escalas ordinais pontuam os itens para refletir a intensidade de sintomas ordenados (leve, moderado, forte) e a frequência de determinados construtos (nunca, às vezes, frequentemente, sempre). Os resultados não devem ser somados ou subtraídos, pois o intervalo entre os escores nem sempre é uniforme.
- Intervalar: há valores com intervalos iguais partindo de um ponto arbitrariamente atribuído, chamado de "ponto zero". Os valores da escala refletem a posição e o quanto os construtos medidos estão distantes entre si ou em relação ao ponto zero. Os resultados podem ser somados ou subtraídos, de tal forma que qualquer variação de medidas corresponde a variações iguais em termos do valor do que está sendo medido. Por exemplo, a temperatura: o ponto de congelamento na escala Celsius ocorre a zero grau e na escala Fahrenheit a 32 graus. Embora sejam diferentes, ambos contêm a mesma informação.
- Proporcional ou de razão: quantifica as diferenças entre as medições a partir de um ponto zero que é fixo e, de fato, representa a nulidade ou ausência do evento mensurado. Nas escalas de razão, um valor "2" significa duas vezes mais que o "1". Esse tipo de escala é mais utilizado na física e menos em psicometria. Quando avaliamos a massa de um objeto, independentemente da medida utilizada – grama ou libra – o zero é igual em ambas e significa a ausência de massa.

As escalas de avaliação podem ainda ser classificadas de acordo com o tipo do respondente e a natureza da resposta.

Tipo do respondente

Há escalas preenchidas pelo próprio sujeito (autoavaliação ou autopreenchimento) e as avaliadas pelo observador (*rating scales*).

As do observador exigem julgamento clínico e, portanto, seus aplicadores necessitam de treinamento e familiaridade com os conceitos teóricos do construto subjacente coberto pelo instrumento. Assim, a concordância entre diferentes observadores é fundamental para garantir a precisão da avaliação. Durante a entrevista, o entrevistado pode responder às perguntas de uma maneira positiva (viés de conveniência social) e o entrevistador pode ser influenciado por sua experiência e expectativa anteriores. Esses instrumentos são onerosos para serem implementados em grandes estudos.

As escalas de autoavaliação são simples de administrar, econômicas, não requerem programas de treinamento demorados para sua utilização e sofrem pouca interferência da expectativa do aplicador. Frequentemente, esse tipo de escala funciona como um complemento à avaliação do observador. Em contrapartida, necessita da cooperação do entrevistado e de boa capacidade de compreender as questões, limitando seu uso entre sujeitos com deficiência cognitiva e baixa escolaridade. Em geral, as escalas de autoavaliação são menos adequadas para medir comportamentos observáveis (p. ex., retardo ou agitação motora) e autopercepção (p. ex., preocupação hipocondríaca ou delírios depressivos). A presença do entrevistador durante a aplicação das escalas de autorresposta é importante para esclarecer as eventuais dúvidas e checar a completude das respostas. Uma crítica ao formato de autorrelato é a possibilidade do respondente omitir ou exagerar os sintomas, intencionalmente ou não. Por outro lado, a estratégia de autoadministração favorece respostas confiáveis a perguntas embaraçosas como comportamento sexual incomum, ideação suicida e uso de substâncias psicotrópicas.

Natureza das respostas

As respostas das escalas de autoavaliação podem ser discretas ou analógicas. Nas discretas, as respostas dos fenômenos estudados são colocadas em categorias intervalares. Já nas escalas analógicas, as respostas são colocadas em uma linha que representa toda a variação possível do fenômeno. As escalas analógicas podem ser unipolares, nas quais uma única dimensão é estudada (nenhum tremor ou muito tremor); ou bipolares, quando nos extremos da reta há dois descritores opostos (calmo-irritado; alerta-sonolento). Embora as escalas analógicas possam ser flexibilizadas de acordo com a necessidade da pesquisa, os respondentes devem receber uma orientação prévia para marcar a sua resposta.

APLICAÇÃO DOS INSTRUMENTOS DE AVALIAÇÃO

Os dados de entrevista presencial podem ser coletados em "papel e lápis" (PAPI, *paper and pencil interview*), que é uma forma relativamente econômica de aplicar os instrumentos. As escalas podem também ser aplicadas via computador (CAPI, ou *computer-assisted personal interviews*) ou por telefone (CATI, *computer-assisted telephone interviews*). As escalas aplicadas por computador e por telefone permitem coletar dados de um número grande de pessoas de forma rápida[16]. Igualmente eficientes e econômicas, as aplicações via internet têm ganhado muitos adeptos com a popularização de ferramentas eletrônicas.

CONCEITOS BÁSICOS DE PSICOMETRIA

A escolha de um instrumento deve levar em consideração a existência de escalas específicas à cultura que avalie o construto de interesse. Na ausência de um instrumento universalmente válido, recomenda-se a tradução e adaptação transcultural de instrumentos já validados e utilizados em outros idiomas/culturas. O processo de adaptação envolve o desafio de achar a equivalência cultural entre as palavras da língua para a qual está sendo feita a tradução e o significado dos itens da escala original. Portanto, escalas meramente traduzidas, sem a devida adaptação transcultural, podem perder as qualidades psicométricas do instrumento original[17]. A criação de novos instrumentos é uma tarefa trabalhosa, além disso, a comparação dos resultados com a literatura pré-existente é analiticamente complexa.

Os instrumentos de avaliação devem ser fidedignos e capazes de avaliar os construtos que se propõe medir. As propriedades básicas de um bom instrumento são a confiabilidade e a validade.

A confiabilidade (*reliability*), também chamada de precisão ou fidedignidade, refere-se ao quanto a escala como um todo e seus itens refletem o construto que se propõe a medir. A estabilidade da capacidade dessa medida de reproduzir o mesmo construto ao longo do tempo e em situações diferentes pode ser quantificada pela reaplicação do instrumento. Devido a subjetividade, é impossível obter a condição sem erros em um instrumento psicológico. As fontes de erros podem ser geradas pelos entrevistados (fornecendo dados incorretos ou pontuações sistematicamente altas ou baixas) e entrevistadores, cujos antecedentes influenciam a avaliação da psicopatologia. Quanto menores os erros, maior a confiabilidade. Os parâmetros mais usualmente testados para demonstrar a confiabilidade são a consistência interna, as formas paralelas e a confiabilidade teste-reteste:

- Consistência interna: método de avaliar o quanto os itens da escala medem homogeneamente o mesmo construto. É baseada na correlação entre os diferentes itens do mesmo teste. Portanto, essa estatística permite verificar o quanto a escala avalia o construto-alvo, verificando a variância dos itens individualmente e em grupo. Habitualmente, a consistência interna é medida pelo coeficiente alfa de Cronbach que varia de zero a um, sendo mais consistente quanto mais próximo de 1. Usualmente, um valor de alfa de Cronbach igual ou acima de 0,7 indica boa consistência interna.

- Formas paralelas: consiste na administração de duas formas diferentes do mesmo instrumento ao mesmo indivíduo e mede-se a correlação entre os resultados das duas formas. Há necessidade de as duas versões serem equivalentes.
- Confiabilidade teste-reteste: consiste na aplicação do mesmo instrumento em ocasiões diferentes. Após as aplicações calcula-se a correlação entre as pontuações obtidas, ou a correlação intraclasse. O coeficiente teste-reteste (coeficiente de correlação intraclasse) varia de 0 a 1. Se as condições permanecerem as mesmas ao longo do tempo, as pontuações devem ser semelhantes. A estrutura de reteste pode indicar presença ou ausência do efeito de uma intervenção. A principal desvantagem desse método é que a memorização das perguntas e respostas pode enviesar os resultados.
- A validade de uma escala refere-se à capacidade do instrumento em medir o que é proposto. Basicamente, há três tipos de indicadores de validade, a de conteúdo, a de critério e a de construto.
- Validade de conteúdo: representa a certificação de que os itens da escala abrangem todos os aspectos do construto a ser estudado. Por exemplo, o construto da depressão compreende várias subdimensões, como sintomas afetivos, cognitivos, ansiosos, somáticos e psicóticos. Dificilmente, a cobertura do conteúdo da escala é perfeita, ou seja, eles podem medir, na melhor das hipóteses, alguns dos sintomas depressivos.
- Validade de critério: consiste no grau de eficácia que a escala tem de predizer um desempenho específico. Esse tipo de validade pode ser: a) preditiva –quando as informações são reunidas e validadas após a coleta dos dados para serem comparadas com um critério padrão-ouro; e b) concorrente – quando os resultados forem coletados simultaneamente ao processo de validação do instrumento.
- Validade do construto: busca verificar se o(s) construto(s) latente(s) está(ão) representado(s) pelos itens da escala. Na maioria das vezes, utiliza-se a estatística de análise fatorial para avaliar se os itens estão agrupados corretamente na sua estrutura de covariância.

Os conceitos de confiabilidade e validade são correlacionados e devem ser investigados sempre que se propõe o uso de uma escala para uma nova população. Sucintamente, dizemos que um instrumento tem alta confiabilidade, quando todos os itens avaliam homogeneamente um determinado construto, e alta validade, quando os itens da escala avaliam o conceito teórico que efetivamente se propõem a medir. Pensando em alvo de dardos, a validade seria representada pela precisão ou a proximidade dos lances ao centro do alvo, independentemente da distância dos lances entre si (Figura 1). A confiabilidade é a reprodutibilidade dos acertos ao alvo e deve anteceder a avaliação da validade do construto. Quando a confiabilidade é baixa, a validade de um construto pode ficar bastante afetada (alvo A). A situação ideal é que a confiabilidade seja alta, juntamente com uma boa validade (alvo B). Entretanto, uma boa confiabilidade, não reflete necessariamente uma validade aceitável (alvo C).

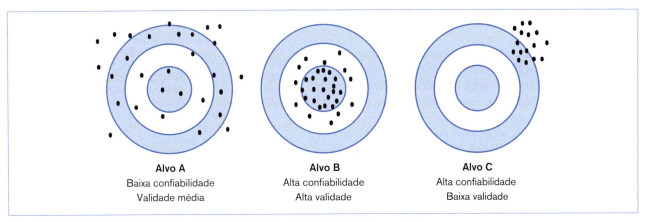

Figura 1 Relação entre confiabilidade e validade de um instrumento.
Fonte: Babbie, 2001[18].

No Brasil, há uma grande disponibilidade de instrumentos desenvolvidos, adaptados, traduzidos e validados de acordo com os princípios psicométricos para serem utilizados para avaliação dos diferentes transtornos psiquiátricos. Indicamos o livro de Gorenstein et al.[19] no qual consta uma extensa revisão bibliográfica sobre as escalas validadas no Brasil. A título de exemplo, apresentamos os principais exemplos de escalas validadas para avaliação de transtornos afetivos e ansiosos (Tabela 2).

Em geral, as escalas de avaliação são construídas especificamente para uma determinada condição (depressão, mania, ansiedade, sintomas psicóticos, dependências, transtorno alimentar, impulsividade) e faixa etária (crianças/adolescentes, idosos). Outros instrumentos gerais são utilizados para avaliar aspectos relacionados à saúde, por exemplo, qualidade de vida, adequação e funcionamento social, bem-estar, entre outros. Muitas dessas escalas fornecem informações adicionais a aspectos não cobertos no processo diagnóstico, como espiritualidade e funcionamento familiar.

Idealmente, a escolha do instrumento adequado deve levar em consideração os objetivos do estudo, tempo de aplicação, questões de custo-efetividade, aceitação do usuário e evidências de qualidades psicométricas. Caso contrário, a mera aplicação de entrevistas, escalas, questionários ou inventários equivale a afastar os usuários dos seus verdadeiros sofrimentos e problemas que motivaram a avaliação.

Tabela 2 Principais escalas validadas no Brasil para avaliação de transtornos afetivos e ansiosos

Escala		Cobertura	Tipo	N. de itens
HAM-D	Escala de Depressão de Hamilton	Depressão	Avaliador	17/21
MADRS	Escala de Depressão de Montgomery-Åsberg	Depressão	Avaliador	10
BDI	Inventário de Depressão de Beck	Depressão	Autopreenchimento	21
CES-D	Escala de Depressão do Centro de Etudos Epidemiológicos	Depressão	Autopreenchimento	20
EPDS	Escala de Depressão pós-parto de Edimburgo	Depressão pós-parto	Autopreenchimento	10
PHQ-9	*Patient Health Questionnaire*	Rastreio de episódio depressivo maior	Autopreenchimento	9
CDI	Inventário de Depressão Infantil	Depressão Infantil	Avaliador e autopreenchimento	27
GDS	Escala de Depressão Geriátrica	Depressão em idosos	Avaliador	30
YMRS	Escala de Avaliação de Mania de Young	Mania	Avaliador	11
HCL-32	Questionário de Autoavaliação de Hipomania	Hipomania	Autopreenchimento	32
HAM-A	Escala de Avaliação de Ansiedade de Hamilton	Ansiedade	Avaliador	14
BAI	Inventário de Ansiedade de Beck	Ansiedade	Autopreenchimento	21
HADS	Escala Hospitalar de Ansiedade e Depressão	Sintomas ansiosos e depressivos	Autopreenchimento	14
IDATE	Inventário de Ansiedade Traço-Estado	Ansiedade	Autopreenchimento	20 traços 20 estados
LSAS	Escala de Ansiedade Social de Liebowitz	Ansiedade social	Avaliador e autopreenchimento	24
PSWQ	Questionário de Preocupação do Estado da Pensilvânia	Preocupação	Autopreenchimento	16

CONSIDERAÇÕES FINAIS

Todo paciente com queixas emocionais deve ser submetido a uma avaliação inicial rigorosa para identificação diagnóstica. A utilização criteriosa de instrumentos de avaliação pode complementar o diagnóstico, bem como quantificar e acompanhar dos sintomas psicopatológicos.

O profissional deve manter uma visão crítica das qualidades psicométricas e os limites dos instrumentos psicométricos escolhidos, para que os resultados obtidos sejam interpretados corretamente e assegurem a validade das investigações. Quando bem aplicados, os instrumentos de avaliação em psiquiatria podem ser um valioso aliado da prática clínica e da pesquisa.

Para aprofundamento

- Cronbach LJ. Essentials of psychological testing. 3nd ed. New York: Harper and Row; 1990.
  - ⇨ Um dos pioneiros da psicometria tradicional discorre sobre os fundamentos de testagem psicológica.
- McDowell I. Measuring health: a guide to rating scales and questionnaires. 3rd ed. New York: Oxford University; 2006.
  - ⇨ Obra clássica que reúne os principais aspectos de mensuração em saúde. A maioria das escalas e questionários são escritos por especialistas de cada área específica.
- Nunnally JC, Bernstein IH. Psychometric theory. New York: McGraw; 1994.
  - ⇨ Obra indispensável para compreender a teoria psicométrica e as suas implicações na prática clínica.

REFERÊNCIAS BIBLIOGRÁFICAS

1. Freire MA, Figueiredo VLM, Gomide A, Jansen K, Silva RA, Magalhães PVS, et al. Escala Hamilton: estudo das características psicométricas em uma amostra do sul do Brasil. J Bras Psiquiatr. 2014;63(4):281-9.
2. Dratcu L, Ribeiro LC, Calil HM. Depression assessment in Brazil: the first application of the Montgomery-Asberg Depression Rating Scale. Br J Psychiatry. 1987;150:797-800.
3. Gonçalves DM, Stein AT, Kapczinski F. Avaliação de desempenho do Self-Reporting Questionnaire como instrumento de rastreamento psiquiátrico: um estudo comparativo com o Structured Clinical Interview for DSM-IV-TR. Cad Saúde Pública. 2008;24(2):380-90.
4. Sá Jr AR, Wang YP. Questionário de Saúde Geral de Goldberg (QSG). Em: Gorenstein C, Wang Y-P, Hungerbühler I (orgs.). Instrumentos de avaliação em saúde mental. Porto Alegre: Artmed; 2016. p. 77-82.
5. Wang YP. Entrevistas diagnósticas e instrumentos de triagem. In. Gorenstein C, Wang Y-P, Hungerbühler I (orgs.). Instrumentos de avaliação em saúde mental. Porto Alegre: Artmed; 2016. p. 59-64.
6. Del-Ben CM. Entrevista clínica estruturada para o DSM (SCID). In. Gorenstein C, Wang Y-P, Hungerbühler I (orgs.). Instrumentos de avaliação em saúde mental. Porto Alegre: Artmed; 2016. p. 59-64.
7. Osório FL, Souza JPM, Crippa JAS. Entrevista clínica estruturada para os transtornos do DSM-5. Porto Alegre: Artmed; 2017.
8. Amorim P. Mini International neuropsychiatric interview (MINI): validação de entrevista breve para diagnóstico de transtornos mentais. Rev Bras Psiquiatr. 2000;22(3):106-15.
9. Viana MC. Composite International Diagnostic Interview (CIDI). In. Gorenstein C, Wang Y-P, Hungerbühler I (orgs.). Instrumentos de avaliação em saúde mental. Porto Alegre: Artmed; 2016. p. 64-71.
10. Wing JK, Cooper JE, Sartorius N. Measurement and classification of psychiatric symptoms: An instruction manual for the PSE and Catego Program. London: Cambridge University Press; 1974.
11. Endicott J, Spitzer RL. A diagnostic interview: the schedule for affective disorders and schizophrenia (SADS). Arch Gen Psychiatry; 1978;35:837-44.
12. Robins LN, Helzer JE, Croughan J, Ratcliff KS. National Institute of Mental Health diagnostic interview schedule: its history, characteristics and validity. Arch Gen Psychiatry. 1981;38:381-9.
13. Spitzer RL, Williams JBW, Gibbon M. Structured Clinical Interview for DSM-III-R (SCID). New York: New York State Psychiatric Institute Biometrics Research; 1987.
14. Robins LN, Wing J, Wittchen HU, Helzer JE, Babor TF, Burke J, et al. The Composite International Diagnostic Interview. An epidemiologic Instrument suitable for use in conjunction with different diagnostic systems and in different cultures. Arch Gen Psychiatry. 1988;45(12):1069-77.
15. Wing JK, Babor TT, Brugha TT, Burke J, Cooper JE, Giel R, et al. SCAN: Schedules for clinical assessment in neuropsychiatry. Arch Gen Psychiatry.1990;47(6):589-93
16. Gorenstein C, Wang YP. Fundamentos de mensuração em saúde mental. In. Gorenstein C, Wang YP, Hungerbühler I (orgs.). Instrumentos de avaliação em saúde mental. Porto Alegre: Artmed; 2016. p. 1-4.
17. Hungerbühler I, Wang YP. Aspectos transculturais na adaptação de instrumentos. In. Gorenstein C, Wang YP, Hungerbühler I (orgs.). Instrumentos de avaliação em saúde mental. Porto Alegre: Artmed; 2016. p. 12-7.
18. Babbie E. Practice of social reasearch. 9 ed. Belmont: Wadsworth/Thomson Learning; 2001.
19. **Gorenstein C, Wang Y-P, Hungerbühler I (orgs.). Instrumentos de avaliação em saúde mental. Porto Alegre: Artmed; 2016.**
    - ⇨ Esta obra reúne em um único volume as principais escalas validadas em língua portuguesa, além de capítulos fundamentais para selecionar um instrumento de pesquisa.

17

Avaliação crítica da evidência e inferência bayesiana

Juliana Belo Diniz
Carlos Alberto de Bragança Pereira

Sumário

Introdução
Histórico
Diferenças entre estatística clássica e estatística bayesiana
Aplicação
    Escalas de gravidade
    Variáveis não independentes
    Resposta ao tratamento em amostras pequenas
    Análises complexas envolvendo genética e neuroimagem
    Metanálise bayesiana
Considerações finais
Para aprofundamento
Referências bibliográficas

PONTOS-CHAVE

- Os métodos estatísticos são ferramentas essenciais para a avaliação de resultados experimentais, porém, estão longe de ser infalíveis. Além disso, eles só podem ser aplicados a partir do momento que existe informação. O pesquisador apresenta suas hipóteses e as informações experimentais são extraídas do conjunto das observações de amostras. Se há um problema com as hipóteses ou com a qualidade dos dados, não há método estatístico capaz de reverter esses efeitos.

- Por serem limitados, os resultados de um estudo isolado, não replicado, devem ser sempre tomados com precaução. Para se estabelecer qual é a melhor informação disponível, é preciso conhecer o conjunto de toda evidência e ser capaz de classificar a qualidade de cada estudo. Para avaliar a qualidade de um estudo, por sua vez, é preciso checar a coerência entre os dados, o objetivo do estudo e o método estatístico utilizado.

- A estatística bayesiana é uma modalidade da estatística que difere, desde seus princípios, dos métodos estatísticos mais tradicionais. Devido as suas características, a estatística bayesiana possui ferramentas capazes de lidar com limitações comuns da estatística tradicional, como a necessidade de aleatorização amostral, a restrição da aplicação de testes de acordo com a distribuição dos resultados e a impossibilidade de incorporar informação prévia no processo de análise estatística.

INTRODUÇÃO

A estatística não é uma disciplina estática, nem livre de controvérsias. A definição de um limite arbitrário para o valor de p, por exemplo, apesar de prática corrente, é problemática[1]. O uso também comum do teste exato de Fisher, para avaliar o resultado de tabelas de contingência com amostras de pequeno tamanho, pode inflar as probabilidades de um resultado falso-negativo[2]. Ferramentas de análise, construídas para que usuários menos habilitados possam realizar análises complexas, podem levar a conclusões inadequadas[3-6]. Portanto, a avaliação de um resultado precisa ir além da questão da usual significância estatística. Não basta olhar se o valor p está acima ou abaixo do nível de significância pré-estabelecido.

Na psiquiatria, algumas peculiaridades tornam a avaliação de resultados ainda mais desafiadora. Nossos diagnósticos são definidos clinicamente, sem o auxílio de medidas confirmatórias de outra natureza (p. ex., resultados de exames laboratoriais ou de imagem). Sob um mesmo diagnóstico podemos incluir um grupo heterogêneo de pacientes ao mesmo tempo em que um paciente pode preencher critérios para vários diagnósticos.

Os nossos desfechos, em grande parte, são obtidos por meio de escalas e entrevistas. Tentamos transformar a informação subjetiva fornecida pelos participantes dos nossos estudos em números (escalas). Esses números podem então ser utilizados para avaliações probabilísticas. Em estudos quantitativos, essa é a melhor solução possível, porém, não é uma solução sem consequências.

Além disso, em estudos mais recentes, a psiquiatria vem lidando com modelos, de análise estatística, complexos. O poder de ferramentas, como genotipagem, expressão gênica, ressonância magnética funcional, eletroencefalograma (EEG) de múltiplos canais etc., aumentou de forma exponencial na última década. Esses métodos geram quantidades maciças de dados que vão muito além da nossa capacidade de integração de sistemas correlacionados. Como as doenças psiquiátricas são, provavelmente, resultado da interação de múltiplos elementos não independentes, para entender como as interações entre todos os elementos de grandes volumes de dados funcionam, precisamos de modelos capazes de incorporar alta complexidade. Nesses casos, o uso de testes de associações entre duas variáveis quaisquer, sem contar com as interações com as demais variáveis, é um equívoco.

Nesse contexto, a estatística bayesiana, que havia sido menos explorada do que métodos tradicionais até então, pode oferecer instrumentos capazes de analisar grande volume de informações sem desconsiderar que todos os elementos do conjunto podem estar, de alguma forma, relacionados.

HISTÓRICO

O reverendo Thomas Bayes foi um matemático inglês que revolucionou o pensamento estatístico com a publicação da sua teoria das probabilidades, em 1763. O próprio Bayes, falecido em 1761, não viveu para conhecer o efeito da sua obra. O que Bayes considerou de forma diferente de seus antecessores foi a importância de incluir o conhecimento prévio em qualquer novo experimento. Em outras palavras, Bayes sugeriu que uma hipótese sendo testada deveria ser modificada ou mantida de acordo com o resultado de cada experimento.

O pensamento de Bayes se assemelha ao pensamento de um médico clínico que precisa decidir se um resultado positivo em um exame de laboratório deve ser considerado suficiente para um diagnóstico. Quando recebemos o resultado de um exame, em geral, contamos com várias informações adicionais sobre o paciente. Conhecemos seus dados demográficos, seus sintomas, suas doenças prévias, sua história familiar e a frequência das doenças que consideramos prováveis. Ao utilizar toda essa informação prévia para determinar a relevância de um resultado, estamos pensando de forma bayesiana. De fato, o pensamento bayesiano, de forma inconsciente na maioria dos casos, é utilizado nas decisões que todos nós tomamos.

A estatística bayesiana se contrapõe a estatística mais tradicional, que chamamos de estatística clássica (também denominada tradicional ou frequentista), na qual o resultado do teste de significância não leva em consideração qualquer informação anterior ao experimento em questão. No exemplo dos exames de laboratório, seria como se só usássemos o resultado do exame para definir o diagnóstico. Seria como fazer um diagnóstico de malária por conta de um resultado alterado desconsiderando se o paciente esteve recentemente em alguma zona de risco de contágio. Ou seja, desconsiderando a probabilidade pré-teste (representando a medida da informação *a priori*) do diagnóstico de infecção por malária.

A partir do teorema de Bayes, que afirma que o diagnóstico pós-teste depende da probabilidade pré-teste, outros matemáticos desenvolveram métodos de inferência bayesiana consistente com a avaliação, *a priori*, das probabilidades de cada um dos diagnósticos alternativos. A partir dos resultados dessa análise, em conjunto com a verossimilhança – função das alternativas dado o resultado amostral observado –, a probabilidade de cada alternativa possível de hipóteses (p. ex., A = B, A > B ou A < B) pode ser avaliada. Em contraste com a estatística clássica, a inferência bayesiana não produz um resultado restrito a aceitar ou rejeitar a hipótese nula baseada apenas no valor p comparado com um limite ou nível (de significância).

DIFERENÇAS ENTRE ESTATÍSTICA CLÁSSICA E ESTATÍSTICA BAYESIANA

Para ilustrar a diferença entre estratégias clássicas e bayesianas seguimos com um exemplo hipotético. Quando nos perguntamos se uma determinada substância X ajuda mais pacientes deprimidos do que outras formas de tratamento, precisamos construir uma série de experimentos para obter essa resposta. Num contexto ideal, para ter certeza de que um tratamento é melhor do que todas as outras alternativas, precisaríamos testar todos os tratamentos em toda a população acometida por sintomas depressivos. Isso, obviamente, é inviável. Logo, o que nos resta é avaliar uma amostra de uma população e posteriormente extrapolar os resultados para todas as pessoas. Para isso, precisamos de métodos estatísticos que nos permitem inferir, a partir de uma amostra, uma informação sobre a população geral.

Esse processo de inferência estatística é baseado na probabilidade de um resultado para a população explicar um achado para uma amostra. No nosso exemplo de dúvida sobre o efeito de uma substância para sintomas depressivos, o resultado para uma população, ou parâmetro, pode ser definido como o tanto que a substância X excede o tratamento placebo na melhora de sintomas depressivos de acordo com alguma escala de gravidade. Para estimar esse parâmetro, vamos avaliar uma amostra da população e analisar a diferença entre os escores na escala de gravidade antes e após cada tratamento. A partir desse resultado, vamos calcular a probabilidade de cada possível resultado do parâmetro explicar o nosso achado na amostra. Por fim, vamos selecionar os parâmetros com maior probabilidade de explicar o nosso resultado e avaliar se esses resultados indicam ou não que a substância X é melhor do que placebo. A busca pelos resultados que com maior probabilidade explicam os nossos achados é chamado princípio da máxima verossimilhança.

Considerando que uma das formas de descrever o resultado de uma análise clássica é o intervalo de confiança de 95% (IC 95%), o resultado do nosso estudo sobre a substância X pode ser que a taxa de sucesso de X tenha um IC 95% de 20 a 70% enquanto a mesma taxa para o tratamento placebo tenha um IC 95% de 10 a 50%. Para interpretar esses resultados é preciso entender o que significa o IC 95%. Na inferência estatística clássica (tradicional ou frequentista), assume-se que o parâmetro de uma população é um valor constante. Logo, o parâmetro está ou não está num determinado intervalo. De acordo com esse princípio de valor constante para o parâmetro, o IC 95% significa que se o experimento for repetido quase indefinidamente, o verdadeiro valor do parâmetro estará nesse intervalo em 95% das vezes. Mas nada garante que você não tenha dado o azar do seu estudo estar nos 5% fora do padrão. O nome do intervalo é intervalo de confiança e não de probabilidade porque esse intervalo é construído a partir de uma técnica que informa que 95% das vezes que utilizarmos essa mesma técnica o valor do parâmetro, invisível, vai estar contido no intervalo. Então, por que o nosso vai estar em um dos 5% que não contêm o valor invisível? Temos assim, confiança de 95% de que o nosso contém o valor procurado.

No nosso exemplo hipotético, o resultado pode ser descrito como: se repetíssemos o mesmo experimento quase indefinidamente, em 95% das repetições a taxa de melhora com a substância X estaria entre 20 e 70% e a taxa do tratamento placebo estaria entre 10 e 50%. Nesse caso, apesar de a melhora com a substância X ter sido maior do que com placebo, ainda não é possível dizer se, para a população que sofre com sintomas depressivos, esse será o resultado mais provável. Em outras palavras, a sobreposição dos intervalos de confiança sugere que não é possível descartar a hipótese nula (de que não existe diferença entre os tratamentos).

A inferência bayesiana parte de um princípio diferente. O valor do parâmetro é considerado uma variável aleatória, não uma constante. Logo, enquanto a estatística clássica tem por objetivo trabalhar com a distribuição dos dados a partir do parâmetro, o instrumento do bayesiano é a distribuição de probabilidades considerando os dados observados. Em outras palavras, o método bayesiano trabalha com as alternativas do parâmetro desconhecido condicionado ao que foi efetivamente observado, enquanto o clássico trabalha com todos os resultados amostrais possíveis, a maioria não observados, fosse o parâmetro conhecido.

Para os bayesianos, todas as alternativas de valor para o parâmetro, embora possíveis, podem ter diferentes plausibilidades nas opiniões dos pesquisadores. Essas diferenças entre as plausibilidades dos valores possíveis de um parâmetro são ilustradas pela distribuição de probabilidades a priori (antes do experimento). Após o experimento, essa distribuição de probabilidades é atualizada produzindo a distribuição de probabilidades *a posteriori*.

No nosso caso hipotético, a análise por meio da estatística bayesiana resultaria em um intervalo de credibilidade (CR). Esse CR representa o menor conjunto de valores paramétricos com probabilidade de 95% (ou outro limiar escolhido) de conter o valor invisível do parâmetro. A mudança de probabilidade para credibilidade é porque estamos considerando o menor conjunto com 95% de probabilidade, pois existiriam infinitos conjuntos com essa probabilidade. Com a distribuição *a posteriori*, pode-se calcular a probabilidade do resultado de um grupo que receberá a substância X produzir resultados superiores,

caso fossem receber o placebo. Esse tipo de conclusão vai além de aceitar ou rejeitar uma hipótese, caso da estatística clássica.

APLICAÇÃO

A inferência bayesiana, por ter uma perspectiva diferente, não é um capítulo da inferência clássica. Entretanto, o método Bayesiano pode ser usado em todo tipo de análise estatística (testes de hipótese, estimativas, regressão, análise de variância etc.) cobertas ou não pelos métodos tradicionais. Assim, a inferência bayesiana pode ser aplicada em situações nas quais premissas da estatística tradicional não são preenchidas. Premissas clássicas são, por exemplo, que os métodos de amostragem devem ser necessariamente aleatórios, que deve haver independência entre observações, assim como características assintóticas das distribuições, que melhores resultados dependem de grandes amostras etc. Um exemplo comum desse tipo de problema é o questionamento sobre o uso de testes clássicos em amostras não aleatórias. O uso da estatística bayesiana nesse último caso nos livra da restrição à amostragem intencional proferida pela estatística clássica. Outro exemplo, é o uso de testes clássicos como o teste *T-student* ou a correlação de Pearson em dados que não satisfazem as características da distribuição normal: variáveis discretas ou não negativas etc. Nesses casos, o uso da estatística bayesiana pode ser mais adequado e evita equívocos na interpretação dos resultados. Por fim, testes de associação entre variáveis podem ser altamente influenciados na estatística clássica pela colinearidade entre variáveis (falta de independência entre variáveis). A estatística bayesiana, por sua vez, oferece soluções para que elementos de colinearidade sejam levados em conta no cálculo estatístico, mesmo quando a interação entre variáveis é complexa.

A seguir estão descritos alguns exemplos dos problemas levantados e as possíveis soluções bayesianas.

Escalas de gravidade

Os dados do estudo publicado por Belotto-Silva et al.[7] podem ser usados para exemplificar formas alternativas de análise de resultados de escalas de gravidade. Nesse estudo, foram avaliados pacientes com transtorno obsessivo-compulsivo e a escala de gravidade utilizada foi a *Yale-Brown Obsessive-Compulsive Scale* (Y-BOCS). A Y-BOCS é dividia em dois domínios: sintomas obsessivos e sintomas compulsivos. Cada domínio tem cinco questões, com cinco possibilidades de resposta organizadas por ordem de gravidade (a primeira é a menos grave e a última é a mais grave). O escore para cada domínio varia de 0 a 20 pontos. E o escore total é classicamente obtido pela soma dos domínios e, consequentemente, pode variar entre 0 e 40 pontos.

Embora as respostas alternativas possíveis definam categorias também alternativas, o fato de receberem um escore leva os pesquisadores a entenderem esses escores como números inteiros comuns. Isto é, considerar que operações algébricas como soma e multiplicação são possíveis com esses números.

No entanto, a distância real entre dois resultados, como, por exemplo, 3 e 1 pode ser diferente da distância entre outros dois resultados como, por exemplo, 4 e 2 no que diz respeito ao aumento da gravidade. Logo, operações algébricas podem aumentar a margem de erro e incerteza relacionada aos resultados de uma escala. Ao somarem-se os escores de duas questões, por exemplo, 1 + 4 = 5, não seria detectada a diferença do caso no qual tivéssemos um 5 obtido da soma 2 + 3 ou mesmo 4 + 1 ou 3 + 2.

No nosso exemplo, a Y-BOCS total, O + C, pode não ser a melhor avaliação de gravidade do transtorno obsessivo-compulsivo (TOC). Suponha que um paciente passa de 35 para 25 ao realizar o tratamento. Note que, se na medida inicial tivemos uma soma de 19 + 16, a medida final poderia ser muito bem formada por 5 + 20. Há neste caso resposta ao tratamento? Mesmo tendo sido observados valores menores que 20 nas duas dimensões nas medidas pré-tratamento?

Uma alternativa nesse caso, olhando-se as duas dimensões da Y-BOCS (obsessões e compulsões), é tomar-se o máximo entre as duas dimensões. Para avaliar se ocorre melhora dos sintomas a partir do máximo resultado em obsessões ou compulsões, é possível analisar a distribuição de probabilidades do escore máximo da Y-BOCS antes e após o tratamento.

Na Figura 1, é possível observar que a distribuição dos resultados pré/pós se concentra abaixo da linha central diagonal, indicando que a maior parte dos participantes melhorou com o tratamento. A partir desse resultado, a análise da distribuição de probabilidades *a posteriori* por métodos bayesianos que pode ser visualizada na Figura 2, indica que é muito mais provável que os participantes apresentem escores menores de gravidade após o tratamento. Portanto, é possível concluir que o tratamento foi efetivo nesse grupo de pacientes.

Variáveis não independentes

O estudo publicado por Conceição-Costa et al.[8] é um exemplo de como itens de uma escala de gravidade que não são independentes entre si podem ter suas trajetórias ao longo do tempo de tratamento analisadas pelo método bayesiano. Nesse exemplo, voltamos para a escala de gravidade de sintomas obsessivo-compulsivos, a Y-BOCS. Cada um dos dez itens avaliados (cinco para obsessões e cinco para compulsões) representam fenômenos diferentes, porém interligados. A resposta de maior gravidade em um dos itens prevê a probabilidade de uma resposta de maior gravidade nos demais, apesar de essa relação não ser absoluta. Assim, para avaliar o comportamento das respostas para cada item ao longo do tempo, é preciso considerar elementos de colinearidade entre os itens.

A solução encontrada foi construir a estimativa bayesiana das proporções de melhora em cada item para a população estudada. Com isso, foi possível ordenar, de acordo com a contribuição para o resultado de melhora sintomática em cada

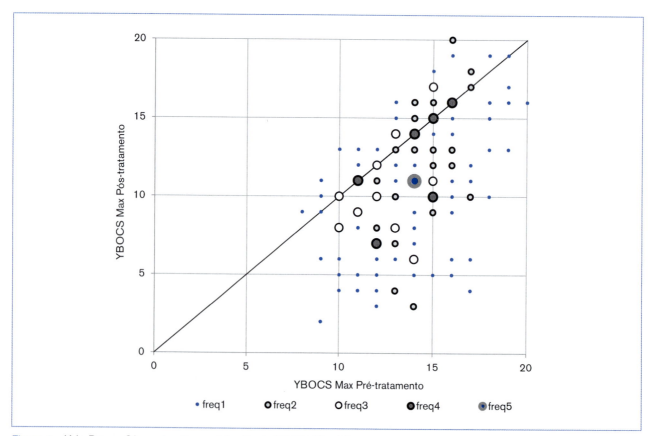

Figura 1 *Yale-Brown Obsessive-Compulsive Scale* (Y-BOCS) máximo; pré *versus* pós-tratamento para 155 pacientes.

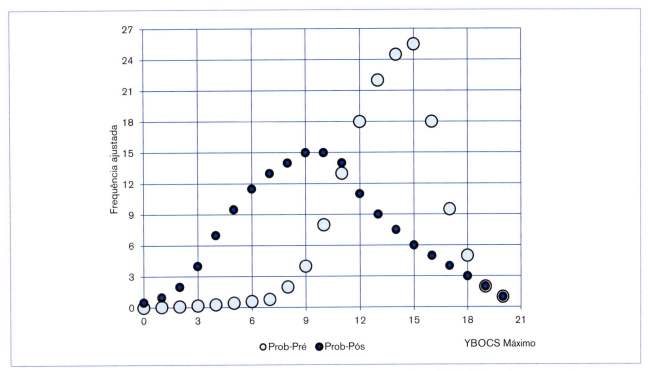

Figura 2 Distribuições de probabilidade da *Yale-Brown Obsessive-Compulsive Scale* (Y-BOCS) máximo; pré e pós-tratamento.

tempo, os itens da escala Y-BOCS. Assim, pudemos concluir que, na amostra estudada, o que mais contribui para melhora sintomática dos pacientes com TOC no início do tratamento foi o aumento da capacidade de resistir aos sintomas e a redução do incomodo causado pelos mesmos sintomas.

Resposta ao tratamento em amostras pequenas

O estudo publicado por Shannahoff-Khalsa et al.[9]. descreve os resultados do tratamento com um método de Kundalini Yoga (KDY) comparado a um método de relaxamento (RR) para sintomas do TOC. Nesse estudo, os pacientes foram submetidos a cinco avaliações com intervalos de quatro meses. A alocação de pacientes para os dois braços de tratamento foi balanceada por sexo, idade e gravidade dos sintomas por meio de amostragem intencional como descrito por Fossaluza et al.[10]. Devido a intensidade do tratamento com KDY, houve muitas desistências antes do final do estudo. Consequentemente, no período de seguimento a amostra final ficou muito reduzida.

A solução encontrada foi avaliar o resultado de um índice de melhora na escala de qualidade de vida de acordo com a sua distribuição antes e após o tratamento. Considerando que A é o escore em um questionário de qualidade de vida antes do início do tratamento, e D é o mesmo escore do obtido após seguimento, o índice de melhora (S) pode ser definido como S = A/(A+D). De acordo com esse índice, os resultados de melhora se restringem a um intervalo limitado, [0;1], além de ser de apenas uma dimensão. Se S < 0,5 diremos que houve uma piora na qualidade de vida, se S = 0,5 diremos que não houve melhora da qualidade de vida e se S > 0,5 será dito que houve uma melhora na qualidade de vida.

A Figura 3 ilustra a diferença entre as densidades *a posteriori* das proporções populacionais para esse índice. A partir dessas funções é possível comparar a melhora com KDY e RR. De acordo com esse gráfico, um indivíduo que for alocado para receber KDY tem probabilidade de 95,3% de apresentar um resultado (após seguimento) melhor do que se ele tivesse sido alocado para RR. Assim, foi possível concluir que, nesse grupo de pacientes, o tratamento por meio da KDY foi mais efetivo em melhorar a qualidade de vida do que o treino de RR.

Análises complexas envolvendo genética e neuroimagem

Um exemplo relevante para o campo da neurociência, no qual as limitações da análise estatística ficam evidentes, foi explorado por Uddén et al.[11]. É uma crença recorrente no campo das neurociências que medidas de neuroimagem funcional tem mais chance de se associar a achados genéticos do que medidas de comportamento ou cognição. Essa concepção parte do princípio de que a neuroimagem funcional estaria mais próxima das bases biológicas do comportamento do que as medidas de comportamento obtidas por meio de avaliação clínica ou da testagem neuropsicológica. Essa concepção estimulou estudos que tentaram associar variantes genéticas (polimorfismos, por exemplo) com achados de ressonância magnética funcional baseados na resposta BOLD (RNMf). No entanto, estudos com RNMf produzem quantidades enormes de dados para cada participante do estudo ao mesmo tempo em que são realizados

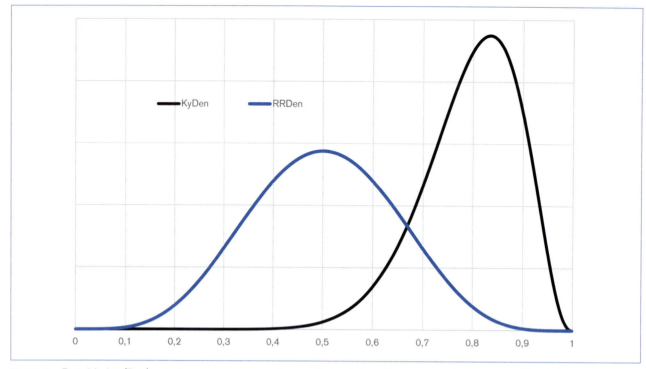

Figura 3 Densidades (Den) poteriores para a proporção populacional de melhora com cada tratamento (Kundalini yoga – Ky *versus* relaxamento – RR).

com poucos participantes, por questões de custo e acessibilidade. Consequentemente, são estudos especialmente vulneráveis à produção de resultados falso-positivos[12,13].

Em 2012, Pinel et al.[14] publicaram o resultado de um estudo que checou a associação entre polimorfismo genéticos e resultados de RNMf. Nesse estudo, os autores descreveram achados estatisticamente significativos para a associação entre polimorfismos de dois genes específicos e ativação cerebral em áreas relacionadas a linguagem em 94 participantes saudáveis. A metodologia estatística utilizada nesse estudo foi baseada no teste F e a significância estatística foi estimada por meio de testes de permutação. O nível de significância foi fixado em 0,05. Se esse estudo tivesse sido realizado com medidas de comportamento sem dados de RNMf, uma amostra de 94 participantes seria considerada insuficiente.

Apesar de não haver dúvida que existe relação entre a estrutura genética e a variabilidade neuroanatômica, a contribuição individual de polimorfismos específicos comuns na população geral é comprovadamente marginal[15]. Em outras palavras, conhecer qual polimorfismo um participante carrega não nos ajuda a prever como um cérebro se estrutura ou como este funciona. Assim, é inesperado que numa amostra de 94 participantes saudáveis seja possível detectar o efeito funcional de polimorfismos comuns como os testados nesse estudo. No entanto, isso não impediu que o estudo de Pinel et al.[14] fosse um dos mais citados na literatura que combina neuroimagem funcional, genética e linguagem.

A tentativa de replicar o estudo desse resultado com uma amostra quatro vezes maior (427 participantes) obteve resultados marcadamente diferentes. Uddén et al.[11] não encontraram as associações descritas previamente por Pinel et al.[14]. Essas dificuldades de replicação são comuns no campo das neurociências, no qual quantidades maciças de dados são produzidas para um número relativamente pequeno de participantes. Nesses casos, por não fixar um limite de significância e considerar que os resultados de um mesmo participante não são independentes, a estatística bayesiana pode ser um instrumento menos vulnerável ao risco de falso-positivos ou falsos negativos.

Nesse sentido, no trabalho publicado por Azadeh et al.[16], os autores propõem uma alternativa bayesiana de análise estatística para estudos que incluem resultados de genética e neuroimagem que, diferentemente dos métodos tradicionais, consegue estimar a incerteza relativa à escolha do modelo estatístico. Assim, a estatística bayesiana pode ser usada para análises complexas nas quais a incerteza inerente a escolha de modelos estatísticos precisa ser avaliada.

Metanálise bayesiana

Por metanálise entende-se a análise estatística que integra resultados de experimentos independentes. No campo dos ensaios clínicos de intervenção, esse tipo de análise é usado, por exemplo, para integrar os resultados de estudos independentes sobre uma mesma medicação. Como cada estudo segue critérios diferentes e utiliza amostras independentes, não é possível simplesmente juntar todos os resultados como se fossem a união de todos os pacientes estudados em uma única amostra. Nesses casos, é necessário considerar que participantes de um mesmo estudo têm mais chance de se comportar de uma mesma maneira do que participantes de estudos diferentes. Em outras palavras, o modelo estatístico não pode tratar cada participante como um sujeito independente, pelo contrário, o modelo precisa considerar o participante dentro do grupo ao qual ele foi amostrado.

Os métodos de metanálise, no entanto, não se restringem a situações em que é necessário integrar resultados de estudos independentes. Esses métodos podem ser aplicados todas as vezes que for necessário integrar amostras de origens diferentes. A seguir, descrevemos um exemplo de metanálise bayesiana produzida no nosso meio.

Dados sobre o estado nutricional de crianças da primeira série, do ensino fundamental II, foram coletados nas escolas públicas de três regiões brasileiras (R1, R2 e R3). O objetivo dessa coleta era permitir a comparação do estado nutricional das crianças entre essas três regiões. Cada escola (E) foi considerada uma unidade amostral. Foram selecionadas 13 escolas por região, porém, em uma das regiões houve desistência de uma escola em participar da pesquisa. Consequentemente, duas regiões contribuíram com informação de 13 escolas, enquanto uma contribuiu com apenas 12.

Foram coletados dados em cada uma das escolas, até que fossem encontradas 100 crianças com índice de massa corporal (IMC) acima do recomendável. Os resultados por escola foram então descritos como a relação entre o número de crianças com IMC normal ou baixo e as 100 crianças encontradas com IMC acima do recomendável. Considerando o número total de crianças coletadas por escola, foi calculado o logaritmo natural da razão de chances para o desfecho IMC acima do recomendável para cada região. Essa transformação para *logodds* nos permite adotar o modelo amostral normal, veja em Aitchison[17].

A função de verossimilhança foi então construída e transformada na distribuição *a posteriori* por escola, o que permitiu a comparação entre as três regiões (Figuras 4, 5 e 6). Com a análise por metanálise bayesiana, foi possível considerar a variabilidade entre as escolas de cada região e concluir que não havia diferença entre as regiões (Figura 7). Um método que não incorporasse a variabilidade entre as regiões chegaria a uma conclusão diferente, pois encontraria que uma das regiões era diferente de todas as outras (Figura 8).

CONSIDERAÇÕES FINAIS

A forma como coletamos os nossos dados e as escolhas que fazemos, entre os métodos estatísticos disponíveis, podem impactar a interpretação dos resultados dos nossos estudos. Avaliar a qualidade de um estudo, portanto, implica analisar tanto a qualidade dos dados quanto a coerência entre hipóteses e métodos de análise.

A estatística clássica, também chamada de tradicional, é baseada em premissas que não necessariamente se aplicam a

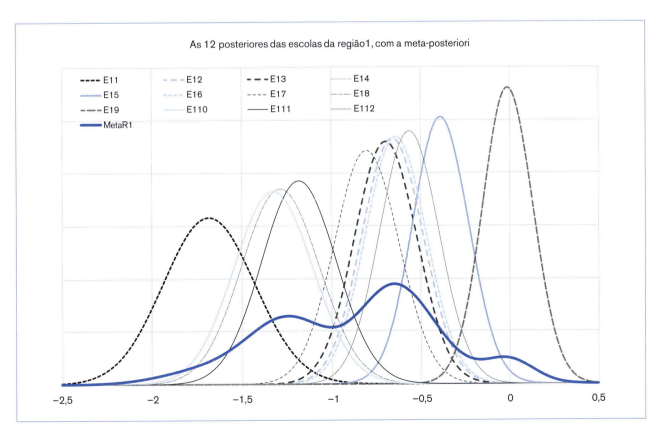

Figura 4   As 12 posteriores das escolas da região 1, com meta-posteriori.

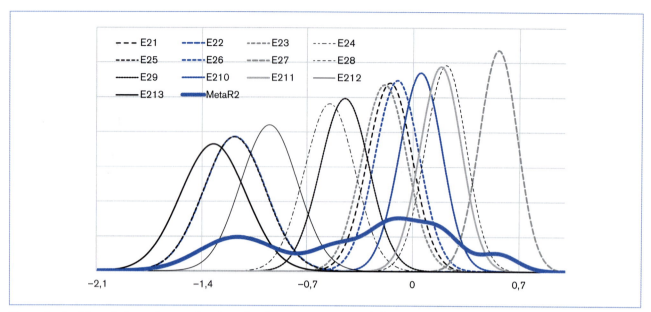

Figura 5 As 13 posteriores das escolas da região 2, com a meta-posteriori.

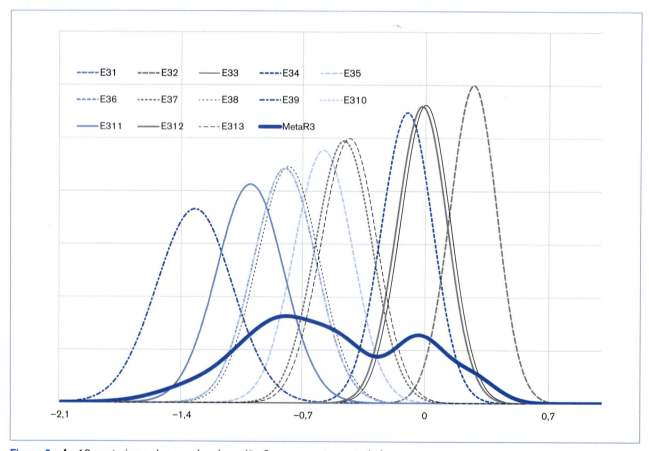

Figura 6 As 13 posteriores das escolas da região 3, com a meta-posteriori.

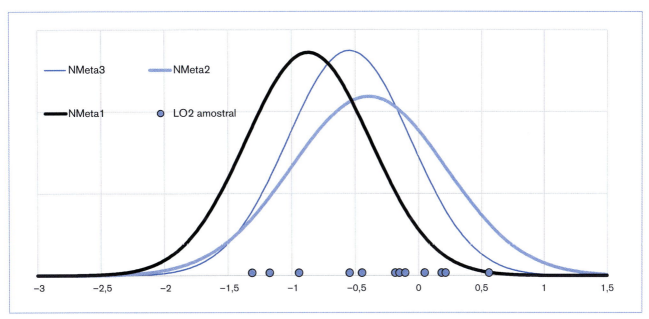

Figura 7 Aproximação normal das meta-posteriores e os LO2 amostrais.

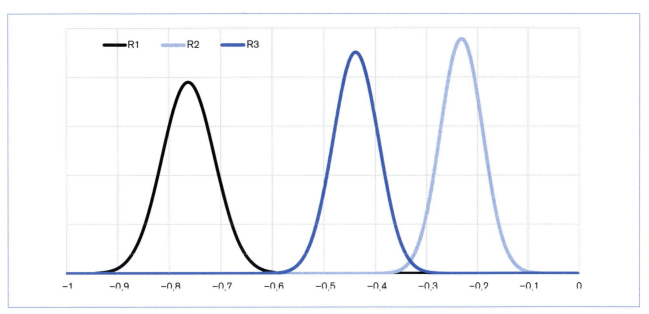

Figura 8 Posteriores desconsiderando variabilidade entre escolas.

todos os dados coletados. A estatística bayesiana, por sua vez, permite maior flexibilidade em relação a amostragem aleatória, tamanho amostral e variáveis não independentes. Por essa razão, é provável que, nos próximos anos, métodos bayesianos sejam cada vez mais aplicados em análises complexas, em conjunto com os métodos tradicionais.

Para a psiquiatria propriamente dita, os métodos bayesianos podem ser especialmente relevantes para análises que envolvam a integração de dados resultantes da avaliação de comportamento, genotipagem, neuroimagem funcional e outros marcadores biológicos.

Por último, colocamos a seguinte pergunta: por que continuamos fixando o nível de significância em 5%? É provável que seja simplesmente por repetição pois não há uma justificativa definitiva. Sendo assim, recomendamos uma técnica de escolha do nível que dependa do tamanho da amostra, como foi descrito em Gannon et al.[18].

Para aprofundamento

- Murtrera B, Paulino CDM, Turkman MAA, Silva GL. Estatística bayesiana. 2 ed. Lisboa: Fundação Calouste Gulbenkian; 2018. 616 p.
  ⇨ Indicação para quem quiser se aprofundar nos princípios da estatística bayesiana
- Lindley DV. The philosophy of statistics. J Royal Statistical Society. 2000;49(3):293-337.
  ⇨ Indicação para quem quer entender os fundamentos da inferência bayesiana.
- Spiegelhalter DJ, Abrams KR, Myles JP. Bayesian approaches to clinical trials and health care evaluation. London: J Wiley; 2004. 408 p.
  ⇨ Indicação para quem se interessar por mais exemplos de aplicação complexas da estatística bayesiana na prática da pesquisa clínica.

REFERÊNCIAS BIBLIOGRÁFICAS

1. Wasserstein RL, Schirm AL, Lazar NA. Moving to a world beyond "p-<0.05". Am Stat. 2019;73(S1):1-19.
2. **Oliveira NL, Pereira CAB, Diniz MA, Polpo A. A discussion on significance indices for contingency tables under small sample sizes. PLoS One. 2018;13(8):e0199102.**
   ⇨ Neste texto os autores demonstram o impacto do uso do teste exato de Fisher na probabilidade de resultados falso negativos.
3. Correction for Eklund, et al. Cluster failure: Why fMRI inferences for spatial extent have inflated false-positive rates. Proc Natl Acad Sci USA. 2016;113(33):E4929.
4. **Eklund A, Nichols TE, Knutsson H. Cluster failure: Why fMRI inferences for spatial extent have inflated false-positive rates. Proc Natl Acad Sci USA. 2016;113(28):7900-5.**
   ⇨ Faz parte de uma sequência de três artigos, em que é possível acompanhar a discussão sobre o uso de pacotes de análise estatístca em estudos envolvendo ressonância magnética funcional.
5. **Kessler D, Angstadt M, Sripada CS. Reevaluating "cluster failure" in fMRI using nonparametric control of the false discovery rate. PNAS. 2017;114(17):E3372-E3.**
   ⇨ Faz parte de uma sequência de três artigos, em que é possível acompanhar a discussão sobre o uso de pacotes de análise estatístca em estudos envolvendo ressonância magnética funcional.
6. **Mueller K, Lepsien J, Möller HE, Lohmann G. Commentary: Cluster failure: Why fMRI inferences for spatial extent have inflated false-positive rates. Front Hum Neurosci. 2017;11:345.**
   ⇨ Faz parte de uma sequência de três artigos, em que é possível acompanhar a discussão sobre o uso de pacotes de análise estatístca em estudos envolvendo ressonância magnética funcional.
7. Belotto-Silva C, Diniz JB, Malavazzi DM, Valério C, Fossaluza V, Borcato S, et al. Group cognitive-behavioral therapy versus selective serotonin reuptake inhibitors for obsessive-compulsive disorder: A practical clinical trial. J Anxiety Disord. 2012;26(1):25-31.
8. Costa DLDC, Barbosa VS, Requena G, Shavitt RG, Pereira CAB, Diniz JB. Dissecting the Yale-Brown Obsessive-Compulsive Scale severity scale to understand the routes for symptomatic improvement in obsessive-compulsive disorder. J Psychopharmacol. 2017:269881117705087.
9. Shannahoff-Khalsa D, Fernandes RY, Pereira CAB, March JS, Leckman JF, Golshan S, et al. Kundalini yoga meditation versus the relaxation response meditation for treating adults with obsessive-compulsive disorder: a randomized clinical trial. Front Psychiatry. 2019;10:793.
10. Fossaluza V, Diniz J, Pereira BB, Miguel E, Pereira C. Sequential allocation to balance prognostic factors in a psychiatric clinical trial. Clinics (Sao Paulo). 2009;64(6):511-8.
11. Uddén J, Hultén A, Bendtz K, Mineroff Z, Kucera KS, Vino A, et al. Toward robust functional neuroimaging genetics of cognition. J Neurosci. 2019;39(44):8778-87.
12. **Button KS, Ioannidis JP, Mokrysz C, Nosek BA, Flint J, Robinson ES, et al. Power failure: why small sample size undermines the reliability of neuroscience. Nat Rev Neurosci. 2013;14(5):365-76.**
    ⇨ Neste texto os autores explicam as limitações das análises complexas em neurociências.
13. Grabitz CR, Button KS, Munafò MR, Newbury DF, Pernet CR, Thompson PA, et al. Logical and methodological issues affecting genetic studies of humans reported in top neuroscience journals. J Cogn Neurosci. 2018;30(1):25-41.
14. Pinel P, Fauchereau F, Moreno A, Barbot A, Lathrop M, Zelenika D, et al. Genetic variants of FOXP2 and KIAA0319/TTRAP/THEM2 locus are associated with altered brain activation in distinct language-related regions. J Neurosci. 2012;32(3):817-25.
15. Blokland GA, McMahon KL, Thompson PM, Martin NG, de Zubicaray GI, Wright MJ. Heritability of working memory brain activation. J Neurosci. 2011;31(30):10882-90.
16. Azadeh S, Hobbs BP, Ma L, Nielsen DA, Gerard Moeller F, Baladandayuthapani V. Integrative bayesian analysis of neuroimaging-genetic data with application to cocaine dependence. Neuroimage. 2016;125:813-24.
17. Aitchison J. The statistical analysis of compositional data. J Royal Statistical Society. 1982;Series B 44(2):139-77.
18. Gannon MA, Pereira CAB, Polpo A. Blending bayesian and classical tools to define optimal sample-size-dependent significance levels. TAS. 2019;73(S1):213-22

18

Análise de dados com apoio de *softwares* em pesquisa qualitativa

Vicente Sarubbi Júnior
Patrícia do Espírito Santo Gonçalves
Marco de Tubino Scanavino

Sumário

Um olhar contextualizado para a pesquisa qualitativa
Produção, análise e intepretação de dados qualitativos
Software Nvivo
Software CHIC® – Classificação hierárquica, implicativa e coercitiva
Software EVOC® – conjunto de programa que permite a análise de evocações
Tratamento dos dados pelos *softwares*
Considerações finais
Vinheta de pesquisa
Para aprofundamento
Referências bibliográficas

Pontos-chave

- A pesquisa qualitativa é um método de investigação de técnicas interpretativas que visam descrever, compreender e interpretar experiências, comportamentos, interações e contextos sociais.
- O tratamento dos dados da pesquisa qualitativa pode ser auxiliado por *software* de análise de dados qualitativo assistido por computador (SADQAC), a fim de otimizar tempo e análises abrangente para o pesquisador.
- Os *softwares* NVivo®, CHIC® e EVOC® são utilizados de acordo com objetivo da pesquisa, sendo por sua vez complementares.

UM OLHAR CONTEXTUALIZADO PARA A PESQUISA QUALITATIVA

De acordo com Chizzotti[1], o termo qualitativo resulta em um conjunto complexo composto de pessoas, fatos e locais que constituem objetos de pesquisa, extraindo desse convívio os significados visíveis e ocultos que somente são perceptíveis a uma atenção sensível. É com esta peculiar atenção que o autor interpreta e traduz a empiria, discorrendo reflexivamente no texto de cunho científico, os significados notórios ou latentes do seu objeto de pesquisa.

Faz-se necessário compreender que a pesquisa qualitativa não se preocupa com representatividades numéricas, mas sim, com o aprofundamento da compreensão de um grupo social, de uma organização. São dados que não são objetivamente mensuráveis, sendo mais importante o alcance da polissemia, dos significados, ao qual só pode ganhar sentido através do olhar interpretativo de quem se propõe à imersão do campo e produção compreensiva daquilo que investiga[2].

O pesquisador, sujeito que vivencia e aplica o método qualitativo, procura explicar o porquê das coisas, mas não quantifica os valores e as trocas simbólicas como forma de submeter a discursividade à prova com fatos ou números, pois os dados produzidos são, em sua grande maioria não métricos, suscitados a partir da observação das interações sociais, das análises discursivas ou mesmo de dados para linguisticos[3].

Para Minayo[4], a pesquisa qualitativa preocupa-se, por sua vez, com aspectos da realidade que não podem ser quantificados, centrando-se na compreensão e explicação da dinâmica das relações sociais. A autora considera que a pesquisa qualitativa trabalha com o universo de significados, motivos, aspirações, crenças, valores e atitudes, o que diz respeito a um espaço mais profundo das relações, dos processos e dos fenômenos que não podem ser reduzidos a simples operacionalização de variáveis.

Segundo a autora[4], compreender torna-se o verbo principal da investigação qualitativa, quando se faz necessário o exercício da capacidade de colocar-se no lugar do outro, estabelecendo a postura empática e a compreensão da singularidade das experiências, sentidos, comportamentos e interações sociais vivenciadas por cada sujeito.

Nesse sentido, como bem salienta Flick[5], ao tentar discorrer sobre a investigação de fenômenos sociais, o que se privilegia nos estudos qualitativos é a análise das experiências dos sujeitos e grupos sociais. Assim, os dados produzidos não tratam objetivamente do fenômeno em si, mas dos contextos de produção de subjetividades em que essas experiências estão inseridas.

É de fundamental importância considerar que em seu método a pesquisa qualitativa "se aplica ao estudo da história, das relações, das representações, das crenças, das percepções e das opiniões, produtos das interpretações que os humanos fazem a respeito de como vivem, constroem seus artefatos e a si mesmos, sentem e pensam" (Minayo, 2010, p.57)[6].

Todavia, exercer um recorte problematizador, coerente ao que se pretende pesquisar, alinhando a pergunta norteadora, o objeto de pesquisa, os objetivos do estudo, e um método com sustentação teórico-metodológica, é um instigante e, ao mesmo tempo complexo desafio para a sistematização da análise e da interpretação dos dados produzidos[7].

Estudos de abordagem qualitativa não seguem a lógica inferencial hipotético-dedutiva dos estudos quantitativos. De pouco adiantará ao pesquisador se utilizar de ferramentas computacionais, se ao final de seu percurso metodológico produzir dados que busquem comprovar ou refutar uma hipótese inicial a partir da apreensão do real. O que se estuda, como já abordado anteriormente, é o sujeito social em seu contexto de produção[4].

A pergunta de pesquisa deve trazer em seu bojo o objeto de estudo, de maneira que explicite o caráter problematizador que delimita com maior precisão e pertinência o que será estudado, bem como os resultados esperados para responder aos objetivos do estudo.

A partir de Minayo[8] podemos então sumarizar a Tabela 1.

Victora et al.[9] contextualizam a importância da delimitação do objeto de pesquisa. Explanam que, diferente do tema, o objeto de pesquisa é um recorte problematizador de uma determinada realidade social, ou seja, o problema de pesquisa. Como desenvolvem as autoras, torna-se relevante para a qualidade da investigação as delimitações disciplinar, empírica e metodológica, conforme Figura 1.

É de fundamental importância salientar que sem esses cuidadosos passos o estudo qualitativo corre-se o risco de produzir resultados que não condizem com os objetivos da investigação, ou mesmo de mostrar-se frágil diante de dados produzidos que não possibilitam sustentação empírica e teórica para as conclusões alcançadas[10].

Cabe ainda considerar que os resultados obtidos necessitarão dialogar (*dia* + *logos* = conhecer através de, conhecer com), ou como bem explicita Minayo[4,6], dialetizar, de maneira a serem elaborados por meio de discussões que ultrapassem a simples descrição dos dados e, efetivamente contribuíam para novos e importantes avanços que sejam inovadores e transformadores para o campo em estudo (Figura 2).

PRODUÇÃO, ANÁLISE E INTEPRETAÇÃO DE DADOS QUALITATIVOS

Como abordado no primeiro tópico deste capítulo, produzir dados qualitativos, para além da simples reprodução descritiva de relatos, exige que o pesquisador esteja atento a um conjunto de características que são próprias do paradigma compreensivo: possuir uma fundamentação teórica, prezar pela empiria, a sistematização progressiva de conhecimento e a busca de compreender lógicas intrínsecas ao grupo estudado, buscando explorar processos sociais ainda pouco conhecidos, além de propor novas possibilidades de avanços teóricos e metodológicos para um ou mais campos do saber[4].

Desenvolver um percurso metodológico, que confira objetividade à produção de subjetividades, é um caminho bastante desafiador para quem pretende se lançar a confecção dos instrumentos e das técnicas de produção e análise de dados qualitativos.

Ainda na década de 1980, Lincoln e Guba[11] já postulavam alguns critérios que auxiliam a avaliar o estudo qualitativo:

- Credibilidade: confiança na verdade das descobertas.

Tabela 1 Quadro dos elementos constituintes de um projeto de pesquisa

Tema	Indica a área de interesse ou assunto a ser investigado. (p.39)
Pergunta de pesquisa	Ao formularmos perguntas ao tema estaremos construindo sua problematização. (p. 39)
Problema de pesquisa (objeto de pesquisa)	O problema de pesquisa deve ser claro e preciso. Deve ser delimitado a uma dimensão viável. Questões da autora: o problema é relevante e original
Formulação das hipóteses (importante ressaltar as proposições lógicas tratadas pela autora (p. 18).	Afirmações provisórias ou uma solução possível do problema colocado em estudo (p. 42).
Definição do quadro teórico	É sua base de sustentação e rigor, orientando as formas de análise do objeto (p. 44)
Objetivos de pesquisa	(...) responder ao que é pretendido com a pesquisa, que propósitos almejamos alcançar ao término da investigação." (p. 44). "O objetivo geral diz respeito ao conhecimento que o estudo proporcionará em relação ao objeto (p. 45)

Fonte: adaptada de Minayo, 2012[8].

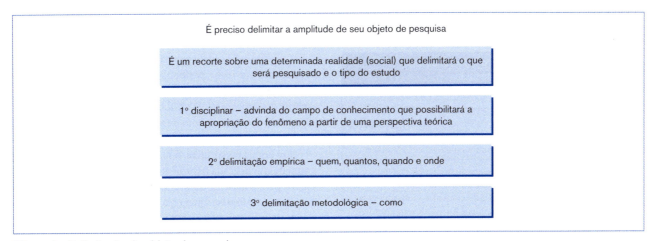

Figura 1 Delimitação do objeto de pesquisa.
Fonte: adaptada de Victora et al., 2000[9].

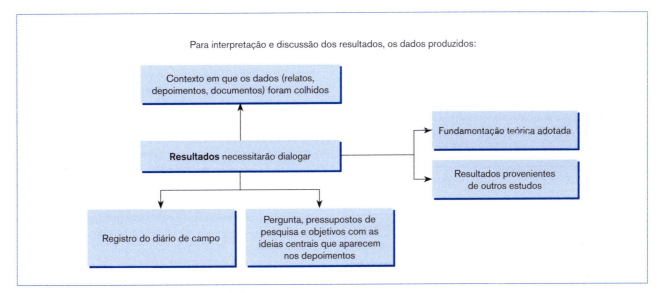

Figura 2 Interpretação e discussão dos dados.
Fonte: adaptada de Minayo, 2010[6].

- Transferibilidade: mostrando que os achados têm aplicabilidade em outros contextos.
- Confiabilidade: mostrando que os resultados são consistentes e podem ser repetidos.
- Confirmabilidade: um grau de neutralidade ou a medida em que os achados de um estudo são moldados pelos entrevistados e não o viés, motivação ou interesse do pesquisador.

Na atualidade, com o aumento da demanda de estudos qualitativos nas mais diversas áreas das ciências humanas e da saúde e, com diferentes elucidações que são próprias dos objetos investigados que passam a dialogar com campo social, esses critérios são muito bem-vindos às novas formas de produzir dados, que foram incorporadas à pesquisa, desde a formatação dos instrumentos, processamento, análise e intepretação dos dados.

Dentre os principais recursos da atualidade, o uso de *softwares* como ferramentas no auxílio de análises em pesquisas qualitativas vem ganhando espaço no meio acadêmico. Conforme Teixeira e Becker[12], o tratamento de dados qualitativos com o auxílio de *softwares* não é para ser entendido como um procedimento mecânico e padronizado. Não obstante, os *softwares* com apropriado uso de compreensão e manuseio, são ótimos facilitadores no processo de pesquisa, pois auxiliam na análise dos dados obtidos, por meio do armazenamento e processamento, possibilitando, assim, melhor visualização, comparação e cruzamentos de dados.

Podemos elencar ainda um quadro esquemático para expressar alguns dos alcances, limites e considerações sobre como os *softwares* podem auxiliar na análise de dados (Quadro 1).

Se todos os passos do eixo teórico metodológico forem seguidos, adicionados à compreensão dos alcances e às considerações descritas sobre o uso do *software*, podemos partir de um estudo para explicar as contribuições que as ferramentas computacionais puderam oferecer no processamento e análise dos resultados obtidos.

Quadro 1 Quadro esquemático dos alcances, limites e críticas dos *softwares* no auxílio da análise de dados

Alcances: mapear, processar, organizar, analisar e compartilhar os resultados de pesquisa
1. Adicionar e processar dados complexos, seja pela inclusão bastante robusta do número de participantes do estudo, seja pelo cruzamento dos resultados de diferentes instrumentos de pesquisa ou ainda explorar quem fala e o que fala com os dados sociodemográficos que caracterizam o grupo social estudado.
2. Incluir o processamento e a análise de dados de diversos materiais provenientes de diferentes instrumentos de pesquisa: questionários, roteiros de entrevistas individuais ou em grupo, fóruns, áudio e vídeo, bases de dados importadas ou ajustadas de outros *softwares*.
3. Ajustar, configurar e processar dados textuais, comparando os resultados dos núcleos temáticos advindos dos resultados de pesquisa com os núcleos temáticos da revisão da literatura científica.
4. Capturar, explorar e realizar análises de redes sociais, páginas da internet e aplicativos.
5. Explicitar como foram realizados os passos do processamento e análise dos dados.
6. Dimensionar o porquê de recortes e saliências elencadas na discussão dos dados (além da importância de discutir os dados relacionados ao objeto de pesquisa, o *software* auxilia na organização, argumentação e apresentação dos resultados considerados relevantes para a discussão.
7. Apresentar dados a partir de tabelas de frequência e quadros conceituais, *clusters*, diagramas, mapas, grafos e gráficos, nuvens e árvores de palavras.
8. Apoio na produção e apresentação dos resultados ao dialogar interdisciplinarmente com profissionais que estão em diferentes áreas do conhecimento.
Limites e críticas:
1. Ainda que diferentes *softwares* possibilitem análises léxicas (vocabulários) e suporte à análise temática com auxílio de processamentos automatizados, isso não confere ao estudo uma análise qualitativa.
2. As diferentes formas de gerar dados, ainda que possibilitem o auxílio na análise dos atributos dos sujeitos e da inferência para as suas tipologias, ou mesmo a confrontação dos resultados obtidos por diferentes tipos de análise, necessitarão, obrigatoriamente, da discussão aprofundada das temáticas inferidas, caracterização dos sujeitos e contextualização em que os dados foram produzidos, ancorados ao referencial teórico adotado.
3. Confundir o emprego de uma ferramenta de análise de dados com método de análise de dados.
4. Fazer uso do *software* com o objetivo equivocado, de dar validação a uma pesquisa que é de natureza qualitativa, por meio de análises quantitativas.
5. Pelas inúmeras possibilidades de resultados e apresentações geradas (tabelas, *clusters*, mapas etc.) ficar seduzido a permanecer no plano sumarizado e descritivo dos dados, não alcançando o aspecto analítico (conceitual-reflexivo) que só será possível com a análise do eixo teórico-metodológico associado aos resultados de outros estudos e o referencial teórico adotado.

Fonte: adaptado de Teixeira e Becker, 2001[12].

SOFTWARE NVIVO

O *software* foi criado pelo cientista Tom Richards[13], da Universidade de La Trobe, Melbourne, Austrália, em 1999; e desenvolvido pela *Qualitative Solutions Research* (QRS) *International*, a partir do *software* NUD* IST, baseando-se no princípio da codificação e armazenamento de textos em categorias específicas, com objetivo de auxiliar na análise qualitativa de dados[13-15].

Em ampla perspectiva, o *software* Nvivo® pode ser descrito como uma sofisticada ferramenta de pesquisa com inúmeros recursos para análise de dados não estruturados ou não numéricos a partir de fontes, como texto (proveniente de entrevistas individuais ou em grupo), áudio, vídeos, imagens, notas de campo, planilhas de pesquisa, importação de dados de formulários a partir de *surveys* e produção de dados a partir de mídias sociais (YouTube®, Facebook®, Twitter®) e conteúdo da web[16].

Em sua versão atual, o Nvivo® *release* 1, importa planilhas de dados do SPSS®. Em sua versão PLUS, processa sentenças por análise lexical, possibilitando identificar frequência de palavras, posicionamentos favoráveis e desfavoráveis dos sujeitos diante do problema de pesquisa e, com processamento automatizado (autocodificação), sugere a investigação de palavras e categorias temáticas identificadas em textos e planilhas de dados[16].

Dentre as suas reais potencialidades para a pesquisa qualitativa, o NVivo® possibilita que o pesquisador não apenas cruze as categorias temáticas com quem as produziu, como também a investigação das temáticas associadas aos dados sociodemográficos dos participantes da pesquisa, possibilitando que as falas dos discursos produzidos sejam caracterizadas a partir do grupo social (maior coesão e homogeneidade), bem como os subgrupos que nele se constituem (heterogeneidades, particularidades e diversidade discursiva).

Assim, o *software* Nvivo® traz como proposta no auxílio da análise de dados de pesquisa qualitativa organizar, armazenar e recuperar os dados, com mais eficiência, economia de tempo e *backups* rigorosos. De maneira que, possibilita fazer perguntas complexas aos seus dados e apresentar as melhores alternativas de acesso a categoria para o pesquisador[16].

O *software* Nvivo® pode ser usado gratuitamente para teste durante 14 dias, é só acessar o *site* http://www.qsrinternational.com/products_nvivo.aspx para obter maiores informações.

SOFTWARE CHIC® – CLASSIFICAÇÃO HIERÁRQUICA, IMPLICATIVA E COERCITIVA

O *software* foi elaborado por um grupo de pesquisadores coordenado pelo Prof. Dr. Regis Grãs[17], do Núcleo de Pesquisa Didática da Matemática da Universidade de Rennes, na França, em 1992. Tendo como função extrair um conjunto de dados, cruzando sujeitos e variáveis (ou atributos), regras de associação entre variáveis, viabilizar um índice de qualidade de associação e de representar uma estruturação de variáveis alcançada por meio de regras. Da mesma forma que faz a análise de similaridade, possibilitando a visualização de semelhança e classes de variáveis mapeadas em níveis de uma árvore hierárquica, proporciona a organização e análise de dados, de acordo com seu agrupamento e intersecção[18].

A aplicação do CHIC® antecede a reunião dos dados resultantes das análises interpretativas dos registros textuais. Sendo, portanto, necessário elaborar as planilhas (no Excel), no qual as categorias emergentes são codificadas como variáveis. O *software* comporta diferentes tipos variáveis (binárias, modais, frequências, intervalares), bem como permite quantificar a significação dos valores cedidos à qualidade, consistência da regra associada, categorias ordenadas de regras, a singularidades e cooperação de sujeitos ou categorias de sujeitos à formação dessas regaras; mostrar, por um gráfico, tendo fixado um nível de confiança, uma direção de regras ou uma estrutura de regras sobre regras e, por fim, eliminar e acrescentar variáveis, de acordo com necessidade da pesquisa[19].

A flexibilidade da utilização do *software*, ao consentir excluir e incluir certar categorias, gerando árvores de similaridade diversas, é um fator motivador para estabelecer relações, comparações, como também voltar os dados originais para novas possibilidades de análise. Logo, o *software* pode mostrar o processo dos comportamentos dos sujeitos a partir da formação de gráficos coercitivos, implicativos e de similaridade, viabilizando analisar e agrupar os dados de maneira multidimensional[18].

SOFTWARE EVOC® – CONJUNTO DE PROGRAMA QUE PERMITE A ANÁLISE DE EVOCAÇÕES

O *software* foi criado por Pierre Vergès[20], na França, em 1999. É composto por um conjunto de programas articulados que, juntos, executam a análise estatística das evocações, facilitando ainda analisar os dados pela classificação da frequência de cada termo evocado e pela ordem média em que aparecem. Ou seja, facilita a identificação, segundo uma lista ordenada de evocações livres, dos elementos centrais e periféricos da representação, conforme define a teoria do núcleo central, que é a organização e significação da representação[21,22].

Além disso, o *software* funciona com extensões que dão recortes dinâmicos ao banco de dados, a saber: Identificar sujeitos, atributos, contribuições para a formatação do quadro de frequência e lista de termo. Realizando dois tipos de análise: lexicografia e categorização de conteúdo para análise[22].

Ferrari[23] acrescenta que "a análise da técnica de evocação livre utilizando-se o *software* EVOC®- *Ensemble de programmes permettant l'analyse des evocations* possibilita captar a projeção mental, incluindo conteúdos implícitos, reprimidos, que no caso de uma produção discursiva podem ser mascarados".

É importante mencionar que, como o pesquisador é livre para interferir na análise estatística das evocações, permite um ponto de corte que estabelece a frequência mínima a ser considerada, a fim de redefinir os parâmetros, mas sabe-se que na maior parte das etapas de análise executadas, essa interferência significa a preparação de cálculos seguintes ou fechamento de seus ciclos[23].

Segundo Sant'Anna[21], as técnicas construídas por Vergès[20] cruzam as frequências das evocações (da pesquisa quantitati-

va) com as ordens das evocações (da pesquisa qualitativa) para poder então construir uma tabela de contingências de quatro quadrantes separados por esses cruzamentos, são esses:

- No primeiro quadrante – estão as evocações de maior frequência e cuja ordem de evocação seja inferior à média geral, elementos com maior probabilidade de integrarem o núcleo central.
- No segundo quadrante – encontram-se as evocações de maior frequência e maior ordem de evocação, sendo muito citadas, porém sem importância para os sujeitos.
- No terceiro quadrante – são as evocações de menor frequência e de menor ordem de evocação, válida apenas por um pequeno grupo de sujeitos.
- No quarto quadrante – encontram-se as evocações de menor frequência e maior ordem de evocação, irrelevantes para a representação e contrastantes com o núcleo central.

Entende-se, portanto, que a base do EVOC® foi fundamentada na teoria do núcleo central, como também realiza todo seu funcionamento nesta base teórica.

TRATAMENTO DOS DADOS PELOS *SOFTWARES*

O estudo em questão, publicado na *Revista Paulista de Pediatria*, de natureza mista (*mixed study*), de caráter transversal, realizado entre 2013 e 2014, tratou sobre as representações de pediatras acerca das alternativas de alimentos lácteos quando o desmame se torna inevitável[24].

Os resultados do artigo indicaram que dos 57 pediatras, selecionados a partir de amostragem probabilística estratificada, produziram relatos com grande coesão sobre a importância da adequação de nutrientes nos alimentos para bebês, destacando o leite materno por esta mesma razão. Em sua grande maioria (98%), os pediatras consideraram fórmulas infantis a melhor opção láctea quando o desmame se torna inevitável no primeiro ano de vida, ainda que tenham indicado pontos desfavoráveis do emprego de fórmulas: o alto custo, a possibilidade de também desenvolverem alergia e o risco da falta de critérios por parte dos cuidadores na utilização de um produto industrializado[24]. Esses resultados descritivos foram possíveis diante do uso do *software* NVivo® versão 10[25].

O programa Nvivo® é uma sofisticada ferramenta de pesquisa, para análise de todas as formas de dados não estruturados ou não numéricos. Sendo capaz de encontrar temas, justificar os achados e relatar a pesquisa. Assim como criar mapas conceituais e de projeto para mostrar associações em seus dados[16].

No estudo, as entrevistas semiestruturadas produziam quantidades textuais bastantes robustas. A alta coesão do discurso médico foi analisada a partir da análise hierárquica do *software* CHIC®[17,26] (Tabela 2).

O *software* CHIC®, em sua atual versão, processa variáveis binária, modal ou intervalar. Ao viabilizar por meio de índices de hierarquia de similaridade e análise de implicação (valores de associação $\geq 0,50$ e $\leq 1,0$), possibilita explorar e apresentar os resultados por meio de *clusters* e grafos vetoriais relacionando os sujeitos às suas respostas e/ou características sociodemográficas. Caso o pesquisador deseje, ainda é possível verificar quais foram os sujeitos que mais contribuíram para a formação das classes e subclasses do *cluster*, bem como do caminho percorrido na análise de implicação[27,28].

Quanto ao discurso altamente homogêneo das representações sobre as alternativas lácteas quando o desmame se torna inevitável, em sua grande maioria, as recomendações versam sobre inúmeros benefícios para uma nutrição mais adequada e mais próxima do leite materno, ressaltando o alto nível conceitual também ligado ao que é preconizado pelos estudos, ainda que se pudesse considerar as mais de vinte subespecialidades encontradas nesses profissionais e os quinze diferentes locais de atuação.

Com o *cluster* por hierarquias de associações temáticas (*software* CHIC®) obteve-se a triangulação com análise de conteúdo e a análise de palavras evocadas[29]. Pode-se observar no *cluster* (classe I) a alta associação por similaridade (0,90) da introdução precoce de outros alimentos em relação a variação da renda familiar. Na classe 2, é possível observar a alta associação por similaridade (0,92) da concepção da fórmula como a mais próxima do leite materno relacionada ao atendimento das necessidades nutricionais[24].

O *cluster* de análise de hierarquias temáticas constituído a partir do *software* CHIC® possibilitou dar saliência quantitativa aos dados qualitativos, assim como o *software* EVOC® com o processamento e formação do quadro de quatros casas de Vergès, a partir de palavras evocadas, considerando suas frequências e posição em que foram citadas[20,22].

O *software* EVOC2005® possibilita o processamento e formação de quadrantes por meio de relações matemáticas – ordem média ponderada pela frequência e posição em que uma palavra foi evocada (OME). Os quadrantes, ou quadro de quatro casas de Vergès[30], estabelecem por meio dessas relações um sistema central e outro periférico que possibilita descrever elementos estruturantes de uma representação social[31-33].

Abaixo é possível observar os quadrantes de Vergès sobre os termos indutores "Fórmula" e "Leite integral", enquanto alternativas lácteas, quando o desmame precoce acontece (Tabela 3). Acima, à esquerda, se apresentam as centralida-

Tabela 2 Classificação hierárquica das associações de similaridade entre as categorias temáticas sobre as alternativas de alimentos lácteos diante do desmame inevitável (São Paulo, 2014 – *software* CHIC®)

Associação hierárquica das unidades temáticas pelo índice de similaridade			
Classes (cluster)	**Variável (unidade temática)**	**n = 57 (% corpus)**	**Índice de associação por similaridade**
Classe 1	Subclasse 1.1		
	Dependência da renda familiar	12 (21,05)	0,9
	Introdução de outros alimentos	26 (45,61)	
	Subclasse 1.2		
	Uso de leite integral (≥ 2 anos de idade)	18 (31,58)	0,76
	Dependência da renda familiar	12 (21,05)	
	Introdução de outros alimentos	26 (45,61)	
Classe 2	Subclasse 2.1		
	Fórmulas próximas do leite materno	6 (10,56)	0,92
	Fórmulas atendem às necessidades nutricionais	19 (33,33)	
	Subclasse 2.2		
	Fórmulas próximas do leite materno	6 (10,56)	0,75
	Fórmulas atendem às necessidades nutricionais	19 (33,33)	
	Uso de fórmulas (≥ 2 anos de idade)	26 (45,61)	
	Subclasse 2.3		
	Prescrição por estudos/já preconizado	14 (24,56)	0,66
	Diminuição de alergias	6 (10,56)	
	Subclasse 2.4		
	Prescrição de fórmulas infantis	56 (98,25)	0,51
	Experiência clínica	8 (12,40)	

Fonte: adaptada de Sarubbi Jr. et al., 2017[24].

Tabela 3 Distribuição de Vergès dos termos evocados com estímulo indutor fórmula, distribuídos pela mediana e ordem média de evocação (OME)

Termo indutor: fórmula					
	RANG < 2,40			RANG ≥ 2,40	
	Centralidade	**Frequência**	**OME**	**Primeira periferia**	**Frequência**	**OME**
Frequência ≥ 6	Adequação de nutrientes	22	2,27	Praticidade	16	3,31
	Adequação para idade	6	2,33	Alto custo	15	2,93
	Qualidade do alimento	6	2,33	Alergia	6	2,5
	Segunda opção	8	2,13			
	Segurança	6	2,17			
	Substituto ao leite-materno	6	1,83			
	Zona de contraste	**Frequência**	**OME**	**Segunda periferia**	**Frequência**	**OME**
Frequência ≥ 3	Mais se assemelha ao leite materno	4	1,75	Indústria	5	3,2
	Composição adequada	3	1	Real necessidade	5	2,8
	Adequada	3	1,67	Suplementação de ferro	5	3
	Nutrição	3	1,67	Boa digestibilidade	3	4
				Constipação	3	3,33

Fonte: adaptada de Sarubbi Jr. et al., 2017[24].

des dos quadros, em que são apresentadas as palavras citadas nas primeiras posições (foram solicitadas cinco palavras) e com frequência igual ou acima da média acumulada de 50% das palavras mais citadas[24]. A centralidade, que se aproxima do núcleo figurativo em Moscovici[34], sugere em sua homogeneidade as palavras que suscitam os elementos mais emblemáticos que constituem a própria ideia sobre o objeto investigado. As periferias sugerem por sua heterogeneidade as palavras que identificam a diversidade discursiva, bem como as práticas que, consonantes ou dissonantes do sistema central, dão sustentação ou conflitam com ideias mais icônicas da centralidade[35].

O *software* NVivo® contribuiu para a análise e discussão dos resultados em ambos os casos. Com a matriz de nós temáticos produzida no NVivo®, constituída pela inferência de núcleos de sentidos a partir da técnica de análise de conteúdo[36,37], foi possível exportar uma planilha com as co-ocorrências das temáticas que gerou o *cluster* de hierarquias no CHIC®. As justificativas das palavras evocadas como as mais relevantes dentre as citadas, também foram tratadas qualitativamente no *software* NVivo®, gerando registros de fundamental importância para o testemunho empírico da sistematização e posterior cotejamento teórico na discussão dos resultados.

CONSIDERAÇÕES FINAIS

Nos últimos anos, houve um aumento considerado de estudos qualitativos realizados por profissionais da área da saúde. Com intuito de ampliar ou aprofundar a compreensão de como as coisas são do jeito que são no mundo social. Como coloca Minayo[6], que a pesquisa qualitativa tem como cerne o objeto de estudo implicado no contexto histórico, no recorte cultural, nas crenças, nas representações, nas percepções e na opinião de si mesmo e dos outros.

Por sua vez, a pesquisa qualitativa, geralmente, produz volumosos materiais de dados de pesquisa, na forma de transcrições e anotações de campo. Na preparação e no rigor da análise sistemática dos dados, comumente consome muito tempo e exige, exaustivamente, muito trabalho. É importante que os pesquisadores na área de saúde tomem consciência das possibilidades de uso de *software* de análise de dados qualitativo assistido por computador (SADQAC). Este capítulo teve como objetivo mostrar alguns *softwares* mais usados em pesquisa qualitativa e exemplificar o tratamento dos dados para melhor compreensão de como usá-los, a fim de manter os pesquisadores bem informados e, consequentemente, permitir que tomem decisões informadas sobre o uso ou não do SADQAC.

Por fim, é importante salientar que os SADQAC, são ferramentas que podem, se utilizadas corretamente, facilitar o gerenciamento dos arquivos, acelerar a codificação e a busca de respostas, além de facilitar a comunicação e a análise de dados. Isto é, os *softwares* no processamento e suporte na análise de dados qualitativos tornaram-se de grande valia para a ampliação das perspectivas em que um mesmo dado produzido pode ser abordado por diferentes perspectivas teórico-metodológicas. Vale ressaltar que os SADQAC são apenas *softwares* de apoio, quem analisa os dados é o pesquisador.

Vinheta de pesquisa

Artigo: Zamawe FC. The implication of using NVivo® software in qualitative data analysis: evidence-based reflections. Malawi Med J. 2015;27:13-5. Disponível em https://doi.org/http://dx.doi.org/10.4314/mmj.v27i1.4. (A implicação do uso do *software* NVivo® na análise de dados qualitativo: reflexões baseadas em evidências.)

Neste artigo o autor conta a experiência no uso do *software* NVivo® (versão 9), em seu estudo "Examinando as diferenças, no Serviço de Saúde Pré-natal, entre mulheres jovens gestantes (primeira gravidez) e mães adultas grávidas (múltipla gravidez), no hospital central de Zomba, Malawi". Foram dez mulheres grávidas entrevistas, cinco em cada grupo. As entrevistas foram gravadas em áudio.

A análise se iniciou com a transferência dos arquivos de áudio e as transcrições para o *software* NVivo®. Após a transferência dos arquivos para o programa, iniciou-se a codificação, processo de reunir extrações (entre os arquivos), que são relacionados entre si, nomeado como "nós". Por exemplo, os trechos de áudio relevantes foram codificados para "nós" novos e/ou existentes.

No projeto, com o apoio do Nvivo®, conseguia relacionar um parágrafo de uma fonte a outro parágrafo, na mesma ou em outra fonte e consultá-lo, com menos esforço. Esta tarefa poderia ter sido muito difícil e exaustiva se estivesse usando a codificação manual. Pois o uso de papéis na análise de dados é difícil de gerenciar e, na codificação manual, a perda de um único papel pode causar sérios danos ao projeto. No NVivo®, é prático consultar, modificar e reorganizar a estrutura de codificação e dos "nós" rapidamente, como excluir, copiar, mover e combinar "nós" pode ser feito sem afetar as fontes.

A presença de "nós", no NVivo®, torna-o mais compatível com a teoria fundamentada e as abordagens de análise temática. Os "nós" fornecem "uma estrutura simples de trabalhar" para criar códigos e descobrir temas. O *software* tem o potencial de tornar o pesquisador mais criativo.

No processo da análise, foram criados cinco "nós", depois de combinados mais dois, foram adicionados mais dois. Levou-se menos de dois minutos para se fazer isso. Em contrapartida, na análise manual, fazer este mesmo preocesso, significa fazer uma revisão de todo o processo. Em um projeto maior, isso poderia fornecer espaço para os pesquisadores se concentrarem em encontrar temas latentes, interpretação e teoria, em vez de, perder tempo com processo de codificação manual.

Qualquer pessoa que saiba usar o NVivo®, pode acessar o projeto e entender como foi feita a análise dos dados (disponível em: http://dx.doi.org/10.4314/mmj.v27i1.4).

Para aprofundamento

- Minayo MCS. Pesquisa social: teoria, método e criatividade. 32 ed. Petrópolis: Vozes; 2012.
  - ⇨ Este livro traz as diretrizes e estratégias à produção do conhecimento em pesquisa qualitativa. Dividido em dois momentos: na primeira, mais teórica e abstrata; no segundo, a autora articula a teoria com a prática.

- Bardin L. Análise de conteúdo. São Paulo: Edição 70; 2011.
  - ⇨ O livro é referência no tema às técnicas de análise, exploradas de maneira didática e detalhada. Com citações de exemplos práticos, que auxiliará na compreensão e aplicação dessa metodologia, essencial para as ciências sociais e humanas.
- Schlosser DF, Frasson AC, Cantorani JRH. Softwares livres para análise de dados qualitativos. Revista Brasileira de Ensino de Ciência e Tecnologia. 2019;12(1):9550. Disponível em: https://periodicos.utfpr.edu.br/rbect
  - ⇨ Este artigo trata de uma apresentação de diversas ferramentas de apoio ao pesquisador para realização de análises qualitativas. Baseado em revisão bibliográfica e em *sites* de *softwares* livres (SL), sendo apresentados oito SL capazes de auxiliar na análise qualitativa bem como suas respectivas funções.

REFERÊNCIAS BIBLIOGRÁFICAS

1. Chizzotti A. A pesquisa qualitativa em ciências humanas e sociais: evolução e desafios. Revista Portuguesa de Educação. 2003;06(2):221-36.
2. Goldenberg M. A arte de pesquisar: como fazer pesquisa qualitativa em ciências sociais. 8 ed. Rio de Janeiro: Record; 2004.
3. Gerhardt TE, Silveira DT. Métodos de pesquisa. Porto Alegre: Editora da UFRGS; 2009.
4. **Minayo MCS. Análise qualitativa: teoria, passos e fidedignidade. Ciênc. saúde coletiva. 2012;17(3):621-6.**
   - ⇨ Este artigo investiga sobre o processo de análise na pesquisa qualitativa a partir de autores referenciais e da experiência da própria autora.
5. Flick U. Desenho da pesquisa qualitativa. Porto Alegre: Artmed; 2009.
6. Minayo MCS. O desafio do conhecimento: pesquisa qualitativa em saúde. 12 ed. São Paulo: Hucitec; 2010.
   - ⇨ Este livro tem como objetivo contribuir nos desafios temáticos e metodológicos, revelando-se uma marca importante no campo das publicações brasileiras.
7. Deslandes FC, Neto OC, Gomes R. Pesquisa social: teoria, método e criatividade. In. Minayo MCS (org). Petrópolis: Vozes; 1994.
8. Minayo MCS. Pesquisa social: teoria, método e criatividade. 32 ed. Petrópolis: Vozes; 2012.
9. Victora CG, Knauth DR, Hassen MNA. A Construção do objeto de pesquisa. In. Victora CG, Knauth DR, Hassen MNA (org.). Pesquisa qualitativa em saúde: uma introdução ao tema. Porto Alegre: Tomo editorial; 2000.
10. Fachin O. Fundamentos de metodologia. 4 ed. São Paulo: Saraiva; 2003.
11. Lincoln YS, Guba EG. Naturalistic inquiry. NewburyPark: Sage; 1985. Disponível em: http://www.qualres.org/HomeLinc-3684.html (acesso fev 2020).
12. **Teixeira AN, Becker F. Novas possibilidades da pesquisa qualitativa via sistemas CAQDAS. Sociologias. 2001;3(5):94-113.**
    - ⇨ Artigo importante que discute sobre as possibilidades de utilização metodológica qualitativa por meio de programas de computadores orientados para o auxílio na análise de dados qualitativos.
13. Richards T, Richards L. The way ahead in qualitative computing. J Mod Appl Stat Methods. 2003;2(1):16-26. Disponível em: https://doi.org/10.22237/jmasm/1051747440
14. Guizzo S, Krziminski CO, Oliveira DLLC. O software qsr nvivo 2.0 na análise qualitativa de dados: ferramenta para a pesquisa em ciências humanas e da saúde. Rev Gaúcha Enferm. 2003;24(1):53-60.
15. **Zamawe FC. The implication of using NVivo software in qualitative data analysis: evidence-based reflections. Malawi Med J. 2015;27:13-5. Disponível em https://doi.org/http://dx.doi.org/10.4314/mmj.v27i1.4.**
    - ⇨ Este artigo foca na experiência no tratamento da análise de dados por meio do *software* Nvivo®, a fim de fornecer implicações baseadas em evidências do uso do *software*.

16. QSR International NVivo 11 Pro for Windows; 2017. Disponível em: http://redirect.qsrinternational.com/ProGSG-nv11-pt.htm. (acesso 19 fev 2020).

17. Grãs R, Almouloud SA. A implicação estatística usada como ferramenta em um exemplo de análise de dados multidimensionais. Educ Mat Pesqui. 2002;4(2):75-88.

18. Andrade M, Valente JA. Contribuições do CHIC para revelar o processo de apropriação das tecnologias digitais. Educação Matemática Pesquisa. Revista do Programa de Estudos Pós-Graduação em Educação Matemática. 2014;16(3),673-706.

19. Rodrigues MR, Costa TFF, Silva LM, Maroja C, Silva FO. O processamento da avalição padronizada: análise dos resultados dos itens de respostas construidas possibilitada pelo software CHIC. Analyse Statistique Implicative. 2019;164. Disponível em: https://www.researchgate.net/profile/Regis_Gras/publication/337673797_Analyse_Statistique_Implicative_Cadre_theorique_en_relation_etroite_et_au_service_de_multiples_disciplines/links/5deff56b4585159aa473e8f4/Analyse-Statistique-Implicative-Cadre-theorique-en-relation-etroite-et-au-service-de-multiples-disciplines.pdf#page=172

20. Vergès P, Scano S, Junique C. Programme EVOCATION 2005. Ensemble de programmes permettant l'analyse des evocations. EVOC 2005. Manual [Internet]. Disponível em: https://drive.google.com/drive/folders/1kfodoAXxjcBilz8jCBqIAe6iFvIWDAbi?usp=sharing.

21. Sant'Anna HC. OpenEvoc: um programa de apoio à pesquisa em representações sociais. Desafios Contemporâneos. Espírito Santo: Revista Psicologia Social; 2012. p.94-103.

22. Wachelke J, Wolter R. Critérios de construção e relato da análise prototípica para representações sociais. Psicologia: Teoria e Pesquisa. 2011;27(4):521-6.

23. Ferrari HO. O uso de represntações sociais para a construção de modelos de aulunos em sistemas tutores inteligentes. 2011. Disponível em: https://www.lume.ufrgs.br/bitstream/handle/10183/79656/000895471.pdf?sequence=1

24. **Sarubbi Jr V, Muylaert CJ, Bastos IT, Gallo PR, Leone C. Representações de pediatras acerca das alternativas de alimentos lácteos diante do desmame inevitável. Revista Paulista de Pediatria. 2017;35(1):46-53.**

⇨ **Este estudo transversal qualiquantitativo é um exemplo do tratamento da análise dos dados pelo uso complementar dos *softwares*: EVOC®; NVivo® e CHIC®.**

25. QRS International. Estados Unidos: NVivo 10 for Windows. Introdução; 2013. Disponível em: http://download.qsrinternational.com/Document/NVivo10/NVivo10 Getting-Started-Guide- Portuguese.pdf

26. Couturier R, Gras R. Introduction de variables supplémentaires dans une hiérarchie de classes et application à CHIC. Nancy, France: Actes des 7. Rencontres de la Société Francophon de Classification; 1999. p. 87-92.

27. Couturier R, Bodin A, Gras R. A classificação hierárquica implicativa e coesiva. Manual CHIC; 2004. Disponível em: http://dipmat.math.unipa.it/~grim/asi/asi_03_gras_bodin_cout.pdf

28. Valente JA, Almeida MEB. Uso do CHIC na formação de educadores: à guisa de apresentação dos fundamentos e das pesquisas em foco. Rio de Janeiro: Letra Capital; 2015.

29. Duarte T. A possibilidade da investigação a 3: reflexões sobre triangulação (metodológica). CIES e-working papers. 2009;60.

30. Vergès P. Conjunto de programas que permitem a análise de evocações: EVOC manual. Versão 5. Aix en Provence; 2002.

31. Sá CP. A construção do objeto de pesquisa em representações sociais. Rio de Janeiro: EdUERJ; 1998.

32. Sá CP. Núcleo central das representações sociais. 2 ed. Rio de Janeiro: Vozes; 2002.

33. Sarubbi Jr V, Reis AOA, Bertolino Neto MM, Rolim Neto ML. Tecnologias computacionais para o auxílio em pesquisa qualitativa – Software EVOC. 1 ed. São Paulo: Schoba; 2013.

34. Moscovici S. Representações sociais: investigações em psicologia social. 6 ed. Petrópolis: Vozes, 2009.

35. Abric JC. Práticas sociais e representações. Colônia del Carmen: Cultura Libre; 2001.

36. Bardin L. Análise de conteúdo. São Paulo: Edição 70; 2011.

37. Gomes R. Análise e interpretação de dados de pesquisa qualitativa. In. Minayo MCS (org.). Pesquisa Social: teoria, método e criatividade. 32 ed. Petrópolis: Vozes; 2012.

19

Psiquiatria de precisão, *big data* e *machine learning*

Thiago Henrique Roza
Thyago Antonelli Salgado
Barbara Tietbohl Martins Quadros dos Santos
Alan Cristian Rodrigues Jorge
Ives Cavalcante Passos

Sumário

Psiquiatria de precisão
Psiquiatria computacional
Big data
Inteligência artificial e *machine learning*
Modelos de predição
Método estatístico tradicional
Machine learning como método de análise de dados
Etapas de desenvolvimento de um modelo
    de *machine learning*
Um exemplo de algoritmo de *machine learning*
Machine learning em psiquiatria
Exemplos de estudos usando *machine learning* em psiquiatria
Avaliação crítica de estudos de *machine learning*
Limitações e obstáculos
    O problema dos dados
    Dificuldades na interpretação e aplicação prática dos modelos
    O problema do diagnóstico psiquiátrico
A ética nos tempos da psiquiatria de precisão, *big data* e
    machine learning
A medicina e o trabalho humano nos tempos
    da inteligência artificial
Considerações finais
Vinheta de pesquisa
Para aprofundamento
Referências bibliográficas

Pontos-chave

- Medicina e psiquiatria de precisão representam um novo paradigma na prática clínica e em pesquisa. A medicina de precisão busca individualizar uma evidência, enquanto a medicina baseada em evidências se apoia em estudos com diferenças de médias entre grupos.
- *Big data* é um termo utilizado para se referir a grandes e complexos bancos de dados, oriundos de diversas fontes, e que aumentam em grande velocidade com o passar do tempo.
- Técnicas computacionais avançadas, como *machine learning*, são úteis para a análise dessa massiva e complexa quantidade de dados, e podem tornar realidade os conceitos propostos pela psiquiatria de precisão.
- Um número crescente de artigos científicos explora técnicas de *machine learning* em psiquiatria, para os mais diversos transtornos, com estudos sobre diagnóstico, prognóstico, escolha de tratamentos e avaliação de risco de suicídio.
- Apesar do todo o potencial dessas inovadoras ferramentas, é importante ter cautela na translação prática de tal conhecimento. Desse modo, existe a necessidade de lidar com limitações técnicas e éticas que podem surgir.

PSIQUIATRIA DE PRECISÃO

Em comparação com outras especialidades, a psiquiatria ainda é uma área que lida com relativa imprecisão diagnóstica, dificuldade em estabelecer predições prognósticas e percentuais não desprezíveis de falhas terapêuticas, seja em termos de farmacoterapia ou psicoterapia. Mesmo com o progresso da pesquisa em neurociência, pouco se avançou em termos de previsão de resposta ao tratamento ou orientação de prognóstico. Nesse contexto, destacam-se conceitos relevantes na prática médica contemporânea, como medicina de precisão e sua aplicação em psiquiatria, conhecida como psiquiatria de precisão.

Na medicina contemporânea, a grande maioria das práticas e intervenções são desenvolvidas para o paciente médio, de modo que informações acerca desse paciente são generalizadas para toda a população[1]. Adicionalmente, ensaios clínicos randomizados e metanálises, que são os principais desenhos de estudo da medicina baseada em evidências, têm critérios de inclusão e exclusão restritivos, o que dificulta a generalização dos achados. É comum pacientes com transtornos psiquiátricos apresentarem comorbidades e, por isso, serem excluídos desses estudos[2]. Em contrapartida, a medicina de precisão propõe o desenvolvimento de práticas terapêuticas, preventivas e diagnósticas apropriadas às características individuais de cada paciente[1]. A Figura 1 apresenta diferenças entre ambas perspectivas.

Medicina de precisão, em termos gerais, pode ser definida como um movimento emergente na prática e ciência médica, correspondendo a uma abordagem que toma em consideração variabilidades individuais de cada paciente (em termos genéticos, ambientais, de hábitos de vida, entre outros), para imple-

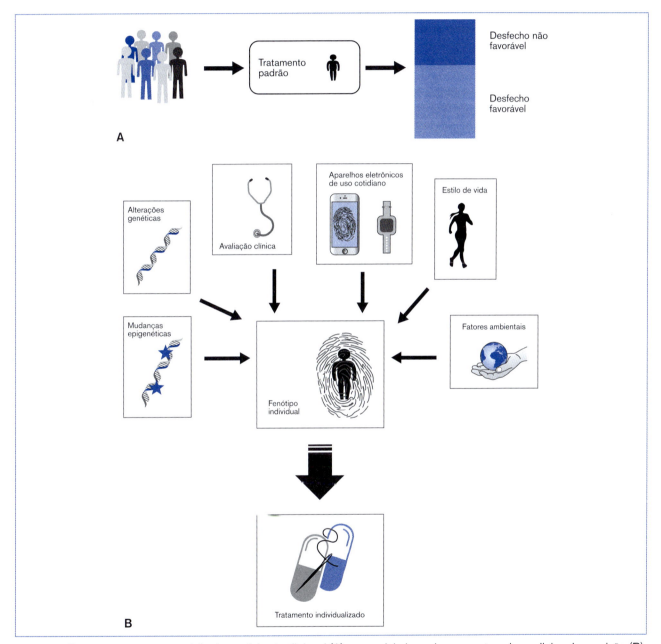

Figura 1 Comparação entre o modelo da medicina tradicional (A) e o modelo inovador proposto pela medicina de precisão (B). Na medicina tradicional (A), um tratamento padrão é desenvolvido com base em pesquisas para o paciente médio, sendo posteriormente aplicado à toda a população. Desse modo, muitas vezes os desfechos pós tratamento ficam muito aquém das expectativas não somente dos pacientes, mas também dos profissionais de saúde. Já no modelo da medicina de precisão (B), cada paciente tem um fenótipo individualizado, gerado com base em dados multidimensionais e não necessariamente lineares, combinados por meio de estratégias computacionais sofisticadas. Esse fenótipo individual é capaz de fornecer informações essenciais para a escolha das melhores opções de tratamento para cada paciente, de forma individualizada e específica.
Fonte: adaptada de Barrigon et al.[1].

mentação de várias rotinas e medidas clínicas, como tratamento e prevenção[3,4].

Em termos mais específicos, medicina de precisão se apoia na ideia de que, apesar de suas ferramentas não serem desenvolvidas para cada paciente individualmente, o seu nível de precisão, de mensuração e exatidão poderão ser atingidos quando avaliando um determinado paciente de forma multidimensional[3]. Assim, pacientes classificados com tal exatidão, poderão se beneficiar de um tratamento e manejo clínico personalizado[3]. De forma análoga, psiquiatria de precisão também se preocupa com tal abordagem para pacientes com transtornos mentais, com o objetivo geral de melhorar a vida dos mesmos[3,5]. Tal melhora poderá ser atingida com desenvolvimento de ferramentas capazes de melhorar diagnósticos, definição prognóstica, escolha de tratamento e predição de resposta e efeitos colaterais aos tratamentos existentes; tarefas estas que poderão revolucionar a especialidade[3,5].

Neste contexto, se a psiquiatria de precisão cumprir sua promessa, ela certamente representará uma grande e qualitativa transformação na psiquiatria[3]. Além disso, pode contribuir para pesquisa de aspectos biológicos de transtornos mentais, e a patofisiologia dos mesmos, auxiliando na construção de modelos neurobiológicos validados cientificamente, para classificação de transtornos mentais[3]. Desse modo, indivíduos antes diagnosticados em uma determinada síndrome, poderão ser reclassificados em outro grupo diagnóstico[3]. Este, entretanto, é ainda um universo desconhecido para muitos psiquiatras e outros profissionais que trabalham em saúde mental. É importante, portanto, primeiro entender alguns conceitos que existem dentro da medicina e psiquiatria de precisão (Figura 1).

PSIQUIATRIA COMPUTACIONAL

Psiquiatria computacional é uma disciplina emergente e promissora dentro do campo da saúde mental, que foca na aplicação de estratégias de neurociência computacional, ciência cognitiva, e técnicas de inteligência artificial como *machine learning*, para análise de dados em psiquiatria, e também para a compreensão, predição e tratamento de transtornos mentais, principalmente acerca de aspectos complexos e de difícil solução[6-8]. Para atingir esses objetivos, principalmente como ponte entre avanços neurocientíficos e a prática clínica, a psiquiatria computacional é uma disciplina que combina diversos níveis e tipos de dados[9].

Em linguagem computacional, o objetivo da psiquiatria computacional é modelar como o cérebro soluciona seus próprios problemas, isto é, como o cérebro computa suas soluções, para então entender como percepções, pensamentos e comportamentos anormais se relacionam com o cérebro normal e as funções neurais[10]. Desse modo, a psiquiatria computacional pode formalizar, em termos matemáticos, relações complexas em psiquiatria, como sintomas, neurobiologia e o ambiente em que vivem os pacientes; podendo assim, trazer novas soluções a problemas antigos, como a causalidade dos transtornos mentais[10].

Neste capítulo, serão discutidas muitas estratégias de psiquiatria computacional, com foco especial em ferramentas de *machine learning*.

BIG DATA

Para que as soluções com foco no indivíduo, propostas pela psiquiatria de precisão, possam se tornar viáveis, é necessária a combinação de dados de múltiplos níveis[11]. Nesse contexto, há a necessidade de se discutir um conceito essencial, conhecido como *big data*. Frequentemente, quando se define *big data*, é importante discutir os cinco Vs: velocidade, volume, variedade, veracidade e valor, que compõem tal conceito[12].

Velocidade se refere à rapidez com que dados são gerados, enquanto volume descreve a quantidade de dados, que é cada vez maior, com necessidade crescente de espaços de armazenamento para tal montante. Variedade se refere à natureza diversificada dos dados, coletados em múltiplas fontes e modalidades (incluindo diferentes escalas, unidades, e cortes temporais). Veracidade corresponde à confiabilidade nos dados, se eles são ou não verdadeiros para o que eles dizem representar. Valor representa a importância que esses dados terão na atenção aos pacientes, e melhora da vida dos mesmos, suas famílias, e outros personagens envolvidos. Como exemplos de tipos de dados temos: dados fisiológicos, demográficos, clínicos, neuroimagem, biomarcadores sanguíneos, avaliações neuropsicológicas, dados subjetivos relatados por pacientes, comportamentos, dados fornecidos por aparelhos como *smartphones*, exposições ambientais, entre outros[3,12,13].

Um exemplo prático de *big data* é conhecido como *ecological momentary assessment*, que se refere à contínua coleta de dados por *smartphones* e outros aparelhos individuais de uso cotidiano (*smartwatches*, por exemplo). Essa forma de coleta de dados, que ocorre em tempo real, no ambiente natural dos pacientes, e em cortes temporais prolongados, é mais representativa da saúde mental de um determinado paciente, em comparação com a avaliação em consulta, em que o paciente resume em poucas sentenças como ele se sentiu no último mês[12].

Para analisar e combinar tal massiva quantidade de dados, métodos computacionais sofisticados como as técnicas de *machine learning* podem ser necessários[3,12,14]. Essa combinação de dados poderá gerar padrões relevantes e utilizáveis na prática, como assinaturas, que poderão ser aplicadas a populações e indivíduos, produzindo diagnósticos mais acurados, definição prognóstica mais precisa e escolha de tratamentos de forma individualizada[3,12].

INTELIGÊNCIA ARTIFICIAL E MACHINE LEARNING

Inteligência artificial pode ser definida como uma área do conhecimento que engloba qualquer técnica que habilite um computador a mimetizar a inteligência humana. *Machine learning*, portanto, vem do campo da inteligência artificial e usa funções matemáticas para dar, aos sistemas de computador, a capacidade de aprender a partir de experiências, sem serem explicitamente programados[15]. Essas técnicas utilizam funções matemáticas para criar modelos que identificam padrões, com base no que foi aprendido através da análise de um banco de dados. Em vez de ter alguém programando o sistema (de cima para baixo) para se atingir um fim específico, o próprio sistema atinge a solução ótima para um determinado problema (de baixo para cima, por meio de tentativa e erro) com uso de parâmetros e métodos que o próprio sistema estabelece[16]. O engenheiro Arthur Samuel desenvolveu um dos primeiros programas baseados em técnicas de *machine learning*, em 1956. Ele queria criar um computador que pudesse vencê-lo no jogo de damas. Em 1962, o programa foi capaz de derrotar Robert Nealey, campeão estadual de damas em Connecticut. A aplicação dessas técnicas para jogos de tabuleiro culminou em 2017, quando AlphaGO Zero, uma máquina desenvolvida com algoritmos de *machine learning*, venceu o campeão mundial de Go, um antigo jogo de tabuleiro chinês[17]. Go é reconhecido como um dos jogos mais complexos do mundo devido à sua explosão combinatória a cada movimento. Neste cenário, a máquina foi capaz de aprender Go apenas jogando consigo várias vezes, até identificar quais movimentos levariam a uma maior taxa de ganho.

O uso da análise de *big data* com técnicas de *machine learning* se expandiu para múltiplos cenários com o passar do tempo, indo muito além das mesas de jogo. Várias atividades em nossas rotinas cotidianas são facilitadas por estas técnicas[18]. Talvez o primeiro sucesso comercial dos algoritmos de *machine learning* tenha sido o Google, que usa tais ferramentas para organizar informações. Da mesma forma, o *machine learning* é usado pelo Facebook para sugerir amigos e pelo Netflix para sugerir filmes e programas de TV. Outra invenção recente que utiliza essas técnicas é o policiamento preditivo, nomeado como uma das 50 melhores invenções de 2011[19]. Nos Estados Unidos, por exemplo, os departamentos de polícia do Arizona, Califórnia, Illinois, Carolina do Sul, Tennessee e Washington implementaram a prática do policiamento preditivo. O objetivo dessa estratégia é desenvolver modelos para prever crimes, criminosos e vítimas de crimes, e orientar a utilização de recursos policiais escassos.

Nos últimos anos, o número de artigos, em medicina, que de alguma forma explorou técnicas de *machine learning* aumentou substancialmente, dobrando de 2016 para 2018[20]. Além disso, a *performance* de modelos de *machine learning* muitas vezes se comparam ou até mesmo ultrapassaram a *performance* de clínicos, em tarefas de reconhecimento de imagens na avaliação e detecção de câncer de pele[21], câncer de pulmão[22], e doenças oftalmológicas[23], por exemplo. Entretanto, para compreender a importância e o conceito de *machine learning*, antes é necessário entender o que é uma estratégia de predição, como também conhecer mais dos modelos estatísticos tradicionais, incluindo as limitações que eles apresentam.

MODELOS DE PREDIÇÃO

Um modelo de predição leva em consideração uma série de características (preditores ou variáveis de predição) do pa-

ciente, da doença, do tratamento e do desfecho em questão (Fusar-Poli et al., 2018). Em termos gerais, o objetivo do modelo de predição é relatar a probabilidade ou chance de determinado desfecho futuro acontecer, baseado nos valores das características preditoras[24]. Os métodos estatísticos que podem ser usados para gerar modelos de predição podem ser grosseiramente divididos em dois grupos: métodos estatísticos tradicionais de regressão; e métodos de *machine learning*[24].

MÉTODO ESTATÍSTICO TRADICIONAL

O método estatístico tradicional, que ainda é o mais frequente em pesquisas no campo da psiquiatria e psicologia, fornece resultados, como médias para grupos, dentro de uma determinada população, com limitação para a detecção de aspectos idiossincráticos de indivíduos[16]. Desse modo, resultados para o grupo, potencialmente generalizáveis para a população em questão, podem não ter validade para o indivíduo sendo tratado[16,25]. Outra limitação deste método é a significância clínica dos resultados obtidos. Em amostras suficientemente grandes, por exemplo, diferenças estatísticas entre grupos são facilmente encontradas, mesmo em tamanhos de efeito quase desprezíveis[16].

Transtornos mentais são patologias complexas e multidimensionais, que envolvem interações entre múltiplos níveis biológicos para sua gênese, como sistemas biológicos, aspectos ambientais, questões cognitivas e comportamentais, experiências emocionais, entre outros[16]. Assim, métodos estatísticos tradicionais não são, em algumas situações, capazes de manejar todos esses domínios simultaneamente, geralmente necessitando considerar partes pequenas de cada um desses domínios separadamente em suas análises. Deixa-se, portanto, de considerar a complexa e crítica interação entre esses domínios para a gênese e manutenção dos transtornos[16]. Neste contexto, insere-se uma oportunidade para outros métodos de análise de dados e modelos de predição, como é o caso de técnicas de *machine learning*.

MACHINE LEARNING COMO MÉTODO DE ANÁLISE DE DADOS

De maneira simplificada, estatisticamente, técnicas de *machine learning* podem ser comparadas com modelos de regressão tradicional, em que uma função matemática conecta o desfecho com as variáveis de predição[25]. Entretanto, o grande número de variáveis de predição que podem ser analisadas, a capacidade de avaliação de relações não lineares entre elas, e a consideração da complexa interação entre tais variáveis em seus modelos, fornecem grande diferencial na capacidade de análise de técnicas de *machine learning*, quando comparadas a técnicas estatísticas tradicionais[20,25].

ETAPAS DE DESENVOLVIMENTO DE UM MODELO DE *MACHINE LEARNING*

Após a determinação de que desfecho clínico se pretende prever (tentativa de suicídio, por exemplo), os modelos baseados em algoritmos de *machine learning* são desenvolvidos em três etapas. Primeiramente, os dados da amostra são separados em dois conjuntos distintos, um chamado de banco de dados de treino, e outro denominado banco de dados de teste[26].

Na segunda etapa, a amostra de treino é então utilizada para a criação de modelos com o objetivo de prever o desfecho clínico determinado. Rotinas de seleção de variáveis (para este e outros termos ver Tabela 1) e ajuste de parâmetros podem ser aplicadas para melhorar a *performance* do modelo[26]. A Figura 2 mostra que os dados do paciente podem ser oriundos de múltiplas fontes, como registros clínicos, exames laboratoriais, dados de neuroimagem, genéticos, dados sociodemográficos etc[12]. As variáveis mais importantes, que otimizarão a *performance* e capacidade de generalização do modelo, são selecionadas para diminuir a dimensionalidade dos dados (e evitar um problema chamado de maldição da dimensionalidade, Tabela 1), por meio de um processo de seleção de variáveis[12,16]. Esse processo pode ser feito de duas formas. A primeira é guiada por hipótese e baseia-se na opinião de especialistas da área estudada, que escolhem quais variáveis devem ser selecionadas para a etapa de treino *a priori*. A outra maneira de selecionar variáveis recebe a denominação de guiado por dados e é realizada automatica-mente através de algoritmos de *machine learning*[12]. Esse procedimento guiado por dados fica embutido na etapa de treinamento do modelo. Ao final da etapa de treinamento, o melhor modelo é escolhido para ser aplicado no banco de dados de teste. Para determinar o melhor modelo, as medidas de *performance* utilizadas são área sob a curva ROC (AUROC) ou a acurácia balanceada, embora outras medidas também possam ser utilizadas.

Na terceira etapa, o melhor modelo selecionado é então aplicado no banco de dados de teste, que é uma parte da amostra "não vista" pelo modelo durante seu desenvolvimento. Desse modo, a *performance* do modelo final é avaliada e reportada em termos estatísticos de acurácia, AUROC, sensibilidade, especificidade, valor preditivo positivo e valor preditivo negativo[26].

Etapas adicionais podem ser incluídas no desenvolvimento de modelos baseados em algoritmos de *machine learning*. Alguns estudos testam o modelo criado em amostras independentes do banco de dados original para comprovar sua validade externa. Um outro passo importante seria comparar o desempenho do modelo com o desempenho de um especialista para resolver a questão clínica estudada. Se o modelo tiver

Tabela 1 Termos importantes em medicina de precisão, *big data* e *machine learning*

Acurácia	Grau de proximidade da predição de determinado desfecho, em relação ao real valor do desfecho[24]
Função	Relação ou expressão matemática envolvendo uma ou mais variáveis[16]
Capacidade de generalização	Corresponde à *performance* do modelo em amostras e contextos diferentes[16]
Dados multimodais	Combinação de dados heterogêneos de fontes diversas, como imagem, áudio, arquivo de texto etc[12]
Maldição da dimensionalidade	Um grande número de variáveis de cada caso (elevada dimensionalidade) limita a acurácia e a capacidade de generalização do modelo, decorrente de *overfitting*[12,16]
Overfitting	Modelo excessivamente complexo e demasiadamente ajustado à amostra de treino (alta capacidade preditiva), com problemas de capacidade de generalização, por ter sido obtido em dados com elevada quantidade de idiossincrasias e muita contaminação[12,16,24]
Pré-processamento	Etapas de processamento e preparação de dados antes da análise. Inclui diversos procedimentos[16].
Seleção de variáveis	Seleção de variáveis mais importantes para predição em um conjunto de dados, que tem por objetivo maximização de acurácia e da capacidade de generalização do modelo[12,16]
Teste	Teste do modelo, fórmula ou decisão ótima do sistema computacional em uma amostra não vista anteriormente. Nesta amostra, são obtidas medidas de *performance* do modelo, que representam a aprendizagem do sistema computacional[16]
Treinamento	Essa etapa consiste no aprendizado de um modelo, decisão ou fórmula ótima para a resolução de determinado problema, utilizando uma parte da amostra total. Nesta etapa, a máquina criará um modelo interno, baseado em operações matemáticas, para solucionar o problema proposto[16]
Underfitting	Desenvolvimento de um modelo de predição exageradamente simples, que não representa bem o dado sendo estudado, com necessidade de um modelo melhor[12,24]
Validação cruzada	Técnica de reamostragem, que divide o conjunto total de dados em amostras de teste e treino, buscando a maximização da acurácia e da capacidade de generalização dos modelos[12,16]
Validade externa	Validação de resultados em diferentes contextos, indicando capacidade de generalização do modelo[12]
Validade interna	Validação de resultados no mesmo contexto[12]
Variável	É um parâmetro ou característica, capaz de representar um valor (p. ex., peso ou idade), geralmente oriunda de um conjunto de variáveis[16]
Vazamento de informação	Vazamento não intencional de dados da amostra de teste para a amostra de treino, invalidando, assim, procedimentos de avaliação de generalização do modelo[16]

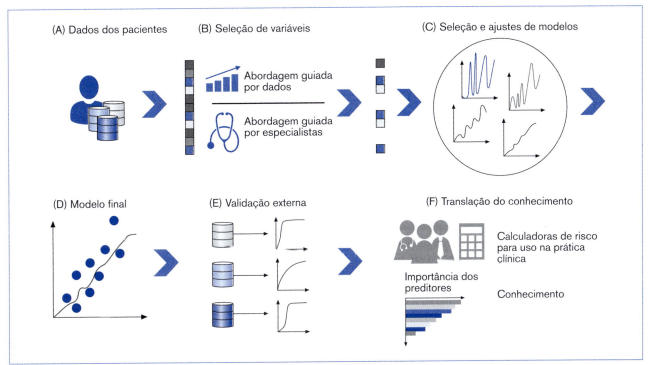

Figura 2 Nesta figura são ilustrados, de forma simplificada, os passos essenciais para a construção de um modelo de *machine learning*. A: inicialmente deve-se obter os dados dos pacientes, que são oriundos de diversas fontes e níveis biológicos. B: dentro deste universo de dados, selecionam-se as variáveis mais importantes para a resolução do problema, de modo a reduzir a dimensionalidade dos dados para a geração do modelo. Esta etapa pode ser realizada de duas maneiras distintas. A primeira é por meio do uso de um algoritmo que fará a seleção de variáveis de forma automática (abordagem guiada por dados); já a segunda consiste na identificação das variáveis mais importantes por especialistas de um determinado campo do conhecimento (também conhecida como abordagem guiada por hipótese). C: vários modelos, candidatos a serem o modelo principal para a resolução da pergunta de pesquisa, são gerados pelo algoritmo. Nesta etapa os modelos podem ser ajustados de acordo com a necessidade. D: o modelo final é escolhido, dentre todos os candidatos gerados, por meio de avaliações quantitativas de *performance*, como acurácia ou área sob a curva (AUROC). E: posteriormente, é realizada a validação externa do modelo final, com dados externos, potencialmente de diferentes instituições e localizações geográficas, para evitar vieses. F: por fim, realiza-se a translação do conhecimento para a prática, com geração de novas evidências científicas e calculadoras de risco para uso na prática clínica.
Fonte: adaptada de Passos et al.[12].

um bom desempenho e for generalizável, o mesmo pode ser utilizado na prática clínica, por meio de calculadoras de risco, por exemplo[12].

O processo de aprendizagem do algoritmo, em si, pode ser dividido em dois tipos: supervisionado, ou não supervisionado. No aprendizado supervisionado, o programador alimenta a máquina com informações como o desfecho clínico esperado e os preditores. Assim, a máquina aprende em uma direção específica, do preditor em direção ao desfecho[12,16]. Já o método não supervisionado não depende da existência de um desfecho pré determinado, como a predição de tentativas de suicídio. Uma grande aplicação de métodos não supervisionados é *clustering*, que é o agrupamento, encontrando subgrupos de pacientes que compartilham características específicas[12,16]. Também existem os métodos semisupervisionados, que combinam aspectos de ambas as estratégias descritas anteriormente[12].

Um aspecto muito importante de um estudo com técnicas de *machine learning*, é o algoritmo que será usado para obtenção de modelos para a resolução do problema ou pergunta do estudo, seja para agrupamento, classificação, regressão etc[16]. Exemplos de algoritmos de *machine learning* são *decision trees*, *random forest*, *neural networks*, *support vector machine* (SVM), *deep learning*, entre outros[16].

UM EXEMPLO DE ALGORITMO DE *MACHINE LEARNING*

SVM, por exemplo, é um dos algoritmos mais usados em psiquiatria. Esta é uma técnica supervisionada e multivariável, que classifica indivíduos em grupos dentro de um modelo estatístico de margens[16,27].

O algoritmo de SVM tem por objetivo classificar casos através da determinação de margens lineares, chamadas de hiperplanos (o hiperplano é o que define o grupo de pertencimento de cada caso com relação ao desfecho clínico estudado); a determinação dessas margens lineares deve ser otimizada de modo a maximizar a classificação e a generalização do modelo em casos não conhecidos durante a etapa de treino[16]. Ao invés de usar todos os casos da etapa de treino para saber a localização do hiperplano, o algoritmo de SVM usa apenas os casos presentes na parte mais próxima da borda externa do hiperplano; esses casos são chamados de vetores suportes[16]. Uma margem pode então ser definida, usando os vetores suporte como ponto de localização das margens, de modo a maximizar o processo de definição de margens[16]. Parâmetros que definem o tamanho da margem, e consequentemente o tamanho de erros de classificação, podem ser regulados de modo a balancear a correta classificação dos casos na etapa de treino, e a generalização do modelo, com otimização de *performance* na etapa de teste. Por exemplo, se uma margem muito pequena for estabelecida, nenhum caso será classificado de forma errônea na etapa de treino, mas provavelmente tal modelo não terá muita capacidade de generalização, com desempenho menor na etapa de teste[16]. Isso seria responsável por aumentar o *overfitting* do modelo, que poderia ser corrigido com aumento da margem, permitindo talvez alguns pequenos erros de classificação, mas maximizando a capacidade de generalização do modelo[16]. Esse processo de definição de margem pode ser realizado durante a etapa de validação cruzada, de maneira a ser otimizado para os objetivos de classificação correta e generalização do modelo[16,28]. Hiperplanos não lineares também podem ser explorados com o algoritmo de SVM, por meio de uma transformação dos dados com uma função *kernel*[16].

MACHINE LEARNING EM PSIQUIATRIA

Grande parte dos transtornos psiquiátricos já foram explorados em estudos com técnicas de *machine learning*, com resultados promissores, com exemplos como transtorno bipolar[29-33], transtorno depressivo maior[34], esquizofrenia[35], transtorno por uso de substâncias[36,37], transtorno do estresse pós traumático[38,39], suicídio[26,40,41], entre outros[42]. Além disso, os dados utilizados em tais estudos variaram de clínicos e sociodemográficos, de internet e redes sociais, até dados neuropsicológicos, de neuroimagem ou biológicos.

Entre os objetivos dos estudos com técnicas de *machine learning* aplicadas à psiquiatria, estão a melhora da acurácia diagnóstica, a seleção de tratamentos e a orientação de prognóstico[20].

Desse modo, técnicas de *machine learning* tem o potencial para revolucionar o modo como transtornos mentais são diagnosticados e tratados, podendo até transformar já estabelecidos sistemas de classificação diagnóstica em psiquiatria[43].

Em termos práticos, modelos de *machine learning* podem ser facilmente incorporados em rotinas de trabalho clínico, por meio de calculadoras de fácil interface com o usuário, que podem ser introduzidas em prontuários eletrônicos[25]. Outro exemplo é a aplicação de algoritmos de *machine learning* para analisar dados acerca da interação de pacientes com *smartphones*, e como isso pode ajudar a detectar adoecimento mental e sintomas específicos[43].

Exemplos de estudos usando *machine learning* em psiquiatria

Diagnósticos psiquiátricos e diagnósticos diferenciais

A categorização diagnóstica em psiquiatria apresenta limitações, como a heterogeneidade dos transtornos e a sobreposição de sintomas[12,16]. Desse modo, aplicações de *machine learning* podem auxiliar o trabalho do psiquiatra na avaliação diagnóstica, principalmente na elaboração do diagnóstico diferencial entre os vários transtornos psiquiátricos.

Uma das maiores fontes de confusão diagnóstica em psiquiatria, por exemplo, é o diagnóstico diferencial entre depressão bipolar e depressão unipolar, que pode chegar a um percentual de erro diagnóstico importante, muitas vezes superior a 60% dos casos; além disso, o tempo até o diagnóstico correto é prolongado, podendo demorar alguns anos, com necessidade de múltiplas trocas de médicos até conseguir um diagnóstico mais preciso[44,45]. Nesse cenário, um grupo de pesquisadores tentou desenvolver um modelo de *machine learning* com uso de um algoritmo de SVM, utilizando dados de neuroimagem estrutural obtidos em uma amostra multicêntrica de dois países (amostra total com 58 pacientes com depressão bipolar, 58 com depressão unipolar e 58 controles saudáveis), com o objetivo de separar casos de depressão bipolar de casos de depressão unipolar; posteriormente em teste, o melhor modelo apresentou uma acurácia diagnóstica de 69% em uma amostra independente da amostra de treino, coletada em outro país[46].

Um outro estudo[47] também fez uso de técnicas de *machine learning,* usando biomarcadores periféricos como variáveis de classificação, para desenvolver um modelo que pudesse auxiliar na diferenciação de pacientes com depressão bipolar (54 pacientes), de pacientes com depressão unipolar (54 pacientes), e de ambos os tipos de depressão com relação a controles saudáveis (54 controles). Para este estudo, os autores também usaram o algoritmo SVM. O modelo deles atingiu uma *performance* correspondente a uma AUC da curva ROC de 0,69 para a classificação entre depressão bipolar e depressão unipolar. Outro modelo, de classificação entre depressão bipolar e controles saudáveis atingiu uma *performance* de uma AUC da curva ROC de 0,7. Já o modelo de classificação entre depressão unipolar e controles saudáveis, atingiu uma AUC da curva ROC de 0,74.

Um grupo de pesquisadores[48] fez uso de dados de ressonância magnética estrutural, com o objetivo de gerar um modelo de *machine learning* que fosse capaz de discriminar entre pacientes com esquizofrenia (com uma amostra de 158 pacientes), de pacientes com depressão maior (com uma amostra de 104 pacientes), usando um algoritmo de SVM. A *performance* do modelo apresentou uma acurácia balanceada de 76%. O interessante desse estudo, é que a performance diagnóstica dos modelos não foi influenciada pela presença de sintomas depressivos em esquizofrenia ou por presença de sintomas psicóticos em casos de depressão maior. Entretanto, início precoce de doença e maior velocidade de envelhecimento do cérebro promoviam maiores taxas de erros diagnósticos de casos de depressão, sendo classificados como esquizofrenia.

Predição de prognóstico

A avaliação prognóstica de pacientes com transtornos psiquiátricos é ainda essencialmente baseada em critérios subjetivos, remontando ao *status* de avaliação prognóstica como criado por Hipócrates (na época, tal avaliação era uma arte guiada pela intuição do médico); diferindo de outras especialidades que atualmente apresentam critérios objetivos solidamente embasados em evidência científica[24].

Além disso, a determinação do prognóstico de um paciente é essencial em psiquiatria, para que sejam escolhidas as melhores intervenções em termos de psicoeducação, farmacologia, psicoterapia, e medidas preventivas[16]. Entretanto, principalmente no início da doença, essas definições prognósticas não são acuradas, o que aumenta muito a quantidade de tratamentos desnecessários para cada paciente. Caso existisse algum modo de estratificar pacientes, após avaliação, de acordo com severidade, funcionamento diário, qualidade de vida, episódios, recaídas e remissões, alto *versus* baixo risco, riscos agudos, entre outros, poderíamos estabelecer tratamentos mais direcionados de acordo com a definição prognóstica de cada caso[16]. Novamente, técnicas de *machine learning* apresentam resultados promissores, para que a psiquiatria comece a desenvolver critérios prognósticos de maior objetividade.

No estudo de Mechelli et al.[49], com 416 pacientes, utilizou-se um algoritmo de SVM de *machine learning* para avaliar a transição de indivíduos em alto risco para psicose (*ultra high risk*), para episódio franco de psicose. Nesse estudo foram utilizados dados clínicos, incluindo dados de semiologia psiquiátrica, para o desenvolvimento do modelo. A *performance* do modelo apresentou uma acurácia de 64,6%, na predição de transição para psicose. Outro estudo, de Ramyead et al.[50], avaliou também essa transição para psicose, em pacientes de alto risco clínico para psicose e sem exposição prévia a neurolépticos (n = 53), com uso de dados eletroencefalográficos como variáveis de predição. Na análise, eles utilizaram LASSO como algoritmo de *machine learning*. O melhor modelo do estudo apresentou uma AUC de 0,78.

A caracterização da trajetória de casos de depressão maior (crônica, melhora, remissão rápida) ao longo de dois anos, em 118 pacientes, foi explorada com uso de dados clínicos e de neuroimagem[51]. Como algoritmos, foram utilizados *Gaussian process classifiers*. A *performance* dos melhores modelos do estudo ficou próxima de uma acurácia de 70%, na discriminação entre casos crônicos e casos de melhor prognóstico (remissão e melhora).

Outro estudo[52] avaliou mais de 75 mil pacientes na etapa de teste, utilizando dados de prontuários eletrônicos de aproximadamente outros 200 mil pacientes como variáveis de predição, para predição de *status* futuro de saúde dos pacientes da amostra de teste, em termos de probabilidade de desenvolver determinadas doenças em um seguimento de um ano, com uso de algoritmos de *random forests*. Os modelos de *machine lear-* *ning* apresentaram boa *performance* para a classificação de diagnóstico futuro de esquizofrenia (AUC de 0,853) e TDAH (AUC de 0,863).

Avaliação de risco de suicídio

Em oposição às demais principais causas de morte nos Estados Unidos, taxas de suicídio não declinaram nos últimos 50 anos[53]. No mundo todo, aproximadamente 800 mil mortes por suicídio ocorrem anualmente, de modo que a cada 40 segundos uma pessoa morre por suicídio[54] (WHO, 2018). Tais números são alarmantes, e fazem de suicídio a 18ª principal causa de morte no mundo, e a segunda causa de morte entre pessoas jovens na faixa de 15-29 anos[54]. Desse modo, fica claro a importância da correta identificação, avaliação e manejo, com medidas preventivas e de tratamento, para pacientes com risco de suicídio. Neste cenário, ferramentas de psiquiatria de precisão, com uso de técnicas de *machine learning*, são essenciais. Talvez, no futuro, médicos da atenção primária poderão contar com calculadoras de risco de suicídio, para aplicar em todos os seus pacientes.

Apesar do campo de pesquisa com uso de técnicas de *machine learning* ainda estar em desenvolvimento, muitos resultados promissores foram obtidos em pesquisa. Uma revisão sistemática[40], por exemplo, avaliou a evidência existente na literatura, acerca do uso de técnicas de *machine learning* na predição de pensamentos e comportamentos suicidas e automutilatórios. Mesmo com a acurácia da maioria dos modelos não sendo superior a 0,9, os métodos de *machine learning* apresentaram maior acurácia preditiva em comparação com métodos estatísticos tradicionais.

Outro estudo[55] analisou dados dos diários e cartas de Virginia Woolf dentro e fora do período de dois meses antes da morte dela por suicídio, com o objetivo de identificar assinaturas textuais de risco de suicídio por meio da utilização de um algoritmo de *machine learning*, chamado *Naive-Bayes*, para a classificação de texto. O modelo desse estudo apresentou boa *performance*, com uma acurácia balanceada de aproximadamente 80% na predição de suicídio. Um grupo de pesquisadores[56] focou no desenvolvimento de um modelo de *machine learning*, com uso de algoritmos de *regression trees* e *penalized regressions*, para predizer mortes por suicídio, em um seguimento de doze meses após tratamento em ambiente de internação psiquiátrica (de um total inicial de 53.769 hospitalizações, envolvendo um total de 40.820 soldados), em uma população de militares norte-americanos, usando dados administrativos como variáveis de predição. Quase 53% dos suicídios pós-internação ocorreram em um grupo identificado como de maior risco, correspondente a 5% das hospitalizações. Muitos dos modelos deste estudo tiveram boa *performance*, com AUC em torno de 0,85.

Em outro estudo, Just et al.[57], mesmo contando com uma pequena amostra (17 controles e 17 indivíduos com ideação suicida), apresentaram resultados interessantes com o uso de representações neurais de conceitos relacionados à vida e à morte, obtidos em RMN funcional, como variáveis em modelos de *machine learning*, para diferenciar indivíduos com ideação suicida de controles. Para o estudo, foi utilizado um algoritmo de *Gaussian Naive Bayes*. O modelo deles apresentou boa *performance*, com uma acurácia de 91%.

Seleção e resposta a tratamentos

Predição de taxa de resposta a tratamentos ainda é um objetivo longínquo em psiquiatria, com o método de tentativa e erro sendo o mais comumente utilizado, seja para escolha de antipsicóticos em esquizofrenia ou antidepressivos em depressão, por exemplo[16,25]. Até o momento, artigos de ensaios clínicos randomizados e metanálises, ferramentas bem estabelecidas da medicina baseada em evidência, auxiliaram a escolher tratamentos mais comprovadamente efetivos dentre inúmeras opções[25]. Entretanto, tais métodos são baseados em estatística tradicional, que fornecem resultados como médias para grupos dentro de uma determinada população, falhando na detecção de aspectos idiossincráticos de indivíduos, de modo que os resultados para o grupo, potencialmente generalizáveis para a população em questão, possam não ter validade para o indivíduo sendo tratado[25]. Outro ponto é que ensaios clínicos possuem critérios de exclusão muito estritos, sendo pouco representativos dos pacientes do consultório e prática clínica[25].

Desse modo, além de demorados, os tratamentos podem ter resultados de baixos níveis de eficácia na remissão sintomática. Portanto, é importante ter algo que seja capaz de guiar, principalmente escolhas de início de tratamento, entre diversas opções farmacológicas, psicoterápicas e até técnicas de estimulação cerebral não invasiva[16].

Um grupo de pesquisadores[58] explorou algoritmos de SVM de *machine learning* para a predição, individual, de resposta a tratamento com risperidona (em um seguimento de 10 semanas) em pacientes com esquizofrenia em primeiro episódio psicótico (n = 38), e sem exposição prévia à antipsicóticos. Foram utilizados dados de neuroimagem funcional como variáveis de predição. O modelo deles apresentou uma acurácia balanceada de 82,5% na predição de resposta ao tratamento antipsicótico. Outro estudo[59] avaliou a resposta a tratamento com lítio em um seguimento de oito semanas, em pacientes com transtorno bipolar (n = 20) em primeiro episódio maníaco, com uso de *genetic fuzzy tree* como algoritmo de *machine learning*. Nesse estudo também foram utilizados dados de neuroimagem como variáveis de predição. O modelo deles apresentou boa *performance* de predição de redução de sintomas após oito semanas de tratamento, com uma acurácia de 80% na etapa de validação.

A predição de tratamento com metilfenidato, em casos de TDAH (n = 83), ao longo de um acompanhamento de oito semanas, também foi avaliada com uso de técnicas de *machine learning*, tendo SVM como algoritmo. Dados multidimensionais (neuropsicológicos, ambientais, clínicos, demográficos, neuroimagem e genéticos) foram utilizados como variáveis de predição[60]. O modelo do estudo apresentou boa *performance*, com uma acurácia de 84,6%.

Entretanto, não é importante somente saber o melhor tratamento no melhor momento, mas também equilibrar a deci-

são da escolha do tratamento com informações como custo-benefício, efeitos-adversos, grau de invasividade, resistência ao tratamento, tempo de tratamento etc.[16,61], o que ainda é muito escasso na literatura.

AVALIAÇÃO CRÍTICA DE ESTUDOS DE *MACHINE LEARNING*

Mesmo considerando tantos benefícios e potenciais de mudança de paradigma, com uso em pesquisa e na prática clínica de técnicas de *machine learning*, é importante avaliar a qualidade do estudo, tendo-se em mente alguns parâmetros importantes[12]:

- A amostra deve ser representativa da população em estudo, inclusive na representação das heterogeneidades da mesma.
- O método de *machine learning* usado (algoritmo) deve ser adequadamente e claramente descrito, e o método escolhido deve ser apropriado ao tipo de problema a ser resolvido.
- A amostra de teste deve ser desconhecida ao algoritmo na etapa de treino.
- O estudo deve descrever como foi feito o manejo de dados faltantes.

Outra etapa importante, na avaliação de modelos de *machine learning*, é investigar em pesquisa o impacto clínico de tais modelos de predição, analisando o potencial de modificação de conduta de profissionais de saúde com uso dessas ferramentas ou através de mudança de desfechos mensuráveis nos pacientes[24]. Isso pode ser investigado por meio de estudos de desenho comparativo, semelhantes aos ensaios clínicos[24,62]. Nesses estudos, um grupo controle seria randomizado para cuidado usual (sem influência das ferramentas preditivas de *machine learning*), e o outro grupo seria randomizado para o grupo de intervenção, em que as predições de modelos de *machine learning* seriam disponíveis aos pacientes e/ou profissionais de saúde; e desse modo, alguns desfechos poderiam ser avaliados para averiguar o impacto destes modelos na prática clínica[24,62].

LIMITAÇÕES E OBSTÁCULOS

Mesmo que não seja difícil antever como sistemas de saúde, profissionais, políticas públicas, além da população em geral, se beneficiarão de aplicações práticas de métodos de *machine learning* e *big data* em psiquiatria, tais estratégias ainda precisam superar suas atuais limitações[40,63]. Desse modo, é importante ter cautela antes de recomendar o uso dessas e de outras ferramentas de psiquiatria de precisão em políticas públicas ou cenários clínicos complexos[40].

O problema dos dados

Em medicina, a coleta de grandes quantidades de dados além de dificultosa é um procedimento caro. Adicionalmente, a capacidade computacional requerida para analisar tal quantidade de dados também é muito grande, pois tal capacidade mínima requerida cresce exponencialmente com o crescimento da complexidade e tamanho do conjunto de dados[12].

A característica não estacionária dos dados também é uma importante limitação, pois principalmente em psiquiatria, muitos dados, como *posts* de internet, mudam rapidamente com o tempo[12]. Desse modo, é importante considerar a constante recalibração dos modelos para sua aplicação prática, para que eles se adequem aos contextos dinâmicos, não perdendo a sua capacidade técnica[16].

Além disso, existe a necessidade de compartilhamento e harmonização dos dados, de modo a ter dados em grande quantidade e de boa qualidade, que podem gerar modelos com maior capacidade de generalização, e estudos mais facilmente replicáveis. Mas, para isso, é essencial a utilização de instrumentos comuns para a coleta de dados em diferentes contextos e países[12].

Dificuldades na interpretação e aplicação prática dos modelos

Modelos de algoritmos como *deep learning*, que são muito sofisticados e complexos, são de difícil compreensão, funcionando como uma "caixa preta", de modo que profissionais não poderão explicar totalmente como o algoritmo chegou a um determinado resultado[43].

Além disso, é fundamental escolher o contexto, e a população adequada a um determinado modelo de *machine learning* já nas etapas de pesquisa, além de considerar o ceticismo por parte de profissionais de saúde e da população com uso de tais estratégias[63]. Assim, será possível a integração dessas estratégias nos protocolos e fluxogramas clínicos com maior facilidade[63].

O problema do diagnóstico psiquiátrico

Como discutido muitas vezes neste capítulo, diagnósticos em psiquiatria são complexos, com pouca validade neurocientífica, com a categorização diagnóstica da especialidade apresentando importantes limitações; essas características dificultam a descoberta de assinaturas de *machine learning*, e consequentemente a criação de modelos com necessária *performance* e generalização para aplicação na prática[3,12,16].

Desse modo, é importante buscar a maior integração de neurociência em nossos modelos para a compreensão de transtornos mentais[3], e o aumento da representatividade das amostras de estudos[16]. Outro ponto é a aplicação de técnicas de *machine learning* em diferentes desenhos de estudo, principalmente estudos longitudinais, pois a maioria dos modelos ainda se baseia em estudos transversais, utilizando pequenas amostras com vieses relevantes (p. ex., amostras clínicas)[40,63].

A ÉTICA NOS TEMPOS DA PSIQUIATRIA DE PRECISÃO, *BIG DATA* E *MACHINE LEARNING*

Considerando tantas mudanças potenciais para a prática médica e em psiquiatria, é importante considerar muitas implicações éticas que surgirão com o uso dessas ferramentas em contextos práticos. Instituições e hospitais necessitam estabelecer políticas claras quanto a quem acessa e coleta os dados existentes, de modo a garantir que ninguém ou qualquer informação sensitiva seja exposta ou analisada[12]. Para isso, deverão ser criados protocolos éticos de compartilhamento de dados[12].

Também é muito importante cuidar na forma como planos de saúde e convênios farão uso de algoritmos de aprendizagem de máquina, com potencial de estratificação de preços baseados em análises preditivas; além de cuidar como a sociedade irá interpretar os resultados dos algoritmos, com potencial de discriminação social e aumento de desigualdades, dependendo do diagnóstico fornecido ou da classificação realizada pelos modelos[12,64].

O conhecimento de informações de saúde pelo próprio paciente também deve ser cuidadosamente avaliado, pois a própria predição poderá ter um efeito iatrogênico[12]. Por exemplo, caso seja implementada uma ferramenta com alta capacidade de predizer um indivíduo com elevado risco de um grave episódio psicótico ou de um episódio depressivo com refratariedade aos tratamentos existentes. Tais notícias podem ter importantes implicações iatrogênicas nas expectativas do indivíduo em questão, que pode interpretar de maneira fatalista seu próprio potencial de vida, aumentando ainda mais as chances de o desfecho negativo ocorrer[16].

Outro ponto de debate ético que se levanta é como ficará a responsabilidade civil e legal do médico em tempos de diagnósticos e tratamentos auxiliados em essência por algoritmos computacionais[43]. Se o algoritmo errar (o diagnóstico, a escolha do tratamento, ou causar iatrogenia), causando dano à vida do paciente, quem será responsabilizado por isso? O psiquiatra em questão ou o responsável pela criação e implementação do algoritmo[43]?

Além disso, no que se refere ao uso de ferramentas de inteligência artificial para avaliação de risco de suicídio, será um desafio como manejar eventuais falsos positivos e negativos que surgirão do uso clínico dessas estratégias[63].

A MEDICINA E O TRABALHO HUMANO NOS TEMPOS DA INTELIGÊNCIA ARTIFICIAL

Com o avanço da inteligência artificial e a crescente aplicação dessas ferramentas autônomas em diversas situações cotidianas da vida humana, cresce também a preocupação de como será o futuro do trabalho humano. Na medicina, tal preocupação não é distante, pois aplicações de *machine learning* tem a capacidade de mudar muitas das rotinas e demandas da profissão, incluindo papéis muito tradicionais, como a interação médico-paciente.

Entretanto, antes de adotar uma postura pessimista e fatalista, é essencial considerar grandes mudanças tecnológicas do passado, como as "revoluções industriais" e de como a substituição de presença humana em certas funções não representou o aumento desenfreado do desemprego, mas o deslocamento da presença humana para outras funções, com necessidade de adaptação da força de trabalho para o uso das tecnologias que surgiram em cada momento histórico[65].

Para ter um exemplo mais claro, é interessante analisar a situação de duas especialidades médicas, patologia e radiologia, e de como elas poderão mudar com a crescente aplicação de inteligência artificial em suas rotinas. Fora do exagero da massiva substituição desses especialistas por algoritmos computadorizados, alguns indicam que o futuro de ambas as especialidades seja se fundirem como "especialistas em informação", e não mais como alguém que apenas se especializa em interpretação de imagens (reconhecimento de padrões) por meio da percepção visual; pois, em muitos casos, algoritmos de *machine learning* já desempenham tal rotina com maior acurácia[66].

Também é provável tal mudança de papéis e redefinição de atividades ocorrer na psiquiatria, cabendo aos profissionais da área a capacidade de adaptação diante de um futuro extremamente dinâmico.

Além disso, o modelo tradicional de consulta frente a frente com o médico, provavelmente será apenas mais um dentre muitos modelos de atenção à saúde[43]. Pacientes poderão receber intervenções terapêuticas através de aplicativos em seus *smartphones*, falar com seus médicos por videoconferência e telemedicina, conversar com seus médicos por meio de plataformas de mídia social, ou até com *chatbots* programados para fazerem intervenções de aconselhamento[43]. Médicos também poderão receber dados, em tempo real, da saúde de seus pacientes, com avaliações em vários domínios[43]. Todas essas mudanças, em maior ou menor grau, utilizarão algoritmos de *machine learning* e poderão também popularizar o acesso à saúde, principalmente em saúde mental, que é tão limitado em muitos lugares do mundo[43].

Portanto, fica claro que existem mudanças profundas em curso, e que exigirão adaptação de vários profissionais, incluindo médicos, para a redefinição de suas funções. Para isso, é essencial que esses profissionais tenham conhecimento e domínio de ferramentas tão importantes como *machine learning*, *big data*, psiquiatria computacional e de precisão.

CONSIDERAÇÕES FINAIS

Psiquiatria, em perspectiva comparativa com outras especialidades médicas, é uma área que lida com considerável imprecisão, seja no estabelecimento de diagnóstico, prognóstico, escolha de tratamentos, e avaliações de risco, como no caso de risco de suicídio. Tais limitações se somam às críticas recebidas pela especialidade, aos sistemas de classificação diagnósticos vigentes, ainda largamente sindrômicos, e à ausência de tecnologias incorporadas às rotinas dos profissionais, com biomarcadores inespecíficos e raramente utilizados na prática. Ainda neste cenário, coloca-se a própria prática médica contemporânea, que ainda se baseia em evidências científicas acerca de um "paciente médio", generalizando tais resultados para toda a população de pacientes atendidos.

Desse modo, medicina e psiquiatria de precisão tem a capacidade de transformar a pesquisa e a prática clínica, por meio de uma mudança de paradigma, com implementação de práticas terapêuticas, preventivas e diagnósticas efetivas e apropriadas às características individuais de cada paciente. Em psiquiatria, principalmente, esses avanços em pesquisa poderão criar novas categorias diagnósticas, e elucidar mecanismos fisiopatológicos de transtornos mentais, gerando novas possibilidades terapêuticas, tão necessárias.

Propostas como a psiquiatria de precisão se tornam reais por meio do uso de estratégias e ferramentas computacionais como *big data* e *machine learning*, que a cada ano se tornam mais presentes na vida humana cotidiana. Muitas atividades denominadas "inteligentes" anteriormente, agora são realizadas de forma autônoma, por algoritmos de *machine learning*, incluindo reconhecimento de padrões, que corresponde à rotina de muitas especialidades médicas como patologia e radiologia.

Em pesquisa, vários transtornos mentais foram estudados com uso de técnicas de *machine learning*, com obtenção de resultados promissores, utilizando uma enorme variedade e combinação de tipos de dados, desde dados clínicos, sociodemográficos, neuropsicológicos, biológicos, neuroimagem, entre outros. Além disso, a cada ano, um número substancialmente maior de artigos científicos, com uso dessas técnicas em psiquiatria, é publicado em revistas de alto impacto.

Desse modo, mesmo considerando todo o potencial dessas ferramentas como catalisadores de uma revolução da prática médica, principalmente em psiquiatria, é importante ter cautela na translação dessas ferramentas para a prática clínica, além de também desenvolver um senso crítico com relação aos estudos publicados sobre o tema.

Ainda existem muitas limitações que precisarão ser superadas nos próximos anos. Além de limitações técnicas, há a necessidade de formação de profissionais, em vários níveis, para entenderem e manejarem essas ferramentas, como também para vencerem o medo e o preconceito com o uso dessas estratégias. Outro ponto sensível corresponde a questões éticas, que se tornam cada vez mais evidentes com novos estudos publicados.

Desse modo, fica claro que a prática médica, principalmente em saúde mental, está em transformação com o surgimento e estabelecimento de ferramentas, como psiquiatria de precisão e computacional, *big data* e *machine learning*. Portanto, cabe a todos os profissionais se adaptarem a este contexto dinâmico que se apresenta.

Vinheta de pesquisa

Um grupo de pesquisadores[67] desenvolveu um método, com combinação de abordagens estatísticas tradicionais e técnicas de *machine learning* para predição de tentativas não fatais de suicídio ao longo de um seguimento de 45 meses, em uma grande amostra representativa de militares norte americanos. Inicialmente, a amostra utilizada foi composta por indivíduos sem ideação suicida (n = 23.854), por incluir apenas aqueles que negaram ideação suicida ao longo da vida.

O método deles, que consistia em uma abordagem em duas etapas, inicialmente utilizou dados administrativos do exército americano (incluindo dados sociodemográficos e dados de carreira no exército), para gerar um modelo que pudesse predizer, dentre toda a amostra inicial, uma subamostra de alto risco para tentativas de suicídio (esta subamostra de alto risco correspondeu a 30% da amostra inicial do estudo). Desse modo, eles puderam excluir, antes da segunda etapa, o grupo de baixo risco para tentativas de suicídio (70% da amostra inicial), que não necessitaria de uma avaliação posterior. Para a primeira etapa, com uso de métodos estatísticos tradicionais, o melhor modelo de predição obteve uma *performance* correspondente a uma AUC de 0,82.

Na segunda etapa, usando preditores obtidos em um questionário específico, aplicado no início do seguimento do estudo, questionário esse que também avaliou a presença de ideação suicida na população para inclusão na amostra, foi criado um modelo para predizer indivíduos em maior risco para tentativa de suicídio (correspondendo a 10% da subamostra de alto risco, e 3% da amostra inicial), dentre o grupo já considerado de risco na primeira etapa do estudo. Nesta etapa, aplicando um algoritmo de *machine learning* chamado *super learner*, a *performance* do melhor modelo apresentou uma AUC de 0,83.

Após a aplicação das duas etapas, foi possível identificar, dentre toda a amostra inicial do estudo, um grupo correspondente a 3% do total de soldados incluídos, com o maior risco de tentativas de suicídio. Este grupo, de 3% de maior risco, correspondeu a 45% de todas as tentativas de suicídio do seguimento total do estudo.

Desse modo, esse estudo não somente discriminou o grupo com maior risco de tentativas de suicídio no seguimento, mas também discriminou um grupo de baixo risco, que pôde ser poupado de custosas avaliações posteriores de risco de suicídio.

Para aprofundamento

- Faintuch J, Faintuch S. Precision medicine for investigators, practitioners and providers. 1 ed. Boston: Elsevier Academic Press, 2019.
  - ⇨ Livro que explora o conceito de Medicina de Precisão de forma detalhada e atualizada, cobrindo o assunto nas mais diversas áreas, técnicas e especialidades médicas. Este livro serve tanto para especialistas e estudiosos na área de medicina de precisão, quanto para clínicos interessados em aprender sobre o assunto.
- Cavalcante IP, Mwangi B, Kapczinski F. Personalized psychiatry – big data analytics in mental health. London: Springer-Nature; 2019.
  - ⇨ Livro que foca na abordagem de conceitos como *big data* e *machine learning*, com a contextualização de tais ferramentas em pesquisa e na prática clínica em psiquiatria.
- Passos IC, Ballester PL, Barros RC, Librenza-Garcia D, Mwangi B, Birmaher B, et al. Machine learning and big data analytics in bipolar disorder: A position paper from the International Society for Bipolar Disorders Big Data Task Force. Bipolar Disord. 2019;21(7):582-94.
  - ⇨ Primeira *task force* em psiquiatria a abordar, de maneira crítica, o estado da arte e o potencial, de *big data* e técnicas de *machine learning*, em pesquisas sobre transtorno bipolar.

REFERÊNCIAS BIBLIOGRÁFICAS

1. Barrigon ML, Courtet P, Oquendo M, Baca-García E. Precision medicine and suicide: an opportunity for digital health. Curr Psychiatry Rep. 2019;21(12):131.
2. Greenhalgh T, Howick J, Maskrey N. Evidence based medicine: a movement in crisis? BMJ. 2014;348:g3725.
3. Fernandes B S, Williams LM, Steiner J, Leboyer M, Carvalho AF, Berk M. The new field of "precision psychiatry". BMC Medicine. 2017;15(1).
4. National Research Council Committee on a Framework for Developing a New Taxonomy of Disease Toward precision pedicine: building a knowledge network for biomedical research and a new taxonomy of disease. Washington: National Academies Press; 2011.
5. Vieta E. Personalised medicine applied to mental health: Precision psychiatry. Rev Psiquiatr Salud Ment. 2015;8(3):117-8.
6. MIT Technology Review. Disponível em: https://www.technologyreview.com/s/608322/the-emerging-science-of-computational-psychiatry/ (acesso 14 fev 2020).
7. **Fineberg SK, Stahl D, Corlett P. Computational psychiatry in borderline personality disorder. Curr Behav Neurosci Rep. 2017;4(1):31-40.**
   - ⇨ Artigo de revisão sobre potenciais aplicações de estratégias de psiquiatria computacional em pacientes com transtorno de personalidade *borderline*.
8. Bennett D, Silverstein SM, Niv Y. The two cultures of computational psychiatry. JAMA Psychiatry. 2019;1;76(6):563-4.
9. Huys QJ, Maia TV, Frank MJ. Computational psychiatry as a bridge from neuroscience to clinical applications. Nat Neurosci. 2016;19(3):404-13.
10. **Adams RA, Huys QJ, Roiser JP. Computational Psychiatry: towards a mathematically informed understanding of mental illness. J Neurol Neurosurg Psychiatry. 2016;87(1):53-63.**
    - ⇨ Artigo de revisão sobre conceitos de psiquiatria computacional, com foco especial em dois transtornos psiquiátricos: depressão e esquizofrenia.
11. Ozomaro U, Wahlestedt C, Nemeroff CB. Personalized medicine in psychiatry: problems and promises. BMC Med. 2013;11:132.
12. Passos IC, Ballester PL, Barros RC, Librenza-Garcia D, Mwangi B, Birmaher B, et al. Machine learning and big data analytics in bipolar disorder: a position paper from the International Society for Bipolar Disorders Big Data Task Force. Bipolar Disorders. 2019;21:582-94.
13. Passos IC, Mwangi B, Kapczinski F. Big data analytics and machine learning: 2015 and beyond. The Lancet Psychiatry. 2016;3:13-5.
14. Klous S, Wielaard N. We are Big Data. 1 ed. Paris: Atlantis Press; 2016.
15. Mitchell TM. Machine Learning. New York: McGraw-Hill; 1997.
16. **Dwyer DB, Falkai P, Koutsouleris N. Machine learning approaches for clinical psychology and psychiatry. Annual Review of Clinical Psychology. 2018;14(1):91-118. Disponível em: https://doi.org/10.1146/annurev-clinpsy-032816-045037**
    - ⇨ Artigo que explica vários conceitos básicos de *machine learning*, descrevendo a aplicabilidade de tais conceitos em psiquiatria e psicologia. Os autores também fizeram uma revisão de artigos originais selecionados sobre o assunto, para exemplificar o estado da arte das pesquisas sobre o tema.
17. Silver D, Schrittwieser J, Simonyan K, et al. Mastering the game of Go without human knowledge. Nature. 2017;550:354-9.
18. Jordan MI, Mitchell TM. Machine learning: trends, perspectives, and prospects. Science. 2015;349:255-60.
19. Time (2011). The 50 best inventions. Disponível em: http://content.time.com/time/subscriber/article/0,33009,2099708-13,00.html (acesso 29 fev 2020).
20. Fazel S, O'Reilly L. Machine learning for suicide research-can it improve risk factor identification? JAMA Psychiatry. 2019.
21. Esteva A, Kuprel B, Novoa RA, Ko J, Swetter SM, et al. Dermatologist-level classification of skin cancer with deep neural networks. Nature. 2017;542:115-8.
22. Yu KH, Zhang C, Berry GJ, Altman RB, Re C, et al. 2016. Predicting non-small cell lung cancer prognosis by fully automated microscopic pathology image features. Nat Commun. 2016;7:12474.

23. Long E, Lin H, Liu Z, Wu X, Wang L, et al. An artificial intelligence platform for the multihospital collaborative management of congenital cataracts. Nat Biomed Eng. 2017;1:0024.

24. Fusar-Poli P, Hijazi Z, Stahl D, Steyerberg EW. The science of prognosis in psychiatry: a review. JAMA Psychiatry. 2018;75:1280-8.

25. Passos IC, Mwangi B. Machine learning-guided intervention trials to predict treatment response at an individual patient level: an important second step following randomized clinical trials. Mol Psychiatry. 2018. Disponível em: https://doi.org/10.1038/s41380-018-0250-y

26. Passos IC, Mwangi B, Cao B, Hamilton JE, Wu MJ, Zhang XY, et al. Identifying a clinical signature of suicidality among patients with mood disorders: A pilot study using a machine learning approach. J Affect Disord. 2016;193:109-16.

27. James G, Witten D, Hastie T, Tibshirani R. An introduction to statistical learning with applications in R. New York: Springer; 2015.

28. Cortes C, Vapnik V. Support-vector networks. Mach Learn. 1995;20:273-97.

29. Librenza-Garcia D, Kotzian BJ, Yang J, Mwangi B, Cao B, Pereira Lima LN, et al. The impact of machine learning techniques in the study of bipolar disorder: A systematic review. Neurosci Biobehav Rev. 2017;80:538-54.

30. Sartori JM, Reckziegel R, Passos IC, Czepielewski LS, Fijtman A, Sodre LA, et al. Volumetric brain magnetic resonance imaging predicts functioning in bipolar disorder: A machine learning approach. J Psychiatr Res 2018;103:237-43.

31. Mwangi B, Wu M-J, Cao B, Passos IC, Lavagnino L, Keser Z, et al. Individualized prediction and clinical staging of bipolar disorders using neuroanatomical biomarkers. Biol Psychiatry Cogn Neurosci Neuroimaging. 2016;1:186-94.

32. Wu M-J, Mwangi B, Bauer IE, Passos IC, Sanches M, Zunta-Soares GB, et al. Identification and individualized prediction of clinical phenotypes in bipolar disorders using neurocognitive data, neuroimaging scans and machine learning. Neuroimage. 2017;145:254-64.

33. Wu M-J, Passos IC, Bauer IE, Lavagnino L, Cao B, Zunta-Soares GB, et al. Individualized identification of euthymic bipolar disorder using the Cambridge Neuropsychological Test Automated Battery (CANTAB) and machine learning. J Affect Disord. 2016;192:219-25.

34. Kessler RC, van Loo HM, Wardenaar KJ, Bossarte RM, Brenner LA, Cai T, et al. Testing a machine-learning algorithm to predict the persistence and severity of major depressive disorder from baseline self-reports. Mol Psychiatry. 2016;21:1366-71.

35. Pinto JV, Passos IC, Gomes F, Reckziegel R, Kapczinski F, Mwangi B, et al. Peripheral biomarker signatures of bipolar disorder and schizophrenia: a machine learning approach. Schizophr Res. 2017;188:182-4.

36. Whelan R, Watts R, Orr CA, Althoff RR, Artiges E, et al. Neuropsychosocial profiles of current and future adolescent alcohol misusers. Nature. 2014;512:185-89.

37. Squeglia LM, Ball TM, Jacobus J, Brumback T, McKenna BS, Nguyen-Louie TT, et al. Neural predictors of initiating alcohol use during adolescence. Am J Psychiatry. 2017;174:172-85.

38. Kessler RC, Rose S, Koenen KC, Karam EG, Stang PE, Stein DJ, et al. How well can post-traumatic stress disorder be predicted from pre-trauma risk factors? An exploratory study in the WHO World Mental Health Surveys. World Psychiatry. 2014;13:265:74.

39. Ramos-Lima LF, Waikamp V, Antonelli-Salgado T, Passos IC, Freitas LHM. The use of machine learning techniques in trauma-related disorders: a systematic review. J Psychiatr Res. 2020;121:159-72.

40. **Burke TA, Ammerman BA, Jacobucci R. The use of machine learning in the study of suicidal and non-suicidal self-injurious thoughts and behaviors: a systematic review. J Affect Disord. 2019;245:869-84.**
    ⇨ Revisão sistemática avaliando o uso de estratégias de *machine learning* na predição de comportamentos e pensamentos suicidas e automutilatórios.

41. Roza TH, Patusco LM, Zimerman A, Ballester P, Passos IC. Precision medicine in the assessment of suicide risk. In: Faintuch J, Faintuch S. Precision medicine for investigators, practitioners and providers. London: Elsevier Academic Press; 2020. p. 331-42.

42. **Arbabshirani MR, Plis S, Sui J, Calhoun VD. Single subject prediction of brain disorders in neuroimaging: promises and pitfalls. NeuroImage. 2017;145:137-65.**
    ⇨ Artigo de revisão sobre estudos que fizeram uso de técnicas de *machine learning*, utilizando dados de neuroimagem como

variáveis de predição, em pacientes com doenças neurológicas e transtornos mentais.

43. Hariman K, Ventriglio A, Bhugra D. The future of digital psychiatry. Curr Psychiatry Rep. 2019;21.

44. Fajutrao L, Locklear J, Priaulx J, Heyes A. 2009. A systematic review of the evidence of the burden of bipolar disorder in Europe. Clin Pract Epidemiol Ment Health. 2009;5:3.

45. Hirschfeld R, Lewis L, Vornik LA. Perceptions and impact of bipolar disorder: How far have we really come? Results of the National Depressive and Manic-Depressive Association 2000 survey of individuals with bipolar disorder. J Clin Psychiatry. 2003;64:161-74.

46. Redlich R, Almeida JR, Grotegerd D, Opel N, Kugel H, et al. Brain morphometric biomarkers distinguishing unipolar and bipolar depression: a voxel-based morphometry–pattern classification approach. JAMA Psychiatry. 2014;71:1222-30.

47. Wollenhaupt-Aguiar B, Librenza-Garcia D, Bristot G, Przybylski L, Stertz L, Kubiachi Burque R, Kapczinski F. Differential biomarker signatures in unipolar and bipolar depression: A machine learning approach. Aust NZ J Psychiat. 2019. Disponível em: https://doi.org/10.1177/0004867419888027

48. Koutsouleris N, MeisenzahlE, Borgwardt S, Riecher-Rossler A, Frodl T, et al. Individualized differential diagnosis of schizophrenia and mood disorders using neuroanatomical biomarkers. Brain. 2015;138:2059-73.

49. Mechelli A, Lin A, Wood S, McGorry P, Amminger P, et al. Using clinical information to make individualized prognostic predictions in people at ultra high risk for psychosis. Schizophr. Res. 2017;184:32-8.

50. Ramyead A, Studerus E, Kometer M, Uttinger M, Gschwandtner U, et al. Prediction of psychosis using neural oscillations and machine learning in neuroleptic-naive at-risk patients. World J Biol Psychiatry. 2016;17:285-95.

51. Schmaal L, Marquand AF, Rhebergen D, van Tol MJ, RuheHG, et al. Predicting the naturalistic course of major depressive disorder using clinical and multimodal neuroimaging information: a multivariate pattern recognition study. Biol Psychiatry. 2015;78:278-86.

52. Miotto R, Li L, Kidd BA, Dudley JT. Deep patient: an unsupervised representation to predict the future of patients from the electronic health records. Sci Rep. 2016;6:26094.

53. Curtin SC, Warner M, Hedegaard H. Increase in suicide in the United States, 1999-2014. NCHS Data Brief. 2016:1-8.

54. World Health Organization. WHO | Suicide data. WHO 2018. Disponível em: https://www.who.int/mental_health/prevention/suicide/suicideprevent/en/ (acesso 29 jan 2020).

55. De Avila BG, Rabelo-da-Ponte FD, Librenza-Garcia D, Boeira VM, Sant'Anna KM, Passos IC, et al. Potential use of text classification tools as signatures of suicidal behavior: A proof-of-concept study using Virginia Woolf's personal writings. PLoS One. 2018;13:e0204820.

56. Kessler RC, Warner CH, Ivany C, Petukhova M V, Rose S, Bromet EJ, et al. Predicting suicides after psychiatric hospitalization in US Army soldiers: the army study to assess risk and resilience in service members (Army STARRS). JAMA Psychiatry. 2015;72:49-57.

57. Just MA, Pan L, Cherkassky VL, McMakin D, Cha C, Nock MK, et al. Machine learning of neural representations of suicide and emotion concepts identifies suicidal youth. Nat Hum Behav. 2017;1:911-9.

58. Cao B, Raymond YC, Dachun C, Meihong X, Li W, Soares JC, et al. Treatment response prediction and individualized identification of first-episode drug-naïve schizophrenia using brain functional connectivity. Mol Psychiatry. 2020;25(4):906-13.

59. Fleck DE, Ernest N, Adler CM, Cohen K, Eliassen J, Norris M, et al. Prediction of lithium response in first-episode mania using the LITHium Intelligent Agent (LITHIA): Pilot data and proof-of-concept. Bipolar Disord. 2017;19(4):259-72.

60. Kim JW, Sharma V, Ryan ND. Predicting methylphenidate response in ADHD using machine learning approaches. Int J Neuropsychopharmacol. 2015.

61. Insel TR, Cuthbert BN. Brain disorders? Precisely Science. 2015;348:499-500.

62. Moons KG, Kengne AP, Grobbee DE, Royston P, Vergouwe Y, Altman DG, et al. Risk prediction models, II: external validation, model updating, and impact assessment. Heart. 2012;98(9):691-8.

63. Linthicum KP, Schafer KM, Ribeiro JD. Machine learning in suicide science: Applications and ethics. Behav Sci Law. 2019.

64. O'Neil C. Weapons of math destruction: how big data increases inequality and threatens democracy. New York: Crown; 2016.

65. The Economist. The return of the machinery question – artificial intelligence. Available: https://www.economist.com/special-report/2016/06/23/the-return-of-the-machinery-question (acesso 6 jan 2020).

66. Jha S, Topol EJ. Adapting to artificial intelligence: radiologists and pathologists as information specialists. JAMA. 2016;316(22):2353-4.

67. Bernecker SL, Zuromski KL, Gutierrez PM, Joiner TE, King AJ, Liu H, et al. Predicting suicide attempts among soldiers who deny suicidal ideation in the Army Study to Assess Risk and Resilience in Servicemembers (Army STARRS). Behav Res Ther. 2019;120:103350.

20
Análise de dados secundários: revisões sistemáticas e metanálises

Tamara Melnik
Marcelle B. C. Engel
Andre Russowsky Brunoni
Helio Elkis

Sumário

Introdução
Conceitos
Metodologia das revisões sistemáticas e metanálises
    Definição da pergunta de pesquisa
    Critérios de inclusão e exclusão
    Análise qualitativa da RS
    Coleta e padronização dos dados
    Análise quantitativa da metanálise
Confiabilidade de uma metanálise
    Validade interna – consensos QUOROM e PRISMA
    Validade externa - o caso da rosiglitazona
Para aprofundamento
Referências bibliográficas

Pontos-chave

- Colaboração Cochrane, revisão sistemática e metanálise.
- Metodologia das revisões sistemáticas e metanálises – objetivos da pesquisa, seleção dos estudos, plataformas de dados.
- Formas de busca de dados para revisão sistemática e metanálise – plataformas de artigos científicos, literatura cinzenta, cadastro de ensaios clínicos.
- Análise qualitativa dos estudos selecionados da revisão sistemática – validade externa, validade interna, avaliação do risco de viés.
- Análise qualitativa da revisão sistemática – coleta e síntese dos dados coletados.
- Análise quantitativa da metanálise – principais medidas de efeito fixo e variável utilizadas para desfechos contínuos e dicotômicos, risco relativo, razão de chances, diferença de média padronizada, gráfico Forest, análises de sensibilidade, metanálise cumulativa, meta-regressão.

INTRODUÇÃO

O conhecimento médico cresce de maneira exponencial. O reflexo mais evidente disto é o aumento crescente da publicação de artigos científicos e do número de novas revistas biomédicas. Sendo assim, mesmo um especialista de determinada área apresenta dificuldades para se manter atualizado. Para um não especialista, contudo, é praticamente impossível ler toda a literatura científica a respeito de um tema, e ainda analisar criticamente esta literatura, para selecionar os artigos realmente importantes.

Neste contexto, a leitura de artigos de revisão pode parecer, a princípio, uma alternativa razoável. Contudo, revisões tradicionais narrativas podem refletir menos o estado da arte do campo do que a visão particular dos autores, que não está isenta de ser parcial ou tendenciosa. O estado da arte, em pesquisa, refere-se ao estado de conhecimento e desenvolvimento científico que determinada intervenção atingiu, bem como a análise destas evidências e o mapeamento de lacunas, que podem propor tendências para futuras pesquisas.

Desta maneira, artigos de revisão sistemática sobre um determinado tema são cada vez mais importantes:

- Para o especialista, na busca, organização e sistematização, de maneira reprodutível, dos dados da literatura, avaliando-os criticamente, com base na qualidade metodológica de cada estudo, e sumarizando o tema (quali e quantitativamente). Quando possível, a partir de estudos que responderam a mesma pergunta de pesquisa realizar a metanálise.
- Para o não especialista ou não pesquisador, ajudando a escolher o melhor tratamento, nas situações mais significativas de saúde.

As revisões sistemáticas podem ou não ser acompanhadas de uma ou mais metanálises. Estes dois termos geralmente são usados de modo intercambiável, porém refletem conceitos distintos: enquanto o primeiro traduz o processo de revisão da literatura de forma sistemática e reprodutível, o segundo é uma técnica estatística utilizada para agregar, de modo quantitativo, os resultados de vários estudos, que foram identificados pela revisão sistemática e pressupõe a combinação estatística de dois ou mais estudos homogêneos que responderam (com metodologias semelhantes, que possam ser comparáveis) a mesma pergunta de pesquisa referente a população, intervenção, grupos controle e desfechos (*population intervention control outcome*).

Revisões sistemáticas e metanálises permitem sintetizar em um só estudo o resultado de dezenas de ensaios clínicos, sendo uma maneira eficiente de sintetizar o estado da arte de um determinado tema na literatura biomédica. Por outro lado, o uso correto desta ferramenta depende de uma série de pressupostos que devem ser atendidos:

- Objetivos claramente definidos em termos de estudar determinada população, intervenções e desfecho.
- Critérios de elegibilidade dos estudos predefinidos e adequados à metodologia da pesquisa.
- Registro do protocolo de pesquisa da revisão sistemática em base de dados, como no Registro Internacional Prospectivo de Revisões Sistemáticas (PROSPERO).
- Busca ampla e sistemática da literatura com metodologia explícita e reprodutível, que possa ser replicável em estudos futuros e/ou para verificar a validade da revisão em questão.
- Avaliação da validade dos estudos incluídos, com checagem de possíveis vieses.
- Método estatístico correto e síntese sistemática, conforme a qualidade verificada de cada estudo e da metanálise dos estudos.
- Apresentação dos resultados.

Desta forma, considerando também o número crescente de publicações com desenhos de metanálise, o profissional da área da saúde deve ter um entendimento fundamental de sua metodologia para interpretar os resultados destes estudos. Este capítulo revê os principais conceitos e técnicas nos quais se baseiam as metanálises.

Quadro 1   A colaboração Cochrane

A colaboração Cochrane, fundada em 1993, é uma organização internacional distribuida em 12 centros ao redor do mundo com o objetivo de promover o desenvolvimento e disseminação de revisões sistemáticas e metanálises. Seu nome é uma homenagem a Archie Cochrane (1908-1988), um médico britânico que defendia o uso de ferramentas estatísticas para sintetizar as informações provenientes de ensaios clínicos[1]. Ao longo destes anos, a Cochrane já realizou diversas revisões sistemáticas em diferentes áreas, como tratamento do HIV/AIDS, acidente vascular cerebral, doenças cardiovasculares e outras, contribuindo para a disseminação e síntese do conhecimento científico. Outra contribuição importante desta organização é a elaboração de um pacote estatístico computadorizado e de um manual para realização de revisões sistemáticas[4], ambos com acesso gratuito e *online*.

CONCEITOS

Uma revisão de literatura pode ser não sistemática ou sistemática, mas apenas a revisão sistemática (RS) estabelece *a priori* os objetivos e os critérios que serão utilizados para escolher os estudos a serem revisados. Desta maneira, em uma revisão sistemática sobre ganho de peso com uso de antidepressivos, o primeiro passo é estabelecer quais os critérios de inclusão e exclusão dos estudos que serão utilizados para responder a pergunta estruturada sobre o tema (PICO) e qual tipo de estudo melhor se adequa a esta pesquisa (por exemplo, apenas ensaios clínicos, apenas estudos com desfecho em 6 meses ou mais, estudos publicados em um determinado período de tempo, quais antidepressivos serão estudados, entre outros). Por outro lado, uma revisão não sistemática (ou narrativa) não estabelece quaisquer critérios: os estudos serão considerados elegíveis ou não de acordo com o julgamento dos autores, bem como o peso relativo de cada estudo. Sendo estes critérios subjetivos, é possível que os resultados do estudo reflitam menos o estado da arte do que a opinião pessoal dos autores sobre determinado tema. As vantagens da RS são, portanto: imparcialidade na seleção dos estudos, a identificação e revisão de todos os estudos disponíveis de acordo com os critérios predefinidos, o uso de uma metodologia explícita e reprodutível, (podendo ser, portanto, atualizada conforme novos conhecimentos são adquiridos) e, finalmente, uma apresentação sintética e sistemática de todos os dados colhidos[4].

A metanálise (MA) é um conjunto de técnicas estatísticas aplicáveis aos resultados de dois ou mais estudos homogêneos, com o objetivo de sintetizá-los em uma estimativa de efeito única[4]. Esta técnica é um processo de duas etapas: primeiro, extrai-se os dados de cada estudo e calcula-se o resultado de cada um deles ("estimativa-ponto") e depois, calcula-se a medida de efeito atribuindo pesos diferentes para cada estudo, conforme sua qualidade metodológica e nível de vieses. Esta análise e agregação dos dados dos resultados dos estudos individuais podem aumentar o poder estatístico para a detecção de algum efeito e sensibilidade, além de aumentar a validade externa e possibilitar análises estatísticas por agrupamentos. Desta maneira, uma RS não necessariamente, precisa apresentar uma MA. Ao contrário, em alguns casos não é apropriado que seja realizada, podendo até mesmo gerar conclusões errôneas como quando, por exemplo, o número de estudos encontrados for muito pequeno, ou os estudos forem muito heterogêneos, ou ainda a qualidade destes for baixa, não permitindo a extração de dados[6].

Um único estudo frequentemente não consegue detectar ou excluir com certeza uma moderada, porém clinicamente relevante, diferença de efeitos entre dois tratamentos. Quando não há condições impeditivas, a MA da RS costuma ser realizada, dando aos leitores as informações adicionais de medidas de efeito, além de resultados de meta-regressão, metanálise cumulativa, análise de sensibilidade e verificação de viés de publicação.

Pelos conceitos acima definidos, o leitor pode se perguntar se é possível a realização de uma MA *sem* uma RS precedente – afinal, a primeira diz respeito a um processo estatístico e a segunda a uma revisão, com critérios definidos *a priori*. Teoricamente, é possível realizar uma MA apenas de alguns estudos selecionados (ou seja, sem uma RS prévia) porém isto não é, de maneira alguma, recomendado[7]. Como veremos a seguir, o processo de RS reduz de maneira bastante eficaz o risco de viés e de heterogeneidade entre os estudos, aumentando a chance de que uma MA produza resultados válidos. Uma MA sem a RS prévia pode levar a resultados enviesados, já que os estudos de baixa qualidade ou que apresentam parcialmente o resultado de uma intervenção podem ter sido combinados.

Finalmente, alguns estudos realizam "análises combinadas" (*pooled analysis*). Este termo pode ter diversos significados, mas geralmente refere-se a revisões que combinam os dados individuais de cada sujeito de cada estudo (e não a média dos dados de cada estudo), o que permite análises muito mais precisas, já que a quantidade de informações disponíveis é muito maior. Por outro lado, este tipo de estudo é feito apenas em situações em que a coleta de dados é bastante padronizada (por exemplo, farmacovigilância) e que os autores (ou companhias farmacêuticas) de todos os estudos selecionados forneçam seus bancos de dados para análise (diferentemente de uma MA em que os resultados são extraídos do próprio artigo), o que raramente acontece.

Quadro 2 Estudo original ou trabalho de revisão?

> Entre os diversos tipos de publicação científica, que tipo de estudo é uma revisão sistemática e metanálise? Esta é uma questão controversa. Alguns autores valorizam o termo "revisão" no nome, considerando que trata-se de um artigo que apenas revisa os dados já existentes na literatura, não dando informações novas. Outros autores defendem que a metanálise é um artigo original, pois utiliza a mesma estrutura de uma pesquisa (definição *a priori* das hipóteses, materiais e métodos, resultados, conclusões) e acrescenta dados novos na literatura – os resultados de uma metanálise poderiam, na visão destes autores, encerrar ou estimular a pesquisa de um determinado tema. Frente a esta controvérsia, muitas revistas biomédicas adotam uma posição intermediária, publicando as metanálises em uma seção à parte das revisões narrativas, bem como dos artigos originais.

METODOLOGIA DAS REVISÕES SISTEMÁTICAS E METANÁLISES

Definição da pergunta de pesquisa

Objetivos

Como todos os artigos científicos, as revisões sistemáticas (RS) começam com uma ou mais hipóteses e objetivos. Geralmente, as primeiras RS de um tema ocorrem após a publicação de vários ensaios clínicos testando uma nova intervenção ou droga, geralmente com resultados positivos e negativos. Neste caso, faz-se uma revisão sistemática (RS) para verificar se os resultados desta nova intervenção são favoráveis ou não. Em outros casos, a droga já foi aprovada para uso, mas a RS é aplicada para avaliar outras condições, como na análise de subgrupos, com um tipo específico de droga ou enfermidade (por exem-

plo, anticonvulsivantes para enxaqueca) ou outras populações (por exemplo, pacientes idosos). Em ambos os casos, caso o efeito seja de pequena magnitude, a RS é especialmente interessante, por agrupar dezenas de estudos que isoladamente não possuem poder estatístico.

Desta maneira, os objetivos de uma RS, com ou sem análise quantitativa - metanálise (MA), são geralmente verificar qual o tamanho de efeito de uma determinada intervenção (em relação a placebo ou outra intervenção ou a não intervenção ou tratamento habitual) para uma determinada condição e uma determinada população. O acrônimo PICO (população, intervenção, comparação e desfecho [*outcome*]) é útil para verificar os objetivos da RS.

Vale lembrar que nem todas as MA analisam efeitos estatísticos de uma intervenção experimental, bem como nem todas as RS são feitas sobre ensaios clínicos experimentais. Estas podem ser realizadas com base em estudos não randomizados, ou mesmo com estudos observacionais (coorte, caso-controle, série de casos). Contudo, como veremos adiante, a comparação de grupos que são semelhantes entre si até o momento da intervenção é condição *sine qua non* para a realização de uma RS confiável. Sendo assim, estudos não randomizados não garantem aleatoriedade na alocação de pacientes entre grupos (e, portanto, de que se partiu de estudos semelhantes) e estudos observacionais, mesmo os desenhados de maneira rigorosa, podem garantir apenas que grupos assemelham-se ou não entre si quanto a variáveis já conhecidas (e que portanto, podem ser controladas), sendo mais propensos a vieses. Sendo assim, a realização de RS de estudos observacionais[8] ou de estudos não randomizados[4], apesar de cada vez mais encontradas na literatura, parte de alguns pressupostos um pouco diferentes do que apresentaremos a seguir e são consideradas de qualidade inferior às RS de ensaios clínicos randomizados – razão pela qual focaremos apenas neste tipo de metanálise ao longo deste capítulo.

Critérios de inclusão e exclusão

Revisão da literatura

Uma máxima da pesquisa científica é que um estudo não pode ser melhor que a qualidade de seus dados. Em uma RS e MA, a unidade é o ensaio clínico, portanto, estes não serão melhores que a qualidade dos ensaios clínicos que foram incluídos.

No processo de seleção de artigos, quatro conceitos devem ser lembrados:

- Os critérios de seleção devem ser sempre especificados *a priori* – isto é uma das principais características que distingue as revisões sistemáticas das não sistemáticas.
- É altamente recomendado que dois autores façam todo o processo de busca e seleção de maneira independente, e que depois todas as incoerências sejam resolvidas em consenso e/ou com o auxílio de um terceiro (que pode ser inclusive um outro autor da revisão).

- Todo o processo deve ser registrado e documentado – por exemplo, deve-se registrar cada artigo que foi excluído, bem como a razão da exclusão.
- Dúvidas sobre os estudos podem e devem ser esclarecidas com os autores dos estudos.

Diferentemente de uma pesquisa prospectiva, a RS é uma pesquisa retrospectiva conceituada como estudo secundário pois avalia estudos previamente publicados, ou seja, no momento em que se inicia a pesquisa, os dados – no caso os ensaios clínicos publicados sobre um tema – já existem. Desta maneira, o primeiro passo de uma RS é estruturar a busca, com ajuda especializada, conforme os critérios preestabelecidos do PICO e tipo de estudo adequado, sem apresentar limites como de data, local de publicação ou linguagem, mapeando toda a literatura disponível, desde o início das bases de dados, registros e literatura cinzenta (por exemplo, todos os ensaios clínicos comparando betabloqueadores versus placebo no infarto do miocárdio). A busca deve ser pelo maior número de banco de dados possível (veja na Tabela 1, os principais bancos). Recomenda-se também a busca por referências em outras RS, além de entrar em contato com especialistas na área para referências. Por último, deve-se também buscar artigos na "literatura cinzenta", ou seja, dados apresentados em congressos, simpósios, defesas de tese e outros meios de divulgação que não atingem os grandes bancos de dados e as bases de registro como o *clinical trials* e a plataforma da Organização Mundial da Saúde (OMS). Na procura de estudos, uma outra questão é quanto aos estudos completados e não publicados e àqueles em andamento. Estudos bastante recentes[9,10] evidenciam que cerca de um terço dos ensaios clínicos finalizados não são publicados em até 5 anos, sendo que tais estudos são mais associados com resultados negativos e patrocínio da indústria farmacêutica. Desta maneira, é importante procurar estes estudos em plataformas específicas (Tabela 1)[4].

Exemplo de estratégia de busca[4]

Os comandos abaixo exemplificam uma sugestão de busca de artigos pelo grupo Cochrane, utilizando a base de dados PubMed/Medline. Cada número equivale a uma linha de comando: #1 randomized controlled trial [pt] ; #2 controlled clinical trial [pt]; #3 randomized [tiab], #4 placebo [tiab]; #5 drug therapy [sh]; #6 randomly [tiab]; #7 trial [tiab]; #8 groups [tiab]; #9 #1 OR #2 OR #3 OR #4 OR #5 OR #6 OR #7 OR #8; #10 animals [mh] NOT humans [mH]; #11 #9 NOT #10.

A sintaxe é lida da seguinte maneira: de 1 a 8 são feitas buscas para todos os ensaios clínicos randomizados (#1, #3 e #6), controlados (#2) e assim por diante. Os comandos entre colchetes são delimitadores – por exemplo, [tiab] seleciona apenas os títulos e resumos (*titles e abstracts)*. O nono comando utiliza o termo booleano "OR" ("ou") para agrupar todos os parágrafos anteriores, e os parágrafos 10 e 11 excluem estudos em animais. Esta estratégia pode ser adaptada para cada situação: caso não se deseje estudos com placebo, # 4 é modificado para *NOT placebo*, por outro lado, caso estude-se acupuntura, #5 é trocado para *acupuncture* e assim por diante.

Tabela 1 Formas de busca de estudos para revisão sistemática e metanálise

Nome	Site
Plataformas de dados – artigos publicados em revistas biomédicas	
PubMed/ Medline	www.pubmed.com
EMBASE	www.embase.com
Web of Science	isiknowledge.com
Scopus	www.scopus.com
LiLACS	bases.bvs.br
Literatura "cinzenta" – artigos divulgados, mas não publicados	
Anais de congressos e conferências	
Teses de pós-graduação	
Contato com colegas	
Referências dos artigos recuperados	
Cadastros de ensaios clínicos – estudos não publicados	
Cadastro Nacional Brasileiro	portal2.saude.gov.br/sisnep/
Cadastro Norte-Americano	clinicaltrials.gov
Cadastro Europeu	www.emea.europa.eu
Cadastro da Austrália e Nova Zelândia	www.anzctr.org.au
Cadastro Chinês	www.chictr.org
Ensaios clínicos de indústrias farmacêuticas	
AstraZeneca	www.astrazenecaclinicaltrials.com
Bristol-Meyers	ctr.bms.com/ctd/registry.do
Eli Lilly	www.lillytrials.com
GlaxoSmithKline	ctr.gsk.co.uk/medicinelist.asp
Novartis	www.novartisclinicaltrials.com
Roche	www.roche-trials.com
Wyeth	www.wyeth.com/clinicaltriallistings

Para identificar os artigos desejados, normalmente utiliza-se uma estratégia em três etapas: inicialmente, os autores fazem uma busca bastante ampla, para não perder artigos potenciais, mesmo que isto resulte em um grande número de artigos rejeitados – ou seja, na primeira etapa a busca é bastante sensível e pouco específica (veja na caixa de texto abaixo um exemplo de estratégia de busca). É fundamental que a elaboração da estratégia de busca seja realizada em parceria com um bibliotecário especializado em estratégias de busca para as RS. Na segunda etapa, os autores "peneiram" os artigos selecionados até atingir aqueles que realmente são interessantes, excluindo-se um grande número de artigos. O processo de filtragem pode se dar inclusive no título e no *abstract* (por exemplo, caso se busque ensaios clínicos sobre uso de antidepressivos para ganho de peso em humanos, serão excluídas revisões, relatos de caso, estudos transversais, estudos em não humanos, e assim por diante). Artigos duplicados (ou seja, artigos diferentes que relatam o mesmo estudo) e que não se adequem por demais critérios pré-especificados também são excluídos.

Análise qualitativa da RS

A terceira etapa é a análise qualitativa (*quality assessment*) dos artigos selecionados, que funciona como um "controle de qualidade" para os artigos selecionados. Desta maneira, os artigos são lidos um a um, buscando-se por critérios adicionais de inclusão e exclusão, por exemplo, processo de randomização adequado, critérios de alocação bem especificados, testes estatísticos apropriados, e assim por diante. Na Colaboração Cochrane, não excluímos o artigo. Se este apresentar alto risco de viés podemos, dependendo do número de artigos, fazer uma análise de sensibilidade de artigos com alto risco versus artigos com baixo risco em relação a estimativa de efeito de uma intervenção. A etapa da análise qualitativa é fundamental para aferir o risco de vieses que cada estudo apresenta, evitando assim que estes sejam "carregados" para a MA (Tabela 2). Isto é importante, pois a técnica da MA tem como princípio a não heterogeneidade entre as amostras de diferentes estudos, ou seja, no processo de agrupar um grande número de estudos para testar o efeito de uma intervenção, é fundamental que a amostra de cada estudo seja representativa da condição a qual se estuda. Por exemplo, caso se teste a eficácia de um imunomodulador para pacientes com lúpus eritematoso sistêmico, os sujeitos da cada estudo devem ter comprovadamente lúpus (seguindo os critérios recomendados internacionalmente, o que pode ser mais rigoroso do que feito na prática clínica usual), ou seja, os estudos devem ter validade externa.

Além disso, na análise qualitativa deve-se verificar se os estudos possuem validade interna, e avaliar o risco de viés para cada estudo ou seja, se estes geraram resultados confiáveis de acordo com a metodologia empregada – no exemplo acima, caso tenha-se demonstrado a eficácia do imunomodulador para o lúpus, deve-se verificar se o estudo era duplo-cego, controlado, randomizado, e assim por diante. A recomendação atual da Colaboração Cochrane para avaliação do risco de viés de ensaios clínicos é de uso de uma ferramenta em que se utiliza avaliação baseada em domínios, ou seja, uma avaliação crítica é feita de forma separada para diferentes aspectos do risco de viés desse tipo de estudo. Concluindo, na etapa da análise qualitativa, verifica-se o risco de viés que cada estudo possui. A Tabela 2 mostra as principais fontes de vieses de estudos controlados, e o significado de cada um deles.

Contudo, há duas questões controversas na verificação da qualidade dos estudos: a primeira é como avaliar esta qualidade – vários autores[11,12] propuseram usar *checklists* ou sistemas de pontuação para excluir estudos com base em pontos de corte, porém posteriormente outros autores[13] verificaram que os resultados da metanálise geralmente não se modificam utilizando este sistema. Sendo assim, ao invés de verificar se um estudo tem ou não viés, é melhor descrever a *probabilidade* (ou *risco)* de viés do estudo. Caso haja dúvidas a respeito da metodologia empregada, os autores dos estudos devem ser contatados. O risco de viés pode ser alto, baixo ou incerto.

O segundo ponto controverso nesta etapa é o que deve ser feito com os estudos avaliados. Na verdade, os artigos sem reparos metodológicos serão incluídos, e os artigos com erros metodológicos básicos serão excluídos (na verdade analisamos com menção a essa qualidade), porém é discutível o que deve ser feito com os artigos que ficam em uma zona intermediária de qualidade. Alguns autores optam por não incluir estes artigos, considerando que há o risco de "carregar" vieses para a metanálise e doravante invalidá-la. Outros autores optam por incluir os artigos de qualidade intermediária, partindo do princípio de que o viés de excluir estes estudos é ainda maior e, além disso, que a exclusão de muitos estudos pode ser considerada algo parcial e subjetivo. Independentemente do critério que será adotado, contudo, deve-se fazer uma análise de sensibilidade (conceito que será discutido a seguir) dos artigos suspeitos, para verificar se e em que grau os resultados da metanálise se modificam com a inclusão e exclusão destes artigos.

Após percorrer todas estas etapas, o pesquisador terá em mãos os artigos que comporão sua revisão sistemática e metanálise e poderá começar a coletar os dados destes.

Coleta e padronização dos dados

Em uma RS de ensaios clínicos sobre o efeito de uma determinada intervenção, os dados podem se apresentar na forma categórica binária, quando o desfecho para cada participante contempla apenas duas possibilidades (por exemplo, morte ou vida, presença ou ausência de hipertensão, depressão remitida ou ativa, etc.; são considerados desfechos dicotômicos e/ou contínua, quando o desfecho é uma medida descrita (por exemplo, contagem de CD4+, pressão arterial, escore de depressão etc.). Além disto, muitas vezes os dados devem ser preparados para poderem ser extraídos de maneira correta: por exemplo, se um estudo constatar que 30% dos pacientes tinham morrido ao final do estudo, o pesquisador deverá calcular o valor absoluto para extrair o dado. No caso de dados contínuos, duas informações devem ser extraídas (média e desvio padrão), porém nem sempre as informações disponíveis nos artigos estão disponíveis. Sendo assim, muitas vezes o pesquisador é obrigado a "calcular de volta", partindo dos valores informados pelo estudo (valor de p ou dos testes estatísticos) para obter informações coletadas. Na etapa de extração dos dados é comum entrar em contato com os autores do estudo para solicitar informações incompletas. A Tabela 3 mostra as principais medidas de efeito utilizadas em metanálises.

Tabela 2 Principais fontes de vieses de estudos controlados

Viés avaliado	Domínio	Itens que devem ser verificados	Classificação do risco de viés
Viés de seleção	Geração da sequência de alocação e ocultação da sequência de alocação	Randomização: descrição do método para gerar sequências de alocação que garante que cada sujeito tenha a mesma probabilidade de cair em qualquer grupo do estudo. Foi possível produzir grupos comparáveis, de forma imprevisível?	Baixo risco: uso de programa gerador de números aleatórios, jogar uma moeda para o alto (cara/coroa decidem o grupo), tabela de números aleatórios, entre outros Alto risco: dia do mês (par/ímpar decidem o grupo), número de registro do paciente ou de admissão ao tratamento, entre outros Risco incerto: não há informações suficientes
		Alocação: descrição do método usado para alocar o sujeito preservando randomização e cegamento.Descrever em detalhes o método utilizado para ocultar a sequência aleatória, para determinarmos se a alocação das intervenções pôde ser prevista antes ou durante o recrutamento dos participantes É possível prever antes ou durante o estudo para qual grupo cada sujeito foi alocado?	Baixo risco: randomização central, envelopes sequencialmente numerados, opacos e selados, entre outros Alto risco: envelope não opaco, permitindo que o código seja lido contra a luz, data de nascimento dos participantes, lista aberta de números randomizados, entre outros Risco incerto: o método de ocultação não e descrito com informações suficientes
Viés de performance	Cegamento	Cegamento: descrição do método utilizado para que sujeitos e pesquisadores não saibam o grupo para o qual o paciente foi alocado. Os participantes e a equipe estavam cientes de quais intervenções receberam ou estavam "cegos" (quando for possível o cegamento da intervenção)?	Baixo risco: usar uma pílula placebo com a mesma cor, forma, cheiro e gosto da pílula que contém o princípio ativo. Considerado adequado quando as intervenções específicas (por exemplo, acupuntura simulada ou pílula placebo no grupo controle) e inespecíficas (por exemplo, igual atenção e disponibilidade para sujeitos de todos os grupos) são semelhantes para todos os grupos. Sem cegamento ou incompleto, porém, mas os desfechos não são influenciados pela falta de cegamento Alto risco: em um estudo que avalia medidas séricas (por exemplo, colesterol total), cegar apenas os sujeitos e não os pesquisadores. Sem cegamento ou risco de falhas no cegamento, podendo influenciar nos desfechos Risco incerto – não há informações ou há informações insuficientes sobre o cegamento ou não dos participantes e equipe de estudo
		Cegamento de avaliadores de desfecho Avaliação deve ser feita para cada desfecho principal (ou classes de desfechos) Os avaliadores estavam cientes de quais intervenções os participantes receberam ou estavam "cegos" (quando for possível o cegamento da intervenção)?	Alto risco de viés: sem cegamento ou falhas no cegamento, que podem influenciar na avaliação dos desfechos Baixo risco: cegamento dos avaliadores; sem cegamento ou incompleto, mas que os desfechos não são influenciados pela falta de cegamento Risco incerto: não há informações suficientes sobre o cegamento dos avaliadores de desfechos; este desfecho não foi avaliado pelo estudo

(continua)

Tabela 2 Principais fontes de vieses de estudos controlados *(continuação)*

Viés avaliado	Domínio	Itens que devem ser verificados	Classificação do risco de viés
Viés de atrito	Dados de desfechos incompletos	Descrever se os dados relacionados aos desfechos estão completos para cada desfecho principal, incluindo perdas e exclusão da análise. Descrever se as perdas e exclusões foram informadas no estudo, assim como suas respectivas razões. Descreve se houve reinclusão de algum participante.	Baixo risco: não houve exclusões, razões para as exclusões não se relaciona com os desfechos; análise por intenção de tratamento
		Manejo estatístico: descrição do método utilizado para lidar com dados incompletos em virtude da não aderência, por exemplo, análise de casos completos ou análise por intenção de tratamento.	Alto risco: perda de dados suficientes para influenciar nos resultados. Ocorre quando há diferenças sistemáticas na não adesão entre os grupos
		Dados perdidos ou incompletos: descrição da classificação do tipo de dado perdido (ao acaso, completamente ao acaso ou não ao acaso)	Risco incerto: informações insuficientes sobre as perdas no processo de randomização e de perdas durante todo o estudo e seguimento (se houver)
Viés de relato	Relato seletivo de desfechos	Comparação entre a descrição de métodos e resultados para verificar a omissão de dados. Indicar a possibilidade de os ensaios clínicos randomizados terem selecionado os desfechos ao descrever os resultados do estudo e o que foi identificado.	Alto risco: nem todos os desfechos primários pré-especificados foram reportados; Um ou mais desfechos primários foram reportados utilizando mensuração, método de análise ou subconjunto de dados que não foram pré-especificados; Um ou mais desfechos primários reportados não foram pré-especificados (a não ser que uma justificativa clara seja fornecida para o relato daquele desfecho, como o surgimento de um efeito adverso inesperado); Um ou mais desfechos de interesse da revisão foram reportados incompletos, e não podem entrar na metanálise. O estudo não incluiu resultados de desfechos importantes que seriam esperados neste tipo de estudo.
			Baixo risco: o protocolo do estudo está disponível e todos os desfechos primários e secundários pré-especificados que são de interesse da revisão foram reportados de acordo com o que foi proposto; O protocolo do estudo não está disponível, mas está claro que o estudo publicado incluiu todos os desfechos desejados.
			Risco incerto: informação insuficiente para permitir julgamento.
Outros vieses	Outras fontes de viés	Declarar outro viés que não se enquadra em outro domínio prévio da ferramenta. Se em protocolos de revisões forem pré-especificadas questões neste domínio, cada questão deve ser respondida.	Baixo risco de viés: o estudo parece estar livre de outras fontes de viés.
			Alto risco de viés: alto risco relacionado ao delineamento específico do estudo; ou Foi alegado como fraudulento; Teve algum outro problema.
			Risco de viés incerto: informação insuficiente para avaliar se um importante risco de viés existe; ou informações insuficientes de dados que possam gerar viés.

Tabela 3 Medidas de efeito utilizadas em metanálises

Modelo de agrupamento	Descrição
Efeito fixo (*fixed-effects*)	Parte da assumpção de que os estudos são homogêneos.
Efeito variável (*random-effects*)	Assume que há heterogeneidade entre os estudos.
Desfechos dicotômicos	
Mantel-Haenszel	Medida de efeito fixo usada para cálculo da razão de chances (*odds ratio*) e risco relativo. Foi a primeira técnica desenvolvida em meta-análises, há 40 anos, e estima medidas de efeito conservadoras.
Peto (método O-E)	Medida de efeito fixo usada para cálculo de razão de chances. Usada em metanálises de grandes estudos onde cada estudo individual tem efeito modesto, p. ex., na cardiologia. Também conhecido como método O-E pois calcula eventos observados menos esperados.
DerSimonian e Laird	Medida de efeito variável que calcula razão de chances e risco relativo. Assume que a eficácia da intervenção varia entre os estudos além do acaso, sendo empregada em metanálises em que se observa heterogeneidade entre os estudos.
Desfechos contínuos — padronização do efeito	
Diferença média ponderada (*weighted mean difference*)	Utilizada para metanálises cujos estudos utilizaram a mesma escala. Pode estimar medidas de efeito fixo ou variável.
Diferença média padronizada (*standardized mean difference*)	Utilizada quando os estudos utilizaram escalas diferentes, sendo necessária uma padronização do efeito observado (geralmente em termos de desvio padrão). Produz resultados confiáveis, porém de interpretação mais difícil que a diferença média padronizada. Pode estimar medidas de efeito fixo ou variável.
Desfechos contínuos	
d de Cohen	Método mais simples, assume que o desvio padrão entre estudos é homogêneo.
Δ de Glass	Método que padroniza o desvio padrão da metanálise em função do desvio padrão dos grupos controle.
g de Hedges	Método padrão da Colaboração Cochrane. Faz uma correção do desvio padrão para amostras pequenas.

Desfechos dicotômicos

Estatisticamente, a síntese dos dados coletados denomina-se medida de efeito.

Para dados dicotômicos, quatro medidas de efeito comumente usadas são: risco relativo (RR), razão de chances (ou *odds ratio – OR),* redução absoluta de risco (RRA) e número necessário para tratar (ou *number needed to treat – NNT).* O significado estatístico destes testes já foi discutido em outros capítulos do livro e são semelhantes aos usados para a metanálise, sendo assim, não aprofundaremos a discussão destes testes. Para o modelo de agrupamento de dados (*"pooling model"*) pode-se usar os métodos de Mantel-Haenszel[*], de Peto e de DerSimonian. Os dois primeiros são métodos de efeito fixo (*fixed-effects model*)[3] enquanto o método de DerSimonian assume efeitos aleatórios (*random-effects model*). Dá-se preferência ao método de efeitos fixos quando o pesquisador acredita que não há grandes diferenças ("heterogeneidades") entre os estudos e sendo assim o peso ponderado deve ser calculado de acordo com o tamanho de cada um deles. Na verdade, se não houver qualquer heterogeneidade entre os estudos, as medidas de efeito fixo e de efeito variável produzirão os mesmos resultados. Por outro lado, se o pesquisador acredita que os estudos são muito diferentes entre si, e que a heterogeneidade entre estudos pode influenciar nos resultados, o método de escolha é o de efeitos variáveis.

Desfechos contínuos

Para os dados contínuos, a medida de efeito é a uma diferença entre as médias (difference in means)[4]. As medidas de efeito podem ser o d de Cohen, o g de Hedges ou o Δ de Glass, sendo que as três diferem quanto ao cálculo do desvio padrão da amostra – o d de Cohen assume que a amostra é homogênea e calcula o desvio padrão da amostra como um todo (é o método padrão e único método disponível de vários pacotes estatísticos de computador), o g de Hedges faz uma correção estatística para amostras pequenas (é o método padrão das revisões Cochrane) e o Δ de Glass utiliza o desvio padrão do grupo controle, com a justificativa de que a variância do grupo padrão é mais estável entre os estudos. Na prática, a diferença entre os três métodos é pequena.

Além disso, para os dados contínuos há uma dificuldade adicional, que é quando diferentes escalas são utilizadas para medir o mesmo fenômeno. O exemplo mais conhecido são os testes psicométricos para avaliar transtornos psiquiátricos – por exemplo há no mínimo 5 grandes escalas para medir a gravidade de depressão[14]. Desta maneira, é muito provável que no processo de coleta de dados haja escalas que são usadas em alguns ensaios clínicos, mas não em outros. Neste caso, não se

---

[*] Estatisticamente, o método de Mantel-Haenszel calcula a soma do produto da variância com a medida de efeito de cada estudo, dividido pela soma do inverso da variância de cada estudo, enquanto no método de Peto a razão de chances é calculada pela transformação logarítmica de base n da soma da diferença entre o resultado esperado e observado de cada estudo, dividido pela soma da variância de cada estudo. Pela transformação logarítmica, o método de Peto é mais adequado para estudos pequenos mas pode fornecer resultados menos precisos cada haja desbalanço no tamanho da amostra entre os grupos experimental e controle.

pode usar os valores absolutos das escalas para aferir o tamanho do efeito, tendo-se de lançar mão de uma técnica chamada diferença das médias padronizada (*standard mean difference* – SMD), que significa calcular uma medida de efeito relativa para cada estudo para que os dados possam ser agrupados. No caso em que todos os estudos utilizam os mesmos dados (por exemplo, estudos de pressão arterial), pode-se utilizar os valores absolutos para calcular uma medida chamada diferença das médias ponderada (*weighted mean difference* – WMD)**, não sendo necessária, portanto, uma pré-padronização. O principal revés de usar medidas de efeito padronizadas é a interpretação dos resultados, pois um resultado padronizado indica diferenças entre grupos também por uma medida padronizada (normalmente em quanto o desvio padrão de um grupo difere de outro), enquanto no método das medidas ponderadas as diferenças entre grupos podem ser expressas em termos percentuais e em valores absolutos, facilitando bastante a interpretação dos resultados.

Análise quantitativa da metanálise

Gráfico de Forest (*Forest plot*)

O gráfico de Forest permite visualizar o tamanho de efeito e o intervalo de confiança de cada estudo, o peso relativo de cada estudo e a medida de efeito total da metanálise (representada como uma figura em forma de diamante na última linha do gráfico) (Figura 1). Como descrito anteriormente, serão gerados gráficos de Forest diferentes de acordo com a medida de efeito escolhida (por exemplo, risco relativo, *d* de Cohen, e assim por diante) e do modelo de agrupamento de dados (efeitos fixos ou efeitos aleatórios).

Nesta etapa também é possível avaliar a heterogeneidade dos dados. Dois métodos são possíveis: o do Q de Cochran ou o da estatística do quadrado da variância (I^2)***. No primeiro método, testa-se, através do χ^2, se a soma ponderada de cada estudo individual é estatisticamente diferente da medida de efeito obtida – caso seja, isto é um indicativo de heterogeneidade. Este método tem pouco poder caso o número total de estudos seja pequeno[16]. Por outro lado, a estatística I^2 é uma porcentagem que descreve o quanto da variação entre os estudos provém da heterogeneidade, e não do acaso, sendo uma medida intuitiva de efeito e mais robusta para estudos pequenos[4,5].

** Alguns autores utilizam o termo *mean difference* (diferença média) enquanto outros dizem que a medida de efeito é uma diferença entre as médias (*difference in means*). Ambos são incompletos, uma vez que a medida de efeito (*effect size* ou ES) é obtida através da diferença das médias ($X_1 - X_2$) dividida pelo desvio padrão da média das diferenças (DP_{X1X2}), ou $ES = X_1 - X_2 / DP_{X1X2}$.

*** A formula do $I^2 = 100\% \times (Q-g.l.)/Q$, sendo g.l.=graus de liberdade e Q=Q de Cochran. Portanto, I^2 deriva do Q de Cochran para estimar uma medida *contínua* de heterogeneidade, enquanto o Q de Cochran é uma medida dicotômica, ou seja, apenas descreve se há ou não há heterogeneidade.

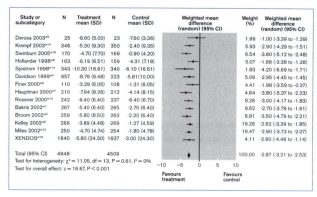

Figura 1 Gráfico de Forest extraído de Rucker et al.[15] em estudo que avalia a eficácia do orlistat para perda de peso. Cada linha informa o nome do primeiro autor de cada estudo incluído, bem como o tamanho da amostra, a média e desvio padrão dos grupos experimental e controle, o peso relativo de cada estudo e a medida de efeito ponderada (que foi utilizada por ser o mesmo desfecho contínuo – perda de peso – em todos os estudos). No gráfico, o quadrado e o traço horizontal representam a medida de efeito e seu intervalo de confiança de 95%. Na última linha a figura em forma de diamante representa a medida de efeito final do estudo. Pode-se observar também que os testes da heterogeneidade foram significativos, o que corrobora o uso do modelo de efeitos aleatórios para o cálculo.

Gráfico de L'Abbé (*L'Abbé Plot*)

Finalmente, a heterogeneidade de metanálise de ensaios clínicos também pode ser visualizada no gráfico de L'Abbé[17] em que se compara a medida de efeito do grupo experimental em relação ao grupo controle, as quais ficam em eixos diferentes, para cada estudo. Na verdade, o gráfico de L'Abbé é basicamente um gráfico de pontos em dispersão (*scatter plot*) em que se avalia de forma macroscópica a distribuição global dos resultados. Isto permite visualizar quais estudos apresentaram valores muito díspares da medida de efeito final. O gráfico de L'Abbé é bastante sensível, contudo pouco específico para detectar heterogeneidade, especialmente se a maioria dos estudos tiverem resultados semelhantes – neste caso, um valor que se distancie discretamente da tendência central costuma ser detectado como fora da curva (*outlier*)[18].

Análise de sensibilidade (*sensitivity analysis*)

A análise de sensibilidade estima a medida de efeito de uma metanálise com a exclusão de um determinado estudo (Figura 2), permitindo visualizar se há algum estudo que modifica substancialmente os resultados da metanálise. Esta é uma técnica interessante para verificar a heterogeneidade de cada estudo individualmente, o que ocorre quando se observa que a exclusão deste estudo modifica o resultado da metanálise. Isto pode ser um problema se tal estudo tiver um peso muito importante para os resultados da análise (por exemplo, um estudo com um tamanho de amostra maior que todos os outros estudos somados – neste caso, a análise de sensibilidade poderá demonstrar que os resultados são dirigidos por um estudo em particular e, mes-

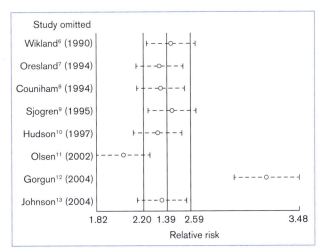

Figura 2 Extraída de Waljee et al.[19], uma metanálise de risco de infertilidade após cirurgia de anastomose ileal. A análise de sensibilidade mostra que a exclusão de um estudo em particular – de Gorgun et al. – aumenta substancialmente o risco de infertilidade, enquanto a exclusão do estudo de Olsen et al. diminui substancialmente o risco. Isto sugere que tais estudos estavam, respectivamente, subestimando e superestimando o risco de infertilidade decorrente da cirurgia. Tal análise deve motivar uma busca mais detalhada quanto a heterogeneidade e validade destes estudos em particular.

mo com resultados significativos, indicar a necessidade de novos estudos).

Ainda, a análise de sensibilidade pode ser feita para alguns subgrupos, por exemplo, para verificar os resultados da metanálise excluindo os estudos com alto risco de viés, ou estudos cujos resultados foram imputados pois os dados estavam faltando, e assim por diante. Neste caso, a análise de sensibilidade é feita *post-hoc*, sendo mais uma ferramenta útil para verificar e controlar a heterogeneidade de uma revisão sistemática e metanálise. Ainda, a análise de sensibilidade não deve ser confundida com análise de subgrupos, uma vez que a última busca aprofundar os resultados de uma metanálise, verificando a magnitude do efeito em todos os subgrupos considerados e comparando estatisticamente estes resultados. Além disto, a definição dos subgrupos é mais rígida (por exemplo, masculino vs. feminino ou menor de 15 anos vs. 45-65 anos vs. maior de 65 anos), enquanto que a análise de sensibilidade não calcula a magnitude do efeito dos estudos excluídos e permite o agrupamento de estudos utilizando critérios mais frouxos (por exemplo, "estudos com alto risco de viés").

Metanálise cumulativa (*cummulative meta-analysis*)

A metanálise cumulativa desenha um gráfico em que se recalcula a medida de efeito da metanálise de uma maneira aditiva ou cumulativa – a cada linha se soma os resultados de todos os estudos anteriores até completar o total de estudos. Normalmente, estes estudos são colocados em ordem temporal, ou seja, do mais antigo até o mais recente, embora qualquer tipo de ordenação possa ser feita (por exemplo, tamanho da amostra). A utilidade da metanálise cumulativa, na ordem temporal, é verificar quando o tamanho de efeito se estabiliza, ou seja, deixa de se modificar com a inclusão de novos estudos, o que pode sugerir se novos estudos são ou não necessários.

Teste de Egger e Gráfico do Funil (*Funnel plot*)

Estes testes avaliam a heterogeneidade advinda de estudos não inclusos em uma metanálise. O gráfico do funil cruza a medida de efeito de cada estudo (eixo vertical) com a medida de tamanho de cada estudo (eixo horizontal) (Figura 3). Para a medida de tamanho pode-se usar o próprio tamanho amostral do estudo, o desvio padrão de cada estudo (mais comumente usado), o inverso da variância, o intervalo de confiança, ou outras medidas de dispersão.

Um ponto importante é que, apesar de muitos autores entenderem que o gráfico do funil testa "viés de publicação", este conceito não é totalmente correto, uma vez que tal viés se refere aos estudos não publicados que teriam resultados sistematicamente diferentes dos estudos incluídos na análise – ou seja, de um grupo de estudos que não foi incluso na metanálise. O gráfico do funil indica heterogeneidade pela comparação entre tamanho de efeito *vs.* tamanho da amostra – como estudos negativos e pequenos são menos publicados que estudos positivos e/ou maiores, normalmente o gráfico do funil mostra que tais estudos estão "faltando" no gráfico, porém outras causas além do viés de publicação (por exemplo, estudos publicados, mas não inclusos por uma revisão incompleta) podem explicar o achado. Além disso, o gráfico do funil não detecta apenas os estudos negativos e/ou pequenos faltantes, mas qualquer distribuição anômala na interação efeito vs. amostra. Portanto, a ideia mais correta é que o gráfico do funil é um mecanismo utilizado para detectar heterogeneidade proveniente desta interação.

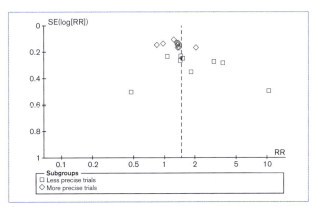

Figura 3 Gráfico do Funil extraído de Linde et al.[20] que estudou o uso da erva de São João (*Hypericum*) para o tratamento da depressão. Os resultados da metanálise foram positivos, porém o gráfico do funil fornece dados adicionais ao cruzar a medida de efeito (risco relativo, eixo horizontal) com a medida de tamanho (tamanho amostral, eixo vertical) de cada estudo. É possível visualizar que praticamente todos os estudos tiveram resultados positivos e que os estudos menores (na base do gráfico) apresentaram medidas de efeito muito grandes. Isto pode sugerir que estudos com resultados negativos não foram publicados.

O teste de Egger é um teste do tipo χ^2 que verifica se a interação efeito vs. amostra (discutida acima) observada é significativamente diferente da observada. O teste de Egger espera que em uma distribuição perfeitamente aleatória metade dos estudos apresentariam estimativa-ponto do efeito acima e abaixo do tamanho de efeito global. Desta maneira, o teste faz uma comparação estatística entre os resultados esperados e observados: se o teste for significativamente positivo a diferença entre os estudos é maior do que esperada pelo acaso e indica portanto heterogeneidade proveniente desta fonte. Por outro lado, o teste de Egger pode produzir resultados falso-positivos e falso-negativos com alguma frequência, e é considerado inferior, como estimativa de heterogeneidade, à análise visual do gráfico do funil[21].

Meta-regressão

A meta-regressão é utilizada para investigar "potenciais modificadores de efeito"[4], ou seja, quais variáveis estão correlacionadas com a medida de efeito. Esta técnica estatística é útil tanto para investigar heterogeneidade (por exemplo, verificar se estudos com alta probabilidade de viés de seleção estão relacionados com a medida de efeito) quanto para aprofundar os resultados de uma metanálise (por exemplo, verificar se idade ou gênero associam-se com a medida de efeito). Normalmente são feitas meta-regressões univariadas uma vez que regressões multivariadas exigem um grande número de estudos disponíveis o que raramente acontece[22].

O modelo estatístico de uma meta-regressão é em geral semelhante a uma regressão linear, porém diferindo em dois aspectos: o primeiro é que a meta-regressão é ponderada de acordo com o tamanho do estudo (diferentemente das regressões lineares as quais geralmente não são ponderadas). O segundo aspecto é a análise residual que geralmente é feita em uma regressão linear, porém não em uma meta-regressão[23].

CONFIABILIDADE DE UMA METANÁLISE

Como visto até o momento, a realização de uma metanálise exige a procura e seleção exaustiva e criteriosa de estudos, o que envolve o domínio de ferramentas de busca em diferentes banco de dados além de conhecimento de metodologia de pesquisa clínica para analisar individualmente cada estudo, bem como o uso correto de uma série de pressupostos estatísticos para calcular a magnitude do efeito total e avaliação da heterogeneidade. Como saber, portanto, se os resultados de uma metanálise são válidos (ou confiáveis)?

Validade interna – consensos QUOROM e PRISMA

O primeiro passo é verificar se a metanálise possui validade interna, em outras palavras, se todos os passos acima descritos foram seguidos de maneira correta. As revisões feitas pelo grupo Cochrane seguem uma padronização específica e são particularmente rigorosos para incluir artigos[4], porém a maior parte das metanálises são feitas por grupos independentes. Como verificar se estas metanálises foram feitas de maneira correta? Na verdade, recomenda-se (especialmente para revistas de alto impacto) que revisões independentes sigam os modelos QUOROM ou PRISMA**** (acrônimos para "*Quality of Reporting Of Meta-Analysis*" e "*Preferred Reporting Items for Systematic reviews and Meta-Analysis*", respectivamente)[6,24] os quais foram elaborados por um conjunto de pesquisadores de diversas procedências (Instituto Canadense de Pesquisa em Saúde, Colaboração Cochrane, grupo de divulgação científica da *British Medical Journal*, entre outros). Nestes guias, há uma lista de mais de vinte itens que, segundo estes especialistas, devem constar em todas as metanálises. Entre outras recomendações, estes guias também solicitam a publicação de um fluxograma que ilustre todas as etapas realizadas para a seleção de artigos, como mostrado na Figura 4. O objetivo disto é garantir que a revisão sistemática possa ser replicável em estudos futuros e/ou verificar a validade da revisão em questão.

Validade externa – o caso da rosiglitazona

Contudo, a metanálise também deve possuir validade externa, ou seja, possuir resultados generalizáveis para toda a população de interesse. Diferentes metanálises podem ser mais ou menos confiáveis dependendo da qualidade dos estudos incluídos – por exemplo, uma metanálise composta apenas de ensaios clínicos randomizados possui um nível de evidência maior do que outra composta de estudos quase-experimentais*****[7]. Na verdade, mesmo metanálises tratando do mesmo assunto podem produzir resultados opostos. Um exemplo recente disto são as metanálises que analisaram se a rosiglitazona (um antidiabético de nova geração) predispõe a eventos cardiovasculares maiores. Nissen e Wolski[26] revisaram 42 estudos e concluíram que esta droga (*versus* placebo) estava associada a um risco 43% maior de infarto agudo do miocárdio e um risco 64% maior de morte por eventos cardiovasculares. Contudo, uma outra metanálise publicada alguns meses depois, realizada por Diamond et al.[27], concluía que a rosiglitazona não estava associada a uma maior morbidade ou mortalidade cardiovascular. No mesmo estudo, o grupo de Diamond fez duras críticas ao estudo de Nissen e Wolski, apontando várias falhas metodológicas como por exemplo os critérios de elegibilidade dos artigos (pouco criterioso), o método estatístico utilizado (efeitos fixos de Peto, pouco apropriado para eventos incomuns) e a exclusão de "artigos com zeros" (ou seja, naqueles em que não havia eventos cardiovasculares). Estes estudos motivaram, ao longo de três anos, quase uma dezena de novas metanálises, além de diversas especulações quanto a conflitos de interesse dos autores, interferência indevida da indústria farmacêutica no comitê assessor do FDA (agência norte-americana que regula o

---

**** O PRISMA é uma versão mais completa e atualizada do QUOROM e provavelmente substitui-lo-á durante os próximos anos.
***** Estudos quase-experimentais são aqueles que realizam uma intervenção porém sem possuir randomização, grupo-controle, ou ambos.

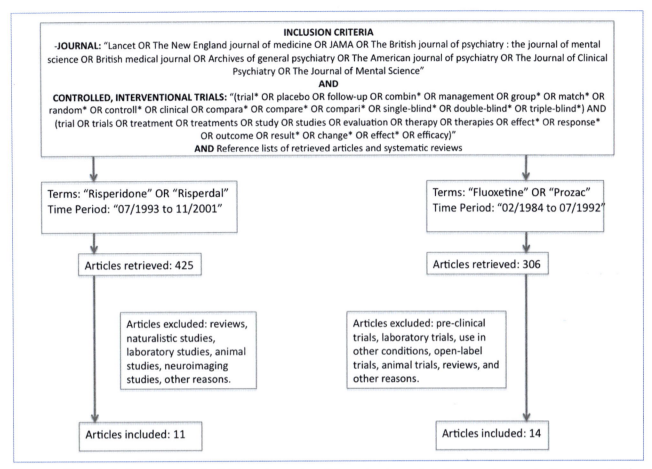

Figura 4 Exemplo de fluxograma de elegibilidade de ensaios clínicos placebo-controlados para alguns psicofármacos, extraídos de Brunoni et al.[25]. Observe que todas as etapas da busca devem ser descritas: desde os unitermos utilizados, passando por todas as bases de dados consultadas, o período de tempo examinado, o número de artigos inicialmente obtidos, o número de artigos excluídos, as razões de exclusão e o número de artigos inclusos para realização da metanálise em si.

uso de drogas e alimentos)****** e, também, quanto aos limites das metanálises. Como uma técnica que inicialmente se consagrara por ser sistemática, imparcial e objetiva (versus as revisões narrativas, que seriam subjetivas e enviesadas) poderia produzir resultados tão diferentes de acordo com os autores (e dos respectivos métodos estatísticos utilizados). Em outras palavras, seria a técnica de metanálise mais subjetiva do que inicialmente pensávamos?[28].

A resposta mais correta talvez seja sim e não. Sem dúvida, frente a revisões não sistemáticas, a técnica da revisão sistemática e metanálise é superior, mais robusta e mais generalizável. Porém, é também vulnerável a interpretações e interesses particulares e, naturalmente, o método de "juntar maçãs e laranjas" também tem seus limites.

Portanto, ao interpretar os resultados de uma metanálise, o clínico deve lembrar-se que a medicina baseada em evidências leva a melhor evidência disponível para o benefício do paciente. No caso da rosiglitazona, por exemplo, o clínico deve pesar, para seu paciente, se o potencial risco do aumento de risco cardiovascular é ou não superior aos benefícios do controle glicêmico, o que é individualizado. Para avaliar o cenário como um todo, contudo, o clínico certamente se beneficiará se souber ler e interpretar de uma maneira crítica os resultados de uma metanálise.

Para aprofundamento

- Higgins JPT, Thomas J, Chandler J, Cumpston M, Li T, Page MJ, Welch VA (editors). Cochrane handbook for systematic reviews of interventions version 6.0; 2019.
  - ⇨ **Disponível em: www.training.cochrane.org/handbook. Avaliação dos estudos, risco de viés e métodos estatísticos das revisões sistemáticas e metanálise, além de metodologias como network metanálises, avaliações econômicas, de equidade e outros.**

****** Na análise dos resultados da metanálise feita pelo próprio FDA, os assessores votaram (20 a 3 votos) que a rosiglitazona de fato aumentava o morbi-mortalidade cardiovascular. Porém, os mesmos assessores votaram (22 a 1) para manter a rosiglitazona no mercado.

- The Grading of Recommendations Assessment, Development and Evaluation (GRADE).
  ⇨ Disponível em: http://www.gradeworkinggroup.org/. Sistema para informação da qualidade a evidência e a força da recomendação.
- Moher D, Liberati A, Tetzlaff J, Altman DG, The PRISMA Group. preferred reporting items for systematic reviews and meta-analyses: The PRISMA Statement. PLoS Med. 2009;6(7):e1000097.
  ⇨ Itens para reportar em revisões sistemática e metanálises.
- CONSORT 2010 - CONsolidated Standards of Reporting Trials.
  ⇨ Disponível em: www.consort-statement.org. Lista de verificação de informações a serem incluídas ao relatar um estudo randomizado.

REFERÊNCIAS BIBLIOGRÁFICAS

1. Cochrane AL. Personal papers: forty years back: a retrospective survey. Br Med J. 1979;2:1662-3.
2. Gruppo Italiano per lo Studio della Streptochinasi nell'Infarto Miocardico (GISSI). Effectiveness of intravenous thrombolytic treatment in acute myocardial infarction.. Lancet. 1986;1:397-402.
3. Second International Study of Infarct Survival Collaborative Group (ISIS-2). Randomized trial of intravenous streptokinase, oral aspirin, both, or neither among 17,187 cases of suspected acute myocardial infarction: ISIS-2. J Am Coll Cardiol. 1988;12:3A-13A.
4. **Higgins J, Green S. Cochrane handbook for systematic reviews of interventions version 5.0.2. The Cochrane Collaboration; 2009.**
   ⇨ Disponível em: www.cochrane-handbook.org. Análise qualitativa da revisão sistemática - coleta e síntese dos dados coletados, principais medidas de efeito fixo e variável utilizadas para desfechos contínuos e dicotômicos, risco relativo, razão de chances, diferença de média padronizada.
5. **Egger M, Smith GD, Phillips AN. Meta-analysis: principles and procedures. BMJ. 1997;315:1533-7.**
   ⇨ Artigo sobre os princípios e metodologia adequada para a condução de metanálise, analise de heterogeneidade e sensibilidade.
6. Schulz KF, Chalmers I, Hayes RJ, Altman DG. Empirical evidence of bias. Dimensions of methodological quality associated with estimates of treatment effects in controlled trials. JAMA. 1995;273:408-12.
7. Egger M, Smith GD, Sterne JA. Uses and abuses of meta-analysis. Clin Med. 2001;1:478-84.
8. Stroup DF, Berlin JA, Morton SC, Olkin I, Williamson GD, et al. Meta-analysis of observational studies in epidemiology: a proposal for reporting. Meta-analysis Of Observational Studies in Epidemiology (MOOSE) group. JAMA. 2000;283:2008-12.
9. Turner EH, Matthews AM, Linardatos E, Tell RA, Rosenthal R. Selective publication of antidepressant trials and its influence on apparent efficacy. N Engl J Med. 2008;358:252-60.
10. Bourgeois FT, Murthy S, Mandl KD Outcome reporting among drug trials registered in ClinicalTrials.gov. Ann Intern Med. 2010;153:158-66.
11. Maher CG, Sherrington C, Herbert RD, Moseley AM, Elkins M. Reliability of the PEDro scale for rating quality of randomized controlled trials. Phys Ther. 2003;83:713-21.
12. **Moher D, Jadad AR, Tugwell P. Assessing the quality of randomized controlled trials. Current issues and future directions. Int J Technol Assess Health Care. 1996;12:195-208.**
    ⇨ Artigo sobre os métodos de avaliação da qualidade dos estudos incluídos nas revisões sistemáticas – abordagens de componentes, checklists e escalas de avaliação.
13. Portney LG, Watkins MP. Foundations of clinical research: applications to practice. Philadelphia: Prentice Hall; 2008.
14. Gelenberg AJ, Thase ME, Meyer RE, Goodwin FK, Katz MM, et al. The history and current state of antidepressant clinical trial design: a call to action for proof-of-concept studies. J Clin Psychiatry. 2008;69:1513-28.
15. Rucker D, Padwal R, Li SK, Curioni C, Lau DC. Long term pharmacotherapy for obesity and overweight: updated meta-analysis. BMJ. 2007;335:1194-9.
16. Gavaghan DJ, Moore RA, McQuay HJ. An evaluation of homogeneity tests in meta-analyses in pain using simulations of individual patient data. Pain. 2000;85:415-24.
17. L'Abbe KA, Detsky AS, O'Rourke K. Meta-analysis in clinical research. Ann Intern Med. 1987;107:224-33.
18. Song F Exploring heterogeneity in meta-analysis: is the L'Abbe plot useful? J Clin Epidemiol. 1999;52:725-30.
19. Waljee A, Waljee J, Morris AM, Higgins PD. Threefold increased risk of infertility: a meta-analysis of infertility after ileal pouch anal anastomosis in ulcerative colitis. Gut. 2006;55:1575-80.
20. Linde K, Berner M, Egger M, Mulrow C. St John's wort for depression: meta-analysis of randomised controlled trials. Br J Psychiatry. 2005;186:99-107.
21. Harbord RM, Egger M, Sterne JA. A modified test for small-study effects in meta-analyses of controlled trials with binary endpoints. Stat Med. 2006;25:3443-57.
22. Thompson SG, Higgins JP. How should meta-regression analyses be undertaken and interpreted? Stat Med. 2002;21:1559-73.
23. Thompson SG, Sharp SJ. Explaining heterogeneity in meta-analysis: a comparison of methods. Stat Med. 1999;18:2693-708.
24. **Liberati A, Altman DG, Tetzlaff J, Mulrow C, Gotzsche PC, et al. The PRISMA statement for reporting systematic reviews and meta-analyses of studies that evaluate health care interventions: explanation and elaboration. PLoS Med. 2009;6:e1000100.**
    ⇨ Análise quantitativa da metanálise (gráfico Forest, análises de sensibilidade, metanálise cumulativa, meta-regressão).
25. Brunoni AR, Tadini L, Fregni F Changes in clinical trials methodology over time: a systematic review of six decades of research in psychopharmacology. PLoS One. 2010;5:e9479.
26. Nissen SE, Wolski K. Effect of rosiglitazone on the risk of myocardial infarction and death from cardiovascular causes. N Engl J Med. 2007;356:2457-71.
27. Diamond GA, Bax L, Kaul S. Uncertain effects of rosiglitazone on the risk for myocardial infarction and cardiovascular death. Ann Intern Med. 2007;147:578-81.
28. Friedrich JO, Adhikari NK, Beyene J. Inclusion of zero total event trials in meta-analyses maintains analytic consistency and incorporates all available data. BMC Med Res Methodol. 2007;7:5.

Seção 7

Bases etiológicas em psiquiatria

Editores de área

Guilherme Vanoni Polanczyk

Helena Brentani

1
Epidemiologia dos transtornos mentais na população geral adulta

Yuan-Pang Wang
Maria Carmen Viana
Laura Helena Silveira Guerra de Andrade

Sumário

Introdução
Prevalência dos transtornos psiquiátricos em adultos
Estudo da área de captação (SP-ECA) do Instituto de Psiquiatria do HCFMUSP
Estudo São Paulo Megacity
  Prevalência na vida e idade de início dos transtornos mentais: resultados do Estudo Epidemiológico São Paulo Megacity
  Padrões de procura por tratamento após o episódio inicial de diferentes transtornos psiquiátricos: resultados do Estudo Epidemiológico São Paulo Megacity
Considerações finais
Agradecimentos
Para aprofundamento
Referências bibliográficas

Pontos-chave

- Conhecer os principais estudos epidemiológicos brasileiros sobre a população geral adulta.
- Conhecer a prevalência dos transtornos mentais na região do HCFMUSP e na Região Metropolitana de São Paulo.
- Compreender os fatores de risco para os principais transtornos mentais na população geral.
- Saber da importância de avaliar sintomatologia subclínica e comportamentos em pacientes na clínica.
- Conhecer o padrão de uso de serviços e a influência dos transtornos mentais comuns na procura de serviços na região do HCFMUSP.
- Verificar que apenas uma minoria dos casos detectados na comunidade recebe algum tipo de tratamento para os transtornos mentais.

INTRODUÇÃO

Estudos epidemiológicos de morbidade psiquiátrica são uma fonte importante de informação para fundamentar o planejamento e as políticas de saúde mental, de forma a responder adequadamente às reais necessidades da população-alvo. Para otimizar os escassos fundos disponíveis, é preciso priorizar e determinar quem deve ser tratado[1-3]. Com vistas à crescente necessidade de serviços de saúde mental e diante das altas taxas de transtornos psiquiátricos, a Organização Pan-Americana de Saúde (OPAS) recomenda que "tenhamos informações sobre a prevalência e o déficit na oferta de serviços para implementar políticas e planos que assegurem a reestruturação dos serviços e mobilizar recursos para promover a reforma da saúde mental, aumentando as verbas do orçamento público, de acordo com a crescente importância da área. Deve-se considerar também a vantagem de integrar a reestruturação dos serviços de saúde mental como parte da reforma do setor de saúde".

Na última década, o Brasil passou a ser considerado um país emergente no cenário econômico-político internacional. Localizado na área B da região das Américas, é um dos poucos países da região que disponibiliza informações epidemiológicas sobre os transtornos mentais. A dimensão continental do Brasil engloba áreas em diferentes estágios de desenvolvimento. Ainda há muita disparidade entre informações sobre a morbidade psiquiátrica e os recursos de saúde disponíveis nas várias regiões. A saúde mental ainda é uma área negligenciada quanto aos serviços de atenção à saúde, em razão do estigma e dos recursos limitados, mesmo nos centros com maior concentração de equipamentos de saúde.

De acordo com a Lei Complementar n. 791, de março de 1995, que estabelece o Código de Saúde no Estado de São Paulo, "a avaliação das reais necessidades de saúde da população, identificadas por estudos epidemiológicos locorregionais, deve refletir na elaboração de planos, programas e na oferta de serviços de atenção à saúde".

O Núcleo de Epidemiologia Psiquiátrica do Instituto de Psiquiatria do Hospital das Clínicas da Universidade de São Paulo (LIM-23) realizou dois estudos epidemiológicos na população geral, para obter informações a respeito das estimativas de transtornos psiquiátricos na população geral e sua repercussão na vida das pessoas. Essas duas pesquisas são: o Estudo da Área de Captação do Instituto de Psiquiatria do Hospital das Clínicas da Universidade de São Paulo, conhecido como SP-ECA, e o Estudo Epidemiológico dos Transtornos Psiquiátricos na Região Metropolitana de São Paulo: Prevalência, Fatores de Risco e Sobrecarga Social e Econômica (São Paulo Megacity). Ambos os estudos foram financiados como Projetos Temáticos pela FAPESP e sob o auspício da Organização Mundial da Saúde (OMS). Os dados resultantes fornecem subsídios para estabelecer as estratégias de prevenção e tratamento, e direcionar a elaboração de políticas de promoção de saúde e o planejamento de serviços adequados à demanda da população, maximizando a utilização dos recursos disponíveis.

Neste capítulo, serão apresentados os principais resultados de alguns estudos realizados em outros centros do país. Em seguida, serão detalhados os resultados dos estudos realizados por nosso grupo de pesquisa.

PREVALÊNCIA DOS TRANSTORNOS PSIQUIÁTRICOS EM ADULTOS

O Brasil tem larga tradição de estudos epidemiológicos em psiquiatria. O Estudo Multicêntrico de Morbidade Psiquiátrica em Áreas Urbanas Brasileiras[4,5] foi conduzido, no início da década de 1990, em Brasília, São Paulo e Porto Alegre. O objetivo desse estudo foi estimar a prevalência de transtornos mentais na população e a demanda potencial de serviços de saúde para tratamento dos transtornos psiquiátricos. Esse estudo foi realizado transversalmente em duas etapas. Na primeira, foi aplicado um instrumento de rastreamento, o Questionário de Morbidade Psiquiátrica do Adulto (QMPA)[6], em indivíduos com 15 anos ou mais ($n = 6.476$), de modo a determinar os casos suspeitos e não casos de morbidade psiquiátrica. Na segunda etapa, uma subamostra de 30% dos casos e 10% de não casos foi submetida a uma avaliação clínica realizada por psiquiatra, utilizando-se um inventário de sintomas baseado nos critérios do DSM-III para determinar o diagnóstico.

Encontraram-se, como resultado, taxas de prevalências globais para algum transtorno mental ao longo da vida entre 30 e 50% (50,5% em Brasília, 31% em São Paulo e 42,5% em Porto Alegre). Diferenças significativas foram observadas também para as taxas de prevalência no último ano do estudo, com 34,1% em Brasília, 19% em São Paulo e 33,7% em Porto Alegre. Calculou-se que as taxas de demanda potencial para tratamento psiquiátrico variaram entre 20 e 35%. Os transtornos de ansiedade e fobias foram os principais transtornos mentais encontrados na população dessas três cidades, com taxas de prevalências globais de 8 a 18%, e de demanda potencial de 5 a 12%. A depressão apresentou uma grande variação entre as áreas estudadas: menos de 3% em São Paulo e Brasília, e 10% em Porto Alegre. Foram encontradas taxas de prevalências para abuso ou dependência de álcool superiores a 4% em Brasília e São Paulo, e quase 9% em Porto Alegre.

Algumas limitações metodológicas foram apontadas pelos autores para explicar essa variação entre os centros. Entre elas, o desenho amostral reduz a comparabilidade inter-regional, o questionário de triagem apresenta baixa estabilidade e a estimativa de necessidade potencial para o tratamento não se refere necessariamente a casos que precisarão de serviços especializados. Muitos dos casos identificados representam reações transitórias a eventos vitais, de duração autolimitada. Entretanto, esse estudo continua a ser o único realizado no Brasil em mais de um centro ou local, com taxas compatíveis com outros estudos internacionais. Esse estudo também evidenciou os perfis diversificados de morbidade psiquiátrica nas cidades, refletindo a heterogeneidade sociocultural e os diferentes níveis de desenvolvimento de cada região estudada. Por fim, a baixa confiabilidade do instrumento de rastreamento QMPA acaba produzindo resultados menos fidedignos.

No estado de Minas Gerais, na cidade de Bambuí, foi realizado um estudo em uma amostra populacional de 1.041 indivíduos com 18 anos ou mais[7]. A entrevista CIDI foi utilizada para avaliar fobia social e depressão[8,9]. Considerando as prevalências de depressão ao longo da vida, no último ano e no último mês, foram encontradas taxas de 15,6, 10 e 8,2%, respectivamente, de acordo com os critérios da CID-11. Sexo feminino, idade entre 45 e 59 anos e 60 anos ou mais, e desemprego, estiveram associados com depressão no último mês. Com relação à fobia social, as prevalências encontradas ao longo da vida no último ano e no último mês do estudo foram, respectivamente, 11,8, 9,1 e 7,9%. A fobia social no último mês do estudo esteve independentemente associada com idade (45-64 anos), estado civil (divorciado/separado), indicadores socioeconômicos (baixa renda familiar e educação), número de meses trabalhados, pior estado de saúde e uso de serviços e medicações.

Almeida-Filho et al.[10] conduziram um estudo em Salvador, Bahia, com uma amostra domiciliar de 2.302 adultos, com o objetivo de avaliar a coocorrência de sintomas de ansiedade e depressão com o consumo/abuso de álcool. O QMPA foi utilizado para avaliar a psicopatologia. A prevalência nos últimos 12 meses foi de 14,4% para ansiedade (mulheres: 20,3%; homens, 7,4%), 12,5% para os transtornos depressivos (mulheres: 18,1%; homens; 5,9%) e 6,9% para abuso/dependência de álcool (mulheres: 2,1%; homens, 12,6%). A co-ocorrência dos sintomas foi mais frequente para depressão, com 94% dos casos com co-ocorrência com outro diagnóstico, seguida por transtornos de ansiedade (82%) e alcoolismo (20%). Houve uma proporção de 74% de sintomas ansiosos entre indivíduos deprimidos e 61% de sintomas depressivos entre os sujeitos com ansiedade. A principal limitação desse estudo relaciona-se ao seu objetivo, os autores não pretendiam produzir estimativas de alta precisão epidemiológica de alcoolismo, depressão e transtorno de ansiedade, mas apenas fornecer informações associadas ao fenômeno da comorbidade. Para tanto, não foram utilizados sistemas nosológicos padronizados como o *Manual diagnóstico e estatístico de transtornos mentais* (DSM) ou a Classificação Internacional das Doenças (CID).

O maior estudo conduzido no Brasil sobre os transtornos mentais em idosos[11] avaliou 7.040 indivíduos com 60 anos ou mais no Rio Grande do Sul, por meio do *Short Psychiatric Evaluation Schedule* (SPES). Ao investigar a prevalência de depressão no último mês do estudo, foram encontradas taxas de 22,7% (18% em homens e 25,2% em mulheres). Essa taxa declinou com o aumento da idade. Os indivíduos com depressão pertenciam aos estratos mais jovens, eram nascidos em área rural, não eram casados, apresentavam baixa renda e *status* social, de saúde e funcional mais baixos. Nessa amostra não foi observada a clássica predominância de mulheres nos afetados. A dor crônica esteve significativamente associada com morbidade psiquiátrica nessa população[12].

O único estudo populacional brasileiro com idosos que utilizou entrevista diagnóstica estruturada, aplicada por psiquiatras, foi conduzido na cidade de Bambuí, Minas Gerais, por Costa et al.[13]. Foram avaliados 392 sujeitos com 75 anos ou mais por meio do *General Health Questionnaire* (GHQ), da *Geriatric Depression Scale* (GDS) e da *Schedule for Clinical Assessment in Neuropsychiatry* (SCAN). Foi relatada prevalência de episódio depressivo no último mês de 15,4%. A distimia também foi prevalente (9,0%), sendo que metade dos casos se manifestou clinicamente de forma concomitante com a depressão maior.

Outras pesquisas que utilizaram escalas de sintomas depressivos para estimar as taxas de depressão maior em idosos foram conduzidas em nosso país. Veras & Coutinho[14] estudaram a prevalência de síndrome cerebral orgânica e depressão em idosos com 60 anos ou mais em três distritos da cidade do Rio de Janeiro (RJ). Aplicou-se o instrumento *Short-CARE*[15], utilizado com os critérios do *checklist* do DSM-III. As taxas de prevalência de síndrome cerebral orgânica foram de 5,9, 9,8 e 29,8% entre os distritos estudados, ao passo que as taxas de prevalência de depressão foram de 20,9 23 e 36,8%. A *Montgomery- -Asberg Depression Rating Scale* (MADRS)[16] foi aplicada em 62 indivíduos com 60 anos ou mais na cidade de Porto Alegre[17], tendo sido encontrada frequência de sintomas depressivos de 30%. Maiores níveis de sintomas de depressão foram observados em sujeitos expostos a maiores fatores de risco para doenças cerebrovasculares, como diabetes e doença coronária. Blay et al.[18], aplicando o *Clinical Interview Schedule* (CIS)[19,20], em uma amostra populacional de sujeitos com 65 anos ou mais em São Paulo, relataram taxa de depressão de 14,3% e de distúrbio do sono de 36,3% entre os idosos.

ESTUDO DA ÁREA DE CAPTAÇÃO (SP-ECA) DO INSTITUTO DE PSIQUIATRIA DO HCFMUSP

O estudo SP-ECA[21,22] teve como principal objetivo identificar a prevalência de transtornos psiquiátricos na população adulta residente na área (dois bairros de classe média alta, que têm pequenas favelas e alguns cortiços), bem como conhecer a

influência de determinados fatores de risco para esses transtornos. Utilizou-se a entrevista estruturada *Composite International Diagnostic Interview*, versão 1.1 (CIDI 1.1), traduzida para o português. Isso possibilitou a comparação com outros países que utilizaram o mesmo instrumento[23]. A entrevista CIDI foi aplicada por entrevistadores leigos, treinados, em 1.464 indivíduos e avaliou os transtornos mentais de acordo com os critérios da Classificação Internacional das Doenças, 10ª edição (CID-10), e do *Manual diagnóstico e estatístico de transtornos mentais*, 3ª edição revisada (DSM-III-R). De acordo com a CID-10, aproximadamente 45% dos sujeitos apresentaram pelo menos um diagnóstico psiquiátrico ao longo da vida, 26,5% no ano anterior à entrevista e 22% no mês anterior a ela. Ao longo da vida, 25% das pessoas apresentaram pelo menos um diagnóstico de transtorno depressivo ou ansioso. Exceto pela dependência da nicotina, o episódio depressivo foi o transtorno psiquiátrico mais comum, acometendo 17% dos sujeitos em algum momento de suas vidas. A Tabela 1 apresenta a prevalência de transtornos mentais ao longo da vida do SP-ECA, para homens, mulheres e para a amostra total.

No que diz respeito às diferenças entre os gêneros, os homens apresentaram maiores taxas de uso nocivo ou dependência de drogas, incluindo tabaco e álcool, ao passo que as mulheres tiveram maior ocorrência de transtornos afetivos, ansiosos, dissociativos, somatoformes e alimentares. Indivíduos de ambos os sexos, entre 25 e 54 anos, apresentaram maiores taxas de prevalência de transtornos mentais e maiores chances de terem dois ou mais transtornos associados. Fatores de risco importantes para transtornos depressivos e ansiosos, bem como abuso ou dependência de substâncias, foram separação/divórcio e desemprego.

O estudo SP-ECA forneceu a possibilidade de examinar a apresentação da psicopatologia nessa população e o uso de serviços, inclusive de quadros subclínicos ou não detectados pelos critérios diagnósticos vigentes. Foi estudado o espectro do transtorno bipolar, composto pelos quadros clínicos clássicos do transtorno bipolar tipos I e II e dois quadros subsindrômicos, os quais foram delimitados para os sujeitos que não preencheram os critérios diagnósticos do DSM-III-R, mas relataram manifestações leves do espectro de bipolaridade: hipomania subsindrômica e "sintomas maníacos"[24]. Em termos conceituais, a hipomania subsindrômica foi definida como a presença de síndrome maníaca na entrevista CIDI (ou seja, dois ou mais dos nove sintomas maníacos, além de humor irritável ou eufórico), apresentando significância clínica, ao passo que os "sintomas maníacos" foram descritos como a presença de síndrome maníaca, porém sem preencher os critérios de significância clínica.

A Tabela 2 mostra a distribuição dos 122 indivíduos da amostra que preencheram os critérios diagnósticos para transtornos bipolares tipos I e II, hipomania subsindrômica e "sintomas maníacos". Os controles não-afetivos (pessoas que não preencheram critério para o espectro bipolar) foram comparados com os quatro grupos sintomáticos. Todos os sujeitos com transtornos bipolares tipos I e II e aproximadamente três

1 • EPIDEMIOLOGIA DOS TRANSTORNOS MENTAIS NA POPULAÇÃO GERAL ADULTA

Tabela 1 Prevalência (% e EP) de transtornos mentais ao longo da vida. Amostra total, homens e mulheres. SP-ECA; N = 1.4[64]

Transtorno	Taxa de prevalência (EP)		
	Homens	Mulheres	Total
Psicoses não afetivas	1,7 (0,6)	2,0 (0,4)	1,9 (0,3)
Episódio depressivo	13,5 (1,6)	19,2 (0,3)	16,8 (1,1)
Distimia	3,7 (0,8)	4,7 (0,7)	4,3 (0,5)
Transtorno bipolar	1,1 (0,6)	0,9 (0,3)	1,0 (0,3)
Transtorno de ansiedade generalizada	3,3 (0,9)	4,9 (0,8)	4,2 (0,6)
Transtorno de pânico	0,7 (0,4)	2,3 (0,4)	1,6 (0,3)
Fobias	4,4 (0,6)	11,4 (1,0)	8,4 (0,6)
Abuso/dependência de álcool	7,8 (1,5)	3,8 (0,4)	5,5 (0,7)
Abuso/dependência de drogas	1,9 (0,6)	0,6 (0,3)	1,1 (0,3)
Dependência de nicotina	30,0 (2,0)	21,3 (0,7)	25,0 (1,5)
Bulimia nervosa	0,3 (0,2)	2,4 (0,5)	1,5 (0,3)
Transtorno somatoforme	4,7 (1,2)	6,9 (0,7)	6,0 (0,7)
Qualquer transtorno	45,3 (2,8)	46,3 (1,7)	45,9 (1,6)

EP: erro-padrão.

Fonte: Andrade et al., 2002[22].

Tabela 2 Prevalência ao longo da vida de quatro grupos do espectro bipolar, de acordo com os critérios de significância clínica do CIDI/DSM-III-R. SP-ECA; N = 1.4[64]

Grupo de espectro bipolar	N	Prevalência (%, EP)			
		Não ponderada		Ponderada	
Bipolar I	14	1,0	(0,2)	1,0	(0,3)
Bipolar II	7	0,5	(0,2)	0,7	(0,2)
Hipomania subsindrômica	40	2,7	(0,4)	2,5	(0,4)
Sintomas maníacos	61	4,2	(0,5)	4,1	(0,5)
Total	122	8,4		8,3	

EP: erro-padrão.
Fonte: Moreno e Andrade, 2005[24].

quartos dos indivíduos com hipomania subsindrômica e "sintomas maníacos" apresentaram pelo menos um quadro de síndrome depressiva ao longo da vida.

Mais de 8% dos indivíduos pertencentes ao grupo de transtorno bipolar do tipo I haviam sido hospitalizados, ao passo que 7,3% dos que compunham os outros três grupos também tiveram comprometimentos clínicos importantes, como desemprego, deficiência no desempenho acadêmico, aumento do uso de serviços médicos e risco de suicídio. Comparados com os controles, os quatro grupos de bipolares tiveram mais comportamentos suicidas (pensamentos de morte, desejo de morte, ideias e tentativas de suicídio) ($p < 0,0001$). O grupo de "sintomas maníacos" apresentou maior taxa de tentativas de suicídio do que os indivíduos com hipomania subsindrômica (7,4 e 1,8%, respectivamente).

Com o objetivo de melhor entender como os sintomas maníacos e depressivos se agrupavam na amostra do SP-ECA, utilizou-se o método de análise de classes latentes[25], que permite,

a partir de variáveis observáveis (sintomas), a obtenção de variáveis latentes (classes), separando os indivíduos da amostra de acordo com o modo pelo qual os sintomas se agrupam naturalmente. O melhor modelo obtido identificou quatro classes: 1) eutímicos (49,1%); 2) afetivos leves (31,1%); 3) bipolares (10,7%); e 4) depressivos (9%). As classes dos bipolares e depressivos representam o espectro de quadros bipolares e depressivos, respectivamente. Comparados com a classe dos depressivos, os bipolares apresentaram mais características depressivas atípicas (hipersonia, aumento de peso e apetite), maior risco de suicídio e maior uso de serviços, ao passo que os sujeitos da classe dos depressivos apresentaram taxas de sintomas atípicos e de suicídio semelhantes aos sujeitos oligossintomáticos da classe dos afetivos leves.

Em relação à ocorrência de sintomas psicóticos nessa amostra da comunidade, foi estimado que aproximadamente 2% dos sujeitos do estudo SP-ECA preencheram o diagnóstico de psicose não afetiva ou de esquizofrenia segundo os critérios diagnósticos da CID-10, ao passo que 5,2% apresentaram sintomas psicóticos clinicamente relevantes, e 30,8% relataram experiências psicóticas sem relevância clínica. Mais de 38% dos sujeitos apresentaram pelo menos um sintoma psicótico ao longo da vida, e 18% relataram sintomas delirantes.

Verificou-se uma associação significativa entre a presença de sintomas psicóticos e os vários diagnósticos de transtornos psiquiátricos que foram pesquisados utilizando-se a entrevista estruturada CIDI 1.1. O relato de sintomas psicóticos subclínicos esteve associado à idade mais jovem, baixa renda (fator de proteção) e presença de sintomas depressivos e de transtornos por uso de álcool. A distribuição de sintomas psicóticos se fez em forma de um *continuum* de intensidade e com alta significância clínica na amostra estudada.

Quanto aos transtornos por uso de álcool e ao padrão de beber pesado, os homens apresentaram maior prevalência de abuso/dependência de álcool do que as mulheres (7,8 e 3,8%, respectivamente), totalizando juntos 5,5% de prevalência ao longo da vida (Tabela 3)[26]. Os transtornos por uso de álcool constituem somente uma pequena parte de todos os problemas relacionados ao álcool. Considerando uma definição mais ampla, investigou-se o padrão de consumo pesado de álcool (*binge drinking*), definido como o consumo de cinco ou mais doses de bebidas alcoólicas em uma mesma ocasião pelos homens e quatro ou mais doses pelas mulheres. O indivíduo que ingere álcool em excesso costuma apresentar problemas clínicos significativos (como infarto agudo de miocárdio) e/ou outros riscos de exposição (p. ex., sexo não seguro, gravidez indesejada, violência, direção perigosa, acidentes automobilísticos e problemas acadêmicos).

O consumo exagerado de bebida alcoólica indicou um padrão de consumo comum nessa amostra de adultos de São Paulo. Quase 11% dos indivíduos faziam uso pesado de álcool, sendo 15,4% compostos de homens e 7,2% de mulheres. Entre os bebedores pesados, dois homens para cada mulher bebiam nesse padrão. O beber pesado foi significativamente mais frequente em homens jovens entre 18 e 24 anos (OR 2,9; IC95% 1,7-4,7), ao passo que, entre as mulheres, esse padrão atingiu uma faixa etária mais ampla, com OR 4,6; IC 95% 1,8-11,9 para a coorte de 35 a 44 anos e OR 6,2; IC 95% 2,4-15,8 para a faixa etária entre 18 a 24 anos, quando comparadas às mulheres com mais de 45 anos. O beber pesado foi frequente entre as mulheres separadas, divorciadas, viúvas (OR 4,2; IC 95% 1,8-9,5) e solteiras (OR 2,5; IC 95% 1,1-6,1). No entanto, entre os homens, os que bebiam pesado não diferiram significativamente dos que não bebiam pesado quanto à frequência de transtornos por uso de álcool, as mulheres que bebiam pesado apresentaram significativamente mais transtornos por uso de álcool ao longo da vida e no último ano, comparadas com aquelas que não apresentam esse padrão de consumo.

Foram avaliadas também cognição e tentativas de suicídio na amostra do SP-ECA. Os dados sobre prevalência de comportamento suicida constam na Tabela 4. Um terço dos sujeitos relatou "pensamento de morte" ao longo da vida[27]. As mulheres apresentaram mais cognições suicidas e tentaram duas vezes mais suicídio que os homens. Os sujeitos separados, divorciados, viúvos e solteiros relataram mais cognições suicidas. Os episódios depressivos, distimia, transtornos por uso de álcool e substâncias apresentaram associação significativa com essas manifestações suicidas. Foram investigados a comorbidade de quadros depressivos e os transtornos por uso de álcool/substâncias e a sua influência nos desfechos relacionados ao suicídio. Os resultados demonstraram que os transtornos depressivos constituem os preditores mais importantes de manifestações suicidas não fatais, independentemente do gênero e de outros correlatos demográficos. A presença de transtornos por uso de álcool e/ou substâncias pode aumentar a chance de cognições/comportamentos suicidas em alguns grupos de indivíduos, principalmente em mulheres.

Dados do estudo SP-ECA permitiram determinar o padrão de uso de serviços na população residente na área de captação do Hospital das Clínicas da Faculdade de Medicina da Universidade de São Paulo[28]. Verificou-se que uma parcela considerável

Tabela 3 Padrão de consumo de álcool e fatores associados, por gênero (SP-ECA, N = 1.464; 482 homens e 982 mulheres)

Padrão de consumo	Homens		Mulheres	
	Beber pesado	Não beber pesado	Beber pesado	Não beber pesado
N	80	402	74	908
Frequência modal	1-2 dias/semana	< 1 vez/mês	1-2 dias/semana	< 1 vez/mês
Quantidade mediana de dose/ocasião	6	1	5	0
Validade convergente	%	%	%	%
Alcoolismo ao longo da vida	10,6	7,3	19,4	2,6
Alcoolismo no último ano	8,5	6,1	19,4	1,8
Fatores de risco				
Consumo de bebida < 18 anos	42	29,1	32,7	28,5
Dependência de tabaco no último ano	21,7	10,2	25,3	9,7

Fonte: Silveira et al., 2007[26].

Tabela 4 Prevalência ponderada de comportamento suicida de acordo com variáveis sociodemográficas, transtornos depressivos e transtornos por uso de álcool e substância. Estudo da Área de Captação de São Paulo (N = 1.464)

	Pensamento de morte (N = 457)		Desejo de morte (N = 174)		Pensamento suicida (N = 141)		Tentativa de suicídio (N = 45)	
	%	p	%	p	%	p	%	p
Gênero		< 0,0001		0,005		0,23		0,02
Masculino	25,4		8,4		8,4		1,9	
Feminino	35,1		13,0		10,3		4,0	
Faixa etária		0,77		0,09		0,14		0,65
18-34 anos	31,3		10,4		11,1*		2,7	
35-54 anos	31,6		9,8*		9,3		3,7	
> 55 anos	38,3		14,3		17,1		2,9	
Estado civil		0,05		0,0007		0,0007		0,22
Casado	27,9		8,8		6,3		2,9	
Divorciado/separado/viúvo	34,3		17,8**		12,3		4,9	
Nunca casados	33,5*		11,0		12,3		2,5	
Educação		0,20		0,02		0,42		0,15
Ensino fundamental	27,9		14,7**		9,5		4,3	
Ensino médio	29,2		11,7		11,9		4,0	
Ensino superior	32,7		9,4		8,9		2,4	
Episódio depressivo maior		< 0,0001		< 0,0001		< 0,0001		0,008
Ausente	24,7		7,1		7,2		2,6	
Presente	71,9		37,4		24,5		6,3	
Distimia		< 0,0001		< 0,0001		< 0,0001		< 0,0001
Ausente	28,9		8,7		7,5		2,6	
Presente	71,5		56,6		47,4		13,6	
Transtorno por uso de álcool		< 0,0001		< 0,0001		< 0,0001		0,005
Ausente	28,6		9,4		7,7		2,6	
Presente	44,4		20,5		19,5		6,2	
Transtorno por uso de substâncias		0,0004		0,03		0,0002		0,60
Ausente	30,1		10,7		9,0		3,2	
Presente	52,3		20,2		21,3		1,9	
Amostra total	**30,9**		**11,1**		**9,5**		**3,1**	

*p ≤ 0,05; **p ≤ 0,01. Fonte: Coêlho et al., 2010[27].

(cerca de 1/3 do total da amostra) havia utilizado os serviços de saúde no mês anterior à entrevista: 29% receberam assistência médica geral e 7,8% haviam recebido atendimento em setores especializados em saúde mental. Foi a presença de morbidade psiquiátrica e não de doença física o maior determinante para a procura de serviços. Ser mulher, ter mais de 60 anos e receber cobertura de seguros privados foram os outros determinantes de procura de atendimento nos setores de assistência médica geral. Para aqueles sujeitos com transtornos mentais no ano anterior à entrevista, os determinantes para a utilização dos serviços de assistência médica geral foram: sexo feminino, idade entre 45 e 59 anos e cobertura de seguro privado, ao passo que mulheres separadas, divorciadas ou viúvas apresentaram quase dez vezes mais chance de utilizar os serviços de saúde mental. Sujeitos de baixa renda tiveram menos acesso a esses serviços, que, na maioria das vezes, eram pagos pelos próprios usuários.

O estudo SP-ECA integra o Consórcio Internacional de Epidemiologia Psiquiátrica[23], que foi criado pela Organização Mundial da Saúde para comparar as prevalências e os correlatos de transtornos mentais entre diferentes países. Encontraram-se as seguintes prevalências de qualquer transtorno psiquiátrico ao longo da vida (pelo DSM-III-R) em sete países que fizeram estudos na população geral utilizando a entrevista CIDI (Canadá, Estados Unidos, Brasil, México, Alemanha, Holanda e Turquia): 36,3% no Brasil, 37,5% no Canadá, 38,4% na Alemanha, 40,9% na Holanda e 48,6% nos Estados Unidos, ao passo que no México e na Turquia essas estimativas foram consideravelmente mais baixas (20,2 e 12,2%, respectivamente). Os transtornos de humor, de ansiedade e relacionados ao uso de substâncias estiveram positivamente correlacionados com uma série de medidas de desvantagem socioeconômica, como baixa renda e escolaridade, estar desempregado e não ser casado.

Kohn et al.[29] utilizaram o banco de dados do estudo SP-ECA e de outros países da América Latina para estimar a carga dos transtornos mentais na região. A prevalência média estimada durante o ano anterior à entrevista foi de 1,0% para psicoses não afetivas; 4,9% para depressão maior; e 5,7% para abuso/dependência de álcool, de acordo com os critérios do DSM-III-R. Mais de 1/3 das pessoas com psicose não afetiva não havia recebido tratamento psiquiátrico algum, seja em serviço especializado ou geral, e essa porcentagem foi ainda mais elevada para os sujeitos com transtorno de ansiedade (> 50%) e para os indivíduos com abuso ou dependência de álcool (cerca de 3/4). Apesar da comparabilidade limitada dos dados desse estudo, em razão de diferenças metodológicas e instrumentos utilizados, ele aponta para a crescente carga social dos transtornos psiquiátricos na América Latina e no Caribe.

ESTUDO SÃO PAULO MEGACITY

O estudo São Paulo Megacity foi recentemente concluído por nosso grupo de pesquisa, financiado pela Fapesp como projeto temático. Realizado em toda a região metropolitana de São Paulo, na qual residem aproximadamente 10% da população brasileira, vem contribuir significativamente para a ampliação do conhecimento da epidemiologia dos transtornos mentais na população geral brasileira. Faz parte do consórcio *World Mental Health Survey*, em parceria com a Organização Mundial da Saúde e com a Universidade de Harvard[30]. É um estudo de corte transversal, de base populacional, no qual foi avaliada a morbidade psiquiátrica em uma amostra probabilística da população geral residente na região metropolitana de São Paulo, com 18 anos ou mais. As pessoas foram selecionadas por meio de um processo probabilístico multiestratificado de domicílios, cobrindo os 39 municípios, sem substituição[31].

Foi utilizada a versão desenvolvida para o Estudo Mundial de Saúde Mental (*World Mental Health Survey*) do *Composite International Diagnostic Interview* da Organização Mundial da Saúde (WMH-CIDI), que foi traduzido e adaptado para o português vigente no Brasil. O WMH-CIDI é composto por seções clínicas e não clínicas, dispostas em duas partes, gerando diagnósticos de acordo com o DSM-IV e a CID-10. Foram obtidas informações sobre a prevalência de transtornos do humor, de ansiedade (entre os quais o transtorno obsessivo-compulsivo, de estresse pós-traumático, de ansiedade de separação no adulto), do controle de impulsos (transtorno explosivo intermitente, déficit de atenção e hiperatividade, transtorno de conduta, transtorno de oposição e desafio), alimentares, pré-menstruais, decorrentes do uso de substâncias psicoativas e comportamento suicida, jogo patológico, neurastenia e sintomas psicóticos. A coleta de dados ocorreu entre maio de 2005 e abril de 2007,

por entrevistadores treinados. Foram entrevistados 5.037 indivíduos, com uma taxa global de resposta de 81,3%. É o primeiro estudo no Brasil a fornecer informações sobre a idade de início e a gravidade dos transtornos, demora para a obtenção de tratamento, entre outras informações inéditas em nosso meio.

Prevalência na vida e idade de início dos transtornos mentais: resultados do Estudo Epidemiológico São Paulo Megacity[32]

A taxa de prevalência de pelo menos um transtorno psiquiátrico na vida foi de 44,8% (Tabela 5), enquanto 23,2% (SE 0,9) dos respondentes preencheram critérios diagnósticos para dois ou mais transtornos, e 13,4% (SE 0,7) para três ou mais. Os transtornos mais prevalentes foram depressão maior (16,9%), fobia específica (12,4%) e abuso do álcool (9,8%). Transtornos de ansiedade foram a classe mais prevalente (28,1%), seguidos por transtornos do humor (19,1%), transtornos decorrentes do uso de substâncias psicoativas (11%) e transtornos do controle de impulsos (8,4%). Para a maioria dos transtornos, houve variação significativa nas taxas de prevalência com a idade, com um aumento gradual nas coortes mais jovens e uma redução no grupo mais velho (65 anos ou mais). Não houve variação com a idade nas taxas de prevalência de agorafobia sem pânico, transtorno de estresse pós-traumático, transtorno de oposição e desafio, distimia e abuso de álcool.

As taxas globais de prevalência na vida foram mais elevadas em mulheres do que em homens (51,5% *vs.* 37,3%; OR 1,8, 95% IC 1,4-2,2) (Tabela 6). As mulheres tiveram maior probabilidade de apresentar transtornos de ansiedade e do humor do que os homens, com *odds ratio* (OR) em torno de 3 para PTSD, agorafobia, transtorno do pânico e depressão. Homens, por sua vez, tiveram maior risco de apresentar transtornos associados ao uso de substâncias (18,0% *vs.* 4,7%; OR 4,4, 95% IC 3,3-5,8), com OR elevadas (abuso do álcool 4,7; dependência de álcool 6,0; abuso de drogas 2,9; e dependência de drogas 2,5). Não foram observadas diferenças de gênero para transtornos do controle de impulsos, com exceção de transtornos de conduta, que foram mais frequentes entre homens (OR 2,9; 95% IC 1,8-4,5).

Padrões de procura por tratamento após o episódio inicial de diferentes transtornos psiquiátricos: resultados do Estudo Epidemiológico São Paulo Megacity[33]

A intervenção terapêutica precoce, logo após o início do primeiro episódio de um transtorno mental, pode exercer um papel determinante na evolução do quadro clínico e prognóstico, reduzindo a gravidade e prevenindo ou minimizando a incapacitação. O contato com serviços de saúde em busca de tratamento é um fator crucial para que a intervenção precoce possa ocorrer.

A Figura 1 mostra curvas de probabilidade cumulativa de procura de tratamento por portadores de transtornos de ansiedade, do humor, e de transtornos associados ao uso de álcool

Tabela 5 Prevalência ao longo da vida de transtornos mentais, de acordo com o DSM-IV WMH-CIDI. Estudo Epidemiológico São Paulo Megacity. Amostra total e coortes etárias (% e SE [erro-padrão])

| | Coortes etárias | | | | | | | | | | X^2# |
| | Total | | 18-34 | | 35-49 | | 50-64 | | 65+ | | |
	%	SE	%	SE	%	SE	%	SE	%	SE	
Transtornos de ansiedade											
Transtorno de pânico	1,7	0,2	1,1	0,2	2,5	0,5	2,2	0,7	1,0	0,6	12,3[§]
Transtorno de ansiedade generalizada	3,7	0,3	2,5	0,5	4,8	0,5	4,1	0,7	4,5	1,6	8,9
Fobia social	5,6	0,4	6,5	0,6	5,2	0,6	5,2	0,7	2,0	0,4	58,5[§§]
Fobia específica	12,4	0,6	10,2	0,9	14,6	1,1	16,3	1,2	8,9	1,3	34,9[§§]
Agorafobia sem pânico	2,5	0,3	2,6	0,6	2,4	0,4	2,6	0,5	2,4	0,9	0,1
Transtorno de estresse pós-traumático*	3,2	0,2	2,9	0,5	3,3	0,4	4,0	0,9	2,5	1,1	1,1
Transtorno obsessivo-compulsivo*	6,7	0,5	7,3	0,9	6,7	1,1	7,6	1,0	2,4	0,8	78,8[§§]
Transtorno de ansiedade de separação	7,7	0,4	8,6	0,6	8,2	0,9	6,8	1,0	2,7	0,9	34,6[§§]
Qualquer transtorno de ansiedade*	28,1	0,9	27,5	1,5	27,8	1,8	35,0	4,4	19,8	2,5	11,8[§]
Transtornos do humor											
Transtorno depressivo maior	16,9	0,9	16,2	1,2	19,0	1,3	17,2	1,2	11,8	2,2	11,1[§]
Distimia	1,6	0,3	1,6	0,3	1,7	0,4	0,8	0,3	2,9	1,2	8,0
Transtornos bipolares I e II	2,1	0,2	2,4	0,4	2,6	0,4	1,3	0,5	0,8	0,5	11,3[§]
Qualquer transtorno do humor**	19,1	0,8	18,6	1,4	21,7	1,1	18,5	1,2	12,8	2,3	16,4[§§]
Transtornos do controle de impulsos											
Transtorno oposicional desafiante	1,4	0,2	1,9	0,4	1,0	0,3	1,2	0,4	0,5	0,3	6,4
Transtorno de conduta	2,1	0,2	2,8	0,5	1,8	0,3	0,9	0,4	1,3	0,9	19,0[§§]
Transtorno do déficit de atenção e hiperatividade	1,7	0,2	2,2	0,4	1,5	0,4	1,5	0,5	0,3	0,3	12,7[§]
Transtorno explosivo intermitente	4,9	0,3	6,5	0,7	4,0	0,6	2,5	0,5	4,2	1,9	22,2[§§]
Qualquer transtorno do controle de impulsos**	8,4	0,4	11,1	0,7	6,8	0,7	4,9	0,8	6,0	2,1	44,6[§§]
Transtornos decorrentes do uso de substâncias											
Abuso de álcool	9,8	0,6	9,2	1,0	11,9	1,1	8,4	1,1	7,9	1,9	7,8
Dependência do álcool	3,3	0,3	2,4	0,5	4,6	0,6	3,7	0,8	2,1	0,6	12,3[§]
Abuso de droga	2,9	0,4	4,1	0,6	3,0	0,6	0,8	0,3	0,0	0,0	72,7[§§]
Dependência de droga	1,4	0,3	1,8	0,5	1,7	0,4	0,2	0,1	0,0	0,0	27,3[§§]
Qualquer transtorno decorrente do uso de substâncias**	11,0	0,6	11,1	1,1	12,8	1,2	8,5	1,1	7,9	1,9	9,3[§]
Qualquer transtorno											
Qualquer transtorno**	44,8	1,4	44,4	2,1	46,3	2,4	48,8	4,8	33,1	3,0	16,0[§§]
Dois ou mais transtornos**	23,2	0,9	23,6	1,5	24,1	1,8	23,7	2,5	16,8	2,6	11,1[§]
Três ou mais transtornos**	13,4	0,7	14,0	1,3	15,0	1,2	12,2	1,2	6,2	1,5	31,3[§§]

WMH-CIDI: *World Mental Health Survey Composite International Diagnostic Interview.*
Amostra Parte I = 5.037; amostra Parte II = 2.942.
[§]$p \leq 0,05$; [§§]$p \leq 0,01$.
O teste X^2 avalia diferenças de prevalências nas coortes etárias, com 3 graus de liberdade.
*Avaliados na amostra Parte II, uma subamostra da amostra total de 5.037 sujeitos; **inclui transtornos avaliados nas Partes I e II da entrevista. As prevalências das categorias globais foram obtidas na amostra Parte II.

Tabela 6 Prevalências ao longo da vida de transtornos mentais, por gênero, de acordo com o DSM-VI WMH-CIDI. Estudo Epidemiólogico São Paulo Megacity (% erro-padrão; odds ratios, intervalo de confiança de 95%)

	Masculino		Feminino		
	%	SE	%	SE	
Transtornos de ansiedade					
Transtorno de pânico	0,9	0,18	2,5	0,38	2,877 (1,657-4,997)
Transtorno de ansiedade generalizada	2,6	0,34	4,6	0,37	1,765 (1,320-2,360)
Fobia social	4,2	0,53	6,7	0,58	1,636 (1,187-2,254)
Fobia específica	7,9	0,85	16,5	0,73	2,296 (1,787-2,949)
Agorafobia sem pânico	1,3	0,42	3,6	0,53	2,885 (1,361-6,117)
Transtornos do estresse pós-traumático*	1,6	0,42	4,6	0,40	3,023 (1,612-5,670)
Transtorno obsessivo-compulsivo*	5,8	0,58	7,6	0,83	1335 (0,977-1,825)
Transtorno de ansiedade de separação	6,7	0,55	8,6	0,57	1,305 (1,038-1,642)
Qualquer transtorno de ansiedade*	19,5	1,29	35,8	1,45	2,296 (1,864-2,828)
Transtornos do humor					
Transtorno depressivo maior	10,0	0,67	23,0	1,31	2,700 (2,327-3,133)
Distimia	0,9	0,34	2,2	0,44	2,47 (1,47-5,31)
Transtornos bipolares I e II	2,2	0,40	2,1	0,28	0,957 (0,593-1,546)
Qualquer transtorno do humor	12,3	0,82	25,2	1,25	2,413 (2,038-2,857)
Transtornos do controle de impulsos					
Transtorno oposicional desafiante	1,4	0,30	1,5	0,26	1,164 (0,704-1,923)
Transtorno de conduta	3,2	0,43	1,1	0,20	0,346 (0,220-0,544)
Transtorno de déficit de atenção e hiperatividade	1,9	0,28	1,5	0,29	0,794 (0,489-1,289)
Transtorno explosivo intermitente	4,7	0,49	5,1	0,51	1,100 (0,773-1,564)
Qualquer transtorno do controle de impulsos	8,9	0,51	7,9	0,76	0,886 (0,675-1,162)
Transtornos decorrentes do uso de substâncias					
Abuso do álcool	16,4	1,12	4,0	0,51	0,212 (0,159-0,284)
Dependência do álcool	5,8	0,69	1,0	0,15	0,167 (0,112-0,248)
Abuso de droga	4,4	0,62	1,6	0,34	0,342 (0,209-0,558)
Dependência de droga	2,0	0,47	0,8	0,22	0,398 (0,235-0,674)
Qualquer transtorno decorrente do uso de substâncias	18,0	1,11	4,7	0,58	0,227 (0,172-0,299)
Qualquer transtorno					
Qualquer transtorno**	37,3	2,08	51,5	1,83	1,784 (1,437-2,214)
Dois ou mais transtornos**	20,3	1,56	25,8	1,24	1,367 (1,077-1,735)
Três ou mais transtornos**	12,7	1,17	14,0	1,02	1,113 (0,836-1,481)

WMH-CIDI: *World Mental Health Survey Composite International Diagnostic Interview.*
Amostra Parte I = 5037; Amostra Parte II = 2.942.
§p ≤ 0,05; §§p ≤ 0,01.
*Avaliados na amostra Parte II, uma subamostra da amostra total de 5.037 indivíduos; **inclui transtornos avaliados nas Partes I e II da entrevista. As prevalências das categorias globais foram obtidas na amostra Parte II.

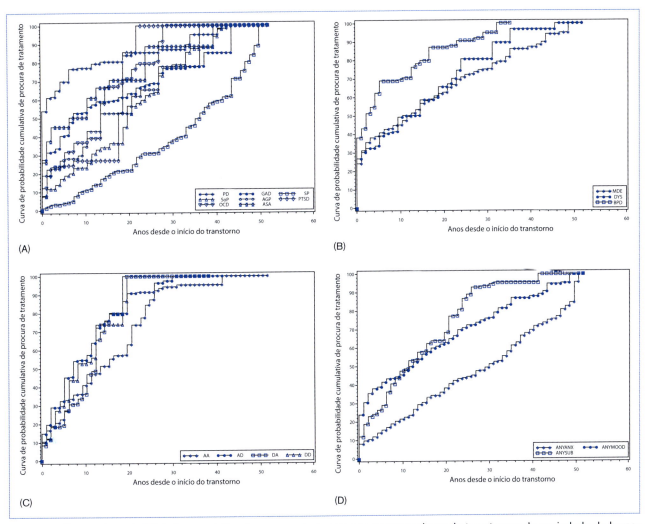

Figura 1 Curvas de probabilidade cumulativa de procura de tratamento por portadores de transtornos de ansiedade do humor e de transtornos associados ao uso de álcool e drogas.

e drogas, desde o ano de início do quadro clínico. Dentre os transtornos de ansiedade, o padrão de procura por tratamento é extremamente variável, sendo que a ocorrência de transtorno do pânico foi o que levou a uma busca por tratamento mais precocemente, ao passo que a apresentação de fobias específicas levou a uma procura por tratamento mais tardia. Dentre os transtornos do humor, o transtorno bipolar levou à busca de tratamento mais precocemente, comparado aos transtornos depressivos. O padrão de procura por tratamento foi similar dentre os transtornos associados ao uso de substâncias, sendo mais precoce quando se estabelece a dependência, tanto de álcool como de drogas.

A porcentagem de indivíduos que fizeram contato precoce com profissionais ou serviços de tratamento por apresentarem o primeiro episódio variou de acordo com o tipo de transtorno (Tabela 7). Dentre os transtornos de ansiedade, 43% dos que apresentaram transtorno do pânico buscaram tratamento no primeiro ano desde o início do quadro clínico e quase 80% nos cinco primeiros anos. Essa proporção foi bem menor para outros transtornos de ansiedade, variando de 15% no transtorno de ansiedade generalizada a menos de 1% na fobia específica. Somente 23% dos indivíduos que apresentaram transtornos depressivos (depressão e distimia) buscaram alguma forma de tratamento no primeiro ano, o que ocorreu em 35% dos bipolares e em menos de 10% dos indivíduos que tiveram transtornos associados ao uso de álcool e drogas. A média de tempo de demora na procura de tratamento (ou seja, o número de anos que se passaram até que 50% das pessoas com o transtorno em questão buscassem ajuda) variou consideravelmente, podendo chegar a 36 anos para indivíduos com fobia específica, um transtorno que tem início na infância e não traz, via de regra, incapacitação importante, especialmente no início do quadro clínico.

A Tabela 8 mostra se há influência de fatores sociodemográficos, como gênero e idade, no padrão de procura por tratamento ao longo da vida, com o objetivo de identificar fatores preditores de busca de tratamento. As mulheres procuram mais os serviços de tratamento do que os homens quando apresentam transtornos do humor, especialmente depressão. No entanto, não foi identificada diferença entre os gêneros na procura

Tabela 7 Porcentagem de indivíduos que fizeram contato com profissionais ou serviços de tratamento no ano de ocorrência do primeiro episódio

	% de contato no ano de início	Mediana de tempo de demora de contato (anos)	n
1) Transtornos de ansiedade			
Transtorno de pânico	42,9	1	94
Transtorno de ansiedade generalizada	17,0	8	272
Fobia específica	0,7	36	647
Fobia social	3,3	20	247
Agorafobia	5,6	14	127
Transtorno de estresse pós-traumático*	1,9	18	159
Transtorno obsessivo-compulsivo[1]	4,0	14	259
Transtorno de ansiedade de separação no adulto	3,1	7	273
Qualquer transtorno de ansiedade[1]	5,3	30	1.110
2) Transtornos do humor			
Episódio depressivo maior	22,9	13	934
Distimia	23,8	11	105
Transtornos bipolares I e II	35,2	3	93
Qualquer transtorno do humor	22,7	12	968
3) Transtornos decorrentes do uso de substâncias			
Abuso do álcool	5,0	14	450
Abuso do álcool com dependência	8,2	8	173
Abuso de droga	7,6	13	116
Abuso de droga com dependência	9,0	9	61
Qualquer transtorno decorrente do uso de substâncias	5,6	12	521

*Avaliados na amostra Parte II.

por tratamento para transtornos associados ao uso de álcool e drogas e para transtornos de ansiedade, com exceção do transtorno de ansiedade generalizada, que levou mais homens do que mulheres a procurar tratamento. Diante dessa ausência de padrões diferenciais de busca de tratamento na vida entre homens e mulheres, serão conduzidas novas análises com o objetivo de avaliar diferenças entre os sexos no tempo de latência entre o aparecimento de sintomas e a procura por tratamento. Em relação à idade dos respondentes, houve um padrão diferencial de procura por tratamento, sendo mais frequente nas coortes mais jovens, e decrescendo continuamente com a idade, para a maioria dos transtornos avaliados. Portanto, a idade mostrou-se um importante preditor de procura por tratamento, independentemente do diagnóstico. Pode-se indagar se a maior oferta de profissionais e serviços de atenção à saúde mental, maior esclarecimento popular sobre os transtornos mentais e menores níveis de discriminação poderiam explicar essas diferenças.

Quanto mais precoce a idade de início do transtorno, maior a probabilidade de procura por tratamento (Tabela 9), talvez se mostrando como um fator preditor de maior gravidade do curso das doenças.

Para avaliar a relação entre procura de serviços e gravidade dos transtornos no Estudo São Paulo Megacity, a morbidade psiquiátrica foi examinada nos 12 meses anteriores à entrevista, além da gravidade dos transtornos. A prevalência de qualquer transtorno do DSM-IV/CIDI nos 12 meses anteriores à entrevista foi de 29,6%. A fobia específica (10,6%) e a depressão maior (9,4%) foram os transtornos mais comuns. Os casos eram classificados como graves se apresentassem pelo menos um dos seguintes critérios:

- Diagnóstico de transtorno bipolar I ou II.
- Dependência de substância com sintomas fisiológicos, tentativa de suicídio nos últimos 12 meses e pelo menos um dos seguintes transtornos no último ano: episódio depressivo maior, distimia, transtorno bipolar I ou II, transtorno subsindrômico bipolar, agorafobia, transtorno de estresse pós-traumático, transtorno de ansiedade generalizada, fobia social, fobia específica, transtorno de ansiedade de separação de adultos, transtorno explosivo intermitente ou qualquer transtorno decorrente do uso de substâncias.
- Pelo menos um transtorno dos listados anteriormente no último ano e mais de 50 dias de incapacitação para o trabalho.

Tabela 8 Fatores preditores sociodemográficos de tratamento para transtornos mentais de acordo com DSM-IV/WMH-CIDI

| | Gênero | | | Coorte (idade na entrevista) | | | | | | | |
| | Feminino | | $\aleph^2 1$ | Idade 18-34 | | Idade 35-49 | | Idade 50-64 | | $\aleph^2 1$-3 |
	OR	95% CI		OR	95% CI	OR	95% CI	OR	95% CI	
1) Transtornos de ansiedade										
Transtorno de pânico	0,5	(0,2-1,4)	1,8	3,5	(0,6-20,6)	2,3	(0,9-5,8)	–	–	3,5
Transtorno de ansiedade generalizada	0,5	(0,2-0,9)	6,4*	7,2	(0,8-63,9)	2,9	(0,5-18,1)	0,9	(0,2-5,0)	15,8*
Fobia específica	0,8	(0,5-1,2)	1,2	1,5	(0,4-5,1)	1,1	(0,3-3,8)	0,4	(0,1-1,4)	15,6*
Fobia social	0,7	(0,4-1,1)	2,4	3,4	(0,7-17,7)	0,8	(0,2-3,3)	0,2	(0,0-1,0)	25,1*
Agorafobia	2,1	(0,5-9,5)	1	18,1	(1,2-266,9)	6,3	(0,5-74,5)	6,8	(0,5-94,8)	7,6
Transtorno de estresse pós-traumático**	1,5	(0,1-17,5)	0,1	1,5	(0,1-35,0)	0,6	(0,1-5,4)	–	–	2,7
Transtorno obsessivo-compulsivo**	0,8	(0,4-1,7)	0,5	5,0	(1,7-15,1)	2,6	(1,0-7,0)	–	–	9,3*
Transtorno de ansiedade de separação no adulto	4,8	(0,4-61,2)	1,6	6,5	(1,2-34,0)	2,3	(0,4-12,6)	–	–	6,2*
Qualquer transtorno de ansiedade[1]	1,0	(0,8-1,3)	0,02	3,9	(1,4-10,4)	1,4	(0,5-3,8)	0,5	(0,2-1,4)	69,0*
2) Transtornos do humor										
Episódio depressivo maior	1,5	(1,0-2,0)	5,2*	4,7	(1,3-17,2)	2,6	(0,8-8,2)	1,3	(0,4-3,7)	22,8*
Distimia	1,5	(0,7-3,2)	1,2	3,6	(0,7-17,9)	1,7	(0,6-5,0)	0,3	(0,1-1,8)	6,5
Transtornos bipolares I e II	1,2	(0,7-2,1)	0,5	4,7	(1,6-14,0)	1,5	(0,8-2,9)	–	–	8,4*
Qualquer transtorno do humor	1,5	(1,1-1,9)	8,0*	5,3	(1,4-20,2)	2,9	(0,9-9,4)	1,4	(0,5-4,3)	24,1*
3) Transtornos decorrentes do uso de substâncias										
Abuso do álcool	0,8	(0,3-2,0)	0,3	8,3	(0,9-74,0)	5,7	(1,1-28,0)	1,6	(0,4-6,4)	5,7
Abuso do álcool com dependência	1,2	(0,5-2,9)	0,2	5,0	(0,8-32,5)	1,4	(0,4-4,9)	0,1	(0,0-0,5)	17,4*
Abuso de droga	1,6	(0,5-5,7)	0,6	5,1	(1,4-19,0)	–	–	–	–	6,4*
Abuso de droga com dependência	1,5	(0,5-4,1)	0,4	2,0	(0,4-9,1)	–	–	–	–	0,9
Qualquer transtorno decorrente do uso de substâncias	0,8	(0,4-1,8)	0,3	9,7	(1,9-50,0)	5,5	(1,5-20,8)	1,3	(0,4-4,8)	10,1*

*$p < 0,05$, bicaudal.
**Avaliados na amostra Parte II.
Obs.: alguns grupos foram colapsados. Os graus de liberdade podem variar.

Os casos eram considerados moderados se apresentassem pelo menos um transtorno e um nível moderado de incapacitação ou dependência de substância sem sinais fisiológicos. Os casos remanescentes foram considerados leves. Cerca de 34% dos casos detectados foram classificados como graves, 33% moderados e 33,2% leves. Considerando a amostra total, 10% apresentaram um transtorno mental considerado grave. No entanto, menos de 1/3 dos casos graves (32,8%) havia recebido algum tratamento no ano anterior à entrevista.

A presente investigação descreveu padrões de multimorbidade na população em geral e examinou sua associação com os fatores individuais e de área em uma amostra urbana de adultos não idosos do Brasil[34]. A análise dos componentes principais descreveu padrões de multimorbidade físico-mental, por sexo. A

Tabela 9 Idade de início do transtorno como fator preditor de contato com serviços para tratamento (DSM-IV/WMH-CIDI)

	Idade de início						$N^2$1-3
	Precoce		Média		Tardia		
	OR	95% CI	OR	95% CI	OR	95% CI	
1) Transtornos de ansiedade							
Transtorno de pânico	0,1	(0,0-0,3)	0,1	(0,0-0,3)	0,3	(0,1-1,0)	26,9*
Transtorno de ansiedade generalizada	0,3	(0,1-0,7)	0,2	(0,1-0,6)	0,4	(0,2-1,1)	10,2*
Fobia específica	0,4	(0,2-0,9)	1,1	(0,4-3,0)	0,6	(0,2-1,8)	23,6*
Fobia social	0,3	(0,1-0,8)	0,3	(0,1-0,8)	0,5	(0,2-1,5)	8,0*
Agorafobia	0,1	(0,0-0,3)	0,3	(0,1-1,2)	0,1	(0,0-0,4)	29,6*
Transtorno de estresse pós-traumático**	0,6	(0,0-26,3)	3,6	(0,2-53,6)	4,4	(0,3-65,9)	5,4
Transtorno obsessivo-compulsivo[1]	0,2	(0,0-1,1)	0,3	(0,1-0,9)	0,4	(0,1-1,3)	5,5
Transtorno de ansiedade de separação no adulto	0,3	(0,0-1,9)	0,2	(0,0-1,4)	0,1	(0,0-0,9)	10,3*
Qualquer transtorno de ansiedade[1]	0,2	(0,2-0,3)	0,2	(0,2-0,3)	0,4	(0,3-0,6)	108,9*
2) Transtornos do humor							
Episódio depressivo maior	0,2	(0,1-0,3)	0,3	(0,2-0,5)	0,4	(0,3-0,7)	46,4*
Distimia	0,1	(0,0-0,3)	0,0	(0,0-0,2)	0,3	(0,1-1,2)	32,1*
Transtornos bipolares I e II	0,2	(0,1-0,7)	0,3	(0,1-0,9)	0,7	(0,2-2,2)	7,4
Qualquer transtorno do humor	0,2	(0,1-0,3)	0,3	(0,2-0,5)	0,4	(0,3-0,7)	47,4*
3) Transtornos decorrentes do uso de substâncias							
Abuso do álcool	0,2	(0,1-0,8)	0,1	(0,0-0,7)	0,4	(0,1-1,3)	8,0*
Abuso do álcool com dependência	0,0	(0,0-0,1)	0,1	(0,0-0,3)	0,2	(0,0-0,6)	39,2*
Abuso de droga	0,1	(0,0-0,3)	0,2	(0,1-0,5)	0,6	(0,2-1,3)	20,1*
Abuso de droga com dependência	0,2	(0,0-1,4)	0,3	(0,1-0,8)	0,4	(0,1-1,1)	9,7*
Qualquer transtorno decorrente do uso de substâncias	0,1	(0,0-0,3)	0,1	(0,0-0,4)	0,4	(0,2-0,7)	26,5*

*p < 0,05, bicaudal.
**Avaliados na amostra Parte II.
Obs.: alguns grupos foram colapsados. Os graus de liberdade podem variar.

seguir, os padrões de multimorbidade foram submetidos à análise de regressão multinível, levando-se em consideração as variáveis individuais e de área. Foram encontrados três padrões de agrupamento para as mulheres: humor irritável e dor de cabeça, doenças crônicas e dor e transtornos por uso de substâncias. Entre os homens, os padrões foram: dor crônica e doença respiratória, distúrbios psiquiátricos e doenças crônicas. Análises multiníveis também mostraram associações entre padrões de multimorbidade e determinantes em nível individual e de área, indicando que as doenças crônicas são frequentemente comórbidas e representam um fardo pesado para as comunidades investigadas. Esses achados sugerem uma reformulação dos sistemas de saúde em todo o mundo, especialmente em países com poucos recursos. Substituir o sistema de saúde estruturado para várias doenças únicas por uma estrutura capaz de atender os diferentes padrões de múltiplas doenças pode ser uma alternativa para os serviços deficientes no Brasil. Os ambientes de assistência médica deveriam contar com médicos de clínica geral capacitados para atender as necessidades de saúde centradas na pessoa.

CONSIDERAÇÕES FINAIS

Os dados apresentados mostram que informações obtidas na população geral sobre prevalência dos transtornos mentais ajudam a compreender como a psicopatologia se apresenta, a conhecer os fatores de risco e a necessidade de tratamento. As pesquisas realizadas confirmam a alta prevalência de transtornos mentais na população geral adulta residente na cidade e na região metropolitana de São Paulo, uma das mais ricas e com maior disponibilidade de recursos em termos de financiamento de equipamentos de saúde no país. Verificou-se que os transtornos mentais comuns, como depressão ansiedade, e o uso, abuso e dependência de substâncias, têm elevado custo socioeconômico e exercem pressão sobre o sistema de saúde como um todo, sobrecarregando-o. Uma parte considerável dos indivíduos com transtornos mentais não recebe tratamento, com apenas 1/3 dos casos graves tendo recebido algum tipo de ajuda para o seu transtorno mental. As informações aqui apresentadas permitem verificar que os transtornos mentais constituem um dos principais problemas de saúde pública em nosso meio. Elas devem embasar medidas urgentes para assistir os casos mais graves e servir de subsídio para a elaboração de políticas públicas nos vários níveis de prevenção.

AGRADECIMENTOS

A Fundação de Amparo à Pesquisa do Estado de São Paulo forneceu apoio financeiro para o estudo da Área de Captação de São Paulo (Projeto Temático FAPESP 1993/0501-4) e para o estudo São Paulo Megacity (Projeto Temático FAPESP 2003/00204-3).

Para aprofundamento

- Bonita R, Beaglehole R, Kjellstrom T. Epidemiologia básica. 2a ed. São Paulo: Nacional; 2010.
  - ⇨ Este livro texto introduz à epidemiologia básica, abordando desde fundamentos de desenhos científicos e uma introdução estatística. A linguagem é simples e os capítulos trazem vários exemplos reais. Este livro é recomendado pela Organização Mundial da Saúde.
- Tsuang MT, Tohen M, Jones P. Textbook of psychiatric epidemiology. 3 ed. Hoboken: John Wiley & Sons; 2011.
  - ⇨ A nova edição deste livro fundamental fornece uma visão geral mais abrangente dos conceitos métodos e avanços da pesquisa em epidemiologia psiquiátrica; particularmente a aplicação da genômica molecular e da neuroimagem. Ele foi revisado e aprimorado para capitalizar os pontos fortes da primeira e da segunda edições, mantendo-o atualizado nas áreas de psiquiatria e epidemiologia.
- Das-Munshi J, Ford T, Hotopf M, Prince M, Stewart R. Practical psychiatric epidemiology. 2 ed. Oxford: Oxford University Press; 2020.
  - ⇨ De forma prática, este livro fornece aos leitores as ferramentas para avaliar criticamente a pesquisa psiquiátrica. Há explicações sobre como aplicar as técnicas de pesquisa epidemiológica em um ambiente de saúde mental. Nesta nova edição, há material atualizado sobre tópicos importantes, como a epidemiologia do curso de vida, interações gene ambiente, bioética e envolvimento do paciente e do público na pesquisa, pesquisa de métodos mistos, novos métodos estatísticos, registros de casos, política e implementação.
- Szklo M, Nieto FJ. Epidemiology: beyond the basics. 3 ed. Burlington: Jones & Bartlett Publishers; 2014.
  - ⇨ Escrito para aqueles que estão familiarizados com as estratégias básicas da epidemiologia analítica, este livro leva os leitores a uma discussão mais rigorosa dos principais conceitos e métodos epidemiológicos, como o desenho de estudo, medidas de associação, avaliação de pesquisa e muito mais. Com exemplos da vida real, o livro evita formulações estatísticas complexas e é um recurso inestimável para estudantes intermediários e epidemiologistas que desejam expandir seus conhecimentos de epidemiologia e seu papel nas ciências médicas e de saúde pública.

REFERÊNCIAS BIBLIOGRÁFICAS

1. **Goldberg D, Huxley P. Common mental disorders: a bio-social model. London: Tavistock Publications/New York: Routledge; 1992.**
   - ⇨ Esta obra fundamental é pioneira no estudo da epidemiologia psiquiátrica no estudo de transtornos mentais na comunidade.
2. Alves DSN, Seidl EMF, Schechtman A, Silva RC. Elementos para uma análise da assistência em saúde mental no Brasil. J Bras Psiquiatr. 1992;41:423-6.
3. Henderson S. Conclusion: the central issues. In: Gavin Andrews & Scott Henderson, eds. Unmet need in psychiatry: problems, resources, responses. Cambridge University Press; 2000. p. 422-8.
4. Almeida-Filho N, Mari JJ, Coutinho E, França JF, Fernandes JG, Andreoli SB, et al. Estudo multicêntrico de morbidade psiquiátrica em áreas urbanas brasileiras (Brasília, São Paulo, Porto Alegre). Revista ABP-APAL. 1992;14:93-104.
5. **Almeida-Filho N, Mari JJ, Coutinho E, Franca JF, Fernandes J, Andreoli SB, et al. Brazilian multicentric study of psychiatric morbidity. Br J Psychiatry. 1997;171:524-9.**
   - ⇨ Este artigo apresenta dados de transtornos mentais em três cidades brasileiras. Representa uma das primeiras tentativas abrangentes de investigar a ocorrência de transtornos mentais na comunidade.
6. Santana V. Estudo epidemiológico das doenças mentais em um bairro de Salvador. Série de Estudos em Saúde (Secretaria de Saúde da Bahia). 1982;2:122.
7. Vorcaro CM, Lima-Costa MF, Barreto SM, Uchoa E. Unexpected high prevalence of 1-month depression in a small Brazilian community: the Bambuí Study. Acta Psychiatr Scand. 2001;104:257-63.
8. Vorcaro CM, Rocha FL, Uchoa E, Lima-Costa MF. The burden of social phobia in a Brazilian community and its relationship with socioeconomic circumstances, health status and use of health services: the Bambuí Study. Int J Soc Psychiatry. 2004;50:216-26.
9. Rocha FL, Vorcaro CM, Uchoa E, Lima-Costa MF. Comparing the prevalence rates of social phobia in a community according to ICD-10 and DSM-III-R. Rev Bras Psiquiatr. 2005;27:222-4.
10. Almeida-Filho N, Lessa I, Magalhães L, Araújo MJ, Aquino E, de Jesus MJ. Co-occurrence patterns of anxiety, depression and alcohol use disorders. Eur Arch Psychiatry Clin Neurosci. 2007;257:423-31.
11. Blay SL, Andreoli SB, Fillenbaum GG, Gastal F. Depression morbidity in later life: prevalence and correlates in a developing country. Am J Geriatr Psychiatry. 2007;15:790-9.
12. Blay SL, Andreoli SB, Dewey ME, Gastal FL. Co-occurrence of chronic physical pain and psychiatric morbidity in a community sample of older people. Int J Ger Psychiatr. 2007;22:902-8.
13. Costa E, Barreto SM, Uchoa E, Firmo JO, Lima-Costa MF, Prince M. Prevalence of international classification of diseases, 10th revision common mental disorders in the elderly in a Brazilian community; The Bambuí Health Ageing Study. Am J Geriatr Psychiatry. 2007;15:17-27.
14. Veras RP, Coutinho E. Estudo de prevalência de depressão e síndrome cerebral orgânica na população de idosos, Brasil. Rev Saúde Pública. 1991;25:209-17.
15. Gurland B, Golden RR, Teresi JA, Challop J. The SHORT-CARE: an efficient instrument for the assessment of depression, dementia and disability. J Geront. 1984;39:166-9.
16. Montgomery SA, Asberg MA. A new depression scale designed to be sensitive to change. Br J Psychiatr. 1979;134:382-9.
17. Silberman C, Souza C, Wilhems F, Kipper L, Wu V, Diogo C, et al. Cognitive deficit and depressive symptoms in a community group of elderly people: a preliminary study. Rev Saúde Pública. 1995;29:444-50.
18. Blay SL, Bickel H, Cooper B. Mental illness in a cross-national perspective. Results from a Brazilian and a German community survey among the elderly. Soc Psychiatry Psychiatr Epidemiol. 1991;26:245-51.
19. Goldberg DP, Cooper B, Eastwood MR, Kedward HB, Sheperd MA. Standardized psychiatric interview for use in community surveys. Br J Prev Soc Med. 1970;24:18-23.
20. Lewis G, Pelosi AJ, Araya R, Dunn G. Measuring psychiatric disorder in the community: a standardised assessment for use by lay interviewers. Psychol Med. 1992;22:465-86.

21. Andrade LH, Lolio CA, Gentil V, Laurenti R. Epidemiologia dos transtornos mentais em uma área definida de cap-tação da cidade de São Paulo, Brasil. Rev Psiquiatr Clin. 1999;26:257-62.
22. Andrade L, Walters EE, Gentil V, Laurenti R. Prevalence of ICD-10 mental disorders in a catchment area in the city of São Paulo, Brazil. Soc Psychiatry Psychiatr Epidemiol. 2002;37:316-25.
23. World Health Organization (WHO). International Consortium in Psychiatric Epidemiolog. Cross-national compari-sons of the prevalences and correlates of mental disorders. Bull World Health Organ. 2000;78:413-26.
24. Moreno DH, Andrade LH. The lifetime prevalence, health services utilization and risk of suicide of bipolar spectrum subjects, including subthreshold categories in the São Paulo ECA study. J Affect Disord. 2005;87:231-41.
25. Moreno DH, Andrade LH. Latent class analysis of manic and depressive symptoms in a population-based sample in São Paulo, Brazil. J Affect Disord. 2010;123:208-15.
26. Silveira CM, Wang YP, Andrade AG, Andrade LH. Heavy episodic drinking in the São Paulo epidemiologic catch-ment area study in Brazil: gender and sociodemographic correlates. J Stud Alcohol Drugs. 2007;68:18-27.
27. Coêlho BM, Andrade LH, Guarniero FB, Wang YP. The influence of the comorbidity between depression and alcohol use disorder on suicidal behaviors in the São Paulo. Epidemiologic Catchment Area Study, Brazil. Braz J Psychiatry. 2010; 32(4):396-408.
28. Andrade LH, Viana MC, Tófoli LF, Wang YP. Influence of psychiatric morbidity and sociodemographic determi-nants on use of service in a catchment area in the city of São Paulo, Brazil. Soc Psychiatry Psychiatr Epidemiol. 2008;43:45-53.

29. Kohn R, Levav I, Caldas de Almeida JM, Vicente B, Andrade L, Caraveo-Anduaga JJ, et al. Los trastornos mentales en América Latina y el Caribe: asunto prioritario para la salud pública. Rev Panam Salud Pública. 2005;18:229-40.
30. Kessler RC, Ustün TB. The World Mental Health (WMH). Survey Initiative Version of the World Health Organization (WHO). Composite International Diagnostic Interview (CIDI). Int J Methods Psychiatr Res. 2004;13:93-121.
31. **Andrade LH, Wang YP, Andreoni S, Silveira CM, Alexandrino-Silva C, Siu ER, et al. Mental disorders in megacities: findings from the São Paulo megacity mental health survey, Brazil. PLoS One. 2012;7(2):e31879.**
    ⇨ **Este artigo apresenta os achados do estudo São Paulo Megacity no último ano. A metodologia e os principais achados descrevem a alta prevalência de transtornos mentais em associação com a gravidade.**
32. Viana MC, Andrade LH. Lifetime prevalence, age of onset and gender distributions of psychiatric disorders in the São Paulo metropolitan area, Brazil: results from the São Paulo Megacity Mental Health Survey. Braz J Psychiatry 2012; 34(3):249-60.
33. Wang YP, Chiavegatto Filho AD, Campanha AM, Malik AM, Mogadouro MA, Cambraia M, et al. Patterns and pre-dictors of health service use among people with mental disorders in São Paulo metropolitan area, Brazil. Epidemiol Psychiatr Sci. 2017;26(1):89-101.
34. Wang YP, Nunes BP, Coêlho BM, Santana GL, do Nascimento CF, Viana MC, et al. Multilevel analysis of the pat-terns of physical-mental multimorbidity in general population of São Paulo Metropolitan Area, Brazil. Sci Rep. 2019;9(1):2390.

2

Fatores de risco e proteção dos transtornos mentais

Jessica Mayumi Maruyama
Alicia Matijasevich

Sumário

Multifatorialidade dos transtornos mentais (determinantes da saúde mental)
Epidemiologia do ciclo vital: fatores de risco e transmissão intergeracional
    Períodos pré-concepcional e intrauterino
    Infância e adolescência
    Idade adulta e velhice
    Transmissão intergeracional dos transtornos mentais
Fatores de proteção e resiliência
Considerações finais
Para aprofundamento
Referências bibliográficas

Pontos-chave

- A saúde mental não é meramente a ausência de uma doença e pode ser definida como um estado de bem-estar no qual cada indivíduo é consciente de seu próprio potencial e é capaz de lidar com o estresse do cotidiano.
- Os transtornos mentais são determinados por múltiplos fatores que podem ser organizados em níveis hierárquicos com características individuais nos níveis proximais, fatores familiares e comunitários no nível intermediário e níveis distais constituídos por contextos políticos e econômicos dos países.
- A epidemiologia do ciclo vital estuda quais são os determinantes da saúde mental e seus efeitos independentes, indiretos, cumulativos e interativos ao longo do curso da vida, além de investigar como experiências em um determinado período podem afetar o risco de doença em um período posterior.
- O ciclo vital pode ser dividido em períodos pré-concepcional e gestacional, infância, adolescência, idade adulta e velhice e existem fatores de risco que afetam especificamente cada um desses períodos.
- A transmissão intergeracional dos transtornos mentais se refere a efeitos observados em uma geração decorrentes de exposições, características ou comportamentos de uma ou mais gerações anteriores.
- A resiliência é um processo dinâmico e interativo de adaptação positiva diante de um evento adverso e a sua promoção depende da existência de diversos fatores de proteção individual, familiar e comunitário.

MULTIFATORIALIDADE DOS TRANSTORNOS MENTAIS (DETERMINANTES DA SAÚDE MENTAL)

Segundo a Organização Mundial da Saúde (OMS), a saúde mental não é meramente a ausência de uma doença e pode ser definida como um estado de bem-estar no qual cada indivíduo é consciente de seu próprio potencial, sendo capaz de lidar com o estresse do cotidiano e trabalhar produtivamente, contribuindo para sua comunidade[1]. Na saúde mental podem ser identificadas duas dimensões distintas, a saúde mental positiva e a negativa. A primeira considera o bem-estar psicológico como um recurso no qual os indivíduos possuem autonomia e habilidade de compreender e interagir adequadamente com o ambiente no qual estão inseridos, assim como adaptar-se às mudanças e dificuldades[1]. Já a saúde mental negativa abrange os transtornos, manifestações e sintomas de doenças psiquiátricas. Os transtornos mentais são definidos pelos critérios diagnósticos baseados nas classificações clínicas existentes[2]. Porém, há pessoas que convivem com problemas e sintomas psiquiátricos sem que os critérios diagnósticos sejam atendidos e esse quadro sub-clínico também está associado a prejuízos na vida do indivíduo, da família e da comunidade[3]. A saúde mental positiva e a negativa existem em um *continnum*, no qual ganhos em saúde mental positiva atuam como fatores protetores contra a ocorrência ou agravamento de transtornos mentais[3,4].

Os transtornos mentais são determinados por múltiplos fatores individuais, familiares, sociais e econômicos que interagem entre si ao longo da vida dos indivíduos[5,6]. Os transtornos mentais, assim como outras doenças e patologias físicas, possuem algumas bases genéticas estabelecidas e outras ainda não completamente compreendidas[7]. Entre todos os elementos causadores de psicopatologias, os determinantes sociais e ambientais possuem papel fundamental não somente na causa, mas também no curso e evolução dos sintomas[6]. A identificação desses fatores é de grande relevância, pois, ao contrário dos componentes genéticos, tais determinantes são, em muitos casos, modificáveis e passíveis de intervenções[5].

Os determinantes sociais da saúde mental abarcam as condições nas quais as pessoas nascem, crescem, vivem, trabalham e envelhecem[6]. O modo como fatores de risco impactam diferentemente homens e mulheres na sociedade é observado em todas as faixas etárias, evidenciando as disparidades nos papéis sociais e nas condições biológicas e socioeconômicas atreladas ao gênero dos indivíduos. Tais questões relativas ao gênero explicam em parte as diferenças na prevalência de alguns transtornos mentais entre meninos e meninas e entre homens e mulheres na população[5,6]. As circunstâncias de vida dos sujeitos são diretamente influenciadas por elementos estruturais, como arranjos econômicos dos países, distribuição de renda, políticas públicas e valores da sociedade[5,6]. Dessa forma, é possível compreender os determinantes da saúde mental sob uma perspectiva hierárquica de fatores, que compreendem os níveis individuais, familiares, comunitários e também níveis macro, como contextos políticos e econômicos dos países. A lista a seguir é composta de alguns exemplos de fatores classificados de acordo com o seu nível hierárquico, do mais proximal (fatores individuais) ao mais distal (contexto político e econômico do país):

- Individual: abrangem fatores genéticos, biológicos (exposição a substâncias nocivas, prematuridade, função cognitiva), comportamentais (hábitos e estilo de vida, incluindo alimentação e atividade física) e o conjunto de atributos e capacidades individuais para administrar os sentimentos no dia a dia e lidar com as diversas situações sociais (autoestima, resiliência, aptidões sociais).
- Familiar: referem-se às características socioeconômicas da família (características da moradia, renda familiar, condições do emprego/desemprego, escolaridade dos pais, monoparentalidade), aos estados de saúde da família (saúde física e mental dos pais, condições da gestação, acesso às consultas pré-natais e a serviços de saúde), e a dinâmica e interações familiares (atitudes e comportamentos parentais, divisão dos trabalhos domésticos, presença de violência doméstica, envolvimento nas atividades escolares).
- Comunidade: segurança do bairro, exposição a crimes ou violência, participação e envolvimento comunitário, coesão social e disponibilidade de serviços essenciais, como estabelecimentos de saúde, escolas e comércio.
- Contexto político e econômico dos países: direitos humanos, conflitos armados, políticas nacionais que promovam e assegurem acesso à saúde, educação, emprego e moradia, políticas de proteção social e redução da desigualdade e discriminação.

EPIDEMIOLOGIA DO CICLO VITAL: FATORES DE RISCO E TRANSMISSÃO INTERGERACIONAL

A epidemiologia do ciclo vital (ECV) estuda os processos biológicos, comportamentais e psicossociais que ocorrem ao longo da vida dos indivíduos e que ligam a saúde do adulto e o risco de adoecer com exposições físicas ou sociais que aconteceram durante a gravidez, infância, adolescência, nas etapas precoces da vida adulta ou através de gerações[8]. Pesquisas em ECV permitem identificar não somente quais são os determinantes da saúde mental, mas também os efeitos independentes, indiretos, cumulativos e interativos desses fatores ao longo do curso da vida, além de investigar como experiências em um determinado período podem afetar o risco de doença em um período posterior[9]. Ao longo da vida de um indivíduo, as consequências das distintas circunstâncias ambientais, familiares e socioeconômicas nas quais ele se insere se acumulam, alterando o curso e risco de desenvolvimento de transtornos mentais não somente para si, mas também para os seus descendentes (efeito intergeracional)[5,6].

A ECV aplicada aos transtornos mentais ganhou evidência nas últimas décadas motivada por três aspectos[9]: (1) estudos nos anos 1980 e 1990 forneceram evidências crescentes de que os transtornos mentais, que antes se acreditava surgirem somente na vida adulta, tinham suas origens em momentos precoces da vida; (2) os avanços tecnológicos recentes permitiram coletar e analisar amostras biológicas, possibilitando o estudo mais aprofundado da interação gene-ambiente e dos mecanismos epigenéticos (processos que regulam a expressão gênica sem alteração na sequência do DNA); e (3) a ECV passou a esclarecer não somente quais exposições se associam ao desenvolvimento de problemas de saúde mental, mas também as causas desses transtornos.

O desenvolvimento do cérebro tem início no período intrauterino, com o seu pico de maior plasticidade cerebral nos primeiros anos de vida, e continua ao longo da infância, adolescência até o começo da vida adulta[10]. A plasticidade neural, estado dinâmico natural do cérebro no qual mudanças do meio provocam alterações fisiológicas e estruturais, define os períodos sensíveis, nos quais os circuitos cerebrais possuem maior capacidade de modificação de acordo com experiências ambientais[10]. Esses períodos sensíveis são vistos atualmente como o momento propício para o desenvolvimento pleno de uma criança, no qual ela pode atingir seu máximo potencial ao ter acesso a recursos materiais, ambientais e socioafetivos adequados. Mas esses períodos também são janelas de vulnerabilidade, nos quais experiências adversas ou estimulação inadequada podem produzir efeitos negativos no desenvolvimento infantil com potencial repercussão em etapas posteriores[10]. Os indivíduos que tiveram uma infância e adolescência seguras, providas dos recursos essenciais para o seu pleno crescimento e que são capazes de administrar suas emoções e relações sociais certamente estão mais bem equipados para lidar com os desafios e dificuldades que existem na vida adulta. Porém, há fatores e circunstâncias que estão associados a um maior risco de desenvolver transtornos mentais na idade adulta independentemente do histórico pessoal do indivíduo[9]. Os transtornos mentais podem surgir em adultos em decorrência de uma experiência ou acúmulo de experiências adversas durante sua vida, sendo manifestados ou exacerbados por ocorrências naturais ou inevitáveis, por exemplo, a gestação ou a morte de um familiar. Com o envelhecimento e declínio cognitivo natural desse período de vida, outros fatores de risco específicos dessa faixa etária também se evidenciam e, dado o diverso contexto social dos idosos, diferentes medidas preventivas precisam ser adotadas[9].

Períodos pré-concepcional e intrauterino

A saúde do homem e da mulher na fase pré-concepcional, período que antecede a fertilização e a gestação, nos quais os gametas femininos e masculinos amadurecem, ganhou, recentemente, grande interesse da comunidade científica visto sua importância como um determinante na saúde perinatal da mãe e da criança[11,12]. A maioria dos estudos focaram em desfechos da gestação, do parto ou do neonato. Os efeitos de fatores de risco no período pré-concepcional sobre a saúde mental dos filhos é uma hipótese possível, embora tais teorias sejam bastante recentes e haja necessidade de mais estudos[11,12].

A saúde da gestante e os hábitos maternos durante a gestação são fatores amplamente estudados na literatura na predição de diferentes desfechos de saúde nas crianças. O estado nutricional materno e a ingestão de nutrientes, consumo de substâncias lícitas ou ilícitas, ocorrência de eventos adversos e a saúde mental da mãe no período pré-natal são exemplos de fatores que repercutem na saúde mental futura dos filhos[13]. A exposição à fome no período pré-natal está associada a um risco elevado de desenvolver esquizofrenia na infância, além de outros transtornos psiquiátricos na vida adulta, como desordens de personalidade antissocial, transtornos de humor, depressão e doenças relacionadas a dependências químicas[14]. O sobrepeso e a obesidade da mulher pré e pós-concepção foram relacionados a um maior risco de desenvolvimento de transtorno de déficit de atenção e hiperatividade (TDAH) na infância, distúrbios alimentares na adolescência e esquizofrenia na idade adulta[15]. Maior risco de desenvolvimento de esquizofrenia na idade adulta também foi relatado em filhos de mulheres que apresentaram diabetes gestacional[16]. O consumo de álcool antes e durante a gestação, mesmo em quantidades moderadas, está associado a problemas de conduta, ansiedade e depressão nos filhos[12]. Filhos de mães fumantes, antes e durante a gestação, têm chances aumentadas de apresentar transtorno de conduta severo, depressão e TDAH[17,18]. Em relação ao uso de medicamentos psicotrópicos, a ingestão de inibidores da recaptura de serotonina na gestação, como a fluoxetina, aparentemente aumenta o risco de desenvolvimento de ansiedade, sintomas de

déficit de atenção e transtornos do espectro autista (TEA)[19]. A exposição intrauterina a valproato, um anticonvulsivante e estabilizador de humor, relaciona-se com comportamentos disruptivos e risco aumentado de TEA em crianças[19].

Problemas de saúde mental materna são fatores de risco para o desenvolvimento de psicopatologias nas crianças e adolescentes. Filhos de mães com diagnóstico de depressão ou sintomas depressivos durante a gestação apresentam risco elevado de desenvolver problemas, como depressão e ansiedade, transtorno de conduta e comportamento antissocial[20]. Uma recente metanálise indicou que o estresse pré-natal materno quase dobra o risco de desenvolvimento de TEA e de TDAH em crianças. A exposição a situações estressantes ou eventos traumáticos na gestação associaram-se ao desenvolvimento posterior de diversos transtornos mentais em seus filhos, predizendo, inclusive, um maior consumo de medicamentos de TDAH durante a infância e ansiolíticos na vida adulta[14].

Infância e adolescência

A infância, período do nascimento até os 10 anos de idade, caracteriza-se como um processo dinâmico de desenvolvimento progressivo e ordenado de diversas habilidades (motora, de linguagem, cognitivas e socioemocionais). Nesta fase, as crianças dependem dos pais e cuidadores para suprirem não somente suas necessidades básicas, mas também para o estabelecimento de um vínculo consistente, com interações construtivas, seguras e estáveis[10]. A adolescência corresponde à segunda década de vida, dos 10 aos 19 anos de idade, e representa uma etapa de rápidas mudanças biológicas e sociais[21]. A influência crescente de seus pares, o aumento na autonomia e o advento da puberdade tornam a adolescência um período suscetível à adoção de comportamentos com impactos a longo prazo, como consumo de álcool e tabaco, obesidade e início da vida sexual[21].

As condições do parto e de saúde do recém-nascido são fatores preditores de inúmeros desfechos na saúde da criança, incluindo a saúde mental futura. Depressão, transtorno bipolar, psicose e TDAH, além de problemas comportamentais e emocionais, foram relacionados à prematuridade (< 37 semanas de gestação) e ao baixo peso ao nascer (< 2.500 g)[9]. Há uma relação de dose-resposta na associação entre esses indicadores de saúde neonatal e o desenvolvimento dos problemas de saúde mental, ou seja, quanto mais prematuro e mais baixo o peso ao nascer, maior é o risco de apresentar transtornos mentais na vida adulta[9].

Experiências adversas diretas (abuso ou negligência) ou indiretas (exposição a violência doméstica ou ao abuso de substâncias pelos pais) são determinantes fundamentais da saúde mental das crianças e adolescentes, cujos efeitos se prolongam ao longo de toda a vida[22,23]. Crianças expostas a abuso físico tem 50% mais chance de apresentar transtornos depressivos na idade adulta quando comparadas às crianças não expostas; negligência e abuso emocional infantis duplicam e triplicam a chance de depressão em adultos, respectivamente[23]. Riscos aumentados de desenvolver transtornos de ansiedade, estresse pós-traumático, transtornos alimentares e problemas relacionados à dependência química e abuso de substâncias também foram associados à presença de maus-tratos na infância[23]. Tais experiências desfavoráveis não ocorrem isoladamente e observa-se um efeito cumulativo nos impactos de múltiplos traumas. Indivíduos expostos a quatro ou mais experiências adversas na infância têm chance aproximadamente 4 vezes maior de manifestar sintomas ansiosos e quase 5 vezes maior de desenvolver depressão[22]. Há evidências de que mais da metade dos casos globais de depressão e ansiedade em adultos são potencialmente atribuíveis a maus-tratos na infância e que uma redução de 10% na ocorrência desses abusos infantis reduziria mais de 30 milhões de casos de transtornos psiquiátricos em todo o mundo[24].

Dentre as experiências adversas na infância, uma das mais estudadas é a exposição a problemas de saúde mental dos pais, sobretudo a depressão materna[25-27]. Os efeitos deletérios da depressão materna podem ser observados em etapas bem precoces do desenvolvimento infantil: bebês de mães deprimidas apresentam níveis mais elevados de cortisol no sangue, especialmente após interagirem com suas mães, além de comportamento evasivo, como desvio do olhar[25]. Crianças e adolescentes expostos a depressão materna têm um risco elevado de desenvolver problemas internalizantes (depressão e ansiedade) e externalizantes (transtorno de conduta e déficit de atenção/hiperatividade), além de problemas socioemocionais[25-27]. Esse risco aumentado não é causado meramente pela hereditabilidade genética dos transtornos mentais. O modelo de transmissão de risco envolve diversos mecanismos de vulnerabilidade relacionados ao contexto biopsicossocial, e um dos componentes principais é vinculado à teoria do apego[25]. Essa teoria explica como o relacionamento inicial entre um bebê e seu cuidador principal, mais comumente a mãe, molda o desenvolvimento infantil e serve de base para os relacionamentos posteriores de sua vida[28]. A depressão materna é um fator-chave para o apego infantil. Mães deprimidas apresentam maiores dificuldades em relação ao comportamento parental positivo, incluindo maior hostilidade e maiores taxas de interações negativas[25]. De fato, bebês de mães deprimidas tem duas vezes mais chance de apresentar dificuldades no apego quando comparados aos bebês de mães saudáveis[28]. Apesar de menos estudado, a depressão paterna também tem repercussões prejudiciais na saúde mental dos filhos, independentemente da presença de depressão materna[27]. O risco de transtornos de humor é 60% maior em filhos de mães ou pais com esquizofrenia grave e filhos de mães ou pais com transtorno bipolar severo chegam a ter seis vezes mais chance de serem diagnosticados com esquizofrenia do que seus pares com pais sem psicopatologias[29].

Nas crianças e adolescentes, um padrão não saudável de dieta, caracterizado pelo consumo de alimentos com alto teor de gorduras saturadas, carboidratos refinados e produtos processados, foi associado a presença de sintomas externalizantes, como déficit de atenção e hiperatividade, e internalizantes, como depressão[30]. Crianças obesas ou com sobrepeso são mais propensas a ter um diagnóstico de depressão e de apresentar altos níveis de estresse psicológico[31].

O bullying na infância e adolescência está fortemente associado ao desenvolvimento de diversos problemas de saúde mental, que incluem transtornos depressivos, ansiosos e psicóticos, sendo que quanto mais frequentes são os ataques, maiores as chances de apresentar tais problemas[32]. Distúrbios alimentares são duas vezes mais frequentes entre vítimas de bullying[33]. O cyberbullying, modalidade de bullying com incidência crescente que ocorre em ambiente virtual, também aumenta consideravelmente a chance de apresentar transtornos depressivos e ansiosos, além de altos níveis de estresse e problemas de conduta em adolescentes[34]. As repercussões da vitimização e perpetração do bullying se estendem até a vida adulta: ter sofrido ou praticado bullying na infância ou adolescência se associa independentemente a diversos transtornos psiquiátricos na vida adulta, como agorafobia, depressão e transtornos do pânico[35].

Com os avanços tecnológicos e maior facilidade de acesso a dispositivos eletrônicos, as crianças e os adolescentes passam, atualmente, maior tempo expostas ao entretenimento digital em detrimento de outros tipos de lazer com maior atividade física e gasto calórico[36]. O aumento de exposição a telas eletrônicas foi associado a um aumento de sintomas depressivos, ansiosos e problemas de desatenção e hiperatividade[36]. A troca de mensagens, vídeos e fotos com conteúdo sexual (do inglês, sexting) por meio de dispositivos tecnológicos é um comportamento cada vez mais prevalente entre os adolescentes. Existem evidências de que os jovens que praticam sexting, quando comparados aos seus pares não praticantes, são mais propensos a apresentar sinais de ansiedade e depressão, sendo que quanto mais novos, mais graves são os sintomas relatados[37].

O consumo de substâncias durante a adolescência prediz desfechos negativos em longo prazo. O uso de maconha durante a adolescência é considerado um fator de risco prevenível para o desenvolvimento de sintomas psicóticos nessa fase e na vida adulta, sendo que a associação entre o uso dessa droga e a psicose crônica aumenta quão mais regular e mais cedo o uso[38]. Há evidências de que o uso de maconha na adolescência dobra a chance de esquizofrenia, podendo ser responsável por 8 a 14% dos diagnósticos e o consumo intenso e repetido na adolescência piora o prognóstico na vida adulta[38]. Usuários de maconha na adolescência também tem chance 37% maior de desenvolvimento posterior de depressão quando comparados a não usuários[39]. Maiores níveis de sintomas depressivos em adultos também foram associados ao fumo e à ingestão de álcool durante a adolescência, sendo que maiores frequências e quantidades no consumo dessas substâncias correlacionam-se com uma pior sintomatologia[40]

Idade adulta e velhice

A maioria dos transtornos mentais tem suas origens em momentos precoces da vida, porém há fatores de risco incidentes na vida adulta e velhice que aumentam a chance de surgimento de um transtorno mental nessas etapas da vida. A idade adulta tem início a partir dos 20 anos de idade, embora mudanças conceituais e sociais tenham estendido a adolescência e a juventude até os 24 anos[11]. O conceito de idade adulta envolve a inserção no mercado de trabalho, independência financeira, constituição de um núcleo familiar e parentalidade[9]. A velhice é definida cronologicamente a partir dos 65 anos de idade e é marcada por mudanças biológicas, como diminuição gradual das capacidades físicas, mentais e sociais, como aposentadoria e necessidade de suporte assistencial[41].

Atualmente, os transtornos mentais lideram as causas de absenteísmo e afastamento do trabalho, ultrapassando as doenças osteomusculares[42]. Os principais problemas de saúde mental apresentados pelos trabalhadores são sintomas depressivos, ansiosos ou transtornos relacionados ao alto nível de estresse, como burnout[42]. Recentes revisões sistemáticas identificaram situações relativas ao emprego que aumentam a chance de apresentar algum transtorno mental comum: alta demanda no trabalho (alta carga de trabalho ou pressão por produtividade); baixa sensação de controle ou de tomada de decisão; percepção de desequilíbrio entre esforço-recompensa; baixa justiça relacional/processual; assédio moral e baixo suporte social do chefe e colegas[42]. O turno do trabalho também tem impacto na saúde mental dos indivíduos. Trabalhadores em escalas noturnas têm chance quase 30% maior de relatar sintomas depressivos comparados aos trabalhadores em turnos convencionais; sendo que, em mulheres, esse risco aumenta para mais de 70%[43].

A co-ocorrência de doenças físicas crônicas (como diabetes, artrite ou doenças cardiovasculares) e transtornos mentais é bastante frequente e aumenta as taxas de morbidade, utilização de serviços de saúde e piora da qualidade de vida[44,45]. As evidências indicam um duplo sentido nessa relação: pessoas que possuem algum transtorno mental apresentam piores indicadores de saúde física, em especial cardiovascular, e uma expectativa de vida menor que a população geral; e doentes crônicos tem risco aumentado de desenvolver e relatar sintomas de doenças psiquiátricas, principalmente transtornos depressivos e ansiosos[44,46]. A diabetes está associada a diversos problemas de saúde mental, como transtornos de ansiedade, alimentares, psicóticos e comprometimento cognitivo[46]. Quase 40% dos pacientes que sofreram um infarto do miocárdio atenderam, após o episódio, o critério diagnóstico de depressão, com piores desfechos de morbidade e mortalidade[16]. A comorbidade com a depressão entre doentes crônicos é comum e produz o maior decréscimo nos indicadores do estado de saúde dos indivíduos[45]. Uma recente metanálise apontou que pessoas com multimorbidade (duas ou mais condições crônicas físicas) têm chance duas vezes maior de apresentar transtorno depressivo quando comparadas às não multimórbidas (apenas um problema de saúde físico) e quase três vezes maior que em pessoas sem nenhuma doença física[45].

A solidão e o isolamento social são problemas frequentes com o avançar da idade, com prevalência entre 7 a 17% na população de idosos, dependendo do modo de avaliar esses conceitos[41]. A solidão e o isolamento social são construtos diferentes: o primeiro está relacionado a um estado subjetivo de insatisfação na quantidade e qualidade de suas relações sociais, enquanto o segundo é uma escassez objetiva de contato ou interações sociais com familiares, amigos ou a comunidade[47]. Evidências de estudos longitudinais indicam que o sentimento de solidão é fator de risco para o surgimento de sintomas depressivos em idosos[48]. O isolamento social foi associado a transtornos depressivos e de ansiedade social em idosos[49]. Não é suficiente considerar apenas aspectos quantitativos das relações sociais visto que níveis mais altos de sintomas depressivos foram relatados em idosos que mantinham relacionamentos frequentes, mas conflituosos com os familiares, com experiências sociais estressantes e elevado criticismo[48]. A proporção de mulheres que relatam se sentirem sozinhas é maior do que a de homens, porém estes últimos, quando vivenciam a solidão, apresentam sintomas depressivos mais severos[50].

Transmissão intergeracional dos transtornos mentais

Uma abordagem específica dentro da ECV são os estudos intergeracionais que buscam compreender os mecanismos pelos quais ocorre a transmissão dos fatores de risco através das gerações. A transmissão intergeracional se refere a efeitos observados em uma geração decorrentes de exposições, características ou comportamentos de uma ou mais gerações anteriores[9]. Esse tipo de pesquisa ganhou destaque após a constatação de que os efeitos de traumas vivenciados por sobreviventes do Holocausto eram passados para os seus descendentes, que apresentavam uma maior vulnerabilidade ao estresse e suscetibilidade a transtornos mentais em comparação aos filhos de pais não expostos a esse episódio[51]. Diversas são as características que podem ser transmitidas através das gerações e que impactam na saúde mental dos sucessores, como traços genéticos e epigenéticos, comportamentos de risco e hábitos de vida, como tabagismo e alcoolismo, status socioeconômico e educacional, estilo parental, abuso físico, emocional e sexual, entre outros[9].

Um exemplo de transtorno mental que possui potenciais mecanismos de transmissão intergeracional é a depressão materna. Os fatores de risco para a depressão materna englobam fatores biológicos, como desregulação do eixo hipotálamo-pituitária-adrenal, processos inflamatórios e vulnerabilidades genéticas, e fatores psicossociais, como ausência de suporte social, experiências traumáticas, conflitos no relacionamento e dificuldades socioeconômicas[52]. Mulheres com predisposição genética, que vivem em condições socioeconômicas desfavoráveis, que vivenciaram situações estressantes durante a vida e não possuem uma rede social de apoio têm maiores chances de apresentar sintomas depressivos na gestação e no pós-parto. Mães deprimidas, por sua vez, tendem a possuir um funcionamento interpessoal problemático e comportamento parental negativo, menor responsividade com os filhos, maior criticismo e risco aumentado de praticar maus-tratos e abuso[20]. Filhos expostos a sintomas depressivos maternos têm maiores chances de apresentar problemas no âmbito comportamental e socioemocional, além de elevado risco de desenvolver transtorno depressivo ao longo da vida[25]. Esses riscos aumentados são passados de mãe para filho de forma direta, por meio de herança genética, cuja hereditabilidade é de cerca de 40% em mulheres e 30% em homens, mas, principalmente de forma indireta, pela exposição às desvantagens socioeconômicas, dificuldades parentais e ambientes familiares disfuncionais[25,53].

FATORES DE PROTEÇÃO E RESILIÊNCIA

A ocorrência de adversidades durante a vida, em maior ou menor grau, é comum a todos os indivíduos. As consequências da exposição aos estressores é bastante variável na população, podendo ser desde muito negativa, com o desenvolvimento de algum transtorno mental, até muito positiva, com a superação do evento sem prejuízos para a saúde. Esse processo dinâmico de adaptação positiva diante de um evento adverso é conhecido como resiliência[54]. O conceito de resiliência possui uma vasta gama de definições na literatura, mas uma das interpretações mais aceitas é a de que a resiliência não é simplesmente um traço inerente de uma pessoa, mas uma capacidade que pode ser adquirida e aprimorada por meio da interação com o ambiente[54].

Nas últimas décadas, diversos estudos investigaram quais características individuais se relacionam com o desenvolvimento da resiliência em indivíduos expostos a diferentes adversidades, com especial foco na infância e adolescência[55,56]. O desempenho cognitivo foi reportado como preditor de desfechos positivos após exposição a situações estressantes. Diversos atributos ou traços de personalidade também foram identificados como fatores protetores. A autorregulação, capacidade de modular e administrar os próprios pensamentos, emoções e comportamentos, foi uma característica comumente encontrada em indivíduos resilientes. Autoestima, autoeficácia e autopercepção de competência foram associados a menor chance de desenvolver problemas de saúde mental diante da adversidade. Pessoas com níveis adequados de comportamento pró-social, empatia, comunicabilidade e diversos outros indicadores de habilidades sociais positivas apresentaram maior chance de superar um episódio traumático. O lócus de controle interno, tendência de um indivíduo em perceber os eventos de sua vida como resultado de suas ações e esforços, está relacionado a uma maior satisfação pessoal e bem-estar psicológico, atuando, dessa forma, como um fator protetor contra transtornos mentais[55,56]. Ter uma religião ou exercer a espiritualidade também foram reportados como fatores de proteção após situações estressantes ou traumáticas[57]. A adoção de hábitos saudáveis pode contribuir para uma melhora na qualidade de vida e está associado a maiores níveis de resiliência. A prática de atividade física regular se associou de maneira independente a desfechos positivos em saúde mental, tanto em crianças e adolescentes, como também em mulheres em risco de depressão pós-parto[58]. Parar de fumar foi associado com uma melhora global da saúde mental, com tamanhos de efeito maiores que o uso de antidepressivos, e se destacou como um fator modificável importante para promoção da resiliência[59].

A família, que inclui os pais e cuidadores, constitui o primeiro ambiente social das crianças e as interações dentro do núcleo familiar servem de base para o desenvolvimento de diversas competências socioemocionais e comportamentais[25]. Dessa forma, é de se esperar que características positivas no relacionamento familiar promovam a resiliência, mesmo com a exposição a vulnerabilidades ou adversidades. A parentalidade positiva, que inclui o cuidado apropriado, demonstração de afeto, disciplina adequada e suporte em momentos estressantes, foi o fator mais frequentemente observado em famílias de indivíduos resilientes[56]. Outros aspectos da relação familiar que se mostraram benéficos foram: percepção de coesão familiar, proximidade com irmãos e avós, participação ativa dos cuidadores nas atividades escolares e relato positivo da relação conjugal[55,56].

Embora menos estudados, existem fatores comunitários associados a desfechos positivos após enfrentamento de um trauma ou dificuldade. A presença de uma rede de contatos e suporte social de amigos ou outros adultos que não os cuidadores principais (p. ex., professores) se mostraram como os principais preditores de resiliência em crianças expostas a condições adversas. Um bom ambiente escolar, seguro, inclusivo e acolhedor, e que forneça atividades extracurriculares ou que proporcione a interação entre os alunos foram relatados como promotores da resiliência em crianças e adolescentes. Os fatores de proteção relativos ao bairro incluem: percepção de segurança, existência de instalações para o lazer, como praças, coesão entre a vizinhança e presença de organizações religiosas ou espirituais[55,56].

CONSIDERAÇÕES FINAIS

Os conceitos abordados neste capítulo, como determinantes sociais da saúde mental, fatores de risco, fatores de proteção e resiliência, não são mutuamente exclusivos e coexistem interagindo entre si a todo momento na vida pregressa e atual dos indivíduos. A multifatorialidade dos transtornos mentais evidencia o desafio relacionado à prevenção do surgimento e agravamento dos transtornos mentais na população, pois uma causa única e exclusiva inexiste no contexto da psiquiatria. Essa complexa natureza multifatorial destaca a importância de intervenções em diversos níveis (individual, familiar e comunitário) e com abordagem longitudinal, ou seja, ao longo do ciclo da vida, com direcionamento no longo prazo e não somente no tratamento proximal e imediato dos riscos e sintomas. São necessários esforços para, de forma conjunta e concomitante, evitar a ocorrência dos fatores de risco e promover a presença dos fatores de proteção. Dessa forma, mais efetivos serão os impactos de políticas públicas direcionadas à prevenção do desenvolvimento de transtornos mentais e menores serão as consequências no médio e longo prazo desses transtornos nos indivíduos, nas famílias e na sociedade.

Para aprofundamento

- O'Donnell KJ, Meaney MJ. Fetal origins of mental health: the developmental origins of health and disease hypothesis. Am J Psychiatry. 2016;174(4):319-28.
  - ⇨ Esse artigo de revisão aborda mais profundamente o conceito das origens fetais dos transtornos psiquiátricos, sintetizando as evidências já produzidas e discutindo as lacunas de conhecimento e pontos promissores acerca deste tema.
- Newman L, Judd F, Olsson CA, Castle D, Bousman C, Sheehan P, et al. Early origins of mental disorder - risk factors in the perinatal and infant period. BMC Psychiatry. 2016;16:270.
  - ⇨ Esse artigo de revisão sintetiza os fatores de risco no período perinatal e na infância para o desenvolvimento a longo prazo dos transtornos mentais.
- Luthar S. Resilience and vulnerability: adaptation in the context of childhood adversities. Cambridge: Cambridge University Press; 2003.
  - ⇨ Esse livro trata dos conceitos fundamentais sobre a resiliência e os aspectos relacionados ao seu desenvolvimento.

REFERÊNCIAS BIBLIOGRÁFICAS

1. WHO. Promoting mental health: concepts, emerging evidence, practice. 2004. Disponível em http://apps.who.int/iris/bitstream/10665/42940/1/9241591595.pdf.
   - ⇨ Esse documento da OMS dispõe de conceitos importantes relacionados à promoção da saúde mental, abrangendo fundamentos do desenvolvimento da resiliência e fatores de proteção e discute maneiras de incluir esse tema na prática clínica.
2. Clark LA, Cuthbert B, Lewis-Fernández R, Narrow WE, Reed GM. Three approaches to understanding and classifying mental disorder: ICD-11, DSM-5, and the National Institute of Mental Health's Research Domain Criteria (RDoC). Psychol Sci Public Interest. 2017;18(2):72-145.
3. Patel V, Saxena S, Lund C, Thornicroft G, Baingana F, Bolton P, Unützer J. The Lancet Commission on global mental health and sustainable development. Lancet. 2018;392.
4. Keyes CL, Dhingra SS, Simoes EJ. Change in level of positive mental health as a predictor of future risk of mental illness. Am J Public Health. 2010;100(12):2366-71.
5. Lund C, Brooke-Sumner C, Baingana F, Baron EC, Breuer E, Chandra P. Social determinants of mental disorders and the sustainable development goals: a systematic review of reviews. The Lancet Psychiatry. 2018;5(4):357-69.
   - ⇨ Esse artigo desenvolve um *framework* estrutural para os determinantes sociais dos transtornos mentais e discute como tais determinantes se alinham aos Objetivos do Desenvolvimento Sustentável, além de direcionar possíveis metas e mecanismos passíveis de intervenção.
6. WHO. Closing the gap in a generation: Health equity through action on the social determinants of health. 2010. Disponível em: https://apps.who.int/iris/bitstream/handle/10665/43943/9789241563703_eng.pdf;jsess.
7. Sullivan PF, Daly MJ, O'Donovan M. Genetic architectures of psychiatric disorders: the emerging picture and its implications. Nat Rev Genet. 2012;13(8):537-51.
8. Ben-Shlomo Y, Kuh D. A life course approach to chronic disease epidemiology: conceptual models, empirical challenges and interdisciplinary perspectives. Int J Epidemiol. 2002;31(2):285-93.
9. Koenen KC, Rudenstine S, Susser E. A life course approach to mental disorders. Oxford: Oxford University Press; 2013.
   - ⇨ Esse livro é uma referência no estudo da epidemiologia do ciclo vital aplicada aos transtornos mentais.
10. Black MM, Walker SP, Fernald LCH, Andersen CT, DiGirolamo AM, Lu C, et al. Early childhood development coming of age: science through the life course. Lancet. 2017;389(10064):77-90.
11. Patton GC, Olsson CA, Skirbekk V, Saffery R, Wlodek ME, Azzopardi PS, et al. Adolescence and the next generation. Nature. 2018;554(7693):458-66.
12. Stephenson J, Heslehurst N, Hall J, Schoenaker D, Hutchinson J, Cade JE, et al. Before the beginning: nutrition and lifestyle in the preconception period and its importance for future health. Lancet. 2018;391(10132):1830-41.
13. Graham W, Woodd S, Byass P, Filippi V, Gon G, Virgo S, et al. Diversity and divergence: the dynamic burden of poor maternal health. Lancet. 2016;388(10056):2164-75.
14. Raikkonen K, Pesonen AK, Roseboom TJ, Eriksson JG. Early determinants of mental health. Best Pract Res Clin Endocrinol Metab. 2012;26(5):599-611.
15. Van Lieshout RJ, Taylor VH, Boyle MH. Pre-pregnancy and pregnancy obesity and neurodevelopmental outcomes in offspring: a systematic review. Obes Rev. 2011;12(5):e548-559.
16. Van Lieshout RJ, Voruganti LP. Diabetes mellitus during pregnancy and increased risk of schizophrenia in offspring: a review of the evidence and putative mechanisms. J Psychiatry Neurosci. 2008;33(5):395-404.
17. Huang L, Wang Y, Zhang L, Zheng Z, Zhu T, Qu Y, et al. Maternal smoking and attention-deficit/hyperactivity disorder in offspring: a meta-analysis. Pediatrics. 2018;141(1):e20172465.
18. Schlotz W, Phillips DI. Fetal origins of mental health: evidence and mechanisms. Brain Behav Immun. 2009;23(7):905-916.
19. Creeley CE, Denton LK. Use of prescribed psychotropics during pregnancy: a systematic review of pregnancy, neonatal, and childhood outcomes. Brain Sci. 2019;9(9).
20. Glover V, Capron L. Maternal anxiety, depression, and stress during pregnancy: effects on the fetus and the child, and underlying mechanisms. In. Reissland N, Kisilevsky B. (Eds.). Fetal development. New York: Springer; 2016.
21. Sawyer SM, Afifi RA, Bearinger LH, Blakemore SJ, Dick B, Ezeh AC, et al. Adolescence: a foundation for future health. Lancet. 2012;379(9826):1630-40.
22. **Hughes K, Bellis MA, Hardcastle KA, Sethi D, Butchart A, Mikton C, et al. The effect of multiple adverse childhood experiences on health: a systematic review and meta-analysis. Lancet Public Health. 2017;2(8):e356-e366.**
   - ⇨ Esse artigo de revisão sintetiza as evidências acerca dos efeitos nocivos na saúde decorrentes da exposição a experiências adversas na infância, principalmente relacionadas à saúde mental.
23. Kalmakis KA, Chandler GE. Health consequences of adverse childhood experiences: a systematic review. J Am Assoc Nurse Pract. 2015;27(8):457-465.
24. Li M, D'Arcy C, Meng X. Maltreatment in childhood substantially increases the risk of adult depression and anxiety in prospective cohort studies: systematic review, meta-analysis, and proportional attributable fractions. Psychol Med. 2016;46(4):717-30.
25. **Goodman SH, Rouse MH, Connell AM, Broth MR, Hall CM, Heyward D. Maternal depression and child psychopathology: a meta-analytic review. Clin Child Fam Psychol Rev. 2011;14(1):1-27.**
   - ⇨ A autora desse artigo é uma referência em pesquisas sobre depressão materna e suas consequências no desenvolvimento infantil. Esse artigo de revisão foca nos impactos dos sintomas depressivos maternos sobre os riscos de psicopatologias nas crianças, explorando mecanismos envolvidos nessa associação.
26. Slomian J, Honvo G, Emonts P, Reginster JY, Bruyere O. Consequences of maternal postpartum depression: A systematic review of maternal and infant outcomes. Womens Health (Lond). 2019;15:1745506519844044.
27. Sweeney S, MacBeth A. The effects of paternal depression on child and adolescent outcomes: A systematic review. J Affect Disord. 2016;205:44-59.
28. Barnes J, Theule J. Maternal depression and infant attachment security: A meta-analysis. 2019;40(6):817-34.

29. Sandstrom A, Sahiti Q, Pavlova B, Uher R. Offspring of parents with schizophrenia, bipolar disorder, and depression: a review of familial high-risk and molecular genetics studies. Psychiatr Genet. 2019;29(5):160-69.

30. Khalid S, Williams CM, Reynolds SA. Is there an association between diet and depression in children and adolescents? A systematic review. Br J Nutr. 2016;116(12):2097-108.

31. Rankin J, Matthews L, Cobley S, Han A, Sanders R, Wiltshire HD, et al. (Psychological consequences of childhood obesity: psychiatric comorbidity and prevention. Adolesc Health Med Ther. 2016;7:125-46.

32. Moore SE, Norman RE, Suetani S, Thomas HJ, Sly PD, Scott JG. Consequences of bullying victimization in childhood and adolescence: A systematic review and meta-analysis. World J Psychiatr. 2017;7(1):60-76.

33. Lie S, Rø Ø, Bang L. Is bullying and teasing associated with eating disorders? A systematic review and meta-analysis. Int J Eat Disord. 2019;52(5):497-514.

34. Kowalski RM, Giumetti GW, Schroeder AN, Lattanner MR. Bullying in the digital age: a critical review and meta-analysis of cyberbullying research among youth. Psychological Bulletin. 2014;140(4):1073-137.

35. Copeland WE, Wolke D, AngoldA, Costello EJ. Adult psychiatric outcomes of bullying and being bullied by peers in childhood and adolescence. JAMA Psychiatry. 2013;70(4):419-26.

36. Stiglic N, Viner RM. Effects of screentime on the health and well-being of children and adolescents: a systematic review of reviews. BMJ Open. 2019;9(1):e023191.

37. Mori C, Temple JR, Browne D, Madigan S. Association of sexting with sexual behaviors and mental health among adolescents: a systematic review and meta-analysis. JAMA Pediatr. 2019.

38. Volkow ND, Swanson JM, Evins AE, DeLisi LE, Meier MH, Gonzalez R, et al. Effects of cannabis use on human behavior, including cognition, motivation, and psychosis: a review. JAMA Psychiatry. 2016;73(3):292-97.

39. Gobbi G, Atkin T, Zytynski T, Wang S, Askari S, Boruff J, et al. Association of cannabis use in adolescence and risk of depression, anxiety, and suicidality in young adulthood: a systematic review and meta-analysis. JAMA Psychiatry. 2019;76(4):426-34.

40. Esmaeelzadeh S, Moraros J, Thorpe L, Bird Y. Examining the association and directionality between mental health disorders and substance use among adolescents and young adults in the US and Canada – A systematic review and meta-analysis. J Clin Med. 2018;7(12), 543.

41. World Health Organization. World report on ageing and health. Geneva: WHO; 2015. Disponível em: https://apps.who.int/iris/handle/10665/186463

42. Harvey SB, Modini M, Joyce S, Milligan-Saville,JS, Tan L, Mykletun A, et al. Can work make you mentally ill? A systematic meta-review of work-related risk factors for common mental health problems. Occup Environ Med. 2017;74(4):301.

43. Torquati L, Mielke GI, Brown WJ, Burton NW, Kolbe-Alexander TL. Shift Work and Poor Mental Health: A Meta-Analysis of Longitudinal Studies. Am J Public Health. 2019;109(11):e13-e20.

44. Daré LO, Bruand PE, Gérard D, Marin B, Lameyre V, Boumédiène F, Preux PM. Co-morbidities of mental disorders and chronic physical diseases in developing and emerging countries: a meta-analysis. BMC Public Health. 2019;19(1), 304.

45. Read JR, Sharpe L, Modini M, Dear BF. Multimorbidity and depression: A systematic review and meta-analysis. J Affect Disord. 2017;221:36-46.

46. Scott KM, Bruffaerts R, Tsang A, Ormel J, Alonso J, Angermeyer MC., et al. Depression-anxiety relationships with chronic physical conditions: results from the World Mental Health Surveys. J Affect Disord. 2017;103(1-3):113-120.

47. Valtorta N, Hanratty B. Loneliness, isolation and the health of older adults: do we need a new research agenda? J R Soc Med. 2012;105(12):518-522.

48. Schwarzbach M, Luppa M, Forstmeier S, Konig HH, Riedel-Heller SG. Social relations and depression in late life-a systematic review. Int J Geriatr Psychiatry. 2014;29(1):1-21.

49. Leigh-Hunt N, Bagguley D, Bash K, Turner V, Turnbull S, Valtorta N, et al. An overview of systematic reviews on the public health consequences of social isolation and loneliness. Public Health. 2017;152:157-71.

50. Djukanović I, Sorjonen K, Peterson U. Association between depressive symptoms and age, sex, loneliness and treatment among older people in Sweden. Aging Ment Health. 2015;19(6):560-8.

51. Dashorst P, Mooren TM, Kleber RJ, de Jong PJ, Huntjens RJC. Intergenerational consequences of the Holocaust on offspring mental health: a systematic review of associated factors and mechanisms. Eur J Psychotraumatol. 2019;10(1):1654065-1654065.

52. Biaggi A, Conroy S, Pawlby S, Pariante CM. Identifying the women at risk of antenatal anxiety and depression: A systematic review. J Affect Disord. 2016;191:62-77.

53. Kendler KS, Gatz M, Gardner CO, Pedersen NL. A Swedish national twin study of lifetime major depression. Am J Psychiatry. 2006;163(1):109-114.

54. Rutter M. Resilience as a dynamic concept. Dev Psychopathol. 2012;24(2):335-44.

55. Fritz J, de Graaff AM, Caisley H, van Harmelen AL, Wilkinson PO. A systematic review of amenable resilience factors that moderate and/or mediate the relationship between childhood adversity and mental health in young people. Front Psychiatry. 2018;9:230.

56. Gartland D, Riggs E, Muyeen S, Giallo R, Afifi TO, MacMillan H, et al. What factors are associated with resilient outcomes in children exposed to social adversity? A systematic review. BMJ Open. 2019;9(4):e024870.

57. Wlodarczyk O, Schwarze M, Rumpf HJ, Metzner F, Pawils S. Protective mental health factors in children of parents with alcohol and drug use disorders: A systematic review. PLoS One. 2017;12(6):e0179140.

58. Nakamura A, van der Waerden J, Melchior M, Bolze C, El-Khoury F, Pryor L. Physical activity during pregnancy and postpartum depression: Systematic review and meta-analysis. J Affect Disord. 2019;246:29-41.

59. Taylor G, McNeill A, Girling A, Farley A, Lindson-Hawley N, Aveyard P. Change in mental health after smoking cessation: systematic review and meta-analysis. BMJ. 2014;348:g1151.

3

Neuroanatomia funcional: circuitos cerebrais

Marcelo Queiroz Hoexter

Sumário

Introdução
Da neuroanatomia para a neuroimagem: o estudo de circuitos cerebrais
Técnicas de neuroimagem para investigação da conectividade cerebral
Integração na percepção sensorial e emocional, na produção de estado afetivo e na regulação do mesmo
  Percepção sensorial e emocional
  Produção de estado afetivo específico em resposta a um estímulo
  Regulação do estado afetivo e resposta comportamental
  O funcionamento organizado e desorganizado de circuitos cerebrais
Sintomas psiquiátricos e disfunções em neurocircuitos subjacentes: o TOC como exemplo
  Alterações do circuito frontolímbico no TOC
  Efeito do tratamento nas disfunções frontolímbicas do TOC
  Alterações do circuito sensório-motor no TOC
  Efeito do tratamento nas disfunções sensório-motoras no TOC
Considerações finais
Para aprofundamento
Referências bibliográficas

Pontos-chave

- Os transtornos mentais são distúrbios relacionados a circuitos cerebrais envolvidos em domínios específicos do processamento de emoção, de cognição e de comportamento.
- Estudos de neuroimagem podem ajudar na compreensão dos circuitos cerebrais implicados ao funcionamento normal e a uma ampla gama de transtornos psiquiátricos.
- Dois sistemas neurais (ventral e dorsal) estão implicados na percepção sensorial e emocional, na produção de estado afetivo condizente com o estímulo e na regulação do mesmo.
- Disfunções específicas na integração de um ou de ambos os sistemas neurais (ventral e dorsal) podem estar associadas ao desarranjo na integração destes processos, resultando na manifestação sintomatológica das diferentes características dos transtornos psiquiátricos.
- O transtorno obsessivo-compulsivo (TOC) constitui particularmente um bom modelo para a investigação de circuitos cerebrais associados a sintomas psiquiátricos e sobre os efeitos de diferentes tratamentos sobre estes circuitos.

INTRODUÇÃO

Os progressos em diferentes métodos de pesquisa em neurociências nas últimas décadas possibilitaram o aprofundamento da compreensão teórica sobre o envolvimento de circuitos cerebrais nos transtornos psiquiátricos. Dentre os vários avanços, destacam-se as técnicas de neuroimagem que constituem-se valiosas ferramentas de investigação científica de modelos neuroanatômico-funcionais para os quadros mentais. Alinhado a estes avanços, Thomas Insel, então diretor do Instituto Nacional de Saúde Mental (National Institute of Mental Health – NIMH) dos Estados Unidos em 2013, publicou em seu blog oficial que "os transtornos mentais são distúrbios relacionados a circuitos cerebrais envolvidos em domínios específicos do processamento de emoção, de cognição ou de comportamento"[1]. De fato, alterações em redes neurais já foram identificadas em quadros psiquiátricos como depressão, transtornos psicóticos e transtorno de déficit de atenção/hiperatividade (TDAH)[2-4]. Alterações distintas em circuitos cerebrais podem ajudar a explicar a heterogeneidade dos transtornos mentais e o entendimento dessas alterações pode guiar intervenções direcionadas a estas disfunções específicas[5].

Neste capítulo, iremos explorar como o conhecimento obtido sobre os circuitos cerebrais envolvidos em sintomas psiquiátricos pode contribuir para a compreensão e tratamento dos transtornos mentais. Mais especificamente, abordaremos os seguintes tópicos: Em primeiro lugar, examinaremos como os estudos de neuroimagem podem ajudar na compreensão dos circuitos cerebrais implicados ao funcionamento normal e a uma ampla gama de doenças psiquiátricas. Revisaremos como o uso de recentes técnicas de neuroimagem estrutural e funcional podem informar sobre os padrões de conectividade cerebral. Em segundo lugar, iremos explorar os sistemas neurais implicados na percepção sensorial e emocional, na produção de estado afetivo e na regulação do mesmo. A capacidade de se identificar estímulos internos e externos relevantes, incluindo perigo e recompensa, elicitar rapidamente respostas fisiológicas e integrar estas informações para gerar respostas comportamentais é fundamental para a sobrevivência. Alterações nos processos de percepção sensorial e emocional, na produção de um estado afetivo e na regulação do mesmo podem estar relacionados aos transtornos psiquiátricos. Finalmente, discutiremos as associações entre sintomas psiquiátricos e disfunções em neurocircuitos subjacentes e como os tratamentos podem ter como alvo essas disfunções específicas nos neurocircuitos. Para tal, usaremos o transtorno obsessivo-compulsivo (TOC) como modelo.

DA NEUROANATOMIA PARA A NEUROIMAGEM: O ESTUDO DE CIRCUITOS CEREBRAIS

O uso de traçadores (coloração de Nissi e Golgi) para a investigação de conexões neurais serviu de base para a compreensão dos circuitos no cérebro humano. Estas técnicas permitiram entender que o cérebro é funcionalmente organizado e composto de complexas redes funcionais inter-relacionadas[6]. No entanto, com o progresso das técnicas de ressonância magnética, imagens cerebrais de conectividade funcional e estrutural têm recebido mais atenção atualmente e lideram o campo de estudo dos substratos cerebrais no campo da neurociência. Essas abordagens inovadoras e não invasivas têm a vantagem de estudar a conectividade cerebral sob diferentes circunstâncias e diretamente no cérebro humano. Isso levou à ideia de que sintomas psiquiátricos podem ser manifestações de anormalidades dentro e/ou entre redes neuronais[7].

Técnicas de neuroimagem para investigação da conectividade cerebral

Imagem de ressonância magnética por tensor de difusão e imagem de ressonância magnética funcional em estado de repouso são métodos *in vivo* que de maneira não invasiva medem a conectividade estrutural e funcional, respectivamente[7-9]. Essas abordagens não invasivas têm a vantagem de estudar padrões de conectividade sob diferentes condições. Eles levantam questões importantes sobre as mudanças estruturais e dinâmicas dentro e entre redes cerebrais ligadas à função fisiológica assim como patológica.

Tractografia por imagens de tensor de difusão utiliza o fato de que a difusividade das moléculas de água é restrita pela microestrutura do tecido para implicar conexões de longo alcance entre as regiões do cérebro. A água anisotrópica propriedades de difusão refletem a orientação axonal e podem ser capturado por sinais de tensor de difusão. Algoritmos de tractografia usam as informações locais de orientação axonal em cada voxel para estimar as trajetórias axonais no longo alcance e permitem investigar padrões na difusividade e integridade da substância branca cerebral.

Já imagens de ressonância magnética funcional em estado de repouso é baseada na premissa de que regiões cerebrais anatomicamente conectadas tendem a têm padrões de atividade correlacionados. Medindo a correlação entre flutuações espontâneas da oxigenação do sangue, a ressonância magnética funcional em pode revelar regiões do cérebro que estão "funcionalmente conectados".

No entanto, em contraste com os métodos neuroanatômicos investigados com traçadores, os métodos de ressonância magnética são medidas indiretas de conectividade de rede e não indicam a especificidade do início e fim dessas conexões. Além disso, eles têm menor resolução espacial quando comparados ao traçado anatômico.

Mesmo com estas limitações, ferramentas de ressonância magnética para analisar o cérebro humano estão cada vez mais sendo usadas para caracterizar não apenas conexões normais, mas também patologias ou alterações associadas aos transtornos psiquiátricos.

INTEGRAÇÃO NA PERCEPÇÃO SENSORIAL E EMOCIONAL, NA PRODUÇÃO DE ESTADO AFETIVO E NA REGULAÇÃO DO MESMO

O comportamento direcionado a um objetivo é fundamental para a adaptação do indivíduo ao ambiente e imprescindível para a sobrevivência. Ele é caracterizado pela escolha de ações de acordo com os resultados que elas produzem em uma determinada situação. Assim, ser capaz de agir de maneira direcionada a um objetivo é fundamental. Adquirir representações das relações entre ações e consequências em uma determinada situação possibilita a antecipação do resultado futuro. Manter um comportamento direcionado a um objetivo requer o processamento e integração de um sistema que vai deste a percepção sensorial, elicitação de respostas emocionais, fisiológicas e neuroendócrinas, tomada de decisão, planejamento motor até a ação propriamente dita. Consequentemente, este sistema precisa integrar várias regiões sensoriais, afetivas, cognitivas e motoras do cérebro para gerar uma resposta comportamental adaptativa e adequada[10]. Esta sequência começa após a apresentação inicial de um estímulo sensorial/afetivo, que então permite a formação de complexos estados fisiológicos, afetivos, experiências emocionais (sentimentos) que finalmente termina na geração de comportamentos. Portanto, integração de percepções sensoriais/emocionais e resposta comportamental é complexa e pode ser compreendida por uma sequência de processos, orquestrados anatômica e temporalmente[10], a saber: 1) identificação de estímulo sensorial e emocional; 2) produção de um estado afetivo específico em resposta ao estímulo, incluindo respostas autonômicas, neuroendócrinas e somatomotoras (sensações táteis, visuais, auditórias) e 3) regulação do estado afetivo, que envolve uma inibição ou modulação dos processos 1 e 2, de modo que o estado afetivo é regulado e o comportamento produzido é contextualmente apropriado (Figura 1).

Achados indicam que esses processos podem ser dependentes do funcionamento de dois sistemas neurais distintos que interagem entre si: um sistema cerebral ventral, incluindo a amígdala, ínsula, estriado ventral e regiões ventrais do giro do cíngulo anterior e córtex pré-frontal, predominantemente importante para processos 1 e 2 e regulação automática das respostas emocionais e um sistema cerebral dorsal, incluindo o hipocampo e regiões dorsais do giro do cíngulo anterior e do córtex pré-frontal, predominantemente importante para o processo 3 (Figura 2)[11-14].

Percepção sensorial e emocional

Estudos com modelos animais e neuroimagem mostram a importância da amígdala para o a resposta emocional inicial frente a um estímulo saliente. Outros estudos apontam também para a importância da ínsula neste processo. Interessantemente, a ínsula mantém conexões anatômicas recíprocas com uma série de estruturas que participam igualmente dos processos de percepção emocional e sensorial, assim como participa da integração autonômica relacionados a resposta frente a diferentes estímulos (sensoriais, ameaçadores ou aversivos). Ínsula estabelece conexões com a própria amígdala e com outras estruturas

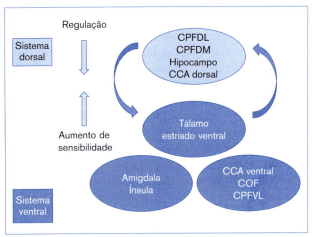

Figura 2 Diagrama esquemático representando as estruturas neurais importantes para os três processos subjacentes à percepção sensorial e emocional. O sistema predominantemente ventral é importante para a identificação do estímulo emocional, produção de um estado afetivo e regulação da resposta autonômica (retratado em cinza escuro), enquanto um sistema predominantemente dorsal (representado em cinza claro) é importante para a regulação dos afetivos. Pode existir uma relação funcional recíproca entre esses dois sistemas neurais (setas curvas).
CCA: giro do cíngulo anterior; COF: córtex orbitofrontal; CPFDL: córtex pré-frontal dorsolateral; CPFDM: córtex pré-frontal dorsomedial; CPFVL: córtex pré-frontal ventrolateral.

cerebrais como o córtex pré-frontal ventro-medial, córtex somatosensorial, hipotálamo e substância cinza periaquedutal.

Produção de estado afetivo específico em resposta a um estímulo

A amígdala e a ínsula também têm sido implicadas na produção de um estado afetivo em resposta a um estímulo saliente, seja este estímulo externo ou somatosensorial. Além disso, regiões ventrais do giro do cíngulo anterior, incluindo o cíngulo prégenual e subgenual, desempenham importante papel neste processo. As regiões ventrais do cíngulo anterior estão associadas com respostas autonômicas e estabelece conexões estruturais com uma série de estruturas relacionadas aos processos de recompensa e processamento emocional tais como núcleo acumbente, amígdala, córtex orbitofrontal e córtex medial pré-frontal.

Regulação do estado afetivo e resposta comportamental

O sistema dorsal, incluindo o hipocampo e regiões dorsais do cingulado anterior giro e córtex pré-frontal, regiões onde cognitivas processos são integrados e podem ser influenciados por *input* emocional, é importante para o desempenho de funções executivas, incluindo atenção seletiva, planejamento, e esforço, em vez de regulação automática de estados afetivos e respostas comportamentais. Estudo implicam a participação do córtex

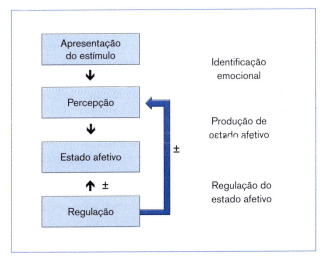

Figura 1 Os principais processos da integração de processos sensoriais e emocionais. 1) Avaliação e identificação dos estímulos sensoriais e emocionais; 2) produção de um determinado estado afetivo e comportamento em resposta ao estímulo; e 3) regulação do estado afetivo e resposta comportamental, que pode envolver a inibição ou a modulação dos processos 1 e 2 (indicadas pelo sinais negativos e positivos), para que o estado afetivo, a experiência emocional e comportamentos gerados sejam contextualmente apropriados.

pré-frontal medial na regulação destes processos por meio de uma alça de alimentação inibitória sobre os sistemas cerebrais ventrais por meio de conexões diretas e indiretas com o hipocampo, amígdala, estriado ventral e tálamo. O hipocampo tem sido relacionado com processos de memória episódica, planejamento espacial, inibição de respostas de estresse e tem papel central na resolução de conflitos entre diferentes comportamentos direcionados a um objetivo, na facilitação exploratória e resolução do conflito ligados aos objetivos. Regiões dorsais do córtex pré-frontal também participam da regulação dos estados afetivos e resposta comportamental, auxiliando nos processos atencionais, de tomada de decisão e planejamento motor. Regiões dorsais do cíngulo anterior, chamado de cíngulo "cognitivo", estabelecem uma série de conexões com o córtex pré-frontal lateral, córtex motor primário, área suplementar motora e medula espinhal.

O funcionamento organizado e desorganizado de circuitos cerebrais

O funcionamento organizado de diversos circuitos cerebrais é fundamental para a percepção de estímulos sensoriais e emocionais e resposta comportamental por meio de processos orquestrados temporalmente que envolvem a identificação do estímulo sensorial e emocional externo ou somatosensorial, produção de um estado fisiológico e afetivo e regulação deste estado, permitindo a geração de contextos apropriados, estados afetivos complexos, experiências emocionais (sentimentos) e comportamentos[15]. Os resultados sugerem que cada um destes processos se relaciona com circuitos cerebrais específicos, embora diferentes circuitos possam participar de mais de um processo[10].

Disfunções específicas na integração de um ou de ambos os sistemas neurais (ventral e dorsal) podem, portanto, estar associadas ao desarranjo desses processos de identificação, produção de resposta (emocional e comportamental) e regulação, resultando na manifestação sintomatológica das diferentes características dos transtornos psiquiátricos[10].

SINTOMAS PSIQUIÁTRICOS E DISFUNÇÕES EM NEUROCIRCUITOS SUBJACENTES: O TOC COMO EXEMPLO

O TOC particularmente constitui um bom modelo para a investigação de redes neurais associadas a sintomas psiquiátricos. Tradicionalmente associado a circuitos cortico-estriatal-tálamo-corticais disfuncionais[16,17], evidências recentes têm reconhecido que o TOC associa-se com alterações em outros circuitos (frontolímbico, frontoparietal, cerebelar)[18]. Portanto, indivíduos com TOC podem apresentar diferentes graus e padrões de alterações nesses neurocircuitos, levando à heterogeneidade fenotípica. Embora o envolvimento de outros circuitos já tenha sido implicado no TOC)[17,19,20], para título de ilustração descreveremos particularmente neste capítulo evidências da participação de apenas dois circuitos: o circuito frontolímbico e o circuito sensório-motor. Além disso, consideramos como diferentes tratamentos podem ter como alvo essas disfunções específicas dos neurocircuitos.

Alterações do circuito frontolímbico no TOC

O circuito frontolímbico inclui regiões cerebrais subcorticais e corticais ventrais envolvidas na geração e identificação (amígdala) e na avaliação (córtex pré-frontal ventromedial) das respostas emocionais[19,21]. Este circuito também se conecta a regiões corticais dorsais envolvidas no controle comportamental, incluindo regiões dorsolateral e dorsomedial pré-frontal do circuito cognitivo dorsal para regulação da emoção[19,21]. A atividade disfuncional no circuito frontolímbico durante o processamento emocional é um achado robusto no TOC[22] e pode implicar respostas de medo desreguladas (medo excessivo e/ou mal controlado). Clinicamente, alguns pacientes relatam que seus sintomas são desencadeados ou mantidos por sentimentos de medo. Consistente com essas observações clínicas, estudos de neuroimagem relataram aumento da atividade da amígdala, redução da atividade dorsal pré-frontal e redução da conectividade funcional de circuitos que envolvem a amígdala e o córtex pré-frontal durante a provocação de sintomas de TOC[22,23]. Juntos, esses resultados sugerem que as respostas de medo resultantes da hiperatividade do sistema límbico e o recrutamento insuficiente do controle inibitório cerebral pré-frontal dorsal estão envolvidos na produção e/ou manutenção do medo no contexto dos gatilhos de TOC.

Efeito do tratamento nas disfunções frontolímbicas do TOC

Vários tratamentos para o TOC podem ter como alvo a disfunção frontolímbica. Por exemplo, a terapia cognitivo-comportamental (TCC) é uma forma de psicoterapia baseada em evidências para o TOC que normalmente inclui a exposição e prevenção de resposta (ERP), variando no grau e nos procedimentos de treinamento em reavaliação cognitiva[24]. O ERP parece ser mediada, pelo menos em parte, pela modulação da conectividade amígdala-córtex préfrontal medial, enquanto que a reavaliação cognitiva parece diminuir a atividade frontolímbica por meio da aumento do tônus inibitório das regiões pré-frontais dorsais sobre as regiões mais ventrais[21-23,25]. A TCC pode, portanto, ter como alvo a disfunção frontolímbica diretamente via ERP ou indiretamente via reavaliação cognitiva. Estudos de neuroimagem indicam que uma melhor resposta à TCC no TOC é observada quando existe respostas frontolímbicas hiperativas aos estímulos provocativos de TOC e conectividade funcional amígdala-pré-frontal menor[26,27].

Com relação às terapias farmacológicas, há evidências de que os inibidores seletivos da recaptação da serotonina, o tratamento farmacológico de primeira linha para o TOC, reduzem as respostas frontolímbicas a estímulos ameaçadores em voluntários não psiquiátricos[28,29] e são associados à resposta límbica inferior durante o processamento emocional e a provocação de sintomas no TOC[22]. Além disso, uma conectividade funcional mais forte entre os núcleos serotonérgicos da rafe e as regiões temporais e límbicas, incluindo a amígdala, relaciona-se uma melhor resposta aos SSRI no TOC[30]. Assim, os SSRIs podem melhorar os sintomas de TOC em parte, reduzindo a atividade límbica excessiva.

As técnicas de neuromodulação podem oferecer um método mais direto de direcionamento da disfunção frontolímbica. Um estudo controlado por simulação com pacientes com TOC mostrou que a estimulação magnética transcraniana repetitiva de alta frequência (rTMS) aplicado na região do córtex dorsolateral prefrontal reduziu os relatos de medo, reduziu a atividade neural na amígdala e em outras áreas de processamento de emoção visual e reduziu a padrão de conectividade funcional alterada entre a amígdala e o córtex prefrontal dorsomedial durante uma tarefa de provocação de medo no TOC[31]. Estudos com pacientes com TOC resistentes ao tratamento indicam que as técnicas de neuromodulação invasiva, como a estimulação cerebral profunda (DBS), podem melhorar a função do circuito frontolímbico. Por exemplo, um estudo examinando DBS na cápsula interna anterior ventral (IC) em pacientes com TOC refratário relatou melhorias nos sintomas de TOC, bem como mudanças na conectividade funcional entre a amígdala e o córtex prefrontal medial[32].

Alterações do circuito sensório-motor no TOC

O circuito sensório-motor inclui regiões corticais e subcorticais envolvidas na geração e controle de comportamentos motores e integração de informações sensoriais[19,33]. Embora os exemplos mais conhecidos de sintomas de TOC envolvam medo excessivo, uma proporção significativa de pacientes (60-70%) também experimenta o que é chamado de fenômenos sensoriais (sensações aversivas, desconfortáveis ou percepções que impulsionam comportamentos repetitivos na ausência de obsessões)[34,35]. Compulsões de ordenar, organizar, contar e repetir são frequentemente realizadas até que o paciente obtenha a sensação ou percepção de que as coisas estão "certas[34,36]" ou "completas[37]". Estes fenômenos também são frequentes na síndrome de Tourette (ST)[34], na qual se manifestam como impulsos premonitórios[38] em uma parte específica do corpo momentos antes da realização de um tique. Estudos de neuroimagem relatam ativação na ínsula, em regiões do giro do cíngulo motor, em regiões somatossensoriais parietais e em regiões motoras/pré-motoras quando os impulsos premonitórios são momentaneamente suprimidos[39-41] ou durante o impulso de ação para realizar o tique[42,43]. Um estudo recente examinando a necessidade de piscar os olhos descobriu que os pacientes com TOC exibiam atividade aumentada na ínsula média e anterior e no cíngulo anterior motor durante a supressão do piscar de olhos[44], apoiando a noção de que a rede de impulsos para a ação também é disfuncional no TOC. Brown et al.[45] examinaram a atividade de circuitos neurais enquanto os pacientes com TOC assistiam a vídeos "focados no corpo" para provocar a ativação de circuitos sensório-motores. Maior gravidade de fenômenos sensoriais foi correlacionada com maior atividade na ínsula posterior, giro pós-central bilateral, córtex orbitofrontal e córtex préfrontal lateral.

Efeito do tratamento nas disfunções sensório-motoras no TOC

O treinamento de reversão de hábitos é uma terapia comportamental eficaz usada na Síndrome de Tourette[46]. A terapia funciona quebrando "hábitos" de tique, treina os pacientes para reconhecer os impulsos sensoriais que precedem os tiques e orienta os pacientes a realizar um comportamento menos intrusivo e mais voluntário no lugar do tique. Um estudo de neuroimagem relatou atividade significativamente reduzida no putâmen após o treinamento de reversão de hábito em pacientes com Tourette, sugerindo que esta forma de terapia funciona (pelo menos em parte) normalizando a atividade do circuito sensório-motor atipicamente aumentada nestes pacientes[47]. A terapia de reversão de hábitos é semelhante ao aspecto de prevenção de resposta do ERP em que ambos visam quebrar a associação entre sensações (fenômenos sensoriais/obsessões/sentimentos de medo) e comportamentos repetitivos e compulsivos (compulsões/tiques)[48].

A terapia farmacológica de primeira linha para o TOC com antidepressivos demonstrou diminuir a atividade da ínsula anterior na depressão[49], sugerindo que essa forma de tratamento pode modular o circuito relacionado aos fenômenos sensoriais. Doses altas únicas de ondansetron, um antagonista do receptor de serotonina 5-HT3 aprovado pela FDA para náuseas e vômitos graves[50], reduzem a ativação na ínsula, giros pré-central e pós-central e córtex cingulado[51]. Curiosamente, vários estudos piloto menores mostraram que a dosagem repetida de ondansetron durante várias semanas reduziu a gravidade geral dos sintomas no TOC, com potencial utilidade como uma estratégia aditiva para TOC resistente aos antidepressivos convencionais[52].

As abordagens de neuromodulação não invasivas também podem ser usadas para engajar/desengajar os circuitos sensório-motores relacionados a fenômenos sensoriais. Estudos abertos demonstraram eficácia na redução do TOC e da gravidade dos sintomas de tiques usando estimulação magnética transcraniana de repetição com baixa frequência (inibitória) para a região da área suplementar motora[53,54]. Com base nos resultados dos estudos de estimulação magnética transcraniana e DBS no TOC, Senço et al.[55] propuseram o uso de estimulação transcraniana por corrente contínua com o cátodo sobre a área suplementar motora e o ânodo sobre uma região extracefálica, uma montagem que mostrou alguma eficácia na redução da gravidade dos sintomas de TOC[56].

CONSIDERAÇÕES FINAIS

O conhecimento acumulado nas últimas décadas no campo das neurociências tem permitido a melhor compreensão dos circuitos cerebrais envolvidos no comportamento típico e nos transtornos psiquiátricos. Embora a aplicabilidade destes conhecimentos ainda esteja em estágio inicial, tal conhecimento a respeito do envolvimento de redes neuronais na regulação de comportamentos funcionais e disfuncionais pode fornecer novas informações sobre os possíveis mecanismos neurobiológicos dos transtornos psiquiátricos assim como favorecer a busca de tratamentos baseados na regulação/desregulação de circuitos cerebrais.

Para aprofundamento

- Haber SN, Tang W, Choi EY, Yendiki A, Liu H, Jbabdi S, et al. Circuits, networks, and neuropsychiatric disease: transitioning from anatomy to imaging. Biol Psychiatry. 2020;87(4):318-27.
  ⇨ Este artigo discute como os dados de estudos neuroanatômicos podem ajudar a informar como conexões cerebrais estão ligadas às redes funcionais e estruturais identificadas em estudos de imagem.
- Phillips ML, Drevets WC, Rauch SL, Lane R. Neurobiology of emotion perception I: The neural basis of normal emotion perception. Biol Psychiatry. 2003;54(5):504-14.
  ⇨ Este artigo descreve modelos teóricos de dois sistemas regulatórios implicados no processamento de emoções e sua regulação.
- van den Heuvel OA, van Wingen G, Soriano-Mas C, Alonso P, Chamberlain SR, Nakamae T, et al. Brain circuitry of compulsivity. Eur Neuropsychopharmacol. 2016;26:810-27.
  ⇨ Este artigo demonstra como a compulsividade está associada a alterações na estrutura e na função de circuitos cerebrais paralelos e interativos envolvidos no processamento emocional (envolvendo os circuitos de recompensa e medo), controle cognitivo e funcionamento motor.

REFERÊNCIAS BIBLIOGRÁFICAS

1. Insel T. NIMH Director's blog: transforming diagnosis; 2013. Disponível em: <http://www.nimh.nih.gov/about/director/2013/transforming-diagnosis.shtml>.
2. Williams LM. Precision psychiatry: a neural circuit taxonomy for depression and anxiety. Lancet Psychiatry. 2016;3:472-480.
3. Clementz BA, Sweeney JA, Hamm JP, Ivleva EI, Ethridge LE, Pearlson GD, et al. Identification of distinct psychosis biotypes using brain-based biomarkers. Am J Psychiatry. 2016;173(4):373-84.
4. Barth B, Mayer-Carius K, Strehl U, Kelava A, Häußinger FB, Fallgatter AJ, et al. Identification of neurophysiological biotypes in attention deficit hyperactivity disorder. Psychiatry Clin Neurosci. 2018;72(11):836-48.
5. **Insel T. Research Domain Criteria (RDoC): toward a new classification framework for research on mental disorders. Am J Psychiatry. 2010;167(7):748-51.**
  ⇨ Artigo introdutório ao RDoC, uma nova proposta de classificação dos transtornos psiquiátricos que ressalta a importância dos estudos de neuroimagem.
6. Catani M, Ffytche DH. The rises and falls of disconnection syndromes. Brain. 2005;128(Pt 10):2224-39.
7. Haber SN, Tang W, Choi EY, Yendiki A, Liu H, Jbabdi S, et al. Circuits, networks, and neuropsychiatric disease: transitioning from anatomy to imaging. Biol Psychiatry. 2020;87(4):318-27.
8. Raichle ME. The brain's default mode network. Annu Rev Neurosci. 2015;38:433-47.
9. Jbabdi S, Lehman JF, Haber SN, Behrens TE. Human and monkey ventral prefrontal fibers use the same organizational principles to reach their targets: tracing versus tractography. J Neurosci. 2013;33(7):3190-201.
10. Phillips ML, Drevets WC, Rauch SL, Lane R. Neurobiology of emotion perception I: The neural basis of normal emotion perception. Biol Psychiatry. 2003;54(5):504-14.
11. Picard N, Strick PL. Motor areas of the medial wall: A review of their location and functional activation. Cereb Cortex. 1996;6:342-53.
12. Morecraft RJ, Tanji J. Cingulofrotnal interactions and the cingulate motor areas. In: Vogt BA, editor. Cingulate Neurobiology and Disease. New York: Oxford University Press, 2009;113-44.
13. Jiang J, Beck J, Heller K, Egner T. An insula-frontostriatal network mediates flexible cognitive control by adaptively predicting changing control demands. Nat Commun. 2015;6:8165.
14. Ferenczi EA, Zalocusky KA, Liston C, Grosenick L, Warden MR, Amatya D, et al. Prefrontal cortical regulation of brainwide circuit dynamics and reward-related behavior. Science. 2016;351:aac9698
15. **Barbas H. Connections underlying the synthesis of cognition, memory, and emotion in primate prefrontal cortices. Brain Res Bull. 2000;52:319-330.**
  ⇨ Este artigo destaca Domínios distintos do córtex pré-frontal em primatas têm um conjunto de conexões sugerindo que eles têm papéis diferentes na cognição, memória e emoção.
16. Graybiel AM, Rauch SL. Toward a neurobiology of obsessive-compulsive disorder. Neuron. 2000; 28:343-7.
17. **Milad MR, Rauch SL. Obsessive-compulsive disorder: beyond segregated cortico-striatal pathways. Trends Cogn Sci. 2012;16:43-51.**
  ⇨ Nesta revisão, discute-se modelos da fisiopatologia do TOC que vão além das vias corticoestriatais paralelas clássicas e sugerindo que a extinção do medo, além da inibição comportamental, estão prejudicadas no TOC.
18. Stein DJ, Costa DLC, Lochner C, Miguel EC, Reddy YCJ, Shavitt RG, van den Heuvel OA et al. Obsessive–compulsive disorder. Nat Rev Dis Primers. 2020;5:52.
19. van den Heuvel OA, van Wingend G, Soriano-Mase C, Alonso P, Chamberlain SR, Nakamae T, et al. Brain circuitry of compulsivity. Eur Neuropsychopharmacol. 2016;26:810-27.
20. **Simpson HB, van den Heuvel OA, Miguel EC, Reddy YCJ, Stein DJ, et al. Toward identifying reproducible brain signatures of obsessive-compulsive profiles: rationale and methods for a new global initiative. BMC Psychiatry. 2020;20(1):68.**
  ⇨ Este artigo descreve a nova iniciativa global para identificar assinaturas cerebrais robustas e reprodutíveis de comportamentos mensuráveis e sintomas clínicos que são comuns em indivíduos com TOC, podendo servir de modelo para outros transtornos psiquiátricos.
21. Kohn N, Eickhoff SB, Scheller M, Laird AR, Fox PT, Habel U. Neural network of cognitive emotion regulation: an ALE meta-analysis and MACM analysis. Neuroimage. 2014;87:345-55.
22. Thorsen AL, Hagland P, Radua J, Mataix-Cols D, Kvale G, Hansen B, et al. Emotional processing in obsessive-compulsive disorder: a systematic review and meta-analysis of 25 functional neuroimaging studies. Biol Psychiatry Cogn Neurosci Neuroimaging. 2018;3:563-71.
23. Paul S, Beucke JC, Kaufmann C, Mersov A, Heinzel S, Kathmann N, Simon D. Amygdala–prefrontal connectivity during appraisal of symptom-related stimuli in obsessive–compulsive disorder. Psychol Med. 2019;49:278-286.
24. Hirschtritt ME, Bloch MH, Mathews CA. Obsessive-compulsive disorder: advances in diagnosis and treatment. JAMA. 2017;317:1358-67.
25. Buhle JT, Silvers AJ, Wager TD, Lopez R, Onyemekwu C, Kober H. Cognitive reappraisal of emotion: a meta-analysis of human neuroimaging studies. Cereb Cortex. 2014; 24:2981-990.
26. Olatunji BO, Ferreira-Garcia R, Caseras X, Fullana MA, Wooderson S, Speckens A, et al. Predicting response to cognitive behavioral therapy in contamination-based obsessive-compulsive disorder from functional magnetic resonance imaging. Psychol Med. 2014;44:2125-37.

27. Fullana MA, Zhu X, Alonso P, Cardoner N, Real E, López-Solà C, et al. Basolateral amygdala–ventromedial prefrontal cortex connectivity predicts cognitive behavioural therapy outcome in adults with obsessive-compulsive disorder. JPN. 2017;42(6):378.

28. Arce E, Simmons AN, Lovero KL, Stein MB, Paulus MP. Escitalopram effects on insula and amygdala BOLD activation during emotional processing. Psychopharmacol. 2008;196:661-72.

29. Selvaraj S, Walker C, Arnone D, Cao B, Faulkner P, Cowen PJ, Roiser JP, Howes O. Effect of citalopram on emotion processing in humans: a combined 5-HT 1A [11 C] CUMI-101 PET and functional MRI study. Neuropsychopharmacology. 2018;43:655-64.

30. Kim M, Kwak S, Yoon YB, Kwak YB, Kim T, Cho KI, et al. Functional connectivity of the raphe nucleus as a predictor of the response to selective serotonin reuptake inhibitors in obsessive-compulsive disorder. Neuropsychopharmacology. 2019;44:2073-81.

31. De Wit SJ, Van der Werf YD, Mataix-Cols D, Trujillo JP, Van Oppen P, Veltman DJ, et al. Emotion regulation before and after transcranial magnetic stimulation in obsessive compulsive disorder. Psychol Med. 2015;45:3059-73.

32. **Fridgeirsson EA, Figee M, Luigjes J, van den Munckhof P, Schuurman PR, van Wingen G, et al. Deep brain stimulation modulates directional limbic connectivity in obsessive-compulsive disorder. Brain. 2020;143(5):1603-12.**
    ⇨ **Este artigo destaca a importância do circuito da amígdala na fisiopatologia do transtorno obsessivo-compulsivo e sugerem um modelo de sistema neural por meio do qual humor negativo e ansiedade são modulados pela estimulação do membro anterior ventral da cápsula interna para transtorno obsessivo-compulsivo e, possivelmente, outros transtornos psiquiátricos.**

33. Kurth F, Zilles K, Fox PT, Laird AR, Eickhoff SB. A link between the systems: functional differentiation and integration within the human insula revealed by meta-analysis. Brain Struct Funct. 2010; 214:519-34.

34. Ferrão YA, Shavitt RG, Prado H, Fontenelle LF, Malavazzi DM, de Mathis MA, et al. Sensory phenomena associated with repetitive behaviors in obsessive-compulsive disorder: an exploratory study of 1001 patients. Psychiatry Res. 2012;197:253-8.

35. Shavitt RG, de Mathis MA, Oki F, Ferrao YA, Fontenelle LF, Torres AR, Diniz JB, Costa DL, do Rosário MC, Hoexter MQ, Miguel EC. Phenomenology of OCD: lessons from a large multicenter study and implications for ICD-11. J Psychiatr Res. 2014;57:141-8.

36. Rosario MC, Prado HS, Borcato S, Diniz JB, Shavitt RG, Hounie AG. Validation of the University of São Paulo Sensory Phenomena Scale: initial psychometric properties. *CNS* Spectr. 2009;14:315-323.

37. Summerfeldt LJ, Kloosterman PH, Antony MM, Swinson RP. Examining an obsessive-compulsive core dimensions model: structural validity of harm avoidance and incompleteness. JOCRD. 2014;3:83-94.

38. Reese HE, Scahill L, Peterson AL, Crowe K, Woods DW, Piacentini J, et al. The premonitory urge to tic: measurement, characteristics, and correlates in older adolescents and adults. Behav Ther. 2014;45:177-80.

39. Berman BD, Horovitz SG, Morel B, Hallett M. Neural correlates of blink suppression and the buildup of a natural bodily urge. Neuroimage. 2012;59:1441-50.

40. Jackson SR, Parkinson A, Kim SY, Schüermann M, Eickhoff SB. On the functional anatomy of the urge-for-action. Cogn Neurosci. 2011;2:227-43.

41. Mazzone, SB, Cole LJ, Ando A, Egan GF, Farrell MJ, et al. Investigation of the neural control of cough and cough suppression in humans using functional brain imaging. J Neurosci. 2011;31:2948-58.

42. Bohlhalter S, Goldfine A, Matteson S, Garraux G, Hanakawa T, Kansaku K, et al. Neural correlates of tic generation in Tourette syndrome: an event-related functional MRI study. Brain. 2006;129(8):2029-37.

43. Neuner I, Werner CJ, Arrubla J, Stöcker T, Ehlen C, Wegener HP, et al. Imaging the where and when of tic generation and resting state networks in adult Tourette patients. Frontiers in Human Neuroscience. 2014;8:362.

44. Stern ER, Brown C, Ludlow M, Shahab R, Collins K, Lieval A, et al. The buildup of an urge in obsessive–compulsive disorder: Behavioral and neuroimaging correlates. Human Brain Mapping. 2020;41:1611-25.

45. Brown C, Shahab R, Collins K, Fleysher L, Goodman WK, Burdick KE, et al. Functional neural mechanisms of sensory phenomena in obsessive-compulsive disorder. J Psychiatr Res. 2019;109:68-75.

46. McGuire JF, Piacentini J, Brennan EA, Lewin AB, Murphy TK, Small BJ, et al. A meta-analysis of behavior therapy for Tourette syndrome. J Psychiatric Res. 2014;50:106-12.

47. Deckersbach T, Chou T, Britton JC, Carlson LE, Reese HE, Siev J, et al. Neural correlates of behavior therapy for Tourette's disorder. Psychiatry Research: Neuroimaging. 2014;224:269-74.

48. Van de Griendt JM, Verdellen CW, Van Dijk MK, Verbraak MJ. Behavioural treatment of tics: habit reversal and exposure with response prevention. Neuroscience & Biobehavioral Reviews. 2013;37:1172-7.

49. Chau DT, Fogelman P, Nordanskog P, Drevets WC, Hamilton JP. Distinct neural-functional effects of treatments with selective serotonin reuptake inhibitors, electroconvulsive therapy, and transcranial magnetic stimulation and their relations to regional brain function in major depression: a meta-analysis. Biological Psychiatry: Cognitive Neuroscience and Neuroimaging. 2017;2:318-26.

50. Ye JH, Ponnudurai R, Schaefer R. Ondansetron: a selective 5-HT(3) receptor antagonist and its applications in CNS-related disorders. CNS Drug Rev. 2001;7:199-213.

51. Stern ER, Shahab R, Grimaldi SJ, Leibu E, Murrough JW, Fleysher L. High-dose ondansetron reduces activation of interoceptive and sensorimotor brain regions. Neuropsychopharmacology. 2019;44:390-8.

52. Heidari M, Zarei M, Hosseini SM, Taghvaei R, Maleki H, Tabrizi M. Ondansetron or placebo in the augmentation of fluvoxamine response over 8 weeks in obsessive-compulsive disorder. Int Clin Psychopharmacol. 2014; 29:344-350.

53. Mantovani A, Simpson HB, Fallon BA, Rossi S, Lisanby SH. Randomized sham-controlled trial of repetitive transcranial magnetic stimulation in treatment-resistant obsessive-compulsive disorder. Int J Neuropsychopharmacol. 2010;13:217-27.

54. Le K, Liu L, Sun M, Hu L, Xiao N. Transcranial magnetic stimulation at 1 Hertz improves clinical symptoms in children with Tourette syndrome for at least 6 months. J Clin Neurosci. 2013;20:257-62.

55. Senço NM, Huang Y, D'Urso G, Parra LC, Bikson M, Mantovani A, et al. Transcranial direct current stimulation in obsessive–compulsive disorder: emerging clinical evidence and considerations for optimal montage of electrodes. Expert Rev Med Devices. 2015;12:381-91.

56. D'Urso G, Brunoni AR, Mazzaferro MP, Anastasia A, de Bartolomeis A, Mantovani A. Transcranial direct current stimulation for obsessive-compulsive disorder: A randomized, controlled, partial crossover trial. Depress Anxiety 2016; 33:1132-40.

4

Bases fisiológicas da sinalização sináptica

José Cipolla-Neto
Fernanda Gaspar do Amaral

Sumário

Introdução
Sinapses
Sinapse química
Considerações finais
Referências bibliográficas

Pontos-chave

- Discussão mais conceitual sobre o papel da comunicação neuronal, mediada pela neurotransmissão sináptica.
- Discussão sobre o papel das sinapses químicas como mediadoras de processos plásticos neurais, fundamentais para a expressão do comportamento adaptativo.

INTRODUÇÃO

A essência do processo evolutivo é a seleção de espécies vivas que tenham um patrimônio genético que lhes permita lidar com condições ambientais futuras, projetadas pela história de relação dessas espécies com o meio ambiente. Ou seja, na essência do processo evolutivo está o que poderíamos chamar de capacidade antecipativa da matéria viva. Essa capacidade antecipativa dependerá, essencialmente, do grau de regularidade do meio ambiente. Ambientes historicamente estáveis podem determinar o aparecimento de espécies cujas respostas ambientais estariam, no limite, completamente codificadas no genoma, de tal forma que para cada condição ambiental uma resposta previsível seria emitida. A regra, no entanto, considerando-se o ambiente em que os organismos mais complexos se desenvolveram, enquanto espécies, como os vertebrados terrestres, é a variabilidade ambiental. Sendo assim, portanto, para garantir a sobrevivência do indivíduo e da espécie nessa interação com um meio ambiente essencialmente mutável, o(s) sistema(s) responsável(is) pela organização, coordenação e integração dos processos fisiológicos e comportamentais (como o sistema nervoso) deve(m), mantendo a capacidade antecipativa, estar pronto(s) para gerar respostas adaptativas a estímulos ambientais muitas vezes não esperados e/ou nunca antes vividos na história de um organismo em particular.

É nesse ponto que entra a função do sistema nervoso: organizar, coordenar e integrar respostas fisiológicas e comportamentais adaptativas de forma a garantir a relação adequada do indivíduo com seu meio ambiente. A única forma de o sistema nervoso exercer adequadamente essa função está na sua capacidade de se modificar, ao longo da história de relação do indivíduo e seu ambiente, construindo-se, portanto, funcionalmente ao longo da própria história de vida do indivíduo. Ou seja, que o sistema nervoso, na sua característica essencial, seja um sistema intrinsecamente "plástico".

Portanto, a organização estrutural e funcional do sistema nervoso, para garantir essa característica essencial intrínseca da plasticidade, deve ser tal que, tendo acesso a informações do meio externo e do meio interno, se modifique em cada situação existencial do indivíduo, reorganizando-se funcionalmente (e eventualmente, anatomicamente), a fim de programar e emitir respostas regulatórias e adaptativas aos mais variados contextos.

O sistema nervoso é formado por vários tipos celulares, dois dos quais essenciais para a sua função: neurônios e glia. É a associação entre neurônios e neurônios e glia que garante a essência funcional plástica do sistema nervoso, como veremos mais adiante. A discussão que se segue dará ênfase à articulação funcional entre neurônios, sem, no entanto, deixar de salientar a enorme importância funcional da glia nessa organização.

O primeiro ponto a ser discutido é o do que se pode chamar de unidade funcional do sistema nervoso. Essa unidade funcional não é sua célula elementar, o neurônio, mas, sim, um conjunto de neurônios funcionalmente interligados através de sinapses, formando os chamados circuitos neurais. São circuitos neurais que garantem a mediação entre a detecção de estímulos e a efetuação de respostas, executadas por órgãos efetores. Ou seja, a característica essencial da plasticidade neural passa a depender, agora, da possibilidade de conjuntos de neurônios sinapticamente interligados, os circuitos neurais, serem plásticos e mutáveis, dependendo da história da relação entre o indivíduo e seu meio ambiente. Para que isso ocorra, as características funcionais das sinapses são elementos essenciais. Neurogênese, modificações qualitativas e quantitativas da articulação sináptica entre neurônios, eliminações ou criação de contatos sinápticos, modificando circuitos neurais, esculpindo circuitos novos, são a essência do processo plástico neural, presente tanto como parte do processo de desenvolvimento e formação do sistema nervoso como na contínua modificação plástica neural que ocorre ao longo da história de vida de um indivíduo. A integridade desse processo de plasticidade dos circuitos neurais é essencial para o desenvolvimento e a expressão funcional adequada do sistema nervoso; eventuais distúrbios desse processo essencial podem resultar em patologias neurológicas e psiquiátricas.

SINAPSES

Como se sabe, neurônios são células individualizadas, com características típicas de qualquer célula (metabolismo, síntese e degradação proteica etc.), além de características que lhes são próprias (forma, transporte, síntese de neurotransmissores, características eletrofisiológicas da membrana etc.).

Como células excitáveis, os neurônios apresentam um potencial de membrana que pode ser caracteristicamente modificável, apresentando despolarizações, hiperpolarizações e, dependendo da região do neurônio, disparar e propagar o clássico potencial de ação quando a despolarização atinge o chamado potencial limiar. Esses processos eletrofisiológicos são dependentes das concentrações iônicas intra e extracelulares e da permeabilidade da membrana a esses íons. Essa permeabilidade da membrana aos íons é variável, de acordo com a abertura ou o fechamento de canais iônicos dependentes de ligantes ou de voltagem através da membrana.

Quanto à comunicação sináptica entre neurônios, ela pode ser de dois tipos.

A primeira é dependente das chamadas sinapses elétricas e mais rara, apesar de estar presente em várias regiões do sistema nervoso central. Tem como substrato funcional a ligação entre dois neurônios, através das chamadas junções comunicantes (*gap junctions*). A comunicação entre os neurônios se dá pela presença, em cada um deles, dos chamados conexons ou hemicanais, formados por proteínas específicas chamadas conexinas. A junção dos dois hemicanais permite a comunicação entre os citoplasmas dos dois neurônios, permitindo, também, que íons e moléculas (de até médio porte, como ATP, ADP, glicose, glutamato, glutationa, AMPc, inositol 1,4,5-trifosfato etc.), assim como eventos eletrofisiológicos (representados por alterações da permeabilidade e de potenciais da membrana) de

um neurônio, passem diretamente para o outro. Sendo assim, em geral, as chamadas sinapses elétricas são bidirecionais (apesar de haver sinapses eletricamente retificadoras), e a alteração de potencial que acontece num dos neurônios se transmite (de forma atenuada ou não) para o outro, seja uma despolarização ou uma hiperpolarização. Esse tipo de comunicação sináptica é passível de certa regulação, dependente de vários fatores, como nível de atividade neuronal, estados das enzimas fosforilativas intracelulares, e, principalmente, mediada por concentrações de íons específicos como Ca^{++}, Mg^{++} e H^+. A principal característica desse tipo de sinapse é possibilitar a mobilização funcional (excitatória ou inibitória) quase simultânea de conjuntos de neurônios, em geral de forma estereotipada, uma vez que está sujeita a pouca alteração plástica.

Pelo dito anteriormente, não é esse tipo de comunicação sináptica entre neurônios que embasa a característica essencial da função neural, a plasticidade. Esse fenômeno depende de um outro tipo de comunicação entre neurônios, que é a chamada sinapse química.

Sinapse química

Como dito, apesar de a sinapse química poder ser um contato especializado entre um neurônio, outro neurônio, uma célula glial ou outra estrutura responsiva, o texto a seguir analisará a articulação funcional entre neurônios.

Uma característica funcional importante das sinapses químicas é que a transmissão de informação entre seus elementos se dá através de um mediador químico, chamado de neuromediador ou neurotransmissor (NT). Além disso, graças a uma polarização morfológica e funcional, a transmissão do sinal se dá do elemento pré (parte do neurônio pré-sináptico) para o elemento pós-sináptico (parte do neurônio pós-sináptico). Os elementos pré-sináptico e pós-sináptico podem ser qualquer parte dos neurônios, caracterizando as sinapses nomeadas, de acordo com cada um desses elementos, em axodendríticas, axossomáticas, axoaxônicas, dendrodendríticas e assim por diante.

No elemento pré-sináptico, na região de interação, existe toda uma especialização morfológica e funcional celular para a síntese, armazenamento e liberação das moléculas dos NT (lembrar que os NT peptídicos são sintetizados no corpo celular e transportados na forma de precursores ou finais para os terminais sinápticos). No elemento pós-sináptico, por sua vez, há estruturas moleculares especializadas no reconhecimento da molécula mediadora química, os chamados receptores pós-sinápticos (deve-se acrescentar que há também, invariavelmente, receptores nos elementos pré-sinápticos).

Como os elementos pré e pós-sinápticos da sinapse química estão em células diferentes, há um espaço extracelular entre eles, chamado de fenda sináptica. Essa fenda é uma região extracelular que apresenta uma organização complexa da qual participam macromoléculas existentes na superfície extracelular das membranas dos neurônios constituintes da sinapse, além da matriz extracelular e enzimas importantes na destruição de alguns tipos de NT. Deve-se ressaltar, ainda, que desse conjunto sináptico clássico envolvendo dois neurônios participam processos celulares de células gliais, fundamentais para o funcionamento sináptico adequado.

O princípio geral de funcionamento de uma sinapse química implica uma sequência de eventos que se sucedem num intervalo de tempo de milissegundos. É preciso, em primeiro lugar, que haja despolarização da membrana do elemento pré-sináptico, provocando a abertura de canais de cálcio dependentes de voltagem, resultando num influxo de cálcio. Como consequência desse aumento da concentração intracelular de cálcio, ocorre uma série de eventos que culminam na exocitose dos NT para a fenda sináptica, onde, após a difusão, essas moléculas interagem com os receptores sinápticos, em especial no elemento pós-sináptico, completando, assim, o processo de neurotransmissão.

A síntese dos NT ocorre no corpo celular e no citoplasma do terminal pré-sináptico do neurônio pré-sináptico. Esses NT, depois e transportados adequadamente, quando for o caso, ficam armazenados nas chamadas vesículas sinápticas, presentes nos terminais pré-sinápticos. As vesículas sinápticas estão, por sua vez, organizadamente distribuídas nos elementos pré-sinápticos. Há vesículas que ficam próximas da membrana pré-sináptica (na região chamada de zona ativa), atracadas à membrana celular, ligação essa mediada por complexos moleculares fundamentais para o processo de exocitose dos NT. Outras vesículas situam-se mais distante, constituindo um conjunto de reserva, ligadas às proteínas constituintes do citoesqueleto neuronal. Essa ligação pode ser rompida, possibilitando a migração das vesículas para a zona ativa quando há, em curso, um processo de neurotransmissão. As vesículas sinápticas podem ser recicladas no terminal pré-sináptico e preenchidas novamente com moléculas dos NT (desde que não as do tipo peptídico, as quais são recicladas no corpo celular do neurônio).

Após a liberação dos NT na fenda sináptica, eles podem interagir com os receptores pós-sinápticos, provocando os efeitos desejados da comunicação interneuronal, assim como com receptores pré-sinápticos e, dessa interação, resultar uma modulação da sua própria síntese e liberação ou da síntese e liberação de um outro NT.

É da própria essência do processo de neurotransmissão numa sinapse química que ele seja rápido, direcionado e limitado no tempo. Para que isso seja garantido, os NT liberados na fenda sináptica têm de ser eliminados. Há quatro processos que participam da eliminação dos NT da fenda sináptica: 1) recaptura pelo elemento pré-sináptico através de receptores/transportadores específicos existentes na membrana pré-sináptica, podendo ser reutilizados ou destruídos dentro do elemento pré-sináptico; 2) eliminação na própria fenda por destruição enzimática específica; 3) captação e armazenamento/ou transformação metabólica pelas células gliais participantes da sinapse; 4) difusão, em geral limitada, das moléculas do NT para o líquido cefalorraquidiano ou pelo líquido intersticial para regiões vizinhas. Nesse ponto devemos lembrar que há uma diferença entre os produtos de inativação de um NT peptídico e os outros. O produto destes, em geral, são inativos em sua intera-

ção com os receptores. Por outro lado, os produtos da destruição na fenda sináptica de NT peptidérgicos podem ser, em alguns casos, ativos sinapticamente (por exemplo, a angiotensina I pode ser transformada em angiotensina II ou III).

As moléculas utilizadas como NT pelos neurônios podem ser dos mais variados tipos químicos. Assim, podem ser encontrados NT formados por aminoácidos (por exemplo, glutamato, GABA, glicina etc.), peptídeos (como peptídeos de origem hipofisária, NPY, substância P, opioides, orexinas/hipocretinas, encefalinas etc.), purinas (adenosina e ATP), substâncias de origem lipídica (endocabinoides, prostaglandinas etc.), até classes definidas por uma única molécula, como é o caso da acetilcolina (lembrar que gases, como óxido nítrico e monóxido de carbono, podem mediar processos de neurotransmissão, fugindo, no entanto, das características gerais de um NT, por não serem armazenados em vesículas e não estarem sujeitos a processos de liberação por exocitose).

Além disso, existem conjuntos químicos bem definidos, como as monoaminas (também chamadas de aminas biogênicas e caracteristicamente chamadas de NT clássicos). As monoaminas são divididas em três grupos: 1) catecolaminas (dopamina, noradrenalina ou norepinefrina e adrenalina ou epinefrina), derivadas da tirosina, apresentando o grupo químico catecol, eliminadas por recaptura e metabolizadas por duas enzimas principais, a MAO (monoaminoxidase, MAO A e MAO B) e a COMT (catecol-O-metiltransferase); 2) indolaminas (representadas pela serotonina), derivadas do triptofano, apresentando o grupo químico indol, eliminadas por recaptura e destruídas primariamente pela MAO; 3) histamina, sintetizada a partir da histidina, eliminada por recaptura e destruída pela MAO e pela histamina metiltransferase.

As monoaminas, além dos aminoácidos, são a classe de NT mais importantes em Psiquiatria, uma vez que várias doenças estão associadas a modificações desse tipo de neurotransmissão no sistema nervoso central. Em consequência, muitas das drogas psicotrópicas usadas em clínica podem afetar diretamente a síntese, liberação sináptica, recaptura, destruição e interação com receptores dessa classe de NT.

Deve-se lembrar, nesse ponto, que um mesmo neurônio pode apresentar, como regra, vários tipos de NT. Esses diferentes NT podem coexistir em um mesmo terminal ou diferentes terminações do mesmo neurônio, assim como coexistir dentro de uma mesma vesícula sináptica ou constituir vesículas diferentes. Além disso, no caso de constituírem vesículas diferentes no mesmo terminal, o tipo de mobilização desse terminal sináptico (frequência e intensidade) pode determinar a liberação diferencial de diferentes tipos de NT, como acontece classicamente com as vesículas de NT peptidérgicos (dependentes de alta frequência ou surtos de potenciais) ou de NT clássicos.

A interação entre os NT e os receptores pós-sinápticos provoca, necessariamente, a modificação funcional do neurônio pós-sináptico, que pode ser, como veremos a seguir, mais ou menos duradoura.

Caracteristicamente, para determinado NT, há vários tipos de receptores pós-sinápticos, determinando efeitos diversos sobre o elemento pós-sináptico. Há duas categorias de receptores pós-sinápticos: receptores ionotrópicos e receptores metabotrópicos.

Os receptores ionotrópicos são canais iônicos dependentes de ligantes de tal forma que, quando um NT se liga a um receptor ionotrópico, altera-se a permeabilidade da membrana pós-sináptica e, em consequência, há uma alteração do potencial da membrana pós-sináptica, na região da sinapse. Essa alteração do potencial de membrana do neurônio pós-sináptico pode resultar em uma despolarização ou hiperpolarização. No caso da despolarização, o potencial gerado recebe o nome de potencial excitatório pós-sináptico (PEPS), uma vez que coloca o potencial de membrana do neurônio pós-sináptico mais próximo do seu potencial limiar, portanto mais provável de disparar um potencial de ação. O contrário acontece se a alteração de potencial gerado no neurônio pós-sináptico, pela interação de um NT com seu receptor ionotrópico, for uma hiperpolarização. Nesse caso, o potencial gerado recebe o nome de potencial inibitório pós-sináptico (PIPS), pois o neurônio pós-sináptico tem menor probabilidade de disparar um potencial de ação. São exemplos de receptores ionotrópicos: receptor gabaérgico do tipo $GABA_A$, uma família de receptores de glutamato (AMPA, NMDA e cainato), receptor de glicina, receptor colinérgico nicotínico, receptor serotoninérgico $5-HT_3$, receptores purinérgicos PX2 (para ATP), receptores do tipo TRP (*transient receptor potential*), sensíveis entre outros fatores a NT da família dos endocabinoides etc.

Os receptores metabotrópicos caracteristicamente disparam efeitos intracelulares mediados por segundos mensageiros e podem estar vinculados à proteína G (receptores ligados à proteína G), a enzimas de membrana, onde o complexo NT-receptor é, em geral, uma enzima de membrana (tirosina quinase, serina/treonina quinase ou guanilato ciclase) ou, eventualmente, em se tratando de moléculas mediadoras que permeiam a membrana celular, receptores citoplasmáticos diretos. Deve-se ressaltar que a maioria dos NT encontrados no sistema nervoso central tem receptores específicos do tipo metabotrópico.

CONSIDERAÇÕES FINAIS

É importante ressaltar que as alterações provocadas pela interação sináptica no neurônio pós-sináptico não se restringem a modificações da permeabilidade de membrana nem se justificam, unicamente, por alterações da eletrofisiologia neuronal (determinada diretamente por receptores ionotrópicos ou indiretamente por receptores metabotrópicos). Estas são importantes porque determinam o grau de excitabilidade do neurônio pós-sináptico, determinando sua probabilidade de disparo e, consequentemente, a propagação da informação pelo circuito neural ao qual pertence o neurônio em questão.

Além dessa modificação eletrofisiológica e, talvez, a função primordial da sinapse química como substrato funcional da plasticidade neural, quando de uma ação sináptica que envolva a interação entre os NT e receptores metabotrópicos (ou receptores ionotrópicos que envolvam correntes de cálcio), resulta invariavelmente uma modificação bioquímica do neurônio pós-sináptico. Essas modificações resultam, por sua vez, em alterações de processos funcionais neuronais de curta ou média duração, envolvendo processos celulares dependentes de fosforilação intracelular (mediados pelas quinases proteicas) e desfosforilação (mediados pelas fosfatases proteicas) e que são os responsáveis diretos pelas modificações funcionais das proteínas celulares (enzimas, proteínas estruturais, receptores, transportadores etc.). Além disso, essas alterações bioquímicas pós-sinápticas podem provocar modificações de processos de mais longa duração, como os que alteram os diversos passos da transcrição e da tradução gênicas, responsáveis pela síntese de proteínas novas, alterando, portanto, em longo prazo, o fenótipo e a função do neurônio pós-sináptico (síntese intensificada ou diminuída de classes de NT, incorporação de diferentes tipos de receptores à membrana celular, por exemplo). Essa dimensão temporal das modificações funcionais dos neurônios pós-sinápticos, provocadas pelas sinapses químicas, constitui a base fundamental dos processos plásticos neurais.

Com isso, a plasticidade neural, resultante das modificações funcionais em neurônios funcionalmente articulados através de sinapses químicas, provoca a modificação dinâmica dos circuitos neurais, interligando, mediando e gerando funções novas, permitindo processos explícitos ou implícitos de aprendizado e memória, absolutamente necessários à adaptação do indivíduo e da espécie a ambientes que quase invariavelmente se modificam, possibilitando a interação ativa de cada indivíduo com o mundo que o cerca, em todos os seus aspectos.

REFERÊNCIAS BIBLIOGRÁFICAS

1. Kandel ER, Schwartz JH, Jessell TM, Siegelbaum SA, Hudspeth AJ, editores. Principles of neural science. 5. ed. New York: McGraw-Hill Education; 2012.
    ➡ Livro básico de neurociências, descrevendo os fundamentos da função neural, em particular as bases funcionais da neurotransmissão sináptica, não descritas no presente capítulo.
2. Byrne JH, Heidelberger R, Waxham MN, editores. From molecules to networks: an introduction to cellular and molecular neuroscience. 3. ed. Cambridge: Academic Press; 2014.
    ➡ Um livro-texto rico em referências bibliográficas, discutindo a comunicação neural e a plasticidade.
3. Wilton DK, Dissing-Olesen L, Stevens B. Neuron-glia signaling in synapse elimination. Annu Rev Neurosci. 2019;42:107-27.
    ➡ Discute processos plásticos neurais enfatizando o papel funcional da glia.
4. Obi-Nagata K, Temma Y, Hayashi-Takagi A. Synaptic functions and their disruption in schizophrenia: From clinical evidence to synaptic optogenetics in an animal model. Proc Jpn Acad Ser B Phys Biol Sci. 2019;95(5):179-97.
5. Yang Y, Lu J, Zuo Y. Changes of synaptic structures associated with learning, memory and diseases. Brain Science Advances. 2018;4(2):99-117.
    ➡ Discute processos plásticos neurais associados, principalmente, a doenças psiquiátricas.

5

Genética dos transtornos psiquiátricos: variações comuns e raras

Viviane Neri de Souza Reis
Cleiton Figueiredo Osório da Silva
Catarina dos Santos Gomes
Helena Brentani

Sumário

A variabilidade do genoma
Herdabilidade dos transtornos psiquiátricos
Arquitetura genética complexa
Contribuições de variantes raras de alto impacto para transtornos psiquiátricos
Variações no número de cópias (CNV)
SNV
Integrando os tipos de variantes
Considerações finais
Para aprofundamento
Referências bibliográficas

Pontos-chaves

- Cada pessoa nasce com informações e alterações genéticas, as chamadas mutações *de novo*. Essa variabilidade do genoma é fundamental para a adaptabilidade das espécies, mas pode aumentar a suscetibilidade a doenças.
- Os transtornos neuropsiquiátricos apresentam herdabilidade que varia de 30% (transtorno depressivo maior) a 80% (esquizofrenia). Embora essa amplitude varie de acordo com a metodologia usada, fatores genéticos também contribuem para a variação observada em traços psiquiátricos, além de outros efeitos, como o ambiente.
- Individualmente, as variantes comuns (SNP) apresentam efeito pequeno no risco do desenvolvimento dos transtornos, porém diversas variantes genéticas pontuais com efeito pleiotrópico podem agir em conjunto caracterizando a expressão de traços do comportamento, teoricamente com distribuição normal na população.
- As CNV herdadas muito raras ou *de novo* podem afetar partes de genes, um ou mais genes e regiões regulatórias do genoma. Sua ocorrência pode interromper regiões funcionais e gerar novas combinações de sequências associadas com a variabilidade fenotípica e a ocorrência de doenças.
- As SNV *de novo* e herdadas muito raras em regiões gênicas codificadoras de proteínas estão associadas a diferentes transtornos psiquiátricos. Para uma visão mais sistemática dos efeitos, o ideal é a análise combinatória dessas variantes *de novo* e herdadas.
- De forma geral, a pleiotropia é a regra para os transtornos psiquiátricos, e a maioria das mutações, seja estrutural ou pontual, ou a interação de ambas, aumenta o risco para muitos transtornos psiquiátricos.

A VARIABILIDADE DO GENOMA

Após a fertilização, um zigoto humano herda metade do seu genoma da mãe via oócito e a outra metade do pai via esperma. Assim, para cada posição genômica, um alelo veio da mãe e outro do pai, portanto, o genoma humano é diploide. Há 22 pares de cromossomos autossomos e 1 par de cromossomos sexuais. As informações contidas nos genes são duplicadas meticulosamente durante o processo de replicação semiconservativa do DNA, e esse processo depende de mecanismos que permitam a transmissão fiel das informações genéticas de uma célula para outra e, em última análise, de uma geração para outra[1].

Além das informações genéticas transmitidas de geração a geração, cada indivíduo nasce com um pequeno número de novas alterações genéticas – mutações *de novo* – que ocorreram durante a formação dos gametas ou no período pós-zigótico[2]. Além disso, novas mutações continuam surgindo ao longo da vida pós-natal e adulta em células somáticas e germinativas. No entanto, somente mutações presentes nas células germinativas podem ser transmitidas para a próxima geração[2,3].

O sequenciamento do genoma humano[4,5], o mapeamento de variações de nucleotídeos de base única (SNP, do inglês *single nucleotide polymorphism*)[6] e o desenvolvimento de mapas de haplótipos do genoma humano, como o HapMap[7,8] trouxeram um significativo progresso para o conhecimento da variabilidade do genoma humano. A ocorrência de mudanças na sequência de DNA gera variabilidade nos estados alélicos em que os genes se apresentam em um mesmo organismo e entre organismos; em última instância, a alteração dos estados alélicos pode alterar determinado fenótipo[9,10].

A variabilidade do genoma é fundamental para a adaptabilidade das espécies, porém pode aumentar a suscetibilidade a doenças. A frequência de uma variante na população indica seu potencial deletério. Variantes podem ser classificadas por tamanho de efeito, que pode ser inferido a partir de modelos de genética populacional que, por sua vez, preveem uma inversa relação entre frequência da variante e tamanho do efeito[11]. Um genoma humano típico varia de 4,1 a 5 milhões de posições em comparação com o genoma de referência humano, mas a grande maioria das variações genéticas observadas é compartilhada por mais de 0,5% da população como resultado de ter sido recombinada, selecionada e transmitida por muitas gerações, sendo, portanto, considerada uma variante comum.

Por outro lado, um genoma humano típico contém de 40.000 a 200.000 variantes raras que são observadas em menos de 0,5% da população. Com a maior capacidade de sequenciamento de genomas, o critério para definição de comum ou rara foi alterado, e variantes que apresentam frequência do menor alelo (MAF, do inglês *minor allele frequence*) maior que 1% (MAF ≥ 0,01) passaram a ser consideradas comuns, enquanto as variações raras, que são encontradas na população em uma frequência menor, são consideradas raras quando MAF < 0,01[12] e muito raras quando MAF ≤ 0,005[13] (Figura 1). Alelos raros parecem ser mais recentes na evolução do genoma humano e podem ainda não ter sido submetidos à mesma pressão seletiva negativa que variações comuns[14].

O espectro da variação genética humana é amplo e abrange desde variações pontuais até aneuploidias cromossômicas envolvendo cromossomos inteiros[15,16]. As variações pontuais, também conhecidas como SNP e SNV (do inglês, *single nucleotide variations*), representam uma diferença em um único nucleotídeo. Por exemplo, um SNP pode substituir o nucleotídeo citosina (C) pelo nucleotídeo timina (T) em um determinado sítio de DNA. Já as variações estruturais incluem variações no número de cópias, inserções, deleções, inversões e translocações de segmentos genômicos com pelo menos 50 pares de base (pb) de comprimento[15,17-21]. Essas variações são diferentes de inserções e deleções menores, conhecidas como Indels, uma vez que estas alteram entre 1 e 49 pb[21].

As variações pontuais são o tipo de modificação genética mais comum em um genoma humano diploide, ocorrendo em uma proporção quase 7 vezes maior em relação às outras modificações genéticas que podem ocorrer[21]. Seria lógico pensar que, por ocorrerem em maior frequência no genoma, seriam o tipo de modificação com mais chance, proporcionalmente, de causar alguma alteração fenotípica deletéria em nível molecular. Entretanto, a análise de dados de iniciativas que tentam agrupar todas as mutações genéticas potencialmente responsáveis por causar doenças humanas hereditárias, como o *The Human Gene Mutation Database* (HGMD – www.hgmd.cf.ac.uk/) mostra que 34% de toda modificação genética que resulta em doença é causada por variantes maiores do que uma única substituição de pares de bases, e que quase um terço dessas variantes envolvem deleções e inserções maiores que 20 pb de comprimento[21].

Em comparação às variantes pontuais, as grandes variantes estruturais possuem uma probabilidade 30 vezes maior de afetar a expressão de um gene e são três vezes mais provavelmente associadas a um sinal de associação genômica positivo[15,20,22]. Isso ocorre porque mudanças maiores no DNA, como deleções ou inserções de sequências, em geral são mais deletérias, mesmo em regiões não codificadoras do genoma nas quais as variações podem provocar adição, eliminação ou alteração de sequências regulatórias e levar a modificações na expressão gênica. Quando esses eventos interceptam os éxons dos genes codificadores de proteínas, é provável que resultem em eventos deletérios, já que a perda de éxons inteiros normalmente interrompe a síntese da proteína. Não é surpreendente, portanto, que grandes variantes estruturais que alteram mais de 250.000 pb raramente atinjam frequências superiores a 1% na população em

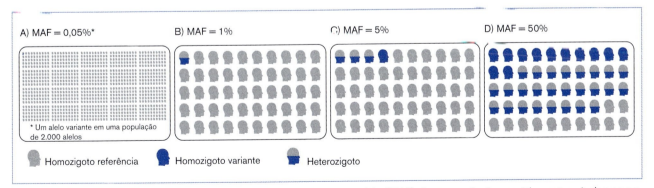

Figura 1 Esquema que representa a gama de frequências de menor alelo (MAF) de uma variação genética autossômica na população. Cada indivíduo no diagrama carrega dois alelos em um lócus qualquer e, portanto, pode ser homozigoto para o alelo referência (figuras pintadas totalmente de cinza), heterozigoto (figuras metade em azul e metade em cinza), ou homozigoto do alelo variante (figuras pintadas completamente de azul). A variação genética pode ser comum na população (MAF variam de 1 a 50%, representado pelos painéis B, C e D), ou pode ser rara; neste caso, pode ter sido observado em apenas 1 indivíduo após nunca antes ter sido encontrado (variantes particulares) ou presente até no máximo 1% na população (painel A).

geral. Ainda assim, cerca de um quarto das pessoas não afetadas por nenhuma doença carrega uma variante estrutural superior a 250.000 pb[21].

Nem todas as variações com potencial para causar alterações moleculares relevantes ocorrem em regiões codificadoras do genoma. Variações pontuais em regiões não codificadoras, por exemplo, podem alterar regiões de controle transcricional, afetando a expressão gênica[21,23,24]. Já as variantes que alteram genes codificadores de proteínas são divididas, com base no impacto funcional, em sinônimas (quando a mudança de base não altera o aminoácido codificado) ou não sinônimas (quando a mudança de base pode alterar de alguma forma a produção do aminoácido)[25]. As variantes sinônimas são geralmente consideradas biologicamente silenciosas e, portanto, fornecem uma maneira natural de estimar a quantidade de variação neutra que é esperada em cada população para uma determinada região genômica. No entanto, deve-se ter em mente que variantes sinônimas na região de codificação de proteínas podem estar sob leve restrição evolutiva. Estas variantes podem afetar a função da proteína traduzida por meio de diversos mecanismos celulares, incluindo controle da taxa de transcrição, estrutura do RNA e eficiência no dobramento de proteínas[26]. As variantes não sinônimas são subdivididas em *missense* (quando a mudança da base acarreta mudança do aminoácido) e LGD (do inglês *likely gene disrupted*; *stop codon, frameshift*, doador de *splicing* e aceitador de *splicing*). As que acarretam truncamento da proteína (PTV, do inglês *protein truncation variation*) certamente levam a perda de função. Como esperado, a proporção de variantes não sinônimas é maior entre os alelos raros do que entre os alelos comuns e, ainda entre os alelos raros, variantes *missense* tendem a ser mais deletérias (Figura 2)[25,27,28].

Também é importante considerar que nem todos os genes toleram variações genéticas da mesma forma. Por exemplo, existem genes que apresentam haploinsuficiência, ou seja, a perda de um alelo não é remediada pela compensação de dose pelo alelo intacto, acarretando alterações da expressão do gene. Os estudos de doenças humanas identificaram várias centenas de genes haploinsuficientes[29,30-33], nos quais variações raras em um alelo acarretam alterações funcionais. Ao mesmo tempo, projetos de sequenciamento com grandes populações também identificaram variantes com perda de função que ocorrem em um estado nulo homozigoto em indivíduos que parecem saudáveis. O banco de dados ExAC[34], que inclui dados de populações predominantemente endogâmicas, identificou 1.775 genes com perda de função bialélica prevista em 60.706 indivíduos. Existem 3.296 genes no ExAC com pelo menos uma variante homozigótica de perda de função. Esse conjunto de genes é enriquecido por genes do metabolismo de drogas e receptores olfativos[35]. Assim, para sistematizar o entendimento do efeito de variações nesses genes, métricas de intolerância à variação (pLI) para cada gene têm sido criadas[36]. Existe uma associação entre a intolerância à variação e a essencialidade de um gene, e pontuações para auxiliar no melhor entendimento dessa associação também vêm sendo criadas[33,37-40]. As pontuações diferem nas premissas, na implementação e nos dados usados na criação da métrica de essencialidade do gene, e um desafio marcante dessas métricas está no ajuste do número mínimo de variantes esperadas para um gene, que dependerá do comprimento da região de codificação, do contexto de nucleotídeos locais e das taxas de mutação.

Assim, é preciso distinguir quais as modificações que uma variação gera no genótipo de um organismo, uma vez que nem todos os tipos de variantes ocorrem com a mesma frequência nem são equivalentes em relação ao seu potencial de contribuição para as doenças. Para cada fenótipo em análise, é necessário entender quais são as variantes existentes, quantas ocorrem, qual a frequência observada das variantes na população e qual a magnitude do efeito daquela variante, além de entender o quanto da variação fenotípica observada realmente é causada pela variação genética.

HERDABILIDADE DOS TRANSTORNOS PSIQUIÁTRICOS

A herdabilidade estima o quanto da variação fenotípica observada é de origem genética, portanto, é uma medida fundamental em pesquisa genética, pois resume o papel da variação causal herdada. A herdabilidade das características pode ser estimada comparando-se as semelhanças das características fenotípicas entre os membros da família e seus coeficientes

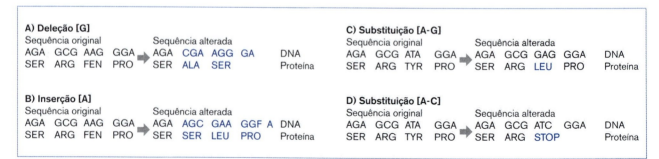

Figura 2 Exemplos de variações de 1 base. A deleção/inserção de 1 até aproximadamente 100 bases forma os Indels, que em (a) e (b) são *frameshift* e, portanto, mudam toda a leitura do código e toda a sequência de aminoácidos a partir do ponto da variação. A substituição de uma base forma o SNV; em (c), é não sinônima *missense*, com mudança de aminoácido na proteína, e em (d) é não sinônima *nonsense*, com troca de aminoácido por código de parada e truncamento da proteína.

de relacionamento. A herdabilidade das características neuropsiquiátricas é substancial[41]: estudos com gêmeos estimam que a herdabilidade da esquizofrenia seja de 0,81 (IC 95%; 0,73-0,90)[42], similar a do transtorno do espectro do autismo (TEA)[43,44], transtorno bipolar (TB)[45] e transtorno do déficit de atenção e hiperatividade (TDAH)[46], entre 0,75 e 0,80. Outros transtornos, como o depressivo maior (TDM), pode ter uma herdabilidade menor (0,37, [IC 95% 0,31-0,42])[47], embora exista variação nas estimativas por subtipo[48]. Apesar da magnitude das estimativas de herdabilidade variar de acordo com a metodologia usada, é possível notar que fatores genéticos são importantes contribuintes para a variação observada em traços neuropsiquiáticos. Estudos de gêmeos e de base populacional em larga escala foram capazes de mostrar que a genética é responsável por 30 a 80% da variabilidade observada na doença em muitos transtornos neuropsiquiátricos[49].

Entretanto, estimar a herdabilidade a partir de membros de uma mesma família pode resultar em estimativas altas e tendenciosas se os fatores não genéticos compartilhados por parentes não forem distinguidos das relações genéticas compartilhadas[50], o que pode ser contornado estimando-se a herdabilidade a partir de marcadores genômicos em indivíduos. As estimativas de herdabilidade baseada em SNP são tipicamente inferiores às estimativas de herdabilidade de gêmeos ou familiares, porque os SNP genotipados representam apenas um subconjunto de todos os efeitos genéticos (o restante inclui outros tipos de polimorfismos e SNP que não são marcados por aqueles já genotipados), além de outros efeitos, como o ambiente. Ainda que com valores menores que os estimados anteriormente, um estudo de 25 transtornos neuropsiquiátricos, a partir de dados de SNP, mostrou que quanto mais precoce a idade de início do transtorno, maior a herdabilidade. Assim, em transtornos psiquiátricos de início precoce, a herdabilidade é maior do que nos transtornos psiquiátricos de início tardio, que, por sua vez, é mais alta que nos transtornos neurodegenerativos[51].

ARQUITETURA GENÉTICA COMPLEXA

O estudo da base genética de doenças se baseia, em geral, na divisão em: (i) doenças mendelianas, monogênicas e raras e (ii) doenças complexas, multigênicas e comuns. Transtornos mendelianos são geralmente causados por uma mutação (ou mutações) de alto impacto em um único gene, herdada em um padrão dominante, recessivo ou ligada ao X. Por outro lado, as doenças complexas são multifatoriais e poligênicas, ou seja, o fenótipo alterado advém do pequeno efeito de diversas variantes frequentes na população, agindo em conjunto, além de fatores ambientais mediados por mecanismos epigenéticos (Figura 3)[52].

Investigações genômicas em larga escala vêm contribuindo para evidenciar a complexidade da arquitetura genética dos transtornos psiquiátricos, uma vez que tanto variantes muito raras de alto impacto (mais relacionadas com o modelo monogênico) como variantes frequentes na população e de baixo impacto (mais relacionadas ao modelo poligênico) vêm sendo descritas como contribuintes substanciais para estes transtornos[53].

CONTRIBUIÇÕES DE VARIANTES COMUNS DE PEQUENO EFEITO PARA TRANSTORNOS PSIQUIÁTRICOS E O MODELO DE RISCO DE ESCORE POLIGÊNICO

Seguindo a hipótese de "doença comum, variação comum", estudos de associação do genoma completo (GWAS, do inglês *genome wide association studies*) apareceram como uma técnica potencialmente poderosa para o avanço nos estudos genéticos, uma vez que permitem a análise de milhares de variações comuns (SNP) em um número grande de pacientes e controles não afetados ou em estudos de família[11,48,54-56]. O GWAS não identifica um gene *per se*, mas uma região que está associada com o *status* de doença. Como milhões de SNP são testados, essa abordagem requer um limiar de significância estatística muito rigoroso para evitar falsos-positivos, além de um grande número amostral. Quando a significância de uma região em todo o genoma é alcançada (definida em $p < 5 \times 10^{-8}$), o intervalo de confiança efetivo em torno de um SNP índice (com o menor valor de p em um determinado local) é definido por blocos de região de desequilíbrio de ligação (DL), que possui tamanho médio próximo de 40 kb, mas é altamente variável em todo o genoma. Identificar a(s) variante(s) causal(is) subjacente(s) em uma região de destino e seu efeito biológico é tipicamente um enorme desafio.

Segundo Manolio et al.[11], variações comuns analisadas por GWAS conferem apenas um aumento relativamente pequeno do risco de desenvolver um transtorno e deveriam explicar apenas uma pequena porção da herdabilidade de uma doença. Estes tipos de variantes possivelmente são mais antigas e foram sujeitas a forças seletivas ao longo do tempo[57], o que significa que sua influência no risco de doenças provavelmente tenha efeito funcional modesto, o que é compatível com sua maior frequência na população[14]. Os GWAS identificaram milhares de variantes genéticas comuns associadas a doenças complexas, incluindo várias centenas de *loci* para transtornos neuropsiquiátricos (www.ebi.ac.uk/gwas/). Em GWAS realizado por Ripke et al.[58] com 36.989 pacientes com esquizofrenia e 113.075 controles, foram identificados 108 *loci* de interesse, associados a diversos genes de neurotransmissores glutamatérgicos e enriquecidos em genes ligados a vias imunológicas, sugerindo alvos terapêuticos e dando suporte para a ligação entre esquizofrenia e sistema imune. Estudos com outros transtornos psiquiátricos não encontraram tantos *loci* associados quanto o consórcio de esquizofrenia, possivelmente por causa do menor número amostral estudado. Para o TB, foram encontrados 53 *loci*[59-61]; para o TEA e o TDAH, foram encontrados apenas entre 5 e 12 *loci* significantes[62]. Estes estudos mostraram que: (1) apesar da maioria dos *loci* não estar associado a genes e sim localizados em regiões não codificadoras, diferentes transtornos compartilham os mesmos *loci*; e (2) quando os SNP afetam genes, abordagens de análises de biologia sistêmica identificam vias biológicas comuns entre transtornos.

Em seguida, surgiram estudos buscando correlações genéticas entre transtornos psiquiátricos, que mostraram uma

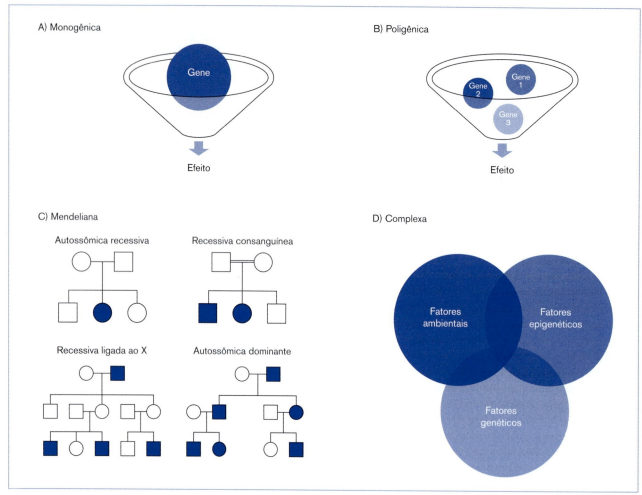

Figura 3 Divisão das doenças genéticas. A: Monogênica: um gene é responsável por um efeito/doença. B: Poligênica: diversos genes são responsáveis pelo fenótipo/doença. C: Mendeliana: segue os modelos de herança recessiva, dominante e ligada ao X. D: Complexa: a doença é resultado da combinação de fatores ambientais (patógenos, drogas, fumo, dieta, intercorrências pré--natais), genéticos (variações herdadas comuns e raras, e *de novo*) e epigenéticos (metilação, acetilação, efeitos de microRNA, *splicing* e edição de RNA mensageiro). Figura (C) adaptada de Boycott et al., 2013[52].

pleiotropia substancial entre muitos desses fenótipos. O estudo realizado por Sullivan e Geschwind[63] buscou correlações genéticas (rG) estimadas a partir de dados de GWAS de cinco transtornos (esquizofrenia, TB, TDM, TEA, TDAH); o rG mais alto foi de 0,79 entre esquizofrenia e TB[64]. O mesmo estudo observou valores de rG mais modestos, porém ainda significativos, de 0,14 entre esquizofrenia e TEA e de 0,23 entre esquizofrenia e TDAH. Quando são considerados os transtornos de uma forma mais ampla, como TEA, TDAH, transtorno obsessivo-compulsivo (TOC), TB, esquizofrenia, síndrome de Tourette, transtorno de estresse pós-traumático (TEPT), TDM, anorexia nervosa e dependência ao álcool, 241 *loci* mostraram associação significante entre eles e 22 para dois ou mais transtornos. Esses *loci* apresentam cerca de 400 genes codificadores de proteína e cerca de 76 Mb de todo o genoma, e a presença de SNP comuns nesses locais afeta diferentes elementos funcionais que podem contribuir para o risco de muitos transtornos, mesmo sendo individualmente pouco impactante. O trabalho de Anttila et al.[51] também mostrou que a correlação genética é alta entre os transtornos psiquiátricos, mas muito menor entre doenças neurodegenerativas, assim como entre transtornos psiquiátricos e doenças neurodegenerativas.

O grande volume de dados disponíveis dos estudos de GWAS permitiu a descoberta de que diversas variantes genéticas pontuais com efeito pleiotrópico podem influenciar mais de um transtorno psiquiátrico, ou seja, muitas destas variações podem agir em conjunto, demonstrando a expressão de traços do comportamento teoricamente com distribuição normal na população. Esta ideia está de acordo com evidências de que vários genes codificam vias moleculares que caracterizam o comportamento celular, seus agrupamentos em áreas cerebrais e vias de conexão, configurando circuitos cerebrais. Assim, comportamentos complexos são produto de variações nos padrões de conectividade cerebral que se desenvolvem ao longo do tempo e dependem do ambiente, da genética e da interação entre estes, definindo uma base poligênica comum[65,66].

Por outro lado, teoricamente, estimativas dos efeitos dos SNP podem também ser usadas para prever o risco genético de indivíduos. Pontuações de risco simples para cada indivíduo são calculadas pela soma de todos os efeitos dos SNP, em que o efeito por SNP é a contagem de alelos do SNP para o indivíduo multiplicado pelo tamanho do efeito do SNP[67,68]. Para este cálculo, é necessário um conjunto de dados em que o fenótipo já foi registrado e a genotipagem já foi realizada, exigindo grande número amostral. A construção dos escores de risco poligênico é baseada na decisão sobre a proporção de SNP a serem incluídos no preditor, o que pode limitar o seu poder preditivo. Entretanto, à medida que o limiar do valor p da amostra de descoberta se torna mais brando em uma tentativa de aumentar o poder preditivo com a inclusão de mais SNP associados verdadeiros positivos, também ocorre a inclusão de mais SNP falsos positivos no modelo, o que equilibra o teórico aumento do poder preditivo. A proporção ideal de SNP a incluir depende da arquitetura genética (desconhecida para transtornos psiquiátricos) e do tamanho da amostra de descoberta. Por exemplo, em um GWAS de esquizofrenia, o limite ideal de valor p foi identificado como 0,05 (com base na variação explicada na previsão fora da amostra em muitas amostras), embora a inclusão de todos os SNP não tenha diminuído a precisão drasticamente[58].

Com frequência, uma variedade de diferentes limiares de valor p é usada para determinar o melhor preditor. O software PLINK[69,70] implementa a pontuação básica de risco poligênico, enquanto o PRSice compara preditores de risco poligênico usando um grande número de pontos de corte para encontrar o limite ideal para os dados[71]. Na pontuação de risco poligênico, o DL entre os SNP geralmente é contabilizado pela aplicação de agrupamento das regiões de desequilíbrio de ligação, com maior preferência a SNP com valores de p mais baixos. Apesar de sua importância para pesquisa científica, o uso destes escores ainda não ocorre na prática clínica, pois são necessários mais estudos; além disso, um dos problemas a serem resolvidos é a adaptação dos riscos de escore poligênico para diferentes etnias, uma vez que a base do cálculo é feita em cima de blocos de desequilíbrio de ligação, que são dependentes desta variável.

CONTRIBUIÇÕES DE VARIANTES RARAS DE ALTO IMPACTO PARA TRANSTORNOS PSIQUIÁTRICOS

Variações no número de cópias (CNV)

Com o avanço de técnicas como *array* de genoma completo (aCGH) e sequenciamento do genoma em larga escala, surgiram diversos estudos analisando variações raras e *de novo*, como as variações no número de cópias (CNV, do inglês *copy number variants*), as SNV e os Indels (pequenas deleções e duplicações), reforçando a importância dessas alterações e a sua contribuição para a arquitetura genética complexa dos transtornos psiquiátricos[72-74].

Os primeiros estudos de variações raras em todo o genoma na psiquiatria foram os de variações estruturais CNV[15]. Apesar de a maioria das CNV serem raras na população quando comparadas aos SNP, em conjunto, elas são uma fração significativa de todas as variações genômicas[75], cobrindo de 12 a 15% do genoma humano[76]. Elas contribuem significativamente para a variabilidade, estando associadas com a interação com o ambiente e com sensores ambientais, por exemplo alterando receptores olfativos e de resposta inflamatória e a sinalização celular de regiões genômicas que regulam expressão gênica pós-transcricional em processos fisiológicos ao longo da vida e durante o neurodesenvolvimento[77,78].

CNV podem ser herdadas ou *de novo*, podem conter partes de genes, um ou mais genes e regiões regulatórias do genoma, ou mesmo não conter qualquer elemento conhecido. Assim, podem ser separadas em dois tipos: as que afetam um único gene (monogênico) e são suficientes para o início da doença, e aquelas que afetam múltiplos genes (oligogênico), necessários conjuntamente para explicar completamente o fenótipo[79]. As últimas podem acarretar alteração de dosagem gênica. A dosagem gênica refere-se ao número de cópias de um gene em particular presente em um genoma, e o desequilíbrio de dosagem descreve uma situação na qual o genoma de uma célula ou organismo tem mais cópias de alguns genes do que outros[79]. A ocorrência de CNV pode interromper regiões funcionais e gerar novas combinações de sequências, associadas com a variabilidade fenotípica e a ocorrência de doenças[80,81].

As CNV são caracterizadas como patogênicas ou potencialmente patogênicas com base no tamanho (p. ex., ≥ 400 kbp), conteúdo gênico e hiper-representação em coortes de doenças. CNV herdadas grandes (≥ 500 kbp) são enriquecidas 2,5 vezes entre os casos de transtornos do neurodesenvolvimento comparadas a controles. Estima-se que grandes CNV *de novo* representem cerca de 3,7% dos casos, enquanto as CNV herdadas causam cerca de 15% dos casos. Por exemplo, a presença de CNV *de novo* aumenta o risco de TEA em 2 vezes[82-85].

Segundo Wilfert et al.[79], as CNV patogênicas recorrentes podem ser sindrômicas ou de expressão variável, dependendo do grau e da capacidade de reprodução do fenótipo observado. As CNV sindrômicas resultam em um conjunto de características altamente reproduzível da doença, enquanto as CNV de expressão variável resultam em um espectro amplo e variado de fenótipos, que representa uma fração maior de CNV. Um exemplo são as deleções e as duplicações no cromossomo 15q13.3, associadas com pacientes afetados por diferentes transtornos, como TEA, deficiência intelectual (DI), epilepsia e esquizofrenia. Essa variação fenotípica e a presença de CNV em pais sem diagnóstico indicam que essas variações nem sempre são necessárias ou suficientes para causar doenças por si só. Quando comparados com pacientes com CNV sindrômicas ou controles não afetados, portadores de CNV de expressão variável têm maior probabilidade de apresentar uma CNV secundária grande (> 500 kbp) em outro lugar no genoma, e pacientes com duas ou mais CNV raras ou *de novo* (> 500 kbp) apresentam 8 vezes mais chances de desenvolver um transtorno do neurodesenvolvimento[79]. Essas observações evidenciam o modelo oligogênico, no qual, além da CNV recorrente primária, um segundo evento raro ou *de novo*, em um local diferente ou afetando um gene distinto (CNV ou SNV), é necessário para que uma criança desenvolva transtornos do neurodesenvolvimento[79].

CNV *de novo* geralmente surgem em regiões próximas a segmentos de duplicação, locais que, por sua alta similaridade (> 90%), acabam resultando em taxas elevadas de mutação graças ao cruzamento desigual durante a recombinação meiótica[86]. Além disso, existem evidências de uma variabilidade quanto à origem parental desses eventos, com vários estudos mostrando um viés de herança materna[87-89]. Foram descritas CNV recorrentes em diversos cromossomos, aumentando o risco para transtornos psiquiátricos e do neurodesenvolvimento, como os cromossomos 1, 2, 7, 16 e 22, além da CNV acima citada no cromossomo 15[83,90-92]. Associações de CNV também demonstraram que existe uma sobreposição entre transtornos; por exemplo, CNV fortemente associadas à esquizofrenia também aparecem associadas a TEA, TDAH, DI, atraso no desenvolvimento e malformações congênitas, o que suporta a ideia de uma etiologia genética compartilhada ao longo dos limites do diagnóstico[53,58,83,93] (Figura 4).

SNV

Assim como as CNV, as variações de nucleotídeo único podem ser herdadas ou *de novo*. O método de sequenciamento completo do exoma (WES, do inglês *whole exome sequencing*) consiste no estudo de todos os éxons do genoma humano (cerca de 1 a 2% do genoma), que representam as regiões gênicas codificadoras de proteínas. O WES e o sequenciamento completo do genoma em trios familiares são os métodos mais úteis para detectar mutações *de novo*, e foram aplicados com êxito na priorização de genes candidatos para TEA[38,94], encefalopatia epiléptica[95], DI[96], esquizofrenia[97] e outros.

Uma combinação de análises demonstrou que mutações *de novo* em regiões codificadoras, incluindo SNV e Indels, estão associadas a 13 a 60% de distúrbios do neurodesenvolvimento[79]. Outros estudos mostraram que 42% dos indivíduos com transtornos do neurodesenvolvimento carregam mutações *de novo* patogênicas nas regiões codificadoras, e estima-se que 0,22 a 0,47% dos nascimentos com distúrbio do neurodesenvolvimento não diagnosticado são influenciados por elas (McRae et al. 2017). Além disso, quando comparado aos irmãos não afetados, 13% das variantes *de novo missense* e 43% das variantes *de novo* de perda de função (LoF) encontradas foram estimadas em contribuir para a explicação de 12% e 9% respectivamente, dos casos de TEA, além de contribuírem para características como o QI e as habilidades motoras dos pacientes afetados[94,98]. No estudo de Ambalavanan et al.[99], foi feita a análise de dados de sequenciamento do exoma completo de 17 casos esporádicos de esquizofrenia de início precoce (11 homens e 6 mulheres) e seus pais não afetados; foram identificadas 20 variantes exônicas *de novo* (14 novas, 2 novas exclusões e 4 sinônimas). Por outro lado, as mutações *de novo* também contribuem para o início precoce da doença de Alzheimer[100] e da doença de Parkinson[101]. Apesar das importantes descobertas da contribuição de variantes *de novo* para transtornos psiquiátricos por meio da

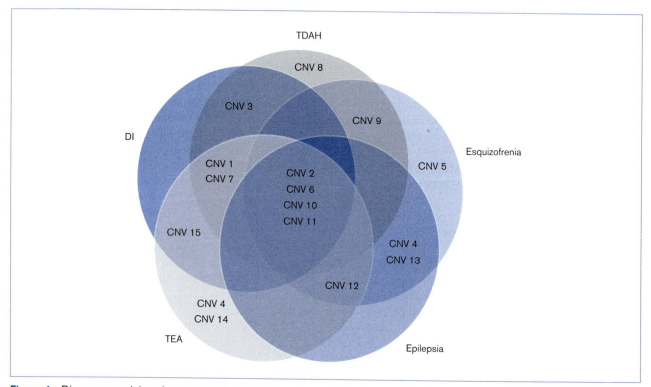

Figura 4 Diagrama modelo sobre convergência de alterações estruturais em epilepsia, deficiência intelectual (DI), transtorno do déficit de atenção e hiperatividade (TDAH), esquizofrenia e transtorno do espectro autista (TEA).

análise de WES, é necessário ressaltar que apenas 1 a 3 eventos *de novo* são identificados em regiões exônicas em cada indivíduo[94,102].

Além das variantes *de novo*, também há evidências mais recentes de que variantes herdadas raras e muito raras na população e de alto impacto também possuem um papel importante nos transtornos psiquiátricos[38,103-106]. Grande parte das pesquisas voltadas para o entendimento do papel de variantes raras e de alto impacto em transtornos psiquiátricos se voltou para o TEA, sempre comparando a presença dessas variantes em um lócus particular em casos e controles. Nesse contexto, já foram reportadas mais de 100 SNV de alta confiabilidade raras e que geram o truncamento de proteínas[106]; estima-se que a presença dessas variações seja importante para cerca de 15% de todos os casos de TEA. Variantes muito raras de alto impacto foram descritas em genes candidatos que contribuem para o surgimento do TEA, como *CHD8*, *SCN2A*, *SHANK3*, *GRIN2B*, todos envolvidos com funções sinápticas[40,107,108,109].

Considerando que as variações herdadas encontradas por WES também podem contribuir para a etiologia da doença, para uma visão mais sistemática dos efeitos de variantes, o ideal é combinar a análise de SNV *de novo* e herdadas[110]. Um dos métodos usados para esse tipo de análise é conhecido como análise de transmissão e associação *de novo* (TADA, do inglês *transmission and de novo association analysis*). Esse método identifica genes de risco de doença combinando SNV e pequenos Indels *de novo* e herdados de maneira diferente (p. ex., uma mutação de LoF pesa mais que uma mutação *missense*, que, por sua vez, pesa mais que uma mutação LoF herdada) eassume que genes candidatos de transtornos psiquiátricos trazem diferentes tipos de riscos e que algumas variantes podem ser causativas, enquanto outras podem ser transmitidas e desempenhar papéis como contribuidores ou modificadores de fenótipo[38,111]. Esse método já foi aplicado com sucesso em TEA[38,111,112] e esquizofrenia[113,114]. Um estudo recente utilizando o teste de desequilíbrio de transmissão poligênica em 6.454 famílias com uma criança afetada por TEA mostrou que as crianças afetadas que carregavam pelo menos uma variante pontual rara e de grande efeito também carregavam variantes comuns afetando múltiplos genes, que agem em conjunto para conferir um maior risco para o TEA. Essa descoberta sugeriu que as influências genéticas são aditivas, porém as variantes comuns e raras podem conferir um maior risco ao afetarem vias biológicas distintas[105].

O maior estudo de sequenciamento completo do exoma até o momento investigou o papel de variantes raras que geram a interrupção de proteínas (PTV) em 100 mil indivíduos com 13 traços fenotípicos e 10 doenças diferentes. Foi possível detectar que essas variantes também são responsáveis por aumentar o risco para esquizofrenia, DI, TDAH e TB, ao passo que *loci* detectados por GWAS não estavam enriquecidos para esse tipo de variante, indicando que os mecanismos pelos quais as variantes pontuais raras ou comuns aumentam o risco para transtornos psiquiátricos são diferentes e, novamente, apoiando a hipótese do risco pleiotrópico[115].

Usando anotações biológicas e expressão de genes cerebrais, Shohat et al.[116] mostraram que a convergência de genes para vulnerabilidade aos transtornos psiquiátricos existe, mas que o impacto da variante, assim como o funcionamento espaço-temporal dos genes, contribui para fenótipos específicos diferentes. DI apresenta mais variantes *de novo* LoF que TEA, e estes dois apresentam mais destas do que esquizofrenia. Genes com mutações *de novo* LoF e genes com mutações *de novo missense* foram associados a diferentes vias biológicas comuns entre os distúrbios, mas os padrões de expressão gênica eram específicos para cada distúrbio: os genes encontrados em DI apareciam expressos preferencialmente no córtex; genes de TEA foram expressos no córtex fetal, cerebelo e estriado; e os genes associados à esquizofrenia foram expressos no córtex adolescente.

INTEGRANDO OS TIPOS DE VARIANTES

Um grafo é composto por vértices, nós ou pontos conectados por arestas, representando interações entre os nós. Com base em evidências experimentais e preditas sobre interações entre as proteínas conhecidas, foi criada uma rede de interação proteína proteína (PPI, do inglês *protein protein interaction*), no caso de humanos conhecida como interatoma humano. A partir da definição da rede, é possível analisar métricas de topologia de redes que fornecem informações sobre a rede, seus nós, arestas e relacionamentos. De acordo com a hipótese da *Network Medicine*[117], as proteínas relacionadas à mesma via biológica, assim como relacionadas a uma doença/fenótipo, tendem a interagir e, portanto, estar próximas em uma rede de PPI. A essencialidade das proteínas para o interatoma humano foi definida com base no seu impacto na rede de interação.

Uma análise recente da rede de interação de 6.339 proteínas humanas e 34.813 interações identificou 21% das proteínas da rede como indispensáveis[118]. Assim, sabendo identificar proteínas de interesse na rede, é possível compreender mecanismos biológicos, importância de genes e co-ocorrência de vias associadas a um fenótipo. A identificação das proteínas pode ser feita selecionando, por exemplo, genes (representados na rede como proteínas) que carregam variantes que afetam um fenótipo ou variantes que afetam a expressão de um gene, ou ainda a diferença de expressão gênica, entre outros. Estudos de redes de coexpressão gênica, assim como de PPI, vêm sendo realizados tanto dentro de um diagnóstico específico[32,108,119-130] como integrando pacientes de diferentes transtornos psiquiátricos[110,116,131], com achados importantes para o conhecimento desses transtornos e suas relações.

A maioria destes estudos mostra que genes expressos no cérebro, principalmente durante o neurodesenvolvimento em vias relacionadas com neurogênese, conectividade sináptica, sistema imunológico e inflamatório, são importantes para a maioria dos transtornos psiquiátricos. Ferramentas como o NETBAG +[132] foram desenvolvidas para considerar várias linhas de dados mutacionais de doenças, como SNV *de novo*, CNV *de novo* e dados SNP de estudos do GWAS. Tais ferramentas realizaram a PPI baseada em rede e a análise integrativa para investigar a convergência de variações genéticas neuropsiquiátricas heterogêneas no nível funcional sistêmico[110]. De forma geral, os estudos de rede vêm colaborando para evidenciar a pleiotropia entre transtornos psiquiátricos.

CONSIDERAÇÕES FINAIS

A popularização de tecnologias de sequenciamento massivo do genoma e do exoma e o surgimento de consórcios internacionais de pesquisa, como o *Psychiatric Genomics Consortium* (PGC), permitiram a elucidação da composição genética de diversos transtornos. A hipótese mais aceita hoje é que SNP tenham um efeito individual pequeno, mas uma ação conjunta suficiente para contribuir para a etiologia de transtornos psiquiátricos; já SNV *de novo* desempenham um papel importante para os transtornos psiquiátricos e contribuem sobremaneira em casos esporádicos, principalmente em transtornos do neurodesenvolvimento[79,133].

Variações estruturais contribuem para o risco, pois, por si só, podem causar uma grande alteração fenotípica em nível molecular[134]. O papel das mutações herdadas raras também é importante, e variantes genéticas raras individuais devem ser interpretadas no contexto da tolerância do lócus ou gene específico para mutações, restrição evolutiva ou seletiva[135]. Variantes sinônimas são muito mais comuns e, portanto, geralmente são deixadas de lado, embora agora haja evidências de que a variação sinônima possa ter funções reguladoras de genes e contribuir para o risco de doença[26,136]. Além disso, sabe-se, cada vez mais, que variantes genéticas pontuais e estruturais (SNP, SNV, CNV) encontradas em regiões não codificadoras do genoma humano podem desempenhar um papel importante nas características e doenças humanas, considerando que, de fato, a maioria das variantes encontradas em GWAS é mapeada para regiões não codificantes, e há um número crescente de relatos de distúrbios mendelianos que são mapeados fora do genoma codificador da proteína[79].

Desde os primeiros estudos de análise de dados de genética molecular em larga escala, realizados com esquizofrenia e depois estendidos para TEA, TB, TDAH e TDM, ficou cada vez mais clara a complexidade da arquitetura genética, uma vez que uma grande parte do risco genético para cada um desses transtornos parece resultar de uma base de muitos SNP comuns com efeitos individuais pequenos e com contribuições adicionais das SNV e/ou CNV, mas também muitos indivíduos podem carregar unicamente variantes pontuais de pequeno efeito que interagem entre si, enquanto outros indivíduos podem carregar variantes pontuais mais raras e de grande impacto[137] (Figura 5).

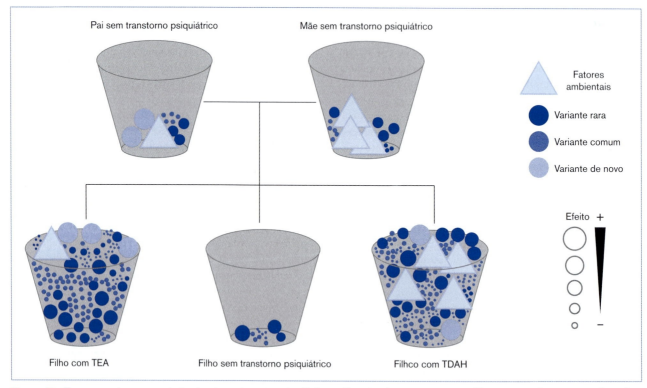

Figura 5 Esquema da composição dos transtornos psiquiátricos. Os círculos representam diferentes variantes genéticas (variante rara, variante comum e variante *de novo*), cada qual com diferentes efeitos (tamanho pequeno a grande). O triângulo representa os fatores ambientais, com tamanho de efeito às vezes desconhecido. Cada indivíduo apresenta combinações diferentes que pode ou não ultrapassar o limiar (transbordar o copo) necessário para desenvolver diferentes transtornos psiquiátricos. O esquema também representa o fato de ser muito mais comum observar agregação familial de transtornos psiquiátricos do que de um transtorno específico.

Também é possível concluir que, de forma geral, a pleiotropia é a regra para os transtornos psiquiátricos e que a maioria das mutações, seja ela estrutural ou pontual, ou a interação das duas, aumenta o risco para muitos transtornos psiquiátricos, podendo atuar por meio da interrupção de processos biológicos essenciais para o neurodesenvolvimento de forma ampla em vez de causar um único distúrbio clínico[138,139]. Variantes contribuem para traços comportamentais que segregam com uma ou mais doenças[140]. De acordo com Geschwind e Flint[137], são necessários estudos rigorosos a fim de definir fenótipos intermediários que representam componentes da neurobiologia dessas doenças e também para melhor desenvolver uma nosologia terapêutica.

Para aprofundamento

- Eichler EE. Genetic variation, comparative genomics, and the diagnosis of disease. N Engl J Med. 2019;381(1):64-74.
  ⇨ Revisão extensiva sobre a descoberta de variações genéticas patogênicas nos estudos genômicos em doenças.
- Gandal MJ, Haney JR, Parikshak NN, Leppa V, Ramaswami G, Hartl C, et al. Shared molecular neuropathology across major psychiatric disorders parallels polygenic overlap. Science. 2018;359(6376):693-7.
  ⇨ Metanálise realizada com estudos transcriptômicos de cinco principais transtornos psiquiátricos e comparação de casos e controles para identificar módulos genéticos coexpressos, na qual descobriram que alguns distúrbios psiquiátricos compartilham padrões globais de expressão gênica.
- Sullivan PF, Geschwind DH. Defining the genetic, genomic, cellular, and diagnostic architectures of psychiatric disorders. Cell. 2019;177(1):162-83.
  ⇨ Revisão sobre as descobertas relacionadas à arquitetura genética dos transtornos psiquiátricos e os desafios de usá-las para informar o entendimento de suas fisiopatologias.

REFERÊNCIAS BIBLIOGRÁFICAS

1. Parker MW, Botchan MR, Berger JM. Mechanisms and regulation of DNA replication initiation in eukaryotes. Crit Rev Biochem Mol Biol. 2017;52(2):107-44.
2. Veltman JA, Brunner HG. De novo mutations in human genetic disease. Nat Rev Genet. 2012;13(8):565-75.
3. Jouan L, Gauthier J, Dion PA, Rouleau GA. Rare variants in complex traits: novel identification strategies and the role of de novo mutations. Hum Hered. 2012;74(3-4):215-25.
4. Lander ES, Linton LM, Birren B, Nusbaum C, Zody MC, Baldwin J, et al. Initial sequencing and analysis of the human genome. Nature. 2001;409(6822):860-921.
5. Venter JC, Adams MD, Myers EW, Li PW, Mural RJ, Sutton GG, et al. The sequence of the human genome. Science. 2001;291(5507):1304-51.
6. Hinds DA, Stuve LL, Nilsen GB, Halperin E, Eskin E, Ballinger DG, et al. Whole-genome patterns of common DNA variation in three human populations. Science. 2005;307(5712):1072-9.
7. The International HapMap Consortium. A haplotype map of the human genome. Nature. 2005;437(7063):1299-320.
8. Frazer KA, Ballinger DG, Cox DR, Hinds DA, Stuve LL, Gibbs RA, et al. A second generation human haplotype map of over 3.1 million SNPs. Nature. 2007;449(7164):851-61.
9. Lehner B. Genotype to phenotype: lessons from model organisms for human genetics. Nat Rev Genet. 2013;14(3):168-78.
10. **Timpson NJ, Greenwood CMT, Soranzo N, Lawson DJ, Richards JB. Genetic architecture: the shape of the genetic contribution to human traits and disease. Nat Rev Genet. 2018;19(2):110-24.**
    ⇨ Artigo detalhado sobre os tipos de arquitetura genética, como pode ser medida e sua importância no estudo de doenças.
11. Manolio TA, Collins FS, Cox NJ, Goldstein DB, Hindorff LA, Hunter DJ, et al. Finding the missing heritability of complex diseases. Nature. 2009;461(7265):747-53.
12. Cirulli ET, Goldstein DB. Uncovering the roles of rare variants in common disease through whole-genome sequencing. Nat Rev Genet. 2010;11(6):415-25.
13. Li L, Li Y, Browning SR, Browning BL, Slater AJ, Kong X, et al. Performance of genotype imputation for rare variants identified in exons and flanking regions of genes. PLoS One. 2011;6(9):e24945. Disponível em: https://doi.org/10.1371/journal.pone.0024945.
14. Raychaudhuri S. Mapping rare and common causal alleles for complex human diseases. Cell. 2011;147(1):57-69.
15. Stankiewicz P, Lupski JR. Structural variation in the human genome and its role in disease. Annu Rev Med. 2010;61:437-55.
16. Gonzaga-Jauregui C, Lupski JR, Gibbs RA. Human genome sequencing in health and disease. Annu Rev Med. 2012;63:35-61.
17. Cooper GM, Shendure J. Needles in stacks of needles: finding disease-causal variants in a wealth of genomic data. Nat Rev Genet. 2011;12(9):628-40.
18. Campbell CD, Eichler EE. Properties and rates of germline mutations in humans. Trends Genet. 2013;29(10):575-84.
19. Pavlopoulos GA, Oulas A, Iacucci E, Sifrim A, Moreau Y, Schneider R, et al. Unraveling genomic variation from next generation sequencing data. BioData Min. 2013;6(1):13.
20. Carvalho CMB, Lupski JR. Mechanisms underlying structural variant formation in genomic disorders. Nat Rev Genet. 2016;17(4):224-38.
21. Eichler EE. Genetic variation, comparative genomics, and the diagnosis of disease. N Engl J Med. 2019;381(1):64-74.
22. Girirajan S, Campbell CD, Eichler EE. Human copy number variation and complex genetic disease. Annu Rev Genet. 2011;45:203-26.
23. Nishizaki SS, Boyle AP. Mining the unknown: assigning function to noncoding single nucleotide polymorphisms. Trends Genet. 2017;33(1):34-45.
24. Turner TN, Eichler EE. The role of de novo noncoding regulatory mutations in neurodevelopmental disorders. Trends Neurosci. 2019;42(2):115-27.
25. Angov E. Codon usage: Nature's roadmap to expression and folding of proteins. Biotechnol J. 2011;6(6):650-9.
26. Chamary JV, Parmley JL, Hurst LD. Hearing silence: non-neutral evolution at synonymous sites in mammals. Nat Rev Genet. 2006;7(2):98-108.
27. Adams DR, Sincan M, Fuentes Fajardo K, Mullikin JC, Pierson TM, Toro C, et al. Analysis of DNA sequence variants detected by high-throughput sequencing. Hum Mutat. 2012;33(4):599-608.
28. Kiezun A, Garimella K, Do R, Stitziel NO, Neale BM, McLaren RJ, et al. Exome sequencing and the genetic basis of complex traits. Nat Genet. 2012;44(6):623-30.
29. Dang VT, Kassahn KS, Marcos AE, Ragan MA. Identification of human haploinsufficient genes and their genomic proximity to segmental duplications. Eur J Hum Genet. 2008;16(11):1350-7.
30. Huang CRL, Schneider AM, Lu Y, Niranjan T, Shen P, Robinson MA, et al. Mobile interspersed repeats are major structural variants in the human genome. Cell. 2010;141(7):1171-82.
31. Berger AH, Knudson AG, Pandolfi PP. A continuum model for tumour suppression. Nature. 2011;476(7359):163-9.
32. Andrews T, Honti F, Pfundt R, Leeuw N de, Hehir-Kwa J, Silfhout AV, et al. The clustering of functionally related genes contributes to CNV-mediated disease. Genome Res. 2015;25(6):802-13.
33. Ji X, Kember RL, Brown CD, Bu M, Bucan M. Increased burden of deleterious variants in essential genes in autism spectrum disorder. Proc Natl Acad Sci U.S.A. 2016;113(52):15.

34. Karczewski KJ, Weisburd B, Thomas B, Solomonson M, Ruderfer DM, Kavanagh D, et al. The ExAC browser: displaying reference data information from over 60,000 exomes. Nucleic Acids Res. 2017;45(D1):D840-5.

35. Song W, Gardner SA, Hovhannisyan H, Natalizio A, Weymouth KS, Chen W, et al. Exploring the landscape of pathogenic genetic variation in the ExAC population database: Insights of relevance to variant classification. Genet Med. 2016;18(8):850-4.

36. Lek M, Karczewski KJ, Minikel EV, Samocha KE, Banks E, Fennell T, et al. Analysis of protein-coding genetic variation in 60,706 humans. Nature. 2016;536(7616):285-91.

37. Petrovski S, Wang Q, Heinzen EL, Allen AS, Goldstein DB. Genic intolerance to functional variation and the interpretation of personal genomes. PLoS Genet. 2013;9(8):e1003709. Disponível em: https://doi.org/10.1371/journal.pgen.1003709.

38. Sanders SJ, He X, Willsey AJ, Ercan-Sencicek AG, Samocha KE, Cicek AE, et al. Insights into autism spectrum disorder genomic architecture and biology from 71 risk loci. Neuron. 2015;87(6):1215-33.

39. Fadista J, Oskolkov N, Hansson O, Groop L. LoFtool: a gene intolerance score based on loss-of-function variants in 60 706 individuals. Bioinformatics. 2016;33:btv602.

40. Larsen E, Menashe I, Ziats MN, Pereanu W, Packer A, Banerjee-Basu S. A systematic variant annotation approach for ranking genes associated with autism spectrum disorders. Mol Autism. 2016;7(1):44.

41. Polderman TJC, Benyamin B, de Leeuw CA, Sullivan PF, van Bochoven A, Visscher PM, et al. Meta-analysis of the heritability of human traits based on fifty years of twin studies. Nat Genet. 2015;47(7):702-9.

42. Sullivan PF, Kendler KS, Neale MC. Schizophrenia as a complex trait: evidence from a meta-analysis of twin studies. Arch Gen Psychiatry. 2003;60(12):1187-92.

43. Ronald A, Hoekstra RA. Autism spectrum disorders and autistic traits: a decade of new twin studies. Am J Med Genet B Neuropsychiatr Genet. 2011;156B(3):255-74.

44. Sandin S, Lichtenstein P, Kuja-Halkola R, Hultman C, Larsson H, Reichenberg Al. The Heritability of Autism Spectrum Disorder. JAMA. 2017; 318(12):1182-4.

45. Sullivan PF, Daly MJ, O'Donovan M. Genetic architectures of psychiatric disorders: the emerging picture and its implications. Nat Rev Genet. 2012;13(8):537-51.

46. Faraone SV, Larsson H. Genetics of attention deficit hyperactivity disorder. Mol Psychiatry. 2019;24(4):562-75.

47. Sullivan PF, Neale MC, Kendler KS. Genetic epidemiology of major depression: review and meta-analysis. Am J Psychiatry. 2000;157(10):1552-62.

48. Sullivan PF, Daly MJ, Ripke S, Lewis CM, Lin DY, Wray NR, et al. A mega-analysis of genome-wide association studies for major depressive disorder. Mol Psychiatry. 2013;18(4):497-511.

49. Gandal MJ, Leppa V, Won H, Parikshak NN, Geschwind DH. The road to precision psychiatry: translating genetics into disease mechanisms. Nat Neurosci. 2016;19(11):1397-407.

50. Vinkhuyzen AAE, Wray NR, Yang J, Goddard ME, Visscher PM. Estimation and partition of heritability in human populations using whole-genome analysis methods. Annu Rev Genet. 2013;47(1):75-95.

51. Anttila V, Bulik-Sullivan B, Finucane HK, Walters RK, Bras J, Duncan L, et al. Analysis of shared heritability in common disorders of the brain. Science. 2018;360(6395):eaap8757.

52. Boycott KM, Vanstone MR, Bulman DE, MacKenzie AE. Rare-disease genetics in the era of next-generation sequencing: discovery to translation. Nat Rev Genet. 2013;14(10):681-91.

53. Gratten J, Wray NR, Keller MC, Visscher PM. Large-scale genomics unveils the genetic architecture of psychiatric disorders. Nat Neurosci. 2014;17(6):782-90.

54. Abrahams BS, Geschwind DH. Advances in autism genetics: on the threshold of a new neurobiology. Nat Rev Genet. 2008;9(5):341-55.

55. Glessner JT, Hakonarson H. Genome-wide association: from confounded to confident. Neuroscientist. 2011;17(2):174-84.

56. State MW, Levitt P. The conundrums of understanding genetic risks for autism spectrum disorders. Nat Neurosci. 2011;14(12):1499-506.

57. Schork NJ, Murray SS, Frazer KA, Topol EJ. Common vs. rare allele hypotheses for complex diseases. Curr Opin Genet Dev. 2009;19(3):212-9.

58. Ripke S, Neale BM, Corvin A, Walters JTR, Farh KH, Holmans PA, et al. Biological insights from 108 schizophrenia-associated genetic loci. Nature. 2014;511(7510):421-7.

59. Kieseppä T, Partonen T, Haukka J, Kaprio J, Lönnqvist J. High concordance of bipolar I disorder in a nationwide sample of twins. Am J Psychiatry. 2004;161(10):1814-21.

60. Lichtenstein P, Yip BH, Björk C, Pawitan Y, Cannon TD, Sullivan PF, et al. Common genetic determinants of schizophrenia and bipolar disorder in Swedish families: a population-based study. Lancet. 2009;373(9659): 234-9.

61. Merikangas KR, Jin R, He JP, Kessler RC, Lee S, Sampson NA, et al. Prevalence and correlates of bipolar spectrum disorder in the World Mental Health Survey Initiative. Arch Gen Psychiatry. 2011;68(3):241-51.

62. Grove J, Ripke S, Als T, Mattheisen M, Walters R, Won H, et al. Common risk variants identified in autism spectrum disorder. bioRxiv. 2017;224774.

63. Sullivan PF, Geschwind DH. Defining the genetic, genomic, cellular, and diagnostic architectures of psychiatric disorders. Cell. 2019;177(1):162-83.

64. Bulik-Sullivan B, Finucane HK, Anttila V, Gusev A, Day FR, Loh PR, et al. An atlas of genetic correlations across human diseases and traits. Nat Genet. 2005;47(11):1236-41.

65. Visscher PM, Wray NR, Zhang Q, Sklar P, McCarthy MI, Brown MA, et al. 10 years of GWAS discovery: biology, function, and translation. Am J Hum Genet. 2017;101(1):5-22.

66. **Smeland OB, Frei O, Fan C-C, Shadrin A, Dale AM, Andreassen OA. The emerging pattern of shared polygenic architecture of psychiatric disorders, conceptual and methodological challenges. Psychiatr Genet. 2019;29(5):152-9.**
   ⇨ **Revisão sobre os fatores poligênicos na arquitetura genética de transtornos psiquiátricos.**

67. Wray NR, Goddard ME, Visscher PM. Prediction of individual genetic risk to disease from genome-wide association studies. Genome Res. 2007;17(10):1520-8.

68. Maher BS. Polygenic scores in epidemiology: risk prediction, etiology, and clinical utility. Curr Epidemiol Reports. 2015;2(4):239-44.

69. Purcell S, Neale B, Todd-Brown K, Thomas L, Ferreira MAR, Bender D, et al. PLINK: a tool set for whole-genome association and population-based linkage analyses. Am J Hum Genet. 2007;81(3):559-75.

70. Chang CC, Chow CC, Tellier LCAM, Vattikuti S, Purcell SM, Lee JJ. Second-generation PLINK: rising to the challenge of larger and richer datasets. Gigascience. 2015;4(1):7.

71. Euesden J, Lewis CM, O'Reilly PF. PRSice: Polygenic Risk Score software. Bioinformatics. 2015;31(9):1466-8.

72. State MW. The genetics of child psychiatric disorders: focus on autism and Tourette syndrome. Neuron. 2010;68(2):254-69.

73. Ku C-S, Cooper DN, Polychronakos C, Naidoo N, Wu M, Soong R. Exome sequencing: dual role as a discovery and diagnostic tool. Ann Neurol. 2012;71(1):5-14.

74. Malhotra D, Sebat J. CNVs: harbingers of a rare variant revolution in psychiatric genetics. Cell. 2012;148(6):1223-41.

75. Alkan C, Coe BP, Eichler EE. Genome structural variation discovery and genotyping. Nat Rev Genet. 2011;12(5):363-76.

76. Redon R, Ishikawa S, Fitch KR, Feuk L, Perry GH, Andrews TD, et al. Global variation in copy number in the human genome. Nature. 2006;444(7118):444-54.

77. Rodriguez-Revenga L, Mila M, Rosenberg C, Lamb A, Lee C. Structural variation in the human genome: the impact of copy number variants on clinical diagnosis. Genet Med. 2007;9(9):600-6.

78. Ionita-Laza I, Rogers AJ, Lange C, Raby BA, Lee C. Genetic association analysis of copy-number variation (CNV) in human disease pathogenesis. Genomics. 2009;93(1):22-6.

79. **Wilfert AB, Sulovari A, Turner TN, Coe BP, Eichler EE. Recurrent de novo mutations in neurodevelopmental disorders: properties and clinical implications. Genome Med. 2017;9(1):101.**
   ⇨ **Revisão destacando vários achados importantes com base na descoberta de mutações de novo recorrentes, sejam elas estruturais ou pontuais.**

80. Conrad DF, Pinto D, Redon R, Feuk L, Gokcumen O, Zhang Y, et al. Origins and functional impact of copy number variation in the human genome. Nature. 2010;464(7289):704-12.

81. Lee C, Scherer SW. The clinical context of copy number variation in the human genome. Expert Rev Mol Med. 2010;12:e8. Disponível em: https://doi.org/10.1017/s1462399410001390.

82. Sebat J, Lakshmi B, Malhotra D, Troge J, Lese-Martin C, Walsh T, et al. Strong association of de novo copy number mutations with autism. Science. 2007;316(5823):445-9.

83. Williams NM, Zaharieva I, Martin A, Langley K, Mantripragada K, Fossdal R, et al. Rare chromosomal deletions and duplications in attention-deficit hyperactivity disorder: a genome-wide analysis. Lancet. 2010;376(9750):1401-8.

84. Malhotra D, McCarthy S, Michaelson JJ, Vacic V, Burdick KE, Yoon S, et al. High frequencies of de novo cnvs in bipolar disorder and schizophrenia. Neuron. 2011;72(6):951-63.

85. Kirov G, Pocklington AJ, Holmans P, Ivanov D, Ikeda M, Ruderfer D, et al. De novo CNV analysis implicates specific abnormalities of postsynaptic signalling complexes in the pathogenesis of schizophrenia. Mol Psychiatry. 2012;17(2):142-53.

86. Bailey JA. Recent segmental duplications in the human genome. Science. 2002;297(5583):1003-7.

87. Turner DJ, Miretti M, Rajan D, Fiegler H, Carter NP, Blayney ML, et al. Germline rates of de novo meiotic deletions and duplications causing several genomic disorders. Nat Genet. 2008;40(1):90-5.

88. Krumm N, Turner TN, Baker C, Vives L, Mohajeri K, Witherspoon K, et al. Excess of rare, inherited truncating mutations in autism. Nat Genet. 2015;47(6):582-8.

89. Duyzend MH, Nuttle X, Coe BP, Baker C, Nickerson DA, Bernier R, et al. Maternal modifiers and parent-of-origin bias of the autism-associated 16p11.2 CNV. Am J Hum Genet. 2016;98(1):45-57.

90. Stefansson H, Rujescu D, Cichon S, Pietiläinen OPH, Ingason A, Steinberg S, et al. Large recurrent microdeletions associated with schizophrenia. Nature. 2008;455(7210):232-6.

91. Stefansson H, Meyer-Lindenberg A, Steinberg S, Magnusdottir B, Morgen K, Arnarsdottir S, et al. CNVs conferring risk of autism or schizophrenia affect cognition in controls. Nature. 2014;505(7483):361-6.

92. Sanders SJ, Ercan-Sencicek AG, Hus V, Luo R, Murtha MT, Moreno-De-Luca D, et al. Multiple recurrent de novo CNVs, including duplications of the 7q11.23 Williams syndrome region, are strongly associated with autism. Neuron. 2011;70(5):863-85.

93. Tansey KE, Rees E, Linden DE, Ripke S, Chambert KD, Moran JL, et al. Common alleles contribute to schizophrenia in CNV carriers. Mol Psychiatry. 2016;21(8):1085-9.

94. Iossifov I, O'Roak BJ, Sanders SJ, Ronemus M, Krumm N, Levy D, et al. The contribution of de novo coding mutations to autism spectrum disorder. Nature. 2014;515(7526):216-21.

95. Allen AS, Berkovic SF, Cossette P, Delanty N, Dlugos D, Eichler EE, et al. De novo mutations in epileptic encephalopathies. Nature. 2013;501(7466):217-21.

96. Lelieveld SH, Reijnders MRF, Pfundt R, Yntema HG, Kamsteeg EJ, De Vries P, et al. Meta-analysis of 2,104 trios provides support for 10 new genes for intellectual disability. Nat Neurosci. 2016;19(9):1194-6.

97. Fromer M, Pocklington AJ, Kavanagh DH, Williams HJ, Dwyer S, Gormley P, et al. De novo mutations in schizophrenia implicate synaptic networks. Nature. 2014;506(7487):179-84.

98. Buja A, Volfovsky N, Krieger AM, Lord C, Lash AE, Wigler M, et al. Damaging de novo mutations diminish motor skills in children on the autism spectrum. Proc Natl Acad Sci U S A. 2018;115(8):E1859-66.

99. Ambalavanan A, Girard SL, Ahn K, Zhou S, Dionne-Laporte A, Spiegelman D, et al. De novo variants in sporadic cases of childhood onset schizophrenia. Eur J Hum Genet. 2016;24(6):944-8.

100. Rovelet-Lecrux A, Charbonnier C, Wallon D, Nicolas G, Seaman MNJ, Pottier C, et al. De novo deleterious genetic variations target a biological network centered on Aβ peptide in early-onset Alzheimer disease. Mol Psychiatry. 2015;20(9):1046-56.

101. Guo JF, Zhang L, Li K, Mei JP, Xue J, Chen J, et al. Coding mutations in NUS1 contribute to Parkinson's disease. Proc Natl Acad Sci U.S.A. 2018;115(45):11567-72.

102. Stessman HAF, Turner TN, Eichler EE. Molecular subtyping and improved treatment of neurodevelopmental disease. Genome Med. 2016;8(1):22.

103. Genovese G, Fromer M, Stahl EA, Ruderfer DM, Chambert K, Landén M, et al. Increased burden of ultra-rare protein-altering variants among 4,877 individuals with schizophrenia. Nat Neurosci. 2016;19(11):1433-41.

104. Singh T, Walters JTR, Johnstone M, Curtis D, Suvisaari J, Torniainen M, et al. The contribution of rare variants to risk of schizophrenia in individuals with and without intellectual disability. Nat Genet. 2017;49(8):1167-73.

105. Weiner DJ, Wigdor EM, Ripke S, Walters RK, Kosmicki JA, Grove J, et al. Polygenic transmission disequilibrium confirms that common and rare variation act additively to create risk for autism spectrum disorders. Nat Genet. 2017;49(7):978-85.

106. Satterstrom FK, Kosmicki J, Wang J, Breen M, De Rubeis S, An J-Y, et al. Large-scale exome sequencing study implicates both developmental and functional changes in the neurobiology of autism. Cell. 2020;180(3):568-84.

107. O'Roak BJ, Deriziotis P, Lee C, Vives L, Schwartz JJ, Girirajan S, et al. Exome sequencing in sporadic autism spectrum disorders identifies severe de novo mutations. Nat Genet. 2011;43(6):585-9.

108. Krumm N, O'Roak BJ, Shendure J, Eichler EE. A de novo convergence of autism genetics and molecular neuroscience. Trends Neurosci. 2013;37(2):1-11.

109. Vorstman JAS, Parr JR, Moreno-De-Luca D, Anney RJL, Nurnberger Jr. JI, Hallmayer JF. Autism genetics: opportunities and challenges for clinical translation. Nat Rev Genet. 2017;18(6):362-76.

110. Wang W, Corominas R, Lin GN. De novo mutations from whole exome sequencing in neurodevelopmental and psychiatric disorders: from discovery to application. Front Genet. 2019;10:258. Disponível em: https://doi.org/10.3389/fgene.2019.00258.

111. He X, Sanders SJ, Liu L, De Rubeis S, Lim ET, Sutcliffe JS, et al. Integrated model of de novo and inherited genetic variants yields greater power to identify risk genes. PLoS Genet. 2013;9(8):e1003671. Disponível em: https://doi.org/10.1371/journal.pgen.1003671.

112. Alonso-Gonzalez A, Rodriguez-Fontenla C, Carracedo A. De novo mutations (DNMs) in autism spectrum disorder (ASD): pathway and network analysis. Front Genet. 2018;9:406.

113. Takata A, Xu B, Ionita-Laza I, Roos JL, Gogos JA, Karayiorgou M. Loss-of-function variants in schizophrenia risk and SETD1A as a candidate susceptibility gene. Neuron. 2014;82(4):773-80.

114. Nguyen HT, Bryois J, Kim A, Dobbyn A, Huckins LM, Munoz-Manchado AB, et al. Integrated Bayesian analysis of rare exonic variants to identify risk genes for schizophrenia and neurodevelopmental disorders. Genome Med. 2017;9(1):114.

115. Ganna A, Satterstrom FK, Zekavat SM, Das I, Kurki MI, Churchhouse C, et al. Quantifying the impact of rare and ultra-rare coding variation across the phenotypic spectrum. Am J Hum Genet. 2018;102(6):1204-11.

116. **Shohat S, Ben-David E, Shifman S. Varying intolerance of gene pathways to mutational classes explain genetic convergence across neuropsychiatric disorders. Cell Rep. 2017;6736(13):1-2.**
⇨ Artigo importante sobre a convergência entre distúrbios neuropsiquiátricos em vias comuns vulneráveis a variações genéticas, nos quais a atividade espaço-temporal dos genes contribui para fenótipos específicos.

117. Barabási A-L, Gulbahce N, Loscalzo J. Network medicine: a network-based approach to human disease. Nat Rev Genet. 2011;12(1):56-68.
⇨ Principal artigo sobre o estudo da teoria de redes em medicina, mostrando como as doenças estão conectadas por meio de redes moleculares.

118. Vinayagam A, Gibson TE, Lee HJ, Yilmazel B, Roesel C, Hu Y, et al. Controllability analysis of the directed human protein interaction network identifies disease genes and drug targets. Proc Natl Acad Sci U.S.A. 2016;113(18):4976-81.

119. Park J, Lee D-S, Christakis NA, Barabási A-L. The impact of cellular networks on disease comorbidity. Mol Syst Biol. 2009;5(262):262.

120. Akula N, Baranova A, Seto D, Solka J, Nalls MA, Singleton A, et al. A network-based approach to prioritize results from genome-wide association studies. PLoS One. 2011;6(9). Disponível em: https://doi.org/10.1371/journal.pone.0024220.

121. Jia P, Zhao Z. Searching joint association signals in CATIE schizophrenia genome-wide association studies through a refined integrative network approach. BMC Genomics. 2012;13(Suppl 6):S15.054-9.

122. Murray CJL, Vos T, Lozano R, Naghavi M, Flaxman AD, Michaud C, et al. Disability-adjusted life years (DALYs) for 291 diseases and injuries in 21 regions, 1990-2010: a systematic analysis for the Global Burden of Disease Study 2010. Lancet. 2012;380(9859):2197-223.

123. Hormozdiari F, Penn O, Borenstein E, Eichler EE. The discovery of integrated gene networks for autism and related disorders. Genome Res. 2015;25(1):142-54.

124. Bergholdt R, Størling ZM, Lage K, Karlberg EO, Ólason PÍ, Aalund M, et al. Integrative analysis for finding genes and networks involved in diabetes and other complex diseases. Genome Biol. 2007;8(11):R253.

125. Lage K, Hansena NT, Karlberg EO, Eklund AC, Roque FS, Donahoe PK, et al. A large-scale analysis of tissue-specific pathology and gene expression of human disease genes and complexes. Proc Natl Acad Sci U.S.A. 2008;105(52):20870-5.

126. Neale BM, Kou Y, Liu L, Ma'ayan A, Samocha KE, Sabo A, et al. Patterns and rates of exonic de novo mutations in autism spectrum disorders. Nature. 2012;485(7397):242-5.

127. O'Roak BJ, Vives L, Girirajan S, Karakoc E, Krumm N, Coe BP, et al. Sporadic autism exomes reveal a highly interconnected protein network of de novo mutations. Nature. 2012;485(7397):246-50.

128. Gulsuner S, Walsh T, Watts AC, Lee MK, Thornton AM, Casadei S, et al. XSpatial and temporal mapping of de novo mutations in schizophrenia to a fetal prefrontal cortical network. Cell. 2013;154(3):518-29.

129. Hamdan FF, Srour M, Capo-Chichi J-M, Daoud H, Nassif C, Patry L, et al. De novo mutations in moderate or severe intellectual disability. PLoS Genet. 2014; 10(10):e1004772. Disponível em: https://doi.org/10.1371/journal.pgen.1004772.

130. Pinto D, Delaby E, Merico D, Barbosa M, Merikangas A, Klei L, et al. Convergence of genes and cellular pathways dysregulated in autism spectrum disorders. Am J Hum Genet. 2014;94(5):677-94.

131. Gandal MJ, Haney JR, Parikshak NN, Leppa V, Ramaswami G, Hartl C, et al. Shared molecular neuropathology across major psychiatric disorders parallels polygenic overlap. Science. 2018;359(6376):693-7.

132. Gilman SR, Chang J, Xu B, Bawa TS, Gogos JA, Karayiorgou M, et al. Diverse types of genetic variation converge on functional gene networks involved in schizophrenia. Nat Neurosci. 2012;15(12):1723-8.

133. Ronemus M, Iossifov I, Levy D, Wigler M. The role of de novo mutations in the genetics of autism spectrum disorders. Nat Rev Genet. 2014;15(2):133-41.

134. Smoller JW, Andreassen OA, Edenberg HJ, Faraone SV, Glatt SJ, Kendler KS. Psychiatric genetics and the structure of psychopathology. Mol Psychiatry. 2019;24(3):409-20.

135. Samocha KE, Robinson EB, Sanders SJ, Stevens C, Sabo A, McGrath LM, et al. A framework for the interpretation of de novo mutation in human disease. Nat Genet. 2014;46(9):944-50.

136. Sauna ZE, Kimchi-Sarfaty C. Understanding the contribution of synonymous mutations to human disease. Nat Rev Genet. 2011;12(10):683-91.

137. Geschwind DH, Flint J. Genetics and genomics of psychiatric disease. Science. 2015;349(6255):1489-94.

138. Stranger BE, Forrest MS, Dunning M, Ingle CE, Beazlsy C, Thorne N, et al. Relative impact of nucleotide and copy number variation on gene phenotypes. Science. 2007;315(5813):848-53.

139. Bergen SE, Ploner A, Howrigan D, O'Donovan MC, Smoller JW, Sullivan PF, et al. Joint contributions of rare copy number variants and common SNPs to risk for schizophrenia. Am J Psychiatry. 2019;176(1):29-35.

140. Serretti A, Fabbri C. Shared genetics among major psychiatric disorders. Lancet. 2013;381(9875):1339-41.

141. Bartha I, Di Iulio J, Venter JC, Telenti A. Human gene essentiality. Nat Rev Genet. 2018;19(1):51-62.

142. Gaugler T, Klei L, Sanders SJ, Bodea CA, Goldberg AP, Lee AB, et al. Most genetic risk for autism resides with common variation. Nat Genet. 2014;46:881-5.

143. Gerdes S, Edwards R, Kubal M, Fonstein M, Stevens R, Osterman A. Essential genes on metabolic maps. Curr Opin Biotechnol. 2006;17(5):448-56.

144. Goh K, Cusick ME, Valle D, Childs B, Vidal M, Barabási A-L. The human disease network. Proc Natl Acad Sci U.S.A. 2007;104(21):8685-90.

145. Heinzen EL, Neale BM, Traynelis SF, Allen AS, Goldstein DB. The genetics of neuropsychiatric diseases: looking in and beyond the exome. Annu Rev Neurosci. 2014;38(1):150403170110009.

146. Lagerwerf S, Vrouwe MG, Overmeer RM, Fousteri MI, Mullenders LHF. DNA damage response and transcription. DNA Repair. 2011;10(7):743-50.

147. MacArthur DG, Manolio TA, Dimmock DP, Rehm HL, Shendure J, Abecasis GR, et al. Guidelines for investigating causality of sequence variants in human disease. Nature. 2014;508(7497):469-76.

148. McRae JF, Clayton S, Fitzgerald TW, Kaplanis J, Prigmore E, Rajan D, et al. Prevalence and architecture of de novo mutations in developmental disorders. Nature. 2017;542(7642):433-8.

149. Pardiñas AF, Holmans P, Pocklington AJ, Escott-Price V, Ripke S, Carrera N, et al. Common schizophrenia alleles are enriched in mutation-intolerant genes and in regions under strong background selection. Nat Genet. 2018;50(3):381-9.

6
Epigenética e transcriptoma

Ana Carolina Tahira
Mariana Maschietto
Helena Brentani

Sumário

Introdução
Mecanismos e fatores epigenéticos
    Metilação de DNA
    Histonas
    RNA não codificantes
Epigenética ao longo da vida
Epigenética e regulação gênica no neurodesenvolvimento
Evidências epidemiológicas e fatores estressores associados com aumento de risco para o desenvolvimento de doenças psiquiátricas
Fatores ligados à presença dos cromossomos sexuais são modificadores de risco para o desenvolvimento de doenças psiquiátricas
Evidências do papel dos mecanismos epigenéticos no desenvolvimento de doenças psiquiátricas
Regulação da expressão gênica em doenças psiquiátricas
Considerações finais
Para aprofundamento
Referências bibliográficas

Pontos-chave

- Padrões epigenéticos são gerados durante a diferenciação celular por um processo altamente programado e organizado.
- O epigenoma é dinâmico e sensível ao ambiente, especialmente durante os períodos críticos da gestação e início da vida
- Fatores externos como o estresse modulam o epigenoma e podem apresentar aumento de risco para transtornos psiquiátricos.
- O epigenoma modula a expressão gênica, especificando o tipo e a função celular.
- Compreender as bases epigenéticas dos transtornos psiquiátricos pode apontar novos alvos para a adequação de tratamento dos pacientes.

INTRODUÇÃO

O término da primeira fase do sequenciamento do genoma humano revelou a existência de cerca de 20 mil genes, uma quantidade não muito divergente de organismos menos complexos. Entre 1,5 e 2% dos nucleotídeos são traduzidos para proteína sendo que o restante dos 3,2 bilhões de bases parecem ter um papel relacionado com a regulação do genoma. Consequentemente, surgiram iniciativas com o objetivo de identificar os elementos funcionais representados no genoma humano, sendo uma delas denominada ENCODE (*Encyclopedia of DNA Elements*). Dentro desta existe a *PsychENCODE*[1], que visa caracterizar elementos regulatórios do genoma dentro da área da psiquiatria. A expressão desses elementos é regulada durante períodos específicos do desenvolvimento e nas células diferenciadas, de forma diferente entre tipos celulares e tecidos, e entre sexos. Esses mecanismos regulatórios que modulam a expressão gênica são conhecidos por mecanismos epigenéticos.

Os padrões epigenéticos são gerados durante a diferenciação celular por um processo altamente programado e organizado. O epigenoma é dinâmico e sensível ao ambiente, especialmente durante os períodos críticos da gestação e do início da vida[2], resultando em um forte impacto em longo prazo sobre o desenvolvimento e amadurecimento do cérebro. O impacto dos mecanismos epigenéticos torna-se evidente quando lembramos que todas as células de um indivíduo compartilham o mesmo DNA, embora apresentem propriedades morfológicas, fisiológicas e moleculares totalmente diferentes. Os mecanismos epigenéticos modulam a expressão gênica sem modificar as bases de DNA. A importância dos fatores epigenéticos para a manifestação e diversidade fenotípica vem sendo evidenciada em diversos organismos, desde fungos a humanos. Os mecanismos epigenéticos mantêm o estado celular (herdável) controlando a expressão gênica[3].

Uma vez que o neurodesenvolvimento é uma ação coordenada entre fatores genéticos e ambientais, mediados por mecanismos epigenéticos, mudanças epigenéticas aberrantes podem perturbar a diferenciação e função das células, resultando em um fenótipo indesejado aumentando o risco, como por exemplo, da manifestação de um transtorno psiquiátrico.

MECANISMOS E FATORES EPIGENÉTICOS

A epigenética se refere à capacidade de células e organismos de alterar fenótipos sem alterações na sequência do DNA, efetuada por genes com funções relacionadas à estrutura da cromatina como enzimas e proteínas modificadoras da cromatina (CMPs)[4]. A cromatina se refere ao complexo de DNA e histonas que formam a arquitetura estrutural dos cromossomos. Mecanismos epigenéticos da regulação gênica que serão discutidos incluem: (a) remodelamento de cromatina por modificação covalente de histona ou ligação de proteínas, (b) metilação de citosinas no DNA e (c) RNA não codificantes. Essas modificações são determinadas inicialmente durante a embriogênese e então remodeladas durante o desenvolvimento que define a especificação dos órgãos e a diferenciação das células. Após o término da diferenciação, o epigenoma é mantido para sustentar a identidade e a função celular.

Metilação de DNA

A metilação do DNA consiste em uma modificação química covalente referente à adição de um radical metil (-CH3) predominantemente no carbono da posição 5 do anel da citosina, que por sua vez é seguida por uma base guanina, o qual é conhecido como dinucleotídeo ou sítio CpG. O padrão de metilação do DNA é mantido ao longo do genoma principalmente por três enzimas da família das DNA metiltransferases (DNMTs), DNMT1, DNMT3A e DNMT3B[5] enquanto a desmetilação é mediada por enzimas da família TET[6]. A metilação do DNA pode ocorrer em regiões densas em CpG (ilhas CpG), encontradas mais frequentemente na região promotora dos genes. Estima-se que 60% dos genes humanos apresentem ilhas CpG em seus promotores, que normalmente estão desmetiladas e, quando são metiladas estão associadas ao silenciamento gênico. Nas células somáticas, a metilcitosina representa 1% do total de bases e aparece em 70-80% de todos os dinucleotídeos de CpG no genoma[7]. Em estados fisiológicos sinaliza para o *imprinting* genômico, no qual apenas um alelo de um gene é expresso (materno ou paterno) e inativação do cromossomo X.

Histonas

As histonas são proteínas alcalinas que empacotam o DNA em unidades estruturais conhecidas por nucleossomos. São cinco famílias de histonas com diversos membros: H1/5 (*linkers*), H2A, H2B, H3 e H4 (*cores*). Diversas modificações na cauda das histonas e das proteínas que as controlam representam componentes críticos do sistema regulador da cromatina. As enzimas modificadoras de histona são agrupadas em: (1) histonas desacetilases (HDACs) e histona acetiltransferases, que controlam a acetilação da lisina; (2) metil-transferases e desmetilases, que regulam a metilação da lisina; (3) argininas metiltransferases, que facilitam a metilação da arginina; e (4) várias quinases e fosfatases. Modificações adicionais de histonas incluem a citrulinação, a SUMOilação, a ribosilação de ADP, a desaminação e a crotonilação. O código de histonas no DNA define a regulação dinâmica da expressão gênica e estas marcas ocorrem na ligação de resíduo químico nos aminoácidos positivamente carregados como a lisina (K). As marcas de a trimetilação da lisina 4 na histona 3 (H3K4me3) é mais encontrada em genes ativamente expressos na região promotora, já a monometilação (H3K4me1) juntamente com acetilação da K27 (H3K27Ac) são encontradas em regiões de *enhancers* ativas. Já a trimetilação da K27 (H3K27me3) é uma marca repressora encontrada na região promotora de genes e está mais ligada à repressão gênica, juntamente com a H3K9me3. No *locus* gênico, durante a transcrição do gene, são encontradas diversas marcas de H3K36me3[8].

RNA não codificantes

Os RNA não codificantes são transcritos que não codificam para proteína e são divididos em duas grandes classes, de acordo com o tamanho do transcrito: RNA não codificantes longos (lncRNA) e curtos (< 200 nucleotídeos – nt). Os microRNA ou miRNA são RNA curtos de 17-22 nt, originados pela transcrição da RNA polimerase III, formando pri-miRNA, que é clivado pela enzima DROSHA e exportado do núcleo para o citoplasma (pre-miRNA). No citoplasma, o pre-miRNA é processado pela enzima DICER formando um transcrito dupla-fita de ~22nt, o qual irá regular a expressão de transcritos através do complexo de silenciamento RISC, juntamente com a enzima argonauta2. Essa regulação é mediada pelo pareamento de sequências sementes (8 nt) entre as bases do microRNA e o mRNA. No geral, o pareamento perfeito induz a degradação do mRNA pela clivagem do 5'CAP e/ou da poli-adenilação na ponta 3' do transcrito, já o pareamento imperfeito induz a repressão da tradução[9]. Outros RNA curtos incluem *small interfering* RNA (siRNA), *Piwi-interacting* RNA (piRNA*), small nucleolar* RNA (snoRNA) e outros. Já os lncRNA são conhecidos por se ligarem às proteínas modeladoras de cromatina como o complexo *polycomb* (PCR2). A PCR2 possui várias subunidades como EZH2, SUZ12, EED, RBBP4 e AEBP2. O complexo é responsável pela deposição da marca H3K27me3, relacionada à repressão da expressão gênica. A ligação do lncRNA com proteínas modeladoras de cromatina ocorre por meio da formação da estrutura secundária do RNA e as bases, na parte externa da ligação fazem interação com o DNA, direcionam o complexo para um local específico, além de haver evidências de interação com DNMT[10]. Estima-se que existam mais de 270 mil lncRNA, quantitativamente, são até dez vezes menos abundantes do que os mRNA. Cerca de 78% dos lncRNA são tecido (comparados com ~19% dos mRNA) e estágio de desenvolvimento específicos. *XIST* é um lncRNA de 17kb com função de inativação do cromossomo X, para o balanço da dosagem gênica entre os sexos. Essa inativação ocorre pela interação de *XIST* com PCR2 que resulta na aquisição de modificações repressivas da cromatina e exclusão da RNA polimerase II, removendo as marcas de ativação de histonas e promovendo a metilação do DNA. Outros mecanismos ligados aos lncRNA podem afetar o *splicing* de isoformas de mRNA, ligando-se aos fatores de *splicing* e/ou mascarando o sítio canônico de *splicing*. Ainda há o mecanismo de competição de ligação de miRNA, lncRNA que se assemelham com a mRNA e competem pelos miRNA, regulando de forma indireta a expressão de mRNA[11].

EPIGENÉTICA AO LONGO DA VIDA

Como consequência de sua plasticidade, o epigenoma é suscetível à desregulação ao longo da vida, sendo que durante a embriogênese, que é um período de intenso remodelamento epigenético devido à rápida divisão e diferenciação celular, o epigenoma está mais vulnerável[12]. Os padrões de metilação de DNA, são apagados e restabelecidos no início do desenvolvimento de mamíferos: após a fertilização, o DNA do embrião passa por uma desmetilação global excluindo os genes imprintados (estes mantêm o perfil de metilação de sua origem parental) e retrotransposons[13]. Essa desmetilação global é necessária para estabelecimento de uma célula totipotente e para evitar o acúmulo de epimutações, que são caracterizadas pelas modificações na cromatina herdadas entre uma geração e outra ou através da mitose celular afetando a atividade do gene[14]. A partir do dia 5 após fertilização e antes da implantação na parede uterina, que ocorre no dia 7 após fertilização, no estágio de blastocisto, os padrões de metilação são restabelecidos pelas DNMT3a e DNMT3b e o cofator DNMT3L, que depois serão mantidos pela DNMT1[12]. Desta forma, alterações na manutenção do *imprinting* e reprogramação epigenética em estágios iniciais da embriogênese podem resultar em diversas patologias. Padrões epigenéticos têm um papel fundamental na diferenciação do ectoderma, mesoderma e endoderma e caracterização dos tecidos e organogênese. Diversos fatores ambientais afetam as marcas epigenéticas, incluindo dieta, drogas (prescritas ou ilegais), poluentes ambientais, infecções virais, entre outras[14]. Assim durante o período do desenvolvimento fetal, dependendo do estágio e localização, podemos ter diferentes alterações.

A exposição aos fatores ambientais pode promover um acúmulo de modificações epigenéticas, que dependendo do período do desenvolvimento, afetam a formação estrutural e funcional do cérebro. Por exemplo, modificações no período inicial da gestação podem acarretar alterações transcricionais na neurodiferenciação, enquanto para períodos pré-natais tardios ou pós-natal a sinaptogênese pode ser mais afetada[14]. Alterações do epigenoma de neurônios e/ou outras células do sistema nervoso central por agentes tóxicos foram associadas com metais pesados (por exemplo, arsênio, chumbo e manganês), benzeno, tolueno, etilbenzeno, xilenos, hidrocarbonetos aromáticos policíclicos e desreguladores endocrinos químicos (EDC), como o bisfenol A (BPA), além de infecções virais[16].

Durante o início do desenvolvimento fetal um grupo de células migra para onde serão desenvolvidas as gônadas. O *imprinting* genômico é estabelecido nas células germinativas progenitoras após a desmetilação global que afeta genes imprintados e não imprintados. A metilação ocorre de maneira sexo-específica durante a gametogênese no genoma haplóide do esperma ou do oócito[15]. Na linhagem germinativa feminina, o *imprinting* é estabelecido durante o desenvolvimento do oócito mas são apagadas nas células germinativas primordiais da geração seguinte. Na linhagem germinativa masculina, o *imprinting* genômico é estabelecido no período perinatal e mantido ao longo das divisões mitóticas das espermatogônias[15]. Desta forma fatores ambientais que podem afetar marcas epigenéticas das gônadas em desenvolvimento podem impactar de forma diferente meninos e meninas. Além disso, podem gerar efeitos na geração seguinte, ou seja, nos filhos dos indivíduos agora em desenvolvimento.

A programação epigenética durante a gestação exerce efeitos fundamentais na programação fetal, mas também comportamental da mãe durante e após a gestação assim como no comportamento do recém-nascido através da programação epigenética do sistema do eixo hipotálamo-hipófise-adrenal (HPA) e sistema ocitocina/vasopressina[17]. Essa programação também está associada com a interação mãe-bebê e maternagem após o parto.

Após o nascimento, nos primeiros anos de vida mecanismos epigenéticos também também interferem no desenvolvimento do indivíduo dentro do contexto do ambiente em que ele está inserido. Neste contexto, adversidades (como estresses) durante períodos iniciais do desenvolvimento podem desencadear vulnerabilidades na vida adulta. Experimentos em ratos mostraram que filhotes que tinham maiores cuidados maternos tiveram melhores desempenho em tarefas cognitivas e eram menos sensíveis a estressores quando comparados às ninhadas com poucos cuidados maternos. Isto estava associado às mudanças epigenéticas no cérebro de genes relacionados ao receptor de glicocorticoide (GR). Para avaliar se a modulação epigenética em questão não estava relacionada ao ambiente intrauterino foi feito um experimento cruzado no qual a ninhada nascida de ratas "muito lambedoras" e "pouco lambedoras", característica associada a maternagem, foram trocadas logo após o parto, comprovando os resultados. Estes achados foram estendidos para humanos em estudo que mostrou alterações cerebrais similares de modulação de *GR* comparando adultos que se suicidaram e sofreram ou não abuso durante a infância. Assim diversos estudos têm mostrado exposição a efeitos adversos na infância e alterações de metilação de genes do eixo hipotálamo-pituitária-adrenal que podem trazer consequências ao longo da vida, e maior susceptibilidade para transtornos psiquiátricos[17].

Diversas alterações epigenéticas parecem ser decorrentes de exposição a eventos ou fatores estressores e o acúmulo ou somatória desta exposição durante a vida está positivamente correlacionado com a aceleração da idade epigenética, que difere da idade cronológica do indivíduo[18] evidenciando que mecanismos epigenéticos plásticos são importantes ao longo da vida e não só nas fases iniciais do desenvolvimento. Além das alterações epigenéticas decorrentes da exposição ao estresse ao longo da vida também é importante considerar que no cérebro de adultos, a divisão celular só ocorre em áreas específicas, e este processo de divisão/diferenciação celular é moldado por mecanismos epigenéticos naturalmente alterados pelo envelhecimento, e por si só contribuindo para possíveis déficits cognitivos e comportamentais.

EPIGENÉTICA E REGULAÇÃO GÊNICA NO NEURODESENVOLVIMENTO

O neurodesenvolvimento é um processo complexo que exige coordenação espacial e temporal para a regulação da transcrição gênica. A desregulação transcricional, epigenética e de mecanismos regulatórios pode levar a uma disfunção da arquitetura molecular do neurodesenvolvimento afetando o risco de transtornos psiquiátricos[19]. Na gastrulação, células localizadas ao longo da linha média rostral-caudal do embrião se diferenciam para células progenitoras neurais formando a placa neural e em seguida, o tubo neural. As células progenitoras neurais na região mais rostral do tubo neural, especificamente da zona ventricular na parte anterior e interna darão origem ao telencéfalo e, posteriormente, ao córtex. Essas zonas ventriculares acomodam células progenitoras neurais e originam as seis camadas (I-VI) da placa cortical, por proliferação, migração e diferenciação dos neurônios, os quais são conectados por dendritos e axônios, sendo estes responsáveis pela formação de sinapses[20].

Ainda no período fetal, os fatores de transcrição PAX6 e EMX2 são importantes para o surgimento do neocórtex. Esses dois genes são expressos em gradientes opostos no eixo anterior-posterior da zona neocortical proliferativa. Na parte anterior (rostral), a expressão alta de Pax6, combinada com a expressão baixa de Emx2, induz as células progenitoras a se diferenciar para neurônios voltados para o córtex motor e o padrão oposto, na parte mais posterior (caudal), induz a produção de neurônios para o córtex visual[21]. O mesmo gradiente do PAX6 também é observado para os genes TBR2, NEUROD e TBR1; entretanto, a extinção do gradiente de PAX6 é identificada nove semanas após a concepção, a de TBR2 após 10 semanas e NEUROD e TBR1 após 12 semanas[22], mostrando uma ação coordenada dos genes para a formação apropriada de áreas do córtex tempo específica. Alterações na expressão desses genes podem resultar em manifestação de doenças, como por exemplo variações no gene PAX6 estão associadas com a síndrome de Gillespie, caracterizada por aniridia, ataxia cerebral não progressiva e deficiência intelectual, na qual 20% apresentam traços comportamentais de transtorno do espectro autista (TEA)[23]. Outros gradientes de genes estão resumidos na Tabela 1.

Essa coordenação da expressão gênica para a formação cerebral acaba se refletindo em diferenças de expressão relacionadas ao tempo, tecido, sexo e espécie. O cérebro humano é caracterizado por maior tamanho e habilidades cognitivas comparado ao dos primatas. Existem 90 fatores de transcrição diferencialmente expressos comparando o córtex pré-frontal entre humanos e chimpanzé sendo que as vias biológicas aos quais esses fatores de transcrição foram associados estão envolvidas com metabolismo energético, transporte de vesícula e ubiquitinação[24]. Comparações entre camundongo, macaco-rhesus e humano mostraram que 69% da trajetória de expressão gênica durante o neurodesenvolvimento é semelhante, como por exemplo EMX2 e que apenas 9% possuem trajetória temporal diferente nos humanos como LGALS1 e LIN7A, sendo este associado com migração neuronal e deficiência intelectual[25].

Genes que desempenham papéis importantes no neurodesenvolvimento por sua expressão de tecido e/ou região específica já foram associados a diversos transtornos psiquiátricos. Por exemplo, genes mais expressos durante o começo e meio da gestação (8-16 PCW) ou após o nascimento (até 12 meses) estavam enriquecidos em marcadores das camadas corticais II/III e IV, além de apresentarem genes descritos em TEA[26]. No período de 15-16 PCW, módulos enriquecidos em marcadores de neurônios pós-mitóticos possuíam 78 genes descritos em TEA[27]. O panorama entre a associação de genes de TEA e o neurodesenvolvimento normal também é observado em outros transtornos. Genes diferencialmente expressos entre indivíduos com esquizofrenia e controles possuem expressão aumentada em períodos fetais mais tardios e após o nascimento[28].

EVIDÊNCIAS EPIDEMIOLÓGICAS E FATORES ESTRESSORES ASSOCIADOS COM AUMENTO DE RISCO PARA O DESENVOLVIMENTO DE DOENÇAS PSIQUIÁTRICAS

A influência da exposição ambiental durante o desenvolvimento intrauterino na saúde ao longo da vida constitui a "Origem Desenvolvimentista da Saúde e da Doença" (DOHaD: Developmental Origins of Health and Disease), que propõe que adaptações fetais às condições intrauterinas e maternas durante o desenvolvimento modelam a estrutura e a função dos órgãos, influenciando a sobrevivência fetal, crescimento, tamanho, composição do corpo, e função[29].

O neurodesenvolvimento é influenciado pela exposição a fatores ambientais como a nutrição materna, exposição ao estresse psicológico, infecções maternas entre outros eventos que ocorrem durante a gestação e no início da vida pós-natal. Os estudos do "Inverno da Fome Holandesa" (Dutch Hunger Winter) mostraram como a privação de nutrientes/calorias durante a vida fetal pode afetar o neurodesenvolvimento. No final da Segunda Guerra Mundial, entre 1944 e 1945, a ocupação nazista junto a um inverno rigoroso reduziu drasticamente a oferta de alimentos no norte holandês, sendo que em algumas

Tabela 1 Exemplos de genes que apresentam gradientes durante o neurodesenvolvimento

Genes	Gradiente	Descrição	HCGN	Vias gênicas (GO)
MEIS2	Caudal → rostral	MEIS homeobox 2	7001	Ligação de DNA, processo biossintético, processo metabólico de compostos nitrogenados celulares, célula, núcleo, organela, intracelular, citoplasma, desenvolvimento da estrutura anatômica, atividade do fator de transcrição de ligação ao DNA, cromossomo, cromossomo nuclear, ligação de fator de transcrição, processo do sistema imune, diferenciação celular, processo do sistema nervoso, ciclo celular, ciclo celular mitótico, proliferação da população celular
BMP2	Caudal → rostral	Bone morphogenetic protein 2	1069	Região extracelular, espaço extracelular, proliferação da população celular, desenvolvimento da estrutura anatômica, diferenciação celular, transdução de sinal, processo de modificação de proteínas celulares, processos biossintéticos, processo metabólico de compostos nitrogenados celulares, célula, organela, intracelular, resposta ao estresse, sinalização célula-célula, locomoção, motilidade celular, atividade oxidorredutase, desenvolvimento embrionário, maturação do desenvolvimento, morte celular, ciclo celular, atividade reguladora enzimática, formação da estrutura anatômica envolvida na morfogênese, processo metabólico lipídico, processo metabólico de molécula pequena, adesão celular, membrana plasmática, complexo contendo proteínas
TBR1	Caudal → rostral	T-box brain transcription factor 1	11590	Processo biossintético, processo metabólico de compostos nitrogenados celulares, célula, núcleo, organela, intracelular, atividade do fator de transcrição de ligação ao DNA, ligação de DNA, diferenciação celular, desenvolvimento da estrutura anatômica, ligação de fator de transcrição, desenvolvimento embrionário, ligação enzimática, processo do sistema nervoso, formação da estrutura anatômica envolvida na morfogênese, locomoção, morfogênese celular
FGFR3	Rostral → caudal	Fibroblast growth factor receptor 3	3690	Ligação de íons, processo de modificação de proteínas celulares, atividade quinase, transdução celular, proliferação da população celular, célula, organela, intracelular, citoplasma, retículo endoplasmático, complexo de Golgi, membrana plasmática, região extracelular, morte celular, vesícula citoplasmática, desenvolvimento da estrutura anatômica, complexo contendo proteínas, diferenciação celular, processo metabólico lipídico, maturação do desenvolvimento, crescimento, sinalização célula-célula, núcleo
SHH	Caudal → rostral	Sonic hedgehog signaling molecule	10848	Sinalização célula-célula, desenvolvimento da estrutura anatômica, atividade da peptidase, maturação proteica, proliferação da população celular, transporte, processos biossintéticos, processo metabólico de compostos nitrogenados celulares, ligação de íons, morte celular, região extracelular, espaço extracelular, célula, membrana de plasma, transdução de sinal, intracelular, citoplasma, citosol, processo do sistema imune, diferenciação celular, adesão celular, matriz extracelular, organela, retículo endoplasmático, desenvolvimento embrionário, locomoção, morfogênese celular, formação da estrutura anatômica envolvida na morfogênese, reprodução, motilidade celular, processo metabólico lipídico, divisão celular, transporte mediado por vesículas, resposta ao estresse, processo catabólico, transporte de proteína, transporte nucleocitoplasmático, organização de citoesqueleto, crescimento
EMX2	Rostral → caudal	Empty spiracles homeobox 2	3341	Ligação de DNA, processo biossintético, processo metabólico de compostos nitrogenados celulares, célula, núcleo, organela, intracelular, desenvolvimento da estrutura anatômica, diferenciação celular, atividade do fator de transcrição de ligação ao DNA, cromossomo, cromossomo nuclear, proliferação da população celular, locomoção, motilidade celular
GBE1	Caudal → rostral	1,4-alpha-glucan branching enzyme	4180	Processo metabólico de carboidratos, atividade de hidrolase, atuando nas ligações glicosiladas, ligação de íons, processos biossintéticos, geração de metabólitos precursores e energia, atividade transferase, transferência de grupos glicosil, célula, intracelular, citoplasma, citosol, organela, região extracelular, espaço extracelular
FGF8	Caudal → rostral	Fibroblast growth factor receptor 3	3686	Região extracelular, transdução de sinal, desenvolvimento da estrutura anatômica, diferenciação celular, locomoção, divisão celular, processo de modificação de proteínas celulares, formação da estrutura anatômica envolvida na morfogênese, desenvolvimento embrionário, reprodução, resposta ao estresse, morfogênese celular, motilidade celular, proliferação da população celular, morte celular, ciclo celular, ciclo celular mitótico, divisão nuclear mitótica, crescimento, célula, membrana de plasma

continua

Tabela 1 Exemplos de genes que apresentam gradientes durante o neurodesenvolvimento *(continuação)*

Genes	Gradiente	Descrição	HCGN	Vias gênicas (GO)
PAX6		Paired box 6	8620	Ligação de DNA, processo biossintético, processo metabólico de compostos nitrogenados celulares, célula, núcleo, organela, intracelular, citoplasma, nucleoplasma, citosol, desenvolvimento da estrutura anatômica, diferenciação celular, atividade do fator de transcrição de ligação ao DNA, cromossomo, cromossomo nuclear, processo do sistema nervoso, ligação enzimática, resposta ao estresse, ligação de fator de transcrição, processo homeostático, RNA binding, ciclo celular, ciclo celular mitótico, organização de citoesqueleto, locomoção, motilidade celular, processo de modificação de proteínas celulares, proliferação da população celular, transdução de sinal, morfogênese celular, divisão celular, desenvolvimento embrionário, formação da estrutura anatômica envolvida na morfogênese
FGFR2	Rostral → caudal	Fibroblast growth factor receptor 3	3689	Ligação de íons, processo de modificação de proteínas celulares, atividade quinase, transdução celular, proliferação da população celular, célula, núcleo, organela, intracelular, citoplasma, complexo de Golgi, membrana plasmática, região extracelular, morte celular, vesícula citoplasmática, sinalização célula-célula, desenvolvimento da estrutura anatômica, complexo contendo proteínas, processos biossintéticos, processo metabólico de compostos nitrogenados celulares, diferenciação celular, morfogênese celular, divisão celular, matriz extracelular, formação da estrutura anatômica envolvida na morfogênese, desenvolvimento embrionário, crescimento, ciclo celular, reprodução, processo do sistema imune, resposta ao estresse
NR2F2	Rostral → caudal	Nuclear receptor subfamily 2 group F member 2	7976	Ligação de DNA, transdução de sinal, processos biossintéticos, processo metabólico de compostos nitrogenados celulares, célula, núcleo, organela, intracelular, proliferação da população celular, locomoção, motilidade celular, ligação de íons, nucleoplasma, citoplasma, citosol, atividade do fator de transcrição de ligação ao DNA, diferenciação celular, desenvolvimento da estrutura anatômica, processo metabólico lipídico, ligação de lipídios, processo de modificação de proteínas celulares, ciclo celular, desenvolvimento embrionário, reprodução, processo de sistema circulatório
FGFR1	Caudal → rostral	Fibroblast growth factor receptor 3	3688	Atividade quinase, processo de modificação de proteínas celulares, ligação de íons, proliferação da população celular, transdução de sinal, locomoção, motilidade celular, célula, núcleo, organela, intracelular, citoplasma, citosol, membrana plasmática, região extracelular, vesícula citoplasmática, desenvolvimento da estrutura anatômica, complexo contendo proteínas, diferenciação celular, desenvolvimento embrionário, processos biossintéticos, processo metabólico de compostos nitrogenados celulares, formação da estrutura anatômica envolvida na morfogênese, processo do sistema nervoso, transporte, divisão celular, ciclo celular, maturação do desenvolvimento, crescimento, sinalização célula-célula, processo metabólico de molécula pequena, processo metabólico lipídico, ciclo celular mitótico, morte celular
ACVR1	Caudal → rostral	Activin A receptor type 1	171	Ligação de íons e processo de modificação de proteínas celulares, atividade quinase, transdução de sinal, locomoção, motilidade celular, processos biossintéticos, processo metabólico de compostos nitrogenados celulares, desenvolvimento da estrutura anatômica, diferenciação celular, célula, membrana plasmática, complexo contendo proteínas, formação da estrutura anatômica envolvida na morfogênese, morte celular, ciclo celular, ciclo celular mitótico, ligação enzimática, adesão celular, desenvolvimento embrionário, resposta ao estresse, reprodução
SLITRK1	Caudal → rostral	SLIT and NTRK like family member 1	20297	Região extracelular, célula, membrana de plasma, desenvolvimento de estrutura anatômica, montagem de componentes celulares, diferenciação celular, morfogênese celular, adesão celular, crescimento, processo homeostático, organela
CHRDL1	Caudal → rostral	Chordin-like 1	29861	Região extracelular, desenvolvimento de estrutura anatômica, diferenciação celular, processo de modificação de proteínas celulares, transdução de sinal, processos biossintéticos, processo metabólico de compostos nitrogenados celulares, célula, organela, intracelular, citoplasma, retículo endoplasmático
EOMES	Caudal → rostral	Eomesodermin	3372	Processo biossintético, processo metabólico de compostos nitrogenados celulares, célula, núcleo, organela, intracelular, atividade do fator de transcrição de ligação ao DNA, ligação de DNA, desenvolvimento da estrutura anatômica, diferenciação celular, processo do sistema imune, cromossomo, cromossomo nuclear, desenvolvimento embrionário, formação da estrutura anatômica envolvida na morfogênese, ligação de fator de transcrição, reprodução

continua

Genes	Gradiente	Descrição	HCGN	Vias gênicas (GO)
NEUROD1	Caudal → rostral	*Neuronal differentiation 1*	7762	Processo biossintético, processo metabólico de compostos nitrogenados celulares, desenvolvimento de estrutura anatômica, diferenciação celular, célula, núcleo, organela, intracelular, processo homeostático, citoplasma, ligação de DNA, atividade do fator de transcrição de ligação ao DNA, transporte, transporte nucleocitoplasmático, transdução de sinal, morte celular, desenvolvimento embrionário, ciclo celular, cromossomo, cromossomo nuclear, nucleoplasma, complexo contendo proteínas, ligação de fator de transcrição, sinalização célula-célula, transporte proteico
NR2F1	Rostral → caudal	*Nuclear receptor subfamily 2 group F member 1*	7975	Ligação de DNA, transdução de sinal, ligação de íons, processos biossintéticos, processo metabólico de compostos nitrogenados celulares, célula, núcleo, organela, intracelular, atividade do fator de transcrição de ligação ao DNA, nucleoplasma, citoplasma, citosol, diferenciação celular, desenvolvimento de estrutura anatômica
NR2F1	Rostral → caudal	*Nuclear receptor subfamily 2 group F member 1*	7975	Ligação de DNA, transdução de sinal, ligação de íons, processos biossintéticos, processo metabólico de compostos nitrogenados celulares, célula, núcleo, organela, intracelular, atividade do fator de transcrição de ligação ao DNA, nucleoplasma, citoplasma, citosol, diferenciação celular, desenvolvimento de estrutura anatômica
ADORA1	Rostral → caudal	*Adenosine A1 receptor*	262	Transdução de sinal, célula, membrana plasmática, processo homeostático, desenvolvimento da estrutura anatômica, resposta ao estresse, sinalização célula-célula, morte celular, transporte, transporte mediado por vesículas, processo de modificação de proteínas celulares, processo do sistema nervoso, locomoção, processo do sistema imune, motilidade celular, processo do sistema circulatório, transporte de proteína, proteína-alvo, proliferação da população celular, processo catabólico, processo metabólico lipídico, organela, intracelular, citoplasma, retículo endoplasmático
ANKRD34A	Rostral → caudal	*Ankyrin repeat domain 34A*	27639	
ASIC2	Rostral → caudal	*Acid sensing ion channel subunit 2*	99	Transporte, atividade transportadora transmembranar, transporte transmembranar, célula, membrana de plasma, desenvolvimento da estrutura anatômica, sinalização célula-célula, processo do sistema nervoso, processo do sistema circulatório, transdução de sinal, morte celular, montagem de componentes celulares
ASTN2	Caudal → rostral	*Astrotactin 2*	17021	Célula, intracelular, citoplasma, transporte, transporte de proteína, ligação de íons, organela, vesícula citoplasmática, endossoma, desenvolvimento de estrutura anatômica
BHLHE22	Rostral → caudal	*Basic helix-loop-helix family member e22*	11963	Processo biossintético, processo metabólico de compostos nitrogenados celulares, atividade do fator de transcrição de ligação ao DNA, desenvolvimento da estrutura anatômica, diferenciação celular, célula, núcleo, organela, intracelular, cromossomo, cromossomo nuclear
CACNA2D3	Caudal → rostral	*Calcium voltage-gated channel auxiliary subunit alpha2delta 3*	15460	Ligação de íons, atividade transportadora transmembranar, transporte, transporte transmembranar, célula, membrana de plasma, processo do sistema circulatório, complexo contendo proteínas
CACNA2D3	Rostral → caudal	*Calcium voltage-gated channel auxiliary subunit alpha2delta 3*	15460	Ligação de íons, complexo contendo proteínas, transporte, transporte transmembranar, célula, membrana de plasma, processo do sistema circulatório, complexo contendo proteínas
CDH6	Caudal → rostral	*Cadherin 6*	1765	Célula, membrana plasmática, ligação de íons, adesão celular, desenvolvimento da estrutura anatômica, montagem de componentes celulares, organização da junção celular, ligação às proteínas citoesqueléticas, morfogênese celular, complexo contendo proteínas, transdução celular
CDH9	Rostral → caudal	*Cadherin 9*	1768	Célula, membrana plasmática, ligação de íons, adesão celular, desenvolvimento da estrutura anatômica, montagem de componentes celulares, organização da junção celular, ligação às proteínas citoesqueléticas, morfogênese celular, complexo contendo proteínas

continua

6 • EPIGENÉTICA E TRANSCRIPTOMA

Tabela 1 Exemplos de genes que apresentam gradientes durante o neurodesenvolvimento *(continuação)*

Genes	Gradiente	Descrição	HCGN	Vias gênicas (GO)
CNTN6	Caudal → rostral	Contactin 6	2176	Adesão celular, desenvolvimento da estrutura anatômica, diferenciação celular, célula, membrana plasmática, transdução de sinal, locomoção, morfogênese celular
CSRP2	Caudal → rostral	Cysteine and glycine rich protein 2	2470	Célula, núcleo, organela, intracelular, ligação de íons desenvolvimento de estrutura anatômica, diferenciação celular, citoplasma, organização de citoesqueleto
CTNNBL1	Caudal → rostral	Catenin beta like 1	15879	Processo metabólico de compostos nitrogenados celulares, processamento de mRNA, célula, núcleo, organela, intracelular, citoplasma, nucleoplasma, citosol, citoesqueleto, centro organizador de microtúbulos, complexo contendo proteínas, morte celular, ligação enzimática, desenvolvimento da estrutura anatômica, processo do sistema imune
DERA	Caudal → rostral	Deoxyribose-phosphate aldolase	24269	Célula, intracelular, citoplasma, atividade de liase, processos catabólicos, processo metabólico de molécula pequena, processos biossintéticos, processo metabólico de compostos nitrogenados celulares, processos catabólicos de compostos contendo nucleases, núcleo, organela, nucleoplasma, região extracelular, citosol, transporte, processo do sistema imune, transporte mediado por vesículas, vesícula citoplasmática, geração de metabólitos precursores e energia, processo metabólico de carboidratos
DOK5	Rostral → caudal	Docking protein 5	16173	Célula, intracelular, citoplasma, citosol, locomoção, desenvolvimento da estrutura anatômica, diferenciação celular, morfogênese celular, transdução de sinal, processo de modificação de proteínas celulares
DPP10	Rostral → caudal	Dipeptidyl peptidase like 10	20823	Atividade da peptidase, célula, membrana plasmática, transporte transmembranar, transporte, complexo contendo proteínas
EGLN3	Caudal → rostral	Egl-9 family hypoxia inducible factor 3	14661	Atividade oxidorredutase, ligação de íons, célula, núcleo, organela, intracelular, citoplasma, citosol, resposta ao estresse, morte celular, nucleoplasma, processos biossintéticos, processo metabólico de compostos nitrogenados celulares, proliferação da população celular, processo de modificação de proteínas celulares, processo metabólico de aminoácidos celulares, processo metabólico de molécula pequena
FOCAD	Caudal → rostral	Focadhesin	23377	Função molecular
HS3ST5	Caudal → rostral	Heparan sulfate-glucosamine 3-sulfotransferase 5	19419	Célula, organela, intracelular, citoplasma, complexo de Golgi, processo biossintético, processo simbiótico, ligação de íons, processo metabólico de composto de enxofre, processo de modificação de proteínas celulares
KCNB2	Caudal → rostral	Potassium voltage-gated channel subfamily B member 2	6232	Transporte, atividade transportadora transmembranar, montagem de componentes celulares, montagem do complexo contendo proteínas, célula, membrana de plasma, complexo contendo proteínas
KCNIP1	Rostral → caudal	Potassium voltage-gated channel interacting protein 1	15521	Ligação de íons, célula, intracelular, citoplasma, atividade transportadora transmembranar, transporte, transporte transmembranar, membrana plasmática, processo de sistema circulatório, complexo contendo proteínas
L3MBTL4	Caudal → rostral	L3MBTL histone methyl-lysine binding protein 4	26677	Ligação de íons, processo biossintético, processo metabólico de compostos nitrogenados celulares, célula, núcleo, organela, intracelular, atividade do fator de transcrição de ligação ao DNA, organização cromossômica
LDB2	Caudal → rostral	LIM domain binding 2	6533	Célula, núcleo, organela, intracelular, processo biossintético, processo metabólico de compostos nitrogenados celulares, nucleoplasma, nucléolo, membrana plasmática, desenvolvimento da estrutura anatômica, complexo contendo proteínas, locomoção, motilidade celular, ligação de fator de transcrição, ligação enzimática, processo homeostático

continua

Tabela 1 Exemplos de genes que apresentam gradientes durante o neurodesenvolvimento *(continuação)*

Genes	Gradiente	Descrição	HCGN	Vias gênicas (GO)
LIMK2	Rostral → caudal	LIM domain kinase 2	6614	Ligação de íons, célula, intracelular, citoplasma, processo de modificação de proteínas celulares, atividade quinase, núcleo, organela, citoesqueleto, organização de citoesqueleto, ciclo celular, reprodução, desenvolvimento da estrutura anatômica, complexo de Golgi
LMO2	Rostral → caudal	LIM domain only 2	6642	Processo biossintético, processo metabólico de compostos nitrogenados celulares, célula, núcleo, organela, intracelular, ligação de íons, nucleoplasma, desenvolvimento da estrutura anatômica, processo do sistema imune, diferenciação celular, ligação de DNA, atividade do fator de transcrição de ligação ao DNA, complexo contendo proteínas, ligação de fator de transcrição
LMO3	Caudal → rostral	LIM domain only 3	6643	Célula, intracelular, citoplasma, ligação de íons, transdução de sinal, processo de modificação de proteínas celulares, diferenciação celular
LMO4	Caudal → rostral	LIM domain only 4	6644	Ligação de íons, processo biossintético, processo metabólico de compostos nitrogenados celulares, atividade do fator de transcrição de ligação ao DNA, célula, locomoção, motilidade celular, ligação de fator de transcrição, desenvolvimento da estrutura anatômica, desenvolvimento embrionário, formação da estrutura anatômica envolvida na morfogênese, intracelular, complexo contendo proteínas, ligação de DNA, diferenciação celular, montagem de componentes celulares, montagem de complexo contendo proteínas, processo do sistema imune
LRRTM1	Caudal → rostral	Leucine-rich repeat transmembrane neuronal protein 1	19408	Célula, organela, intracelular, citoplasma, retículo endoplasmático, membrana plasmática, região extracelular, espaço extracelular, matriz extracelular, transporte, transporte mediado por vesículas, desenvolvimento da estrutura anatômica, montagem de componentes celulares, sinalização célula-célula
MEGF11	Caudal → rostral	Multiple EGF-like domains 11	29635	Célula, membrana plasmática, desenvolvimento de estrutura anatômica, formação da estrutura anatômica envolvida na morfogênese, adesão celular
NEUROG2	Caudal → rostral	Neurogenin 2	13805	Processo biossintético, processo metabólico de compostos nitrogenados celulares, desenvolvimento de estrutura anatômica, diferenciação celular, célula, núcleo, organela, intracelular, ligação de DNA, atividade do fator de transcrição de ligação ao DNA, cromossomo, cromossomo nuclear
NMNAT3	Caudal → rostral	Nicotinamide nucleotide adenylyltransferase 3	20989	Processo biossintético, atividade transferase de nucleotídeo, processo metabólico de molécula pequena, processo metabólico de compostos nitrogenados celulares, processo metabólico cofator, ligação de íons, célula, organela, intracelular, citoplasma, mitocôndria, núcleo, resposta ao estresse
PART1	Caudal → rostral	Prostate androgen-regulated transcript 1	17263	NA
PCDH9	Rostral → caudal	Protocadherin 9	8661	Célula, membrana plasmática, ligação de íons, adesão celular
PDGFC	Caudal → rostral	Platelet-derived growth factor	8801	Proliferação da população celular, transdução de sinal, desenvolvimento da estrutura anatômica, desenvolvimento embrionário, região extracelular, espaço extracelular, célula, núcleo, organela, intracelular, citoplasma, citosol, membrana plasmática, processo de modificação de proteínas celulares, divisão celular, retículo endoplasmático, complexo de Golgi, processo homeostático, locomoção, motilidade celular, montagem de componentes celulares, montagem de complexo contendo proteínas
POU3F2	Caudal → rostral	POU class 3 homeobox 2	9215	Ligação de DNA, processo biossintético, processo metabólico de compostos nitrogenados celulares, célula, núcleo, organela, intracelular, atividade do fator de transcrição de ligação ao DNA, desenvolvimento da estrutura anatômica, nucleoplasma, diferenciação celular, cromossomo, cromossomo nuclear, proliferação da população celular, locomoção, motilidade celular, divisão celular, crescimento, morfogênese celular, complexo contendo proteínas

continua

Tabela 1 Exemplos de genes que apresentam gradientes durante o neurodesenvolvimento *(continuação)*

Genes	Gradiente	Descrição	HCGN	Vias gênicas (GO)
PTPRG	Rostral → caudal	*Protein tyrosine phosphatase receptor type G*	9671	Atividade da fosfatase, processo de modificação de proteínas celulares, organela, região extracelular, espaço extracelular, célula, membrana de plasma, transdução de sinal, locomoção, motilidade celular, desenvolvimento da estrutura anatômica, diferenciação celular
RPRM	Caudal → rostral	*RPRM reprimo, TP53 dependent G2 arrest mediator homolog*	24201	Ciclo celular, ciclo celular mitótico, célula, intracelular, citoplasma, função molecular
SLC29A1	Rostral → caudal	*Solute carrier family 29 member 1 (Augustine blood group)*	11003	Célula, membrana plasmática, atividade transportadora transmembranar, transporte transmembranar, transporte, processo metabólico de compostos nitrogenados celulares, desenvolvimento da estrutura anatômica, sinalização célula-célula, processo do sistema nervoso, transdução de sinal, processo homeostático, resposta ao estresse
SLF1	Caudal → rostral	*SMC5-SMC6 complex localization factor 1*	25408	Célula, núcleo, organela, intracelular, citoplasma, nucleoplasma, citoesqueleto, complexo contendo proteínas, cromossomo, processos metabólicos de DNA, processo metabólico de compostos nitrogenados celulares, resposta ao estresse, centro organizador de microtúbulos, ligação enzimática, montagem de componentes celulares, montagem de complexo contendo proteínas, organização cromossômica, segregação cromossômica, ciclo celular, ciclo celular mitótico, divisão nuclear mitótica
SLF1	Rostral → caudal	*SMC5-SMC6 complex localization factor 1*	25408	Célula, núcleo, organela, intracelular, citoplasma, nucleoplasma, citoesqueleto, complexo contendo proteínas, cromossomo, processos metabólicos de DNA, processo metabólico de compostos nitrogenados celulares, resposta ao estresse, centro organizador de microtúbulos, ligação enzimática, montagem de componentes celulares, montagem de complexo contendo proteínas, organização cromossômica, segregação cromossômica, ciclo celular, ciclo celular mitótico, divisão nuclear mitótica
SP8	Caudal → rostral	*Sp8 transcription factor*	19196	Célula, núcleo, organela, intracelular, ligação de íons, ligação de DNA, processo biossintético, processo metabólico de compostos nitrogenados celulares, Atividade do fator de transcrição de ligação ao DNA, cromossomo, cromossomo nuclear, desenvolvimento da estrutura anatômica, desenvolvimento embrionário
STXBP6	Caudal → rostral	*Syntaxin binding protein 6*	19666	Transporte, transporte mediado por vesícula, montagem de componentes celulares, organização de membrana, montagem de complexo contendo proteínas, célula, intracelular, citoplasma, membrana plasmática, ligação de íons, ligação de lipídios, ligação enzimática, complexo contendo proteínas, adesão celular
SYT9	Caudal → rostral	*Synaptotagmin 9*	19265	Transporte, transporte mediado por vesícula, sinalização célula-célula, transporte de proteína, ligação de íons, célula, organela, intracelular, citoplasma, vesícula citoplasmática, membrana plasmática, ligação de lipídeos, organização de membrana
TMEM38A	Rostral → caudal	*Transmembrane protein 38A*	28462	Atividade transportadora transmembranar, transporte, célula, núcleo, organela, intracelular, transporte transmembranar, região extracelular, espaço extracelular, citoplasma, retículo endoplasmático, envelope nuclear, transdução de sinal, processo homeostático, processo de sistema circulatório
TOX	Caudal → rostral	*Thymocyte selection-associated high mobility group box*	18988	Célula, núcleo, organela, intracelular, ligação de DNA, organização cromossômica, desenvolvimento da estrutura anatômica, proliferação da população celular, processo do sistema imune, diferenciação celular, processos metabólicos de DNA, processo metabólico de compostos nitrogenados celulares
TRIB2	Rostral → caudal	*Tribbles pseudokinase 2*	30809	Ligação de íons, processo de modificação de proteínas celulares, atividade quinase, diferenciação celular, célula, intracelular, citoplasma, organela, citoesqueleto, atividade reguladora enzimática, núcleo, processo catabólico, transdução de sinal, ligação enzimática, ligação de fator de transcrição, processos biossintéticos
TSPAN5	Caudal → rostral	*Tetraspanin 5*	17753	Célula, membrana plasmática, maturação proteica, ligação enzimática, organela, intracelular, citoplasma, retículo endoplasmático, transdução celular
ZNF618	Rostral → caudal	*Zinc finger protein 618*	29416	Célula, núcleo, organela, intracelular, ligação de íons, ligação de DNA

cidades, a ingestão diária era inferior a 580 calorias por pessoa em fevereiro de 1945. Dentre as muitas consequências, foi observado que indivíduos concebidos nesse período apresentaram um risco duas vezes maior de esquizofrenia, tiveram uma performance pior em testes cognitivos na vida adulta comparados aos que não foram expostos à privação de nutrientes e meninos expostos à má nutrição durante o primeiro e segundo trimestre de gestação apresentaram um risco 2,5 vezes maior de comportamentos antissociais na vida adulta, entre outras doenças[30]. Deficiências nutricionais no início da vida pós-natal (<1 ano) também foram associadas com o transtorno de déficit de atenção e hiperatividade (TDAH)[31]. Um panorama semelhante é visto nas populações africanas, como em Gana, onde há privação severa de nutrientes[32].

Além das deficiências nutricionais, a exposição durante a vida pré-natal a estresses como ansiedade, depressão, desastres naturais aumentam o risco de as crianças apresentarem traços de TEA, como deficiência cognitiva, déficit de atenção e motor. Esse risco aumentado para TEA também foi observado em gestantes que tiveram alterações metabólicas como diabetes, hipertensão e obesidade[33]. A resposta do feto ao meio ambiente é sexo-específica, uma vez que meninos e meninas apresentam riscos diferentes ao desenvolvimento de doenças associadas ao estresse pré-natal, sendo o sexo masculino mais frequentemente afetado. Essa resposta e plasticidade é mediada por mecanismos epigenéticos.

FATORES LIGADOS À PRESENÇA DOS CROMOSSOMOS SEXUAIS SÃO MODIFICADORES DE RISCO PARA O DESENVOLVIMENTO DE DOENÇAS PSIQUIÁTRICAS

Fisiologicamente, existem diferenças estruturais, funcionais e de expressão gênica entre cérebros de homens e mulheres, sendo que algumas dessas estruturas associadas a transtornos psiquiátricos que apresentam frequências distintas entre os sexos, como ansiedade, TEA e TDAH[34]. Doenças que possuem um início de manifestação mais precoce como TEA e TDAH possuem maior prevalência no sexo masculino, ao passo que a esquizofrenia possui manifestação mais tardia no sexo feminino e transtornos alimentares e depressão são mais prevalentes também no sexo feminino[35]. Muitas teorias foram criadas em torno da regulação hormonal[36], entretanto a contribuição dos cromossomos sexuais fica evidente em estudos de aneuploidias nos cromossomos sexuais; um exemplo é que indivíduos que carregam variações nas dosagens desses cromossomos, como X0, XXY, XYY ou XXX, apresentam maiores taxas de prevalência de TEA, TDAH, depressão e ansiedade[37].

A dosagem do cromossomo X e a presença do cromossomo Y influenciam os padrões de metilação e de expressão dos autossomos. Apenas um cromossomo X resulta em hipometilação dos autossomos, mas, se o cromossomo Y também estiver presente, ocorrerá a alteração para um perfil mais metilado[38]. Adicionalmente aos efeitos organizacionais dos hormônios gonadais, os cromossomos sexuais contribuem para uma metilação diferencial entre meninos e meninas ao nascimento. Estes sítios CpG diferencialmente metilados sugerem que genes enriquecidos para vias metabólicas, MAPK e relacionadas com a formação muscular são modulados de forma distinta entre os sexos. Consistentemente, estes sítios CpG, assim como os genes associados, são modulados durante o neurodesenvolvimento e se encontram alterados em doenças neuropsiquiátricas, estresse, câncer, doenças cardiovasculares e endocrinológicas e doenças genitourinárias masculinas e femininas[39].

Fatores de transcrição localizados em cromossomos sexuais apresentam regulação adaptativa entre os sexos. *SOX3*, localizado no cromossomo X, e *SRY*, localizado no cromossomo Y, apresentam um papel epigenético controlando a expressão de grupos de genes, comuns ou exclusivos, localizados nos autossomos. Durante o neurodesenvolvimento, o grupo de genes cuja expressão é controlada tanto por *SOX3* quanto por *SRY* tem maior expressão no início até o meio da gestação, diminuindo nos períodos mais tardios, enquanto grupos de genes controlados exclusivamente por *SOX3* ou *SRY* são mais expressos após o nascimento. Diferenças na dosagem gênica de *SOX3* e *SRY* entre os sexos refletem uma diferença de regulação dos grupos de genes controlados por eles. Estes grupos de genes são encontrados alterados em cérebros de indivíduos com TEA (mas não em pacientes sindrômicos), que é até quatro vezes mais frequente em indivíduos do sexo masculino[40].

EVIDÊNCIAS DO PAPEL DOS MECANISMOS EPIGENÉTICOS NO DESENVOLVIMENTO DE DOENÇAS PSIQUIÁTRICAS

Os estudos de gêmeos permitem quantificar a contribuição genética e epigenética (gêmeos di- e monozigóticos) e a contribuição dos cromossomos sexuais (gêmeos dizigóticos) para o desenvolvimento de doenças complexas, como as psiquiátricas[41]. Gêmeos monozigóticos são considerados geneticamente idênticos uma vez que se originam de um único zigoto cujas células-filhas sofreram divisões mitóticas independentes resultando em desenvolvimento e nascimento de indivíduos diferentes. Gêmeos monozigóticos podem apresentar fenótipos discordantes em relação a doenças complexas, sendo considerados bons modelos para avaliar o papel dos fatores ambientais mediados pelos eventos epigenéticos[42].

As causas da discordância fenotípica em gêmeos monozigóticos são tradicionalmente atribuídas a fatores ambientais (externos) não compartilhados (fumo, dieta, atividade física, etc.). Existem também fatores internos como as alterações pószigóticas (por exemplo, divisões celulares sucessivas que transmitem mutações (pontuais ou cromossômicas, mosaicismos) ou epimutações (p. ex., perda de *imprinting*, inativação randômica do cromossomo X) que, acumuladas ao longo do tempo, podem resultar em um desvio epigenético[43]. Na infância, gêmeos monozigóticos apresentam marcas epigenéticas idênticas enquanto os idosos têm variações substanciais em diversos tecidos, que resultam em diferenças de expressão gênica de até quatro vezes[44]. Essas alterações epigenéticas foram relacionadas a riscos diferentes para (mas não limitado a) depressão, TEA, psicoses, doença bipolar, esquizofrenia, estresse pós-traumático, transtornos alimentares e doença de Alzheimer[45].

Todas essas evidências de uma expressão coordenada para o neurodesenvolvimento também apontam para uma estruturação de mecanismos de regulação. Cerca de 28 mil CpGs (~7%) em regiões autossômicas mudam o seu estado de metilação durante o neurodesenvolvimento normal, das quais 464 CpG foram encontradas com alterações de metilação em indivíduos com esquizofrenia, como o gene *PPP1R16B*, que apresenta um aumento de metilação durante o decorrer da gestação do feto, enquanto o *NRXN1* diminui[46]. Combinações de mudanças epigenéticas como metilação de DNA e metilação (H3K4me3) e acetilação de histonas (H3K27Ac), mostram que regiões de *enhancers* (marcados pela H3K27Ac) são diferentes e específicos para o cerebelo e córtex pré-frontal durante o desenvolvimento. *Enhancers* ativos no período fetal apresentavam um perfil de metilação que aumenta ao longo da vida, enquanto *enhancers* ativos na vida adulta mostravam o perfil oposto[47].

Diversos genes controlados por regiões regulatórias ao longo da vida já foram relacionados com transtornos psiquiátricos. Regiões regulatórias ativas no período fetal regulam a expressão de genes envolvidos com TEA; regiões ativas na atividade na infância regulam a expressão de genes associados com TDAH, regiões ativas nos três períodos (fetal, infância e adulto) foram relacionadas a genes associados a esquizofrenia e quociente intelectual, regiões regulatórias na fase adulta ou infância e adulta foram relacionadas a genes alterados em transtornos de depressão e transtorno bipolar, respectivamente[47]. O tempo de manifestação fenotípica desses transtornos parece estar relacionada com os genes ativos em certos períodos da vida sendo TEA logo no começo da vida, enquanto TDAH na infância, já esquizofrenia na adolescência e fase adulta e depressão mais na fase adulta[48]. Esses transtornos também apresentam viés sexual, sendo TEA, esquizofrenia precoce e TDAH mais prevalentes no sexo masculino e depressão e transtornos afetivos no feminino[48].

REGULAÇÃO DA EXPRESSÃO GÊNICA EM DOENÇAS PSIQUIÁTRICAS

Entre 17 e 35% dos brasileiros são afetados por algum tipo de transtorno mental[49], os sintomas e as manifestações fenotípicas de transtornos mentais possuem início em idades e intensidades variadas e com *viés* de prevalência sexual[48], sugerindo que essas manifestações, além de possuírem um *background* genético, também possuem influência ambiental e de sexo. Dessa forma, o controle da regulação gênica e sua expressão ao longo da vida são importantes na elucidação de transtornos mentais[35]. Os mecanismos regulatórios também foram apontados em estudos de associação (GWAS) em doenças psiquiátricas. Genes que compõem as vias de metilação de histona (H3K4me3) foram os mais afetados em três transtornos mais presentes na vida adulta como esquizofrenia, bipolaridade e depressão[50].

Genes alterados em TEA são enriquecidos em vias relacionadas ao remodelamento da cromatina com atividades de metilases e cofatores de ligação na cromatina[51]. Estudos evidenciam uma hipermetilação do DNA na placenta de indivíduos com TEA comparados com indivíduos sem doença, como por exemplo, na região de *enhancer* de *DLL1*, ligante da via NOTCH, que é associada à deficiência intelectual. Também é encontrada hipometilação da região 3'UTR de *PRRT1*, que codifica para uma proteína transmembrana rica em prolina, no córtex de pacientes com TEA. A diminuição da expressão de *RELN* e *GAD1* em córtex pré-frontal de pacientes com TEA, genes expressos em neurônios gabaérgicos, vem acompanhada de uma maior quantidade das proteínas com funções de repressão da expressão gênica *MECP2* e *DNMT1A* na região promotora destes genes[52]. A exposição pré-natal ao ácido valproico, inibidor de HDACs, é um medicamento utilizado para epilepsia que aumenta o risco para TEA. Ensaios em camundongos mostram que essa exposição pré-natal prejudica a sociabilidade e aumenta comportamentos repetitivos, um comportamento que é passado para as gerações seguintes e não expostas ao tratamento[53].

Na esquizofrenia, foram identificadas alterações de metilação na região promotora de diversos genes. Hipermetilação em *DRD3*, *DRD4* e *S-COMT* e hipometilação em *DRD2*, *DRD5* e *MB-COMT* foram encontradas no sangue de pacientes diagnosticados com esquizofrenia. No sistema gabaérgico e no sistema serotonérgico foram encontradas hipermetilação de *RELN* e hipometilação de *GAD1*, respectivamente, em cérebros de indivíduos com esquizofrenia[54]. Picos de acetilação (H3K9Ac) e metilação de histonas em regiões regulatórias de genes associados à esquizofrenia e transtorno bipolar (*NRG1*, *DTNBP1*, *DISC1*, *DAO*, *DAOA*, *PDE4B* e *COMT*) foram descritas em cérebros fetais[54]. O aumento de H3K9me2, sua localização em *BNDF IV* juntamente com o aumento de expressão de *GLP* e *SETDB1* foram associados com a fisiopatologia de esquizofrenia[55]. Em ratos, o tratamento de olanzapina mostrou a modulação de acetilação em H3, prevenindo a diminuição das marcas na região promotora de *BNDF* e, consequentemente, a expressão[56]. Além das marcas de histonas, a expressão aberrante de microRNA presentes em cérebros de pacientes com esquizofrenia modula genes envolvidos com sinaptogênese, formação de microestruturas de sinapses, neurodesenvolvimento e regulação de fatores neurotróficos, incluindo a regulação de *BNDF IV* por hsa-miR-195[54].

No transtorno bipolar, a acetilação de histonas (H3K9K14Ac) parece estar envolvida com a modulação de genes que fazem parte da resposta à exposição de glicocorticoides e com o aumento de metilação de *BNDF* no DNA em sangue periférico de pacientes com transtorno bipolar tipo 2[57]. A hipermetilação da região promotora de *NR3C1*, diminui sua expressão, dificultando a mediação de fatores estressores pela presença do cortisol. Essa hipermetilação já foi observada em pacientes com transtorno bipolar e também no cordão umbilical de recém-nascidos de mães com depressão ou que passaram por episódios estressores[57]. A resposta ao estresse por meio do mecanismo de regulação de glicocorticoides parece apresentar um risco para a manifestação para transtornos mentais. *FKBP5* forma complexos com receptores de glicocorticóides, diminuindo a afinidade destes com cortisol. A hipometilação do *locus* gênico já foi relatada em episódios de estresse e o aumento da expressão desse gene já foi associado à depressão e ao estresse pós-traumático[58].

Na depressão além da desregulação do *BNDF* e dos reguladores de resposta a glicocorticoides, o *SLC6A4*, responsável pelo transporte de 5-HT (serotonina sináptica), encontra-se com a região promotora metilada em pacientes com depressão após derrame, padrão de metilação observado até um ano após o episódio, e correlacionado com piora dos sintomas, sendo portanto, um candidato para alvo de drogas[59].

Muitos dos genes modulados epigeneticamente estão ligados a circuitos neuronais importantes para os transtornos ou relacionados ao desenvolvimento neuronal (Tabela 2). Outros mecanismos epigenéticos envolvidos na plasticidade neuronal estão também ligados aos lncRNA como ação da mudança de isoformas de *splicing* de mRNA pelo lncRNA *Gomafu* que se liga aos fatores de *splicing SRF1*. A diminuição desse lncRNA reflete-se no aparecimento de isoformas de *DISC1* mais comuns em pacientes esquizofrênicos. O transcrito *BACE1* já envolvido no Alzheimer é regulado pelo *miR-485-5p*, o lncRNA antisenso ao *BACE1* (*BACE1*-AS) se liga competitivamente *miR-485-5p*[60]. Em transtornos psiquiátricos, há um desbalanços de

Tabela 2 Exemplos de modificações epigenéticas em transtornos psiquiátricos

Genes	Tecido	Estado	Fenótipo	Descrição de efeito e/ou função
DLL1	Placenta	Hipermetilação da região de enhancer	Transtorno do espectro autista (TEA)	Ligante da via NOTCH, com papéis no neurodesenvolvimento
PRRT1	Córtex pré-frontal	Hipometilação da região 3'UTR	TEA	Proteína transmembrana rica em prolina
RELN	Córtex pré-frontal	Diminuição da expressão	TEA	Proteína de matriz extracelular, importante para processos de adesão no neurodesenvolvimento, presentes em neurônios gabaérgicos
	Córtex pré-frontal e sangue	Hipermetilação da região promotora	Esquizofrenia	
GAD1	Córtex pré-frontal	Diminuição da expressão	TEA	Variantes nos genes de GAD1 estão correlacionadas com o desempenho cognitivo, a memória e a atenção
		Hipometilação da região promotora	Esquizofrenia	
		H3K9K14Ac (correlação positiva entre acetilação e expressão)	Esquizofrenia e bipolaridade	
BNDF I	Sangue	Hipermetilação do DNA (promotor)	Esquizofrenia	Fator neurotrófico responsável pela neuroplasticidade cerebral
BNDF IV	Córtex pré-frontal e hipocampo	Hipermetilação do DNA (promotor) e diminuição da expressão	Esquizofrenia	
	Córtex pré-frontal	Hipermetilação do DNA (promotor) e diminuição da expressão	Episódios de estresse em ratos	
	Sangue	Hipermetilação do DNA (promotor)	Depressão maior	
		Hipometilação do DNA (promotor) e aumento de H3K9me2 e de H3K4me3	Esquizofrenia	
BNDF	Sangue periférico	Hipermetilação do DNA (promotor)	Bipolaridade tipo II versus tipo I	
ZNF659	Sangue periférico	Hipermetilação do DNA (promotor)	Esquizofrenia	
	Sangue periférico	Hipometilação do DNA (promotor)	Bipolaridade	
SLC6A4	Sangue	Hipermetilação no DNA (promotor)	Depressão pós-derrame	Transporte de serotonina (5-HT)
	Monócitos e células T	Hipermetilação do DNA (promotor)	Episódios traumáticos na infância	
SOX10	Cérebro	Hipermetilação do DNA (promotor)	Esquizofrenia	Fator de transcrição envolvido nos processos de neurogênese e mielinização
BAIAP2	Cérebro (gray matter)	Hipometilação do DNA (promotor)	Esquizofrenia	Proteína adaptadora que regula membrana e actina na espinha dendrítica dos neurônios
CTLA4	Sangue periférico	Hipermetilação do DNA (promotor)	Esquizofrenia	Regula a proliferação e apoptose de células T

continua

Tabela 2 Exemplos de modificações epigenéticas em transtornos psiquiátricos *(continuação)*

Genes	Tecido	Estado	Fenótipo	Descrição de efeito e/ou função
OXTR	Sangue	Hipermetilação do DNA	Esquizofrenia	Receptor de ocitocina, ligado à sociabilidade cognitiva
DRD4	Sangue e sangue periférico	Hipermetilação do DNA (promotor)	Esquizofrenia	Receptores de dopamina
DRD3		Hipermetilação do DNA (promotor)	Esquizofrenia	
DRD5		Hipermetilação do DNA (promotor)	Esquizofrenia	
DRD2		Hipermetilação do DNA (promotor)	Esquizofrenia	
MB-COMT	Córtex pré-frontal, sangue e saliva	Hipometilação do DNA (promotor)	Esquizofrenia e bipolaridade	Aumenta a degradação de dopamina
HTR2A	Córtex	hipermetilação do DNA (promotor) e hipometilação na região 5'UTR	Esquizofrenia e bipolaridade	Receptor de serotonina
	Córtex pré-frontal	H3K9K14Ac (correlação positiva entre acetilação e expressão)		
	Saliva	Hipometilação do DNA (promotor)		
HTR1A	Saliva	Hipometilação do DNA (promotor)	Esquizofrenia e bipolaridade	receptor de serotonina
GLP	Córtex e linfócitos	Aumento de metilação (H3K9me2)	Esquizofrenia	Proteína histona N-metil transferase, mais ligada à metilação de H3K9me1/2 e H3K27, mais conhecida como EHMT1
SETDB1	Cérebro (estriado)	Aumento da expressão	Huntington	Proteína histona N-metil transferase, mais ligada à metilação de H3K9
	Córtex e linfócitos	Aumento de metilação (H3K4me3)	Esquizofr enia	
SYN2	Córtex pré-frontal	Aumento da metilação (H3K4me3)	bipolaridade	Regula a liberação de neurotransmissores e papel na regulação de noradrenalina
FKBP5	Sangue periférico	Diminuição de metilação no locus gênico	Episódios de estresse durante a infância	Forma complexos com receptores de glicocorticoides, diminuindo a sua afinidade com o cortisol
		Aumento da expressão	Depressão e maior risco para estresse pós-traumático	
NR3C1	Cordão umbilical	Hipermetilação do DNA (promotor)	Estresse materno e depressão	O cortisol que é produzido na presença de estresse se liga aos receptores de glicocorticoides, ativando o NR3C1
	Leucócitos	Hipermetilação do DNA (promotor)	Bipolaridade abuso infantil versus sem abuso	
hsa-miR-137	Cérebro	Aumento da expressão	Esquizofrenia	Influencia a sinaptogênese, formação de microestrutura pré-sináptica, reduzindo a densidade sináptica, prejudicando a performance
hsa-miR-132	Córtex pré-frontal	Diminuição da expressão	Esquizofrenia	Regula genes envolvidos no neurodesenvolvimento DNMT3A, DPYSL3 e GATA2
hsa-miR-181b	Córtex temporal	Aumento da expressão	Esquizofrenia	Regula genes VSNL1 e GRIA2
hsa-miR-195	Córtex pré-frontal dorsolateral	Aumento da expressão	Esquizofrenia	Regula BNDF
hsa-miR-21-3p	Cérebro	Aumento da expressão	TEA	Regula gene envolvidos no desenvolvimento do sistema nervoso central
hsa_can_1002-m	Cérebro	Diminuição da expressão	TEA	Regula EGFR e FGRF, envolvidos no desenvolvimento do sistema nervoso e imune

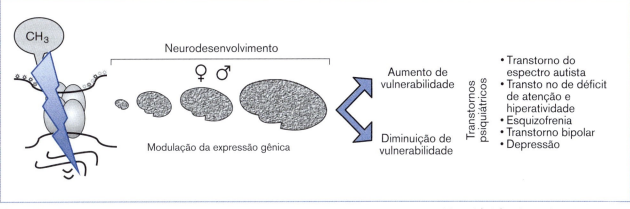

Figura 1 Mecanismos epigenéticos fazem a mediação entre a exposição ao estresse ambiental (raio) e desfechos do neurodesenvolvimento. As dosagens dos cromossomos sexuais interferem nessa mediação epigenética, contribuindo para diferenças de vulnerabilidade e o desenvolvimento de transtornos psiquiátricos entre sexos. Mecanismos epigenéticos representados: metilação de DNA, modificação de caudas de histonas (metilação e acetilação) e RNA não codificantes (longos e pequenos).

moduladores de cromatina por diversos mecanismos e interferir no equilíbrio desses reguladores pode ser uma alternativa para tratamento dessas desordens.

CONSIDERAÇÕES FINAIS

Uma vez que o neurodesenvolvimento é uma ação coordenada entre fatores genéticos e ambientais, mediados por mecanismos epigenéticos, alterações da modulação epigenética podem perturbar a diferenciação e função das células resultando em maior risco com a manifestação de um transtorno psiquiátrico. Fatores biológicos (como sexo) e ambientais (como estresse) podem desencadear uma cascata de eventos modulando a estrutura da cromatina, interferindo na aquisição ou remoção de marcas de histonas, bem como no estado de metilação do DNA. A dinâmica desse processo pode alterar o estado de homeostase do epigenoma e quando indivíduos possuem vulnerabilidade ou não conseguem se adaptar à interferência externa acabam perdendo o equilíbrio de regulação gênica, resultando na manifestação de fenótipos psiquiátricos (Figura 1). Dada a grande velocidade e intensidade do desenvolvimento cerebral, o neurodesenvolvimento (intra- e extraútero) recebe destaque, mas mecanismos epigenéticos ao longo da vida associam-se com diferentes transtornos psiquiátricos, assim como resposta a tratamento. Entender esses mecanismos é crucial para a compreensão das bases moleculares da doença e para a abordagem de tratamento adequada ao paciente.

Para aprofundamento

- Stiles J, Jernigan TL. The basics of brain development. Neuropsychol Rev. 2010;20(4):327-48.
  - ⇨ A revisão retrata o detalhadamento das etapas do neurodesenvolvimento em humanos desde o período intrauterino até a vida adulta. A fisiologia e a formação da região cortical do cérebro são bem reportadas e precisas.
- Jacob P, Grayson D, Avramopoulos D, editores. Epigenetics in psychiatry. 1. ed. Academic Press; 2014.
  - ⇨ Livro importante para a contextualização da história da epigenética na psiquiatria. Além disso, aborda todas as vias moleculares referentes aos mecanismos epigenéticos e também diversos transtornos do neurodesenvolvimento e cognitivos.
- Smigielski L, Jagannath V, Rössler W, Walitza S, Grünblatt E. Epigenetic mechanisms in schizophrenia and other psychotic disorders: a systematic review of empirical human findings. Mol Psychiatry. 2020;25(8):1718-48.
  - ⇨ Importante revisão sistemática em esquizofrenia, apresentando de forma clara e objetiva os mecanismos epigenéticos da doença, além de fazer uma ótima relação com o fenótipo. Pode servir como modelo para descrição de mecanismos em outros transtornos psiquiátricos.

REFERÊNCIAS BIBLIOGRÁFICAS

1. Akbarian S, Liu C, Knowles JA, Vaccarino FM, Farnham PJ, Crawford GE, et al. The PsychENCODE project. Nat Neurosci. 2015;18(12):1707-12.
2. Szyf M. The early life environment and the epigenome. Biochim Biophys Acta Gen Subj. 2009;1790(9):878-85.
3. BJORNSSON H, Fallin MD, Feinberg AP. An integrated epigenetic and genetic approach to common human disease. Trends Genet. 2004;20(8):350-8.
4. Ribich S, Harvey D, Copeland RA. Drug Discovery and Chemical Biology of Cancer Epigenetics. Cell Chem Biol. 2017;24(9):1120-47.
5. Gujar H, Weisenberger DJ, Liang G. The Roles of Human DNA Methyltransferases and Their Isoforms in Shaping the Epigenome. Genes (Basel). 2019;10(2):172.
6. Tahiliani M, Koh KP, Shen Y, Pastor WA, Bandukwala H, Brudno Y, et al. Conversion of 5-methylcytosine to 5-hydroxymethylcytosine in mammalian DNA by MLL partner TET1. Science. 2009;324(5929):930-5.
7. Ehrlich M, Gama-Sosa MA, Huang LH, Midgett RM, Kuo KC, Mccune RA, et al. Amount and distribution of 5-methylcytosine in human DNA from different types of tissues or cells. Nucleic Acids Res. 1982;10(8): 2709-21.
8. Romanoski CE, Glass CK, Stunnenberg HG, Wilson L, Almouzni G. Epigenomics: roadmap for regulation. Nature. 2015;518(7539):314-6.
9. Moutinho C, Esteller M. MicroRNAs and epigenetics. Adv Cancer Res. 2017;135:189-220.
10. Davidovich C, Cech TR. The recruitment of chromatin modifiers by long noncoding RNAs: lessons from PRC2. RNA. 2015;21(12):2007-22.
11. **Marchese FP, Raimondi I, Huarte M. The multidimensional mechanisms of long noncoding RNA function. Genome Biol. 2017;18(1):206.**
    ⇒ Revisão abrangente e objetiva dos principais mecanismos de regulação de lncRNAs. Uma base interessante e rica para o aprofundamento dos mecanismos elucidados no capítulo.
12. Perera F, Herbstman J. Prenatal environmental exposures, epigenetics, and disease. Reprod Toxicol. 2011;31(3):363-73.
13. Foley DL, Craig JM, Morley R, Olsson CJ, Dwyer T, Smith K, et al. Prospects for epigenetic epidemiology. Am J Epidemiol. 2008;169(4):389-400.
14. Lo C-L, Zhou FC. Environmental Alterations of Epigenetics Prior to the Birth. In: International Review of Neurobiology. 2014;1-49.
15. Reik W. Stability and flexibility of epigenetic gene regulation in mammalian development. Nature. 2007;447(7143):425-32.
16. del Blanco B, Barco A. Impact of environmental conditions and chemicals on the neuronal epigenome. Curr Opin Chem Biol. 2018;45:157-65.
17. Szyf M. The epigenetics of perinatal stress. Dialogues Clin Neurosci. 2019;21(4):369-78.
18. Zannas AS. Epigenetics as a key link between psychosocial stress and aging: concepts, evidence, mechanisms. Dialogues Clin Neurosci. 2019;21(4):389-96.
19. Bae B-I, Jayaraman D, Walsh CA. Genetic changes shaping the human brain. Dev Cell. 2015;32(4):423-34.
20. Stiles J, Jernigan TL. The basics of brain development. Neuropsychol Rev. 2010;20(4):327-48.
21. Bishop KM, Rubenstein JLR, O'Leary DDM. Distinct actions of Emx1, Emx2, and Pax6 in regulating the specification of areas in the developing neocortex. J Neurosci. 2002;22(17):7627–38.
22. Bayatti N, Sarma S, Shaw C, Eyre JA, Vouyiouklis DA, Lindsay S, et al. Progressive loss of PAX6, TBR2, NEUROD and TBR1 mRNA gradients correlates with translocation of EMX2 to the cortical plate during human cortical development. Eur J Neurosci. 2008;28(8):1449-56.
23. Hall HN, Williamson KA, FitzPatrick DR. The genetic architecture of aniridia and Gillespie syndrome. Hum Genet. 2019;138(8-9):881-98.
24. Nowick K, Gernat T, Almaas E, Stubbs L. Differences in human and chimpanzee gene expression patterns define an evolving network of transcription factors in brain. Proc Natl Acad Sci U S A. 2009;106(52):22358-63.
25. Bakken TE, Miller JA, Ding S-L, Sunkin SM, Smith KA, Ng L, et al. A comprehensive transcriptional map of primate brain development. Nature. 2016;535(7612):367-75.
26. Parikshak NN, Luo R, Zhang A, Won H, Lowe JK, Chandran V, et al. Integrative functional genomic analyses implicate specific molecular pathways and circuits in autism. Cell. 2013;155(5):1008-21.
27. Miller JA, Ding SL, Sunkin SM, Smith KA, Ng L, Szafer A, et al. Transcriptional landscape of the prenatal human brain. Nature. 2014;508(7495):199-206.
28. **Maschietto M, Tahira AC, Puga R, Lima L, Mariani D, da Silveira Paulsen B, et al. Co-expression network of neural-differentiation genes shows specific pattern in schizophrenia. BMC Med Genomics. 2015;8(1):23.**
    ⇒ O artigo avaliou o perfil de metilação em cordão umbilical de nascidos na cidade de São Paulo e verificou tanto as diferenças de metilação entre os sexos nos autossomos quanto a sua relação com doenças de neurodesenvolvimento. Também discutiu os dados em relação a outras coortes semelhantes.
29. **Barker DJP. The origins of the developmental origins theory. J Intern Med. 2007;261(5):412-7.**
    ⇒ Estudo que relata as bases do desenvolvimento, importante para entender a origem das relações entre fenótipo e desenvolvimento intrauterino e ao longo da vida.
30. Kyle UG, Pichard C. The Dutch Famine of 1944-1945: a pathophysiological model of long-term consequences of wasting disease. Curr Opin Clin Nutr Metab Care. 2006;9(4):388-94.
31. Schulz LC. The Dutch Hunger Winter and the developmental origins of health and disease. Proc Natl Acad Sci U S A. 2010;107(39):16757-8.
32. Ampaabeng SK, Tan CM. The long-term cognitive consequences of early childhood malnutrition: the case of famine in Ghana. J Health Econ. 2013;32(6):1013-27.
33. Dhaliwal KK, Orsso CE, Richard C, Haqq AM, Zwaigenbaum L. Risk Factors for Unhealthy Weight Gain and Obesity among Children with Autism Spectrum Disorder. Int J Mol Sci. 2019;20(13).
34. Shi L, Zhang Z, Su B. Sex Biased Gene Expression Profiling of Human Brains at Major Developmental Stages. Sci Rep. 2016;6(1):21181.
35. **Andersen SL. Trajectories of brain development: point of vulnerability or window of opportunity? Neurosci Biobehav Rev. 2003;27(1-2):3-18.**
    ⇒ Revisão que aborda as trajetórias do neurodesenvolvimento e a relação dos transtornos, sendo muito precisa e abrangente ao relatar os mecanismos epigenéticos.
36. Manoli DS, Tollkuhn J. Gene regulatory mechanisms underlying sex differences in brain development and psychiatric disease. Ann N Y Acad Sci. 2018;1420(1):26-45.
37. Green T, Flash S, Reiss AL. Sex differences in psychiatric disorders: what we can learn from sex chromosome aneuploidies. Neuropsychopharmacology. 2019;44(1):9-21.
38. Sharma A, Jamil MA, Nuesgen N, Schreiner F, Priebe L, Hoffmann P, et al. DNA methylation signature in peripheral blood reveals distinct characteristics of human X chromosome numerical aberrations. Clin Epigenetics. 2015;7(1):76.
39. Maschietto M, Bastos LC, Tahira AC, Bastos EP, Euclydes VLV, Brentani A, et al. Sex differences in DNA methylation of the cord blood are related to sex-bias psychiatric diseases. Sci Rep. 2017;7:44547.
40. Tahira AC, Barbosa AR, Feltrin AS, Gastaldi VD, Toledo VHC, Carvalho Pereira JG, et al. Putative contributions of the sex chromosome proteins SOX3 and SRY to neurodevelopmental disorders. Am J Med Genet Part B Neuropsychiatr Genet. 2019;180(6):390-414.
41. Pedersen NL, Gatz M, Finch BK, Finkel D, Butler DA, Dahl Aslan A, et al. IGEMS: The Consortium on Interplay of Genes and Environment Across Multiple Studies: an update. Twin Res Hum Genet. 2019;22(6):809-16.
42. Cardno AG, Rijsdijk FV, Sham PC, Murray RM, McGuffin P. A twin study of genetic relationships between psychotic symptoms. Am J Psychiatry. 2002;159(4):539–45.
43. Poulsen P, Esteller M, Vaag A, Fraga MF. The epigenetic basis of twin discordance in age-related diseases. Pediatr Res. 2007;61(5 Part 2):38R-42R.
44. **Fraga MF, Ballestar E, Paz MF, Ropero S, Setien F, Ballestar ML, et al. Epigenetic differences arise during the lifetime of monozygotic twins. Proc Natl Acad Sci U S A. 2005;102(30):10604-9.**
    ⇒ Apesar de gêmeos monozigóticos compartilharem essencialmente o mesmo genótipo, os pares de indivíduos apresentam fenótipos discordantes como suscetibilidades diferentes a transtornos psiquiátricos. Essas diferenças são explicadas por mecanismos epigenéticos, que são distintos conforme os ambientes a que cada indivíduo foi exposto.

45. Chiarella J, Tremblay RE, Szyf M, Provençal N, Booij L. Impact of early environment on children's mental health: lessons from DNA methylation studies with monozygotic twins. Twin Res Hum Genet. 2015 Dec 26;18(6):623–34.

46. Spiers H, Hannon E, Schalkwyk LC, Smith R, Wong CCY, O'Donovan MC, et al. Methylomic trajectories across human fetal brain development. Genome Res. 2015;25(3):338-52.

47. Li M, Santpere G, Kawasawa YI, Evgrafov O V., Gulden FO, Pochareddy S, et al. Integrative functional genomic analysis of human brain development and neuropsychiatric risks. Science. 2018;362(6420):eaat7615.

48. Bale TL, Epperson CN. Sex differences and stress across the lifespan. Nat Neurosci. 2015;18(10):1413-20.

49. De Brito Venâncio Dos Santos G, Alves MCGP, Goldbaum M, Cesar CLG, Gianini RJ. Prevalence of common mental disorders and associated factors in urban residents of São Paulo, Brazil. Cad Saude Publica. 2019;35(11):e00236318.

50. Cross-Disorder Group of the Psychiatric Genomics Consortium {fname}, Lee SH, Ripke S, Neale BM, Faraone S V, Purcell SM, et al. Genetic relationship between five psychiatric disorders estimated from genome-wide SNPs. Nat Genet. 2013;45(9):984-94.

51. Gabriele M, Lopez Tobon A, D'Agostino G, Testa G. The chromatin basis of neurodevelopmental disorders: Rethinking dysfunction along the molecular and temporal axes. Prog Neuropsychopharmacol Biol Psychiatry. 2018;84(Pt B):306-27.

52. Eshraghi AA, Liu G, Kay SIS, Eshraghi RS, Mittal J, Moshiree B, et al. Epigenetics and autism spectrum disorder: Is there a correlation? Front Cell Neurosci. 2018;12:78.

53. Choi CS, Gonzales EL, Kim KC, Yang SM, Kim JW, Mabunga DF, et al. The transgenerational inheritance of autism-like phenotypes in mice exposed to valproic acid during pregnancy. Sci Rep. 2016;6:36250.

54. Smigielski L, Jagannath V, Rössler W, Walitza S, Grünblatt E. Epigenetic mechanisms in schizophrenia and other psychotic disorders: a systematic review of empirical human findings. Mol Psychiatry. 2020;25(8):1718-48.

55. Chase KA, Gavin DP, Guidotti A, Sharma RP. Histone methylation at H3K9: evidence for a restrictive epigenome in schizophrenia. Schizophr Res. 2013;149(1-3):15-20.

56. Seo MK, Kim YH, McIntyre RS, Mansur RB, Lee Y, Carmona NE, et al. Effects of antipsychotic drugs on the epigenetic modification of brain-derived neurotrophic factor gene expression in the hippocampi of chronic restraint stress rats. Neural Plast. 2018;2018.

57. Jacob P, Grayson D, Avramopoulos D (eds.). Epigenetics in psychiatry, 1. ed. Academic Press; 2014.

58. Klengel T, Mehta D, Anacker C, Rex-Haffner M, Pruessner JC, Pariante CM, et al. Allele-specific FKBP5 DNA demethylation mediates gene-childhood trauma interactions. Nat Neurosci. 2013;16(1):33-41.

59. Kim JM, Stewart R, Kang HJ, Kim SW, Shin IS, Kim HR, et al. A longitudinal study of SLC6A4 DNA promoter methylation and poststroke depression. J Psychiatr Res. 2013;47(9):1222-7.

60. Kocerha J, Dwivedi Y, Brennand KJ. Noncoding RNAs and neurobehavioral mechanisms in psychiatric disease. Mol Psychiatry. 2015;20(6):677-84.

7

Aspectos imunes na patogênese dos transtornos mentais

Moisés Evandro Bauer
Natalia Pessoa Rocha
Antonio Lucio Teixeira

Sumário

Introdução
Inflamação sistêmica de baixo grau nos transtornos neuropsiquiátricos
Papel dos mediadores inflamatórios na neuroinflamação
Citocinas e leucócitos circulantes modulam o comportamento
Considerações finais
Para aprofundamento
Referências bibliográficas

Pontos-chave

- Pacientes com transtornos neuropsiquiátricos apresentam níveis circulantes aumentados de marcadores pró-inflamatórios, compatíveis com uma inflamação de baixo grau.
- A inflamação periférica de baixo grau se relaciona com a neuroinflamação observada nos transtornos psiquiátricos.
- As citocinas pró-inflamatórias e leucócitos circulantes ganham acesso ao SNC, modulando a reatividade ao estresse, o humor e a cognição.
- Terapias anti-inflamatórias e imunoterápicas podem ser eficazes no controle do curso clínico de vários transtornos neuropsiquiátricos.

INTRODUÇÃO

O sistema imune é conhecido principalmente por suas funções relacionadas a respostas contra parasitas e microrganismos, incluindo respostas vacinais. No entanto, essa é uma visão bastante incompleta ("míope") de um sistema constituído por células e proteínas solúveis que circulam virtualmente por todos os tecidos – mesmo na ausência de patógenos. Pesquisas realizadas nas últimas décadas demonstraram funções importantes do sistema imune na fisiologia e manutenção dos tecidos, incluindo os tecidos cardíaco, ósseo, muscular e o sistema nervoso central (SNC). Nesse sentido, o sistema imune atua diretamente na manutenção da homeostase dos órgãos e tecidos. Neste capítulo, discutiremos como células e proteínas do sistema imune influenciam as funções complexas do cérebro envolvidas na gênese dos transtornos mentais.

A ciência dedicada ao estudo das interações entre o SNC e o sistema imune foi inicialmente denominada psiconeuroimunologia. No início da década de 1980, as alterações imunes observadas nos transtornos mentais eram entendidas simplesmente como consequência das condições estudadas. Hoje, sabemos que o sistema imune possui ações importantes e diretas na gênese e progressão clínica de vários (se não todos) transtornos neuropsiquiátricos. Derivada desta visão, um novo ramo da psi-coneuroimunologia está em plena expansão: a imunopsiquiatra (*immunopsychiatry*)[1,2].

Os leucócitos e seus produtos circulantes são muito importantes na comunicação imune com o cérebro. Essa comunicação é estabelecida por três vias: humoral, neural e leucocitária (Figura 1), operando em condições fisiológicas e patológicas, contribuindo para a gênese dos transtornos mentais. Em particular, podemos ressaltar o impacto da inflamação crônica periférica no funcionamento cerebral. Nesse sentido, é importante definir a inflamação aguda e a crônica. Na ocasião de uma infecção ou lesão tecidual, leucócitos são recrutados para o local da injúria, levando à produção de uma variedade de mediadores inflamatórios, incluindo proteínas de fase aguda, citocinas, quimiocinas, aminas vasoativas, eicosanoides e produtos de cascatas proteolíticas. A resposta inflamatória aguda bem-sucedida resulta na eliminação do agente infeccioso, seguida por uma fase de resolução e reparação do tecido danificado. A mudança na expressão de mediadores lipídicos, de prostaglandinas para lipoxinas, é crucial para o processo de transição de inflamação aguda para resolução. Por outro lado, estados infla-

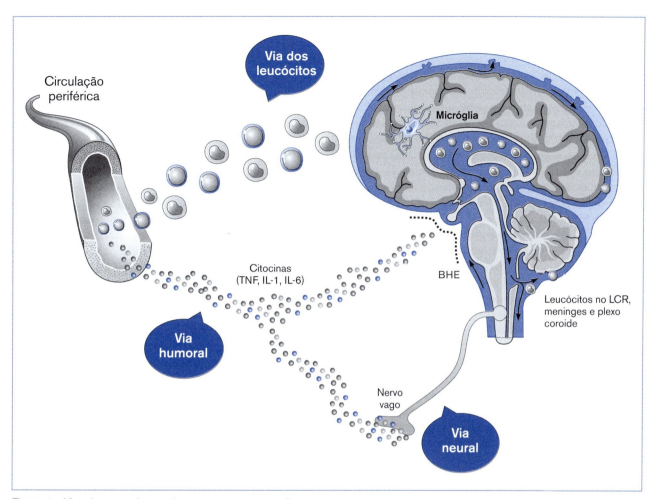

Figura 1 Vias da comunicação imune com o cérebro. Pelo menos três vias medeiam a comunicação imune com o cérebro: humoral, neural e leucocitária. As citocinas pró-inflamatórias no plasma (aumentadas nos transtornos neuropsiquiátricos) podem atingir o cérebro através do: 1) transporte ativo para o cérebro, atravessando a barreira hematoencefálica (BHE) nos órgãos circunventriculares (via humoral); ou 2) através da ativação da via neural (i. e., nervo vago). A via dos leucócitos é a terceira via de comunicação imune ao cérebro, constituída pela migração de leucócitos circulantes para regiões conhecidas como "bordas do cérebro" – órgãos circunventriculares e plexo coroide. Em condições fisiológicas, essas células participam de funções neuronais e fazem a varredura do cérebro em busca de patógenos ou danos teciduais. LCR: líquido cefalorraquidiano.
Fonte: dos autores

matórios crônicos podem ocorrer na ausência de agentes infecciosos (inflamação asséptica ou estéril). Esse estado inflamatório crônico pode ser observado em várias condições médicas, com obesidade e diabetes, e no envelhecimento, e parece estar associado ao desequilíbrio homeostático do organismo e a perdas funcionais em vários tecidos. Pacientes com transtornos neuropsiquiátricos exibem todas as características fundamentais da inflamação crônica estéril, incluindo aumento dos níveis circulantes de indutores inflamatórios, sensores (receptores) ativados, e mediadores inflamatórios direcionados a todos os tecidos[3].

Este capítulo apresenta uma visão geral dos mecanismos imunes que afetam o funcionamento do SNC, atuando na gênese dos transtornos neuropsiquiátricos. Pacientes com transtornos neuropsiquiátricos apresentam níveis séricos aumentados de mediadores pró-inflamatórios na circulação, compatível com uma inflamação crônica de baixo grau. Discutiremos que a inflamação periférica de baixo grau se relaciona com a neuroinflamação observada nos transtornos psiquiátricos. Apresentaremos as principais vias pelas quais os mediadores inflamatórios e leucócitos circulantes ganham acesso ao SNC, modulando a reatividade ao estresse, a cognição e as emoções. Por último, apresentaremos evidências atuais de que fármacos anti-inflamatórios e imunoterápicos podem ser eficazes no controle do curso clínico de alguns transtornos neuropsiquiátricos.

INFLAMAÇÃO SISTÊMICA DE BAIXO GRAU NOS TRANSTORNOS NEUROPSIQUIÁTRICOS

A hipótese de que alterações neuropsiquiátricas estão associadas a alterações imunes baseia-se primariamente em dados clínico-epidemiológicos. Por exemplo, há elevada prevalência de transtornos depressivos em doenças autoimunes e infecciosas crônicas, ou seja, em condições que cursam com inflamação sistêmica recorrente ou persistente[4,5]. Acredita-se também que a associação entre transtornos depressivos e inflamação explicaria, pelo menos em parte, o impacto negativo da depressão sobre o prognóstico de pacientes com doenças clínicas, como doenças cardíacas e câncer. Por outro lado, pacientes com transtornos neuropsiquiátricos apresentam uma prevalência maior de doenças autoimunes, como diabetes tipo 1, esclerose múltipla, hepatite autoimune, psoríase, polimiosite e síndrome de Sjogren[6]. Ainda, estudos epidemiológicos têm demonstrado que infecções maternas estão associadas a um risco aumentado de esquizofrenia na prole[7]. De fato, existe um risco aumentado de desenvolver esquizofrenia em filhos de mães que apresentaram infecções durante a gravidez, destacando-se infecções por *Herpes simplex* e *Toxoplasma gondii*.[8] Postula-se que infecções no período pré-natal, incluindo agentes com tropismo para o SNC como o *Herpes* e o *Toxoplasma*, poderiam ativar e/ou desregular cascatas imunes e inflamatórias que afetariam diretamente o desenvolvimento normal do SNC[9].

Atualmente, além de observações clínicas e evidências epidemiológicas, há evidências de estudos experimentais que corroboram o papel da inflamação na fisiopatologia dos transtornos neuropsiquiátricos. Pacientes com transtorno depressivo maior (TDM), transtorno bipolar (TAB) e esquizofrenia apresentam aumento nos níveis de citocinas pró-inflamatórias e seus receptores, de proteínas de fase aguda (ex., proteína C-reativa, PCR) e quimiocinas no sangue periférico e líquido cefalorraquidiano (LCR) quando comparados a indivíduos sem diagnóstico de transtorno neuropsiquiátrico[10-12]. Estima-se que 47% dos pacientes com TDM apresentem nível de PCR > 3,0 mg/L e 29%, nível de PCR > 5,0 mg/L, reforçando o papel da inflamação na depressão[13]. Pacientes com TAB tipo I apresentam aumento da contagem sanguínea de células do sistema imune inato (monócitos e neutrófilos) e células T ativadas[14,15]. Para identificar a fonte dessa inflamação crônica de baixo grau, estudos anteriores determinaram que linfócitos T de indivíduos com TAB estimulados *in vitro* produziram níveis mais altos de citocinas pró-inflamatórias (Th1/Th17) do que células de controles (i. e., indivíduos sem diagnóstico de transtorno neuropsiquiátrico)[14]. Os marcadores inflamatórios não estão apenas aumentados na circulação periférica mas também são encontrados no SNC. Uma análise de amostras de LCR de pacientes com esquizofrenia revelou uma proporção aumentada de células mononucleares quando comparada aos controles saudáveis[16]. Estudos *post-mortem* identificaram expressão gênica aumentada de várias citocinas pró-inflamatórias (IL-1β, IL-6 e TNF-α) no córtex pré-frontal de pacientes com TDM[17] e vítimas de suicídio[18], quando comparados a controles.

Alterações nos níveis de mediadores inflamatórios têm sido associadas à gravidade dos sintomas ou à progressão clínica dos transtornos de humor. Por exemplo, níveis aumentados de PCR e IL-6 predizem o desenvolvimento de sintomas depressivos no TDM[19]. Interessantemente, a remissão de sintomas depressivos foi associada à normalização dos níveis de marcadores inflamatórios no TDM[20]. Além disso, tanto o número quanto a gravidade das condições inflamatórias comórbidas influenciam a inflamação e o risco TDM[21]. O aumento nos níveis de citocinas pró-inflamatórias e receptores solúveis tem sido sistematicamente descrito no TAB, incluindo pacientes em estado de mania[22], episódios depressivos[23] ou durante a eutimia[14]. Processos inflamatórios foram descritos não apenas em transtornos do humor, mas em outros transtornos psiquiátricos, como a esquizofrenia, em que as concentrações séricas de citocinas, incluindo IL-6, variam conforme a gravidade, duração da doença e terapia antipsicótica[24,25]. Vale ressaltar que, na esquizofrenia, o aumento nos níveis de mediadores inflamatórios está associado também a pior desempenho cognitivo[26].

PAPEL DOS MEDIADORES INFLAMATÓRIOS NA NEUROINFLAMAÇÃO

A ativação microglial tem sido amplamente observada em doenças neurodegenerativas e transtornos psiquiátricos, promovendo alterações comportamentais ao modular áreas cerebrais sensíveis ao estresse, incluindo o córtex pré-frontal, hipotálamo, amígdala e hipocampo[27].

Em condições fisiológicas, leucócitos não são encontrados no parênquima cerebral. A micróglia é um macrófago residente no SNC, representando até 10% do total de células do SNC. A micróglia está envolvida na homeostase cerebral, principalmente por rastrear o cérebro em busca de sinais de dano celular e infecções. De fundamental importância, a micróglia participa ainda do desenvolvimento de circuitos neurais, da manutenção de sinapses e da neurogênese. Por exemplo, a micróglia ajuda o cérebro a eliminar o excesso de neurônios durante o desenvolvimento, especialmente no final da adolescência, fenômeno conhecido como poda neuronal[28]. De fato, a micróglia tem sido implicada em uma série de processos de desenvolvimento, incluindo regulação do número de células e padrões espaciais de células cerebrais, mielinização, bem como a formação e o refinamento de circuitos neurais.[29] Entretanto, após desafiada por um insulto biológico ou estresse, a micróglia em repouso é ativada, sofrendo uma série de mudanças em sua forma e função, com aumento da produção de mediadores inflamatórios e proliferação. A micróglia ativada é então prontamente recrutada para locais lesionados, onde fagocita detritos e células mortas. Uma vez ativada, a micróglia funciona de maneira similar aos macrófagos periféricos[30].

Após a ativação da micróglia induzida pelo estresse, as citocinas produzidas sinalizam para aumentar o fluxo neuroendócrino, resultando em um ciclo de respostas relacionadas ao estresse e posterior ativação da micróglia. Acredita-se que a IL-1β seja a principal citocina na indução de respostas relacionadas ao estresse. A liberação de IL-1β no hipotálamo ativa o eixo hipotálamo-hipófise-adrenal (ou hipotálamo-pituitária-adrenal, HPA), induzindo a secreção do hormônio liberador de corticotrofina (CRH) a partir do núcleo paraventricular. O CRH induz a secreção do hormônio adrenocorticotrófico (ACTH) pela hipófise, que por sua vez estimula a secreção de cortisol pelo córtex da glândula suprarrenal. Ademais, a IL-1β é capaz de induzir diretamente a secreção de ACTH e cortisol pela hipófise e adrenal, respectivamente[31]. O tratamento com minociclina, um antibiótico conhecido por diminuir as respostas da micróglia, preveniu ou atenuou a ativação da micróglia induzida pelo estresse, como a produção de citocinas pró-inflamatórias no cérebro (especialmente IL-1β) e a ativação neuronal persistente. Além disso, o mesmo tratamento diminuiu comportamentos ansiosos e depressivos e déficits cognitivos após o estresse em modelo experimental[32].

A comunicação entre o cérebro e o sistema imune é potencializada pelo sistema nervoso simpático. A sinalização adrenérgica desempenha um papel fundamental na ativação da micróglia. O pré-tratamento com propranolol (um antagonista dos receptores β-adrenérgicos) previne a ativação neuronal induzida pelo estresse e a ativação da micróglia[33]. Por outro lado, a administração de isoproterenol (um agonista do receptor β-adrenérgico) resulta na indução da produção periférica e central (hipocampo) de citocinas pró-inflamatórias[34]. Além disso, sob estresse crônico, a ativação simpática prolongada ou repetida resulta em aumento da produção e liberação de células mieloides pela medula óssea. O fluxo aumentado de células mieloides culmina em um fenótipo de monócitos circulantes menos maduros e mais inflamatórios. Esses monócitos podem alcançar o cérebro, onde promovem a neuroinflamação[32].

Citocinas pró-inflamatórias modulam o comportamento

As citocinas pró-inflamatórias produzem alterações neuroquímicas, incluindo a redução dos níveis de monoaminas, redução da plasticidade cerebral e excitotoxicidade (i. e., aumento dos níveis cerebrais de glutamato) (Figura 2). Essas alterações são observadas graus variáveis em todos os transtornos neuropsiquiátricos. O papel da inflamação na gênese de alterações cerebrais é sustentado por evidências experimentais e clínicas.

O estado febril numa infecção em humanos e a injeção de citocinas pró-inflamatórias produzem alterações comportamentais denominadas de "comportamento de doente". Isso corresponde a uma série de mudanças para aumentar a sobrevivência do hospedeiro, incluindo alterações fisiológicas (ex., febre, alterações na composição do sangue), comportamentais (ex.,

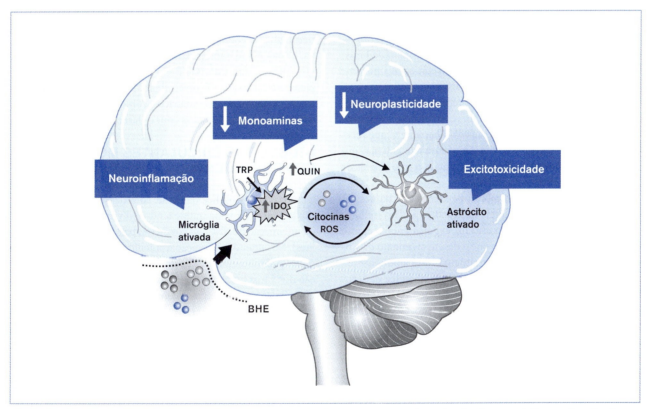

Figura 2 Mecanismos centrais do "comportamento de doente" induzido por citocinas. As citocinas pró-inflamatórias circulantes podem atingir o cérebro e ativar a micróglia que, por sua vez, amplifica a neuroinflamação. A micróglia ativada pode estimular astrócitos através da secreção de citocinas pró-inflamatórias e espécies reativas de oxigênio (ROS). Várias funções dos astrócitos são alteradas pela sinalização excessiva de citocinas, levando à regulação negativa de transportadores de glutamato (GLU), prejudicando a recaptação de GLU e aumentando a liberação de GLU - um processo conhecido como excitotoxicidade. As citocinas inflamatórias plasmáricas podem ativar a enzima indolamina 2,3 dioxigenase (IDO), que decompõe o triptofano (TRP), precursor da serotonina (5-HT), em ácido quinolínico (QUIN), um potente agonista NMDA que estimula a liberação de GLU. A ligação do GLU aos receptores NMDA extra-sinápticos nos neurônios leva à diminuição da produção do fator neurotrófico derivado do cérebro (BDNF), comprometendo a neuroplasticidade. Fonte: dos autores.

diminuição da locomoção, consumo de alimentos e de água) e hormonais (ex., a secreção de hormônios do eixo HPA). A expressão "comportamento de doente" é empregada no contexto também de uma inflamação subclínica, porém crônica, como observado em diferentes transtornos psiquiátricos, sobretudo depressão. O "comportamento de doente" pode ser reproduzido pela administração de citocinas pró-inflamatórias ou por lipopolissacarídeo (LPS, substância presente na parede das bactérias Gram-negativas). A IL-1β e o TNF-α são as principais citocinas envolvidas no desencadeamento desse comportamento. Em roedores, tanto a administração sistêmica quanto a intracerebral de IL-1β ou TNFα resulta em sinais de "comportamento de doente" (i. e., diminuição da atividade motora, isolamento social, redução da ingestão de alimentos e água e déficit cognitivo), de maneira tempo e dose-dependentes.

Corroborando os resultados obtidos ems modelos animais, dados clínicos mostraram que a injeção intravenosa de LPS em humanos produz aumento transitório nos sintomas de ansiedade e humor depressivo, e diminuição nas funções de memória verbal e não verbal. A administração dessa endotoxina foi seguida por aumento nos níveis séricos de TNF-α, receptores solúveis de TNF, IL-6 e cortisol.[35] O uso terapêutico de citocinas também está associado ao comportamento de doente. Por exemplo, até 60% dos pacientes que receberam terapia com IFN-α por 12 semanas para o tratamento da hepatite C ou câncer desenvolveram depressão clínica. A síndrome depressiva induzida por IFN-α é responsiva ao tratamento com antidepressivos, e clinicamente se sobrepõe ao TDM. Ademais, a administração de citocinas resulta na amplificação da neuroinflamação no SNC. Os pacientes com hepatite C que receberam a imunoterapia de IFN-a apresentaram aumento na concentração de IFN-α no LCR, correlacionada com os níveis de IL-6 e da quimiocina CCL2/MCP-1[36].

A redução dos níveis cerebrais de serotonina parece ser um dos mecanismos pelos quais as citocinas podem influenciar o comportamento. Tanto estudos experimentais quanto ensaios clínicos demonstraram que o desenvolvimento de sintomas depressivos induzido por citocinas está altamente associado com a redução da disponibilidade sináptica de serotonina. Corroborando esses achados, foi demonstrado que polimorfismos nos genes da IL-6 e de transportadores de serotonina predizem o desenvolvimento de depressão durante o tratamento com IFN-α para a hepatite C[37]. Outro mecanismo envolveria a ativação da enzima indolamina-2,3-dioxigenase (IDO) por citocinas pró-inflamatórias. A IDO está envolvida no catabolismo do triptofano em quinurenina. O triptofano é um aminoácido essencial (i. e., necessário para o organismo humano que é incapaz de sintetizá-lo e, portanto, deve ser obtido através da dieta) e o precursor primário da serotonina. Durante processos inflamatórios, a disponibilidade de triptofano para a síntese da serotonina diminui consideravelmente, enquanto os níveis de quinurenina aumentam devido a uma maior atividade da IDO[4]. Além disso, a quinurenina circulante pode atravessar facilmente a barreira hematoencefálica (BHE) e ter acesso ao cérebro, onde contribui para a ativação da micróglia e astrócitos – nestes últimos, estimulando a liberação de glutamato e o bloqueio da recaptação de glutamato por astrócitos[38]. Essas alterações podem levar à excitotoxicidade e consequente neurodegeneração. Há evidências de que o bloqueio de receptores de glutamato do tipo NMDA com quetamina ou a inibição da atividade da IDO protege camundongos de desenvolverem comportamento do tipo depressivo induzido por LPS ou por estresse[39]. Drogas que bloqueiam a IDO poderiam ser recomendadas para pacientes que apresentam depressão associada à inflamação. Além disso, vários estudos relataram o rápido efeito antidepressivo da quetamina em humanos[40]. As citocinas podem também interferir na síntese da dopamina. A injeção intramuscular de IFN-α em ratos resultou em redução significativa dos níveis de tetrahidrobiopterina (BH$_4$) e dopamina em áreas da amígdala e rafe. A BH$_4$ é um cofator da tirosina hidroxilase (TH), enzima envolvida na síntese de dopamina[36]. O impacto das citocinas sobre as vias dopaminérgicas cerebrais está fortemente associado à diminuição da motivação, ou anedonia, um sintoma central da depressão. Ainda, a ligação do glutamato aos receptores de NMDA extra-sinápticos diminui a produção do fator neurotrófico cerebral (BDNF), prejudicando a neuroplasticidade[41]. O BDNF é uma neurotrofina que favorece a neurogêse cerebral, essencial para uma resposta antidepressiva, e seus níveis são reduzidos por TNF-α e IL-1 através de vias intracelulares do NFkB em modelos de depressão induzida pelo estresse[42]. Os níveis de BDNF encontram-se reduzidos em transtornos psiquiátricos, como o TDM, e estão negativamente correlacionados com o desempenho cognitivo[43].

LEUCÓCITOS CIRCULANTES MODULAM O COMPORTAMENTO

O cérebro é tradicionalmente considerado um sítio protegido da ação do sistema imune tendo em vista o efeito destrutivo da inflamação no SNC em condições patológicas (p. ex., encefalites). No entanto, a migração fisiológica de leucócitos para o cérebro se tornou uma área de grande interesse a partir da descrição dos vasos linfáticos cerebrais[44]. Pesquisas recentes sugerem que células imunes migram continuamente para o SNC, sobretudo nas áreas das meninges e do plexo coroide (PC), mantendo interação com neurônios e células gliais do parênquima cerebral. Essa via de comunicação entre o sistema imune e o cérebro através de células tem sido associada a processos fisiológicos importantes, interferindo com comportamento, emoção e cognição. A via dos leucócitos é um eixo de comunicação imune-cerebral e inclui leucócitos infiltrantes (ex., granulócitos, células dendríticas, linfócitos T) presentes em pequeno número na vasculatura cerebral, PC e meninges (Figura 1). O PC é um tecido epitelial localizado dentro dos ventrículos cerebrais, responsável por filtrar o sangue e produzir LCR. Além disso, o PC desempenha um papel seletivo no transporte de células imunes periféricas para o SNC[45]. Essas células imunes periféricas são capazes de melhorar algumas funções neuronais (ex.: cognição) e realizar busca por patógenos ou dano tecidual no cérebro[46].

O recrutamento de leucócitos do sangue periférico para o cérebro tem sido amplamente descrito em condições inflamatórias clássicas, como traumatismo craniano e neuroinfecções. Foi demonstrado que o tráfego de monócitos para o cérebro é necessário para induzir o comportamento de ansiedade após dor neuropática[47], o "comportamento de doente" devido à inflamação[48] e o declínio cognitivo após cirurgias periféricas[49]. A migração periférica de monócitos para o cérebro também foi demonstrada após estresse psicológico[50]. Esse tráfego celular para o cérebro parece estar associado a respostas prolongadas após o estresse. Usando o modelo murino de estresse por derrota social repetida, um estudo mostrou que a infiltração de monócitos no cérebro é necessária para o desenvolvimento de comportamento semelhante à ansiedade prolongada induzida por estresse[50]. Além disso, um estudo *postmortem* mostrou que cérebros de pacientes deprimidos apresentam uma quantidade maior de monócitos periféricos infiltrados quando comparados aos cérebros de controles saudáveis[51].

Evidências mais recentes indicam que os linfócitos T circulantes podem promover a neuroproteção e a resiliência contra o desenvolvimento de transtornos psiquiátricos. Os linfócitos T são encontrados no LCR em condições fisiológicas, embora em pequenos números quando comparados ao sangue[52]. Camundongos deficientes em células T apresentam redução no aprendizado espacial e memória, bem como redução da proliferação de células progenitoras neurais e diferenciação neuronal, levando à diminuição da neurogênese no cérebro adulto. As alterações cognitivas foram especificamente associadas às células T CD4+, porque a transferência de células T CD4+ (mas não as CD8+) em camundongos deficientes conseguiu restaurar a proliferação de neurônios hipocampais[53]. Considerando que não há células T no parênquima cerebral saudável, a questão é: como as células T periféricas estimulam as funções cognitivas e como essa comunicação imune-cerebral ocorre? Tem sido mostrado que as células T pró-cognitivas específicas para os antígenos do SNC estão localizadas nas bordas ou na periferia do cérebro, especialmente nas meninges e no PC[54]. Na ausência de células T, as células mieloides meníngeas adquirem um fenótipo pró-inflamatório (M1) com secreção de TNF, IL-1β e IL-12, citocinas que afetam várias funções cerebrais[4]. Após tarefas de aprendizado e memória em camundongos, as células T ativadas são encontradas em espaços meníngeos e expressam altos níveis de IL-4 que mantém as células mieloides meníngeas em um estado anti-inflamatório (M2)[55]. Além de manter o fenótipo M2 de células mieloides meníngeas, a IL-4 também possui efeitos diretos no aprendizado através da indução da produção de BDNF neuronal[55].

As células T efetoras têm papéis na resiliência ao estresse psicossocial. Camundongos com deficiência de células T (SCID) são mais propensos a desenvolverem mudanças comportamentais características de transtorno de estresse pós-traumático do que animais controles (do tipo selvagem). A reconstituição de camundongos SCID com células T atenua a resposta hiperativa ao estresse. Esses estudos indicam que as células T atenuam as respostas de estresse e que a inibição da função das células

T por estresse e/ou depressão pode afetar significativamente os principais elementos imunes envolvidos na atividade cerebral saudável[56]. Especula-se inclusive que o aumento das células T de memória específicas para antígenos cerebrais possa ser um novo tratamento para a depressão. De fato, há evidências de que o reforço de células T efetoras, através da redução da supressão mediada por células T reguladoras (Treg) nas células T efetoras, é um mecanismo importante para a proteção do tecido cerebral contra o estresse psicológico[57].

TERAPIAS ANTI-INFLAMATÓRIAS E IMUNOTERÁPICAS NO TRATAMENTO DE TRANSTORNOS NEUROPSIQUIÁTRICOS

Com base nas evidências de que transtornos psiquiátricos estão associados a alterações imunes/inflamatórias, estudos investigaram a eficácia de estratégias anti-inflamatórias e imunomoduladoras no tratamento dessas condições, sobretudo TDM e esquizofrenia. A maioria dos estudos clínicos testou a eficácia do uso de anti-inflamatórios não esteroides (AINE), especificamente inibidores da ciclo-oxigenase (COX), como adjuvantes à terapia com antidepressivos. Foi demonstrado que o uso de inibidores da COX combinados a antidepressivos por 6-8 semanas (tanto inibidores não seletivos da COX, como o ácido acetilsalicílico, quanto inibidores seletivos da COX-2, como celecoxibe) foi mais eficaz na remissão de sintomas depressivos quando comparados ao tratamento com antidepressivos combinados a placebo. Resultados semelhantes foram relatados quando AINE foram usados como terapia adjuvante no tratamento de episódios depressivos ou episódios mistos em pacientes com TAB. Do mesmo modo, os mesmos fármacos demonstraram eficácia quando combinados a antipsicóticos no tratamento da esquizofrenia[58,59].

Não apenas AINE, mas outros fármacos com ação anti-inflamatória ou imunomoduladora têm demonstrado eficácia no tratamento de transtornos psiquiátricos. O tratmento com minociclina (monoterapia ou combinado ao tratamento convencional) resultou em melhora de sintomas da esquizofrenia, TDM e transtorno obsessivo compulsivo. A minociclina é um antibiótico da classe das tetraciclinas com ações anti-inflamatórias, incluindo a inibição da ativação microglial[59]. Mais recentemente, estudos começaram a testar os efeitos de fármacos com ação anticitocinas no tratamento de transtornos depressivos. O tratamento com inibidores do TNF, utilizados em pacientes com doenças autoimunes, demonstrou eficácia no tratamento de sintomas depressivos quando combinados a antidepressivos convencionais. Além disso, a terapia crônica com Infliximab (um anticorpo monoclonal anti-TNF) resultou em efeito antidepressivo em pacientes com TDM resistentes ao tratamento convencional, mas apenas naqueles com níveis aumentados de mediadores inflamatórios, como PCR e TNF[60].

CONSIDERAÇÕES FINAIS

A comunicação entre o sistema imune e o cérebro é fundamental no estabelecimento da homeostase cerebral, participando da patogênese e da progressão dos transtornos psiquiátricos. As vias humoral, neural e leucocitária transmitem moléculas e células do sistema imune ao SNC, especialmente nas bordas do cérebro, onde regulam a cognição, a emoção e o comportamento. Em condições fisiológicas, os leucócitos não são encontrados no parênquima cerebral. No entanto, a exposição crônica a mediadores inflamatórios pode romper as barreiras cerebrais e permitir a passagem de células imunes para o parênquima cerebral, modulando o fenótipo da micróglia, a sua reatividade e estimulando a neuroinflamação. Depois de desafiada por um insulto biológico ou estresse, a micróglia em repouso é ativada, sofrendo alterações fenotípicas e secretando citocinas pró-inflamatórias. A inflamação crônica pode levar ao aumento da diferenciação da micróglia ativada no cérebro, contribuindo para o desenvolvimento de sintomas cognitivos e comportamentais depressivos. Nesse sentido, terapias que antagonizem os efeitos de mediadores inflamatórios podem ser eficazes no tratamento de transtornos psiquiátricos, sobretudo no grupo de pacientes resistentes às terapias convencionais e/ou que apresentem níveis mais elevados de mediadores inflamatórios. Evidencia-se aqui a necessidade da identificação de marcadores biológicos que predizem a resposta individual à terapia e ao tratamento personalizado[60].

Concluindo, o sistema imune desempenha um papel importante na regulação dos processos cerebrais fisiológicos. As alterações imunes relatadas em transtornos psiquiátricos não podem mais ser entendidas como um epifenômeno, mas interconectadas à fisiologia do cérebro e desempenhando papéis que vão desde sua manutenção até a progressão de doenças.

Para aprofundamento

- Teixeira AL, Bauer ME. Immunopsychiatry: a clinician's introduction to the immune basis of mental disorders. Oxford: Oxford University Press; 2019.
  - ⇨ Este livro é inteiramente dedicado à emergente área "imunopsiquiatria". Com a participação de clínicos e pesquisadores de diferentes países, o livro aborda desde aspectos conceituais e básicos da fisiologia imune, interação entre cérebro e sistema imune, até potenciais aplicações clínicas.
- Pariante CM. Why are depressed patients inflamed? A reflection on 20 years of research on depression, glucocorticoid resistance and inflammation. Eur Neuropsychopharmacol. 2017;27(6):554-9.
  - ⇨ Neste artigo de revisão, o Prof. Carmine Pariante – possivelmente o responsável por cunhar o termo "imunopsiquiatria" – discute o paradoxo da coexistência de hipercortisolemia e perfil pró-inflamatório em pacientes com depressão.
- Teixeira AL, Macedo D, Baune BT. Perinatal inflammation and adult psychopathology: from preclinical models to humans. Springer Nature; 2020.
  - ⇨ A partir de resultados experimentais e clínicos, este livro discute o envolvimento de mecanismos imunes/inflamatórios perinatais na patogênese de transtornos psiquiátricos.

REFERÊNCIAS BIBLIOGRÁFICAS

1. Teixeira AL, Bauer ME. Immunopsychiatry: a clinician's introduction to the immune basis of mental disorders. Oxford: Oxford University Press; 2019.
2. Pape K, Tamouza R, Leboyer M, Zipp F. Immunoneuropsychiatry: novel perspectives on brain disorders. Nat Rev Neurol. 2019;15:317-28. Disponível em: https://doi.org/10.1038/s41582-019-0174-4.
3. Bauer ME, Teixeira AL. Inflammation in psychiatric disorders: What comes first? Ann N Y Acad Sci. 2019;1437:57-67. Disponível em: https://doi.org/10.1111/nyas.13712.
   - ⇨ Este artigo de revisão discute os possíveis mecanismos responsáveis pela emergência do perfil pró-inflamatório sistêmico em pacientes com diferentes transtornos psiquiátricos.
4. Dantzer R, O'Connor JC, Freund GG, Johnson RW, Kelley KW. From inflammation to sickness and depression: when the immune system subjugates the brain. Nat Rev Neurosci. 2008;9:46-56. Disponível em: https://doi.org/nrn2297 [pii]10.1038/nrn2297.
   - ⇨ Esta é uma excelente revisão escrita por pioneiros da área de psiconeuroimunologia sobre os mecanismos inflamatórios relacionados ao "comportamento de doente" e à depressão.
5. Siegmann EM, Müller HHO, Luecke C, Philipsen A, Kornhuber J, Grömer TW. Association of depression and anxiety disorders with autoimmune thyroiditis: A systematic review and meta-analysis. JAMA Psychiatry. 2018;75:577-84. Disponível em: https://doi.org/10.1001/jamapsychiatry.2018.0190.
6. Eaton WW, Pedersen MG, Nielsen PR, Mortensen PB. Autoimmune diseases, bipolar disorder, and non-affective psychosis. Bipolar Disord. 2010;12:638-46. Disponível em: https://doi.org/10.1111/j.1399-5618.2010.00853.x.
7. Brown AS, Derkits EJ. Prenatal infection and schizophrenia: a review of epidemiologic and translational studies. Am J Psychiatry 2010;167:261-80. Disponível em: https://doi.org/appi.ajp.2009.09030361 [pii]10.1176/appi.ajp.2009.09030361.
8. Arias I, Sorlozano A, Villegas E, Luna J de D, McKenney K, Cervilla J, et al. Infectious agents associated with schizophrenia: a meta-analysis. Schizophr Res. 2012;136:128-36. Disponível em: https://doi.org/10.1016/j.schres.2011.10.026.
9. Barbosa IG, Bauer ME, MacHado-Vieira R, Teixeira AL. Cytokines in bipolar disorder: Paving the way for neuroprogression. Neural Plast. 2014;2014:1-9. Disponível em: https://doi.org/10.1155/2014/360481.
10. Modabbernia A, Taslimi S, Brietzke E, Ashrafi M. Cytokine alterations in bipolar disorder: a meta-analysis of 30 studies. Biol Psychiatry. 2013;74:15-25. Disponível em: https://doi.org/10.1016/j.biopsych.2013.01.007.
11. Dargél AA, Godin O, Kapczinski F, Kupfer DJ, Leboyer M. C-reactive protein alterations in bipolar disorder: a meta-analysis. J Clin Psychiatry. 2015;76:142-50. Disponível em: https://doi.org/10.4088/JCP.14r09007.
12. Goldsmith DR, Rapaport MH, Miller BJ. A meta-analysis of blood cytokine network alterations in psychiatric patients: Comparisons between schizophrenia, bipolar disorder and depression. Mol Psychiatry. 2016;21:1696-709. Disponível em: https://doi.org/10.1038/mp.2016.3.
    - ⇨ Esta revisão sistemática e metanálise da literatura aponta as similaridades e as diferenças de perfis imunes/inflamatórios periféricos entre esquizofrenia, transtorno bipolar e depressão.
13. Rethorst CD, Bernstein I, Trivedi MH. Inflammation, obesity, and metabolic syndrome in depression: Analysis of the 2009-2010 National Health and Nutrition Examination Survey (NHANES). J Clin Psychiatry. 2014;75:e1428-32. Disponível em: https://doi.org/10.4088/JCP.14m09009.
14. do Prado CH, Rizzo LB, Wieck A, Lopes RP, Teixeira AL, Grassi-Oliveira R, et al. Reduced regulatory T cells are associated with higher levels of Th1/TH17 cytokines and activated MAPK in type 1 bipolar disorder. Psychoneuroendocrinology. 2013;38:667-76. Disponível em: https://doi.org/10.1016/j.psyneuen.2012.08.005.
    - ⇨ Este artigo original foi um dos primeiros trabalhos a investigar o papel de células T regulatórias (Tregs) em transtornos psiquiátricos, mostrando que a hipofunção dessas células está associada ao perfil pró-inflamatório sistêmico frequentemente descrito nessas condições.

15. Barbosa IG, Rocha NP, Assis F, Vieira ELM, Soares JC, Bauer ME, et al. Monocyte and lymphocyte activation in bipolar disorder: A new piece in the puzzle of immune dysfunction in mood disorders. Int J Neuropsychopharmacol. 2015;18:1-7. Disponível em: https://doi.org/10.1093/ijnp/pyu021.

16. Nikkilä H V., Müller K, Ahokas A, Miettinen K, Rimón R, Andersson LC. Accumulation of macrophages in the CSF of schizophrenic patients during acute psychotic episodes. Am J Psychiatry. 1999;156:1725-9. Disponível em: https://doi.org/10.1176/ajp.156.11.1725.

17. Shelton RC, Claiborne J, Sidoryk-Wegrzynowicz M, Reddy R, Aschner M, Lewis DA, et al. Altered expression of genes involved in inflammation and apoptosis in frontal cortex in major depression. Mol Psychiatry. 2011;16:751-62. Disponível em: https://doi.org/10.1038/mp.2010.52.

18. Pandey GN. Inflammatory and innate immune markers of neuroprogression in depressed and teenage suicide brain. Mod Trends Pharmacopsychiatry. 2017;31:79−95. Disponível em: https://doi.org/10.1159/000470809.

19. Valkanova V, Ebmeier KP, Allan CL. CRP, IL-6 and depression: s systematic review and meta-analysis of longitudinal studies. J Affect Disord. 2013;150:736-44. Disponível em: https://doi.org/10.1016/j.jad.2013.06.004.

20. Mora C, Zonca V, Riva MA, Cattaneo A. Blood biomarkers and treatment response in major depression. Expert Rev Mol Diagn. 2018;18:513-29. Disponível em: https://doi.org/10.1080/14737159.2018.1470927.

21. Kiecolt-Glaser JK, Derry HM, Fagundes CP. Inflammation: Depression fans the flames and feasts on the heat. Am J Psychiatry. 2015;172:1075-91. Disponível em: https://doi.org/10.1176/appi.ajp.2015.15020152.

22. O'Brien SM, Scully P, Scott LV, Dinan TG. Cytokine profiles in bipolar affective disorder: Focus on acutely ill patients. J Affect Disord. 2006;90:263-7. Disponível em: https://doi.org/10.1016/j.jad.2005.11.015.

23. Ortiz-Domínguez A, Hernández ME, Berlanga C, Gutiérrez-Mora D, Moreno J, Heinze G, et al. Immune variations in bipolar disorder: phasic differences. Bipolar Disord. 2007;9:596-602. Disponível em: https://doi.org/10.1111/j.1399-5618.2007.00493.x.

24. Miller BJ, Buckley P, Seabolt W, Mellor A, Kirkpatrick B. Meta-analysis of cytokine alterations in schizophrenia: Clinical status and antipsychotic effects. Biol Psychiatry 2011;70:663-71. Disponível em: https://doi.org/10.1016/j.biopsych.2011.04.013.

25. Khandaker GM, Cousins L, Deakin J, Lennox BR, Yolken R, Jones PB. Inflammation and immunity in schizophrenia: Implications for pathophysiology and treatment. The Lancet Psychiatry. 2015;2:258-70. Disponível em: https://doi.org/10.1016/S2215-0366(14)00122-9.

26. Bulzacka E, Boyer L, Schürhoff F, Godin O, Berna F, Brunel L, et al. Chronic peripheral inflammation is associated with cognitive impairment in schizophrenia: results from the multicentric FACE-SZ Dataset Abnormal CRP Levels and Cognitive Impairment in Schizophrenia. Schizophr Bull. 2016;42:1290-302. Disponível em: https://doi.org/10.1093/schbul/sbw029.

27. Norden DM, Muccigrosso MM, Godbout JP. Microglial priming and enhanced reactivity to secondary insult in aging, and traumatic CNS injury, and neurodegenerative disease. Neuropharmacology. 2015;96:29-41. Disponível em: https://doi.org/10.1016/j.neuropharm.2014.10.028.

28. Paolicelli RC, Bolasco G, Pagani F, Maggi L, Scianni M, Panzanelli P, et al. Synaptic pruning by microglia is necessary for normal brain synaptic pruning by microglia is necessary for normal brain development. Science. 2011;333:1456-9. Disponível em: https://doi.org/10.1126/science.1202529.

29. Frost JL, Schafer DP. Microglia: architects of the developing nervous system. Trends Cell Biol. 2016;26:587-97. Disponível em: https://doi.org/10.1016/j.tcb.2016.02.006.

30. Bilimoria PM, Stevens B. Microglia function during brain development: New insights from animal models. Brain Res 2015;1617:7-17. Disponível em: https://doi.org/10.1016/j.brainres.2014.11.032.

31. Goshen I, Yirmiya R. Interleukin-1 (IL-1): a central regulator of stress responses. Front Neuroendocr. 2009;30:30-45. Disponível em: https://doi.org/10.1016/j.yfrne.2008.10.001.

32. Wohleb ES, McKim DB, Sheridan JF, Godbout JP. Monocyte trafficking to the brain with stress and inflammation: A novel axis of immune-to-brain communication that influences mood and behavior. Front Neurosci. 2015;9:1-17. Disponível em: https://doi.org/10.3389/fnins.2014.00447.

33. Wohleb ES, Hanke ML, Corona AW, Powell ND, Stiner LM, Bailey MT, et al. beta-Adrenergic receptor antagonism prevents anxiety-like behavior and microglial reactivity induced by repeated social defeat. J Neurosci. 2011;31:6277-88. Disponível em: https://doi.org/10.1523/JNEUROSCI.0450-11.2011.

34. Johnson JD, Campisi J, Sharkey CM, Kennedy SL, Nickerson M, Greenwood BN, et al. Catecholamines mediate stress-induced increases in peripheral and central inflammatory cytokines. Neuroscience. 2005;135:1295-307. Disponível em: https://doi.org/10.1016/j.neuroscience.2005.06.090.

35. Reichenberg A, Yirmiya R, Schuld A, Kraus T, Haack M, Morag A, et al. Cytokine-associated emotional and cognitive disturbances in humans. Arch Gen Psychiatry. 2001;58:445-52.

36. Miller AH, Maletic V, Raison CL. Inflammation and its discontents: the role of cytokines in the pathophysiology of major depression. Biol Psychiatry. 2009;65:732-41. Disponível em: https://doi.org/S0006-3223(08)01532-1 [pii]10.1016/j.biopsych.2008.11.029.

37. Miller AH. Norman Cousins Lecture. Mechanisms of cytokine-induced behavioral changes: psychoneuroimmunology at the translational interface. Brain Behav Immun. 2009;23:149-58. Disponível em: https://doi.org/10.1016/j.bbi.2008.08.006.

38. Miller AH, Raison CL. The role of inflammation in depression: From evolutionary imperative to modern treatment target. Nat Rev Immunol. 2016;16:22-34. Disponível em: https://doi.org/10.1038/nri.2015.5.

39. O'Connor JC, Lawson MA, Andre C, Moreau M, Lestage J, Castanon N, et al. Lipopolysaccharide-induced depressive-like behavior is mediated by indoleamine 2,3-dioxygenase activation in mice. Mol Psychiatry. 2009;14:511-22. Disponível em: https://doi.org/10.1038/sj.mp.4002148.

40. Newport DJ, Carpenter LL, McDonald WM, Potash JB, Tohen M, Nemeroff CB, et al. Ketamine and other NMDA antagonists: early clinical trials and possible mechanisms in depression. Am J Psychiatry. 2015;172:950-66. Disponível em: https://doi.org/10.1176/appi.ajp.2015.15040465.

41. Hardingham GE, Fukunaga Y, Bading H. Extrasynaptic NMDARs oppose synaptic NMDARs by triggering CREB shut-off and cell death pathways. Nat Neurosci. 2002;5:405-14. Disponível em: https://doi.org/10.1038/nn835.

42. Koo JW, Russo SJ, Ferguson D, Nestler EJ, Duman RS. Nuclear factor-kappaB is a critical mediator of stress-impaired neurogenesis and depressive behavior. Proc Natl Acad Sci USA. 2010;107:2669-74. Disponível em: https://doi.org/10.1073/pnas.0910658107.

43. Grassi-Oliveira R, Stein LM, Lopes RP, Teixeira AL, Bauer ME. Low plasma brain-derived neurotrophic factor and childhood physical neglect are associated with verbal memory impairment in major depression: a preliminary report. Biol Psychiatry. 2008;64:281-5. Disponível em: https://doi.org/10.1016/j.biopsych.2008.02.023.

44. Louveau A, Smirnov I, Keyes TJ, Eccles JD, Rouhani SJ, Peske JD, et al. Structural and functional features of central nervous system lymphatic vessels. Nature. 2015;523:337-41. Disponível em: https://doi.org/10.1038/nature14432.

45. Marin IA, Kipnis J. Central nervous system (immunological) ivory tower or not? Neuropsychopharmacology. 2017;42:28-35. Disponível em: https://doi.org/10.1038/npp.2016.122.

46. Schwartz M, Kipnis J, Rivest S, Prat A. How do immune cells support and shape the brain in health, disease, and aging? J Neurosci. 2013;33:17587-96. Disponível em: https://doi.org/10.1523/JNEUROSCI.3241-13.2013.

47. Sawada A, Niiyama Y, Ataka K, Nagaishi K, Yamakage M, Fujimiya M. Suppression of bone marrow-derived microglia in the amygdala improves anxiety-like behavior induced by chronic partial sciatic nerve ligation in mice. Pain. 2014;155:1762-72. Disponível em: https://doi.org/10.1016/j.pain.2014.05.031.

48. D'Mello C, Riazi K, Le T, Stevens KM, Wang A, McKay DM, et al. P-selectin-mediated monocyte-cerebral endothelium adhesive interactions link peripheral organ inflammation to sickness behaviors. J Neurosci. 2013;33:14878-88. Disponível em: https://doi.org/10.1523/JNEUROSCI.1329-13.2013.

49. Degos V, Vacas S, Han Z, van Rooijen N, Gressens P, Su H, et al. Depletion of bone marrow-derived macrophages perturbs the innate immune response to surgery and reduces postoperative memory dysfunction. Anesthesiology. 2013;118:527-36. Disponível em: https://doi.org/10.1097/ALN.0b013e3182834d94.

50. Wohleb ES, McKim DB, Shea DT, Powell ND, Tarr AJ, Sheridan JF, et al. Re-establishment of anxiety in stress-sensitized mice is caused by monocyte trafficking from the spleen to the brain. Biol Psychiatry. 2014;75:970-81. Disponível em: https://doi.org/10.1016/j.biopsych.2013.11.029.

51. Torres-Platas SG, Cruceanu C, Chen GG, Turecki G, Mechawar N. Evidence for increased microglial priming and macrophage recruitment in the dorsal anterior cingulate white matter of depressed suicides. Brain Behav Immun. 2014;42:50-9. Disponível em: https://doi.org/10.1016/j.bbi.2014.05.007.

52. Seabrook TJ, Johnston M, Hay JB. Cerebral spinal fluid lymphocytes are part of the normal recirculating lymphocyte pool. J Neuroimmunol. 1998;91:100-7.

53. Ziv Y, Ron N, Butovsky O, Landa G, Sudai E, Greenberg N, et al. Immune cells contribute to the maintenance of neurogenesis and spatial learning abilities in adulthood. Nat Neurosci. 2006;9:268-75. Disponível em: https://doi.org/10.1038/nn1629.

54. Kipnis J, Gadani S, Derecki NC. Pro-cognitive properties of T cells. Nat Rev Immunol. 2012;12:663-9. Disponível em: https://doi.org/10.1038/nri3280.

55. Derecki NC, Cardani AN, Yang CH, Quinnies KM, Crihfield A, Lynch KR, et al. Regulation of learning and memory by meningeal immunity: a key role for IL-4. J Exp Med. 2010;207:1067-80. Disponível em: https://doi.org/10.1084/jem.20091419.

56. Lewitus GM, Schwartz M. Behavioral immunization: immunity to self-antigens contributes to psychological stress resilience. Mol Psychiatry. 2009;14:532-6. Disponível em: https://doi.org/10.1038/mp.2008.103.

57. Cohen H, Ziv Y, Cardon M, Kaplan Z, Matar MA, Gidron Y, et al. Maladaptation to mental stress mitigated by the adaptive immune system via depletion of naturally occurring regulatory CD4+CD25+ cells. J Neurobiol. 2006;66:552-63. Disponível em: https://doi.org/10.1002/neu.20249.

58. **Müller N. COX-2 inhibitors, aspirin, and other potential anti-inflammatory treatments for psychiatric disorders. Front Psychiatry. 2019. Disponível em: https://doi.org/10.3389/fpsyt.2019.00375.**
   ⇨ **Este artigo revisa diferentes estratégias anti-inflamatórias para o tratamento de transtornos psiquiátricos.**

59. Radtke FA, Chapman G, Hall J, Syed YA. Modulating neuroinflammation to treat neuropsychiatric disorders. Biomed Res Int. 2017. Disponível em: https://doi.org/10.1155/2017/5071786.

60. Vojvodic J, Mihajlovic G, Vojvodic P, Radomirovic D, Vojvodic A, Vlaskovic-Jovicevic T, et al. The impact of immunological factors on depression treatment – relation between antidepressants and immunomodulation agents. Open Access Maced J Med Sci. 2019. Disponível em: https://doi.org/10.3889/oamjms.2019.779.

8

Desenvolvimento cerebral nas diversas fases da vida

Kette Dualibi Ramos Valente

Sumário

Introdução
O desenvolvimento cortical
O desenvolvimento do córtex cerebral propriamente dito
Migração neuronal
Organização cortical
Maturação cerebral e citoarquitetura cortical
Maturação cerebral e puberdade
Maturação cerebral e evolução
Influências genéticas e ambientais no desenvolvimento cerebral
Considerações finais
Referências bibliográficas

Pontos-chave

- As alterações emocionais e comportamentais que ocorrem durante o desenvolvimento normal e patológico pela investigação do processo de maturação cerebral.
- O que mostram estudos longitudinais com exames de ressonância magnética seriados.
- Conhecer detalhes sobre o desenvolvimento de indivíduos com autismo, com esquizofrenia de início precoce ou com transtorno de déficit de atenção/hiperatividade.

INTRODUÇÃO

O desenvolvimento cortical é um processo longo e complexo que se inicia nas primeiras semanas gestacionais, e continua ao longo da vida do indivíduo em uma sequência crescente de proliferação e poda neuronal que determinam morfologicamente a estrutura cerebral e a sua conectividade. Neste capítulo descreveremos as principais etapas de desenvolvimento cortical e suas disfunções.

O DESENVOLVIMENTO CORTICAL

As três camadas embrionárias, ectoderma, mesoderma e endoderma, são formadas durante a segunda semana da embriogênese. No período de indução dorsal ocorrem eventos relacionados com a formação do tubo neural. Tais eventos podem ser divididos em: (1) neurulação primária e (2) formação do tubo neural caudal (neurulação secundária)[1].

Durante a terceira e a quarta semanas de gestação, a neurulação primária determina a formação do tubo neural, excluindo-se a sua porção mais distal. O ectoderma embrionário na região dorsal média do embrião, por volta do 18º dia de gestação, torna-se espesso sob indução da notocorda e mesoderma suprajacentes, originando nesse momento a placa neural.

Em uma segunda fase, as margens laterais da placa neural sofrem invaginação e se fecham dorsalmente formando o tubo neural. O fechamento do tubo neural ocorre inicialmente na sua porção média, progredindo cranial e caudalmente. O fechamento anterior do tubo neural termina ao redor do 24º dia e o posterior do 26º dia embrionário[2,3].

No processo de neurulação primária, parece importante a existência de glicoproteínas de superfície, cujo papel determina a adesão entre as células e a matriz extracelular, fundamental no processo de fechamento do tubo neural, durante o qual são formadas as células da crista neural, que darão origem às células ganglionares da raiz dorsal, gânglios sensitivos dos nervos cranianos, gânglios autonômicos, células de Schwann e células da pia e aracnoide[2,3].

A formação do tubo neural caudal (neurulação secundária) determina o desenvolvimento da porção mais distal do restante do tubo neural. As células indiferenciadas da porção distal do tubo neural se desenvolvem em pequenos vacúolos que coalescem, dilatam e fazem contato com o canal central do tubo neural. O processo de canalização continuará até a sétima semana de gestação, quando tem início uma diferenciação regressiva. Durante essa fase até o período pós-natal, ocorrerá regressão de muitas massas celulares caudais[2].

Entre o segundo e terceiro mês de gestação ocorrerá a formação do prosencéfalo na porção mais anterior do embrião, a qual ocorre em três fase sequenciais: formação, clivagem e desenvolvimento da linha média prosencefálica. A formação prosencefálica se processará na porção rostral do tubo neural, após o fechamento do neuroporo anterior, entre o final do primeiro e início do segundo mês gestacional. A divisão prosencefálica ocorre entre a quinta e sexta semana gestacional, e inclui três clivagens básicas:

- Horizontal, para formar as vesículas ópticas, e os tratos e bulbos olfatórios.
- Transversal, para separar o telencéfalo do diencéfalo.
- Sagital, para formar no telencéfalo, os hemisférios cerebrais, ventrículos laterais e gânglios da base.

O desenvolvimento da linha média prosencefálica ocorre principalmente no final do segundo e terceiro mês gestacional, determinando a formação das placas comissurais, quiasmática e hipotalâmica, importantes para o desenvolvimento do corpo caloso, septo pelúcido, quiasma e nervos ópticos e estruturas hipotalâmicas[1,2].

O DESENVOLVIMENTO DO CÓRTEX CEREBRAL PROPRIAMENTE DITO

No início do segundo mês gestacional os processos de indução se completam, sendo seguidos pela ocorrência de diferenciação celular. O desenvolvimento cortical é o resultado de uma série de processos:

- Proliferação celular.
- Migração.
- Diferenciação terminal.
- Morte celular programada de precursores neuronais e neurônios.
- Eliminação sináptica.
- Remodelamento cortical[3,4].

A maioria dos eventos proliferativos ocorre entre o segundo e o quarto mês gestacional.

Com aproximadamente quatro semanas, o tubo neural é constituído por um neuroepitélio pseudoestratificado que ulteriormente sofre proliferação. O processo proliferativo das células neuroepiteliais indiferenciadas ocorre na porção mais interna do tubo neural, originando uma região denominada zona ventricular. Esse epitélio pseudoestratificado possui organização colunar, cujas células têm características multipotenciais capazes de gerar tanto neurônios como células gliais, assim como

subpopulações de células progenitoras mais restritas[5,6]. O mecanismo pelo qual uma célula progenitora dá origem a um neuroblasto ou a uma célula glial ainda não é conhecido, porém tem sido levantada a possibilidade de interferência genética[7]. Iniciada a proliferação, esse epitélio pode ser chamado de matriz germinativa. No processo de proliferação celular parece haver a intervenção de fatores de transcrição e neurotransmissores, que agiriam regulando a divisão de neuroblastos e seu número[5,8-11,5].

Estudos experimentais foram importantes para determinar as características dos eventos proliferativos na zona ventricular primitiva[12,13]. Tais ensaios demonstraram que as células indiferenciadas se dividem na superfície ventricular, algumas horas após a síntese de DNA, e que os núcleos migram, então, lateralmente. Esse processo de divisão celular pode ocorrer simétrica ou assimetricamente. No primeiro caso, o núcleo celular ocupa a região mais externa da zona ventricular, onde ocorrerá a síntese de DNA retomando ulteriormente à superfície do ventrículo onde sofrerá clivagem com orientação vertical, ou seja, perpendicular à superfície ventricular, dando origem a duas células filhas que manterão contato com a superfície ventricular e que reiniciarão o processo. Essa divisão celular simétrica parece ser principalmente de natureza proliferativa, sendo responsável pelo aumento da população de células progenitoras antes do início da neurogênese[10].

O segundo tipo de divisão celular na zona ventricular é assimétrico. Neste, o plano de clivagem é horizontal (paralela à superfície ventricular), sendo geradas duas células com morfologias distintas: (1) uma apical, que manterá contato com a superfície ventricular, restabelecendo a morfologia bipolar da célula progenitora, permanecendo na zona ventricular (2) outra basal, que logo após o processo de clivagem se separa da primeira, iniciando o processo de migração. Essa divisão celular assimétrica parece explicar o fato de que algumas células filhas se diferenciam em neuroblastos enquanto outras reiniciam o ciclo proliferativo[10]. Esse processo de movimentação nuclear dentro da zona ventricular é chamado de migração intracinética[14].

As células pós-mitóticas são chamadas de neuroblastos e glioblastos. Inicialmente esses dois tipos celulares não podem ser distinguidos. Entretanto, mais tardiamente, darão origem a neurônios ou células da glia, astrócitos e oligodendróglia, respectivamente.

No final do processo proliferativo na zona ventricular tem início o processo de migração de neuroblastos que dará origem ao manto cortical. No decorrer do processo migratório, é possível a identificação de quatro zonas ou camadas no tubo neural: (l) zona ventricular, que contém formas mitólicas e intermitóticas de células epiteliais; (2) zona marginal, camada que contém raras células na superfície do tubo neural; (3) zona intermediária, que é a terceira camada a se formar, na junção das zonas ventricular e marginal, sendo a região na qual ocorrerá a migração dos neuroblastos; (4) zona subventricular, que é a última a se formar, sendo a junção da zona ventricular e intermediária, a qual contém células ainda com atividade proliferativa, o que a diferencia da zona intermediária, que contém neurônios imaturos[1].

Migração neuronal

A migração dos neuroblastos se refere a uma série de eventos que determinam o movimento dessas células de seu sítio de origem na zona ventricular e subventricular, até a superfície pial do tubo neural[15]. Vários estudos demonstraram que nos primatas a neurogênese cortical ocorre no período pré-natal[16,17]. Em seres humanos, cujo período gestacional corresponde a 265 dias, análises citológicas comparativas demonstraram que os primeiros neurônios são gerados por volta do 40° dia e continuam migrando até o 125° dia embrionário. Outros autores acreditam que o processo migratório poderia continuar até os primeiros meses de vida pós-natal[18].

Altman e Bayer[19] propuseram vários estágios no processo de diferenciação e migração celular cerebral. Inicialmente seriam geradas células que migrariam para a camada marginal (camada 1 do córtex), e posteriormente outras células migrariam e formariam uma camada de células sub-laminares (esta é uma camada celular transitória muitas vezes chamada de camada 7). Numa terceira fase, a matriz germinativa na zona ventricular sofreria expansão significativa, correspondendo ao processo proliferativo propriamente dito. O maior contingente celular que formará as camadas corticais 2, 3, 4, 5 e 6 se origina nesse estágio[20].

O movimento celular durante a corticogênese pode assumir várias formas, ocorrendo por caminhos diversos, sendo influenciado por vários substratos e fatores de adesão. O complexo tridimensional do córtex é formado por uma combinação de migração radial e tangencial[15,21-23].

A migração radial se refere ao processo pelo qual os neuroblastos da zona ventricular e subventricular migram ao longo de fibras gliais radiais para alcançar o córtex. Essas células gliais radiais têm seus corpos celulares situados nas zonas ventricular e subventricular e suas terminações na superfície pial. A glia radial funciona como guia através da qual os neuroblastos podem migrar da zona ventricular à lâmina cortical[17,22,24]. Durante o processo de migração ao longo de fibras gliais radiais, os neuroblastos assumem um formato bipolar, com um processo propulsor mais volumoso e um processo de deslizamento.

Para explicar o mecanismo responsável pela movimentação celular durante o processo de migração neuronal radial, Rakic[17] postulou que membranas justapostas dos neuroblastos migrariam simplesmente pela adição de novos componentes de membrana à extremidade de crescimento com consequente extensão do processo propulsor e transferência do núcleo e citoplasma circundante a uma nova posição. Embora os mecanismos exatos de migração ainda não tenham sido claramente estabelecidos, parece haver interações químicas entre as fibras gliais e os neuroblastos através de glicoproteínas como a laminina, citotactina e outras[17,19,20]. Recentes estudos têm sugerido que neurotrofinas possam interferir no processo normal de migração de neuroblastos[25]. Quando a migração neuronal se completa, as fibras gliais radiais desaparecem, algumas por processo de degeneração enquanto outras adquirem características astrocitárias (Figura 1).

Outra forma de migração é a tangencial, na qual as células deixam o seu sítio de origem na zona ventricular e chegam ao seu destino no manto cortical, sem seguir exclusivamente as fibras gliais radiais. O'Rouke et al. marcaram células de fragmentos de cérebro embrionário mantidas viáveis com substância lipofílica fluorescente, especialmente na zona ventricular, e obtiveram, 12 a 48 horas depois, imagens sequenciais das células na zona intermediária[27]. Esse estudo demonstrou que a maioria das células migraram seguindo o padrão radial, porém 12,6% delas seguiram direção ortogonal à da fibra glial radial.

Os neuroblastos que dão origem às camadas 2 a 6 do córtex cerebral têm origem na zona germinativa e, a nível cortical,

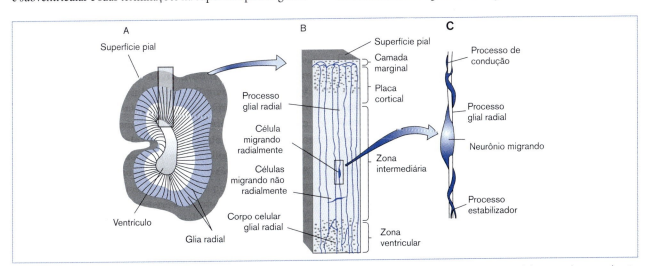

Figura 1 Desenvolvimento normal do córtex cerebral. A: Secção através do prosencéfalo em desenvolvimento de um primata demonstrando o padrão de distribuição do processo radial glial que se estendem pela parede cerebral fetal do ventrículo à superfície pial. B: Aumento da área A para ilustrar como os neurônios migram do seu local de nascimento na zona ventricular através da zona intermediária até seu destino final na interface entre a zona marginal e a placa cortical em desenvolvimento. C: Neuroblastos usam a superfície de fibras radiais gliais alongadas como um guia durante sua migração.
Fonte: adaptada de Radic, 1972[26].

se posicionam numa sequência de dentro para fora, ou seja, os neuroblastos destinados às camadas corticais mais profundas serão os primeiros a migrar, sendo seguidos pelos destinados às camadas subsequentemente mais superficiais, de forma que a última que receberá neurônios é a camada[19,28,29].

Mesmo após esse período, os neuroblastos continuam a migrar ao córtex, através da zona intermediária, num processo que continuará até alguns meses após o nascimento[30].

Os únicos neuroblastos que não seguem esse processo "*inside-out*" de migração são os destinados à camada I, os quais atingem essa posição a nível cortical antes do início do processo de migração neuronal que determinará a formação das camadas 2 a 6. Postula-se que esta funcione como uma barreira à migração subsequente[31,32]. Com relação aos neurônios da camada sub-laminar, acredita-se que suas funções seriam de produção de neurotransmissores, promoção de sinapses entre fibras ascendentes e descendentes, especialmente tálamo-corticais, e participação no processo de giração da superfície cortical. Após o nascimento, esta desaparece[32,33].

No hipocampo, o processo de migração neuronal parece ocorrer de forma distinta, com várias fases de migração e formação de uma zona germinativa secundária. Os neuroblastos destinados ao hipocampo têm origem em centros germinativos periventriculares e migram ao longo de fibras gliais radiais de forma semelhante aos do neocórtex, porém antes de completar a formação hipocampal, os neuroblastos se dispersam, acumulando-se em regiões profundas, para sofrer, mais tardiamente, uma segunda fase de migração[34]. Esse complexo processo de migração se estende durante o período pós-natal[5].

Segundo o processo de migração de neuroblastos ao longo de fibras gliais radiais, RAKIC[15,17,22] sugeriu a hipótese da unidade radial, segundo a qual a posição final do neuroblasto a nível cortical está predeterminada pelo seu sítio de origem na zona germinativa. Dessa forma, a matriz germinativa funcionaria como um protomapa do córtex cerebral. Assim, neuroblastos gerados a partir de uma determinada unidade proliferativa na zona ventricular migrariam ao longo de fibras gliais radiais e ocupariam um mesmo sítio a nível cortical, mantendo uma organização colunar. Posteriormente, outros estudos demonstraram que, entretanto, neuroblastos originados de um mesmo precursor na matriz germinativa sofreriam dispersão e apareceriam em locais distantes dos esperados segundo a proposta antes descrita, seguindo um padrão tangencial ou ortogonal de migração. Cerca de 20% dos neuroblastos parecem seguir esse mecanismo não radial de migração[21,23,27] (Figura 2).

ORGANIZAÇÃO CORTICAL

As características funcionais do córtex cerebral não parecem estar pré-determinadas no processo proliferativo ou no início do processo migratório[21,37]. O neocórtex em desenvolvimento poderia mudar de características ou funções, indicando que fatores extrínsecos ao córtex controlariam essa diferenciação entre áreas. Moléculas morforreguladoras são controladas por fatores genéticos, especialmente pelos genes reguladores homeobox[1,38-40].

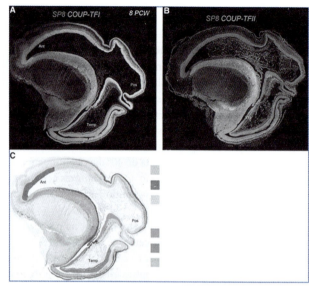

Figura 2 Protomapa do córtex cerebral humano. Expressão de gradientes opostos de SP8 e COUP-TFI em uma secção sagital de telencéfalo humano na oitava semana pós-concepção. (B) Expressão compartimentalizada de SP8 e COUP-TFII no córtex cerebral em desenvolvimento. (C) Resumo dos achados de A e B, demonstrando como as zonas progenitoras do córtex são subdivididas em compartimentos pela combinação de fatores de expressão que dão origem a diferentes áreas funcionais no córtex maduro. (Veja imagem colorida no encarte.)
Fonte: adaptada de Alzu'bi et al., 2017[35].

Outro fator importante na organização cortical é o processo de morte celular programada ou apoptose. Durante a corticogênese, há uma superprodução de neuroblastos da ordem de 25 a 50%. A apoptose impede que esses neuroblastos funcionem como uma barreira mecânica à migração dos demais neuroblastos e ao acúmulo de um número excessivo de neurônios[1]. O processo de apoptose parece ser mais um fator que contribui para a diferenciação funcional do córtex cerebral no qual parecem ainda estar envolvidos fatores genéticos[39,41].

Nesse processo, geneticamente organizado e espécie-específico, há diversos pontos de vulnerabilidade (deleções, mutações, inserções), que serão detalhados a seguir.

As interrupções dos estágios iniciais dos precursores de proliferação ou o desequilíbrio entre proliferação e apoptose de precursores neuronais caracteriza-se como o primeiro momento de vulnerabilidade para a estabilidade do processo de desenvolvimento cortical normal. Postula-se que alguns genes (p. ex., MCPH1, ASPM, CENPJ, WDR62) que afetam as vias da neurogênese, alterando a regulação de transcrição, ciclo celular, duplicação e maturação de centrossomo, rompimento do fuso mitótico e defeitos do reparo de DNA, podem resultar em uma menor população neuronal e, portanto, em microcefalia[42].

Os genes responsáveis pela via do *mammalian target of rapamycin* (mTOR), uma proteína preservada durante a evolução, com dois complexos multiproteicos distintos – mTORC1 e mTORC2[43,44] –, são responsáveis pelo controle central do crescimento e homeostase do organismo, integração da entrada de vias (insulina, IFG-1, IGF-2, aminoácidos), detecção de níveis de nutrientes, oxigênio e energia, supressão da tradução de RNAm em condições desfavoráveis e tradução, transcrição e crescimento em condições favoráveis. Essa ação pode ser ativada ou inibida por outras vias sinalizadoras (PI3K/ATP, AMPK) em resposta a variações ambientais ou demandas metabólicas[42].

Os genes PAFAH1B1, DCX, TUBA1A, NDE1, RELN, TUBB3, FLNA, ARX estão relacionados à migração neuronal[45]. A via da relina (RELN) age durante as fases tardias da migração neuronal. Estes permitem que o um neurônio migrante passe pelos neurônios corticais que migraram anteriormente. As mutações nessa via implicam a alteração do desenvolvimento, marcada hipotonia ao nascimento, e epilepsias em idade precoce. O gene ARX regula outros genes responsáveis pela migração celular, orientação axonal, neurogênese e regulação de transcrição, interagindo com múltiplos alvos durante o desenvolvimento. O gene TUBA1A, responsável pela codificação dos microtúbulos, é essencial na proliferação celular (mitose) e na migração neuronal, que são essenciais também para guiar os axônios nos caminhos de migração. O gene DCX codifica uma proteína que atua em conjunto com os microtúbulos que são responsáveis pelo direcionamento da migração neuronal, regulando a organização e estabilidade dos microtúbulos que facilitam a motilidade neuronal durante a corticogênese. Outros genes (FKRP, POMGnT1, DYNC1H1, POMT1, POMT2, LAMA1) estão relacionados às malformações secundárias ao desenvolvimento pós-migracional anormal[45].

Praticamente todo o processo de proliferação e migração neuronal ocorre antes do nascimento. Até o final da infância, um intenso processo de arborização sináptica e dentrítica se realiza, sendo acompanhado por mecanismos de poda neuronal. O último processo ao ocorrer é a mienilinização sináptica, que começa antes do nascimento e se estende até o início da idade adulta. A Figura 3 resume os eventos celulares envolvidos no desenvolvimento do sistema nervoso central no ser humano.

MATURAÇÃO CEREBRAL E CITOARQUITETURA CORTICAL

A observação de que o padrão de desenvolvimento cortical não é uniforme sugere que estruturas filogeneticamente mais

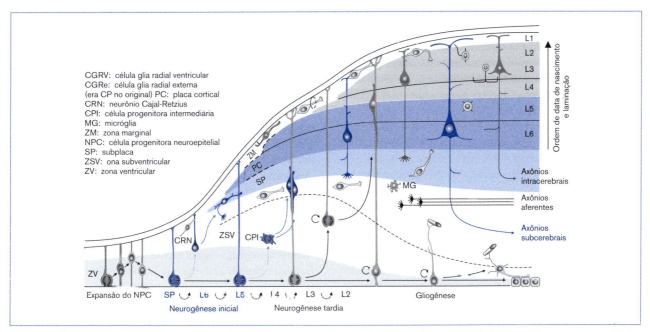

Figura 3 Ilustração esquemática da neurogênese no neocórtex de mamíferos. Células neuroepiteliais (CNE) passam por divisão celular simétrica para produzir um pool de progenitores corticais que mais tarde vão se transformar em células gliais radiais ventriculares (CGRV). CGRV começam divisão celular assimétrica para gerar outra CGRV e um neurônio de projeção nascente. O neurônio então migra radialmente da zona ventricular (ZV) ao longo do processo basal da CGRV para a placa cortical (PC). Os neurônios que nasceram mais cedo migram para formar a pré-placa. Neurônios que migram mais tarde dividem a pré-placa em zona marginal (ZM) e subplaca (SP). Enquanto a neurogênese ocorre, diversos subtipos de neurônios são gerados por sucessivas divisões assimétricas de CGRV. Neurônios de projeção que nascem cedo se acomodam nas camadas profundas (camadas 5, 6 e vermelhas), e neurônios de projeção nascidos mais tarde se acomodam no estágio de meia-neurogênese. Além disso, algumas populações de CGRV filhas se tornam células progenitoras intermediárias (CPI) ou células gliais radiais externas (CGRe) na zona subventricular (ZSV). Após os estágios da neurogênese, o andaime radial se solta da superfície apical e as CGRV se tornam gliogênicas, gerando astrócitos, ou se transformam em células ependimais. Migração tangencial de neurônios é observada na zona marginal, zona intermédia e na zona subventricular. Neurônios de projeção neocortical amadurecem em neurônios de projeção cortical (NPC), que demonstram morfologia específica de camadas e de subtipos e padrões de projeção axonal.
Fonte: Adaptada de Kwan et al., 2012[46].

antigas do córtex cerebral maturam antes do que estruturas mais novas[47]. Entender a citoarquitetura do córtex cerebral e como a maturação ocorre ao longo do neurodesenvolvimento é fundamental para compreensão funcional desse processo. Estudos histológicos classificam o córtex cerebral humano em alocórtex e isocórtex[48]. O alocórtex é formado por três camadas celulares mais primitivas e está associado a processos instintivos básicos de preservação, olfação e comportamento emocional. Esses processos instintivos também são compartilhados por vertebrados inferiores. O isocórtex, filogeneticamente mais recente, apresenta seis camadas celulares e está envolvido em processos associativos mais complexos, que dão suporte às atividades cognitivas superiores[49-51]. O córtex de transição tem propriedades celulares intermediárias entre o alocórtex e isocórtex.

Utilizando uma técnica de análise de imagem de RM de encéfalo que permite mensurar a espessura cortical cerebral, um estudo avaliou longitudinalmente indivíduos entre 3 e 33 anos com o objetivo de investigar a trajetória do desenvolvimento de diferentes tipos de córtex cerebral[47]. A partir da análise de 764 exames realizados ao longo do tempo, observou-se que a trajetória da maturação cortical pode assumir uma forma linear quadrática ou cúbica, de acordo com a citoarquitetura da região cerebral.

Regiões que apresentam isocórtex (região frontotemporolaterais, parietais e occipitais) têm uma trajetória de neurodesenvolvimento caracterizada por aumento da espessura cortical durante a infância, a diminuição durante a adolescência e finalmente a estabilização durante a fase adulta (desenvolvimento cúbico). Por outro lado, sub-regiões da ínsula e córtex do cíngulo anterior apresentam desenvolvimento caracterizado por aumento da espessura cortical na infância, seguido por diminuição na adolescência, sem que exista um período de estabilização nas três primeiras décadas de vida (desenvolvimento quadrático). Já em outras regiões corticais com citoarquitetura mais primitiva (alocórtex), tais como porções do córtex do cíngulo subgenual, do córtex temporal medial e córtex têmporo-occipital medial, observa-se a diminuição linear na espessura cortical. Áreas do lobo temporal formadas por alocórtex, como o córtex piriforme, apresentam desenvolvimento predominantemente linear. As regiões de isocórtex localizadas no córtex temporal lateral têm uma trajetória cúbica, enquanto áreas de transição, como o córtex entorrinal, apresentam trajetórias quadráticas. A maturação do córtex orbitofrontal segue esse mesmo padrão. As regiões mais anteriores do córtex orbitofrontal, formadas por isocórtex, também apresentam trajetória de desenvolvimento cúbica; ao passo que regiões posteriores, formadas por alocórtex ou córtex intermediário, exibem trajetória de desenvolvimento linear ou quadrática[52].

Há variações temporais da trajetória de desenvolvimento das diferentes áreas cerebrais. As regiões de isocórtex, localizadas em áreas sensório-motoras primárias, têm seu pico de desenvolvimento antes das áreas adjacentes secundárias e antes do pico de áreas associativas superiores. Por exemplo, áreas do córtex somestésico atingem o pico de espessura cortical por volta dos 7 anos de idade, seguidas por áreas visuais primárias lo-calizadas no córtex occipital, cujo pico se dá em torno dos 8 anos. Regiões associativas parieto-occipitais atingem pico de maturação ao redor dos 9 a 10 anos.

No lobo frontal, as áreas motoras primárias registram pico ao redor dos 9 anos; em regiões do córtex suplementar motor, o pico de maturação ocorre aos 10 anos e, naquelas relacionadas a funções superiores cognitivas, como o córtex pré-frontal dorsolateral, esse pico é atingido ao redor dos 10,5 anos. Em suma, existe uma forte relação entre a trajetória do neurodesenvolvimento estrutural e a citoarquitetura cortical.

A existência da relação entre a trajetória do neurodesenvolvimento estrutural e a citoarquitetura cortical parece apoiar-se em mecanismos evolutivos que privilegiam a maturação de regiões estrutural e funcionalmente menos complexas seguida da maturação de regiões associativas superiores. Por exemplo, áreas posteriores do córtex orbito-frontal relacionadas ao sistema emocional límbico e ao sistema nervoso autonômico apresentam desenvolvimento linear e atingem pico de maturação mais precocemente. As áreas fundamentais para o controle de processos vitais básicos como punição/recompensa e controle homeostático apresentam desenvolvimento mais precoce. Por outro lado, regiões isocorticais do córtex orbitofrontal, normalmente atreladas a funções cognitivas superiores mais elaboradas, mostram uma trajetória de desenvolvimento mais complexa e a maturação se processa mais tardiamente. A transição entre a infância e o início da adolescência é uma fase particularmente importante para o desenvolvimento de habilidades executivas, como flexibilidade cognitiva, memória de trabalho, planejamento, e coincide exatamente com a maturação do córtex pré-frontal dorsolateral[18,19]. Ou seja, para que a aquisição adequada de habilidades cognitivas superiores possa ocorrer de maneira efetiva, regiões corticais primárias como o exemplo do córtex visual têm de estar desenvolvidas.

MATURAÇÃO CEREBRAL E PUBERDADE

A puberdade caracteriza-se por uma série de mudanças comportamentais e físicas decorrentes de uma cascata de alterações hormonais. Durante esse período, o cérebro sofre um intenso processo de maturação, caracterizado por mielinização, formação de novas sinapses e ramificações dendríticas, apoptose e expressão de novos receptores[55].

O significado funcional da eliminação sináptica durante a adolescência, apesar de ainda enigmática, provavelmente envolve ajustes no balanço inibitório/excitatório em neurônios individuais e em suas redes[56]. O maior argumento para apoiar essa hipótese vem do fato que sinapses excitatórias são seletivamente degeneradas, enquanto sinapses inibitórias são poupadas[57,58]. Na adolescência, receptores dopaminérgicos D2 passam por uma profunda maturação[59-61]. Dessa maneira, a inibição ganha posição ascendente na adolescência por meio de disparo de interneurônios mediados por dopamina, bem como um ganho relativo da razão inibição/excitação[56].

Estudos em modelos animais mostram que a exposição a hormônios sexuais produz alterações estruturais cerebrais que se manifestam por uma série de comportamentos de interação social e busca de novidades.

Petanjek et al. estabeleceram que a eliminação sináptica em humanos não acaba na adolescência, mas continua em uma taxa menor no adulto jovem[62]. A constatação de que as reduções de substância cinzenta na região pré-frontal (região importante para a regulação de processos organizacionais e inibitórios) continuam na fase adulta corrobora a conjectura de que alterações emocionais e comportamentais, como impulsividade, na adolescência podem ser reflexo da imaturidade cerebral, que vai refinar-se com o tempo, proporcionando maior controle inibitório[63].

O quociente de inteligência também está associado à trajetória do afilamento da substância cinzenta cortical frontal. Os indivíduos com QI na média superior demonstram um aumento robusto do volume de substância cinzenta, com um afilamento igualmente robusto ao final da adolescência[76].

MATURAÇÃO CEREBRAL E EVOLUÇÃO

Há cerca de 25 milhões de anos, o ser humano começou a divergir evolutivamente em relação aos primatas não humanos[64]. Muito dessas divergências devem-se à expansão das estruturas corticais que ocorreram no homem. Atualmente, a superfície cortical do cérebro humano é cerca de dez vezes maior e mais complexa do que a superfície cerebral de macacos[65,66]. O padrão não uniforme de desenvolvimento cortical que ocorre no ser humano após o nascimento até a idade adulta; assemelha-se às mudanças evolutivas que as diferenciam dos seus ancestrais[67].

O desenvolvimento da superfície cortical após o nascimento até a idade adulta não é uniforme[68]. Embora haja um aumento da superfície cortical em todas as áreas corticais, algumas regiões dos córtices temporal lateral, parietal lateral e pré-frontal expandiram-se cerca de quatro vezes desde o nascimento até a idade adulta, enquanto esse aumento foi da ordem de duas vezes para outras regiões localizadas nos córtices occipital medial, temporal medial e insular. Nos recém-nascidos, regiões do córtex temporal lateral (área que tem sua superfície aumentada em quatro vezes) apresentam um número menor das invaginações na sua superfície em relação às dos adultos. Por outro lado, as regiões mediais do córtex temporal pouco diferiram no perfil das invaginações nos dois grupos (Figura 4). Ou seja, as regiões corticais que se expandem mais ao longo do desenvolvimento são as mesmas regiões que sofrem maiores alterações em suas invaginações. É sabido que muitas regiões mediais do cérebro estão associadas ao controle homeostático, enquanto regiões laterais exercem função associativa relacionada a habilidades cognitivas. As regiões dos córtices temporal lateral, parietal e frontal se expandiram muito ao longo da evolução, enquanto regiões dos córtices temporal medial e occipital pouco se expandiram. É interessante notar que o padrão de expansão cortical observado evolutivamente é extremamente similar ao padrão de desenvolvimento cortical observado após o nascimento no ser humano, ou seja, parece existir uma sobreposição entre o processo de evolução dos humanos e o desenvolvimento desde o nascimento até a idade adulta.

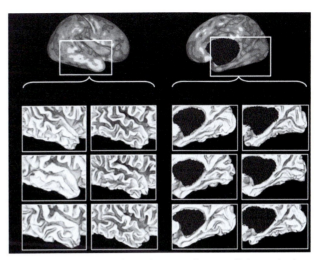

Figura 4 Padrões de invaginações da superfície corticalem recém-nascidos e adultos. A-C: regiões do córtex temporal lateral com expansão rápida. D-F: regiões dos córtices temporal e occipital com expansão lenta.
Fonte: Hill, et al., 2010[68]. (Veja imagem colorida no encarte.)

As evidências apontam para a hipótese de que regiões corticais que apresentam menor expansão sejam estrutural e funcionalmente mais maduras ao nascimento do que estruturas que se expandem mais. Nos córtices visual e auditivo (regiões que se expandem pouco), a densidade sináptica ao nascimento encontra-se próxima ao pico de desenvolvimento e é cerca de 50 a 100% maior do que a densidade sináptica das áreas corticais que se expandem significativamente, como o caso do giro frontal médio[48]. Em primatas não humanos, os córtices visual e auditivo apresentam ao nascimento praticamente toda a ramificação dendrítica alcançada ao longo do neurodesenvolvimento, enquanto em regiões pré-frontais e temporais laterais a densidade dendrítica é cerca da metade observada na idade adulta[70,71]. Em humanos recém-nascidos, o consumo de glicose nas regiões dos córtices visual e temporal medial (áreas de "pouca expansão") é de 15 a 25% maior que o consumo de glicose em regiões associativas superiores do córtex pré-frontal dorsolateral (área de "grande expansão")[68]. Sendo assim, as regiões corticais de "grande expansão" são mais suscetíveis à influência de eventos ambientais[72]. Os estudos de anatomia comparada mostram que as maiores diferenças corticais entre o cérebro humano e o de outros primatas não humanos encontram-se nas regiões associativas superiores localizadas nos córtices laterais temporal, parietal e frontal[73]. Nesse sentido, regiões com "alta expansão" podem ter sofrido uma pressão evolutiva para permanecer imaturas durante a gestação. A imaturidade de certas regiões associativas superiores corticais ao nascimento pode ter as seguintes funções evolutivas: 1) permitir que o ambiente exerça influência sobre o neurodesenvolvimento; 2) economizar fontes de energia na manutenção de regiões que no momento do nascimento não apresentam tanta relevância para a sobrevivência, como é o caso de regiões associadas ao desenvolvimento de habilidades cognitivas; 3) limitar o tamanho do cérebro durante a gestação, de modo a facilitar o parto.

Está bem estabelecido que a expansão do córtex ocorre primariamente na área superficial, versus na sua espessura[74]. Em relação a outros hominídeos, além do ganho de novas regiões nos lobos frontal e parieto-temporal[75-79], nota-se um aumento significativo da densidade neuronal e suas conectividades[80], com modificações dos eventos durante a evolução produzem não só mudanças quantitativas como qualitativas[74]. Muitos genes que modificam o ciclo celular podem aumentar ou diminuir o tamanho cerebral, mas não necessariamente de maneira que seja relevante para a evolução cerebral; por exemplo, o gene BAF-170, que controla a neurogênese cortical pela modulação do *pool* dos progenitores intermediários, porém sem evidências de estar envolvido na expansão específica e seletiva da evolução da área cortical em primatas e humanos[74].

INFLUÊNCIAS GENÉTICAS E AMBIENTAIS NO DESENVOLVIMENTO CEREBRAL

Os exatos mecanismos neurobiológicos responsáveis pela regulação da maturação cortical ao longo do desenvolvimento não são totalmente entendidos. Uma ampla gama de fatores genéticos, hormonais e ambientais parece estar envolvida nesse processo[81-84]. Investigações recentes relatam que muitas habilidades cognitivas e traços de personalidade são altamente hereditários[83,85]. Estudos de neuroimagem estrutural realizados com gêmeos sugerem que o volume cerebral total e o volume de algumas estruturas corticais localizadas nos lobos frontal, temporal e parietal superior sofrem influência genética[86-88]. Da mesma forma, polimorfismos identificados no gene da catecol-O-metiltransferase (COMT) e do transportador de serotonina (5HTT) também influenciam o volume e a espessura de estruturas corticais[89,90].

Fatores ambientais também são importantes na determinação de alterações de estruturas corticais[87]. Diversos estudos, realizados com modelos animais, têm sugerido que o desenvolvimento cortical pode ser modulado por experiências individuais durante períodos críticos do neurodesenvolvimento[91]. O estresse durante a puberdade, enriquecimento do ambiente social e de estímulos de aprendizado têm efeitos modulatórios na regulação de estruturas cerebrais[83].

Os eventos precoces, como parto prematuro e baixo-peso ao nascer, são importantes fatores moduladores do desenvolvimento cerebral, com consequências neurológicas e neuropsiquiátricas durante a infância até a vida adulta, como déficits no processamento emocional precoce e na regulação emocional, atenção, controle executivo e dificuldades no raciocínio social, pareados com alterações microestruturais em redes de substância branca nos córtices associativos e límbico, córtico-basal-tálamocortical, envolvendo o córtex pré-frontal dorsolateral, córtex órbito-frontal e a amígdala[92,93].

Está bem estabelecido que o ambiente e o estímulo sensório-motor têm impacto no desenvolvimento sensório-motor, cognitivo, e psicológico, particularmente durante o período neonatal[94-96]. O impacto do estímulo sensório e atividade celular geral na sobrevivência e distribuição de neurônios no córtex, ainda é de caráter especulativo[97,98].

CONSIDERAÇÕES FINAIS

A maturação do cérebro humano, desde o momento da concepção até a idade adulta, é um processo progressivo em complexidade, ordenado temporalmente e não uniforme, que fornece substrato neuroanatômico para o desenvolvimento adequado de funções mentais superiores associadas a habilidades cognitivas, interação social, controle inibitório e motivação. A investigação da magnitude e do tempo em que esse processo acontece pode trazer novas informações para a compreensão dos mais diversos transtornos psiquiátricos. Com o advento dos estudos de neuroimagem realizados longitudinalmente em populações normais e em populações acometidas por transtornos neuropsiquiátricos (como autismo, psicose, TDAH), foram produzidas muitas informações a respeito da trajetória do neurodesenvolvimento. Estudos futuros devem investigar de que forma fatores genéticos, biológicos e ambientais podem influenciar essa trajetória. Por exemplo, estudos de neuroimagem longitudinais realizados com gêmeos monozigóticos e dizigóticos podem agregar novas informações a respeito das influências genéticas e não genéticas no perfil de maturação cerebral. Outros estudos longitudinais que investiguem populações com alto risco de desenvolver algum transtorno psiquiátrico podem comparar as diferentes trajetórias de desenvolvimento cerebral daqueles indivíduos que no decorrer do tempo apresentaram o transtorno com as daqueles que apresentavam risco, mas não ficaram doentes. Mais do que isso, em populações de risco, estudos longitudinais podem investigar os efeitos modulatórios das intervenções precoces no desenvolvimento cerebral.

O uso integrado de diferentes métodos de neuroimagem estruturais e funcionais (ressonância magnética funcional, ressonância magnética funcional, ressonância magnética estrutural, imagens por tensor de difusão, espectroscopia, magnetoencefalografia) pode facilitar a compreensão dos fenômenos biológicos que ocorrem no cérebro ao longo do neurodesenvolvimento. Estudos translacionais que associem modelos animais, estudos in vivo e post mortem certamente permitirão a melhor compreensão do neurodesenvolvimento típico e atípico, até sua expressão como doença mental. Por fim, o uso de todo esse arsenal investigativo permitirá o desenvolvimento de marcadores biológicos e preditores mais específicos que possibilitem a detecção e a intervenção precoce dos transtornos mentais, e quem sabe, a prevenção de doenças.

Em seu trabalho, Zhuo et al.[99], com o estudo de RNAs circulares (RNAc), encontrou evidência de que estes modulam funções relacionadas às sinapses durante a diferenciação neuronal e desenvolvimento cerebral, e que a expressão aberrante destes pode se correlacionar ao desenvolvimento de desordens neuropsiquiátricas[99]. Por ser um subproduto neuronal estágio-específico das sinapses, os RNAc podem estar fechados em exossomas para passar a barreira hematoencefálica e entrar na circulação, permitindo, portanto, sua mensuração no liquor ou em sangue periférico[100].

REFERÊNCIAS BIBLIOGRÁFICAS

1. Sarnat HB. Regional differentiation of the human fetal ependyma: immunocytochemical markers. J Neuropathol Exp Neurol. 1992;51:58-75.
2. Volpe JJ. Hypoxic-isquemic encephalopathy. In: Volpe JJ. Neurology of the newborn, 2. ed. Philadelphia: W. B. Saunders Company; 1995. p. 211-369.
3. Mischel PS, Vinters HV. Neuropathology. Neurosug Clin N Am. 1995;6(3):565-79.
4. Rorke LB. A perspective: the role of disordered genetic control of neurogenesis in the pathogenesis of migration disorders. J Neuropathol Exp Neurol. 1994;53(2):105-17.
5. Temple S, Quian X. bFGF, neurotrophins, and the control or cortical neurogenesis. Neuron. 1995;15(2):249-52.
6. Walsh C, Cepko CL. Cell lineage and cell migration in the developing cerebral cortex. Experientia. 1990;46(9):940-7.
7. Anderson DJ. A molecular switch for the neuro-glia developmental decision. Neuron. 1995;15:1219-22.
8. Kriegstein AR. Cortical neurogenesis and its disorders. Curr Opin Neurol. 1996;9(2):113-7.
9. LaMantia AS. The usual suspects: GABA and glutamate may regulate proliferation in the neocortex. Neuron. 1995;15(6):1223-5.
10. McConnell SK. Plasticity and commitment in the developing cerebral cortex. Prog Brain Res. 1995;105:129-43.
11. Mobley WC. Recent progress in developmental neurology: exploring the bench to bedside interface. Curr Opin Neurol. 1996;9(2):107-12.
12. Sauer FC. Mitosis in the neural tube. J Comparative Neurology. 1934;62(2).
13. Sidman RL, Miale IL, Feder N. Cell proliferation and migration in the primitive ependymal zone; an autoradiographic study of histogenesis in the nervous system. Exp Neurol. 1959;1:322-33.
14. McConnell S.K. Constructiong the cerebral cortex: neurogenesis and fate determination. Neuron. 1995;15:761-8.
15. Rakic P. Principles of neural cell migration. Experientia. 1990;46(9):882-91.
16. Rakic P. DNA Synthesis and cell division in the adult primate brain. Ann N Y Acad Sci. 1985;457:193-211.
17. Rakic P. Defects of neuronal migration and the pathogenesis of cortical malformations. Prog Brain Res. 1988;73:15-37.
18. Sidman RL, Rakic P. Neuronal migration, with special reference to developing human brain: a review. Brain Res. 1973;62(1):1-35.
19. Barkovich AJ, Gressens P, Evrard P. Formation, maturation, and disorders of brain neocortex. Am J Neuroradiology. 1992;13(2).
20. Germano IM. Increased seizure susceptibility in adult rats with neuronal migration disorders. Brain Res. 1997;777(1-2):219-22.
21. Austin CP, Cepko CL. Cellular migration patterns in the developing mouse cerebral cortex. Development. 1990;110(3):713-32.
22. Rakic P. Specification of cerebral cortical areas. Science. 1988;241(4862):170-6.
23. O'Rourke NA, Sullivan DP, Kaznowski CE, Jacobs AA, McConnell SK. Tangential migration of neurons in the developing cerebral cortex. Development. 1995;121(7):2165-76.
24. Kuzniecky RI. Magnetic resonance imaging in developmental disorders of the cerebral cortex. Epilepsia. 1994;35(Suppl. 6):S44-S56.
25. Brunstrom JE, Gray-Swain MR, Osborne PA, Pearlman AL. Neuronal heterotopias in the developing cerebral cortex produced y neurotrophin-4. Neuron. 1997;18:505-17.
26. Radic P. Mode of cell migration to the superficial layers of fetal monkey neocortex. J Comp Neurol. 1972;145:61-83.
27. O'Rourke NA, Dailey ME, Smith SJ, McConnell SK. Diverse migratory pathways in the developing cerebral cortex. Science. 1992;258(5080):299-302.
28. Angevine JB, Sidman RL. Autoradiographic study of cell migration during histogenesis of cerebral cortex in the mouse. Nature. 1961;192:766-8.
29. Berry M, Rogers AW, Eayrs JT. Pattern of cell migration during cortical histogenesis. Nature. 1964;203:591-3. Disponível em: https://doi.org/10.1038/203591b0.
30. Rakic P, Sidman RL. Organization of cerebellar cortex secondary to deficit of granule cells in weaver mutant mice. J Comp Neurol. 1973;152(2):133-61.
31. Caviness VS Jr, Evrard P, Lyon G. Radial neuronal assemblies, ectopia and necrosis of developing cortex: a case analysis. Acta Neuropathol. 1978;41(1):67-72.
32. Marin-Padilla M. Structural organization of the human cerebral cortex prior to the appearance of the cortical plate. Anat Embryol. 1983;168:21-40. Disponível em: https://doi.org/10.1007/BF00305396.
33. Ghosh A, Shatz CJ. A role for subplate neurons in the patterning of connections from thalamus to neocortex. Development. 1993;117:1031-47.
34. Raymond AA, Fish DR, Sisodiya SM, Alsanjari N, Stevens JM, Shorvon SD. Abnormalities of gyration, heterotopias, tuberous sclerosis, focal cortical dysplasia, microdysgenesis, dysembryoplastic neuroepithelial tumour and dysgenesis of the archicortex in epilepsy. Clinical, EEG and neuroimaging features in 100 adult patients. [Review]. Brain. 1995;118:629-60.
35. Alzu'bi A, Lindsay SJ, Harkin LF, et al. The transcription factors COUP-TFI and COUP-TFII have distinct roles in arealisation and GABAergic interneuron specification in the early human fetal telencephalon. Cereb Cortex. 2017;27:4677–90.
36. O'Rourke NA, Sullivan DP, Kaznowski CE, Jacobs AA, McConnell SK. Tangential migration of neurons in the developing cerebral cortex. Development. 1995;121(7):2165-76.
37. Schlaggar BL, O'Leary DD. Potential of visual cortex to develop an array of functional units unique to somatosensory cortex. Science. 1991;252(5012):1556-60.
38. Jones FS Chalepakis G, Gruss P, Edelman GM. Activation of the cytotactin promoter by the homeobox-containing gene Evx-1. Proc Natl Acad Sci USA. 1992;89:2095.
39. Rorke LB. A perspective: the role of disordered genetic control of neurogenesis in the pathogenesus of migration disorders. J Neuropathol Exp Neurol. 1994;53:105-117.
40. Safei R. A target of the HoxB5 gene from the mouse nervous system. Dev Brain Res. 1997;100:5-12.
41. Finlay BL, Slattery M. Local differences in the amount of early cell death in the neocortex predict adult local specialization. Science. 1983;219:1349-1351.
42. Molnár Z, Clowry GJ, Šestan N, Alzu'bi A, Bakken T, Hevner RF, et al. New insights into the development of the human cerebral cortex. J Anat. 2019;235(3):432-451.
43. Guertin DA, Sabatini DM. Defining the role of mTOR in cancer. Cancer Cell. 2007;12(1):9-22.
44. Laplante M, Sabatini DM. mTOR signaling at a glance. Journal of Cell Science. 2009;122:3589-94.
45. Won H, de la Torre-Ubieta L, Stein J, Parikshak NN, Huang J, Opland CK, et al. Chromosome conformation elucidates regulatory relationships in developing human brain. Nature. 2016;538:523-7.
46. Kwan KY, Šestan N, Anton ES. Transcriptional co-regulation of neuronal migration and laminar identity in the neocortex. Development. 2012;139:1535-46.
47. Shaw P, Kabani NJ, Lerch JP, Eckstrand K, Lenroot R, Gogtay N, et al. Neurodevelopmental trajectories of the human cerebral cortex. J Neurosci. 2008;28(14):3586-94.
48. Huttenlocher PR, Dabholkar AS. Regional differences in synaptogenesis in human cerebral cortex. J Comp Neurol. 1997;387(2):167-78.
49. Kaas JH. The organization of neocortex in mammals: implications for theories of brain function. Annu Rev Psychol. 1987;38:129151.
50. Allman J, Hakeem A, Watson K. Two phylogenetic specializations in the human brain. Neuroscientist. 2002;8(4):335-46.
51. Puelles L. Thoughts on the development structure and evolution of the mammalian and avian telencephalic pallium. Philos Trans R Soc Lond B Biol Sci. 2001;356(1414):1583-98.
52. Ducharme S, Albaugh MD, Nguyen TV, Hudziak JJ, Mateos-Pérez JM, Labbe A, et al. Trajectories of cortical thickness maturation in normal brain development – The importance of quality control procedures. Neuroimage. 2016;125:267-79.
53. Huizinga M, Dolan CV, van der Molen MW. Age related change in executive function: developmental trends and a latent variable analysis. Neuropsychologia. 2006;44(11):2017-36.
54. Jacobs R, Harvey AS, Anderson V. Executive function following focal frontal lobe lesions: impact of timing of lesion on outcome. Cortex. 2007;43(6):792-805.
55. McEwen BS, Alves SE. Estrogen actions in the nervous system. Endocr Rev. 1999;20(3):279-307.
56. Selemon LD. A role for synaptic plasticity in the adolescent development of executive function. Transl Psychiatry. 2013;3:e238.

57. Rakic P, Bourgeois JP, Eckenhoff MF, Zecevic N, Goldman-Rakic PS. Concurrent overproduction of synapses in diverse regions of the primate cerebral cortex. Science. 1986;232(4747):232-5.

58. Brain Development Cooperative group. Total and Regional Brain Volumes in a Population-Based Normative Sample from 4 to 18 Years: The NIH MRI Study of Normal Brain Development. Cerebral Cortex. 2012 Jan;22(1):1-12.

59. Gorelova N, Seamans JK, Yang CR. Mechanisms of dopamine activation of fast-spiking interneurons that exert inhibition in rat prefrontal cortex. J Neuophysiology. 2002;88(6):3150-66.

60. Tseng KY, O'Donnell P. Dopamine modulation of prefrontal cortical interneurons changes during adolescence. Cereb Cortex. 2007;17(5):1235-1240.

61. Rao SG, Williams GV, Goldman-Rakic PS. Destruction and creation of spatial tuning by disinhibition: GABA(A) blockade of prefrontal cortical neurons engaged by working memory. J Neurosci. 2000;20(1):485-494.

62. Petanjek Z, Judaš M, Šimic G, Rasin MR, Uylings HBM, Rakic P, et al. Extraordinary neoteny of synaptic spines in the human prefrontal cortex. Proc Natl Acad Sci USA. 2011;108(32):13281-13286.

63. Fischi-Gomez E, Muñoz-Moreno E, Vasung L,Griffa A, Borradori-Tolsa C, Monnier M, et al. Brain network characterization of high-risk preterm-born school-age children. Neuroimage Clin. 2016;11:195-209.

64. Stewart CB, Disotell TR. Primate evolution: in and out of Africa. Curr Biol. Jul 30-Aug 13 1998;8(16):R582-8.

65. Herculano-Houzel S, Collins CE, Wong P, Kaas JH. Cellular scaling rules for primate brais. Proc Natl Acada Sci ISA. 2007;52(2):209-25.

66. Mountcastle VB. The columnar organization of the neocortex. Brain. 1997;120 (Pt 4):701-22.

67. Van Essen DC, Dierker DL. Surface-based and probabilistic atlases of primate cerebral cortex. Neuron. 2007;56(2):209-25.

68. Hill J, Inder T, Neil J, Dierker D, Harwell J. Van Essen D. Similar patterns of cortical expansion during human development and evolution. Proc Natl Acad Sci USA. 2010;107(29):13135-40.

69. Huttenlocher PR, Dabholkar AS. Regional differences in synaptogenesis in human cerebral cortex. J Comp Neurol. 1997;387(2):167-78.

70. Elston GN, Oga T. Okamoto T, Fujita I. Spinogenesis and pruning from early visual onset to adulthood: an intracellular injection study of layer III pyramidal cells in the ventral visual cortical pathway of the macaque monkey. Cereb Cortex. Jun;20(6):1398-408.

71. Carroll SB. Genetics and the making of Homo sapiens. Nature. 2003;422(6934):849-57.

72. Carroll SB. Genetics and the making of Homo sapiens. Nature. 2003;422(6934):849-57.

73. Geschwind DH, Rakic P. Cortical evolution: judge the brain by its cover. Neuron. 2013;80(3):633-47.

74. Dunbar R. Coevolution of neocortical size, group size and language in humans. Behavioral and Brain Sciences. 1993. BEHAV BRAIN SCI. 16.

75. Fjell AM, Westlye LT, Grydeland H, Amlien I, Espeseth T, Reinvang I, et al. Critical ages in the life course of the adult brain: nonlinear subcortical aging. Neurobiol Aging. 2013;34(10):2239-47.

76. Preuss TM. Do rats have prefrontal cortex? The rose-woolsey-akert program reconsidered. J Cogn Neurosci. 1995;7(1):1-24.

77. Rakic P. Evolution of the neocortex: a perspective from developmental biology. Nat Rev Neurosci. 2009;10(10):724-35.

78. Teffer K, Semendeferi K. Human prefrontal cortex: evolution, development, and pathology. Prog Brain Res. 2012;195:191-218.

79. Herculano-Houzel S, Collins CE, Wong P, Kaas JH, Lent R. The basic nonuniformity of the cerebral cortex. Proc Natl Acad Sci USA. 2008;105(34):12593-8.

80. Baaré WF, Pol HEH, Boomsma DI, Posthuma D, de Geus EJ, Schnack HG, et al. Quantitative genetic modeling of variation in human brain morphology. Cereb Cortex. 2001;11(9):816-24.

81. Cameron JL. Interrelationships between hormones. Behavior, and affect during adolescence: complex relationships exist between reproductive hormones, stress-related hormones, and the activity of neural systems that regulate behavioral affect. Ann N Y Acad Sci. 2004;1021:134-4. Francis DD, Diorio J, Plotsky PM. Meaney Mj Environmental enrichment reverses the effects of maternal separation on stress reactivity. J Neurosci. 2002;22(18):7840-3.

82. Thompson PM, Cannon TD, Narr KL, van Erp T, Poutanen VP, Huttunen M, et al. Genetic influences on brain structure. Nat Neurosci. 2001;4(12):1254-8.

83. Eley TC, Plomin R. Genetic analyses of emotionality. Curr Opin Neurobiol. 1997;7(2):279-84.

84. Tramo MJ, Lofuts WC, Stukel TA Green RL, Weaver JB, Gazzaniga MS. Brain size, head size, and intelligence quotient in monozygotic twins. Neurology. 1998;50(5)1246-52.

85. Lenoroot RK, Schmitt JE, Ordaz SJ, Wallace GL, Neale MC, Lerch JP, et al. Differences in genetic and environmental influences on the human cerebral cortex associated with development during childhood and adolescence. Hum Brain Mapp Jan 2009;30(1)163-74.

86. Wright IC, Sham P, Murray RM, Weinberger DR, Bullmore ET. Genetic contributions to regional variability in human brain structure methods and preliminary results. Neuroimage. 2002;17(1):256-71.

87. Brown SM. Hariri AR. Neuroimagjng study of serotonin gene polymorphisms: exploring the inteplay of genes, brain, and behavior. Cogn Affect Behav Neurosci. 2006;6(1):44-52.

88. Brown SM. Hariri AR. Neuroimagjng study of serotonin gene polymorphisms: exploring the inteplay of genes, brain, and behavior. Cogn Affect Behav Neurosci. 2006;6(1):44-52.

89. Zinkstok J, Schmitt N, van Amelsvoort T, de Win M, van den Brink W, Baas F, et al. The COMT val158met polymorphism and brain morphometry in healthy young adults. Neurosci Lett. 2006;405(1-2):34-9.

90. Sur M. Rubenstein JL. Patterning and plasticity of the cerebral cortex. Science. 2005;310(5749):805-10.

91. Fischi-Gómez E, Vasung L, Meskaldji DE, Lazeyras F, Borradori-Tolsa C, Hagmann P, et al. Structural brain connectivity in school-age preterm infants provides evidence for impaired networks relevant for higher order cognitive skills and social cognition. Cereb Cortex. 2015;25(9):2793-805.

92. Cismaru AL, Gui L, Vasung L, Lejeune F, Barisnikov K, Truttmann A,et al. Altered amygdala development and fear processing in prematurely born infants. Front Neuroanat. 2016;10:55.

93. Adam-Darque A, Hüppi PS, Michel C. Functional integration of sensory stimuli in newborns during the neonatal period investigated with fMRI and high-density EEG. Thèse de doctorat: Univ. Genève et Lausanne, 2017. Neur. 212 – 2017/09/11.

94. Lordier L, Loukas S, Grouiller F, Vollenweider A, Vasung L, Meskaldji DE, et al. Music processing in preterm and full-term newborns: A psychophysiological interaction (PPI) approach in neonatal fMRI. Neuroimage. 2019;185:857-864.

95. Lordier L, Meskaldji DE, Grouiller F, Pittet MP, Vollenweider A, Vasung L, et al. Music in premature infants enhances high-level cognitive brain networks. Proc Natl Acad Sci USA. 2019;116(24):12103-8.

96. Denaxa M, Neves G, Burrone J, Pachnis V. Homeostatic regulation of interneuron apoptosis during cortical development. Journal of Experimental Neuroscience. 2018;12:1179069518784277.

97. Wong FK, Bercsenyi K, Sreenivasan V, Portales A, Fernandez-Otero M, Marin O. Pyramidal cell regulation of interneuron survival sculpts cortical networks. Nature. 2018;557:668-73. Disponível em: https://doi.org/10.1038/s41586-018-0139-6

98. Zhou D, Lebel C, Evans A, Beaulieu C. Cortical thickness asymmetry from childhood to older adulthood. Neuroimage. 2013;83:66-74.

99. Zhou LY, QinZ, Zhu YH, He ZY, Xu T. Current RNA-based therapeutics in clinical trials. Curr. Gene Therap. 2019;19:172-96.

9

Desenvolvimento cognitivo nas diversas fases da vida

Ceres Alves de Araujo

Sumário

Introdução
Uma compreensão da emergência da mente humana
A trajetória do desenvolvimento humano
O desenvolvimento cognitivo
A criança
Pré-adolescência e adolescência
Vida adulta
O envelhecimento
Considerações finais

Pontos-chave

- Os psicólogos do desenvolvimento trouxeram, posteriormente, acréscimos à visão de mente dos psicólogos evolucionistas. Eles concordaram com a ideia de que as crianças nascem com módulos mentais ricos em conteúdo, ou seja, com uma grande quantidade de informações já embutidas nas suas mentes.
- A cognição social humana se refere à forma pela qual um indivíduo percebe e compreende outra pessoa, integrando diferentes perspectivas.
- O desenvolvimento cognitivo diz respeito às mudanças que vão ocorrendo na organização das informações provenientes dos sentidos, à aquisição, ao desenvolvimento e à abrangência das diferentes funções.

INTRODUÇÃO

> O homem é indispensável à perfeição da criação... É o segundo criador do mundo... sem poder ser ouvido, devorando silenciosamente, gerando, morrendo, abanando a cabeça através de centenas de milhões de anos... O mundo se desenrolaria na noite mais profunda do não ser, para atingir um fim indeterminado. A consciência humana foi a primeira criadora da existência objetiva e do significado: foi assim que o homem encontrou seu lugar indispensável no grande processo de ser.
> (C. G. Jung)

Wechsler[1] definiu inteligência como a capacidade do indivíduo para agir com propósito, pensar racionalmente e lidar eficientemente com seu ambiente, evitando definir "inteligência" em termos puramente cognitivos por acreditar que os fatores cognitivos apenas compreendiam uma parte desta. Wechsler tinha convicção de que os resultados dos estudos de análise fatorial levavam em conta apenas uma porção do que se compreende como inteligência e acreditava que outro grupo de atributos contribuía para o comportamento inteligente, que incluíam: planejamento; consciência de objetivos; entusiasmo; dependência e independência de campo; impulsividade;

ansiedade; e persistência. Ainda que esses atributos não sejam diretamente avaliados pelos instrumentos padronizados de capacidade intelectual, influenciam a execução das pessoas em testes e a eficiência na vida diária e no enfrentamento dos desafios do mundo[2].

Questões como apego, segurança, independência, autonomia, competência, controle dos impulsos e autorregulação são inerentes à trajetória da vida, precisam ser trabalhadas em diferentes momentos e parecem ser a competência para a interação com os outros seres humanos, constituindo-se na capacidade para as relações interpessoais que tornam o desenvolvimento possível, pois trocas afetivas com um outro ser da mesma espécie possibilitam trocas cognitivas. Assim, desenvolvimento afetivo e cognitivo são inseparáveis.

Pretende-se neste capítulo descrever o desenvolvimento da cognição ao longo da trajetória da vida do ser humano. Buscou-se ancorar essa descrição em uma compreensão a respeito da emergência da mente a partir de dados sobre a evolução cognitiva dos ancestrais humanos.

UMA COMPREENSÃO DA EMERGÊNCIA DA MENTE HUMANA

Uma ideia polêmica ainda propõe que os estágios do desenvolvimento mental da criança refletem os estágios da evolução cognitiva dos ancestrais humanos. É sabido que a mente do *homo sapiens sapiens* possui uma arquitetura construída por milhões de anos de evolução. Diferentes metáforas foram usadas para tentar explicar seu funcionamento. A metáfora da "mente-esponja" traz que, no início da vida, fatos e ideias vão penetrando em um arranjo infinito de poros vazios que varia de cultura para cultura. A mente-esponja é aquela que absorve os próprios processos de pensamento. Uma metáfora mais sofisticada seria a da mente-computador, que adquire dados, os processa resolvendo situações-problema, e faz com que o corpo execute a ação, com o cérebro sendo o *hardware* e a mente, o *software*. Porém, analogias com esponjas e computadores não são suficientes para explicar o funcionamento da mente humana. Ela faz algo diferente: pensa, imagina, cria e lida com símbolos[3].

No início do século passado, os estudos da antropologia se aproximaram daqueles feitos pela psicologia genética. A teoria piagetiana propunha a existência de três programas que "rodavam" na mente: assimilação, acomodação e equilibração. Assimilação é a maneira pela qual novos conhecimentos são integrados com os que já estão na mente; acomodação se refere a como conhecimentos que já existem são transformados para organizar o novo e equilibração se refere à reestruturação mental que ocorre durante o processo do desenvolvimento. Para Piaget, quatro estágios podem ser descritos: inteligência sensório-motora, inteligência pré-operatória, inteligência operatório-concreta e inteligência operatório-formal[4].

Os arqueólogos evolucionistas consideraram que, para a produção de um utensílio de pedra como um machado de mão, era necessário um pensamento operatório-formal que permitisse formar uma imagem mental da ferramenta antes de começar a tirar lascas do pedaço de pedra. Cada remoção da pedra seria subsequente a uma hipótese sobre seu efeito no formato da ferramenta[3].

Posteriormente, foi introduzida outra metáfora sobre a arquitetura da mente – a de um canivete suíço – para tentar descrever dispositivos especializados na mente. Desde 1980, termos como "módulos", "domínios cognitivos" e "inteligências" passaram a ser usados para a descrição da mente. Fodor (1986) propôs a teoria da modularidade da mente, que postula que a mente é dividida em compartimentos com funções específicas. Gardner (1993) propôs a existência de pelo menos sete tipos de inteligências, que têm suas bases em diferentes regiões do cérebro, contendo processos neurológicos independentes.

A psicologia evolucionista, que surgiu no fim da década de 1980, argumentou que apenas se pode compreender a mente humana se a considerarmos como uma produção da evolução humana pela seleção natural. Nessa linha, Cosmides e Tooby[5] consideram que a mente humana evoluiu sob a força das pressões seletivas enfrentadas pelos ancestrais humanos enquanto viviam como caçadores-coletores nos ambientes do Pleistoceno.

Para esses autores, a mente humana é constituída por módulos mentais múltiplos, projetados pela seleção natural para lidar com diferentes problemas adaptativos.

Os psicólogos do desenvolvimento trouxeram, posteriormente, acréscimos à visão de mente dos psicólogos evolucionistas. Eles concordaram com a ideia de que as crianças nascem com módulos mentais ricos em conteúdo, ou seja, com uma grande quantidade de informações já embutidas nas suas mentes. Um conhecimento intuitivo parece recair em quatro domínios cognitivos: a linguagem, a psicologia, a biologia e a física.

A psicologia intuitiva que decorre desses acréscimos propõe estudos sobre o módulo da teoria da mente, descritos nos trabalhos de Leslie[6] e de Baron-Cohen[7], que mostram que a criança aos três anos de idade é capaz de atribuir estados mentais a outras pessoas. Essa habilidade pode já ser descrita nos ancestrais humanos, segundo Mithen[3], e parece estar relacionada ao pensamento antropomórfico dos caçadores-coletores que atribuíam mentes do tipo humano aos animais. A ideia de que os seres humanos e os animais podiam se transformar uns nos outros é a base do pensamento totêmico e era difundida entre os caçadores-coletores.

Spelke[8] mostrou que, desde muito cedo, o ser humano entende que os objetos físicos estão sujeitos a um conjunto de regras diferentes das que regem os conceitos mentais e os seres vivos. Conceitos sobre solidez, inércia e gravidade parecem estar embutidos na mente infantil. A identidade de um objeto depende do contexto, pois ele não tem essência, nem está sujeito a crescimento ou a movimento.

A percepção de que os seres vivos são diferentes dos objetos inanimados já é observada muito precocemente no desenvolvimento humano. Baron-Cohen[7] descreveu dois mecanismos que emergem na mente da criança até o nono mês de vida. O primeiro é o mecanismo da detecção da intencionalidade, que permite perceber a diferença entre seres vivos e inanimados e que o ser humano age intencionalmente. O segundo é o da detecção da direção do olhar do cuidador, percepção que possibilita segui-la. Os dois mecanismos levam às representações diádicas na mente e às representações da relação com o cuidador primário, características da intersubjetividade primária e bases para a aquisição da teoria da mente.

Knox[9] descreveu esquemas de imagens como modelos espaciais que são formados precocemente no desenvolvimento mental e armazenam informações essenciais sobre as relações espaciais dos objetos do mundo. Ela considerou a existência de mecanismos genéticos de orientação específica, sendo o gene entendido como um catalisador para o desenvolvimento. Os esquemas de imagem não seriam estruturas inatas, mas emergentes e derivadas do desenvolvimento auto-organizado do cérebro. Os esquemas de imagem são equiparáveis aos arquétipos da Psicologia Analítica.

Na constituição biológica do ser humano, característica da espécie, existem uma série de processos especializados, envolvidos em comportamentos específicos, que estão ligados à sobrevivência e que permitem a adaptação aos ambientes. São mecanismos cerebrais potenciais ao nascimento do ser humano que emergem garantindo primeiro a sobrevivência e depois o desenvolvimento cada vez mais individual, em função do meio familiar, social e cultural no qual o indivíduo se insere. A capacidade do apego e a habilidade de inferir estados mentais passa a ser fundamental para a adaptação flexível. Apesar do substrato biológico indiscutível, o ser humano se diferencia e se estrutura frente às suas experiências de vida, tornando-se cada vez mais autônomo. Assim, pode-se compreender bem a definição de inteligência de Wechsler[1] como a capacidade do indivíduo para agir com propósito, pensar racionalmente e lidar eficientemente com seu ambiente.

A TRAJETÓRIA DO DESENVOLVIMENTO HUMANO

A vida pode ser considerada um período entre o momento da concepção e o da morte. Nesse período, ocorre o que a psicologia analítica nomeia como o processo de individuação, um conceito-chave de Jung[10] para a teoria do desenvolvimento psicológico que significa tornar-se si mesmo, inteiro, indivisível e distinto de outras pessoas ou da psicologia coletiva.

Tal processo está em ação desde o início da existência. Na primeira metade da vida, a tarefa principal é a diferenciação do Eu e a adaptação às exigências sociais, isto é, a adaptação cultural e a responsabilidade adulta nos papéis sociais esperados. Na segunda metade da vida, deveria ocorrer um ponto de inflexão importante do percurso do desenvolvimento, exigindo um amadurecimento de diferente natureza, rumo a uma maior ampliação da consciência e a uma integração da personalidade, incluindo uma revisão de valores e princípios[11].

Desde o momento da concepção, no processo de individuação, diferentes trajetórias são possíveis em função da epigênese, ou seja, a forma pela qual o ambiente de inserção do indivíduo modifica a expressão dos seus genes. Assim, a cada ser corresponde uma trajetória de vida que é absolutamente individual.

Estudos mais recentes a respeito do desenvolvimento humano se dedicam mais à evolução de processos contínuos, tentando estabelecer correlações entre capacidades específicas e verificar quando estas emergem e como funcionam em momentos e ambientes específicos. Além disso, consideram trajetórias de desenvolvimento, reduzindo a ênfase em estágios ou fases.

É importante salientar também as diferenças que existem desde o início da vida entre representações mentais de acontecimentos físicos e de acontecimentos interpessoais subjetivos. Stern[12] mostrou que os esquemas piagetianos se referem a objetos e ações que podem ser representados concretamente nas realidades externa ou interna – na mente do indivíduo – e que em geral são isomórficos e afetivamente neutros. No caso dos acontecimentos interpessoais, subjetivos, os eventos mentais não são isomórficos aos eventos da realidade externa. São afetivamente carregados e se desdobram temporalmente com irreversibilidade. A ênfase colocada na experiência interativa é essencial, pois as representações mentais são construídas a partir da experiência interativa com outro ser humano. A representação da experiência de participar das interações humanas precisa incluir muitos elementos diferentes: sensações, percepções, afetos, ações, pensamentos, motivações, elementos do contexto, entre outros. O ser humano, desde o nascimento, explora o mundo e constrói conhecimento na relação interpessoal, fator fundamental para a variabilidade do próprio desenvolvimento cognitivo.

Fala-se de cognição social, que é um processo neuropsicológico que permite aos seres humanos e a animais interpretarem os signos sociais e, consequentemente, responder a eles. Esse conhecimento corresponde a um processo cognitivo que rege a conduta em resposta a ações de outros seres da mesma espécie. A cognição social humana se refere à forma pela qual um indivíduo percebe e compreende outra pessoa, integrando diferentes perspectivas.

O DESENVOLVIMENTO COGNITIVO

A cognição pode ser definida como um conjunto de processos psicológicos para reconhecimento, organização e compreensão das informações provenientes dos sentidos. Engloba também a elaboração simbólica e o posterior processamento dos conteúdos em relação às experiências do mundo interno.

O desenvolvimento cognitivo diz respeito às mudanças que vão ocorrendo nessa organização, à aquisição, ao desenvolvimento e à abrangência das diferentes funções.

Na trajetória do desenvolvimento humano, a característica que justifica a conceituação de diferentes estágios de desenvolvimento está relacionada às diferenças dos sistemas de ações internalizadas: a lógica, o conhecimento de números, a conceituação de fatos, tempo e quantidade. Esses elementos são os fundamentos para a estruturação da atividade cognitiva. Por meio das tentativas de atingir metas e ultrapassar obstáculos, as ações internalizadas precoces gradualmente se integram até formarem um sistema inter-relacionado[13].

Os pesquisadores chamados neopiagetianos, como Case[14] e Fischer e Bidell[15], aceitaram a noção geral dos estágios de Piaget, salientando os aspectos lógicos desse desenvolvimento, e admitiram a propriedade de equilibração no desenvolvimento cognitivo. Porém, argumentaram que a teoria de Piaget não explica claramente como o desenvolvimento ocorre de estágio para estágio e não considera as diferenças individuais que permitem que algumas crianças se movam mais rapidamente que outras de um estágio para outro. Eles adotaram princípios de outras teorias, como os da teoria do processamento da informação e o da cognição social, que permitem considerar como a cultura e as interações com os outros influenciam o desenvolvimento cognitivo.

Case[14] considerou que as mudanças cognitivas seguem uma progressão por estágios, mas que as diferenças qualitativas entre eles são descritas de forma mais adequada em termos de processamento de informação e competências do que em termos mais globais, como na teoria de Piaget. Acrescentou também que as mudanças nas competências mentais ocorrem devido às mudanças no cérebro durante o processo de maturação e que são os sistemas estruturais especializados que se desenvolvem por meio de estágios.

Fischer e Bidell[15] buscaram explicar como as crianças progridem de um estágio de desenvolvimento para outro. Consideraram que as crianças mostram um desenvolvimento contínuo das capacidades adquiridas dentro de um determinado estágio até que atinjam o desempenho máximo para este. Depois que todas as capacidades necessárias para um determinado nível sejam atingidas, a criança pode interconectá-las e passar ao estágio seguinte do desenvolvimento. Elaboraram, assim, a concomitância da continuidade do desempenho e a descontinuidade da competência, sugerindo que se pode compreender o desenvolvimento tanto em função das mudanças contínuas no desempenho típico de cada estágio quanto nas mudanças descontínuas nos níveis máximos de competência das capacidades.

A CRIANÇA

Trata-se do agente da construção de seu próprio conhecimento, sendo que a função da inteligência é auxiliar sua adaptação ao ambiente, armazenando informações que podem ser reutilizadas para antecipar outras ações em outros contextos. A criança evolui de um estágio sensório-motor, passa pelo pré-operatório e operatório concreto e atinge o operatório formal, na pré-adolescência[16].

O estágio sensório-motor, do nascimento aos 18 a 24 meses de idade, está relacionado ao desenvolvimento das capacidades sensoriais e motoras. O bebê, nessa idade, funciona como uma inteligência sem pensamento, em termos piagetianos. Funciona por reflexos, por automatismos e começa a criar objetos intermediários. Faz relações circulares primárias, secundárias e depois terciárias, gradualmente a partir da recombinação dos esquemas que adquire.

Mais tarde, ainda nesse estágio, a criança começa a lidar com esquemas de causalidade e de persistência de objetos e a perceber a si mesma, entrando em contato com seu corpo e com os limites dele. Essa estruturação da noção do esquema corporal é a base para a consciência do Eu. Esses esquemas são auto-orientados, coordenados e depois combinados para interações mais complexas. Surge, nesse momento, a possibilidade de imitação e tem início o faz de conta.

O estágio pré-operatório – que ocorre dos 18 aos 24 meses até os 6 aos 7 anos, aproximadamente – é caracterizado por um aumento importante das representações mentais internas. Surge o pensamento representativo e tem início a comunicação verbal. A possibilidade de usar operações mentais acarreta um aumento na velocidade do processamento das informações. No início dessa fase, a comunicação é egocêntrica, centrada na experiência. A criança diz o que está na sua mente sem levar em consideração o que a outra pessoa disse. Progressivamente, surge o diálogo, momento no qual a criança consegue considerar o que a outra pessoa disse e cria respostas de acordo. Outra característica desse estágio é o aparecimento da função semiótica: a criança começa a lidar com signos, isto é, com sinais que representam algo.

Muitas modificações ocorrem nesse estágio. A experimentação intencional ativa com a linguagem e com os objetos resulta em um desenvolvimento linguístico e conceitual significativo. Por meio de categorias, a criança começa a classificar objetos, pareando-os com base no conceito de similaridade ou de pertinência, mas ela ainda mistura categorias e não checa a realidade.

O estágio das operações concretas – dos 6 aos 7 anos até os 11 aos 12 anos de idade – é caracterizado pela manipulação mental das representações internas que se formaram. A criança pode realizar operações mentais com ideias e memórias que armazenou a respeito de objetos concretos. O pensamento operatório-concreto permite a reversibilidade, que é necessária para a resolução de problemas e já está fundamentada na lógica, mas que ainda dependente da percepção.

PRÉ-ADOLESCÊNCIA E ADOLESCÊNCIA

O estágio operatório-formal se inicia aos 11 anos e, segundo Piaget[16], prolonga-se ao longo da vida. Nesse estágio, surge a possibilidade do uso de operações mentais sobre conceitos abstratos e símbolos. Os pré-adolescentes começam a compreender alguns objetos que não tinham experimentado diretamente. Nesse sentido, a distância da percepção e do imediato permite a resolução de problemas por meio da lógica dedutiva. Começa a aparecer a capacidade para aplicar operações mentais a experiências, ideias, pensamentos e situações não vividas; e, assim, a criança começa a projetar e planejar o futuro. Surge, também, a possibilidade de adotar outras perspectivas além das próprias na ausência de objetos concretos.

Pré-adolescentes e adolescentes pensam de forma mais complexa, eficiente e eficaz. Diferentemente das crianças, o pensamento não é necessariamente ligado a eventos concretos, porque, para eles, a realidade é apenas um aspecto de outras possíveis realidades. Começam a manipular seus pensamentos de modo a permitir que estes criem possibilidades e sejam projetados em cenários futuros e adquirem a capacidade para executar raciocínios lógicos e sistemáticos, o que, além de aumentar a competência nas matérias acadêmicas que exigem abstração, traz a possibilidade de compreender situações mais complexas. Além disso, desenvolvem a habilidade para formular hipóteses a respeito das consequências de suas próprias ações e dos outros, o que pode determinar relacionamentos interpessoais mais sofisticados[17].

No início da adolescência, a forma de lógica proposicional ainda pode persistir, mas progressivamente se observa uma evolução significativa do uso do pensamento, ao se desenvolverem mais as capacidades para operações formais. Assim, deve ser feita uma distinção entre competência e produção. Competência significa o que o adolescente pode fazer e produção significa o que ele realmente faz. É sabido que a produção em tarefas de raciocínio é maior quando essas tarefas dizem respeito aos interesses do adolescente.

Pensar a respeito dos pensamentos alheios, isto é, adquirir metacognição, é uma possibilidade também desse momento do desenvolvimento. Os adolescentes podem se tornar introspectivos, conscientes de si mesmos e se engajar em intelectualizações. O aumento da introspecção pode acarretar uma forma de egocentrismo própria da adolescência. O egocentrismo ou a inflação do ego parece surgir de uma atribuição de poderes ilimitados a seus pensamentos, sendo que uma consequência desse egocentrismo para o adolescente é a crença de que se é único, especial e invulnerável; e que dificilmente será compreendido pelos outros. O aumento da capacidade para introspecção pode também levar o adolescente a se tornar idealista, ao imaginar como o mundo poderia ser, insistindo em elevados padrões de comportamento. Em função desse alto idealismo, ele pode se tornar muito crítico aos outros, especialmente aos adultos de seu convívio.

Adolescentes têm capacidade mais bem desenvolvida do que as crianças quanto à atenção seletiva, à atenção dividida, à memória de trabalho e à memória de longo prazo. A velocidade do processamento das informações é maior e eles podem usar melhores estratégias de organização das representações mentais, pois têm mais consciência de seus processos de pensamento.

Porém, a adolescência é um período de aumento de vulnerabilidade como consequência das disjunções que podem ocorrer entre o desenvolvimento do cérebro, do comportamento e das funções cognitivas que amadurecem em ritmos diferentes e sob o controle de processos biológicos comuns e independentes. A adolescência é um período sensível para a reorganização dos sistemas de autorregulação, sendo que essa reorganização pode trazer tanto riscos quanto oportunidades para o desenvolvimento cognitivo.

VIDA ADULTA

Inhelder e Piaget[18] postularam que o desenvolvimento cognitivo terminava antes da vida adulta e acreditavam que a forma geral de equilíbrio adquirida no estágio operatório-formal deveria ser considerada como terminal, no sentido de que não se modificaria mais durante o resto da existência, mesmo se integrada a sistemas mais latos. Posteriormente, surgiram considerações a respeito do desenvolvimento da cognição do adulto estar relacionada à especialização de tarefas e à possibilidade de aquisição de raciocínios mais avançados em áreas específicas.

A partir da década de 1970, estudiosos do desenvolvimento cognitivo postularam que a cognição continuava a se desenvolver durante a vida adulta, assumindo formas mais complexas do que a cognição do adolescente, sendo menos diretamente dependente da lógica da verdade *versus* falsidade. Essa complexidade decorreria da expansão da experiência social e do desenvolvimento de novas competências. Surgiu então a hipótese de um estágio pós-formal, conceituado como um estágio posterior ao das operações formais e que caracterizaria melhor a cognição do adulto[19].

O pensamento pós-formal permitiria a integração dos aspectos subjetivos, emocionais e simbólicos do indivíduo aos componentes objetivos, lógicos e analíticos do estágio das operações formais. Isso acarretaria uma maior complexidade às funções cognitivas e, ao mesmo tempo, uma maior flexibilidade na resolução de problemas.

Além das considerações a respeito das limitações das operações formais para descrever o pensamento do adulto, surgiu a preocupação em se demonstrar não apenas que as mudanças ocorrem, mas como elas ocorrem. O foco foi colocado explicitamente nos mecanismos do desenvolvimento intelectual, na tentativa de esclarecer os mecanismos propostos e de demonstrar que a operação contínua desses mecanismos resultava no pensamento pós-formal. Essa abordagem levou à alegação geral de que o pensamento do adulto contém o enquadre das operações formais e abrange outros quadros de referência. As operações formais podem ser usadas dentro de sistemas de operações de nível mais alto e, assim, transcender as limitações do estágio das operações formais[20].

Segundo Marchand[19], dentre os modelos alternativos ao modelo piagetiano para descrever a cognição do adulto destacam-se o modelo dialético e o relativista, pois as descrições do pensamento pós-formal têm fundamento na epistemologia dialética e na epistemologia da relatividade.

Para o modelo dialético, o sujeito não efetua necessariamente uma equilibração dos conflitos. O desenvolvimento consiste em mudanças contínuas e constantes, em que as contradições seriam o motor dos progressos, não existindo níveis estáveis de equilíbrio. O pensamento dialético que caracteriza a maturidade consiste em viver com as contradições, aceitando-as. É a interação dialética entre o equilíbrio e o desequilíbrio que torna o desenvolvimento possível[21].

O conceito de operações pós-formais de Arlin[22] é baseado na hipótese de que uma mudança radical ocorre na maneira pela qual as operações formais são usadas. Ao postular a ideia de uma estrutura de operações formais, a autora acredita que toda a função dessa estrutura se altera no desenvolvimento do pensamento do adulto. Um 5º estágio de desenvolvimento cognitivo é nomeado como "descoberta de problemas". A natureza dessas questões requer a coordenação de múltiplas fontes e sistemas de referência. O pensamento do adulto se caracteriza pelo relativismo lógico e pela progressiva referência ao Eu. A mudança da lógica dos sistemas formais para a lógica dos sistemas autorreflexivos conduz à elaboração da autonomia.

O modelo relativista propõe que, por vezes, as múltiplas e contraditórias visões da realidade podem ser simultaneamente verdadeiras. O pensamento relativista se caracterizaria pela aceitação de sistemas de conhecimento incompatíveis e pela consciência da natureza subjetiva e arbitrária do conhecimento. O relativismo é a dimensão do pensamento mais dependente do contexto e depende ainda dos pontos de vista de cada um. Como existem muitos e diversos pontos de vista, a contradição é uma propriedade inerente ao conhecimento e ao real[23].

A aceitação e a integração da contradição em sistemas abrangentes constituem as características mais distintivas do pensamento do adulto, desenvolvem-se principalmente na meia-idade e com grandes diferenças individuais.

Richards e Commons[24] descreveram estágios de desenvolvimento distintos e logicamente mais complexos que o operatório formal e que ocorrem na sequência desse: sistemático, metassistemático, paradigmático e transparadigmático. Nesses estágios, os indivíduos se tornam cada vez mais capazes de analisar e de coordenar diversos sistemas entre si, criando supersistemas de natureza metateórica.

Existem dúvidas, porém, se o primeiro estágio do pensamento pós-formal não seria a expressão do nível operatório formal acabado e se os níveis metassistemático, paradigmático e transparadigmático não representariam reorganizações estruturais ou expansões do pensamento formal. Expandir poderá significar apenas a integração das operações formais em sistemas mais latos, hipótese já considerada por Inhelder e Piaget em 1955[19].

Muitos autores que propunham um 5º estágio para o desenvolvimento cognitivo passaram a considerar que a evolução das pesquisas na área sugere a existência não de estágios além do formal, mas de evoluções paralelas ao pensamento formal. Propuseram o abandono da nomeação estágio pós-formal, devendo-se falar de cognição ou pensamento do adulto. Assim, o pensamento pós-formal seria mais adequadamente descrito na atualidade como um estilo de raciocínio, constituído por um conjunto de competências metacognitivas, que podem ser adquiridas com a maturidade.

O ENVELHECIMENTO

Na trajetória do desenvolvimento humano, o advento da terceira idade se caracteriza como um período sensível e de maior vulnerabilidade. Fatores de risco biológicos, socioeconômicos e psicológicos podem se sobrepor. Costuma-se acreditar que a velhice traz a sabedoria advinda da experiência de vida, o que seria um fator de proteção para os mais velhos.

Sabedoria é, sem dúvida, um fator de proteção, principalmente no período no qual existe um declínio cognitivo. Sabedoria é a condição de quem tem conhecimento, termo equivalente ao grego *sofia* e associado a atributos como discernimento, autoconhecimento, transcendência, desapego, compaixão, ética e generosidade. Sternberg[25] realizou pesquisas sobre a relação positiva entre envelhecimento e sabedoria, concluindo que a presença de diferenças individuais e variáveis situacionais relevantes para o desenvolvimento da sabedoria não permitem estabelecer tal relação nos grupos de idosos estudados na sua amostra.

Acredita-se que é muito difícil compreender no envelhecimento o declínio cognitivo, suas causas e seus efeitos. Há enorme variação de individuo para indivíduo. Mudanças profundas são observadas no funcionamento intelectual no envelhecimento: perdas na velocidade do processamento da informação, na função executiva, na acuidade sensorial, nas habilidades psicomotoras, na atenção, nos processos de memória e em um conjunto de outras variáveis inter-relacionadas.

Os testes de inteligência já mostram declínio entre 20 e 29 anos, sendo que as perdas mais significativas são observadas aos 55 anos. As perdas cognitivas são variáveis de acordo com diferentes domínios.

As avaliações nas escalas do *Wechsler Adult intelligence Scale* quarta edição (WAIS-IV) mostram que as capacidades verbais parecem crescer gradualmente até os 50 anos e uma perda pequena e gradual até 55 anos. Em relação às outras competências, a capacidade verbal é relativamente preservada. A execução nas tarefas perceptuais que envolvem percepção visual, habilidades visuoespaciais e raciocínio fluido declinam a partir dos 30 anos e mais rapidamente entre 50 e 60 anos. É possível que esse declínio, observado nas medidas dos testes, esteja relacionado à lentificação do processamento das informações, porque muitas das medidas de capacidade e raciocínio visuoespacial são cronometradas nos testes. Porém, esse declínio é evidente também em tarefas de raciocínio e de percepção cujo tempo não é avaliado. Além disso, tarefas cronometradas envolvendo memória de trabalho não mostram tal declínio como as tarefas perceptuais cronometradas. Porém, entre as habilidades medidas pelo teste de WAIS-IV, o declínio na velocidade de processamento é consistentemente relacionado com o envelhecimento[26].

Declínio na execução de testes cognitivos não necessariamente se traduz em prejuízo das atividades da vida diária[27]. É sabido que as consequências do declínio cognitivo podem ser minimizadas por inúmeros outros fatores como a experiência de vida, a adaptação ao meio, a motivação, a vontade, entre outros. É provável que a sabedoria advinda da experiência de uma vida cheia de significados possa se contrapor ao declínio de funções neuropsicológicas.

CONSIDERAÇÕES FINAIS

O cérebro continua a se desenvolver à medida que se continua a aprender, o que ocorre até o dia da morte. A maturação e a arquitetura do córtex, desde os primeiros tempos de vida, estão relacionadas a adaptações altamente específicas ao ambiente. As teorias atuais de desenvolvimento da mente, mantendo muitos dos pressupostos das teorias clássicas, hoje estão embutidas nos processos neurológicos básicos, considerando-se ainda que o cérebro é um órgão essencialmente social conectado a outros cérebros.

As trocas afetivas com um outro ser da mesma espécie permitem as trocas cognitivas. São as interações primárias do bebê com seus cuidadores que propiciam a formação de redes neurais dedicadas à formação de sentimentos de segurança e perigo, à aquisição de sensações de apego e à estruturação da base da noção de si mesmo. Uma maternagem suficientemente boa resulta na crença de que o mundo pode ser um lugar bom, onde é seguro construir a experiência interna de si mesmo. Uma das maiores aquisições de um apego seguro é a capacidade de se estar sozinho, de construir seu mundo interior e de construir seu próprio conhecimento, sendo que a progressão para a representação simbólica é promovida pela formação de objetos transicionais.

Na trajetória do desenvolvimento, a consciência se expande e o Eu se diferencia. O ser humano adquire duas formas de pensar: o pensamento dirigido e o subjetivo, que se relaciona ao sonho/fantasia, que se constitui, essencialmente, no ato de se estar sozinho. O primeiro gera novas aquisições e adaptação e procura agir sobre a realidade, enquanto o segundo afasta-se da realidade e liberta tendências subjetivas, de modo a se tornar alheio da realidade para fantasias do passado e do futuro. Além disso, manifesta uma tendência que cria os elementos da vida não como eles são, mas como poderiam ser. Talvez seja essa forma de pensamento, que se torna cada vez mais possível à medida que se envelhece, que ajude a minimizar o declínio das funções neuropsicológicas, ainda enriquecendo de significados a experiência da vida.

REFERÊNCIAS BIBLIOGRÁFICAS

1. Wechsler D. The measurement of adult intelligence, 3. ed. Baltimore: Williams &Wilkins; 1944.
2. Kaufman AS, Lichtenberg EO. Assessing adolescent and adult intelligence, 3. ed. New York: Wiley; 2006.
3. **Mithen S. A pré-história da mente. Uma busca das origens da arte, da religião e da ciência. São Paulo: Unesp, 1998.**
    ⇨ **São interessantes as analogias entre o desenvolvimento da mente do homo sapiens e de seus ancestrais.**
4. Piaget J. Biologia e conhecimento. Petrópolis: Vozes; 1973.
5. Cosmides L, Tooby J. Cognitive adaptations for social exchange. In: Barkow JH, Cosmides L, Tooby J. The adapted mind. New York: Oxford University Press; 1992. p. 163-28.
6. Leslie A. The theory of mind impairment in autism. In: Whiten A, ed. Natural theories of mind: evolution, development and simulation od everyday mindreading. Oxford: Blackwell. 1991;63-78.
7. Baron-Cohen S. Mindblindness: an essay on theory of mind and autism. Cambridge: Bradford Book, MIT Press; 1995.
8. Spelke ES. Physical Know ledge in infancy: reflections on Piaget's theory. In: Carey S, Gelman R, eds. Epigenesis of mind: studies in biology and culture. Ney Jersey: Erlbaum; 1991. p. 133-69.
9. Knox J. Archetype, attachment and analysis: Jungian psychology and the emergent mind. London: Routledge; 2003.
10. Jung CG. Tipos psicológicos. 4. ed. Rio de Janeiro: Zahar; 1960.
11. Araujo CA. A criança resiliente: resiliência e vulnerabilidade na criança. In: Assumpção Jr FB, Kuczynski E. eds. Situações psicossociais na infância a na adolescência, 2. ed. São Paulo: Atheneu, 2019, p. 47-63.
12. **Stern DN. A constelação da maternidade. O panorama da psicoterapia mãe/bebê. Porto Alegre: Artes Médicas; 1997.**
    ⇨ **O livro salienta a importância das primeiras relações com um outro significante para o desenvolvimento da mente do bebê.**
13. **Scheuer C, Stivanin L, Oliveira CCC. Desenvolvimento cognitivo. In: Assumpção Jr. FB, Kuczynski E, eds. Tratado de psiquiatria da infância e da adolescência, 3. ed. São Paulo: Atheneu; 2018. p. 119-25.**
    ⇨ **O capítulo é recente e traz uma descrição dos estágios de Piaget, completando com a descrição do desenvolvimento nos novos domínios da inteligência estudados.**
14. Case R. Intellectual development: birth to adulthood. Br J Educ Psychology. 1986;56(2):220-222.
15. Fischer KW, Bidell TR. Dynamic development of psychological structures in action and thought. In: Lerner RM, Damon W, eds. Handbook of child psychology: Vol. 1. Theoretical models of human development, 5. ed. New York: Wiley; 1998. p. 467-561.
16. Piaget J. Equilibração das estruturas cognitivas. Rio de Janeiro: Zahar; 1975.
17. Steinberg L. Cognitive and affective development in adolescence. Trends in Cognitive Sciences. 2005;9(2):69-74.
18. Inhelder B, Piaget J. De la logique de l'enfant à la logique de l'adolescente. Paris: Presses Universitaires de France; 1955.
19. **Marchand H. Em torno do pensamento pós-formal. Análise Psicológica. 2002;2(XX):191-202.**
    ⇨ **A autora faz um levantamento da literatura sobre as discussões a respeito da existência ou não de um 5° estágio no desenvolvimento cognitivo.**
20. Sternberg RJ. Higher-order reasoning in post formal operational thought. In: Commons ML, Richards FA, Armon C. Beyond formal operations. vol. 1. Late adolescent and adult cognitive development. New York: Praeger; 1984. p. 74-92.
21. Riegel K. Dialectic operations. The final period of cognitive development. Human Development. 1973;16:346-70.
22. Arlin P. Adolescent and adult thought: a structural interpretation. In: Commons M, Richards F, Armon C, eds. Beyond formal operations: late adolescent and adult cognitive development. New York: Praeger; 1984. p. 357-80.
23. Kramer D. Post-formal operations? A need for further conceptualization. Human Development. 1983;26:91-105.
24. Richards F, Commons M. Postformal cognitive development theory and research: A review of its currents status In: Alexander C, Langer E, eds. Higher stages of human development. New York: Praeger; 1990. p. 139-61.
25. **Sternberg RJ. Older but not wiser? Ageing international. 2005;30/1:5-26.**
    ⇨ **Artigo que traz pesquisas sobre a relação entre envelhecimento e sabedoria, discutindo os fatores relevantes para o desenvolvimento da sabedoria.**
26. Kaufman AS. Seven questions about the WAIS-III regarding differences in abilities across the 16 to 89 years life span. School Psychology Quarterly. 2000;15(1):3-29.
27. Lezak MD, Howieson DB, Loring DW. Neuropsychological assessment. 4. ed. New York: Oxford University Press; 2004.

10

Compreendendo as relações entre temperamento e desenvolvimento infantil

Maria Beatriz Martins Linhares
Rafaela Guilherme Monte Cassiano

Sumário

Introdução
Temperamento e atividade cerebral
Temperamento e desenvolvimento da criança
Temperamento, comportamento e psicopatologias
Avaliação dos indicadores do temperamento infantil
Programas de intervenção centrada no temperamento
Considerações finais
Para aprofundamento
Referências bibliográficas

Pontos-chave

- As diferenças individuais do temperamento constituem a expressão mais precoce da personalidade e do substrato preservado evolutivamente a partir do qual esta se desenvolve.
- O temperamento surge da herança genética, porém também influencia e é influenciado pela experiência de cada indivíduo na sua trajetória de desenvolvimento.
- Segundo o modelo teórico psicobiológico de Rothbart, o temperamento inclui três fatores principais: afeto negativo, extroversão e controle com esforço
- O temperamento tem uma forte associação com indicadores de ativação cerebral, desenvolvimento, comportamentos e psicopatologias.
- Programas de intervenção preventiva centrados no temperamento auxiliam na promoção de processos de regulação fisiológica, emocional e comportamental no desenvolvimento das crianças.

INTRODUÇÃO

O temperamento desempenha um importante papel na formação da personalidade do indivíduo e nas suas relações com os diferentes contextos ambientais. As diferenças individuais do temperamento constituem a expressão mais precoce da personalidade e do substrato preservado evolutivamente[1]. No entanto, além do temperamento, a personalidade tem outros componentes, como a capacidade de pensar, hábitos, valores, moral, crenças e habilidade social[2].

As características disposicionais do temperamento desenvolvidas na infância podem construir a base da estrutura da personalidade na fase adulta[3]. O temperamento representa o substrato afetivo, de ativação e atenção da personalidade[2]. Surge da herança genética, porém influencia e também é influenciado pela experiência do indivíduo na sua trajetória de desenvolvimento[4]. Na idade adulta permanecem associações entre os fatores utilizados para descrever a personalidade (o modelo "*Big Five*") e os fatores de temperamento da infância e fase adulta[5].

O temperamento tem sido estudado por diversas teorias baseadas principalmente na prática clínica, em abordagens psicométricas, na genética e na psicofisiologia[6,7]. Quatro modelos teórico-conceituais destacam-se no estudo do temperamento, desenvolvidos por Thomas e Chess, Kagan, Bluss e Plomin e Mary Rothbart[6,8]. Existe uma convergência entre as teorias ao postular que o temperamento representa diferenças individuais expressas nos comportamentos, que surgem na infância formando a base da personalidade. No entanto, existem divergências sobre a natureza e a quantidade das dimensões do temperamento, assim como sobre o impacto das características biológicas e ambientais na formação do temperamento[7,9].

A primeira abordagem foi proposta por Thomas e Chess, por meio do Estudo Longitudinal de Nova York[10]. Essa abordagem surgiu no momento em que os psicólogos começaram a argumentar que as crianças diferem umas das outras desde a infância e são agentes ativos em seu próprio desenvolvimento, derrubando a ideia de que as características das crianças são simples resultados do cuidado parental e dos recursos oferecidos pela sociedade[3]. O temperamento da criança pode dificultar a parentalidade, necessitando ajustes e compatibilidade entre o temperamento da criança e de seus cuidadores. De acordo com o estilo de temperamento, uma situação ambiental será mais adequada para algumas crianças do que para outras, como exemplo considerando-se o nível de reatividade ou inibição do temperamento da criança. Esses ajustes formam o conceito de *Goodness of fit*[10].

O temperamento refere-se a um componente estilístico do comportamento, que inclui nove dimensões: nível de atividade, ritmo, aproximação ou retraimento, adaptabilidade, limiar de responsividade, intensidade de reação, qualidade de humor, distraibilidade e período de atenção e persistência. A partir dessas dimensões, são definidos os estilos de temperamento: fácil, difícil e lento para reagir. De acordo com esse modelo, o temperamento fácil é caracterizado por regularidade nas funções biológicas, respostas de aproximação positiva a estímulos novos, alta adaptabilidade a mudanças e intensidade de humor leve a moderado e preponderantemente positivo; o temperamento difícil, por sua vez, apresenta sinais de irregularidade nas funções biológicas, respostas de retraimento negativo a novos estímulos, desadaptação ou adaptação lenta a mudanças e expressões de humor intensas que são frequentemente negativas; por fim, o temperamento lento para reagir refere-se a crianças que são caracterizadas pela combinação de respostas negativas a estímulos novos com adaptabilidade lenta após contatos repetidos com estes[10].

O segundo modelo do temperamento, proposto por Kagan, consiste em uma abordagem biotipológica. O temperamento é caracterizado como inibido (alta reatividade psicobiológica com hipervigilância e inibido/arredio ao se deparar com pessoas, objetos ou eventos novos) com afeto negativo e desinibido (baixa reatividade e enfrentamento positivo de pessoas, objetos ou eventos com novidade) com afeto positivo. As evidências dessa teoria foram obtidas por meio de estudos de observação do comportamento das crianças em situação de laboratório e medidas fisiológicas, em vez de relatos em questionários[11].

O terceiro modelo teórico do temperamento foi proposto por Buss e Plomin em 1975, denominando o modelo EAS – emocionalidade, atividade e sociabilidade[9]. As três dimensões básicas do temperamento são a emocionalidade, a atividade e a sociabilidade, que aparecem cedo no desenvolvimento e permanecem como componentes básicos da personalidade[7].

A quarta abordagem refere-se ao modelo psicobiológico de Mary Rothbart[3], que inicialmente baseia-se no modelo de Thomas e Chess. No entanto, Rothbart propôs uma nova abordagem do temperamento, não mais baseada no estilo de comportamento, mas avançando para uma abordagem psicobiológica[3]. Destaca-se que estudos de revisão da literatura demonstraram que a abordagem de Rothbart tem sido a mais utilizada no estudo do temperamento das crianças[8,12].

O temperamento apresenta diferenças individuais com base constitucional na reatividade e na autorregulação, nos domínios do afeto, atividade e atenção[13]. O termo constitucional refere-se às bases relativamente biológicas do temperamento, influenciadas continuamente pela hereditariedade, maturação e experiência. O termo reatividade diz respeito às características da responsividade individual a mudanças de estimulação externa ou interna, apresentada em diversos níveis (comportamental, autonômico e neuroendócrino). Os parâmetros de reatividade são medidos pela latência, duração e intensidade das características motoras, afetivas e dos processos de atenção. A autorregulação, por sua vez, refere-se a processos como controle com esforço voluntário e orientação das funções que modulam a reatividade. Consiste nos mecanismos usados pelo indivíduo para controlar suas reações emocionais e comportamentais diante de fontes de estimulação positiva ou negativa[13]. Segundo o modelo psicobiológico, o temperamento inclui diferenças individuais na susceptibilidade às emoções primárias além de respostas diferenciais de reatividade e do funcionamento psicofisiológico, neuroendócrino e autonômico do indivíduo[7,9].

De acordo com Rothbart, o temperamento possui três grandes fatores e suas dimensões: a) afeto negativo (desconforto, medo, frustração, tristeza, ativação motora e capacidade de se acalmar); b) extroversão (nível de atividade, prazer de alta intensidade, antecipação positiva, reatividade vocal, sociabilidade e impulsividade); c) controle com esforço/voluntário (controle inibitório, focalização da atenção, transferência de atenção, aconchego e prazer de baixa intensidade)[14,15].

O fator afeto negativo é um dos primeiros aspectos do temperamento a surgir no desenvolvimento do indivíduo[4]. As formas iniciais do afeto negativo incluem formas primitivas de irritação, angústia, seguidas por estados mais organizados relacionados à frustração e ao medo[4]. Adicionalmente, o afeto negativo apresenta uma estabilidade no seu desenvolvimento durante a infância e a adolescência[14]. O primeiro ano de vida apresenta estabilidade nos traços do temperamento relativos à afetividade positiva e negativa, independentemente de gênero, ordem de nascimento, condição de termo ao nascimento e nível socioeconômico[16].

O fator extroversão, por sua vez, apresenta uma iniciação rápida de resposta, alto nível de atividade, preferência por situações caracterizadas por estímulos de alta intensidade (exposição a riscos) e relativa inquietação em novas situações sociais[4]. Esse fator também emerge cedo no desenvolvimento, sendo que diferenças individuais na extroversão podem ser observadas em bebês com idade entre 2 e 3 meses, nas dimensões sorrisos e risos, reatividade vocal e nível de atividade[3]. Além disso, nesse fator verificam-se as características de entusiasmo e sociabilidade, sendo que os indivíduos com alta extroversão tendem a ser mais engajados no seu ambiente social[17].

O fator controle com esforço envolve a regulação voluntária e intencional da criança sobre a atenção e o comportamento. Portanto, esse fator desempenha um papel central nos processos de socialização adaptativa[4]. O controle com esforço refere-se à capacidade de inibir uma resposta dominante para realizar uma resposta subdominante, sendo em grande parte um produto do desenvolvimento do sistema de atenção executiva, emergente ao final do primeiro ano de vida[13,18]. O fator controle com esforço, por sua vez, apresenta um rápido desenvolvimento durante a fase de 2 a 7 anos de idade, especialmente na fase pré-escolar[3].

O modelo de Rothbart é o único que inclui a autorregulação com um componente central do temperamento. À medida que se desenvolve o controle com esforço, ocorre uma "quebra" da emocionalidade negativa e das atividades motoras desreguladas e aumenta a capacidade de a criança se adaptar às demandas do ambiente social circundante. Portanto, verifica-se uma dinâmica de relações entre os aspectos de reatividade e a regulação que se expressam no temperamento[2]. O desenvolvimento inicial do controle inibitório pode ser observado na inibição reativa diante da novidade dos estímulos (medo) em bebês, que leva a menos impulsividade no cotidiano e, posteriormente, conduz à emergência do controle inibitório voluntário na fase de 3 a 4 anos[19]. As crianças que apresentaram alto controle com Esforço também apresentaram menos afeto negativo no temperamento, devido à utilização dos mecanismos atencionais para regular emoções e comportamentos[20].

Portanto, a pesquisa do temperamento na contemporaneidade deve focalizar os processos intrínsecos (neural e processos cognitivos) e extrínsecos (ambientais), a fim de contribuir para a compreensão das associações entre os traços disposicionais do temperamento no desenvolvimento inicial e o subsequente ajustamento socioemocional dos indivíduos[6].

TEMPERAMENTO E ATIVIDADE CEREBRAL

Além dos componentes genéticos e psicológicos, o temperamento pode ser estudado em sua relação ao nível neural e dos neurotransmissores[18,21]. O afeto negativo é um dos traços do temperamento responsáveis pela reatividade emocional, sendo que altos níveis desse fator se referem a uma disposição para experimentar emoções negativas como medo, ansiedade, tristeza, raiva, culpa e sentimento de rejeição[13]. As bases biológicas desse fator são associadas aos padrões de reatividade, definidos como a excitação dos sistemas de resposta motora, afetiva e sensorial[15]. Com isso, expressões do afeto negativo foram relacionadas a uma amígdala hiper-responsiva[22]. O afeto negativo foi também associado à ativação frontal direita, avaliada por meio do eletroencefalograma[23], enquanto a expressão de emoção positiva e a capacidade de regular o afeto negativo foram relacionadas à ativação frontal esquerda[24].

O fator controle com esforço do temperamento, por sua vez, relacionou-se com os modelos neurais de atenção executiva e a regulação da reatividade emocional[18,20], centrado no córtex pré-frontal[25]. Destacam-se as áreas do cérebro como córtex cingulado anterior[26], córtex pré-frontal dorsolateral e córtex pré-frontal medial[27]. Portanto, nota-se que o afeto negativo está mais relacionado com tendências reativas que refletem respostas biológicas mais automáticas e involuntárias, enquanto controle com esforço está relacionado aos processos cognitivos e respostas biológicas voluntárias.

Finalmente, o fator extroversão apresentou uma associação positiva com a ativação da amígdala[28], do estriado, área tegmental ventral e córtex cingulado anterior[29] em resposta a estímulos emocionais positivos. Dessa forma, esses achados indicam que os indivíduos com altos níveis de extroversão ativaram uma rede de áreas cerebrais relacionadas à emoção e recompensa mais fortemente quando apresentados a estímulos positivos ou recompensadores[30].

TEMPERAMENTO E DESENVOLVIMENTO DA CRIANÇA

O temperamento reúne traços e disposições que requerem condições eliciadoras apropriadas[2], podendo mudar ao longo da trajetória do desenvolvimento. Dessa forma, considerando o desenvolvimento típico das crianças, sistemas inicialmente mais reativos tornam-se progressivamente regulados, à medida que os sistemas de controle inibitório do medo e da atenção amadurecem[14,18]. Destaca-se que a capacidade regulatória baseada na atenção em bebês é um forte precursor da capacidade regulatória revelada pelo controle inibitório e compartilhamento da atenção, presente no fator controle com esforço do temperamento, de crianças na fase de 3 a 4 anos[31].

De um lado, algumas características pessoais do desenvolvimento da criança influenciam o seu temperamento. Com relação à idade, à medida que a criança se desenvolve, ocorre maior regulação do temperamento[1,14]. Quanto ao gênero, as meninas apresentaram um temperamento mais regulado em comparação aos meninos[32]. No que se refere a condições neonatais, verificou-se que as crianças nascidas pré-termo (< 37 semanas de idade gestacional) apresentaram temperamento com menor regulação do que as crianças nascidas a termo[33].

Por outro lado, as características do contexto social do desenvolvimento também influenciam o temperamento das crianças. No que se refere ao microcontexto social do desenvolvimento da criança, verificou-se que algumas características maternas impactam o afeto negativo das crianças, tais como estresse materno durante a gestação[34], estresse na relação conjugal e depressão materna[35]. Além disso, o temperamento materno com maior controle com esforço foi relacionado ao maior controle com esforço no temperamento da criança[36]. A atuação de pais e professores responsivos aumentou a capacidade de autorregulação das crianças[37]. Deve-se também atentar para as condições socioeconômicas do contexto, pois o temperamento das crianças com mais afeto negativo e menos controle com esforço[38] apareceu mais relacionado aos ambientes familiares em desvantagem socioeconômica.

A relação entre temperamento e processo de regulação fisiológica, emocional e comportamental das crianças contribui para a autorregulação, que é um importante componente do desenvolvimento humano[39]. O processo de autorregulação é influenciado pelos processos de ativação e regulação psicobiológica do temperamento, sendo esta uma importante variável da pessoa, a qual influencia o ambiente externo e o comportamento infantil[2].

Deve-se destacar que o temperamento infantil pode influenciar diversos aspectos do desenvolvimento infantil, em sua relação com problemas de comportamento[40,41], função executiva[42] e desempenho acadêmico[43].

TEMPERAMENTO, COMPORTAMENTO E PSICOPATOLOGIAS

Os problemas de comportamento na infância podem ser divididos em dois eixos: externalizante e internalizante. Os problemas externalizantes incluem comportamentos com indicadores de dificuldades de conduta, hiperatividade e impulsividade. Por outro lado, os problemas internalizantes envolvem sintomas de tristeza, depressão e ansiedade[44].

Problemas de comportamento em crianças podem estar associados às características do temperamento[45]. Os problemas de comportamento externalizantes foram preditos por indicadores do temperamento com mais afeto negativo[41,46], mais extroversão[41,46] e menos controle com esforço[41,46,47].

Os problemas de comportamento internalizantes, por sua vez, foram preditos por mais afeto negativo[41,46], menos extroversão[46] e menos controle com esforço[46,47]. Na avaliação do temperamento das crianças torna-se relevante analisar combinação do conjunto dos três diferentes fatores afeto negativo, extroversão e controle com esforço, a fim de entender os riscos para os problemas de comportamento das crianças.

Adicionalmente, tem-se investigado a interação entre temperamento infantil e problemas de comportamento analisando-se o impacto do ambiente psicossocial de risco[38]. As crianças com temperamento difícil, quando submetidas a um ambiente com pobres cuidados parentais, apresentaram mais problemas de comportamento, em comparação a crianças com temperamento fácil[48].

No entanto, de modo interessante, as crianças vulneráveis com temperamento difícil, quando educadas em ambientes protetores com pais calorosos, responsivos e com autoridade (calorosidade associada à disciplina), apresentaram menos problemas de comportamento do que as crianças com temperamento fácil[48]. Nesse caso, é preciso destacar a contribuição do modelo de Susceptibilidade Diferencial das influências ambientais, proposto por Belsky et al.[48], que demonstra que as crianças vulneráveis são especialmente mais susceptíveis aos efeitos ambientais tanto negativos quanto positivos (*differential-susceptibility equation, for better and for worse*). Portanto, esse tipo de evidência mostra o efeito protetor dos ambientes psicossociais e o quanto a parentalidade positiva pode mitigar os efeitos de traços disposicionais negativos que podem levar a problemas de comportamento.

É importante notar que o temperamento pode ser uma variável protetora do desenvolvimento, atenuando o impacto negativo de riscos ambientais no comportamento das crianças. Um estudo sobre risco cumulativo (baixa escolaridade materna, vizinhança perigosa, falta de suporte social, densidade habitacional da casa e mães solo) na história de vida de crianças na fase dos dois primeiros anos mostrou que menos afetividade negativa no temperamento das crianças atuou como variável moderadora atenuando os efeitos negativos do risco cumulativo para problemas internalizantes[49].

O temperamento da criança pode desempenhar um papel de fator de risco ou de mecanismo de proteção ao desenvolvimento, podendo ou não predispor a psicopatologias[6]. Com relação ao transtorno do déficit de atenção com hiperatividade, dimensões do temperamento ajudam no entendimento dos processos etiológicos e da heterogeneidade de diferentes trajetórias do desenvolvimento de crianças que apresentam esse transtorno. O controle com esforço do temperamento e a regulação mostraram-se associados aos sintomas centrais do transtorno do déficit de atenção com hiperatividade e déficits no funcionamento executivo; afetos negativos e a raiva, por sua vez, também foram associados com esse mesmo transtorno, porém houve uma sobreposição com comportamento antissocial[50].

O afeto negativo foi um preditor de ansiedade, depressão, transtorno desafiador de oposição e transtorno do déficit de atenção com hiperatividade em crianças dos 4 aos 10 anos; o baixo nível de controle com esforço foi preditor de transtorno do déficit de atenção com hiperatividade e transtorno oposicional desafiante; alta extroversão aumentou os sintomas do transtorno do déficit de atenção com hiperatividade em crianças na fase pré-escolar e escolar[51].

Com relação ao transtorno depressivo, estudos indicam que a relação entre os três fatores do temperamento deve ser considerada. O afeto negativo apresentou uma importância significativa para prever um aumento nos sintomas depressivos quando o afeto positivo/extroversão era baixo e o controle com esforço era alto, assim como quando o afeto positivo/extroversão permanecia alto, mas o controle com esforço era baixo em crianças de 7 a 14 anos[52].

AVALIAÇÃO DOS INDICADORES DO TEMPERAMENTO INFANTIL

Na abordagem de Rothbart existe um conjunto de instrumentos de avaliação do temperamento por meio de questionários de heterorrelato, dentro de uma perspectiva desenvolvimental, que pode ser aplicado desde a infância até a fase adulta, os quais estão traduzidos em diversos idiomas, inclusive no português do Brasil[53] (ver *site* https://research.bowdoin.edu/rothbart-temperament-questionnaires/instrument-descriptions/).

A Tabela 1 mostra que os instrumentos contam com versões revisadas e nas formas *standards*, *short-forms* e *very short-forms*. Destaca-se que nas diferentes idades é possível avaliar fatores e dimensões do temperamento dentro de uma perspectiva longitudinal no desenvolvimento humano, o que favorece o delineamento de estudos prospectivos longitudinais na área do temperamento e comportamento, assim como compreender as inter-relações entre o temperamento das crianças, adolescentes e dos respectivos pais e professores.

Tabela 1 Instrumentos de avaliação do temperamento, de acordo com as idades de administração e seus fatores

Instrumentos de avaliação do temperamento	Fatores do temperamento	Fase do desenvolvimento	Autores da versão original	Versão brasileira
IBQ *Infant Behavior Questionnaire*	Afeto negativo Extroversão Orientação/regulação	Bebês 3 a 12 meses	Rothbart, Gartstein e Putnam	Linhares e Klein
ECBQ *Early Childhood Behavior Questionnaire*	Afeto negativo Extroversão Controle com esforço	18 a 36 meses	Rothbart, Gartstein e Putnam	Linhares e Klein
CBQ *Children's Behavior Questionnaire*	Afeto negativo Extroversão Controle com esforço	3 a 7 anos	Rothbart, Ahadi, Hershey e Fisher,	Linhares e Klein
TMCQ *Temperament in Middle Children Questionnaire*	Afeto negativo Extroversão Controle com esforço Sociabilidade/ afiliação	7 a 10 anos	Capaldi e Rothbart	Linhares, Klein, Gracioli e Almeida
EATQ *Early Adolescent Temperament Questionnaire*	Afeto negativo Extroversão Controle com esforço Afiliação	9 a 15 anos	Ellis e Rothbart	Linhares, Klein, Gracioli e Almeida
ATQ *Adult Temperament Questionnaire*	Afeto negativo Extroversão Controle com esforço Orientação à sensibilidade	Adultos	Evans e Rothbart	Linhares, Klein, Gracioli e Almeida

Além dos questionários, existem avaliações do temperamento realizadas por meio de observação sistemática do comportamento da criança em situação estruturada de laboratório, a fim de provocar a exibição de determinados comportamentos relacionados a dimensões específicas do temperamento. Pode-se destacar como exemplo o *The Laboratory Temperament Assessment Battery*[54], que avalia em cada tarefa uma dimensão específica, como medo, raiva, frustração entre outras. As medidas do temperamento por meio de questionários e observação podem ser usadas de forma separada ou combinadas e deve-se atentar para as vantagens e desvantagens ao escolhê-las como forma preferencial de medir. O relato dos pais por meio de questionários de heterorrelato apresenta grandes vantagens, pois estes são capazes de observar os seus filhos em diversas situações e diferentes momentos do dia, garantindo uma amplitude de observações da criança. No entanto, os relatos podem sofrer influência de características parentais na percepção das crianças (personalidade, psicopatologias). As observações em laboratório, por sua vez, permitem aos pesquisadores o controle do ambiente, possibilitando avaliar objetivamente os comportamentos das crianças em determinadas situações[2]. No entanto, restringe as possibilidades de observar diferentes dimensões do temperamento ao mesmo tempo, necessitando focalizar uma dimensão de cada vez.

PROGRAMAS DE INTERVENÇÃO CENTRADA NO TEMPERAMENTO

Os programas de intervenção centrada no temperamento tem por objetivo levar a compreensão de como o temperamento da criança influencia seu comportamento, por meio de assistência aos pais, professores e outros cuidadores principais das crianças. Essas intervenções promovem a responsividade nas interações entre crianças e cuidadores, ensinam estratégias educativas parentais que reduzem problemas de comportamento nas crianças e aumentam suas estratégias de autorregulação e competência social. Nesse sentido, existem programas de intervenção voltados para crianças que visam a apoiar os pais e/ou professores para compreender o temperamento infantil, o *Goodness of fit* e auxiliar as crianças a obter um melhor desenvolvimento da autorregulação e melhor relacionamento familiar[55,56]. A seguir serão apresentados alguns exemplos de programas de intervenção centrado no temperamento.

O programa *Take your temperament* focaliza no conhecimento sobre temperamento da criança, conceito de *Goodness of fit* e relações entre temperamento das crianças e dos pais[55]. O programa trabalha com estratégias de compreensão sobre as características do temperamento infantil e como reformular representações, interpretações e conceitos parentais sobre os filhos. Por exemplo, diante de uma criança tímida e lenta para reagir, o programa ensina os pais a entendê-las como sensíveis e pensativas, em vez de hostis e desmotivadas. A partir dessas novas interpretações, o programa visa a modificar as práticas parentais, diminuindo as práticas negativas ao entender o comportamento da criança como associado aos traços disposicionais do temperamento. O conhecimento do temperamento da criança visa a auxiliá-los a encontrar melhores respostas adaptativas diante das dificuldades da criança e a antecipar situações que possam ser de difícil enfrentamento para ela. Adicionalmente, o programa incentiva os pais a conhecerem características do seu próprio temperamento e como o temperamento de cada membro da família pode afetar as inter-relações familiares.

O programa *Insights*, por sua vez, apresenta três versões, podendo ser realizado com crianças, pais e professores. A versão para crianças tem por objetivo apoiar sua capacidade de autorregulação, aumentando seu repertório atencional e comportamental, assim como melhorar o *Goodness of fit* das crianças para as demandas, expectativas e oportunidades do ambiente social[57].

As versões para pais e professores, por sua vez, ensinam a reconhecer o estilo de comportamento que uma criança exibe como uma expressão de seu temperamento. Em seguida, os pais e professores são incentivados a reformular suas percepções sobre o comportamento da criança, mostrando que cada tipo de temperamento pode ter aspectos positivos e não só negativos. Os adultos são incentivados a exercitar a reformulação de suas respostas aos comportamentos das crianças, utilizando responsividade e disciplina adequada ao tipo específico de temperamento da criança. Com as crianças em sala de aula, esse programa também visa ao melhoramento das capacidades autorregulatórias por meio da utilização de teatro com bonecos fantoches, cujos personagens representam diferentes tipos de temperamento. As crianças podem brincar explorando diferentes temperamentos dos fantoches, e as relações destes com algumas situações fáceis e outras mais difíceis e desafiadoras. Posteriormente, as crianças trabalham com os bonecos para aplicar estratégias de solução de problemas quando confrontadas com dilemas diários[56,57].

Adicionalmente, considerando-se o papel da autorregulação no temperamento e sua relação com as habilidades acadêmicas[5], alguns programas visam a melhorar a aprendizagem de crianças investindo nos processos de autorregulação. O programa de intervenção *Tools of the mind* é direcionado a professores com o objetivo de oferecer estratégias para promover a aprendizagem e habilidades acadêmicas das crianças, com o foco em múltiplos aspectos da autorregulação, incluindo funções executivas, habilidades de regulação social e emocional, controle da atenção e regulação fisiológica da resposta ao estresse[58]. Os professores são incentivados a utilizar atividades diárias como brincadeiras de faz de conta e atividades divertidas para guardar os brinquedos. Por meio dessas atividades, as crianças aprendem a planejar a brincadeira, focar e sustentar a atenção intencionalmente, usar estratégias para lembrar, aprender e para refletir sobre seu comportamento. Eles praticam comportamentos inibidores, agindo de forma intencional e flexível, deslocando sua atenção em pequenos grupos de crianças[58]. Nesse contexto, os traços disposicionais do temperamento podem ser interagir com essas influências ambientais promotoras da aprendizagem.

No que se refere aos indicadores de efetividade desses programas verificou-se que crianças que passaram pelos programas *Insights* e *Tools of the mind* durante a pré-escola apresentaram efeitos positivos na atenção sustentada, habilidades em matemática, leitura, controle e sustentação da atenção[57,59], nos níveis de cortisol salivar e alfa-amilase[59] e diminuição dos problemas de comportamento[57], em comparação ao grupo controle.

CONSIDERAÇÕES FINAIS

O temperamento deve ser considerado como um relevante componente da personalidade, que contribui sobremaneira para a compreensão dos problemas de comportamento e psicopatologias nas trajetórias de desenvolvimento. O conhecimento dos traços disposicionais do temperamento relacionados aos afetos, sistemas de atenção, ativação e reatividade e processos de regulação expressos pelos comportamentos ajuda a identificar indicadores de risco e proteção fundamentais ao processo de resiliência no desenvolvimento. Com base em fatores inatos e constitucionais, o temperamento da criança pode ser influenciado por condições do ambiente social, a fim de atingir os ajustes adaptativos favoráveis aos processos de regulação emocional e comportamental, assim como à socialização.

Destaca-se que a primeira infância, até 6 anos de idade, é a fase do surgimento e desenvolvimento dos afetos negativos e positivos, da extroversão e mecanismos de regulação da atenção e comportamento. Nessa fase tem-se uma "janela de oportunidade no desenvolvimento". Portanto, dentro da perspectiva da intervenção preventiva, esse é o momento sensível para identificar riscos e proteções advindos das características do temperamento das crianças a fim de melhor estabelecer as relações interpessoais entre crianças e seus cuidadores principais, por meio da parentalidade positiva no ambiente familiar e da educação qualificada nos ambientes coletivos das escolas, que contribuem para o aprendizado e socialização das crianças*.

Para aprofundamento

- Gartstein MA, Putnam SP. Toddler, parents and culture: findings from the Joint Effort Toddler Team Consortium. New York: Routledge; 2019. p. 1-187.
  ⇒ Estudo transcultural do temperamento de crianças, na abordagem de Rothbart, desenvolvido por pesquisadores de diversos países, incluindo o Brasil.
- Posner MI, Rothbart MK. Temperament and brain networks of attention. Philosophical Transactions of the Royal Society B: Biological Sciences. 2018;373(1744): pii: 20170254.
  ⇒ Artigo que estabelece as relações entre os sistemas cerebrais atencionais e o temperamento.
- Rothbart MK. Becoming how we are: temperament and personality in development. New York: The Guilford Press; 2011. p. 1-135.
  ⇒ Livro que apresenta as bases teóricas, conceituais e metodológicas do estudo do temperamento, segundo a abordagem psicobiológica de Mary Rothbart.

---

* Agradecimentos: Fundação de Apoio à Pesquisa do Estado de São Paulo (FAPESP); Conselho Nacional de Ciência e Tecnologia (CNPq).

REFERÊNCIAS BIBLIOGRÁFICAS

1. Rothbart MK, Putnam S. Temperament and socialization. In: Pulkinnem L, Caspi A, organizadores. Paths to successful development: personality in the life course. Cambridge: Cambridge University Press; 2002. p. 19-45.
2. **Rothbart MK, Bates JE. Temperament. In: Damon W, Lerner RM, Eisenberg N, editores. Handbook of child psychology: social, emotional and personality development. v. 3. 6. ed. New York: John Wiley and Sons; 2006. p. 99-176.**
    ⇨ Livro que apresenta as bases teóricas, conceituais e metodológicas do estudo do temperamento, segundo a abordagem psicobiológica de Mary Rothbart.
3. **Rothbart MK. Becoming who we are: temperament and personality in development. New York: Guilford Press; 2011.**
    ⇨ Livro sobre o temperamento e personalidade de acordo com a abordagem de psicobiológica de Mary Rothbart.
4. Rothbart MK, Ahadi SA, Evans DE. Temperament and personality: origins and outcomes. J Pers Soc Psychol. 2000;78(1):122-35.
5. Evans D, Rothbart MK. Developing a model for adult temperament. Journal of Research in Personality. 2007;41(4):868-88.
6. **Fu X, Perez-Edgar K. Theories of temperament development. International Encyclopedia of the Social & Behavioral Sciences. 2015; 24:191-8.**
    ⇨ Artigo de revisão que apresenta as diferentes teorias do temperamento, com detalhamento dos conceitos, metodologias e o estabelecimento de semelhanças e diferenças entre elas.
7. Shiner RL, Buss KA, Mcclowry SG, Putnam SP, Saudino KJ, Zentner M. What is temperament now? Assessing progress temperament research on the twenty-fifth anniversary of Goldsmith et al. Child Development Perspectives. 2012;6(4):436-44.
8. Klein VC, Linhares MBM. Temperamento e desenvolvimento: revisão sistemática da literatura. Psicologia em Estudo. 2010;15(4):821-9.
9. Goldsmith HH, Buss AH, Plomin R, Rothbart MK, Thomas A, Chess S, et al. Roundtable: what is temperament? Four approaches. Child Dev. 1987;58(2):505-29.
10. Thomas A, Chess S. Temperament and development. New York: Brunner/Mazel; 1977.
11. Kagan J, Fox NA. Biology, culture, and temperamental biases. In: Damon W, Lerner RM, Eisenberg N, editores. Handbook of child psychology. New Jersey: Wiley Library; 2007.
12. Groh AM, Narayan AJ, Bakermans-Kranenburg MJ, Roisman GI, Vaughn BE, Fearon RMP, et al. Attachment and temperament in the early life course: a meta-analytic review. Child Dev. 2017;88(3):770-95.
13. Rothbart MK. Commentary: differentiated measures of temperament and multiple pathways to childhood disorders. J Clin Child Adolesc Psychol. 2004;33(1):82-7.
14. Putnam SP, Ellis LK, Rothbart MK. The structure of temperament from infancy through adolescence. In: Elias A, Angleitner A, organizadores. Advances in research on temperament. Germany: Pabst Scientific; 2001. p. 165-82.
15. Rothbart MK, Ahadi SA, Hershey KL, Fisher P. Investigations of temperament at 3-7 years: the children's behavior questionnaire. Child Dev. 2001;72(5):1394-408.
16. Bornstein MH, Putnick DL, Gartstein MA, Hahn CS, Auestad N, O'Connor DL. Infant temperament: stability by age, gender, birth order, term status, and socioeconomic status. Child Dev. 2015;86(3):844-63.
17. Lonigan CJ, Phillips BM, Hooe ES. Relations of positive and negative affectivity to anxiety and depression in children: evidence from a latent variable longitudinal study. J Consult Clin Psychol. 2003;71(3):465-81.
18. Posner MI, Rothbart MK. Temperament and brain networks of attention. Philosophical Transactions of the Royal Society B: Biological Sciences. 2018;373(1744):pii: 20170254.
19. Aksan N, Kochanska G. Links between systems of inhibition from infancy to preschool years. Child Dev. 2004;75(5):1477-90.
20. Rothbart MK, Sheese BE, Posner MI. Executive attention and effortful control: linking temperament, brain networks, and genes. Child Development Perspectives. 2007;1(1):2-7.
21. Bajgarova Z, Bajgar A. The relationships among MAOA, COMT Val158Met, and 5-HTTLPR polymorphisms, newborn stress reactivity, and infant temperament. Brain Behav. 2020;10(2):e01511.
22. White LK, Lamm C, Helfinstein SM, Fox NA. Neurobiology and neurochemistry of temperament in children and adolescence. In: Zenter M, Shriner R, editores. Handbook of temperament. New York: Guilford Press; 2012. p. 347-67.
23. Hane AA, Fox NA, Henderson HA, Marshall PJ. Behavioral reactivity and approach-withdrawal bias in infancy. Dev Psychol. 2008;44(5):1491-6.
24. Fox NA. Dynamic cerebral processes underlying emotion regulation. Monogr Soc Res Child Dev. 1994;59(2-3):152-66.
25. Posner MI, Rothbart MK, Sheese BE, Voelker P. Developing attention: behavioral and brain mechanisms. Adv Neurosci (Hindawi). 2014;2014:405094.
26. Vijayakumar N, Whittle S, Dennison M, Yücel M, Simmons J, Allen NB. Development of temperamental effortful control mediates the relationship between maturation of the prefrontal cortex and psychopathology during adolescence: a 4-year longitudinal study. Dev Cogn Neurosci. 2014;9:30-43.
27. Knyazev GG, Savostyanov AN, Bocharov AV, Slobodskaya HR, Bairova NB, Tamozhnikov SS, et al. Effortful control and resting state networks: a longitudinal EEG study. Neuroscience. 2017;346:365-81.
28. Canli T. Functional brain mapping of extraversion and neuroticism: learning from individual differences in emotion processing. J Pers. 2004;72(6):1105-32.
29. Kennis M, Rademaker AR, Geuze E. Neural correlates of personality: an integrative review. Neurosci Biobehav Rev. 2013;37(1):73-95.
30. Holmboe K. Surgency. In: Zeigler-Hill V, K.Shackelford T, editores. Encyclopedia of personality and individual differences. New York: Springer; 2016. p. 1-6.
31. Gartstein MA, Bridgett DJ, Young BN, Panksepp J, Power T. Origins of effortful control: infant and parent contribution. Infancy. 2013;18(2):149-83.
32. Else-Quest NM, Hyde JS, Goldsmith HH, Van Hulle CA. Gender differences in temperament: a meta-analysis. Psychol Bull. 2006;132(1):33-72.
33. Cassiano RGM, Provenzi L, Linhares MBM, Gaspardo CM, Montirosso R. Does preterm birth affect child temperament? A meta-analytic study. Infant Behav Dev. 2020;58:101417.
34. Korja R, Nolvi S, Grant KA, McMahon C. The relations between maternal prenatal anxiety or stress and child's early negative reactivity or self-regulation: a systematic review. Child Psychiatry Hum Dev. 2017;48(6):851-69.
35. Bouvette-Turcot AA, Fleming AS, Unternaehrer E, Gonzalez A, Atkinson L, Gaudreau H, et al. Maternal symptoms of depression and sensitivity mediate the relation between maternal history of early adversity and her child temperament: the inheritance of circumstance. Dev Psychopathol. 2020;32(2):605-13.
36. Bridgett DJ, Gartstein MA, Putnam SP, Lance KO, Iddins E, Waits R, et al. Emerging effortful control in toddlerhood: the role of infant orienting/regulation, maternal effortful control, and maternal time spent in caregiving activities. Infant Behav Dev. 2011;34(1):189-99.
37. Denissen JJ, van Aken MA, Penke L, Wood D. Self-regulation underlies temperament and personality: an integrative developmental framework. Child Development Perspectives. 2013;7:255-60.
38. Gouge N, Dixon WE Jr, Driggers-Jones LP, Price JS. Cumulative sociodemographic risk indicators for difficult child temperament. J Genet Psychol. 2020;181(1):32-7.
39. Linhares MBM, Martins CBS. O processo de autorregulação no desenvolvimento de crianças. Estudos de Psicologia. 2015;32(2):281-93.
40. Cassiano RGM, Gaspardo CM, Linhares MBM. Temperament moderated by neonatal factors predicted behavioral problems in childhood: a prospective longitudinal study. Early Hum Dev. 2019;135:37-43.
41. Wittig SMO, Rodriguez CM. Emerging behavior problems: bidirectional relations between maternal and paternal parenting styles with infant temperament. Dev Psychol. 2019;55(6):1199-210.
42. Quiñones-Camacho LE, Fishburn FA, Camacho MC, Wakschlag LS, Perlman SB. Cognitive flexibility-related prefrontal activation in preschoolers: a biological approach to temperamental effortful control. Dev Cogn Neurosci. 2019;38:100651.

43. Johns SK, Valiente C, Eisenberg N, Spinrad TL, Hernández MM, Southworth J, et al. Prediction of children's early academic adjustment from their temperament: the moderating role of peer temperament. J Educ Psychol. 2019;111(3):542-55.

44. Achenbach TM, Rescorla LA. Empirically based assessment and taxonomy: applications to infants and toddlers. In: DelCarmen-Wiggins R, Carter A, editores. Handbook of infant, toddler, and preschool mental health assessment. New York: Oxford University Press; 2004. p. 161-82.

45. Linhares MBM, Dualibe AL, Cassiano RGM. Temperamento de crianças na abordagem de Rothbart: estudo de revisão da literatura. Psicologia em Estudo. 2013;18(4):633-44.

46. Gartstein MA, Putnam SP, Rothbart MK. Etiology of preschool behavior problems: contributions of temperament attributes in early childhood. Infant Ment Health J. 2012;33(2):197-211.

47. Nielsen JD, Olino TM, Dyson MW, Klein DN. Reactive and regulatory temperament: longitudinal associations with internalizing and externalizing symptoms through childhood. J Abnorm Child Psychol. 2019;47(11):1771-81.

48. **Belsky J, Bakermans-Kranenburg MJ, van IJzendoorn MH. For better and for worse: differential susceptibility to environmental influences. Current Directions in Psychological Science. 2007;16(6):300-4.**

⇨ **Artigo que apresenta o modelo de susceptibilidade diferencial no desenvolvimento, as interações entre temperamento, vulnerabilidades e o efeito diferencial da influência ambiental. Modelo relevante para programas de intervenção com populações de crianças vulneráveis.**

49. Northerner LM, Trentacosta CJ, McLear CM. Negative affectivity moderates associations between cumulative risk and at-risk toddlers' behavior problems. J Child Fam Stud. 2016;25(2):691-9.

50. Nigg JT, Goldsmith HH, Sachek J. Temperament and attention deficit hyperactivity disorder: the development of a multiple pathway model. J Clin Child Adolesc Psychol. 2004;33(1):42-53.

51. Wichstrøm L, Penelo E, Rensvik Viddal K, de la Osa N, Ezpeleta L. Explaining the relationship between temperament and symptoms of psychiatric disorders from preschool to middle childhood: hybrid fixed and random effects models of Norwegian and Spanish children. J Child Psychol Psychiatry. 2018;59(3):285-95.

52. Van Beveren ML, Mezulis A, Wante L, Braet C. Joint contributions of negative emotionality, positive emotionality, and effortful control on depressive symptoms in youth. J Clin Child Adolesc Psychol. 2019;48(1):131-42.

53. Klein VC, Putnam SP, Linhares MBM. Assessment of temperament in children: translation of instruments to portuguese (Brazil) language. Interamerican Journal of Psychology. 2009;43(3):552-7.

54. Goldsmith HH, Rothbart MK. Prelocomotor and Locomotor Laboratory Temperament Assessment Battery, Lab-TAB (version 3.0). Technical Manual, Department of Psychology. Madison: University of Wisconsin; 1996.

55. Burns N, Rubenstein N. Take your temperament! Finding the way to family harmony through an understanding of diverse temperaments. Ontario: General Store Publishing House; 2010.

56. **McCormick MP, O'Connor EE, Cappella E, McClowry SG. Getting a good start in school: effects of INSIGHTS on children with high maintenance temperaments. Early Childhood Research Quarterly. 2015;30(1):128-39.**

⇨ **Artigo que relata os resultados de uma intervenção para melhorar a regulação do temperamento infantil.**

57. O'Connor EE, Cappella E, McCormick MP, McClowry SG. An examination of the efficacy of INSIGHTS in enhancing the academic and behavioral development of children in early grades. Journal of Educational Psychology. 2014;106(4):1156-69.

58. Bodrova E, Leong DJ. Tools of the mind: the vygotskian approach to early childhood education. 2. ed. New York: Merrill/Prentice Hall; 2007.

59. Blair C, Raver CC. Closing the achievement gap through modification of neurocognitive and neuroendocrine function: results from a cluster randomized controlled trial of an innovative approach to the education of children in kindergarten. PLoS One. 2014;9(11):e112393.

11

Envelhecimento celular e telômeros

Giancarlo M. Cardillo
Rafael Themoteo
Gabriel B. Polho
Vanessa de Jesus Rodrigues de Paula

Sumário

Introdução
Telômeros: atividade e manutenção
    Comprimento telomérico e senescência celular fisiológica e em transtornos mentais
Telômeros e estresse oxidativo
    Estresse oxidativo no envelhecimento e transtornos psiquiátricos
Manutenção do comprimento telomérico e transtornos psiquiátricos
    Esquizofrenia
    Transtorno bipolar
    Depressão
    Doença de Alzheimer
Considerações finais
Para aprofundamento
Referências bibliográficas

Pontos-chave

- Mecanismos de envelhecimento biológico relacionados ao comprimento telomérico.
- Telômero serve como marcador biológico de senescência celular.
- Fatores ambientais favorecem o encurtamento telomérico.
- Transtornos psiquiátricos apresentam o tamanho do telômero reduzido.

INTRODUÇÃO

O envelhecimento é um processo inevitável que ocorre em todos os organismos, e emerge em diferentes níveis biológicos, com efeitos modulados por fatores genéticos e ambientais que cumulativamente podem desenvolver distúrbios[1]. Geralmente, o envelhecimento é descrito como uma perda progressiva de funções fisiológicas que apresenta diferentes características moleculares, desde instabilidade genômica e atrito de telômeros até disfunções mitocondriais[2]. Embora não haja biomarcadores definitivos para definir o envelhecimento e avaliar sua progressão, muitos esforços foram feitos com neuroimagem[3,4] e moléculas biológicas periféricas[4] para resolver esta questão. Marcadores periféricos, como comprimento de telômeros, podem explorar processos de envelhecimento em vários sistemas biológicos e, indiretamente, também no cérebro[5,6].

As definições de envelhecimento e a busca por seus biomarcadores são relevantes, pois a senescência traz consequências ao cérebro, que podem estar associadas a fenótipos ou sintomas clínicos, como comprometimento cognitivo[3]. O estudo dos fatores de risco associados ao envelhecimento acelerado ou à senescência é altamente relevante para a prevenção e o entendimento de distúrbios com início tardio[3]. Nesse sentido, um fator importante associado a esses processos de envelhecimento acelerado é a presença de distúrbios psiquiátricos. Os distúrbios psiquiátricos têm sido associados ao envelhecimento acelerado, avaliado por fatores clínicos, testes neuropsicológicos, biomarcadores periféricos e estudos de neuroimagem. O comprimento reduzido dos telômeros, um marcador molecular do envelhecimento, foi demonstrado em populações com diferentes diagnósticos psiquiátricos, como esquizofrenia[7], transtorno bipolar, transtorno depressivo maior e transtorno de ansiedade[8]. Esse conjunto de evidências sugere que alterações no comprimento telomérico são características marcantes no processo de envelhecimento.

TELÔMEROS: ATIVIDADE E MANUTENÇÃO BIOLÓGICA

Os telômeros (do grego "parte final") são estruturas constituídas por fileiras de DNA não codificante, com sequências repetitivas de TTAGGG, encontradas nas duas extremidades de cada cromossomo. Têm como função proteger o genoma da degradação nucleolítica, recombinação desnecessária, reparo e fusão inter-cromossômica. Os telômeros, portanto, desempenham um papel vital na preservação da informação em nosso genoma. Como um processo celular normal, uma pequena porção do DNA telomérico é perdida em cada divisão celular. O encurtamento dos telômeros ocorre a cada replicação do DNA e, se continuado, leva à degradação cromossômica e morte celular[9]. O comprimento dos telômeros, que pode ser afetado por vários fatores do estilo de vida, pode determinar a saúde geral, a expectativa de vida e a taxa com que um indivíduo está envelhecendo[10].

A atividade da enzima telomerase, relacionada com a capacidade de estender os telômeros, está presente na linha germinativa e em certas células hematopoiéticas, enquanto as células somáticas têm níveis baixos ou indetectáveis dessa atividade, de modo que seus telômeros sofrem um encurtamento progressivo[11]. A telomerase é um complexo de ribonucleoproteínas, e é necessária para a manutenção dos cromossomos na maioria dos eucariotos[11,12]. A enzima telomerase é ativa em células germinativas e durante a embriogênese, garantindo a restauração do comprimento dos telômeros para a próxima geração. Os telômeros servem como substratos da telomerase, a enzima responsável pela adição de DNA às extremidades dos cromossomos, mantendo assim o comprimento do cromossomo[13]. Para compensar a erosão do DNA inerente à estabilidade genética, a telomerase adiciona uma série de repetições de simples sequência nas extremidades do cromossomo. Existem algumas propriedades comuns da telomerase: transcriptase reversa (TERT), RNA da telomerase (TER) e proteínas de ligação a TER, que estabilizam o RNA e facilitam a montagem da enzima ativa. Dentre as telomerases, somente a TERT é um componente de telomerase altamente conservado. Os dados obtidos através do estudo dos componentes dentro da telomerase são bastante inconsistentes[13]. A telomerase aparentemente interage com vários componentes ao longo de sua atividade vital e, portanto, pode ser encontrada em vários complexos. De uma forma geral, nos transtornos psiquiátricos, a atividade da proteína quinase B (Akt1) é reduzida e a atividade da glicogênio sintase-quinase-3-beta-beta (GSK3β) é ajustada, levando à maior degradação da beta-catenina. Consequentemente, menos TERT é transcrita. Além disso, existem evidências de aumento de danos oxidativos. A combinação de danos oxidativos e a atividade da telomerase prejudicada favorecem o encurtamento telomérico[14] (Figura 1). Como já citado, e, aplicando-se ao organismo humano, a

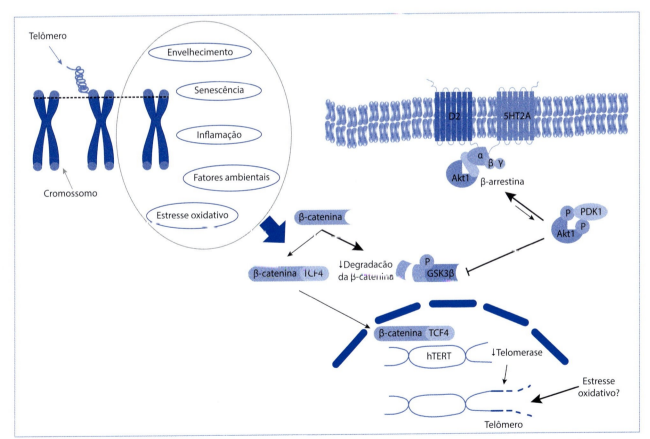

Figura 1 Os cromossomos apresentam nas suas extremidades os telômeros, que apresentam diminuição de acordo com eventos como: envelhecimento, senescência, inflamação, fatores ambientais e estresse oxidativo. Tudo isso contribui para a cascata de encurtamento telomérico descrita em transtornos psiquiátricos.
Akt1: proteína quinase B; GSK3β: glicogênio-sintase-quinase-3-beta-beta; hTERT: *human telomerase reverse transcriptase*.
Fonte: Polho et al., 2015[14].

manutenção do comprimento telomérico se dá por meio da enzima telomerase, que acrescenta mais sequências TTAGGG no final dos telômeros. Tal enzima é composta por duas unidades: hTERT (*human telomerase reverse transcriptase*) e hTR (*human telomerase RNA*), sendo a primeira a unidade catalítica e a segunda o *template* de RNA. Não são todas as células que possuem telomerase ativa (em geral, apenas células-tronco) e sua regulação intracelular não é bem conhecida[15].

O TER é um dos principais componentes da telomerase; contém a região que atua como modelo para a síntese de telômeros[13]. Apesar das diferenças no comprimento e na sequência nucleotídica dos RNA da telomerase, derivados de diferentes organismos, as estruturas secundárias do TER demonstram altos níveis de similaridade e contêm elementos estruturais semelhantes[16]. A subunidade catalítica da telomerase, TERT, é muito mais conservada em comparação com TER. Possui um grande número de regiões em comuns a outras transcriptases reversas. É possível distinguir três domínios na estrutura de todos os TERT conhecidos: 1) o domínio de ligação ao RNA (também conhecido como TRBD e subdividido em RID1 e RID2); 2) o domínio da transcriptase reversa; e 3) domínio C-terminal mal conservado[16,17].

O nível total de expressão de hTERT (TERT humana) demonstrou ser correspondente ao nível de atividade da telomerase[18], onde suas funções reguladoras são dependentes do tipo de célula. O conjunto de transcritos de hTERT muda durante o desenvolvimento embrionário humano. Durante os estágios iniciais, todos os tecidos contêm mRNA de hTERT completo e telomerase ativa; subsequentemente, o conjunto de formas de mRNA muda, dependendo do tipo de tecido[19]. Pode-se supor que a variação da expressão de TERT seja necessária para a diferenciação celular durante o desenvolvimento do organismo. Já são conhecidas várias quinases e fosfatases relacionadas com a telomerase. Elas afetam a fosforilação dos resíduos serina, treonina e tirosina, alterando a estrutura, localização e atividade das enzimas.

A principal atividade da telomerase é de preservar o comprimento telomérico[20]. O ciclo catalítico da telomerase consiste em vários estágios sequenciais. Uma repetição telomérica é adicionada após a ligação do substrato. O produto resultante pode ser dissociado do local ativo da enzima ou sofrer translocação, seguido de alongamento. A capacidade da telomerase de mover o DNA sintetizado para o local desejado permite a adição de nucleotídeos (que é intrínseca a todas as polimerases) e a adição repetida (que é exclusiva da telomerase), determinando a capacidade da enzima de copiar repetidamente uma região-modelo de RNA via alongamento da molécula de apenas um substrato[21].

Existem alguns mecanismos alternativos que são ativados para manter o comprimento dos telômeros na ausência de atividade da telomerase. Esses mecanismos são principalmente com base em eventos de recombinação que entram em cena para amplificar ou reorganizar sequências teloméricas anteriormente existentes[9], e os mecanismos parecem ser complementares ao método da telomerase e ao método ocupado em "retrotransposição"[10].

Comprimento telomérico e senescência celular fisiológica e em transtornos mentais

O processo do envelhecimento pode ser definido como a deterioração progressiva e irreversível dos processos fisiológicos que garantem a sobrevivência e reprodução[12]. Ao longo da vida, sofremos com diversos agressores intrínsecos e extrínsecos, contrabalanceados por um eficiente sistema de reparo endógeno. O envelhecimento se dá por um gradual prejuízo nessa capacidade de reparo e consequente acumulação de danos a nível celular que, em longo prazo, resultam na deterioração dos diversos tecidos do organismo.

Um dos principais mecanismos de reparo celular consiste no processo denominado senescência, em que a célula cessa de forma irreversível a sua capacidade de proliferação, de forma a limitar a propagação de danos celulares às próximas gerações[22]. Células senescentes permanecem fisiologicamente ativas, porém com um padrão metabólico alterado, perdendo progressivamente, também, a capacidade de outras formas de reparo (i.e., autofagia)[12,23]. A senescência é um mecanismo fisiológico e importante em eventos como o desenvolvimento embrionário e a reparação de tecidos, como a formação de fibrose[24]. Esses processos são acompanhados por um *clearance*, evitando o acúmulo de células senescentes. Esse mecanismo, no entanto, fica progressivamente prejudicado com o avanço da idade, impedindo a eliminação de células senescentes e, consequentemente, levando a alterações metabólicas nos tecidos e induzindo o processo que conhecemos como envelhecimento biológico.

O processo de senescência celular foi inicialmente observado por Leonard Hayflick em 1965[25]. No estudo, Hayflick observou que a proliferação de fibroblastos em cultura celular limitava-se a um determinado número (aproximadamente 50 divisões celulares) antes de cessarem as atividades proliferativas. Esse número máximo de divisões foi posteriormente denominado "limite de Hayflick". Aliado ao progressivo encurtamento telomérico que ocorre a cada divisão celular, evidenciou-se a importância dos telômeros como um dos principais elementos envolvidos no mecanismo que leva à senescência celular. Além do processo de divisão celular, outros fatores podem levar ao encurtamento telomérico, como estresse oxidativo, processos inflamatórios e fatores genéticos. Contrabalanceando essa progressiva perda telomérica, temos a atividade da enzima telomerase, que sintetiza novas sequências de DNA telomérico, promovendo sua manutenção. O desequilíbrio entre encurtamento e manutenção telomérica pode levar a um processo de envelhecimento acelerado e/ou patológico. De fato, as consequências da senescência celular e sua relação com a idade avançada levaram os cientistas a estudar o envolvimento do encurtamento telomérico em diversas doenças relacionadas à idade, como doenças cardiovasculares, doenças autoimunes e doenças neurodegenerativas.

Diversos transtornos psiquiátricos, como transtorno bipolar, depressão e esquizofrenia são acompanhados de outras comorbidades, geralmente relacionadas a idades mais avançadas e que podem gerar importante encurtamento da expectativa de vida do paciente. Tais evidências sugerem a possibilidade de transtornos mentais estarem associados a um processo de envelhecimento biológico acelerado. De fato, diversos estudos apontam para um encurtamento telomérico em transtorno bipolar, depressão e esquizofrenia, evidenciando a disparidade entre a idade cronológica e a idade biológica desses pacientes[26]. No entanto, a relação causa-consequência entre telômeros, duração e severidade de transtornos mentais permanece como objeto de estudo. Por um lado, o encurtamento telomérico e o processo de senescência, como já dito, alteram a homeostase dos tecidos orgânicos e podem levar às comorbidades observadas nesses pacientes. Por outro lado, importantes fatores patológicos observados nessas doenças causam aceleramento do encurtamento telomérico, como inflamação e estresse oxidativo. O mais provável é que ambas as partes ocorram, resultando em um efeito cascata que leva ao envelhecimento acelerado e, consequentemente, às comorbidades observadas nesses transtornos. Embora os mecanismos ainda estejam pouco elucidados, a evidência de telômeros encurtados em transtornos psiquiátricos abre portas para a possibilidade do uso do comprimento telomérico como biomarcador para a severidade de tais doenças. Ainda, o uso de substâncias capazes de promover a manutenção do comprimento telomérico pode se apresentar como um tratamento complementar de tais transtornos, de forma a prevenir o envelhecimento acelerado e as comorbidades que o seguem, aumentando, assim, a qualidade e expectativa de vida do paciente.

TELÔMEROS E ESTRESSE OXIDATIVO

O estresse oxidativo corresponde ao desequilíbrio entre a produção de espécies reativas de oxigênio (*reactive oxigen species* – ROS) e defesas celulares antioxidantes, como enzimas catalases, superóxido desmutase e peroxiredoxinas[27]. Vários estudos mostraram associação entre estresse oxidativo, encurtamento telomérico e estados pró-inflamatórios crônicos, como envelhecimento e câncer[28].

As ROS podem levar ao dano das macromoléculas, como lipídeos, proteínas e ácidos nucleicos. Quanto a essas últimas, as lesões incluem quebras em uma das cadeias do DNA e oxidação direta de bases nitrogenadas piridinas e pirimidinas, tanto aquelas já inseridas na cadeia de DNA, quanto as que servirão de substrato para uma futura replicação. Além disso, levam a danos nos próprios mecanismos de proteção ao DNA[29].

Existem alguns mecanismos de proteção à integridade telomérica, destacando-se o complexo *shelterin* (formado por seis proteínas que se ligam ao DNA telomérico) e o mecanismo de reparo por excisão de base (*base excision repair* – BER)[29]. A base anômala é reconhecida por glicosilases específicas e sofre excisão da cadeia, formando um sítio abásico (despurinação). Esse sítio é então reconhecido por uma endonuclease que o cliva.

Essa região exposta recebe a DNA polimerase beta, que usa a outra fita como complementar para adicionar o nucleotídeo adequado que é, então, ligado à extremidade 3' livre e conectado à extremidade 5' livre por uma DNA ligase[30].

A maior parte de um telômero é composta por fitas duplas de DNA. Contudo, a região 3', rica em bases de guanina, está disposta em fita simples, o que pode ser interpretado como um dano no material genético e justificar a ativação de mecanismos de reparo que resultariam em fusões entre cromossomos e, portanto, em instabilidade genômica. Esse problema é evitado em função da presença do complexo proteico *shelterin*. Esse complexo apresenta seis subunidades, das quais se destacam as *telomeric repeat factor* 1 e 2 (TRF1-2). Ele é responsável por estabilizar a conformação telomérica e impedir que as regiões de fita simples fiquem expostas e sofram tentativas indesejadas de reparo[31].

Agora que já foram expostos alguns dos mecanismos de proteção, é possível discutir como o estresse oxidativo é capaz de evadir essa proteção e causar danos irreparáveis ao telômeros, bem como as consequências para o genoma e para a célula. As ROS têm a capacidade de oxidar nucleotídeos, tanto os que já estão incorporados à cadeia quanto àqueles que virão a ser. A base mais vulnerável à oxidação corresponde à guanina, que é convertida a 8-oxiguanina (8-oxoG). O complexo *shelterin* depende da correta interação entre a cadeia de DNA e as proteínas que o compõem. Dessa forma, a lesão por oxidação de nucleotídeos no telômero (região rica em guanina) impede o correto arranjo de DNA-proteínas, levando a sua exposição. Além disso, no estudo de Coluzzi et al., foi observado que o estresse oxidativo induz a redução das proteínas TRF1 e TRF2 do complexo, o que contribui ainda mais para a exposição telomérica[27,32].

No que se refere ao mecanismo de BER, como foi dito, a própria reserva de nucleotídeos estará aumentada diante do estresse oxidativo, o que levará à incorporação de um nucleotídeo anômalo mesmo na tentativa de reparo. Além disso, a 8-oxoG funciona como um terminador de cadeia, impedindo a progressão da fita de reparo ou da fita de replicação durante a divisão celular. Por fim, a 8-oxoG pareia erroneamente com a base adenina, o que, se também não for corrigido por BER durante a divisão celular, leva a uma mutação telomérica[27]. A incapacidade de reparo, o reparo errôneo e a incorporação de bases erradas, seja na tentativa de reparo, ou no próprio processo de replicação celular, causam o encurtamento e a disfunção da região telomérica, levando à instabilidade genômica, principalmente fusões término-terminais intergenes, atraso de crescimento e senescência celulares[32].

Estresse oxidativo no envelhecimento e transtornos psiquiátricos

O envelhecimento resulta na perda da integridade fisiológica e na disfunção de tecidos e órgãos. Senescência, por outro lado, corresponde ao estado de prisão do ciclo celular na fase G1, de modo a impedir a proliferação dessa célula, a qual, contudo, mantém seu metabolismo e sua função[28].

Os processos de senescência celular podem ser divididos em agudos ou crônicos. A senescência aguda, também chamada de transitória, faz parte do processo biológico normal e pode ser encontrada durante o desenvolvimento embrionário, a cicatrização e o reparo tecidual. Por exemplo, no processo cicatricial, os miofibroblastos entram em processo de senescência como um mecanismo de controle de fibrose. Essas células são então eliminadas através da ativação do fenótipo secretor associado à senescência (*senescence-associated secretory phenotype* – SASP), com a liberação de interleucinas, quimiocinas e proteases, que sensibilizam outras células no tecido a entrarem em senescência e serem eliminadas. Já no caso da senescência crônica, as células são expostas por um período prolongado de estresse celular e danos lentos a macromoléculas. Esse processo pode ser encontrado no caso do envelhecimento e de doenças crônicas (como câncer e doenças neurodegenerativas). Ao contrário do processo agudo, células sob estresse crônico conseguem inibir o SASP, por mecanismos ainda não bem estabelecidos, de modo que se mantêm vivas por um maior período e perdem suas capacidades fisiológicas e de reparo[2,28].

Uma das formas de estresse celular crônico consiste na exposição em longo prazo a ROS, seja de forma patológica como em doenças crônicas, seja no caso do próprio envelhecimento. A principal fonte de ROS no envelhecimento fisiológico é endógena, especialmente de origem mitocondrial. O estudo de Passos et al. demonstrou que a disfunção mitocondrial e concentração de ROS é maior em células senescentes do que naquelas jovens. O mecanismo que mais provavelmente explica esse fenômeno é o acometimento da região telomérica pelo estresse oxidativo[28,32].

Um dos mais importantes marcadores de senescência celular é o encurtamento do tamanho telomérico. Como já discutido anteriormente, os danos genômicos resultantes da exposição crônica a ROS, como instabilidade de genes, lesão direta da região telomérica e sua disfunção subsequente, são responsáveis por levar a um menor comprimento dessa região e à ativação do processo de senescência celular precoce. O estudo de Coluzzi et al. foi capaz de demonstrar que o estresse oxidativo induz a redução da taxa de replicação celular, a prisão do mecanismo de replicação na região telomérica e a senescência celular prematura, fazendo a correlação entre estresse oxidativo, redução do tamanho telomérico e senescência celular[32].

O cérebro, estrutura rica em lipídios, de alta demanda energética e baixa capacidade antioxidante, é particularmente propenso a sofrer danos por estresse oxidativo[6]. De fato, diversos estudos evidenciaram aumento significativo nos níveis de estresse oxidativo em doenças neurodegenerativas, cerebrovasculares e, particularmente, doenças psiquiátricas[33].

Transtornos psiquiátricos são complexos, com diversos mecanismos fisiopatológicos envolvidos na origem e progressão das doenças. Entre os mecanismos, níveis elevados de estresse oxidativo já foram evidenciados em doenças como o transtorno bipolar, depressão e esquizofrenia[34]. Um aumento na produção de ROS e diminuição de enzimas antioxidantes foram encontradas em cérebros *post mortem* de indivíduos com depressão[35]. Interessantemente, atuar no combate ao estresse oxidativo já foi sugerido como importante mecanismo de ação de novos fármacos antidepressivos[36]. De forma semelhante, um aumento nos níveis da enzima antioxidante superóxido desmutase (SOD) foi observado em pacientes esquizofrênicos após a introdução de antipsicóticos no tratamento. Tal enzima encontrava-se em concentrações inversamente proporcionais aos sintomas positivos da esquizofrenia, sugerindo maior estresse oxidativo nesses pacientes antes da intervenção medicamentosa[37]. Por fim, uma metanálise conduzida por Andreazza et al. (2008) mostrou que pacientes com transtorno bipolar apresentam diminuição dos níveis de enzimas antioxidantes e aumento da peroxidação lipídica e de ROS, evidenciando importante estresse oxidativo nessa doença[38]. Ainda, o lítio, principal substância usada no tratamento do transtorno bipolar, apresenta significante ação antioxidante entre seus mecanismos de ação[39].

O estresse oxidativo, como dito, é capaz de causar danos celulares irreversíveis, além de ser um dos principais fatores do encurtamento telomérico, levando a um envelhecimento biológico acelerado. Dessa forma, estratégias que previnam ou combatam níveis patológicos da produção de ROS devem ser consideradas no tratamento de transtornos psiquiátricos, possivelmente desacelerando a progressão da doença e o surgimento das comorbidades associadas a um envelhecimento precoce observadas nesses pacientes.

MANUTENÇÃO DO COMPRIMENTO TELOMÉRICO E TRANSTORNOS PSIQUIÁTRICOS

Os telômeros têm importância na manutenção da integridade do DNA, uma vez que previnem a degradação e recombinação da "ponta" do cromossomo e protegem o final do código genético de perder bases em cada replicação[40]. Sabidamente, a replicação e o estresse oxidativo levam à diminuição do tamanho dos telômeros e, chegando a um ponto crítico, desencadeia-se um mecanismo de resposta intracelular que leva à senescência ou apoptose celular.

A participação dos telômeros na fisiopatologia de algumas doenças foi estabelecida em 1999, quando se descobriu a conexão da biologia de telômeros com a disceratose congênita. Desde então, disrupções do comprimento telomérico têm sido descritas em doenças como anemia aplásica, fibrose pulmonar e melanoma familiar[41].

Em vista do ambiente pró-oxidativo presente em algumas doenças neuropsiquiátricas e de sua relação com o envelhecimento, também foi levantada a hipótese, por alguns autores, que os telômeros e sua regulação teriam participação na fisiopatologia dessas doenças[26]. De fato, esquizofrenia, transtorno bipolar e depressão já foram descritas como "síndromes de envelhecimento acelerado". Apesar de estudos sugerirem participação na fisiopatologia e manifestação de diferentes transtornos psiquiátricos, a relação entre envelhecimento, inflamação e comprimento telomérico ainda não foi bem estudada para tais transtornos. De fato, uma coorte prospectiva está sendo implementada para revelar possíveis relações entre comprimento telomérico e doença mental[42].

Devemos levar em conta duas particularidades que dificultam o planejamento e a interpretação dos resultados quando se tratam de telômeros, envelhecimento e transtornos psiquiátricos. A primeira é o fato de as células neurais serem de difícil acesso em humanos; logo, a maioria dos trabalhos com telômeros em pacientes psiquiátricos utilizam como objeto de estudo leucócitos de sangue periférico, que podem não representar fielmente os processos que ocorrem em células neurais. A segunda é que uma série de fatores confundidores (conhecidos e não conhecidos) estão presentes de diferentes formas nos estudos, tais como tabagismo, comorbidades e uso de medicação. Dessa forma, a comparação de resultados entre diferentes coortes deve ser feita de forma cautelosa. O fato de conhecermos pouco a biologia da regulação telomérica e seus possíveis interferentes (como diferentes medicamentos) tornam a interpretação e comparação dos dados ainda mais complexa.

Diante disto, a literatura atual apresenta resultados mais esclarecedores sobre a função do comprimento telomérico e de transtornos mentais, como é descrito a seguir.

Esquizofrenia

Interessantemente, uma das primeiras descrições da esquizofrenia na literatura foi como *dementia praecox*, elaborada por Kraepelin, no século XIX[43], que observou declínio cognitivo nos jovens, associado a alucinações, de forma progressiva e irreparável. A visão da esquizofrenia como "demência", no entanto, não perdurou muito tempo na literatura, visto a não uniformidade de evoluções dos pacientes e a estigmatização do termo. Mais recentemente, foram observadas correlações estatísticas de algumas características do envelhecimento fisiológico com a de pacientes com esquizofrenia, tais como anormalidades metabólicas, declínio cognitivo e redução do volume cerebral[26].

Diferentes estudos comparando o comprimento telomérico de pacientes com esquizofrenia a telômeros de pessoas saudáveis mostraram resultados conflitantes. Metanálises recentes[7], incluindo uma de nosso grupo[14], têm evidenciado tendências a observar telômeros diminuídos na doença, embora os resultados não sejam conclusivos. Essa diferença entre os estudos reflete a grande variabilidade interindividual de comprimento telomérico e a possível influência de uma série de confundidores presentes em pessoas com esquizofrenia, como tabagismo, síndrome metabólica e uso de medicação.

Transtorno bipolar

Assim como a esquizofrenia, as evidências na literatura são conflitantes. Sabe-se que no transtorno bipolar há aumento de citocinas inflamatórias circulantes, presentes em maior quantidade em pacientes em mania do que em pacientes eutímicos. Analisando a relação entre envelhecimento, inflamação e comprimento telomérico, uma metanálise[44] recente demonstrou menor comprimento telomérico em pacientes com transtorno bipolar, independentemente do estado de humor encontrado no momento da análise. No entanto, assim como ocorreu nos trabalhos com pacientes com esquizofrenia, foram encontradas discrepâncias de resultados conforme a resposta ao tratamento, a duração dos sintomas e o uso de medicação – foram encontrados, inclusive, telômeros maiores em pacientes com transtorno bipolar tratados com lítio, quando comparados a indivíduos saudáveis[45].

Depressão

Comparando com resultados existentes para esquizofrenia e transtorno bipolar, evidências mais robustas mostram telômeros diminuídos em pacientes com depressão, tendo como referência indivíduos saudáveis[46]. Além disso, também foi possível verificar em coorte prospectiva que o fator "depressão" foi preditor de diminuição telomérica mais intensa no período de 2 anos[47]. Um grande estudo holandês mostrou também que o comprimento telomérico e a patologia poderiam estar sendo modulados por alterações nos níveis de citocinas inflamatórias, bem como associado a disfunções metabólicas como dislipidemia[8]. Tais resultados corroboram, dessa forma, a hipótese da relação entre envelhecimento, inflamação e comprimento telomérico no transtorno de humor.

Doença de Alzheimer

O comprimento dos telômeros é um biomarcador do envelhecimento celular, e seu encurtamento tem sido associado a várias doenças relacionadas à idade. Na doença de Alzheimer (DA), o encurtamento de telômeros tem sido associado à neuroinflamação e ao estresse oxidativo. Mecanismos de manutenção de telômeros desempenham um papel importante na resposta e plasticidade dos neurônios pós-mitóticos ao estresse oxidativo e genômico[48]. Animais transgênicos para doença de Alzheimer apresentam neurônios com telômeros mais curtos, e assim, exibem um aumento na produção de ROS e um aumento no dano celular[49]. No entanto, um trabalho do nosso grupo, mostrou que o lítio previne o encurtamento telomérico no córtex e no hipocampo de animais triplo transgênicos para doença de Alzheimer[50].

CONSIDERAÇÕES FINAIS

O comprimento telomérico é um marcador biológico importante para senescência celular e para elucidar alguns mecanismos presentes em transtornos psiquiátricos. No entanto, ainda são necessários muitos estudos para de fato entender a real função biológica dos telômeros nos transtornos psiquiátricos.

Para aprofundamento

- Shay JW, Wright WE. Hallmarks of telomeres in ageing research. J Pathol. 2007;211(2):114-23.
   - ⇨ Mecanismos biológicos relacionados ao envelhecimento normal.
- Polho GB, De-Paula VJ, Cardillo G, Santos B, Kerr DS. Leukocyte telomere length in patients with schizophrenia: A meta-analysis. Schizophr Res. 2015;165(2-3):195-200.
   - ⇨ Descrição de como ocorre o encurtamento telomérico, especificamente na esquizofrenia, e como os antipsicóticos interagem com os telômeros.
- Cardillo GM, De-Paula VJR, Ikenaga EH, Costa LR, Catanozi S, Schaeffer EL, et al. Chronic lithium treatment increases telomere length in parietal cortex and hippocampus of triple-transgenic Alzheimer's disease mice. J Alzheimers Dis. 2018;63(1):93-101.
   - ⇨ Modelo animal para doença de Alzheimer, apresentando alterações no comprimento telomérico.

REFERÊNCIAS BIBLIOGRÁFICAS

1. Khan SS, Singer BD, Vaughan DE. Molecular and physiological manifestations and measurement of aging in humans. Blackwell; 2017;16:624-33.
2. López-Otín C, Blasco MA, Partridge L, Serrano M, Kroemer G. The hallmarks of aging. Cell Press. 2013;153:1194.
3. Cole JH, Franke K. Predicting age using neuroimaging: Innovative brain ageing biomarkers. Elsevier Ltd. 2017;40:681-90.
4. Cole JH, Marioni RE, Harris SE, Deary IJ. Brain age and other bodily 'ages': implications for neuropsychiatry. Nature Publishing Group; 2019;24:266-81.
5. Jylhävä J, Pedersen NL, Hägg S. Biological age predictors. Elsevier BV. 2017;21:29-36.
6. von Zglinicki T. Oxidative stress shortens telomeres. Trends Biochem Sci. 2002;27(7):339-44.
7. Russo P, Prinzi G, Proietti S, Lamonaca P, Frustaci A, Boccia S, et al. Shorter telomere length in schizophrenia: Evidence from a real-world population and meta-analysis of most recent literature. Schizophr Res. 2018;202:37-45.
8. Verhoeven JE, Révész D, Van Oppen P, Epel ES, Wolkowitz OM, Penninx BWJH. Anxiety disorders and accelerated cellular ageing. Br J Psychiatry. 2015;206(5):371-8.
9. Shin J-S, Hong A, Solomon MJ, Lee CS. The role of telomeres and telomerase in the pathology of human cancer and aging. Pathology. 2006;38(2):103-13.
10. Babizhayev MA, Savel'yeva EL, Moskvina SN, Yegorov YE. Telomere length is a biomarker of cumulative oxidative stress, biologic age, and an independent predictor of survival and therapeutic treatment requirement associated with smoking behavior. Am J Ther. 2011;18(6).
11. Dunham MA, Neumann AA, Fasching CL, Reddel RR. Telomere maintenance by recombination in human cells. Nat Genet. 2000;26(4):447-50.
12. **Shay JW, Wright WE. Hallmarks of telomeres in ageing research. J Pathol. 2007;211(2):114-23.**
    - ⇨ Mecanismos biológicos relacionados ao envelhecimento normal.
13. Zhang Y, Toh L, Lau P, Wang X. Human telomerase reverse transcriptase (hTERT) is a novel target of the Wnt/β-catenin pathway in human cancer. J Biol Chem. 2012;287(39):32494-511.
14. **Polho GB, De-Paula VJ, Cardillo G, Santos B, Kerr DS. Leukocyte telomere length in patients with schizophrenia: a meta-analysis. Schizophr Res. 2015;165(2-3):195-200.**
    - ⇨ Descrição de como ocorre o encurtamento telomérico, especificamente na esquizofrenia, e como os antipsicóticos interagem com os telômeros.
15. Laberthonnière C, Magdinier F, Robin JD. Bring it to an end: Does telomeres size matter? Cells. 2019;8(1):30.
16. **Autexier C, Lue NF. The structure and function of telomerase reverse transcriptase. Annu Rev Biochem. 2006;75(1):493-517.**
    - ⇨ Genética básica associada ao funcionamento da telomerase e ao controle do comprimento do telômero.
17. Hartwig FP, Nedel F, Collares TV, Tarquinio SBC, Nör JE, Demarco FF. Telomeres and tissue engineering: The potential roles of TERT in VEGF-mediated angiogenesis. Stem Cell Rev. 2012;8(4):1275-81.
18. Barclay JY, Morris AG, Nwokolo CU. HTERT mRNA partially regulates telomerase activity in gastric adenocarcinoma and adjacent normal gastric mucosa. Dig Dis Sci. 2005;50(7):1299-303.
19. Qi L, Strong MA, Karim BO, Huso DL, Greider CW. Telomere fusion to chromosome breaks reduces oncogenic translocations and tumour formation. Nat Cell Biol. 2005;7(7):706-11.
20. Moyzis RK, Buckingham JM, Cram LS, Dani M, Deaven LL, Jones MD, et al. A highly conserved repetitive DNA sequence, (TTAGGG)n, present at the telomeres of human chromosomes. Proc Natl Acad Sci USA. 1988;85(18):6622-6.
21. Ulaner GA, Hu JF, Vu TH, Giudice LC, Hoffman AR. Telomerase activity in human development is regulated by human telomerase reverse transcriptase (hTERT) transcription and by alternate splicing of hTERT transcripts. Cancer Res. 1998;58(18):4168-72.
22. Vicencio JM, Galluzzi L, Tajeddine N, Ortiz C, Criollo A, Tasdemir E, et al. Senescence, apoptosis or autophagy? When a damaged cell must decide its path — A mini-review. Gerontology. 2008;54(2):92-9.
23. Salama R, Sadaie M, Hoare M, Narita M. Cellular senescence and its effector programs. Genes & Dev. 2014;28:99-114.
24. Jun J-I, Lau LF. Cellular senescence controls fibrosis in wound healing. 2010;2(9):627-31.
25. **Hayflick L. The limited in vitro lifetime of human diploid cell strains. Exp Cell Res. 1965;37:614-36.**
    - ⇨ Explicação detalhada de como ocorre o encurtamento de telômeros em processos fisiológicos e patológicos.
26. Lindqvist D, Epel ES, Mellon SH, Penninx BW, Révész D, Verhoeven JE, et al. Psychiatric disorders and leukocyte telomere length: Underlying mechanisms linking mental illness with cellular aging. Neurosci Biobehav Rev. 2015;55:333-64.
27. Barnes RP, Fouquerel E, Opresko PL. The impact of oxidative DNA damage and stress on telomere homeostasis. Mech Ageing Dev. 2019;177:37-45
28. Dodig S, Čepelak I, Pavić I. Hallmarks of senescence and aging. Biochem Med (Zagreb). 2019;29(3):030501
29. Ahmed W, Lingner J. Impact of oxidative stress on telomere biology. Elsevier Ltd. 2018;99:21-7.
30. Jacobs AL, Schär P. DNA glycosylases: In DNA repair and beyond. Chromosoma. 2012;121(1):1-20.
31. Bandaria JN, Qin P, Berk V, Chu S, Yildiz A. Shelterin protects chromosome ends by compacting telomeric chromatin. Cell. 2016;164(4):735-46.
32. Coluzzi E, Leone S, Sgura A. Oxidative stress induces telomere dysfunction and senescence by replication fork arrest. Cells. 2019;8(1):19.
33. Grodstein F, van Oijen M, Irizarry MC, Rosas HD, Hyman BT, Growdon JH, et al. Shorter telomeres may mark early risk of dementia: preliminary analysis of 62 participants from the nurses' health study. PLoS One. 2008;3(2):E1590.
34. Ng F, Berk M, Dean O, Bush AI. Oxidative stress in psychiatric disorders: evidence base and therapeutic implications. Int J Neuropsychopharmacol. 2008;11(6):851-76.
35. Vaváková M, Ďuračková Z, Trebatická J. Markers of oxidative stress and neuroprogression in depression disorder. Oxid Med Cell Longev. 2015;2015:898393.
36. Lee S-Y, Lee S-J, Han C, Patkar AA, Masand PS, Pae C-U. Oxidative/nitrosative stress and antidepressants: Targets for novel antidepressants. Prog Neuropsychopharmacol Biol Psychiatry. 2013;46:224-35.
37. Ranjekar PK, Hinge A, Hegde MV, Ghate M, Kale A, Sitasawad S, et al. Decreased antioxidant enzymes and membrane essential polyunsaturated fatty acids in schizophrenic and bipolar mood disorder patients. Psychiatry Res. 2003;121(2):109-22.

38. Andreazza AC, Kauer-Sant'Anna M, Frey BN, Bond DJ, Kapczinski F, Young LT, et al. Oxidative stress markers in bipolar disorder: A meta-analysis. Journal of Affective Disorders. 2008;111:135-44.

39. Roux M, Dosseto A. From direct to indirect lithium targets: a comprehensive review of omics data. Metallomics. 2017;9(10):1326-51.

40. Herrmann M, Pusceddu I, März W, Herrmann W. Telomere biology and age-related diseases. Clin Chem Lab Med. 2018;56(8):1210-22.

41. Savage SA. Beginning at the ends: telomeres and human disease. F1000 Research. 2018;7:524.

42. Manchia M, Paribello P, Arzedi C, Bocchetta A, Caria P, Cocco C, et al. A multidisciplinary approach to mental illness: do inflammation, telomere length and microbiota form a loop? A protocol for a cross-sectional study on the complex relationship between inflammation, telomere length, gut microbiota and psychiatric disorders. BMJ Open. 2020;10(1):E032513.

43. Tseng KY, Chambers RA, Lipska BK. The neonatal ventral hippocampal lesion as a heuristic neurodevelopmental model of schizofrenia. Behavioural Brain Res. 2009;204(2):295-305.

44. Huang Y-C, Wang L-J, Tseng P-T, Hung C-F, Lin P-Y. Leukocyte telomere length in patients with bipolar disorder: An updated meta-analysis and subgroup analysis by mood status. Psychiatry Res. 2018;270:41-9.

45. Martinsson L, Wei Y, Xu D, Melas PA, Mathé AA, Schalling M, et al. Long-term lithium treatment in bipolar disorder is associated with longer leukocyte telomeres. Transl Psychiatry. 2013;3:E261.

46. Ridout KK, Ridout SJ, Price LH, Sen S, Tyrka AR. Depression and telomere length: A meta-analysis. J Affect Disord. 2016;191:237-7.

47. Vance MC, Bui E, Hoeppner SS, Kovachy B, Prescott J, Mischoulon D, et al. Prospective association between major depressive disorder and leukocyte telomere length over two years. Psychoneuroendocrinology. 2018;90:157-64.

48. Zglinicki T, Martin-Ruiz C. Telomeres as biomarkers for ageing and age-related diseases. Curr Mol Med. 2005;5(2):197-203.

49. Spilsbury A, Miwa S, Attems J, Saretzki G. The role of telomerase protein TERT in Alzheimer's disease and in tau-related pathology in vitro. J Neurosci. 2015;35(4):1659-74.

50. **Cardillo GM, De-Paula VJR, Ikenaga EH, Costa LR, Catanozi S, Schaeffer EL, et al. Chronic lithium treatment increases telomere length in parietal cortex and hippocampus of triple-transgenic Alzheimer's disease mice. J Alzheimers Dis. 2018;63(1):93-101.**

   ⇨ **Modelo animal para doença de Alzheimer, apresentando alterações no comprimento telomérico.**

Ética e psiquiatria forense

Editores de área

Daniel Martins de Barros

Gustavo Bonini Castellana

Antonio de Pádua Serafim

1

Dilemas éticos em psiquiatria

José Alceu da Silva Lopes
Gustavo Bonini Castellana

Sumário

Introdução
Ética e moral
Princípios bioéticos na psiquiatria
Sigilo médico
Suicídio
Considerações finais
Para aprofundamento
Referências bibliográficas

"Um homem não pode ser confortável sem sua própria aprovação."
(Mark Twain, 1835-1910)

Pontos-chave

- A psiquiatria é a área da medicina na qual os conflitos éticos aparecem de forma mais aguda.
- O sigilo, os direitos e deveres, e a importância da dimensão interpessoal entre paciente e psiquiatra na prática médica.
- Os transtornos psiquiátricos e a privação da autonomia plena para a tomada de decisões.
- As dimensões do suicídio entendido como problema de saúde e suas repercussões éticas e morais.
- Respeitar e levar em conta os valores éticos e o enquadramento moral tanto do paciente quanto do psiquiatra nas tomadas de decisão e na resolução de conflitos e dilemas.

INTRODUÇÃO

A psiquiatria é a área da medicina na qual os conflitos éticos aparecem de forma mais aguda. Isso se deve em grande parte a dois aspectos principais: do ponto de vista teórico, a imprecisão do diagnóstico de um transtorno mental; e do ponto de vista prático, a importância da relação interpessoal no atendimento ao paciente psiquiátrico.

O diagnóstico de um transtorno mental, de acordo com os manuais diagnósticos CID-11[1] e DSM-5[2], é baseado em critérios que expressam a normalidade e anormalidade do comportamento do indivíduo. Tais critérios são definidos com base, portanto, no que é entendido como um comportamento normal, o que dependerá da cultura e do contexto ao qual o indivíduo pertence. Por isso, em casos mais complexos o diagnóstico do paciente poderá não ser evidente ou fronteiriço entre transtornos diferentes, trazendo dúvidas quanto à capacidade de autonomia e de tomada de decisão do paciente no que se refere à sua vida pessoal e seu tratamento.

Já a prática do psiquiatra é caracterizada pela importância da relação interpessoal entre psiquiatra e paciente, sendo inclusive apontada por muitos autores como um poderoso instrumento diagnóstico e terapêutico. Essa dimensão faz com que aspectos pessoais da personalidade do psiquiatra também influenciem seu julgamento clínico e sua tomada de decisão, fazendo com que os dilemas em psiquiatria se tornem mais dependentes da subjetividade de seus atores – paciente/familiares e psiquiatra.

É a partir desta posição, ancorada tanto na perspectiva ética do paciente e do psiquiatra com seus respectivos valores quanto no enquadramento moral dos códigos e leis, que serão discutidas as possibilidades de resolução dos principais dilemas da clínica psiquiátrica, divididos aqui em três grandes temas: sigilo, autonomia e suicídio. Antes, no entanto, abordaremos alguns conceitos fundamentais para qualquer discussão no campo da ética médica: a distinção entre ética e moral e os princípios bioéticos.

ÉTICA E MORAL

Ainda que do ponto de vista prático sejam corriqueiramente usadas como sinônimos, e estejam muito próximas em seus significados, pois juntas criam a base para a conduta dos indivíduos, há diferenças entre os conceitos de "ética" e "moral". A palavra "moral" (do latim *mores*) diz respeitos aos costumes, convenções e regras que ditam o comportamento do indivíduo na sociedade ou grupamento a que pertence. A palavra "ética" (do grego *ethos*), por sua vez, trata do comportamento do indivíduo que está sujeito a um conjunto de preceitos e costumes de ordem valorativa e moral, sendo, por isso, uma reflexão acerca da moral. Segundo La Taille[3], "para compreender os comportamentos morais dos indivíduos, precisamos conhecer a perspectiva ética que eles adotam". Em poucas palavras, Ricoeur[4] definiu ética como "a intenção da vida boa" e moral como "a obediência às normas"; ou ainda, como afirmou La Taille[3,5], a partir do entendimento convencionado por Ricoeur, que a ética corresponderia especificamente à pergunta "que vida eu quero viver?", enquanto a moral, à questão "como devo agir?".

No plano da atuação como médicos psiquiatras, pode-se dizer que, enquanto a moral é o conjunto de regras necessárias para o exercer da profissão, a ética diz respeito à postura diante de cada experiência particular com que somos confrontados, de tal maneira que as situações do dia a dia enfrentadas pelo profissional da psiquiatria merecem análise casuística, não podendo ser analisadas aprioristicamente.

A seguir, serão apresentados os principais dilemas enfrentados pelo psiquiatra em seu cotidiano de trabalho. Como se poderá observar, diante de situações tão complexas, muitas vezes não se pode afirmar que há uma decisão mais correta que a outra, mas sim a mais prudente[6]. Para tanto, o profissional deverá estar amparado, no plano moral, pelo conhecimento das regras e leis específicas que ditam os parâmetros para o exercício da profissão; e, no plano ético, pelo respeito aos valores individuais de cada paciente em seu ambiente cultural.

PRINCÍPIOS BIOÉTICOS NA PSIQUIATRIA

A atividade médica, pelas suas próprias complexidades e vicissitudes, não só está sujeita a, bem como necessita, de regulação e fiscalização. Daí a importância do Código de Ética Médica (CEM), elaborado pelo Conselho Federal de Medicina (CFM), cuja função é garantir os direitos, bem com os deveres, dos médicos, especialmente no que tange às atitudes em relação aos pacientes. O conselho de Ética Médica tem ainda o poder de determinar e de aplicar sanções e punições em casos nos quais são constatados desvios éticos profissionais. Assim, o CEM nada mais é do que um conjunto de normas oriundas da ética que devem ser seguidas pelos médicos no exercício de sua profissão, inclusive no exercício de atividades relativas ao ensino, à pesquisa e à administração de serviços de saúde, bem como no exercício de quaisquer outras atividades em que se utilize o conhecimento advindo do estudo da Medicina[7]. Além das funções reguladoras e inquiridoras, os Conselhos de Medicina – Federal e Regionais – também exercem função deliberadora, pois emitem pareceres a respeito das dúvidas e dilemas morais e éticos decorrentes da prática médica.

Além do Código de Ética Médica, de forma mais específica, temos ainda os quatro grandes princípios propostos por Tom Beauchamp e James Childress em seu *Princípio de ética biomédica*[8]:

- Princípio da beneficência: proatividade benéfica, ou beneficência positiva, ou seja, agir de modo a fazer o bem, independentemente do resto.
- Princípio da não maleficência (*Primum non nocere*): beneficência negativa, ou seja, evitar lesão, dano, mal ou ofensa a outrem. Nisto se inclui respeitar os valores morais daquele que é paciente, desde que não ocorra conflito com o dever médico e legal.
- Princípio da justiça: engloba o chamado princípio da equidade, portanto, trata da distribuição justa e equitativa dos recursos, de modo que cada paciente receba o que cabe a partir de suas necessidades. Pode ser dividido em aspectos coletivos (a sociedade concede ao indivíduo) e sociais (a sociedade é pensada como um todo).
- Princípio da autonomia: garante a liberdade (entendida como livre do controle de influências) e a capacidade de ação intencional de uma pessoa. É a capacidade de decidir fazer o que julga ser melhor para si mesmo.

Os dois primeiros princípios objetivam e orientam para o cuidado e a obtenção do bem-estar a alguém, mesmo com as diferenças contidas entre si. Enquanto o primeiro tem a faceta positiva (fazer o bem), no outro esta é negativa (não fazer o mal). Ou seja, há uma sobreposição e confluência de objetivos, enquanto a divergência encontra-se no caminho que cada um percorre.

O princípio da justiça implica agir da forma mais justa para com todos os envolvidos.

O quarto princípio é talvez o mais paradigmático na psiquiatria clínica: se, de um lado, a autonomia do paciente pode ser prejudicada pelo próprio transtorno mental que o priva do melhor discernimento para suas decisões, de outro deve-se lembrar que isso ocorre principalmente quando o paciente apresenta sintomas graves ou psicóticos, e portanto a maior parte dos pacientes portadores de transtornos mentais mantém sua capacidade de opinar e decidir pelo seu próprio tratamento.

Muitos são os exemplos e situações nas quais a aplicação ou mera assunção desses princípios pode suscitar ou trazer à luz situações de conflitos éticos. Um evidente exemplo desses conflitos pode ser observado em muitos aparelhos de saúde, tanto privados quanto os públicos, pois os recursos (financeiros, tecnológicos, farmacológicos, de pessoal...) necessários para garantir o acesso à saúde das pessoas são, evidentemente, limitados. Portanto, a gerência desses recursos, calcada nos princípios de justiça e equidade, deve considerar todas as variáveis e soluções possíveis para o melhor aproveitamento do recurso, tendo em vista o objetivo principal. Naturalmente, tal plêiade de opções ensejará dilemas, diferentemente solucionados de acordo com o *background* e os valores de quem for geri-las.

Outra situação corriqueira e conflitiva (já apontada em Guimarães et al.[7]) é a do médico que trata pacientes com transtorno de personalidade *borderline* grave sem resposta satisfatória às medicações disponíveis nas unidades básicas de saúde, ainda que combinadas com psicoterapia. Se, de um lado, a boa prática clínica indica a prescrição de quetiapina para auxílio na contenção de impulsividade, de outro tem-se que o aludido fármaco de alto custo pode ser fornecido apenas para pacientes portadores de transtornos psicóticos e transtorno bipolar, segundo as diretrizes do Sistema Único de Saúde (SUS). O médico, neste caso, vê sua atuação limitada em razão de uma diretriz de política pública nacional, não podendo prescrever aos pacientes dependentes da farmácia do SUS a melhor solução clínica. Há, no cotidiano prático, quem acabe por apontar, na solicitação de medicação especial, moléstia diversa da portada pelo paciente a fim de se enquadrar na regulamentação de fornecimento do Ministério da Saúde; tal prática, contudo, constitui crime de falsidade ideológica tipificado no Código Penal, colocando o médico sob risco de ser condenado por sua conduta diante da Justiça. Nesses casos, o médico precisará contar com a compreensão da autoridade judicial de que agiu em benefício de seu paciente e do princípio da justiça, ainda que contrariando as próprias leis.

SIGILO MÉDICO

Consta na última edição do Código de Ética Médica[9], em seu capítulo IX:

> É vedado ao médico:
> Art. 73. Revelar fato de que tenha conhecimento em virtude do exercício de sua profissão, salvo por motivo justo, dever legal ou consentimento, por escrito, do paciente.
> Parágrafo único. Permanece essa proibição: a) mesmo que o fato seja de conhecimento público ou o paciente tenha falecido; b) quando de seu depoimento como testemunha (nessa hipótese, o médico comparecerá perante a autoridade e declarará seu impedimento); c) na investigação de suspeita de crime, o médico estará impedido de revelar segredo que possa expor o paciente a processo penal.

Ou seja, há tanto a garantia ao sigilo profissional como a previsão de sua quebra em situações específicas, reservadas para os casos nos quais se identifica, por exemplo, risco de morte ou graves consequências à saúde.

O sigilo médico não é restrito ou exclusivo dos indivíduos adultos. Mesmo que os menores de 18 anos sejam considerados incapazes (menores de 16 anos) aos olhos da lei ou parcialmente incapazes (entre 16 e 18 anos de idade), o CEM também assegura o sigilo médico a eles. A razão para isso é prover para as crianças e adolescentes a segurança e a possibilidade de falar livremente sobre coisas que lhes dizem respeito e que não precisam ser reveladas aos pais e responsáveis, caso não queiram. Assim como para pacientes adultos, o direito ao sigilo e as previsões de sua quebra também são estendidas aos menores de 18 anos. Portanto, sugere-se fortemente que sejam também informadas as situações nas quais a confidencialidade poderá ou deverá ser quebrada, isto é, quando da existência real ou de forte indício de risco à criança ou adolescente.

A curatela ou interdição, ainda que prática habitual na psiquiatria forense, é uma situação na qual conflitos éticos costumam estar presentes. Isso se dá porque o conflito entre a opinião da família e a do paciente é a regra nessas circunstâncias. É clássico o dilema: de um lado, o melhor interesse e os benefícios em proteger o paciente cuja crítica e discernimento estão prejudicados, do outro a importância da manutenção do vínculo terapêutico e de confiança entre médico e paciente para garantir o melhor tratamento e evolução. Sendo este o caso, ao menos em tese, não há infração ética na quebra do sigilo ao fornecer à família um atestado ou relatório para iniciar um processo de interdição que protegerá e beneficiará o paciente cuja autonomia e discernimento encontram-se prejudicados, ainda que isso possa levar a uma quebra da aliança terapêutica.

Uma situação não tão corriqueira, mas que suscita muitas dúvidas entre os colegas médicos e psiquiatras, inclusive, é a pedofilia. Antes de prosseguir neste tema, todavia, é preciso fazer uma distinção necessária em razão do duplo estatuto da pedofilia. Ou seja, é ao mesmo tempo delito e transtorno mental parafílico. A primeira complicação vem do próprio termo pedofilia, que é a denominação do delito na letra da lei e do transtorno mental pela CID-10, F65.4. Neste ponto, a nomenclatura do DSM-5 auxilia, pois o transtorno mental, a partir desta edição, passou a ser chamado de "transtorno pedofílico", e diz respeito "tanto a indivíduos que revelam abertamente essa parafilia quanto àqueles que negam qualquer atração sexual por crianças pré-púberes (em geral, 13 anos ou menos), apesar de evidências objetivas substanciais do contrário", segundo o próprio texto do manual. De maneira bastante resumida, a maioria dos indivíduos portadores do transtorno pedofílico experimenta algum grau de sofrimento subjetivo diante desse desejo. Vale destacar que a maior parte dos portadores do transtorno pedofílico não pratica crimes, desde o abuso sexual propriamente dito, e por vezes alguns acabam limitando-se, também com resistência, ao consumo de material pornográfico que, não por acaso, também é enquadrado no crime de pedofilia[10].

Nos artigos 240 e 241 da Lei n. 8.069, de 13 de julho de 1990[11], que dispõe sobre o Estatuto da Criança e do Adolescente (ECA) e dá outras providências, posteriormente modificada pela lei 11.829, de 2008[10], constam as caracterizações para o crime de pedofilia. Uma breve comparação entre o transtorno mental e o crime em si mostra que as diferenças são importantes e significativas.

Apesar de não tão comum na prática clínica habitual, é um tema de suma importância e pivotal para o conceito do sigilo médico. Há, inclusive, pareceres discordantes entre o Conselho Regional de Medicina de São Paulo (Cremesp) e a Comissão de Bioética do Hospital das Clínicas da Faculdade de Medicina da Universidade de São Paulo (HCFMUSP) acerca do tema, mais especificamente se a responsabilidade do psiquiatra era só para com seu paciente pedófilo, ou deve se estender à pessoa cuja integridade está sendo seriamente ameaçada ou comprometida. O parecer do Cremesp conclui que a quebra de sigilo não é dever legal e faculta a decisão ao médico assistente. Já a Comissão de Bioética do HCFMUSP, entre suas conclusões, remata que "Diante de um caso concreto de prática pedofílica, por dever legal, o médico e a equipe multidisciplinar, por intermédio da instituição a que pertençam, são obrigados a comunicar o fato à Vara da Infância e Juventude" e ainda que os portadores do diagnóstico de pedofilia devem ser informados dos dispositivos pertinentes do ECA. Essa contradição entre as duas orientações aponta para a complexidade do tema, que deverá ser avaliado caso a caso quanto à melhor resolução do dilema.

AUTONOMIA

Como já visto, a autonomia do paciente psiquiátrico nem sempre equivale à liberdade absoluta, pois há situações decorrentes de transtornos mentais que podem privar o paciente dela, minando sua capacidade de comunicar uma escolha, seu entendimento, compreensao e raciocínio, como demonstrado e sistematizado em um famoso estudo de Paul Appelbaum e Thomas Grisso e que culminou na publicação de um instrumento de avaliação da capacidade do paciente em consentir com o tratamento conhecido como *MacArthur Competence Assessment Tool for Treatment* – MacCAT-T (Grisso e Appelbaum, 1997[12]).

Dessa forma, muitas vezes estaremos diante de situações nas quais a capacidade de discernimento do paciente é duvidosa, sendo imprescindível, portanto, a adoção de práticas paternalistas. Todavia, essas deverão ser limitadas, tomando-se os cuidados para implementá-las de maneira respeitosa aos valores e crenças do doente psiquiátrico ao mesmo tempo que sua autonomia não estava cerceada pela doença. Igualmente, com a cessação da falta de discernimento, o paciente terá restituída sua autonomia quanto ao tratamento adotado. Há, por conseguinte, uma dupla restrição temporal: tanto a vontade do paciente anterior à perda de capacidade quanto aquela externalizada após seu restabelecimento deverão ser observadas.

As mais paradigmáticas situações nas quais o psiquiatra é corriqueiramente convocado a tomar uma decisão em relação à autonomia do paciente são as situações das internações psiquiátricas. A psiquiatria é a única especialidade médica a ter uma lei que rege seu funcionamento, a Lei n. 10.216 de 2001[13], a qual estabelece os critérios normativos para evitar abusos por parte dos psiquiatras e ao mesmo tempo garantir o tratamento e a proteção do paciente, especialmente nos casos em que seu estado psíquico compromete sua capacidade de escolha pelo tratamento (tema tratado em capítulo específico nesta seção).

Por isso, a autonomia do paciente é tema de interesse particular na psiquiatria forense. Mas é importante frisar que tal interesse não se restringe somente aos especialistas nessa área. É de igual ou maior importância ainda aos psiquiatras que atuam em locais que contam com a existência de serviços de interconsulta, já que é prática frequente neste tipo de serviço o profissional ser convocado para avaliar um paciente em situações nas quais um dilema ético sobre a capacidade de decisão do paciente se impôs. Nesses casos, o auxílio prestado pelo psiquiatra não é diretamente dirigido ao paciente, mas sim à própria equipe cuidadora, a fim de dirimir os conflitos que porventura

surjam entre a autonomia do paciente e a tradição paternalista de algumas especialidades médicas.

Uma situação corriqueira que exemplifica essa situação de conflito entre o paternalismo e a autonomia do paciente é aquela na qual o paciente recusa algum cuidado, procedimento ou tratamento específico, como amputação de membro inferior por um mal perfurante plantar em paciente com diabetes tipo II descompensado. Privilegiando a beneficência, muitas vezes a equipe médica não considera os valores do paciente em sua tomada de decisão. A autonomia, afinal, é mais do que a capacidade de tomar uma decisão única, e carece, para sua caracterização, do envolvimento de outras tantas variáveis, como os cuidados no pós-operatório e a funcionalidade pós-amputação, no caso tomado como exemplo. Não raro, entretanto, a falha está na comunicação do procedimento. É importante atentar que o impedimento à compreensão pode estar tanto na falta de entendimento e do raciocínio crítico do paciente que não alcança a extensão e a gravidade do problema (p. ex., um paciente com déficit intelectual, quadro demencial ou *delirium*...), como pode estar no modo em que estas informações são comunicadas ao paciente doente: falta de clareza e de empatia, pouca disponibilidade para explicações e sanar dúvidas são comuns no cotidiano dos médicos nos grandes hospitais.

Retomando o viés forense para a autonomia, muitas vezes somos questionados acerca se sua aplicação em pacientes ou periciados em situações específicas, como nos casos de direito civil, nas quais o juízo carece saber se há alguma condição ou transtorno mental que privou o indivíduo periciado de seu discernimento para os atos da vida civil, como no caso citado acerca da curatela. Outro ponto importante no qual esse questionamento também aparece, mas sob outra roupagem, é quando se está diante de um processo criminal no qual a questão a ser respondida é acerca da capacidade de entendimento e de autodeterminação de um indivíduo para um ato infracional específico.

Outro exemplo da relevância da avaliação da autonomia, e não restrito somente ao contexto forense pericial, é aquele no qual um paciente apresenta um episódio de agitação e agressividade, culminando com a destruição de patrimônio público em um hospital ou serviço de saúde e alega ser portador de doença mental. A distinção entre um julgamento moral estrito e uma avaliação médica psiquiátrica do caso é de que a primeira prescinde somente das leis e dos códigos de conduta que existem em nossa sociedade, enquanto a segunda buscará a existência de algum prejuízo significativo, seja no entendimento, seja na autodeterminação, a fim de deliberar a respeito. Afinal, não são todos os estados decorrentes de um transtorno mental que privam o indivíduo de suas capacidades, direitos e deveres.

Adentrando mais especificamente a seara criminal, há uma grande sanha por parte do público em geral e até de alguns setores da imprensa em rotular criminosos responsáveis por crimes bárbaros e chocantes de "doentes mentais": basta assistir ou lembrar-se de algum episódio de um noticiário populeresco famoso para comprovar essa experiência. Este é, infelizmente, um ranço que a psiquiatria, e em especial a psiquiatria forense, ainda carrega desde tempos de antanho, havendo ainda especialistas que se apoiam no tripé lombrosiano do atavismo, da epilepsia e da loucura moral[14]. Felizmente, à luz do conhecimento moderno técnico e científico – não só médico, mas também social e psicológico – esta associação entre crimes e doença mental vem sendo modificada. Para muitos, contudo, ainda é difícil reconhecer que o outro capaz de alguma monstruosidade não é, de fato, um monstro, mas sim humano, demasiado humano.

SUICÍDIO

O célebre primeiro parágrafo de *O mito de Sísifo*, escrito em 1942 pelo filósofo franco-argelino Albert Camus[15], enuncia:

> Só existe um problema filosófico realmente sério: o suicídio. Julgar se a vida vale ou não a pena ser vivida é responder à pergunta fundamental da filosofia. O resto, se o mundo tem três dimensões, se o espírito tem nove ou doze categorias, vem depois. Trata-se de jogos; é preciso primeiro responder. E se é verdade, como quer Nietzsche, que um filósofo, para ser estimado, deve pregar com o seu exemplo, percebe-se a importância dessa resposta, porque ela vai anteceder o gesto definitivo. São evidências sensíveis ao coração, mas é preciso ir mais fundo até torná-las claras ao espírito.

Do ponto de vista médico, aproximadamente 15% dos atendimentos nas salas de emergência dos hospitais gerais são feitos a pessoas que têm pelo menos um moderado grau de ideação suicida e/ou cometeram uma tentativa de suicídio recentemente. Em prontos-socorros especializados em psiquiatria, esse número é ainda maior. Portanto, uma situação familiar para médicos e médicas que trabalham em serviços de pronto atendimento, como prontos-socorros e UPA, é se deparar com um paciente que externa ideação suicida.

O suicídio é a segunda *causa mortis* entre pessoas de 15 a 29 anos no mundo, e não é um diagnóstico médico, mas sim um fenômeno multideterminado complexo, muitas vezes identificado como última consequência de um transtorno mental (até 90% dos casos) e que envolve fatores sociais, interpessoais e psicológicos[16]. Cabe aqui frisar que, na dimensão na qual está contido o suicídio, além do fato consumado propriamente, há uma série de nuances com as quais o suicídio pode se apresentar (pensamento de, ideação, planejamento, tentativa abortada, tentativa consumada...). Basta olhar para o número de tentativas, que é de 10 a 20 vezes maior em comparação aos números dos suicídios consumados. Então, como lidar com o paciente que entra no serviço de urgência ameaçando suicidar-se? Não há reposta satisfatória que contemple todas as circunstâncias, devendo os casos serem avaliados individualmente. O questionamento pertinente do ponto de vista ético para este capítulo é, então: como avaliar a autonomia do paciente que ameaça suicidar-se?

A resposta mais adequada é de uma boa prática clínica, que deve estar calcada nos conhecimentos técnicos necessários e associados aos recursos adequados para lidar com essas situações. O primeiro passo é determinar a existência ou não de um transtorno mental que possa colaborar para a ideação ou ameaça do suicídio. O segundo passo é avaliar a capacidade do paciente de consentir com o atendimento e tratamento. Caso o paciente não seja capaz de consentir ou estando diante de risco de morte iminente, deve-se tomar os cuidados necessários para proteção de sua integridade, como a internação involuntária. Lembrando do que diz o Código de Ética Médica[9], é vedado ao médico "desrespeitar o direito do paciente de decidir livremente sobre a execução de práticas diagnósticas ou terapêuticas, salvo em caso de iminente perigo de vida".

Estando o paciente capaz de consentir, deve-se tentar acessá-lo de forma que ele possa externar a situação que vivencia; muitas vezes trata-se de um conflito ou impasse que parece insolúvel e, para essas situações, mostrar-se disponível e ofertar estratégias alternativas para lidar com a situação pode ser de grande valia. É sempre importante criar, além de aliança terapêutica entre o psiquiatra e o paciente, uma rede de suporte, pois, quanto maior a quantidade de pessoas envolvidas no cuidado, maior a possibilidade de intervenção.

Cabe aqui relembrar que os ditames éticos atuais sustentam que o médico tem a obrigação de intervir nas tentativas de suicídio, seja interrompendo-as, seja prevenindo-as, tendo em vista o compromisso com a preservação da vida e a presunção de que um indivíduo suicida tem grandes chances de estar acometido por um transtorno mental[7]. A falha em avaliar corretamente o risco de suicídio ou de implementar um plano preventivo adequado para evitá-lo, tão logo o risco seja identificado, poderá responsabilizar o profissional em caso de o paciente se ferir. Salienta-se que é um equívoco interpretar a negativa de ideação suicida como ausência real de risco de suicídio.

A adequada documentação do quadro clínico, dos riscos e das condutas terapêuticas protege o psiquiatra da vulnerabilidade diante de litígios subsequentes. Cada conduta médica deverá ser anotada de modo que fique justificada, bem como o acionamento de outras especialidades médicas, serviço social e psicologia. O psiquiatra também deve comunicar suas condutas terapêuticas ao paciente e/ou seu responsável legal, mesmo que haja discordância, afinal, estes, quando bem informados, têm menor chance de envolverem o médico em um processo judicial[7].

O dilema do paciente que ameaça suicidar-se reside, ocasionalmente, nas situações nas quais não parece haver um transtorno mental que explique a ideação ou ameaça suicida. Esta é uma pergunta sem resposta pronta, mas cuja solução e deslinde apoiam-se nas convenções morais e éticas de cada indivíduo.

CONSIDERAÇÕES FINAIS

Para agir eticamente, o psiquiatra deve não somente conhecer as leis e as regras regem sua prática. Deve, também, atuar respeitosamente em relação aos valores morais e às convicções dos envolvidos – lembrando que as perspectivas implícitas para a racionalidade se aplicam não somente aos juízos e ações morais do paciente, mas também aos próprios médicos, incluindo os psiquiatras.

Ainda que o psiquiatra seja guiado por alguns princípios capitais e atuando eticamente dentro desses limites que regulam a prática clínica independentemente da experiência profissional, é a partir da singularidade de cada caso que se apresenta, que os dilemas, dificuldades, impasses e reflexões invariavelmente aparecerão.

A fim de resolver esses dilemas éticos, como já se viu, não há um princípio norteador exclusivo ou uma verdade absoluta que comporte todas as respostas. Deve-se, além de debruçar-se sobre o assunto, buscar sempre ser claro a respeito do tratamento e suas indicações, não se esquecendo, inclusive, de comunicar os potenciais riscos e benefícios.

É essencial estabelecer um adequado canal de comunicação com os envolvidos e sempre registrar as condutas adotadas devidamente em prontuário médico. Assim, não só se protegem os direitos do médico e do paciente, mas respeitam-se os valores dos envolvidos e garante a ambos a possibilidade de exercer a própria autonomia mais satisfatoriamente.

Para aprofundamento

- Alves LCA, coordenador. Ética e psiquiatria. 2ª ed. São Paulo: Conselho Regional de Medicina do Estado de São Paulo; 2007.
  ⇨ Esta importante contribuição do CRM de São Paulo traz diversos temas polêmicos da prática psiquiátrica, debatendo a legislação pertinente e as possibilidades de resolução dos conflitos éticos associados a cada um dos temas.
- Gracia D. Pensar a bioética: metas e desafios. São Paulo: Loyola; 2010.
  ⇨ O psiquiatra espanhol apoia-se na ética das virtudes de Aristóteles para fundamentar suas teorias no campo da ética médica, em especial a teoria da deliberação moral, bastante utilizada na resolução de dilemas éticos.
- Beauchamp T, Childress J. Princípios de ética biomédica. 3ª ed. São Paulo: Loyola; 2013.
  ⇨ Um clássico da literatura científica em bioética, deu início à conhecida ética principialista que fundou os pilares da bioética.

REFERÊNCIAS BIBLIOGRÁFICAS

1. World Health Organization. International classification of diseases, 11th revision (ICD-11). Disponível em: https://icd.who.int/.
2. American Psychiatry Association. Diagnostic and statistical manual of mental diseases – DSM-5. 5th ed. Washington: American Psychiatric Association; 2013.
3. La Taille Y. Moral e ética: uma leitura psicológica. Psic: Teor e Pesq. 2010;26(especial):105-14.
4. Ricoeur P. O si-mesmo como um outro. Campinas, SP: Papirus; 1991.
5. La Taille Y. Moral e ética: dimensões intelectuais e afetivas. Porto Alegre: Artmed; 2006.
6. Gracia D. Pensar a bioética: metas e desafios. São Paulo: Loyola; 2010.
7. Guimarães CF, Castellana GB, Barros DM. Dilemas éticos em psiquiatria. In: Humes EC, Fernandes FG, Cardoso F, Hortêncio LOS, Miguel Filho EC. Clínica psiquiátrica: guia prático. Barueri: Manole; 2019.
8. Beauchamp T, Childress J. Princípios de ética biomédica. 3ª ed. São Paulo: Loyola; 2013.
9. Conselho Federal de Medicina. Código de Ética Médica. Resolução CFM n. 2.217, de 27 de setembro de 2018, modificada pelas Resoluções CFM n. 2.222/2018 e 2.226/2019/Conselho Federal de Medicina – Brasília: Conselho Federal de Medicina; 2019.
10. Brasil. Lei n. 11.829, de 25 de novembro de 2008. Altera a Lei n. 8.069, de 13 de julho de 1990 – Estatuto da Criança e do Adolescente, para aprimorar o combate à produção, venda e distribuição de pornografia infantil, bem como criminalizar a aquisição e a posse de tal material e outras condutas relacionadas à pedofilia na internet. l. Diário Oficial da União.
11. Brasil. Lei n. 8.069, de 13 de julho de 1990. Dispõe sobre o Estatuto da Criança e do Adolescente e dá outras providências. l. Diário Oficial da União.
12. **Grisso T, Appelbaum PS, Hill-Fotouhi C. The MacCAT-T: a clinical tool to assess patient's capacities to make treatment decisions. Psychiatr Serv. 1997; 48:1415-9.**
   ⇨ Importante e consagrada ferramenta para avaliar a capacidade de tomada de decisão a respeito das possibilidades de tratamento.
13. Brasil. Ministério da Saúde. Lei n. 10.216, de 6 de abril de 2001. Dispõe sobre a proteção e os direitos das pessoas portadoras de transtornos mentais e redireciona o modelo assistencial em saúde mental. Diário Oficial da União, seção 1.
14. Lombroso C. O homem delinquente. Coleção Fundamentos do Direito. São Paulo: Ícone; 2013.
15. Camus A. O mito de Sísifo. Trad. Ari Roitman, Paulina Watch. Rio de Janeiro: Record; 2019.
16. Prefeitura da Cidade do Rio de Janeiro. Coleção Guia de Referência Rápida – Avaliação do risco de suicídio e sua prevenção – versão profissional. Rio de Janeiro: Prefeitura da Cidade do Rio de Janeiro, Secretaria Municipal da Saúde; 2016.
17. **Barros DM, Castellana GB, organizadores. Psiquiatria forense: interfaces jurídicas, éticas e clínicas. 2ª ed. Porto Alegre: Artmed; 2020.**
   ⇨ Livro-base do Núcleo de Psiquiatria Forense e Psicologia Jurídica (NUFOR) do Instituto de Psiquiatria do HCFMUSP.
18. Barros DM, Serafim AP. Parâmetros legais para a internação involuntária no Brasil. Rev Psiq Clín. 2009;35(4):175-7.
19. Castellana GB. O psiquiatra em conflito: fatos, valores e virtudes no dilema das internações involuntárias [tese]. São Paulo: Faculdade de Medicina da Universidade de São Paulo; 2019.
20. Organização das Nações Unidas (ONU). Declaração Universal dos Direitos Humanos. Resolução ONU N. 217 (III) A. Paris: ONU; 1948.
21. Wang YP, Mello SC, Bertolote JM. Epidemiologia do suicídio. In: Meleiro AMAS, Teng CT, Wang YP. Suicídio-estudos fundamentais. São Paulo: Segmento Farma; 2004. p.97-108.
22. Word Health Association. The CID 10 Classification of Mental and Behavioural Disorders. Clinical descriptions and diagnostic guidelines. Geneva: Word Health Organization; 1992.

2

Internações involuntárias e compulsórias

Christina Fornazari Ubiali Guimarães
Gustavo Bonini Castellana

Sumário

Introdução
Internações involuntárias
Tomada de decisão quanto à internação involuntária
Procedimento de alta das internações involuntárias
Epidemiologia das internações psiquiátricas involuntárias
Internações involuntárias no Brasil e no mundo
Internações compulsórias
Internações involuntárias e compulsórias de crianças e adolescentes
Considerações finais
Referências bibliográficas

Pontos-chave

- É importante que os psiquiatras clínicos e forenses tenham proximidade com as normas relacionadas às internações psiquiátricas. Nesse sentido, a Lei n. 10.216/2001 é a de maior relevância.
- Existem três tipos de internações psiquiátricas no Brasil: voluntária, involuntária e compulsória.
- A avaliação da crítica/capacidade de consentimento é imprescindível na escolha pelo tipo de internação.
- Transtornos psicóticos, transtorno bipolar do humor e dependência de álcool e outras substâncias são os diagnósticos psiquiátricos que mais levam à internação involuntária.
- As internações compulsórias costumam ser mais longas que as demais modalidades.

INTRODUÇÃO

A internação hospitalar é modalidade de tratamento presente nas diversas áreas da medicina, sendo indicada quando um indivíduo apresenta condição suficientemente grave para não poder ser tratada em domicílio, doenças altamente contagiosas ou letais e quando se deseja investigar de forma intensiva os sinais e sintomas para concluir por um ou mais diagnósticos e prosseguir com o tratamento específico. Para tanto, o médico, por ser o único profissional de saúde responsável pela decisão pela internação e pela alta, conforme estabelece a Lei n. 12.842/2013[1], deverá se basear em aspectos éticos e clínicos bem estabelecidos. Na área da psiquiatria, o médico tomará a decisão da mesma forma, levando em conta também as normas legais que regem as internações psiquiátricas, representadas principalmente pela Lei n. 10.216, de 2001[2], e pela Portaria n. 2.391/GM 26, de 2002[3]. Dessa forma, o conhecimento do tema é de suma importância para os psiquiatras clínicos, ou seja, aqueles que atuam na linha de frente de serviços de pronto atendimento, os que trabalham em unidades de internação e em serviços ambulatoriais públicos ou privados.

A Lei n. 10.216/2001 é conhecida como a "lei da reforma psiquiátrica" e foi criada para garantir a humanização do tratamento dos portadores de transtornos mentais, garantindo seus direitos como cidadãos.

Por ser uma especialidade marcada por maior subjetividade nos diagnósticos e indicação de tratamentos, a psiquiatria foi usada, ao longo da história, para facilitar o asilo de pessoas indesejáveis a grupos políticos ou à sociedade[4]. Dessa forma, fez-se necessária a regulamentação das internações psiquiátricas com base nas diretrizes internacionais de Direitos Humanos nas últimas décadas. Em 2013, a Organização Mundial da Saúde criou um plano de ação global de saúde mental, no qual muitos países vêm baseando sua legislação referente ao tema[5].

A legislação brasileira em vigor prevê três tipos de internação psiquiátrica: a voluntária (aquela que se dá com o consentimento do paciente), a involuntária (se dá sem o consentimento do paciente) e a compulsória (determinada por um juiz). Na internação voluntária, o paciente com capacidade decisória preservada assina o termo de internação para demonstrar sua concordância. Ela permite que o tratamento tenha início antes que se instale uma deterioração significativa. Nesse caso, em qualquer momento, mesmo sem indicação médica, o internado pode solicitar sua alta, a qual deve ser concedida pelo estabelecimento. É comum que as modalidades de internação involuntária e compulsória sejam confundidas tanto pelos profissionais de saúde como pelos operadores do direito. O foco deste capítulo é esclarecer quais são as características de ambas e aprofundar o conhecimento do leitor sobre o tema.

INTERNAÇÕES INVOLUNTÁRIAS

Os transtornos mentais se manifestam por alterações das emoções, da cognição e do comportamento dos indivíduos. Não é infrequente que os transtornos mentais mais graves prejudiquem o juízo de realidade e a percepção sobre o próprio estado mental, também chamada de crítica do estado mórbido, o que prejudica sua autonomia, sua liberdade de escolha e capacidade decisória. Pacientes que se encontram nesse estado e com motivos para a indicação de internação apresentam indicação de internação involuntária para sua proteção.

Segundo a o art. 6º da Lei n. 10.2016/2001, internação involuntária é "aquela que se dá sem o consentimento do usuário e a pedido de terceiro". A lei não é clara em relação a quem seria o terceiro que solicita a internação; dessa forma, o senso comum diz que, quando não existe um curador legitimado, este seria um familiar do paciente, o qual deve assinar o termo de internação involuntária. Ou seja, se o paciente for ou se tornar incapaz de tomar decisões sobre sua saúde, estas deverão ser tomadas por seu representante legal.

Na prática, utiliza-se como ordem decisória sobre a opção pela internação involuntária inicialmente o cônjuge ou companheiro e, posteriormente, os pais e os filhos capazes, de acordo com a ordem determinada pelas diretrizes da curatela, conforme dispositivo do art. 1.775 do Código Civil de 2002[6]. Porém, é relativamente comum que um paciente não possua familiares ou que não esteja acompanhado por eles no momento da avaliação. Nesses casos, a interpretação da lei permite que se proceda com a internação psiquiátrica apenas com indicação e as sinatura do médico.

A ausência de consentimento do paciente pode ser entendida como a expressa recusa pela internação, mas também como a ausência de pronunciamento ou mesmo o consentimento inválido. Um exemplo de consentimento inválido seria um paciente em mania franca com delírios grandiosos concordar com a internação, pois acredita que esse é um procedimento necessário para poder comandar todo o complexo hospitalar, já que seria o homem mais rico e poderoso do país. Nesse caso, por mais que o paciente deseje sua internação, ele não apresenta capacidade de consentir, já que apresenta sintomas psicóticos que o privam de compreender que o conteúdo de seus delírios não é verdadeiro e que a internação é necessária para o adequado tratamento de seu quadro de humor.

A avaliação da crítica e da capacidade de decisão sobre o tratamento deverá ser continuamente observada e registrada em prontuário pela equipe que realiza o acompanhamento do portador de transtorno mental durante sua internação. À medida que os sintomas vão cedendo, é grande a chance de o paciente recuperar seu discernimento, sendo indicada então a conversão para internação voluntária. Da mesma forma, um paciente internado voluntariamente pode ter seu regime de internação convertido para involuntário se seu quadro clínico privar sua crítica e capacidade decisória sobre o tratamento no decorrer da internação.

Se um transtorno mental é passível de tratamento em regime extra-hospitalar, essa sempre deverá ser a opção preconizada, devendo o paciente ser atendido por serviços comunitários de saúde. Além disso, a internação psiquiátrica deve ser prioritariamente voluntária, ou seja, com o consentimento do paciente, sendo a admissão involuntária o último recurso para proteger a integridade física e psíquica do paciente e de outros.

A legislação brasileira vigente não é explícita quanto aos motivos de internação psiquiátrica, mas o Conselho Federal de Medicina (CFM), em sua Resolução 2.057/2013[7], aponta as situações que, se estiverem presentes em um indivíduo com transtorno psiquiátrico, motivam a internação: risco de autoagressão, risco de heteroagressividade, risco de agressão à ordem pública, risco de exposição social e incapacidade grave de autocuidados. Com isso, cada instituição acaba por estabelecer seu próprio termo de internação involuntária sem seguir um modelo. As informações contidas nos termos são as que devem ser comunicadas às autoridades judiciais. No estado de São Paulo, a Comunicação de Internação Psiquiátrica Involuntária é realizada pelo preenchimento online do formulário diretamente no *site* do Ministério Público (https://sismpapp.mpsp.mp.br/interna/internacao.asp)[8].

O formulário que é enviado online para o Ministério Público prevê o esclarecimento, por parte do médico, dos motivos e da justificativa para a internação involuntária (Quadro 1). Enquanto o motivo refere-se ao risco envolvido em caso de liberação do paciente, a justificativa refere-se à incapacidade do paciente de consentir ou discordar da decisão médica, sempre na presença de um transtorno mental diagnosticado[9].

Quadro 1 Diferenças conceituais entre motivo da internação e justificativa da involuntariedade

Motivo da internação	Justificativa da involuntariedade
Leva em conta os riscos aos quais o paciente está sujeito ou que impõe a terceiros em razão da expressão de um transtorno psiquiátrico. Inclui a avaliação do diagnóstico e de sua gravidade e da capacidade de a família prover cuidados domiciliares. Quando o psiquiatra avaliar que há risco importante, haverá motivo para a internação.	Decorrente da avaliação da capacidade decisória de um paciente com transtorno psiquiátrico sobre seu tratamento e de sua capacidade para se responsabilizar por suas escolhas (autonomia). Quando essas capacidades estão diminuídas ou ausentes, haverá justificativa para a internação involuntária.

A lista de motivos prevê 13 situações, não excludentes entre si (Quadro 2).

Quadro 2 Lista de motivos para a internação de acordo com formulário do Ministério Público do Estado de São Paulo (MPSP)[8]

A.	Recursos clínicos extra-hospitalares insuficientes para o tratamento
B.	Recursos socioambientais insuficientes para o tratamento extra-hospitalar
C.	Abandono ou recusa do tratamento extra-hospitalar
D.	Ideação ou risco significativo de automutilação
E.	Ideação ou risco significativo de suicídio
F.	Risco eventual de provocar danos físicos ou patrimoniais a si próprio ou a outros
G.	Risco iminente de agredir outras pessoas
H.	Risco de perturbação à ordem pública
I.	Risco de exposição social
J.	Incapacidade de autocuidados básicos
K.	Risco de disfunções ou sintomas graves decorrentes de intoxicação ou abstinência de drogas
L.	Outros (especificar)
M.	Mais que um motivo (informar letras)

Além da presença dos motivos já descritos para indicação de internação psiquiátrica, para que esta seja realizada de forma involuntária, é necessária uma justificativa para tal ato contra a vontade do paciente. De acordo com o mesmo formulário, o paciente deve apresentar crítica sobre o estado mórbido prejudicada total ou parcialmente ou rebaixamento/estreitamento do nível de consciência, como ocorre nos estados dissociativos ou catatônicos, por exemplo. As justificativas para internação involuntária estão destacadas, de forma resumida, no Quadro 3.

Quadro 3 Lista de justificativas para a involuntariedade da internação

Consciência preservada, mas crítica parcial ou ausente e prejuízo da capacidade para decisões racionais
Paciente com rebaixamento ou estreitamento do nível de consciência
Paciente interditado por decisão judicial

Apesar de o formulário também considerar o fato de uma pessoa ser interditada judicialmente como justificativa para a involuntariedade da internação, a aplicação estrita desse critério tem caído em desuso nos últimos anos em virtude do novo Estatuto da Pessoa com Deficiência (Lei n. 13.146/2015)[10], que restringe a interdição civil apenas para atos negociais e patrimoniais, não abrangendo mais outras garantias ao cidadão, como o direito ao próprio corpo, à sexualidade, ao matrimônio, à privacidade, à educação, à saúde, ao trabalho e ao voto. Dessa forma, um paciente interditado, poderia, eventualmente, ser incapaz de gerir seu patrimônio, mas ser capaz de escolher os tratamentos de saúde aos quais deseja ser submetido.

TOMADA DE DECISÃO QUANTO À INTERNAÇÃO INVOLUNTÁRIA

A avaliação da crítica do estado mórbido e da capacidade decisória sobre o tratamento pode ser muito complexa em algumas situações, já que o critério de ausência de crítica do estado mórbido depende da avaliação de cada psiquiatra quando examina o paciente. Alguns transtornos mentais costumam trazer grande dificuldade para essa avaliação, em especial os transtornos da personalidade, os transtornos alimentares e dependência de substâncias, mas mesmo quadros psicóticos podem colocar o psiquiatra em conflito quanto à melhor decisão a ser tomada para proteger o paciente respeitando ao máximo sua autonomia[11].

A decisão pela internação involuntária ou não por parte do psiquiatra pode ser muito difícil. Por mais que o médico tente usar critérios objetivos para essa escolha, a apresentação dos sintomas psiquiátricos e do contexto social de cada caso é muito particular. Surge sempre o dilema entre privar temporariamente os direitos fundamentais de liberdade e autonomia do paciente, obrigando-o a permanecer na unidade de tratamento, e as possíveis consequências desastrosas da não internação, como episódios de agressividade grave, intoxicação por substâncias e suicídio. Em ambos os casos, o médico pode ser responsabilizado judicialmente pelos desfechos negativos de suas ações, sendo de estrita importância documentar os motivos de suas decisões clínicas, que envolvem tanto a admissão hospitalar como os tratamentos propostos e a alta.

Alguns estudiosos demonstram padrões nessa tomada de decisão por parte dos médicos. Nesse aspecto, existe o apontamento de que clínicos mais velhos tendem a ter atitudes mais paternalistas no sentido de realizar mais internações involuntárias que os médicos mais novos[12]. Além disso, características subjetivas como os valores e os traços de personalidade dos médicos também influenciam na decisão por admitir ou liberar um paciente[11].

Segundo a Associação Americana de Psiquiatria[13], a avaliação da capacidade de consentimento em relação à internação deverá levar em conta a capacidade de refletir sobre a situação e suas consequências e de lidar com as informações de forma racional, porém os aspectos principais para essa avaliação são a aptidão do paciente para entender informações relevantes e comunicar escolhas ou expressar opiniões.

Por esse motivo, os médicos responsáveis pela internação e seguimento do paciente devem estar sempre atentos à necessidade de fornecer a ele todas as informações necessárias sobre seu transtorno e sobre as possibilidades de medidas terapêuticas.

Além dos enquadramentos descritos anteriormente, o laudo médico é parte integrante da Comunicação de Internação Psiquiátrica Involuntária[8], a qual deverá conter obrigatoriamente as seguintes informações:

- Identificação do estabelecimento de saúde.
- Identificação do médico que autorizou a internação.
- Identificação do usuário e de seu responsável e contatos da família.
- Caracterização da internação como voluntária ou involuntária.
- Motivo e justificativa da internação.
- Descrição dos motivos de discordância do usuário sobre sua internação.
- CID.
- Informações ou dados do usuário pertinentes à Previdência Social (INSS).
- Capacidade jurídica do usuário, esclarecendo se é interditado ou não.
- Informações sobre o contexto familiar do usuário.
- Previsão estimada do tempo de internação.

A Comunicação de Internação Psiquiátrica Involuntária deverá ser realizada para todos os pacientes submetidos a esse regime de internação e enviada ao Ministério Público do Estado pelo responsável técnico da instituição em até 72 horas. Essa exigência contida na lei visa à regulação do Estado para a proteção do portador de transtorno mental, já que uma comissão revisora multidisciplinar imparcial, composta por um membro do Ministério Público e por profissionais da área de saúde mental que não fazem parte do corpo clínico da unidade de internação, deveria realizar a avaliação de cada paciente para evitar abusos, tratamento desumano, internações desnecessárias e restrição dos direitos do doente mental. Essa prática de revisão ainda não é efetiva em muitos municípios brasileiros justamente pela dificuldade de unificação das informações, somada ao grande número de internações e ao pouco pessoal disponível para compor as comissões revisoras.

PROCEDIMENTO DE ALTA DAS INTERNAÇÕES INVOLUNTÁRIAS

Além da preocupação quanto à decisão sobre a internação involuntária, o psiquiatra deverá ter especial atenção no momento da alta hospitalar. Existem dois tipos de alta de uma internação involuntária, sendo a mais usual a alta médica. Nesse caso, após realizado o tratamento adequado em regime de internação, o médico que assiste o paciente decide por sua alta, com base em critérios como melhora ou remissão do quadro clínico e diminuição significativa dos riscos que motivaram a internação. O outro tipo de alta que pode ocorrer nesse tipo de internação é a alta a pedido. Nesse caso, está garantido por lei que o responsável pelo internado solicite sua alta a qualquer tempo, mesmo que o médico a contraindique.

O familiar ou responsável deverá assinar termo de responsabilidade em que conste que foi devidamente informado pela equipe sobre as consequências da interrupção do tratamento hospitalar e que se responsabiliza pelo paciente. Adicionalmente, é indicado que o médico documente o ocorrido em prontuário.

A alta a pedido desobriga o médico a dar continuidade ao tratamento, bem como de emitir receita. Apesar disso, é eticamente recomendável que ele faça os encaminhamentos e prescrições necessárias para o bem-estar do paciente, mesmo que ele e seu representante legal tenham optado pela desistência da internação (Pareceres 20.589/2000 e 51.723/2005 do CRM/SP)[14,15].

Além do comunicado de internação, um formulário de alta de internação involuntária também deverá ser enviado ao Ministério Público do estado em que ocorreu a internação.

Apesar do direito à alta a pedido, o médico deve manter um paciente internado contra sua vontade ou mesmo à de seu responsável se ele se encontrar em situação de risco iminente de morte. O médico que age dessa maneira, mantendo um paciente com risco iminente de morte internado involuntariamente para protegê-lo, está respaldado tanto pelo Código de Ética Médica[16] como pela juridicidade (art. 146, § 3º do CP)[17].

Essa avaliação de risco na psiquiatria pode ser um tanto subjetiva, sendo mais evidente quando o paciente apresenta altíssimas chances de suicídio caso não permaneça em ambiente controlado como uma enfermaria. Novamente, pode se instalar um dilema ético de difícil solução[11], tema mais explorado em capítulo específico nesta seção.

EPIDEMIOLOGIA DAS INTERNAÇÕES PSIQUIÁTRICAS INVOLUNTÁRIAS

Os transtornos mentais que mais levam a internações involuntárias são as psicoses e o transtorno bipolar. São fatores de risco para a involuntariedade a privação econômica, o recebimento de benefícios assistenciais, desemprego, gênero masculino, internações involuntárias prévias e falta de *insight*[18].

Um estudo realizado na cidade de São Paulo identificou que os diagnósticos mais prevalentes nas internações involuntárias eram, em ordem decrescente, as psicoses não orgânicas e não especificadas (CID-10 F29), a esquizofrenia (CID-10 F20), o transtorno afetivo bipolar (CID-10 F31) e os transtornos mentais ou comportamentais devidos ao uso do álcool e outras substâncias psicoativas (CID-10 F10 a F19)[19].

Já está bem estabelecido na literatura médica que locais dotados de menos leitos psiquiátricos costumam apresentar maiores taxas de internações involuntárias[20], o que pode significar que a assistência comunitária não está sendo suficiente para suprir a demanda de casos graves de transtorno mental. Além disso, pacientes internados involuntariamente costumam permanecer internados por maior tempo e se opor mais ao tratamento proposto, quando comparados aos internados voluntariamente, sendo submetidos a mais condutas coercitivas durante a internação, como isolamento, contenção mecânica, medicação e higiene à força[21].

INTERNAÇÕES INVOLUNTÁRIAS NO BRASIL E NO MUNDO

O tratamento psiquiátrico involuntário na Europa varia muito de país para país, pois depende da legislação vigente e das políticas públicas locais. Porém, de forma geral, existe um maior controle de juízes e representantes do Estado na determinação das internações involuntárias, sendo menor o papel dos familiares.

No continente europeu, essa modalidade de internação está muito relacionada à prevenção de crimes, tratamento de forma aguda ou crônica e reabilitação social de portadores de transtornos mentais que já foram ou não condenados pelo cometimento de crimes, dando-se ênfase aos indivíduos dependentes de substâncias[22,23].

Os americanos utilizam um modelo proposto pela Associação Americana de Psiquiatria em que se pode indicar uma internação involuntária quando estão presentes os seguintes critérios: diagnóstico psiquiátrico confiável, sério desconforto para o paciente, tratamento efetivo disponível e incapacidade de o paciente decidir e aceitar o tratamento oferecido. Frise-se que o risco para terceiros não é explícito dentre os critérios[24].

Nos Estados Unidos, também ocorre maior participação de representantes do judiciário na maioria dos estados, geralmente intercedendo quando ocorre uma internação involuntária, mas também nas internações voluntárias quando existe dúvida, por parte da equipe médica, em relação à capacidade do paciente de consentir com a internação. Nessa última situação, também se indica que uma equipe isenta avalie se o paciente está recebendo prescrição e condutas médicas apropriadas a seu diagnóstico, se o tempo de permanência está apropriado e a qualidade da supervisão que recebe. Os dados obtidos por esse comitê de qualidade devem ser reportados à justiça e podem ser usados para indicar ao estabelecimento quais deverão ser as medidas a serem tomadas naquele caso[25].

Em virtude da escassez e ineficiência dos serviços comunitários de saúde mental no Brasil e da dificuldade de adesão ao tratamento ambulatorial por parte dos usuários, acaba por ocorrer um fenômeno chamado de "porta giratória", que nada mais é do que reinternações psiquiátricas frequentes (duas ou mais em um ano ou mais de três ao longo da vida). Esse fato é relacionado principalmente ao baixo suporte sociofamiliar[26].

No ano de 2019, foi sancionada no Brasil a "nova lei de drogas" (Lei n. 13.840/2019)[27], que substitui a Lei n. 11.343/2006. Ela explicita quem são os legitimados a requerer especificamente a internação involuntária de pacientes dependentes químicos, conforme o art. 23-A, transcrito a seguir:

§ 3º: São considerados 2 (dois) tipos de internação:
II - internação involuntária: aquela que se dá, sem o consentimento do dependente, a pedido de familiar ou do responsável legal ou, na absoluta falta deste, de servidor público da área de saúde, da assistência social ou dos órgãos públicos integrantes do Sisnad, com exceção de servidores da área de segurança pública, que constate a existência de motivos que justifiquem a medida.

Mais do que isso, a nova lei determina que o tempo máximo de internação de pacientes dependentes de substâncias seja de 90 dias, de tal sorte a afastar a internação involuntária de adictos da regra das internações psiquiátricas, que não traz em seu bojo qualquer limitação temporal. Ainda em relação a essa lei, temos que as comunidades terapêuticas passaram a fazer parte do Sistema Nacional de Políticas Públicas sobre Drogas (Sisnad), com o objetivo de serem um ambiente residencial para acolhimento dos usuários de drogas em situação de vulnerabilidade social. Deve-se atentar que as comunidades terapêuticas não são consideradas unidades de internação psiquiátrica e que a permanência do usuário nelas deve ser sempre voluntária, sendo vedado o isolamento físico.

INTERNAÇÕES COMPULSÓRIAS

Além das modalidades voluntária e involuntária, a legislação brasileira aponta também a internação compulsória como tipo de internação psiquiátrica possível, sendo sua definição como "aquela determinada pela justiça".

Ocorre principalmente na indicação de internação como medida de segurança, ou seja, para aqueles que cometeram crimes, mas que foram considerados inimputáveis, incapazes de serem responsabilizados pelo ato ilícito que cometeram em virtude da presença de transtorno mental. Nesse caso, o juiz responsável indicará o local para internação do indivíduo, que será, majoritariamente, nas casas de custódia e tratamento, os antigos manicômios judiciários. Porém, o juiz pode determinar a internação do indivíduo em outras clínicas e hospitais psiquiátricos, a depender de seu julgamento, devendo levar em conta as condições de segurança do estabelecimento e a proteção do paciente e dos demais internados e funcionários. É importante esclarecer que a medida de segurança objetiva o tratamento do indivíduo e não sua punição.

Além de medidas de segurança, as internações compulsórias podem ser aplicadas a outros casos. É comum que o juízo determine a internação de pessoas dependentes de substâncias psicoativas por solicitação da família na justiça, geralmente por se verem em risco e sem possibilidades de lidar com o paciente em ambiente doméstico. Ademais, também ocorrem internações compulsórias de menores de 18 anos com o intuito de o juízo obter maior segurança em suas decisões relacionadas ao tratamento adequado, à guarda e ao abrigamento dos que estão em situação de vulnerabilidade.

Observa-se, na prática, que muitos dos pedidos de internação compulsória visam, na verdade, à introdução do paciente no sistema de saúde com a entrada em instituições de internação por meio de ordem judicial, o que atropela os princípios do Sistema Único de Saúde (SUS). A entrada dos portadores de transtornos mentais no sistema de saúde não necessariamente deve envolver o Judiciário, já que existe um fluxo preestabelecido do SUS para tanto.

O Ministério Público tem autonomia para provocar o juízo com a solicitação desse tipo de internação, mas esse pedido também pode ser feito pela família por meio do acionamento desse mesmo órgão, da Defensoria Pública ou de advogados. É o juiz quem tomará essa decisão com base nas alegações e documentos apresentados no processo, sempre visando garantir o direito à saúde.

Quando se trabalha em instituições com leitos psiquiátricos e se recebe a determinação judicial para realizar a internação de um indivíduo, por mais que a avaliação clínica inicial não demonstre critérios suficientes para manter o paciente internado, deve-se proceder à internação no serviço, já que a desobediência poderá levar o estabelecimento e o médico à aplicação de sanções. Após a admissão, a equipe poderá notificar a vara responsável sobre a ausência de critérios médicos para a internação ou sobre a melhora clínica do internado, bem como sobre a necessidade de transferência de setor ou de hospital.

Apesar de o Conselho Federal de Medicina determinar que "a internação compulsória é aquela determinada por magistrado mediante prévia avaliação médica e emissão de parecer sob a forma de laudo médico circunstanciado" e que "nas internações compulsórias quem determina a natureza e o tipo de tratamento a ser ministrado é o médico assistente do paciente, que poderá prescrever alta hospitalar no momento em que entender que este se encontra em condições, cabendo ao diretor técnico médico comunicar tal fato ao juiz, para as providências que entender cabíveis", quando o despacho judicial não deixa clara a possibilidade de alta hospitalar a partir do julgamento clínico, recomenda-se aguardar a autorização do juiz para proceder com a alta, como medida de proteção do médico e da instituição. Dessa forma, esse processo costuma ser bastante lento e é comum que se vejam pacientes internados compulsoriamente por muitos meses e até anos, mesmo sem que haja necessidade para tanto do ponto de vista psiquiátrico.

Alguns dos fatores mais comumente associados à internação compulsória são: baixo suporte social, antecedente de internação involuntária e baixa funcionalidade. Homens portadores de esquizofrenia e de transtornos de personalidade ou de conduta são as pessoas que mais são submetidas a esse tipo de internação. Apesar disso, o perfil epidemiológico é muito variável a depender do país que se analisa, tanto no que se refere às características dos pacientes como à proporção das internações. Essa variabilidade é consequência das diferenças na legislação e no sistema de saúde de cada região[28].

Um estudo realizado no litoral de São Paulo demonstrou que o diagnóstico mais prevalente nas internações compulsórias era dependência de substâncias. Demonstrou-se que essa categoria de internação levou a tempo de permanência quatro vezes maior do que os outros tipos de internação, gerando gastos significativos ao sistema público de saúde. Na Inglaterra, pôde-se observar o mesmo padrão: internações compulsórias muito mais longas do que as que não eram determinadas pela justiça[28-30].

Porém, a legislação referente a esse tema ainda é pouco precisa e não se tem muitos estudos epidemiológicos sobre as internações compulsórias no Brasil, bem como não se conhecem as taxas de internação para cumprimento de medida de segurança, as doenças psiquiátricas mais prevalentes e o perfil detalhado dos pacientes internados compulsoriamente.

A Figura 1 (adaptada de Barros e Serafim[31]) resume as condutas explicitadas no decorrer do capítulo em relação às internações psiquiátricas de adultos.

INTERNAÇÕES INVOLUNTÁRIAS E COMPULSÓRIAS DE CRIANÇAS E ADOLESCENTES

Se as condutas relacionadas às internações psiquiátricas de adultos já são polêmicas, nas relacionadas às internações de menores de 18 anos as dúvidas são ainda maiores. Existem divergências entre o que determinam as normas e o que se faz na prática, inclusive com variações entre estabelecimentos e profissionais.

Para o presente tema, é importante recordar que, no Brasil, os menores de 16 anos são considerados incapazes para os atos da vida civil. Já os adolescentes entre 16 e 18 anos de idade são considerados relativamente incapazes. A partir da interpretação da Lei n. 10.216/2010 e do Estatuto da Criança e do Adolescente[32], o Conselho Regional de Medicina do Estado de São Paulo (Cremesp) exarou o parecer 6769/2011[33], em que se discute o seguinte:

> os menores de 16 anos são 'absolutamente incapazes', ou seja, são sujeitos de direitos, porém, devido à idade, não atingiram o discernimento para distinguir o que podem ou não fazer, o que lhes é conveniente ou prejudicial. Portanto, podem expressar sua vontade, mas não têm o poder decisório que cabe ao seu responsável legal. [...] A modalidade de internação voluntária é inaplicável aos menores de 16 anos de idade [...], diante da presunção legal da ausência de discernimento para formar opinião, manifestar sua vontade e compreender a natureza de sua decisão, quanto à internação psiquiátrica. Assim, menores de 16 anos de idade não poderão internar-se voluntariamente para tratamento por não possuírem capacidade jurídica para manifestarem sobre sua vontade de aderir ao tratamento psiquiátrico sob regime de internação.

Ainda de acordo com o parecer do Cremesp, quando há indicação médica de internação de adolescentes entre 16 e 18 anos, existe a possibilidade de admissão voluntária quando eles concordam com a indicação e os responsáveis se manifestam no mesmo sentido. Essa é uma faixa etária em que os pais (ou responsáveis) devem se manter assistindo os menores, porém a vontade dos primeiros não pode ser considerada como substitutiva da vontade do adolescente.

> Fora dos casos emergenciais, havendo indicação médica de internação psiquiátrica, porém sem a concordância do paciente menor de idade, avaliando-se o grau de maturidade que este possuir, recomenda-se que a internação seja precedida de pedido de autorização judicial (internação compulsória), de forma a garantir à criança ou ao adolescente o direito de manifestar sua opinião e de acesso à justiça, possibilitando, também, a

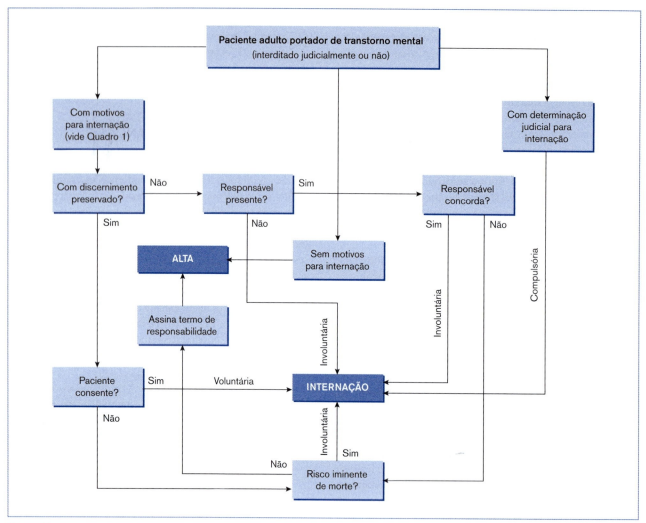

Figura 1 Condutas em relação às internações psiquiátricas de adultos.
Fonte: adaptada de Barros e Serafim[31].

manifestação prévia do Ministério Público e, se for o caso, a nomeação de um curador especial.

Ou seja, se ocorrer divergência de opiniões entre o adolescente e seus responsáveis, a decisão clínica dependerá da capacidade específica de decisão do menor em relação ao tratamento. Se este não apresentar capacidade crítica suficiente e estiver colocando a si mesmo ou a outras pessoas em risco, pode-se prosseguir com a internação involuntária se houver concordância dos responsáveis legais.

No caso de o paciente apresentar amadurecimento suficiente e ocorrer divergência de opiniões em relação aos pais, recomenda-se que essa internação seja realizada na modalidade compulsória, já que haveria um conflito de interesses entre o relativamente incapaz e seus responsáveis. Nesse caso, o Ministério Público deverá se manifestar sobre o caso e a internação poderá ser determinada pela justiça. Nessas situações, é potencial a nomeação de um curador especial para o adolescente, cujos poderes estão condicionados à sua atuação específica nesse processo, com a finalidade única de resguardar a defesa dos interesses e do ponto de vista do menor. Evita-se, com isso, que o representante manifeste sua vontade exclusivamente com interesses próprios (p. ex., quando deseja, por qualquer motivo, interromper os cuidados com o menor que, no entanto, não tem indicação para tratamento hospitalar). A nomeação de um curador especial servirá como medida de controle preventivo, garantindo que a existência de potencial viés do representante não impeça que os reais interesses do menor sejam atendidos.

Dito de outra forma, a internação voluntária de adolescentes maiores de 16 e menores de 18 anos poderá se dar com a comunhão de desejos do menor e de seu representante legal. Havendo discordância, são duas as hipóteses possíveis:

- Na hipótese de urgência, em razão de risco a si ou a outrem, é possível a internação involuntária. Esta modalidade, no entanto, é a exceção.
- Não havendo os requisitos apontados, deverá ocorrer a internação compulsória. A manifestação de vontade válida no caso dos relativamente incapazes se dá pela comunhão das manifestações do menor e de seu representante legal.

Ocorre que, havendo discordância, e haja vista a potencial existência de interesses próprios do representante legal, que poderá apresentar conflito de interesses em relação à contraposição de sua própria vontade com a do menor, é necessário que seja nomeado curador especial. A impossibilidade de o representante legal exarar a vontade pelo menor se dá em virtude do art. 9º, I, do Código de Processo Civil de 2015[34], que afirma que o juiz nomeará curador especial quando houver potencial colisão entre os interesses do incapaz e de seu representante.

Tal medida necessariamente passará por uma decisão jurisdicional, de tal maneira que não haverá outra modalidade possível que não a internação compulsória. É imperioso destacar que o critério de urgência é dado pelo parecer do Cremesp, que determina expressamente que, não sendo o caso, o caminho adequado é a internação compulsória.

Assim, pode-se resumir da seguinte maneira as possibilidades de internação de menores de idade:

1. Absolutamente incapaz (até 16 anos incompletos): não é possível a internação voluntária, já que o menor não é capaz de exarar vontade válida, e tal manifestação é realizada pelo representante legal. Assim, é impossível o conflito de vontades entre o menor e seu representante, já que o representante fala por si e pelo menor. Sabendo, no entanto, que a manifestação do representante pode ser enviesada por seus próprios interesses, o art. 9º, I, do Código de Processo Civil (Lei n. 13.105/2015)[34], determina que seja nomeado um curador *ad hoc* pelo juiz. Assim, configurar-se-á a internação compulsória, devendo o médico comunicar o conflito ao Ministério Público para que esse exerça a proteção do menor.
2. Relativamente incapaz (de 16 anos completos até 18 anos incompletos): a internação voluntária é possível, desde que o ato complexo de manifestação de vontade seja expresso pelo menor e seu representante legal na mesma direção, ou seja, sejam ambos favoráveis à internação. Caso contrário, a internação compulsória deverá ocorrer na presença de conflito entre as vontades exaradas pelo menor e seu representante legal, devendo o médico comunicar o caso ao Ministério Público indicando a necessidade de internação compulsória. A internação involuntária deverá ser a opção nos casos emergenciais, desde que tenha o consentimento do responsável legal.

Uma vez internado, é garantido por lei que o menor de 18 anos possa estar acompanhado de um de seus responsáveis pelo tempo em que permanecer sob esse tratamento. Apesar disso, podem existir exceções quando a presença do acompanhante se mostrar prejudicial ao tratamento de saúde do menor, mesmo que de forma temporária. Nesse caso, essa decisão deverá ser embasada por laudo médico e autorizada pelos responsáveis legais ou pelo juízo. Além disso, está vedada a internação de crianças e adolescentes na mesma área de abrigamento de adultos, a não ser quando houver justificativa médica, autorizada pelo responsável ou juiz, visando unicamente à melhor terapêutica possível ao menor.

CONSIDERAÇÕES FINAIS

Nas últimas décadas, o tratamento psiquiátrico tem se tornado mais humanizado e as normas nacionais e internacionais visam cada vez mais à inclusão do portador de transtorno mental na sociedade, garantindo sua cidadania. Com isso, as internações passaram a ser indicadas apenas quando as outras modalidades de tratamento se mostram insuficientes para um caso em específico.

Dessa forma, a análise minuciosa dos sinais e sintomas que poderiam dar causa a uma internação por causarem riscos, bem como a verificação da crítica do paciente, são essenciais para que o psiquiatra possa tomar as decisões mais assertivas em relação ao tratamento, de forma a proteger ao máximo a autonomia do examinado. Quando se puder realizar de forma extensa a revisão das internações involuntárias por equipes isentas no Brasil, o país passará a cumprir as recomendações mais relevantes para a proteção aos direitos humanos relacionados às internações psiquiátricas.

Para aprofundamento

- Walker S, Mackay E, Barnett P, Rains LS, Leverton M, Dalton-Locke C, et al. Clinical and social factors associated with increased risk for involuntary psychiatric hospitalization: a systematic review, meta-analysis, and narrative synthesis. Lancet Psychiatry. 2019;6(12):1039-53.
  → Revisão sistemática e metanálise sobre os fatores de risco associados a internações involuntárias. Reúne dados de 77 estudos de 22 países.
- World Health Organization. Comprehensive Mental Health Action Plan 2013-2020. Geneva: World Health Organization; 2013 [acesso em: 25 ago. 2020]. Disponível em: http://apps.who.int/gh/ebwha/pdf_files/WHA66/A66_R8-en.pdf
  → Último plano de ação em saúde mental da Organização Mundial de Saúde. Inclui recomendações sobre a prática das internações psiquiátricas.
- Guimarães C, Hirata E, Oliveira M. Internações psiquiátricas involuntárias. In: Barros D, Castellana G. Psiquiatria forense – Interfaces jurídicas, éticas e clínicas. 2ª ed. Porto Alegre: Artmed; 2020. p.113-27.
  → O capítulo traz reflexões sobre as internações psiquiátricas involuntárias e discorre sobre as especificidades desse tipo de tratamento nos principais transtornos mentais.

REFERÊNCIAS BIBLIOGRÁFICAS

1. Brasil. Lei n. 12.842, de 10 de julho de 2013. Dispõe sobre o exercício da medicina.
2. **Brasil. Lei n. 10.216, de 06 de abril de 2001. Dispõe sobre a proteção e os direitos das pessoas portadoras de transtornos mentais e redireciona o modelo assistencial em saúde mental.**
    ⇨ Lei que rege as internações psiquiátricas no Brasil, sendo essa especialidade a única na medicina que possui lei específica que a regulamente.
3. **Brasil. Ministério da Saúde. Portaria GM/MS n. 2.391, de 26 de dezembro de 2002. Regulamenta o controle das internações psiquiátricas involuntárias (IPI) e voluntárias.**
    ⇨ Regulamenta o controle das internações psiquiátricas voluntárias e involuntárias, de acordo com o disposto na Lei n. 10.216/2001, estabelecendo os procedimentos para notificação das internações ao Ministério Público e sobre as comissões revisoras.
4. Arbex D. Holocausto brasileiro. São Paulo: Geração Editorial; 2013.
5. World Health Organization. Comprehensive Mental Health Action Plan 2013-2020. Geneva: World Health Organization; 2013 [acesso em: 25 ago. 2020]. Disponível em: http://apps.who.int/gb/ebwha/pdf_files/WHA66/A66_R8-en.pdf
6. Brasil. Lei n. 10.406, de 10 de janeiro de 2002. Institui o Código Civil. Diário Oficial da União; jan. 2002;8:1-74.
7. Brasil. Conselho Federal de Medicina. Resolução CFM n. 2.057, de 20 de setembro de 2013. Consolida as diversas Resoluções da área da Psiquiatria e reitera os princípios universais de proteção ao ser humano.
8. Ministério Público do Estado de São Paulo. Comunicação de Internação Psiquiátrica Involuntária [acesso em 05 ago. 2020]. Disponível em: https://sismpapp.mpsp.mp.br/interna/internacao.asp
9. Castellana GB, Shraiber LB, da Silva TF, Barros DM. Decision-making for involuntary commitment in Brazil: elucidating misunderstandings between reasons and justification. Braz J Psychiatry. 2020;42:108-9.
10. **Brasil. Lei n. 13.146, de 6 de julho de 2015. Institui a Lei Brasileira de Inclusão da Pessoa com Deficiência (Estatuto da Pessoa com Deficiência).**
    ⇨ Lei que visa assegurar o exercício pleno dos direitos das pessoas com deficiência, incluindo as com transtornos mentais, alterando, entre outros, os artigos 3º e 4º do Código Civil, que versam sobre a incapacidade civil.
11. Castellana GB. O psiquiatra em conflito: fatos, valores e virtudes no dilema das internações involuntárias [tese]. São Paulo: Departamento de Saúde Coletiva – Faculdade de Medicina da Universidade de São Paulo; 2019.
12. Kallert TW, Glockner M, Schutzwohl M. Involuntary vs. voluntary hospital admission. A systematic literature review on outcome diversity. Eur Arch Psychiatry Clin Neurosci. 2008:258:195-209.
13. Consent to Voluntary Hospitalization. Task Force Report no 34. Washington, DC: American Psychiatric Association; 1993.
14. Conselho Regional de Medicina do Estado de São Paulo. Parecer-Consulta CRM-SP 20.589/2000. Dispõe sobre a obrigatoriedade do fornecimento de receita médica para paciente que tiver alta a pedido.
15. Conselho Regional de Medicina do Estado de São Paulo. Parecer-Consulta CRM-SP 51.723/2005. Parecer complementar à Consulta que trata de obrigatoriedade do fornecimento de receita médica para paciente que tiver alta a pedido. [Internet]. 2005 [acesso 25 ago. 2020]. Disponível em: http://www.cremesp.org.br/library/modulos/legislacao/pareceres/versao_impressao.php?id=8289
16. Conselho Federal de Medicina. Código de Ética Médica. Resolução CFM n. 2217, de 27 de setembro de 2018. Brasília: Conselho Federal de Medicina; 2019.
17. Brasil. Decreto-Lei n. 2.848, de 07 de dezembro de 1940. Código Penal [on-line]. Diário Oficial da União, Brasília (DF). 1940 31 dez [citado 18 abr. 2020]. Disponível em: http://www.planalto.gov.br/ccivil_03/decreto-lei/del2848compilado.htm
18. Walker S, Mackay E, Barnett P, Rains LS, Leverton M, Dalton-Locke C, et al. Clinical and social factors associated with increased risk for involuntary psychiatric hospitalization: a systematic review, meta-analysis, and narrative synthesis. Lancet Psychiatry. 2019;6(12):1039-53.
19. Lima MA. Internação involuntária em psiquiatria, legislação e legitimidade, contexto e ação. In: Ética e psiquiatria. 2ª ed. São Paulo: Cremesp; 2007.
20. Minatogawa-Chang TM, Ferreira LK, Ferreira MP, Hirata ES. Clinical and demographic differences between voluntary and involuntary psychiatric admissions in a university hospital in Brazil. Cad Saúde Pública. 2013;29(11):2347-52.
21. Craw J, Compton MT. Characteristics associated with involuntary versus voluntary legal status at admission and discharge among psychiatric inpatients. Soc Psychiatry Psychiatr Epidemiol. 2006;41(12):981-8.
22. Porter L, Argandoña M, Curran WJ. Drug and alcohol dependence policies, legislation and programmes for treatment and rehabilitation. Geneva: WHO, Substance Abuse Department, Social Change and Mental Health; 1999.
23. Israelsson M, Gerdner A. Compulsory commitment to care of substance misusers – a worldwide comparative analysis of the legislation. Open Addict J. 2010;1:117-30.
24. Stromberg CD, Stone AA. A model state law on civil commitment of the mentally ill. Harvard J Legis. 1983;20:275-396.
25. Cournos F, Faulkner LR, Fitzgerald L, Griffith E, Munetz MR, Winick B. Report of the Task Force on Consent to Voluntary Hospitalization. Bull Am Acad Psychiatry Law. 1993;21(3):293-307.
26. Zanardo GLP, Silveira LHC, Rocha CMF, Rocha KB. Internações e reinternações psiquiátricas em um hospital geral de Porto Alegre: características sociodemográficas, clínicas e do uso da Rede de Atenção Psicossocial. Rev Bras Epidemiol. 2017;20(3):460-74 [acesso em: 25 ago. 2020] Disponível em: https://www.scielo.br/scielo.php?pid=S1415-790X2017000300460&script=sci_abstract&tlng=pt
27. **Brasil. Lei n. 13.840, de 5 de junho de 2019. Altera as Leis nos 11.343, de 23 de agosto de 2006, 7.560, de 19 de dezembro de 1986, 9.250, de 26 de dezembro de 1995, 9.532, de 10 de dezembro de 1997, 8.981, de 20 de janeiro de 1995, 8.315, de 23 de dezembro de 1991, 8.706, de 14 de setembro de 1993, 8.069, de 13 de julho de 1990, 9.394, de 20 de dezembro de 1996, e 9.503, de 23 de setembro de 1997, os Decretos-Lei nos 4.048, de 22 de janeiro de 1942, 8.621, de 10 de janeiro de 1946, e 5.452, de 1º de maio de 1943, para dispor sobre o Sistema Nacional de Políticas Públicas sobre Drogas e as condições de atenção aos usuários ou dependentes de drogas e para tratar do financiamento das políticas sobre drogas.**
    ⇨ Lei sancionada recentemente pelo presidente Jair Messias Bolsonaro sobre políticas públicas e internações psiquiátricas de pessoas portadoras de dependência de substâncias. Nos próximos anos, poder-se-á observar a repercussão desta nos dados epidemiológicos relativos a esses pacientes.
28. Venturini F, de Moura EC, Bastos PA, Martins LC, Fragoso YD. Profile and costs involved in long-term compulsory hospitalization of psychiatric patients. Braz J Psychiatry. 2018;40(3):306-8. doi: 10.1590/1516-4446-2017-2243.
29. De Stefano A, Ducci G. Involuntary admmission and compulsory treatment in Europe: an overview. Int J Ment Health. 2008;37:10-21.
30. Fagundes Júnior HM, Desviat M, Silva PR. Psychiatric reform in Rio de Janeiro: the current situation and future perspectives. Cien Saúde Colet. 2016;21:1449-60.
31. Barros DM, Serafim AP. Parâmetros legais para a internação involuntária no Brasil. Rev Psiq Clin. 2009;35(4):175-7.
32. **Brasil. Lei n. 8.069, de 13 de julho de 1990. Dispõe sobre o Estatuto da Criança e do Adolescente e dá outras providências. Diário Oficial da União. 16 jul. 1990.**
    ⇨ Busca garantir os direitos e a proteção dos menores de 18 anos. Deve-se observar os dispositivos da Lei 10.216/2001 sob a ótica do ECA nas condutas relativas às internações psiquiátricas dos menores.
33. Conselho Regional de Medicina do Estado de São Paulo. Consulta n. 6.769/2011. São Paulo: Cremesp; 2011.
34. Brasil. Lei n. 13.105, de 16 de março de 2015. Código de Processo Civil. Brasília: Senado Federal; 2015.
35. Cano M, Barbosa H. Alta a pedido contra indicação médica sem iminente risco de morte. Revista Bioética. 2016;24:147-55.

36. Guimarães C, Hirata E, Oliveira M. Internações psiquiátricas involuntárias. In: Barros D, Castellana G. Psiquiatria forense – Interfaces jurídicas, éticas e clínicas. 2ª ed. Porto Alegre: Artmed; 2020. p.113-27.

37. Brasil. Conselho Federal de Medicina. Resolução CFM n. 2.056, de 20 de setembro de 2013. Disciplina os departamentos de Fiscalização nos Conselhos Regionais de Medicina, estabelece critérios para a autorização de funcionamento dos serviços médicos de quaisquer naturezas, bem como estabelece critérios mínimos para seu funcionamento, vedando o funcionamento daqueles que não estejam de acordo com os mesmos. Trata também dos roteiros de anamnese a serem adotados em todo o Brasil, inclusive nos estabelecimentos de ensino médico, bem como os roteiros para perícias médicas e a organização do prontuário de pacientes assistidos em ambientes de trabalho dos médicos.

38. Brasil. Lei n. 8.080, de 19 de setembro de 1990. Dispõe sobre as condições para a promoção, proteção e recuperação da saúde, a organização e o funcionamento dos serviços correspondentes e dá outras providências.

3

Transtornos mentais e comportamentos violentos

Rafael Natel Freire

Sumário

Introdução
Agressividade
Epidemiologia
Fatores de risco
Neuroimagem
Transtornos mentais
    Uso de substâncias
    Transtornos de humor
    Transtornos psicóticos
    Transtornos mentais orgânicos
    Transtornos do impulso
    Transtornos de personalidade
    Psicopatia
Instrumentos de avaliação
Implicações legais
Intervenções
Considerações finais
Vinheta clínica
Para aprofundamento
Referências bibliográficas

Pontos-chave

- A violência é um problema bastante presente na sociedade e relevante para a saúde pública.
- Os transtornos mentais são responsáveis por apenas uma pequena parcela dos comportamentos violentos.
- A agressividade pode se dar como uma expressão natural do comportamento humano, sendo socialmente adequada em determinadas circunstâncias.
- Quando o comportamento violento for decorrente de um transtorno mental, tal fato pode alterar as consequências jurídicas do ato.
- Existem instrumentos que podem auxiliar no diagnóstico e prognóstico (avaliação de risco) desses casos.
- A identificação precoce desta relação favorece a tomada de medidas preventivas no sentido de evitar a ocorrência da violência.

INTRODUÇÃO

Segundo a Organização Mundial da Saúde, violência é o "uso intencional de força física ou poder, real ou como ameaça contra si próprio, outra pessoa, um grupo ou uma comunidade, que resulte ou tem grande probabilidade de resultar em ferimentos, morte, danos psicológicos, desenvolvimento prejudicado ou privação"[1].

Portanto, considerando a magnitude deste conceito, do ponto de vista social, a violência pode ser manifestada como maus-tratos a crianças ou idosos, violência contra parceiros afetivos, autodirecionada, violência sexual, ou até como terrorismo, conflitos sociais envolvendo disputas de poder e relacionada a outros crimes[2].

A partir daí, foi concebido um modelo ecológico que estabelece quatro níveis de compreensão da violência: individual (fatores biológicos e histórico pessoal), de relacionamento, comunitário e sociocultural[2,3].

A relação entre comportamentos violentos e transtornos mentais se dá no primeiro nível, o individual, e é estudada desde os primórdios da psiquiatria. No entanto, ainda hoje há uma confusão muito grande acerca do tema, especialmente quando se pressupõe um diagnóstico a partir de um comportamento violento, prescindindo de uma avaliação global da funcionalidade do indivíduo.

Ao contrário do que diz o senso comum, os transtornos mentais são responsáveis por apenas uma pequena parcela dos comportamentos violentos, a ponto de sua prevalência no grupo de agressores ser muitas vezes semelhante à da população geral[4]. Da mesma forma, ainda que alguma agressividade possa estar presente em muitos diagnósticos psiquiátricos, a imensa maioria dos pacientes portadores de transtornos mentais não comete atos violentos. Na realidade, portadores de doenças mentais graves possuem um grande risco de ser vítimas de crimes, o que contribui, inclusive, para a exacerbação do quadro[5].

Para que se possa fazer uma análise precisa dessa associação, é fundamental que se tenha uma compreensão adequada do conceito de transtorno mental.

Neste capítulo, propomos uma revisão ampla sobre as características e classificações dos comportamentos violentos, contemplando tanto seus aspectos psicopatológicos quanto suas implicações legais.

AGRESSIVIDADE

A agressividade é um comportamento que deriva de sentimentos como raiva, hostilidade, irritabilidade e impulsividade, sendo produto de fatores biológicos, psicológicos, culturais, socioeconômicos e políticos[6]. A partir desta constatação, entendemos que o comportamento agressivo faz parte do repertório natural de expressões do ser humano, não sendo necessariamente patológico; em determinadas situações manifesta-se como reação instintiva de defesa, útil na proteção contra ameaças, no sucesso reprodutivo e até para dominação social, de forma fisiológica. Inclusive, a falta de um nível saudável de agressividade pode ser encontrada em indivíduos com transtornos de personalidade dependente ou esquiva[7].

Com base nesse conceito, é importante apontar que muitas formas de agressividade estão presentes na sociedade de maneira quase imperceptível, sendo naturalmente toleradas e até valorizadas em contextos específicos, como em alguns esportes/lutas marciais, procedimentos estéticos e outros rituais. Nesses casos, geralmente há regras que evitam a perda do controle.

Atos pontuais de agressividade podem ser situacionais, mas quando existe uma tendência a se comportar de maneira agressiva, isso representa um traço de personalidade. Enquanto a frequência dos atos de agressividade tende a diminuir com o avançar da idade, vários estudos documentam que o traço de agressividade começa cedo na vida e se mantém durante a idade adulta[8].

Portanto, a linha que divide comportamentos normais e patológicos é bastante tênue, de modo que os indivíduos com agressividade patológica podem sentir e racionalizar sua violência ou agressão como estando dentro dos limites normais da agressividade protetiva ou defensiva.

Mesmo quando se mostra prejudicial, o comportamento agressivo ocorre de maneira bastante heterogênea, de modo que seu impacto poderá variar bastante de acordo com a circunstância, a forma e o impacto gerado.

Para distinguir e entender melhor essas diversas formas, podem ser utilizadas múltiplas classificações, algumas das quais descrevemos a seguir[6]:

- Natureza do ato: física (contra pessoas, animais ou objetos/propriedade) ou verbal; direta ou indireta.

- Origem: primária ou secundária (quando há uma causa externa específica).
- Finalidade: defensiva/reativa/impulsiva ou dominante/proativa/premeditada/predatória. Esta última representa um ato planejado, o qual não é tipicamente associado com frustração ou resposta a uma ameaça imediata, não sendo também acompanhada de elevação da atividade autonômica e tem claros objetivos na mente. Já a agressividade impulsiva, em contraste, é caracterizada por altos níveis de elevação autonômica e precipitada por provocações associadas a emoções negativas como raiva e medo, sendo geralmente uma resposta a estresse evidente. Ela se torna patológica quando a resposta agressiva é exagerada em relação à provocação emocional ocorrida.
- Direcionamento: contra si próprio (autoagressão) ou contra outrem (heteroagressão).

Existem algumas teorias evolutivas interessantes relacionadas à expressão da agressividade humana. Uma delas sugere que a atividade serotoninérgica central foi modelada pela seleção natural de acordo com as variações ambientais. Assim, na realidade selvagem de nossos ancestrais, previamente à formação das primeiras civilizações, o ambiente era hostil, o qual favorecia uma atividade serotoninérgica reduzida, pois isso aumentaria a resistência à habituação aos estímulos ambientais, com a manutenção de um estado de alerta que facilitava a explosão comportamental de luta ou fuga frente a um estímulo maior.

Contudo, no contexto das civilizações modernas, com ambientes superpovoados e plenos de estímulos de natureza sensorial variada e atraente, é melhor ter um sistema serotoninérgico mais ativo, promovendo um comportamento mais relaxado e tolerante. Em outras palavras, indivíduos que sofrem por um caráter impulsivo-agressivo excessivo podem representar uma desadaptação evolutiva, fruto das rápidas e profundas alterações que nossa espécie impôs ao seu próprio ambiente[9].

De acordo com a teoria evolutiva do modelo catalisador[10], o comportamento agressivo é entendido como uma adaptação evolutiva que providenciou uma vantagem seletiva aos membros da espécie humana que demonstraram esse traço. De forma similar, o controle da agressividade também é visto como um traço adaptativo. Então, o comportamento antissocial é descrito como comportamento agressivo excessivo e/ou fora de controle. O comportamento antissocial instrumental deve surgir por contribuições genéticas para traços de personalidade agressivos, ao passo que o comportamento antissocial reativo deve resultar por dano ou deficiências no aparelho de controle de impulso biológico.

EPIDEMIOLOGIA

Em uma análise profunda sobre a violência na história da humanidade, verifica-se que houve uma diminuição de sua ocorrência em todos os aspectos[11]. Ao adotarmos um referencial de tempo mais recente, ainda que faltem dados mais precisos sobre o tema no Brasil e no mundo, as estatísticas também apontam para um declínio nas taxas de homicídio.

Segundo a Organização Mundial da Saúde (OMS), ao longo do período entre 2000 e 2012 as taxas globais foram reduzidas em pouco mais de 16%, sendo 39% nos países de renda alta, 13% nos de renda média e 10% nos de renda baixa, indicando uma forte associação com o aspecto socioeconômico. As mais altas taxas foram registradas na região das Américas. Mesmo assim, no mundo todo registram-se anualmente mais de 1,3 milhão de mortes em consequência da violência, em todas as suas formas – autodirecionada, interpessoal e coletiva – o que corresponde a 2,5% da mortalidade global. Para indivíduos entre 15 e 44 anos de idade, a violência é a quarta principal causa de morte[1].

No Brasil, a taxa de homicídio em 2007 foi de 26,8 para cada 100.000 pessoas, e a de mortes relacionadas a acidentes de trânsito, 23,5. Juntas, elas corresponderam a 67% das mortes por causas externas[12].

O impacto econômico da violência causada por pessoas com doenças mentais graves na Inglaterra e País de Gales, em 2015-2016 foi estimado em 2,5 bilhões de libras, o que corresponde a 5,3% do custo social total[13]. Outro estudo americano estimou o custo nacional com cuidados médicos e perda de produtividade em 70 bilhões de dólares no ano 2000[3]. No Brasil, os gastos em função da violência apenas com os serviços de saúde entre 1996 e 1997 corresponderam a 1,9% do produto interno bruto[2].

FATORES DE RISCO

Como fenômeno multifatorial, o tema da violência tem ganhado cada vez mais espaço nos principais periódicos de criminologia e psicologia, com artigos sobre genética comportamental e psicologia evolutiva[7]. Em uma abordagem mais ampla, os fatores podem ser classificados no âmbito individual, de relacionamentos, da comunidade e sociais, conforme mostra a Tabela 1[3].

O gênero masculino é bem mais frequentemente associado ao comportamento violento, sobretudo nas formas mais graves. Esse fenômeno encontra respaldo em fatores evolutivos/psicológicos e biológicos (hormonais e anatômicos). Por essa teoria, em função da organização social, os homens ficaram mais expostos aos perigos e também estiveram mais envolvidos em atividades e ambientes competitivos, os quais exigiram um nível de agressividade comparativamente maior. Por outro lado, menores níveis de testosterona contribuem para um menor nível de agressividade nas mulheres. Adicionalmente, o maior tamanho do corpo caloso, com melhor comunicação inter-hemisférica, a melhor habilidade verbal e o mais rápido amadurecimento de regiões frontais facilitam o desenvolvimento de habilidades cognitivas e sociais para a resolução de problemas interpessoais[14].

Além disso, observa-se que a expressão aberta da agressividade é mais estimulada em meninos, o que inclusive sugere uma explicação para a ocorrência de comportamento autoagressivo ser mais comum em meninas e mulheres jovens[15].

Tabela 1 Fatores de risco para o cometimento de atos violentos

Individual	Relacionamentos	Comunidade	Social
Crenças e atitudes antissociais	Associação com colegas delinquentes	Diminuição de oportunidades econômicas	Normas culturais que favorecem agressão e violência
Histórico prévio de vitimização	Envolvimento com gangues	Alta concentração de pobreza	Normas que dão suporte à superioridade masculina
Histórico de engajamento em comportamento agressivo precoce	Rompimentos (divórcio/separação/perdas)	Altos níveis de instabilidade residencial	Políticas fracas de saúde, educação, econômicas e sociais
Controle comportamental precário	Funcionamento familiar precário	Baixo capital social	
Déficits de cognição social	Relacionamentos de pais e filhos de qualidade precária	Desorganização social	
Problemas de saúde mental e psicológica	Conflitos conjugais e familiares	Falta de suporte institucional	
Envolvimento com álcool e drogas	Ambiente sem suporte emocional	Fracas sanções comunitárias	
Testemunho de violência familiar na infância	Abuso de substâncias pelos pais ou parceiro	Tolerância à violência em geral	
Baixo alcance educacional	Estresse econômico e outros		
Baixa renda			
Isolamento social			

Fonte: Haegerich, 2011[3].

A maioria dos genes que se pensa estarem relacionados à violência extrema está envolvida na detecção, transporte e destruição de neurotransmissores, especialmente dopamina (*DAT1*, *DRD2* e *DRD4*) e serotonina (*5HTT*); e na metabolização de neurotransmissores (*COMT*, *MAOA*)[7].

Entretanto, uma recente metanálise não identificou nenhum gene com efeito maior na agressividade. Sendo assim, qualquer abordagem para o uso de marcadores genéticos para predição de risco, para diminuir a responsabilidade criminal ou determinar a terapêutica de indivíduos é questionável[16].

Estudos com gêmeos indicam que particularmente a agressão irritável/impulsiva tem hereditariedade substancial (44-72%). A interação gene-ambiente tem um papel importante na agressão e comportamentos antissociais, de maneira que indivíduos com risco biológico de agressão podem estar particularmente vulneráveis ao efeito da adversidade psicossocial. Por exemplo, os genes para o transportador de serotonina e monoamina oxidase tipo A (*MAO-A*) interagem com maus-tratos e adversidade na infância para predispor à violência[6,17].

Ainda no que se refere à impulsividade agressiva mais especificamente, a hipofunção da serotonina no segmento ventral do córtex pré-frontal pode representar um traço bioquímico que predispõe indivíduos a este comportamento direcionado aos outros ou a si próprio, com a hiperfunção da dopamina contribuindo de forma adicional ao déficit de serotonina, podendo levar também à depressão, sob determinados estressores precipitantes[18].

A propósito, o papel da serotonina nesse contexto já foi postulado há décadas, quando foram identificadas menores concentrações do metabólito da serotonina, 5-ácido hidroxi--indolacético (5-HIAA) em agressores impulsivos, em comparação com agressores não impulsivos[19] e posteriormente uma franca resposta de prolactina à administração de fenfluramina, um agente farmacológico que aumenta os níveis de serotonina[20]. Esses exemplos estão correlacionados aos aspectos evolutivos já mencionados e com os estudos neuroanatômicos, apresentados na sequência.

A exposição a substâncias como álcool, tabaco e cocaína durante o desenvolvimento intrauterino também deve ser considerada fator predisponente[14]. Traumatismo craniano leve também foi associado à impulsividade agressiva, com correlação positiva em portadores de transtorno explosivo intermitente. Entretanto, não se sabe se tal fator atua como causa ou consequência desta moléstia[21].

Em estudo prospectivo de 411 indivíduos masculinos ingleses, os fatores de risco mais importantes para condenações por violência foram ousadia/predisposição a correr riscos, baixa inteligência verbal, família disruptiva, disciplina parental severa, alta hiperatividade e famílias numerosas[22]. Ainda em relação aos fatores socioambientais, podem ser citados a pobreza, a criminalidade e o comportamento antissocial na infância[14]. Maus-tratos incluem especialmente ser vítima de *bullying* e testemunhar ou sofrer qualquer tipo de violência[23].

Até o histórico paterno de transtornos mentais (mais em pais do que em mães) parece implicar pior evolução de crianças com comportamento disruptivo[24].

Além disso, a teoria do apego considera que as primeiras vinculações na vida de um indivíduo são apontadas, em vários estudos, como cruciais para a definição dos tipos padrão de vinculação que serão edificados em seu desenvolvimento. O cuidado inadequado na primeira infância e o desconforto e a ansiedade de crianças pequenas frente à separação dos cuidadores associam-se a efeitos adversos no desenvolvimento atribuídos ao rompimento na interação com a figura materna, na primeira infância, nos casos em que bebês e/ou crianças maiores vivenciaram períodos prolongados em instituições de abrigo. Portanto, essa teoria classifica os indivíduos com histórico no qual foram vítimas de maus-tratos, abandono e violência como de padrão de apego inseguro, mais propensos a comportamentos impulsivos e agressivos[25].

Um estudo preliminar sugere que déficits na memória de trabalho podem diminuir a habilidade de homens utilizarem processos empáticos, resultando em aumento da agressão e violência contra suas parceiras íntimas[26].

NEUROIMAGEM

Uma revisão de nove estudos com ressonância magnética funcional e testes de agressão reativa[27] encontrou evidências consistentes com um modelo neurobiológico de agressão reativa normal que é mediada por reatividade e regulação emocional e controle cognitivo, através de um circuito neural. Ela também dá suporte ao modelo corticolímbico de agressividade patológica, a qual está envolvida em hiper-reatividade em áreas cerebrais relacionadas às emoções e em déficit de atividade e regulação pelas regiões responsáveis por emoções e comportamentos. Foram identificadas ativações nas regiões responsáveis por regulação, resposta e ativação emocional (ínsula e tálamo), além do envolvimento da região dorsomedial do córtex pré-frontal e do giro cingulado anterior, além do estriado dorsal (este último ainda a ser mais aprofundado).

Outros estudos baseados em neuroimagem estrutural e funcional indicam que o hipofuncionamento do córtex pré--frontal, particularmente na área orbitomedial, está relacionado à disfunção da regulação das emoções e dos comportamentos agressivos. Comportamentos emocionais anormais estão associados com um aumento da atividade subcortical, especialmente na amígdala, decorrente do controle deficitário de emoções negativas na região pré-frontal[18,28].

Um estudo recente, realizado com gêmeos monozigóticos e dizigóticos submetidos a ressonância magnética de alta resolução, identificou redução de substância cinzenta nos indivíduos com histórico significativo de comportamento agressivo, independentemente de diagnóstico, de etiologia possivelmente genética, e associada a déficits funcionais do processamento de informações socioemocionais[29].

TRANSTORNOS MENTAIS

Dada a prevalência elevada de transtornos mentais, é imprescindível que se faça uma avaliação adequada de cada cenário, a fim de verificar a presença ou não de um transtorno mental. A anamnese detalhada, subjetiva e objetiva, e o exame psíquico cuidadoso fornecerão ao psiquiatra os elementos necessários para tomar essa decisão. No contexto forense, a análise do processo e de documentos médicos anexos também podem ser de grande utilidade.

Embora o comportamento violento possa ocorrer em portadores de qualquer transtorno mental, com influência variada dos sintomas, elencamos algumas particularidades de alguns transtornos de maior interesse para este estudo.

Uso de substâncias

O uso de substâncias psicoativas, seja por dependência ou uso pontual, é o fator mais associado ao comportamento violento entre os transtornos mentais, especialmente na vigência de uma comorbidade psiquiátrica[28,30].

Outro fator muito frequentemente implicado na expressão da agressividade em elevado grau de intensidade é o uso de testosterona exógena, muito comum em pessoas que praticam musculação, geralmente com objetivos estéticos, e acabam por apresentar aumento da impulsividade agressiva, mimetizando um quadro de transtorno explosivo intermitente. Um estudo recente comprovou que uma única dose de testosterona pode aumentar rapidamente o comportamento agressivo em homens predispostos, os quais apresentam altos escores de traços dominantes de personalidade e baixos escores de traços de autocontrole[31].

Transtornos de humor

Um estudo sueco empírico identificou uma prevalência de 8,4% de condenações por crime violento entre indivíduos com transtorno bipolar contra 3,5% da população geral. Tal diferença foi associada ao uso comórbido de substâncias. Não houve evidência de episódios maníacos estarem especificamente associados ao maior risco de violência em comparação com episódios depressivos, mistos ou hipomaníacos, não havendo também diferença entre episódios psicóticos e não psicóticos[30].

Transtornos psicóticos

Delírios e alucinações podem motivar comportamento violento, mas a motivação psicótica não é refletida na taxa de violência[32], ou seja, os sintomas psicóticos não levam a um incremento da violência, não tornando seus portadores mais violentos em relação à população geral.

Transtornos mentais orgânicos

O traumatismo cranioencefálico (TCE) parece estar associado a uma idade menor de detenção, aumento do risco de violência e mais condenações. Anormalidades neurológicas são comuns nos agressores. Funções cerebrais, em áreas importantes para o funcionamento social como controle de impulso e empatia, aparecem comprometidas. Nos indivíduos sob custódia, há prevalência de 10-20% de TCE leve complicado ou um trauma moderado a grave, e de 30-40% de TCE leves. A disfunção neuropsicológica está ligada a violência, infrações na prisão, pior evolução do tratamento e recidiva. Histórico de abuso, negligência e trauma aparece particularmente aumentado nos detentos com TCE em relação aos sem TCE, assim como comorbidades psiquiátricas e problemas com álcool e drogas. Também têm maior risco de autoagressão e comportamento suicida. Uma hipótese para explicar a correlação é de que o TCE pode ter amplificado questões neurocognitivas decorrentes de eventos de vida adversos. Geralmente, essa população necessita de recursos que a estrutura prisional em que se encontram não tem disponibilidade de prover[33].

Transtornos do impulso

O transtorno explosivo intermitente (TEI) é o protótipo da agressividade impulsiva, cujo diagnóstico é determinado pela ocorrência frequente de explosões de agressividade desproporcionais em contextos específicos, podendo ocorrer de forma verbal, física interpessoal ou direcionada a objetos. Sua prevalência ao longo da vida se encontra em torno de 7%[34].

Apesar de ter ganhado mais visibilidade científica nos últimos anos, o TEI já está presente nas classificações há algumas décadas, sendo inicialmente considerado um transtorno de personalidade, haja vista a presença de traços específicos que esses pacientes têm em comum, como baixa autoestima e características anancásticas, com intolerância a violações das regras sociais e sentimento geral de injustiça. Ainda assim, a comorbidade com outros transtornos de personalidade é relativamente frequente[35].

Transtornos de personalidade

Entre os transtornos de personalidade, aqueles que compõem o *cluster* B costumam ser os mais associados à violência. Entre eles, parece haver uma clara distinção entre os portadores de transtorno de personalidade antissocial e de transtorno de personalidade emocionalmente instável. Enquanto os primeiros estão estatisticamente mais envolvidos em crimes contra a propriedade, que requerem maior capacidade de planejamento, pacientes *borderline* têm maior tendência a se envolver em episódios de agressão e violência física[36].

Psicopatia

O conceito de psicopatia está mais associado à criminologia, de modo que ela não é considerada propriamente um transtorno mental, até por não constar nas classificações diagnósticas oficiais. Entretanto, ela compartilha algumas características do transtorno de personalidade antissocial, como o desrespeito às regras sociais e a ausência de arrependimento. Todavia, suas características próprias são de grande utilidade para o estudo do comportamento violento e da criminalidade.

O psicólogo canadense Robert Hare foi responsável pela popularização do termo, a partir da PCL-R, escala criada por ele para avaliar o risco de reincidência criminal[37]. O instrumento permite, ainda, de acordo com a distribuição da pontuação, subcategorizar o caso em um dos dois subtipos. A psicopatia primária é mais persistente ao longo da vida, estando mais relacionada à disfunção neurobiológica, à agressão proativa, instrumental e premeditada, com frieza/insensibilidade afetiva. Já a psicopatia secundária está mais relacionada a fatores ambientais e à agressividade reativa[38].

Vários esforços têm sido feitos no sentido de identificar características específicas que podem ser úteis no reconhecimento do comportamento psicopático. Uma delas é a disfunção no reconhecimento de expressões de medo, com redução da resposta de dilatação pupilar[39]; outra é a baixa atividade eletrodérmica[40] e também a maior ativação do giro cingulado posterior e da ínsula, com reação anormal à punição[41].

INSTRUMENTOS DE AVALIAÇÃO

O desenvolvimento de instrumentos de avaliação padronizados é uma maneira de sistematizar de forma mais objetiva a previsão do risco de violência. Para o estudo de agressividade, impulsividade, comportamento violento e criminoso em pesquisa, são utilizadas algumas escalas de avaliação, compostas por questionários de autorrelato ou de preenchimento por profissionais com base nos dados disponíveis. Vale a ressalva de que os pontos de corte podem variar de acordo com a realidade de cada país e cultura, de modo que sua validação dependa de tradução metodológica e demais adaptações.

Como existem inúmeros instrumentos, seguem apenas os mais comuns:

- *Psychopathy Checklist-Revised* (PCL-R): é uma escala semiestruturada contendo 20 itens, que pontuam de 0 a 2, a partir de uma entrevista realizada por um profissional de saúde mental. Como já dito, tem a função principal de estimar o risco de reincidência criminal e probabilidade de reabilitação. A partir da composição do escore, também é possível subcategorizar a psicopatia em um de seus dois fatores.
- *Historical Clinical Risk Management*-20 (HCR-20): é uma escala de 20 marcadores de risco subdivididos em três categorias – passado (*historical*), presente (*clinical*) e futuro (*risk*).
- *Barratt Impulsiveness Scale* (BIS-11): é uma escala de autorrelato, voltada para a agressividade, validada para o português. É composta por 30 itens, abordando três principais dimensões: motora, ausência de planejamento e impulsividade atencional. Como se pode perceber, é bastante voltada para os aspectos cognitivos.
- Inventário de Expressão de Raiva como Estado de Traço (STAXI-2): é uma escala composta por 57 itens que medem a intensidade da raiva e a disposição para experimentar sentimentos de raiva de diversas matizes – estado de raiva, sentimento de raiva, vontade de expressar a raiva verbalmente, vontade de expressar a raiva fisicamente, traço de raiva, temperamento de raiva, reação de raiva, expressão da raiva para dentro, e expressão da raiva para fora, controle de raiva para dentro e controle de raiva para fora.
- *Buss-Durkee Hostility Inventory* (BDHI): questionário de autorrelato com respostas de verdadeiro/falso, que acessa hostilidade e seus efeitos negativos ao longo de 75 itens. Possui 8 subescalas (agressão física, agressão indireta, irritabilidade, negativismo, ressentimento, desconfiança, agressão verbal e culpa).
- *Life History of Aggression* (LHA): foi criada para avaliar o número de ocorrências de comportamento agressivo desde os 13 anos de idade, sendo composta de 11 perguntas sobre agressão que podem ter ocorrido ao longo da vida.
- *Modified Overt Aggression Scale* (MOAS): deve ser preenchida pelo médico assistente ou pelo cuidador, sendo utilizada para o monitoramento durante 1 ano de acompanhamento. Inclui quatro subescalas de agressão: verbal, contra propriedade, autoagressão e física.
- *Forensic Psychiatry and Violence Oxford* (FoVOx).

Outrossim, vale observar que de acordo com a Declaração do Havaí[42], em seu artigo 7, "O psiquiatra deve se abster de utilizar os instrumentos de sua profissão quando ficar clara a não ocorrência de doença mental". Isto posto, entende-se que o uso dessas escalas deve considerar suas limitações e particularidades, podendo ser usadas em pesquisa ou também compondo outras avaliações, mas na ausência de transtornos mentais não deve a Psiquiatria se manifestar sobre a violência e a agressividade.

IMPLICAÇÕES LEGAIS

É natural que o comportamento violento esteja automaticamente associado a atos criminosos. Entretanto, suas consequências jurídicas podem ir além do âmbito do Direito Penal, com repercussões em praticamente todas as outras esferas do Direito.

Por exemplo, durante uma briga de trânsito, com eventual dano ao patrimônio causado por depredação do carro de um dos motoristas, se o autor for incapaz pode não ser responsabilizado pelo ato. Porém, conforme a ressalva do artigo 928 do Código Civil[43], "O incapaz responde pelos prejuízos que causar, se as pessoas por ele responsáveis não tiverem obrigação de fazê-lo ou não dispuserem de meios suficientes".

No Direito de Família, é comum a alegação de comportamento violento como limitador ou impeditivo para o exercício do pátrio poder, em processos de guarda ou regulamentação de visitas. Também não são raras as situações em que a violência esteja associada a alienação parental, seja diretamente ou como parte de alegações falsas. Neste ramo, é importante saber detalhar o alcance e o real risco de determinado comportamento – se ele de fato ocorrer – para o convívio com os filhos, avaliando cada caso com cautela e bom senso. Sempre que possível, o psiquiatra deve se pautar na amplitude dos fatos, mais do que em conjecturas e projeções.

Ademais, o comportamento violento causado por transtornos mentais ainda pode estar envolvido na área previdenciária, alterando a capacidade laboral, e até na área trabalhista, interferindo nas relações de trabalho.

Mais especificamente na área criminal, de acordo com o artigo 26 do Código Penal[44], "É isento de pena o agente que, por doença mental ou desenvolvimento mental incompleto ou retardado, era, ao tempo da ação ou da omissão, inteiramente incapaz de entender o caráter ilícito do fato ou de determinar-se de acordo com esse entendimento" [grifo do autor]. Ainda, em seu parágrafo único, estabelece que "A pena pode ser reduzida de um a dois terços, se o agente, em virtude de perturbação de saúde mental ou por desenvolvimento mental incompleto ou retardado não era inteiramente capaz de entender o caráter ilícito do fato ou de determinar-se de acordo com esse entendimento" [grifo do autor].

Nos processos de incidente de insanidade mental, a avaliação psiquiátrica de indivíduos que cometeram crimes de violência é mais comum. Nesses processos, o que está em pauta é a imputabilidade penal, ou seja, a capacidade do acusado de cumprir a pena. Para atuar de forma correta, assessorando adequadamente o operador do Direito, o psiquiatra deve ter clara a noção de que a alteração da imputabilidade pode ocorrer de duas formas, quais sejam, por prejuízos cognitivos ou volitivos. Os primeiros estão relacionados à capacidade de entender a natureza do ato que praticaram, a qual comumente está comprometida em quadros psicóticos, demenciais ou de prejuízo intelectual. Já os segundos estão relacionados à capacidade de autocontrole, a qual pode estar comprometida em uma quantidade mais diversa de transtornos, especialmente os de personalidade e de controle dos impulsos.

É importante observar que os atos violentos causados por sintomas psicóticos podem ser premeditados – como alguém que planeja matar o vizinho que acredita ser o diabo – sem que isso invalide o prejuízo da capacidade de entendimento e/ou de autodeterminação.

As abordagens de avaliação psiquiátrica forense variam consideravelmente ao redor do mundo, a depender das especificidades jurídicas e culturais de cada país. Por exemplo, no hemisfério norte se valorizam muito mais os aspectos cognitivos, não sendo comum a consideração da volição.

Portanto, a definição de tais consequências depende essencialmente da caracterização clínica do quadro, sendo a psicopatologia e a história natural da doença os elementos principais da análise do psiquiatra a atuar nesses casos.

Outro tipo de avaliação forense comum em indivíduos com histórico de comportamento violento é a perícia de cessação de periculosidade. Ela tem o objetivo de verificar as condições para o fim da medida de segurança, ou seja, do tratamento compulsório realizado como substituição à pena. Essa avaliação implica a estimativa da possibilidade de o indivíduo voltar a cometer algum delito em consequência de transtorno mental.

Já o exame criminológico tem o objetivo de subsidiar a decisão judicial sobre a individualização da pena, como, por exemplo, a progressão de regime. Ainda que haja a previsão de que o exame seja realizado por equipe multidisciplinar, não faz sentido que o psiquiatra tenha a responsabilidade de se manifestar oficialmente sobre indivíduos sem qualquer transtorno mental, além, obviamente, da manifestação sobre a constatação da ausência de doença.

As correlações sobre os aspectos genéticos envolvidos, ainda que de forma indireta ou de pequena proporção, já parecem ser aceitas na comunidade científica; no entanto, mesmo os polimorfismos mais comuns atuam de forma mais probabilística ao invés de determinista[45], não tendo força de associação suficiente para interferir nas consequências jurídicas do ato violento, não servindo como atenuante ou para isentar o autor de responsabilidade.

Face ao que foi exposto até aqui, entendemos que a avaliação de risco de violência é uma tarefa muito delicada, que deve ser realizada com cautela, sem extrapolar os limites do conhecimento técnico do psiquiatra.

Por fim, mas não menos importante, é imperioso lembrar que, para a atuação precisa na psiquiatria forense, não basta fazer o diagnóstico corretamente, mas principalmente identificar a existência ou não de uma relação de causalidade entre o quadro clínico sintomatológico e o(s) ato(s) praticado(s). Para que esta relação seja válida, ela precisa ter uma lógica temporal e conceitual entre os elementos em análise.

INTERVENÇÕES

Medidas preventivas contra a violência concebida como fenômeno social consistem em um enorme desafio, que exige políticas públicas em nível primário, secundário e terciário[2]. Entretanto, em se tratando de um fenômeno tão pervasivo na sociedade, a prevenção ainda parece ser a medida potencialmente mais eficaz. Sendo assim, campanhas de conscientização envolvendo toda a sociedade e programas comunitários com abordagens mais precoces, na infância e adolescência, são as mais importantes, focando principalmente nos fatores de risco com maior força de evidência na atualidade[3,22,23].

Pesquisas nessa área podem ter limitações éticas e práticas significativas, de modo que as evidências vão depender muito mais de estudos observacionais[23].

Mais especificamente, tratando-se da violência relacionada aos transtornos mentais, naturalmente o tratamento específico de cada condição é essencial, a depender do diagnóstico. É fundamental que a abordagem seja feita da forma mais completa possível, utilizando todos os recursos materiais e humanos disponíveis.

De forma geral, o tratamento farmacológico pode consistir na prescrição de inibidores seletivos de recaptação de serotonina no caso de agressividade impulsiva, de estabilizadores de humor para reduzir irritabilidade e impulsividade, de antagonistas opiláceos para reduzir o comportamento autolesivo e até de antipsicóticos para psicoses ou outras condições[6].

No campo da psicoterapia, a terapia psicodinâmica, a terapia baseada na transferência e a terapia comportamental ou dialética são importantes no sentido de aumentar a capacidade verbal e reflexiva, assim como reduzir o excesso de sensibilidade às emoções[6].

No que tange ao âmbito criminal, a restrição de acesso a meios letais é uma medida importante[3]. Uma questão particularmente delicada – especialmente nos agressores em cumprimento de medida de segurança – é o preconceito. Nesses casos, ele pode ocorrer tanto em função da doença mental quanto por consequência da condição de criminoso. Essa situação dificulta a disposição para tratamento, incentivando a marginalização e consequentemente a reincidência criminal. Para que isso seja evitado, é essencial que o sistema criminal seja mais bem estruturado, com equipe qualificada e treinada, de modo que os réus que cumprem medida de segurança tenham condições minimamente dignas de tratamento, com possibilidade real de recuperação[46].

Por fim, considerando o caráter multidimensional e adaptativo da agressividade, o maior desafio do profissional deve ser modelar a energia agressiva para a superação das barreiras do desenvolvimento individual e social, ao mesmo tempo em que evita a autodestruição pelo descontrole[15].

CONSIDERAÇÕES FINAIS

Em que pese ao que foi exposto até aqui, o conhecimento sobre a relação entre doenças mentais e violência permanece incompleto. Nem todas as doenças mentais aumentam o risco de violência; algumas, como a esquizofrenia, estão realmente associadas com apenas um pequeno aumento no risco de violência muito mais em um contexto de histórico de comportamento agressivo em geral ou abuso de substâncias. A propósito, um efeito sinérgico do uso de substâncias no risco de violência é realmente maior para aqueles com transtorno de personalidade, mais do que para os portadores de esquizofrenia ou transtorno bipolar.

Acima de tudo, as conexões entre doença mental e violência previamente identificadas seguem um complicado caminho frequentemente definido pelas comorbidades relacionadas entre os transtornos. Esta complexidade é problemática porque a simples presença de um transtorno psiquiátrico não prevê claramente quem está sob maior risco de violência.

Vinheta clínica

Homem de 30 anos procura atendimento psiquiátrico por causa de explosões de agressividade, de forma não planejada e desproporcional aos eventos estressores, na frequência de 3 vezes por semana nos últimos 6 meses. A maioria dos episódios ocorre na forma de agressão verbal em contextos específicos, como o trânsito ou quando presencia violação de normas. Entretanto, eventualmente a agressividade se manifesta fisicamente, contra objetos e pessoas. Certa vez, em uma briga de trânsito, danificou o carro do outro motorista utilizando sua raquete de tênis, sendo obrigado a pagar o conserto.

Esse comportamento já levou a prejuízo nos relacionamentos, tanto íntimos quanto de amizade. Está enfrentando processo judicial para obter a guarda compartilhada de sua filha, pois sua ex-esposa alega que seu comportamento é um risco para a menor. No trabalho, mantém boa funcionalidade há 5 anos no mesmo emprego, sem problemas de relacionamento. Pratica atividade física (tênis e musculação), mas costuma ficar muito irritado com seus erros, já tendo quebrado várias raquetes no chão. Tem histórico de uso de anabolizantes há 6 meses.

Foi medicado com fluoxetina 20 mg/dia e encaminhado para psicoterapia cognitivo-comportamental. Retorna após 4 semanas com melhora significativa do quadro. Ao final do atendimento, solicita relatório detalhado sobre seu estado, para apresentar em juízo.

Para aprofundamento

- Livro: Coccaro EF (ed.). Aggression: psychiatric assessment and treatment. New York: Marcel Dekker; 2003.
  ⇒ Obra bastante completa sobre os aspectos psiquiátricos da agressividade, por um dos maiores estudiosos e principais referências no ramo da agressividade impulsiva no mundo.
- Livro: Tavares H, Abreu CN, Seger L, Mariani MMC, Filomensky TZ (eds). Psiquiatria, saúde mental e a clínica da impulsividade. Barueri: Manole; 2015.
  ⇒ Referência bastante aprofundada e didática sobre a impulsividade agressiva e também sobre outras condições relacionadas ao comportamento violento, como transtornos da conduta e prejuízos da empatia.
- Livro: Barros DM, Castellana GB (orgs.). Psiquiatria forense: interfaces jurídicas, éticas e clínicas. 2. ed. Porto Alegre: Artmed; 2020.
  ⇒ Referência nacional para o estudo de psiquiatria forense, abordando com maiores detalhes o contexto pericial criminal, no qual os transtornos mentais e os comportamentos violentos mais convergem, fornecendo também um estudo completo sobre aspectos clínicos e éticos envolvidos no tema.

REFERÊNCIAS BIBLIOGRÁFICAS

1. Organização Mundial da Saúde. Relatório mundial sobre a prevenção da violência 2014. Núcleo de Estudos da Violência da Universidade de São Paulo; 2015.
2. World Health Organization. World report on violence and health: summary. Geneva: World Health Organization; 2002.
3. **Haegerich TM, Dahlberg LL. Violence as a public health risk. Am J Lifestyle Med. 2011;5:392-406.**
   ⇒ Uma revisão bastante ampla sobre os fatores de risco da violência, correlacionando com medidas preventivas.
4. Gattaz WF. Violência e doença mental: fato ou ficção? Ver Bras Psiquiatr. 1999;21(4).
5. Teplin LA, McClelland GM, Abram KM, Weiner DA. Crime victimization in adults with severe mental illness: comparison with the national crime victimization survey. Arch Gen Psychiatry. 2005;62(8):911-21.
6. **Siever LJ. Neurobiology of aggression and violence. Am J Psychiatry. 2008;165(4):429-42.**

> **⇨ Uma abordagem ampla sobre o conceito de agressividade e os fatores envolvidos.**

7. Ferguson CJ, Beaver KM. Natural born killers: the genetic origins of extreme violence. Aggression and Violent Behavior. 2009;286-94.

8. Coccaro EF, Lee R, McCloskey MS. Relationship between psychopathy, aggression, anger, impulsivity, and intermittent explosive disorder. Aggr Behav. 2014;40:526-36.

9. Plutchik R, Van Praag H. The nature of impulsivity: definitions, ontology, genetics, and relations to aggression. In: Hollander E, Stein D (eds.). Impulsivity and aggression. Chichester: John Wiley & Sons; 1995. p.7-24.

10. **Ferguson CJ. An evolutionary approach to understanding violent antisocial behavior: diagnostic implications for a dual-process etiology. Journal of Forensic Psychology Practice. 2008;8(4).**
> **⇨ Uma revisão sobre os aspectos evolutivos da agressividade, fornecendo dados e estabelecendo correlações interessantes sobre os aspectos etiológicos.**

11. Pinker S. Os anjos bons da nossa natureza. Por que a violência diminuiu. São Paulo: Companhia das Letras; 2011.

12. Reichenheim ME, Souza ER, Moraes CL, Jorge MHPL, Silva CMFP, Minayo MCS. Violence and injuries in Brazil: the effect, progress made, and challenges ahead. Lancet. 2011;377:1962-75.

13. Senior M, Fazel S, Tsiachristas A. The economic impact of violence perpetration in severe mental illness: a retrospective, prevalence-based analysis in England and Wales. Lancet Public Health. 2020;5(2):e99-e106.

14. Mendes DD, Mari JJ, Singer M, Barros GM, Mello AF. Estudo de revisão dos fatores biológicos, sociais e ambientais associados com o comportamento agressivo. Ver Bras Psiquiatr. 2009;31(Supl II):S77-85.

15. Tavares H, Seger L. Introdução ao conceito de impulsividade agressiva. In: Tavares H, Abreu CN, Seger L, Mariani MMC, Filomensky TZ (eds). Psiquiatria, saúde mental e a clínica da impulsividade. Barueri: Manole; 2015. p.47-53.

16. Vassos E, Collier DA, Fazel S. Systematic meta-analyses and field synopsis of genetic association studies of violence and aggression. Molecular Psychiatry. 2014;19:471-7.

17. Widom CS, Brzustowicz LM. MAOA and the "cycle of violence:" childhood abuse and neglect, MAOA genotype, and risk for violent and antisocial behavior. Biol Psychiatry. 2006;60:684-9.

18. **Seo D, Patrick CJ, Kennealy PJ. Role of serotonin and dopamine system interactions in the neurobiology of impulsive aggression and its comorbidity with other clinical disorders. Aggress Violent Behav. 2008;13(5):383-95.**
> **⇨ Uma revisão detalhada sobre aspectos neurobiológicos da agressividade impulsiva, correlacionando com outros transtornos.**

19. Linnoila M, Virkkunen M, Scheinin M, Nuutila A, Rimon R, Goodwin FK. Low cerebrospinal fluid 5-hydroxyndoleacetic acid concentration differentiates impulsive from nonimpulsive behavior. Life Sciences. 1983;33:2609-14.

20. Coccaro EF, Kavoussi RJ, Cooper TB, Hauger RL. Central serotonine activity and aggression: inverse relationship with prolactin response to d-fenfluramine, but not CSF-HIAA concentration, in human subjects. Am J Psychiatry. 1997;154:1430-5.

21. Mosti C, Coccaro EF. Mild traumatic brain injury and aggression, impulsivity and history of other- and self- directed aggression. J Neuropsychiatry Clin Neurosci. 2018;30(3):220-7.

22. Farrington DP. The development of violence from age 8 to 61. Aggressive Behavior. 2019;45:365-76.

23. Fazel S, Smith N, Chang Z, Geddes JR. Risk factors for interpersonal violence: an umbrella review of meta-analyses. Brit J Psychiatry. 2018;213:609-14.

24. Wertz J. Editorial: Using parents' past to predict children's future: parental history of mental disorders as a predictor of outcomes in children with disruptive behavior. Journal of the American Academy of Child & Adolescent Psychiatry. 2019;58:756-8.

25. Bowlby J. Apego e perda, Vol. 1: Apego: a natureza do vínculo. São Paulo: Martins Fontes; 1990 (trabalho original publicado em 1969).

26. Godfrey DA, Kehoe CM, Bastardas-Albero A, Babcock JC. Empathy mediates the relations between working memory and perpetration of intimate partner violence and aggression. Behav Sci. 2020;10:63.

27. Fanning JR, Keedy S, Berman ME, Lee R, Coccaro EF. Neural correlates of aggressive behavior in real time: a review of fMRI studies of Laboratory Reactive Aggression. Curr Behav Neurosci Rep. 2017;4(2):138-50.

28. Palijan TZ, Radeljak S, Kovac M, Kovacevic D. Relationship between comorbidity and violence risk assessment in forensic psychiatry: the implication of neuroimaging studies. Psychiatria Danubina, 2010;22(2):253-6.

29. Coccaro EF, Cremers H, Fanning J, Nosal E, Lee R, Keedy S, et al. Reduced frontal grey matter, life history of aggression, and underlying genetic influence. Psychiatry Research: Neuroimaging. 2018;271:126-34.

30. Fazel S, Lechtenstein P, Grann M, Goodwin GM, Lângström N. Bipolar disorder and violent crime: new evidence from population-based longitudinal studies and systematic review. Arch Gen Psychiatry. 2010;67(9):931-8.

31. Carré JM, Geniole SN, Ortiz TL, Bird BM, Videto A, Borin PL. Exogenous testosterone rapidly increases aggressive behavior in dominant and impulsive men. Biological Psychiatry. 2017;82:249-56.

32. Junginger J, McGuire L. Psychotic motivation and the paradox of current research on serious mental illness and rates of violence. Shizophrenia Bulletin. 2004;30(1):21-30.

33. Williams WH, Chitsabesan P, Fazel S, McMillan T, Hughes N, Parsonage M, et al. Traumatic brain injury: a potentioal cause of violent crime? Lancet Psychiatry. 2018;5(10):836-44.

34. Fanning JR, Coleman M, Lee R, Coccaro EF. Subtypes of aggression in intermittent explosive disorder. J Psychiatry Res. 2019;109:164-72.

35. Coccaro EF, Shima CK, Lee RJ. Comorbidity of personality disorder with intermittent explosive disorder, J Psychiatry Res. 2018.

36. Barros DM, Serafim AP. Association between personality disorder and violent behaviour pattern. Forensic Science International. 2008;179:19-22.

37. Hare RD. Manual for the hare psychopathy checklist-revised, multi-health system. Toronto; 1991.

38. Raine A. The neuromoral theory of antisocial, violent, and psychopathic behavior. Psychiatry Research. 2019;277:64-9.

39. Gillespie SM, Brown E, Rotshtein P, Chapman H, Beech AR, Mitchell IJ. Pupil reactivity to emotional faces among convicted violent offenders: the role of psychopathic traits. J Abnormal Psychol. 2019;128(6):622-32.

40. Barros DM, Dias AM, Serafim AP, Castellana GB, Achá MFF, Busatto GF. Dimensional assessment of psychopathy and its relationship with physiological responses to empathic images in juvenile offenders. Frontiers in Psychiatry. 2013;4:1-7.

41. Gregory S, Blair RJ, Ffytche D, Simmons A, Kumari V, Hodgins S, et al. Punishment and psychopathy: a case-control functional MRI investigation of reinforcement learning in violent antisocial personality disordered men. Lancet Psychiatry. 2015;2:153-60.

42. Declaração do Hawai sobre guias éticos para os psiquiatras. Adotada pela Assembleia Geral da Associação Médica Mundial no Hawai, em outubro de 1977 e revisada pelo VII Congresso realizado em Viena, julho de 1983. Disponível em http://www.dhnet.org.br/direitos/codetica/medica/08hawai.html.

43. Brasil. Lei n. 10.406/2002. Código Civil.

44. Brasil. Decreto-Lei n. 2.848, de 7 de dezembro de 1940. Código Penal [Internet]. Brasília: Presidência da República; 1940 [capturado em 18 abr. 2020]. Disponível em: http//www.planalto.gov.br/ccivil_03/decreto-lei/del2848compilado.htm.

45. Reif A, Rösler M, Freitag CM, Schneider M, Eujen A, Kissling C, et al. Nature and nurture predispose to violent behavior: serotonergic genes and adverse childhood environment. Neuropsychopharmacology. 2007;32:2375-83.

46. Hector J, Khey D. criminal justice and mental health: an overview for students. Springer; 2018.

47. **Canguilhem G. O normal e o patológico. 9. ed. Rio de Janeiro: Forense Universitária; 2013.**
> **⇨ Dissertação filosófica sobre o conceito de saúde e doença, não apenas na psiquiatria, mas também em outras áreas da medicina.**

48. Georgiev AV, Klimczuk ACE, Traficonte DM, Maestripieri D. When violence pays: a cost-benefit analysis of aggressive behavior in animals and humans. Evol Psychol. 2014;11(3):678-99.

4
A perícia em psiquiatria

Jacqueline Michelle Segre
Gustavo Bonini Castellana

Sumário

Introdução
O *setting* pericial
O perito
O assistente técnico
A entrevista pericial
O exame psíquico
O laudo psiquiátrico
Perícia nas diversas áreas do Direito
Perícia civil
Perícia criminal
Perícia trabalhista e previdenciária
Considerações finais
Referências bibliográficas

Pontos-chave

- Entender o papel do psiquiatra no contexto das perícias médicas.
- Conhecer os elementos de uma avaliação psiquiátrica forense.
- Compreender a importância do laudo pericial como prova jurídica.
- Identificar as particularidades de cada tipo de perícia nos diferentes âmbitos do direito.
- Reconhecer os limites do psiquiatra forense na prática pericial.

INTRODUÇÃO

Uma perícia, em qualquer esfera, pode ser definida como a análise técnica de uma situação realizada por um especialista em determinada área com o objetivo de esclarecer uma indagação jurídica. A perícia psiquiátrica é, portanto, um ato médico com a finalidade de esclarecer a relação de um transtorno mental com algum fato jurídico, sendo, assim, o diálogo entre a psiquiatria e o direito.

As perícias psiquiátricas fazem parte de um processo complexo para auxiliar a Justiça a encontrar a melhor decisão nos processos judiciais. Estes – assim como as próprias perícias – apresentam limitações que permeiam o grau de certeza em suas decisões, uma vez que são um fenômeno existencial, atreladas à complexidade que se dá pelo objeto e pelo sujeito[1]. O papel da perícia é ser um elemento técnico que auxiliará no processo de uma decisão judicial.

Assim, nas perícias psiquiátricas, o operador do Direito questiona o perito por meio de perguntas – tecnicamente chamadas de quesitos – às dúvidas relativas ao campo específico da psiquiatria, para assim formar sua convicção na tomada de decisão.

Como em qualquer diálogo, é essencial que os interlocutores possam compreender uns aos outros, mesmo que falando de perspectivas diferentes. Nas perícias psiquiátricas, é fundamental que o perito seja capaz de compreender as questões colocadas e responder de forma compreensível, embasado em seu conhecimento técnico especializado.

Portanto, a condição *sine qua non* para a realização de uma perícia médica, não é – ao contrário do que muitos podem imaginar – ter amplos conhecimentos sobre a legislação e tecnicidades do direito, mas sim ser capaz de articular esses saberes em uma linguagem que auxilie o operador em sua decisão. Entender o papel do perito e as especificidades da atuação do psiquiatra nesse campo é fundamental para que o trabalho seja realizado dentro dos parâmetros éticos e jurídicos que norteiam a profissão médica.

Antes de adentrar nos pontos específicos do capítulo, vale destacar que a perícia e a clínica psiquiátrica são campos de atuação do psiquiatra, e por isso um saber não é indissociável do outro[2]. Ademais, pode-se afirmar que os princípios éticos que governam a atuação forense são dizer a verdade e respeitar as pessoas[3]. Dessa maneira, o perito deve sempre se atentar a não extrapolar seu papel de técnico que presta seu conhecimento como auxiliar do direito, e jamais atuar, com base em convicções pessoais, com objetivos que fogem a sua competência, como corrigir injustiças sociais.

Para os iniciantes nesse campo, é comum uma sensação considerável de insegurança, associada ao sentimento de incapacidade de responder aos questionamentos legais. Além disso, diferente de outros países, há no Brasil uma heterogeneidade da prática da psiquiatria forense nas mais diversas escolas, não existindo uma linguagem única neste campo[4], o que se reflete na pluralidade de visões sobre o mesmo caso, especialmente nos mais difíceis[5]. Dessa maneira, o psiquiatra que adentra o mundo das perícias precisa primeiro se localizar antes de encarar esse campo heterogêneo.

A ideia deste capítulo é traçar um panorama que permita compreender os limites e a importância desse campo de atuação, orientando o interessado em se aprofundar nos temas específicos. A experiência e a prática, como em estágios na residência médica ou em pós-graduações na área, enriquecem o conteúdo que será apresentado aqui, já que, com observação direta e supervisão nesta área, conquistam-se novas habilidades para uma comunicação mais efetiva[6].

O *SETTING* PERICIAL

A ferramenta diagnóstica mais eficaz na prática da psiquiatria é uma boa comunicação. Assim, ao contrário do que séries e filmes possam desenhar, para a realização de uma perícia psiquiátrica, é fundamental que o perito deixe o examinado o mais confortável possível para que ele colabore no exame e, assim, se consiga apreender todas as informações relevantes para o diagnóstico e para o desenrolar jurídico.

Tratando-se de um exame técnico, as opiniões pessoais são dispensáveis e atitudes mais "policialescas" ou de cunho moralista devem ser evitadas, com possibilidade de serem passíveis de procedimento ético perante o Conselho Regional de Medicina (CRM)[2].

A psiquiatria forense de fato confere uma singularidade de prática da medicina, uma vez que a avaliação pericial não visa ao benefício do examinado. Não obstante, a prática clínica e forense deve seguir igualmente os preceitos da ética médica[7].

Obviamente o *setting* clínico difere em alguns quesitos do *setting* pericial, uma vez que neste, por definição, há algum imbróglio jurídico que precisa ser elucidado versando questões financeiras ou consequências civis importantes ao examinado. Assim, é possível que o periciado possa dificultar a realização da entrevista, dando respostas evasivas, simulando sintomas ou dissimulando. A não ser que haja um risco de heteroagressividade ou o periciado se mostre ameaçador, o perito deve seguir sua avaliação de forma serena e ética, reservando as considerações pertinentes para o laudo pericial[2].

O PERITO

O perito pode ser judicial, quando é diretamente indicado pelo juiz, ou louvado, quando é indicado por autoridade competente, para atuar como perito de confiança em processo judicial e/ou procedimento administrativo, respectivamente. Pode ainda ser chamado de perito oficial aquele que tem um cargo ou função pública para realizar a perícia médica, agindo de acordo com a lei e as normas da instituição a que pertence, recebendo um salário correspondente. Já o perito nomeado ou louvado determina seus honorários para cada trabalho realizado[8].

O conhecimento dos ritos processuais, bem como a concatenação dos elementos constantes no processo – como documentação processual, relatórios redigidos pelo médico assistente e argumentação jurídica pelas partes – também está no escopo de trabalho do perito, que deverá apresentar seu raciocínio no laudo pericial para sustentar sua conclusão de maneira coerente.

Uma vez designado como perito, o médico deverá, a princípio, aceitar o encargo: é o que chamamos de *munus* público, ou seja, a obrigação de todo cidadão servir à Justiça[9].

Mesmo que o profissional não seja tão familiarizado com as causas forenses, é muito comum ser nomeado pelo juiz, principalmente em cidades menores no Brasil em que haja falta de um médico mais habilitado. A existência de "motivo legítimo" ou "escusa atendível", segundo o Código de Processo Penal (Lei n. 3.689, 1941)[10], permite que o médico se recuse a fazer a perícia, devendo justificar sua impossibilidade ao Juízo. Vale lembrar que o argumento de falta de conhecimento técnico pode não ser aceita como "motivo legitimo" em situações em que não há outro médico mais capacitado ou quando é o único médico da cidade, por exemplo. O perito pode ainda escusar-se ou ser recusado pelas partes por impedimento, quando tem interesse na causa, ou suspeição, quando tem interesse ligado às partes, segundo o Código de Processo Civil (Lei n. 13.105, 2015)[11].

O Código de Ética Médica, do Conselho Federal de Medicina[12], é categórico ao afirmar o impedimento dos médicos assistentes, ou seja, que prestam atendimento, de atuar como peritos de seus próprios pacientes:

"É vedado ao médico:

Art. 93. Ser perito ou auditor do próprio paciente, de pessoa de sua família ou de qualquer outra com a qual tenha relações capazes de influir em seu trabalho ou de empresa em que atue ou tenha atuado."

Isso ocorre pois é atributo fundamental que o perito seja absolutamente imparcial no caso atuante e, uma vez realizada a assistência de um paciente, é inquestionável o viés que poderá apresentar.

O ASSISTENTE TÉCNICO

Assistente técnico é o termo que a lei utiliza para definir o profissional especializado em determinado tema, contratado para acompanhar e auxiliar o ato pericial[9].

É facultado às partes contratar médicos para os auxiliarem no processo. Por serem contratados, obviamente não serão como os peritos, totalmente isentos e imparciais, o que não significa dizer que não serão honestos e respaldados na ética que qualquer atuação médica exige.

Destarte, é fundamental para os profissionais que forem atuar como assistentes técnicos apenas atuarem em casos em que vejam que há um embasamento técnico-científico e que consigam solicitar àquele que os contrataram para dizer somente a verdade para o perito[13].

A atuação do assistente técnico é ampla. Não se restringe apenas a estar presente no ato pericial, mas também fazer apontamentos e questionamentos durante a perícia, bem como auxiliar os advogados formulando perguntas (quesitos) para o perito responder após a perícia e, por fim, poderá confeccionar um parecer comentando o laudo oficial, discordando ou concordando com as conclusões finais do perito oficial. Assim, o trabalho do assistente técnico pode ser determinante para o corolário da perícia.

A ENTREVISTA PERICIAL

Como regra, a entrevista pericial segue o mesmo raciocínio da entrevista clínica. Sendo o primeiro contato do médico com o entrevistado, deve-se iniciar com uma breve apresentação, explicitando o objetivo daquele exame e seu papel, seguindo para a identificação do periciado. Um ponto que foge à prática clínica e deve ser lembrado é a confirmação da identidade do examinado, por meio de algum documento pessoal.

Iniciar a perícia questionando se o periciado sabe o motivo que gerou aquela avaliação é uma ótima ferramenta para permitir que ele possa discorrer, sob seu ponto de vista, a versão dos fatos, além de já permitir a criação de um diálogo mais fluido, fundamental nessas avaliações. Caso o periciado não consiga relatar a finalidade do exame, o perito deve então explicar no que consiste aquela avaliação, e já expor que o sigilo médico nesse contexto não é absoluto, diferente da prática clínica, mas apenas o que for pertinente ao caso constará no laudo[2].

Os diagnósticos psiquiátricos são baseados predominantemente nos dados clínicos, principalmente a partir da observação dos sintomas relatados pelo indivíduo e dos sinais observados no momento da entrevista. A habilidade do entrevistador consiste em conseguir articular as perguntas que formula, as que evita formular e a maneira que fala[14]. No contexto forense isso se aplica totalmente, e inclusive pode ser determinante caso acabe induzindo o periciado, a depender da condução da entrevista, a relatar sintomas que não tenha experimentado, acabando por enviesar seu raciocínio diagnóstico.

Estabelecer e distinguir as apresentações normais do patológico é fundamental para o correto diagnóstico psiquiátrico, evitando "patologizar" sintomas que sejam apenas variações de comportamento e, portanto, não tenham relevância diagnóstica.

Assim, tão importante quanto o conhecimento dos diagnósticos nosológicos é o perito conseguir criar condições para captar a vivência subjetiva do periciado em relação aos seus sintomas, uma vez que é justamente como o indivíduo experimenta uma situação que diferenciará a vivência normal da patológica[2].

O EXAME PSÍQUICO

A avaliação do exame mental de um indivíduo é uma das tarefas mais complexas com as quais o psiquiatra pode se deparar em sua atuação. Isso porque o exame psíquico depende não só do conhecimento técnico, mas também da subjetividade do entrevistador, já que é baseado no referencial teórico fenomenológico, ou seja, é necessário mais do que ouvir o indivíduo a sua frente, mas também ter empatia pela experiência vivenciada pelo sujeito[14]. Deve-se estabelecer se aquele funcionamento do indivíduo é compatível com algum transtorno mental. No contexto pericial, após essa constatação deve-se avaliar a relação de causalidade da doença psíquica com o ato em questão.

É importante recordar que não há funções psíquicas isoladas; é sempre a pessoa na sua totalidade que adoece. Por mais que na descrição do exame psíquico tendamos a fragmentar as funções mentais – fundamental na descrição técnica do que se é observado como justificativa do patológico – é inexorável a compreensão do indivíduo como um todo, sendo esse, no contexto forense, o momento-chave para prover coesão à argumentação apresentada pelo perito ao demonstrar suas conclusões no laudo.

A psicopatologia, na perícia psiquiátrica, tem como foco guiar o perito para responder à pergunta fundamental: se há relação entre o transtorno mental e o ato jurídico em questão[2].

Recomenda-se a utilização da Classificação Estatística Internacional de Doenças e Problemas Relacionados à Saúde (CID) para o diagnóstico médico, já que no contexto forense é fundamental a utilização de uma linguagem comum, sendo o foco sempre a melhor compreensão da matéria médica pelos operadores do direito. Não é impeditivo, em absoluto, no entanto, utilizar outros manuais referendados pela literatura para complementar a argumentação técnica.

O perito deve ter compromisso em descrever de maneira clara e acessível o exame psíquico do periciado, sendo dispensáveis as divagações no âmbito teórico, como reflexões sobre as origens psicodinâmicas ou neurobiológicas da doença que não sejam elucidativas do caso em questão, uma vez que estes podem confundir, mais do que esclarecer, a autoridade requisitante, prejudicando sua interpretação do laudo e da conclusão do perito.

O LAUDO PSIQUIÁTRICO

O laudo é o documento que o perito enviará para a autoridade judicial solicitante com o objetivo de elucidar alguma questão jurídica que envolva um possível transtorno mental; portanto, fazer um documento estruturado e coerente é a base para um laudo de excelência.

O juiz forma sua convicção a partir de uma série de elementos ao longo do processo, dentre eles o laudo pericial, que é de fundamental relevância, visto seu caráter científico, impessoal e objetivo[15]. Embora não existam dados mais aprofundados sobre a correlação entre a concordância do laudo pericial emitido pelo psiquiatra forense e a deliberação pelas autoridades judiciais no Brasil, a prática revela um índice de recusa de uma minoria dos casos. Dados israelenses mostram uma correlação de quase 100% das orientações periciais e decisões judiciais, o que corrobora a importância desse trabalho para o direito e, por consequência, para a sociedade[16].

É comum que peritos mais experientes acabem adotando modelos próprios, mas existe uma forma consagrada de laudo, que deve conter as seguintes seções: preâmbulo, identificação, quesitos, histórico, descrição (exame psíquico), exames complementares, discussão, conclusão e respostas aos quesitos.

- Preâmbulo: apresentação do laudo, na qual devem constar informações basicamente de quem realizou o trabalho, quem foi examinado e com qual finalidade. Neste item, o perito se apresenta à autoridade requisitante, especificando o processo, o periciado que foi avaliado, o local e a data da realização da perícia.
- Identificação: qualificação do periciado, seguindo os dados de identificação de qualquer anamnese médica: nome, idade, estado civil, procedência, naturalidade, profissão e religião, além de filiação e dados do documento de identificação (RG, preferencialmente).
- Quesitos: a lei faculta às partes envolvidas no processo a elaboração de quesitos a serem respondidos pelo perito, assim como a própria autoridade requisitante pode os fazer, se eventualmente tiver outras indagações técnicas sobre o caso. Desarte, com esses três primeiros itens do laudo postos, qualquer um que venha a ler seu todo consegue compreender sobre quem solicitou a avaliação, quem está sendo avaliado e o que precisará ser respondido em sua conclusão.
- Histórico: este item se assemelha muito à anamnese objetiva da prática clínica, quando o examinado relata em suas palavras suas vivências, sintomas e histórico da doença. Essa narrativa, na perícia, não é apenas médica, mas também direcionada aos aspectos jurídicos relevantes. A grande particularidade deste item é que, ao contrário do que alguns imaginam, não deve conter absolutamente todos os dados e relatos do examinado ao longo da perícia, correndo o risco de se assemelhar mais a um boletim de ocorrência policial do que a um exame médico. O exercício aqui é fazer uma seleção das partes a serem transcritas que ajudará a ter uma coerência interna e direcionar para o raciocínio diagnóstico mais adiante.
- Descrição: também chamado de exame psíquico. É o coração do laudo e muitas vezes negligenciado por peritos, especialmente quando não são psiquiatras. Aqui se aplica o procedimento do *visum et repertum*, isto é, ver e repetir, o que se traduz na descrição fiel do que é observado no periciado, sem juízos de valor. Basicamente é o momento que o perito pode descrever com suas palavras) e podendo se utilizar obviamente de um linguajar mais técnico neste momento) do que pôde observar da condição psíquica no mo-

mento do exame, sendo uma ferramenta fundamental para o raciocínio psicopatológico.

- Exames complementares: é muito comum que nos autos de um processo constem alguns exames ou relatórios médicos e eventualmente documentos de outra natureza, como relatos policiais ou de terceiros, que podem auxiliar no raciocínio do caso. Assim, se porventura o perito considerar esses documentos e exames, pode transcrevê-los neste item do laudo.
- Discussão: após a coleta das informações com o examinado, da análise documental, bem como do exame psíquico, o perito terá todas as ferramentas para chegar a uma conclusão nosológica e suas implicações jurídicas. Este item deve integrar, da maneira mais coerente e inteligível, todas essas informações com literatura científica que direcione e respalde o raciocínio apresentado.
- Conclusão: este item deve sintetizar de maneira direta todo o pensamento do perito para que, caso o leitor tenha se atentado apenas aos dois primeiros itens desse modelo, consiga, ao ler este último, compreender qual foi a conclusão e a implicação psiquiátrico-forense do caso.
- Respostas aos quesitos: uma vez concluído todo o raciocínio e explicitada a conclusão, o perito pode agora se dirigir às perguntas assessórias da perícia e respondê-las de maneira categórica. Idealmente as respostas devem ser claras e objetivas, podendo o perito remeter a alguma parte do laudo que discorra mais sobre a temática questionado.

PERÍCIA NAS DIVERSAS ÁREAS DO DIREITO

Os menos familiarizados à prática jurídica podem ter a errônea percepção de que o direito é um campo de atividade coeso, vendo a justiça como uma entidade monolítica. Na realidade, o direito se assemelha muito à medicina quando se observam as subespecialidades e particularidades de atuação em cada uma das suas áreas.

Em todos os âmbitos do direito, a atuação do psiquiatra forense se dá quando se faz necessário esclarecer alguma alteração mental que possa ter uma implicação jurídica relevante e, dada a diversidade dos ramos do direito, é uma conclusão previsível de que cada um deles tenha demandas muito específicas a serem exigidas do perito.

Assim, vamos percorrer brevemente as principais áreas do direito que podem ter a solicitação de uma perícia psiquiátrica em seu percurso e descrever suas particularidades.

PERÍCIA CIVIL

No escopo das perícias cíveis estão também as perícias de família, nas quais cada vez mais tem sido solicitada a atuação do psiquiatra forense para avaliar a existência de algum quadro psiquiátrico entre os genitores em disputas de guarda ou outras instâncias relacionadas aos cuidados de menores. Usualmente esse campo é mais demandado – até mesmo por avaliações mais precisas na área – para o psicólogo forense, mas uma vez que sejam solicitadas as ponderações médicas referentes, o cuidado primoroso que o perito deve ter é não entrar em meandros que extrapolam a matéria médica.

As principais atividades do perito psiquiatra na área civil são a contestação de validade de determinado ato jurídico e o procedimento de interdição civil. O papel do perito é sempre observar se há alguma doença mental no examinado em questão e, em caso afirmativo, se a doença compromete a capacidade de discernimento que prejudique o ato da vida civil.

A capacidade de direito é assegurada a todos os cidadãos brasileiros, de acordo com o Código Civil Brasileiro (Lei n. 10.406, 2002)[17], porém quando o indivíduo é considerado incapaz para alguns atos, a lei determina que sejam impostas limitações a esse direito, com o intuito de resguardar seus interesses. Isso pode acontecer com os doentes mentais e categoricamente ocorre com menores de 16 anos, que são considerados absolutamente incapazes para exercer os atos da vida civil. Já entre os 16 e 18 anos, os indivíduos são considerados relativamente incapazes[18].

De acordo com Código de Processo Civil: (Lei n. 13.105, 2015)[11]:

> Art. 750. O requerente deverá juntar laudo médico para fazer prova de suas alegações ou informar a impossibilidade de fazê-lo.
>
> Art. 755. Na sentença que decretar a interdição, o juiz:
>
> I - nomeará curador, que poderá ser o requerente da interdição, e fixará os limites da curatela, segundo o estado e o desenvolvimento mental do interdito;
>
> II - considerará as características pessoais do interdito, observando suas potencialidades, habilidades, vontades e preferências.
>
> § 1º A curatela deve ser atribuída a quem melhor possa atender aos interesses do curatelado.
>
> § 2º Havendo, ao tempo da interdição, pessoa incapaz sob a guarda e a responsabilidade do interdito, o juiz atribuirá a curatela a quem melhor puder atender aos interesses do interdito e do incapaz.

O Estatuto da Pessoa com Deficiência (Lei n. 13.146, 2015)[19] é destinado a assegurar e promover o exercício dos direitos e das liberdades fundamentais das pessoas com alguma deficiência e realizou alterações de artigos do atual Código Civil. Essas alterações foram de suma importância para a avaliação do psiquiatra, uma vez que excluíram a classificação de uma incapacidade total atribuída à causa psiquiátrica, restando apenas a interdição parcial para as pessoas que "por causa transitória ou permanente, não possam exprimir a sua vontade". Restaram, assim, aos portadores de transtorno mental, apenas os incisos II e III, de acordo com o Código Civil:

> Art. 4º: São incapazes, relativamente a certos atos ou à maneira de os exercer:
>
> I - os maiores de dezesseis e menores de dezoito anos;
>
> II - os ébrios habituais e os viciados em tóxico;
>
> III - aqueles que, por causa transitória ou permanente, não puderem exprimir sua vontade;
>
> IV - os pródigos.

Aqui cabe uma ressalva pois, como vemos em muitas leis, há palavras utilizadas cujos significados jurídicos não necessariamente representam de forma adequada os conceitos médicos. Por exemplo, no caso de "ébrios habituais" e "viciados em tóxico", em que a lei não determina exatamente seu significado, cabe ao perito realizar essa avaliação de acordo com seus conhecimentos técnicos relacionados ao uso de álcool (em referência aos "ébrios") e ao uso de substâncias químicas (em referência aos "viciados em tóxico").

Conforme as leis supracitadas, o laudo pericial é primordial para determinar as limitações do periciado, de modo a permitir ao juiz determinar os limites da curatela nos casos de incapacidade parcial. Outros dois pontos fundamentais no laudo é relatar sobre a capacidade do examinado em expor vínculos afetivos e de confiança e assim poder opinar sobre seu possível curador, além de desenvolver no laudo se a doença incapacitante no presente momento é passível de tratamento e, portanto, se existe a possibilidade de levantamento da interdição em momento oportuno[18].

Em razão do estigma que o termo "interdição" ganhou ao longo do tempo, alguns operadores do direito preferem usar o termo "curatela". Porém, é importante ressaltar que a interdição de uma pessoa, quando corretamente aplicada, visa promover a proteção dela e não alguma limitação, uma vez que a restrição foi gerada pela própria doença mental e a curatela apenas a oficializa.

PERÍCIA CRIMINAL

A perícia criminal é o berço da psiquiatria forense e talvez da psiquiatria como especialidade médica[20]. Certamente é o tipo de perícia que mais mobiliza a sociedade, tanto pelas características do crime quanto pela polêmica gerada quando a conclusão de um perito tem como consequência a isenção do criminoso em cumprir uma pena.

As perícias criminais abarcam desde quadros relacionados a psicopatias e crimes de grande clamor social – como infanticídio e crimes sexuais – permeando os crimes relacionados ao uso de substâncias, que trazem inúmeras reflexões éticas e sociais. A ideia deste item não é percorrer todas elas, mas sim introduzir como é o raciocínio psiquiátrico no âmbito das perícias criminais. Aos mais interessados na temática, há algumas recomendações de leitura ao término deste capítulo.

De acordo com o Código Penal (Lei n. 2.848, 1940)[21], o indivíduo que comete uma infração penal deve responder à Justiça pelo ato praticado. Para isso, deve haver imputabilidade, conceito jurídico – não médico – referente à capacidade que um indivíduo tem de ser chamado à responsabilidade penal pelo ato cometido. A doença mental especificamente é citada no Código Penal no artigo 26:

> Art 26 - É isento de pena o agente que, por doença mental ou desenvolvimento mental incompleto ou retardado, era, ao tempo da ação ou da omissão, inteiramente incapaz de entender o caráter ilícito do fato ou de determinar-se de acordo com esse entendimento.

Assim, a lei brasileira entende que o indivíduo que cometeu um delito, mas o fez sem entender o que estava cometendo e/ou sem controle sobre seus atos, é considerado inimputável, ficando isento de pena.

O Código Penal adota o critério biopsicológico, de especial importância para as perícias criminais. Tal critério refere-se à presença de transtorno mental (critério biológico) e à relação do transtorno com a alteração da capacidade de entendimento ou de sua determinação de acordo com tal entendimento (critério psicológico). Portanto, não basta apenas o indivíduo ter um transtorno mental, mesmo que grave: é necessário que exista uma relação de causalidade entre os sintomas desse transtorno com o ato ilícito praticado[22].

Se houver prejuízo parcial de uma das funções mentais, ou mesmo de ambas, o enquadramento adequado é o da semi-imputabilidade, com possível desenrolar jurídico particular.

Uma vez considerados inimputáveis, os indivíduos ficam isentos de pena, pois entende-se que cabe ao Estado não os punir, mas sim tratá-los, já que são doentes. Isto posto, o processo é suspenso e instaura-se a medida de segurança.

A medida de segurança nada mais é do que um tratamento determinado pelo juiz, podendo ser ambulatorial ou em regime de internação, a depender do caso e da avaliação médica do perito, bem como do entendimento do Código Penal.

Por conseguinte, de acordo com o Código Penal, aplica-se a pena ao imputável e a medida de segurança ao inimputável. Já o semi-imputável pode receber quaisquer das duas, a depender do caso. Caso o transtorno mental observado não seja passível de tratamento, a lei determina a redução de um a dois terços de sua pena; já se houver um tratamento para a doença, o indivíduo cumprirá a medida de segurança.

Importante caracterizar as principais diferenças entre pena e medida de segurança. As penas são proporcionais à gravidade da infração, enquanto as medidas de segurança perduram até que seja cessada a periculosidade do agente. Além disso, as penas têm natureza punitiva e preventiva; as medidas de segurança são idealmente preventivas.

O perito criminal precisa estar atento para não desviar sua função motivado por questões sociais ou que fogem do seu escopo de médico, mantendo sua atuação baseada no substrato técnico-científico para poder, de fato, auxiliar a Justiça.

PERÍCIA TRABALHISTA E PREVIDENCIÁRIA

Estudos recentes mostram que a relação entre doenças mentais e afastamentos do trabalho é cada vez mais relevante e, no Brasil, os transtornos psiquiátricos já representam a terceira principal causa de concessão de benefício previdenciário por incapacidade[23].

Embora este item trate das perícias tanto trabalhistas quanto previdenciárias, elas possuem aspectos consideráveis que as diferenciam.

Ambas versam sobre os mesmos temas – a presença ou não de doença mental, suas causas e consequências no âmbito laboral – porém os objetivos são diferentes. Enquanto as perícias previdenciárias têm como foco observar se o trabalhador tem ou não direito a um benefício, como licenças ou aposentadoria, as trabalhistas visam a definir se o empregador tem alguma responsabilidade sobre o possível adoecimento – tornando o trabalhador passível de indenização[13].

Da mesma maneira que ocorre nas perícias cíveis e criminais, aqui não basta apenas a constatação do transtorno mental para que o periciado seja automaticamente portador de direitos. Nas perícias previdenciárias precisa haver a constatação de incapacidade para o trabalho e, no caso das trabalhistas, o nexo como consequência das atividades que realizava[13]. Nestes tipos de perícia também são observados conceitos como acidente de trabalho, requisitos legais para verificação de enquadramento para recebimento de benefício, classificações particulares para avaliação de nexo com o trabalho, questões relacionadas a assédio moral e *burnout*. Ao término do capítulo, há algumas sugestões de leitura para aprofundamento nessas temáticas.

De acordo com o *Manual de perícia médica da previdência social*[24], a incapacidade laborativa corresponde à "impossibilidade de desempenho das funções específicas de uma atividade, função ou ocupação habitualmente exercida pelo segurado, em consequência de alterações morfopsicofisiológicas provocadas por doença ou acidente". Existem tipos de incapacidade que podem ser classificadas quanto ao grau (total ou parcial), à abrangência de atividade profissional (atividade habitual do periciado ou toda e qualquer atividade laboral) e à duração (temporária ou permanente).

Uma das grandes dificuldades das perícias previdenciárias é o fato de os peritos se depararem com mazelas associadas a questões socioeconômicas típicas do Brasil. Alguns periciados podem apresentar sintomas leves não incapacitantes ou muitas vezes secundários às questões sociais, associados muitas vezes à baixa remuneração, porém que não geram incapacidade laborativa. É fundamental que essas situações não interfiram no raciocínio central pericial: avaliar um transtorno mental e suas implicações no âmbito trabalhista, devendo o perito eximir-se de se aprofundar em questões cujo mérito cabe às autoridades competentes julgar[25].

CONSIDERAÇÕES FINAIS

O campo da psiquiatria forense tem crescido muito nos últimos anos, seja por uma judicialização maior no país, seja por um aumento nos transtornos mentais – ou por ambos. Para que mais psiquiatras tenham conhecimento geral suficiente para atuar nessa área, é importante que se busque uma formação que garanta conhecimento aprofundado em cada tema, bem como as particularidades de cada área de atuação. E tão imprescindível quanto o conhecimento técnico é estar atento para não extrapolar os limites éticos de sua competência, correndo o risco de expor o profissional a questionamentos e tornar o diálogo ruidoso e inepto em sua essência.

Para aprofundamento

- Barros DM. Introdução à psiquiatria forense. Porto Alegre: Artmed; 2019.
  - ⇨ Livro introdutório na temática forense, indicado principalmente àqueles ainda pouco familiarizados com essa área, que poderão adquirir os principais conceitos referentes à atuação do psiquiatra no âmbito jurídico.
- Barros DM, Castellana GB. Psiquiatria forense: interfaces jurídicas, éticas e clínicas. 2ª ed. Porto Alegre: Artmed; 2020.
  - ⇨ Livro atualizado e referência na área forense, apresentando detalhamentos na atuação do psiquiatra em todos os campos do direito, além de trazer reflexões éticas e práticas relevantes no tema.
- Barros DM, Teixeira EH, organizadores. Manual de perícias psiquiátricas. Porto Alegre: Artmed; 2015.
  - ⇨ O livro apresenta as particularidades da atuação nas perícias psiquiátricas em temas específicos e casos especiais, indicado para o aperfeiçoamento de técnicas para serem aplicadas na prática da atuação do psiquiatra forense.

REFERÊNCIAS BIBLIOGRÁFICAS

1. Silva ACF. A busca da verdade no processo penal: implicações quanto ao grau de certeza do juiz em suas decisões. São Paulo: Baraúna; 2015. p.41-47, p.169-173.
2. **Castellana GB, Barros DM. A perícia psiquiátrica. In: Barros DM, Castellana GB. Psiquiatria forense: interfaces jurídicas, éticas e clínicas. 2ª ed. Porto Alegre: Artmed; 2020. Cap. 4, p.25-34.**
   - ⇨ Este capítulo explora com aprofundamento os principais aspectos teóricos e práticos da atuação em perícias psiquiátricas no Brasil.
3. Appelbaum PS. A theory of ethics for forensic psychiatry. J Am Acad Psychiatry Law. 1997;25:233-47.
4. Trancas B, Vieira F, Santos JC. Formação em psiquiatria forense: aspectos comparativos para uma reflexão sobre o modelo português. Acta Med Port. 2011;24:845-54.
5. Castellana GB. O psiquiatra em conflito: fatos, valores e virtudes no dilema das internações involuntárias. [tese] São Paulo: Faculdade de Medicina da Universidade de São; 2019.
6. Frierson RL, Joshi KG. Implications of the group model of supervision and consultation in forensic training. J Am Acad Psychiatry Law. 2016;44:309-12.
7. Taborda JGV, Arboleda-Flórez J. Ética em psiquiatria forense: atividades pericial e clínica e pesquisa com prisioneiros. Rev Bras Psiquiatr. 2006;28:86-92.
8. São Paulo. Conselho Regional de Medicina do Estado de São Paulo. Resolução n. 126, de 17 de outubro de 2005. Dispõe sobre a realização de perícia médica e dá outras providências, revoga a Resolução CREMESP n. 122/2005. Diário Oficial do Estado. 2005 19 nov.; Seção 1:172.
9. **Taborda JGV, Bins HDC. Exame pericial psiquiátrico. In: Abdalla-Filho E, Chalub M, Telles LEB. Psiquiatria forense de Taborda. 3ª ed. Porto Alegre: Artmed; 2015. Cap. 4, p.35-70.**
   - ⇨ Este capítulo explora diferentes perspectivas sobre os principais aspectos práticos das perícias psiquiátricas no Brasil.
10. Brasil. Decreto-lei n. 3.689, de 03 de outubro de 1941. Código de Processo Penal [on-line]. Brasília: Presidência da República; 1941 [citado 20 abr. 2020]. Disponível em: http://www.planalto.gov.br/ccivil_03/decreto-lei/del3689.htm
11. Brasil. Lei n. 13.105, de 16 de março de 2015. Código de processo civil [on-line]. Diário Oficial da União. 2015 17 mar [citado 15 abr. 2020]. Disponível em: http://www.planalto.gov.br/ccivil_03/_Ato2015-2018/2015/Lei/L13105.htm
12. Conselho Federal de Medicina. Código de Ética Médica: Resolução CFM n. 2.217, de 27 de setembro de 2018. Brasília: Conselho Federal de Medicina; 2019.
13. Barros DM. Introdução à psiquiatria forense. Porto Alegre: Artmed; 2019.
14. Dalgalarrondo P. Psicopatologia e semiologia dos transtornos mentais. 3ª ed. Porto Alegre: Artmed; 2019.
15. Costa Filho PEG, Abdalla-Filho E. Diretrizes éticas na prática pericial criminal. Rev Bioét. 2010;18:421-37.
16. Abdalla-Filho E, Engelhardt W. A prática da psiquiatria forense na Inglaterra e no Brasil: uma breve comparação. Rev Bras Psiquiatr. 2003;25:245-8.
17. Brasil. Lei n. 10.406, de 10 de janeiro de 2002. Institui o código civil [on-line]. Diário Oficial da União. 2002 11 jan [citado 16 abr. 2020]. Disponível em: http://www.planalto.gov.br/ccivil_03/leis/2002/l10406.htm
18. **Rachman S, Freire RN. A perícia em direito civil. In: Barros DM, Castellana GB. Psiquiatria forense: interfaces jurídicas, éticas e clínicas. 2ª ed. Porto Alegre: Artmed; 2020. Cap. 6, p.48-56.**
    - ⇨ Este capítulo explora com maior aprofundamento os principais aspectos teóricos e práticos da atuação em perícias cíveis no Brasil.
19. Brasil. Lei n. 13.146, de 06 de julho de 2015. Institui a lei brasileira de inclusão da pessoa com a deficiência (estatuto da pessoa com deficiência) [on-line]. Diário Oficial da União. 2015 07 jul [citado 18 abr. 2020]. Disponível em: http://www.planalto.gov.br/ccivil_03/_Ato2015-2018/2015/Lei/L13146.htm
20. Venâncio ATA. Ciência psiquiátrica e política assistencial: a criação do Instituto de Psiquiatria da Universidade do Brasil. História, Ciência, Saúde (Manguinhos). 2003;10(3):883-900.
21. Brasil. Decreto-Lei n. 2.848, de 07 de dezembro de 1940. Código Penal [on-line]. Diário Oficial da União. 1940 31 dez [citado 18 abr. 2020]. Disponível em: http://www.planalto.gov.br/ccivil_03/decreto-lei/del2848compilado.htm
22. **Dória PCC, Segre J, Castellana GB. Perícias em direito criminal. In: Barros DM, Castellana GB. Psiquiatria forense: interfaces jurídicas, éticas e clínicas. 2ª ed. Porto Alegre: Artmed; 2020. Cap. 7, p.57-66.**
    - ⇨ Este capítulo explora com maior aprofundamento os principais aspectos teóricos e práticos da atuação em perícias criminais no Brasil.
23. Silva-Junior JS, Fischer FM. Afastamento do trabalho por transtornos mentais e estressores psicossociais ocupacionais. Rev Bras Epidemiol. 2015;18(4):735-44.
24. Brasil. Previdência Social. Instituto Nacional do Seguro Social. Manual de perícia médica da previdência social: versão 2. Brasília: INSS; 2002.
25. **Fernandes T, Dória PCC, Maciel DP. Perícias em direito do trabalho. In: Barros DM, Castellana GB. Psiquiatria forense: interfaces jurídicas, éticas e clínicas. 2ª ed. Porto Alegre: Artmed; 2020. Cap. 8, p.67-75.**
    - ⇨ Este capítulo explora com maior aprofundamento os principais aspectos teóricos e práticos da atuação em perícias trabalhistas no Brasil.

5

Avaliação multidisciplinar em psiquiatria forense

Antonio de Pádua Serafim
Fabiana Saffi
Henrique Soares Paiva
Daniel Martins de Barros

Sumário

Introdução
A prática pericial da Psiquiatria e Psicologia
Psiquiatria forense
Psicologia jurídica
Perícias integradas em saúde mental e justiça
Legislação sobre as perícias
Aplicação da perícia de acordo com a Vara Judicial
Etapas da perícia
Considerações finais
Referências bibliográficas

Pontos-chave

- A prática da perícia em saúde mental leva a uma intersecção entre o Direito, a Psiquiatria e a Psicologia.
- É importante o domínio das técnicas e dos instrumentos de avaliação psiquiátrica e psicológica e o conhecimento do espectro da psicopatologia.
- É fundamental o esforço empreendido no sentido de realizar perícias de forma interdisciplinar.

INTRODUÇÃO

O que é uma lei? Sem penetrar em preciosismos jurídicos, podemos considerá-la uma norma em um determinado contexto, em um tempo e espaço definidos, acordadas previamente e validadas pela sociedade como um todo. As infrações da lei, o estabelecimento de contratos, as relações trabalhistas, a responsabilidade civil e a conduta criminosa são fenômenos muitos complexos, que só podem ser entendidos em um emaranhado de relações – humanas, sociais, políticas, jurídicas, históricas etc. Diante de tal complexidade, apenas o estudo interdisciplinar da matéria – incluindo Psicologia, Sociologia, Direito, Antropologia e Medicina, cada uma contribuindo com o que lhe é próprio – pode dar conta da compreensão das inter-relações entre justiça e estado mental[1-3].

Todavia, ao se abordar as nuances do comportamento humano na interação com a sociedade e quando dessa interação surgem que dúvidas permeiam quanto a responsabilidade, autonomia e autocontrole da pessoa em relação a suas ações, surge dessas situações a necessidade de encontrar respostas para explicar tal comportamento[4]. Para esse fim pensa-se no *expert*, o perito, voltado para a análise da conduta humana e sua correção com o funcionamento mental[5,6].

As repercussões da violência urbana, as questões relacionadas à família, modificações de guarda, assédio moral, pedofilia, bem como capacidade legal e laborativa, por exemplo, têm exigido cada vez mais a participação do psiquiatra e do psicólogo no esclarecimento dos fatos[5]. Responder às questões relacionadas à violência requer dos profissionais da saúde mental uma compreensão multifatorial, bem como sua intersecção com a justiça. Segundo Gierowski[7], o desenvolvimento da Psiquiatria e da Psicologia contribuiu de forma intensa para que os órgãos da justiça cada vez mais se utilizem de conhecimentos especializados no tocante aos processos que regem a vida humana e a saúde psíquica por meio da perícia.

Perícia, do latim "*peritia*", significa destreza, habilidade e capacidade. A perícia em saúde mental consiste no processo "da compreensão psicológica e psiquiátrica do caso, responder a uma questão Legal expressa pelo juiz ou por outro agente (jurídico ou participante do caso), fundamentada nos quesitos elaborados pelo agente solicitante, cabendo ao perito investigar uma ampla faixa do funcionamento mental do indivíduo submetido à perícia (o periciando)".

A perícia fundamenta-se na aplicação dos métodos e técnicas da investigação psicológica e psiquiátrica com a finalidade de subsidiar ação judicial, seja esta de que natureza for, toda vez que dúvidas relativas à "saúde" psíquica do periciando se instalarem[8]. Entretanto Hilsenroth e Stricker[9] alertam que alguns aspectos para atuação do psicólogo no contexto da perícia (também aplicáveis ao psiquiatra) devem ser considerados: 1) a qualificação e competência do perito; 2) o conhecimento das normas jurídicas; e 3) a adequada seleção e utilização de instrumentos de avaliação. Esses apontamentos se justificam, já que o objetivo da avaliação, seja ela psiquiátrica e ou psicológica, é o de estabelecer um nexo-causal entre a saúde mental, a incapacidade de gerenciar sua própria vida e responder por sua conduta[10,11].

O perito configura-se como um auxiliar da Justiça, pessoa hábil que tenha conhecimento em determinada área técnica ou científica que, sendo nomeada por autoridade competente, deverá esclarecer um fato de natureza duradoura ou permanente. O perito em saúde mental é a pessoa formada nas áreas de Psicologia ou Medicina com especialização em Psiquiatria, que está a serviço da Justiça e isento do sigilo profissional nos assuntos que envolvem o escopo da perícia.

A prática da perícia em saúde mental leva a uma intersecção entre o Direito, a Psiquiatria e a Psicologia, uma vez que o objeto de estudo das três ciências é o comportamento humano, abordado sob prismas diferentes:

- Para os operadores do Direito é o ato antijurídico = figura jurídica/abstrata.
- Para os profissionais da saúde mental é o comportamento alterado por intercorrências psíquicas/psicológicas, que gera conflito social = ser biopsicossocial.

Com base no exposto, entende-se que vai se construindo uma intersecção entre saúde mental e Direito conforme a Figura 1.

O Direito pressupõe o livre arbítrio e a racionalidade. Por determinação da racionalidade entendem-se ausência de loucura, capacidade de entendimento e capacidade de autodeterminação, e quando há dúvidas quanto à racionalidade surge a necessidade da perícia para esclarecer os fatos[12].

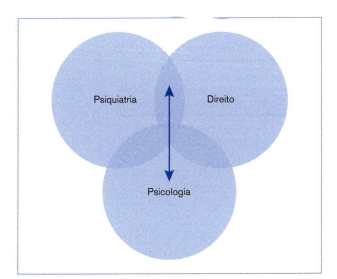

Figura 1 Intersecção entre saúde mental e Direito.

O que o operador de Direito busca na interação com a Psiquiatria e a Psicologia é que essas ciências possam auxiliá-lo na aplicação dos conceitos jurídicos, aspecto este que justifica o conceito de perícia integrada, que será elucidado ao longo deste capítulo.

No Quadro 1 são citados alguns exemplos das matérias relevantes na intersecção da Psiquiatria e da Psicologia no contexto jurídico.

Quadro 1 Matérias relevantes na interseção da Psiquiatria e da Psicologia no contexto jurídico

Tratamentos Intervenções clínicas em questões judiciais Pacientes que infringem a lei Condenados que adoecem Consequências de crimes – abuso, assalto, sequestros, etc. Tentativas de adoção Abandono do trabalho Violência patológica Capacidade de testar Testamentos prévios	Agressividade: física, verbal, psicológica • Ativa – instrumental • Reativa – emocional • Direcionada – alvo • Não direcionada – descoordenada Ações de modificação de guarda de filhos Avaliação da capacidade de receber citação judicial Avaliação de transtornos mentais em ações de indenização e ações securitárias

Como se pode observar, a atuação da Psicologia e da Psiquiatria não se restringe só à prática pericial, embora seja a ação de maior evidência. Essas ciências participam também em programas de prevenção à violência, planos de atenção à saúde mental de agressores, treinamento, etc. No entanto, a ênfase do presente capítulo será o processo da perícia integrada.

A PRÁTICA PERICIAL DA PSIQUIATRIA E PSICOLOGIA

Psiquiatria forense

A sanidade mental das pessoas envolvidas com a lei sempre interessa à Justiça. Embora se presuma que, em princípio, as pessoas são capazes, lúcidas e que respondem pelos seus atos, por vezes surgem dúvidas sobre a integridade ou a saúde mental dos indivíduos, nas mais diversas áreas: estava o sujeito no pleno gozo de suas faculdades mentais? Carecia de entendimento? Tinha autocontrole? Como estava o discernimento? A psiquiatria forense atua nesses casos, buscando esclarecer à justiça se há ou não a presença de um transtorno ou enfermidade mental e quais as implicações em caso de um possível diagnóstico psiquiátrico. Volta-se também para as doenças como consequências de atividades: o trabalho o deixou doente? O estresse dessa situação deixará sequelas? Seu estado mental perturbado se deu em razão de quê? Muitas vezes à Justiça também são relevantes as resultantes patológicas das ações humanas.

A psiquiatria forense configura-se como uma subespecialidade tanto da psiquiatria quanto da medicina legal, e o escopo de sua atividade é amplo, passando pelas áreas de família, cível, criminal, trabalhista, previdenciária, administrativa e qualquer outra que envolva questões jurídicas. O papel do psiquiatra forense, nesse contexto, é semelhante ao de um tradutor, pois o que se requer dele é traduzir o fato médico relevante para a linguagem jurídica, de modo que as decisões oficiais estejam baseadas nas evidências mais sólidas possível[12-14].

Psicologia jurídica

Entre suas atribuições no contexto da justiça, tem como objetivo esclarecer as questões judiciais particulares que surgem durante a fase instrumental ou processual do caso.

A atuação do psicólogo abrange a etapa de esclarecimento dos fatos, ou seja, quando há a necessidade de avaliar a veracidade e a validade das provas apresentadas, em procedimentos de interrogatório auxiliando na compreensão da busca dos fatos, ou ainda ser solicitado a realizar avaliação psicológica como forma de responder sobre as condutas do indivíduo que podem auxiliar na determinação de algumas ações, como processo de guarda dos filhos, de regulamentação do horário de visita, definição de medidas socioeducativas para adolescentes infratores, avaliação do comportamento em casos de homicídio, avaliação do dano psíquico, entre outros[15-17]. Realiza ainda o psicodiagnóstico criminal e o aconselhamento psicossocial, nas demandas da Vara de Execução Penal. Atua ainda na assessoria judiciária, no tocante a mediação de casais em litígio e tratamento de vítimas de violência doméstica tendo como objetivo a prevenção e o tratamento[16].

Perícias integradas em saúde mental e justiça

A perícia pode ser médica, psicológica ou ambas, quando a matéria da perícia é sobre questão médica/psicológica, tendo a necessidade de um perito médico/psicólogo ou ambos. Geralmente são requisitadas pelas autoridades competentes (juiz), salvo se ela se faz necessária na fase de inquérito, quando será solicitada pela autoridade policial. Pode ser requisitada em qualquer fase do processo, isto é, na instrução, no julgamento ou até mesmo na execução no caso da área penal. Ressalta-se que também podem ser solicitadas perícias particulares.

No Programa de Pesquisas em Psiquiatria Forense e Psicologia Jurídica (NUFOR) do Instituto de Psiquiatria do Hospital das Clínicas da Faculdade de Medicina de São Paulo, tem-se desenvolvido uma técnica denominada "perícia integrada". Essa perícia constitui-se da ação conjunta do psiquiatra e do psicólogo durante o processo de avaliação do periciando (Figura 2). Os resultados dessa prática têm se apresentado extremamente satisfatórios uma vez que são unidas práticas comuns cabíveis à psiquiatria e à psicologia, como as entrevistas diagnósticas.

Legislação sobre as perícias

Na legislação brasileira existem parâmetros que procuram normatizar a atuação dos peritos em geral, não apenas em saúde. O Código de Processo Civil é o conjunto de leis que regulamentam a execução dos atos periciais.

De acordo com o Código do Processo Civil (Lei n. 13.105, de 16 de março de 2015)18, tem-se:

> "Do perito
> Art. 156. O juiz será assistido por perito quando a prova do fato depender de conhecimento técnico ou científico.
> § 1º Os peritos serão nomeados entre os profissionais legalmente habilitados e os órgãos técnicos ou científicos devidamente inscritos em cadastro mantido pelo tribunal ao qual o juiz está vinculado.
> § 4º Para verificação de eventual impedimento ou motivo de suspeição, nos termos dos arts. 148 e 467, o órgão técnico ou científico nomeado para realização da perícia informará ao juiz os nomes e os dados de qualificação dos profissionais que participarão da atividade.

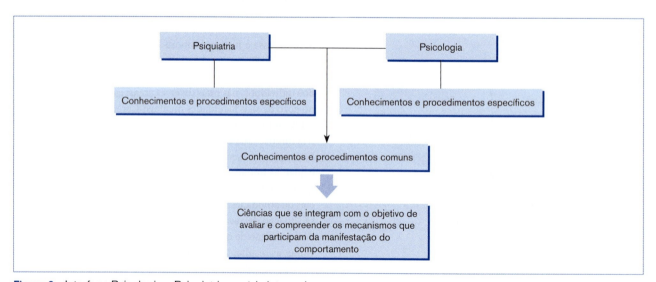

Figura 2 Interface Psicologia e Psiquiatria: perícia integrada.

§ 5º Na localidade onde não houver inscrito no cadastro disponibilizado pelo tribunal, a nomeação do perito é de livre escolha pelo juiz e deverá recair sobre profissional ou órgão técnico ou científico comprovadamente detentor do conhecimento necessário à realização da perícia.

Art. 157. O perito tem o dever de cumprir o ofício no prazo que lhe designar o juiz, empregando toda sua diligência, podendo escusar-se do encargo alegando motivo legítimo.

§ 1º A escusa será apresentada no prazo de 15 (quinze) dias, contado da intimação, da suspeição ou do impedimento supervenientes, sob pena de renúncia ao direito a alegá-la.

Art. 158. O perito que, por dolo ou culpa, prestar informações inverídicas responderá pelos prejuízos que causar à parte e ficará inabilitado para atuar em outras perícias no prazo de 2 (dois) a 5 (cinco) anos, independentemente das demais sanções previstas em lei, devendo o juiz comunicar o fato ao respectivo órgão de classe para adoção das medidas que entender cabíveis."

"Da prova pericial

Art. 464. A prova pericial consiste em exame, vistoria ou avaliação.

§ 1º O juiz indeferirá a perícia quando:

I – A prova do fato não depender de conhecimento especial de técnico;

II – For desnecessária em vista de outras provas produzidas;

III – A verificação for impraticável.

§ 2º De ofício ou a requerimento das partes, o juiz poderá, em substituição à perícia, determinar a produção de prova técnica simplificada, quando o ponto controvertido for de menor complexidade.

§ 3º A prova técnica simplificada consistirá apenas na inquirição de especialista, pelo juiz, sobre ponto controvertido da causa que demande especial conhecimento científico ou técnico.

§ 4º Durante a arguição, o especialista, que deverá ter formação acadêmica específica na área objeto de seu depoimento, poderá valer-se de qualquer recurso tecnológico de transmissão de sons e imagens com o fim de esclarecer os pontos controvertidos da causa.

Art. 465. O juiz nomeará perito especializado no objeto da perícia e fixará de imediato o prazo para a entrega do laudo.

§ 1º Incumbe às partes, dentro de 15 (quinze) dias contados da intimação do despacho de nomeação do perito:

I – Arguir o impedimento ou a suspeição do perito, se for o caso;

II – Indicar assistente técnico;

III – Apresentar quesitos.

§ 2º Ciente da nomeação, o perito apresentará em 5 (cinco) dias:

I – Proposta de honorários;

II – Currículo, com comprovação de especialização;

III – Contatos profissionais, em especial o endereço eletrônico, para onde serão dirigidas as intimações pessoais.

§ 3º As partes serão intimadas da proposta de honorários para, querendo, manifestar-se no prazo comum de 5 (cinco) dias, após o que o juiz arbitrará o valor, intimando-se as partes para os fins do art. 95.

§ 4º O juiz poderá autorizar o pagamento de até cinquenta por cento dos honorários arbitrados a favor do perito no início dos trabalhos, devendo o remanescente ser pago apenas ao final,

depois de entregue o laudo e prestados todos os esclarecimentos necessários.

§ 5º Quando a perícia for inconclusiva ou deficiente, o juiz poderá reduzir a remuneração inicialmente arbitrada para o trabalho.

Art. 466. O perito cumprirá escrupulosamente o encargo que lhe foi cometido, independentemente de termo de compromisso.

§ 1º Os assistentes técnicos são de confiança da parte e não estão sujeitos a impedimento ou suspeição.

§ 2º O perito deve assegurar aos assistentes das partes o acesso e o acompanhamento das diligências e dos exames que realizar, com prévia comunicação, comprovada nos autos, com antecedência mínima de 5 (cinco) dias.

Art. 467. O perito pode escusar-se ou ser recusado por impedimento ou suspeição.

Parágrafo único. O juiz, ao aceitar a escusa ou ao julgar procedente a impugnação, nomeará novo perito.

Art. 468. O perito pode ser substituído quando:

I – Faltar-lhe conhecimento técnico ou científico;

II – Sem motivo legítimo, deixar de cumprir o encargo no prazo que lhe foi assinado.

Art. 469. As partes poderão apresentar quesitos suplementares durante a diligência, que poderão ser respondidos pelo perito previamente ou na audiência de instrução e julgamento.

Parágrafo único. O escrivão dará à parte contrária ciência da juntada dos quesitos aos autos.

[...]

Art. 473. O laudo pericial deverá conter:

I – A exposição do objeto da perícia;

II – A análise técnica ou científica realizada pelo perito;

III – A indicação do método utilizado, esclarecendo-o e demonstrando ser predominantemente aceito pelos especialistas da área do conhecimento da qual se originou;

IV – Resposta conclusiva a todos os quesitos apresentados pelo juiz, pelas partes e pelo órgão do Ministério Público.

§ 1º No laudo, o perito deve apresentar sua fundamentação em linguagem simples e com coerência lógica, indicando como alcançou suas conclusões.

§ 2º É vedado ao perito ultrapassar os limites de sua designação, bem como emitir opiniões pessoais que excedam o exame técnico ou científico do objeto da perícia.

§ 3º Para o desempenho de sua função, o perito e os assistentes técnicos podem valer-se de todos os meios necessários, ouvindo testemunhas, obtendo informações, solicitando documentos que estejam em poder da parte, de terceiros ou em repartições públicas, bem como instruir o laudo com planilhas, mapas, plantas, desenhos, fotografias ou outros elementos necessários ao esclarecimento do objeto da perícia.

Art. 474. As partes terão ciência da data e do local designados pelo juiz ou indicados pelo perito para ter início a produção da prova. [...]

Art. 476. Se o perito, por motivo justificado, não puder apresentar o laudo dentro do prazo, o juiz poderá conceder-lhe, por uma vez, prorrogação pela metade do prazo originalmente fixado. [...]

Art. 480. O juiz determinará, de ofício ou a requerimento da parte, a realização de nova perícia quando a matéria não estiver suficientemente esclarecida."

No Código de Processo Penal (Decreto-lei n. 3.689, de 3 de outubro de 1941)[19] também existem artigos que versam sobre a perícia:

"Art. 159. O exame de corpo de delito e outras perícias serão realizados por perito oficial, portador de diploma de curso superior.
§ 1º Na falta de perito oficial, o exame será realizado por 2 (duas) pessoas idôneas, portadoras de diploma de curso superior preferencialmente na área específica, dentre as que tiverem habilitação técnica relacionada com a natureza do exame.
§ 2º Os peritos não oficiais prestarão o compromisso de bem e fielmente desempenhar o encargo.
§ 3º Serão facultadas ao Ministério Público, ao assistente de acusação, ao ofendido, ao querelante e ao acusado a formulação de quesitos e indicação de assistente técnico.
§ 4º O assistente técnico atuará a partir de sua admissão pelo juiz e após a conclusão dos exames e elaboração do laudo pelos peritos oficiais, sendo as partes intimadas desta decisão.
§ 5º Durante o curso do processo judicial, é permitido às partes, quanto à perícia:
I – Requerer a oitiva dos peritos para esclarecerem a prova ou para responderem a quesitos, desde que o mandado de intimação e os quesitos ou questões a serem esclarecidas sejam encaminhados com antecedência mínima de 10 (dez) dias, podendo apresentar as respostas em laudo complementar;
II – Indicar assistentes técnicos que poderão apresentar pareceres em prazo a ser fixado pelo juiz ou ser inquiridos em audiência.
§ 6º Havendo requerimento das partes, o material probatório que serviu de base à perícia será disponibilizado no ambiente do órgão oficial, que manterá sempre sua guarda, e na presença de perito oficial, para exame pelos assistentes, salvo se for impossível a sua conservação.
§ 7º Tratando-se de perícia complexa que abranja mais de uma área de conhecimento especializado, poder-se-á designar a atuação de mais de um perito oficial, e a parte indicar mais de um assistente técnico.
Art. 160. Os peritos elaborarão o laudo pericial, onde descreverão minuciosamente o que examinarem, e responderão aos quesitos formulados.
Parágrafo único. O laudo pericial será elaborado no prazo máximo de 10 dias, podendo este prazo ser prorrogado, em casos excepcionais, a requerimento dos peritos.
[...]
Art. 180. Se houver divergência entre os peritos, serão consignadas no auto do exame as declarações e respostas de um e de outro, ou cada um redigirá separadamente o seu laudo, e a autoridade nomeará um terceiro; se este divergir de ambos, a autoridade poderá mandar proceder a novo exame por outros peritos.
Art. 181. No caso de inobservância de formalidades, ou no caso de omissões, obscuridades ou contradições, a autoridade judiciária mandará suprir a formalidade, complementar ou esclarecer o laudo.
Parágrafo único. A autoridade poderá também ordenar que se proceda a novo exame, por outros peritos, se julgar conveniente.

Art. 182. O juiz não ficará adstrito ao laudo, podendo aceitá-lo ou rejeitá-lo, no todo ou em parte.

No que tange à atuação dos médicos como peritos, o Conselho Regional de Medicina de São Paulo (CREMESP) também estabeleceu diretrizes nas Resoluções n. 126/2005 e 167/2007:

"Art. 1º Perito médico é a designação genérica de quem atua na área médica legal, realizando exame de natureza médica em procedimentos administrativos, e processos judiciais, securitários ou previdenciários; atribuindo-se esta designação ao médico investido por força de cargo/função pública, ou nomeação judicial ou administrativa, ou ainda por contratação como assistente técnico das partes.
Art. 2º As causas de impedimentos e suspeição aplicáveis aos auxiliares da Justiça se aplicam plenamente aos peritos médicos.
§ 1º É vedado ao médico do trabalho de empresa/instituição atuar como perito ou assistente técnico em processo judicial ou procedimento administrativo envolvendo empregado/funcionário ou ex-empregado/funcionário da mesma empresa.
§ 2º É vedado ao médico, qualquer que seja a especialidade, atuar como perito em face de servidores da mesma instituição e mesmo local de trabalho, exceto se compuser corpo de peritos exclusivos para esta função ou na função de assistente técnico.
§ 3º Constitui infração ética expressa no art. 120 do Código de Ética Médica, Resolução CFM n. 1.246/88, o médico ser perito ou assistente técnico em processo judicial ou procedimento administrativo, envolvendo seu paciente ou ex-paciente.
Art. 3º. Na formação de sua opinião técnica, o médico investido na função de perito não fica restrito aos relatórios elaborados pelo médico assistente do periciando. Deverá, todavia, abster-se de emitir juízo de valor acerca de conduta médica do colega, incluindo diagnósticos e procedimentos terapêuticos realizados ou indicados, na presença do periciando, devendo registrá-la no laudo ou relatório.
Parágrafo único. O médico, na função de perito, deve respeitar a liberdade e independência de atuação dos profissionais de saúde sem, todavia, permitir a invasão de competência da sua atividade, não se obrigando a acatar sugestões ou recomendações sobre a matéria em discussão no processo judicial ou procedimento administrativo.
Art. 4º. O exame médico pericial deve ser pautado pelos ditames éticos da profissão, levando-se em conta que a relação perito/periciando não se estabelece nos mesmos termos da relação médico/paciente.
§ 1º É vedado ao médico, na função de perito, divulgar suas observações, conclusões ou recomendações, fora do procedimento administrativo e processo judicial, devendo manter sigilo pericial, restringindo as suas observações e conclusões ao laudo pericial, exceto por solicitação da autoridade competente.
§ 2º É vedado ao médico, na função de perito, modificar procedimentos propedêuticos e/ou terapêuticos, salvo em situação de indiscutível perigo de vida ou perda de função fisiológica, devendo, neste caso, fundamentar e comunicar por escrito o fato

ao médico assistente, devendo ainda declarar-se suspeito a partir deste momento.

Art. 5º O médico na função de perito não deve aceitar qualquer tipo de constrangimento, coação, pressão, imposição ou restrição que possam influir no desempenho de sua atividade, que deve ser realizada com absoluta isenção, imparcialidade e autonomia, podendo recusar-se a prosseguir no exame e fazendo constar no laudo o motivo de sua decisão.

Art. 6º O médico, na função de perito ou assistente técnico, tem o direito de examinar e copiar a documentação médica do periciando, necessária para o seu mister, obrigando-se a manter sigilo profissional absoluto com relação aos dados não relacionados com o objeto da perícia médico legal.

§ 1º Poderá o médico investido nestas funções solicitar ao médico assistente as informações e os esclarecimentos necessários ao exercício de suas atividades.

§ 2º O diretor técnico ou diretor clínico e o médico responsável por Serviços de Saúde, públicos ou privados, devem garantir ao médico perito e ao assistente técnico todas as condições para o bom desempenho de suas atividades, bem como o acesso aos documentos que se fizerem necessários, inclusive deles obter cópias, desde que com a anuência do periciando ou seu representante legal.

Art. 7º O assistente técnico tem o direito de estar presente e participar de todos os atos periciais.

§ 1º É dever do perito judicial e dos assistentes técnicos conferenciarem e discutirem o caso sub judice, disponibilizando, um ao outro, todos os documentos sobre a matéria em discussão após o término dos procedimentos periciais e antes de protocolizarem os respectivos laudos ou pareceres.

§ 2º É dever do perito comunicar aos assistentes técnicos, oficialmente, e com a antecedência mínima de 10 (dez) dias, a data, a hora e o local da realização de todos os procedimentos periciais.

Art. 8º O atestado ou relatório médico solicitado ou autorizado pelo paciente ou representante legal, para fins de perícia médica, deverá conter informações sobre o diagnóstico, os exames complementares, a conduta terapêutica proposta e as consequências à saúde do paciente, podendo sugerir afastamento, readaptação ou aposentadoria, ponderando ao paciente, que a decisão caberá ao médico perito.

Art. 9º O médico, na função de perito nomeado ou de assistente técnico, faz jus aos honorários periciais, que não devem ser vinculados ao resultado do processo judicial, procedimento administrativo e/ou ao valor da causa."

Com base no Novo Código de Processo Civil, o CREMESP emitiu o Parecer n. 196.564 modificando a regulamentação em relação aos assistentes técnicos:

> "Diante do fato de o assistente técnico ser contratado pela parte, a quem representa no processo judicial ou administrativo, caso esse assistente técnico seja também o médico assistente do periciando (por ser o profissional médico com maior conhecimento sobre as condições de saúde de seu paciente), sua obrigação será de observar os preceitos éticos vigentes, zelando pela

manutenção do sigilo profissional absoluto com relação aos dados não relacionados com o objeto da perícia médico legal, não havendo no Código de Ética Médica, assim como também não há no Novo Código de Processo Civil, impedimento ou suspeição para a atuação do médico assistente como assistente técnico de seu paciente, em processo judicial ou administrativo, por ser de confiança da parte que o contrata."

Aplicação da perícia de acordo com a Vara Judicial

Vara Criminal

A perícia criminal é determinada sempre que haja dúvida sobre a integridade mental do acusado, de acordo com o artigo 149 do Código de Processo Penal: "Quando houver dúvida sobre a integridade mental do acusado, o juiz ordenará de ofício ou a requerimento do Ministério Público, do defensor, do curador, do ascendente, descendente, irmão ou cônjuge do acusado, seja este submetido a exame médico-legal". Na vara criminal, a perícia poderá ser solicitada em três momentos: na fase de investigação policial, na fase processual ou na fase de execução penal.

Fase de investigação policial
- Fase do inquérito policial.
- Quando surge alguma dúvida sobre a sanidade mental do acusado.
- Quando há dúvidas da veracidade das informações colhidas.

Fase processual

O Código Penal adota o critério misto biopsicológico para determinar se uma pessoa pode ou não ser responsabilizada por seus atos (nexo de causalidade); tal critério refere-se à presença de algum transtorno mental (critério biológico) e à relação do transtorno com a alteração da capacidade de entendimento da ilicitude do ato e de determinar-se de acordo com esse entendimento (critério psicológico). A partir do uso desse critério fica claro que a presença de um transtorno mental, ainda que grave, não implica necessariamente mudanças no desfecho de um processo criminal: o nexo de causalidade entre o transtorno mental e o crime cometido precisa estar presente[20]. O art. 26 destaca:

> "Art. 26. É isento de pena o agente que, por doença mental ou desenvolvimento mental incompleto ou retardado, era, ao tempo da ação ou da omissão, inteiramente incapaz de entender o caráter ilícito do fato ou de determinar-se de acordo com esse entendimento".

Quando o juiz suspeita que, no momento em que o crime foi cometido, o agente da ação era inteiramente ou parcialmente incapaz de entender o que estava fazendo ou de ter a escolha se queria ou não continuar a ação, instaura-se então um incidente de insanidade mental e o processo fica suspenso até que a perícia seja concluída. Se o agente da ação for ao tempo da ação inteiramente capaz de entender o caráter ilícito do ato praticado e de determinar-se diante dele, ou seja, a pessoa acusada de cometer o crime é considerada imputável (capacidade de entendimento e autodeterminação preservada).

O Código do Processo Penal ainda determina o local da perícia:

> "Art. 150. Para o efeito do exame, o acusado, se estiver preso, será internado em manicômio judiciário, onde houver, ou, se estiver solto, e o requererem os peritos, em estabelecimento adequado que o juiz designar."

Fase de execução penal

Nesta fase há diversas avaliações periciais que podem ser solicitadas pelo juízo, como o estudo multidisciplinar realizado pelo psicólogo, psiquiatra e assistente social para a obtenção dos elementos necessários a uma adequada classificação e com vistas à individualização da execução da pena (exame criminológico), avaliação para ponderar sobre o término do tratamento proposto na medida de segurança (exame de cessação de periculosidade) e a perícia que avalia o surgimento de um transtorno mental após a prática infracional (superveniência de doença mental)[20].

Vara Cível

Regula direito e obrigações de ordem privada concernentes às pessoas, aos bens e às suas relações. Engloba a Vara de Família e Sucessões e a Vara da Infância e Juventude.

A função do profissional de saúde mental é principalmente, segundo Barros[12], auxiliar a justiça a dar o enquadre adequado àqueles que não têm o discernimento pleno para os atos da vida civil.

Em 2015 ocorreu uma modificação no Código Civil, que mudou a definição de incapacidade. Antes os incapazes eram subdivididos em: absolutamente incapazes – menores de 16 anos; aqueles que, por enfermidade ou deficiência mental, não tiverem o necessário discernimento para a prática desses atos; aqueles que, mesmo por causa transitória, não puderem exprimir sua vontade; e os relativamente incapazes – maiores de 16 anos e menores de 18 anos; os ébrios habituais, os viciados em tóxicos e os que, por deficiência mental, tenham o discernimento reduzido; os excepcionais, sem desenvolvimento mental completo; os pródigos. Com a mudança do Código, os absolutamente incapazes passaram a ser apenas os menores de 16 anos e os relativamente incapazes as pessoas entre 16 e 18 anos, os ébrios habituais e os viciados em tóxico, os pródigos e aqueles que por causa transitória ou permanente não puderem exprimir sua vontade (arts. 3º e 4º modificados pela Lei n. 13.146 de 2015)[21].

A ação cível enquadra-se no processo da "capacidade cível" em que se permite a uma pessoa adquirir direitos e contrair obrigações por conta própria, por si mesma, sem a necessidade de um representante legal. Para a ocorrência de uma ação cível de interdição, faz-se necessário que o indivíduo perca a capacidade de gerir seus bens e sua própria pessoa. Essa situação judicial apresenta-se como a mais frequente nas perícias psiquiátricas,

que incidem frequentemente na incapacidade total e definitiva, a qual se configura pela perda da autodeterminação da pessoa[14]. Com a mudança de 2015, a nomenclatura deixou de ser "Capacidade Cível" e passou a ser "Capacidade Legal".

Objetivo: ações de interdição, ações de anulações de atos jurídicos, avaliação da capacidade de testar (fazer testamento), anulações de casamentos e separações judiciais litigiosas, ações de modificação de guarda de filhos, regulamentação de visita, adoção, avaliação de transtornos mentais em ações de indenização.

O que se avalia: interdição, danos psíquicos, neurofuncionais, psicológicos e simulação.

Vara Trabalhista

O direito trabalhista é o conjunto de normas que regem as relações de trabalho entre empregados e empregadores.

Objetivo: acidentários e doenças profissionais, doença decorrente das condições de trabalho, indenizações, erro ou negligência médica e hospitalar, intoxicações (chumbo, mercúrio, monóxido de carbono, entre outras).

O que se avalia: verificação da capacidade laborativa (médico-legal), relação nexo-causal (relação entre o fato e o dano físico ou psíquico), verificação das condições mentais, de acordo com a legislação vigente para fins de aposentadoria por doença mental, bem como para o desempenho de cargos.

Etapas da perícia

Perícia psicológica

Estrutura:

- Exame da personalidade.
- Cognição (nível intelectual).
- Psicossensorial.
- Afetiva.
- Avaliação neuropsicológica.
  1º – Estudo das partes do processo:
- Ler detalhadamente os documentos relativos ao caso que será investigado – data do delito, data da ocorrência, versão do acusado, versão da vítima, versão das testemunhas. Com isso podem-se levantar hipóteses sobre o ocorrido, entender qual é a tese da vítima e do acusado.
  2º – Entrevista psicológica:
- Um fator importante é que o periciando não procura o profissional psicólogo, ele procura a justiça para resolver um problema.
- Ele não tem uma queixa, mas sim um fato jurídico que está envolvido. É importante que ele saiba que as informações relevantes para o caso serão remetidas a quem pediu a avaliação (juiz/delegado/administração), assim terá a liberdade de omitir informações. Isso é um direito dele, sendo outro aspecto que marca a entrevista psicológica pericial.
- Na entrevista psicológica, faz-se, primeiro, o contrato – quem pediu a avaliação, como esta ocorre (quantos encontros e atividades desenvolvidas), entendimento de que não é um tratamento, é apenas para entender o que aconteceu

e não para julgar, e que as informações relevantes serão remetidas a autoridade requisitante.

- No próximo passo solicita-se ao periciando que relate, com suas próprias palavras e de modo minucioso, o motivo que suscitou o exame e o fato jurídico que está envolvido. Por último colhem-se dados de anamnese desde a gestação até a idade atual (desenvolvimento, escolaridade, sociabilidade, história médica).

3º – Avaliação das funções cognitivas:

- Avalia atenção, controle mental, funções motoras, funções visuais, linguagem, memória (visual e verbal), processo de aprendizagem (verbal e visual), processos intelectuais. Aqui, mais uma vez, é fácil o periciando não cooperar, realizando a tarefa sem comprometimento. Novamente o psicólogo deve estimulá-lo a realizar as tarefas da melhor forma e apontar discrepâncias no desempenho de tarefas semelhantes. Para isso, o psicólogo necessita estar muito bem familiarizado com as atarefas propostas e o que elas avaliam.

4º – Avaliação de personalidade:

- Utilização de técnicas psicológicas (entrevista, hora lúdica, testes de personalidade).

5º – Análise dos dados apurados:

- Relacionar as informações colhidas na entrevista com as avaliações cognitiva e de personalidade respondendo aos quesitos formulados.

6º – Elaboração do documento legal:

- Elaboração do laudo ou parecer (quando se tratar de perícia médica na qual o exame psicológico foi complementar).

Perícia psiquiátrica

A perícia em Psiquiatria segue em grande medida os passos de uma consulta clínica, tendo, contudo, peculiaridades próprias a uma atividade realizada com intuito de produzir uma forma de prova judicial, na figura do laudo.

A seguir serão elencados os elementos constituintes do laudo. Conhecendo a estrutura desse documento e os elementos que devem constar em cada tópico, fica claro como se conduz a perícia.

- Preâmbulo: nome do perito, títulos e formação acadêmica, local e horário da perícia, autoridade que determinou o exame.
- Identificação: nome, data de nascimento, idade, estado civil, filiação, documento, endereço.
- Histórico: Informes colhidos com periciando, com parentes e amigos ou com outros profissionais; antecedentes pessoais; antecedentes familiares.
- Documentos médicos: transcrição de outros laudos periciais, atestados, relatórios médicos, etc.
- Descrição: detalhamento dos exames realizados; em Psiquiatria, a importância é o exame psíquico minucioso.
- Discussão: realiza-se a unificação dos dados da história e da descrição, enumerando os diagnósticos e já tecendo os comentários que orientam para a conclusão; sempre embasado em literatura científica.
- Conclusão: síntese do laudo, com diagnóstico e sua implicação no caso.
- Quesitos/resposta aos quesitos: respostas objetivas ao que está sendo perguntado.

CONSIDERAÇÕES FINAIS

A especialidade da Psiquiatria e da Psicologia Forense no Brasil vive um momento histórico, principalmente em decorrência das extensas mudanças promovidas pela reforma psiquiátrica, pela promulgação de leis em defesa do portador de transtorno mental, pelas mudanças no modelo assistencial com a desinstitucionalização e a redução no número de leitos psiquiátricos, e por avanços na psiquiatria clínica, com meios diagnósticos e terapêuticos e pela própria psicologia pelos avanços em psicoterapia como nos instrumentos de avaliação em constante mudança[22].

Essas duas disciplinas revestem-se de uma amplitude de atuação em todas as esferas da sociedade, já que tanto a prática forense psiquiátrica quanto a psicológica implicam questões criminais, cíveis, trabalhistas, etc., as quais envolvem temáticas morais, sociais, políticas e éticas.

O presente capítulo teve o intuito de abordar questões práticas pertinentes a cada disciplina, bem como apontar ações conjuntas que permitem dividir a responsabilidade, reduzir a possibilidade de induções distorcidas, promover uma interdisciplinaridade de conhecimentos e permitir a integração de conhecimentos específicos, cujo resultado converge para uma visão macro do sujeito em análise.

Ressalta-se ainda sobre a importância do conhecimento e do domínio das técnicas e instrumentos de avaliação psiquiátrica e psicológica, como também de um amplo conhecimento do espectro da psicopatologia[7]. É evidente que a realização de uma perícia por um profissional não habilitado provoca prejuízos em muitas situações irreversíveis ao periciando, podendo resultar em uma visão parcial da questão se levados em conta aspectos psicológicos que ignoram fatos médicos ou que se concentrem em sintomas específicos sem se atentar para o funcionamento psicológico global dos indivíduos, e também pode levar a conclusões equivocadas, apresentando para a justiça um retrato, no mínimo, incompleto das questões.

Considera-se, portanto, fundamental o esforço empreendido no sentido de realizar perícias de forma verdadeiramente interdisciplinar. Por mais trabalhoso que seja, há a convicção de que é uma solução adequada diante dos benefícios envolvidos para os indivíduos submetidos à perícia e para a Justiça.

REFERÊNCIAS BIBLIOGRÁFICAS

1. Serafim AP, Saffi F, Rigonatti SP. Práticas forenses. In: Malloy-Diniz LF, Fuentes D, Mattos P, Abreu N. Avaliação neuropsicológicas. Porto Alegre: Artmed; 2010. p. 313-7.
2. Faulk M. Basic forensic psychiatry. London, Oxford: Blackwell Science; 2000.
3. Vargas HS. Manual de Psiquiatria Forense. Rio de Janeiro: Freitas Bastos; 1990.

4. Goodwill AM, Alison LJ. When is profiling possible? Offense planning and aggression as moderators in predicting offender age from victim age in stranger rape. Behav Sci Law. 2007;25(6):823-40.
5. Swenson LC. Psychology and Law for the helping professions. New York: Thomson; 1997.
6. Serafim AP, Barros DM, Rigonatti SP. Temas em Psiquiatria Forense e Psicologia Jurídica. São Paulo: Vetor; 2006.
7. Gierowski JK. Complex expertise on the psychiatric health of a criminal. Psychiatr Pol. 2006;40(1):5-17.
8. Serafim AP. Fundamentos da perícia psicológica na área forense. Revista Jurídica Logos. 2009;5:117-28.
9. Hilsenroth MJ, Stricker G. A consideration of challenges to psychological assessment instruments used in forensic settings: Rorschach as exemplar. J Pers Assess. 2004;83(2):141-52.
10. Archer RP, Buffington-Vollum JK, Stredny RV. A survey of psychological test use patterns among forensic psychologists. J Pers Assess. 2006;87(1):84-94.
11. Weiner IB, Hess AK. The handbook of Forensic Psychology. New York: Wiley & Sons; 2005.
12. Barros DM. O que é Psiquiatria Forense. São Paulo: Brasiliense; 2008.
13. Taborda JGV, Chalub M, Abdalla-Filho E. Psiquiatria Forense. Porto Alegre: Artmed; 2004.
14. Teixeira E, Rigonatti SP, Serafim AP. Aspectos gerais da interdição em psiquiatria. Rev Bras Psiquiatria. 2003;25(3):192-3.
15. Rovinsk SLR. Fundamentos da perícia psicológica forense. São Paulo: Vetor; 2004.
16. Serafim AP. Uma psicologia aplicada a Justiça. Psique Ciência & Vida. 2007;5:8-14.

17. Brewer N, Williams KD. Psychology and law: an empirical perspective. New York: Guilford Press; 2005.
18. Brasil. Novo Código de Processo Civil (Lei n. 13.105, de 16 de março de 2015), 5. ed. Barueri: Manole; 2019.
19. Brasil. Código de Processo Penal (Decreto-lei n. 3.689, de 3 de outubro de 1941), 5. ed. Barueri: Manole; 2019.
20. Barros DM, Castellana GB. Psiquiatria Forense: interfaces jurídicas, éticas e clínicas. 2. ed. Porto Alegre: Artmed; 2020.
21. Brasil. Lei n. 13.146 de 2015. Brasília: Diário Oficial da União; 2002.
22. Rigonatti SP, Serafim AP, Barros EL. Temas em psiquiatria forense e psicologia jurídica. São Paulo: Vetor; 2003.
23. Brito LMT. Temas em psicologia jurídica. Rio de Janeiro: Relume Dumará; 2002.
24. Canter D, Youngs D. Investigative psychology: offender profiling and the analysis of criminal action. Chichester, UK: Wiley; 2009.
25. Gonçalves HS, Brandão EP. Psicologia no Brasil. Rio de Janeiro: Nau; 2005.
26. Rigonatti SP, Barros DM. Psiquiatria Forense. In: Louzâ NM, Elkis H. Psiquiatria básica. Porto Alegre: Artmed; 2007. p. 700-74.
27. Shine S. Avaliação psicológica e lei: adoção, vitimização, separação conjugal, dano psíquico e outras formas. São Paulo: Casa do Psicólogo; 2005.
28. Stone MH. A cura da mente: história da Psiquiatria da antiguidade até o presente. Porto Alegre: Artmed; 1999.
29. Teixeira EH. Psiquiatria Forense e o Novo Código Civil. In: Serafim AP, Barros DM, Rigonatti SP. Temas em Psiquiatria Forense e Psicologia Jurídica. São Paulo: Vetor; 2006. p. 13-22.
30. Youngs D. Investigative Psychology in the courtroom: beyond the offender profile J Investig Psych Offender Profil. 2009;6:1-9.

6

Psiquiatria forense nos extremos da vida

Thiago Fernando da Silva

Sumário

Introdução
Psiquiatria da infância e adolescência
    Aspectos éticos e decisões sobre tratamento
    Internação psiquiátrica de crianças e adolescentes
    Crianças e adolescentes em conflito com a lei
Idosos
    Aspectos jurídicos
    Capacidade para os atos patrimoniais e a curatela
    Interconsulta psiquiátrica e decisões sobre tratamento
Considerações finais
Vinheta clínica 1
Vinheta clínica 2
Referências bibliográficas

Pontos-chave

- O atendimento psiquiátrico de crianças, adolescentes e idosos requer uma avaliação cuidadosa de potenciais e vulnerabilidades em cada caso.
- A sociedade brasileira, por meio de suas leis e ordenamentos, garante cuidado especial com essas populações, por meio do Estatuto da Criança e do Adolescente (Lei n. 8.069, de 13 de julho de 1990) e do Estatuto do Idoso (Lei n. 10.741, de 1º de outubro de 2003).
- Uma das questões primordiais no atendimento desses indivíduos é a avaliação cuidadosa de sua autonomia, para as mais diversas questões, como capacidade para decisões que envolvam seu tratamento médico ou capacidade para os atos patrimoniais da vida civil.
- O consentimento livre e esclarecido é um dos aspectos mais importantes da prática médica moderna e a avaliação da capacidade de consentir o tratamento encontra respaldo em nossos ordenamentos éticos e legais.
- A internação psiquiátrica de crianças e adolescentes é um assunto polêmico e merece especial discussão.
- Um dos desafios dos psiquiatras é garantir aos seus pacientes um processo de envelhecimento com autonomia e independência.

INTRODUÇÃO

O desenvolvimento da psiquiatria forense, classificada atualmente como uma área de atuação ou subespecialidade da psiquiatria, está intrinsecamente relacionado com o próprio desenvolvimento da psiquiatria[1]. Isso porque é comum que indivíduos com transtornos mentais apresentem algum envolvimento com o sistema judiciário de diferentes maneiras[2], em seus diversos âmbitos (previdenciário, cível, criminal, trabalhista), na maior parte das vezes como vítima. A psiquiatria forense situa-se em uma área fronteiriça e pode ser considerada uma mediadora de diálogos entre a psiquiatria e o direito, buscando uma articulação entre esses saberes, dentro do contexto de uma sociedade justa e igualitária[3].

Essa fronteira entre a saúde mental e o direito ganha maior complexidade no atendimento de pacientes nos extremos da vida (crianças, adolescentes e idosos). Pode-se dizer que o atendimento dessa população é uma prática baseada em uma avaliação cuidadosa de potenciais e vulnerabilidades. De acordo com o modelo proposto por Rogers e Walker[4], um pré-requisito para o profissional de saúde é reconhecer os limites do conhecimento médico e aceitar que certo grau de incerteza é inevitável. Discutir abertamente sobre as incertezas pode levar a uma comunicação mais honesta entre pacientes e profissionais e favorece o processo de tomada de decisões conjunta. Reconhecer as incertezas não expressa abandonar o melhor cuidado médico possível, mas significa dividir o poder médico, confiando aos pacientes a responsabilidade conjunta de aceitar os limites do conhecimento médico, buscando um equilíbrio entre as partes envolvidas.

PSIQUIATRIA DA INFÂNCIA E ADOLESCÊNCIA

O desenvolvimento de uma política de saúde mental pública para crianças e adolescentes é recente em nosso país, e atualmente baseia-se em um arranjo intersetorial de ação, de base comunitária, com integração entre os serviços de diferentes níveis de complexidade[5]. A promulgação da lei que trata das políticas de saúde mental no Brasil (Lei n. 10.216, de 2001)[6] é um marco legal fundamental no ordenamento jurídico nacional. A lei é clara ao afirmar que os direitos e a proteção das pessoas acometidas por transtorno mental são assegurados sem qualquer forma de discriminação quanto à idade. Portanto, todos os pacientes, incluindo crianças e adolescentes, enquadram-se nessa lei.

De forma adicional, a proteção integral à criança e ao adolescente em nosso país é expressa no Estatuto da Criança e do Adolescente (Lei n. 8.069, de 1990)[7]. Em seu artigo 7º, a lei regulamenta que "A criança e o adolescente têm direito a proteção à vida e à saúde, mediante a efetivação de políticas sociais públicas que permitam o nascimento e o desenvolvimento sadio e harmonioso, em condições dignas de existência".

Em 2002 articulou-se uma inédita ação concreta do Estado brasileiro diante das questões da saúde mental na infância e adolescência: a criação dos centros de atenção psicossocial para crianças e adolescentes (Caps infantil). Apresentam como características um cuidado diário, intensivo, baseado na comunidade, e com objetivo de ampliar os laços sociais de seus usuários e familiares[5]. No entanto, várias dificuldades prejudicam o funcionamento adequado da rede de cuidado dessa população, como cobrança por produtividade, falta de recursos humanos e ausência de capacitação dos profissionais[8].

Aspectos éticos e decisões sobre tratamento

Uma das questões primordiais no atendimento de crianças e adolescentes, com ou sem transtornos psiquiátricos, refere-se à capacidade de esses indivíduos exercerem sua autonomia. Dessa maneira, é de fundamental importância que profissionais da saúde debatam de forma clara e aberta desse tema, por se tratar de uma população com elevada vulnerabilidade. As discussões acadêmicas sobre a autonomia desses pacientes são polêmicas e não há consenso sobre ela[9].

O atual Código Civil, em redação dada pelo Estatuto da Pessoa com Deficiência (Lei n. 13.146, de 2015)[10], define como absolutamente incapazes de exercer pessoalmente os atos da vida civil os menores de 16 (dezesseis) anos, e incapazes, relativamente a certos atos ou à maneira de os exercer, os indivíduos entre 16 e 18 anos. Porém cabe ressaltar que essas definições são operacionais e pensadas para o operador do Direito, por isso é necessário que os profissionais da saúde façam uma análise crítica do processo de desenvolvimento da autonomia, inclusive à luz dos novos conhecimentos neurocientíficos. Baseando-se em uma perspectiva da psiquiatria do desenvolvimento[11], a avaliação da autonomia deve sempre ser balizada a partir do conhecimento acerca do desenvolvimento da criança ou adolescente ao longo do tempo.

O desenvolvimento da autonomia é um processo de evolução constante, progressivo. À medida que habilidades se aperfeiçoam, capacidades são adquiridas e novos conhecimentos são obtidos e integrados. O ritmo no qual esse desenvolvimento se processa é muito individualizado, e dois indivíduos de uma mesma idade podem estar em momentos diferentes de desenvolvimento[12]. Estudos neuropsicológicos em adolescentes indicam a presença de um sistema duplo de tomada de decisões[13]. Um é o sistema "socioemocional", localizado nas regiões límbicas e paralímbicas do cérebro, que se desenvolve na puberdade, relacionado com a atividade dopaminérgica, e que se manifesta com comportamentos relacionados com a busca de gratificações. O outro sistema é o "cognitivo", que promove autorregulação e controle de impulsos, localiza-se no córtex pré-frontal e desenvolve-se até a terceira década de vida.

Do ponto de vista ético, cada vez mais se ressalta a importância de incluir crianças e adolescentes em decisões relacionadas com sua saúde[14]. Uma publicação oficial recente da Academia Americana de Pediatria sobre autonomia, consentimento esclarecido e tomada de decisões[15] atesta a importância do tema. Os autores afirmam que o processo de consentimento informado é uma parte fundamental do cuidado com essa população, e o consentimento dos pais e assentimento das crianças deve ser um processo ativo que envolva as crianças e adolescentes, seus cuidadores e os profissionais de saúde. O atendimento de crianças e adolescentes é único no sentido de que, com o processo de maturação e desenvolvimento, a criança e o adolescente idealmente passam a opinar e decidir mais sobre as decisões que envolvem sua saúde. Os médicos devem esforçar-se a fim de transmitir as informações necessárias sobre os tratamentos médicos, independentemente do nível de desenvolvimento, gravidade da doença, limitações educacionais ou barreiras de linguagem. Obviamente há uma dupla dificuldade possível para essa população: a própria imaturidade relacionada com a idade e a presença de algum transtorno psiquiátrico.

É papel do médico avaliar continuamente em qual fase do desenvolvimento seu paciente se encontra, quais as implicações para sua saúde e avaliar a necessidade de comunicar seus cuidadores. Por exemplo, é comum na prática psiquiátrica com adolescentes que se discutam diversos aspectos de sua vida sexual, com todas as escolhas e responsabilidades associadas. Não é necessário que o médico sempre comunique tais fatos para os responsáveis legais. No entanto, caso o psiquiatra julgue que seja necessário comunicar os familiares, quer seja pela imaturidade relacionada com a idade, quer seja pela incapacidade relacionada com algum transtorno mental, deverá explicar tal decisão para o paciente, com o objetivo de preservar a relação terapêutica.

Vale lembrar ainda que consentimento informado não diz respeito apenas à assinatura de um formulário, mas refere-se a todo complexo processo de diálogo com pacientes e seus familiares sobre os planos de tratamento propostos[16]. É de fundamental importância que as informações sejam apresentadas de forma clara e que se avalie o entendimento dessas informações. Trata-se de um processo delicado e meticuloso, e o médico deve se preparar para essa situação.

Mesmo no caso de indivíduos claramente incapazes para a tomada de decisões sobre sua saúde, como crianças muito jovens, deve-se respeitar a autonomia, comunicando-lhes da melhor maneira possível quais procedimentos serão tomados e qual a justificativa deles. Apesar de, em última instância, a decisão ficar a cargo dos pais, é fundamental que o paciente se sinta incluído nesse processo.

Alguns artigos[14,15] fornecem diretrizes práticas para a avaliação da autonomia dos pacientes, objetivando avaliar se a criança ou adolescente já atingiu:

- A habilidade de receber, entender e transmitir informações importantes.
- A capacidade de refletir e realizar escolhas com algum grau de independência.
- A habilidade de prever riscos, benefícios e possíveis danos, bem como de considerar múltiplas opções e consequências.
- A interiorização de um conjunto de valores razoavelmente estável.

Internação psiquiátrica de crianças e adolescentes

A internação psiquiátrica de crianças e adolescentes é um assunto polêmico e que merece especial destaque. O Conselho Regional de Medicina do Estado de São Paulo (Cremesp) emitiu um parecer em 2011 que ajuda a refletir sobre essa situação[17]. O parecer se inicia com uma discussão acerca da capacidade jurídica em razão da idade. De acordo com o Código Civil, em redação dada pelo Estatuto da Pessoa com Deficiência (Lei n. 13.146, de 2015)[10], são absolutamente incapazes de exercer pessoalmente os atos da vida civil os menores de 16 (dezesseis) anos. Dessa maneira, fazendo uma correlação com o Código Civil, as únicas modalidades de internação para esse grupo de pacientes são a internação involuntária e a internação compulsória. A internação involuntária é aquela que se dá sem o consentimento do usuário e a pedido de terceiro. Parte-se do pressuposto que indivíduos menores de 16 anos não têm condições de expressar tal consentimento e, portanto, automaticamente sua internação seria involuntária. As internações compulsórias são aquelas determinadas pela Justiça.

Já para os indivíduos entre 16 e 18 anos, classificados no Código Civil como incapazes relativamente a certos atos ou à maneira de os exercer, haveria a possibilidade de outra modalidade de internação: a internação voluntária. Essa modalidade de internação é aquela que se dá com o consentimento (por escrito) do paciente. Parte-se do pressuposto de que indivíduos nessa faixa etária podem apresentar capacidade de decisão em relação ao próprio tratamento; portanto, a internação voluntária pode ser considerada.

É importante que sejam respeitadas as potencialidades e limitações de cada fase do desenvolvimento. É inclusive terapêutico que, conforme transcorra o desenvolvimento, o paciente passe a ser uma voz ativa em seu tratamento. Dessa maneira, uma internação voluntária de um adolescente de 17 anos, por exemplo, reveste-se de um valor simbólico fundamental, ao garantir o exercício de sua autonomia em relação aos seus cuidados.

Uma outra dúvida que emerge desse contexto é o local da internação. O parecer do Cremesp explica que

> crianças e adolescentes devem ser mantidos em áreas especialmente destinadas a esta população, separados dos adultos. Crianças e adolescentes devem também, sempre que possível, estar separados de acordo com a sua faixa etária, o seu grau de desenvolvimento físico e a maturidade psíquica de cada um, além, é claro, do critério do gênero (masculino/feminino). Portanto, é vedada a permanência de crianças e adolescentes em leitos hospitalares psiquiátricos situados na mesma área de abrigamento (quarto, enfermaria ou ala) de adultos, e mesmo a convivência em atividades recreativas ou terapêuticas em ambientes comuns[17].

Uma discussão mais detalhada desses aspectos é tratada no capítulo sobre internações psiquiátricas nesta mesma seção.

Crianças e adolescentes em conflito com a lei

A disseminação de notícias envolvendo crimes cometidos por crianças e adolescentes é um fato onipresente na sociedade. Muitas, em tom sensacionalista, contribuem para a estigmatização dessa população. Partindo-se de um contexto histórico, a Psiquiatria apresenta um longo histórico de estudos da relação entre transtornos mentais e os crimes, em um processo conhecido como "medicalização do crime"[18]. A própria construção das noções de crime e criminoso tiveram participação intensa da Medicina Legal e da Psiquiatria, em um processo amplo de poder biopolítico, que envolve a intervenção médico-sanitária na gestão do espaço urbano e na prevenção e tratamento dos comportamentos transgressores. Conforme afirma Mitjavila: "a medicina foi assumindo progressivamente uma função de retaguarda moral do comportamento humano, o que contribuiu para a institucionalização do papel dos médicos como árbitros da vida social"[18]. Cesare Lombroso, um dos psiquiatras mais influentes nesse campo histórico, em seus escritos já analisava crianças e adolescentes em busca de sinais de um "criminoso nato"[19]: "Nos dois primeiros meses, manifesta-se, por movimentos das sobrancelhas e das mãos, uma verdadeira cólera quando se quer lavá-la ou privá-la de um objeto. Com um ano, tal cólera leva-a a bater nas pessoas, a quebrar pratos, a lançá-los contra quem a desagrada".

Em uma abordagem moderna, pode-se definir o fenômeno da delinquência juvenil como um "transtorno psicossocial do desenvolvimento complexo, apresentando inúmeras variáveis, como as biológicas, as comportamentais e as cognitivas. Além delas, o contexto familiar e social e as experiências de vida negativas também desempenham papel relevante nesse âmbito"[20]. Vários termos são utilizados para se referir a esse fenômeno, muitas vezes de forma errônea, como distúrbio da conduta, distúrbio do comportamento, comportamento antissocial, psicopatia, transtorno de conduta, criminalidade juvenil e problema de comportamento.

De acordo com uma pesquisa realizada pelo Instituto de Pesquisa Econômica Aplicada e pelo Conselho Nacional de Justiça[20], no ano de 2008 a prevalência dos atos infracionais cometidos por jovens foi: delitos contra o patrimônio (furto, roubo etc.) – 46%; lesões corporais – 16%; tráfico 13%; consumo de drogas – 10%; infrações contra a vida – 5%; delitos contra os costumes – 3%; infrações contra a família – 2%; atos contra a honra – 2%; e delitos contra a administração da Justiça – 1%.

Um dos achados mais consistentes na literatura é a existência de uma curva "idade-crime"[21], na qual as taxas de delitos aumentam durante a adolescência e atingem o pico no final da adolescência e início da vida adulta, com posterior declínio. Tal fenômeno é observado em diversos países e não parece ser um mero artefato metodológico (como uma maior tolerância da lei em relação às crianças quando comparadas com adolescentes).

A adolescência é um período crítico no desenvolvimento cerebral, com padrões singulares de crescimento e conectividade. E tal fato afeta diretamente os comportamentos apresentados nessa fase da vida. O processo de mielinização é lento, e conexões com outras estruturas corticais e subcorticais ainda estão em desenvolvimento, ocasionando uma situação de imaturidade funcional[22], afetando processos como cognição e regulação emocional[23]. Em relação à estruturas específicas cerebrais, o córtex pré-frontal (orbitofrontal e ventromedial) apresenta menor atividade em tarefas de tomada de decisão quando comparados com adultos[24] e há maior ativação de estruturas límbicas, como *nucleus accumbens*, que se manifesta por maior impulsividade e envolvimento em comportamentos de risco[25].

Pode-se definir agressividade como um comportamento cujo objetivo é causar dano[26]. Comportamentos agressivos não necessariamente estão envolvidos com algum transtorno psiquiátrico, e tal informação deve estar sempre presente no processo de análise do psiquiatra.

Alguns transtornos psiquiátricos presentes em crianças e adolescentes podem cursar com comportamentos violentos, como no caso do transtorno da conduta, caracterizado como "um padrão de comportamento repetitivo e persistente no qual são violados direitos básicos de outras pessoas ou normas ou regras sociais relevantes e apropriadas para a idade"[27], com presença de agressão a pessoas e animais e destruição de propriedade, por exemplo. A maior parte dos indivíduos diagnosticados com transtorno da conduta apresenta remissão na vida adulta. Sintomas mais leves e com início na adolescência apresentam melhor evolução. Já sintomas que ocorrem em fases mais precoces do desenvolvimento são preditores de maior gravidade, com risco aumentado para envolvimento em comportamentos criminosos. Uma etapa importante no processo de avaliação é verificar se o paciente se encaixa no especificador de "emoções pró-sociais limitadas", cujas características são: ausência de remorso ou culpa; insensibilidade; falta de empatia; despreocupação com o desempenho; e afeto superficial. De uma maneira geral, a presença de qualquer uma dessas características evidencia um quadro mais grave, com necessidade de maior acompanhamento e intervenções.

Indivíduos diagnosticados com transtorno da conduta podem apresentar na vida adulta o diagnóstico de transtorno da personalidade antissocial, descrito como "um padrão difuso de desconsideração e violação dos direitos das outras pessoas que ocorre desde os 15 anos de idade"[27]. Cabe, nesse momento, desfazer uma confusão comum (mesmo entre profissionais) entre o transtorno da personalidade antissocial e o conceito de psicopatia. Os critérios diagnósticos do transtorno da personalidade antissocial são, em sua maior parte, voltados para os atos e comportamentos dos indivíduos, e deve-se evitar esse diagnóstico antes dos 18 anos de idade[28]. Já o conceito de psicopatia tem uma tradição e contexto histórico diferentes. Em termos práticos, o conceito de psicopatia, da forma operacionalizada como é utilizado na literatura atualmente, provém do trabalho do psicólogo Robert Hare e de sua escala PCL-R (*Psychopathy Checklist, Revised*)[29]. Há estudos que buscam identificar características da psicopatia em fases precoces do desenvolvimento[30], ressaltando a importância de avaliar os traços de insensibilidade e afetividade restrita (*callous-unemotional traits*) em crianças e adolescentes. No entanto, esse termo, além de não ser usado nas classificações oficiais CID-11 e DSM-5, também deve ser evitado, pois sua interpretação dá margem à estigmatização de crianças e adolescentes ainda em fase de desenvolvimento, antes mesmo que investimentos psicossociais sejam realizados. Cabe ainda a ressalva de que nem todo comportamento agressivo está necessariamente envolvido com algum transtorno psiquiátrico, e o uso cuidadoso das nomenclaturas é fundamental.

Do ponto de vista normativo brasileiro, de acordo com o Código Penal de 1940, estabelece-se o critério de imputabilidade penal aos 18 anos de idade (critério biológico), independentemente da cogitação sobre o discernimento a respeito da prática delituosa. Tal entendimento é ratificado na Constituição da República Federativa do Brasil: "São penalmente inimputáveis os menores de 18 anos, sujeitos às normas da legislação especial".

O Estatuto da Criança e do Adolescente (Lei n. 8.069, de 1990)[7] estipula as medidas cabíveis na ocorrência dos atos infracionais. Para as crianças (até 12 anos de idade incompletos) admite-se apenas a aplicação das medidas de proteção, que são: encaminhamento aos pais ou responsável, mediante termo de responsabilidade; orientação, apoio e acompanhamento temporários; matrícula e frequência obrigatórias em estabelecimento oficial de Ensino Fundamental; inclusão em programa comunitário ou oficial de auxílio à família, à criança e ao adolescente; requisição de tratamento médico, psicológico ou psiquiátrico, em regime hospitalar ou ambulatorial; inclusão em programa oficial ou comunitário de auxílio, orientação e tratamento para alcoólatras e toxicômanos; acolhimento institucional; inclusão em programa de acolhimento familiar; colocação em família substituta.

Já para os adolescentes (entre 12 e 18 anos de idade), além das medidas de proteção citadas, também podem ser aplicadas as medidas socioeducativas, que diferem em graus distintos de rigor: I – advertência; II – obrigação de reparar o dano; III – prestação de serviços à comunidade; IV – liberdade assistida; V – inserção em regime de semiliberdade; VI – internação em estabelecimento educacional.

É de fundamental importância que os profissionais de saúde mental atuem junto aos operadores do Direito, no sentido de produzir intervenções jurídicas alinhadas com os mais recentes conhecimentos neurocientíficos[21] sem reducionismos, como limitar o problema da delinquência juvenil aos transtornos mentais. Castellana et al.[31] mostraram, usando a escala PCL-R, que os fatores psicossociais associados à delinquência juvenil têm maior importância do que fatores biológicos em populações economicamente desfavorecidas. Além disso, sabe-se que ações de proteção a crianças e adolescentes estão diretamente relacionadas com a prevenção de crimes, e já é de vasto conhecimento que práticas punitivas não são reabilitadoras e frequentemente criam novos problemas à sociedade[21].

IDOSOS

Com o crescente processo de envelhecimento da população, observado em um nível global, será cada vez mais comum que psiquiatras atendam pacientes idosos e deparem-se com as diferentes particularidades dessa população. Um dos desafios dos psiquiatras é garantir aos seus pacientes um processo de envelhecimento com autonomia e independência. Vale fazer uma distinção entre o processo natural de envelhecimento, a senescência, com o envelhecimento associado a doenças, chamado de senilidade[32]. A senescência é um fenômeno biológico intrinsecamente relacionado com o envelhecimento, no qual há uma perda da capacidade de adaptação em situações de sobrecarga, porém sem prejuízo ao indivíduo. Já a senilidade está relacionada com um envelhecimento patológico, no qual vários fatores podem contribuir, gerando prejuízo tanto da autonomia quanto da independência.

De especial importância nessa faixa etária são os quadros demenciais, definidos pela Classificação Internacional das Doenças, 10ª edição (CID-10) da Organização Mundial da Saúde[28] como um agrupamento de transtornos mentais, tendo em comum a relação com uma doença do cérebro, nos quais há comprometimento das funções corticais superiores, como a memória, o pensamento, a orientação, a compreensão, o cálculo, a capacidade de aprendizagem, a linguagem e o julgamento. Os sintomas interferem na habilidade no trabalho e em atividades cotidianas, representando um declínio em relação a um nível prévio de funcionamento e desempenho. Porém, outros transtornos psiquiátricos são prevalentes nessa população, como quadros depressivos[33], ansiosos[34], psicóticos[35], dentre outros.

Aspectos jurídicos

A sociedade brasileira, por meio de suas leis e ordenamentos, garante cuidado especial aos idosos, por suas carac-

terísticas específicas que lhes garantem maior vulnerabilidade em diversos aspectos jurídicos. Cabe citar a Lei n. 10.741, de 1º de outubro de 2003, também conhecida como o Estatuto do Idoso (Lei n. 10.741, de 2003)[36], que se destina a regular os direitos assegurados às pessoas com idade igual ou superior a 60 (sessenta) anos. Diversos artigos dessa lei são de fundamental importância para o psiquiatra. O artigo 9º é claro ao afirmar que "É obrigação do Estado, garantir à pessoa idosa a proteção à vida e à saúde, mediante efetivação de políticas sociais públicas que permitam um envelhecimento saudável e em condições de dignidade". O aumento da longevidade observado nas sociedades modernas traz consigo importante preocupação com o processo de envelhecimento. Ao adotar-se uma visão biopsicossocial na análise e no manejo de casos em saúde mental[37], ressalta-se a importância dos diferentes fatores envolvidos em um processo de envelhecimento saudável. Cabe leitura atenta e comentário sobre o artigo 17 da referida lei:

> Art. 17. Ao idoso que esteja no domínio de suas faculdades mentais é assegurado o direito de optar pelo tratamento de saúde que lhe for reputado mais favorável.
>
> Parágrafo único. Não estando o idoso em condições de proceder à opção, esta será feita:
>
> I – pelo curador, quando o idoso for interditado;
>
> II – pelos familiares, quando o idoso não tiver curador ou este não puder ser contactado em tempo hábil;
>
> III – pelo médico, quando ocorrer iminente risco de vida e não houver tempo hábil para consulta a curador ou familiar;
>
> IV – pelo próprio médico, quando não houver curador ou familiar conhecido, caso em que deverá comunicar o fato ao Ministério Público.

Frequentemente os transtornos mentais ocasionam prejuízo na capacidade de entendimento, apreciação e raciocínio. Dessa maneira, pode haver prejuízo no processo de tomada de decisões acerca do próprio tratamento. Cabe ao médico psiquiatra avaliar cada caso individualmente, sempre lembrando-se de que a mera presença de qualquer diagnóstico, mesmo quadros demenciais, não é indicativo direto de incapacidade[38]. A lei fornece uma hierarquia útil das pessoas que devem ser acionadas em casos de incapacidade, devendo ser utilizada pelos psiquiatras na presença de prejuízo do processo de tomada de decisões. Inclusive prevê situações nas quais, não havendo familiares presentes, o médico será responsável pelas decisões de tratamento. Nesses casos de maior vulnerabilidade, é fundamental que o médico comunique suas decisões ao Ministério Público.

Capacidade para os atos patrimoniais e a curatela

Indivíduos acometidos por um transtorno mental, como um quadro demencial descrito na vinheta clínica deste capítulo, podem apresentar prejuízos em alguma das capacidades civis, como a capacidade para os atos patrimoniais. Vale frisar que a capacidade para os atos patrimoniais, ou seja, capacidade de gerir as próprias finanças, é apenas uma das capacidades civis previstas em nossa legislação. Dentre as outras capacidades, podem-se citar as capacidades de casar-se e constituir união estável, exercer direitos sexuais e reprodutivos, exercer o direito à guarda, à tutela, à curatela e à adoção, como adotante ou adotando, em igualdade de oportunidades com as demais pessoas.

De acordo com o Estatuto da Pessoa com Deficiência (Lei n. 13.146, de 2015)[10], a "curatela afetará tão somente os atos relacionados aos direitos de natureza patrimonial e negocial", assim, "a definição da curatela não alcança o direito ao próprio corpo, à sexualidade, ao matrimônio, à privacidade, à educação, à saúde, ao trabalho e ao voto". A curatela é uma medida de proteção, e não punição, cujo objetivo principal é proteger os interesses do indivíduo. Para que ocorra, deve ocorrer um processo judicial, no qual frequentemente é realizada uma avaliação pericial a fim de avaliar o estado mental do indivíduo e sua capacidade para os atos patrimoniais.

A mera presença de qualquer diagnóstico psiquiátrico, mesmo quadros demenciais, não permite uma inferência direta sobre a capacidade do indivíduo para os atos patrimoniais[3,20]. Em um artigo científico de uma respeitada revista internacional sobre psiquiatria geriátrica[39], os autores são claros ao afirmar que avaliações sobre capacidades para atos patrimoniais devem ser específicas para cada indivíduo, e não são determinadas pela simples presença de algum diagnóstico psiquiátrico ou mesmo alteração cognitiva.

É comum que psiquiatras que atendam essa população sejam solicitados por familiares que elaborem relatório médico a fim de iniciar o processo de curatela. Tal pedido acaba gerando diversas dúvidas e não é raro que os psiquiatras encaminhem esses pacientes para uma avaliação com um psiquiatra forense. Trata-se de um relatório médico, no qual deverão constar os diagnósticos do paciente e de qual maneira tais diagnósticos influenciam na capacidade para os atos patrimoniais. Deve-se levar em consideração que esse documento será lido por operadores do Direito leigos em medicina (juízes, promotores de justiça, advogados) e, dessa maneira, é importante manter o texto claro, sem uso excessivo de jargões médicos, e o mais descritivo possível.

Interconsulta psiquiátrica e decisões sobre tratamento

O consentimento livre e esclarecido é um dos aspectos mais importantes da prática médica moderna, e a avaliação da capacidade de consentir tratamento encontra respaldo em nossos ordenamentos éticos e legais[40]. De acordo com recente recomendação do CFM[41], por muito tempo a relação médico-paciente foi assimétrica. Em prol do princípio da beneficência, o paciente era submetido a procedimentos médicos de acordo somente com a indicação médica, sem que houvesse oportunidade para que discutisse com seu médico sobre as alternativas de tratamento.

Porém, conforme argumentado em um recente editorial publicado no periódico *Arquivos de Neuropsiquiatria*[42], entrou-se em uma nova era, com novos paradigmas acerca do consentimento esclarecido. Uma das competências necessárias ao médico é determinar a capacidade de o paciente entender sua própria condição e as intervenções médicas propostas, incluindo seu impacto e as possíveis alternativas de cuidado, com suas vantagens e desvantagens. Tal avaliação pode ser difícil em diversos contextos, como no caso de pacientes com alterações em seu estado mental.

É frequente o acionamento de equipes de interconsulta psiquiátrica no hospital geral quando há dúvidas sobre a capacidade de consentimento dos pacientes, na presença ou ausência de algum diagnóstico psiquiátrico[43-45]. Siegel et al.[46] salientam que a avaliação da capacidade de consentimento deve sempre ser realizada e documentada toda vez que algum paciente for submetido a algum procedimento médico.

Em um artigo sobre o tema, Appelbaum[40] expõe um modelo de quatro fatores que auxilia nessa avaliação. São os seguintes: capacidade de comunicar uma escolha, capacidade de compreensão, capacidade de julgamento e capacidade de raciocínio.

Em decisões judiciais brasileiras, cada vez mais se adota uma postura de respeito ao princípio bioético de autonomia do paciente. Vale comentar dois acórdãos (decisões proferidas por membros colegiados de um tribunal de segunda instância), proferidos pelo Tribunal de Justiça do Rio Grande do Sul, que ilustram bem a tendência do Direito brasileiro de valorizar cada vez mais a autonomia do idoso, quando possível.

O primeiro acórdão, de 01 de junho de 2011 (n. 70042509562), trata de um paciente internado por quadro de descompensação secundária à insuficiência renal, com pré-edema agudo de pulmão. O neto, apresentando-se como responsável legal pela paciente, mostra-se favorável à realização de hemodiálise, enquanto o filho da paciente não autoriza o tratamento, argumentando cumprir desejo materno. O relator do acórdão, desembargador Arminio José Abreu Lima da Rosa, demonstra sensibilidade quanto à complexidade do tema, ao discorrer em sua decisão – "Quiçá seja este um dos embates filosóficos de maior dimensão em termos de definição humana, por estar embainhada pela percepção individual quanto ao sentido da vida". A percepção do relator é de que o processo reflete uma disputa entre a ortotanásia e a distanásia: a primeira corresponde ao processo de assegurar às pessoas uma morte natural, sem interferência da ciência, evitando sofrimentos inúteis, assim como respaldando dignidade do ser humano, ao passo que a segunda implica prolongamento da vida mediante meios artificiais e desproporcionais. A decisão da juíza de 1º grau é cristalina, ao afirmar que

A Constituição Federal, bem como o Estatuto do Idoso, elevam o direito à vida como garantia fundamental de primeira ordem. O idoso merece especial atenção por sua natural hipossuficiência física, o que legitima algumas pessoas à sua proteção, inclusive para interesses individuais, o Ministério Público, quando indisponíveis. No caso em tela, a solução da questão passa pela análise da disponibilidade do direito à saúde e à vida, o que implica na necessária análise da legitimidade ativa. Fundamenta-se. A paciente, por estar acometida de séria doença, não pode expressar aos médicos, empregados do autor, a sua vontade, o que levou à negativa de autorização à realização do tratamento de hemodiálise pelo seu filho, imediato responsável por ela, dentro do Hospital. Referiu o autor que lá também se encontra o neto da paciente, o qual teria opinião contrária, por autorizar o tratamento. Ora, sem poder expressar a sua vontade, e não havendo notícia de lá se encontrar o cônjuge da paciente, responde por ela, em primeiro lugar, o seu descendente mais próximo, no caso o filho. A justificativa dada pelo descendente, para negar autorização para o tratamento, foi de que seria esta a última vontade de I. F., o que é factível, uma vez que é de conhecimento comum que o procedimento da hemodiálise é muito desgastante. Constantes são as desistências pelas dificuldades decorrentes e pela intensidade e tempo que o paciente fica atrelado ao equipamento. Em época na qual é crescente a discussão sobre a necessidade de ponderar-se o direito à vida, confrontando-o com o direito à dignidade da pessoa, o qual também se deve entender como a possibilidade de viver com dignidade e sem sofrimento, tais tipos de tratamentos e doenças, por serem muito gravosos, muitas vezes são, de forma consentida, rechaçados.

Tal caso é de importância para o psiquiatra, pois este muitas vezes é chamado, em um ambiente de interconsulta, para avaliar a capacidade de tomada de decisões do paciente.

Outro acórdão, de 20 de novembro de 2013 (n. 70054988266), versa sobre um idoso de 79 anos, com necrose do pé esquerdo, com indicação médica de amputação do membro inferior. O paciente recusa-se a realizar o procedimento. O médico buscou auxílio do Ministério Público, no sentido de fazer a cirurgia mutilatória mediante autorização judicial, a fim de salvar a vida do paciente. Vale ressaltar que há uma avaliação psiquiátrica que afirma que paciente "continua lúcido, sem sinais de demência". O relator do acórdão, desembargador Irineu Mariani, afirma que "O caso sub judice se insere na dimensão da ortotanásia. Em suma, se o paciente se recusa ao ato cirúrgico mutilatório, o Estado não pode invadir essa esfera e procedê-lo contra a sua vontade, mesmo que o seja com o objetivo nobre de salvar sua vida". Pondera então, acerca dos princípios constitucionais envolvidos:

Resumindo, o direito à vida garantido no art. 5º, caput, deve ser combinado com o princípio da dignidade da pessoa, previsto no art. 2º, III, ambos da CF, isto é, vida com dignidade ou razoável qualidade. Em relação ao seu titular, o direito à vida não é absoluto. Noutras palavras, não existe a obrigação constitucional de viver, haja vista que, por exemplo, o Código Penal não criminaliza a tentativa de suicídio. Ninguém pode ser processado criminalmente por tentar suicídio. Nessa ordem de ideias, a Constituição institui o direito à vida, não o dever à vida, razão pela qual não se admite que o paciente seja obrigado a se submeter a cirurgia ou tratamento.

CONSIDERAÇÕES FINAIS

O atendimento de crianças, adolescentes e idosos suscita diversos questionamentos sobre a prática do psiquiatra. A psiquiatria forense pode contribuir para um melhor atendimento dessa população ao lançar luz para os aspectos éticos envolvidos, destacando a importância de se valorizar, sempre que possível, a autonomia dos pacientes quanto à capacidade de tomada de decisões. Certamente esse é um conhecimento que escapa às ciências biomédicas, mas que é fundamental para uma prática psiquiátrica adequada aos anseios e expectativas desses pacientes. Ademais, conhecer os aspectos jurídicos que ditam seu trabalho é importante para que o psiquiatra não incorra em erros e exponha-se a riscos desnecessários ao lidar com uma população vulnerável.

Vinheta clínica 1

Adolescente de 17 anos, que realiza tratamento em Centro de Atenção Psicossocial (Caps) infantil, é apreendido pela polícia ao ser flagrado cometendo assalto à mão armada no centro da cidade de São Paulo. Possui diagnósticos de transtorno da conduta com emoções pró-sociais limitadas e transtorno por uso de cocaína – síndrome de dependência. O juiz responsável pelo caso aplica medida socioeducativa de internação, além de solicitar ao médico que o atende no Caps que faça relatório detalhado sobre o paciente e sobre seu risco de agressividade.

Vinheta clínica 2

Psiquiatra atende em seu consultório idoso de 83 anos, com diagnóstico de demência de Alzheimer, e recebe solicitação dos filhos do paciente para que faça um relatório médico para "entrar com a interdição". Segundo relato dos filhos, o paciente vem apresentando prejuízos na administração de seu patrimônio financeiro e vendeu recentemente uma de suas propriedades por um valor significativamente baixo.

Para aprofundamento

- Barros DM, Castellana GB, organizadores. Psiquiatria Forense: interfaces jurídicas, éticas e clínicas. 2ª ed. Porto Alegre: Artmed; 2020.
  → Livro de referência nacional sobre psiquiatria forense, com capítulos aprofundados sobre diversos temas abordados neste capítulo.

- Rosner R, Scott C, editors. Principles and practice of forensic psychiatry. 3rd ed. Boca Raton: CRC Press; 2016.
    - ⇨ Livro com diversos capítulos específicos sobre a interface forense na infância e adolescência e psicogeriatria.
- Appelbaum PS. Clinical practice. Assessment of patients' competence to consent to treatment. N Engl J Med. 2007;357(18):1834-40.
    - ⇨ Artigo com diretrizes clínicas para avaliação estruturada da capacidade de consentir ao tratamento.

REFERÊNCIAS BIBLIOGRÁFICAS

1. Venâncio ATA. Ciência psiquiátrica e política assistencial: a criação do Instituto de Psiquiatria da Universidade do Brasil. Hist Cienc Saúde-Manguinhos. 2003;10(3):883-900. Disponível em: https://doi.org/10.1590/S0104-59702003000300005.
2. Morris NP. Taking legal histories in psychiatric assessments. Psychiatr Serv. 2018;69(7):748-50. Disponível em: https://doi.org/10.1176/appi.ps.201800183.
3. Barros DM, Castellana GB, organizadores. Psiquiatria Forense: interfaces jurídicas, éticas e clínicas. 2ª ed. Porto Alegre: Artmed; 2020.
4. Rogers WA, Walker MJ. Fragility, uncertainty, and healthcare. Theor Med Bioeth. 2016;37(1):71-83. Disponível em: https://doi.org/10.1007/s11017-016-9350-3.
5. Couto MCV, Delgado PGG. Crianças e adolescentes na agenda política da saúde mental brasileira: Inclusão tardia, desafios atuais. Psicol Clin. 2015;27(1):17-40. Disponível em: https://doi.org/10.1590/0103-56652015000100002.
6. Brasil. Lei n. 10.216, de 06 de abril de 2001. Dispõe sobre a proteção e os direitos das pessoas portadoras de transtornos mentais e redireciona o modelo assistencial em saúde mental. Disponível em: http://www.planalto.gov.br/ccivil_03/leis/LEIS_2001/L10216.htm.
7. Brasil. Lei n. 8.069, de 13 de julho de 1990. Dispõe sobre o Estatuto da Criança e do Adolescente e dá outras providências. Diário Oficial da União. 16 jul. 1990. Disponível em: http://www.planalto.gov.br/ccivil_03/leis/l8069.htm.
8. Delfini PSS, Reis AOA. Articulação entre serviços públicos de saúde nos cuidados voltados à saúde mental infantojuvenil. Cad Saúde Pública. 2012;28:357-66. Disponível em: https://doi.org/10.1590/S0102-311X2012000200014.
9. Feitosa HN. A saúde mental das crianças e dos adolescentes: Considerações epidemiológicas, assistenciais e bioéticas. Revista Bioética. 2011;19(1) [Internet]. Disponível em: http://www.revistabioetica.cfm.org.br/index.php/revista_bioetica/article/view/521.
10. Brasil. Lei n. 13.146, de 6 de julho de 2015. Institui a Lei Brasileira de Inclusão da Pessoa com Deficiência (Estatuto da Pessoa com Deficiência). Disponível em: http://www.planalto.gov.br/ccivil_03/_Ato2015-2018/2015/Lei/L13146.htm#art114.
11. Polanczyk GV. Child psychiatry and the developmental perspective. Eur Child Adolesc Psychiatry. 2012;21(3):123-4. Disponível em: https://doi.org/10.1007/s00787-012-0251-3.
12. Leone C. A criança, o adolescente e a autonomia. Revista Bioética. 2009;6(1). Disponível em: http://revistabioetica.cfm.org.br/index.php/revista_bioetica/article/view/324.
13. Steinberg L. A dual systems model of adolescent risk-taking. Dev Psychobiol. 2010;52(3):216-24. Disponível em: https://doi.org/10.1002/dev.20445.
14. Canadian Paediatric Society. Treatment decisions regarding infants, children and adolescents. Paediatr Child Health. 2004;9(2):99-103.
15. **Katz AL, Webb SA, Bioethics CO. Informed consent in decision-making in pediatric practice. Pediatrics. 2016;138(2). Disponível em: https://doi.org/10.1542/peds.2016-1485.**
    - ⇨ Artigo que discorre sobre a questão do consentimento informado e as decisões sobre saúde envolvendo crianças e adolescentes.
16. Freitas MAS. Bioética e direito no sistema de saúde brasileiro: A prática do consentimento informado nos cenários da oncologia de um hospital do SUS e um particular [tese]. São Paulo: Faculdade de Saúde Pública da Universidade de São Paulo; 2017. Disponível em: https://doi.org/10.11606/T.6.2017.tde-14072017-111926.
17. **Conselho Regional de Medicina do Estado de São Paulo. Parecer-Consulta 6.769. Sobre a internação de menores de idade em hospital psiquiátrico [Internet]. 2011 [acesso 28 ago. 2020]. Disponível em: http://www.cremesp.org.br/?siteAcao=Pareceres&dif=s&ficha=1&id=10208&tipo=PARECER&orgao=Conselho%20Regional%20de%20Medicina%20do%20Estado%20de%20S%E3o%20Paulo&numero=6769&situacao=&data=16-08-2011.**
    - ⇨ Parecer detalhado do CREMESP (Conselho Regional de Medicina do Estado de São Paulo) que discute sobre a internação psiquiátrica de crianças e adolescentes.
18. Mitjavila M, Mathes P. Labirintos da medicalização do crime. Saúde Soc. 2016;25(4):847-56. Disponível em: https://doi.org/10.1590/s0104-12902016165278.
19. Lombroso C. O homem delinquente. São Paulo: Ícone; 2017.
20. Abdala-Filho E, Chalub M, Telles LEB. Psiquiatria Forense de Taborda. 3. ed. Porto Alegre: Artmed;2015.
21. **Beech A, Carter A, Mann R, Rotshtein P. The Wiley-Blackwell Handbook of Forensic Neuroscience. Oxford: Wiley-Blackwell; 2018. Disponível em: https://doi.org/10.1002/9781118650868.fmatter**
    - ⇨ Livro de referência sobre neurociência forense, com discussões aprofundadas sobre diversos temas e como esses conhecimentos podem contribuir para uma melhor prática da psiquiatria forense.
22. Giedd JN. Structural magnetic resonance imaging of the adolescent brain. Ann N Y Acad Sci. 2004;1021:77-85. Disponível em: https://doi.org/10.1196/annals.1308.009.
23. Eshel N, Nelson EE, Blair J, Pine DS, Ernst M. Neural substrates of choice selection in adults and adolescents: Development of the ventrolateral prefrontal and anterior cingulate cortices. Neuropsychologia. 2007;45(6):1270-9. Disponível em: https://doi.org/10.1016/j.neuropsychologia.2006.10.004.
24. Van Leijenhorst L, Gunther Moor B, Op de Macks ZA, Rombouts SARB, Westenberg PM, Crone EA. Adolescent risky decision-making: neurocognitive development of reward and control regions. NeuroImage. 2010;51(1):345-55. Disponível em: https://doi.org/10.1016/j.neuroimage.2010.02.038.
25. Ernst M, Nelson EE, Jazbec S, McClure EB, Monk CS, Leibenluft E, et al. Amygdala and nucleus accumbens in responses to receipt and omission of gains in adults and adolescents. NeuroImage. 200525(4), 1279-91. Disponível em: https://doi.org/10.1016/j.neuroimage.2004.12.038.
26. Higgins ES, George MS. The neuroscience of clinical psychiatry: the pathophysiology of behavior and mental illness. Philadelphia: Lippincott Williams & Wilkins; 2007.
27. American Psychiatric Association. DSM-5: Manual Diagnóstico e Estatístico de Transtornos Mentais. 5ª ed. Porto Alegre: Artmed; 2014.
28. Organização Mundial da Saúde. CID-10: Classificação Estatística Internacional de Doenças. CID-10 Classificação Estatística Internacional de Doenças e Problemas Relacionados à Saúde. 10ª rev. São Paulo: Universidade de São Paulo; 1997.
29. Hare R. Hare Psychopathy Checklist-Revised. 2nd ed. North Tonawanda, NY: Multi-Health Systems; 2003.
30. **Feilhauer J, Cima M. Youth psychopathy: Differential correlates of callous-unemotional traits, narcissism, and impulsivity. Forensic Sci Int. 2013;224(1-3):1-7. Disponível em: https://doi.org/10.1016/j.forsciint.2012.10.016.**
    - ⇨ Artigo sobre psicopatia na infância e adolescência, com discussão detalhada acerca da psicopatologia desse quadro.
31. Castellana GB, Barros DM, Serafim AP, Filho GB. Psychopathic traits in young offenders vs. non-offenders in similar socioeconomic condition. Braz J Psychiat. 2014;36(3):241-4.
32. Forlenza OV. Neuropsiquiatria geriátrica. 2ª ed. São Paulo: Atheneu; 2014.

33. Taylor WD. Clinical practice. Depression in the elderly. N Engl J Med. 2014;371(13):1228-36. Disponível em: https://doi.org/10.1056/NEJMcp1402180.

34. Andreescu C, Lee S. Anxiety disorders in the elderly. Adv Exp Med Biol. 2020;1191:561-76. Disponível em: https://doi.org/10.1007/978-981-32-9705-0_28.

35. Colijn MA, Nitta BH, Grossberg GT. Psychosis in later life: a review and update. Harv Rev Psychiat. 2015;23(5):354-67. Disponível em: https://doi.org/10.1097/HRP.0000000000000068.

36. Brasil. Lei n. 10.741, de 1º de outubro de 2003. Dispõe sobre o Estatuto do Idoso e dá outras providências. Disponível em: http://www.planalto.gov.br/ccivil_03/leis/2003/l10.741.htm.

37. Campbell WH, Rohrbaugh RM. The biopsychosocial formulation manual: a guide for mental health professionals. New York: Routledge; 2006.

38. Barros DM. Psiquiatria e sociedade. In: Barros DM, Castellana GB. Psiquiatria Forense: interfaces jurídicas, éticas e clínicas. 2ª ed. Porto Alegre: Artmed; 2020. p.3-7.

39. **Shulman KI, Peisah C, Jacoby R, Heinik J, Finkel S. Contemporaneous assessment of testamentary capacity. Int Psychogeriatr. 2009;21(3):433-9. Disponível em: https://doi.org/10.1017/S1041610209008874.**
  ⇨ **Artigo que discorre sobre a capacidade para os atos patrimoniais da vida civil.**

40. Appelbaum PS. Clinical practice. Assessment of patients' competence to consent to treatment. N Engl J Med. 2007;357(18):1834-40. Disponível em: https://doi.org/10.1056/NEJMcp074045.

41. Conselho Federal de Medicina. Recomendação CFM n. 1/2016. Dispõe sobre o processo de obtenção de consentimento livre e esclarecido na assistência médica [Internet]. 2016 [acesso 28 ago. 2020]. Disponível em: https://sistemas.cfm.org.br/normas/visualizar/recomendacoes/BR/2016/1.

42. Munhoz RP, Munhoz RP. The new era and paradigms for patient consent. Arq Neuro-Psiquiatr. 2017;75(1):1-2. Disponível em: https://doi.org/10.1590/0004-282x20160199.

43. Katz M, Abbey S, Rydall A, Lowy F. Psychiatric consultation for competency to refuse medical treatment. A retrospective study of patient characteristics and outcome. Psychosomatics. 1995;36(1):33-41. Disponível em: https://doi.org/10.1016/S0033-3182(95)71705-4.

44. Masand PS, Bouckoms AJ, Fischel SV, Calabrese LV, Stern TA. A prospective multicenter study of competency evaluations by psychiatric consultation services. Psychosomatics. 1998;39(1):55-60. Disponível em: https://doi.org/10.1016/S0033-3182(98)71381-7.

45. Ranjith G, Hotopf M. 'Refusing treatment please see': an analysis of capacity assessments carried out by a liaison psychiatry service. J R Soc Med. 2004;97(10):480-2.

46. Siegel AM, Barnwell AS, Sisti DA. Assessing decision-making capacity: a primer for the development of hospital practice guidelines. HEC Forum. 2014;26(2):159-68. Disponível em: https://doi.org/10.1007/s10730-014-9234-8.

7

Impacto forense dos transtornos mentais

Rafael Dias Lopes
Sergio Rachman

Sumário

Introdução
Transtornos depressivos e ansiosos
Esquizofrenia
Transtorno afetivo bipolar
Transtorno por uso de substâncias psicoativas
Transtornos de personalidade
Pedofilia
Para aprofundamento
Referências bibliográficas

Pontos-chave

- Os transtornos mentais têm suma importância quando o assunto é geração de algum tipo de incapacidade. Segundo o Global Burden Disease, instituto da Organização Mundial de Saúde, o transtorno depressivo e os transtornos ansiosos, no Brasil, estão entre as 10 doenças que mais geram incapacidade e disfuncionalidade social.
- Do ponto de vista previdenciário e trabalhista, segundo a previdência social brasileira, os transtornos mentais são a quarta maior causa de geração de auxílio-doença e a quinta maior causa de concessão de aposentadorias por invalidez. Projeta-se que nos próximos anos os transtornos mentais sejam a principal causa de incapacidade laboral no mundo.
- Do ponto de vista criminal, o papel do psiquiatra forense é fundamental. É indubitável o questionamento da presença de um transtorno mental em crimes cometidos com alto grau de frieza ou em crimes que quebram valores éticos absolutos, como o assassinato dos pais ou de filhos.
- Do ponto de vista civil, o papel do psiquiatra forense tampouco é menos importante. Ter a plenitude de suas faculdades mentais é de essencial importância para que o indivíduo não se exponha a prejuízo na realização de atos patrimoniais da vida. E, como veremos, os transtornos mentais podem impor limitação importante na realização desses atos.

INTRODUÇÃO

Os transtornos mentais têm impacto muito grande quando o assunto é disfuncionalidade, podendo provocar limitações que impedem o indivíduo de funcionar de maneira plena nos mais diversos aspectos de sua vida. Tal fato é corroborado pelo *Global Burden of Disease Study*[1], maior e mais abrangente estudo epidemiológico observacional realizado em escala global, que, dentre outras análises, se propõe a avaliar a carga de disfuncionalidade gerada por todas as condições médicas, incluindo os transtornos mentais. Nesse estudo, especificamente no cenário brasileiro, os transtornos mentais ocupam a quinta e a sexta posição em geração de disfuncionalidade, causadas pelo transtorno depressivo e pelos transtornos ansiosos, respectivamente.

Corroborando concretamente esses dados, segundo estatística da previdência social[2], em 2017 foram concedidos, em números totais, 1.948.169 de benefícios por auxílio-doença e 202.481 benefícios por aposentadoria por invalidez. Os transtornos mentais foram responsáveis, respectivamente, por 169.107 (4ª maior causa) e 13.631 (5ª maior causa) benefícios.

Para o tema em discussão, serão discutidos os impactos dos principais transtornos mentais em três grandes áreas da vida dos indivíduos: laboral, civil e criminal, ou seja, na capacidade para o trabalho, na capacidade de ser responsável em negócios jurídicos e na capacidade de se responsabilizar por um ato ilícito.

TRANSTORNOS DEPRESSIVOS E ANSIOSOS

Os transtornos depressivos e ansiosos, no contexto pericial, limitarão principalmente a vida laboral do indivíduo. Tanto os sintomas depressivos quanto os ansiosos têm potencial de prejudicar o funcionamento cognitivo, podendo lentificar o raciocínio e a velocidade de processamento cognitivo, bem como

Tabela 1 Classificação de disfuncionalidade e incapacidade por transtorno mental no *ranking* geral de condições médicas, em 2016, no Brasil

	1990	2015
Transtornos depressivos	5°	5°
Transtornos ansiosos	6°	6°
Esquizofrenia	24°	18°
Transtorno afetivo bipolar	14°	13°
Trasnstorno de dependência do álcool	13°	12°

Fonte: baseada em Global Burden Diseases 2016 Brazil Collaborators[1].

a motricidade. Além disso, podem minar a iniciativa e o retorno afetivo das atividades realizadas. A partir de determinada intensidade, tais sintomas causarão diminuição do rendimento laboral, de maneira parcial ou completa. Cabe ao psiquiatra forense[3,4] correlacionar tais sintomas e sua intensidade na capacidade laboral do periciado. Seguem dois casos periciais hipotéticos para sedimentação da discussão.

Caso pericial 1

Periciada, 50 anos, enfermeira, pleiteando benefício de auxílio-doença. Submetida a colectomia total, com uso de bolsa de colostomia por câncer intestinal, há cerca de 12 meses. Iniciou tratamento psiquiátrico e psicológico pois, dias após o procedimento, começou a sentir tristeza constante, com crises de choro frequentes, perdeu a autoestima e a vaidade, não tinha mais apetite, muita demora para conseguir iniciar o sono. Descartadas causas orgânicas, foi diagnosticada com depressão grave. Há cerca de 3 meses, tentou suicídio por ingestão medicamentosa de grande quantidade de comprimidos. Tem grande sofrimento oriundo da necessidade do uso da bolsa de colostomia. Primeira vez que se sente assim na vida. Atualmente está em uso de venlafaxina 300 mg por dia, mirtazapina 45 mg por dia e clonazepam 2 mg por dia. Afastada desde o início dos sintomas pelo médico assistente. Em perícia, ao exame de estado mental, apresenta-se emagrecida, humor hipotímico, afeto pouco reativo, lentificada, pensamentos suicidas, capacidade de planejamento prejudicada, anedônica e hipobúlica. Diagnóstico pericial foi de episódio depressivo grave e considerada incapaz total e temporariamente para qualquer atividade laborativa, por 6 meses. Data de início da incapacidade é a mesma do início dos sintomas psiquiátricos.

Caso pericial 2

Periciada, atualmente com 20 anos, operadora de telemarketing, pleiteando judicialmente auxílio-doença afirmando estar incapaz para o trabalho. Conta que há cerca de 6 meses passou a ter crises de taquicardia, tontura, sudorese e tremores, sensação de desmaio e sensação de morte iminente, tendo ido com frequência para pronto-socorro no primeiro mês de sintomas. Iniciou tratamento psiquiátrico e psicológico, fazendo uso de escitalopram 10 mg por dia e alprazolam 0,5 mg se crise, melhorando do quadro inicial com

cerca 30 dias de tratamento. Atualmente, refere em média uma crise pouco intensa uma vez por mês. Foi afastada das atividades laborais por seu médico assistente desde o início do quadro. Em perícia, ao exame psíquico, não apresentou nenhuma alteração patológica. Diagnóstico pericial foi de transtorno de pânico, atualmente em remissão, sem incapacidade laborativa no momento. Houve, no entanto, incapacidade laboral total e pregressa, nos primeiros 2 meses de sintomas, período para ajuste medicamentoso e remissão sintomatológica.

Os casos apresentados contrapõem duas situações opostas em perícia: no primeiro, há grande repercussão psicopatológica dos sintomas no exame de estado mental, ao passo que no segundo não. No primeiro caso, há uma história clínica bem descrita, com uso de medicações compatíveis com a intensidade relatada de sintomas, além de exame de estado mental bastante alterado, condizente com sintomas apresentados. Por fim, na intensidade observada de sinais e sintomas, não é possível que exerça sua profissão de enfermeira com a desenvoltura cognitiva necessária para tal, nem de maneira parcial, por isso optado pela incapacidade laboral de maneira total. Como se trata de primeiro episódio depressivo, epidemiologicamente tem boa probabilidade de remissão do quadro, mesmo com sua idade e duração dos sintomas, por isso optado por incapacidade temporária.

Já no segundo caso, independentemente de haver diagnóstico psiquiátrico, não há repercussão cognitiva, volitiva ou afetiva incapacitantes para a periciada, seja pelos sintomas, seja pelo uso das medicações, quando da realização da perícia; logo, não há nenhuma lógica em se considerar incapacidade laboral para o caso.

Fora do contexto laboral, a importância dos quadros depressivos e ansiosos diminui bastante. Psicopatologicamente, embora possível, não é a regra que algum desses dois diagnósticos gerará sintomas cognitivos capazes de abolir ou prejudicar o entendimento, ou gerar sintomas volitivos e causar prejuízo à determinação, seja na realização de algum ato da vida civil, seja na realização de algum ato ilícito, embora exceções possam ser encontradas em casos graves. Na maioria dos casos, são vistos processos cognitivos lentificados, mas sem prejuízo ao entendimento, e volição diminuída, mas não irrefreável.

ESQUIZOFRENIA

A esquizofrenia é um dos diagnósticos psiquiátricos de pior prognóstico existentes. Segundo a literatura médica[5,6], mais de um terço dos casos evoluirá com sintomas resistentes às medicações, embotamento do afeto, empobrecimento da cognição e perda do tato social, em um estado *dementia-like* também chamado de demência vesânica. Epidemiologicamente, boa parte dos casos de esquizofrenia começa a se manifestar em torno dos 15 aos 18 anos de idade, já com sintomas de grande repercussão cognitiva e afetiva. Por isso, em contexto pericial, são vistos poucos casos de esquizofrenia, já que geralmente esses sintomas incapacitantes se iniciam antes de o indivíduo começar a trabalhar ou se filiar ao regime de previdência social. A despeito disso, o raciocínio para perícias previdenciárias é o mesmo: caso o periciado esteja delirante, ou com alucinações, ou com prejuízo do tato social, cabe ao perito correlacionar esses sintomas com a atividade laboral desempenhada e analisar o quanto o desempenho fica comprometido. Psicopatologicamente, delírios e alucinações são tão impactantes para a cognição, o afeto e a volição, que o comprometimento vai muito além do desempenho laboral, prejudicando substancialmente as atividades de vida diária. Consequentemente, perícias laborais envolvendo esquizofrenia não costumam ser complexas.

No âmbito criminal ou civil, é de suma importância avaliar, além da presença de sintomas, se esses, quando da realização do ato civil ou da infração penal, geravam algum tipo de prejuízo quanto ao entendimento ou determinação. Por si só, o diagnóstico não basta, sendo necessário que os sintomas, essencialmente alucinações ou delírios, tenham nexo causal com a realização do ato. A essa maneira de avaliar a imputabilidade é dado o nome de sistema biopsicológico. A seguir são mostrados casos clínicos para exemplificar a discussão.

Caso pericial 3

Periciado, 70 anos de idade, 3 filhos, perícia para anulação de testamento impetrada por um dos filhos do periciado. Periciado com histórico de, há 5 anos, ter diagnóstico de esquizofrenia de início tardio. Refere em perícia que deixou um dos filhos de fora do testamento, pois esse filho é a "reencarnação do diabo na terra". Diz que esse filho é o causador de inúmeros males para todos, inclusive o culpa pelos poderes demoníacos que tem, de ter trazido a "Aids" para a humanidade. Caso venha a receber parte da herança (calculada em processo judicial em torno de R$ 25.000.000), tem medo de que possa usar o dinheiro para trazer o apocalipse. Sem outros sintomas. Apesar da idade e dos sintomas, tem vida funcional plena, cuidando de si mesmo com autonomia, não precisando de ajuda para atividades de vida diária ou para o gerenciamento de sua casa. Fez testamento há cerca de 12 meses. Tem noção adequada de seu patrimônio. Ao exame de estado mental, encontra-se com delírio místico religioso envolvendo seu filho. Diagnosticado em perícia com esquizofrenia e considerado com prejuízo total de seu entendimento quando da realização do testamento.

Caso pericial 4

Periciado, 25 anos de idade, perícia de incidente de insanidade mental. Periciado com histórico de acompanhamento em Centro de Atenção Psicossocial (Caps), desde os 20 anos de idade, por esquizofrenia. Há 4 meses, assassinou a própria mãe por asfixia, após introduzir mais de 300 páginas da *Bíblia* em sua garganta. Em perícia, o periciado diz ser um profeta direto de Deus, e que Deus fala em seus ouvidos frequentemente, o elogiando ou criticando, mas também orientando coisas para serem feitas. Deus lhe disse que a mulher que matou não era sua mãe, mas um clone dela, uma impostora, que estava ali a mando do diabo para lhe matar enquanto dormia, e que deveria matá-la. Diz não se sentir arrependido, pois matou um demônio a mando de Deus. Não sabe onde sua mãe "verdadeira" está, e tem medo

de que possa ter sido sequestrada pelo diabo. Periciado abandonou tratamento psiquiátrico há cerca de 1 ano, bem como uso das medicações. Em perícia, tem exame de estado mental evidenciando prejuízo moderado nos autocuidados e delírio místico religioso envolvendo sua mãe, além de solilóquios. Diagnosticado em perícia com esquizofrenia e concluído que apresentava prejuízo total em seu entendimento quando da realização do crime.

Em ambos os casos, um na esfera civil, outro na esfera criminal, é possível ver como delírios e alucinações podem comprometer o entendimento da realidade pelo indivíduo. Tamanha é a intensidade dos sintomas que todo o entendimento do indivíduo fica refém do delírio, perdendo noções tão básicas e primordiais quanto a de mãe ou a de filho. Logo, toda a cadeia de ações, nos dois casos, parte de um entendimento errôneo da realidade, geradas pela doença, prejudicando totalmente a aptidão do indivíduo em ser capaz nos dois atos. Consequentemente, em ambas as perícias foi considerado prejuízo total no entendimento.

TRANSTORNO AFETIVO BIPOLAR

Além dos quadros depressivos e ansiosos, o transtorno afetivo bipolar é o diagnóstico psiquiátrico mais importante na categoria dos transtornos afetivos ou do humor[7,8]. Antigamente conhecido como psicose maníaco-depressiva, é caracterizado pela presença de crises de euforia ou de depressão que trazem importante prejuízo funcional ao indivíduo, podendo ocorrer também consequências jurídicas. É muito comum que essa condição leve à incapacidade para o trabalho, sendo uma causa importante de concessão de benefícios pelo Instituto Nacional do Seguro Social (INSS), como auxílio-doença e aposentadoria por invalidez[9]. Em casos graves, ainda se observa perda da capacidade civil e criminal. Como na maior parte dos casos o paciente evolui sem sequelas entre as crises de depressão ou mania, o transtorno bipolar habitualmente é uma causa temporária de perda de capacidade, sendo importante a reavaliação do quadro no período assintomático.

Caso pericial 5

Mulher de 30 anos, diagnosticada com transtorno afetivo bipolar há 8 anos. Apresenta má aderência ao tratamento ambulatorial, faltando a grande parte das consultas. Faz uso de lítio e de quetiapina. Segundo prontuário, na última consulta, há dois meses, mostrava-se bastante irritável, com relato de que havia discutido seriamente com a mãe, tendo a agredido com um soco, pois não queria que ela saísse de madrugada. Após ajuste das doses das medicações, foi realizado contato com a mãe da paciente, que se comprometeu a supervisionar o uso das medicações e a informar eventual piora do quadro. Não compareceu aos retornos agendados. Há uma semana, foi detida pela polícia dirigindo seu carro de madrugada na contramão de uma via de grande circulação por cerca de 3 quilômetros, sem colidir com outro veículo. Quando abordada pela polícia, estava extremamente agitada e agressiva, mordendo um dos agentes. Foi presa na delegacia, mas, a pedido do delegado, foi submetida à perícia psiquiátrica. Ao exame do estado mental, foi constatado humor expandido, aceleração psicomotora

> importante, labilidade afetiva e fuga de ideias. Considerada total e temporariamente incapaz de entender o caráter ilícito do ato, teve sua pena substituída por medida de segurança e foi encaminhada para internação psiquiátrica em hospital de custódia e tratamento psiquiátrico.

No caso descrito, ocorreu direção perigosa, que pode ser caracterizada como crime de trânsito, bem como lesão corporal no policial. Porém, no momento em que a paciente realizou tais condutas, apresentava estado mental profundamente alterado, com prejuízo do discernimento e da capacidade de autodeterminação. Portanto, do ponto de vista médico, foi considerada total e temporariamente incapaz para o entendimento do ato ilícito, e, do ponto de vista legal, provavelmente deverá ser considerada inimputável, recebendo absolvição imprópria ao término de eventual processo criminal, em consonância com o art. 26 do Código Penal[10]: "É isento de pena o agente que, por doença mental ou desenvolvimento mental incompleto ou retardado, era, ao tempo da ação ou da omissão, inteiramente incapaz de entender o caráter ilícito do fato ou de determinar-se de acordo com esse entendimento".

TRANSTORNO POR USO DE SUBSTÂNCIAS PSICOATIVAS

O uso de substâncias lícitas e ilícitas, com efeito no sistema nervoso central, é muito prevalente na população, sendo importante problema de saúde pública[11]. O contingente de usuários de cocaína e *crack* que ocupam áreas degradadas dos centros urbanos é constantemente noticiado na mídia, gerando debates acalorados quanto a medidas de segurança e internações psiquiátricas involuntárias para tratamento da dependência química. Contudo, seja em termos de saúde pública, seja em questões periciais, a droga mais importante é o álcool.

Estima-se que a prevalência de uso abusivo de álcool seja superior a 10% no Brasil, com desencadeamento de várias doenças físicas que geram incapacidade laboral, como hepatopatia e vários tipos de câncer. Há levantamentos ainda que apontam para a elevada incidência de intoxicação alcoólica entre pessoas que cometem crimes violentos, como homicídio[12].

No sistema nervoso central, o álcool leva a prejuízo dos reflexos e lentificação psicomotora, ao mesmo tempo que torna o indivíduo desinibido e excessivamente autoconfiante. Esses efeitos tornam o indivíduo particularmente suscetível a causar acidentes, muitas vezes com lesões corporais graves e mortes de terceiros. Por essa razão, as consequências sociais do alcoolismo vão muito além do prejuízo físico que a substância provoca no usuário.

Uma questão muito importante, sob a ótica jurídica, é determinar se a embriaguez acarreta alteração na capacidade para responder por um ato ilícito. Essa questão é disciplinada pelo Código Penal Brasileiro, no art. 28, II:

> Não exclui a imputabilidade penal:
> II - a embriaguez, voluntária ou culposa, pelo álcool ou substância de efeitos análogos.

§ 1º - É isento de pena o agente que, por embriaguez completa, proveniente de caso fortuito ou força maior, era, ao tempo da ação ou da omissão, inteiramente incapaz de entender o caráter ilícito do fato ou de determinar-se de acordo com esse entendimento.

Ao mesmo tempo, a lei em questão estabelece que a embriaguez preordenada, que se caracteriza como uso da droga entorpecente com o propósito de adquirir um estado mental propício para o cometimento do crime anteriormente planejado, é circunstância agravante.

Caso pericial 6

> Homem de 35 anos, nunca esteve em tratamento psiquiátrico. Sua família estava preocupada com seu consumo recorrente de álcool, ficando agressivo verbalmente durante os períodos em que estava intoxicado. Foi à festa de um amigo em uma boate, na qual bebeu cinco doses de whisky. Recusou carona para retornar à sua residência, dizendo que estava bem. No trajeto, perdeu o controle do veículo e atropelou três pessoas que estavam em um ponto de ônibus, das quais uma evoluiu a óbito. Foi solicitada perícia psiquiátrica, no decorrer do processo, sob alegação de síndrome de dependência por álcool. Em perícia, alegou uso pontual de álcool, somente em fins de semana, mas em grande quantidade. Ao exame de estado mental, não tinha alterações patológicas.

Levando-se em consideração o art. 26 do Código Penal, que trata da inimputabilidade, de forma isolada, seria possível pensar que, na situação descrita, o indivíduo tem sua responsabilidade diminuída, pois o álcool leva à diminuição da crítica e da capacidade de julgamento. Porém, esse é um caso típico de embriaguez culposa, na qual a pessoa faz uso voluntário da substância, assumindo os riscos, de modo que responde pelo crime de homicídio e lesão corporal com dolo eventual. Do ponto de vista médico, cabe ao psiquiatra forense destacar em seu laudo que não há diagnóstico psiquiátrico relacionado ao uso descrito de álcool, logo não havendo qualquer tipo de incapacidade de entendimento ou determinação, cabendo então ao juiz as interpretações jurídicas pertinentes ao caso.

Tal situação é distinta dos casos em que há o diagnóstico de dependência química pelo álcool e a conduta criminosa for consequência direta da doença. Nesses casos, pode não haver o controle voluntário do uso da substância, determinando prejuízo na capacidade cognitiva da pessoa. O doente poderá então ser considerado inimputável ou semi-imputável e encaminhado para cumprimento de medida de segurança.

Outro aspecto muito importante envolvendo a dependência química é a admissibilidade de internação psiquiátrica involuntária, tema que ainda gera controvérsia. O indivíduo que sofre de graves repercussões físicas e às vezes mentais, estando mergulhado no uso de drogas sem desejar tratamento, deve ser posto em uma instituição contra sua vontade? Uma das questões que se colocam é a capacidade do indivíduo para consentir com as intervenções médicas, já que a ausência de crítica em relação à doença é uma das principais características da dependência química, especialmente em seu estágio inicial. Ademais, a pessoa que se coloca permanentemente em risco deve ser tratada, como determina o Código de Ética Médica. Ainda que o resultado do tratamento involuntário seja em larga medida decepcionante[13], o respeito à vida e à dignidade da pessoa deve prevalecer sobre uma recusa sem fundamento em uma vontade plena, mas determinada pela doença.

TRANSTORNOS DE PERSONALIDADE

Quando a população toma conhecimento, por meio da mídia, de algum criminoso que comete homicídios em série ou que realiza algum ato particularmente hediondo, como violência contra crianças, normalmente é levantada a questão da presença de psicopatia ou de algum transtorno de personalidade. Com isso, procura-se estabelecer o limite entre a maldade e a loucura, havendo uma percepção, algo difusa, de que apenas alguém com grave perturbação da saúde mental seria capaz de realizar tais atos horripilantes. Essa é sem dúvida uma das questões mais complexas em Psiquiatria Forense, pois extrapola os limites do biológico e do mental, envolvendo aspectos como ética, moral, livre-arbítrio e relações sociais.

Ao mesmo tempo, não se pode perder de vista que o indivíduo diagnosticado com transtorno de personalidade, embora não apresente alterações do pensamento ou do juízo de realidade que impeçam a compreensão da implicação de seus atos, pode sofrer de prejuízos de funções neuropsicológicas, como o controle dos impulsos. Em casos cuidadosamente avaliados, isso pode ser causa de diminuição da responsabilidade, havendo psiquiatras forenses que consideram o transtorno de personalidade como a principal causa de perda parcial da capacidade de autodeterminação. Como se pode constatar, essa é uma questão bastante polêmica.

Avaliações de personalidade, dada sua complexidade, normalmente exigem acompanhamento prolongado do indivíduo e conhecimento amplo de sua biografia, podendo ainda ser indicada a aplicação de testes projetivos por um psicólogo, como o teste de apercepção temática (TAT) e o teste de Rorschach.

Caso pericial 7

Mulher, 29 anos, sem antecedentes psiquiátricos. Há cerca de 2 meses, pegou o filho de 2 anos, e o atirou da janela do apartamento, no décimo andar, resultando em seu óbito. Presa por homicídio qualificado. Solicitada perícia psiquiátrica, dentre outras coisas, pela repercussão midiática do caso. Em perícia, relatou que estava cansada de ter que cuidar do filho, que não tinha ajuda nenhuma de ninguém. Nunca quis ser mãe, e passou a considerar a maternidade uma das coisas mais desagradáveis e desprazerosas que já fez na vida. Não sabe explicar o que se passou na sua cabeça quando do homicídio, nem como teve a coragem de fazê-lo. Nega queixas psiquiátricas. Em conversa com familiares da periciada, sempre foi boa aluna, com ótimas notas, seus trabalhos e relacionamentos afetivos eram longos e duradouros e nunca foram percebidos comportamentos sugestivos de algum transtorno mental. Sem alterações patológicas ao exame de estado mental. Não foi caracterizada, em perícia, presença de diagnóstico psiquiátrico.

Conforme já discutido anteriormente, a despeito da monstruosidade de determinados atos cometidos pelos periciados, é necessário ater-se tecnicamente ao que é solicitado. É impossível dissociar, como pessoa, o julgamento moral sobre o comportamento de terceiros. Ciente de que ele existe, no entanto, é mais fácil detectá-lo e afastá-lo para que não atrapalhe a avaliação técnica. No caso da periciada, apesar da frieza do ato cometido, não havia nada em seu histórico, nem em seu exame de estado mental, que fosse compatível com transtorno mental. Logo, essa deve ser a conclusão pericial.

PEDOFILIA

Quando um termo adquire diferentes significados em função do contexto em que é abordado, torna-se necessário grande cuidado para deixar clara a acepção utilizada, como é o caso da palavra pedofilia. Para a sociedade, o pedófilo costuma ser alguém "degenerado" que abusa sexualmente de crianças. No Direito brasileiro, encontra-se a definição do crime de estupro contra vulnerável no art. 217 do Código Penal: ter conjunção carnal ou praticar outro ato libidinoso com menor de 14 (catorze) anos. Essa conduta é apenada com tempo de reclusão superior àquela atribuída ao estupro comum, denotando sua maior reprovabilidade moral. Contudo, se a lei descreve a conduta, nada diz a respeito do ofensor, cabendo ao psiquiatra apontar em qual categoria ele se encontra: de doente ou não doente, ou seja, um criminoso comum.

O mero fato de cometer um ato de violência sexual não enquadra automaticamente o indivíduo como alguém com diagnóstico psiquiátrico ou para o qual é indicada intervenção psiquiátrica. Isso porque ele pode estar absolutamente consciente de seus atos e implicações, tendo ainda condições de controlar impulsos, o que o torna plenamente imputável e em condições de cumprir pena como qualquer outro criminoso. A situação, porém, adquire outros contornos quando a procura pela satisfação sexual com crianças é sintoma de parafilia, condição sobre a qual a pessoa não tem controle pleno, havendo desarticulação entre a capacidade de autocontrole e a intensidade do impulso, com possível alteração da autodeterminação e consequente modificação da imputabilidade[14]. Nesses casos, na avaliação pericial, procuram-se traços de personalidade como baixa tolerância à frustração, presença de prejuízos na inteligência, a intenção de não colocar o desejo em prática, caráter interno de luta entre o impulso e os escrúpulos, o respeito ao sofrimento do outro, tentativas de lidar com o impulso patológico de maneira adequada evidenciadas por tentativas de tratamento, caráter isolado do ato e intensidade extraordinária do impulso habitualmente revelada pelo sofrimento inerente de seu controlador e existência de arrependimento. Constatadas alterações no exame de estado mental, caberá ao psiquiatra forense interpretar cuidadosamente se isso prejudica a responsabilidade penal do periciado e de que forma.

Para aprofundamento

- Barros DM, Castellana GB, organizadores. Psiquiatria Forense: interfaces jurídicas, éticas e clínicas. 2ª ed. Porto Alegre: Artmed; 2020.
  ⇨ Principal livro brasileiro de psiquiatria forense na atualidade. Abordagem sólida e completa de todos os conceitos e temas relacionados à psiquiatria forense.
- Abdalla-Filho E, Chalub M, Borba Telles LE. Psiquiatria forense de Taborda. 3ª ed. Porto Alegre: Artmed; 2012.
  ⇨ Excelente livro sobre psiquiatria forense, para introdução e aprofundamento dos temas. Aborda de maneira intensa a interface com o direito, os termos e a visão jurídica dos casos.
- Palomba GA. Tratado de psiquiatria forense: civil e penal. São Paulo: Atheneu, 2003.
  ⇨ Livro complementar. Apesar de se mostrar datado em alguns conceitos, serve de boa leitura para aprimorar o senso crítico e sedimentar vários temas relacionados à psiquiatria forense.

 REFERÊNCIAS BIBLIOGRÁFICAS

1. GBD 2016 Brazil Collaborators. Burden of disease in Brazil, 1990-2016: a systematic subnational analysis for the Global Burden of Disease Study 2016. Lancet. 2018;392(10149):760-75. Disponível em: http://dx.doi.org/10.1016/S0140-6736(18)31221-2.
2. Brasil. Ministério da Fazenda. Instituto Nacional do Seguro Social. Anuário estatístico da Previdência Social. AEPS; 2017.
3. Barros DM, Castellana GB, organizadores. Psiquiatria forense: interfaces jurídicas, éticas e clínicas. Porto Alegre: Artmed; 2020.
4. Chalub M, Abdalla-Filho E, Borba Telles LE. Psiquiatria forense de Taborda. 3ª ed. Porto Alegre: Artmed; 2016.
5. Kahn RS, Sommer IE, Murray RM, Meyer-Lindenberg A, Weinberger DR, Cannon TD, et al. Schizophrenia. Nat Rev Dis Primers. 2015;1:15067.
6. Owen MJ, Sawa A, Mortensen PB. Schizophrenia. Lancet. 2016;388(10039):86-97.
7. Miguel CL, Gentil,V, Gattaz WG (eds.). Clínica psiquiátrica: a visão do Departamento e do Instituto de Psiquiatria do HCFMUSP. Barueri: Manole; 2011.
8. Grande I, Berk M, Birmaher B, Vieta E. Bipolar disorder. Lancet. 2016;387(10027):1561-72.
9. Bonadiman CSC, Passos MVA, Mooney M, Naghavi M, Melo APS. A carga dos transtornos mentais e decorrentes do uso de substâncias psicoativas no Brasil: Estudo de Carga Global de Doença, 1990 e 2015. Rev Bras Epidemiol. 2017;20(supl. 1):191-204.
10. Brasil. Decreto-Lei n. 2.408, de 7 de dezembro de 1940. Código Penal. Diário Oficial da União. 31 dez, 1940.
11. Diehl A, Cordeiro DC, Laranjeira D. Tratamentos farmacológicos para dependência química: da evidência científica à prática clínica. 2ª ed, Porto Alegre: Artmed; 2018.
12. Wieczorek WF, Welte JW, Abel EL. Alcohol, drugs and murder: a study of convicted homicide offenders. J Crim Just. 1990;18(3):217-27.
13. Klag S, O'Callaghan F, Creed P. The use of legal coercion in the treatment of substance abusers: an overview and critical analysis of thirty years of research. Subst Use Misuse. 2005;40:12:1777-95.
14. Cordeiro, DM, Saadeh, M, Saadeh, A. Transtornos sexuais. In: Barros DM, Castellana GB, organizadores. Psiquiatria Forense: interfaces jurídicas, éticas e clínicas. Porto Alegre: Artmed; 2020.
15. Palomba GA. Tratado de Psiquiatria Forense: civil e penal. São Paulo: Atheneu; 2003.

Índice remissivo

A

Abordagens humanistas 71
Abordagens utilizadas para a construção de um modelo animal 674
Abulia 255
Ações motoras 301
Aconselhamento noutético 94
Actigrafia 440, 722
Adolescência 160, 894
Afetividade 87, 242
  delimitação 244
Afeto 253
  negativo 899
Afiliação 299
Agência e propriedade 301
Agir humano 250
Agressividade 933
Ajustamento pessoal 103
Álcool 812, 813
Alerta 183
Aliança terapêutica 321
Alteração do nível de consciência 420
Alterações afásicas 228
Alterações da consciência do eu 193
Alterações da psicomotricidade 259
Alterações da sensopercepção 217
Alterações funcionais 228
Alterações motoras associadas ao uso de psicofármacos 267
Alterações quantitativas do comportamento motor 261
Alucinações 221
  mnêmicas 206
Alucinoses 223
Ambitendência 255
Ambulatório de especialidades 488

Ambulatório médico de especialidades de psiquiatria dra. Jandira Masur 489
Ambulatório terciário em saúde mental 541
AME Psiquiatria 489
Amnésia 204
  de Korsakoff 204
  envelhecimento normal 204
  global transitória 205
  psicogênica 204
Amostra 661
Análise de dados
  com apoio 771
  secundários 794
Análise de fenótipos intermediários quantitativos 674
Análise de sensibilidade 802
Análise do comportamento 71
Análise quantitativa da metanálise 802
Anamnese psicogeriátrica 331
Anamnese psiquiátrica
  na infância e adolescência 308
  no adulto 316
  no idoso 330
Anemia 379
Anorexia nervosa 421
Anormalidades eletroencefalográficas 717
Ansiedade 293
  e diagnóstico psiquiátrico durante a formação médica 572
Antidepressivos 429
Antipsicóticos 429
Antipsiquiatria 11, 20
Antropologia 74
Aparência e comportamento 87
Apneia de sono 436
Apoio social 102
Arborização das ideias 232

Arquitetura funcional 698
Arquitetura genética 690
  complexa 845
Aspectos emocionais 359
Aspectos éticos da pesquisa clínica na psiquiatria 610
Aspectos imunes na patogênese dos transtornos mentais 872
Assimetria da atividade elétrica cerebral 419
Assistência de enfermagem 108
Assistente social 115
Assistente técnico 942
Ataque de nervos 90
Atenção 184, 295, 352, 727
Atenção ao residente 588
  estresse/*burnout* 588
  mentoria 588
Atenção à saúde mental de estudantes e profissionais 538
Atenção básica em saúde 446
Atenção de urgência e emergência 446
Atenção hospitalar 446
Atenção primária 458
  como aprimorar a saúde mental 463
  interface entre saúde mental e as doenças orgânicas 460
Atenção psicossocial estratégica 446, 503
Atenção residencial de caráter transitório 446
Atenção terciária em psiquiatria 550
Atendimento de crianças e adolescentes 498
Atitudes 658
Atividade anormal
  epileptiforme 419
    ictal 419
    interictal 419
  não epileptiforme 418
Atividades didáticas para a graduação 569

Atos aparentemente influídos 255
Ato volitivo 253
Autolesão 112
Autonomia 919
Autorregulação 828
Avaliação crítica da evidência e inferência
bayesiana 761
Avaliação da personalidade 361
da criança e do adolescente 368
escalas, inventários e questionários 367
instrumentos psicológicos 364
Avaliação do estado mental 87
Avaliação do sono 434
Avaliação neuropsicológica 349
funções cognitivas elegíveis 352
Avaliação psicológica 605
Avaliação quantitativa das evidências
científicas 626
Avaliador 87
Awareness 185

B

Bancos de encéfalos humanos na área de
psiquiatria 683
Bases fisiológicas da sinalização sináptica 838
Bateria Fatorial de Personalidade (BFP) 368
Benção 103
Big data 780
Bioética 155
Biomarcadores humorais 390
Bradifasia 229
Bradilalia 229
Burnout 588

C

Captura de dados via *smartphone* 749
Cardiologia 148
Carl Wernicke 9
Catatonia 264
resposta à eletroconvulsoterapia 267
Centro de atenção integral em saúde mental
551
Centros de Atenção Psicossocial (CAPS) 22,
23, 49, 475
construção no Brasil 477
equipe profissional 478
funcionamento 477
infantojuvenil 503
modalidades 478
realidade e desafios 479
Cérebro 213
Cientologia 94
Circuitos cerebrais 831

Círculo empático 320
Citocinas pró-inflamatórias 875
Classificação da doença mental 288
Classificação Internacional de Doenças da
Organização Mundial da Saúde
(CID-OMS) 17, 285
Clínica baseada em evidências 125
Clínica Psiquiátrica da FMUSP 14
Clustering 666
Cocaína 519
Código de Nuremberg 611
Cognição 253, 725
social 358, 727, 893
Colaboração Cochrane 795
Coleção SAT – Técnica da Apercepção para
idosos 365
Coleta de dados 659
Comitês de ética em pesquisa (CEP) 614
Comorbidades 158
Competência espiritual e religiosa 99
Comportamento 901
Comportamento animal 673
Comportamento e estilo de vida 101
Comportamentos desviantes dos impulsos 255
Comportamentos violentos 932
Comprimento telomérico 908
transtornos psiquiátricos 910
Compromisso religioso 101
Compulsividade 256
Comunicação social 299
Conação 250, 251
psicopatologia 255
Conceitos básicos de psicometria 758
Conceitos culturais de sofrimento 90
Conectividade cerebral 832
Confabulações 206
Conferências de Saúde Mental 22
Confiabilidade 758
de uma metanálise 804
Confidencialidade 159
Confissão 102
Confusão pós-ictal com e sem agressividade
428
Consciência 181
Consórcio de psiquiatria genômica (PGC) 694
Consórcios mundiais de neuroimagem 744
Contenção física 111
Controle cognitivo 298
Controle com esforço/voluntário 899
Controle de qualidade de ensaios clínicos de
intervenção 646
Controle experimental 639
Controle inibitório 298
Conversão 103
Coprolalia 229

Córtex cerebral 883
desenvolvimento 882
Covid-19 585
Crack 519
Criança 894
Criptomnesias 206
Crises epilépticas 193
Crises não epilépticas
conversivas/dissociativas 193
psicogênicas 432
Critérios de inclusão e exclusão 796
Cromatografia 708
acoplada à espectrometria de massas 711
Cuidados da atenção à saúde mental dos
alunos 572
Cuidados específicos na contenção física 111
Cuidados paliativos 159
Cultivo celular 705
Cultura e conhecimento psiquiátrico 83
Cultura e personalidade 84
Cura interior 94
Curatela 918, 961
Currículo em psiquiatria 567
Curso de Psicopatologia e Entrevista
Psiquiátrica 584
Curso de Psiquiatria Clínica e Neurociências
583

D

Dados qualitativos 772
Declaração de Helsinque 612
Deficiência de ácido fólico e vitamina B12 377
Deficiência intelectual 214
Déficits mnésticos causados por medicamentos
e abuso de substâncias 205
Degeneração lobar frontotemporal 205
Déjà vu 206
Delírio 237
Delirium 331, 379
Demência 407
Dependência química 511
Depressão 911
Descartes 30
Desenho da casa, árvore e pessoa (HTP) 366
Desenho da figura humana 366
Desenho de estudos observacionais 630
Desenhos clínicos experimentais em
psiquiatria 638
Desenhos duplo-cegos 641
Desenhos fatoriais 643
Desenhos sequenciais 644
Desenvolvimento cognitivo 893
nas diversas fases da vida 891
Desenvolvimento cortical 881

ÍNDICE REMISSIVO | **975**

Desenvolvimento da inteligência 212
Desenvolvimento humano 893
Desenvolvimento infantil 898
Desfechos contínuos 801
Desfechos dicotômicos 801
Desinstitucionalização 21
Despersonalização 193
Diabetes mellitus 379
Diagnóstico 748
   em psiquiatria 273, 281
Diagrama CONSORT 622
Diário de campo 658
Diários de sono 435
Dilemas éticos 916
Direção espiritual 103
Direito 948
Diretrizes Curriculares Nacionais (DCN) 567
Disciplinas de Psiquiatria na Graduação da
   FMUSP 570
Disciplinas multiprofissionais 568
Disfuncionalidade 967
Disfunções em neurocircuitos 834
Dissonância cognitiva 142
Distúrbios comportamentais 427
Distúrbios da atenção 191
Divergências diagnósticas 44
Doença crônica 157
Doença de Alzheimer 204, 422, 911
Doença de Wilson 378
Doenças neurodegenerativas 214
Doenças neurológicas 384
Doenças que afetam a substância branca ou
   outras regiões subcorticais 204
Dogmatismos 32
Dosagem de neurotransmissores e
   aminoácidos 710
Doutorado e pós-doutorado 596
Drogas ilícitas 518
DSM-5 274
Dualismo mente-corpo 30

E

Ecmnesias 206
Ecolalia 229
Educação física 136
Eletroconvulsoterapia 421
Eletroencefalografia 416, 716
   anormalidades 418
   aplicabilidade na psiquiatria 419
   efeitos de fármacos 421
   noções básicas 417
   quantitativa 421, 717
Eletroforese bidimensional 711
ELISA 706

Emergência da mente humana 892
Emergência psiquiátrica 467
Emergências humanitárias 557
Emil Wilhelm Magnus Georg Kraepelin 7
Emoções 246
Empatia 319
Enfermagem 107
Enfermaria 550
Ensaios clínicos não farmacológicos 664
Ensaios controlados e randomizados 621
Ensaios enzimáticos 708
Ensino da Psiquiatria na graduação 566
Ensino de enfermagem em saúde mental/
   psiquiátrica 109
Ensino de Psicoterapia 584
Entrevista 87
Entrevista clínica estruturada para o DSM-5
   (SCID-P) 364
Entrevista clínica psiquiátrica 317
   procedimentos 321
   técnicas 322
   vínculo 318
Entrevista de Formulação Cultural (EFC) 88
Entrevista motivacional 142
Entrevista pericial 943
Entrevistas clínicas 755
Entrevista semidirigida 658
Entrevistas psiquiátricas diagnósticas
   padronizadas 283, 756
Envelhecimento 896
   celular 906
Epidemiologia do ciclo vital 824
Epidemiologia dos transtornos mentais na
   população geral adulta 808
Epigenética 395, 698, 856
   ao longo da vida 857
   e regulação gênica no
     neurodesenvolvimento 858
Epilepsia 214
   do lobo frontal 430
Equipes multiprofissionais 507
e-saúde (*e-health*) 160
Escala de Sonolência de Epworth 436
Escalas de avaliação 756
Escalas de gravidade 763
Escalas validadas no Brasil para avaliação de
   transtornos afetivos e ansiosos 759
Escola de Wernicke-Kleist 9
Escolas doutrinárias 47
Espectro bipolar 811
Espectro compulsivo 256
Espectro impulsivo 256
Espectroscopia 741
   funcional no infravermelho próximo 744
Espiral paranoica 319

Espiritualidade 98
   recursos terapêuticos 104
Esquizofrenia 168, 215, 405, 420, 423, 677,
   911, 967
Estado afetivo 832
Estado de mal não convulsivo 431
Estados patológicos da consciência 191
Estados torporosos e comatosos 191
Estados vegetativos e de consciência mínima
   192
Estatística 761
   bayesiana 762
   clássica 762
Esteriotipia verbal 229
Estigma 148, 572
Estratégias de desinstitucionalização 446
Estratégias de reabilitação Psicossocial 446
Estresse 342
   oxidativo 909
Estudantes de saúde 536
Estudo caso-controle 623
Estudo da área de captação (SP-ECA) do IPq-
   -HCFMUSP 810
Estudo de coorte (ou longitudinal) 623
Estudo original 796
Estudo São Paulo Megacity 814
Estudos controlados com placebo 640
Estudos de associação de variantes raras 695
Estudos de associação do genoma inteiro 691
Estudos de associação epigenômicos amplos
   (EWAS) 700
Estudos de caso-controle 634
Estudos de caso-coorte aninhados 635
Estudos de coorte 630
Estudos de metilação de genes candidatos
   699
Estudos de metilação global do DNA 699
Estudos de não inferioridade 643
Estudos em animais experimentais 672
Estudos em cadáveres 682
   morfológicos 684
Estudos mistos 635
Estudos moleculares
   com foco em alvos específicos 685
   exploratórios 686
Estudos observacionais 623, 630
Estudos *post mortem* 684
Estudos pragmáticos 645
   sequenciais 646
Estudos transversais 624, 633
Estupor 192
Ética 155, 789, 916
Etnocentrismo 85
Etologia 70
Eventos críticos 558

Evidências para a tomada de uma decisão clínica 619
   interpretação das evidências encontradas 624
Exame do estado mental 86, 325, 333
Exame físico em psiquiatria 371
Exame neurológico para psiquiatras 383
Exame psiquiátrico 316
Exame psíquico 943
Exames biológicos complementares 328
Exames de imagem cerebral 400
   em adultos e idosos 405
   em crianças e adolescentes 402
Exames laboratoriais 390
Excesso de atividade beta 419
Exorcismo 103
Extroversão 899

F

Fabulação 206
Fala 227
Farmacogenética 394
Fenomenologia 175, 604
   de Jaspers 9
Fenomenológica existencial 71
Fenômenos da esfera representativa 223
Filosofia 74
Formação do psiquiatra 575
   competências 578
   elaboração do currículo 578
   núcleo didático 580
Formação do residente 578
Formas culturais de expressão emocional 84
Formulação biopsicossocial 338
Frenologia de Gall 6
Freud 11, 45
Fuga de ideias 231
Função de resposta hemodinâmica (FRH) 739
Funções cognitivas 727
Funções executivas 356, 727
Futuro da psiquiatria 161

G

Galeno 3
Genes que apresentam gradientes durante o neurodesenvolvimento 859
Genética 213
Genética dos transtornos psiquiátricos 842
   variantes comuns de pequeno efeito 845
   variantes raras de alto impacto 847
Genoma 691, 842
George L. Engel 338

Geradores corticais 416
Gestalt 71
Gestão de leitos pela enfermagem psiquiátrica 112
Gestão em enfermagem 110
Graduação da força muscular 385
Graduação dos reflexos 385
Gráfico de Forest 802
Gráfico de L'Abbé 802
Gráfico do Funil 803
Grupo controle 613
Grupos vulneráveis 561

H

Hábito 301
Hepatopatia crônica 377
Herdabilidade 213
   dos transtornos psiquiátricos 844
Hiperbulia 255
Hipercalcemia 378
Hipermnésia 206
Hipobulia 255
Hipocalcemia 378
Hipoglicemias 380
Hipotireoidismo 379
Histeria 169
Histonas 856
História da Psiquiatria 2, 10
   Antiguidade 3
   antipsiquiatria 11
   critérios diagnósticos em psiquiatria 16
   das prédicas medievais à modernidade 4
   frenologia 6
   nascimento da medicina moderna 5
   no Brasil 12
   práticas psiquiátricas nos séculos XVII e XVIII 5
   psicanálise 11
   Psiquiatria alemã 7
   Psiquiatria francesa 6
   Renascimento 4
História das enfermarias em psiquiatria 550
Holocausto 611
Hospital-dia 544
Hospital psiquiátrico especializado 551

I

Idosos 330, 961
   aspectos jurídicos 961
   capacidade para os atos patrimoniais e a curatela 961
Ilusões mnêmicas 206
Imagem por tensor de difusão 742

Imagem representativa 224
Impacto forense dos transtornos mentais 966
Impulsividade 256, 257
Impulso 251
Incapacidade por transtorno mental 967
Indicadores do temperamento infantil 901
Infância e adolescência 825
Inflamação sistêmica de baixo grau nos transtornos neuropsiquiátricos 873
Influências religiosas na saúde mental 159
Iniciação científica 569
Instinto 251
Instrumentos de mensuração 754
Insumos de alto custo 543
Integracionismo 37
Inteligência 208, 358, 727
   artificial 782
   avaliação clínica 213
   biologia 213
   emocional 212
   história 209
   modelos e teorias 209
   outras maneiras de estudar 212
Intenção 251
Interconsulta psiquiátrica 962
Interdição 918
Interdisciplinaridade 606
Interface Psiquiatria e Psicologia 69
Internação psiquiátrica de crianças e adolescentes 959
Internações compulsórias 926
Internações involuntárias 922
   epidemiologia 925
   no Brasil e no mundo 926
   procedimento de alta 925
   tomada de decisão 924
Internato em Psiquiatria da FMUSP 571
Intérpretes médicos 89
Intersetorialidade 507
Intoxicação alcoólica 421
Intoxicação por lítio 380, 420
Inventário de Personalidade NEO PI-R 368
Inventário de temperamento e caráter 364
Inventário Fatorial de Personalidade 367
Investigação translacional em psiquiatria 650
Investigações em psicanálise 602

J

Jamais vu 206
Jean Piaget 212
Johann Christian Reil 43
Juízo 235
   de realidade 236

K

Kandel 64
Karl Jaspers 9, 42, 172
Karl Kleist 9
Khyâl cap 90
Kufungisisa 91
Kurt Schneider 10

L

Laudo psiquiátrico 943
Legislação sobre as perícias 950
Lei de Yerkes-Dodson 184
Leitos de longa permanência 552
Leitos psiquiátricos em hospital geral 551
Leucócitos circulantes 876
Lev Vytgotsky 212
Ligas acadêmicas 569
Limites da Psiquiatria 42
Linguagem 86, 227, 296, 355, 727
Linhas de pesquisa em psicologia clínica do
IPq-FMUSP 602
Liturgia 103
Livre-arbítrio 250
Logoclonia 229
Logorreia 228
Loquacidade 228
Loucura 29

M

Machine learning 748, 780
em psiquiatria 786
etapas de desenvolvimento 783
método de análise de dados 783
Magnetoencefalografia 718
Maladi moun 91
Manipulações genéticas em camundongos 674
*Manual diagnóstico e estatístico de transtornos
mentais* (DSM) 17, 286
Marcadores genéticos 390
Matriciamento 543
Maturação cerebral
e citoarquitetura cortical 885
e evolução 887
e puberdade 886
Mecanismos epigenéticos 869
Mediação de conflitos 554
Mediadores culturais 89
Mediadores inflamatórios 874
Medicação e ganho de peso 131
Medicina baseada em evidências 49, 619
Medicina genômica 160
Medicina nuclear 736

Meditação 102
associada ao movimento corporal 142
Medo 293
Memória 199, 353, 727
alterações qualitativas 206
anterógrada e retrógrada 201
declarativa ou não declarativa 201, 296
de curto prazo e de longo prazo 200
de procedimento 202
de trabalho 202
episódica 201
semântica 202
Mestrado 596
Metabolômica 711
Metanálises 794
bayesiana 766
cumulativa 803
Meta-regressão 804
Metilação 698
de DNA 856
Método clínico-qualitativo (MCQ) 658
Método estatístico tradicional 783
Metodologias com base em neurociências para
aprendizado de longa duração 571
Métodos de detecção de biomoléculas 706
Métodos de investigação em neuroimagem 735
Métodos educacionais 568
Métodos em estudos genéticos e epigenéticos 690
Métodos estatísticos 761
Métodos na avaliação em neurofisiologia 715
Métodos na investigação neurocognitiva 725
Métodos neurofisiológicos 716
Métodos psicopatológicos 179, 327
Microbiota intestinal 396
Modelo biopsicossocial de Meyer 35
Modelo BPS 339
Modelo Cattel-Horn-Carrol (CHC) 210
Modelo de Assistência Integral em Saúde
Mental 26
Modelo dos cinco grandes fatores 362
Modelo do temperamento e caráter 362
Modelo para desenvolvimento curricular
de Kern 568
Modelos de atenção específicos para
dependência química no Brasil e
regulamentações 513
Modelos de comparação experimental 643
Modelos de predição 783
Modificações epigenéticas em transtornos
psiquiátricos 867
Monitorização de drogas de abuso 710
Monitorização terapêutica 710
de segurança 392
Moral 916
Motricidade ocular 387

Movimento 259
Movimento basagliano 21
Movimento Nacional da Luta Antimanicomial
22
Mutismo 229

N

Necessidades de saúde mental na infância e
adolescência 499
Negativismo 255
Neuroanatomia 832
funcional 831
Neurociências 63
Neurocognição 725
e sua avaliação 726
em psicopatologia 726
técnicas psicométricas e interpretativas 729
Neurodesenvolvimento da infância e
adolescência 402
Neurofeedback 719
Neurofisiologia 416, 715
Neuroimagem 832
Neuroinflamação 874
Neurologia 147
Neuroplasticidade 875
Neuropsicologia 71, 72, 349
Neuroquímica 704
Neurotransmissão sináptica 838
Níveis atencionais 353
Normal *versus* patológico 77
Normatividade vital 276
Nova psiquiatria 155
Núcleos de apoio à saúde da família 459
Número necessário para tratar (NNT) 627
Nutrição 130

O

Obediência automática 255
Ontogênese 212
Oração 102
Organização dos Programas de Residência
Médica (PRM) em Psiquiatria 576
Outras áreas da medicina 146
Ouvidoria no Brasil 554
Ouvidoria no hospital psiquiátrico 554

P

Padrões motores inatos 301
Paixões 246
Palilalia 229
Pandemia da Covid-19 585
Paramnésias 206

Pedofilia 970
Pensamento 227
Percepção 217, 296, 355
  e compreensão de outros 300
  e compreensão do *self* 300
  sensorial e emocional 832
Perdão 103
Perícia civil 944
Perícia criminal 945
Perícia em psiquiatria 941, 955
Perícia psicológica 954
Perícias integradas em saúde mental e justiça 950
Perícia trabalhista e previdenciária 946
Períodos pré-concepcional e intrauterino 825
Perito 942
Personalidade 253, 361
  alterações 363
  como acessar 363
  conceitos e teorias 362
Perspectiva neo-kraepelineana 33
Perspectivas futuras 752
Pesquisa clínico-qualitativa (PCQ) 657, 658
Pesquisa em avaliação psicológica 605
Pesquisa em psicanálise 602
Pesquisa qualitativa 771
Pesquisa translacional em psiquiatria 648
Pinel 7
Placebo 613
Pluralismo 35
Polissonografia 437, 720
Política Nacional de Saúde Mental 25
Políticas de cuidado em saúde mental na infância e adolescência 502
Porfiria 378
Pós-graduação em psicologia clínica 601
Pós-graduação em Psiquiatria 594
  no Brasil 598
Potenciais relacionados a eventos 717
Prática baseada em valores 151
Prática clínica 49
  transcultural 86
Prática pericial da Psiquiatria e Psicologia 949
Praxias 357, 727
Pré-adolescência 894
Preconceito 237
Preparo de amostra 704
Pressão de discurso 231
Pressões legais e socioeconômicas 46
Prevalência dos transtornos psiquiátricos em adultos 809
Primeiros cuidados psicológicos (PCP) 561
Princípios bioéticos na psiquiatria 917
Princípios éticos da pesquisa clínica 613

PRISMA 804
Procedimento de desenhos-estórias e procedimento de desenhos de família com estórias 369
Processos sociais (PS) 299
Produção científica 596
Profissão de fé do psicopatólogo 237
Profissão psiquiatra 51
Profissionais de saúde 536
  psicoterapia 538
  suicídio 537
Prognóstico 749
Programa de Pós-Graduação em Psiquiatria da FMUSP 597
Programa Recomeço 519
Programa Redenção 520
Programas de intervenção centrada no temperamento 902
Projeto de Lei n. 3.657 23
Pronto-socorro em psiquiatria 466
  estrutura 467
Proteômica 704, 710
Protocolo de atendimento a pacientes com agitação psicomotora 111
Protocolo do time de resposta rápida 111
Pseudologia fantástica 206
Psicanálise 45
  freudiana 362
Psicoativos e suas implicações eletroencefalográficas 429
Psicodiagnóstico de Rorschach 365
Psicodiagnóstico miocinético (PMK) 366
Psicodinâmica 71
Psicologia 69
  clínica 70
  comparada 70
  comportamental 603
  compreensiva 178
  da expressão 177
  da personalidade 70
  da religião 70
  da Saúde 71
  do Desenvolvimento 70
  dos rendimentos 176
  educacional ou escolar 70
  explicativa 178
  geral 70
  jurídica 950
  médica 71
  organizacional 70
  positiva 70
  social 70
Psicometria 70, 754
Psicomotricidade 259
  linguagem e pensamento 87

Psicopatia 936
Psicopatologia 71, 166, 901
  clínica 168
  da inteligência 214
  descritiva 168
  do movimento 259
  do trabalho 527
  fenomenológica 169, 654
  metodológica 172
Psicose 205, 326
Psicoterapia 11
  com influência religiosa 94
  que integra a espiritualidade 104
Psicotranse 94
Psiquiatria 43, 63, 69, 74
  bases filosóficas 51
  e psicologia 69
  fatores sociais 74
  implicações práticas do conhecimento da neurociência 65
  no contexto da medicina 43
Psiquiatria alemã 7
Psiquiatria baseada em evidências 618, 620
Psiquiatria baseada em valores 151
Psiquiatria biológica 46
Psiquiatria computacional 782
Psiquiatria da infância e adolescência 958
  aspectos éticos e decisões sobre tratamento 958
  conflito com a lei 959
Psiquiatria de precisão 780
Psiquiatria forense 948, 957, 966
  avaliação multidisciplinar 948
  extremos da vida 957
Psiquiatria francesa 6
Psiquiatria na comunidade 458
  vantagens para grupos específicos 461
Psiquiatria no Brasil 12
Publicações e internacionalização 597
Pulsão 252

Q

Quadro de referencial teórico de suporte 660
Questionário de Berlim 436
Questionário de personalidade para crianças 369
QUOROM 804

R

RAPS 447
Razão 253
RDoC 291, 748
Reação de última hora 255

ÍNDICE REMISSIVO

Recompensa 294
Rede de atenção em saúde mental infantojuvenil 503
Rede de atenção psicossocial 445, 460
Rede de proteção à criança e educação 498
Rede de Saúde Mental 24
Rede de serviços terciários em saúde mental 541
Referência e contrarreferência 543
Reforma psiquiátrica 20
   brasileira 475
Reformas de saúde mental 50
Regulamentação ética das pesquisas clínicas no Brasil 616
Religião 98
   madura e saudável 99
Religiosidade intrínseca 101
Representação 218
Research Domain Criteria (RDoC) 291, 748
Residência médica 538, 575
Residência multiprofissional 538
Residências terapêuticas 483, 552
   custos, eficiência e qualidade 486
   impacto nos desfechos clínicos 485
   reabilitação psicossocial de pessoas com transtorno mental grave 485
   tipos 484
Resiliência 828
Responsividade 185
Resposta comportamental 833
Ressonância magnética 401, 737
   estrutural 737
   funcional 718, 738
Revisão da literatura 796
Revisões sistemáticas 794
Revolução terapêutica 48
Rituais religiosos 102
RNA não codificantes 856
Robert Burton 5
Rosiglitazona 804

S

Saúde do trabalhador 530
Saúde mental 275
   do profissional e do estudante de saúde 536
   no trabalho 525
Seleção amostral e alocação 642
Semiotécnica da memória 203
Semiotécnica da sensopercepção 225
Senescência celular fisiológica 908
Sensopercepção 217
Sequenciamento por síntese 697
Serviço ambulatorial terciário em saúde mental 543

Serviço de emergência psiquiátrica 469
   avaliação dos resultados 471
   contexto brasileiro 472
Serviço social 114
   ações de apoio socioinstitucional 116
   ações socioassistenciais 116
   ações socioeducativas 115
   ações socioterapêuticas 116
Setting pericial 942
Shenjing shuairuo 92
Sigilo médico 918
Sinalização sináptica 838
Sinapse 839
Síndrome catatônica 262
Síndrome de abstinência 512
Síndrome de Charles Bonnet 223
Síndrome de Cotard 223
Síndrome de Dhat 90
Síndrome de Ekbom 223
Síndrome de Korsakoff 204
Síndrome dissociativa 204
Síndrome neuroléptica maligna 380
Síndromes demenciais 420
Síndrome serotoninérgica 380
Sintomas 85
   depressivos 572
   psiquiátricos 834
Sistema de crenças 102
Sistema imune 872
Sistemas cognitivos (SC) 295
Sistemas de valência negativa (SVN) 293
Sistemas de valência positiva (SVP) 294
Sistemas regulatórios e de vigília (SRV) 300
Sistemas sensório-motores (SSM) 301
Sistema Único de Saúde 444
   estado de São Paulo 444
Smartphones 749
SNV 848
Sociologia 74
Sofrimento 85
   conceitos culturais 89
   emocional 272
Software CHIC® 774
Software EVOC® 775
Software Nvivo 774
Sono 434
   avaliação da qualidade 436
Sonolência excessiva 436
Substâncias psicoativas 512
Sugestionabilidade patológica 255
Suicídio 111, 787, 813, 920
Suplemento alimentar 132
Surgimento da psiquiatria 30
Susto 92

T

Taijin kyofusho 93
Taquifasia 228
Tecnologia e inovação na avaliação diagnóstica, prognóstica e terapêutica 747
Tecnologia Luminex 708
Telemedicina 55
Telepsiquiatria 55, 543, 751
Telômeros 906
Temperamento 898
   atividade cerebral 900
   desenvolvimento da criança 900
Tentativa de suicídio 111
Teoria da degeneração 7
Teoria de Gardner das inteligências múltiplas 210
Teoria do estresse 527
Teoria dos humores de Galeno 4
Teoria dos traços de personalidade 362
Teoria geral de sistemas 339
Teoria triárquica de Sternberg 210
Terapia cognitivo-comportamental 72
Terapia comunitária 95
Terapia de Vidas Passadas 94
Terapia noossofrológica 94
Terapia ocupacional em saúde mental 120
   no Brasil 123
   processo histórico 121
   uso de atividades na Antiguidade 121
Terapias anti-inflamatórias e imunoterápicas 877
Terapias biológicas 10
Terapias com influência religiosa praticadas no Brasil 93
Termo de Consentimento Livre e Esclarecido 614
Terpsicore-transe-terapia 94
Teste das latências múltiplas de sono 440
Teste das pirâmides coloridas – Pfister 366
Teste de aperceção temática infantil 369
Teste de apercepção temática 365
Teste de Egger 803
Teste de Kent 214
Teste de Rorschach 365
Teste de Zulliger 364
Teste palográfico 366
Testes comportamentais empregados em roedores 677
Testes da atenção 196
Testes projetivos 364
Thomas Bayes 762
Tiques verbais 229
Tireotoxicose 379

Tomografia computadorizada 401, 736
  por emissão de fóton único (SPECT) 401
  por emissão de pósitrons (PET) 401
Trabalhadores de primeira resposta 562
Trabalho 525
  adoecimento psíquico 531
  de revisão 796
Transmissão intergeracional 824
Transtorno afetivo bipolar 422, 911, 968
Transtorno catatônico 264
Transtorno cognitivo 407
Transtorno da personalidade 363
Transtorno da volição 257
Transtorno de ansiedade 403, 422
Transtorno de déficit de atenção/hiperatividade
    (TDAH) 205, 404, 421, 423
Transtorno de humor 205, 215, 405, 412,
    422, 936
Transtorno de personalidade 936, 970
Transtorno depressivos 813
  e ansioso 966
  maior 422
Transtorno do aprendizado 421
Transtorno do desenvolvimento intelectual 214
Transtorno do espectro autista 423
Transtorno do impulso 936
Transtorno do neurodesenvolvimento 215
Transtorno mental 272, 340, 811, 815, 823
  conceito 272
  definições 274
  em animais 673
  fatores de proteção e resiliência 828

fatores de risco e proteção 823
multifatorialidade 823
orgânicos 936
transmissão intergeracional 827
Transtorno neuropsiquiátrico 872
Transtorno obsessivo-compulsivo 834
  alterações do circuito frontolímbico 834
  alterações do circuito sensório-motor 835
  efeito do tratamento nas disfunções
      frontolímbicas 834
  efeito do tratamento nas disfunções
      sensório-motoras 835
Transtornos por uso de substâncias 404
  psicoativas 969
Transtornos psicóticos 728, 936
Transtornos psiquiátricos
  da infância e adolescência 403
  em adultos e idosos 412
Tratamento 750
  moral 6, 121
  nutricional 132
Trilogia analítica ou "psicanálise integral" 94

U

Uso de animais na psicofarmacologia 672
Uso de substâncias 512, 515, 936

V

Valores na psiquiatria 152
Vara Cível 954

Vara Criminal 953
Vara Trabalhista 954
Variações no número de cópias 847
Variantes raras 695
Variáveis dicotômicas e binárias 627
Variáveis não independentes 764
Velocidade de processamento 727
Verbigeração 229
Vida adulta 895
Videoeletroencefalograma 426, 717
  aplicabilidade 427
Vieses de estudos controlados 799
Vieses metodológicos 662
Vigília 183
Vinculação 299
Violência 932
Vivência de mudança de personalidade 193
Vivências delirantes de passividade do eu 193
Volição 252
Vontade 253

W

Western blot 706
Working memory 299

Y

Yale-Brown Obsessive-Compulsive Scale
    (Y-BOCS) 764

Encarte

SEÇÃO 2 – PSICOPATOLOGIA

Capítulo 3 – Consciência e atenção

Quadro 3 Testes da atenção

Dígitos

- "Eu vou lhe dizer uma série de números e gostaria que você repetisse para mim na mesma ordem. Por exemplo, 1, 2, 3" (verificar entendimento).
- "Eu vou lhe dizer uma série de números e gostaria que você repetisse para mim na ordem inversa. Por exemplo, 1, 2, 3" (verificar entendimento).

Escore
Escore normal para dígitos diretos: 8 ± 2. Escore normal para dígitos inversos: quatro a menos que o escore para dígitos diretos

Números

Ordem direta

Item	Conjunto I	Acerto - erro	Conjunto II	Acerto - erro	Pontos 2, 1 ou 0
1	6-2-9		2-7-5		
2	5-4-1-7		8-3-9-6		
3	3-6-9-2-5		6-9-4-7-1		
4	9-1-8-4-2-7		6-3-5-4-8-2		
5	1-2-8-5-3-4-6		2-8-1-4-9-7-5		
6	3-8-2-9-5-1-7-4		5-9-1-8-2-6-4-7		

Total direta (máximo = 12)

Ordem inversa

Item	Conjunto I	Acerto - erro	Conjunto II	Acerto – erro	Pontos 2, 1 ou 0
1	5-1		3-8		
2	4-9-3		5-2-6		
3	3-8-1-4		1-7-9-5		
4	6-2-9-7-2		4-8-5-2-7		
5	7-1-5-2-8-6		8-3-1-9-6-4		
6	4-7-3-9-1-2-8		8-1-2-9-3-6-5		

Total inversa (máximo=12)

Total (máximo=24)

Séries

- Agora eu gostaria que você tirasse 7 de 100 e então continuasse contando para trás, tirando 7 de cada vez.
- Agora eu gostaria que você tirasse 3 de 20 e então continuasse contando para trás, tirando 3 de cada vez.
- Poderia soletrar "mundo" de trás para a frente por favor?
- Poderia recitar os meses do ano de trás para a frente por favor?
- Poderia recitar os dias da semana de trás para a frente por favor?

Trilhas

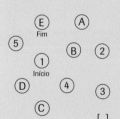

continua

Quadro 3 Testes da atenção *(continuação)*

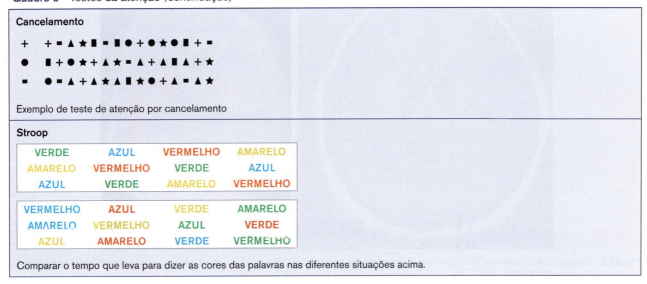

SEÇÃO 3 – CONCEITOS E INVESTIGAÇÃO DIAGNÓSTICA EM PSIQUIATRIA

Capítulo 13 – Exames de imagem cerebral ao longo da vida

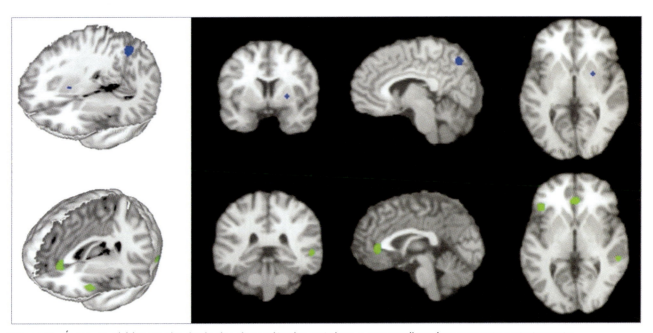

Figura 3 Áreas envolvidas na circuitaria das dependências químicas e que predizem boa resposta ao tratamento.
Fonte: Hammond CJ, Allick A, Rahman N, Nanavati J. Structural and functional neural targets of addiction treatment in adolescents and young adults: a systematic review and meta-analysis. J Child Adolesc Psychopharmacol. 2019;29(7):498-507.

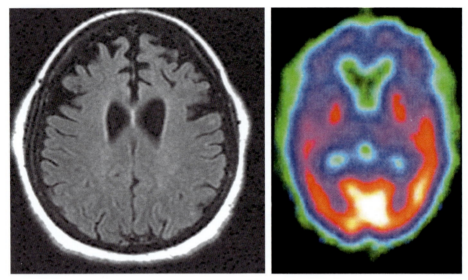

Figura 8 Imagem de demência frontotemporal. Imagem à esquerda de RM mostrando atrofia da região frontal em comparação à área parieto-occipital. À direita mostra hipocaptação do marcador nas áreas frontotemporais em comparação à parieto-occipital.

Capítulo 16 – Avaliação do sono

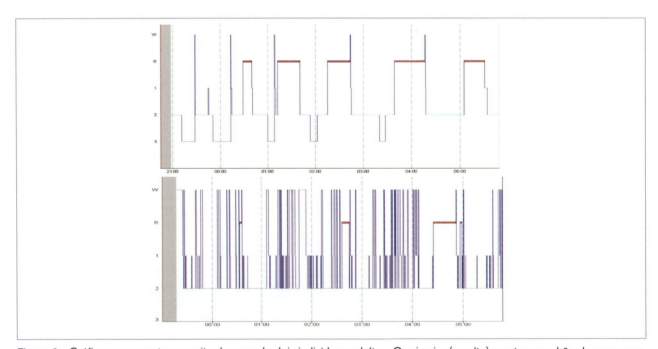

Figura 2 Gráficos representam a noite de sono de dois indivíduos adultos. O primeira (ao alto) mostra o padrão de sono compatível com a normalidade; o segundo (abaixo) mostra padrão de sono com fragmentação devido à despertares e ausência de sono de ondas lentas (estágio N3).

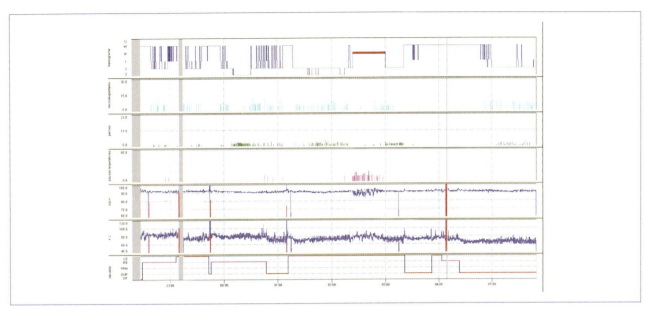

Figura 3 Correlação entre o estágio REM de sono e as pausas respiratórias.

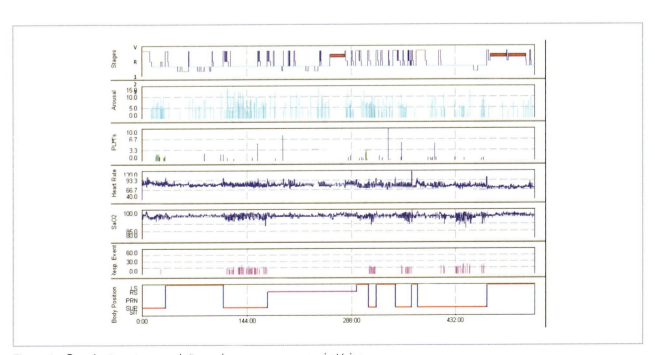

Figura 4 Correlação entre a posição supina e as pausas respiratórias.

SEÇÃO 6 – PESQUISA EM PSIQUIATRIA

Capítulo 14 – Métodos de investigação em neuroimagem

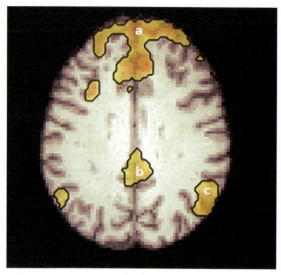

Figura 3 Ilustração das diferentes regiões que aparecem ativadas em sincronia durante o estado de repouso de um voluntário saudável: a) córtex pré-frontal medial e córtex do cíngulo anterior; b) córtex do cíngulo posterior; c) o precuneus adjacente (córtex parietal lateral); d) giro angular (córtex parietal inferior); e) córtex entorrinal (temporal inferior) e f) córtex pré-frontal dorsomedial. Tais regiões são ativadas de maneira síncrona quando os voluntários não estão pensando em nada em específico e diminuem a ativação quando as pessoas engajam em tarefas que demandam atenção ou dirigidas a uma meta. Apenas as regiões a, b e c aparecem nessa fatia axial.

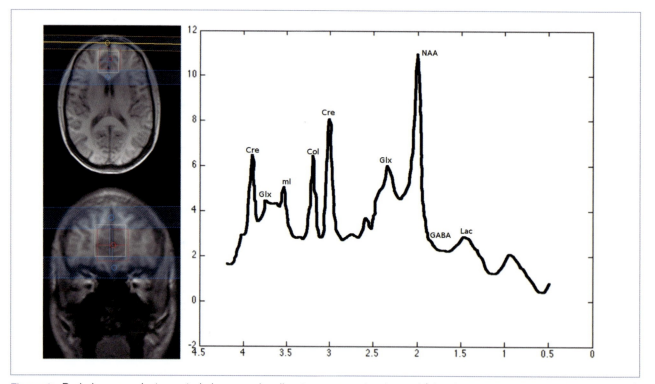

Figura 4 Do lado esquerdo é possível observar a localização e o tamanho do voxel (situado no córtex pré-frontal ventromedial), delimitado pelas regiões cerebrais dentro de ambos os quadrados (amarelo e vermelho); e do lado direito a curva espectral típica adquirida para avaliação dos principais metabólitos cerebrais. Col: colina; Cre: creatina; GABA: ácido gama-aminobutírico; Glx: soma de glutamato e glutamina; Lac: lactato; ml: mioinositol; NAA: n-acetil aspartato.

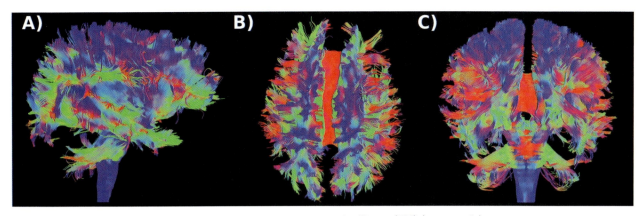

Figura 5 Mapa colorido com exemplo de uma imagem por tensor de difusão (DTI) (tractografia) após o processamento em três orientações: a) sagital; b) axial e c) coronal. O vermelho indica a representação da substância branca que está orientada ao longo do eixo lateral (esquerdo/direito), em azul ao longo do eixo ventral/rostral e em verde o anterior/posterior.

SEÇÃO 7 – BASES ETIOLÓGICAS EM PSIQUIATRIA

Capítulo 8 – Desenvolvimento cerebral nas diversas fases da vida

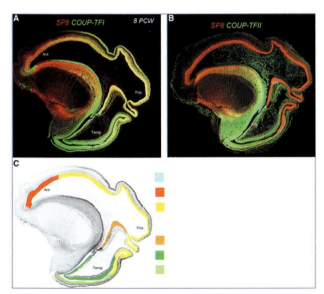

Figura 2 Protomapa do córtex cerebral humano. Expressão de gradientes opostos de SP8 e COUP-TFI em uma secção sagital de telencéfalo humano na oitava semana pós-concepção. (B) Expressão compartimentalizada de SP8 e COUP-TFII no córtex cerebral em desenvolvimento. (C) Resumo dos achados de A e B, demonstrando como as zonas progenitoras do córtex são subdivididas em compartimentos pela combinação de fatores de expressão que dão origem a diferentes áreas funcionais no córtex maduro.
Fonte: adaptada de Alzu'bi A, Lindsay SJ, Harkin LF, et al. The transcription factors COUP-TFI and COUP-TFII have distinct roles in arealisation and GABAergic interneuron specification in the early human fetal telencephalon. Cereb Cortex. 2017;27:4677-90.

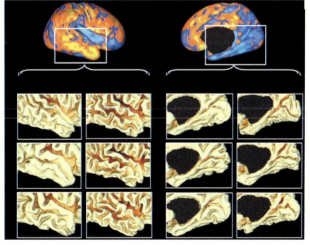

Figura 4 Padrões de invaginações da superfície cortical em recém-nascidos e adultos. A-C: regiões do córtex temporal lateral com expansão rápida. D-F: regiões dos córtices temporal e occipital com expansão lenta.
Fonte: Hill J, Inder T, Neil J, Dierker D, Harwell J. Van Essen D. Similar patterns of cortical expansion during human development and evolution. Proc Natl Acad Sci USA. 2010;107(29):13135-40.

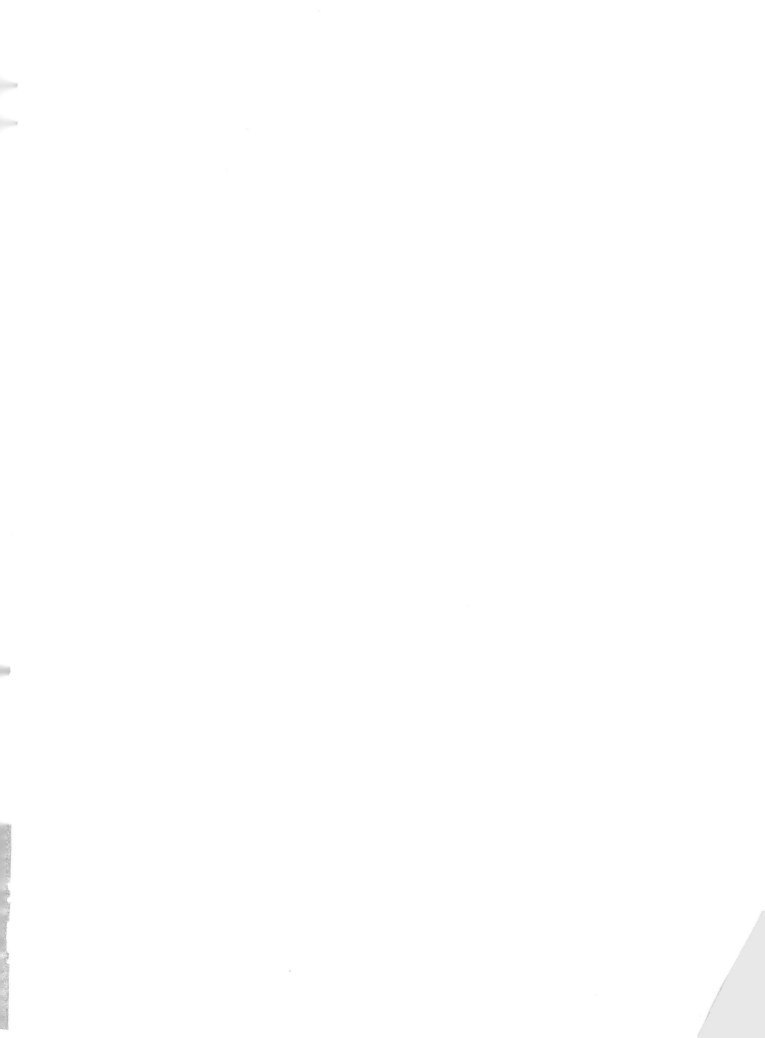